FARMACOLOGIA
Aplicada à Medicina Veterinária

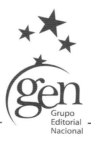

O GEN | Grupo Editorial Nacional – maior plataforma editorial brasileira no segmento científico, técnico e profissional – publica conteúdos nas áreas de ciências da saúde, exatas, humanas, jurídicas e sociais aplicadas, além de prover serviços direcionados à educação continuada e à preparação para concursos.

As editoras que integram o GEN, das mais respeitadas no mercado editorial, construíram catálogos inigualáveis, com obras decisivas para a formação acadêmica e o aperfeiçoamento de várias gerações de profissionais e estudantes, tendo se tornado sinônimo de qualidade e seriedade.

A missão do GEN e dos núcleos de conteúdo que o compõem é prover a melhor informação científica e distribuí-la de maneira flexível e conveniente, a preços justos, gerando benefícios e servindo a autores, docentes, livreiros, funcionários, colaboradores e acionistas.

Nosso comportamento ético incondicional e nossa responsabilidade social e ambiental são reforçados pela natureza educacional de nossa atividade e dão sustentabilidade ao crescimento contínuo e à rentabilidade do grupo.

FARMACOLOGIA
Aplicada à Medicina Veterinária

Helenice de Souza Spinosa
Professora Titular do Departamento de Patologia da Faculdade de Medicina Veterinária
e Zootecnia (FMVZ) da Universidade de São Paulo (USP).
Graduação em Medicina Veterinária pela FMVZ/USP. Mestrado e Doutorado em Fisiologia pelo
Instituto de Biociências e Instituto de Ciências Biológicas da USP. Livre-Docente pela FMVZ/USP.
Membro da Academia Paulista de Medicina Veterinária (APAMVET).

Silvana Lima Górniak
Professora Titular do Departamento de Patologia da Faculdade de Medicina Veterinária
e Zootecnia (FMVZ) da Universidade de São Paulo (USP). Mestrado e Doutorado em Patologia
Experimental e Comparada da FMVZ/USP. Livre-Docente pela FMVZ/USP.

Maria Martha Bernardi
Professora Titular Pesquisadora da Universidade Paulista. Graduação em Ciências Biológicas
pela Universidade de São Paulo (USP). Mestrado e Doutorado em Fisiologia pelo Instituto
de Ciências Biomédicas (ICB) e Instituto de Ciências Biológicas da USP.
Pós-doutorado no Departamento de Farmacologia do ICB/USP e no Departamento
de Patologia da Faculdade de Medicina Veterinária e Zootecnia da USP.

Sétima edição

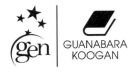

- As autoras deste livro e a editora empenharam seus melhores esforços para assegurar que as informações e os procedimentos apresentados no texto estejam em acordo com os padrões aceitos à época da publicação, *e todos os dados foram atualizados pelas autoras até a data do fechamento do livro.* Entretanto, tendo em conta a evolução das ciências, as atualizações legislativas, as mudanças regulamentares governamentais e o constante fluxo de novas informações sobre os temas que constam do livro, recomendamos enfaticamente que os leitores consultem sempre outras fontes fidedignas, de modo a se certificarem de que as informações contidas no texto estão corretas e de que não houve alterações nas recomendações ou na legislação regulamentadora.
- Data do fechamento do livro: 30/09/2022.
- As autoras e a editora se empenharam para citar adequadamente e dar o devido crédito a todos os detentores de direitos autorais de qualquer material utilizado neste livro, dispondo-se a possíveis acertos posteriores caso, inadvertida e involuntariamente, a identificação de algum deles tenha sido omitida.
- **Atendimento ao cliente:** (11) 5080-0751 | faleconosco@grupogen.com.br
- Direitos exclusivos para a língua portuguesa
  Copyright © 2023 by
  EDITORA GUANABARA KOOGAN LTDA.
  Uma editora integrante do GEN | Grupo Editorial Nacional
  Travessa do Ouvidor, 11
  Rio de Janeiro – RJ – CEP 20040-040
  www.grupogen.com.br
- Reservados todos os direitos. É proibida a duplicação ou reprodução deste volume, no todo ou em parte, em quaisquer formas ou por quaisquer meios (eletrônico, mecânico, gravação, fotocópia, distribuição pela Internet ou outros), sem permissão, por escrito, da EDITORA GUANABARA KOOGAN LTDA.
- Capa: Bruno Gomes
- Imagens da capa: ©iStock (GlobalP – IDs: 959866606, 93215850, 861198436, 824257724; Clara Bastian – ID: 1349945418; Stepanyda – ID: 1159438467; mikdam – ID: 1290471983; bazilfoto – ID: 1088934170; TanyaSid – ID: 1129806314; solarseven – ID: 1300036753)
- Editoração eletrônica: Edel
- Ficha catalográfica

CIP-BRASIL. CATALOGAÇÃO NA PUBLICAÇÃO
SINDICATO NACIONAL DOS EDITORES DE LIVROS, RJ

S742f
7. ed

Spinosa, Helenice de Souza
   Farmacologia aplicada à medicina veterinária / Helenice de Souza Spinosa, Silvana Lima Górniak, Maria Martha Bernardi. - 7. ed. - Rio de Janeiro : Guanabara Koogan, 2023.
   :il. ; 28 cm.

   Inclui índice
   ISBN 9788527738934

   1. Farmacologia veterinária. I. Górniak, Silvana Lima. II. Bernardi, Maria Martha. III. Título.

22-79931   CDD: 636.08951
                     CDU: 636.09:615.03

Gabriela Faray Ferreira Lopes - Bibliotecária - CRB-7/6643

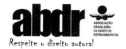

Colaboradores

Adriana Morales
Médica-Veterinária pela Faculdade de Ciências Agrárias e Veterinárias (FCAV) da Universidade Estadual Paulista Júlio de Mesquita Filho (UNESP). Mestrado em Patologia Animal pela FCAV/UNESP. Doutorado em Cirurgia pela Faculdade de Medicina Veterinária e Zootecnia da Universidade de São Paulo (FMVZ/USP). Especialista em Oftalmologia Veterinária, responsável pelo Serviço do Oftalmologia da Clínica Veterinária Oftalmopet.

Alessandro Francisco Talamini do Amarante
Professor Titular do Departamento de Parasitologia do Instituto de Biociências da Universidade Estadual Paulista Júlio de Mesquita Filho (UNESP). Graduação em Medicina Veterinária pela Universidade Federal de Pelotas (UFPel). Mestrado em Medicina Veterinária pela Universidade Federal do Rio Grande do Sul (UFRGS). Doutorado em Medicina Veterinária pela UNESP.

Alexandra Acco
Professora Associada do Departamento de Farmacologia da Universidade Federal do Paraná (UFPR). Graduação em Medicina Veterinária pela UFPR. Especialização em Farmacologia pela UFPR. Mestrado em Ciências Veterinárias pela UFPR. Doutorado em Ciências Biológicas (Biologia Celular) pela Universidade Estadual de Maringá (UEM). Pós-Doutorado no Academic Medical Centre – Universiteit van Amsterdam, Holanda.

Aline Adriana Bolzan
Professora Doutora do Departamento de Cirurgia da Faculdade de Medicina Veterinária e Zootecnia da Universidade de São Paulo (FMVZ/USP). Graduação em Medicina Veterinária pela Universidade Estadual Paulista Júlio de Mesquita Filho (UNESP). Mestrado e Doutorado em Cirurgia Veterinária pela UNESP. Atuação em Oftalmologia Veterinária.

Ana Cristina Tasaka
Docente do curso de Medicina Veterinária da Universidade Paulista e da Universidade São Judas Tadeu. Graduação em Medicina Veterinária pela Faculdade de Medicina Veterinária e Zootecnia pela Universidade de São Paulo (FMVZ/USP). Mestrado e Doutorado em Patologia Experimental e Comparada pela FMVZ/USP.

André Nicolai E. Silva
Graduação em Medicina Veterinária pela Universidade de Franca. Aperfeiçoamento em Medicina de Animais Selvagens pela Fundação Parque Zoológico de São Paulo. Especialização em Anestesiologia Veterinária pelo Instituto Bioethicus. Doutorado em Biociência Animal pela Universidade de São Paulo (USP). Área de atuação em Medicina de Animais Selvagens.

André Tadeu Gotardo
Professor Doutor do Departamento de Patologia da Faculdade de Medicina Veterinária e Zootecnia (FMVZ) da Universidade de São Paulo (USP). Graduação em Medicina Veterinária pela Universidade Metodista de São Paulo (UMESP). Mestrado e Doutorado em Patologia Experimental e Comparada pela FMVZ/USP.

Angélica de Mendonça Vaz Safatle
Médica-Veterinária do Serviço de Oftalmologia do Hospital Veterinário da Faculdade de Medicina Veterinária e Zootecnia da Universidade de São Paulo (FMVZ/USP). Graduação em Medicina Veterinária pela FMVZ/USP. Mestrado e Doutorado em Cirurgia Veterinária pela FMVZ/USP. Membro e atual Vice-Presidente do Colégio Brasileiro de Oftalmologistas Veterinários. Especialista em Oftalmologia Veterinária.

Antonio José Piantino Ferreira
Professor Associado do Departamento de Patologia da Faculdade de Medicina Veterinária e Zootecnia da Universidade de São Paulo (FMVZ/USP). Graduação em Medicina Veterinária pela Universidade Estadual de Londrina (UEL). Mestrado e Doutorado em Patologia Experimental e Comparada pela FMVZ/USP.

Barbara Ágate Borges Cordeiro
Auditora Fiscal Federal Agropecuário do Ministério da Agricultura, Pecuária e Abastecimento. Médica-Veterinária pela Universidade Federal Rural do Rio de Janeiro (UFRRJ). Mestranda do Programa de Pós-Graduação em Patologia Experimental e Comparada da Universidade de São Paulo (USP).

Brana Sanctos Alô Bonder
Médica-Veterinária pela Universidade Federal Rural do Rio de Janeiro (UFRRJ). Residência em Nutrição e Nutrição Clínica de Cães e Gatos pela Universidade Estadual Paulista Júlio de Mesquita Filho (UNESP). Mestrado em Clínica Veterinária pela Faculdade de Medicina Veterinária e Zootecnia da Universidade de São Paulo (FMVZ/USP). Membro da Comissão Técnica de Nutrição Animal do Conselho Regional de Medicina Veterinária de São Paulo.

Caio Filipe Motta Lima
Médico-Veterinário, Coordenador do Núcleo de Atividades *In Situ*, Divisão de Veterinária da Fundação Parque Zoológico de São Paulo. Graduação em Medicina Veterinária pela Faculdade de Medicina Veterinária e Zootecnia da Universidade de São Paulo (FMVZ/USP). Aprimoramento em fauna silvestre pela Universidade Nacional Autônoma do México. Doutorado em Epidemiologia pela FMVZ/USP.

Caio Nogueira Duarte
Doutorando em Clínica Veterinária pela Faculdade de Medicina Veterinária e Zootecnia da Universidade de São Paulo

(FMVZ/USP). Graduação em Medicina Veterinária pela FMVZ/USP. Especialização em Ecocardiografia de Pequenos Animais pelo Instituto Brasileiro de Pós-Graduação e Educação Continuada. Mestrado em Clínica Veterinária pela FMVZ/USP.

Célia Aparecida Paulino
Pesquisadora e Assessora/Consultora Científica. Graduação em Medicina Veterinária pela Universidade Estadual Paulista (UNESP). Especializações em Saúde Pública, em Patologia Clínica e em Homeopatia. Mestrado e Doutorado em Patologia Experimental e Comparada da Faculdade de Medicina Veterinária e Zootecnia da Universidade de São Paulo (FMVZ/USP).

Clair Motos de Oliveira
Professor Doutor do Departamento de Reprodução Animal da Faculdade de Medicina Veterinária e Zootecnia da Universidade de São Paulo (FMVZ/USP). Graduação em Medicina Veterinária pela FMVZ/USP. Mestrado e Doutorado em Reprodução Animal pela FMVZ/USP.

Cristina de Oliveira Massoco Salles Gomes
Professora Associada do Departamento de Patologia da Faculdade de Medicina Veterinária e Zootecnia da Universidade de São Paulo (FMVZ/USP). Graduação em Medicina Veterinária pela Universidade Paulista. Mestrado e Doutorado em Patologia Experimental e Comparada pela USP. Pós-Doutorado em Imunologia pela Universidade de Cornell, Estados Unidos.

Déborah Mara Costa de Oliveira
Professora Adjunta do Instituto de Saúde e Produção Animal da Universidade Federal Rural da Amazônia (UFRA). Graduação em Medicina Veterinária pela UFRA. Residência e Especialização em Clínica Médica Veterinária pela Universidade Federal de Viçosa (UFV). Mestrado em Farmacologia pela Universidade Estadual Paulista Júlio de Mesquita Filho (UNESP). Doutorado em Neurociências e Biologia Celular pela Universidade Federal do Pará (UFPA).

Denise Tabacchi Fantoni
Professora Titular do Departamento de Cirurgia da Faculdade de Medicina Veterinária e Zootecnia da Universidade de São Paulo (FMVZ/USP). Graduação em Medicina Veterinária pela FMVZ/USP. Mestrado em Patologia Experimental e Comparada pela FMVZ/USP. Doutorado em Cirurgia pela FMVZ/USP.

Diego Menezes de Brito
Auditor Fiscal Federal Agropecuário do Ministério da Agricultura, Pecuária e Abastecimento. Médico-Veterinário pela Universidade Federal de Viçosa (UFV). Especialização em Processamento e Controle de Qualidade de Produtos de Origem Animal.

Domenica Palomaris Mariano de Souza
Professora Associada I da Universidade Federal do Norte do Tocantins (UFNT). Graduação em Ciências Biológicas pela Universidade Bandeirante de São Paulo (UNIBAN). Mestrado e Doutorado em Patologia Experimental e Comparada da Faculdade de Medicina Veterinária e Zootecnia da Universidade de São Paulo (FMVZ/USP).

Elizabeth Oliveira da Costa Freitas Guimarães
Professora Titular (aposentada) do Departamento de Medicina Veterinária Preventiva e Saúde Animal da Faculdade de Medicina Veterinária e Zootecnia da Universidade de São Paulo (FMVZ/USP).

Enrico Lippi Ortolani
Professor Titular do Departamento de Clínica Médica da Faculdade de Medicina Veterinária e Zootecnia da Universidade de São Paulo (FMVZ/USP). Graduação em Medicina Veterinária pela FMVZ/USP. Mestrado em Patologia Clínica pela Universidade Federal de Minas Gerais (UFMG). Doutorado em Parasitologia pela USP. Pós-Doutorado no Moredun Research Institute, Escócia.

Fabio Alves Teixeira
Professor na Faculdade Anclivepa. Graduação em Medicina Veterinária pela Faculdade de Medicina Veterinária e Zootecnia da Universidade de São Paulo (FMVZ/USP). Residência em Nutrição e Nutrição Clínica pela Faculdade de Ciências Agrárias e Veterinárias da Universidade Estadual Paulista Júlio de Mesquita Filho (UNESP). Mestrado e Doutorado em Clínica Veterinária pela FMVZ/USP.

Fabio Celidonio Pogliani
Professor Associado do Departamento de Clínica Médica da Faculdade de Medicina Veterinária e Zootecnia da Universidade de São Paulo (FMVZ/USP). Graduação em Medicina Veterinária pela FMVZ/USP. Mestrado e Doutorado em Clínica Veterinária pela FMVZ/USP.

Felipe Carlos Dubenczuk
Médico-Veterinário pela Universidade Federal Rural do Rio de Janeiro (UFRRJ). Especialização em Nutrição de Bovinos Leiteiros pelas Faculdades Associadas de Uberaba. Doutorado em Ciência Tecnologia e Inovação em Agropecuária pela UFRRJ.

Fernando José Benesi (*in memoriam*)
Professor Titular do Departamento de Clínica Médica da Faculdade de Medicina Veterinária e Zootecnia da Universidade de São Paulo (FMVZ/USP). Graduação em Medicina Veterinária pela FMVZ/USP. Mestrado em Patologia Clínica Veterinária pela Universidade Federal de Minas Gerais (UFMG). Doutorado em Patologia Experimental e Comparada pela FMVZ/USP. Pós-Doutorado na Escola Superior de Veterinária de Hannover, Alemanha.

Flavio Roberto Nunes Spinosa
Auditor Fiscal Federal Agropecuário do Ministério da Agricultura, Pecuária e Abastecimento (aposentado). Médico-Veterinário pela Faculdade de Medicina Veterinária e Zootecnia da Universidade de São Paulo (FMVZ/USP).

Giselle Kindlein
Auditora Fiscal Federal Agropecuário do Ministério da Agricultura, Pecuária e Abastecimento. Mestre em Zootecnia pela Universidade Federal do Rio Grande do Sul (UFRGS). Doutoranda do Programa de Pós-Graduação em Patologia Experimental e Comparada da Faculdade de Medicina Veterinária e Zootecnia da Universidade de São Paulo (FMVZ/USP).

Guilherme de Paula Nogueira
Professor Adjunto do Departamento de Apoio a Produção e Saúde Animal da Faculdade de Medicina Veterinária da

Universidade Estadual Paulista Júlio de Mesquita Filho (UNESP). Graduação em Medicina Veterinária pela Universidade Federal Rural do Rio de Janeiro (UFRRJ). Mestrado e Doutorado em Reprodução Animal pela Faculdade de Medicina Veterinária e Zootecnia da Universidade de São Paulo (FMVZ/USP). Pós-Doutorado pela Technical University of Munich, Alemanha, e The University of Queensland, Austrália.

Isis Machado Hueza
Professora Associada na Universidade Federal de São Paulo (UNIFESP), campus Diadema. Graduação em Medicina Veterinária pela Faculdade de Medicina Veterinária e Zootecnia da Universidade de São Paulo (FMVZ/USP). Doutorado em Patologia Experimental e Comparada da FMVZ/USP. Pós-Doutorado no Departamento de Patologia da FMVZ/USP.

Izidoro Francisco Sartor
Professor aposentado da Universidade Estadual Paulista Júlio de Mesquita Filho (UNESP). Docente no curso de graduação em Medicina Veterinária das Faculdades Integradas de Ourinhos. Graduação em Medicina Veterinária pela UNESP. Mestrado em Medicina Veterinária pela UNESP. Doutorado em Parasitologia Veterinária pela Universidade Federal Rural do Rio de Janeiro (UFRRJ).

João Palermo-Neto
Professor Titular (aposentado) do Departamento de Patologia da Faculdade de Medicina Veterinária e Zootecnia da Universidade de São Paulo (FMVZ/USP) e, atualmente, Professor Sênior na mesma instituição. Graduação em Medicina Veterinária pela FMVZ/USP. Mestrado e Doutorado em Farmacologia pela Universidade Federal de São Paulo (USP). Pós-Doutorado no Carnegie Mellon University, Estados Unidos.

João Pedro de Andrade Neto
Médico-Veterinário pela Faculdade de Medicina Veterinária e Zootecnia da Universidade de São Paulo (FMVZ/USP). Área de atuação em Neurologia Veterinária.

Jorge Camilo Flório
Professor Associado da Faculdade de Medicina de Jundiaí (FMJ). Graduação em Farmácia Bioquímica pela Universidade de São Paulo (USP). Mestrado e Doutorado em Farmacologia pela Universidade Federal de São Paulo (UNIFESP).

Leucio Câmara Alves
Professor Titular da Universidade Federal Rural de Pernambuco (UFRPE). Graduação em Medicina Veterinária pela UFRPE. Mestrado em Epidemiologia Experimental Aplicada às Zoonoses pela Universidade de São Paulo (USP). Doutorado em Ciências Veterinárias pela Universidade Federal Rural do Rio de Janeiro (UFRRJ). Pós-Doutorado em Parasitologia e em Biologia Molecular pela Universidade da Georgia, Estados Unidos.

Liliana del Carmen Revolledo Pizarro
Médica-Veterinária pela Universidad Mayor de San Marcos, Peru. Mestrado e Doutorado em Patologia Experimental e Comparada pela Faculdade de Medicina Veterinária e Zootecnia da Universidade de São Paulo (FMVZ/USP). Área de atuação em Patologia Aviária, com ênfase em assuntos regulatórios associados a produtos veterinários e aditivos para alimentação animal na América Latina e inocuidade dos alimentos.

Lorena Lopes Ferreira
Professora Adjunta da Escola de Veterinária da Universidade Federal de Minas Gerais (UFMG). Graduação em Medicina Veterinária pela Universidade Federal de Goiás (UFG). Mestrado e Doutorado em Ciência Animal pela UFG.

Lourdes Cristina Schaper
Auditora Fiscal Federal Agropecuário do Ministério da Agricultura, Pecuária e Abastecimento. Graduação em Farmácia Bioquímica pela Universidade Federal de Goiás (UFG). Mestre em Ciências Ambientais e Saúde pela Pontifícia Universidade Católica de Goiás (PUC Goiás).

Márcia dos Santos Rizzo
Professora Associada III do Departamento de Morfologia da Universidade Federal do Piauí. Graduação em Medicina Veterinária pela Faculdade de Ciências Agrárias e Veterinárias de Jaboticabal da Universidade Estadual Paulista Júlio de Mesquita Filho (UNESP). Especialização em Patologia Experimental pela Faculdade de Medicina Veterinária e Zootecnia da Universidade de São Paulo (FMVZ/USP). Mestrado e Doutorado em Patologia Experimental e Comparada pela FMVZ/USP.

Márcia Marques Jericó
Médica-Veterinária pela Faculdade de Medicina Veterinária e Zootecnia pela Universidade de São Paulo (USP). Mestrado em Ciências (Fisiologia Humana) pela USP. Doutorado pela Faculdade de Medicina Veterinária e Zootecnia da Universidade de São Paulo (FMVZ/USP). Área de atuação com ênfase em Endocrinologia Veterinária. Sócia-fundadora e membro da Comissão Científica da Associação Brasileira de Endocrinologia Veterinária (ABEV).

Márcia Mery Kogika
Professora Associada (aposentada) do Departamento de Clínica Médica da Faculdade de Medicina Veterinária e Zootecnia da Universidade de São Paulo (FMVZ/USP). Graduação em Medicina Veterinária pela FMVZ/USP. Mestrado em Patologia Experimental e Comparada pela FMVZ/USP. Doutorado em Clínica Veterinária pela FMVZ/USP.

Marcio Antonio Brunetto
Professor Associado do Departamento de Nutrição e Produção Animal (VNP) da Faculdade de Medicina Veterinária e Zootecnia da Universidade de São Paulo (FMVZ/USP). Graduação em Medicina Veterinária pela Universidade do Estado de Santa Catarina (UDESC). Mestrado e Doutorado em Medicina Veterinária, pela Universidade Estadual Paulista Júlio de Mesquita Filho (UNESP). Coordenador do Centro de Pesquisas em Nutrologia de Cães e Gatos (CEPEN Pet) da FMVZ/USP e Vice-Presidente da Sociedade Brasileira de Nutrição e Nutrologia de Cães e Gatos (SBNutri Pet).

Marcos Paulo Vieira Cunha
Médico-Veterinário pela Universidade Paulista. Mestrado e Doutorado em Patologia Experimental e Comparada pela Faculdade de Medicina Veterinária e Zootecnia da Universidade de São Paulo (FMVZ/USP). Membro do Comitê Brasileiro de Teste de Sensibilidade a Antimicrobianos (BrCast-VET).

Maria Aparecida B. F. Vital
Professora Titular do Departamento de Farmacologia da Universidade Federal do Paraná (UFP). Graduação em Farmácia e Bioquímica pela Faculdade de Ciências Farmacêuticas e Bioquímicas Oswaldo Cruz. Mestrado em Farmacologia pela Universidade Federal de São Paulo (UNIFESP). Doutorado em Psicobiologia pela UNIFESP.

Maria Consuêlo Caribé Ayres
Professora Associada da Escola de Medicina Veterinária da Universidade Federal da Bahia (UFBA). Graduação em Medicina Veterinária pela Universidade Federal Rural de Pernambuco (UFRPE). Mestrado em Patologia Experimental e Comparada pela Faculdade de Medicina Veterinária e Zootecnia da Universidade de São Paulo (FMVZ/USP). Doutorado em Clínica Veterinária pela FMVZ/USP.

Maria Helena Matiko Akao Larsson
Professora Titular aposentada do Departamento de Clínica Médica da Faculdade de Medicina Veterinária e Zootecnia da Universidade de São Paulo (FMVZ/USP). Médica-Veterinária pela FMVZ/USP. Especialização, Mestrado e Doutorado em Saúde Pública pela Universidade de São Paulo (USP). Pós-Doutorado na Universidade de Tóquio e na Ohio State University.

Maria Lucia Zaidan Dagli
Professora Titular do Departamento de Patologia da Faculdade de Medicina Veterinária e Zootecnia da Universidade de São Paulo (FMVZ/USP). Graduação em Medicina Veterinária pela FMVZ/USP. Especialização, Mestrado e Doutorado em Patologia Experimental e Comparada pela FMVZ/USP. Pós-Doutorado no International Agency for Research On Cancer, França.

Maria Santina Moral
Médica-Veterinária graduada pela Faculdade de Medicina Veterinária e Zootecnia da Universidade de São Paulo (FMVZ/USP). Atuação na área do Hipismo e responsável pela Clínica Veterinária Dra. Santina & Veterinários Associados.

Mariana Borges Botura
Professora Titular do Departamento de Saúde da Universidade Estadual de Feira de Santana (UFFS). Graduação em Medicina Veterinária pela Universidade Federal da Bahia (UFBA). Mestrado em Medicina Veterinária Tropical pela Escola de Medicina Veterinária da UFBA. Doutorado em Biotecnologia pela UFFS.

Mayra Carraro Di Gregorio
Pós-Doutoranda do Departamento de Patologia da Faculdade de Medicina Veterinária e Zootecnia (FMVZ) da Universidade de São Paulo (USP). Professora colaboradora das disciplinas de Patologia Geral e Patologia Especial do curso de graduação em Medicina Veterinária, da Faculdade de Zootecnia e Engenharia de Alimentos (FZEA) da USP. Graduação em Medicina Veterinária pelo Centro Universitário Monte Serrat. Doutorado em Zootecnia pela FZEA/USP.

Miliane Moreira Soares de Souza
Professora Titular da área de Bacteriologia da Universidade Federal Rural do Rio de Janeiro (UFRRJ). Graduação em Medicina Veterinária pela UFRRJ. Mestrado em Microbiologia Veterinária e Doutorado em Ciências Veterinárias pela UFRRJ. Pós-Doutorado em Genética Microbiana na Universidad Nacional de Río Cuarto, Argentina.

Newton Andréo Filho
Professor Associado I da Universidade Federal de São Paulo, campus Diadema. Graduação em Farmácia Bioquímica pela Universidade Estadual Paulista Júlio de Mesquita Filho (UNESP). Mestrado em Ciências Farmacêuticas pela UNESP. Doutorado em Fármacos e Medicamentos pela Universidade de São Paulo (USP).

Nilson Roberti Benites
Professor Titular do Departamento de Medicina Veterinária Preventiva e Saúde Animal da Faculdade de Medicina Veterinária e Zootecnia da Universidade de São Paulo (FMVZ/USP). Graduação em Medicina Veterinária pela FMVZ/USP. Mestrado e Doutorado em Patologia Experimental e Comparada pela FMVZ/USP. Atuação na área de Doenças Infecciosas dos Animais e de Homeopatia.

Raphael Caio Tamborelli Garcia
Professor Adjunto de Toxicologia da Universidade Federal de São Paulo (UNIFESP), campus Diadema. Graduação em Farmácia Bioquímica pela Universidade de São Paulo (USP). Mestrado e Doutorado em Toxicologia e Análises Toxicológicas pela Faculdade de Ciências Farmacêuticas da USP.

Sabrina Mota Lambert
Coordenadora do Laboratório de Biologia Celular e Molecular do Hospital de Medicina Veterinária da Escola de Medicina Veterinária da Universidade Federal da Bahia (UFBA). Graduação em Ciências Biológicas pela Universidade Estadual de Feira de Santana (UEFS). Mestrado em Ciências pela UEFS. Doutorado em Ciência Animal nos Trópicos pela UFBA.

Sílvia Regina Ricci Lucas
Professora Doutora do Departamento de Clínica Médica da Faculdade de Medicina Veterinária e Zootecnia da Universidade de São Paulo (FMVZ/USP). Graduação em Medicina Veterinária pela FMVZ/USP. Mestrado em Clínica Veterinária pela FMVZ/USP. Doutorado em Ciências (Fisiopatologia Experimental) pela Faculdade de Medicina da USP.

Silvia Renata Gaido Cortopassi
Professora Livre-Docente da Faculdade de Medicina Veterinária e Zootecnia da Universidade de São Paulo (USP). Graduação em Medicina Veterinária, campus Botucatu, pela Universidade Estadual Paulista Júlio de Mesquita Filho (UNESP). Mestrado em Patologia Experimental e Comparada pela USP. Doutorado em Clínica Cirúrgica Veterinária pela USP.

Suzana Breslau
Médica-Veterinária Auditora Fiscal Federal Agropecuário do Ministério da Agricultura, Pecuária e Abastecimento (MAPA).

Terezinha Knöbl
Professora Associada do Departamento de Patologia da Faculdade de Medicina Veterinária e Zootecnia da Universidade de São Paulo (FMVZ/USP). Graduação em Medicina Veterinária pela FMVZ/USP. Mestrado em Patologia Experimental e Comparada e Doutorado em Epidemiologia Experimental Aplicada às Zoonoses pela FMVZ/USP. Membro do Comitê Brasileiro de Teste de Sensibilidade a Antimicrobianos (BrCast-VET).

Vamilton Alvares Santarém
Professor da Universidade do Oeste Paulista (UNOESTE). Graduação em Medicina Veterinária pela Universidade Federal da Bahia (UFB). Mestrado e Doutorado em Medicina Veterinária pela Universidade Estadual Paulista Júlio de Mesquita Filho (UNESP).

Viviani De Marco
Médica-Veterinária pela Faculdade de em Medicina Veterinária e Zootecnia pela Universidade de São Paulo (USP). Mestrado e Doutorado pela USP. Membro e atual presidente da Associação Brasileira de Endocrinologia Veterinária (ABEV).

Welber Daniel Zanetti Lopes
Professor Doutor da Escola de Veterinária e Zootecnia da Universidade Federal de Goiás (UFG). Graduação em Medicina Veterinária pelas Faculdades Integradas da Fundação de Ensino Octávio Bastos. Mestrado, Doutorado e Pós-Doutorado em Medicina Veterinária pela Universidade Estadual Paulista Júlio de Mesquita Filho (UNESP).

Apresentação à 7ª edição

No ano de 2021 iniciamos a atualização desta 7ª edição de *Farmacologia Aplicada à Medicina Veterinária*. Com esta edição, comemoramos o "Jubileu de Prata" deste livro. Foi uma comemoração silenciosa, em meio à pandemia de SARS-CoV-2, mas que contou com a dedicação de colaboradores "veteranos" e "ingressantes" – desculpe-nos o jargão acadêmico –, os quais se dispuseram a compartilhar todo seu conhecimento e experiência profissional conosco e com nossos leitores.

Nesta edição, acrescentamos temas relacionados a registro de produtos veterinários, formulação farmacêutica e farmacovigilância veterinária, áreas nas quais o médico-veterinário cada vez mais está envolvido, acompanhando, assim, as tendências mundiais, como exige a globalização. Destacamos também a atualização da Seção 13, intitulada "Agentes que Aumentam a Produção Animal", seguindo as normativas nacionais e internacionais e o conceito de "Saúde Única" – Saúde Humana, Saúde Animal e Saúde Ambiental.

Reiteramos os agradecimentos aos nossos colaboradores que se dedicaram na elaboração dos capítulos, compartilhando seu conhecimento e doando horas de um tempo precioso.

São Paulo, fevereiro de 2022.
Helenice de Souza Spinosa
Silvana Lima Górniak
Maria Martha Bernardi

Apresentação à 6ª edição

Em 2016 fez 20 anos da primeira edição de *Farmacologia Aplicada à Medicina Veterinária*. É com imensa alegria que comemoramos com nossos colaboradores e leitores essa data.

O objetivo principal desta obra continua sendo contribuir para a formação do estudante e trazer conhecimento atualizado de Farmacologia Veterinária aos profissionais ligados à Medicina Veterinária. Nesta edição, introduzimos novos tópicos, como Nutracêuticos e Interação Medicamentosa, os quais, por necessidade constatada na prática veterinária, tornaram-se conteúdos obrigatórios. Os temas abordados são escritos por profissionais dedicados que dominam o assunto, atentos aos avanços em suas áreas de atuação, e compartilham com os leitores suas experiências profissionais.

Agradecemos profundamente aos colaboradores que nos auxiliaram mais uma vez nessa jornada e aos novos que aceitaram assumir esse compromisso.

São Paulo, outubro de 2016.
Helenice de Souza Spinosa
Silvana Lima Górniak
Maria Martha Bernardi

Apresentação à 5ª edição

Este ano é particularmente importante para nós, uma vez que comemoramos 15 anos da primeira edição. Renovamos nosso compromisso de oferecer, de maneira didática e abrangente, conhecimentos atualizados de *Farmacologia Veterinária* aos estudantes e profissionais ligados à Medicina Veterinária.

A cada edição, remodelamos e atualizamos o conteúdo da obra, em função do avanço do conhecimento, bem como procuramos acrescentar temas inéditos para atender às necessidades dos nossos leitores.

Nesta 5ª edição, destacamos: a inclusão do Capítulo 58 | Farmacologia Oftalmológica; a reformulação da Seção 11 | Agentes Antimicrobianos, visando à agregação de outros grupos farmacológicos, e as amplas atualizações em alguns capítulos, como Probióticos, Pré-bióticos, Simbióticos e Abióticos, Farmacodermia, *Doping* e Avanços Biotecnológicos na Obtenção de Medicamentos.

Mais uma vez, agradecemos sinceramente aos colaboradores que nos acompanham, pela dedicação empenhada nesta jornada, e aos novos, que contribuíram com ideias inovadoras.

São Paulo, 2011.
Helenice de Souza Spinosa
Silvana Lima Górniak
Maria Martha Bernardi

Apresentação à 4ª edição

Decorridos 10 anos da primeira edição, esta quarta edição, como as anteriores, visa oferecer aos estudantes e profissionais ligados à Medicina Veterinária conhecimentos atualizados de *Farmacologia Veterinária*, de maneira didática e abrangente.

Certamente, este livro não encerra nosso trabalho, pois a busca incessante de novos medicamentos cada vez mais eficientes e com maior índice terapêutico continua, acrescida do acúmulo e avanço nos conhecimentos sobre a farmacocinética e a farmacodinâmica nas diferentes espécies animais, que levam ao desenvolvimento de novas formas e formulações de uso veterinário.

Todos os capítulos foram atualizados; alguns sofreram poucas alterações, enquanto, em outros, amplas modificações foram feitas. Além disso, foram acrescidos novos capítulos; como, por exemplo, "Farmacodermia" e "Avanços Biotecnológicos na Obtenção de Medicamentos".

Uma vez mais agradecemos sinceramente aos nossos colaboradores a disposição e presteza para realizar a revisão e atualização de seus capítulos e também aos novos colaboradores, que se dispuseram a trazer ideias originais e novas contribuições.

São Paulo, 2006.
Helenice de Souza Spinosa
Silvana Lima Górniak
Maria Martha Bernardi

Apresentação à 3ª edição

A Farmacologia Veterinária é uma área do conhecimento que está em constante evolução. À medida que novas pesquisas e a experiência clínica se ampliam, há necessidade de modificações na Farmacoterapia. Esta edição mostra, mais uma vez, a necessidade da constante atualização a que as diferentes áreas do conhecimento são submetidas nos dias de hoje. Nesse sentido, novos capítulos foram introduzidos na tentativa de oferecer aos alunos e profissionais informações cada vez mais amplas e recentes no que se refere à Farmacologia Veterinária. É neste contexto, por exemplo, que foi introduzida a seção dos Promotores do Crescimento, que discute o emprego desses agentes para incrementar a produção animal e suas implicações na saúde humana, destacando o papel do médico veterinário na prescrição desses agentes. Temas como Eutanásia e Homeopatia foram acrescentados também nesta edição, visando a fornecer subsídios para uma discussão mais ampla que se faz necessária.

Reiteramos nossos agradecimentos aos colaboradores, que sempre se esmeram em rever e atualizar seus textos, buscando os mais recentes conhecimentos de sua área de atuação e, ainda, nossa gratidão aos comentários recebidos dos vários profissionais e alunos, interessados em contribuir para o aperfeiçoamento desta obra.

São Paulo, 2002.
Helenice de Souza Spinosa
Silvana Lima Górniak
Maria Martha Bernardi

Apresentação à 2ª edição

Esta edição reflete a necessidade da constante atualização a que as diferentes áreas do conhecimento são submetidas para acompanhar o crescente progresso observado nos dias de hoje. Alguns capítulos sofreram poucas alterações; em outros, as modificações foram mais amplas, ao lado de temas novos, introduzidos na tentativa de oferecer aos alunos e profissionais informações cada vez mais abrangentes dentro da Farmacologia voltada à Medicina Veterinária.

    Reiteramos os agradecimentos aos nossos colaboradores, sempre muito atenciosos e solícitos, assim como às várias pessoas — muitas para serem aqui enumeradas — que nos enviaram suas sugestões e auxílios, interessadas em contribuir para o aperfeiçoamento desta obra.

São Paulo, 1999.
Helenice de Souza Spinosa
Silvana Lima Górniak
Maria Martha Bernardi

Apresentação à 1ª edição

Este livro é dirigido principalmente ao estudante de Medicina Veterinária, fornecendo-lhe informações a respeito das características e propriedades farmacológicas dos medicamentos usados no tratamento, controle e prevenção das doenças dos animais. Pretende-se, também, que continue a servir de fonte de informações para o profissional já formado, auxiliando-o na sua lida diária.

A Farmacologia Veterinária tem experimentado grande avanço na busca incessante de medicamentos cada vez mais eficientes e mais seguros, havendo, assim, a necessidade imperiosa de atualização constante do profissional nesta vasta área do conhecimento. Nesse sentido, esta obra contém, inclusive, medicamentos que ainda não foram lançados no mercado nacional, mas que, em função de seu emprego terapêutico no exterior, merecem ser destacados.

Os medicamentos são apresentados pelo seu nome genérico e, na maioria das vezes, acompanhados de alguns nomes comerciais (especialidades farmacêuticas), fato que não significa a exclusão dos demais produtos similares disponíveis.

Concluindo, gostaríamos de expressar nossos sinceros agradecimentos aos colaboradores, cuja competência nas áreas de atuação permitiu a elaboração desta obra e que tão prontamente atenderam ao nosso chamamento.

São Paulo, 1996.
Helenice de Souza Spinosa
Silvana Lima Górniak
Maria Martha Bernardi

Sumário

SEÇÃO 1 Introdução, 1

1 Introdução à Farmacologia Veterinária, 3
Helenice de Souza Spinosa
Histórico, 3
Conceitos e áreas da Farmacologia, 4
Farmacologia aplicada à Medicina Veterinária, 5
Bibliografia, 5

2 Prescrição e Legislação Brasileira dos Medicamentos, 7
Helenice de Souza Spinosa
Introdução e conceitos, 7
Composição da prescrição, 9
Sistema métrico na prescrição, 9
Fórmulas farmacêuticas ou formulações, 10
Forma farmacêutica, 11
Legislação brasileira, 13
Bibliografia, 20

3 Registro de Produtos de Uso Veterinário, 23
Barbara Ágate Borges Cordeiro • Giselle Kindlein • Lourdes Cristina Schaper
Introdução, 23
Legislação nacional sobre o registro, 24
Atos normativos complementares, 24
Classificações de produtos de uso veterinário, 25
Estabelecimentos com atividade relacionada aos produtos de uso veterinário, 26
Responsáveis técnicos pelos produtos de uso veterinário, 26
Solicitação de registro de produtos de uso veterinário de natureza farmacêutica, 27
Solicitação da partida-piloto, 27
Condução dos estudos clínicos e laboratoriais, 27
Validação de métodos analíticos, 34
Submissão de solicitação de registro, 36
Análise da solicitação de registro, 37
Registro de produtos de uso veterinário em outros países, 38
Considerações finais, 38
Bibliografia, 38
Anexo I – Protocolo de Estudo Clínico: Informações Mínimas Necessárias, 40
Anexo II – Relatório Final do Estudo Clínico: Informações Mínimas Necessárias, 41
Anexo III – Estudos de Segurança na Espécie-Alvo: Parâmetros a Serem Avaliados, 42
Anexo IV – Coleta de Amostras de Animais para o Estudo de Depleção de Resíduos, 43
Anexo V – Roteiro para Registro de Produtos Farmacêuticos de Uso Veterinário, 44
Anexo VI – Informações Adicionais a Serem Acrescentadas ao Relatório Técnico para Registro de Antimicrobianos, 46

4 Farmacovigilância Veterinária, 49
Diego Menezes de Brito • Suzana Breslau
Introdução, 49
Histórico, 50
Conceitos gerais, 50
Objetivos da farmacovigilância veterinária, 51
Notificação de eventos adversos, 52
Responsabilidades, 52
Avaliação de causalidade, 54
Terminologias, 54
Gestão de sinais, 54
Programa nacional de controle de resíduos e contaminantes, 55
Resistência aos antimicrobianos, 55
Registro e fiscalização de produtos de uso veterinário, 56
Considerações finais, 56
Bibliografia, 56

5 Formulação Farmacêutica Aplicada à Medicina Veterinária, 59
Newton Andréo Filho
Introdução, 59
Conceitos fundamentais sobre medicamentos, 59
Estudos de pré-formulação, 60
Considerações sobre a estabilidade de medicamentos, 63
Formas farmacêuticas de uso veterinário, 65
Considerações finais, 76
Bibliografia, 77

SEÇÃO 2 Farmacodinâmica e Farmacocinética, 79

6 Mecanismo de Ação e Relação Dose-Resposta, 81
Jorge Camilo Flório
Introdução, 81
Receptores, 82
Relação dose-resposta, 86
Curvas dose-respostas quantais, 88
Efeitos anormais aos medicamentos, 88
Interação medicamentosa, 89
Bibliografia, 91

7 Farmacocinética, 93
Raphael Caio Tamborelli Garcia • Jorge Camilo Flório • Silvana Lima Górniak
Introdução, 93
Absorção de Fármacos, 93
Biodisponibilidade de fármacos, 102
Distribuição de fármacos, 103
Biotransformação de fármacos, 108
Excreção de fármacos, 112
Fatores que modificam os efeitos dos fármacos no organismo, 115
Considerações gerais sobre a farmacocinética em peixes, 116
Estudos farmacocinéticos, 117
Bibliografia, 119

SEÇÃO 3 Sistema Nervoso Autônomo e Junção Neuromuscular, 121

8 Introdução ao Sistema Nervoso Autônomo, 123
Maria Aparecida B. F. Vital • Alexandra Acco
Introdução, 123
Organização do sistema nervoso autônomo, 123
Resposta dos órgãos efetores aos impulsos autonômicos, 126
Transmissão dos impulsos no sistema nervoso autônomo, 128
Resposta dos órgãos-alvo à estimulação simpática e parassimpática, 137
Cotransmissão, 138
Interação de sistema autônomo e sistema imunológico, 138
Bibliografia, 138

9 Agonistas e Antagonistas Colinérgicos, 141
Maria Aparecida B. F. Vital • Alexandra Acco
Introdução, 141
Drogas colinérgicas de ação direta, 141
Drogas colinérgicas de ação indireta | Agentes anticolinesterásicos, 145
Drogas antagonistas colinérgicas ou antimuscarínicas, 149
Bibliografia, 154

10 Agonistas e Antagonistas Adrenérgicos, 157
Maria Aparecida B. F. Vital • Alexandra Acco
Introdução, 157
Agonistas adrenérgicos ou simpatomiméticos, 158
Antagonistas adrenérgicos ou simpatolíticos, 167
Bibliografia, 173

11 Transmissão Neuromuscular e Relaxantes Musculares de Ação Periférica, 175
Silvana Lima Górniak
Introdução, 175
Noções sobre a transmissão neuromuscular, 176
Agentes bloqueadores neuromusculares, 176
Dantroleno, 182
Bibliografia, 182

SEÇÃO 4 Sistema Nervoso Central, 185

12 Neurotransmissão e Classificação das Substâncias que Atuam no Sistema Nervoso Central, 187
Maria Martha Bernardi • Helenice de Souza Spinosa
Introdução, 187
Neurônios, 188
Células gliais, 188
Neurotransmissão e neurotransmissores, 189
Classificação das substâncias que atuam no sistema nervoso central, 193
Características dos efeitos de medicamento no sistema nervoso central, 194
Bibliografia, 195

13 Anestésicos Inalatórios, 197
Denise Tabacchi Fantoni • Silvia Renata Gaido Cortopassi • Maria Martha Bernardi
História da anestesia cirúrgica, 197
Estágios clínicos da anestesia geral, 198
Anestésicos gerais por inalação, 199
Usos clínicos e especialidades farmacêuticas, 205
Bibliografia, 207

14 Anestésicos Intravenosos e Outros Parenterais, 209
Denise Tabacchi Fantoni • Silvia Renata Gaido Cortopassi • Maria Martha Bernardi
Introdução, 209
Classificação, 210
Farmacocinética, 211
Mecanismo de ação, 213
Usos terapêuticos e efeitos colaterais e/ou tóxicos, 214
Posologia, 217
Bibliografia, 219

15 Anestésicos Locais, 221
Silvia Renata Gaido Cortopassi • Denise Tabacchi Fantoni • Maria Martha Bernardi
Introdução, 221
Estrutura química, 221
Propriedades físico-químicas, 222
Relação estrutura-atividade, 223
Farmacocinética, 223
Mecanismo de ação, 224
Usos, 224
Associação com outras substâncias, 225
Efeitos colaterais e/ou tóxicos, 225
Principais anestésicos locais usados em Medicina Veterinária, 226
Bibliografia, 227

16 Anticonvulsivantes, 229
João Pedro de Andrade Neto
Introdução, 229
Convulsão e epilepsia, 229
Classificação das crises convulsivas, 229
Quando utilizar a terapia anticonvulsivante, 231
Anticonvulsivantes usados em Medicina Veterinária, 231
Outros anticonvulsivantes, 237
Fracasso na terapia anticonvulsivante, 238
Bibliografia, 239

17 Tranquilizantes, Agonistas de α_2-adrenorreceptores e Relaxantes Musculares de Ação Central, 241
Helenice de Souza Spinosa • Silvana Lima Górniak
Introdução, 241
Tranquilizantes, 241
Agonistas de α_2-adrenorreceptores, 248
Relaxantes musculares de ação central, 249
Bibliografia, 252

18 Hipnoanalgésicos, 253
Silvana Lima Górniak
Introdução, 253
Classificação dos opioides, 253
Receptores opioides, 254
Peptídios opioides endógenos, 255
Mecanismo de ação, 255
Principais medicamentos opioides usados em Medicina Veterinária, 255
Neuroleptoanalgesia, 262
Bibliografia, 262

19 Medicamentos Empregados nos Transtornos do Comportamento Animal: Ansiolíticos e Antidepressivos, 265
Cristina de Oliveira Massoco Salles Gomes • Maria Martha Bernardi • Helenice de Souza Spinosa
Introdução, 265
Transtornos comportamentais mais comuns em animais, 266
Medicamentos empregados nos transtornos de comportamento, 269
Considerações finais, 276
Bibliografia, 276

20 Contenção Química e Anestesia de Animais Selvagens, 279
Caio Filipe Motta Lima • André Nicolai E. Silva
Introdução, 279
Grupos farmacológicos, 279
Anestesia equilibrada, 281
Antagonistas, 283
Anticolinérgicos, 284
Seleção do protocolo, 284
Dor e analgesia em animais selvagens, 293
Bibliografia, 295

SEÇÃO 5 Autacoides e Anti-Inflamatórios, 297

21 Histamina, Serotonina e seus Antagonistas e Outros Agentes de Ação Tecidual, 299
Maria Martha Bernardi • Helenice de Souza Spinosa
Introdução, 299
Histamina, 299
Serotonina, 306
Bibliografia, 309

22 Anti-inflamatórios Não Esteroidais, 311
Ana Cristina Tasaka
Introdução, 311
Dinâmica do processo inflamatório, 314
Dor e febre, 314
Características gerais dos AINEs, 315
Principais AINEs utilizados em Medicina Veterinária, 317
Bibliografia, 327

23 Anti-inflamatórios Esteroidais, 329
Márcia Marques Jericó • Viviani De Marco
Introdução, 329
Histórico, 329
Relação estrutura-atividade e classificação, 330
Fisiologia dos esteroides adrenais, 330
Propriedades fisiológicas e farmacológicas, 333
Preparações farmacológicas, 336
Indicações terapêuticas e posologia, 337
Efeitos colaterais, 340
Bibliografia, 340

SEÇÃO 6 Sistema Cardiovascular, 343

24 Agentes Hematopoéticos, Hemostáticos e Anticoagulantes, 345
Célia Aparecida Paulino • Domenica Palomaris Mariano de Souza
Introdução, 345
Mecanismo geral da eritropoese, 346
Substâncias essenciais para a hematopoese, com ênfase na eritropoese, 346
Tratamento dos distúrbios da eritropoese, 351
Mecanismo geral da hemostasia e da coagulação sanguínea, 353
Tratamento dos distúrbios da hemostasia, 354
Tratamento dos distúrbios da coagulação sanguínea, 355
Bibliografia, 357

25 Medicamentos que Atuam no Sistema Cardiovascular Inotrópicos Positivos e Vasodilatadores, 359
Maria Helena Matiko Akao Larsson
Introdução, 359
Digitálicos, 362
Aminas simpatomiméticas: dobutamina e dopamina, 366
Inodilatadores, 366
Vasodilatadores, 367
Bibliografia, 369

26 Medicamentos Antiarrítmicos, 371
Maria Helena Matiko Akao Larsson
Introdução, 371
Eletrofisiopatologia cardíaca, 371
Medicamentos antiarrítmicos, 372
Bibliografia, 376

SEÇÃO 7 Sistema Renal, 379

27 Diuréticos, 381
Déborah Mara Costa de Oliveira
Noções de fisiologia renal, 381
Diuréticos, 382
Bibliografia, 391

SEÇÃO 8 Sistema Respiratório, 393

28 Medicamentos com Ação no Sistema Respiratório, 395
Silvana Lima Górniak
Introdução, 395
Expectorantes, 395
Antitussígenos, 397
Broncodilatadores, 398
Anticolinérgicos, 400
Descongestionantes, 400
Outros medicamentos utilizados no tratamento de afecções do sistema respiratório, 401
Estimulantes respiratórios, 402
Bibliografia, 403

SEÇÃO 9 Sistema Endócrino, 405

29 Medicamentos Empregados na Reprodução Animal, 407
André Tadeu Gotardo
Introdução, 407
Fisiologia reprodutiva de fêmeas, 407
Medicamentos utilizados para controle do ciclo estral, 410
Protocolos utilizados em biotecnologias da reprodução, 414
Bibliografia, 418

30 Farmacologia do Eixo Hipotálamo-Hipófise, 421
Guilherme de Paula Nogueira
Introdução, 421
Eixo hipotálamo-hipófise, 421

Hormônios hipotalâmicos, 422
Hormônios da adeno-hipófise, 432
Gonadotrofinas não hipofisárias, 437
Hormônios da neuro-hipófise, 438
Bibliografia, 439

31 Agentes que Interferem no Metabolismo de Cálcio e Fósforo, 443
Célia Aparecida Paulino • Márcia dos Santos Rizzo
Introdução, 443
Principais fontes de cálcio e fósforo para os animais, 444
Metabolismo e homeostase do cálcio e do fósforo, 444
Agentes reguladores da concentração sanguínea de cálcio e de fosfato, 446
A importância do cálcio e fósforo no reparo ósseo, 450
Distúrbios da homeostasia do cálcio e do fósforo, 451
Bibliografia, 460

32 Insulina e Hipoglicemiantes Orais, 461
Márcia Marques Jericó • Viviani De Marco
Insulina, 461
Hipoglicemiantes não insulínicos, 468
Bibliografia, 471

33 Medicamentos que Atuam na Motilidade Uterina, 473
Clair Motos de Oliveira
Introdução, 473
Ocitócicos, 473
Tocolíticos, 478
Bibliografia, 481

SEÇÃO 10 Sistema Gastrintestinal, 483

34 Medicamentos que Interferem nas Funções Gatrintestinais, 485
Helenice de Souza Spinosa
Introdução, 485
Estimulantes do apetite, 485
Protetores de mucosa e adsorventes, 486
Carminativos, antifiséticos, antiflatulentos e antiespumantes, 487
Antizimóticos ou antifermentativos, 487
Pró-cinéticos, 487
Antiácidos, 489
Bloqueadores da secreção de ácido clorídrico ou de seus efeitos, 490
Eméticos, 491
Antieméticos, 492
Antidiarreicos ou constipantes, 493
Catárticos, 494
Digestivos ou eupépticos, 495
Hepatoprotetores, 496
Bibliografia, 496

SEÇÃO 11 Agentes Antimicrobianos, 499

35 Considerações Gerais sobre os Antimicrobianos, 501
Helenice de Souza Spinosa
Introdução, 501
Atividades bacteriostática e bactericida dos antimicrobianos, 502
Atividades concentração-dependente e tempo-dependente dos antimicrobianos, 503
Classificação, 504
Fatores determinantes na prescrição de antimicrobianos, 504
Causas do insucesso da terapia antimicrobiana, 507
Associação de antimicrobianos, 508
Antimicrobianos e período de carência, 509
Bibliografia, 509

36 Resistência Bacteriana aos Antimicrobianos, 511
Terezinha Knöbl • Marcos Paulo Vieira Cunha • Helenice de Souza Spinosa
Introdução, 511
Panorama global da resistência antimicrobiana, 512
Tipos de resistência bacteriana, 513
Mecanismos de resistência bacteriana, 514
Resistência múltipla, resistência estendida e pan resistência, 517
Principais microrganismos associados às infecções nosocomiais e comunitárias, 517
Bibliografia, 518

37 Antissépticos e Desinfetantes, 519
Márcia dos Santos Rizzo • Célia Aparecida Paulino • Silvana Lima Górniak
Introdução, 519
Conceitos gerais, 520
Características e usos terapêuticos dos antissépticos e desinfetantes, 522
Principais agentes antissépticos e desinfetantes, 524
Bibliografia, 536

38 Sulfas, Quinolonas e outros Antimicrobianos que Interferem na Síntese de Ácido Nucleicos, 539
Silvana Lima Górniak • Helenice de Souza Spinosa
Introdução, 539
Sulfas, 539
Trimetoprima e outros inibidores de redutase, 543
Quinolonas, 544
Derivados nitofurânicos, 547
Nitroimidasóis, 548
Rifamicinas, 549
Novobiocina, 550
Bibliografia, 552

39 Antimicrobianos que Inferferem na Síntese da Parede Celular: Betalactâmicos, 553
Helenice de Souza Spinosa
Introdução, 553
Antimicrobianos betalactâmicos, 554
Penicilinas, 556
Cefalosporinas, 559
Outros antimicrobianos betalactâmicos, 560
Bibliografia, 561

40 Antimicrobianos que Interferem na Síntese da Parede Celular (Bacitracina, Glicopeptídios e Fosfomicina) e na Permeabilidade da Membrana Celular (Polimixinas), 563
Helenice de Souza Spinosa
Introdução, 563
Antimicrobianos que interferem na síntese da parede celular, 563
Antimicrobianos que interferem na permeabilidade da membrana celular, 566
Bibliografia, 567

41 Antimicrobianos Bactericidas que Interferem na Síntese Proteica: Aminoglicosídios, 569
Helenice de Souza Spinosa
Introdução, 569
Mecanismo de ação, 569
Espectro de ação, 570
Resistência bacteriana, 571
Características farmacocinéticas, 572
Toxicidade e efeitos adversos, 572
Posologia, 573
Bibliografia, 573

42 Antimicrobianos Bacteriostáticos que Interferem a Síntese Proteica: Macrolídios, Lincosamidas, Pleuromutilinas, Estreptograminas, Tetraciclinas e Anfenicóis, 575
Helenice de Souza Spinosa
Introdução, 575
Macrolídios, 575
Lincosamidas, 579
Pleuromutilinas, 580
Estreptograminas, 581
Tetraciclinas, 581
Anfenicóis, 582
Bibliografia, 584

43 Agentes Antifúngicos e Antivirais, 587
Elizabeth Oliveira da Costa Freitas Guimarães • Silvana Lima Górniak
Antifúngicos, 587
Antivirais, 597
Bibliografia, 601

44 Uso de antimicrobianos na mastite, 603
Miliane Moreira Soares de Souza • Felipe Carlos Dubenczuk
Introdução, 603
Caracterização das mastites, 604
Diagnóstico das mastites, 605
Mastite e saúde única, 606
Contextualização histórica do uso de antimicrobianos no tratamento das mastites, 607
Tratamento das mastites, 607
Considerações a respeito dos antimicrobianos utilizados no tratamento das mastites, 610
Critérios importantes na escolha do antimicrobiano, 611
Principais classes de antimicrobianos utilizadas no tratamento de mastite, 613
Resíduos de antimicrobianos no leite, 618
Bibliografia, 618

SEÇÃO 12 Agentes Antiparasitários, 623

45 Considerações Gerais sobre os Anti-Helmínticos, 625
Vamilton Alvares Santarém • Maria Consuêlo Caribé Ayres • Sabrina Mota Lambert • Mariana Borges Botura • Alessandro Francisco Talamini do Amarante
Introdução, 625
Considerações sobre os helmintos, 626
Considerações sobre os anti-helmínticos, 626
Fatores relacionados com a eficácia de medicamentos anti-helmínticos, 627
Modo de ação anti-helmínticos, 629
Associação de medicamentos anti-helmínticos, 630
Resíduos de anti-helmínticos em produtos cárneos e lácteos e impacto ambiental, 631
Controle alternativo, 631
Bibliografia, 633

46 Agentes Anticestódios e Antitrematódeos, 635
Vamilton Alvares Santarém • Maria Consuêlo Caribé Ayres • Leucio Câmara Alves
Introdução, 635
Substitutos fenólicos, 635
Salicilanilidas, 637
Pirazinoisoquinolonas, 638
Benzimidazóis, 640
Miscelânea de medicamentos anticestódios e antitrematódeos, 640
Associações de medicamentos anti-helmínticos, 641
Resistência anti-helmíntica envolvendo cestódeos e trematódeos, 641
Mecanismos moleculares de resistência aos agentes anticestódeos e antitrematódeos, 641
Bibliografia, 641

47 Agentes Antinematódeos, 643
Vamilton Alvares Santarém • Maria Consuêlo Caribé Ayres • Alessandro Francisco Talamini do Amarante • Sabrina Mota Lambert
Introdução, 643
Organofosforados, 643
Grupo dos substitutos fenólicos e salicilanilidas, 644
Imidazotiazóis, 645
Tetra-hidropirimidinas, 646
Benzimidazóis, 647
Avermectinas e milbemicinas, 650
Ciclodepsipeptídeos, 653
Derivados de aminoacetonitrila, 654
Espiroindóis, 655
Miscelânea de medicamentos antinematódeos, 655
Situação da resistência anti-helmíntica envolvendo nematódeos, 656
Mecanismos moleculares de resistência aos agentes antinematódeos, 657
Bibliografia, 659

48 Agentes Antiprotozoários, 661
Antonio José Piantino Ferreira • Liliana del Carmen Revolledo Pizarro
Introdução, 661
Anticoccidianos, 661
Coccidiose e anticoccidianos em outras espécies de animais domésticos, 675
Vacinas para o controle da coccidiose aviária, 679
Outras alternativas para o controle da coccidiose, 680
Outras protozooses, 682
Bibliografia, 686

49 Agentes Empregados no Controle de Ectoparasitos, 687
Vamilton Alvares Santarém • Izidoro Francisco Sartor • Welber Daniel Zanetti Lopes • Lorena Lopes Ferreira
Introdução, 687
Ectoparasiticidas de contato, 689
Ectoparasiticidas sistêmicos, 694
Considerações finais, 698
Bibliografia, 699

SEÇÃO 13 Agentes que Aumentam a Produção Animal, 703

50 Considerações Gerais sobre o Uso de Agentes que Aumentam a Produção Animal, 705
João Palermo-Neto
Introdução, 705
Brasil no cenário mundial da produção de carnes, 705
As crises europeias e seus reflexos na produção animal, 707
Conceito e classificação dos agentes que aumentam a produção animal, 708
Resíduos de medicamentos veterinários em produtos de origem animal, 709
Análises de risco, 709
Legislação sobre resíduos de medicamentos veterinários, 709
Valores de referência toxicológica, 710
Resíduos no local de aplicação, 713
Período de carência, 713
Considerações finais, 715
Bibliografia, 715

51 Anabolizantes, 717
João Palermo-Neto
Introdução, 717
Origem e classificação, 718
Absorção, biotransformação e eliminação, 719
Mecanismo de ação, 719
Fatores que modificam os efeitos dos anabolizantes, 722
Toxicidade, 723
Anabolizantes e boas práticas de Medicina Veterinária, 728
Política e conflitos no uso de anabolizantes, 730
Perspectivas futuras, 732
Bibliografia, 732

52 Agonistas de Receptores Beta-adrenérgicos e Produção Animal, 735
João Palermo-Neto
Introdução, 735
Receptores adrenérgicos e relação estrutura-atividade, 736
Farmacocinética, 737
Mecanismo de ação e seletividade por subtipos de adrenorreceptores, 737
Efeitos sistêmicos, 739
Outros efeitos, 744
Significado toxicológico dos níveis de resíduos de agentes de partição, 745
Considerações finais, 749
Bibliografia, 749

53 Somatotropina Bovina, 751
João Palermo-Neto
Introdução, 751
Histórico, 751
Estrutura química, 751
Mecanismo de ação, 752
Fisiologia da lactação, 753
Uso na produção animal, 753
Efeitos na saúde animal, 754
Segurança para o consumidor: Análise de risco, 755
Avaliação do risco, 760
Bibliografia, 761

54 Aditivos Zootécnicos Melhoradores do Desempenho: Antimicrobianos e Agentes Alternativos, 763
João Palermo-Neto • Mayra Carraro Di Gregorio
Introdução, 763
Saúde intestinal, 764
Antimicrobianos como aditivos zootécnicos, 766
A polêmica relacionada ao uso de aditivos antimicrobianos, 774
Agentes alternativos, 780
Outros compostos, 794
Considerações finais, 795
Bibliografia, 796

SEÇÃO 14 Agentes Antineoplásicos e Agentes Imunomoduladores, 799

55 Agentes Antineoplásicos, 801
Maria Lucia Zaidan Dagli • Sílvia Regina Ricci Lucas • Cristina de Oliveira Massoco Salles Gomes
Introdução, 801
Alguns conceitos em cancerologia, 802
Biologia do crescimento neoplásico, 803
Princípios gerais associados ao uso da quimioterapia antineoplásica, 805
Classificação, mecanismo de ação e posologia dos agentes antineoplásicos, 806
Novas perspectivas para o tratamento contra o câncer, 814
Resistência a múltiplos medicamentos, 816
Princípios gerais associados ao uso de imunomoduladores como agentes antineoplásicos, 817
Prevenção e quimioprevenção contra o câncer, 819
Bibliografia, 820

56 Agentes Imunomoduladores, 823
Isis Machado Hueza • Célia Aparecida Paulino • Cristina de Oliveira Massoco Salles Gomes
Introdução, 823
Sistema imune, 823
Papel da nutrição na imunidade, 827
Agentes imunomoduladores de interesse terapêutico, 828
Bibliografia, 833

SEÇÃO 15 Tópicos Especiais, 835

57 Farmacologia Ocular, 837
Angélica de Mendonça Vaz Safatle • Adriana Morales • Aline Adriana Bolzan
Introdução, 837
Vias de administração de medicamentos, 838

Formas farmacêuticas, *840*
Grupos farmacológicos, *841*
Bibliografia, *856*

58 Vitaminas, *861*
Célia Aparecida Paulino • Domenica Palomaris Mariano de Souza
Introdução, *861*
Vitaminas lipossolúveis, *862*
Vitaminas hidrossolúveis, *868*
Bibliografia, *874*

59 Nutracêuticos, *877*
Marcio Antonio Brunetto • Fabio Alves Teixeira • Brana Sanctos Alô Bonder • Caio Nogueira Duarte
Introdução, *877*
Classes de nutracêuticos, *877*
Blbliografia, *886*

60 Macroelementos e Microelementos, *889*
Enrico Lippi Ortolani
Histórico, *889*
Classificação, *889*
Mecanismo de homeostase no metabolismo dos macroelementos e microelementos, *891*
Macroelementos, *891*
Microelementos, *896*
Bibliografia, *901*

61 Fluidoterapia, *903*
Fernando José Benesi (in memoriam) • Márcia Mery Kogika • Fabio Celidonio Pogliani
Princípios de fluidoterapia, *903*
Fluidoterapia em cães e gatos, *916*
Fluidoterapia em animais ruminantes, *923*
Bibliografia, *928*

62 Nutrição Parenteral, *931*
Marcio Antonio Brunetto • Fabio Alves Teixeira
Introdução, *931*
Terminologia, *931*
Indicações, *932*
Características das soluções empregadas na nutrição parenteral, *933*
Período de infusão, *937*
Como formular a solução, *937*
Preparo da solução, *939*
Bibliografia, *939*

63 Interações Medicamentosas, *941*
Cristina de Oliveira Massoco Salles Gomes
Introdução, *941*
Classificação, *942*
Bibliografia, *946*

64 Eutanásia, *947*
Helenice de Souza Spinosa • Flavio Roberto Nunes Spinosa
Introdução, *947*
Características do agente ideal para eutanásia, *950*
Agentes que podem ser usados para a eutanásia, *950*
Agentes que não devem ser usados para a eutanásia, *952*
Bibliografia, *952*

65 *Doping*, *955*
Maria Santina Moral
Introdução, *955*
Controle antidopagem, *955*
Medicação e *doping*, *956*
Classificação das substâncias químicas envolvidas no *doping*, *959*
Sistema de coleta e técnicas de detecção de substâncias, *961*
Regulamentos adotados em provas equestres no Brasil, *964*
Bibliografia, *970*

66 Exposição aos Medicamentos Durante o Período do Desenvolvimento, *973*
Maria Martha Bernardi • Helenice de Souza Spinosa
Histórico, *973*
Conceitos e noções sobre o desenvolvimento animal, *974*
Efeitos da exposição a medicamentos no período do desenvolvimento, *977*
Bibliografia, *981*

67 Homeopatia, *983*
Nilson Roberti Benites
Introdução e conceito, *983*
Princípios gerais, *984*
Matéria médica homeopática, *986*
Repertório, *987*
Tomada do caso, *987*
Seleção do medicamento, *988*
Administração do medicamento, *988*
Considerações finais, *990*
Bibliografia, *990*

Índice Alfabético, *991*

FARMACOLOGIA
Aplicada à **Medicina Veterinária**

Seção 1

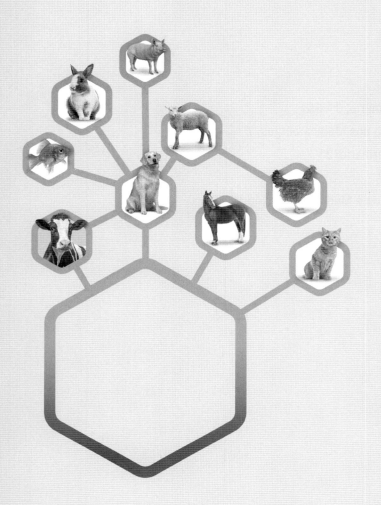

Introdução

1 Introdução à Farmacologia Veterinária, 3
2 Prescrição e Legislação Brasileira dos Medicamentos, 7
3 Registro de Produtos de Uso Veterinário, 23
4 Farmacovigilância Veterinária, 49
5 Formulação Farmacêutica Aplicada à Medicina Veterinária, 59

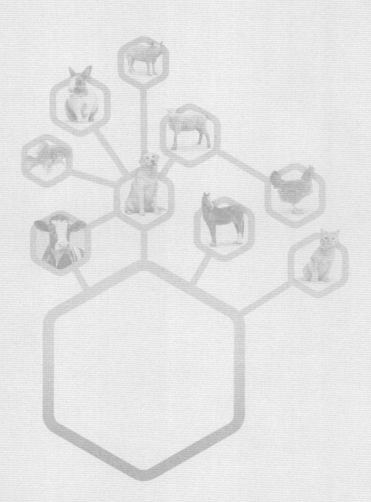

1

Introdução à Farmacologia Veterinária

- Histórico, 3
- Conceitos e áreas da farmacologia, 4
- Farmacologia aplicada à Medicina Veterinária, 5
- Bibliografia, 5

Helenice de Souza Spinosa

HISTÓRICO

A Farmacologia, como várias outras áreas do conhecimento, tem suas origens nos primórdios da humanidade. De fato, desde que o homem primitivo começou a usar substâncias obtidas na natureza, tanto dos reinos mineral, vegetal e animal, com finalidades medicinais ou visando obter efeitos nocivos (para a caça, como armas de guerra etc.), pode-se dizer que teve início a Farmacologia.

O papiro de Ébers, que é considerado um dos documentos escritos mais antigo até hoje estudado, datado de aproximadamente 1550 a.C., faz menção à utilização terapêutica de várias substâncias químicas, pela antiga civilização egípcia, como, por exemplo, metais pesados (chumbo, cobre), extratos de plantas (genciana, óleo de rícino, cila) e venenos de animais. Esse é um documento que aponta as origens não só da Farmacologia, como também da Toxicologia.

Provavelmente, Mitridates VI, Eupator ou O Grande, rei do Ponto (antiga região asiática, situada a nordeste da Ásia Menor), que viveu entre 123 e 63 a.C., foi o primeiro farmacólogo experimental. Temendo ser envenenado, Mitridates VI propôs-se a estudar as substâncias nocivas, visando proteger-se contra todos os possíveis "venenos". Mediante a ingestão de doses progressivamente maiores dessas substâncias, procurava criar no organismo imunidade contra seus efeitos nocivos; esses experimentos foram, inicialmente, realizados em seus escravos. Daí a origem do termo **mitridatismo**, referindo-se à imunidade contra "venenos" obtida mediante a exposição de pequenas doses deles, que são gradativamente aumentadas. As observações do rei do Ponto deram origem a uma receita com dezenas de ingredientes, na tentativa de obter um poderoso antídoto contra todos os venenos. Com o passar do tempo, esses ingredientes foram alterados, mas eram quase todos desprovidos de efeitos terapêuticos.

Algumas das personalidades que contribuíram também para o desenvolvimento da Farmacologia:

- **Dioscórides (séculos II-I a.C.):** considerado o "pai da Farmácia", foi um médico grego dos exércitos de Nero; escreveu obra na qual estão descritas cerca de 600 plantas medicinais
- **Galeno (131-201):** nascido em Pérgamo, capital da Mísia na Ásia Menor, é considerado o "pai da Fisiologia Experimental"; escreveu cerca de 400 tratados sobre Medicina, preconizando o uso de extratos de plantas e outros produtos naturais
- **Avicena (980-1037):** filósofo e médico árabe, introduziu o uso da cânfora e da noz-vômica

- **Paracelso (1493-1541):** alquimista e médico suíço, foi o primeiro a combater o galinismo; introduziu novos medicamentos e defendeu o uso de poucos ingredientes nas suas formulações
- **Samuel Hahnemann (1755-1843):** médico alemão criador da homeopatia, sistema terapêutico que considera que "os semelhantes curam-se com semelhantes"
- **François Magendie (1783-1855):** francês que introduziu o conceito de investigação sistemática da ação da droga, trabalhando com a estricnina.

Foi em meados do século XIX que a Farmacologia experimentou grande avanço, seguramente, consequência da evolução de outras áreas afins de conhecimento, como Fisiologia, Bioquímica, Patologia, Psicologia etc.

CONCEITOS E ÁREAS DA FARMACOLOGIA

Farmacologia pode ser definida como a ciência que estuda a ação de substâncias químicas em um organismo vivo. Assim, faz parte do escopo da Farmacologia o conhecimento a respeito de origem, propriedades físico-químicas, absorção, distribuição, mecanismo de ação, biotransformação e eliminação, bem como os usos e efeitos dessas substâncias químicas no organismo animal. Etimologicamente, esse termo vem do grego *phármakon*, que pode ser entendido como fármaco, droga ou medicamento, e do sufixo *lógos*, do grego, que significa estudo, tratado.

Os termos **fármaco**, **droga** e **medicamento**, embora sejam usados por alguns como sinônimos, são apresentados nesta obra com significados distintos, conforme a seguir:

- **Droga**, do holandês *droog*, significa seco, substância dessecada, como, por exemplo, as plantas; isso porque, até então, as substâncias usadas com fins curativos eram, em sua grande maioria, obtidas da natureza, em particular, do reino vegetal. Atualmente, o termo refere-se a qualquer substância química que, em quantidade suficiente (que não atue como alimento), possa agir em um organismo vivo, produzindo alterações. Essas alterações podem ser tanto maléficas como benéficas. Ressalte-se que uma droga não cria funções, apenas modifica aquelas já existentes. Para o leigo o termo droga é empregado com conotação de substância ilícita de uso abusivo, como, por exemplo, cocaína, maconha etc.
- **Medicamento**, do latim *medicamentum*, de *medicare* = curar; portanto, medicamento é qualquer substância química empregada em um organismo vivo, visando obter efeitos benéficos. São substâncias químicas destinadas a curar, diminuir, prevenir e/ou diagnosticar as enfermidades. Ressalte-se que todo medicamento é uma droga, porém nem toda droga é um medicamento. A Agência Nacional de Vigilância Sanitária (Anvisa), órgão vinculado ao Ministério da Saúde, define medicamento como "produto farmacêutico, tecnicamente obtido ou elaborado com finalidade profilática, curativa, paliativa ou para fins de diagnóstico"; é uma forma farmacêutica terminada que contém o fármaco, geralmente em associação a adjuvantes farmacotécnicos
- **Fármaco** é termo que tem sido usado tanto como sinônimo de droga quanto de medicamento. Na terminologia farmacêutica, fármaco designa uma substância química conhecida e de estrutura química definida dotada de propriedade farmacológica
- **Insumo farmacêutico ativo** (IFA), segundo a Anvisa, "é uma substância química ativa, fármaco, droga ou matéria-prima, que tenha propriedades farmacológicas com finalidade medicamentosa, utilizada para diagnóstico, alívio ou tratamento, empregada para modificar ou explorar sistemas fisiológicos ou estados patológicos, em benefício da pessoa na qual se administra"
- **Remédio**, do latim *remedium*, de *re* = inteiramente, mais *mederi* = curar; portanto, tudo aquilo que cura, alivia ou evita uma enfermidade. Esse termo abrange não só os agentes químicos (os medicamentos), como também os agentes físicos (duchas, massagens etc.).

Nesta obra, o termo "medicamento" será usado em detrimento aos demais, porque nos próximos capítulos será dada ênfase aos agentes empregados pelo médico-veterinário, visando à obtenção de **efeitos benéficos** no organismo animal, estando, pois, em consonância com os conceitos antes apresentados.

Outros termos relacionados à Farmacologia que merecem ser citados são:

- **Produto de uso veterinário:** foi definido pelo Ministério da Agricultura, Pecuária e Abastecimento (MAPA) como "toda substância química, biológica, biotecnológica ou preparação manufaturada cuja administração seja aplicada de forma individual ou coletiva, direta ou misturada com os alimentos, destinada à prevenção, ao diagnóstico, à cura ou ao tratamento das doenças dos animais, incluindo os aditivos, suprimentos promotores, melhoradores da produção animal, medicamentos, vacinas, antissépticos, desinfetantes de uso ambiental ou equipamentos, pesticidas e todos os produtos que, utilizados nos animais ou no seu hábitat, protejam, restaurem ou modifiquem suas funções orgânicas e fisiológicas, bem como os produtos destinados ao embelezamento dos animais"
- **Placebo** (do latim *placere* = agradar): é qualquer substância sem propriedades farmacológicas, administrada ao indivíduo como se tivesse propriedades terapêuticas, com o intuito mais de agradar do que beneficiar. Atualmente, esse conceito foi ampliado, sendo empregado para o controle e a comparação da atividade de medicamentos
- **Nutracêutico:** combinação dos termos "nutrição" e "farmacêutico", referindo-se a produto nutricional que se alega ter valor terapêutico, além de seu valor nutricional cientificamente comprovado. O alimento nutracêutico é definido como a substância que pode ser considerada um alimento ou parte de um alimento e proporciona benefícios tanto para a manutenção da saúde como também terapêuticos, incluindo prevenção e tratamento de doenças (ver *Capítulo 59*).

A Farmacologia, como vasta área do conhecimento, permite abordagens diversas. Assim, a **Farmacodinâmica** (do grego *dýnamis* = força) estuda os mecanismos de ação dos medicamentos. A **Farmacocinética** (do grego *kinetós* = móvel) estuda o caminho percorrido pelo medicamento no organismo animal; atualmente é dada ênfase na relação entre dose e as mudanças de concentração dos medicamentos nos vários tecidos do organismo, em função do tempo decorrido após sua administração. A **Farmacotécnica** estuda o preparo, a purificação e a conservação dos medicamentos, visando ao melhor aproveitamento dos seus efeitos no organismo. A **Farmacognosia** (do grego *gnôsis* = conhecimento) trata de obtenção, identificação e isolamento de princípios ativos, isto é, matérias-primas naturais encontradas nos reinos mineral, vegetal ou animal, passíveis de uso terapêutico. A **Farmacologia Clínica** compatibiliza as informações obtidas no laboratório, avaliadas em animais saudáveis, com aquelas obtidas no animal-alvo enfermo. A **Farmacoterapêutica** se refere ao uso de medicamento para o tratamento das enfermidades, enquanto o termo Terapêutica é mais abrangente, envolvendo não só o uso de medicamentos, como também outros meios (como cirurgia, radiação etc.) para prevenção, tratamento e diagnóstico das enfermidades. A **Imunofarmacologia**, nas últimas décadas, experimentou grande avanço em função dos conhecimentos gerados a partir da realização dos transplantes e do desenvolvimento da Imunologia *per se*. A Figura 1.1 ilustra algumas divisões da Farmacologia.

A **Toxicologia** é uma área do conhecimento muito próxima da Farmacologia; há, inclusive, aqueles que consideram a Toxicologia como parte desta última. Nos dias de hoje isso não pode ser assumido, mesmo considerando que há sobreposição de interesses e técnicas entre ambas. A Toxicologia é a ciência que estuda os agentes tóxicos (ou toxicantes), e esses são quaisquer substâncias químicas ou agentes físicos (radiações) capazes de produzir efeito nocivo em um ser vivo. Portanto, o interesse da Toxicologia está centrado, exclusivamente, nos efeitos nocivos dos diferentes agentes.

FARMACOLOGIA APLICADA À MEDICINA VETERINÁRIA

É evidente que o uso racional dos medicamentos, que é o objetivo da Farmacologia Aplicada, só pode ser conseguido com o diagnóstico preciso da enfermidade que acomete o animal. Nesse contexto, os conhecimentos de Farmacologia fundamentam o tratamento medicamentoso a ser instituído, otimizando os efeitos do medicamento.

O conhecimento, tanto qualitativo como quantitativo da ação (sítio de ação – receptor) do medicamento, como do efeito (consequência da atuação no sítio de ação) no organismo animal fundamenta a indicação da posologia.

Posologia (do grego *pósos* = quanto, mais *lógos* = estudo) é o estudo das dosagens do medicamento com fins terapêuticos. A **dose** se refere à quantidade do medicamento necessária para promover a resposta terapêutica, enquanto **dosagem** inclui, além da dose, a frequência de administração e a duração do tratamento.

Na literatura de língua inglesa costuma-se usar abreviaturas latinas para se referir à dosagem de medicamentos (Quadro 1.1), contudo a legislação brasileira relacionada com a prescrição de medicamentos não permite o uso dessas abreviaturas; as únicas permitidas são aquelas empregadas nas fórmulas farmacêuticas referindo-se ao veículo ou excipiente: q.s. = *quantum satis* (quantidade suficiente) e q.s.p. = *quantum satis para* (quantidade suficiente para).

O médico-veterinário deve estar sempre atento à posologia dos medicamentos, uma vez que esta pode variar drasticamente entre as várias espécies animais e até mesmo havendo contraindicação de alguns medicamentos para uma dada espécie, em função de suas características anatômicas e fisiológicas, além da própria suscetibilidade individual.

Farmacologia Aplicada à Medicina Veterinária faz o elo de ligação entre as disciplinas do ciclo básico com aquelas do ciclo profissionalizante nos currículos dos cursos de Medicina Veterinária, contribuindo para a formação profissional, na qual a aplicação dos conhecimentos, o desenvolvimento de habilidades e raciocínio têm por finalidade manter a saúde dos animais, tratar suas enfermidades e aliviar seu sofrimento.

QUADRO 1.1

Expressões latinas relacionadas com a posologia de medicamentos, porém cujo uso não é permitido no Brasil.

Abreviatura	Latim	Significado
SID	*Semel in die*	1 vez ao dia
BID	*Bis in die*	2 vezes ao dia
TID	*Ter in die*	3 vezes ao dia
QID	*Quater in die*	4 vezes ao dia
QD	*Quaque die*	Todos os dias
PRN	*Pro re nata*	Se necessário

BIBLIOGRAFIA

Brasil. Anvisa. Agência Nacional de Vigilância Sanitária. Disponível em: https://www.gov.br/anvisa/pt-br/acessoainformacao/perguntasfrequentes/medicamentos/conceitos-e-definicoes. Acesso em 28 de junho de 2021.

Brasil. Ministério da Agricultura, Pecuária e Abastecimento (MAPA). Disponível em: https://www.gov.br/agricultura/pt-br/assuntos/insumos-agropecuarios/insumos-pecuarios/produtos-veterinarios. Acesso em 28 de junho de 2021.

Katzung BG, Trevor AJ. *Farmacologia básica e clínica*. 13. ed. Porto Alegre: AMGH, 2017. 1216 p.

Klaassen CD. *Casarett and Doull's toxicology. The basic science of poisons*. 8. ed. New York: McGraw-Hill, 2013. 1473 p.

Palermo-Neto J, Spinosa HS, Górniak SL. *Farmacologia aplicada à avicultura. Boas práticas no manejo de medicamentos*. São Paulo: Roca, 2005. 366 p.

Riviere JE, Papich MG. 10. ed. Hoboken: John Wiley & Sons, 2018. 1525 p.

Silva P. *Farmacologia*. 8. ed. Rio de Janeiro: Guanabara Koogan, 2010. 1352 p.

Spinosa HS, Palermo-Neto J, Górniak SL. Medicamentos em animais de produção. Rio de Janeiro: Guanabara Koogan, 2014. 504 p.

Spinosa HS, Górniak SL, Palermo-Neto J. *Toxicologia aplicada à medicina veterinária*. 2 ed. Barueri: Manole, 2020. 542 p.

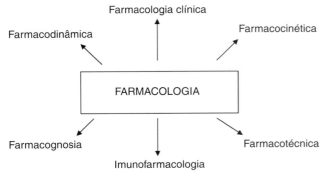

FIGURA 1.1 Algumas divisões da Farmacologia.

2

Prescrição e Legislação Brasileira dos Medicamentos

Helenice de Souza Spinosa

- Introdução e conceitos, 7
- Composição da prescrição, 9
- Sistema métrico na prescrição, 9
- Fórmulas farmacêuticas ou formulações, 10
- Forma farmacêutica, 11
- Legislação brasileira, 13
- Bibliografia, 20

INTRODUÇÃO E CONCEITOS

A **prescrição** ou **receita** é uma ordem escrita de próprio punho, com letra legível, em vernáculo, feita pelo profissional devidamente habilitado (médico, médico-veterinário ou odontólogo) para a transmissão de instruções ao responsável pelo animal e/ou farmacêutico ou responsável técnico do estabelecimento; portanto, é um documento e como tal deve ser escrito a tinta (azul ou preta), tendo validade de 30 dias, exceto no caso de prescrição de antimicrobianos, em que a validade é de 10 dias. Atualmente, em função do uso cada vez mais difundido da informática, se aceita, além do texto da receita manuscrito, também o digitado no computador. Como a prescrição é uma ordem escrita, emprega-se o verbo no "imperativo".

Sendo a prescrição um documento reconhecidamente legal, o seu autor é responsável pela sua exatidão, devendo conter as instruções de forma clara, concisa e objetiva. Nesse sentido, a prescrição constitui um documento que envolve responsabilidades sob vários aspectos:

- **Aspecto clínico**: o diagnóstico da enfermidade que acomete o paciente reflete a decisão terapêutica do profissional, que deve, então, indicar o(s) medicamento(s) mais adequado(s) para a situação
- **Aspecto profissional**: o medicamento deve ser prescrito na posologia adequada; caso o farmacêutico ou o responsável técnico do estabelecimento comercial detecte algum erro, ele deve alertar o médico-veterinário, evitando intoxicações medicamentosas ou ineficiência do tratamento
- **Aspecto legal**: há medicamentos que para serem comercializados devem obedecer à legislação específica, portanto, o profissional deve conhecê-la.

O médico-veterinário pode prescrever para os animais tanto medicamentos de uso humano registrados na Agência Nacional de Vigilância Sanitária (Anvisa) – órgão vinculado ao Ministério da Saúde – como aqueles de uso exclusivo em animais registrados no Ministério da Agricultura Pecuária e Abastecimento (MAPA). Portanto, esse profissional deve conhecer as normativas da Anvisa e do MAPA para a prescrição de medicamentos para os animais. Neste capítulo, são discutidas ambas normativas.

As prescrições podem ser higiênicas ou medicamentosas. As prescrições higiênicas contêm instruções a respeito de meios que podem auxiliar o tratamento de enfermidades ou podem ser necessárias para garantir o restabelecimento da saúde do paciente (alimentos, bebidas, temperatura ambiente, condições de repouso, exercícios, clima, habitação etc.). Essas instruções são chamadas, nessa situação, de **regime** ou **dieta**.

As prescrições medicamentosas são aquelas que contêm medicamentos. Os medicamentos receitados pelo médico-veterinário podem ser de quatro categorias:

1. **Preparação oficinal**: é aquela preparada na farmácia, cuja fórmula esteja inscrita nas farmacopeias, compêndios ou formulários reconhecidos pela Anvisa

2. **Preparação magistral**: é aquela preparada na farmácia, de forma individualizada, para ser dispensada atendendo a uma prescrição de um profissional habilitado, respeitada a legislação vigente, que estabelece sua composição, forma farmacêutica, posologia e modo de usar
3. **Especialidade farmacêutica**: é o produto oriundo da indústria farmacêutica com registro na Anvisa e disponível no mercado
4. **Produto de uso veterinário**: é o produto oriundo da indústria farmacêutica veterinária com registro no MAPA e disponível no mercado.

A Lei nº 9.787 de 10 de fevereiro de 1999, que dispôs sobre a utilização de nomes genéricos em produtos farmacêuticos de uso humano, introduziu os seguintes conceitos:

- **Medicamento de referência**: "produto inovador registrado no órgão federal responsável pela vigilância sanitária e comercializado no país, cuja eficácia, segurança e qualidade foram comprovadas cientificamente junto ao órgão federal competente, por ocasião do registro"
- **Medicamento similar**: "aquele que contém o mesmo ou os mesmos princípios ativos, apresenta a mesma concentração, forma farmacêutica, via de administração, posologia e indicação terapêutica, preventiva ou diagnóstica, do medicamento de referência registrado no órgão federal responsável pela vigilância sanitária, podendo diferir somente em características relativas ao tamanho e forma do produto, prazo de validade, embalagem, rotulagem, excipientes e veículos, devendo sempre ser identificado por nome comercial ou marca"
- **Medicamento genérico**: "medicamento similar a um produto de referência ou inovador, que se pretende ser com ele intercambiável, geralmente produzido após a expiração ou renúncia da proteção patentária ou de outros direitos de exclusividade, comprovada sua eficácia, segurança e qualidade, e designado pela Denominação Comum Brasileira (DCB) ou, na sua ausência, pela Denominação Comum Internacional (DCI)"
- **Biodisponibilidade**: "indica a velocidade e a extensão de absorção de um princípio ativo em uma forma de dosagem, a partir de sua curva concentração/tempo na circulação sistêmica ou sua excreção na urina". Em farmacocinética, a biodisponibilidade descreve a velocidade e o grau com que uma substância química ou a sua forma molecular terapeuticamente ativa é absorvida a partir de um medicamento e se torna disponível no local de ação
- **Bioequivalência**: "consiste na demonstração de equivalência farmacêutica entre produtos apresentados sob a mesma forma farmacêutica, contendo idêntica composição qualitativa e quantitativa de princípio(s) ativo(s), e que tenham comparável biodisponibilidade, quando estudados sob um mesmo desenho experimental".

Quanto aos medicamentos veterinários, a Lei nº 12.689 de 19 de julho de 2012 (que altera o Decreto-Lei nº 467 de 13 de fevereiro de 1969) introduziu o conceito de produto de uso veterinário, de medicamentos de referência, similar e genérico de uso veterinário. Assim, tem-se:

- **Produto de uso veterinário**: "toda substância química, biológica, biotecnológica ou preparação manufaturada cuja administração seja de forma individual ou coletiva, direta ou misturada com os alimentos, destinada à prevenção, ao diagnóstico, à cura ou ao tratamento das doenças dos animais, incluindo os aditivos, suprimentos promotores, melhoradores da produção animal, medicamentos, vacinas, antissépticos, desinfetantes de uso ambiental ou equipamentos, pesticidas e todos os produtos que, utilizados nos animais ou no seu hábitat, protejam, restaurem ou modifiquem suas funções orgânicas e fisiológicas, bem como os produtos destinados ao embelezamento dos animais"
- **Medicamento de referência de uso veterinário**: "medicamento veterinário inovador registrado no órgão federal competente e comercializado no país, cuja eficácia, segurança e qualidade foram comprovadas cientificamente nesse órgão, por ocasião do registro"
- **Medicamento similar de uso veterinário**: "medicamento de uso veterinário que contém o mesmo princípio ativo do medicamento de referência de uso veterinário registrado no órgão federal competente, com a mesma concentração e forma farmacêutica, mas cujos excipientes podem ou não ser idênticos, devendo atender às mesmas especificações das farmacopeias autorizadas e aos padrões de qualidade pertinentes e sempre ser identificado por nome comercial ou marca"
- **Medicamento genérico de uso veterinário**: "medicamento que contém os mesmos princípios ativos do medicamento de referência de uso veterinário, com a mesma concentração, forma farmacêutica, via de administração, posologia e indicação terapêutica, podendo ser com ele intercambiável, permitindo-se diferir apenas em características relativas ao tamanho, formato, prazo de validade, embalagem, rotulagem, excipientes e veículos do produto, geralmente produzido após a expiração ou a renúncia da proteção patentária ou de outros direitos de exclusividade, comprovada sua bioequivalência, sua eficácia e sua segurança por meio de estudos farmacêuticos, devendo sempre ser designado pela DCB ou, na sua ausência, pela DCI".

Os medicamentos de referência e similares de uso veterinário devem apresentar também, obrigatoriamente, com o mesmo destaque e de forma legível, nas embalagens, nos rótulos, nas bulas, nos impressos, nos prospectos e nos materiais promocionais a DCB ou, na sua falta, a DCI.

Dentre os códigos oficiais de cada país relacionados com o emprego de substâncias químicas com fins terapêuticos, destaca-se a **Farmacopeia**. De modo geral, a função de uma Farmacopeia é estabelecer os requisitos de qualidade a que os medicamentos devem obrigatoriamente obedecer; esses requisitos incluem todos os componentes empregados na fabricação dos medicamentos. Em particular, a Farmacopeia Brasileira, que é o Código Oficial Farmacêutico do país, onde se estabelece a qualidade dos medicamentos em uso no Brasil, encontra-se atualmente na sua sexta edição, publicada em 2019 pela Anvisa, em dois volumes. O volume 1 da Farmacopeia aborda generalidades, métodos gerais, recipientes para medicamentos e correlatos, reagentes etc. O volume 2 contém as monografias oficiais das matérias-primas, as quais devem apresentar a DCI, a fórmula molecular e a massa molecular, a DCB, o nome químico (segundo as regras da *International Union of Pure and Applied Chemistry* – IUPAC) e do registro CAS (*Chemical Abstract Service*), bem como a descrição, a identificação, os ensaios de pureza, o doseamento, a embalagem, o armazenamento e a rotulagem.

O **Formulário Nacional** também é uma publicação oficial do país direcionada às farmácias de manipulação (conceitualmente, o termo "formulário" indica coleção de fórmulas). Atualmente, este formulário encontra-se em sua segunda edição – revisão 2, publicada em 2012, e é denominado Formulário Nacional da Farmacopeia Brasileira; esse documento apresenta fórmulas de uso consagrado em seres humanos ou de necessidade premente à saúde pública e, portanto, largamente prescritas.

A Anvisa disponibiliza também o **Bulário eletrônico** que permite obter a bula do paciente e a do profissional dos medicamentos registrados nessa agência, permitindo a consulta tanto pelo nome da marca como pelo princípio ativo. Por outro lado, o MAPA não disponibiliza a lista de produtos de uso veterinário registradas naquele órgão.

Há ainda algumas publicações em papel ou eletrônicas, não oficiais, que visam facilitar a prescrição de medicamentos e, em particular, das especialidades farmacêuticas e dos produtos de uso veterinário. Em relação a esses últimos, o Sindicato Nacional da Indústria de Produtos para Saúde Animal (SINDAN), com o apoio do MAPA, disponibiliza o **Compêndio de Produtos Veterinários** online, visando facilitar a consulta dos produtos de uso veterinário registrados no País.

COMPOSIÇÃO DA PRESCRIÇÃO

A prescrição é feita, em geral, em papel de cor branca, com formato retangular, medindo 14 × 20 cm (Figura 2.1). Uma prescrição completa é composta das seguintes partes:

1. **Cabeçalho**: nesta parte são encontrados impressos na porção superior do papel nome da instituição ou o nome completo e categoria profissional (médico, médico-veterinário ou odontólogo), sua especialidade (se for o caso), número de inscrição na respectiva categoria profissional (CRM, CRMV, CRO) e endereço profissional completo; pode ser acrescido, ainda, do número de inscrição no cadastro junto à Receita Federal (CPF ou CGC) e inscrição municipal
2. **Superscrição**: espaço reservado para identificação do paciente (espécie animal, raça, nome do animal, peso, idade), identificação do responsável pelo animal e respectivo endereço
3. **Inscrição**: inicia-se com a colocação do modo de administração devidamente grifado e, imediatamente abaixo, o nome do medicamento ou fórmula medicamentosa (no caso de preparação magistral). Em geral, para definir o modo de administração empregam-se os termos: **uso interno, uso externo, uso local, via intramuscular, via subcutânea, via intravenosa** etc. Tradicionalmente a expressão **uso interno** é usada para indicar a administração de medicamento pela boca; atualmente dá-se preferência pelo uso da expressão **via oral**. **Uso externo** é frequentemente empregado como sinônimo de **uso local** ou **uso tópico** ou, ainda, substituindo a expressão **uso parenteral** (intramuscular, subcutâneo, intravenoso), devendo neste caso ser definida a via de administração na **Indicação** (ver adiante)
4. **Subscrição**: está presente quando da prescrição de uma preparação magistral. É nesta parte da prescrição que se dão informações ao farmacêutico ou ao responsável técnico, especificando, por exemplo, a forma farmacêutica, a quantidade a ser aviada, o tipo de acondicionamento ou de embalagem a ser utilizada (frasco, ampola, cápsula etc.)
5. **Indicação ou instrução**: consiste na parte da prescrição em que são dadas informações ao responsável pelo animal sobre a administração do medicamento, como frequência e duração do tratamento, e a via de administração, caso esta não tenha sido definida na inscrição. Estas informações são dadas empregando-se o tempo verbal imperativo e devem ser claras e objetivas
6. **Assinatura ou firma profissional**: é a parte da prescrição em que se apõem local, data e assinatura do profissional, bem como o carimbo com o nome do profissional e a indicação de seu número do registro profissional.

A Figura 2.1 ilustra a prescrição de uma preparação magistral, na qual houve necessidade de orientar o farmacêutico sobre a forma farmacêutica e a quantidade desejada.

SISTEMA MÉTRICO NA PRESCRIÇÃO

Emprega-se o sistema métrico decimal para a prescrição dos medicamentos: múltiplos e submúltiplos do grama (g) para sólidos e mililitros (mℓ) para líquidos. Na falta de dispositivos de medidas apropriados para a dispensação de medicamentos, podem ser utilizadas medidas aproximadas, como os utensílios domésticos, cuja capacidade está definida no **Formulário Nacional da Farmacopeia Brasileira**, como:

- Colher das de sopa: 15 mℓ
- Colher das de sobremesa: 10 mℓ
- Colher das de chá: 5 mℓ
- Colher das de café: 3 mℓ.

Recomenda-se que, na prescrição, sejam usados números arábicos, com exceção do número de gotas, que, tradicionalmente, era escrito em algarismos romanos, a fim de se chamar a atenção para a quantidade prescrita e evitar o erro na dose a ser administrada. Atualmente, a tendência é se empregar a quantidade de gotas em algarismos arábicos e também por extenso, garantido maior segurança na prescrição.

Não devem ser usadas abreviaturas, nem mesmo para os elementos químicos contidos na tabela periódica; a única exceção refere-se às abreviações do sistema métrico decimal.

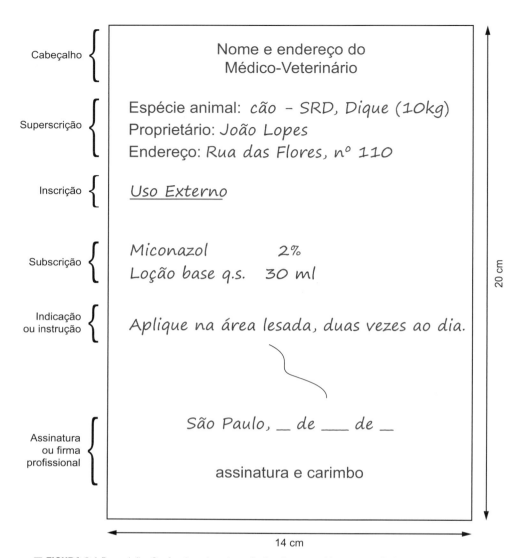

FIGURA 2.1 Prescrição. Confeccionada pelo profissional em papel branco, medindo, em geral, 14 × 20 cm.

FÓRMULAS FARMACÊUTICAS OU FORMULAÇÕES

As fórmulas farmacêuticas, também chamadas de formulações, são elaboradas visando facilitar a administração dos medicamentos. Nas indústrias farmacêuticas, as formulações das especialidades farmacêuticas são feitas por profissionais capacitados que estudam o preparo, a purificação e a conservação dos medicamentos, visando obter o melhor aproveitamento de seus efeitos no organismo animal.

Na prescrição de uma preparação magistral o médico-veterinário elabora uma fórmula e, para isso, necessita de conhecimentos de farmacotécnica a fim de alcançar seus objetivos terapêuticos. Assim, o profissional deve ter conhecimentos sobre a apresentação, a estabilidade, a interação medicamentosa, dentre os vários outros fatores a serem cuidadosamente observados para se obter eficiência com o emprego de uma dada formulação.

Deve ser ressaltado que "é vedada a manipulação de produtos de uso veterinário para todas as espécies animais, destinadas à alimentação humana, exceto quando se tratar de preparações homeopáticas...", conforme a Instrução Normativa Nº 41 de 4 de dezembro de 2014, do MAPA.

Em geral, uma fórmula é constituída por:

- **Princípio ativo, base medicamentosa ou base**: substância principal da fórmula. As formulações podem ter mais de um princípio ativo
- **Adjuvantes**: são substâncias empregadas para auxiliar a preparação da fórmula farmacêutica, tais como conservantes, estabilizantes, diluentes, desagregantes, aglutinantes, deslizantes, antiaderentes etc. Essas substâncias devem ser inócuas nas quantidades adicionadas e não devem prejudicar a eficácia terapêutica do medicamento
- **Corretivos**: são substâncias que tornam mais agradáveis, ou pelo menos mais aceitáveis, os constituintes de formulações orais. São exemplos, os **edulcorantes**, que corrigem o sabor, e os **flavorizantes**, que corrigem o sabor e odor
- **Veículo ou excipiente**: meio no qual o princípio ativo é colocado, sendo em geral o termo veículo empregado para líquidos e excipiente para sólidos. Empregam-se as abreviaturas latinas q.s. (*quantum satis* = quantidade suficiente)

ou q.s.p. (*quantum sufficit para* = quantidade suficiente para) referindo-se à quantidade que deve ser acrescentada para completar o volume ou a massa desejada.

◣ FORMA FARMACÊUTICA

A forma farmacêutica é como o medicamento se apresenta para ser usado, como resultado da mistura de substâncias adequadas para serem administradas com finalidade terapêutica. A Anvisa conceitua forma farmacêutica como o "estado final de apresentação dos princípios ativos farmacêuticos após uma ou mais operações farmacêuticas executadas com ou sem a adição de excipientes apropriados, a fim de facilitar a sua utilização e obter o efeito terapêutico desejado, com características apropriadas a uma determinada via de administração".

A seguir, são apresentadas características de algumas formas farmacêuticas, considerando o vocabulário adotado pela Anvisa e, também, aquelas mais empregadas em Medicina Veterinária.

Formas farmacêuticas sólidas

- **Adesivo**: sistema destinado a produzir um efeito sistêmico pela difusão do(s) princípio(s) ativo(s) numa velocidade constante, por um período de tempo prolongado
- **Bastão**: forma farmacêutica sólida contendo um ou mais princípios ativos, de formato longo e fino, frequentemente de forma cilíndrica e que dissolve ou funde na temperatura do corpo
- **Bolo**: é um termo tradicional que se refere a uma forma farmacêutica semidura, esférica, que deve ser deglutida, destinada a animais de grande porte. Recentemente, esse termo (do latim *bolus*) foi retomado, porém não mais com as características descritas anteriormente. Tem sido empregado para administração, por exemplo, de anti-helmínticos por via oral, a bovinos pelo "lança-bolo"; o princípio ativo fica protegido dentro de um invólucro rígido que libera gradativamente o medicamento no rume do animal, mantendo os níveis terapêuticos do medicamento por período prolongado. O termo bólus também tem sido usado para se referir à administração rápida e de curta duração de uma certa quantidade do medicamento por via intravenosa
- **Cápsula**: forma farmacêutica sólida na qual o(s) princípio(s) ativo(s) e/ou os excipientes estão contidos em invólucro solúvel duro ou mole, de formatos e tamanhos variados, usualmente contendo uma dose única do princípio ativo. Normalmente é formada de gelatina, mas pode também ser de amido ou de outras substâncias. Há a cápsula dura e a mole. A cápsula dura consiste de duas seções cilíndricas pré-fabricadas (corpo e tampa) que se encaixam e cujas extremidades são arredondadas. A cápsula mole é constituída de um invólucro de gelatina, de vários formatos, mais maleável do que o das cápsulas duras; normalmente é preenchida com conteúdo líquido ou semissólido, mas pode ser preenchida também com pós e outros sólidos secos
- **Comprimido**: forma farmacêutica sólida contendo uma dose única de um ou mais princípios ativos, com ou sem excipientes, obtida pela compressão de volumes uniformes de partículas. Pode ser de uma ampla variedade de tamanhos e formatos, apresentar marcações na superfície e ser revestido ou não. Há comprimido sem revestimento, de liberação modificada, de liberação prolongada, efervescente, mastigável, orodispersível, para colutório, para solução, para suspensão, revestido, revestido de liberação prolongada (permite redução na frequência de dose), revestido de liberação retardada (apresenta liberação retardada do princípio ativo; por exemplo, aquela destinada a resistir ao fluido gástrico e liberar o princípio ativo no fluido intestinal)
- **Drágea**: termo em desuso, que se refere ao comprimido revestido
- **Glóbulo**: forma farmacêutica sólida que se apresenta sob a forma de pequenas esferas constituídas de sacarose ou de mistura de sacarose e lactose, impregnadas pela potência desejada e com álcool acima de 70%
- **Granulado (grânulo)**: forma farmacêutica sólida contendo uma dose única de um ou mais princípios ativos, com ou sem excipientes. Consiste de agregados sólidos e secos de volumes uniformes de partículas de pó resistentes ao manuseio
- **Implante**: forma farmacêutica sólida estéril contendo um ou mais princípios ativos e de tamanho e formato adequados para ser inserido em um tecido do corpo, a fim de liberar o(s) princípio(s) ativo(s) por um período prolongado de tempo. É administrado por meio de um injetor especial adequado ou por incisão cirúrgica
- **Pastilha**: forma farmacêutica sólida que contém um ou mais princípios ativos, usualmente em uma base adocicada e com sabor agradável. É utilizada para dissolução ou desintegração lenta na boca. Pode ser preparada por moldagem ou por compressão
- **Pó**: forma farmacêutica sólida contendo um ou mais princípios ativos secos e com tamanho de partícula reduzido, com ou sem excipientes. Há pó aerossol (embalado sob pressão contendo um gás propelente e ingredientes terapeuticamente ativos que são liberados após a ativação de um sistema apropriado de válvulas), efervescente, liofilizado para solução injetável, liofilizado para suspensão injetável, para colutório, para solução, para solução injetável, para solução para infusão, para suspensão e para suspensão injetável
- **Sabonete**: forma farmacêutica sólida com forma variável dependendo do molde de obtenção, derivada da ação de uma solução de álcali em gorduras ou óleos de origem animal ou vegetal. Destinado à aplicação na superfície cutânea
- **Supositório**: forma farmacêutica sólida de vários tamanhos e formatos, adaptada para introdução no orifício retal, vaginal ou uretral do corpo, contendo um ou mais princípios ativos dissolvidos ou dispersos numa base adequada. O supositório funde-se, derrete ou se dissolve na temperatura corporal
- **Óvulo**: forma farmacêutica sólida de dose única que pode ter vários formatos, mas que é usualmente ovoide. Contém um ou mais princípios ativos dispersos ou dissolvidos em uma base adequada. Adaptado para introdução no orifício vaginal, funde-se, derrete ou se dissolve na temperatura corporal

- **Tablete**: forma farmacêutica sólida preparada a partir de uma massa feita com solução hidroalcóolica, o(s) princípio(s) ativo(s) e lactose, ou da própria trituração umedecida em solução hidroalcóolica. É moldado em tableteiros e é frágil e quebradiço.

Formas farmacêuticas líquidas

- **Emulsão** (anteriormente denominada loção): forma farmacêutica líquida de um ou mais princípios ativos que consiste de um sistema de duas fases que envolvem pelo menos dois líquidos imiscíveis e na qual um líquido é disperso na forma de pequenas gotas (fase interna ou dispersa) através de outro líquido (fase externa ou contínua). Normalmente é estabilizada através de um ou mais agentes emulsificantes. Há emulsão aerossol, gotas, injetável, para infusão e *spray*
- **Líquido**: forma farmacêutica que consiste de uma substância química pura no estado líquido, podendo ser aquosa ou oleosa (esse termo não se aplica para soluções, suspensões, emulsões, xampus e sabonetes líquidos)
- **Sabonete líquido**: solução, contendo um ou mais princípios ativos, para aplicação na superfície cutânea
- **Solução**: forma farmacêutica líquida límpida e homogênea, que contém um ou mais princípios ativos dissolvidos em um solvente adequado ou numa mistura de solventes miscíveis. São soluções: **colutório** (solução destinada ao enxágue bucal, com ação sobre as gengivas e as mucosas da boca e da garganta; não deve ser deglutido), **elixir** (solução hidroalcóolica de sabor agradável e adocicado, contendo um ou mais princípios ativos dissolvidos), solução aerossol, solução de liberação prolongada solução gotas, solução injetável, solução para diluição, solução para infusão, solução para irrigação e solução *spray*
- **Suspensão**: forma farmacêutica líquida que contém partículas sólidas dispersas em um veículo líquido, no qual as partículas não são solúveis. Como as soluções, há suspenção aerossol, de liberação prolongada etc.
- **Xampu**: solução ou suspensão, contendo um ou mais princípios ativos, para aplicação na superfície com pelos
- **Xarope**: forma farmacêutica aquosa caracterizada pela alta viscosidade, que apresenta não menos que 45% de sacarose ou outros açúcares na sua composição; geralmente, contem agentes flavorizantes.

Em Medicina Veterinária há, ainda, formas farmacêuticas líquidas destinadas à aplicação na superfície cutânea, como o ***pour on*** e o ***spot-on***. No primeiro caso, o produto é aplicado sobre a pele da região dorsolombar (desde o pescoço até a inserção da cauda) do animal e no ***spot-on*** o produto é aplicado sobre a cernelha do animal.

Formas farmacêuticas semissólidas

- **Creme**: forma farmacêutica semissólida que consiste de uma emulsão, formada por uma fase lipofílica e uma fase aquosa. Contém um ou mais princípios ativos dissolvidos ou dispersos em uma base apropriada e é utilizada normalmente para aplicação externa na pele ou nas membranas mucosas
- **Emplasto**: forma farmacêutica semissólida para aplicação externa; consiste de uma base adesiva contendo um ou mais princípios ativos distribuídos em uma camada uniforme num suporte apropriado feito de material sintético ou natural; é destinada a manter o princípio ativo em contato com a pele, atuando como protetor ou como agente queratolítico.
- **Gel**: forma farmacêutica semissólida com um ou mais princípios ativos, que contém um agente gelificante para fornecer firmeza a uma solução ou dispersão coloidal (um sistema no qual partículas de dimensão coloidal – entre 1 nm e 1 mm – são distribuídas uniformemente através do líquido). Um gel pode conter partículas suspensas
- **Pomada**: forma farmacêutica semissólida para aplicação na pele ou nas membranas mucosas, que consiste de solução ou dispersão de um ou mais princípios ativos em baixas proporções em uma base adequada. A **pasta** é uma pomada contendo grande quantidade de sólidos em dispersão (pelo menos 25%).

No Quadro 2.1 são apresentados alguns outros termos relacionados às formas farmacêuticas, considerando a proposta de padronização da ANVISA.

QUADRO 2.1
Alguns termos relacionados às formas farmacêuticas padronizados pela Agência Nacional de Vigilância Sanitária (ANVISA).

Termo padronizado	Termos relacionados
Comprimido revestido	Drágea, comprimido drageado
Conta-gotas	Gotejador
Creme	Emulsão semissólida
Emulsão	Loção
Emulsão retal	Enema
Emulsão vaginal	Ducha vaginal
Envelope	Sachê
Granulado	Grânulo
Óvulo vaginal	Supositório vaginal, pessário
Pastilha dura	*Drops*
Pomada	Unguento, pasta
Solução	Elixir, xarope, tintura
Solução oftálmica	Colírio
Solução para colutório	Solução bucal
Solução para diluição retal	Enema
Solução retal	Enema
Solução vaginal	Ducha vaginal
Supositório uretral	Bastão uretral
Suspensão dermatológica	Loção
Suspensão oftálmica	Colírio
Suspensão retal	Enema
Suspensão vaginal	Ducha vaginal

LEGISLAÇÃO BRASILEIRA

Alguns medicamentos que podem trazer maiores riscos para a saúde do animal ou indiretamente ao ser humano (devido ao consumo de produtos de origem animal), quando usados sem o devido acompanhamento do profissional, estão sujeitos a regulamentação específica. Nesse sentido, tanto a Anvisa como o MAPA estabeleceram normas, as quais são apresentadas a seguir.

Normas da Anvisa

A antiga Secretaria de Vigilância Sanitária, atualmente Anvisa, do Ministério da Saúde publicou a Portaria nº 344, de 12 de maio de 1998, estabelecendo o regulamento técnico sobre substâncias e medicamentos sujeitos a controle especial, na qual define, em seus capítulos, a autorização, o comércio, o transporte, a prescrição, a escrituração, a guarda, os balanços, a embalagem, o controle e a fiscalização dessas substâncias. A Anvisa, por sua vez, atualiza periodicamente, as listas de substâncias entorpecentes, psicotrópicas, precursoras e outras sob controle especial contidas nessa Portaria, por meio de Resoluções da Diretoria Colegiada (RDC), as quais ficam disponíveis aos interessados no seu *site*.

Essa Portaria relaciona no Anexo I as substâncias e os medicamentos sujeitos ao controle especial nas seguintes listas: A (A1, A2 e A3), B (B1 e B2), C (C1, C2, C3 e C5), D (D1 e D2), E e F (F1, F2, F3, F4).

As listas A1 (relaciona as "substâncias entorpecentes", como morfina e análogos), A2 (relaciona as "substâncias entorpecentes de uso permitido somente em concentrações especiais", como codeína e tramadol) e A3 (relaciona as "substâncias psicotrópicas", como anfetamina e análogos) contêm os medicamentos sujeitos a **Notificação de Receita A** (Quadro 2.2 e Figura 2.2). Esses medicamentos recebem tarja preta, na qual encontra-se impresso: **"Venda sob prescrição médica. Atenção: pode causar dependência física**

QUADRO 2.2

Medicamentos sujeitos a controle especial pela Agência Nacional de Vigilância Sanitária (Anvisa) e o(s) documento(s) necessário(s) para prescrição e aquisição na farmácia.

Medicamento	Documento(s) necessário(s) para prescrição e aquisição na farmácia
Lista A1 (Substâncias entorpecentes): alfentanila, buprenorfina, butorfanol, di-hidromorfina, fentanila, hidrocodona, hidromorfona, levometorfano, levorfanol, metadona, morfina, normorfina, oxicodona[1], petidina, tebaína	Notificação de Receita A + receita comum
Lista A2 (Substâncias entorpecentes de uso permitido somente em concentrações especiais): codeína[2], dextropropoxifeno[2], di-hidrocodeína[2], etilmorfina[2], nalorfina, norcodeína[2], tramadol[3]	Notificação de Receita A + receita comum
Lista A3 (Lista das substâncias psicotrópicas): anfetamina, clobenzorex, clorfentermina, dexanfetamina, fenciclidina, levanfetamina, levometanfetamina, metilfenidato	Notificação de Receita A + receita comum
Lista B1 (Lista das substâncias psicotrópicas): alobarbital, alprazolam, amobarbital, barbital[4], bromazepam, butalbital, clonazepam, clorazepam, clorazepato, clordiazepóxido, diazepam, estazolam, fenobarbital[4], fludiazepam, flunitrazepam, flurazepam, glutetimida, loprazolam, lorazepam, meprobamato, metilfenobarbital (prominal)[4], metilprilona, midazolam, nitrazepam, norcanfano (fencanfamina), nordazepam, oxazepam, oxazolam, pentazocina, pentobarbital, secobarbital, tiamilal, tiopental	Notificação de Receita B + receita comum
Lista B2 (Lista das substâncias psicotrópicas anorexígenas): aminorex, anfepramona, femproporex, fendimetrazina, fentermina, mazindol, mefenorex, sibutramina	Notificação de Receita B2 + receita comum + termo de responsabilidade do prescritor
Lista C1 (Lista das outras substâncias sujeitas a controle especial): acepromazina, ácido valproico, amantadina, amitriptilina, amoxapina, buspirona, butriptilina, canabidiol (CBD), carbamazepina, celecoxibe, cetamina, cisaprina, clomipramina, clorpromazina, clorprotixeno, clozapina, desflurano, desipramina, dissulfiram, divalproato de sódio, doxepina, droperidol, enflurano, etomidato, etossuximida, fenitoína, feniprazina, flumazenil, fluoxetina, flupentixol, gabapentina, galantamina, haloperidol, halotano, hidrato de cloral, imipramina, isofurano, levomepromazina, lítio, loperamida[5], loxapina, maprotilina, metisergida, metopromazina, metoxiflurano, mianserina, misoprostol[6], naloxona, naltrexona, nialamida, nomifensina, nortriptilina, oxcarbazepina, parecoxibe, paroxetina, pimozida, pipotiazina, primidona, promazina, propofol, protriptilina, reboxetina, ribavirina, risperidona, rofecoxibe, selegilina, sertralina, sevoflurano, sulpirida, tacrina, tetracaína, topiramato, tranilcipromina, triclofós, trifluperidol, valproato de sódio	Receita de controle especial (duas vias)
Lista C5 (Lista das substâncias anabolizantes): androstanolona, bolasterona, boldenona, cloroxomesterona, clostebol, deidroclormetiltestosterona, drostanolona, estanolona, estanozolol, etilestrenol, fluoximesterona, formebolona, mesterolona, metandienona, metandranona, metandriol, metenolona, metiltestosterona, mibolerona, nandrolona, noretandrolona, oxandrolona, oximesterona, oximetolona, prasterona, somatropina, testosterona, trembolona	Receita de controle especial (duas vias)

(continua)

QUADRO 2.2

Medicamentos sujeitos a controle especial pela Agência Nacional de Vigilância Sanitária (Anvisa) e o(s) documento(s) necessário(s) para prescrição e aquisição na farmácia. (*continuação*)

Medicamento	Documento(s) necessário(s) para prescrição e aquisição na farmácia
Antimicrobianos: ácido clavulânico, ácido nalidíxico, ácido oxolínico, ácido pipemídico, amicacina, amoxicilina, ampicilina, axetilcefuroxima, azitromicina, aztreonam, carbenicilina, cefaclor, cefadroxila, cefalexina, cefalotina, cefazolina, cefoperazona, cefotaxima, cefoxitina, ceftadizima, ceftriaxona, cefuroxima, ciprofloxacino, claritromicina, clindamicina, cloranfenicol, daptomicina, dicloxacilina, difenilsulfona, di-hidroestreptomicina, doripeném, doxiciclina, eritromicina, ertapeném, espectinomicina, espiramicina, estreptomicina, etionamida, fenilazodiaminopiridina (fempiridina ou fenazopiridina), 5-fluorocitosina (flucitosina), fosfomicina, ftalilsulfatiazol, gemifloxacino, gentamicina, griseofulvina, imipeném, isoniazida, levofloxacino, mandelamina, meropeném, metampicilina, metronidazol, minociclina, miocamicina, moxifloxacino, neomicina, netilmicina, nistatina, nitrofurantoína, norfloxacino, ofloxacino, oxacilina, oxitetraciclina, pefloxacino, penicilina G, penicilina V, piperacilina, pirazinamida, rifamicina, rifampicina, rosoxacino, roxitromicina, sulfadiazina, sulfadoxina, sulfaguanidina, sulfamerazina, sulfametizol, sulfametoxazol, sulfametoxipiridazina, sulfametoxipirimidina, sulfatiazol, sulfona, teicoplanina, tetraciclina, tianfenicol, tigeciclina, tirotricina, tobramicina, trimetoprima, vancomicina	Receita comum (duas vias)

[1]Preparações medicamentosas na forma farmacêutica de comprimidos de liberação controlada à base de oxicodona, contendo não mais que 40 miligramas dessa substância, por unidade posológica, ficam sujeitas a prescrição em Receita de Controle Especial, em 2 duas vias. [2]Preparações à base desses princípios ativos, misturados a um ou mais componentes, em que a quantidade de entorpecentes não exceda 100 mg por unidade posológica, e em que a concentração não ultrapasse 2,5% nas preparações de formas indivisíveis ficam sujeitas à prescrição da Receita de Controle Especial, em duas vias. [3]Preparações à base de tramadol, misturadas a um ou mais componentes, em que a quantidade de entorpecentes não exceda 100 mg por unidade posológica ficam sujeitas à prescrição da Receita de Controle Especial, em duas vias. [4]Os medicamentos que contenham fenobarbital, metilfenobarbital (prominal) e barbital ficam sujeitos à prescrição da Receita de Controle Especial, em duas vias, e os dizeres de rotulagem e bula devem apresentar a seguinte frase: "Venda sob prescrição médica – só pode ser vendido com retenção da receita." [5]Os medicamentos à base de loperamida ficam sujeitos à venda sob prescrição médica sem retenção e ficam proibidas a comercialização e a manipulação de todos os medicamentos que contenham loperamida ou em associações, nas formas farmacêuticas líquidas ou em xarope para uso pediátrico. [6]Só será permitida a compra e o uso do medicamento contendo a substância misoprostol em estabelecimentos hospitalares devidamente cadastrados junto à autoridade sanitária para esse fim.

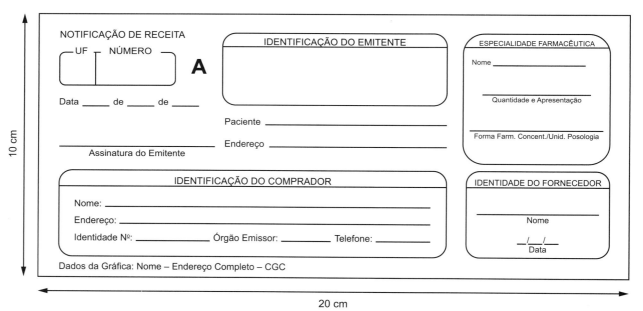

FIGURA 2.2 Notificação de Receita A. Fornecida pela autoridade sanitária ao profissional devidamente cadastrado e mencionado no campo "identificação do emitente", sendo impressa em papel amarelo, medindo 20 × 10 cm. O talonário apresenta um canhoto com fração numérica, data, nome do paciente/responsável pelo animal, nome do medicamento, quantidade e dosagem.

ou psíquica." A Notificação de Receita A tem coloração amarela e é fornecida pela Autoridade Sanitária Estadual ou Municipal, por delegação de competência, mediante solicitação do profissional ou da instituição. Essa notificação pode conter no máximo 5 ampolas e, para as demais formas farmacêuticas de apresentação, poderá conter a quantidade correspondente a, no máximo, 30 dias de tratamento.

A lista B1 (relaciona as "substâncias psicotrópicas", como benzodiazepínicos e barbitúricos) contém os medicamentos sujeitos a **Notificação de Receita B** – Quadro 2.2 e Figura 2.3. A lista B2 (relaciona as "substâncias psicotrópicas anorexígenas", como anfepramona, femproporex, mazindol e sibutramina) contém os medicamentos sujeitos a **Notificação de Receita B2**, cuja prescrição deve ser acompanhada do

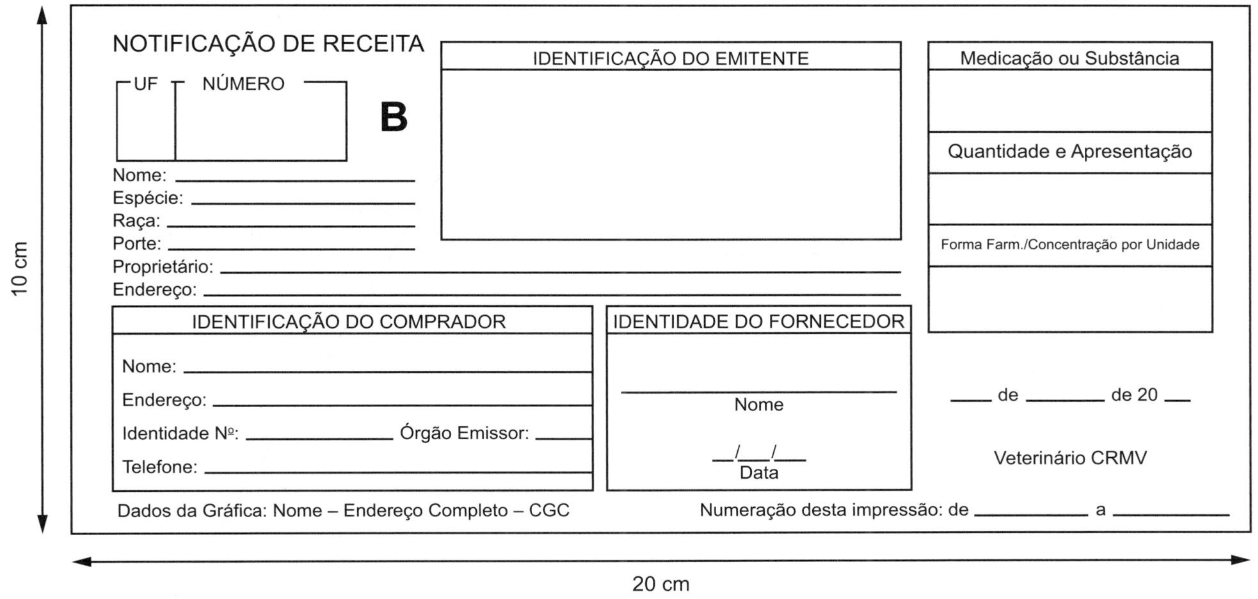
NOTIFICAÇÃO DE RECEITA
UF NÚMERO
B
Nome:
Espécie:
Raça:
Porte:
Proprietário:
Endereço:
IDENTIFICAÇÃO DO EMITENTE
Medicação ou Substância
Quantidade e Apresentação
Forma Farm./Concentração por Unidade
IDENTIFICAÇÃO DO COMPRADOR
Nome:
Endereço:
Identidade Nº: Órgão Emissor:
Telefone:
IDENTIDADE DO FORNECEDOR
Nome
_/_/_
Data
__ de __ de 20 __
Veterinário CRMV
Dados da Gráfica: Nome – Endereço Completo – CGC
Numeração desta impressão: de __ a __
10 cm
20 cm

FIGURA 2.3 Notificação de Receita B. É confeccionada pelo próprio profissional mencionado no campo "identificação do emitente", devendo ser impressa em papel azul, medindo 20 × 10 cm. O talonário apresenta um canhoto com fração numérica, data, nome do paciente/responsável pelo animal, nome do medicamento, quantidade e dosagem.

"Termo de Responsabilidade do Prescritor" (RDC nº 50, de 25 de setembro de 2014). Esses medicamentos recebem tarja preta, na qual encontra-se impresso: **"Venda sob prescrição médica. O abuso deste medicamento pode causar dependência."** Ambas as notificações têm cor azul e devem ser impressas por profissional ou instituição (de acordo com o modelo definido pela legislação), contendo sequência numérica fornecida mediante solicitação junto a Autoridade Sanitária Estadual ou Municipal. A notificação de receita B1 pode conter no máximo 5 ampolas e, para as demais formas farmacêuticas de apresentação, quantidade correspondente no máximo a 60 dias de tratamento. A notificação de receita B2 deve ser utilizada para tratamento igual ou inferior a 30 dias, e as fórmulas medicamentosas não podem conter anorexígenos associados entre si e nem com outros medicamentos como ansiolíticos, antidepressivos, diuréticos, hormônios, laxantes, substâncias simpatolíticas ou parassimpatolíticas.

As Notificações de Receita A e B são documentos que, acompanhados da respectiva receita, autorizam a aquisição de medicamentos à base de substâncias constantes das listas A e B e ficam retidas pela farmácia ou drogaria, enquanto a receita é devolvida ao responsável pelo animal devidamente carimbada, como comprovante do atendimento.

A lista C1 relaciona "outras substâncias sujeitas a controle especial", como os neurolépticos (acepromazina, clorpromazina, droperidol etc.); anticonvulsivantes (ácido valproico, carbamazepina, fenitoína etc.); antidepressivos (amitriptilina, fluoxetina, imipramina, sertralina etc.); anti-inflamatórios inibidores seletivos da ciclo-oxigenase 2 (celecoxibe, parecoxibe, rofecoxibe etc.); buspirona, cetamina, etomidato, halotano, hidrato de cloral, misoprostol, propofol, tetracaína etc. (Quadro 2.2). Esses medicamentos estão sujeitos à **Receita de Controle Especial** (de acordo com o modelo definido na legislação, de cor branca) em duas vias, apresentando em destaque em cada uma das vias os dizeres: **"1ª via – retenção da farmácia ou drogaria"** e **"2ª via – orientação ao paciente"**. Esta última via é devolvida ao paciente devidamente carimbada, comprovando o atendimento (Figura 2.4).

RECEITUÁRIO CONTROLE ESPECIAL
IDENTIFICAÇÃO DO EMITENTE
Nome Completo:
CRMV UF Nº
Endereço Completo e Telefone:
Cidade: UF:
1ª VIA FARMÁCIA
2ª VIA PACIENTE
Paciente:
Endereço:
Prescrição:
IDENTIFICAÇÃO DO COMPRADOR
Nome:
Ident.: Órg. Emissor:
End.:
Cidade: UF:
Telefone:
IDENTIFICAÇÃO DO FORNECEDOR
Assinatura do Farmacêutico Data: _/_/_
20 cm
14 cm

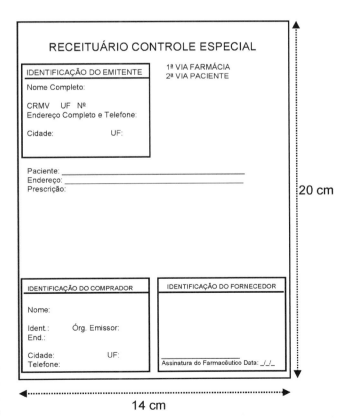

FIGURA 2.4 Receituário de Controle Especial para medicamentos de uso humano. É confeccionado pelo próprio profissional mencionado no campo "identificação do emitente", devendo ser impresso em papel branco (14 × 20 cm).

A lista C2 (relaciona as "substâncias retinoicas para uso sistêmico", como acitretina, adapaleno, bexaroteno, isotretinoína e tretinoína) e a lista C3 ("substâncias imunossupressoras" – talidomida) contém substâncias sujeitas à Notificação de Receita Especial e só podem ser receitadas por profissionais médicos. A lista C4 continha as "substâncias antirretrovirais" (como abacavir, darunavir, didanosina, estavudina, zidovudina), que foi excluída da lista de substâncias de controle especial (RDC Nº 103 de 31 de agosto de 2016), estando sujeitas apenas à prescrição médica sem retenção de receita.

A lista C5 ("substâncias anabolizantes", como androstanolona, boldenona, clostebol, estanolona, metenolona, nandrolona, testosterona, trembolona) relaciona substâncias sujeitas à Receita de Controle Especial (Quadro 2.2). Os medicamentos de uso tópico, contendo as substâncias dessa lista, ficam sujeitos à venda sob prescição médica sem retenção de receita.

A lista D1 ("substâncias precursoras de entorpecentes e/ou psicotrópicos") relaciona substâncias sujeitas à Receita Médica sem Retenção, enquanto a lista D2 (insumos químicos utilizados como precursores para fabricação e síntese de entopercentes e/ou psicotrópicos") contém substâncias sujeitas a controle do Ministério da Justiça.

A lista E relaciona as "plantas que podem originar substâncias entorpecentes e/ou psicotrópicas" (*Cannabis sativa* L., *Erythroxylum coca Lam*, *Papaver somniferum* L. etc.). Recentemente, em relação à *Cannabis*, a Anvisa (RDC Nº 327 de 9 de dezembro de 2019) estabeleceu os requisitos, dentre outros, para a prescrição e a dispensação de produtos de *Cannabis* para fins medicinais, sendo a prescrição restrita apenas aos profissionais médicos, não sendo autorizada a prescrição por médico-veterinário. Essa Agência estabeleceu que os produtos de *Cannabis* podem ser prescritos em condições clínicas de ausência de alternativas terapêuticas, em conformidade com os princípios da ética médica, e que o paciente deve assinar o Termo de Consentimento Livre e Esclarecido (TCLE), conforme modelo estabelecido pela Anvisa. A prescrição do produto de *Cannabis* com *tetrahidrocanabinol* (THC) acima de 0,2% deve ser acompanhada da Notificação de Receita A, e aqueles com THC até 0,2% deve ser acompanhada da Notificação de Receita B.

A lista F contém as "substâncias de uso proscrito no Brasil"; em particular, a lista F1 contém as substâncias entorpecentes (carfentanil, cocaína, etorfina etc.) e a lista F2 contém as substâncias psicotrópicas (lisergida, MDMA, mescalina etc.). Deve ser salientado que é excluído da proibição o uso médico-veterinário do **carfentanil** e da **etorfina**, desde que devidamente autorizado pelo MAPA e atendidos os demais requisitos de controle estabelecidos pelas legislações vigentes.

Outra classe de medicamentos sujeitos à regulamentação específica da Anvisa são os antimicrobianos. Recentemente, a Anvisa atualizou as normativas referentes aos antimicrobianos (RDC Nº 471 de 23 de fevereiro de 2021), bem como a lista de substâncias classificadas como antimicrobianos de uso sob prescrição (Instrução Normativa Nº 83, de 23 de fevereiro de 2021) – Quadro 2.2. Assim, a prescrição de medicamentos à base de antimicrobianos deve ser feita no receituário comum, em duas vias, sendo que a 1ª via fica de posse do responsável pelo animal e a 2ª via fica retida na farmácia. Essa prescrição deve conter os seguintes dados obrigatórios: identificação do paciente e do responsável pelo animal, nome do medicamento, dose ou concentração, forma farmacêutica, posologia e quantidade, além da identificação do profissional (inscrição no Conselho Regional) ou da instituição, endereço completo, assinatura, carimbo e data de emissão. Essa receita tem validade de 10 dias a partir da data de emissão e pode conter a prescrição de outras categorias de medicamentos desde que não sejam sujeitos a controle especial. Em situações de tratamento prolongado, a receita pode ser utilizada para aquisições posteriores por um período de até 90 dias a contar da data de sua emissão, e deve conter a indicação de uso contínuo, com a quantidade a ser utilizada para cada 30 dias.

Normas do MAPA

O MAPA, por intermédio da Secretaria de Defesa Agropecuária (SDA), publicou a Instrução Normativa nº 35 de 11 de setembro de 2017 que estabelece "os procedimentos para a comercialização das substâncias sujeitas a controle especial, quando destinadas ao uso veterinário, relacionadas no Anexo I desta Instrução Normativa, e dos produtos de uso veterinário que as contenham". Essa Instrução Normativa relaciona no Anexo I, à semelhança do que faz a Anvisa, as substâncias e os medicamentos sujeitos ao controle especial em listas identificadas por letras maiúsculas: A (A1 e A2), B e C (C1, C2 e C5).

A lista A1 relaciona as "substâncias entorpecentes", como morfina e análogos, e a lista A2 relaciona as "substâncias entorpecentes de uso permitido somente em concentrações especiais", como a codeína, a diprenorfina e o tramadol (Quadro 2.3). A lista B relaciona as "substâncias psicotrópicas e precursoras", como os benzodiazepínicos e os barbitúricos (Quadro 2.3). Os medicamentos da lista A e da lista B devem apresentar uma tarja preta com os dizeres: **"Venda sob prescrição do médico-veterinário, com retenção obrigatória da notificação de receita"**; na bula deve constar: **"Atenção: o uso pelo homem pode causar graves riscos à saúde."** Os medicamentos contidos nas listas A e B são adquiridos no comércio mediante a apresentação da Notificação de Receita de Produto Veterinário. Para a emissão dessa notificação de receita, o médico-veterinário deve se cadastrar no Sistema Integrado de Produtos e Estabelecimentos Agropecuários (SIPEAGRO) no *site* do MAPA. A Figura 2.5 apresenta uma ilustração esquemática para acesso ao cadastramento no SIPEAGRO.

A Notificação de Receita de Produto Veterinário (Figura 2.6) deve ser impressa em papel branco e numerada de acordo com o cadastramento feito no SIPEAGRO, em três vias para cada número. Uma via é destinada ao responsável pelo animal, outra destinada ao estabelecimento comercial responsável pela venda, e a terceira via é destinada ao médico-veterinário que prescreveu o produto, que, por sua vez, deve mantê-la arquivada à disposição da fiscalização, pelo prazo mínimo de 2 anos (Figura 2.7). O médico-veterinário deve atentar-se que toda Notificação de Receita de Produto Veterinário cujo *status* for "em lançamento" no sistema SIPEAGRO deverá ser completada em até 30 dias após a emissão para não ocorrer impedimento da emissão de outras. A Notificação de Receita de Produto Veterinário deve conter somente um produto e, no máximo, a quantidade de produto suficiente para 30 dias de tratamento.

QUADRO 2.3

Medicamentos sujeitos a controle especial pelo Ministério da Agricultura, Pecuária e Abastecimento (MAPA).

Medicamento	Documento necessário para aquisição no comércio
Lista A1 (Lista das substâncias entorpecentes): alfentanila, buprenorfina, butorfanol, dietiltiambuteno, difenoxilato[1], di-hidromorfina, etorfina, fentanila, hidrocodona, levalorfano, metadona, morfina, oximorfona, petidina, propoxifeno, remifentanila, carfentanil	Notificação de Receita de Produto Veterinário (3 vias)
Lista A2 (Lista das substâncias entorpecentes permitidas em concentrações especiais): acetildi-hidrocodeína[2], codeína[2], dextropropoxifeno[3], di-hidrocodeína[2], diprenorfina, etilmorfina[2], folcodina[2], nalbufina[4], tramadol[5]	Notificação de Receita de Produto Veterinário (3 vias)
Lista B (Lista das substâncias psicotrópicas e precursoras): alprazolam, barbital[6], bromazepam, clonazepam, clorazepato, clordiazepóxido, diazepam, estazolam, fenobarbital[6], flunitrazepam, flurazepam, hexobarbital, lorazepam, mefentermina, midazolam, metoexital, pentazocina, pentobarbital, tiamil, tiopental, vimbarbital, zolazepam	Notificação de Receita de Produto Veterinário (3 vias)
Lista C1 (Lista das outras substâncias sujeitas a controle especial): acepromazina, amitriptilina, azaperona, buspirona, carbamazepina, cetamina, clomipramina, clorpromazina, detomidina, desflurano, dexmedetomidina, divalproato de sódio, droperidol, embutramida, enflurano, etomidato, fenitoína, flumazenil, fluoxetina, gabapentina, haloperidol, halotano, hidrato de cloral, imipramina, isofurano, lamotrigina, levomepromazina, maprotilina, mebezônio, medetomidina, metisergida, metocarbamol, metoxiflurano, miltecosina, naloxona, naltrexona, nortriptilina, oxicarbazepina, paroxetina, primidona, promazina, propofol, protriptilina, proximetacaína, romifidina, selegilina, sertralina, sevoflurano, tetracaína, tiletamina, topiramato, tranilcipromina, valproato de sódio, vigabatrina, xilazina	Notificação de Receita de Produto Veterinário (3 vias)
Lista C2 (Lista das substâncias retinoicas)[6]: acitretina, adapaleno, isotretinoína, tretinoína	Notificação de Receita de Produto Veterinário (3 vias)
Lista C5 (Lista das substâncias anabolizantes, β-adrenérgicas e que interferem no metabolismo animal)[7]: androstanolona, bolasterona, boldenona, clembuterol, cloroxomesterona, clostebol, drostanolona, estanolona (androstanolona), estanozolol, etilestrenol, fluoximesterona, formebolona, mesterolona, metandienona, metandranona, metiltestosterona, oxandrolona, oximesterona, oximetolona, prasterona, testosterona, trembolona	Notificação de Receita de Produto Veterinário (3 vias)
Antimicrobianos	Prescrição veterinária sem retenção de receita

[1]Não se aplica a produtos que contenham não mais que 2,5 mg de difenoxilato por unidade posológica, calculado como base, e uma quantidade de sulfato de atropina equivalente a, pelo menos, 1% da quantidade de difenoxilato. [2]Não se aplica para produtos que contenham acetildi-hidrocodeína, codeína, di-hidrocodeína, etilmorfina, folcodina, associadas ou não a outros componentes, em que a quantidade desses entorpecentes não exceda 100 mg por unidade posológica, e em que a concentração não ultrapasse 2,5% nas preparações de formas indivisíveis. [3]Não se aplica para produtos que contenham dextropropoxifeno, associado ou não a outros componentes, em que a quantidade dele não exceda 100 mg por unidade posológica e em que a concentração não ultrapasse 2,5% nas preparações indivisíveis. [4]Não se aplica a produtos que contenham nalbufina, associada ou não a outros componentes, em que a quantidade não exceda 10 mg de cloridrato de nalbufina por unidade posológica. [5]Não se aplica a produtos que contenham tramadol, associado ou não a outros componentes, em que a quantidade não exceda 100 mg de tramadol por unidade posológica. [6]Não se aplica a produtos que contenham as substâncias da lista C2 para uso tópico. [7]Não se aplica a produtos que contenham as substâncias da lista C5 para uso tópico, que ficam sujeitos à venda sob prescrição de médico-veterinário sem retenção de receita.

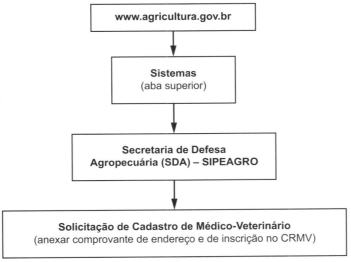

FIGURA 2.5 Ilustração esquemática para acesso ao Sistema Integrado de Produtos e Estabelecimentos Agropecuários (SIPEAGRO) do Ministério da Agricultura Pecuária e Abastecimento (MAPA). CRMV: Conselho Regional de Medicina Veterinária.

```
┌─────────────────────────────────────────────────────────────────────────┐
│  [Brasão]  Ministério da Agricultura, Pecuária e Abastecimento          │
│            Notificação de Receita de Produto Veterinário                │
│                                                                          │
│                              Usuário: Nome do Veterinário               │
│                              Data:            Hora:                     │
│                              Página 1 de 1                              │
│                              Nº UF           R                          │
└─────────────────────────────────────────────────────────────────────────┘
```

1 IDENTIFICAÇÃO DO ANIMAL E PROPRIETÁRIO

- 1.1 Data de prescrição:
- 1.2 Tratamento de rebanho:
- 1.3 Quantidade de animais:
- 1.4 Nome do animal:
- 1.5 Espécie:
- 1.6 Raça:
- 1.7 ID/Tatuagem:
- 1.8 Pelagem/Cor:
- 1.9 Idade:
- 1.10 Peso/Kg:
- 1.11 Nome do proprietário:
- 1.12 CPF/CNPJ:
- 1.13 Inscrição estadual:
- 1.14 Localização do animal/endereço ou propriedade:

2 PRODUTO DE USO VETERINÁRIO

- 2.1 Nome do produto:
- 2.2 Apresentação:
- 2.3 Quantidade:
- 2.4 Prescrição (nº animais, dose, intervalo entre doses, duração do tratamento e período de carência):

3 IDENTIFICAÇÃO DO COMPRADOR

- 3.1 Nome do comprador:
- 3.2 CPF/CNPJ:
- 3.3 Telefone:
- 3.4 Endereço:
- 3.5 Cidade/UF:
- 3.6 CEP:

4 CARIMBO E ASSINATURA DO PRESCRITOR
Local e data:

Nome do Veterinário - CRMV

5 IDENTIFICAÇÃO DO ESTABELECIMENTO COMERCIAL
Local e data:

Carimbo e assinatura do responsável técnico do estabelecimento

Notificação de receita veterinária

▼ **FIGURA 2.6** Notificação de Receita de Produto Veterinário que é obtida após o cadastro do médico-veterinário no Sistema Integrado de Produtos e Estabelecimentos Agropecuários (SIPEAGRO) do Ministério da Agricultura Pecuária e Abastecimento (MAPA).

Notificação de Receita de Produto Veterinário
↓
Impressão em três vias (papel de cor branca) destinadas:
1. Proprietário do animal (documento para aquisição no comércio)
2. Estabelecimento comercial responsável pela venda
3. Médico-veterinário prescritor*.

Notificação de Aquisição por Médico-Veterinário
↓
Impressão em duas vias (papel de cor branca) destinadas:
1. Estabelecimento comercial responsável pela venda
2. Médico-veterinário prescritor*.

*Manter arquivada à disposição da fiscalização pelo prazo mínimo de 2 anos

▼ **FIGURA 2.7** Notificação de Receita de Produto Veterinário e Notificação de Aquisição por Médico-Veterinário: indicação do número de vias e para que se destina.

A Notificação de Receita de Produto Veterinário é destinada também para a prescrição das substâncias retinoicas de uso não tópico (lista C2). Nesses produtos o cartucho, cartucho-bula, rótulo, rótulo-bula ou invólucro devem apresentar uma faixa horizontal de cor vermelha, contendo os dizeres: **"Venda sob prescrição do médico-veterinário, com retenção obrigatória da notificação de receita."** A bula desses produtos de uso veterinário deve repetir os dizeres anteriormente citados e acrescentar os seguintes dizeres: **"Venda sob prescrição do médico-veterinário com retenção obrigatória da notificação de receita. Atenção: uso proibido em animais prenhes. A mulher grávida não pode entrar em contato, pois a substância pode causar graves defeitos no feto."**

Para a prescrição de produtos de uso veterinário que contenham substâncias da lista C1, como os neurolépticos e os antidepressivos, e da lista C5, como as substâncias anabolizantes, agonistas de β-adrenorreceptores e que interferem no metabolismo animal, deve também ser empregada a Notificação de Receita de Produto Veterinário (Figura 2.6). Os produtos das listas C1, C4 e C5 sujeitos a Notificação de Receita Veterinária devem apresentar no cartucho, cartucho-bula, rótulo, rótulo-bula ou invólucro uma faixa horizontal de cor vermelha, contendo os dizeres:

"Venda sob prescrição do médico-veterinário, com retenção obrigatória da notificação de receita." A bula desses produtos de uso veterinário deve destacar os dizeres: **"Atenção: o uso pelo homem pode causar graves riscos à saúde."**

Vale destacar que a Instrução Normativa nº 55, de 1º de dezembro de 2011, no seu art. 1º proíbe "a importação, a produção, a comercialização e o uso de substâncias naturais ou artificiais, com atividades anabolizantes hormonais, para fins de crescimento e ganho de peso em bovinos de abate" e no art. 2º faculta "a importação, a produção, a comercialização e o uso de anabolizantes hormonais ou assemelhados, naturais ou sintéticos, com atividades estrogênica, androgênica e progestogênica, exclusivamente para fins terapêuticos, de sincronização do estro, de transferência de embriões, de melhoramento genético e de pesquisa experimental em medicina veterinária" (para detalhes, veja *Capítulo 51*).

A Instrução Normativa SDA nº 35 (de 11/09/2017) dispõe também sobre a aquisição de produtos de uso veterinário que contenham substâncias sujeitas a controle especial pelo próprio profissional para utilização em procedimentos clínicos, cirúrgicos, na contenção e na sedação. Para tanto, emprega-se a Notificação de Aquisição por médico-veterinário (Figura 2.8). Essa Notificação de Aquisição é

FIGURA 2.8 Notificação de Aquisição por Médico-Veterinário que é obtida após o cadastro no Sistema Integrado de Produtos e Estabelecimentos Agropecuários (SIPEAGRO) do Ministério da Agricultura Pecuária e Abastecimento (MAPA).

feita pelo médico-veterinário devidamente cadastrado no SIPEAGRO; ela deverá ser impressa em papel branco, em duas vias para cada número, sendo uma via destinada ao estabelecimento comercial que irá vender o produto e a outra destinada ao médico-veterinário que pretende adquirir o produto. Cada Notificação de Aquisição por médico-veterinário pode conter, no máximo, quatro apresentações de produtos de uso veterinário, e a quantidade de cada apresentação deve ser expressa por extenso, sem emenda ou rasura. O médico-veterinário deve arquivar, em ordem cronológica, a 2ª via das Notificações de Aquisição por médico-veterinário, ficando à disposição da fiscalização exercida pelo MAPA pelo prazo mínimo de 2 anos a partir da data da prescrição ou aquisição (Figura 2.7).

Em relação aos **antimicrobianos** de uso veterinário, ainda não há necessidade de prescrição do médico-veterinário para a aquisição no comércio desses produtos, como ocorre com os antimicrobianos de uso humano (Figura 2.9). Contudo, deve ser mencionado que existe uma discussão mundial para que todos os países controlem o uso de antimicrobianos não só para os animais, como também no meio ambiente, em função do aumento da resistência bacteriana a esses agentes (para detalhes, veja *Capítulo* 54).

Merece destaque, ainda, duas normas do MAPA relacionadas ao emprego de antimicrobianos em animais produtores de alimento. Uma delas, a Instrução Normativa nº 9, de 27 de junho de 2003, no seu artigo 1º proíbe "a fabricação, a manipulação, o fracionamento, a comercialização, a importação e o uso dos princípios ativos cloranfenicol, nitrofuranos e os produtos que contenham estes princípios ativos, para uso veterinário e suscetível de emprego na alimentação de todos os animais e insetos". E a Instrução Normativa nº 26 de 09 de julho de 2009 que estabeleceu o "Regulamento técnico para a fabricação, o controle de qualidade, a comercialização e o emprego de produtos antimicrobianos de uso veterinário"; nessa normativa há uma seção sobre os estudos para o estabelecimento do período de carência. Vale aqui enfatizar sobre a importância de se obedecer ao período de carência quando se empregam antimicrobianos em animais produtores de alimento, a fim de evitar que os resíduos dessas substâncias atinjam o limite máximo de resíduo (LMR) no produto de origem animal, impedindo, assim, o consumo humano desse alimento (para detalhes, veja *Capítulos 35, 36 e 54*).

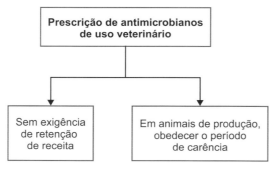

FIGURA 2.9 Prescrição de antimicrobianos de uso veterinário: não há exigência de retenção da receita, mas em animais de produção o médico-veterinário deve atentar para a obediência ao período de carência.

BIBLIOGRAFIA

Brasil. Agência Nacional de Vigilância Sanitária. Anvisa. Resolução-RDC Nº 96, de 17 de dezembro de 2008, que "Dispõe sobre a propaganda, publicidade, informação e outras práticas cujo objetivo seja a divulgação ou promoção comercial de medicamentos". Disponível em: https://bvsms.saude.gov.br/bvs/saudelegis/anvisa/2008/rdc0096_17_12_2008.html. Acesso em 28 de junho de 2021.

Brasil. Agência Nacional de Vigilância Sanitária. Anvisa. Resolução -RDC nº 67, de 8 de outubro de 2007, que "Dispõe sobre Boas Práticas de Manipulação de Preparações Magistrais e Oficinais para Uso Humano em farmácias". Disponível em: https://bvsms.saude.gov.br/bvs/saudelegis/anvisa/2007/rdc0067_08_10_2007.html. Acesso em 28 de junho de 2021.

Brasil. Agência Nacional de Vigilância Sanitária. Anvisa. Vocabulário controlado de formas farmacêuticas, vias de administração e embalagens de medicamentos. Disponível em: https://www.gov.br/anvisa/pt-br/centraisdeconteudo/publicacoes/medicamentos/publicacoes-sobre-medicamentos/vocabulariocontrolado.pdf/view. Acesso em 05 de julho de 2021.

Brasil. Agência Nacional de Vigilância Sanitária. Anvisa. Bulário eletrônico. Disponível em: https://www.gov.br/anvisa/pt-br/sistemas/bulario-eletronico. Acesso em 07 de julho de 2021.

Brasil. Agência Nacional de Vigilância Sanitária. Anvisa. Resolução da Diretoria Colegiada - RDC Nº 327, de 9 de dezembro de 2019. Que "Dispõe sobre os procedimentos para a concessão da Autorização Sanitária para a fabricação e a importação, bem como estabelece requisitos para a comercialização, prescrição, a dispensação, o monitoramento e a fiscalização de produtos de Cannabis para fins medicinais, e dá outras providências". Disponível em: https://www.in.gov.br/en/web/dou/-/resolucao-da-diretoria-colegiada-rdc-n-327-de-9-de-dezembro-de-2019-232669072. Acesso em 05 de julho de 2021.

Brasil. Agência Nacional de Vigilância Sanitária. Anvisa. Resolução de Diretoria Colegiada - RDC Nº 473, de 24 de fevereiro de 2021, que "Dispõe sobre a atualização do Anexo I (Listas de Substâncias Entorpecentes, Psicotrópicas, Precursoras e Outras sob Controle Especial) da Portaria SVS/MS nº 344, de 12 de maio de 1998. Disponível em: https://www.in.gov.br/en/web/dou/-/resolucao-de-diretoria-colegiada-rdc-n-473-de-24-de-fevereiro-de-2021-306219732?utm_campaign=informe_-_atualizacao_das_listas_da_portaria_svsms_n_3441998&utm_medium=email&utm_source=RD+Station. Acesso em 05 de julho de 2021.

Brasil. Agência Nacional de Vigilância Sanitária. Anvisa. Resolução de Diretoria Colegiada - RDC Nº 471, de 23 de fevereiro de 2021, que "Dispõe sobre os critérios para a prescrição, dispensação, controle, embalagem e rotulagem de medicamentos à base de substâncias classificadas como antimicrobianos de uso sob prescrição, isoladas ou em associação, listadas em Instrução Normativa específica". Disponível em: https://www.in.gov.br/web/dou/-/resolucao-rdc-n-471-de-23-de-fevereiro-de-2021-304923190. Acesso em 05 de julho de 2021.

Brasil. Agência Nacional de Vigilância Sanitária. Anvisa. Instrução Normativa IN Nº 83, de 23 de fevereiro de 2021, que "Define a lista de substâncias classificadas como antimicrobianos de uso sob prescrição, isoladas ou em associação, de que trata a Resolução de Diretoria Colegiada - RDC nº 471, de 23 de fevereiro de 2021. Disponível em: https://www.in.gov.br/en/web/dou/-/instrucao-normativa-in-n-83-de-23-de-fevereiro-de-2021-304918127. Acesso em 05 de julho de 2021.

Brasil. Agência Nacional de Vigilância Sanitária. Anvisa. Resolução-RDC nº 103, de 31 de agosto de 2016, que "Dispõe sobre a atualização do Anexo I (Listas de Substâncias Entorpecentes, Psicotrópicas, Precursoras e Outras sob Controle Especial) da Portaria SVS/MS nº 344, de 12 de maio de 1998, e dá outras providências" – na qual exclui a Lista C4 - Lista das Substâncias Antirretrovirais das substâncias de controle especial. Disponível em: https://pesquisa.in.gov.br/imprensa/jsp/visualiza/index.jsp?jornal=1&pagina=39&data=01/09/2016. Acesso em 06 de julho de 2021.

Brasil. Ministério da Agricultura, Pecuária e Abastecimento. Instrução Normativa Nº 35, de 11 de setembro de 2017, que "Estabelecer os procedimentos para a comercialização das substâncias sujeitas a controle especial, quando destinadas ao uso veterinário, relacionadas no Anexo I desta Instrução Normativa, e dos produtos de uso veterinário que as contenham". Disponível em: https://www.in.gov.br/web/dou/-/instrucao-normativa-n-35-de-11-de-setembro-de-2017-19304747. Acesso em 06 de julho de 2021.

Brasil. Ministério da Agricultura, Pecuária e Abastecimento. SIPIAGRO – Sistema Integrado de Produtos e Estabelecimentos Agropecuários. Manual para a emissão de Notificação de Receita Veterinária e Notificação de Aquisição por médico veterinário de produtos contenco substâncias sujeitas a controle especial. Disponível em: https://www.gov.br/agricultura/pt-br/assuntos/insumos-agropecuarios/insumos-pecuarios/produtos-veterinarios/cadastro-de-medicos-veterinarios/arquivos/MANUALPARAEMISSAODENOTIFICACAOversao2.pdf. Acesso em 29 de junho de 2021.

Brasil. Ministério da Agricultura, Pecuária e Abastecimento. Instrução Normativa Nº 41, de 4 de dezembro de 2014, que dá nova redação a Instrução Normativa Nº 11, de 8 de junho de 2005. Disponível em: https://www.gov.br/agricultura/pt-br/assuntos/insumos-agropecuarios/insumos-pecuarios/produtos-veterinarios/legislacao-1/instrucoes-normativas/instrucao-normativa-mapa-no-41-de-4-12-2014.pdf/view. Acesso em 06 de julho de 2021.

Brasil. Farmacopeia Brasileira. 6 ed. volume 1. Agência Nacional de Vigilância Sanitária. Brasília: Anvisa, 2019. 973 p. Disponível em: https://www.gov.br/anvisa/pt-br/assuntos/farmacopeia/farmacopeia-brasileira/arquivos/7985json-file-1. Acesso em 29 de junho de 2021.

Brasil. Farmacopeia Brasileira, 5 ed. volume 2. Agência Nacional de Vigilância Sanitária. Brasília: Anvisa, 2010. 1448 p. Disponível em: https://www.gov.br/agricultura/pt-br/assuntos/inspecao/produtos-vegetal/legislacao-1/biblioteca-de-normas-vinhos-e-bebidas/farmacopeia_volume-2_2010_monografias.pdf. Acesso em 29 de junho de 2021.

Brasil. Formulário Nacional da Farmacopeia Brasileira, 2 ed. rev. 2. Agência Nacional de Vigilância Sanitária. Brasília: Anvisa, 2012. 225 p. Disponível em: https://www.gov.br/anvisa/pt-br/assuntos/farmacopeia/formulario-nacional/arquivos/8065json-file-1. Acesso em 29 de junho agosto de 2021.

Brasil. Lei nº 9.787, de 10 de fevereiro de 1999. Altera a Lei nº 6.360, de 23 de setembro de 1976, que dispõe sobre a vigilância sanitária estabelece o medicamento genérico, dispõe sobre a utilização de nomes genéricos em produtos farmacêuticos e dá outras providências. Disponível em; http://www.planalto.gov.br/ccivil_03/leis/l9787.htm. Acesso em 6 de julho de 2021.

Brasil. Lei nº 12.689, de 19 de julho de 2012. Altera o Decreto-Lei nº 467, de 13 de fevereiro de 1969, para estabelecer o medicamento genérico de uso veterinário; e dispõe sobre o registro, a aquisição pelo poder público, a prescrição, a fabricação, o regime econômico-fiscal, a distribuição e a dispensação de medicamentos genéricos de uso veterinário, bem como sobre a promoção de programas de desenvolvimento técnico-científico e de incentivo à cooperação técnica para aferição da qualidade e da eficácia de produtos farmacêuticos de uso veterinário. Disponível em: http://www.planalto.gov.br/ccivil_03/_ato2011-2014/2012/lei/L12689.htm. Acesso em 6 de julho de 2021.

Brasil. Ministério da Agricultura, Pecuária e Abastecimento. MAPA. Instrução Normativa nº 26, de 09 de julho de 2009, sobre o "Regulamento técnico para a fabricação, o controle de qualidade, a comercialização e o emprego de produtos antimicrobianos de uso veterinário". Disponível em: https://www.gov.br/agricultura/pt-br/assuntos/insumos-agropecuarios/insumos-pecuarios/alimentacao-animal/arquivos-alimentacao-animal/legislacao/instrucao-normativa-no-26-de-9-de-julho-de-2009.pdf. Acesso em 06 de julho de 2021.

Brasil. Ministério da Agricultura, Pecuária e Abastecimento. Instrução Normativa nº 55, de 1º de dezembro de 2011. Sobre "Proibir a importação, a produção, a comercialização e o uso de substâncias naturais ou artificiais, com atividades anabolizantes hormonais, para fins de crescimento e ganho de peso em bovinos de abate". Disponível em: https://www.gov.br/agricultura/pt-br/assuntos/insumos-agropecuarios/insumos-pecuarios/alimentacao-animal/arquivos-alimentacao-animal/legislacao/instrucao-normativa-no-55-de-1o-de-dezembro-de-2011.pdf/view. Acesso em 06 de julho de 2021.

Brasil. Ministério da Agricultura, Pecuária e Abastecimento. Instrução Normativa SDA nº 25, de novembro de 2012, que "estabelece os procedimentos para a comercialização das substâncias sujeitas a controle especial, quando destinadas ao uso veterinário, relacionadas no Anexo I desta Instrução Normativa, e dos produtos de uso veterinário que as contenham". Disponível em: http://sistemasweb.agricultura.gov.br/sislegis/action/detalhaAto.do?method=visualizarAtoPortalMapa&chave=573826556. Acesso em 6 de julho de 2021.

Brasil. Portaria SVS/MS nº 344, de 12 de maio de 1998 (versão republicada – 01/02/1999), que aprova o Regulamento Técnico das substâncias e medicamentos sujeitos a controle especial. Disponível em: https://www.gov.br/anvisa/pt-br/arquivos-noticias-anvisa/777json-file-1. Acesso em 06 de julho de 2021.

Brasil. Ministério da Agricultura, Pecuária e Abastecimento. MAPA. Produtos veterinários. Disponível em: https://www.gov.br/agricultura/pt-br/assuntos/insumos-agropecuarios/insumos-pecuarios/produtos-veterinarios/produtos-veterinarios/. Acesso em 10 de maio de 2022.

Compêndio de produtos veterinários – Sindan. Disponível em: https://sistemas.sindan.org.br/cpvs/pesquisar.aspx. Acesso em 29 de junho de 2021.

Spinosa HS. Receituário veterinário. In: Spinosa HS, Palermo-Neto J, Górniak SL. Medicamentos em animais de produção. Rio de Janeiro: Guanabara Koogan, p. 37-47, 2014.

3
Registro de Produtos de Uso Veterinário

Barbara Ágate Borges Cordeiro • Giselle Kindlein • Lourdes Cristina Schaper

- Introdução, 23
- Legislação nacional sobre o registro, 24
- Atos normativos complementares, 24
- Classificações de produtos de uso veterinário, 25
- Estabelecimentos com atividade relacionada aos produtos de uso veterinário, 26
- Responsáveis técnicos pelos produtos de uso veterinário, 26
- Solicitação de registro de produtos de uso veterinário de natureza farmacêutica, 27
- Solicitação da partida-piloto, 27
- Condução dos estudos clínicos e laboratoriais, 27
- Validação de métodos analíticos, 34
- Submissão de solicitação de registro, 36
- Análise da solicitação de registro, 37
- Registro de produtos de uso veterinário em outros países, 38
- Considerações finais, 38
- Bibliografia, 38
- Anexo I – Protocolo de Estudo Clínico: Informações Mínimas Necessárias, 40
- Anexo II – Relatório Final do Estudo Clínico: Informações Mínimas Necessárias, 41
- Anexo III – Estudos de Segurança na Espécie-Alvo: Parâmetros a Serem Avaliados, 42
- Anexo IV – Coleta de Amostras de Animais para o Estudo de Depleção de Resíduos, 43
- Anexo V – Roteiro para Registro de Produtos Farmacêuticos de Uso Veterinário, 44
- Anexo VI – Informações Adicionais a Serem Acrescentadas ao Relatório Técnico para Registro de Antimicrobianos, 46

INTRODUÇÃO

No Brasil, assim como em vários outros países, todo produto de uso veterinário necessita ser registrado por uma autoridade reguladora previamente a sua comercialização. Essa obrigação iniciou-se no país com a publicação do Decreto-Lei nº 467, de 13 de fevereiro de 1969, que determinou que todos os produtos fossem registrados para efeito de licenciamento.

A autoridade reguladora que emite o Certificado de Registro de um produto de uso veterinário no Brasil é o Ministério da Agricultura, Pecuária e Abastecimento (MAPA), por meio da Coordenação de Registro e Fiscalização de Produtos Veterinários.

Desde a publicação do Decreto-Lei 467/1969, normativas complementares foram publicadas, aprimorando o processo de registro de produto de uso veterinário, no sentido de que tais produtos possam cumprir com os mais rígidos padrões de qualidade, devido à sua importância para a saúde animal e pública.

De acordo com a definição contida no Regulamento de Fiscalização de Produtos de Uso Veterinário, aprovado pelo Decreto nº 5.053, de 22 de abril de 2004, "os produtos de uso veterinário são toda substância química, biológica, biotecnológica ou preparação manufaturada cuja administração seja aplicada de forma individual ou coletiva, direta ou misturada com os alimentos, destinada à prevenção, ao diagnóstico, à cura ou ao tratamento das doenças dos animais, incluindo os aditivos, suplementos promotores, melhoradores da produção animal, medicamentos, vacinas, antissépticos, desinfetantes de ambiente e de equipamentos, pesticidas e todos os produtos que, utilizados nos animais ou no seu hábitat, protejam, restaurem ou modifiquem suas funções orgânicas e fisiológicas, ou também os produtos destinados ao embelezamento dos animais". Como se depreende da definição de produtos de uso veterinário, sua utilização é ampla, envolvendo o emprego em animais de produção, de companhia (*pets*) e até mesmo os silvestres.

Adicionalmente, os produtos de uso veterinário têm grande relevância sob o ponto de vista da "Saúde Única", adotado pela Organização Mundial da Saúde (OMS), no início dos anos 2000, por meio do qual entende-se que a saúde humana e a saúde animal são interdependentes e vinculadas à saúde dos ecossistemas nos quais existem.

Nesse contexto, deve ser mencionada também a importância econômica e social que envolve os produtos de uso veterinário. O agronegócio brasileiro vem se consolidando, ao longo dos anos, como um dos setores protagonistas da economia brasileira. De fato, a título de exemplo no ano de 2019, o agronegócio obteve a participação de 20,5% no Produto Interno Bruto (PIB) brasileiro, e, no ano de 2020, alcançou a participação de 26,6%.

Esse desempenho favorável está principalmente relacionado a exportações de produtos de origem agrícola e de origem animal. Neste último caso, destaca-se a exportação de carnes, que vem alcançando novos recordes, tanto em volume quanto em valor de moeda. Na produção total de carnes (bovina, suína e de frango), o Brasil ocupou a terceira posição mundial em 2020, correspondendo a 29 milhões de toneladas (9,2% do mercado mundial). Nos últimos 20 anos, a participação brasileira no mercado de carnes foi de 8,8% do mercado mundial. Essa atuação é alcançada não só pelas condições inerentes à geografia brasileira, investimentos em tecnologia (reprodução, genética, nutrição, ambiência), mas também pela utilização de insumos agropecuários de alta qualidade, contribuindo para que o agronegócio se mantenha firme e competitivo.

Os números do segmento *pet* também são muito expressivos no Brasil, que conta com uma população de cerca de 145 milhões de animais de estimação, segundo dados da Associação Brasileira da Indústria de Produtos para Animais de Estimação (ABINPET), em 2021. Com esse quantitativo, o país tem a segunda maior população de cães, gatos e aves canoras e ornamentais em todo o mundo, sendo o terceiro maior país em população total de animais de estimação (cães, gatos, peixes e aves ornamentais, dentre outros).

O Sindicato Nacional da Indústria de Produtos para Saúde Animal (SINDAN) apontou que o segmento de saúde animal registrou um crescimento de 16,5% nas vendas internas em 2020, alcançando um faturamento de R$ 7,5 bilhões no período – recorde histórico do setor. Nos últimos anos, o setor mantém um ritmo acelerado, com crescimento anual em torno de 9%. Em 2020, os produtos veterinários voltados aos ruminantes representaram 51% das vendas do setor, seguido pelos segmentos de animais de companhia (22%), aves (14%) e suínos (12%). De acordo com o SINDAN, os antiparasitários responderam por 27% do faturamento do setor, seguidos pelos produtos biológicos (22%) e pelos antimicrobianos (14%).

Neste capítulo, é apresentado um panorama geral sobre a regulamentação e os procedimentos que envolvem o registro de produtos de uso veterinário no país, com foco nos produtos de uso veterinário de natureza farmacêutica.

LEGISLAÇÃO NACIONAL SOBRE O REGISTRO

Como anteriormente citado, a legislação base referente às diretrizes para a fiscalização de produtos de uso veterinário é o Decreto-Lei nº 467/1969. Ele foi alterado pela Lei 12.689, de 19 de julho de 2012, com a finalidade de estabelecer o medicamento genérico de uso veterinário.

As principais determinações legais do Decreto-Lei nº 467/1969 e da Lei nº 12.689/2012 incluem:

- A obrigatoriedade da fiscalização da indústria, do comércio e do emprego de produtos de uso veterinário, em todo o território nacional
- A obrigatoriedade do registro no MAPA de todos os produtos de uso veterinário, nacionais ou importados, assim como dos estabelecimentos que os fabriquem ou fracionem, e ainda daqueles que comerciem ou armazenem produtos de natureza biológica e outros que necessitem de cuidados especiais
- A possibilidade de emissão de licença provisória para produtos, cuja solicitação de registro não tenha sido avaliada pelo MAPA decorridos 45 dias da entrada do pedido de registro ou da renovação da licença do produto
- A definição de medicamento genérico de uso veterinário
- A obrigatoriedade de que os estabelecimentos a que se refere o Decreto em questão tenham um responsável técnico médico-veterinário, farmacêutico ou químico, conforme a atividade que exercem e a natureza do produto de sua propriedade.

Como forma de regulamentar temas relacionados à legislação principal, atos normativos complementares foram publicados para definir diretrizes de maior especificidade.

Neste capítulo, são apresentadas as principais regulamentações que estão relacionadas ao tema de registro de produtos de uso veterinário de natureza farmacêutica. Entretanto, há outros atos normativos relacionados a assuntos complementares, tais como produtos biológicos (vacinas, *kits* de diagnóstico), comercialização de substâncias sujeitas a controle especial, estabelecimentos que manipulam produtos de uso veterinário, cadastro de produtos isentos de registro, entre outros temas que não são abordados no presente capítulo, mas podem ter suas regulamentações acessadas por meio do *site* eletrônico do MAPA, consultando-se a área "Legislação Brasileira relativa aos produtos veterinários".

ATOS NORMATIVOS COMPLEMENTARES

Os principais atos normativos complementares relacionados ao registro de produtos de uso veterinário de natureza farmacêutica são apresentados a seguir:

- **Decreto nº 5.053, de 22 de abril de 2004**: aprova o Regulamento de Fiscalização de Produtos de Uso Veterinário e dos Estabelecimentos que os Fabriquem ou Comerciem, tendo sofrido alterações em decorrência da publicação do Decreto nº 8.848, de 6 de maio de 2015, e do Decreto nº 8.840, de 24 de agosto de 2016. As principais determinações legais desse decreto e atualizações são:
  - A definição de quais os estabelecimentos devem ser registrados no MAPA e como deve ser solicitado e concedido o licenciamento, assim como as renovações de licença para funcionamento
  - A descrição das principais características das instalações físicas, de acordo com o tipo de estabelecimento
  - A definição das responsabilidades do responsável técnico e o tipo de profissional habilitado a exercer esse cargo, de acordo com o tipo de estabelecimento e natureza do produto
  - A definição de procedimentos para solicitação e concessão de registro de produtos de uso veterinário
  - A definição dos aspectos relacionados à rotulagem
  - A definição dos produtos isentos de registro
  - A definição de procedimentos de fiscalização e as penalidades aplicáveis quando da verificação de irregularidades em produtos ou estabelecimentos
- **Instrução Normativa nº 23, de 22 de dezembro de 2016**: estabelece os critérios e procedimentos necessários para as alterações de registro de produto de uso veterinário de natureza farmacêutica e biológica

- **Portaria nº 74, de 19 de junho de 1996**: aprova os roteiros para elaboração de relatórios técnicos visando ao registro de produtos biológicos, farmacêuticos, farmoquímicos e de higiene e/ou embelezamento de uso veterinário
- **Portaria nº 48, de 16 de maio de 1997**: aprova o Regulamento Técnico para produção, controle e o emprego de antiparasitários de uso veterinário
- **Instrução Normativa nº 26, de 10 de julho de 2009**: aprova o regulamento técnico para a fabricação, o controle de qualidade, a comercialização e o emprego de produtos antimicrobianos de uso veterinário
- **Portaria nº 72, de 2 de junho de 2017**: estabelece os critérios para a priorização de análise de processos de registro e alteração de registro de produtos de uso veterinário
- **Instrução Normativa nº 54, de 17 de dezembro de 2018**: aprova o Regulamento Técnico para o registro de Aditivos Antimicrobianos Melhoradores de Desempenho e Aditivos Anticoccidianos administrados via alimentação animal
- **Instrução Normativa nº 26, de 16 de setembro de 2005**: aprova o Regulamento Técnico para elaboração de partida-piloto de produto de uso veterinário de natureza farmacêutica
- **Instrução Normativa nº 15, de 9 de maio de 2005**: aprova o Regulamento Técnico para testes de estabilidade de produto farmacêutico de uso veterinário.

CLASSIFICAÇÕES DE PRODUTOS DE USO VETERINÁRIO

Os produtos de uso veterinário, sob o ponto de vista regulatório, podem ser categorizados de diferentes maneiras, dependendo de algumas especificações, descritas a seguir.

Produtos de uso veterinário de natureza biológica ou farmacêutica

Os produtos de uso veterinário podem ser classificados, de acordo com a sua natureza, em produtos biológicos ou farmacêuticos. Os produtos biológicos, por sua constituição e ação, compreendem, principalmente, as vacinas e os *kits* de diagnóstico. Já os produtos farmacêuticos compreendem, principalmente, os medicamentos, os aditivos antimicrobianos melhoradores de desempenho e os aditivos anticoccidianos – suplementos, pesticidas e desinfetantes.

Produtos de uso veterinário que necessitam de cuidados especiais

São assim classificados os produtos de natureza biológica, os produtos que contêm substâncias sujeitas a controle especial, os produtos com ação antiparasitária, antimicrobiana ou hormonal e outros produtos submetidos a condições especiais de conservação, manipulação ou emprego. Tais produtos não são passíveis de serem licenciados provisoriamente.

Produtos que contenham substâncias sujeitas a controle especial

São produtos de uso veterinário que contêm uma ou mais substâncias sujeitas a controle especial em sua formulação. O controle da comercialização pelo MAPA se dá pelo fato de que esses produtos são compostos por substâncias entorpecentes, psicotrópicas ou anabolizantes, dentre outras, cujo uso indevido por seres humanos pode causar prejuízos a sua saúde, A Instrução Normativa nº 35, de 11 de setembro de 2017, contém a lista das substâncias sujeitas a controle especial.

Produtos isentos de registro

Há produtos citados no artigo 44 do Regulamento aprovado pelo Decreto nº 5.053/2004 que não necessitam de registro no MAPA. Alguns deles não se enquadram na definição de produto de uso veterinário; outros são produtos de uso veterinário, mas foram isentos de registro devido a seu grau de criticidade ou pela impossibilidade de seu licenciamento prévio ao uso. Dentre eles, destacam-se:

- Produtos importados destinados à pesquisa ou a programas sanitários oficiais
- Produtos de uso veterinário sem ação terapêutica, destinados exclusivamente à higiene e ao embelezamento dos animais
- Produto importado por pessoa física, não submetido a regime especial de controle, em quantidade para uso individual e que não se destine à comercialização
- Produto homeopático de uso veterinário, constituído por simples associações de tinturas ou por incorporação a substâncias líquidas ou sólidas, sem marca ou nome comercial, em quaisquer potências, preparado na diluição decimal ou centesimal, conforme os métodos oficiais descritos em farmacopeias homeopáticas e em matérias médicas homeopáticas aceitas pelo MAPA, que não caracterize fabricação industrial
- Produto de uso veterinário preparado mediante manipulação em estabelecimentos registrados exclusivamente para tal finalidade, a partir de fórmula, forma farmacêutica, posologia e modo de usar constantes de prescrição de médico-veterinário e que não caracterize fabricação industrial.

Medicamento genérico de uso veterinário

Contém os mesmos princípios ativos do medicamento de referência de uso veterinário, com a mesma concentração, forma farmacêutica, via de administração, posologia e indicação terapêutica, podendo ser com ele intercambiável, permitindo-se diferir apenas em características relativas a tamanho, formato, prazo de validade, embalagem, rotulagem, excipientes e veículos do produto, geralmente produzido após a expiração ou a renúncia da proteção patentária ou de outros direitos de exclusividade, comprovada sua bioequivalência, eficácia e segurança por meio de estudos farmacêuticos. Deve sempre ser designado pela Denominação Comum Brasileira (DCB) ou, na sua ausência, pela Denominação Comum Internacional (DCI).

O medicamento de referência de uso veterinário é um agente inovador registrado no MAPA e comercializado no Brasil, cuja eficácia, segurança e qualidade foram comprovadas cientificamente por ocasião do registro (para mais detalhes, ver *Capítulo 2*).

ESTABELECIMENTOS COM ATIVIDADE RELACIONADA AOS PRODUTOS DE USO VETERINÁRIO

Os estabelecimentos que fabricam, manipulam, fracionam, envasam, rotulam, controlam a qualidade, comerciam, armazenam, distribuem, importam ou exportam produtos de uso veterinário para si ou para terceiros devem, obrigatoriamente, estar registrados no MAPA.

O registro do estabelecimento deve ser solicitado ao MAPA por meio eletrônico, empregando-se o Sistema Integrado de Produtos e Estabelecimentos Agropecuários (SIPEAGRO), ocasião na qual devem ser apresentados os documentos descritos no Artigo 6º do Regulamento aprovado pelo Decreto nº 5.053/2004.

A emissão do licenciamento fica condicionada à avaliação desses documentos e à fiscalização prévia das instalações pelo MAPA, a qual não se aplica aos estabelecimentos que apenas distribuam, exportem ou importem produtos de uso veterinário; comerciem e armazenem produtos de uso veterinário de natureza biológica e outros que necessitem de cuidados especiais e aqueles que manipulem produtos de uso veterinário e que estejam em situação regular perante a Agência Nacional de Vigilância Sanitária (Anvisa), como farmácias de manipulação.

A licença de funcionamento emitida pelo MAPA vale pelo período de 1 ano, devendo, previamente ao seu vencimento, ser solicitada a sua renovação.

Os estabelecimentos que fabricam produtos de uso veterinário devem seguir as Boas Práticas de Fabricação (BPF), que se constituem em um conjunto de diretrizes relacionadas, principalmente, com qualificação de profissionais, adequação de instalações e equipamentos, aplicação de procedimentos padronizados, rastreabilidade de informações, qualificação de fornecedores, controle de qualidade de matérias-primas, embalagens, produtos intermediários e acabados e farmacovigilância. As determinações legais referentes às BPF estão descritas na Instrução Normativa nº 13, de 3 de outubro de 2003.

RESPONSÁVEIS TÉCNICOS PELOS PRODUTOS DE USO VETERINÁRIO

Os estabelecimentos que fabricam, manipulam, fracionam envasam, rotulam, controlam a qualidade, comerciam, armazenam, distribuem, importam ou exportam produtos de uso veterinário para si ou para terceiros devem ter um responsável técnico com qualificação comprovada pelo MAPA e legalmente registrado no respectivo órgão de fiscalização do exercício profissional.

A formação profissional exigida para o responsável técnico depende do tipo de atividade que o estabelecimento desempenha, aliada ao tipo de produto que o estabelecimento produz ou comercializa, conforme mostrado no Quadro 3.1.

É obrigatório que o responsável técnico ou seu substituto cumpra as determinações das legislações vigentes relacionadas aos produtos de uso veterinário, atentando-se principalmente para que:

- Os produtos fabricados ou comercializados estejam registrados no MAPA
- Os produtos expostos à venda estejam dentro do prazo de validade e, quando expirado, sejam recolhidos para inutilização

QUADRO 3.1

Tipo de atividade desempenhada pelo estabelecimento, aliada ao tipo de produto de uso veterinário e à formação profissional exigida para o responsável técnico.

Atividade	Produto			Profissional
	Biológico	Farmacêutico	Farmoquímico	
Fabricante	x			Médico-veterinário
		x		Médico-veterinário ou farmacêutico
			x	Médico-veterinário ou farmacêutico
Comerciante ou distribuidor	x			Médico-veterinário
		x		Médico-veterinário
			x	Médico-veterinário
Manipulador ou fracionador	x			Médico-veterinário
		x		Médico-veterinário ou farmacêutico
			x	Médico-veterinário ou farmacêutico
Importador, armazenador, exportador	x			Médico-veterinário
		x		Médico-veterinário ou farmacêutico
			x	Médico-veterinário ou farmacêutico
Controle de qualidade	x			Médico-veterinário
		x		Médico-veterinário ou farmacêutico
			x	Médico-veterinário ou farmacêutico ou químico industrial

- Os produtos que exijam refrigeração estejam armazenados e sejam entregues ao comprador na temperatura recomendada na rotulagem ou bula
- Os produtos suspeitos de adulteração tenham sua comercialização suspensa, informando ao MAPA e ao fabricante
- Os produtos sejam adquiridos de estabelecimentos licenciados
- A armazenagem seja feita de acordo com as recomendações de rotulagem ou bula do produto, especialmente no que concerne à exposição a luz, temperatura e umidade
- Seja obedecida a legislação relativa às especialidades farmacêuticas que contenham substâncias sujeitas ao controle especial, ou às recomendações inerentes à prescrição obrigatória do médico-veterinário, contidas na rotulagem
- Os produtos sejam vendidos na embalagem original, sem violação do dispositivo de fechamento ou lacre, e sem fracionamento na revenda
- Sejam adotados os procedimentos de segurança, no estabelecimento, quanto aos produtos que ofereçam risco ao meio ambiente, aos animais ou ao homem, especialmente quando da ocorrência de acidente que provoque vazamento ou exposição do conteúdo do produto
- O comprador ou usuário receba orientação adequada quanto à conservação, ao manuseio e uso correto do produto
- Cada produto acondicionado em embalagens coletivas, para venda unitária, esteja acompanhado da respectiva bula.

SOLICITAÇÃO DE REGISTRO DE PRODUTOS DE USO VETERINÁRIO DE NATUREZA FARMACÊUTICA

Dada a importância dos produtos veterinários no diagnóstico, na prevenção, no tratamento e na erradicação das enfermidades dos animais, na produção de alimentos e nas questões sobre seu impacto na saúde pública, todo produto deve cumprir com as mais exigentes normas de qualidade. Portanto, para que um produto de uso veterinário possa ser registrado, os seguintes pré-requisitos devem ser atendidos:

- Comprovação de que o processo produtivo é rastreável e reprodutível, com base nos princípios das BPF
- Comprovação da segurança do produto, que significa que seu uso conforme proposto em bula seja seguro tanto para a espécie-alvo para a qual é indicado quanto para os seres humanos que venham a consumir produtos originados do animal que foi tratado com a formulação em questão
- Comprovação da eficácia para todas as indicações que são descritas na rotulagem do produto
- Comprovação da estabilidade do produto, com a definição do prazo de validade e do prazo de utilização no caso de produtos multidoses ou administrados via água ou ração.

Além das etapas de fabricação de partida-piloto e de condução de estudos laboratoriais de estabilidade, uma variedade de estudos pré-clínicos e clínicos de eficácia, segurança e depleção de resíduos fornecerá um corpo de evidência robusto que comprovará que o produto reúne as características necessárias ao registro.

Entretanto, antes dessas etapas, é importante que o interessado identifique a necessidade de conduzir testes e estudos-piloto para compreender melhor as características físico-químicas da sua formulação, incluindo seus aspectos farmacocinéticos e farmacodinâmicos.

A seguir, são apresentadas as etapas envolvidas na solicitação do registro de produtos de uso veterinário de natureza farmacêutica.

SOLICITAÇÃO DA PARTIDA-PILOTO

Antes de solicitar o registro do produto de uso veterinário, o interessado deve notificar a fabricação das partidas-piloto ao MAPA. A partida-piloto trata-se de uma partida representativa da partida comercial (industrial), produzida nas mesmas condições, equipamentos e instalações, com a finalidade de se avaliar a reprodutibilidade do processo e o atendimento às especificações farmacotécnicas.

Devem ser produzidas três partidas-piloto de maneira consecutiva, devendo-se observar:

- No mínimo, uma quantidade equivalente a 10% da partida industrial, desde que essa quantidade seja suficiente para mimetizar as condições de produção da partida industrial/comercial
- A capacidade mínima do equipamento industrial utilizado, no caso de a capacidade mínima do equipamento industrial ser superior a 10% da partida industrial
- Para produtos cuja concentração do princípio ativo esteja na ordem de dosagem abaixo de 0,99 mg por unidade posológica, não são permitidas partidas com quantitativo diferente da partida industrial.

Comprovada a similaridade entre as partidas-piloto, o interessado pode escolher uma delas para realizar os estudos de estabilidade, segurança e eficácia.

Na ocasião da submissão da solicitação de registro, o interessado deve anexar aos demais documentos o relatório de partida-piloto (conforme proposto no item 6 da Instrução Normativa nº 26/2005), juntamente com as ordens de produção das três partidas-piloto.

Quando se tratar de um produto importado, os dados da partida-piloto podem ser substituídos pelos dados de três partidas comerciais.

CONDUÇÃO DOS ESTUDOS CLÍNICOS E LABORATORIAIS

Uso de animais em pesquisas clínicas

A condução de estudos clínicos com animais é indispensável para comprovação de aspectos relacionados à segurança e à eficácia dos produtos de uso veterinário. Para tanto, a pesquisa clínica com animais deve obedecer às normativas vigentes. A Lei nº 11.794, de 8 de outubro de 2008 (Lei Arouca), estabeleceu os procedimentos para uso científico de animais, criando o Conselho Nacional de Controle de Experimentação Animal (CONCEA) e a Comissão de Ética no Uso de Animais (CEUA). A Regulamentação da Lei Arouca se deu pelo Decreto nº 6.899, de 15 de julho de 2009, que criou o Cadastro das Instituições de Uso Científico de Animais (CIUCA). Portanto, toda instituição que realize pesquisa utilizando animais deverá ser cadastrada no CIUCA, e o protocolo de estudo deverá ser aprovado por uma CEUA antes que tenha início sua realização.

Local de condução dos estudos clínicos

Os estudos clínicos com animais podem ser conduzidos em instalações de instituições voltadas à pesquisa ou em locais não destinados a esse fim, tais como casas de responsáveis, organizações não governamentais (ONGs), Centros de Controle de Zoonoses, hospitais veterinários, locais públicos com animais errantes, propriedades rurais etc. Nesses últimos casos, os estudos são denominados estudos conduzidos a campo.

Embora não seja exigido que essas instituições (cuja atividade principal não é a pesquisa) tenham cadastro no CIUCA, os pesquisadores e os patrocinadores devem atentar para o atendimento de requisitos mínimos referentes aos aspectos éticos relacionados ao manejo e bem-estar dos animais utilizados. Tais requisitos estão contidos no "Guia Brasileiro de Produção, Manutenção ou Utilização de Animais em Atividades de Ensino ou Pesquisa Científica", aprovado pela Resolução Normativa CONCEA nº 22, de 25 de junho de 2015.

É importante que todo local de condução de pesquisa clínica esteja regularizado perante os órgãos municipais, estaduais e federais pertinentes. No que tange à Defesa Sanitária Animal, a propriedade rural necessitará de cadastro no serviço veterinário oficial local, o que deve ser providenciado conforme as normativas de cada Unidade da Federação.

Responsabilidade do médico-veterinário

É privativa do médico-veterinário a responsabilidade técnica em estabelecimentos e instalações de criação e de utilização de animais em atividades de pesquisa científica. Nesse caso, conforme determinam as diretrizes do Conselho Federal de Medicina Veterinária (CFMV), por meio da Resolução nº 1.178, de 17 de outubro de 2017, o responsável técnico deve:

I – Possuir conhecimento e treinamento específico em medicina veterinária na área de ciências de animais de laboratório, em procedimentos clínicos de rotina, experimentais, de emergência, patologia, medicina veterinária preventiva, com destaque para biossegurança, saúde pública, zoonoses e para o bem-estar animal.

II – Manter-se atualizado quanto à legislação do Sistema CFMV/Conselhos Regionais de Medicina Veterinária (CRMVs) e demais órgãos e entidades relacionados ao uso de animais em ensino e pesquisa, assim como quanto às legislações pertinentes.

III – Atender com as práticas veterinárias a criação e a manutenção dos animais, de maneira a se assegurar a saúde e o bem-estar dos animais.

IV – Orientar quanto ao controle, diagnóstico e tratamento das doenças.

V – Assessorar quanto ao planejamento cirúrgico e procedimentos pré, trans e pós-operatórios, que são privativos do médico veterinário, como o procedimento clínico de eutanásia.

VI – Gerar documentação que evidencie sua atuação e permita o controle, a regulação e a avaliação dos serviços prestados, como definir documentação de rotina da instalação.

VII – Orientar e determinar quanto às instalações e alojamentos dos animais, consideradas as especificidades de cada espécie.

VIII – Recomendar e orientar a manutenção de programas de enriquecimento ambiental, quando não houver restrições.

IX – Contribuir na orientação dos profissionais envolvidos no uso de animais quanto aos limites das respectivas responsabilidades.

X – Acompanhar parâmetros comportamentais essenciais no reconhecimento de sinais de desconforto, dor e sofrimento e adotar procedimentos adequados e estabelecidos para o ponto final humanitário dos animais.

XI – Orientar sobre a importância da manutenção e disposição adequada dos alimentos e insumos utilizados de modo a garantir a qualidade deles, bem como o destino final dos resíduos, inclusive carcaças.

XII – Colaborar com as Comissões de Ética no Uso de Animais (CEUAs).

XIII – Orientar quanto a aquisição, transporte e quarentena de animais de experimentação, e que o transporte seja realizado em condições adequadas e acompanhado pela documentação exigida em legislação vigente.

É desejável que o responsável técnico tenha conhecimento das regulamentações e guias relacionados ao assunto, em especial o guia VICH GL9 – *Good Clinical Practice* (da *International Cooperation on Harmonisation of Technical Requirements for Registration of Veterinary Medicinal Products* – Cooperação Internacional para Harmonização de Requisitos Técnicos para Registro de Medicamentos Veterinários –, sendo que GL9 refere-se às Boas Práticas Clínicas Veterinárias).

Boas práticas clínicas veterinárias

As Boas Práticas Clínicas Veterinárias (BPCv) são um conjunto de diretrizes éticas e científicas de qualidade destinadas a delinear, conduzir, monitorar, registrar, auditar, analisar e relatar estudos clínicos de avaliação de produtos veterinários.

Os estudos conduzidos sob os princípios das BPCv fornecem subsídios adequados para a avaliação do processo de registro de produtos por parte da autoridade reguladora, pois entende-se que há fidedignidade, acurácia e integridade nos dados produzidos.

As normativas do MAPA pontuam sobre a necessidade de atendimento aos princípios de BPCv, conforme pode ser observado no texto do artigo 19 da Instrução Normativa Nº 26/2009:

> *Art. 19. Todos os estudos clínicos de que trata este regulamento devem ser realizados em conformidade com as boas práticas clínicas veterinárias, de acordo com referências reconhecidas nacional ou internacionalmente.*

A principal referência internacionalmente reconhecida que trata de BPCv é o guia *VICH GL9 – Good Clinical Practice*.

Com base nessa referência, autoridades nacionais como o CONCEA e o CFMV/CRMVs emitiram documentos e normativas relacionados ao tema.

O atendimento às BPCv envolve diversas etapas, desde o delineamento do estudo até seu relato final. A seguir, são apresentados os princípios relacionados às BPCv aplicáveis a todos os tipos de estudos que embasam o registro de produtos veterinários.

Documentação relacionada aos estudos

Os dados relacionados ao planejamento e a condução do estudo estão organizados, principalmente, em dois documentos: protocolo do estudo e relatório final do estudo.

O protocolo do estudo é o documento que descreve os objetivos do estudo e define as condições sob as quais o estudo deve ser conduzido e gerenciado. O protocolo deve estar acompanhado de eventuais aditamentos e registros de desvios de protocolo ocorridos durante a condução do estudo.

O relatório final do estudo é a descrição completa do estudo depois de sua conclusão. Esse documento inclui a descrição de materiais e métodos, a apresentação e a avaliação dos resultados e a análise estatística. O relatório deve seguir o formato do protocolo de estudo. No caso dos produtos antimicrobianos, a Instrução Normativa nº 26/2009 estabelece os dados mínimos que devem constar no relatório final dos estudos de eficácia, segurança e depleção residual.

Tomando-se como base o Guia de Boas Práticas Clínicas para Avaliação de Produtos Veterinários publicado pelo CRMV-SP, em 2021, os Anexos I e II detalham os itens que devem ser abordados no protocolo e no relatório final do estudo clínico, respectivamente.

Documentos-fonte (dados brutos) relacionados aos estudos – como fichas clínicas, planilhas originais, dados de calibração, registros manuais, memorandos, notas de observações, materiais fotográficos, mídia eletrônica, informações registradas de instrumentos automatizados – devem ser mantidos e disponibilizados quando solicitados pela autoridade reguladora.

Cabe ressaltar que todo documento apresentado à administração pública deve refletir a verdade, conforme determina o artigo 299 do Decreto-Lei Nº 2.848, de 7 de dezembro de 1940.

A documentação apresentada deve conter a data de emissão e as assinaturas pertinentes, que devem ser apostas a essa documentação.

Animais incluídos no estudo

Deve haver registros auditáveis do *status* sanitário e fisiológico dos animais, sua origem e destino após o estudo, bem como idade, sexo, raça, tratamentos prévios, vacinações e outras informações relevantes.

Premissas estatísticas

O número de animais incluídos no estudo deve ser justificado com base em critérios estatísticos, tendo em vista aspectos relevantes para a análise estatística, como: hipótese testada, parâmetro avaliado, desvio padrão obtido, nível de significância da estimativa, erro amostral máximo tolerado, coeficiente de variação do parâmetro (conforme referências bibliográficas), tratamento dado aos chamados *outliers*.

Alguns guias internacionais fornecem recomendações sobre o número de animais, conforme cada estudo e cada espécie, mas ressaltam que também é preciso levar em consideração a variabilidade biológica inerente ao fármaco e os parâmetros clínicos pertinentes a cada estudo, conforme destaca o *Guideline on statistical principles for veterinary clinical trials* (Guia sobre princípios estatísticos para ensaios clínicos veterinários), produzido pelo *Committee for Medicinal Products for Veterinary Use* (Comitê de Medicamentos para Uso Veterinário [CVPM], da Agência Europeia de Medicamentos [EMA]).

Deve ser esclarecida qual a unidade experimental, as variáveis em análise (justificando sua relevância para o estudo) e a forma como essas variáveis serão medidas (apresentando metodologia referenciada).

Devem ser aplicadas e justificadas as premissas básicas da experimentação, quais sejam: o número de repetições; a forma de casualização/randomização; a aplicação de cegamento/mascaramento. A randomização é um processo de seleção em que cada animal tem a mesma probabilidade de ser sorteado para formar a amostra incluída no estudo ou para ser alocado em um dos grupos de estudo. Devem ser detalhados os procedimentos de cegamento, tendo em vista que ele reduz a chance de introdução de viés intencional ou não intencional.

É imprescindível verificar:

1. O experimento foi delineado de forma apropriada?
2. Há informações suficientes para que a pesquisa possa ser repetida?
3. Os tratamentos foram distribuídos de forma aleatória?
4. A análise estatística foi descrita claramente e realizada de modo apropriado?
5. Os dados experimentais e os resultados sustentam a conclusão?
6. Foram encontradas diferenças significativas?
7. Essas diferenças foram discutidas quanto ao valor clínico?

Deve-se justificar o delineamento experimental, detalhando os tratamentos que serão comparados, bem como a forma de designar os tratamentos às unidades experimentais (randomização).

Os estudos devem ser preferencialmente conduzidos comparando-se os resultados do grupo tratado com os de um grupo controle negativo (ver as seções "Estudos de segurança na espécie-alvo" e "Estudos de eficácia"). Entretanto, levando-se em consideração questões relativas ao bem-estar animal, outras abordagens podem ser adotadas, tais como a utilização de grupos controles positivos. Neste último caso, deve ser apresentada uma justificativa embasada cientificamente, identificando-se os motivos para a não utilização do grupo controle negativo.

Boas práticas laboratoriais

Os princípios das boas práticas de laboratório (BPL) são um sistema de qualidade que abrange o processo organizacional e as condições nas quais estudos não clínicos são planejados, desenvolvidos, monitorados, registrados, arquivados e relatados.

No Brasil, o Instituto Nacional de Metrologia, Qualidade e Tecnologia (INMETRO), por meio da Coordenação Geral de Acreditação (CGCRE), é o órgão competente para atuar no monitoramento oficial da conformidade aos princípios BPL.

Embora as normativas vigentes relacionadas aos produtos de uso veterinário não mencionem claramente as BPL, está implícita a importância do atendimento aos princípios desse sistema de qualidade para condução de estudos laboratoriais necessários ao processo de registro e alteração de registro, bem como para o controle de qualidade de produtos e matérias-primas.

Referências internacionalmente reconhecidas

As diretrizes contidas nas legislações brasileiras vigentes devem ser observadas quando da condução de estudos laboratoriais e clínicos com a finalidade de registro ou alteração de registro de produtos de uso veterinário. Entretanto, aspectos mais específicos e aprofundados para o desenvolvimento de tais estudos são mais bem detalhados em referências internacionais, que funcionam como guias.

No Brasil, as principais referências internacionais que embasam a realização de estudos clínicos ou laboratoriais de produtos de uso veterinário são os guias do VICH – um programa internacional trilateral entre EUA, Japão e União Europeia que objetiva harmonizar requisitos técnicos para o registro de produtos de uso veterinário.

Além do VICH, há outros comitês científicos que produzem guias técnicos relacionados ao tema:

- *World Association for the Advancement of Veterinary Parasitology* (WAAVP; Associação Mundial para o Avanço da Parasitologia Veterinária): organização sem fins lucrativos composta por pesquisadores que estudam helmintologia, protozoologia e entomologia e elaboram guias relacionados a prevenção, enfermidades, epidemiologia, tratamento e controle de parasitas
- *The American Committee for Veterinary Medicines* (CAMEVET; Comitê Americano de Medicamentos Veterinários): projeto regional que objetiva facilitar a harmonização de procedimentos, registro e controle de produtos de uso veterinário entre os países membros.

Adicionalmente, agências regulatórias internacionais, tais como a norte-americana *Food and Drug Administration* (FDA) e EMA, também elaboram documentos técnicos que podem ser utilizados como referências internacionais reconhecidas para condução de estudos clínicos e laboratoriais.

Estudos de segurança na espécie-alvo

Os estudos de segurança na espécie-alvo têm como finalidade comprovar a inocuidade de um produto de uso veterinário na espécie animal a qual esse produto é destinado, seguindo as condições de uso preconizadas. Para tanto, o estudo deve avaliar os potenciais efeitos adversos decorrentes da utilização do produto teste.

Dados de literatura e de estudos preliminares, incluindo os de farmacocinética, farmacodinâmica e toxicológicos, devem embasar o delineamento do estudo para que haja correta identificação e avaliação dos potenciais efeitos adversos.

Os estudos de segurança podem ser utilizados para definir a margem de segurança do produto teste, por meio da observação dos efeitos adversos quando da utilização do produto em condições de sobredosagens pelo período preconizado ou por período mais longo que o preconizado.

Além disso, para produtos com características particulares e sob determinadas condições de uso, pode ser apropriada a condução de estudos de segurança específicos, tais como estudos de segurança no local de injeção, estudos de segurança para produtos de administração tópica, estudos de segurança na reprodução e estudos de segurança na glândula mamária.

Seleção dos animais

Os estudos de segurança devem ser conduzidos com animais saudáveis, representativos da espécie e categoria para a qual o produto será destinado. Em relação à idade dos animais, em geral, os estudos são conduzidos com animais jovens adultos de ambos os sexos. Entretanto, quando há indicação para animais muito jovens, o estudo deve ser conduzido na menor idade para a categoria à qual é destinado. Quando houver indicação para animais de um único sexo, o estudo deverá ser conduzido naquele a ser exposto (p. ex., produtos destinados a fêmeas em lactação).

Estudos adicionais podem ser necessários para subpopulações potencialmente sensíveis, caso elas sejam populações-alvo do produto (p. ex., fêmeas gestantes, fêmeas em lactação, animais recém-nascidos, machos reprodutores, galinhas poedeiras).

Tanto as considerações relacionadas ao bem-estar animal quanto as abordagens estatísticas devem ser utilizadas para definir o número de animais utilizados nos estudos.

Produto teste

O produto a ser testado deve conter a mesma formulação que o produto que se pretende registrar. Para avaliação da segurança, é preciso comparar os resultados obtidos do grupo tratado com o produto teste com aqueles obtidos em um grupo controle negativo (não tratado ou tratado com placebo), sempre utilizando uma abordagem estatística adequada.

A dose, a via de administração, a frequência e o período de tratamento praticados durante o estudo devem seguir o modo de uso pretendido para o produto teste. Havendo mais de um regime de tratamento indicado, deve-se escolher aquele mais crítico quando levada em consideração a possibilidade de ocorrência de efeitos adversos.

Para estudos a partir dos quais se deseja definir a margem de segurança do produto, devem ser utilizados múltiplos da dose e da duração do tratamento preconizados, sendo que a seleção dessas posologias deve ser amparada em dados farmacológicos e toxicológicos do produto.

Parâmetros a serem avaliados

Em geral, existem quatro variáveis a serem levadas em consideração durante a condução de estudos de segurança na espécie-alvo: observações e exames físicos, testes de patologia clínica, exames histopatológicos e necropsias.

A escolha da variável e seus respectivos parâmetros a serem avaliados depende da natureza do produto teste, do uso proposto, da espécie a que se destina o produto e do seu potencial para gerar efeitos adversos.

No Anexo III, estão descritos os parâmetros que podem ser avaliados de acordo com as variáveis descritas.

Estudos de depleção de resíduos

Para o registro de produtos de uso veterinário destinados aos animais de produção, é necessário definir o período de carência por meio de estudos de depleção de resíduos, ou seja, do tempo necessário à progressiva eliminação do medicamento até os limites toxicologicamente toleráveis.

O período de carência é o intervalo entre o término da administração do produto de uso veterinário até o momento em que os resíduos de relevância toxicológica, nas matrizes estudadas (carne, leite, ovos), sejam iguais ou inferiores ao limite máximo de resíduos (LMR) estabelecido. O LMR é a concentração máxima permitida do resíduo de um produto de uso veterinário no alimento de origem animal, que é legalmente permitida ou reconhecida como segura à saúde do consumidor.

No Brasil, a autoridade responsável pela definição de LMR é a Anvisa. Os LMRs definidos pela ANVISA estão descritos na Instrução Normativa nº 51, de 19 de dezembro de 2019.

Os estudos de depleção de resíduos para a determinação do período de carência devem ser realizados com a formulação para a qual se requer o registro ou alteração de registro, nas espécies-alvo e matrizes recomendadas, utilizando-se a maior posologia indicada.

Produtos de uso veterinário cuja formulação contém ativos de utilização segura, motivo pelo qual não foi demandada definição de LMR pela autoridade responsável, não necessitam da condução de estudos de depleção de resíduos para definição de período de carência.

Seleção dos animais

Os animais selecionados devem ser adultos jovens e saudáveis e com características representativas da população para a qual se deseja indicar o produto. Recomendações sobre o número e a característica dos animais a serem utilizados no estudo podem ser encontradas no guia *VICH topic GL48: Studies to evaluate the metabolism and residue kinetics of veterinary drugs in foodproducing animals: marker residue depletion studies to establish product withdrawal periods* (Estudos para avaliar o metabolismo e a cinética de resíduos de medicamentos veterinários em animais produtores de alimentos: estudos de depleção de resíduos de marcadores para estabelecer períodos de carência do produto).

O número de animais usados deve ser grande o suficiente para permitir uma avaliação significativa dos dados. Se a variabilidade biológica for substancial, um número maior de animais pode resultar em um período de retirada mais bem definido.

De modo sucinto, o guia preconiza:

- Para estudos de depleção de resíduos em tecidos de bovinos, suínos e ovinos, recomendam-se utilizar pelo menos quatro animais (dois machos e duas fêmeas), por cada momento de abate. Os momentos de abate devem ser em número suficiente para que o limite superior da reta de regressão linear (concentração tecidual *versus* tempo) intercepte a reta do LMR (*i. e.*, havendo pelo menos uma coleta em que o resíduo esteja acima do LMR e uma coleta em que ele esteja abaixo do LMR), ou seja, pelo menos quatro coletas de matrizes teciduais em momentos escolhidos, conforme a depleção conhecida do medicamento
- Para estudo de depleção de resíduos em tecidos de aves, recomendam-se utilizar pelo menos seis amostras em cada momento de abate
- Para estudos de depleção de resíduos em leite, recomendam-se utilizar pelo menos 20 animais que representem todos os estágios e níveis de lactação. No caso de estudos pré-parto (vaca seca), sugerem-se, também, 20 vacas prenhes submetidas a práticas de manejo representativas da população para a qual o produto é indicado
- Para estudos de resíduos de ovos, um número suficiente de aves deve ser utilizado para coletar 10 ou mais ovos em cada momento de amostragem. Esses momentos de amostragem devem compreender todo o período de formação do ovo (durante o tratamento e até 12 dias após o fim do tratamento).

Amostragem

Após a eutanásia dos animais, amostras de tecidos comestíveis devem ser coletadas em quantidade suficiente para análise dos resíduos, conforme apresentado no Anexo IV.

Se as amostras coletadas não forem imediatamente analisadas, devem ser armazenadas congeladas, devendo-se, nesse caso, comprovar a estabilidade dos resíduos na amostra durante o tempo de congelamento.

Os intervalos de tempos de amostragem (abate, ordenha, coleta de ovos) devem ser cuidadosamente escolhidos, levando-se em consideração os dados farmacocinéticos do produto e para que o cálculo do período de carência do produto seja feito por interpolação dos dados da curva do gráfico resíduo *versus* tempo.

Para produtos para os quais se deseja indicar período de carência zero, tanto para leite quanto para tecidos, podem-se adotar delineamentos específicos, cujas descrições são encontradas no Guia VICH GL48.

Análise estatística

Uma abordagem estatística deve ser utilizada para interpretação dos dados do estudo de depleção de resíduos. A regressão linear é o método estatístico de escolha para a interpretação dos dados de estudo de depleção de resíduos em tecidos. Caso os dados obtidos não permitam a utilização dessa abordagem, a utilização de métodos alternativos deve ser devidamente justificada, com referências científicas.

Devido às características próprias da depleção de resíduos em leite, métodos estatísticos específicos podem ser utilizados para avaliar essa matriz. O *Time To Safe Concentration* (TTSC) é o método de escolha recomendado – ele consiste no cálculo do tempo necessário para que a concentração de resíduos no leite da maioria dos animais amostrados atinja um valor seguro com base no LMR. Esse tempo é expresso por meio de um limite de tolerância relacionado ao número de ordenhas. Na impossibilidade comprovada de utilização do TTSC, outros métodos podem ser utilizados, como *Safe Concentration from Linear Regression* (SCLR; concentração segura a partir da regressão linear) e *Safe Concentration per Milking* (SCPM; concentração segura por ordenha), desde que sua utilização seja devidamente justificada. Detalhamentos sobre como aplicar tais abordagens podem ser encontrados no guia EMEA/CVMP/473/98–FINAL.

Estudos de eficácia

Os estudos de eficácia têm como finalidade comprovar a eficácia do produto para a indicação pretendida. Portanto, os estudos devem ser conduzidos em animais representativos da espécie-alvo (considerando as categorias pretendidas), com a formulação que se pretende registrar, na via de administração, dosagem, intervalo e período de tratamento preconizados. Havendo mais de um regime de tratamento, deve-se utilizar aquele que caracteriza uma condição mais crítica para comprovação da eficácia (menor dosagem, menor período de tratamento).

Dose do produto

Deve-se conhecer a dose mínima efetiva do produto, a fim de otimizar a quantidade de ativo utilizado e evitar a ocorrência de efeitos colaterais, bem como a dessensibilização precoce do organismo e a promoção de resistência de patógeno. A dose mínima é a menor dose eficaz de um ingrediente farmacêutico ativo (IFA) que pode ser administrada a um indivíduo para se obter o resultado terapêutico.

Para condução dos estudos de eficácia, a dose utilizada do produto deve ter sua escolha justificada cientificamente, seja por meio de informações provenientes de referências bibliográficas internacionalmente reconhecidas ou de estudos de determinação de dose. Em geral, esses estudos são realizados dentro de uma faixa de doses pré-selecionadas, baseadas em informações de estudos prévios. Os resultados do estudo poderão indicar a dose e o intervalo entre dose a ser utilizado nos estudos seguintes (estudos de confirmação de dose, estudos de campo).

Produtos de uso veterinário com ação antimicrobiana

Os estudos de eficácia de produto de uso veterinário com ação antimicrobiana devem demonstrar que, na posologia recomendada, o produto tem eficácia contra os agentes etiológicos indicados, em todas as espécies animais para as quais o produto é preconizado. Podem ser conduzidos estudo *in vivo* e/ou *in vitro*, dependendo da indicação para a qual se deseja comprovar a eficácia.

Os estudos de eficácia *in vivo* para produtos de uso veterinário com ação antimicrobiana podem ser conduzidos com animais infectados naturalmente ou artificialmente, ambos de maneira controlada. Os animais infectados naturalmente devem ser representativos da população para qual se deseja indicar o produto. No caso de infecção artificial, é importante que as cepas utilizadas para provocar a doença sejam representativas dos patógenos circulantes no território em que vive a população para a qual se deseja indicar o produto. Em ambos os casos, a infecção precisa ser comprovada previamente ao estudo, com isolamento do patógeno, por meio de métodos de diagnóstico apropriados.

Os estudos de eficácia *in vitro* para produtos de uso veterinário com ação antimicrobiana fazem uso da correlação da concentração plasmática com a concentração inibitória mínima (CIM) ou com a concentração bactericida mínima (CBM). O objetivo da terapia antimicrobiana é que o IFA seja mantido em concentração e tempo suficientes na biofase, para inibir o crescimento de bactérias ou eliminá-las do organismo-alvo e alcançar a cura clínica de todos os animais infectados. Para produtos com atividade sistêmica, a eficácia pode ser comprovada por meio da correlação do perfil farmacocinético do produto, obtido por meio da condução de estudos *in vivo* com animais saudáveis, com dados de estudos *in vitro* para a determinação do CIM ou CBM de cada agente etiológico para os quais o produto é indicado. Tal correlação pode ser obtida por meio da avaliação de parâmetros farmacocinéticos (PK; ***pharmacokinetic***) e parâmetros farmacodinâmicos (PD; ***pharmacodynamic***).

A relação entre esses dois parâmetros pode ser obtida por meio de índices chamados PK/PD que devem ser criteriosamente escolhidos no sentido de que sejam os mais apropriados para se prever a eficácia do produto. Os índices PK/PD mais utilizados são:

- Relação entre a concentração máxima (Cmax) do IFA no plasma e a CIM (Cmax/CIM)
- Porcentagem do tempo (T) acima da CIM (T > CIM)
- Relação da área sob a curva da concentração plasmática do IFA *versus* o tempo (ASC) pelo CIM (ASC/CIM) (para detalhes, ver *Capítulo 35*).

A determinação da CIM e da CBM deve ser realizada de acordo com os protocolos padronizados pelo *Clinical & Laboratory Standards Institute* (CLSI; Instituto de Padrões Clínicos e Laboratoriais), e as cepas utilizadas no estudo devem ser representativas dos patógenos circulantes no território em que vive a população para a qual se deseja indicar o produto.

Quanto à comprovação do sinergismo, para produtos cuja formulação contenha associação de IFAs antimicrobianos diferentes ou associação de IFAs antimicrobianos com IFAs de outra classe terapêutica (antiparasitários, anti-inflamatórios), deve-se apresentar estudos que comprovem a ocorrência de sinergismo de potencialização e pelo menos sinergismo de adição, respectivamente.

O sinergismo de potencialização é aquele no qual os efeitos farmacológicos de duas ou mais substâncias distintas, administradas em associação, são maiores que o efeito observado quando cada uma delas é utilizada isoladamente. O sinergismo de adição é aquele no qual os efeitos farmacológicos de duas ou mais substâncias distintas, administradas em associação, são iguais à soma dos efeitos observados na administração individual de cada substância.

É necessário comprovar a vantagem da associação para a indicação pretendida do produto, portanto, no caso de estudos *in vivo*, os animais devem estar acometidos pela enfermidade para a qual a associação de IFAs está preconizada.

Produtos de uso veterinário com ação antiparasitária

A Portaria nº 48, de 16 de maio de 1997, que aprova o Regulamento Técnico para produção, controle e o emprego de antiparasitários de uso veterinário se aplica para o registro e a renovação de registro de produtos com ação antiparasitária. Essa Portaria descreve os critérios para condução de estudos clínicos para comprovação da eficácia de produtos com ação bernicida, mata-bicheiras, anti-helmínticos, carrapaticidas, mosquicidas, sarnicidas, piolhicidas, anticoccidianos e hemoparasiticidas.

Para as indicações que não são objeto da Portaria nº 48/97, podem ser utilizadas referências internacionalmente reconhecidas como embasamento para delineamento dos estudos de eficácia, como aquelas da WAAVP e da EMA.

Os estudos para comprovação de eficácia antiparasitária devem ser conduzidos com indivíduos representativos da população para a qual se deseja indicar o produto, ressaltando-se que a representatividade das condições climáticas do local onde essa população reside também é de fundamental importância.

É fortemente recomendável que, além dos estudos controlados, sejam conduzidos estudos de campo, ainda que isso não esteja previsto para todas as indicações descritas na Portaria nº 48/97. Os testes de campo objetivam fornecer avaliações adicionais do desempenho do produto quando administrados na posologia indicada em condições reais de utilização.

Produtos de uso veterinário com ação anti-inflamatória

Não há uma normativa nacional específica para condução de estudos de eficácia relacionados a essa classe de produtos. O documento EMA/CVMP/EWP/1061/2001 – *Guideline for the conduct of efficacy studies for non-steroidal anti-inflammatory drugs* (Guia para a condução de estudos de eficácia para medicamentos anti-inflamatórios não esteroides) pode ser utilizado como referência para condução de estudos para comprovação de eficácia de produtos anti-inflamatórios de ação não esteroide. Como recomendado nesse documento, a definição dos parâmetros clínicos a serem avaliados para comprovar a eficácia deve ser clara e apropriada, considerando a relevância daquele parâmetro para o objetivo do tratamento. Sempre que possível, devem ser escolhidos parâmetros clínicos objetivos para comprovar a eficácia (as características, bem como as indicações de uso dos anti-inflamatórios não esteroides, estão descritas no *Capítulo 22*).

Se a avaliação de determinados parâmetros clínicos, tais como dor e claudicação, envolver a utilização de escalas de classificação, estas devem ser de larga utilização, preferencialmente validadas e referenciadas em bibliografias científicas reconhecidas.

Estudos de estabilidade

Os estudos de estabilidade têm por finalidade prever, determinar e monitorar o prazo de validade dos produtos de uso veterinário. De acordo com sua finalidade, os estudos de estabilidade se dividem em:

- *Estudos de estabilidade acelerada*: são realizados em condições forçadas de armazenamento, em período relativamente curto de tempo, com o objetivo de se estimar o prazo de validade provisório do produto nas condições preconizadas para o armazenamento. Nesse estudo, são avaliadas as degradações químicas e/ou físicas do fármaco/produto farmacêutico. É concedido um prazo de validade provisório de 24 meses ao produto, cujas substâncias ativas sejam consideradas estáveis (degradação igual ou inferior a 5%) e os outros parâmetros de qualidade do produto permaneçam dentro das especificações

- *Estudos de estabilidade de longa duração*: são realizados nas condições preconizadas de armazenamento/utilização, durante tempo igual ou superior ao estimado para o prazo de validade/utilização do produto. Esse estudo definirá o prazo de validade definitivo do produto. Nesse tipo de estudo, são avaliadas as características físicas, químicas, biológicas e microbiológicas de um *produto farmacêutico*

- *Estudos de estabilidade de acompanhamento*: são estudos de longa duração realizados periodicamente para verificar se o produto farmacêutico continua apresentando características físicas, químicas, biológicas e microbiológicas similares às apresentadas por ocasião do estabelecimento do seu prazo de validade

- *Estudos de estabilidade de período de utilização*: estudos que definem o tempo durante o qual uma preparação multidose (recipiente único contendo mais de uma dose), reconstituída, administrada e adicionada à ração ou dissolvida em água (solvente) pode ser utilizada mantendo sua estabilidade.

Os estudos de estabilidade devem ser conduzidos observando-se os critérios estabelecidos para a zona climática para a qual o produto é destinado. O Brasil situa-se na zona climática IV (quente e úmida). O Quadro 3.2 mostra os tipos de teste de estabilidade e as respectivas características estabelecidas para a zona climática IV.

QUADRO 3.2

Tipos de teste de estabilidade e as respectivas características estabelecidas para a zona climática IV (quente e úmida), na qual o Brasil se situa.

		Características	
Tipo de teste de estabilidade	Realizado em câmara climática	Temperatura*/umidade relativa (UR)*/duração	Tempo de análise
Acelerada** (prazo de validade provisório)	Sim	40°C ± 2°C/75% ± 5% UR/6 meses ou 50°C ± 2°C/90% ± 5% UR/3 meses	0, 1, 2, 3 e 6 meses 0, 1, 2 e 3 meses

(continua)

QUADRO 3.2

Tipos de teste de estabilidade e as respectivas características estabelecidas para a zona climática IV (quente e úmida), na qual o Brasil se situa. (*continuação*)

Tipo de teste de estabilidade	Características		
	Realizado em câmara climática	Temperatura*/umidade relativa (UR)*/ duração	Tempo de análise
Longa duração**			
• Prazo de validade definitivo	Sim	30°C ± 2°C/65% ± 5% UR/prazo de validade declarado	0, 3, 6, 9, 12, 18, 24 meses e anualmente, até o prazo de validade declarado
• Acompanhamento	Sim	30°C ± 2°C/65% ± 5% UR/prazo de validade declarado	0 e anualmente, até o prazo de validade declarado
• Período de utilização***	Não	Condições críticas de utilização	0 e mais três pontos equidistantes, contemplando todo prazo de validade de utilização

*Estabelecidas para a zona climática IV (quente e úmida) na qual o Brasil está inserido.
**Os produtos de degradação devem ser identificados e quantificados quando apresentarem relevância terapêutica ou toxicológica.
***Para os medicamentos veterinários misturados à ração, realizar nos perfis indicados por categoria dentro de cada espécie; para os dissolvidos em água, utilizar água potável clorada e não clorada.

VALIDAÇÃO DE MÉTODOS ANALÍTICOS

O caminho a ser percorrido até a colocação de um novo produto veterinário no mercado é longo e começa bem antes da fabricação da partida-piloto, com a escolha da forma farmacêutica e a especificação das matérias-primas que serão utilizadas. Cada matéria-prima que entra na composição do produto deve atender a requisitos de qualidade no que tange à identidade, ao teor e à pureza. Normalmente, esses requisitos são estabelecidos em monografia farmacopeica e, na ausência de monografias, são adotados requisitos estabelecidos pelo fabricante da matéria-prima.

Com relação ao produto formulado, cada partida deve ser analisada no que tange aos parâmetros físico-químicos, biológicos e/ou microbiológicos, cujas especificações são estabelecidas em monografia farmacopeica, levando em consideração a forma farmacêutica e a via de administração do produto, ou são estabelecidas internamente pelo fabricante (se indisponível monografia específica).

Como já exposto anteriormente, uma vez comprovada a similaridade entre as três partidas-piloto, qualquer uma delas pode ser utilizada nos estudos de estabilidade, eficácia, segurança e determinação do período de carência. Desse modo, para alcançar resultados confiáveis e reprodutíveis, é preciso dispor de métodos analíticos cujos parâmetros de desempenho sejam adequados ao propósito do ensaio ou estudo.

Resultados analíticos não confiáveis podem resultar em tomadas de decisão equivocadas, não só a respeito da qualidade das matérias-primas e do produto acabado como também do prazo de validade, da eficácia e da segurança do produto, colocando em risco a saúde dos animais e a saúde pública de modo geral.

Existem vários guias ou referências bibliográficas que podem ser utilizados pelos laboratórios para avaliar o desempenho dos métodos analíticos, entre eles:

- Guia de Validação e Controle de Qualidade Analítica: fármacos em produtos para alimentação e medicamentos veterinários, MAPA/SDA – Brasília, 2011
- Resolução da Diretoria Colegiada/ANVISA – RDC Nº 27, de 17 de maio de 2012
- Resolução da Diretoria Colegiada/ANVISA – RDC Nº 166, de 24 de julho de 2017
- Orientação sobre validação de métodos analíticos – DOQ CGCRE 008 – INMETRO
- VICH GL1 *Validation of analytical procedures: definition and terminology* (validação de procedimentos analíticos: definição e terminologia)
- VICH GL2 *Validation of analytical procedures: methodology* (validação de procedimentos analíticos: metodologia).

De modo geral, para avaliar se o método analítico fornece resultados confiáveis, são levados em consideração os parâmetros de desempenho (ou figuras de mérito), os quais são apresentados no Quadro 3.3.

O modo de avaliação e os critérios de aceitação de cada parâmetro podem variar conforme a referência ou o guia que está sendo utilizado. A decisão sobre quais parâmetros de desempenho devem ser avaliados e quais os requisitos de aceitação para cada um dependerá da finalidade do método (se qualitativo, quantitativo ou método de *performance*) e da concentração em que o analito poderá estar presente na amostra.

Quando o objetivo é avaliar o desempenho de um método novo, desenvolvido no próprio laboratório, a validação deve ser completa, ou seja, todos os parâmetros de desempenho (figuras de mérito) devem ser avaliados. No entanto, em algumas situações a validação pode ser parcial, como nos casos de transferência de métodos já validados e de verificação da *performance* de métodos normalizados. Importante destacar que adaptações de métodos normalizados, muito comum nos laboratórios de controle de qualidade de medicamentos, requerem validação completa, não sendo suficiente a verificação de alguns parâmetros.

Como exposto anteriormente, a escolha dos parâmetros de desempenho a serem avaliados, do modo de avaliação desses parâmetros e dos requisitos de aceitação depende do escopo de aplicação do método. Por isso, pode ocorrer

QUADRO 3.3
Parâmetros de desempenho para validação de métodos analíticos.

Parâmetro	Descrição
Seletividade	É a capacidade de o método quantificar o analito na presença de outros analitos, matrizes ou de outro material potencialmente interferente. O método é seletivo quando ele produz respostas para vários analitos, desde que possa distinguir a resposta de um analito daquela de outros
Efeito matriz	É o feito dos componentes da matriz na resposta analítica. Deve ser avaliado no caso de matrizes complexas (ração, matrizes biológicas etc.) sempre que se pretender usar curva de calibração construída por fortificação em solvente. Ficando constatada, por meio de métodos estatísticos, ausência de paralelismo entre a curva matrizada e a curva em solvente, obrigatoriamente, a determinação do analito nas amostras desconhecidas deve ser feita por meio de curva construída em matriz branca
Linearidade	É a capacidade de o método (dentro de uma dada faixa de concentração) obter resultados diretamente proporcionais à concentração do analito na amostra. Deve ser avaliada por meio de representação gráfica das respostas em função da concentração (pelo menos cinco níveis de concentração, preparados de maneira independente), bem como avaliação gráfica e estatística da dispersão dos resíduos, considerando a normalidade e a independência dos erros e a homogeneidade das variâncias. Normalmente, a regressão linear é avaliada pelo método dos mínimos quadrados ordinários, mas havendo heterocedasticidade (comum quando se trabalha com uma faixa de concentração muito ampla), a regressão deve ser estabelecida pelo método dos mínimos quadrados ponderados
Limite de detecção (LD)	É a menor quantidade de analito na amostra que pode ser detectada, mas não necessariamente quantificada sob as condições estabelecidas para o ensaio
Limite de quantificação (LQ)	É a menor quantidade do analito na amostra que pode ser quantitativamente determinada com precisão e exatidão aceitáveis
Exatidão/recuperação	Grau de concordância entre os resultados individuais do método em estudo em relação a um valor aceito como verdadeiro
Precisão	É a proximidade entre os resultados obtidos por meio de ensaios com amostras preparadas conforme descrito no método analítico a ser validado. Deve ser expressa com base na repetibilidade (mesmo laboratório, mesmo dia, mesmo operador), precisão intermediária (proximidade dos resultados obtidos no mesmo laboratório, em dias diferentes, por operadores distintos) ou reprodutibilidade (proximidade dos resultados obtidos por laboratórios diferentes)
Robustez	Parâmetro que deve ser avaliado durante o desenvolvimento do método para verificar o impacto de pequenas e deliberadas variações das condições analíticas. Ficando evidente a suscetibilidade do resultado obtido a qualquer pequena variação de condição adotada, esta deverá ser mais bem controlada na rotina analítica

de um método descrito em compêndio farmacopeico ser adequado para controle de qualidade de matéria-prima ou produto formulado, mas não atender requisitos para ser usado em estudos de estabilidade. Desse modo, a fim de auxiliar no processo de validação analítica, são elencados alguns tipos de ensaios/estudos apresentados para fins de registro de produto veterinário e os principais requisitos a serem considerados na aprovação dos métodos:

- *Controle de qualidade de matérias-primas e do produto acabado*: o método deve ser seletivo, preciso, exato e linear na faixa de concentração avaliada. Como o analito está presente em concentrações elevadas, não há necessidade de determinar os limites de quantificação ou detecção do método
- *Estudos de estabilidade para determinação do prazo de validade do produto*: o método deve ser seletivo, preciso, exato e linear na faixa de concentração avaliada. Nesse caso, a seletividade deve ser avaliada também frente a eventuais produtos de degradação que possam surgir ao longo da validade do produto. Importante ressaltar que a Instrução Normativa nº 15/2005 estabelece que os produtos de degradação devem ser identificados e quantificados quando tiverem relevância terapêutica ou toxicológica. Portanto, para estudos de estabilidade, a validação do método deve contemplar estudo de degradação forçada e o detector utilizado deve ser adequado para garantir a pureza dos picos de interesse. Destaque-se, ainda, que alguns produtos de degradação podem, eventualmente, ter atividade antimicrobiana, de modo que os métodos microbiológicos não são adequados para determinar prazo de validade de matéria-prima ou produto formulado
- *Estudos de determinação do período de carência*: além de seletividade, precisão, exatidão e linearidade na faixa de concentração, o laboratório deve observar que o limite inferior de quantificação do método seja, no máximo, 50% do limite máximo de resíduo permitido. Também é importante que se comprove a adequação das amostras analisadas, sobretudo no que tange à estabilidade do(s) analito(s) nas condições e no tempo de armazenamento, caso as amostras tenham sido coletadas e congeladas para análise futura.

Para que a validação seja bem conduzida e forneça evidências objetivas quanto ao adequado desempenho do método, o laboratório deve:

- Ter clareza quanto a finalidade e âmbito de aplicação do método que se encontra em desenvolvimento e validação

- Definir os parâmetros de desempenho e respectivos critérios de aceitação que deverão ser avaliados e considerados como validadores do método em questão
- Estabelecer quais os procedimentos que serão adotados para avaliação de cada parâmetro de desempenho, levando em consideração os equipamentos e os utensílios que serão utilizados, as pessoas que atuam no laboratório e todas as variáveis que podem, de alguma forma, influenciar nos resultados do ensaio
- Dispor de instrumentos de medição e aparelhos calibrados/certificados, bem como de substância química de referência do analito que se pretende identificar ou quantificar
- Executar os ensaios segundo os procedimentos e condições cromatográficas que foram definidos previamente, mantendo registros rastreáveis e auditáveis
- Documentar os resultados de modo a dispor de evidências objetivas a respeito da *performance* do método. O relatório da validação deve conter a descrição dos procedimentos, os parâmetros analíticos, os critérios de aceitação e os resultados, de forma detalhada, possibilitando, assim, sua reprodução e, se necessário, a avaliação estatística. Deve conter, ainda, as memórias de cálculos realizados durante o processo de validação analítica, bem como as ferramentas estatísticas utilizadas para a avaliação dos dados.

Uma vez que o método tenha sido validado, o laboratório deve monitorar o seu desempenho, por meio de amostras de controle de qualidade distribuídas junto com as amostras da corrida analítica. É importante que a corrida seja monitorada tanto com controles do equipamento (*replicatas* de uma mesma amostra em nível de concentração conhecido), como por meio de controles do procedimento de extração (injeção de amostras com concentrações conhecidas, preparadas de maneira independente, desde a etapa da extração).

A RDC nº 27/2012, que dispõe sobre os requisitos de validação para métodos bioanalíticos, estabelece que o número de amostras de controle de qualidade baixo, médio e alto a ser incorporado em cada corrida analítica não deve ser inferior a 5% do número de amostras em estudo e não deve ser inferior a seis controles de qualidade, sendo uma duplicata de cada concentração. Esse mesmo guia estabelece os critérios de aceitação tanto da curva de calibração quanto da corrida analítica, levando em consideração os resultados obtidos para os padrões de calibração e para as amostras de controle de qualidade inseridas na corrida.

SUBMISSÃO DE SOLICITAÇÃO DE REGISTRO

A solicitação de registro ou alteração de registro de um produto de uso veterinário de natureza farmacêutica deve ser requerida ao MAPA por meio do SIPEAGRO. Para solicitações de registro, devem ser anexados todos os documentos descritos no Artigo 26 do Decreto nº 5.053/2004 e informações adicionais, conforme apresentado no Quadro 3.4.

Os documentos a serem apresentados no processo de solicitação de alteração de registro dependem do tipo de modificação que será solicitada e estão especificados na Instrução Normativa nº 23/2016.

QUADRO 3.4

Documentos necessários para submissão de solicitação de registro de um produto de uso veterinário de natureza farmacêutica ao Ministério da Agricultura, Pecuária e Abastecimento.

Documento	Observações
Requerimento	O requerimento deve conter as seguintes informações: • Razão social da firma requerente • Finalidade do registro • Número de registro do estabelecimento requerente • Nome completo do produto • Nome, qualificação e número de registro do responsável técnico pelo produto
Relatório técnico	O roteiro para elaboração do relatório técnico, segundo a Portaria 74/1996, encontra-se no Anexo V Para produtos antimicrobianos, há informações adicionais a serem acrescentadas ao Relatório Técnico, as quais estão descritas no Anexo VI
Modelo de rotulagem	O modelo de rotulagem deve apresentar as informações que constam no Artigo 39 do Decreto 5053/2004
Declaração do responsável técnico assumindo a responsabilidade pela fabricação do produto no Brasil	Aplicável aos produtos de fabricação nacional
Declaração do importador assumindo a responsabilidade sobre o produto importado	Aplicável aos produtos importados
Cópia da documentação original de registro que comprove as informações do relatório técnico do produto importado	Aplicável aos produtos importados

(continua)

QUADRO 3.4

Documentos necessários para submissão de solicitação de registro de um produto de uso veterinário de natureza farmacêutica ao Ministério da Agricultura, Pecuária e Abastecimento. (*continuação*)

Documento	Observações
Documento legal emitido pelo proprietário no país de origem, redigido em língua portuguesa, que comprove a representação do produto e que responsabilize seu representante pelo cumprimento das exigências da legislação vigente	Aplicável aos produtos importados
Certificado de habilitação oficial do estabelecimento proprietário e fabricante, no país de origem	Aplicável aos produtos importados
Certificado de registro, autorização de venda livre, no país de origem, ou certificado de fabricação exclusiva para exportação, especificada a fórmula completa ou a composição, as indicações e a validade	Aplicável aos produtos importados
Ordens de produção de três partidas-piloto ou comerciais	Para produtos importados, podem ser encaminhadas ordens de produção de partidas comerciais. A ordem de produção contém informações relativas a todo o processo produtivo, incluindo especificações e controle de qualidade de matérias-primas e embalagens, registro de estágios da fabricação, controles em processo, controle de qualidade de produtos acabados e desvios. O item 6.3 da Instrução Normativa 13/2003 descreve as informações que devem estar contidas nas ordens de produção
Estudo de similaridade das partidas-piloto e comerciais	A similaridade será caracterizada pela avaliação das especificações físico-químico-microbiológicas das partidas
Relatório de elaboração da partida-piloto	Algumas das informações que devem constar no relatório de elaboração e que estão descritas no item 6 da Instrução Normativa 26/2005 podem estar presentes nos documentos referentes às ordens de produção
Estudo de estabilidade	O estudo de estabilidade acelerada pode ser encaminhado inicialmente para obtenção do prazo de validade provisório de 24 meses. O prazo de validade definitivo só será concedido após apresentação do estudo de estabilidade de longa duração. O estudo de estabilidade do período de utilização, se for o caso, deve ser encaminhado na ocasião da solicitação de registro
Estudo de segurança	
Estudo de eficácia	
Estudo de depleção de resíduos	Aplica-se para os produtos cujo ingrediente farmacêutico ativo tem limite máximo de resíduo (LMR) e que serão indicados para animais de produção
Validações de metodologia analítica	

ANÁLISE DA SOLICITAÇÃO DE REGISTRO

A análise da solicitação de registro é realizada por profissionais médicos-veterinários e farmacêuticos do MAPA que atuam na Divisão de Registro de Produtos de Uso Veterinário, da Coordenação de Fiscalização de Produtos Veterinários, unidade responsável pela emissão dos Certificados de Registro de Produtos de Uso Veterinário.

As análises são baseadas na legislação vigente e, complementarmente, nas referências internacionalmente reconhecidas.

O MAPA disponibiliza, em seu *site* eletrônico, os "Roteiros de análise e referências técnicas" para análise de produtos farmacêuticos, os quais são aqui listados:

1. Roteiro de análise prévia/triagem.
2. Roteiro para análise de estudos de depleção de resíduos – etapa clínica e conclusão – matrizes cárneas e ovos.
3. Roteiro para análise de estudos de depleção de resíduos – etapa clínica e conclusão – matriz leite.
4. Roteiro para análise de estudos de depleção de resíduos – etapa analítica e validação.
5. Roteiro para análise de estudos de eficácia antimicrobiana – determinação da concentração inibitória mínima (CIM) das bactérias.
6. Roteiro para análise de estudos de eficácia antimicrobiana – correlação plasmática *versus* CIM: etapa clínica e conclusão.
7. Roteiro para análise de estudos de eficácia antimicrobiana – estudo controlado com infecção artificial.
8. Roteiro para análise de estudos de eficácia antimicrobiana – estudo controlado com infecção natural.

9. Roteiro para análise de estudos de eficácia antimicrobiana – correlação plasmática *versus* CIM: etapa analítica e validação do método analítico – plasma e tecido.
10. Roteiro para análise de estudos de eficácia geral (para produtos que não são antimicrobianos ou antiparasitários).
11. Roteiro para análise de estudos de eficácia antiparasitária.
12. Roteiro para análise de etapa analítica e método analítico de estudo de estabilidade.
13. Roteiro para análise de estudos de estabilidade – conclusão.
14. Roteiro para análise de relatório de partida-piloto ou comercial – produtos farmacêuticos.
15. Roteiro para análise de estudos de segurança na espécie-alvo.

REGISTRO DE PRODUTOS DE USO VETERINÁRIO EM OUTROS PAÍSES

Diferentemente do que ocorre no Brasil, na maioria dos demais países, as autoridades reguladoras do registro e fiscalização de produtos de uso veterinário são as mesmas que regulam tais temas relacionados aos medicamentos de uso humano.

Há uma busca constante das principais agências reguladoras para harmonizar requerimentos técnicos para o registro de produtos de uso veterinário entre as diferentes nações, o que explica a criação de comitês de cooperação científicos, tais como o VICH e o CAMEVET. Entretanto, cada agência tem particularidades, principalmente aquelas relacionadas aos procedimentos administrativos para registro de produtos.

Na União Europeia, existe a possibilidade de se registrar o produto, conforme procedimento centralizado pela EMA, viabilizando, assim, sua comercialização em toda a Comunidade Europeia. No entanto, os Estados-membros também têm suas próprias autoridades reguladoras, com exigências específicas para registro apenas naquele determinado país do bloco.

A EMA participa de várias etapas do registro do produto veterinário, desde a etapa de desenvolvimento do produto (inclusive fornecendo consultoria científica para elaboração de protocolos de estudos), até os diversos serviços administrativos necessários após a concessão de registro.

O novo Regulamento Europeu para produtos veterinários (*Regulation (EU) 2019/6*), em vigor a partir de 28/01/2022, tem como objetivos principais aumentar a disponibilidade de produtos ao mercado do bloco, focando na segurança aos animais e ao consumidor e na resistência aos antimicrobianos. Esse regulamento revogou a normativa que era vigente desde 2001 (*Directive 2001/82/EC*).

Nos EUA, a FDA é a autoridade responsável pelo licenciamento dos medicamentos veterinários. Do ponto de vista prático, todo produto a ser registrado se trata de um novo medicamento. Contudo, existem dois tipos de registro: *new animal drug application* (NADA; nova solicitação de medicamento animal) e *abbreviated new animal drug application* (ANADA; nova solicitação abreviada de medicamento animal), regulamentados pelo chamado *The Act*, como é conhecida a Lei Federal de Alimentos, Medicamentos e Cosméticos dos EUA (*Federal Food, Drug, and Cosmetic Act*, 1938).

No Canadá, a *Veterinary Drugs Directorate* (VDD; Diretoria de Medicamentos Veterinários) é uma divisão da *Health Canada's Health Products and Food Branch*, que também regulamenta os produtos para alimentação e saúde humana. Assim como nos EUA, no Canadá, também existem as categorias de produto veterinário de referência (*CRP*) e produto veterinário genérico (*AND*), para as quais as exigências regulamentares são diversas.

A *Australian Pesticides and Veterinary Medicines Authority* centraliza o registro de todos os produtos de uso veterinário e dos produtos de uso agrícola na Austrália, o que é regulamentado pelo chamado *Agvet Code* (*Agricultural and Veterinary Chemicals Code Act*, 1994). O registro de cada produto é bastante particularizado, com base não somente na sua composição, mas também na informação que o fabricante pretende colocar na rotulagem ou nos diversos materiais publicitários.

No Japão, *Ministry of Agriculture, Forestry and Fisheries* (MAFF; Ministério da Agricultura, Silvicultura e Pesca) é o órgão responsável pelo registro dos produtos, o qual se baseia na *Law for Ensuring the Quality, Efficacy, and Safety of Drugs and Medical Devices* (*Law Nº 145*, 1960). Existem basicamente dois tipos de licenças: uma para medicamentos que necessitam de prescrição do médico-veterinário, e outra para aqueles que não requerem essa prescrição. Além disso, o processo de registro se baseia no ingrediente farmacêutico ativo do produto, na posologia, na indicação, na associação de ativos e no fato de já existir produto com igual composição já registrado no país (para o qual não são exigidos estudos clínicos).

CONSIDERAÇÕES FINAIS

A importância dos produtos de uso veterinário para o diagnóstico, prevenção, controle e tratamento de doenças animais, bem como para aspectos relacionados à saúde pública, justifica a necessidade de que o registro desses produtos seja efetivado após um rigoroso processo de avaliação técnica realizado pela autoridade reguladora que, no Brasil, é o MAPA. Dessa maneira, o interessado em registrar um produto de uso veterinário deve atentar para que, desde o processo de desenvolvimento da formulação até a condução dos estudos laboratoriais e clínicos, sejam atendidas as determinações das legislações vigentes relativas ao tema e que, para assuntos mais específicos, as diretrizes de referências internacionalmente reconhecidas sejam utilizadas como base.

BIBLIOGRAFIA

Brasil. Decreto-Lei nº 467, de 13 de fevereiro de 1969, que dispõe "Sobre a fiscalização de produtos de uso veterinário, dos estabelecimentos que os fabriquem e dá outras providências. Disponível em: https://www.gov.br/agricultura/pt-br/assuntos/insumos-agropecuarios/insumos-pecuarios/produtos-veterinarios/legislacao-1/decreto-lei-e-lei/decreto-lei-no-467-de-13-02-1969.pdf/view. Acesso em 07/10/2021.

Brasil. Decreto nº 6.899, de 15 de julho de 2009, que "dispõe sobre a composição do Conselho Nacional de Controle de Experimentação Animal – CONCEA, estabelece as normas para o seu funcionamento e de sua Secretaria-Executiva, cria o Cadastro das Instituições de Uso Científico de Animais – CIUCA, mediante a regulamentação da Lei nº 11.794, de 8 de outubro de 2008, que dispõe sobre procedimentos para o uso científico de animais, e dá outras providências". Disponível em: http://www.planalto.gov.br/ccivil_03/_ato2007-2010/2009/decreto/d6899.htm. Acesso em 11/10/2021.

Brasil. Instituto Nacional de Metrologia, Qualidade e Tecnologia (INMETRO). DOQ-CGCRE-008 Orientação sobre Validação de Métodos Analíticos. Disponível em: http://www.inmetro.gov.br/sidoq/arquivos/Cgcre/DOQ/DOQ-Cgcre-8_04.pdf. Acesso em 12/10/2021.

Brasil. Lei nº 12.689, de 19 de julho de 2012, que "Altera o Decreto-Lei nº 467, de 13 de fevereiro de 1969, para estabelecer o medicamento genérico de uso veterinário". Disponível em: https://www.gov.br/agricultura/pt-br/assuntos/insumos-agropecuarios/insumos-pecuarios/produtos-veterinarios/legislacao-1/decreto-lei-e-lei/lei-no-12689-de-19-07-2012.pdf/view. Acesso em 07/10/2021.

Brasil. Lei nº 11.794 de 08 de outubro de 2008, que estabele-ce "(...) procedimentos para o uso científico de animais...". Disponível em: https://legislacao.presidencia.gov.br/atos/?tipo=LEI&numero=11794&ano=2008&ato=57aQzYE5 UNRpWT7e7. Acesso em 11/10/2021.

Brasil. Ministério da Agricultura, Pecuária e Abastecimento (MAPA). Legislação brasileira relativa aos Produtos Veterinários. Disponível em: https://www.gov.br/agricultura/pt-br/assuntos/insumos-agropecuarios/insumos-pecuarios/produtos-veterinarios/legislacao. Acesso em 07/10/2021.

Brasil. Ministério da Agricultura, Pecuária e Abastecimento. Roteiros de análise e referências técnicas. Disponível em: https://www.gov.br/agricultura/pt-br/assuntos/insumos-agropecuarios/insumos-pecuarios/produtos-veterinarios/produtos/farmaceuticos/produtos-registrados/roteiros-de-analise-e-referencias-tecnicas. Acesso em 12/10/2021.

Brasil. Ministério da Agricultura, Pecuária e Abastecimento. Instrução Normativa nº 26, de 16 de setembro de 2005, que aprova o "Regulamento técnico para elaboração de partida-piloto de produto de uso veterinário de natureza farmacêutica". Disponível em: https://www.gov.br/agricultura/pt-br/assuntos/insumos-agropecuarios/insumos-pecuarios/produtos-veterinarios/legislacao-1/instrucoes-normativas/instrucao-normativa-sda-mapa-no-26-de-16-09-2005.pdf/view. Acesso em 11/10/2021.

Brasil. Ministério da Agricultura, Pecuária e Abastecimento. Instrução Normativa nº 15, de 9 de maio de 2005, que aprova o "Regulamento Técnico para testes de estabilidade de produto farmacêutico de uso veterinário". Disponível em: Https://Www.Gov.Br/Agricultura/Pt-Br/Assuntos/Insumos-Agropecuarios/Insumos-Pecuarios/Produtos-Veterinarios/Legislacao-1/Instrucoes-Normativas/Instrucao-Normativa-Sda-Mapa-Ndeg-15-De-9-05-2005.Pdf/View. Acesso em 12/10/2021.

Brasil. Ministério da Agricultura, Pecuária e Abastecimento. Instrução Normativa nº 23, de 22 de dezembro de 2016, que "estabelece os critérios e procedimentos necessários para as alterações de registro de produto de uso veterinário de natureza farmacêutica e biológica. Disponível em: https://www.gov.br/agricultura/pt-br/assuntos/insumos-agropecuarios/insumos-pecuarios/produtos-veterinarios/legislacao-1/instrucoes-normativas/instrucao-normativa-sda-mapa-ndeg-23-de-22-12-2016.pdf/view. Acesso em 12/10/2021.

Brasil. Ministério da Agricultura, Pecuária e Abastecimento. Secretaria de Defesa Agropecuária. Portaria nº 48, de 12 de maio de 1997, que aprova o Regulamento Técnico para a produção, o controle e o emprego de antiparasitários de uso veterinário. Disponível em: https://www.gov.br/agricultura/pt-br/assuntos/insumos-agropecuarios/insumos-pecuarios/produtos-veterinarios/legislacao-1/portaria/portaria-sda-mapa-no-48-de-12-05-1997.pdf/view. Acesso em 12/10/2021.

Brasil. Ministério da Agricultura, Pecuária e Abastecimento. Secretaria de Defesa Agropecuária. Portaria 74, de 19 de junho de 1996, que aprova "os roteiros para elaboração de relatórios técnicos visando o registro de produtos biológicos, farmacêuticos, farmoquímicos, e de higiene e/ou embelezamento de uso veterinário". Disponível em: https://www.gov.br/agricultura/pt-br/assuntos/insumos-agropecuarios/insumos-pecuarios/produtos-veterinarios/legislacao-1/portaria/portaria-sda-mapa-no-74-de-11-06-1996.pdf/view. Acesso em 12/10/2021.

Brasil. Ministério da Agricultura, Pecuária e Abastecimento. Secretaria de Defesa Agropecuária. Guia de Validação e Controle de Qualidade Analítica: fármacos em produtos para alimentação e medicamentos veterinários, 2011. Disponível em: https://www.gov.br/agricultura/pt-br/assuntos/laboratorios/arquivos-publicacoes-laboratorio/guia-de-validacao-controle-de-qualidade-analitica.pdf. Acesso em 12/10/2021.

Brasil. Ministério da Ciência, Tecnologia e Inovações. Guia Brasileiro de Produção, Manutenção ou Utilização de Animais para Atividades de Ensino ou Pesquisa Científica. Disponível em: https://antigo.mctic.gov.br/mctic/opencms/institucional/concea/paginas/guia.html. Acesso em 11/10/2021.

Brasil. Conselho Federal de Medicina Veterinária. (CFMV), Resolução nº 1178, de 17 de outubro de 2017, que "dispõe sobre a responsabilidade técnica em estabelecimentos que criem ou utilizem animais em atividades de pesquisa ou ensino". Disponível em: https://www.cfmv.gov.br/wp-content/uploads/2018/10/reso-1178_2017_portalcfmv.pdf. Acesso em 11/10/2021.

Brasil. Decreto-Lei nº 2.848, de 7 de dezembro de 1940. Código Penal. Disponível em: http://www.planalto.gov.br/ccivil_03/decreto-lei/del2848 compilado.htm. Acesso em 11/10/2021.

Brasil. Ministério da Saúde, Agência Nacional de Vigilância Sanitária (ANVISA). Instrução Normativa nº 51, de 19 de dezembro de 2019, que "Estabelece a lista de limites máximos de resíduos (LMR), ingestão diária aceitável (IDA) e dose de referência aguda (DRfA) para insumos farmacêuticos ativos (IFA) de medicamentos veterinários em alimentos de origem animal". Disponível em: https://www.in.gov.br/en/web/dou/-/instrucao-normativa-n-51-de-19-de-dezembro-de-2019-235414514. Acesso em 11/10/2021.

Brasil. Ministério da Saúde, Agência Nacional de Vigilância Sanitária (ANVISA). Resolução – RDC nº 27, de 17 de maio de 2012, que "Dispõe sobre os requisitos mínimos para a validação de métodos bioanalíticos empregados em estudos com fins de registro e pós-registro de medicamentos". Disponível em: https://bvsms.saude.gov.br/bvs/saudelegis/anvisa/2012/rdc0027_17_05_2012.html. Acesso em 12/10/2021.

Brasil. Ministério da Saúde, Agência Nacional de Vigilância Sanitária (ANVISA). Resolução RDC nº 166, de 24 de julho de 2017, que "Dispõe sobre a validação de métodos analíticos e dá outras providências". Disponível em: https://www.in.gov.br/materia/-/asset_publisher/Kujrw0TZC2 Mb/content/id/19194581/do1-2017-07.25resolucao-rdc-n-166-de-24-de-julho-de-2017-19194412. Acesso em 12/10/2021.

Brasil. Conselho Regional de Medicina Veterinária de São Paulo (CRMV-SP). Guia de boas práticas clínicas para avaliação de produtos veterinários, 2021. Disponível em https://www.sbppc.org.br/downloads/guias-de-boas-praticas-clinicas.pdf. Acesso em 23/10/2021.

EMA/CVMP/EWP/81976/2010-Rev.1 Committee for Medicinal Products for Veterinary use (CVMP). Guideline on statistical principles for clinical trials for veterinary medicinal products (pharmaceuticals). Disponível em: https://www.ema.europa.eu/en/documents/scientific-guideline/guideline-statistical-principles-clinical-trials-veterinary-medicinal-products-pharmaceuticals-rev-1_en.pdf. Acesso em 11/10/2021.

EMEA/CVMP/473/98–FINAL. Committee for Veterinary Medicinal Products. Note for guidance for the determination of withdrawal periods for milk. Disponível em: https://www.ema.europa.eu/en/documents/scientific-guideline/note-guidance-determination-withdrawal-periods-milk_en.pdf. Acesso em 12/10/2021.

EMA/CVMP/EWP/1061/2001 – Guideline for the conduct of efficacy studies for non-steroidal anti-inflammatory drugs. Disponível em: https://www.ema.europa.eu/en/documents/scientific-guideline/guideline-conduct-efficacy-studies-non-steroidal-anti-inflammatory-drugs_en.pdf. Acesso em 12/10/2021.

VICH GL1 Validation of analytical procedures: definition and terminology. Disponível em: https://www.ema.europa.eu/en/vich-gl1-validation-analytical-procedures-definition-terminology. Acesso em 12/10/2021.

VICH GL2 Validation of analytical procedures: methodology. Disponível em: https://www.ema.europa.eu/en/vich-gl2-validation-analytical-procedures-methodology. Acesso em 12/10/2021.

VICH GL9. International Cooperation on Harmonisation of Technical Requirements for Registration of Veterinary Medicinal Products. Good Clinical Practice. Disponível em: https://vichsec.org/en/guidelines/pharmaceuticals/pharma-efficacy/good-clinical-practice.html. Acesso em 11/10/2021.

VICH topic GL48: Studies to evaluate the metabolism and residue kinetics of veterinary drugs in food-producing animals: marker residue depletion studies to establish product withdrawal periods. Disponível em: https://www.ema.europa.eu/en/vich-gl48-studies-evaluate-metabolism-residue-kinetics-veterinary-drugs-food-producing-animals. Acesso em 11/10/2021.

Anexo I
Protocolo de Estudo Clínico: Informações Mínimas Necessárias

1. INFORMAÇÕES GERAIS

- Título do protocolo, número de identificação do protocolo e data. Qualquer alteração também deve conter o(s) número(s) e a(s) data(s)
- Nome e endereço do investigador, representantes do patrocinador e todos os outros participantes responsáveis pelos principais aspectos do estudo
- Identificação do(s) local(is) de realização do estudo
- Objetivo(s) e proposta(s) do estudo
- Informações básicas:
  a. Nome e descrição do(s) produto(s) experimental(is)
  b. Resumo de dados de estudos não clínicos que potencialmente têm significado clínico e de estudos clínicos que são relevantes para o estudo
  c. Resumo dos riscos conhecidos e potenciais para o pessoal envolvido no estudo
  d. Descrição e justificativa da via de administração, dosagem, regime de dosagem e período(s) de tratamento
  e. Uma declaração de que o estudo será realizado em conformidade com o protocolo, BPC e os requisitos regulamentares aplicáveis
  f. Descrição da espécie animal a ser estudada, bem como, se for o caso, características da categoria (p. ex., animais jovens) a ser avaliada
  g. Citações de literatura e outros dados não científicos que possam subsidiar o estudo

2. DELINEAMENTO DO ESTUDO

A integridade científica e a credibilidade dos dados dependem substancialmente do desenho do ensaio clínico. Uma descrição do delineamento do estudo clínico deve incluir:

- Argumentação adequada sobre a avaliação dos parâmetros primários e secundários (se houver), a serem analisados durante o ensaio
- Descrição do tipo/delineamento do ensaio clínico a ser realizado (p. ex., duplo-cego) e diagrama esquemático do delineamento do estudo, procedimentos e fases
- Descrição das medidas tomadas para minimizar/evitar viés, incluindo randomização e estudo cego
- Descrição do(s) tratamento(s) empregado(s) no estudo clínico. Posologia de cada produto, modo de administração, tipo de embalagem, informações constantes no rótulo
- Duração prevista da participação dos animais experimentais e descrição da sequência e duração de todos os períodos de avaliação, incluindo acompanhamento, se houver
- Descrição das "regras de interrupção" ou "critérios de descontinuação" para animais individuais, partes do estudo e todo o estudo
- Transparência na prestação de contas (reconciliação) referente ao(s) produto(s) em investigação, incluindo o(s) placebo(s) e o(s) controle(s) positivo(s), se houver.

3. ANIMAIS

3.1 Em relação à seleção e identificação de animais, deve-se incluir informações sobre a origem, o número de animais e o tipo de animal de estudo a ser empregado, como espécie, idade, sexo, raça, peso e estado fisiológico.
3.2 Prontuários e formulários de relatório de caso.
3.3 Critérios de inclusão, exclusão e retirada dos animais.
3.4 Manejo e alojamento dos animais.

4. TRATAMENTO DOS ANIMAIS

5. METODOLOGIA PARA AVALIAÇÃO DOS RESULTADOS (EFICÁCIA, SEGURANÇA, PERÍODO DE CARÊNCIA)

6. ANÁLISE ESTATÍSTICA

Anexo II

Relatório Final do Estudo Clínico: Informações Mínimas Necessárias

- Título e identificação do estudo
- Objetivos do estudo
- Títulos, nomes, qualificações e funções de todas as pessoas envolvidas na condução dos elementos-chave do estudo
- Identificação do(s) local(is) em que o estudo foi realizado
- Principais datas de realização do estudo
- Materiais e métodos:
  a. Delineamento do estudo
  b. Seleção e identificação de animais
     i. Detalhes completos dos animais de estudo em cada grupo, incluindo, mas não se limitando a: número, raça, idade, sexo e estado fisiológico
     ii. Histórico de doença dos animais, quando disponível, e se for relevante para a condução do estudo, especialmente na situação de problemas específicos de doença associados a um animal
     iii. Quando apropriado, diagnóstico da condição a ser tratada ou evitada, incluindo uma descrição dos sinais clínicos ou outros métodos de diagnóstico de acordo com os critérios convencionais
     iv. Critérios detalhados de inclusão e exclusão aplicados à seleção dos animais de estudo
     v. Informações completas sobre qualquer animal do estudo retirado após a inclusão no estudo
  c. Manejo e alojamento de animais
     i. Detalhes do alojamento e manejo dos animais.
     ii. Composição da alimentação e natureza e quantidade de quaisquer aditivos na alimentação
     iii. Detalhes de qualquer tratamento concomitante administrado durante o estudo, seja antes, durante ou após o tratamento com o produto investigacional ou com o(s) produto(s) de controle, e detalhes de quaisquer interações observadas
  d. Descarte ou destinação dos animais. Um resumo da destinação dos animais de estudo e de seus produtos comestíveis
     i. Identificação do produto investigacional, a formulação usada no estudo, incluindo a quantidade de ingrediente ativo presente, pureza, composição, quantidade e lote ou o código
     ii. Dosagem do produto investigacional, método, via e frequência de administração e precauções, se houver, que foram tomadas durante a administração
     iii. Detalhes do(s) produto (s) controle utilizado(s) com a devida justificativa para sua seleção
     iv. Duração dos períodos de tratamento e observação
     v. Resumo do uso e descarte de todos os produtos investigacionais e produtos controle enviados ou entregues ao investigador
  e. Procedimentos de estudo: descrição completa dos métodos adotados, incluindo, se aplicável, métodos de estudos utilizados para determinar a concentração do produto investigacional em alimentos, água, fluidos corporais e tecidos.
  f. Métodos estatísticos: descrição das transformações, cálculos ou operações realizadas nos dados brutos e quaisquer métodos estatísticos empregados para analisar os dados brutos. Devem ser apresentadas razões para a escolha dos métodos estatísticos utilizados, se forem diferentes daqueles propostos no protocolo do estudo
- Resultados e sua avaliação: descrição completa dos resultados do estudo, sejam estes favoráveis ou desfavoráveis, incluindo tabelas de todos os dados registrados durante o estudo
- Conclusões baseadas em cada caso individual ou grupo de tratamento, conforme o mais adequado
- Itens administrativos e de conformidade:
  a. Descrição dos procedimentos usados para registrar, processar, manusear e reter dados brutos e outra documentação do estudo
  b. Descrição de quaisquer desvios de protocolo e/ou alterações e uma avaliação de seu impacto sobre o resultado do estudo
  c. Descrição das circunstâncias que poderiam ter afetado a qualidade ou integridade dos dados, especificando o prazo e a extensão de sua ocorrência
  d. Detalhes de quaisquer eventos adversos (EA) ocorridos durante o estudo e quaisquer medidas tomadas como consequência. Para todos os estudos em que nenhum EA foi observado ou registrado, uma declaração para esse efeito deve ser incluída na ficha clínica e no relatório final do estudo
  e. Localização de toda a documentação gerada no estudo
- Algumas informações adicionais, como as seguintes, podem ser incluídas no corpo do relatório ou como um apêndice:
  a. Protocolo de estudo
  b. Datas das visitas de monitoramento
  c. Certificação de auditoria por auditor, que consiste em datas das visitas ao local, auditorias e a data em que os relatórios foram fornecidos ao patrocinador
  d. Relatórios complementares (p. ex., analítico, estatístico etc.)
  e. Cópias da documentação das conclusões do estudo de apoio ao estudo.

Anexo III
Estudos de Segurança na Espécie-alvo: Parâmetros a Serem Avaliados

Avaliação específica do local de injeção

Aparência (p. ex., eritema, formação de escara, perda de pelo, descamação e pigmentação)	Inchaço
Peso	Calor
Temperatura corporal	Sinal de doença
Fezes (consistência, cor, presença de muco ou sangue)	

Observações gerais

Ingestão de alimento	Ingestão de água
Dor	Calor

Avaliação física geral

Sistema ocular	Sistema nervoso
Sistema musculoesquelético	Sistema intertegumentar
Sistema cardiovascular	Sistema respiratório
Sistema reprodutivo	Sistema urinário
Sistema linfático	Sistema gastrintestinal
Comportamento	

Hematologia

Contagem total de eritrócitos e, se aplicável, de reticulócitos	Leucócito: contagem total e por tipos de leucócito
Hematócrito	Volume corpuscular médio (VCM)
Hemoglobina corpuscular média (HCM) e concentração de hemoglobina corpuscular média (CHCM)	Hemoglobina
Tempo de protombina	Contagem de plaquetas
Tempo de tromboplastina parcial ativada	Tempo de sangramento de mucosa bucal
Tempo de coagulação total do sangue	Fibrinogênio
Proteína de fase aguda	

Bioquímica sanguínea

Sódio	Ureia
Potássio	Creatinina
Cloreto	Alanina aminotransferase (ALT)
Cálcio	Aspartato aminotransferase (AST)
Fosfato	Lactato de-hidrogenase
Magnésio	Gama glutamiltransferase (GGT)
Proteína total	Fosfatase alcalina
Albumina	Creatinina quinase
Globulina	Ácidos biliares totais
Glicose	Colesterol
Amilase	

Urinálise

Cor	Proteína
pH	Corpos cetônicos
Densidade	Bilirrubina
Glicose	Urobilinogênio
Análise microscópica de sedimentos (cristais, cilindros, células sanguíneas, leucócitos, células epiteliais)	

Órgãos e tecidos – exames macro e microscópicos

Glândula pituitária	Cérebro
Ossos e medula	Glândula tireoide
Esfregaço da medula espinal	Glândula paratireoide
Olhos	Baço
Glândula adrenal	Pulmão
Estômago	Pâncreas
Músculos	Duodeno
Ovários	Glândula mamária
Jejuno	Útero
Fígado	Íleo
Testículos	Vesícula biliar
Cólon	Próstata
Rim	Ceco
Epidídimo	Vesícula urinária
Timo	Coração
Linfonodos	Local de injeção (p. ex., músculo, tecido subcutâneo)
Papo	Proventrículo
Bursa de Fabricius	Pele do ventrículo

Anexo IV
Coleta de amostras de animais para o estudo de depleção de resíduos

Tipo de tecido comestível	Espécie/Descrição da amostra		
	Bovino/ovino	Suíno	Ave
Músculo	Lombo	Lombo	Peito
Músculo do local de injeção	Centro do tecido muscular – 500 g 10 cm de diâmetro × 6 cm de profundidade para produtos de administração intramuscular 15 cm de diâmetro × 2,5 cm de profundidade para produtos de administração subcutânea	Centro do tecido muscular – 500 g 10 cm de diâmetro × 6 cm de profundidade para produtos de administração intramuscular 15 cm de diâmetro × 2,5 cm de profundidade para produtos de administração subcutânea	Coletar amostras de todo local de injeção (p. ex., frangos – pescoço inteiro, peito inteiro e perna inteira) Aves grandes – não exceder 500 g
Fígado	Seção transversal dos lóbulos	Seção transversal dos lóbulos	Órgão inteiro
Rim	Mistura de porções dos dois rins	Mistura de porções dos dois rins	Mistura de porções dos dois rins
Gordura	Pré-renal	NA	NA
Pele/gordura	NA	Pele e gordura em proporções naturais	Pele e gordura em proporções naturais
Leite	Todo leite	NA	NA
Ovos	NA	NA	Mistura de clara e gema

NA: não se aplica

Anexo V

Roteiro para Registro de Produtos Farmacêuticos de Uso Veterinário

1. Nome comercial do produto: (marca)
2. Estabelecimento solicitante:
   2.1 Nome:
   2.2 Endereço:
   2.3 Número do registro:
   2.4 Responsável técnico:
      2.4.1 Profissão:
      2.4.2 Número do Conselho/região:
3. Estabelecimento fabricante:
   3.1 Nome:
   3.2 Endereço:
   3.3 Número do registro:
   3.4 Responsável técnico:
      3.4.1 Profissão:
      3.4.2 Número do Conselho/região:
4. Estabelecimento importador:
   4.1 Nome:
   4.2 Endereço:
   4.3 Número de registro:
   4.4 Responsável técnico:
      4.4.1 Profissão:
      4.42 Número do Conselho/região:
   4.5 Origem (país de procedência):
   4.6 Empresa fabricante:
      4.6.1 Endereço:
5. Estabelecimento fracionador:
   5.1 Nome:
   5.2 Endereço:
   5.3 Número de registro:
   5.4 Responsável técnico:
      5.4.1 Profissão:
      5.4.2 Número do Conselho/região:
6. Forma farmacêutica e de apresentação:
   Forma física, características da embalagem (natureza e tipo de recipiente), sistema de inviolabilidade e conteúdo da mesma.
7. Fórmula qualiquantitativa dos princípios ativos e excipientes:
   a. Empregar as denominações comuns recomendadas pelos órgãos internacionais reconhecidos, quando existam ou, na sua ausência, as denominações comuns usuais ou as denominações químicas
   b. Expressar os componentes na forma percentual p/p, v/v, v/p, p/v, ou em UI ou U.
8. Modo de fabricação:
   Descrever resumidamente o processo de fabricação
   8.1 Para produtos em forma de soluções, indicar o peso específico das substâncias e, para aquelas veiculadas em água, também dever ser indicado o pH final
   8.2 Para produtos constituídos por emulsões ou suspensões, indicar a viscosidade e seu peso específico
   8.3 Para os controles de estabilidade que demonstrem as condições da formulação original do produto dentro do prazo de validade declarada
9. Métodos de controle:
   9.1 Método biológico
   9.2 Método microbiológico
   9.3 Método químico
   9.4 Método físico
   9.5 Método físico-químico
10. Descrição do produto:
    10.1 Indicar e descrever o método empregado na avaliação qualiquantitativa dos componentes da formulação, no produto acabado;
    10.2 Descrição das provas de eficácia biológica e/ou farmacológica
11. Indicações de uso:
    11.1 Principais e/ou complementares
    11.2 Para produtos antimicrobianos e antiparasitários, especificar os agentes etiológicos suscetíveis
    11.3 Espécies animais a que se destina, uso específico em instalações, equipamentos etc.
12. Via e forma de administração:
    Parenteral, oral, instalações, equipamentos, instrumentais ou outras.
13. Preparação do produto para seu correto uso:
    Pré-mistura, soluções, pré-emulsões, suspensões ou outras.
14. Duração máxima de uso depois de sua reconstituição ou preparação:
15. Dosagem:
    Indicar a(s) quantidade(s) do(s) princípio(s) ativo(s) expressado(s) em unidade(s) de peso, volume e/ou U1/por kg de peso corpóreo, na aplicação preventiva ou curativa, para as diferentes espécies e idades, exceto para os produtos à base de vitaminas, minerais e/ou aminoácidos, cuja posologia será especificada em unidade de peso ou volume do produto acabado por kg de peso corpóreo.
    15.1 Indicar a(s) dose(s) do produto na aplicação preventiva ou curativa, por kg de peso corpóreo, segundo as espécies e a idade
    15.2 Intervalo entre doses
    15.3 Duração do tratamento
    15.4 Margem de segurança
16. Farmacocinética do produto/biodisponibilidade
    Vias de absorção, distribuição e eliminação dos princípios ativos e/ou seus metabólitos.
17. Farmacodinâmica do produto (resumo):

18. Possíveis efeitos colaterais (locais e/ou gerais incompatibilidade e antagonismos farmacológicos:
    18.1 Contraindicações e limitações de uso (casos em que a administração do produto possa dar lugar a efeitos nocivos)
    18.2 Precauções que devem se adotar antes, durante ou depois da administração do produto
19. Intoxicação e superdosagem nos animais:
    Sintomas, medidas de emergência e antídotos.
20. Intoxicação no homem:
    Indicar tratamento, antídoto e dados de centros toxicológicos de referência no país.
21. Efeitos biológicos não desejados:
    21.1 Declarar se o(s) componente(s) ativo(s) nas condições indicadas de uso, não produz(em) efeitos adversos como os mencionados a seguir, devendo anexar, se existir, a bibliografia cientifica a respeito:
        a. Carcinogênicos
        b. Teratogênicos
        c. Mutagênicos
        d. Resistência aos agentes patógenos
        e. Discrasias sanguíneas
        f. Neurotoxicidade
        g. Hipersensibilidade
        h. Sobre a reprodução
        i. Sobre a flora normal
22. Controle sobre resíduos medicamentosos:
    22.1 Dados sobre ingestão diária aceitável (IDA) e limite máximo de resíduos (LMR) nos tecidos (músculo, fígado, rim e gordura), leite, ovos e mel.
    22.2 Tempo que deve transcorrer entre o último dia do tratamento e o abate dos animais para o consumo humano
    22.3 Tempo que deve transcorrer entra o último dia do tratamento e o destino do leite, dos ovos, do mel para o consumo humano (com ou sem processo industrial prévio)
    22.4 Tratando-se de associação medicamentosa, o período de retirada declarado corresponderá ao do princípio ativo cujo período de carência seja maior.
23. Precauções gerais:
    23.1 Indicar a forma adequada de armazenagem, de transporte e destruição e/ou eliminação do produto e/ou das embalagens que possam constituir fator de risco para a saúde pública, para o animal e para o meio ambiente
    23.2 Quando o produto for administrado por meio de ração ou água de bebida, deverá ser indicado: estabilidade, compatibilidade e/ou tempo de permanência eficaz na mistura ou na solução
24. Causas que podem modificar a qualidade do produto:
    Precipitações, dissociações, diminuição ou perda da atividade dos princípios ativos, frio, calor, luz solar, umidade, compressão em estrados ou depósitos.
25. Conservação correta do produto
26. Data do vencimento (período de validade):
27. Rótulo, invólucros e bula:
    Anexar ao presente os modelos de impressos.
28. Trabalhos científicos e/ou monografias:
    Deverão ser anexados os trabalhos científicos e/ou monografias relacionadas com o produto. Nos casos em que o Órgão competente o solicite, deve ser incluída a tradução (no idioma português) do sumário e das conclusões dos referidos trabalhos, respectivamente.

Anexo VI

Informações Adicionais a Serem Acrescentadas ao Relatório Técnico para Registro de Antimicrobianos

1. Do insumo farmacêutico ativo antimicrobiano
    1.1 Fórmula estrutural
    1.2 Fórmula molecular
    1.3 Peso molecular
    1.4 Sinonímia e referência completa
    1.5 Forma física do sal
    1.6 Ponto de fusão
    1.7 Solubilidade
    1.8 Rotação óptica específica
    1.9 Propriedades organolépticas
    1.10 Descrição de isômeros (estruturais, geométricos, ópticos)
    1.11 Polimorfismo, discriminando as características do polimorfo utilizado e de outros relacionados ao princípio ativo
    1.12 Descrição da relação sal/base
    1.13 Espectro de infravermelho da molécula ou outras análises utilizadas na correta identificação e quantificação da molécula
    1.14 Rota de síntese
    1.15 Nome e limites das impurezas ou contaminantes
    1.16 Farmacodinâmica:
        a. Mecanismo de ação e efeitos
    1.17 Farmacocinética:
        a. pKa
        b. Meia-vida biológica
        c. Volume de distribuição
        d. Absorção
        e. Distribuição e armazenamento
        f. Biotransformação
        g. Excreção
    1.18 Parâmetros toxicológicos de estudos *in vivo*:
        a. Toxicidade aguda, incluindo dados sobre a dose letal 50% (DL50) e concentração letal 50% (CL50)
        b. Irritação ocular
        c. Irritação dérmica
        d. Sensibilização dérmica
        e. Toxicidade inalatória
        f. Toxicidade subcrônica
        g. Toxicidade crônica
        h. Toxicidade reprodutiva
        i. Carcinogenicidade
        j. Neurotoxicidade
        k. Teratogenicidade.
    1.19 Parâmetros toxicológicos de estudos *in vitro*:
        a. Mutagenicidade.
    1.20 Interações farmacológicas
    1.21 Dados sobre resistência ao antimicrobiano
    1.22 Dados sobre ingestão diária aceitável (IDA) e LMR
    1.23 Estudos complementares que compreendam a dissipação e a degradação no solo e água
2. Do produto antimicrobiano de uso veterinário
    2.1 Informações gerais:
        a. Descrição detalhada da fórmula completa, designando os componentes conforme a DCB ou DCI
        b. Descrição da quantidade de cada substância expressa no sistema internacional de unidades (SI) ou na unidade padrão
        c. Descrição da função de cada componente na fórmula
        d. Limite de aceitação e limite de conformidade
        e. Descrição dos métodos analíticos de controle de qualidade, incluindo a identificação e a quantificação dos componentes da formulação e de seus produtos de degradação de relevância terapêutica ou toxicológica
        f. Indicações de uso, especificando os agentes etiológicos suscetíveis para cada espécie animal
        g. Via e forma de administração
        h. Preparação do produto para seu correto uso e duração máxima de uso depois de sua reconstituição ou preparação
        i. Dosagem, que inclui, além da dose – indicada pela quantidade do(s) princípio(s) ativo(s) expresso(s) em unidade(s) de peso, volume ou UI/kg de peso corpóreo, na aplicação preventiva ou curativa, para diferentes espécies e idades –, a frequência da administração e duração do tratamento
        j. Dados sobre margem de segurança, reações adversas, efeitos colaterais e intoxicações, incluindo medidas emergenciais de tratamento e controle
        k. Contraindicações, limitações de uso, incompatibilidades e precauções
        l. Causas que possam modificar a qualidade do produto
        m. Conservação correta do produto e data do vencimento (período de validade)
        n. Procedimentos específicos para a inativação do produto, visando à inutilização e ao descarte, em conformidade com as normas de segurança biológica e ambiental existentes.

2.2 Partida-piloto:
   a. Volume da(s) partida(s) produzida(s)
   b. Descrição das etapas de produção, contemplando os equipamentos utilizados
   c. Especificações de insumos, processos e produto
   d. Especificação da embalagem primária
   e. Relatório de elaboração da partida-piloto apresentado de acordo com regulamentação específica.
2.3 Estudos de estabilidade:
   a. Relatório dos estudos de estabilidade apresentado de acordo com regulamentação específica.
2.4 Estudos de eficácia:
   a. Relatório dos estudos de eficácia realizados de acordo com o estabelecido no Anexo I da Instrução Normativa 26/2009.
2.5 Estudos de segurança:
   a. Relatório dos estudos de segurança realizados de acordo com o estabelecido no Anexo I da Instrução Normativa 26/2009.
2.6 Estudos para a determinação do período de carência:
   a. Relatório dos estudos para a determinação do período de carência realizados de acordo com o estabelecido no Anexo I desta Instrução Normativa.
3. Referências bibliográficas

4

Farmacovigilância Veterinária

Diego Menezes de Brito • Suzana Breslau

- Introdução, 49
- Histórico, 50
- Conceitos gerais, 50
- Objetivos da farmacovigilância veterinária, 51
- Notificação de eventos adversos, 52
- Responsabilidades, 52
- Avaliação de causalidade, 54
- Terminologias, 54
- Gestão de sinais, 54
- Programa nacional de controle de resíduos e contaminantes, 55
- Resistência aos antimicrobianos, 55
- Registro e fiscalização de produtos de uso veterinário, 56
- Considerações finais, 56
- Bibliografia, 56

INTRODUÇÃO

Farmacovigilância veterinária é o processo pelo qual determinadas informações são coletadas e analisadas para identificar e evitar efeitos adversos inesperados e indesejados após o uso de produtos de uso veterinário, visando, principalmente, à segurança e à eficácia para os animais e à segurança para os seres humanos.

A farmacovigilância veterinária é, portanto, voltada para a vigilância dos produtos de uso veterinário na fase pós-registro, sendo caracterizada por um conjunto de medidas de monitoramento pós-comercialização destinadas a detectar, avaliar, compreender e prevenir os eventos adversos que ocorrem quando do emprego desses produtos.

Previamente à licença para comercialização, os produtos de uso veterinário são avaliados em relação aos aspectos de qualidade, eficácia e segurança por meio de estudos realizados em determinada amostragem de indivíduos. Posteriormente, esses estudos são apresentados à autoridade regulatória para análise, o que, resumidamente, denomina-se fase de pré-registro ou pré-comercialização (para detalhes, ver *Capítulo 3*).

Após a análise das informações pela autoridade regulatória, e posterior concessão do registro e licença de uso, a ampla utilização do medicamento na população-alvo pode favorecer o aparecimento de efeitos indesejáveis até então menos aparentes, ou mesmo inexistentes. Sendo assim, torna-se importante monitorar continuamente um medicamento veterinário em sua fase de comercialização quanto à sua relação benefício-risco para os animais, meio ambiente e usuários/manipuladores, pois, apesar de indispensáveis em procedimentos terapêuticos e profiláticos de muitas doenças, nenhum medicamento é livre de reações adversas, mesmo quando utilizado de maneira adequada.

As informações coletadas pelos sistemas de farmacovigilância veterinária permitem a avaliação contínua de benefício e risco do produto de uso veterinário em relação à sua população-alvo, tornando-se possível a identificação precoce de efeitos indesejáveis e interações medicamentosas ainda desconhecidas.

A farmacovigilância veterinária envolve diversas partes interessadas, tais como autoridade regulatória, empresas titulares dos registros de produtos de uso veterinário, médicos-veterinários, tutores/proprietários ou responsáveis pelos animais, laboratórios, universidades, pesquisadores etc. Cada uma dessas partes apresenta um importante papel a desempenhar visando a um sistema de farmacovigilância eficiente e eficaz.

É importante ressaltar que a utilização de produtos de uso veterinário também pode desenvolver eventos adversos em seres humanos, a depender do grau de exposição, natureza e propriedade farmacológica da substância. Em geral, a exposição aos medicamentos veterinários ocorre por acidente ocupacional, uso inadvertido (dependentes químicos ou suicidas), indiretamente, pelo consumo de alimentos de origem animal, ou pela contaminação do meio ambiente.

HISTÓRICO

No século XX, paralelamente ao grande desenvolvimento da indústria farmacêutica humana e veterinária, elaborando e comercializando várias novas classes de medicamentos, percebeu-se também uma maior detecção de problemas relacionados ao uso desses produtos.

Como marco inicial da detecção de problemas graves relacionados ao uso de medicamentos, ainda nos anos 1960, estabeleceu-se uma relação causal entre o uso de talidomida em gestantes e o nascimento de bebês com malformação congênita (focomelia). A partir de então, iniciaram-se os primeiros esforços internacionais relacionados ao desenvolvimento das metodologias de farmacovigilância, consolidando-se, posteriormente, como essencial para a saúde pública mundial.

Com relação à farmacovigilância veterinária, o seu histórico no Brasil ainda é recente, alcançando maior robustez em relação aos atos normativos do governo federal a partir da publicação do Decreto 8.448, de 6 de maio de 2015, o qual "Altera o Regulamento de Fiscalização de Produtos de Uso Veterinário e dos Estabelecimentos que os Fabriquem ou Comerciem, aprovado pelo Decreto nº 5.053, de 22 de abril de 2004", estabelecendo o seguinte:

> *Art. 2º – A (...) IX – farmacovigilância – conjunto de medidas de monitoramento pós-comercialização, destinadas a detectar, identificar, avaliar, relatar e monitorar os eventos adversos que ocorrem com o uso de produtos de uso veterinários a partir do momento em que sejam disponibilizados para comercialização;*
>
> *Art. 65. (...) § 3º É de responsabilidade da empresa titular do registro do produto de uso veterinário realizar a investigação completa de evento adverso a fim de identificar a causalidade entre este evento e o produto suspeito, e enviar estas informações para análise do Ministério da Agricultura, Pecuária e Abastecimento.*
>
> *§ 4º As empresas titulares do registro de produtos de uso veterinário devem dispor de serviço de farmacovigilância, na forma disposta em ato do Ministério da Agricultura, Pecuária e Abastecimento.*

A partir de então, além de estabelecer um conceito para farmacovigilância veterinária, tornou-se obrigatória a realização – pelas empresas titulares do registro do produto de uso veterinário – de investigação completa de eventos adversos, a fim de identificar a causalidade entre esses eventos e os produtos suspeitos, bem como dispor de serviço de farmacovigilância, na forma disposta em ato do Ministério da Agricultura, Pecuária e Abastecimento (MAPA).

Atualmente, encontra-se em fase final de elaboração pelo MAPA o ato normativo que estabelece os critérios e os procedimentos para a farmacovigilância veterinária quando do emprego de produtos de uso veterinário registrados no Brasil. A criação de uma legislação nacional é um fator de extrema importância para a implementação e a consolidação dos procedimentos de farmacovigilância veterinária no país.

A seguir, são apresentados os principais conceitos relacionados à farmacovigilância veterinária, considerando a atual proposta de legislação nacional, a qual será estabelecida pelo MAPA, atendendo aos ritos das boas práticas de regulamentação.

CONCEITOS GERAIS

- *Autoridade regulatória*: órgão que apresenta a competência regulatória no âmbito da farmacovigilância veterinária. No caso do Brasil, trata-se do MAPA
- *Causalidade*: avaliação da relação entre o uso de um medicamento veterinário e a ocorrência de um evento adverso, baseada em metodologias internacionalmente reconhecidas
- *Empresa titular do registro de produto de uso veterinário*: empresa proprietária do produto, ou, quando se tratar de produto importado, o seu representante legal no Brasil
- *Evento adverso*: qualquer alteração clínica ou laboratorial desfavorável ou suspeita de ineficácia, temporalmente associada ao emprego de produtos de uso veterinário, sem que necessariamente exista relação causal com o tratamento, incluindo as reações adversas observadas em seres humanos quando do manuseio ou exposição ao produto
- *Evento adverso grave*: qualquer evento adverso que resulte em morte ou risco de morte, incapacidade significativa ou persistente, anomalia congênita, internação ou tratamentos prolongados, nos animais ou nos seres humanos envolvidos
- *Farmacovigilância veterinária*: ciência e conjunto de medidas de monitoramento pós-comercialização relativas à detecção, avaliação, compreensão e prevenção de eventos adversos ou quaisquer outros problemas relacionados ao emprego de produtos de uso veterinário
- *Gestão de sinais*: processo que visa viabilizar a identificação de problemas de segurança, eficácia e tendências relacionados ao emprego de produtos de uso veterinário, por meio da avaliação contínua da sua relação benefício-risco, com base em referências internacionalmente reconhecidas
- *Limite máximo de resíduo*: concentração máxima de resíduo de medicamento veterinário, expresso em miligramas ou microgramas por litro ou quilograma, legalmente permitida em alimentos de origem animal. No caso do Brasil, é estabelecido pela Agência Nacional de Vigilância Sanitária (Anvisa)
- *Produto de uso veterinário*: toda substância química, biológica, biotecnológica ou preparação manufaturada cuja administração seja aplicada de maneira individual ou coletiva, direta ou misturada com os alimentos, destinada à prevenção, ao diagnóstico, à cura ou ao tratamento das doenças dos animais, incluindo aditivos, suplementos promotores, melhoradores da produção animal, medicamentos, vacinas, antissépticos, desinfetantes de ambiente e de equipamentos, pesticidas e todos os produtos que, utilizados nos animais ou no seu hábitat, protejam, restaurem ou modifiquem suas funções orgânicas e fisiológicas, ou também os produtos destinados ao embelezamento dos animais
- *Período de carência (retirada)*: intervalo de tempo entre a última administração do medicamento veterinário e a coleta de tecidos comestíveis ou produtos do animal tratado que garante que a quantidade de resíduos de medicamentos veterinários no alimento seja igual ou inferior ao seu limite máximo de resíduo

- *Reação adversa*: qualquer resposta prejudicial ou indesejável, não intencional, decorrente do emprego do produto de uso veterinário, nas doses em geral empregadas no animal, caracterizada pela suspeita de relação causal entre o produto e a resposta prejudicial ou indesejável
- *Reação adversa inesperada*: qualquer reação adversa não consistente com as informações disponíveis na bula/rotulagem nacional do produto ou que não foi relatada à autoridade regulatória pela empresa titular do registro de produto de uso veterinário, mesmo que tais reações estejam descritas para a respectiva classe farmacológica
- *Relação benefício-risco*: avaliação detalhada dos benefícios em relação aos riscos decorrentes do emprego do produto de uso veterinário, podendo estar relacionada com a segurança, a qualidade e a eficácia do produto
- *Relato de evento adverso*: comunicação espontânea e voluntária com a empresa titular do registro de produto de uso veterinário sobre um evento adverso, por parte de um relator identificável, contendo a descrição do evento, os dados sobre os animais, minimamente a espécie, ou seres humanos envolvidos, e que permita identificar o produto de uso veterinário suspeito
- *Relatório periódico de farmacovigilância veterinária*: relatórios que as empresas titulares do registro de produto de uso veterinário devem elaborar e encaminhar ao MAPA, para cada produto de uso veterinário fabricado e/ou importado, contendo atualização das medidas regulamentares ou ações tomadas pelas agências regulatórias em qualquer parte do mundo por motivos de farmacovigilância; incidência de todos os eventos adversos recebidos, ocorridos em território nacional, baseada em metodologias internacionalmente reconhecidas; análise dos dados e avaliação geral de segurança e eficácia, ou tendências relacionadas ao produto, pela gestão de sinais e avaliação contínua da relação benefício-risco do produto; e lista de todos eventos adversos ocorridos em nível mundial, contendo todos os casos individuais classificados a partir de referências internacionalmente reconhecidas
- *Serviço de farmacovigilância veterinária*: obrigatório para as empresas titulares de registro de produtos de uso veterinário, as quais devem dispor de um responsável pelo serviço, e seu substituto, ambos atuando em território nacional; canal de atendimento ao usuário (número de telefone gratuito ou meio eletrônico) claramente disponível na rotulagem do produto de uso veterinário, e que forneça número de protocolo de atendimento rastreável do relato do evento adverso; banco de dados auditável para o arquivamento sistematizado de todos os relatos, notificações, relatórios e investigações dos eventos adversos, incluindo as interações com o relator; procedimentos estabelecidos e descritos, contemplando todas as atividades de farmacovigilância veterinária desenvolvidas pela empresa; e registro de treinamentos dos funcionários envolvidos nas atividades de farmacovigilância veterinária
- *Sinal*: informação que sugere uma possível relação causal entre um evento, adverso ou benéfico, e um produto de uso veterinário, sendo tal relação até então desconhecida ou documentada de maneira incompleta
- *Uso extrabula (off-label)*: refere-se ao emprego intencional do produto de uso veterinário em desacordo com as condições aprovadas pela autoridade regulatória e descritas na bula/rotulagem do produto. Pode incluir, por exemplo, diferenças na via de administração, posologia, indicação, categoria ou espécie
- *Usuário*: qualquer pessoa que administre o produto de uso veterinário a animais ou que seja exposta ao seu conteúdo.

OBJETIVOS DA FARMACOVIGILÂNCIA VETERINÁRIA

De modo geral, os procedimentos de farmacovigilância veterinária visam à segurança e à eficácia nos animais, e à segurança aos usuários, quando do emprego de produtos de uso veterinário, ou seja, buscam monitorar continuamente o uso desses produtos e avaliar se o risco inerente à sua utilização é aceitável. O Quadro 4.1 resume os principais objetivos da farmacovigilância veterinária.

A existência de um sistema adequado de farmacovigilância veterinária auxilia, por exemplo, na avaliação de risco pela autoridade regulatória para renovação de licenças de produtos de uso veterinário, por meio da análise dos dados originados da fase pós-registro.

A farmacovigilância veterinária consiste em um processo complexo que envolve mecanismos legais, científicos, fiscais e, principalmente, educativos. A conscientização dos médicos-veterinários e demais técnicos envolvidos, bem como da população em geral, sobre a importância e a necessidade da notificação de eventos adversos é a base para o sucesso da farmacovigilância veterinária.

A notificação espontânea, voluntária e sistemática das reações adversas observadas pelos usuários possibilita a análise estatística pelos responsáveis, permitindo gerar alertas ou "sinais" aos usuários e indústrias sobre o

QUADRO 4.1

Principais objetivos da farmacovigilância veterinária.

- Identificar e quantificar precocemente reações adversas até então desconhecidas
- Detectar e estimar incidência real de reações adversas conhecidas e previstas na literatura
- Monitorar continuamente a segurança dos produtos de uso veterinário
- Aumentar a conscientização sobre o uso racional de produtos de uso veterinário e fomentar o uso seguro e eficaz
- Monitorar e detectar os desvios de eficácia relacionados com a resistência aos antimicrobianos
- Aprimorar a fiscalização e contribuir para o desenvolvimento do setor farmacêutico envolvido
- Identificar reações adversas oriundas da exposição de seres humanos a produtos de uso veterinário
- Detectar violações de limites máximos de resíduos decorrentes do não cumprimento do período de carência em animais de produção
- Contribuir para a avaliação dos benefícios e riscos dos produtos de uso veterinário, prevenindo riscos e maximizando benefícios

comportamento dos produtos de uso veterinário. Deve ser ressaltado que o êxito ou o fracasso de qualquer atividade de farmacovigilância depende da notificação das suspeitas de reações adversas.

NOTIFICAÇÃO DE EVENTOS ADVERSOS

No Brasil, é previsto que o fluxo de notificação de eventos adversos envolverá o contato direto dos usuários junto às empresas detentoras do registro e, posteriormente, dessas com a autoridade regulatória (MAPA), conforme ilustrado pela Figura 4.1.

O usuário de produto de uso veterinário, ao observar um evento adverso, deve realizar contato com a empresa por meio do canal de atendimento constante do rótulo, ou bula, e relatar o ocorrido. Para que a empresa possa proceder com a investigação completa do evento adverso, o relato deve conter minimamente as seguintes informações:

- Usuário ou relator identificável, incluindo nome e detalhes de contato
- Descrição do evento adverso, contendo o máximo de detalhes possível sobre as alterações observadas
- Dados sobre o animal, grupo de animais ou ser humano envolvido
- Informações sobre o produto de uso veterinário suspeito

Todos os relatos de eventos adversos realizados por meio do canal de comunicação devem ser recebidos, registrados, classificados e acompanhados pelas empresas, devendo essas realizar a investigação completa de evento adverso, a fim de identificar a causalidade entre o evento e o produto suspeito.

RESPONSABILIDADES

As responsabilidades relativas à farmacovigilância veterinária envolvem a empresa titular do registro de produto de uso veterinário, o MAPA e o usuário.

Empresa titular do registro de produto de uso veterinário

Conforme ato normativo proposto pelo MAPA, as empresas titulares do registro de produto de uso veterinário devem dispor de um serviço de farmacovigilância veterinária composto por técnico responsável, canal de atendimento ao usuário, banco de dados auditável, procedimentos de farmacovigilância veterinária estabelecidos e descritos e registro de treinamentos dos funcionários envolvidos nas atividades.

Além disso, as empresas devem estar aptas a:

- Realizar a investigação completa e a análise do evento adverso relatado, a fim de avaliar, com base em metodologias internacionalmente reconhecidas, a causalidade entre o evento e o produto suspeito
- Implementar mecanismos para garantir a confidencialidade dos relatos de evento adverso recebidos dos usuários, relatores, centros veterinários e instituições, conforme legislação vigente
- Utilizar terminologia padronizada para descrição de termos clínicos e de eventos adversos, a partir de referências internacionalmente reconhecidas, que possibilite a adequada análise e comparação da base de dados
- Implementar procedimentos de gestão de sinais que viabilizem a identificação de problemas de segurança, eficácia e tendências relacionados aos produtos de uso veterinário, por meio da avaliação contínua da sua relação benefício-risco, com base em referências internacionalmente reconhecidas
- A partir das conclusões da avaliação da relação benefício-risco, implementar medidas preventivas e corretivas, como solicitar a alteração do registro do produto de uso veterinário para a inclusão de avisos ou precauções na bula/rotulagem, mudanças nas indicações de uso, restrições e recomendações autorizadas, realizar estudos pós-registro e, caso necessário, solicitar suspensão ou cancelamento do registro

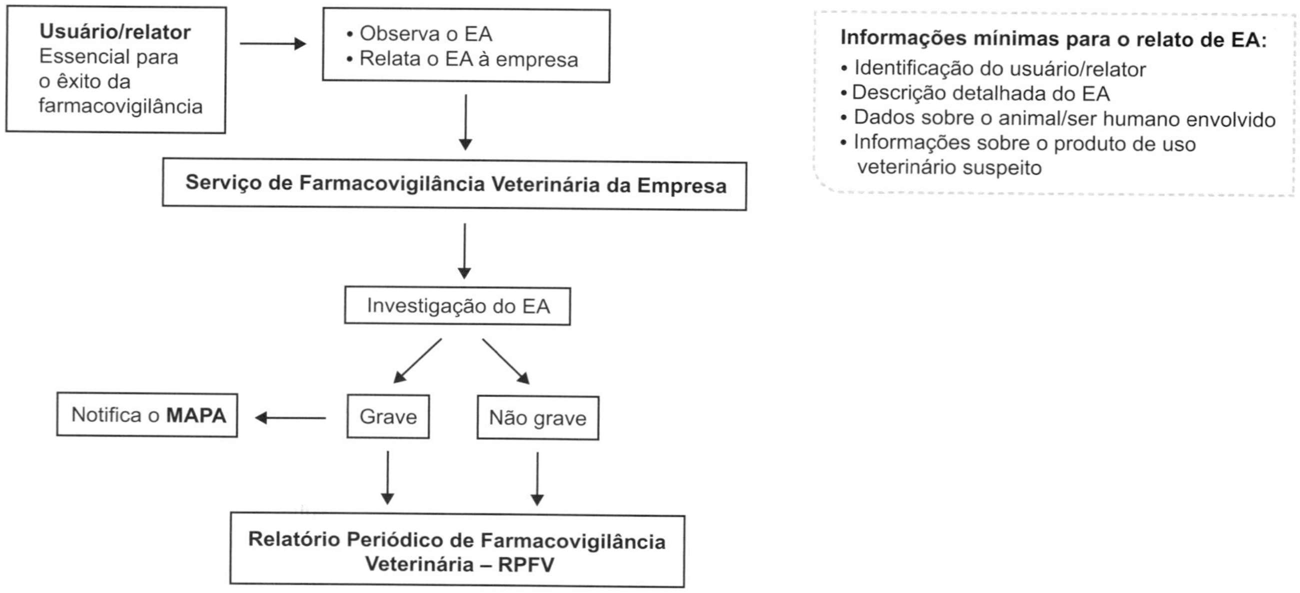

FIGURA 4.1 Fluxo de notificação de eventos adversos (EA), envolvendo o contato direto do usuário/relator junto à empresa detentora do registro do produto de uso veterinário e o Ministério da Agricultura, Pecuária e Abastecimento (MAPA).

- Notificar previamente ao MAPA as ações de comunicação aos médicos-veterinários e à sociedade em geral, relacionadas a questões de farmacovigilância veterinária referentes a seus produtos
- Notificar ao MAPA os casos suspeitos de eventos adversos graves
- Notificar ao MAPA as ações promovidas por agências regulatórias internacionais quando identificados eventos adversos graves relacionados aos produtos de uso veterinário comercializados no exterior, cuja formulação seja idêntica à de produtos que tenham registro no Brasil
- Comunicar ao MAPA quaisquer situações de urgência ocorridas em território nacional relacionadas ao emprego de seus produtos que possam resultar em eventos adversos graves nos animais ou em seres humanos, quando do manuseio ou exposição ao produto
- Elaborar e encaminhar ao MAPA, de acordo com os prazos estabelecidos, o Relatório Periódico de Farmacovigilância Veterinária (RPFV) para cada produto de uso veterinário fabricado e/ou importado, contemplando os itens apontados no Quadro 4.2.

Ressalta-se que os *sites* ou aplicativos da empresa devem deixar explícito como um médico-veterinário ou qualquer outro profissional ou usuário pode relatar um evento adverso. Os formulários e aplicativos da *web* devem ser simples e fáceis de usar.

Ministério da Agricultura, Pecuária e Abastecimento

Conforme ato normativo proposto pelo MAPA, compete a esse Ministério gerenciar o sistema de informação eletrônico que recebe as notificações e RPFV, utilizando terminologia padronizada com base em referências internacionalmente reconhecidas.

Além disso, o MAPA é responsável por:

- Implementar os procedimentos para gestão da farmacovigilância veterinária, com base em referências internacionalmente reconhecidas, visando à avaliação do perfil de segurança e à eficácia dos produtos veterinários registrados no MAPA
- Comunicar aos médicos-veterinários e à sociedade em geral, por meio de ampla divulgação, mudanças na relação benefício-risco de segurança ou eficácia ou identificação de um novo risco, e as alterações importantes ou suspensões de registros de produtos de uso veterinário comercializados no Brasil decorrentes das atividades de farmacovigilância veterinária
- Publicar relatórios das atividades de farmacovigilância veterinária no Brasil no *site* eletrônico do MAPA
- Auditar os serviços de farmacovigilância veterinária implementados pelas empresas titulares do registro de produto de uso veterinário.

É necessário salientar que a publicação de um relatório periódico de atividades de farmacovigilância veterinária é uma forma importante de fornecer *feedback* aos médicos-veterinários, técnicos veterinários e usuários, bem como incentivar a notificação.

Usuário

O êxito de qualquer sistema de farmacovigilância depende das notificações espontâneas dos usuários; assim, torna-se essencial a conscientização de qualquer pessoa que administre/manuseie produtos de uso veterinário em animais, ou que seja exposta ao seu conteúdo, pois a subnotificação de eventos adversos é um dos principais entraves e desafios para o desenvolvimento dos sistemas de farmacovigilância.

Nesse sentido, destaca-se a importância das instituições de ensino superior e dos conselhos profissionais de Medicina Veterinária em relação à conscientização dos estudantes e profissionais dessa área, pois são eles que se destacam não só em relação ao uso/prescrição de produtos de uso veterinário, como também ao contato direto com os usuários desses produtos.

Dado o seu conhecimento técnico, detenção do histórico e terapia empregada, e dos demais dados clínicos dos animais envolvidos, os médicos-veterinários desempenham um papel-chave para o monitoramento da segurança, qualidade e eficácia dos produtos de uso veterinário. Nesse sentido, torna-se sempre importante que esse profissional inclua em seu diagnóstico diferencial a possível relação entre o medicamento e o animal que recebeu o produto.

O desenvolvimento de projetos/parcerias com hospitais veterinários também apresenta grande importância em relação à captação de informações relacionadas aos eventos adversos em produtos de uso veterinário.

Importante destacar que a responsabilidade pela maior conscientização dos usuários em relação à farmacovigilância veterinária deve ser compartilhada entre indústria farmacêutica, órgãos públicos, instituições de ensino superior e pesquisadores. Informações técnicas e publicações de guias, treinamentos, divulgação permanente dos resultados obtidos na farmacovigilância de produtos de uso veterinário são algumas das maneiras de motivar não somente os médicos-veterinários, como também todos os demais envolvidos e interessados na segurança, qualidade e eficácia dos produtos de uso veterinário.

Para estimular as notificações pelos usuários, tanto as empresas detentoras dos registros de produtos de uso veterinário quanto a autoridade regulatória devem assegurar que todos os relatos de eventos adversos sejam tratados com

---

QUADRO 4.2

Itens que devem ser contemplados no Relatório Periódico de Farmacovigilância Veterinária.

I – Atualização das medidas regulamentares ou ações tomadas pelas agências regulatórias em qualquer parte do mundo por motivos de farmacovigilância

II – Incidência de todos os eventos adversos recebidos ocorridos em território nacional, baseada em metodologias internacionalmente reconhecidas

III – Análise dos dados e avaliação geral de segurança e eficácia, ou tendências relacionadas ao produto, pela gestão de sinais e avaliação contínua da relação benefício-risco do produto

IV – Lista de todos os eventos adversos ocorridos em nível mundial, contendo todos os casos individuais classificados, com base em referências internacionalmente reconhecidas

confidencialidade, e que os relatórios divulgados constem somente de informações necessárias ao conhecimento e garantia do uso seguro do produto envolvido.

AVALIAÇÃO DE CAUSALIDADE

Uma dificuldade inerente à farmacovigilância é diferenciar um efeito decorrente do uso de um medicamento de qualquer outra enfermidade/agravo, pois muitos eventos adversos associados aos produtos de uso veterinário podem ser clínica, patológica ou bioquimicamente indistinguíveis de diferentes enfermidades.

Dessa maneira, a avaliação de causalidade deve ser realizada para todas as notificações de eventos adversos recebidas pelas empresas titulares dos registros de produtos de uso veterinário.

Para cada caso, deve ser feita uma avaliação da relação causal do evento adverso com a administração do produto de uso veterinário, levando em consideração os seguintes fatores:

- Conexão associativa com o tratamento, sobre a cronologia ou local anatômico
- Explanação farmacológica e/ou imunológica, níveis no sangue, relação entre dose e efeito
- Presença de fenômenos clínicos ou patológicos característicos do produto
- Conhecimento prévio de relatos semelhantes
- Exclusão de outras causas
- Integridade e confiabilidade dos dados dos relatos de caso
- Informações de retirada e reintrodução, se disponíveis.

Para que a avaliação de causalidade possa ser realizada de maneira adequada pelo responsável, é necessário que os dados notificados pelo usuário contenham as informações mínimas descritas anteriormente e ilustradas na Figura 4.1.

Alguns algoritmos de pontuação de causalidade podem ser usados para avaliação final, como o sistema Kramer modificado (empregado pela Food and Drug Administration [FDA]), e o sistema ABON (empregado pela União Europeia [UE]), no qual a causalidade é classificada como: A – provável; B – possível; O – inconclusiva, não classificável/não avaliável; ou N – improvável (Quadro 4.3).

Além da avaliação de causalidade de cada relato de evento adverso recebido, também são importantes o cálculo e a análise da frequência dos eventos adversos relacionados ao histórico de uso de determinado medicamento. Nesse sentido, o agrupamento de frequência de eventos adversos estabelecido pelo Conselho das Organizações Internacionais de Ciências Médicas (CIOMS) é o seguinte:

- Muito comum ($\geq 1/10$)
- Comum ($\geq 1/100$ a $< 1/10$)
- Incomum ($\geq 1/1.000$ a $< 1/100$)
- Rara ($\geq 1/10.000$ a $< 1/1.000$)
- Muito rara ($< 1/10.000$)
- Frequência desconhecida (não pode ser estimada a partir dos dados disponíveis).

TERMINOLOGIAS

O sistema de farmacovigilância deve utilizar as categorias de codificação e terminologia adotadas em fóruns internacionais de caráter regulador, como a terminologia do VeDDRA, que é descrita e administrada por um grupo internacional no âmbito do VICH (abreviatura do correspondente em inglês para Cooperação Internacional de Harmonização dos Requisitos Técnicos para o Registro de Medicamentos Veterinários).

O VeDDRA é um dicionário clínico utilizado para descrever as manifestações clínicas adversas em um formato padronizado, o que possibilita adequada avaliação dos dados e análise de tendências dos registros obtidos no contexto da farmacovigilância veterinária.

GESTÃO DE SINAIS

É responsabilidade dos serviços de farmacovigilância veterinária avaliar periodicamente as informações contidas na base de dados do sistema, a fim de detectar informações que sugerem uma possível relação causal entre eventos adversos e produtos de uso veterinário, visando à detecção de sinais e análises de tendências.

A definição do Conselho das Organizações Internacionais de Ciências Médicas (CIOMS) de gerenciamento de sinais consiste em informações que surgem de uma ou várias fontes (incluindo observações e experimentos), que sugerem uma nova associação potencialmente causal, ou

QUADRO 4.3

Avaliação de causalidade do evento adverso com a administração do produto de uso veterinário.

Categoria	Classificação	Critérios de inclusão
A	Provável	Há associação temporal entre a administração do produto de uso veterinário e o início e a duração do evento adverso A descrição da manifestação clínica é consistente ou possível em relação às propriedades farmacológicas e toxicológicas conhecidas do produto Não há outra explicação igualmente possível para o caso
B	Possível	A reação adversa ao produto é uma das possíveis causas da manifestação clínica observada, mas as informações disponíveis não cumprem com os critérios para a inclusão na categoria A
O	Inconclusiva	Para os casos em que não houver informações suficientes para a avaliação da causalidade, porém, a associação não pode ser descartada
N	Improvável	Para os casos em que houver informações suficientes para estabelecer que o produto de uso veterinário provavelmente não foi a causa do evento, além de uma explicação alternativa para sua ocorrência

um novo aspecto de uma associação conhecida, entre uma intervenção e um evento ou conjunto de eventos adversos relacionados, que sejam consideradas como tendo uma probabilidade suficiente para justificar a ação verificatória.

Um sinal confirmado é considerado um risco e pode ser classificado como potencial ou identificado:

- *Risco potencial*: quando não houver evidências claras de uma relação com o produto (suposição), e investigações adicionais são necessárias antes que medidas definitivas possam ser tomadas
- *Risco identificado*: quando houver evidências/fundamentação científica da relação com o produto.

Além disso, o nível do risco também pode ser definido com base em sua gravidade, como baixo risco ou risco importante:

- *Baixo risco*: em que nenhuma medida de mitigação de risco é considerada necessária e o monitoramento de farmacovigilância de rotina é suficiente
- *Risco importante*: quando medidas de mitigação são consideradas necessárias para um risco identificado. O prazo para a implementação das medidas deve refletir o nível do risco (*i. e.*, basear-se no risco).

Além de fornecer a possibilidade de geração de alertas de segurança aos usuários, a gestão de sinais também pode fornecer informações que indiquem a necessidade de adoção de medidas preventivas, como, por exemplo, suspensão temporária da autorização de comercialização de produtos de uso veterinário que indiquem problemas graves de segurança animal ou humana, mesmo antes da finalização do processo de investigação.

PROGRAMA NACIONAL DE CONTROLE DE RESÍDUOS E CONTAMINANTES

A farmacovigilância veterinária também pode contribuir com a segurança alimentar quando incorpora, entre seus objetivos, a vigilância ao atendimento dos limites máximos de resíduos (LMR) permitidos para o consumo de produtos de origem animal oriundos de animais tratados com produtos de uso veterinário.

Nesse sentido, dentre as políticas públicas adotadas pelo MAPA, encontra-se o Plano Nacional de Controle de Resíduos e Contaminantes (PNCRC), que é uma ferramenta de gerenciamento de risco adotada com o objetivo de promover a garantia de qualidade do sistema de produção de alimentos de origem animal ao longo das cadeias produtivas, gerenciando a avaliação da presença de resíduos nos produtos de origem animal decorrentes do emprego de produtos de uso veterinários, agroquímicos e de exposição a contaminantes ambientais. Permite, também, a verificação do uso correto e seguro dos medicamentos veterinários, de acordo com as recomendações de boas práticas veterinárias.

É importante destacar que nem todos os medicamentos e compostos químicos aos quais os animais ficam expostos deixam resíduos perigosos à saúde humana e animal e, mesmo aqueles reconhecidos como potencialmente nocivos somente permitem tal condição quando ultrapassam o valor de concentração conhecido como limite de tolerância, limite de segurança ou LMR que o alimento pode conter, sem prejuízo da integridade orgânica dos seres humanos e animais.

No âmbito do programa, são elaborados planos anuais de amostragem e teste de ovos, leite e mel encaminhados para processamento e de animais encaminhados para abate em estabelecimentos sob inspeção federal. Os testes incluem ampla gama de medicamentos veterinários autorizados (para as quais é testado o atendimento dos limites aplicáveis) e proibidos (incluindo hormônios), agrotóxicos, contaminantes inorgânicos, micotoxinas e dioxinas.

Os testes realizados verificam o atendimento dos LMRs químicos em produtos animais aplicáveis no Brasil, os quais são estabelecidos pela Anvisa.

Os últimos relatórios anuais do PNCRC indicam um alto índice de conformidade dos produtos de origem animal avaliados e podem ser consultados no *site* do MAPA.

RESISTÊNCIA AOS ANTIMICROBIANOS

A resistência aos antimicrobianos é um dos maiores desafios para a saúde pública, com importante impacto na saúde humana e animal, e, por esse motivo, considerando a abordagem de Saúde Única (One Health), a Organização Mundial de Saúde Animal (OIE) trabalha em estreita colaboração com outras instituições internacionais, como a Organização Mundial de Saúde (OMS), a Organização das Nações Unidas para a Alimentação e a Agricultura (FAO) e a Comissão do Codex Alimentarius.

Embora o desenvolvimento da resistência aos antimicrobianos seja um fenômeno natural dos microrganismos (para detalhes, ver *Capítulo 36*), está ocorrendo maior pressão seletiva e disseminação no mundo devido a:

- Mau uso de medicamentos antimicrobianos veterinários e humanos
- Programas inadequados ou inexistentes de prevenção e controle de infecções, o que favorece a transmissão da resistência entre os microrganismos e a exposição de indivíduos a microrganismos resistentes
- Antimicrobianos de má qualidade
- Fraca capacidade laboratorial
- Vigilância e monitoramento inadequados
- Regulamentação e fiscalização insuficientes do uso de medicamentos antimicrobianos veterinários e humanos.

Percebe-se, então, que, ao promover o uso racional dos antimicrobianos, bem como a segurança e a eficácia desses produtos, a farmacovigilância veterinária também apresenta enorme importância no enfrentamento à resistência aos antimicrobianos.

O Brasil dispõe do Plano de Ação Nacional para Prevenção e Controle da Resistência aos Antimicrobianos no âmbito da Saúde Única (PAN-BR), coordenado pelo Ministério da Saúde, em convergência com os objetivos definidos pela aliança tripartite entre OMS, FAO e OIE, e alinhado ao Plano de Ação Global para enfrentamento da resistência aos antimicrobianos, aprovado em 2015 na Assembleia Mundial da OMS.

O objetivo geral do PAN-BR é garantir a manutenção da capacidade de tratar e prevenir doenças infecciosas com medicamentos seguros e eficazes, que sejam de qualidade assegurada e utilizados de modo responsável e acessível a todos que deles necessitem.

Como parte do PAN-BR, o MAPA, com envolvimento de setor privado regulado, órgãos de profissionais agropecuários e instituições de ensino, pesquisa, inovação, desenvolvimento e fomento setorial, elaborou e implementou o Plano de Ação Nacional de Prevenção e Controle da Resistência aos Antimicrobianos no âmbito da Agropecuária (PAN-BR AGRO) que estabelece ações para promover o uso racional e fortalecer as ações regulatórias referentes ao uso de antimicrobianos em animais, bem como para fomentar a implementação das boas práticas agropecuárias.

Todas as atualizações sobre o PAN-BR AGRO podem ser consultadas no *site* do MAPA.

REGISTRO E FISCALIZAÇÃO DE PRODUTOS DE USO VETERINÁRIO

O registro de produtos de uso veterinário no Brasil, nacionais ou importados, é concedido somente após a análise pelo MAPA do relatório técnico apresentado pela empresa requerente e o atendimento aos requisitos previstos na legislação nacional vigente, visando assegurar aos usuários qualidade, segurança e eficácia dos medicamentos.

O Decreto-Lei nº 467, de 13 de fevereiro de 1969, dispõe sobre a fiscalização de produtos de uso veterinário e dos estabelecimentos que os fabriquem, e está regulamentado pelo Decreto nº 5.053, de 22 de abril de 2004, que aprova o "Regulamento de Fiscalização de Produtos de Uso Veterinário e dos Estabelecimentos que os Fabriquem ou Comerciem". Além disso, existem instruções normativas (IN) que regulamentam os parâmetros para registro e fiscalização dos medicamentos.

Os estabelecimentos fabricantes, fracionadores, importadores, exportadores e que comercializam produtos de uso veterinário são submetidos a fiscalizações periódicas e auditorias de boas práticas de fabricação. A fiscalização desses estabelecimentos tem como principal objetivo garantir a aplicação de condições higiênico-sanitárias adequadas nos processos de fabricação; a conformidade e a inocuidade dos produtos disponibilizados no mercado; e a segurança e a rastreabilidade dos produtos fabricados.

Atualmente, no Brasil, há obrigatoriedade de prescrição veterinária para a comercialização de:

- Produtos antimicrobianos de uso veterinário
- Produtos de uso veterinário sujeitos ao controle especial
- Produtos destinados à alimentação animal com medicamentos de uso veterinário.

Com relação ao uso na alimentação animal, a Instrução Normativa nº 65/2006 estabelece os critérios e os procedimentos para a fabricação, a comercialização e o uso de produtos para alimentação animal com medicamentos de uso veterinário da classe dos antimicrobianos e antiparasitários, em animais produtores de alimentos, visando garantir um nível adequado de proteção da saúde humana e dos animais.

O MAPA também disponibiliza várias publicações orientativas sobre o uso correto e responsável de medicamentos de uso veterinário em seu *site*.

CONSIDERAÇÕES FINAIS

O sucesso de um serviço de farmacovigilância veterinária depende da participação de todos os envolvidos, como médicos-veterinários, tutores/proprietários ou responsável pelos animais, laboratórios, universidades, pesquisadores, órgãos públicos e indústrias.

O grande desafio é promover a conscientização sobre a importância das notificações de eventos adversos para que a gestão do sistema de farmacovigilância possa ser efetivamente realizada pelas empresas detentoras dos registros de produtos de uso veterinário e pela autoridade regulatória.

A responsabilidade pelo êxito dessa conscientização, bem como do sistema de farmacovigilância veterinária como um todo, é compartilhada entre todos os envolvidos, especialmente indústria farmacêutica, órgãos públicos, instituições de ensino superior e pesquisadores.

Com a consolidação do ato normativo que estabelece os critérios e procedimentos para a farmacovigilância veterinária quando do emprego de produtos de uso veterinário registrados no Brasil, espera-se a obtenção de mais um importante avanço na busca por segurança, eficácia e qualidade dos produtos de uso veterinário comercializados no país.

BIBLIOGRAFIA

Brasil. Decreto 8.448, de 6 de maio de 2015, que "Altera o Regulamento de Fiscalização de Produtos de Uso Veterinário e dos Estabelecimentos que os Fabriquem ou Comerciem, aprovado pelo Decreto nº 5.053, de 22 de abril de 2004". Disponível em: http://www.planalto.gov.br/ccivil_03/_ato2015-2018/2015/decreto/d8448.htm. Acesso em 27/01/2022.

Brasil. Decreto nº 5.053, de 22 de abril de 2004, que "Aprova o Regulamento de fiscalização de produtos de uso veterinário e dos estabelecimentos que os fabriquem ou comerciem, e dá outras providências". Disponível em: https://www.gov.br/agricultura/pt-br/assuntos/insumos-agropecuarios/insumos-pecuarios/produtos-veterinarios/legislacao-1/decreto-lei-e-lei/decreto-federal-no-5053-de-22-04-2004.pdf/view. Acesso em 27/01/2022.

Brasil. Decreto-Lei Nº 467, de 13 de fevereiro de 1969, que "Dispõe sobre a fiscalização de produtos de uso veterinário, dos estabelecimentos que os fabriquem e dá outras providências". Disponível em: tps://www2.camara.leg.br/legin/fed/declei/1960-1969/decreto-lei-467-13-fevereiro-1969-376443-publicacaooriginal-1-pe.html. Acesso em 27/01/2022.

Brasil. Ministério da Agricultura, Pecuária e Abastecimento/Secretaria de Defesa Agropecuária. Instrução Normativa Nº 65, de 21 de novembro de 2006, que "resolve: Aprovar o Regulamento técnico sobre os procedimentos para a fabricação e o emprego de rações, suplementos, premixes, núcleos ou concentrados com medicamentos para os animais de produção". Disponível em: https://www.gov.br/agricultura/pt-br/assuntos/insumos-agropecuarios/insumos-pecuarios/alimentacao-animal/arquivos-alimentacao-animal/legislacao/instrucao-normativa-no-65-de-21-de-novembro-de-2006.pdf. Acesso em 27/01/2022.

Brasil. Ministério da Agricultura, Pecuária e Abastecimento/Secretaria de Defesa Agropecuária. Instrução Normativa Nº 26, de 9 de julho de 2009, que "Aprovar o Regulamento técnico para a fabricação, o controle de qualidade, a comercialização e o emprego de produtos antimicrobianos de uso veterinário". Disponível em: https://www.gov.br/agricultura/pt-br/assuntos/insumos-agropecuarios/insumos-pecuarios/alimentacao-animal/arquivos-alimentacao-animal/legislacao/instrucao-normativa-no-26-de-9-de-julho-de-2009.pdf. Acesso em 29/01/2022.

Brasil. Ministério da Agricultura, Pecuária e Abastecimento/Secretaria de Defesa Agropecuária. Portaria Nº 399, de 23 de setembro de 2021, que "Submete à consulta pública, pelo prazo de 60 (sessenta) dias, a minuta de Portaria que estabelece os critérios e procedimentos para a farmacovigilância veterinária quando do emprego de produtos de uso veterinário registrados no Brasil". Disponível em: https://www.in.gov.br/en/web/dou/-/portaria-n-399-de-23-de-setembro-de-2021-347587670. Acesso em 27/01/2022.

Health for Animals. 6º Seminário do Ciclo de treinamento regional para pontos focais da OIE para produtos veterinários. Como estabelecer um sistema de farmacovigilância para produtos de uso veterinário. Versão 1, junho de 2019. 35 p. Disponível em: https://rr-americas.oie.int/wp-content/uploads/2021/06/por_como-estabelecer-farmacovigilancia.pdf. Acesso em 27/01/2022.

Organização Mundial da Saúde/Organização Pan-Americana da Saúde/Agência Nacional de Vigilância Sanitária (OMS/OPAS/Anvisa). A importância da farmacovigilância. Monitorização da segurança dos medicamentos. 2005. 48 p. Disponível em: https://bvsms.saude.gov.br/bvs/publicacoes/importancia.pdf. Acesso em 27/01/2022.

Organização Pan-Americana da Saúde (OPAS). Rede Pan-Americana de Harmonização da Regulamentação Farmacêutica. Boas práticas de farmacovigilância para as Américas. 2011. 75 p. Disponível em: https://www.paho.org/hq/dmdocuments/2011/Red-PARF-5-Port.pdf. Acesso em 27/01/2022.

Xavier FG. Farmacovigilância veterinária: aspectos gerais e aplicados. In: Spinosa HS, Palermo-Neto J, Górniak SL. Medicamentos em animais de produção. Rio de Janeiro: Guanabara Koogan. 2014. p. 413-26.

5

Formulação Farmacêutica Aplicada à Medicina Veterinária

Newton Andréo Filho

- Introdução, 59
- Conceitos fundamentais sobre medicamentos, 59
- Estudos de pré-formulação, 60
- Considerações sobre a estabilidade de medicamentos, 63
- Formas farmacêuticas de uso veterinário, 65
- Considerações finais, 76
- Bibliografia, 77

INTRODUÇÃO

A demanda por medicamentos de uso veterinário seguros, eficazes, estáveis, adequados à administração pelas diferentes vias e que possibilitem o manejo fácil e seguro para os responsáveis pelos animais é crescente e constitui um campo amplo para o desenvolvimento de pesquisa e inovação de novos produtos e sistemas farmacêuticos dedicados ao tratamento dos animais. Frente a isso, para profissionais que atuam no cuidado animal em seus diferentes níveis, sejam médicos-veterinários, zootecnistas e farmacêuticos, é essencial que estejam aptos a compreender as nuances relacionadas ao desenvolvimento de medicamentos veterinários frente a inerente variabilidade inter e intraespécies, as características específicas das diferentes formas farmacêuticas e as adequadas condições de manejo para sua administração que poderão determinar o sucesso ou o fracasso de um tratamento medicamentoso, seja para recuperação de um quadro clínico patológico ou incremento da *performance* de animais de produção.

Neste capítulo, buscou-se trazer um conjunto de informações fundamentais para a compreensão de como um medicamento é constituído, o conjunto de estudos necessários para o desenvolvimento de uma formulação medicamentosa, as características e as particularidades das diferentes formas farmacêuticas disponíveis, e alguns cuidados para garantir a manutenção da estabilidade das formulações durante o armazenamento e o uso. Por fim, é feita uma abordagem do uso de medicamentos manipulados em farmácias como alternativas terapêuticas frente aos produtos industrializados, os objetivos, as vantagens e as desvantagens.

CONCEITOS FUNDAMENTAIS SOBRE MEDICAMENTOS

De acordo com a Resolução RDC nº 16, de 02 de março de 2007, da Agência Nacional de Vigilância Sanitária (Anvisa), órgão regulador vinculado ao Ministério da Saúde do Brasil, **medicamento** é um produto farmacêutico, **tecnicamente obtido ou elaborado**, com finalidade profilática, curativa, paliativa ou para fins de diagnóstico, apresentado em uma **forma farmacêutica** terminada (produto acabado) que contém o **fármaco**, ou ingrediente farmacologicamente ativo (IFA), geralmente em associação com **adjuvantes farmacotécnicos**.

Para além da ação terapêutica pretendida com um medicamento, a definição citada traz quatro informações que merecem ser mais bem exploradas para a compreensão do quão complexo pode ser um medicamento e, portanto, o cuidado que se deve ter na seleção deles para administração aos pacientes – nesse caso, animais de produção e de companhia.

O primeiro aspecto a ser destacado diz respeito ao medicamento ser um produto farmacêutico **tecnicamente obtido ou elaborado**. Isso, de início, mostra que o desenvolvimento e a produção de medicamentos não se restringem a mero agrupamento de substâncias para a formação de um produto. De fato, o caminho a ser percorrido para se chegar a um medicamento de qualidade, seguro e eficaz é longo e requer o envolvimento de uma equipe multiprofissional, com conhecimentos aportados das diferentes áreas do saber.

Este capítulo foca em questões relacionadas às formulações de medicamentos veterinários. Portanto, já se tem ciência de todo o percurso existente e já percorrido pela química medicinal para a identificação de alvos moleculares, o planejamento das estruturas químicas para interagirem com esses, a realização de sínteses e modificações moleculares para obtenção de protótipos mais promissores, e a avaliação de ação e segurança em modelos experimentais *in vitro* e *in vivo*, tornando-se **fármacos** (o terceiro termo destacado na definição), quando apresentarem desempenho favorável frente às avaliações biológicas realizadas. Exatamente nessa fase, surgem os primeiros experimentos relacionados ao desenvolvimento de formulações farmacêuticas, formalmente conhecidos como estudos de pré-formulação.

Mais adiante neste capítulo, será feita uma rápida abordagem de tais estudos, mas, por ora, cabe esclarecer que é preciso conhecer a fundo as propriedades dos fármacos em desenvolvimento, para que se possa dar o passo seguinte, chegando ao segundo termo da definição de medicamento a ser aqui abordado: a **forma farmacêutica** em que o fármaco será veiculado.

O termo **forma farmacêutica** refere-se ao sistema físico e físico-químico no qual o fármaco é veiculado de modo que se possa manuseá-lo, viabilizando o armazenamento, a dosificação e a administração ao paciente, sem comprometer sua eficácia e segurança. Note que, ao mencionar eficácia e segurança, essas propriedades originais do fármaco devem ser mantidas na forma farmacêutica, ou seja, conservar suas propriedades químicas e físicas, portanto, manter-se estável. Para tanto, o sistema físico/físico-químico e sua composição química estabelecida (**adjuvantes farmacotécnicos**, o último termo da definição de medicamentos) devem contribuir para a estabilidade, de modo a prevenir a ação de fatores desestabilizantes externos (p. ex., luz, umidade, gases, temperatura) e evitar a ocorrência de fatores de desestabilização inerentes à própria formulação (fatores intrínsecos – reações químicas, alterações físicas, físico-químicas e microbiológicas).

Existem diversas formas farmacêuticas disponíveis e amplamente estudadas para a veiculação de fármacos, sendo as três principais classes:

- *Formas farmacêuticas sólidas*: comprimidos, cápsulas, pós, grânulos e *pellets* (ou péletes), revestidos ou não
- *Formas líquidas*: dispersões moleculares, dispersões particuladas ou suspensões e sistemas emulsionados
- *Sistemas semissólidos*: géis, cremes, pomadas e pastas.

Cada uma encontra aplicação similar ao utilizado em seres humanos; no entanto, pode haver condições particulares de uso, como o fato de incorporação de soluções em água de bebida em criações de aves ou incorporação de grânulos e *pellets* em ração, ou comprimidos de grande tamanho e densidade, conhecidos como bólus, cuja liberação do fármaco ocorre de maneira lenta e gradual administrados a bovinos, ou, ainda, pastas medicamentosas administradas por via oral a equinos.

Os **adjuvantes farmacotécnicos**, também conhecidos como excipientes, são substâncias adicionadas às formulações com finalidades específicas relacionadas à constituição da forma farmacêutica, à promoção da estabilidade da formulação frente aos fatores extrínsecos e intrínsecos de desestabilização, à adequação/aceitabilidade à via de administração e ao controle da liberação do fármaco. Tendo em vista as finalidades apontadas, nota-se que a escolha de cada um desses adjuvantes quimicamente compatíveis com o fármaco e demais componentes da formulação e em quantidades adequadas não é tarefa simples, requerendo uma vasta consulta à literatura científica e a realização de um conjunto de ensaios capazes de gerar dados que permitam que a escolha dos adjuvantes farmacotécnicos siga uma base racional cientificamente fundamentada, o que remete, novamente, aos ensaios de pré-formulação.

ESTUDOS DE PRÉ-FORMULAÇÃO

Os estudos de pré-formulação são parte fundamental para o desenvolvimento de formulações medicamentosas, seja para uso humano ou animal, e devem ser conduzidos sempre que houver um novo fármaco em desenvolvimento.

Esses estudos não se referem apenas à caracterização química do fármaco, mas também às propriedades físicas e físico-químicas que o fármaco apresenta e que pode variar entre fornecedores de um mesmo insumo. Nesse sentido, deve ficar claro que, mesmo se tratando de um mesmo fármaco no que se refere a sua estrutura química, a maneira com que ele se apresenta como insumo, por exemplo, e de forma simples, com relação ao tamanho de partícula, pode interferir sobremaneira na produção e no desempenho de uma formulação medicamentosa contendo tal fármaco. Portanto, ainda que o fármaco a ser utilizado na formulação não seja uma nova entidade química, os estudos de pré-formulação são indispensáveis para que se conheça a fundo as propriedades físicas, químicas e físico-químicas do insumo adquirido, visto que elas poderão impactar de modo significativo a produção, a estabilidade e o desempenho do medicamento em desenvolvimento.

O Quadro 5.1 apresenta os principais ensaios de pré-formulação para caracterização dos fármacos visando ao desenvolvimento de nova formulação farmacêutica.

Os estudos de pré-formulação são particularmente importantes para formulações cujo fármaco é veiculado sob a forma de partículas sólidas, como ocorre em comprimidos, bólus, pós, grânulos, pré-mixes, suspensões, pastas, pomadas, entre outras. Isso porque, para essas formas farmacêuticas, o fármaco necessita passar pela etapa biofarmacêutica de dissolução na via de administração, assumindo a condição de estar disperso em nível molecular, como em uma solução, e assim exercer sua atividade terapêutica no local ou ser absorvido e distribuído para todo o corpo do animal, quando se busca uma ação sistêmica. Nesse sentido, as diferentes propriedades dos fármacos capazes de impactar na sua solubilidade e velocidade de dissolução podem ser importantes para o desempenho do medicamento. Como mencionado anteriormente, é conhecido

QUADRO 5.1
Principais técnicas analíticas utilizadas para a caracterização de fármacos como parte dos estudos de pré-formulação.

Técnica analítica	Parâmetros analisados	Aplicação no desenvolvimento
Espectrometria de infravermelho com transformada de Fourier	Identificação de bandas específicas de absorção de grupamentos orgânicos e inorgânicos nas moléculas	Avaliação de mudanças nos espectros de transmissão indicativos de alteração da estrutura orgânica inicial das moléculas em estudo. O surgimento, a eliminação, o deslocamento, a redução ou o aumento de intensidade podem revelar possíveis alterações na molécula original ou interações entre moléculas
Espectrofotometria ultravioleta-visível (UV-vis)	Localização de picos de máxima absorção de luz	Quantificação em misturas e formulações utilizando espectrofotômetro e cromatógrafo líquido com detecção UV-vis
Calorimetria exploratória diferencial (DSC)	Avaliação do perfil calorimétrico da amostra, isolada ou associada, frente a eventos físicos causados pelo aquecimento e resfriamento das amostras isoladas ou misturas de componentes	Determinação das temperaturas de transição de estado cristalino, perda de solvatos adsorvidos, fusão, ebulição, cristalização e variação de energia existente nesses processos; avaliação da ocorrência de reações entre substâncias e o balanço energético existente
Análise termogravimétrica	Avaliação do perfil de variação de massa da amostra frente a eventos que levem a evaporação de componentes ou reações de decomposição em que os produtos são voláteis	Determinação da quantidade de material volátil presente na formulação; verificação de padrões de degradação da amostra até completa carbonização; verificação de interação entre substâncias ou sistemas que sugiram aumento ou diminuição da estabilidade das substâncias ou sistemas frente à decomposição térmica
Difração de raios X	Avaliação cristalográfica das amostras de fármacos e excipientes, isoladamente ou em misturas	Caracterização da estrutura cristalina dos fármacos e demais componentes da formulação, verificação da existência de interações que interfiram na estrutura cristalina; verificação da influência de processos de fabricação na estrutura cristalina dos fármacos
Solubilidade por saturação	Avaliação da quantidade máxima que um soluto (fármaco) é capaz de se dissolver em um sistema solvente (água, tampões) em temperatura (25°C e 37°C) e pressão definidas (1 atm)	Predição da solubilidade em meios biológicos; escolha de meios de dissolução para análise; planejamento das formulações líquidas e semissólidas
Ionização frente ao pH	Avaliação da capacidade de um bioativo em ionizar-se frente ao pH do meio que se encontra dissolvido. Diversas técnicas são utilizadas com a finalidade de determinar valores de pKa dos fármacos. Atualmente, vários *softwares* são capazes de predizer os valores de pKa dos fármacos com grande exatidão	Determinação dos valores de pKa trazem o indicativo da faixa de pH em que as moléculas de fármaco tendem a se ionizar, apresentando maior solubilidade. A permeabilidade do fármaco através de membranas também pode ser dependente da condição de ionização do fármaco
Dissolução intrínseca	Avaliação da velocidade de dissolução da substância de interesse (fármaco) frente a diferentes fatores e características intrínsecas do fármaco, como o estado cristalino	Predição da velocidade de dissolução do fármaco nos meios biológicos; escolha dos meios de dissolução para avaliação de formas farmacêuticas que contenham o fármaco em estado sólido (particulado); planejamento de estratégias para a composição da formulação
Coeficiente de partição óleo/água (O/A)	Identificação da distribuição de uma certa quantidade de fármaco entre duas fases imiscíveis, em geral octanol e água. O logaritmo em base 10 desse valor resulta nos valores de LogP	Caracterização de como o fármaco pode se comportar quando presente em um sistema binário, como uma emulsão, ou mesmo sua capacidade de permeação de membranas por simples difusão. Permite predizer as condições de permeação do fármaco, possibilidade de acumulação em tecidos específicos. Auxilia no planejamento de formulações com uso de promotores de permeação
Tamanho de partícula e uniformidade	Identificação do tamanho médio e da uniformidade de tamanho que os insumos da formulação podem apresentar. Permite identificar as populações de tamanho e aquelas prevalentes	Caracterização do tamanho das partículas permitindo planejar o desenvolvimento das formulações e eventuais processamentos necessários para redução do tamanho ou separação de faixas de tamanho de interesse. As características de tamanho são capazes de interferir em diversas outras propriedades, portanto, é um parâmetro importante no planejamento do desempenho e produção do medicamento

(continua)

QUADRO 5.1

Principais técnicas analíticas utilizadas para a caracterização de fármacos como parte dos estudos de pré-formulação. (*continuação*)

Técnica analítica	Parâmetros analisados	Aplicação no desenvolvimento
Forma das partículas	Avaliação realizada por microscopias óptica e eletrônica para caracterização do aspecto externo da partícula	A forma externa das partículas de insumos pode interferir nas características de fluxo, no sensorial de formulações líquidas, sólidas e semissólidas, na irritação causada nas diferentes vias parenterais, na dificuldade de fluir no interior das agulhas de injeção
Propriedades de fluxo	Avaliação das propriedades de escoamento dos fármacos e excipientes	Caracterização das propriedades de fluxo dos materiais — algo essencial para a produção de formas farmacêuticas sólidas em virtude das etapas de mistura e transferência de material. Materiais que não fluem adequadamente ou fluem em bloco podem apresentar problemas nas misturas e na dosagem da formulação por volume, durante os processos de fabricação
Densidades	Avaliação da condição de distribuição espacial dos insumos a partir de uma determinada massa amostral. São determinados essencialmente três tipos de densidade: a verdadeira, a aparente e a compactada	As densidades dos fármacos e adjuvantes farmacotécnicos mantêm íntima relação com as características de fluxo e acomodação dos materiais, e interferem no processo de sedimentação em formulações líquidas e da ideia da capacidade de deformação do material durante a compressão

que, quanto menor o tamanho de partícula dos fármacos, maior a área superficial total do fármaco exposta ao meio biológico para sofrer dissolução, favorecendo, portanto, a velocidade com que isso ocorre. Assim, para fármacos de baixa solubilidade, pode-se esperar que, quanto menor as partículas do fármaco, mais rapidamente ele se dissolverá e estará disponível para ser absorvido.

O fenômeno discutido sobre a variação do tamanho de partículas e sua influência no desempenho dos medicamentos também pode ser verificado com outras propriedades dos fármacos, como, por exemplo, sua estrutura cristalina. Para formar uma partícula sólida de fármaco, suas moléculas devem interagir entre si de forma mais ou menos intensa e com variado número de interações. A possibilidade de as moléculas de um fármaco se organizarem de diferentes formas em estado sólido permite a ocorrência de polimorfos, solvatos e estruturas amorfas. Cada uma dessas estruturas pode apresentar propriedades distintas relacionadas à velocidade de dissolução, estabilidade e compressibilidade, visto que a energia de ligação/interação entre as moléculas de um fármaco produzido por um fabricante "A" organizado como partícula em uma determinada forma cristalina pode ser diferente entre as moléculas do mesmo fármaco, mas agora produzido pelo fabricante "B".

De modo geral, pode-se considerar que quanto maior a energia de interação das moléculas de fármacos para formação da rede cristalina, mais difícil e lentamente essa barreira energética pode ser transposta para que se processe a dissolução do fármaco. Assim, diferentes formas cristalinas podem apresentar diferentes velocidades de dissolução, implicando diretamente no desempenho das formulações, caso o fator limitante da absorção do fármaco seja a disponibilidade desse como dispersão molecular (dissolvido), podendo alterar alguns parâmetros farmacocinéticos como $C_{máx.}$ (concentração máxima de fármaco no sangue após a administração) e $T_{máx.}$ (tempo necessário para atingir $C_{máx.}$).

Essa variação de propriedades pode resultar em variações no desempenho da formulação, podendo prejudicar desde o processo de fabricação previamente validado, resultando em desperdícios de tempo e material na produção, até gerar concentrações plasmáticas muito altas ou muito baixas, comprometendo a eficácia e/ou levando à produção exacerbada de efeitos adversos, inclusive, intoxicação. Portanto, é imperativo que, para o desenvolvimento e a produção de medicamentos, seja realizada a caracterização dos insumos que comporão a formulação, os fármacos e os adjuvantes farmacotécnicos, e que, uma vez caracterizados, os fornecedores sejam qualificados para atender aos padrões de qualidade estabelecidos com base na caracterização dos insumos que comporão a formulação medicamentosa.

Outro ponto a ser considerado durante os estudos de pré-formulação são os ensaios de degradação forçada de um fármaco. Tais ensaios visam elucidar quais as principais vias de degradação química do fármaco e, desse modo, evitar que tais vias ocorram, ainda que mais lentamente e em situações mais amenas e a longo prazo durante o tempo de armazenamento do fármaco propriamente dito e do medicamento que ele irá compor. No caso de produtos veterinários, essa preocupação deve ser ainda maior, visto que os medicamentos veterinários podem ficar expostos às condições de estresses físico e químico que favoreçam a degradação, enquanto são incorporados em rações, água de bebida e fossos para passagem para desinfestação, ou mesmo durante o armazenamento desses já misturados à alimentação.

Os ensaios de degradação forçada são realizados em laboratórios analíticos, onde os fármacos são submetidos a condições de estresses físico e químico, como aquecimento na presença de ácidos, bases e compostos oxidantes, e altos índices de umidade e radiação luminosa. Esses estudos são de extrema importância, pois, ao se conhecer as vias para a degradação dos fármacos, também se tem a possibilidade de escolher adjuvantes farmacotécnicos e materiais de embalagem que permitam prevenir os problemas de estabilidade dos medicamentos quando em sua formulação e embalagem final.

Do que foi discutido até aqui, deve ficar claro que a escolha de adjuvantes farmacotécnicos não deve ocorrer de modo aleatório por meio de um catálogo de materiais no qual busca-se um insumo que simplesmente atenda a uma determinada função.

Obviamente, existem excipientes considerados padrão-ouro para algumas funções em formulações, como a celulose microcristalina como diluente em formas sólidas para compressão direta, água como veículo para soluções, dióxido de silício coloidal como deslizantes, sais de ácido etilenodiaminotetracético (EDTA) como quelantes, entre outros. Entretanto, a seleção dos adjuvantes deve ser criteriosa, a fim de verificar se ele, na quantidade proposta, cumprirá com a função pretendida e, principalmente, se apresenta compatibilidade com o fármaco e os demais componentes da formulação. Logo, conforme a necessidade, são necessários ensaios preliminares, em geral em misturas binárias, dos adjuvantes farmacotécnicos com os fármacos, a fim de elucidar questões relativas à compatibilidade entre esses componentes e, por consequência, à possibilidade de combiná-los em formulações.

Pode-se ter, ainda, a situação na qual mesmo não havendo incompatibilidades químicas entre um adjuvante e o fármaco da formulação, as propriedades físico-químicas dos adjuvantes farmacotécnicos impactam no desempenho da formulação. É conhecido, por exemplo, que lubrificantes lipofílicos como o estearato de magnésio, utilizado na formulação de comprimidos, pode prejudicar sobremaneira a dissolução de fármacos de baixa solubilidade se adicionado em excesso, comprometendo o desempenho da formulação. De modo similar, uma base graxa em que o fármaco seja altamente solúvel pode prejudicar a liberação desse sobre pele e mucosas. Ou, ainda, um fármaco catiônico pode complexar-se com poliânions, como carboximetilcelulose sódica, carbômeros e alginatos, formando complexos que retardam ou impossibilitam que o fármaco seja liberado e absorvido.

São diversos os exemplos de como os adjuvantes farmacotécnicos podem interferir nas formulações, devendo ficar claro ao farmacêutico e toda a equipe envolvida no desenvolvimento do produto que esse é um desafio a ser compreendido e enfrentado.

CONSIDERAÇÕES SOBRE A ESTABILIDADE DE MEDICAMENTOS

O tema estabilidade de medicamentos é complexo e, para formulações veterinárias, se torna ainda mais desafiador. Ao pensar nos aspectos a serem considerados para medicamentos de uso humano, em geral, parte-se do pressuposto de que os medicamentos serão armazenados conforme recomendação do fabricante e somente serão manipulados no momento do uso, mantendo-os em suas embalagens originais.

Diferentemente, alguns medicamentos de uso veterinário, especialmente aqueles destinados a animais de produção, acabam sendo expostos a ambientes demasiadamente agressivos e diferentes do recomendado pelos fabricantes para o armazenamento de medicamentos. Muitas vezes, tais medicamentos são mantidos, ainda que em suas embalagens originais, por um tempo reduzido sob extremos de temperaturas, umidade e radiação luminosa, favorecendo a ocorrência de alterações químicas e físicas nas formulações. Outras vezes, são retirados da embalagem original e misturados/diluídos para consumo, sendo mantidos por dias armazenados fora da embalagem original até seu uso.

É importante salientar que as embalagens dos medicamentos são criteriosamente escolhidas para conferir a melhor proteção ao produto, sob as condições corretas de armazenamento, durante o seu prazo de validade. Logo, recomenda-se que os medicamentos sejam mantidos em suas embalagens originais o mais próximo possível do momento do uso.

Contudo, como mencionado anteriormente, alguns medicamentos na forma de pré-mixes, pós-extemporâneos, soluções ou suspensões concentradas precisam ser incorporados à dieta dos animais (ração e água) ou diluídos em água para imersão (pedilúvios), aspersão (*spot on*, *pour on*) ou nebulização dos animais. Esses procedimentos de manejo para administração de medicamentos aos animais, apesar de necessários, expõem a formulação ao ambiente e implicam o contato da formulação com outras substâncias que comporão os meios de diluição (ração e água), constituindo um desafio maior para a indústria produtora de medicamentos veterinários para tratamento de animais de produção.

Anteriormente, discutiu-se a importância de avaliar a compatibilidade entre fármacos e adjuvantes farmacotécnicos para se desenvolver uma formulação estável e eficaz. No mesmo sentido, a indústria precisa conduzir estudos que prevejam o comportamento de sua formulação medicamentosa frente aos principais itens da dieta dos animais que se pretende tratar, especialmente quando o medicamento é misturado à dieta para administração. É procedimento corriqueiro, por exemplo, a mistura de pré-mixes na forma de pó com ração também em pó ou como grânulos, para que sejam submetidos à extrusão para obtenção de *pellets*, após a adição de um agente aglutinante. Nesse procedimento, as partículas de fármaco passam a interagir de forma mais intensa com os componentes da dieta, em ambiente com alta umidade e temperatura, algumas vezes gerada pelo próprio processamento, ambos fatores que favorecem a degradação de substâncias. Logo, a possibilidade de ocorrência de reações químicas ou alterações físicas do fármaco está aumentada, podendo resultar em inativação do fármaco ou formação de compostos mais tóxicos aos animais.

Existem diversos fatores que podem levar à perda da estabilidade de medicamentos, em geral divididos em extrínsecos (fatores externos à formulação) e intrínsecos (fatores da formulação e seu material de embalagem primário). Já a estabilidade das formulações medicamentosas pode ser comprometida em quatro níveis:

- *Químico*: relacionado a alterações na composição química da formulação em virtude da ocorrência de reações
- *Físico*: como o ganho de peso ou aglomeração de um pó por absorção de umidade, ou amolecimento de um óvulo vaginal pelo calor
- *Físico-químico*: como a separação de fases de uma emulsão, a floculação de partículas suspensas ou a mudança de estado cristalino em fármacos com polimorfos
- *Microbiológico*: pelo crescimento microbiano de bactérias, fungos e leveduras.

O Quadro 5.2 apresenta alguns dos principais fatores causadores da desestabilização de medicamentos, os possíveis efeitos e os meios de preveni-los.

Como pode ser visto no Quadro 5.2, os fatores de desestabilização podem estar relacionados a questões relativas ao ambiente de armazenamento ou às interações entre componentes, embalagem e mesmo a estrutura e os processos utilizados para a produção do medicamento. Nesse contexto, deve ficar claro que a manutenção da estabilidade de medicamentos é extremamente dependente do ambiente no qual o produto encontra-se armazenado, a manutenção do produto em sua embalagem original e, sempre que possível, o retardo ao máximo dos procedimentos de preparo das misturas ou diluições das formulações medicamentosas em água ou ração para administração, reduzindo o quanto for possível a exposição da formulação a outras substâncias ou diluindo os adjuvantes que têm importância marcante em sua conservação.

QUADRO 5.2
Principais fatores de desestabilização de medicamentos, fenômenos observados e ações preventivas.

Fatores de desestabilização	Fenômenos observados	Ações preventivas
Altas temperaturas (extrínseco)	• Aumento das velocidades das reações químicas • Evaporação de solventes em formulações líquidas e semissólidas • Maior solubilização de partículas suspensas • Diminuição da viscosidade de formulações semissólidas • Fusão de bases graxas sólidas e semissólidas	• Conservação na temperatura recomendada pelo fabricante • Uso de embalagens herméticas para formulações líquidas • Uso de bases semissólidas pouco reativas à temperatura
Baixas temperaturas	• Precipitação de fármacos dissolvidos na base • Aumento da viscosidade de formulações semissólidas • Solidificação excessiva de bases graxas • Alteração do estado cristalino	• Armazenamento na temperatura recomendada pelo fabricante • Uso de bases semissólidas pouco reativas à temperatura
Alta umidade	• Favorecimento de reações químicas • Favorecimento do desenvolvimento de microrganismos • Aglomeração de pós prejudicando fluxo e transferência da formulação • Aumento da umidade residual da formulação com consequente ganho de peso e variação da dosagem de pós	• Uso de embalagens herméticas • Uso de adjuvantes farmacotécnicos anti-hidrolíticos ou absorventes • Uso de absorventes nas embalagens • Uso de conservantes antimicrobianos
Radiação ultravioleta e visível	• Favorecimento de reações químicas • Catalisador para reações químicas de oxirredução, isomerização, polimerização	• Uso de embalagens que confiram fotoproteção • Uso de adjuvantes farmacotécnicos antioxidantes • Uso de adjuvantes farmacotécnicos quelantes
Gás oxigênio (O_2)	• Catalisa e participa de reações de oxirredução	• Uso de embalagens herméticas • Uso de adjuvantes farmacotécnicos antioxidantes • Uso de adjuvantes farmacotécnicos quelantes • Uso de gases inertes durante a produção
Gás carbônico (CO_2)	• Altera o pH do meio, tornando-o levemente ácido	• Uso de embalagens herméticas • Uso de adjuvantes farmacotécnicos tamponantes
pH do meio	• Favorecimento de reações de decomposição em pHs extremos • Variações de solubilidade dependente do pH do meio • Inativação de adjuvantes farmacotécnicos dependentes do pH do meio para serem efetivos	• Uso de adjuvantes farmacotécnicos tamponantes (estudar faixa de pH, agente tamponante e concentração necessária)
Interações com componentes da formulação	• Reações químicas diversas (hidrólises, esterificações, eterificações, oxidações, reduções, polimerizações, isomerizações, dimerizações etc.)	• Avaliação da compatibilidade dos componentes da formulação • Utilização de adjuvantes farmacotécnicos capazes de inibir ou controlar as reações químicas
Interações com componentes da embalagem primária	• Reações químicas diversas • Interações por fenômenos de adsorção e absorção de componentes da formulação para o material de embalagem • Fenômenos de dessorção ou lixiviação de componentes da embalagem para a formulação	• Escolha de embalagem compatível com os componentes da formulação e suas características • Utilização de adjuvantes farmacotécnicos capazes de inibir ou controlar as reações químicas

(continua)

QUADRO 5.2
Principais fatores de desestabilização de medicamentos, fenômenos observados e ações preventivas. (*continuação*)

Fatores de desestabilização	Fenômenos observados	Ações preventivas
Contaminação por microrganismos	• Desenvolvimento de microrganismos comprometendo as propriedades e a qualidade de formulações não estéreis • Contaminação de formulações não estéreis com microrganismos patogênicos • Contaminação de preparações estéreis com qualquer microrganismo viável • Contaminação de preparações injetáveis com pirogênios	• Uso de adjuvantes farmacotécnicos conservantes antimicrobianos • Otimização dos processos de sanitização e higiene das áreas, equipamentos e pessoal • Aquisição de insumos com níveis de contaminação aceitáveis • Otimização dos processos de esterilização e despirogenização das formulações

FORMAS FARMACÊUTICAS DE USO VETERINÁRIO

Formas farmacêuticas são as formas físicas e físico-químicas que as formulações medicamentosas se apresentam. Classicamente, podem ser divididas em três tipos principais: **sólidas**, **líquidas** e **semissólidas**. Cada uma delas pode ser subdividida conforme o sistema físico-químico formado e outras particularidades do tipo de formulação. Por exemplo, em formas sólidas, há pós, grânulos, *pellets*, comprimidos e cápsulas. Há, ainda, as formulações farmacêuticas na forma de gases e aerossóis que se destinam à inalação ou aspersão sobre pele e mucosas, que cada vez mais ganham espaço, porém ainda menos importantes quando comparados com as três primeiras. Nesta seção, são abordadas as principais formas farmacêuticas sólidas, líquidas e semissólidas utilizadas em Medicina Veterinária, dando destaque às particularidades de algumas dessas em virtude das condições de preparo para administração e manejo dos animais.

Formas farmacêuticas líquidas

As formas farmacêuticas líquidas são preparações medicamentosas cuja consistência da formulação final é líquida, não apresentando forma própria. Podem ser aplicadas às diversas vias de administração, apresentando poucas restrições, que são comentadas a seguir. Além disso, as formas líquidas são extremamente versáteis quanto à modulação de dose em decorrência do peso ou da espécie animal, sendo preferidas quando se desenvolve um medicamento multipropósito, ou seja, utilizado para tratamento de várias espécies animais.

As formas líquidas podem ser subdivididas conforme o nível de dispersão do fármaco nela veiculado, sendo denominadas **soluções** aquelas formulações nas quais o fármaco e todos os demais componentes da formulação encontram-se totalmente dissolvidos, ou seja, dispersos em nível molecular, gerando um sistema homogêneo de uma única fase. Quando essa condição não é observada, têm-se os sistemas dispersos heterogêneos, cujo material disperso é constituído por partículas sólidas, originando a forma farmacêutica de **suspensões**, ou o material disperso constitui uma fase imiscível com a primeira, como um meio oleoso, originando a forma farmacêutica de **emulsões**.

A seguir, são comentadas, brevemente, algumas características específicas dos três tipos de formas farmacêuticas líquidas citados.

Soluções medicamentosas

Um dos principais componentes das formas líquidas em solução é o solvente, também conhecido como veículo, em geral a água, no qual se dissolvem todos os demais componentes da formulação. Além da água, outros componentes podem ser utilizados para constituição do veículo, buscando estabelecer o melhor ambiente para receber o fármaco e mantê-lo solubilizado e estável. Alguns solventes alternativos e miscíveis com a água são etanol, propilenoglicol, glicerina e polietilenoglicóis de baixo peso molecular. Xaropes de sacarose e glicose também são utilizados como alternativas para veículos hidrofílicos. Ao contrário, ao necessitar de veículos mais lipofílicos, podem ser utilizados os diversos óleos vegetais, ésteres de cadeia curta, como o miristato de isopropila e o oleato de decila, óleo mineral, entre outros.

O fato de o fármaco estar disperso nas soluções em nível molecular faz com que essa forma farmacêutica tenha propriedades específicas, sendo algumas positivas, enquanto outras são negativas e precisam ser controladas.

As soluções constituem das poucas formas farmacêuticas em que o fármaco encontra-se prontamente disponível para ser absorvido, visto que constituem dispersão de moléculas que podem interagir rapidamente com as membranas citoplasmáticas dos tecidos das vias de administração, seja por simples difusão ou por meio de transportadores de membrana. Outra vantagem do uso de soluções é o fato de permitirem a injeção diretamente no interior dos vasos sanguíneos, mais comumente no sistema venoso. De fato, somente soluções verdadeiras ou dispersões coloidais cujas partículas tenham tamanho inferior a um micrômetro podem ser administradas por via intravenosa sem que se tenha o risco de obstrução dos capilares sanguíneos, com consequências graves aos animais em tratamento. Graças a essas propriedades, as soluções são utilizadas em todas as vias de administração de medicamentos, parenterais e não parenterais, sendo, portanto, extremamente versáteis.

Apesar das vantagens, soluções apresentam desafios de formulação bastante complexos, os quais nem sempre são passíveis de serem superados.

Um dos principais desafios no desenvolvimento de soluções diz respeito à solubilização do fármaco. Apesar de existirem, os fármacos altamente hidrofílicos são minoria, sendo necessário um profundo conhecimento das propriedades químicas e físico-químicas deles para se propor e ter sucesso na estratégia de solubilização de fármacos pouco solúveis em água. Uma vez que a solubilização conseguida pode ser revertida por pequenas variações de temperatura e pH do meio, por exemplo, a manutenção da condição de dispersão molecular até o momento do uso também constitui desafio. Nesse sentido, na elaboração de soluções medicamentosas, são alternativas: o uso de cossolventes como etanol, glicerina e propilenoglicol, ou o uso de complexantes moleculares, como as ciclodextrinas, ou, ainda, a utilização de agentes solubilizantes, como tensoativos.

Outro desafio a ser enfrentado diz respeito à estabilidade do fármaco em solução. Fármacos, quando dispersos em nível molecular, encontram-se prontamente disponíveis para sofrer os mais variados tipos de reações químicas, sendo que o meio aquoso favorece muitas delas. Logo, no desenvolvimento de formas farmacêuticas em solução, deve-se considerar a necessidade de inclusão de adjuvantes farmacotécnicos que exerçam a função de preservação. Assim, podem ser adicionados antioxidantes (sulfito e metabissulfito de sódio), anti-hidrolíticos (glicerina e propilenoglicol), quelantes (sais de EDTA e ácido cítrico), agentes tamponantes (tampões acetato e fosfato), entre outros. No mesmo sentido, por se tratarem, em geral, de formulações aquosas, o risco de contaminação por microrganismos e desenvolvimento desses é grande e deve ser prevenido pela adição de conservantes antimicrobianos (parabenos e ácido sórbico).

Outra preocupação da equipe de desenvolvimento farmacotécnico na elaboração de medicamentos na forma de soluções diz respeito ao sabor dessas quando se pretende a administração oral. Isso ocorre graças a exacerbação do sabor das substâncias quando solubilizadas no meio líquido. De fato, as principais sensações de sabor se devem à interação das substâncias com os receptores presentes nas papilas gustativas. Logo, os fármacos solubilizados apresentam seu sabor de forma exacerbada, o que, muitas vezes, resulta no fracasso do tratamento devido à repulsa dos animais de um determinado sabor. Nesse sentido, deve-se buscar as melhores alternativas de sabor para a espécie animal que se pretende tratar. Obviamente, as preferências por sabores poderão variar de espécie para espécie, o que acrescenta um desafio a mais nas estratégias para a correção de sabor.

Os desafios até aqui apresentados para o desenvolvimento de soluções medicamentosas de uso veterinário encontram correspondência em medicamentos de uso humano. Entretanto, muitos medicamentos veterinários em solução são desenvolvidos como formulações altamente concentradas que deverão ser diluídas adequadamente para uso. Essa particularidade de algumas soluções de uso veterinário se justifica em virtude dos grandes volumes de formulações que precisariam ser produzidos e acondicionados nas indústrias farmacêuticas para que os produtos pudessem ser entregues na condição "pronta para uso". Esse procedimento certamente elevaria os custos de produção e, consequentemente, poderia inviabilizar o tratamento dos animais. Nesse sentido, as formulações são produzidas altamente concentradas e, por consequência, utilizam altas concentrações de agentes solubilizantes. Ocorre que, no momento da manipulação da formulação para proceder à diluição, pode ocorrer uma rápida difusão dos agentes solubilizantes da formulação para o reservatório de água, ocasionando a imediata precipitação do fármaco que pode se depositar no fundo do recipiente, ou a dispersão pode ocorrer de modo não uniforme por todo o tanque, aumentando o risco de falha no tratamento.

Esse tipo de ocorrência pode ser observado na diluição de soluções diretamente na água de bebida em criações de aves e de suínos, ou em banhos de imersão do gado para prevenção e tratamento contra ectoparasitos. Em ambas as situações, a diluição repentina do agente solubilizante pode levar à rápida precipitação dos ativos, que deixam de estar homogeneamente dispersos para administração do medicamento na dose pretendida.

Suspensões medicamentosas

Ao contrário das soluções medicamentosas, as suspensões são formulações em que a maior parte do fármaco não se encontra solubilizada no meio. Logo, as suspensões, diferentemente das soluções, não são preparações límpidas, visto que contêm partículas suspensas que acabam por promover a dispersão da luz visível, ganhando aspecto opalescente.

As suspensões tendem a ser mais estáveis quimicamente que as soluções, visto que o fármaco, na forma de partículas, encontra-se menos disponível para sofrer reações químicas. No mesmo sentido, as suspensões, em geral, também apresentam menores problemas de palatabilidade, uma vez que o fármaco não se encontra solúvel no meio. Independentemente disso, o risco de reações de decomposição e problemas de palatabilidade também pode ocorrer com suspensões, de modo que, também nessa forma farmacêutica, é necessário o uso de adjuvantes farmacotécnicos para preservação e correção das características organolépticas.

Apesar de uma estabilidade química em geral superior às soluções, as suspensões apresentam desafios complexos quanto a sua estabilidade física, sendo o principal a manutenção das partículas suspensas.

De fato, para que se tenha exatidão na tomada de dose de uma formulação líquida em suspensão, deve ser garantido que as partículas de fármaco estejam homogeneamente dispersas no veículo. O que, aparentemente, pode parecer simples de ser resolvido – com a recomendação "agite antes de usar", encontrada nas embalagens dessa forma farmacêutica – é, na verdade, a ação final de um conjunto de medidas e avaliações para se conseguir a melhor condição de redispersão do material eventualmente sedimentado no fundo do frasco de uma suspensão, e a manutenção do material particulado uniformemente suspenso para que seja possível retirar a dose necessária.

Conforme descrito na equação de Einstein-Stokes, existem diferentes fatores que interferem na velocidade de sedimentação de partículas suspensas. A referida equação demonstra que quanto maior o tamanho de partícula, menor a viscosidade do veículo de dispersão e maior a diferença entre as densidades das partículas suspensas e o veículo de dispersão, ocasionando maior velocidade de sedimentação. Assim, para se diminuir a velocidade de sedimentação das partículas do fármaco, pode-se promover a redução do tamanho delas por processos de moagem, ou simplesmente pode-se aumentar a viscosidade do veículo.

Cada uma dessas ações traz implicações secundárias que podem comprometer o uso e o desempenho das formulações em suspensão. Por exemplo, o simples aumento da viscosidade, conseguido pelo aumento da concentração de um agente suspensor, geralmente um polímero hidrofílico, reduziria a velocidade de sedimentação das partículas do fármaco. Contudo, se o aumento da viscosidade for excessivo, poderá dificultar a redispersão das partículas, caso elas venham a sedimentar, ou poderia dificultar a retirada da suspensão do frasco, ou, ainda, dificultar a aplicação, no caso de formulação injetável, que, por fim, também poderá causar uma maior sensação dolorosa em virtude da menor capacidade de dispersão no tecido.

Analisando outro exemplo: pode-se adotar a estratégia de reduzir o tamanho das partículas do fármaco por processo de micronização para obtenção de partículas inferiores a 10 micrômetros de diâmetro e, com isso, retardar a velocidade de sedimentação das partículas. Anteriormente, foi visto que, ao reduzir o tamanho de partícula, aumenta-se a área superficial total do fármaco exposta ao meio, o que pode acelerar sua dissolução. Nesse sentido, restringindo-se apenas ao desempenho *in vivo* dessa formulação – isso porque outras implicações na estabilidade da formulação também poderão ocorrer –, o fármaco tenderá a se dissolver mais rapidamente no local de administração e, assim, poderá ser absorvido mais rápida e intensamente comparado ao fármaco em seu tamanho de partícula original, atingindo um $C_{máx.}$ maior em um $T_{máx.}$ menor, podendo levar o animal à exacerbação de efeitos ou mesmo à intoxicação.

Várias outras implicações podem ocorrer frente à busca de estratégias para otimização de uma formulação em suspensão, cabendo o alerta de que tais ajustes precisam ser realizados com critério e ampla base científica, além do acompanhamento próximo dos impactos gerados na segurança, eficácia e estabilidade da formulação e seus componentes.

Semelhantemente às soluções, as suspensões também são bastante versáteis quanto a vias de administração e ajuste de doses, em função do peso ou da espécie de animal a ser tratado. A esse respeito, apesar de versáteis, as suspensões não devem ser aplicadas IV, visto que as partículas constituintes são capazes de bloquear os capilares sanguíneos. Da mesma maneira, suspensões com tamanho de partícula muito grande (acima de 10 micrômetros) podem desempenhar uma ação irritante em vias mais sensíveis, como a via ocular, ou mesmo a aplicação intramuscular.

Visto que podem ser utilizadas para aplicação parenteral, as suspensões com essa finalidade, bem como as soluções e outras preparações parenterais, devem passar por processo de esterilização durante sua fabricação, de modo a garantir que não tenham microrganismos viáveis capazes de se desenvolverem.

Uma das grandes diferenças entre soluções e suspensões diz respeito à disponibilidade do fármaco para ser absorvido. Enquanto na primeira forma farmacêutica o fármaco está prontamente disponível para ser absorvido, na segunda, ele precisa passar por processo de dissolução, qualquer que seja a via de administração, para poder exercer seu efeito local ou ser absorvido, distribuído e exercer sua ação sistêmica. Tal diferença, que algumas vezes é vista como desvantagem para as suspensões – visto que o tempo de resposta tende a ser maior em virtude da dependência da etapa de dissolução –, em algumas situações, é explorada como vantagem, por permitir um prolongamento do efeito terapêutico, uma vez que as partículas suspensas atuam como um reservatório de fármaco depositado no local de administração. Esse tipo de propriedade é especialmente explorado em suspensões de aplicação parenteral, tais como a SC e a IM.

Semelhantemente às soluções, as suspensões podem ser comercializadas como produto pronto para uso ou como produto concentrado a ser diluído geralmente em água, seja ela parte da dieta, ou para aplicação tópica nas formas de *pour-on, spot-on* ou em banhos de imersão para tratamento de ectoparasitoses. Aqui, a diluição das formulações é processo importante de manejo que deve ser realizado com o devido cuidado. Enquanto em soluções havia o risco de precipitação dos componentes da formulação, em especial o fármaco, em suspensões, tem-se o fármaco, de fato, já insolubilizado. Isso dá a certeza de que, com a diluição da formulação em água, as partículas de fármaco tenderão a sedimentarem com relativa rapidez; logo, os tanques utilizados para diluição e contenção da formulação diluída precisam ter dispositivos de agitação, a fim de manter a homogeneidade de dose de fármaco em todo o reservatório. Essa condição exige do produtor rural uma infraestrutura adequada para fazer uso desse tipo de forma farmacêutica, sob o risco de se ter a falha do tratamento medicamentoso dos animais. Esse desafio pode ser ainda maior se considerar a estrutura de alguns locais de produção animal em que se utilizam extensas tubulações sob baixo fluxo para o escoamento da água de bebida contendo a medicação em suspensão, visto que as partículas insolúveis na mistura água/medicamento podem sedimentar ao longo do leito da tubulação, resultando em redução importante da quantidade de fármaco a ser administrado.

Emulsões medicamentosas

As emulsões medicamentosas, a exemplo das suspensões, são formas farmacêuticas líquidas heterogêneas, visto serem constituídas por duas fases – uma aquosa e outra oleosa, dispersa uma no interior da outra por meio de um composto tensoativo. Na verdade, as duas fases tendem a se separar com o tempo, uma vez que contêm polaridades distintas, sendo, portanto, imiscíveis, o que caracteriza as emulsões como formulações termodinamicamente instáveis.

Essa diferença de polaridade, em que a parte aquosa constitui a fase polar e a parte oleosa a fase apolar, gera uma alta tensão interfacial entre as fases, dificultando a dispersão de uma fase no interior da outra. A fim de superar essa dificuldade, são empregados agentes emulsificantes, em geral substâncias tensoativas de natureza anfifílica (tanto polar quanto apolar), utilizados para promover a mistura entre as duas fases por diminuir a tensão interfacial entre elas.

Existem diferentes tipos de sistemas emulsionados, sendo denominados emulsões óleo em água (O/A), quando a fase oleosa se encontra dispersa na aquosa; emulsões água em óleo (A/O), quando a fase aquosa é dispersa na oleosa; além de emulsões ditas múltiplas (A/O/A ou O/A/O); e emulsões nanoestruturadas como micro e nanoemulsões.

Em emulsões, os fármacos normalmente são veiculados dissolvidos em uma das fases ou, conforme sua solubilidade, é particionado em ambas. Entretanto, os fármacos também podem ser veiculados como dispersão de partículas na fase externa das emulsões.

As emulsões podem ser aplicadas pelas diversas vias de administração de medicamentos, mas são mais utilizadas para via tópica. Apesar de possível, a administração intravenosa de emulsões do tipo O/A deve ser vista com muito cuidado, uma vez que a as gotículas de óleo da formulação podem conter tamanhos capazes de obstruir a passagem do sangue em capilares sanguíneos. Ao contrário, emulsões do tipo A/O jamais poderão ser aplicadas pela via intravenosa, sob o risco de causarem embolia oleosa.

Considerando a administração tópica de emulsões, tem-se a administração direta sobre a pele dos animais ou em mucosas como a bucal e a vaginal. Para essas vias, o tamanho das gotículas de fase interna, geralmente oleosa, a composição da fase oleosa e a presença de promotores de absorção na fase externa da emulsão podem modular a permeação dos ativos e, consequentemente, desempenhar uma ação local superficial, tratar as camadas mais profundas da pele ou, ainda, obter efeito sistêmico. Uma vez mais, as variações interespécies e intraespécies podem ser limitantes para utilização de um mesmo medicamento para o tratamento dos animais. Na verdade, as variações na constituição da pele dos animais (espessura e composição do extrato córneo) e densidade de pelos e de glândulas sebáceas e sudoríparas podem interferir na capacidade da formulação em vencer a barreira cutânea para exercer seu efeito terapêutico mais profundo quando esse for o caso.

Nesse sentido, as formulações das emulsões podem ser trabalhadas para modular a capacidade de permeação do fármaco e, por consequência, atingir um efeito mais superficial ou mais profundo. Promotores de permeação como alcoóis de cadeia curta, como etanol, isopropanol, glicerina, propilenoglicol, substâncias tensoativas, como lecitinas, polissorbatos e sulfonatos e ésteres de cadeia curta, podem agir desorganizando as camadas mais externas do extrato córneo, facilitando a permeação, enquanto outros materiais graxos, ou mesmo a maior concentração desses, podem resultar em um efeito obstrutivo da pele para a perda transepidérmica de água, aumentando a hidratação do tecido e favorecendo a permeação de bioativos.

Considerando o tipo de emulsão mais comum, O/A, os fármacos geralmente encontram-se dissolvidos na fase oleosa, de modo que as gotículas de óleo funcionam como reservatórios de fármaco. Por outro lado, o fato de fármacos já estarem dissolvidos na fase oleosa pode colaborar com a liberação e/ou absorção dos fármacos a partir dessas gotículas. Ainda, para algumas vias de administração, a forma de gotículas de óleo de tamanho bastante reduzido pode favorecer a absorção da estrutura como um todo. Esse pode ser o caso de emulsões fluidas administradas pela via oral, visto que as gotículas de óleo poderiam ser absorvidas pelo sistema linfático do sistema digestório dos animais, ou mesmo pela deposição na pele e folículos pilosos de preparações de uso tópico.

A exemplo das outras formas líquidas, os sistemas emulsionados também podem ser administrados tanto como formulações prontas para uso quanto como formulações a serem diluídas, geralmente em água.

Dada a lipofilicidade de vários fármacos utilizados como praguicidas para tratamento de ectoparasitoses, várias formulações na forma de emulsões são comercializadas pelas indústrias para que sejam diluídas e aplicadas nos animais, seja por aspersão ou por passagem em banhos de imersão, a fim de cobrir a maior parte do corpo do animal – em geral, bovinos e ovinos. Nessa condição de uso, deve ser garantido pelo fabricante que, ao realizar a diluição, não ocorrerá a desestabilização da emulsão (separação das fases da emulsão). Isso constitui fato de grande importância porque, caso ocorra, o ativo deixa de se distribuir uniformemente pelo sistema diluído a ser aplicado, geralmente se concentrando nas bordas superiores da superfície do líquido, e muitas vezes ficando depositados nas paredes dos recipientes e tanques. Para tanto, um trabalho cuidadoso durante o desenvolvimento da formulação deve ser realizado, garantindo a estabilidade do sistema emulsionado mesmo após diluição, o que remete a escolha adequada de agentes tensoativos, cotensoativos e da fase oleosa.

Sejam formulações prontas para uso ou que necessitam de diluições, em ambos os casos, as formulações de emulsões requerem a adição de adjuvantes farmacotécnicos com funções de preservação, como mencionado para as outras formas líquidas. A particularidade dos sistemas emulsionados é que se deve se preocupar com a estabilização de uma segunda fase. Assim, por exemplo, além de fazer o uso de antioxidantes hidrofílicos na fase aquosa, é preciso adicionar antioxidantes de fase oleosa, como o alfatocoferol, o butil-hidroxitolueno (BHT) e ésteres do ácido gálico. Além disso, conservantes antimicrobianos lipofílicos também são adicionados à fase oleosa, servindo como reservatório desses frente ao risco de contaminação da fase aquosa. Outros adjuvantes farmacotécnicos podem ser utilizados para maior estabilização, adequação à via de administração e palatabilidade, se for o caso. Assim, espessantes de fase aquosa, agentes tamponantes e flavorizantes também podem ser incluídos.

Formas líquidas especiais: pour-on e pot-on

Essas duas formas líquidas, *pour-on* e *spot-on*, as quais normalmente se apresentam como soluções, mas que também podem ser elaboradas como suspensões e emulsões, têm considerável importância como medicamentos veterinários para tratamento de parasitoses.

Nessas formulações, as concentrações de ativos tendem a ser maiores quando comparadas àquelas destinadas à imersão dos animais, ou aplicação de *spray* por todo o corpo, visto que não são destinadas a cobrir toda a área corporal. Apesar disso, comparativamente, as formulações na forma de *pour-on* são disponibilizadas em um volume maior que as formulações em *spot-on*, tendo em vista que a aplicação consiste em verter a formulação sobre o dorso do animal, geralmente em duas linhas, uma de cada lado da coluna vertebral, desde a região entre a cernelha até o início da cauda. Ao contrário, as formulações na forma *spot-on* costumam ser ainda mais concentradas, tendo um volume de aplicação menor (algumas dezenas de mililitros), em um ou dois pontos da cernelha do animal. Em virtude da maior concentração, deve-se evitar regiões possíveis de serem lambidas pelo animal ou por outros próximos a ele. Também em razão da maior concentração, é necessário ter maior cuidado na manipulação desses produtos, pelo fato de o risco de intoxicações estar aumentado.

As formulações *pour-on* e *spot-on* têm como objetivo uma ação tópica contra ectoparasitas, porém também são bastante exploradas, visando à absorção transdérmica e à consequente ação sistêmica no tratamento de parasitoses internas.

Quando destinadas à ação tópica, o desenvolvimento das formulações deve ser conduzido de modo que os produtos consigam escorrer e aderir na superfície da pele e do pelo dos animais. Nesse sentido, os adjuvantes farmacotécnicos e o sistema solvente devem apresentar boa interação com pele e pelos, de modo que sejam recobertos pela formulação medicamentosa. Por outro lado, algumas formulações são acrescidas de óleos e outros materiais lipofílicos, a fim de tornarem a superfície repelente à água da chuva, por exemplo, aumentando o tempo de permanência da formulação sobre o corpo do animal.

Já quando se pretende um efeito sistêmico, o desenvolvimento da formulação deve ser conduzido de modo que o bioativo esteja solubilizado no veículo e conte com o auxílio de promotores de permeação, a fim de atravessar as barreiras da pele. Nesse sentido, é importante que se tenha em mente qual a espécie animal-alvo a ser tratada, visto que a constituição de pele e a densidade de folículos pilosos e de glândulas sebáceas e sudoríparas podem variar. Além disso, a composição lipídica das secreções das glândulas também pode ser distinta. Assim, substâncias ou formulações que sejam efetivas para a absorção transdérmica de um bioativo para uma espécie animal podem não ser para outra, exigindo um estudo mais aprofundado quando se busca efeito sistêmico para essas formulações.

Formas farmacêuticas semissólidas

Formas farmacêuticas semissólidas são preparações farmacêuticas dotadas de certa viscosidade, normalmente destinadas à aplicação tópica sobre pele e mucosas, em que as formulações são espalhadas sobre uma dada superfície, na qual devem permanecer para a liberação lenta e gradual do fármaco ou, então, para serem parcial ou totalmente absorvidas visando a um efeito local ou sistêmico.

A viscosidade é ponto importante nas formulações semissólidas, visto que devem permitir a aplicação e o fácil espalhamento sobre a superfície corporal a ser tratada, porém não devem escorrer livremente dessa superfície após a aplicação. Nesse sentido, as preparações semissólidas – também descritas como formulações plásticas na literatura técnica da área, cujo termo denota o comportamento viscoelástico não newtoniano que tais formulações assumem – têm como característica apresentar certa resistência inicial para fluir e, por conseguinte, se espalhar na superfície de aplicação.

Entretanto, após aplicação de certa energia, a formulação passa a fluir mais livremente, favorecendo o espalhamento. Por outro lado, é importante que essa fluidez cesse imediatamente após a aplicação, evitando que a formulação escorra do local de aplicação. Portanto, é desejado que as formulações semissólidas tenham características de um fluido não newtoniano plástico ou pseudoplástico, dotados de tixotropia, ou seja, que formulações viscosas fluam com certa liberdade quando submetidas ao espalhamento, mas que rapidamente retomem sua viscosidade ao interromper o espalhamento.

As formulações veterinárias semissólidas são geralmente de uso tópico e buscam tratar lesões causadas por traumatismos mecânicos, processos infecciosos ou reações imunológicas exacerbadas. Em todos os casos, o contato íntimo da formulação com a lesão é essencial, o que pode exigir a tricotomia da região afetada em alguns casos. Ainda, muitas espécies de animais têm o hábito de se lamber, o que pode levar à ingestão da formulação e ao surgimento de efeitos indesejáveis, ou até mesmo intoxicação. Esse tipo de ocorrência pode ser facilmente evitado pelo uso de colares cervicais geralmente utilizados em animais de pequeno porte e companhia.

Entretanto, para animais comumente mantidos em rebanhos, ainda que a capacidade de se lamber seja menor, o risco de haver a ingestão cruzada de medicamentos tópicos pelo fato de um animal lamber o outro é considerável, e, nesse sentido, o animal deve ser mantido em isolamento durante o tratamento. Uma alternativa farmacotécnica para esse tipo de ocorrência seria tornar a formulação repulsiva ao paladar de determinada espécie. No entanto, como as preferências quanto ao sabor variam, tal alternativa implicaria o desenvolvimento de produtos para espécies específicas, aumentando os custos do medicamento.

As formas farmacêuticas semissólidas podem ser divididas em quatro tipos essenciais: cremes, pomadas, pastas e géis. A seguir, é feita uma breve abordagem das especificidades de cada uma dessas formas farmacêuticas, os desafios de formulação e os cuidados na administração.

Cremes

Cremes são formas farmacêuticas emulsionadas similares às emulsões líquidas, sendo diferenciadas pela maior viscosidade e, por consequência, necessitam de ação mecânica efetiva para o espalhamento da formulação sobre o local de aplicação. Assim, tudo o que foi tratado em emulsões também se aplica à forma de cremes.

Sendo a viscosidade o fator de diferenciação de ambas as formas farmacêuticas, são tratadas, a seguir, as estratégias disponíveis para o aumento da viscosidade nas formulações em cremes.

Em geral, a estratégia utilizada para o aumento da viscosidade de emulsões para a formação de cremes está relacionada ao uso de adjuvantes farmacotécnicos com função de espessamento da fase externa. Quando a fase externa do sistema emulsionado é a água, geralmente são utilizados polímeros hidrofílicos derivados de celulose (metilcelulose, hidroxipropilmetilcelulose, carboximetilcelulose sódica), derivados acrílicos (copolímeros do ácido poliacrílico), alginatos, pectina, gomas, entre outros.

Esses materiais, quando dispersos em água, tendem a se organizar em rede, mantendo parte das moléculas de água ligada/aprisionada em sua estrutura, tornando o sistema mais viscoso. A concentração necessária de cada um desses polímeros variará conforme a viscosidade pretendida, e a composição e o pH do meio também poderão interferir nesse parâmetro. Tal interferência deve-se ao fato de que a presença de íons no meio ou a mudança do grau de ionização de alguns polímeros, que pode variar em virtude do pH, implica fortemente o nível de solvatação das cadeias poliméricas pela água e a organização tridimensional da rede polimérica, impactando diretamente na viscosidade.

Outra maneira de alterar a viscosidade de sistemas emulsionados diz respeito ao aumento da proporção de fase oleosa, bem como da utilização de materiais lipídicos sólidos, como as ceras (de abelhas e carnaúba), mono e diglicerídeos (monoestearato de glicerila, dipalmitato de glicerila), alcoóis e ácidos graxos (álcool cetílico, álcool estearílico, ácido palmítico) e derivados do petróleo (parafina e vaselina sólida). Em todos os casos, uma combinação entre a quantidade de fase oleosa e a proporção de lipídios sólidos pode levar ao ganho de viscosidade. Apesar disso, cada combinação de materiais graxos sólidos e líquidos poderá resultar em conjunto distinto de propriedades da formulação, de modo geral, e da fase interna oleosa, de modo específico, que podem impactar na espalhabilidade, adesividade, untuosidade, oclusividade, permeabilidade, facilidade de remoção com a água e nas características de liberação do fármaco.

Nesse sentido, veicular um fármaco em uma formulação de creme não consiste simplesmente em incorporar o fármaco em uma formulação base pré-constituída. Na verdade, o desenvolvimento de uma formulação na forma de creme deve passar por uma avaliação crítica dos objetivos que se pretende alcançar com a formulação medicamentosa para que, a partir disso, se idealize uma formulação que precisará ser produzida e desafiada para verificar se conseguirá atingir os objetivos previamente estabelecidos.

Por fim, deve-se ter em mente que o processamento de formulação de creme também pode interferir na viscosidade do produto final, impactando mais uma vez em suas propriedades. Sabe-se, por exemplo, que um aumento significativo do número de partículas que compõem a fase interna de uma emulsão pode levar ao aumento da viscosidade da formulação. Assim, ao agitar duas formulações idênticas de creme, sendo uma submetida à agitação convencional, com capacidade limitada para redução do tamanho das gotículas de fase interna, e outra com alta capacidade de redução do tamanho, como o observado em moinhos coloidais, é de se esperar que aquelas com maior redução de tamanho apresentem maior viscosidade.

Observa-se efeito similar ao permitir a incorporação de grande quantidade de ar no interior da formulação. Logo, agitações turbulentas que levam à incorporação de alta quantidade de ar podem gerar preparações aeradas, geralmente mais consistentes, porém menos densas, incorrendo em problemas de dosagem do fármaco, além de aumentar o risco de degradação da formulação pelo fato de o ar incorporado conter oxigênio e esse favorecer reações de oxirredução.

Pomadas

As pomadas são formas farmacêuticas atualmente menos exploradas, cuja aplicação se restringe à aplicação tópica. Essa forma farmacêutica se caracteriza por constituir uma base de fase única, geralmente lipofílica, para a veiculação de um ou mais fármacos em dispersão molecular, ou, então, como uma suspensão de partículas. Essas formulações são dotadas de certa untuosidade e viscosidade, de modo que podem ser espalhadas sobre a pele ou mucosas mediante estímulo mecânico.

Em geral, as pomadas apresentam baixa capacidade de permeação sobre as mucosas e tecido cutâneo; entretanto, dada a sua natureza lipofílica, exercem um efeito oclusivo que leva a maior hidratação da pele, favorecendo a absorção de alguns fármacos. As partículas dispersas de fármacos incorporados nas pomadas assumem verdadeira característica de reservatórios, visto que precisam se dissolver na base graxa para que possa se difundir da base para o tecido cutâneo/mucoso e, consequentemente, exercer sua função terapêutica, possibilitando o prolongamento da ação local de fármacos veiculados em pomadas.

Outro aspecto importante das pomadas é a permanência sobre a pele do animal. Dada a untuosidade, adesividade e, principalmente, lipofilicidade das pomadas, quando aplicadas sobre os animais, elas tendem a permanecer sobre o local por horas ou mesmo dias, diminuindo a necessidade de manejo dos animais, o que pode reduzir o estresse sobre eles.

Além das bases lipofílicas para pomadas, constituídas por vaselina líquida e sólida, parafina, ceras, mono, di e triglicerídeos, alcoóis e ácidos graxos etc., pode-se também elaborar formulações de pomadas com bases hidrofílicas. Nesse caso, é utilizada essencialmente uma classe de polímeros hidrofílicos conhecida como polietilenoglicóis (PEG). Tais polímeros, cujo peso molecular pode variar de algumas dezenas de dáltons (Da) até centenas de milhares de quilo dáltons (kDa), são altamente hidrofílicos, ainda que sua solubilidade possa variar em virtude de seu peso molecular. Assim, as misturas de PEGs de diferentes tamanhos de cadeia polimérica possibilitam a obtenção de mistura semissólidas, untuosas, com alta adesividade, porém hidrofílicas. Essas formulações trazem consigo a possibilidade tanto de veiculação de fármacos hidrofílicos dissolvidos em seu interior quanto de remoção facilitada do local de aplicação para limpeza, diminuindo o incômodo do animal.

As formulações de pomada geralmente dispensam a adição de conservantes antimicrobianos; no entanto, a adição dos demais adjuvantes farmacotécnicos pode ser necessária, devendo ser avaliada caso a caso, em virtude do fármaco e da característica da formulação.

Pastas

As pastas são formas farmacêuticas em que são incorporadas na formulação grandes quantidades de material sólido particulado, resultando em uma consistência semissólida. Essas formulações, em geral hidrofílicas, têm alta capacidade secante, sendo utilizadas para absorção de exudatos em feridas. Logo, as pastas são principalmente exploradas para administração tópica para o tratamento de lesões e de processos alérgicos e inflamatórios. Entretanto, as pastas podem ser utilizadas para administração oral de fármacos, como o que ocorre com equinos.

Em geral, o meio de dispersão das pastas é hidrofílico, podendo ser aquoso, glicólico, com PEGs de baixo peso molecular ou mesmo xaropes de sacarose ou glicose. Adicionalmente ao meio de dispersão, pode-se ter a inclusão de outros adjuvantes farmacotécnicos para preservação da formulação. Contudo, como já visto, tal adição dependerá das propriedades do fármaco e da formulação que se pretende desenvolver.

Na verdade, juntamente com a grande quantidade de material sólido particulado, tendo ou não atividade terapêutica, outras substâncias ativas podem ser incorporadas às pastas, sejam dissolvidas no líquido de dispersão ou suspensas nele. Deve-se ficar atento à compatibilidade dos demais componentes da formulação com o material sólido particulado, visto que muitos utilizados em formulações de pastas como o caulim, o carbonato de cálcio, o óxido de zinco e o enxofre ressublimado podem adsorver parte dos materiais solubilizados nas formulações, diminuindo a disponibilidade para exercer sua função terapêutica ou como adjuvante farmacotécnico.

Géis

Géis são formas farmacêuticas semissólidas constituídas geralmente por base aquosa, na qual um polímero encontra-se disperso no meio, de modo que sua estrutura de rede tridimensional é mantida em virtude da solvatação das cadeias poliméricas pelas moléculas de água. Nesse contexto, as moléculas de água tornam-se mais estáticas, levando a um aumento da viscosidade do meio.

Conforme as características dos polímeros utilizados, pode ser necessário manter maior ou menor quantidade de polímero para obter uma dada viscosidade. Além disso, como a interação com a água da formulação é ponto essencial para a estruturação da rede tridimensional, as alterações na capacidade de solvatação da água pela presença de íons no meio, a variação de cargas das cadeias poliméricas pelo ajuste do pH ou a existência de outros componentes que possam interagir com as cadeias poliméricas, como poliois, deslocando a água de solvatação, podem levar a variações na viscosidade da formulação.

Derivados de celulose, carboxivinílicos, polivinilpirrolidona, ácido poliacrílico, alginatos, pectina e gomas são alguns exemplos que podem ser utilizados para a obtenção de géis para veiculação de fármacos. Como mencionado anteriormente, em geral, o meio de dispersão do polímero é a água; no entanto, pode-se ter sistemas alcoólicos ou hidroalcoólicos. Além disso, umectantes como glicerina, propilenoglicol e polietilenoglicóis de cadeia curta são utilizados para evitar a perda de água e o ressecamento do gel.

Como as demais formulações semissólidas, os géis encontram aplicação em formulações veterinárias de uso tópico, seja sobre a pele ou em mucosas. Os géis são facilmente aplicados, apresentam boa espalhabilidade e secam rapidamente, formando um filme hidrofílico capaz de proteger e isolar a região tratada, sem ocluir totalmente a superfície, permitindo a troca de gases e vapor de água com o meio.

Os fármacos geralmente são incorporados na forma de dispersões moleculares, mantendo a transparência do gel – uma propriedade característica dessa forma farmacêutica. Contudo, é possível a incorporação do fármaco na forma de partículas dispersas no meio. Nesse sentido, deve haver a preocupação de redução do tamanho das partículas e perfeita homogeneização para que não se perceba a presença de cristais de fármaco dispersos no meio, o que, além de ser esteticamente inadequado, pode desenvolver uma ação abrasiva no momento da aplicação, algo indesejado quando se considera o tratamento de uma área lesionada ou minimamente irritada.

Ao contrário das formulações em cremes que, por si só, podem ter propriedades que promovam a permeação dos ativos neles veiculados, os polímeros utilizados em géis não desempenham essa função. Entretanto, é possível adicionar às formulações em gel alguns promotores de absorção capazes de desorganizar as camadas mais externas do extrato córneo favorecendo a permeação cutânea até as camadas mais profundas da pele dos animais.

Uma vez que as formulações, em geral, são de base aquosa, na formulação de géis, é necessária a adição de diferentes classes de adjuvantes farmacotécnicos, tais como conservantes antimicrobianos, antioxidantes, tamponantes, quelantes e umectantes. A escolha desses adjuvantes deve ser realizada considerando a compatibilidade desses com o polímero utilizado na formulação em gel, sob o risco de não estarem disponíveis para exercerem sua função.

Devido ao alto peso molecular que as cadeias poliméricas podem apresentar e o fato de que muitas são poliânions (cargas negativas), policátions (cargas positivas) ou poli-hidroxiladas, essas moléculas podem ligar-se fortemente às moléculas dos adjuvantes farmacotécnicos ou mesmo dos fármacos, impedindo que esses exerçam sua função na formulação ou seu efeito terapêutico. Assim, mais uma vez, os estudos de compatibilidade entre os componentes da formulação mostram-se essenciais para o sucesso do desenvolvimento do medicamento em questão.

Formas farmacêuticas sólidas

As formas farmacêuticas sólidas são as mais usuais e diversas para administração de medicamentos em animais, sejam de produção ou companhia. Elas podem assumir diversas apresentações, indo desde formulações convencionais, como pós e comprimidos, até formulações como bólus intrarruminais, colares, brincos e biscoitos terapêuticos.

As formas farmacêuticas sólidas são formulações de forma e tamanho definido, cuja dose do fármaco é estabelecida por um conjunto de partículas agrupadas em uma única dose, porém livres entre si (sistemas multiparticulados como pós, *pellets*, grânulos, minicomprimidos), ou por um sistema monolítico em que as partículas de fármaco e excipientes irão compor uma única estrutura a ser administrada (comprimidos, biscoitos, brincos, bólus, óvulos vaginais, implantes etc.).

Nessas formulações, os fármacos normalmente encontram-se dispersos como partículas sólidas, cristalinas ou amorfas, entre outros materiais sólidos que assumem funções específicas como adjuvantes farmacotécnicos. Tais funções podem estar relacionadas a formação e processamento da forma farmacêutica, controle da liberação do fármaco e melhora da estabilidade e da aceitação da formulação pelos animais. A necessidade dos diversos adjuvantes farmacotécnicos dependerá das características do fármaco, forma farmacêutica e via de administração pretendida. Na condição de partículas dispersas no interior da formulação, o fármaco precisa passar pelo processo de dissolução para poder ser liberado e estar disponível para exercer seu efeito local ou ser absorvido para desempenhar sua ação sistêmica.

Nesse contexto, tudo o que foi discutido anteriormente neste capítulo sobre as propriedades físico-químicas do fármaco – especialmente aquelas que impactam na sua solubilidade e velocidade de dissolução – assume grande importância. Tais propriedades são relevantes mesmo em sistemas de liberação controlada de fármacos, isso porque o sistema poderá depender da dissolução inicial do fármaco, para que, posteriormente, possa controlar a condição de liberação. Esse tipo de dependência fica evidente em sistemas matriciais ou bombas osmóticas na forma de comprimidos. Para esses sistemas, ainda que no primeiro caso o controle da liberação ocorra pela difusão do fármaco através da matriz gelificada, isso somente poderá ocorrer após a dissolução do fármaco. Ou seja, ainda que a matriz seja eficiente no controle da difusão do fármaco, caso ele se mantenha na forma de partícula não solubilizada no interior da matriz, sua liberação não irá ocorrer.

Alternativamente à veiculação do fármaco na forma de dispersão de partículas no interior da formulação, em algumas situações, pode-se ter o fármaco disperso em nível molecular, ainda que a formulação mantenha sua condição de sólida. Isso pode ser observado em algumas formulações de implantes, óvulos vaginais, brincos, entre outros, em que o fármaco é dissolvido no interior da matriz previamente a essa assumir a forma final do medicamento. As matrizes utilizadas podem ser constituídas pelos diversos tipos de materiais, merecendo destaque os materiais poliméricos e os graxos. Nesses materiais, o fármaco dissolvido encontra-se prontamente disponível para ser liberado, e tal processo depende do gatilho estabelecido pelos desenvolvedores do produto para que a liberação se inicie. Esses processos são bastante diversificados e relativamente complexos, sendo tratados em outras obras que tratam especificamente do tema.

A seguir, são abordadas, de modo mais específico, algumas formas farmacêuticas sólidas que assumem maior importância no tratamento animal.

Pós medicamentosos

Os pós são formas farmacêuticas sólidas, constituídos de fármacos e excipientes na forma de partículas livres que, no conjunto, apresentam aspecto seco, fluxo livre e certa homogeneidade de tamanho. Os pós medicamentosos podem constituir formulações prontas para uso – as quais são aplicadas diretamente nos animais sem sofrer qualquer modificação –, ou preparações extemporâneas – as quais necessitam de algum procedimento adicional, como a reconstituição em meios líquidos ou diluição em material sólido para serem utilizadas.

As preparações em pó, prontas para uso, em geral, são talcos de aplicação tópica, geralmente para tratamento de ectoparasitoses, infecções cutâneas e processos alérgicos. Já as preparações extemporâneas podem ser aplicadas pelas diversas vias de administração em animais, uma vez que geram soluções ou suspensões líquidas, ou ainda são diluídas em ração a ser dada aos animais juntamente com a alimentação – os conhecidos pré-mixes.

Para medicamentos de uso humano e de animais de companhia, as formulações extemporâneas são essencialmente utilizadas como estratégia para melhorar a conservação dos medicamentos e permitir a redução de adjuvantes farmacotécnicos com a finalidade de preservação da formulação. Diferentemente, para animais de produção, deve-se acrescentar como justificativa o fato de que os volumes das formulações líquidas prontas para uso, ou mesmo as sólidas em pó, poderiam ser demasiadamente grandes para administração em rebanhos, dificultando o processo de produção, armazenamento, transporte e manejo para aplicação. Logo, as formulações extemporâneas ou concentradas em pó favorecem o manejo e melhoram a viabilidade econômica, mas trazem dificuldades relacionadas à garantia de uniformidade de dose em meios líquidos, como já discutido anteriormente, assim como de sistemas sólidos, como quando diluídos em ração.

De fato, o manejo de pós medicamentosos para diluição em ração nas formas de pós, grânulos ou *pellets* constitui processos rotineiros nos ambientes de produção animal, em que, por vezes, os riscos envolvidos para o rebanho, para a equipe de produção animal e para o meio ambiente não são percebidos. A questão primordial no manejo de uma formulação em pó a ser misturada à ração visando ao sucesso terapêutico do rebanho em tratamento reside na homogeneidade de distribuição da formulação medicamentosa na ração e sua estabilidade durante armazenamento. Nesse contexto, fatores como as quantidades misturadas, a diferença entre os tamanhos e as densidades das partículas e a condição de distribuição da mistura medicamento/ração nos locais de alimentação dos animais precisam ser cuidados para que não representem risco ou razão de falha no tratamento dos animais.

Por exemplo, se uma formulação de pó medicamentoso precisa ser misturada com uma ração dada a frangos no início do ciclo de crescimento, é essencial que as partículas de ração tenham tamanho similar às do medicamento, sob risco de ocorrer segregação entre as diferentes populações de partícula após a mistura. Esse processo pode ser agravado no caso de uso de dispositivos vibratórios para auxiliar na transferência dos materiais. Raciocínio similar deve ser aplicado no caso de haver diferenças importantes nas densidades das partículas envolvidas na mistura.

Por outro lado, a prática de misturar pequenas massas do medicamento em pó com grandes quantidades de ração traz como grande desafio atingir a distribuição homogênea do medicamento em toda porção de ração. Logo, sem o devido cuidado e padronização no preparo das misturas até que seja obtida a homogeneidade, não se pode garantir que os animais estejam recebendo uma dose constante do medicamento ao longo dos dias. Além disso, não se pode garantir que dois animais estejam recebendo a mesma dose de medicamento, de modo que, enquanto um pode estar recebendo uma subdose, comprometendo a eficácia do tratamento, outro animal poderá estar recebendo uma sobredose, estando sujeito a maiores efeitos adversos, intoxicações ou mesmo morte. Assim, recomenda-se que a proporção trabalhada entre ração e medicamento durante os ciclos de mistura não seja superior a 10 vezes, idealmente até 5 vezes, sendo executado o número de ciclos necessários até que se obtenha a diluição pretendida.

Outro cuidado a ser tomado no procedimento de mistura diz respeito à capacidade do equipamento de mistura e o volume a ser misturado. Os misturadores podem variar quanto aos volumes mínimo e máximo necessários para que se tenha uma eficiência no processo de mistura, a qual poderá ser maior ou menor conforme o volume de material a misturar. Da mesma forma, o tempo de mistura e a velocidade de agitação devem ser padronizados e controlados. Tal padronização não deve ser generalizada para todo tipo de mistura. Idealmente, para cada combinação de componentes e volume a ser misturado, deve haver um procedimento padrão a ser seguido.

Apesar de a eficiência da mistura ser motivo de preocupação referente à eficácia do tratamento de um dado plantel, outra preocupação existente diz respeito à saúde do manipulador. Isso porque as formulações de pós medicamentosos são facilmente dispersíveis no ar, podendo levar os manipuladores a um contato excessivo com o medicamento. Nesse sentido, é desejável que os misturadores operem fechados, e os manipuladores utilizem equipamentos de proteção individual. Alternativamente, é possível adicionar agentes aglutinantes, como óleos vegetais, capazes de diminuir a dispersão das partículas no ambiente e promover certa agregação às partículas da mistura, gerando grânulos, ou sendo, posteriormente, extrusados para formação de *pellets*. Esse tema é mais bem abordado adiante neste capítulo.

Voltado às características dos pós medicamentosos, propriedades como fluxo livre e aspecto seco são fundamentais, tanto para produção quanto para aplicação das formulações em pó. O fluxo é propriedade extremamente importante para pós, uma vez que todos os processos de transferência de um compartimento a outro e de um equipamento a outro são dependentes das propriedades de fluxo do pó. Assim, idealmente, um pó medicamentoso deve fluir livremente. Nesse sentido, partículas maiores, com forma mais regular, maior densidade e com menor umidade residual tendem a fluir mais livremente. Os lubrificantes são adjuvantes farmacotécnicos utilizados em formulações de pós com a finalidade de melhorar as características de fluxo. Alguns autores dividem os lubrificantes em duas subclasses – os deslizantes e os antiaderentes. Os lubrificantes podem ser hidrofílicos como o dióxido de silício coloidal e os PEGs, ou lipofílicos, como o estearato de magnésio, o ácido esteárico e outros materiais graxos. Deve-se estar atento à utilização de lubrificantes lipofílicos, pois eles podem revestir as partículas de fármaco, conferindo lipofilicidade a elas e dificultando a ocorrência do processo de dissolução.

Além dos lubrificantes, os absorventes assumem papel importante em formulações de pós medicamentosos. Esses adjuvantes farmacotécnicos visam manter o aspecto seco da formulação, recolhendo as moléculas de água que chegam até a formulação, evitando que sofra aglomeração.

Adicionalmente, outros adjuvantes farmacotécnicos podem ser adicionados às formulações com fins específicos, como é o caso de edulcorantes e aromatizantes, quando se tratar de formulações de uso oral, ou agentes molhantes (tensoativos) e suspensores, quando se trata de preparação extemporânea para formar uma suspensão.

Grânulos e pellets

Grânulos e *pellets* são formas farmacêuticas obtidas a partir da aglomeração de pós, seja pela ação de um agente aglutinante líquido, por pressão, ou, ainda, pela ação combinada de ambos. Enquanto os grânulos tendem a ser mais porosos e sem uma forma geométrica definida, os *pellets*, em se tratando de medicamentos veterinários, assumem a conformação geométrica de partículas cilíndricas a esferoides, diferentemente dos *pellets* de uso humano, em que se procura obter partículas as mais esféricas possíveis.

Essas formas farmacêuticas têm a vantagem de dispor de partículas de tamanho maior que os encontrados nos pós medicamentosos, sendo normalmente mais densas, menos propensas à dispersão no ambiente e com melhores propriedades de fluxo. Nesse sentido, os grânulos e *pellets* apresentam menor variação do volume em virtude do empacotamento (acomodação) das partículas causadas por vibração, por exemplo. Esse pode ser um fator importante quando a tomada de dose de grânulos/*pellets* e pós se faz por volume de um dado recipiente. Isso porque os pós têm uma condição de acomodação melhor, logo, sofrem maior variação de volume à medida que são transferidos para o interior de um recipiente de medida, diferentemente dos grânulos e *pellets*. Por outro lado, as preocupações existentes no processo de mistura/diluição dessas formas sólidas com ração permanecem as mesmas, em especial o risco de segregação. No entanto, nesse caso, considerando a hipótese de as partículas de medicamento serem maiores que as de ração, as primeiras tenderiam a ficar segregadas na superfície do leito de ração, gerando diferenças de doses, conforme a fração da mistura tomada para oferecimento aos animais.

Os grânulos e *pellets* são essencialmente constituídos pelos mesmos componentes que as formulações em pó, diferenciando-se pela presença de agentes aglutinantes capazes de favorecer a aglomeração das partículas livres de pó e formação dos grânulos. Vários materiais podem ser utilizados como agentes aglutinantes, em geral polímeros hidrofílicos, como os derivados de celulose e as gomas naturais como xantana, arábica e adragante, todos geralmente dispersos em água.

Além desses materiais, quando o processo de granulação envolve aplicação de pressão e/ou extrusão, as formulações também podem receber adjuvantes farmacotécnicos, como diluentes com boa aglutinabilidade e compressibilidade, como a celulose microcristalina, o amido e o fosfato de cálcio, favorecendo a formação de agregados por pressão, ou dotando a formulação de plasticidade quando umedecidos para a obtenção de extrusados utilizados na formação de grânulos (menos densificados) ou *pellets* (mais densificados). Esses últimos podem, ainda, passar por processo de esferonização para gerar partículas com forma mais próxima à esférica.

Todos os processos de granulação que envolvem adição de um líquido aglutinante são conhecidos como granulação por via úmida e trazem vantagens aos granulados como a possibilidade de conter alta proporção de fármacos na formulação, ser mais resistentes à fragmentação e, consequentemente, gerar menor proporção de partículas finas passíveis de serem dispersas no ambiente, melhorando a segurança dos tratadores dos animais. Apesar dessas vantagens, o processo via úmida envolve a exposição do fármaco à presença de água, o que pode ser indesejável em virtude da estabilidade do fármaco. Além disso, uma vez úmidos, os grânulos precisam ser secos rapidamente para evitar a proliferação de microrganismos e eventuais reações de decomposição. Para tanto, são utilizados processos de secagem que, em geral, utilizam de calor para acelerar o processo, o que também pode comprometer a estabilidade da formulação, conforme a estabilidade do fármaco.

Diferentemente, quando não são utilizados líquidos aglutinantes, sendo obtidos grânulos apenas pela compactação dos pós, o processo é conhecido como granulação por via seca. Tal processo é mais dependente das propriedades dos materiais sólidos particulados que compõem a formulação. Por consequência, caso o fármaco não tenha boas características para compactação, ele não poderá ser utilizado em altas proporções na formulação. Além disso, normalmente, as interações entre as partículas de grânulos obtidos por via seca são menos intensas; logo, granulados obtidos por esse processo são mais frágeis, estando mais sujeitos a fragmentação e geração de partículas finas mais facilmente dispersíveis no ambiente.

As formulações na forma de grânulos e *pellets*, em geral, são administradas pela via oral juntamente com as rações. Assim, também as formulações de grânulos podem compor os pré-mixes utilizados para adição em rações para os mais diferentes objetivos. Adicionalmente, formulações de grânulos podem ser utilizados, a exemplo do que se viu em pós, como preparações extemporâneas para reconstituição em água para administração pelas diversas vias. Para esse tipo de aplicação, as formulações devem ser desenvolvidas de modo a garantir a rápida e uniforme dispersão no meio aquoso, gerando um sistema uniforme. Após redispersão, conforme recomendação do fabricante, ela poderá ser administrada pelas diferentes vias, inclusive parenterais, desde que a condição de esterilidade tenha sido mantida.

Uma vez que os grânulos e *pellets* são constituídos pela aglomeração das partículas dos componentes da formulação, a dissolução do fármaco a partir da forma farmacêutica final ganha uma nova etapa: a de desagregação. Nela, as partículas do granulado ou *pellet* formado precisam se desestruturar para que as partículas de fármacos sejam expostas ao meio biológico e sofram dissolução para estarem disponíveis para ação local ou absorção. Nesse sentido, grânulos ou *pellets* com lenta desagregação podem retardar a liberação do fármaco, e assim alterar o perfil farmacocinético da formulação. Visando acelerar a desagregação da formulação, são utilizados os adjuvantes farmacotécnicos conhecidos como desintegrantes, tais como a crospovidona, o amidoglicolato de sódio e a croscarmelose sódica.

Se, por um lado, a lenta desagregação da formulação pode ser vista como negativo, por outro, pode ser utilizada como estratégia para prolongamento da ação de uma determinada formulação; logo, a modulação do tipo de agente aglutinante, a concentração utilizada e a densificação produzida na formulação podem ser ajustadas com essa finalidade.

Cápsulas

As cápsulas são formas farmacêuticas sólidas constituídas por invólucros geralmente de gelatina, formados por duas partes cilíndricas alongadas e com as extremidades arredondadas, sendo uma maior e mais estreita (chamada corpo) e outra menor e mais larga (chamada tampa), em que a segunda se encaixa sobre a primeira, gerando um espaço interno utilizado para conter formas intermediárias como pós, grânulos, *pellets*, líquidos oleosos, entre outros.

As cápsulas são essencialmente utilizadas para administração oral de fármacos, sendo que possibilitam o eficiente mascaramento do sabor desagradável das formulações medicamentosas, uma vez que os invólucros favorecem o isolamento durante a administração e a deglutição. Atualmente, além da gelatina, a hidroxipropilmetilcelulose e o *pullulan* também são utilizados como materiais base para a constituição dos invólucros.

As cápsulas, assim como os comprimidos, são formas farmacêuticas que encontram menor aplicação em Medicina Veterinária, uma vez que o ajuste de doses por peso de animal é complexo em virtude das diferenças existentes entre espécies e raças. Ainda, para animais de grande porte, como bovinos e equinos, o tamanho da dose a ser dada pode inviabilizar a administração, visto assumir dimensões demasiadamente grandes em virtude da quantidade de fármaco que precisa estar contida na formulação. Em algumas situações, é necessária a utilização de dispositivos que facilitam a colocação da forma farmacêutica no fundo da garganta do animal ou, ainda, na porção mais distal do esôfago.

Independentemente do tamanho, existem algumas características no desenvolvimento de formulações em cápsulas que precisam ser observadas. Um ponto essencial na elaboração de cápsulas diz respeito à uniformidade de dose a ser atingida entre as cápsulas de um mesmo lote. Ocorre que, em muitos processos de encapsulação, pode existir uma grande dependência das propriedades de fluxo da formulação para que o enchimento das cápsulas ocorra de modo uniforme, fazendo com que sempre a mesma quantidade de pó seja dispensada para o interior das cápsulas do lote, garantindo que a dose de fármaco seja mantida.

Esse problema é principalmente enfrentado quando pretende-se encapsular uma formulação medicamentosa em pó, visto que os grânulos geralmente têm boas características de fluxo graças a tamanho das partículas, maior densidade, forma esferoide e menor capacidade de acomodação (menor diferença entre as densidades compactada e aparente).

Por essa razão, pós medicamentosos destinados à encapsulação devem ser cuidadosamente planejados para que suas formulações apresentem boas condições de fluxo. A fim de auxiliar no fluxo de formulações em pós, muitas vezes, são utilizados os adjuvantes farmacotécnicos ditos lubrificantes, em especial aqueles com propriedades deslizantes, tal como o dióxido de silício coloidal, o estearato de magnésio e o talco. Esses adjuvantes geralmente apresentam um pequeno tamanho de partícula, sendo capazes de envolver as partículas maiores da formulação e facilitar o deslizamento de umas sobre as outras, bem como reduzir o atrito entre a formulação e os equipamentos.

É importante notar que alguns desses lubrificantes apresentam características lipofílicas e, portanto, podem prejudicar a dissolução do fármaco nos meios biológicos em virtude da formação de um filme hidrófobo ao redor das partículas de fármaco. Nesse sentido, é importante realizar estudos para verificar os impactos que tais adjuvantes podem provocar no desempenho das formulações.

Além dos lubrificantes, os desintegrantes são outra classe de adjuvantes farmacotécnicos, cujo uso pode ser importante na formulação de cápsulas. Já foi visto, anteriormente, que os desintegrantes têm papel importante ao favorecer a desestruturação dos grânulos para a liberação das partículas de fármaco que irão sofrer dissolução. Enquanto o papel desempenhado nos grânulos encapsulados pode ser o mesmo, no caso da encapsulação de pós, esses podem sofrer algum nível de compactação no interior das cápsulas e, durante o uso, o contato com o meio aquoso pode favorecer a gelificação das porções mais externas da formulação, dificultado o contato da porção interna do pó com o meio aquoso, podendo retardar a dissolução do fármaco. Nesse contexto, uma vez mais, os desintegrantes podem ser incluídos nas formulações para auxiliar na desestruturação da massa de pós contida no interior das cápsulas.

Além dos adjuvantes já citados, as formulações pós, grânulos e *pellets* destinados à encapsulação são estruturadas nos mesmos moldes apresentados nas formas farmacêuticas anteriormente descritas.

Comprimidos

Comprimidos são formas farmacêuticas sólidas de formato e dimensões definidos, obtidos por meio da compressão de pós e grânulos. É a forma farmacêutica mais utilizada em seres humanos pela facilidade de administração, transporte e precisão na dosagem. Apesar disso, a exemplo das cápsulas, encontra aplicação limitada em Medicina Veterinária em virtude da dificuldade de ajuste de dose frente ao porte dos animais a serem tratados, o que, por vezes, implicaria, desde a fragmentação de um comprimido para atendimento de animais de pequeno porte até a produção de comprimidos com algumas dezenas de gramas, exigindo equipamentos de produção específicos, aumentando os custos de produção.

Ainda assim, o tratamento de animais de porte pequeno e médio mostra-se viável com esse tipo de forma farmacêutica, ainda que possa ser encontrada resistência de alguns animais em deglutir a formulação. Nesses casos, a adição de aromatizantes na formulação, preferencialmente aqueles que mais agradam a espécie-alvo, é uma estratégia interessante para a "adesão" do animal ao tratamento. Alternativamente às formulações com aromatizantes, os comprimidos podem ser revestidos com material polimérico, criando um fino filme de isolamento entre a formulação e o meio externo.

Os comprimidos são obtidos basicamente por três processos de produção, que variam conforme a formulação intermediária a ser comprimida, sendo pó (processo de compressão direta) ou grânulo. Esse último, como já visto, pode ser obtido por granulação via úmida ou via seca, originando os processos de compressão via úmida e seca, respectivamente.

Tudo o que já foi dito para as formulações intermediárias citadas se aplica também à produção de comprimidos. Assim, problemas relacionados a fluxo, tamanho das partículas, densidade e influência da formulação na dissolução do fármaco devem ser levados em conta. Além disso, questões específicas aos comprimidos devem ser consideradas.

Uma das propriedades importantes das formulações que serão comprimidas diz respeito à compressibilidade, ou seja, a capacidade de a formulação sofrer deformação pela pressão, levando a redução de volume e manutenção da estrutura deformada em virtude do rearranjo das partículas e da interação entre elas. Nesse sentido, os adjuvantes farmacotécnicos selecionados para a elaboração de comprimidos devem ter boa aglutinabilidade e certa capacidade de sofrer deformação plástica, favorecendo a formação de comprimidos com adequada resistência mecânica. Adicionalmente, deve-se estar atento a outros dois parâmetros importantes na qualidade dos comprimidos – a desintegração e a lubrificação da formulação.

O tempo de desintegração em comprimidos é um parâmetro importante quando se deseja que a formulação libere o fármaco de forma imediata. Nesse sentido, independentemente das forças de compressão utilizadas, é preciso que se garanta que a formulação irá se desestruturar rapidamente quando em contato com o meio biológico. Para tanto, lança-se mão de desintegrantes, como mencionado anteriormente para os grânulos e as cápsulas.

Quanto à lubrificação, além do efeito deslizante mencionado para as outras formas sólidas abordadas, necessário para as etapas de mistura e transferência da formulação, em comprimidos, faz-se indispensável contar com o efeito antiaderente de alguns lubrificantes, como o estearato de magnésio, o estearilfumarato de sódio e alguns polietilenoglicóis, isso porque a formulação não deve aderir nas peças da máquina de comprimir, em especial nos punções e matrizes, visto ser nesse conjunto de peças que ocorre a formação dos comprimidos.

Na verdade, as punções inferiores perfeitamente encaixadas na parte inferior de suas respectivas matrizes geram o que se conhece como câmara de compressão. Os espaços gerados são preenchidos pelo material a comprimir e, em seguida, recebem as punções superiores, fechando as câmaras e exercendo pressão contra o material contido no interior. Nesse momento, o material a comprimir passa por grande estresse, gerando intensas forças de atrito entre a formulação e a parede da matriz, podendo prejudicar a distribuição das forças de compressão e contribuindo para a formação de comprimidos frágeis ou passíveis de laminação (*capping*). A adição do tipo e da quantidade adequada de lubrificantes é capaz de reduzir o atrito, melhorando a qualidade dos comprimidos produzidos. Além disso, ao final da compressão, os comprimidos gerados no interior das câmaras de compressão precisam ser ejetados sem que haja ruptura ou adesão às peças da máquina, sendo os lubrificantes antiaderentes, mais uma vez, essenciais para isso.

Alternativamente aos comprimidos de liberação imediata, existem os comprimidos de liberação modificada, que podem ser subdivididos em diversos subtipos:

- *Liberação retardada*: quando se deseja que o comprimido passe pelas primeiras porções do sistema digestório para liberação em porções específicas do intestino, como o caso das formulações gatrorresistentes
- *Liberação repetida*: quando as formulações são capazes de liberar doses de fármaco em momentos diferentes. Esse é o caso quando se pretende uma dose de ataque maior para que se atinja rapidamente o nível terapêutico e, posteriormente, seja liberada uma dose de manutenção mais lentamente
- *Liberação prolongada ou estendida*: quando se deseja que o fármaco seja liberado de maneira lenta e constante, de modo a reduzir o número de doses a serem administradas ao longo de um período, que pode ser dias, semanas ou meses.

Não há dúvida de que as formulações de liberação prolongada são alternativas extremamente interessantes para administração em animais que carecem de um tratamento crônico, isso porque o manejo do animal para administração de medicamentos sempre irá resultar em estresse, algo indesejado tanto para animais de companhia quanto para animais de produção. Estes últimos podem apresentar quedas importantes de desempenho em virtude de tal estresse e, portanto, é necessário evitar sempre que possível. Além desse fator, tem-se o custo do manejo de animais de produção, visto serem, muitas vezes, milhares de animais que deverão ser submetidos ao mesmo tratamento, como no caso da administração de parasiticidas ou suplementos alimentares VO.

Nesse sentido, a indústria farmacêutica tem investido no desenvolvimento de dispositivos de liberação prolongada, os quais podem ser ou conter comprimidos em sua estrutura, para administração em animais de médio e grande porte. Essas formulações são conhecidas como bólus, e são idealizadas para que fiquem retidas por um tempo relativamente grande no interior do rúmen dos animais. Durante a permanência, os dispositivos liberam seu conteúdo lentamente, disponibilizando o fármaco para que exerça sua ação local ou seja absorvido.

Devido ao tamanho do dispositivo e à necessidade de posicionamento adequado no rúmen do animal, esses medicamentos, muitas vezes, são introduzidos pela boca e levados até a posição pretendida com a ajuda de aplicadores, em geral hastes metálicas com estruturas para retenção e liberação da formulação. A despeito da colocação do dispositivo na posição adequada do sistema digestório, as formulações são desenvolvidas para permanecerem no local. Assim, são exploradas estratégias como formulações de alta densidade que permanecem na posição mais distal do rúmen, formulações bioadesivas e formulações que se "armam" (como a estrutura de um guarda-sol) quando em contato com os líquidos digestivos, de modo a assumirem uma estrutura tridimensional de grande tamanho que impossibilita o trânsito dessas formulações para as outras porções do sistema digestório dos animais.

Outras formas farmacêuticas sólidas: brincos, colares, implantes, óvulos e sistemas adesivos (patches)

Existem diversas outras formas farmacêuticas que, devido a sua consistência final sólida podem se encaixar nessa classificação; entretanto, o que se tem, na maioria das vezes, são estruturas complexas formadas pela dispersão do bioativo, seja em nível molecular ou como partículas, no interior de uma matriz. Essa última é geralmente de composição polimérica, no caso de brincos e colares, enquanto os óvulos e alguns implantes subcutâneos podem ser constituídos de materiais lipídicos.

Ocorre que, qualquer que seja o dispositivo, ele é desenvolvido para liberar o fármaco mais lentamente, dentro de um período programado que pode ir de algumas semanas até meses. Essencialmente, há dois mecanismos que controlam a liberação dos fármacos: difusão e erosão.

O mecanismo de difusão depende da capacidade do fármaco em se difundir através da matriz formadora do dispositivo (medicamento) e, após, para o líquido intersticial (no caso de um implante subcutâneo) ou a mucosa vaginal (no caso de um óvulo) ou, ainda, para o ar que envolve o dispositivo (no caso de brincos e colares) ou, então, os lipídios da pele para dispositivos similares.

Deve ser notado que, caso o fármaco não se encontre na formulação de dispersão molecular, ele dependerá de uma etapa inicial de dissolução, para que possam ocorrer a difusão e a liberação na interface dispositivo/meio. Ao contrário, os dispositivos que dependem da erosão para liberação do fármaco precisam ser lentamente desestruturados para que o conteúdo seja exposto. Essa condição pode ser conseguida pela lenta dissolução do material constituinte ou pela ação de enzimas e/ou microrganismos (biodegradação), tornando possível o acesso do fármaco ao meio biológico. Em muitos casos, esses mecanismos podem ser combinados, levando a uma maior complexidade no controle da liberação dos ativos.

CONSIDERAÇÕES FINAIS

De acordo com a consultoria Grand View Research, sediada em São Francisco, nos EUA, estima-se que animais de produção (aves, bovinos e suínos), movimentaram um mercado global de medicamentos veterinários da ordem de 29,2 bilhões de dólares em 2020, com expectativa de crescimento anual de 7,4% para o período de 2021 a 2028. Paralelamente a essa realidade, a presença de animais de companhia (os *pets*) cresce de forma acelerada a cada ano, o que consiste em um nicho de mercado no qual os proprietários, muitas vezes, consideram esses animais como membros da família, não medindo esforços e nem recursos para promoção da saúde de seus animais.

Nesse contexto, relatório da Associação Americana de Produtos Pet informa que, nos EUA, o gasto geral com produtos *pet* passou de 90,5 bilhões, em 2018, para 95,7 bilhões, em 2019. Além disso, estimou-se que cerca de 67% das residências americanas tinham um animal de companhia, com um crescimento de 11% desde 1988, dando a ideia do potencial de consumo para o setor.

O mercado veterinário de medicamentos deve continuar movimentando bilhões de dólares nas próximas décadas. Isso porque, por um lado, estão os animais de companhia cada vez mais sendo considerados parte integrante das famílias e, por conseguinte, encarados como membros merecedores de todos os cuidados médicos necessários para prevenção de doenças e manutenção da saúde; por outro, criadores de todo o mundo buscam aumentar o rendimento e a *performance* de seus rebanhos, reduzindo custos e melhorando a qualidade dos produtos gerados, seja na forma de proteína animal ou derivados.

Assim, é um desafio a ser enfrentado a necessidade de medicamentos mais seguros e eficazes, com tempo de eliminação menor, com formas farmacêuticas que facilitem a administração, seja pela redução do número de doses necessárias ou por tornarem as formulações mais palatáveis ou menos irritantes, por simplificarem o manejo dos animais ou mesmo a manipulação do medicamento previamente à administração aos animais.

Deve ficar claro ao leitor que este capítulo está longe de esgotar todos os aspectos envolvidos no desenvolvimento de formulações veterinárias. Muitos aspectos abordados aqui carecem de maior aprofundamento para o leitor interessado no desenvolvimento e processamento de medicamentos. Outros tantos aspectos poderiam ter sido abordados, como, por exemplo, os sistemas nanoestruturados, objeto de intensas pesquisas para o desenvolvimento de medicamentos para uso humano e que não tardarão a assumir papel relevante na terapêutica animal.

BIBLIOGRAFIA

Ahmed I, Kasraian K. Pharmaceutical challenges in veterinary product development. Advanced Drug Delivery Reviews. 2002; 54:871-82. Disponível em: <www.elsevier.com/locate/drugdeliv>.

Allen Jr. LV, Popovich NG, Ansel HC. Formas farmacêuticas e sistemas de liberação de fármacos. 8 ed. Porto Alegre: Artmed, 2005.

Aulton ME. Delineamento de formas farmacêuticas. 2 ed. Porto Alegre: Artmed, 2005.

Brasil. Agência Nacional de Vigilância Sanitária. Resolução RDC nº 16 de 02 de março de 2007, que prova o Regulamento Técnico para Medicamentos Genéricos.

Cardinal JR. Intraruminal devices. Advanced Drug Delivery Reviews. 1997; 28(3):303-22.

Darekar AB, Lahamage SR, Saudagar RB. Veterinary dosage form: review. International Journal of Institutional Pharmacy and Life Sciences. 2016; 6(2):35-51.

Davidson G. Veterinary compounding: Regulation, challenges, and resources. Pharmaceutics. 2017; 9(1):5.

Gehring R, Smith GW. An overview of factors affecting the disposition of intramammary preparations used to treat bovine mastitis. Journal of Veterinary Pharmacology and Therapeutics. 2006; 29(4):237-41.

Gennaro AR. Remington: a ciência e a prática da farmácia. 20 ed. Rio de Janeiro: Guanabara Koogan, 2004.

Klink PR, Fergunson TH. Formulation of veterinary dosage forms. In: Hardee GE, Baggot JD (Org.). Development and Formulation of Veterinary Dosage Forms. 2nd. ed. New York: Marcel Dekker, Inc., 1998. p. 483.

Lachman L, Lieberman HA, Kanig JL. Teoria e prática na indústria farmacêutica. Lisboa: Fundação Calouste Gulbenkian, 2001; 509-17.

Fundação Calouste Gulbenkian. ISBN 9723109085. Lisboa: Fundação Calouste Gulbenkian, 2001b.

Magnusson BM, Walters KA, Roberts MS. Veterinary drug delivery: Potential for skin penetration enhancement. Advanced Drug Delivery Reviews. 2001; 50(3):205-27.

Ramteke KH, Joshi SA, Dighe PA *et al*. Veterinary pharmaceutical dosage forms: a technical note. Austin Therapeutics. 2014; 1(1): 10. Disponível em: https://austinpublishinggroup.com/therapeutics/fulltext/therapeutics-v1-id1005.pdf. Acesso em 15/03/2022.

Shane B, Bunt CR, Macmillan KL *et al*. Conceptual and commercially available intravaginal veterinary drug delivery systems. Advanced Drug Delivery Reviews. 1997; 28(3):363-92.

Rathbone MJ, Foster TP. Veterinary pharmaceutical dosage forms. In: Florence AT, Siepmann J (Org.). Modern pharmaceutics: applications and advances. 5th. ed. New York: Informa Healthcare EUA, Inc., 2009. p. 537.

Thombre AG. Oral delivery of medications to companion animals: Palatability considerations. Advanced Drug Delivery Reviews. 2004; 56(10): 1399-413.

Tiwari S, Mitkare S, Bhangale P. Veterinary dosage forms: review. International Journal of Applied Pharmaceutics. 2014; 6(1): 20-9.

Vermeulen B, De Backer P, Remon JP. Drug administration to poultry. Advanced Drug Delivery Reviews. 2002; 54(6): 795-803.

Veterinary medicine market size, share & trends analysis report by animal type (production, companion), by product, by mode of delivery (oral, parenteral), by end use, by region, and segment forecasts, 2021 – 2028. Disponível em: https://www.grandviewresearch.com/industry-analysis/veterinary-medicine-market.

Seção 2

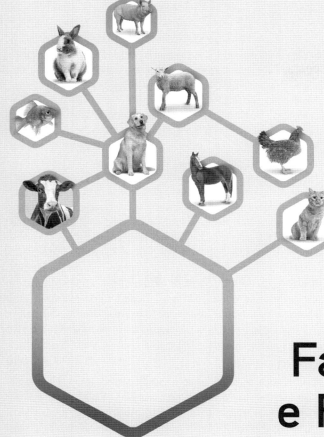

Farmacodinâmica e Farmacocinética

6 Mecanismo de Ação e Relação Dose-Resposta, 79
7 Farmacocinética, 93

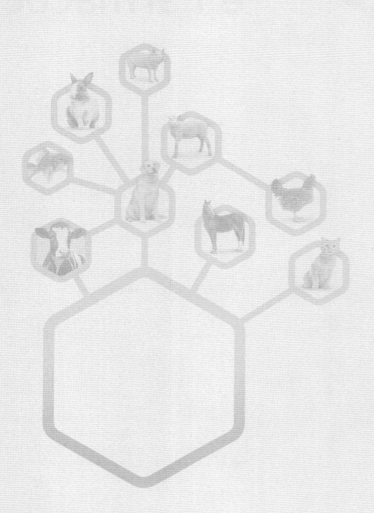

6

Mecanismo de Ação e Relação Dose-Resposta

Jorge Camilo Flório

- Introdução, 81
- Receptores, 82
- Relação dose-resposta, 86
- Curvas dose-respostas quantais, 88
- Efeitos anormais aos medicamentos, 88
- Interação medicamentosa, 89
- Bibliografia, 91

INTRODUÇÃO

A farmacodinâmica estuda os mecanismos pelos quais um medicamento atua nas funções bioquímicas ou fisiológicas de um organismo vivo. Esse ramo da Farmacologia também realiza o estudo quantitativo, isto é, a relação dose-resposta dos efeitos biológicos e terapêuticos dos medicamentos; esse conjunto de informações, aliadas aos dados oriundos da farmacocinética, proporciona o conhecimento completo do caminho percorrido pelos medicamentos e seus efeitos no organismo animal.

Os estudos farmacodinâmicos têm primordial importância para o entendimento dos efeitos farmacológicos e adversos causados pelos medicamentos e fornecem informações sobre a forma mais adequada de tratamento das intoxicações causadas por esses agentes.

O conceito de que um medicamento não cria uma função no organismo, apenas modifica uma preexistente, é importante, e coube à humanidade encontrar as substâncias que apresentavam a capacidade de alterar as funções orgânicas e, a partir desse fato, utilizar as mesmas na cura dos desequilíbrios causados pelas diversas patologias.

Cabe ressaltar também que muitas vezes na história da Farmacologia a descoberta de um novo medicamento funcionou como ferramenta para o melhor entendimento sobre funções importantes que ocorrem nos organismos vivos. Para ilustrar esse fato cabe lembrar que, se não existissem na natureza substâncias químicas que mimetizassem o efeito de algumas substâncias endógenas, seria impossível entender o funcionamento de alguns sistemas de neurotransmissão; ilustra tal fato a existência da morfina obtida a partir da *Papaver sonniferum* e a descoberta de substâncias endógenas (endorfinas) que atuam de maneira semelhante a ela no organismo animal.

Considerando o mecanismo de ação, os medicamentos podem ser divididos em dois grandes grupos distintos: os estruturalmente inespecíficos e os estruturalmente específicos.

Os **medicamentos estruturalmente inespecíficos** são aqueles cujo efeito farmacológico não decorre diretamente da estrutura química da molécula agindo em um determinado receptor, mas sim provocando alterações nas propriedades físico-químicas (como grau de ionização, solubilidade, tensão superficial e atividade termodinâmica), acarretando mudanças em mecanismos importantes das funções celulares e levando à desorganização de uma série de processos metabólicos. Os anestésicos gerais inalatórios e os desinfetantes são exemplos característicos desse grupo de medicamentos.

Existem várias teorias sobre o mecanismo de ação dos anestésicos gerais inalatórios, sendo consenso propor correlação positiva entre a lipossolubilidade dessas substâncias e a sua potência anestésica. Uma entre as várias teorias que tentam explicar o mecanismo de ação anestésica propõe que o efeito anestésico é decorrência de acúmulo dessas substâncias lipofílicas nas membranas neuronais, o que acarretaria interferência nas funções normais dos neurônios (ver mais detalhes no *Capítulo 13*).

Os desinfetantes apresentam estruturas químicas muito variadas, sem nenhuma relação entre si, porém, provocam reação biológica semelhante, e pequenas variações na sua estrutura química não resultam em alterações acentuadas na ação biológica. Essas características indicam alta probabilidade de que o mecanismo de ação desse grupo de substâncias sobre as bactérias esteja associado às alterações físico-químicas que essas substâncias causam na superfície onde são aplicadas.

Os **medicamentos estruturalmente específicos** são aqueles cuja ação biológica decorre essencialmente de sua estrutura química. Eles se ligam a receptores, isto é, macromoléculas existentes no organismo, formando com eles um complexo, o que leva a uma determinada alteração na função celular.

Os vários medicamentos estruturalmente específicos apresentam certas características estruturais em comum, sendo elas fundamentais; pequenas variações nessas estruturas químicas podem resultar em alterações substanciais na atividade farmacológica. Outra característica relevante é que a ação farmacológica desses agentes ocorre com concentrações menores do que as necessárias pelos estruturalmente inespecíficos.

▼ RECEPTORES

Ao final do século XIX, Langley e Ehrlich iniciaram trabalhos experimentais que alicerçariam todas as teorias para o entendimento de receptores que se desenvolveriam no decorrer do século XX.

Langley, em 1878, estudando os efeitos da atropina e da pilocarpina na secreção salivar, concluiu que deveria existir alguma substância receptora com a qual essas duas substâncias fossem capazes de interagir formando um complexo. O termo **receptor** foi criado para indicar o componente do organismo com o qual o agente químico presumivelmente interagia. Em 1905 esse mesmo pesquisador concluiu que esse componente orgânico era um constituinte celular.

Ehrlich, em 1913, ressaltou a existência da especificidade do medicamento pelo receptor, visto que pequenas modificações nas estruturas químicas dos antiparasitários com os quais trabalhava na época implicavam perda do seu efeito farmacológico.

Clark e Gaddum, na década de 1920, formularam a teoria da ocupação, que correlacionou a intensidade do efeito farmacológico diretamente ao número de receptores ocupados pelo medicamento, sendo esse postulado a base de todos os estudos sobre a relação dose/efeito de um medicamento.

Três características encontradas em alguns grupos de medicamentos reforçaram a hipótese da existência dos receptores:

- **Alta potência**: algumas substâncias atuam, apresentando efeito farmacológico, em concentrações muito baixas, da ordem de 10^{-9} até 10^{-11} M
- **Especificidade química**: isômeros ópticos apresentando diferentes ações farmacológicas
- **Especificidade biológica**: exemplificando, a epinefrina exerce um efeito acentuado sobre o músculo cardíaco, porém apresenta fraca ação sobre o músculo estriado.

Alvo para a ação dos medicamentos

Basicamente, o alvo de ligação de um medicamento no organismo animal são macromoléculas proteicas com a função de: enzimas, moléculas transportadoras, canais iônicos, receptores de neurotransmissores e ácidos nucleicos.

A ligação dos medicamentos aos receptores envolve todos os tipos de interação química conhecidos: as iônicas polares (íon-dipolo ou dipolo-dipolo), as de ponte de hidrogênio, as hidrofóbicas, as de van der Waals e as covalentes. Dependendo do tipo de ligação entre o receptor e o medicamento, a duração do efeito poderá ser fugaz ou prolongada. As ligações do tipo covalente são muito difíceis de se desfazerem, portanto, uma vez estabelecida a ligação medicamento-receptor, ela será irreversível. Um exemplo desse tipo é a ligação dos agentes organofosforados com a enzima acetilcolinesterase (ver detalhes no *Capítulo 9*).

Com frequência, um mesmo receptor pode ligar-se ao medicamento utilizando mais de um tipo de interação química.

O conhecimento das características dos receptores farmacológicos e suas funções no organismo tem levado ao desenvolvimento de medicamentos cada vez mais específicos e com menores efeitos colaterais.

Enzimas

Vários medicamentos exercem seu efeito farmacológico por meio da interação com enzimas, atuando principalmente como inibidores dessas. Como exemplos, podem-se citar a neostigmina inibindo reversivelmente a enzima acetilcolinesterase, o ácido acetilsalicílico inibindo a ciclo-oxigenase, a trimetoprima inibindo a di-hidrofolato-redutase, entre tantos outros exemplos.

Um medicamento também pode sofrer alterações em sua estrutura química provocadas pela interação com determinadas enzimas, transformando-se em produto anormal, que acarreta a desorganização de determinada via metabólica. Como exemplo, tem-se o agente anti-hipertensivo, metil-DOPA, que apresenta estrutura semelhante ao substrato precursor da norepinefrina: a DOPA (ácido di-hidroxifenilacético); a metil-DOPA, ao ocorrer descarboxilação pela DOPA-descarboxilase, transformando-se em metilnorepinefrina, substitui a norepinefrina nos depósitos sinápticos, reduzindo o tônus nervoso simpático.

Moléculas transportadoras

Alguns medicamentos exercem sua ação farmacológica interferindo com as proteínas transportadoras, responsáveis pelo carreamento de várias substâncias para o interior das células, como por exemplo, glicose, aminoácidos, íons e neurotransmissores.

Essas proteínas transportadoras contêm locais de reconhecimento que as torna específicas para identificar e transportar moléculas para o interior do citoplasma celular. Esses locais de captação são alvo da ação de alguns medicamentos, cuja função é bloquear o sistema de transporte. Nesse grupo de medicamentos incluem-se a cocaína (impedindo a captação das catecolaminas), a reserpina (impedindo a captação da norepinefrina pela vesícula sináptica) e os glicosídios cardíacos (inibindo a bomba de Na^+/K^+ ATPase do músculo cardíaco).

Receptores celulares

Dentre os receptores farmacológicos, há um grupo de proteínas celulares, cuja função no organismo é atuar como receptores de substâncias endógenas como os hormônios, neurotransmissores e autacoides. A função desses receptores fisiológicos está ligada à transmissão de uma mensagem, quer de forma direta (via canal iônico existente nas membranas plasmáticas), ou indireta (via um segundo mensageiro, que acarretará mudanças bioquímicas em células-alvo). Esses mecanismos de transmissão, muitas vezes complexos, funcionam como integradores de informações extracelulares.

Os receptores estão associados a diferentes velocidades para a ocorrência de efeitos celulares. Eles podem ser rápidos, em milissegundos, como os da neurotransmissão colinérgica, ou lentos, como os produzidos pelos diferentes hormônios, levando horas; existem aqueles intermediários, como os das catecolaminas, que levam segundos (Figura 6.1).

Os receptores para neurotransmissores de efeito rápido (milissegundos) estão acoplados diretamente a um canal iônico, como, por exemplo, o receptor colinérgico nicotínico, o receptor GABAérgico ou ainda aos receptores glutamatérgicos (chamados receptores inotrópicos). Para esses grupos de receptores, os canais iônicos se alteram quando da ligação do neurotransmissor ao receptor, o que provoca aumento de permeabilidade da membrana celular a íons específicos, levando, portanto, a uma mudança do potencial elétrico das membranas celulares e da composição iônica intracelular (Figura 6.1 A).

Os receptores com velocidade de efeito intermediária funcionam de forma mais complexa. Assim, quando captados os sinais extracelulares, estes são transmitidos intracelularmente através de segundos mensageiros ou moléculas de informação que vão desencadear respostas celulares a esse estímulo; esses receptores são também chamados de metabotrópicos (Figura 6.1 B).

Há também sistemas de transmissão multirregulados que envolvem vários segundos mensageiros relacionados com inúmeras alterações celulares que levam horas e até dias para ocorrerem (Figura 6.1 C e D).

A seguir são apresentados alguns dos mecanismos utilizados pelo organismo para modulação das funções celulares, nos quais grande parte dos medicamentos age para causar seu efeito farmacológico.

Receptores ligados à proteína G

A família dos receptores acoplados à proteína G representa a maioria dos receptores conhecidos na atualidade (Figura 6.1 B). As proteínas G são os mensageiros entre os receptores e as enzimas responsáveis pelas mudanças no interior das células. Essas proteínas são compostas de três subunidades, estando uma delas associada ao trifosfato de guanosina (GTP), de onde advêm a nominação G dessas proteínas.

A proteína G (Figura 6.2) é constituída de três subunidades, denominadas α, β e γ (complexo αβγ), sendo que a porção β e γ não se dissociam (Figura 6.2 A). Todas as três subunidades estão ancoradas na membrana citoplasmática, porém, podem deslocar-se livremente no plano da membrana. Quando o receptor é ocupado por uma molécula do agonista, ocorre uma alteração conformacional no receptor, fazendo com que ele adquira alta afinidade pelo complexo-αβγ (Figura 6.2 B). A ligação do complexo αβγ com o receptor provoca à dissociação do nucleotídio difosfato de guanina (GDP) ligado à porção α;

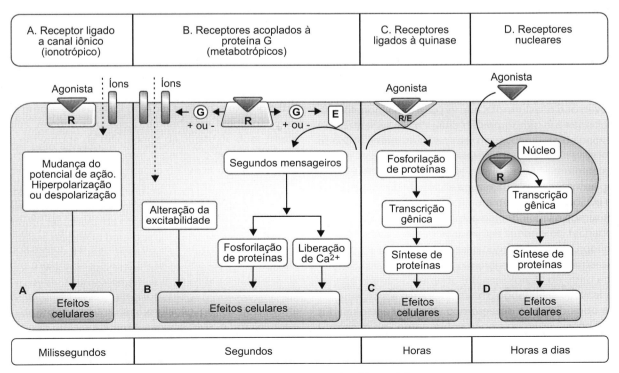

FIGURA 6.1 Tipos de receptores farmacológicos. R: receptor; G: proteína G; E: enzima.

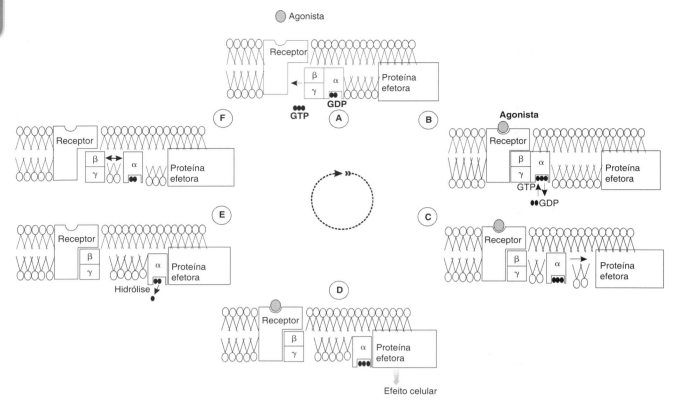

FIGURA 6.2 Representação esquemática da ativação da proteína G. **A.** Subunidades αβγ que constituem a proteína G estão ancoradas na membrana citoplasmática, porém podem deslocar-se livremente no plano da membrana. **B.** Quando o receptor é ocupado por uma molécula do agonista, ocorre alteração conformacional no receptor, fazendo com que ele adquira alta afinidade pelo complexo αβγ. **C.** A ligação do complexo αβγ com o receptor provoca a dissociação do nucleotídio difosfato de guanina (*GDP*) ligado à porção α; ele por sua vez é substituído pelo trifosfato de guanina (*GTP*), que causa a dissociação do trímero da proteína G, liberando a subunidade α-GTP ativada. **D.** A porção α-GTP ativada se desloca na membrana e pode atuar sobre várias enzimas e canais iônicos (proteína efetora), causando o consequente efeito celular. **E.** O processo é concluído quando o GTP é hidrolisado a GDP, pela GTPase da subunidade α. **F.** O α-GDP resultante dissocia-se então da proteína efetora e une-se novamente às subunidades βγ, completando o ciclo.

ele por sua vez é substituído pelo trifosfato de guanina (GTP) que causa a dissociação do trímero da proteína G, liberando a subunidade α-GTP ativada (Figura 6.2 C). A porção α-GTP ativada se desloca na membrana e pode atuar sobre várias enzimas e canais iônicos (proteína efetora), causando o consequente efeito celular (Figura 6.2 D). O processo é concluído quando o GTP é hidrolisado a GDP, pela GTPase da subunidade α (Figura 6.2 E). O α-GDP resultante dissocia-se então da proteína efetora e une-se novamente às subunidades βγ (Figura 6.2 F), completando o ciclo.

Atualmente se conhecem vários tipos de proteína G:

- **Gs**: estimulante (*stimulation*) dos receptores da adenilato-ciclase
- **Gi**: inibidora (*inhibition*) dos receptores da adenilato-ciclase
- **Go**: relacionada aos canais iônicos
- **Gq**: ativadora da fosfolipase C.

A proteína G atua nos sistemas (ver Figura 6.3):

- Adenilato-ciclase/3',5'-monofosfato de adenosina cíclico (cAMP)
- Guanilato-ciclase/3',5'-monofosfato de guanosina cíclico (cGMP)
- Fosfolipase C/fosfato de inositol/diacilglicerol
- Fosfolipase A_2/ácido araquidônico/eicosanoides
- Na regulação de canais iônicos.

Sistema adenilato-ciclase/cAMP

Uma proteína denominada Gs é ativada após a ligação do neurotransmissor ao seu respectivo receptor e ela estimulará a enzima adenilato-ciclase a produzir, a partir do trifosfato de adenosina (ATP), cAMP, que é considerado como um dos segundos mensageiros.

Os efeitos reguladores do cAMP na função celular são muito variados, incluem enzimas que participam no metabolismo energético, divisão celular, diferenciação celular etc. Porém, o mecanismo comum que acarreta esses efeitos celulares está associado à ativação de várias proteinoquinases dependentes do cAMP. Essas quinases são responsáveis pela fosforilação de resíduos de serina e treonina nas diferentes proteínas que apresentam importante papel no metabolismo celular, o que leva, consequentemente, à regulação dessas funções.

Os dois tipos de proteína G relacionados com o sistema da adenilato-ciclase são Gs e Gi que produzem, respectivamente, estimulação com aumento nos níveis de cAMP e inibição da enzima adenilato-ciclase com redução dos níveis de cAMP.

Sistema guanilato-ciclase/cGMP

Similar ao que ocorre como o cAMP, o cGMP tem papel importante como segundo mensageiro em eventos celulares

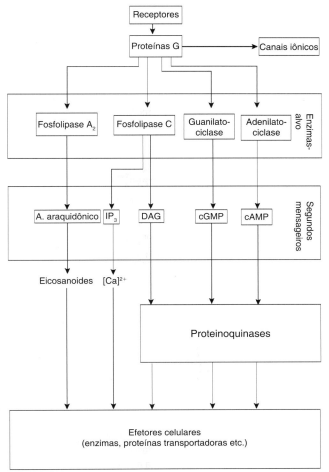

FIGURA 6.3 Representação esquemática da atuação da proteína G nos segundos mensageiros e nos efetores celulares.

diversos (ativação de proteinoquinases, fosfodiesterases de nucleotídios cíclicos, canais iônicos) ligados principalmente aos efeitos do óxido nítrico na contração de músculos lisos ou ainda na migração e adesão de macrófagos.

Sistema fosfolipase e fosfato de inositol

Esse sistema de transmissão é multirregulador e envolve vários segundos mensageiros relacionados com inúmeras alterações celulares determinadas pela ativação de diferentes receptores. Após a ligação do agonista ao seu receptor, um fosfolipídio de membrana, o fosfatidilinositol 4,5-bifosfato (PIP_2), é hidrolisado pela fosfolipase C de membrana ativada pela proteína Gq em dois compostos: o inositol 1,4,5-trifosfato (IP_3) e o diacilglicerol (DAG).

O IP_3 apresenta grande hidrossolubilidade e alcança o citoplasma, agindo em receptores de membrana localizados no retículo endoplasmático, promovendo a liberação para o citoplasma de íons Ca^{++} pertencentes às reservas intracelulares. Esses íons é que, posteriormente, produzem os efeitos celulares.

O aumento na concentração de Ca^{++} intracelular livre em resposta à ampla variedade de agonistas é, talvez, a via mais importante de produção de efeitos celulares. As ações do íon Ca^{++} dependem da capacidade desse íon em regular a função de várias enzimas, proteínas contráteis e canais iônicos. Em vários casos, a calmodulina, que é uma proteína de ligação do Ca^{++}, atua como intermediária, através da qual é mediada a ação desse íon com as diferentes enzimas.

O DAG, por ser lipossolúvel, permanece no interior da membrana onde foi originado, ativando, nesse local, a proteinoquinase C, por meio do aumento da afinidade dessa aos íons Ca^{++}. A proteinoquinase C ativada, por sua vez, causa a fosforilação de diferentes proteínas intracelulares, levando aos efeitos fisiológicos ou farmacológicos.

Os efeitos fisiológicos atribuídos à ativação da proteinoquinase C são muito variados como, por exemplo, a liberação de hormônios de várias glândulas endócrinas, aumento ou redução da liberação de neurotransmissor e da excitabilidade neuronal (canais de cálcio e potássio), contração ou relaxamento de músculos lisos. A fosforilação proteica parece ser um mecanismo básico, por meio do qual vários mediadores fisiológicos e medicamentos produzem seus efeitos.

A ação do DAG também pode ocorrer de forma indireta; esse funcionando como precursor do ácido araquidônico que, por sua vez origina as prostaglandinas, prostaciclinas, leucotrienos e eicosanoides que funcionam como ativadores da guanilato-ciclase, elevando os níveis de cGMP citosólico.

Sistema fosfolipase A_2/ácido araquidônico/eicosanoides

A ativação da fosfolipase A_2, mediada pela ligação do agonista com o receptor e a proteína G, leva à produção de eicosanoides, a partir do ácido araquidônico, e parece ser basicamente semelhante à ativação da fosfolipase C. A função do ácido araquidônico e de seu metabólito nos eventos intracelulares é bastante complexa, incluindo alteração da abertura de canais iônicos ligados ao potássio, estabelecendo comunicação entre as células e também funcionando como hormônios locais.

Regulação de canais iônicos

Receptores acoplados à proteína Go também parecem controlar a função de canais iônicos por mecanismos diretos, sem o envolvimento de segundos mensageiros como o cAMP e o cGMP ou o IP_3. Parece que a proteína Go interage diretamente com o canal iônico, alterando a permeabilidade do mesmo aos diferentes íons.

Receptores não ligados à proteína G

Receptores ligados à tirosinoquinase

Esses receptores estão ligados à ação de vários fatores de crescimento e de hormônios como a insulina. Seu mecanismo de ação é complexo e pouco conhecido. Até o momento parece que operam via quinases que se autofosforilam; após a ligação agonista-receptor, estas fosforilações promovem a ativação de enzimas, acarretando mudanças celulares (Figura 6.1 C).

Receptores que regulam a transcrição de DNA

Hormônios esteroides e tireoidianos se utilizam desses receptores para a produção de respostas celulares, como a transcrição de genes selecionados que produzem proteínas específicas. Esses receptores, diferentes dos anteriores, encontram-se no interior da célula como um constituinte solúvel do citosol ou do núcleo, apresentando capacidade de ligar-se com grande afinidade à cromatina nuclear (Figura 6.1 D).

Esse tipo de receptor constitui-se de proteínas que, ao se ligarem ao hormônio, sofrem alteração constitucional que expõe um sítio de ligação com alta afinidade a determinadas regiões do DNA nuclear, conhecidas como regiões hormônio-responsivas. Logo após essa ligação verifica-se aumento na atividade da RNA polimerase e na produção de RNA mensageiro, com a resposta fisiológica final acarretando síntese de proteínas que leva aos efeitos celulares, em resposta à ligação do hormônio ao seu receptor específico; esse processo ocorre em um período que varia de horas a dias.

RELAÇÃO DOSE-RESPOSTA

Para o melhor entendimento sobre a interação medicamento-receptor é necessário quantificar a concentração de um determinado medicamento e o efeito biológico que ele causa.

Para a grande maioria das substâncias com efeito farmacológico, a intensidade de efeito produzido pelo medicamento em geral depende da quantidade administrada; pode-se, portanto, expressar essa relação em termos de curva dose-resposta.

Essa correlação entre a concentração de medicamento e seu efeito biológico pode ser adaptada ao estudo de receptores, uma vez que, segundo as teorias de Clark e Gaddun, a resposta farmacológica é diretamente proporcional ao número de receptores com os quais esse agente efetivamente interage e que o efeito máximo é alcançado quando todos os receptores estão ocupados.

O termo **agonista**, em Farmacologia, indica que uma determinada substância, ao ligar-se ao receptor, ativa-o, acarretando efeito farmacológico; em oposição, o termo **antagonismo** refere-se a uma substância que, ao combinar-se com o receptor, não o ativa.

A primeira etapa, quando da ligação a receptores específicos e da formação de um complexo medicamento-receptor, que é reversível, é governada pela Lei de Ação das Massas, segundo a qual, "a uma dada temperatura, a velocidade da reação química é diretamente proporcional às massas ativas dos reagentes".

Adaptando esta lei à teoria dos receptores tem-se:

$$(M) + (R) \underset{K_2}{\overset{K_1}{\rightleftarrows}} (MR)$$

Em que (M): medicamento; (R): receptor; (MR): complexo medicamento-receptor; K_1: velocidade de ligação medicamento-receptor; K_2: velocidade de dissipação.

Quando $K_1 = K_2$ tem-se:

$$K_1 (M)(R) = K_2 (MR), \text{ logo:}$$

$$\frac{K_1}{K_2} = \frac{(MR)}{(M) \times (R)} \text{ ou } \frac{K_2}{K_1} = \frac{(M) \times (R)}{(MR)}$$

Nesse caso, a velocidade da ligação medicamento-receptor é diretamente proporcional ao número de receptores e à concentração do medicamento. Dessa forma, a ligação medicamento-receptor se assemelha à cinética da ação enzimática dada pela equação de Michaelis-Menten, sendo K_1/K_2 definido como K_A, que representa a constante de associação, e K_D ou K_2/K_1 como constante de dissociação.

Construindo-se uma curva colocando-se na abscissa a concentração de medicamento e na ordenada o percentual de efeito, a concentração de medicamento que produz 50% do efeito máximo (EC_{50}) tem o mesmo valor de K_D; portanto, segundo a teoria de Clark, pode-se definir K_D como a concentração de um medicamento que ocupa 50% dos receptores, sendo essa medida utilizada para determinar a afinidade entre o receptor e o medicamento.

A equação de Michaelis-Menten pode ser traduzida como:

$$E = \frac{E_{máx.} \times C}{C + EC_{50}}$$

Em que E: percentual de efeito observado; C: concentração do medicamento; $E_{máx.}$: resposta máxima que pode ser produzido pelo medicamento; EC_{50}: concentração de medicamento que produz 50% do efeito máximo.

A representação gráfica dessa equação, tendo percentual de efeito na ordenada e concentração de medicamento na abscissa, resulta em uma curva hiperbólica típica (Figura 6.4).

Os valores de concentração do medicamento, quando transformados em escala logarítmica, isto é, log da concentração, transformam a hipérbole em uma sigmoide, que apresenta na sua parte central um segmento de reta onde é calculado, com maior precisão, o valor da EC_{50}, como ilustrado na Figura 6.5.

Esses mesmos dados podem ainda ser transformados em uma representação gráfica proposta por Lineweaver-Burk, o duplo recíproco, em que se tem:

$$\frac{1}{E} = \frac{EC_{50}}{E_{máx.}} + \frac{1}{E_{máx.}}$$

A representação gráfica dessa equação é uma reta (Figura 6.6.) que intercepta o eixo Y em $1/E_{máx.}$ e que tem uma inclinação igual a $EC_{50}/E_{máx.}$. A extrapolação dessa linha para a abscissa indica o $-1/EC_{50}$ ou ainda $-1/K_D$, portanto os valores de $E_{máx.}$ e K_D são mais facilmente conseguidos a partir desse tipo de representação gráfica.

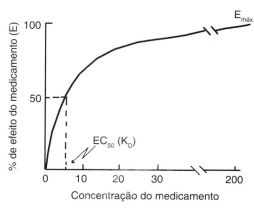

FIGURA 6.4 Concentração de um medicamento *versus* percentual (%) de efeito do medicamento.

Esses três tipos de representação gráfica são utilizados em Farmacologia para obtenção de dados sobre a potência, a eficácia e o mecanismo de ação dos medicamentos que estão sendo estudados.

A Figura 6.7 ilustra a curva intensidade de efeito *versus* e log da concentração do medicamento.

Potência

A potência de um medicamento está representada ao longo do eixo da concentração ou dose, isto é, quanto menor a concentração ou dose do medicamento necessária para desencadear determinado efeito (seja ele mensurado *in vivo* ou *in vitro*), mais potente é esse medicamento.

A potência *in vivo*, isto é, a dose administrada a um animal íntegro, sofre influência dos parâmetros farmacocinéticos como absorção, distribuição, biotransformação e excreção do medicamento, e parâmetros farmacodinâmicos, como a capacidade inerente de um medicamento de combinar-se com seus respectivos receptores. *In vitro*, as influências se restringem à capacidade do medicamento de se combinar com seus respectivos receptores.

Embora o conhecimento da potência de um medicamento seja importante, esse não é fundamental para sua escolha. Assim, faz pouca diferença se a dose eficaz é da ordem de μg ou mg; desde que ela seja administrada na concentração correta.

A potência não está necessariamente relacionada com nenhuma outra característica do medicamento, portanto, é falsa a afirmação de que um medicamento mais potente é clinicamente superior quando comparado a outro menos potente.

Medicamentos muito pouco potentes apresentam como desvantagem a necessidade de doses muito elevadas, o que muitas vezes torna incômoda sua administração. Por outro lado, medicamentos extremamente potentes devem ser manipulados com mais cuidado, podendo acarretar intoxicações.

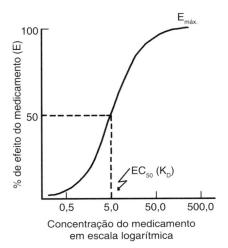

FIGURA 6.5 Concentração de medicamento em escala logarítmica *versus* percentual (%) de efeito provocado pelo mesmo.

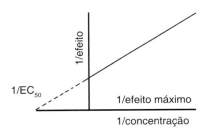

FIGURA 6.6 Gráfico duplo recíproco da dependência da concentração do efeito de um medicamento.

Eficácia máxima

Os termos efeito máximo e eficácia máxima ou simplesmente eficácia se equivalem, sendo esses determinados por propriedades inerentes à ligação medicamento-receptor e ilustrados como um platô na curva dose-resposta (Figura 6.7).

Na prática, os fatores que limitam a eficácia de um medicamento são normalmente o aparecimento de efeitos colaterais, isto é, um determinado agente terapêutico pode ser bastante eficaz para o tratamento de uma enfermidade, porém a dose necessária para se alcançar o efeito máximo (que é o desejado) é a mesma dose que acarreta efeitos tóxicos indesejáveis. Por exemplo, comparando-se a eficácia de anti-inflamatórios e hipnoanalgésicos, os primeiros são eficazes apenas para dores de intensidade leve e moderada, enquanto o segundo grupo é eficaz para todos os tipos de dores; no entanto, o segundo grupo de medicamentos apresenta uma gama de efeitos colaterais muito mais relevantes do que a dos anti-inflamatórios, podendo levar ao quadro de intoxicação grave com muito mais facilidade.

Não existe, na grande maioria das vezes, correlação entre eficácia e potência, sendo parâmetros independentes um do outro.

Inclinação

A inclinação da curva dose/efeito reflete o mecanismo de ação de um agente terapêutico, bem como sua ligação com o receptor. Pode-se, portanto, afirmar que medicamentos com mesmo mecanismo de ação não apresentam entre si diferenças significativas na inclinação de suas respectivas curvas e que a existência de diferenças entre a inclinação das curvas de dois ou mais medicamentos indica que eles têm mecanismos de ação diversos.

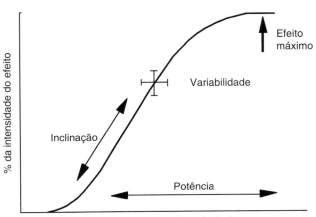

FIGURA 6.7 Curva representando a relação entre a dose em escala logarítmica *versus* intensidade de efeito em percentual (%).

Grande inclinação da curva dose/resposta indica também que pequenas variações na dose levam a grandes variações na intensidade do efeito.

Variação biológica

Em qualquer população, há indivíduos que apresentam variabilidade na intensidade da resposta a determinado medicamento, uma vez que nem todos os indivíduos respondem com a mesma magnitude de resposta. Essa variação é representada como o limite de confiança da curva.

CURVAS DOSE-RESPOSTAS QUANTAIS

As curvas descritas até aqui são do tipo gradual, isto é, aumentando-se a dose, aumenta-se o efeito; essas apresentam algumas limitações na sua aplicação em tomadas de decisões clínicas. Para efeitos quantais como, por exemplo, convulsão ou morte, nas quais prepondera a dupla "tudo ou nada", a melhor forma de representação são as curvas de frequência acumulada *versus* o log da dose (Figura 6.8). A escolha de qual efeito quantal será preferível pode ser avaliada na importância clínica desse efeito ou pela segurança dos pacientes experimentais que participarão do experimento. Exemplificando: remissão ou não de cefaleia em humanos, após uso de determinado analgésico, ou controle de crises convulsivas de animais pelo uso de determinado agente anticonvulsivante.

Para a maioria dos medicamentos, as doses necessárias para produzir um efeito quantal específico em indivíduos apresentam uma curva de variação gaussiana quando colocadas em uma figura de distribuição de frequência *versus* log da dose. Quando essas respostas são somadas, a frequência de distribuição cumulativa resultante constitui uma curva dose/efeito quantal da porcentagem de indivíduos (Figura 6.8).

Essa curva tem a forma de uma sigmoide, sendo utilizada para determinar a dose efetiva mediana ou dose efetiva 50% (DE_{50}), isto é, a dose necessária para que 50% dos indivíduos apresentem determinado efeito quantal. Se esse efeito for tóxico particular em 50% dos animais, a dose passa a ser a dose tóxica mediana ou dose tóxica 50% (DT_{50}); se o efeito tóxico for morte do animal, a mesma será identificada como dose letal mediana ou dose letal 50% (DL_{50}).

Com os valores obtidos nessas curvas, é possível estabelecer, para um determinado efeito quantal específico, a potência de vários medicamentos e obter informações a respeito da margem de segurança na utilização desses medicamentos.

Essas curvas permitem também que se relacione a dose para o aparecimento de um efeito desejado com a dose necessária para produzir um efeito indesejado; esta correlação é chamada de **índice terapêutico** (IT) ou **margem de segurança**, sendo calculada pela divisão entre a concentração farmacológica plasmática média efetiva (DE_{50}) e a concentração plasmática na qual se iniciam os efeitos tóxicos (dose tóxica 1% – DT1). Alguns autores também calculam o IT dividindo a DT_{50} pela DE_{50} (para detalhes, ver *Capítulo 7*).

EFEITOS ANORMAIS AOS MEDICAMENTOS

Alguns indivíduos apresentam reações exacerbadas, reduzidas ou mesmo diferentes a determinados medicamentos. Assim, tem-se:

- **Hiper-reativo**: indivíduos que apresentam respostas a doses baixas de determinado medicamento que não causam efeitos na grande maioria da população
- **Hiporreativo**: em oposição ao hiper-reativo, esse termo identifica os indivíduos que necessitam de doses maiores do que as normalmente utilizadas pela população para desencadear determinado efeito farmacológico
- **Tolerância**: a hiporreatividade pode ser denominada também de tolerância, indicando que a baixa sensibilidade em questão resulta de uma exposição prévia ao medicamento, o qual causa alterações farmacocinéticas e/ou farmacodinâmicas, promovendo, com o decorrer do tempo, uma resposta farmacológica menor. A tolerância causada por alterações farmacocinéticas pode ser observada quando há exposição prolongada ao anticonvulsivante fenobarbital sódico; este induz o aumento na síntese das enzimas do sistema microssomal hepático que biotransforma este medicamento, diminuindo seu efeito farmacológico. A tolerância causada por alterações farmacodinâmicas pode ser exemplificada pela diminuição na resposta farmacológica à morfina ocorrida pelo uso prolongado deste hipnoanalgésico, que tem como consequência redução da resposta em função da ligação dos agonistas endógenos e/ou exógenos aos receptores da endorfina
- **Taquifilaxia ou dessensibilização**: são expressões sinônimas utilizadas para descrever a hiporreatividade que se desenvolve em alguns minutos e não em vários dias

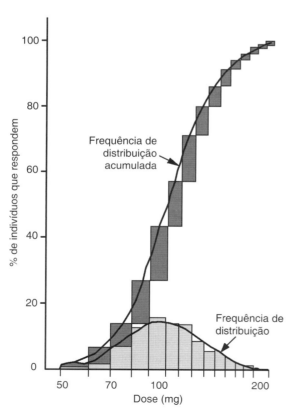

FIGURA 6.8 Curvas de distribuição de frequência e quantal do log da dose *versus* percentual (%) de indivíduos que apresentam determinado efeito.

ou semanas, como necessário para a ocorrência da tolerância. Esse fenômeno envolve diferentes mecanismos, como alteração de receptores acoplados diretamente aos canais iônicos
- **Idiossincrasias ou efeito incomum**: representam o aparecimento de um efeito não esperado após uso de um medicamento e que ocorre em pequena porcentagem dos indivíduos
- **Supersensibilidade**: termo utilizado para referir-se a aumento do efeito de um medicamento, sendo esse causado pela elevação da sensibilidade de receptores sinápticos e que normalmente ocorre após bloqueio prolongado de receptores sinápticos ou ainda por denervação
- **Hipersensibilidade**: esse termo deve restringir-se somente aos fenômenos causados pelas reações alérgicas que têm como explicação a ligação antígeno-anticorpo, com consequente liberação de histamina. Não deve se confundir supersensibilidade com hipersensibilidade.

Mecanismos envolvidos no fenômeno de tolerância ou dessensibilização aos medicamentos

A partir da década de 1940 vários autores pesquisaram os fenômenos vinculados à regulação de receptores, sendo que os primeiros estudos sobre supersensibilidade e denervação foram realizados por Canon em 1946 e, posteriormente, Emellin em 1961, que observaram os efeitos da denervação sobre a resposta dos receptores aos agonistas farmacológicos. Em 1962, Jaffe estudou o efeito do uso prolongado do anticonvulsivante fenobarbital sódico sobre os mecanismos envolvendo tolerância, que foi definida como efeitos farmacológicos gradualmente diminuídos com o uso de doses repetidas de alguns medicamentos.

O estudo sobre a regulação de receptores farmacológicos, após uso prolongado de determinados medicamentos, tem importância no entendimento de fenômenos que envolvem a tolerância e o desenvolvimento de supersensibilidade de receptores farmacológicos, e que podem acarretar insucesso no tratamento de doenças crônicas que necessitam de medicação continuada.

Os mecanismos que acarretam tolerância envolvem, na maioria das vezes: (a) alteração no número ou função dos receptores farmacológicos; (b) perda de receptores; (c) depleção dos mediadores; e (d) adaptação fisiológica.

A exposição prolongada a substâncias químicas agonistas pode acarretar diminuição gradativa no número de receptores expressos na superfície celular. Esse processo é denominado também de regulação para baixo (*down regulation*), dessensibilização ou infrarregulação.

Essa dessensibilização pode ocorrer em receptores diretamente acoplados a canais iônicos ou receptores acoplados a segundos mensageiros. Tem-se como exemplo de dessensibilização ligada a canais iônicos a tolerância causada pela exposição ao álcool em receptores ionotrópicos do tipo NMDA (n-metil-d-aspartato); esses receptores são ativados pelo aminoácido glutamato, sendo o álcool capaz de reduzir em 50% a estimulação dos mesmos ao neurotransmissor. Essas mudanças na sensibilidade dos receptores iônicos parecem contribuir de forma marcante no risco de desenvolvimento do alcoolismo em seres humanos.

Uma segunda forma de dessensibilização ocorre por desacoplamento entre o receptor e as proteínas G; um exemplo desse tipo de dessensibilização é a tolerância eliciada pelo uso prolongado de opioides. Nessa situação, a ligação do agonista ao receptor acarreta fosforilação de resíduos de aminoácidos presentes no receptor; isso leva ao aumento da afinidade destes com a proteína β-arrestina, presente no citoplasma. Essa interação resulta em desacoplamento da sinalização eliciada pela proteína G, tendo como consequência a diminuição da produção do segundo mensageiro cAMP, e, portanto, mudança na resposta celular.

A diminuição no número de receptores também é relevante no desenvolvimento da tolerância a determinados medicamentos; essa diminuição ocorre por internalização dos receptores, isto é, a endocitose, que é ativada após o desacoplamento da proteína G com o receptor. Esse processo também está presente na tolerância a derivados opioides.

A dessensibilização pode ser também causada por depleção de mediadores químicos, importantes para o funcionamento neuronal. Um exemplo desse tipo de evento é ilustrado pelo efeito da tiramina sobre a liberação de epinefrina pela adrenal, fenômeno classificado como taquifilaxia, isto é, tolerância que se desenvolve de forma rápida como já comentado anteriormente.

Quanto à tolerância acarretada por aumento na biotransformação do medicamento, já foi anteriormente exemplificado em relação ao uso contínuo do fenobarbital sódico, que leva ao fenômeno de indução das enzimas citocrômicas hepáticas.

INTERAÇÃO MEDICAMENTOSA

Muitas vezes faz-se necessária a utilização concomitante de mais de um medicamento, podendo ocorrer modificação do efeito de ambos ou de um deles quando associados. As interações dos medicamentos podem levar a aumento ou diminuição dos efeitos dos mesmos: sinergismo ou antagonismo. Neste capítulo são apresentados os conceitos farmacológicos de sinergismo e antagonismo e no *Capítulo 63* são exemplificadas situações de interação medicamentosa de interesse em Medicina Veterinária.

Sinergismo

Denomina-se sinergismo o efeito de dois medicamentos ocorrendo na mesma direção. Ele pode ser:

- **Sinergismo por adição ou apenas adição**: o efeito combinado de dois ou mais medicamentos é igual à soma dos efeitos isolados de cada um deles. Esse tipo de sinergismo é utilizado com fins terapêuticos, por exemplo, na associação de diferentes sulfas visando manter o mesmo efeito, com a vantagem de reduzir o risco de cristalúria sulfonamidínica, resultante da precipitação de altas concentrações destes agentes terapêuticos em urinas ácidas (ver detalhes no *Capítulo 38*)
- **Sinergismo por potenciação ou apenas potenciação**: o efeito combinado de dois ou mais medicamentos é maior do que a soma dos efeitos isolados. Nesse tipo de sinergismo é comum que as duas substâncias não atuem pelo mesmo mecanismo de ação. Nesse caso, uma das substâncias potencializa a outra por interferir na

sua biotransformação, distribuição ou excreção. Muitas vezes o agente potencializador, por si só, não apresenta efeito marcante; é o caso do butóxido de piperonila, que não apresenta efeito farmacológico, mas que, associado aos praguicidas do grupo dos piretroides confere a eles maior potência antiparasitária.

Antagonismo

A interação de dois medicamentos pode levar também a diminuição ou anulação completa dos efeitos de um deles. O antagonismo pode ser: farmacológico e não farmacológico, como ilustrado pela Figura 6.9.

Antagonismo farmacológico

O antagonismo farmacológico pode ser de dois tipos: competitivo e não competitivo. Ocorre antagonismo farmacológico competitivo quando há competição do agonista e do antagonista pelo mesmo receptor, e o antagonista impede ou dificulta a formação do complexo agonista-receptor. O antagonismo farmacológico não competitivo ocorre quando há ligação com sítio alostérico presente no receptor ou bloqueio em algum ponto da cadeia de eventos desencadeada pela ligação do agonista ao receptor.

Antagonismo farmacológico competitivo

O antagonismo farmacológico competitivo pode ser classificado em: pleno (ou total) reversível, parcial reversível ou irreversível (Figura 6.9).

Antagonismo farmacológico competitivo pleno reversível

Nesse tipo, o antagonista compete com o agonista pelos mesmos locais receptores, formando com o mesmo um complexo inativo. Dessa forma, é respeitada a lei da ação das massas, isto é, aumentando-se a quantidade do agonista, na presença de um antagonista, o primeiro desloca o segundo do receptor. A Figura 6.10 ilustra essa situação; no eixo y tem-se contração de músculo liso versus log doses de acetilcolina no eixo x. Na curva A tem-se apenas acetilcolina causando contração do músculo liso e na curva B tem-se acetilcolina causando também contração do músculo liso, porém na presença de atropina, que é um antagonista da acetilcolina em receptores colinérgicos do tipo muscarínico. Pode-se verificar que as curvas são paralelas, o efeito máximo para as duas situações experimentais é igual e a única diferença está na potência, uma vez que na situação B é necessária maior quantidade do agonista para se alcançar o efeito máximo.

Antagonismo farmacológico competitivo parcial reversível

Esse tipo de antagonismo representa uma situação particular de antagonismo farmacológico competitivo, com a diferença que os dois medicamentos utilizados são agonistas, porém com diferentes capacidades de desencadear efeitos farmacológicos, isto é, com diferentes atividades intrínsecas. Portanto, o agonista menos eficaz nessa situação experimental atua como antagonista parcial do agonista principal.

Antagonismo farmacológico competitivo irreversível

Esse antagonismo ocorre quando o antagonista se dissocia muito lentamente ou não se dissocia, dos receptores. Portanto, mesmo aumentando a concentração do agonista na presença do antagonista, não é possível alcançar o efeito máximo. O exemplo desse tipo de antagonismo é observado com os compostos organofosforados, inibindo de forma irreversível a acetilcolinesterase, enzima que degrada a acetilcolina.

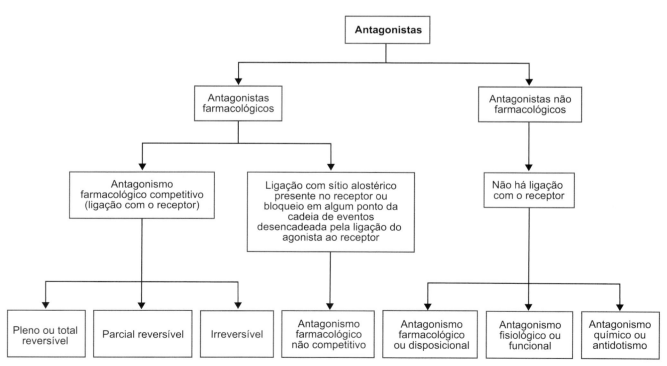

FIGURA 6.9 Classificação dos diferentes tipos de antagonistas farmacológicos e não farmacológicos.

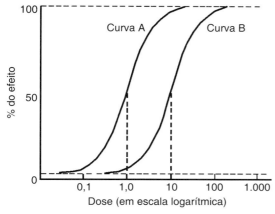

FIGURA 6.10 Curvas hiperbólicas da concentração do agonista (*curva A*) e do mesmo agonista na presença de um antagonista competitivo reversível (*curva B*).

Antagonismo farmacológico não competitivo

No antagonismo farmacológico não competitivo, o antagonista bloqueia algum ponto importante da cadeia de eventos que levaria à resposta desencadeada pelo agonista. Essa alteração ocorre por influência da atuação do antagonista não competitivo em um local alostérico diferente do local de ligação do agonista; portanto, não é possível desfazer o bloqueio quando se aumenta a concentração do agonista. A Figura 6.11 ilustra tal situação; no eixo y tem-se a contração de músculo liso uterino *versus* concentração de acetilcolina no eixo x. A curva A representa a contração do músculo liso na presença apenas da acetilcolina, e a curva B, a contração do músculo liso na presença um bloqueador de canal de Ca^{++}, que impede o influxo desse $íon^+$ através da membrana celular, e assim bloqueia, de forma inespecífica, a contração do músculo liso, produzida por diversos agonistas. Nesse caso, a curva concentração-efeito do agonista na presença do antagonista não se desloca paralelamente, porém ocorre mudança na inclinação da curva, acompanhada da diminuição no efeito máximo (ver detalhes sobre o uso de bloqueadores de canais de cálcio como tocolíticos no *Capítulo 33*).

Antagonismo não farmacológico

No antagonismo não farmacológico não há o envolvimento direto do antagonista com um receptor; pode ser classificado em: farmacocinético (ou disposicional), fisiológico (ou funcional) e químico (ou antidodismo) – Figura 6.9.

Antagonismo farmacocinético ou disposicional

Nesse tipo de antagonismo, uma substância química (medicamento) reduz efetivamente a concentração plasmática de outra administrada a um animal. Essa redução pode ocorrer por vários motivos, exemplificados a seguir:

- A velocidade de biotransformação do medicamento pode estar aumentada, por exemplo, devido à utilização prolongada do anticonvulsivante fenobarbital sódico, que induz aceleração da biotransformação de corticosteroides e de benzodiazepínicos e, portanto, reduz a atividade destes medicamentos quando associados ao fenobarbital

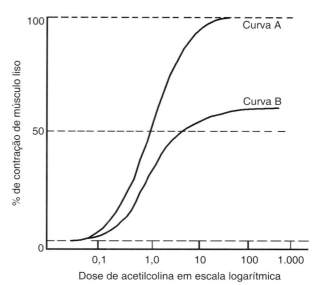

FIGURA 6.11 Curvas hiperbólicas da concentração do agonista (*curva A*) e do mesmo agonista na presença de um antagonista não competitivo (*curva B*).

- A velocidade de absorção ou a quantidade do medicamento ativo no trato gastrintestinal pode estar reduzida, por exemplo, devido à administração oral concomitante de carvão ativado, que tem grande capacidade de adsorver diferentes substâncias químicas
- A velocidade de excreção renal pode estar aumentada, por exemplo, devido ao uso de bicarbonato de sódio, que aumenta o pH urinário e, consequentemente, também a excreção urinária de medicamento de caráter ácido, como ácido acetilsalicílico.

Antagonismo fisiológico ou funcional

Esse tipo de antagonismo ocorre quando os dois agonistas interagem em sistemas de receptores independentes, porém produzindo efeitos opostos que se anulam. Por exemplo, a norepinefrina é potente em elevar a pressão arterial por produzir vasoconstrição periférica; esse efeito é abolido pela histamina, que é potente em reduzir a pressão arterial por produzir vasodilatação. Portanto, essas duas substâncias atuam como antagonistas fisiológicos, uma vez que elas agem sobre sistemas fisiológicos independentes para produzir ações que se equilibram.

Antagonismo químico ou antidotismo

Nesse tipo de antagonismo, as duas substâncias não reagem com os receptores do organismo, mas sim reagem quimicamente, em solução, entre si se antagonizando. Um exemplo são os quelantes de metais utilizados no tratamento de intoxicações por metais pesados, como o arsênio ou o chumbo.

BIBLIOGRAFIA

Agnati, L.F.; Ferre, S.; Fuxe, K. Molecular mechanisms and therapeutical implications of intramembrane receptor/receptor. Interaction among heptahelical receptors with examples from the striatopallidal GABA neurons. *Phamacological Reviews*, v. 55, p. 509-550, 2003.

Bourne, H.R.; von Zastrow, M. Receptores de fármacos e farmacodinâmica. In: Katzung, B.G. *Farmacologia básica e clínica*. 10. Ed. São Paulo: McGraw-Hill; 2007. p. 11-30.

Conn M.P.; Janovick, A. Drug development and the cellular quality control system. *Trens in Pharmacological Sciences*, v. 30, n. 5, p. 228-230, 2009.

Dopico, A.; Lovinger, D.M. Acute alcohol action and desensitization of ligand-gated íon channels. *Pharmacological Reviews*, v. 61, p. 98-114, 2009.

Fabbro, D.; Cowan-Jacob, S.W.; Moebitz, H. Ten things you should know about protein quinases: *IUPHAR Review 14 Br J Pharmacol.*, v. 172, n. 11, p. 2675-2700, 2015.

Karunarathne, A.W.K.; O'Neill, P.R.; Martinez-Espinosa, P.L.; Kalyanaraman, V.; Gautam, N. All G protein bc complexes are capable of translocation on receptor activation. *Biochemical and Biophysical Research Communications*, v. 421, p. 605-611, 2012.

Katritch, V.; Cherezov, V.; Steven, R.C. Diversity and modularity of G protein-coupled receptor structures *Trends in Pharmacological Sciences*, v. 33, n. 1, p. 17-27, 2012.

Kieffer B.L.; Evans, C.J. Opioid receptors: from binding sites to visible molecules in vivo. *Neuropharmacology*, v. 56, p. 205-212, 2009.

Koch, T.; Hollt, V. Role of receptor internalization in opioid tolerance and dependence. *Pharmacology & Therapeutics*, v. 117, p. 199-206, 2008.

Lemmon, M.A.; Schlessinger, J. Cell signaling by receptor tyrosine quinases. *Cell*, v. 141, p. 1117-1134, 2010.

Littleton, J. Receptor regulation as a unitary mechanism for drug tolerance and physical dependence – not quite as simple as it seemed. *Addictin*, v. 96, p. 87-101, 2001.

Picciotto, M.R.; Nii, A.; Addy, M.; Yann. S.; Brunzell, D.H. It is not "either/or": Activation and desensibilization of nicotinic acetylcholine receptos both contribute to behaviors related to nicotine addiction and mood. *Progress in Neurobiology*, v. 84, p. 329-342, 2008.

Rang, H.P.; Dale, M.M.; Ritter, J.M.; Moore, P.K. Princípios Gerais. In: *Farmacologia*. 5. ed. Rio de Janeiro: Elsevier; 2004. p. 7-73.

Tsao, P.M.; von Zastrow, M. Downregulation of G protein-coupled receptors current opinion. *Neurobiology*, v. 10, p. 365-369, 2000.

van Kopen, C.J.; Kaiser, B. Regulation of muscarinic acetycholine receptor signaling. *Pharmacology & Therapeutics*, v. 98, p. 197-220, 2003.

7
Farmacocinética

Raphael Caio Tamborelli Garcia • Jorge Camilo Flório • Silvana Lima Górniak

- Introdução, *93*
- Absorção de Fármacos, *93*
- Biodisponibilidade de fármacos, *102*
- Distribuição de fármacos, *103*
- Biotransformação de fármacoS, *108*
- Excreção de fármacos, *112*
- Fatores que modificam os efeitos dos fármacos no organismo, *115*
- Considerações gerais sobre a farmacocinética em peixes, *116*
- Estudos farmacocinéticos, *117*
- Bibliografia, *119*

INTRODUÇÃO

A farmacocinética é o estudo do movimento de uma substância química, em particular de um medicamento (ou fármaco, que neste Capítulo será empregado como sinônimo de medicamento, haja vista que toda substância química dotada de propriedade farmacológica se comporta apresentando os mesmos princípios que os aqui definidos para medicamentos) no interior de um organismo vivo, ou seja, é o estudo dos processos de absorção, distribuição, biotransformação e excreção. Para que todos esses processos ocorram, e para que um fármaco exerça seu efeito em um determinado local de ação no interior de um organismo vivo, é necessário que ocorra a dissolução da forma farmacêutica e o fármaco consiga atravessar as barreiras celulares para atingir o seu local de ação (biofase). A Figura 7.1 possibilita a visualização desses processos.

ABSORÇÃO DE FÁRMACOS

Em Farmacologia, define-se como absorção uma série de processos pelos quais uma substância externa a um ser vivo nele penetre sem lesão traumática, chegando até o sangue. Portanto, para que um determinado fármaco seja absorvido é necessário que ele atravesse as diversas membranas biológicas, como o epitélio gastrintestinal, o endotélio vascular e, também, as membranas plasmáticas. Nesses fenômenos são de vital importância a constituição das membranas celulares, o pH do meio, o pK do fármaco, o transporte transmembrana e as características morfofisiológicas, especialmente considerando-se o trato gastrintestinal.

Influência do pH na polaridade de fármacos

Os medicamentos, na sua maioria, são compostos orgânicos com propriedades de ácidos fracos ou bases fracas e, portanto, em solução aquosa se apresentam parcialmente ionizados. A proporção entre a parte ionizada e a não ionizada de um medicamento será determinada pela sua constante de dissociação e pelo pH do meio onde ele se encontra dissolvido.

Para cálculo da proporção entre a forma ionizada e não ionizada de um fármaco em um determinado pH, deve-se usar a equação de Henderson-Hasselbalch em que se define:

$$HA \rightarrow A^- + H^+$$

Em que HA é um ácido orgânico fraco na forma molecular (não ionizada); A^- e H^+ constituem a forma dissociada (ionizada) de um ácido orgânico fraco.

Quando essa reação alcança o equilíbrio, tem-se a constante de dissociação expressa como:

$$K = [A^-] \times [H^+]/[HA]$$

Em que $[A^-]$ $[H^+]$ indica a concentração da forma ionizada e $[HA]$ a concentração da forma não ionizada.

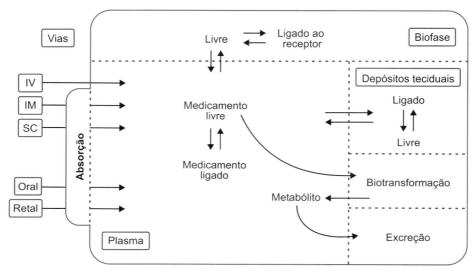

FIGURA 7.1 Caminho farmacocinético percorrido por um fármaco no interior do organismo. IV: via intravenosa; IM: via intramuscular; SC: via subcutânea.

Rearranjando a equação:

$$[HA] \times K = [A^-] \times [H^+]$$
$$[HA] = [A^-] \times [H^+]/K$$
$$[HA]/[A^-] = [H^+]/K$$

Transformando-se em logaritmo, que é a melhor forma de trabalhar com concentração hidrogeniônica $[H^+]$, cuja grandeza é exponencial, tem-se:

$$\log [HA]/[A^-] = \log[H^+] - \log[K]$$

A constante de dissociação iônica, isto é, K, pode ser representada na forma de logaritmo negativo ($-\log [K]$), que passa a ser chamada de pK, na qual a letra p representa logaritmo negativo na base 10, similar ao p utilizado para representação dos valores do pH. Logo, substituindo $-\log [K]$ por pK, tem-se:

$$\log [HA]/[A^-] = \log[H^+] + pK$$
$$\log [HA]/[A^-] - \log[H^+] = pK$$

E como $[H^+]$ é a concentração hidrogeniônica, substitui-se esse valor pelo logaritmo negativo ($-\log [H^+]$) que representa pH, obtendo-se:

$$\log([HA]/[A^-]) + pH = pK$$

Rearranjando-se mais uma vez a equação e substituindo [HA] por forma não ionizada (NI) e $[A^-]$ por forma ionizada (I) tem-se:

- Para ácidos fracos:

$$pH - pK = \log(I/NI)$$

- Para bases fracas:

$$pH - pK = \log (NI/I)$$

Quando o pH de uma solução aquosa contendo um ácido fraco ou uma base fraca estiver ajustado de modo que metade de um determinado medicamento (*i. e.*, que tenha características de ácido ou base fraca) exista nessa solução na forma não ionizada e metade ionizada, esse pH representa a constante de dissociação (constante de ionização) ou pK de uma substância química. Portanto, nessa situação as duas espécies químicas (ionizada e não ionizada) aparecem na proporção 1:1, isto é, para cada mol dissolvido em uma solução aquosa, 50% encontram-se na forma ionizada e 50% na forma não ionizada.

Cabe lembrar que a constante de ionização varia dependendo da substância química. O Quadro 7.1 ilustra esse fato, mostrando a constante de ionização de alguns medicamentos que são caracterizados como ácidos e bases fracas.

Mudanças nos valores de pH da solução alteram profundamente a proporção entre a forma ionizada e não ionizada de medicamentos dissolvidos nesse meio. Por exemplo, quando o pH de uma solução é ajustado para uma unidade abaixo do pK de uma determinada substância química nela dissolvida, somente 9% de um ácido fraco serão encontrados na sua forma ionizada. Para uma base fraca, uma unidade de pH abaixo do pK dessa substância resultará em 91% da forma ionizada dessa base fraca para 9% na forma não ionizada.

Exemplificando: uma substância química classificada como ácido fraco, cujo valor de pK é de 4,4, dissolvido em pH 1,4, valor este similar aos encontrados no estômago de animais monogástricos, resulta:

$$pH - pK = \log(I/NI) \text{ (para ácidos fracos)}$$

QUADRO 7.1

Constantes de ionização (pK) de diferentes fármacos utilizados na clínica veterinária.

Ácidos fracos	pK	Bases fracas	pK
Ácido salicílico	3,0	Atropina	9,7
Ampicilina	2,5	Codeína	8,2
Ácido acetilsalicílico	3,5	Diazepam	3,0
Fenobarbital	7,4	Efedrina	9,6
Fenitoína	8,3	Terbutalina	10,1
Furosemida	3,9	Morfina	7,9
Ibuprofeno	4,4	Escopolamina	8,1
Teofilina	8,8		
Varfarina	5,0		

Substituindo, tem-se:

$$1,4 - 4,4 = \log(I/NI)$$
$$-3,0 = \log(I/NI)$$
$$10^{-3} = (I/NI)$$
$$1/1.000 = (I/NI)$$

Assim, nessa solução, para cada molécula na forma ionizada (I), há 1.000 na forma não ionizada (NI).

No plasma, cujo pH é de 7,4, tem-se:

$$7,4 - 4,4 = \log(I/NI)$$
$$3 = \log(I/NI)$$
$$10^3 = (I/NI)$$
$$1.000/1 = (I/NI)$$

Assim, para cada molécula não ionizada (NI) no plasma, há 1.000 na forma ionizada (I).

Para uma base fraca (p. ex., anilina) com pK = 4,4 e dissolvida no estômago de animais monogástricos, cujo pH é de 1,4, tem-se:

$$pH - pK = \log(NI/I) \text{ (para bases fracas)}$$
$$1,4 - 4,4 = \log(NI/I)$$
$$-3,0 = \log(NI/I)$$
$$10^{-3} = (NI/I)$$
$$1/1.000 = (NI/I)$$

Assim, no estômago de monogástricos, para cada molécula não ionizada (NI) há 1.000 na forma ionizada (I).

No plasma cujo pH é 7,4 tem-se:

$$7,4 - 4,4 = \log(NI/I)$$
$$10^3 = (NI/I)$$
$$1.000 = (NI/I)$$

Para cada molécula ionizada (I) no plasma há 1.000 moléculas na forma não ionizada (NI).

Cabe lembrar que não necessariamente uma base tem pK acima de 7 ou que um ácido fraco tem pK abaixo de 7,0. Exemplo disso são os barbitúricos, que, sendo ácidos fracos, têm pK acima de 7,0, e a anilina, que é classificada como base fraca, tem um pK por volta de 4,4.

A parte não ionizada das moléculas de um medicamento tem característica menos polar e mais lipossolúvel que a parte ionizada. Como as membranas celulares dos organismos vivos são predominantemente lipídicas, a parte não ionizada, isto é, lipossolúvel, do ácido ou da base fraca é mais facilmente absorvida. Assim, a forma molecular de um medicamento (forma não ionizada) é capaz de permear as membranas plasmáticas mais facilmente.

Conclui-se, portanto, que as cargas de elétrons existentes na molécula de um medicamento têm primordial importância na determinação da velocidade de sua absorção através das membranas celulares e das barreiras tissulares.

É possível classificar quase todas as substâncias químicas utilizadas com fins terapêuticos em três categorias:

1. Substância química sem carga, ou seja, apolar
2. Ácidos orgânicos
3. Aminas orgânicas.

Substâncias químicas sem carga não sofrem influência do pH do meio em que estão dissolvidas, mantendo-se sempre apolares. Essas substâncias atravessam qualquer membrana biológica, tanto as da pele como as do estômago ou do intestino.

Para o grupo dos ácidos orgânicos, o pH do meio é o fator que determina a velocidade da absorção dessas substâncias. Exemplificando, para aqueles com características de ácidos orgânicos fracos (AH) tem-se:

$$AH \rightleftarrows A^- + H^+$$

Ou ainda:

$$R\text{-}COOH \rightleftarrows R\text{-}COO^- + H^+$$

Protonado   Não protonado

Em pH ácido, a concentração hidrogeniônica da solução é alta, e os ácidos orgânicos dissolvidos nesse meio estão protonados, isto é, na sua forma molecular, sem carga; portanto, lipossolúveis. Desse modo, no caso de medicamentos com caráter ácido administrados por via oral, é de se presumir que eles atravessem facilmente as membranas biológicas do estômago e sejam absorvidos pelo organismo. No entanto, além da interpretação da equação de Henderson-Hasselbalch, outros fatores devem ser contabilizados, como a lei de ação de massas e aspectos morfofisiológicos do trato gastrintestinal, como a área superficial de contato com o medicamento e o fluxo sanguíneo. No processo de absorção, o medicamento de caráter ácido é removido para o sangue rapidamente mesmo que a forma não ionizada esteja em baixas concentrações na região intestinal. Como o equilíbrio é deslocado de modo a manter constante essa baixa quantidade da forma molecular do ácido, de acordo com a lei de ação de massas, há uma disponibilização contínua para absorção. Ainda, morfologicamente o intestino delgado é revestido por um epitélio colunar simples que se mantém sobre uma membrana basal e uma camada de tecido submucoso. O tecido é extensamente muito bem perfundido por uma rede capilar sanguínea e linfática. Cabe ressaltar a presença das vilosidades intestinais que permitem aumentar a área superficial de contato do intestino delgado com o medicamento. Outro detalhe importante a ser considerado em animais monogástricos é que no estômago, apesar do revestimento simples da mucosa, sem queratina, o que permitiria uma absorção intensa de medicamentos, existe um muco necessário para a proteção do epitélio gástrico contra a corrosão produzida por secreção de ácido clorídrico e de enzimas, comprometendo assim a absorção de substâncias químicas em geral.

Na grande maioria das vezes, os medicamentos classificados como bases fracas apresentam em sua estrutura moléculas que contêm aminas, as quais podem ser classificadas em primárias, secundárias, terciárias ou quaternárias, dependendo do número de radicais carbônicos (representados por R no Quadro 7.2). Cada uma destas três primeiras formas (primária, secundária e terciária) pode ligar um próton reversivelmente aos elétrons não compartilhados. Alguns fármacos apresentam ainda uma quarta ligação carbono-nitrogênio, constituindo as aminas quaternárias. Neste último caso, a amina permanece carregada e não tem elétrons não compartilhados para ligar um próton reversivelmente. Por conseguinte, as aminas

QUADRO 7.2

Representação química das diferentes aminas orgânicas.

Primária	$R_1-\overset{H}{\underset{H}{N:}}$
Secundária	$R_1-\overset{R_2}{\underset{H}{N:}}$
Terciária	$R_1-\overset{R_2}{\underset{R_3}{N:}}$
Quaternária	$R_1-\overset{R_2}{\underset{R_3}{\overset{+}{N}}}R_4$

primárias, secundárias e terciárias podem sofrer protonação reversível e variar a sua lipossolubilidade de acordo com o pH; porém, as aminas quaternárias estão sempre na forma carregada e, portanto, são pouco lipossolúveis.

Para fármacos que contêm em sua estrutura um grupamento do tipo amina (primária, secundária ou terciária) com nitrogênio protonável, ou seja, uma base fraca (BH), tem-se:

$$B + H^+ \rightleftarrows BH^+$$
Forma molecular   Forma protonada

Ou

$$(R)_3-N + H^+ \rightleftarrows (R)_3-NH^+$$

Em um meio contendo poucos prótons, como acontece no fluido encontrado no duodeno de animais monogástricos (pH de 6,5 a 7,6), a amina não será protonada e não terá carga (**R−NH$_2$**). Essa forma sem carga da amina é suficientemente apolar para transpor as barreiras celulares e ser absorvida no duodeno. Essa é, portanto, a forma não ionizada (ou forma molecular) de um fármaco com caráter básico.

Essa mesma amina, quando em meio rico em prótons, como aquele encontrado no suco estomacal, permanece na sua forma protonada (**R−NH$_3^+$**), isto é, como amina que apresenta carga e, portanto, perde sua lipossolubilidade, não consegue atravessar as membranas biológicas e, assim, não é absorvida. Alguns desses fármacos só conseguem permear as membranas por meio de transportadores específicos, que serão discutidos adiante.

De forma geral para monogástricos, bases fracas são mais bem absorvidas em pH alcalino, como o encontrado no intestino (pH de 7,5 a 8,0), do que em pH ácido encontrado no estômago (pH de 1,2 a 3,0).

Existem outras formas de difusão de um medicamento que podem ocorrer quando as suas moléculas apresentam tamanho suficientemente pequeno para transpor os poros existentes na membrana e conseguir atravessar as barreiras celulares.

Membranas celulares

As membranas celulares ou biológicas são envoltórios com espessura de aproximadamente 7,5 nm, constituídos de uma camada dupla de lipídios anfipáticos (moléculas que apresentam, em uma das extremidades, afinidade pela água, definida como cabeça hidrofílica, e, na outra extremidade, estruturas hidrofóbicas, denominada de cauda apolar).

Essa camada dupla de lipídios das membranas tem como característica a impermeabilidade à maioria das moléculas polares e aos íons, sendo, entretanto, permeável às moléculas não polares. Estas últimas, por se dissolverem em gordura, têm a capacidade de atravessar a camada lipídica das membranas pelo processo de difusão simples; por essa razão, medicamentos lipossolúveis são facilmente absorvidos, enquanto aqueles com características hidrossolúveis precisam de processos especiais para atravessar essas membranas.

O modelo do mosaico fluido proposto por Singer e Nicolson (1972) é o que melhor explica as propriedades das membranas celulares. Nesse modelo, moléculas globulares de proteína penetram em ambos os lados ou inteiramente através de uma camada dupla fosfolipídica fluida e têm como função o transporte, a intercomunicação e a transdução energética. As moléculas de lipídios individuais na camada dupla podem também mover-se lateralmente, dotando a membrana de fluidez, flexibilidade, elevada resistência elétrica e impermeabilidade para as moléculas altamente polares.

Passagem de fármacos por membranas biológicas

Na maioria das vezes, a absorção de um fármaco se dá por processos passivos. No entanto, alguns fármacos são absorvidos por processos que dependem de proteínas carreadoras, podendo ser ativos ou passivos, com ou sem gasto de energia, respectivamente.

Processos passivos

Nos processos passivos, a membrana biológica funciona como uma estrutura inerte e porosa que as moléculas do fármaco transpõem por simples difusão. Nesse caso, a polaridade da molécula a ser absorvida assume grande importância. Esses processos consistem na difusão simples ou passiva e na filtração, nos quais não há gasto de energia.

Na **difusão simples** ou **passiva**, as moléculas do soluto (medicamento) se distribuem da região em que estejam mais concentradas para as regiões em que haja menos concentração, ou seja, respeitando o gradiente de concentração. Para que esse processo possa ocorrer, é necessário que as moléculas do soluto sejam apolares e apresentem peso molecular compatível com a camada dupla lipídica da membrana a ser atravessada.

Na **filtração**, que é um mecanismo comum para transferência de muitas substâncias de tamanho pequeno (hidrossolúveis, polares ou apolares), o medicamento atravessa as membranas celulares através de canais aí existentes, que variam em diâmetro nas várias membranas corporais. Na membrana endotelial capilar, os canais são grandes (4 a 8 nm, dependendo da localização do capilar), ao passo que no endotélio intestinal e na maioria das membranas celulares, o diâmetro é de apenas 0,4 nm. A permeabilidade às substâncias químicas através dos canais aquosos é importante na excreção renal, na remoção de substâncias químicas do líquido cerebroespinal e na passagem de substâncias químicas através da membrana sinusoidal hepática.

Transporte mediado por carreador

Os carreadores são componentes da membrana celular que têm a capacidade de transportar, para o interior da célula, moléculas ou íons. Entre os principais tipos de transporte mediado por carreador citam-se a difusão facilitada e o transporte ativo.

Esses transportes especializados apresentam as seguintes características: são saturáveis, têm especificidade pelo substrato (medicamento), podem ser inibidos ou ativados por hormônios, podendo ou não necessitar de energia para sua ocorrência.

Cabe introduzir um conceito importante que será discutido ao longo deste capítulo e que é responsável pela variação de resposta terapêutica de um medicamento entre indivíduos da mesma espécie: o polimorfismo genético. Ele pode ser definido como alterações na sequência do DNA e que envolvem, na maioria dos casos, apenas uma base nitrogenada, podendo haver criação ou extinção de sítios de reconhecimento de enzimas de restrição. Se essas variações ocorrerem em sequências não codificadoras de um determinado gene, normalmente não haverá alteração de suas funções. Entretanto, se essas alterações afetarem sequências codificadoras, poderá haver modificações qualitativas e/ou quantitativas de uma determinada proteína.

A **difusão facilitada** é um tipo de transporte sem gasto de energia, mediado por carreador no qual o substrato (fármaco/medicamento) se move a favor do gradiente de concentração. A velocidade de difusão é consideravelmente maior que o da difusão simples. Muitas dessas proteínas transportadoras são denominadas como "carreadores de soluto" (do inglês, *solute carriers* – SLC), sendo que mais de 400 genes foram identificados e agrupados em 55 famílias. Os carreadores estão localizados tanto em organelas intracelulares (p. ex., transportadores vesiculares) quanto na membrana plasmática, especialmente na borda da membrana apical dos enterócitos, podendo aumentar ou diminuir a absorção de muitas substâncias, incluindo fármacos e nutrientes (Figura 7.2). Dessa forma, esses transportadores podem estar envolvidos na captação ou no efluxo celular de uma substância química. Como exemplo desse processo pode-se citar a entrada de glicose para o interior da maioria das células do organismo.

Conceitua-se **transporte ativo** como um tipo de transporte no qual a substância é movida através de carreadores contra o gradiente de concentração, necessitando de gasto de energia derivada da hidrólise de ATP ou de outras ligações ricas em energia. Na maioria dos casos, este processo exibe alto grau de especificidade estrutural e estereoquímica. Assim, durante o transporte, se duas substâncias físico-quimicamente correlatas se oferecerem para o transporte ao mesmo tempo, uma poderá inibir o transporte da outra.

Um exemplo de transporte ativo é aquele efetuado pela glicoproteína P, a qual é codificada pelo denominado gene de resistência múltipla (mdr-1), e é encontrada no fígado, nos rins, no cérebro (nas membranas hematoencefálica e medula espinal, no sistema gastrintestinal e membrana hemoplacentária). Essa proteína apresenta papel relevante no transporte de vários fármacos, interferindo na sua absorção, distribuição e eliminação. A glicoproteína P reconhece e transporta uma série de substâncias químicas para fora da célula (efluxo), sejam elas de caráter neutro, hidrofílico ou lipofílico, impedindo, assim, o acúmulo dessas substâncias no meio intracelular (Figura 7.2). Vale ressaltar que estas várias substâncias químicas não apresentam relação estrutural e farmacológica entre si. São exemplos os antineoplásicos (como o tamoxifeno), os imunossupressores (ciclosporina A), os hormônios esteroidais (cortisol), os bloqueadores de canal de cálcio (verapamil), os beta-bloqueadores (propranolol), os glicosídeos cardioativos (digoxina), os antimicrobianos (eritromicina), os ionóforos (monensina) e os antiparasitários (ivermectina). Ressaltando a importância da glicoproteína P para a Medicina Veterinária, constatou-se que a funcionalidade prejudicada deste mecanismo de transporte ativo em cães da raça Collie e Shetland está relacionada ao aumento da toxicidade que a ivermectina apresenta nestas raças de cães (para mais detalhes, ver *Capítulo 46*).

Pinocitose e fagocitose

Definem-se pinocitose e fagocitose os processos de absorção nos quais a membrana celular se invagina em torno de uma macromolécula ou de várias pequenas moléculas e as engloba junto com gotículas do meio extracelular. Em seguida, formam-se vesículas intracelulares que se destacam da membrana, sendo fagocitose a absorção de partículas sólidas e pinocitose a absorção de partículas líquidas. A fagocitose e a pinocitose exigem energia celular para a

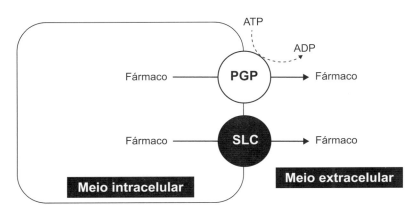

FIGURA 7.2 Presença de transportadores na membrana, envolvendo difusão facilitada ou transporte ativo, como a glicoproteína P (PGP) e os carreadores de soluto (*solute carrier* – SLC).

sua execução e, diferentemente do transporte ativo, não necessitam de transportadores específicos nas membranas celulares.

Tipos de barreiras tissulares corporais

Mucosa gastrintestinal

O sistema gastrintestinal é revestido por células epiteliais muito unidas umas às outras, com bloqueio completo dos espaços intercelulares, forçando as substâncias químicas a se difundir somente através das membranas celulares, em vez de passarem entre as células. Esse é o motivo pelo qual as substâncias químicas devem ser solúveis na membrana para ultrapassar a barreira gastrintestinal.

Barreiras epiteliais de pele, córnea e bexiga

As células dessas barreiras também se apresentam muito unidas umas às outras, impedindo a passagem de substâncias químicas entre os espaços intercelulares. A única forma de penetração é a via celular, por difusão, exclusivamente para substâncias químicas apolares.

Barreira hematoencefálica

O sistema nervoso central (SNC) apresenta uma barreira que mantém seu meio extracelular com características constantes, criando condições para atividade ordenada neuronal. Essa barreira é formada basicamente por paredes contínuas dos capilares, com poucas vesículas de pinocitose, associadas a células endoteliais, unidas por extensas junções íntimas e pequenas expansões das células da glia. Esse conjunto, denominado barreira hematoencefálica, impede que substâncias polares ou de peso molecular elevado penetrem no SNC. Há de se ressaltar ainda a presença de transportadores ativos, como a glicoproteína P, que limitam o acesso de muitos fármacos ao SNC.

Barreira hematotesticular

As células de Sertoli apresentam as funções de suporte e nutrição das células germinativas, participam na liberação dos espermatozoides para o lúmen do túbulo seminífero e também funcionam como uma barreira que separa a lâmina germinativa basal do lúmen do túbulo seminífero no interior do testículo.

As células de Sertoli apresentam entre elas junções íntimas. Esse fato permite, por exemplo, a ocorrência de altos níveis de testosterona no interior dos túbulos, condição necessária para espermatogênese. A testosterona, quando no lúmen dos túbulos seminíferos, liga-se à proteína ligante de andrógenos produzida pelas células de Sertoli. Como a barreira hematotesticular é pouco permeável a proteínas, a testosterona é incapaz de deixar o lúmen do túbulo, cumprindo sua função nesse local. Essa mesma barreira também impede que o sistema imune entre em contato com proteínas constituintes dos espermatozoides (que têm características antigênicas), bloqueando, pois, a formação de anticorpos antiespermatozoides. À semelhança da barreira hematoencefálica, só penetram no interior dessas estruturas substâncias pouco polares com capacidade de atravessar as membranas celulares por difusão ou transporte ativo.

Barreira placentária

A placenta possibilita um íntimo contato entre o feto e a fêmea prenhe, bem como a troca intensa de nutrientes. As características da placenta diferem nas distintas espécies de animais, que são classificadas segundo a intensidade da penetração dos vilos coriônicos e da dissolução da mucosa uterina da mãe.

Na placenta **epiteliocorial**, encontrada nos ruminantes, nos suínos e nos equinos, os vilos coriônicos penetram no endométrio sem que ocorra destruição maior do tecido uterino materno. O epitélio coriônico e o epitélio mucoso uterino encontram-se dispostos lado a lado. Nesse tipo de placenta existem camadas tissulares suficientemente espessas para impedir a passagem de anticorpos maternos para o feto; isso explica por que, para essas espécies animais, é tão importante o colostro para a assimilação das gamaglobulinas pelos filhotes.

Na placenta **endoteliocorial**, encontrada em carnívoros, a penetração dos vilos na mucosa uterina ocorre juntamente com uma dissolução ampla de tecido; assim, o epitélio coriônico se coloca junto às paredes vasculares da mucosa uterina.

Na placenta **hemocorial**, encontrada em primatas e roedores, ocorre maior destruição tissular da mucosa uterina quando da penetração dos vilos coriônicos. Dessa forma, são abertos vasos da mucosa uterina, de tal forma que o epitélio coriônico mergulha em lagunas de sangue.

Tanto para placentas do tipo endoteliocorial como para a hemocorial, o íntimo contato entre a placenta e o tecido uterino possibilita a passagem de gamaglobulinas para os filhotes, que nascem apresentando níveis de anticorpos passados da mãe no decorrer da gestação.

Com relação à passagem de fármacos, a barreira placentária se comporta como as demais barreiras orgânicas, ou seja, substâncias químicas de baixo peso molecular e lipossolúveis atravessam as camadas celulares que separam o feto da mãe por simples difusão, podendo também fazer uso de difusão facilitada, transporte ativo ou mesmo pinocitose.

De modo geral, todo e qualquer medicamento com alto grau de lipossolubilidade tem a capacidade de atravessar as barreiras placentárias e causar efeito no feto; porém, cabe ressaltar que a sensibilidade do feto ao fármaco pode ser bastante diferente daquela encontrada na mãe. Em geral, os fetos são mais sensíveis, e uma dose que não apresenta toxicidade para a mãe pode ser letal para o feto. Caso seja necessária a utilização de medicação durante a prenhez, é fundamental o conhecimento dos efeitos dos fármacos utilizados no feto, ponderando-se sempre o risco/benefício ao feto e a mãe (para mais detalhes, ver *Capítulo 67*).

Barreiras capilares

Existem basicamente três tipos de estruturas capilares no organismo:

- **Capilares com máculas**: são a grande maioria dos capilares do organismo, sendo encontrados em músculos, vísceras, ossos, entre outros. Esses capilares apresentam zonas frouxas na junção entre as células que permitem que substâncias químicas não ligadas a proteínas plasmáticas possam sair de seu interior e alcançar o espaço extracelular

- **Capilares fenestrados**: são característicos de órgãos excretores e secretores como dos glomérulos renais e glândulas salivares, pancreática e hipofisária. As fenestrações ou janelas abertas entre as células tornam possível o pronto acesso das substâncias químicas livres, ou seja, aquelas não ligadas a proteínas plasmáticas para os espaços intercelulares
- **Capilares com bloqueio completo**: esses são os únicos capilares do organismo que têm os espaços intercelulares completamente ocluídos, e a travessia pelo interior das células epiteliais desses capilares é a única passagem de uma substância química para o espaço extracelular; são exemplos os capilares da barreira hematoencefálica.

Vias de administração de fármacos

Na escolha da via de administração de um medicamento, devem-se considerar vários fatores como: necessidade de efeito sistêmico ou localizado, latência para o efeito (curto ou longo), características físico-químicas do fármaco (resistente a hidrólise em meio ácido etc.), entre outros.

As principais vias de administração utilizadas em Medicina Veterinária encontram-se relacionadas a seguir.

Vias digestivas

Nessas vias, para que um medicamento seja absorvido e passe para circulação sistêmica, é necessário que ele seja liberado da sua forma farmacêutica (suspensões, comprimidos, cápsulas, tabletes, pós etc.), isto é, que ocorra a dissolução do fármaco, e que ele tenha a capacidade de atravessar as barreiras celulares do sistema gastrintestinal. São vias digestivas: oral, sublingual, retal e ruminal.

Conforme mencionado anteriormente, o intestino delgado é o principal local de absorção de todos os fármacos administrados por via oral (ácidos fracos, bases fracas ou compostos neutros) por apresentar uma extensa área superficial com rica vascularização. No entanto, a absorção de determinada substância química pode também ocorrer em outros locais do aparelho digestório, dependendo do pK do fármaco em questão e pH do meio.

Cabe ressaltar também que bases fortes de pK acima de 10 ou ácidos fortes com pK abaixo de 3 são mal absorvidos quando administrados por via oral, isso porque, em qualquer porção do sistema gastrintestinal, essas substâncias estão na sua forma ionizada.

Vários medicamentos com utilizações clínicas importantes são bases fortes, como o relaxante muscular tubocurarina; outros ainda apresentam alta polaridade, como os antibióticos aminoglicosídeos. O primeiro é normalmente administrado por via parenteral, enquanto os aminoglicosídeos, quando administrados por via oral, não são absorvidos, porém são ativos contra microrganismos presentes no sistema gastrintestinal.

Aspectos comparativos da absorção de fármacos administrados por via oral nas diferentes espécies animais

Em relação à cavidade bucal, pode-se considerar que, independentemente da espécie animal, nesse local a absorção é facilitada pela existência do epitélio estratificado pavimentoso, não queratinizado. Além disso, na mucosa bucal há rica vascularização; portanto, a absorção é muito rápida, principalmente na zona **sublingual**, na base da língua, e na parede interna bucal. Uma grande vantagem da absorção de medicamentos na cavidade bucal é que, na maioria das espécies animais, a circulação venosa desemboca na veia jugular e, dessa maneira, os medicamentos absorvidos nesse local não passam pelo fígado, como acontece quando há absorção intestinal, o que poderia inativá-los devido ao efeito de primeira passagem (ver adiante, neste mesmo capítulo). Ainda, deve-se considerar que muitos podem ser inativados pelo conteúdo gástrico e a absorção na cavidade bucal evita tal efeito.

O esôfago é revestido pelo epitélio cornificado, promovendo, dessa maneira, uma barreira que dificulta a absorção de substâncias nesse nível. Deve-se considerar que, em relação às aves, esse local tem importância quando da administração de fármacos por via oral, uma vez que o esôfago apresenta uma dilatação chamada de inglúvio ou papo, sendo a absorção de fármacos nesse nível desprezível. Assim, se a administração do medicamento para ave for feita com alimento, dependendo da característica dele (por exemplo, se for muito seco), a substância pode ficar retida longo período no papo (de 3 a 20 h) e, consequentemente, haverá retardo na sua absorção.

Como destacado anteriormente, no estômago, embora o revestimento da mucosa estomacal seja simples, sem queratina, o que permite a absorção intensa de fármacos nesse local, em monogástricos deve-se considerar a presença de muco necessário para a proteção do epitélio contra a corrosão produzida por secreção de ácido clorídrico e de enzimas, o que pode comprometer a absorção de fármacos.

Em animais poligástricos, o rúmen, na maioria das vezes, impede o uso da via oral para administração de medicamentos, pois seu volume (cerca de 100ℓ para bovinos e aproximadamente 10ℓ para ovinos e caprinos) funciona como um compartimento diluidor, alterando a velocidade de absorção de determinados. Além disso, o pH do rúmen varia entre 5,5 e 6,5, podendo reter fármacos de caráter básico. A microbiota presente nesse reservatório gástrico pode, também, inativar fármacos por meio de transformações metabólicas de natureza hidrolítica ou redutora. Antimicrobianos de caráter básico, mesmo quando administrados por via parenteral, também podem se difundir e alcançar altas concentrações no líquido ruminal, onde ficam retidos pelo efeito do pH, levando à alteração dos processos de fermentação que ocorrem no rúmen. Ainda, deve-se considerar que o rúmen representa um importante local para a absorção de substâncias, sendo a extensão de absorção do rúmen-retículo ao redor de 60% da capacidade total do sistema gastrintestinal.

Em carnívoros e onívoros, a velocidade de esvaziamento gástrico representa o fator fisiológico mais importante no controle da velocidade de absorção de fármacos, pois é o intestino delgado o principal local de absorção, particularmente em animais monogástricos. No entanto, dependendo do pK do fármaco, a absorção pode também ocorrer de maneira expressiva em outros locais do sistema gastrintestinal.

Em relação aos herbívoros ruminantes, os fatores que determinam a absorção de fármacos no sistema gastrintestinal certamente não estão ligados ao esvaziamento gástrico, uma vez que dificilmente os compartimentos gástricos desses animais ficam vazios.

O motivo para que o intestino delgado seja o principal local para absorção de medicamentos administrados por via oral se deve, basicamente, à sua extensa área com rica vascularização. Assim, essa porção do sistema gastrintestinal é revestida por um epitélio colunar simples, assentado sobre uma membrana basal e uma camada de tecido da submucosa que é muito bem perfundida por extensa rede capilar sanguínea e linfática. Uma importante adaptação anatômica nesse local é a presença das vilosidades intestinais, as quais permitem aumentar a área da superfície do intestino delgado ao redor de 600 vezes mais do que se fosse apenas um tubo reto.

Efeito de primeira passagem e atuação da microbiota

Esse efeito refere-se à passagem da substância química absorvida no sistema gastrintestinal para o fígado através da veia porta (sistema porta hepático), na qual é biotransformada, para posteriormente poder alcançar o restante do organismo. Em geral, o efeito da primeira passagem é inconveniente, pois é necessária uma dose maior quando o medicamento é administrado por via oral, se comparado com outras vias, uma vez que uma porção menor do medicamento estará biodisponível.

O efeito de primeira passagem ocorre em todas as espécies animais; no entanto, considerando que os herbívoros apresentam maior capacidade de biotransformação de substâncias químicas, verifica-se que o efeito de primeira passagem nessas espécies é bem maior do que em onívoros ou carnívoros.

Embora o efeito de primeira passagem no fígado seja a maior fonte de variação na biodisponibilidade (veja o conceito de biodisponibilidade a seguir, neste capítulo) do medicamento administrado por via oral, deve-se considerar também que ruminantes possuem complexa microbiota no rúmen-retículo, como já comentado, ou no ceco-cólon no caso de equídeos. Assim, a biotransformação do fármaco pode ser ocasionada por essa microbiota, antes mesmo de ser absorvido pelo sistema gastrintestinal, contribuindo também, significativamente, com a quantidade de que é absorvida. O mesmo pode ser observado em aves que têm exuberante microbiota presente tanto no papo quanto no intestino, medicamento inalterado que atinge a circulação.

Por outro lado, vale lembrar que a utilização de alguns fármacos, como, por exemplo, alguns antimicrobianos, pode causar a morte de parte da microbiota do rúmen-retículo ou ceco-cólon; isso causa um desequilíbrio nessa microbiota, permitindo o desenvolvimento de microrganismos, algumas vezes patogênicos, como *Clostridium difficile*, o que pode ocasionar consequências danosas à fisiologia digestiva do animal, culminando, até mesmo, com a morte do animal.

Administração de fármacos por via oral

A administração de medicamentos por via oral é bem mais segura do que por vias parenterais e evita que haja irritação tissular no local de injeção. No entanto, é muito marcante a variação inter- e intraespécie na biodisponibilidade quando se administra o fármaco por essa via. É, pois, fundamental considerar as particularidades da anatomia e da fisiologia do sistema gastrintestinal das diferentes espécies animais e a quantidade total de medicamento a ser administrado.

As formas farmacêuticas disponíveis por via oral para os animais incluem: soluções, líquidos, suspensões, géis, pastas, cápsulas, tabletes, bólus ruminal, pós e grânulos para a adição no alimento, pós solúveis para adição na água de bebida e *premix* para adição no alimento.

O tipo de formulação escolhido é determinado pela solubilidade e pelas propriedades físico-químicas do medicamento, pela espécie animal na qual se deseja utilizar o determinado medicamento e pelo período de tempo razoável para o aparecimento do efeito.

Há formulações de medicamento por via oral de liberação prolongada. O principal motivo para se utilizar este tipo de formulação é para facilitar o manejo do animal e, consequentemente, a diminuição do estresse animal e a conveniência na administração do medicamento. Em espécies monogástricas, há dificuldade para a produção desse tipo de produto veterinário pela indústria farmacêutica, devido ao rápido tempo de trânsito no sistema gastrintestinal (9 a 12 h no intestino), o que limita a duração da liberação lenta.

Para ruminantes existem formulações orais de dose única, denominadas de bolo ou bólus, geralmente empregadas para administração de antiparasitários (p. ex., ivermectina, fembendazol etc.), as quais liberam o fármaco por, aproximadamente, 140 dias ou mais.

Via retal

O fármaco absorvido por via retal sofre parcialmente o efeito de primeira passagem, isto é, ao ser absorvido, parte da substância não atinge a veia porta, escapando, portanto, em grande parte da biotransformação hepática, seguindo direto ao coração, onde é distribuído para os vários compartimentos do organismo. Essa via tem como desvantagens absorção irregular e incompleta e irritação da mucosa retal, sendo de utilização restrita em Medicina Veterinária. Como exemplo do uso dessa via, tem-se a administração de diazepam em gatos que apresentam crises epilépticas.

Via ruminal

Essa via tem seu uso restrito a fármacos com ação no rúmen, como, por exemplo, alguns anti-helmínticos, que podem ser administrados diretamente no rúmen, empregando aplicador e agulha específicos para essa finalidade.

Administração parenteral

As vias de administração parenteral mais usuais são as intravenosas, as intramusculares e as subcutâneas; as vias restantes têm utilização restrita, visando a efeitos específicos.

Em animais de produção, em particular, quando da escolha da via de administração, deve-se atentar para o propósito da administração (terapêutico, preventivo, diagnóstico etc.), latência de tempo entre a administração e o aparecimento do efeito desejado, bem como o período de carência e o custo do tratamento.

A possibilidade do uso de um medicamento por via parenteral em uma determinada espécie animal depende também da formulação farmacêutica. As variações nas fórmulas farmacêuticas, como concentração do fármaco na preparação e a natureza do veículo, podem impedir o uso intravenoso ou acarretar irritação no local da aplicação intramuscular e, dessa forma, determinar o padrão de absorção e a biodisponibilidade do fármaco. O volume administrado e a vascularização sanguínea no local de administração também podem interferir na taxa de absorção do medicamento. No mesmo sentido, a deposição do fármaco injetado entre as massas musculares ou no tecido adiposo ou ainda uma formulação que cause dano tissular produz padrão errático de absorção que se reflete na concentração plasmática do medicamento.

Via intravenosa

A via intravenosa tem como vantagens a obtenção rápida de efeitos farmacológicos, a possibilidade da administração de grandes volumes, em infusão lenta, e de substâncias irritantes, devidamente diluídas, e ainda possibilita melhor controle de dose administrada. Tem como desvantagens riscos de embolias, infecções por contaminação, sendo imprópria para administração de substâncias oleosas ou insolúveis.

Rotineiramente, para animais de grande porte, utiliza-se a veia jugular. Em suínos utiliza-se a veia marginal da orelha e a cava-cranial e para cães e gatos as veias mais utilizadas são a radial, a femoral e a tarsal-recorrente.

Via intramuscular

A via intramuscular é bastante empregada em Medicina Veterinária. Essa via oferece a conveniência de ser de fácil emprego e pela considerável quantidade de preparações parenterais produzidas como formulação de longa duração. A vantagem dessa via é a absorção relativamente rápida, sendo adequada para administração de volumes moderados e de veículos aquosos; no caso de veículos oleosos, suspensões ou preparações de depósito, a absorção a partir do local de administração pode ser retardada. Suas desvantagens são a dor e o aparecimento de lesões musculares pela aplicação de substâncias irritantes ou substâncias com pH distante da neutralidade, podendo promover o aparecimento de processos inflamatórios.

O local de administração intramuscular pode afetar a concentração plasmática e, consequentemente, a biodisponibilidade de um fármaco. Essa variação se deve às diferenças regionais no fluxo sanguíneo no músculo esquelético e a área de superfície de absorção. Em bovinos e caprinos a injeção intramuscular no músculo trapézio (localizado látero-dorsalmente na região do pescoço) apresenta absorção superior se comparado ao músculo semitendinoso ou quadríceps femoral (localizados caudal e lateralmente, respectivamente, na região da coxa). Em suínos, o músculo lateral do pescoço deve ser sempre o local de escolha para a administração de injeção intramuscular, pois apresenta melhor absorção que em outros locais, menor possibilidade de resíduo do medicamento e evita danos na carcaça.

A desvantagem potencial da via intramuscular é a deposição errática do medicamento no tecido adiposo ou planos fasciais intermusculares e a produção de dano tissular com persistência dessa substância no local de injeção.

Via subcutânea

Essa via é apropriada para administração de medicamentos que necessitam ser absorvidos lenta e continuamente; é bastante utilizada em cães e gatos. É necessário que o pH e a osmolaridade da fórmula farmacêutica não sejam muito diferentes daqueles existentes nos tecidos, para evitar o aparecimento de escaras ou lesões no local da administração. Os fármacos são absorvidos por difusão, atravessando grandes poros e fenestrações existentes entre as células do endotélio dos capilares vasculares e dos vasos linfáticos.

Outra maneira de prolongar o efeito de um fármaco administrado pela via subcutânea é empregá-lo sob uma forma relativamente insolúvel, de liberação lenta. No mesmo sentido, é possível prolongar o tempo de liberação utilizando-se *pellets* contendo o princípio ativo e implantando-os nos tecidos subcutâneos.

A via subcutânea tem como vantagem a absorção constante para soluções e lenta para suspensões e *pellets;* tem como desvantagem a facilidade de produzir sensibilização e, ainda, dor e necrose na utilização de substâncias irritantes.

Outras vias parenterais

As vias parenterais restantes são utilizadas com menor frequência e com finalidades definidas; entre elas podemos citar as vias:

- **Intradermal**: tem sido usada para o diagnóstico, como por exemplo a tuberculina, e para a identificação de alergênios
- **Intraperitoneal**: é utilizada quando se necessita administrar grandes volumes de solução, isso porque essa via é constituída de grande superfície de absorção. É utilizada, por exemplo, na diálise peritoneal; além disso, essa via também tem utilidade para administração de fármacos a animais de laboratório
- **Intracardíaca**: é utilizada eventualmente para eutanásia em animais de laboratório
- **Intratecal**: envolve a penetração de membranas que revestem o SNC. Tem utilização restrita para diagnóstico radiológico
- **Epidural**: é utilizada para cirurgias abdominais em grandes animais
- **Intra-articular**: é utilizada quando se necessita de efeito anti-inflamatório localizado em uma determinada articulação.

Outras vias podem ser utilizadas com fins definidos para os diferentes procedimentos terapêuticos (intra-arterial, intraocular etc.).

Vias transmucosas ou tópicas

São utilizadas normalmente para obtenção de efeitos terapêuticos não sistêmicos, isto é, localizados. Essa via é considerada bastante segura, porém, em certos casos, pode ocorrer intoxicação, pois é possível que haja absorção mesmo através da pele íntegra.

Outro fator a ser levado em consideração para essa via é a existência de lesões na pele onde o medicamento será aplicado, o que pode acarretar, dependendo da extensão e da gravidade da lesão cutânea, absorção de quantidades consideráveis, levando a efeitos sistêmicos indesejáveis. A pele confere uma barreira importante para os animais e essa barreira varia entre as espécies, e dentro da mesma espécie pode diferir de região para região onde é aplicado o medicamento. Assim, considerando as diferentes espécies animais, em ordem decrescente, a pele na qual se observa maior penetração do fármaco e, consequentemente, aparecimento na circulação sistêmica, tem-se: coelhos > ratos > cobaias > gatos > cães > suínos > seres humanos. Em relação à região corpórea do animal, a pele é mais espessa, por exemplo, na região da linha do dorso dos animais, em comparação com a região abdominal; portanto, a absorção é maior na região da pele onde é menos espessa.

Quando aplicadas sobre a pele, as formulações farmacêuticas de uso transdérmico liberam o fármaco continuamente, em uma velocidade que fornece a concentração plasmática desejável para uma duração específica. É o caso de formulação contendo fentanila, um potente analgésico opioide, concebida para liberar continuamente por um período de 72 h; pode ser aplicada em cães no controle da dor pós-cirúrgica (ainda não disponível no comércio brasileiro).

Aplicação tipo *pour-on* ou *spot-on*

É utilizada principalmente para controle de ectoparasitas, em pequenos e grandes animais. O medicamento é aplicado sobre o dorso (*pour-on*) ou cernelha (*spot-on*) do animal. São exemplos os praguicidas organofosforados e piretroides, que são substâncias lipossolúveis; estes se difundem pela camada gordurosa existente sobre a epiderme, agindo em toda a superfície corpórea.

Essa via é considerada como via tópica, porém, dependendo do veículo e do princípio ativo utilizado, ele pode ser absorvido pelo organismo, apresentando efeitos sistêmicos.

Via inalatória

Pode ser utilizada quando o agente terapêutico é um gás, sendo em Medicina Veterinária de utilização restrita à anestesia inalatória.

Uma das principais características farmacológicas dos anestésicos inalatórios é a potência; esta é baseada na concentração alveolar e que, por sua vez, resulta nos efeitos clínicos. A potência anestésica de determinado agente inalatório é expressa como concentração alveolar mínima (CAM) (para detalhes, ver *Capítulo 10*).

Via intramamária

Essa via é utilizada normalmente para o tratamento de doenças nas glândulas mamárias. Para mais detalhes sobre a utilização dessa via, ver *Capítulo 41*.

BIODISPONIBILIDADE DE FÁRMACOS

O conceito de biodisponibilidade foi criado em 1945 por Oser *et al.*, quando estudaram a absorção relativa de vitaminas existentes em diferentes formas farmacêuticas.

A biodisponibilidade mede a quantidade de um fármaco, contido em determinada forma farmacêutica, que ao ser administrado a um organismo vivo atinge a circulação sanguínea de forma inalterada.

Um conceito mais abrangente considera, ainda, a biodisponibilidade como a quantidade de um fármaco que atinge não só a circulação sanguínea como também o local de ação, isto é, a biofase. Graficamente, a biodisponibilidade pode ser ilustrada por curvas de concentração de fármaco em tecidos ou líquidos biológicos em função do tempo.

Os dados de biodisponibilidade são utilizados para determinar:

- A quantidade de um fármaco absorvido a partir de uma determinada forma farmacêutica
- A velocidade de absorção do fármaco
- A permanência do fármaco nos líquidos do organismo e sua correlação com as respostas farmacológicas e/ou tóxicas.

Essa informação tem importância para determinação da posologia de um medicamento e da sua forma farmacêutica, principalmente quando da utilização de medicação com pequena margem de segurança, como os digitálicos, alguns antibióticos etc.

Os estudos de biodisponibilidade também têm grande importância para a adequação da dose utilizada em pacientes portadores de insuficiência hepática ou renal.

A aplicação dos conhecimentos de biodisponibilidade em estudos comparativos de duas ou mais formulações diferentes, contendo o mesmo princípio ativo, administrado na mesma dose, pela mesma via e na mesma espécie animal é denominado **bioequivalência**.

Os estudos de bioequivalência são utilizados para avaliação entre especialidades farmacêuticas com o mesmo princípio ativo, porém de fabricantes diferentes, ou para mudanças em procedimentos farmacotécnicos diferentes. A Lei nº 9.787, de 10 de fevereiro de 1999, que dispôs sobre a utilização de nomes genéricos em produtos farmacêuticos de uso humano, estabeleceu a necessidade de estudos de bioequivalência para os medicamentos genéricos (ver *Capítulo 2*), possibilitando a intercambialidade entre especialidades farmacêuticas produzidas por laboratórios distintos.

Entre as várias espécies animais, existem diferenças na biodisponibilidade de um fármaco e elas são marcantes quando são comparadas espécies monogástricas e poligástricas.

A Figura 7.3 mostra uma curva típica para o estudo de biodisponibilidade de um fármaco administrado em dose única. Nessa curva observam-se três parâmetros:

- Pico de concentração máxima ($C_{máx.}$), que representa a concentração mais elevada no compartimento intravascular após administração oral do fármaco
- Tempo do pico de concentração máxima ($T_{máx.}$), que representa o tempo necessário para que ocorra o pico da concentração máxima, sendo que esse parâmetro tem íntima relação com a velocidade de absorção do fármaco
- Área sob a curva de concentração (ASC), que representa a quantidade de fármaco absorvido após administração de dose única; é matematicamente avaliada pela determinação da área trapezoide sob a curva (para mais detalhes, ver Baggot *et al.*, 1977).

Para se calcular a ASC utiliza-se um artifício matemático que consiste em dividir essa área em vários trapezoides (Figura 7.3), determinando-se a área de cada um deles. Assim, tem-se:

- Área do trapezoide

$$A = h \times \frac{(B + b)}{2}$$

Em que h = altura (Δt); B = base maior (concentração maior); b = base menor (concentração menor).

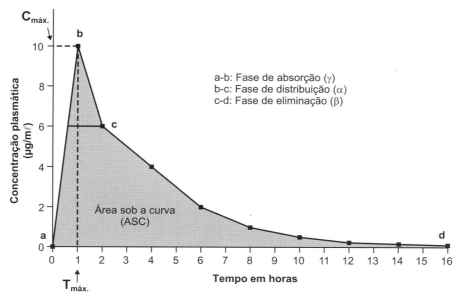

FIGURA 7.3 Curva de concentração plasmática de um fármaco após administração oral em dose única.

O Quadro 7.3 mostra os resultados dos cálculos das áreas dos trapezoides, empregando-se os dados contidos na Figura 7.4. A ASC é a soma das áreas de todos os trapezoides; quanto maior a área, maior a exposição do animal ao fármaco.

O Quadro 7.4 contém a ASC de alguns medicamentos administrados a suínos, mostrando que o cloridrato de ceftiofur apresenta maior ASC, e o florfenicol a menor, frente as doses e vias de administração empregadas.

DISTRIBUIÇÃO DE FÁRMACOS

Após sua absorção, um fármaco pode ficar sob a forma livre no sangue, ligar-se a proteínas plasmáticas ou, então, ser sequestrado para depósitos no organismo. Um fato de importância é que somente o medicamento na sua forma livre é distribuído para os tecidos. Define-se distribuição como o fenômeno em que um fármaco, após ter chegado ao sangue, isto é, após a sua absorção, sai desse compartimento e vai para diversos tecidos do organismo, incluindo o seu local de ação.

Os fármacos abandonam a via circulatória para o espaço intercelular por processo de simples difusão através das membranas celulares dos capilares ou ainda por poros ou fenestrações existentes nas paredes dos capilares. A velocidade com que a concentração de um determinado fármaco livre demora para se equilibrar entre o plasma e o líquido dos demais compartimentos depende basicamente do grau específico de vascularização de um determinado tecido. Esse equilíbrio é conseguido rapidamente em órgãos bem-perfundidos como coração, fígado, rins e cérebro, denominados compartimento central, quando comparados com pele, ossos ou depósitos de gordura, denominados compartimento periférico.

As diferenças nas concentrações de alguns fármacos, encontradas nos tecidos distintos após tempo suficiente para a difusão dessas substâncias pelos diferentes compartimentos, podem ser explicadas por afinidades diversas dos fármacos pelos vários tecidos ou ainda a pela existência de transporte especializado.

QUADRO 7.3

Cálculos das áreas dos trapezoides, empregando-se os dados contidos na Figura 7.4. A partir da soma das áreas dos trapezoides obtém-se o valor da área sob a curva (ASC).

Tempo (h)	Concentração (μg/mℓ)	Área	Δt	(B + b) ÷ 2	A = Δt (B + b) ÷ 2 (μg.h/mℓ)
0	100				
1	71	A1	1 − 0 = 1	(100 + 71) ÷ 2	1 × 85,5 = 85,5
2	50	A2	2 − 1 = 1	(71 + 50) ÷ 2	1 × 60,5 = 60,5
3	35	A3	3 − 2 = 1	(50 + 35) ÷ 2	1 × 42,5 = 42,5
4	25	A4	4 − 3 = 1	(35 + 25) ÷ 2	1 × 30 = 30
6	12	A5	6 − 4 = 2	(25 + 12) ÷ 2	2 × 18,5 = 37
8	6,2	A6	8 − 6 = 2	(12 + 6,2) ÷ 2	2 × 9,1 = 18,2
10	3,1	A7	10 − 8 = 2	(6,2 + 3,1) ÷ 2	2 × 4,65 = 9,3
					ASC = 283

A: área; B: base maior; b: base menor.

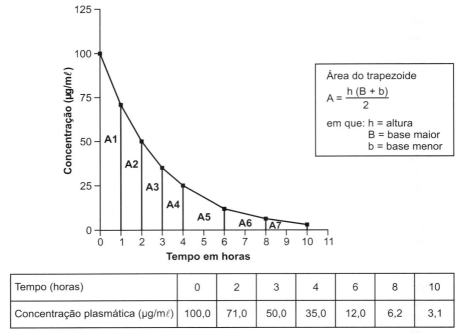

FIGURA 7.4 Curva de concentração plasmática (em mg/mℓ) *versus* tempo de um fármaco, mostrando os trapezoides para cálculo da área sob a curva (ASC) e a equação para o cálculo da área.

QUADRO 7.4

Valores da área sobre a curva (ASC) de alguns antimicrobianos administrados em suínos.

Antimicrobiano	Dose (mg/kg)	Via	ASC (μg.h/mℓ)
Ceftiofur sódico	3,0	IM	196,0 ± 45,4
Ceftiofur, cloridrato	3,0	IM	216,0 ± 28,0
Florfenicol	20,0	IM	1,2 ± 0,8
Tulatromicina	2,5	IM	15,2 ± 3,1
Doxiciclina	10,5	Oral	13,7 ± 6,1

IM: intramuscular.

Na distribuição é importante levar em conta a água corporal que representa cerca de 50 a 70% do peso do organismo distribuída em quatro compartimentos:

- Líquido extracelular constituído de plasma sanguíneo (4,5% do peso corporal)
- Líquido intersticial (16%) e linfa (1 a 2%)
- Líquido intracelular (30 a 40%)
- Líquido transcelular (2,5%), que inclui os líquidos cefalorraquidiano, intraocular, peritoneal, pleural, sinovial e secreções digestivas.

No interior de cada um desses compartimentos aquosos, as moléculas de um fármaco existem em solução livre e na forma ligada, na forma molecular ou iônica, de acordo com o pH do compartimento. Portanto, o equilíbrio da distribuição entre os vários compartimentos depende: da capacidade de um fármaco atravessar as barreiras teciduais de cada compartimento; da ligação do fármaco no interior desses compartimentos; da ionização e da lipo ou hidrossolubilidade das moléculas dos fármacos.

Volume aparente de distribuição de fármacos

Para melhor entendimento do conceito de volume de distribuição aparente (Vd ou também chamado por alguns autores de Vda) de um fármaco, considere a situação hipotética descrita a seguir e ilustrada pela Figura 7.5.

No frasco há um volume desconhecido de água e nele foram introduzidos um comprimido contendo 10 g de um medicamento; após a dissolução e homogeneização da solução, verificou-se que a concentração do medicamento na solução é de 0,01 g/ℓ. Considerando essas informações é possível conhecer o volume de água contido no frasco, uma vez que a concentração (C) de qualquer substância é dada pela relação massa (M) e volume (V), a saber:

$$C = \frac{M}{V}$$

Então, como se conhece a concentração (0,01 g/ℓ) e a massa (10 g) adicionada no frasco, tem-se:

$$C = \frac{M}{V} \text{ ou } V = \frac{M}{C} = \frac{10}{0,01} = 1.000\,\ell$$

Fazendo-se uma analogia do frasco com um animal e conhecendo a dose (massa) do fármaco administrado ao animal e a sua concentração plasmática, é possível obter-se o volume de distribuição aparente (Vd). Esse parâmetro farmacocinético é definido como o volume no qual uma determinada quantidade de fármaco precisaria ser uniformemente distribuído para produzir a concentração sanguínea observada. É matematicamente expresso como:

$$Vd = \frac{\text{quantidade de fármaco no organismo}}{\text{concentração de fármaco no plasma}}$$

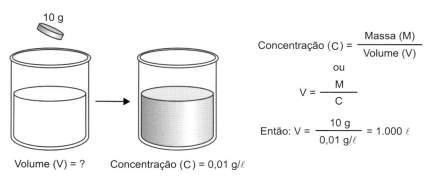

▼ **FIGURA 7.5** Representação esquemática para entendimento do conceito de volume de distribuição aparente (Vd). No frasco com volume de água desconhecido foram colocados 10 g de um fármaco. Após a homogeneização da solução, verificou-se que a concentração do fármaco na solução é 0,01 g/ℓ. Considerando essas informações é possível conhecer o volume de água contido no frasco (para mais detalhes, ver texto).

A unidade para o Vd é geralmente mℓ ou ℓ/kg de peso corporal. Uma vez conhecido o Vd do fármaco, pode-se determinar a dose necessária para gerar uma determinada concentração plasmática. O Vd não é um volume real; é um índice de como o fármaco irá se distribuir por todo o organismo de acordo com suas propriedades físico-químicas (solubilidade, carga, tamanho etc.), se ele se dissolvesse homogeneamente no organismo e a sua concentração em todos os locais do organismo fosse igual àquela do plasma.

O Vd é um valor farmacocinético que fornece uma aproximação da extensão da distribuição do fármaco nos vários compartimentos hídricos do organismo. Quanto maior o valor do Vd, maior a quantidade do fármaco que deixou o plasma, acumulando-se nos diferentes compartimentos hídricos do organismo (espaço inter- e intracelular). Distúrbios orgânicos podem alterar o Vd; por exemplo, pode estar aumentado na insuficiência renal (devido à retenção de líquidos) e na insuficiência hepática (devido ao fluido corporal alterado e ligação a proteínas plasmáticas) ou diminuído na desidratação.

Para exemplificar uma situação hipotética do conceito de Vd, suponha que foi administrado a um cão um fármaco de distribuição homogênea por toda água do organismo. Conhecendo-se a quantidade de medicamento administrado e tendo-se a concentração plasmática dessa substância, foi calculado o Vd, sendo este de 0,6 ℓ/kg. Considerando que 60% do peso do animal é constituído de água, esse valor obtido do Vd confirma o valor teórico do volume total de água de um organismo (entre 50 e 70%).

O Quadro 7.5 mostra o Vd de alguns antimicrobianos administrados a suínos por via intravenosa; nota-se que o Vd do tianfenicol na dose de 10 mg/kg foi de 0,64 ℓ/L/kg, o que indica que esse fármaco teve ampla distribuição nos diferentes compartimentos hídricos do organismo animal.

Por outro lado, há alguns fármacos que são sequestrados por compartimentos do organismo, como, por exemplo, para o meio intracelular. É o caso da tulatromicina (Quadro 7.5), que após a administração de 2,5 mg/kg, por via intravenosa, para suínos apresentou o valor de Vd de 13,2 ℓ/kg; esse valor indica que para 1 kg de suíno a concentração plasmática de tulatromicina encontrada deveria estar contida em 13,2 ℓ de água, o que obviamente é impossível. Portanto, o Vd representa um valor teórico de água contida por kg de animal que dá indicação se o fármaco fica restrito a um determinado compartimento do organismo ou é sequestrado para o meio intracelular.

Concluindo, em situações nas quais o valor de Vd seja maior ou menor do que aquele correspondente ao volume total teórico de água do organismo, isto é, aproximadamente 0,6 ℓ/kg, presume-se que o fármaco não foi distribuído uniformemente, concentrando-se em um ou mais compartimentos. Normalmente, fármacos com um alto Vd apresentam uma concentração plasmática menor e, portanto, apresentam maior penetração ou sequestro para os tecidos. Já um baixo Vd implica uma concentração plasmática elevada, ou seja, o fármaco possui alta afinidade a algum componente sanguíneo (proteínas plasmáticas, por exemplo) e se distribui em menor extensão aos tecidos.

Ligação de fármacos às proteínas plasmáticas

Uma quantidade significativa de fármaco absorvido por um organismo tende a ligar-se de forma reversível às proteínas plasmáticas. Cabe ressaltar que somente a fração livre do medicamento tem a capacidade de deixar o plasma para alcançar seu local de ação. Entre a fração ligada a proteínas plasmáticas e livre do medicamento, existe um equilíbrio dinâmico. Quando a fração livre abandona a circulação, uma nova porção do fármaco ligado se libera das proteínas, refazendo este equilíbrio. Dessa forma, pode-se considerar a ligação com proteínas plasmáticas como um reservatório circulante do fármaco. Por outro lado, com a mudança nos níveis dessas proteínas plasmáticas, como, por exemplo, nas hipoproteinemias, ocorre aumento da toxicidade de fármacos que apresentam alta afinidade a essas proteínas.

QUADRO 7.5
Volume de distribuição aparente (Vd) no estado de equilíbrio de alguns antimicrobianos administrados a suínos por via intravenosa.

Antimicrobiano	Dose (mg/kg)	Vd (ℓ/kg)
Florfenicol	20,0	1,50 ± 0,20
Sarafloxacino	5,0	1,92 ± 0,27
Tianfenicol	10,0	0,64 ± 0,34
Tulatromicina	2,5	13,2 ± 1,86

A administração concomitante de dois fármacos com alta porcentagem de ligação a proteínas plasmáticas pode ocasionar um aumento da atividade farmacológica ou da toxicidade de um deles. Isso ocorre porque esses dois fármacos competem com os mesmos sítios de ligação dessas proteínas, havendo, portanto, o deslocamento de um deles para a forma livre, responsável pelos efeitos farmacológicos e/ou tóxicos. Assim, por exemplo, o uso de anti-inflamatórios e anticoagulantes orais, conjuntamente, leva a um aumento significativo no tempo de coagulação, quando comparado ao obtido com a utilização somente de anticoagulantes orais.

A albumina plasmática é a mais importante proteína plasmática envolvida na ligação com fármacos, porém não é a única, estando incluídas nesse grupo a betaglobulina e a glicoproteína ácida; parece haver preferência de fármacos ácidos pela albumina e de fármacos básicos pela betaglobulina e as glicoproteínas ácidas. Vale aqui ressaltar que, comparativamente aos mamíferos, as aves apresentam menor concentração de albumina plasmática; portanto, pode-se concluir que aqueles fármacos que têm ligação preferencialmente com albumina, nas aves deverão se apresentar na sua forma livre, e, portanto, com maior capacidade de atingir seu local de ação.

Uma porcentagem de ligação de um medicamento a proteínas plasmáticas acima de 80% restringe sua distribuição extravascular e pode retardar ou facilitar sua eliminação, dependendo dos processos envolvidos.

Embora possam existir diferenças significativas entre as várias espécies animais em termos de ligação de inúmeros fármacos às proteínas plasmáticas, estas, de forma geral, são pouco importantes.

Acumulação e estoque dos fármacos nos diversos compartimentos orgânicos

Certos medicamentos, por características intrínsecas, têm maior afinidade por determinadas estruturas orgânicas, tanto que isso pode ser utilizado terapeuticamente, como, por exemplo, o acúmulo da tulatromicina (antimicrobiano macrolídio) no pulmão, sendo, portanto, muito desejável o seu emprego para o tratamento de infecções pulmonares por agentes microbianos sensíveis. Porém, na maioria das vezes, os medicamentos se acumulam de maneira inadequada, como os depósitos de tetraciclinas nos dentes e nos ossos, causando alterações indesejáveis, sobretudo em animais em fase de crescimento. Outro exemplo de estoque de fármacos ocorre na utilização de anestésicos voláteis que, por sua alta lipossolubilidade, se depositam em tecido gorduroso do organismo, retornando depois à corrente sanguínea.

Os conhecimentos sobre acumulação e estoque de medicamentos no organismo são importantes para o cálculo da dose necessária para se obter a concentração de fármacos livres, suficiente para causar o efeito terapêutico desejado, evitando ou minimizando os efeitos adversos.

Esse conjunto de informações sobre acumulação nos diversos compartimentos orgânicos tem importância principalmente quando da utilização de doses repetidas, uma vez que ao ultrapassar a saturabilidade desses depósitos, a concentração do fármaco livre no plasma pode aumentar rapidamente, levando a efeitos tóxicos de natureza grave.

Meia-vida de eliminação (t½b)

Outro dado importante para o estudo farmacocinético é o de meia-vida de eliminação (t½β), definida como o tempo necessário para que a concentração plasmática de um determinado agente terapêutico se reduza à metade. Exemplificando: a concentração de um fármaco, após a administração intravenosa de uma única dose, é de 100 ng/mℓ de sangue; após 4 h, essa concentração se reduz para 50 ng/mℓ de sangue. Portanto, para esse fármaco a t½β é de 4 h, isso é, o tempo necessário para que a concentração sanguínea caia pela metade, como ilustrado pela Figura 7.6 (meia-vida).

O cálculo da meia-vida é feito a partir de uma única dose de um fármaco injetado intravenosamente e, com o decorrer do tempo, tomam-se medidas seguidas da concentração sanguínea dessa substância; após esse procedimento, constrói-se uma curva de concentração do fármaco no plasma (em ng ou µg/mℓ), em escala logarítmica neperiana (ln, cuja a base é 2,718 – expressa, de forma mais adequada, o decaimento da concentração plasmática de um fármaco) versus o tempo (em horas), a partir da qual se calcula o tempo necessário para que a concentração do fármaco no plasma caia pela metade (Figura 7.6).

A meia-vida de eliminação é importante para estimar:

- **A duração da ação após uma única dose**: após uma única dose de um determinado fármaco, quanto maior a meia-vida, maior o tempo durante o qual a concentração plasmática do fármaco permanecerá no intervalo de efetividade farmacológica ou mesmo alcançará a dose tóxica
- **O tempo necessário para a eliminação plasmática do fármaco (t washout)**: a meia-vida de eliminação também é útil para determinar o período que um determinado medicamento será efetivamente eliminado do organismo, após a descontinuação de sua administração. Assim, leva-se uma t½β para eliminar 50% da concentração plasmática total do fármaco, duas t½β para eliminar 75%, três para 87,5% e quatro para eliminar 93,75%. O tempo de eliminação total é estimado entre quatro e cinco t½β; esse tempo também é chamado de t washout. A Figura 7.7 ilustra o cálculo do t washout para morfina, cuja t½β é de 4h para determinada espécie animal; portanto, para

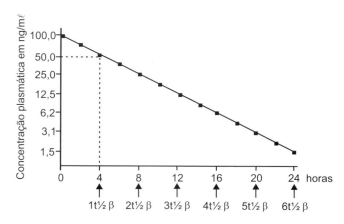

FIGURA 7.6 Curva de queda da concentração plasmática de um fármaco administrado por via intravenosa para o cálculo da meia-vida de eliminação (t1/2β). A concentração (ng/mℓ) é expressa em escala logarítmica neperiana (ln) versus tempo em horas (para detalhes, ver texto).

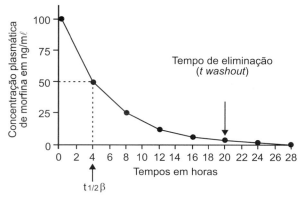

FIGURA 7.7 Curva de queda da concentração plasmática da morfina (ng/mℓ) *versus* tempo em horas. A morfina foi administrada por via intravenosa em dose única. Os dados obtidos foram utilizados para o cálculo do tempo de eliminação (*t washout*) a partir do tempo de meia-vida de eliminação (t½β) da morfina, que é de aproximadamente 4 h na espécie animal estudada. O *t washout* nesse estudo é de aproximadamente 20 h (ou seja, quatro a cinco t½β).

alcançar o tempo de eliminação total desse fármaco após uma única dose injetada, leva de 16 a 20 h, ou seja, após 20 h, a concentração plasmática desse opioide será praticamente zero

- **A frequência da dose**: a meia-vida de eliminação pode também ser utilizada para estimar o intervalo de tempo apropriado entre as administrações de determinado fármaco para a manutenção da terapia medicamentosa. Se, por exemplo, o alvo da terapia for minimizar as flutuações plasmáticas que ocorrem nas concentrações do medicamento após doses repetidas, será mais adequado manter intervalos de tempo menores e doses menores, pois dessa forma as flutuações das concentrações plasmática no equilíbrio dinâmico (*steady state*) serão menores do que as que ocorrem quando se administram doses maiores em intervalos de tempo maiores
- **O tempo necessário para alcançar o equilíbrio dinâmico (*steady state*)**: a meia-vida de eliminação é uma importante variável para responder perguntas tais como: "quanto tempo levará para a concentração plasmática de determinado fármaco administrado em múltiplas doses alcançar o estado de equilíbrio dinâmico ou *steady state*?". Quando medicamentos são administrados por longos períodos, eles podem se acumular no organismo até que a quantidade administrada em um determinado período seja igual à quantidade eliminada no mesmo período. Quando isso ocorre, a concentração plasmática alcançará um **platô**, caracterizando o estado de equilíbrio dinâmico (*steady state*). O tempo necessário para alcançar o *steady state* é determinado pela meia-vida de eliminação do fármaco, e, na maioria das situações clínicas, assume-se que o *steady state* leve em média de quatro a cinco meias-vidas para ser alcançado.

A Figura 7.8 mostra uma curva hipotética da concentração plasmática *versus* tempo, na qual um medicamento que apresenta meia-vida de eliminação de 4 h foi administrado por via oral a cada 8 h. É possível notar que a partir da 20ª hora as concentrações plasmáticas se estabilizam, oscilando entre 15 (vale) e 40 ng/mℓ

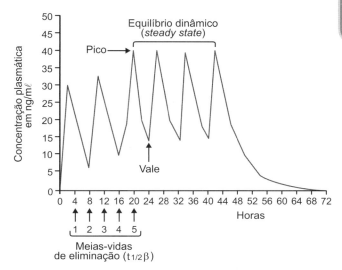

FIGURA 7.8 Curva da concentração plasmática *versus* tempo, na qual um fármaco que apresenta meia-vida de eliminação de 4 h foi administrado por via oral a cada 8 h. É possível notar que a partir da 20ª hora as concentrações plasmáticas se estabilizam, oscilando entre 15 (vale) e 40 ng/mℓ (pico), indicando que foi alcançado o estado de equilíbrio dinâmico ou *steady state*.

(pico), indicando que foi atingido o estado de equilíbrio dinâmico ou *steady state*.

Deve ser ressaltado que, quando se administra um fármaco em doses múltiplas, como, por exemplo, antimicrobianos, falhas na posologia podem acarretar oscilações na concentração plasmática, que podem levar a concentrações subterapêuticas, o que, no caso da terapia antimicrobiana, pode favorecer a resistência bacteriana.

A Figura 7.9 ilustra oscilações na concentração plasmática de um medicamento administrado a cada 8 h, quando houve falha na posologia, ocasionando a ocorrência de concentrações ineficazes para produção da resposta terapêutica; entre a 28ª e a 32ª hora as concentrações plasmáticas ficaram abaixo da **janela terapêutica**, que é a faixa entre a concentração mínima eficaz e a concentração máxima eficaz.

Exemplificando o conceito de janela terapêutica: para uma determinada espécie animal a dose diária recomendada de um determinado medicamento pode variar de 20 a 40 mg por quilo de peso; portanto, se o animal tiver 10 kg de peso corporal, a dose diária pode ser no mínimo de 200 mg e, no máximo de 400 mg do medicamento. Assim, a janela terapêutica (dose recomendada) diária para esse fármaco para um animal com o peso corporal de 10 kg pode variar de 200 mg a 400 mg.

Vale aqui comentar, ainda, o conceito de **índice terapêutico** (IT), também chamado **margem de segurança**, que é a relação entre a dose tóxica e a dose efetiva. Supondo uma situação na qual o IT considere a relação entre a concentração farmacológica plasmática média efetiva (dose efetiva 50% – DE50) e a concentração plasmática que inicia os efeitos tóxicos (dose tóxica 1% – DT1) de um fármaco que apresenta uma janela terapêutica entre as concentrações plasmáticas de 100

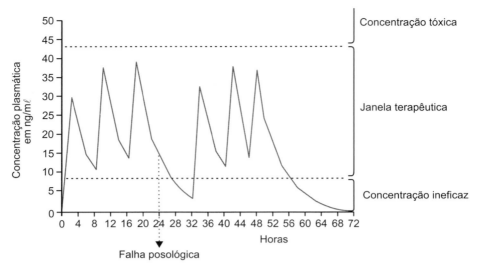

FIGURA 7.9 Curva da concentração plasmática *versus* tempo, mostrando as variações da concentração plasmática de um fármaco administrado por via oral em doses múltiplas a cada 8 h, na qual houve falha na posologia às 24 h.

a 200 ng/dℓ, com valor médio de aproximadamente 150 ng/dℓ (DE50), e que um determinado efeito tóxico inicia-se acima de 800 ng/dℓ (DT1); tem-se, portanto, como IT o valor de aproximadamente 5,3 (DT1/DL50 = 800/150). Considera-se que os valores mais adequados do IT de um fármaco devem ser superiores a 10 para acarretar maior segurança na sua utilização.

- **A alteração de esquema terapêutico sem estudo prévio farmacocinético**: não se deve efetuar qualquer mudança na posologia estabelecida do produto farmacêutico sem o respaldo de estudo prévio farmacocinético, pois vários fatores podem modificar a concentração eficaz do medicamento e acarretar efeitos indesejáveis. A Figura 7.10 ilustra duas curvas de concentração plasmática *versus* o tempo em uma situação hipotética na qual foi proposto dobrar a dose terapêutica de um medicamento para o tratamento de um processo inflamatório em um cão, a fim de ampliar o intervalo entre as administrações de uma dose a cada 8 h para o intervalo a cada 12 h. A curva A representa o fármaco administrado na dose de 2 mg/kg e a curva B, na dose de 4 mg/kg. Pode-se notar que a administração do medicamento na dose de 2 mg/kg permitiu a obtenção de concentrações plasmáticas dentro da janela terapêutica, e a dose de 4 mg/kg ultrapassou a janela terapêutica e fez com que fossem atingidas concentrações plasmáticas capazes de desencadear efeitos tóxicos, o que é indesejável.

BIOTRANSFORMAÇÃO DE FÁRMACOS

A biotransformação consiste na transformação química de substâncias, sejam elas fármacos ou agentes tóxicos,

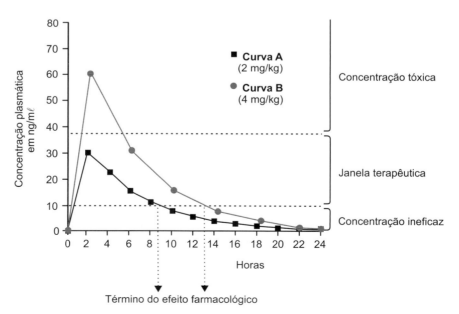

FIGURA 7.10 Curvas de concentração plasmática *versus* tempo de um fármaco administrado por via oral. A **curva A** mostra a concentração plasmática após a administração da dose de 2 mg/kg, e a **curva B**, a concentração plasmática após a administração de 4 mg/kg. Note que a maior dose ultrapassou a janela terapêutica e possibilitou alcançar a faixa da concentração tóxica.

dentro do organismo vivo, visando favorecer sua eliminação. Esse processo permite a formação de metabólitos que são habitualmente mais polares e menos lipossolúveis do que a molécula original, favorecendo a eliminação dela. A biotransformação não apenas favorece a eliminação de um fármaco, como também, com frequência, resulta na inativação farmacológica deste. Contudo muitos metabólitos de fármacos apresentam ainda atividade farmacológica, podendo provocar efeitos similares ou diferentes das moléculas originais, e podem também ser responsáveis por importantes efeitos tóxicos que se seguem à sua administração.

Os animais terrestres desenvolveram mecanismos enzimáticos localizados no fígado responsáveis pela biotransformação de compostos lipossolúveis; essas enzimas metabolizadoras localizam-se celularmente no retículo endoplasmático liso.

Toda substância química absorvida pelo sistema gastrintestinal vai obrigatoriamente até o fígado através da veia porta, no qual é biotransformada (**efeito de primeira passagem**), para posteriormente poder alcançar o restante do organismo. No entanto, o fígado não é o único local em que se dá a biotransformação de medicamentos e agentes tóxicos. Muitos outros órgãos e tecidos possuem enzimas que normalmente biotransformam substratos endógenos, podendo também biotransformar substratos exógenos com suficiente semelhança molecular com seus substratos endógenos naturais.

Nos processos de biotransformação de fármacos há duas etapas, ou seja, as reações de fase I e de fase II (Figura 7.11).

Reações de fase I

Antes dos comentários sobre as reações de fase I, faz-se necessário algum conhecimento sobre o citocromo P-450, componente primordial para a biotransformação de substância químicas (medicamentos, agentes tóxicos etc.).

O citocromo P-450 recebeu esse nome em 1961 por causa do pigmento (P), que, após estar ligado ao monóxido de carbono, absorvia luz em 450 nm do espectro luminoso. A partir dos meados da década de 1960 esse pigmento foi associado a enzimas ligadas ao metabolismo de fármacos e de esteroides. Na década de 1970 foi aventada a possibilidade da existência de pelo menos seis tipos diferentes de enzimas P450.

No início da identificação das enzimas do citocromo P-450, a grande dificuldade foi a associação delas às partes hidrofóbicas da membrana celular e, portanto, tornava-se difícil a purificação e a definição do número de proteínas envolvidas. Porém, com o avanço das técnicas ligadas à purificação do mRNA no início dos anos 1980, foram isolados os primeiros cDNA codificando as proteínas ligadas ao citocromo P-450, e a partir dessas descobertas, essas enzimas receberam a identificação com as três letras maiúsculas CYP.

Com a evolução das técnicas de biologia molecular, descobriram-se diferentes isoenzimas CYP, e a comparação entre as sequências de bases do DNA mostrou semelhanças entre as CYP de bactérias quando comparadas com as dos seres humanos, indicando a existência de uma superfamília originária de genes ancestrais comuns com pelo menos três milhões de anos.

Atualmente, existem 270 diferentes famílias de genes codificando as CYP. Exemplificando: os seres humanos apresentam 57 genes codificando as CYP e 33 pseudogenes agrupados em 18 famílias e 42 subfamílias. Cabe ressaltar que esse número a cada dia se altera com a descoberta de novas isoenzimas.

A nomenclatura proposta para essas isoenzimas é feita levando-se em consideração as famílias e subfamílias que codificam as CYP com base na porcentagem de sequências idênticas de aminoácidos que cada isoenzima apresenta. Assim, as enzimas com mais de 40% de sequências idênticas pertencem à mesma família que será designada por numeral arábico colocado após as letras CYP (p. ex., CYP1 e CYP2). Quando a semelhança ultrapassar a 55%, as enzimas pertencerão à mesma subfamília que será identificada por letras maiúsculas (p. ex., CYP1A e CYP1B). Pode ocorrer a descoberta de uma segunda enzima com mais de 55% de sequências iguais; para diferenciar esta da primeira, será então colocado um algarismo arábico (p. ex., a CYP1A1 e CYP1A2).

A seguir, é dado um exemplo ilustrativo dessa nomenclatura das enzimas do citocromo. A CYP27A, também chamada de esterol 27-hidroxilase, e a CYP27B, chamada de vitamina D_3 24-hidroxilase, são isoenzimas pertencentes à família CYP27, por terem em sua constituição por volta de 40% das sequências de aminoácidos iguais. No entanto, cada uma delas pertence a uma subfamília distinta, sendo a primeira denominada de CYP27A e a segunda, CYP27B, pois estas duas isoenzimas têm mais de 55% de diferença na sequência de seus aminoácidos.

As reações de fase I acontecem, normalmente, no sistema microssomal hepático, no interior do retículo endoplasmático liso. Essas reações em geral convertem o fármaco original em metabólitos mais polares por oxidação, redução ou hidrólise. Os metabólitos resultantes podem ser mais ativos do que a molécula original (substâncias com estas características são denominadas de pró-fármacos), menos ativos ou inativos.

Um dos processos básicos das reações de fase I é a hidroxilação, que é catalisada por uma das isoenzimas CYP, aqui denominada genericamente de citocromo P-450, e exige também a nicotinamida-adenina-dinucleotídio-fosfato (NADPH), a nicotinamida-adenina-dinucleotídio (NADH) e oxigênio molecular. Essa via oxidativa, análoga à cadeia de transporte de elétrons que ocorre na mitocôndria, tem como principal componente uma proteína heme (famílias CYP1, CYP2 e CYP3) que catalisa a oxidação de fármacos. Essas enzimas também são denominadas de "oxigenases de função mista" ou ainda "mono-oxigenases".

A Figura 7.12 mostra em detalhes esta reação. Assim tem-se:

- O fármaco RH_2 combina-se com o citocromo P-450 no estado oxidado (**P-450^{+++}**) para formar um complexo fármaco-citocromo P-450 oxidado (**RH_2-P-450^{+++}**)
- O NADPH é formado a partir do NADP pela ação da glicose-6-fosfato desidrogenase e outras enzimas oxidativas ligadas ao NADP

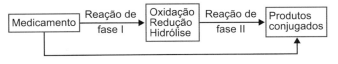

FIGURA 7.11 Fases da biotransformação de fármacos.

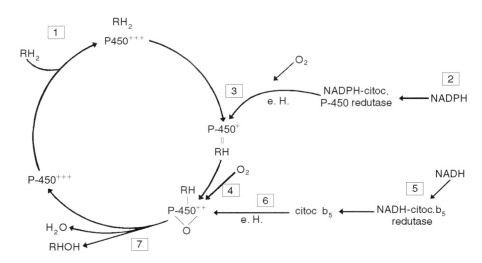

FIGURA 7.12 Representação esquemática da via de reação da oxidase de função mista catalisada pelo sistema citocromo P-450.

- O complexo fármaco-citocromo P-450 oxidado (**RH_2-P-450^{+++}**) é convertido em fármaco-citocromo P-450^{++} (**RH-P-450^{++}**, em que Fe^{3+} oxidado é reduzido a Fe^{2+}) pela flavoproteína NADPH-citocromo-redutase, que transfere um próton e dois elétrons a partir do NADPH
- O complexo fármaco-citocromo P-450^{++} é oxidado por uma molécula de O_2 e sofre uma reordenação interna
- A NADH-citocromo-b_5 redutase (também uma flavoproteína) transfere um segundo próton e dois elétrons do NADH para o citocromo-b_5
- O citocromo-b_5 passa então esses redutores para o complexo oxigenado fármaco-citocromo P-450, que sofre um rearranjo interno
- O complexo finalmente divide-se em uma molécula de fármaco hidroxilada (**RHOH**), uma molécula de água e três citocromos P-450 oxidados livres, que estão prontos para recomeçar o ciclo com uma nova molécula de fármaco.

As reações catalisadas pelas CYP incluem N- e O-desalquilação, hidroxilação de anel aromático e de cadeia lateral, formação de sulfóxido, N-oxidação, N-hidroxilação, desaminação das aminas primárias e secundárias e substituição de um átomo de enxofre por um de oxigênio, como ilustrado na Figura 7.13.

A expressão do CYP450 pode ser afetada pelo polimorfismo genético e por agentes indutores. O polimorfismo genético determina diferentes níveis de expressão de cada isoenzima da CYP450 entre diferentes indivíduos, modificando a resposta terapêutica a um fármaco. Em geral, indivíduos que biotransformam substâncias mais lentamente em decorrência de uma mutação genética são classificados como metabolizares lentos ou pobres quando comparados aos indivíduos "normais", levando a um aumento significativo das concentrações plasmáticas de um fármaco e, assim, da incidência de efeitos tóxicos. Indivíduos que são classificados como metabolizadores rápidos apresentam diminuição da concentração plasmática de um determinado fármaco, levando à subterapia, ou a um efeito nocivo se os metabólitos originados forem mais tóxicos que o composto de origem.

Agentes indutores são substâncias provenientes do ambiente e/ou da dieta, ou ainda da utilização de alguns fármacos, como o fenobarbital, por período prolongado, os quais interagem com receptores nucleares (receptores de aril hidrocarbonetos – AhR; receptor constitutivo de androstano – CAR) e aumentam a transcrição gênica, incluindo genes ligados à expressão de CYP. Esse processo aumenta a quantidade de uma determinada isoenzima da CYP, aumentando a biotransformação de determinado fármaco, reduzindo sua concentração no organismo. O uso contínuo de um fármaco pode induzir sua própria biotransformação por aumentar a expressão de CYP3A4, fenômeno conhecido como tolerância farmacocinética ou metabólica. A inibição enzimática tem uma importância clínica maior, pois pode levar a um aumento abrupto e grande da concentração plasmática de um fármaco, causando efeito tóxico ou exacerbando o efeito farmacológico. Ela envolve diversos mecanismos, impossibilitando a biotransformação de um substrato, dos quais destacam-se a ligação reversível ou irreversível de uma substância no sítio ativo da enzima, ou ainda a inibição competitiva pelo mesmo sítio enzimático. A inibição também pode ocorrer por: modulação alostérica e mudança conformacional da enzima, alterando sua ação catalítica; destruição enzimática; diminuição de cofatores; e redução da síntese enzimática por processos inflamatórios, os quais envolvem a ativação de NF-κB que leva à supressão de receptores nucleares (AhR, CAR).

Reações de fase II ou sintéticas

Reações de fase II, denominadas também de reações sintéticas ou de conjugação, envolvem o acoplamento entre o fármaco ou seu metabólito a um substrato endógeno, como ácido glicurônico, radicais sulfatos, acetatos ou ainda aminoácidos. Essas reações necessitam de duas enzimas: as **sintases**, responsáveis pela síntese dos grupamentos polares que são inseridos no fármaco; e **transferases**, as quais catalisam a transferência desses grupamentos à substância que será biotransformada. Cabe ressaltar que as reações de fase II podem ou não ser precedidas pelas reações de fase I.

Os produtos das oxidações originados da fase I podem, na fase II, sofrer reações mais profundas, que, em geral, inativam os fármacos quando estes ainda apresentam

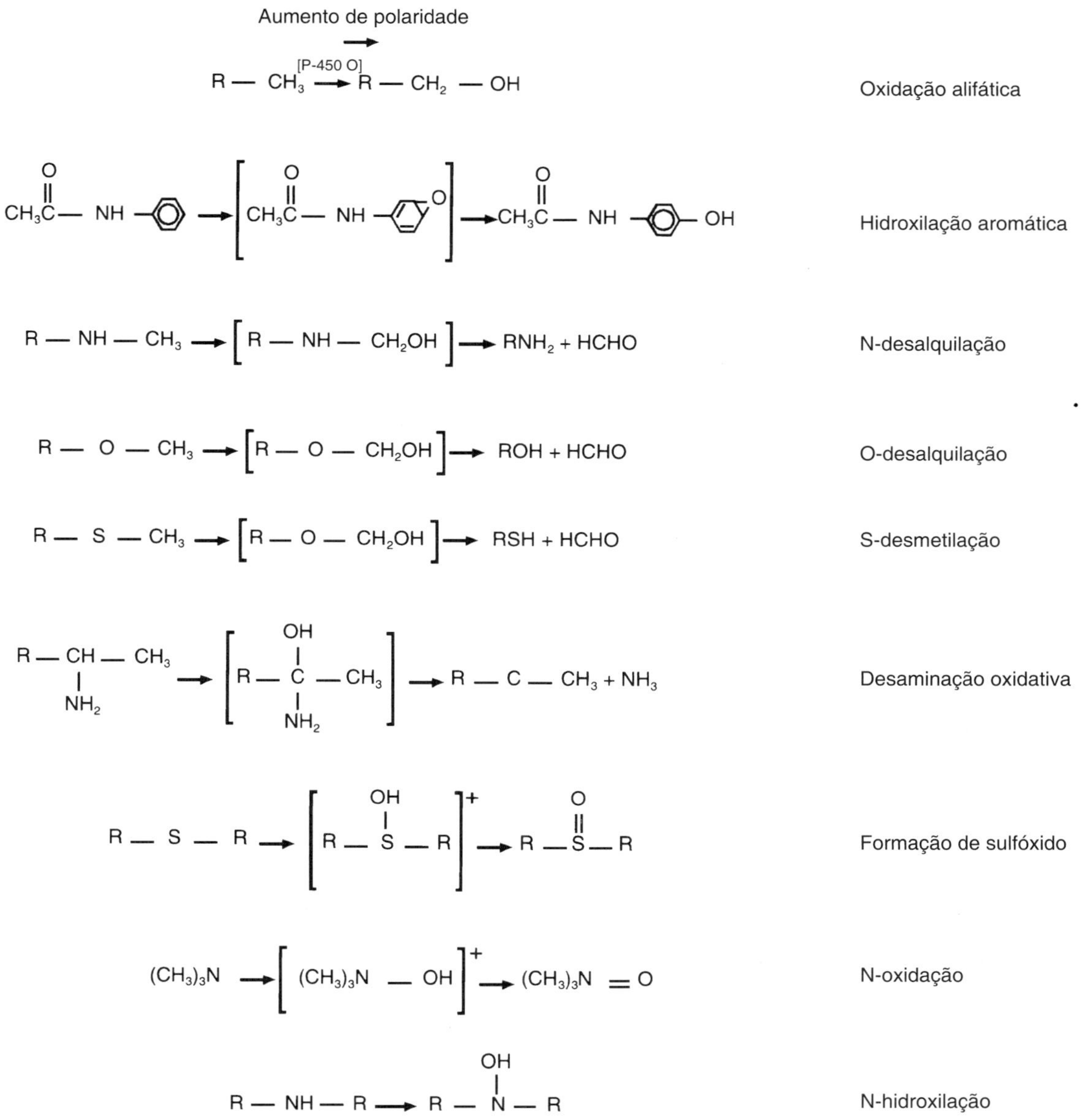

Aumento de polaridade →

$$R-CH_3 \xrightarrow{[P\text{-}450\ O]} R-CH_2-OH \qquad \text{Oxidação alifática}$$

$$CH_3\overset{O}{C}-NH-\underset{}{\bigcirc} \rightarrow \left[CH_3\overset{O}{C}-NH-\underset{}{\bigcirc}O\right] \rightarrow CH_3\overset{O}{C}-NH-\underset{}{\bigcirc}-OH \qquad \text{Hidroxilação aromática}$$

$$R-NH-CH_3 \rightarrow [R-NH-CH_2OH] \rightarrow RNH_2 + HCHO \qquad \text{N-desalquilação}$$

$$R-O-CH_3 \rightarrow [R-O-CH_2OH] \rightarrow ROH + HCHO \qquad \text{O-desalquilação}$$

$$R-S-CH_3 \rightarrow [R-O-CH_2OH] \rightarrow RSH + HCHO \qquad \text{S-desmetilação}$$

$$R-\underset{NH_2}{\overset{}{CH}}-CH_3 \rightarrow \left[R-\underset{NH_2}{\overset{OH}{C}}-CH_3\right] \rightarrow R-\overset{}{C}-CH_3 + NH_3 \qquad \text{Desaminação oxidativa}$$

$$R-S-R \rightarrow \left[R-\overset{OH}{\underset{}{S}}-R\right]^+ \rightarrow R-\overset{O}{\underset{}{S}}-R \qquad \text{Formação de sulfóxido}$$

$$(CH_3)_3N \rightarrow [(CH_3)_3N-OH]^+ \rightarrow (CH_3)_3N=O \qquad \text{N-oxidação}$$

$$R-NH-R \rightarrow R-\underset{}{\overset{OH}{N}}-R \qquad \text{N-hidroxilação}$$

FIGURA 7.13 Reações de biotransformação de fase I de fármacos.

atividade farmacológica, levando frequentemente a um grande aumento na sua hidrossolubilidade. Algumas dessas reações são catalisadas por enzimas citoplasmáticas e algumas por enzimas microssomais, agindo separadamente ou em combinação. Dentre elas, uma das mais importantes é a conjugação com ácido glicurônico que é catalisada pela uridina dinucleotídeo fosfato transferase (UGT). O ácido uridino-difosfoglicurônico (UDPGA) é capaz de combinar-se com moléculas receptoras, que podem ser bases ou ácidos fracos, fenóis ou alcoóis, formando os glicuronídeos (Figura 7.14).

Outra reação importante é a conjugação ao sulfato que ocorre por meio da sulfotransferase (SULT).

Outro tipo de conjugação possível é com a glutationa, catalisada pela glutationa S-transferase (GST), que exerce papel extremamente importante na proteção dos hepatócitos e de outras células contra lesões tóxicas. Os produtos dessa conjugação são normalmente os ácidos mercaptúricos.

Outras reações de conjugação ocorrem exclusivamente no citoplasma. Entre elas tem-se:

- Conjugação com sulfato, que fornece vários derivados sulfatados originários de compostos orgânicos hidroxílicos alifáticos e aromáticos, tais como fenol, cloranfenicol e hormônios sexuais. Esse tipo de conjugação ocorre em vários estágios e envolve várias enzimas
- Acetilação: catalisada pelas N-acetil-transferases (NATs) e utilizando a acetil-coenzima A (acetil-CoA) como cofator, essas reações em geral mascaram grupos ionizáveis, como aminas aromáticas (R-NH$_2$) e hidrazinas (R-NH-NH$_2$), diminuindo a hidrossolubilidade de um toxicante. Assim como o CYP450, as NATs estão entre as enzimas mais polimórficas, gerando fenótipos como os acetiladores lentos e rápidos, podendo alterar a resposta terapêutica do sulfametoxazol
- Conjugação com glicina ou glutamina ocorre envolvendo a coenzima A (CoA).

Essas reações estão ilustradas na Figura 7.14.

I. Síntese de glicuronídeo (microssômica)

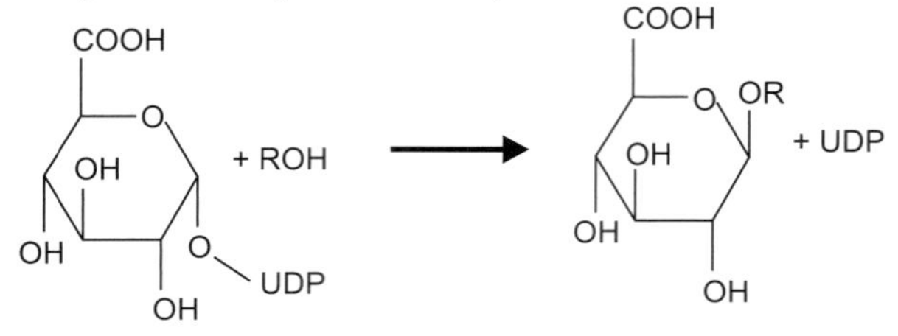

UDP – ácido glicorônico

II. Outras reações de conjugação

Conjugação de sulfato

ROH + 3'-fosfoadenosina 5'-fosfossulfato ⟶ ROSO$_2$OH + 3'-fosfoadenosina 5'-fosfato

Acetilação

RNH$_2$ + CH$_3$CSCoA ⟶ RNHCCH$_3$ + CoA — SH
Acetil-CoA

Conjugação com glicina

RCOOH ⟶ RCSCoA + MH$_2$CH$_2$COOH ⟶ RCNHCH$_2$COOH + CoA — SH

FIGURA 7.14 Reações de conjugação da fase II de fármacos.

Diversos fatores podem afetar as vias de biotransformação de fármacos, sendo que os fatores mais importantes são divididos em fatores internos (fisiológicos e patológicos) e externos. Dentre os fatores internos tem-se a espécie animal, fatores genéticos, sexo, idade, gravidez e doenças. Dentre os externos tem-se a dieta e o meio ambiente.

As diferenças quantitativas interespécies na fase I e diferenças qualitativas nas reações de fase II são há muito conhecidas. Pode-se citar a baixa capacidade de felinos para realizar reações de conjugação ao ácido glicurônico, bem como a deficiência de cães para reações de acetilação e o baixo nível de conjugação de sulfato em porcos. O conhecimento dos processos de biotransformação de fármacos é importante uma vez que pode acarretar diferentes respostas dessas espécies animais aos agentes terapêuticos. Alguns inclusive devem ser evitados pois podem ser fatais, caso da administração de paracetamol a felinos. Cabe ressaltar que a conjugação ao ácido glicurônico catalisada pela UGT é a principal via de biotransformação do paracetamol.

EXCREÇÃO DE FÁRMACOS

Basicamente, um fármaco pode ser excretado após biotransformação ou mesmo na sua forma inalterada. Os três principais órgãos responsáveis pela excreção de fármacos são: os rins, nos quais os fármacos hidrossolúveis são excretados; o fígado, no qual, após biotransformação, os fármacos são excretados pela bile; e os pulmões, responsáveis pela excreção de fármacos voláteis.

Pequenas quantidades de fármacos podem também ser excretadas pela saliva ou suor.

Em animais de produção ganha importância também a excreção pelo leite e pelo ovo.

Excreção renal

A excreção renal constitui o principal processo de eliminação de fármacos, principalmente os polares ou pouco lipossolúveis em pH fisiológico. Porém, cabe ressaltar que, fora esses fatores intrínsecos aos fármacos, outros fatores podem interferir com sua excreção renal, como, por exemplo, alta ligação com proteínas plasmáticas (acima de 80%), que impossibilita ao fármaco ligado atravessar os poros das membranas do glomérulo.

Alguns fármacos com capacidade de penetrar no líquido tubular, via filtração glomerular e excreção tubular proximal, podem apresentar também uma baixa taxa de excreção renal; esse fato pode ser explicado pela reabsorção que eles sofrem na porção distal do néfron. Fármacos com caraterísticas de ácidos orgânicos fracos com pK por volta de 3, como é o caso dos salicilatos, quando dissolvidos em pH ácido, como os encontrados na urina de cães e gatos, encontram-se em maior proporção na forma molecular (destituídos de carga ou apolares), portanto, são facilmente reabsorvidos por difusão passiva pelas membranas celulares, de volta para o interior do organismo. Esse fato fornece a base para tratamentos das intoxicações de animais que sofreram ingestão excessiva de determinados medicamentos, pois é pela alcalinização da urina que ocorre um aumento da excreção de ácidos orgânicos fracos e é por meio da acidificação da urina que se favorece a excreção de fármacos com caráter básico.

Carnívoros, como cães e gatos, apresentam pH urinário com características ácidas, oscilando normalmente entre 5 e 7. Para herbívoros (bovinos, equinos e ovinos) o pH urinário tende a ser alcalino, oscilando entre 7 e 8. Cabe ressaltar, no entanto, que em qualquer espécie animal o pH urinário poderá oscilar fora do proposto normalmente para a espécie, de acordo com os hábitos alimentares.

O transporte de certos fármacos e seus metabólitos por carreadores ocorre no túbulo proximal do rim com gasto de energia. Esses sistemas podem apresentar certa inespecificidade, responsável tanto pela excreção de substâncias de caráter ácido como as de caráter básico; no entanto, esses mesmos sistemas apresentam saturabilidade.

A administração simultânea de dois medicamentos que sirvam de substrato para o mesmo processo de excreção mediada por transportador tende a prejudicar a excreção de um deles; exemplo disso é a administração conjunta de probenicida e penicilina G, causando menor secreção tubular do antibiótico.

A eliminação de um fármaco pode ser expressa pela depuração renal ou *clearance* renal, que é definida como o volume de plasma que contém a quantidade de substância que é removida pelo rim por unidade de tempo (ℓ/h ou mℓ/min). Esse valor é calculado a partir da fórmula:

$$\text{depuração renal (ou } clearance \text{ renal)} = \frac{\text{concentração urinária} \times \text{fluxo urinário}}{\text{concentração plasmática}}$$

A depuração renal varia acentuadamente para diferentes fármacos e é fundamental para determinação da dosagem (dose por unidade de tempo).

A depuração total descreve a eficiência com que ocorre a eliminação de um fármaco em um organismo. Essa eliminação se refere à excreção do fármaco não modificado, isto é, na sua forma original, pelas diversas vias de excreção.

A depuração total (Cl_{total}) é a soma de todos os processos de eliminação, ou seja, a depuração renal (Cl_{renal}) e a depuração extrarrenal ($Cl_{extrarrenal}$):

$$Cl_{total} = Cl_{renal} + Cl_{extrarrenal}$$

A depuração renal de um fármaco é o resultado de três processos: (a) filtração glomerular; (b) secreção ativa nos túbulos proximais; e (c) reabsorção passiva da urina para o sangue ao longo de todo o túbulo renal. Ou seja:

$$Cl_{renal} = \text{filtração} + \text{secreção} - \text{reabsorção}$$

- **Filtração glomerular**: como todo o sangue existente no organismo passa através dos glomérulos renais, cerca de 10% dele é filtrado para os túbulos renais (taxa de filtração glomerular) e somente o fármaco não ligado às proteínas plasmáticas passa para esse filtrado. A creatinina e a inulina são substâncias que não se ligam às proteínas plasmáticas, não são secretadas e nem reabsorvidas. Isso permite que suas depurações sejam utilizadas como medidas da taxa de filtração glomerular

- **Secreção ativa nos túbulos proximais**: os túbulos proximais contêm pelo menos dois tipos de transporte ativo (bombas) para transportar o fármaco do sangue para o túbulo renal, e esse mecanismo é denominado secreção tubular. Os dois sistemas de transporte, um para ácidos fracos e um para bases fracas, permitem que haja competição para a excreção. Entretanto, fármacos somente competem se pertencerem à mesma classe química, ou seja, ácidos competem com ácidos e bases com bases. Exemplificando, a probenicida, um ácido fraco, é associada com a penicilina, também um ácido fraco, reduzindo a depuração renal da penicilina e, consequentemente, intensificando e prolongando a ação desse antibiótico

- **Reabsorção passiva da urina para o sangue ao longo de todo o túbulo renal**: grande parte do filtrado plasmático é reabsorvida durante sua passagem pelos túbulos renais, sendo que somente 1% do filtrado inicial aparecerá finalmente na urina.

A reabsorção do fármaco dos túbulos renais de volta para o sangue fica na dependência da capacidade deste de atravessar as membranas dos túbulos e retornar aos capilares sanguíneos, e também do grau de ionização do fármaco no pH urinário. Sabe-se que fármacos não ionizáveis no pH urinário atravessarão mais facilmente as células dos túbulos e cairão novamente na corrente sanguínea. Portanto, a depuração renal varia com a concentração do fármaco no filtrado, bem como com o pH urinário. Porém, cabe ressaltar que quando existe no animal uma disfunção renal, a depuração de creatinina fornecerá um guia simplificado para a redução de dose de fármacos que são excretados por esta via.

A creatinina sérica é determinada tanto pela taxa de produção dela pelo músculo quanto pela taxa de eliminação renal. O ajuste da dose de um determinado fármaco geralmente é necessário quando ele é excretado em mais do que 50% por eliminação renal e quando a função renal do animal tratado estiver com valores menores que 50% da função renal normal.

A **depuração extrarrenal** corresponde à somatória das depurações hepáticas e das depurações metabólicas provenientes das biotransformações que ocorrem em diferentes órgãos como pulmões, intestinos etc.

Define-se **depuração hepática** como o volume de sangue hepático totalmente livre de um fármaco por unidade de tempo. Essa depuração engloba o volume de fármaco excretado por via biliar e o volume de fármaco biotransformado pelos hepatócitos.

Excreção biliar

Alguns fármacos e seus respectivos metabólitos são eliminados por via hepática por intermédio da bile.

Vários fatores determinam a excreção biliar, como, por exemplo, o peso molecular (PM) e a polaridade da molécula do fármaco a ser eliminado, sendo o principal o tamanho da molécula. Estudos feitos em ratos mostraram que fármacos com PM variando entre 150 e 700 apresentam correlação positiva entre o aumento do PM e a excreção preferencial biliar, e, consequentemente, respectiva diminuição da excreção urinária. A excreção urinária é preferencial para a eliminação de quase todos os fármacos com PM menor que 250, ao passo que se torna desprezível para compostos com PM maior que 800, sendo, nesse caso, preferencial a excreção biliar.

O mesmo fenômeno foi relatado em outras espécies animais, mas com algumas diferenças: substâncias químicas com baixo PM (inferior a 300) são eliminadas principalmente pelos rins (filtração glomerular) na maioria das espécies; substâncias químicas com PM superior a 800 são normalmente eliminadas na bile por transporte ativo.

Para substâncias com PM entre 300 e 800, a via preferencial de eliminação pode variar bastante entre as espécies, em função da maior ou menor excreção biliar. Assim, as espécies animais podem ser classificadas em pobres, intermediárias e boas excretoras. O coelho, a cobaia e o homem são considerados maus excretores biliares; o gato e a ovelha são intermediários; e bons excretores biliares são o rato, a galinha e o cão.

Deve-se ressaltar que a definição de excreção biliar boa ou má não está relacionada com a taxa de fluxo da bile, que é muito elevada em coelho (90 mℓ/min/kg), tido como mau excretor biliar, e muito mais baixa em cães (4 a 10 mℓ/min/kg), considerado bom excretor biliar.

Algumas substâncias eliminadas na bile, ao alcançarem o intestino, podem ser reabsorvidas. Esse fato dependerá da lipossolubilidade, ou ainda da conjugação desses fármacos com glicuronídeos; neste último caso, esses compostos podem sofrer hidrólise causada pela β-glicuronidase, sintetizada pela microbiota intestinal, e tornar a ser reabsorvidos pelo organismo. Essa excreção hepática, seguida de reabsorção intestinal, é denominada **ciclo êntero-hepático** de um fármaco. Esse processo, quando ocorre de forma significativa, é responsável muitas vezes pelo retardo na excreção total de determinados fármacos, que muitas vezes serão encontrados na urina vários dias após a administração da última dose.

Excreção pelo leite

O epitélio secretor da glândula mamária tem características de membrana lipídica e separa o sangue do leite. O leite tem pH levemente inferior ao do sangue (aproximadamente pH 7,4), variando entre 6,4 e 6,8 em animais sadios. Esse fato resulta em facilitação da excreção de fármacos de caráter básico pelo leite.

Após a administração de um agente terapêutico à mãe, na maioria das vezes, a concentração dele será similar no plasma e leite materno, isso porque o epitélio da glândula mamária, funcionando à semelhança de uma membrana lipídica, permitirá a passagem, por difusão, de substâncias apolares. Esse fato tem relevância em Medicina Veterinária e deve ser levado em consideração. Assim, o fármaco administrado sistemicamente à mãe, na maioria das vezes será excretado no leite, o que frequentemente constitui-se como um problema para os filhotes, que estarão expostos a esses agentes contidos no leite, cabendo ainda ressaltar que recém-nascidos não têm o sistema de biotransformação hepático completamente desenvolvido, sendo mais suscetíveis aos efeitos adversos dos diferentes fármacos.

Para os seres humanos, o leite bovino e seus derivados são utilizados como fonte proteica. O fato de fármacos e seus produtos de biotransformação, além de alguns agentes tóxicos, se difundirem para o leite tem relevância quando se considera a possibilidade de contaminação da população humana.

Exemplo desse pressuposto foi a passagem de praguicida organoclorado através do leite, contaminando seres humanos nos últimos 50 anos do século passado.

Com relação ao uso de antimicrobianos e outros agentes terapêuticos em bovinos, por via sistêmica, cabe ressaltar que o leite conterá traços desses agentes, que, se consumido por humanos hipersensíveis, poderá levar ao desenvolvimento de quadros alérgicos. Portanto, caso seja necessária a utilização de algum agente terapêutico no período de lactação, precisa-se respeitar o período de eliminação (período de carência) do fármaco, antes da utilização do leite.

Nas mastites, o pH do leite frequentemente varia, e esse fato pode influenciar a concentração de um determinado agente antimicrobiano no local da infecção. Portanto, na escolha de um agente terapêutico de uso sistêmico para tratamento dessa doença, deve-se levar em consideração a suscetibilidade do microrganismo infectante e também a concentração do agente terapêutico no local da infecção, isso após dosagem sistêmica habitual (para mais detalhes, ver *Capítulo 41*).

Excreção pelo ovo

Vários fármacos, principalmente os antimicrobianos, são normalmente administrados, seja na alimentação ou na água de bebida, em galinhas poedeiras. Como resultado há grande preocupação de que os resíduos possam ficar retidos nos ovos, representando um potencial risco para o consumidor, da mesma maneira que, como já comentado, para o leite. De fato, inúmeros trabalhos vêm consistentemente revelando que os ovos apresentam uma via de eliminação de fármacos.

Dos três principais constituintes do ovo, a gema, a clara e a casca, a primeira é a que leva maior tempo para o seu desenvolvimento. Os precursores da gema do ovo são produzidos no fígado e, em seguida, transportados pela circulação aos folículos da gema, localizados no ovário. São vários folículos em desenvolvimento ao mesmo tempo, em diferentes estágios de crescimento. A gema cresce exponencialmente, durante, aproximadamente, 11 dias; do tamanho inicial de 8 mm, pesando 1 g, se desenvolve até aproximadamente 35 mm, quando chega a 20 g. Os fármacos que se depositam na gema rapidamente se acumulam nesse local, sendo que a ave pode produzir ovos com resíduos dessa substância na gema por até 10 a 11 dias após a suspensão da administração do fármaco. Posteriormente à maturação da gema, segue-se a produção da clara, que leva cerca de 2 a 3 h. Essa parte do ovo consiste em duas frações, uma aquosa e a outra gelatinosa, que são formadas principalmente em uma parte do oviduto denominada *magnum*, antes da formação da casca; esta última é constituída basicamente de carbonato de cálcio, em um processo que demora aproximadamente 24 h.

De maneira geral, os resíduos de medicamentos vão ser encontrados em maior concentração e por maior período na gema do ovo. A deposição de substâncias na gema ocorre na forma de camadas concêntricas, e a quantidade do medicamento depositado vai depender da fase de formação do ovo e da concentração plasmática e das propriedades físico-químicas do fármaco. A difusão reversa da gema para a membrana plasmática e daí para o sistema vascular não ocorre; portanto, uma vez que a substância se depositou na gema, permanece nesse local. Quanto maior a lipossolubilidade da substância, maior é a penetração na gema. A máxima concentração do medicamento nesse local, de maneira geral, ocorre 3 dias após desse fármaco alcançar a máxima concentração plasmática.

FATORES QUE MODIFICAM OS EFEITOS DOS FÁRMACOS NO ORGANISMO

Os principais fatores que podem alterar a absorção de fármacos são: solubilidade, forma farmacêutica, concentração, bem como a área ou superfície de absorção, circulação e o pH local. Pode-se citar, ainda, em relação aos fármacos administrados por via oral, o efeito de primeira passagem e a interação com alimentos do trato digestivo.

Quanto à solubilidade do fármaco, deve-se salientar que, para ser bem absorvido, um medicamento deve apresentar certa hidrossolubilidade, além da lipossolubilidade, para que possa dissolver-se na água do organismo.

A forma farmacêutica do medicamento também é um fator importante. Em geral, fármacos na forma líquida ou em suspensões são mais bem absorvidos que aqueles na forma sólida, pois neste último caso deve ocorrer desintegração e dissolução para que haja absorção do princípio ativo.

Com relação à área de absorção e à concentração do fármaco, existe uma correlação positiva entre esses fatores e o grau de absorção. A circulação sanguínea na área de absorção explica alguns recursos empregados para melhorar a absorção, como é o caso da aplicação local de calor ou massagens para aumentar a circulação local; por outro lado, o emprego de vasoconstritores pode limitar a circulação local e, consequentemente, a absorção.

Os medicamentos podem interagir com os alimentos de diferentes formas. Assim, na dependência do grau de lipossolubilidade ou hidrossolubilidade que apresentam, eles podem se dissolver mais ou menos nos alimentos, o que pode alterar sua absorção. Ainda, podem interagir com os alimentos formando complexos ou, mesmo, sofrendo degradação. Um exemplo é a interação da tetraciclina com sais de cálcio, magnésio e ferro que sequestram esse antibiótico, quelam esses sais e reduzem de modo apreciável a absorção do fármaco. Acrescente-se ainda que a presença do alimento no sistema gastrintestinal pode alterar a motilidade intestinal e interferir com a absorção do fármaco. Em seres humanos e animais monogástricos de maneira geral, a taxa de esvaziamento gástrico é o fator limitante para a absorção de fármacos. Anticolinérgicos diminuem o peristaltismo e o esvaziamento gástrico, retardando a absorção de substâncias, o que pode ter um impacto negativo se considerarmos medicamentos com propriedades analgésicas por exemplo, uma vez que haverá retardo no aparecimento de efeitos farmacológicos. Em contrapartida, a metoclopramida, um antiemético de ação central, acelera o esvaziamento gástrico, permitindo que as substâncias alcancem a região intestinal e sejam rapidamente absorvidos. Um exemplo prático, em humanos, é a interação benéfica entre metoclopramida e paracetamol, promovendo um pico de concentração plasmática maior em um intervalo de tempo menor, sendo útil nas crises de enxaqueca.

Nos processos de distribuição de fármacos, os fatores que alteram a ligação dele com as proteínas plasmáticas podem ser de natureza patológica ou fisiológica. Os distúrbios hepáticos reduzem a síntese proteica, podendo produzir proteínas anômalas, alterar enzimas hepáticas ou promover variações na bilirrubinemia. Em particular, a cirrose hepática e a hepatite por vírus podem diminuir a ligação de diversos fármacos às proteínas plasmáticas, como a fenitoína, o diazepam e o clordiazepóxido, podendo acarretar mudanças farmacocinéticas importantes. Algumas disfunções renais podem levar à hipoproteinemia, causando também mudanças farmacocinéticas relevantes.

A idade do animal determina variações fisiológicas importantes que podem levar a mudanças significativas na farmacocinética. Assim, os recém-nascidos têm menores níveis de proteínas plasmáticas, além da presença de uma proteína denominada alfafetoproteína, que não tem a capacidade de se ligar aos fármacos. Esse fato acarretará maior proporção de medicamento livre e, consequentemente, maior biodisponibilidade, podendo causar aumento da ação farmacológica ou mesmo do efeito tóxico. Em contrapartida, nos animais idosos há redução do *clearance*, do volume total de água e da massa muscular e o aumento dos depósitos de gordura corporal. Esses fatores em conjunto poderão acarretar aumento do volume de distribuição de fármacos lipossolúveis e diminuição desse parâmetro farmacocinético de fármacos hidrossolúveis.

Na prenhez, ocorrem aumento do volume plasmático da fêmea e alteração na concentração plasmática das proteínas, chegando de 70 a 80% dos valores normais no final da prenhez. Esses fatos poderão levar a alterações nas proporções das ligações dos medicamentos a essas proteínas, mudando, consequentemente, os parâmetros farmacocinéticos.

A biotransformação de fármacos catalisados por isoenzimas do sistema microssomal hepático (CYP) pode estar aumentada (p. ex., CYP3A4, CYP2D6, CYP2C9) ou diminuída (p. ex., CYP1A2, CYP2C19) durante a prenhez. Portanto, algumas vezes, é necessário o ajuste da dose de medicamentos no decorrer da prenhez.

Outra variável que tem chamado atenção nos estudos farmacológicos está ligada à cronobiologia. De fato, os ritmos biológicos existentes nas diferentes espécies animais, tais como mudança dos valores de pH estomacal, aumento do peristaltismo intestinal, fluxo sanguíneo hepático e filtração glomerular, podem alterar a farmacocinética.

Muitos fatores podem afetar as vias de biotransformação de fármacos, sendo que os fatores mais importantes são divididos em fatores internos (fisiológicos e patológicos) e externos. Dentre os fatores internos têm-se espécie animal, fatores genéticos, sexo, idade, prenhez, doenças e, dentre os externos, dieta e meio ambiente.

Estudos constataram diferenças na biotransformação de fármacos nas diferentes espécies animais. Essas diferenças podem ocorrer tanto na fase I como na II ou em ambas, podendo ser diferenças quantitativas (mesma via metabólica, mas diferentes velocidades de biotransformação) ou qualitativas (diferentes vias metabólicas). O tempo de hipnose induzido pelo hexobarbital ilustra diferenças quantitativas entre as várias espécies: a mesma dose desse medicamento causa um tempo de hipnose de em média 12 min em camundongos, 90 min em ratos e 315 min em cães. No mesmo sentido, a meia-vida desse medicamento se eleva proporcionalmente ao aumento do efeito farmacológico, sendo esse tempo de 19 min para camundongos, 140 min para ratos e 260 min para cães.

Nos exemplos citados, a via oxidativa do hexobarbital varia significativamente entre as diferentes espécies; existindo uma correlação positiva entre o efeito farmacológico desse medicamento e sua biotransformação.

Outro exemplo quantitativo é da oxifenilbutazona, um anti-inflamatório que é rapidamente biotransformado em cães (t½β de aproximadamente 30 min) e vagarosamente biotransformado em seres humanos (t½β de aproximadamente 3 dias).

Exemplo de diferenças qualitativas pode ser ilustrado com o fenol, que é conjugado com o ácido glicurônico e/ou sulfato, em proporções diferentes entre as várias espécies animais.

O Quadro 7.6 ilustra essas diferenças. Assim, com apenas um composto a ser biotransformado e somente duas enzimas envolvidas, as diferenças são marcantes.

Quando, na biotransformação de um determinado fármaco, está envolvido um grande número de reações, as diferenças entre as espécies animais podem assumir maior grau de complexidade.

De maneira geral, gatos têm deficiência em conjugar fármacos com glicuronídeos; suínos são deficientes na conjugação com sulfato; e cães têm deficiência na acetilação.

O conhecimento das rotas preferenciais de biotransformação de um determinado medicamento pode determinar o sucesso de um tratamento ou a intoxicação de um determinado animal, uma vez que, para cada reação de biotransformação, existem diferenças entre as várias espécies animais.

Após utilização prolongada, diversos fármacos podem, também, aumentar a atividade do sistema microssomal hepático. Esse fenômeno é definido com indução enzimática microssomal e leva ao aparecimento de tolerância; o exemplo mais conhecido desse fenômeno é a indução enzimática causada pelo uso contínuo do fenobarbital sódico (para mais detalhes, ver *Capítulo 6*).

QUADRO 7.6
Variações entre espécies e suas respectivas proporções entre a conjugação de fenóis com glicuronídeos e sulfatos.

Espécie animal	Conjugação de grupos fenólicos (em %)	
	Glicuronídeo	Sulfato
Rato	25	68
Coelho	46	45
Gato	0	87
Porco	100	0
Homem	23	71

CONSIDERAÇÕES GERAIS SOBRE A FARMACOCINÉTICA EM PEIXES

É ainda incipiente o conhecimento sobre o comportamento de substâncias em animais de vida aquática. Assim, fatores como a grande diferença na anatomia e na fisiologia entre animais de vida terrestre e peixes, as várias espécies de peixes, com características peculiares (os poucos dados de que se dispõe, de maneira geral, são de estudos com salmão e truta), bem como o próprio ambiente aquático são os principais fatores para o pouco conhecimento que se tem sobre a farmacocinética nesses animais. No entanto, algumas características são conhecidas.

Em relação à forma de administração de fármacos medicamentos em peixes, a principal e amplamente empregada, justamente pela dificuldade de administração de outra maneira, é por meio de **ração acrescida de medicamento** ou também chamada de **ração medicada**. Tal forma de administração requer que o animal ingira espontaneamente; no entanto, deve-se considerar que, em processos infecciosos, o apetite em peixes, como em qualquer outra espécie animal, é significativamente reduzido, praticamente deixando de se alimentar. Portanto, o uso terapêutico de antimicrobianos na ração se torna inviável, sendo empregados somente com finalidade preventiva.

A absorção de medicamentos administrados por via oral em peixes ocorre, em geral, no intestino, mas pode ocorrer também no estômago. Após a absorção há a passagem do fármaco pelo fígado, sofrendo, da mesma maneira que em mamíferos, o efeito de primeira passagem; a biodisponibilidade depende da biotransformação hepática.

Outra via de administração de medicamentos em peixes é diretamente na água. Por essa via pode-se realizar tratamento tópico, ou seja, os peixes são banhados com a preparação medicamentosa, sem que haja absorção desta substância (como, por exemplo, o tratamento com triclorfon para tratar infestação por ectoparasitos). Em outra forma de tratamento veiculado diretamente na água, o medicamento pode ser absorvido pelas guelras e tem por finalidade o efeito sistêmico. Deve-se levar em conta que nesse caso, se houver queda na tensão de oxigênio na água, há maior passagem hídrica nas guelras do animal, o que pode acarretar maior exposição ao fármaco.

Em ambas as formas de adição do medicamento na água, é necessário considerar alguns fatores, como o pH e a presença de íons na água. Assim, por exemplo, a tetraciclina apresenta grande redução na biodisponibilidade quando administrada diretamente na água (menor que 10%), devido à presença de íons cálcio e magnésio, que são íons que quelam esse antimicrobiano, impedindo sua absorção.

Grande parte do fármaco absorvido nas guelras é inicialmente transportado para os rins, onde pode sofrer o efeito de primeira passagem renal. Os rins dos peixes são similares àqueles de mamíferos, no entanto, possuem sistema portal renal, onde o sangue da veia porta irriga os túbulos e os expõem a uma fração muito maior do débito cardíaco, quando comparado aos mamíferos. Ainda, deve-se considerar que, da mesma maneira que ocorre com aves e répteis, as substâncias administradas na veia caudal caem diretamente nos túbulos renais. Portanto, ao se fazer uso de administração parenteral (intramuscular), esta deve ocorrer no terço cranial do peixe.

Tanto a eliminação pela via biliar como o ciclo êntero-hepático de substâncias também ocorrem em peixes.

Em relação à distribuição, os fármacos lipossolúveis podem se acumular no tecido adiposo; portanto, a diminuição de oferta de alimentos ao peixe pode reduzir o depósito de gordura do organismo e lançar na circulação sanguínea substâncias depositadas nesse local, aumentando seus níveis circulantes.

A biotransformação de fármacos nos peixes é qualitativamente semelhante à dos mamíferos, tanto em relação à reação de fase I quanto de fase II; no entanto, parecem ser os rins o principal local de biotransformação de substâncias. Uma grande diferença a ser considerada é o fato de os peixes serem animais heterotérmicos (também denominados ectotérmicos), os quais manifestam variações térmicas corpóreas de acordo com as oscilações térmicas do meio em que vivem. Portanto, a temperatura da água tem fundamental influência na taxa de biotransformação de substâncias. Alguns estudos realizados com a administração de antimicrobianos mostraram que a meia-vida de eliminação desses fármacos aumenta, de maneira significativa, quando há queda da temperatura. Assim, por exemplo, a queda de temperatura de 20°C para 11°C aumenta até 100% a meia-vida de eliminação de antimicrobianos. Por isso, o ideal seria que a dose do medicamento fosse ajustada de acordo com a temperatura da água; no entanto, isso, na prática clínica, não ocorre. Como há grande implicação na meia-vida de eliminação e a preocupação com a presença de resíduos na carne do peixe, na criação de salmão e trutas é prática realizar os períodos de retirada do fármaco com base em "graus dias" (°C × dias). Esse cálculo se faz multiplicando-se a média de temperatura da água diária pelo total de número de dias medido. Assim, por exemplo, 130° dias representa um período de carência de 13 dias a 10°C, ou 10 dias a 13°C. Ainda, deve ser salientado que a atividade de antimicrobianos está atrelada à temperatura da água. Assim, por exemplo, a concentração inibitória mínima (CIM) de várias quinolonas é duas a três vezes maior a 4°C que a 15°C; portanto, deve-se considerar não somente a farmacocinética, mas também a farmacodinâmica, no que se refere à temperatura da água.

ESTUDOS FARMACOCINÉTICOS

Os estudos farmacocinéticos empregam várias equações matemáticas, e algumas delas são apresentadas sucintamente no Quadro 7.7. Algumas delas também já foram comentadas ao longo deste capítulo e outras serão brevemente aqui comentadas.

Muitos processos envolvidos em farmacocinética podem ser descritos como reações de primeira ordem com relação ao substrato. Isto é, a velocidade das reações é proporcional à quantidade de substrato presente. Assim, a eliminação é de primeira ordem quando a velocidade da eliminação do fármaco é proporcional à quantidade de substrato presente (Quadro 7.7, Equação 1).

QUADRO 7.7

Principais equações utilizadas nos estudos farmacocinéticos.

Descrição	Equações
Reação de primeira ordem	**Equação 1**: $dC/dt = kC$ Em que dC/dt: velocidade de mudança na concentração; k: constante; C: concentração
Reação de ordem zero	**Equação 2**: $dC/dt = k$
Comportamento das reações de primeira ordem	**Equação 3**: $C_t = C_0 \cdot e^{-kt}$ Ou **Equação 4**: $\ln C_t = \ln C_0 - kt$ Em que C_t: concentração do fármaco no sangue, em determinado tempo (t); C_0: concentração inicial do fármaco no sangue no tempo zero; k = constante
Cálculo da meia-vida	**Equação 5**: $t_{1/2} = 0{,}0693/k$ Em que k: *slope* da curva
Parâmetros farmacocinéticos independentes de modelagem	
Absorção	**Equação 6**: $DA = F D_0 (1 - e^{-ka(t-t_0)})$ Em que DA: quantidade absorvida do fármaco; D_0: dose administrada; F: biodisponibilidade; ka: constante de absorção; t_0: tempo entre o momento da administração do fármaco e o momento em que se inicia o processo de absorção
Biodisponibilidade (F)	**Equação 7**: $F = ASC\ oral \times dose\ IV / ASC\ IV \times dose\ VO$ Em que ASC: área sob a curva de concentração
Clearance ou depuração (constante)	**Equação 8**: $Cl\ (m\ell \cdot min^{-1})$ = velocidade de eliminação ($\mu g \cdot min^{-1}$)/ concentração plasmática ($\mu g \cdot min^{-1}$)

(continua)

QUADRO 7.7

Principais equações utilizadas nos estudos farmacocinéticos. (*continuação*)

Descrição	Equações
Parâmetros farmacocinéticos dependentes de modelagem	
Via intravenosa Após a administração de dose única de um fármaco, em bólus, a velocidade na qual este desaparece do compartimento central pode ser descrita como um processo de primeira ordem	**Equação 9**: $C = C_0 \cdot e^{-kel \cdot t}$ Em que C: concentração do fármaco no sangue, em um determinado tempo (t); C_0: concentração inicial do fármaco no sangue no tempo zero, ou seja, a dose administrada; kel: constante de eliminação A equação precedente pode ser escrita como: **Equação 10**: $\log C = \log C_0 - kel \cdot t$
A constante kel é um parâmetro composto que envolve várias vias de eliminação (excreção na urina, fezes, biotransformação e sequestro do fármaco pelos tecidos). Teoricamente, a eliminação nunca é completa, portanto, é mais conveniente medir a meia-vida de eliminação (t1/2β) que pode ser calculada	**Equação 11**: $t1/2\beta = 0{,}693/kel$
Volume de distribuição	**Equação 12**: Vd = dose administrada/C_0
Clearance pode ser calculado por meio das Equações 13 ou 15 Considerando a Equação 15, quanto maior o *clearance*, menor é a área sob a curva de concentração (ASC) A ASC é mais bem estimada no gráfico linear, e pode ser calculada pelo método dos trapezoides lineares A ASC é expressa em mg · h^{-1}	Utilizando-se a constante kel e o Vd tem-se: **Equação 13**: $Cl = kel \cdot Vd$ Ou Utilizando o parâmetro área sob a curva (pode ser calculada resolvendo a equação diferencial): **Equação 14**: $C_0 = Cl \int_0^\infty C\, dt = Cl \cdot ASC$ Ou **Equação 15**: $Cl = C_0/ASC$
Via oral A constante ka é calculada pelo método dos resíduos. Nesse método, as concentrações encontradas aplicando-se a Equação 16 são subtraídas da Equação 17. A concentração residual calculada é então colocada em um gráfico em escala logarítmica *versus* tempo A reta com *slope* de −ka/2,3 é dada pela Equação 19	**Equação 16**: $C = F\, C_0 \cdot ka \cdot (e^{-kel(t-t_0)} - e^{-ka(t-t_0)})/Vd\,(ka - kel)$ Em que F: biodisponibilidade; C_0: dose administrada; ka: constante de absorção; kel: constante de eliminação; Vd: volume aparente de distribuição Na parte terminal da curva, ou seja, quando o t é muito grande, o termo $e^{-ka(t-t_0)}$, torna-se praticamente zero. Então obtêm-se: **Equação 17**: $C = F \cdot C_0 \cdot ka \cdot e^{-kel(t-t_0)}/Vd\,(ka - kel)$ Ou **Equação 18**: $\log C = (\log F\, C_0/Vd) \cdot [ka/(ka - kel)] - (kel \cdot t/2{,}3)$ **Equação 19**: $\log C = (\log F\, C_0/Vd) \cdot [ka/(ka - kel)] - (ka \cdot t/2{,}3)$
Modelo com dois compartimentos A concentração é calculada empregando-se a Equação 20, que após a derivação transforma-se na Equação 21	**Equação 20**: $-dCp/dt = (k_{12} + kel)\, Cp - k_{21} Ct$ Em que Cp: concentração do fármaco no plasma; Ct: concentração nos tecidos em um tempo t A solução dessa equação diferencial fornece a expressão biexponencial: **Equação 21**: $C = Ae^{-\alpha t} + Be^{-\beta t}$ Em que os coeficientes A e B são a interceptação dos eixos (Figura 7.2), com dimensões de concentração ($\mu g/m\ell$), e α e β são as constantes de distribuição e eliminação, respectivamente, que são expressas em unidades recíprocas de tempo (min^{-1}), e "e" representa a base do logaritmo natural.
A soma de A e B fornece a concentração do fármaco no plasma imediatamente após a injeção intravenosa (C_P^0) e o volume aparente do compartimento central, Vc, é estimado pela Equação 22	**Equação 22**: Vc = dose intravenosa/C_P^0
Do mesmo modo que no modelo de um compartimento, a meia-vida de eliminação pode ser calculada pela Equação 23	**Equação 23**: $t\tfrac{1}{2}beta = 0{,}693/beta$
O *clearance* plasmático é um importante parâmetro para medir a capacidade de um animal em excretar e eliminar o fármaco. A Equação 24 é usada para cálculo do *clearance*	**Equação 24**: $Cl = C_0/ASC_{0 \to \infty}$
No modelo de dois compartimentos, o fármaco em estudo passa por três processos de desaparecimento: eliminação (kel), transferência do compartimento central para o periférico (k_{12}) e vice-versa (k_{21}). As constantes experimentais A, B, α e β são utilizadas para calcular as constantes de velocidade associadas com modelo de dois compartimentos (k_{12}, k_{21}, kel). A determinação dessas microconstantes possibilita uma avaliação da contribuição relativa dos processos de distribuição e eliminação, que podem estar alterados em estados patológicos, no perfil da concentração *versus* tempo de um fármaco	**Equação 25**: $k_{21} = (Abeta + Balfa)/(A + B)$ **Equação 26**: $kel = beta \times alfa/k_{21}$ **Equação 27**: $k_{12} = beta + alfa - kel - k_{21}$

Por outro lado, nas reações de cinética de ordem zero a eliminação é constante e independe da concentração do agente no organismo (Quadro 7.7, Equação 2). Esse processo envolve a interação de um fármaco com uma proteína celular, tal como enzimas catalisadoras do metabolismo, ou transporte ativo que pode estar saturado em altas concentrações.

Meia-vida de eliminação (t½b)

Na cinética de primeira ordem a constante de velocidade k tem unidade de tempo elevada a menos 1 ($^{-1}$), que é difícil de ser visualizada (Quadro 7.7, Equações 3 e 4). Uma importante propriedade da função exponencial é que o tempo necessário para que qualquer concentração na curva decaia por um fator de 2 é uma constante e independe da concentração (Quadro 7.7, Equação 5).

Portanto, a meia-vida de eliminação (t½β) corresponde ao tempo necessário para que determinada quantidade ou concentração do fármaco em estudo reduza-se à metade no organismo.

Depuração plasmática ou *clearance*

O *clearance* é o processo pelo qual o fármaco é removido permanentemente da circulação, isto é, por biotransformação ou excreção. O *clearance* é definido como o volume de plasma que é depurado do fármaco por unidade de tempo. Pode ser expresso em termos de volume/tempo (mℓ/min; ℓ/h) ou de volume/tempo/peso corporal (mℓ/min/kg). A depuração plasmática total refere-se à somatória de todos os processos de eliminação que ocorrem em função de suas características físico-químicas e da via de administração (Quadro 7.7, Equação 8).

O Quadro 7.7 mostra também parâmetros farmacocinéticos dependentes de modelagem, isto é, são parâmetros que dependem da via de administração, do número de compartimentos envolvidos, dentre outros fatores.

BIBLIOGRAFIA

Baert K.; Croubels, S.; Gasthuys, F.; De Busser, J.; De Backer, P. Pharmacokinetics and oral bioavailability of a doxycycline formulation (doxycycline 75%) in nonfasted young pigs. J Vet Pharmacol Ther., v. 23, n. 1, p. 45-8, 2000.

Baggot, J.D. Clinical pharmaocokinetics in veterinary medicine. *Clin Pharmac.*, v. 22, p. 254-73, 1992.

Baggot, J.D.; Powers, J.D.; Kowalki, J.J.; Kerr, K.M. Pharmacokinets and dosage of oxytetracycline in dog. Res Vet Science, v. 24. p. 77-81, 1977.

Benchaoui, H.A.; Nowakowski, M.; Sherington, J.; Rowan, T.G.; Sunderland, S.J. Pharmacokinetics and lung tissue concentrations of tulathromycin in swine. *J Vet Pharmacol Ther.*, v. 27, n. 4, p. 203-10, 2004.

Bill, R.L. *Clinical pharmacology and therapeutics for the veterinary technician.* 3rd ed. St Louis: Mosby Elsevier; 2006.

Boothe, D.M. Drug therapy in cats: mechanisms and avoidance of adverse drug reactions. *JAVMA.* v. 196, p. 1297-1305, 1990.

Brasil. Lei nº 9.787, de 10 de fevereiro de 1999 (Altera a Lei nº 6.360, de 23 de setembro de 1976, que dispõe sobre a vigilância sanitária estabelece o medicamento genérico, dispõe sobre a utilização de nomes genéricos em produtos farmacêuticos e dá outras providências).

Brody, T.M. *Human pharmacology molecular to clinical.* St. Louis, EUA; 1995.

Brown, S.A.; Hanson, B.J.; Mignot, A.; Millérioux, L.; Hamlow, P.J.; Hubbard, V.L.; Callahan, J.K.; Kausche, F.M. Comparison of plasma pharmacokinetics and bioavailability of ceftiofur sodium and ceftiofur hydrochloride in pigs after a single intramuscular injection. *J Vet Pharmacol Ther.*, v. 22, n. 1, p. 35-40, 1999.

Caldwell, J.; Jakobi, W.B. *Biological basis of detoxication.* New York: Academic Press; 1993.

Dalvi, R.R.; Nunn, V.A.; Juskevich, J. Hepatic cytochome P-450 dependent drug metabolizing activity in rats, rabbits and several food-producing species. *J Vet Pharmacol Therap.*, v. 10, p. 164-8, 1987.

Davis, L.E.; Neff, C.A.; Baggot, D. J.; Powers, T. E. Pharmacokinetics of chloramphenicol in domesticated animals. Am J Res., v. 33, p. 2259-61, 1972.

Davis, L. E.; Westfall, B. A.; Species differences in biotransformation and excretion of salicilate. Am J Vet Res., v. 33. p. 1255-62, 1972.

De Vivo, M.; Iyengar, R. protein pathways: signal processing by effector. *Molec Cell Endocrin.*, v. 100, p. 65-70, 1994.

Dilger, J.P. from individual to population: the minimum alveolar concentration curve. *Curr Opin Anaesthesiol.*, v. 19, p. 390-6, 2006.

Dohlman, H.G; Thorner, J.; Caron M.C. et al. A model system for the study of seven-transmembrane segmente receptors. *Ann Rev Pharmacol.*, v. 60, p. 349-400, 1991.

Dorrestein, G.M. The pharmacokinetics of avian therapeutics. Veterinary Clinics of North America. *Small Animal Practice,* v. 21, p. 1241-64, 1991.

Eichle, H.G.; Müller M. Drug distribution the forgotten relative in clinical pharmacokinetics. *Clinical Pharmacokinetic,* v. 34, n. 2, pp. 95-9, 1998.

Gilson, G. G. *Introdution to drug metabolism.* New York: Chapman and Hall; 1986.

Goetting, V.; Lee, K.A.; Tell, L.A. Pharmacokinetics of veterinary drugs in laying hens and residues in eggs: a review of the literature. *Journal of Veterinary Pharmacology and Therapeutics,* v. 34, p. 521-56, 2011.

Górniak, S.L. Farmacocinética. In: Spinosa, H.S; Palermo-Neto; Górniak, S.L. *Medicamentos em animais de produção.* Rio de Janeiro: Roca; 2014. p. 48-58.

Górniak, S.L.; Spinosa, H.S. Farmacologia veterinária: considerações sobre a farmacocinética que contribuem para explicar as diferenças de respostas observadas entre as espécies animais. *Revista CFMV,* v. 9, n. 30, p. 15-22, 2003.

Goy, M.F. The wayward child of cyclic nucleotide family. *Trends Pharmacol Sci.*, v. 14, p. 293-9, 1991.

Gremmels, J.F.; van Miert, A.S.J.P.A.M. Veterinary drugs: disposition, biotransformation and risk evaluation. *Analyst,* v. 119, p. 3521-8, 1994.

Hein, L.; Kobilka, B.K. Adrenergic receptor signal transduction and regulation. *Neuropharmacology,* v. 34, p. 357-66, 1995.

Hernadez, E; Rey, R; Puig, M; Garcia, MA; Solans, C; Bregante, MA. Pharmacokinetics and residues of a new oral amoxicillin formulation in piglets: a preliminary study. *The Veterinarian Journal,* v. 170, p. 237-42, 2005.

Hucker, H. B. Species diffferences in drug metabolism. *Annu. Rev Pharmacol.*, v. 10, p. 99-118. 1970.

Ilkin, J. E.; Benthuysen, J. A. Comparative study of pharmacokinetics of alfentanila in rabbits, shep, and dogs. Am J Vet Res., v. 52, p. 581-8, 1991.

Ilkin, J. E.; Benthuysen, J. A.; Ebling, W. F.; McNeal, D. A comparative study of pharmacokinetics of thiopental in rabbit, sheep and dog. *J Vet Pharmacol Therap.* v. 14, p. 134-40, 1991.

Jackson, J.A; Robbie G.; Marroum, P. Metabolites and bioequivalence: past and present. *Clinical Pharmacokinetics,* v. 43 n. 10, pp. 655-72, 2004.

Kan, C.A.; Petz, M. Residues of veterinary drugs in eggs and their distribution between yolk and white. *Journal of Agriculture and Food Chemistry,* v. 48, p. 6397-403, 2000.

Kaziro, Y.; Itoh, H.; Kozaka, T. Structure and function of signal-transducing GTP-binding proteins. *Ann Rev Biochem.*, v. 60, p. 349-400, 1991.

Lees, P.; Aylife, T.; Maiotho, T.E.; Taylor, J.B.O. Pharmacokinetics, metabolism and excretion of phenybutazone in cattle following intravenous, intramuscular and oral administration. *Res Vet Sci.*, v. 44, p. 57-67, 1988.

Li, J; Ding, S.; Zhang, S.; Li, C.; Li, X.; Liu, Z.; Liu, J.; Shen, J. Residue depletion of florfenicol and its metabolite florfenicol amine in Swine tissues after intramuscular administration. *J Agric Food Chem.*, v. 54, n. 25, p. 9614-9. 2006.

Li Q, Shu Y. Role of solute carriers in response to anticancer drugs. Mol Cell Ther. 2014 May 27;2:15.

Lima, J.M.; Serafim, P.V.P.; Silva, I.D.C.G.; *et al.* Estudo do polimorfismo genético no gene p53 (códon 72) em câncer colorretal. Arq. Gastroenterol. v. 43, p. 8-13, 2006

Martinez, M.N. Physicochemical properties of pharmaceuticals – use of pharmacokinetics in Veterinary Medicine. *Journal of Veterinary Medical Association,* v. 213, p. 1274-7, 1998.

Martinez, M.N. Volume, clearance, and half-life – use of pharmacokinetics in Veterinary Medicine. *Journal of Veterinary Medical Association,* v. 213, p. 1122-7, 1998.

Marcy, D. W. Pharmacologic considerations in the cat. *Feline Practice*, v. 22, p. 14-8, 1994.

Milligan, G. Mechanisms of multifuncional signalling by G protein-copled receptors. *Trends Pharmacol Sci.*, 12:165-8, 1993.

Nebbia, C. Biotransformation enzymes as determinants of xenobiotic toxicity in domestic animals. *The Veterinary Journal*, v. 161, p. 238-52, 2001.

Nerbert, D.W.; Russel, D.W. Clinical importance of cytochromes P-450 (Review) *The Lancet*, v. 360, n. 12, 2002.

Nouws, J.F.M. Pharmacokinetics in immature animals: a rewiew. *J Anim Sci.*, v. 70, p. 3627-34, 1992.

Oser, B.L.; Melnick, D.; Hochberg, M. Physiological avalaibility of the vitamins: comparison of various techniques for determining vitamin availability in pharmaceutical products. *Journal of Nutrition*, v. 30, p. 67-79, 1945.

Park B.K.; Kitteringhan N.R.; Pirmohamed M.; Tucker, G.T. Relevance of indution of human drug-metabolizing enzymes: pharmacological and toxicological implication. *Br J Clin Pharmacol.*, v. 41, p. 477-91, 1996.

Piomelli, D.; Volterra, A.; Dale, N. *et al.* Lypoxygenase metabolites of arachidonic acid as second messengers for presynaptic inhibition of aphysia sensory cells. *Nature*, v. 328, p. 38-43, 1987.

Reimschuessel, R.; Stewart, L.; Squibb, E.; Hirokawa, K.; Brady, T.; Brooks, D.; Shaikh, B.; Hodsdon, C. Fish drug analysis – phish-pharm: a searchable Database of Pharmacokinetics Data in Fish. *AAPS Journal*, v.7, pE288-327, 2005.

Riviere, J.E. Absorption, distribution, metabolism, and elimination. In: Riviere, J.E; Papich, M.G. *Veterinary pharmacology & therapeutics*, 9th ed. Ames, p. 11-46, 2009.

Riond, J. L.; Vanden, S.L.; Riviere, J. E. Comparative pharmacokinets of doxycycline in cats and dogs. *J Vet Pharmacol Therap.*, v. 13. p. 415-24. 1990.

Sano, T. *et al.* Pharmacokinetics of fentanyl after single intravenous injection and constatnt rate infusion in dogs. *Veterinary Anaesthesia and Analgesia*, v. 33, p. 266-73, 2006.

Santos S.R.C.J. Monitoramento terapêutica. In: Moreau, R.L.M. *Toxicologia analítica*. Rio de Janeiro: Guanabara Koogan; 2008. pp. 91-9.

Schwark, W. S. Factors that affect drug disposition in food-producing animals during maturation. *J. Anim. Sci.*, v. 70, p. 3635-45, 1992.

Shargel, L.; YU, A.B.C. *Applied biopharmaceuticals and pharmacokinetics*. 3rd ed. New York: Prentice-Hall, 1993. 768 p.

Simon, M.I.; Strathmann, M.P.; Gautam, N. Diversy of G proteins in signal transdution. *Science*, v. 252, p. 802-8, 1991.

Singer, S.J.; Nicolson, G.L. The fluid mosaic model of the structure of cell membranes. *Science*, v. 175, n. 4023, p. 720-731, 1972.

Stachnik, J. Inhaled anesthetic agents. *Am J Health-Syst Pharm.*, v. 63, p. 623-34, 2006.

Szotakova, B.; Baliharova, V.; Lanka, J.; Nozinova E.; Sol, W. V.; Velik, J. Comparison of *in vitro* activities of Biotransformation enzymes in pig, cattle, goat and sheep. *Research in Veterinary Science*, v. 76, p. 43-51, 2004.

Tomas, JM; Schug, AS. Recent advances in the pharmacokinetics of local anesthetics. *Drug Delivery Systems*, v. 36, p. 67-83, 1999.

Toutain, P.L.; Ferran, A.; Bousquet-Mélou, A. Species differences in pharmacokinetics and pharmacodynamics. *Handbook of Experimental Pharmacology*, v. 199, p. 19-48, 2010.

Vermeulen, B.; De Backer, P.; Remon, P.P. Drug administration to poultry. *Advanced Drug Delivery Reviews*, v. 54, p. 795-803, 2002.

Walters, D. J.; Bowers, L.D.; Cipolle, R. J.; Caywood, D.D.; Bill, R. L. Plasma salicylate concentrations in immature dogs following aspirin administration: comparison with adult dogs. *J Vet Pharmacol Therap.*, v. 16, p. 275-82, 1993.

Wingard, L.B.; Brody, T.M.; Larner, J. *et al.* Sites of action: receptors. In: *Human pharmacology*. St. Louis: Mosby Year Book; 1991. p. 77-94.

Seção 3

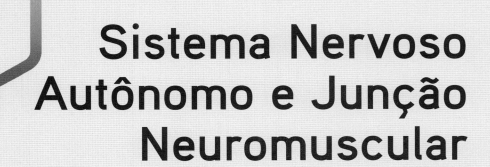

Sistema Nervoso Autônomo e Junção Neuromuscular

Nesta Seção são utilizados tanto os termos **drogas** como **medicamentos**, embora no *Capítulo 1* tenha sido estabelecida a distinção entre eles (drogas produzem efeitos benéficos e maléficos, e os medicamentos são empregados visando à obtenção de efeitos benéficos e têm uso clínico). Isso torna-se necessário porque muitas substâncias químicas contidas nesta Seção são importantes ferramentas de trabalho não só para a Farmacologia como para a Fisiologia, embora muitas delas não tenham objetivo terapêutico. Assim, quando uma dada substância for empregada terapeuticamente, ela será chamada de medicamento.

8 Introdução ao Sistema Nervoso Autônomo, 123
9 Agonistas e Antagonistas Colinérgicos, 141
10 Agonistas e Antagonistas Adrenérgicos, 157
11 Transmissão Neuromuscular e Relaxantes Musculares de Ação Periférica, 175

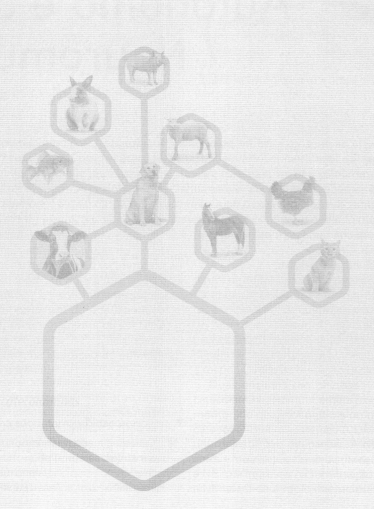

8

Introdução ao Sistema Nervoso Autônomo

Maria Aparecida B. F. Vital • Alexandra Acco

- Introdução, 123
- Organização do sistema nervoso autônomo, 123
- Resposta dos órgãos efetores aos impulsos autonômicos, 126
- Transmissão dos impulsos no sistema nervoso autônomo, 128
- Resposta dos órgãos-alvo à estimulação simpática e parassimpática, 137
- Cotransmissão, 138
- Interação de sistema autônomo e sistema imunológico, 138
- Bibliografia, 138

INTRODUÇÃO

O sistema nervoso periférico se divide em sistema nervoso somático e sistema nervoso autônomo (SNA).

O sistema nervoso somático é responsável pela inervação dos músculos esqueléticos. Não contém gânglios periféricos e as sinapses ocorrem no interior da medula espinal (sistema nervoso central), de onde partem neurônios mielinizados até a junção neuromuscular (placa motora); substância químicas que interferem nesse sistema são abordadas no *Capítulo 11*.

O SNA, também denominado visceral, vegetativo ou involuntário, conduz todos os impulsos do sistema nervoso central (SNC) e apresenta ação integradora sobre a homeostase corporal, regulando a atividade de estruturas fisiológicas que não estão sob controle voluntário como o sistema musculoesquelético. Assim, a respiração, a circulação, a digestão, a temperatura corporal, o metabolismo, a sudorese e as secreções de determinadas glândulas endócrinas são reguladas em parte ou totalmente pelo SNA.

Embora os animais domésticos raramente apresentem enfermidades em estruturas que compõem diretamente esse sistema, a prática clínica requer diariamente a manipulação de medicamentos que interferem na função autonômica em vários órgãos, como coração, vasos e glândulas. A compreensão da anatomia e da fisiologia do SNA torna-se fundamental para a previsão dos efeitos farmacológicos e dos efeitos colaterais desses medicamentos em animais.

ORGANIZAÇÃO DO SISTEMA NERVOSO AUTÔNOMO

O termo **autônomo** foi sugerido, pela primeira vez, por Langley, em 1918, em substituição a **vegetativo**. Segundo ele, "vegetativo" atribui ao sistema uma independência que não é real.

O SNA é composto por centros de controle localizados dentro do SNC e por uma rede periférica de fibras aferentes e eferentes. O hipotálamo é o principal núcleo de integração desse sistema, mas existem outros centros de controle importantes, como, por exemplo, a amígdala que participa da regulação das funções autonômica e endócrina, tomada de decisão e adaptações de comportamentos instintivos e motivacionais, plasticidade sináptica e ativação da resposta de luta ou fuga.

Do ponto de vista farmacológico, são as fibras eferentes que possuem propriedades especiais. Os dois neurônios dessas fibras na via autônoma são conhecidos, respectivamente, como pré-ganglionar e pós-ganglionar. As fibras eferentes autonômicas têm sua origem no corpo celular de neurônios localizados dentro do SNC, são denominadas fibras pré-ganglionares e geralmente são mielinizadas. Essas fibras fazem sinapse em um gânglio autônomo, que se localiza externamente ao sistema nervoso central e contém as terminações nervosas das fibras pré-ganglionares e os corpos celulares de fibras pós-ganglionares, geralmente não mielinizadas, sendo estas responsáveis pela inervação da estrutura efetora (Figura 8.1).

Estrutural e funcionalmente, o SNA é dividido em sistemas: **simpático** ou adrenérgico e **parassimpático** ou colinérgico. Os termos adrenérgico e colinérgico foram propostos por Dale (1954) para descrever os neurônios que liberam norepinefrina (ou noradrenalina) e acetilcolina, respectivamente. O sistema nervoso entérico, que consiste em plexos nervosos intrínsecos do trato gastrintestinal, forma uma terceira divisão do sistema, embora seja intimamente interconectado aos sistemas simpático e parassimpático.

O sistema nervoso entérico é formado por neurônios, cujos corpos celulares se localizam nos plexos intramurais na parede intestinal, e inclui elementos neuronais, como os neurônios sensoriais locais, que não pertencem ao sistema nervoso autônomo. Sabe-se que, em seres humanos e roedores, a sinalização entre o cérebro e o intestino é bidirecional e tem sido denominada *gut-brain axis* ou eixo cérebro-intestino. Esse eixo parece ser regulado por

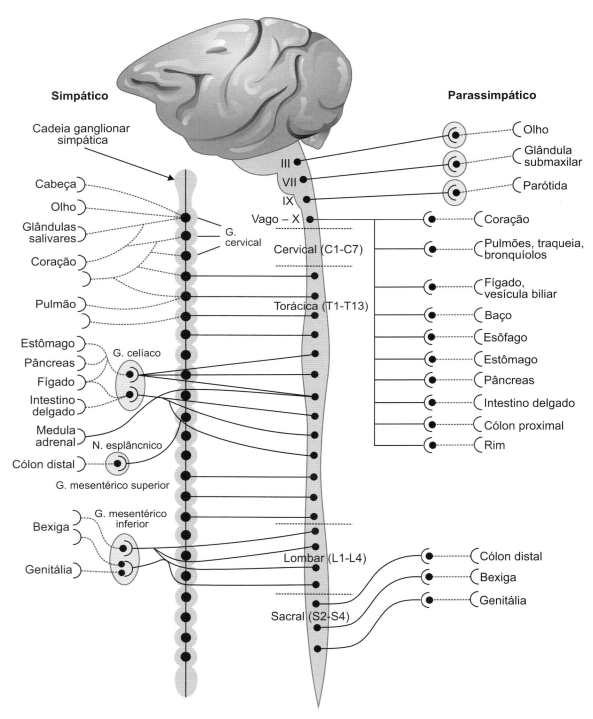

FIGURA 8.1 Representação esquemática do sistema nervoso autônomo. —: fibra pré-ganglionar; ---: fibra pós-ganglionar; G: gânglio; III, VII, IX e X: nervos, pares cranianos.

fatores neurais, hormonais e imunes, além da participação da microbiota contida no intestino. Alterações nesse eixo estão associadas com inflamação intestinal, dor abdominal crônica, transtornos alimentares, ansiedade e depressão. Recentemente, foi mostrado que a microbiota intestinal tem papel relevante na maturação e ativação da micróglia, fornecendo mais evidências sobre a microbiota e a funcionalidade do cérebro.

Sistema nervoso simpático | Toracolombar

Os neurônios pré-ganglionares simpáticos têm seus corpos celulares localizados no corno lateral da substância cinzenta dos segmentos torácico e lombar da medula, e as fibras deixam a medula nos nervos espinais toracolombares na altura da primeira vértebra torácica até a terceira vértebra lombar (T1 até L3). Os axônios dessas células atingem as raízes nervosas anteriores e fazem sinapse com neurônios situados nos gânglios simpáticos fora do eixo cerebroespinal. Os gânglios simpáticos são encontrados em três locais: paravertebral, pré-vertebral e terminal; consistem em pares que se localizam em ambos os lados da coluna vertebral, formando as cadeias laterais. Pela localização das saídas das fibras simpáticas, este sistema também é chamado **toracolombar**.

Uma fibra simpática pré-ganglionar pode percorrer uma considerável distância da cadeia simpática e atravessar diversos gânglios antes de finalmente fazer sinapse com um neurônio pós-ganglionar; além disso, sua terminação faz contatos com um grande número de neurônios pós-ganglionares. Em alguns gânglios, a razão entre axônios pré-ganglionares e corpos celulares de neurônios pós-ganglionares pode ser de 1:20 ou mais, permitindo assim uma distribuição difusa do simpático.

A medula adrenal e outros tecidos cromafins são embriológica e anatomicamente homólogos aos gânglios simpáticos. A medula adrenal difere dos gânglios simpáticos porque a principal catecolamina liberada por ela em humanos, e em várias outras espécies, é a epinefrina (ou adrenalina). No entanto, a inervação que chega à medula pelos nervos autonômicos libera acetilcolina, que atua sobre a medula adrenal para esta liberar epinefrina (Figura 8.2). As células cromafins na medula adrenal são inervadas por fibras pré-ganglionares típicas.

Sistema nervoso parassimpático | Craniossacral

A divisão parassimpática do SNA compreende os neurônios pré-ganglionares que se originam em três áreas do SNC e suas conexões pós-ganglionares. As regiões de origem central são o mesencéfalo, o bulbo e a porção sacral da medula espinal. As fibras pré-ganglionares de origem cranial estão contidas nos nervos cranianos oculomotor (III), facial (VII), glossofaríngeo (IX), vago (X) e espinal (XI), estando o maior contingente dessas fibras contido no nervo vago. Este contém fibras pré-ganglionares que vão inervar coração, brônquios, pulmões, esôfago, estômago, intestino delgado, parte inicial do cólon, fígado e pâncreas. As fibras parassimpáticas destinadas às vísceras pélvicas e abdominais emergem na saída sacral da medula em um feixe de nervos conhecidos como os nervos eretores (pois a estimulação desses nervos provoca ereção de órgãos genitais – de importância relevante para a inseminação artificial em animais). Tais fibras fazem sinapse em um grupo de gânglios pélvicos dispersos, de onde as fibras pós-ganglionares se projetam para os tecidos-alvo como a bexiga, o reto e a genitália. Pela localização das saídas das

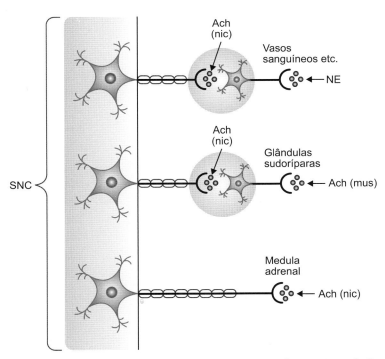

FIGURA 8.2 Representação esquemática simplificada das fibras pré- e pós-ganglionares simpáticas. Ach: acetilcolina; NE: norepinefrina; nic: receptor nicotínico; mus: receptor muscarínico; SNC: sistema nervoso central.

fibras parassimpáticas, esse sistema também é chamado "craniossacral".

Em contraste com o sistema simpático, no parassimpático a sinapse ganglionar ocorre muito próxima ou mesmo no interior do órgão-alvo, liberando acetilcolina (Figura 8.3), sendo os neurônios pós-ganglionares muito curtos em comparação àqueles do simpático. Em alguns órgãos foi sugerida uma relação de 1:1 entre o número de fibras pré e pós-ganglionares.

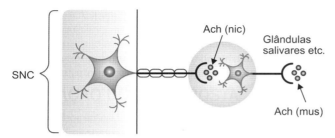

FIGURA 8.3 Representação esquemática das fibras pré e pós-ganglionares parassimpáticas. Ach: acetilcolina; nic: receptor nicotínico; mus: receptor muscarínico; SNC: sistema nervoso central.

RESPOSTA DOS ÓRGÃOS EFETORES AOS IMPULSOS AUTONÔMICOS

A maioria das vísceras é inervada por ambas as divisões do SNA e o nível de atividade representa a integração de influências dos dois componentes. Em geral, o SNA regula as atividades de estruturas que não estão sob o controle voluntário do indivíduo, conforme descrito inicialmente. Há, entretanto, órgãos que são inervados e controlados por somente uma divisão do SNA, como mostrado no Quadro 8.1.

Apesar do conceito convencional de antagonismo entre as divisões do SNA, suas atividades em estruturas podem ser ou diferentes e independentes, ou integradoras e interdependentes. Em alguns locais (p. ex., no músculo liso visceral do intestino e bexiga e no coração) o simpático e o parassimpático produzem efeitos opostos. Em órgãos como as glândulas salivares, os efeitos de simpático e parassimpático são complementares; as glândulas sudoríparas possuem apenas a inervação simpática, enquanto o músculo ciliar do olho apresenta apenas inervação parassimpática (constritora). Nos órgãos sexuais masculinos, os efeitos são complementares e estão integrados para promover a função sexual.

QUADRO 8.1
Principais efeitos do sistema nervoso autônomo.

Órgão	Tipo de receptor	Simpático	Parassimpático	Tipo de receptor
Coração				
Nodo AS	β_1, β_2	↑ Frequência	↑ Frequência	M_2
Músculo atrial	β_1, β_2	↑ Força, ↑ velocidade de condução	↓ Força	M_2
Nodo AV	β_1, β_2	↑ Automaticidade, ↑ velocidade de condução	↓ Velocidade de condução, bloqueio AV	M_2
Músculo ventricular	β_1, β_2	↑ Automaticidade, ↑ força, ↑ velocidade de condução	↓ Leve na contratilidade	
Sistema His-Purkinje	β_1, β_2	↑ Automaticidade, ↑ velocidade de condução	Pequeno efeito	
Vasos sanguíneos				
Aorta	α_{1D}	Vasoconstrição		
Arteríolas				
Coronária	α_{1D}	Vasoconstrição +++	Constrição +	
	β_2	Dilatação[1] ++		
Músculo esquelético	α, β_2	Constrição ++, dilatação++	Nenhum efeito	
Pele e mucosas	α_1, α_2	Constrição +++	Dilatação	
Cérebro	α_1	Constrição	Dilatação	
Pulmão	$\alpha_{1A}, \alpha_{1B}, \beta_2$	Constrição +, dilatação[1]	Dilatação	
Vísceras abdominais	α_1, β_2	Constrição +++, dilatação[2] +	Nenhum efeito	
Rim	$\alpha_{1B}, \alpha_{2B}, \beta_1$	Constrição +++, dilatação[2] +	Nenhum efeito	
Tecido erétil	α_{1A}	Constrição	Dilatação	M_3
Glândula salivar	α_1, α_2	Constrição +++	Dilatação ++	
Veias	$\alpha_1, \alpha_2, \beta_2$	Constrição ++, dilatação ++	Nenhum efeito	
Músculo liso vascular	β_2	Dilatação +++		
Pulmão				
Músculo liso bronquiolar e traqueia	α_{1A}, α_{1B}	Contração	Contração	
	β_2	Relaxamento		
Glândulas brônquicas	α_1, β_2	↓ Secreção; ↑ secreção	Secreção	M_2, M_3

(continua)

QUADRO 8.1
Principais efeitos do sistema nervoso autônomo. (*continuação*)

Órgão	Tipo de receptor	Simpático	Parassimpático	Tipo de receptor
Estômago				
Motilidade e tônus	$\alpha_1, \alpha_2, \beta_2$	Diminuição	Aumento	M_3
Esfíncteres	α_1	Contração	Relaxamento	M_3
Secreção		Inibição (?)	Estimulação	
Intestino				
Motilidade e tônus	$\alpha_1, \alpha_2, \beta_1, \beta_2$	Diminuição	Aumento	M_2, M_3
Esfíncteres	α_1	Contração	Relaxamento	M_3
Secreção	α_2	Inibição	↑ Estimulação de ácido clorídrico	M_3 M_1
Tecido adiposo	β_3	Lipólise		
Fígado	α_{1A}, α_{2B}		Nenhum efeito	
	β_2	Glicogenólise e gliconeogênese		
Vesícula biliar	β_2	Relaxamento	Contração	
Rim			Nenhum efeito	
	α_{2B}	Vasoconstrição +++		
Secreção de renina	α_1, β_1	Diminuição; aumento	Nenhum efeito	
Bexiga				
Detrusor	β_2	Relaxamento	Contração	
Trígono e esfíncter	α_1	Contração ++	Relaxamento	
Ureter				
Motilidade e tônus	$\alpha_1, \alpha_2, \beta_2$	Aumento	Aumento (?)	
Útero				
Grávido	α_1, β_2	Contração, relaxamento	Variável	
Não grávido	β_2	Relaxamento	Variável	
Órgãos sexuais masculinos	α_1	Ejaculação	Ereção (↑ NO)	?M_3
Próstata	α_{1D}	Contração		
Olho				
Músculo radial da íris	α_1	Contração (midríase)	Nenhum efeito	
Músculo esfincteriano da íris		Nenhum efeito	Contração (miose)	
Músculo ciliar	β_2	Relaxamento para visão distal	Contração para visão proximal	M_3
Pele				
Glândulas sudoríparas	α_1	Secreção localizada	Secreção generalizada	
Pilomotor	α_1	Contração	Nenhum efeito	
Glândulas salivares	α_1	Secreção de K⁺ e água +	↑ Secreção de K⁺ e água +++	M_3
	β	Secreção de amilase +		
Glândulas lacrimais	α	Secreção ++	↑ Secreção +++	M_3

↑: aumento do efeito; +: indicam a intensidade do efeito (+++ muito intenso; + pouco intenso). ¹Dilatação predomina no local devido a fenômenos autorregulatórios.
²A dilatação colinérgica nesses locais é de significado fisiológico questionável.

E ainda, os músculos lisos vasculares fornecem três exemplos de possíveis respostas de acordo com a inervação local. Impulsos simpáticos causam vasoconstrição das arteríolas da pele e vísceras, mas dilatação de alguns vasos em músculos esqueléticos e nenhum efeito nas arteríolas cerebrais.

A distinção anatômica entre as duas divisões do SNA tem profundo significado fisiológico. Assim, o sistema simpático está em atividade contínua, porém o grau dessa atividade varia de momento a momento e de órgão a órgão. A ativação do sistema simpático, após situações de estresse, raiva ou medo, torna-se elevada e prepara o organismo para um estado de pronta ativação, característica de respostas tipo "luta ou fuga". Nessas situações, o sistema simpático da adrenal também pode ser ativado. Desse modo, os batimentos cardíacos são acelerados, a pressão sanguínea é aumentada como resultado do redirecionamento do fluxo sanguíneo, contrário à pele e à região esplâncnica, a glicose sanguínea é elevada, bronquíolos e pupilas se dilatam, além da piloereção. Esses efeitos resultam principalmente das ações da epinefrina secretada pela medula adrenal. Por outro lado, o sistema nervoso parassimpático, devido a sua organização menos difusa, produz descargas discretas e localizadas e está associado à manutenção da energia e função orgânica durante períodos de atividade mínima. Assim, a ativação do fluxo parassimpático produz uma redução nos batimentos cardíacos e pressão sanguínea, ativação de movimentos peristálticos e esvaziamento da bexiga urinária e do reto. Além disso, glândulas lacrimais, salivares e células mucosas são ativadas; também ocorre constrição bronquiolar. De acordo com essas respostas, torna-se evidente que a ativação contínua do sistema nervoso parassimpático não é benéfica.

Embora o sistema nervoso parassimpático seja essencial para o organismo, o sistema nervoso simpático não o é, pois animais completamente desprovidos do sistema nervoso simpático podem sobreviver, apesar da ausência de respostas, quando da ativação do fluxo simpático em situações de estresse.

TRANSMISSÃO DOS IMPULSOS NO SISTEMA NERVOSO AUTÔNOMO

A primeira proposta concreta de um mecanismo neuroquímico de transmissão foi feita logo após o início do século XX. Enquanto o termo **condução** é reservado à passagem de um impulso ao longo do axônio ou fibra muscular, o termo **transmissão** se refere à passagem de impulsos por uma sinapse ou junção neuroefetora. Langley (1901) observou a semelhança entre os efeitos da injeção de extratos da glândula adrenal e a estimulação dos nervos simpáticos. Em 1905, Elliot ampliou as observações de Langley e postulou que os impulsos nervosos simpáticos liberam quantidades minúsculas de uma substância semelhante à epinefrina, em contato com as células efetoras. Ainda em 1905, Langley sugeriu que as células efetoras possuíam "substâncias receptivas" excitatórias e inibitórias e que a resposta à epinefrina dependia do tipo de substância presente. Em 1914, Dale, reinvestigando as propriedades farmacológicas da acetilcolina, observou que essa droga reproduzia as respostas à estimulação dos nervos parassimpáticos e introduziu o termo **parassimpatomimético** para caracterizar seus efeitos.

Somente em 1921, Loewi demostrou pela primeira vez a mediação química dos impulsos nervosos por meio da liberação de agentes químicos específicos. Ele estimulou o nervo vago de um coração de rã isolado e permitiu que o líquido de perfusão entrasse em contato com um segundo coração de rã. Assim, era evidente que uma substância química era liberada do primeiro órgão e diminuía a frequência do segundo. Loewi denominou essa substância como *vagusstoff* (substância do vago). De modo análogo foi constatada aceleração do segundo coração, quando se estimulava o nervo simpático do primeiro, e a substância foi denominada *acceleranstoff* (substância aceleradora). A epinefrina reproduzia esses efeitos. Essas experiências de Loewi se tornaram clássicas, uma vez que foram conclusivas para a demonstração de uma substância química ser a responsável pela conexão entre impulso nervoso e órgão efetor.

A transmissão da informação dos neurônios pré-ganglionares a neurônios pós-ganglionares ou de pós-ganglionares aos órgãos efetores envolve a transmissão química de impulsos nervosos.

Impulsos elétricos originários do SNC resultam em despolarização local da membrana neuronal como resultado do aumento seletivo na permeabilidade dos íons Na^+ que entram na célula. Segue-se imediatamente a repolarização da membrana pelo aumento seletivo da permeabilidade aos íons K^+ que saem. Esses fluxos iônicos são mediados por canais iônicos separados e distintos. O fluxo iônico transmembrana, que leva a correntes iônicas produzidas em um circuito local, resulta na geração de um potencial de ação que é propagado através da extensão do axônio. A chegada do potencial de ação na terminação nervosa pré- ou pós-ganglionar leva a uma liberação quantal de neurotransmissor, armazenado em vesículas intracelulares.

A liberação do neurotransmissor, tanto da norepinefrina do sistema nervoso simpático quanto da acetilcolina do sistema nervoso autônomo parassimpático, ocorre por um processo denominado exocitose, que é cálcio-dependente. Nesse processo, as vesículas de armazenamento migram através da ação de uma família de proteínas, as sinapsinas e a Raβ3 – esta última uma proteína de família *ras (resistance to audiogenic seizures)* – que controlam o tráfego e a mobilização das vesículas até a membrana da terminação nervosa e fundem-se a ela. A seguir, as vesículas abrem-se no espaço extracelular pela ação de outras proteínas, como a sinaptofisina, que contribuem para a formação do poro de fusão e permitem a liberação do neurotransmissor e outras substâncias. O neurotransmissor se difunde através da fenda sináptica e pode interagir com receptores no corpo celular do neurônio pós-ganglionar (receptores pós-sinápticos). Tanto no sistema simpático quanto parassimpático, o neurotransmissor liberado pelos neurônios pré-ganglionares é a acetilcolina (Ach).

A ativação dos receptores pós-sinápticos leva a um aumento na permeabilidade iônica que resulta na geração de potenciais de ação que são propagados pelo axônio do neurônio pós-ganglionar até o órgão-alvo. O neurotransmissor liberado pelos terminais simpáticos pós-ganglionares é a norepinefrina (NE) e pelos parassimpáticos pós-ganglionares é a Ach.

Além desses neurotransmissores clássicos, devemos ainda considerar a existência dos neurotransmissores não adrenérgicos não colinérgicos (NANC) que ocorrem em várias estruturas, principalmente no sistema nervoso entérico, e em várias partes dos sistemas simpático e parassimpático. Os mediadore NANC incluem serotonina (5-HT), trifosfato de adenosina (ATP), dopamina (DA), óxido nítrico (NO) e vários neuropeptídios. Algumas evidências sugerem que o polipeptído intestinal vasoativo (VIP) pode participar da transmissão NANC, regulando várias respostas parassimpáticas no trato gastrintestinal, incluindo o relaxamento dos esfíncteres no estômago e intestino.

A resposta subsequente no órgão efetor depende das características do neurotransmissor e do tipo de receptor presente. Em condições normais, esses receptores podem estar localizados na superfície da célula efetora, como se observa na junção neuromuscular do músculo esquelético e em outras sinapses, ou distribuídos de maneira mais uniforme, como se observa no músculo liso. A Ach e a NE atuam em diferentes receptores farmacológicos para mediar a sua resposta final no órgão-alvo. A classificação de numerosos subtipos de receptores é primariamente baseada em estudos farmacológicos, mas é evidente que a resposta final dependerá muito mais do tipo de receptor que do neurotransmissor. De modo geral, pode ocorrer um dos três tipos de alteração na permeabilidade: (1) aumento da permeabilidade a cátions como Na^+ e Ca^{2+} resultando em uma despolarização da membrana, ou seja, um potencial excitatório pós-sináptico (PEPS); (2) aumento seletivo da permeabilidade a ânions, principalmente o Cl^-, resultando em hiperpolarização da membrana, originando um potencial inibitório pós-sináptico (PIPS); e (3) aumento da permeabilidade ao K^+, que se difunde para o meio extracelular com consequente hiperpolarização do potencial de membrana (PIPS).

Após a liberação do neurotransmissor, este deve ser rapidamente inativado para evitar a ativação excessiva dos receptores. As sinapses possuem dois mecanismos gerais para realizar esse processo:

1. Inativação enzimática: ocorre pela ação de enzimas altamente seletivas para degradar os neurotransmissores na fenda sináptica.
2. Recaptação do neurotransmissor: proteínas que realizam a captação e recaptação estão presentes em terminações pré-sinápticas, fígado, músculo e células da glia no SNC, respectivamente, e que transportam o neurotransmissor para o terminal pré-sináptico. Sendo esse mecanismo o mais importante para a inativação das monoaminas (DA, NE e 5-HT).

Além de funcionarem como neurotransmissores, os mediadores químicos podem regular a liberação pré-sináptica, bem como a excitabilidade neuronal. Vários mediadores endógenos (p. ex., ácido gama-aminobutírico – GABA, prostaglandinas, opioides e outros peptídios), assim como os próprios transmissores, exercem controle pré-sináptico (principalmente inibitório) sobre a liberação autônoma do receptor.

Transmissão autonômica adrenérgica

Biossíntese de catecolaminas

Nesse tema geral são incluídas a NE, que é o neurotransmissor nas fibras pós-ganglionares, também encontrada em algumas regiões do cérebro, e a DA, que é sintetizada como um precursor da NE e não é normalmente encontrada nas terminações nervosas autonômicas. Deve-se ressaltar, porém, que receptores dopaminérgicos estão presentes em leitos vasculares renais, mesentéricos e coronarianos. Por outro lado, no SNC a DA é um neurotransmissor predominante do sistema extrapiramidal dos mamíferos e em várias vias mesocorticais e mesolímbicas; e a epinefrina, cuja formação ocorre principalmente na medula adrenal e em certas regiões cerebrais, também atua.

O precursor para a biossíntese das catecolaminas é o aminoácido L-tirosina, que é ativamente transportado tanto para o interior de neurônios noradrenérgicos quanto para as células cromafins da medula adrenal. No citoplasma de neurônios noradrenérgicos, a L-tirosina é convertida a L-dopa (di-hidroxifenilalanina) pela enzima tirosina-hidroxilase.

A hidroxilação da tirosina é geralmente considerada como a etapa limitante da velocidade na biossíntese das catecolaminas, e a tirosina hidroxilase é ativada após a estimulação dos nervos adrenérgicos ou da medula adrenal. A enzima é um substrato para as proteinoquinases dependentes de 3′,5′ monofosfato de adenosina cíclico (cAMP) e sensíveis à cálcio-calmodulina, e a fosforilação catalisada pela quinase é associada ao aumento da atividade da hidroxilase. Além disso, a tirosina-hidroxilase é inibida pelos compostos catecóis de uma forma competitiva com seu fator pterina, tetraidrobiopterina. É, portanto, sujeita à inibição de *feedback* pelo produto final.

A L-dopa é um substrato para outra enzima citoplasmática, dopa-descarboxilase (aminoácido L-aromático descarboxilase) que resulta na síntese de DA (di-hidroxifeniletilamina). Cerca de 50% da DA formada são captados ativamente para as vesículas de armazenamento através de transportadores situados na membrana das vesículas, e então, sob ação da dopamina beta-hidroxilase (DβH), são convertidos a L-norepinefrina no interior das vesículas. O restante de DA que não foi captado para o interior das vesículas é desaminado em ácido 3,4-di-hidroxifenilacético (DOPAC) e depois O-metilado em ácido homovanílico (HVA). As enzimas que participam na formação de norepinefrina são sintetizadas nos corpos celulares dos neurônios adrenérgicos e então transportadas ao longo dos axônios para as suas terminações nervosas. As etapas da síntese das catecolaminas são resumidas na Figura 8.4.

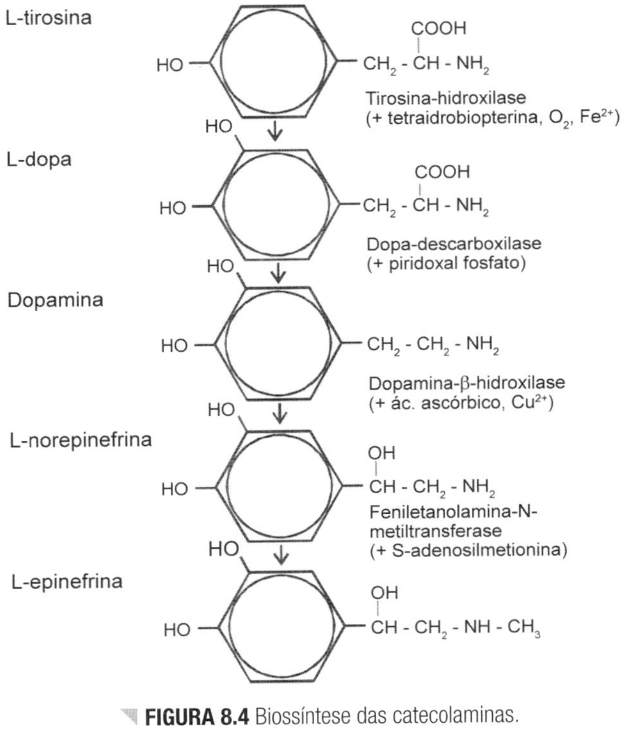

FIGURA 8.4 Biossíntese das catecolaminas.

Adicionalmente, na medula adrenal a norepinefrina também é sintetizada. Para tanto, é metilada no citoplasma da célula para formar o hormônio epinefrina, sendo essa reação catalisada pela enzima feniletanolamina-N-metiltransferase (PNMT). A velocidade da síntese de epinefrina a partir da norepinefrina nas células cromafins é dependente dos níveis de glicocorticoides secretados pelo córtex da glândula.

Armazenamento de norepinefrina e epinefrina

Os locais mais importantes de armazenamento de norepinefrina e epinefrina são as vesículas granulosas, observadas em altas concentrações nas varicosidades da terminação nervosa. Evidências sugerem que essas vesículas são formadas no corpo celular de neurônios adrenérgicos e são transportadas ao longo do axônio até as terminações nervosas (Figura 8.5).

Dentro das vesículas a NE se encontra sob a forma de um complexo molecular com ATP (trifosfato de adenosina) na proporção de 4:1. Além disso, as vesículas também contêm cromogranina, a enzima DβH, ácido ascórbico e peptídios, como a encefalina e o neuropeptídio Y (NPY). Fora das vesículas, a norepinefrina não pode ser encontrada sob a forma livre (não ligada ao ATP).

No interior das vesículas, existe ainda um sistema de transporte ativo que ajuda a manter o gradiente de norepinefrina. Esse sistema pode concentrar 200 vezes mais norepinefrina no interior da vesícula, sendo o ATP e os íons magnésio essenciais para esse processo. Esse mecanismo de transporte é sensível à ação de certas substâncias como reserpina, que libera norepinefrina a partir das vesículas para o citoplasma.

Na medula adrenal a norepinefrina deixa os grânulos, e no citoplasma é metilada a epinefrina, que é armazenada em outras vesículas. A epinefrina corresponde a aproximadamente 80% do total de catecolaminas.

Liberação de catecolaminas

Quando um impulso nervoso é propagado ao longo do neurônio adrenérgico pós-ganglionar, ocorre liberação de norepinefrina a partir das vesículas de armazenamento por exocitose. Nesse processo (representado esquematicamente na Figura 8.5), também são liberados DβH, cromogranina e ATP. O cálcio também está envolvido no processo de exocitose. A sinaptotagmina e a sinaptobrevina (VAMP), localizadas na membrana da vesícula, e as neurexinas e sintaxinas, situadas na membrana plasmática da terminação pré-sináptica, estão envolvidas no acoplamento das vesículas aos locais de liberação na membrana plasmática. A sinaptofisina contribui para a formação do poro de fusão. Após a exocitose, o neurotransmissor liberado poderá atuar em receptores pré ou pós-sinápticos, ser degradado intra ou extraneuronalmente ou ser recaptado para a terminação pré-sináptica.

Mecanismo análogo ocorre na liberação de epinefrina e norepinefrina na medula adrenal.

Interrupção das ações das catecolaminas

As ações da NE e epinefrina são interrompidas por:
- Recaptação pelas terminações nervosas
- Diluição por difusão para fora da fenda sináptica e captação em locais extraneuronais
- Transformação metabólica.

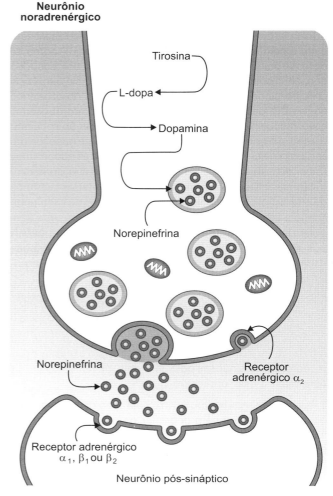

FIGURA 8.5 Representação esquemática da liberação de norepinefrina.

Após a liberação na fenda sináptica, uma grande quantidade de NE é recuperada através de recaptação por um mecanismo de transporte ativo específico, que a transporta através da membrana axonal, desde a sinapse até o *pool* citoplasmático. Ocorre ainda transporte ativo de NE contra o gradiente de concentração elevado, do citoplasma para os reservatórios vesiculares. Assim, a recaptação é o mecanismo mais importante na cessação da ação da NE liberada. Ambos os sistemas de transporte envolvidos com a recaptação são suscetíveis à ação de medicamentos, como os antidepressivos.

A importância da recaptação neuronal das catecolaminas, também denominada recaptação 1 ou de alta afinidade, é indicada por observações de que os inibidores deste processo (p. ex., cocaína, antidepressivos) potencializam os efeitos do neurotransmissor. A recaptação extraneuronal, captação 2 ou de baixa afinidade está presente nas células gliais, hepáticas, miocárdicas e outras. Esse sistema de transporte é responsável pela remoção das catecolaminas circulantes.

Duas enzimas são responsáveis pela degradação das catecolaminas: a monoamina oxidase (MAO), localizada na membrana de mitocôndrias no terminal pré-sináptico, e a catecol-O-metiltransferase (COMT), localizada em tecidos neuronais e não neuronais. A NE do *pool* citoplasmático sofre uma reação de desaminação pela MAO, bem como a NE que ingressa na terminação nervosa por recaptação; a NE na fenda é rapidamente metilada pela COMT.

A maior parte da epinefrina e da NE que entra na circulação após estimulação adrenal ou exocitose pelas fibras adrenérgicas é inicialmente metilada pela COMT em metanefrina ou normetanefrina.

A NE que é liberada por medicamentos como a reserpina é inicialmente desaminada pela MAO até formar DOPEG (3,4-di-hidroxifeniletilenoglicol) no interior do neurônio, que é convertido a ácido 3-metoxi-4-hidroximandélico, geralmente (mas incorretamente) denominado ácido vanilmandélico (VMA) (Figura 8.6).

A análise dos metabólitos urinários fornece informações sobre o *turnover* neuronal e sobre a fonte de catecolaminas original. A presença desses metabólitos pode ser investigada em determinadas enfermidades, como no feocromocitoma.

Receptores adrenérgicos (adrenorreceptores)

Embora estruturalmente relacionados, diferentes receptores adrenérgicos regulam processos fisiológicos distintos através do controle de síntese ou liberação de vários segundos mensageiros, diferenciando assim a resposta celular desencadeada por cada receptor ativado pela NE ou epinefrina.

Ahlquist (1948) inicialmente propôs que havia mais de um receptor adrenérgico, baseando-se em observações de que os simpatomiméticos podem causar contração ou relaxamento do músculo liso, dependendo do local e do agente escolhido. Esse autor também propôs as designações α e β e para os receptores no músculo liso onde as catecolaminas produziam respostas excitatórias e inibitórias, respectivamente (uma exceção é o intestino, que geralmente é relaxado pela ativação dos receptores α ou β). A ordem de potência dos agonistas é isoproterenol > epinefrina > NE para receptores β e epinefrina $\geq$ NE >> isoproterenol para os receptores α adrenérgicos. A NE tem pequena ação nos receptores β_2, enquanto a epinefrina e o isoproterenol possuem grande afinidade por esses receptores (Quadro 8.2).

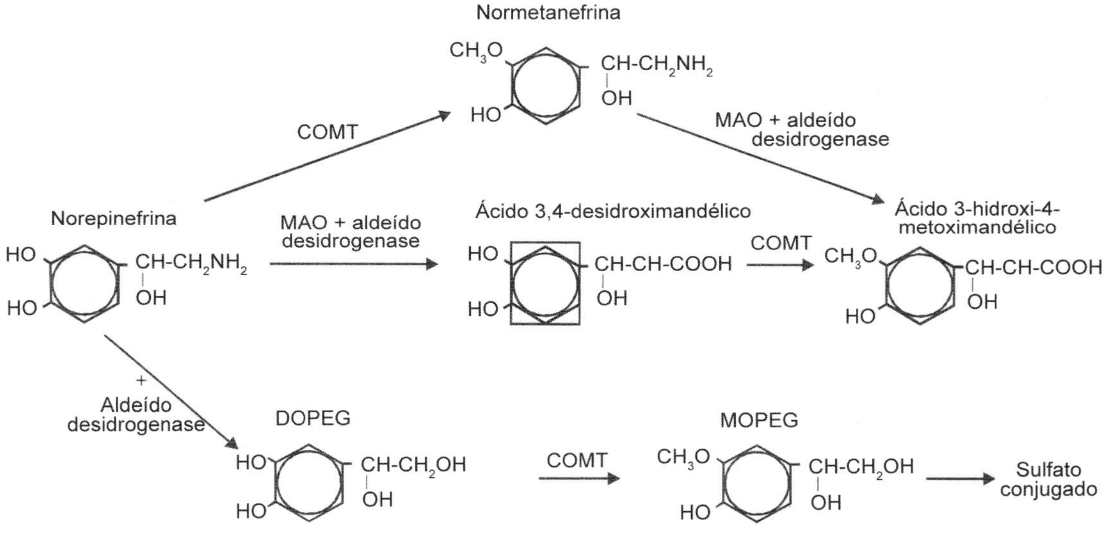

FIGURA 8.6 Degradação da norepinefrina pela monoamina oxidase (MAO) e pela catecol-O-metiltransferase (COMT).

QUADRO 8.2
Principais agonistas e antagonistas adrenérgicos e colinérgicos.

	Subtipo de receptor		Agonistas	Antagonistas
Receptores adrenérgicos	α_1	α_{1A}	Epinefrina	Fentolamina
		α_{1B}	Norepinefrina	Tolazolina
		α_{1C}	Fenilefrina	Prazosina
	α_1	α_{2A}	Epinefrina	Fentolamina
		α_{2B}	Norepinefrina	Tolazolina
		α_{2C}	Clonidina	Ioimbina
	β	β_1	Epinefrina	Propranolol
		β_2	Norepinefrina	Metoprolol (β_1)
		β_3	Isoproterenol	Butoxamina (β_2)
Receptores colinérgicos	Muscarínico	M_1	Acetilcolina	Atropina
			Muscarina	Pirenzepina
			Carbamilcolina	
		M_2	Acetilcolina	Atropina
			Muscarina	
			Carbamilcolina	
	Nicotínico	Ganglionico	Acetilcolina	Hexametônio
			Nicotina	Mecamilamina
		Músculo esquelético	Acetilcolina	D-tubocorina
			Nicotina	Decametônio

Os receptores β foram ainda subdivididos em $β_1$ e $β_2$, porque a epinefrina e a NE são essencialmente equipotentes nos primeiros receptores, enquanto a epinefrina é 10 a 50 vezes mais potente que a NE nos últimos. Um terceiro receptor beta-adrenérgico – designado $β_3$ – foi descrito inicialmente em adipócitos e sua regulação, na lipólise e termogênese. Mais recentemente, foi associado ao relaxamento muscular no trato gastrintestinal e na bexiga urinária; além de regular o sistema cardiovascular através de sua expressão em células endoteliais vasculares e cardiomiócitos, e podendo estar envolvido na fisiopatologia da insuficiência cardíaca. A localização dos receptores β nos diferentes órgãos e suas funções estão descritas no Quadro 8.1.

A heterogeneidade dos receptores alfa-adrenérgicos também foi observada quando se percebeu que a NE e outros agonistas alfa-adrenérgicos poderiam inibir a liberação da própria NE dos neurônios. Esse efeito de *feedback* da NE sobre sua liberação das terminações nervosas é mediado por receptores α, que são farmacologicamente distintos dos receptores α pós-sinápticos clássicos. Assim, esses receptores α pré-sinápticos foram designados como $α_2$, enquanto os receptores α-excitatórios pós-sinápticos foram designados $α_1$. Evidências indicam que há heterogeneidade adicional dos receptores $α_1$ e $α_2$-adrenérgicos ($α_{1A}$, $α_{1B}$, $α_{1D}$, e $α_{2A}$, $α_{2B}$, $α_{2C}$).

Interessantemente, os receptores adrenérgicos não estão envolvidos apenas em processos fisiológicos, também estão relacionados à patogênese de enfermidades em algumas espécies domésticas, o que desperta possibilidades de estratégias terapêuticas. Em cães, sua participação em distúrbios cardiovasculares (p. ex., *down-regulation* [redução] de β-receptores em cardiomiopatia dilatada) e na modulação da agressividade canina tem despertado interesse. Em cavalos sadios os receptores $β_1$ são predominantes no coração, mas na insuficiência cardíaca ocorre aumento (supersensibilidade ou *up-regulation*) da expressão do subtipo $β_2$ e $β_3$. Nessa mesma espécie, com alta incidência de enfermidades respiratórias, diferenças funcionais regionais têm sido evidenciadas no trato respiratório. O receptor $β_2$ predomina em todos os segmentos, mas a resposta do subtipo mediado pela adenilciclase é tecido-dependente, com maior atividade em membranas traqueais do que em membranas de brônquios e pulmões. Foi também observado que a ativação do sistema simpático pode desempenhar importante função na patogênese de cistos ovarianos bovinos, devido à modificação dos níveis de β-receptores na hipófise e nos ovários.

Receptores beta-adrenérgicos

Os receptores $β_1$ estão situados principalmente no miocárdio e nas proximidades das terminações adrenérgicas dos órgãos-alvo periféricos, enquanto os $β_2$ estão presentes no coração, onde participam na contração do miocárdio, e também no músculo liso dos vasos e outros tecidos, onde promovem relaxamento. Por outro lado, a estimulação dos receptores $β_2$ pré-sinápticos está associada a um discreto aumento da liberação de NE. Além disto, também são descritos receptores $β_2$ em locais distantes das terminações nervosas, como nas células musculares lisas vasculares e em elementos sanguíneos (plaquetas e leucócitos), que podem ser ativados pelas catecolaminas circulantes, em especial a epinefrina. Os receptores $β_3$ estão localizados no tecido adiposo, no rim, bexiga, miocárdio, cérebro e retina. A ativação de $β_3$ na bexiga é considerado o mecanismo mais importante para aumentar a capacidade da bexiga sem afetar a contração. Além disso, polimorfismos desse receptor têm sido associados ao risco de diabetes do tipo 2.

A estimulação de receptores $β_1$, $β_2$ e $β_3$ leva à ativação da enzima ligada à membrana, adenilciclase, que catalisa a conversão do ATP a cAMP (adenosina monofosfato cíclico). A ativação da enzima adenilciclase pelos receptores β não é direta, mas mediada por uma proteína G, designada G_s (estimuladora), conforme esquematizado na Figura 8.7. Portanto, as ações celulares dos receptores β dependem do segundo mensageiro cAMP.

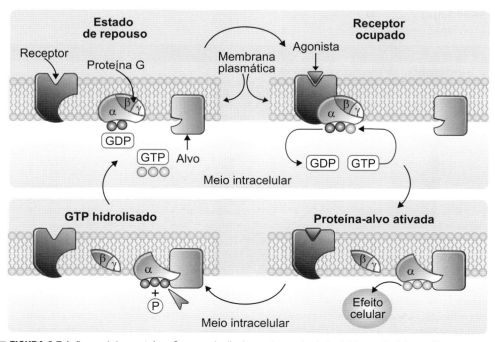

FIGURA 8.7 Ação geral das proteínas G na regulação das enzimas-alvo (adenilciclase e fosfolipase C, entre outras).

As proteínas G são proteínas regulatórias e recebem esta denominação devido à sua alta afinidade por nucleotídios da guanina.

A sequência resumida de eventos da ativação do receptor e da proteína G pode ser assim representada:

1. O agonista β adrenérgico se liga aos receptores β_1, β_2 ou β_3
2. O complexo agonista-receptor se liga à proteína G_s através da subunidade α (em repouso há uma molécula de GDP – guanina-difosfato ligada a esta porção da proteína G).
3. A formação do complexo agonista-receptor-proteína G facilita o deslocamento do GDP pelo GTP (guanina-trifosfato).
4. O complexo entre proteína G_s e GTP se dissocia do complexo agonista-receptor e interage com a subunidade catalítica da adenilciclase, portanto promovendo a conversão do ATP em AMPc.
5. A função primária do cAMP é a ativação da proteína quinase (PKA), que subsequentemente fosforila um conjunto de proteínas regulatórias nas células. Essa sequência de fosforilações possibilita a amplificação do sinal intracelular, levando à resposta farmacológica. No coração, por exemplo, a estimulação dos receptores β_1 produz aumento da concentração intracelular de cAMP e da fosforilação das proteínas (como troponina e fosfolambano), resultando nos efeitos inotrópico e cronotrópico positivos (aumento da força de contração e da frequência cardíaca, respectivamente). Por outro lado, no músculo liso bronquiolar, a ativação de receptores β_2 leva à fosforilação da miosina quinase de cadeia leve, resultando em relaxamento ou broncodilatação.

Portanto, a ativação de β_1, β_2 ou β_3 leva a um aumento do segundo mensageiro cAMP, conforme ilustra a Figura 8.8.

Receptores alfa-adrenérgicos

Receptores α_1

Os receptores α_1 produzem seus efeitos por meio de um aumento no *turnover* intracelular do segundo mensageiro fosfatidilinositol; isto é, a ativação do receptor leva à estimulação da enzima de membrana fosfolipase C via proteínas $G_{q/11}$, de acordo com o esquema proposto na Figura 8.9. A ativação da fosfolipase C (PLC) resulta na hidrólise do bifosfato de fosfatidilinositol (PIP_2), que produz os segundos mensageiros trifosfato de inositol (IP_3) e diacilglicerol (DAG). O DAG ativa a proteinoquinase C (PKC), em parte por sensibilizá-la ao Ca^{2+}, que leva à fosforilação de uma série de proteínas intracelulares e canais iônicos. O IP_3 atua liberando o Ca^{2+} intracelular (do retículo endoplasmático e dos calciossomas) para o citoplasma. Esses efeitos provavelmente levam à regulação da condutância iônica. Na maioria dos músculos lisos, o aumento das concentrações intracelulares do Ca^{2+} causa contração; entretanto, o aumento das concentrações intracelulares do Ca^{2+} que resulta da estimulação dos receptores α_1 do músculo liso gastrintestinal causa hiperpolarização e relaxamento, pela ativação dos canais de K^+ dependentes do cálcio. Além disso existe uma interação do tipo *crosstalk* (interação de receptores ou proteinoquinases) para os subtipos α_{1A} e α_{1B} no coração de ratos neonatos. Essa interação é antagônica e previne a hiperatividade do receptor α_{1B}, que pode conduzir à hipertrofia do miocárdio (para revisão, ver Akinaga *et al*, 2018).

A proteinoquinase C pode ainda fosforilar proteínas de membrana como canais, bombas e proteínas trocadoras de íons, efeitos esses que resultam na regulação da condutância de diversos íons. Além disso, a estimulação de receptores α_1 pode ativar a fosfolipase A (PLA), que produzirá liberação do ácido araquidônico livre que, a seguir, é metabolizado pela ciclo-oxigenase e lipoxigenase a prostaglandinas e leucotrienos, respectivamente. No músculo liso vascular, α_1 pode regular um canal de Ca^{2+} através de uma proteína G.

Por fim, alguns estudos sugerem que a ativação de α_1 também induz a fosforilação de proteínas quinases ativadas por mitogênio (MAPKs) como a p38 e a quinase regulada por sinal extracelular (ERK).

Receptores α_2

São conhecidos 3 subtipos de α_2 adrenorreceptores: α_{2A}, α_{2B}, α_{2C}, que foram identificados através da ligação a agonistas e antagonistas, da sequência de aminoácidos e da

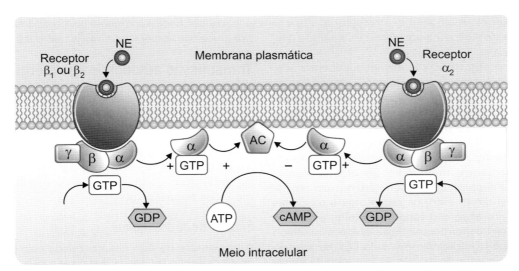

FIGURA 8.8 Formação do segundo mensageiro – cAMP, pela ativação dos receptores β_1 e β_2 após ligação da norepinefrina (NE) e ativação da adenilciclase (AC). A ativação do receptor α_2 conduz à diminuição da formação de cAMP.

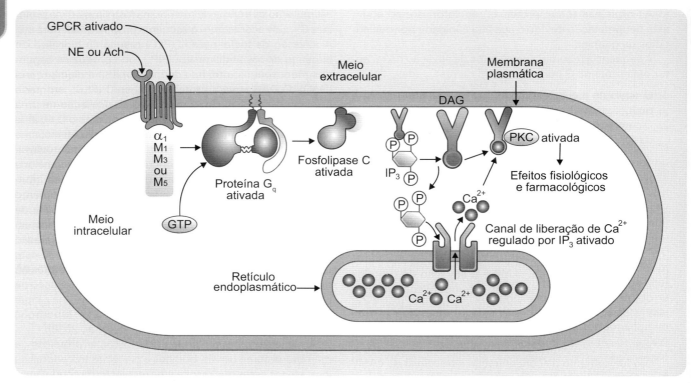

FIGURA 8.9 Ciclo do bifosfato de fosfotidilinositol (PIP_2). Tanto a ativação do receptor α_1 pela norepinefrina (NE), como a ativação de M_1, M_3 ou M_5 pela acetilcolina (Ach) resultam na formação dos segundos mensageiros trifosfato de inositol (IP_3) e diocilglicerol (DAG). GPCR: receptor acoplado à proteína G; PKC: fosfolipase C; M: receptores muscarínicos.

localização cromossômica. Os subtipos α-2A e -2C são encontrados principalmente no SNC. A estimulação desses subtipos de receptores parece ser responsável pela sedação, analgesia e efeitos simpatolíticos. Os receptores α_{2B} são encontrados no músculo liso vascular e parecem mediar os efeitos vasopressores.

Assim, os receptores α_{2A} pré-sinápticos podem mediar a inibição da liberação de outros neurotransmissores além da NE nos sistemas autônomo e central. Deve-se salientar ainda, que receptores α_2 podem estar situados em locais distantes das terminações nervosas, como nas células musculares lisas vasculares (α_{2B}), plaquetas (α_{2A}, α_{2B}) e podem ser ativados pelas catecolaminas circulantes, em especial a epinefrina. A ativação dos receptores α_2 pode eliciar uma série de efeitos intracelulares; a seguir são descritos os principais.

Quando os receptores α_2 são ativados, inibem a adenilciclase pela interação com proteínas G denominadas G_i (inibitórias), como mostra a Figura 8.8. As concentrações intracelulares de cAMP são, portanto, reduzidas, e o estado de ativação da proteinoquinase dependente de cAMP é reduzido. Os receptores α_2 podem, ainda, ativar os canais de K^+ controlados pelas proteínas G, resultando em hiperpolarização da membrana. Em alguns órgãos, este processo é dependente de Ca^{2+}; em outros, resulta do acoplamento direto entre os receptores e os canais de K^+. Os receptores α_2 são capazes de inibir os canais de Ca^{2+} voltagem-dependentes. Esse efeito é mediado pelas proteínas G_o (outras). No músculo liso, os agonistas α_2 produzem contração devido ao aumento da hidrólise do polifosfoinositídeo e aumento da disponibilidade intracelular do Ca^{2+}.

Alfa-2-agonistas são sedativos potentes com boas propriedades analgésicas e são frequentemente usados em combinação com outras drogas durante a anestesia em várias espécies animais.

Substâncias como a clonidina são agonistas mais potentes em receptores α_2 que em α_1; em contrapartida, a fenilefrina e a metoxamina ativam seletivamente os receptores α_1 pós-sinápticos. Assim, a estimulação dos receptores α_2 pós-sinápticos (ou pós-juncionais) em neurônios noradrenérgicos no SNC (*Locus ceruleus*) está associada à diminuição do fluxo simpático e parece ser responsável pelo efeito anti-hipertensivo de medicamentos como clonidina. Entretanto, essa distribuição seletiva não é totalmente válida, pois α_1 e α_2 não estão necessariamente restritos à localização pós- e pré-juncional, respectivamente (Quadro 8.2).

Transmissão autonômica colinérgica

A Ach é um neurotransmissor do sistema colinérgico amplamente distribuído no SNA, como também em certas regiões cerebrais. A Ach é liberada por todas as fibras pré-ganglionares no SNA e por aquelas da medula adrenal; fibras pós-ganglionares parassimpáticas que se dirigem para o órgão efetor; fibras pós-ganglionares das glândulas sudoríparas e algumas fibras simpáticas de vasos em músculos esqueléticos.

Biossíntese de acetilcolina

A biossíntese de Ach nos neurônios colinérgicos ocorre pela acetilação da colina, catalisada pela enzima colina-acetiltransferase (CAT), com a acetil coenzima A (acetil-CoA) servindo como doador de grupos acetil (Figura 8.10).

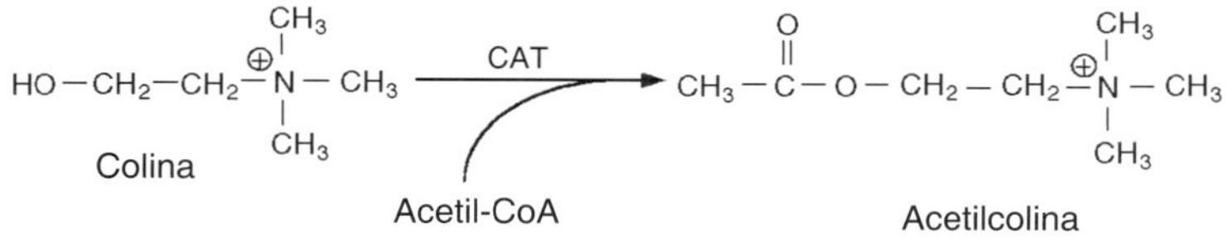

$$HO-CH_2-CH_2-\overset{CH_3}{\underset{CH_3}{\overset{|}{\underset{|}{N^{\oplus}}}}}-CH_3 \quad \xrightarrow[\text{Acetil-CoA}]{\text{CAT}} \quad CH_3-\overset{O}{\overset{||}{C}}-O-CH_2-CH_2-\overset{CH_3}{\underset{CH_3}{\overset{|}{\underset{|}{N^{\oplus}}}}}-CH_3$$

Colina　　　　　　　　　　　　　　　　　　　　　　　Acetilcolina

FIGURA 8.10 Biossíntese da acetilcolina. CAT: colina-acetiltransferase.

A colina é ativamente transportada para o axoplasma do neurônio a partir de sítios extraneuronais por um processo de captação de colina de alta e baixa afinidade, podendo o sistema de alta afinidade ser inibido pelo hemicolínio.

Após a síntese, a Ach é transportada para as vesículas de armazenamento. O vesamicol (uma droga que interrompe a neurotransmissão colinérgica por inibir o transporte de Ach para o interior das vesículas) inibe esse sistema de transporte, portanto bloqueando a liberação evocada de Ach sem afetar o influxo de Ca^{2+} para o terminal nervoso. Cada vesícula pode conter de 1.000 a mais de 50.000 moléculas de Ach, além de ATP e uma proteína específica denominada vesiculina. Quando o *turnover* de Ach é alto, o transporte de colina para as terminações nervosas pode se transformar na etapa que limita a velocidade da reação.

Diversas células não neuronais podem produzir Ach, incluindo células endoteliais, células epiteliais intestinais e células do sistema imunológico. Assim, o sistema colinérgico não neuronal mantém a homeostasia do organismo, controlando funções como vasodilatação, sistema imune e a flora microbiana. Nessa linha, muitas células do sistema imune podem expressar componentes do sistema colinérgico como a enzima CAT, a acetilcolinesterase (que degrada Ach) e o receptor nicotínico α_7 de acetilcolina (α_7nAChR). Este receptor é principalmente expresso nos sistemas nervoso periférico e central, macrófagos, linfócitos T e B, e células dendríticas. Estudos recentes mostram que a ativação de α_7nAChR pode alterar o perfil de citocinas e, consequentemente, exerce efeitos inibitórios nas inflamações locais e sistêmicas. Dessa forma, a Ach apresenta efeitos anti-inflamatórios regulando a diferenciação e funções de diversas células do sistema imune através do nervo vago, sendo considerada neuro-imunomodulatória.

Liberação de acetilcolina

Estudos da junção neuromuscular em músculo esquelético levaram à hipótese de que a Ach seja liberada nas placas motoras terminais em quantidades constantes, ou *quanta*. Quando o potencial de ação chega à terminação nervosa motora, há liberação sincrônica de 100 ou mais *quanta* (ou vesículas) de Ach.

A despolarização de uma terminação nervosa permite o influxo de Ca^{2+} através de canais voltagem-sensíveis. Este influxo de Ca^{2+} facilita a fusão da membrana vesicular com a membrana plasmática da terminação nervosa, como descrito anteriormente, resultando na extrusão do conteúdo das vesículas, como mostra a Figura 8.11.

A liberação de Ach e outros transmissores por meio da exocitose é inibida por toxinas produzidas por algumas espécies do gênero *Clostridium*. A toxina botulínica (endopeptidase) cliva a sinaptobrevina, uma proteína essencial para a exocitose, e impede a liberação da ACh nos terminais nervosos colinérgicos periféricos, resultando em uma paralisia flácida; enquanto a toxina tetânica, também produzida por um *Clostridium* (*C. tetani*), liga-se seletivamente e entra nos neurônios vertebrais, onde bloqueia a liberação de glicina e causa paralisia espástica. Finalmente, a toxina dos venenos da aranha viúva-negra (gênero *Latrodectus*) promove a liberação maciça das vesículas, provavelmente pela ligação às neurexinas na membrana neuronal.

Interrupção das ações da acetilcolina

A Ach é rapidamente hidrolisada pela enzima acetilcolinesterase (AchE). A AchE, também conhecida como colinesterase específica ou verdadeira, é encontrada em neurônios colinérgicos (dendritos, pericário e axônios), nas adjacências das sinapses colinérgicas e em outros tecidos. É altamente concentrada na junção neuromuscular, estando a maior parte da AchE localizada na superfície e nas invaginações da membrana pós-juncional. Em outras sinapses colinérgicas a hidrólise da Ach por essa enzima ocorre na terminação nervosa. Técnicas biofísicas demonstraram que o tempo necessário para a hidrólise da Ach pela AchE é menor que 1 milissegundo.

A AchE apresenta dois centros ativos: o sítio aniônico e o sítio esterásico. Cada sítio se liga especificamente a diferentes porções da molécula de Ach. Assim, o nitrogênio quaternário (N^+) da Ach se liga ao sítio aniônico da AchE através de ligações eletrostáticas, enquanto a porção carboxila (−COOH) do éster acetil da Ach se liga covalentemente ao sítio esterásico, conforme mostra a Figura 8.12. A hidrólise enzimática da Ach envolve, portanto, uma atração eletrostática inicial entre o sítio aniônico e o nitrogênio catiônico da Ach e um subsequente ataque nucleofílico pela serina-OH do sítio esterásico (a qual é ativada por uma histidina adjacente), conduzindo à acetilação da serina. A enzima acetilada sofre hidrólise e libera acetato, tornando-se livre, podendo atuar novamente sob outra molécula de Ach.

Além da AchE, existe a butirilcolinesterase (BchE), também conhecida como pseudocolinesterase, falsa colinesterase ou esterase sérica, que está presente em vários tipos de células gliais, mas é principalmente encontrada no plasma e no fígado.

Embora ambos os tipos de colinesterases possam hidrolisar a Ach e sejam inibidos pela fisostigmina, podem ser distinguidos por suas taxas de hidrólise da butirilcolina e pelo uso de inibidores seletivos.

A ação da AchE é instantânea, quase 90% da Ach liberada podem ser hidrolisados antes de alcançar a membrana póssináptica. Os produtos de degradação são ácido acético e colina. O ácido acético resultante é rapidamente recaptado para as diversas vias bioquímicas no interior do citoplasma. A colina é ativamente transportada de volta para a terminação nervosa, onde pode ser novamente reutilizada na síntese de Ach.

Neurônio colinérgico

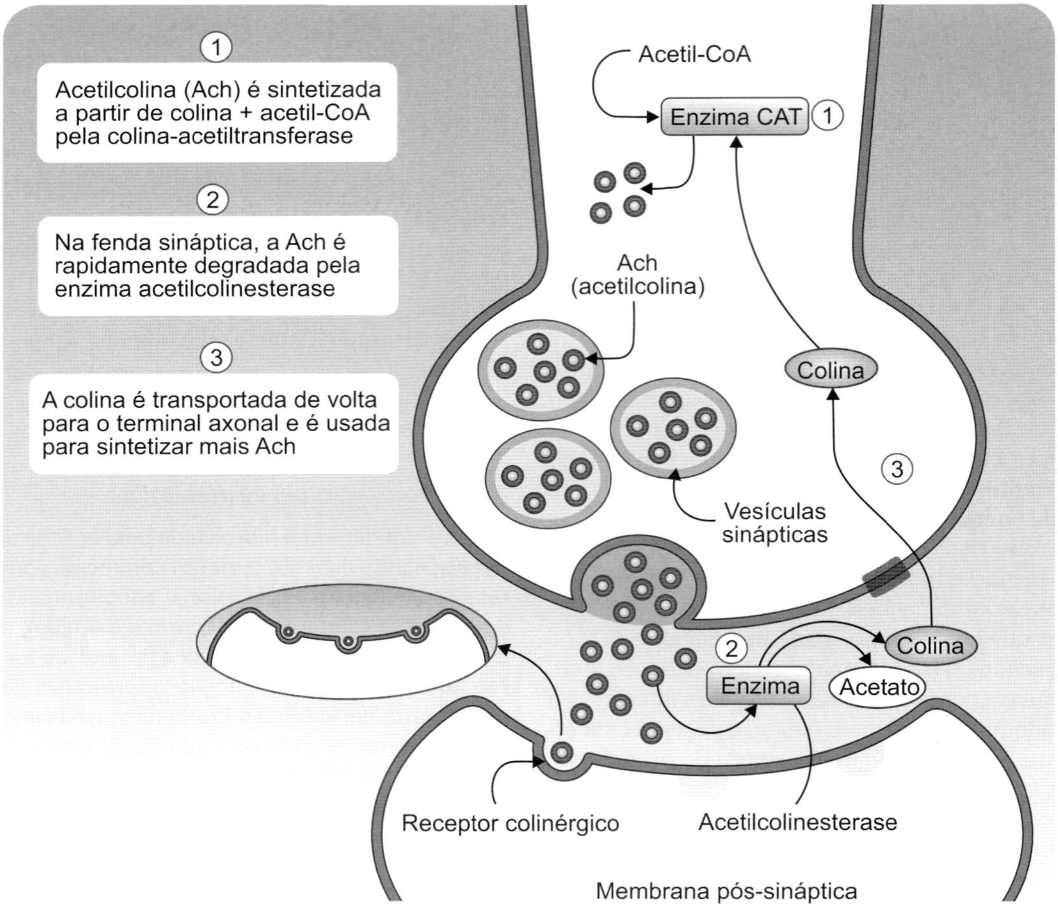

① Acetilcolina (Ach) é sintetizada a partir de colina + acetil-CoA pela colina-acetiltransferase

② Na fenda sináptica, a Ach é rapidamente degradada pela enzima acetilcolinesterase

③ A colina é transportada de volta para o terminal axonal e é usada para sintetizar mais Ach

FIGURA 8.11 Síntese e liberação de acetilcolina (Ach) em neurônio colinérgico. CAT: colina-acetiltransferase.

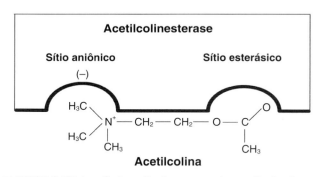

FIGURA 8.12 Interação da acetilcolina com a enzima acetilcolinesterase.

Receptores colinérgicos | Colinorreceptores

Como comentado anteriormente, a Ach é o neurotransmissor principal nos gânglios autonômicos (parassimpáticos e simpáticos) e nos terminais nervosos parassimpáticos, onde sua ação pode ser inibitória ou excitatória, lenta ou rápida, de acordo com o receptor envolvido.

Dale (1914) observou que os vários ésteres da colina produziam respostas semelhantes àquelas dos alcaloides nicotina ou muscarina, dependendo da preparação farmacológica. Desse modo, Dale sugeriu que a Ach era um neurotransmissor no SNA; também afirmou que a substância possui ações duplas, que ele denominou **ação nicotina** (nicotínica) e **ação muscarina** (muscarínica), pelo fato de se assemelharem às respostas farmacológicas desencadeadas por essas substâncias naturais. A partir desses alcaloides é que também se denominaram os receptores colinérgicos de nicotínicos e muscarínicos, que têm localizações diferentes.

A resposta da maioria das células efetoras autonômicas nos órgãos viscerais é tipicamente muscarínica, na qual receptores muscarínicos estão localizados. Já a resposta em gânglios simpáticos e parassimpáticos e também no músculo esquelético é nicotínica, pois nesses locais há presença expressiva de receptores nicotínicos. As Figuras 8.2 e 8.3 esquematizam a localização de ambos os tipos de receptores de Ach.

A Ach é uma molécula flexível, e evidências indiretas sugerem que as conformações do neurotransmissor são distintas quando ele se liga a receptores nicotínicos ou muscarínicos. Embora a Ach e algumas outras substâncias possam estimular os receptores muscarínicos (M) e nicotínicos (N), um grande número de outros agonistas e antagonistas é muito seletivo para um dos dois principais tipos de receptor, evidenciando assim suas propriedades específicas. A seguir são descritas as principais características de ambos os tipos e subtipos de receptores colinérgicos.

Receptores nicotínicos

Os receptores nicotínicos pertencem à família de receptores acoplados a canais iônicos. São canais iônicos controlados por ligantes pelo mecanismo de portões, e sua ativação causa rápido aumento na permeabilidade celular ao Na^+ e K^+, despolarização e excitação. Os receptores nicotínicos são proteínas pentaméricas compostas por, no mínimo, duas subunidades distintas, mas homólogas. Cada subunidade contém múltiplos domínios transmembrana e as subunidades individuais circundam um canal interno.

Assim, a nomenclatura para os receptores nicotínicos foi sugerida de acordo com a ação de agonistas e antagonistas farmacológicos. Existem 8 subtipos de $n\alpha$ ($\alpha 2$–$\alpha 10$) e 4 subtipos de $n\beta$ ($\beta 2$–$\beta 4$). Os receptores nicotínicos estão localizados na junção neuromuscular, nas sinapses ganglionares e também no cérebro, onde a Ach é o neurotransmissor.

Os receptores nicotínicos se dividem em 3 subtipos:

1) Nicotínicos da JNM: os receptores nicotínicos formam um heteropentâmero que consiste em duas subunidades α-, uma β- e uma δ com uma subunidade γ na isoforma fetal que é substituída por uma subunidade ε na isoforma do receptor na vida adulta. Estão presentes no músculo esquelético.
2) Nicotínicos ganglionares: são responsáveis pela transmissão nos gânglios simpáticos e parassimpáticos. O principal subtipo ganglionar é $(\alpha 3)_2(\beta 2)_3$.
3) Nicotínicos neuronais (nCChRs): os nAChRs consistem em combinações heteroméricas de subunidades $\alpha 2$–10 e $\beta 2$–4, bem como $\alpha 7$ e $\alpha 9$ (homopentâmeros). Os subtipos $\alpha 4\beta 2$ e $\alpha 7$ são predominantemente expressos no cérebro.

Receptores muscarínicos

Os receptores muscarínicos pertencem à família de receptores acoplados à proteína G. Cinco subtipos desses receptores foram detectados por clonagem molecular: m_1, m_2, m_3, m_4 e m_5. Entretanto, os receptores definidos farmacologicamente por meio da ação de agonistas e antagonistas são três: M_1, M_2 e M_3. Há menos informação sobre a natureza e localização celular dos receptores M_4 e M_5.

Os receptores M_1 são encontrados nos gânglios autonômicos e em neurônios do SNC, e nas células parietais gástricas, parecem mediar os efeitos excitatórios da Ach. Essa excitação é produzida por redução na condutância ao K^+, que causa despolarização na membrana. Todos os cinco subtipos são encontrados no SNC.

Os receptores M_2 predominam no miocárdio e também são encontrados no músculo liso e, nas terminações pré-sinápticas colinérgicas, exercem efeitos inibitórios pela inibição da AC e redução do AMPc, e também por meio do aumento da condutância ao K^+ e pela inibição dos canais de cálcio.

Os receptores M_3 estão localizados em glândulas secretoras, músculo liso, coração e no SNC. Estão envolvidos com efeitos excitatórios da Ach. Quando ativados, medeiam a mobilização do Ca^{++} na musculatura lisa da bexiga de cobaias, além da coexistência do subtipo M_2 nesse tecido. Muitos estudos na área de câncer, mostram aumento da densidade dos receptores M3 em pacientes portadores de câncer colorretal (Frucht *et al.*, 1992; 1999; Xie e Raufman, 2016). Além disso, as vias de sinalização dependentes dos receptores muscarínicos podem promover a proliferação celular e a progressão do câncer (Shah *et al.*, 2009; Spindel, 2012).

Os receptores M_4 estão localizados em diversas regiões do SNC. Estão envolvidos com efeitos inibitórios da Ach e causam efeitos inibitórios pela inibição da AC e redução do AMPc, e também por meio do aumento da condutância ao K^+ e pela inibição dos canais de cálcio. Todos os cinco subtipos são encontrados no SNC.

Os receptores M_4 e M_5 também estão localizados no SNC, contudo, até o momento, têm pouca função autonômica periférica reconhecida. M_5 é o subtipo muscarínico localizado na área tegmental ventral, enquanto M_4 está no núcleo accumbens, e ambos modulam a liberação de dopamina.

As funções dos receptores muscarínicos M_1, M_3 e M_5 são mediadas pela interação com as proteínas G do tipo $G_{q/11}$, conforme mostra a Figura 8.9, levando ao aumento do *turnover* do fosfatidilinositol intracelular. Assim, a ativação destes receptores leva a associação com a proteína G e ativação da fosfolipase C. A ativação dessa enzima irá formar os dois segundos mensageiros, DAG e IP_3, a partir do PIP_2 da membrana, como mostra a Figura 8.9. O DAG ativa a proteinoquinase C (juntamente com o Ca^{2+}), enquanto o IP_3 promove liberação de Ca^{2+} intracelular armazenado no retículo endoplasmático.

Uma segunda via para mediação das respostas aos agonistas muscarínicos é evocada pela ativação dos receptores M_2 e M_4. Esses receptores interagem com um grupo distinto de proteínas G (G_i e G_o) com consequente inibição da adenilciclase, ativação dos canais de K^+ operados por receptor e inibição da atividade dos canais de Ca^{2+} voltagem-dependentes em alguns tipos celulares. Desse modo, no miocárdio, a inibição da adenilciclase associada a um aumento da condutância ao K^+ pode explicar os efeitos inotrópico e cronotrópico negativos da Ach.

Por fim, outros eventos celulares como a liberação de ácido araquidônico e a ativação da guanililciclase podem ocorrer como resultado da ativação de receptores muscarínicos.

RESPOSTA DOS ÓRGÃOS-ALVO À ESTIMULAÇÃO SIMPÁTICA E PARASSIMPÁTICA

A resposta dos órgãos-alvo às drogas simpatomiméticas e parassimpatomiméticas é mediada por uma complexa cadeia de respostas que pode ser resumida em dois tipos de resposta: (1) resposta a curto prazo (uso agudo de uma droga): ocorre após ligação do neurotransmissor ou agonistas aos receptores e pode resultar em alterações da afinidade do receptor ou de canais ao ligante endógeno ou exógeno; (2) resposta a longo prazo (após uso prolongado de uma droga): uma droga pode produzir respostas mais lentas quando o segundo mensageiro formado ativa proteinoquinases, que por sua vez podem regular os fatores de transcrição que regulam a expressão gênica neural (p. ex., CREB – *cAMP response element-binding protein*; FOS; JUN e outros) que podem alterar o número de enzimas, canais e receptores envolvidos no processo.

A resposta à ativação de receptores colinérgicos, em especial os muscarínicos, em diferentes órgãos está descrita no Quadro 8.1. Uma das respostas fisiológicas da Ach, para exemplificar, é a vasodilatação. O efeito vasodilatador da Ach requer um endotélio intacto, dependente de óxido nítrico (NO), previamente denominado FRED (fator relaxante de endotélio). O NO liberado pelo endotélio medeia a vasodilatação causada por uma série de mediadores, por meio da ativação da guanilil ciclase, que aumenta as concentrações do 3',5'-monofosfato de guanosina cíclico (cGMP).

O NO é sintetizado a partir do aminoácido L-arginina pela enzima óxido nítrico sintase (NOS). O NO formado é um gás e não é armazenado como outros neurotransmissores. Sua liberação ocorre lentamente por difusão, apresenta meia-vida de aproximadamente 6 segundos e não pode ser detectado em tecidos, sendo sua formação indicada pela ativação da NOS. No SNA, a NOS está presente em neurônios colinérgicos pós-ganglionares e em neurônios simpáticos pré-ganglionares, ambos com sinapses mediadas pela Ach.

COTRANSMISSÃO

Provavelmente é a regra, e não a exceção, o fato de que ocorre liberação de mais de um transmissor ou modulador pelos neurônios. Esses transmissores interagem com seus receptores específicos produzindo efeitos frequentemente pré e pós-sinápticos.

Em alguns neurônios a função do transmissor primário pode ser compartilhada por duas ou mais substâncias (p. ex., Ach e a substância P nos neurônios excitatórios que inervam a musculatura intestinal). Na maioria dos casos, ocorre cotransmissão, entretanto, uma substância química sempre apresenta um efeito principal – **neurotransmissor ou transmissor primário**. Por outro lado, algumas substâncias que contribuem para as alterações agudas na excitabilidade neuronal, mediante aumento ou diminuição da liberação do neurotransmissor, são denominadas como **moduladores ou neuromoduladores**, sendo o termo **neuromediadores** reservado aos segundos mensageiros cAMP, cGMP, entre outros. Existem ainda, certas substâncias como peptídeos, que podem ser liberados a partir de neurônios e atuar em receptores específicos do peptídeo nas células efetoras, sem apresentar qualquer ação na neurotransmissão primária. Paradoxalmente, em algumas situações, uma substância presente no neurônio apresenta uma ação oposta à do transmissor primário. Finalmente, uma substância química pode atuar como neurotransmissor em um tipo de neurônio, apresentar um papel neuromodulatório em outro e nenhuma ação em certos neurônios.

A coexistência parece ocorrer em neurônios colinérgicos, entre a Ach e o polipeptídio intestinal vasoativo (VIP) em neurônios de fluxo parassimpático que se destinam à inervação das glândulas salivares, entre outros. Outra ocorrência é a coexistência de NE e neuropeptídio Y (NPY) em terminações nervosas simpáticas. Esse sinergismo resulta em aumento do poder vasoconstritor da NE. Nesse caso verificou-se que o peptídio estimula tanto a vasodilatação como as secreções colinérgicas. Evidências apontam que o NO também possa atuar como cotransmissor no sistema nervoso entérico mediando o enchimento gástrico e em nervos pélvicos participando da ereção peniana. Além disso, esse mediador também participa ativamente do processo de fertilização. O ATP, que é um constituinte das vesículas de armazenamento de neurotransmissores em neurônios adrenérgicos e nas vesículas colinérgicas, parece mediar as respostas excitatórias pós-sinápticas (PEPS) da NE em vasos sanguíneos e no canal deferente. Metabólitos do ATP, como a adenosina, podem produzir efeitos inibitórios sobre a liberação do transmissor, sendo que a administração de antagonistas do receptor de adenosina (como a teofilina) aumenta as concentrações da NE e da dopamina-β-hidroxilase na circulação.

Assim, as terminações nervosas simpáticas e parassimpáticas respondem não somente à NE e à Ach, respectivamente, mas também aos neurotransmissores NANC. Por exemplo, no coração uma subpopulação de nervos intrínsecos localizados no septo atrial e intra-atrial contém e libera cotransmissores que incluem ATP, NO, NPY, Ach e 5-HT. Todavia os resultados dessas interações ainda não totalmente conhecidos.

INTERAÇÃO DE SISTEMA AUTÔNOMO E SISTEMA IMUNOLÓGICO

É importante ainda ressaltar a interação dos sistemas autônomo e imunológico. A interação do simpático com o sistema imune é fundamental para a saúde e regula todos os aspectos das funções imune inata e adaptativa, integrando funções para manter a homeostase. Nesse contexto, os adrenoceptores β_2 estão envolvidos na regulação simpática das funções de células do sistema imune. Mais ainda, como descrito anteriormente, o sistema nervoso autônomo parassimpático, via nervo vago, influencia respostas inflamatórias periféricas. A Ach se liga ao receptor nicotínico (subunidade α_7 de nAChR) em macrófagos e ativa eventos de sinalização, resultando em supressão de citocinas pró-inflamatórias e ativação de citocinas anti-inflamatórias (ver Halder e Lal, 2021, Mashimo *et al.*, 2021).

BIBLIOGRAFIA

Ahlquist, R.P. A study of the adrenotropic receptors. *Am J Physiol.*, v. 153, p. 586-600, 1948.

Akinaga J.; Garcia-Sainz, J.A.; Pupo, A.S. Updates in the function and regulation of α1-adrenoceptors. Brit. J. Pharmacol., 176: 2342-2357, 2019.

Arioglu-Inan, E.; Kayki-Mutlu, G.; Michel, M.C. Cardiac β3-adrenoceptors – A role in human pathophysiology? Brit. J. Phar. 176:2482-2495, 2019.

Badino, P.;Odore, R.; Re, G. Are so many adrenergic receptor subtypes really present in domestic animal tissues? A pharmacological perspective. *Veterinary Journal*, v. 170, n. 2, p. 163-174, 2005.

Cetin, H.; Beeson, D.; Vincent, A.; Webster, R.. The Structure, Function, and Physiology of the Fetal and Adult Acetylcholine Receptor in Muscle. Front. Mol. Neurosci., 08:1-12. 581098, 2020.

Corradi, J.; Bouzat, C. Understanding the Bases of Function and Modulation of a7 Nicotinic Receptors: Implications for Drug Discovery. Mol Pharmacol 90:288–299, 2016.

Cryan, J.F.; Dinan, T.G. Gut microbiota: microbiota and neuroimmune signalling– Metchnikoff to microglia. *Nature Reviews Gastroenterology & Hepatology*, 2015.

Dale, H.H. The action of certain esters and ethers of choline, and their relation to muscarine. *J Pharmacol Exper Ther.*, v. 6, p. 147-190, 1914.

De Ponti, F.; Gibelli, G.; Croci, T.; Arcidiaco, M; Crema, F.; Manara, L. Functional evidence of atypical β3 adrenoceptors in the human colon using the β3 selective adrenoceptor antagonist, SR 59230A. *Brit J Pharmacol.*, v. 117, p. 1474-1376, 1996.

Di Salvo, J.; Nagabukuro, H.; Wickham, L. A. ; Abbadie, C.; DeMartino, J. A.; Fitzmaurice, A.; Gichuru, L.; Kulick, A.; Donnelly, M. J.; Jochnowitz, N.; Hurley, A. L.; Pereira, A.; Sanfiz, A.; Veronin, G.; Villa, K.; Woods, J.; Zamlynny, B.; Zycband, E.; Salituro, G.M.; Frenkl, T.; Weber, A. E.; Edmondson, S. D. ; Struthers. M. Pharmacological Characterization of a Novel Beta 3 Adrenergic Agonist, Vibegron: Evaluation of Antimuscarinic Receptor Selectivity for Combination Therapy for Overactive Bladder. J. Pharmacol. Exp. Ther. 360:346–355, 2017.

Dinan, T.G.; Cryan, J.F. Melancholic microbes: a link between gut microbiota anddepression? *Neurogastroenterol Motil.* v. 25, p. 713-719, 2013.

De Lucia, C.; Eguchi, A.; Koch, W.J. New Insights in Cardiac β-Adrenergic Signaling During Heart Failure and Aging. Front. Pharmacol., 10: 1-14, 2018.

Emorine, L.; Blin, N.; Strosberg, A.D. The human β3adrenoceptor: the search for a physiological function. *Trends in phramacological sciences*, v. 15, p. 3-7, 1994.

Emorine, L.J.; Marullo, S.; Briend-Sutren, M.M.; Patey, G.; Tate, K.; Delavier-Klutchko, C.; Strosberg, D. Molecular caracterization of the human β3 adrenergic receptor. *Science*, v. 245, p. 1118-1121, 1989.

Frucht H, Gazdar AF, Park JA, Oie H, Jensen RT. Characterization of functional receptors for gastrointestinal hormones on human colon cancer cells. Cancer Res 1992;52:1114-22. 14.

Frucht H, Jensen RT, Dexter D, Yang WL, Xiao Y. Human colon cancer cell proliferation mediated by the M3 muscarinic cholinergic receptor. Clin Cancer Res 1999;5:2532-9.

Giovannitti, J.A.; Thoms, S.M.; Crawford, J.J. Alpha-2 Adrenergic Receptor Agonists: A Review of Current Clinical Applications. Anesth Prog 62:31-38 2015.

Halder, N; Lal, G. Cholinergic System and Its Therapeutic Importance in Inflammation and Autoimmunity. Front Immunol. 12:1-29 (660342), 2021.

Hopster, K.; Wittenberg-Voges, L.; Kästner, S.B.R. Xylazine infusion in isoflurane-anesthetized and ventilated healthy horses: Effects on cardiovascular parameters and intestinal perfusion. Can J Vet Res. 81(4): 249–254, 2017.

Kenney, M.J.; Ganta, C.K. Autonomic nervous system and immune system interactions. *Compr Physiol.* v. 4, n. 3, p. 1177-1200, 2014.

Kuo, R.C.; Baxter, G.T.; Thompson, S.H.; Stricker, S.A.; Patton, C.; Bonaven, J.; Epel, D. NO is necessary and sufficient for egg activation at fertilization. *Nature*, v. 406, n. 6796, p. 633-636, 2000.

Langley, J.N. Observations on the physiological action of extracts on the supra-renal bodies. J. Physiol. v. 27, p. 237-256, 1901.

Langer, S.Z. 25 years since the discovery of presynaptic receptors: present knowledge and future perspectives. *Trends in Pharmacol Sci.*, v. 18, p. 95-99, 1997.

Langmead, C.J.; Watson, J.; Reavill, C. Muscarinic acetylcholine receptors as CNS drug targets. *Pharmacol & Therapeutics*, v. 117, p. 232-243, 2008.

Lorton, D.; Bellinger, D.L. Molecular mechanisms underlying β-adrenergic receptor-mediated cross-talk between sympathetic neurons and immune cells. Int J Mol Sci., v. 16, p. 5635-5665, 2015.

Lu, J.; Wu, W. Cholinergic modulation of the immune system - A novel therapeutic target for myocardial inflammation. Int Immunopharmacol. 93:107391, 2021.

Lundberg, J.M. Pharmacology of cotransmission in the autonomic nervous system: integrative aspects on amines, neuropeptide, adenosine triphosphate, amino acids and nitric oxide. *Pharmacol Rev.*, v. 48, n. 1, p. 113-178, 1996.

Mashimo, M.; Moriwaki, Y.; Misawa, H.; Kawashima, K.; Fujii, T. Regulation of Immune Functions by Non-Neuronal Acetylcholine (ACh) via Muscarinic and Nicotinic ACh Receptors. Int. J. Mol. Sci. 22(13):6818, 2021.

Mayer, E.A. Gut feelings: the emerging biology of gut-brain communication. *Nat Rev Neurosci.* v. 12, n. 8, p. 453-66, 2011.

Michel, L.Y.M.; Farah C.; Balligand, J.L., The Beta3 Adrenergic Receptor in Healthy and Pathological Cardiovascular Tissues. Cells, 9 (12), 2584, 2020.

Rao, M.; Gershon, M.D. The bowel and beyond: the enteric nervous system in neurological disorders. Nat Rev Gastroenterol Hepatol. 13(9): 517–528, 2016.

Segura, V.; Perez-Aso, M.; Monto, F.; Carceller, E.; Noguera, M.A.; Pediani, J.; Milligan, G.; McGrath, I.C.; D'Ocon, P. Differences in the Signaling Pathways of α1A- and a1BAdrenoceptors Are Related to Different Endosomal Targeting. Plos One, 8(5):1-18, e64996, 2013.

Schena, G.; Caplan, M.J. Everything You Always Wanted to Know about β3-AR. (But Were Afraid to Ask). Cells 8, 357:2-24, 2019.

Scott, L.V.; Clarke, G.; Dinan, T.G. The brain-gut axis: a target for treating stress-related disorders. *Mod Trends Pharmacopsychiatri.* v. 28, p. 90-9, 2013.

Shah, N.; Khurana, S.; Cheng, K.; Raufman, J.P. Muscarinic receptors and ligands in cancer. Am J Physiol Cell Physiol. 296: 221-232, 2009.

Šimić, G.; Tkalčić, M.; Vukić, V.; Mulc, D.; Španić, E.; Šagud, M.; Olucha-Bordonau, F.E.; Vukšić, M; Hof, P.R. Understanding Emotions: Origins and Roles of the Amygdala. Biomol. 11(6):823, 2021.

Spindel, E.R. Muscarinic receptor agonists and antagonists: effects on cancer. Handb. Exp. Pharmacol. 208:451–468, 2012.

Wu, Y.J.; Wang, L.; Ji, C.F.; Gu, S.F.; Yin, Q.; Zuo, J. The Role of α7nAChR-Mediated CholinergicAnti-inflammatory Pathway in Immune Cells. Inflammation, 44(3):821-834. 2021.

Xie, G.; Raufman, J.P. Muscarinic receptor signaling and colon cancer progression. Journal of Cancer Metastasis and Treatment 2: 195-200, 2016.

9

Agonistas e Antagonistas Colinérgicos

Maria Aparecida B. F. Vital • Alexandra Acco

- Introdução, *141*
- Drogas colinérgicas de ação direta, *141*
- Drogas colinérgicas de ação indireta I Agentes anticolinesterásicos, *145*
- Drogas antagonistas colinérgicas ou antimuscarínicas, *149*
- Bibliografia, *154*

INTRODUÇÃO

Como descrito no *Capítulo 8*, a acetilcolina (Ach) atua como neurotransmissor em diferentes tipos de receptores colinérgicos. São eles: receptores pré-ganglionares tanto do sistema nervoso autônomo (SNA) simpático como parassimpático; receptores pós-ganglionares do SNA parassimpático e em alguns do simpático; receptores pré- e pós-sinápticos no sistema nervoso central (SNC); e receptores pós-juncionais da junção neuromuscular, que são apresentados no *Capítulo 11*, em função da importância do uso clínico dos relaxantes musculares.

Os receptores colinérgicos são classificados em **muscarínicos** e **nicotínicos**. Essas denominações advêm de estudos dos efeitos colinérgicos obtidos com o emprego dos alcaloides muscarina (obtido de um cogumelo – *Amanita muscaria*) e nicotina (encontrada em um arbusto – *Nicotiana tabacum*). Os agonistas e antagonistas colinérgicos têm como ação principal estimulação ou bloqueio das células efetoras (pós-ganglionares) do SNA parassimpático, respectivamente. Assim, drogas que produzem respostas semelhantes àquelas obtidas após estimulação do SNA parassimpático são denominadas colinérgicas, colinomiméticas ou parassimpatomiméticas. Nesse grupo também estão incluídos a Ach (ligante endógeno) e vários ésteres da colina, os quais são agonistas muscarínicos e/ou nicotínicos.

Por outro lado, há drogas antagonistas ou bloqueadores de receptores colinérgicos muscarínicos, denominados anticolinérgicos ou parassimpatolíticos, ou ainda, mais especificamente, antimuscarínicos.

Dentre as substâncias colinomiméticas, encontram-se também os agentes de ação indireta ou agentes anticolinesterásicos, que mimetizam ou exacerbam as ações da Ach pela inibição da enzima colinesterase, responsável pela degradação da Ach.

Neste capítulo são abordados apenas os fármacos de ação em receptores muscarínicos ou que interferem com a ação da Ach nesses receptores, presentes em órgãos inervados pelo SNA e no SNC. Os fármacos que atuam propriamente em receptores nicotínicos de Ach na junção neuromuscular de músculos esqueléticos serão abordados no *Capítulo 11*. Como lembrete, os receptores colinérgicos são funcional e estruturalmente diferentes: os receptores nicotínicos são acoplados a canais iônicos, enquanto os receptores muscarínicos são acoplados à proteína G.

DROGAS COLINÉRGICAS DE AÇÃO DIRETA

As drogas colinérgicas mimetizam os efeitos da estimulação dos neurônios colinérgicos, atuando diretamente em receptores da Ach, por isso são denominadas de drogas colinérgicas de ação direta.

Classificação

As drogas colinérgicas de ação direta podem ser classificadas, segundo sua estrutura química em dois grupos: (a) alcaloides naturais e análogos sintéticos e (b) ésteres da colina.

Alcaloides naturais e análogos sintéticos

As estruturas químicas são apresentadas no Quadro 9.1.

Muscarina. É um alcaloide de amônio quaternário presente no cogumelo *Amanita muscaria* e espécies relacionadas. Foi o agente utilizado para caracterizar o receptor muscarínico. Sendo um composto de amônio quaternário, apresenta absorção limitada.

Pilocarpina. É um alcaloide encontrado nas folhas de arbustos do gênero *Pilocarpus*, característico da América do Sul (*P. microphyllus*, *P. jaborandi*, *P. pennatifolius*). Esse alcaloide é uma amina terciária.

Arecolina. É o alcaloide obtido das nozes de betel, *Areca catechu*. É uma amina terciária.

Oxotremorina. É uma substância sintética utilizada como instrumento em pesquisa, para o estudo da ativação de receptores muscarínicos.

MCN-A-343 ou cloridrato de 4-(m-clorofenilcarbamoiloxi)-2-butiniltrimetil-amonio. É substância sintética com ação em receptores muscarínicos do subtipo M_1.

Ésteres da colina

As estruturas químicas desses compostos são apresentadas no Quadro 9.2.

Acetilcolina. É o neurotransmissor endógeno das sinapses e junções neuroefetoras dos sistemas nervosos central e periférico. Não tem aplicação terapêutica devido à sua ação difusa e rápida hidrólise pela acetilcolinesterase (AChE) e butirilcolinesterase (BChE). Por essas razões, utilizam-se derivados sintéticos com ação mais seletiva e efeitos mais prolongados. A sua estrutura é um composto de amônio quaternário, cuja ação no sistema nervoso central (SNC) é limitada.

Metacolina. Também é denominada acetil-β-metilcolina. A ação da metacolina é mais prolongada porque ela é hidrolisada pela AchE em uma taxa mais lenta do que a Ach e é totalmente resistente à hidrólise pela BChE (também chamada colinesterase inespecífica ou pseudocolinesterase).

Carbacol. Também denominado carbamilcolina ou carbamoilcolina, pois sua estrutura é um éster carbamílico da colina. É resistente à hidrólise pelas enzimas AChE e BChE.

Betanecol. Tanto o carbacol quanto o betanecol são ésteres carbamílicos não substituídos; são totalmente resistentes à hidrólise pela AchE ou BChE. Assim, suas meias-vidas são mais longas e podem ser distribuídos para áreas ou estruturas com pouca circulação sanguínea.

Mecanismo de ação das drogas colinérgicas

O mecanismo de ação dessas drogas depende do tipo e da localização dos receptores colinérgicos muscarínicos. Tais receptores são encontrados principalmente nas células efetoras autônomas inervadas pelos neurônios parassimpáticos pós-ganglionares, também estão presentes no cérebro, nos

---

QUADRO 9.1

Estruturas químicas de alcaloides colinomiméticos naturais e análogos sintéticos.

QUADRO 9.2

Estruturas químicas da colina, da acetilcolina e dos ésteres da colina.

Colina: $(CH_3)_3N^+-CH_2-CH_2-OH$

Acetilcolina: $(CH_3)_3N^+-CH_2-CH_2-O-CO-CH_3$

Carbacol: $(CH_3)_3N^+-CH_2-CH_2-O-CO-NH_2$

Metacolina: $(CH_3)_3N^+-CH_2-CH(CH_3)-O-CO-CH_3$

Betanecol: $(CH_3)_3N^+-CH_2-CH(CH_3)-O-CO-NH_2$

---

gânglios e em algumas células, como dos vasos sanguíneos. A única exceção a esses receptores são as glândulas sudoríparas, que embora possuam receptores muscarínicos, são inervadas pelo sistema nervoso autônomo simpático. Esses receptores pertencem à família de receptores metabotrópicos ou acoplados a proteínas G, dispostos na forma de 7 alças que cruzam a membrana celular. Técnicas de biologia molecular já demonstraram a existência de diferentes genes que codificam os 5 subtipos de receptores; os subtipos de receptores são designados como:

- M_1: também conhecido como "neural" dada sua extensa distribuição no SNC no córtex e hipocampo. É também encontrado nos gânglios autonômicos, por essa razão, alguns autores o denominam receptor "ganglionar". Também está localizado em células parietais gástricas, glândulas salivares, músculo liso e neurônios entéricos. Também descrito na próstata, rim, pulmão
- M_2: é designado "cardíaco", presente em átrios, tecido de condução, músculo liso, no SNC; na próstata está envolvido na contração. Está localizado tanto na pós-sinapse de células musculares quanto na pré-sinapse de neurônios, nos quais regula a resposta colinérgica por reduzir a liberação de acetilcolina na fenda sináptica. Na localização pós-juncional, pode reduzir a habilidade de agonistas beta-adrenérgicos (endógenos ou drogas) em diminuir o tônus das células musculares. Ainda é encontrado no cérebro, endométrio, esôfago, fígado, pulmão, bexiga. No trato urinário inferior, o receptor M_3 é o mais amplamente distribuído enquanto o receptor M_2 é funcionalmente mais relevante
- M_3: ou "glandular", presente em glândulas salivares, sudoríparas, músculo liso (como nos brônquios) e endotélio vascular, e estão envolvidos na constrição brônquica, contração da musculatura lisa gastrintestinal e de vesícula biliar, constrição pupilar e vasodilatação. Em tecidos oculares humanos, o receptor M_3 é o principal receptor colinérgico na córnea, íris, corpo ciliar e epitélio do cristalino. Além disso, os receptores M_3 e M_4 são os principais receptores na retina. Também está localizado no baço, próstata, pâncreas, ovários, pulmão, cérebro, rim e esôfago
- M_4: presente no SNC (corpo estriado, córtex e hipocampo), baço, olhos, pulmão e coração. É um receptor pré-sináptico e que faz autoinibição da liberação de acetilcolina em terminações nervosas
- M_5: encontrado no SNC (substância negra e área tegmental ventral) e regula a liberação de dopamina na via mesolímbica. Também é encontrado nos testículos e na placenta.

Os receptores M_1, M_3 e M_5 estão associados à proteína $G_{q/11}$, que, por sua vez, ativa a fosfolipase C, responsável pela formação do segundo mensageiro, 1,4,5-trifosfato de inositol (IP_3) (Figura 8.9, Capítulo 8). Os receptores M_2 e M_4 apresentam duas vias efetoras diferentes: a primeira pela inibição da adenilciclase (via proteína $G_{i/o}$), resultando em diminuição da síntese de 3',5'-monofosfato de adenosina cíclico (cAMP), e a segunda através da proteína G que regula a abertura de canais de potássio. Em linhas gerais M_1, M_3 e M_5 são receptores estimulatórios (G_q), enquanto M_2 e M_4 são receptores inibitórios (G_i).

Com relação às ações dos ésteres da colina e dos alcaloides colinomiméticos nos receptores muscarínicos, sabe-se que não existe seletividade desses compostos para os subtipos de receptores muscarínicos. Todavia, esta seletividade é encontrada em alguns antagonistas muscarínicos como a pirenzepina (M_1) e a metoctramina (M_2 e M_4). A seguir são apresentados alguns fármacos colinérgicos de ação direta e seus principais mecanismos de ação.

Muscarina. Foi o agente utilizado para inicialmente caracterizar o receptor muscarínico.

Pilocarpina. Essa droga apresenta ação predominante em receptores muscarínicos M_3. Os efeitos da pilocarpina sobre glândulas são particularmente pronunciados, induzindo aumento da secreção de saliva e sudorese, além de aumento da secreção brônquica. Esse composto apresenta efeitos discretos sobre o coração e o sistema gastrintestinal (SGI), embora seja comercializado para aumentar a motilidade gastrintestinal de ruminantes e equinos. Todavia, produz contração intensa do músculo liso da íris, e por essa razão é amplamente empregado no tratamento do glaucoma.

Arecolina. Atua tanto em receptores muscarínicos como em nicotínicos.

Oxotremorina. É uma droga sintética, utilizada como ferramenta farmacológica em pesquisas para o estudo da ativação de receptores muscarínicos M_1.

MCN-A-343. Substância sintética com ação em receptores muscarínicos M_1.

Carbacol. Atua tanto em receptores muscarínicos quanto em nicotínicos, principalmente nos gânglios autonômicos. Contrações uterinas mediadas pelo carbacol em útero foram experimentalmente demonstradas em camundongos como sendo dependentes de receptores M_3. A ativação isolada de receptores M_2 não causou contrações uterinas, mas sua ativação aumentou a contração mediada por M_3.

Metacolina. Apresenta ação nicotínica discreta e atua preferencialmente em receptores muscarínicos.

Betanecol. Atua predominantemente em receptores muscarínicos, com alguma seletividade no SGI e na motilidade vesical.

Oxotremorina. É considerada um agonista muscarínico ortostérico, ou seja, para produzir seus efeitos liga-se ao receptor muscarínico no mesmo sítio de ligação da acetilcolina, que é o ligante endógeno.

Efeitos farmacológicos

Os efeitos dos agonistas colinérgicos muscarínicos equivalem aos efeitos dos impulsos nervosos parassimpáticos pós-ganglionares, diferindo muito mais na potência do que na seletividade entre os diferentes subtipos de receptores muscarínicos. De modo geral, tanto os alcaloides naturais ou sintéticos como os ésteres da colina apresentam ações farmacológicas similares.

Músculo liso. Promovem aumento da contração da musculatura lisa e relaxamento de esfíncteres de todo organismo animal. Assim, observa-se no sistema gastrintestinal aumento do tônus e da motilidade; há também contração da vesícula biliar. O uso de altas doses provoca espasmo pronunciado e tenesmo. Observa-se ainda aumento da atividade secretora do SGI. O aumento da motilidade pode ser acompanhado de náuseas, eructações, vômitos, cólicas intestinais e defecação. No sistema urinário observa-se contração da bexiga e ureteres. Os ésteres da colina aumentam a peristalse uretral, contraem o músculo detrusor da bexiga, aumentam a pressão miccional voluntária máxima e reduzem a capacidade vesical. Além disso, o trígono e o esfíncter externo são relaxados. Na musculatura brônquica observam-se broncoconstrição e aumento da secreção das glândulas traqueobrônquicas.

Olhos. Nos olhos todos os receptores muscarínicos são amplamente expressos e exercem múltiplas funções, tais como modulação da secreção lacrimal, regulação do tamanho da pupila, modulação da pressão intraocular, participação na sinalização intercelular e modulação do diâmetro vascular na retina. Esses receptores são alvos terapêuticos atraentes para o tratamento de miopia e glaucoma. A pilocarpina, quando aplicada topicamente no olho, causa constrição pupilar, espasmo da acomodação e elevação transitória da pressão intraocular, seguida de uma redução mais persistente. A miose dura de poucas horas até 24 h, porém o efeito sobre a acomodação visual desaparece em cerca de 2 h. Alguns agonistas muscarínicos utilizados em doenças oftálmicas demonstraram causar vários efeitos colaterais. Assim, se busca atualmente ligantes seletivos para contornar esse problema.

Glândulas. Esses compostos produzem estímulo da secreção de glândulas sudoríparas, lacrimais, brônquicas, salivares e de todo sistema digestório. A muscarina, a pilocarpina e a arecolina são diaforéticos (sudoríficos) potentes.

Sistema cardiovascular. A Ach produz quatro efeitos principais no sistema cardiovascular: vasodilatação, redução da frequência cardíaca (efeito cronotrópico negativo), diminuição da taxa de condução nos tecidos especializados dos nodos sinoatrial (SA) e atrioventricular (AV) (efeito dromotrópico negativo) e redução da força de contração cardíaca (efeito inotrópico negativo). Considerando, em particular, a atuação no SNA parassimpático, os efeitos cardiovasculares mais proeminentes que ocorrem após administração intravenosa de Ach consistem em queda pronunciada e fugaz (pois é rapidamente hidrolisada pelas colinesterases plasmáticas) da pressão arterial e bradicardia, mesmo em doses extremamente pequenas (0,01 a 0,03 mg/kg). Os ésteres da Ach produzem dilatação em quase todos os leitos vasculares, incluindo o pulmonar e o coronariano, devido a suas ações em receptores muscarínicos, principalmente do subtipo M_3, que quando estimulados induzem à liberação de óxido nítrico e formação do GMPc, sendo este segundo mensageiro o mais potente vasodilatador conhecido. Esses efeitos das drogas colinérgicas de ação direta podem, em parte, ser mascarados pelos mecanismos compensatórios, conduzindo, por exemplo, à taquicardia reflexa.

SNC. A Ach é uma amina quaternária, que possui um átomo de nitrogênio carregado positivamente e, desse modo, praticamente não atravessa a barreira hematencefálica. Entretanto, endogenamente a Ach existe no SNC como um neurotransmissor, desempenhando importantes funções. A administração intracerebroventricular de Ach produz aumento da excitabilidade e podem ocorrer convulsões. A injeção intravenosa de pilocarpina, muscarina e arecolina produz ativação cortical em gatos, semelhante àquela observada após injeção de Ach ou estimulação da formação reticular do tronco cerebral.

Usos terapêuticos

O uso das drogas colinérgicas de ação direta visando a efeitos terapêuticos (como medicamento) é relativamente limitado em Medicina Veterinária. A seguir, são apresentados alguns usos terapêuticos, advindos do emprego na espécie humana e em algumas espécies animais.

Pilocarpina. Medicamento padrão no tratamento do glaucoma, usa-se solução aquosa 0,5 a 4,0%, no tratamento do glaucoma de ângulo aberto. A redução da pressão intraocular ocorre dentro de poucos minutos e persiste por 4 a 8 h. Deve-se ter cautela quando houver risco de descolamento da retina. A pilocarpina atua no músculo liso do olho, contraindo a pupila (miose), aumentando a drenagem do humor aquoso e reduzindo a pressão intraocular. Algumas formas desta doença podem ser aliviadas pela administração de pilocarpina e anticolinesterásicos, embora a associação da pilocarpina com timolol, um bloqueador adrenérgico (ver *Capítulo 10*), seja também utilizada, havendo, inclusive, formulações comerciais com as duas drogas combinadas. A pilocarpina injetável a 1,0% é comercializada para aplicação em Medicina Veterinária, para tratamento de paralisia ruminal, meteorismo, cólica e constipação de ruminantes, equinos e suínos.

Carbacol. Tem sido empregado a 0,01% topicamente nos olhos para produzir miose durante cirurgia ocular. Para a terapia prolongada do glaucoma de ângulo aberto não congestivo, utiliza-se o carbacol a 0,75 a 3,0%. O carbacol reduz a pressão intraocular em pacientes que se tornaram resistentes aos efeitos da pilocarpina ou do anticolinesterásico fisostigmina. O carbacol, no epitélio ciliar bovino, provoca inibição da enzima Na^+,K^+-ATPase pela ativação de receptores muscarínicos (provavelmente M_1), mas também o óxido nítrico (NO) tem participação nesse mecanismo regulatório.

Betanecol. Utilizado no tratamento de íleo pós-operatório, íleo neurogênico e retenção urinária. É utilizado, por via oral, para estimular a contração da bexiga e do sistema geniturinário (SG) em casos de retenção urinária e esvaziamento incompleto da bexiga, quando não houver obstrução mecânica, como ocorre nas retenções urinárias pós-operatória e pós-parto e em alguns casos crônicos de bexiga hipotônica, miogênica ou neurogênica. Após administração do betanecol, cuja posologia está indicada no Quadro 9.6, esses efeitos duram em média 1 h. Em cavalos, pode ser empregado para acelerar o esvaziamento gástrico se não existe obstrução física e há suspeita de doença duodenal ou refluxo gastroesofágico. Em potros com atonia gástrica, betanecol (0,025 a 0,030 mg/kg, via SC) pode ser administrado a cada 3 a 4 h, seguido por doses de manutenção oral de 0,35 a 0,45 mg/kg, 3 a 4 vezes/dia. Os efeitos adversos podem incluir diarreia, inapetência, salivação e cólicas, mas nas dosagens indicadas os efeitos adversos são pouco evidentes.

Metacolina. Tem sido empregada no diagnóstico da hiperreatividade brônquica e como modelo de estudos de asma, pois estimula o receptor muscarínico nas vias aéreas quando inalada e induz broncoconstrição, e aumenta as secreções traqueobrônquicas. Também é utilizada para aumentar a motilidade gastrintestinal e atenuar a retenção urinária após anestesia ou vagotomia.

Arecolina. Foi utilizada como anti-helmíntico em cães e gatos, sendo substituída por outros agentes mais eficientes (ver *Capítulo 47*).

Cevimelina. É um alcaloide agonista de receptores M_3 localizados em glândulas salivares e lacrimais, também é um composto de amônio capaz de aumentar secreções em xerostomia e pacientes com síndrome de Sjögren, uma condição que afeta o sistema imune e causa secura de olhos e boca.

Efeitos colaterais e contraindicações

Os efeitos colaterais das drogas colinérgicas de ação direta são essencialmente caracterizados pela exacerbação do SNA parassimpático. Assim, observam-se mais frequentemente sudorese, cólicas abdominais, eructações, dificuldade de acomodação visual, aumento da secreção salivar e lacrimal.

São contraindicadas em pacientes com obstrução intestinal ou urinária. Os portadores de asma brônquica podem ter as crises precipitadas devido às ações broncoconstritoras. A hipotensão e a bradicardia induzidas por essas drogas podem reduzir o fluxo coronariano em pacientes com insuficiência coronariana, podendo levar o animal à morte.

A secreção de ácido clorídrico produzido pelos colinomiméticos pode agravar os sintomas de úlcera péptica, sendo, portanto, contraindicados em pacientes com essa enfermidade. Essas drogas também são contraindicadas durante a gestação, pois podem aumentar a motilidade uterina.

Em caso de efeitos colaterais graves, deve-se administrar sulfato de atropina (0,5 a 1,0 mg/kg) por via subcutânea ou intravenosa. A epinefrina (0,3 a 1,0 mg/kg) por via subcutânea (SC) pode ser associada para controlar as alterações cardiovasculares e o broncoespasmo.

▌ DROGAS COLINÉRGICAS DE AÇÃO INDIRETA | AGENTES ANTICOLINESTERÁSICOS

Essas drogas não atuam em receptores colinérgicos, como as drogas de ação direta, mas inibem a enzima que degrada a Ach, permitindo que esse neurotransmissor permaneça ativo para atuar em receptores colinérgicos.

A Ach é hidrolisada por enzimas denominadas, genericamente, colinesterases, como descrito no *Capítulo 8*. Essas enzimas interrompem as ações da Ach nas junções das terminações colinérgicas com seus órgãos efetores ou sítios pós-sinápticos. As drogas que inibem as colinesterases são denominadas anticolinesterásicos e provocam acúmulo de Ach junto aos receptores colinérgicos e, desse modo, são potencialmente capazes de produzir efeitos equivalentes à estimulação excessiva desses receptores no SNC, SNA e na junção neuromuscular.

As colinesterases podem ser de dois tipos, de acordo com a especificidade para o substrato e distribuição nos diferentes órgãos. A colinesterase presente no SNC (medula espinal, principalmente nos gânglios da raiz dorsal), nas fibras pré-ganglionares do SNA simpático e parassimpático, nas fibras motoras somáticas que inervam glândulas sudoríparas e na membrana dos eritrócitos possui maior afinidade pela Ach do que pelos outros ésteres e alcaloides colinomiméticos; ela é denominada **acetilcolinesterase** (AChE), **colinesterase verdadeira** ou **eritrocitária**. A acetilcolinesterase pode ser encontrada nas formas monoméricas, diméricas ou tetraméricas. É sintetizada no corpo celular dos neurônios e transportada pelo axônio até a terminação nervosa.

A colinesterase encontrada no plasma, chamada de **pseudocolinesterase**, **falsa colinesterase**, **colinesterase plasmática** ou ainda de **butirilcolinesterase** (BChE), por apresentar maior afinidade pela hidrólise dos análogos da colina, é sintetizada principalmente no fígado. O papel fisiológico desta enzima ainda não é totalmente conhecido, embora já se saiba que exerce função no metabolismo de drogas ésteres, bem como tem sido associada a alguns fatores de risco para doenças cardiovasculares, tais como obesidade, metabolismo de lipídios e pressão sanguínea. A atividade elevada de BChE tem sido correlacionada com obesidade.

O tempo de meia-vida dessa enzima é de 10 a 14 dias. A acetilcolinesterase é uma das enzimas mais eficientes que se conhece, pois tem a capacidade de hidrolisar 6×10^5 moléculas de Ach por molécula de enzima, por minuto, o que indica tempo de renovação de 150 ms. O tempo de meia-vida dessa enzima é de 20 a 60 dias.

Classificação

Todos os agentes anticolinesterásicos inibem tanto a acetilcolinesterase como a pseudocolinesterase, embora nem sempre na mesma extensão. Os efeitos farmacológicos característicos dessas drogas são devidos à inibição da acetilcolinesterase.

Os anticolinesterásicos podem ser divididos em 2 grupos: inibidores reversíveis das colinesterases (agentes de curta duração) e inibidores irreversíveis das colinesterases, os quais formam complexos estáveis com a enzima (agentes de longa duração).

Inibidores reversíveis das colinesterases

Esses agentes são antagonistas competitivos das colinesterases. Apresentam uma ligação carbamil-éster que é lentamente hidrolisada pela enzima, promovendo a carbamilação da colinesterase e formando ácido carbâmico. O Quadro 9.3 mostra a estrutura química de inibidores reversíveis das colinesterases usados na clínica médica. Os inibidores reversíveis das colinesterases são descritos a seguir.

Fisostigmina ou eserina. É um alcaloide extraído da fava do calabar, *Physostigma venenosum*. É uma droga lipofílica que pode atravessar a barreira hematencefálica e produzir efeitos no SNC; é uma amina terciária rapidamente absorvida pelo SGI, tecido subcutâneo e mucosas. A fisostigmina é principalmente hidrolisada pelas esterases plasmáticas.

Neostigmina, piridostigmina e ambenônio. São anticolinesterásicos que possuem amônio quaternário e, portanto, têm dificuldade em atravessar a barreira hematencefálica. Apresentam algumas ações nicotínicas nos músculos esqueléticos, daí advém seu uso como medicamentos no tratamento da miastenia *gravis* (doença autoimune, na qual são produzidos anticorpos antirreceptores nicotínicos). O ambenônio é um

---

QUADRO 9.3

Estruturas químicas de alguns agentes anticolinesterásicos reversíveis.

agente de ação mais prolongada, enquanto a neostigmina tem ação mais curta. Essas drogas de amônio quaternário não são bem absorvidas por via oral, são destruídas pelas esterases plasmáticas e os metabólitos são eliminados pelos rins. A neostigmina pode aumentar a produção fecal e a frequência de micção em cavalos, sem alterar o esvaziamento gástrico.

Edrofônio. É um inibidor reversível da colinesterase de curta duração (3 a 4 min). É usado na espécie humana por via intravenosa (IV), para diferenciar os sintomas de uma crise colinérgica dos sintomas da miastenia *gravis*; em pacientes miastênicos, produz uma transiente melhora, enquanto em pacientes em crise colinérgica leva a uma transiente piora. Foi também descrito seu uso em ovelhas (0,5 mg/kg) para reverter os efeitos dos bloqueadores neuromusculares atracúrio ou mivacúrio.

Rivastigmina. Um carbamato que é classificado como agente anticolinesterásico de segunda geração. É utilizado para o tratamento de pacientes com demência leve, moderada e grave, em particular na doença de Alzheimer. Inibe preferencialmente a colinesterase presente no SNC com duração intermediária (10 h).

Tacrina. É uma aminoacridina com ação anticolinesterásica; tem duração de efeito que varia de 4 a 6 h. É metabolizada pelo fígado, podendo causar elevação de transaminases (hepatotoxicidade), o que exige monitoramento laboratorial frequente.

Donepezila. É um inibidor da colinesterase de ação prolongada, tipo piperidina. Atua preferencialmente na inibição da acetilcolinesterase e secundariamente sobre a pseudocolinesterase.

Galantamina. É um alcaloide extraído de *Galanthus nivalis* que atua como anticolinesterásico e também como agonista nicotínico. No tratamento da doença de Alzheimer esse medicamento produz ligeira melhora cognitiva.

Outros. O inseticida carbarila, que é extensamente utilizado em produtos de jardinagem, inibe a colinesterase de forma idêntica à de outros inibidores carbamilantes; apresenta toxicidade baixa em relação à absorção dérmica. O demecário é outro composto utilizado como agente miótico e, sua estrutura consiste em duas moléculas de neostigmina conectadas por uma série de dez grupamentos metileno.

Inibidores irreversíveis das colinesterases

Essa classe é formada por inúmeros agentes denominados genericamente de organofosforados. Inclui desde agentes denominados "gás dos nervos" (tabum, sarim e somam), empregados como arma química, até praguicidas usados na agropecuária, produtos domissanitários e medicamentos anti-helmínticos. Produzem fosforilação do sítio esterásico da acetilcolinesterase, formando uma ligação covalente e bastante estável, sendo por isto considerados inibidores não reversíveis das colinesterases. O Quadro 9.4 mostra a estrutura química de alguns organofosforados. Os "gases dos nervos" são agentes sintéticos letais para animais de laboratório em baixas doses. A parationa apresenta baixa volatilidade e instabilidade em solução aquosa, disso decorre sua utilização como inseticida. Todavia, é responsável por mais casos de intoxicação acidental e óbito do

QUADRO 9.4

Estruturas químicas de alguns compostos organofosforados.

Tabum	$(CH_3)_2N$, C_2H_5O — P(=O) — CN
Sarim	C_3H_7O, CH_3 — P(=O) — F
Somam	$(CH_3)_3CCHO$ (com CH_3), CH_3 — P(=O) — F
Paraoxona	C_2H_5O, C_2H_5O — P(=O) — O — C$_6$H$_4$ — NO$_2$
Parationa	C_2H_5O, C_2H_5O — P(=S) — O — C$_6$H$_4$ — NO$_2$
Malationa	CH_3O, CH_3O — P(=S) — S — CHCOOC$_2$H$_5$ / CH$_2$COOC$_2$H$_5$
Ecotiofato	C_2H_5O, C_2H_5O — P(=O) — SCH$_2$CH$_2$N$^+$(CH$_3$)$_3$

que qualquer outro composto organofosforado. A malationa é outro inseticida que tem sido empregado na borrifação aérea contra moscas-das-frutas e mosquitos; pode ainda ser encontrada em diversos preparados dermatológicos utilizados para o tratamento da pediculose. A dose letal para mamíferos é de cerca de 1 g/kg. Entre os compostos de amônio quaternário, apenas o ecotiofato tem utilidade clínica, para o tratamento de glaucoma; por apresentar uma carga positiva, esse composto não é volátil e não penetra na pele com facilidade.

Na maioria, os anticolinesterásicos irreversíveis são líquidos altamente lipossolúveis, que podem ser voláteis; são rapidamente absorvidos por diferentes vias: pele, mucosas dos sistemas digestório e respiratório, o que lhes confere capacidade de induzir intoxicações. Após absorção a maioria dos organofosforados sofre a ação de enzimas fosforilfosfatases presentes em vários tecidos e são excretados quase totalmente como produtos de hidrólise na urina.

Como esses agentes são altamente lipossolúveis, podem se depositar no tecido adiposo e retornar à circulação posteriormente.

Mecanismo de ação dos anticolinesterásicos

Carbamatos

Os carbamatos se ligam tanto no local aniônico como esterásico da acetilcolinesterase. O edrôfonio produz a mais potente inibição transitória da enzima.

Uma inibição prolongada da enzima é obtida com a fisostigmina e a piridostigmina, as quais se comportam como substrato, promovendo a carbamilação da serina-OH do local esterásico, de modo análogo ao descrito para a acetilação. A descarbamilação ocorre muito mais lentamente que a deacetilação. Estima-se que a meia-vida da Ach por hidrólise (por deacetilação) seja aproximadamente 150 ms, enquanto a meia-vida para a descarbamilação seja por volta de 30 min ou mais. Além disso, na presença de agentes carbamilantes, a Ach se acumula, produzindo efeitos mais prolongados. Novos compostos (p. ex. carbamatos à base de sulfonamidas) têm sido sintetizados, e a seletividade de inibição sobre as duas colinesterases avaliada, pois características estruturais e físico-químicas podem ser essenciais para o mapeamento da eficiência da inibição de carbamatos, indicando as variações qualitativas exercidas no local de reação.

Os carbamatos têm também propriedade agonista, produzem dessensibilização e bloqueio do canal do receptor nicotínico. Assim, os carbamatos que contêm aminas quaternárias têm atividade anticolinesterásica e bloqueadora de receptores nicotínicos.

Organofosforados

Esses agentes inibem a colinesterase através da ligação covalente (fosforilação) com o grupo hidroxila da serina presente no local esterásico da enzima; alguns organofosforados ligam-se em ambos os sítios ativos dessa enzima. Certos agentes tornam-se ativos somente após biotransformação, como, por exemplo, a parationa, que é convertida a paraoxona por enzimas do citocromo P-450 (CYP3A4 e CYP2C8), sendo esta mais tóxica. Por outro lado, a malationa é um praguicida largamente utilizado e, após a biotransformação, resulta em produtos que são rapidamente metabolizados pelas esterases plasmáticas. Foi demonstrado que a parationa e a diazinona também reduzem a função de receptores M_2 em concentrações que não inibem a acetilcolinesterase. Isso sugere que alguns organofosforados causam hiper-reatividade de vias respiratórias através de mecanismos dependentes de receptores muscarínicos, sem que a inibição da enzima seja necessária para a ocorrência de efeitos adversos.

Efeitos farmacológicos

Os efeitos farmacológicos dos anticolinesterásicos são consequência do acúmulo de Ach em todos os locais em que esse neurotransmissor é liberado. Portanto, os efeitos são consequência da estimulação de receptores colinérgicos tanto muscarínicos como nicotínicos. Assim, têm-se os efeitos nas regiões a seguir.

Junção neuromuscular (JNM). Os anticolinesterásicos produzem aumento da contração da musculatura esquelética, dependente de receptores nicotínicos. Após inibição da acetilcolinesterase, o tempo de permanência da Ach na sinapse aumenta, permitindo a ligação do neurotransmissor aos múltiplos receptores colinérgicos nicotínicos. A estimulação excessiva resulta em prolongamento do decaimento do potencial de placa motora. Observa-se excitação assincrônica, bem como fibrilação das fibras musculares. Com inibição suficiente da acetilcolinesterase, a despolarização da placa motora predomina e ocorre bloqueio em virtude da despolarização excessiva. Os sinais clínicos são: fasciculação muscular e contração espasmódica. Os agentes anticolinesterásicos revertem o antagonismo causado pelos bloqueadores neuromusculares competitivos (ver *Capítulo 11*).

Sistema gastrintestinal. Os anticolinesterásicos promovem aumento das secreções do sistema gastrintestinal, contração da musculatura lisa e relaxamento dos esfíncteres. O efeito dos anticolinesterásicos sobre a motilidade intestinal representa uma combinação de ações sobre as células ganglionares do plexo de Auerbach e sobre as fibras musculares lisas, em consequência da preservação da Ach liberada pelas fibras colinérgicas pré- e pós-ganglionares, respectivamente.

Sistema respiratório. Observam-se broncoconstrição e aumento das secreções, conduzindo a dispneia e respiração ruidosa.

Sistema cardiovascular. Os efeitos cardiovasculares dos anticolinesterásicos são complexos, pois refletem tanto os efeitos ganglionares quanto os pós-ganglionares do acúmulo de Ach sobre o coração e vasos sanguíneos. Há tendência de predomínio do tônus do SNA parassimpático, conduzindo a bradicardia e vasodilatação, porém em consequência de mecanismos compensatórios podem ocorrer episódios de taquicardia e vasoconstrição. Aliado a isso, a Ach liberada na adrenal promove a liberação de norepinefrina/epinefrina, responsáveis pelo predomínio do tônus do SNA simpático.

Sistema nervoso central. Os compostos terciários como fisostigmina e organofosforados apolares atravessam a barreira hematencefálica e produzem excitação, que pode resultar em convulsões, seguidas de depressão intensa com perda de consciência e insuficiência respiratória.

Neurônios periféricos. Alguns organofosforados podem produzir desmielinização com fraqueza muscular e perda sensorial. Esse efeito não ocorre com os anticolinesterásicos usados clinicamente.

Olhos. Quando aplicados diretamente no saco conjuntival, os anticolinesterásicos causam hiperemia da conjuntiva e contração do músculo esfíncter pupilar, causando miose, e do músculo ciliar, promovendo bloqueio do reflexo de acomodação, com consequente focalização para visão próxima. A pressão intraocular, quando elevada, costuma cair em decorrência da facilitação da drenagem do humor aquoso.

Glândulas exócrinas. Os anticolinesterásicos produzem aumento nas respostas secretoras das glândulas brônquicas, lacrimais, sudoríparas, salivares, gástricas, intestinais e pancreáticas acinares.

Usos terapêuticos

Os anticolinesterásicos que são rotineiramente utilizados em Medicina Veterinária são os organofosforados, enquanto os carbamatos têm emprego maior na espécie humana.

A seguir são descritas algumas das principais indicações terapêuticas e os compostos mais empregados clinicamente.

Antiparasitários. Em Medicina Veterinária, os organofosforados são empregados como anti-helmínticos e como ectoparasiticidas, em particular o triclorfom, indicado em ovinos, caprinos, equinos, suínos, aves, coelhos, cães e peixes (ver *Capítulos 46, 47 e 49*).

Glaucoma. A fisostigmina e o ecotiopato (longa duração) podem ser empregados como colírios para provocar constrição da pupila e contração do músculo ciliar, resultando em aumento na drenagem do humor aquoso. Entretanto, podem aparecer efeitos colaterais sistêmicos de acordo com a dose utilizada. Esses agentes podem ser instilados no saco conjuntival em intervalos que podem variar de 12 a 48 h. Ambos reduzem a pressão intraocular no máximo por um dia, mas tendem a predispor ao aparecimento de catarata com o uso prolongado.

Miastenia *gravis*. Doença que se caracteriza por fraqueza progressiva da musculatura esquelética, resultando na paralisia neuromuscular. Sua etiologia resulta da resposta autoimune contra o receptor nicotínico da junção neuromuscular. Nesse caso, os agentes de curta duração, neostigmina e piridostigmina, são usados para diminuir a degradação da Ach, que pode então atuar nos receptores nicotínicos remanescentes e, consequentemente, aumentar a transmissão muscular interrompida.

Reversão do bloqueio neuromuscular. Os anticolinesterásicos de curta duração como edrofônio, neostigmina e piridostigmina podem ser usados para reverter o bloqueio neuromuscular induzido por agentes bloqueadores competitivos da junção neuromuscular, devido ao antagonismo competitivo que se estabelece entre a Ach e o agente bloqueador neuromuscular atuando em receptores nicotínicos da junção neuromuscular (ver no *Capítulo 11*).

Íleo paralítico e atonia de bexiga. Em ambas as condições, a neostigmina é o agente mais satisfatório. A neostigmina é usada para aliviar a distensão abdominal causada por diversas situações médicas e cirúrgicas, como em pseudo-obstrução aguda do cólon.

Doença de Alzheimer. Doença de Alzheimer. Essa doença é caracterizada por deficiência funcional de neurônios colinérgicos no SNC (levando à perda de memória), concomitante à deposição de proteína beta amiloide e acúmulo da proteína tau. A donepezila, parece induzir menos efeitos adversos em pacientes com demência, mas arritmias foram relatadas em alguns estudos. Desde que tacrina, donepezila, rivastigmina e galantamina foram desenvolvidas e aprovadas para o tratamento sintomático da doença de Alzheimer, outros inibidores de colinesterase múltipla vêm sendo desenvolvidos. Recentemente, o FDA aprovou o uso do aducanumab, um anticorpo antiamiloide-β IgG1 (Aβ) que foi capaz de reduzir os agregados Aβ (Dunn *et al.*, 2021). Interessantemente, a disfunção cognitiva canina (DCC) desenvolve espontaneamente vários graus de declínio cognitivo progressivo e características neuropatológicas que correspondem às mudanças associadas à doença de Alzheimer em humanos. Há estudos propondo o uso de inibidores da butirilcolinesterase para o tratamento de DCC.

Intoxicação por atropina. A fisostigmina pode ser usada para combater os efeitos anticolinérgicos de uma *overdose* de atropina, por aumentar a quantidade de Ach na fenda sináptica, restabelecendo a transmissão colinérgica.

O Quadro 9.6 mostra a posologia indicada para alguns anticolinesterásicos empregados terapeuticamente.

Efeitos colaterais e/ou tóxicos

Esses efeitos são consequência do acúmulo de Ach em todas as terminações nervosas colinérgicas e, portanto, observam-se tanto efeitos característicos da excessiva estimulação de receptores muscarínicos como nicotínicos, os quais foram descritos aqui.

Tratamento da intoxicação

Os efeitos muscarínicos podem ser controlados com doses adequadas de agentes antimuscarínicos (ou anticolinérgicos), como a atropina.

Nas intoxicações por organofosforados podem ser utilizados também os reativadores das colinesterases: as oximas, sendo a pralidoxima (Figura 9.1) uma das mais utilizadas. As oximas são moléculas que possuem um nitrogênio quaternário (N^+) que se liga ao local aniônico das colinesterases. Assim, as oximas podem deslocar a ligação dos organofosforados junto ao local esterásico, estabelecendo-se uma ligação oxima-organofosforado, reativando a enzima. No entanto, a efetividade do tratamento depende do emprego precoce da oxima logo após a exposição ao organofosforado e do local esterásico da enzima (quanto mais estável, mais difícil torna-se a reativação enzimática). As oximas não são eficazes para antagonizar a intoxicação por inibidores carbamil éster (os carbamatos) que têm uma hidrólise mais rápida e, considerando que a própria pralidoxima possui atividade anticolinesterásica fraca, não são recomendadas para o tratamento da superdosagem de neostigmina ou fisostigmina e são contraindicadas na intoxicação por carbarila.

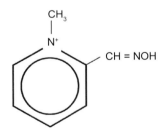

◥ **FIGURA 9.1** Estrutura química da pralidoxima.

◥ DROGAS ANTAGONISTAS COLINÉRGICAS OU ANTIMUSCARÍNICAS

Nessa classe de medicamentos são descritos os agentes antimuscarínicos ou parassimpatolíticos, que antagonizam competitivamente a Ach em seus receptores muscarínicos. O principal uso clínico é como relaxante da musculatura lisa dos brônquios, dos sistemas urinário e digestório, como midriáticos e como antídoto em altas doses de colinomiméticos ou na intoxicação por organofosforados.

Classificação

Antimuscarínicos de ocorrência natural

Os principais compostos que pertencem a essa classificação são a atropina e a escopolamina (Quadro 9.5).

A atropina e a escopolamina são ésteres orgânicos formados pela combinação de um ácido aromático (ácido trópico) e bases orgânicas complexas, a tropina (tropanol) ou a escopina.

QUADRO 9.5

Estruturas químicas de alguns anticolinérgicos.

- Atropina
- Escopolamina
- Homatropina
- Glicopirrolato
- Ipratrópio

Atropina ou hiosciamina. É um alcaloide extraído das solanáceas, como a *Atropa belladona*, o *Hyoscyamus niger* e a *Datura stramonium*.

Escopolamina ou hioscina. É também um alcaloide encontrado nas mesmas plantas que a atropina, mas difere por apresentar um átomo de oxigênio a mais em sua molécula. Esses compostos são também denominados alcaloides da beladona.

Análogos sintéticos dos antimuscarínicos

Os agentes sintéticos incluem drogas estruturalmente relacionadas à atropina. Os principais compostos são descritos a seguir.

Homatropina. É um composto semissintético produzido pela combinação da base tropina com ácido mandélico. É menos potente que a atropina com relação à atividade antimuscarínica, mas é quatro vezes mais potente como agente bloqueador ganglionar. Os derivados do amônio quaternário, modificados pelo acréscimo de um grupamento metil, são nitrato de metilatropina, brometo de metescopolamina e metilbrometo de homatropina.

Metantelina. É um composto de amônio quaternário que difere da atropina por ter atividade bloqueadora ganglionar muito elevada em relação a sua ação antimuscarínica.

Propantelina. É quimicamente semelhante à metantelina, no entanto, é de duas a cinco vezes mais potente. É uma das drogas antimuscarínicas mais utilizadas. Em doses muito altas, ocorre bloqueio da junção neuromuscular esquelética.

Ipratrópio, tiotrópio, oxitrópio, aclidíneo e umeclidínio. São compostos de amônio quaternário derivados da atropina. Produzem efeitos semelhantes aos da atropina quando ambos são administrados por via parenteral, mas na clínica são usados por via inalatória como broncodilatadores.

Glicopirrolato ou glicopirrônio. É um derivado quaternário que vem sendo empregado na pré-anestesia em Medicina Veterinária, especialmente em equinos, para inibir secreções salivares e respiratórias. Também indicado para induzir broncodilatação, pois é considerado um broncodilatador antagonista muscarínico de longa ação, para o tratamento de bradicardia e para reversão do bloqueio neuromuscular produzido por relaxantes musculares de ação periférica. Não atravessa a barreira hematencefálica.

Ciclopentolato, tropicamida e hidrobrometo de atropina. São compostos antimuscarínicos de amina terciária. Esses fármacos são preferíveis aos alcaloides da beladona, pois sua ação é mais curta.

Benzatropina e tri-hexafenidila. São aminas terciárias que podem atravessar a barreira hematencefálica.

Pirenzepina. É um antimuscarínico seletivo para receptores do tipo M_1. Apresenta estrutura tricíclica semelhante à do antidepressivo imipramina.

Telenzepina. É um análogo da pirenzepina que apresenta maior potência e seletividade para os receptores M_1.

Galamina. É uma droga bloqueadora neuromuscular (ver *Capítulo 11*), portanto, que bloqueia receptores nicotínicos, além de atuar como antagonista muscarínico do subtipo M_2.

Himbacina. É um antagonista seletivo para o subtipo M_4 com efeitos predominantes no SNC. Assim, é utilizada para identificar receptores M_4 em estudos experimentais.

Tolterodina. É um antagonista de receptores muscarínicos, que foi especificamente desenvolvido para o tratamento de pacientes com bexiga hiperativa que apresentam frequência, urgência ou incontinência urinária. É um antagonista sem especificidade, que se liga aos subtipos de receptores muscarínicos com a mesma afinidade.

Oxibutinina. É um inibidor competitivo dos receptores pós-ganglionares M_1, M_2 e M_3 de uso oral, indicado como antiespasmódico porque causa o relaxamento muscular da bexiga, o que resulta em aumento da capacidade da bexiga e diminuição da urgência e frequência urinária, em casos de bexiga hiperativa ou sintomas de sobreatividade detrusora.

Outros. O AF-DX116 ou otenzepado é um análogo da pirenzepina que apresenta grande afinidade por receptores M_2 cardíacos. A metoctramina é mais potente que o AF-DX116 nos receptores M_2 e é altamente seletiva para os mesmos. O hexa-hidrosiladifenidol e 4-DAMP (4-difenilacetoxi-1,1-dimetilpiperidina) são os compostos que possuem maior seletividade para os receptores M_3.

Mecanismo de ação

Os alcaloides de ocorrência natural e seus análogos sintéticos são também denominados antimuscarínicos, ou agentes bloqueadores muscarínicos, porque atuam competitivamente, bloqueando as ações da Ach tanto em receptores muscarínicos centrais (quando atravessam a barreira hematencefálica) como em receptores muscarínicos periféricos.

Os anticolinérgicos, como a atropina e a escopolamina, competem com a Ach por todos os subtipos de receptores muscarínicos, de M_1 a M_4. O umeclidínio tem afinidade semelhante aos subtipos M_1 a M_5, mas nas vias aéreas apresenta efeitos farmacológicos através da inibição dos receptores M_3 no músculo liso, levando à broncodilatação. Outras drogas podem discriminar os subtipos de receptores, como, por exemplo, pirenzepina e diciclomina, que apresentam alta seletividade para bloquear receptores do tipo M_1. Ainda, baixas doses de ipratrópio em cães inicialmente podem reduzir o diâmetro das vias respiratórias por bloqueio neuronal de receptores M_2, enquanto doses altas bloqueiam receptores M_3 em músculos lisos de vias respiratórias, resultando em broncodilatação.

Outras drogas que bloqueiam receptores muscarínicos incluem os antidepressivos, neurolépticos e anti-histamínicos. Em doses terapêuticas, esses agentes produzem efeitos semelhantes à atropina.

Farmacocinética

Os alcaloides da beladona são absorvidos rapidamente pelo sistema gastrintestinal, mas também alcançam a circulação quando aplicados topicamente nas mucosas. Os derivados de amônio quaternário dos alcaloides da beladona são pouco absorvidos após a administração oral; no entanto, alguns compostos aplicados topicamente nos olhos podem causar cicloplegia e midríase, característica que permite seu uso em exames e tratamentos de algumas enfermidades oftálmicas. A meia-vida ($t_{1/2}$) da atropina é de aproximadamente 4 h, e seu tempo de ação após administração intravenosa é de 30 min. A biotransformação hepática é responsável pela eliminação de cerca de 50% da dose, enquanto o restante é excretado inalterado na urina. Traços de atropina podem ser encontrados em várias secreções, inclusive no leite humano.

Os compostos com estrutura de amônio quaternário, como o ipratrópio, o glicopirrônio ou a metescopolamina, têm absorção reduzida, entre 10 e 25%, e imprevisível após a administração oral. O umeclidínio está disponível como pó para inalação, enquanto o glicopirrônio está apresentado como pó para inalação, solução para nebulização, comprimidos e solução oral. Os compostos de amônio quaternário praticamente não atravessam a barreira hematencefálica. Entretanto, suas ações são um pouco mais prolongadas do que os alcaloides da beladona. Tanto o ipratrópio como o tiotrópio têm alto *clearance* em cães e ratos, cerca de 87 a 150 mℓ/min · kg^{-1}, e são extensivamente distribuídos em vários tecidos, tendo volume de distribuição entre 3 e 15 ℓ/kg; enquanto o volume de distribuição do umeclidínio em humanos é de 86 ℓ. A meia-vida de eliminação do tiotrópio ou ipratrópio em ratos, após uma dose intravenosa, é de 21 a 24 h, que é maior do que a meia-vida plasmática correspondente (6 a 8 h). A metescopolamina atua por 6 a 8 h); enquanto a meia-vida do umeclidínio em humanos é de 11 h após uma dose diária inalada, e seus efeitos perduram por 24 h. A duração das ações da metantelina e da propantelina são um pouco maiores do que a da atropina e os efeitos das doses terapêuticas persistem por 6 h. Pouco se sabe sobre o metabolismo e a excreção da maioria desses compostos.

A farmacocinética da tolterodina é similar em camundongos e cães, e correlacionada com a de humanos, porém a metabolização é diferente em ratos. Nessas três espécies animais, a concentração sérica máxima é obtida 1 h após a administração, e a bioviabilidade varia entre 2 e 20% em roedores e 58 a 63% em cães. Apresenta alto *clearance*, com valores em torno de 10 a 15 ℓ/kg · h^{-1} em ratos e camundongos e 1,4 ℓ/kg · h^{-1} em cães. A biotransformação da tolterodina produz dois principais metabólitos, 5-hidroximetil- e N-dealquil-tolterodina, que representam 83 a 99% do metabolismo. Entretanto, microssomos de ratos são capazes de formar um metabólito por hidroxilação no insubstituído anel benzênico da molécula de tolterodina.

Os medicamentos com estrutura de amina terciária, como a benzatropina ou a tri-hexafenidila, penetram facilmente no SNC e podem ser usados para o tratamento da doença de Parkinson em seres humanos ou para atenuar os efeitos extrapiramidais dos neurolépticos.

Efeitos farmacológicos

Todos os antagonistas muscarínicos produzem efeitos muito semelhantes, embora alguns agentes possam apresentar seletividade para determinados órgãos. Os principais efeitos sistêmicos dessa classe são descritos a seguir.

SNC. A atropina em doses terapêuticas causa discreta excitação, devido à estimulação bulbar, do hipotálamo e do córtex cerebral. Tanto a frequência como a amplitude respiratória aumentam. A escopolamina em doses terapêuticas normalmente causa depressão, que se manifesta por sonolência, amnésia e fadiga. No passado, quando os efeitos depressores e amnésicos eram desejáveis, a escopolamina foi empregada como pré-anestésico. Nos pacientes com dor intensa, doses pequenas de escopolamina podem provocar excitação, agitação, alucinações e delírios.

Sistema cardiovascular. O principal efeito da atropina sobre o coração é a alteração da frequência cardíaca. Apesar de a resposta predominante ser taquicardia, a frequência cardíaca pode diminuir com doses intermediárias. Alguns autores sugerem que esse efeito possa estar associado ao bloqueio de receptores M_1 dos neurônios parassimpáticos pós-ganglionares, que atenua os efeitos inibitórios da Ach sináptica sobre a liberação do neurotransmissor. A atropina em doses altas causa taquicardia em função do bloqueio dos efeitos vagais sobre os receptores M_2 no marca-passo nodal sinoatrial. Com baixas doses de escopolamina, a bradicardia é maior do que aquela observada com atropina. Com doses normais, há taquicardia inicial, mas de curta duração. Doses adequadas de atropina podem suprimir muitos tipos de alentecimento ou assistolia cardíaca vagal reflexa, como aquela causada pela inalação de vapores irritativos, ou a estimulação do seio carotídeo. Esse anticolinérgico também evita ou suprime a bradicardia ou assistolia causada pelos ésteres da colina, anticolinesterásicos ou outros medicamentos parassimpatomiméticos, bem como a parada cardíaca por estimulação elétrica do vago. Na circulação, a atropina impede a vasodilatação e a acentuada queda na pressão arterial após administração de drogas colinérgicas. Por outro lado, quando administrada isoladamente, os efeitos sobre os vasos e a pressão arterial não são acentuados e nem constantes.

Sistema gastrintestinal. Os antagonistas de receptores muscarínicos são muito utilizados como agentes antiespasmódicos para os distúrbios gastrintestinais e tratamento da úlcera péptica. Os antimuscarínicos diminuem a atividade motora do estômago, duodeno, jejuno, íleo e cólon, caracterizada por redução no tônus, na amplitude e na frequência das contrações peristálticas. Além disso, a atropina bloqueia a atividade motora excessiva do sistema gastrintestinal induzida pelos medicamentos parassimpatomiméticos e agentes anticolinesterásicos. Esse anticolinérgico exerce ainda ação antiespasmódica discreta na vesícula e ductos biliares dos seres humanos. A secreção gástrica é reduzida por algumas drogas antimuscarínicas seletivas como a pirenzepina e a diciclomina, que bloqueiam receptores do tipo M_1. A pirenzepina tem sido usada no tratamento da úlcera péptica em humanos, devido sua ação seletiva em receptores M_1 e seus efeitos na cicatrização de úlceras devido à inibição da secreção ácida gástrica.

Secreções. Todos os antimuscarínicos clinicamente empregados produzem diminuição das secreções das glândulas salivares, sudoríparas, lacrimais e brônquicas. A secreção salivar é particularmente sensível à inibição pelos anticolinérgicos; a boca torna-se seca e tanto a fala quanto a deglutição podem ser dificultadas. Os antagonistas de receptores muscarínicos reduzem também a secreção gástrica.

Sistema respiratório. O sistema nervoso parassimpático desempenha uma função importante na regulação do tônus bronquiolar, contribuindo para a broncoconstrição, via receptores M_3 presentes na musculatura lisa das vias respiratórias. Além disto, as glândulas submucosas que são inervadas pelos neurônios pós-ganglionares parassimpáticos também possuem esses receptores. Assim, os antagonistas muscarínicos são particularmente eficazes contra o broncospasmo produzido pelos medicamentos parassimpatomiméticos e também antagonizam parcialmente a broncoconstrição produzida pela histamina, bradicinina ou prostaglandina $F_{2\alpha}$, sendo úteis como broncodilatadores. Os alcaloides da beladona inibem as secreções do nariz, da boca, da faringe e de brônquios e assim ressecam as mucosas das vias respiratórias. Esse efeito torna-se mais pronunciado quando as secreções estão aumentadas, fato que explica a utilização tanto da atropina como da escopolamina como agentes pré-anestésicos para reduzir tais secreções durante o procedimento anestésico-cirúrgico.

Músculo liso. Tanto a musculatura lisa bronquiolar quanto a das vias urinárias sofrem relaxamento após utilização das drogas antimuscarínicas. A broncoconstrição reflexa que pode ocorrer durante a anestesia é evitada pela atropina, enquanto a broncoconstrição causada por mediadores locais, como a histamina, não é afetada. A atropina reduz o tônus normal e a amplitude das contrações do ureter e bexiga e pode eliminar a hipertonia uretral induzida por agentes farmacológicos. A musculatura lisa uterina é inervada por fibras parassimpáticas, entretanto, o efeito dos impulsos colinérgicos sobre a motilidade do útero é variável. Desse modo, os efeitos dos antagonistas muscarínicos, como a atropina e a escopolamina, sobre a motilidade uterina são questionáveis, embora formulações comerciais indicadas para o tratamento de dismenorreia tragam escopolamina ou derivados da beladona em sua composição.

Olhos. As drogas semelhantes à atropina bloqueiam as respostas do esfíncter muscular da íris e da musculatura ciliar do cristalino após uma estimulação colinérgica. Ocorrem ainda, midríase e cicloplegia (paralisia da acomodação visual).

Usos terapêuticos

As drogas antimuscarínicas têm sido empregadas em diversas situações clínicas, com o objetivo de inibir os efeitos da atividade do SNA parassimpático (efeitos colinérgicos muscarínicos). A posologia de algumas drogas está indicada no Quadro 9.6.

Sistema gastrintestinal. Os agentes antimuscarínicos vêm sendo amplamente empregados no tratamento da úlcera péptica porque, além da diminuição da motilidade, também produzem diminuição das secreções gástricas; entretanto, nessas doses, surgem alguns efeitos indesejáveis, por isso, atualmente, preferem-se os antagonistas da histamina e/ou os inibidores da bomba de prótons (*Capítulo 34*). No entanto, a pirenzepina ainda é empregada para essa finalidade, dadas suas ações mais seletivas. Os derivados que não atravessam a barreira hematencefálica, como a diciclomina e o metronitrato de atropina, são usados para diminuição da motilidade gastrintestinal; entretanto, além de serem fracamente absorvidos, são mais eficazes quando a hipermotilidade é induzida por drogas como os anticolinesterásicos e

QUADRO 9.6
Posologia de alguns medicamentos que afetam o sistema colinérgico.

Grupo/medicamento	Espécie	Posologia
Colinérgicos		
Betanecol	Cão	5,0 a 15 mg/kg, VO, a cada 8 h
	Gato	1,25 a 5,0 mg/gato, VO, a cada 8 h
Anticolinérgicos		
Atropina (hiosciamina)	Cão/gato	0,02 a 0,05 mg/kg, IV, IM, SC, a cada 8 h
		0,2 a 0,5 mg/kg em intoxicação por organofosforados e carbamatos
	Suíno, ruminante	0,1 a 1,0 mg/kg, IV, IM, SC
Escopolamina (hioscina)	Cão	0,03 mg/kg, VO, IM, a cada 6 h
	Gato	Não recomendada
Glicopirrolato	Gato	0,01 mg/kg, IV, IM, SC
Tiotrópio	Cão	3 a 6 µg/cão, via inalatória*
Anticolinesterásicos		
Neoestigmina	Cão, gato	10 µg/kg, IM, SC em miastenia *gravis*
		40 µg/kg, IM, SC para reversão de miorrelaxamento por curares** (em ambas as situações recomenda-se usar a atropina em associação)
	Suíno, ruminante	22 a 44 µg/kg, IV, SC
Edrofônio	Cão	0,11 a 0,22 mg/kg, IV
	Gato	2,5 mg, IV

VO: via oral; IV: intravenosa; IM: intramuscular; SC: subcutânea. *Dados experimentais (Pieper et al., 2009; **Mais informações sobre agentes curarizantes no Capítulo 11.

antagonistas adrenérgicos. A homatropina pode ser empregada para o alívio de espasmos abdominais. Finalmente, a atropina pode também reduzir a secreção ácida basal em cavalos, embora não seja recomendada no caso de cólicas de equinos devido ao relaxamento da parede intestinal e chance de complicações como estase do intestino.

Medicação pré-anestésica (MPA). Os alcaloides da beladona, como a atropina e a escopolamina, eram usados para inibir a salivação e secreções excessivas das vias respiratórias, induzidas pela administração dos anestésicos gerais, além do efeito broncodilatador desses compostos, que também era desejável. Atualmente, com a utilização de anestésicos relativamente não irritantes, eliminou-se a necessidade de administrar antagonistas muscarínicos. Todavia, a atropina ainda é utilizada para evitar reflexos vagais induzidos pela manipulação cirúrgica dos órgãos internos. Esse anticolinérgico também é usado junto com a neostigmina para compensar seus efeitos parassimpatomiméticos, quando este último agente for administrado para reverter o relaxamento muscular depois da cirurgia. Além disto, a escopolamina pode contribuir para tranquilização, sedação e amnésia em diversas situações clínicas, incluindo o parto. Nessa situação a droga é associada a outros agentes que produzem analgesia e sedação. Deve-se ressaltar que essa indicação terapêutica tem diminuído muito nos últimos anos. O glicopirrônio, tanto em cães quanto em gatos, diminui a acidez e o volume das secreções gástricas e reduz a motilidade intestinal, por isso também vem sendo usado como MPA.

Cinetose. A escopolamina é empregada na prevenção de náuseas e vômitos associados à cinetose quando da exposição curta (4 a 6 h) a movimentos intensos. Embora pesquisas com outros medicamentos venham sendo feitas, a escopolamina continua sendo a primeira linha de tratamento para a cinetose, seguida de anti-histamínicos de primeira geração (*Capítulo 34*). Em humanos, adesivos transdérmicos de liberação controlada, com 1,0 a 1,5 mg de escopolamina, têm ação por 3 dias no controle da cinetose.

Olhos. A administração local de anticolinérgicos produz midríase e cicloplegia. Os agentes habitualmente empregados são homatropina, ciclopentolato ou tropicamida, pois têm menor duração de efeitos; a atropina e a escopolamina não são usadas, pois produzem efeitos muito prolongados.

Sistema cardiovascular. Os efeitos cardiovasculares das substâncias anticolinérgicas têm aplicação limitada. A atropina pode ser usada como antídoto para o colapso cardiovascular que pode resultar da administração acidental de um colinérgico ou de um anticolinesterásico. Também pode ser empregada no tratamento inicial de pacientes com infarto agudo do miocárdio, nos quais o tônus vagal excessivo cause a bradicardia sinusal ou nodal. Em cães, verificou-se que a atropina administrada previamente à medetomidina preveniu a bradicardia induzida por esse sedativo, mas induziu hipertensão e alteração de pulso.

Doença de Parkinson. Nessa enfermidade ocorre diminuição dos níveis de dopamina no SNC; como consequência observam-se alguns sintomas característicos, como tremor de repouso, rigidez e acinesia. O uso de medicamentos anticolinérgicos como a benzatropina e a tri-hexafenidila podem atenuar principalmente o tremor. Tanto a atropina como a escopolamina podem ainda ser empregadas para reduzir a salivação excessiva, como a que ocorre nos pacientes parkinsonianos ou com intoxicação por metais pesados.

Trato geniturinário. A atropina pode ser administrada concomitantemente a um opioide para tratamento de cólica renal com o objetivo de induzir relaxamento da musculatura lisa ureteral e uretral. Os alcaloides da beladona e vários substitutos sintéticos podem reduzir a pressão intravesical, aumentar a capacidade vesical e reduzir a frequência das contrações da bexiga, antagonizando o controle parassimpático desse órgão. A atropina pode ser administrada por via oral concomitantemente à dipirona ou ibuprofeno para tratamento de cólica menstrual.

Tratamento da intoxicação por anticolinesterásicos. A atropina é a droga de escolha para diminuir a bradicardia e antagonizar o aumento da secreção bronquial e hipersalivação. Pode ser administrada pela via intravenosa, pois os efeitos sistêmicos da atropina, quando administrada por via oral ou subcutânea, duram somente algumas horas.

Sistema respiratório. O brometo de ipratrópio é usado em equinos com obstrução aérea recorrente (OAR), preferencialmente por via inalatória, para minimizar os efeitos colaterais. É indicado também em humanos e animais acometidos por doença pulmonar obstrutiva crônica (DPOC), pois atua primariamente como broncodilatador e, posteriormente, como antitussígeno, além de abolir o efeito vagal reflexo do broncospasmo deflagrado por agentes não específicos, como fumaça de cigarro, poeira e ar frio, e por mediadores inflamatórios, como a histamina. Em um experimento com cavalos portadores de DPOC, foi demonstrado que a inalação de brometo de ipratrópio antes de exercícios reduz a resistência pulmonar, reduz variações na pressão máxima intrapleural e aumenta a complacência, embora tais benefícios aparentemente não melhorem de modo significativo a capacidade para os exercícios. Outras drogas anticolinérgicas indicadas como broncodilatadoras em humanos são tiotrópio e oxitrópio. O tiotrópio tem longa ação, sendo usado apenas 1 vez/dia, devido à lenta dissociação com receptores muscarínicos M_3 de vias respiratórias. O uso diário de 18 μg de tiotrópio significativamente melhora o fluxo aéreo e a capacidade vital durante 24 h em pacientes com DPOC. Alguns estudos em seres humanos, avaliando pacientes ao longo de 4 anos, mostraram efeitos benéficos do tiotrópio também a longo prazo, tanto sozinho como em combinação com outros medicamentos. O glicopirrônio também é considerado um broncodilatador de longa duração, indicado para DPOC isoladamente ou em associação com agonista adrenérgico β_2 (p. ex., formoterol, indacaterol) e corticoide inalado (p. ex., budesonida). Recentemente, essa associação foi utilizada para terapia de covid-19 (doença de coronavírus 2019) em pacientes asmáticos com broncoespasmo persistente.

Bexiga hiperativa. A tolterodina tem alta efetividade para reduzir os sintomas de bexiga hiperativa, como urgência, incontinência e alta frequência de micção, e aumenta o volume da bexiga funcional. A eficácia nesse tratamento é similar à da oxibutinina, porém a incidência de efeitos colaterais é menor.

Efeitos colaterais

Em doses altas os antimuscarínicos promovem ressecamento da boca, o que pode dificultar tanto a deglutição quanto a conversação. No sistema cardiovascular, o principal efeito indesejável é o aumento da frequência cardíaca. Outros efeitos incluem distúrbios oculares como a turvação da visão. A atropina, em função de seu efeito midriático, é contraindicada em casos de glaucoma. Além disso, o uso prolongado dos antimuscarínicos pode provocar retenção urinária.

A ingestão intencional ou acidental dos alcaloides da beladona ou de outros medicamentos anticolinérgicos pode levar à intoxicação. Muitos agentes bloqueadores dos receptores histaminérgicos H_1, os neurolépticos do tipo fenotiazinas e os antidepressivos tricíclicos possuem atividade bloqueadora muscarínica e podem produzir síndromes que incluem sintomas da intoxicação atropínica. Os casos fatais de intoxicação com atropina e escopolamina são raros, porém podem ocorrer em algumas crianças nas quais 10 mg ou menos podem ser fatais. A dose letal 50% (DL_{50}) da atropina intravenosa para cães e gatos é de 50 mg/kg e 70 mg/kg, respectivamente. Alguns pacientes podem apresentar convulsões. Depressão e colapso circulatório são observados em casos graves de intoxicação; a pressão sanguínea diminui, a respiração se torna ineficaz e o óbito pode ocorrer devido à insuficiência respiratória após um período de paralisia e coma. O diagnóstico da intoxicação com atropina é sugerido pela paralisia generalizada dos órgãos inervados pelos neurônios parassimpáticos. As medidas que visam limitar a absorção intestinal devem ser iniciadas imediatamente, caso a absorção tenha sido por via oral. Para o tratamento sintomático, a fisostigmina (1 a 4 mg intravenosa lenta) é o medicamento mais indicado e controla rapidamente o delírio e o coma causados pelas doses elevadas de atropina. Se houver excitação acentuada, o diazepam é o agente mais indicado para sedação e controle das convulsões.

▶ BIBLIOGRAFIA

Antoniu, S.A. UPLIFT Study: the effects of long-term therapy with inhaled tiotropium in chronic obstructive pulmonary disease. Evaluation of: Tashkin, D.P.; Celli, B.; Senn, S. et al. A 4-year trial of tiotropium in chronic obstructive pulmonary disease. *N Engl J Med.*, v. 359, n. 15, p. 1543-54, 2008. Expert Opin Pharmacother. v. 10, n. 4, p. 719-22, 2009.

Bayly, V.M.; Duvivier, D.H.; Votion, D.; Vandenput, S.; Art, T.; Lekeux, P. Effects of inhaled ipratropium bromide on breathing mechanics and gas exchange in exercising horses with chronic obstructive pulmonary disease. *Equine Veterinary Journal*, v. 34, n. 1, p. 36-43, 1999.

Brainard, A.; Gresham, C. Prevention and treatment of motion sickness. *Am Fam Physician*. 2014; v. 90, n. 1, p. 41-6.

Bui, T.; Duong. H. Muscarinic Agonists. In: StatPearls Publishing: 1-5, 2021.

Clutton, R.E.; Glasby, M.A. Cardiovascular and autonomic nervous effects of edrophonium and atropine combinations during neuromuscular blockade antagonism in sheep. *Veterinary Anaesthesia and Analgesia*, v. 35, p. 191-200, 2008.

Dale, H.H. The action of certains esters and ethers of choline, and their relation to muscarine. *J Pharmacol Exper Ther*. v. 6, p. 147-190, 1914.

Dunn, B.; Stein, P.; Cavazzoni, P. Approval of Aducanumab for Alzheimer Disease—The FDA's Perspective. JAMA Internal Medicine 181 (10):1278-1279, 2021.

Dwyer J.; Tafuri S.M.; LaGrange C.A. Oxybutynin. In: StatPearls [Internet]. Treasure Island (FL): StatPearls Publishing:1-4, 2021.

Ellis, D.Z.; Nathanson, J.A.; Rabe, J.; Sweadner, K. Carbachol and nitric oxide inhibition of Na, K-ATPase activity in bovine ciliary processes. Investigative Ophthalmology & Visual Science, v. 42, n. 11, p. 2625-2631, 2001.

Furchgott, R.F.; Zawadski, J.V. The obligatory role of endothelial cells in the relaxation of arterial smooth muscle by acetylcholine. *Nature*; v. 288, p. 373-376, 1980.

Gallanosa A, Stevens JB, Quick J. Glycopyrrolate. In: StatPearls:1-6, 2021.

Hoppe, A.; Marti-Solano, M.; Drabek, M.; Bünemann, M.; Kolb, P.; Rinne, A. The allosteric site regulates the voltage sensitivity of muscarinic receptors. Cell Signal. 42: 114-126, 2018.

Kabir, M.T.; Uddin, M.S.; Begum, M.M ; Thangapandiyan, S.; Rahman, M.S.; Aleya, L.; Mathew, B.; Ahmed, M.; Barreto, G.E.; Ashraf, G.M. Cholinesterase Inhibitors for Alzheimer's Disease: Multitargeting Strategy Based on Anti-Alzheimer's Drugs Repositioning. Curr Pharm Des. 25(33):3519-3535, 2019.

Killi, U.K.; Wsol, V.; Soukup, O.; Kuca, K.; Winder, M.; Tobin, G. *In vitro* functional interactions of acetylcholine esterase inhibitors and muscarinic receptor antagonists in the urinary bladder of the rat. *Clin Exp Pharmacol Physiol*. v. 41, n. 2, p. 139-46, 2014.

Kirk, F.W.; Bonagura, J.D. (Eds). Current veterinary therapy XI. WB Saunders, Philadelphia. p. 1233-1249, 1992.

Kitazawa, T.; Hirama, R.; Masunaga, K. et al. Muscarinic receptor subtypes involved in carbachol-induced contraction of mouse uterine smooth muscle. *Naunyn Schmiedebergs Arch Pharmacol*. v. 377, n. 4-6, p. 503-13, 2003.

Ko, J.C.; Fox, S.M.; Mandsager, R.E. Effects of preemptive atropine administration on incidence of medetomidine-induced bradycardia in dogs. *J Am Vet Med Assoc*. v. 218, n. 10, p. 52-58, 2000.

Kudlak, M.; Tadi, P. Physiology, Muscarinic Receptor. In: StatPearls [Internet]. Treasure Island (FL): StatPearls Publishing: 1-5, 2021.

Lein, F.J.; Fryer, A.D. Organophosphorus insecticides induce airway hyperreactivity by decreasing neuronal M2 muscarinic receptor function independent of acetylcholinesterase inhibition. *Toxicol* Sci. v. 83, n. 1, p. 166-176, 2005.

Liang, Y.; Chen, M.; Tan, C.; Tu, C.; Zheng, X.; Liu. J. Successful Sequential Treatment for Severe Asthma Coexisting COVID-19 via Budesonide/Glycopyrrolate/Formoterol Fumarate. Int J Gen Med. 14:357-359, 2021.

Marti, M.; Mevissen, M.; Althaus, H.; Steine, R.A. *In vitro* effects of bethanechol on equine gastrintestinal contractility and functional characterization of involved muscarinic receptor subtypes. *J Vet Pharmacol Ther*., v. 28, n. 6, p. 565-74, 2005.

Mason HJ. The recovery of plasma cholinesterase and erythrocyte acetylcholinesterase activity in workers after over-exposure to dichlorvos. Occup Med. 50(5):343–347, 2000.

Pakala, R.S.; Kristen N. Brown, K.N.; Preuss. Cholinergic Medications In: StatPearls [Internet]. Treasure Island (FL): StatPearls Publishing:1-6, 2021.

Pahlman, I.; Kankaanranta, S.; Palmer, L. Pharmacokinetics of tolterodine, a muscarinic receptor antagonist, in mouse, rat and dog. Interspecies relationship comparing with human pharmacokinetics. Arzneimittelforschung, v. 51, n. 2, p. 134-144, 2001.

Pieper, M.; Bouyssou, T.; Walland, A.; Pairet, M. Combined tiotropium and salmeterol is more effective than monotherapy in dogs. *Am J Respir Crit Care Med*. v. 179, Abstract A4560, 2009.

Pipan, M.Z.; Mihevc, S.P.; Štrbenc, M.; Košak, U.; Ilić, I.G.; Jurij Trontelj, J.; Žakelj, S.; Gobec, S.; Pavlin, D.; Majdič, G. Treatment of canine cognitive dysfunction with novel butyrylcholinesterase inhibitor. Sci Rep. 11: 18098, 2021.

Pizova, H.; Havelkova, M.; Stepankova, S.; Bak, A.; Kauerova, T.; Kozik, V.; Oravec, M.; Imramovsky, A.; Kollar, P.; Bobal, P.; Jampilek, J. Proline-Based Carbamates as Cholinesterase Inhibitors. Molecules. 22(11): 1-26, 2017.

Ruan Y, Patzak A, Pfeiffer N, Gericke A. Muscarinic Acetylcholine Receptors in the Retina-Therapeutic Implications. Int J Mol Sci. 8;22(9):4989, 2021.

Sanchez, L.C. Disorders of the Gastrointestinal System. Equine Internal Medicine. 709–842, 2018.

Saternos, H.C.; Almarghalani, D.A.; Gibson, H.M.; Meqdad, M.A.; Antypas, R.B.; Lingireddy, A.; AbouAlaiwi, W.A.. Distribution and function of the muscarinic receptor subtypes in the cardiovascular system. Physiol Genomics 50: 1–9, 2018.

Siwaraman, B.; Vijaykumar, R.; Velmurugan, B.A.; Natarajan, R. Acetylcholinesterase Enzyme Inhibitor Molecules with Therapeutic Potential for Alzheimer's Disease. CNS Neurol. Disord. Drug Targets. 2021

Torneke, K.; Larsson-Ingvast, C.; Boström, A.; Appelgren, E. Muscarinic receptors in equine airways. *Veterinary Research Communications*. v. 26, p. 637-650, 2002.

Toxinet. NIH. Toxicology data network. http://chem.sis.nlm.nih.gov/chemidplus/rn/51-55-8.

Welk, B.; Richardson, R.; Panicker, J.N. The cognitive effect of anticholinergics for patients with overactive bladder. Nature Reviews Urology, 18: 686–700, 2021.

Zheng, G.; Smith, A.M.; Huang, X.; Subramanian, K.L.; Siripurapu, K.B.; Deaciuc, A.; Zhan, C.G.; Dwoskin, L.P. Structural modifications to tetrahydropyridine-3-carboxylate esters en route to the discovery of M5-preferring muscarinic receptor orthosteric antagonists. *J Med Chem*. v. 56, n. 4, p. 1693-703, 2013.

10 Agonistas e Antagonistas Adrenérgicos

Maria Aparecida B. F. Vital • Alexandra Acco

- Introdução, 157
- Agonistas adrenérgicos ou simpatomiméticos, 158
- Antagonistas adrenérgicos ou simpatolíticos, 167
- Bibliografia, 173

INTRODUÇÃO

A divisão simpática do sistema nervoso autônomo (SNA) modula a atividade do músculo liso, do músculo cardíaco e das células glandulares. A transferência de informações da maioria dos neurônios simpáticos para o órgão efetor é realizada pela norepinefrina (NE), que é o principal neurotransmissor no sistema nervoso simpático periférico, enquanto a epinefrina (EP) constitui o principal hormônio secretado pela medula adrenal nos mamíferos.

A ativação do sistema nervoso simpático ocorre em resposta a diversos estímulos como a atividade física, o estresse psicológico, a perda de sangue e em muitas outras situações fisiológicas ou patológicas.

As ações das catecolaminas NE e EP são muito semelhantes em alguns locais, porém diferem significativamente em outros. Assim, por exemplo, ambos compostos estimulam o miocárdio, enquanto a EP dilata os vasos sanguíneos dos músculos esqueléticos, a NE exerce efeito constritor nos vasos sanguíneos da pele, mucosa e rins. Os efeitos resultantes da ativação do sistema nervoso autônomo simpático (SNS) são intensificados pela liberação de EP e NE na corrente circulatória, após a ativação da medula adrenal, surgindo daí os termos adrenérgicos e noradrenérgicos, frequentemente empregados na literatura.

Agentes que facilitam ou mimetizam a ativação do SNA simpático são denominados **simpatomiméticos** ou **agonistas adrenérgicos**; enquanto os medicamentos que antagonizam os efeitos da ativação do simpático são designados como **simpatolíticos** ou **antagonistas adrenérgicos**.

As ações das catecolaminas e dos medicamentos simpatomiméticos podem ser classificadas em sete tipos principais: (1) ação excitatória periférica sobre certos tipos de músculo liso, como os dos vasos sanguíneos que irrigam a pele, os rins e as mucosas, e sobre células glandulares salivares e sudoríparas; (2) ação inibitória periférica sobre outros tipos de músculo liso, como os da parede intestinal, da árvore brônquica e dos vasos sanguíneos que suprem a musculatura esquelética; (3) ação excitatória cardíaca, responsável pelo aumento da frequência cardíaca e da força de contração; (4) ações metabólicas, como aumento da taxa de glicogenólise no fígado e músculo e liberação de ácidos graxos livres do tecido adiposo; (5) ações endócrinas, como modulação da secreção de insulina, renina e hormônios hipofisários; (6) ações sobre o sistema nervoso central (SNC), como estimulação respiratória e, no caso de alguns medicamentos, aumento do estado de vigília e da atividade psicomotora e redução do apetite; e (7) ações pré-sinápticas, que resultam em inibição ou facilitação da liberação de neurotransmissores. Do ponto de vista fisiológico, a ação inibitória é mais importante do que a excitatória. Deve-se ainda ressaltar que, dentre os medicamentos simpatomiméticos, tanto as ações como a intensidade de efeitos são muito variáveis.

AGONISTAS ADRENÉRGICOS OU SIMPATOMIMÉTICOS

Classificação

Os medicamentos que são considerados simpatomiméticos podem ser classificados em dois tipos:

- **Simpatomiméticos de ação direta**: são todos os agentes que atuam diretamente nos receptores adrenérgicos. Podem ainda ser divididos em catecolaminérgicos ou não, segundo a presença ou não do núcleo catecol na sua estrutura química
- **Simpatomiméticos de ação indireta**: são todos os medicamentos que atuam principalmente na liberação de NE e que também secundariamente podem apresentar ações em receptores adrenérgicos ou inibirem a recaptação de NE.

Simpatomiméticos de ação direta

Catecolaminérgicos

Em 1948, Ahlquist propôs a existência de dois diferentes tipos de receptores adrenérgicos, de acordo com os efeitos dos simpatomiméticos, que foram denominados receptores alfa (α) e beta (β)-adrenérgicos. Atualmente, são conhecidos vários subtipos de receptores α, que são denominados como: α_{1A}, α_{1B}, α_{1D} e α_{2A}, α_{2B}, α_{2C} e diversos subtipos de receptores beta (β), descritos como β_1, β_2 e β_3. As principais localizações dos receptores, bem como os mecanismos de transdução e seus segundos mensageiros são apresentados no *Capítulo 8*.

Relação entre estrutura e atividade das aminas simpatomiméticas

O Quadro 10.1 apresenta os principais simpatomiméticos de ação direta e catecolaminérgicos. A norepinefrina, a epinefrina, a dopamina e o isoproterenol apresentam um radical hidroxila nas posições 3 e 4 do anel aromático. Esse núcleo 3,4 di-hidroxibenzeno é denominado quimicamente de núcleo catecol (Quadro 10.1), surgindo daí a denominação de catecolaminas para as substâncias que apresentam este núcleo. Em geral, o núcleo catecol é necessário para a potência máxima em receptores α e β.

A distância que separa o anel aromático do grupo amino é outro fator importante para determinação da atividade simpatomimética, sendo essa atividade máxima quando dois átomos de carbono separam o anel catecólico do grupo amino.

As substituições no grupo amino podem influenciar a ação das catecolaminas. Assim, o aumento de tamanho do substituinte alquílico intensifica a atividade em receptores β, por exemplo, isoproterenol, enquanto a NE apresenta atividade beta$_2$ bastante fraca, que é acentuadamente aumentada na EP devido à adição de um grupo metil, sendo a fenilefrina uma exceção a essa regra, pois esse medicamento possui um substituinte N-metil, apesar de ser considerado um agonista α seletivo. Os compostos β_2 seletivos exigem um grande substituinte amino. Em geral, quanto menor a substituição no grupo amino, maior a seletividade para receptores α. Desse modo, a atividade α é máxima na EP, menor na NE e quase ausente no isoproterenol.

QUADRO 10.1
Núcleo catecol e agonistas adrenérgicos de ação direta.

A substituição do átomo de carbono β na cadeia lateral resulta em decréscimo das ações sobre o SNC, devido à menor lipossolubilidade desses compostos, enquanto a substituição do átomo de carbono α produz um composto que não é suscetível à oxidação pela monoamina oxidase (MAO).

Vale lembrar que a denominação α e β nesse caso se refere à posição do carbono nos compostos orgânicos, e não se tratam dos receptores α e β. A presença de grupos hidroxila nas posições 3 e 4 do núcleo aromático determina a atividade máxima das catecolaminas em receptores α e β. Os compostos sem um ou ambos substituintes hidroxila não são transformados pela catecol-O-metiltransferase (COMT), com consequente aumento de sua eficácia oral e duração de ação.

Agonistas mistos de ação direta

Norepinefrina (NE) ou levarterenol ou L-noradrenalina. É o neurotransmissor liberado pelos neurônios simpáticos, portanto, seus efeitos mimetizam a ativação simpática. É equipotente à EP na estimulação dos receptores β_1. É um potente agonista dos receptores α e exerce pequena ação nos receptores β_2. É uma catecolamina endógena que pode ser comercializada na forma sintética.

Epinefrina (EP) ou adrenalina. É o medicamento protótipo dos simpatomiméticos de ação direta, porque ativa todos os subtipos de receptores adrenérgicos descritos até o momento. A presença de um grupamento metila lhe confere grande potência como estimulante de receptores β, entretanto, equipara-se à NE como estimulante de receptores α, sendo mais potente do que a NE na maioria dos órgãos. É uma catecolamina endógena. A forma sintética é bastante utilizada em Medicina Veterinária, como será visto adiante.

Dopamina (DA) ou 3,4-di-hidroxifeniletilamina. No SNA está presente em neurônios simpáticos e na medula adrenal; atua como precursor para a síntese de NE e EP (ver Figura 8.5 do *Capítulo 8*). Em baixas concentrações atua em receptores dopaminérgicos D_1 vasculares, nos leitos renais, mesentéricos e coronarianos, produzindo vasodilatação. Em concentrações um pouco mais elevadas, exercer efeito inotrópico positivo, atuando em receptores β_1. Em altas concentrações, ativa os receptores α_1 vasculares, resultando em vasoconstrição. No SNC é considerado um importante neurotransmissor. A DA é empregada na forma sintética em Medicina Humana e Veterinária.

Isoproterenol ou isoprenalina. É um medicamento sintético que deriva da NE por substituição de um radical isopropil no átomo de nitrogênio. É o mais potente agonista beta-adrenérgico. Difere da EP, por apresentar afinidade muito baixa em receptores α.

Dobutamina. Os efeitos farmacológicos são decorrentes da interação com receptores α e β. É um análogo sintético da DA que produz efeito inotrópico positivo.

Não catecolaminérgicos

Agonistas de receptores α_1-adrenérgicos

No Quadro 10.2 são apresentados alguns dos principais medicamentos dessa classe, que são a fenilefrina e a metoxamina.

Fenilefrina e metoxamina. São agonistas seletivos de receptores α_1 de origem sintética. Ambos diferem da NE, por não apresentarem ações em receptores β_1 e, portanto, não estimulam o coração. A fenilefrina apresenta semelhança estrutural com a EP, exceto pela ausência de um radical hidroxila na posição 4 do anel aromático.

Oximetazolina. Tem afinidade 50 vezes maior pelos receptores α_1A do que pelos α_1D. Foi aprovada pela Food and Drug Administration (FDA) como descongestionante nasal e para tratar rosácea, ambos de uso tópico.

QUADRO 10.2

Agonistas de receptores α_1-adrenérgicos.

Outros. Mitodrina, metaraminol e mefentermina. A mitodrina é um agonista α_1 eficaz por via oral. O metaraminol e a mefentermina atuam tanto direta, em receptores α, quanto indiretamente por meio da liberação de NE.

Agonistas de receptores α_2-adrenérgicos

O Quadro 10.3 mostra os principais medicamentos utilizados como agonistas α_2, como a clonidina em Medicina Humana, e a xilazina em Medicina Veterinária.

Clonidina. É classificada quimicamente como uma imidazolina e é principalmente utilizada no tratamento da hipertensão. A seletividade desse medicamento pelo receptor α_2 em relação ao α_1 é de 220 vezes.

Xilazina. É quimicamente relacionada à clonidina, entretanto, é mais utilizada em Medicina Veterinária que ela (ver detalhes mais adiante, neste capítulo e também no *Capítulo 17*). A seletividade desse medicamento pelo receptor α_2 em relação ao α_1 é de 160 vezes.

α-metildopa. Devido à semelhança estrutural com a L-dopa, compete com ela como precursor na biossíntese das catecolaminas.

Romifidina. É outro derivado da clonidina. A seletividade por receptores não foi documentada, entretanto, clinicamente se situa entre a xilazina e a detomidina.

Detomidina. Assim como a dexmedetomidina, possui um anel imidazólico. A seletividade desse medicamento pelo receptor α_2 em relação ao α_1 é de 260 vezes.

Medetomidina. É uma mistura de igual proporção de dois enantiômeros ópticos, dexmedetomidina e levomedetomidina, sendo este considerado farmacologicamente inativo. É o mais lipofílico, mais efetivo e mais potente dentre os α_2-agonistas, pois tem 1.620 vezes mais afinidade por receptor α2 do que α1.

Dexmedetomidina. Não é um agonista α_2 puro, também é hábil para se ligar com receptores noradrenérgicos e imidazolínicos, cuja estimulação produz efeito hipotensor e antiarrítmico.

QUADRO 10.3

Agonistas de receptores α_2-adrenérgicos.

Fadolmidina. É um potente agonista com alta afinidade pelos três subtipos de receptores α_2-adrenérgicos humanos (A, B e C), embora ativação de α_2 pré-sináptico de roedores tenha sido relatada, bem como seu agonismo parcial em receptores serotoninérgicos do tipo $5HT_3$. Foi desenvolvida especialmente como analgésico espinhal para uso intratecal, pois tem mecanismo de ação local.

Outros. Guanfacina, guanabenzo. Esses medicamentos estão estreitamente relacionados do ponto de vista químico e farmacológico, e ambos atuam como agonistas α_2. Outros agonistas α_2 estão disponíveis principalmente para uso laboratorial, como o análogo da clonidina chamado ST-91 [2,(2,6-dietilfenilamino)-2-imidazolina].

Agonistas de receptores β_2-adrenérgicos

O Quadro 10.4 mostra alguns dos principais agonistas β_2.

Salbutamol (ou albuterol), terbutalina, bambuterol, ritodrina. São medicamentos estruturalmente relacionados. A seletividade para receptores β_2 não é absoluta, pois em altas doses, esses medicamentos estimulam diretamente o coração, órgão em que predomina ação de β_1.

Clembuterol. É um agonista β_2 específico. Aprovado para uso terapêutico em Medicina Veterinária.

Metaproterenol, isoetarina, pirbuterol, bitolterol, fenoterol, formoterol, olodaterol, indacaterol e vilanterol. São agonistas β_2 relativamente seletivos. As principais diferenças ocorrem devido à latência, duração e potência dos efeitos farmacológicos, sendo, a maioria utilizada apenas por via inalatória ou bucal para promover broncodilatação.

Simpatomiméticos de ação indireta

Aqui são descritos os agentes que apresentam efeitos simpatomiméticos como resultado da capacidade de provocar liberação de NE de neurônios simpáticos, ou ainda de bloquear a captação de NE liberada. Como efeito secundário, alguns medicamentos podem apresentar também ação agonista direta em receptores adrenérgicos. Algumas dessas substâncias químicas (anfetamina, efedrina e cocaína) têm importantes efeitos no SNC e são discutidas no *Capítulo 66*. O Quadro 10.5 apresenta alguns dos principais simpatomiméticos de ação indireta. A feniletilamina é a molécula da qual derivam muitos agentes simpatomiméticos.

Anfetamina e efedrina. São quimicamente relacionados à EP. A estrutura química da efedrina difere da NE em dois importantes aspectos: primeiro, a perda do radical hidroxila; segundo, a substituição de um radical metil no carbono α. A anfetamina, que atua tanto no SNC como no SNA, existe nas formas D e L; no SNA os isômeros D e L são equipotentes; entretanto, no SNC o isômero D é 4 vezes mais potente que o isômero L.

Outros. Nessa categoria estão incluídos os medicamentos que não são simpatomiméticos mas que, ao lado de suas ações terapêuticas, podem apresentar ações e efeitos simpatomiméticos. Muitas vezes tais efeitos são indesejáveis, como no caso dos inibidores da monoamina oxidase (IMAO), os antidepressivos tricíclicos e drogas de abuso, como a cocaína.

Farmacocinética

Muitos parâmetros farmacocinéticos não são conhecidos para esse grupo de medicamentos, devido aos seus efeitos de curta duração. Além disso, há uma significativa variação farmacocinética entre as espécies. De modo geral, as catecolaminas NE, EP e DA não são administradas pela via oral (VO), pois são rapidamente degradadas no sistema digestório. O uso é restrito à administração intravenosa (IV) ou subcutânea (SC), e a injeção deve ser lenta para manter a concentração eficaz. A meia-vida dessas catecolaminas é de aproximadamente 2 min.

QUADRO 10.4

Agonistas de receptores β_2-adrenérgicos.

QUADRO 10.5

Simpatomiméticos de ação indireta.

A fenilefrina pode ser administrada pelas vias oral ou tópica, dependendo do efeito que se deseja obter.

A clonidina é bem absorvida por via oral e sua biodisponibilidade atinge quase 100%. A concentração máxima no plasma e o efeito hipotensor máximo são observados dentro de 1 a 3 h após a administração de uma dose oral. A meia-vida de eliminação varia de 6 a 24 h, com média de 12 h.

Após administração intravenosa única de xilazina na dose de 0,4 mg/kg em cavalos os parâmetros farmacocinéticos obtidos foram: *clearance* de 15,8 mℓ/min, volume de distribuição (Vss) de 1,44 ℓ/kg e tempo de meia-vida terminal de cerca de 30 h, estando a xilazina e seu principal metabólito (4-OH-xilazina) presentes na urina e no plasma por até 71 h após.

A medetomidina é um composto lipossolúvel que é rápida e completamente absorvido após administração por via intramuscular. O tempo de meia-vida de absorção é aproximadamente 7 min, com pico sérico aos 30 min em cães. Esse medicamento não está licenciado para uso subcutâneo, devido sua menor liberação e incompleta sedação quando comparada com a via intramuscular.

Uma curiosidade é que a utilização de α_2 agonistas em sedações ou anestesias geralmente é feita associando-os à cetamina. No entanto, estudos em equinos demonstraram que detomedina, medetomedina, romifidina e xilazina impactam a metabolização da cetamina a seus metabólitos (6-hidroxinorcetamina e 5,6-dehidronorcetamina), sendo a medetomedina a droga com a maior influência.

A fadolmidina tem dificuldade para cruzar a barreira hematencefálica após administração sistêmica, razão pela qual é mais frequente seu uso em procedimentos periféricos, como injeção intra-articular e intratecal para o controle da dor.

Os simpatomiméticos agonistas β_2, como o salbutamol, podem ser administrados por todas as vias, no entanto, em situações de emergência devem ser administrados por via intravenosa. Têm meia-vida aproximada em torno de 3 h, com exceção da ritodrina, cujos efeitos podem permanecer por até 12 h, quando administrada por via oral. Quando administrado por inalação, o salbutamol produz broncodilatação em 15 min, e os efeitos podem ser observados por 3 a 4 h. O formoterol, por exemplo, quando administrado por inalação, pode apresentar efeitos até 12 h após a administração, considerados de longa duração, enquanto indacaterol, olodaterol e vilanterol foram desenvolvidos mais recentemente como broncodilatadores de ultralonga duração (24 h). Muito pouco da terbutalina é excretado no leite materno, e isso também é esperado para os demais agonistas β_2 utilizados como broncodilatadores. Assim, o uso de broncodilatadores inalados é aceitável durante a amamentação devido à baixa biodisponibilidade e níveis no soro materno após o uso.

O clembuterol, quando usado por via intravenosa em equinos, tem meia-vida de eliminação de 9,2 h, volume de distribuição de 1.616 mℓ/kg e *clearance* de 120 mℓ/h · kg^{-1}. Apesar da meia-vida relativamente curta e, portanto, de a detecção em sangue e urina ser possível apenas por um curto período de tempo, o clembuterol pode ser detectado na crina e nos pelos da cauda até 360 dias depois da sua administração em equinos na dose de 0,8 µg/kg, 2 vezes/dia, durante 10 dias.

Tanto a NE como a EP injetadas são metabolizadas pelas enzimas MAO e COMT, sendo que os metabólitos inativos são excretados na urina. A recaptação neuronal dessas catecolaminas é o principal mecanismo para o término de seus efeitos, como detalhado no *Capítulo 8*.

Mecanismo de ação

Simpatomiméticos de ação direta

Os agonistas de receptores alfa e beta-adrenérgicos mimetizam as ações das catecolaminas endógenas.

Agonistas de receptores α e β

Norepinefrina (NE). Liga-se aos receptores α_{1A}, α_{1B}, α_{1D}, α_{2A}, α_{2B}, α_{2C}, β_1, β_2 e β_3. A ativação dos receptores leva à modulação de diferentes enzimas, dependendo do subtipo de receptor ativado, podendo ser ativação da fosfolipase C (receptor α_1), ativação da adenilciclase (receptores β_1, β_2 e β_3) ou inibição da adenilciclase (receptor α_2). Todas as enzimas são ativadas via proteínas G específicas, com formação dos segundos mensageiros 1,4,5-trifosfato de fosfatidil inositol (IP$_3$) e diacilglicerol (DAG) (receptor α_1), adenosina 5' monofosfato cíclico (cAMP) (receptores β_1, β_2 e β_3), ou inibição da formação de cAMP quando da ativação do autoreceptor α_2 pré-sináptico. A formação dos segundos mensageiros resulta na promoção de eventos celulares diversos, como fosforilação de proteínas, liberação de cálcio, alteração da excitabilidade celular, entre outros.

Epinefrina (EP). Atua como agonista em todos os subtipos de receptores alfa e beta-adrenérgicos: α_{1A}, α_{1B}, α_{1D}, α_{2A}, α_{2B}, α_{2C}, β_1, β_2 e β_3. Os mecanismos de formação ou inibição dos segundos mensageiros são idênticos aos apresentados para a NE.

Dopamina (DA). Em baixas concentrações interage em receptores D$_1$ vasculares e produz vasodilatação devido à ativação da adenilciclase; em concentrações intermediárias atua em receptores β_1 produzindo efeito inotrópico positivo e em altas doses apresenta efeitos em receptores α_1, podendo resultar em vasoconstrição.

Isoproterenol. É o mais potente agonista beta-adrenérgico não seletivo de origem sintética. Possui afinidade muito baixa pelos receptores alfa-adrenérgicos.

Dobutamina. Seus efeitos são decorrentes das suas ações em receptores alfa e beta-adrenérgicos. Apesar de ter sido considerada inicialmente um agonista β_1 relativamente seletivo, tornou-se evidente que as ações da dobutamina são complexas, pois cada isômero parece ativar um subtipo de receptor adrenérgico.

Agonistas α_1-adrenérgicos

Fenilefrina e metoxamina. Atuam preferencialmente como agonistas α_1; diferem da NE por não apresentarem ações em receptores β.

Outros. Mitodrina, metaraminol, mefentermina e oximetazolina. A mitodrina é um agonista α_1 eficaz por via oral; sua atividade decorre da conversão a um metabólito ativo, o

1-(2,5-dimetoxifenil)-2-aminoetanol. O metaraminol e a mefentermina atuam tanto direta, em receptores α, quanto indiretamente por meio da liberação de NE.

Agonistas α_2-adrenérgicos

alfa-metildopa. É captada pelo neurônio noradrenérgico e compete com a L-dopa na biossíntese de catecolaminas, formando a alfa-metilnorepinefrina, que é biossintetizada como um falso transmissor, sendo um potente agonista α_2 no SNC; entretanto, apresenta pequena ação em receptores α_1.

Xilazina e dexmedetomidina. Atuam principalmente em todos os subtipos de receptores α_2 pré-sinápticos, mas também possuem afinidade por receptores α_1. A ativação de receptores α_2 induz inibição da adenilciclase, resultando em redução da formação de cAMP, um importante regulador do funcionamento celular. Ainda, a ativação de proteína G acoplada a canais iônicos de potássio causa hiperpolarização neuronal, que contribui para a redução da excitabilidade de neurônios centrais e sedação, observadas após a administração de agonistas α_2. Interessantemente, efeitos analgésicos da dexmedetomidina estão provavelmente relacionados à ação adicional em receptores vanilóides TRPV1, que são coexpressos aos receptores α_{2A} em neurônios de gânglios da raiz dorsal.

Clonidina. Ativa preferencialmente os receptores α_2; entretanto, também possui ação em α_1.

Fadolmidina. É altamente seletiva para receptores α_2, mas não tem seletividade pelos subtipos destes receptores. Adicionalmente pode se ligar mais fracamente a receptores serotoninérgicos $5HT_3$.

Detomidina. É um agonista de receptores α-2 adrenérgico utilizado em cavalos para promover sedação, analgesia e relaxamento muscular, porém pode induzir o desenvolvimento de alterações pulmonar e cardiovascular. A detomidina tem potência dez vezes que a xilazina nos receptores α-2 maior e efeitos mais prolongados.

Agonistas beta-adrenérgicos

Salbutamol, terbutalina, metaproterenol e ritodrina. Podem ser considerados relativamente específicos para β_2. Têm pequena ação em receptores β_1; entretanto, em altas doses atuam preferencialmente nesse receptor.

Clembuterol. Atua especificamente em receptores β_2. É o único broncodilatador aprovado pela FDA para uso em cavalos. É empregado para tratar a DPOC (doença pulmonar obstrutiva crônica) nessa espécie, enquanto o salbutamol, a terbutalina e outros mais recentes, como indacaterol e vilanterol, são aprovados para o tratamento da asma em humanos. O clembuterol tem sido usado ilegalmente por atletas e em cavalos de competição para melhorar o desempenho físico, e em animais de produção para aumentar o ganho de peso corporal. Esse uso deve-se à habilidade do clembuterol em promover resposta anabólica diretamente relacionada a proteínas musculares (para detalhes, ver *Capítulo 66*).

Outros. Pirbuterol, mabuterol, metaproterenol, isoetarina, bitolterol, fenoterol, bambuterol e formoterol são agonistas β_2 relativamente seletivos.

Simpatomiméticos de ação indireta

Os medicamentos que fazem parte dessa classe atuam principalmente facilitando a liberação de NE de neurônios simpáticos, ou mediante bloqueio da captação de NE liberada. Alguns desses agentes podem, ainda, apresentar ações como agonistas de receptores adrenérgicos.

Anfetamina e efedrina. Exercem suas ações primariamente por facilitarem a liberação de NE, além do bloqueio da captação de NE. A efedrina ainda exerce efeitos simpatomiméticos por atuar diretamente em receptores α e β.

Outros. Os IMAO atuam por inibir a degradação das catecolaminas; os antidepressivos tricíclicos (ADT) inibem a recaptação das monoaminas; e a cocaína atua inibindo a recaptação das catecolaminas. Desse modo, esses agentes produzem aumento das concentrações das aminas endógenas.

Efeitos farmacológicos

Os efeitos farmacológicos decorrentes da ação dos simpatomiméticos são muito amplos; portanto, são comentados somente os principais efeitos.

Coração. A ativação de receptores β_1 predominantes no miocárdio e nas células do marca-passo e do tecido condutor pela EP altera (aumenta) a frequência e o ritmo de contrações cardíacas, sendo esses efeitos desejáveis ou não, na dependência da situação do paciente. Existem também receptores α e β_2 no coração, embora haja consideráveis diferenças entre as espécies. Os efeitos hemodinâmicos de α_2-agonistas têm sido descritos, especialmente em cães, como bifásicos e com limitada dose-dependência, manifestados por redução da frequência cardíaca e aumento da resistência vascular sistêmica e da pressão venosa central. O potencial disritmogênico dos α_2-agonistas, embora venha sendo descrito com a xilazina, é controverso, e pode estar relacionado à ativação de receptores α_1.

Pressão arterial. A EP é um dos medicamentos vasopressores mais potentes que se conhece. Quando administrada por via intravenosa rapidamente em doses farmacológicas provoca um efeito característico sobre a pressão arterial. O aumento da pressão sistólica é maior que o da diastólica, de modo que a pressão de pulso aumenta. O mecanismo de elevação da pressão pode ser esquematicamente resumido em três etapas: (1) estimulação direta do miocárdio, que aumenta a força de contração ventricular (efeito inotrópico +); (2) aumento da frequência cardíaca (efeito cronotrópico +); e (3) vasoconstrição em muitos leitos vasculares, principalmente nos vasos de resistência pré-capilar da pele, mucosas e rins, juntamente com acentuada constrição venosa. A infusão intravenosa de NE também produz aumento das pressões sistólica e diastólica, mas o débito cardíaco diminui ou permanece inalterado e verifica-se elevação da resistência periférica total. A atividade reflexa vagal compensatória deprime o coração e a resistência vascular periférica aumenta na maioria dos leitos vasculares, diminuindo o fluxo sanguíneo para rins, fígado e músculo esquelético.

Os α_2-agonistas não estão correlacionados à hipotensão em cães, nos quais a pressão sanguínea se mantém dentro de limites aceitáveis, diferente de humanos, em que a hipotensão é o principal efeito hemodinâmico diante desses medicamentos. Um estudo em equinos mostrou que a medetomidina induziu uma depressão cardiovascular dose-dependente semelhante à detomidina, mas que os efeitos cardiovasculares da medetomidina e da xilazina não foram tão prolongados como os da detomidina.

Músculo liso vascular. De modo geral, a administração sistêmica de simpatomiméticos causa vasoconstrição generalizada de vasos sanguíneos, conduzindo a aumento da resistência vascular periférica e da pressão arterial. A resposta às catecolaminas, entretanto, depende do tipo de receptor adrenérgico presente. No músculo liso vascular, há predomínio de receptores α_1 ou β_2-adrenérgicos. A EP é um potente vasoconstritor em alguns leitos vasculares, pois ativa receptores α_1 em vasos de resistência (arteríolas) na pele, mucosa e rim e também nas veias. Em baixas doses, a EP relaxa o músculo liso vascular no músculo esquelético, fígado e intestino como resultado da ativação de receptores β_2. Tanto a EP como a NE causam vasoconstrição renal e mesentérica, via receptores α, e aumento da resistência vascular nesses órgãos. Em baixas doses, a EP pode causar vasodilatação discreta das artérias esplâncnicas, devido à ação em receptores β.

Músculo liso. A EP é um potente broncodilatador por atuar em receptores β_2. Atua ainda como antagonista fisiológico para diversos broncoconstritores endógenos, como histamina e serotonina. Entretanto, as ações não são restritas aos brônquios, já que essa amina é capaz de reduzir a frequência e a amplitude das contrações do trato gastrintestinal (TGI) devido à ativação de receptores α e β, além de seus efeitos relaxantes no músculo detrusor da bexiga, que em ratos é mediada pelos receptores β_3. Por outro lado, a EP contrai o músculo liso da cápsula esplâncica e os esfíncteres do TGI e urinário, por atuar em receptores α_1. A resposta da musculatura uterina é muito variável entre as espécies e entre as fases do ciclo estral e gestacional. Assim, em gatas a EP relaxa o útero não gravídico, mas contrai o útero em prenhez avançada. Em coelhas, a EP produz contração do útero gravídico ou não gravídico. A EP contrai o útero humano gravídico ou não gravídico in vitro por meio da interação com receptores α, enquanto em ratas essa atividade é mediada pelos receptores β_2. Durante o último mês de gravidez e no parto, a EP inibe o tônus e as contrações uterinas. Devido a esse efeito adrenérgico, para retardar o trabalho de parto prematuro, são utilizados agonistas β_2 como o salbutamol ou a ritodrina. Com relação ao músculo dilatador da íris, a EP produz sua contração pela ativação de receptores α_1, causando midríase.

Efeitos metabólicos. A EP produz aumento das concentrações circulantes de glicose, ácido láctico e ácidos graxos livres. A liberação de glicose do fígado é acompanhada de efluxo de íons potássio, assim, os efeitos são hiperglicemia e um curto período de hiperpotassemia, pois esses íons são captados pelo músculo esquelético. A secreção de insulina é inibida pela ativação de receptores α_2 e fracamente estimulada pela ativação de receptores β_2. A secreção de glucagon é também aumentada pela ativação de receptores α e β das ilhotas pancreáticas. A EP eleva as concentrações de glicose e de lactato no sangue. Devido aos efeitos metabólicos, os agonistas β_2 têm sido usados ilegalmente como promotores de ganho de peso para algumas espécies animais. Nesse sentido, já foi demonstrado, por meio de métodos analíticos, que há acúmulo desses agentes nos tecidos e órgãos dos animais tratados com esses agentes. Em frangos, verificou-se que o clembuterol pode ser detectado nos rins, fígado, estômago, músculos, tecido adiposo, olhos e penas, enquanto o salbutamol se concentrou principalmente nos olhos, fígado, rins e penas, e a terbutalina foi detectada em fígado, rins e penas.

Outros efeitos. Os simpatomiméticos produzem aumento da secreção de glândulas sudoríparas durante situações de estresse em seres humanos. Tanto a NE como a EP causam contração dos músculos piloeretores, por atuarem em receptores α. A liberação de histamina pelo pulmão é inibida pelas catecolaminas, efeito mediado pelos receptores beta-adrenérgicos. Ainda deve-se destacar que em relação ao sistema imune, sabe-se que os linfócitos são sensíveis aos agonistas de receptores β, os quais podem mediar a inibição da proliferação e da destruição celular induzida por linfócitos. Finalmente, os α_2-agonistas apresentam potente ação antinociceptiva em seres humanos e animais, mas como o efeito sedativo é mais pronunciado, seu uso como analgésico é limitado. Esse efeito antinociceptivo contribui para a analgesia intraoperatória, uma vez que a principal indicação de α_2-agonistas é como sedativos em procedimentos cirúrgicos. Cães submetidos à anestesia com o α_2-agonista medetomidina por via intravenosa (20 a 40 mg/kg) apresentam aumento da diurese durante 2 h, provocado por supressão da liberação do hormônio antidiurético (ADH). Curiosamente, uma dose mais elevada (80 mg/kg) por via intramuscular parece não produzir o mesmo efeito diurético, e sim outros efeitos hemodinâmicos sobre os rins e a pressão sanguínea. A fadolmidina e dexmedetomidina, também agonistas de receptores α_2, produzem satisfatória analgesia em vários tipos de dor, como neuropática e pós-operatória, sendo o efeito analgésico da dexmedetomidina mediado principalmente por receptores α_{2C}, e uma possível ação em receptores TRPV1.

A seguir, são descritos os simpatomiméticos mais utilizados terapeuticamente e alguns dos seus principais efeitos farmacológicos.

Norepinefrina (NE). Produz efeitos associados à vasoconstrição dos leitos vasculares e aumenta as pressões sistólica e diastólica. Devido ao aumento da resistência periférica total, ocorre diminuição reflexa dos batimentos cardíacos e este efeito é mais pronunciado com a NE do que com a EP. A NE, de modo contrário à EP, não relaxa a musculatura lisa dos brônquios, além de não produzir respostas metabólicas pronunciadas como a EP o faz. Outro efeito importante é a diminuição do fluxo sanguíneo no rim, cérebro, fígado e, geralmente, na musculatura esquelética, em oposição à dilatação de vasos coronarianos.

Epinefrina (EP). Produz aumento da força de contração (efeito inotrópico positivo) pela ativação de receptores β_1 nas células do miocárdio e aumento da frequência de contração (efeito cronotrópico positivo) pela ativação das células marca-passo do nó sinoatrial. Grandes doses de EP podem causar taquicardia, sístole ventricular e fibrilação, decorrentes da ação em receptores β₁; esses efeitos são mais comuns em cardiopatas. A EP apresenta ações alfa como beta-adrenérgicas, no entanto, seu efeito final dependerá da proporção de receptores presentes no órgão-alvo. Assim, produz vasoconstrição nos vasos sanguíneos da pele, mucosas e rins, enquanto dilata vasos da musculatura esquelética. O efeito resultante é a diminuição da resistência periférica e queda da pressão diastólica. Devido ao efeito estimulante de receptores $β_2$-adrenérgicos produz relaxamento da musculatura brônquica, além de diminuir a congestão brônquica pela ativação de receptores alfa-adrenérgicos. Quanto aos efeitos metabólicos, a EP, ao ativar receptores beta-adrenérgicos, produz aumento dos níveis de glicose circulante, devido ao estimulo à glicogenólise no fígado e no músculo esquelético. A EP pode ainda apresentar efeito hiperglicemiante ao ativar receptores $α_2$ e, portanto, diminuir a secreção de insulina. O uso terapêutico mais frequente da epinefrina é no espasmo brônquico (agudo ou não responsivo aos $β_2$-agonistas) e na parada cardíaca.

Dopamina (DA). Não apresenta efeitos simpatomiméticos significativos. Produz ação inotrópica positiva no coração, por meio da ativação de receptores $β_1$ cardíacos e indiretamente pela liberação de NE. Produz relaxamento da musculatura lisa vascular, especificamente nas artérias renais e mesentéricas, por ativar receptores dopaminérgicos no músculo dessas células. Devido à vasodilatação do leito vascular renal, a DA aumenta a taxa de filtração glomerular, a excreção de sódio e a excreção urinária. É administrada por infusão intravenosa no tratamento do choque causado pelo infarto do miocárdio, trauma ou falência renal e na insuficiência cardíaca congestiva em seres humanos.

Isoproterenol. Promove redução da resistência periférica total, resultando em redução da pressão diastólica. Como ativa receptores $β_1$, produz taquicardia que é resultante da ação reflexa, secundária à hipotensão. De modo semelhante à EP, a administração de isoproterenol produz relaxamento da musculatura lisa bronquiolar. Seu efeito na asma pode ser devido, em parte, a uma ação adicional que inibe a liberação de histamina e outros mediadores da inflamação produzidos por antígenos. Foi muito empregado no tratamento do broncospasmo, tendo sido substituído por medicamentos mais seletivos como o salbutamol, que produz menos efeitos colaterais. Ainda é o medicamento de escolha para tratar o bloqueio cardíaco atrioventricular.

Dobutamina. Quando comparada com o isoproterenol, a dobutamina possui efeitos inotrópicos relativamente mais proeminentes do que os efeitos cronotrópicos sobre o coração, sendo empregada como inotrópico positivo em cavalos anestesiados. É possível que esse efeito seja decorrente, ao menos em parte, do fato de a resistência periférica ser pouco inalterada. Por outro lado, os receptores $α_1$ podem contribuir para o efeito inotrópico. Bradicardia associada ao uso da dobutamina em cão anestesiado já foi relatada, sendo este efeito atribuído ao reflexo de Bezold-Jarisch, um reflexo nervoso parassimpático que tem sido correlacionado com bradicardia e hipotensão em seres humanos sob efeito dessa substância. É indicada para o tratamento em curto prazo da descompensação cardíaca que pode ocorrer após cirurgia cardíaca ou em pacientes com insuficiência cardíaca congestiva ou infarto agudo do miocárdio.

Fenilefrina e metoxamina. Diferem da NE por não apresentarem ação em receptores $β_1$; portanto, não estimulam o coração. Esses medicamentos causam aumento da resistência periférica total por causar vasoconstrição na maioria dos leitos vasculares; consequentemente, produzem diminuição reflexa vagal dos batimentos cardíacos, efeito que pode ser antagonizado pela atropina. São menos potentes que a NE; no entanto, a duração de seus efeitos é maior em comparação com a catecolamina endógena.

A fenilefrina é frequentemente utilizada como descongestionante nasal em seres humanos. Pode ser empregada no controle da hipotensão acentuada; em associação com anestésicos locais, prolonga o efeito anestésico. Pode ainda ser usada no tratamento da taquicardia atrial paroxística e na clínica oftalmológica, como midriático.

A metoxamina pode ser empregada para restituir ou manter a pressão sanguínea durante anestesia espinal, bem como durante anestesia geral com agentes como halotano ou cicloproprano, os quais tendem a aumentar a suscetibilidade do coração a arritmias. A bradicardia reflexa produzida pela injeção de metoxamina pode ainda ser útil no tratamento da taquicardia atrial paroxística. É também disponível em preparações como vasoconstritor nasal.

Xilazina, romifidina, detomidina, medetomidina. Apresentam propriedades analgésica, sedativa e relaxante muscular de ação central (ver detalhes no *Capítulo 17*). Como produzem tranquilização dos animais, são empregadas na "contenção química", pois facilitam determinados procedimentos clínicos, diagnósticos, manejo de animais hostis e a pré-anestesia. Além de sedação e analgesia, em associação com cetamina são frequentemente usados para indução e manutenção de anestesia em várias espécies animais, como nos ovinos e equinos, nos quais produzem satisfatória anestesia.

Clonidina. Os efeitos cardiovasculares da clonidina são hipotensão e bradicardia, resultantes da ação em autorreceptores $α_2$ em centros cardiovasculares no SNC. A clonidina diminui as descargas nas fibras pré-ganglionares simpáticas do nervo esplâncnico, bem como nas fibras pós-ganglionares dos nervos cardíacos. Além disso, estimula o fluxo parassimpático, o que pode contribuir para a redução da frequência cardíaca em consequência do aumento do tônus vagal. O efeito anti-hipertensivo pode ainda ser mediado pela ativação de receptores $α_2$ pré-sinápticos, diminuindo a liberação de NE nas terminações nervosas periféricas. Finalmente, a clonidina pode ainda diminuir as concentrações plasmáticas de renina e de aldosterona em pacientes com hipertensão.

Alfa-metildopa. Apresenta ação vasodilatadora devido à inibição de liberação NE no SNC, além dos efeitos agonistas $α_2$ devido à formação do falso neurotransmissor α-metilnorepinefrina. Os medicamentos agonistas $α_2$ possuem como efeito principal a redução da pressão arterial, provavelmente por ação em autorreceptores, diminuindo a liberação de NE. O efeito anti-hipertensivo parece estar associado ao efeito em centros vasomotores no SNC.

Fadolmidina. Tem efeito antinociceptivo em uma variedade de modelos de dor, como dor neuropática, mecânica e visceral. Em geral, sua potência analgésica é comparável à da dexmedetomidina.

Salbutamol, salmeterol, fenoterol, formoterol, terbutalina, metaproterenol, ritodrina e outros. Nas doses empregadas terapeuticamente atuam seletivamente em receptores β_2 e produzem broncodilatação, além do relaxamento da musculatura lisa uterina de útero gravídico. Em função do primeiro efeito, alguns medicamentos, incluindo salbutamol, são usados por nebulização ou por dosadores de aerossol em equinos, gatos e cães. Em equinos, verificou-se que o salbutamol apresenta um discreto, mas significativo aumento do desempenho em uma corrida-teste. Por outro lado, o salbutamol foi ineficaz na reversão da inflamação e do broncospasmo em um modelo experimental de asma em gatos. Outros fármacos β_2-agonistas, como olodaterol, indacaterol e vilanterol, são broncodilatadores com maior uso em Medicina Humana.

A terbutalina tem sido considerada uma nova perspectiva de tratamento para parto prematuro, pois foi capaz de aumentar a resistência cervical de ratas, como consequência da redução da atividade de proteínas G induzida por receptores β_2-adrenérgicos. Quando altas doses são administradas, podem produzir taquicardia devido à ação em receptores β_1 do coração. Os agonistas β podem ser utilizados para estimular a frequência e a força de contração cardíaca. O efeito cronotrópico é útil no tratamento de emergência de determinadas arritmias, bradicardia ou choque cardíaco, enquanto o efeito inotrópico pode ser utilizado para aumentar a contratilidade do miocárdio.

Clembuterol. Utilizado em Medicina Veterinária como broncodilatador, especialmente em cavalos (ver *Capítulo 28*) e como tocolítico (ver *Capítulo 33*).

Efedrina. Eleva a pressão sistólica e diastólica e, em geral, a frequência cardíaca não é aumentada. Produz aumento na força de contração e no débito cardíaco. No músculo liso brônquico, produz relaxamento. É utilizada para aliviar a broncoconstrição e a congestão mucosa na asma brônquica. É ainda empregada como descongestionante nasal e midriático.

Anfetamina. Apresenta efeitos predominantes no SNC, que parecem resultar da liberação de DA associada ao bloqueio da recaptura da amina em regiões límbicas. Possui propriedades simpatomiméticas típicas. A pressão arterial (sistólica e diastólica) é aumentada e pode ocorrer diminuição reflexa da frequência cardíaca. De modo semelhante aos simpatomiméticos, produz relaxamento bronquiolar. No homem, a anfetamina e seus derivados têm sido empregados no tratamento da obesidade, pois sua ação no centro da saciedade, localizado no hipotálamo lateral, produz supressão da ingestão alimentar. Tem sido utilizada no tratamento da obesidade em seres humanos, devido ao efeito anorexígeno; é ainda empregada em narcolepsia e distúrbio de atenção em crianças hiperativas.

Usos terapêuticos

A seguir são apresentadas as principais aplicações terapêuticas dos medicamentos simpatomiméticos descritos antes, e os medicamentos mais indicados nessas situações. O Quadro 10.6 mostra a posologia de alguns desses medicamentos.

QUADRO 10.6
Posologia de alguns medicamentos que afetam o sistema adrenérgico.

Medicamento	Espécie	Posologia
Agonistas adrenérgicos		
Dobutamina	Cão, gato	250 mg em 1 ℓ de solução glicose 5%
		10 a 20 mg/kg, infusão IV, a cada min
		2,5 a 10 mg/kg, infusão IV, a cada min
Dopamina	Cão, gato	40 mg em 500 mℓ de solução lactato de Ringer
		2,0 a 10 mg/kg, infusão IV, a cada min
Efedrina	Gato	1,0 a 2,0 mg/kg VO, a cada 8 h, como broncodilatador
	Cão, gato	4,0 mg/kg VO, a cada 8 a 12 h, para incontinência urinária
Epinefrina (solução 1:1.000)	Ruminante, suíno	0,02 a 0,03 mg/kg IV, IM, SC
	Cão, gato	20 mg/kg IV, IM, SC
Fenilefrina	Cão, gato	0,01 mg/kg IV, a cada 15 min
		0,1 mg/kg IM, SC, a cada 15 min
Isoproterenol	Gato	15 a 30 mg/gato VO, a cada 4 h
		10 mg/kg IM, SC, a cada 6 h
		0,1 a 0,2 mℓ/gato IV, IM, SC (solução 1:1.000)
Medetomidina	Cão, gato	0,1 mg/kg IM, SC
Terbutalina	Cão	2,5 mg/cão VO, SC, a cada 8 h
	Gato	0,625 mg/gato VO, SC, a cada 12 h
Xilazina	Bovino	0,05 a 0,33 mg/kg, IM
	Ovino	0,01 a 0,22 mg/kg, IM
	Suíno	Não recomendado
	Gato	0,1 a 1,0 mg/kg, IM, como emético
		1,0 a 2,2 mg/kg IM, SC, como sedativo
	Cão	1,1 mg/kg IV ou 2,2 mg/kg, IM
Antagonistas adrenérgicos		
Ergometrina (ou ergonovina)	Vaca	1,0 a 3,0 mg
	Ovelha, cabra, porca	0,4 a 1,0 mg
Ergotamina	Cão, gato	0,02 mg/kg IM, VO, a cada 8 h
Fenoxibenzamina	Gato	2,5 mg, gradualmente aumentar a 10 mg VO, a cada 24 h
Ioimbina	Cão	0,11 mg/kg IV
	Gato	0,5 mg/kg IV
	Cavalo	0,1 mg/kg IV
Prazosina	Cão, gato	0,5 a 2,0 mg/animal VO, a cada 8 a 12 h
Propranolol	Cão	0,2 a 1,0 mg/kg VO, a cada 8 h
	Gato	0,4 a 1,2 mg/kg VO, a cada 8 a 12 h
Tolazolina	Gato	2 mg/kg IV

IM: via intramuscular; IV: via intravenosa; SC: via subcutânea; VO: via oral.

Arritmias. Na parada cardíaca causada por fibrilação ventricular, dissociação eletromecânica ou assistolia a reanimação cardiopulmonar pode ser realizada com a administração de EP. Essa catecolamina, além dos α-agonistas, aumenta a pressão diastólica e melhora o fluxo sanguíneo coronário. Além disso, estes últimos facilitam a preservação do fluxo sanguíneo cerebral durante a reanimação.

Hipotensão. Os simpatomiméticos são usados para produzir aumento da pressão sanguínea em alguns estados hipotensivos graves, como o choque neurogênico, resultante da anestesia espinal ou lesão da medula espinal. Como produzem aumento da pressão, os simpatomiméticos causam diminuição reflexa da frequência cardíaca e, por essa razão, podem ser usados terapeuticamente para tratar a taquicardia atrial paroxística.

Choque. O choque é uma síndrome caracterizada pela insuficiente perfusão dos tecidos, em geral, associada à hipotensão e que pode resultar no comprometimento dos órgãos. As causas incluem hipovolemia, insuficiência cardíaca (infarto do miocárdio extenso-choque cardiogênico), arritmias graves ou obstrução ao débito cardíaco (p. ex., resultante de embolia pulmonar) e disfunção circulatória periférica (devido a sepse ou anafilaxia). Nessa situação, associam-se os agonistas beta-adrenérgicos, que produzem efeitos inotrópico e cronotrópico positivos, aos agonistas alfa-adrenérgicos, que aumentam a resistência vascular periférica e a dopamina, que produz dilatação dos leitos vasculares renais e esplâncnicos, além de ativar, ainda que parcialmente, os receptores α e β.

Insuficiência cardíaca congestiva (ICC). No coração insuficiente, as respostas mediadas pelos receptores beta-adrenérgicos são atenuadas. Nessa situação, a estimulação desses receptores constitui um mecanismo compensatório fundamental para os pacientes portadores de ICC (ver *Capítulos 25 e 26*).

Hipertensão. Em seres humanos, os agonistas α_2-adrenérgicos de ação central, como a clonidina e alfa-metilnorepinefrina (falso neurotransmissor formado após a administração da α-metildopa), são úteis no tratamento da hipertensão.

Asma e broncospasmo. Os agonistas β_2 reduzem o tônus de vários músculos lisos; assim, devido ao relaxamento da musculatura lisa bronquiolar, são usados no tratamento do broncospasmo resultante de alergias ou inflamações.

Tocolíticos. Os agonistas β_2 são ainda utilizados para promover redução do tônus do útero gravídico, podendo, então, retardar o trabalho de parto prematuro (ver *Capítulo 33*), embora esse uso seja mais frequentemente descrito em Medicina Humana.

Reações alérgicas. A EP é o medicamento de escolha para reverter as manifestações das reações de hipersensibilidade agudas e graves (p. ex., em consequência de alimentos, picada de abelha ou alergia medicamentosa). Uma injeção subcutânea de EP pode atenuar o edema de glote, a hipotensão ou o choque em pacientes com anafilaxia.

Usos oftalmológicos. Outro efeito importante dos simpatomiméticos é a contração do músculo radial da íris, causando dilatação da pupila e assim facilitando o exame oftalmológico. Também reduzem a formação do humor aquoso e, portanto, diminuem a pressão intraocular no glaucoma (para detalhes, ver *Capítulo 57*).

Contenção animal e anestesias. Os agonistas α_2-adrenérgicos, como a xilazina, são muito empregados em Medicina Veterinária como analgésicos, sedativos e miorrelaxantes. Devido a este último efeito, esses medicamentos têm sido utilizados isoladamente ou em associação com anestésicos em várias espécies animais, especialmente associados à cetamina. Seu uso é descrito em cães, felinos domésticos e selvagens, lhamas, bovinos, cavalos, caprinos, ovinos e roedores (ver *Capítulos 14, 17 e 20*). Sabe-se ainda, que esses efeitos hipnóticos ou sedativos podem ser considerados similares ao sono fisiológico.

Efeitos vasculares dos agonistas alfa-adrenérgicos. Por mimetizarem os efeitos da NE sobre o músculo liso vascular, os simpatomiméticos produzem constrição de arteríolas e veias, e por isso podem ser administrados localmente para diminuir a difusão de anestésicos locais. Também podem ser empregados para diminuir hemorragias superficiais ou como hemostáticos tópicos em cirurgias (oximetazolina).

Descongestionantes nasais. Os agonistas alfa-adrenérgicos são amplamente utilizados em humanos como descongestionantes nasais em pacientes portadores de rinite alérgica ou vasomotora e em pacientes com rinite aguda com infecção das vias respiratórias superiores, especialmente por seus efeitos constritores nos vasos nasais, que têm características eréteis e de ingurgitamento.

Efeitos colaterais

Em altas doses os simpatomiméticos podem promover estimulação excessiva da musculatura cardíaca, produzindo taquicardia e mesmo fibrilação ventricular, podendo levar o animal a óbito. Crises hipertensivas são comuns e podem estar associadas a acidente vascular encefálico (AVE) e ruptura de aneurismas. Grandes doses de NE ou isoproterenol podem produzir isquemia e necrose do músculo cardíaco. A administração local desses medicamentos pode produzir necrose, devido à prolongada vasoconstrição local.

A seguir são apresentados os efeitos colaterais característicos de algumas dessas substâncias.

Epinefrina (EP). Os principais efeitos indesejáveis são tremor, ansiedade, tensão, agitação, cefaleia pulsátil, fraqueza, vertigem, palidez, dificuldade respiratória e taquicardia. Podem ocorrer arritmias ventriculares após a administração de EP.

Norepinefrina (NE). Os efeitos adversos são semelhantes aos da EP, todavia, são menos pronunciados e menos frequentes. Os efeitos mais comuns são ansiedade, dificuldade respiratória, percepção do batimento cardíaco lento e forte, e cefaleia transitória. A superdosagem ou o uso de doses farmacológicas em indivíduos hipersensíveis, por exemplo, pacientes com hipertireoidismo, produzem hipertensão grave com cefaleia violenta, fotofobia, dor retroesternal lancinante, palidez, sudorese intensa e vômitos. O uso da NE no choque é controverso, pois pode diminuir ainda mais a perfusão de órgãos já comprometidos. No tratamento da hipotensão, a dose deve ser ajustada para a resposta pressora desejada.

Dopamina (DA). Podem ocorrer náuseas, vômitos, taquicardia, dor anginosa, arritmias, cefaleias, hipertensão e vasoconstrição durante a infusão do medicamento. Antes de administrar a DA a pacientes em choque, é necessário corrigir a hipovolemia por meio de transfusão de sangue total, plasma ou expansores.

Dobutamina. Em alguns pacientes a pressão arterial e a frequência cardíaca podem aumentar significativamente durante a administração desse medicamento.

Isoproterenol. Os efeitos tóxicos e a incidência de casos fatais pelo uso desse simpatomimético em asmáticos têm sido reduzidos pela utilização de agonistas β_2 mais seletivos. Os principais efeitos colaterais são taquicardia, cefaleia e ruborização da pele.

Salbutamol, terbutalina, metaproterenol, ritodrina, clembuterol. O tremor muscular constitui o efeito adverso mais comum desses medicamentos. A taquicardia representa um efeito adverso comum a essa classe. A estimulação cardíaca ocorre principalmente devido à ativação de receptores β_1; todavia, não se sabe ao certo até que ponto o aumento da frequência cardíaca também resulta da ativação dos receptores β_2. E um caso de intoxicação por salbutamol em um cão foram descritos sinais clínicos decorrentes de hipopotassemia, como taquipneia, midríase, mucosas hiperêmicas, paresia de membros torácicos e paraplegia de membros pélvicos. Foi demonstrado que, em bovinos, o tratamento com clembuterol altera parâmetros de coagulação (TP, tempo de trombina; e TTP, tempo de protrombina), aumentando riscos de hemorragias em qualquer tipo de trauma. O clembuterol, legalmente permitido para uso em animais, foi banido do uso humano nos EUA por causa de sérios efeitos colaterais.

Fenilefrina e metoxamina. Devido ao aumento da resistência vascular periférica, esses simpatomiméticos podem provocar bradicardia reflexa.

Clonidina. Os principais efeitos indesejáveis na espécie humana são sedação e boca seca.

Xilazina e medetomidina. Em pequenos animais, os α_2-agonistas induzem êmese por estímulo da zona deflagradora quimiorreceptora. A xilazina induz vômito na fase inicial da sedação em aproximadamente 50% dos cães e 90% dos gatos, enquanto com a medetomidina os índices são menores em cães, cerca de 8 a 20%. De maneira mais pronunciada a xilazina, mas também a medetomidina, aumentam a diurese em várias espécies, como em cães, gatos, ratos e camundongos. Prolapso peniano ocorre com utilização da xilazina em algumas espécies, como cavalos e elefantes, embora seja considerado mais como um sinal de sedação do que um efeito adverso propriamente. Hipoxemia pode ocorrer em algumas espécies, como em ovinos, nos quais a gravidade depende da raça e de fatores individuais. Reações mais grave ocorrem após injeção intravenosa e durante anestesia geral. Devido a este risco, injeções intravenosas rápidas de α_2-agonistas sem suplementação de oxigênio devem ser evitadas. A dexmedetomidina tem sido relacionada com a formação de edema pulmonar em várias espécies, como ruminantes e felinos.

Anfetamina. Em doses altas pode promover estimulação excessiva do SNC, levando a surtos psicóticos, denominados "psicose anfetamínica". Os efeitos centrais incluem agitação, vertigem, tremor, reflexos hiperativos, loquacidade, tensão nervosa, irritabilidade, fraqueza, insônia, febre e euforia. Os efeitos gastrintestinais incluem boca seca, gosto metálico, anorexia, náuseas, vômitos, diarreia e cólicas intestinais. A intoxicação fatal resulta em convulsões e coma, sendo a ocorrência de hemorragias cerebrais o principal achado patológico.

ANTAGONISTAS ADRENÉRGICOS OU SIMPATOLÍTICOS

Os medicamentos antagonistas adrenérgicos ou simpatolíticos produzem seus efeitos antagonizando as ações do SNA simpático. Esses medicamentos podem ser classificados de acordo com o tipo de receptor em que exercem suas ações, ou seja, antagonistas alfa e antagonistas beta-adrenérgicos.

Os antagonistas adrenérgicos têm a capacidade de reduzir a atividade nervosa simpática, por meio da inibição da interação de NE, EP e outros medicamentos simpatomiméticos com os receptores adrenérgicos. Quase todos esses agentes são antagonistas competitivos em suas interações com os receptores alfa e beta-adrenérgicos.

O conhecimento prévio do sistema nervoso autônomo (SNA) e dos receptores adrenérgicos é fundamental para a compreensão das ações, dos efeitos farmacológicos e das aplicações clínicas dessa classe de medicamentos.

Classificação

Antagonistas alfa-adrenérgicos

São classificados como antagonistas alfa-adrenérgicos todos os medicamentos que possuem afinidade por esses receptores, mas que não têm a capacidade de ativá-los. Podem ainda ser subdivididos em antagonistas α_1 e α_2. O Quadro 10.7 apresenta alguns dos principais agentes dessa classe.

Fenoxibenzamina e dibenamina. São classificadas como haloalquilaminas, sendo a fenoxibenzamina o agente mais utilizado. A estrutura química consiste em um nitrogênio terciário, ao qual se liga uma cadeia alquilamino-β-halogenada.

Fentolamina e tolazolina. São representantes do grupo das imidazolinas. São antagonistas alfa-adrenérgicos competitivos e possuem afinidade semelhante pelos receptores α_1 e α_2. A tolazolina é menos potente que a fentolamina.

Derivados do *ergot*. O *ergot* é o produto de um fungo (*Claviceps purpurea*) que cresce no centeio e em outros cereais, sendo o centeio o mais suscetível. O fungo pode ser encontrado em plantações de cereais na América do Norte e na Europa. Todos os alcaloides do *ergot* podem ser considerados derivados do composto tetracíclico 6-metilergonina. Os alcaloides naturais de interesse terapêutico são os derivados amida do ácido lisérgico. No início do século XX, obteve-se o primeiro preparado farmacologicamente ativo que foi denominado ergotoxina (sabe-se agora que é uma mistura de quatro alcaloides: ergocornina, ergocristina, α-ergocriptina e β-ergocriptina). A ergotamina, o primeiro alcaloide purificado do *ergot*, foi obtida em 1920. Moir, em 1932, descreveu um princípio "uterotônico hidrossolúvel do *ergot*", posteriormente denominado ergonovina, também chamada de ergometrina. Após essas descobertas, foram preparados inúmeros derivados semissintéticos, com propriedades diferentes daquelas dos alcaloides que lhes deram origem, dentre os quais destacam-se di-hidroergotamina, di-hidroergocristina, bromocriptina e metergolina.

QUADRO 10.7
Antagonistas alfa-adrenérgicos.

- Fenoxibenzamina
- Fentolamina
- Tolazolina
- Prazosina
- Atipamezol

Antagonistas α_1-adrenérgicos

Prazosina. É o protótipo de uma família de agentes que contêm um núcleo de piperazinil quinazolina. Tem grande afinidade pelos receptores α_1, cerca de 1.000 vezes maior que aquela pelos receptores α_2.

Tansolusina. É um antagonista α_{1A}, mas o efeito hipotensor é menor quando comparado ao da prazosina.

Silodosina. Antagonista com grande afinidade pelos receptores α_{1A}.

Outros. Terazosina, doxazosina, trimazosina, alfuzosina. São análogos estruturais da prazosina e são antagonistas α_1 muito seletivos.

Antagonistas α_2-adrenérgicos

Vatinoxan. É um antagonista α_2 que tem sido empregado na reversão da hiperglicemia induzida pela detomidina em cavalos. Em cães foi demonstrado que este composto foi capaz de prevenir o decréscimo da concentração plasmática de insulina e o aumento da glicemia induzidos pela dexmedetomidina.

Mesedina. É um antagonista α_2 usado até o momento em ensaios pré-clínicos.

Ioimbina. É um alcaloide indolalquilamínico que apresenta atividade antagonista competitiva seletiva para os receptores α_2.

Atipamezol. Tem a maior seletividade para α_2 dentre os medicamentos disponíveis em Medicina Veterinária (8.500:1), sendo o medicamento de eleição para a reversão dos efeitos da medetomidina.

Idazoxam e tolazolina. Também são antagonistas de receptores α_2, sendo o idazoxam portador de maior especificidade entre os receptores α_2 e α_1 do que a tolazolina. Em escala, a especificidade reversora α_2/α_1 pode ser assim colocada para as substâncias antagonistas: atipamezol > idazoxam > ioimbina > tolazolina.

Antagonistas beta-adrenérgicos

Os antagonistas adrenérgicos apresentam tanto semelhança estrutural como perfil farmacológico similar ao propranolol. O Quadro 10.8 apresenta os principais antagonistas β empregados na clínica médica. As semelhanças estruturais entre agonistas e antagonistas que atuam nos receptores β são mais evidentes do que aquelas entre agonistas e antagonistas α. Assim, a substituição de um grupo isopropil ou de outro substituinte volumoso no nitrogênio do grupamento amino favorece a interação com os receptores beta-adrenérgicos.

Propranolol. É o primeiro de uma série de antagonistas homólogos que possuem em sua estrutura uma ponte oximetileno entre a etanolamina e o anel. Esse betabloqueador pouco seletivo foi o medicamento de escolha para o tratamento da cardiomiopatia hipertrófica em gatos. Ainda nessa espécie, o propranolol foi empregado para atenuar os sinais de hipertireoidismo antes da tireoidectomia.

Metoprolol, atenolol, esmolol, nebivolol, bisoprolol. São bloqueadores mais seletivos para receptores β_1, por isso são denominados de cardiosseletivos. Ressalte-se que o nebivolol possui ainda efeito vasodilatador devido à liberação de óxido nítrico (NO).

Nadolol. É considerado um antagonista β não seletivo; não atravessa a barreira hematencefálica devido à sua baixa lipossolubilidade. Apresenta meia-vida de 10 a 20 h.

Timolol. Também é considerado um antagonista β não seletivo.

Labetalol. Atua como antagonista de receptores tanto α como β; é cerca de 5 a 18 vezes menos potente que o propranolol

QUADRO 10.8
Antagonistas beta-adrenérgicos.

- Propranolol
- Metoprolol
- Timolol

no que se refere à afinidade em receptores β e 2 a 7 vezes menos potente que a fentolamina em receptores α.

Pindolol, carteolol, pembutolol. São antagonistas β não seletivos; apresentam ainda propriedades agonistas parciais ou atividade simpatomimética intrínseca. O pindolol é considerado um agente de curta duração, enquanto os demais são considerados de longa duração.

Carvedilol. É considerado um betabloqueador não seletivo de terceira geração. Possui ainda efeito antagonista α_1, além de apresentar efeito antioxidante.

Farmacocinética

Antagonistas alfa-adrenérgicos

As haloalquilaminas e as imidazolinas são efetivas tanto por via oral como intravenosa, todavia, somente cerca de 20 a 30% desses agentes são absorvidos no TGI.

Os efeitos da fenoxibenzamina e da dibenamina são prolongados mesmo após administração intravenosa. Esses agentes podem ser convertidos em intermediários ativos, os quais, então, exercem efeitos α-bloqueadores. A meia-vida da fenoxibenzamina é provavelmente inferior a 24 h; todavia, como o medicamento inativa os receptores alfa-adrenérgicos, a duração de seu efeito depende não somente de sua presença, mas também da taxa de síntese dos receptores alfa-adrenérgicos.

Níveis sanguíneos efetivos de tolazolina podem ser obtidos após administração oral, pois esse medicamento é fracamente absorvido no TGI e é rapidamente excretado pelo rim.

A biodisponibilidade da fentolamina é 30% menor, quando administrada por via oral em comparação à administração intravenosa. As propriedades farmacocinéticas são pouco conhecidas, embora a fentolamina seja extensamente biotransformada.

A administração oral de ergotamina resulta em baixos níveis sanguíneos devido ao metabolismo de primeira passagem. Possui meia-vida plasmática de aproximadamente 2 h. É biotransformada no fígado e 90% dos metabólitos são excretados na bile.

O antagonista α_1 prazosina é bem absorvido após administração oral e apresenta biodisponibilidade aproximada de 50 a 70%. A meia-vida ($t_{1/2}$) da prazosina é de aproximadamente 3 h e a duração de efeitos varia de 4 a 6 h. O medicamento liga-se fortemente às proteínas plasmáticas. É biotransformado no fígado e apenas uma pequena parcela da prazosina inalterada é excretada na urina.

Com relação aos análogos da prazosina, como a terazozina e a doxazosina, sabe-se que diferem da prazosina principalmente quanto à farmacocinética, pois a meia-vida da terazosina é cerca de 12 h, enquanto a da doxazosina varia de 10 a 20 h. A trimazosina difere principalmente quanto à potência, pois as doses terapêuticas são de 10 a 50 vezes maiores que as da prazosina; sua meia-vida é semelhante à da prazosina.

Antagonistas beta-adrenérgicos

Praticamente todos os antagonistas β-adrenérgicos possuem perfil farmacológico similar ao propranolol; podem ser administrados por via oral ou intravenosa, entretanto, são mais utilizados por via oral. São bem absorvidos pelo TGI. Concentrações plasmáticas efetivas são alcançadas em cerca de 1 h após a administração. O propranolol é altamente lipofílico e sofre absorção quase completa após administração oral. Entretanto, grande parcela do medicamento administrado é biotransformado pelo fígado durante sua primeira passagem pela circulação porta, e somente 25% atingem a circulação sistêmica. A meia-vida do propranolol é de aproximadamente 3 h. Esse medicamento liga-se extensamente às proteínas plasmáticas, aproximadamente 90%; tende a se concentrar em pulmões, cérebro, fígado, rins e coração. O fígado é o principal órgão envolvido na biotransformação do propranolol, enquanto a os rins representam a principal via de excreção. As principais diferenças farmacocinéticas entre o propranolol e os demais agentes são devidas às variações na meia-vida plasmática, por exemplo, a meia-vida do nadolol é de aproximadamente 20 h, enquanto a dos agentes timolol, esmolol, metoprolol e pindolol varia de 3 a 4 h.

Mecanismo de ação

Antagonistas alfa-adrenérgicos

Dentre esses agentes encontram-se medicamentos de ação específica em subtipos de receptores alfa ou que atuam em ambos, ou seja, α_1 e α_2.

Fenoxibenzamina. Se liga aos receptores α por meio de ligação covalente. Dessa forma, produz um bloqueio irreversível desses receptores. O bloqueio não pode ser revertido mesmo com o aumento do agonista.

Fentolamina e tolazolina. A fentolamina é um antagonista reversível de receptores α; produz um bloqueio competitivo. A tolazolina é um composto correlato, embora menos potente.

Alcaloides do *ergot*. Os efeitos de todos os alcaloides do *ergot* parecem resultar de suas ações como agonistas ou antagonistas parciais nos receptores adrenérgicos, dopaminérgicos e serotoninérgicos.

Ergotamina. É um agonista e antagonista parcial de receptores alfa-adrenérgicos e serotoninérgicos.

Di-hidroergotamina. Agonista parcial alfa-adrenérgico e antagonista em vasos sanguíneos, em vários músculos lisos e nos SNA e SNC.

Ergometrina. Também denominada ergonovina, atua como agonista parcial dos receptores alfa-adrenérgicos nos vasos sanguíneos; possui pequena ação como antagonista. Atua de modo semelhante em receptores serotoninérgicos.

Prazosina. É um antagonista relativamente seletivo para os receptores α_1.

Silodosina. É um antagonista seletivo para os receptores α_{1A}.

Tansolusina. É um antagonista dos receptores α_{1A}, possui seletividade para a bexiga e provoca menor hipotensão em comparação ao prazosina.

Outros antagonistas α_1. Terazosina, doxazosina, trimazosina. São análogos estruturais do prazosina e são antagonistas α_1 muito seletivos.

ioimbina, idazoxan, medesin e atipamezol. Atuam como antagonistas α_2. Devido a esse efeito, são usados como reversores de tranquilizações e anestesias onde se empregou um α_2-agonista.

Mesedina. Mostrou efeito neuroprotetor contra hiposia e toxicidade induzida pelo glutamato em cultura de neurônios, além de reduzir a fibrose hepática induzida por tetracloreto de carbono.

Antagonistas beta-adrenérgicos

Os antagonistas beta-adrenérgicos são ainda subdivididos em duas classes. Devido à presença de receptores β_1 no coração e à presença de receptores β_2 na musculatura lisa vascular e pulmonar, os antagonistas β_1 são frequentemente conhecidos como bloqueadores cardiosseletivos. O propranolol é considerado um antagonista puro, pois não possui a capacidade de ativar os receptores beta-adrenérgicos. Diversos bloqueadores β, como pindolol e acebutolol, ativam parcialmente esses receptores na ausência de catecolaminas; todavia, as atividades intrínsecas desses medicamentos são muito menores que as de um agonista parcial, como o isoproterenol.

Propranolol. É um potente antagonista de receptores β_1 e β_2-adrenérgicos. O propranolol apresenta ainda ação estabilizante da membrana (ação anestésica local) independentemente de suas propriedades betabloqueadoras.

Atenolol, metoprolol, atenolol, esmolol, nebivolol, bisoprolol. São antagonistas relativamente seletivos para os receptores β_1.

Nadolol. É considerado um bloqueador não seletivo para os receptores β; como é pouco lipossolúvel, não exerce efeitos centrais como o propranolol. É um agente de longa duração em comparação com os betabloqueadores.

Timolol, carvedilol e carteolol. Também são considerados betabloqueadores não seletivos.

Labetalol. É um antagonista α_1, β_1 e β_2. É o principal antagonista com ações alfa e betabloqueadoras. Apresenta atividade simpatomimética como agonista parcial, em receptores β_2.

Alprenolol, oxprenolol. Em condições de repouso produzem aumento da frequência cardíaca; entretanto, antagonizam a taquicardia devido à estimulação simpática.

Pindolol, carteolol, pembutolol. São antagonistas beta-adrenérgicos não seletivos e apresentam propriedades agonistas parciais (atividade simpatomimética intrínseca).

Outros betabloqueadores. Levobunolol, bupranolol, bopindolol, mepindolol, labetolol, pindolol, acebutolol, oxprenolol e sotalol (considerado um antiarrítmico de classe III; Capítulo 26).

Efeitos farmacológicos

Antagonistas alfa-adrenérgicos

Os alfa-bloqueadores têm sido usados com sucesso na redução da vasoconstrição, no tratamento do vasospasmo, na hipertensão, no feocromocitoma e na isquemia visceral, devido ao choque circulatório. São bastante empregados na espécie humana, entretanto, em Medicina Veterinária têm uso limitado.

O bloqueio dos receptores α_1-adrenérgicos inibe a vasoconstrição induzida pelas catecolaminas endógenas ou quando da administração de medicamentos simpatomiméticos; pode ocorrer vasodilatação em vasos de resistência arteriolares e em veias. O resultado consiste em queda da pressão arterial, devido à menor resistência periférica. Para a maioria dos antagonistas alfa-adrenérgicos, a queda da pressão arterial é contrabalançada por reflexos barorreceptores que produzem aumento de frequência e débito cardíacos. Esses reflexos são exagerados se o antagonista também bloquear os receptores α_2 nas terminações nervosas simpáticas periféricas, resultando em maior liberação de NE e estimulação aumentada dos receptores β_1 no coração e nas células justaglomerulares.

Os receptores α_2-adrenérgicos atuam na regulação da atividade do sistema nervoso simpático, tanto em nível autonômico como central. Quando ativados, inibem a liberação de NE das terminações simpáticas periféricas. Desse modo, o bloqueio desses receptores por antagonistas seletivos, como a ioimbina, pode aumentar o fluxo simpático e potencializar a liberação de NE das terminações nervosas, resultando na ativação de receptores α_1 e β_1 no coração e na musculatura lisa vascular periférica, com consequente elevação da pressão arterial. Apesar de certos leitos vasculares apresentarem receptores α_2 e sua ativação poder promover a contração da musculatura lisa, acredita-se que esses receptores sejam estimulados preferencialmente pelas catecolaminas circulantes. Por outro lado, foi demonstrado que em outros leitos vasculares os receptores α_2 promovem a vasodilatação ao estimular a liberação de óxido nítrico. Dessa forma, o papel fisiológico dos receptores α_2 na regulação do fluxo sanguíneo no interior de diversos leitos vasculares permanece incerto.

Fenoxibenzamina. As haloalquilaminas apresentam outras ações além de suas propriedades alfa-bloqueadoras: podem alquilar outros receptores e enzimas, podem ainda bloquear receptores da histamina, serotonina, acetilcolina (muscarínicos), além de inibirem as colinesterases. A inibição de receptores α_2 pré-sinápticos resulta em aumento da liberação de NE, acarretando aumento da frequência cardíaca, aumento da força de contração e aumento do débito cardíaco. Pode, ainda, inibir a captação neuronal e extraneuronal de aminas biogênicas. Inibe as contrações da musculatura lisa de baço, ureter e do músculo radial da íris. O efeito mais importante da fenoxibenzamina é o antagonismo da contração do músculo liso vascular, devido à ação em receptores α_1; produz vasodilatação sempre que os vasos estejam contraídos, como resultado da estimulação simpática. A fenoxibenzamina reduz a pressão arterial, por diminuir a resistência sistêmica e pulmonar.

Tolazolina, fentolamina. Essas substâncias apresentam outras ações importantes sobre a musculatura cardíaca e lisa, incluindo estimulação cardíaca, do TGI, da secreção gástrica e vasodilatação periférica. A fentolamina é um agente bloqueador alfa-adrenérgico consideravelmente mais potente que a tolazolina, e seus outros efeitos são menos proeminentes.

Alcaloides do *ergot*. Todos os alcaloides naturais do *ergot* provocam elevação significativa da pressão arterial, em consequência da vasoconstrição periférica, que é mais pronunciada nos vasos pós-capilares do que nos pré-capilares. Assim, a di-hidroergotamina é um vasoconstritor eficaz, enquanto ergotamina, ergonovina e outros desses alcaloides podem produzir vasoconstrição coronariana. Em geral, esses compostos produzem, ainda, bradicardia, mesmo quando a pressão sanguínea não está elevada devido ao aumento da atividade vagal ou ainda depressão direta do miocárdio.

Prazosina. Diminui a pressão arterial sem produzir taquicardia, devido ao bloqueio de receptores α_1 nas arteríolas e veias. A prazosina reduz o tônus vascular, tanto nos vasos de resistência quanto nos de capacitância. Esse fenômeno associa-se a redução no retorno venoso e no débito cardíaco.

Silodosina. Devido à sua seletividade como antagonista α_{1A}, não altera a pressão arterial sistólica, pressão arterial diastólica e frequência cardíaca.

Ioimbina. Ao antagonizar os autorreceptores α_2, induz ao aumento da liberação de NE, apresentando, portanto, efeitos simpatomiméticos. Produz aumento dos reflexos envolvidos na ejaculação, explicando, assim, seus "efeitos afrodisíacos". Apresenta ainda, atividade anestésica local.

Antagonistas beta-adrenérgicos

Em pacientes normotensos, a administração de antagonistas beta-adrenérgicos não produz efeitos na redução da pressão arterial. Todavia, em pacientes hipertensos, esses medicamentos diminuem significativamente a pressão arterial. As ações desses medicamentos na pressão arterial são complexas. Após administração aguda, a pressão arterial se altera levemente. Isso ocorre devido ao aumento compensatório reflexo da resistência vascular periférica que resulta da diminuição induzida por betabloqueadores no débito cardíaco. A administração prolongada desses agentes resulta em redução da pressão sanguínea, favorecendo sua utilização no tratamento da hipertensão primária. Esse efeito na redução da pressão sanguínea não é totalmente compreendido, provavelmente resulta de diversas ações, incluindo a diminuição da liberação de renina das células justaglomerulares, diminuição do débito cardíaco e do fluxo coronariano, além da modulação do sistema nervoso simpático. Após a administração de betabloqueadores, ocorre redução do fluxo coronariano; somam-se a esse efeito os efeitos cronotrópicos e inotrópicos negativos produzidos por esses medicamentos.

As catecolaminas exercem efeitos inotrópicos e cronotrópicos positivos, e os medicamentos betabloqueadores diminuem tanto a frequência como a contratilidade do miocárdio. Durante a estimulação basal dos receptores β, esse efeito é pouco intenso. Por outro lado, quando o sistema nervoso simpático é estimulado, como durante o exercício ou o estresse, os antagonistas beta-adrenérgicos atenuam a elevação esperada na frequência cardíaca. A administração a curto prazo desses medicamentos diminui o débito cardíaco; a resistência periférica aumenta em consequência do bloqueio dos receptores β_2 vasculares e dos reflexos simpáticos compensatórios que ativam os receptores alfa-adrenérgicos vasculares. Durante a administração prolongada de antagonistas β, a resistência periférica total retorna a seus valores iniciais. Esses medicamentos reduzem ainda a frequência sinusal, diminuem a taxa espontânea de despolarização de marca-passos ectópicos, retardam a condução nos átrios e no nó atrioventricular (AV) e aumentam o período refratário funcional do nó AV.

A musculatura lisa bronquiolar é bloqueada pela administração de antagonistas não seletivos, como o propranolol. Em geral, o bloqueio de receptores β_2 tem um efeito imperceptível em indivíduos normais. Todavia, em pacientes com asma ou doença pulmonar obstrutiva crônica, esse bloqueio pode resultar em broncoconstrição potencialmente fatal.

Os antagonistas beta-adrenérgicos alteram o metabolismo de carboidratos e lipídios. As catecolaminas produzem glicogenólise e mobilizam a glicose em resposta à hipoglicemia. Os antagonistas β não seletivos podem afetar a recuperação da hipoglicemia em diabéticos dependentes de insulina. Esses medicamentos mascaram a taquicardia tipicamente observada na hipoglicemia, impedindo a percepção desse sinal.

Em seres humanos, a administração dos betabloqueadores causa fadiga, provavelmente devido à redução do débito cardíaco e da perfusão muscular durante o exercício. Além disso, produzem ainda extremidades frias devido ao bloqueio dos receptores β nos vasos sanguíneos cutâneos.

Os medicamentos β-adrenérgicos podem diminuir os sintomas periféricos da ansiedade em seres humanos, como a taquicardia, o tremor e a sudorese em situações de estresse.

Usos terapêuticos

Antagonistas alfa-adrenérgicos

Os antagonistas α_1-adrenérgicos, como a prazosina, têm sido utilizados no tratamento da insuficiência cardíaca congestiva, principalmente em Medicina Humana, devido aos seus efeitos dilatadores das artérias e veias, com consequente redução da pré-carga e pós-carga. Isso aumenta o débito cardíaco e reduz a congestão pulmonar.

Prazosina. A prazosina e seus análogos têm sido empregados com êxito no tratamento da hipertensão sistêmica primária. Na hiperplasia prostática benigna, os receptores α_1 existentes no trígono da bexiga e uretra contribuem para a resistência ao fluxo de urina. A prazosina diminui essa resistência em alguns pacientes com comprometimento do esvaziamento vesical produzido por obstrução prostática.

Silodosina. Anagonista com grande afinidade pelos receptores α_{1A} que tem sido utilizado no tratamento da hiperplasia prostática benigna. Esse antagonista não causa alterações na pressão sistólica, diastólica e na frequência cardíaca.

Vatinoxan. É um antagonista α_2 que tem sido empregado na reversão da hiperglicemia induzida pela detomidina em cavalos. Em cães foi demonstrado que esse composto foi capaz de prevenir o decréscimo da concentração plasmática de insulina e o aumento da glicemia induzidos pela dexmedetomidina.

Ioimbina e atipamezol. Por antagonizarem os receptores α_2-adrenérgicos, são indicados para a reversão da sedação ou anestesia produzida por agonistas desses receptores. Em uma dose 4 a 6 vezes maiores do que a dose usada de medetomidina, o atipamezol via intramuscular antagonizou de modo eficiente os efeitos do agonista, promovendo a recuperação dentro de 3 a 7 min. Em caprinos, 100 mg/kg de atipamezol, por via intravenosa, promoveram a recuperação da anestesia induzida com medetomidina (20 mg/kg, via intravenosa), em cerca de 86 + 24 s. Foi relatado também que a ioimbina efetivamente antagonizou, dentro de 10 min, a anestesia induzida com cetamina e xilazina em grandes felinos asiáticos (leopardos, leões e tigres), sem efeitos adversos perceptíveis. Ainda, em humanos a ioimbina vem sendo utilizada há mais de 75 anos no tratamento da disfunção erétil e impotência.

Fenoxibenzamina. Pelo fato de bloquear a vasoconstrição, esse agente é usado em espasmos vasculares, para reduzir a pressão arterial em casos de feocromocitoma e em arritmias produzidas pelos anestésicos gerais (ciclopropano). Esse uso baseia-se no fato de que as arritmias são devidas a efeitos reflexos da estimulação de receptores α pelas catecolaminas circulantes liberadas pela medula adrenal.

Fentolamina. É utilizada a curto prazo no controle da hipertensão em pacientes com feocromocitoma.

Tolazolina. Tem sido utilizada no tratamento da hipertensão pulmonar persistente do recém-nascido e como auxiliar na visualização de vasos periféricos distais durante a arteriografia. Esse antagonista tem sido utilizado em Medicina Veterinária para reverter os efeitos depressor e cardiovascular dos agonistas α_2 (medetomidina, detomidina, xilazina).

Derivados do ergot. A ergotamina é usada na enxaqueca devido à vasoconstrição em receptores α_1 no SNC. A di-hidroergotamina apresenta efeito vasoconstritor mais brando, e pode ser usada na enxaqueca. Apresenta ainda atividade ocitócica. Finalmente, a ergometrina, que possui efeitos ocitócicos predominantes, é recomendada na hemorragia pós-parto (ver Capítulo 33).

Antagonistas beta-adrenérgicos

Os antagonistas adrenérgicos exercem efeitos simpatolíticos sobre a musculatura lisa vascular, portanto, são muito utilizados no tratamento da hipertensão essencial, em emergências hipertensivas e no tratamento da angina. São ainda utilizados no tratamento do infarto agudo do miocárdio e na prevenção de recidivas, diminuindo a taxa de mortalidade nesses pacientes. Os betabloqueadores são também empregados no controle dos sinais e sintomas cardiovasculares do hipertireoidismo.

Como reduzem os efeitos da NE e da EP no músculo cardíaco, esses medicamentos são empregados no tratamento das arritmias cardíacas, angina e outros distúrbios cardiológicos, como no tratamento do período pós-infarto do miocárdio.

Também são empregados no tratamento do glaucoma e em alguns sintomas de ansiedade em seres humanos.

Os betabloqueadores são amplamente utilizados nos animais domésticos para reduzir o trabalho cardíaco em cardiomiopatias obstrutivas, na diminuição do consumo de oxigênio pelo miocárdio. Em seres humanos são utilizados no período pós-infarto. Pelo bloqueio de receptores β_1 cardíacos esses medicamentos diminuem os efeitos inotrópicos, cronotrópicos e arritmogênicos das catecolaminas endógenas. O atenolol, por exemplo, é indicado para controlar hipertensão em gatos com hipertireoidismo, em associação com outros agentes anti-hipertensivos, como anlodipino e inibidores da enzima conversora de angiotensina (para detalhes, veja Capítulo 25).

Os betabloqueadores são frequentemente usados para diminuir a condução atrioventricular e no controle das arritmias atrial e ventricular induzidas por intoxicação digitálica.

Glaucoma. Os betabloqueadores podem ser usados topicamente para reduzir a pressão intraocular em pacientes com glaucoma de ângulo aberto. Esse efeito deve ser mediado pela diminuição do humor aquoso. O timolol é o agente betabloqueador que apresenta melhores resultados no tratamento do glaucoma; também é administrado oralmente para o tratamento da hipertensão e angina. Atualmente, são comercializadas soluções oftálmicas compostas por timolol 0,5% e travoprosta 0,004% em associação, sendo esse um análogo de prostaglandina.

Ansiedade. Em seres humanos, o uso dos betabloqueadores tem sido recomendado para diminuir os efeitos periféricos da ansiedade no SNA, como sudorese, tremor e taquicardia.

Cardiovasculopatias. O propranolol é utilizado no controle de arritmias, angina e hipertensão essencial. Em cães, tem sido prescrito para o tratamento da taquicardia supraventricular induzida por digitálicos, taquicardia idiopática e taquicardia supraventricular. É o medicamento de escolha para o tratamento da cardiomiopatia hipertrófica em cães e gatos e no manejo pré-cirúrgico em gatos hipertireóidicos. O atenolol é o betabloqueador mais utilizado em cães com estenose subaórtica, que é um dos defeitos cardíacos congênitos mais frequentes nesses animais, mas essa abordagem é amplamente empírica.

Efeitos colaterais

Antagonistas alfa-adrenérgicos

O mais importante efeito colateral dos antagonistas alfa-adrenérgicos está relacionado à diminuição do tônus simpático em receptores α. Esses efeitos incluem hipotensão ortostática, taquicardia (não ocorre com a prazosina), inibição da ejaculação e congestão nasal. Alguns desses efeitos não são devidos ao bloqueio de receptores α, mas sim à ação em outros receptores. A fenoxibenzamina atua no SNC e produz náuseas, vômitos, sedação e fraqueza, além do aumento da motilidade do TGI, causando dor abdominal e diarreia. A fentolamina não deve ser usada em pacientes com arteriopatia coronária ou úlcera péptica. A prazosina e seus congêneres produzem o denominado fenômeno de primeira dose, pois podem ocorrer hipotensão postural acentuada e síncope dentro de 30 a 90 min após a administração da dose inicial. Com relação aos alcaloides do ergot, no homem a dose de di-hidroergotoxina é limitada devido à ocorrência de náuseas e vômitos. A administração prolongada dos alcaloides naturais pode causar insuficiência vascular, incluindo isquemia do miocárdio e grangrena das extremidades. O antagonismo de α_2-agonistas com α_2-antagonistas tem sido associado a fatalidades em ovinos e bovinos, toxicose em lhama e estresse em cavalos, além de hipotensão, taquicardia, excitabilidade e remoção da analgesia induzida pelos α_2-agonistas em pequenos animais. Em animais com nocicepção constante o atipamezol aumenta a resposta relacionada com a dor, devido ao bloqueio do *feedback* noradrenérgico da inibição da dor. Alguns autores relatam que a ioimbina aumenta o risco de taquicardia durante isquemia aguda, provavelmente por meio do antagonismo de receptores α_2 pós-juncionais em fibras de Purkinje.

Antagonistas beta-adrenérgicos

O bloqueio beta-adrenérgico pode causar insuficiência cardíaca congestiva ou exacerbá-la em pacientes com insuficiência compensada, infarto agudo do miocárdio ou cardiomegalia. A bradicardia é uma resposta decorrente do bloqueio de receptores β; em pacientes com defeitos de condução atrioventricular parciais ou completos, os antagonistas β podem causar bradiarritmias potencialmente fatais.

A retirada abrupta do propranolol em pacientes tratados prolongadamente com esse medicamento pode causar "sintomas da retirada" como angina, taquicardia e arritmias; pode ainda ocorrer hipertensão de rebote em pacientes hipertensos quando a terapia é descontinuada. Esses sintomas da retirada provavelmente resultam da supersensibilidade de receptores beta-adrenérgicos (supersensibilidade por desuso). Esses sintomas podem ser evitados pela redução gradual do medicamento.

O bloqueio de receptores β_2 provocado pelo propranolol e congêneres produz inibição do efeito broncodilatador do tônus simpático, levando a broncoconstrição intensa. Esse efeito é proeminente durante episódios de reação alérgica e asma brônquica. Desse modo, bloqueadores não seletivos β_1 e β_2 são contraindicados em pacientes asmáticos.

Como discutido anteriormente, o bloqueio beta-adrenérgico diminui a percepção dos sintomas da hipoglicemia em pacientes diabéticos, sendo mais apropriado nesses pacientes o uso de agentes β_1 seletivos.

Por fim, os efeitos dos antagonistas beta-adrenérgicos relacionados com o SNC incluem fadiga, transtornos do sono (insônia e pesadelos) e depressão.

BIBLIOGRAFIA

Ahlquist, R.P. A study of the adrenotropic receptors. *Am. J. Physiol.*, v. 153, p. 586-600, 1948.

Amarpal, V.S.; Kinjavdekar, P.; Aithal, H.P.; Pratap, K. Medetomidine with ketamine and bupivacaine for epidural analgesia en buffaloes. *Veterinary Research Communications*, v. 29, p. 1-18, 2005.

Ansah, O.B.; Pertovaara, A. Peripheral suppression of arthritic pain by intraarticular fadolmidine, an alpha-2-adrenoceptor agonist, in the Rat. *Anesth Analg.* v. 105, p. 245-50, 2007.

Box, J.R.; Karikoski, N.P.; Tanskanen, H.E.; Raekallio, M.R. The effects of an alpha-2-adrenoceptor agonist, antagonist, and their combination on the blood insulin, glucose, and glucagon concentrations in insulin sensitive and dysregulated horses. *The Veterinary Journal* Volume 269, March 2021, 105610.

Byeong-Min L.; Yoonsun J.; Giyeon P.; Kwanwoo K.; Sang H.O.; Teo J.S.; Gehoon C.. Dexmedetomidine modulates transient receptor potential vanilloid subtype 1. *Biochem Biophys Res Commun.* 2020 Feb 19;522(4):832-837. doi: 10.1016/j.bbrc.2019.11.146.

Eason, B.D.; Fine, D.M.; Leeder, D.; Stauthammer, C.; Lamb, K.; Tobias, A.H. Influence of Beta Blockers on Survival in Dogs with Severe Subaortic Stenosis. *J Vet Intern Med* 2014;28:857–862.

Califano G.; Collà R.C.; Creta M.; Capece, M.; La Rocca, R.; Celentano, G.; Napolitano, L.; Calace, F.P.; Spena, G.; Trama, F.; Crocetto, F.; Mangiapia, F.; Longo, N. F. Focus on Silodosin: Pros and Cons of Uroselectivity. *Research and Reports in Urology*, 12: 669-672, 2020.

Casbeer, H.C.; Knych, H.K. Pharmacokinetics and pharmacodynamic effects of tolazoline following intravenous administration to horses. *The Veterinary Journal*, v. 196, p. 504-509, 2013.

Cartabuke, R.S.; Anderson, B.J.; Elmaraghy, C.; Rice, J.; Tumin, D,; Tobias, J.D. Hemodynamic and pharmacokinetic analysis of oxymetazoline use during nasal surgery in children. *Laryngoscope.* 2019 Dec;129(12):2775-2781.

Carrol, G.L.; Hartsfield, S.M.; Champney, T.H.; Geller, S.C.; Martinez, E.A. Effect of medetomidine and its antagonism with atipamezol on stress-related hormones, metabolites, physiologic responses, sedation, and mechanical threshold in goats. *Veterinary Anaesthesia and Analgesia*, vol. 32, p 147-157, 2005.

Clouse, A.K.; Riedel, E.; Hieble, J.P.; Westfall, T.D. The effects and selectivity of beta-adrenorreceptor agonists in rat myometrium and urinary bladder. *Eur J Pharmacol.* v. 573, n. 1-3, p. 184-9, 2007.

Derksen, F.J.; Olszewski, M.A.; Robinson, N.E.; Berney, C.; Hakala, J.E.; Matson, C.J.; Ruth, D.T. Aerosolized albuterol sulphate used as a broncodilatator in horses with recurrent airway obstruction. *Am. J. Vet. Res.*, v. 60, n. 6, p. 689-693, 1999.

Domina, F.; Niutta, P.P.; Naccari, C.; Pugliese, A.; Naccari, F. Effects of clenbuterol on haemocoagulation processs in calves. *Journal of Veterinary Medicine A*, v. 52, p 53-54, 2005.

Friederike A Sandbaumhüter 1, Regula Theurillat 1, Regula Bettschart-Wolfensberger 2, Wolfgang Thormann Effect of the α2-receptor agonists medetomidine, detomidine, xylazine, and romifidine on the ketamine metabolism in equines assessed with enantioselective capillary electrophoresis. *Electrophoresis.* 2017 Aug;38(15):1895-1904. doi: 10.1002/elps.201700017.

Gavin WK Wong, Heidi N Boyda, James M Wright, Cochrane Hypertension Group. Blood pressure lowering efficacy of beta-1 selective beta blockers for primary hypertension. *Cochrane Database Syst Rev.* 2016 Mar; 2016(3): CD007451.

Gaspar, R.; Kolarovszki-Sipicziki, Z.; Ducza, E.; Paldy, E.; Benythe, S.; Borsodi, A.; Falkay, G. Terbutaline increases the cervical resistance of the pregnant rat in vitro. *Naunyn Schmiedebergs Arch Pharmacol.* Jan. 12, 2005.

Gordon, S.G.; Saunders, A.B.; Hariu, C.D.; Boggess, M.M.; Miller, M.W. Retrospective review of carvedilol administration in 38 dogs with preclinical chronic valvular heart disease. *Journal of Veterinary Cardiology*, v. 14, p. 243-252, 2012.

Görel, N.; Stina, M.; Anna, E.; Pia F.; Karin, M.; Göran, H. Effect of sedation with detomidine and butorphanol on pulmonary gas exchange in the horse. *Acta Veterinaria Scandinavica* 2009, 51:22.

Grimsrud, K.N.; Ait-oudhia, S.; Durbin-johnson, B.P.; Rocke, D.M.; Mama, K.R.; Rezende, M.L. et al. Pharmacokinetic and pharmacodynamic analysis comparing diverse effects of detomidine, medetomidine, and dexmedetomidine in the horse: a population analysis. *J. Vet. Pharmacol. Therap.* v. 38, p. 24-34, 2014.

Hofmeister, E.H.; Keenan, K.; Egger, C.M. Dobutamine-induced bradycardia in a dog. *Veterinary Anaesthesia and Analgesia*, v. 32, p. 107-111, 2005.

Jocelyn, H-B.; Charlotte, C.; Marjaana, V.; Pamela, R.H.; Simon, B.; Stuart, W.P. Re-evaluation of the pharmacokinetics of xylazine administered to Thoroughbred horses. *J Vet Pharmacol Ther.* 2020 Jan;43(1):6-12. doi: 10.1111/jvp.12820.

Kästner, S.B. A2-agonists is sheep: a review. *Veterinary Anaesthesia and Analgesia*, v. 33, p. 79-96, 2006.

Kästner, S.B.; Ohlerth, S.; Pospischil, A.; Boller, J.; Huhtinen, M.K. Dexmedetomidine-induced pulmonary alterations in sheep. *Res Vet Sci.*, v. 83, n. 2, p. 217-26, 2007.

Kearns, C.F; McKeever, K.H. Clenbuterol and the horse revisited. *The Veterinary Journal*, v. 182, n. 3, p. 384-391, 2009.

Khashayar Farza, Ariel Kidron, Anand D. Lakhkar. Adrenergic Drugs. In: StatPearls [Internet]. Treasure Island (FL): StatPearls Publishing; 2021. Bookshelf ID: NBK534230.

Leemans, J.; Kirschvink, N.; Bernaerts, F.; Clercx, C.; Snaps, F.; Billen, F.; Gustin, P. Salmeterol or doxycycline do not inhibit acute bronchospasm and airway inflammation in cats with experimentally-induced asthma. *The Veterinary Journal*, v. 192, p. 49-56, 2012.

Lehtimäki, J.; Leino, T.; Koivisto, A.; Viitamaa, T.; Lehtimäki, T.; Haapalinna, A.; Kuokkanen, K.; Virtanen, R. In vitro and in vivo profiling of fadolmidine, a novel potent alpha(2)-adrenoceptor agonist with local mode of action. *Eur J Pharmacol.* v. 599, n. 1-3, p. 65-71, 2008.

Leino, T.; Lehtimäki, J.; Koivisto, A.; Haapalinna, A.; Pesonen, U. Fadolmidine - Favourable adverse effects profile for spinal analgesia suggested by in vitro and in vivo models. *Eur J Pharmacol.* 2020 Sep 5;882:173296.

Magda M Melkonyan, Lilit Hunanyan, Ali Lourhmati, Nikolas Layer, Sandra Beer-Hammer, Konstantin Yenkoyan, Matthias Schwab, Lusine Danielyan.

Neuroprotective, Neurogenic, and Amyloid Beta Reducing Effect of a Novel Alpha 2-Adrenoblocker, Mesedin, on Astroglia and Neuronal Progenitors upon Hypoxia and Glutamate Exposure. Int J Mol Sci 2017 Dec 21;19(1):9.

Manohar, M.; Goetz, T.E.; Rothrnbaum, P.; Humphrey, S. Clenbuterol administration does not enhance the efficacy of furosemide in attenuating the exercise-induced pulmonary capillary hypertension in Thoroughbred horses. *J Vet Pharmaco Ther.*, v. 23, n. 6, p. 389-395, 2000.

McCown, J.L.; Lechner, E.S.; Cooke, K.L. Suspected albuterol toxicosis in a dog. Journal of American Veterinary Medical Association, v. 232, n. 8, p. 1168-1171, 2008.

Murrell, J.C.; Hellebrekers, L.J. Medetomidine and dexmedetomidine: a review of cardiovascular effects and antinociceptive properties in the dog. *Veterinary Anaesthesia and Analgesia*, v. 32, p. 117-127, 2005.

Olodaterol. Drugs and Lactation Database (LactMed). 2021 Jul 19. [Internet]. Bethesda (MD): National Library of Medicine (US); 2006–.

Tina Jansson, B Vijitha Perera, Anna Edner, Åsa Fahlman. Standing sedation with xylazine and reversal with yohimbine in juvenile asian elephants (elephas maximus). J Zoo Wildl Med. 2021 Jun;52(2):437-444.

Pertovaara, A.; Haapalinna, A.; Sirviö, J.; Virtanen, R. Pharmacological properties, central nervous system effects, and potential therapeutic applications of atipamezol, a selective alpha2-adrenorreceptor antagonist. *CNS Drug Rev.* v. 11, n. 3, p. 273-88, 2005.

Saleh, N.; Aoki, M.; Shimada, T.; Akiyoshi, H.; Hassanin, A.; Ohashi, F. Renal effects of medetomidine in isoflurane-anestized dogs with special reference to its diuretics action. *Journal of Veterinary Medical Science*, v. 67, n. 5, p. 461-465, 2005.

Schauvliege, S.; Gasthuys, F. Drugs for cardiovascular support in anesthetized horses. *Vet Clin Equine*. v. 29, p. 19-49, 2013.

Schlupp, A.; Anielski, P.; Thieme, D.; Müller, R.K.; Meyer, H.; Ellendorff, F. The beta-agonist clenbuterol in mane and tail hair of horses. *Equine Vet J.*, v. 36, n. 2, p. 118-22, 2004.

Selmi, A.; Figueiredo, J.P.; Mendes, G.M.; Lins, T.B. Effects of tiletamine/zolazepam-romifidine-atropine in ocelots (*Leopardus pardalis*). *Veterinary Anaesthesia and Analgesia*, v. 31, p. 222-226, 2004.

Serge A Steenen, Arjen J van Wijk, Geert J M G van der Heijden, Roos van Westrhenen, Jan de Lange, Ad de Jongh. Propranolol for the treatment of anxiety disorders: Systematic review and meta-analysis. J Psychopharmacol. 2016 Feb;30(2):128-39.

Sharma, A.K.; Kumar, N.; Dimri, U.; Hoque, M.; Maitti, S.K.; Gupta, O.P.; Shahi, A. Romifidine ketamine anaesthesia in atropine and triflupromazine pre-medicated buffalo calves. *Journal of Veterinary Medicine A*, v. 51, p. 420-424, 2004.

Sinclair, M.D. A review of the physiological effects of a2-agonists related to the clinical use of medetomidine in small animal practice. *Canadian Veterinary Journal*, v. 44, p. 885-897, 2003.

Sladky, K.K.; Kelly, B.T.; Loomis, M.R.; Stoskopf, M.K.; Horne, W.A. Cardiorespiratory effects of four alpha2-adrenoceptor agonist-ketamine combinations in captive red wolves. J. Am. Vet. Med. Assoc. v. 217, n. 9, p. 1366-71, 2000.

Sontakke, S.D.; Umapathy, G.; Shivaji, S. Yohimbine antagonizes the anaesthetic effects of ketamine-xylazine in captive Indian wild felids. Vet Anaesth Analg. v. 36, n. 1, p. 34-41, 2009.

Tiina Leino, Timo Viitamaa, Jarmo S Salonen, Ullamari Pesonen, Antti Haapalinna. Effects of fadolmidine, an α2-adrenoceptor agonist, as an adjuvant to spinal bupivacaine on antinociception and motor function in rats and dogs. Pharmacol Res Perspect. 2021 Aug;9(4):e00830. doi: 10.1002/prp2.830.

Talukder, M.H.; Hikasa, Y. Diuretic effects of medetomidine compared with xylazine in healthy dogs. Can J Vet Res., v. 73, n. 3, p. 224-236, 2009.

Trepanier, L.A. Pharmacologic management of feline hyperthyroidism. Vet Clin North Am Small Anim Pract., v. 37, n. 4, p. 775-88, 2007.

Ute A. Schwinghammer, Magda M. Melkonyan, Lilit Hunanyan, Roman Tremmel, Ralf Weiskirchen, Erawan Borkham-Kamphorst, Elke Schaeffeler, Torgom Seferyan, Wolfgang Mikulits, Konstantin Yenkoyan, Matthias Schwab and Lusine Danielyan. α2-Adrenergic Receptor in Liver Fibrosis: Implications for the Adrenoblocker Mesedi. Cells 2020, 9, 456Virtanen, R. Pharmacological profiles of medetomidine and its antagonist, atipamezol. Acta Vet Scand. Suppl. 85, p 29-37, 1989.

Watson, A.D.; Church, D.B. Preferences of veterinarians for drugs to treat heart disease in dogs and cats. Aust Vet J., v. 72, n. 11, p. 401-403, 1995.

Yamashita, K.; Tsubakishita, S.; Futaok, S.; Ueda, I.; Hamaguchi, H.; Seno, T.; Katoh, S.; Izumisawa, Y.; Kotani, T.; Muir, W.W. Cardiovascular effects of medetomidine, detomidine and xylazine in horses. *J Vet Med Sci*. 2000 Oct;62(10):1025-32.

11

Transmissão Neuromuscular e Relaxantes Musculares de Ação Periférica

- Introdução, *175*
- Noções sobre a transmissão neuromuscular, *176*
- Agentes bloqueadores neuromusculares, *176*
- Dantroleno, *182*
- Bibliografia, *182*

Silvana Lima Górniak

INTRODUÇÃO

Os relaxantes musculares de ação periférica, também denominados **bloqueadores neuromusculares** ou ainda **agentes curarizantes**, produzem um profundo relaxamento da musculatura, facilitando tanto a anestesia como a cirurgia. São utilizados, particularmente, para facilitar a intubação endotraqueal, em felinos, para o relaxamento da musculatura torácica e abdominal, em cirurgias intraoculares ou da córnea e em manipulações ortopédicas. Esse grupo de medicamentos é ainda utilizado em procedimentos de anestesia balanceada, objetivando-se reduzir a quantidade de anestésico necessário, naqueles pacientes de alto risco. Nenhum dos anestésicos conhecidos ou medicamentos relaxantes musculares de ação central, produz relaxamento muscular tão intenso quanto os obtidos por esses medicamentos.

Essas substâncias foram conhecidas quando da descoberta da América do Sul. Assim, desbravadores europeus interessaram-se por um determinado veneno utilizado pelos índios da Bacia Amazônica, que, colocado na extremidade da flecha, tinha o poder de paralisar e matar, por asfixia, o animal caçado. A técnica de preparo do curare pelos índios foi, durante muito tempo, envolvida em um grande mistério, sendo os ingredientes do veneno conhecidos somente pelos pajés e, as preparações dos **curares** identificadas apenas conforme o recipiente no qual eram armazenados e transportados; assim, havia o curare de bambu, o curare de pote e o curare de cabaça. Após os trabalhos iniciais desenvolvidos pelo pesquisador von Humboldt no início do século XIX, definiu-se que as principais espécies botânicas de onde se obtinha o curare eram do gênero *Strychnos* e *Chondodendron* (*C. tomentosum*). Posteriormente, estudos conduzidos por Claude Bernard (1856) demonstraram que o efeito do curare se devia ao fato de essa substância impedir a condução do impulso nervoso entre as junções nervosa e muscular, não possuindo, portanto, ação no sistema nervoso central (SNC). Desse estudo pioneiro, seguiram-se inúmeras pesquisas, até que se isolou o princípio ativo, a d-tubocurarina, o que permitiu que se chegasse à purificação dessa substância e sua posterior obtenção por meio de síntese laboratorial. Atualmente, estão disponíveis diversos medicamentos sintéticos, que vêm sendo amplamente utilizados, principalmente na clínica de pequenos animais e de equinos. O emprego desse grupo de medicamentos visa produzir um profundo relaxamento muscular, facilitando tanto a anestesia como a cirurgia. Além disso, os relaxantes musculares de ação periférica são utilizados com outras finalidades não cirúrgicas, como na redução de fraturas.

NOÇÕES SOBRE A TRANSMISSÃO NEUROMUSCULAR

Uma breve revisão sobre a transmissão neuromuscular auxiliará a compreensão do mecanismo de ação dos bloqueadores ganglionares de ação periférica. A Figura 11.1 ilustra as estruturas contidas na junção neuromuscular. Os conceitos gerais da transmissão colinérgica são descritos detalhadamente no *Capítulo 9*.

O terminal nervoso motor é um grande sintetizador, armazenador e liberador de acetilcolina (ACh). Esse neurotransmissor é produzido pela reação entre colina e acetato, a qual é catalisada pela colina-acetiltransferase, enzima encontrada em alta concentração na terminação nervosa. Após ser produzida, a ACh é estocada em pequenas vesículas, também chamadas de "quanta" (calcula-se que cada vesícula contenha 1.000 ou mais moléculas de ACh). Quando ocorre um estímulo no nervo motor, há um influxo do íon Ca^{++}, promovendo a mobilização das vesículas em direção à membrana celular e a imediata liberação de ACh na fenda sináptica. Esse neurotransmissor alcança então os receptores colinérgicos nicotínicos, localizados na membrana da fibra muscular, ocasionando a despolarização da célula muscular e a consequente contração; essa contração só ocorrerá quando houver um número suficiente de receptores colinérgicos ocupados pela ACh. A fibra muscular responde de maneira "tudo ou nada", e a tensão que se desenvolve é resultante do número de fibras contraídas. O período de ocupação dos receptores pela ACh é extremamente fugaz, sendo essa molécula rapidamente quebrada pela acetilcolinesterase (AChE), a qual está localizada em invaginações do terminal nervoso. Os produtos obtidos da quebra da ACh são recaptados e usados novamente para a síntese de ACh.

AGENTES BLOQUEADORES NEUROMUSCULARES

Os bloqueadores neuromusculares são classificados, conforme seu mecanismo de ação, em duas categorias: **despolarizantes** e **não despolarizantes** (são também denominados competitivos ou "curarizantes verdadeiros"). Esses medicamentos diferem substancialmente em seus efeitos. A seguir serão apresentadas algumas características de cada grupo, bem como dos principais relaxantes musculares de ação periférica utilizados na clínica.

Bloqueadores despolarizantes

Nessa categoria, existem dois medicamentos: o decametônio, que não vem sendo mais empregado clinicamente, e a succinilcolina. Os membros desse grupo caracterizam-se por apresentarem grande semelhança química em suas estruturas de amônio biquaternário. Estruturalmente, essas substâncias apresentam-se como moléculas menores e mais flexíveis que as dos bloqueadores competitivos (Figura 11.2). A despolarização da fibra muscular ocorre devido ao mecanismo de ação desses agentes nos receptores colinérgicos nicotínicos, causando, como a ACh, a despolarização da fibra muscular; entretanto, ao contrário desse neurotransmissor, o tempo de ação dos bloqueadores é longo, pois a taxa de hidrólise pela AChE se processa mais lentamente (0,1 a 2 min) que para a ACh (aproximadamente 100 ms). Assim, a fibra muscular permanece despolarizada pelo tempo em que a molécula do bloqueador permanecer ligada ao receptor. Essa fase inicial do efeito farmacológico é denominada fase I. Com a administração, intermitente ou contínua, de doses repetidas de succinilcolina, ocorre uma forma mais complexa de bloqueio, denominado bloqueio da fase II. Nessa fase, verificam-se algumas características

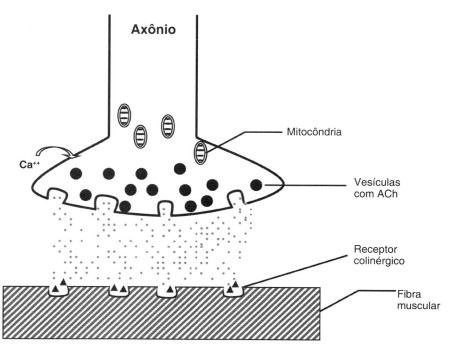

FIGURA 11.1 Representação esquemática do terminal nervoso e da placa motora no músculo. Verifica-se a liberação de acetilcolina (ACh), sua difusão pela fenda sináptica, sua ligação com receptores na placa motora e a posterior hidrólise pela acetilcolinesterase (AChE).

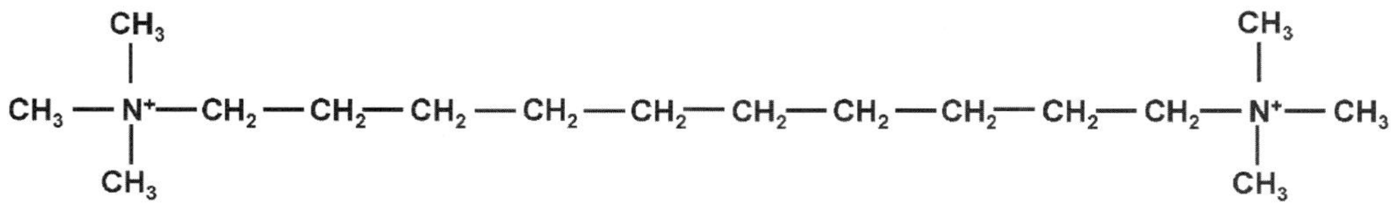

FIGURA 11.2 Estrutura química de bloqueadores neuromusculares despolarizantes.

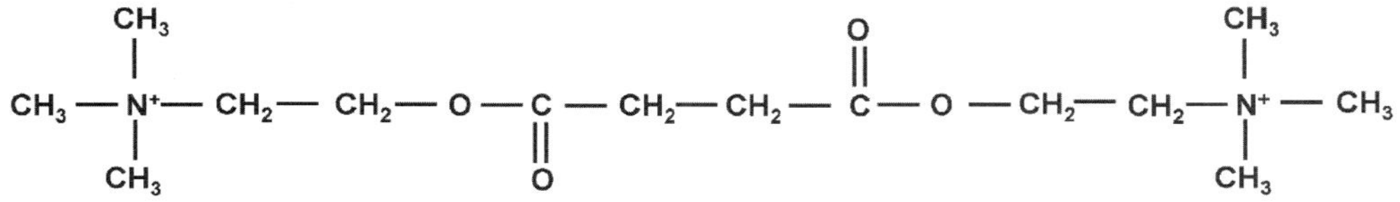

associadas ao bloqueio não despolarizante, sendo esse efeito parcialmente revertido por anticolinesterásicos. O mecanismo dessa mudança ainda permanece obscuro, mas provavelmente o efeito observado deve ser resultante da dessensibilização do receptor, produzida pela presença contínua do agente despolarizante.

Cloreto de succinilcolina

A succinilcolina, como mencionado anteriormente, é o único relaxante muscular do tipo despolarizante que vem sendo utilizado na clínica. Essa substância é um éster da dicolina do ácido succínico, sendo hidrolisado pela butirilcolinesterase do fígado e do plasma, também conhecida como pseudocolinesterase, formando colina e ácido succínico. Vale ressaltar que enquanto a metabolização pela AChE é mais lenta (ou seja, a metabolização no terminal nervoso), a hidrólise pela pseudocolinesterase no plasma se processa muito rapidamente; portanto apenas uma pequena fração da succinilcolina alcança a junção neuromuscular para produzir seus efeitos. Devido a essa característica, verifica-se que há o aparecimento rápido de relaxamento muscular produzido por essa substância.

Espécies animais com baixos níveis plasmáticos de colinesterase, como ruminantes, são muito sensíveis à succinilcolina, sendo muito pequena ou inexistente a margem de segurança relacionada com o comprometimento do músculo diafragmático. Portanto, não se recomenda o uso desse relaxante muscular nessas espécies. Além disso, uma vez que a pseudocolinesterase é produzida no fígado, a sua produção será diminuída em situações como na doença hepática, anemia crônica, desnutrição, queimaduras, gravidez, emprego de medicamentos citotóxicos e de metoclopramida, haverá a redução na atividade da colinesterase plasmática resultando em uma duração de ação prolongada da succinilcolina. Ainda, deve-se evitar o uso desse bloqueador neuromuscular quando se empregarem, por um período de até 1 mês antes, medicamentos que reduzam os níveis de colinesterase, como os antiparasitários do grupo dos organofosforados ou determinados colírios, como aqueles para tratamento do glaucoma, que contêm fisostigmina.

Embora a succinilcolina tenha a vantagem de ter rápido aparecimento do relaxamento muscular (menos do que 2 min), devem ser considerados alguns efeitos indesejáveis produzidos por esse medicamento antes de optar-se por seu uso; assim, pode-se verificar, após a administração desse relaxante muscular, hiperpotassemia, devido à liberação de potássio do interior das células; além disso, a succinilcolina pode promover a elevação da pressão intracranial e intraocular. Também tem sido verificado o aumento da pressão intraocular, por mecanismo ainda não elucidado. Outros efeitos que vêm sendo descritos devido ao uso dessa substância são a mialgia (devido às fasciculações) e as arritmias cardíacas (causadas pela ação da succinilcolina nos receptores muscarínicos cardíacos). Em suínos e equinos, a succinilcolina pode ser um fator desencadeante da hipertermia maligna, um distúrbio do músculo esquelético, que se apresenta como uma resposta hipermetabólica.

Bloqueadores não despolarizantes

A d-tubocurarina é o protótipo desse tipo de relaxante muscular. Outras substâncias que se enquadram nessa categoria são: pancurônio, galamina, atracúrio, cisatracúrio, pancurônio, rocurônio, vecurônio e o gantacúrio. Do ponto de vista estrutural, esses medicamentos são moléculas complexas e parcialmente rígidas (Figura 11.3). A maioria dos bloqueadores competitivos apresenta grupamentos de amônio quaternário, tendo caráter altamente hidrofílico. O efeito relaxante muscular se faz por meio do bloqueio do receptor colinérgico, impedindo, consequentemente, a despolarização da membrana pós-sináptica (fibra muscular). A interferência na contração da musculatura não ocorrerá até que 75 a 80% dos receptores na fibra muscular estejam ocupados pelo agente curarizante, e a completa interrupção da contração ocorre quando houver a ocupação de 90 a 95% dos receptores.

Os relaxantes musculares competitivos apresentam como principais características o aparecimento lento de efeitos e a ausência de fasciculação; verifica-se, ainda, que o músculo relaxado por esses bloqueadores responde a outros estímulos. Outra característica importante desses bloqueadores neuromusculares é a reversão de seus efeitos por agentes anticolinesterásicos, uma vez que o efeito

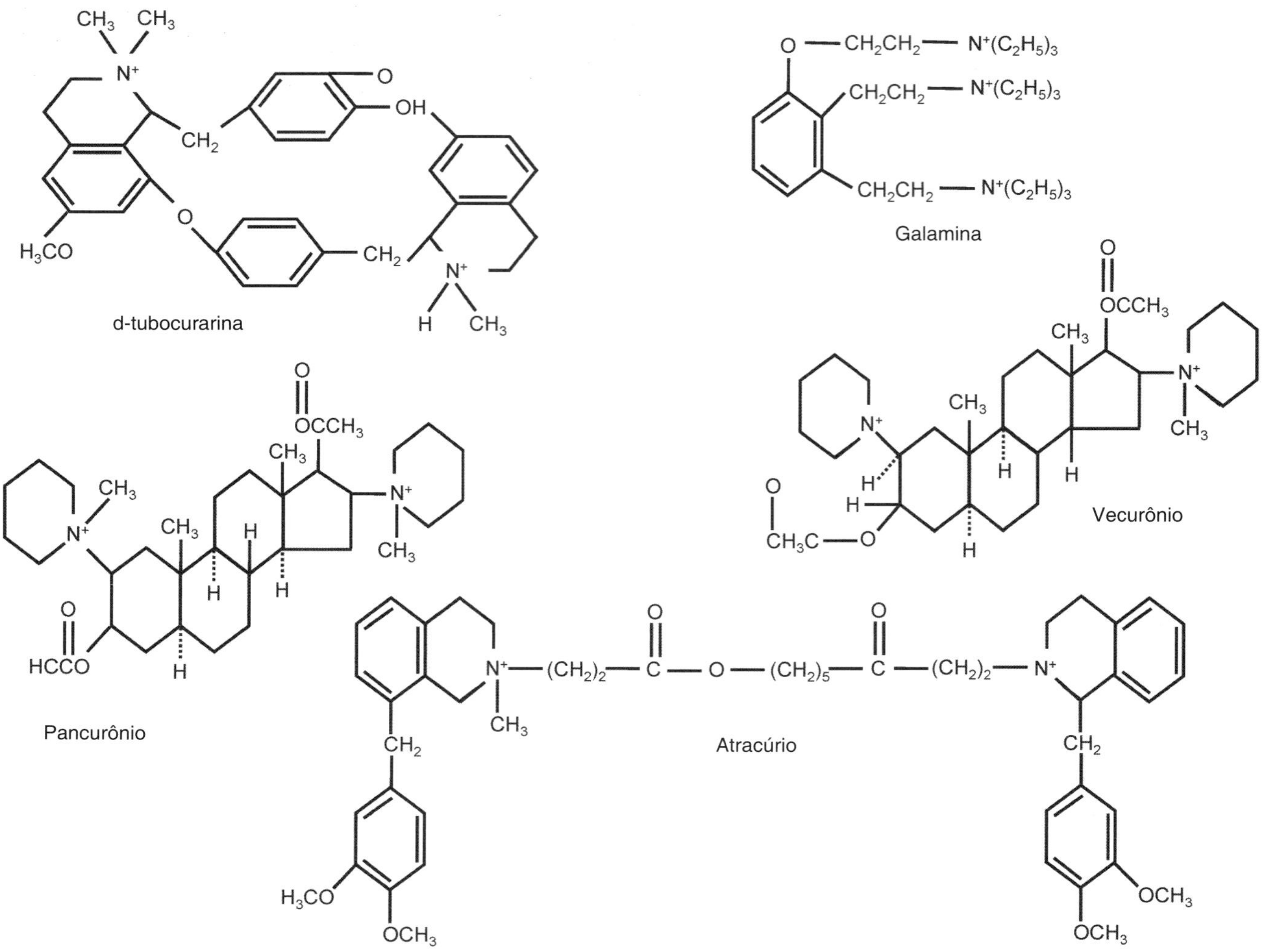

FIGURA 11.3 Estrutura química de alguns bloqueadores neuromusculares não despolarizantes.

relaxante muscular ocorre por antagonismo competitivo com a ACh. Assim, aumentando-se a concentração desse neurotransmissor, haverá um deslocamento do antagonista (o agente bloqueador) do receptor.

Cloreto de d-tubocurarina

A d-tubocurarina, também denominada curare, um alcaloide obtido de plantas dos gêneros *Chondodendron* e *Strychnos*, é solúvel em água e biologicamente bem padronizada. Essa substância é bastante estável, podendo ser estocada, em solução aquosa, por longos períodos, ou mesmo autoclavada, sem que haja degradação.

A absorção da d-tubocurarina e seus derivados pelo trato gastrintestinal é desprezível. Após a administração parenteral, a d-tubocurarina distribui-se bem nos fluidos extracelulares e, da mesma maneira que os outros bloqueadores neuromusculares de ação periférica, apenas uma quantidade muito pequena desse medicamento atravessa as barreiras hematoencefálica e placentária. Inicialmente, a d-tubocurarina concentra-se na junção neuromuscular, sendo distribuída a outros sítios, nos quais persiste por várias horas; por essa razão, se houver necessidade de doses repetidas desse bloqueador neuromuscular, deve-se reduzir a dosagem consideravelmente.

A d-tubocurarina é em parte biotransformada, lentamente, no fígado; entretanto, a maior parte dessa substância é excretada de forma inalterada pela via renal.

A administração de d-tubocurarina deve ser preferencialmente feita por via intravenosa, de maneira lenta e contínua, até que os efeitos desejados desse medicamento sejam observados. Em Medicina Veterinária tem sido pouco utilizada por seus efeitos adversos em algumas espécies animais; particularmente, em cães e gatos, devido aos intensos efeitos cardiovasculares verificados (hipotensão), sendo o uso da d-tubocurarina contraindicado.

Galamina

Essa substância foi o primeiro relaxante muscular sintético para uso clínico. A galamina age de maneira semelhante à d-tubocurarina; entretanto, possui duração de efeito mais prolongado. Esse relaxante muscular bloqueia também os efeitos muscarínicos da acetilcolina e possui efeito direto em receptores beta-adrenérgicos cardíacos, promovendo acentuado aumento de batimentos cardíacos; além disso, causa aumento da pressão sanguínea. Devido aos seus efeitos parassimpatolíticos, associados à taquicardia e hipotensão, esse medicamento não mais vem sendo empregado na clínica.

Atracúrio

O atracúrio é um relaxante muscular que vem sendo cada vez mais utilizado, tanto na clínica de pequenos animais quanto na de equinos. Uma grande vantagem de seu uso é o fato de ser desprovido de efeitos colaterais cardiovasculares. Seus efeitos têm início ao redor de 5 min após a administração e duram ao redor de 30 min no cão. O atracúrio apresenta uma peculiaridade na biotransformação; esta ocorre no plasma, por um processo próprio de destruição, conhecido como eliminação de Hofmann. Essa reação é obtida sob condições de temperatura e pH fisiológicos e se processa independentemente das funções hepática e renal, sendo por isso recomendado o uso do atracúrio em pacientes com insuficiência renal ou hepática. Doses repetidas de atracúrio, ao contrário da maioria dos outros relaxantes musculares periféricos, têm pequeno efeito cumulativo; portanto, pode-se realizar a manutenção prolongada do bloqueio neuromuscular por infusão. Os efeitos cardiovasculares promovidos pelo atracúrio são mínimos, pois, embora esse medicamento promova pequena liberação de histamina, os sinais clínicos (hipotensão e/ou taquicardia) não são observados. Devido à característica termolábil desse medicamento, deve-se armazená-lo sempre em geladeira a 4°C.

Cisatracúrio

O cisatracúrio é o isômero 1R cis-1'R cis do atracúrio e compreende aproximadamente 15% de atracúrio racêmico. Essa substância apresenta, aproximadamente, quatro vezes maior potência que o atracúrio e com menor potencial para liberação de histamina. O aparecimento, bem como a duração dos efeitos do cisatracúrio, é semelhante ao do atracúrio. Também, da mesma maneira que ocorre com o atracúrio, a biotransformação desse composto se faz por meio da eliminação de Hofmann.

Pancurônio

É um dos membros da denominada família de bloqueadores neuromusculares aminoesteroides, juntamente com o rocurônio e vencurônio. A potência do pancurônio como relaxante muscular é aproximadamente 5 vezes maior do que a da d-tubocurarina e 10 vezes maior do que a da galamina. Da mesma maneira que a galamina, o pancurônio produz taquicardia, pois bloqueia também, seletivamente, receptores colinérgicos cardíacos. Aproximadamente 30% do pancurônio administrado são biotransformados no fígado, sendo o restante excretado de maneira inalterada. Somente 10% são excretados pela bile; o restante é eliminado pelos rins; portanto, a duração da ação em pacientes com insuficiência renal é maior. Devido à grande quantidade requerida, o uso de pancurônio pode acarretar custo proibitivo, restringindo seu uso, principalmente em equinos.

Rocurônio

O rocurônio é um derivado do vecurônio; portanto, também um aminoesteroide, tendo aproximadamente um oitavo da potência do composto original. O rocurônio tem um início mais rápido em comparação com o atracúrio e o vecurônio, mas duração de ação semelhante. Como o vecurônio e o rocurônio têm pesos moleculares semelhantes e como o rocurônio apresenta menor potência, a administração de uma dose maior de rocurônio coloca um número maior de moléculas desse bloqueador na junção neuromuscular, promovendo, assim, um início mais rápido do bloqueio neuromuscular

Vecurônio

O vecurônio foi produzido a partir do pancurônio; entretanto, é desprovido de efeito acumulativo e apresenta menor latência para aparecimento de efeitos que o seu precursor. Além disso, não produz taquicardia ou liberação de histamina. O tempo para aparecimento de efeito e da duração é semelhante ao do pancurônio. Ao contrário do pancurônio, o vecurônio pode ser indicado em pacientes com insuficiência renal, pois não tem como principal via de eliminação no organismo a via urinária. Por outro lado, como a excreção se faz principalmente pela via hepática, deve-se ter bastante cuidado ao se utilizar esse relaxante muscular em pacientes com hepatopatia. A biotransformação do vecurônio é desprezível, sendo eliminado de forma inalterada pela bile.

Gantacúrio

O último bloqueador neuromuscular que foi introduzido na clínica de cães e gatos é o gantacúrio, um alfafumarato, estruturalmente distinto de qualquer bloqueador não despolarizante. Esse composto apresenta tanto o tempo para início dos efeitos, bem como a duração de ação, semelhantes ao da succinilcolina. O gantacúrio é degradado no plasma por hidrólise química sensível ao pH e inativação pela cisteína. o gantacúrio deverá eventualmente substituir a succinilcolina como adjuvante da intubação traqueal.

Outros bloqueadores neuromusculares

Na Medicina Humana vêm sendo empregados outros bloqueadores neuromusculares do tipo não despolarizante. São eles o **doxacúrio**, o **pipecurônio** e o **mivacúrio**. Tanto o doxacúrio quanto o pipecurônio apresentam longa duração de efeito (entre 80 e 120 min), com a grande vantagem sobre o pancurônio e a galamina de não exercerem efeitos em nível cardíaco. O doxacúrio é o mais potente agente bloqueador neuromuscular não despolarizante, com rápido aparecimento de ação; no entanto, não vem sendo empregado em Medicina Veterinária. Em relação ao pipecurônio, a ausência de estudos em animais também não recomenda seu uso em Medicina Veterinária.

O mivacúrio é um agente bloqueador neuromuscular de ação intermediária e foi, da mesma maneira que o rocurônio, desenvolvido como alternativa à succinilcolina, para pacientes humanos submetidos à intubação, por seus rápidos aparecimentos de efeito. O mivacúrio tem o tempo requerido para obter o bloqueio neuromuscular máximo entre 1 a 2 min, durando de 12 a 18 min, e apresenta uma característica única dentro desse grupo de medicamentos, a sua metabolização em nível plasmático, pela colinesterase plasmática, o que faz com que haja rápida recuperação. Esse bloqueador neuromuscular, também, como ocorre com o rocurônio, não apresenta efeitos no coração.

Embora o uso desses bloqueadores possa substituir com vantagens alguns dos relaxantes musculares mais antigos, são necessários ainda muitos estudos que avaliem seus efeitos nas diferentes espécies de animais domésticos, visto que os dados clínicos apresentados para esses novos medicamentos se referem basicamente à espécie humana.

Antagonistas de bloqueadores não despolarizantes

Os relaxantes musculares competitivos podem ter seus efeitos revertidos por inibidores da AChE, tais como a neostigmina, a piridostigmina e o edrofônio. Essas substâncias promovem o acúmulo de ACh na fenda sináptica, ocasionando o deslocamento da molécula do relaxante muscular no nível do receptor colinérgico nicotínico, permitindo a ligação desse com a ACh.

O uso de inibidores da AChE promove o acúmulo de ACh também em receptores colinérgicos muscarínicos de todo o organismo, levando ao aparecimento de efeitos indesejáveis, tais como bradicardia, salivação, aumento da micção e defecação. Esses efeitos podem ser contrapostos, utilizando-se, para tal, atropina (recomenda-se a dose de 0,03 a 0,05 mg/kg).

Foi desenvolvido mais recentemente, uma substância denominada sugamadex (Bridion®), uma gama-ciclodextrina modificada com um centro lipofílico e um exterior hidrofílico, permitindo encapsular todos os bloqueadores neuromusculares aminoesteroides; no entanto, com maior afinidade pelo rocurônio, seguido pelo vecurônio e pancurônio. Em Medicina Veterinária já vem sendo empregado em equinos, cães e felinos, embora ainda não existam dados totalmente consolidados. Comparativamente à neostigmina o sugamadex apresenta algumas vantagens, pois além de não promover os efeitos colinérgicos indesejáveis, possui ação inibidora dos bloqueadores ganglionares com muito maior eficácia que aqueles inibidores da AChE.

Efeitos colaterais e contraindicações

Atualmente, a indústria farmacêutica vem realizando pesquisas com o objetivo de sintetizar novos bloqueadores ganglionares que produzam o bloqueio necessário para interrupção da contração muscular sem o bloqueio da transmissão colinérgica nos gânglios e receptores muscarínicos cardíacos. O Quadro 11.1 mostra os efeitos de alguns dos principais relaxantes musculares no bloqueio ganglionar, estimulação simpática e efeito anticolinérgico.

QUADRO 11.1
Intensidade dos efeitos farmacológicos de alguns bloqueadores neuromusculares do tipo não despolarizante na estimulação simpática, na atração anticolinérgica e no bloqueio ganglionar.

Fármaco	Estimulação simpática	Efeito anticolinérgico	Bloqueio ganglionar
d-tubocurarina	−	−	++
Galamina	+	+++	+
Atracúrio	−	−	−
Pancurônio	++	++	−
Vecurônio	−	−	−

Intensidade do efeito: (+) baixa; (++) moderada; (+++) intensa; (−) sem efeito.

Outro efeito indesejável produzido pelos bloqueadores neuromusculares é a liberação de histamina. Esse efeito é observado principalmente ao se utilizar a d-tubocurarina e, em menor grau, a succinilcolina, a galamina e o atracúrio. A liberação de histamina contribui significativamente para os efeitos cardiovasculares produzidos pela d-tubocurarina. Os principais sintomas de liberação de histamina são: salivação, secreção brônquica, queda na pressão arterial e espasmo brônquico. Das espécies de animais domésticos, o cão e o gato são as mais sensíveis à liberação desse autacoide. Para minorar a liberação de histamina, recomenda-se injetar lentamente esses bloqueadores neuromusculares; além disso, deve-se usar profilaticamente antagonistas de receptores histamínicos (H_1 e H_2).

Os relaxantes musculares de ação periférica nunca devem ser usados na ausência de condições adequadas de fornecimento de respiração artificial com pressão positiva. Além disso, quando se empregam esses medicamentos com finalidades cirúrgicas, é preciso sempre associá-los a agentes anestésicos, os quais deverão produzir perda da consciência e da dor, visto que os relaxantes musculares são desprovidos desses efeitos.

Interação medicamentosa e outros fatores que interferem no efeito

Vários medicamentos podem interferir nos efeitos dos relaxantes musculares. Clinicamente, as interações farmacológicas de maior importância são aquelas com as substâncias anti-AChE, os anestésicos gerais e alguns antibióticos.

Conforme comentado anteriormente, os agentes anti-AChE, como os organofosforados e alguns anti-helmínticos, produzem prolongamento dos efeitos da succinilcolina, pois eles interferem na hidrólise enzimática da ACh, promovendo, assim, maior oferta desse neurotransmissor na fenda sináptica. Por esse mesmo motivo, os anti-AChE são utilizados no tratamento da superdosagem de d-tubocurarina e outros bloqueadores competitivos (ver detalhes em "Antagonistas de bloqueadores competitivos").

Os antimicrobianos aminoglicosídeos produzem bloqueio neuromuscular; assim, aminoglicosídeos como estreptomicina, gentamicina e tobramicina diminuem a liberação de ACh, sendo esse efeito devido a uma ação semelhante ao magnésio, competindo com íons Ca^{++}; além disso, esses antibióticos promovem estabilização da membrana pós-juncional, diminuindo a sensibilidade à ACh. O bloqueio é totalmente antagonizado por sais de cálcio e parcialmente pelos anti-AChE, como a neostigmina. Outros antibióticos que promovem o relaxamento muscular são os polipeptídios, como as polimixinas, a clindamicina e a lincomicina, os quais atuam diminuindo a liberação de ACh, tendo, ainda, ação direta no músculo. Esse bloqueio não é revertido nem pelo cálcio nem por agentes anti-AChE; estes últimos medicamentos aparentemente produzem aumento desse bloqueio. As tetraciclinas também podem produzir relaxamento da musculatura, entretanto, até o momento, não se conhece o mecanismo exato pelo qual esses antibióticos produzem esse efeito; existem evidências de que as tetraciclinas quelem o íon Ca^{++}, porém ele reverte apenas parcialmente o bloqueio produzido por esses antibióticos.

Muitos agentes anestésicos potencializam a ação de bloqueadores neuromusculares não despolarizantes. Entre esses medicamentos, os de maior importância clínica são a cetamina e os anestésicos inalatórios (enroflurano > isoflurano > halotano). Essas substâncias promovem tanto a redução da atividade do neurônio colinérgico como, também, inibem a liberação de ACh na terminação nervosa. O anestésico local bupivacaína potencializa os efeitos tanto dos bloqueadores neuromusculares despolarizantes como dos não despolarizantes, e tanto a lidocaína quanto a procaína prolongam a duração da ação da succinilcolina, por meio da inibição da AChE.

Outros fatores que podem interferir nos efeitos dos relaxantes musculares são: a diminuição dos níveis séricos de magnésio, cálcio e potássio, que pode potencializar o bloqueio neuromuscular produzido por estes medicamentos, enquanto a hipotermia pode retardar o início da ação dos bloqueadores neuromusculares. Deve-se também considerar que animais idosos são mais sensíveis aos bloqueadores neuromusculares do tipo não despolarizante.

Usos

São várias as indicações para o emprego dos relaxantes musculares de ação periférica. Seu principal uso é na produção de relaxamento muscular esquelético para facilitar o acesso cirúrgico. Assim, procedimentos como laparotomias, toracotomias e laminectomia requerem o uso desses relaxantes musculares. Além disso, esses medicamentos são utilizados em procedimentos oftálmicos, para cirurgias intraoculares ou na córnea, quando é fundamental a não movimentação ocular; em intervenções ortopédicas, particularmente na redução de fraturas; para paralisar os músculos respiratórios de tal maneira que a respiração artificial possa ser controlada e para facilitar a intubação traqueal.

Em todas as espécies animais, os relaxantes musculares produzem, de maneira geral, a mesma sequência de relaxamento muscular. Normalmente, os músculos da face, da mandíbula e da cauda são os primeiros a apresentar a paralisia, que ocorre entre 30 e 60 s após a administração intravenosa. A seguir, observa-se o efeito nos músculos do tronco e do pescoço; posteriormente, nos músculos da deglutição e faríngeo, seguindo-se os músculos abdominal e intercostal. O músculo diafragmático é o último a ser paralisado.

O Quadro 11.2 mostra a dose dos principais bloqueadores neuromusculares comumente utilizados em Medicina Veterinária.

QUADRO 11.2

Dose, quando da administração por via intravenosa, especialidades farmacêuticas e duração do relaxamento dos principais bloqueadores neuromusculares utilizados em equinos, cães e gatos.

Espécie animal	Bloqueador neuromuscular	Especialidade farmacêutica	Dose (mg/kg)	Duração do relaxamento (min)
Equino	Atracúrio	Besilato de atracúrio, Tracrium®, Tracur®	0,07 a 0,15 0,18 mg/kg/h*	30
	Pancurônio	Brometo de pancurônio, Pancuron®	0,12	20 a 35
	Rocurônio	Brometo de rocurônio, Esmeron®, Rocuron®	0,3 a 0,6	30 a 40
	Vecurônio	Norcuron®, Verônio®, Vecuron®	0,1	20 a 40
	Succinilcolina	Quelicin®, Succinil Colin®	0,12 a 0,15	6 a 10
Cão	Atracúrio	Besilato de atracúrio, Tracrium®, Tracur®	0,3 a 0,5	20 a 30
	Cisatracúrio	Besilato de cisatracúrio, Nosint®, CIS®, Nimbium®	0,075 a 0,3	30 a 40
	Gantacúrio	Não disponível no Brasil	0,06	5
	Pancurônio	Brometo de pancurônio, Pancuron®	0,07 a 0,1 0,1 mg/kg IV seguido por 2-mcg/kg/min	20 a 40
	Vecurônio	Norcuron®, Verônio®, Vecuron®	0,1	20 a 30
	Rocurônio	Brometo de rocurônio, Esmeron®, Rocuron®	0,1 a 0,6 0,2 mg/kg/h*	30 a 40
	Succinilcolina	Quelicin®, Succinil Colin®	0,3 a 0,4	6 a 10
Gato	Atracúrio	Besilato de atracúrio, Tracrium®, Tracur®	0,1 a 0,25 0,18 a 0,36 mg/kg/h*	30 a 40
	Cisatracúrio	Besilato de cisatracúrio, Nosint®, CIS®, Nimbium®	0,05 a 0,3	30 a 40
	Gantacúrio	Não disponível no Brasil	0,06	5
	Pancurônio	Brometo de pancurônio, Pancuron®	0,06 a 0,1	20 a 40
	Vecurônio	Norcuron®, Verônio®, Vecuron®	0,025 a 0,1	30 a 40
	Rocurônio	Brometo de rocurônio, Esmeron®, Rocuron®	0,1 a 0,6	20 a 30
	Succinilcolina	Anectine®, Succcinil Colin®, Quelicin®, Succitrat®	0,1 a 0,2	6 a 10

*Taxa de infusão contínua.

DANTROLENO

O dantroleno (Dantrolen®) é um derivado da hidantoína, sendo estrutural e farmacologicamente diferente de outros relaxantes musculares de ação periférica. Embora não se conheça exatamente seu mecanismo de ação, sabe-se que o dantroleno tem a capacidade de interferir na liberação de cálcio do retículo endoplasmático; no entanto, esse medicamento parece não interferir nos músculos cardíacos e/ou respiratórios em doses terapêuticas. Esse relaxante muscular vem sendo usado, em seres humanos, no tratamento da hipertermia maligna, como dito anteriormente, um distúrbio do músculo esquelético, potencialmente fatal, que pode ocorrer em indivíduos submetidos à administração de succinilcolina ou a gases anestésicos voláteis, tais como o halotano e o sevoflurano, promovendo um imenso acúmulo de cálcio (Ca^{2+}) no mioplasma, o que leva a uma aceleração do metabolismo e atividade contrátil do músculo esquelético. O dantroleno é também utilizado, em seres humanos, na síndrome maligna produzida por neurolépticos, espasticidade, intoxicação por *ecstasy* e derrame devido à hipertermia. Em Medicina Veterinária, esse medicamento vem sendo empregado também para o tratamento da hipertermia maligna; além disto, o dantroleno é utilizado na clínica de cães e gatos, na obstrução funcional uretral, quando essa alteração é produzida por aumento do tônus uretral externo. Em equinos, é usado no tratamento e prevenção da miosite pós-anestésica e rabdomiólise. O dantroleno também vem sendo empregado para o tratamento da síndrome de estresse em suínos.

O dantroleno tem baixa solubilidade. A biodisponibilidade, quando da administração oral desse relaxante, em humanos, é apenas de 35%. A absorção é também bastante lenta, sendo o pico sérico atingido, aproximadamente, 5 h após a administração.

Devido aos efeitos hepatotóxicos produzidos pelo dantroleno, o uso desse relaxante muscular em animais hepatopatas é totalmente desaconselhado. Além disso, deve-se utilizar esse medicamento com atenção em animais com cardiopatias ou distúrbios respiratórios. Não existem estudos relativos à segurança do uso de dantroleno durante a gestação.

Em humanos, os principais efeitos colaterais produzidos pelo dantroleno se devem à administração crônica desse medicamento, sendo relatados, em ordem de importância, fraqueza muscular, flebite, alteração respiratória e desconforto gastrintestinal.

O Quadro 11.3 apresenta a posologia do dantroleno para tratamento de diferentes afecções em cães gatos e equinos.

QUADRO 11.3
Posologia do dantroleno para diferentes espécies animais.

Espécie animal	Indicação	Posologia (mg/kg)
Cães#	Prevenção da hipertermia maligna	2 a 3 (até 5 a 10) IV
	Crise de hipertermia maligna	2,5 a 3 IV
	Relaxamento da musculatura	1 a 5, oral, a cada 8 h
	Relaxamento uretral	1 a 5, oral, a cada 8 h ou 0,5 a 1 IV (até 5 a 10)
Gatos	Relaxamento da musculatura	0,5 a 2, oral, a cada 12 h
	Relaxamento uretral	1 a 2, oral, a cada 8 h
Equinos	Tratamento de rabdomiólise	500 mg*, via oral ou 4, oral
	Prevenção de miosite pós-anestésica	
Suínos	Prevenção de hipertermia maligna	1 a 3 IV
	Tratamento de hipertermia maligna	5, oral

As doses apresentadas para cães são extrapolações daquelas empregadas em humanos.
* Dose total, independentemente do peso do animal.

BIBLIOGRAFIA

Bevan, D.R. Newer neuromuscular blocking agents. *Pharmacol Toxicol.*, v. 74, p. 3-9, 1994.
Brouwer, G. Clinical use of neuromuscular blocking agents in dogs and cats. *In Practice*, p. 113-119, 1990.
Davis, L.E. New skeletal muscle relaxants in dogs and cats. *JAVMA*, v. 187, p. 281-282, 1985.
Hall, L.W. Relaxant drugs in small animal anaesthesia. *Proc Ass An G Br and Ir.* (supplement no. 10), p. 144-145, 1982.
Hall, L.W.; Clarke, K,W. Relaxation of the skeletal muscles during anaesthesia. In: *Veterinary anaesthesia.* London: Balliere Tindall, 1983.
Hildebrand, S. Principles and techniques of equine anesthesia. *Vet Clin N Am.*, v. 6, p. 587-607, 1990.
Hildebrand, S.V.; Holland, M; Copland, V.S.; Daunt, D.; Brock, N. Clinical use of the neuromuscular blocking agents atracurium and pancuronium for equine anesthesia. *JAVMA*, v. 195, p. 212-219, 1989.
Hughes, R.; Chapple, D.J. The pharmacology of atracurium: a new competitive neuromuscular blocking agent. *Br J Anaesth.*, v. 53, p. 53-57, 1981.
Hunter, J.M. Adverse effects of neuromuscular blocking drugs. *Br J Anaesth.*, v. 59. p. 46-60, 1987.
Jones, R.S. Muscle relaxants in canine anaesthesia 1: history and the drugs. *J Small An Pract.*, v. 33, p. 371-375, 1992.
Jones, R.S. Muscle relaxants in canine anaesthesia 2: clinical application. *J Small An Pract.*, v. 33, p. 423-429, 1992.
Jones, R.S.; Clutton, R.E. Clinical observations on the use of muscle relaxant atracurium in the dog. *Br J Anaesth.*, v. 57, p. 1046, 1985.
Jones, R.S.; Seymour, C.J. Clinical observations on the use of vecuronium as a muscle relaxant in the dog. *J Small Anim Pract.*, v. 26, p. 213-218, 1985.
Keegan, R.D. Muscle Relaxants and Neuromuscular Blockade. In Veterinary Anesthesia and Analgesia (eds K.A. Grimm, L.A. Lamont, W.J. Tranquilli, S.A. Greene and S.A. Robertson, p.260-274, 2015.
Klein, L.; Beck, E.; Hopkins, J.; Burton, B. Characteristics of neuromuscular blockade produced by gallamine, pancuronium and vecuronium (ORG NC-45),

and antagonism with neostigmine in anaesthetized horses. *Proc Ass An G Br and Ir.* (supplement p. nº 10), p. 173-183, 1982.

Klein, V.L. Neuromuscular blocking agents in equine anesthesia. *Vet Clin N Amer.* (Large Animal Practice), v. 3, p. 135-161, 1981.

Krause, T.; Gerbershagen, M. U.; Fiege, M.; Weibhorn, R.; Wappler, F. Dantrolene – a review of its pharmacology, therapeutic use and new developments. *Anaesthesia,* v. 59, p. 364-373, 2004.

Lumb, W.V.; Jones, E.W. The muscle relaxants and other adjuvants to anesthesia. In: *Veterinary anesthesia.* Philadelphia: Lea & Febiger, 1984.

Martinez, E.A. Neuromuscular blocking agents. *Vet Clin N Amer.* (Equine Practice), v. 18, p. 181-188, 2002.

Martin-Flores M, Cheetham J, Campoy L, Sakai DM, Heerdt PM, Gleed RD. Effect of gantacurium on evoked laryngospasm and duration of apnea in anesthetized healthy cats. *Am J Vet Res. V.* 76, p. 216–223, 2015.

Miller, R.D.; Rupp, S.M.; Fisher, D.M.; Cronnelly, R.; Fahey, M.R.; Sohn, Y.J. Clinical pharmacology of vecuronium and atracurium. *Anaesthesiology,* v. 61, p. 444-453, 1984.

Molly Allen, Rebecca A. Johnson, Kristen G. Cooley, Rebecca A. Johnson, Neuromuscular Transmission Monitoring, Veterinary Anesthetic and Monitoring Equipment, p. 271-284, 2018.

Plumb, D.C. *Veterinary drug handbook.* White Bear Lake: Blackwell Publishing, 2002.

Rosenberg, H; Davis, M; James, D; Pollock, N; Stowell, K. Malignant hyperthermia. *Orphanet J Rare Dis.*, 2: 21, 2007.

Short, C.E. Neuromuscular blocking agents. In: *Principles and Practice of veterinary anesthesia.* Baltimore: Williams & Wilkins, 1987.

Taylor, P. Agents acting at the neuromuscular junction and autonomic ganglia. In: *Goodman & Gilman's The pharmacological basis of therapeutics.* New York: McGraw-Hill, p. 177-197, 1996.

Seção 4

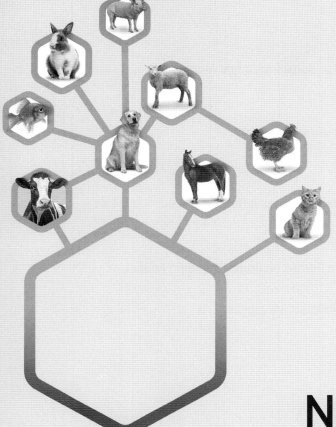

Sistema Nervoso Central

Nesta Seção incluiu-se o Capítulo 15, intitulado *Anestésicos Locais*, pelo fato de abordar os demais agentes anestésicos.

12 Neurotransmissão e Classificação das Substâncias que Atuam no Sistema Nervoso Central, 187

13 Anestésicos Inalatórios, 197

14 Anestésicos Intravenosos e Outros Parenterais, 209

15 Anestésicos Locais, 221

16 Anticonvulsivante, 229

17 Tranquilizantes, Agonistas de α_2-adrenoceptores e Relaxantes Musculares de Ação Central, 241

18 Hipnoanalgésicos, 253

19 Medicamentos Empregados nos Transtornos do Comportamento Animal: Ansiolíticos e Antidepressivos, 265

20 Contenção Química e Anestesia de Animais Selvagens, 279

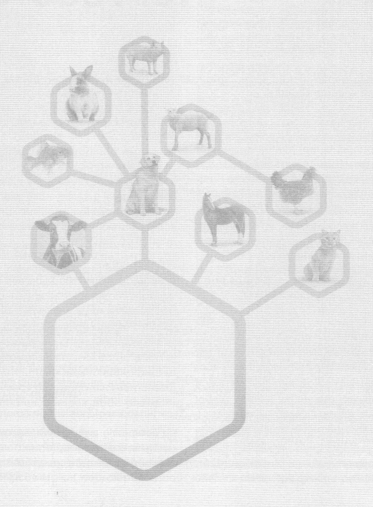

12

Neurotransmissão e Classificação das Substâncias que Atuam no Sistema Nervoso Central

Maria Martha Bernardi • Helenice de Souza Spinosa

◥ Introdução, 187
◥ Neurônios, 188
◥ Células gliais, 188
◥ Neurotransmissão e neurotransmissores, 189
◥ Classificação das substâncias que atuam no sistema nervoso central, 193
◥ Características dos efeitos de medicamento no sistema nervoso central, 194
◥ Bibliografia, 195

◥ INTRODUÇÃO

Didaticamente o sistema nervoso é divido em central (SNC) e periférico. Este último é subdividido em sistema nervoso somático, responsável pela relação entre o organismo e o meio ambiente, e sistema nervoso autônomo (simpático e parassimpático – ver *Capítulo 8*), que apresenta uma ação integradora na homeostase (Figura 12.1).

O SNC é constituído pelo encéfalo (envolto pela caixa craniana) e pela medula espinal. O encéfalo, por sua vez, pode ser subdividido em três grandes áreas: cérebro (constituído pelo telencéfalo e diencéfalo), tronco encefálico (mesencéfalo, ponte e bulbo) e cerebelo. Esse sistema é considerado o mais complexo sob o ponto de vista funcional; é responsável pela relação com o ambiente externo por intermédio do sistema nervoso somático e pelo controle do ambiente interno do organismo, exercendo essa atividade por meio do sistema nervoso autônomo simpático e parassimpático (Figura 12.2). O sistema nervoso somático é formado por neurônios sensoriais e motores, os quais estão sujeitos ao controle consciente para gerar ações motoras voluntárias, resultantes da contração de músculos esqueléticos. O SNC detecta estímulos externos e internos, tanto físicos quanto químicos, e desencadeia as respostas musculares e glandulares. Assim, é responsável pela integração do organismo com o meio ambiente interno e externo, exercendo caráter de organização e controle das funções do organismo.

As substâncias químicas com ação no SNC são conhecidas desde os tempos primitivos, tanto por seus efeitos benéficos quanto pelos maléficos, e representam um grupo de agentes farmacológicos de muita utilidade em Medicina Veterinária. Estes agentes são recursos valiosos sem os quais, por exemplo, os procedimentos cirúrgicos e a abordagem clínica segura em animais selvagens não poderiam ser realizados. São empregados tanto na contenção química de animais selvagens como de domésticos, para o tratamento de convulsões, de processos dolorosos, na redução da febre e da êmese e em transtornos do comportamento animal e do movimento.

Na atualidade muito se conhece sobre os mecanismos pelos quais essas substâncias químicas agem no SNC, dado o avanço da Ciência nas áreas de Farmacologia, Fisiologia, Bioquímica e outras, com contribuição de novas técnicas como aquelas da biologia molecular. No entanto, ainda há muitos aspectos a serem conhecidos sobre os mecanismos fundamentais que regulam a atividade do SNC e seus mecanismos nas diversas espécies animais.

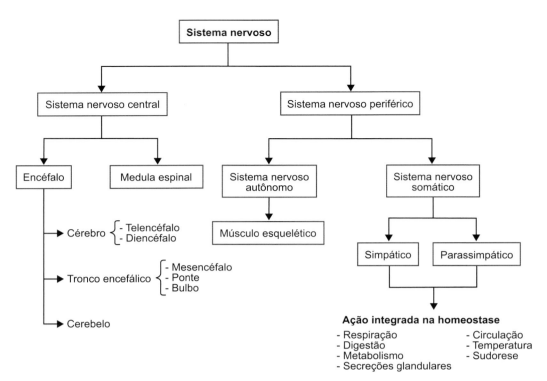

FIGURA 12.1 Divisões do sistema nervoso.

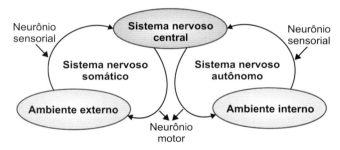

FIGURA 12.2 Relação do sistema nervoso central com o sistema nervoso somático e o sistema nervoso autônomo por meio de neurônios sensoriais (aferentes) e motores (eferentes).

O SNC é constituído por neurônios, células da glia (ou neuróglia) e vasos sanguíneos. As substâncias químicas com ação no SNC agem fundamentalmente em neurônios, considerados a unidade anatomofuncional do SNC, modificando seu estado fisiológico e a comunicação entre eles. Participam dessa comunicação outras células, como as células gliais, e diversas substâncias químicas produzidas no próprio SNC, bem como de origem periférica que atingem esse local.

NEURÔNIOS

Os neurônios se interconectam de modo específico e preciso, formando os chamados circuitos neurais. Através desses circuitos, o organismo é capaz de produzir respostas estereotipadas que constituem os comportamentos fixos e invariáveis, como, por exemplo, os reflexos, ou então, produzir comportamentos variáveis em maior ou menor grau. Existem diversos tipos de neurônios, com diferentes funções, dependendo da sua localização e estrutura morfológica, mas em geral são constituídos pelos mesmos componentes básicos (Figura 12.3):

- **Dendritos**: projeções que transmitem os impulsos para o corpo celular do neurônio ou para o axônio
- **Corpo celular**: constituído de núcleo, citoplasma e citoesqueleto; dá suporte metabólico a toda a célula
- **Axônio**: prolongamento único que se origina do corpo celular; responsável pela condução do impulso nervoso para o próximo neurônio, podendo ser revestido ou não por mielina.

CÉLULAS GLIAIS

As células gliais (ou neuróglia, glia, gliócitos) são menores e em maior número que os neurônios. Elas apresentam diferentes formas e funções; são responsáveis pela sustentação, proteção e nutrição dos neurônios, e atuam isolando os neurônios uns dos outros, evitando interferências na condução do impulso nervoso. As células gliais ainda regulam a composição química dos líquidos intercelulares, removem excretas e fagocitam restos celulares do sistema

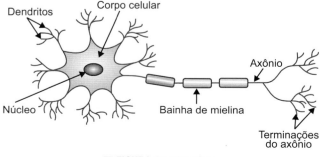

FIGURA 12.3 Neurônio.

nervoso. Há dois tipos distintos morfológica e funcionalmente de células gliais, de acordo com sua origem embriológica: a **micróglia,** de origem mesodérmica, e a **macróglia**, de origem ectodérmica.

A micróglia consiste em macrófagos especializados que agem como a primeira e a principal forma de defesa imune ativa no SNC. Quando ocorre uma infecção ou lesão no SNC ou em caso de doenças neurodegenerativas, a micróglia sofre algumas alterações, tornando-se capaz de proliferar e realizar fagocitose. São células pequenas da glia, que apresentam corpo celular alongado e prolongamentos com espículas e correspondem a 10 a 15% de todas as células do tecido nervoso. A micróglia é bastante sensível a pequenas mudanças patológicas no SNC e essa sensibilidade é conseguida, em parte, pela presença de canais de potássio que respondem a pequenas mudanças desse íon no meio extracelular.

Os tipos de células principais que compõem a macróglia são os oligodendrócitos, os astrócitos e os ependimócitos (ou células ependimárias). Os oligodendrócitos são responsáveis pela mielinização dos axônios no SNC, e as células de Schwann têm essa função no sistema nervoso periférico. Os astrócitos apresentam várias funções: dão sustentação mecânica ao tecido nervoso; recobrem a superfície externa dos vasos sanguíneos e essa interação dos astrócitos com as células endoteliais dos capilares constitui a **barreira hematencefálica**; mantêm um microambiente adequado às funções metabólicas dos neurônios; captam neurotransmissores liberados e facilitam o retorno dos precursores aos neurônios para sua reutilização. Os ependimócitos são responsáveis pelo revestimento dos ventrículos e do canal central da medula espinal, constituindo os plexos coroidais, que são responsáveis pela formação do líquido cefalorraquidiano.

Vale destacar que a barreira hematencefálica tem a função de proteger o SNC de substâncias potencialmente neurotóxicas, que, presentes no sangue, poderiam prejudicar o funcionamento dos neurônios. Por outro lado, essa barreira impede que diversos medicamentos cheguem ao SNC e produzam seus efeitos. As substâncias químicas que atravessam essa barreira e atingem o encéfalo são: (1) as lipossolúveis, que se difundem através das membranas celulares; (2) aquelas transportadas através das membranas celulares por meio de canais iônicos (aminoácidos, como o ácido gama-aminobutírico – GABA); e (3) as que penetram no SNC por endocitose (invaginação da membrana), e assim são liberadas dentro do neurônio.

NEUROTRANSMISSÃO E NEUROTRANSMISSORES

A membrana celular do neurônio tem importante papel na neurotransmissão, conduzindo a informação de um neurônio para outro, predominantemente no sentido dos dendritos para os terminais nervosos, passando pelo corpo celular e pelo axônio. A geração do impulso elétrico na membrana neuronal se dá pelo fato de encontrar-se permanentemente polarizada, com cargas elétricas negativas predominando no meio interior do neurônio em relação ao meio exterior. O deslocamento seletivo de íons sódio (Na^+), potássio (K^+), cloro (Cl^-) e cálcio (Ca^{2+}) para dentro ou para fora do neurônio é responsável pela propagação do impulso nervoso. Inicialmente, íons Na^+, em maior quantidade no exterior da célula, adentram o neurônio, invertendo a polaridade da membrana; a seguir, os canais de Na^+ são inativados e a membrana é repolarizada pela saída de quantidade equivalente de íons K^+. Quando o estímulo elétrico chega ao terminal nervoso há ativação de canais de Ca^{2+} voltagem-dependentes, que promovem a entrada desse íon no interior do neurônio; isso faz com que as vesículas contendo o neurotransmissor fundam-se à membrana plasmática do neurônio e liberem o neurotransmissor. Uma vez liberado, o neurotransmissor irá atuar em receptores específicos presentes tanto na membrana pré-sináptica quanto na pós-sináptica; a função desses receptores está ligada à transmissão de uma mensagem, quer de forma direta via canal iônico, quer indireta via um segundo mensageiro (para detalhes, ver *Capítulo 6*). Posteriormente, o neurotransmissor pode ser degradado por enzimas presentes na fenda sináptica e seus metabólitos serem recapturados pelo próprio neurônio ou por células da glia, as quais podem também recapturar o neurotransmissor para ser reutilizado. Em geral, a ligação do neurotransmissor com o receptor pré-sináptico modula a síntese e/ou liberação do neurotransmissor e a ligação com o receptor pós-sináptico desencadeia a ativação de proteínas e segundos mensageiros ou a abertura de canais iônicos; no caso da abertura de canais de Cl^-, há a hiperpolarização da membrana do neurônio pós-sináptico, impedindo a transmissão da informação.

Os neurotransmissores são moléculas quimicamente diversas sintetizadas nos neurônios, geralmente no terminal do axônio, a partir de precursores ali presentes. As enzimas de síntese desses neurotransmissores são produzidas no corpo celular do neurônio e transportadas até o terminal neuronal onde os neurotransmissores são sintetizados. Após a síntese, os neurotransmissores são armazenados em vesículas sinápticas, cujo conteúdo é liberado por exocitose pelo impulso nervoso. A membrana vesicular, em seguida, é recuperada por endocitose, e a vesícula reciclada é preenchida com neurotransmissores.

Os neurotransmissores podem ser excitatórios (quando permitem a propagação da informação de um neurônio para outro) ou inibitórios (quando promovem a hiperpolarização da membrana pós-sináptica); a função normal do SNC depende do equilíbrio da liberação de neurotransmissores excitatórios e inibitórios.

As substâncias químicas que agem no SNC produzem seus efeitos por interferir em alguma etapa desde a síntese do neurotransmissor até sua liberação, degradação, armazenamento ou recaptura na fenda sináptica.

Os principais neurotransmissores encontrados no SNC são:

- **Aminoácidos**: os inibitórios são o GABA e a glicina, e os aminoácidos excitatórios são o glutamato e o aspartato
- **Aminas**: acetilcolina, histamina, catecolaminas (dopamina e norepinefrina) e serotonina
- **Peptídios**: opioides (encefalinas, endorfinas e dinorfinas), substância P etc.
- **Endocanabinoides**: neurotransmissores atípicos, que mediam a transferência das informações dos terminais pós para os pré-sinápticos de forma retrógrada e são sintetizados sob demanda, não sendo armazenados em vesículas.

Aminoácidos

Há aminoácidos inibitórios que bloqueiam a transmissão do impulso nervoso e aminoácidos que favorecem a transmissão da informação.

Aminoácidos inibitórios

Ácido gama-aminobutírico

O ácido gama-aminobutírico (GABA) é o principal neurotransmissor inibidor do SNC e é sintetizado por interneurônios. Foram descritos três tipos de receptores: $GABA_A$, $GABA_B$ (subtipos GB1 e GB2) e $GABA_C$.

Os receptores $GABA_A$ são ionotrópicos e estão localizados na pós-sinapse. Os principais agonistas desse receptor são: barbitúricos, etanol, benzodiazepínicos, muscimol e gaboxadol (ou THIP – 4,5,6,7-tetra-hidroisoxazolo[5,4-c] piridino-3-ol); os antagonistas são: picrotoxina, bicuculina, cicutoxina, oenantotoxina e flumazenil.

Os receptores $GABA_B$ são metabotrópicos; os agonistas desses receptores são: baclofeno e gama-hidroxibutirato (GHB); os antagonistas são: saclofeno e faclofeno.

Os receptores $GABA_C$ são ionotrópicos e são expressos principalmente na retina; seletivamente ativados por CAMP [ácido (+)-cis-2-aminometilciclopropano-carboxílico] e bloqueados pelo TPMPA [ácido(1,2,5,6-tetra-hidropiridin-4-il) metilfosfínico].

Glicina

A glicina é um neurotransmissor inibitório no SNC, especialmente encontrado na medula espinal, no tronco encefálico e na retina. A glicina pode também promover efeito excitatório ao se ligar ao receptor N-metil-D-aspartato (NMDA) e, assim, aumentar a sensibilidade do mesmo ao glutamato. A glicina, diferentemente dos outros neurotransmissores aminoácidos, não é sintetizada no organismo, sendo obtida a partir da dieta. Foram identificadas cinco isoformas do receptor da glicina, dentre as quais se destacam as subunidades alfa 1-GlyRs, que regula as funções sensoriais, e a alfa 3-GlyRs que inibe a propagação do estímulo nociceptivo para regiões superiores do SNC e serve como substrato molecular para a sensibilização à dor pelo mediador inflamatório prostaglandina E_2, que resulta em inibição da glicina no corno dorsal da medula. Propõe-se que o efeito analgésico dos canabinoides em modelos animais de dor neuropática e inflamatória seja devido à ativação dessa isoforma.

Na medula espinal, a glicina é liberada por interneurônios inibitórios chamados células de Renshaw, que limitam a ativação de neurônios motores e possibilitam o relaxamento muscular. A estricnina é um antagonista da glicina, ligando-se a seu receptor sem que o canal de cálcio seja aberto, gerando um estado de hiperexcitabilidade no neurônio; a ação tóxica da estricnina é caracterizada pela rigidez muscular seguida de convulsões, sendo que a morte ocorre por parada respiratória ou exaustão. A toxina tetânica bloqueia a exocitose de glicina, o que leva também a rigidez muscular.

Como agonistas da glicina têm-se taurina e B-alanina, e como antagonista a estricnina.

Aminoácidos excitatórios

Glutamato

O glutamato é o principal neurotransmissor excitatório do SNC; é sintetizado a partir de glutamina, por ação da enzima glutaminase, ou também a partir do alfacetoglutarato, um intermediário do ciclo de Krebs, por ação da enzima GABA transaminase, que o converte em glutamato. Após sua atividade no receptor, o glutamato é retirado da fenda sináptica por proteínas transportadoras, localizadas na membrana de células gliais e no neurônio pré-sináptico. Então, dentro da célula glial, o glutamato é convertido em glutamina (pela enzima glutamina sintetase) e ela é transportada para o interior do neurônio pré-sináptico, sendo novamente convertida em glutamato pela enzima glutaminase e estocada novamente em vesículas.

Os receptores do glutamato podem ser ionotrópicos ou metabotrópicos. Dentre os receptores ionotrópicos tem-se: ácido α-amino-3-hidroxi-5-metil-4-isoxazol propiônico (AMPA), cainato e N-metil-D-aspartato (NMDA). Os receptores cainato e AMPA mediam a despolarização rápida na maioria das sinapses no cérebro e na medula espinal, associados a canais de influxo de íons Na^+. Os receptores NMDA estão relacionados à entrada de íons Ca^{2+} na célula. Dentre todos os grupos de receptores de glutamato, o mais estudado é o NMDA, devido ao seu envolvimento com a neurotoxicidade. O estudo que sugeriu que o glutamato também poderia atuar como uma neurotoxina baseou-se na observação de que injeções de glutamato destruíram as camadas mais internas da retina de camundongos. Essa constatação foi posteriormente replicada e expandida e propôs-se o termo "excitotoxicidade", referindo-se à neurodegeneração causada por aminoácidos excitatórios.

Os receptores metabotrópicos (acoplados à proteína G) do glutamato são subdivididos em três grupos, mGlu I, II e III, os quais possuem atividade mais expressiva na pré-sinapse, regulando, por mecanismo de retroalimentação, a liberação do neurotransmissor.

Experimentos com antagonistas de receptores glutamatérgicos foram pioneiros em demonstrar que o bloqueio da excitotoxicidade exerce efeito neuroprotetor, tanto *in vitro* quanto *in vivo*. Dentre os antagonistas de NMDA estão o MK-801, a memantina e a gaciclidina (GK-11).

O MK-801 é um antagonista não competitivo seletivo dos receptores de NMDA e tem efeito anticonvulsivante quatro vezes mais potente que os benzodiazepínicos, mas promove lesões em regiões corticolímbicas, provavelmente devido à superestimulação da via colinérgica, uma consequência da desinibição de múltiplos caminhos excitatórios convergentes. A memantina é um antagonista não competitivo de NMDA e seu efeito neuroprotetor é amplamente aceito por ser um medicamento aprovado pela Food and Drug Adminstration (FDA – agência reguladora de medicamentos dos EUA) desde 2003. É utilizada na tentativa de reduzir a deterioração cognitiva e a perda das funções diárias em pacientes com doença de Alzheimer em estágios moderado a grave, porém ainda não existem relatos de seu emprego em Medicina Veterinária. O GK-11 é um antagonista não seletivo dos receptores de NMDA que, por ter menor afinidade por esses receptores, é um dos candidatos mais promissores à neuroproteção contra a excitotoxicidade.

Alguns anestésicos, incluindo os voláteis (como halotano, sevoflurano e isofurano), os barbitúricos (como tiopental e pentobarbital) e o propofol apresentam efeito neuroprotetor em modelos de lesão isquêmica aguda, porém não são capazes de manter esse efeito após muitas horas ou dias. Esse efeito é atribuído à potencialização da neurotransmissão GABAérgica, à mediação dos receptores do tipo NMDA e AMPA e consequente redução do influxo de íons Ca^{2+}.

Existem diferentes vias glutamatérgicas. Uma delas se inicia no córtex e seus axônios ramificam-se para a ponte e o núcleo rubro no tronco encefálico, cuja função é excitar os neurônios motores responsáveis por uma ampla variedade de músculos. Ainda no controle motor, os axônios glutamatérgicos nascem no córtex e vão para o neoestriado. Existe ainda uma alça excitatória entre o córtex e o tálamo, que fica ativa durante a atividade motora. As vias glutamatérgicas fazem conexões com o sistema límbico, explicando seu papel na fisiopatologia da psicose, da esquizofrenia e do uso abusivo de drogas. Relata-se também sua participação em outros processos, em particular, naqueles relacionados à aprendizagem e à memória. Essa ação é relacionada à participação do receptor NMDA na plasticidade sináptica e na indução da potencialização a longo prazo (LTP) nos processos de memória, que se refere ao aumento prolongado (horas a dias) na magnitude de uma resposta pós-sináptica a um estímulo pré-sináptico.

Aspartato

Esse aminoácido pertence ao grupo dos aminoácidos não essenciais para os mamíferos. Os receptores do N-metil-D-aspartato (NMDA) pertencem à grande família de receptores ionotópicos do glutamato, estando envolvidos com funções básicas do SNC e com diversas doenças e transtornos neurológicos, como mencionado anteriormente. Sua localização preferencial é na medula espinal, formando um par excitatório/inibitório, respectivamente, caracterizado por aspartato/glicina, assim como o fazem glutamato/GABA no encéfalo. É rapidamente recapturado pela membrana pré-sináptica após sua atividade excitatória sobre a célula pós-sináptica.

Aminas

Acetilcolina

As funções da acetilcolina no sistema nervoso autônomo, sua síntese, liberação e degradação, bem como de seus receptores, agonistas e antagonistas são descritos em detalhes no *Capítulo 9*; sua atuação nas junções neuromusculares é apresentada no *Capítulo 11*. No SNC estão presentes receptores colinérgicos muscarínicos e nicotínicos. Os receptores muscarínicos centrais predominantes são do subtipo M_1 localizado pós-sinapticamente no córtex, hipocampo e corpo estriado. Quanto ao subtipo M_2, observa-se sua presença nas terminações pré-sinápticas do mesencéfalo e tálamo, ocorrendo em menor densidade no córtex, hipocampo e corpo estriado; a sua função é controlar a liberação da acetilcolina. Os receptores M_3 e M_5 ocorrem no SNC em níveis bem menores que aqueles dos tipos M_1 e M_2; os receptores M_3 são encontrados no córtex e hipocampo, enquanto os M_5 são expressos no corpo estriado. Os receptores do tipo M_4 ocorrem no córtex e hipocampo, sendo sua maior densidade no corpo estriado, onde controlam a liberação de dopamina que modula a atividade motora. Além disso, os receptores muscarínicos estão envolvidos com os processos de atenção e cognição.

Os receptores nicotínicos são ionotrópicos e estão localizados no encéfalo em áreas similares às dos receptores muscarínicos, estando envolvidos em processos de cognição e dor e no controle da liberação de dopamina estriatal. Há evidências de que os receptores nicotínicos centrais participem de transtornos mentais, como esquizofrenia, depressão, dependência a drogas e doença de Alzheimer.

Histamina

A histamina é bastante conhecida por sua atuação nos processos alérgicos, proliferação celular, angiogênese, permeabilidade vascular, anafilaxia e secreção gástrica (para detalhes, ver *Capítulos 21 e 34*). No SNC, a histamina é encontrada principalmente no hipotálamo, e está envolvida com várias funções, como sono-vigília, apetite, secreção hormonal, controle do sistema cardiovascular, termorregulação, memória-aprendizado, entre outras. Há três tipos de receptores para histamina no SNC: H_1, H_2 e H_3. O bloqueio dos receptores H_1 no SNC explica os efeitos colaterais sedativos de muitos anti-histamínicos clássicos, citados no *Capítulo 21*; essa sedação é consequência de sua alta lipossolubilidade, que possibilita a travessia da barreira hematencefálica e interfere no controle sono-vigília. Esse efeito colateral dos anti-histamínicos clássicos faz com que sejam empregados como indutores de sono. Os anti-histamínicos mais modernos não conseguem atravessar essa barreira, não produzindo sedação. Quanto aos receptores H_2 presentes no SNC, suas funções ainda não são bem conhecidas. Os receptores histaminérgicos H_3 agem como autorreceptores pré-sinápticos inibindo a síntese e liberação de histamina; têm também função de heterorreceptores, modulando a liberação de vários neurotransmissores, como, por exemplo, serotonina, dopamina, acetilcolina, norepinefrina e GABA. Estudos em animais de laboratório mostraram que os antagonistas dos receptores H_3 induzem um estado de vigília e melhoram a atenção, e acredita-se que esses efeitos sejam mediados pela hiperestimulação de receptores H_1 corticais. Alguns antagonistas dos receptores H_3 de uso ainda experimental são a tioperamida, o ciproxifam e o proxifam.

Norepinefrina

A norepinefrina é uma catecolamina descrita em detalhes no *Capítulo 10*, incluindo os tipos de receptores, agonistas e antagonistas. A maioria dos neurônios da via noradrenérgica está presente no *locus* cerúleo, na ponte e na área tegmental lateral da formação reticular, desempenhando papel crucial nas reações de fuga-luta, bem como no estresse e na vigília. A hiperatividade desse sistema induz a um estado de *arousal* acompanhado por insônia, ansiedade, irritabilidade, instabilidade emocional, paranoia e excitação. A hipoatividade desse sistema leva a hipersonia, respostas embotadas ou apatia. Sua disfunção desempenha papel importante em vários transtornos psíquicos, tais como transtorno de ansiedade, pânico e do humor, bem como na esquizofrenia e na demência.

Dopamina

A dopamina é uma catecolamina envolvida no controle da atividade motora, nos mecanismos de recompensa, nas emoções e ainda em funções cognitivas e endócrinas. As principais vias dopaminérgicas são:

- Via nigroestriatal, com origem na substância negra mesencefálica, controla as zonas motoras involuntárias dos núcleos da base; deterioração das células dessa zona dá origem à doença de Parkinson no ser humano
- Via mesolímbica, que conecta a área tegmental ventral ao córtex pré-frontal e ao sistema límbico através das amígdalas, do hipocampo e do núcleo *accumbens*. Essa via é responsável por modular respostas comportamentais e o sistema de recompensa. A ação da dopamina gera euforia, estimulando a busca por experiências semelhantes. Um aumento nos níveis de dopamina nessa via se associa às bases fisiopatogênicas da esquizofrenia no ser humano, e agressividade e medo em diversas espécies animais
- Via mesocortical, que liga a área tegmental ventral aos lobos frontais do córtex cerebral. Está relacionada ao desenvolvimento normal das funções cognitivas, memória, atenção, recompensa e aprendizagem. Também está envolvida na fisiopatogenia da esquizofrenia no ser humano, porém devido à diminuição de dopamina nessa via cerebral
- Via tuberoinfundibular, que tem funções na liberação de hormônios hipofisários, estando em íntima correlação com a atividade da prolactina e o controle do comportamento materno.

Os receptores dopaminérgicos são encontrados no SNC e no sistema nervoso periférico, bem como em diversos tecidos não neuronais. Inicialmente, foram reconhecidos dois tipos de receptores para a dopamina, o D_1 e o D_2. Atualmente, há pelo menos cinco subtipos de receptores de dopamina: D_1, D_2, D_3, D_4 e D_5. Os receptores D_1 e D_5 são membros da família tipo D_1 de receptores de dopamina, enquanto os receptores D_2, D_3 e D_4 são membros da família tipo D_2. Há também alguma evidência que sugere a existência de possíveis receptores de dopamina D_6 e D_7.

Serotonina

A serotonina (ou 5-hidroxitriptamina, 5-HT) é uma indolamina; sua síntese, liberação e degradação, bem como os vários tipos de receptores serotoninérgicos, agonistas e antagonistas são descritos no *Capítulo 21*. A grande maioria dos neurônios serotoninérgicos origina-se dos núcleos da rafe e regiões superiores do tronco encefálico; no núcleo supraquiasmático do hipotálamo é fundamental para o controle do ciclo sono-vigília e em outras regiões do hipotálamo regula o comportamento alimentar e outras funções vegetativas. No comportamento adaptativo, a serotonina desempenha papel na modulação do prazer. Seus neurônios fazem sinapses com neurônios motores, controlando os movimentos e o estabelecimento da força dos reflexos. Além disso, a serotonina controla a liberação de alguns hormônios, regula o ritmo circadiano, o sono e o apetite, a imunidade entre outras funções.

Medicamentos que modulam a ação da serotonina são atualmente utilizados, ou estão sendo testados, em transtornos do humor e bipolar, pânico, ansiedade, depressão, esquizofrenia, obesidade, enxaqueca e processos dolorosos. "Drogas de abuso" como o *ecstasy* e o LSD (dietilamida do ácido lisérgico) "mimetizam" alguns dos efeitos da serotonina em algumas células-alvo.

Atualmente, os receptores de 5-HT estão subdivididos em sete classes (5-HT_1 a 5-HT_7), sendo identificados 14 subtipos, com ações centrais e periféricas. Dentro da classe 5-HT_1 há os subtipos 5-HT_{1A}, 5-HT_{1B}, 5-HT_{1D}, 5-HT_{1E} e 5-HT_{1F}. Na classe 5-HT_2 há três subtipos, dois subtipos de 5-HT_5 e apenas um subtipo de 5-HT_3, 5-HT_4, 5-HT_6 e 5-HT_7. A maioria desses receptores está acoplada a proteínas G que atuam sobre a adenilato-ciclase ou da fosfolipase Cg. Os da classe dos receptores 5-HT_3 são canais iônicos.

Neste capítulo são enfocados os receptores da serotonina relacionados a ações centrais, em particular, aqueles ligados a transtornos depressivos e a alterações comportamentais. Assim, o receptor 5-HT_{1A}, que possui localização pré-sináptica (autorreceptor) e pós-sináptica, controla a temperatura e sua ativação reduz a ansiedade, estando disponível no comércio para uso clínico o agonista parcial buspirona.

O receptor 5-HT_{1B} é um autorreceptor e também heterorreceptor, sendo, atualmente, objeto de investigação, pois os triptanos, agonistas mistos de receptores 5-HT_{1B}/5-HT_{2A}, são clinicamente úteis no tratamento das cefaleias.

O receptor 5-HT_2 e seus subtipos têm papel no comportamento alimentar, no tratamento da ansiedade (ansiolítico) e da esquizofrenia. Os receptores 5-HT_{2A} e 5-HT_{2C} têm distribuição e função amplas no SNC. Os antagonistas dos receptores 5-HT_{2A} e 5-HT_{2C} são empregados clinicamente como medicamentos antidepressivos e antipsicóticos. Os receptores 5-HT_{2B} têm papel importante na embriogênese e na periferia.

Os receptores 5-HT_3 estão presentes no SNC e na periferia; os antagonistas desses receptores são empregados como antieméticos (ver *Capítulo 34*) potentes e também já foi relatada ação ansiolítica.

Quanto aos receptores 5-HT_6, relata-se seu envolvimento com a cognição e o receptor 5-HT_7 com o sono.

Peptídios opioides e outros peptídios

Os neurotransmissores peptídios estão presentes na maioria das áreas cerebrais e desempenham papel modulador no SNC; também estão presentes em outras partes do organismo, onde exercem ações específicas.

Os peptídios opioides endógenos são as encefalinas (os pentapeptídios encefalina metionina, encefalina leucina etc.), as endorfinas (alfa, beta e gama) e as dinorfinas (A e B). Esses peptídios atuam em receptores opioides, pertencem à superfamília dos receptores acoplados à proteína G, e estão descritos em detalhes no *Capítulo 18*. A ligação de agonistas a esses receptores acarreta inibição da atividade neuronal. Os receptores e os peptídios opioides são fortemente expressos no SNC. Além de seu envolvimento nas vias de dor, o sistema opioide está largamente representado em áreas cerebrais envolvidas na resposta às substâncias psicoativas, como a área tegmental ventral e núcleo *accumbens*. Os peptídios opioides estão envolvidos em uma grande variedade de funções, regulando funções de respostas ao estresse, de alimentação, de humor, de aprendizado, de memória e imune.

Os demais peptídios, presentes em concentrações muito baixas no SNC, são hormônios da hipófise (corticotropina, vasopressina), hormônios circulantes (angiotensina, insulina etc.), os hormônios intestinais (colicistocinina, substância P etc.), hormônios hipotalâmicos e vários outros, como, por exemplo, a bradicinina.

A substância P, em particular, favorece a sensação da dor relacionada aos seus aspectos emocionais, enquanto os opioides endógenos inibem a sensação da dor. A ocitocina desencadeia a lactação e promove as contrações uterinas em fêmeas prenhes; em termos comportamentais, influencia a formação de casais e o orgasmo no comportamento sexual. Relata-se que os neurotransmissores peptídios estão também ligados a fatores de crescimento, tendo importância no início do desenvolvimento para divisão e crescimento hormonal e na prevenção da morte neuronal.

Vale ressaltar que um mesmo neurônio pode conter vários mediadores químicos, podendo ser liberados conjuntamente com o advento da despolarização do neurônio; estas substâncias são denominadas **cotransmissores**. Como exemplo de um cotransmissor tem-se a substância P em relação à acetilcolina; ambas substâncias químicas são estocadas em vesículas sinápticas diferentes dentro de uma mesma terminação neuronal. O estímulo nervoso libera ambos neurotransmissores na fenda sináptica de forma independente, mas embora esse neurônio libere preferencialmente acetilcolina, quando em baixa atividade a substância P também é liberada.

Endocanabinoides

Os endocanabinoides são derivados do ácido araquidônico. A etanolamina araquidonoil foi o primeiro endocanabinoide caracterizado, e foi denominada anandamida (do sânscrito *ananda*, que significa "felicidade"). Posteriormente, o glicerol 2-araquidonoil (2-AG) foi também identificado, seguido pela dopamina N-araquidonoil (NADA), pelo éter glicerol 2-araquidonoil (noladina) e pela etanolamina O-araquidonoil (virodamina). Os endocanabinoides atuam em receptores canabinoides 1 e 2 (CB1 e CB2), os quais são acoplados à proteína G. No SNC, o receptor CB1 está primariamente localizado nos terminais nervosos pré-sinápticos e é responsável pela maioria dos efeitos neurocomportamentais (psicoativos) e pela estimulação do apetite. O receptor CB2 predomina perifericamente e é responsável pelos efeitos anti-inflamatórios e antinociceptivos.

A síntese dos endocanabinoides ocorrem nos neurônios pós-sinápticos após o influxo de Ca^{2+} e a subsequente ativação das fosfolipases, que convertem os fosfolipídios em endocanabinoides. Estes atingem a fenda sináptica, por meio da difusão livre ou assistida, e se ligam aos receptores CB1 pré-sinápticos. Por meio de uma rede complexa de processos de sinalização intracelular, a ativação dos receptores CB1 resulta finalmente em diminuição no influxo de Ca^{2+} nos terminais axônicos e consequente diminuição da liberação do transmissor. Os receptores CB1 localizados, por exemplo, nos terminais GABA, inibem a liberação de GABA, reduzindo o efeito inibitório desse neurotransmissor, o que promove o aumento do apetite associado à administração de *Cannabis* (planta vulgarmente conhecida como maconha, que é rica em fitocanabinoides).

CLASSIFICAÇÃO DAS SUBSTÂNCIAS QUE ATUAM NO SISTEMA NERVOSO CENTRAL

Há vários critérios empregados para classificar as substâncias químicas que atuam no SNC. Um desses critérios considera as substâncias químicas de ação central empregadas com finalidade terapêutica (os medicamentos); contudo algumas delas podem induzir ao uso abusivo e causar toxicidade, além das chamadas "drogas psicoativas" de uso recreativo pelo ser humano. Essas drogas psicoativas são também chamadas de "drogas psicotrópicas", por alterarem o funcionamento cerebral, causando modificações no estado mental, no psiquismo. Assim, por exemplo, na lista de substâncias contidas na 10ª edição da Classificação Internacional de Doenças – CID-10, publicação da Organização Mundial da Saúde (OMS), em seu capítulo V (Transtornos Mentais e de Comportamento), inclui: álcool, opioides (morfina, heroína, codeína, diversas substâncias sintéticas), canabinoides (maconha), sedativos ou hipnóticos (barbitúricos, benzodiazepínicos), cocaína, outros estimulantes (como anfetaminas e substâncias relacionadas à cafeína), alucinógenos, tabaco, solventes voláteis etc.

Em Medicina Veterinária opta-se por classificar as substâncias químicas que atuam no SNC pelo seu uso terapêutico mais proeminente. Assim, os medicamentos que atuam no SNC são classificados em depressores e estimulantes gerais ou não seletivos do SNC e aqueles que modificam seletivamente as funções cerebrais. Não são aqui abordadas as drogas psicoativas, embora nas estatísticas do Sistema Nacional de Informações Tóxico-Farmacológicas (SINITOX) apontem casos de intoxicação animal causados por "drogas de abuso".

Deve ser salientado que, quando se faz menção a medicamentos de ação geral ou não seletiva no SNC, se refere àqueles que atuam em todo o encéfalo, porém não de forma homogênea, uma vez que as primeiras regiões a serem atingidas são as corticais e as últimas são os centros ligados ao controle cardiovascular e respiratório; se isso não ocorresse, essas substâncias não teriam uso terapêutico, pois afetariam todas as regiões de maneira similar, comprometendo o funcionamento de centros vitais do encéfalo.

A Figura 12.4 ilustra a classificação dos medicamentos que atuam no SNC de interesse em Medicina Veterinária, bem como mostra alguns exemplos de drogas psicoativas. Deve ser salientado que, quando se emprega um medicamento visando sua atuação no SNC, não se exclui a possibilidade da ocorrência de efeitos periféricos.

Depressores gerais (não seletivos)

Os medicamentos desse grupo de maior interesse em Medicina Veterinária são os anestésicos inalatórios (para detalhes, ver *Capítulo 13*) e os anestésicos intravenosos e outros parenterais, como, por exemplo, os barbitúricos, cetamina, tiletamina e propofol (para detalhes, ver *Capítulo 14*).

Estimulantes gerais (não seletivos)

Os estimulantes gerais (não seletivos) promovem a ativação de todo o SNC, podendo causar convulsões; são classificados em corticais, bulbares e medulares porque promovem a estimulação dessas áreas preferencialmente, mas à medida que se aumenta a dose perdem a sua especificidade, levando ao aparecimento das convulsões.

Dentre os **estimulantes corticais** têm-se as anfetaminas e as metilxantinas; ambas não têm indicação de uso em Medicina Veterinária, visando a seus efeitos no SNC. As anfetaminas em seres humanos foram indicadas como anorexígenos, e o metilfenidato é indicado atualmente para o tratamento do transtorno do déficit de atenção e hiperatividade (TDAH). As metilxantinas são alcaloides encontrados no chá (teofilina), café (cafeína) e cacau (teobromina). Como a solubilidade das metilxantinas é baixa, torna-se necessário formar complexos com outras substâncias para torná-las mais solúveis; é o caso da teofilina e da etilenodiamina que dá origem à aminofilina. As metilxantinas além de estimularem o SNC, são capazes de relaxar a musculatura lisa, principalmente a brônquica (para detalhes, ver *Capítulo 28*), e promover diurese.

Os **estimulantes bulbares**, também chamados de analépticos respiratórios, estimulam especialmente o centro respiratório e, em um segundo momento, o centro vasomotor; em doses maiores causam convulsões. Agem sobre o centro respiratório, elevando a ventilação pulmonar, sendo esse efeito maior quando ocorre depressão desse centro pelo uso de barbitúricos, hidrato de cloral, entre outros. Fazem parte desse grupo a picrotoxina, o pentilenotetrazol, a niquetamida, o amifenazol, o etamivam e o doxapram; apenas este último está disponível no comércio para uso terapêutico.

Os **estimulantes medulares** estimulam de forma preponderante a medula espinal. O principal representante dessa categoria é a estricnina, um alcaloide oriundo da planta *Strychnus nux-vomica*, que não tem indicação terapêutica devido a sua estreita margem de segurança. A estricnina age indiretamente, inibindo seletivamente a neurotransmissão inibitória (inibição da inibição), o que leva ao aumento da atividade neuronal e aumento exagerado da atividade sensorial de todo o SNC. É um bloqueador de receptores da glicina, mediador dos neurônios medulares, causando hiperpolarização dos motoneurônios e inibindo as células de Renshaw, responsáveis pela condução seletiva de impulsos excitatórios alternados para músculos antagônicos. Além disso, em doses elevadas, a estricnina é também um inibidor da liberação do GABA, que é um dos principais neurotransmissores inibitórios do SNC.

Medicamentos que modificam seletivamente a função do sistema nervoso central

Os principais representantes desse grupo são: tranquilizantes, agonistas de receptores α_2-adrenérgicos e relaxantes musculares de ação central (para detalhes, ver *Capítulo 17*), bem como os hipnoanalgésicos (*Capítulo 18*) e antidepressivos (*Capítulo 19*), além dos analgésicos antipiréticos (*Capítulo 22*).

As drogas psicoativas (LSD, canabinoides, cocaína etc.) também modificam seletivamente as funções do SNC, podendo promover tanto efeitos excitatórios como depressores.

CARACTERÍSTICAS DOS EFEITOS DE MEDICAMENTO NO SISTEMA NERVOSO CENTRAL

Existe uma linha contínua entre os diferentes graus de excitabilidade do SNC que variam da "normalidade" para sedação, hipnose, anestesia geral e coma, de um lado, e para o outro, de excitação leve, moderada e intensa até a

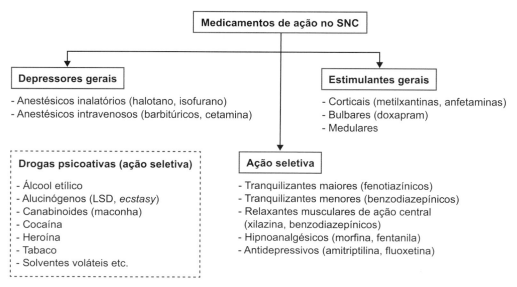

FIGURA 12.4 Classificação dos medicamentos que atuam no sistema nervoso central (SNC) de interesse em Medicina Veterinária e alguns exemplos de "drogas psicoativas".

convulsão. Quando há necessidade da administração de um medicamento de ação no SNC é preciso considerar esse grau de excitabilidade para melhor ajustar a dose para não causar toxicidade.

Outro aspecto importante é considerar a potência e a eficácia (ou efeito máximo) para um medicamento de ação central. Na maioria das vezes, não existe uma correlação entre potência e eficácia (para detalhes, ver *Capítulo 6*), mas, por exemplo, em relação ao efeito analgésico esse fato é relevante. Há diferenças de potência entre os analgésicos opioides, porém isso tem pouca importância ao se considerar o ajuste da dose terapêutica. Por outro lado, a eficácia considerando a analgesia produzida pelos opioides é muito superior àquela conseguida com os analgésicos anti-inflamatórios não esteroidais (AINEs).

Deve ser considerado também o efeito aditivo entre o estado fisiológico do animal e o efeito de medicamentos. Assim, se o animal já apresenta uma certa depressão do SNC, será necessária dose menor do depressor geral para se obter, por exemplo, a anestesia geral. O mesmo ocorre quando são empregados tranquilizantes como medicação pré-anestésica, visando reduzir a atividade do SNC e, consequentemente a dose de anestésico para obtenção da anestesia, o que, por sua vez, diminui a ocorrência de efeitos colaterais e/ou tóxicos produzidos por esses agentes. Esse efeito aditivo pode também ser a causa de efeitos indesejáveis quando da associação de agentes estimulantes.

O **antagonismo farmacológico** (competição pelo mesmo receptor) para os medicamentos que atuam no SNC apresenta menor possibilidade de uso em situações clínicas. Assim, observa-se antagonismo farmacológico no receptor GABAérgico entre os benzodiazepínicos e o flumazenil; no receptor α_2-adrnérgico entre a xilazina e a ioimbina. O **antagonismo fisiológico** é mais frequentemente encontrado; nesse caso os medicamentos não agem no mesmo receptor, mas agem em sistemas diferentes, cujos efeitos são antagônicos.

Finalmente, quando se emprega um medicamento de ação no SNC ou associação desses agentes deve-se atentar às suas características farmacocinéticas, em particular, a meia-vida, para não ser surpreendido por efeitos colaterais ou indesejáveis desses medicamentos, inclusive na suspensão gradativa de medicamentos administrados por períodos prolongados.

▼ BIBLIOGRAFIA

Arneric, S.P.; Holladay, M.; Williams, M. Neuronal nicotinic receptors: A perspective on two decades of drug discovery research. *Biochemical Pharmacology*, v. 74, n. 8, p. 1092-1101, 2007.

Aznar, S.; Hervig, M.E.S. The 5-HT2A serotonin receptor in executive function: implications for neuropsychiatric and neurodegenerative diseases. *Neuroscience and Biobehavioral Reviews*. v. 64, p. 63-82, 2016.

Beaulieu, J.M.; Espinoza, S.; Gainetdinov, R.R. Dopamine receptors – IUPHAR review 13. *British Journal of Pharmacology*, v. 172, n. 1, p. 1-23, 2015.

Beaulieu, J.M.; Gainetdinov, R.R. The physiology, signaling, and pharmacology of dopamine receptors. *Pharmacological Reviews*, v. 63, n. 1, p. 182-217, 2011.

Berridge, C.W. Noradrenergic modulation of arousal. *Brain Research Reviews*. v. 58, n. 1, p. 1-17, 2008.

Berridge, C.W.; Arnsten, A.F.T. Psychostimulants and motivated behavior: Arousal and cognition. *Neuroscience and Biobehavioral Reviews*. v. 37, p. 1976-1984, 2013.

Brown, E.N.; Purdon, P.L.; Van Dort, C.J. General anesthesia and altered states of arousal: a systems neuroscience analysis. *Annual Review of Neuroscience*. v. 34, p. 601-628, 2011.

Cepeda, C.; Hurst, R.S.; Altemus, K.L.; Flores-Hernández, J.; Calvert, C.R.; Jokel, E.S.; Levine, M.S. Facilitated glutamatergic transmission in the striatum of D2 dopamine receptor-deficient mice. *Journal of Neurophysiology*. v. 85, n. 2, p. 659-670, 2001.

Corrêa, L.T.; Plata, C.F.; Ricci, E.L.; Nicoletti, M.A.; Caperuto, E.C.; Spinosa, H.S.; Muñoz, J.W.P.; Fukushima, A.R. Revisão bibliográfica sistemática – sistema de endocanabinoides: tendências de uso na farmacologia. *Brazilian Journal of Forensic Sciences, Medical Law and Bioethics*, v. 9, n. 2, p. 146-167, 2020.

Deurwaerdère, P. De; Giovanni, G. Di. Serotonergic modulation of the activity of mesencephalic dopaminergic systems: therapeutic implications. *Progress in Neurobiology* v. 151, p. 175-236, 2017.

Docherty, J.R. Subtypes of functional alpha1- and alpha2-adrenorreceptors. *European Journal of Pharmacology*. v. 361, n. 1, p. 1-15, 1998.

Docherty, J.R. Subtypes of functional α1-adrenorreceptor. *Cellular and Molecular Life Sciences*. v. 67, p. 405-417, 2010.

Dutertre, S.; Becker, C.M.; Betz, H. Inhibitory glycine receptors: An update. *Journal of Biological Chemistry*. v. 287, n. 48, p. 40216-40223, 2012.

Feuerstein, T.J. Presynaptic receptors for dopamine, histamine, and serotonin. *Handbook of Experimental Pharmacology*. v. 184, p. 289-338, 2008.

Fusar-Poli, P.; Crippa, J,A,; Bhattacharyya, S. et al. Distinct effects of Δ9-tetrahydrocannabinol and cannabidiol on neural activation during emotional processing. *Arch Gen Psychiatry*, v. 66, n. 1, p. 95–105, 2009.

Golan, D.; Tashjian Jr., A.; Armstrong, E.; Armstrong, A. *Princípios de farmacologia*. Rio de Janeiro: Guanabara Koogan, 2014.

Hökfelt, T.; Broberger, C.; Xu, Z.Q.D.; Sergeyev, V.; Ubink, R.; Diez, M. Neuropeptides – An overview. *Neuropharmacology*. v. 39, p. 1337-1356, 2000.

Hökfelt, T.; Broberger, C.; Xu, Z.Q.D.; Sergeyev, V.; Ubink, R.; Diez, M. Neuropeptides – An overview. *Neuropharmacology*. v. 39, p. 1337-1356, 2000.

Jaber, M.; Robinson, S.W.; Missale, C.; Caron, M. G. Dopamine receptors and brain function. *Neuropharmacology*. v. 35, n. 11, p. 1503-1519, 1996.

Johnston, G.A.R. GABA(A) receptor channel pharmacology. *Current Pharmaceutical Design*. v. 11, n. 15, p. 1867-1885, 2005.

Kettenmann, H.; Ranson, B.R. *Neuroglia*. 3 ed. Oxford: Oxford University Press; 2013.

Koppen, C.J. van; van Koppen, C.J.; Kaiser, B. Regulation of muscarinic acetylcholine receptor signaling. *Pharmacology & Therapeutics*. v. 98, n. 2, p. 197-220, 2003.

Lanciego, J.L.; Luquin, N.; Obeso, J.A. Functional neuroanatomy of the basal ganglia. *Cold Spring Harbor Perspectives in Medicine*, v. 2, n. 12, 2012.

Langmead, C.J.; Watson, J.; Reavill, C. Muscarinic acetylcholine receptors as CNS drug targets. *Pharmacology & Therapeutics*, v. 117, n. 2, p. 232-243, 2008.

Lieberman, P. Histamine, antihistamines, and the central nervous system. In *Allergy and Asthma Proceedings*, v. 30, p. 482-486, 2009.

Lynch, J.W. Native glycine receptor subtypes and their physiological roles. *Neuropharmacology*, v. 56, p. 303-309, 2009.

Margeta-Mitrovic, M.; Yuh Nung Jan; Lily Yeh Jan. A trafficking checkpoint controls $GABA_B$ receptor heterodimerization. *Neuron*, v. 27, n. 1, p. 97-106, 2000.

Nedergaard, M.; Ransom, B.; Goldman, S.A. New roles for astrocytes: Redefining the functional architecture of the brain. *Trends in Neurosciences*, v. 26, p. 523-530, 2003.

Palacios, J.M. Serotonin receptors in brain revisited. *Brain Research*. 2015.

Pertovaara, A. The noradrenergic pain regulation system: A potential target for pain therapy. *European Journal of Pharmacology*. v. 716, p. 2-7, 2013.

Saito, V.M.; Wotjak, C.T.; Moreira, F.A. Exploração farmacológica do sistema endocanabinoide: novas perspectivas para o tratamento de transtornos de ansiedade e depressão? *Revista Brasileira de Psiquiatria*, v. 32, (Supl I), p. S7-S14, 2010.

Stengel, P.W.; Gomeza, J.; Wess, J.; Cohen, M.L. M2 and M4 receptor knockout mice: muscarinic receptor function in cardiac and smooth muscle *in vitro*. *J Pharmacol Exp Ther*, v. 292, n. 3, p. 877-, 2000. Retrieved from http://jpet.aspetjournals.org/cgi/content/abstract/292/3/877\nhttp://jpet.aspetjournals.org/content/292/3/877.full.pdf.

Tank, A.W.; Wong, D.L. Peripheral and central effects of circulating catecholamines. *Comprehensive Physiology*, v. 5, n. 1, p. 1-15, 2015.

Vemuri V.K.; Makriyannis, A. Medicinal chemistry of cannabinoids. *Clin Pharmacol Therap*. v. 97, p. 553–558, 2015.

Vongpatanasin, W.; Kario, K.; Atlas, S.A.; Victor, R.G. Central sympatholytic drugs. *Journal of Clinical Hypertension*. v. 13, n. 9, p. 658-661, 2011.

Watanabe, M.; Maemura, K.; Kanbara, K.; Tamayama, T.; Hayasaki, H. GABA and GABA receptors in the central nervous system and other organs. *Int Rev Cytol*. v. 213, p. 1-47, 2002.

Zhang, J.; Xiong, B.; Zhen, X.; Zhang, A. Dopamine D1 receptor ligands: Where are we now and where are we going. *Medicinal Research Reviews*. v. 29, n. 2, p. 272-294, 2009.

Zhong, H.; Minneman, K.P. Alpha1-adrenorreceptor subtypes. *European Journal of Pharmacology*. v. 375, n. 1-3, p. 261-276, 1999.

13 Anestésicos Inalatórios

Denise Tabacchi Fantoni • Silvia Renata Gaido Cortopassi • Maria Martha Bernardi

- História da anestesia cirúrgica, *197*
- Estágios clínicos da anestesia geral, *198*
- Anestésicos gerais por inalação, *199*
- Usos clínicos e especialidades farmacêuticas, *205*
- Bibliografia, *207*

HISTÓRIA DA ANESTESIA CIRÚRGICA

Uma das grandes preocupações desde a Antiguidade foi a abolição da dor. Nesse sentido, existem relatos do emprego de agentes derivados do ópio, bebidas alcoólicas, maconha, haxixe, entre outros, utilizados para minimizar o desconforto do paciente, sobretudo aquele ocasionado pelo ato cirúrgico. Na verdade, não eram conhecidas nem mesmo as técnicas de antissepsia adequadas, e a realização de cirurgias delicadas era praticamente impossível. Por não existirem métodos eficientes que promovessem adequado alívio da dor, os pacientes eram submetidos à cirurgia por meio de contenção física e pelo emprego de substâncias tais como o álcool, o que tornava o trabalho do cirurgião inexequível.

Não obstante o fato de o éter ter sido descoberto já em 1540 por Valerius Cordus, até o início do século XIX esse agente, assim como o óxido nitroso, era usado apenas em festas e reuniões de amigos para alegrar seus participantes. Por esse motivo, o óxido nitroso foi durante muitos anos conhecido como gás hilariante. De forma fortuita, Horace Wells, um dentista de Boston, percebeu que o gás hilariante possuía propriedades analgésicas e, após seu emprego em alguns pacientes, convidou a comunidade médica para exibição pública de sua descoberta no Hospital Massachusetts. No momento da incisão, o paciente se agitou e a plateia, acreditando que o paciente tinha manifestado dor, não aprovou o novo agente. No entanto, William Morton, que conhecia o trabalho de Wells, passou a fazer testes com o éter até que conseguiu outra oportunidade, no dia 16 de outubro de 1846, para apresentar esse agente aos médicos do Massachusetts, que desta feita foi um grande sucesso. O resultado alcançado com o éter foi amplamente relatado, e a comunidade médica e seus pacientes passaram rapidamente a se beneficiar dessa nova descoberta, que, sem dúvida alguma, revolucionou totalmente o tratamento cirúrgico da época. A Igreja Católica, presa a interpretações rigorosas de passagens da Bíblia, proibia a utilização dos anestésicos no trabalho de parto, pautando-se no Gênesis, que diz: "Entre dores darás à luz teus filhos." Entretanto, a rainha Vitória, por ocasião de seu último parto, exigiu a presença de John Snow, o mais famoso anestesista da época, que a anestesiou com o clorofórmio. Naquela ocasião, o clorofórmio já vinha sendo empregado em alguns locais em detrimento do éter por ser mais barato e de efeito mais duradouro. Logo a seguir, o éter foi substituído pelo clorofórmio em muitos locais. A rainha Vitória contribuiu amplamente para a aceitação final dos anestésicos na prática cirúrgica.

Os agentes inalatórios utilizados inicialmente tinham características indesejáveis, pois, além de serem explosivos e inflamáveis, eram responsáveis por altas taxas de mortalidade. Assim, os anestésicos gerais intravenosos foram empregados em algumas circunstâncias no lugar dos agentes inalatórios, principalmente na Medicina Veterinária. Com o advento do halotano, na década de 1950, e de outros anestésicos halogenados nos anos seguintes, foram incrementadas as técnicas de anestesia.

Para que ocorra anestesia é necessária a presença dos seguintes fatores:

1. Hipnose, em que há perda de consciência, que facilita procedimentos cirúrgicos como intubação e ventilação.
2. Analgesia, que é essencial para o procedimento cirúrgico.
3. Ausência de respostas reflexas autonômicas frente ao estímulo nociceptivo.
4. Relaxamento muscular, nem sempre presente, porém facilita a cirurgia e os procedimentos cirúrgicos por reduzir o tônus muscular.

Até o momento não se dispõe de um anestésico geral que preencha perfeitamente todos os requisitos supracitados de forma equilibrada, sendo pouco provável que se encontre uma substância que induza anestesia geral com total perda de consciência e suficiente relaxamento muscular sem promover depressão cardiovascular e respiratória importantes.

ESTÁGIOS CLÍNICOS DA ANESTESIA GERAL

Na metade do século XIX foram descritos, pela primeira vez, alguns sinais que refletiam a profundidade da anestesia geral em pacientes que recebiam éter ou clorofórmio. No início do século XX, mais precisamente em 1920, Guedel, com base nessas observações e em outros sinais, dividiu a anestesia geral em quatro estágios, e o terceiro deles – a anestesia cirúrgica – em quatro planos. Sua proposta foi feita inicialmente para o éter, cuja indução anestésica é bastante lenta. Esse esquema varia na dependência do anestésico empregado e é totalmente modificado pelo uso de medicação pré-anestésica e associações de agentes anestésicos.

A divisão proposta por Guedel consiste nos seguintes estágios:

- **Estágio I – Analgesia**: essa fase inicia-se com a administração do anestésico geral e termina com a perda de consciência. O paciente perde progressivamente a sensação da dor, porém a atividade motora e os reflexos estão presentes
- **Estágio II – Delírio**: essa fase se segue à perda de consciência e apresenta como característica respiração irregular e espástica, findando com o retorno à respiração regular e automática. O animal pode apresentar aumento da atividade motora e do tônus muscular, debatendo-se intensamente. Os reflexos palpebrais estão presentes; observam-se movimentos oculares erráticos, pupilas dilatadas, porém que reagem à luz, e, às vezes, movimentos de deglutição, náuseas e vômitos. Com frequência, essa fase apresenta riscos para os animais, tanto na indução anestésica como na recuperação da anestesia. Uma das funções mais importantes da medicação pré-anestésica é evitar ou minimizar essa fase ao máximo. A excitação observada parece ser consequente à inibição de vias inibidoras reticuloespinais, ou, segundo alguns autores, decorrente da liberação paradoxal de um neurotransmissor excitatório
- **Estágio III – Anestesia cirúrgica**: estende-se do final do estágio II, quando cessam os movimentos espontâneos e a respiração torna-se automática e regular, e termina com o aparecimento de movimentos erráticos do globo ocular. Além disso, os reflexos desaparecem gradativamente, advém um relaxamento muscular completo e, com o aumento da concentração do anestésico, a respiração torna-se pouco a pouco mais superficial. Essa fase foi dividida em quatro planos, cujos sinais físicos são específicos para cada um deles. Para diferenciá-los leva-se em conta: o tipo de respiração, os movimentos do globo ocular, presença ou ausência de reflexos e tamanho das pupilas. No **1º plano** observa-se respiração regular e automática, associada a movimentos errantes do globo ocular (nistagmo), observados principalmente no cavalo, desaparecimento dos reflexos laringotraqueal e interdigital. Ainda no equino verifica-se lacrimejamento. No **2º plano** verifica-se que a respiração gradativamente se torna menos profunda e cessam os movimentos do globo ocular. O reflexo palpebral se torna ausente no final desse plano, assim como o laringotraqueal nos gatos. No **3º plano**, a respiração se torna preferencialmente abdominal, com esforço inspiratório torácico. O reflexo corneal torna-se ausente nesse plano. Finalmente, no **4º plano** o animal apresenta respiração exclusivamente abdominal, pupilas dilatadas, sem reação à luz, e total flacidez muscular
- **Estágio IV – Paralisia respiratória**: essa fase se inicia com a parada respiratória e termina com insuficiência respiratória. Este último sintoma é característico dessa fase, porém poderá ocorrer também colapso vasomotor, se a respiração for suprida artificialmente. As pupilas ficam dilatadas, podendo sobrevir a morte caso se mantenha a administração do anestésico e a respiração não seja assistida. Os sinais e sintomas dos estágios da anestesia por éter estão descritos no Quadro 13.1.

É importante lembrar que esses sinais podem variar de acordo com o anestésico empregado. Assim, o óxido nitroso não é capaz de induzir bom grau de relaxamento muscular quando utilizado isoladamente, ao passo que o enflurano produz mais excitação que os demais e mioclonias, dificultando a avaliação correta do plano de anestesia.

O emprego do anestésico inalatório isoladamente não é usual; as associações com medicamentos com outras propriedades farmacológicas é uma prática mais sensata, pois se utilizam menores doses dos agentes individualmente minimizando a ocorrência de efeitos adversos. Na anestesia clínica, deseja-se que a anestesia produza perda de consciência, analgesia e relaxamento muscular, diminuindo ou bloqueando a resposta adrenérgica frente ao estímulo doloroso. Assim sendo, pode-se induzir a anestesia com um anestésico geral intravenoso, como, por exemplo, o propofol associado ou não a um hipnótico como o midazolam, e mantê-la com anestésico inalatório, por exemplo, o isoflurano, com a suplementação de um analgésico opioide forte ou de anestésico local; o relaxamento muscular pode ser promovido por um bloqueador neuromuscular, por exemplo, o vecurônio.

QUADRO 13.1
Sinais e sintomas da anestesia geral por éter.

		Respiração	Movimento ocular	Tamanho da pupila	Reflexos oculares	Tônus muscular	Resposta respiratória à incisão cutânea
Estágio I		Normal	Voluntário	Normal	Normal	Normal	Normal
Estágio II		Rápida e irregular	Errático	Dilatada	Palpebral presente	Aumentado	–
Estágio III	Plano 1	Automática e regular	–	Miose	Corneal e palpebral presentes	Perda gradual do tônus muscular	–
	Plano 2	Superficial e regular	Ausente	Miose	Corneal presente e palpebral ausente	–	Sem resposta
Estágio III	Plano 3	Torácica	–	Normal	Palpebral e corneal ausentes	–	–
	Plano 4	Torácica até parada respiratória	–	Dilatada	Pupilar sem resposta à luz	–	–
Estágio IV	Morte eminente	Apneia	Ausente	Totalmente dilatada	Ausente	Flacidez	Ausente

ANESTÉSICOS GERAIS POR INALAÇÃO

Muitas substâncias apresentam atividade anestésica, porém o seu emprego como medicamento na clínica é restrito a apenas algumas delas. Nesse sentido, verifica-se que, embora apresentem propriedades requeridas para serem consideradas um bom anestésico, exibem outras que as tornam inadequadas para tal procedimento. No Quadro 13.2 são descritas as propriedades ou efeitos de um anestésico inalatório ideal. Infelizmente, até o momento, não se encontrou um agente que apresente todas essas qualidades.

Classificação

Os anestésicos inalatórios podem ser classificados, do ponto de vista **físico**, em gasosos e voláteis e, **quimicamente**, em orgânicos e inorgânicos. O Quadro 13.3 mostra a classificação dos principais anestésicos inalatórios disponíveis.

Os anestésicos gerais inalatórios mais empregados em Medicina Veterinária são o óxido nitroso, o halotano, o enflurano e o isoflurano. O metoxifluorano já não é utilizado há alguns anos, pela sua toxicidade. Dentre os mais modernos, citam-se o sevoflurano e o desflurano.

Potência

Para a comparação das potências anestésicas dos anestésicos gerais inalatórios, introduziu-se a unidade denominada **CAM**, isto é, concentração alveolar mínima. É definida como a concentração alveolar mínima de anestésico, a uma atmosfera de pressão, que produz imobilidade em 50% dos seres humanos ou de animais submetidos a estímulos dolorosos, como os de uma incisão cirúrgica. A CAM pode ser expressa como dose anestésica – DA_{50}.

A CAM de um anestésico é determinada em laboratório, com animais hígidos e sem a utilização de qualquer outro medicamento, como tranquilizantes, analgésicos e agentes de indução. Normalmente, varia muito pouco em animais da mesma espécie, não sofrendo interferência importante em decorrência do sexo, duração da anestesia, anemia moderada, hipotensão e dentro de uma faixa de pressão parcial de dióxido de carbono no sangue arterial ($PaCO_2$) de 21 a 95 mmHg e pressão parcial de oxigênio no sangue arterial (PaO_2) de 40 a 500 mmHg. No entanto, alguns fatores fisiológicos e a administração conjunta de determinados medicamentos podem alterar a CAM, como mostra o Quadro 13.4.

QUADRO 13.2
Quesitos de um anestésico inalatório ideal.

Quesito		Qualidades
Propriedades químico/físicas		Ser inerte, não inflamável; não explosivo; ter ponto de ebulição baixo; não reagir com substâncias alcalinas; baixa solubilidade em borrachas e plásticos; ser estável na presença do ar, luz e em contato com metais; ser líquido; ter odor agradável
Características	Farmacocinéticas	Promover rápida indução e recuperação anestésicas; não ser irritante para os tecidos
	Efeitos centrais	Deprimir reversivelmente o sistema nervoso central, produzir analgesia com relaxamento muscular e mínima depressão respiratória; não ser convulsivante
	Efeitos periféricos	Não ter efeitos cardiovasculares, nem efeitos tóxicos renais e hepáticos; não apresentar toxicidade para quaisquer outros tecidos; seus metabólitos não devem ser tóxicos

QUADRO 13.3
Classificação dos anestésicos gerais inalatórios.

Classificação			Anestésico
Inorgânicos			Óxido nitroso
Orgânicos	1. Líquidos voláteis	Halogenados	Clorofórmio, cloreto de etila, halotano, enflurano, isoflurano, desflurano, sevoflurano
		Não halogenados	Éteres: divinílico, dietílico, metilpropílico, metilisopropílico
	2. Gasosos		Ciclopropano, etileno

QUADRO 13.4
Fatores que alteram ou não a concentração alveolar mínima (CAM).

Fatores que aumentam a CAM
Hipertermia
Hipernatremia
Drogas estimulantes do SNC (p. ex., anfetaminas, efedrina, levodopa)

Fatores que não alteram a CAM
Duração da anestesia
Hiperpotassemia
Hiperosmolaridade
Magnésio
Sexo
$PaCO_2$ (21 a 95 mmHg)
PaO_2 (40 a 500 mmHg)
Alcalose metabólica
Pressão arterial > 50 mmHg

Fatores que diminuem a CAM
Acidose metabólica
Hipotensão induzida (PA, 50 mmHg)
Hipotermia
Hiponatremia
Gestação
PaO_2 < 50 mmHg
$PaCO_2$ > 95 mmHg
Envelhecimento
Drogas que causem depressão do SNC (p. ex., medicação pré-anestésica, anestésicos injetáveis, outros anestésicos inalatórios)

Deve-se ter em mente, no entanto, que na dependência da metodologia empregada para a determinação da CAM em uma espécie animal, pode-se encontrar importantes variações na literatura. Por exemplo, na decorrência do estímulo doloroso empregado, da idade do animal na qual se pesquisou a CAM, os valores apresentados podem diferir sobremaneira. Em suíno jovem (9 semanas de idade), a CAM do sevoflurano foi relatada como sendo ao redor de 3,5%, ao passo que, em animais com 12 semanas de idade, verificaram-se valores da ordem de 4,1%, sendo que o estímulo doloroso empregado nos dois estudos foi o do pinçamento do espaço interdigital.

Outro aspecto importante com relação à CAM é o fato de que essa unidade varia entre as diferentes espécies animais, como mostra o Quadro 13.5. Deve ser enfatizado que a CAM reflete a concentração alveolar do anestésico e não a concentração inspirada ou aquela demonstrada pelo vaporizador. No entanto, valor muito próximo da concentração alveolar e que pode ser facilmente obtido com os analisadores de gases anestésicos é a concentração do anestésico no ar expirado. Assim sendo, conhecendo-se a CAM de determinado anestésico para cada espécie animal, pode-se estimar a concentração anestésica necessária tanto para a indução como para a manutenção da anestesia. Normalmente, para que se alcance a anestesia cirúrgica propriamente dita, empregam-se valores 1,2 a 1,4 maiores que 1 CAM. Assim, por exemplo, o valor equivalente a 1 CAM de isoflurano para o cão é 1,36 e empregam-se durante a anestesia valores no ar expirado ao redor de 1,8. Esse valor da CAM pode ser denominado como CAM_{BAR}, em que BAR significa bloqueio das respostas adrenérgicas induzidas pela cirurgia. A CAM_{BAR} também é conhecida como CAM-expandida, na qual 95% dos pacientes não reagem à dor. Também é expressa como DA_{95}. O valor de CAM no qual o paciente irá despertar está em torno de 0,3 a 0,5 e equivale ao $CAM_{despertar}$.

Farmacocinética

Os anestésicos inalatórios são administrados pela via pulmonar, onde o ar alveolar, saturado com o anestésico, entra em contato com o sangue alveolar, sendo assim captado, distribuído e, em última instância, levado ao sistema nervoso

QUADRO 13.5
Valores da concentração alveolar mínima (CAM), em percentual, nas diferentes espécies animais.

Espécie	Agente				
	Halotano (%)	Enflurano (%)	Isoflurano (%)	Desflurano (%)	Sevoflurano (%)
Homem	0,77	1,70	1,15	4,58	1,70
Cão	0,87	2,20	1,41	10,31	2,10
Gato	0,82	1,20	1,63	—	—
Cavalo	0,90	2,10	1,55	—	2,31
Porco	1,25	1,66	1,45	10,00	—
Ovelha	—	—	1,55	—	—
Rato	1,10	1,00	1,38	—	—
Camundongo	0,95	—	1,41	—	—

central por difusão passiva. Para que isto seja possível, o anestésico inalatório deve possuir pressão de vapor suficiente para fornecer um número adequado de moléculas no estado de vapor para promover anestesia. Quanto mais alta a pressão de vapor, maior a concentração do anestésico administrado. Da mesma forma, quanto mais baixo o ponto de ebulição de um anestésico inalatório, maior a facilidade com que ele se vaporiza, e maior a sua pressão e vapor. Dentre os agentes anestésicos, o desflurano apresenta pressão de vapor mais alta. À temperatura da sala cirúrgica (20 a 24°C), sua pressão de vapor é de 669 mmHg, ou seja, é muito próxima de 1 atm. Seu ponto de ebulição é muito baixo (22,2°C a 1 atm), de tal maneira que ele não pode ser administrado por vaporizadores convencionais, como os demais anestésicos halogenados. Também é importante ressaltar que, devido ao baixo ponto de ebulição, o desflurano líquido vaporiza-se instantaneamente quando o frasco é aberto e exposto à temperatura ambiente. Por isso, os frascos desse agente devem apresentar um dispositivo que impeça seu contato com o ar ambiente. Esse problema não ocorre com os demais anestésicos halogenados.

O coeficiente de partição ou solubilidade em um dado meio influencia tanto a captação, a distribuição, como a eliminação desses agentes no organismo. Esse coeficiente reflete a proporção do anestésico que é encontrada em dois meios distintos após ter ocorrido o equilíbrio. No estado de equilíbrio, a pressão de vapor nos dois meios é igual, mas a concentração pode variar bastante. O coeficiente de partição, na verdade, indica a magnitude de tal variação. São três os coeficientes de partição que mais influenciam a dinâmica dos anestésicos inalatórios: coeficiente de partição **sangue:gás**, **óleo:gás** e **borracha:gás**.

O coeficiente de partição **sangue:gás** indica a solubilidade de um anestésico no sangue. Por exemplo, se o coeficiente de partição de determinado agente no sangue é 12, isso indica que, no equilíbrio, a concentração desse agente no sangue é 12 vezes maior do que na fase gasosa (alvéolo). Assim, quanto mais alto esse coeficiente, maior o tempo de indução da anestesia, pois o anestésico se dissolve muito no sangue e o tempo necessário para ocorrer o equilíbrio do anestésico entre o sangue e o ar alveolar é, portanto, muito maior. Da mesma forma, esse coeficiente também influencia o tempo de recuperação da anestesia. O sevoflurano apresenta coeficiente de partição **sangue:gás** de 0,69, o desflurano 0,42, enquanto para o halotano esse valor é da ordem de 2,5.

O coeficiente de partição **óleo:gás** está relacionado com a potência dos anestésicos inalatórios, bem como com o tempo de recuperação da anestesia. Os anestésicos que apresentam solubilidade alta em gorduras são lentamente liberados para a corrente circulatória, sendo, portanto, eliminados pelo sistema respiratório de forma mais tardia, quando comparados aos agentes pouco solúveis. Assim, a recuperação anestésica com esses agentes se processa de maneira muito mais lenta. Pelo fato de o sevoflurano apresentar também um baixo coeficiente de partição **óleo:gás**, quando se compara o tempo de indução desse agente com o halotano, não se observam diferenças significativas. No entanto, com relação à recuperação da anestesia, verifica-se que ela ocorre muito mais rapidamente com o sevoflurano.

O coeficiente de partição **borracha:gás** reflete a quantidade de anestésico que é absorvida pela borracha. A perda de anestésico na borracha implica diminuição da concentração que é administrada ao paciente.

Fatores como ventilação pulmonar e débito cardíaco também influenciam a captação, distribuição e eliminação dos anestésicos inalatórios. Assim, a captação dos anestésicos inalatórios se processa de forma eficiente quando o volume minuto é adequado; se, por exemplo, após indução da anestesia com tiopental, ocorrer depressão respiratória evidenciada por diminuição da frequência respiratória (fato que é muito comum com esse agente), certamente a captação do anestésico inalatório será inadequada. A condição de higidez pulmonar também garante adequada transferência do anestésico dos alvéolos para o sangue. Em contrapartida, quando os alvéolos se encontram mal perfundidos (p. ex., no enfisema pulmonar), a transferência do anestésico dos alvéolos para o sangue é reduzida, pois neste caso a pressão parcial do agente está baixa.

Da mesma forma, a circulação sanguínea pulmonar afeta a taxa de transferência dos anestésicos inalatórios. Portanto, em situações de baixo débito cardíaco, a transferência é invariavelmente menor. A distribuição do anestésico para os diferentes tecidos depende, sobretudo, do fluxo sanguíneo tecidual. Assim, a concentração do anestésico no cérebro rapidamente se equivale à da corrente sanguínea, visto tratar-se de tecido muito vascularizado, o que não ocorre, por exemplo, com o tecido adiposo.

Os mesmos fatores que afetam a captação dos anestésicos inalatórios alteram também a velocidade de eliminação. A solubilidade no tecido adiposo, como foi dito anteriormente, tem grande influência na eliminação dos agentes inalatórios, pois, devido à vascularização deficiente, há lenta liberação do agente para a corrente circulatória e, portanto, para o trato respiratório, acarretando recuperação anestésica tardia.

Por muitos anos os anestésicos inalatórios foram tidos como gases quimicamente inertes e resistentes a biotransformação no organismo. Atualmente, sabe-se que os anestésicos inalatórios, apesar de serem eliminados *a priori* pelo sistema respiratório, sofrem graus diversos de biotransformação, que varia de acordo com cada agente. A biotransformação ocorre primariamente no fígado, mas também, em menor grau, nos pulmões, rins e sistema digestório.

A biotransformação não altera a taxa ou velocidade de indução da anestesia. No entanto, sabe-se que a biotransformação influencia de maneira qualitativa a recuperação da anestesia, especialmente em se tratando de anestésicos muito solúveis no sangue e/ou gorduras.

Os anestésicos inalatórios halogenados são biotransformados principalmente pelas oxidases de função mista, responsáveis pelas reações de oxidação, caracterizadas por desalogenação e O-dealquilação. A farmacocinética de cada anestésico e o destino de seus metabólitos são determinados por sua estabilidade química e suscetibilidade ao ataque enzimático; por sua solubilidade no sangue e na gordura; pelas concentrações usadas durante a exposição; pela exposição anterior ao agente anestésico; e pelos padrões de ventilação e de fluxo sanguíneo do indivíduo durante o período de excreção do agente e seus metabólitos.

Halotano

Com relação ao halotano, aproximadamente 60 a 80% do que é absorvido são eliminados inalterados no gás exalado, nas primeiras 2 h após sua administração; o restante continua a ser expirado durante vários dias ou mesmo semanas. As oxidases de função mista, através de processo oxidativo, liberam dois átomos de bromo, o ácido trifluoroacético e o íon cloreto. Além da oxidação, o halotano também sofre redução, havendo formação de 2-cloro-1,1,1-trifluoroetano, o 2-cloro-1,1,1-difluoroetileno, dois metabólitos voláteis e o íon fluoreto. Em seres humanos, também foram identificados dois outros metabólitos conjugados que se ligam, de modo irreversível, com estruturas macromoleculares das células. Por esse motivo, o halotano é hepatotóxico.

A biotransformação do halotano ocorre no sistema do citocromo P-450. Portanto, agentes que produzem indução enzimática interferem na biotransformação do halotano. Esse anestésico, bem como o enflurano e o metoxiflurano podem também produzir indução enzimática. Além disso, outros agentes podem modificar a biotransformação do halotano; por exemplo, a cimetidina, anti-histamínico do tipo-H_2, inibe o processo de redução, sem alterar o processo oxidativo. A exposição prévia ou simultânea a um anestésico que também interage com o sistema do citocromo P-450 pode modificar a biotransformação de um outro agente. Assim, pode-se verificar, por exemplo, que a exposição prévia ao isoflurano pode inibir a biotransformação do halotano. Em animais muito jovens ou muito idosos nos quais existe uma atividade reduzida do citocromo P-450, a taxa metabólica é também alterada. Embora não totalmente comprovado, suspeita-se que fatores como obesidade e sexo influenciam a taxa de biotransformação do halotano.

Enflurano

Com relação ao enflurano, cerca de 80% administrado podem ser recuperados inalterados no gás expirado; do restante, cerca de 2 a 5% são biotransformados no fígado. Essa quantidade é pequena porque a presença tanto de flúor como de cloro e a ausência de bromo, além da incorporação de uma ligação éter na molécula, aumentam sua estabilidade. Além disso, por apresentar coeficientes **sangue:gás** e **óleo:gás** mais baixos que o halotano, o enflurano é liberado mais rapidamente do tecido adiposo no período pós-operatório, estando exposto à biotransformação por período mais curto. Cerca de 2,4% do enflurano administrado podem ser encontrados na forma de metabólitos na urina, sendo 0,5% desse total representado pelo íon fluoreto e 1,9% por fluoreto orgânico. A meia-vida de excreção do fluoreto é de 37 h e do fluoreto orgânico, 89 h. O único metabólito orgânico identificável, além do fluoreto, é o ácido difluorometoxifluoroacético.

Alguns medicamentos podem alterar a biotransformação do enflurano. Relata-se que o fenobarbital pode aumentar a biotransformação desse agente. No entanto, pacientes humanos que fazem uso crônico de fenobarbital apresentam níveis séricos do íon fluoreto semelhantes aos de indivíduos não expostos. Já pacientes que utilizaram isoniazida e que apresentavam insuficiência renal mostraram níveis elevados de fluoreto após exposição ao enflurano. A isoniazida induz fortemente a taxa de defluoretação dos anestésicos fluorados, como enflurano, metoxiflurano, isoflurano e sevoflurano.

Isoflurano

Com relação ao isoflurano, sabe-se que apenas 0,2% do total desse anestésico inalado é biotransformado. A pequena quantidade de fluoreto e ácido trifluoroacético gerada como produto de degradação do isoflurano é insuficiente para causar dano celular, fato responsável pela ausência de toxicidade renal ou hepática desse agente.

Sevoflurano

Menos de 5% do sevoflurano que é captado sofre biotransformação. Os principais produtos da biotransformação são os fluoretos inorgânicos, que são rapidamente excretados pela urina. A relativa insolubilidade desse agente, a pequena taxa de biotransformação, bem como a rápida eliminação, que impedem níveis séricos elevados de fluoreto, diminuem a possibilidade de ocorrer disfunção renal ou hepática. Entretanto, na dependência das condições nas quais o sevoflurano é armazenado, ele pode ser degradado em diferentes substâncias, produzindo vários compostos, como o ácido fluorídrico, substância sabidamente nefrotóxica e irritante para mucosas e trato respiratório. A formação desse composto ocorre pela formação de ácido de Lewis. Várias substâncias podem inibir a reação de Lewis, entre elas a água, o timol e o propilenoglicol. A água foi empregada como estabilizante no sevoflurano original (Sevorane®) inibindo a produção dos fluoretos inorgânicos. Mais recentemente, o Laboratório Cristália, desenvolveu uma nova formulação do sevoflurano (Sevocris®) contendo 0,026% p/p de propilenoglicol como estabilizante. Essa formulação apresentou as mesmas características hemodinâmicas e de potência anestésica que a formulação original.

Desflurano

Cerca de 99% do desflurano que é absorvido é eliminado inalterado pelos pulmões. Uma pequena quantidade é biotransformada por oxidação pelo citocromo P-450. Íons fluoreto não são detectados no plasma, mas baixas concentrações de ácido trifluoroacético podem ser detectadas na urina e no plasma.

Estabilidade frente à cal sodada

Os anestésicos podem ser degradados por álcalis, tais como a cal sodada. Quanto maior a sua estabilidade molecular, menor a percentagem de degradação. A estabilidade molecular dos halogenados parece decrescer da seguinte maneira: desflurano > isoflurano > enflurano > halotano > sevoflurano.

Os filtros dos sistemas circulares de anestesia são providos de substância denominada cal sodada, que é capaz de absorver o dióxido de carbono (CO_2) proveniente da expiração. A reação que ocorre quando da passagem do CO_2 pelo filtro de cal sodada é exotérmica, havendo formação de água e calor. O sevoflurano, por sua vez, é decomposto pela cal sodada, originando uma olefina conhecida como composto A, que é potencialmente nefrotóxica para os animais. Por essa razão, o sevoflurano, embora tenha sido sintetizado pouco depois do isoflurano, foi afastado por muitos anos da prática clínica da anestesia. Posteriormente, percebeu-se que a velocidade da decomposição do sevoflurano é proporcional à temperatura gerada no filtro, e concentrações significativas da olefina só aparecem em temperaturas acima de 65°C, dificilmente alcançadas nos sistemas de anestesia. Entretanto, quando são empregados baixos fluxos de gases (inferiores a 1 ℓ/min) por períodos prolongados, aumenta-se a chance de formação de maiores quantidades do composto A. Diversos estudos foram realizados no intuito de avaliar a função renal de pacientes anestesiados com sevoflurano em sistemas respiratórios com cal sodada ou baritada com baixo fluxo de gases frescos, e nenhum deles evidenciou alteração da função renal no período pós-operatório.

Mecanismo de ação

O mecanismo pelo qual os agentes anestésicos inalatórios produzem anestesia é, até os dias de hoje, controvertido. Algumas teorias, agrupadas como clássicas, tentam explicar o fenômeno por meio das propriedades físico-químicas dos anestésicos, ao passo que as chamadas teorias modernas se ocupam com os efeitos destes anestésicos sobre as propriedades bioquímicas e biofísicas das células.

Teorias clássicas

Na **teoria da lipossolubilidade** ou dos lipídios (Meyer, 1899 e Overton, 1921), sugere-se a existência de uma grande correlação entre a potência do anestésico e sua lipossolubilidade. Assim, a hipnose se iniciaria quando uma determinada concentração do agente fosse atingida nos lipídios da membrana celular, a qual seria então deprimida. Essa teoria, no entanto, não explica o mecanismo pelo qual ocorre a anestesia.

A **teoria da adsorção** (Traube-Lillie-Warburg, 1904) estabelece uma correlação entre a capacidade do anestésico inalatório de reduzir a tensão superficial e sua potência anestésica. No entanto, nem todos os agentes que produzem redução da tensão superficial levam à anestesia e alguns anestésicos não têm essa propriedade.

A **teoria coloidal** (Bernard, 1985; Bancroft e Richter, 1931) propõe que o agente anestésico produziria uma coagulação reversível dos coloides celulares, causando hipnose. Essa ideia originou-se da observação de que o clorofórmio aumenta a densidade óptica do tecido muscular.

A **teoria da permeabilidade celular** (Hober, 1907; Lillie, 1909; e Loewe, 1913) afirma que o anestésico produz alteração na permeabilidade da membrana celular a íons, sendo essa a causa da anestesia.

Todas essas teorias relatam propriedades importantes dos anestésicos inalatórios, porém não explicam o mecanismo pelo qual o anestésico interrompe a transmissão do estímulo nervoso. A ideia geral é de que as moléculas do anestésico primeiro se dissolveriam nos lipídios da membrana celular, mudando suas propriedades físico-químicas e alterando proteínas importantes como os receptores e canais iônicos.

Teorias modernas

Dentre as **teorias físicas**, a **teoria dos hidratos**, proposta por Pauling e Miller em 1961, sugeriu que os anestésicos teriam a capacidade de formar um complexo com a água próxima da membrana, estabilizando microcristais produzidos pela água do próprio cérebro. Haveria uma grande correlação entre essa propriedade do anestésico e sua potência. Atualmente, já se mostrou que mesmo substâncias que não formam hidratos são muito potentes em induzir anestesia.

As **teorias bioquímicas**, propostas por vários pesquisadores, derivam de observações de que anestésicos gerais, como os barbitúricos e o halotano, reduzem o consumo de oxigênio do cérebro, bem como a formação de substâncias ricas em energia. Esses fenômenos, no entanto, poderiam ser produzidos pelos anestésicos, mas não serem a causa da anestesia.

A **teoria da expansão das membranas** de Eyring, Seeman e Miller (na década de 1970) propõe que os alvos do anestésico inalatório seriam as próprias proteínas das membranas. Assim, esses se ligariam a porções hidrofóbicas das proteínas e modificariam sua conformação. Estudos recentes com o isoflurano em camadas puras lipídicas mostraram que esse anestésico altera sítios estéreo-seletivos de canais iônicos neuronais.

Efeitos gerais dos anestésicos inalatórios

Sistema nervoso central

O óxido nitroso é anestésico muito pouco potente, podendo, no máximo, levar ao estágio II de anestesia proposto por Guedel. Por outro lado, quando associado ao halotano ou isoflurano, pode ser útil, pois colabora com a redução da concentração desses agentes, diminuindo, portanto, os efeitos cardiodepressores dos anestésicos inalatórios. O óxido nitroso é rapidamente captado pelo sistema nervoso central e as concentrações necessárias para produzir anestesia estão em torno de 50 a 75%. Como esse agente é muito pouco solúvel no sangue, quando eliminado de forma brusca, pode causar redução da concentração alveolar do oxigênio, ocasionando hipoxia e lesões irreversíveis do cérebro. Para evitar esse efeito, normalmente, institui-se a interrupção da administração do óxido nitroso 10 min antes do término da cirurgia, realizando-se a ventilação do paciente com oxigênio a 100%. Por possuir pressão de vapor extremamente alta e coeficiente de partição sangue:gás baixo, esse anestésico se difunde para espaços que contêm gás de maneira muito mais rápida que o nitrogênio. Há, consequentemente, aumento do volume desses espaços, que se traduz em distensão excessiva das vísceras abdominais. Assim sendo, em equinos e nos herbívoros em geral, não se recomenda o emprego desse agente, pois, além do risco de promover hipoxemia grave, há relatos da ocorrência de cólica no pós-operatório. Além disso, o óxido nitroso apresenta metade da potência anestésica em equinos, quando comparado ao homem. No entanto, a associação desse agente a outros anestésicos inalatórios pode ser realizada em pequenos animais, principalmente nos procedimentos cirúrgicos de longa duração, porém não é uma prática comum na anestesia veterinária.

Os anestésicos voláteis causam redução do metabolismo cerebral, sendo o isoflurano o mais depressor e o halotano o menos. Promovem também aumento no fluxo sanguíneo cerebral, por vasodilatação, causando um estado de hiperperfusão. Nesse aspecto, o halotano é o mais potente e o isoflurano o menos. Em planos profundos de anestesia, o isoflurano aumenta o fluxo sanguíneo cerebral e, consequentemente, a pressão intracraniana, mas ainda assim em menor extensão do que a observada com o halotano. Essa informação é particularmente importante, pois, na vigência de trauma cranioencefálico, o anestesiologista deverá evitar o halotano, dando preferência ao isoflurano. Todos os anestésicos inalatórios modernos são potentes depressores do sistema nervoso central, sendo capazes de produzir todos os planos de anestesia de forma similar ao éter. Porém, ocasionam grau de analgesia leve.

Sistema cardiovascular

Todos os anestésicos inalatórios alteram a função cardiovascular. A magnitude de tal alteração dependerá sobretudo do agente em questão e da concentração empregada, razão pela qual o uso de vaporizadores calibrados associados aos monitores de gases anestésicos são importantes para assegurar uma anestesia mais segura. Vários outros fatores contribuem para ocorrência de maior depressão cardiovascular durante a anestesia inalatória, como, por exemplo: a concentração anestésica, o valor da $PaCO_2$, a ventilação mecânica, o tempo de anestesia, a volemia, o uso concomitante de outros agentes e o grau de estimulação nociceptiva.

Dos anestésicos inalatórios, o óxido nitroso é o que causa menos efeitos adversos no sistema cardiovascular, possuindo atividade adrenérgica moderada.

Os anestésicos halogenados diminuem a pressão arterial de maneira dose-dependente, sendo a magnitude dessa queda muito semelhante entre os diferentes agentes. O mecanismo responsável pela hipotensão inclui vasodilatação, diminuição do débito cardíaco e diminuição do tônus do sistema nervoso autônomo simpático. No caso do halotano, a diminuição do débito cardíaco, que pode ser da ordem de 20 a 40%, é o principal fator contribuinte para a queda da pressão arterial, ao passo que o isoflurano e o sevoflurano podem promover diminuição da pressão arterial por maior queda da resistência vascular sistêmica.

A depressão do débito cardíaco é maior com o halotano que com os outros anestésicos, tendo como causa a interação desse anestésico com os canais de cálcio do retículo sarcoplasmático e, provavelmente, com outros componentes celulares que regulam a concentração de cálcio no citoplasma.

O halotano, isoflurano, sevoflurano e óxido nitroso deprimem a sensibilidade dos barorreceptores; portanto, a frequência cardíaca sofre pouca alteração na vigência de hipo ou hipertensão. Com relação à capacidade desses agentes de modificar a frequência cardíaca, sabe-se que o halotano a altera muito pouco, sendo que o isoflurano e o sevoflurano promovem taquicardia da ordem de 10 a 20% Esse efeito do isoflurano e do sevoflurano contribui para a menor queda do débito cardíaco verificada após seu uso. Inicialmente, relatou-se que a frequência cardíaca poderia aumentar de forma significativa no homem e no cão com o sevoflurano, mas na verdade observa-se incremento de pequena monta desse parâmetro.

Em relação à função sistólica e diastólica, os efeitos desses agentes são distintos havendo muitos resultados conflitantes entre os diferentes estudos. De maneira geral, considera-se que tanto o isoflurano quanto o sevoflurano prejudicam a função sistólica. Quanto à fase inicial da diástole (relaxamento isovolumétrico), tanto isoflurano, sevoflurano e desflurano não alteram esses índices, porém promovem significativo comprometimento do enchimento ventricular ao final da diástole ocasionado pela contração atrial.

Todos esses agentes causam, ainda, sensibilização do miocárdio aos efeitos das catecolaminas, ou seja, no transcorrer da anestesia inalatória, menores concentrações de epinefrina podem desencadear arritmias, em comparação aos animais que não recebem os anestésicos inalatórios. O halotano é o que mais sensibiliza o miocárdio a esse efeito. Na prática, o que se observa é maior incidência de arritmias quando o halotano é empregado, e em relação aos demais agentes, menor dose de epinefrina já causa arritmia. Essa informação é muito importante, pois em várias ocasiões no decorrer da anestesia, medicamentos vasoativos podem ser necessários para controlar a hipotensão, ou sua concentração pode aumentar por liberação endógena, contribuindo para ocorrência de arritmias. Entretanto, o isoflurano e o sevoflurano praticamente não sensibilizam o miocárdio a essa ação. A aminofilina também contribui para o aparecimento de arritmias durante a anestesia volátil. A hipercapnia é um fator que contribui para o aparecimento de extrassístoles ventriculares durante a anestesia inalatória, sobretudo quando a $PaCO_2$ atinge valores superiores a 80 mmHg.

O desflurano produz depressão da função cardiovascular semelhante àquela observada com o isoflurano e o sevoflurano.

Sistema respiratório

Todos os anestésicos inalatórios deprimem a função respiratória de forma significativa, sendo o óxido nitroso o agente com menor efeito. O volume minuto diminui em 20% com o óxido nitroso, 28% com o halotano, 34% com o isoflurano e em 71% com o enflurano. A resposta ventilatória, a hipercapnia e a hipoxia encontram-se diminuídas em decorrência da depressão da atividade dos quimiorreceptores. Esse efeito dos anestésicos inalatórios é muito importante no decorrer da anestesia, pois, pelo fato de o paciente perder a capacidade de responder de forma adequada às alterações da $PaCO_2$ e PaO_2, a monitorização da função respiratória torna-se imprescindível. Nos equinos que permanecem em respiração espontânea durante a anestesia, invariavelmente verifica-se aumento da $PaCO_2$ e diminuição do pH, com a frequência respiratória e o volume minuto mantendo-se em valores muito inferiores aos de antes da anestesia. Nos animais de risco, que muitas vezes já se apresentam no exame pré-anestésico com distúrbios do equilíbrio ácido-básico, o agravamento da hipercapnia e da acidose contribui para o óbito. O sevoflurano promove as mesmas alterações no sistema respiratório observadas com os demais agentes inalatórios: aumento da $PaCO_2$ e diminuição do volume minuto.

Sistema neuromuscular

O óxido nitroso não produz efeitos significativos na fisiologia da musculatura esquelética e o fluxo sanguíneo para o músculo não se modifica. O halotano provoca relaxamento da musculatura esquelética por mecanismos centrais e na placa mioneural. Relaxa também a musculatura uterina, sendo útil nas manobras de parto. No entanto, esse agente pode inibir contrações eficazes e, por isso, prolongar o tempo de trabalho de parto. Além disso, age sinergicamente com relaxantes musculares despolarizantes (ver *Capítulo 11*).

O enflurano e o isoflurano agem de forma semelhante ao halotano.

Fígado e outros órgãos

O óxido nitroso não interfere de forma importante no trato gastrintestinal, fígado e rins. Ocorrem vômitos e náuseas em pequena proporção. O óxido nitroso é capaz de inibir a síntese da metionina, substância importante para a síntese de DNA e de várias proteínas. Pode ocorrer inibição da divisão celular e já se relatou a ocorrência de leucopenia e anemia após administração desse gás.

O halotano é associado a aumento na ocorrência de lesões hepáticas, evidenciando-se dois tipos de síndromes. Essas ocorrem eventualmente após a anestesia e cirurgia, sem aparente relação tempo-efeito, sendo uma das principais razões que motivou o declínio do uso desse agente. O primeiro tipo caracteriza-se apenas por moderado aumento nas transaminases do fígado, sendo a taxa de mortalidade baixa. A segunda síndrome é mais rara, sendo associada à exposição repetida ao anestésico, em geral em curtos intervalos, havendo desenvolvimento de disfunção hepática fatal com alto índice de mortalidade. Sugere-se que certos fatores acentuem os riscos de hepatotoxicidade fatal induzida pelo halotano: por exemplo, exposição múltipla, obesidade, sexo (fêmeas são mais suscetíveis) e senilidade. Há controvérsias acerca da causa dessa toxicidade. Alguns trabalhos sugerem que tal efeito tóxico ocorre por ação direta do anestésico nos hepatócitos, ocasionando diminuição do aporte de oxigênio para o fígado. Esse mecanismo envolveria também o enflurano e o isoflurano. Outra hipótese afirma que as lesões hepáticas ocorrem por uma resposta imunológica aos fluoretos produzidos pelo metabolismo do anestésico. Assim, os anestésicos agiriam como haptenos, que levariam à formação de anticorpos. Nesse sentido, há uma relação bastante estreita entre a ocorrência de disfunção hepática fulminante e a presença de anticorpos específicos para o halotano. Em cavalos, cães e ovelhas, a ocorrência de hepatotoxicidade induzida pelo halotano é bastante rara. A incidência de lesão hepática com enflurano é muito mais baixa que aquela induzida pelo halotano, sendo no homem a ocorrência de disfunção hepática fatal de 1:800.000 pacientes. O isoflurano, por ter uma taxa pequena de biotransformação, produz poucos íons fluoreto e tem potencial hepatotóxico bem menor.

Um dos fatores limitantes do emprego do metoxiflurano, bem como do enflurano, foi a capacidade desses agentes em lesar o rim, já que com eles ocorria a formação de fluoreto em proporções tóxicas. Essa nefrotoxicidade se caracterizava pela incapacidade de concentrar urina. Não foram relatadas evidências de toxicidade renal para o isoflurano. Em relação ao sevoflurano, a Food and Drug Administration (FDA – órgão normativo norte-americano) recomendou o emprego de fluxo de gases frescos maior que 1 ℓ/min para procedimentos de até 1 h de duração e de 2 ℓ/min para procedimentos acima de duas horas, para evitar a formação do composto A, que poderia ocasionar nefrotoxicidade. Muitos países não têm essa recomendação, não havendo relatos atuais de toxicidade renal associada ao emprego do sevoflurano. Em relação ao desflurano, como sua taxa de biotransformação é inferior a 0,02%, praticamente não há qualquer chance de ocorrer lesão renal ou hepática.

Os anestésicos inalatórios são capazes de induzir hipertermia maligna. Nessa síndrome observa-se rápido aumento da temperatura, taquicardia, hipotensão, cianose e lesão muscular. Ocorre em indivíduos predispostos geneticamente, que apresentam regulação deficiente de cálcio na membrana do retículo sarcoplasmático. É mais comum em suínos e no homem; entretanto, outras espécies também são suscetíveis. Fatores como estresse, temperatura ambiente alta, infecção, injúria muscular, exercício, uso de bloqueadores neuromusculares, anestésicos gerais e os potentes anestésicos voláteis podem desencadear essa síndrome. O halotano é o agente que apresenta maior potencial para o desenvolvimento da hipertermia maligna, e a administração prévia de tiopental e succinilcolina aumenta sua incidência. O sevoflurano e o desflurano também podem desencadear essa síndrome. O tratamento restringe-se à administração de dantrolene (potente relaxante muscular), bicarbonato de sódio para correção da acidose metabólica, antiarrítmicos e, sobretudo, o resfriamento do paciente. Com a sistematização das técnicas de monitorização durante a anestesia, a capnografia passou a ser um importante aliado no diagnóstico precoce da hipertermia maligna, pois o aumento gradativo da $PaCO_2$, sem que haja sinais de ventilação inadequada, pode ser indicativo da ocorrência dessa síndrome.

No Quadro 13.6 são apresentadas as principais propriedades de diversos anestésicos inalatórios.

USOS CLÍNICOS E ESPECIALIDADES FARMACÊUTICAS

O emprego dos anestésicos inalatórios em Medicina Veterinária é plenamente justificável pelas características que possuem e, sobretudo, pela qualidade da anestesia que promovem. Em anestesia inalatória, a preocupação com a duração da cirurgia não existe; a adequação do plano de anestesia é muito mais fácil do que quando se utilizam apenas anestésicos injetáveis. Atualmente, na realização de determinados procedimentos cirúrgicos, principalmente aqueles em que não há previsão da duração da cirurgia, torna-se fundamental a utilização da anestesia inalatória. Quando são considerados os agentes injetáveis disponíveis, fica mais fácil ainda compreender as vantagens da anestesia inalatória. Os medicamentos injetáveis possuem período hábil extremamente curto e, com exceção dos anestésicos dissociativos, que promovem analgesia somática, são desprovidos de qualquer efeito analgésico; aliado a isso, são amplamente biotransformados pelo fígado e eliminados pelo rim, fato que não ocorre com os modernos agentes inalatórios. Hoje, no Brasil, o emprego dos anestésicos inalatórios é muito difundido, sendo amplamente utilizados em clínicas e hospitais veterinários.

QUADRO 13.6

Principais propriedades dos anestésicos inalatórios.

Propriedade	Óxido nitroso	Halotano	Desflurano	Isoflurano	Enflurano	Sevoflurano
Estrutura química	N_2O	$CF_3-CHBrcL$	$CF_3CFH-OCF_2H$	$CF_3CHCL-O-CHF_2$	$CHFCL-CF_2-O-CHF_2$	$C_4H_3F_7O$
Indução	Rápida	Média	Muito rápida	Rápida	Rápida	Muito rápida
Recuperação	Rápida	Média	Muito rápida	Muito rápida	Rápida	Muito rápida
CAM* (cão)	105	0,87	7,20	1,41	2,20	2,1
Pressão de vapor (mmHg a 20°C)	Gás	243	664	38	172	15
Coeficiente de partição de sangue/gás	0,47	2,3	0,45	1,4	1,9	0,69
Coeficiente de partição de óleo/gás	1,4	224	18,7	97,8	98,5	—
Estabilidade	Estável	Decompõe-se pela luz	Estável	Estável	Estável	Formação do composto A com cal sodada
Inflamável	Não	Não	Não	Não	Não	Não
Explosivo	Não*	Não	Não	Não	Não	Não
Metabolismo	Não ocorre	15 a 20%	0,02%	0,2%	2 a 5%	5%
Sistema nervoso central	Ação excitatória	Aumenta fluxo sanguíneo, depressor	Aumenta fluxo sanguíneo e PIC**	Aumenta fluxo sanguíneo, depressor	Aumenta fluxo sanguíneo, depressor	Não aumenta fluxo com CAM de 1,0, depressor
Sistema cardiovascular	Efeitos sutis	Diminuição do débito cardíaco e da pressão arterial	Similar ao isoflurano	Pouca depressão do débito cardíaco	Depressão similar à do halotano	Diminuição dose-dependente da pressão arterial
Sistema respiratório	Pequenos efeitos	Depressão	Depressão	Depressão	Depressão	Depressão
Sistema neuromuscular	Sem efeitos	Relaxamento moderado	Relaxamento moderado	Relaxamento moderado	Relaxamento moderado	Sem efeitos
Sistema gastrintestinal	Poucos efeitos	Poucos efeitos	—	—	—	—
Fígado	Baixa toxicidade	Poucos efeitos	Baixa toxicidade	Sem efeitos	Sem efeitos	Sem efeitos
Rim	Baixa toxicidade	Ausência de efeitos tóxicos	Sem efeitos	Sem efeitos	Toxicidade elevada em pacientes com insuficiência renal prévia	Sem efeitos
Outras ações	Sem importância	Relaxamento musculatura uterina	—	Relaxamento moderado da musculatura uterina	Relaxamento moderado da musculatura uterina	—

*CAM: concentração alveolar mínima em %. *Quando misturado ao oxigênio e ao éter, favorece a combustão e explosões. **PIC — pressão intracraniana.

Os anestésicos voláteis frequentemente são utilizados após indução anestésica com os agentes injetáveis, visando a manutenção da anestesia. São empregados também em determinados pacientes para a indução, quando, por qualquer motivo, o uso de agentes injetáveis é desaconselhável. Podem ser empregados conjuntamente com todos os agentes utilizados para a medicação pré-anestésica, bloqueadores neuromusculares, anestésicos gerais e agentes dissociativos. São sempre administrados com oxigênio, e, em pequenos animais, a proporção anestésico:oxigênio é variável; em grandes animais recomenda-se o uso de oxigênio a 100%.

O halotano, devido ao seu baixo custo em comparação aos outros agentes, foi, durante muitos anos, o anestésico volátil mais utilizado na Medicina Veterinária. Entretanto, seu emprego hoje quase não se justifica, pois há medicamentos com propriedades muito mais adequadas para a anestesia inalatória. De fato, apesar do isoflurano estar em uso há mais de 4 décadas, a recente mudança de atitude deve-se à queda no custo desse anestésico, tornando-o mais acessível, e também ao aumento do número de profissionais especialistas em anestesiologia. Esses profissionais, conhecendo melhor as propriedades farmacocinéticas e farmacodinâmicas dos dois agentes, dão preferência ao isoflurano por suas características de indução e recuperação mais rápidas, menor biotransformação e menos efeitos deletérios no sistema cardiovascular. Sua utilização, no entanto, não é destituída de riscos, sendo a hipotensão o principal efeito adverso. Em cavalos, a hipotensão está associada à ocorrência de miopatia pós-operatória e recuperação anestésica tardia. A monitorização da pressão arterial é fundamental, sobretudo em pacientes gravemente enfermos e nos equinos, pelos fatos já mencionados. A administração de medicamentos vasoativos para o controle da pressão arterial, durante a anestesia pelo halotano, é portanto comum. Também se recomenda a realização de análise hemogasométrica durante a anestesia, devido à ocorrência frequente de hipercapnia e acidose, principalmente em cavalos, mesmo nos pacientes hígidos. A monitorização com oxímetro de pulso e capnógrafo pode ser bastante útil, mas não substitui a gasometria nos pacientes de risco.

Já o isoflurano é o agente de eleição nos pacientes de alto risco, principalmente nos portadores de nefro- ou hepatopatias. A indução e a recuperação da anestesia são particularmente rápidas com esse agente. Nos neonatos ou em pacientes gravemente enfermos que já se encontram com algum grau de depressão do sistema nervoso central, a indução anestésica com máscara constitui uma excelente opção, porém deve-se ter em mente que o isoflurano tem odor pungente e a indução em animais despertos pode ser difícil. É utilizado em todas as espécies animais.

A experiência com o desflurano em animais é ainda pequena. O alto custo desse medicamento e o fato de exigir vaporizador especial para seu emprego, uma vez que facilmente se volatiza, contribuem para a pequena aceitação desse agente no mercado. O sevoflurano, por outro lado, já foi extensivamente utilizado nas mais diferentes espécies de animais, sendo especialmente interessante o fato de promover rápida indução e recuperação da anestesia. Por essa razão, pode ser utilizado na indução anestésica, que ocorre normalmente em 1 a 2 min, principalmente naqueles pacientes nos quais o uso de agentes injetáveis é por algum motivo desaconselhável. A vantagem do emprego do sevoflurano na máscara é que esse agente é muito bem tolerado pelos animais por possuir odor agradável, além de apresentar baixo coeficiente de partição sangue:gás.

No Quadro 13.7 estão citadas as vantagens e desvantagens de alguns anestésicos inalatórios mais empregados em Medicina Veterinária.

QUADRO 13.7
Vantagens e desvantagens do emprego de alguns anestésicos inalatórios.

Anestésico	Vantagens	Desvantagens
Óxido nitroso	Rápida indução e recuperação Analgesia moderada	Baixa potência, uso associado a outros compostos • Anemia e leucopenia • Distensão vísceras/cólica • Hipoxemia
Halotano	Potente Não irritante	Pode causar arritmias Risco de lesão hepática
Metoxiflurano	Potente analgesia	Toxicidade renal Indução e recuperação lentas
Isoflurano	Ausência de toxicidade hepática e renal Rápida indução e recuperação	Custo elevado
Enflurano	Indução e recuperação rápidas	Mioclonias Depressão respiratória Insuficiência renal em pacientes predispostos
Sevoflurano	Indução e recuperação mais rápidas que os demais agentes Pouco biotransformado Preço acessível	Menor estabilidade na cal sodada
Desflurano	Tempo de indução semelhante ao do isoflurano Recuperação mais rápida Pouco biotransformado	Custo elevado

BIBLIOGRAFIA

Auer, J.A.; Garner, H.E.; Amend, J.F.; Hutcheson, D.P.; Salem, C.A. Recovery from anesthesia in ponies: a comparative study of the effects of isoflurane, enflurane, methoxyflurane and halothane. *Equine Veterinary Journal*, 10:18-23, 1978.

Bolliger, D.; Seeberger, M.D.; Kasper, J.; Bernheim, A.; Schumann, M.R.; Skarvan, K.; Buser, P.; Filipovic, M. Different effects of sevoflurane, desflurane, and isoflurane on early and late left ventricular diastolic function in young healthy adults. *British Journal of Anaesthesia*, 104 (5):547-54, 2010.

Doi, M.; Ikeda, K. Respiratory effects of sevoflurane. *Anesthesia Analgesia*, 66:241-244, 1987.

Eger, E.I. II. New inhaled anesthetics. *Anesthesiology*, 80:906-922, 1994.

Evers, A.S.; Crowder, C.M. General anesthetics. In: Hardman, J.G.; Limbird, L.E. *Goodman & Gilman's the pharmacological basis of therapeutics.* 10 ed. McGraw-Hill, New York, pp. 337-365, 2001.

Fantoni, D.T.; Otsuki, D.A.; Ambrosio, A.M.; Tamura, E.Y., Auler Jr., J.O.C. A Comparative Evaluation of Inhaled Halothane, Isoflurane, and Sevoflurane During Acute Normovolemic Hemodilution in Dogs. *Anesthesia Analgesia*, 100:1014–19, 2005.

Mori, T.; Matubayashi, N.; Ueda, I. Membrane expansion and inhalation anesthetics. Mean excess volume hypothesis. *Molecular Pharmacology*, 25:123-140, 1986.

Moeser, A.J; Blikslager A.T; Swanson, C. Determination of minimum alveolar concentration of sevoflurane in juvenile swine. *Research in Veterinary Science*, 84:283-285, 2008.

Mori, T.; Matubayashi, N.; Ueda, I. Membrane expansion and inhalation anesthetics. Mean excess volume hypothesis. *Molecular Pharmacology*, 25:123-140, 1986.

Muir, W.W.; Hubbell, J.A. *Equine e Anesthesia.*. Mosby Year Book, St. Louis, p. 515, 1991.

Naito, Y.; Tamai, S.; Shingu, K.; Fujimori, R.; Mori, K. Comparison between sevoflurane and halothane for paediatric ambulatory anaesthesia. *British Journal of Anaesthesia*, 67:500-505, 1991.

Nociti, J.R. Farmacodinâmica dos anestésicos inalatórios. In: Manica, J. *Anestesiologia. Princípios e Técnicas*. 3 ed. ArtMed, Porto Alegre, pp. 551-557, 2004.

Otsuki, D.A.; Fantoni, D.T.; Holms, C.; Auler Jr, J.O.C. Minimum alveolar concentrations and hemodynamic effects of two different preparations of sevoflurane in pigs. *Clinics*, 65(5):531-7, 2010.

Quasha, A.L.; Eger. E; Tinker, J.H.; Determination and applications of MAC. *Anesthesiology*, 53:315-334, 1980.

Seeman, P. The membrane actions of anesthetics and tranquilizers. *Pharmacology Reviews*, 24:583-655, 1972.

Stevens, W.C.; Kingston, H.G.G. Anestesia Inalatória. In: Barash, P.G.; Cullen, B.F.; Stoelting, R.K. *Tratado de Anestesiologia Clínica*. Ed. Manole, São Paulo, pp. 357-390, 1994.

Taylor, P.M.; Hall, L.W. Clinical anesthesia in the horse: Comparison of enflurane and halothane. *Equine Veterinary Journal*, 17:51-57, 1985.

Thomson, I.R.; Bowering, J.B.; Hudson, R.J.; Frais, M.A.; Rosenbloom, M. A comparison of desflurane and isoflurane in patients undergoing coronary artery surgery. *Anesthesiology*, 75:776-78, 1991.

Wallin, R.F.; Regan, B.M; Napoli, M.D; Stern, I.J. Sevoflurane: a new inhalation anesthesia agent. *Anesthesia Analgesia*, 54:758-766, 1975.

Wedel, D.J.; Gammel, S.A.; Milde, J.H.; Laizzo, P.A. Delayed Onset of Malignant Hyperthermia Induced by Isoflurane and Desflurane Compared with Halothane in Susceptible Swine. *Anesthesiology*, 78:1138-1144, 1993.

Yasuda, N.; Targ, A.G.; Eger, E.I. II. Solubility of I-653, sevoflurane, isoflurane and halothane in human tissues. *Anesthesiology*, 69:370-373, 1989.

14
Anestésicos Intravenosos e Outros Parenterais

- Introdução, *209*
- Classificação, *210*
- Farmacocinética, *211*
- Mecanismo de ação, *213*
- Usos terapêuticos e efeitos colaterais e/ou tóxicos, *214*
- Posologia, *217*
- Bibliografia, *219*

Denise Tabacchi Fantoni • Silvia Renata Gaido Cortopassi • Maria Martha Bernardi

INTRODUÇÃO

Após estudos do sistema cardiovascular realizados por William Harvey em 1628, a administração de medicamentos pela via intravenosa tornou-se passível de ser realizada. Curiosamente, a seringa surgiu dois séculos depois, tendo sido criada por Riynd em 1845, seguida da invenção da agulha hipodérmica por Wood em 1855.

Oré, em 1872, foi o introdutor da anestesia geral intravenosa utilizando o hidrato de cloral em seres humanos. Humbert empregou esse agente pela primeira vez na Medicina Veterinária, administrando-o em equinos em 1875. O hidrato de cloral foi, durante várias décadas, o único agente injetável utilizado amplamente em animais, sobretudo nos bovinos e equinos. Sua administração era realizada pelas vias oral, retal e intravenosa. Até que outros agentes intravenosos fossem descobertos, os anestésicos inalatórios, entre eles o éter e clorofórmio, foram bastante empregados tanto para a indução da anestesia como para a manutenção anestésica. O hidrato de cloral promovia inúmeros efeitos colaterais e, a partir da descoberta do sulfato de magnésio em 1905 por Meltzer e Aue, com o qual passou a ser associado, seu uso tornou-se ainda mais difundido. No entanto, a anestesia com esses dois medicamentos caracterizava-se por recuperação anestésica longa, acompanhada de fenômenos excitatórios e depressão respiratória intensa.

Com o advento dos derivados do ácido barbitúrico, a Anestesiologia sofreu um grande avanço tecnológico com vários agentes anestésicos sendo sintetizados no início do século passado. Entretanto, somente a partir da descoberta do pentobarbital e do tiopental em 1930 e 1933, respectivamente, os barbitúricos passaram a ser empregados amplamente em Medicina Veterinária. Sweeb (1936) foi o introdutor do uso do pentobarbital em animais, administrando-o em equinos. Em 1938, Wright, descrevendo a utilização desse agente também em equinos, relatou que a anestesia obtida se caracterizava por excitação e decúbito prolongado. Marcenac, Bordet e Jaudin, em contrapartida, revelaram resultados satisfatórios ao administrarem tiopental a essa espécie em 1948. Em cães, ambos os agentes eram empregados. Interessante notar que já nos primórdios da Anestesiologia Veterinária, as diferenças existentes entre as espécies, no que diz respeito à suscetibilidade aos medicamentos, já eram conhecidas. O pentobarbital passou a ser utilizado apenas em pequenos animais, e o tiopental, em grandes e pequenos.

Outros agentes, como, por exemplo, o betanaftoxietanol, foram empregados na Anestesiologia Veterinária. Porém, até o surgimento da cetamina muitos anos depois, o hidrato de cloral associado ao sulfato de magnésio, bem como o pentobarbital e o tiopental reinaram quase que absolutos.

A cetamina surgiu em meados da década de 1960, sendo empregada inicialmente em pacientes humanos, vítimas de grandes queimaduras, pois, ao contrário dos barbitúricos, não promovia depressão cardiorrespiratória importante e conferia analgesia. Nos animais silvestres é, certamente, o agente mais utilizado, uma vez que pode ser administrada pela via intramuscular.

O metomidato e o etomidato surgiram na década de 1970. O primeiro foi empregado em larga escala em suínos, embora alguns preconizassem seu uso em equinos. O etomidato nunca se tornou um agente de uso rotineiro em Medicina Veterinária, porém a ausência de efeitos adversos no sistema cardiovascular o torna o agente de primeira escolha em animais portadores de cardiopatias.

O propofol, representante do grupo dos alquilfenóis, também foi sintetizado na década de 1970, sendo os primeiros estudos realizados por Glen em 1980 em coelhos, gatos, porcos e macacos. A primeira formulação do propofol foi preparada em cremofor (um solubilizante) mas, devido à ocorrência de alguns efeitos indesejáveis, como dor à injeção e reações anafiláticas, desenvolveu-se uma formulação alternativa. O uso do propofol conquistou popularidade, principalmente na indução e manutenção da anestesia, por meio de infusão contínua.

CLASSIFICAÇÃO

A classificação dos anestésicos intravenosos é mostrada no Quadro 14.1.

Barbitúricos

Devido à sua versatilidade, os barbitúricos têm grande popularidade em Medicina Veterinária. São substâncias derivadas do ácido barbitúrico, que é combinação do ácido malônico e da ureia (Figura 14.1).

O ácido barbitúrico (2, 4, 6 trióxi-hexa-hidropirimidina) é destituído de atividades depressoras centrais, porém a modificação da sua estrutura é capaz de converter o composto inativo em agente hipnótico com uma variedade de atividades farmacológicas. As substituições podem ser realizadas em um ou mais radicais. Sendo assim, centenas de barbitúricos são teoricamente passíveis de serem obtidos, porém apenas 20 são usados clinicamente e somente 10 como anestésicos gerais.

O anestésico ideal deve apresentar entre 4 e 8 átomos ligados ao C5 da molécula do ácido barbitúrico. Os agentes que apresentam menos de 4 átomos apresentam propriedades hipnóticas leves e aqueles que apresentam mais de 8 átomos podem promover intensos efeitos excitatórios. O tiopental, por exemplo, tem 7 átomos ligados ao C5, possuindo adequada atividade hipnótica.

A classificação dos agentes barbitúricos pode ser baseada na sua estrutura química, levando-se em consideração as substituições na molécula do ácido barbitúrico (Quadro 14.2) ou do período hábil desses agentes (Quadro 14.3).

A substituição do átomo de oxigênio na posição 2 por um átomo de enxofre produz os tiobarbitúricos, substâncias altamente lipossolúveis com início de ação mais rápido e tempo de ação ultracurto. Seus principais representantes são o tiopental e o tiamilal. O pentobarbital (5-etil 5 (1-metil-butil) sódico) pertence ao grupo dos oxibarbituratos, com

QUADRO 14.2
Substituições nos radicais 1, 2 e 4 do ácido barbitúrico e a lipossolubilidade apresentada.

Agente	Substituições			Lipossolubilidade
	R1	R2	R4	
Barbital	Etil	Etil	Oxigênio	1
Fenobarbital	Etil	Fenil	Oxigênio	3
Pentobarbital	Etil	1-metilbutil	Oxigênio	40
Tiopental	Etil	1-metilbutil	Enxofre	600
Tiamilal	Propenil	1-metilbutil	Enxofre	750

QUADRO 14.1
Classificação dos anestésicos intravenosos.

Grupo		Exemplo
Barbitúricos	Tiobarbitúricos	Tiaminal
		Tiopental
	Oxibarbitúricos	Meto-hexital
		Pentobarbital
Compostos imidazólicos		Etomidato
Alquilfenóis		Propofol
Derivados da fenciclidina		Cetamina
		Tiletamina

QUADRO 14.3
Classificação dos barbitúricos conforme a duração de ação.

Classificação	Agente	Período de latência após administração IV	Período hábil
Longa	Barbital	22 min	6 a 12 h
Longa	Fenobarbital	12 min	6 a 12 h
Curta	Pentobarbital	30 a 60 s	60 a 120 min
Ultracurta	Tiopental	15 a 30 s	10 a 20 min
Ultracurta	Tiamilal	15 a 30 s	10 a 20 min
Ultracurta	Meto-hexital	15 a 30 s	5 a 10 min

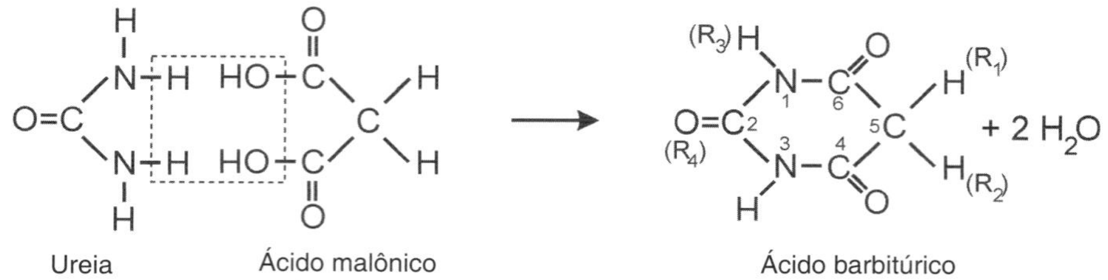

FIGURA 14.1 Estrutura química do ácido barbitúrico obtido a partir da ureia e ácido malônico.

períodos hábil e de latência mais prolongados. Trata-se de anestésico geral muito utilizado em animais de pesquisa. O fenobarbital e o barbital também fazem parte desse grupo, porém seu emprego está restrito ao tratamento de epilepsia e convulsões.

Dos oxibarbituratos metilados, o meto-hexital é o único representante utilizado na prática anestésica. É também classificado como agente de duração ultracurta.

Compostos imidazólicos

Etomidato

O etomidato é potente agente hipnótico, sem propriedades analgésicas. Apresenta-se sob a forma de etil (1 feniletil)-1H-imidazol-5-carboxilato. Foi sintetizado pelos laboratórios de pesquisa da Janssen Pharmaceutica em 1971 (Figura 14.2).

Alquilfenóis

Propofol

O propofol (2,6-di-isopropilfenol) é um líquido hidrófobo à temperatura ambiente (Figura 14.3). É formulado em emulsão aquosa a 1% contendo 10% de óleo de soja, 2,25% de glicerol e 1,2% de fosfolipídeo de ovo purificado, e é estável à temperatura ambiente. Novas formulações de propofol estão sendo disponibilizadas. As nanoemulsões, bem como as microemulsões, são alternativas às emulsões comercialmente disponíveis. Nas nanoemulsões óleo em água, o propofol é combinado com surfactantes biocompatíveis para formar uma emulsão termodinamicamente estável, transparente, que determina menos dor à injeção, maior vida de prateleira e reduzida propensão ao crescimento bacteriano devido à ausência do óleo de soja como nutriente.

Derivados da fenciclidina

Dentre os anestésicos não exclusivos da via intravenosa, têm-se os derivados da fenciclidina, cetamina e tiletamina, que produzem um tipo distinto de anestesia, denominada dissociativa.

Cetamina

A cetamina é quimicamente designada como 2-(O-clorofenil) -2-(metil-amino) -ciclo-hexanona (Figura 14.4). A forma comercial da cetamina é uma mistura racêmica balanceada de seus isômeros (+) e (−). Os isômeros ópticos têm fórmulas estrutural e química semelhantes e diferem apenas no arranjo do átomo de carbono quiral. Embora as propriedades físicas sejam idênticas, apresentam a propriedade de desviar a luz polarizada em sentidos opostos e ocupam posições diferentes no espaço, diferindo nas propriedades farmacodinâmicas e farmacocinéticas. O isômero (+) é descrito ser, aproximadamente, três vezes mais potente como anestésico e duas a quatro vezes mais potente como analgésico quando administrado por via sistêmica. É hidrossolúvel, e uma solução aquosa a 10% tem pH de 3,5.

Devido a essa acidez, possui propriedades irritantes quando administrada pela via intramuscular. Sua lipossolubilidade é de aproximadamente 10 vezes a do tiopental, sendo rapidamente absorvida após sua administração.

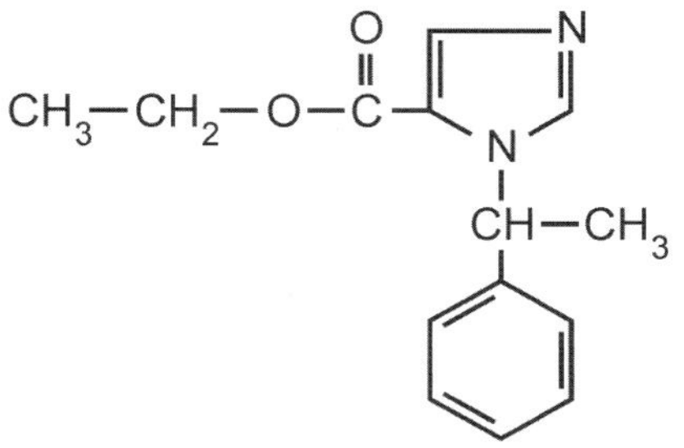

FIGURA 14.2 Etomidato.

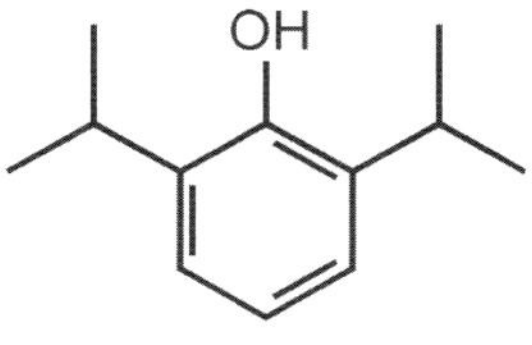

FIGURA 14.3 Propofol.

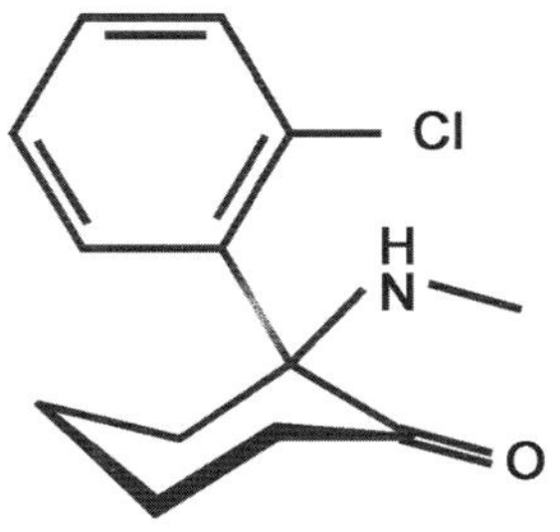

FIGURA 14.4 Cetamina.

Cloridrato de tiletamina

O cloridrato de tiletamina é conhecido quimicamente como 2 (etilamino) 2-(2 tienil) ciclo-hexanona. Comercialmente, está associado ao zolazepam, potente benzodiazepínico.

FARMACOCINÉTICA

Barbitúricos

Embora os barbitúricos possam ser administrados pelas vias oral e retal em crianças, em Medicina Veterinária a via intravenosa é a mais apropriada para promover anestesia ou tratar emergências convulsivas. As injeções perivasculares podem causar inflamação, dor e até mesmo necrose tecidual devido à elevada alcalinidade da solução (pH de 10 a 11).

Uma vez injetado, os efeitos do agente anestésico e o tempo de duração são dependentes de fatores hemodinâmicos e físico-químicos. Os tiobarbituratos apresentam a característica de que, quanto maior a dose inicial, maior a concentração cerebral, fenômeno esse conhecido como tolerância aguda. Quando se administra o agente de forma rápida, o paciente também se recupera rapidamente, fenômeno conhecido como dose maciça. Por outro lado, quando são dadas doses complementares, todos os barbitúricos apresentam o fenômeno denominado efeito cumulativo (retardamento da recuperação anestésica envolvendo todas as características indesejáveis: hipotermia, bradicardia, excitação etc.).

Os barbitúricos são sais sódicos do ácido barbitúrico (ácidos fracos) que, quando dissolvidos na água, ionizam. O grau de ionização é determinado pelo pH do sangue e pKa do agente. A forma não ionizada é farmacologicamente ativa e difunde-se rapidamente pelas células. A um pH de 7,4, 61% do tiopental e 83% do pentobarbital estão na forma não ionizada (ativa). Quando o pH arterial diminui (acidose), há um aumento na quantidade de barbitúrico não ionizado e, portanto, há mais medicamento ativo disponível para entrar na célula e promover anestesia.

A lipossolubilidade é provavelmente a característica mais importante dos tiobarbituratos. São altamente solúveis nos lipídeos, sendo rapidamente captados por todos os tecidos, produzindo rápido início e duração de ação ultracurta.

Na circulação, todos os anestésicos intravenosos estão ligados a proteínas plasmáticas, principalmente albumina, porém o grau de ligação varia segundo o agente usado. Uma vez que apenas os medicamentos livres, não ligados às proteínas, podem se difundir através das membranas celulares, a ligação com proteína diminui a captação pelo tecido e retarda o declínio do nível plasmático durante a fase de distribuição. O grau de ligação à proteína é dependente do pH arterial e alcança um máximo de ligação a um pH de 7,6 ou maior. Quando o pH diminui, há menos ligação proteica e, portanto, mais barbitúrico ativo estará disponível para produzir anestesia geral. Cerca de 70 a 85% do tiopental ligam-se à albumina. A acidose, uremia e hipoalbuminemia (devido à doença hepática, hemodiluição ou parasitismo) aumentam a disponibilidade do agente no encéfalo, ocasionando maior depressão e prolongamento da ação. Assim, somente moléculas do agente na fração livre (não ligada) são capazes de distribuir-se através das membranas. Certas sulfamidas e anti-inflamatórios não esteroides podem reduzir a dose de tiopental necessária para indução da anestesia. Acredita-se que isso ocorra devido à competição por sítios de ligação a proteínas plasmáticas, resultando em elevação da fração de tiopental livre.

A indução e a recuperação da anestesia produzidas pelos tiobarbituratos são dependentes da redistribuição desses agentes nos tecidos. Sua lipossolubilidade faz com que sejam prontamente captados por muitos tecidos. Além disso, a captação tecidual é influenciada pelo fluxo sanguíneo do tecido em questão.

Assim, os tecidos do organismo podem ser classificados em 4 grupos, de acordo com seu fluxo regional (% de débito cardíaco – DC – que vai para um dado compartimento):

- Ricos em vasos sanguíneos: encéfalo, coração, rins etc. (perfazem 6 a 10% da massa corpórea e recebem cerca de 70% do DC)
- Órgãos magros: músculos estriados e pele (50% da massa corpórea e recebem 25% do DC)
- Tecido adiposo (20% da massa corpórea e recebem 4% do DC)
- Pobres em vasos sanguíneos: ossos, cartilagens e tendões (20% de massa corpórea, 1% do DC)

Desse modo, após a administração do tiobarbiturato pela via intravenosa, a concentração é máxima no encéfalo e outros órgãos ricos em vasos em 30 a 45 s, devido ao elevado DC. Há lenta captação do tiobarbiturato pelo compartimento magro; o máximo ocorre em 10 a 15 min após administração e corresponde à recuperação dos tiobarbituratos. A ação ultracurta é consequência da sua redistribuição em tecidos não nervosos (exceto gordura) do corpo. No cão, a redistribuição no compartimento de gordura é máxima em 4 h, com equilíbrio gordura/plasma em 6 h. Os tiobarbituratos são extremamente lipossolúveis e tendem a se instalar na gordura, promovendo efeito sedativo residual, e, quando liberados, são biotransformados pelo fígado e os metabólitos excretados pela urina. A redistribuição não tem ligação significativa com a recuperação dos oxibarbituratos de curta e longa ações.

A biotransformação hepática é o maior fator na determinação do *clearance* plasmático e recuperação da anestesia do oxibarbiturato de curta ação (pentobarbital). No cão, 15% da dose total do pentobarbital são detoxificados por hora. Após cerca de 30 a 45% da dose detoxificada, há recuperação da anestesia. Os tiobarbituratos são primariamente detoxificados no fígado; entretanto, alguma biotransformação também ocorre no encéfalo e no rim. No cão, somente 5% da dose total do tiobarbiturato são biotransformados por hora. Deve-se evitar o uso concomitante de barbitúricos com cloranfenicol, pois este último promove inibição enzimática microssomal, desencadeando maior período de ação dos barbitúricos.

O *clearance* plasmático e recuperação de oxibarbitúricos de longa duração (fenobarbital) são primariamente dependentes da excreção renal, ocorrendo pouca biotransformação hepática. Os metabólitos dos oxibarbitúricos de ação curta são excretados na urina. Os rins têm pouca importância na biotransformação dos tiobarbituratos (menos de 1% da dose administrada aparece inalterada na urina).

Compostos imidazólicos

Aproximadamente 75% do etomidato ligam-se, no plasma, à albumina. São rapidamente distribuídos para o encéfalo, baço, pulmão, fígado e intestino. A duração da anestesia depende da redistribuição do agente e da capacidade de hidrolisar ésteres no fígado e no plasma. Cerca de 87% do agente administrado são excretados na urina (3% inalterados) e 13% por meio da bile. Não tem efeito cumulativo e não se observa tolerância adquirida após doses repetidas.

Alquilfenóis

O propofol apresenta elevado grau de ligação às proteínas plasmáticas: 97 a 98%. A depuração e a distribuição do propofol são rápidas. Essas características farmacocinéticas facilitam seu uso na indução e manutenção da anestesia e, em consequência, a recuperação da anestesia é rápida.

O perfil de concentração sanguínea do propofol, após a administração de única dose em bólus, pode ser descrito pela soma de três funções exponenciais que representam: distribuição do sangue para os tecidos; depuração metabólica do sangue; e depuração metabólica limitada pelo retorno lento do propofol para o sangue a partir de um compartimento profundo, pouco perfundido.

Sua biotransformação é realizada por meio da via hepática e extra-hepática, devido a depuração do propofol ser mais rápida que o fluxo sanguíneo hepático, o que também o torna um anestésico indicado para pacientes hepatopatas. A excreção biliar ocorre em cães com alguma reciclagem êntero-hepática e nova conjugação com sulfato, porém isso não causa nenhum efeito clínico. Sua eliminação se dá em nível renal. Evidências sugerem uma variabilidade do sistema citocromo P-450 envolvido na biotransformação do propofol nas diferentes raças caninas. Isso poderia explicar a recuperação prolongada em Galgos após infusão contínua de propofol. Como se trata de um composto fenólico, pode induzir injúria oxidativa nas hemácias da espécie felina quando administrado repetidamente por vários dias. Essa toxicidade resulta, provavelmente, da habilidade reduzida dos felinos em conjugar fenóis; podem ser observados corpúsculos de Heinz e sinais clínicos de anorexia e diarreia. Devido a essa limitação, pode ocorrer recuperação prolongada em alguns felinos submetidos à infusão contínua desse agente.

Derivados da fenciclidina

Devido ao seu baixo pH, a cetamina é irritante para os tecidos; os animais mostram sinais de dor quando esse agente é administrado pela via intramuscular, porém não promovem edema ou necrose tecidual, como observado com os barbitúricos.

O padrão de biodisposição da cetamina exibe certas semelhanças com o tiopental. Possui rápido início de ação após administração pela via intravenosa ou intramuscular, devido à sua elevada lipossolubilidade. Gatos apresentam decúbito lateral em 90 s após administração intravenosa e 2 a 4 min da injeção intramuscular. Redistribui-se subsequentemente para os tecidos magros. Diferente dos barbitúricos, a redistribuição para gordura não ocorre com as ciclo-hexaminas. Os eventos de distribuição e redistribuição tecidual provavelmente desempenham papel importante na recuperação da consciência, mas, sem dúvidas, a biotransformação hepática é importante para a depuração da cetamina na maior parte das espécies animais, já que menos de 5% do agente podem ser recuperados na urina, na forma inalterada. Em gatos, porém, cerca de 87% do agente é excretado inalterado na urina.

A biotransformação da cetamina é complexa e envolve metabolismo oxidativo em vários locais no anel ciclo-hexanona, bem como N-desmetilação, formando vários metabólitos, entre eles a norcetamina (referida, em literatura mais antiga, como metabólito I). A norcetamina, metabólito quantitativamente importante, tem potência anestésica de aproximadamente 1/5 a 1/3 da cetamina, prolongando assim o efeito anestésico. Na gestação, por causa de sua elevada lipossolubilidade, ela atravessa rapidamente a barreira placentária, atingindo o feto.

Após a administração intramuscular da associação tiletamina-zolazepam, o início da anestesia ocorre em 5 a 12 min e entre 30 e 90 s após aplicação intravenosa. Em cães, a meia-vida plasmática da tiletamina é de 1,2 h, mas somente de 1 h para o zolazepam. Portanto, dependendo da dose, da via de administração, repetições e do procedimento cirúrgico realizado da anestesia com tiletamina, os animais poderão apresentar sinais de excitação na recuperação (vocalização, hipertonia muscular ou até mesmo convulsões). Em gatos, a recuperação é bastante tranquila, pois a meia-vida plasmática do zolazepam é de 4,5 h e a da tiletamina é bem menor: 2,5 h. Além disso, nesses animais, somente 5 a 10% da tiletamina são detectados na urina.

MECANISMO DE AÇÃO

Barbitúricos

Os barbitúricos são potentes hipnóticos que produzem depressão dose-dependente do SNC. Seus efeitos depressores variam desde leve sedação e sono, anestesia geral até completa depressão bulbar que ocasiona o óbito. Os barbitúricos deprimem o córtex, tálamo e áreas motoras do SNC. O sistema reticular mesencefálico é especialmente sensível aos efeitos depressores destes agentes. Esse sistema controla o grau de atividade no SNC, incluindo estado de alerta e sono. Os centros medulares, isto é, o centro termorregulador, vagal, os centros respiratórios e o centro vasomotor também são deprimidos por doses anestésicas de barbitúricos. O mecanismo de ação é complexo, pois os barbitúricos alteram tanto a condutividade iônica de diversos íons como interagem com o complexo receptor do ácido gama-aminobutírico (GABA). No que diz respeito ao GABA, os barbitúricos incrementam sua capacidade de induzir aumento da condutância ao íon cloreto em diferentes locais do SNC, causando hiperpolarização da membrana e, consequentemente, redução da atividade elétrica do SNC. Com relação à condutância dos demais íons (Na^+, Ca^{++}, K^+), os barbitúricos a reduzem através da membrana plasmática, o que resulta em depressão seletiva do sistema reticular mesencefálico e das respostas polissinápticas em todas as porções do encéfalo. Perifericamente, os barbitúricos diminuem a ligação e a seletividade da acetilcolina na membrana pós-sináptica, o que ocasiona excelente relaxamento muscular, potencializando os efeitos dos bloqueadores neuromusculares.

Compostos imidazólicos

Seu mecanismo de ação ainda não foi completamente elucidado. O etomidato também pode modular a neurotransmissão GABAérgica, interferindo com o receptor $GABA_A$. Em concentrações empregadas na clínica, potencia os efeitos do GABA nesse receptor, prolongando o tempo de abertura do canal de cloro e aumentando a probabilidade da abertura destes canais. Ao contrário da afinidade aumentada do receptor GABAérgico produzida pelos barbitúricos, o etomidato parece aumentar o número de receptores GABA disponíveis, possivelmente deslocando inibidores endógenos da ligação com esse neurotransmissor.

Alquilfenóis

O mecanismo de ação do propofol é semelhante ao dos barbitúricos e benzodiazepínicos, visto que potencia a ação do GABA em receptores $GABA_A$, bem como age diretamente induzindo a corrente de cloro na ausência do GABA. Foi demonstrado que esse agente exerce ação pró-GABAérgica, inibindo tanto a taxa de disparos de neurônios dopaminérgicos quanto daqueles não dopaminérgicos.

Derivados da fenciclidina

Os agentes dissociativos têm ações complexas e não totalmente compreendidas na neurotransmissão do SNC. Bloqueiam os receptores muscarínicos dos neurônios centrais e podem potencializar os efeitos inibitórios do GABA. Essas substâncias interferem com a neurotransmissão GABAérgica e bloqueiam o processo de transporte neuronal da serotonina, dopamina e norepinefrina. Há evidências de que os agentes dissociativos potencializam os efeitos dessas catecolaminas por bloquearem sua recaptação. As doses de cetamina necessárias para bloquear os receptores do tipo N-metil-D-aspartato (NMDA) são consideravelmente menores que aquelas necessárias para induzir anestesia cirúrgica, o que explica por que esse anestésico conserva propriedades analgésicas mesmo em doses subanestésicas. Provavelmente interagem com os receptores colinérgicos centrais atuando como antagonistas e com receptores opioides agindo como agonistas. Essa interação com os receptores opioides, especialmente o *sigma*, explicaria as reações de disforia que esses agentes promovem. O aumento da atividade motora observada após a utilização da cetamina é atribuído à sua capacidade de induzir aumento da concentração cerebral de dopamina e serotonina, o mesmo ocorrendo com a hipertonicidade muscular que esses agentes podem induzir.

A cetamina diminui ou altera a resposta do SNC a impulsos sensitivos sem bloquear o tronco cerebral e as vias medulares. Ocorre depressão no tálamo, centros dolorosos e, muito pouco, no sistema reticular mesencefálico. No entanto, em áreas subcorticais e no hipocampo, causa ativação. A analgesia causada pela cetamina é atribuída ao bloqueio da condução de impulsos dolorosos ao tálamo e áreas corticais. A ação anestésica da cetamina requer a presença de córtex cerebral funcional, sendo incapaz de induzir a anestesia em casos de injúria maciça do neocórtex, doenças corticais prévias ou hidrocefalia adiantada.

▼ USOS TERAPÊUTICOS E EFEITOS COLATERAIS E/OU TÓXICOS

Os anestésicos intravenosos podem ser empregados para diferentes finalidades. Normalmente, são utilizados na indução anestésica que será mantida com anestésicos inalatórios ou para a realização de pequenos procedimentos cirúrgicos ou exames diagnósticos que requeiram contenção química de animais de temperamento irascível, nos quais sedação e anestesia local são insuficientes. Em Medicina Veterinária são utilizados isoladamente para promover anestesia em diversos procedimentos cirúrgicos. Seu uso não requer a utilização de aparelhos específicos, os quais são de difícil acesso à maioria dos profissionais devido ao seu alto custo. São de fácil administração, sendo, em alguns casos, empregadas outras vias de administração. O que limita seu uso é o período hábil normalmente curto e a manutenção de plano anestésico adequado, que muitas vezes requer a repetição de doses.

Na dependência da dose e do agente empregado, bem como da via e forma de administração, os anestésicos intravenosos podem promover os mais diferentes graus de depressão do SNC. Essa depressão pode variar desde leve sedação e sono até ausência total de reações do animal frente ao estímulo doloroso.

Deve-se salientar a importância de conhecer cada agente anestésico, pois observa-se, entre os usualmente empregados em anesthesiologia veterinária, grande diversidade de ações relacionadas com a capacidade desses agentes de promover analgesia, relaxamento muscular, hipnose e graus variados de depressão dos aparelhos cardiovascular e respiratório, assim como distintas propriedades farmacológicas.

Barbitúricos

Dentre todos os derivados do ácido barbitúrico, apenas o tiopental é utilizado em anestesia e encontra-se disponíveis no mercado nacional. Emprega-se o tiopental na indução da anestesia que será mantida por intermédio de anestésico inalatório ou para procedimentos de curta duração, uma vez que a duração do efeito desse agente não ultrapassa 10 a 15 min. É utilizado em todas as espécies de animais domésticos e em algumas de animais silvestres.

A administração dos barbitúricos geralmente é precedida de medicação pré-anestésica, que pode ser realizada com fenotiazínicos, agentes agonistas de α_2-adrenoceptores, benzodiazepínicos ou com a associação desses agentes aos opioides. A utilização de tais medicamentos contribui para que a indução e recuperação anestésicas sejam destituídas dos fenômenos excitatórios observados quando os barbitúricos são empregados como agentes únicos. A medicação pré-anestésica também contribui para redução da dose do agente, o que torna a técnica anestésica mais segura. Em cães, quando precedida de fenotiazínico, a dose de tiopental é reduzida à metade daquela como agente único. Associando-se o fenotiazínico ao midazolam, o sinergismo torna-se ainda mais evidente, sendo o decréscimo da dose do barbitúrico de quase 75%.

Após 10 a 20 s da administração de dose padrão de tiopental, observa-se perda da consciência e relaxamento muscular adequado, o que permite fácil intubação traqueal em cães e equinos. Em felinos e suínos, em geral, a intubação requer maior grau de relaxamento, que é obtido quando se utilizam doses maiores do agente indutor, bloqueadores neuromusculares ou prévia dessensibilização da orofaringe com anestésicos locais. Normalmente, em pequenos animais administra-se primeiramente 1/3 ou 1/2 da dose total tanto do tiopental quanto do pentobarbital. Decorridos aproximadamente 15 a 20 s para o tiopental e 30 a 60 para o pentobarbital, injeta-se lentamente o restante da dose, levando-se em consideração a perda gradativa dos reflexos protetores, até que se tenha administrado a dose calculada integralmente, ou quando se tiver alcançado o plano de anestesia adequado para o procedimento em questão. Para obter-se o efeito desejado, é importante que a administração desses agentes seja feita exclusivamente pela via intravenosa. A injeção realizada inadvertidamente no tecido perivascular, além de necrosá-lo, pode prejudicar a técnica anestésica, visto que o plano de anestesia pode não ser alcançado, tornando necessárias doses suplementares que são difíceis de adequar nesse momento. A velocidade de administração também influenciará a ocorrência ou não de efeitos adversos, como apneia e taquicardia acentuada, quando a administração é muito rápida, ou a duração do efeito inferior à esperada, quando esses agentes são injetados muito lentamente.

A repetição da dose de tiopental com o objetivo de prolongar o período hábil anestésico pode tornar a recuperação anestésica extremamente longa e acompanhada de excitação. Em equinos, principalmente, essa prática não é recomendada. Os animais fazem várias tentativas para readquirir a posição quadrupedal, permanecendo com incoordenação motora por várias horas.

Os barbitúricos são importantes depressores respiratórios; reduzem tanto a frequência respiratória quanto o volume minuto. Observa-se comumente apneia após injeção em bólus, podendo ser revertida com manobras simples como pinçamento da orelha, tração da língua, entre outras. Esses agentes deprimem a resposta do centro respiratório às elevações da pressão parcial de dióxido de carbono no sangue arterial ($PaCO_2$), e a hipoxia – ou seja, o estímulo que deflagraria taquipneia compensatória – não ocorre. A capacidade residual funcional diminui em decorrência da depressão do centro respiratório e relaxamento muscular. A depressão respiratória causada pelos barbitúricos em alguns animais pode ser grave a ponto de causar aumento da $PaCO_2$ e diminuição da pressão parcial de oxigênio no sangue arterial (PaO_2).

No sistema cardiovascular, as ações dos barbitúricos são bastante variáveis de acordo com as associações de medicamentos e o estado prévio do animal. Em cães normovolêmicos, após administração de dose anestésica padrão de tiopental, verifica-se taquicardia e aumento da pressão arterial média e do débito cardíaco. Em equinos pode-se verificar redução da pressão arterial, do retorno venoso e inotropismo negativo quando doses excessivamente altas são administradas em bólus. O débito cardíaco encontra-se normalmente diminuído, mas a resistência vascular periférica permanece normal ou ligeiramente aumentada. Em indivíduos hipovolêmicos, as alterações promovidas pelos barbitúricos podem ser mais drásticas. O tiopental, durante a Segunda Guerra Mundial, ficou conhecido como a "droga da eutanásia", pois seu uso nos feridos em campo suscitou alta taxa de mortalidade. Obviamente, isso foi consequência do fato de esses pacientes encontrarem-se em choque hemorrágico. Nessas circunstâncias, ou em outros tipos de instabilidade circulatória (septicemia, arritmias não controladas, insuficiência cardíaca congestiva etc.) qualquer barbitúrico deve ser administrado com grande cautela ou não ser utilizado. O tiopental pode promover arritmias cardíacas de origem ventricular; sensibiliza o miocárdio à ação das catecolaminas, particularmente na presença de halotano, que também é agente arritmogênico.

Os barbitúricos diminuem a pressão intracraniana e, por esse motivo, são indicados em pacientes vítimas de traumatismo craniano. Ocorre decréscimo do consumo de oxigênio cerebral, por redução do metabolismo do tecido nervoso. Diminuem ou não causam alteração da pressão intraocular, sendo particularmente úteis na indução da anestesia em cirurgias de olho aberto. Nos pacientes geriátricos, submetidos a cefalectomia, a associação de midazolam ao tiopental constitui técnica bastante segura e que vem sendo utilizada com sucesso, já que outros agentes não são adequados para as cirurgias oftálmicas.

Os barbitúricos não interferem significativamente nas contrações uterinas. Atravessam a barreira placentária causando efeitos depressores no feto, sendo esses efeitos dose-dependentes. O recém-nascido normalmente apresenta-se com depressão respiratória de grau moderado a grave; não são, por isso, recomendados como agentes de indução nas cesarianas ou em fêmeas no final da gestação.

Compostos imidazólicos

O etomidato é anestésico intravenoso de eleição em pacientes cardiopatas. Em nosso meio, seu uso não é muito difundido, pois alguns efeitos adversos observados após sua administração desencorajam seu emprego.

Promove efeito de ultracurta duração, desencadeando anestesia que não ultrapassa 10 a 15 min. Causa relaxamento muscular razoável, não possuindo ação analgésica. Dor à injeção, mioclonias, excitação e vômitos são episódios frequentes após a administração. As mioclonias podem permanecer durante todo o ato cirúrgico, sendo necessária a administração de relaxante muscular, como o diazepam, para atenuá-las. A mímica do vômito intermitente que ocorre imediatamente após a indução da anestesia no cão é particularmente desagradável para o anestesista e pode ser evitada quando se administra metoclopramida, pela via intramuscular ou intravenosa, no mesmo momento em que se injeta o agente pré-anestésico. O emprego de midazolam imediatamente antes da administração do etomidato reduz a incidência de excitação e mioclonias. A injeção de ambos os agentes deve ser feita o mais lentamente possível.

No sistema cardiovascular, o etomidato não causa qualquer alteração do ritmo cardíaco. Quando comparado com doses equipotentes do propofol ou tiopental, não promove diminuição da pressão arterial, redução da resistência vascular periférica ou depressão da contratilidade miocárdica. A frequência cardíaca também não sofre alterações, sendo, portanto, o débito cardíaco mantido; não sensibiliza o miocárdio às catecolaminas.

Quando utilizado em doses clínicas nos cães (1,0 a 2,0 mg/kg), pode desencadear aumento da frequência respiratória e redução do volume corrente, resultando na manutenção dos valores de volume minuto. Em doses mais elevadas (3,0 mg/kg), pode promover acidose respiratória e hipoxemia moderada com recuperação dos valores da pressão parcial de oxigênio após 10 min. Sua administração é seguida por um breve período de hiperventilação e posterior depressão respiratória. Pode ocorrer apneia transitória, principalmente quando empregado em doses elevadas ou se administrado rapidamente.

O etomidato reduz o fluxo sanguíneo cerebral em até 50%, o metabolismo e a pressão intracraniana, sendo, portanto, indicado em neurocirurgia.

O etomidato foi relacionado, em estudos realizados na década de 1980, como o agente etiológico de óbito de pessoas sedadas com esse medicamento por período prolongado (ao redor de 5 dias), em unidades de terapia intensiva. Esse fenômeno foi atribuído a insuficiência da adrenal pós-infusão prolongada. A atividade endócrina específica é uma inibição, dose-dependente e reversível, da enzima 11-β-hidroxilase, a qual converte o 11-desoxicortisol em cortisol, e, em menor intensidade, uma atividade inibitória sobre 17-α-hidroxilase. Essa atividade promove incremento dos precursores do cortisol, tais como 11-desoxicortisol e 17-hidroxiprogesterona, bem como elevação de ACTH. A inibição enzimática causada pelo etomidato parece estar relacionada com radicais livres originários da estrutura molecular do etomidato, os quais se ligam ao citocromo P450. Essa inibição resulta na diminuição da ressíntese do ácido ascórbico, o qual é requerido para a síntese de esteroides. Em cães, observou-se que seu emprego na indução da anestesia na dose de 2,0 mg/kg reduziu a resposta adrenocortical à anestesia e à cirurgia entre 2 e 6 h após a administração.

Seu índice terapêutico é 16 no cão, o que significa que a dose letal é 16 vezes a dose hipnótica. O etomidato fica praticamente restrito aos cães ou gatos portadores de cardiopatias que justifiquem seu emprego, tendo-se em vista os efeitos desagradáveis observados após seu uso. Sabe-se que sua administração lenta, bem como a associação com opioides ou benzodiazepínicos, minimiza a ocorrência de efeitos adversos e potencializa sua ação.

Alquilfenóis

Anestésico intravenoso de curta duração, o propofol pode ser utilizado em injeção contínua ou em doses repetidas, sem que o despertar ocorra tardiamente. A indução e a recuperação da anestesia geralmente ocorrem de forma bastante satisfatória; observa-se ausência de fenômenos excitatórios quando sedativos são utilizados na medicação pré-anestésica. Pode ocorrer dor à injeção, mas somente quando o propofol é injetado em veia de pequeno calibre; não promove lesão tecidual se administrado fora da veia. Não ocorre analgesia com esse agente e o grau de relaxamento muscular é moderado.

No sistema respiratório promove depressão: após sua administração ocorrem apneia transitória, redução do volume/minuto e da frequência respiratória com aumento da $PaCO_2$ e diminuição da PaO_2, sendo a incidência desses efeitos diretamente proporcional à dose administrada, assim como a velocidade de aplicação do fármaco, a medicação pré-anestésica empregada e a presença prévia de hiperventilação e hiperoxia.

O propofol provoca hipotensão sistêmica resultante da redução da resistência vascular periférica. O índice cardíaco não é afetado de forma acentuada. Seu uso deve ser evitado em indivíduos com função cardiovascular comprometida, no paciente geriátrico ou hipovolêmico.

O propofol promove efeitos adversos mínimos na função hepática, fato evidenciado pela ausência de alterações nos testes de função hepática (alanina aminotransferase – ALT; aspartato aminotransferase – AST; fosfatase alcalina); o mesmo ocorre com a função renal.

Atravessa a barreira placentária, não promovendo efeitos teratogênicos ou depressão importante que inviabilize os fetos. Os filhotes de mães submetidas à cesariana com esse agente mostram-se deprimidos, sendo o grau de depressão dose-dependente.

Pode ser empregado em pequenos e grandes animais e é especialmente útil em situações nas quais a administração de anestesia inalatória é difícil, como, por exemplo, nas salas de radiologia e quando se necessita prolongar a anestesia com doses subsequentes. Nesses casos, a recuperação ocorre no mesmo período de tempo que aquele após administração de dose única, sendo a marcha rapidamente readquirida e quase desprovida de incoordenação motora.

Apesar de o propofol ser considerado atualmente o agente hipnótico mais indicado para a anestesia intravenosa total em cães, seu perfil farmacocinético não é o ideal, pois seu volume de distribuição é superior ao do tiopental sódico. Apresenta como grande vantagem uma taxa de depuração elevada com sua biotransformação rápida pelas vias hepática e extra-hepática, possibilitando que o período de recuperação anestésica seja curto, dependendo da duração da infusão. As taxas de infusão de propofol para a manutenção da anestesia em cães e gatos variam entre 0,2 e 0,8 mg/kg/min, de acordo com o analgésico associado, a medicação pré-anestésica administrada e a duração da manutenção da anestesia.

Derivados da fenciclidina

A cetamina e a tiletamina são os dois únicos representantes da classe das fenciclidinas que se encontram atualmente em uso clínico. O amplo emprego destes agentes em Medicina Veterinária deve-se ao fato de apresentarem margem de segurança elevada, por haver a possibilidade de administração por outras vias além da intravenosa e por serem utilizados em inúmeras espécies de animais domésticos e silvestres.

Os anestésicos dissociativos promovem um tipo de anestesia que difere completamente daquela observada com outros agentes anestésicos. Não se verifica perda de reflexos protetores, os olhos permanecem abertos, as pupilas midriáticas e há ausência de relaxamento muscular. A hipertonia muscular é comum com cetamina, sobretudo se administrada isoladamente. A sialorreia é frequente, principalmente em felinos e ruminantes. A administração prévia de anticolinérgicos para antagonizar esse efeito foi prática muito comum, porém não é indicada. A taquicardia que se observa quando esses dois agentes são associados é extremamente deletéria para o sistema cardiovascular, sobretudo em animais idosos ou portadores de cardiopatias. A cetamina e a tiletamina promovem analgesia intensa no sistema muscular esquelético.

Podem ocorrer movimentos involuntários bruscos durante o ato operatório, sem que estejam associados a dor. A recuperação da anestesia pode ocorrer de forma súbita e acompanhada de excitação. Como os anestésicos dissociativos estimulam determinadas áreas do SNC, são comuns reações de delírio e alucinações no despertar. Em felinos, observa-se frequentemente catalepsia, seguida de ataxia e aumento da atividade motora. Verificam-se hiperreflexia e sensibilidade ao toque também. Em alguns casos, as manifestações de delírio ou excitação podem ocorrer muitas horas após a recuperação da anestesia. Essa reação retardada nunca foi evidenciada com outros agentes anestésicos.

Com o intuito de incrementar o grau de relaxamento muscular, geralmente associam-se à cetamina benzodiazepínicos (midazolam, diazepam), agonistas de α_2-adrenoceptores ou, eventualmente, os fenotiazínicos (para maiores detalhes, ver *Capítulo 17*). Em animais de laboratório, a associação de xilazina e cetamina é prática bastante comum, embora o grau de analgesia obtido não seja intenso e possa ocorrer depressão cardiorrespiratória. A acepromazina, em associação com opioide, seguida da administração de midazolam e cetamina, tem sido empregada em cães e gatos para indução da anestesia com anestésicos inalatórios ou procedimentos de curta duração. A recuperação anestésica em geral é isenta de fenômenos excitatórios. Essa associação é utilizada em outros animais como potros, ovelhas, cabras e porcos. Em cavalos adultos, a cetamina pode ser utilizada em uma série de associações que envolvem o emprego de fenotiazínico, éter gliceril guaiacol, agonistas de α_2-adrenoceptores ou benzodiazepínicos (midazolam ou diazepam). Utilizando-se agonistas de α_2-adrenoceptores, detomidina ou romifidina na medicação pré-anestésica e diazepam seguido da cetamina, obtém-se ótima anestesia caracterizada por indução e recuperação anestésicas suaves e excelente grau de relaxamento muscular. A associação tiletamina-zolazepam promove, durante a recuperação da anestesia, rigidez muscular nas extremidades, sobretudo dos membros pélvicos com apoio característico em pinça. Em cães, o uso de tiletamina-zolazepam pode ser acompanhado de excitação intensa na recuperação, que ocorre com maior frequência que a desejável para um anestésico de uso rotineiro.

A cetamina causa depressão dose-dependente do sistema respiratório. Pode aumentar a $PaCO_2$ e diminuir o pH e a PaO_2, evidenciando a depressão. Diminui a frequência respiratória e o volume/minuto, tornando a respiração arrítmica, caracterizada como apnêustica. Nessa situação, o animal faz uma pausa na inspiração e expira rapidamente.

No sistema cardiovascular, os efeitos da cetamina e da tiletamina são bastante discutíveis. Há quem afirme que estes agentes possuem propriedades simpatomiméticas, promovendo aumento do débito cardíaco e da pressão arterial, e outros que asseguram que são agentes depressores. Em trabalhos experimentais verificou-se incremento de 32% na pressão arterial média e de 37% no débito cardíaco. Alguns autores apontam comportamento bifásico da pressão arterial com decréscimo transitório inicialmente e posterior aumento. No contexto geral, no entanto, tem-se que esses agentes são taquicardizantes, aumentam a pressão arterial, a pressão da artéria pulmonar, de capilares pulmonares, a resistência vascular periférica, a pressão intracraniana e a pressão intraocular. Um dos possíveis mecanismos responsáveis pelos efeitos estimulantes no sistema cardiovascular seria a inibição da captação de norepinefrina nas terminações nervosas. Em animais com insuficiência cardíaca hipertrófica, deve-se evitar seu uso, bem como naqueles portadores de taquiarritmias.

Sua utilização em animais portadores de epilepsia também é contraditória, pois tem-se observado que a cetamina não aumenta a incidência de convulsões em animais propensos. Todavia, seu uso é desaconselhável em pacientes que sofreram traumatismo craniano; pode ser empregado em pacientes portadores de glaucoma e como técnica anestésica para as cirurgias oftalmológicas desde que em associações com benzodiazepínicos.

Após a anestesia com cetamina observa-se aumento na concentração das enzimas hepáticas por 3 a 4 dias. No entanto, em pacientes humanos com disfunção hepática prévia, não houve agravamento do quadro. A cetamina atravessa a barreira placentária prontamente, alcançando altas concentrações no concepto, e cães nascidos de cesárea apresentam-se com sinais de depressão do SNC. O mesmo não ocorre com caprinos, que mostram valores de pressão arterial e frequência cardíaca elevados.

POSOLOGIA

As doses, associações e especialidades farmacêuticas são apresentadas nos Quadros 14.4 e 14.5. A dose do tiopental varia conforme a medicação pré-anestésica utilizada, doença prévia, função cardiovascular e respiratória. A concentração preconizada é de 2,5% para pequenos animais e de 5% para grandes animais, sendo esta diluição realizada com água bidestilada. Após o uso, a solução deve permanecer refrigerada a 4°C, sendo estável por 1 semana.

Solução de Ringer com lactato não deve ser usada para reconstituir qualquer dos barbitúricos, e esses não devem ser misturados com soluções ácidas de outros medicamentos, porque, com a diminuição da alcalinidade, precipita-se sob forma de ácidos livres.

QUADRO 14.4

Doses e associações dos anestésicos intravenosos.

Princípio ativo	Animais	Dose (mg/kg)	Via	Associação
Tiopental	Pequenos animais	25	IV	Sem uso prévio de MPA
		12,5	IV	Uso de MPA simples
	Cães	5 a 6	IV	Uso prévio de acepromazina e midazolam
Etomidato	Camundongos/ratos	45	IP	–
	Hamsters	50 a 90	IP	–
	Pequenos animais	0,5 a 2,0	IV	Dose-dependente da MPA
	Grandes animais	0,2 a 0,5	IV	–
Propofol	Pequenos animais	5 a 7	IV	Uso prévio MPA há redução da dose (30 a 40%)
		0,4/min	IV	Manutenção por meio de infusão contínua
	Equinos	2 a 4	IV	–
		0,2/min	IV	–

(continua)

QUADRO 14.4

Doses e associações dos anestésicos intravenosos. (*continuação*)

Princípio ativo	Animais	Dose (mg/kg)	Via	Associação
Cetamina Tiletamina	Pequenos/grandes	2 a 5	IV	–
	Felinos/felídeos	8 a 10	IM	–
	Cães	10 a 15	IM	–
	Camundongos	150	IP	Associada à xilazina
	Ratos	90	IP	Associada à xilazina
	Hamsters	200	IP	Associada à xilazina
	Cães	2,0 a 3,5	IV	Associada ao zolazepam
		5	IM	Associada ao zolazepam
	Gatos	2,5	IV	Associada ao zolazepam
		1,8 a 2,5	IM	Associada ao zolazepam
	Equinos	0,5 a 1,0	IV	Associada ao zolazepam
	Bovinos/caprinos	2	IV	Associada ao zolazepam
	Ovinos	6	IV	Associada ao zolazepam
	Suínos	3	IM	Associada ao zolazepam
	Coelhos	7,5 a 15,0	IM	Associada ao zolazepam
	Camundongos/ratos/hamsters	25	IM	Associada ao zolazepam

IM: via intramuscular; IP: via intraperitoneal; IV: via intravenosa; MPA: medicação pré-anestésica.

QUADRO 14.5

Especialidades farmacêuticas dos anestésicos intravenosos.

Princípio ativo	Especialidade farmacêutica	Apresentação
Tiopental	Thionembutal®	0,5 ou 1 g
	Tiopental®	
Etomidato	Hypnomidate®	2 mg/mℓ; ampola 10 mℓ
Propofol	Diprivan®	20 mg/mℓ; ampola 10 mℓ
Cetamina	Ketalar®, Ketamin®, Vetanarcol®	50 mg/mℓ
	Dopalen®, Francotar®, Cetamina®	100 mg/mℓ
	Vetaset®	Frasco-ampola 10 mℓ
Tiletamina-zolazepam	Telazol®	100 mg/mℓ, sendo 50 mg/mℓ de cada substância
	Zoletil 50®	50 mg/mℓ, sendo 25 mg/mℓ de cada substância; frasco-ampola 5 mℓ

O etomidato deve ser aplicado lentamente, durante período de 30 a 60 s.

O propofol, quando apresentado como emulsão fluida de óleo em água, tem coloração branca, acondicionado em ampolas de vidro transparente. Por conter lecitina de ovo em sua composição, a emulsão de propofol possibilita o crescimento de microrganismos, de modo que, uma vez que a ampola foi aberta, é necessário seu consumo ou o descarte dela ao término do dia.

A associação da cetamina é preconizada com substâncias que promovam relaxamento muscular, tais como benzodiazepínicos (diazepam ou midazolam), agonistas de α_2-adrenoceptores (xilazina, detomidina, romifidina ou dexmedetomidina), assim como anticolinérgicos (atropina) para reduzirem a salivação profusa induzida.

A tiletamina apresenta-se sob a forma de pó branco, altamente hidrossolúvel, associada ao zolazepam, na proporção de 1/1. A diluição do pó liofilizado (250 mg, sendo 125 mg de cada substância) deve ser feita com água esterilizada (5 mℓ), sendo tal solução estável por 4 dias em temperatura ambiente e por 2 semanas se conservada a 4°C. Preconiza-se, a fim de reduzir a salivação abundante produzida pelos agentes dissociativos, o uso prévio de atropina (exceção feita aos ruminantes e equinos), na dose de 0,025 mg/kg, pela via subcutânea, 15 min antes da aplicação da associação tiletamina-zolazepam.

BIBLIOGRAFIA

Andress, J.L.; Day, T.K.; Day, D.G. The effects of consecutive day propofol anesthesia on feline red blood cells. *Vet Surg*, v. 24, n. 3, pp. 277-282, 1995.

Baker, M.T.; Naguib, M. Propofol: the challenges of formulation. *Anesthesiology*, v. 103, n.4, pp. 860-876, 2005.

Cortopassi, S.R.G. Avaliação da anestesia geral com propofol em cães pré-medicados com acepromazina e alfentanil. São Paulo, 116 p. Dissertação (Mestrado) – Faculdade de Medicina Veterinária e Zootecnia da Universidade de São Paulo, 1993.

Cortopassi, S.R.G.; Holzchuh, M.P.; Fantoni, D.T. Avaliação da anestesia geral com propofol em cães pré-tratados com acepromazina e alfentanil. *Ciência Rural*, v. 30, n. 4, pp. 635-644, 2000.

Cortopassi, S.R.G.; Intelizano, T.R.; Fantoni, D.T.; Otsuki, F.A. Avaliação cardiorrespiratória e oxicapnométrica de diferentes tratamentos com quetamina-S em cães. In: Congresso Brasileiro de Cirurgia e Anestesiologia Veterinária. Goiânia, 4, 2000. Anais. Goiânia: CBCAV, 2000, p. 190.

Davies, C. Excitatory phenomena following the use of propofol in dogs. *Journal of Veterinary Anesthesia*, v. 18, pp. 48-51, 1991.

Dawidowicz, A. L.; Fornal, E.; Mardarowicz, M.; Fijalkowska, A. The role of human lungs in the biotransformation of propofol. *Anesthesiology*, v. 93, p. 992-997, 2000.

Diago, M.C.; Amado, J.A.; Otero, M.; Lopez-Cordovilla, J.J. Antiadrenal action of a subanaesthetic dose of etomidate. *Anaesthesia*, v. 43, pp. 644-5, 1988.

Fantoni, D.T. Avaliação do uso da romifidina isolada como agente pré-anestésico e associada ao tiamilal na anestesia geral de curta duração em eqüino. São Paulo, 110 p. Dissertação (Mestrado) – Faculdade de Medicina Veterinária e Zootecnia da Universidade de São Paulo, 1993.

Fitzgerald, G.; Cooper, J.E. Preliminary studies on the use of propofol in the domestic pigeon (Columba livia). *Res Vet Sci*, v. 49, n. 3, pp. 334-338, 1990

Flecknell, P.; McDonell, W.; Young, S. Anaesthesia of laboratory animals. Short Course. University of Guelph, Ontario, 57 p., 1994.

Fragen, R.J.; Avram, M.J. Anestésicos venosos não opióides. In: Barash, P.G.; Cullen, B.F.; Stoelting, R.K. *Tratado de anestesiologia clínica*. São Paulo, Manole, pp. 283-313, 1993.

Glen, J.B. Animal studies of anaesthetic activity of ICI 35868. *Br. J. Anaesth.*, v. 52, pp. 731-741, 1980.

Hall, L.W.; Clarke, K.W. General pharmacology of intravenous anaesthetic agents. In: Veterinary anaesthesia. 9th ed. London, Baillère Tindall, pp. 90-7, 1991.

Haskins, S.C.; Faver, T.B.; Patz, J.D. Ketamine in dogs. *Am. J. Vet. Res.*, v. 46, pp. 1855-60, 1985.

Ilkiw, J.E.; Haskins, S.C.; Patz, J.D. Cardiovascular and respiratory effects of thiopental administration in hypovolemic dogs. *Am. J. Vet. Res.*, v. 52, n. 4, 576-80, 1991.

Ilkiw, J.E. Other potentially useful new injectable anesthetic agents. *The Veterinary Clinics of North America*, v. 22, n. 2, pp. 281-9, 1992.

Ilkiw, J.E.; Patz, J.D.; Haskins, S.C. Cardiovascular and respiratory effects of propofol administration in hypovolemic dogs. *Am. J. Vet. Res.*, v. 53, n. 12, 2323-7, 1992.

Jacobson, J.D.; Hartsfield, S.M. Cardiovascular effects of intravenous bolus administration and infusion of ketamine-midazolam in dogs. *Am. J. Vet. Res.*, v. 54, n. 10, pp. 1710-1714, 1993.

Lin, H.C.; Thurmon, J.C.; Benson, G.J.; Tranquillli, W.J. Telazol – a review of its pharmacology and use in veterinary medicine. *J. Vet. Pharmacol. Therap.*, v. 16, pp. 383-418, 1992.

Lopez, H.S.; Gallardo, N.P.; Izquierdo, P.; Medina, J.A.C. Anestesia general con propofol en perros mediante infusión continua. Experiencias clínicas. *Veterinaria*, México, v. 5, n. 3, p. 199-205, 1994.

Ludders, J.W. Precautions when using etomidate in veterinary medicine. *The Veterinary Clinics of North America*, v. 22, n. 2, pp. 280-1, 1992.

Lumb, W.V.; Jones, E.W. Veterinary anesthesia. Philadelphia, Lea & Febiger, 693 p., 1984.

Massone, F. *Anestesiologia veterinária*. 2 ed. Rio de Janeiro, Guanabara Koogan, 252 p., 1994.

Matthews, N.S. Etomidate and Telazol. *The Veterinary Clinics of North America – Small animal practice*, v. 29, n. 3, pp. 779-792, 1999.

McKelvey, D.; Hpllingshead, K.W. Anesthetic agents and techniques. In: *Small animal anesthesia*, St. Louis, Mosby-Year Book, pp. 119-62, 1994.

Morey, T. E.; Modell, J.H.; Shekhawat, D.; Shah, D.O.; Klatt, B.; Thomas, G.P.; Kero, F. A.; Booth, M.M.; Dennis, D.M. Anesthetic properties of a propofol microemulsion in dogs. *Anesthesia and Analgesia*, v. 103, n. 4, p. 882-887, 2006.

Muir, W.W. Intravenous anesthetics and anesthetic techniques in horses. In: Muir, W.W.; Hubbell, J.A.E. *Equine anesthesia*. St. Louis, Mosby-Year Book, pp. 281-309, 1991.

Muir, W.W.; Hubbell, J.A.E. Cardiopulmonary and anesthetic effects of ketamine and its enantiomers in dogs. *Am. J. Vet. Res.*, v. 49, n. 4, pp. 530-534, 1988.

Muir, W.W.; Hubbell, J.A.E. *Handbook of veterinary anesthesia*. St. Louis, Mosby, 340 p., 1989.

Muir, W.W.; Mason, D.E. Side effects of etomidate in dogs. *J. Am. Vet. Med. Assoc.*, v. 194, n. 10, 1430-4, 1989.

Paddleford, R.R. General Anesthesia. In: *Manual of small animal anesthesia*. St. Louis, Mosby Year-Book, pp. 31-46, 1989.

Pascoe, P.J. The case for maintenance of general anesthesia with an injectable agent. *The Veterinary Clinics of North America*, v. 22, n. 2, pp. 275-7, 1992.

Peduto, V.A; Concas, A.; Santoro, G.; Biggio, G.; Gessa, G.L. Biochemical and electrophysiologic evidence that propofol enhances GABAergic transmission in the rat brain. *Anesthesiology*, v. 75, n. 6, pp. 1000-9, 1991.

Reves, G.J.; Glass, P.S.A.; Lubarsky, D.A. Nonbarbiturate intravenous anesthesias. In: Miller, R. D. *Anesthesia*. 5th ed. Philadelphia, Churchill Livingstone, pp. 232-256, 2000.

Robertson, S. Advantages of etomidate use as an anesthetic agent. *The Veterinary Clinics of North America*, v. 22, n. 2, pp. 277-80, 1992.

Robertson, S. A.; Johnston, S.; Beemsterboer, J. Cardiopulmonary, anesthetic. and post anesthetic effects of intravenous infusions of propofol in Greyhounds and non-Greyhounds. *American Journal of Veterinary Research*, v. 53, p. 1027-1032, 1992.

Rouby, J.J.; Andreev, A; Leger, P.; Arthaud, M.; Landault, C., Vicaut, E.; Eurin, J.; Gandjbakch, I.; Viars, P. Peripheral vascular effects of thiopental and propofol in humans with artificial hearts. *Anesthesiology*, v. 75, pp. 33-42, n. 1, 1991.

Rushman, G.B.; Davies, N.J.H.; Atkinson, R.S. Intravenous drugs in anaesthesia. In: *A short history of anaesthesia – the first 150 years*. Oxford: Butterworth Heinemann, pp. 70-87, 1996.

Sebel, P.S.; Lowdon, J.D. Propofol: a new intravenous anesthetic. *Anesthesiology*, v. 71, pp. 260-77, 1989.

Short, C.E. Barbiturate anesthesia. In: *Principles & practice of veterinary anesthesia*. Baltimore, Williams & Wilkins, pp. 58-69, 1989.

Short, C.E. Talking about Telazol. *Veterinary Medicine*. Short, C.E. Dissociative anesthesia. In: *Principles & practice of veterinary anesthesia*. Baltimore, Williams & Wilkins, pp. 158-69, 1987.

Smedile, L.E.; Duke, T.; Taylor, S.M. Excitatory movements in a dog following propofol anesthesia. *JAAHA*, v. 32. pp. 365-8, 1996.

Thurmon, J.C. Injectable Anesthetics. In: Thurmon, J.C.; Tranquilli, W.L.; Benson G.J. *Lumb & Jones – Veterinary Anesthesia*. 3 ed. Baltimore, Williams & Wilkins, pp. 210-240, 1996.

Uchida, I.; Li, L.; Yang, J. The role of GABA A receptor a 1 receptor subunit N-terminal domain in propofol potentiation of chloride current. *Neuropharmacology*, v. 36, pp. 11-12, 1997.

Verghese, S. Anesthetic management of the ambulatory pediatric surgery patient. In: McGoldrick, K.E. *Ambulatory anesthesiology: a problem-oriented approach*. Baltimore, Williams & Wilkins, pp. 58-87, 1995.

Way, W.L.; Trevor, A.J. Farmacologia dos anestésicos não-narcóticos intravenosos. In: Miller, R.D. *Tratado de anestesia*. 2 ed. São Paulo, Manole, pp. 821-55, 1989.

White, P.F.; Way, W.L.; Trevor, A.J. Ketamine – Its pharmacology and therapeutic uses. *Anesthesiology*, v. 56, pp. 119-36, 1982.

Wright, M. Pharmacologic effects of ketamine and its use in veterinary medicine. *J. Am. Vet. Med. Assoc.*, v. 180, n. 12, 1462-71, 1982.

Yang, J.; Uchida, I. Mechanisms of etomidate potentiation of $GABA_A$ receptor gate-currents in cultured postnatal hippocampal neurons. *Neuroscience*, v. l, pp. 69-78, 1996.

15 Anestésicos Locais

Silvia Renata Gaido Cortopassi • Denise Tabacchi Fantoni • Maria Martha Bernardi

- Introdução, 221
- Estrutura química, 221
- Propriedades físico-químicas, 222
- Relação estrutura-atividade, 223
- Farmacocinética, 223
- Mecanismo de ação, 224
- Usos, 224
- Associação com outras substâncias, 225
- Efeitos colaterais e/ou tóxicos, 225
- Principais anestésicos locais usados em Medicina Veterinária, 226
- Bibliografia, 227

INTRODUÇÃO

Há muito tempo se conhecem as propriedades tanto anorexígenas como anestésicas das folhas do arbusto andino *Erythroxylon coca*. O princípio ativo dessas folhas foi isolado em 1860 e denominado cocaína, tendo sido o primeiro anestésico local descoberto. Seu uso clínico foi proposto por dois pesquisadores vienenses, Sigmund Freud e Karl Koller, no final do século XIX. Em 1884, Freud estudou os efeitos da cocaína no sistema nervoso central (SNC) e Koller a introduziu como anestésico local em oftalmologia. No mesmo ano, o pesquisador Hall empregou-a em odontologia e Halmsted, avaliando seus efeitos em troncos nervosos, sugeriu seu emprego em anestesia por bloqueio nervoso. Em 1892, foi sintetizada a procaína, a qual, por não causar dependência nem ser vasoconstritora como a cocaína, substituiu esta última com vantagens, tornando-se o protótipo dos anestésicos locais. Vários outros aminoésteres foram introduzidos posteriormente, incluindo a tetracaína, em 1932, e a cloroprocaína, em 1955. Em 1943, a lidocaína foi sintetizada por Lofgren, e sua introdução clínica 1 ano depois marcou o primeiro uso de uma nova classe de anestésicos locais, as amino-amidas. Outros agentes desse grupo foram desenvolvidos, incluindo mepivacaína (1956), bupivacaína (1957), prilocaína (1959), etidocaína (1971) e ropivacaína (1989).

Os anestésicos locais são agentes que bloqueiam reversivelmente a condução nervosa, quando aplicados localmente no tecido nervoso em concentração apropriada. É importante lembrar que a grande vantagem dos anestésicos locais é seu efeito reversível; após seu emprego há recuperação completa da função nervosa sem que se evidencie dano estrutural nas células ou fibras nervosas. Causam a perda da sensibilidade dolorosa pelo bloqueio da condução nervosa do estímulo doloroso ao SNC, porém não causam perda da consciência, como ocorre com os anestésicos gerais. Sua ação é seletiva e específica. Assim, se aplicados no córtex motor, impedem a geração de impulsos a partir dessa área; quando injetados na pele, impedem a geração e transmissão de impulsos sensoriais. Além disso, o anestésico local, quando aplicado a um tronco nervoso, bloqueia tanto fibras sensitivas como as motoras da área inervada. Outro ponto importante é que o anestésico local deve estar no seu local de ação em concentração suficiente para produzir a perda da sensibilidade dolorosa, o que nem sempre é possível, como nos processos inflamatórios, regiões infeccionadas, abscessos etc. Assim, o anestésico local, por ser base fraca, e o pH local do processo inflamatório muito baixo estão dissociados, e, portanto, somente pequena quantidade do agente está disponível para produzir anestesia local.

ESTRUTURA QUÍMICA

Os anestésicos locais (AL) variam em seus efeitos clínicos, e essas diferenças dependem de sua estrutura química. A maioria dos agentes empregados é constituída de três partes fundamentais: um radical lipofílico e outro hidrofílico, unidos pela cadeia intermediária (Figura 15.1).

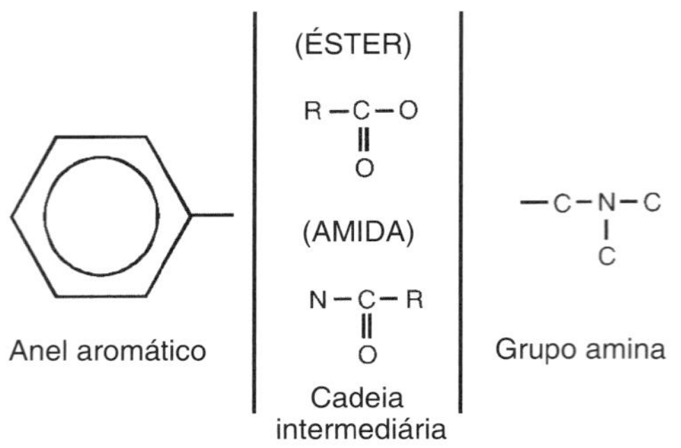

FIGURA 15.1 Fórmula estrutural dos anestésicos locais.

QUADRO 15.1
Qualidades desejáveis de um anestésico local.

Características	Qualidades
Físico-químicas	Solubilidade em água; pH próximo à neutralidade; permitir esterilização; ser estável
Farmacocinéticas	Latência curta para a anestesia; duração suficiente para a cirurgia; inativação rápida; não deixar resíduos; ser compatível com a epinefrina; não ser irritante para os tecidos
Gerais	Ser eficaz sem importar qual o tecido a ser anestesiado; não produzir hiperalgesia, ter baixa toxicidade sistêmica, ter preço acessível

A porção lipofílica é um resíduo aromático derivado do ácido benzoico (cocaína, benzocaína), ácido para-aminobenzoico (procaína, tetracaína) ou a xilidina (lidocaína, bupivacaína). O ácido para-aminobenzoico, por ser uma molécula pequena, pode funcionar como hapteno e determinar reações alérgicas.

A ligação da cadeia intermediária com o resíduo aromático determina algumas propriedades importantes dos anestésicos locais. Assim, quando essa ligação é do tipo éster, como na procaína, o medicamento é rapidamente hidrolisado e, portanto, esse tipo de anestésico local é rapidamente degradado e inativado no organismo. Por outro lado, quando essa ligação é do tipo amida, como é o caso da bupivacaína, sua biotransformação é lenta, tendo então ação duradoura. A hidrofobicidade aumenta tanto a potência, como também a duração do efeito do anestésico local. Isso ocorre porque a ligação do medicamento em locais hidrofóbicos diminui a velocidade de hidrólise pelas esterases plasmáticas e ocorre aumento da distribuição do medicamento no seu local de ação. Além disso, observa-se que a hidrofobicidade aumenta a toxicidade do anestésico local, mas com relação à potência anestésica pouco ou nada contribui.

Com relação à cadeia intermediária, a distância de 6 a 9 Å entre os grupos lipofílicos e hidrofílicos (4 a 5 átomos) é crítica para a ação anestésica. Compostos como anti-histamínicos e fármacos anticolinérgicos apresentam fraca ação anestésica, pois possuem uma cadeia intermediária semelhante à dos anestésicos locais. Até certo ponto, o aumento da cadeia intermediária aumenta também a lipossolubilidade do anestésico local.

A porção hidrofílica (grupo amina) é, em geral, derivada do álcool etílico ou do ácido acético. Moléculas ligadas à porção hidrofílica tornam o agente insolúvel, restringindo seu uso à anestesia tópica de mucosas. O grupo hidrofílico é geralmente uma amina terciária, como é o caso da procaína, porém pode ser uma amina secundária como a butetamina. É a porção ionizável da molécula que vai sofrer a influência do pH do meio e, portanto, é a única que pode ser manipulada pelo anestesiologista. É ela que determina a velocidade de ação do AL.

Os anestésicos locais podem ser classificados segundo o tipo de ligação do resíduo aromático com a cadeia intermediária. Dessa forma, têm-se os anestésicos locais do tipo éster (procaína, cloroprocaína, tetracaína) e do tipo amida (etidocaína, prilocaína, mepivacaína, lidocaína, bupivacaína e ropivacaína).

As qualidades do anestésico local para que ele seja considerado ideal são apresentadas no Quadro 15.1.

Com poucas exceções, os AL são aminas, comportando-se como bases fracas. São instáveis e pouco solúveis em água, daí serem apresentados na forma de sais de ácidos fortes (em geral cloridratos), para que tenham maior estabilidade e sejam hidrossolúveis. Assim, em um frasco de AL encontra-se o agente sob a forma de cloridrato, em solução aquosa. Nessa solução, parte do AL estará na forma ionizada e parte na forma não ionizada. O grau de ionização do AL depende do pKa do agente e do pH do meio e é regido pela equação de Henderson-Hasselbalch:

$$pKa - pH = 5 \log \text{ionizado/não ionizado}$$

Como o pH das soluções de AL é ácido (3,5 a 5,5), principalmente nas soluções contendo epinefrina, a maior parte do AL está na forma ionizada. Ao ser injetado no organismo, é tamponado pelos sistemas tampão teciduais, a equação é desviada no sentido de aumento da forma não ionizada e, assim, o AL pode penetrar nos tecidos. Ao chegar à membrana axonal no lado interno da célula, encontra um território mais ácido, ioniza-se novamente e, assim, tem condições de agir, fazendo interação de cargas com pontos específicos do canal de Na^{+1}.

PROPRIEDADES FÍSICO-QUÍMICAS

Peso molecular. Varia de 220 a 290 dentre os diferentes agentes. Desempenha papel relevante na movimentação dos AL através dos canais de sódio da membrana nervosa, além de ser fator preponderante no grau de permeabilidade através da dura-máter.

Lipossolubilidade. Principal determinante da potência anestésica. O axolema é composto de 90% de lipídeos e apenas 10% de proteínas. Dessa forma, compostos altamente lipossolúveis tendem a penetrar a membrana nervosa mais facilmente. Como exemplo temos que a adição do grupamento butil na porção final da procaína torna essa substância mais lipossolúvel e intrinsecamente mais potente que a procaína. A reposição do grupamento metil com butil na porção lipofílica da mepivacaína leva à formação da bupivacaína (mais lipossolúvel e três a quatro vezes mais potente).

Grau de ionização. O início do bloqueio de condução está diretamente ligado à proporção de formas não ionizadas. O período de latência depende do pKa da substância e do pH do meio. Assim, quanto maior o valor do pKa, menor quantidade da forma não ionizada está presente. Por exemplo, lidocaína/etidocaína possuem pKa 7,7; no pH 7,4, aproximadamente 65% dessas drogas estarão na forma ionizada e 35% na forma não ionizada; tetracaína pKa 8,6 a 5% na forma não ionizada e 95% catiônica; bupivacaína pKa 8,1 a 15% na forma não ionizada. Dessa forma, o período de latência da lidocaína e da etidocaína é mais curto em relação aos demais agentes (Quadro 15.2).

Ligação às proteínas plasmáticas. A duração de ação está primariamente relacionada ao grau de afinidade proteica dos vários AL (Quadro 15.2).

RELAÇÃO ESTRUTURA-ATIVIDADE

Modificações na estrutura química de um AL alteram seus efeitos farmacológicos. Por exemplo, alongando-se a cadeia intermediária ou aumentando-se o número de carbonos da amina terciária ou do anel aromático, obtém-se um fármaco com lipossolubilidade diferente, bem como potência, taxa de biotransformação e período hábil também diferentes.

Na realidade, a adição de um radical butil ao grupo amino do anel benzênico da procaína resulta na tetracaína, que é mais lipossolúvel, 10 vezes mais potente e apresenta uma duração de ação mais longa, relacionada a uma redução de quatro vezes na taxa de biotransformação. Em contrapartida, a introdução de um halógeno (Cl^2) no anel aromático da procaína resulta na formação do cloroprocaína, substância que é hidrolisada três a quatro vezes mais rapidamente pela colinesterase plasmática. Essa hidrólise rápida limita sua duração de ação e reduz a ocorrência de toxicidade sistêmica.

A adição do grupo butil à extremidade amina da mepivacaína resulta na bupivacaína, que é cerca de 15 vezes mais lipossolúvel e tem uma potência e duração cerca de três a quatro vezes maiores que as da mepivacaína. A etidocaína assemelha-se à lidocaína, porém um grupo propil em lugar de um etil na porção amina e a adição de um grupo etil no carbono α da cadeia intermediária lhe conferem um aumento de 50 vezes na lipossolubilidade e de duas a três vezes na duração de ação.

QUADRO 15.2
Propriedades físico-químicas dos anestésicos locais.

Anestésico	Peso molecular	pKa	Coeficiente de partição	Ligação proteica (%)
Procaína	236	8,9	0,02	6
Tetracaína	264	8,6	4,1	76
Cloroprocaína	271	8,7	0,14	—
Prilocaína	220	7,9	0,9	55
Lidocaína	234	7,7	2,9	65
Mepivacaína	246	7,6	0,8	75
Bupivacaína	288	8,1	28	95
Etidocaína	276	7,7	141	95
Ropivacaína	274	8	9	90 a 95

FARMACOCINÉTICA

O anestésico local atravessa as membranas do nervo por difusão, obedecendo a um gradiente de concentração que depende basicamente da lipossolubilidade do medicamento, do pH do meio e da concentração do medicamento. Sob condições habituais de administração, o pH das soluções dos anestésicos locais é trazido para aquele dos líquidos extracelulares (pH = 7,4), sem levar em consideração o pH da solução injetada. Como os anestésicos locais são bases fracas com pKa que varia de 8 a 9, no pH dos tecidos, os anestésicos locais tendem a ficar em maior proporção na sua forma ionizada, tendo, portanto, maior dificuldade de atravessar as barreiras celulares. No entanto, é essa forma ionizada que é responsável pelo efeito anestésico local. Assim, a penetração do anestésico local se faz gradativamente por meio de sua forma não ionizada e sua ação se dá por meio de sua forma ionizada.

A absorção a partir de diferentes locais é influenciada pelo fluxo sanguíneo do tecido e passagem para o compartimento circulatório, o que é dependente da solubilidade de cada agente. A absorção ocorre na seguinte ordem de magnitude: intercostal > epidural > *plexus* > periférica > subcutâneo.

A absorção é particularmente alta quando os agentes são aplicados de forma tópica na mucosa (p. ex., a lidocaína em forma de *spray* na orofaringe). O agente vasoconstritor pode ser empregado para diminuir a absorção.

A distribuição do anestésico local se faz a partir do momento que ele ganha inadvertidamente a corrente sanguínea. Os anestésicos locais do tipo éster, como a procaína, são rapidamente biotransformados pelas esterases plasmáticas e hepáticas e praticamente não se acumulam no plasma e nos tecidos. Aqueles de biotransformação mais lenta, como a tetracaína, têm o seu processo de distribuição estudado melhor. Os anestésicos locais são primeiro distribuídos aos órgãos de maior perfusão sanguínea, como o cérebro, o fígado, os rins e os pulmões. A seguir, vão para tecidos com suprimento sanguíneo intermediário, como os músculos e, por fim, para os tecidos de menor perfusão, como, por exemplo, o tecido adiposo. A velocidade com que desaparecem da circulação varia de um agente para outro, na dependência da sua lipossolubilidade e ligação às proteínas plasmáticas. Em geral, os anestésicos do tipo amida ligam-se à glicoproteína e, em menor extensão, à albumina. A principal via de biotransformação dos anestésicos locais, tanto com ligações amida como éster, é a hidrólise enzimática. Os derivados do ácido 4-aminobenzoico são hidrolisados primeiro no plasma e depois no fígado por meio de pseudocolinesterases inespecíficas. A hidrólise dos anestésicos locais com ligação do tipo amida ocorre muito lentamente. Uma exceção é o cloridrato de prilocaína, cuja biotransformação é bastante rápida. A bupivacaína não é hidrolisada pelas esterases plasmáticas, mas é conjugada com ácido glicurônico no fígado. Um processo importante na biotransformação dos anestésicos locais é a dealquilação, que ocorre nos microssomos hepáticos. Os metabólitos ou mesmo o anestésico local na sua forma íntegra são excretados quase totalmente pelos rins.

MECANISMO DE AÇÃO

Os anestésicos locais impedem a geração e a condução de impulsos nervosos na membrana nervosa. À medida que o efeito anestésico progride em um nervo, o limiar para a sua excitabilidade elétrica se eleva gradualmente, o potencial de ação declina e a condução do impulso nervoso se torna mais lenta. Portanto, diminui a probabilidade de propagação do potencial de ação e a condução nervosa é reduzida.

O mecanismo de ação dos anestésicos locais envolve interações do mesmo com canais de sódio. Assim, o anestésico local interage com os canais de sódio na parte interna da membrana celular, sob a forma iônica, bloqueando esses canais. É importante lembrar que somente as formas moleculares (não ionizadas) são lipossolúveis e, portanto, o anestésico local tem que penetrar nos tecidos na forma não protonada para depois, dentro da célula, se dissociar e interagir com os canais de sódio (Figura 15.2).

Três sítios distintos têm sido propostos como locais onde os agentes anestésicos possam exercer seu efeito sobre a condutância ao sódio:

- Na superfície da membrana, envolvendo alteração de cargas negativas fixas e o potencial transmembrana, sem alterar o potencial de repouso intracelular
- Na matriz da membrana, envolvendo sua expansão lateral e, desse modo, causando modificações espaciais no canal de sódio
- Em receptores proteicos localizados na face interna da membrana do canal de sódio. Esse modelo de receptor adapta-se a todos os tipos de anestésicos locais específicos e prevê diferentes vias de acesso para as formas ionizadas e não ionizadas por meio de três conformações espaciais diferentes para o canal de sódio: aberta, fechada e inativada. A forma aberta permite a passagem de íons e as formas fechada e inativada não são condutoras. Durante cada potencial de ação, os canais de sódio ciclam de um estado para outro. A afinidade pela configuração fechada é baixa, enquanto a configuração inativada é extremamente favorável à interação. Assim sendo, o anestésico local se liga preferencialmente à forma inativada do canal, não condutora, mantendo-o nessa forma e estabilizando a membrana. Quanto maior o número de canais na forma inativada, maior será a facilidade do bloqueio; da mesma forma, quanto maior a frequência de estímulos de uma fibra, mais canais se abrem, se fecham e se inativam. O bloqueio do canal de sódio é proporcional à frequência dos impulsos despolarizantes, que fazem com que mais canais inativados surjam. Esse fenômeno é denominado de bloqueio uso ou frequência-dependente.

Acredita-se que a combinação dos AL com o receptor proteico localizado no canal de sódio da membrana nervosa contribua para a duração de seu efeito além de sua ligação a proteínas plasmáticas.

USOS

O principal uso dos anestésicos locais é sem dúvida em procedimentos cirúrgicos. Em algumas situações, esse grupo de medicamentos é empregado no alívio das dores intensas, como anticonvulsivante e como antiarrítmico. A atividade anticonvulsivante é comum em todos os anestésicos locais, porém a utilização deles como antiarrítmico é restrita a alguns. Assim, a procainamida, por ser mais estável no organismo, e a lidocaína são indicadas para o tratamento de arritmias ventriculares (ver *Capítulo 26*).

Os anestésicos locais são administrados em regiões próximas do seu local de ação. Assim, a anestesia local pode ser realizada de várias maneiras:

a) Anestesia superficial ou tópica

É o resultado da aplicação do anestésico local sobre a pele ou mucosas para, assim, bloquear as terminações nervosas e provocar a perda da sensibilidade dolorosa. Em geral, são extremamente eficientes quando aplicados em mucosas do olho, nariz e boca. Por outro lado, são pouco eficazes quando utilizados na pele, pois a camada córnea impede sua absorção. Os produtos comerciais podem ser apresentados sob a forma de pomadas ou *spray* e, quando aplicados localmente, produzem *adormecimento* local, útil para o alívio de prurido.

b) Anestesia por infiltração

É o método mais usual do emprego dos anestésicos locais, que são injetados em pequenas quantidades nos tecidos por via intradérmica, subcutânea ou mais profundamente em áreas musculares. Nesse caso, o medicamento se difunde até as terminações nervosas para produzir seu efeito.

c) Anestesia perineural

É obtida por meio do bloqueio da condução do nervo (ou nervos) sensitivo que inerva a região onde será executada a cirurgia. O próprio campo cirúrgico não é tocado, mas é necessário que se leve o anestésico bastante próximo ao nervo a ser bloqueado.

d) Anestesia espinal

Essa anestesia compreende a injeção do anestésico local em alguma parte do canal espinal, paralisando

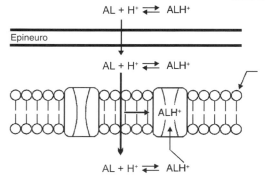

FIGURA 15.2 Mecanismo de ação dos anestésicos locais. O anestésico local penetra no nervo sob a forma molecular (AL + H$^+$), e as formas protonadas (ALH$^+$) não atravessam as membranas celulares. À medida que vai atravessando os vários compartimentos, antes de chegar na fibra nervosa, vai sofrendo novas dissociações e apenas as formas moleculares atravessam barreiras celulares até atingir a fibra nervosa. Nesse local, o anestésico atravessa a membrana de fosfolipídios e, no meio intracelular, novamente se dissocia e a porção protonada vai interagir com o canal de sódio, do lado interno da membrana.

temporariamente regiões do organismo inervadas por aquela área. Na anestesia subaracnóidea, a solução anestésica é introduzida abaixo da aracnoide, em contato direto com o liquor, e, na anestesia epidural ou peridural, a solução é injetada ao redor da dura-máter.

e) Anestesia intravenosa

Realizada por meio da injeção do anestésico local pela via intravenosa. Inicialmente a circulação sanguínea deve ser interrompida por um torniquete e, posteriormente, o anestésico local é injetado no vaso que irriga a região onde ocorreu a estase sanguínea, promovendo anestesia regional por embebição. Cuidados devem ser tomados na retirada precoce (menos de 10 a 15 min) ou tardia (mais de 60 min) do torniquete, evitando, respectivamente, intoxicação por anestésico local e necrose tecidual.

f) Anestesia intra-articular

Utilizada com fins diagnósticos principalmente em equinos.

g) Métodos alternativos

A anestesia local pode ser conseguida por meio de métodos alternativos que não envolvem a administração de medicamentos. Praticou-se por muito tempo a pressão sobre troncos nervosos e pressão sobre vasos sanguíneos para produzir isquemia tecidual, a qual se traduz por uma anestesia local. Em ambos os casos, a anestesia é periférica com relação ao ponto de aplicação da pressão.

Mais recentemente, o frio tem sido um recurso empregado para produzir anestesia regional de um apêndice ou anestesia local de um tecido. Essa crioanestesia é realizada mediante pulverização da pele com líquidos voláteis, como, por exemplo, o cloreto de etila. Uma vez que essas substâncias evaporam muito rapidamente, ocorre grande perda de calor na pele, provocando anestesia. As camadas mais superficiais se congelam e se tornam insensíveis. A duração dessa anestesia é apenas o suficiente para realizar pequenas cirurgias.

A acupuntura é uma opção para a anestesia que provoca grande interesse devido a sua eficiência e ausência de riscos. É empregada tradicionalmente na China, sendo atualmente utilizada no Ocidente, nos meios médicos e científicos.

ASSOCIAÇÃO COM OUTRAS SUBSTÂNCIAS

Epinefrina

O recurso de associar epinefrina (vasoconstritores) com os anestésicos locais permite menor absorção sistêmica do anestésico, diminuindo assim o risco do seu emprego, uma vez que são absorvidos lentamente, podendo até ser biotransformados nesse ínterim. Além disso, a duração do seu efeito será aumentada de modo significativo. As concentrações de epinefrina deverão variar desde 1 parte de epinefrina para 50.000 a 200.000 do anestésico local. A absorção sistêmica dos vasoconstritores pode provocar reações indesejáveis como agitação e taquicardia. Devem ser evitados em extremidades ou circulações terminais, uma vez que pode determinar dano hipóxico sem reversão, com isquemia e necrólise de tecidos. Podem também retardar a cicatrização das feridas, promover edema ou necrose local devido, principalmente, a redução do consumo de oxigênio tecidual, que, associada à vasoconstrição, causa hipoxia e lesão local.

Bicarbonato de sódio

Já em 1892, Bignon, ao alcalinizar a solução contendo cocaína, aumentou sua potência anestésica. As soluções comerciais contendo anestésicos tipo amida têm pH entre 3,2 e 6,5, mas, como o pKa varia entre 7,5 e 9,0, menos de 3% do anestésico local está presente como porção não ionizável. Se o pH da solução for elevado, haverá maior quantidade de AL na forma não ionizada e, assim, o início da ação será mais rápido. Entretanto, deve-se ter cuidado em não adicionar bicarbonato demais, pois pode ocorrer precipitação. Clinicamente, a adição de 1,0 mEq de bicarbonato de sódio para cada 10 mℓ de solução de lidocaína a 1,5% aumenta o pH para 7,15 e produz início rápido e mais rápida difusão do bloqueio sensitivo.

Dióxido de carbono

Os anestésicos locais carbonatados têm vida média muito curta e são extremamente caros. Essas soluções apresentam período de latência mais curto decorrente da rápida difusão pelos tecidos conjuntivos que circundam os nervos. Além disso, diminuem o pH intraneural; tal redução atrai o anestésico, aumentando a concentração intraneural.

Hialuronidase

A hialuronidase hidrolisa o ácido hialurônico, facilitando a difusão dos anestésicos locais. Os proponentes do emprego dessa enzima sugerem que há aumento do sucesso de várias técnicas regionais e prevenção da formação de hematoma caso uma artéria seja puncionada. Entretanto, a adição de hialuronidase pode aumentar a concentração do agente anestésico, provocar reações alérgicas e reduzir o período hábil.

EFEITOS COLATERAIS E/OU TÓXICOS

Caso o AL atinja outras membranas excitáveis em quantidade suficiente, seja por sobredose, absorção exagerada ou injeção intravascular, poderá também exercer uma ação estabilizadora. As principais membranas atingidas são as do sistema nervoso central e as do coração. É importante ressaltar que quanto maior potência do agente anestésico, maior sua toxicidade, e que o SNC é mais sensível que o cardiovascular. Os sinais e sintomas de intoxicação pelo AL dependem não só da concentração plasmática, mas também da velocidade com que se estabelece essa concentração.

Os efeitos centrais dos anestésicos locais são concentração-dependente. As concentrações baixas promovem sedação, enquanto as elevadas produzem convulsões. De maneira crescente, os efeitos tóxicos no SNC se manifestam da seguinte forma: dormência, torpor, tremores musculares, perda da consciência, convulsão (grande mal), coma e apneia. A atividade convulsivante dos anestésicos locais resulta do predomínio da depressão de fibras ou centros inibitórios no SNC, desencadeando excessiva atividade excitatória. É importante observar que se trata de um desequilíbrio de forças, e que os circuitos excitatórios também estão inibidos. Dessa forma, ao se utilizar um depressor, será agravada a depressão do SNC. O mecanismo primário pelo qual os AL produzem convulsões se deve ao bloqueio de receptores $GABA_A$.

O tratamento adequado é devolver a oxigenação e corrigir o desequilíbrio ácido-básico, uma vez que, com o predomínio da atividade excitatória, há grande consumo de oxigênio local e consequente acidose. Caso não se consiga ventilar e oxigenar adequadamente, deve-se fazer uso de bloqueadores neuromusculares para facilitar o procedimento. O uso de benzodiazepínicos e barbitúricos deve ser reservado para situações incomuns de convulsões duradouras.

Os efeitos cardiovasculares, em geral, são observados após altas concentrações sistêmicas. O primeiro local de ação é o miocárdio, onde ocorre redução da excitabilidade elétrica, taxa de condução e força contrátil. O mecanismo de cardiotoxicidade dos anestésicos locais baseia-se na cinética de ligação desses agentes com a fibra miocárdica. Da mesma forma que ocorre no nervo, os anestésicos locais ligam-se à fibra miocárdica quando o canal está na forma inativada. No intervalo de repouso diastólico, deve haver tempo suficiente para que o agente se libere do canal da fibra. No caso da bupivacaína, o tempo de ligação é longo; há um padrão de entrada rápida e saída lenta (*fast in–slow out*) e o intervalo diastólico não é suficiente para permitir sua liberação. Assim, a cada ciclo, mais canais vão sendo ocupados até que a depressão do órgão se instale. Em relação à lidocaína, que exibe uma entrada rápida no canal, com saída também rápida (*fast in–fast out*), o intervalo de repouso diastólico é adequado para permitir que os canais sejam liberados.

O fenômeno do bloqueio frequência-dependente é fundamental para explicar a diferença de toxicidade entre a lidocaína e a bupivacaína. Quanto maior a frequência cardíaca, maior a intensidade de bloqueio para a bupivacaína. Ao contrário, com a lidocaína, os efeitos depressores não aparecem enquanto a frequência cardíaca não estiver acima de 150 a 200 batimentos por minuto. No coração, entretanto, em decorrência da faixa de frequência de estímulos, a bupivacaína é considerada 70 vezes mais cardiotóxica que a lidocaína.

Fatores como taquicardia, acidose e hipoxia, que despolarizam a célula miocárdica, agravam o quadro de intoxicação, pois promovem mais ciclos cardíacos e fornecem mais canais inativados para a impregnação pelo anestésico local. Além disso, a acidose local retém o anestésico dentro da fibra, pois, sendo um medicamento de caráter básico, tende a se acumular em territórios de maior acidez.

O melhor tratamento nesses casos é a prevenção. É importante observar as doses empregadas, a técnica proposta e, na ocorrência das reações tóxicas, detectar e promover suporte ventilatório e circulatório o mais rápido possível.

PRINCIPAIS ANESTÉSICOS LOCAIS USADOS EM MEDICINA VETERINÁRIA

O Quadro 15.3 apresenta os anestésicos locais e respectivas especialidades farmacêuticas mais usadas em Medicina Veterinária.

QUADRO 15.3
Classificação e especialidade farmacêutica dos anestésicos locais.

Anestésico	Especialidade farmacêutica	Tipo
Cloridrato de procaína	Cloridrato de procaína	Éster
Cloridrato de lidocaína	Xylocaina®, Xylestin®, Xyloproct®, Novocol®, cloridrato de lidocaína	Amida
Cloridrato de levobupivacaína	Novabupi®	Amida
Cloridrato de tetracaína	Cloridrato de tetracaína	Éster
Cloridrato de bupivacaína	Cloridrato de bupivacaína, Marcaína®, Neocaína®	Amida
Cloridrato de prilocaína	Citanest®, Citocaína®	Amida
Cloridrato de ropivacaína	Naropin®	Amida

Cloridrato de procaína

É menos ativo que a cocaína e menos tóxico que a maioria dos outros anestésicos locais. A anestesia é de curta duração (30 a 60 min), podendo ser prolongada quando se associa um vasoconstritor. A procaína não deve ser empregada junto com as sulfonamidas; esse anestésico local é hidrolisado até o ácido para-aminobenzoico (PABA), competindo, portanto, com as sulfas, e o resultado será a inibição das ações antimicrobianas das sulfonamidas. Devido a suas ações analgésicas, a procaína também é empregada ilegalmente para melhorar o rendimento de cavalos de corrida; no caso de claudicação, esse anestésico local é empregado para sua dissimulação. A dose máxima permitida é de 10 mg/kg (Quadro 15.4).

Cloridrato de tetracaína

É empregado principalmente na anestesia tópica. Sua potência e toxicidade são 10 vezes maiores do que as da procaína. A dose máxima permitida é de 1 mg/kg. A concentração empregada em anestesia ocular é de 0,5% e, em mucosas, de 1 a 2%.

Cloridrato de lidocaína

Tem alto poder de penetração com potência e duração de ação moderadas (60 a 120 min). Apresenta-se sob a forma de gel e colutório (2 a 10%) e em solução (0,5 a 2,0%).

QUADRO 15.4
Uso de procaína.

Anestesia local	Uso	Espécie	Procaína
Anestesia infiltrativa	Caudectomia, descorna, ruminotomia, cesarianas	Canina, caprina e bovina e ruminantes bovinos	1 a 2%
Anestesia epidural de solução a 4%	Cirurgias obstétricas e perineais	Grandes animais	5 a 10 mℓ
Anestesia perineural de solução a 4%	Bloqueia nervos digitais; enucleação	Equina, bovina	2 a 5 mℓ

QUADRO 15.5
Uso de lidocaína.

Anestesia local	Espécie	Lidocaína
Tópica (10%), gel (5%)	Felinos e equinos	Para intubação orotraqueal – *spray* (10%), ou solução (1 a 2%)
Infiltração	Pequenos e grandes animais	0,5 a 2%
Perineural	Pequenos e grandes animais	1 a 2%
Anestesia epidural	Pequenos e grandes animais	1 a 2%
Intra-articular	Principalmente equinos	1 a 2%

Atravessa a barreira placentária, podendo desencadear problemas cardíacos no feto. A lidocaína tem efeito antiarrítmico (1 a 2 mg/kg, IV) e é usada no controle de arritmias ventriculares em cães e gatos. Nos equinos, é indicada no tratamento de íleo pós-operatório. Dentre seus efeitos tóxicos, destacam-se: sonolência, tremores musculares, hipotensão, náuseas e vômitos. Seu período de ação varia entre 60 e 120 min. A dose tóxica de lidocaína no cão varia entre 6 e 10 mg/kg na anestesia infiltrativa, sendo a dose convulsivante de 11 a 20 mg/kg e a letal 16 a 28 mg/kg. O sinal mais comum de intoxicação é convulsão enquanto as bradiarritmias e os distúrbios de condução são mais raros. Já nos equinos, os tremores musculares são os sinais de intoxicação mais frequentes. Na anestesia intravenosa ou de Bier é utilizada na dose de 2,5 a 5,0 mg/kg (Quadro 15.5).

Cloridrato de prilocaína

A potência e a duração de ação são semelhantes às da lidocaína, com menor toxicidade. Em altas doses, pode induzir a formação de metemoglobina, devido ao seu metabólito o-toluidina. O tratamento deve ser realizado com oxigenoterapia e administração de azul de metileno. A dose máxima de prilocaína permitida é de 9 mg/kg com vasoconstritor e de 6 mg/kg sem vasoconstritor.

Cloridrato de bupivacaína

É anestésico local de ação duradoura (2 a 4 h). É cerca de 4 vezes mais potente que a lidocaína. Pode ser empregado em bloqueios nervosos regionais e na anestesia epidural. Sua dose máxima permitida é de 2 mg/kg, sendo a dose convulsivante em cães ao redor de 4,0 mg/kg. As concentrações comumente empregadas variam de 0,125 a 0,75%. A injeção acidental, assim como dose elevada, pode resultar em hipotensão arterial e arritmias cardíacas, incluindo taqui- e fibrilação ventricular e bloqueio atrioventricular. O limiar da cardiotoxicidade pode estar reduzido em pacientes que estão sendo tratados com betabloqueadores e digitálicos. É indicado nas infiltrações, bloqueio de nervos periféricos e anestesia espinal.

Cloridrato de levobupivacaína

É o enantiômero levógero (l ou –) da bupivacaína racêmica, sendo ambas, levobupivacaína e bupivacaína, clinicamente similares. Estudos experimentais demonstraram que tanto o bloqueio motor quanto o sensitivo são também semelhantes. Uma vantagem da levobupivacaína é o menor tempo de instalação de sua ação em relação à bupivacaína racêmica, sendo esse fato importante na prática clínica. A levobupivacaína apresenta menor toxicidade tanto no sistema cardiovascular quanto no SNC. Entretanto, a dose recomendada continua sendo 2 mg/kg e é contraindicada para a anestesia intravenosa.

Cloridrato de ropivacaína

É o primeiro anestésico local utilizado exclusivamente na forma levógira. Possui grupamento amino-amida, estruturalmente bastante similar à bupivacaína, e promove ação de longa duração. Tem propriedades vasoconstritoras intermediárias, não necessitando da adição de epinefrina. Do ponto de vista farmacocinético, após infusão intravenosa, a ropivacaína apresenta uma meia-vida de eliminação mais curta que a bupivacaína ($T_{1/2}$bro = 26 min, $T_{1/2}$bbu = 39 min). É menos cardiotóxica que a bupivacaína e, em doses equipotentes, a ropivacaína produz menor grau de bloqueio motor e maior propensão para bloquear as fibras Aδ e C, propriedades vantajosas para anestesia epidural. Sumarizando, a ropivacaína promove bloqueio sensitivo semelhante ao da bupivacaína, mas o bloqueio motor demora mais para se instalar, sendo menos pronunciado e de menor duração.

Mistura enantiomérica da bupivacaína (S75/R25)

A mistura com excesso enantiomérico de 50% tem tido ampla utilização em nosso meio, sendo-lhe reputada, inclusive, menor toxicidade. A menor toxicidade cardíaca do isômero S(–) seria devida à sua menor afinidade pelos canais de sódio das células cardíacas, inferior àquela do isômero R(+) que foi demonstrada em cobaias. Tais dados, no entanto, devem ser analisados com alguma reserva antes de serem extrapolados para outras espécies animais.

BIBLIOGRAFIA

Arthur, G.R.; Feldman, H.S.; Covino, B.G. Comparative pharmaco-kinectics of bupivacaine and ropivacaine, a new amide local anesthetic. *Anesthesia and Analgesia*, v. 67, pp. 1053-58, 1988.

Butterworth, J.F.; Strichartz, G.R. Molecular mechanisms of local anesthesia: a review. *Anesthesiology*, v. 72, pp. 722-734, 1990.

Carneiro, A.F.; Carvalho, J.C.A. Anestésicos locais. In: Manica, J. *Anestesiologia. Princípios e Técnicas*. 3 ed. Porto Alegre, ArtMed Editora, 2004. pp. 661-671.

Carpenter, R.L.; Mackey, D.C. Anestésicos locais. In: Barash, P.G.; Cullen, B.F.; Stoelting, R.K. Tratado de anestesiologia clínica. São Paulo, Manole, 1993. pp. 447-85.

Carvalho, J.C.A.C. Farmacologia dos anestésicos locais. *Revista Brasileira de Anestesiologia*, v. 44, pp. 75-82, 1994.

Catterall, W.A.; Mackie, K. Local anesthetics. In: Hardman, J.G.; Limbird, L.E. *Goodman & Gilman's the pharmacological basis of therapeutics*. 10 ed. New York, McGraw-Hill, 2001. pp. 367-384.

Covino, B.G.; Vassalo, H.G. *Local anesthetics, mechanism of action and clinical use*. New York, Grune & Straton, 1976. 173 p.

Finucane, B.T. Ropivacaine- a worthly replacement for bupivacaine? *Canadian Journal of Anaesthesia*, v. 37, n. 7, pp. 722-5, 1990.

Lunney, J.; Ettinger, S. J. Cardiac arrhythmias. In: Ettinger, S. J.; Feldman, E. C. Textbook of veterinary internal medicine. Philadelphia, W. B. Saunders, 1995. pp 959-995.

Massone, F. Anestesia Local. In: *Anestesiologia veterinária*. Rio de Janeiro, Guanabara Koogan, 1994. pp. 34-49.

Mazoit, J.X.; Dubousset, A.M. Farmacologia e farmacocinética. In: Saint-Maurice, C.; Steinberg, O.S. *Anestesia regional em crianças*. São Paulo, Manole, 1992. pp. 39-59.

Meyer, G.A.; Lin, H.C.,; Hanson, R.R.; Hayes, T.L. Effects of intravenous lidocaine overdose on cardiac electrical activity and blood pressure in the horse. *Equine Veterinary Journal*, v. 33, pp. 434-437, 2001.

Muir, W.W.; Hubbell, J.A.E. *Handbook of veterinary anesthesia*. St. Louis, The C.V. Mosby Company, 1989. 340 p.

Pereira, R.I.C. Anestésicos locais. In: Yamashita, A.M.; Takaoka, F.; Auler, J.O.C.; Iwata, N.M. *Anestesiologia SAESP*. 5 ed. São Paulo, Atheneu, 2001. pp. 579-595.

Skarda, R.T. Local and regional anesthetic and analgesic techniques: dogs. In: Thurmon, J. C.; Tranquilli, W. J.; Benson, G. J. *Veterinary anesthesia*. 3rd ed. Baltimore, Williams & Wilkins, 1998. pp 426-447.

Stoelting, R.K.; Miller, R.D. Local Anesthetics. In: *Basics of anesthesia*. 4 ed. Philadelphia, Livingstone, 2000. pp. 80-88.

Sugimoto, M.; Ichiro, U.; Fukami, S.; Takenosita, N.; Mashimo, T.; Yoshihya, I. The a and g subunit-dependent effects of local anesthetics on recombinant GABA receptors. *European Journal of Pharmacology*, v. 401, pp. 329-337, 2000.

Vale, N.B. & Leite, J.R. Influência de fármacos adjuvantes da anestesia locorregional na mortalidade pós-ictal pela lidocaína, bupivacaína e pentilenotetrazol. *Revista Brasileira de Anestesiologia*, v. 36, pp. 11-20, 1986.

Vale, N.B. & Leite, J.R. Mudanças na susceptibilidade à convulsão induzida por anestésicos locais na gravidez e lactação. *Revista Brasileira de Anestesiologia*, v. 37, pp. 371-379, 1987.

Valenzuela, C.; Snyders, D.J.; Bennett, P.B. *et al.* Stereoselectivite block of cardiac sodium channels by bupivacaine in guinea pig ventricular myocytes. *Circulation*, v. 92, pp. 3014-3024, 1992.

16 Anticonvulsivantes

João Pedro de Andrade Neto

- Introdução, 229
- Convulsão e epilepsia, 229
- Classificação das crises convulsivas, 229
- Quando utilizar a terapia anticonvulsivante, 231
- Anticonvulsivantes usados em Medicina Veterinária, 231
- Outros anticonvulsivantes, 237
- Fracasso na terapia anticonvulsivante, 238
- Bibliografia, 239

INTRODUÇÃO

Os anticonvulsivantes são medicamentos utilizados em pacientes que apresentam convulsões ou alterações cerebrais, como agressividade, síndrome cerebral etc. São utilizados como medicamento único em cães que apresentam epilepsia idiopática ou em associação a outros medicamentos quando a origem das convulsões se deve a uma alteração metabólica ou orgânica em progressão.

Os anticonvulsivantes agem evitando os diferentes mecanismos que dão início às crises convulsivas: (1) alteração da função da membrana neuronal, que pode conduzir a uma despolarização excessiva; (2) diminuição de neurotransmissores inibitórios, tais como o ácido gama-aminobutírico (GABA), o neurotransmissor inibitório mais amplamente distribuído no sistema nervoso central; (3) aumento dos neurotransmissores excitatórios, como o glutamato; (4) alteração da concentração extracelular de potássio e cálcio. Vários novos medicamentos têm sido utilizados visando ao controle das crises convulsivas, com pouco ou nenhum efeito colateral. Em Medicina Veterinária são utilizados os medicamentos que são lançados no mercado para uso em Medicina Humana, e tentativas terapêuticas são feitas em cães e gatos a fim de se descobrirem a farmacocinética e os efeitos colaterais nessas espécies.

CONVULSÃO E EPILEPSIA

Convulsão é uma alteração comportamental transitória causada por disparos rítmicos, sincronizados e desordenados de populações de neurônios cerebrais. Enquanto a convulsão é definida como um sintoma apresentado pelos animais ou seres humanos, a epilepsia indica recorrência dessas crises. Antigamente definia-se epilepsia como a recorrência de crises sem um processo ativo no cérebro; atualmente a definição segue a mesma preconizada para seres humanos. Assim, quando o paciente apresentar recorrência das crises devido a uma lesão anatômica no cérebro, como, por exemplo, um tumor cerebral, denomina-se **epilepsia sintomática**. Se as crises forem causadas por uma alteração estrutural, mas sem confirmação do diagnóstico, então denomina-se de **epilepsia criptogênica**. Por último, denomina-se **epilepsia idiopática**, quando não se encontra a causa para tais crises convulsivas.

CLASSIFICAÇÃO DAS CRISES CONVULSIVAS

Foram feitas várias tentativas para se classificarem as crises convulsivas em cães, visando auxiliar os clínicos quanto às prováveis causas, localizações e à escolha adequada da medicação a ser usada. Uma classificação utilizada é aquela descrita por Chrisman em 1991. Esse autor classifica as convulsões em: convulsões generalizadas brandas ou graves, convulsões parciais, subdivididas de acordo com a sua localização; e convulsão focal com generalização secundária.

Convulsões generalizadas brandas

Caracterizam-se por alterações motoras em todos os membros, além da musculatura do pescoço e da cabeça, sem a perda de consciência dos pacientes. Esses podem apresentar uma aura ou uma percepção de que a crise está vindo, procurando locais para se abrigar ou procurando o proprietário para confortá-los. Logo em seguida a essa alteração comportamental começam, espontaneamente, contrações clônicas incontroláveis nos membros, pescoço e cabeça; o animal em geral mantém-se em decúbito lateral, ansioso e confuso, mas não inconsciente, e com frequência tenta rastejar até o proprietário. Podem ocorrer nesse período sialorreia moderada a excessiva e, algumas vezes, vômitos. Proprietários relatam que a duração dessas crises varia de 1 a 10 min, mas pode chegar a 1 h, reduzindo-se quando os cães são confortados pelos proprietários. O período pós-ictal caracteriza-se por exaustão e vômitos, se esses não ocorreram no período ictal.

Essas crises generalizadas brandas estão frequentemente associadas a epilepsia idiopática em Poodles, mas também a distúrbios metabólicos e tóxicos.

Convulsões generalizadas graves

Também denominadas crises tônico-clônicas ou "grande mal"; de modo diferente das generalizadas brandas, caracterizam-se pela perda de consciência. Os animais apresentam sialorreia abundante e contrações mandibulares seguidas de contrações tônico-clônicas das musculaturas dos membros, pescoço e face; alguns vocalizam, devido à passagem de ar pela laringe contraída; os olhos em geral mantêm-se abertos com dilatação pupilar bilateralmente. Ocorre também micção ou defecação espontânea pelo relaxamento dos esfíncteres. Durante o período das fases tônico-clônicas os animais não conseguem respirar e tornam-se cianóticos; as vias respiratórias dos cães e gatos raramente se tornam obstruídas pela língua, portanto, devem-se alertar os proprietários quanto aos riscos de acidentes por mordedura ou obstrução das vias respiratórias superiores quando da tentativa de exteriorizar a língua.

A duração da fase ictal é de aproximadamente 30 a 90 s. O período pós-ictal, que varia de alguns minutos até 1 h, é representado pela exaustão do animal com sonolência acentuada ou hiperatividade, andar compulsivo, amaurose devido à dilatação pupilar e desorientação; alguns apresentam-se famintos ou sedentos. As convulsões generalizadas graves estão associadas a distúrbios metabólicos, tóxicos ou a epilepsia idiopática ou verdadeira na maioria das raças de cães e gatos, estando as de longa duração ligadas a distúrbios metabólicos ou tóxicos.

Convulsões parciais

Também chamadas de focais, decorrem de uma descarga focal e envolvem apenas uma região do cérebro. Caracterizam-se pela presença paroxística de espículas ou complexos ponta-onda lentos nas regiões próximas ao foco e com sintomatologia clínica, na dependência da área envolvida. Essas crises parciais estão comumente associadas a uma lesão focal no cérebro causada por uma infecção, a lesão metabólica ou traumática ou, ainda, a neoplasia.

As convulsões parciais podem ser subdivididas em:

- **Convulsão parcial do lobo frontal ou focal motora**: o animal apresenta contrações em musculatura do lado oposto do lobo frontal afetado; a cabeça pode desviar-se para o local da descarga
- **Convulsão parcial do lobo temporal ou psicomotora**: período comportamental anormal com desorientação e confusão mental ou corrida com agressividade, estando associada a descargas neuronais no lobo temporal ou sistema límbico
- **Convulsão psíquica ou de lobo temporal ou occipital**: alterações comportamentais que surgem como alucinações (p. ex., "caçar moscas"); têm sido observadas em Schnauzer e Cavalier King Charles Spaniels
- **Convulsão do lobo parietal ou automutilação**: os pacientes apresentam esporadicamente automutilação de alguma região do corpo ou mesmo a cauda; alguns animais apresentam eletroencefalograma anormal e podem responder à terapia anticonvulsivante. O foco provável está em região sensorial ou somestésica do lobo parietal
- **Convulsão do sistema límbico ou hipotalâmica**: poucos casos de vômitos e diarreia crônica têm sido constatados por descargas no sistema límbico, incluindo o hipotálamo, apresentando espículas nos traçados eletroencefalográficos e melhora após o uso de anticonvulsivantes.

Convulsões focais com generalização secundária

Pacientes com crises focais ou parciais podem apresentar generalização da descarga neuronal a partir do foco para outras regiões do cérebro, resultando em crise generalizada grave; a fase focal pode ser tão rápida que os proprietários relatam ao médico-veterinário apenas a generalização. Esse tipo de convulsão pode ser diagnosticado por meio de uma anamnese acurada, pela presença de espículas ou pontas-ondas nos traçados eletroencefalográficos ou alteração neurológica no exame físico do animal, compatível com uma lesão orgânica em um dos hemisférios cerebrais. Se a causa da convulsão for uma afecção ativa e presente, como encefalite, intoxicação, deficiência nutricional, distúrbios metabólicos ou neoplasias, o animal pode não se recuperar completamente.

Quando o foco estiver em região motora, o animal pode apresentar desvio lateral da cabeça e alteração motora contralateral ao local do foco, que em geral é relatada pelo proprietário. Se a crise se iniciar em uma área não motora, a convulsão focal pode ser ignorada pelos proprietários. Alguns pacientes demonstram alterações focais após a generalização, como andar compulsivo e em círculos do mesmo lado da lesão.

Outras crises

Existem outros tipos de crises convulsivas que não foram ainda perfeitamente caracterizadas. São elas:

- **Ausências**: são muito comuns em seres humanos, caracterizadas por perda transitória e rápida de consciência, associadas ou não a sinais vegetativos e/ou motores e com um padrão eletroencefalográfico típico. Tais crises têm sido descritas em animais, embora não confirmadas. Em Medicina Veterinária elas podem ser confundidas com síncopes ou convulsões focais motoras
- **Convulsões mioclônicas**: caracterizam-se por contrações breves e repentinas de um ou mais músculos. Podem aparecer isoladamente ou desenvolver crises tônico-

clônicas. Esse tipo de crise tem sido descrito em cães idosos que desenvolvem doença de Lafora (epilepsia mioclônica), uma doença de armazenamento. Dorothea Schwartz-Porsche (1994) observou essa crise apenas em Basset Hounds
- **Convulsões clônicas**: caracterizam-se por contrações musculares clônicas. Assemelham-se às convulsões do tipo "grande mal", sem a fase tônica. São encontradas raramente em cães e ocorrem com frequência em gatos. Sem o uso do eletroencefalograma, torna-se difícil distingui-las das convulsões focais complexas ou psicomotoras
- **Convulsões tônicas**: ocorrem principalmente em cães, com ou sem perda de consciência. O tônus muscular está aumentado em todos os músculos esqueléticos. São encontradas primariamente em Poodle, Dachshund e Terrier.

QUANDO UTILIZAR A TERAPIA ANTICONVULSIVANTE

A terapia anticonvulsivante é indicada quando o padrão das crises convulsivas ou a sua frequência estiverem interferindo na vida do animal. Crises generalizadas brandas ou focais esporádicas ou mesmo crises generalizadas graves, não ultrapassando algumas por ano, não necessitam de controle medicamentoso. Por outro lado, quando tais crises se tornarem frequentes ou os proprietários forem afetados emocionalmente por elas, dá-se início à terapia.

Os proprietários devem ser informados sobre a necessidade de manter o tratamento ininterruptamente, a posologia recomendada e a variação individual quanto aos medicamentos e suas dosagens entre os diferentes pacientes. Portanto, uma vez iniciada a terapia, não se deve interrompê-la. É importante também manter os proprietários informados que, nesse período de adaptação, os pacientes poderão apresentar novas crises convulsivas, até o ajuste adequado da dose do medicamento.

Recomenda-se que os proprietários anotem em um calendário as frequências das crises, o número de convulsões por período e a duração das mesmas, auxiliando assim o profissional a avaliar o sucesso ou não da terapia utilizada. Como a maioria das crises convulsivas é controlada e não curada, o sucesso dessa terapia anticonvulsivante depende primariamente da compreensão e cooperação dos proprietários.

Atualmente, escolhe-se um ou no máximo dois medicamentos para o controle das crises, uma vez que a associação de vários agentes pode dificultar a identificação do medicamento que está prejudicando o paciente ou qual deles deve ter sua dose ajustada.

O tratamento das convulsões depende da sua etiologia. Os anticonvulsivantes são indicados em pacientes que apresentam epilepsia idiopática ou adquirida, mas não com doenças em evolução. Pacientes que apresentam convulsões por lesão estrutural requerem terapia adicional dependendo da causa (p. ex., neoplasia, encefalite), enquanto os animais que apresentam convulsões de origem extracraniana têm o seu uso contraindicado, uma vez que a causa das crises deve ser avaliada e eliminada (hipoglicemia, encefalopatia hepática ou renal).

Geralmente, inicia-se o tratamento com fenobarbital, por ser o medicamento que apresenta melhor nível sérico em pouco tempo, com controle das crises, e poucos efeitos colaterais quando usado por período longo. Cerca de 60 a 80% dos animais apresentam sucesso no controle das convulsões empregando-se o fenobarbital como medicamento único. Se as crises persistirem ou os pacientes apresentarem efeitos colaterais, devem-se ajustar as doses ou fazer a determinação sérica desse medicamento.

Quando há persistência da sintomatologia, substitui-se a medicação ou associa-se outro anticonvulsivante, além de se verificar, por meio de exames físicos ou complementares, se o paciente apresenta uma afecção orgânica progressiva, como, por exemplo, uma neoplasia cerebral. Se houver controle parcial do quadro convulsivo com crises brandas em intervalos longos pode-se associar a flunarizina ao barbitúrico; se as crises persistirem com uma intensidade maior pode-se utilizar o bromento de potássio. Cães resistentes a esses medicamentos poderão receber medicamentos mais novos disponíveis no mercado, como a gabapentina ou o topiramato. Em meados da década de 2010, em um consenso realizado por ocasião do congresso do American College of Veterinary Internal Medicine (ACVIM) sobre manejo de convulsões em cães, preconizaram como medicamentos antiepilépticos iniciais eficazes o fenobarbital ou a imepitoína, seguidos do brometo de potássio e, posteriormente, a zonisamida e o levetiracetam, os quais podem ser menos eficazes. A primidona não é recomendada, pois pode ser ineficaz e/ou perigosa para os pacientes.

Se as crises convulsivas estiverem controladas, monitoram-se a função hepática e a medula óssea desses pacientes (os barbitúricos a cada 6 ou 9 meses, enquanto os demais devem ser monitorados a cada 1 ou 3 meses). Uma vez controladas por mais de 6 meses, pode-se retirar, de forma gradativa, o medicamento utilizado e só retornar à dose inicial se houver recidiva das crises.

ANTICONVULSIVANTES USADOS EM MEDICINA VETERINÁRIA

A seguir são apresentados os anticonvulsivantes empregados em Medicina Veterinária para o controle das convulsões.

Fenobarbital

O fenobarbital limita a disseminação da atividade da crise e também eleva o limiar para a mesma, primariamente por meio do aumento da concentração de GABA (ver *Capítulo 14*).

Por via oral, o fenobarbital é absorvido completamente, porém de maneira lenta. A concentração máxima no plasma ocorre várias horas após uma única dose. Cerca de 40 a 60% ligam-se às proteínas plasmáticas, e o medicamento se liga em proporção semelhante aos tecidos, incluindo o cérebro. O pKa do fenobarbital é de 7,3, e até 25% da dose sofrem eliminação renal pH-dependente, em forma inalterada, sendo o restante inativado pelas enzimas hepáticas microssômicas. O principal metabólito, o derivado para-hidroxifenílico, é inativado e excretado parcialmente na urina como glicuronídio conjugado. Outro metabólito do fenobarbital é o derivado N-glicosídio. Os níveis plasmáticos se estabilizam entre 7 e 10 dias e a meia-vida está em torno de 47 a 74 h no cão; é um potente indutor enzimático, aumentando sua própria eliminação, que pode variar entre 30 e 102 h nessa espécie.

Indicação. Convulsões generalizadas e focais, e/ou quando o custo da terapia é o fator a ser considerado, pois é um medicamento de baixo custo.

Dose. A dose recomendada para cães é de 2 a 6 mg/kg a cada 12 h, ao passo que para gatos é de 1 a 5 mg/kg a cada 12 h. O fenobarbital aplicado por via intravenosa pode demorar de 20 a 30 min até que se consiga o efeito anticonvulsivo. Para obter concentrações terapêuticas (20 mg/mℓ) imediatas, pode-se administrar na dose de 12 mg/kg. Se associado ao diazepam por via intravenosa, deve-se administrar o fenobarbital por via intramuscular, o que evita a depressão respiratória e cardiovascular. Os níveis séricos efetivos como medicamento isolado variam de 15 a 40 mg/mℓ.

Efeitos colaterais. Os principais efeitos colaterais produzidos pelo fenobarbital são sedação, hiperatividade paradoxal, poliúria, polidipsia e polifagia; raramente ocorre anemia. Alteração hepática, particularmente se as concentrações plasmáticas estiverem próximas do nível terapêutico máximo, pode ser uma sequela potencialmente letal do tratamento a longo prazo. O aumento das transaminases séricas e da fosfatase alcalina, por si só, não indica dano hepático ou alteração da função hepática, mas pode refletir simplesmente a indução enzimática ocasionada pelo fenobarbital. As provas de função hepática são mais adequadas para refletir o efeito clínico do dano hepático causado pelos agentes anticonvulsivantes. A hepatotoxicidade melhora com a retirada ou a diminuição do medicamento antes da produção de lesões irreversíveis (p. ex., fibrose).

Primidona

O mecanismo de ação da primidona é similar ao do fenobarbital, uma vez que, após sua biotransformação, o metabólito mais potente é o próprio fenobarbital.

A primidona é rápida e quase completamente absorvida após a administração oral. A concentração máxima ocorre geralmente 3 h após a ingestão. A meia-vida plasmática varia, em média, de 5 a 15 h.

Esse medicamento sofre biotransformação no fígado, formando dois metabólitos ativos: fenobarbital e feniletilmalonamida (FEMA). Aproximadamente 40% do medicamento são excretados sem alterações, enquanto o restante se transforma em FEMA não conjugada e, em menor proporção, fenobarbital e seus metabólitos.

Indicação. Convulsões generalizadas e focais. Atualmente, evita-se o uso desse medicamento, uma vez que não tem nenhuma vantagem quando comparado ao uso do fenobarbital e também pelo alto risco de os pacientes apresentarem efeitos colaterais, principalmente hepatotoxicidade.

Dose. Em cães, a dose recomendada é de 35 a 70 mg/kg/dia, divididos em 2 vezes. Não se recomenda a primidona para utilização em gatos, por ser muito tóxica nessa espécie. Uma vez que 85% de primidona são biotransformados em fenobarbital, monitora-se esse metabólito.

Efeitos colaterais. Frequentemente maiores do que aqueles com o fenobarbital: sedação, hiperatividade paradoxal, polidipsia, poliúria e polifagia. A atividade enzimática hepática está mais aumentada com a primidona do que com o fenobarbital, estando a primidona associada a uma frequência alta de hepatotoxicidade.

Fenitoína

A fenitoína, antigamente denominada difenil-hidantoína, tem efeito estabilizador em membranas excitáveis de várias células, incluindo neurônios e células musculares cardíacas. Pode diminuir o influxo de sódio durante o repouso, bem como o influxo de sódio que ocorre durante o potencial de ação ou de polarização por substâncias químicas. Reduz o potencial pós-tetânico e limita o espraiamento da atividade das convulsões, e se a convulsão ocorrer, não será grave.

Após ingestão oral, a fenitoína é absorvida lentamente, distribuindo-se por todos os tecidos. Aproximadamente 90% da substância ligam-se às proteínas plasmáticas, principalmente à albumina. A ligação fracionada dos tecidos, incluindo o cérebro, é quase a mesma do plasma. Menos de 5% do medicamento são eliminados pelos rins sem alteração e o restante é biotransformado, principalmente pelo sistema reticuloendoplasmático do fígado, cujo principal metabólito, o para-hidroxifenílico, é inativo. A meia-vida desse medicamento é de 4 h no cão e de 24 a 108 h no gato.

Indicação. Convulsões generalizadas e focais; raramente utilizada em cães e não recomendada em gatos. Cães que apresentam efeitos colaterais causados pelos outros medicamentos ou refratários aos mesmos ou, ainda, cães de trabalho ou utilizados em espetáculos, nos quais a sedação pode ser um efeito colateral indesejado. Não se recomenda a utilização da fenitoína pela via parenteral em cães, como utilizada em seres humanos.

Dose. Para cães, recomendam-se 20 a 35 mg/kg a cada 6 ou 8 h; o nível sérico efetivo é de 10 a 20 mg/mℓ. Esse medicamento não é recomendado para gatos, mas, se utilizado, devem-se monitorar as concentrações plasmáticas, evitando intoxicação medicamentosa.

Efeitos colaterais. A administração da fenitoína pode causar hepatopatia; raramente verificam-se anemia e hiperplasia gengival. Esse medicamento esporadicamente apresenta sedação como efeito colateral.

Benzodiazepínicos

Dentre as várias substâncias deste grupo, as mais utilizadas em animais são o diazepam, o clonazepam e o clorazepato dipotássico. Os demais benzodiazepínicos praticamente não são utilizados e, quando substituem o diazepam, apresentam praticamente os mesmos efeitos.

Os benzodiazepínicos aumentam a inibição sináptica mediada pelo GABA. O receptor para benzodiazepínico é uma parte integrante do receptor $GABA_A$ (mais detalhes sobre as ações dos benzodiazepínicos são descritos no *Capítulo 17*).

Diazepam

Características. Absorvido por via oral, é rapidamente biotransformado pelo fígado em vários metabólitos predominantemente ativos; o principal metabólito do diazepam, o N-desmetildiazepam, é um pouco menos ativo que o medicamento original e pode funcionar como agonista parcial. Tanto o diazepam quanto o N-desmetildiazepam são lentamente hidroxilados em outros metabólitos ativos como o oxazepam. A meia-vida plasmática do diazepam é de 1 a 2 dias, enquanto a do N-desmetildiazepam é de cerca de 60 h. Menos de 1% do medicamento é eliminado pelos rins de forma inalterada.

Após administração por via intravenosa, o diazepam penetra rapidamente no sistema nervoso central (SNC), sendo, por isso, o anticonvulsivante de eleição em caso de emergência.

Indicação: *Status epilepticus*, convulsões generalizadas e focais, convulsões mioclônicas e crises de ausência.

Não se utiliza o diazepam como anticonvulsivante único em cães, pois desenvolve tolerância em 1 a 2 semanas. Em gatos mantém a sua eficácia, sendo o segundo medicamento de eleição, depois do fenobarbital. Na espécie humana usa-se, em crianças, a administração retal com soluções injetáveis para o controle emergencial das crises; essa opção é também razoável para o uso em cães, assim como a via nasal.

Dose. A dose recomendada para cães de pequeno porte é de 0,5 a 1,0 mg e de 10 a 50 mg para cães de grande porte; para gatos, a dose utilizada é de 1 a 2 mg cada 8 h. Quando se utiliza a via intravenosa, a dose recomendada é de 0,5 a 1,0 mg/kg para cães e gatos.

Efeitos colaterais. Sedação e polifagia. Em gatos, a administração oral pode levar à necrose hepática fulminante aguda.

Clonazepam

É biotransformado principalmente pela redução do grupamento nitro e produz derivados 7-amino inativos. A meia-vida plasmática é de 1 dia. Também é recomendado para uso no *status epilepticus*, convulsões generalizadas e focais, crises de ausência ou convulsões mioclônicas; desenvolve tolerância em cães e pode piorar as convulsões generalizadas tônicas. Esse medicamento é mais efetivo quando utilizado em combinação com o fenobarbital. Até o momento, não se têm relatos de sua utilização em gatos.

A dose recomendada é de 1,5 mg/kg, dividida em 3 doses, e, quando associado ao fenobarbital, recomenda-se 0,06 a 0,2 mg/kg, dividido em 3 a 4 doses. No *status epilepticus* utiliza-se por via intravenosa, na dose de 0,05 a 0,2 mg/kg. Os níveis séricos efetivos estão entre 0,02 e 0,08 mg/mℓ. O efeito colateral é a sedação.

Clorazepato

Após a absorção é descarboxilado rapidamente no estômago e transformado em N-desmetildiazepam, que é absorvido no intestino delgado. O clorazepato dipotássico é indicado para uso em pacientes com convulsões refratárias a outros medicamentos. A tolerância aos efeitos anticonvulsivos do clorazepato não parece desenvolver-se tão rapidamente como com os outros benzodiazepínicos. Por outro lado, a meia-vida desse medicamento é tão curta que precisa ser administrado várias vezes ao dia para se ter o efeito desejado. Alguns autores recomendam a administração a cada 3 h, e observou-se que há desenvolvimento de dependência física tão grande que, quando retirado abruptamente, os cães podem apresentar convulsões levando até à morte. Quando utilizado em associação com o fenobarbital, torna-se mais efetivo. Forrester *et al.* (1993) recomendam 2 mg/kg 2 vezes/dia em cães, mantendo a mesma concentração terapêutica considerada ótima em seres humanos.

A dose recomendada é de 2 a 6 mg/kg/dia, divididos em 2 a 3 doses; quando utilizado com o fenobarbital deve-se aumentar a dosagem. Também não existem relatos até o momento sobre a utilização em gatos. O principal efeito colateral produzido pelo clorazepato é a sedação; alguns pacientes apresentam ataxia e sedação transitória. A hepatotoxicidade também é um efeito colateral em potencial.

Carbamazepina e oxcarbazepina

A carbamazepina e a fenitoína têm ação semelhante nos canais de sódio; ambas parecem produzir uma inibição diferencial de descargas de alta frequência no foco epiléptico e em suas adjacências, com pouco efeito na função neuronal normal. Uma outra ação provável está relacionada com descarga dos neurônios noradrenérgicos do *locus coeruleus*, contribuindo assim para a ação anticonvulsivante desse medicamento.

A carbamazepina é absorvida lenta e irregularmente após administração oral; as concentrações plasmáticas máximas ocorrem geralmente 4 a 8 h após a ingestão oral, mas podem ocorrer até 24 h depois, especialmente após a administração de grandes doses. O medicamento se distribui rapidamente para todos os tecidos, com aproximadamente 75% ligando-se às proteínas plasmáticas, e a concentração no liquor parece ser semelhante à concentração livre no plasma. A carbamazepina é biotransformada no fígado, cujo principal metabólito, 10,11-epóxido, é tão ativo quanto o medicamento original. Tanto a carbamazepina quanto esse metabólito são biotransformados no fígado e eliminados através dos rins. A meia-vida plasmática varia de 10 a 20 h, quando utilizada como medicamento único; quando associada à fenitoína ou ao fenobarbital, a meia-vida é reduzida para 9 a 10 h.

Indicação. Convulsões generalizadas e focais.

Dose. Em cães, recomendam-se 4 a 10 mg/kg/dia, divididos em 2 a 3 vezes, podendo ser associada ao fenobarbital. Em gatos a carbamazepina foi utilizada na dose de 25 mg, 2 vezes/dia, para o controle de comportamento agressivo.

Efeitos colaterais. A administração de carbamazepina pode produzir sedação, nistagmo, vômitos e hepatopatia.

A oxcarbazepina apresenta o mesmo modo de ação da carbamazepina, sem ser biotransformada em epóxido. Na espécie humana e nos gatos é rápida e quase totalmente biotransformada em 10,11-di-hidro-10-hidroxicarbamazepina, que tem as mesmas propriedades do medicamento original. Ao contrário da carbamazepina, esse medicamento não promove indução enzimática. Em cães, a transformação nesse metabólito é mínima, embora a meia-vida seja de apenas 4 h.

Ácido valproico

A hipótese atual para o mecanismo de ação do valproato baseia-se nas interações possíveis com os canais de sódio voltagem-dependentes e em possível acúmulo de GABA (*in vitro*, observou-se que o valproato pode estimular a atividade da glutamato-descarboxilase, e inibir a GABA-transaminase, enzimas responsáveis, respectivamente, pela síntese e degradação do GABA).

Características. O ácido valproico é rápida e totalmente absorvido após administração oral. A concentração plasmática máxima surge em 1 a 4 h, mas pode ocorrer após várias horas se o medicamento for administrado em preparações para absorção entérica ou com as refeições. Aproximadamente 90% se ligam às proteínas plasmáticas. A maior parte do medicamento é biotransformada pelo fígado e excretada na urina; apresenta um metabólito potencialmente ativo que é o ácido 2-propil-2-pentenoico. A meia-vida do ácido valproico é de aproximadamente 15 h, mas pode ser menor quando em associação com outros agentes anticonvulsivantes.

Indicação. Convulsões generalizadas e focais; crise de ausência. Não se recomenda para gatos.

Dose. 15 a 200 mg/kg (divididos em 3 ou 4 doses). Pode ser associado ao fenobarbital.

Efeitos colaterais. Sedação e hepatopatia.

Brometo de potássio

O brometo de potássio era utilizado em seres humanos desde o século XIX, sendo abandonado por ter vários efeitos colaterais nessa espécie. Em Medicina Veterinária, foi introduzido para uso em cães, sem os efeitos colaterais encontrados no homem. Mostrou-se um produto eficaz, diminuindo a frequência das crises convulsivas até o seu controle total.

O mecanismo de ação do brometo de potássio não está perfeitamente elucidado; sugere-se que essa substância agiria mimetizando a ação dos cloretos nos neurônios, alterando a excitabilidade celular e promovendo hiperpolarização dos neurônios.

Esse medicamento não promove a indução enzimática e nem interage com nenhum outro medicamento. A meia-vida é de aproximadamente 16,5 dias e sua eliminação é de 25 dias, e ocorre quase que exclusivamente através dos rins. Em virtude da meia-vida longa desse medicamento, pode-se utilizá-lo 1 vez/dia; alguns autores recomendam fracionar a dose em duas a cinco tomadas diárias, em razão do sabor amargo e da hipertonicidade desse medicamento, evitando distúrbios gastrintestinais. A administração é feita na concentração de 220 mg por cada mℓ de água. Devido ao fato de o brometo competir com os cloretos no nível dos túbulos renais, dietas ricas em cloretos promovem a não reabsorção do brometo, diminuindo com isso a sua concentração plasmática, o que exige um reajuste na dose.

Indicação. Tem sido utilizado com sucesso em cães que apresentam convulsões generalizadas refratárias a outros medicamentos ou que desenvolveram hepatopatia pelo uso dos mesmos. Alguns autores recomendam como medicamento inicial em cães de grande porte. Em gatos, foi realizado um estudo mostrando que o brometo de potássio pode ser eficaz, embora 35 a 42% dos gatos recebendo esse medicamento desenvolvam pneumonite (uma condição semelhante à bronquite asmática idiossincrásica), caracterizada por tosse e um padrão brônquico observado em radiografias torácicas. Esses sintomas desaparecem em 1 a 2 meses após a interrupção do medicamento. Devido à eficácia questionável desse medicamento e ao risco de efeitos colaterais graves, o brometo não é recomendado para uso em gatos.

Dose. Preconiza-se a dose de 22 a 40 mg/kg 1 vez/dia ou dividida em duas tomadas, utilizada como medicação única ou associada a outros anticonvulsivantes, como o fenobarbital. Em gatos, a dose recomendada é de 15 mg/kg, e 2 vezes/dia, sendo a meia-vida de 11 dias para essa espécie. Os níveis séricos efetivos do brometo de potássio utilizado como medicação única variam de 88 a 300 mg/dℓ, ao passo que associado a outros anticonvulsivantes, os níveis alternam-se entre 81 e 240 mg/dℓ.

Efeitos colaterais. O brometo de potássio apresenta como efeito colateral mais frequente ataxia locomotora, principalmente com os membros pélvicos, que desaparece com a redução da dose; raramente favorece o desenvolvimento de pancreatite ou, algumas vezes, hiperatividade. Pode desenvolver-se quadro de dermatite alérgica em pacientes com histórico de atopia. Em alguns animais o brometo de potássio pode promover aumento nos níveis séricos de potássio, principalmente quando ocasionados por distúrbios renais. Nesses animais deve-se substituir o potássio por outro cátion, o sódio; como esse é mais difícil de se solubilizar em água e mais pesado, deve-se diminuir a sua concentração para até 211 mg de brometo de sódio para cada mℓ de água. Em gatos, 35 a 42% desses animais podem desenvolver pneumonite, caracterizada por tosse e um padrão brônquico observado em radiografias torácicas.

Precauções. O brometo de potássio deve ser administrado com o uso de luvas, evitando-se o contato com a pele devido à possibilidade de lesões cutâneas.

Flunarizina

A flunarizina é um bloqueador de canal de cálcio utilizado para a redução do excesso do fluxo de cálcio para dentro dos neurônios, os quais estão associados a um aumento da excitabilidade do neurônio. Até o momento não há nenhuma evidência clínica para a sua indicação como medicamento anticonvulsivante em animais, embora nossa experiência clínica tenha mostrado ser útil como medicamento suplementar, na dose de 1,25 a 10 mg/animal, 2 vezes/dia, em cães ou gatos apresentando crises convulsivas isoladas e pouco frequentes.

Gabapentina

É um aminoácido sintético muito semelhante ao GABA, mas, ao contrário do próprio GABA, ultrapassa a barreira cerebral rapidamente. Essa substância química tem o seu espectro de ação similar ao da carbamazepina e ao da fenitoína; possui características farmacocinéticas que favorecem seu uso, como o fato de não ser biotransformada em seres humanos, ser bem tolerada e ter pouca interação com outros anticonvulsivantes.

Em cães, a gabapentina sofre biotransformação hepática parcial, sendo 30% transformadas em N-metil-gabapentina, mas não ocorre indução apreciável de enzimas microssomais hepáticas. A absorção intestinal depende do sistema transportador de aminoácidos, mostrando propriedade de saturabilidade, o que indica que o aumento da dose não aumenta a quantidade absorvida.

Em cães, a meia-vida é de cerca de 2 a 4 h, requerendo administração frequente para alcançar o nível sérico ideal.

Indicação e dose. Recomenda-se a utilização de terapia complementar na dose de 10 a 20 mg/kg 3 vezes/dia. Em gatos, foi utilizada na dose de 5 a 10 mg/kg 2 vezes/dia, mas não há informações da sua eficácia e segurança quando do uso crônico nessa espécie.

Efeitos colaterais. Sedação é o efeito colateral primário da gabapentina.

Felbamato

É um anticonvulsivante utilizado em pacientes epilépticos humanos como medicação única ou em associação com outros medicamentos antiepilépticos. Age como antagonista direto nos receptores do neurotransmissor excitatório, glutamato. No Brasil o felbamato não é comercializado, e no exterior é encontrado como Felbatol™, em apresentação de solução oral (600 mg/mℓ) e em comprimidos de 400 e 600 mg.

Indicação e dose. Em cães, é utilizado para controle de crises parciais; a vida média do felbamato está em torno de 5 a 8 h e a dose oral recomendada é de 15 a 60 mg/kg, 3 vezes/dia. É um fármaco pouco utilizado em Medicina Veterinária devido aos seus efeitos colaterais, à interação com outras substâncias e ao alto custo. Quando associado ao fenobarbital, devem-se monitorar os níveis séricos desse último, uma vez que há interação desses medicamentos.

Efeitos colaterais. Os efeitos colaterais mais importantes são discrasias sanguíneas e hapatopatias. Recomenda-se a realização de hemograma completo e avaliação das enzimas hepáticas séricas a cada 2 ou 3 meses, quando da utilização desse medicamento.

Topiramato

É um monossacarídio derivado da D-frutose que apresenta uma substituição com sulfamato, utilizado em seres humanos adultos que apresentam crises parciais. Age em canais de sódio voltagem-dependentes, bloqueando disparos repetitivos, de maneira similar à fenitoína. Além disso, o topiramato ativa a corrente de potássio hiperpolarizada e também limita a ativação de receptores de glutamato do subtipo AMPA/cainato. Também causa fraca inibição sobre a anidrase carbônica.

O topiramato não é extensivamente biotransformado em cães e é primariamente excretado inalterado na urina. Esse medicamento é rapidamente absorvido, chegando a concentrações plasmáticas em Beagles saudáveis entre 0,6 a 3,8 h após a ingestão, e o nível sérico ideal é alcançado em alguns dias. A ligação com proteínas plasmáticas é baixa como em seres humanos (8 a 13%), com potencial relativamente baixo para interações com outros medicamentos.

Indicação e dose. Recomenda-se a dose de 5 a 10 mg/kg, 2 vezes/dia, como medicação adicional no controle de crises parciais e generalizadas. Em nossa experiência clínica utilizamos como medicação suplementar, na dose de 2 a 10 mg/kg, 2 vezes/dia. Pacientes com comprometimento renal deverão ter uma redução de 50% da dose; contudo, essa redução não é necessária em pacientes com comprometimento hepático.

Efeitos colaterais. Transtornos gastrintestinais e irritabilidade são os efeitos colaterais primários.

Levetiracetam

É uma pirrolidina, o 5 enantiômero racemicamente puro do α-etil-2-oxo-1-pirrolidinacetamida. O levetiracetam apresenta estrutura química semelhante à do piracetam (nootrópico, isto é, substância química que melhora o desempenho cognitivo), porém com ações farmacológicas diferentes, inibindo as convulsões parciais e tônico-clônicas secundárias.

O mecanismo de ação do levetiracetam é desconhecido. Um local de ligação seletivo foi identificado em uma proteína vesicular sináptica (SVA2), regulando a transmissão sináptica mediada pelo cálcio. Esse medicamento possui absorção completa e rápida após administração oral, com um mínimo de ligação às proteínas plasmáticas; não apresenta biotransformação hepática e no cão 89% são eliminados de maneira inalterada pela urina.

Indicação e dose. Utiliza-se o levetiracetam como tratamento suplementar em cães com epilepsia refratária ao fenobarbital, brometo de potássio ou ambos. A dose recomendada é de 20 mg/kg, por via oral, 3 vezes/dia, podendo ser aumentada de 20 em 20 mg/kg até alcançar a eficácia. Esse medicamento também pode ser administrado por via parenteral na dose de 20 mg/kg, alcançando concentração sérica desejável em um período curto quando utilizada a via intravenosa e de 40 min quando da utilização pela via intramuscular. Há trabalhos mostrando que o uso de levetiracetam em gatos epiléticos refratários ao fenobarbital tiveram redução significativa na frequência das convulsões. A dose utilizada foi de 20 mg/kg, 3 vezes/dia. Outros relatos mostraram que esse medicamento pode ser utilizado como monoterapia em gatos epilépticos ou como medicação adjuvante ao fenobarbital em gatos após a ressecção cirúrgica de meningiomas intracranianos.

Efeitos colaterais. Em cães, os efeitos colaterais são sedação, ataxia, hiporexia e vômitos, ao passo que em gatos são letargia e inapetência.

Zonisamida

A zonisamida (1,2-benzisoxazol-3-metanossulfonamida) é um derivado da sulfonamida, originalmente desenvolvido para ser um antibacteriano e que, casualmente, demonstrou possuir propriedades antiepilépticas. O mecanismo de ação mais provável parece ser a inibição de canais de cálcio tipo T. Também causa a deflagração repetida e mantida dos neurônios da medula espinal provavelmente pelo prolongamento do estado de inativação dos canais de sódio voltagem-dependentes (semelhante à fenitoína e à carbamazepina).

Após a administração oral, ocorre absorção quase que inteiramente da zonisamida. No ser humano tem meia-vida longa, cerca de 63 h, e apresenta 40% de ligação com as proteínas plasmáticas. Em cães, sua meia-vida de eliminação é de 15 a 20 h.

A zonisamida é predominantemente biotransformada pelo fígado e, quando administrada junto com o fenobarbital, há um aumento do *clearance* desse medicamento em aproximadamente 50% com redução da sua meia-vida. O tratamento com a zonisamida pode afetar a função tireoidiana, diminuindo os níveis séricos de tiroxina (T4) total; no entanto, os níveis de T4 livre e TSH (hormônio tireoestimulante) permanecem dentro dos valores de referência. A zonisamida é também um inibidor fraco da anidrase carbônica; portanto, deve-se evitar sua utilização concomitante com outros inibidores dessa enzima.

Indicação e dose. Utiliza-se a zonisamida para controle de crises parciais e generalizadas como monoterapia na dose de 5 mg/kg, 2 vezes/dia, ou como medicação adicional, na dose de 4 a 10 mg/kg, 2 vezes/dia, em cães. Há relatos do uso envolvendo dois gatos saudáveis na dose de 10 mg/kg durante 9 semanas sem a presença de efeitos adversos, mas, quando utilizaram na dose de 20 mg/kg, 2 vezes/dia, em 6 gatos, observaram-se como efeitos colaterais anorexia, vômitos, diarreia, sonolência e ataxia em 50% dos animais avaliados. Dados adicionais precisam ser obtidos em relação ao uso desse medicamento em gatos, antes de recomendá-lo para essa espécie.

Efeitos colaterais. São sedação, ataxia, anorexia e inapetência; a ataxia e a sedação podem ser transitórias. Outros efeitos colaterais relatados são hepatopatia aguda, acidose tubular renal e neutropenia com ou sem anemia regenerativa concomitante. Exames hematológicos, perfil hepático e eletrólitos deverão ser realizados antes do início do tratamento, e monitorização periódica durante o tratamento deverá ser realizada.

Pregabalina

A pregabalina foi sintetizada visando superar a gabapentina, em termos de potência. Esperava-se que esse medicamento pudesse oferecer melhores resultados do que a antecessora, mas observou-se que controla apenas crises parciais e tem sido utilizada também como antidepressivo e nas crises de neuralgia. A pregabalina é análoga da gabapentina com afinidade por subunidades α-2-delta de canais de cálcio dependentes do tipo T. Tanto a pregabalina quanto a gabapentina apresentam atividade antiepiléptica e nociceptiva similares. Dados preliminares em cães mostraram que é eficaz como medicamento adicional no controle das crises convulsivas.

Indicação e dose. A pregabalina foi utilizada em seis cães com epilepsia refratária na dose de 2 a 4 mg/kg, 3 vezes/dia via oral, com fenobarbital, brometo de potássio ou ambos; quatro cães apresentaram redução da média de crises em torno de 59,3%, cinco apresentaram sedação e ataxia, enquanto em um deles o medicamento não foi eficaz. Para evitar sedação e ataxia recomenda-se iniciar o tratamento na dose de 2 mg/kg 2 a 3 vezes/dia e aumentando 1 mg/kg a cada semana até alcançar a dose desejada de 3 a 4 mg/kg. Não há estudo farmacocinético em gatos, mas existem trabalhos relatando o seu uso nessa espécie na dose de 1 a 2 mg/kg, 2 vezes/dia.

Efeitos colaterais. Foram observadas sedação e ataxia.

Imepitoína

A imepitoína foi inicialmente desenvolvida para o tratamento de ansiedade e epilepsia no homem. Devido à variabilidade farmacocinética individual, a qual foi relacionada à indução enzimática metabólica causada pelo tabagismo, foi suspensa e desenvolvida apenas para uso em cães, com base em trabalhos pré-clínicos realizados nessa espécie. Foi então aprovada como anticonvulsivante para cães em 2013 na Europa, em 2015 na Austrália e, atualmente, nos EUA. É comercializada no exterior com o nome de Pexion®, em comprimidos de 100 e 400 mg.

A imepitoína atua como agonista parcial em receptores $GABA_A$, embora sua estrutura química difira dos benzodiazepínicos.

Nenhuma alteração significativa na atividade das enzimas hepáticas foi observada com o uso da imepitoína em cães; o tratamento crônico não leva ao desenvolvimento de dependência ou tolerância; portanto, a suspensão abrupta do tratamento não resulta em efeitos graves, como convulsões e *status epilepticus*.

Indicação e dose. Recomenda-se como medicação suplementar na dose de 10 a 15 mg/kg, 2 vezes/dia. Inicia-se com a dose de 10 mg/kg, 2 vezes/dia; se não houver controle satisfatório das convulsões, em pelo menos uma semana após o início do tratamento, pode-se realizar aumentos entre 50 a 100%, até alcançar a dose máxima de 30 mg/kg, 2 vezes/dia. Imepitoína utilizada na dose máxima de 30 mg/kg, 2 vezes/dia, é bem tolerada em cães, com redução significante na frequência mensal das convulsões, tanto nas crises parciais como nas generalizadas tônico-clônicas, mas não nas crises em grupos. Recentemente, foi demonstrado que, além da atividade anticonvulsivante, esse medicamento possui propriedades ansiolíticas. Cães recebendo doses diárias de 20 mg/kg 2 vezes/dia mostrou alívio rápido de fobias e ansiedade quando utilizado associada a um programa de modificação comportamental. As atividades ansiolíticas da imepitoína são similares às dos benzodiazepínicos, mas sem produzir reações adversas, como sedação. Um estudo utilizando a imepitoína em gatos epilépticos mostrou ser bem segura e eficaz. A dose utilizada foi de 30 mg/kg.

Efeitos colaterais. Em cães, os efeitos colaterais são discretos e incluem sonolência, sedação, polifagia transitória, poliúria, polidipsia e hiperatividade. Esses efeitos são menos intensos quando comparados com aqueles do fenobarbital. Em gatos, os efeitos colaterais foram brandos e transitórios incluindo letargia, hiporexia e vômitos.

Progabide

Agente que mimetiza o GABA, é empregado com sucesso como terapia auxiliar em alguns cães com convulsões refratárias a outros medicamentos. Em um estudo em cães, foi utilizado e suspenso após várias semanas de tratamento, pelo aparecimento de lesões hepáticas graves. Não é comercializado no Brasil, porém é encontrado no exterior com o nome Gabrene™.

Vigabatrina

A vigabatrina (gamavinil-GABA) é um bloqueador irreversível da GABA-transaminase, cuja ação persiste por muito tempo mesmo após a biotransformação, aumentando, assim, a concentração de GABA no cérebro. Não é biotransformada no fígado, portanto, não promove indução do sistema enzimático do citocromo P-450. Os efeitos anticonvulsivantes da vigabatrina em seres humanos têm sido constatados e são bem tolerados; contudo, ratos, camundongos e cães intoxicados após exposição prolongada mostraram aparecimento de microvacúolos na substância branca do cérebro, em doses variando de 50 a 100 mg/kg/dia. Em um estudo realizado em 14 cães apresentando epilepsia refratária a outros medicamentos, houve melhora clínica em 4 animais; 2 cães apresentaram anemia hemolítica, com melhora após a suspensão desse medicamento. Cães com hepatopatia devido ao uso crônico do fenobarbital apresentaram melhora quanto à função hepática após a mudança para a vigabatrina.

Lamotrigina

A lamotrigina age provavelmente em canais de sódio sensíveis à diferença de potencial, estabilizando as membranas neuronais e inibindo a liberação de neurotransmissores, principalmente o glutamato, que é considerado um dos principais responsáveis pela geração das crises epilépticas. Em seres humanos, a meia-vida desse medicamento é de 15 a 35 h; combinada com o ácido valproico, pode ultrapassar 50 h. Nenhum metabólito ativo foi encontrado na espécie humana.

Em cães, a meia-vida da lamotrigina varia de 2 a 5 h, e após biotransformação surge na circulação um metabólito cardioativo, o N-lamotrigina, que causa prolongamento dose-dependente da condução atrioventricular.

Tiagabine

É um derivado do ácido nipecótico; não é comercializado no Brasil, porém no exterior é encontrado com Gabitril™, em comprimidos de 2 e 4 mg. O tiagabine inibe o transportador do GABA, o GAT-1, reduzindo assim a captação desse neurotransmissor pelos neurônios da glia. É rapidamente absorvido após a administração oral, ligando-se intensamente às proteínas plasmáticas; é biotransformado pela CYP 3A. Sua meia-vida é de 8 h, mas é reduzida para 2 a 3 h quando administrado junto com indutores de enzimas hepáticas, como o fenobarbital, a fenitoína ou a carbamazepina. Pode causar vertigem, sonolência e tremores em seres humanos, enquanto em cães causa ataxia, sonolência e alteração visual. Até o momento esse medicamento parece não ser útil para a utilização em cães epilépticos.

OUTROS ANTICONVULSIVANTES

Vários anticonvulsivantes estão sendo testados e lançados no mercado para o controle de crises parciais ou generalizadas em seres humanos, podendo ser uma alternativa futura no controle de crises convulsivas em cães ou gatos. Dentre eles, destacam-se rufinamida, lacosamida, estiripentol, brivaracetam, perampanel, acetato de eslicarbazepina, carisbamato e cenobamato. A retigabina (ou ezogabina), recebendo o nome comercial Potiga® nos EUA e Trobalt® na Europa, foi descontinuada em 2017 porque provocou em alguns pacientes descoloração da pele e alteração na retina.

A seguir são relacionados alguns medicamentos lançados recentemente no mercado para uso em seres humanos; o uso deles em animais neste momento é desaconselhado, pois não há estudos em cães e gatos.

Rufinamida

Seu nome químico é 1,2,3-triazolcarboxamida; foi desenvolvida para controle de convulsões associadas com a síndrome de Lennox-Gastaut em crianças com 4 anos ou mais. Trabalhos recentes mostram que a rufinamida é eficaz também no controle de crises parciais. Seu mecanismo de ação é desconhecido, embora haja evidência de sua ação na modulação de canais de sódio voltagem-dependentes. A dose de rufinamida recomendada para seres humanos varia de 50 a 400 mg 2 vezes/dia, podendo ser aumentada até 3.200 mg/dia. Esse medicamento foi recentemente lançado no Brasil (Inovelon®), em apresentação de comprimidos de 200 mg. Em cães, recomenda-se a dose de 20 mg/kg, duas vezes ao dia, após um estudo farmacocinético realizado em animais normais, mas até o momento não há relato de uso em cães epilépticos.

Lacosamida

Foi aprovada nos EUA e na Europa para controle de crises parciais e dor neuropática diabética. É comercializada no Brasil com o nome de Vimpat®, em comprimidos de 50, 100, 150 e 200 mg. A dose recomendada para humanos é de 50 mg, 2 vezes/dia, podendo ser aumentada até 400 mg/dia. Estudos farmacocinéticos da lacosamida apoiam o uso potencial desse medicamento em cães, mas eles não têm sido avaliados no cenário clínico. Embora a lacosamida e a rufinamida tenham ganhado considerável popularidade no controle da epilepsia canina, dados científicos da sua segurança e eficácia são muito limitados, e o custo é frequentemente muito alto.

Brivaracetam

Brivaracetam é uma pirrolidona derivada do levetiracetam. Estudos farmacológicos realizados em animais sugerem que esse medicamento tem afinidade pelo sítio de ligação SVA2 (proteína 2ª da vesícula sináptica), dez vezes maior do que o levetiracetam. Tem também a habilidade de inibir os canais de sódio. É de baixa toxicidade aguda, e o órgão alvo para efeitos tóxicos é o sistema hepatobiliar. Brivaracetam foi aprovado em 2016 com o nome comercial de Briviact®. É utilizada em seres humanos para o tratamento de crises parciais com ou sem generalização, associada a outros medicamentos antiepiléticos efetivos. Os efeitos colaterais mais comuns são sonolência, tontura, náusea, vômitos e, mais raramente, alteração na coordenação motora e mudanças comportamentais.

Estiripentol

Foi desenvolvido para o controle de crises convulsivas em crianças apresentando síndrome de Dravet e epilepsia refratária da infância; parece ser menos efetivo em adolescentes e adultos. Seu mecanismo de ação envolve receptores GABAérgicos, semelhante ao fenobarbital. A dose inicial preconizada para seres humanos é de 50 mg/kg/dia dividida em duas ou três tomadas, associadas a outros anticonvulsivantes. O estiripentol é comercializado com o nome Diacomit®, na apresentação de cápsulas gelatinosas de 250 e 500 mg.

Eslicarbazepina

Acetato de eslicarbazepina é um medicamento antiepilético efetivo aprovado nos EUA e na Europa como monoterapia ou terapia adjuvante para o controle de epilepsia de crises parciais. Seu mecanismo de ação é semelhante ao da oxcarbazepina, estabilizando o estado inativo dos canais de sódio voltagem-dependentes. Em seres humanos, é rapidamente absorvida, independentemente da ingestão de alimentos. O acetato de eslicarbazepina é rápido e extensivamente biotransformado (95%) no seu metabólito primário eslicarbazepina, por hidrólise de primeira passagem; seus metabólitos secundários se mostraram ser ativos. A sua meia-vida é de 20 a 24 h, alcançando os níveis séricos ideais entre 4 a 5 dias após o início do tratamento.

Perampanel

Perampanel é um antagonista de receptores AMPA/cainato inibindo a ação do glutamato. Não age diretamente no receptor AMPA, mas em um sítio alostérico referido como receptor GYKI. Foi desenvolvido como um antagonista não competitivo de receptor AMPA de uma série de 2,3 benzodiazepínicos novos. Essa molécula, embora similar em estrutura aos convencionais 1,4 benzodiazepínicos, não compartilha as mesmas características farmacológicas, não interagindo no complexo receptor benzodiazepínico GABA. O perampanel foi aprovado na Europa e nos EUA com o nome comercial Fycompa®. A dose recomendada para seres humanos é 2 mg/dia, 1 vez/dia, podendo ser aumentada até 4 a 8 mg/dia, 1 vez/dia.

Carisbamato e Cenobamato

Carisbamato (Comfyde®) é um monocarbamato com propriedades anticonvulsivantes e neuroprotetoras. Age inibindo os canais de cálcio tipo-T como um dos mecanismos de ação. Tem sido utilizado para controle de crises convulsivas parciais em seres humanos.

Cenobamato (Xcopri®) é um medicamento antiepilético aprovado nos EUA recentemente em 2019. É um tetrazol alquil carbamato que age reduzindo a excitabilidade dos neurônios pela potencialização da inativação dos canais de sódio voltagem-dependentes nas fases rápidas e lentas, aumentando o período refratário. Age também como modulador alostérico positivo com alta afinidade em receptores $GABA_A$, ligando-se em locais não benzodiazepínicos. Em ensaios clínicos apresentou redução de crises em todos os tipos de convulsões, incluindo parciais motoras, parciais com alteração de consciência e tônico-clônicas parciais ou generalizadas.

Canabidiol

A planta *Cannabis sativa* possui vários fitocanabinoides, sendo dois deles encontrados em maiores concentrações: o componente psicoativo tetrahidrocanabidol (THC) e o componente não psicoativo canabidiol (CBD). Em seres humanos há relatos de que o CBD utilizado isoladamente ou associado com o THC tem sido benéfico no controle de dor, distúrbios de sono, ansiedade, esquizofrenia, doenças neurodegenerativas, epilepsia em crianças com síndrome de Davet e síndrome de Lennox-Gastaut, entre outras.

Em Medicina Veterinária seu uso teve início no final da década de 2010 para controle de dores articulares, epilepsia e cães com crises de ansiedade. Embora vários neurologistas veterinários apoiem os benefícios do CBD como uma medicação adjuvante, estudos controlados e publicados mostraram que cães epilépticos tratados com CBD tiveram redução da atividade convulsiva em torno de 33% na dose de 2,5 mg/kg, 2 vezes/dia, mas, quando comparados com o grupo placebo, apresentaram resultados similares em relação à resposta considerada ideal ao tratamento (redução da atividade convulsiva em 50% ou mais da frequência mensal das convulsões). Além disso, cães que receberam CBD tiveram aumento significativo da atividade de fosfatase alcalina. Estudos complementares serão necessários para se verificar a eficácia do CBD em outras posologias ou associados ao THC em Medicina Veterinária.

FRACASSO NA TERAPIA ANTICONVULSIVANTE

Vários são os fatores que contribuem para o fracasso no uso de medicamentos anticonvulsivantes. Em primeiro lugar, deve-se verificar o tipo de convulsão para a escolha do medicamento adequado. A seguir, observam-se a eficiência da posologia e os níveis séricos do medicamento no paciente avaliado. Muitas vezes ocorre a utilização de doses subclínicas, que, além de não controlarem as crises, podem, ao contrário, favorecer as convulsões. O fenobarbital, por exemplo, em doses baixas, inibe sistemas inibitórios, aumentando, com isso, o número de crises convulsivas e contribuindo para o descrédito desse potente medicamento anticonvulsivante junto aos proprietários dos animais.

Como doenças progressivas (p. ex., neoplasias, meningoencefalite granulomatosa) e metabólicas (p. ex., hipoglicemia por insulinoma) também contribuem para o fracasso no uso de anticonvulsivantes, os animais tratados, para um controle adequado das crises, devem ser também avaliados quanto à possibilidade de uma afecção progressiva.

A associação com outros medicamentos pode alterar a eficácia desses agentes utilizados com a finalidade de coibir as crises convulsivas; o fenobarbital, por exemplo, aumenta a biotransformação da digitoxina, da dipirona, da griseofulvina e da fenilbutazona, ao passo que o cloranfenicol pode aumentar as concentrações da fenitoína e do fenobarbital, produzindo intoxicação por esses medicamentos.

O uso de várias substâncias químicas ao mesmo tempo pode alterar a absorção ou mesmo promover competição na ligação às proteínas plasmáticas, alterando os efeitos terapêuticos dessas substâncias. Tolerância medicamentosa pode ocorrer principalmente se for utilizado o fenobarbital ou a primidona, que são potentes indutores enzimáticos, aumentando com isso a sua biotransformação hepática.

O estro pode aumentar a frequência das crises convulsivas em algumas cadelas; nesses casos a ovariossalpingo-histerectomia seria recomendada, visando à solução desse problema.

Doenças sistêmicas com vômitos e/ou diarreia alteram a absorção dos medicamentos, diminuindo sua concentração plasmática; doenças hepáticas alteram a biotransformação da maioria deles, aumentando os riscos de intoxicação medicamentosa.

Anfetaminas, tranquilizantes fenotiazínicos e organofosforados podem estimular crises convulsivas em cães e gatos epilépticos; portanto, esses medicamentos não devem ser administrados concomitantemente com os anticonvulsivantes. A ivermectina, administrada mensalmente para a prevenção da dirofilariose canina, pode exacerbar as crises em alguns cães.

É possível também que cães epilépticos com controle adequado das crises pelo uso de anticonvulsivantes apresentem uma outra afecção neurológica caracterizada por convulsões. De fato, hipoglicemia, encefalite, neoplasia, por exemplo, podem contribuir para o descontrole das crises, sendo necessária uma reavaliação clínica do paciente, a qual evidenciará um novo processo mórbido.

A obesidade é outro fator a ser considerado no tratamento com anticonvulsivantes; a maioria dos medicamentos promove polifagia nos animais, aumentando gradativamente o peso, promovendo com isso a diminuição da concentração plasmática e nos tecidos desses agentes. Os cães com obesidade induzida por esses medicamentos necessitam de controle alimentar ou monitoramento dos níveis séricos dos anticonvulsivantes.

BIBLIOGRAFIA

Almeida L, Falcão A, Maia J, et alii. Single-dose and steady-state pharmacokinetics of eslicarbazepine acetate (BIA 2-093) in healthy elderly and Young subjects. J. Clin. Pharmacol. 2005;45: 1062-6.

Andrade Neto JP. Anticonvulsivantes In: Andrade S.F. Manual de terapêutica veterinária. 2. ed. São Paulo: Roca; 2002, p. 391-394.

Bailey KS, Dewey CW, Boothe DM, Barone G, Kortz GD. Levetiracetam as an adjunct to Phenobarbital treatment in cats with suspected idiopathic epilepsy. J. Amer. Vet. Med. Assoc. 2008;232: 867-872.

Bailey KS, Dewey CW. The seizuring cat: diagnostic work-up and therapy. J. Fel. Med and Surg. 2009;11: 385-394.

Benedetti, M.S.; Coupez, R.; Whomsley, R.; Nicolas, J.M.; Collart P.; Baltes E. Comparative pharmacokinetics and metabolism of levetiracetam, a new antiepileptic agent, in mouse, rat, rabbit, and dog. Xenobiotica. v. 34, n. 3, p. 281-300, 2004.

Bennett B, Matagne A, Michel P, Leonard M, Cornet M, Meeus MA. Part 2: progress in current AED development: the drugs seletracetam (UCB 44212). Neurotherapeutics. v. 4, n. 1, p. 117-122, 2007.

Berendt M, Gram L. Epilepsy and seizure classification in 63 dogs: a reappraisal of veterinary epilepsy terminology. J Vet Intern Med. v. 13, p. 14-20, 1999.

Bhatti SFM, Risio L, Muñana K, Penderis J, Stein VM, Tipold A, et alii. International Veterinary Epilepsy Task Force consensus proposal: medical treatment of canine epilepsy in Europe. BMC Vet. Res. 2015; 11:176. DOI 10.1186/s12917-015-0464-z.

Bialer M, Johannessen SI, Kupferberg HJ, Levy RH, Loiseau P, Perucca E. Progress report on new antiepileptic drugs: a summary os the Fifth Eilat Conference (EILAT V). Epilepsy Research. v. 43, p. 11-58, 2001.

Bialer M, Doose DR, Murthy B, Curtin C, Wang SS, TwymanRE et al. Pharmacokinetic interactions of topiramate. Clinical Pharmacokinetics. 2004;43 763-780.

Boothe DM. El tratamiento anticonvulsivo en los pequeños animales. Waltham Focus. v. 4, n. 4, p. 25-31, 1994.

Boothe DM, George KL, Couch P. Disposition and clinical use of bromide in cats. J Am Vet Med Assoc. v. 221, n. 8, p. 1131-1135, 2002.

Boothe DM, Perkins J. Disposition and safety of zonisamide after intravenous and oral single dose and oral multiple dosing in normal hound dogs. J Vet Pharmacol Ther. v. 31, p. 544-553.

Brown SA, Forrester SD. Serum disposition of oral clorazepate from regular-} release and sustained-delivery tablets in dogs. J Vet Pharmacol Therap. V. 14, n. 4, p. 426-429, 1991.

Caldwell GW, Wu WN, Masucci JA, Mckown LA, Gauthier D, Jones WJ et alii. Metabolism and excretion of the antiepileptic/antimigraine drug, Topiramate in animals and humans. Eur. J. of Drug Metab. and Pharmacokin. 2005;30: 151-164.

Center SA, Elston TH, Rowland PH, Rosen DK, Reitz BL, Brunt JE, Rodan I, House J, Bank S, Lynch LR, Dring LA, Levy JK. Fulminant hepatic failure associated with oral administration of diazepam in 11 cats. J Am Vet Med Assoc. v. 209, n. 3, p. 618-625, 1996.

Chrisman CL. Problems in small animal neurology. 2. ed. Pennsylvania: Lea & Febiger; 1991. p. 177.

Cook AK, Allen A, Espinosa D, Barr J. Renal tubular acidosis associated with zonisamide therapy in a dog. J.Vet Int.Med. 2011; 25: 1454-1457.

Cunningham JG. Canine seizures disorders. Journ Am Vet Med Assoc. v. 158, n. 5, p. 589-597, 1971.

De Lahunta A. Veterinary Neuroanatomy and Clinical Neurology. 2ª ed. Philadelphia: Saunders; 1983. p. 326.

Dewey CW. Anticonvulsant therapy in dogs and cats. Vet Clin North Amer Small Anim Pract. v. 36, p. 1107-1127, 2006.

Dewey CW. New maintenance anticonvulsant therapies for dogs and cats. In: Bonagura JD, Twedt DC, editors. Kirk's current veterinary therapy XIV. Missouri: Saunders Elsevier; 2009. p. 1066-1069.

Dewey CW, Cerda-Gonzalez S, Levine JM. Pregabalin as an adjunct to phenobarbital, potassium bromide, or a combination of phenobarbital and potassium bromide for treatment of dogs with suspected idiopathic epilepsy. J Am Vet.Med Assoc. 2009;235: 1442-1449.

Dyer KR, Shell LG. Anticonvulsant therapy: a practical guide to medical management of epilepsy in pets. Veterinary medicine. v. 88, n. 7, p. 647-653, 1993.

Engel O, von Klopmann T, Maiolini A, Revilla JF, Tipold A. Imepitoin is well tolerated in healthy and epileptic cats. BMC Vet Res 2017; vol. 13 article 172 (2017).

Engel O, Masic A, Landsberg G, Brooks M, Mills DS, Rundfeldt C. Imepitoin shows Benzodiazepine-like effects in models of Anxiety. Front Pharmacol 2018 Nov 1;9:1225. doi: 10.3389/fphar.2018.01225. eCollection 2018.

Forrester SD, Wilcke JR, Jacobson JD, Dyer KR. Effects of a 44-day administration of phenobarbital on disposition of clorazepate in dogs. Am. Vet. Res., v. 54, pp. 1136-1138, 1993.

Frey HH. Anticonvulsant drugs used in the treatment of epilepsy. Probl Vet Med. v. 1, p. 558-577, 1989.

Garnett WR. Clinical pharmacology of topiramate: a review. Epilepsia 2000; 41 (suppl. 1): 561-65.

Genton P, Van Vleymen BP. Piracetam and levetiracetam: close structural similarities but different pharmacological and clinical profiles. Epileptic Disord. V. 2, n. 2, p. 99-105, 2000.

Guinet M, Campbell A, White HS. Cenobamate (XCOPRI): Can preclinical and clinical evidence provide insight into its mechanism of action? Epilepsia. 2020;61(11): 2329-2339.

Hasegawa D, Kobayashi M, Kuwabara T, Ohmura T, Fujita M, Orima H. Pharmacokinetics and toxicity of zonisamide in cats. J. Fel Med Surg 2008;10: 418-421.

Isoherraren N, Yagen B, Soback S, Roeder M, Schurig V, Bialer M. Pharmacokinetics of levetiracetam and its enantiomer (R)-a-ethyl-2-oxo-pyrrolidine acetamide in dogs. Epilepsia 2001;42: 825-830.

Kim DY, Zhang FX, Nakanishi ST, Mettler T, Cho IH, Ahn Y et al. Carisbamate blockade of T-type voltage-gated calcium channels. Epilepsia 2017;58(4): 617-626.

Le Duc B. Antiseizures drugs. In: Lemke TL; Williams DA; Roche VF; Zito SW. Foye's Principles of medical chemistry. 6. ed. Wolters Kluwer/ Lippincot Wilkins; . 2008. Chapter 20. p. 521-546.

LeCouter RA, Child G. Clinical management of epilepsy in dogs and cats. Probl Vet Med. v. 1, p. 578-595, 1989.

Levitski RE, Trepanier LA. Effect of timing of blood collection on serum phenobarbital concentrations in dogs with epilepsy. *J Am Vet Med Assoc.* v. 217, n. 2, p. 200-204, 2000.

Licht BG *et al.* Clinical characteristics and mode of inheritance of familial focal seizures in standard poodles. *J Am Vet Med Assoc.* 1997;231(10):15208.

Lorenz MD, Kornegay JN. Handbook of veterinary neurology. 4. ed. Missouri: Saunders; 2004. 468 p.

Loscher W. Neue antiepileptikaein fortschritt fur die behandl ung *epileptischer tiere? Kleintierpraxis.* v. 39, n. 5, p. 325-342, 1994.

Malykh AG, Sadaie MR. "Piracetam and piracetam-like drugs: from basic science to novel clinical applications to CNS disorders". *Drugs.* 2010;70 (3): 287–312.

March PA. Seizures: classification, etiologies, and pathophysiology. *Clinical Techniques in Small Animal Practice.* 1998;13(3):119-31.

Martinez SE, Bowen KA, Remsberg CM, Takemoto JK, Wright HM, Chen-Allen AV, *et alii*. High-performance liquid chromatographic analysis of lacosamide in canine serum using ultraviolet detection: application to pre-clinical pharmacokinetics in dogs. *Biomedical Chromatography* 2012;26(5): 606-609.

McGrath S, Bartner LS, Rao S, Packer RA, Gustafson DL. Randomized blinded controlled clinical trial to assess the effect of oral cannabidiol administration in addition to conventional antiepileptic treatment on seizure frequency in dogs with intractable idiopathic epilepsy. *J. Am. Vet. Med. Assoc.* 2019;254(11): 1301-1308.

Miller ML, Center SA, Randolph JF *et al.* Apparente acute idiosyncratic hepatic necrosis associated with zonisamide administration in a dog. *J Vet Intern Med.* v. 25, p. 1156-1160, 2011.

McNamara JO. Pharmacotherapy of the epilepsies. In: Bruton LL; Lazo JS; Parker KL. *Goodman & Gilman's The pharmacological basis of therapeutics.* McGraw-Hill Medical Publishing Division. 11. ed. 2006. Chapter 19, p. 501-525.

McNamara JO. Fármacos eficazes no tratamento das epilepsias. In: Hardman JG, Limbird LE. *Goodman & Gilman As bases farmacológicas da terapêutica.* 10. ed. The McGraw-Hill Interamericana do Brasil; 2003, p. 391-410.

McPeake KJ, Mills DS. The use of Imepitoin (Pexion™) on fear and anxiety related problems in dogs: a case series. BMC Vet. Res. 2017;13.

Miller ML, Center SA, Randolph JF, Lepherd ML, Cautela MA, Dewey CW. Apparent acute idiosyncratic hepatic necrosis associated with zonisamise administration ina a dog. *J. Vet. Int. Med.* 2011;25: 1156-1160.

Morris EM, Kitts-Morgan SE, Spangler DM, McLeod KR, Costa JH, Harmon DL. The Impact of Feeding Cantidiol (CBD) Containing Treats on Canine Response to a Noise-Induced Fear Response Test. *Frontiers in Veterinary Science.* 2020; 22;7:569565. doi: 10.3389/ fvets. 2020. 569565. eCollection 2020.

Muñana KR. Newer options for medically managing refractory canine epilepsy. *Veterinary Medicine.* v. 104, p. 342-348, 2009.

Munana KR, Thomas WB, Inzana KD. *et al.* Evaluation of levetiracetam as adjunctive treatment for refractory canine epilepsy: a randomized, placebo-controlled, crossover trial. *J Vet Intern Med.* v. 26, p. 341-348, 2012.

Muñana KR. Up-date: seizure management in small animal practice. Vet. Cl. North Am. Small Anim. Pract. 2013;43(5): 1127-1147.

Nichols JM; Kaplan BLF. Immune Responses regulated by Cannabidiol. Cannabis and Cannabinoid Research. Vol. 5 (1); pag. 12-31, 2020.

Novak GP, Kelley M, Zannikos P, Klein B "Carisbamate (RWJ-333369)". *Neurotherapeutics.* 2007;4 (1): 106–109.

Patterson EE, Goel V, Cloyd JC *et al.* Intramuscular, intravenous and oral levetiracetam in dogs: safety and pharmacokinetics. *J Vet Pharmacol Ther.* v. 31, p. 253-258.

Pearce LK. Potassium Bromide as an adjunct to phenobarbital for the management of uncontrolled seizures in dogs. *Progress in Veterinary Neurology,* v. 1, n. 1, p. 95-101, 1990.

Platt SR, Randell SC, Scott KC, Chrisman CL, Hill RC, Gronwall RR. Comparison of plasma benzodiazepine concentrations following intranasal and intravenous administration of diazepam to dogs. *Am J Vet Res.* v. 61, n. 6, p. 651-4, 2000.

Platt S. Topiramate. In: Risio L. Platt S. *Canine and Feline Epilepsy.* CABI, Boston. USA, 2014; cap. 19; pag. 458-462.

Podell M, Volk HA, Berendt M, Loscher W, Muñana K, Petterson EE, Platt SR. 2015 ACVIM Small Animal Consensus Statement on Seizure Management in Dogs. *J Vet Intern Med.* v. 30, p. 477-490, 2016.

Quesnel AD, Parent JM, McDonell W. Diagnosis evaluation of cats with seizure disorders: 30 cases (1991-1993). *J Am Vet Med Assoc.* v. 210, n. 1, p. 65-71, 1997.

Quilichini PP, Chiron C, Ben-Ari Y, Gozlan H. Stiripentol, a putative antiepileptic drug, enhances the duration of opening of GABA-A receptor channels. *Epilepsia.* v. 47, n. 4, p. 704-16.

Rang HP, Dale MM, Ritter JM, Flower RJ. *Farmacologia.* 6. ed. Elsevier; 2008. Capítulo 40. p. 575-587.

Rieck S, Rundfeldt C, Tipold A. Anticonvulsant activity and tolerance of ELB138 in dogs with epilepsy: a clinical pilot study. *Vet J.* v. 172, p. 86-95, 2006.

Risio L. Imepitoin (Pexion®). In: Risio L. Platt S. Canine and Feline Epilepsy. CABI, Boston.USA,2014; cap. 22; pag. 496-502.

Risio L. Zonisamide. In: Risio L. Platt S. *Canine and Feline Epilepsy.* CABI, Boston. USA, 2014; cap. 15; pag. 414-424.

Rosenstiel P. Part 2: Progress in current AED development: the drugs brivaracetam (UCB 34714). *Neurotherapeutics.* v. 4, n. 1, p. 84-87, 2007.

Rundfeldt C, Loscher W. The pharmacology of imepitoin: the first partial benzodiazepine receptor agonist developed for the treatment of epilepsy. CNS *Drugs.* v. 28, p. 29-43, 2014.

Scherkl R, Kurudi D, Frey H-H. Clorazepate in dogs: tolerance to the anticonvulsant effect and signs of physical dependence. *Epilepsy Res.* v. 3, p. 144-150, 1989.

Schicht S, Wigger D, Frey HH. Pharmacokinetics of oxcarbazepine in the dog. Vet. Pharm. Therap. 1996;19(1): 27-31.

Schwark WS, Mann S, Wolfe L, et al. (July 23, 2018). Pharmacokinetics, Safety, and Clinical Efficacy of Cannabidiol Treatment in Osteoarthritic Dogs. *Frontiers in Veterinary Science.* 5: 165. doi:10.3389/fvets.2018.00165. PMC 6065210. PMID 30083539.

Schwartz S. Carbamazepine in the control of aggressive behavior in cats. *J Am Anim Hosp Assoc.* v. 30, n. 5, p. 515-519, 1994.

Schwartz-Porsche D. Seizures. In: *Clinical syndromes in small animals neurology.* Braund, K.G. 2. ed. Missouri: Mosby-Year Book; 1994. p. 234.

Schwartz-Porsche D. Ungenugender behandlungserfolg bei der epilepsie-therapiefehler oder therapieresistenz? *Dtsch Tierarztl Wsch.* v. 99, n. 10, p. 407-410, 1992.

Schwartz-Porsche D, Loscher W, Frey H-H. Therapeutic efficacy of phenobarbital and prirnidone in canine epilepsy: a comparison. *J Vet Pharmacol Ther.* v. 8, p. 113-119, 1985.

Schwark WS, Mann S, Wolfe L, *et al.* (July 23, 2018). Pharmacokinetics, Safety, and Clinical Efficacy of Cannabidiol Treatment in Osteoarthritic Dogs. *Frontiers in Veterinary Science.* 5: 165. doi:10.3389/fvets.2018.00165. PMC 6065210. PMID 30083539.

Speciale J, Dayrell-Hart B, Steinberg S.A. Clinical evaluation of y-vinyl-aminobutyric acid for control of epilepsy in dogs. *J Am Vet Med Assoc.* v. 198, p. 995-1000, 1991.

Steinberg M, Faissler D. Levetiracetam therapy for long term idiopathic epileptic dogs. [abstract] *J Vet Intern Med.* v. 18, p. 410, 2004.

Streeter AJ, Stahle PL, Holland ML, Pritchard JF, Takacs AR. Pharmacokinetics and bioavailability of topiramate in the beagle dog. *Drug Metabolism and Disposition.* 1995;23: 90-93.

Tambucci R, Basti C, Maresca M, Coppola G, Verrotti A. Update on the role of eslicarbazepine acetate in the treatment of partial-onset epilepsy. *Neuropsychiatr. Dis Treat.* 2016;23(12): 1251-1260.

Taylor CP, Angelotti T, Fauman E. Pharmacology and mechanism of action of pregabalina: The calcium channel α_2-δ (alpha$_2$-delta) subunit as a target for antiepileptic drug discovery. *Epilepsy Research.* v. 73, n. 2, p. 137-150.

Tipold A, Keefe TJ, Loscher W. *et al.* Clinical efficacy and safety of imepitoin in comparison with phenobarbital for the control of idiopathic epilepsy in dogs. *J Vet Pharmacol Ther.* v. 38, p. 160-168, 2015.

Trepanier LA, Babish JG. Effect of dietary chloride content on the elimination of bromide by dogs. *Research in Vet. Science,* v. 58, n. 3, p. 252- 255, 1995.

Trepanier LA, Van Schoick A, Schwark WS. Therapeutic serum drug concentrations in epileptic dogs treated with potassium bromide alone or in combination with other anticonvulsants: 122 cases (1992-1996). *J Am Vet Med Assoc.* v. 213, n. 10, p. 1449-1453, 1998.

Trepanier LA, Van Schoick A, Schwark WS, Carrillo J. Terapeutic serum dry concentrations in epileptic dogs treated with potassium bromide alone or in combination with other anticonvulsants: 122 cases (1992-1996). *J Am Vet Med Assoc.* v. 213, n. 10, p. 1449-1453, 1998.

von Klopmann T, Rambeck B, Tipold A. Prospective study of zonisamide therapy for refractory idiopathic epilepsy in dogs. *J small Anim Pract.* v. 48, p. 134-138, 2007.

Walker RM, DiFonzo CJ, Barsoum NJ, Smith GS, Macallum GE. Chronic toxicity of the anticonvulsant zonisamide in beagle dogs. *Fundam Appl Toxicol.* v. 11, n. 2, p. 333-342, 1998.

Wright HM, Chen AV, Martinez SE, Davies NM. Pharmacokinetics of oral rufinamide in dogs. J. Vet. Pharmacol. Ther. 2012;35(6): 529-533.

Zaccara G, Specchio LM. Long-term safety and effectiveness of zonisamide in the treatment of epilepsy: a review of the literature. *Neuropsychiatr Dis Treat.* v. 5, p. 249-259, 2009.

17

Tranquilizantes, Agonistas de α_2-adrenorreceptores e Relaxantes Musculares de Ação Central

- Introdução, 241
- Tranquilizantes, 241
- Agonistas de α_2-adrenorreceptores, 248
- Relaxantes musculares de ação central, 249
- Bibliografia, 252

Helenice de Souza Spinosa • Silvana Lima Górniak

INTRODUÇÃO

Neste capítulo são apresentados os principais grupos de medicamentos empregados para auxiliar o médico-veterinário no manejo dos animais (contenção química) ou como medicação pré-anestésica. Alguns desses grupos farmacológicos aqui comentados são também empregados para o tratamento de transtornos do comportamento animal, sendo, com essa finalidade, abordados em detalhes no *Capítulo 19*.

TRANQUILIZANTES

O termo **tranquilizantes**, embora usado com restrições, refere-se a medicamentos que produzem a tranquilização do animal, isto é, acalmam a agitação e a hiperatividade. Sedativo, sedante, calmante são denominações também empregadas por alguns como sinônimo de tranquilizante. Essas denominações começaram a ser utilizadas na década de 1950, quando foi introduzido um grupo de medicamentos que revolucionou o tratamento das doenças mentais. Esses medicamentos, em pacientes psicóticos, produziam certa sedação sem a sonolência. Mais tarde apareceu outro grupo de medicamentos usados para o tratamento de doenças mentais, as neuroses, consideradas menos graves que as psicoses. Tais medicamentos passaram a ser chamados de tranquilizantes menores, pois eram usados no tratamento de doenças menores ou menos graves, e os primeiros, chamados de tranquilizantes maiores, empregados para o tratamento das psicoses, doenças consideradas mais graves. Em Medicina Veterinária, tanto os tranquilizantes maiores como os menores são usados principalmente para a contenção química dos animais e na pré-anestesia, além de transtornos comportamentais (ver *Capítulo 19*), porém, como têm características farmacológicas bastante diferentes, serão apresentados, a seguir, em separado.

Tranquilizantes maiores

Esses medicamentos são também denominados antipsicóticos, pois são empregados em seres humanos para tratar, entre outros transtornos mentais, as psicoses e a esquizofrenia. Como produzem também efeitos colaterais neurológicos, são também denominados neurolépticos. Essas substâncias bloqueiam receptores dopaminérgicos e produzem **ataraxia** (estado de relativa indiferença aos estímulos externos); portanto, podem ainda ser denominados de ataráxicos. São também encontradas outras sinonímias: psicolépticos, psicoplégicos, impregnantes e antiesquizofrênicos.

Classificação

Os tranquilizantes maiores em uso atualmente são classificados em vários grupos, conforme sua estrutura química, sendo os mais tradicionais:

- Derivados fenotiazínicos (clorpromazina, levomepromazina, acepromazina)
- Derivados butirofenônicos (haloperidol, droperidol, azaperona)
- Derivados tioxantênicos (tiotixeno, clorprotixeno)
- Ortopramidas ou benzamidas substituídas (sulpirida, tiaprida)

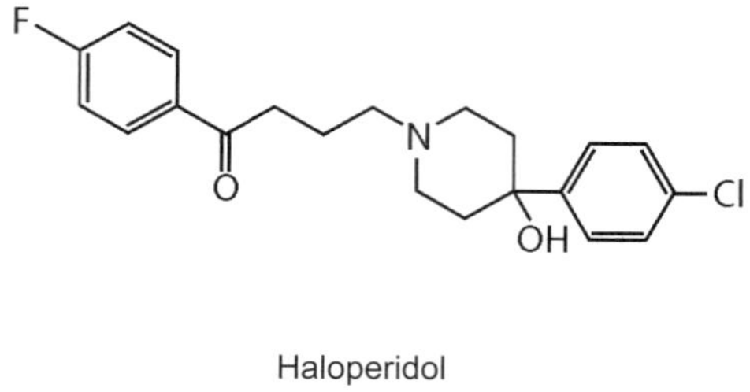

Os componentes desses grupos diferem quanto à capacidade de produzir sedação ou outros efeitos colaterais (hipotensão, efeitos hipercinéticos etc.) e, por isso, em Medicina Veterinária, são usados apenas os derivados fenotiazínicos e os butirofenônicos (Figura 17.1), os quais serão comentados a seguir.

Farmacocinética

Tanto os derivados fenotiazínicos como os butirofenônicos são absorvidos pelo trato gastrintestinal e por via parenteral. Uma vez absorvidos, são amplamente distribuídos pelos tecidos (principalmente fígado, pulmões e encéfalo), sofrendo diferentes processos de biotransformação (oxidação, hidroxilação, conjugação), sendo eliminados pela urina e também pelas fezes.

Efeitos terapêuticos e colaterais

Os tranquilizantes maiores atuam seletivamente em algumas regiões do sistema nervoso central (SNC): núcleos talâmicos, hipotálamo, vias aferentes sensitivas, estruturas límbicas e sistema motor; também são capazes de atuar na periferia, afetando o sistema nervoso autônomo.

Inúmeras pesquisas têm demonstrado que esses medicamentos induzem alterações no funcionamento da neurotransmissão dopaminérgica; o mecanismo se estabelece por bloqueio do receptor pós-sináptico, tornando-o incapaz de responder ao neurotransmissor endógeno, a dopamina, presente, em particular, nos sistemas nigroestriatal, mesocortical e mesolímbico. Atuam também em receptores dopaminérgicos pré-sinápticos, os quais são responsáveis pela regulação da síntese e pela liberação do neurotransmissor. O bloqueio dos receptores dopaminérgicos promove aumento da produção e da liberação da dopamina, na tentativa de vencer o bloqueio. Esse efeito faz com que haja um incremento na degradação enzimática da dopamina e, consequentemente, aumento na concentração dos metabólitos da dopamina cerebral (ácido homovanílico, HVA; e ácido di-hidroxifenilacético, DOPAC), sem alterar os níveis de dopamina; ocorre, então, aumento na taxa de renovação (*turnover*) do neurotransmissor.

O bloqueio dos receptores dopaminérgicos do sistema nigroestriatal é responsável pela catalepsia (*i. e.*, perda da motilidade voluntária, com rigidez espástica dos músculos, permitindo que os membros permaneçam em qualquer posição em que sejam colocados, por tempo indeterminado), pela abolição de estereotipia (movimentos que se repetem compulsivamente no tempo, sem variação e aparentemente sem objetivo) provocada por agonistas dopaminérgicos (como a apomorfina) ou por agentes liberadores de dopamina (como a anfetamina) e, devido ao uso prolongado, no ser humano, manifesta-se a síndrome extrapiramidal (caracterizada por alterações do psiquismo, da motricidade e das funções neurovegetativas).

O bloqueio dos receptores do sistema mesocortical ou mesolímbico é responsável pela atividade antipsicótica e pelo antagonismo da toxicidade provocada pela anfetamina.

O bloqueio dos receptores dopaminérgicos do sistema tuberoinfundibular explica a hipersecreção de prolactina e algumas alterações endócrinas, como a diminuição da secreção dos neuro-hormônios hipotalâmicos (TSH, ACTH, LH, FSH e ADH) e, ainda, hipotermia.

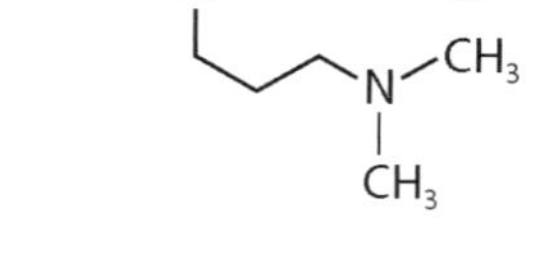

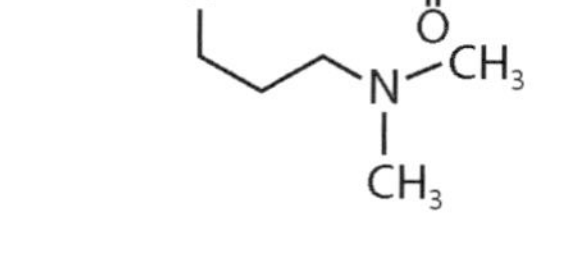

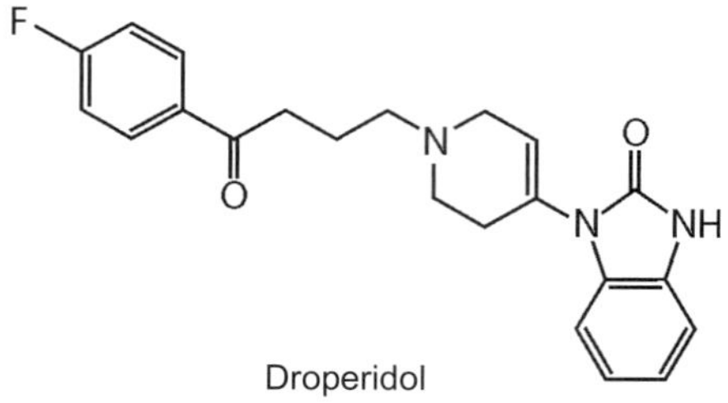

FIGURA 17.1 Estrutura química dos fenotiazínicos clorpromazina e acepromazina e das butirofenonas haloperidol e droperidol.

O centro emético, localizado na formação reticular lateral do bulbo, comunica-se por meio de fibras nervosas com a zona deflagradora dos quimiorreceptores que apresenta receptores dopaminérgicos; estes podem ser bloqueados pelos neurolépticos, o que explica seu efeito antiemético.

Os neurolépticos produzem também um estado de indiferença aos estímulos do meio ambiente, sem efeito hipnótico e sem perda da consciência. Esses efeitos são demonstrados experimentalmente em animais através do bloqueio das respostas condicionadas. Nesse sentido, o teste da esquiva ativa tem se destacado, dentre outros, como modelo comportamental para caracterizar os efeitos dos neurolépticos. Nesse teste, o animal é treinado para se esquivar do choque elétrico nas patas toda vez que é emitido o som de uma campainha (resposta condicionada de esquiva), deslocando-se para o outro lado da gaiola. Por outro lado, sob o efeito de um neuroléptico, o animal não manifesta o comportamento já aprendido de esquiva ao ser apresentado o som, porém foge na presença do estímulo incondicionado (o choque elétrico nas patas); este último efeito mostra que o neuroléptico não interferiu na resposta motora do animal, alterando apenas a resposta condicionada.

Outros efeitos desse grupo de agentes são: diminuição da agressividade dos animais; inibição das reações vegetativas emocionais; potencialização dos efeitos dos hipnóticos, dos anestésicos gerais, dos opiáceos e dos analgésicos anti-inflamatórios; e diminuição do limiar convulsivo (favorecem o aparecimento das convulsões). Esse último efeito é consequência da inibição do espraiamento da convulsão, causada pelo bloqueio de receptores catecolaminérgicos, favorecendo o aparecimento de convulsões.

Os tranquilizantes maiores deprimem os centros bulbares cardiovascular e respiratório. Poucos efeitos, porém, são observados sobre a respiração, enquanto os reflexos vasomotores mediados pelo hipotálamo ou tronco cerebral são deprimidos, resultando em queda da pressão arterial mediada centralmente.

Além de atuarem em receptores dopaminérgicos no SNC, os tranquilizantes maiores podem também bloquear não só receptores noradrenérgicos e serotoninérgicos centrais, bem como perifericamente exercem efeitos α-adrenolítico, anti-histaminérgico H_1, antisserotoninérgico e anticolinérgico. Esses efeitos podem ser maiores ou menores, dependendo do medicamento.

No sistema cardiovascular, seus efeitos são complexos: agem diretamente sobre o coração e os vasos sanguíneos e também têm efeitos indiretos por meio de ações específicas no SNC e reflexos autonômicos. Assim, causam hipotensão principalmente por bloqueio α-adrenérgico periférico e parte por ação central, levando a taquicardia reflexa. Promovem queda da temperatura corpórea; em parte devido a vasodilatação cutânea e em parte por ação nos mecanismos termorreguladores do hipotálamo. Apresentam efeito antiarrítmico semelhante ao dos anestésicos locais por serem estabilizadores de membrana.

Efeitos tóxicos

Os tranquilizantes maiores apresentam alto índice terapêutico, sendo, portanto, medicamentos bastante seguros. Os efeitos colaterais são fundamentalmente extensões das várias ações farmacológicas já descritas. Os mais importantes são os efeitos sobre o SNC, o sistema cardiovascular e o sistema nervoso autônomo. Os efeitos extrapiramidais e os endócrinos têm pouca importância em Medicina Veterinária, porém são importantes em Medicina Humana, em função, principalmente, do uso prolongado desses medicamentos como antipsicóticos.

Sobre o SNC podem produzir: sonolência, apatia, excitação paradoxal em animais predispostos, diminuição do limiar convulsivo e hipotermia com participação periférica; sobre o sistema nervoso autônomo promovem hipotensão com taquicardia reflexa.

Em equinos, descreveu-se a ocorrência ocasional de priapismo ou prolapso do pênis após o uso dos derivados fenotiazínicos, em particular da acepromazina. A duração e extensão do prolapso peniano estão relacionadas com a dose. Em parte, esse efeito pode dever-se ao relaxamento dos músculos retratores do pênis, que são inervados por fibras nervosas adrenérgicas, as quais são bloqueadas pela acepromazina.

Contraindicações

A administração de epinefrina é contraindicada quando se faz uso dos derivados fenotiazínicos, uma vez que os receptores α-adrenérgicos estão bloqueados. Quando se empregam anestésicos epidurais, também são contraindicados, pois potencializam a atividade hipotensora dos anestésicos locais. Os tranquilizantes maiores, por diminuírem o limiar convulsivo, não devem ser usados para o controle de convulsões e nem em animais epilépticos.

O Ministério da Agricultura, Pecuária e Abastecimento (MAPA) a partir de 2008 passou a monitorar a presença de resíduos de clorpromazina e acepromazina em produtos de origem animal (carne bovina, suína e equina). Isso ocorreu porque as agências internacionais (como European Medicines Evaluation Agency, EMEA; e Joint FAO/WHO Expert Committee on Food Additives, JECFA) alertaram que os resíduos de clorpromazina na carne dos animais têm risco potencial para a saúde do consumidor, pois podem causar hipotensão ortostática, icterícia obstrutiva, leucocitose, leucopenia e reações dermatológicas no ser humano. Assim, alguns países baniram o uso de clorpromazina em animais produtores de alimento e estabeleceram limite máximo de resíduos (LMR) para outros, como azaperona e acepromazina.

Usos, posologia e especialidades farmacêuticas

Os tranquilizantes maiores em Medicina Veterinária são usados principalmente como medicação pré-anestésica, como potencializadores da analgesia (neuroleptoanalgesia) e como antieméticos. Quanto à utilização dos antipsicóticos em transtornos comportamentais, esses são pouco empregados, uma vez que, com sua administração visando à diminuição, por exemplo, do comportamento agressivo, observa-se a ocorrência de catalepsia (imobilidade com aumento do tônus muscular e postura anormal), enquanto os reflexos são mantidos, inclusive aquele relacionado à mordida. Outro motivo que inviabiliza o uso dos antipsicóticos para o controle de agressividade é o fato de que esses medicamentos, além de não causarem a supressão de respostas instintivas, promovem a diminuição de resposta aos comportamentos aprendidos; portanto, o animal sob o efeito desses medicamentos mais rapidamente responde agressivamente ao estímulo ou à situação aversiva. Além disso, os antipsicóticos propiciam o aparecimento de sinais extrapiramidais devido ao bloqueio de receptores dopaminérgicos, sendo comumente observados, nesses animais, tremores, rigidez muscular e alteração da locomoção. Verifica-se, ainda, que alguns antipsicóticos, particularmente a acepromazina, podem induzir ao aparecimento de crises convulsivas em animal suscetíveis, como, por exemplo, naqueles que apresentam epilepsia.

O Quadro 17.1 mostra a posologia, para diferentes espécies animais, dos tranquilizantes maiores e as respectivas especialidades farmacêuticas disponíveis no mercado.

Tranquilizantes menores

São denominados também: ansiolíticos, calmantes, psico-harmonizantes, psicossedativos, estabilizadores emocionais e tranquilizantes.

O emprego de drogas com a finalidade de reduzir a ansiedade é há muito conhecido pela humanidade. De fato, o álcool etílico (etanol) e o ópio são exemplos de drogas com efeito ansiolítico. No final do século XIX e início do século XX, surgiram os brometos e, dentre os barbitúricos, o fenobarbital, que foram usados com essa finalidade. A história recente dos ansiolíticos inicia-se com o surgimento do primeiro derivado propanodiol, a mefenesina, que foi empregada como miorrelaxante e tranquilizante muito antes da clorpromazina e da reserpina. Por causa de seu efeito fugaz e do pequeno índice terapêutico, a mefenesina foi substituída em meados de 1950 por outro derivado propanodiol, o meprobamato. Nas décadas de 1950 e 1960 surgiram os derivados benzodiazepínicos, que se tornaram bastante populares. Outros ansiolíticos têm surgido e dentre eles destaca-se a buspirona.

Classificação

Os ansiolíticos em uso atualmente podem ser agrupados, conforme sua estrutura química, em:

- Benzodiazepínicos (diazepam, clordiazepóxido etc.)
- Buspirona
- Bloqueadores beta-adrenérgicos (propranolol, oxprenolol)
- Propanodiólicos (meprobamato, carisoprodol, clormezazona).

Desses, em Medicina Veterinária, são usados principalmente os benzodiazepínicos e, mais recentemente, a buspirona e os β-bloqueadores adrenérgicos. Os propanodiólicos são empregados na espécie humana visando a outros efeitos, além do uso como ansiolítico, como, por exemplo, descontraturantes da musculatura esquelética.

Benzodiazepínicos

Os benzodiazepínicos possuem efeitos ansiolítico-tranquilizante, hipnótico-sedativo, anticonvulsivante, miorrelaxante, e induzem amnésia e alterações psicomotoras. Todos os benzodiazepínicos induzem esses efeitos em maior ou menor grau, sendo a indicação clínica baseada na relação entre as intensidades relativas desses vários efeitos. Assim, por exemplo, alguns são mais empregados visando ao efeito ansiolítico-tranquilizante e outros como hipnóticos na pré-anestesia.

QUADRO 17.1

Dose dos tranquilizantes maiores (doses para uso na pré-anestesia ou na contenção química dos animais).

Tranquilizante maior	Dose	Especialidades farmacêuticas
Derivados fenotiazínicos		
Acepromazina	Cães e gatos: 0,03 a 0,1 mg/kg, IM, IV; 1 a 3 mg/kg, VO Suínos: 0,03 a 0,04 mg/kg, IM, IV Equinos: 0,02 a 0,1 mg/kg, IM, IV Ruminantes: 0,05 mg/kg, IV; 0,1 a 0,4 mg/kg, IM	Acepran®V, Aceproven®V, Aceprovets®V
Clorpromazina	Cães e gatos: 0,5 a 4 mg/kg, IV; 1 a 6 mg/kg, IM; 3 a 8 mg/kg, VO Suínos: 1 a 2 mg/kg, IM, IV Equinos: 1 a 2 mg/kg, IM Ruminantes: 0,2 a 1 mg/kg, IV; 1 a 4 mg/kg, IM	Amplictil®H, Clorpromazina®H, Longactil®H
Levomepromazina	Cães e gatos: 1 mg/kg, IM, IV Suínos: 1 mg/kg, IM, IV Equinos: 0,5 a 1 mg/kg, IM Ruminantes: 0,3 a 0,5 mg/kg, IV; 1 mg/kg, IM	Neozine®H
Derivados butirofenônicos		
Azaperona	Suínos: 2 a 8 mg/kg, IM	Destress Injetável®V, Des-Vet®V, Suicalm®V
Droperidol	Cães e gatos: 0,5 a 2 mg/kg, IV; 2 a 3 mg/kg, IM Suínos: 0,1 a 0,4 mg/kg, IM	Inoval®H*, Nilperidol®H*

IM: via intramuscular; IV: via intravenosa; VO: via oral. *Associação com fentanil; HLinha humana; VLinha veterinária.

Farmacocinética

Os benzodiazepínicos apresentam diferenças no início, na intensidade e na duração dos seus efeitos, as quais são atribuídas, na maioria das vezes, às suas propriedades farmacocinéticas. Todos têm alta lipossolubilidade e são rapidamente absorvidos pelas diferentes vias de administração. O diazepam e o clorazepato são rapidamente absorvidos pelo trato gastrintestinal, com rápido início de ação, enquanto o lorazepam e o clordiazepóxido têm absorção e início de ação intermediário. Pela via intramuscular, a velocidade de absorção é influenciada por outros fatores; por exemplo, o diazepam e o clordiazepóxido apresentam absorção lenta e errática, com picos de concentração plasmática inferiores aos obtidos após administração oral, possivelmente devido à formação de precipitados no local da injeção. Já a absorção do lorazepam por via intramuscular é mais rápida e completa; o midazolam, por ser hidrossolúvel, é rapidamente absorvido e bem tolerado, não causando irritação no local da injeção.

Os benzodiazepínicos mais apropriados para o uso como ansiolíticos e anticonvulsivantes são aqueles que atingem o pico plasmático mais lentamente, com declínio gradual da concentração, enquanto os mais indicados como indutores do sono são os lipossolúveis, devido a seu rápido início de ação.

A distribuição dos benzodiazepínicos é ampla por todo o organismo; eles atravessam a barreira hematencefálica e alcançam concentrações fetais semelhantes às maternas, bem como são eliminados pelo leite materno. Ligam-se intensamente às proteínas plasmáticas.

As reações de biotransformação dos benzodiazepínicos são a dealquilação e a hidroxilação, com posterior conjugação glicurônica, realizadas no microssoma hepático. Existem, entretanto, diferenças importantes entre os diferentes benzodiazepínicos devido ao aparecimento de metabólitos ativos (Quadro 17.2), comuns a vários deles, que prolongam a duração dos efeitos (Figura 17.2). A eliminação faz-se fundamentalmente pela urina em forma de metabólitos conjugados com o ácido glicurônico, portanto inativos.

Efeitos terapêuticos

No SNC, os benzodiazepínicos agem fundamentalmente sobre o sistema límbico (septo, hipocampo, amígdala, formação reticular) e também reduzem a atividade funcional do hipotálamo e córtex.

Foram descritas inúmeras modificações bioquímicas e eletrofisiológicas produzidas pelos benzodiazepínicos em várias regiões do SNC. Estudos de fixação estereoespecífica

QUADRO 17.2

Meia-vida, presença de metabólito ativo e dose dos benzodiazepínicos mais usados em Medicina Veterinária.

Benzodiazepínico	Meia-vida (h)	Nº de metabólito ativo (meia-vida em horas)	Dose	Especialidades farmacêuticas
Alprazolam	11 a 16	0	Cão: 0,01 a 0,1 mg/kg, VO (ansiedade) Gato: 0,125 a 0,25 mg, VO, a cada 12 h; ou 0,0125 a 0,025 mg/kg, VO, a cada 12 h (ansiedade)	Frontal®, Tranquinal®, Apraz®
Clonazepam	18 a 50	0	Cão: 0,05 a 0,2 mg/kg, IV; ou 0,5 mg/kg, VO, 2 vezes/dia (medicação adjuvante no tratamento de convulsões)	Rivotril®, Clonotril®, Uni-Clonazepax®, Clopan®
Clorazepato^{LA}	—*	2 (5 a 100)	Cão: 0,5 mg/kg, VO, 2 ou 3 vezes/dia (medicação adjuvante no tratamento de convulsões)	Tranxilene®
Diazepam^{LA}	20 a 70	3 (5 a 100)	Cão: 0,2 a 0,6 mg/kg, IV (sedação); 1 a 4 mg/kg, VO, dividido 3 a 4 vezes/dia (convulsão); 0,1 mg/kg, IV (pré-anestesia) Gato: 0,5 a 1 mg/kg, VO, diariamente (convulsão) Bovino: 0,4 mg/kg, IV (sedação); 0,5 a 1,5 mg/kg, IM, IV (convulsão) Cavalo: 25 a 50 mg, IV (convulsão) Suíno: 0,5 a 1 mg/kg, IM (tranquilização); 0,5 a 1,5 mg/kg, IM, IV (convulsão)	Valium®, Diempax®, Compaz®, Kiatrium®, Episol®^{V}
Flurazepam^{LA}	2,3	2 (2 a 100)	Cão: 0,2 a 0,4 mg/kg, VO, por 4 a 7 dias (alteração no parâmetro de sono devido à ansiedade); 0,5 mg/kg, VO, a cada 12 a 24 h (estimulante do apetite) Gato: 0,2 a 0,4 mg/kg, VO, por 4 a 7 dias (alteração no parâmetro de sono devido à ansiedade); 0,2 mg/kg, VO, a cada 12 a 24 h (estimulante do apetite)	Dalmadorm®
Lorazepam	10 a 20	0	Cão: 0,02 a 0,1 mg/kg, VO, a cada 8 a 24 h (ansiedade, fobias, medo e aversão a outros cães)	Lorax®, Sedacalm®
Midazolam	1 a 5	2 (1 a 5)	Cão e gato: 0,06 a 0,22 mg/kg, IM, IV (pré-anestesia) Cavalo: 0,01 a 0,04 mg/kg, IV (pré-anestesia)	Dormonid®, Dormire®, Dormium®, Induson®

IM: via intramuscular; IV: via intravenosa; VO: via oral. ^{LA} Considerado de meia-vida longa devido à formação de metabólito ativo que prolonga o efeito farmacológico. *O clorazepato é hidrolisado no estômago na sua forma ativa, o desmetildiazepam, que tem meia-vida de 30-100 h. ^{V}Produto veterinário — associação com fenitoína.

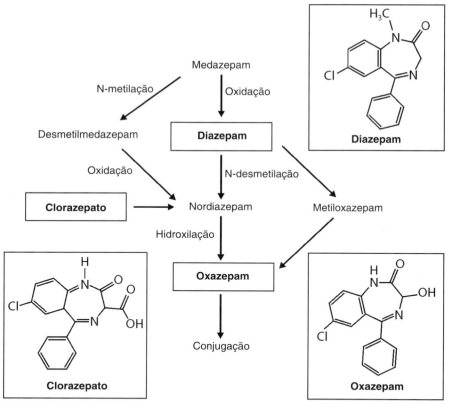

▼ **FIGURA 17.2** Biotransformação e estrutura química de alguns benzodiazepínicos. Note que a biotransformação do diazepam e do clorazepato dá origem ao oxazepam. Esses três benzodiazepínicos encontram-se disponíveis no mercado.

em membranas neuronais identificaram moléculas que podem ser consideradas farmacologicamente como receptores benzodiazepínicos. Como os benzodiazepínicos são moléculas artificiais obtidas por síntese laboratorial, supõe-se que devam existir substâncias endógenas capazes de atuar fisiologicamente nos mesmos locais. Portanto, agentes tranquilizantes ou ansiogênicos endógenos, com ações respectivamente como agonista ou antagonista, devem existir no organismo animal para a regulação da ansiedade normal ou patológica.

Os benzodiazepínicos atuam em receptores do ácido γ-aminobutírico (GABA) no cérebro. O GABA é o principal transmissor inibitório do SNC, existindo em quase todas as regiões do encéfalo, embora em concentrações variáveis. Há três tipos de receptores GABAérgicos: $GABA_A$, $GABA_B$ e $GABA_C$. Os receptores $GABA_A$ e $GABA_C$ são receptores ionotrópicos, e o receptor $GABA_B$ é metabotrópico, isto é, é um receptor ligado a uma proteína G, o qual abre canais iônicos através de segundos mensageiros. Os receptores $GABA_A$ e $GABA_C$ estão acoplados aos canais de cloro, cuja abertura reduz a excitabilidade da membrana neuronal. Os receptores $GABA_C$ têm distribuição mais localizada, estando mais concentrados na retina.

Os benzodiazepínicos são considerados agonistas dos receptores $GABA_A$, assim como os barbitúricos, o etanol, o mucimol, entre outros; são antagonistas desses receptores o flumazenil, a bicuculina e a picrotoxina. Os agonistas de receptores $GABA_B$ são o baclofeno e o γ-hidroxibutirato (GHB, uma droga de abuso); o faclofeno é um antagonista desses receptores.

O receptor $GABA_A$ é constituído de cinco subunidades simetricamente dispostas, formando um poro central de condução do ânion cloreto (Figura 17.3). Os benzodiazepínicos ligam-se em locais distintos daqueles do GABA sobre o receptor $GABA_A$; enquanto locais de ligação do GABA estão situados entre as subunidades α e β, os dos benzodiazepínicos estão situados entre as subunidades α e γ. Os benzodiazepínicos, ao se ligarem ao receptor do $GABA_A$, abrem o canal de cloreto. A entrada do íon para dentro do neurônio promove a hiperpolarização da membrana pós-sináptica, impedindo a passagem do estímulo nervoso.

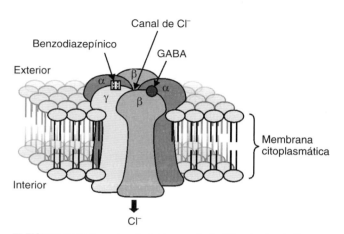

▼ **FIGURA 17.3** Receptor do ácido γ-aminobutírico do tipo A ($GABA_A$), mostrando suas cinco subunidades (duas α, duas β e uma γ). O local de ligação do GABA está situado entre as subunidades α e β, e o local de ligação dos benzodiazepínicos está entre as subunidades α e γ.

Foram demonstrados quatro efeitos principais dos benzodiazepínicos, podendo haver predominância de um ou mais deles:

- **Efeito miorrelaxante**: ocorre sobre a musculatura esquelética e é consequência da atuação depressora sobre os reflexos supraespinais, responsáveis pelo tônus muscular e por bloqueio da transmissão no nível de neurônios intercalares. Agindo, também, sobre a formação reticular, inibem os influxos hipertônicos através do sistema gama medular
- **Efeito ansiolítico**: ocorre em consequência da atuação no sistema reticular ativador que mantém o estado de alerta, no sistema límbico responsável pelo conteúdo evocador de ansiedade e no hipotálamo que organiza as respostas fisiológicas (manifestações vegetativas) à ansiedade. Há redução do comportamento agressivo, quer aquele espontâneo, quer induzido
- **Efeito sedativo/hipnótico**: alguns benzodiazepínicos produzem hipnose importante devido à sua atuação na formação reticular e no sistema límbico, diretamente relacionado com o ciclo vigília-sono
- **Efeito anticonvulsivante**: evitam as convulsões induzidas quimicamente (por estricnina, pentilenotetrazol etc.) ou por lesões corticais.

Efeitos colaterais e tóxicos

Os benzodiazepínicos apresentam escassa incidência de efeitos colaterais e, em particular, os transtornos do tipo extrapiramidal ou do sistema nervoso vegetativo, como aqueles que ocorrem com o uso dos antipsicóticos, são excepcionais.

Os efeitos indesejáveis mais comuns são as ataxias e em alguns casos descreveu-se o aparecimento de excitação paradoxal, provavelmente devido à desinibição, como aquela produzida pelo etanol, da agressividade ou hostilidade latentes. Em especial, o diazepam afeta severamente a percepção, podendo propiciar, por exemplo, quedas em gatos. Ainda, nessa espécie é relatada hiperatividade paradoxal em algumas raças, aumento de vocalização e aumento de comportamento predatório. O aparecimento da amnésia foi constatado com o uso de alguns desses medicamentos, sendo esse efeito benéfico quando se considera seu uso como medicação pré-anestésica. Por outro lado, esse efeito pode mascarar certos comportamentos aprendidos.

O médico-veterinário deve lembrar-se de que, embora os benzodiazepínicos promovam relaxamento muscular, os animais são ainda capazes de responder de maneira agressiva, por exemplo, mordendo, quando se sentirem ameaçados.

O diazepam, em particular, produz em felinos um quadro de necrose hepática idiopática, cuja causa é ainda desconhecida. Essa alteração é observada em gatos que recebem prolongadamente baixas doses do benzodiazepínico (administração por 7 dias ou mais) e, embora não tenha alta incidência, geralmente todos os animais acometidos vêm a óbito.

Atualmente estão em discussão os possíveis efeitos teratogênico e carcinogênico dos benzodiazepínicos. Na espécie humana, a ingestão materna de clordiazepóxido ou diazepam foi associada ao aparecimento de fenda palatina.

Portanto, deve-se evitar o emprego de benzodiazepínicos em animais destinados à reprodução.

Ainda, deve ser destacado que os benzodiazepínicos causam aumento do apetite (ver *Capítulo 34*) e, dependendo da situação, esse efeito pode ser considerado indesejável.

Antagonista. Embora os benzodiazepínicos tenham alta margem de segurança, em algumas situações os animais podem ficar expostos a doses elevadas; nesses casos, recomenda-se a utilização de flumazenil, um antagonista de receptores dos benzodiazepínicos (Lanexat®, Flumazen®), descoberto em 1981. Recomenda-se, em cães e gatos, flumazenil na dose de 0,1 mg/kg por via intravenosa.

Usos, posologia e especialidades farmacêuticas

Os benzodiazepínicos em Medicina Veterinária são usados, tanto em cães como em gatos, para reduzir a ansiedade geral, bem como medos e fobias, sem que haja alteração de outros comportamentos. Esses medicamentos, no entanto, não são aqueles de escolha para reduzir a agressividade (para detalhes, ver *Capítulo 19*).

Os benzodiazepínicos, particularmente o diazepam, são a primeira opção para tratamento de emergência nas diferentes espécies animais em *status epilepticus* (ver *Capítulo 16*), mesmo em cães, nos quais esse benzodiazepínico apresenta meia-vida muito curta. Os benzodiazepínicos são também empregados para promover miorrelaxamento de ação central, e, associados ou não, aos tranquilizantes maiores, são usados na pré-anestesia. Encontra-se, ainda, disponível no mercado nacional para uso em Medicina Veterinária, o zolazepam associado ao anestésico dissociativo tiletamina, sendo comercializado com os nomes de Zoletil® e Telazol®.

Quando o emprego do benzodiazepínico é prolongado e a terapia com esses medicamentos não é mais requerida, recomenda-se a retirada gradual, reduzindo-se a dose diariamente, em um total de 10 a 25% por semana.

O Quadro 17.2 mostra a posologia de alguns benzodiazepínicos utilizados em Medicina Veterinária. Há vários outros, porém as doses ainda não foram estabelecidas para animais, como: bromazepam (Lexotan®, Somalium®), clordiazepóxido (Limbitrol®, associação com amitriptilina), estazolam (Noctal®), flunitrazepam (Rohypnol®) etc.

Buspirona

A buspirona é uma azapirona (azaspirona, azaperona ou azaspirodecanodiona), sendo a única representante desse grupo comercializada no Brasil. Em seres humanos, a buspirona é empregada no tratamento da ansiedade. A vantagem da buspirona em relação aos benzodiazepínicos inclui a ausência de efeito sedativo e a sua grande margem de segurança. Por outro lado, a buspirona deve ser administrada por no mínimo 1 a 2 semanas para se verificarem os efeitos benéficos.

A buspirona é rapidamente absorvida por via oral, mas sofre extensa biotransformação devido ao efeito de primeira passagem, por processos de hidroxilação e dealquilação, formando, assim, diversos metabólitos ativos.

O exato mecanismo de ação da buspirona ainda não é totalmente conhecido, no entanto, acredita-se que seu efeito ansiolítico seja devido a sua atuação como agonista parcial em receptores serotoninérgicos, com grande afinidade aos receptores 5-HT$_{1A}$; nos receptores pré-sinápticos somatodendríticos (autorreceptores) diminui a frequência de disparos do neurônio serotoninérgico pré-sináptico e nos receptores pós-sinápticos compete com a serotonina por esses receptores e, consequentemente, reduz sua ação. Além disso, esse medicamento também atua em receptores dopaminérgicos (antagonista D$_2$), mas acredita-se que esse fato não contribua para o efeito ansiolítico desse medicamento. A buspirona não atua diretamente em receptores GABAérgicos, no entanto, potencializa a ligação de benzodiazepínicos no seu receptor.

Quanto aos efeitos adversos, têm sido descritos, em seres humanos, bradicardia/taquicardia, irritação, distúrbios gastrintestinais, comportamento estereotipado e cansaço.

Em Medicina Veterinária, a buspirona vem sendo empregada principalmente em felinos, em quadros de ansiedade, como no tratamento do comportamento de urinar inapropriado (aspersão de urina e marcação de território) e também em quadros de agressividade entre felinos. Em cães, pode ser utilizado para o controle de agressividade e da ansiedade.

A dose de buspirona (Ansitec®, Buspar®) indicada para cães é de 1 a 2 mg/kg, VO, a cada 8 a 12 h; para felinos, recomenda-se administrar 0,5 a 1 mg/kg, VO, a cada 8 a 24 h.

Bloqueadores ß-adrenérgicos

O mecanismo de ação dos β-bloqueadores é descrito em detalhes no *Capítulo 10*. A utilização desses medicamentos, particularmente o propranolol (Cardix®, Propramed®; e como cloridrato de propranolol, Inderal®, além de diversos medicamentos genéricos) e o pindolol (Viskaldix®, Visken®), se refere ao bloqueio de alguns efeitos produzidos pela norepinefrina, neurotransmissor que é liberado em situações de medo ou de ansiedade. Assim, estes β-bloqueadores são utilizados em seres humanos para diminuir algumas manifestações de medo e/ou ansiedade, como tremores, agitação, taquicardia e alterações do trato gastrintestinal. Em animais, esses medicamentos vêm sendo empregados em situações de fobia ao barulho. Além desse efeito, os bloqueadores β-adrenérgicos, principalmente o pindolol, são utilizados em cães que apresentam comportamento agressivo, uma vez que essa substância bloqueia receptores serotoninérgicos.

A dose recomendada de propranolol para cães é de 5 a 40 mg/kg, por via oral, a cada 8 h; para felinos a dose é de 0,2 a 1 mg/kg, também por via oral, a cada 8 h. Em relação ao pindolol, indica-se a dose de 0,125 a 0,25 mg/kg, por via oral, a cada 12 h; não havendo dose deste β-bloqueador indicada para gatos.

AGONISTAS DE α$_2$-ADRENORRECEPTORES

Os agonistas de receptores α$_2$-adrenérgicos são: xilazina, detomidina, medetomidina, dexmedetomidina (enantiômero dextrógiro da medetomidina) e romifidina (Figura 17.4); são mais comumente empregados nas espécies canina, felina e equina. A xilazina, um medicamento com propriedades tranquilizante, relaxante muscular de ação central e analgésica, foi sintetizada na Alemanha em 1962. É o membro mais antigo dessa classe de medicamentos usados em Medicina Veterinária. Os efeitos desses medicamentos são consequência de sua atuação como agonistas em α$_2$-adrenorreceptores tanto centrais como periféricos e, portanto, apresentam efeitos farmacológicos qualitativamente similares. Os α$_2$-agonistas podem ser classificados como sedativos hipnóticos, possuindo adicionalmente propriedades analgésicas e relaxantes musculares.

Farmacocinética

Dentre os componentes dessa classe de medicamento, têm sido mais amplamente estudadas as características farmacocinéticas da xilazina. Após a administração pelas vias parenterais, a xilazina é rapidamente distribuída pelos vários tecidos, em particular o SNC, e biotransformada. Os ruminantes são mais sensíveis aos efeitos da xilazina e especula-se que isso seja consequência da atividade de um ou mais metabólitos ativos formados por essas espécies animais. A principal via de eliminação é a renal.

Em função da similaridade da estrutura química da xilazina com aquela da lidocaína, especula-se a respeito do possível efeito anestésico local produzido pela xilazina.

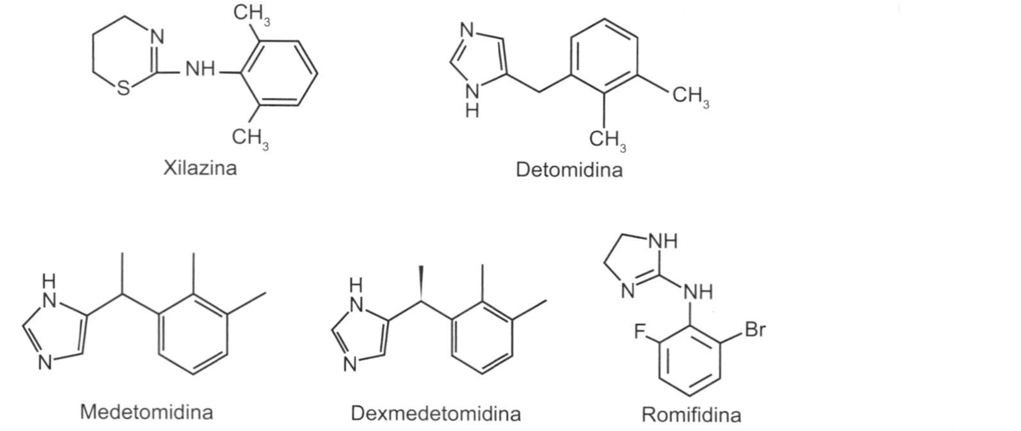

FIGURA 17.4 Estrutura química dos agonistas de receptores α$_2$-adrenérgicos: xilazina, detomidina, medetomidina, dexmedetomidina e romifidina.

Efeitos terapêuticos e colaterais

Xilazina, detomidina, medetomidina, dexmedetomidina e romifidina são agonistas de receptores α_2-adrenérgicos localizados pré-sinapticamente, os quais, quando estimulados, impedem a liberação de norepinefrina através da inibição do influxo de íons Ca^{++} na membrana neuronal. A estimulação desses receptores no SNC promove efeito hipotensor e tranquilizante; este último é resultado da diminuição da atividade da projeção noradrenérgica ascendente da formação reticular. A participação da norepinefrina na modulação da dor é mais complexa, pois envolve outros neurotransmissores, como a serotonina e endorfinas; sabe-se que a norepinefrina inibe neurônios nociceptivos espinais, porém a origem anatômica da projeção noradrenérgica descendente ainda não foi estabelecida.

Os α_2-adrenorreceptores centrais são similares aos periféricos, porém na musculatura lisa vascular esses receptores têm localização pós-sináptica e, quando estimulados, promovem vasoconstrição.

Os efeitos sobre o SNC observados quando da administração dos agonistas de α_2-adrenorreceptores são: sedação, hipnose, relaxamento muscular, ataxia, analgesia, depressão do centro vasomotor e aumento tanto do tônus vagal como da atividade dos barorreceptores. Os efeitos periféricos são caracterizados por: bradicardia; bloqueio cardíaco de segundo grau; inicialmente aumento transitório da pressão arterial, seguido de queda moderada; aumento da pressão venosa central; redução da frequência respiratória e do volume corrente; relaxamento da musculatura do trato respiratório superior.

Outros efeitos dos agonistas de adrenorreceptores incluem: diminuição da secreção de hormônio antidiurético e consequente diurese aumentada; hiperglicemia; hipoinsulinemia; tanto aumento como diminuição da motilidade gastrintestinal; aumento da resistência vascular e do consumo de oxigênio do trato gastrintestinal; efeito ocitócico em bovinos, porém não em éguas prenhes; salivação; piloereção, transpiração, prolapso peniano, tremor muscular leve e abaixamento da cabeça em equinos.

A xilazina exerce excelente efeito analgésico visceral, no entanto, deve-se considerar que o efeito analgésico tem duração de até 20 min após a administração de xilazina ou detomidina, enquanto o efeito sedativo é observado por maior período de tempo. Esse fato tem relevância, pois ao se administrarem esses medicamentos, após um determinado período de tempo, o animal pode sentir dor, porém, devido aos efeitos sedativos e hipnóticos, esse não consegue responder ao estímulo doloroso.

Antagonistas. Ioimbina (Yomax®, Libiplus®, Tonoklen®), tolazolina, atipamezol (Antisedan®, produto veterinário, para uso em cães e gatos) e piperoxam são antagonistas de α_2-adrenorreceptores que podem ser empregados em situações nas quais usou-se dose excessiva ou quando da ocorrência de complicações após a administração de doses adequadas dos agonistas de α_2-adrenorreceptores. Alguns clínicos utilizam esses antagonistas até mesmo para obter uma recuperação mais rápida do animal.

Usos, posologia e especialidades farmacêuticas

Os agonistas de α_2-adrenorreceptores são usados para a contenção de animais, promoção de analgesia e de miorrelaxamento de ação central e como agente pré-anestésico. Esses medicamentos potencializam os efeitos dos anestésicos de maneira mais eficiente que os tranquilizantes maiores (neurolépticos); podem ser usados isoladamente ou associados a outros medicamentos pré-anestésicos, a fim de reduzir seus efeitos colaterais, como, por exemplo, com os tranquilizantes maiores (acepromazina) e, ainda, na neuroleptoanalgesia.

Os agonistas de α_2-adrenorreceptores diferem entre si na potência e duração dos efeitos. O início dos efeitos após a administração por via intravenosa é quase imediato (1 a 3 min), enquanto o início é de 3 a 5 min após a administração por via intramuscular. O pico do efeito sedativo ocorre aproximadamente 15 min após a administração. A intensidade e a duração dos efeitos são dose-dependentes; de modo geral, a duração dos efeitos da xilazina varia de 30 a 60 min e da detomidina de 60 a 150 min. A medetomidina e a dexmedetomidina tem sido indicada para cães e gatos, sendo a primeira cerca de 20 vezes mais potente que a xilazina. A romifidina é indicada para equinos; nessa espécie animal produz menos ataxia que os demais agonistas de α_2-adrenorreceptores e a duração dos efeitos é maior (de 40 a 80 min). O Quadro 17.3 mostra as especialidades farmacêuticas e posologia desses medicamentos.

RELAXANTES MUSCULARES DE AÇÃO CENTRAL

Os relaxantes musculares podem ser de ação periférica (estudados no *Capítulo 11*) ou de ação central. Este último grupo determina relaxamento muscular transitório e reversível, sem deprimir a condução nervosa em nível periférico, a transmissão neuromuscular, a excitabilidade ou a contratilidade muscular. São utilizados no tratamento do espasmo da musculatura, que se caracteriza por aumento nos reflexos de extensão e dolorosos espasmos de músculos flexores. São várias as condições clínicas nas quais se verifica esse quadro, tais como no tétano, na intoxicação por estricnina, nas miosites, em entorse ou estiramento de ligamentos e, até mesmo, na ansiedade. Esse grupo de medicamentos também pode ser usado como medicação pré-anestésica, particularmente a guaifenesina.

Para que se possa melhor entender o mecanismo de ação desses medicamentos é necessário conhecer o funcionamento das estruturas envolvidas com a espasticidade e controle reflexo do movimento no nível da medula espinal e periferia.

Bases anatomofisiológicas do arco reflexo

O fuso muscular é uma estrutura fusiforme sensorial complexa dentro do músculo que serve para sinalizar alterações de extensão muscular. Sua terminação sensorial primária (terminação distal de fibras nervosas aferentes mielinizadas) está envolta por fibras musculares muito pequenas. Essas fibras musculares são denominadas fibras musculares

QUADRO 17.3

Dose dos agonistas de α_2-adrenorreceptores.

Agonista de α_2-adrenorreceptores	Dose	Produtos veterinários
Xilazina	Equinos: 0,5 a 1,1 mg/kg, IV; 1 a 2 mg/kg, IM Bovinos: 0,03 a 0,1 mg/kg, IV; 0,1 a 0,2 mg/kg, IM Ovinos: 0,05 a 0,1 mg/kg, IV; 0,1 a 0,3 mg/kg, IM Caprinos: 0,01 a 0,5 mg/kg, IV; 0,05 a 0,5 mg/kg, IM Suínos: 2 a 3 mg/kg, IM Cães e gatos: 0,5 a 1 mg/kg, IV; 1 a 3 mg/kg, IM	Rompun®, Anasedan®, Dopaser®, Dorcipec®, Virbaxyl®, Kensol®, Sedazine®, Sedomin®
Detomidina	Equinos: 0,01 a 0,04 mg/kg, IV; 0,04 a 0,08 mg/kg, IM Bovinos: 0,03 a 0,06 mg/kg, IV	Domosedan®, Eqdomin®, Dormiun V®
Medetomidina	Cães: 0,03 a 0,04 mg/kg, IM Gatos: 0,08 a 0,11 mg/kg, IM	Medetor®*
Dexmedetomidina	Cães: 375 µg/m², IV; 500 µg/m², IM Gatos: 40 µg/kg, IM	Dexdomitor®
Romifidina	Equinos: 0,04 a 0,1 mg/kg, IV Cães: 40 a 120 µg/kg, IV, IM, SC Gatos: 200 a 400 µg/kg, IM, IV	Sedivet®*

IM: via intramuscular; IV: via intravenosa; SC: via subcutânea; VO: via oral. *Produto comercial não disponível no Brasil.

intrafusais, para diferenciá-las das fibras extrafusais, que estão fora do fuso e cuja estimulação produz a contração da musculatura (Figura 17.5).

Como o fuso muscular encontra-se em paralelo com as fibras extrafusais, o alongamento da massa muscular, como um todo, é acompanhado por um estiramento do fuso muscular, produzindo impulsos nervosos, os quais são conduzidos por neurônios aferentes (Ia) até a medula espinal. O Ia, no nível da medula, faz sinapses com motoneurônios α e γ, os quais, por sua vez, fazem sinapse com as células de Renshaw e com as células internunciais. As fibras eferentes motoras liberam acetilcolina (ACh) em suas junções neuromusculares, nas fibras intrafusais, exatamente como as fibras dos motoneurônios α fazem nas fibras extrafusais. Toda vez que ocorrer relaxamento de fibras musculares intrafusais, isso acarretará a geração de um potencial de ação, fazendo com que os motoneurônios α e γ contraiam as fibras musculares. O tônus muscular é a consequência da descarga sucessiva e reiterada dos motoneurônios α, sendo o funcionamento desses regulado pela atividade do sistema de motoneurônios do tipo γ, os quais regulam e sensibilizam a resposta do reflexo miotático (Figura 17.5).

Os motoneurônios α fazem ainda sinapse, no nível da medula, com fibras descendentes, colinérgicas e dopaminérgicas, e esses dois sistemas promovem efeitos contrários e equilíbrio de efeitos em estado normal. Assim, o predomínio de transmissão colinérgica produz hipertonia e rigidez muscular, ao passo que a dopamina desempenha papel inibidor dos motoneurônios α, levando, consequentemente, ao relaxamento da musculatura.

Miorrelaxantes de ação central

Guaifenesina

A guaifenesina (guaiacolato de glicerila, éter glicerila guaiacol – comercializado apenas em outros países, com o nome de Gecolate™) é um eficaz relaxante muscular, comumente utilizado com essa finalidade em equinos e, com menos frequência, em cães, bovinos e suínos. Seu mecanismo de ação não está completamente elucidado; acredita-se que a guaifenesina atue como agonista glicinérgico. Esse neurotransmissor é encontrado no tronco cerebral e na medula espinal (células de Renshaw), promovendo hiperpolarização pós-sináptica nos motoneurônios.

Os primeiros músculos nos quais se observa o relaxamento são aqueles dos membros, ao contrário dos respiratórios, que, em geral, não são afetados. Assim, opostamente aos bloqueadores musculares periféricos, a guaifenesina não causa relaxamento do diafragma, podendo, por isso, ser utilizada sem a necessidade de respiração artificial. Esse relaxante muscular possui também, como vantagem, leve efeito analgésico e sedativo; assim, a guaifenesina potencializa o efeito de medicação pré-anestesia ou anestésica.

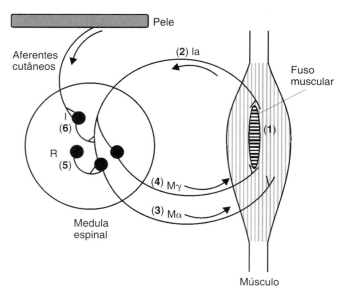

FIGURA 17.5 Esquema do arco reflexo: (**1**) fuso muscular; (**2**) neurônio aferente; (**3**) motoneurônio α; (**4**) motoneurônio γ; (**5**) célula de Renshaw; (**6**) célula internuncial.

A guaifenesina é administrada preferencialmente por via intravenosa, podendo também ser administrada por via oral. Normalmente esse medicamento é associado, em concentração a 5%, à solução estéril de dextrose a 5% e administrado através de um cateter de grosso calibre (12 a 14 G). A solução de guaifenesina é estável; entretanto, pode ocorrer precipitação, recomendando-se, assim, que a solução seja preparada em dextrose aquecida, imediatamente antes do uso.

O fígado é o principal sítio de biotransformação da guaifenesina, onde sofre dealquilação, formando catecol, e a seguir sendo conjugado a substâncias mais polares.

Diferentemente do que ocorre com os bloqueadores neuromusculares, a guaifenesina atravessa a barreira placentária, podendo promover depressão de movimentos fetais. Portanto, embora possa ser empregada em gestantes, deve-se ter cuidado ao se administrar esse medicamento em animais prenhes.

A guaifenesina é principalmente empregada em equinos, para os quais se indica na pré-medicação anestésica, no tratamento de tétano, na intoxicação por estricnina, na contenção química e ainda em manobras obstétricas. Em outras espécies animais, essa substância pode também ser empregada; no entanto, não é tão frequente. O Quadro 17.4 apresenta a posologia da guaifenesina para diferentes espécies animais.

A guaifenesina apresenta ampla margem de segurança, ocasionando mínima depressão respiratória com as doses preconizadas. O uso de soluções concentradas de guaifenesina pode causar hemólise intravascular, sendo a extensão da hemólise proporcional à concentração do medicamento usado e não propriamente à dose total empregada. Dessa maneira, o fator limitante para o uso de guaifenesina, em animais de pequeno porte, é o grande volume de solução que deverá ser infundido.

O principal efeito tóxico da administração de doses elevadas de guaifenesina é o aparecimento de violentos espasmos de músculos extensores, seguindo-se um estágio semelhante à anestesia. A morte ocorre por parada cardíaca, precedida ou não por parada respiratória.

Metocarbamol

O metocarbamol (comercializado, porém não no Brasil, com os nomes Methocarbamol [genérico] e Robaxin-V®), é um eficiente relaxante muscular usado em equinos, cães e gatos, tendo como principal indicação a terapia da dor de origem muscular esquelética, como na miopatia de esforço, espasmo da musculatura, trauma da medula espinal, inflamação em articulações, nas intoxicações por estricnina e por piretroides e no tétano.

O mecanismo de ação desse medicamento não está perfeitamente elucidado; acredita-se que o relaxamento muscular se faça por ação específica nos neurônios internunciais, promovendo bloqueio prolongado nas vias de reflexos polissinápticos.

A dose e a frequência de administração do metocarbamol dependem da gravidade do processo e da resposta do paciente. Para cães e gatos, em condições moderadas, recomenda-se a administração oral de 44 mg/kg, 3 vezes/dia. Em condições graves, recomenda-se a administração intravenosa do relaxante muscular, na dose de 55 a 220 mg/kg. Em equinos, somente a via IV é utilizada, recomendando-se, para condições moderadas, a dose de 4,4 a 22 mg/kg e, em condições graves, como no tétano, a administração de 22 a 55 mg/kg.

Os principais efeitos colaterais relacionados com as doses elevadas de metocarbamol são salivação excessiva, vômitos, fraqueza muscular e incoordenação motora. Não se recomenda o uso desse medicamento na gestação; também não se indica o uso de metocarbamol injetável em animais com comprometimento renal, pois o produto nessa apresentação contém polietilenoglicol 300, que, em humanos com doença renal prévia, induz ao aumento de acidose e retenção de ureia. A injeção perivascular do metocarbamol pode promover inflamação aguda e necrose.

Benzodiazepínicos | Diazepam

Foram discutidos anteriormente os efeitos miorrelaxantes dos benzodiazepínicos.

Baclofeno

O baclofeno (comercializado com o nome de Lioresal®) é um derivado sintético do GABA, atuando como agonista de receptores $GABA_B$. Propõe-se que seu efeito relaxante muscular se faça em nível medular, atuando nos receptores $GABA_B$, os quais desempenhariam função inibitória pré-sináptica, reduzindo a liberação de neurotransmissores excitatórios de neurônios aferentes da medula espinal.

QUADRO 17.4

Dose da guaifenesina, isolada ou associada, para diferentes espécies animais.

Espécie animal	Finalidade	Dose (mg/kg), IV	Associações (mg/kg), IV
Cães	Indução de anestesia	44 a 88	33 a 88 de guaifenesina + 1,1 de cetamina
	Relaxamento da musculatura (no tétano ou intoxicação por estricnina)	110	
Equinos	Indução de anestesia	110*	50 de guaifenesina + 2,2 de xilazina + 17 de cetamina
Bovinos	Indução de anestesia	66 a 132	44 a 88 de guaifenesina + 0,66 a 1,1 cetamina
Suínos	Indução de anestesia	44 a 88	33 a 88 de guaifenesina + 1,1 cetamina
Caprinos	Indução de anestesia	66 a 132	33 a 88 de guaifenesina + 1,1 cetamina

IV: via intravenosa. *Administrar 1/3 ou 1/2 da dose total até que o animal se deite; deve-se administrar então o restante, observando se não há alterações respiratórias ou cardíacas.

O baclofeno é tão eficiente quanto o diazepam na produção de miorrelaxamento, entretanto produz menos sedação, sendo esse fator limitante para seu uso na pré-anestesia; por isso, em Medicina Veterinária, vem sendo usado, basicamente, no tratamento de retenção urinária em cães. Outro inconveniente, quando da utilização do baclofeno na clínica veterinária, é o fato de estar disponível somente por via oral.

Pouco se conhece sobre seus efeitos colaterais nas diferentes espécies animais domésticas, pois são escassos os estudos clínicos desse medicamento em animais domésticos. Recomenda-se que, quando houver a descontinuidade de uso do medicamento, deve-se fazê-lo de maneira gradativa, pois alucinações e convulsões foram descritas em humanos após parada abrupta do uso desse relaxante muscular.

BIBLIOGRAFIA

Airton Bagatini, A.; Gomes, C.R.; Masella, M.Z.; Rezer, G. Dexmedetomidina: farmacologia e uso clínico. *Rev Bras Anestesiol.*, v. 52, n. 5, p. 606-617, 2002.

Akabas, M.H. $GABA_A$ receptor structure-function studies: a reexamination in light of new acetylcholine receptor structures. *Int Rev Neurobiol.*, v. 62, p. 1-43, 2004.

Allen, D.G.; Pringle, J.K.; Smith, D.A. *Handbook of veterinary drugs.* 2 ed. Philadelphia: Lippincott-Raven; 1998.

Allert, J.A.; Adams, R. Pharmacologic considerations in selection of tranquilizers, sedatives and muscle relaxant drugs used in inducing animal restraint. *J Am Vet Med Ass.*, v. 191, p. 1241-1244, 1987.

Andreatini, R.; Boerngen-Lacerda, R.; Zorzetto Filho, D.Z. Tratamento farmacológico do transtorno de ansiedade generalizada: perspectivas futuras. *Rev Bras Psiquiatr.*, v. 23, n. 4, p. 233-242, 2001.

Barnard, E.A.; Skolnick, P.; Olsen, R.W.; Mohler, H.; Sieghart, W.; Biggio, G.; Braestrup, C.; Bateson, A.N.; Langer, S.Z. International Union of Pharmacology. XV. Subtypes of gamma-aminobutyric $acid_A$ receptors: classification on the basis of subunit structure and receptor function. *Pharmacol Rev.*, v. 50, n. 2, p. 291-313, 1998.

Beaver, B.V. *Comportamento canino. Um guia para veterinários.* São Paulo: Roca; 2001.

Bernik, M.A. *Benzodiazepínicos. Quatro décadas de experiência.* São Paulo: Edusp; 1999.

Bishop, W.J. Glyceryl guaiacolate in equine anaesthesia. *New Z Vet J.*, v. 26, p. 284-285, 1978.

Clarke, K.W. Effects of azaperone on the blood pressure and pulmonary ventilation in pigs. *Vet Rec.*, v. 85, p. 649-651, 1969.

Cloyd, G.D.; Gilbert, D.L. Dose calibration studies of lenperone, a new tranquilizer for dogs, cats, and swine. *Vet Med Small Anim Clin.*, v. 68, p. 344-348, 1973.

Coffman, M.T.; Pedersoli, W.M. Glyceryl guaiacolate as an adjunt to equine anaesthesia. *J Am Vet Med Ass.*, v. 158, p. 1548-1553, 1971.

Curtis, T.M. Human-directed aggression in the cat. *Vet Clin Small Anim.*, v. 38, p. 1131-1143, 2008.

Davidoff, R.A. Pharmacology of spasticity. *Neurology*, v. 28, p. 46-51, 1978.

Davis, E.; Wolff, A. Pharmacokinetics and metabolism of glyceryl guaiacolate in ponies. *Am J Vet Res.*, v. 31, p. 369-373, 1970.

Dodman, N.H. Chemical restraint in the horse. *Equine Vet J.*, v. 12, p. 166-170, 1980.

Dodman, N.H.; Waterman, A.E. Paradoxal excitement following the intravenous administration of azaperone in the horse. *Equine Vet J.*, v. 11, n. 1, p. 33-5, 1979.

Elenbaas, J.K. Centrally acting oral skeletal muscle relaxants. *Am J Hosp Pharm.*, v. 37, p. 1313-1323, 1980.

Ferreira, P.B; Santos, I.M.S.; Freitas, R.M. Aspectos farmacológicos, efeitos anticonvulsivantes e neuroprotetores da buspirona. *Rev Ciênc Farm Básica Apl.*, v. 33, n. 2, p. 171-179, 2012.

Fletcher, H.M. Treatment of spasticity. *Drugs*, v. 22, p. 401-408, 1981.

Funk, K.A. Glyceryl guaiacolate: a centrally acting muscle relaxant. *Equine Vet J.*, v. 2, p. 173-178, 1970.

Govaert, Y; Batjoens, P.; Tsilikas, K.; Degroodt, J.M.; Strebrnik, S. Multiresidue analysis of tranquilizers in meat: confirmatory assays using mass spectrometry. *Analyst*, v. 123, 2507-2512, 1998.

Graeff, F.G. *Drogas psicotrópicas e seu modo de ação.* 2 ed. São Paulo: EPU; 1990.

Grallert, S.R.M.; Tavares, L.C.; Araújo, E.B. Radioligantes para neurorreceptores benzodiazepínicos. *Rev Bras Cienc Farm.*, v. 39, n. 3, p. 243-257, 2003.

Gruen, M.E.; Sherman, B.L. Use of trazodone as an adjunctive agent in the treatment of canine anxiety disorders: 56 cases (1995-2007). *J Am Vet Med Assoc.*, v. 233, p. 1912-1907.

Hoge, I. L. Canine aggression toward unfamiliar people and dogs. *Vet Clin Small Anim.*, v. 38, p. 1023-1041, 2008.

Hall, L.W.; Clarke, K. W. *Veterinary anaesthesia.* 8 ed. London: Bail-liere Tindall, 1983.

Hollidge, C.J.; Lees, P.; Serrano, L. Chemical restraining agents in the horse. *Vet Rec.*, v. 101, p. 174, 1977.

Knych, H.K.; Stanley, S.D.; Seminoff, K.N.; McKemie, D.S.; Kass, P.H. Pharmacokinetics of methocarbamol and phenylbutazone in exercised Thoroughbred horses. *J Vet Pharmacol Therap.*, v. 39, n. 5, p. 469-477, 2016.

Jones, R.S. A review of tranquilization and sedation in large animals. *Vet Rec.*, v. 90, p. 613-17, 1972.

Lacy, C.F.; Armstrong, L.L.; Goldman, M.P.; Lance, L.L. *Drug information handbook.* Hudson: Lexi-Comp; 2000-2001.

Levin, E.D. Feline fear and anxiety. *Vet Clin Small Anim.*, v. 38, p. 1065-1079, 2008.

Lindeberg, L.A., ed. Sedative and analgesic effects of detomidine in horses and cattle. *Acta Vet Scand.*, v. 2, n. 1, p. 1-208, 1986. Supplementum 82/ Apresentado no International Symposium, Turku, 1986.

Ludin, H.P.; Robert, F. The action of diazepam on human skeletal muscle. *Europ Neurol.*, v. 11, p. 345-352, 1974.

Massone, F. *Anestesiologia veterinária.* 2. ed. Rio de Janeiro: Guanabara Koogan; 1999.

McDowell, F.H. Treatment of spasticity. *Drugs*, v. 22, p. 401-408, 1981.

McGrath, C.J.; Rempel, W.E.; Addis, P.B.; Crimi, A.J. Acepromazine and droperidol inhibition of halothane-induced malignant hyperthermia (porcine stress syndrome) in swine. *Am J Vet Res.*, v. 42, p. 195-198, 1981.

Moreno, R.A.; Moreno, D.H.; Soares, M.B.M. Psicofarmacologia de antidepressivos. *Rev Bras Psiquiatr.*, v. 21, n.1, p. 24-40, 1999.

Muir, W.W. Drugs used to produce standing chemical restraint in horses. *Vet Clin N Am.*, v. 3, p. 17-44, 1981.

Muir, W.W.; Hubbell, J.A.E. Blood pressure response to acetylpromazine and lenperone in halothane anesthetized dogs. *J Am Anim Hosp Assoc.*, v. 21, p. 285-289, 1985.

Muir, W.W.; Sams, R.A.; Ashcraft, S. Pharmacologic and pharmacokinetic properties of methocarbamol in the horse. *Am J Vet Res.*, v. 45, p. 2256-2260, 1984.

Muir, W.W.; Sams, R.A.; Huffman, R.H.; Noonan, J.S. Pharmacodynamic and pharmacokinetic properties of diazepam in horse. *Am J Vet Res.*, v. 43, n. 10, p. 1756-17561, 1982.

Muir, V.W.; Skarda, R.T.; Sheehan, W. Evaluation of xylazine, guaifenesina and ketamine hydrochloride for restraint in horses. *Am J Vet Res.*, v. 39, p. 1274-1278, 1978.

Overall, K.L. Fears and anxieties: emphasis on stereotypic behavior. In: World Veterinary Congress, 1, Yokohama, p. 365-367, 1995.

Overall, K.L. Pharmacological treatment in behavioural medicine: importance of neurochemistry, molecular biology and mechanistic hypotheses. *The Veterinary Journal*, v. 162, p. 9-23, 2001.

Pearson, H.; Weaver, B.M.Q. Priapism after sedation, neuroleptananalgesia and anaesthesia in the horse. *Equine Vet J.*, v. 10, p. 85-90, 1978.

Plumb, D.C. *Veterinary drug handbook.* 2. ed. Ames: Iowa State University Press; 1995.

Plumb, D.C. *Veterinary drug handbook.* 4. ed. Ames: Blackwell; 2002.

Posner, L.P. Sedatives and Tranquilizers. In: Riviere, J.E.; Papich, M.G. *Veterinary pharmacology and therapeutics.* 10 ed. Hoboken, John Wiley & Sons, 2018. p. 324-368.

Seibert, L.M.; landsberg, G.M. *Vet Clin Small Anim.*, v. 38, p. 937-950, 2008.

Porter, D.B.; Slusser, C.A. Azaperone: a review of a new neuroleptic agent for swine. *Vet Med Small Anim Clin.*, v. 80, p. 88-92, 1985.

Sherman, B.L.; Mills, D.S. Canine anxieties and phobias: an update on separation anxiety and noise aversions. *Vet Clin Small Anim.*, v. 38, p. 1081-1106, 2008.

Sigel, E. Mapping of the benzodiazepine recognition site on $GABA_A$ receptors. *Curr Top Med Chem.*, v. 2, n. 8, p. 833-839, 2002.

Simpson, B.S. Canine separation and anxiety. *Compend Contin Educ Pract Vet.*, v. 22, p. 328-339, 2000.

Spinosa, H.S.; Spinosa, F.R.N.S. Sobre os efeitos farmacológicos da xilazina. *Biotemas*, v. 4, n. 2, p. 111-122, 1991.

Stahl, S.M. *Psychopharmacology of Antidepressants.* London: Martin Dunitz; 1997.

Walker, R.; Fisher, J.; Neville, P. The treatment of phobias in the dog. *Applied Animal Behaviour Science*, v. 52, p. 275-289, 1997.

Wei, L.; Weihua, L.; Weiwei, Y et al. Preparation of a monoclonal antibody and development of an indirect competitive ELISA for the detection of chlorpromazine residue in chicken and swine liver. *Journal of the Science of Food and Agriculture*, 2010 (www.interscience.wiley.com).

Young, R.R; Delwaide, P.J. Spasticity (part I). *N Engl J Med.*, v. 304, p. 28-33, 1981.

Young, R.R; Delwaide, P.J. Spasticity (part II). *N Engl J Med.*, v. 304, p. 96-99, 1981.

18 Hipnoanalgésicos

Silvana Lima Górniak

- Introdução, *253*
- Classificação dos opioides, *253*
- Receptores opioides, *254*
- Peptídeos opioides endógenos, *255*
- Mecanismo de ação, *255*
- Principais medicamentos opioides usados em Medicina Veterinária, *255*
- Neuroleptoanalgesia, *262*
- Bibliografia, *262*

INTRODUÇÃO

Os opiáceos (compostos puros, derivados do ópio) ou opioides (qualquer substância, natural ou sintética, que produza efeitos semelhantes aos da morfina), além de **hipnoanalgésicos**, são também denominados **analgésicos narcóticos** (do grego *narcosis*, estado de sonolência, torpor, desligamento), **analgésicos fortes** ou **morfinossímiles**.

O uso do ópio para combater a dor data dos primórdios da civilização. Assim, pergaminhos sumérios descrevem o cultivo da papoula e a utilização do ópio, por volta de 5000 a.C. Em uma tumba egípcia do século XV a.C. foram descobertos resquícios de ópio. Aproximadamente na mesma época, havia plantações de ópio ao redor de Tebas, justificando que o produto de origem egípcia fosse conhecido como "ópio tebaico" e que um alcaloide descoberto séculos mais tarde recebesse o nome de tebaína. O papiro de Ebers (1552 a.C.) descreve uma mistura de substâncias, entre as quais o ópio, que era empregada para promover a sedação de crianças. Os gregos também conheciam esta substância, sendo a palavra ópio (suco) atribuída ao médico Theophrastus (século III a.C.), para referir-se ao líquido leitoso obtido das sementes maduras da papoula (*Papaver somniferum*). Romanos e árabes também usavam o ópio em suas medicinas e, apesar do amplo uso desta substância durante séculos, foi somente em 1806 que Friedrich Sertürner, um farmacêutico alemão, isolou e descreveu uma substância pura no ópio, que denominou de "morfina" (alusão ao deus grego do sonho Morfeu). Seguindo-se a esta descoberta, outros alcaloides do ópio foram isolados; assim, Robiquet (1832) obteve a codeína e Merck (1848), a papaverina. Posteriormente, outros compostos foram isolados do ópio, sendo atualmente conhecidos cerca de 24 alcaloides, embora apenas a morfina e a codeína tenham amplo uso na clínica. No fim do século XIX, o uso de alcaloides puros, em vez do ópio, estava amplamente difundido no meio médico. Além desses alcaloides naturais, a heroína, quimicamente conhecida como diacetilmorfina, obtida semissinteticamente pela adição de dois grupos acetil à molécula da morfina, foi também intensamente utilizada no século passado, sendo especialmente encontrada em preparações de xaropes para a tosse.

Com a descoberta de que estes alcaloides poderiam causar dependência, estimulou-se intensamente a pesquisa visando à síntese de substâncias tão potentes quanto ou mais que a morfina, sem que produzissem este efeito. Embora, até o momento, ainda não se tenha encontrado um hipnoanalgésico ideal, a pesquisa empreendida levou à descoberta de alguns medicamentos que vêm sendo amplamente utilizados na clínica, como a naloxona, um antagonista opioide puro, e de alguns compostos com ações mistas, como o butorfanol e a pentazocina.

CLASSIFICAÇÃO DOS OPIOIDES

Os opioides podem ser classificados em cinco grupos conforme descrito a seguir.

Alcaloides do ópio

Podem ser divididos em dois grupos, conforme sua estrutura química:

- **Derivados fenantrênicos**: morfina, codeína (3-metil-morfina é atualmente sintetizada a partir da morfina) e tebaína
- **Derivados benzilisoquinolínicos**: papaverina e noscapina.

O Quadro 18.1 mostra os principais alcaloides opioides com as porcentagens de ópio e seus principais usos.

Compostos semissintéticos

- Buprenorfina
- Dionina
- Dilaudid
- Hidrocodona
- Hidromorfona
- Heroína
- Metopon
- Oxicodona.

Compostos sintéticos

- Butorfanol
- Carfentanil
- Etorfina
- Fentanila
- Levorfanol
- Meperidina (petidina)
- Metadona
- Pentazocina
- Propoxifeno
- Remifentanila
- Sufentanila
- Tramadol.

Antagonistas dos narcóticos

- Naloxona
- Diprenorfina
- Nalorfina
- Levalorfano.

Compostos de ação mista | Agonista-antagonista

- Buprenorfina
- Butorfanol
- Pentazocina.

QUADRO 18.1
Características dos alcaloides do ópio.

Alcaloides	Derivado	% presente no ópio	Principal uso na clínica
Morfina	Fenantrênico	10	Analgésico
Codeína	Fenantrênico	0,5	Antitussígeno
Tebaína	Fenantrênico	0,2	—
Papaverina	Benzilisoquinolínico	1	Relaxante da musculatura lisa arterial
Noscapina	Benzilisoquinolínico	6	Estimulante do centro respiratório

RECEPTORES OPIOIDES

A partir de estudos empregando-se radioligantes com atividade opioide (peptídios endógenos, alcaloides ou análogos sintéticos) em locais específicos do sistema nervoso central (SNC) e outros tecidos (como sistema nervoso autônomo, coração, rins, canal deferente, pâncreas, plexo mioentérico no trato gastrintestinal, glândulas adrenais, células adiposas e linfócitos), observou-se que, enquanto alguns agonistas provocavam respostas típicas em determinadas regiões, isto não ocorria em outras. Além disso, estudos com antagonistas opioides mostraram que estes eram extremamente eficazes em contrapor certos efeitos dos opioides em alguns tecidos, sem causar qualquer alteração em outros. Assim, com base nos efeitos da relação agonista/antagonista, tem-se sugerido que existam diferentes tipos de receptores opioides. No SNC foram identificadas, por meio de técnicas de biologia molecular (clonagem de receptores) várias categorias de receptores opioides, designados por letras gregas. Assim, tem-se o receptor μ (mi), letra grega "m", referência ao receptor de morfina; atualmente é denominada MOP. O receptor κ (kappa), letra grega "k", referência à substância ketociclazocina, o primeiro grupo de medicamentos utilizados para definir a funcionalidade do receptor; atualmente denominada KOP. O receptor δ (delta), letra grega "d", relacionada à letra inicial de deferente, porque foi a partir de estudos no canal deferente de camundongos que se definiram as funcionalidades deste receptor, e, atualmente, recebe a denominação DOP. Cada um desses três receptores é codificado por um gene independente. Além desses três receptores clássicos, foi reconhecido um quarto receptor. Assim, determinou-se um quarto gene relacionado, que codifica um receptor semelhante ao opioidérgico, o qual foi denominado NOP, ou também ORL-1; este receptor interage com alguns peptídios semelhantes aos opioides e são denominados nociceptina ou orfanina-FQ (N/OFQ). O papel potencial deste receptor para o controle da dor ainda está sendo estudado; dessa maneira, estudos iniciais em roedores mostraram que a estimulação do receptor NOP promove inibição da analgesia; no entanto, estudos posteriores, em primatas não humanos, mostraram que agonistas NOP promovem analgesia. Assim sendo, claramente há diferenças espécie-específicas na "circuitaria" do receptor NOP e muito ainda precisa ser estudado para melhor compreender essas diferenças entre as espécies. De fato, apesar de haver diferenças na distribuição anatômica dos receptores opioides entre as espécies animais, tem-se verificado que cada tipo de receptor, quando estimulado, produz efeitos farmacológicos específicos.

Alguns opioides atuam com grande eficácia e potência em um determinado tipo de receptor, enquanto em outros receptores com eficácia e potência muito menor. Por exemplo, a morfina tem grande afinidade por receptor MOP; neste caso, a morfina é denominada agonista completo de receptor; no entanto, esta substância tem baixa afinidade por receptores KOP e DOP. Existem também certos opioides que têm atividade agonista em um receptor e antagonista em outro, como é o caso do butorfanol que é agonista parcial MOP e antagonista. O Quadro 18.2 mostra a afinidade de algumas substâncias opioides em diferentes receptores.

QUADRO 18.2
Efeitos de alguns opioides nos três receptores opioides clássicos.

Tipo de receptor	Principais efeitos	Agonistas	Antagonistas
MOP	Analgesia supraespinal, depressão respiratória, euforia e dependência física	Morfina (+++) Etorfina (+++) Fentanila (+++) Meperidina (+++) Metadona (+++) Codeína (++) Buprenorfina[a] (+++)	Naloxona (+++) Naltrexona (+++) Nalorfina (++) Pentazocina (+)
KOP	Analgesia medular, miose, sedação e disforia	Morfina (+) Butorfanol (+++) Etorfina (+++) Meperidina (++) Codeína (+) Fentanila (+) Nalorfina[a] (++)	Naloxona (++) Naltreoxona (++)
DOP	Analgesia espinal, depressão respiratória, redução da motilidade gástrica	Morfina (++) Pentazocina (+) Nalorfina (+) Fentanila (+) Meperidina (+) Metadona (+)	Naloxona (+) Naltreoxona (+)

Afinidade pelos receptores: (+) discreta; (++) moderada; (+++) grande.
[a]Agonista parcial.

PEPTÍDIOS OPIOIDES ENDÓGENOS

Desde a descoberta de receptor para a morfina, houve um grande impulso na pesquisa relativa à existência de uma substância endógena capaz de atuar no organismo animal, pois seria impossível conceber que receptores opiáceos teriam se desenvolvido apenas para combinar-se com os alcaloides da planta do ópio. Assim, após anos de intensas pesquisas, Hughes et al. (1975) isolaram, a partir de cérebro do porco, dois pentapeptídios com potente atividade agonista opioide, que foram denominados **encefalinas**. Posteriormente, foram isoladas da hipófise a betaendorfina e a dinorfina. Mais recentemente, foram identificados os neuropeptídios nociceptina e orfanina FQ. Cada um desses compostos é derivado de precursor geneticamente distinto e tem uma distribuição anatômica característica. São denominados de pró-encefalina (ou pró-encefalina A), pró-opiomelanocortina (POMC), pró-dinorfina (ou pró-encefalina B) e pré-pró-nociceptina.

O Quadro 18.3 mostra a seletividade de peptídios opioides nos diferentes receptores.

MECANISMO DE AÇÃO

Os opioides atuam na maioria das células nervosas, promovendo hiperpolarização, inibição da deflagração do potencial de ação e inibição pré-sináptica da liberação de neurotransmissor. Verifica-se, em alguns neurônios, despolarização, mas provavelmente esse efeito seria indireto, por meio da supressão de determinada via inibitória.

QUADRO 18.3
Afinidade dos peptídios opioides pelos receptores.

Peptídios	Receptor			
	MOP	KOP	DOP	NOP
Betaendorfina	+++	+++	+++	−
Encefalina	+	−	+++	−
Dinorfina	++	+++	+	−
Nociceptina/orfanina	−	−	−	+++

Afinidade pelo receptor: (−) sem atividade; (+) discreta; (++) moderada; (+++) grande.

A ativação do receptor opioide causa o fechamento de canais de cálcio voltagem-sensíveis, a abertura dos canais de potássio e subsequente hiperpolarização celular; além disso, a inibição da atividade da adenilciclase, acarretando, consequentemente, na inibição do monofosfato cíclico de adenosina (cAMP).

PRINCIPAIS MEDICAMENTOS OPIOIDES USADOS EM MEDICINA VETERINÁRIA

Morfina

Dentre os hipnoanalgésicos, a morfina é a droga padrão, pois, embora inúmeras medicações analgésicas tenham sido sintetizadas nestes últimos anos, até o momento nenhuma delas provou ser mais eficaz que a morfina no alívio da dor. Além disso, a utilização deste opioide é bastante segura, bem tolerada nas diferentes espécies animais e tem baixo custo. Devido à dificuldade de síntese laboratorial da morfina, ainda hoje este medicamento é extraído do ópio. A morfina é encontrada na forma de cloridrato e sulfato.

Vias de administração

A morfina e demais derivados fenantrênicos do ópio produzem melhor efeito quando administrados pelas vias parenterais. Prefere-se a via subcutânea (SC) porque o efeito analgésico ocorre rapidamente e a curva de efeito máximo se mantém por um período mais longo. A via intramuscular (IM) também pode ser utilizada. A via intravenosa (IV) deverá ser utilizada somente quando houver necessidade de efeito muito rápido, não devendo a dose ultrapassar a metade daquela utilizada pelas vias SC e IM. A morfina é também bem absorvida quando usada por via oral; no entanto, ocorre biotransformação em sua primeira passagem pelo fígado, reduzindo seu efeito; por isso, não se recomenda a sua administração, por esta via, em nenhuma espécie animal, a menos que seja de formulação para liberação controlada (LC). No entanto, no Brasil, devido à dificuldade de aquisição de morfina LC pelo profissional veterinário, a administração de morfina para animais por esta via não é praticada. A morfina pode ainda ser administrada por via extradural (epidural), intratecal (subaracnóidea), interpleural ou intra-articular.

Distribuição, biotransformação e eliminação

Após a absorção, a morfina se distribui pelos diferentes tecidos; em particular atinge SNC, fígado, rins, pulmões e músculos.

No sistema microssomal hepático, a morfina é conjugada com glicuronídeo, formando morfina-3-glicuronídeo (75 a 85%) e morfina-6-glicuronídeo (5 a 10%), sendo que este último metabólito tem ação em receptores MOP, promovendo analgesia e depressão respiratória; portanto, a morfina-6-glicuronídeo tem papel importante na eficácia clínica da morfina. É mínima a quantidade de morfina excretada sem sofrer biotransformação.

A maior parte da morfina biotransformada é excretada pela urina (90%), por isso, deve-se considerar que seus metabólitos podem se acumular em pacientes com insuficiência renal. O restante dos metabólitos é eliminado pelas fezes (7 a 10%); sua excreção pelo suor é desprezível.

Efeitos terapêuticos, colaterais e/ou tóxicos

Analgesia

O efeito farmacológico mais importante da morfina e dos opioides correlatos é a analgesia que ocorre sem a perda da consciência, porém, até o momento, não se conhecem perfeitamente os mecanismos centrais envolvidos. No ser humano, a dor se manifesta de duas formas: como sensação específica (i. e., a percepção da dor é transmitida por caminhos neurofisiológicos distintos) e como sofrimento, no qual existe o componente "psicológico". Este último é muito difícil de ser mensurado em animais; no entanto, sabe-se que a morfina, como os demais hipnoanalgésicos, é capaz de aumentar o limiar à dor e ainda causar uma indiferença a ela, fazendo desaparecer o medo, a ansiedade e a apreensão.

A morfina e seus derivados produzem efeitos analgésicos mais evidentes em dores surdas e prolongadas que nas dores agudas. Além disso, estes compostos têm efeito específico na dor, sem alterar qualquer outra sensação como tato, visão e audição.

Um efeito que limita o uso de morfina e grande parte dos opioides é a tolerância aos efeitos analgésicos. Nesse processo, há necessidade de se aumentar a dose do medicamento, para se obter o mesmo efeito analgésico. Tem sido proposto que a tolerância não estaria relacionada a um fenômeno farmacocinético, e sim ao nível de receptores, de segundos mensageiros e de outros sistemas de neurotransmissão. No que se refere aos receptores, propõe-se que a tolerância se deva à dessensibilização, que pode ocorrer devido a algumas alterações adaptativas como a regulação negativa (down-regulation), que se caracteriza pela perda generalizada de receptores, tanto aqueles de superfície, como intracelulares. Outro mecanismo que leva à tolerância é a internalização, e esta ocorre devido à fosforilação do receptor, que leva uma proteína, a arrestina, a se unir a este receptor, e assim incapacitando-o. Uma última teoria que explicaria a tolerância aos efeitos analgésicos devido ao uso prolongado dos opioides é a de que ocorreria o desacoplamento de proteínas G aos receptores, tornando o receptor impossibilitado de transmitir o sinal.

Sedação e excitação

A depressão do SNC é observada no homem, no macaco e no cão, ao passo que gatos, cavalos, porcos, vacas, caprinos e ovinos têm maior suscetibilidade ao aparecimento de disforia e hiperexcitabilidade. Doses elevadas do hipnoanalgésico nestas últimas espécies animais podem causar convulsões. A explicação para esses efeitos díspares entre as diferentes espécies animais parece estar relacionada à distribuição dos receptores opioides em certas regiões do cérebro, independentemente da farmacocinética do opioide. Assim, verifica-se que a distribuição de receptores opioides no cérebro de animais que são sedados pela morfina (p. ex., cães) é maior que no cérebro de animais que são mais propensos à excitação (p. ex., gatos).

Náuseas e vômitos

Náuseas e vômitos ocasionados pela morfina estão relacionados com a estimulação da zona deflagradora dos quimiorreceptores localizada nas paredes laterais do terceiro ventrículo (área postrema), possivelmente por meio da liberação de dopamina. É interessante observar que ocorre grande variação ao efeito emético da morfina entre as diferentes espécies animais. Assim, suínos e aves domésticas não respondem à morfina, enquanto em cães este medicamento produz potente efeito emético; no gato, há necessidade de uma elevada dose de morfina para produzir o vômito. O vômito ocorre comumente quando a morfina é administrada como pré-medicação antes da cirurgia e, menos frequentemente, quando administrada ao paciente para o tratamento da dor. É interessante ainda observar que pacientes tratados prolongadamente com morfina também desenvolvem tolerância a esses efeitos, isto é, passam a não mais apresentar náuseas e vômitos. A apomorfina, um derivado da morfina e agonista dopaminérgico (ver Capítulo 17), tem efeito emético muito mais potente que a morfina, sendo, no entanto, desprovida de efeito analgésico.

Inibição do reflexo da tosse e depressão respiratória

O reflexo da tosse é reduzido ou abolido pela morfina e por opioides correlatos, mediante ação desses compostos no centro da tosse. A supressão da tosse não está relacionada com o efeito analgésico nem com a depressão respiratória provocados pelos opioides. De maneira geral, a substituição da hidroxila do grupo fenólico da morfina aumenta a atividade antitussígena em relação à analgésica e a codeína suprime a tosse em doses subanalgésicas (para detalhes de dose de codeína, ver Capítulo 28). Geralmente, a ação antitussígena ocorre em doses muito mais baixas que aquelas necessárias para produzir analgesia. O receptor responsável por esta ação antitussígena não é ainda conhecido, já que o dextrometorfano não se liga a receptores opioides conhecidos, mas é um potente antitussígeno.

O efeito adverso mais perigoso ao se utilizarem a morfina e seus congêneres é a depressão respiratória, a qual pode promover a morte do animal. Tal efeito deve-se à ação agonista da morfina nos receptores MOP, localizados dentro de centros respiratórios da medula, promovendo a diminuição da sensibilidade de quimiorreceptores ao dióxido de carbono. Da mesma maneira que os vômitos, tem sido verificado que pacientes humanos que recebem prolongadamente opioides como a morfina, que têm ação predominante em receptores MOP, desenvolvem tolerância à depressão respiratória.

Miose/midríase

Os efeitos produzidos pela morfina na pupila variam de espécie para espécie. A miose é observada em seres humanos e na maioria das espécies em que a morfina é sedativa, exceto em macacos, nos quais este opioide causa midríase; nas espécies em que ocorre excitação, observa-se midríase.

Termorregulação

Há variação do efeito da morfina na termorregulação, conforme a espécie animal. Assim, em seres humanos, macacos e cães observa-se hipotermia, enquanto em bovinos, ovinos, caprinos, equinos e gatos verifica-se hipertermia.

Efeitos endócrinos

No cão e no homem, a morfina produz, por meio da estimulação do núcleo supraóptico do hipotálamo, aumento da secreção de hormônio antidiurético (ADH) e, consequentemente, retenção de água pelos rins. Além disso, no homem, verifica-se que morfina e opioides, de maneira geral, inibem a secreção do hormônio liberador de gonadotrofina (GnRH) e, consequentemente, haverá queda significativa dos hormônios luteinizante (LH) e foliculoestimulante (FSH). Por outro lado, o nível sérico de prolactina é aumentado pela morfina.

Outros efeitos

A morfina e derivados opioides produzem constipação intestinal. Este efeito é consequência da redução da motilidade da musculatura lisa intestinal e contração dos esfíncteres. A constipação intestinal é exacerbada pela redução das secreções biliares, gástrica e pancreática. O efeito constipante dos opioides constitui a base para o uso desses medicamentos como agentes antidiarreicos (para mais informações, ver *Capítulo 34*).

A bradicardia e a vasodilatação são os efeitos mais comuns em animais que receberam morfina e derivados opioides. Esta bradicardia normalmente não representa perigo à vida. Devido ao fato de a bradicardia produzida pelos opioides ser mediada pelo sistema colinérgico, o uso de medicamentos anticolinérgicos, tais como a atropina ou o glicopirrolato, reverterá este efeito.

A morfina pode liberar histamina, por ação não relacionada com os receptores opioides, e isto permite o aparecimento de efeitos locais como urticária e prurido no local da injeção; pode também causar efeitos sistêmicos como broncoconstrição e hipotensão.

Usos

Em Medicina Veterinária, a morfina é usada principalmente em cães, uma vez que em outras espécies animais, como gatos, cavalos, porcos e vacas, doses relativamente baixas produzem, como mencionado anteriormente, efeitos indesejáveis – inquietação, medo, hiperatividade e febre. No entanto, apesar destes efeitos, a morfina pode ser empregada em gatos e equinos e ruminantes e, neste caso, recomenda-se associar a um tranquilizante para reduzir a disforia produzida por este medicamento. A morfina também pode ser utilizada em animais de laboratório e em primatas (Quadro 18.4).

QUADRO 18.4

Posologia da morfina para produção de analgesia em diferentes espécies animais.

Espécie animal	Dose (mg/kg)	Via de administração	Duração da analgesia (horas)
Cão	0,5 a 1,0	SC, IM	3 a 4
	0,1 a 0,2	Epidural	12 a 24
	0,1 a 1,0	Intra-articular	8 a 12
	0,1 a 0,2 mg/kg/h	Infusão IV	–
Gato	0,1 a 0,3	SC, IM	4 a 6
	0,05	IV	1 a 4
	0,25*	SC, IM	3 a 4
	0,05 a 0,1 mg/kg/h	Infusão IV	–
Equino	0,1 a 0,3	IV, IM	3 a 4
	0,1**	Epidural	12 a 24
	0,2*	Epidural	12 a 24
	0,1***	Intra-articular	–
Ruminantes	0,05 a 0,4	IV†, IM	6 a 8
	0,1&	Intra-articular	–
Suínos	0,2 a 0,9	IM, SC	–
Primatas	0,1 a 0,3	IM, SC	4 a 6
Coelho	0,3 a 0,7	IM, SC	4
Rato/camundongo	0,3 a 0,7	IM, SC	4

IM: via intramuscular; IV: via intravenosa; SC: via subcutânea. *Dose para associação com detomidina (30 μg/kg). **Diluído com 15 a 30 mℓ de salina. ***Diluído em 5 a 20 mℓ de salina. †Administrar por via IV lentamente.

O uso da morfina é indicado em qualquer situação na qual se deseje obter alívio da dor, bem como na medicação pré-anestésica e durante o período transoperatório. Deve-se evitar a utilização deste opioide para tratamento da diarreia, bem como na supressão da tosse, em qualquer espécie animal, em virtude de já existirem medicamentos que atuam mais especificamente e que são desprovidos de outros efeitos colaterais produzidos pela morfina.

Derivados da morfina

A seguir são apresentados os principais opioides, derivados da morfina, empregados em Medicina Veterinária em diferentes espécies animais (Quadro 18.6).

Codeína

A codeína (3-metilmorfina) é produzida comercialmente a partir da morfina. Como o efeito analgésico da codeína é bem menor do que aquele produzido pela morfina, este opioide não é utilizado com finalidades analgésicas em animais. A codeína é amplamente utilizada para deprimir o centro da tosse, com menores efeitos colaterais quando comparada àqueles produzidos pela morfina; no entanto, este medicamento tem efeito constipante muito pronunciado.

A codeína normalmente é associada a expectorantes, sendo utilizada principalmente na clínica veterinária em cães (para detalhes, ver *Capítulo 28*).

Butorfanol

Esta substância de ação mista atua de maneira agonista em receptores KOP, entretanto atua como antagonista mais fraco ou parcial em receptor MOP. Esta combinação de antagonismo MOP e agonismo KOP caracteriza este agente como agonista/antagonista. O butorfanol é um analgésico muito eficaz em dores moderadas, possuindo 4 a 7 vezes maior potência analgésica do que a morfina. Produz de 2 a 4 h de analgesia, sendo em geral utilizado na dor aguda pós-operatória e administrado por via intramuscular ou intravenosa 10 a 15 min antes do término da cirurgia. Além destas vias, o butorfanol pode ser usado pelas vias SC e oral. O butorfanol apresenta potente efeito antitussígeno, possuindo, aproximadamente, 20 vezes maior efeito supressor da tosse que a codeína; por outro lado, ao contrário deste último opioide, não deprime o centro respiratório. Outra vantagem é que o butorfanol não produz liberação de histamina. O risco de promover dependência física parece ser mínimo em pacientes veterinários.

Utilizado como único medicamento, o butorfanol promove ligeira sedação em cães e quase nula sedação em gatos; portanto, deve-se utilizar com um tranquilizante quando for empregado na pré-medicação.

O butorfanol é utilizado em cães, para o alívio de tosse não produtiva (ver *Capítulo 26*); em cães e gatos, na medicação pré-anestésica e, também, como antiemético, no uso prévio ao medicamento antitumoral cisplatina. Em equinos, vem sendo usado no alívio de cólicas; no entanto, deve-se lembrar que estes animais podem apresentar estimulação. Em bovinos, também vem sendo bastante empregado, porém não há muitos dados quanto à eficácia e à segurança do uso do butorfanol nesta espécie animal.

Buprenorfina

A buprenorfina, um composto semissintético, altamente lipofílico, é um agonista parcial de receptores MOP, mas tem ações antagônicas em receptores KOP. Tem-se verificado que este hipnoanalgésico alivia eficazmente a dor, leve à moderada, associada a procedimentos cirúrgicos abdominais, torácicos, ortopédicos, bem como na histerectomia. A buprenorfina é administrada pelas vias intravenosa, intramuscular ou subcutânea 10 a 15 min antes do término da cirurgia. A buprenorfina não possui formulação farmacêutica para administração oral, haja vista que há grande efeito de primeira passagem no fígado, o que promoveria a inativação de grande parte do medicamento. O efeito analgésico da buprenorfina é, aproximadamente, 30 vezes maior do que o da morfina; entretanto, a grande vantagem de seu uso é a sua longa duração de efeito (aproximadamente 8 a 12 h). Em estudos clínicos, conduzidos em cães e gatos, verificou-se que a buprenorfina produz melhor efeito analgésico, quando comparado ao da morfina. A buprenorfina produz menor depressão respiratória que outros opioides. Outra vantagem quando da utilização deste analgésico é a pequena frequência de relatos de vômitos e de outros efeitos indesejáveis no trato gastrintestinal.

A buprenorfina é comumente utilizada no ser humano, para o qual foi lançado há algum tempo o sistema de liberação transdérmica (emplastro) deste opioide (Butrans®, não disponível no Brasil). Em cães, alguns estudos americanos mostram que, com a administração transdérmica de 70 μg (o que equivale à administração SC de 20 μg/kg), há um lento aparecimento de efeito (em torno de 17 h); no entanto, a analgesia pode durar até 7 dias. Em felinos, essa forma de aplicação da buprenorfina não se mostrou eficiente. Recentemente, nos EUA, a agência americana de controle de medicamentos (Food and Drug Administration – FDA), aprovou a formulação de buprenorfina de liberação contínua (Simbadol®, indisponível no Brasil), para aplicação SC, para uso em felinos, que permite a administração a cada 24 h, por até 3 dias consecutivos.

Poucos são os dados disponíveis relativos aos efeitos da buprenorfina em outras espécies animais que não em cães e gatos; em equinos, deve-se usar este medicamento somente na neuroleptoanalgesia.

Etorfina

A etorfina (Immobilon®, M99 – não produzidos nem comercializados no Brasil) é um análogo semissintético da morfina, obtido a partir da tebaína, porém apresenta potência analgésica muito maior que a morfina; assim, calcula-se que a etorfina seja de 3 mil a 4 mil vezes mais potente que este último hipnoanalgésico. Sua grande potência analgésica não lhe confere vantagem clínica específica; entretanto, a etorfina vem sendo amplamente utilizada em Medicina Veterinária para imobilizar animais silvestres (ver *Capítulo 20*), uma vez que a dose empregada, mesmo para grandes animais como o elefante e o rinoceronte, é veiculada através de dardo. Pode também ser utilizada na neuroleptoanalgesia em equinos (ver adiante neste capítulo).

Recomenda-se proceder, o mais rapidamente possível, à reversão dos efeitos da etorfina, empregando-se para tal o antagonista diprenorfina (M50/50® – não produzido nem comercializado no país), sendo preconizada a administração de 2 mg de diprenorfina para cada 1 mg de etorfina administrada. A etorfina tem potente efeito no homem, devendo-se ter cuidado extremo ao manipular este hipnoanalgésico. Assim, sugere-se que os animais que receberão a etorfina sejam contidos fisicamente antes da administração deste opioide, tanto por via intravenosa quanto intramuscular, prevenindo-se, desta forma, a autoadministração pelo aplicador. Além disso, sugere-se fortemente que a etorfina nunca deva ser manipulada por indivíduos sem experiência prévia e este opioide nunca deve ser utilizado sem que haja um antagonista disponível, tanto para o aplicador, como para o animal (que, neste caso, deverá ser preferencialmente a diprenorfina). Calcula-se que a dose letal de diprenorfina para seres humanos seja em torno de 30 a 120 μg.* O Quadro 18.5 apresenta as doses de etorfina empregadas em animais silvestres para a imobilização.

Hidromorfona

A hidromorfona é um opioide semissintético, com grande afinidade em receptores MOP e KOP, promovendo efeito analgésico 6 a 7 vezes maior que a morfina. Outra vantagem da hidromorfona em relação à morfina se refere ao fato de que este analgésico estimula o centro do vômito em um

---

*Em caso de injeção acidental de etorfina, deve-se administrar imediatamente naloxona (0,4 mg/kg), por via intravenosa ou intramuscular, em intervalos de 2 a 3 min, até que os sintomas sejam revertidos. A diprenorfina nunca deverá ser administrada em humanos para reverter possível acidente com a etorfina.

grau bem menor. Além disso, a hidromorfona produz pouca liberação de histamina, portanto, há pouca probabilidade de este opioide causar hipotensão. A hidromorfona também produz depressão respiratória, porém o animal que recebeu este opioide pode apresentar-se ofegante, dando a impressão de estimulação respiratória; no entanto, este efeito se refere à queda da temperatura corpórea que a hidromorfona pode promover.

Este opioide vem sendo utilizado para produzir analgesia, sedação e como adjunto na anestesia em cães e gatos.

Metadona

A metadona é um opioide sintético, com ação agonista em receptor MOP. É uma mistura racêmica de D e L enantiômeros; assim, além de sua ação em receptor MOP, o D-isômero exerce uma ação antagônica no receptor n-metil-d-aspartato (NMDA). A metadona também desempenha um papel importante nas vias descendentes da dor, inibindo a receptação de norepinefrina e serotonina. Apresenta efeito analgésico farmacologicamente semelhante

QUADRO 18.5
Doses de etorfina (não é produzida nem comercializada no Brasil) empregadas em diferentes espécies animais silvestres para promover imobilização.

Família	Dose (mg/45 kg)
Equidae	0,44
Ursidae	0,5
Cervidae	0,98
Bovidae	0,09

QUADRO 18.6
Dose (em mg/kg) de alguns opioides para produção de analgesia, bem como a naloxona, em animais domésticos.

Opioides	Cão	Gato	Cavalo	Bovinos	Especialidades farmacêuticas
Buprenorfina (mg/kg)	0,005 a 0,02 (IV, IM, SC)	0,05 a 0,01 (IV, IM, SC) 0,01 a 0,02 (oral, transmucosa)	0,004* (IV)	–	Restiva®
Butorfanol (mg/kg)	0,1 a 0,2 (IM) 0,25 (epidural)	0,1 a 0,4 (IM, IM, SC) 0,25 (epidural)	0,01 a 0,2 (IV, IM)	0,01 a 0,1	Torbugesic®**, Torbutrol®*, Stadol®*
Codeína (mg/kg)	0,5 a 4 (oral) 1 codeína + 5 paracetamol	0,5 a 4 (oral) Não deve ser empregada em associação ao paracetamol em gatos	–	–	Codein® Tylex®&
Fentanila (mg/kg)	0,005 a 0,01 (IV) 0,005 a 0,015 (SC, IM) 0,002 a 0,005 kg/h Infusão IV	0,005 a 0,01 (IV) 0,005 a 0,01 (SC, IM) 0,002 a 0,005 kg/h Infusão IV	0,002 a 0,004 (IV, SC, IM) 0,0003 a 0,0005 kg/h Infusão contínua IV	–	Anesfent®, Biofent®, citrato de fentanila (genéricos) Fendrop®, Fentabbott®, Fentaneo®, Fentanest®, Fentanila®, Fentalix®, Fentanolax®, Inoval®****#, Nilafen®, Nilperidol®***, Sefentanil®, Tranil®
Hidromorfona (mg/kg)	0,2 (IM) 0,1 a 0,2 (IV) 0,02 (epidural)	0,02 a 0,1 (IM) 0,05 a 0,1 (IV) 0,02 (epidural)			Dilaudid®, Jurnista®
Meperidina (mg/kg)	2 a 5 (IM, SC)	2 a 5 (IM, SC)	2 a 4 (IV, IM)	1 (IV, IM)	Dolosal®, Dolantina®, Dornot®, Petinan®
Metadona (mg/kg)	1 (IV, SC)	0,1 (IV, IM, SC)	0,25 (IV, SC)	–	Metadon®
Naloxona↓ (mg/kg)	0,04 (IV, IM, SC)	0,04 (IV, IM, SC)	0,02 a 0,1 (IV)	–	Narcan®, cloridrato de naloxona (genéricos)
Oximorfona (mg/kg)	0,05 a 0,2 (IV, IM) 0,005 a 0,01 kg/h Infusão IV	0,025 a 0,05 (IV) 0,025 a 0,11 (IM, SC) 0,01 a 0,02 kg/h Infusão IV	0,02 a 0,03 (IV, IM)	–	P/M oxymorphone®*, Numorphan®*
Pentazocina (mg/kg)	1,5 a 3 (IM)	2 a 3 (IV, IM, SC)	0,2 a 1 (IV, IM, SC)	–	–
Tramadol (mg/kg)	2,5 a 5 (oral)	2 (oral)	2 a 3 (oral) 1 (epidural)	–	Dorless®, cloridrato de tramadol (genéricos), Megadol®, Sylador®, Tramal®, Tramadon®, Tramaliv®, Timassen®, Tramaden®

IM: via intramuscular; IV: via intravenosa; SC: via subcutânea. ↓: dose de naloxona para reversão dos efeitos dos opioides. * Não produzido no Brasil. **Produto de uso veterinário. No Brasil, o produto está disponível apenas para uso em equinos, com apresentação somente para via IV. ***Utilizado na neuroleptoanalgesia, associado ao droperidol. &Associação com paracetamol.

à morfina e duração de efeito consideravelmente maior, apresentando meia-vida plasmática de 15 a 20 h. Por outro lado, este medicamento possui menor efeito sedativo que a morfina. A metadona vem sendo amplamente utilizada em cães como medicação pré-anestésica, especialmente quando se utiliza barbitúrico. Da mesma maneira que a morfina, este medicamento pode ser utilizado em doses baixas em felinos; no entanto, sempre deve estar associado a tranquilizante, evitando, assim, a excitação. A metadona tem menor efeito nauseante e produz menos vômitos se comparada à morfina, bem como menor probabilidade de promover liberação de histamina quando administrada por via intravenosa; no entanto, produz, como a morfina, depressão respiratória e bradicardia. Este opioide possui ainda um potente efeito antitussígeno.

Fentanila

A fentanila é um potente opioide sintético, agonista MOP, com propriedade analgésica de 80 a 100 vezes superior à da morfina; porém, apresenta duração ultracurta (60 a 90 min). A principal vantagem deste opioide é que, quando administrado por via intravenosa, apresenta efeito quase imediato. Em Medicina Veterinária, este opioide é utilizado principalmente na neuroleptoanalgesia (ver adiante). A fentanila é utilizada através de bólus intravenosa, ou por meio de infusão constante em animais para alívio da dor ou, principalmente, como adjunto na anestesia. A fentanila pode também ser utilizada no espaço epidural com rápido aparecimento do efeito, porém com igualmente de curta duração deste efeito, uma vez que este opioide tem alta lipossolubilidade. A eficácia da fentanila, quando administrada por via epidural, aumenta quando esta é administrada associada a um anestésico local (p. ex., a bupivacaína).

Quando do emprego da fentanila por via parenteral, deve-se atentar à profunda sedação e depressão respiratória que produz. Pode produzir também sensibilidade auditiva e promover alteração da termorregulação. Doses altas de fentanila podem causar bradicardia, particularmente se administrada rapidamente. Deve-se ter grande precaução quando se associa este opioide com α_2-agonistas, pois pode haver intensa bradicardia.

Há para este opioide a apresentação farmacêutica na forma de emplastro (*patches*), que permite a aplicação transdérmica em pequenos animais. O sistema transdérmico da fentanila (Duragesic®) contém um reservatório com a fentanila em um adesivo. A fentanila é absorvida através da pele em uma taxa constante, sendo liberada na razão aproximada de 100 µg/h, que é equivalente à administração IM de 60 mg de morfina. O efeito do opioide, aparece em torno de 2 a 4 h da aplicação do emplastro e dura entre 72 e 96 h. A retirada do adesivo, em pacientes que apresentam sinais de sensibilidade à fentanila, faz com que a concentração do opioide decline rapidamente. Este adesivo está disponível para a liberação de fentanila nas taxas de 25, 50, 75 e 100 µg/h. Devido ao tempo necessário para que o hipnoanalgésico atinja a concentração plasmática adequada, deve-se aplicar o adesivo aproximadamente 24 h antes da cirurgia. A desvantagem da aplicação da fentanila nesta formulação refere-se à grande variabilidade entre os indivíduos na taxa de absorção, variando este valor de 27 a 99%. Um ponto que deve ser lembrado pelo médico-veterinário refere-se ao fato de se considerar que, ao prescrever este medicamento, neste tipo de formulação, há a possibilidade de ocorrência de acidentes (p. ex., crianças podem ingerir o adesivo) ou mesmo de se permitir o acesso deste opioide a dependentes químicos.

As recomendações de doses de fentanila na formulação de emplastro são as seguintes: gatos – 25 a 50 mg/h; cães: 3 a 10 kg = 25 mg/h, 10 a 20 kg = 50 mg/h, 20 a 30 kg = 75 mg/h; e aqueles cães com peso superior a 30 kg, 100 mg/h. Em equinos são empregados dois ou três emplastros de 100 mcg/h em animais adultos e um emplastro em potros. A duração do efeito em equinos é menor do que em cães ou gatos, limitando-se em torno de 48 h.

Vários são os sítios de aplicação deste adesivo, entretanto os locais mais adequados seriam a parte lateral do tórax ou atrás do pescoço. É importante ressaltar que não se deve cortar o emplastro; assim, em situações nas quais será necessário utilizar metade do emplastro (p. ex., quando o animal for muito pequeno), deve-se cobrir a outra metade do gel com uma fita adesiva ou esparadrapo não poroso.

Há também, uma formulação da fentanila de aplicação transdérmica em solução (Recuvyra™, não produzido no Brasil), para uso em cães, cuja aplicação se faz na área escapular dorsal, promovendo o controle da dor por 4 dias. Portanto, esse medicamento é destinado principalmente para cirurgias maiores, sejam ortopédicas ou em tecidos moles, controlando a dor por vários dias após a cirurgia.

Alfentanila (Alfast®), remifentanila (Ultiva®) e sufentanila (Sufenta®)

A alfentanila, a remifentanila e a sufentanila são potentes agonistas MOP e têm como característica comum duração de ação mais fugaz que a fentanila e, por causa disso, vêm sendo usadas, em cães, tanto para indução de anestesia para procedimentos cirúrgicos rápidos, bem como durante a cirurgia, por infusão. A sufentanila e a remifentanila foram desenvolvidas com o objetivo de obter melhora na farmacocinética para administração intravenosa; assim, a reversão dos efeitos destes opioides é obtida rapidamente após as suas retiradas. Por outro lado, os dados disponíveis são apenas experimentais em cães, sendo, portanto, necessária melhor avaliação sobre seus usos em outras espécies animais.

Estes analgésicos (incluindo a fentanila) são usados principalmente no transoperatório, graças a algumas características, como potência, tempo de latência e tempo de ação.

Carfentanila (Wildnil®)

A carfentanila é um potente derivado da fentanila. Estima-se que seja de 8 mil a 10 mil vezes mais potente que a morfina. Da mesma maneira que a etorfina, a carfentanila é utilizada primariamente para sedação e captura de animais de zoológico ou em animais selvagens de grande porte. Também se recomenda proceder, o mais rapidamente possível, a reversão dos seus efeitos; no entanto, neste caso o antagonista a ser utilizado é a naltrexona, administrando-se 100 mg deste antagonista, para cada miligrama de carfentanila. A partir da dose calculada do antagonista, administra-se um quarto da dose, por via intravenosa, e os restantes por via subcutânea. A reversão dos efeitos da carfentanila será observada após 2 a 10 min.

Meperidina | Petidina

A meperidina, ou petidina, é um agonista total de receptores MOP. Inicialmente, esta substância foi introduzida na clínica como agente espasmolítico do tipo atropina. Depois, verificou-se que a meperidina tinha efeito hipnoanalgésico semelhante ao da morfina, porém com potência analgésica cerca de 10 vezes menor. Possui também menor atividade hipnótica, efeito constipante e ação no centro da tosse, quando comparada à morfina.

Com relação à via de administração da meperidina, aconselha-se o uso por via intramuscular, podendo também ser administrada pelas vias subcutânea, intravenosa e oral. Este hipnoanalgésico é rapidamente biotransformado no fígado, fato que torna seus efeitos pouco duradouros (1 a 2 h, no máximo).

Com relação aos efeitos excitatórios, característicos dos hipnoanalgésicos em algumas espécies animais como o gato e o cavalo, verifica-se que a meperidina produz estes efeitos, porém com intensidade muito menor do que a morfina; por isso, a meperidina é o medicamento de uso rotineiro nestas espécies animais. Pode também ser utilizada em bovinos. A meperidina apresenta efeitos espasmolíticos, sendo, por isso, comumente empregada em casos de cólica equina. Por outro lado, deve-se considerar que a meperidina possui maior propensão para liberação de histamina, quando comparada com a morfina, e, por isso, não deve ser administrada por via intravenosa, principalmente em pequenos animais. Além disso, parece que, dentre os opioides, esse analgésico é o que apresenta os maiores efeitos depressores cardíacos. A meperidina é comumente utilizada na medicação pré-anestésica ou como analgésico, particularmente no pós-operatório imediato.

Oximorfona

A oximorfona é um opioide semissintético, potente agonista de receptores MOP. Apresenta potência analgésica 10 a 15 vezes superior à da morfina, porém o tempo de duração de seu efeito analgésico é similar ao da morfina. A oximorfona não produz liberação de histamina quando administrada por via intravenosa, mas pode causar depressão respiratória quando administrada durante a anestesia. Além disso, pode promover também hipersensibilidade auditiva e o animal mostrar-se ofegante, haja vista que este opioide produz desequilíbrio do centro termorregulador hipotalâmico. Comparativamente à morfina e à hidromorfona, a oximorfona produz menos êmese, náusea e sedação. A oximorfona vem sendo empregada há alguns anos, nos EUA, em gatos, mostrando ser um medicamento bastante seguro para uso nesta espécie animal, os quais apresentam excitação dose-dependente a este hipnoanalgésico. O grande empecilho para o uso mais amplo deste medicamento é o seu alto custo. A duração do efeito da oximorfona é de 2 a 4 h, entretanto, se utilizado por via intravenosa, este período de tempo é menor. Tem efeito bastante semelhante à hidromorfona, sendo este último opioide mais barato.

Pentazocina

A pentazocina é um derivado benzomorfânico sintético com seletiva ação agonística em receptores KOP; por outro lado, apresenta fraca ação antagônica em receptores MOP. A pentazocina é bem absorvida após a administração oral, intramuscular, subcutânea ou intravenosa. Em relação ao efeito analgésico, possui metade da potência da morfina. Este opioide promove pequeno período de analgesia; por outro lado, deve-se considerar que a meia-vida plasmática varia muito entre as diferentes espécies animais; assim, em cães, esta é de aproximadamente 22 min, enquanto em gatos é de 84 min e, em equinos, de 97 min. A pentazocina não causa depressão respiratória e produz pequena sedação em doses terapêuticas. Este opioide pode produzir diminuição da motilidade do trato gastrintestinal. A principal indicação para uso da pentazocina é no pós-operatório e na cólica, em equinos.

Tramadol

O tramadol é um analgésico de ação central, exercendo seus efeitos por ser um fraco agonista de receptores MOP. É similar, em muitos aspectos, à meperidina; além disso, o tramadol apresenta efeitos relativos à captação de norepinefrina e liberação de serotonina das vesículas na terminação nervosa. Esta característica faz com que haja um aumento do efeito analgésico. O tramadol é uma mistura racêmica; o (+) enantiômero tem a ação opioide e serotoninérgica, enquanto o (–) enantiômero tem a ação noradrenérgica (*i. e.*, inibe a captação). O sinergismo desses três mecanismos parece ser o responsável pelo efeito analgésico. O tramadol é um medicamento alternativo aos opioides puros e é empregado em pacientes que requerem tratamento para dores de leves a moderadas. O tramadol é considerado um analgésico moderado, entretanto pode ser utilizado com segurança com outros analgésicos, incluindo-se os anti-inflamatórios não esteroidais, quando de terapias multimodais. O tramadol, por meio de sua ação no sistema serotoninérgico, pode ser um medicamento modificador de comportamento, semelhante aos antidepressivos, e isto tem sido verificado em seres humanos, porém em animais tais efeitos não foram ainda investigados. É um analgésico de grande interesse na clínica veterinária, haja vista que pode ser administrado por via oral, pelos proprietários em domicílio.

Antagonistas narcóticos

Naloxona

A naloxona (Narcan®) se liga firmemente a todos os receptores opioides, particularmente possui grande afinidade por receptores MOP, entretanto não produz efeito; assim, esta substância desloca, competitivamente, a substância agonista. É o medicamento de escolha para antagonizar efeitos dos hipnoanalgésicos, já que é isento de qualquer efeito agonista. Os usos mais comuns para a naloxona são para reverter os efeitos sedativos dos opioides e impedir a depressão respiratória e a excitação. Após a administração por via intravenosa, observam-se rapidamente seus efeitos (1 a 2 min); por outro lado, duram apenas cerca de 1 h. Assim, em alguns casos em que a meia-vida do opioide é longa, pode-se verificar o reaparecimento dos efeitos agonistas; portanto, se necessário, pode-se administrar novamente a naloxona, mas, desta vez, este procedimento deve ser realizado por via subcutânea.

Recentemente, desenvolveu-se o nalmefene (Revex®, não produzido no país), que é também um antagonista opioide puro; entretanto, tem como vantagem adicional à naloxona a meia-vida maior (até 4 h). Existem muitos dados disponíveis deste medicamento para o ser humano; entretanto, em Medicina Veterinária eles ainda são escassos.

Naltrexona

A naltrexona é um antagonista que atua em todos os receptores opioides. A naltrexona parece ser mais efetiva no bloqueio dos efeitos euforizantes produzidos pelos opioides que no bloqueio da depressão respiratória; portanto, este antagonista opioide vem sendo usado com outras finalidades, como no tratamento do comportamento de automutilação, em cães e gatos, mais do que na reversão dos efeitos de agonistas opioides.

Nalorfina

É um agonista parcial, antagonizando todos os efeitos da morfina e de seus congêneres; seu principal uso é no combate à depressão respiratória produzida pelos opioides. Esta substância caracteriza-se por atuar como antagonista na presença de um agonista; assim, quando se administra somente a nalorfina, este opioide produzirá efeito também agonista, promovendo depressão do SNC e analgesia. É usada principalmente por via intravenosa, promovendo efeito imediato. A nalorfina foi o primeiro antagonista usado clinicamente; no entanto, atualmente, tem caído em desuso, devido aos efeitos disfóricos.

Levalorfano

Seus efeitos são muito semelhantes aos da nalorfina, produzindo efeitos de antagonista somente quando da presença de agonistas opioides.

NEUROLEPTOANALGESIA

Define-se neuroleptoanalgesia como o efeito produzido pela combinação de um opioide com um tranquilizante. Quando se associam estes dois grupos de medicamentos, haverá, em algumas espécies animais, profunda sedação e analgesia, sem perda da consciência. Seu uso tem como principal finalidade proporcionar a realização de cirurgias, evitando-se os efeitos metabólicos e depressores centrais indesejáveis produzidos pelos anestésicos.

Na clínica veterinária, utiliza-se a neuroleptoanalgesia principalmente em cães, podendo também ser utilizada em macacos e em algumas espécies de animais de laboratório. Em gatos e equinos, a neuroleptoanalgesia vem sendo introduzida; porém, deve-se ter precaução na escolha do analgésico, bem como na dose a ser administrada. Não se recomenda o uso desta associação em bovinos, devido aos efeitos estimulantes dos hipnoanalgésicos nessa espécie animal. O Quadro 18.7 mostra algumas das associações comumente utilizadas, bem como as vias de administração e espécies animais nas quais se recomenda o uso da neuroleptoanalgesia.

QUADRO 18.7
Principais associações utilizadas na neuroleptoanalgesia em Medicina Veterinária.

Associação	Vias de administração	Dose (mg/kg)	Espécie animal
Fentanila + droperidol	IV	0,01 a 0,04 + 0,7	Cão
	IM	0,8 a 0,04 + 2,2	Cão
Oximorfona + acepromazina	IV, IM	0,05 a 0,2 + 0,05 a 0,1	Gato
Meperidina + acepromazina	IV	0,6 + 0,04	Cavalo
Butorfanol + acepromazina	IV	0,044 a 0,088 + 0,04 a 0,088	Cavalo
Butorfanol + xilazina	IV	0,02 + 0,8	Cavalo
Morfina + xilazina	IV	0,6 + 0,6	Cavalo
Etorfina + acepromazina	IM	0,005 + 0,02	Cavalo
Fentanila + droperidol	IV	0,03 a 0,05 + 0,7	Coelho
	IM	0,01 + 0,32	Rato
	IM	0,005 + 0,012	Camundongo

IM: via intramuscular; IV: via intravenosa.

BIBLIOGRAFIA

Andraus, M.H.; Siqueira, M.E.P.B. Aspectos farmacológicos do butorfanol. *Rev Port Cien Vet.* v. 95, p. 15-24, 2000.

Bennett, R.C.; Steffey, E.P. Use of opioids for pain and anesthetic management in horses. *Vet Clin Equine,* v. 18, p. 47-60, 2002.

Benson, G.J.; Thurmon, J.C. Species difference as consideration in alleviation of animal pin and distress. *JAVMA,* v. 191, p. 1227-1230, 1987.

Berry, S. Analgesia in the Perioperative Period. *Vet Clin Small Anim,* v. 45, p. 1013-1027, 2015.

Blass, E.M.; Cramer, C.P.; Fanselow. The development of morphine-induced antinociception in neonatal rats: a comparison of forepaw, hindpaw and tail retraction from a thermal stimulus. *Pharmacol Bioch Beh.,* v. 44, p. 643-649, 1993.

Borsodi, A.; Bruchas, M.; Caló, G.; Chavkin, C.; Christie, M.J.; Civelli, O.; Connor, M.; Cox, B.M.; Devi, L.A.; Evans, C.; Henderson, G.; Höllt, V.; Husbands, S.; Kelly, E.; Kieffer, B.; Kitchen, I.; Kreek, M.J.; Liu-Chen, L.Y.; Massot, D.; Meunier, J.C.; Portoghese, P.S.; Schulz, S.; Shippenberg, T.S.; Simon, E.J.; Toll, L.; Traynor, J.R.; Ueda, H.; Wong, Y.H.; Zaveri, N.; Zimmer, A. Opioid receptors (version 2019.4) in the IUPHAR/BPS Guide to Pharmacology Database. IUPHAR/BPS *Guide to Pharmacology,* 2019(4).

Bortolami, E.; Love, E.J. Practical use of opioids in cats: a state-of-the-art, evidence-based review. *J Feline Med Surg.*, v. 17, p. 283-311, 2015.

Carpenter, R.E.; Brunson, D.B. Exotic and zoo animal species. In: Tranquilli W.J.; Thurmon, J.C.; Grimm, K.A. Lumb and Jones' veterinary anesthesia and analgesia. 4th ed. Carlton Blackwell Publising; 2007.

Carrol, G.L. Analgesics and pain. *Vet Clin N Am Small Animal Practice*, v. 29, p. 701-715, 1999.

Clark, J.O.; Clark, T.P. Analgesia. *Vet Clin N Am Equine Practice.* v. 15, p. 705-723, 2000.

Cunningham, F.; Elliott, J.; Lees, P. *Comparative and veterinary pharmacology*, v. 199. Springer-Verlag, Berlin Heidelberg; 2010.

Dhawan, B.N.; Raghubir, R.; Hamon, M. Opioid receptor. *The IUPHAR compendium of receptor characterization and classification.* IUPHAR Media, London, 1998.

Dodman, N.H. Chemical restraint in the horse. *Equine Vet J.*, v. 12, p. 166, 1980.

Drewes, A.M.; Jensen, R.D.; Nielsen, L.M.; Droney, J.; Christrup, L.L.; Arendt-Nielsen, L. et al. Differences between opioids: Pharmacological, experimental, clinical and economical perspectives. *Br J Clin Pharmacol.*, v. 75, p. 60-78, 2013.

Duarte, D.F. Uma breve história do ópio e dos opioides. *Ver Bras Anestesiol.*, v. 55, p. 135-146, 2005.

Duthie, D.J.R.; Nimmo, W.S. Adverse effects of opioid analgesic drugs. *Br J Anaesth.*, v. 59, p. 687-690, 1987.

Dyson, D.H. Perioperative pain management in veterinary patients. *Vet Clin N Am Small animal Practice*, v. 38, p. 1309-1327, 2008.

Dyson, D.H. Analgesia and chemical restraint for the emergent veterinary patient. *Vet Clin N Am Small animal Practice*, v. 38, p. 1329-1352, 2008.

Geiser, D.R. Chemical restraint and analgesia in the horse. *Vet Clin N Am Equine Pract.*, v. 6, p. 495-513, 1990.

Hosgood, G. Pharmacologic features of butorphanol in dogs and cats. *JAVMA*, v. 196, p. 135-136, 1990.

Jenkins, W.L. Pharmacologic aspects of analgesic drugs in animals: an overview. *JAVMA*, v. 191, p. 1231-1240, 1987.

Kamerling, S. Narcotics and local anesthetics. *Vet Clin N Am Equine Pract.*, p. 605-620, 1993.

Kamerling, S.; Wood, T.; DeQuick, D.; Weckman, T.J.; Tai, C.; Blake, J.W.; Tobin, T. Narcotic analgesics, their detection and pain measurement in the horse: a review. *Equine Vet J.*, v. 21, p. 4-12, 1989.

Klaumann, P.R.; Wouk, A.F.P.; Sillas, T. Patofisiologia da dor. *Arch Vet Sc.*, v. 13, p. 1-12, 2008.

Larmont, L.A.; Tranquilli, W.J.; Mathews, K.A. Adjunctive analgesic therapy. *Vet Clin N Am Small Animal Practice*, v. 30, p. 805-813, 2000.

Lasagna, L. The clinical evaluation of morphine and its substitutes as analgesics. *Pharmacol Rev.*, v. 16, p. 47-83, 1964.

Lewis, J.; Mansour, A.; Khachaturian, H.; Watson, S.J.; Akil, H. Opioids and pain regulation. *Pain Headache*, v. 9, p. 129-159, 1987.

Lico, M.C. Modulação da dor: mecanismos analgésicos endógenos. *Ciência Hoje*, v. 4, p. 67-75, 1985.

Martin, W.R. Opioid antagonists. *Pharmacol Rev.*, v. 19, p. 463-521, 1967.

McDonald, J.; Lambert, D.G. Opioid mechanisms and opioid drugs. *Pharmacology*, v. 14, p. 505-509, 2013.

Natalini C.C.; Robinson E.P. Evaluation of the analgesic effects of epidurally administered morphine, alfentanil, butorphanol, tramadol, and U50488 H in horses. *Am J Vet Res.*, v. 61, p. 1579-1586, 2000.

Otto, K.A.; Short, C.E. Pharmaceutical control of pain in large animals. *Ap An Beh Sci.*, v. 59, p. 157-169, 1998.

Papich, M.G. Pharmacologic considerations for opiate analgesic and nonsteroidal anti-inflammatory drugs. *Vet Clin N Am Small Animal Practice*, v. 30, p. 815-837, 2000.

Papich, M.G. Principles of analgesic drug therapy. *Sem Vet Med Surg Small An.*, v. 12, p. 80-93, 1997.

Papich, M.G. *Saunders handbook of veterinary drugs*, 2. ed. Papich M.G. (ed.) St. Louis: Saunders Elsevier; 2007.

Pascoe, P.J. Opioid analgesics. *Vet Clin N Am Small Animal Practice*, v. 30, p. 757-761, 2000.

Plumb, D.C. *Veterinary drug handbook.* 4. ed. Blackwell Publishing Ames; 2002. 993 p.

Potthoff A.; Carithers, R.W. Pain and analgesia in dogs and cats. *Compend Contin Educ Pract Vet.*, v. 11, p. 887-897, 1989.

Raffe, M.; Tranquilli, W.J. Classifying commonly used analgesic agents. *Vet Med.*, v. 7, p. 687-690, 1989.

Robertson, S.A. Managing pain in feline patients. *Vet Clin N Am Small animal Practice*, v. 38, p. 1267-1290, 2008.

Robertson, S.A.; Taylor, P.M. Pain management in cats – past, present and future. Part 2. Treatment of pain – clinical pharmacology. *J Fel Med Surg.*, v. 6, p. 321-333, 2004.

Ruel, H.L.M.; Steagall, P.V. Adjuvant Analgesics in Acute Pain Management. *Vet Clin North Am Small Anim Pract.* v. 49, n6, p. 1127-1141, 2019.

Sanchez, L.C.; Robertson, S.A. Pain control in horses: what do we really know? Equine Vet J. 2014 Jul;46(4):517-23.

Short, C.E. Pain, analgesics and related medications. In: *Principles & Practice of Veterinary Anestesia.* Short C.E. (ed.). Baltimore: Willians & Wilkins; 1987. p. 28-46.

Simon, B.T.; Steagall, P.V. The present and future of opioid analgesics in small animal practice. J Vet Pharmacol Ther. 2017 Aug;40(4):315-326.

Simon, E.J.; Hiller, J.M. The opiate receptors. *Annu Rev Pharmacol Toxicol.*, v. 18, p. 371-394, 1978.

Stock, M.L.; Coetzee, J.F. Clinical pharmacology of analgesic drugs in cattle. *Vet Clin North Am Food Anim Pract.* 2015 Mar;31(1):113-38, vi-vii.

Taylor, P. Newer analgesics. *Vet Clin N Am Equine Practice*, v. 29, p. 719-735, 2000.

Toll, L.; Bruchas, M.R.; Cox, B.M.; Zaveri, N.T. Nociceptin/orphanin FQ receptor structure, signaling, ligands, functions and interactions with opioid systems. *Pharmacol Rev.*, v. 68, p. 419-457, 2016.

Tranquili, W.J.; Raffee, M.R. Understanding pain and analgesic therapy in pets. *Vet Med.*, v. 7, p. 680-686, 1989.

Valverde, A. Epidural analgesia and anesthesia in dogs and cats. *Vet Clin N Am Small animal Practice*, v. 38, p. 1205-1230, 2008.

Valverde, A.; Gunkel, C. Pain management in horses and farm animals. *J Vet Em Cri Care*, v. 15, p. 295-307, 2005.

Watson, A.; Nicholson, A.; Church, D.B.; Pearson, M.R.B. Use of anti-inflammatory and analgesic drugs in dogs and cats. *Aust Vet J.*, v. 74, p. 203-210, 1996.

Werner, B.E.; Taboada, J. Use of analgesics in feline medicine. *Comp Contin Educ Pract Vet.*, v. 16, p. 493-499, 1994.

Williams, D.E.; Riedesel, D.H. Chemical immobilization of wild ruminants. *Iowa State Un Vet.*, v. 49, p. 27-33, 1987.

Yaksh, T.L. Spinal opiate analgesia: caracteristics and principles of actions. *Pain*, v. 11, p. 347-354, 1981.

19 Medicamentos Empregados nos Transtornos do Comportamento Animal: Ansiolíticos e Antidepressivos

- Introdução, 265
- Transtornos comportamentais mais comuns em animais, 266
- Medicamentos empregados nos transtornos de comportamento, 269
- Considerações finais, 276
- Bibliografia, 276

Cristina de Oliveira Massoco Salles Gomes • Maria Martha Bernardi • Helenice de Souza Spinosa

INTRODUÇÃO

O estudo do comportamento animal constitui uma área de grande importância na Medicina Veterinária, possibilitando identificar e afastar problemas médicos subjacentes a um quadro de alterações comportamentais, podendo auxiliar o médico-veterinário em seu raciocínio clínico. Os transtornos de comportamento têm impacto negativo na qualidade de vida dos animais de companhia ou daqueles mantidos em cativeiro e são decorrentes de desequilíbrio emocional. Os mais frequentes são: comportamento destrutivo, agressividade, medo, síndrome da ansiedade por separação, compulsão, estereotipia e comportamento depressivo.

Em geral, a intervenção farmacológica para tratar os transtornos comportamentais faz parte de um planejamento terapêutico integrado e é indicada para aumentar o bem-estar animal e/ou auxiliar nas fases iniciais da implantação do programa de tratamento, o qual se baseia nas intervenções de condicionamento comportamental, manejo ambiental e social.

Como é escasso o conhecimento acerca dos mecanismos neurobiológicos envolvidos na origem e manutenção desses transtornos em animais de companhia, de maneira geral, os medicamentos utilizados em Medicina Veterinária são os mesmos indicados para o uso humano. Assim, a noção do mecanismo de ação do medicamento, da via e da frequência de administração são fatores primordiais para a utilização prudente e racional das substâncias químicas modificadoras do comportamento (psicofármacos). Além disso, como a maioria dos medicamentos empregados em animais para minorar os sintomas dos transtornos de comportamento, no Brasil, não tem registro no Ministério da Agricultura, Pecuária e Abastecimento (MAPA – órgão responsável por registro, cadastro e regulamentação dos produtos de uso veterinário), a limitação de informações quanto aos efeitos colaterais, bem como a frequência de uso deve ser explicada ao proprietário e este deve estar ciente dos riscos do uso de medicações extralabel (uso não indicado na bula). Neste sentido, um histórico comportamental, exames físicos e laboratoriais devem ser realizados antes e durante a terapia, com certa frequência, a fim de monitorar possíveis efeitos colaterais.

Apesar de se notar, nos últimos anos, avanços no tratamento farmacológico dos transtornos mentais em animais, as informações concernentes à duração do tratamento com esses agentes ainda são escassas e, portanto, a estratégia sugerida por diversos autores é manter a medicação por 2 meses após uma resposta satisfatória. Caso essa se mantenha, a medicação pode ser descontinuada e o animal deve ser observado frequentemente com o intuito de se verificar recidiva dos sintomas.

Em Medicina Veterinária não existe, até o momento, um sistema de classificação de doenças, como existe para a espécie humana, que emprega, por exemplo, a "Classificação Internacional de Doenças" (CID), publicada pela Organização Mundial da Saúde (OMS), na qual o código CID-11 refere-se a "transtornos mentais, comportamentais e do neurodesenvolvimento", descrevendo os sinais e sintomas dos diferentes transtornos, o que permite classificá-los e, assim, facilitando o seu diagnóstico e posterior tratamento. Dessa forma, neste capítulo são empregados termos utilizados para a classificação de doenças em seres humanos, a fim de adaptá-los aos transtornos mentais e comportamentais que acometem o animal e a expressão do comportamento animal, podendo ocorrer algumas sobreposições dos sinais e dos sintomas.

Em cães, as alterações comportamentais mais frequentes são a agressividade a animais estranhos e a pessoas desconhecidas, o medo e a ansiedade ou a agitação. Os medos relatados em cães referem-se aos sons altos e fora do comum (p. ex., tiro, trovoada, eco, entre outros), a pessoas estranhas, a alguns movimentos bruscos e a determinados veículos, objetos (p. ex., vassoura) ou tipo de pessoas (ser humano do gênero masculino). Em gatos destacam-se particularmente os medos, a agressividade com animais desconhecidos, os cuidados de higiene excessivos e a ansiedade ou agitação. Neste caso, há os medos também de sons altos e fora do comum (fogos de artifício, trovoada, sacos de plástico, aspirador, entre outros), de pessoas estranhas e movimentos bruscos, e ainda de outros animais e saída para o meio exterior. Além disso, animais não adaptados ao cativeiro podem apresentar problemas de saúde e bem-estar, frequentemente relacionados com uma situação de estresse crônico, que se reflete sobretudo em seu comportamento normal, causando alterações. Nestes animais é comum a ocorrência de comportamentos automutilantes e depressão. Não é também incomum a ocorrência destes comportamentos em animais de companhia.

Para melhor compreensão da indicação terapêutica dos medicamentos empregados nestas situações em Medicina Veterinária, são discutidas, a seguir, algumas características dos distúrbios comportamentais mais comumente descritos em animais.

TRANSTORNOS COMPORTAMENTAIS MAIS COMUNS EM ANIMAIS

Transtornos ligados à ansiedade

Os transtornos de ansiedade em animais são bastante frequentes e, a despeito das diferentes definições, em geral, o comportamento ansioso é um estado emocional de medo e/ou apreensão frente a um evento aversivo que, na dependência da magnitude da resposta do animal, pode implicar diversos transtornos comportamentais, como: síndrome da ansiedade de separação, ansiedade generalizada, medo, fobia, comportamento estereotipado, comportamento compulsivo, agressividade, entre outros. Estes sinais e sintomas podem também fazer parte de outros transtornos.

Síndrome de ansiedade de separação

A síndrome de ansiedade de separação em animais é um dos transtornos de ansiedade mais conhecidos e investigados em animais de companhia. Caracteriza-se, em cães e gatos, por comportamentos indesejados manifestados por esses animais quando afastados de suas figuras de apego. Essa figura de vínculo pode ser um ser humano ou outro animal. Os comportamentos que mais frequentemente caracterizam a síndrome de ansiedade de separação são: vocalização excessiva (uivos, choros ou latidos em excesso), comportamento destrutivo (roer ou arranhar objetos pessoais da figura de vínculo ou as possíveis rotas de acesso a essa figura de vínculo), micção e defecação em locais inapropriados e frequentemente em locais ou objetos que sejam referência à figura de vínculo. Entretanto, outros comportamentos são aceitos como manifestações da síndrome, como vômito, sialorreia e depressão. São comuns também a comorbidade da síndrome de ansiedade de separação com transtornos compulsivos e com a depressão, sendo esta última expressa por inatividade total do cão: o animal não urina, não defeca, não come e, geralmente, há relatos do proprietário de que ele dorme durante todo tempo em que está sozinho. Este tipo de comportamento alterado é mais comum em animais idosos, uma vez que estes apresentam maior dificuldade de adaptação a mudanças no meio ambiente familiar ou a separação de figuras de apego. Na síndrome de ansiedade de separação o estresse é responsável por uma série de sinais subclínicos acompanhados de ansiedade persistente e até de comportamento do tipo depressivo, justificando o emprego de medicação adequada, uma vez que em muitos cães e gatos estes sinais podem evoluir até para a morte.

Medos e fobias

O medo é um comportamento inato frente a uma situação ameaçadora para todas as espécies animais. As reações a esta situação envolvem a ativação do sistema nervoso autônomo simpático e, no sistema nervoso central, áreas ligadas ao controle do estresse, como a formação reticular, a qual ativa áreas corticais que modulam as respostas comportamentais, adaptando o organismo às situações ameaçadoras.

Para muitos autores, o medo, a ansiedade e as fobias são indistinguíveis, mas outros acreditam que sejam fenômenos distintos. Etologicamente, medo é um estado motivacional promovido por um estímulo específico que leva a uma resposta defensiva ou de escape. A ansiedade é uma resposta generalizada a uma ameaça ou conflito interno, enquanto o medo é uma resposta emocional a um perigo real externo e específico. A fobia é caracterizada por um medo persistente e excessivo em relação a objetos e circunstâncias circunscritas. A exposição a estímulos fóbicos provoca uma reação comportamental com concomitante ativação do sistema nervoso autônomo similar àquela observada em seres humanos nos ataques de pânico. A origem dos medos e das fobias pode derivar de fatores genéticos, aprendidos por uma experiência desagradável, ou ser o resultado de uma inadequada socialização. O comportamento que resulte de um forte componente genético ou da privação social pode ser o mais complicado de corrigir, sendo que o medo adquirido tem melhor prognóstico. Nesse sentido, o comportamento relacionado com o medo, como, por exemplo, a fuga ou a agressividade, é reforçado quando é bem-sucedido e afasta o animal do estímulo.

Uma das fobias bastante observadas em cães e gatos é aquela ligada a ruídos estrondosos. Na natureza, os ruídos estrondosos podem significar perigo, sendo a evasão aos mesmos um comportamento adaptativo. O problema surge quando o animal reage excessivamente a estes, que, na realidade, não constituem uma ameaça, tais como os trovões e o trânsito viário. Nos casos em que a fobia está relacionada com ruídos (trovoada, tiros, fogos de artifício), os cães podem apresentar sinais como sialorreia, respiração ofegante, aumento da vigilância, caminhar desorientado, imobilidade motora, tremores, ganidos, ato de esconder-se, micção, defecação, vômitos ou fuga. Em gatos a frequência desta fobia é menor. Medidas de prevenção como a retirada e a contenção do animal no momento da crise podem ajudar a prevenir tanto as lesões como a fuga do animal. Procedimentos que levem à dessensibilização e ao contracondicionamento, em que o animal é exposto a um nível de estímulo abaixo daquele que origina a resposta indesejada, podem ser úteis no tratamento destas fobias.

Se o medo estiver relacionado com visitas, o animal pode ser dessensibilizado em relação aos indícios da chegada do visitante, por exemplo, alterando o som da campainha ou tendo contato com um dos membros da família ao toque da campainha. Com relação ao medo de outros animais, a dessensibilização deve ser feita em ambiente neutro, empregando um outro animal de bom comportamento. O animal a ser dessensibilizado deve ser exposto ao outro a uma distância que não suscite medo, mas seja visível ao animal. Gradualmente esta distância deverá ser reduzida, sendo o animal recompensado sempre que permanecer tranquilo na presença do estímulo.

Comportamento compulsivo e estereotipias

Dentre as situações mais proeminentes que produzem estereotipias (repetição involuntária de gestos e movimentos) em animais estão aquelas ligadas ao estresse e são similares aos sinais descritos no transtorno obsessivo-compulsivo (TOC) para os seres humanos. Em animais esse transtorno recebe a denominação de transtorno compulsivo, frente à incapacidade de comprovar a existência das obsessões em animais. É importante frisar que nem todas as estereotipias são ligadas ao TOC e que neste transtorno nem sempre ocorrem estereotipias. O comportamento compulsivo não é prazeroso; é apenas uma estratégia para reduzir a ansiedade.

Este transtorno é comumente encontrado em animais alojados em zoológicos, podendo ter origens diversas, tais como apreensão do animal por órgãos ambientais devido a situações ilegais (p. ex., tráfico e maus-tratos em circos), nascimento no próprio zoológico, captura na natureza, transferência entre zoológicos e, em casos excepcionais, entregas voluntárias da sociedade. Muitas das estereotipias observadas em animais em cativeiro são relacionadas ao estresse. As consequências da exposição ao estresse podem ser comportamentais, neuroendócrinas e reprodutivas. A síndrome geral de adaptação ao estresse, descrita por Selye em 1936, consiste em três fases: (1) reação de alarme ou de "fuga ou luta"; (2) fase de adaptação; e (3) fase de exaustão. As respostas comportamentais ao estresse são uma estratégia para se livrar da fonte estressante, porém, quando esta não é possível, como ocorre em animais em cativeiro, estes podem expressar comportamentos estereotipados e outros distúrbios.

É muito comum observar comportamentos estereotipados também em cavalos estabulados decorrentes da restrição ao hábito de pastejo, da diminuição do convívio com outros animais e da ociosidade. Além desses fatores, nos cavalos de alto desempenho, o fator estresse de trabalho, bem como para os seres humanos, pode propiciar comportamentos anormais devido às interações com o treinador, que, na maioria das vezes, durante as sessões de aprendizado/treinamento, estabelece uma punição ou reforço negativo, o que leva ao aparecimento de neuroses nesses animais. Alguns exemplos da estereotipia em equinos atletas e/ou estabulados são: roer a porta ou paredes da baia, aerofagia com apoio (no qual o animal, apoiando os dentes incisivos em um objeto fixo, realiza um movimento de arqueamento e flexão do pescoço, conseguindo engolir certa quantidade de ar), aerofagia sem apoio, movimentos repetitivos da língua, andar em círculos pela baia e balançar a cabeça na porta da baia e/ou se balançar para frente e para trás, comportamento esse também conhecido como "dança do urso". Alguns cavalos podem apresentar mais de uma estereotipia e isso parece ser mais frequente em animais que realizam treinamento e provas de adestramento (*dressage*).

A automutilação, um comportamento estereotipado e compulsivo, é um dos problemas comportamentais complexos com causas multifatoriais descritas em âmbito mundial. São comportamentos estereotipados e de natureza compulsiva. Ocorre com frequência em psitacídeos (araras, papagaios, agaporins etc.), caracterizando-se pelo animal se mutilar, principalmente com o bico, arrancando inicialmente as próprias penas e retirando, posteriormente, pedaços da pele e da musculatura. Propôs-se que nessas espécies as causas da doença seriam derivadas de carências nutricionais, ectoparasitas (piolho), estresse (condições inadequadas de vida, solidão, perda de companheiro de longa data, morte do proprietário, mudança de ambiente, ansiedade etc.), além de outras causas, bastante discutidas, como frustração sexual e processos alérgicos. Este distúrbio ocorre em outras espécies, como equinos e cães, e parece estar relacionado também a aspectos psicológicos do animal.

Em cães e gatos, os transtornos comportamentais compulsivos e estereotipias mais comuns são a perseguição da cauda, o girar, a agitação, a perseguição da sombra, o comportamento de caçar "moscas" no vazio, a vocalização e a dermatite acral por lambedura, muitas vezes iniciando-se em períodos precoces da vida animal.

Em gatos, a ingestão repetida e voluntária de objetos não comestíveis, chamada de "pica" (termo do latim que significa derivado de *pêga*, um tipo de pombo que come qualquer coisa), e a marcação urinária ou urina em *spray*, principalmente em machos, em algumas situações podem se tornar excessivas, levando ao abandono ou, em casos extremos, à eutanásia.

Comportamento agressivo

Há diferentes critérios para classificar o comportamento agressivo, usando tanto divisões funcionais como categóricas. A classificação mais amplamente reconhecida foi proposta, em 1976, por Moyer, que diferenciou o comportamento agressivo em predatório, territorial, intermachos, defensivo, induzido pelo medo, maternal, irritável e instrumental; no entanto, deve ser ponderado que há sobreposição dessas categorias. Há ainda autores que classificaram a agressão com base na resposta, dividindo a agressão em duas categorias: predatória e afetiva.

O comportamento agressivo de cães, em particular, é o que causa maiores problemas para os proprietários desses animais. De forma reducionista, a agressão de cães contra pessoas desconhecidas e outros cães ocorre, em geral, devido ao medo ligado à proteção do território, de seus proprietários, ou de outros animais, e ao comportamento predatório. É comum que os cães apresentem múltiplas formas de agressão. A agressão motivada pelo medo é o diagnóstico mais comum em cães agressivos para estímulos não familiares, mesmo quando elementos da territorialidade estejam presentes. A postura ofensiva do cão não descarta a ansiedade ou o medo como causa subjacente à agressão. A distância para o estímulo e o aprendizado anterior influencia a apresentação do comportamento do cão.

Muitos cães mostram postura altamente ofensiva quando estão atrás de uma barreira ou quando o estímulo está longe, e à medida que o estímulo se aproxima ou a barreira é removida, o comportamento do cão pode tornar-se mais ambíguo e refletir o medo propriamente dito. É comum observar que cães podem se mostrar altamente reativos ou agressivos com outros cães quando estão na coleira, mas passam a interagir apropriadamente com os outros animais quando estão sem a coleira. Esse comportamento pode ser interpretado de várias formas. Uma delas é que o cão pode se sentir preso pela coleira, a qual limita os seus movimentos, incluindo a sua capacidade de recuar. Outra interpretação é que uma coleira apertada (especialmente se o proprietário também está puxando ativamente) pode alterar a postura do cão quando este se aproxima do outro cão, enviando, assim, sinais enganosos quanto às suas intenções. Estes sinais podem desencadear no cão destinatário uma reação agonista, dando início a uma briga. Com o tempo, o cão aprende que na coleira os cumprimentos são imprevisíveis e potencialmente perigosos, e o cão se torna preventivamente defensivo. Uma terceira interpretação desse comportamento é que a excitação em cães amigáveis muitas vezes é punida com puxões na coleira para correção do comportamento excessivamente exuberante em torno de outros cães. Mais uma vez, ao longo do tempo o cão aprende que a abordagem de outros cães prevê circunstâncias desagradáveis e potencialmente dolorosas, gerando comportamento defensivo.

Quanto ao comportamento territorial, este se manifesta principalmente no local de moradia do cão, mas também pode ocorrer no carro ou em áreas onde o cão frequenta. A agressão territorial tende a ser mais intensa no interior dos limites do seu território e reduz-se em grandes territórios. Ao contrário da agressão por medo, que se manifesta em uma idade precoce (até os 6 meses de idade) ou em cães idosos, as agressões territorial e de proteção são observadas mais tardiamente, geralmente quando o animal se aproxima da maturidade social. Ainda, deve ser mencionado que cães que apresentam comportamento protetor podem apresentar também agressividade por medo, mas tornam-se mais ofensivos na presença de seu proprietário. Especula-se que essa mudança ocorra porque o proprietário pode ter reforçado o cão, inadvertidamente, ou, alternativamente, o puniu na presença de estranhos ou de outros cães, intensificando a reação emocional do cão para o estímulo.

A agressão relacionada com dominância, por outro lado, é tipicamente dirigida para os animais com que o cão tem contatos sociais curtos. Há situações, contudo, que o cão parece envolver-se em conflitos de *status* com pessoas estranhas e, mais comumente, com cães desconhecidos. Esse comportamento se manifesta quando o estímulo está próximo do cão, quando a sinalização postural é mais eficaz; se o comportamento agressivo não for observado quando o estímulo está a distância, este não deve ser considerado de dominância.

As reações predatórias dos cães são mais propensas de ser dirigidas para cães pequenos e objetos em movimento rápido, tais como corredores e ciclistas.

Comportamento do tipo depressivo

Fatores genéticos, neurobiológicos e ambientais participam da gênese das depressões. No ser humano, a CID-11 classifica os transtornos do humor em transtornos depressivos (transtorno depressivo de episódio único, depressivo recorrente, distímico e transtorno depressivo e de ansiedade misto) e transtornos bipolares (do tipo I, do tipo II e ciclotimia); um episódio depressivo é caracterizado por um período de humor deprimido ou diminuição do interesse em atividades que ocorrem na maior parte do dia, quase todos os dias, durante um período de pelo menos 2 semanas, acompanhado por outros sintomas como dificuldade de concentração, sentimentos de inutilidade ou culpa excessiva ou inadequada, desesperança, pensamentos recorrentes de morte ou suicídio, alterações no apetite ou no sono, agitação ou retardo psicomotor e redução da energia ou fadiga. Em Medicina Veterinária não há uma descrição detalhada do que venha a ser depressão, mas sabe-se que o isolamento social parece ser o maior indutor de depressão nos animais.

Em cães, em particular, o estilo de vida (preso a corrente em vez de livre), ausência de convivência com outros animais e falta de liberdade no ambiente (convivência exclusiva no interior ou exterior da residência) são situações que favorecem a ocorrência de tristeza, apatia e baixa interatividade, os quais são indicativos de depressão.

Síndrome da disfunção cognitiva em animais idosos

A síndrome de disfunção cognitiva é uma doença neurodegenerativa progressiva que ocorre em cães e gatos idosos, sendo atribuída principalmente à deterioração patológica do encéfalo, que se manifesta por deficiência de memória e de aprendizagem. Dados apontam que a disfunção cognitiva afeta 14,2% dos cães com mais de 8 anos de idade e

28% de gatos com idades entre 11 e 14 anos, aumentando para mais de 50% em gatos de 15 anos de idade ou mais.

À medida que cães e gatos envelhecem, seus encéfalos atrofiam (diminuição de peso e tamanho), e os neurônios diminuem em número, levando à perda gradual, mas progressiva, da função encefálica similar à doença de Alzheimer descrita para os seres humanos. Além disso, as placas da proteína beta amiloide se acumulam no encéfalo, provocando danos às células e, ocasionalmente, pequenos sangramentos podem ocorrer no encéfalo, resultando em diminuição do fluxo sanguíneo para as células encefálicas e falta de oxigênio. Outra mudança que ocorre no encéfalo de cães e gatos idosos é o aumento dos níveis de monoamina oxidase B (MAO), levando à degradação mais rápida da dopamina.

A detecção de disfunção cognitiva em cães e gatos é feita pela observação de sinais comportamentais clínicos, muitas vezes considerados uma parte normal do envelhecimento. O reconhecimento precoce de tal distúrbio é crucial, pois muitas vezes os comportamentos podem ser amenizados ou temporariamente reversíveis. Os sinais mais comumente observado com relação à disfunção cognitiva são:

- Desorientação/confusão (vagar sem rumo, entrar em lugares incomuns, ficar encurralado, olhar fixo, parecer perdido)
- Mudanças nas relações sociais (alterações no humor e temperamento, interação alterada ou capacidade de resposta aos membros da família ou a outros animais de estimação)
- Sujidade doméstica (urinar e defecar dentro de casa no caso dos cães, urinar e defecar fora da caixa de areia, no caso dos gatos)
- Mudanças na memória (dificuldade em reconhecer membros da família, dificuldade em encontrar recipientes de comida e de água, dificuldade em encontrar a caixa sanitária e, em cães de trabalho, redução de seu desempenho)
- Atividade alterada (atividades repetitivas e/ou sem propósito, nível de atividade reduzido)
- Mudanças no ciclo vigília-sono (passear à noite, vocalizar à noite, inquietação, cães que ofegam excessivamente à noite)
- Aumento da ansiedade/agitação;
- Diminuição da capacidade de resposta aos estímulos (redução do apetite e/ou da vontade de sair para passear, falta de brincar)
- Lambedura obsessiva em cães.

Alguns estudos demonstraram que suplementos dietéticos e nutricionais, bem como enriquecimento ambiental associados com a medicação pode retardar a progressão da disfunção cognitiva, predominantemente, em cães.

A terapia medicamentosa visa à estabelecer uma regularização do sono, melhorar a função cognitiva e reduzir a ansiedade. Medicamentos que supostamente aumentam a circulação vascular cerebral, diminuem a agregação plaquetária, e a formação de trombos também podem ter o potencial de melhorar os sinais de declínio cognitivo, uma vez que a perfusão encefálica pode diminuir com a idade no cão.

MEDICAMENTOS EMPREGADOS NOS TRANSTORNOS DE COMPORTAMENTO

Os medicamentos empregados nos transtornos de comportamento interferem nos sistemas de neurotransmissão do sistema nervoso central, e os principais neurotransmissores envolvidos com esses distúrbios são: dopamina, norepinefrina, serotonina, acetilcolina e ácido gama-aminobutírico (GABA) – (para detalhes, ver *Capítulo 12*). A Figura 19.1 ilustra os principais neurotransmissores e os

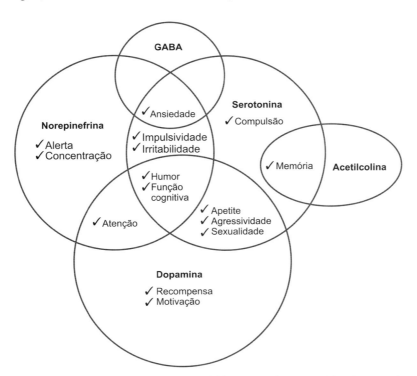

FIGURA 19.1 Principais neurotransmissores envolvidos nos transtornos mentais e de comportamento.

distúrbios e comportamentos a eles associados; é possível notar que o comportamento é consequência da interação de vários sistemas de neurotransmissão. Além disso, há locais do sistema nervoso central com predominância de um determinado neurotransmissor e o tratamento de um dado distúrbio comportamental é feito por medicamento que interfira na atividade desse neurotransmissor em áreas específicas do sistema nervoso central.

Em Medicina Veterinária, os ansiolíticos e os antidepressivos são os medicamentos mais empregados para o tratamento dos transtornos de comportamento.

Ansiolíticos

Os ansiolíticos são apresentados também no *Capítulo 17*, fazendo parte do grupo dos tranquilizantes menores; são indicados na contenção química dos animais, na pré-anestesia e nos distúrbios comportamentais. Neste capítulo, é dada ênfase ao seu uso para o tratamento dos transtornos de comportamento.

Benzodiazepínicos

Os benzodiazepínicos (BZDs) atuam como facilitadores da neurotransmissão inibitória, pois atuam no receptor do GABA do tipo A, aumentando a condutância dos canais de cloro (para detalhes, ver *Capítulo 17*). Os mais utilizados em Medicina Veterinária para transtornos de comportamento são: diazepam, alprazolam, clorazepato e lorazepam.

O diazepam, em cães, é indicado para aliviar os sintomas dos transtornos ligados à ansiedade, especificamente na síndrome de ansiedade de separação e nas fobias (p. ex., medo de trovoadas), entretanto existem relatos de que o seu uso, por via oral, para esses transtornos foi desapontador. Já o alprazolam e o clorazepato parecem ser mais satisfatórios nesses casos quando administrados em doses diárias.

Em gatos, há relatos de efeito benéfico do uso dos BZDs no manejo da marcação de territorial com urina, apesar da recidiva dos sintomas quando da retirada do mesmo.

Em relação às aves (psitacídeos), foi observado que estas toleram melhor o uso do colar elizabetano, que comumente é indicado em casos agudos de automutilação, que quando tratadas com BZDs, em especial o diazepam.

Quanto aos efeitos colaterais do emprego de BZDs, em cães, em geral, são bem tolerados; contudo, o aparecimento de sedação, ataxia e relaxamento muscular podem ser observados logo após a administração oral. Os efeitos adversos dos BZDs sobre os sistemas cardiovascular e respiratório são mínimos ou ausentes quando utilizados em doses terapêuticas ansiolíticas. Vale ressaltar que o uso de BZDs em animais agressivos deve ser feito com cautela, uma vez que um efeito paradoxal, como o aumento da agressividade, pode ser observado em alguns animais devido à perda da inibição do comportamento agressivo. Deve-se atentar também que a retirada abrupta de BZD deve ser evitada, uma vez que alguns animais podem manifestar agitação, tremores musculares e até convulsões. Por isso, recomenda-se reduzir semanalmente 25% da dose de BZD, durante 1 mês, a fim de adaptar o organismo do animal à ausência do medicamento.

Em gatos foi descrita a ocorrência de necrose hepática após o uso de diazepam administrado por via oral, a cada 24 h durante 1 semana; possivelmente, isso ocorreu devido à formação de um metabólito intermediário altamente reativo nessa espécie animal após o efeito de primeira passagem, o que não ocorre quando o diazepam é administrado por via parenteral. Uma alternativa de uso para gatos são o lorazepam e o oxazepam (não disponível no Brasil), uma vez que não existem relatos de necrose hepática para estes BZDs, pois os mesmos são conjugados diretamente sem a formação de metabólitos intermediários.

É importante ressaltar que, quando houver a indicação do uso associado de BZDs com antidepressivos inibidores da recaptura de serotonina ou os antidepressivos tricíclicos, a dose inicial do BZD deve ser reduzida.

Buspirona

A buspirona faz parte do grupo das azapironas; é o único medicamento desta classe utilizado clinicamente para redução de ansiedade em seres humanos e animais. Apresenta propriedades ansiolíticas, porém sem atividade anticonvulsivante, miorrelaxante e hipnótica, como os BDZs. Seu mecanismo de ação não está totalmente esclarecido; acredita-se que a buspirona atue como agonista parcial de receptores serotoninérgicos do tipo 1A (5-HT$_{1A}$): nos receptores pré-sinápticos somatodendríticos (autorreceptores), diminui a frequência de disparos do neurônio serotoninérgico pré-sináptico e nos receptores pós-sinápticos, compete com a serotonina por esses receptores e, consequentemente, reduz sua ação. A buspirona pode atuar também em outros sistemas de neurotransmissão, como o noradrenégico, o dopaminérgico e o colinérgico (para detalhes, ver *Capítulo 17*). Diferentemente dos BZDs, os efeitos da buspirona demoram para aparecer (algumas semanas após o início do tratamento) e em Medicina Veterinária tem a desvantagem da necessidade de administrações de 2 a 3 vezes/dia, devido a sua curta meia-vida, tanto em cães como em gatos.

Em cães seu uso é indicado apenas na ansiedade generalizada e não tem se mostrado eficiente em casos de síndrome da separação e medo de trovoada e outras fobias. Para gatos, sua indicação é para melhorar o comportamento de animais tímidos que sofrem regularmente agressões de animais mais bravos e para reduzir a micção de marcação de território, sendo observada melhora em 55% dos gatos tratados, porém com retorno do transtorno após a retirada da medicação.

O Quadro 19.1 mostra a posologia e as especialidades farmacêuticas dos ansiolíticos empregados para cães e gatos.

Antidepressivos

Os antidepressivos são uma classe de medicamentos que, em Medicina Veterinária, têm sua indicação baseada nos estudos em seres humanos. Isto ocorre porque os substratos neuroanatômicos e fisiopatológicos relacionados aos transtornos de comportamento em animais ainda não estão bem definidos tal como para o ser humano.

QUADRO 19.1
Posologias e especialidades farmacêuticas dos ansiolíticos empregados para cães e gatos.

Ansiolíticos	Especialidades farmacêuticas	Posologia
Benzodiazepínicos		
Alprazolam	Frontal®, Apraz®, Tranquinal®	Gato: 0,0125 a 0,025 mg/kg, a cada 12 h, VO; 0,125 mg, a cada 12 h Cão: 0,01 a 0,1 mg/kg, VO; não exceder 4 mg/cão/dia; 0,02 mg/kg em associação com clomipramina
Clorazepato	Tranxilene®	Gato: 0,2 a 0,4 mg/kg, 12 a 24 h, VO; 0,5 a 2,2 mg/kg, VO, nos casos de estresse intenso Cão: 0,5 a 2,2 mg/kg, 1 h antes do estímulo estressor ou ansiogênico (p. ex., viagem, fogos de artifício ou trovoada) e repetir dose se necessário a cada 4 a 6 h
Diazepam	Valium®, Compax®, Diempax®, Dienpax®, Kiatrium®	Gato: 0,2 a 0,4 mg/kg, 12 a 24 h, VO (iniciar com 0,2 mg/kg, 12 h) Cão: 0,5 a 2,2 mg/kg, 1 h antes do estímulo estressor ou ansiogênico (p. ex., viagem, fogos de artifício ou trovoada) e repetir dose se necessário a cada 4 a 6 h Aves: 1,25 a 2,5 mg/120 mℓ na água de bebida (dose ansiolítica)
Lorazepam	Lorax®, Sedacalm®	Cão: 0,02 a 0,1 mg/kg, 8 a 24 h, VO
Azapirona		
Buspirona	Ansitec®, Buspar®	Gato: 0,5 a 1 mg/kg/8 h, VO, (ansiolítico); 2,5 a 5,0 mg/animal/8 h, VO (para micção de marcação de território, com duração de tratamento de 6 a 8 semanas) Cão: 1 a 2 mg/kg, 12 h, VO

VO: via oral.

Acredita-se atualmente que o sistema límbico (amígdala, hipocampo, tálamo etc.) seja a sede anatômica dos transtornos comportamentais, e que alterações em sistemas de neurotransmissão, principalmente de serotonina e norepinefrina, estejam envolvidas com esses transtornos. Neste sentido, têm-se hoje quatro grupos de medicamentos de maior emprego como antidepressivos em Medicina Veterinária: os inibidores da monoamina oxidase (IMAO), os tricíclicos, os inibidores seletivos da recaptura de serotonina (ISRS) e os inibidores de recaptura de serotonina e antagonistas α_1-adrenérgicos (IRSA).

Esses antidepressivos, com estruturas químicas diferentes (Figuras 19.2 a 19.5), possuem em comum a capacidade de aumentar agudamente a disponibilidade sináptica de um ou mais neurotransmissores, por meio de atuação em alguns receptores e enzimas específicos. Embora a atuação sináptica seja imediata após o início do tratamento, observa-se demora em se obter a resposta clínica (de 2 a 4 semanas em média), sugerindo que a resolução da depressão requeira mudanças adaptativas na neurotransmissão. A principal teoria aceita para explicar tal demora é a da subsensibilização dos receptores pós-sinápticos. Assim, o aumento dos níveis de neurotransmissores por inibição da MAO ou bloqueio das bombas de recaptura de monoaminas resulta nesta subsensibilização, cuja resolução se correlaciona com o início da melhora clínica.

Trabalhos mais recentes, considerando os ISRS e IRSA, apontam com mais detalhes a participação de segundos mensageiros e proteínas intracelulares nessas mudanças adaptativas na neurotransmissão, em especial, envolvendo a serotonina e a norepinefrina. Nesse sentido, o que define o efeito dos antidepressivos é a conformação de receptores pós-sinápticos por meio de alteração das vias da adenosina monofosfato cíclico (cAMP) no sistema límbico (hipocampo), bem como no bloqueio da recaptura de neurotransmissores induzida ao longo do tempo de tratamento. Em consequência do acúmulo de serotonina ou de norepinefrina na fenda sináptica, os receptores da serotonina do tipo 1A (5-HT$_{1A}$) ou do autoreceptor adrenérgico (presente na pré-sinapse) são estimulados, levando à diminuição da ativação neuronal serotoninérgica ou noradrenérgica e à dessensibilização (*downregulation*) de receptores pós-sinápticos. Por isso, no começo do tratamento com o antidepressivo não há aumento relevante da atividade neuronal até os receptores pré-sinápticos se tornarem dessensibilizados, ou seja, as altas quantidades de serotonina ou norepinefrina existentes não são detectadas e os axônios liberam mais neurotransmissores na fenda sináptica, desinibindo a neurotransmissão serotoninérgica ou noradrenérgica. Isso ocorre pelo fato de o tratamento a longo prazo alterar a função e a estrutura dos receptores por meio de alterações de transcrição e translação de suas proteínas, em um processo de plasticidade neuronal que pode levar de 2 a 4 semanas. Esse processo neuronal que ocorre durante o tratamento com antidepressivos depende da sinalização via cAMP. Sucintamente, ocorre aumento da produção de cAMP e ativação da proteinoquinase A (PKA), que, por meio da sua subunidade catalítica, fosforila e ativa o fator de transcrição CREB (*cAMP response element binding protein 1*; proteína de ligação dos elementos responsivos ao cAMP). O CREB induz aumento do fator BDNF (*brain-derived neurotrophic factor*; fator neurotrófico derivado do cérebro) no hipocampo e ativação de tirosinoquinases, as quais estimulam a transcrição de mRNA para produção de novos receptores. É sabido que o BDNF é crítico para o desenvolvimento e a função de neurônios serotoninérgicos, bem como para a elaboração de comportamentos que dependem desse tipo de neurotransmissão. Ao fim desse processo, os neurônios pós-sinápticos apresentam maior atividade metabólica e aumento na resposta ao neurotransmissor (no caso, a serotonina ou a norepinefrina).

Esses fatos justificam os motivos pelos quais os antidepressivos não produzem efeitos estimulantes ou euforizantes, sendo eficientes nos casos em que haja desequilíbrio nos níveis centrais de neurotransmissores.

Inibidores da monoamina oxidase

A monoaminoxidase (MAO) é uma das enzimas responsáveis pela degradação das catecolaminas (ver *Capítulo 8*) e da serotonina. Portanto, a inibição desta enzima causa o acúmulo destes neurotransmissores na fenda sináptica. Embora a inibição da enzima ocorra rapidamente, o efeito antidepressivo não é imediato; há necessidade de uso contínuo dos IMAO por vários dias ou semanas para que o efeito antidepressivo seja observado, como anteriormente comentado. Esse é um fato relevante, que deve ser avisado ao proprietário do animal.

Vários IMAO foram introduzidos em terapêutica para uso na espécie humana a partir da década de 1950. Muitos foram abandonados devido aos efeitos colaterais e tóxicos consequentes do seu mecanismo de ação. De fato, a inibição da MAO pode causar aumento súbito da pressão arterial, com risco de hemorragia intracraniana, em indivíduos que consomem alimentos que contêm tiramina (queijos fermentados e vinhos). A tiramina é em geral inativada pela MAO intestinal e hepática, porém, quando a enzima se encontra inibida, grandes quantidades de tiramina ganham a circulação e atingem as terminações nervosas simpáticas, promovendo a liberação de norepinefrina. Esta, por sua vez, não sendo degradada pela MAO, promove o aparecimento de efeitos simpatomiméticos de grande intensidade.

A tranilcipromina (Parnate®) é um IMAO disponível no mercado para ser usado como antidepressivo, porém está sendo abandonado, devido ao aparecimento de outros grupos farmacológicos mais eficientes e com menos efeitos colaterais.

A selegilina (Figura 19.2) também é um IMAO e é o mais amplamente empregado em Medicina Veterinária; esse antidepressivo inibe especificamente a MAO do tipo B (aumento de dopamina), e não a MAO do tipo A, que é mais frequentemente encontrada no intestino. A selegilina é utilizada principalmente na síndrome da disfunção cognitiva em cães idosos, embora venha sendo também empregada em cães jovens que apresentam hiperatividade, ansiedade, transtornos do sono e comportamentos estereotipados. A selegilina é também utilizada em gatos senis com déficit cognitivo e com alterações de sono (narcolepsia). O Quadro 19.2 aponta posologias e especialidades farmacêuticas da selegilina para gatos e cães.

O início de ação da selegilina com doses apropriadas em alguns animais ocorre tardiamente, podendo levar de 4 a 8 semanas para alcançar o efeito terapêutico. Mesmo que a melhora não seja observada após 1 mês de uso, deve-se continuar o tratamento por até 2 meses. Efeitos adversos são incomuns; contudo; altas doses podem induzir excitação e comportamento estereotipado em cães. É possível que esses efeitos sejam decorrentes dos compostos sabidamente gerados após a biotransformação da selegilina a L-anfetamina e a L-metanfetamina.

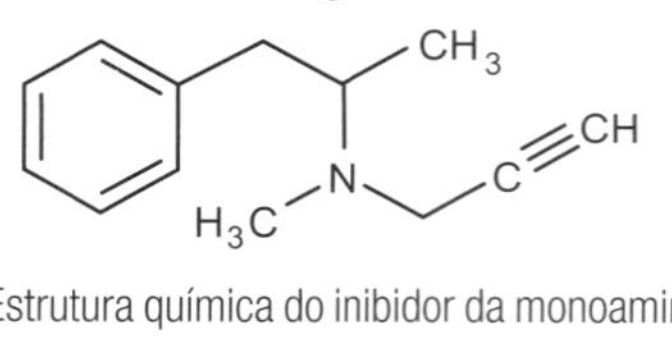

FIGURA 19.2 Estrutura química do inibidor da monoamina oxidase (IMAO) selegilina.

Um fato importante que reduz o risco de intoxicação medicamentosa é não prescrever selegilina em animais tratados com o antiparasitário amitraz, que também é um inibidor da MAO; caso o animal tenha sido banhado com produtos à base amitraz, deve-se aguardar um período de 2 semanas antes de administrar o antidepressivo IMAO. A associação da selegilina com o amitraz desencadeia a síndrome serotoninérgica que é uma condição potencialmente fatal caracterizada por diarreia, hipertermia, ataxia, agitação, tremores musculares, convulsões e coma. O uso de selegilina e de agonistas α_2-adrenérgicos, fenotiazínicos e opioides também deve ser evitado, uma vez que estes afetam os níveis de monoaminas.

Antidepressivos tricíclicos

Os antidepressivos tricíclicos têm uma relevância na história dos medicamentos utilizados como "estimulantes do humor", uma vez que foram uma das primeiras classes de medicamentos utilizadas para tratar a depressão em seres humanos na década de 1950. Desde então, modificações em sua fórmula química ao longo dos anos levaram ao desenvolvimento de outras classes de antidepressivos que desencadeiam menos efeitos colaterais, fazendo com que estes venham sendo gradativamente substituídos. Por outro lado, em Medicina Veterinária, devido ao baixo custo, à eficácia e à boa tolerância ao tratamento, os antidepressivos tricíclicos vêm sendo os mais empregados na clínica de pequenos animais para o tratamento de transtornos comportamentais.

Os antidepressivos tricíclicos receberam esta denominação por apresentarem três anéis de carbono e hidrogênio na sua estrutura química (Figura 19.3); são moléculas quimicamente semelhantes aos neurolépticos fenotiazínicos. Por isso, podem causar efeitos sedativos, cuja intensidade correlaciona-se com a afinidade por receptores histaminérgicos do tipo H_1; apresentam propriedades atropínicas (atividade antimuscarínica), causando midríase, taquicardia, secura na boca (sialosquese), constipação intestinal, retenção urinária e, ainda, confusão mental e delírio se associado com os fenotiazínicos; e bloqueiam também receptores α_1-adrenérgicos, induzindo, no homem, hipotensão postural e retardo do orgasmo.

Os antidepressivos tricíclicos bloqueiam a recaptura neuronal de norepinefrina e serotonina. Os tricíclicos de cadeia lateral que contêm amina terciária (amitriptilina, clomipramina e imipramina) inibem mais eficazmente a recaptura de serotonina e ainda a de norepinefrina, enquanto as aminas secundárias (nortriptilina e maprotilina) inibem principalmente a recaptura de norepinefrina (ver Figura 19.3).

Assim, pode-se considerar que os antidepressivos tricíclicos apresentam três efeitos principais: bloqueiam a recaptura de aminas cerebrais, possuem efeito anticolinérgico e produzem sedação.

Dentre os antidepressivos tricíclicos, a clomipramina, a amitriptilina e a imipramina são os mais estudados em Medicina Veterinária. A clomipramina é o mais potente inibidor de recaptura de serotonina e norepinefrina, dentre os tricíclicos; seu metabólito desmetilclomipramina, mesmo que em menor extensão, também inibe a recaptura de norepinefrina.

No Brasil, não existem produtos veterinários com propriedades antidepressivas registrados para uso em animais,

QUADRO 19.2
Posologias e especialidades farmacêuticas dos antidepressivos empregados para cães e gatos.

Antidepressivos	Especialidades farmacêuticas	Posologia
Inibidor da monoamina oxidase (IMAO)		
Selegilina	Deprilan®, Jumexil®, Niar®	Gato: 0,25 a 0,5 mg/kg, 12 a 24 h, VO (iniciar com 0,5 mg/kg) – indicação para senilidade e demência Cão: 0,5 a 1 mg/kg, 24 h, por 6 a 8 semanas
Tricíclicos		
Amitriptilina	Amytri®, l Tryptanol®	Gato: 0,5 a 2 mg/kg, 12 a 24 h, VO (iniciar com 0,5 mg/kg, 12 h) Cão: 1 a 2 mg/kg, 12 a 24 h, VO; 0,75 a 2,5 mg/kg, 12 h, VO Aves: 1 a 5 mg/kg, a cada 12 h, VO
Clomipramina	Anafranil®, CLO®, Clomicalm®V*	Gato: 0,5 mg/kg, a cada 24 h, VO (caso não haja resposta após 4 semanas, aumentar a dose para 1 mg/kg, a cada 24 h); ou 1 a 5 mg/animal, a cada 24 h Cão: 1 a 3 mg/kg, a cada 12 h, VO (iniciar com 1 mg/kg por semana), com dose de manutenção de 2 mg/kg, a cada 12 h (total de 8 semanas de tratamento) Aves: 3 a 5 mg/kg, 12 a 24 h, VO
Imipramina	Tofranil®, Imipra®	Gato: 0,5 a 1 mg/kg, 12 a 24 h, VO, (iniciar com 0,5 mg/kg, a cada 12 h) Cão: 2,2 a 4,4 mg/kg, 12 a 24 h, VO
Inibidores seletivos da recaptura de serotonina (ISRS)		
Fluoxetina	Prozac®, Daforin®, Depress®, Fluoxetina®, Fluxene®, Psiquial®, Verotina®, Zyfloxin®, Reconcile®V*	Gato: 0,5 a 1 mg/kg, a cada 24 h, VO, por 6 a 8 semanas Cão: iniciar com 0,5 mg/kg e aumentar para 1 mg/kg, a cada 24 h, VO, por 6 a 8 semanas Aves: 1 a 4 mg/kg, a cada 24 h, VO
Fluvoxamina	Luvox®	Gato: 0,25 a 0,5 mg/kg, a cada 24 h, VO, por 6 a 8 semanas Cão: 1 mg/kg, 24 h, VO, por 6 a 8 semanas
Paroxetina	Aropax®, Cebrilin®, Deeplin®, Depaxan®, Paxil®, Paxtrat®, Pondera®, Praxetina®, Roxetin®, Zyparox®	Gato: 0,5 mg/kg, a cada 24 h, VO, por 6 a 8 semanas Cão: 1 mg/kg, 24 h, VO, por 6 a 8 semanas Aves: 1 a 2 mg/kg, 12 a 24 h, VO
Sertralina	Zoloft®, Dielof®, Sered®, Serolift®, Tolrest®	Gato: 0,5 mg/kg, 24 h, VO, por 6 a 8 semanas Cão: 1 mg/kg, 24 h, VO, por 6 a 8 semanas
Inibidor de recaptura de serotonina e antagonista α_1-adrenérgicos (IRSA)		
Trazodona	Donaren®	Cão: 2 a 5 mg/kg (podendo chegar a 10 mg/kg), a cada 12 h, VO

VO: via oral. V*Produto veterinário não disponível no Brasil.

enquanto nos EUA, o Clomicalm® (cloridrato de clomipramina) foi licenciado para uso em cães em 1998. Em função disso, estudos farmacocinéticos da clomipramina em cães foram realizados com maior detalhamento. Sabe-se, por exemplo, que quando se comparam cães alimentados e em jejum tratados com clomipramina, a taxa de absorção é de 1,18 h em cães alimentados e de 1,31 h em cães em jejum; há aumento de 25% na biodisponibilidade em cães alimentados; e o tempo de meia-vida em cães alimentados é de 2 a 9 h e de 3 a 21 h em cães em jejum. Considerando a biotransformação, observou-se que a relação clomipramina/desmetilclomipramina em cães é alta (3:1), enquanto em seres humanos é baixa (1:2,5), sendo esse fato associado a um menor efeito anticolinérgico e menor efeito na transmissão noradrenérgica em cães quando comparado aos efeitos em seres humanos.

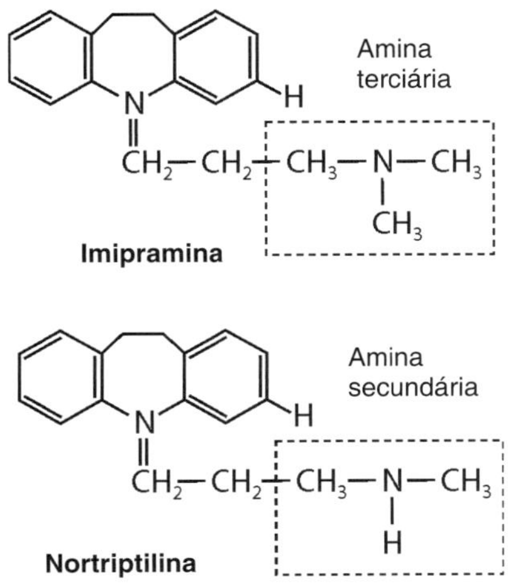

A indicação de uso da clomipramina tem sido para facilitar os programas de manejo comportamental, em especial nos casos de ansiedade de separação em cães. O uso de clomipramina tem se mostrado eficiente também nos casos de transtornos compulsivos, como perseguir a cauda, e na dermatite acral por lambedura. Resultados insatisfatórios têm sido obtidos no controle de cães agressivos desencadeados por conflitos hierárquicos.

A amitriptilina, para seres humanos, é indicada para amenizar estados de depressão, ansiedade e para certos tipos de dor neuropática ou dor crônica. Age inibindo a recaptura de serotonina e norepinefrina; como também apresenta alguma atividade anti-histamínica, pode ser útil

FIGURA 19.3 Estrutura química dos antidepressivos tricíclicos imipramina e nortriptilina.

nos casos em que se busca amenizar prurido e um efeito sedativo. Em cães, ela é indicada no tratamento da ansiedade de separação, comportamento agressivo e comportamento compulsivo de automutilação. Para gatos, a amitriptilina é utilizada para o controle da alopecia psicogênica e para estados de marcação urinária, uma vez que apresenta ação em receptores β-adrenérgicos presentes na musculatura lisa da bexiga, o que favorece o seu relaxamento. Por este motivo é também indicada na dose de 5 a 10 mg de amitriptilina por gato com cistite intersticial, mesmo não estando esclarecido se a melhora se deve à modulação do comportamento ou ao efeito analgésico que este medicamento promove. Em aves, é indicada para aliviar os sintomas de medo, ansiedade de separação e aqueles ligados à ansiedade generalizada. Seu efeito começa a ser percebido dentro de 2 a 4 semanas do início da administração. A amitriptilina, por ter um gosto amargo e provocar sensação de queimação na boca, pode não ser de fácil aceitação pelos animais a longo prazo. Em gatos, relatos de efeitos adversos causados pela amitriptilina são: ganho de peso, sonolência e diminuição de autolimpeza.

A imipramina tem maior atividade serotoninérgica, pouco efeito anticolinérgico, moderada afinidade por receptores histaminérgicos do tipo H_1 e baixa atividade adrenérgica. Para cães a imipramina é indicada nos casos de ansiedade de separação e em estados eufóricos com micção involuntária frequente. Além disso, um estudo verificou que a administração diária, por via oral, de altas doses de imipramina (10 mg/kg) após 14 dias promoveu melhora significativa no comportamento do tipo depressivo em cães da raça Beagle.

Quanto à toxicidade dos antidepressivos tricíclicos, a arritmia cardíaca fatal pode ocorrer nos casos de ingestão acidental de dose alta (acima de 15 mg/kg); preconiza-se atender o animal prontamente (óbito ocorre dentro de 2 h), fornecendo terapia de suporte/descontaminação do trato gastrintestinal (fluidoterapia com bicarbonato de sódio, lavagem gástrica, administração de carvão ativado e uso de um catártico que não contenha sais de magnésio) e monitoramento da pressão arterial, bem como a realização de eletrocardiograma até a melhora dos sintomas. Este efeito cardiotóxico não deve ser atribuído aos efeitos colaterais anticolinérgicos ou antiadrenérgicos, mas pelo fato de que alguns antidepressivos tricíclicos agem como bloqueadores de canais de sódio. O uso de um antiarrítmico que não afete a condução, como, por exemplo, a lidocaína, é indicado, enquanto a procainamida e a quinidina são contraindicadas. Caso exista a indicação de uso de antidepressivos tricíclicos em animais cardiopatas é recomendado avaliar o risco antes do início da terapia. Além desses efeitos cardiotóxicos, já foram também relatadas, em cães, convulsão e agranulocitose. Vale ressaltar ainda que os antidepressivos tricíclicos são contraindicados nos casos de ceratoconjuntivite seca e glaucoma.

O Quadro 19.2 mostra posologias e especialidades farmacêuticas dos antidepressivos tricíclicos empregados em gatos e cães.

Inibidores seletivos da recaptura de serotonina

Os medicamentos pertencentes ao grupo dos inibidores seletivos da recaptura de serotonina (ISRS) foram desenvolvidos a partir de modificações nas moléculas dos antidepressivos tricíclicos descritos anteriormente; esta mudança trouxe maior especificidade no mecanismo de ação. Como o próprio nome do grupo define, são medicamentos que agem por meio de sua maior afinidade pelo bloqueio da recaptura de serotonina e menor afinidade por receptores adrenérgicos, colinérgicos e histaminérgicos. Esta característica contribui para a diminuição de efeitos colaterais e maior afinidade pelo bloqueio das proteínas de recaptura da serotonina.

Dentre os ISRS têm-se: fluoxetina, paroxetina, sertralina e fluvoxamina. A fluoxetina (Figura 19.4), na forma de produto veterinário, é comercializada nos EUA desde 2007, com o nome de Reconcile® (não disponível no Brasil), na apresentação de comprimido mastigável e sabor de carne, para uso em animais de companhia.

A fluoxetina é bem absorvida após administração oral (72%) e é biotransformada no fígado pelo citocromo P-450, dando origem à norfluoxetina; este é um metabólito ativo e equipotente, o que contribui para a eficácia desse medicamento, mesmo na administração de 1 vez/dia. Os estudos farmacocinéticos da fluoxetina em cães mostraram que a meia-vida varia de 3 a 13 h, enquanto a de seu metabólito, a norfluoxetina, é de 33 a 64 h. Esta meia-vida longa diminui a chance de ocorrência de efeitos colaterais percebidos para outros antidepressivos quando da descontinuidade do tratamento; entretanto, se faz necessário um intervalo de 14 dias após o término da administração da fluoxetina para se iniciar qualquer tratamento com inibidores da MAO, como, por exemplo, a selegilina e o amitraz (antiparasitário).

A fluoxetina é indicada para o controle de ansiedade de separação, comportamentos compulsivos e comportamento agressivo causado por diferenças de hierarquia em cães. Os ISRS são empregados com sucesso nos casos de crises de medos/fobias crônicas ou agudas, sendo que o resultado tem se mostrado melhor quando associado a outros medicamentos de ação mais rápida. Neste sentido, estudos mais recentes buscam a associação de medicamentos, como, por exemplo, quando se propôs o uso de fluoxetina (1 mg/kg a cada 24 h por 10 semanas, por via oral) associada ao BZD clorazepato (1 mg/kg a cada 24 h, por 4 semanas, por via oral), aliado a um programa comportamental (de recompensa) para o tratamento de crises de ansiedade em cães agressivos ou não agressivos. Ao fim de 70 dias de tratamento, não se observaram diferenças entre machos e fêmeas, nem entre cães mais novos e mais velhos; entretanto, cães mais agressivos mostraram melhora significativa dos sintomas em relação aos cães não agressivos.

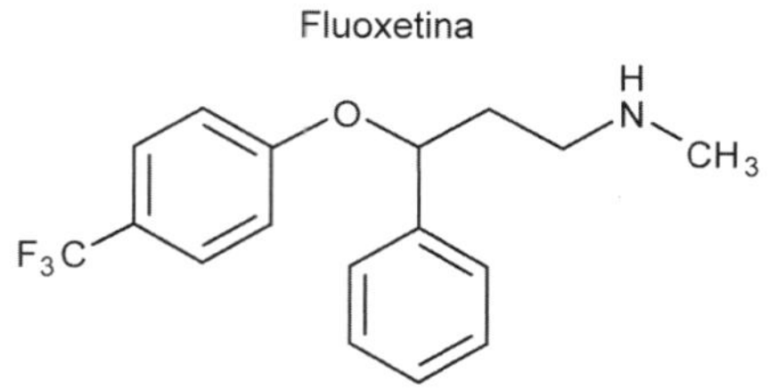

FIGURA 19.4 Estrutura química do antidepressivo inibidor seletivo da recaptura de serotonina (ISRS) fluoxetina.

Em gatos o uso de ISRS é indicado nos estados de marcação urinária, comportamento agressivo, alopecia psicogênica e para amenizar o apetite compulsivo por coisas não comestíveis.

Para aves, em particular, as da família dos psitacídeos, o ISRS que apresenta melhor benefício para o controle de fobias e comportamentos compulsivos, como, por exemplo, o distúrbio de arrancamento de penas, é a paroxetina.

A paroxetina em cães tem menor meia-vida quando comparada à fluoxetina. Além disso, pode causar sinais anticolinérgicos como constipação intestinal e sialosquese, tanto em cães como em gatos. Após administração crônica, a paroxetina deve ser descontinuada gradativamente para se evitarem reações de descontinuidade, como aumento da ansiedade.

A sertralina apresenta características semelhantes às da paroxetina e o único efeito adverso descrito foi diarreia, que pode ser evitada iniciando o tratamento com a menor dose e gradativamente aumentando a dose a cada 2 semanas.

Quanto à fluvoxamina, há poucas informações acerca dos efeitos benéficos e/ou adversos em animais de companhia.

Em relação ao citaprolam, um ISRS de uso frequente em seres humanos, um estudo de neuroimagem realizado em cães mostrou haver boa correlação na melhora do comportamento agressivo impulsivo com o índice de ligação do citalopram nos córtices pré-frontal e occipital em receptores $5\text{-}HT_{2A}$ após administração diária, por via oral, na dose de 1 mg/kg por 6 semanas. Por outro lado, o citalopram mostrou toxicidade em um estudo realizado em 10 cães, com a dose de 8 mg/kg/dia de Celexa®, causando óbito em 50% dos animais após 17 a 31 semanas de tratamento, devido à cardiotoxicidade.

O Quadro 19.2 aponta posologia e especialidades farmacêuticas dos ISRS empregados para gatos e cães.

Antagonistas α_1-adrenérgicos e derivado xantínico (indicados para a síndrome da disfunção cognitiva)

A nicergolina é um derivado ergolínico com atividade bloqueadora adrenérgica α-1 indicada para uso em animais para o tratamento de distúrbios de comportamento relacionados ao envelhecimento em cães. Seus efeitos farmacológicos aumentam o fluxo sanguíneo cerebral (vasodilatação) melhorando a transmissão neuronal com efeito neuroprotetor. Além disto, os estudos apontam que este medicamento aumenta a renovação da dopamina e da noradrenalina e inibe a agregação plaquetária.

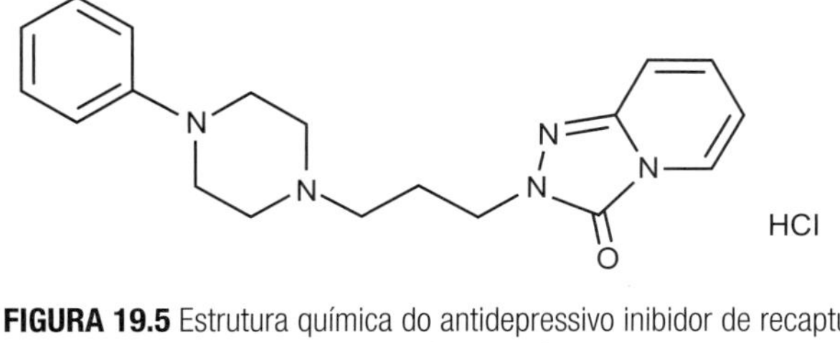

FIGURA 19.5 Estrutura química do antidepressivo inibidor de recaptura de serotonina e antagonista α_1-adrenérgico (IRSA) trazodona.

Propentofilina é um derivado xantínico licenciada em vários países europeus para o tratamento de disfunção cerebral e letargia em cães idosos. A propentofilina é um inibidor da xantina fosfodiesterase com propriedades inibidoras da captação de adenosina que com os níveis aumentado na fenda sináptica podem estimular potentemente a síntese de NGF (fator de crescimento neuronal) de astrócitos. Essa molécula restaura parcialmente as diminuições associadas à idade nos níveis de NGF cortical e atenua as deficiências induzidas pelo prosencéfalo bilateral nas tarefas comportamentais dos animais. Outro mecanismo de ação está relacionado a inibição da fosfodiesterase I, II e IV que promove aumento de cAMP e cGMP promovendo uma menor agregação plaquetária e vasodilatação melhorando o fluxo sanguíneo cerebral. O medicamento deve ser administrado 1 hora antes da alimentação e os comprimidos podem ser fornecidos inteiros ou fragmentados, de acordo com a dose adequada ao peso do animal.

O Quadro 19.3 apresenta a posologia e os produtos disponíveis comercialmente contendo nicergolina ou propentoflina.

Inibidores de recaptura de serotonina e antagonistas α_1-adrenérgicos

Os inibidores de recaptura de serotonina e antagonistas α_1-adrenérgicos (IRSA) são chamados também de antidepressivos atípicos ou de segunda geração. Dentre os membros desse grupo, a trazodona (Donaren® – Figura 19.5) é a mais utilizada em Medicina Veterinária. Foi sintetizada primeiramente na Itália, em 1966, e sua eficácia terapêutica para o tratamento de estados depressivos em seres humanos tem se mostrado comparável à de outros antidepressivos. Apesar de seu mecanismo de ação não estar completamente elucidado, sabe-se que atua como antagonista de receptores $5\text{-}HT_{2A}$, inibindo a recaptura de serotonina; é também um potente bloqueador de receptores pós-sinápticos α_1-adrenérgicos e antagonista fraco de receptores adrenérgicos pré-sinápticos do tipo α_2. Seu metabólito, m-clorofenilpiperazina, é um agonista de receptor serotoninérgico. A trazodona não apresenta ação anticolinérgica, entretanto atua moderadamente com atividade anti-histaminérgica e pode ser uma alternativa para animais intolerantes aos efeitos colinérgicos dos antidepressivos tricíclicos.

Em um estudo farmacocinético de dose única de trazodona em 6 cães observou-se que, quando administrada por via oral, induziu sedação leve sem efeitos colaterais evidentes.

Existem alguns relatos de diarreia, vômito e sedação sobre o início do tratamento com trazodona, o que pode ser evitado com o aumento gradativo da dose, até alcançar a dose máxima indicada.

Dentre os antidepressivos, a trazodona é o medicamento com menor risco de convulsão e, em cães anestesiados e tratados com ela, foram observados efeitos muito brandos na função cardíaca quando comparada com doses equivalentes de imipramina.

A indicação de uso da trazodona é para animais que sofrem de fobias moderadas, em especial, fobia a trovoadas. Seu uso é indicado também como terapia sinérgica, sendo associada a outros antidepressivos, como os tricíclicos e os ISRS. Em um estudo retrospectivo de 12 anos realizado com 56 cães, a trazodona se mostrou mais eficaz para o tratamento dos transtornos de ansiedade quando utilizada em associação com outros antidepressivos, como os tricíclicos e os ISRS, do que isoladamente, além de ser também muito segura. Por outro lado, mesmo em altas doses (10 mg/kg), trazodona parece não ser eficiente para o tratamento de estados depressivos em cães.

Em um estudo realizado com 36 cães, foi mostrado que a trazodona utilizada no período pós-operatório imediato de cirurgias ortopédicas promoveu uma resposta positiva em 89% dos cães em relação à tolerância ao confinamento.

O Quadro 19.2 aponta posologia e especialidade farmacêutica da trazodona empregada para cães.

Antagonistas alfa1-adrenérgicos e derivado xantínico (indicados para a síndrome da disfunção cognitiva)

A nicergolina (Sermion®) é um derivado ergolínico com atividade bloqueadora adrenérgica alfa-1 indicada para uso em animais para o tratamento de distúrbios de comportamento relacionados ao envelhecimento em cães. Seus efeitos farmacológicos aumentam o fluxo sanguíneo cerebral (vasodilatação) melhorando a transmissão neuronal com efeito neuroprotetor. Além disto, os estudos apontam que este medicamento aumenta a renovação da dopamina e da noradrenalina e inibe a agregação plaquetária.

Propentofilina (Revimax®, produto de uso veterinário) é um derivado xantínico licenciada em vários países europeus e no Brasil para o tratamento de disfunção cerebral e letargia em cães idosos. A propentofilina é um inibidor da xantina fosfodiesterase com propriedades inibidoras da captação de adenosina que, com os níveis aumentados na fenda sináptica, podem estimular potentemente a síntese de NGF (fator de crescimento neuronal) de astrócitos. Esta molécula restaura parcialmente as diminuições associadas à idade nos níveis de NGF cortical e atenua as deficiências induzidas pelo prosencéfalo bilateral nas tarefas comportamentais dos animais. Outro mecanismo de ação está relacionado a inibição da fosfodiesterase I, II e IV que promove aumento de cAMP e cGMP promovendo menor agregação plaquetária e vasodilatação, melhorando o fluxo sanguíneo cerebral. O medicamento deve ser administrado 1 hora antes da alimentação e os comprimidos podem ser fornecidos inteiros ou fragmentados, de acordo com a dose adequada ao peso do animal.

O Quadro 19.3 apresenta a posologia e os produtos disponíveis comercialmente contendo nicergolina ou propentoflina.

QUADRO 19.3
Posologias e especialidades farmacêuticas empregados para cães e gatos com síndrome da disfunção cognitiva (SDC)

Ansiolíticos	Especialidades farmacêuticas	Posologia
Nicergolina	Sermion®*/Fitergol***	Cão: 0,25-0,5mg/kg, 24h, VO
Propentofilina	Revimax®/Vivitonin®****	Gato: ¼ de cp de 50mg, 24h Cão: 3-5 mg/kg, 12-12 h, VO, por 4-6 semanas

* Medicamento registrado para uso humano comercializado no Brasil; ** Medicamento licenciado para uso veterinário na Inglaterra e EUA. *** Licenciado pela MSD em alguns países.

CONSIDERAÇÕES FINAIS

A eficácia do tratamento com medicamentos empregados nos transtornos de comportamento animal, quer seja o medicamento usado isoladamente, em associação ou integrado aos programas comportamentais, dependerá de diversos fatores, os quais contribuem de forma importante para a expressão dos sinais clínicos observados nesses transtornos. Tais fatores vão desde o espaço físico, o agrupamento social, a persistência do fator desencadeante do comportamento e, não menos importante, o comprometimento do proprietário a longo prazo com a terapêutica definida pelo médico-veterinário.

BIBLIOGRAFIA

Amat, M.; Camps, T.; Manteca, X. Stress in owned cats: behavioural changes and welfare implications. *Journal of Feline Medicine and Surgery*, v. 22, p. 1-10, 2015.

Appleby, D.; Pluijmakers, J. Separation anxiety in dogs. The function of homeostasis in its development and treatment. *Vet Clin North Am Small Anim Pract*, v. 33, p. 321-44, 2003.

Askew, H.R. *Treatment of behavior problems in dogs and cats: a guide for the small animal veterinarian*. 2nd edition. Blackwell Publishing, Oxford (UK); 2003, p. 204-27.

Beaver, B.V. *Comportamento canino: um guia para veterinários*. São Paulo: Roca; 2001. 431 p.

Bennet, S. Cognitive dysfunction in dogs: Pathologic neurodegeneration or just growing older? *The Veterinary Journal*, v. 194, p. 141-142, 2012.

Bérgamo, M.; Pereira, R.E.P.; Zappa, V. Automutilação em psictacídeos. *Revista Científica Eletrônica de Medicina Veterinária*, Ano VII, n. 12, 2009.

Broom, M.D.; Kennedy, J.M. Stereotypies in Horses: their relevance to welfare and causation. *Equine Veterinary Education*, v. 5, p. 151-154, 1993.

Černá P., Gardiner H., Sordo L., Tørrqvist-Johnsen C, Gunn-Moore DA. Potential Causes of Increased Vocalisation in Elderly Cats with Cognitive Dysfunction Syndrome as Assessed by Their Owners. Animals, v.10(6), p. 2-15, 2020.

Comai, S.; Tau, M.; Gobbi, G. The psychopharmacology of aggressive behavior: a translational approach. *Journal of Clinical Psychopharmacology*. v. 32, p. 83-94, 2012.

Costa, M.J.R.P.; Pinto, A.A. Princípios de etologia aplicada ao bem-estar animal. In: Del-Claro, K.; Prezoto, F. *As distintas faces do comportamento animal*. Jundiaí: SBEt-Sociedade Brasileira de Etologia & Livraria Conceito; 2003. p. 211-23.

Crowell-Davis, S.L.; Seibert, L.M.; Sung, W.; Parthasarathy, V.; Curtis, T.M. Use of clomipramine, alprazolam, and behavior modification for treatment of storm phobia in dogs. *J Am Vet Med Assoc*, v. 222, p. 744-8, 2003.

Dodman, N.H.; Normile, J.A.; Shuster, L.; Rand, W. Equine self-mutilation syndrome (57 cases) *J Am Vet Med Assoc*, v. 204, p. 1219-1223, 1994.

Eilam, D.; Zor, R.; Szechtman, H.; Hermesh, H. Rituals, stereotypy and compulsive behavior in animals and humans. *Neuroscience and Biobehavioral Reviews*, v. 30, p. 456-471, 2006.

Esperidião-Antonio,V.; Majeski-Coombo, M.; Toledo-Monteverde, D.; Moraes-Martins, G.; Fernandes, J.J. Assis, M.B.; Siqueira-Batista, R. Neurobiologia das emoções. *Rev Psiq Clín*, v. 35, p 55-65, 2008.

Fogle, B. *The dog's mind*. 1 ed. England, Micclesex: Phelam Books; 1992, 201 p.

Garner, J.P.; Meehan, J.A.; Mench, J.A. Stereotypies in caged parrots, schizophrenia and autism: evidence for a common mechanism. *Behavioural Brain Research*, v. 145, p. 125-134, 2003.

Ghaffari, M.S.; Khorami, N.; Marjani, M.; Aldavood, S.J. Penile self-mutilation as na unusual sign of a separation-related problem in a crossbreed dog. Journal of Small Animal Practice, v.48, p. 651-653, 2007.

Gruen, M.E.; Roe, S.C.; Griffith, E.; Hamilton, A.; Sherman, B.L. Use of trazodone to facilitate postsurgical confinement in dogs. *JAVMA*, v. 245, p. 296-301, 2014.

Gruen, M.E.; Sherman, B.L.; Papich, M.G. Drugs Affecting Animal Behavior. In: Riviere, J.E.; Papich, M.G. *Veterinary pharmacology and therapeutics*. 10 ed. Hoboken, John Wiley & Sons, 2018. p. 416-448.

Gruen, M.E.; Sherman, B.L. Use of trazodone as an adjunctive agent in the treatment of canine anxiety disorders: 56 cases (1995-2007). *JAVMA*, v. 233, p. 1902-1907, 2008.

Gunn-Moore, D.A. Cognitive dysfunction in cats: clinical assessment and management. *Topics in Companion Animal Medicine*, v. 26, p. 17-24, 2001.

Hausberger, M.; Gautier, E.G.; Biquand, V.; Lunel, C.; Jego, P. Could work be a source of behavioural disorders? A study in horses. *PLoS ONE*, v. 4, p. e7625-e7624, 2009.

Hennessy, M.B.; McCowan, B.; Jiang, J.; Capitanio, J.P. Depressive-like behavioral response of adult male *rhesus* monkeys during routine animal husbandry procedure. *Frontiers in Behavioral Neuroscience*, v. 8, p. 1-8, 2014.

Horwitz, D.; Neilson, J.C. Comportamento canino & felino. Porto Alegre: Artmed; 2008. 662 p.

Hugo, C., Seierb, J.; Mdhlulib, C.; Daniel, S.C.W.; Harveyd, B.H.; Toite, D.D.; Wolfe-Cooteb, S.; Dan, D.N.; J. Stein, J. Fluoxetine decreases stereotypic behavior in primates. *Progress in Neuro-Psychopharmacology & Biological Psychiatry*, v. 27, p. 639-643, 2003.

Jay, A.R.; Krotscheck, U.; Parsley, E.; Benson, L.; Kravitz, A.; Mulligan, A.; Silva, J.; Mohammed, H.; Schwark, W.S. Pharmacokinetics, bioavailability, and hemodynamic effects of trazodone after intravenous and oral administration of a single dose to dogs. *Am J Vet Res*, v. 74, p. 1450-1456, 2013.

King, J.N.; Simpson, B.S.; Overall. K.L.; Appleby, D.; Pageat, P.; Ross, C.; Chaurand, J.P.; Heath, S.; Beata. C.; Weiss, A.B.; Muller, G.; Paris, T.; Bataille, B.G.; Parker, J.; Petit, S.; Wren, J. Treatment of separation anxiety in dogs with clomipramina: results from a prospective, randomized, double-blind, placebo-controlled, parallel-group, mullticenter clinical trial. *Applied Animal Behavior Science*, v. 67, p. 255-275, 2000.

Lafer, B.; Vallada Filho, H.P. Genética e fisiopatologia dos transtornos depressivos. *Rev Bras Psiquiatria*, v. 21, p. 12-17, 1999.

Landsberg, G.; Araujo, J.A. Behavior Problems in Geriatric Pets. *Vet Clin Small Anim*, v. 35, p. 675-698, 2005.

Landsberg, G.; Hunthausen, W.; Ackerman, L. *Problemas comportamentais do cão e do gato*. São Paulo: Roca; 2004. 492 p.

Lore, I.; Haug, D.V.M. Canine aggression toward unfamiliar people and dogs. *Vet Clin Small Anim*, v. 38, p. 1023-1041, 2008.

McCrave, E.A. Diagnostic criteria for separation anxiety in the dog. Veterinary Clinics of North America. *Small Animal Practice*, v. 21, p. 247-256, 1991.

Meyer, L.R.; Albuquerque, V.B.; Oliveira, G.K. Coprofagia como distúrbio comportamental em cães: revisão de literatura. Campo Digital: *Rev Ciências Exatas e da Terra e Ciências Agrárias*, v. 9, p. 49-55, 2014.

Moesta, A.; Crowell-Davis, S. Intercat aggression – general considerations, prevention and treatment. *Tierärztliche Praxis Ausg K Kleimtiere*, v. 39, p. 97-104, 2011.

Moesta, A. Vet med today: animal behavior case of the month. *JAVMA*, v. 244, p. 1149-1152, 2014.

Moreira, H.I.C.D. Problemas comportamentais nos animais de companhia. 123 f. Dissertação (Mestrado) Universidade Técnica de Lisboa, Faculdade de Medicina Veterinária, Curso de Pós-Graduação em Medicina Veterinária, 2011.

Moyer, K.E. The psychobiology of aggression. New York: Harper & Row, 1976.

Overall, K.L.; Dunham, A. Clinical features and outcomein dogs and cats with obsessive-compulsive disorder: 126 cases. *Journal of American Veterinary Medical Association*, v. 221, p. 1445-1451, 2002.

Pachaly, J.R.; Werner, P.R.; Schimanski, J.C.; Ciffoni, E.M.G. Estresse por captura e contenção em animais selvagens. *Hora Vet*, v. 13, p. 47-52, 1993.

Parthasarathy, V.; Crowell-Davis, L.S. Relationship between attachment to owners and separation anxiety in pet dogs (*Canis lupus familiaris*). *Journal of Veterinary Behavior*, v. 1, p. 109-120, 2006.

Peremans K., Audenaert K., Blanckaert P., Jacobs F., Coopman F., Verschooten F., Van Bree H., Van Heeringen C., Mertens J., Slegers G., Dierckx R. Effects of aging on brain perfusion and serotonin-2A receptor binding in the normal canine brain measured with single photon emission tomography. Progress in Neuro-Psychopharmacol & Biologic Psychiatry. v.26, p.1393-404, 2002.

Randrup, A.; Munkvad, I. Stereotyped Behavior. *Pharmac Therap B*, v. 1, p. 757-768, 1975.

Schwartz, S. Separation anxiety syndrome in cats: 136 cases (1991-2000). *J Am Vet Med Assoc*, v. 220, p. 1028-33, 2002.

Schwartz, S. Separation anxiety syndrome in dogs and cats. *JAVMA*, v. 222, p. 1526-1532, 2003.

Seyle, H. Stress in health and disease. Boston: Butterworth. In: Selye, H. Stress, a tensão da vida. São Paulo: Ibrasa – Instituição Brasileira de Difusão Cultural, 1959.

Sherman, B.L.; Daniel S. Mills, D. S. Canine anxieties and phobias: an update on separation anxiety and noise aversions. *Veterinary Clinics: Small Animal Practice*, v. 38, p. 1081-1106, 2008.

Siwak C.T., Gruet P., Woehrlé F., Muggenburg B.A., Murphey H.L., Milgram N.W. Comparison of the effects of adrafinil, propentofylline, and nicergoline on behavior in aged dogs. American Journal Veterinary Research, v.61, p.1410-4, 2000.

Soares, M.G.; Telhado, J.; Paixão, R.L. Avaliação da percepção de proprietários de cães residentes em apartamentos no município de Niterói-RJ sobre os sinais da síndrome de ansiedade de separação em animais. *Archives of Veterinary Science*, v. 17, p. 10-17, 2012.

Steimer, T. The biology of fear and anxiety-related bahavior. The biology of fear- and anxiety-related behaviors dialogues in clinical. *Neuroscience*, v. 4, p. 231-249, 2002.

Stein, D.J.; Dodman, N.H.; Borchelt, P.; Hollander, E. Behavioral disorders in veterinary practice: relevance to psychiatry. *Comprehensive Psychiatry*, v. 35, p. 275-285, 1994.

Steiner, D.; Alberton, L.R.; Martins, W. Del Conte. Aerofagia em equinos: revisão de literatura. *Arquivos de Ciências Veterinárias e Zoologia da UNIPAR*, v. 16, n. 2, p. 185-190, 2013.

Telhado, J. Contribuição ao estudo de dermatite de lambedura em cães. 140 f. Tese (Doutorado em Medicina Veterinária) – Faculdade de Medicina Veterinária e Zootecnia, Universidade de São Paulo, SP, 1997.

Thomas, D.E.; Lee, J.A.; Hovda, L.R. Retrospective evaluation of toxicosis from selective serotonin reuptake inhibitor antidepressants: 313 dogs (2005-2010). *J Vet Emerg Med Crit Care*, v. 22, p. 676-681, 2012.

Vickery, S.S; Mason, G.J. Stereotypy and perseverative responding in caged bears: further data and analyses. Applied animal behaviour. *Science*, v. 91, p. 247-260, 2005.

Yalcin, E.; Aytug, N. Use of fluoxetine to treat stereotypical pacing behavior in a brown bear (Ursus arctos). *Journal of Veterinary Behavior*, v. 2, p. 73-76, 2007.

World Health Organization (WHO). International Classification of Diseases 11 (ICD) for Mortality and Morbidity Statistics. 11th ed. Chapter 06. Mental, Behavioural or Neurodevelopmental Disorders, p. 22-30. Geneva: WHO; 2018. Disponível em: https://www.who.int/classifications/classification-of-diseases. Acesso em 19 de jul. 2021.

20

Contenção Química e Anestesia de Animais Selvagens

- Introdução, 279
- Grupos farmacológicos, 279
- Anestesia equilibrada, 281
- Antagonistas, 283
- Anticolinérgicos, 284
- Seleção do protocolo, 284
- Dor e analgesia em animais selvagens, 293
- Bibliografia, 295

Caio Filipe Motta Lima • André Nicolai E. Silva

INTRODUÇÃO

A anestesiologia sempre caminhou em conjunto com a evolução da medicina de animais selvagens, visto que para realização de grande parte dos procedimentos nestes animais se requer contenção química ou mesmo anestesia.

Nos últimos anos, a medicina de animais selvagens tem se desenvolvido de forma acelerada no Brasil, com o ingresso de muitos profissionais em zoológicos, centros de reabilitação, criadouros, projetos de conservação em vida livre e em clínicas de *pets* exóticos, onde tem ficado cada dia mais frequente o recebimento de diferentes espécies animais.

Diante deste cenário é importante que o médico-veterinário se atualize em técnicas de contenção química e anestesia, seja para sua prática diária ou mesmo para realização de atendimentos emergenciais.

A diversidade de espécies entre os animais selvagens é imensa, e com frequência não há muitas referências de literaturas específicas sobre anestesiologia de algumas espécies. Dessa maneira, torna-se imprescindível o conhecimento da farmacologia, pois é por intermédio da associação desses conhecimentos com aqueles de biologia e fisiologia de cada espécie que poderá ser determinado o protocolo ideal contendo os agentes farmacológicos mais adequados para serem utilizados em determinada situação.

Recomenda-se fortemente que sejam vistos os capítulos anteriores sobre a atuação de medicamentos no sistema nervoso central (*Capítulos 12, 13, 14, 15 e 17*), e que antes da contenção química ou anestesia de um animal selvagem seja realizada uma revisão sobre manejo, biologia, fisiologia e anestesiologia (se houver) da espécie em questão.

Este capítulo não pretende fornecer protocolos específicos de contenção química e anestesia para animais selvagens, e sim oferecer conceitos básicos de farmacologia das diferentes associações anestésicas e os critérios que devem ser avaliados para escolha do protocolo ideal em cada situação. Assim, cabe a cada médico-veterinário utilizar essas ferramentas como um guia para tomada de decisão sobre o protocolo a ser utilizado.

Inicialmente, neste capítulo, são apresentados os grupos farmacológicos e as associações medicamentosas mais empregados em geral em animais selvagens, seguidos de considerações sobre a seleção do protocolo, os agentes mais empregados em mamíferos, aves e répteis, bem como uma abordagem sobre dor e analgesia em animais selvagens.

GRUPOS FARMACOLÓGICOS

Anestésicos dissociativos

Em termos gerais, os anestésicos dissociativos induzem anestesia e amnésia pela dissociação funcional do sistema nervoso central (SNC), resultando em imobilização, amnésia, analgesia e catalepsia. Análises eletroencefalográficas indicam que a depressão do sistema talamocortical ocorre juntamente com a ativação do sistema límbico.

Os anestésicos dissociativos apresentam elevado índice terapêutico, rápido início de ação e promovem efetiva contenção química. No sistema cardiovascular possuem ação simpatomimética, levando ao aumento da frequência cardíaca e hipertensão, mas o débito cardíaco normalmente permanece estável ou apresenta discreto aumento. Produzem padrão respiratório apnêustico, caracterizado por inspiração prolongada e tempo expiratório relativamente curto; de maneira geral mantém a função respiratória estável. Os reflexos orais, oculares e de deglutição permanecem inalterados.

Os anestésicos dissociativos podem ser administrados por via intramuscular, característica muito importante na anestesia de animais selvagens, nos quais é difícil o acesso venoso inicial. A administração intramuscular produz períodos de contenção química e de recuperação mais prolongados se comparada à aplicação intravenosa.

De maneira geral, as espécies animais respondem a doses médias em que a contenção química inicial é efetiva; o aumento das doses acima dessa média não reduz o tempo de indução e não aumenta substancialmente o tempo de imobilização, mas prolonga significativamente o tempo de recuperação. Ou seja, doses muito elevadas para o padrão da espécie levam a recuperações prolongadas e conturbadas, e não apresentam vantagens clínicas importantes.

Como a grande maioria dos procedimentos em animais selvagens requer contenção química prévia, as características descritas fazem com que a anestesia dissociativa seja a mais utilizada nestes animais, especialmente em mamíferos.

Os anestésicos dissociativos apresentam como principais efeitos adversos a elevação do tônus muscular, levando a rigidez e espasmos musculares, e a redução do limiar convulsivo por ativação do sistema límbico. Durante a recuperação podem produzir grave ataxia e excitação, e não há antagonistas para os efeitos desses agentes. Devido a estes efeitos os anestésicos dissociativos dificilmente são utilizados isolados; a maioria dos protocolos utilizados em animais selvagens inclui diferentes associações com agonistas de receptores α_2-adrenérgicos, benzodiazepínicos e opioides.

Os anestésicos dissociativos mais utilizados são a cetamina e a tiletamina. Ambos produzem padrões de anestesia dissociativa similares, no entanto, a tiletamina é significativamente mais potente e tem maior potencial de produzir atividades convulsivas. Por esse motivo, a tiletamina só está disponível comercialmente em associação com benzodiazepínico zolazepam, tornando a incidência de convulsões consideravelmente reduzida.

Benzodiazepínicos

Os efeitos principais dos benzodiazepínicos são sedação, ansiólise, atividade anticonvulsivante, relaxamento muscular e amnésia. Os benzodiazepínicos apresentam poucos efeitos colaterais, com elevado índice terapêutico. Quando associados eles reduzem significativamente as doses de agentes anestésicos injetáveis e a concentração alveolar mínima (CAM) de anestésicos inalatórios. Em doses clínicas apresentam efeitos mínimos na frequência cardíaca, na contratilidade vascular e na pressão arterial. Em geral, mantêm estabilidade respiratória, mas podem causar depressão respiratória, principalmente quando associados com anestésicos ou outros sedativos.

Os benzodiazepínicos mais utilizados em animais selvagens são midazolam, diazepam e zolazepam; este último está disponível comercialmente apenas em associação com a tiletamina. Os efeitos dos benzodiazepínicos podem ser revertidos com a utilização do antagonista competitivo do receptor, o flumazenil.

Agonistas de receptores α_2-adrenérgicos

Os receptores α_2-adrenérgicos no SNC têm localização pré-sináptica em neurônios noradrenérgicos; portanto, sua estimulação produz *feedback* negativo na liberação de norepinefrina, promovendo assim redução da liberação do neurotransmissor. Dessa forma, produz relaxamento muscular profundo, sedação, analgesia e redução dos requerimentos de anestésicos.

Estes receptores também são encontrados na musculatura vascular lisa, porém, nesse caso, têm localização pós-sináptica, e quando ativados produzem vasoconstrição periférica. Esta leva ao aumento da resistência vascular e do tônus vagal mediado por barorreceptores. O resultado é redução da frequência e do débito cardíaco, com a pressão arterial podendo manter-se dentro dos valores de normalidade.

Os efeitos dos α_2-agonistas sobre a pressão arterial variam, podendo apresentar hipertensão (por atuação em receptores alfa-adrenérgicos pós-sinápticos) ou hipotensão (por atuação em receptores α_2-adrenérgicos pré-sinápticos do SNC). O resultado clínico dessa relação varia de acordo com o agente α_2-agonista utilizado, a via de administração, a dose, o tempo em relação à aplicação inicial, a espécie animal e o medicamento associado a ele.

Os efeitos adversos mais relevantes são a bradicardia e eventuais bradiarritmias, como parada sinusal e bloqueios atrioventriculares. Como consequência da vasoconstrição pode ocorrer dificuldade para o acesso venoso e a leitura do oxímetro de pulso. Pode-se também observar mucosas cianóticas mesmo com valores de pressão parcial de oxigênio (PaO_2) normais, como resultante do fluxo sanguíneo lento acompanhado de vasoconstrição. Discreta a moderada depressão respiratória e inibição da termorregulação podem ocorrer, levando a hipertermia ou hipotermia, dependendo da situação.

Os agonistas de receptores α_2-adrenérgicos mais utilizados em animais selvagens são: xilazina, detomidina, medetomidina e dexmedetomidina. Em geral, as ações farmacológicas são parecidas, mas varia a especificidade ao receptor α_2-adrenérgico, a duração dos efeitos e a compatibilidade entre as diferentes espécies animais. A medetomidina e a dexmedetomidina são mais potentes e específicas que os demais.

A medetomidina está entre os medicamentos mais utilizados internacionalmente para contenção química de animais selvagens, e há relatos de literatura sobre seu uso em muitas espécies. No entanto, este medicamento não está disponível comercialmente no Brasil. A medetomidina é constituída por uma mistura de partes iguais de dois enantiômeros ópticos, a dexmedetomidina e a levomedetomidina. Em algumas espécies domésticas, como cães e gatos, foi comprovado que as atividades farmacológicas e os efeitos sedativos da medetomidina são decorrentes quase que exclusivamente da dexmedetomidina. Desta forma, nessas espécies, sugere-se que a dexmedetomidina produz efeitos sedativos equivalentes aos da medetomidina com metade da dose. No entanto, ainda há um número limitado de publicações com uso de dexmedetomidina em animais selvagens, e ressaltamos que essa equivalência de doses entre a dexmedetomidina e a mededomidina pode não ser válida para todos os grupos de animais. Os autores destacam que já tiveram experiência com espécies de herbívoros selvagens que não responderam a essa equivalência, mostrando que para algumas espécies, talvez, a levomedetomidina tenha algum efeito importante. Atualmente, a dexmedetomidina está presente no Brasil no mercado veterinário (Dexdomitor® – 0,5 mg/ml) e para seres humanos (Precedex® – 0,1 mg/ml).

Os efeitos dos α_2-agonistas podem ser revertidos com a utilização dos antagonistas: ioimbina, tolazolina e atipamezol.

Opioides

Os opioides são principalmente utilizados para analgesia (para detalhes, ver *Capítulo 18*), mas também podem apresentar em algumas espécies animais ação sedativa e, portanto, são amplamente utilizados em protocolos anestésicos em animais selvagens, potencializando outros sedativos e anestésicos injetáveis e inalatórios.

Estes medicamentos interagem com receptores opioides específicos, sendo os mais conhecidos e de maior importância clínica os receptores *mu* e *kappa*. Os opioides são divididos entre agonistas totais, agonistas parciais, agonistas-antagonistas (agonistas de receptor *mu* e antagonistas de receptor *kappa*) e antagonistas puros. Os opioides mais utilizados em animais selvagens são:

- **Agonistas totais**: morfina, tramadol, meperidina, fentanila, etorfina, carfentanila, tiafentanil
- **Agonistas parciais**: buprenorfina (agonista apenas de receptor *mu*)
- **Agonistas-antagonistas**: butorfanol e nalbufina
- **Antagonistas puros**: naloxona, naltrexona e diprenorfina (específico para reverter os efeitos da etorfina).

A maioria dos opioides apresenta efeitos cardiovasculares mínimos, mas bradicardia pode ocorrer quando utilizadas doses elevadas. O principal efeito adverso é depressão respiratória e este efeito é agravado com associação com sedativos e anestésicos.

Etorfina, carfentanila e tiafentanil são conhecidos como opioides superpotentes e são utilizados especificamente para imobilização de animais selvagens, especialmente para animais de grande porte. Pela sua alta potência, a disponibilidade imediata de antagonistas faz-se obrigatória para seu uso, não só para reverter os efeitos nos animais, mas também como precaução no caso de eventuais acidentes em seres humanos. Atualmente esses medicamentos estão disponíveis no Brasil para uso exclusivo em Medicina Veterinária.

Caso seja necessário, os opioides podem ser associados em todos os protocolos que são descritos a seguir, incorporando analgesia ao procedimento e potencializando os efeitos dos demais medicamentos.

ANESTESIA EQUILIBRADA

Não é possível encontrar todas as características desejadas para anestesia de um animal selvagem em um único medicamento. Portanto, normalmente são utilizados dois ou mais medicamentos visando reduzir as doses, aumentar a potência, atingir um plano estável e seguro de anestesia com bom relaxamento muscular e analgesia, melhorando a recuperação e minimizando os efeitos colaterais. A maioria das associações utilizadas em animais selvagens incluem um anestésico dissociativo e um sedativo.

Associação de anestésico dissociativo com benzodiazepínico

A associação de benzodiazepínicos aos anestésicos dissociativos é comumente utilizada em grande variedade de espécies de animais selvagens. Esta associação promove anestesia suave com poucos efeitos cardiorrespiratórios, com uma tendência de prevalência dos efeitos simpatomiméticos dos dissociativos. Os benzodiazepínicos promovem relaxamento muscular e efeito anticonvulsivo, balanceando assim os efeitos adversos dos anestésicos dissociativos.

Cetamina e midazolam

A associação de cetamina com midazolam é uma boa escolha para qualquer animal que tenha suspeita de doenças cardiovasculares ou distúrbios sistêmicos graves, pela sua ampla margem de segurança e natureza cardioprotetora, sendo uma das principais indicações para pacientes hemodinamicamente instáveis.

Este protocolo promove contenção química efetiva para procedimentos rápidos e pouco invasivos, como coleta de amostras, pesagem, transportes rápidos e imobilização prévia à anestesia geral.

A utilização do diazepam para contenção química é limitada pela pobre absorção deste por via intramuscular. Caso seja utilizado por esta via recomenda-se que seja aplicado entre 5 e 15 min antes da cetamina.

O tempo de imobilização em geral é curto, de 20 a 40 min, e em muitas espécies é comum o despertar repentino. Recomenda-se, portanto, atenção aos reflexos dos animais para avaliação da necessidade de suplementação.

No Brasil, atualmente está disponível comercialmente apenas o midazolam (Dormonid®, Dormire®, Dormium®, Hipnazolam® – 1 ou 5 mg/ml) de utilização humana, pouco concentrado, dificultando assim sua utilização em animais de grande porte, devido à necessidade de grande volume.

Tiletamina e zolazepam

Esta associação está disponível comercialmente (Zoletil®, Telazol®) com partes iguais do anestésico dissociativo tiletamina e do benzodiazepínico zolazepam; não é possível utilização separada de nenhum dos dois princípios ativos.

Esta associação é mais potente que a descrita anteriormente; promove imobilização efetiva com volumes reduzidos e com indução rápida, mesmo em animais estressados. Devido a estas características é a associação de escolha em situações de manejo em que a estimativa da dose é pouco precisa e é essencial a imobilização rápida, como, por exemplo, na captura de animais em fuga e de animais em vida livre sem contenção física prévia.

Este protocolo promove contenção química efetiva e com ampla margem de segurança em uma grande variedade de espécies animais e possibilita realização de procedimentos mais invasivos e prolongados que o protocolo descrito anteriormente.

O período de imobilização varia entre 45 e 90 min e a recuperação é, em geral, lenta e previsível. É comum em muitas espécies animais a observação de períodos prolongados e conturbados de recuperação; portanto, recomenda-se que não seja realizada suplementação de tiletamina com zolazepam após a imobilização inicial. Em caso de suplementação sugere-se a utilização de cetamina por via intravenosa ou a utilização de algum anestésico geral, caso seja necessário.

Pode-se observar também sialorreia intensa, convulsões e rigidez muscular com o uso dessa associação.

Associação de anestésico dissociativo com agonista α_2-adrenérgico

Associações com agonistas α_2-adrenérgicos reduzem a dose necessária do anestésico dissociativo e minimizam a excitação, o aumento do tônus muscular e a sialorreia provocada por estes. Em contrapartida, a estimulação cardíaca promovida pelos anestésicos dissociativos compensa parcialmente as bradicardias provocadas pelos agonistas α_2. Por isso, esta associação se tornou muito comum em animais selvagens.

As vantagens desta associação incluem indução e recuperação suaves, bom relaxamento muscular, analgesia, reversibilidade e o uso de doses baixas de anestésico dissociativo. As desvantagens incluem os efeitos adversos descritos para os agonistas α_2-adrenérgicos, com destaque para as alterações cardiovasculares, como bradicardia, bradiarritmias e vasoconstrição periférica. Esta última, quando associada aos efeitos simpatomiméticos dos anestésicos dissociativos, pode levar a hipertensão, principalmente quando utilizados agonistas α_2 seletivos, como medetomidina e dexmedetomidina. Portanto, todas as associações com α_2-agonistas devem ser utilizadas com cautela, sendo contraindicadas em animais cardiopatas.

Doses mais elevadas de cetamina associadas a doses mais baixas de agonistas α_2 levam a indução mais rápida e frequência cardíaca mais alta. Por outro lado, doses mais elevadas de agonistas α_2 associadas a doses mais baixas de cetamina levam à recuperação mais rápida, aumentam o potencial de reversibilidade e são normalmente acompanhadas de bradicardia.

Se comparada com as associações com benzodiazepínicos, a anestesia dissociativa combinada com um agonista α_2-adrenérgico promove maior relaxamento muscular, permite realização de procedimentos um pouco mais invasivos e apresenta melhor qualidade de recuperação.

As diferenças entre as associações com os diversos agonistas α_2-adrenérgicos variam muito de acordo com a espécie animal em questão. Mas, de maneira geral, a medetomidina e a dexmedetomidina apresentam vantagens, pois, por serem mais específicas e potentes, reduzem em até cinco vezes as doses do anestésico dissociativo, produzem indução mais rápida e apresentam maior potencial de reversibilidade, levando à recuperação mais rápida e tranquila.

Associação de anestésico dissociativo com agonista α_2-adrenérgico e benzodiazepínico

Em busca de uma anestesia equilibrada também podem ser utilizadas diferentes associações entre anestésico dissociativo, agonista α_2-adrenérgico e benzodiazepínico. Com estas associações é possível reduzir as doses de todos os medicamentos utilizados. As principais vantagens são: melhor qualidade de recuperação; maior relaxamento muscular; maior tempo de imobilização; maior potencial de reversibilidade e maior estabilidade da função cardiorrespiratória.

Os efeitos adversos são semelhantes aos descritos para os diferentes medicamentos quando administrados individualmente, no entanto, com doses reduzidas, estes se apresentam em menor incidência.

Associação de benzodiazepínico, agonista α_2-adrenérgico e opioide

Com frequência, na medicina de animais selvagens é requerida uma recuperação rápida após o procedimento de contenção química e, portanto, nos últimos anos novas pesquisas estão sendo desenvolvidas em busca de protocolos totalmente reversíveis.

Para o desenvolvimento de protocolos com potencial de reversão total, são utilizadas diferentes associações entre benzodiazepínicos, agonistas α_2-adrenérgicos e opioides; no entanto, nem sempre são utilizadas as três classes farmacológicas para essas associações.

Neste protocolo não é utilizado nenhum anestésico e, portanto, há necessidade de um plano de sedação profunda, que permita a imobilização do animal para realização de procedimentos pouco invasivos. Assim que necessário pode ser realizada a reversão total dos efeitos de todos os medicamentos utilizados, mediante o emprego dos seus respetivos antagonistas, levando à recuperação completa em poucos minutos, dependendo da espécie animal.

Ainda há poucas publicações com a utilização desse tipo de associação em animais selvagens e o mais comumente descrito é a associação de midazolam, medetomidina e butorfanol, e posterior reversão com flumazenil, atipamezol e naloxona. Estão sendo testadas associações com diferentes agentes farmacológicos e em diferentes espécies.

Este tipo de associação, no entanto, apresenta algumas particularidades importantes. A indução pode ser lenta e não se deve estimular o animal durante os primeiros 10 min após a aplicação. Em animais excitados, com grande quantidade de catecolaminas circulantes, o efeito dos sedativos é menor e, neste caso, pode ser necessário aplicação de um anestésico para que se atinja imobilização satisfatória do animal. Portanto, este protocolo deve ser utilizado preferencialmente em ambientes controlados.

É comum o despertar repentino, principalmente após estímulos de dor ou de som. Dependendo da espécie animal em questão, isso pode representar um elevado risco para a equipe; portanto, deve-se manter atenção constante aos reflexos do animal e realizar a suplementação com anestésicos dissociativos ou gerais sempre que necessário.

Com relação à função cardiorrespiratória predominam os efeitos dos agonistas α_2-adrenérgicos, podendo apresentar bradicardia, bradiarritmias e depressão respiratória.

ANTAGONISTAS

Três grupos farmacológicos utilizados comumente em animais selvagens possuem antagonistas: os benzodiazepínicos, os agonistas α_2-adrenérgicos e os opioides; isso possibilita recuperação mais rápida e também maior segurança ao procedimento pela possibilidade de reversão em caso de emergência.

No entanto, também é necessário conhecer a farmacologia dos antagonistas e as particularidades clínicas de seu uso. Primeiramente, não se deve administrar antagonistas até que tenham se passado pelo menos 45 min da última administração do anestésico dissociativo, uma vez que a duração dos efeitos deste último é de cerca de 30 a 45 min.

No caso do uso de antagonistas opioides, deve-se lembrar que estes antagonizam inclusive os efeitos dos opioides endógenos; sendo assim, não é recomendado seu uso caso seja requerida analgesia após o procedimento.

O antagonismo dos efeitos dos benzodiazepínicos geralmente não se faz necessário, visto que apresentam efeitos cardiorrespiratórios mínimos e o antagonismo pode levar a excitação. Portanto, o flumazenil (Lanexat®) é utilizado normalmente em animais que apresentem descompensação cardiorrespiratória, em casos de sobredose de benzodiazepínicos, ou quando o manejo requer uma recuperação mais rápida, como no caso de animais de vida livre que serão soltos imediatamente após a imobilização.

Já os efeitos dos agonistas α_2-adrenérgicos são revertidos, sempre que possível, no final do procedimento, visando à recuperação mais rápida e à estabilização da função cardíaca. A ioimbina (Yomax®) é utilizada na maioria das espécies para antagonizar os efeitos da xilazina. A tolazolina é utilizada para antagonizar a xilazina, especialmente em ruminantes, mas não está disponível no mercado brasileiro. O atipamezol (Antisedan®) é um antagonista com elevada seletividade e é utilizado para antagonizar os efeitos da medetomidina e da dexmedetomidina em todas as espécies animais.

Os antagonistas agem mais rápido se administrados por via intravenosa; no entanto, vale ressaltar que por esta via podem levar a mudanças drásticas e rápidas na função cardiovascular. Como em geral administrações intramusculares apresentam os mesmos efeitos com variação de poucos minutos, esta via é preferida, com exceção dos casos de emergências ou por particularidades de determinadas espécies animais.

Ao utilizar os antagonistas deve-se atentar para o tempo de biotransformação do medicamento utilizado, pois caso o efeito do antagonista cesse antes da completa biotransformação do agente sedativo, poderá ocorrer uma nova sedação do animal.

O Quadro 20.1 mostra as principais características apresentadas pelas associações de medicamentos empregados para contenção química e anestesia em animais selvagens.

QUADRO 20.1

Principais características gerais apresentadas pelas associações de medicamentos empregados para contenção química e anestesia em animais selvagens. Deve ser salientado que há uma grande variação dos efeitos, dependendo da espécie animal, do medicamento e das doses utilizadas. As características estão descritas de formas qualitativa e comparativa, visando à comparação dos protocolos entre si.

Protocolo	Tempo de indução	Tempo de procedimento	Tempo de recuperação	Qualidade de recuperação	Relaxamento muscular	Principais efeitos adversos	Particularidades
Cetamina + midazolam	Médio	Curto	Moderado	Boa	Regular	Possibilidade de despertar repentino. Rigidez muscular em algumas espécies	Excelente estabilidade cardiorrespiratória. Recomendado para pacientes debilitados. Possibilita procedimentos curtos e pouco invasivos. Não é recomendado uso em herbívoros sem associação com agonista α_2-adrenérgico
Tiletamina + zolazepam	Rápido	Moderado	Prolongado	Regular	Regular	Recuperação prolongada e conturbada. Rigidez muscular. Convulsões	Indução rápida com volume baixo e ampla margem de segurança. Não é recomendado uso em herbívoros sem associação com agonista α_2-adrenérgico
Cetamina + agonista α_2-adrenérgico	Médio	Moderado	Moderado	Boa	Bom	Bradiarritmias. Hipertensão ou hipotensão. Êmese. Depressão respiratória. Inibição da termorregulação	Potencial de reversão parcial com recuperação rápida e tranquila

(continua)

QUADRO 20.1

Principais características gerais apresentadas pelas associações de medicamentos empregados para contenção química e anestesia em animais selvagens. Deve ser salientado que há uma grande variação dos efeitos, dependendo da espécie animal, do medicamento e das doses utilizadas. As características estão descritas de formas qualitativa e comparativa, visando à comparação dos protocolos entre si. *(continuação)*

Protocolo	Tempo de indução	Tempo de procedimento	Tempo de recuperação	Qualidade de recuperação	Relaxamento muscular	Principais efeitos adversos	Particularidades
Cetamina + midazolam + agonista α_2-adrenérgico	Médio	Moderado	Rápido	Muito boa	Excelente	Idem ao anterior, mas em menor proporção pela redução das doses do agonista α_2-adrenérgico	Possibilidade de redução das doses, aumentando o potencial de reversibilidade e o relaxamento muscular, bem como promovendo maior estabilidade cardiorrespiratória se comparado com o uso isolado destes medicamentos
Benzodiazepínico + agonista α_2-adrenérgico + opioide	Lento	Curto	Muito rápido (se fizer uso de antagonista)	Excelente	Excelente	Despertar repentino, bradiarritmias	Potencial de reversão total. Recuperação rápida e tranquila, se fizer uso de antagonista. Deve-se atentar ao plano de sedação atingido, devido à ausência de anestésico no protocolo

ANTICOLINÉRGICOS

Tradicionalmente, as bradicardias provocadas por agonistas α_2-adrenérgicos eram controladas com a utilização de medicamentos anticolinérgicos como a atropina. No entanto, frequências cardíacas baixas não necessariamente precisam ser tratadas se o débito cardíaco e a perfusão forem satisfatórios. A elevação da frequência cardíaca promovida pela atropina, associada à vasoconstrição promovida pelos agonistas α_2-adrenérgicos podem levar à grave hipertensão, sem melhorar a oxigenação. Portanto, atualmente o uso de anticolinérgicos é contraindicado neste contexto; em casos em que é clinicamente necessário o tratamento desta bradicardia recomenda-se a utilização do antagonista α_2-adrenérgico específico.

SELEÇÃO DO PROTOCOLO

Não há protocolos e doses ideais específicos para cada espécie, e tampouco há uma fórmula específica para escolha do protocolo ideal. Para cada situação, no entanto, há critérios básicos que devem ser considerados. Dessa maneira, antes da escolha do protocolo de contenção química ou anestesia deve-se levar em consideração:

- **Espécie**: estudar a biologia, a fisiologia e as particularidades da farmacodinâmica e farmacocinética dos medicamentos para a espécie em questão. Caso não haja dados específicos para a espécie, é necessário extrapolar de outras espécies taxonomicamente próximas ou mesmo de animais domésticos
- **Indivíduo**: Avaliar a condição clínica atual e o histórico clínico do indivíduo; a presença de doenças preexistentes podem influenciar a escolha dos medicamentos. Também deve-se avaliar o histórico de anestesias do indivíduo
- **Procedimento**: avaliar o grau de invasividade e o tempo esperado para realização do procedimento. É necessário planejar o procedimento e os medicamentos que serão utilizados do início ao fim; isto fará diferença na determinação do melhor protocolo inicial
- **Analgesia**: avaliar se o animal apresenta estímulos de dor preexistente e se haverá estímulos de dor durante e depois do procedimento; assim, pode-se selecionar os melhores medicamentos analgésicos e em qual momento serão administrados
- **Experiência da equipe**: avaliar a experiência da equipe com a espécie e com os medicamentos em questão auxiliará na determinação de um protocolo seguro
- **Segurança da equipe**: o trabalho com animais selvagens com frequência envolve anestesia de animais perigosos; portanto, ao selecionar os medicamentos e as doses se deve primar sempre pela segurança da equipe, atentando para possibilidade de despertar repentino
- **Condições de manejo**: os medicamentos e doses utilizados em animais condicionados, que permitem contenção física e aplicação dos anestésicos sem estresse prévio, será diferente dos utilizados em animais estressados, em recintos amplos, e que precisem ser contidos por tiro com dardo anestésico
- **Tempo de indução**: há situações em que é necessário indução rápida, como na captura de animais em fuga, em recintos muito amplos, ou em vida livre
- **Volume**: muitas situações requerem volumes pequenos para aplicação, como no caso de aplicações realizadas com dardos
- **Via de administração**: deve-se considerar a via de acesso disponível para a aplicação. Se o manejo permite apenas aplicações intramusculares, isso influenciará nas possibilidades de medicamentos e nas doses selecionadas durante a escolha do protocolo

- **Margem de segurança**: há situações em que é realizada anestesia de animais sem o histórico prévio e sem uma estimativa precisa do peso do animal; nestas situações é necessário utilização de medicamentos com ampla margem de segurança
- **Controle do plano anestésico**: certas situações requerem o uso de medicamentos que possibilitem controle adequado do plano anestésico; é o caso da anestesia inalatória e da manutenção por infusão contínua
- **Estrutura disponível**: a disponibilidade de equipamentos e estrutura física do local pode influenciar a escolha do protocolo, possibilitando melhores condições para administração de situações adversas. Deve-se verificar, por exemplo, a possibilidade de realização de acesso venoso, intubação traqueal, oxigenoterapia, ventilação assistida, entre outros pontos, moldando-se à necessidade de cada caso
- **Recuperação**: o local de recuperação, a espécie animal em questão, as condições clínicas do indivíduo e a possibilidade de manejo no caso de espécies sociáveis são fatores que determinam o tempo e as condições ideais de recuperação.

A seguir, são apresentados os protocolos mais comumente empregados para contenção química e anestesia em animais selvagens.

Mamíferos

A classe dos mamíferos é composta por uma gama diversificada de ordens e espécies frequentemente presentes na rotina diária do médico-veterinário de animais selvagens. Diante desta ampla variabilidade, optou-se por abordar as particularidades dos grupos que possuem maior representatividade na rotina diária desses profissionais.

Primatas

Classificados e divididos zoologicamente em primatas do novo mundo ou neotropicais e primatas do velho mundo ou afroasiáticos, estes animais apresentam papel de destaque em cativeiro, sendo importantes em coleções zoológicas pelo *status* de conservação de muitas espécies e por seu carisma junto ao público. Além dessa realidade, tais animais também se apresentam com frequência em clínicas e hospitais veterinários, oriundos de cativeiro doméstico ou mesmo de vida livre, necessitando na maioria das vezes de intervenções nas quais a contenção química e/ou a anestesia geral faz-se necessária.

Dentre as opções mais utilizadas nestes animais, destacam-se, como medicamentos pré-anestésicos ou adjuvantes na anestesia dissociativa, os benzodiazepínicos pela marcante sedação com mínimas alterações cardiovasculares, sendo o midazolam preferido na maioria dos casos, principalmente em animais de vida livre, pela sua potência, ausência de metabólitos ativos e facilidade de administração. Assim como em outras espécies animais, a associação dos benzodiazepínicos aos opioides também se apresenta como uma opção interessante, fazendo-se importante destacar, nesses casos, a possibilidade de depressão respiratória oriunda da ação dos opioides que exige uma suplementação de oxigênio adequada ao paciente.

A anestesia dissociativa consiste em uma das principais modalidades de contenção química utilizadas nestes animais. Dentre as principais associações destacam-se cetamina com midazolam, cetamina associada a xilazina ou a medetomidina, e tiletamina com zolazepam, sendo estes mesmos protocolos por vezes combinados ainda com opioides.

Já no que se refere aos protocolos de anestesia geral, o tiopental, o propofol e o etomidato mostram-se como opções viáveis dentro do grupo dos anestésicos gerais injetáveis, sendo o propofol o mais utilizado como agente indutor entre estes. Dentre os anestésicos inalatórios, o isoflurano e o sevoflurano consistem nos agentes de escolha, sendo estes utilizados em procedimentos que variam desde uma rápida contenção química, técnica utilizada em pequenos primatas como os calitriquídeos (por administração e manutenção através de máscaras faciais), até prolongadas anestesias cirúrgicas. Assim como em outras espécies, agentes inalatórios podem apresentar significativa depressão respiratória e possível hipotensão também em primatas.

Dentre as particularidades anatômicas que podem influenciar a anestesia destes animais destaca-se a precoce bifurcação traqueal. Assim, a intubação traqueal em primatas exige atenção e critério, uma vez que a acentuada progressão da sonda pode resultar facilmente em uma intubação seletiva.

Os protocolos anestésicos e as doses sugeridas encontram-se no Quadro 20.2.

Equídeos selvagens, tapirídeos e cervídeos

Representados principalmente pelas zebras cativas em nosso país, o grupo dos equídeos selvagens muito se assemelha aos cavalos domésticos, sendo suas particularidades anatomofisiológicas manejadas durante uma contenção química ou anestesia da mesma maneira. O comportamento e a docilidade, na grande maioria dos casos consiste na principal diferença entre estes animais, sendo a zebra, na maioria das vezes, um animal pouco cooperativo.

Dentre os medicamentos utilizados na contenção e anestesia destes animais, a etorfina e a carfentanila são amplamente citadas, no entanto, ambas não se encontram disponíveis comercialmente em nosso país, fazendo-se necessária a formulação e a adaptação de protocolos que permitam o acesso a estes animais. Entre as possibilidades disponíveis destacam-se a detomidina (20 a 80 µg/kg) associada ou não à acepromazina (0,03 a 0,1 mg/kg) ou mesmo ao azaperone (0,4 a 0,5 mg/kg); a associação detomidina com butorfanol (0,05 mg/kg) também se apresenta como opção nestes animais. Situações nas quais o animal venha permitir uma aproximação de forma satisfatória podem ser seguidas de aplicação intravenosa de cetamina (2 a 5 mg/kg) associada ou não ao midazolam (0,1 mg/kg). Em casos de animais estressados e que não permitam essa aproximação, a dose de anestésico dissociativo pode ser dobrada e, juntamente aos demais medicamentos, aplicados em um único dardo pela via intramuscular.

As antas, representantes do grupo dos tapirídeos, também se assemelham bastante aos equinos no que se refere ao manejo de particularidades anatomofisiológicas, sendo

QUADRO 20.2
Medicamentos e associações sugeridos para contenção e anestesia de primatas.

Medicamento	Dose mg/kg – via	Observações
Midazolam	0,1 a 0,5 – IM, IV	Sedação marcante e mínimos efeitos cardiovasculares
Xilazina	0,5 a 1 – IM	Possível bradicardia, hipotensão e bloqueio atrioventricular
Morfina	0,3 a 1 – IM	Analgésico
Midazolam (Mi) + morfina (Mo)	0,2 a 0,4 (Mi) + 0,4 (Mo) – VO	Protocolo indicado pela via oral, para reduzir o estresse pré-contenção
Cetamina (Ce) + midazolam (Mi)	5 a 20 (Ce) + 0,3 a 0,5 (Mi) – IM	Doses de cetamina entre 5 e 10 mg/kg devem ser utilizadas em primatas de médio e grande porte; doses superiores a 10 mg/kg são indicadas para pequenos primatas, como os calitriquídeos
Cetamina (Ce) + diazepam (Di)	10 (Ce) + 0,2 a 0,4 (Di)	Eficiente na contenção de babuínos
Tiletamina + zolazepam	2 a 6 – IM	Grandes primatas
	4 a 6 – IM	Procedimentos clínicos em primatas neotropicais; para anestesias mais intensas recomenda-se dose entre 8 e 15 mg/kg
Cetamina (Ce) + midazolam (Mi) + butorfanol (Bu)	15 (Ce) + 0,6 (Mi) + 0,6 (Bu) – IM	Exame físico e coleta de sangue em calitriquídeos. Essa associação nas doses 5 a 10 mg/kg, 0,5 mg/kg e 0,1 mg/kg, respectivamente, foi usada pelos autores com sucesso em chimpanzés
Cetamina (Ce) + midazolam (Mi) + morfina (Mo)	5 a 10 (Ce) + 0,3 (Mi) + 0,5 (Mo)	Contenção eficiente em macacos-prego
Propofol	1 a 4 – IV	Indução rápida e suave
	1 a 4 em bólus, seguido de infusão contínua 0,3 a 0,5 mg/kg/min para primatas de pequeno a médio porte	Para grandes primatas indica-se uma taxa de infusão entre 0,1 e 0,2 mg/kg/min
Isoflurano	3 a 5% indução em máscara, seguido por 1 a 3% de manutenção	Principal agente de manutenção anestésica. Protocolo de contenção para calitriquídeos. Risco de depressão respiratória e hipotensão

IM: via intramuscular; IV: via intravenosa; VO: via oral.

suscetíveis a neuropatias e disfunções musculares resultantes de decúbito prolongado e/ou inadequado, podendo esses distúrbios tornarem-se ainda mais pronunciados em casos de hipotensão persistente (pressão arterial média inferior a 70 mmHg) durante a contenção química ou anestesia. Outra semelhança importante relaciona-se a suscetibilidade a atelectasia transanestésica resultante de decúbito e deslocamento das vísceras abdominais sobre o diafragma, sendo a ventilação controlada uma ferramenta importante na redução desses efeitos. Em contenções químicas feitas a campo, a suplementação de oxigênio e o planejamento adequado do tempo de trabalho podem ajudar a reduzir a ação de tais efeitos. Dentre os protocolos utilizados nestes animais, os autores destacam a associação da detomidina (40 a 50 μg/kg) com butorfanol (0,15 a 0,5 mg/kg) aplicados por via intramuscular, seguida da aplicação de cetamina (1 a 2 mg/kg), pela via intravenosa, conforme a necessidade.

Os cervídeos destacam-se pela sua intensa resposta ao estresse, sendo a miopatia de captura uma preocupação importante no manejo de contenção destes animais. Caracterizado por um quadro de acidose, reflexo à condição de anaerobiose gerada pela intensa atividade muscular, este quadro apresenta-se como uma importante causa de complicação e óbito em cervídeos manejados de forma inadequada. Além da miopatia, o timpanismo ruminal e a regurgitação também se apresentam como complicações potenciais. Para evitar ou reduzir a possibilidade de ocorrência de tais complicações, indica-se o adequado planejamento prévio ao procedimento de contenção química ou anestesia. Entre os pontos a serem planejados, destaca-se a escolha de um horário adequado para realização do procedimento. São preferíveis horários de temperaturas mais brandas, uma vez que a hipertermia pode se apresentar de forma bastante incisiva, relacionando-se diretamente a uma possível miopatia. Outro ponto relevante relaciona-se ao decúbito prolongado, o qual pode resultar em uma impossibilidade de eructação com timpanismo reflexo e regurgitação. Para evitar ou mesmo reduzir a incidência de timpanismo alguns autores sugerem a instituição de um jejum alimentar de até 24 h. Na prática dos autores, o jejum de concentrado (24 h) associado a manutenção de fibra consiste no protocolo de escolha, pois por esta conduta busca-se reduzir o alimento de alta fermentação, mantendo-se uma fração de alta capacidade absortiva, buscando-se, assim, retardo no início do timpanismo com redução da possibilidade de regurgitação.

Entre os protocolos utilizados na contenção química de cervídeos, a anestesia dissociativa destaca-se pela ampla margem de segurança e facilidade de administração, sendo a associação cetamina (5 mg/kg) com a xilazina (0,5 a 1,5 mg/kg) e o midazolam (0,1 a 0,5 mg/kg) um protocolo bastante utilizado; outra opção é a substituição do midazolam por um opioide nesta associação. Em condições de campo foi relatado que a associação cetamina (5 mg/kg), midazolam (0,5 mg/kg) e acepromazina (0,05 mg/kg) aplicados pela via intravenosa apresentaram excelentes resultados em cervos-do-pantanal (*Blastocerus dichotomus*), obtendo-se adequado miorrelaxamento e estabilidade cardiovascular, a manutenção deste protocolo foi realizada pela administração de isoflurano, mostrando-se uma opção viável e satisfatória.

Carnívoros

A ordem Carnívora abriga um grupo bastante diverso, que vai desde de grandes espécies como ursos-polares, tigres e onças, até hienas, lobos, lontras e pequenos furões e jaratatacas. No Brasil, existem 29 espécies de mamíferos carnívoros, divididas em seis famílias: Felidae, Canidae, Mustelidae, Mephitidae, Procyonidae e Otariidae.

Quase todos os procedimentos realizados em carnívoros selvagens requerem contenção química ou mesmo anestesia, tornando-se essencial a utilização de protocolos anestésicos seguros para avaliação e pesquisa destes animais. Muito do conhecimento sobre anestesiologia de cães e gatos domésticos pode ser extrapolado para o uso em carnívoros, especialmente em canídeos e felídeos selvagens.

É importante ressaltar que grande parte das espécies deste grupo apresenta elevada periculosidade, que não pode ser negligenciada durante o manejo e anestesia destes animais, garantindo sempre a segurança da equipe.

Muitos dos animais desta ordem vivem em grupos de complexa interação social; é o caso de muitas espécies de canídeos, por exemplo, e, portanto, a manutenção de um indivíduo afastado do grupo por longos períodos (mais de 12 h) pode levar a brigas na reintegração com o grupo. Estes fatores de manejo devem ser considerados no planejamento do procedimento e do protocolo anestésico.

Todas as associações descritas no início do capítulo podem ser utilizadas em carnívoros. Devido à diversidade do grupo, incluindo de suricatas de poucos gramas até ursos-polares de 700 kg, deve-se atentar para as variações de doses e às particularidades de cada espécie.

Os canídeos apresentam sensibilidade maior aos agonistas α_2-adrenérgicos, apresentando maior incidência de bradiarritmias. Os felídeos, em geral, apresentam biotransformação mais lenta da associação de tiletamina com zolazepam, podendo levar a recuperação longa e conturbada; em felídeos de grande porte, a ação destes medicamentos pode se estender por dias.

Os ursos são propensos a apresentar despertar repentino com protocolos que empregam cetamina e, portanto, é normalmente recomendada a utilização de tiletamina com zolazepam, ou associação destes com agonistas α_2-adrenérgicos.

Diferentes associações medicamentosas totalmente reversíveis, empregando benzodiazepínicos, agonistas α_2-adrenérgicos e opioides podem ser utilizadas em carnívoros, mas é necessária especial atenção com animais de grande porte pelo potencial de periculosidade. Deve-se manter monitoramento próximo e suplementar com anestésicos sempre que necessário.

Roedores e lagomorfos

Com presença relevante na rotina diária do médico-veterinário, representantes de ambas as ordens se apresentam como desafios constantes, especialmente devido a suas particularidades anatomofisiológicas; dentre estas, destacam-se a anatomia do trato respiratório superior e a fisiologia digestória.

Os roedores e os coelhos, com uma anatomia respiratória particular, apresentam-se como pacientes de difícil intubação traqueal; tais dificuldades resultam da somatória de pequena abertura de cavidade oral, estreita laringe com localização caudal da epiglote e, posteriormente, da traqueia. Diante desses fatos, profissionais que venham a trabalhar com estes animais deverão treinar exaustivamente, pois o uso de máscaras para administração de anestésicos inalatórios ou a utilização de protocolos injetáveis podem não exigir uma intubação inicialmente, mas a apneia que venha a ocorrer como reflexo destes procedimentos não poderá ser contornada da mesma maneira.

Diante de tamanha dificuldade, vários profissionais desenvolveram diferentes técnicas para facilitar a intubação destes pacientes; a mais comum baseia-se no posicionamento da cabeça em um ângulo reto com o pescoço auxiliado pela palpação externa da traqueia. Além desta, técnicas baseadas na captação do som respiratório, ou também auxiliadas por câmeras ou ainda por capnógrafo também se apresentam como opção. Na experiência dos autores, a utilização da máscara laríngea mostra-se como uma opção eficiente e de fácil manuseio em coelhos. Além destas, outra técnica também citada na literatura e que apresenta bons resultados consiste na utilização da dupla intubação, sendo primeiramente colocada uma sonda de maior calibre alojada no esôfago, seguida posteriormente pelo manejo de intubação traqueal. Técnicas mais invasivas como intubação retrógrada ou por cricotireoidostomia ou ainda traqueostomia, consistem também em opções de manejo de vias respiratórias nestes animais e devem ser avaliadas e consideradas de acordo com cada caso.

Já no que se refere à fisiologia digestiva, muitos destes animais apresentam grande similaridade com o que conhecemos e observamos em equinos, sendo inclusive usados como modelo experimental para tais, como é o caso dos cobaios (*Cavia porcellus*) ou porquinhos-da-índia como são conhecidos. Entre as inúmeras similaridades, a hipomotilidade reflexa a longos períodos de anestesia apresenta-se como uma característica relevante e que merece atenção, fazendo-se necessário o monitoramento da movimentação peristáltica na avaliação pré-anestésica, no período transanestésico, e principalmente durante a recuperação do paciente. Casos de hipomotilidade persistente, após contenções químicas ou anestesias gerais, podem ser tratados com metoclopramida na dose de 0,2 a 1 mg/kg.

Situação particular ligada a estes animais se relaciona ao manejo dos mesmos para intervenções odontológicas. Isso porque, na maioria dos casos, tal alteração vem acompanhada por anorexia e dor intensa, sendo estas ainda complicadas por um quadro reflexo de lipidose hepática, situação possivelmente comum em coelhos e cobaios. Diante deste quadro faz-se importante uma avaliação criteriosa e na maioria das vezes a estabilização do paciente previamente a todo e qualquer procedimento, seja uma simples sedação a uma complexa anestesia. Desta forma, é comum a internação desse paciente dias antes do procedimento, permanecendo sob este cuidado até satisfatória estabilização.

No que se refere aos medicamentos e protocolos de contenção química e/ou anestesia, os protocolos que fazem uso de anestésicos dissociativos e inalatórios consistem nas principais escolhas dos profissionais que trabalham com essas espécies animais; tais escolhas relacionam-se a praticidade, segurança e, por vezes, a ausência aparente de intubação no caso dos anestésicos dissociativos, e a rapidez e comodidade no caso dos inalatórios.

Os principais medicamentos e suas respectivas doses empregadas para a contenção e anestesia de coelhos e cobaios encontram-se no Quadro 20.3.

Contenção química de mamíferos selvagens em vida livre

Atualmente, o médico-veterinário no Brasil vem sendo requisitado cada vez com mais frequência para realizar a contenção química de animais selvagens em vida livre. Portanto, é imprescindível o aprimoramento das técnicas utilizadas, visando à segurança do animal e à conservação da biodiversidade.

A contenção química de animais em vida livre pode ser muito desafiadora, pois não é possível avaliação pré-anestésica do animal e geralmente presume-se que o animal esteja saudável. Além disso, as condições ambientais, como relevo e clima, podem propiciar grandes dificuldades. Em geral, as condições de manejo são complicadas, com estrutura e equipamentos reduzidos e com pouco controle sobre o meio externo.

Deve-se considerar também que o evento de captura é sempre muito estressante para os animais, pois estes não estão habituados ao manejo, e a situação de captura se associa a uma situação de predação na natureza. Tal fator deve ser levado em conta durante a indução da contenção química, pois em animais muito estressados, com excesso de catecolaminas circulantes, os sedativos fazem menor efeito.

Portanto, em animais de vida livre frequentemente são requeridas doses mais elevadas, especialmente as doses do anestésico dissociativo, que podem ser até 5 vezes maiores se comparados com os mesmos procedimentos realizados em cativeiro.

A escolha do protocolo de contenção é influenciada diretamente pela técnica de captura utilizada. Os mamíferos selvagens podem ser capturados com projeção de dardo anestésico a distância sem contenção física prévia. Neste caso, os animais não apresentam restrição de espaço e após aplicação do protocolo inicial eles têm potencial de correr livremente. Portanto, é necessária uma associação anestésica que promova imobilização rápida e com volumes pequenos. Também é recomendada a utilização de dardos com transmissor de telemetria, para que se possa rastrear o animal após a aplicação.

Estes animais podem também ser capturados por diferentes métodos de contenção prévia, que se constituem em diferentes modelos de armadilha. Há uma variedade muito grande de técnicas e armadilhas para as diferentes espécies, mas de forma geral o animal fica contido e restrito a uma pequena área. Esta situação possibilita um manejo diferenciado, permitindo lançar mão de outros medicamentos que podem apresentar maior volume de aplicação e período de indução pouco mais longo.

Independente da técnica de captura inicial, preconiza-se que a imobilização seja realizada com uma única aplicação e com ampla margem de segurança. Doses suplementares algumas vezes não são possíveis, e mesmo quando o são, levam a um estresse ainda maior devido às aplicações sucessivas.

Antes de capturar qualquer animal em vida livre deve-se fazer uma avaliação prévia das condições ambientais, das técnicas de captura e de todas as possibilidades de emergências que podem ocorrer. Feito isto, deve-se planejar a melhor forma possível de prevenir as possíveis complicações e estar preparado para responder às possíveis emergências.

QUADRO 20.3

Medicamentos sugeridos para contenção e anestesia de coelhos e cobaios.

Medicamento	Dose mg/kg – via	Observações
Acepromazina	0,5 a 1 – SC, IM, IP	Sedação moderada em coelhos com 1 mg/kg
Midazolam	1 a 2 – IM	Mínimos efeitos cardiovasculares
Meperidina	10 a 20 em cobaios	Analgesia leve e sedação
Xilazina	2 a 5 – IM	Possível bradicardia, hipotensão e bloqueio atrioventricular
Cetamina (Ce) + acepromazina (Ac)	20 a 40 (Ce) + 0,25 a 1 (Ac) – IM em coelhos	Em cobaios esta associação é composta pela mesma dose de cetamina e 0,5 mg/kg de acepromazina
Cetamina (Ce) + diazepam (Di)	20 a 40 (Ce) + 5 a 10 (Di) – IM em coelhos	Em cobaios manter a dose de diazepam entre 3 e 5 mg/kg
Tiletamina + zolazepam	20 a 30 – IM em coelhos 20 a 40 – IM em cobaios	Possível nefrotoxicidade em coelhos
Cetamina (Ce) + midazolam (Mi) + Butorfanol (Bu)	8 (Ce) + 1 (Mi) + 0,3 (Bu) – IM em cobaios	Na experiência dos autores, esse protocolo seguido de indução e manutenção com sevoflurano mostrou-se excelente em cobaios debilitados
Propofol	3 a 15 IV ou 1,5 mg/kg em bólus, seguido por 0,2 a 0,6 mg/kg/min (infusão contínua) em coelhos	Indução rápida e suave
Isoflurano	3 a 5% indução em máscara, seguido por 1 a 3% de manutenção	Principal agente de manutenção anestésica. Protocolo de contenção. Risco de depressão respiratória e hipotensão

IM: via intramuscular; IP: via intraperitoneal; IV: via intravenosa; SC: via subcutânea.

Ao realizar trabalhos na natureza não se pode ter disponível toda estrutura de um hospital, mas deve ser providenciado o mínimo necessário antes de proceder a captura.

Aves

As aves consistem em uma classe composta por cerca de 10 mil espécies, com grande representatividade em instituições zoológicas e criadouros; se fazem significativamente presentes na rotina clínica do médico-veterinário de animais selvagens. Além disso, atualmente apresentam-se também como uma parcela importante da rotina de clínicas e hospitais veterinários particulares, uma vez que vêm ocupando, de forma crescente, o papel de animal de companhia.

A contenção química e a anestesia consistem em ferramentas importantes no manejo médico de aves, fazendo-se necessárias não só para procedimentos cirúrgicos, mas também para procedimentos ambulatoriais e diagnósticos.

Considerações pré-anestésicas em aves

O prévio conhecimento de particularidades anatômicas e fisiológicas é importante para realização de contenção química ou mesmo anestesia de sucesso no paciente aviário. Dentre as particularidades anatomofisiológicas destes animais, destacam-se a composição e o funcionamento particular do sistema respiratório.

O sistema respiratório apresenta, como principais diferenças anatômicas, a ausência de epiglote, uma anatomia traqueal particular, composta por anéis cartilaginosos completos, a ramificação da árvore bronquial em brônquio primário, brônquios secundários e terciários também conhecidos como parabrônquios, pulmões aderidos à superfície dorsal da cavidade celomática e sem expansividade, ausência de diafragma e nove sacos aéreos. Diferentemente dos mamíferos, as aves não apresentam alvéolos, sendo sua base funcional de troca gasosa composta por capilares aéreos, estruturas localizadas na região dos parabrônquios e que trabalham mediante um sistema de fluxo contracorrente, de efetividade 10 vezes superior à de um alvéolo. A essa relevante eficiência relaciona-se a sensibilidade destes animais a odores e ao bom desempenho dos anestésicos inalatórios, traduzidos por rápida indução, fácil controle entre planos anestésico e uma recuperação curta e satisfatória.

A anatomia traqueal particular destes animais exige um manejo cuidadoso durante a intubação, sendo indicada a escolha de sondas com calibre adequado e sem balonete, uma vez que a compressão exagerada pode resultar em isquemia com grave trauma da mucosa traqueal. Além deste, outro cuidado importante relacionado ao funcionamento do sistema respiratório refere-se ao adequado posicionamento do paciente durante o procedimento; isso porque estes animais não possuem diafragma e, em virtude desta ausência, utilizam a movimentação muscular como ferramenta de captação de ar, sendo a musculatura peitoral juntamente às intercostais as principais responsáveis pela geração deste fluxo. Diante deste contexto, faz-se relevante a priorização de decúbitos que favoreçam a movimentação deste conjunto muscular.

Outra particularidade importante refere-se ao alto metabolismo destes pacientes e à elevada demanda de oxigênio necessária para supri-los; diante disso, a pré-oxigenação apresenta-se como um manejo importante e indispensável em aves debilitadas, podendo ser realizada com auxílio de máscaras faciais, em câmaras de indução anestésica ou mesmo na própria gaiola envolta por um saco plástico. O período de pré-oxigenação pode variar de 3 a 5 min e sua efetividade traduz-se em um significativo aumento da concentração de oxigênio no interior dos sacos aéreos com retardo de uma possível hipoxemia.

A pobre relação entre massa e superfície corpórea também se apresenta como uma variável importante, a qual, associada à depressão do centro termorregulador, promovida pela ação depressora de medicamentos sedativos e anestésicos, resulta na maioria dos casos em uma hipotermia relevante, sendo esta uma das principais complicações observadas em aves submetidas a anestesia ou mesmo a curtas sedações. Diante das consequências deste distúrbio, fazem-se importantes o correto monitoramento e adequada prevenção, por meio do uso de colchões térmicos, papel-alumínio envolto ao paciente, remoção de penas reduzidas ao foco cirúrgico, aquecimento prévio de soluções a serem administradas, bem como umidificação e aquecimento do ar inalado.

Outra importante peculiaridade refere-se à presença do sistema porta renal, responsável pela perfusão renal a partir do controle de fluxo sanguíneo oriundo dos membros pélvicos e regiões posteriores. Apesar da possibilidade de uma eliminação acentuada de medicamentos aplicados nos membros pélvicos, tal ocorrência mostra-se ainda incerta, sendo constatada em algumas espécies, como avestruzes, a ausência de qualquer influência deste sistema sobre a ação de medicamentos aplicados na musculatura da perna. Diante de tais incertezas, os autores sugerem que seja dado ao paciente o benefício da dúvida e sempre que possível evitem-se administrações em membros pélvicos.

O período de jejum alimentar nesses pacientes também consiste em um manejo particular, uma vez que varia conforme a espécie, não sendo indicado para animais com peso inferior a 250 g, mas podendo chegar a um período de até 12 h em espécies carnívoras e ratitas. Ponto ao qual deve-se dar a devida atenção refere-se à possível presença de alimento no inglúvio de aves que o possuem, sendo indicado, nestes casos, um pequeno aumento no período de jejum ou mesmo a remoção deste conteúdo com auxílio de uma sonda, em casos de hipomotilidade ingluvial ou necessidade imediata de anestesia. De modo geral, as aves possuem uma pequena reserva de glicogênio hepático, o que, atrelado a um elevado metabolismo basal, expõe estes animais a possíveis quadros de hipoglicemia, sendo indicado sempre que necessário o monitoramento dos níveis glicêmicos nos períodos pré-, trans- e pós-anestésicos.

Medicação pré-anestésica e sedação em aves

A medicação pré-anestésica tem como função a tranquilização do paciente, permitindo o preparo e a paramentação do mesmo de forma tranquila, além de potencialmente reduzir a dose dos agentes indutores e, consequentemente, seus efeitos colaterais.

Dentre os agentes pré-anestésicos, os benzodiazepínicos destacam-se pelo efeito sedativo com reduzidos efeitos em funções cardiovasculares e respiratórias. O midazolam (0,3 a 2 mg/kg) apresenta-se como primeira escolha por muitos profissionais, por ser hidrossolúvel e mais utilizado pela via intramuscular, o que facilita sua administração. Além da via intramuscular, sua aplicação pelas vias intravenosa e intranasal (2 a 3 mg/kg) também se apresenta como opção, sendo a última uma via de fácil acesso, relatada como opção de uso para procedimentos curtos e de baixa complexidade, como a realização de exames físicos, radiográficos e coleta de materiais. Diferentemente do midazolam, o diazepam produz, como resultado do seu metabolismo, metabólitos ativos (ver *Capítulo 17*) que podem retardar a recuperação do paciente, ponto este, por vezes, requerido por alguns profissionais que os associam a uma recuperação tranquila apesar de prolongada.

Os fenotiazínicos, bem como as butirofenonas, representados por acepromazina e azaperone, respectivamente, apresentam-se como opções de uso principalmente em ratitas, não sendo utilizado com rotina em outras espécies. Já no que se refere aos agonistas α_2-adrenérgicos, sua indicação varia de acordo com o agente e espécie animal em questão, sendo a xilazina e a detomidina vinculadas a efeitos de depressão cardiorrespiratória com posterior hipoxemia, além de possíveis bradiarritmias na maioria das espécies de companhia. Contrário a este cenário, a detomidina (1,5 mg/kg) associada ao midazolam (0,3 mg/kg) aplicados pela via intramuscular consiste em um protocolo de sedação pré-anestésico eficiente e com poucos efeitos deletérios em avestruzes hígidos, na experiência dos autores.

Os anticolinérgicos, atualmente a exemplo do que se observa em mamíferos, encontram seu uso limitado a situações de manejo emergencial. Sua utilização como redutor de secreções também deve ser repensada, pois apesar de tais agentes reduzirem o volume das secreções, estes também aumentam sua viscosidade, ponto desfavorável em pacientes aviários, uma vez que estes já apresentam secreções respiratórias de alta viscosidade, com risco de obstrução da sonda traqueal.

A medicação pré-anestésica em aves é por muitas vezes excluída do protocolo anestésico por muitos profissionais, que acreditam que os anestésicos inalatórios sejam uma melhor opção para estes animais tanto para indução como na manutenção. Esta conduta baseia-se no fato de estes pacientes apresentarem rápida indução, com satisfatória manutenção e recuperação; no entanto, um estudo com pombas aponta para uma possível acidose respiratória, reflexa ao manejo estressante de indução em máscara com isoflurano. Frente a este dado faz-se importante uma reavaliação de conduta no que se refere a este ponto.

Além da utilização em protocolos pré-anestésicos, os medicamentos discutidos neste tópico consistem em opções interessantes para confecção de protocolos de sedação, utilizados em situações de menor complexidade, como procedimentos diagnósticos simples, coleta de material e até mesmo manejo de feridas. A neuroleptoanalgesia destaca-se atualmente como a principal modalidade de sedação em aves, sendo esta traduzida como um protocolo composto por um analgésico opioide associado a um sedativo ou tranquilizante (para detalhes, ver *Capítulo 18*). Dentre as possíveis combinações destaca-se a associação midazolam (1 mg/kg) com butorfanol (0,5 mg/kg), combinados em uma mesma seringa e aplicados pela via intramuscular; na experiência dos autores, este protocolo apresenta ótimos resultados em psitacídeos, rapinantes e anseriformes, tendo sido relatado sucesso também em pelicaniformes. Destaca-se que a dose estipulada pode variar de acordo com o estado fisiológico do paciente, sendo necessários ajustes quando se julgar necessário. Outras associações à base de benzodiazepínicos e opioides agonistas totais, como a morfina e a fentanila, também mostram resultados satisfatórios, sendo constatados em cacatuas redução do estresse de captura com aplicação prévia de 0,02 mg/kg de fentanila pela via intramuscular e aumento no limiar térmico e elétrico na administração da dose de 0,2 mg/kg, administrados pela via subcutânea nessa mesma espécie.

A exemplo de outras espécies animais, a administração de antagonistas em aves ao final do procedimento possibilita a redução no tempo de recuperação do paciente, caso seja necessário.

Anestesia em aves

A anestesia dissociativa consiste em um método prático para contenção de aves; no entanto, no que se refere a manutenção de um plano de profundidade adequado, tempo de duração e qualidade de recuperação, a mesma apresenta-se inferior à anestesia inalatória nesses animais. Dentre os protocolos mais utilizados destacam-se as associações cetamina (20 a 50 mg/kg) e midazolam (0,5 a 2 mg/kg), tiletamina e zolazepam (10 a 20 mg/kg), e cetamina (20 a 50 mg/kg) com xilazina (1 a 5 mg/kg).

A qualidade inferior de recuperação observada nestes pacientes devido ao uso de anestésicos dissociativos relaciona-se, na maioria das vezes, à prática de reaplicações constantes, uma vez que tais protocolos possuem um curto período de ação (10 a 30 min); tais repetições, por sua vez, resultam em um período de trabalho cada vez menor com uma sobrecarga cada vez maior, resultando, na maioria das vezes, em uma recuperação tumultuada e prolongada. Diferentemente deste contexto, situações nas quais tais repetições não se façam necessárias, mostram-se como candidatas possíveis a este protocolo. Outra opção de uso para os protocolos dissociativos que tem demonstrado bons resultados, inclusive com recuperações menos tumultuadas e mais rápidas quando comparadas à administração intramuscular, refere-se à utilização da associação cetamina S+ (20 mg/kg) e midazolam (3,5 mg/kg) administrados pela via nasal; a eficácia desta associação foi comprovada em pombas-rola (*Streptotelia* sp.), fornecendo um período hábil superior a 60 min, o que mostra ser como uma opção potencial a ser investigada em outras espécies.

A anestesia dissociativa é indicada também em pacientes hemodinamicamente instáveis, seja para realização de procedimentos curtos ou como agente indutor. No entanto, é contraindicada em pacientes com trauma cranioencefálico devido ao aumento da pressão intracraniana causado pela cetamina.

Além da anestesia dissociativa, protocolos à base de anestésicos gerais injetáveis também se apresentam como opções para anestesia do paciente aviário. Dentre as possibilidades disponíveis, o propofol se mostra como uma opção interessante e viável, promovendo rápida indução com adequado miorrelaxamento quando utilizado isoladamente. A utilização do propofol como agente de manutenção deve ser realizada por infusão contínua, uma vez que, quando comparada à infusão em bólus, mostra resultados de qualidade superior, traduzida por uma anestesia equilibrada e constante, no que se refere à manutenção de planos anestésicos. Resultados satisfatórios foram observados na utilização do propofol em cisnes-brancos (*Cygnus olor*), na dose de 8 mg/kg administrada em bólus, seguida de uma taxa de infusão de 0,85 mg/kg/min; e também em outras espécies empregando taxas de infusão contínua variadas, como 0,5 mg/kg/min em suindaras (*Tyto alba*) e 1 mg/kg/min em papagaio-de-hispaniola (*Amazona ventralis*).

Além da via intravenosa, o propofol pode também ser administrado de forma segura pela via intraóssea, sendo utilizado em pombos (*Columba livia*) por esta via a uma taxa de infusão variando entre 1 e 3 mg/kg/min com segurança.

Independentemente da via de administração escolhida, a depressão respiratória causada pelo propofol e por outros anestésicos gerais apresenta-se como uma variável importante e exige a suplementação de oxigênio adequada.

A anestesia inalatória consiste na modalidade de escolha tanto para contenções rápidas como para anestesias cirúrgicas, sendo referenciada por muitos autores como a melhor escolha para aves. Tal referência deve-se à observação de uma rápida indução, associada à manutenção satisfatória, na qual permitem-se rápida mudança entre planos anestésicos e curta recuperação. Além dessas características, outro ponto de relevância para escolha dos anestésicos inalatórios relaciona-se à sua eliminação quase que total pela via respiratória, exigindo baixa biotransformação sistêmica.

Dentre os anestésicos inalatórios, o isoflurano e o sevoflurano apresentam-se hoje como os agentes mais utilizados nesta modalidade de anestesia, sendo o isoflurano o mais utilizado entre eles na anestesia de pacientes aviários. Tal preferência deve-se ao custo elevado do sevoflurano, associado à sutilidade das diferenças observadas entre os dois; apesar disso, no que se refere a indução, manutenção e recuperação, o sevoflurano mostra-se superior ao isoflurano, uma vez que possui um odor menos pungente, facilitando a indução em máscara, promove indução mais rápida, manutenção com maior estabilidade cardiovascular e recuperação mais curta. Como a indução anestésica com isoflurano é também bastante rápida, a observação de tais vantagens na rotina torna-se muitas vezes imperceptível. A exemplo de outras espécies, em aves os anestésicos inalatórios também podem ocasionar quadros de hipotensão e depressão respiratória.

A exemplo de toda e qualquer espécie submetida a um procedimento anestésico, as aves devem ser monitoradas do início ao fim do procedimento, sendo o monitoramento iniciado ainda antes da aplicação do protocolo escolhido, baseado em uma avaliação pré-anestésica criteriosa, composta por exame físico, avaliação laboratorial (hemograma, bioquímica renal e hepática) e radiográfica. Durante o procedimento, o monitoramento do paciente deve ser composto por avaliação e aferição da frequência e ritmo cardíaco, frequência e amplitude respiratória, pressão arterial (pressão arterial sistólica 90 mmHg), oximetria de pulso, capnografia e temperatura cloacal, sendo associados a tais parâmetros valores de glicemia, lactato e gases sanguíneos, de acordo com a necessidade de cada paciente.

A recuperação em pacientes selvagens apresenta-se como um período de grande risco, uma vez que o monitoramento mostra-se difícil e estressante em muitos casos. Apesar de tais dificuldades o mesmo não deve ser negligenciado, sendo indicado para aves um local de baixa luz, com temperatura adequada e silencioso. Durante esse período a ave deve ter seus parâmetros aferidos até o limite possível, sendo o monitoramento a distância seguido até completa recuperação do paciente. Nos casos de aves de grande porte, como cegonhas e rapinantes, a contenção física até o retorno do paciente apresenta-se como uma opção viável e bastante utilizada pelos autores.

Répteis

Os répteis encontram-se divididos em quatro ordens distintas, Squamata, representada por serpentes e lagartos, Testudinata pelos quelônios, Crocodilia pelos crocodilianos e Sphenodontia classe representada pelas tuataras, totalizando atualmente mais de 7 mil espécies catalogadas. A exemplo das aves, também apresentam grande representatividade em zoológicos, criadouros e cativeiros domésticos, sendo sua presença na rotina do médico-veterinário cada vez mais significativa.

A contenção química, bem como a anestesia, apresentam-se como ferramentas importantes no manejo médico desses animais, sendo usadas não somente para realização de cirurgias, mas também de procedimentos diagnósticos, ambulatoriais, coletas de materiais, entre outros.

Considerações pré-anestésicas em répteis

Dentre as considerações pré-anestésicas de maior importância para répteis, destacam-se a fisiologia termorregulatória e as particularidades cardiorrespiratórias. Os répteis são animais ectotérmicos e dependem basicamente da temperatura ambiental para modulação da sua taxa metabólica. Isto se dá, pois carecem de mecanismos autônomos responsáveis pela produção de calor e controle da temperatura, sendo os mesmos restritos a mecanismos fisiológicos, como alteração da taxa ventilatória, modulação da frequência cardíaca e direcionamento de fluxo sanguíneo atrelados à modulação de caráter comportamental, em que o animal busca no ambiente gradientes de temperatura que permitam ora aumentar, ora reduzir a temperatura corpórea.

A particularidade termorregulatória destes animais relaciona-se de forma direta com o sucesso ou insucesso de protocolos de contenção química, anestesia ou mesmo analgesia, uma vez que modula o metabolismo dos mesmos e influencia absorção, distribuição, biotransformação e excreção de medicamentos. Para a maior parte das espécies tropicais e de maior representatividade na rotina clínica, a faixa de temperatura situada entre 25 e 35°C mostra-se eficaz e garante uma taxa metabólica mínima necessária para sucesso terapêutico nestes animais, sendo observada redução importante no desempenho de protocolos de contenção química, ou mesmo na ação de antimicrobianos, em animais mantidos em temperaturas inferiores a 24°C.

O manejo da temperatura corpórea deve ser realizado ao longo de todo o procedimento anestésico, e não somente durante o período de recuperação, prática essa inclusive contraindicada, uma vez que durante este período o paciente encontra-se sob influência de depressão central e com hipoventilação reflexa, não conseguindo atender ao aumento da demanda de oxigênio gerada pelo fornecimento de calor. Diante deste contexto, sugere-se que a manutenção da temperatura dentro de uma faixa adequada para a espécie seja iniciada ainda durante a avaliação pré-anestésica e mantenha-se ao longo de todo o procedimento, permitindo ao paciente réptil a manutenção equilibrada do seu metabolismo.

Além da termorregulação, a anatomia e a consequente fisiologia cardiovascular também se apresentam como particularidades importantes. Com exceção dos crocodilianos que apresentam um coração tetracavitário, as demais espécies de répteis possuem um coração tricavitário, composto por dois átrios e um ventrículo, que se subdivide em três câmaras (*cavum venosum*, *cavum pulmonale* e *cavum arteriosum*). Apesar da ausência clara de septos ventriculares, a subdivisão ventricular garante o funcionamento deste órgão como uma bomba de duplo fluxo, sendo a mistura do sangue venoso com sangue arterial ocasionada em situações particulares, como longos períodos de apneia observados durante mergulhos ou durante a indução anestésica com agentes inalatórios.

Este mecanismo fisiológico é conhecido como *shunt* cardíaco, e pode apresentar-se com um direcionamento de fluxo direito/esquerdo ou esquerdo/direito. No primeiro, observa-se o desvio do fluxo da circulação pulmonar para circulação sistêmica; já no segundo, o que se tem é o retorno do sangue oriundo dos pulmões para circulação pulmonar novamente. Tais desvios consistem em particularidades importantes que podem influenciar de forma direta o desempenho de protocolos compostos por anestésicos inalatórios nestes pacientes.

O sistema respiratório destes animais também se mostra bastante particular, sendo o controle da frequência respiratória altamente relacionado a temperatura e pobremente vinculado a altas taxas de dióxido de carbono, como geralmente observa-se em mamíferos. Tal particularidade relaciona-se a uma baixa taxa metabólica com significativa resistência a hipoxia. Vale-se destacar que esta resistência não deve acarretar uma falsa sensação de segurança com posterior negligência de monitoramento e suplementação ventilatória, até porque este panorama pode não se refletir de forma fiel em pacientes debilitados. Dentre as particularidades anatômicas, destaca-se a diferente anatomia traqueal observada entre serpentes e lagartos, e quelônios e crocodilianos, sendo a mesma composta por anéis traqueais incompletos em representantes da ordem Squamata e por anéis fechados em quelônios e crocodilianos; tal particularidade faz-se relevante e relaciona-se ao manejo de intubação traqueal, sendo indicada a utilização de sonda sem balonete em animais que apresentam anéis traqueais completos.

Medicação pré-anestésica e sedação em répteis

A medicação pré-anestésica consiste em uma etapa pouco explorada e, consequentemente, pouco utilizada em répteis. Apesar deste contexto, na experiência dos autores esta se mostra válida, promovendo em muitas espécies uma tranquilização eficiente para o manejo do paciente, permitindo, por vezes, a canulação de acessos venosos, a adequada paramentação das ferramentas de monitoramento e uma indução mais tranquila. Para esta finalidade os benzodiazepínicos apresentam-se como opções interessantes, sendo o midazolam na dose de 1 a 2 mg/kg, pela via intramuscular, utilizado com sucesso em iguanas (*Iguana iguana*), teiús (*Salvator merianae*) e jabutis (*Chelonoidis carbonaria*) debilitados.

Além do contexto pré-anestésico, a administração de midazolam, nas doses referidas anteriormente, também se mostra como uma opção interessante no auxílio de procedimentos de baixa complexidade em algumas espécies, sendo realizados com sucesso procedimentos radiográficos em teiús e iguanas submetidos a este protocolo. Outras opções interessantes baseiam-se na utilização de protocolos de neuroleptoanalgesia, sendo as associações midazolam (2 mg/kg) com butorfanol (0,4 mg/kg), midazolam (1 a 2 mg/kg) com morfina (0,3 a 4 mg/kg) e midazolam (1 a 2 mg/kg) com tramadol (5 mg/kg) as mais utilizadas pelos autores.

Anestesia em répteis

A anestesia dissociativa, a exemplo de outras espécies, apresenta-se como uma modalidade prática e de amplo uso também em répteis. Apesar das facilidades vinculadas a esta modalidade de anestesia, sua utilização implica, na grande maioria das vezes, recuperação prolongada, principalmente quando associada a baixas temperaturas e reaplicações seriadas. Dentre os protocolos mais utilizados destacam-se a utilização das associações cetamina e midazolam, cetamina com xilazina e tiletamina com zolazepam, sendo a associação cetamina (20 a 50 mg/kg) e midazolam (0,5 a 2 mg/kg) a preferida pelos autores, devido a menor ocorrência de efeitos depressores, como bradicardia, hipotensão e depressão respiratória. Alguns autores sugerem ainda o uso isolado da cetamina (20 mg/kg) como opção de uso para répteis, sem a evidenciação de efeitos excitatórios marcantes vistos em outras espécies.

Os anestésicos gerais injetáveis também consistem em uma opção bastante utilizada nestes animais, sendo o propofol cada vez mais presente na anestesia de répteis em geral. Caracterizado por uma rápida e suave indução, o propofol utilizado na dose de 5 mg/kg, pela via intravenosa, promove na maioria das espécies uma anestesia de até 30 min, sendo a utilização de doses maiores (10 mg/kg) associada a um tempo superior de anestesia. A exemplo do que se observa em mamíferos, a depressão respiratória também é dose-dependente e sua administração em um curto espaço de tempo pode induzir a apneia. Diante deste contexto destaca-se a importância da assistência ventilatória a pacientes submetidos a anestesia geral com propofol. Além da administração em bólus, a infusão contínua de propofol também se mostra como uma opção viável em répteis, sendo utilizada uma taxa de infusão variando entre 0,3 e 1 mg/kg/min.

Outra opção de anestésico geral injetável utilizado em répteis é o etomidato; utilizado em cágados-de-barbicha (*Phrynops geoffroanus*), tem mostrado efeito de contenção química intensa na dose de 3 mg/kg administrados diretamente no seio venoso cervical, e efeitos menores, porém ainda interessantes, frente a procedimentos como exame físico e coleta de amostras em doses de 1 a 1,5 mg/kg administradas pela mesma via.

Os anestésicos inalatórios consistem na principal escolha de manutenção anestésica em répteis, sendo o isoflurano e o sevoflurano os principais representantes desta classe utilizados nestes animais. A exemplo do que se observa em mamíferos e aves, em répteis a depressão respiratória e o potencial hipotensor também se mostram presentes no uso de tais medicamentos.

Independentemente do protocolo escolhido, o monitoramento transanestésico nestes pacientes não deve ser negligenciado, mesmo considerando a relevante resistência destes animais a hipoxia, até porque a mesma não se deve aplicar a pacientes debilitados. Diante deste quadro, faz-se importante o monitoramento criterioso, composto pela avaliação da frequência e do ritmo cardíacos, frequência respiratória, pressão arterial (pressão arterial sistólica de 40 a 90 mmHg aferida com auxílio de Doppler vascular), temperatura cloacal (como marcador de controle ao manejo da temperatura externa), oximetria de pulso e capnografia associadas a avaliação de gases sanguíneos; dosagens de eletrólitos e glicemia também podem contribuir de forma satisfatória.

▼ DOR E ANALGESIA EM ANIMAIS SELVAGENS

O tratamento da dor nestas últimas décadas vem ganhando importância cada vez maior, sendo a dor elevada à posição de quinto sinal vital (os quatro primeiros são pressão arterial, frequência cardíaca, frequência respiratória e temperatura); sua investigação deve fazer parte de todo e qualquer exame físico, independentemente da espécie em questão.

O tratamento da dor em animais silvestres ainda apresenta grandes lacunas a serem preenchidas, sendo a carga de conhecimento atual ainda pequena diante do tamanho do desconhecimento. A grande dificuldade está relacionada à enorme diversidade de espécies animais, o que resulta em uma ampla diversidade de particularidades anatomofisiológicas e estas, por sua vez, podem refletir-se de forma potencial na resposta de cada um destes pacientes ao estímulo nociceptivo em suas diferentes fases. Essa diversidade se reflete em diferenças na sensibilidade à dor, nas respostas aos estímulos dolorosos e nas adaptações comportamentais frente a estes estímulos. Além disso, ainda há muita incerteza relacionada à presença ou à ausência de receptores opioides, à ação de opioides endógenos, e à presença de mediadores inflamatórios. Também é incerto para a maioria das espécies selvagens as doses, respostas e possíveis efeitos colaterais associados ao uso de analgésicos. Por fim, variáveis relacionadas ao entendimento da dor também compõem esse contexto de dificuldade.

Apesar deste panorama, a crescente demanda de animais silvestres na rotina do médico-veterinário exige uma conduta direcionada à resolução do problema. Sendo assim, o conhecimento aprofundado do comportamento destes pacientes é indicado como ponto fundamental para o profissional que trabalha com estas espécies, uma vez que o reconhecimento, a classificação e mesmo a adequada avaliação do protocolo analgésico instituído relacionam-se diretamente às mudanças observadas nesta variável.

Antes da instituição de um protocolo analgésico, a exemplo do que se observa no homem e em outras espécies domésticas, faz-se importante a identificação e posterior classificação da dor, uma vez que seu tratamento pode variar de acordo com sua origem, intensidade, duração e evolução.

O tratamento da dor em aves apresenta pontos desafiadores, dentre eles destaca-se o curto efeito de uma gama de analgésicos, reflexo de um metabolismo acelerado e que resulta em rápida biotransformação com possível retorno da sensação de dor em muitos casos. Diante deste fato, tão importante quanto a administração de analgésicos, deve-se fazer o adequado monitoramento, para que a partir deste possa-se formular um protocolo adequado às necessidades de cada paciente.

A exemplo do que se observa em espécies domésticas, o tratamento da dor de forma multimodal mostra-se também importante em aves e demais espécies selvagens, sendo o pilar básico de abordagem, apoiado na tríade composta pela administração de anestésicos locais, anti-inflamatórios não esteroidais e opioides. Em uma situação prática e bastante comum na clínica de aves, como as fraturas de asas, a instituição de um protocolo baseado na associação do bloqueio de plexo braquial com lidocaína ou bupivacaína, juntamente com a administração de meloxicam e morfina ou mesmo tramadol, consiste em um exemplo de protocolo analgésico de abordagem multimodal utilizado nestes casos.

No que se refere a escolha e administração de opioides em aves, atualmente ainda prevalece para muitos profissionais a ideia de que todos estes animais possuem maior concentração de receptores κ (kappa) e que, por isso, faz-se necessária a escolha de opioides de ação agonista κ, como o butorfanol ou a nalbufina, de forma única e exclusiva. Primeiramente, cabe destacar que a presença de um determinado receptor não necessariamente o vincula de forma exclusiva à fisiologia da dor; além disso, há de se considerar também que as aves consistem em uma classe composta por mais de 10 mil espécies e que as diferenças entre estas devem ser respeitadas, pois, assim como o cão difere do gato, um pombo, animal alvo do estudo que apontou maior concentração de receptores κ, também se difere de um papagaio, um avestruz, um rapinante ou outro representante desta mesma classe. Esta afirmação pode ser exemplificada pela observação de efeitos analgésicos em cacatuas (*Cacatua alba*), a partir da utilização de fentanila na dose de 0,2 mg/kg pela via subcutânea ou mesmo pela diferença de respostas frente ao uso de morfina em linhagens distintas de galinhas.

Frente a tais considerações, sugere-se que a escolha de um opioide para o paciente aviário seja baseada em resultados de experiências prévias, associado a criteriosa avaliação comportamental do paciente submetido ao tratamento escolhido, buscando, por meio da observação de sinais condizentes com bem-estar, estabelecer o verdadeiro sucesso ou não do protocolo instituído.

Os principais medicamentos analgésicos e suas respectivas doses para aves encontram-se listados no Quadro 20.4.

QUADRO 20.4
Medicamentos analgésicos utilizados em aves.

Grupo/medicamento	Dose mg/kg (frequência)	Observações
Anestésicos locais		
Lidocaína	1 a 4	Maioria das espécies
Bupivacaína	1	
Anti-inflamatórios não esteroidais		
Carprofeno	2 a 4 (8 a 24 h)	Citado o uso de doses entre 5 e 10 mg/kg em rapinantes, anseriformes e pombos
Cetoprofeno	1 a 2 (24 h)	Maioria das espécies
Celecoxibe	10 (24 h)	Psitacídeos
Dipirona	20 a 25 (8 a 12 h)	Utilizado em ratitas com desordens gastrintestinais; antipirético
Meloxicam	0,1 a 1 (12 a 24 h)	
Opioides		
Morfina	1 a 3 (2 a 4 h)	Efeito analgésico pode variar conforme a dose e a espécie; administrações intra-articulares em galinhas não apresentaram efeito analgésico
Fentanila	0,2	Analgesia em cacatuas, quando aplicados pela via subcutânea; sujeito a fase excitatória
Butorfanol	0,3 a 2 (4 a 6 h)	Maioria das espécies
Nalbufina	12,5 (3 h)	Papagaio-de-hispaniola
Tramadol	5 a 10 (8 a 12 h)	Maioria das espécies

No que se refere aos répteis, tais dificuldades não se mostram diferentes, sendo a identificação e o tratamento da dor um desafio relevante para o médico-veterinário. Dentre os pontos de maior dificuldade, destacam-se o escasso conhecimento a respeito do comportamento destes pacientes, a carência do entendimento da fisiologia da dor e a dificuldade encontrada por muitos profissionais na escolha de medicamentos que possam compor seu protocolo analgésico.

A escolha de medicamentos para composição de um protocolo analgésico multimodal em répteis ainda se mostra como desafio de grandes proporções para muitos profissionais. No que se refere aos opioides, tal dificuldade mostra-se presente apesar de, diferentemente do que se observa em aves, estudos relacionados ao uso destes analgésicos em répteis terem apresentado resultados que elegem atualmente a morfina e demais representantes do grupo dos agonistas totais como potenciais escolhas para estes pacientes. Além da escolha de medicamentos, uma característica particular e de importância fundamental para o reconhecimento da dor e avaliação da eficácia analgésica em répteis relaciona-se à ectotermia, característica que interfere de forma direta no metabolismo destes animais, sendo o padrão de atividade comportamental e a absorção, efeito e excreção de medicamentos prejudicados em pacientes que se encontrem em um ambiente com temperatura inferior a 24°C.

Os principais medicamentos analgésicos e suas respectivas doses para répteis são apresentados no Quadro 20.5.

Em mamíferos selvagens, apesar de negligenciados por muitos profissionais, a identificação e o correto tratamento da dor encontram maiores facilidades no que se relaciona à extrapolação de conhecimento a partir de espécies domésticas de fisiologia similar. Vale ressaltar que, apesar das possíveis semelhanças, todo e qualquer protocolo deve ser monitorado, pois só por intermédio destes resultados pode-se afirmar que a dose de morfina instituída, por exemplo, para o tratamento analgésico de um equino, surtirá o mesmo efeito em um tapirídeo.

A identificação e o correto tratamento da dor em peixes, anfíbios e mesmo em espécies de invertebrados também se mostram importantes e, apesar de menos presentes na rotina do médico-veterinário, também podem surgir como um desafio em algum momento. Resultados de estudos científicos mostram que peixes e anfíbios apresentam as estruturas anatômicas necessárias para a nocicepção, comprovando a existência da mesma e sugerindo a ocorrência da dor. Na experiência dos autores, a utilização da fentanila na dose de 0,5 mg/kg aplicada pela via subcutânea em rã-touro (*Rana catesbeiana*) com fratura pélvica surtiu efeito satisfatório, sendo observados retorno ao padrão de comportamento inicial e ingestão de alimentos. Já no que se refere aos invertebrados, petidina na dose de 0,005 mg/g aplicada pela via intracelomática em barata-de-madagascar (*Gromphadorhina portentosa*) mostrou excitação, incoordenação e posterior sedação.

Diferentemente da dor aguda, a dor crônica consiste em um desafio ainda maior, sendo considerada uma doença, apresentando-se como um desafio de proporções relevantes ainda para a medicina. Na Medicina Veterinária isso não se mostra diferente, sendo tal quadro um pouco mais explorado em pequenos animais e equinos. Em animais selvagens, a dor crônica apresenta-se como algo inexplorado na grande maioria das vezes; no entanto, vale destacar que a ocorrência da mesma se apresenta como uma realidade potencial, uma vez que a negligência ou mesmo o tratamento inadequado da dor aguda consiste em uma importante causa de dor crônica e, diante de tamanha dificuldade de identificação e tratamento da dor em espécies selvagens, há de se considerar o elevado potencial de ocorrência da mesma. Ao contrário do

QUADRO 20.5
Medicamentos analgésicos utilizados em répteis.

Grupo/medicamento	Dose mg/kg (frequência)	Observações
Anestésicos locais		
Lidocaína	1 a 5	Maioria das espécies; 4 mg/kg pode ser usado pela via espinal em jabutis e tartarugas de ouvido vermelho com sucesso
Bupivacaína	1 a 2	1 mg/kg pela via intratecal em tartarugas de ouvido vermelho
Mepivacaína 2%	1	Efetivo para o bloqueio de nervo mandibular em crocodilianos
Anti-inflamatórios não esteroidais		
Carprofeno	1 a 4 (24 h)	Sugere-se continuidade do tratamento com aplicações de metade da dose com intervalos entre 24 e 72 h
Meloxicam	0,1 a 0,5 mg/kg (24 h)	Maioria das espécies
Opioides		
Morfina	1 a 10 (4 a 12 h)	Duração e efeito analgésico podem variar conforme dose e espécie; observada analgesia por 4 h em teiús com a dose de 5 mg/kg
	0,1	Utilizado pela via intratecal em tartarugas de ouvido vermelho, analgesia efetiva por até 48 h
Fentanila	0,05 aplicado por via subcutânea	Analgesia por 40 min em *Trachemys* sp.
Meperidina	5 a 10	Maioria das espécies, sem efeito notável em serpentes
Butorfanol	0,3 a 1 (4 a 6 h)	Ausência de efeitos analgésicos em uma grande diversidade de espécies
Tramadol	5 a 10 (48 a 96 h)	Efeito analgésico por 96 h em tartarugas de ouvido vermelho

quadro agudo, estudos em pacientes animais com dor crônica são muito escassos e dados relacionados a animais selvagens apresentam-se ainda mais escassos, por vezes ausentes. Na experiência dos autores, pacientes selvagens apresentando quadros oncológicos, artroses, doença intestinal inflamatória e discopatias de coluna vertebral podem se beneficiar de protocolos multimodais comumente utilizados em animais domésticos.

Além da terapia farmacológica tradicional, técnicas complementares como a homeopatia, a administração de florais e fitoterápicos, associados a acupuntura e a fisioterapia também podem fazer parte do protocolo analgésico aplicado em espécies selvagens. Destaca-se também que a exemplo do homem e de outras espécies domésticas, a dor deve ser também tratada no seu âmbito emocional, e para tal faz-se necessário técnicas que visem ao bem-estar geral do paciente, como práticas de enriquecimento ambiental e outras que busquem, mediante técnicas de manejo, oferecer ao paciente condições de bem-estar. Apesar de amplamente discutidas, tais medidas mostram-se satisfatórias na experiência dos autores.

BIBLIOGRAFIA

Ansah, O.; Raekallio, M.; Vainio, O. Comparison of three doses of dexmedetomidine with medetomidine in cats following intramuscular administration. *J. Vet. Pharmacol. Ther.*, 21, p. 380-387, 1998.

Bagatini, A.; Gomes, C. R.; Masella, M. Z. Dexmedetomidina: farmacologia e uso clínico. *Rev. Bras. Anestesiol.*, 52, p. 606-617, 2002.

Baker, B.B.; Sladky, K.K.; Johnson, S.M. Evaluation of the analgesic effects of oral and subcutaneous tramadol administration in red-eared slider turtles. *Journal of the American Veterinary Medical Association*, 238 (2), p. 220-227, 2011.

Balbinotto, R.P.; Trindade, M.R.M.; Meyer, F.S.; Muller, A.L.L.; Rosa, A.; Nunes, A.G.; Silva, R. Anesthetic protocol for videolaparoscopic surgery in rabbits. *Acta Cirúrgica Brasileira*, 25 (1), p. 121-125, 2010.

Barter, L.S.; Hawkins, M.; Brosnan, R.J.; Antognini, J.F.; Pypendop, B.H. Median effective dose of isoflurane, sevoflurane, and desflurane in green iguanas. *American Journal Veterinary Research*, 67 (3), p. 392-397, 2006.

Beier, S.L.; Rosa, A.C.; Oleskovicz, N.; Mattoso, C.R.S.; Moraes, A.N. Efeitos anestésicos da administração intranasal ou intramuscular de cetamina S+ e midazolam em pomba-rola (Streptotelia sp.). *Pesquisa Veterinária Brasileira*, 33 (4), p. 517-522, 2013.

Bennett, R.A. Reptile anesthesia. *Seminars in Avian and Exotic Pet Medicine*, 7 (1), p. 30-40, 1998.

Carpenter, J.W. Formulário de animais exóticos, 3ª ed, Editora MedVet, São Paulo, Brasil, 2010.

Carvalho, H.S.; Ciboto, R.; Baitelo, C.G.; Dias, R.A.; Cortopassi, R.G. Anatomia do sistema porta renal e suas implicações no emprego de agentes anestésicos na contenção de avestruzes (Struthio camelus). Ciência Rural, Santa Maria, 37 (6), p. 1688-1694, 2007.

Caulkett, N. Mammal anesthesia – Bears. In: West, G.; Heard, D.; Caulkett, N. (eds.). Zoo animal and wildlife immobilization and anesthesia, 1st ed, Blackwell Publishing Professional, Ames, Iowa, p. 409-416, 2007.

Caulkett, N.; Haigh, J.C. Mammal anesthesia – Deer (Cervids). In: West, G.; Heard, D.; Caulkett, N. (eds.). Zoo Animal And Wildlife Immobilization and Anesthesia, 1 st ed, Blackell Publishing Professional, Ames, Iowa, p. 607-612, 2007.

Corrêa, H.L.; Fecchio, R.S. Odontoestomatologia em roedores e lagomorfos. In: Cubas, Z.S.; Silva, J.C.R.; Catão-Dias, J.L (eds). Tratado de animais selvagens medicina veterinária, 2ª ed, Gen Roca, volume 2, p. 2042-2055, 2014.

Dobromylskyj, P. Cardiovascular changes associated with anaesthesia induced by medetomidine combined with ketamine in cats. *J. Small Anim.* Pract., 37, p. 169-172, 1996.

Dutra, G.H.P. Testudines (Tigre d' água, Cágado e Jabuti). In: Cubas, Z.S.; Silva, J.C.R.; Catão-Dias, J.L (eds). Tratado de animais selvagens medicina veterinária, 2ª ed, Gen Roca, volume 1, p. 219-258, 2014.

Flanagan, J. Chelonians (Turtles, Tortoises). In: Miller, R.E.; Fowler, M.E. (eds). Fowler's zoo and wild animal medicine, Elsevier Saunders, volume 8, p. 27-37, 2015.

Gonçalves, E.B.C. Imobilização química em ungulados selvagens. Dissertação de Mestrado Integrado em Medicina Veterinária. Universidade de Lisboa, Faculdade de Medicina Veterinária, Lisboa, Portugal, 2014.

Granholm, M.; McKusick, B.C.; Westerholm, F. C.; Aspegrén, J. C. Evaluation of the clinical efficacy and safety of dexmedetomidine or medetomidine in cats and their reversal with atipamezol. *Vet. Anaesth. Analg.*, 33, p. 214-23, 2006.

Grimm, K.A.; Lamont, L.A. Pharmacology and drug delivery – Clinical pharmacology. In: West, G.; Heard, D.; Caulkett, N. (eds.). Zoo animal and wildlife immobilization and anesthesia, 1st ed, Blackwell Publishing Professional, Ames, Iowa, p. 3-36, 2007.

Gunkel, C.; Lafortune, M. Current Techniques in Avian Anesthesia. Seminars in Avian and Exotic Pet Medicine, 14 (4), p. 263-276, 2005.

Gunkel, C.; Lafortune, M. Mammal anesthesia – felids. In: West, G.; Heard, D.; Caulkett, N. (eds.). Zoo animal and wildlife immobilization and anesthesia, 1st ed, Blackwell Publishing Professional, Ames, Iowa, p. 443-458, 2007.

Guzman, D.S.; Kukanich, B.; Keuler, N.; Klauer, J.M.; Paul-Murphy, J.R. Antinociceptive effects of nalbufine hydrochloride in Hispaniolan Amazon parrots (Amazona ventralis). *American Journal Veterinary Research*, 72, p. 736-740, 2011.

Haskins, S.C.; Patz, J. D.; Farver, T.B. Xylazine and xylazine ketamine in dogs. *Am J Vet Res.*, 47, p. 636-641, 1986.

Hawkins, M.; Paul-Murphy, J. Analgesia de Aves. In: Cubas, Z.S.; Silva, J.C.R.; Catão-Dias, J.L (eds). Tratado de animais selvagens medicina veterinária, 2ª ed, Gen Roca, volume 2, p. 1806-1863, 2014.

Hoppes, S.; Flammer, K.; Hoersch, K.; Papich, M.; Paul-Murphy, J. Deposition and analgesic effects of fentanyl in white cockatoos (Cacatua alba). *Journal of Avian Medicine and Surgery*, 17 (3), p. 124-130, 2003.

Horowitz, I.H.; Vaadia, G.; Landau, S.; Yanco, E.; Lublin, A. Butorphanol-Midazolam combination injection for sedation of great white pelicans (Pelecanus onocrotalus). *Israel Journal of Veterinary Medicine*, 69 (1), p. 35-39, 2014.

Jalanka, H. Medetomidine-and ketamine-induced immobilization of snow leopards (Panthera uncia): doses, evaluation, and reversal by atipamezol. *J. Zoo Wildl. Med.*, 20, p. 154-162, 1989.

Jalanka, H. H.; Roeken, B. O. The use of medetomidine, medetomidine-ketamine combinations, and atipamezol in nondomestic mammals: a review. *J. Zoo Wildl. Med.*, 21, p. 259-282, 1990.

Kaminish, A.P.S.; Efeitos do citrato de fentanila em Trachemys dorbigni (Duméril e Bibron, 1835) e Trachemys scripta elegans (Wied, 1839). Dissertação de Mestrado. Universidade Federal de Uberlândia, 2013.

Kuusela, E.; Raekallio, M.; Anttila, M.; Falck, I.; Mölsä, S.; Vainio, O. Clinical effects and pharmacokinetics of medetomidine and its enantiomers in dogs. *J. Vet. Pharmacol. Ther.*, 23, p. 15-20, 2000.

Kuusela, E.; Raekallio, M.; Väisänen, M.; Mykkänen, K.; Ropponen, H.; Vainio, O. Comparison of medetomidine and dexmedetomidine as premedicants in dogs undergoing propofol-isoflurane anesthesia. *Am J Vet Res*, 62, p. 1073-1080, 2001.

Larsen, R.S.; Kreeger, T.J. Mammal anesthesia – Canids. In: West, G.; Heard, D.; Caulkett, N. (eds.). Zoo animal and wildlife immobilization and anesthesia, 1st ed, Blackwell Publishing Professional, Ames, Iowa, p. 395-408, 2007.

Leal, W.P. Avaliações sedativa e analgésica da morfina em teiús (Salvator merianae). Dissertação de Mestrado em Biociência Animal. Universidade de São Paulo, Faculdade de Zootecnia e Engenharia de Alimentos, Pirassununga, São Paulo, Brasil, 2015.

Lima, C.F.M.; Cortopassi, S.R.G.; Moura, C.A.; Mattos, E.; Candeias, I.Z.; Pedron, B. G.; Teixeira, R. H. F.; Dias-Neto, R. N. Comparison between dexmedetomidine–s-ketamine and midazolam–s-ketamine in immobilization of oncilla (leopardus tigrinus). *Journal of Zoo and Wildlife Medicine*, 47 (1): 17–24, 2016.

McSweeney, P.M.; Martin, D.D.; Ramsey, D.S.; McKusick, B.C. Clinical efficacy and safety of dexmedetomidine used as preanesthetic prior to general anesthesia in cats. *J Am Vet Assoc*, 240, p. 404-412, 2012.

Mendes, G. Clinical use of dexmedetomidine as premedicant in cats undergoing propofol–sevoflurane anaesthesia. *J. Feline Med. Surg.*, 5, p. 265-270, 2003.

Monteiro, E.R.; Campagnol, D.; Parrilha, L.R.; Furlan, L.Z. Evaluation of cardiorespiratory effects of combinations of dexmedetomidine and atropine in cats. *J. Feline Med. Surg.*, 11, p. 783-92, 2009.

Mosley, C. Pain and nociception in reptiles. Veterinary Clinics of North America: Exotic Animal Practice, 14 (1), p. 45-60, 2011.

Nicolai, A.E.S. Dor e analgesia em répteis. Monografia de conclusão – Pós-graduação "Lato Sensu" em Anestesiologia Veterinária. Instituto Bioethicus, Faculdade de Jaguariúna, São Paulo, 2013.

Pypendop, B.; Verstegen, J. P. Hemodynamic effects of medetomidine in the dog: a dose titration study. *Vet Surg* 27, p. 612-322, 1998.

Rooney, M.B.; Levine, G.; Gaynor, J.; MacDonald, E.; Wimsatt, J. Sevoflurane Anesthesia in desert tortoises (Gopherus agassizii). *Journal of Zoo and Wildlife Medicine*, 30 (1), p. 64-69, 1999.

Santos, A.L.Q.; Magalhães, L.M.; Morais, F.M.; Souza, R.R.; Menezes, L.T.; Ferreira, C.H.; Oliveira, S.R.P.; Nascimento, L.R.; Andrade, M.B. Avaliação dos efeitos de diferentes doses de etomidato na contenção farmacológica de cágado-de-barbicha Phrynops geoffroanus SCHWEIGGER, 1812 (Testudines, Chelidae). *PUBVET Publicações em Medicina Veterinária e Zootecnia*, Londrina, 6 (12), 2012.

Selmi, A.L.; Mendes, G.M.; Figueiredo, J.P.; Barbudo-Selmi, G.R.; Lins, B.T. Comparison of medetomidine-ketamine and dexmedetomidine-ketamine anesthesia in golden-headed lion tamarins. *Can. Vet. J.*, 45, p. 481-485, 2004.

Silva, J.C.R.; Adania, C.H. Carnivora – felidae. In: Cubas, Z.S.; Silva, J.C.; Catão-Dias, J. L. (eds.). Tratado de animais selvagens, 1ª ed. Roca, São Paulo, p. 505-546, 2005.

Sladky, K.K.; Kinney, M.E.; Johnson, S.M. Analgesic efficacy of butorphanol in bearded dragons and corn snakes. *Journal of the American Veterinary Medical Association*, 233 (2), p. 267-273, 2008.

Sladky, K.K.; Mans, C. Clinical anesthesia in reptiles. *Journal of Exotic Pet Medicine*, 21, p. 17-31, 2012.

Sleeman, J. Mammal anesthesia – Great apes. In: West, G.; Heard, D.; Caulkett, N. (eds.). Zoo animal and wildlife immobilization and anesthesia, 1st ed, Blackwell Publishing Professional, Ames, Iowa, p. 387-394, 2007.

Sneddon, L.U. Pain perception in fish: indicators and endpoints. *ILAR Journal*, 50 (4), p. 338-342, 2009.

Souza, M.J.; Cox, S.K. Tramadol use in zoologic medicine. *Vet Clin Exot Anim*, 14, p. 117-130, 2011.

Vilani, R.G.O.C. Anestesia injetável e inalatória. In: Cubas, Z.S.; Silva, J.C.R.; Catão-Dias, J.L (eds). Tratado de animais selvagens medicina veterinária, 2ª ed, Gen Roca, volume 2, p. 1826-1817, 2014.

Wellehan, J.F.X.; Gunkel, C.I.; Kledzik, D.; Robertson, S.A.; Heard, D.J. Use of nerve locator to facilitate administration of mandibular nerve blocks in crocodilians. *Journal of Zoo and Wildlife Medicine*, 37 (3), p. 405-408, 2006.

Williams, C.V.; Junge, R.E. Mammal anesthesia – prosimians. In: West, G.; Heard, D.; Caulkett, N. (eds.). Zoo animal and wildlife immobilization and anesthesia, 1st ed, Blackwell Publishing Professional, Ames, Iowa, p. 367-374, 2007.

Seção 5

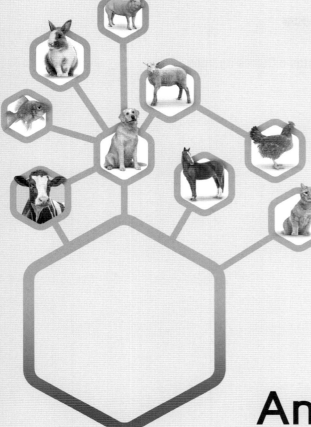

Autacoides e Anti-Inflamatórios

Os autacoides são substâncias produzidas pelo próprio organismo, cuja ação principal é no local em que são liberadas. Essas substâncias são organizadas em um mesmo grupo, pois ocorrem naturalmente no organismo, embora tenham estruturas e atividades diferentes. As secreções em nível celular desses autacoides podem ocorrer de forma autócrina (*i. e.*, agem na mesma célula em que são produzidas) ou parácrina, com ação em células vizinhas à produtora do autacoide.

Essas duas formas de sinalização celular caracterizam a ação de um autacoide diferenciando-se daquelas relativas à sinalização sináptica e da endócrina. Nesta seção, são apresentados os autacoides histamina e serotonina, bem como os medicamentos que antagonizam suas ações no organismo animal.

Além disso, são apresentados os medicamentos anti-inflamatórios de interesse na Medicina Veterinária.

21 Histamina, Serotonina e seus Antagonistas e Outros Agentes de Ação Tecidual, 299
22 Anti-Inflamatórios Não Esteroidais, 311
23 Anti-Inflamatórios Esteroidais, 329

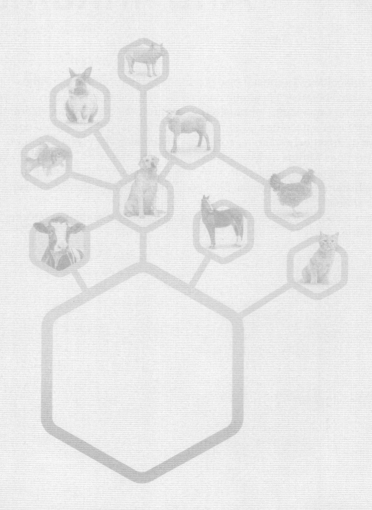

21

Histamina, Serotonina e seus Antagonistas e Outros Agentes de Ação Tecidual

Maria Martha Bernardi • Helenice de Souza Spinosa

- Introdução, 299
- Histamina, 299
- Serotonina, 306
- Bibliografia, 309

▼ INTRODUÇÃO

A histamina [2-(3 H-imidazol-4-il)etanamina] foi descoberta em 1910, pelo fisiologista britânico Sir Henry Hallett Dale, como um contaminante do *ergot* gerado pela ação bacteriana; foi sintetizada antes de se conhecer sua ampla variedade de atividades biológicas. Posteriormente, Dale *et al*. descreveram as ações da histamina sobre a musculatura lisa e sobre os vasos sanguíneos de sapos, coelhos, cobaias, cães e gatos, propondo sua participação em fenômenos fisiológicos e patológicos do organismo. A palavra "histamina" vem do grego *hystos*, que significa "tecido".

As funções da histamina em tecidos são caracterizadas como mediadora dos processos inflamatórios e moduladora importante de muitos processos fisiológicos. Citam-se, entre elas, as reações alérgicas, a proliferação celular, incluindo reparação tecidual e estimulação do crescimento de certas neoplasias, a angiogênese, a permeabilidade vascular, a anafilaxia e a secreção gástrica.

A importância da descoberta e da caracterização dos efeitos fisiológicos e patológicos da histamina se deve ao desenvolvimento de medicamentos que antagonizam suas ações: os anti-histamínicos. Estes têm grande importância terapêutica em diversas enfermidades na Medicina Veterinária ligadas à liberação da histamina endógena, responsável por sintomatologia ou agravamento de determinado quadro clínico promovido por outra enfermidade. Os primeiros anti-histamínicos surgiram entre o fim dos anos 1930 e o início dos anos 1940, sendo a fembenzamina o primeiro anti-histamínico usado clinicamente, atualmente em desuso.

A serotonina (5-hidroxitriptamina [5-HT]), inicialmente denominada enteramina, foi descoberta pelo químico e farmacêutico italiano Vittorio Erspamer, em 1930, que se interessou pelas propriedades constritoras ou contráteis de algumas aminas presentes na pele e no intestino de diversas espécies animais. Ela é encontrada em altas concentrações nas células enterocromafins por todo o trato gastrintestinal, em grânulos de armazenamento nas plaquetas e no sistema nervoso central (SNC). Atualmente, a serotonina está envolvida com diversas funções ligadas à modulação da musculatura lisa dos sistemas gastrintestinal e cardiovascular, ao aumento da agregação plaquetária e como neurotransmissor no SNC. Foram identificados vários tipos e subtipos de receptores da serotonina que regulam essas funções, e apenas alguns deles são alvo da ação de medicamentos de importância na Medicina Veterinária.

▼ HISTAMINA

A histamina não é empregada terapeuticamente, mas os agentes bloqueadores do receptor da histamina são comumente usados para inibir os efeitos da histamina endógena.

Síntese, armazenamento e liberação da histamina

A histamina é sintetizada e liberada por diferentes células, especialmente mastócitos, basófilos, linfócitos, plaquetas, células enterocromafins e neurônios histaminérgicos, sendo estocada em vesículas ou grânulos liberados sob estimulação. Sua síntese ocorre no aparelho de Golgi a partir da histidina que sofre descarboxilação sob a ação da enzima histidina-descarboxilase (Figura 21.1).

Após sua síntese, a histamina é transportada e armazenada em grânulos citoplasmáticos, em associação iônica com resíduos de glicosaminoglicanos, heparina e proteases, formando um complexo inativo. Os principais locais de armazenamento da histamina são os mastócitos teciduais e basófilos presentes no sangue, responsáveis por mais de 90% das reservas de histamina dos mamíferos, podendo ainda ser liberada em conjunto com a heparina, bradicinina e serotonina. Nos mastócitos e basófilos, a histamina é produzida lentamente com taxa lenta de renovação. Nesses locais, ela é pouco estocada, mas sintetizada e liberada continuamente, sendo que seus efeitos fisiológicos e farmacológicos são diferentes dos apresentados pela histamina contida em mastócitos e basófilos.

Outros locais de armazenamento da histamina são as células do trato gastrintestinal, endoteliais, na derme, em células em crescimento ou de tecidos em regeneração. Além disso, dependendo da situação, a atividade da enzima histidina-descarboxilase pode ser induzida em diversas linhagens de células mieloides e linfoides, como neutrófilos e linfócitos T.

No SNC de mamíferos, a histamina é sintetizada no núcleo tuberomamilar do hipotálamo, e os neurônios dessa região se projetam difusamente pelo encéfalo. A histamina no SNC está envolvida com diferentes funções, tais como sono/vigília, secreção hormonal, controle do sistema cardiovascular, termorregulação, apetite, aprendizado e memória, humor e algumas doenças descritas em seres humanos, como a esquizofrenia, a doença de Alzheimer, entre outras.

A liberação da histamina pode ocorrer de forma imunológica, química ou mecânica. Na liberação da forma imunológica, a secreção da histamina é mediada por uma reação imunológica entre uma imunoglobulina (como a imunoglobulina E [IgE]) e seu receptor celular, com gasto de energia. A liberação sistêmica e disseminada promove um quadro de hipersensibilidade grave denominada choque anafilático. Além disso, a liberação da histamina endógena tem papel importante em respostas inflamatórias e imunes.

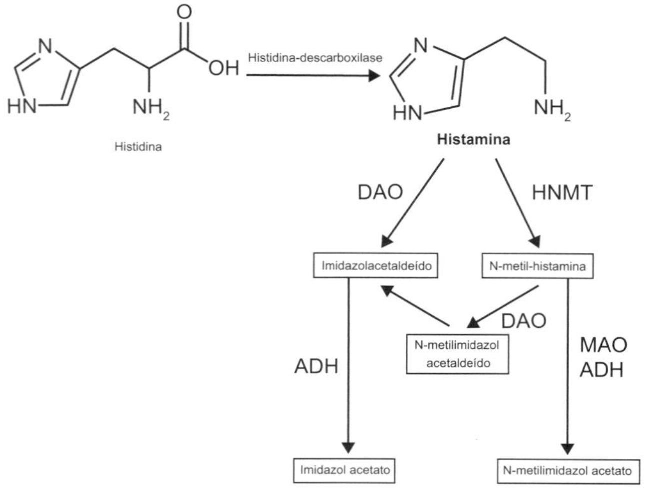

A liberação da histamina via química ocorre pela cisão da ligação da histamina com proteínas devido à ação direta nos grânulos causada por medicamentos, como alguns antimicrobianos e a morfina, o que leva à liberação maciça de histamina e a um possível choque anafilático.

A via de liberação mecânica da histamina é desencadeada por uma lesão da membrana de células secretoras de histamina. Na pele, a liberação da histamina causa edema, prurido e rubor.

Degradação da histamina

Dependendo da localização extracelular ou intracelular, a histamina pode ser inativada por vias distintas. A histamina extracelular pode sofrer desaminação oxidativa do amino-grupo primário catalisada pela enzima diamino-oxidase (DAO, histaminase), dando origem ao imidazolacetaldeído. Para o funcionamento adequado da enzima DAO, são importantes como cofatores as vitaminas B_6 e C e o cobre. Essa enzima é armazenada em estruturas vesiculares, liga-se à membrana plasmática das células e é liberada na circulação após estimulação. Em mamíferos, a expressão da DAO é limitada a tecidos específicos, e sua maior atividade é observada no intestino delgado e cólon ascendente, placenta e rins.

Já a histamina intracelular sofre metilação do núcleo imidazol, dando origem a N-metil-histamina catalisada pela enzima histamina-N-metiltransferase (HNMT). Essa enzima está amplamente expressa em muitos tecidos do organismo (p. ex., no rim, fígado e baço, nos brônquios, na traqueia e nas células da medula espinal).

Embora ambas as enzimas, DAO e HNMT, estejam presentes no epitélio intestinal, a principal barreira de absorção da histamina para a corrente sanguínea é DAO; essa enzima é secretada continuamente no lúmen intestinal. Assim, os alimentos ricos em histamina ou bactérias intestinais produtoras de histamina têm essa amina degradada pela DAO. Outras enzimas podem participar das vias de degradação da histamina como a monoaminaoxidase (MAO) e a aldeído-desidrogenase (ADH) (ver Figura 21.1).

Receptores da histamina

Os efeitos da histamina são mediados pela sua ligação com quatro subtipos de receptores histaminérgicos (H): H_1, H_2, H_3 e H_4, nomeados pela ordem em que foram identificados. Os receptores H_1 e H_2 foram identificados por Ash e Shild, em 1966, em estudos utilizando o antagonista pirilamina. O receptor H_3 foi clonado, em 1999, por Lovenberg *et al.*, e o receptor H_4 por Oda *et al.*, em 2000.

Todos os receptores da histamina apresentam sete domínios helicoidais transmembrana e realizam a transdução de sinais extracelulares por meio de sistemas de segundo mensageiro mediados pela proteína G. O Quadro 21.1 resume os locais de expressão desses receptores, tipo de interação com a proteína G, bem como suas funções.

O receptor H_1 é o principal subtipo de receptor de histamina envolvido com inflamação aguda e distúrbios alérgicos nos animais e no ser humano, e a ligação da histamina a

FIGURA 21.1 Síntese de histamina e vias de degradação. *ADH*, aldeído-desidrogenase; *DAO*, diamino-oxidase; *HNMT*, histamina N-metiltransferase; *MAO*, monoaminoxidase.

QUADRO 21.1

Expressão em tecidos/órgãos, ligação à proteína G e funções dos receptores histaminérgicos.

Receptor	Expressão em tecidos/órgãos	Proteína G	Funções
H_1	Encéfalo, musculatura lisa das vias respiratórias, tratos gastrintestinal e geniturinário, medula da adrenal, sistema imune, coração e endotélio vascular	(Gq) Acoplado à proteína G que atuam pelo sistema fosfolipase C/fosfato de inositol	Contração da musculatura lisa dos brônquios, intestino e vasos, aumento da permeabilidade vascular (a histamina estimula o endotélio a liberar o óxido nítrico produzido a partir da L-arginina) e no desenvolvimento da maioria dos processos alérgicos e anafiláticos (como asma, rinite, alergia a alimentos, picada de insetos ou medicamentos, atopia, dentre outras)
H_2	Estômago, vasos, sistema nervoso central e no trato respiratório	(G±S) Acoplado à proteína G pelo sistema adenilato ciclase/cAMP	O acúmulo intracelular de AMP cíclico promove o aumento da atividade metabólica em células mesenquimais e do sistema imune e em neurônios. Altera a frequência cardíaca. Além disso, apresenta diversos efeitos inibitórios, como redução da síntese de anticorpos, da proliferação dos linfócitos T e da produção de citocinas. Juntamente com o receptor H_1, promove vasodilatação arteriolar
H_3	Autorreceptores ou heterorreceptores, presentes em terminações nervosas de outros neurotransmissores	(Gi/o) Inibição da adenilato ciclase, via proteína G inibitória	Inibem a liberação da histamina. Inibem a síntese e a liberação de outros neurotransmissores, tais como acetilcolina, dopamina, norepinefrina e serotonina. Estão ligados ao aprendizado/memória e regulação do apetite
H_4	Principalmente em mastócitos e eosinófilos em diversos tecidos do organismo, como intestino, baço, timo e em outras células do sistema imune, como neutrófilos, monócitos e linfócitos T	(Gi/o) Acoplado à proteína G	Funções ligadas principalmente àquelas relacionadas ao sistema imune e a reações inflamatórias, como asma e alergia

esse tipo de receptor aumenta também a síntese de prostaglandina E.

Os receptores H_2 são bem conhecidos devido a seus efeitos no estômago, nos vasos e no SNC.

Os receptores H_3 são responsáveis pelo controle da liberação da histamina, ou seja, são receptores pré-sinápticos (autorreceptores) ou são receptores que regulam a síntese e/ou a liberação de mediadores que não seu próprio ligante (heterorreceptores). Foram descobertas pelo menos três isoformas desse receptor em ratos (H_3A, H_3B e H_3C) e duas em seres humanos, as quais são expressas de maneira diferente em diversas áreas do encéfalo. Em suínos, a ativação de receptores H_3 inibe a vasoconstrição simpática da mucosa nasal, sugerindo que a ativação desse receptor possa ser útil no controle do tônus vascular em doenças nasais congestivas de origem alérgica.

Os receptores H_4 estão intimamente associados aos receptores do tipo H_3. Embora a ligação da histamina a esses receptores ocorra de maneira similar àquela que ocorre com os demais receptores, existem estudos sugerindo que substâncias com ação específica nesse receptor podem ser úteis no tratamento de enfermidades relacionadas ao sistema imune e às reações inflamatórias, como a asma e a alergia.

Efeitos fisiológicos, farmacológicos e fisiopatológicos da histamina

A seguir, são apresentados os efeitos da histamina no processo inflamatório e na hipersensibilidade, nas secreções, no sistema cardiovascular, na musculatura lisa extravascular e no SNC.

Inflamação e hipersensibilidade

A histamina é liberada, em sua maior parte, pelos mastócitos de tecidos lesionados ou por basófilos do sangue em resposta a uma reação inflamatória, lesão em tecidos ou mesmo por reações alérgicas, sendo, então, um dos mediadores da inflamação.

A liberação da histamina produz as sensações de dor e de prurido, as quais são levadas ao SNC por meio de terminações nervosas sensitivas. No SNC, a histamina dos neurônios histaminérgicos tem características de neurotransmissor e, nos eferentes periféricos, promove vasodilatação. Ainda, a histamina intensifica a resposta inflamatória por atividade quimiotática para eosinófilos e neutrófilos.

As reações de hipersensibilidade são respostas imunes exageradas ou inadequadas contra um antígeno ou alergênio. As reações de hipersensibilidade ocorrem em quatro formas: tipo I (conhecida também como imediata ou hipersensibilidade anafilática), tipo II (ou reação de hipersensibilidade citotóxica, que pode afetar uma variedade de órgãos e tecidos), tipo III (reação de hipersensibilidade imune complexa) e tipo IV (chamada também de reação mediada por células ou hipersensibilidade tardia).

As reações de hipersensibilidade imediata são assim denominadas porque ocorrem dentro de 24 h; os anticorpos, incluindo IgE, IgM e IgG, as medeiam. Quando a reação antígeno-anticorpo ocorre com imunoglobulinas já ligadas a mastócitos ou basófilos, ocorre a ruptura dessas células ou a liberação de seus grânulos e a liberação de grandes quantidades de diversos mediadores, tais como bradicinina, serotonina, heparina, fatores quimiotáticos, fatores de ativação plaquetária e enzimas lisossômicas, bem como de histamina. Essa liberação promove o desenvolvimento de diversos sinais clínicos, como o edema e a hipotensão, podendo evoluir até a ocorrência de choque circulatório e morte.

A liberação da histamina e dos demais mediadores dos seus locais de armazenamento pode levar a uma resposta alérgica localizada ou generalizada, dependendo da forma em que a histamina é liberada. Assim, na forma lenta, a histamina pode chegar antes à corrente sanguínea, sendo parcialmente metabolizada e, em consequência, a reação será localizada. Por outro lado, se a liberação for rápida, não permitindo sua inativação, a reação será generalizada.

Secreções

A maior importância da histamina nas secreções está relacionada à secreção gástrica, liberando pepsina e ácido clorídrico, via receptores histaminérgicos H_2. Em outros órgãos, a histamina estimula a secreção do pâncreas e das glândulas salivares, lacrimais e brônquicas.

Na secreção do suco gástrico, participam a acetilcolina, a histamina e a gastrina (ver *Capítulo 34*). A acetilcolina estimula as células pépticas, parietais e mucosas, que secretam, respectivamente, pepsinogênio, ácido clorídrico e muco. Por outro lado, a gastrina estimula a secreção de ácido gástrico pela liberação de histamina, mas a acetilcolina também pode estimular essa secreção via células enterocromafins.

Sistema cardiovascular

A histamina promove vasodilatação, predominantemente, sobre os vasos sanguíneos de menor calibre, resultando em aumento da permeabilidade vascular e em hipotensão, que são observados na maioria das espécies, incluindo seres humanos, cães, gatos e macacos. Por outro lado, sua ação em vasos de maior calibre leva à contração. Localmente, a histamina promove vasodilatação na maioria dos tecidos. Contudo, em outras espécies, como nos coelhos, a histamina leva à hipertensão, pois sua administração promove vasoconstrição com aumento da resistência vascular, seguida pelo aumento da pressão arterial. Contribui, ainda, para esse efeito hipertensor a liberação de catecolaminas pela histamina das células cromafins da medula da adrenal. Assim, a ação final da histamina nos vasos depende da espécie animal e do balanço final entre vasodilatação em pequenos vasos e da vasoconstrição de vasos de maior calibre.

Os efeitos da histamina no sistema vascular são mediados pelos receptores H_1 e H_2. Assim, os receptores H_1 são estimulados por baixas doses de histamina, e os receptores H_2 da musculatura lisa dos vasos sanguíneos respondem a doses maiores de histamina. Os receptores H_1 ativam a óxido nítrico sintetase endotelial (eNOS) das células endoteliais dependente de Ca^{2+}, formando o óxido nítrico (NO), o qual difunde-se para musculatura lisa dos vasos sanguíneos, aumentando o monofosfato cíclico de guanosina (GMPc), que leva rapidamente ao aumento da permeabilidade vascular com curta duração. Já a ativação dos receptores H_2 estimula a via do monofosfato cíclico de adenosina (AMPc), promovendo dilatação de maneira mais lenta e com maior persistência. Assim, explica-se por que os antagonistas H_1 revertem de forma eficaz as respostas vasodilatadoras mais brandas às concentrações baixas de histamina, atenuando somente na fase inicial das respostas mais intensas às concentrações mais elevadas dessa amina. Contudo, dependendo da espécie, a proporção em que esses receptores estão envolvidos nas ações dos vasos pode variar.

Localmente, a vasodilatação promovida pela histamina, associada ao aumento da permeabilidade capilar, leva ao extravasamento de fluido e de proteínas plasmáticas para os tecidos, provocando edema. Esse efeito ocorre via ativação dos receptores H_1.

A urticária mediada pela histamina é um edema dérmico resultante da dilatação vascular e do vazamento de fluido para a pele em resposta às moléculas liberadas pelos mastócitos. No entanto, o espectro clínico e o padrão das lesões indicam que outras moléculas – incluindo prostaglandinas, leucotrienos, citocinas e quimiocinas –, produzidas em momentos diferentes após a ativação dos mastócitos, contribuem para o polimorfismo desse sintoma e para a evolução variável da doença.

No angioedema, que ocorre em 50% dos casos de urticária, os locais comuns do inchaço incluem área periorbital, lábios, língua, extremidades e parede do intestino. O angioedema da parede intestinal pode ocorrer sem envolvimento da pele e causar dor abdominal, náuseas e, raramente, obstrução intestinal. A principal causa de morte é a obstrução das vias respiratórias decorrente do edema laríngeo, com mortalidade de 25 a 40%. Ainda, em alguns casos graves, como em reações alérgicas e no choque anafilático, a histamina e outros mediadores que produzem vasodilatação levam a efeitos sistêmicos sobre a pressão arterial, ou seja, redução devido à vasodilatação de arteríolas e no retorno venoso em consequência da vasodilatação de vênulas e da perda de fluidos pela permeabilidade vascular, podendo provocar rápida ocorrência de choque e morte após alguns minutos.

A administração experimental, por via subcutânea, da histamina em processos inflamatórios promove os efeitos conhecidos como "tríplice reação de Lewis" que consiste em: mácula (vermelhidão local decorrente da vasodilatação); pápula (edema local consequente do aumento da permeabilidade vascular em arteríolas, vênulas e capilares); e eritema (vermelhidão difusa). No coração, a administração de histamina produz efeito inotrópico positivo por estímulo dos receptores H_2 e a liberação de norepinefrina.

Musculatura lisa extravascular

A histamina, por meio de receptores H_1, produz potente contração da musculatura lisa dos brônquios na maioria dos mamíferos (humanos, cães, equinos, suínos, caprinos, coelhos, bovinos). Os estudos experimentais feitos em cobaias mostraram que essa espécie, por ser particularmente sensível a histamina, leva frequentemente à ocorrência de broncoconstrição grave e fatal durante a anafilaxia. Em ovinos, o efeito relaxante da histamina nessa musculatura é feito por meio de receptores H_2 e, em gatos, pelos receptores H_1 e H_2. Na musculatura uterina (exceto em ratos) e no intestino, a histamina promove contração por meio de receptores H_1.

Sistema nervoso central

No encéfalo, os corpos neuronais histaminérgicos estão concentrados na região do núcleo tuberomamilar do hipotálamo, e esses neurônios surgem tarde e amadurecem lentamente no desenvolvimento de mamíferos. A histamina sintetizada por neurônios nessa região é armazenada em vesículas e liberada das varicosidades do axônio. A mediação das funções fisiológicas da histamina envolve os receptores H_1, H_2 e H_3, em associação a diversos outros neurotransmissores. Entre essas funções estão o controle do apetite, da vigília-sono, do aprendizado e memória, do comportamento agressivo e das emoções.

Agonistas e agentes liberadores da histamina

O uso de agonistas de receptores da histamina não tem importância terapêutica, sendo apenas empregado em modelos experimentais. Em Medicina Humana, a histamina já foi empregada para o diagnóstico de acloridria, de feocromocitoma e na avaliação sensorial e circulatória cutânea por meio da resposta tríplice de Lewis. A impromidina (um potente e altamente específico agonista receptor H_2) tem emprego clínico na avaliação da capacidade de secreção gástrica.

Além disso, a histamina pode ser liberada por alguns agentes químicos, físicos e mecânicos. Esses efeitos podem ser bloqueados pelos anti-histamínicos. Como exemplo de substâncias químicas, tem-se a dextrana (composto 48/80), histonas, alguns alcaloides, amidas, antimicrobianos, morfina, codeína, meperidina, toxinas de origem animal, dentre outras substâncias. Quanto aos agentes físicos, pode-se citar o frio, o calor, os raios X, gama e ultravioleta. Dentre os agentes mecânicos, destacam-se os traumatismos.

Um quadro tóxico denominado escombrotoxicose pode ocorrer pelo consumo de algumas espécies de peixes que apresentam altas concentrações de histidina na sua musculatura. Na fase *post mortem* do pescado, a histamina é formada pela descarboxilação bacteriana da histidina quando as condições de manuseio, transporte e estocagem são inadequadas (temperaturas superiores a 4°C), o que favorece a multiplicação das bactérias da microbiota natural de brânquias, pele, intestino e cavidade abdominal do peixe-vivo de água salgada. Os peixes, principalmente os da família *Scombridae* (atuns, bonitos, cavalas, cavalinhas), *Clupeidae* (manjubas, sardinhas), *Engraulidae* (arenque), *Coryphaenidae* (dourado-do-mar), e *Pomatomidae* (anchovas), podem apresentar níveis maiores que 100 ppm de histamina na musculatura, sendo que o nível mínimo para causar sintomas de intoxicação é de 100 ppm.

A ingestão da carne do peixe nessa condição é responsável pela ocorrência do quadro tóxico de escombrotoxicose com desenvolvimento rápido de poucos minutos a algumas horas. Os sinais da intoxicação são similares às reações alérgicas mediadas pela IgE, com a presença de eritema cutâneo (principalmente de face e pescoço), náuseas, êmese e diarreia, sendo menos frequentes as complicações como hipotensão, broncospasmos e insuficiência respiratória. Ainda, atribui-se uma ação potencializadora da histamina a outras aminas biogênicas, por putrescina e a cadaverina. O cozimento da carne ou o seu processamento não são capazes de destruir a histamina formada.

Antagonistas da histamina

Em meados do século passado, foi observado que algumas substâncias químicas tinham a capacidade de inibir a liberação da histamina de mastócitos e, assim, aventou-se a possibilidade de se obter agentes que poderiam ser úteis na redução dos efeitos da histamina, o que poderia contribuir para o tratamento de doenças alérgicas. A partir dessa época, foram desenvolvidos antagonistas de receptores H_1 visando ao seu uso clínico.

Embora os efeitos farmacológicos da histamina possam ser antagonizados por vários tipos de substâncias químicas, o termo anti-histamínico é restrito aos agentes que atuam nos receptores de histamina.

Mais recentemente, os anti-histamínicos H_1 têm sido considerados como "agonistas inversos", porque seu efeito vai além do antagonista neutro (*i. e.*, bloqueia o receptor sem gerar efeito e inibe a atividade intrínseca do receptor), ao produzir efeito contrário ao do agonista. Observou-se que os receptores H_1 existiriam em duas isoformas, uma ativa e outra inativa, que estão em equilíbrio nas superfícies celulares; ainda, teriam um sinal de transdução que independe da estimulação pela histamina e se encontraria constitucionalmente na posição ativado. Assim, acredita-se que os anti-histamínicos H_1 inibiriam essa sinalização constitucional e estabilizariam a conformação inativa do receptor, atuando, portanto, como agonistas inversos e não como antagonistas.

No entanto, ainda tem sido empregado o termo "antagonistas do receptor H_1". Vale destacar, também, que as catecolaminas e as xantinas têm atividades farmacológicas que são antagônicas às ações da histamina; contudo, são mediadas por diferentes receptores e vias celulares, exemplificando o antagonismo fisiológico.

Com a descoberta dos demais receptores da histamina, também surgiram os respectivos anti-histamínicos. A seguir, são apresentados os anti-histamínicos H_1, H_2, H_3 e H_4, bem como os inibidores da liberação da histamina, com ênfase naqueles de interesse em Medicina Veterinária.

Antagonistas de receptor H_1

Os antagonistas de receptor H_1, como mencionado anteriormente, são classificados como agonistas inversos, pois reduzem a atividade constitutiva do receptor e competem com a histamina. A interação do ligante natural histamina induz uma conformação totalmente ativa, enquanto a ligação anti-histamínica produz uma conformação inativa.

Os antagonistas de receptor H_1 são classificados em anti-histamínicos H_1 de primeira e de segunda geração (Quadro 21.2).

Os anti-histamínicos H_1 de segunda geração são aqueles introduzidos a partir dos anos 1980 e não têm efeitos sedativos. A principal diferença entre os anti-histamínicos H_1 de primeira e de segunda geração é que os anti-histamínicos H_1 de segunda geração não têm propriedades antimuscarínicas e não cruzam a barreira hematencefálica tão facilmente quanto os anti-histamínicos H_1 de primeira geração. Portanto, esses medicamentos não apresentam os efeitos colaterais no SNC, particularmente, a sedação, comum com os anti-histamínicos H_1 de primeira geração.

QUADRO 21.2

Classificação dos anti-histamínicos H₁, os nomes de medicamentos disponíveis no comércio e a dose indicada para algumas espécies animais.

Grupo farmacológico	Princípio ativo	Especialidade farmacêutica(®)/Produto de uso veterinário (®v)	Dose
Anti-histamínicos de 1ª geração			
Alquilaminas	Clorfeniramina (ou clorfenamina)	Benegripe®*, Coristina D®*	• *Cão*: 4 a 8 mg/cão até um máximo de 0,5 mg/kg, a cada 8 a 12 h • *Gato*: 2 a 4 mg/gato, a cada 12 h
Etanolaminas	Difenidramina	Benadryl®, Benatux®	• *Cão e gato*: 2 a 4 mg/kg, a cada 8 a 12 h
	Difenidrinato	Dramin®	• *Cão e gato*: 4 a 8 mg/kg, a cada 8 a 12 h
	Clemastina	Agasten®, Alergovet C®v	0,05 a 0,1 mg/kg, a cada 12 h (baixa absorção oral no cão e no cavalo)
Piperazinas	Hidroxizina	Atarax®, Prurizin®	• *Cão e gato*: 0,5 a 2 mg/kg, a cada 8 a 12 h
Fenotiazinas	Prometazina	Fenergan®	• *Cão e gato*: 0,2 a 0,4 mg/kg (dose máxima 1 mg/kg), a cada 8 a 12 h
Anti-histamínicos de 2ª geração			
	Fexofenadina	Allegra®	Não estabelecida
	Loratadina	Claratin®	Não estabelecida
	Cetirizina	Zyrtec®	• *Cão*: 2 mg/kg, a cada 12 h • *Gato*: 1 mg/kg/dia • *Cavalo*: 0,4 mg/kg, a cada 12 h

*Associação.

A eficácia dos anti-histamínicos H₁ de primeira e de segunda geração no tratamento das alergias é semelhante, porém eles são muito diferentes quanto à estrutura química. A Figura 21.2 mostra a estrutura química de alguns anti-histamínicos H₁; a porção da molécula responsável por competir com a histamina pelos receptores H₁ é a etilamina (CH_2CH_2N).

As informações sobre as características farmacocinéticas dos anti-histamínicos H₁ para as diferentes espécies animais são escassas. Muitos dos efeitos terapêuticos atribuídos aos antagonistas H₁ são empíricos e não documentados experimentalmente. Sabe-se, por exemplo, que a clorfeniramina é bem absorvida em cães, com rápido período para alcançar o pico de absorção após a administração oral e meia-vida de 24 h. Por outro lado, a clemastina tem baixa absorção oral no cão e no cavalo. Em ruminantes, é difícil encontrar recomendações fundamentadas para o uso de anti-histamínicos H₁. Não é raro extrapolar dose empregada no ser humano para os animais.

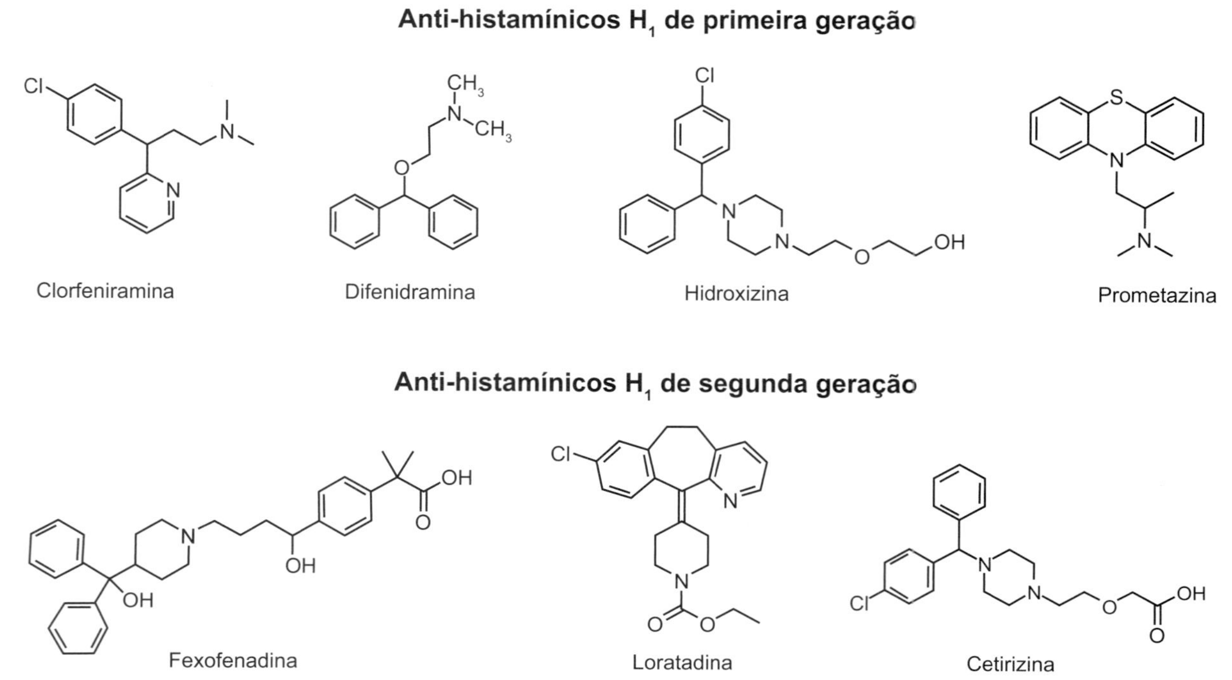

Anti-histamínicos H₁ de primeira geração

Clorfeniramina | Difenidramina | Hidroxizina | Prometazina

Anti-histamínicos H₁ de segunda geração

Fexofenadina | Loratadina | Cetirizina

FIGURA 21.2 Anti-histamínicos H₁ de primeira e de segunda geração.

Os efeitos dos anti-histamínicos H_1 nas espécies animais em que ocorre a absorção oral são observados geralmente dentro de 20 a 45 minutos, e a duração da ação varia de 3 a 12 horas. A administração intravenosa provoca efeitos imediatos, mas essa via não é usada, exceto para o tratamento da anafilaxia aguda, porém a epinefrina é o tratamento de escolha. A administração rápida por via intravenosa pode produzir estimulação do SNC e outros efeitos colaterais. A via intramuscular raramente causa efeitos colaterais e é mais comumente usada. A aplicação tópica pode ser adequada em certas condições de pele, mas os anti-histamínicos podem ser sensibilizantes da pele, particularmente, durante o uso prolongado. Os anti-histamínicos H_1 são mais eficazes na prevenção das ações da histamina do que na sua reversão.

Em geral, os anti-histamínicos H_1 são empregados para impedir a ação da histamina nos músculos brônquicos, intestinais, uterinos e vasculares. São capazes de antagonizar tanto os efeitos vasoconstritores da histamina quanto os efeitos vasodilatadores mais relevantes, bem como o aumento da permeabilidade capilar produzida por essa amina. Esses efeitos dos anti-histamínicos H_1 impedem o prurido, a formação de pápulas e a formação de edema em resposta a lesões, antígenos, alergênios ou substâncias químicas liberadoras de histamina. Além desses efeitos, os anti-histamínicos H_1 podem reduzir a liberação de mediadores inflamatórios, exercendo efeito anti-inflamatório/imunomodulador. Deve ser destacado que os anti-histamínicos H_1 antagonizam apenas parcialmente a hipotensão arterial induzida pela histamina, porque porções dessa resposta estão associadas aos receptores H_2.

Em Medicina Veterinária, os anti-histamínicos H_1 têm sido mais usados para o controle do prurido associado à dermatite atópica do cão, principalmente para diminuir a dependência do uso de corticosteroides; dentre eles, os mais relatados são difenidramina, hidroxizina e fexofenadina. Ressalte-se que a cetirizina (anti-histamínico H_1 de segunda geração) se mostrou ser um metabólito ativo da hidroxizina no cão. A clorfeniramina e a clemastina se mostraram capazes de reduzir o prurido em gatos, porém há menos estudos nessa espécie animal.

Os anti-histamínicos H_1, nas doses recomendadas, são relativamente atóxicos. Os efeitos colaterais de importância clínica são sedação ou excitação do SNC, distúrbios gastrintestinais, ação parassimpatolítica, propriedades anestésicas locais, propriedades alergênicas e efeitos teratogênicos. Em doses terapêuticas, os anti-histamínicos H_1 de primeira geração provocam efeito sedativo, caracterizado por sonolência ou ataxia. A redução do prurido em cães após a administração de anti-histamínicos H_1 de primeira geração pode ser parcialmente atribuída à sedação, porém há controvérsia na literatura.

Em doses muito altas, os anti-histamínicos H_1 podem causar irritabilidade, convulsões, hiperpirexia e até morte. Os transtornos no trato gastrintestinal incluem anorexia, náuseas, vômito, constipação intestinal ou diarreia quando são administrados por via oral por um período prolongado. Os efeitos anticolinérgicos são expressos por sialosquese, midríase, visão turva e taquicardia. As propriedades dos anestésicos locais têm relevância quando esses medicamentos são usados topicamente como agentes antipruriginosos. Os efeitos teratogênicos de alguns desses anti-histamínicos H_1 restringem seu uso na prenhez.

Os anti-histamínicos H_1 de segunda geração – fexofenadina, cetirizina, loratadina – não atingem o SNC, em doses terapêuticas, porque são bons substratos para a glicoproteína P (bomba de efluxo, componente importante da barreira hematencefálica), e, assim, não causam sedação. A ausência desse efeito colateral tem importância para o uso terapêutico em seres humanos, mas a falta de sedação precisa ser melhor avaliada se é um efeito importante para os animais.

O Quadro 21.2 mostra a classificação dos anti-histamímicos H_1, os nomes de medicamentos disponíveis no comércio e a dose indicada para algumas espécies animais.

Antagonistas de receptores H_2

Embora os receptores H_2 estejam amplamente distribuídos por todo o organismo, eles apresentam alta especificidade em impedir as ações da histamina na estimulação da secreção gástrica, na contração da musculatura uterina e no sistema cardiovascular. Por reduzir a secreção gástrica, os anti-histamínicos H_2 podem interferir na absorção de medicamentos pH dependentes. Tais agentes inibem a secreção do ácido gástrico estimulada pela histamina, mas têm pouco ou nenhum efeito inibidor contra a secreção induzida pela acetilcolina e pela gastrina. Além disso, apresentam pouca ou nenhuma afinidade pelos receptores H_1.

Os anti-histamínicos H_2 diferem dos bloqueadores H_1 em sua estrutura química, farmacocinética e farmacodinâmica. A estrutura química dos anti-histamínicos H_2 é formada por uma porção imidazol, como da molécula de histamina, e modificações de sua cadeia lateral (Figura 21.3).

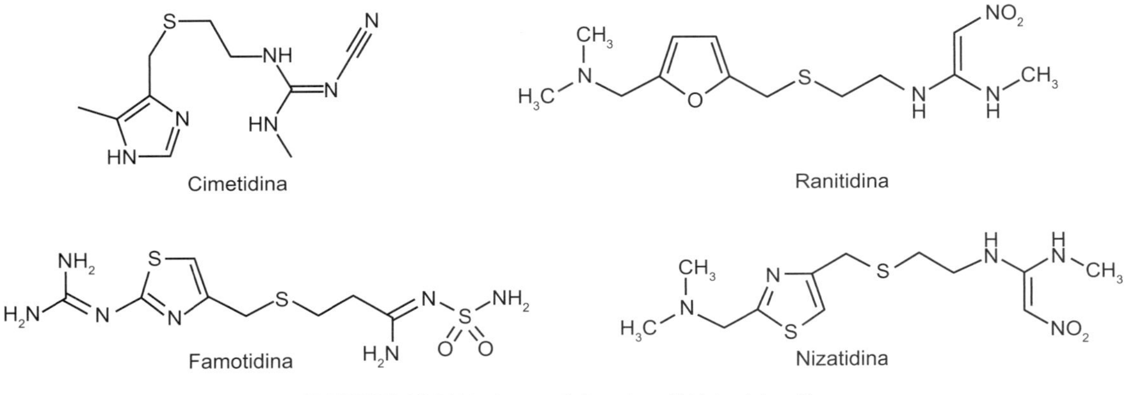

FIGURA 21.3 Estruturas químicas de anti-histamínicos H_2.

Os antagonistas H_2 são menos solúveis em lipídios e têm dificuldade de atravessar a barreira hematencefálica, em comparação aos anti-histamínicos H_1; portanto, não causam sedação, como os anti-histamínicos H_1 de primeira geração.

A cimetidina foi o primeiro antagonista de receptores H_2 de importância clínica; seu principal uso terapêutico é para a redução da secreção gástrica no tratamento da gastrite e úlceras, reduzindo a acidez e acelerando a cicatrização (para detalhes, ver *Capítulo 34*). Posteriormente, outros antagonistas de receptores H_2 foram desenvolvidos, como a ranitidina, a famotidina e a nizatidina. As estruturas químicas desses anti-histamínicos H_2 são apresentadas na Figura 21.3.

Quanto aos efeitos colaterais, a cimetidina pode interferir na biotransformação de vários medicamentos, como diazepam, varfarina, fenitoína, quinidina, carbamazepina, teofilina e imipramina, causando aumento da concentração sérica dessas substâncias. Em pacientes com insuficiência renal e hepática, a dose desse anti-histamínico deve ser reduzida. A administração sistêmica de cimetidina estimula a secreção de prolactina, além de atuar como antagonista competitivo de receptores de andrógenos, causando impacto no eixo hipotálamo-hipófise-gônadas e na qualidade do sêmen.

Antagonistas de receptores H_3 e H_4

Os antagonistas de receptores H_3 e H_4 têm sido estudados em ensaios clínicos e, ainda, não têm emprego terapêutico em Medicina Veterinária. O receptor H_3 modula as ações da histamina no encéfalo e seu agonista inverso foi aprovado em seres humanos para o tratamento de narcolepsia. Além disso, já se verificou que tanto o bloqueio dos receptores H_3 quanto o dos H_4 são úteis na redução dos sintomas da inflamação e prurido na dermatite atópica e psoríase. Ainda, os antagonistas H_4 se mostraram efetivos nos tratamentos de inflamações, alergias e distúrbios autoimunes, incluindo fibrose pulmonar.

Inibidores da degranulação de mastócitos

Esse grupo de medicamentos é utilizado na prevenção de sinais clínicos de asma, rinite e bronquite alérgica, provavelmente, por sua capacidade de inibir a degranulação de mastócitos sensibilizados. Os medicamentos mais empregados desse grupo são o cromoglicato sódico e o nedocromil sódico, ambos sem uso terapêutico em Medicina Veterinária.

SEROTONINA

A serotonina (5-hidroxitriptamina [5-HT]) é uma indolamina que foi descoberta no final dos anos 1930 e recebeu esse nome por ser uma substância vasoconstritora obtida do soro. Apenas cerca de 5% da serotonina endógena é encontrada no encéfalo; o restante, cerca de 90%, está presente no intestino, sendo liberado principalmente pelas células enterocromafins, e encontra-se cerca de 5% no tecido periférico ou no sangue, em que é captada pelas plaquetas sanguíneas (não é aí sintetizada devido à falta de descarboxilase).

Após a descoberta da serotonina e, posteriormente, de vários receptores desse neurotransmissor no SNC, foi possível observar que a serotonina exerce várias ações benéficas no encéfalo, incluindo modificação de comportamento, efeitos antidepressivos e efeitos ansiolíticos. Assim, medicamentos que modulam a ação da serotonina estão sendo cada vez mais usados em Medicina Veterinária na tentativa de controlar distúrbios comportamentais em animais e para modificar a motilidade gastrintestinal (para detalhes, ver *Capítulos 19 e 34*, respectivamente).

Síntese e degradação da serotonina

A serotonina é sintetizada a partir do aminoácido L-triptofano proveniente da dieta. Alguns alimentos são ricos em triptofano, como, por exemplo, soja, leite, carne e outros alimentos ricos em proteínas. A serotonina também pode ser encontrada em toxinas de alguns animais venenosos/peçonhentos, como arraias e abelhas.

No organismo animal, a taxa de síntese de serotonina depende da disponibilidade do precursor triptofano, sendo realizada em uma reação química de duas etapas: 1) o triptofano é hidroxilado pela enzima triptofano 5-hidroxilase, formando 5-hidroxitriptofano (5-HTP); e 2) este último é descarboxilado para produzir a serotonina (Figura 21.4).

A maior parte da serotonina é degradada por desaminação oxidativa para formar ácido 5-hidroxi-indolacético (5-HIAA); a enzima que catalisa essa reação é a monoaminaoxidase (MAO [ver Figura 21.4]). O produto final do metabolismo, o 5-HIAA, é excretado na urina. No entanto, na glândula pineal, a N-acetilação e a 5-metilação da serotonina formam o hormônio melatonina.

Transportadores da serotonina

A serotonina, uma vez sintetizada, é armazenada dentro de vesículas no terminal do axônio; com a chegada do potencial de ação, a serotonina é, então, liberada na sinapse, por exocitose. Grande parte da serotonina liberada na sinapse pode ser recaptada por meio de um transportador da membrana neuronal (SERT; do inglês, *serotonin transporter*) localizado nos terminais dos axônios serotoninérgicos. Essa recaptação reduz a disponibilidade desse neurotransmissor nos receptores pós-sinápticos das células efetoras, regulando, assim, a duração e a intensidade da ação da serotonina.

O transportador de serotonina (SERT) foi clonado e sabe-se que ele é seletivo para esse neurotransmissor e difere daquele que faz a captação da serotonina para o interior das vesículas de armazenamento intraneuronal.

O bloqueio farmacológico da recaptação da serotonina prolonga a sua disponibilidade e ação em seus receptores nas células efetoras. Nesse sentido, os medicamentos que inibem a recaptação de serotonina, conhecidos como inibidores seletivos da recaptação da serotonina (ISRS), são importantes ferramentas farmacológicas tanto para a medicina humana como para a Medicina Veterinária, no tratamento da depressão e de outros distúrbios neurológicos (para mais detalhes, ver *Capítulo 19*).

Receptores da serotonina

Há grande variedade de ações farmacológicas produzidas pela serotonina, o que sugere a possibilidade de haver vários tipos de receptores. Com o avanço da tecnologia do DNA recombinante, foi possível avançar no conhecimento

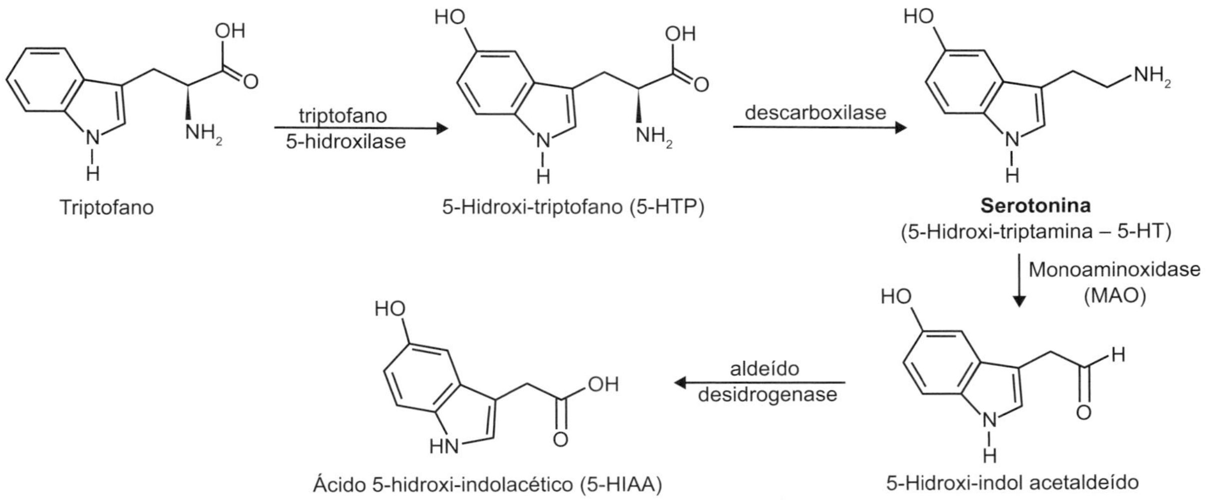

FIGURA 21.4 Síntese e degradação da serotonina.

dos receptores, confirmando a existência de famílias de receptores de serotonina, contemplando pelo menos sete tipos principais de receptores (5-HT$_{1-7}$) com os seus respectivos subtipos. Embora seus efeitos fisiológicos e suas ações farmacodinâmicas tenham sido apenas parcialmente caracterizados, acredita-se que a maioria dos receptores da serotonina (exceto 5-HT$_3$) consista em receptores acoplados à proteína G. O Quadro 21.3 mostra essas famílias com os seus respectivos subtipos, bem como alguns agonistas e antagonistas.

Efeitos fisiológicos e farmacológicos da serotonina

A serotonina como neurotransmissor no SNC (hipotálamo e outras áreas) influencia o sono, a percepção sensorial, a cognição, a atividade motora, o apetite, a motilidade intestinal, bem como regula a temperatura, o humor e o comportamento animal. O excesso de serotonina estimula o SNC e melhora o humor, enquanto a deficiência produz depressão. No sistema nervoso periférico, a serotonina

QUADRO 21.3
Principais famílias de receptores de serotonina (5-HT) com os seus respectivos subtipos, alguns agonistas e antagonistas.

Família de receptor	Subtipos	Agonista	Observação
5-HT$_1$ (inibem a adenilciclase)	5-HT$_{1A}$*	Buspirona, gepirona, ipsapirona	Uso como ansiolítico ***Antagonista***: ioimbina
	5-HT$_{1B}$		Aparentemente, reduz a enxaqueca em seres humanos ***Antagonista***: ioimbina
	5-HT$_{1D}$	Sumatriptana	Promove contração de vasos sanguíneos intracranianos, sendo empregado para reduzir a enxaqueca em seres humanos
	5-HT$_{1E}$		Função e distribuição ainda não caracterizadas
	5-HT$_{1F}$		Função e distribuição ainda não caracterizadas
5-HT$_2$	5-HT$_{2A}$ 5-HT$_{2B}$ 5-HT$_{2C}$		Ativam o trifosfato de fosfolipase C – diacilglicerol – inositol, promovendo a mobilização dos estoques de Ca^{2+} intracelulares ***Antagonista de receptor 5-HT$_{2A}$***: cetanserina, cipro-heptadina, clorpromazina
5-HT$_3$			Promove rápida despolarização, provavelmente devido ao efluxo de K$^+$ através de seus canais abertos. Estão presentes tanto no SNC quanto nos neurônios periféricos, coordenando a resposta emética ***Antagonista***: ondansetrona, metoclopramida
5-HT$_4$		Metoclopramida, cisaprida	Estão localizados em várias regiões do SNC e TGI, onde são acoplados à ativação da adenilciclase por meio da proteína G excitatória
5-HT$_5$			Função no SNC desconhecida
5-HT$_6$			Parecem estar envolvidos em funções cognitivas
5-HT$_7$			Parecem estar envolvidos na aprendizagem e na memória, além de terem papel na termorregulação e influenciarem o ritmo circadiano

*Inibe um canal de Ca^{2+} dependente de voltagem e ativa canal de K$^+$ acoplado ao receptor.
SNC, sistema nervoso central; TGI, trato gastrintestinal.

está envolvida na percepção de prurido e dor. O papel da serotonina nas plaquetas está relacionado ao mecanismo de hemostasia, por meio de vasoconstrição e agregação plaquetária.

A serotonina causa vários efeitos farmacológicos nas diferentes espécies animais, em função da sua variada localização e multiplicidade de receptores. Seus efeitos principais são observados no SNC e na musculatura lisa.

Quando a serotonina é injetada, não tem efeito no SNC, porque é uma molécula fortemente polar, não cruzando com eficiência a barreira hematencefálica. No entanto, o seu precursor, o 5-hidroxitriptofano, pode penetrar no SNC, ser descarboxilado, dando origem à serotonina, que pode produzir mudanças comportamentais e induzir a êmese, visto que a zona quimiorreceptora do bulbo está fora da barreira hematencefálica.

Quando administrada por via oral, a serotonina é rapidamente degradada e não produz nenhum efeito. Por via intravenosa rápida, a serotonina produz efeito trifásico

- Queda inicial da pressão arterial sistêmica acompanhada por bradicardia paradoxal, causada principalmente pela ativação dos receptores $5-HT_3$ nas terminações do nervo vago
- Curto período de efeito vasopressor, semelhante à epinefrina
- Queda prolongada da pressão arterial sistêmica atribuída ao efeito vasodilatador no leito vascular dos músculos esqueléticos.

A infusão contínua de serotonina – semelhante à liberação endógena – causa queda da pressão arterial, devido à vasodilatação periférica.

A serotonina contrai o músculo liso dos brônquios e intestino. No intestino, como um hormônio local, a serotonina inicia o reflexo peristáltico em resposta à estimulação local, sendo que o receptor $5-HT_3$ é inibitório e o $5-HT_4$ é excitatório. Vários medicamentos afetam esses receptores: a cisaprida é um agonista do receptor $5-HT_4$; a metoclopramida é um agonista do receptor $5-HT_4$ e um antagonista fraco do receptor $5-HT_3$; a ondansetrona, usada como antiemético, tem fraca atividade pró-cinética via antagonismo do receptor $5-HT_3$ (para mais detalhes, ver Capítulo 34).

Inibidores seletivos da recaptação da serotonina

Os inibidores da recaptação da serotonina (ISRS) fazem parte da classe dos medicamentos antidepressivos (para detalhes, ver Capítulo 19). Um exemplo de um antidepressivo inibidor da recaptação de serotonina é a fluoxetina, antidepressivo introduzido em terapêutica nos anos 1980.

Agonistas e antagonistas de receptores da serotonina

Embora existam diversos agonistas e antagonista de receptores serotoninérgicos, poucos são aqueles com utilização prática em animais, pois sua indicação na terapêutica veterinária ainda não está bem estabelecida.

O Quadro 21.3 mostra alguns exemplos de agonistas e antagonistas de receptores da serotonina.

A cisaprida, um agonista $5-HT_4$, foi empregada no tratamento do íleo paralítico em equinos e, em pequenos animais, no refluxo gastresofágico, na regurgitação associada ao megaesôfago idiopático, na gastroparesia e no megacólon em gatos. Contudo, em seres humanos, foi associada à ocorrência de arritmias cardíacas graves e fatais, o que fez com que a sua comercialização fosse proibida. Experimentalmente, a cisaprida foi substituída com sucesso pelo agonista $5-HT_4$ tegaserode (Zelmac®, especialidade farmacêutica, disponível no Brasil apenas para uso humano) no tratamento do íleo paralítico em equinos.

A ondansetrona, um antagonista $5-HT_3$, tem indicação na clínica de pequenos animais no controle da êmese induzida por quimioterapia, sendo geralmente fornecida 30 minutos antes do início da administração do quimioterápico (ver Capítulo 34). Outros exemplos de antagonistas $5-HT_3$ são a granisetrona, a dolasetrona e a tropisetrona, disponíveis no mercado brasileiro em especialidades farmacêuticas de uso humano.

A trazodona, antagonista $5-HT_2$, é utilizada, em medicina humana, no tratamento de depressão profunda, sendo sua eficácia bem documentada em pacientes idosos, como substituto dos benzodiazepínicos, devido a sua eficácia ansiolítica e efeito normalizador do sono em quadros depressivos. Recentemente, em Medicina Veterinária, a trazodona demonstrou ser de grande valia durante a fase pós-cirúrgica ortopédica, quando há necessidade de tranquilizar o animal, em virtude da necessidade de aumentar o tempo de restrição de movimentos.

Uso do precursor da serotonina em Medicina Veterinária

O L-triptofano é um aminoácido essencial para animais monogástricos e ruminantes antes do desmame; além de ser empregado para a síntese de proteínas, é importante para as funções dos sistemas nervoso e imunológico.

Nas últimas décadas, estudos têm sido realizados visando conhecer o papel do triptofano como um dos aminoácidos limitantes para a nutrição de mamíferos, aves e peixes. As evidências recentes têm mostrado que o triptofano, a serotonina e seus metabólitos, bem como a melatonina, podem regular a ingestão de alimentos, a reprodução, a imunidade, a função neurológica e as respostas antiestresse. Além disso, o triptofano pode modular a expressão gênica e o metabolismo de nutrientes que podem impactar a homeostase de todo o organismo. Assim, a ingestão adequada desse aminoácido na dieta é crucial para o crescimento, o desenvolvimento e a saúde de animais e do ser humano.

As dietas para animais e seres humanos devem conter triptofano em quantidade adequada para manter o crescimento, o equilíbrio do nitrogênio e a saúde, uma vez que esse aminoácido não pode ser sintetizado no organismo.

As quantidades ideais de triptofano na dieta dependem da espécie, dos estágios de desenvolvimento, de fatores ambientais e do estado de saúde. Por exemplo, estudos mostraram que o triptofano é o quarto aminoácido limitante nas dietas à base de cereais para leitões e suínos em crescimento (depois da lisina, metionina e treonina). Quando há deficiência de triptofano, ocorre redução na síntese de proteínas e neurotransmissores, o que resulta em crescimento retardado e disfunção neurológica.

As evidências têm mostrado que a suplementação dietética com até 1% de triptofano é segura para suínos, que, por sua vez, é um excelente modelo animal para estudar a nutrição humana.

Atualmente, tem se procurado conhecer melhor os efeitos desse aminoácido sobre a gravidez e a lactação (eventos importantes na vida dos mamíferos), a sinalização celular (mecanismo importante para o controle metabólico) e a expressão gênica (incluindo epigenética, processo altamente específico, no qual um gene pode ser ativado ou desativado em resposta a fatores regulatórios). Com os recentes desenvolvimentos de técnicas ômicas (genômica, proteômica, metabolômica) e bioinformática, são esperados avanços em novas informações sobre metabolismo e nutrição do triptofano no organismo animal, tanto em condições fisiológicas quanto patológicas.

BIBLIOGRAFIA

Adachi, N.; Liu, K.; Motoki, A.; et al. Suppression of ischemia/reperfusion liver injury by histamine H4 receptor stimulation in rats. European Journal of Pharmacology. 2006; 544(1-3):181-7.

Akdis, C.A.; Simons, F.E. Histamine receptors are hot in immunopharmacology. European Journal of Pharmacology. 2006; 533(1-3):69-76.

Allen, D.G.; Dowling, P.M.; Pasloske, K.; et al. Handbook of veterinary drugs. 3 ed. Philadelphia: Lippincott Williams & Wilkins, 2005. 1109 p.

Ash, A.S.F.; Schild, O. Receptors mediating some actions of histamine. British Journal of Pharmaceutics and Chemotherapy. 1966; 27:427-39.

Bagshaw, C.S.; Ralston, S.L.; Fisher, H. Behavioral and physiological effect of orally administered tryptophan on horses subjected to acute isolation stress. Applied Animal Behaviour. Science. 1994; 40:1-12.

Breunig, E.; Michel, K.; Zeller F.; et al. Histamine excites neurons in the human submucous plexus through activation of H1, H2, H3 and H4 receptors. Journal of Physiology. 2007; 583(Pt 2):731-42.

Baumer, W. Histamine, serotonin, and their antagonists. In: Rivieri, JE.; Papich, M.G. Veterinary pharmacology & therapeutics. 10. ed. Ames: Wiley-Blackwell, 2018. p. 451-66.

Bizikova P.; Papich, M.G.; Olivry, T. Hydroxyzine and cetirizine pharmacokinetics and pharmacodynamics after oral and intravenous administration of hydroxyzine to healthy dogs. Veterinary Dermatology. 2008; 19:348-57.

Black, J.W.; Duncan, W.A.; Durant, C.J.; et al. Definition, and antagonism of histamine H2-receptors. Nature. 1972; 236(5347):385-90.

Cataldi, M.; Borriello, F.; Granata, F.; et al. Histamine receptors and antihistamines: from discovery to clinical applications. Chemical Immunology and Allergy. 2014; 100:214-26.

Church, M.K.; Church, D.S. Pharmacology of antihistamines. Indian Journal of Dermatology. 2013; 58(3):219-924.

Criado, PR.; Criado, R.F.J.; Maruta, C.W.; et al. Histamina, receptores de histamina e anti-histamínicos: novos conceitos. Anais Brasileiros de Dermatologia. 2010; 85(2):195-210.

Day, C.; Higginbottom, K.B. Animal behavior case of the month. Underlying anxiety disorder in an aggressive dog. Journal of American Veterinary Medical Association. 2013; 242(8):1071-3.

DeBoer, DJ.; Griffin, C.E. The ACVD task force on canine atopic dermatitis (XXI): antihistamine pharmacotherapy. Veterinary Immunology and Immunopathology. 2001; 81(3-4):323-9.

DeNapoli, J.S.; Dodman, N.H.; Shuster, L.; et al. Effect of dietary protein content and tryptophan supplementation on dominance aggression, territorial aggression, and hyperactivity in dogs. Journal of the American Veterinary Medical Association. 2000; 217:504-8.

Drobnis, E.Z.; Nangia, A.K. Miscellaneous Drugs and Male Reproduction. Advances in Experimental Medicine and Biology. 2017; 1034:211-26.

Fernstrom, J.D.; Wurtman, R.J. Brain serotonin content: regulation by plasma neutral amino acids. Science. 1972; 178:414-16.

Fernstrom, J.D.; Wurtman, R.J. Control of brain serotonin levels by the diet. Advances in Biochemistry and Psychopharmacology. 1974; 11:133-41.

Fogel, W.A.; Jochem, J.; Lewinski, A. Influence of the H_3/H_4 receptor antagonist, thioperamide on regional hemodynamics in rats with trinitrobenzene sulfonic acid-induced colitis. Inflammation Research. 2007; 56(Suppl. 1):21-22.

Fukui, H. Review of some molecular and physiological studies of histamine H_1 receptor function (Hiroshi Wada Symposium). Inflammation Research. 2005; 54(1):S52-S53.

Gomez-Ramirez, J.; Johnston, T.H.; Visanji, N.P.; et al. Histamine H_3 receptor agonists reduce L-dopa-induced chorea, but not dystonia, in the MPTP-lesioned nonhuman primate model of Parkinson's disease. Movement Disorders. 2006; 21(6):839-46.

Grimmett, A.; Sillence, M.N. Calmatives for excitable horse: A review of L-tryptophan. The Veterinary Journal. 2005; 170:24-32.

Gruen, M.E.; Roe, S.C.; Griffith, E.; et al. Use of trazodone to facilitate postsurgical confinement in dogs. Journal of American Veterinary Medical Association. 2014; 245(3): 296-301.

Gutzmer, R.; Mommert, S.; Gschwandtner, M.; et al. The histamine H_4 receptor is functionally expressed on T(H)2 cells. Journal of Allergy and Clinical Immunology. 2009; 123(3):619-25.

Hansson, H.; Bergvall, K.; Bondesson, U.; et al. Clinical pharmacology of clemastine in healthy dogs. Veterinary Dermatology. 2004; 15:152-8.

Henry, Y.; Seve, S.; Mounier, A.; et al. Growth performance and brain neurotransmitters in pigs as affected by tryptophan, protein, and sex. Journal of Animal Science. 1996; 74:2700-10.

Hill, S.J.; Ganelin, C.R.; Timmerman, H.; et al. International Union of Pharmacology. XIII. Classification of histamine receptors. Pharmacological Reviews. 1997; 49:253-78.

Hungerford, J.M. Histamine and Scombrotoxins. Toxicon. 2021; 201:115-26.

Kerr, L.A.; Linnabary, R.D. A review of interstitial pneumonia in cattle. Veterinary and Human Toxicology. 1989; 31:247-54.

Knigge, U.P. Histaminergic regulation of prolactin secretion. Danish medical bulletin. 1990; 37(2):109-24.

Koopmans, S.J.; Guzik, A.C.; Van Der Meulen, J.; et al. Histamine excites noradrenergic neurons in locus coeruleus in rats. Neuropharmacology. 2005; 49:129-34.

Kovacova-Hanuskova, E.; Buday, T.; Gavliakova, S.; et al. Histamine, histamine intoxication and intolerance. Allergologia et Immunopathologia. 2015; 43(5):498-506.

Laycock, S.R.; Ball, R.O. Alleviation of hysteria in laying hens with dietary tryptophan. Canadian Journal of Veterinary Research. 1990; 54:291-5.

Leurs, R.; Church, M.K.; Taglialatela, M. H1-antihistamines: inverse agonism, anti-inflammatory actions and cardiac effects. Clinical & Experimental Allergy. 2002; 32:489-98.

Li, Y.Z.; Kerr, B.J.; Kidd, M.T.; et al. Use of supplementary tryptophan to modify the behavior of pigs. Journal of animal Science. 2006; 84(1):212-20.

Lim, H.D.; van Rijn, R.M.; Ling, P.; et al. Evaluation of histamine H1-, H2-, and H3-receptor ligands at the human histamine H4 receptor: identification of 4-methylhistamine as the first potent and selective H4 receptor agonist. Journal of Pharmacology and Experimental Therapeutics. 2005; 314(3):1310-21.

Lippold, B.S.; Hildebrand, J.; Straub, R. Tegaserod (HTF 919) stimulates gut motility in normal horses. Equine Veterinary Journal. 2004; 36(7):622-7.

Lorenzi S.; Mor M.; Bordi, F.; et al. Validation of a histamine H_3 receptor model through structure-activity relationships for classical H_3 antagonists. Bioorganic & Medicinal Chemistry. 2005; 13:5647-57.

Lovenberg, T.W.; Roland, B.L.; Wilson, S.J.; et al. Cloning and Functional Expression of the Human Histamine H 3 Receptor. Molecular Pharmacology. 1999; 55(6):1101-7.

Masaki, T.; Chiba, S.; Tatsukawa, H.; et al. The role of histamine H_1 receptor and H_2 receptor in LPS-induced liver injury. The Federation of American Societies for Experimental Biology. 2005; 19:1245-52.

Medhurst, S.; Collins, S.; Billinton, A.; et al. Novel histamine H3 receptor antagonists GSK189254 and GSK334429 are efficacious in surgically induced and virally-induced rat models of neuropathic pain. Pain. 2008; 138(1):61-9.

Mehta, P.; Miszta, P.; Rzodkiewicz, P.; et al. Enigmatic Histamine Receptor H4 for Potential Treatment of Multiple Inflammatory, Autoimmune, and Related Diseases. Life (Basel). 2020; 10(4):1-50.

Moehn, S.; Pencharz, P.B.; Ball, R.O. Lessons learned regarding symptoms of tryptophan deficiency and excess from animal requirement studies. Journal of Nutrition. 2012; 142(12):2231S-2235S.

Moesta, A. Animal behavior case of the month. Noise phobia. Journal of American Veterinary Medical Association. 2014; 244(5):538-40.

Mutt, V. An appreciation of the work of Vittorio Erspamer. Peptides. 1981; 2(Suppl 2):3-6.

Nakanishi, Y.; Shigemori, K.; Yanagita, K.; et al. Behavioural and growth effect of oral administration of rumen protected tryptophan on weanling beef calves. Memoirs of the Faculty of Agriculture Kagoshima University. 1998; 34(89-95).

Neumann, J.; Grobe, J.M.; Weisgut, J.; et al. Histamine can be formed and degraded in the human and mouse heart. Frontiers in Pharmacology. 2021; 12(582916).

Nieto-Alamilla, G.; Márquez-Gómez, R.; García-Gálvez, AM.; et al. The Histamine H3 Receptor: Structure, Pharmacology, and Function. Molecular Pharmacology. 2016; 90(5): 649-73.

Norsworthy, G.D.; Crystal, M.A.; Grace, SF.; et al. O Paciente felino: tópicos essenciais de diagnóstico e tratamento. 2 ed. Barueri: Editora Manole, 2004. 815 p.

Nuutinen, S.; Panula, P. Histamine in neurotransmission and brain diseases. Advances in Experimental Medicine Biology. 2010; 709:95-107.

Oda T.; Morikawa, N.; Saito, Y.; et al. (2000). Molecular Cloning and Characterization of a Novel Type of Histamine Receptor Preferentially Expressed in Leukocytes. Journal of Biological Chemistry. 2000; 275(47):36781-6.

Olivier B. Serotonin: a never-ending story. European Journal of Pharmacology. 2015; 753:2-18.

Olivry, T.; Bizikova, P. A systematic review of randomized controlled trials for prevention or treatment of atopic dermatitis in dogs: 2008-2011 update. Veterinary Dermatology. 2013; 24:97-117.

Panula, P. Histamine receptors, agonists, and antagonists in health and disease. In: Handbook of Clinical Neurology. 2021; 377-87.

Papich, M.G. Handbook of Veterinary Drugs. Philadelphia: Saunders, 2002. 551 p.

Peters, L.J.; Kovacic, J.P. Histamine: metabolism, physiology, and pathophysiology with applications in veterinary medicine. Journal of Veterinary Emergency and Critical Care. 2009; 19(4):311-28.

Robertson, D.J.; Burke, C.A.; Schwender, B.J.; et al. A. Histamine receptor antagonists and incident colorectal adenomas. Alimentary Pharmacology and Therapeutics. 2005; 22:123-8.

Rouvinen, K.; Archbold, S.; Laffin, S.; et al. Long-term effects of tryptophan on behavioural response and growing-furring performance in silver fox (*Vulpes vulpes*). Applied Animal Behaviour Science. 199; 63:65-77.

Schaper-Gerhardt, K.; Rossbach, K.; Nikolouli, E.; et al. The role of the histamine H4 receptor in atopic dermatitis and psoriasis. British Journal of Pharmacology. 2020; 177(3):490-502.

Sève, B.; Meunier-Salaün, M.C.; Monnier, M.; et al. Impact of dietary tryptophan and behavioral type on growth performance and plasma amino acids of young pigs. Journal of Animal Sciences. 1991; 69(9):3679-88.

Simons, F.E. Advances in H1-antihistamines. The New England Journal of Medicine. 2004; 18: 2203-17.

Smith, F.M.; Haskelberg, H.; Tracey, D.J.; et al. Role of histamine H_3 and H_4 receptors in mechanical hyperalgesia following peripheral nerve injury. Neuroimmunomodulation. 2007; 14(6):317-25.

Souza, A.L.M.; Calixto, F.A.A.; Mesquita, EFM.; et al. Histamina e rastreamento de pescado: revisão de literatura. Arquivos do Instituto Biológico, São Paulo. 2015; 82:1-11.

Sousa, Jr. D.T.; Verde, T.F.C.L.; Landim, L.A.S.R. Foods rich in tryptophan and its effect on serotonin release and possible benefits in anxiety disorder. Research, Society and Development [S. l.]. 2021; 10(14):e471101422190.

Southern, L.L. Supplemental l-tryptophan effects on serotonin, cortisol, intestinal integrity, and behavior in weanling piglets. Journal of Animal Science. 2006; 84:963-71.

Stepita, M.E.; Bain, M.J. Animal behavior case of the month. Noise phobia, cognitive dysfunction, separation anxiety, attention-seeking behavior, and medical causes. Journal of American Veterinary Medical Association. 2013; 242(9):1227-9.

Temiño, V.M.; Stokes Peebles, Jr. R. The Spectrum and treatment of angioedema. The American Journal of Medicine. 2008; 121(4):282-6.

Tetlow, L.C.; Woolley, D.E. Histamine, histamine receptors (H_1 and H_2), and histidine decarboxylase expression by chondrocytes of osteoarthritic cartilage: an immunohistochemical study. Rheumatology International. 2005; 26(2): 173-8.

Tiligada, E.; Ennis, M. Histamine pharmacology: from Sir Henry Dale to the 21 st century. British Journal of Pharmacology. 2020; 177(3):469-89.

Van der Goot, H.; Timmerman, H. Selective ligands as tools to study histamine receptors. European Journal of Medicinal Chemistry. 2000; 5(1):5-20.

Vedovato, K.; Trevizan, A.R.; Zucoloto, C.N.; et al. O eixo intestino-cérebro e o papel da serotonina. Arquivos de Ciências da Saúde Unipar, Umuarama. 2014; 18(1):33-42.

Warner, R.D.; Eldridge, G.A.; Hofmeyr, C.D.; et al. The effect of dietary tryptophan on pig behavior and meat quality – preliminary results. Australian Society of Animal Production. 1998; 22:325.

Weiss, R.; Abel, D.; Scholtysik, G.; et al. 5-Hydroxytryptamine mediated contractions in isolated preparations of equine ileum and pelvic flexure: pharmacological characterization of a new 5-HT_4 agonist. Journal of Veterinary Pharmacological Therapy. 2002; 25:49-58.

Xie, H.; He, S.H. Roles of histamine and its receptors in allergic and inflammatory bowel diseases. World Journal of Gastroenteroly. 2005; 11(19):2851-7.

Yao, K.; Fang, J.; Yin, Y.; et al. Tryptophan metabolism in animals: important roles in nutrition and health. Frontiers in Bioscience. 2011; S3:286-97.

Zhang, M.Q.; Leurs, R.; Timmerman, H. Histamine H_1-receptor antagonists. In: Wolff, M. E. Burger's medicinal chemistry and drug discovery, 6. ed. New York: John Wiley & Sons. 1997; 495-559.

22
Anti-Inflamatórios Não Esteroidais

Ana Cristina Tasaka

- Introdução, *311*
- Dinâmica do processo inflamatório, *314*
- Dor e febre, *314*
- Características gerais dos AINEs, *315*
- Principais AINEs utilizados em Medicina Veterinária, *317*
- Bibliografia, *327*

INTRODUÇÃO

Em um indivíduo saudável, o organismo encontra-se preparado e capaz de proteger-se contra agressões, por intermédio de reações imunes e inflamatórias. Para melhor compreensão sobre o uso racional dos medicamentos anti-inflamatórios, será feita, inicialmente, uma breve revisão sobre o processo inflamatório. Os mecanismos envolvidos no desenvolvimento das reações imunes serão avaliados com mais detalhes no *Capítulo 55*.

Qualquer estímulo, seja ele de natureza química, física ou mecânica, capaz de iniciar um processo inflamatório no organismo desencadeará, de forma mais ou menos extensa, a produção de uma série de mediadores químicos, que terão sua ação centrada principalmente sobre eventos vasculares ou celulares. O processo inflamatório é, genericamente, classificado com base em alguns parâmetros citológicos e sintomáticos que variam progressivamente com o passar do tempo. O **processo inflamatório agudo** caracteriza-se pela curta duração e apresenta os sinais cardeais da inflamação, quais sejam: dor, calor, rubor e tumor, além da perda da função; já o **processo inflamatório crônico**, além de perdurar por um período indeterminado, não apresenta um padrão tão estereotipado, e varia de acordo com os tipos de mediadores celulares e humorais envolvidos. As modificações decorrentes da liberação dos mediadores químicos levam ao intumescimento tecidual, devido ao extravasamento de proteínas plasmáticas, com consequente saída de água para o tecido e a penetração de células inflamatórias, que têm como principal objetivo debelar o agente causador da lesão, bem como reparar o tecido lesionado.

Vários são os mediadores químicos envolvidos no desenvolvimento do processo inflamatório, podendo ser de origem tissular, como: aminas vasoativas, fator de ativação plaquetária (PAF), eicosanoides, citocinas, radicais livres superóxidos, óxido nítrico e neuropeptídios, ou de origem plasmática, como: sistema de coagulação, sistema complemento e sistema das cininas. O Quadro 22.1 resume os principais efeitos inflamatórios dos mediadores químicos envolvidos na inflamação.

Dentre os mediadores químicos, os mais estudados até hoje são os eicosanoides. O termo "eicosanoide" refere-se aos lipídios insaturados, derivados da cisão do ácido araquidônico, a partir de enzimas específicas. Ao contrário da histamina, os eicosanoides não são pré-formados nos tecidos, sendo a sua produção vinculada a uma série de estímulos (síntese *de novo*), como apresentado em detalhes no *Capítulo 19*. Assim, uma lesão qualquer que danifique a membrana das diferentes células do organismo será capaz de liberar frações de fosfolipídios, denominado ácido araquidônico, por meio da ação enzimática da fosfolipase A_2 (FLA_2), que, no estado não ativado, encontra-se na forma esterificada, ligada à membrana celular. Os produtos da degradação do ácido aracdônico, formados mediante ação de enzimas denominadas **ciclo-oxigenase** (COX) e **lipo-oxigenase** (LOX),

QUADRO 22.1
Mediadores químicos da inflamação.

Mediador	Propriedades inflamatórias
Aminas vasoativas	Representadas principalmente por histamina e serotonina, são liberadas de mastócitos e plaquetas; atuam principalmente na fase inicial da inflamação aguda, sendo responsáveis, principalmente, pelo aumento de permeabilidade vascular que ocorre nos capilares
PAF (fator de ativação plaquetária)	Mais relacionado com o processo inflamatório agudo; é liberado pela maioria das células inflamatórias, sendo considerado o principal responsável pela anafilaxia sistêmica, facilitando a agregação plaquetária e de neutrófilos, além de estimular a liberação de aminas vasoativas, levando a broncoconstrição, vasodilatação, aumento da permeabilidade e quimiotaxia
Eicosanoides	São os principais mediadores químicos sobre os quais atuam os medicamentos anti-inflamatórios esteroidais e não esteroidais: • Prostaglandina (PG) D_2: causa vasodilatação arteriolar • PGE_2: é a principal PG relacionada com o processo inflamatório agudo, produzindo vasodilatação arteriolar e potencializando a dor e a permeabilidade vascular produzida por outros mediadores químicos • PGI_2 (também chamada de prostaciclina): inibe a agregação plaquetária, a adesão de leucócitos, a proliferação de células do músculo liso vascular e causa vasodilatação arteriolar; possui efeito protetor contra a aterogênese • Tromboxano (TX) A_2: é produzido pela ciclo-oxigenase 1 (COX-1) nas plaquetas, estando relacionado com os processos de agregação plaquetária, o que leva à formação de trombos, ou pela COX-2, em macrófagos ativados • Leucotrienos (LT) A, LTB_4, LTC_4, LTD_4 e LTE_4: estão presentes em todos os processos inflamatórios, mas são particularmente importantes em processos anafiláticos a partir da ação das substâncias de reação lenta da anafilaxia, principalmente LTC_4, LTD_4 e LTE_4. O LTB_4 está relacionado à quimiotaxia • Hepoxifilinas: efeitos pró-inflamatório e autoimune • Isoprostanos: envolvido com ocorrências de doenças cardiovasculares • Ácidos epoxieicosatrienoicos (EET): efeitos pró-trombótico e pró-hipertensivo • Endocanabinoides: são sintetizados por células sanguíneas, neurônios e endotélio, sob demanda, e não são armazenados em vesículas. As sínteses ocorrem nos neurônios pós-sinápticos após o influxo de cálcio e a subsequente ativação das fosfolipases (fosfolipase D no caso da anandamida e diacilglicerol lipase no caso do glicerol 2-araquidonoil), que convertem os fosfolipídios em endocanabinoides. Os canabinoides mostraram potencial neuromodulador, por atuar em receptores canabinoides 1 e 2 (CB1 e CB2). Estão envolvidos em vários eventos biológicos, inclusive, inflamatórios e imunológicos
Citocinas	São substâncias glicoproteicas, derivadas de células mononucleares, representadas pelas interleucinas (IL), e o fator de necrose tumoral, que possuem ações pró- e anti-inflamatórias, as interferonas, que atuam principalmente contra infecções virais e crescimentos tumorais, e os fatores estimulantes de colônias
Radicais livres superóxidos	Constituem-se principalmente de H_2O_2, $^1O_2$, O_2^- e HO^-. São liberados em grande quantidade pelos macrófagos durante a fagocitose; rompem a membrana fosfolipídica, gerando os isoprostanos, que predispõem a diversos distúrbios clínicos, sobretudo os de natureza cardiovascular
Óxido nítrico	O óxido nítrico, antes denominado fator de relaxamento do endotélio, possui propriedades pró e anti-inflamatórias. Está relacionado com o edema induzido pela substância P e com o aumento da permeabilidade vascular; também inibe a adesão de plaquetas e leucócitos
Neuropeptídios	Vários neuropeptídios são liberados a partir da estimulação nervosa. O neuropeptídio Y, por exemplo, está relacionado com processos inflamatórios pulmonares por atuar sobre a musculatura lisa vascular bronquiolar e pulmonar, promovendo contração
Sistema de coagulação	Este sistema é ativado pelo fator de Hageman. O contato do fator de Hageman com superfícies eletronegativas, quando passa do sangue para os tecidos, faz com que ele seja ativado, o que ativa a pré-calicreína, formando a bradicinina, entre outras cininas
Sistema complemento	A via clássica é ativada por complexação de células do sistema imunitário com antígenos, e a via alternativa é ativada por mecanismos não imunes, como, por exemplo, endotoxinas. Este sistema estimula, por intermédio das anafilatoxinas (C3a e C5a), a fagocitose de agentes exógenos, a quimiotaxia de linfócitos e o aumento da permeabilidade vascular
Sistema das cininas	São polipeptídios vasoativos, derivados de precursores plasmáticos, coletivamente denominados cininogênios, que favorecem a vasodilatação, o aumento da permeabilidade vascular, além de aumentar os estímulos dolorosos. Um destes polipeptídios, a bradicinina, é capaz de ativar a fosfolipase A_2 (FLA_2), que, por sua vez, libera o ácido araquidônico
Enzimas lisossomais	Compreendem as lisozimas, fosfatases ácidas e proteases ácidas, estocadas nos lisossomos. Atuam tanto na inflamação aguda como crônica
Metaloproteinases neutras	É o nome genérico de um grupo de enzimas (estromelisinas, colagenases e gelatinases teciduais) originárias dos condrócitos e responsáveis pela degradação da matriz cartilaginosa

são mediadores químicos fundamentais para o desenvolvimento do processo inflamatório.

A quebra do ácido araquidônico pelas COX origina as prostaglandinas (PGs), prostaciclina (também chamada PGI_2) e tromboxanos (TX). Por sua vez, as LOX dão origem aos leucotrienos (LT), às lipoxinas (LXA_4 e LXB_4) e às hepoxifilinas. Durante esse processo, as diferentes vias enzimáticas podem gerar radicais livres, que vão cindir o ácido araquidônico em isoprostanos. As enzimas do sistema citocromo P-450 também podem gerar ácidos epoxieicosatrienoicos (EET), ao atuar nesta mesma fração lipídica.

O ácido araquidônico também origina os endocanabinoides, cujos principais representantes são a anandamida (N-araquidonoetanolamida) e o 2-araquidonilglicerol (2-AG). Estudos clínicos e experimentais têm mostrado que os endocanabinoides causam inúmeros efeitos orgânicos, entre os quais: envolvimento na antinociceptividade (diminuição da sensibilidade aos estímulos dolorosos), modulação da resposta imune e inflamatória, atividade antitumoral e neuroproteção diante de situações de trauma e hipoxia, bem como controle do movimento e inibição da memória a curto prazo, inibição da secreção de prolactina e do hormônio do crescimento e aumento na secreção do hormônio adrenocorticotrófico (ACTH), efeitos ansiolíticos (por meio de ações no eixo hipotálamo-hipófise-adrenal), aumento da frequência cardíaca, vasodilatação e broncodilatação, inibição da secreção de testosterona, anovulação e relaxamento uterino, e modulação da ingestão de alimentos.

A Figura 22.1 mostra a cascata de formação dos principais mediadores químicos derivados da membrana celular.

As PGs fazem parte de um grupo complexo de substâncias com diferentes ações fisiológicas no organismo (as ações destas substâncias foram detalhadamente abordadas no *Capítulo 19*). Dessa forma, inicialmente, a quebra do ácido araquidônico pelas COX origina a prostaglandina G_2 (PGG_2) e a prostaglandina H_2 (PGH_2). Posteriormente, estas PGs são degradadas em prostaglandina D_2 (PGD_2), prostaglandina E_2 (PGE_2), prostaglandina $F_{2\alpha}$ ($PGF_{2\alpha}$), prostaciclina (PGI_2) e tromboxano A_2 (TXA_2).

Outros eicosanoides importantes são os trienos conjugados, derivados da quebra do ácido araquidônico pela 5-lipo-oxigenase (5-LOX). Inicialmente, gera-se o ácido 5-hidroxieicosatetraenoico (5-HPETE), que, posteriormente, dá origem aos LT (LTA, LTB_4, LTC_4 e LTD_4) e às lipoxinas.

O eicosanoide varia de acordo com o tipo celular onde é produzido, já que diferentes células possuem diferentes predominâncias de grupos enzimáticos; assim, por exemplo, as PGI_2 são produzidas preferencialmente no endotélio,

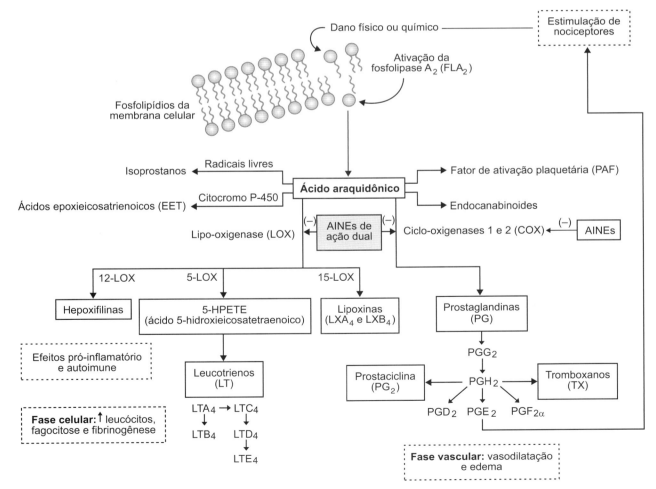

FIGURA 22.1 Cascata de formação dos principais mediadores químicos derivados da membrana celular (para detalhes, ver texto). AINEs: anti-inflamatórios não esteroidais.

enquanto as TXA_2 são obtidas preferencialmente a partir das plaquetas, via COX-1, embora haja registro de formação de TX, formadas a partir de macrófagos, via COX-2. As LOX são encontradas nas células plaquetárias, pulmonares e leucocitárias, originando os LTs. Do ponto de vista inflamatório, sabe-se, por exemplo, que as PGD_2 e PGE_2, após suas ações inflamatórias intensas, podem ser convertidas em uma forma de PGs ciclopentenônicas, que levam as células acometidas à apoptose seletiva, que pode, inclusive, acarretar o término do processo inflamatório (as ações das PGs foram detalhadamente abordadas no *Capítulo 21*).

DINÂMICA DO PROCESSO INFLAMATÓRIO

Após a liberação de mediadores químicos, inicia-se a fase vascular, caracterizada por vasodilatação (que confere o aspecto avermelhado ao tecido inflamado e promove o calor na região) e aumento da permeabilidade vascular; estes eventos facilitam a passagem de proteínas plasmáticas para o tecido, carreando, consequentemente, uma grande quantidade de água, o que, por sua vez, origina o edema. A fase celular ocorre concomitantemente à fase vascular devido às alterações do fluxo sanguíneo, o que, por sua vez, resulta em marginação leucocitária no leito vascular e a passagem destes para o tecido por meio de diapedese. Este mecanismo é auxiliado pela expressão de moléculas de adesão específicas na superfície de células endoteliais, denominadas moléculas de adesão intracelular, moléculas de adesão de células vasculares-1, integrinas, além das selectinas. Estas moléculas, assim expressas, promovem a aderência dos leucócitos à parede vascular, facilitando a migração para o tecido extravascular. O tipo celular predominante nesta fase poderá ser de células polimorfonucleares (neutrófilos, eosinófilos e basófilos), quando de um processo inflamatório agudo, ou de células mononucleares (monócitos e linfócitos), quando de um processo inflamatório crônico; outras células, tais como as células endoteliais, macrófagos, mastócitos, além das plaquetas, também podem estar envolvidas. Deste momento em diante, o processo inflamatório passa para a fase de reparação, no caso de uma evolução favorável, por meio da eliminação do agente causal, formação de tecido de granulação e cicatrização; se o processo não caminhar para a resolução, poderá ocorrer supuração, ou seja, os microrganismos superam as defesas orgânicas, lisando as células leucocitárias e formando o pus, ou então poderá haver cronificação do processo. Quando o processo inflamatório é muito exacerbado, o órgão afetado poderá ter sua função comprometida. Nestes casos, devem ser utilizadas substâncias que modulem o processo inflamatório; tais substâncias, conhecidas como anti-inflamatórias, são classificadas em **esteroidais** e **não esteroidais**. Este capítulo discorrerá a respeito dos medicamentos anti-inflamatórios não esteroidais (AINEs); os anti-inflamatórios esteroidais serão abordados detalhadamente no *Capítulo 23*.

DOR E FEBRE

Além da atividade anti-inflamatória, os AINEs também são utilizados no combate à dor e à febre. Para melhor compreensão dos mecanismos antiálgicos e antitérmicos dos AINEs, serão apresentadas a seguir noções gerais sobre a fisiopatologia da febre e da dor, respectivamente.

No processo de controle fisiológico da temperatura corporal, quando se verifica aumento da temperatura corporal acima dos padrões de normalidade, o organismo utiliza-se de mecanismos que levam à perda de calor, como a sudorese e a vasodilatação.

O processo febril ocorre quando os leucócitos, que estão fagocitando partículas estranhas, liberam pirogênios endógenos (citocinas), que ligam-se aos receptores endoteliais cerebrais, ou interagem com células da micróglia, ativando a formação de ácido araquidônico, via PLA_2. Então, a COX-2 cerebral produz PGE_2, que, por sua vez, aumenta a temperatura corporal, por desregular o funcionamento hipotalâmico. O desequilíbrio dos mecanismos que controlam a temperatura corporal faz com que o organismo reaja como se a temperatura externa estivesse baixa, produzindo vasoconstrição periférica, piloereção e tremores (mecanismos geradores de calor) – Figura 22.2. A temperatura permanecerá elevada até que não mais exista PGE_2, ou até que o patógeno desapareça.

A dor periférica é iniciada por bradicinina e histamina e amplificada pela ação das PGs, principalmente a PGE_2 e a PGI_2, por meio de sua ligação a receptores nociceptivos, verificando-se a diminuição do limiar doloroso e a promoção de descargas elétricas, mediante variação no potencial de repouso dos nociceptores. Esta ação resulta em estímulos dolorosos, em função da estimulação de regiões talâmicas. A PGI_2 está relacionada com a hiperalgia imediata e de curta duração, enquanto as PGE_2 se relacionam com a hiperalgia longa, e que pode persistir por um período de até 6 h.

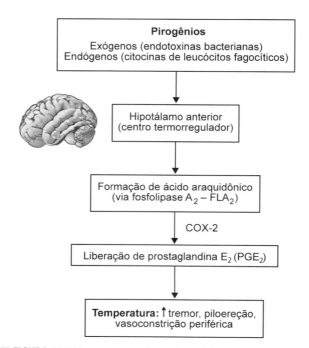

FIGURA 22.2 Mecanismo gerador da febre. COX-2: ciclo-oxigenase 2.

CARACTERÍSTICAS GERAIS DOS AINEs

Várias são as ações terapêuticas dos AINEs; estas podem ser de caráter periférico, como no caso das ações anti-inflamatórias, analgésicas, antitrombóticas e antiendotóxicas, ou podem atuar sobre o sistema nervoso central (SNC), promovendo ação antipirética e também analgésica. Estas ações decorrem, em grande parte, da ação inibitória sobre as enzimas que degradam o ácido araquidônico: a COX e a LOX. A ação antitrombótica está relacionada com a inibição da síntese de TX plaquetário, e a ação antiendotóxica relaciona-se com a diminuição quantitativa de eicosanoides, como prostaciclinas e TX, substâncias estas responsáveis por algumas das alterações cardiovasculares e metabólicas presentes no choque endotóxico. A produção de eicosanoides, em particular, poderá ser inibida por diferentes processos, entre os quais se encontra a inibição da liberação de ácido araquidônico, o antagonismo de receptores, a inibição de eventos de transdução que ocorrem após a ocupação dos receptores ou a inibição da atividade oxigenase dos ácidos graxos.

Os AINEs têm maior efeito sobre a dor somática do que sobre a dor visceral; porém, só serão eficazes nas dores potencializadas pela presença de PG, ou seja, principalmente aquelas associadas a processos inflamatórios. Os AINEs têm como vantagem sobre os analgésicos opioides o fato de não produzirem sedação ou ataxia, além de permitirem a recuperação mais rápida da anestesia; também não são passíveis de promover tolerância ou dependência farmacológica (para detalhes, ver *Capítulo 15*). O uso conjunto de AINEs com os opioides é benéfico, pois reduz a quantidade dos últimos, minimizando-se, assim, seus efeitos colaterais.

A ação anti-inflamatória dos AINEs é particularmente importante em processos inflamatórios de tecidos moles, sobretudo o muscular, que, em geral, são os principais responsáveis pela resistência ao movimento das articulações; portanto, são muito utilizados no tratamento dos distúrbios musculoesqueléticos. Entretanto, enquanto alguns anti-inflamatórios demonstram ação condroprotetora, a utilização de AINE nas terapias de degenerações articulares deve ser cautelosa, já que alguns deles (p. ex., ácido acetilsalicílico, fenilbutazona, indometacina, ibuprofeno e naproxeno) podem produzir efeito inverso, ou seja, têm, potencialmente, a capacidade de piorar este quadro patológico, devido ao aumento da degeneração articular. Acrescente-se, ainda, que os AINEs têm demonstrado também ação antineoplásica, além de poderem ser úteis na atenuação da progressão de doenças neurodegenerativas, naquelas de caráter endotóxico, na aterosclerose e nos estados alérgicos das vias respiratórias, uma vez que estas afecções têm em comum o processo inflamatório como base.

Em Medicina Veterinária, os conhecimentos da farmacocinética e farmacodinâmica são essenciais para a utilização dos diferentes medicamentos; isto é particularmente importante na classe de anti-inflamatórios, em que a meia-vida de uma mesma substância difere muito de espécie para espécie, em função das distintas vias de biotransformação e outras características. No que diz respeito à farmacocinética, fatores vários, como doenças associadas (principalmente as renais e hepáticas), idade dos animais (animais recém-nascidos não têm o sistema enzimático hepático suficientemente maduro, e os animais idosos apresentam menor eficiência renal e hepática), entre outros, também influenciam a eficácia da dose administrada. Embora a absorção desta classe de substâncias, de maneira geral, ocorra de forma rápida, nos equinos pode-se verificar alentecimento deste processo, devido à ligação dos AINEs a componentes alimentares no sistema gastrintestinal desta espécie. A associação de medicamentos também é um aspecto importante da terapêutica, visto que, embora algumas delas se mostrem benéficas, a maioria leva a efeitos colaterais mais pronunciados. Por exemplo, a utilização conjunta entre AINEs, bem como AINEs com AIEs deve ser evitada, pois se verifica potencialização de efeitos tóxicos gástricos e renais, sem melhora dos efeitos anti-inflamatórios desejáveis. Outro fator que altera a absorção de medicamentos é o pKa, que no caso dos AINEs é, de maneira geral, baixo (pKa = 4,5); portanto, a formulação de compostos na forma de sais sódicos torna-se mais bem absorvida pelo organismo de animais monogástricos, haja vista que nestas espécies animais a absorção ocorre no intestino, onde o pH é mais elevado (para detalhes sobre absorção de medicamentos, ver *Capítulo 6*). Após a absorção, os AINEs encontram-se, em sua maior porcentagem, ligados às proteínas plasmáticas (96 a 99%); portanto, o volume de distribuição é pequeno, permanecendo no plasma e fluidos extracelulares, principalmente por estarem em sua maior parte na forma ionizada. Os AINEs são, na maioria, ácidos fracos, possuindo como característica grande afinidade por locais inflamados, cujo pH (baixo), de maneira geral, favorece a alta concentração local dessas substâncias. A acidez específica destes compostos também faz com que sejam mais facilmente excretados em urina básica e reabsorvidos em urina ácida. Esta característica é importante no caso de superdosagens ou intoxicação, em que a administração de substâncias alcalinas, como o bicarbonato, auxiliará no restabelecimento do paciente (para detalhes, ver *Capítulo 6*). Ainda, com relação às diferenças na farmacocinética entre as espécies animais, vale salientar que os cães, em particular, eliminam alguns AINEs preferencialmente por via biliar (p. ex., ibuprofeno e naproxeno), realizando, portanto, a chamada reciclagem êntero-hepática destes medicamentos, o que predispõe à ocorrência de maior incidência de lesões da porção inferior do trato gastrintestinal (inflamações, sangramentos, enteropatias por perda de proteínas e constrições de segmentos intestinais).

O que diferencia as várias formulações comerciais dos AINEs, no que se refere à potência de inibição nos processos inflamatórios, febris e dolorosos, é a sua ação nos diferentes mediadores químicos inflamatórios, a biodisponibilidade, a biotransformação e a eliminação, nas diferentes espécies animais. Os conhecimentos até hoje adquiridos sobre os mecanismos pelos quais atuam os diferentes agentes anti-inflamatórios têm demonstrado que o potencial terapêutico e seus respectivos efeitos colaterais são mediados pelos mesmos processos fisiológicos, sendo em geral obtidos em função da inibição das enzimas que atuam sobre os produtos derivados da membrana celular. Outro fator importante a ser considerado é que alguns estudos demonstram que a inibição seletiva da COX desvia o catabolismo do ácido araquidônico para a via LOX, favorecendo a geração de LT e levando, dessa forma, à continuidade do processo inflamatório por intermédio de outros mecanismos, por exemplo, gerando osteoartrite em pacientes assim tratados cronicamente. Rápidos avanços na caracterização de subtipos de enzimas e receptores têm permitido melhor entendimento da fisiopatologia dos processos inflamatórios agudos e crônicos, bem como o desenvolvimento de novas classes de AINEs. Quanto à farmacodinâmica, há diversos estudos que mostram grandes diferenças na capacidade dos vários anti-inflamatórios em bloquear as COX. Devido a esse fato, verifica-se que a eficácia destes medicamentos poderá variar grandemente entre as espécies animais.

Devido aos distintos mecanismos de ação pelos quais atuam as diferentes substâncias anti-inflamatórias, muitas são as denominações utilizadas nos manuais e referências especializadas. Assim, a maioria dos AINEs inibe especificamente a via COX; entretanto, existem AINEs que inibem, preferencialmente, a via LOX. Quando o agente é capaz de inibir as duas vias enzimáticas, COX e LOX, simultaneamente, este composto é denominado AINE de dupla ação – isto é, de ação dual. Existem, ainda, substâncias químicas que têm ações inibitórias específicas sobre outros mediadores químicos, tais como o fator de ativação plaquetária, os inibidores específicos da formação de TX, os inibidores específicos de seus receptores, entre outros. Aqueles agentes que atuam por intermédio de seus metabólitos são denominados pró-drogas. Já os anti-inflamatórios removedores (*scavengers*) atuam sobre os radicais livres já formados durante o processo inflamatório, reagem ou catalisam a decomposição de radicais livres; por outro lado, os agentes antioxidantes são aqueles que inibem o processo da produção de radicais livres, por meio da reação com radicais peróxidos ou peroxil.

Na década de 1990, verificou-se existirem pelo menos dois tipos de COX, que determinam no organismo diferentes funções fisiológicas: a ciclo-oxigenase 1 (COX-1) e a ciclo-oxigenase 2 (COX-2). Os produtos da quebra do ácido araquidônico pela COX-1 levam, preferencialmente, à formação de PG relacionadas com reações fisiológicas renais, gastrintestinais e vasculares, enquanto os produtos originados pela cisão através da COX-2 levam à formação de PG que participam dos eventos inflamatórios, álgicos e térmicos, e no endotélio, atua produzindo PG de ação antitrombótica (PGI_2). Pesquisadores que analisavam cérebros de cães propuseram a existência de uma outra isoforma desta enzima, denominada ciclo-oxigenase 3 (COX-3); ela é estruturalmente muito semelhante à COX-1, sendo por isso também chamada COX-1b. A existência desta isoforma da COX poderia explicar o motivo pelo qual alguns medicamentos, como o paracetamol e a dipirona, quase não possuem atividade anti-inflamatória, somente ação analgésica e antitérmica. Além disso, pesquisas têm relacionado a farmacodinâmica do paracetamol ao sistema endocanabinoide (ver características destes medicamentos adiante). Há estudos que indicam que a febre está relacionada aos eicosanoides derivados da COX-2, enquanto o fenômeno doloroso é mediado por substâncias diversas das que ocasionam aumento de temperatura; portanto, ainda não se tem claro o papel desempenhado pelas COX no desencadeamento da febre e da dor, em todas as suas nuances. Sabe-se que a maioria dos medicamentos anti-inflamatórios classicamente utilizados na terapêutica bloqueiam tanto a COX-1 como a COX-2, ocorrendo esta inibição em graus diferentes; os principais e mais utilizados AINEs, ainda hoje, atuam por meio da inibição preferencial da COX-1 em detrimento da COX-2; este fato faz com que muitos dos efeitos colaterais estejam relacionados com o uso destas substâncias, como as gastrites difusas, erosões gástricas, ulcerações, gastrenterite hemorrágica fatal, falhas renais agudas, lesões renais crônicas, síndromes necróticas e nefrites. Também podem ocorrer anormalidades no metabolismo hídrico e desequilíbrios nos níveis de sódio e potássio (retenção de água e sais no organismo). Estes efeitos colaterais iniciam-se em função da inibição da síntese de algumas classes de PGs, propriedade inerente a todas as substâncias desta classe, atuando principalmente sobre a PGE_2 e a PGI_2. Estas PGs normalmente apresentam ação vasodilatadora nos rins, além de estarem envolvidas na liberação de renina e na transferência de eletrólitos. A inibição neste nível promove a diminuição do fluxo sanguíneo renal e na filtração glomerular, sendo esta diminuição do fluxo sanguíneo renal um dos fatores que leva aos graves danos renais e problemas orgânicos verificados nos casos de intoxicação. Na mucosa estomacal, a ação vasodilatadora fisiológica das PGs, principalmente da PGE_2, proporciona um sistema de tamponamento pelo bicarbonato que consegue atenuar a ação corrosiva do ácido clorídrico (HCl) presente no suco gástrico; quando estas PGs são inibidas pelas substâncias anti-inflamatórias, ocorre a erosão da mucosa devido à não neutralização do HCl. Outro possível mecanismo seria o acúmulo dos AINEs dentro das células gástricas, levando à morte celular: inicialmente, verifica-se que a acidez gástrica facilita a entrada do AINE na mucosa, na forma molecular. No interior da célula, a substância retorna à forma ionizada, o que a aprisiona dentro da célula e leva à toxicidade; a própria ação anti-inflamatória pode inibir os processos de reparação tecidual nos casos de úlceras. Portanto, a administração de AINE deverá ser avaliada quanto à segurança do paciente, visto que, na presença de comprometimento hepático ou renal, os efeitos colaterais serão potenciados.

Por sua vez, a ação inibitória irreversível de alguns AINEs sobre os TXs causa aumento de sangramentos, uma vez que a coagulação e a agregação plaquetária encontram-se comprometidas. Este fato deve ser considerado quando for necessária a administração conjunta de AINE com os medicamentos anticoagulantes. Sabe-se também que a utilização conjunta de substâncias corticosteroides pode agravar os efeitos colaterais gástricos e renais produzidos pelos AINEs. A ocorrência de traumas graves da coluna vertebral predispõe a maior liberação de corticosteroides endógenos, que, por sua vez, poderão aumentar os efeitos colaterais ocasionados pela administração de substâncias antiprostaglandinas. O misoprostrol, que é uma PG sintética, é um medicamento que pode ser utilizado para reverter os efeitos ulcerogênicos causados pelos AINEs (ver maiores detalhes no *Capítulo 34*).

O esclarecimento de que o mecanismo de ação dos AINEs ocorre pela inibição de pelo menos dois tipos de COX direcionou as pesquisas para aqueles compostos que atuam preferencialmente na inibição da COX-2, com o objetivo de evitar a manifestação de efeitos colaterais. Entretanto, vários estudos indicam que a COX-2 não está somente relacionada ao desenvolvimento do processo inflamatório, mas também é responsável por ações fisiológicas mantenedoras da homeostase em diferentes tecidos, tal como ocorre com a COX-1, porém com menor intensidade. Por exemplo, no SNC, sobretudo na medula espinal, a COX-2 é expressa de forma fisiológica e auxilia nas funções cerebrais normais da atividade sináptica, consolidação da memória e hiperemia funcional. No tecido renal, é responsável pela manutenção dos níveis de reabsorção de sódio e água; e no sistema vascular assegura a produção de prostaciclina, que produz efeitos vasodilatadores e que evita a agregação plaquetária. Também foi demonstrada a ação fisiológica da COX-2 sobre o tecido ósseo. A inibição da COX-2, portanto, pode gerar efeitos colaterais importantes. Além disso, há estudos que revelam que, embora se saiba que a COX-2 apresente propriedades pró-inflamatórias, a total resposta inflamatória é produzida por prostanoides gerados tanto pela COX-2 como pela enzima constitutiva (COX-1). Deve-se também considerar que as PGs geradas pela COX-1 parecem exercer importante papel na hiperalgesia inflamatória. Dessa forma, fica claro que a simples análise do potencial do AINE não define qual a melhor substância a ser utilizada na terapêutica. Em um anti-inflamatório ideal, a alta potência deve estar associada à baixa incidência de efeitos colaterais. Neste sentido, Graham (2006) faz interessante análise do papel dos órgãos regulatórios americanos frente à validação das pesquisas farmacológicas relacionadas aos inibidores seletivos da COX-2 e sua liberação de uso. Devido aos danos renais induzidos pelos AINEs em geral, devem-se evitar as associações destas substâncias com outras que possam induzir nefrotoxicidade. Recomenda-se que os pacientes estejam sempre bem hidratados e mantidos em bom estado pressórico e volêmico; também se recomenda não usar esta classe de substâncias em fêmeas prenhes, já que as PGs estão envolvidas nos processos fisiológicos da gestação (para detalhes, ver *Capítulos 21 e 33*). Como o fígado e os rins de neonatos e idosos não são totalmente atuantes, a meia-vida dos medicamentos nestes indivíduos é maior; portanto, recomenda-se que, nestes casos, aumentem-se os intervalos de aplicação dos AINEs para prevenir os efeitos adversos.

Existem ainda medicamentos como inibidores diretos da enzima 5-LOX ou, indiretamente, por antagonismo de receptores de LOX (receptores cysLT1 e cysLT2). Fisiologicamente, os LTs gerados da cisão do ácido araquidônico pela enzima 5-LOX são responsáveis por diversas ações no organismo. Assim, o LTC_4, o LTD_4 e o LTE_4 possuem um resíduo de cisteína em sua estrutura química e são importantes mediadores da reação de hipersensibilidade imediata, gerando broncospasmo, congestão e muco. Já o LTB_4 é mediador quimiotático para as células inflamatórias e leucócitos, além de ativar neutrófilos, melhorar sua adesão ao endotélio vascular e aumentar a liberação de citocinas pró-inflamatórias pelos macrófagos e linfócitos. Um fator a se considerar é que em situações em que existam altas concentrações de LTB_4, os níveis de interleucina-1β (IL-1β) também são altos. Sabe-se, por exemplo, que os níveis de IL-1β encontram-se altos em animais diagnosticados como portadores de osteoartrite, úlcera gástrica, asma, dermatite atópica e câncer.

Alguns pesquisadores alegam que o uso de AINEs inibidores de COX favorece a degradação de ácido araquidônico pela via LOX, o que levaria ao aumento da formação de LTs e às possíveis doenças a eles relacionados. Portanto, medicamentos inibidores da LOX, à semelhança dos inibidores da COX, poderiam desempenhar importantes papéis farmacológicos como antialérgicos; entretanto, estes medicamentos também não são isentos de risco, tendo sido relacionados com a ocorrência de hepatotoxicidade. Estudos estão sendo conduzidos no sentido de se confirmar a eficácia destes medicamentos na terapêutica médica-veterinária.

Em função dos eventuais graves efeitos colaterais, recomenda-se que os animais sejam submetidos à anamnese e exame físico completos e prévios, sobretudo os voltados à saúde do trato gastrintestinal e renal, alvos mais frequentemente afetados, principalmente na clínica de pequenos animais, em caso de toxicidade medicamentosa por AINE. Após a análise e decisão pelo uso de AINEs, o médico-veterinário deve prescrever o melhor medicamento para o caso, selecionando a menor dose eficaz, pelo menor espaço de tempo possível, em função do tipo de doença, e resposta esperada de cada paciente. Os responsáveis pelo animal deverão ser instruídos (inclusive por escrito, junto à prescrição), quanto à importância de facilitar e estimular a ingestão hídrica; qualquer alteração no comportamento, ocorrência de êmese, diarreia, observação de sangue digerido ou fresco nas fezes, ou deve motivar a suspensão do tratamento e o rápido envio do paciente para reavaliação veterinária.

PRINCIPAIS AINEs UTILIZADOS EM MEDICINA VETERINÁRIA

Os AINEs apresentam, muitas vezes, estruturas químicas não relacionadas, mas que têm em comum os mesmos mecanismos de ação. Podem ser divididos em dois grandes grupos, os derivados do ácido carboxílico (R-COOH) e os do ácido enólico (R-COH) (Quadro 22.2). Estes medicamentos, além de serem utilizados como anti-inflamatórios, são empregados também com o objetivo de debelar dores, em geral moderadas, febre, artrite, gota, bem como têm aplicação no tratamento tópico de enfermidades dermatológicas e oftalmológicas e em cirurgias abdominais, com o objetivo de reduzir o desenvolvimento de aderências. O paracetamol e a dipirona, apesar de praticamente não apresentarem efeito anti-inflamatório, devem ser inseridos neste grupo, porque o mecanismo de ação é o mesmo dos AINEs (ou seja, por meio da inibição da COX).

A seguir, serão relacionados os principais AINEs na prática da Medicina Veterinária. Os Quadros 22.2 e 22.3 apresentam estes medicamentos nas respectivas dosagens e especialidades farmacêuticas utilizadas em algumas espécies de animais domésticos.

Derivados do ácido carboxílico

Salicilatos

Ácido acetilsalicílico (AAS)

Dentre os AINEs, o ácido acetilsalicílico (AAS) é o anti-inflamatório padrão, portanto será descrito com mais detalhes. Sua descoberta ocorreu no século XVIII, mais especificamente em 1763, quando o Reverendo Edmund Stone relatou as propriedades antifebris da casca do salgueiro, o *Salix alba*; verificou-se posteriormente que esta árvore continha a salicina, a partir da qual Leroux, em 1829,

QUADRO 22.2
Principais anti-inflamatórios não esteroidais (AINEs*): grupos farmacológicos e algumas especialidades farmacêuticas.

Derivados do ácido carboxílico		
Ácidos acéticos		Aceclofenaco: Aceflan®, Cecoflan®, Proflam®
		Cetorolaco: Acular®, Toragesic®, Trometamol cetorolaco®
		Diclofenaco: Ana-Flex®, Artren®, Cataflan®, Diclofen®, Flotac®, Still®, Voltaflan®, Voltaflex®, Voltaren®
		Indometacina: Agilisin®, Indocid®, Indocin®
		Sulindaco: Clinoril®a
Ácido aminonicotínico		Flunixino meglumina: Aplonal®b, Banamine®b, Banoxine®b, Desflan®b, Finadyne®b, Finoxaline®a,b,c, Flumedine®, Flumegam®b, Flunamine®b, Flunixil®b, Flunixino®b, Meflosyl®b, Niglumine®b, Niglumine®
Ácidos propiônicos		Ibuprofeno: Advil®, Alivium®, Artril®, Doretrin®, Ibuprofeno®, Motrin®, Nuprin®, Spidufen®
		Carprofeno: Carprodyl®, Carproflan®b, Carproflex®, Carprovet®, Rimadyl®b, Zenecarp®a,b
		Flurbiprofeno: Ocufen®
		Cetoprofeno: Algiprofen®, Anafen®a,b, Artranid®, Kenovet®, Ketofan®b, Ketofen®b, Ketoflex®b, Profenid®
		Loxoprofeno sódico: Loxonin®a
		Naproxeno: Anaprox®, Equiproxen®b, Flanax®, Nafasol®, Naprosyn®, Naxen®a, Xenar®a
		Vedaprofeno: Quadrisol®b
Alcanona		Nabumetona: Relafen®a, Relifex®
Fenamatos		Ácido flufenâmico: Mobilisin Composto®c
		Ácido meclofenâmico: Arquel®b, Meclomen®
		Ácido mefenâmico: Ponstan®, Ponstel®a
		Ácido tolfenâmico: Clotan®, Fenamic®, Tolfedine®a
		Etofenamato: Bayro gel®
		Floctafenina: Idarac®
Salicilatos		Ácido acetilsalicílico: AAS®, Ácido acetilsalicílico®
		Ácido salicílico: Beldog®b,c
		Salicilato de metila
Derivados do ácido enoico		
Oxicans		Meloxicam: Azicox-2®b,c, Elo-xicam®, Flamavet®, Maxicam®b, Meloxifarm®, Meloxine®, Meloxinew®, Meloxivet®b, Metacam®b, Vetaflan®
Pirazolonas		Fenilbutazona: Butafenil®, Butaflex®, Equipalazone injetável®, Fenilbutazona OF®, Fenilvet®
Sulfonanilida		Nimesulida: Antiflogil®, Nisalgen®, Nisuflan®, Nisulid®, Scaflan®, Scalid®, Sintalgin®
Coxibes		
		Cimicoxibe: Cimalgex®b
		Firocoxibe: Firovet®, Previcox®b
		Deracoxibe: Deramaxx®a,b
		Mavacoxibe: Trocoxil®b
		Robenacoxibe: Onsior®a,b
Inibidores da ciclo-oxigenase com fraca ação anti-inflamatória		
		Paracetamol*(ou acetaminofeno): Acetofen®, Excedrin®c, Naldecon®c, Paracetamol®, Parador®, Tylenol®
		Dipirona*(ou metamizol): Algivet®b, Baralgin D-500®b, Dipirona®, Novalgina®, Novin®
Outros AINEs		
Antagonista de receptor de PGE$_2$ do tipo EP4	Grapiprant: Galliprant®b	
	DMSO: Dimesol gel®b, DM gel®b, Ekyflogyl®b,c	
	Glicosaminoglicanos: Artroglycan®b, Artrin®, Artrotabs®, Condroitina®b, Condroplex 1000®, Condroton®b, Cosequin®, Equistro®, Chondril active®b, Equistro®, Osteocart Plus®b, Polireumin®, Procart®	

*Embora o paracetamol e a dipirona tenham fraca ação anti-inflamatória e o grapiprant não tenha ação sobre COX, esses medicamentos também foram incluídos. aNão comercializado no país. bUso veterinário. cProduto em associação com outras substâncias.

QUADRO 22.3
Alguns medicamentos anti-inflamatórios não esteroidais e suas doses.

Medicamento	Espécie	Dose (em mg/kg)	Medicamento	Espécie	Dose (em mg/kg)
Ácido acetilsalicílico	Cães	10 a 20, oral, SC, IM, IV, a cada 12 h	Flunixino meglumina	Cães	1,1, oral, por até 3 dias/semana
	Gatos	10, oral, SC, IM, IV, a cada 48 h			1,1, IV, IM, SC, dose única
	Bovinos	100, oral, dose de ataque; e 30 a cada 12 h			Uso cirurgia oftálmica: 0,5, IV, dose única
	Equinos	75, oral, dose de ataque; e 25 a cada 12 h		Gatos	1,1, oral, por até 3 dias/semana
	Suínos	10, oral, a cada 6 h			1,1, IV, IM, SC, dose única
Ácido tolfenâmico	Cães	4, oral, a cada 24 h, por 3 a 5 dias			Uso cirurgia oftálmica: 0,5, IV, dose única
	Gatos	4, oral, 3 a 5 dias		Bovinos	2,2, IM, IV, ataque; e 1,1, a cada 24 h
Carprofeno	Cães	2,2, IV, a cada 12 h		Equinos	1,1, oral, IM, IV, a cada 24 h, por até 5 dias
	Gatos	4, dose única			
	Equinos	0,7, oral, IM, IV			0,25, dose antiendotóxica
Cetoprofeno	Cães	2, SC, dose de ataque; e 1, oral, a cada 24 h, por 3 a 5 dias	Grapiprant	Cães	2, oral, a cada 24 h
			Glicosaminoglicanos sulfatados	Cães	20, oral, a cada 24 h
	Gatos	2, SC, dose de ataque; e 1, oral, a cada 24 h, por 3 a 5 dias		Gatos	20, oral, a cada 24 h
				Equinos	600*, IM, a cada 7 dias, por pelo menos 5 tratamentos
	Equinos	2,2, IV, a cada 24 h, por 3 a 5 dias	Meloxicam	Cães	0,2, seguido por 0,1, oral, a cada 24 h
Diclofenaco	Cães	Não recomendado		Gatos	0,3 seguido por 0,1, oral, a cada 24 h
	Gatos	Não recomendado	Naproxeno	Cães	5, oral, dose inicial; e, posteriormente 2, a cada 48 h
	Bovinos	1, SC, IM ou IV, a cada 24 h, por 3 a 5 dias		Gatos	Não recomendado
	Suínos	1, SC, IM ou IV, a cada 24 h, por 3 a 5 dias		Equinos	5 a 10, oral, a cada 12 h, por até 14 dias
Dipirona (ou metamizol)	Cães	25, oral, a cada 12 h	Paracetamol (ou acetaminofeno)	Cães	10, a cada 12 h, dose antiendotóxica
	Gatos	25, oral, a cada 12 h		Gatos	Não recomendado
	Equinos	5 a 10 g,* SC, IM, IV lentamente, a cada 12 h		Equinos	20, oral, cada 24 h
DMSO	Cães	0,5 a 1, IV de solução 10 a 20%, a cada 8 h		Bezerros	40, oral, seguido por 30, a cada 6 h
	Gatos	0,5 a 1, IV de solução 10 a 20%, a cada 8 h	Piroxicam	Cães	0,3, oral, a cada 48 h
	Equinos	20, oral, a cada 12 h			Tratamento de câncer: 0,3, oral, nas 1ªs 24 h e depois a cada 48 h
Fenilbutazona	Cães	10, oral, IV, a cada 12 h			
	Gatos	Não recomendado		Gatos	0,3, oral, a cada 24 h
	Bovinos	10 oral ou 5 IV, cada 48 h; ou 10 a 20 oral (dose de ataque) e 2,5 a 5, oral, a cada 24 h		Equinos	0,2, oral, dose única
			Robenacoxibe	Cães	1,0 a 2,0, oral, SC, a cada 24 h
	Caprinos/ovinos	9, oral ou 5 IV, a cada 48 h		Gatos	1,0, oral, a cada 24 h
	Equinos	4,4, dose de ataque; e 2,2, oral, IV, a cada 12 h	Vedaprofeno	Cães	2, SC, a cada 24 h, por até 3 dias. 0,5, oral, a cada 24 h, por até 30 dias
	Pôneis	2,2, IV, a cada 12 h		Equinos	2, oral (dose inicial), seguido por 1, a cada 48 h
	Suínos	4, oral, IV, a cada 24 h			

DMSO: dimetilsulfóxido; SC: via subcutânea; IM: via intramuscular; IV: via intravenosa. *Dose total por animal.

sintetizou o ácido salicílico. Posteriormente, Hofmann, um pesquisador químico da Bayer, sintetizou, em 1895, o ácido acetilsalicílico, a partir do ácido salicílico. Em 1899, Dreser iniciou o uso do ácido acetilsalicílico na prática médica, e que por décadas permaneceu como medicamento mais utilizado no mundo. Pesquisas acerca do mecanismo de ação do ácido acetilsalicílico na década de 1970, realizadas por Ferreira, Moncada e Vane, na Inglaterra, levaram a equipe a desvendar o mecanismo geral dos AINEs, pesquisa essa agraciada pelo Prêmio Nobel de Medicina no ano de 1982, pois permitiu desvendar o mecanismo de ação geral da maioria dos AINEs utilizados à época.

Em Medicina Veterinária, o ácido salicílico e o salicilato de sódio foram os medicamentos do grupo dos salicilatos mais utilizados no fim do século XIX; entretanto, o ácido acetilsalicílico logo se tornou o mais aceito, devido ao seu maior potencial terapêutico e menor toxicidade. O ácido acetilsalicílico apresenta propriedades analgésicas, anti-inflamatórias e antipiréticas, além de também promover a inibição da agregação plaquetária; não possui ação sobre a produção de superóxidos, atuando somente sobre a dor induzida pela liberação de PGs.

O ácido acetilsalicílico é bem absorvido pelo trato gastrintestinal, pois se apresenta na forma não ionizada no estômago. Embora os AINEs encontrem-se, em sua maior parte, ligados às proteínas plasmáticas, o ácido acetilsalicílico constitui uma exceção à regra, pois somente cerca de 50 a 70% deste composto fazem este tipo de ligação. De forma geral, esta classe de substâncias possui características farmacocinéticas distintas nas diferentes espécies animais; enquanto a meia-vida do ácido acetilsalicílico na espécie humana é de cerca de 5 h, no cão este processo leva por volta de 8 h, nos equinos, 1 h e nos gatos, 38 h.

O ácido acetilsalicílico em dose baixa produz ações analgésicas, antipiréticas e antiagregante plaquetária, já causando ações ulcerativas gastrintestinais, sangramentos e reações de hipersensibilidade; doses elevadas, além de inibirem a COX, são capazes de inibir a via da 5-LOX, o que se reflete na ação anti-inflamatória; doses tóxicas podem gerar febre, acidose metabólica, hipoprotrombinemia, bem como falha renal e respiratória, o que resulta em fatalidade.

Recomenda-se sua utilização nos casos de dores leves ou moderadas, devido a lesões ou inflamações de pele, dentes ou sistema musculoesquelético. Em equinos, é recomendado no tratamento de uveítes, na prevenção de trombose, nos casos de doenças naviculares, laminite e doença intravascular disseminada; entretanto, é pouco utilizado com finalidades analgésicas, devido à baixa potência antiálgica nesta espécie animal. O ácido acetilsalicílico tem sido muito utilizado na espécie humana para prevenção de tromboembolismo, devido à inibição da agregação plaquetária; porém altas doses podem produzir quadros de acidose metabólica e, devido ao seu efeito antitrombótico, podem levar ao aumento no tempo de sangramento. Este efeito colateral decorre da acetilação irreversível da COX-1, que não permite a síntese de mais TXA_2. Dessa forma, a ação agregante plaquetária só é retomada após a síntese de novas plaquetas pelo organismo; a plaqueta tem vida de cerca de 8 a 10 dias. Outro fator a ser considerado é que este medicamento, assim como outras substâncias constituídas de grupamentos fenólicos em sua estrutura química merecem atenção especial, principalmente no que diz respeito às dosagens recomendadas para as diferentes espécies animais. Os felinos, por possuírem pequena concentração de glicuroniltransferase, uma enzima que realiza a conjugação do ácido glicurônico presente na biotransfromação do ácido acetilsalicílico e compostos afins, desenvolvem sintomas de intoxicação quando recebem doses preconizadas para terapia humana ou de cães. A sintomatologia apresentada por esta espécie animal caracteriza-se por depressão, anorexia, hemorragia gástrica, vômitos, anemia, hepatite, hiperpneia e febre.

Quando administrado por longos períodos, o ácido acetilsalicílico demonstra ação anticancerígena sobre células tumorais colorretais; este efeito está relacionado à ação pró-apoptótica, que ocorre via estimulação do fator kappa B nuclear (NF-κB), o qual se sabe estar envolvido em processos inflamatórios e autoimunes. Por outro lado, a administração prolongada deste medicamento é desaconselhada em animais que apresentam osteoartrite, pois a COX-1 é importante para manter a homeostase do condrócito; portanto, o uso prolongado deste AINE poderá levar à piora do quadro, devido à degradação articular.

Ácido salicílico

Origina-se a partir da desacetilação do ácido acetilsalicílico, sendo utilizado como substância queratolítica devido aos seus efeitos irritantes. A aplicação por via oral não é indicada, por causa da grande ação irritante sobre a mucosa gástrica.

Salicilato de sódio

Produz pouca irritação gástrica, devido à sua boa solubilidade; contudo, apesar de ter potencial antipirético cerca de 1,5 vez maior do que o ácido acetilsalicílico, seu potencial anti-inflamatório é cerca de quatro vezes menor do que deste.

Ácidos acéticos

Diclofenaco

Anti-inflamatório de ação equipotente sobre a COX-1 e a COX-2. Possui alta potência anti-inflamatória e analgésica, sendo esses efeitos semelhantes àqueles dos "coxibes", grupo de AINEs que agem como inibidores seletivos da COX-2. É menos ulcerogênico que o ácido acetilsalicílico e a indometacina nas doses anti-inflamatórias. Experimentalmente, demonstrou ser eficaz quando utilizado no tratamento de miosites e artrite não infecciosa em bovinos e bubalinos, na dose de 1 mg/kg. O diclofenaco também tem demonstrado ação condroprotetora, porém seu uso sistêmico em cães e gatos deve ser evitado, devido ao desenvolvimento de sérios efeitos colaterais, principalmente os relacionados com sangramentos gástricos. Por outro lado, a formulação oftalmológica do ibuprofeno vem sendo empregada nas diferentes espécies animais, incluindo cães e gatos.

Indometacina

Potente anti-inflamatório, que possui cerca de mais de 1 mil vezes a potência anti-inflamatória, e 20 vezes a atividade antipirética da fenilbutazona; porém, devido aos efeitos colaterais graves relacionados com sua ação inibitória da COX-1, não é indicado como analgésico e antipirético de rotina; tem se mostrado muito tóxico para cães por ter maior ação ulcerogênica do que as outras substâncias da mesma classe, além de também estar relacionada com diarreias e discrasias sanguíneas, devido ao fato de realizar extensa reciclagem êntero-hepática nesta espécie animal. Não se recomenda a indometacina em doenças condrodegenerativas, para nenhuma espécie animal, uma vez que estudos revelam que há piora deste quadro, devido ao aumento da degradação articular. Em equinos, não se deve utilizar a indometacina devido aos efeitos colaterais caracterizados por manifestações neurológicas (ataxia e paresia). Ante a grande ação anti-inflamatória apresentada pela indometacina, vários derivados desta substância foram sintetizados com o objetivo de obter compostos com alto potencial anti-inflamatório, porém pouco relacionados com os efeitos colaterais. Uma dessas associações é a indometacina-cobre, que tem demonstrado produzir menor vasoconstrição, hipoxia e necrose, por não atuar inibindo as prostaciclinas. Produz ação estimulatória sobre NF-κB, apresentando, portanto, potencial anticancerígeno.

Ácidos propiônicos

Ibuprofeno

Foi a primeira substância do grupo do ácido propiônico a ser desenvolvida e avaliada clinicamente. Em geral, esta classe de anti-inflamatório apresenta propriedades farmacológicas melhores do que as obtidas com a utilização dos derivados do ácido acético. Inibe a COX-1 e a COX-2, além de também inibir a ativação e a agregação de neutrófilos, a geração de radicais livres e a liberação de enzimas lisossomais. Em processos inflamatórios agudos, o ibuprofeno demonstra potência semelhante à fenilbutazona, porém esta característica não ocorre nos processos crônicos. É utilizado no tratamento de infecções de bovinos, principalmente aquelas relacionadas com choques endotóxicos e mastites, e no alívio de dores associadas a processos inflamatórios e adesões pós-cirúrgicas. Não é indicado para uso em pequenos animais, já que possui baixa margem de segurança, devido à longa meia-vida da substância, mesmo em doses terapêuticas, que pode desencadear problemas gastrintestinais e nefrotoxicidade. Recomenda-se que a administração seja realizada por via oral, mas também existem no mercado formulações para uso humano, em forma de gel. Este anti-inflamatório também não é indicado para o tratamento de osteoartroses.

Naproxeno

Este medicamento é indicado para uso em Medicina Veterinária, possuindo propriedades antipiréticas, com ações analgésicas e anti-inflamatórias particularmente potentes; possui como característica valores de doses anti-inflamatórias muito semelhantes às analgésicas. É muito utilizado em equinos, com larga margem de segurança, sendo mais indicado para o tratamento de miosites que a fenilbutazona. Em equinos e suínos, confere meia-vida de cerca de 5 a 6 h. É menos ulcerogênico que o ácido acetilsalicílico e a indometacina nas doses anti-inflamatórias, porém foram observados efeitos colaterais graves em cães, em especial os da raça Beagle e Mongrel. Este fato pode estar relacionado com a meia-vida do anti-inflamatório – que realiza reciclagem êntero-hepática –, cuja duração de 35 a 74 h (dependendo da raça de cão) é longa, quando comparada com a meia-vida de outros AINEs do grupo do ácido carboxílico. Sua utilização em cães deve ser realizada com cautela, recomendando-se a administração da suspensão comercial, pois facilita o cálculo da dose por via oral. Aparentemente também está relacionada com desenvolvimento de fotossensibilização, formação de radicais livres e piora de quadros condrodegenerativos.

Carprofeno

É utilizado principalmente em cães para obtenção de efeitos analgésicos (inclusive pré-cirurgicamente), e também indicado para o tratamento de osteoartrites, inclusive alguns autores advogam que o carprofeno possua efeito condroprotetor. Estudos mostram que, em cães (e provavelmente também em felinos), esse anti-inflamatório é o mais seguro no que se refere aos efeitos indesejáveis sobre o trato gastrintestinal, sendo esta segurança relacionada nesta espécie a maior seletividade (afinidade) do caprofeno à COX-2 do que sobre a COX-1. Interessante ressaltar que em humanos, a afinidade pelas COXs é invertida, isto é, esse AINE possui maior afinidade pela COX-1. Na Grã-Bretanha, este anti-inflamatório tem aprovação para ser utilizado em gatos, para os quais são amplamente empregados para promover analgesia peroperatória. A meia-vida deste composto em cães é de cerca de 8 a 12 h, em gatos em torno de 20 h, em equinos cerca de 22 h e em bovinos por volta de 30 h. Em equinos não vem sendo empregado, haja vista que a afinidade do medicamento pelas COX- 1 e COX-2 é muito baixa, portanto com eficácia bastante limitada nessa espécie animal. O carprofeno possui ação antiedematosa e analgésica, embora tenha fraca ação no que se refere à inibição enzimática (cerca de 70 vezes menor do que a indometacina), o que indica que sua ação não ocorra somente devido à inibição de PG; consequentemente, apresenta menores efeitos colaterais no trato gastrintestinal. Apresenta-se como um dos AINEs mais seguros, e, em dose única, parece ser também bastante efetivo para utilização em gatos, embora nestes tenham sido relatados a ocorrência de toxicidade gastrintestinal, quando administrado de modo prolongado, por via oral. Também tem sido verificado que este medicamento pode produzir alterações hepáticas e renais, no entanto, são de ocorrência rara e descritas somente quando do uso crônico.

Cetoprofeno

É classificado como um inibidor de dupla ação, atuando tanto sobre a COX quanto sobre a LOX, levando ao bloqueio das respostas inflamatórias celulares e vasculares. Esta substância é capaz de antagonizar a ação da bradicinina e exerce ação estabilizadora de membranas. Pode ser tão potente quanto a indometacina em modelos animais, no que diz respeito à atividade anti-inflamatória; entretanto, também se assemelha a esta nos efeitos colaterais. Tem-se mostrado um pouco menos ulcerogênico que o flunixino e a fenilbutazona, porém seu uso não deverá ultrapassar mais de 5 dias consecutivos. Atua rapidamente na obtenção de analgesia e redução do edema, sendo cerca de 50 a 100 vezes mais potente como analgésico que a fenilbutazona; experimentalmente não mostrou ser eficaz no tratamento de edemas cerebrais em gatos. É aprovado para utilização em equinos, para alívio de inflamações e dores relacionadas com problemas musculoesqueléticos e nos casos de cólica, devendo ser administrado por via intravenosa; como é um composto de curta duração, têm sido desenvolvidas formulações de liberação lenta. É uma substância bem tolerada nesta espécie animal. Como este composto tem apresentado pouca ação degenerativa sobre as cartilagens, tem sido indicado para uso neste tipo de patologia.

Vedaprofeno

É um anti-inflamatório não esteroide, usado em cães e, principalmente, em equinos, já que na espécie canina há frequente ocorrência de distúrbios no trato gastrintestinal. O vedaprofeno possui propriedades anti-inflamatória, analgésica e antipirética. É utilizado principalmente para o controle de distúrbios musculoesqueléticos e para lesões de tecidos moles. Os principais efeitos colaterais estão relacionados com ulcerações gastrintestinais. Em cães tem-se observado também redução do apetite e letargia. Deve-se evitar o uso do vedaprofeno em animais com desidratação, hipovolêmicos e com hipotensão, já que o aumento de risco deste medicamento promove toxicidade renal.

Ácido aminonicotínico
Flunixino meglumina

É uma substância aprovada para uso veterinário pela Food and Drug Administration (FDA), podendo ser administrada por via oral ou na forma injetável; apresenta grande ação analgésica e anti-inflamatória em cavalos, sendo o AINE de escolha nos casos de cólica e distúrbios musculoesqueléticos; nestas situações, esta substância se revela, muitas vezes, tão eficaz que poderá dar a falsa sensação de recuperação do animal. Tal fato é relevante no caso do tratamento do estado de choque endotóxico, quando então deve ser utilizada com cautela, e somente no início da terapia. No caso de endotoxemia ou dores de origem desconhecida, a dose preconizada deve ser diminuída para um quarto daquela utilizada no tratamento de processos inflamatórios; este procedimento permite a inibição da produção de eicosanoides, sem mascarar todos os sintomas clínicos. A utilização de AINE nos casos de choque endotóxico é explicada por promover a diminuição dos níveis de eicosanoides, tais como a PGI_2 e o TXA_2, responsáveis por algumas das alterações cardiovasculares e metabólicas presentes nesta enfermidade. Com relação à ação anti-inflamatória, o flunixino tem demonstrado ser cerca de quatro vezes mais potente que a fenilbutazona, com meia-vida de 4 h em cães, cerca de 3 h em gatos, 2 h em equinos e 4 a 8 h em bovinos. A duração da ação farmacológica tem demonstrado ser maior do que a esperada partindo-se de sua meia-vida e, provavelmente, se deve ao acúmulo da substância no foco inflamatório. O flunixino meglumina demonstra bons resultados com relação às inflamações oculares. É indicado na terapia de afecções pulmonares como a pneumonia e quando ocorre endotoxemia, em associação com antimicrobianos, aumentando, nesses casos, a sobrevida, principalmente de bezerros doentes. Nesta espécie animal também é indicado no tratamento de mastites por *E. coli*, gastrenterites, reações anafiláticas e artropatias.

Já foram relatados casos de toxicidade renal aguda em cães que receberam doses terapêuticas, o que demonstra a baixa margem de segurança; nesta espécie animal, o flunixino não deve ser administrado quando o paciente estiver inconsciente, para obtenção de efeitos analgésicos, ou se o animal estiver em recuperação cirúrgica, pois pode causar falha renal em pacientes com diminuição de pressão sanguínea. Em gatos, o flunixino parece estimular indução enzimática, devido à ocorrência de tolerância. Não deve ser administrado junto com alimentos, quando se utiliza a via oral, e, aparentemente, não se mostra tão efetivo como analgésico quando administrado por via intravenosa, podendo mesmo, por esta via, levar a efeitos tóxicos, como ataxia e incoordenação. Aparentemente, parte da ação anti-inflamatória deste AINE se deve à sua ação estimulatória da NF-κB, e não somente da inibição da via da COX.

Fenamatos
Ácido mefenâmico

Foi uma das primeiras substâncias deste grupo testadas com relação à eficácia clínica. O grupo dos fenamatos é um dos mais utilizados na terapia de bovinos. Exerce ação analgésica e antipirética, mas demonstra metade da potência anti-inflamatória da fenilbutazona. Porém, alguns dados sugerem que esta substância se relaciona com problemas de infertilidade e reações cutâneas. Também tem demonstrado causar toxicidade ocasional em gatos.

Ácido tolfenâmico

É um medicamento estruturalmente relacionado com o ácido mefenâmico, tendo maior potência anti-inflamatória que este e a fenilbutazona. Com relação à ação analgésica, é tão potente quanto o ácido mefenâmico e o diclofenaco. Seu mecanismo de ação parece estar relacionado com a inibição tanto da COX como da 5-LOX. É uma substância que tem sido utilizada na clínica de equinos para o tratamento de problemas inflamatórios de origem musculoesquelética. Também vem sendo utilizado em cães e gatos, particularmente no tratamento da dor, aguda ou crônica, e/ou do processo inflamatório. Este medicamento é aprovado para uso em bovinos, na Europa. Relata-se que o uso intravenoso não é recomendado devido a efeitos colaterais de ordem nervosa (síndrome excitatória). Devido ao seu efeito antitromboxano, não se recomenda o uso deste anti-inflamatório pericirurgicamente.

Derivados do ácido enólico
Pirazolonas
Fenilbutazona

Foi primeiramente sintetizada por Stenzl em 1946, e pode ser gerada a partir da lise da fenacetina. Esta substância tem sido utilizada em equinos desde o começo da década de 1950, principalmente nas inflamações ósseas e de articulação, assim como claudicações (preferido ao flunixino), cólicas agudas causadas por endotoxemia e afecções de tecidos moles, devido a sua eficácia e baixo custo. Além disso, são muitos os dados de literatura, que permitem empregar este medicamento em equinos com segurança, entretanto, oferece pouca margem de segurança nesta espécie animal. Em equinos, o emprego da fenilbutazona tem sido associado à injúria renal; em equinos com comprometimento renal ou desidratados, este AINE pode causar isquemia e necrose papilar. Em cães também tem muita aplicação em distúrbios dolorosos, como espasmos musculares devido a anormalidades de discos vertebrais, espondilite anquilosante, osteoartrite e artrites reumáticas. Experimentalmente, *in vitro* verificou-se que a fenilbutazona foi capaz de diminuir a síntese de glicosaminoglicanos em cultura de células. Em um estudo *in vivo*, em equinos, verificou-se que houve significante diminuição de síntese de proteoglicanos na cartilagem articular, indicando, assim, uma ação condrodegenerativa. Durante a biotransformação, a fenilbutazona origina dois metabólitos: a oxifembutazona e a hidroxifenilbutazona, sendo a primeira um metabólito farmacologicamente ativo. Juntos, estes metabólitos correspondem a cerca de 25% do total de medicamento administrado no organismo. A oxifembutazona também tem a propriedade de inibir a taxa de metabolização da fenilbutazona, o que ocasiona o aumento da meia-vida desta substância no plasma. Enquanto a meia-vida deste composto em cães e equinos varia de 3 a 8 h, chega a 37 h em bovinos. Em equinos, a duração dos efeitos farmacológicos é de cerca de 8 a 12 h. Esta substância tem a propriedade de diminuir a produção de superóxidos (ação antioxidante), sendo também um inibidor irreversível da COX. A fenilbutazona realiza uma extensa ligação com as proteínas; este fato retarda a absorção do AINE, que, quando ingerido, em vez de ter uma absorção preferencial no estômago, a tem nas porções de intestino delgado e grosso, levando a ulcerações, principalmente em equinos; esta propriedade também desfavorece sua aplicação intramuscular, já que o medicamento se liga à proteína muscular, retardando sua absorção, além de promover dor local. Não deve ser administrado perivascularmente, sob pena de causar flebites e necroses. A fenilbutazona, embora seja muito potente, seu uso contínuo vem sendo associado a distúrbios do trato gastrintestinal, discrasias sanguíneas (agranulocitose e anemia aplástica), hepatotoxicidade e nefropatias em cães. Também tem a capacidade de aumentar a reabsorção de sódio e cloretos, o que a contraindica para pacientes com problemas renais, hepáticos e cardíacos. O uso deste anti-inflamatório em felinos é desaconselhado, pois há grande número de relatos de intoxicação nestes animais. Os pôneis não absorvem bem este tipo de substância quando administrada por via oral.

Isopirina

Apresenta alta atividade antipirética, anti-inflamatória e analgésica, sendo bem absorvida por via parenteral. A toxicidade aguda deste composto é menor do que a das outras substâncias da classe das pirazolonas. Quando administrada junto com a fenilbutazona, tem a propriedade de aumentar a meia-vida desta.

Oxicans
Piroxicam

É bem absorvido por via oral, podendo ser administrado tanto por via sistêmica como topicamente, não correndo o risco de se acumular no organismo de indivíduos idosos ou com insuficiência renal. Os componentes do grupo dos oxicans apresentam em comum o longo período da ação anti-inflamatória, podendo ser administrados apenas 1 vez/dia. O piroxicam tem a propriedade de inibir a formação de superóxidos, além de impedir ativação e agregação de neutrófilos e liberação de enzimas lisossomais. Aparentemente, produz ação analgésica satisfatória em cães. Tem mostrado ação antitumoral em cães, em alguns tipos de cânceres de bexiga urinária, carcinomas de cavidade oral e de pele, sobretudo, quando combinado com quimioterápicos tradicionais. Entretanto, o piroxicam tem sido relacionado com o surgimento de efeitos colaterais mesmo quando administrado nas doses terapêuticas preconizadas; não se recomenda sua administração a felinos.

Meloxicam

É um potente inibidor de TX e PG, com excelentes propriedades antipirética e analgésica, sendo usado para o tratamento de afecções musculoesqueléticas (osteoartrites), bem como pré-cirurgicamente. É considerado inibidor preferencial da COX-2. Enquanto em cães a meia-vida do composto é de cerca de 12 a 36 h, em equinos é de aproximadamente 3 h, em suínos de 4 h e em bovinos de cerca de 13 h. Há estudos que mostram efeito benéfico do seu uso, em felinos, nos casos de cirurgia ortopédica, porém a aplicação prolongada deste medicamento é desaconselhada nesta espécie animal, por seus efeitos tóxicos; portanto, se o uso for por período longo nesta espécie, deve ser empregado em baixas doses. Pode causar vômito, diarreia e inapetência em alguns animais, mas em doses altas relata-se ocorrência de hepatotoxicidade, perfuração de úlcera duodenal, com consequente peritonite e morte. Este medicamento vem também sendo empregado em suínos, principalmente para o tratamento de mastite-metrite e agalaxia, e em equinos, para o tratamento de dor e inflamação associado com cirurgias.

Coxibes

O termo **coxibe** é empregado referindo-se aos AINEs inibidores seletivos da COX-2; esses anti-inflamatórios também apresentam ações analgésicas e antitérmicas; sua comercialização embasou-se, a princípio, no menor potencial ulcerogênico e nefrotóxico em relação aos outros grupos de anti-inflamatórios que inibem indistintamente as várias isoformas da COX. Entretanto, estudos demonstram que a COX-2 não está relacionada apenas à ocorrência das ações inflamatórias, mas também à função fisiológica, tanto sobre a produção de muco quanto sobre o parênquima renal. Assim, acredita-se que embora a COX-2 não apresente um papel tão importante quanto a COX-1, no que se refere à denominada "função fisiológica", tem também papel importante nesta atividade. Em humanos, o uso dos coxibes tem sido relacionado ao aumento da incidência de infarto do miocárdio devido à ação pró-trombótica deste grupo de medicamentos. Assim, a Agência Nacional de Vigilância Sanitária (Anvisa), órgão ligado ao Ministério da Saúde e que registra medicamentos de uso humano, determina que esse grupo de medicamentos deve ser enquadrado na lista C1, ou seja, para a prescrição deste grupo de anti-inflamatório há necessidade de receita de controle especial, em duas vias (para detalhes, veja *Capítulo 2*).

Muitas vezes, ações farmacológicas demonstradas em cães e roedores não são comprovadas em humanos, bem como efeitos tóxicos verificados em humanos não o são nestas espécies animais, isto porque estudos vêm mostrando que os AINEs, incluindo os coxibes, parecem atuar de maneira distinta da dos humanos no que se refere à especificidade sobre as diferentes isoformas da COX nas diferentes espécies animais, o que demonstra que ainda falta muito para que se estabeleçam as reais condições de uso seguro das mesmas, seja na Medicina Humana, seja na Medicina Veterinária. Clinicamente, não se recomenda a utilização conjunta de coxibes com outros anti-inflamatórios, sejam eles esteroidais ou não esteroidais, devido ao aumento na gravidade dos efeitos colaterais.

Deracoxibe

Tem sido utilizado no tratamento de osteoartrite em cães, no pós-operatório, e cronicamente em animais com osteoartrites e em felinos no pós-operatório. Efeitos colaterais estão relacionados com a ocorrência de vômito, diarreia e hematoquezia; altas doses podem causar danos renais.

Firocoxibe

Atua no controle da dor e da inflamação associada a osteoartrite em cães e equinos, particularmente para a osteoartrite crônica. O firocoxibe é aprovado para o controle da dor e inflamação por até 14 dias. Efeitos colaterais leves estão associados à ocorrência de vômito, diarreia e inapetência. Filhotes menores de 7 meses são sensíveis a altas doses deste medicamento, podendo, mesmo, ir à óbito. Nesses casos, altas doses foram relacionadas a alterações periporta gordurosas hepáticas, úlceras duodenais e edemas pancreáticos.

Mavacoxibe

Indicado para afecções articulares degenerativas de cães, quando o tratamento for superior a 1 mês. A vantagem do emprego deste anti-inflamatório é a possibilidade de administração a cada 14 dias, devendo ser usado por até 7 doses consecutivas. É indicado para uso em cães.

Robenacoxibe

O robenacoxibe é um anti-inflamatório de uso exclusivo veterinário, para cães e gatos. Indicado para uso no tratamento da inflamação e dor aguda (de curta duração) associada a problemas musculoesqueléticos, bem como na dor e inflamação associadas à cirurgia ortopédica ou dos tecidos moles (como, por exemplo, na castração). Embora o robenacoxibe, tanto em cães quanto em gatos, tenha uma meia-vida curta (entre 0,6 a 1,5 h), nos tecidos persiste por muito mais tempo. A absorção oral do robenacoxibe é bastante comprometida se os animais estiverem alimentados, portanto recomenda-se que a administração seja feita sempre em jejum.

Inibidores da ciclo-oxigenase com fraca ação anti-inflamatória

São representantes desse grupo o paracetamol e a dipirona.

Paracetamol

A utilização do paracetamol (também conhecido como acetaminofeno) na prática médica humana iniciou-se em 1893; contudo, sua utilização em larga escala só se deu cerca de 50 anos depois. Nas décadas de 1960 a 1970, este medicamento foi amplamente utilizado, tanto em seres humanos como em animais. Os paraminofenóis se caracterizam por possuir alto pKa e baixo grau de ligação com proteínas plasmáticas, o que lhes confere características farmacodinâmicas distintas daquelas obtidas na administração dos AINEs. Sua ação farmacológica é importante pelo efeito analgésico e antipirético; porém, este composto possui baixa potência anti-inflamatória. Embora ainda não esteja completamente elucidado e havendo ainda muita controvérsia na literatura, propõe-se que os efeitos antipirético e analgésico do paracetamol estejam vinculados à atuação deste medicamento em regiões específicas do SNC. Supõe-se que o paracetamol perca sua capacidade de inibir a COX em concentrações altas de peróxidos, as quais estão presentes quando há o processo inflamatório; portanto, presume-se que isso seja a causa da ausência do efeito anti-inflamatório. Propõe-se ainda que o paracetamol tenha muito maior afinidade em sua ação inibitória seletiva sobre um terceiro tipo de enzima ciclo-oxigenase, a COX-3 cerebral. Após a descoberta do sistema endocanabinóide, sugeriu-se que o paracetamol, por meio do seu metabólito, o N-araquidonoilfenolamina (AM404), estimule o sistema endocanabinóide (por inibir a recaptação da anandamida e 2-araquidonoilglicerol). Portanto, propõe-se que a ação conjunta em COX-3, bem como este efeito no sistema canabinóide explicaria a atuação eficaz analgésica deste medicamento.

Devido ao uso incorreto em animais, não se levando em conta as diferenças na biotransformação entre as espécies, vários casos de intoxicação foram relatados. Nos EUA, o paracetamol está relacionado com 50% dos casos de intoxicação de animais por AINE. A produção de metabólitos inativos do paracetamol se faz por meio da conjugação deste produto com glicuronídeos e sulfatos durante o processo de biotransformação hepática; entretanto, quando ocorre a saturação deste sistema, e mesmo em doses terapêuticas, o paracetamol passa então a ser biotransformado pelo sistema P-450, o que gera subprodutos hepatotóxicos, que levam à necrose hepática aguda. Com relação aos efeitos colaterais, os felinos são especialmente sensíveis à ação do paracetamol, pois esta espécie animal não realiza bem a conjugação pela glicuronil-transferase, enzima hepática necessária para a correta eliminação deste anti-inflamatório; portanto, não se indica para este animal a administração da substância em nenhuma dose. Os gatos intoxicados apresentam inicialmente mucosa de coloração azulada, salivação e vômitos, que se iniciam nas primeiras 4 h de exposição. Também se observam depressão, anorexia e edema facial (após cerca de 3 dias); casos graves levam a um quadro de coma e morte. A intoxicação de cães também tem sido relatada, porém associada a doses muito maiores do que as observadas em gatos. Em cães tem-se descrito necrose hepática, além de metemoglobinemia. O consumo de grandes quantidades de paracetamol pode produzir vômitos, o que, nestes casos, ajuda a diminuir a gravidade dos sintomas. Animais que estejam em terapia medicamentosa com paracetamol poderão receber concomitantemente metionina, pois este aminoácido ajuda a manter os níveis de glutationa hepática necessários. A administração de N-acetilcisteína é utilizada como antídoto específico na intoxicação por paracetamol por auxiliar na biotransformação hepática (por fornecer fonte de glicuronídeos) e acelerar sua excreção. Na prática clínica, intoxicações recentes também podem ser tratadas com carvão ativado por via oral, o que diminui a absorção do paracetamol pelo trato gastrintestinal. Devido às propriedades adsorventes do carvão, a N-acetilcisteína deve ser administrada em separado, já que também poderia ser adsorvida por ele. Caso disponível, é preferível a administração da formulação IV, que não induz à êmese.

Dipirona

Também conhecida como metamizol, embora classificada como um ácido enólico, também confere fraca ação anti-inflamatória, apesar das propriedades antipirética e analgésica. É eficaz no alívio de dores leves e moderadas, e também das dores viscerais; porém, a dipirona apresenta efeito de curta duração, pois é rapidamente biotransformada a compostos relacionados à pirazolona. Quanto ao mecanismo de ação, propõe-se que esse medicamento atue também preferencialmente em COX-3 do que COX-1 e COX-2, o que justifica seus poucos efeitos indesejáveis ao nível do trato gastrintestinal. Em cães, a meia-vida deste composto é de cerca de 5 a 6 h; nesta espécie animal, esta substância é utilizada como antipirético e analgésico. Em equinos tem sido empregada em associação com antiespasmódicos (o que promove efeito sinérgico) para o tratamento de cólicas, com a vantagem de poder ser administrada com certa frequência sem que se observem maiores efeitos colaterais. A dipirona é bem absorvida por via sistêmica; todavia, em seres humanos (não sendo descrito para outra espécie) pode causar choque anafilático quando administrada por via intravenosa em indivíduos hipersensíveis. Como a aplicação intramuscular do medicamento aumenta o risco de reações locais e de formação de abscessos, esta via deve ser evitada. Não pode ser utilizada em animais destinados a consumo humano, e não é mais comercializada nos EUA, porém o é na Europa.

Antagonistas de receptores de prostaglandinas

O reconhecimento de receptores específicos que respondem à ação de prostaglandinas permitiu o desenvolvimento de medicamentos anti-inflamatórios de ação antagonista. Esse medicamento, embora atue por mecanismo de ação diferente dos AINEs (já que não são inibidores das COXs), pode, tecnicamente, ser incluído neste grupo. O único princípio ativo disponível como produto veterinário é o gapiprant, um antagonista seletivo de receptores de PGE_2, do tipo EP4. O receptor EP4 é responsável por parte da sensibilização dos neurônios sensoriais e sinais de inflamação. Embora outros receptores sejam ativados durante a inflamação, o receptor EP4 foi identificado como o principal receptor responsável por mediar a dor e a inflamação associadas à osteoartrite; portanto, apresenta atividade anti-inflamatória e analgésica e é indicado para uso em cães que apresentam processos osteoartríticos. A grande vantagem do uso deste medicamento é o de não apresentar os efeitos colaterais gástricos e renais, típicos de AINEs clássicos.

Inibidores da enzima 5-LOX e antagonistas de receptores de LOX

Atualmente, vários são os medicamentos antagonistas de receptores de LT (receptor *cisteinil-leucotrienos tipo 1* – $CysLT_1$) analisados experimentalmente e efetivamente lançados no mercado para o tratamento de enfermidades dos seres humanos. Desde a década de 1970 especulava-se que a inibição da via da LOX poderia conferir ações anti-inflamatórias, sobretudo para o tratamento de afecções alérgicas respiratórias. Experimentos demonstraram que estes medicamentos não foram eficientes no tratamento da asma felina; os inibidores específicos da enzima 5-LOX também têm sido relacionados à ocorrência de hepatopatias.

A Figura 22.3 ilustra o local de ação dos inibidores da enzima 5-LOX e dos antagonistas de receptores de LT.

A seguir, citam-se alguns desses medicamentos ainda em estudos e avaliação para uso em Medicina Veterinária, e no *Capítulo 27* são apresentados mais detalhes daqueles empregados em afecções do sistema respiratório.

Montelucaste. É antagonista de receptor $CysLT_1$, interferindo nas ações de LTC_4, LTD_4 e LTE_4; porém, não é capaz de inibir o LTB_4. É indicado para o tratamento de asma e dermatite atópica em humanos.

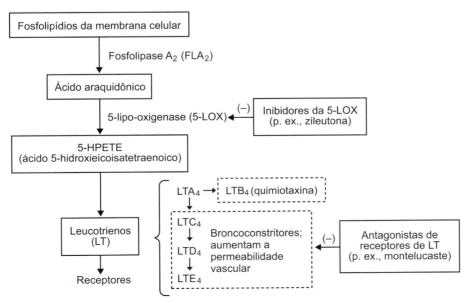

FIGURA 22.3 Local de ação dos antagonistas de receptores de leucotrienos (LT) e dos inibidores da enzima 5-lipo-oxigenase (5-LOX).

Pranlucaste. É utilizado no tratamento humano de asma e dermatite atópica.

Timegadina. É um anti-inflamatório de ação dual, que atua sobre a COX e a 12-LOX. Também atua de forma inibitória sobre as colagenases.

Zafirlucaste. É utilizado no tratamento humano de asma e dermatite atópica.

Anti-inflamatórios que não atuam pela inibição da ação de eicosanoides

Dimetilsulfóxido (DMSO)

Este é um subproduto do processamento da madeira e da destilação do petróleo. Foi inicialmente empregado como solvente industrial e agora vem sendo muito utilizado como veículo para diversos medicamentos. Após a aplicação tópica ou em mucosas, o DMSO é bem absorvido em cerca de 5 min e distribuído para os diferentes tecidos em um período de 20 min, possuindo a propriedade de carrear consigo substâncias de pequeno peso molecular. Estas características fazem do DMSO uma substância presente em várias formulações farmacológicas. A ação anti-inflamatória do DMSO e do seu metabólito, o dimetilsulfeto, reside na propriedade de remover radicais livres, principalmente hidroxilas. O DMSO também possui propriedades analgésicas (devido à depressão da condução dos impulsos aferentes nervosos, a partir das áreas inflamadas), reduz a agregação plaquetária, protege o endotélio vascular, diminui a formação de trombos, aumenta a perfusão tecidual, melhora a ação estabilizadora de membrana realizada pelos corticosteroides, além de também inibir a quimiotaxia de células inflamatórias. Quando aplicado por via tópica, é rapidamente absorvido, sendo também capaz de penetrar a barreira hematoencefálica, diminuindo a produção de PG no SNC. É ainda eficaz quando aplicado por diferentes vias de administração. O DMSO é utilizado principalmente em cães, para alívio de afecções inflamatórias de ouvido, e em equinos, nas afecções inflamatórias de membros, sendo também indicado nos casos de traumas cerebrais e de coluna. Os principais efeitos colaterais descritos para o DMSO são: edema, eritema, desidratação cutânea e prurido, por causa da liberação de histamina. Quando associado a anestésicos, tem sua toxicidade aumentada. Equinos tratados com DMSO poderão apresentar áreas de alopecia, o que poderá predispô-los a infecções cutâneas. Há indícios de que o DMSO realize leve ação inibitória da colinesterase, o que deve alertar o clínico para o perigo do uso concomitante desta substância em animais que tenham sido expostos a agentes organofosforados ou carbamatos. Não se deve usar em animais destinados a consumo, e como também apresenta potencial teratogênico, não deve ser utilizado no primeiro terço da gestação. A utilização prolongada em cães pode levar ao desenvolvimento de cataratas. A aplicação por parte do clínico deve ser cautelosa, com a utilização de luvas de borracha, para evitar absorções cutâneas repetidas do produto.

Superóxido dismutase

Também conhecida como orgoteína, é uma metaloproteína que contém zinco e cobre. Esta substância é naturalmente encontrada, em concentrações bem pequenas, em muitas células do organismo, principalmente do fígado, e tem a capacidade de converter o superóxido em peróxido de hidrogênio, que, por sua vez, é convertido à água pela catalase; este processo inibe a ativação das substâncias quimiotáticas dependentes do superóxido. Vem sendo utilizada em cães e equinos no tratamento de afecções inflamatórias de tecidos moles e articulares. Por meio de administração intra-articular, demonstra manter ou mesmo melhorar a viscosidade do líquido sinovial. O uso de outra via de administração que não a intra-articular é questionado, haja vista seu grande tamanho molecular que acarreta, portanto, baixa absorção.

A superóxido dismutase caracteriza-se por uma grande margem de segurança, sendo a sua dose letal aproximadamente 40 mil vezes maior que a terapêutica.

Glicosaminoglicanos

Nesta classificação encontram-se os glicosaminoglicanos poli e monossulfatados, o ácido hialurônico e o polissulfato de pentosana. A não ser pelo polissulfato de pentosana, que é uma substância sintética, os outros glicosaminoglicanos são fisiologicamente produzidos pelo organismo e, quando aplicados exogenamente para tratamento de alterações articulares, têm demonstrado melhora do quadro clínico, pois, em geral, auxiliam na melhora do desempenho do animal, devido ao aumento da mobilidade da articulação, bem como no auxílio à ressíntese cartilaginosa.

Os representantes polissulfatados do grupo têm sido utilizados há décadas nas doenças articulares de seres humanos e animais, são classificados como heparinoides e sua ação anti-inflamatória decorre da inibição da produção de radicais livres, dos componentes do complemento (C3a e C5a), de enzimas leucocitárias e de metaloproteinases (enzimas responsáveis pela destruição da matriz cartilaginosa); além do mais, aumentam a produção de ácido hialurônico pelos sinoviócitos e estimulam a atividade anabólica dos condrócitos. Os representantes monossulfatados do grupo (sulfato de condroitina) têm, sobre os polissulfatados, a vantagem de não possuir potencial heparinérgico, podendo ter aplicação mais segura, com menor risco hemorrágico, naqueles animais com histórico de hipersensibilidade, nos casos de choque ou com tendência a sangramentos. A ação anti-inflamatória do sulfato de condroitina deve-se à capacidade de inibir os componentes do complemento e as metaloproteinases, além de também estimular a síntese de colágeno e de glicosaminoglicanos. Além dos compostos de formulação parenteral, também são muito utilizados como suplementos orais, o que auxilia no fornecimento de precursores na síntese de cartilagem hialina.

O ácido hialurônico é classificado como um glicosaminoglicano polianiônico não sulfatado, sendo uma substância produzida fisiologicamente no organismo. Quando injetado na circulação, produz melhora da viscosidade e fluidez do líquido sinovial, além de regenerar a cartilagem. Tem a capacidade de reduzir a migração celular, bem como a taxa de difusão e fluxo de solutos. Seu uso está indicado nos casos de sinovite e capsulites leves. Na presença de fragmentação osteocondral, os resultados são menos previsíveis. Aparentemente, o uso intravenoso é promissor.

O polissulfato de pentosana tem a propriedade de proteger a superfície articular da ação enzimática (suprime a liberação de citocinas e fatores pró-coagulantes de leucócitos ativados); além disso, também estimula o metabolismo de células sinoviais e dos condrócitos, não devendo ser administrado diretamente sobre o local inflamado.

Em geral, as falhas no tratamento com os glicosaminoglicanos estão relacionadas com o uso inapropriado destes produtos em casos clínicos não indicados, como, por exemplo, quando o tratamento correto seria o cirúrgico. Entretanto, logo após a realização de procedimentos operatórios, como artroscopias e artrocenteses, a aplicação destes compostos tem suprimido degradações adicionais da cartilagem e favorecido as condições de recuperação.

Canabinoides

Tanto os canabinoides endógenos como os exógenos têm demonstrado inúmeras propriedades farmacológicas sobre o organismo humano e de animais, por atuar em receptores específicos, do tipo CB_1 e CB_2, que se encontram acoplados à proteína G. Os endocanabinoides são sintetizados sob demanda e não são armazenados em vesículas. A síntese ocorre nos neurônios pós-sinápticos após o influxo de cálcio e a subsequente ativação das fosfolipases (fosfolipase D no caso da anandamida e diacilglicerol lipase no caso do glicerol 2-araquidonoil), que convertem os fosfolipídios em endocanabinoides (Figura 22.1). As pesquisas revelaram efeitos anti-inflamatórios promissores sobre o sistema nervoso, com ênfase em doenças crônicas degenerativas, de caráter imune, neuroendócrinas; canabidiol e canabigerol estão entre os canabinoides de interesse farmacológico. A ação analgésica parece estar relacionada à supressão da via de transmissão nociceptiva. Também tem sido utilizado pela sua ação anticonvulsivante, anticancerígena, orexígena, antialérgica, sobre a isquemia cerebral, o diabetes, a artrite, dentre várias outras condições.

Ômega 3

Experimentalmente, os ácidos graxos poli-insaturados de origem marinha demonstram várias propriedades anti-inflamatórias, tais como a diminuição de quimiotaxia, da quantidade de eicosanoides, de TNF, IL-1β e IL-6, bem como a reatividade das células T. Sua capacidade anti-inflamatória reside na capacidade de substituir o Ômega 6 na membrana celular (provindos da ingestão de carne vermelha); assim, uma dieta rica em Ômega 3 produziria fosfolipídios que, ao serem degradados durante o processo inflamatório, gerariam eicosanoides com menor potencial inflamatório. Entretanto, experimentos em cães com osteoartrite têm demonstrado que o Ômega 3 não produz efeito anti-inflamatório potente quando administrado isoladamente; dessa forma, sua utilização seria indicada como adjuvante terapêutico convencionais, ou mesmo quando os anti-inflamatórios convencionais não podem ser indicados.

BIBLIOGRAFIA

Appleton, I.; Tomlinson, A.; Willoughby, D.A. Induction of cyclo-oxygenase as nitric oxide synthase in inflammation. *Advances in Pharmacology*. v. 35, p. 27-78, 1996.

Ballou, L.R.; Botting, R.M.; Goorha, S.; Zhang, J.; Vane, J.R. Nociception in cyclooxygenase isozyme-deficient mice. *Proc Natl Acad Sci.*, v. 97, n. 18, p. 10.272-10.276, 2000.

Boothe, D.M. The pathogenesis and pharmacologic control of inflammation. *Veterinary Medicine*, v. 84, n. 7/12, p. 856-866, 1989.

Borne, R.F. Nonsteroidal anti-inflammatory agents, antipyretics, and uricosuric agents. *CRC Handbook of Cardiovascular and Anti-inflammatory Agents*. Boca Raton, Fla, CRC Press, 1986.

Brady, R.R.W.; Loveridge, C.J.; Dunlop, M.G.; Stark, L.A. c-Src dependency of NSAID-induced effects on NF-kB-mediated apoptosis in colorectal cancer cells. *Carcinogenesis*, v. 32, n. 7, p. 1069-1077, 2011.

Brater, D.C.; Harris, C., Redfern, J.S. Renal effects of COX-2-selective inhibitors. *Am. J. Nephrol.*, v. 21, n. 1, p. 1-15, 2001.

Cabrera, C.L.R. ; Keir-Rudman, S. ; Horniman, N. ; Clarkson, N. ; Page, C. The anti-inflammatory effects of cannabidiol and cannabigerol alone, and in combination. *Pulmonary Pharmacology & Therapeutics*, Volume 69, 2021.

Calder, P.C. Omega-3 polyunsaturated fatty acids and inflammatory processes: nutrition or pharmacology? *British Journal of Clinical Pharmacology*, v. 75, n. 3, p. 645-662, 2013.

Clark, T.P. The clinical pharmacology of cyclooxygenase-2-selective and dual inhibitors. *Veterinary Clinics: Small Animal Practice*, v. 36, p. 1061-1085, 2006.

Conlon, P.D. Nonsteroidal drugs used in the treatment of inflammation. *Veterinary Clinics of North America: Small Animal Practice*, v. 18, n. 6, p. 1115-1131, 1988.

Coppoc, G.L. Chemotherapy of neoplastic diseases. In: Riviere JE, Papich MG (eds) *Veterinary pharmacology and therapeutics*, 9th. Wiley-Blackwell; 2009, p. 1205-1231.

Cronstein, B.N.; Weissmann, G. Targets for anti-inflamatory drugs. *Annu. Rev. Pharmacol. Toxicol.*, v. 35, p. 449-462, 1995.

Cunningham, F.M.; Lees, P. Advances in anti-inflammatory therapy. *British Veterinary Journal*, v. 150, p. 115-134, 1994.

Denoix, J.M.; Delannoy, I. Utilisation des anti-inflammatoires en pathologie articulaire chez le cheval. *Rec Méd Vét.*, v. 168, n. 8/9, p. 679-98, 1992.

Engström Ruud, L.; Wilhelms, D.B.; Eskilsson, A.; Vasilache, A.M.; Elander, L.; Engblom, D. et al. Acetaminophen reduces lipopolysaccharide-induced fever by inhibiting cyclooxygenase-2. *Neuropharmacology*, v. 71, p. 124-129, 2013.

Ferreira, S.H. Aspirina x Dor. Como funcionam estas drogas. *Ciência Hoje*, v. 3, n. 17, p. 56-62, 1987.

Ferreira, S.H.; Moncada S.; Vane J.R. Prostaglandins and the mechanism of analgesic produced by aspirin-like drugs. *British Journal of Pharmacology*. v. 49, p. 86-97, 1973.

Francischetti, E.A.; Abreu, V.G. O sistema endocanabinoide: nova perspectiva no controle de fatores de risco cardiometabólico. *Arquivos Brasileiros de Cardiologia*, v. 87, p. 548-558, 2006.

Gan, T.J. Diclofenac: an update on its mechanism of action and safety profile. *Current Medical Research and Opinion*, v. 26, n. 7, p. 1715-1731, 2010.

Gerriets, V.; Anderson, J.; Nappe, T.M. Paracetamol. In: *StatPearls* [Internet]. Treasure Island (FL): StatPearls Publishing; Jan. 2021.

Goodman, S.; Ma, T.; Trindade, M.; et al: COX-2 selective NSAID decreases bone ingrowth in vivo. *J Orthop Res*. 20:1164–1169, 2002.

Graham, D.J. COX-2 Inhibitors, other NSAIDs, and cardiovascular risk: the seduction of common sense. *JAMA*. v. 296, p. 1653-1656, 2006.

Graham, G.G.; Davies, M.J.; Day, R.O.; Mohamudally, A.; Scott, K.F. The modern pharmacology of paracetamol: therapeutic actions, mechanism of action, metabolism, toxicity and recent pharmacological findings. *Inflammopharmacology*. Jun;21(3):201-32, 2013.

Greene, T.; Rogers, S.; Franzen, A.; Gentry, R. A critical review of the literature to conduct a toxicity assessment for oral exposure to methyl salicylate, *Critical Reviews in Toxicology*, 47:2, 98-120, 2017.

Hawkey, C.J. COX-2 inhibitors (New drug classes). *The Lancet*, v. 353, p. 307, 1999.

Hoeijmakers, M.; Coert, A.; Van Helden, H.; Horspool, L.J.I. The pharmacokinetics of vedaprofen and its enantiometers in dogs after single and multiple dosing. *Journal of Veterinary Pharmacology & Therapeutics*, v. 28, n. 3, p. 305-312, 2005.

Hulse, D. Treatment methods for pain in the osteoarthritic patient. *Clinical Pharmacology and Therapeutics*, v. 28, n. 2, p. 361-375, 1998.

Isaacs, J.P. Adverses effects of non-steroidal anti-inflammatory drugs in the dog and cat. *Aust. Vet. Practit.*, v. 26, p. 180-186, 1996.

James, K.; Roush; Chadwick, E.D.; Dale, A.; Fritsch, T.A. Allen et al. Multicenter veterinary practice assessment of the effects of omega-3 fatty acids on osteoarthritis in dogs. *JAVMA*, v. 236, n. 1, p. 59-66, 2010.

Johnston, S.A.; Budsberg, S.C. Nonsteroidal anti-inflammatory drugs and corticosteroids for the management of canine osteoarthritis. *Veterinary Clinics of North America: Small Animal Practice*, v. 27, n. 4, p. 841-862, 1997.

Kallings, P. Nonsteroidal anti-inflammatory drugs. *Veterinary Clinics of North America: Equine Practice*, v. 9, n. 3, p. 523-541, 1993.

Keck, G. Toxicité et effets indésirables des anti-inflammatoires non-stéroïdiens. *Rec Méd Vét.*, v. 168, n. 8/9, p. 615-20, 1992.

Kolf-Clauw, M.; Keck, G. Paracetamol poisoning in dogs and cats. *PMCAC*, v. 27, n. 4, p. 569-577, 1992.

Kollerup Madsen, B.; Hilscher, M.; Zetner, D.; Rosenberg, J. Adverse reactions of dimethyl sulfoxide in humans: a systematic review. *F1000Research*, 7, 1746, 2018.

Kore, A.M. Toxicology of nonsteroidal anti-inflammatory drugs. *Veterinary Clinics of North America: Small Animal Practice*, v. 20, n. 2, p. 419-430, 1990.

Lascelles, B.D.; McFarland, J.M.; Swann, H. Guidelines for safe and effective use of NSAIDs in dogs. *Vet Ther.* Fall; 6(3):237-51, 2005.

Le Ninivin, A.; Vrins, A. Anti-inflammatoires en médecine interne des équidés. *Rec Méd Vét.*, v. 168, n. 8/9, p. 669-678, 1992.

Lees, P. Analgesic, anti-inflammatory, antipyretic drugs. In: Riviere, J.E.; Papich, M.G. (eds). *Veterinary Pharmacology and Therapeutics*. 9th ed. Wiley-Blackwell; p. 457-492, 2009.

Lees, P.; Landoni, M.F.; Giraudel, J.; Toutain, P.L. Pharmacodynamics and pharmacokinetics of nonsteroidal anti-inflammatory drugs in species of veterinary interest. *J Vet Pharmacol Ther.* Dec; 27(6):479-90, 2004.

Macallister, C.G. Nonsteroidal anti-inflammatory drugs: their mechanism of action and clinical uses in horses. *Veterinary Medicine*, v. 89, n. 3, p. 237-240, 1994.

Martinez, S. Clinical, perspective in canine joint disease. In: *The North American Veterinary Conference*, p. 34, 2001.

May, S.A.; Lees, P. Nonsteroidal anti-inflammatory drugs. In: *Joint Diseases in the Horse*. Eds. McIlwraith C.W.; Trotter, G.W. Philadelphia, W.B. Saunders; 1996, p. 223-237.

Mckellar, Q.A.; May, S.A.; Lees, P. Pharmacology and therapeutics of non-steroidal anti-inflammatory drugs in the dog and cat: 2 Individual agents. *Journal of Small Animal Practice*, v. 32, p. 225-235, 1991.

Menter, D.G.; Dubois, R.N. Prostaglandins in cancer cell adhesion, migration, and invasion. *International Journal of Cell Biology*. vol. 2012, 21 pages, 2012.

Minghetti, L. Cyclooxygenase-2 (COX-2) in inflammatory and degenerative brain diseases. *J. Neuropathol. Exp. Neurol.*, v. 63, n. 9, p. 901-910, 2004.

Mitchell, J.A.; Akarasereenont, P.; Thiemermann, C.; Flower, R.J.; Vane, J.R. Selectivity of nonsteroidal anti-inflammatory drugs as inhibitors of constitutive and inducible cyclooxygenase. *Proc Natl Acad Sci.*, v. 90, p. 11693-11697, 1994.

Monteiro, B.; Steagall, P.V.M.; Lascelles, B.D.X.; Robertson, S.; Murrell, J.C.; Kronen, P.W.; Wright, B.; Yamashita, K. Long-term use of non-steroidal anti-inflammatory drugs in cats with chronic kidney disease: from controversy to optimism. *Journal of Small Animal Practice*. v. 60, ed. 8 p. 459-462, 2019.

Nicolaou, A; Mauro, C.; Urquhart, P.; Marelli-Berg, F. Polyunsaturated fatty acid-derived lipid mediators and T cell function. *Frontiers in Immunology*, v. 5, n. 75, 2014.

Olkkola, K.T.; Brunetto, A.V.; Mattila, M.J. Pharmacokinetics of oxicam nonsteroidal anti-inflammatory agents. *Clin Pharmacokinet.*, v. 26, n. 2, p. 107-120, 1994.

O'Neal, S.L.F. A review: Effects of nonsteroidal anti-inflammatory drugs on the kidney. *Canine Practice*, v. 18, n. 4, p. 23-27, 1993.

Ottani, A.; Leone, S.; Sandrini, M.; Ferrari, A.; Bertolini, A. The analgesic activity of paracetamol is prevented by the blockade of cannabinoid CB1 receptors. *Eur. J. Pharmacol.* 531, 280–281, 2006.

Papich, M.G. Papich Handbook of Veterinary Drugs. Small and large animal 5th ed. Saunders, 1056 p. 2020.

Papich, M.G. Principles of analgesic drug therapy. *Seminars in Veterinary Medicine and Surgery (Small Animal)*. v. 12, n. 2, p. 80-93, 1997.

Patente, L.; Perreti, M. Advances in the pathophysiology of constitutive and inducible cyclooxygenases: two enzymes in the spotlight. *Biochemical Pharmacology*, v. 65, p. 153-159, 2003.

Pearson, F.C. *Advances in Parenteral Science/2.* Pyrogens: endotoxins, LAL testing, and depyrogenation. Marcel Dekker, New York, 1985.

Pipitone, V.R. Chondroprotection with chondroitin sulfate. *Drugs Exptl Clin Res.*, v. 17, n. 1, p. 3-7, 1991.

Przybyła, G.W.; Szychowski, K.A.; Gmiński, J. Paracetamol – An old drug with new mechanisms of action. *Clin Exp Pharmacol Physiol.* 48:3–19, 2021.

Ribeiro, A.; Ferraz-de-Paula, V.; Pinheiro, M.L.; Vitoretti, L.B.; Mariano-Souza, D.P.; Quinteiro-Filho, W.M et al. A non-psychotropic plant-derived cannabinoid, decreases inflammation in a murine model of acute lung injury: role for the adenosine A(2A) receptor. *European Journal of Pharmacology*, v. 678, p. 78-85, 2012.

Ricciotti, E.; FitzGerald, G.A. Prostaglandins and inflammation. *Arteriosclerosis, Thrombosis, and Vascular Biology.* v. 31, n. 5, p. 986-1000, 2011.

Robertson, S.A.; Taylor, P.M. Pain management in cats – past, present and future. Part 2. Treatment of pain – clinical pharmacology. *Journal of Feline Medicine and Surgery*, v. 6, p. 321-333, 2004.

Sartini, I.; Giorgi, M. Grapiprant: A snapshot of the current knowledge. *Journal of Veterinary Pharmacology and Therapeutics*, 00, 1–10. 2021.

Short, C.E. Equine pain: use of nonsteroidal anti-inflammatory drugs and analgesics for its prevention and control. *Equine Practice*, v. 17, n. 10, p. 12-22, 1995.

Silver, R.J. *The Endocannabinoid System of Animals.* Animals (Basel). Sep 16;9(9):686, 2019.

Simmons, D.L.; Botting, R.M.; Robertson, P.M.; Madsen, M.L.; Vane, J.R. Induction of an acetaminophen-sensitive cyclooxygenase with reduced sensitivity to nonsteroid anti-inflammatory drugs. *Proc Natl Acad Sci.*, v. 96, n. 6, p. 3275-3280, 1999.

Sharma, S.; Verma, A.; Chauhan, R.; Kedar, M. and Kulshrestha, R. Study of cyclooxygenase-3 on the bases of its facts and controversies. *Int J Pharm Sci & Res*, v. 10, p. 387-392, 2018.

Sordi, R.; Lima Jr, O.M.; Jamil Assreuy, J. Biossíntese e funções das lipoxinas na resolução da inflamação. Publicatio UEPG: Ciências Biológicas e da Saúde, v. 18, n. 1, p. 7-13, 2012.

Swan, G.E.; Short, C.R.; Tubbesing, U.H. Non-steroidal anti-inflammatory drugs in domestic animals: II disposition and clinical indications. *Journal of the South African Veterinary Association*, v. 66, n. 1, p. 35-41, 1995.

Taylor, P.M.; Winnard, J.G.; Jefferies, R.; Lees, P. Flunixin in the cat: a pharmacodynamic, pharmacokinetic and toxicological study. *British Veterinary Journal*, v. 150, p. 253-262, 1994.

Vane, J.R.; Botting, R.M. Anti-inflammatory drugs and their mechanism of action. *Inflammation Research*, v. 47, p. S78-S87, 1998.

Vane, J.R.; Botting, R.M. The mechanism of action of aspirin. *Thrombosis Research*, v. 110, p. 255-258, 2003.

Vane, J.R.; Mitchell, J.A.; Appleton, I.; Tomlinson, A.; Bishop-Bailey, D.; Croxtall, J.; Willoughby, D.A. Inducible isoforms of cyclooxygenase and nitric-oxide synthase in inflammation. *Proc Natl Acad Sci.*, v. 91, p. 2046-2050, 1994.

Vane, J.R.; Warner, T.D. Nomenclature for COX-2 inhibitors. *The Lancet London.* v. 356, p. 1373-1375, 2000.

Wallace, J.L.; Cirino, G. The development of gastrointestinal-sparing nonsteroidal anti-inflammatory drugs. *TiPS*, v. 15, p. 405-406, 1994.

Warner, T.D.; Mitchell, J.A. Cyclooxygenases: new forms, new inhibitors, and lessons from the clinic. *The FASEB Journal*, v. 18, p. 790-804, 2004.

White, H.L.; Tansik, R.L. Effects of delta 9-tetrahydrocannabinol and cannabidiol on phospholipase and other enzymes regulating arachidonate metabolism. *Prostaglandins Med.* v. 4, n. 6, p. 409-417, 1980.

Wilkie, D.A. Control of ocular inflammation. *Veterinary Clinics of North America: Small Animal Practice*, v. 20, n. 3, p. 693-713, 1990.

Woodward, D.F.; Jones, R.L.; Narumiya, S. International Union of Basic and Clinical Pharmacology. LXXXIII: Classification of Prostanoid Receptors, Updating 15 Years of Progress. *Pharmacological Reviews*, v. 63, n. 3, p. 471-538, 1980.

Yaksh, T.L.; Dirig, D.M.; Conway, C.M.; Svensson, C.; Luo, Z.D.; Isakson, P.C. The acute antihyperalgesic action of nonsteroidal, anti-inflammatory drugs and release of spinal prostaglandin E_2 is mediated by the inhibition of constitutive spinal cyclooxygenase-2 (COX-2) but not COX-1. *The Journal of Neuroscience.* v. 21, n. 16, p. 5847-5853, 2001.

Yamazaki, R.; Kawai, S.; Matsumoto, T.; Matsuzaki, T.; Hashimoto, S., Yokokura, T et al. Hydrolytic activity is essential for aceclofenac to inhibit cyclooxygenase in rheumatoid synovial cells. *Pharmacology and Experimental Therapeutics*, v. 289, n. 2, p. 676-681, 1999.

Zuardi, A.W. Cannabidiol: from an inactive cannabinoid to a drug with wide spectrum of action. *Revista Brasileira de Psiquiatria*, São Paulo, v. 30, n. 3, p. 271-280, 2008.

23

Anti-Inflamatórios Esteroidais

Márcia Marques Jericó • Viviani De Marco

- Introdução, 329
- Histórico, 329
- Relação estrutura-atividade e classificação, 330
- Fisiologia dos esteroides adrenais, 330
- Propriedades fisiológicas e farmacológicas, 333
- Preparações farmacológicas, 336
- Indicações terapêuticas e posologia, 337
- Efeitos colaterais, 340
- Bibliografia, 340

INTRODUÇÃO

As glândulas adrenais, presentes em todos os animais vertebrados, são responsáveis, em sua porção cortical, pela produção dos hormônios esteroides, sintetizados a partir do colesterol. Esses hormônios, também chamados de corticosteroides ou corticoides, podem ser classificados como **mineralocorticoides** (produzidos pela zona glomerulosa), **glicocorticoides** (produzidos principalmente pela zona fasciculata) e **esteroides sexuais**, notadamente andrógenos (produzidos principalmente pela zona reticulata). Os mineralocorticoides, cujo principal representante é a **aldosterona**, interferem na manutenção do equilíbrio hídrico e eletrolítico. Os glicocorticoides afetam marcadamente o metabolismo de carboidratos e de proteínas, e seus principais representantes no reino animal são a hidrocortisona (**cortisol**) e a **corticosterona**. Cães, gatos, hamsters, porquinhos-da-índia, peixes, macacos e seres humanos secretam principalmente o cortisol. Já os ratos, os camundongos, os pássaros e as cobras têm a corticosterona como seu principal produto da síntese de glicocorticoides. Paralelamente, os glicocorticoides apresentam atividade anti-inflamatória e imunossupressora, ainda não sendo possível a dissociação destas duas características dos efeitos metabólicos gerais, mesmo em preparações sintéticas. Da mesma forma, nos esteroides de ocorrência natural os efeitos mineralocorticoides e glicocorticoides estão associados em maior ou menor escala. Nos glicocorticoides sintéticos a atividade anti-inflamatória/imunossupressora foi ampliada (bem como a atividade metabólica), e a atividade mineralorreguladora foi diminuída ou abolida, obtendo-se então os principais anti-inflamatórios esteroidais.

HISTÓRICO

Desde a relevante descoberta, por Hench, em 1949, dos efeitos benéficos da cortisona em indivíduos com artrite reumatoide, os esteroides adrenais e seus derivados sintéticos têm sido utilizados em larga escala e, não raro, de modo exagerado, tanto em Medicina Humana como em Medicina Veterinária. A sua enorme utilização se deve aos seus potentes efeitos anti-inflamatórios e imunossupressores, os quais, entretanto, são acompanhados de efeitos metabólicos gerais, responsáveis pela maioria dos efeitos colaterais, observados no uso crônico e/ou maciço.

As pesquisas envolvendo as glândulas adrenais e seus produtos de secreção, e sua importância como mantenedores da homeostase e na proteção em situações hostis, tiveram como marcos históricos a descrição por Addison, em 1855, de uma síndrome clínica associada à destruição das adrenais, caracterizada por anemia, apatia, debilidade, cardioarritmias e distúrbios gastrintestinais. Em 1927, Rogoff e Stewart comprovaram a eficácia de extratos glandulares na manutenção da vida de cães adrenalectomizados. A estas evidências seguiu-se, na década de 1930, a demonstração das alterações no metabolismo de carboidratos e no equilíbrio eletrolítico nas situações de hipoadrenocorticismo, de onde emergiu o conceito de hormônios mineralocorticoides e glicocorticoides. Nessa mesma década, Cushing descreveu indivíduos acometidos por tumores hipofisários, com os sintomas de hiperadrenocorticismo (poliúria, polidipsia, atrofia muscular e distribuição centrípeta da gordura). Os estudos de Hench, na década de 1940, deram início à procura de novas aplicações terapêuticas aos glicocorticoides esteroidais, assim como incrementaram o isolamento, a purificação e a síntese destes hormônios, em trabalhos realizados por Kendall e Reichstein. Esses resultados culminaram com premiação de Hench, Kendall e Reichstein com o Prêmio Nobel de Medicina em 1950 somente 1 ano após a publicação dos primeiros resultados comprobatórios da eficácia da cortisona como agente anti-inflamatório.

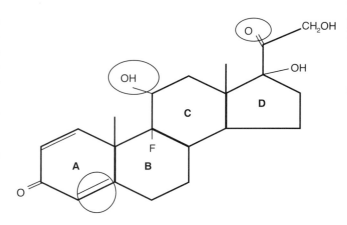

FIGURA 23.2 Estrutura básica dos glicocorticoides (demarcados em círculos) e modificações químicas que potencializam a atividade anti-inflamatória.

RELAÇÃO ESTRUTURA-ATIVIDADE E CLASSIFICAÇÃO

Os esteroides exibem uma estrutura molecular básica a todos os hormônios do córtex adrenal, o **ciclopentanoperidrofenantreno** (Figura 23.1). As características estruturais que determinam a atividade dos glicocorticoides, compostos por 21 carbonos, são conferidas da seguinte forma: uma hidroxila em C-11; uma cetona em C-20 e em C-3; e uma dupla ligação entre C-4 e C-5. A adição de uma dupla ligação entre o primeiro e o segundo carbonos e a metilação de C-6 e C-16 são exemplos de modificações que aumentam a potência anti-inflamatória dos glicocorticoides, além de prolongar a sua meia-vida e minimizar ao máximo as ações mineralocorticoides paralelas. A adição de flúor no nono carbono amplifica todas as atividades biológicas dos corticosteroides (Figura 23.2).

Estes esteroides podem ser divididos de acordo com a duração de seus efeitos (efeitos **rápido**, **intermediário** e **prolongado**) e de acordo com as suas potências glicocorticoide e mineralocorticoide. A potência dos glicocorticoides sintéticos é assestada pela sua atividade anti-inflamatória, quando comparada à hidrocortisona, cujo valor é arbitrariamente definido com 1. Aqueles de ação rápida, como a hidrocortisona e a cortisona, apresentam potência menor do que os de ação mais prolongada. Glicocorticoides extremamente potentes e de longa duração, como a betametasona e a dexametasona, apresentam estas características graças a sua ligação reduzida com proteínas plasmáticas, menor velocidade de excreção e (provavelmente) maior afinidade aos receptores. Os esteroides de ação intermediária, como a prednisona, a prednisolona, a metilprednisolona e a triancinolona, se mostram extremamente adequados às terapias crônicas. O Quadro 23.1 apresenta a relação dos principais glicocorticoides de interesse médico-veterinário.

FISIOLOGIA DOS ESTEROIDES ADRENAIS

Os corticosteroides são sintetizados e liberados quando necessário, não sendo estocados nas células adrenais. O principal estímulo para a sua secreção é o **hormônio adrenocorticotrófico** (ACTH), ou corticotropina, produzido por células basófilas da adeno-hipófise. A secreção do ACTH é regulada parcialmente pelo **hormônio liberador de corticotropina** (CRH), de origem hipotalâmica, e parcialmente pelas concentrações sanguíneas de glicocorticoides; o hormônio antidiurético possivelmente também interfere na sua produção, estimulando-a, via circulação portal. A secreção de CRH, por sua vez, é controlada pelos níveis de glicocorticoides, por estímulos do sistema nervoso central e, em menor extensão, pelos níveis de ACTH. Fatores psicológicos, assim como alterações ambientais, podem estimular a secreção de CRH. De forma diferente, os mineralocorticoides não sofrem influências da secreção do eixo hipotálamico-hipofisário (CRH-ACTH), sendo sua liberação dependente da atuação do sistema renina-angiotensina. As relações de *feedback* entre os vários níveis de regulação da secreção de corticosteroides podem ser vistas na Figura 23.3.

O colesterol é um intermediário obrigatório na síntese de corticosteroides, fornecendo o seu núcleo básico, o ciclopentanoperidrofenantreno. Embora o córtex adrenal possa sintetizá-lo a partir de acetato, a maioria (60 a 80%) do colesterol deriva de fontes exógenas. A sua conversão em **pregnenolona** (com 21 carbonos), em uma etapa controlada obrigatoriamente pela ação do ACTH na 20,22-desmolase, é seguida de uma série de etapas enzimáticas, catalisadas na sua maioria por oxidases de função mista, do sistema P-450, e que requerem NADPH e oxigênio (Figura 23.4).

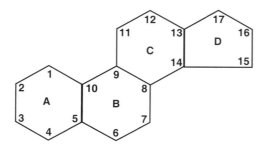

FIGURA 23.1 Estrutura molecular básica dos esteroides adrenais: o núcleo ciclopentanoperidrofenantreno. Os quatro anéis (três ciclo-hexanos e um ciclopentano) são representados por letras, e os átomos de carbono, por números.

QUADRO 23.1
Comparação dos principais glicocorticoides de utilidade farmacológica (tendo a hidrocortisona como padrão).

Composto	Afinidade por receptor glicocorticoide	Potência glicocorticoide	Potência mineralocorticoide	Especialidades farmacêuticas	Comentários
Ação rápida					
Hidrocortisona	1	1	1	Berlison®, Flebocortid®, Solu-Cortef®	Medicamento de escolha para terapia de reposição e em emergências
Cortisona	0,01	0,8	0,8	Cortisona	Fraca atuação como anti-inflamatório; inativa até a sua conversão em hidrocortisona
Ação intermediária					
Prednisolona	2,2	4	0,8	Dermaorten®, Pred Fort®, Prediderm®, Predsim®	Medicamento de escolha para terapias sistêmicas anti-inflamatórias e/ou imunossupressivas de caráter crônico
Prednisona	0,05	4	0,8	Meticorten®	Inativa até a sua conversão em prednisolona
Metilprednisolona	11,9	5	Mínima	Depo-Medrol®, Corti-Dural®, Solu Medrol®	Anti-inflamatória e imunossupressiva, eficiente sob a forma de acetato
Deflazacort	2,13	7,5	Mínima	Calcort®	Menor interferência no metabolismo de glicose e de cálcio/fósforo
Triancinolona	1,9	5	Zero	Omcilon®, Atriben®	Relativamente mais tóxica do que os outros; efeitos anti-inflamatório e imunossupressivo
Ação prolongada					
Dexametasona	7,1	30	Mínima	Decadron®, Azium®, Decadronal®, Duo-Decadron®, Dexadermil®	Medicamento de escolha para terapias sistêmicas anti-inflamatórias e/ou imunossupressivas agudas; indicada para testes de supressão
Betametasona	5,4	30	Negligível	Celestone®, Betnovate®, Betaderm®	Alternativa terapêutica à dexametasona

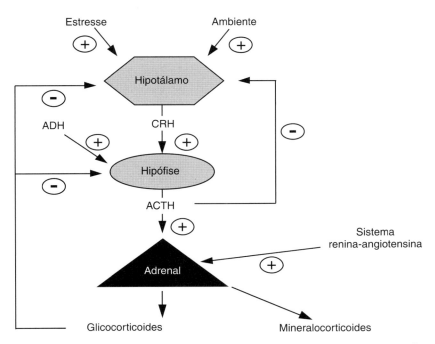

FIGURA 23.3 Representação dos níveis de controle do eixo hipotálamo-hipófise-adrenal. O efeito supressivo do hormônio adrenocorticotrófico (ACTH) na secreção de hormônio liberador de corticotropina (CRH) é menos potente do que a supressão exercida pelos glicocorticoides endógenos ou exógenos. A secreção de aldosterona é minimamente controlada pelo ACTH. ADH: hormônio antidiurético.

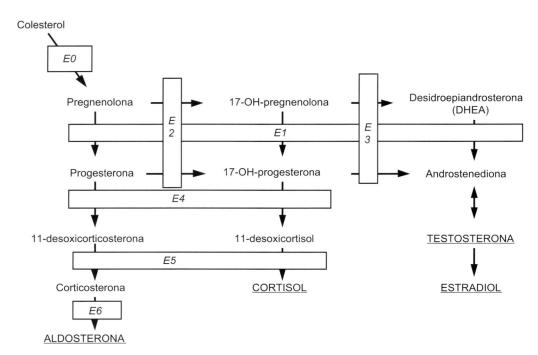

FIGURA 23.4 Principais etapas da biossíntese adrenal de glicocorticoides, mineralocorticoides e andrógenos sexuais, a partir do colesterol: E0 = 20,22-desmolase; E1 = 3β-desidrogenase; E2 = 17α-hidroxilase; E3 = 20,21-desmolase; E4 = 21β-hidroxilase; E5 = 11β-hidroxilase; E6 = 18β-hidroxidesidrogenase.

Nas espécies felina e canina, a produção total de cortisol em um período de 24 h é de cerca de 1 mg/kg. Em relação à sua ritmicidade, não se conseguiu demonstrar na espécie canina um ritmo circadiano bem definido como o do homem, isto é, com um pico de secreção máxima uma vez a cada 24 h. Ao contrário, estudos demonstraram a existência de dois ou mais picos de secreção, geralmente associados aos vários episódios de sono que ocorrem ao longo do dia.

Os glicocorticoides (GCs) endógenos são transportados no plasma por proteínas carreadoras, representadas pela CBG (*corticosteroid-binding globulin*), uma globulina de baixas concentrações sanguíneas e alta afinidade pela hidrocortisona, e pela albumina, cuja baixa afinidade pelos esteroides endógenos ou sintéticos é compensada pela sua alta concentração plasmática. Os esteroides ligados às proteínas não apresentam atividade biológica, sendo somente a sua fração livre capaz de acionar os mecanismos intracelulares adequados à sua função.

Mecanismo de ação

Os glicocorticoides podem ter atuação genômica ou não genômica. Os efeitos genômicos dos glicocorticoides se iniciam com a interação com um receptor citoplasmático de glicocorticoide (GR), pertencente à chamada superfamília dos receptores nucleares. Os GRs apresentam duas variantes principais, alfa (GR-α) e beta (GR-β). A variante GR-α está envolvida na maioria das ações dos corticosteroides. A variante GR-β não se liga diretamente aos hormônios, mas tem um efeito inibitório sobre o GR-α, podendo estar relacionada à resistência aos glicocorticoides e às doenças autoimunes e inflamatórias. Esses receptores proteicos são encontrados em virtualmente todos os tecidos, em números que variam de 3 mil a 10 mil por célula. É importante ressaltar que os gatos, quando comparados aos cães, apresentam concentração menor de receptores para glicocorticoides (aproximadamente 50%, como já demonstrado para a dexametasona), o que lhes proporciona algumas peculiaridades na resposta à terapia e no aparecimento de efeitos colaterais.

Quando em repouso, a localização dos GRs é citoplasmática. Após a sua ligação ao glicocorticoide (GC), o complexo GC/GR se transloca para o interior do núcleo, sofrendo alterações conformacionais, tornando-se "ativado", expondo assim um domínio de ligação com o ácido desoxirribonucleico (DNA). Na dependência do local de ligação do DNA responsivo ao esteroide (denominado GRE) pode haver uma resposta de incremento (GRE positivo) ou de inibição (GRE negativo) à transcrição gênica. A ativação do GRE positivo, denominada transativação, leva à expressão de proteínas relacionadas à maioria dos efeitos colaterais dos GCs, ao passo que a ativação do GRE negativo leva à inibição dos denominados genes inflamatórios, responsáveis pela produção das interleucinas 1 e 2 (IL-1 e IL-2), além dos genes da secreção de pró-opiomelanocortrofina (POMC), de prolactina e da α-fetoproteína. Outros mecanismos genômicos, alternativos à ligação com os GREs, seriam o da interação inibitória direta, proteína a proteína, com fatores de transcrição nucleares como o fator nuclear kappa célula B (NF-κB), envolvido com a produção de proteínas como o fator de necrose tumoral alfa (TNF-α), IL-6 e IL-8, e do fator estimulante de colônias de macrófagos (MCSF). Também, os glicocorticoides podem interagir com a proteína ativadora 1 (AP-1), que está envolvida com a indução de vários genes, como de interleucinas pró-inflamatórias e da enzima ciclo-oxigenase (COX). Estes vários efeitos genômicos, que interferem na produção de proteínas de meias-vidas das mais variadas, podem resultar em efeitos biológicos com durações variadas, de horas a dias.

Os glicocorticoides (GCs) também podem agir de forma não genômica, cujos efeitos são mais rápidos; são mediados pela ligação não específica com membranas celulares, receptores de membrana e de citoplasma, acarretando alterações de corrente transmembrana, dos níveis de cálcio e de eventos de fosforilação intracelulares (Figura 23.5).

Biotransformação e excreção

A biotransformação dos glicocorticoides se dá principalmente no fígado, onde eles sofrem processos de oxidação, redução, hidroxilação e conjugação, sendo inativados, em sua maioria, embora alguns, como a cortisona e a prednisona, usem as vias metabólicas hepáticas para se tornarem ativos (hidrocortisona e prednisolona), por meio de processos de redução. O fígado é responsável por pelo menos 70% do metabolismo dos corticosteroides. Locais extra-hepáticos também podem biotransformar os esteroides, como o tecido renal. Fatores hormonais, obesidade, idade, doenças intercorrentes e uso concomitante de outros medicamentos interferem na biotransformação dos glicocorticoides. Uma vez transformados em compostos hidrossolúveis, são, na sua maioria, excretados por via renal. Parte dos corticosteroides metabolizados é adicionada à bile e excretada pela rota intestinal.

PROPRIEDADES FISIOLÓGICAS E FARMACOLÓGICAS

Dada a presença de receptores para os glicocorticoides em virtualmente todos os tecidos, os seus efeitos acometem a globalidade das células do organismo de alguma maneira, fisiológica ou farmacologicamente, na dependência da dose utilizada. Para manter as necessidades fisiológicas básicas, como a adequação do metabolismo intermediário, a distribuição do volume extracelular, a atividade cerebral, o tônus muscular cardíaco e esquelético adequados, os animais necessitam de certa quantidade de corticosteroides; cães, por exemplo, não estressados necessitam de cerca de 0,5 a 1,1 mg/kg/dia de hidrocortisona (cortisol).

Efeitos metabólicos gerais

Os hormônios glicocorticoides são agentes hiperglicemiantes, obtendo este efeito por meio de inibição da captação e da utilização periférica da glicose (antagonizando a ação da insulina); e promoção da gliconeogênese, a partir de aminoácidos e ácidos graxos livres. Também incrementam a síntese de glicogênio hepático. Além destes efeitos sobre os carboidratos, interferem no metabolismo proteico, aumentando o catabolismo e diminuindo a síntese de proteínas. No tecido adiposo, atuam de forma "permissiva", potencializando o efeito lipolítico de determinados hormônios (catecolaminas, hormônio de crescimento e outros). Estes hormônios agem mediante o aumento da concentração de adenosina monofosfato cíclico (cAMP) intracelular, que ativa uma quinase cAMP-dependente, cuja síntese depende da presença de glicocorticoides.

O cortisol e alguns glicocorticoides sintéticos, em concentrações farmacológicas, podem apresentar alguns efeitos mineralocorticoides, promovendo retenção de sódio, excreção de potássio e expansão do volume extracelular. A corticoidoterapia também incrementa a diurese por aumento da taxa de filtração glomerular, pela inibição dos

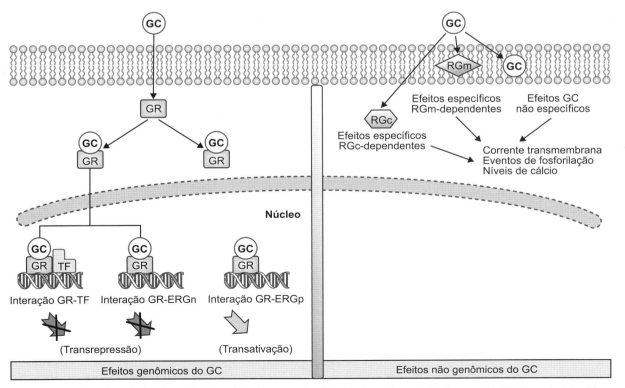

FIGURA 23.5 Mecanismo de ação dos glicocorticoides, evidenciando sua atuação genômica e não genômica (à esquerda). GC: glicocorticoides; GR: receptor de glicocorticoides; TF: fator de transcrição nuclear; ERGn: elemento responsivo a glicocorticoides negativo; ERGp: elemento responsivo a glicocorticoides positivo; RGc: receptor de glicocorticoides citosólico; RGm: receptor de glicocorticoide membranal.

efeitos do hormônio antidiurético (ADH) nos túbulos distais e ductos coletores renais, além de apresentar efeito inibitório na expressão gênica do ADH (via *feedback* negativo).

O metabolismo do cálcio também é afetado pelos esteroides adrenais, pelo aumento da excreção urinária, causado pela diminuição da reabsorção renal, com consequente hipercalciúria. A absorção intestinal de cálcio também é diminuída.

Efeitos nos sistemas orgânicos

Muitas alterações no funcionamento de vários sistemas do organismo animal estão associadas a condições de hipersecreção endógena, ou de administração crônica e/ou maciça de glicocorticoides em preparações farmacológicas. No trato gastrintestinal, observam-se aumento da secreção de ácido gástrico, de pepsina e do suco pancreático; redução do crescimento e da renovação das células gástricas, bem como redução da produção de muco. É incrementada no fígado a produção de uma isoenzima esteroide-induzida da fosfatase alcalina.

O crescimento e o desenvolvimento corpóreo podem ser afetados quando da exposição excessiva aos glicocorticoides, dada a diminuição da secreção do hormônio de crescimento (GH), a inibição da atuação do fator de crescimento insulina-símile 1 (IGF-1), e devido aos efeitos catabolizantes em músculos, ossos e tecido conjuntivo.

Na pele, os glicocorticoides, quando em doses farmacológicas, inibem a síntese de material conjuntivo (colágeno e ácido hialurônico, principalmente), com consequente diminuição da espessura dérmica, tornando difícil a cicatrização. A renovação celular epidérmica também se torna afetada e a hiperqueratose ortoqueratótica é comum. Em situações de exposição excessiva aos glicocorticoides, há atrofia das glândulas sebáceas e do folículo piloso, estacionado na fase telogênica. A hiperpigmentação também é comum nestas condições.

Os glicocorticoides, devido ao efeito proteolítico, promovem atrofia e fraqueza muscular. Também aumentam a reabsorção óssea, aumentando a competência osteoclástica, além de diminuir a atividade geradora de matriz óssea pelos osteoblastos, uma vez que inibem a transcrição genética da **colagenase**, que é promovida pelo fator AP-1 (como descrito nos mecanismos de ação).

No sistema cardiovascular, os glicocorticoides aumentam o débito cardíaco e o tônus vascular ao proporcionar maior sensibilidade às catecolaminas pela ativação do sistema renina-angiotensina-aldosterona, por sua atividade mineralocorticoide intrínseca e por sua capacidade de suprimir as respostas vasodilatadoras. Desse modo, o hipercortisolismo pode causar hipertensão arterial, hipocortisolismo e hipotensão.

No sistema endócrino, primeiro observa-se efeito supressor em sua própria secreção. Situações de hiperglicocorticismo, seja de natureza endógena ou, mais comumente, por administração prolongada ou abusiva, levam à supressão do eixo hipotálamo-hipófise-adrenal, o que não raro, resulta em atrofia adrenal. O cortisol, por exemplo, suprime o eixo hipotálamo-hipófise-adrenal por aproximadamente 12 a 24 h, a prednisona por 12 a 36 h e a aplicação intravenosa de 0,1 mg/kg de dexametasona tem efeito supressor de aproximadamente 32 h. Doses maiores resultam em tempos supressivos superiores, demonstrando que a supressão do eixo é dose-dependente.

Outros hormônios, como tireotropina (TSH), GH, hormônio foliculoestimulante (FSH), hormônio luteinizante (LH) e prolactina, também podem ter as suas taxas de secreção severamente comprometidas. E é no eixo hipotálamo-hipófise-tireoide onde se observam as maiores alterações. Além da inibição da síntese e da liberação de TSH, os glicocorticoides diminuem as concentrações das proteínas carreadoras e a desiodação periférica da tiroxina (T4). As concentrações séricas de T4 total e T4 livre em geral encontram-se no limite inferior ou abaixo dos valores de normalidade em cães submetidos a corticoidoterapia ou naqueles com hipercortisolismo endógeno. Algumas alterações clínicas e bioquímicas, decorrentes do hiperadrenocorticismo, assemelham-se àquelas observadas no hipotireoidismo, como letargia, fraqueza, alterações tegumentares, ganho de peso e hipercolesterolemia. No entanto, não há necessidade de reposição hormonal tireoidiana nessas situações, pois a correção dos níveis de cortisol à normalidade reverte o quadro de "hipotireoidismo". No hipogonadismo secundário à utilização exagerada de glicocorticoides, observam-se, clinicamente, atrofia testicular, diminuição da libido, ciclos estrais irregulares, anestro persistente, infertilidade, dentre outros. O excesso de glicocorticoides endógenos ou exógenos leva à poliúria e polidipsia em cães, por prejudicar a ação do ADH em ductos coletores e inibir a secreção hipofisária deste.

Efeitos anti-inflamatórios e imunossupressores

A principal indicação terapêutica dos glicocorticoides deve-se aos seus potentes efeitos anti-inflamatórios e imunossupressores (ver também *Capítulo 56*). Eles são capazes de bloquear desde as manifestações mais precoces do processo inflamatório, como dor, calor e rubor, até as mais tardias como reparação e proliferação tecidual. Os esteroides anti-inflamatórios afetam todos os tipos de resposta inflamatória, sejam elas suscitadas por patógenos invasores, estímulo físico ou químico, ou por uma reação imunológica inapropriada, por exemplo, as hipersensibilidades e as doenças autoimunes.

A natureza exata da ação dos glicocorticoides em animais domésticos não está totalmente elucidada. Uma das razões é que a maioria das pesquisas de seus efeitos anti-inflamatórios e imunossupressores foi realizada em outras espécies, mais sensíveis à corticoidoterapia, como coelhos, ratos, camundongos, e os seus resultados não são obrigatoriamente aplicáveis aos demais animais. Outro fato é que boa parte dos resultados descritos foram obtidos com estudos *in vitro* com doses suprafarmacológicas, não espelhando, portanto, a realidade do seu uso terapêutico.

Sabe-se que os anti-inflamatórios exercem suas funções atuando em vários aspectos da resposta orgânica às lesões, influenciando eventos celulares (polimorfonucleares e sistema linfoide), eventos vasculares e o metabolismo de mediadores pró-inflamatórios. Assim, nos leucócitos atuam de forma a diminuir a migração de neutrófilos para o sítio de lesão, ao mesmo tempo que estimula a sua liberação pela medula óssea, o que resulta em neutrofilia. A incapacidade de penetrar no local da lesão provavelmente se deve a mudanças conformacionais da superfície celular, promovidas pelos glicocorticoides. A capacidade de eliminar organismos invasores, como bactérias, por meio de metabolismo oxidativo, é inibida pelos corticosteroides, como demonstrado em neutrófilos humanos e bovinos. Os macrófagos também são sensíveis aos efeitos inibitórios dos glicocorticoides na sua habilidade de fagocitar e eliminar organismos invasores. A imunidade celular também é afetada pelo fato de os glicocorticoides interferirem na apresentação dos antígenos aos receptores de membrana dos monócitos fagocitários. Por outro lado, a tão decantada habilidade de estabilizar membranas, e com isto impedir a liberação de mediadores químicos pró-inflamatórios, só pôde ser observada em exposição a doses suprafarmacológicas, não se reproduzindo em doses terapêuticas convencionais.

No sistema linfoide, sabe-se que doses farmacológicas de glicocorticoides levam à linfopenia. Nas espécies esteroide-sensitivas (coelhos, ratos e camundongos), a linfocitólise é o principal fator dessa diminuição no número de linfócitos circulantes. Já nas espécies esteroide-resistentes (humanos, cavalos, bovinos, cães e gatos), a linfopenia se deve à redistribuição dos linfócitos contidos no compartimento intravascular para os compartimentos extravasculares (linfonodos, baço, medula óssea e ducto torácico). Nestas últimas espécies somente as células linfoides de linhagem neoplásica sofrem lise em doses farmacológicas de glicocorticoides. Os linfócitos T são afetados mais severamente do que os linfócitos B, uma vez que constituem cerca de 70% do total de linfócitos circulantes. A redução no número de linfócitos do compartimento intravascular reduz a sua participação nas reações imunológicas e inflamatórias. A modulação, pelos glicocorticoides, da função dos linfócitos B pode ser direta ou indireta, mediada pelos efeitos sobre as populações de monócitos ou linfócitos T. Sabe-se que as células B sofrem um processo de ativação, proliferando-se em resposta aos fatores de crescimento produzidos pelos linfócitos T, como a interleucina 4, e se diferenciando para produzir imunoglobulinas. Os glicocorticoides inibem acentuadamente esta ativação e proliferação, embora pouca influência tenham sobre a produção de anticorpos.

Os eventos vasculares influenciados pelos glicocorticoides incluem a estabilização da integridade microvascular, por meio de eventos indiretos como a supressão das ações dos polimorfonucleares e da síntese de mediadores pró-inflamatórios (como as prostaglandinas) e de agentes vasoativos ou trombogênicos, cuja ação se mostra nociva à integridade vascular, permitindo a exsudação de fluidos.

No processo inflamatório, sua atuação se dá por meio da atuação no metabolismo dos mediadores imunoestimulantes e pró-inflamatórios. Assim, um dos mais importantes efeitos se dá pela inibição do fator de transcrição nuclear NF-κB, que aumenta a transcrição de genes de citocinas, quimiocinas, fatores de crescimento, moléculas de adesão celular, fatores de complemento, imunorreceptores e enzimas importantes no processo inflamatório, como a ciclo-oxigenase 2 (COX-2). O complexo GC-GR inibe diretamente o NF-κB via interação proteína-proteína, bem como aumenta a expressão de um fator inibitório do NF-κB, o IκB-α. Também no metabolismo do ácido araquidônico, caracterizado por uma série de eventos desencadeados a partir de uma lesão na membrana celular e cujos produtos finais desta cascata são as prostaglandinas do grupo 2 (PG-2), os leucotrienos e os tromboxanos, os glicocorticoides agem de forma a inibir a ação de enzimas-chave como a **fosfolipase A-2** e a **ciclo-oxigenase** (Figura 23.6). No caso da fosfolipase A-2, a sua inibição se dá tanto pelo bloqueio da transcrição

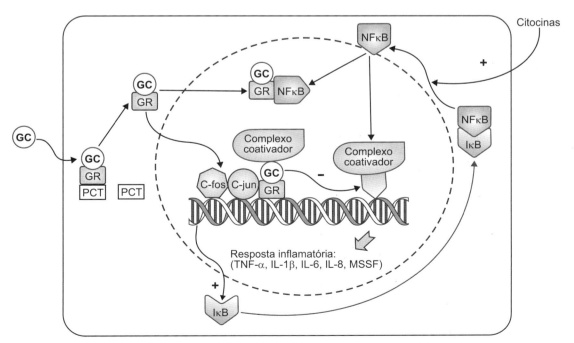

FIGURA 23.6 O complexo glicocorticoide-receptor inibe diretamente a atuação do NF-κB por interação proteína-proteína e aumenta a expressão de um fator inibitório do NF-κB, o IκB. O sistema controlado pelo NF-κB é uma das principais vias de síntese de citocinas pró-inflamatórias. GR: receptor de glicocorticoide; NF-κB: fator de transcrição nuclear kappa B; IκB: fator de inibição do NF-κB; TNF-α: fator de necrose tumoral alfa; IL: interleucina; MSSF: fator solúvel estimulado por macrófagos.

gênica para a sua síntese, como pelo estímulo à produção de uma proteína, a **lipomodulina-1**, a qual inibe a atividade da fosfolipase A-2. Também a ciclo-oxigenase tem sua expressão genética comprometida de maneira tônica.

Estas propriedades anti-inflamatórias e imunossupressoras dos glicocorticoides sempre foram consideradas como efeitos farmacológicos e não fisiológicos, ao contrário de seus efeitos no metabolismo geral e na sua própria regulação. Entretanto, a hipótese mais aceita atualmente é de que os efeitos anti-inflamatórios e imunossupressores dos esteroides adrenais se estendam ao nível fisiológico, mantendo a resposta orgânica aos agentes de agressão dentro de limites aceitáveis, evitando uma resposta exagerada dos sistemas de defesa, o que ameaçaria a homeostase interna. Em outras palavras, as reações do organismo às situações de estresse do dia a dia são impedidas de se tornarem exacerbadas, o que levaria a danos ao organismo. O fato de ratos adrenalectomizados apresentarem reações inflamatórias amplificadas, tanto na intensidade como na duração, corrobora esta hipótese.

Implicações hemostásticas dos glicocorticoides

Os elevados níveis de glicocorticoide, cronicamente, na corrente sanguínea, podem acarretar um estado de hipercoagulabilidade sanguínea, haja vista a predisposição quatro vezes maior de pacientes humanos com doença de Cushing em desenvolver eventos tromboembólicos, sendo esta incidência ainda maior na população canina com hiperadrenocorticismo. Isso se deve em parte ao aumento de fatores pró-coagulantes, tais como II, V, VII, IX, X, XII, fibrinogênio e também à diminuição de um fator natural anticoagulante, a antitrombina. Estudos demonstram a elevação do complexo trombina-antitrombina em cães com hiperadrenocorticismo, que representa um marcador laboratorial da trombose. Obviamente, outros fatores associados a este quadro mórbido também colaboram para o desenvolvimento do tromboembolismo, como hipertensão, policitemia, trombocitose, obesidade, sepse etc.

PREPARAÇÕES FARMACOLÓGICAS

As preparações farmacológicas habitualmente utilizadas não diferem muito da estrutura molecular do cortisol endógeno. Todos os glicocorticoides disponíveis para o emprego terapêutico são obtidos ou por extração de fluidos e tecidos animais ou por oxidação microbiológica de outros esteroides, como colesterol ou estigmasterol; ou ainda por síntese parcial, usando material extraído de tecidos vegetais, como as sapogeninas. Os corticosteroides se apresentam em pós cristalinos, de coloração branca ou amarelada; são inodoros e estáveis ao ar e, na sua maioria, insolúveis em água, mas há alguns ésteres hidrossolúveis.

De maneira geral, os glicocorticoides se apresentam como ésteres (acetato, benzoato, butirato, diacetato, dipropionato, valerato), acetonidos ou sais (fosfato sódico, succinato sódico). Os ésteres e acetonidos se comportam como profármacos, liberando o fármaco matriz após hidrólise. Por esta razão, apresentam efeito mais prolongado. Além disso, a maioria dos glicocorticoides são insolúveis em água, não podendo ser administrados por via intravenosa; por esta via, somente as formas de fosfato sódico ou succinato sódico são aplicáveis.

Os glicocorticoides mais comumente prescritos, sintéticos em sua maioria, utilizados em Medicina Humana e Veterinária, são a hidrocortisona (cortisol), a cortisona, a prednisolona, a prednisona, a metilpredinisolona, a triancilona, a betametasona e a dexametasona.

Outros glicocorticoides sintéticos comercializados no Brasil são: beclometasona, clobetazona, clobetasol, cortivazol, deflazacort, desonida, desoximetasona, diflucortolona, fludroxicortida, flocinolona, fluormetalona, fluprednideno, halcinonida e prednicarbato.

Posteriormente, um análogo de glicocorticoide, a budesonida, foi desenvolvido com potente ação anti-inflamatória tópica e baixos efeitos sistêmicos, graças a sua alta afinidade pelos receptores de glicocorticoides e rápida conversão a metabólitos providos de mínima atividade biológica. Mais de 90% desta droga são metabolizados durante a sua primeira passagem pelo fígado na espécie humana.

Em seres humanos, a budesonida tem ação anti-inflamatória tópica no lúmen intestinal bastante desejável, sendo sua eficácia semelhante ao uso oral de prednisona, além de efeitos colaterais consideravelmente inferiores, permitindo seu amplo emprego na doença de Crohn ativa, que se caracteriza por intenso processo inflamatório de todo o trato gastroentérico, notadamente do intestino delgado, em seres humanos. É utilizada, ainda, como agente inalante no tratamento da asma, tanto em adultos quanto em crianças, com bons resultados.

A budesonida tem sido reformulada para uso em cães e gatos, sustentando sua principal vantagem de ser quase completamente degradada durante sua primopassagem na circulação portal. Há relatos de que seus efeitos colaterais possam corresponder a apenas 10% daqueles observados com doses equivalentes da prednisolona. Apesar disso, sabe-se que ocorre, da mesma maneira, a supressão do eixo hipotálamo-hipófise-adrenal e que a predisposição ao desenvolvimento de hepatopatia esteroidal, exclusiva da espécie canina, persiste. Sua aplicação em Medicina Veterinária tem sido restrita a doenças inflamatórias intestinais com sucesso relativo, embora a dosagem ideal ainda não esteja bem estabelecida.

Da mesma forma, a fluticasona foi desenvolvida para atuação tópica nas vias respiratórias em seres humanos, mostrando-se adequada para o controle a longo prazo da inflamação das vias aéreas em condições de asma. Também vem sendo testada na asma felina, resultando em benefícios no controle da doença, embora não diferindo do uso de glicocorticoides de uso oral, como a prednisolona.

Vias de administração

Todos os glicocorticoides são bem absorvidos de qualquer sítio de administração, podendo ser aplicados pelas vias tópica, oral, subcutânea, intramuscular, intralesional, intravenosa e inalatória. Para a escolha da via de administração, devem-se considerar diversos fatores, como o temperamento do animal, a personalidade e o estilo de vida do proprietário, a localização e a extensão do processo inflamatório, além da necessidade de se instituir uma terapia crônica ou aguda.

A via tópica é útil em determinadas situações em que há a necessidade de se obterem altas concentrações de corticosteroides em uma área restrita, com o mínimo de efeitos colaterais. Por outro lado, sendo os glicocorticoides permeáveis à barreira cutânea, podem levar à supressão do eixo hipotálamo-hipófise-adrenal e ao aparecimento de efeitos adversos, quando utilizados cronicamente, em áreas extensas ou que apresentem soluções de continuidade. O uso de pomadas otológicas à base de dexametasona a cada 12 h, durante 10 dias, por exemplo, leva à supressão do eixo hipotálamo-hipófise-adrenal, que pode persistir por 14 dias. Determinados corticosteroides, como a prednisona e a cortisona, não têm efeito tópico, uma vez que, para tornarem-se ativos, devem sofrer redução hepática, sendo convertidos em hidrocortisona e prednisolona. Formulações mais recentes vêm sendo desenvolvidas para minimizar a ocorrência de efeitos sistêmicos, como o aceponato de hidrocortisona, que diminui a absorção e potencializa a ação no local de aplicação de um glicocorticoide considerado menos potente. Ou criação de novos compostos, como a mometasona, um glicocorticoide tópico potente (25 vezes mais potente do que a hidrocortisona), com baixos efeitos sistêmicos.

Visando-se efeitos sistêmicos, dá-se preferência à via oral, devido ao fato de se poder controlar a dose, uma vez que a maioria dos medicamentos esteroides orais são de efeito intermediário (como a prednisolona e a prednisona), podendo ser interrompida assim que aparecerem os efeitos colaterais. É, portanto, a forma de corticoidoterapia mais segura para administrações a longo prazo.

Os glicocorticoides injetáveis são em geral administrados por via subcutânea ou por via intramuscular, sendo a subcutânea mais comumente utilizada em Medicina Veterinária devido ao fato de ser menos dolorosa à aplicação, não suscitando reações contrárias dos animais tratados. A penetração no tecido e a duração de seu efeito são principalmente influenciadas pela sua apresentação química; e quanto menor a solubilidade do éster, maior a duração de seus efeitos. Assim, ésteres de insolubilidade moderada, como acetato, ou de insolubilidade exagerada, como a acetonida, permitem a permanência do medicamento no organismo por dias a meses. O fato de a via subcutânea ser a única admitida por alguns animais bravios é importante para a escolha desta rota, mesmo em condições de uso crônico. Nestes casos, uma opção adequada é o acetato de metilprednisolona, cujo tempo de permanência no organismo é prolongado por dias a semanas. Na via intravenosa é indicado o uso de esteroides de alta solubilidade, isto é, sob a forma de fosfatos ou succinatos, e em condições de uso agudas, ou sob a forma de pulsoterapia, ou seja, a administração parenteral de doses suprafarmacológicas de um esteroide de efeito rápido ou intermediário por um curto período de tempo (aproximadamente 3 dias).

O uso de glicocorticoides por nebulização pode ser de grande valia em doenças respiratórias, obtendo-se maiores concentrações da substância nos tecidos afetados, além de apresentar início de ação mais rápido. A aplicação de glicocorticoides, como o propionato de fluticasona, associados a broncodilatadores por meio de bombinhas, promove alívio imediato da broncoconstrição em gatos asmáticos. Há necessidade de um adaptador para viabilizar o uso dessas bombinhas em gatos, como por exemplo, um tubo plástico de aproximadamente 12 cm conectado de um lado ao inalador e de outro a uma máscara de anestesia, devendo-se, ainda, vedar a face do animal para otimizar a inalação da medicação.

INDICAÇÕES TERAPÊUTICAS E POSOLOGIA

A principal indicação para os glicocorticoides é a terapia de reposição para os casos clínicos de insuficiência adrenal, isto é, nas situações de hipoadrenocorticismo. Entretanto, a grande maioria dos casos de uso de glicocorticoides é dirigida para fins anti-inflamatórios e imunossupressores. As situações que necessitam dos glicocorticoides para tais fins são inúmeras e as decisões que levam ao seu uso devem levar em conta o equilíbrio entre os efeitos benéficos do medicamento e os seus consequentes efeitos colaterais.

Pelo menos seis princípios terapêuticos devem ser considerados quando da glicocorticoidoterapia:

- A dose adequada para determinado paciente deve ser ajustada em base de tentativas e erros e, no caso de se tratar de tratamento a longo prazo, a dose ideal deve ser ajustada periodicamente
- Uma única dose de um corticosteroide com ação rápida, mesmo que em concentrações elevadas, é virtualmente desprovida de efeitos colaterais
- Na opção por poucos dias de corticoidoterapia de efeito rápido, em doses baixas a moderadas, o aparecimento de efeitos indesejáveis é improvável, desde que não existam contraindicações
- Quando a terapia com glicocorticoides é prolongada para semanas a meses, a administração do medicamento em doses acima das necessidades fisiológicas aumenta a incidência de manifestações colaterais
- Com exceção dos casos de insuficiência adrenal, em que há necessidade do uso de glicocorticoides, as demais aplicações dos esteroides são de natureza sintomática, não atuando sobre a causa da doença e, portanto, não levando à cura
- A interrupção abrupta da medicação em casos de terapia crônica e em altas doses leva ao aparecimento de sintomas clínicos de privação, isto é, a uma situação de hipoadrenocorticismo.

Assim, a administração de glicocorticoides, nas suas várias indicações terapêuticas, deve ser orientada no sentido de usar a menor dose terapêutica durante o menor período de tempo, e que seja aplicado somente em situações em que outras terapias (p. ex., anti-inflamatórios não esteroidais) se mostraram ineficazes ou inaplicáveis. Os médicos-veterinários devem estar cientes de que o medicamento pode possivelmente agravar uma condição preexistente ou criar uma nova condição médica. O conhecimento das implicações clínicas antes da prescrição desses agentes é fundamental. Em geral, a dose imunossupressora é cerca de 2 vezes maior do que a dose anti-inflamatória; esta, por sua vez, é cerca de 10 vezes maior do que as doses ditas fisiológicas.

Insuficiência adrenal

Como deve ser reforçado, a reposição esteroide no tratamento do hipoadrenocorticismo, endógeno ou iatrogênico, é a única indicação primária para o uso dos glicocorticoides, na qual se trata a causa e não as consequências. Nessas terapias de reposição pode-se empregar a prednisona, na dose de 0,1 a 0,2 mg/kg, por via oral, a cada 24 h (geralmente útil nos casos de insuficiência adrenal por uso abusivo de glicocorticoides exógenos). Nas situações de ausência ou diminuição concomitante da aldosterona (hipoadrenocorticismo primário), faz-se necessária a aplicação de esteroides que também tenham atividade mineralocorticoide, como a hidrocortisona, na dose de 0,5 a 1,1 mg/kg, a cada 24 h. Nos casos específicos das insuficiências adrenais agudas, em estados de choque hipovolêmico e desequilíbrio eletrolítico, faz-se necessária a administração de hidrocortisona (2 a 10 mg/kg, por via intravenosa), de dexametasona (1 a 4 mg/kg, por via intravenosa) ou de prednisolona (4 a 20 mg/kg, por via intravenosa).

Doenças imunomediadas

Doenças autoimunes

As doenças de natureza autoimune são relativamente comuns na clínica veterinária de pequenos animais, tendo-se como exemplos a anemia hemolítica e a trombocitopenia autoimunes, o lúpus eritematoso sistêmico, os pênfigos, as polineuropatias e as polimiosites. Nesses casos, os glicocorticoides são, muitas vezes, essenciais à manutenção da vida e, não raro, o seu uso deve ser crônico. As doses necessárias para se obter imunossupressão adequada são cerca de 2,2 a 6,6 mg/kg, por dia, de prednisolona ou prednisona, por via oral. Na fase de **indução**, esta dose pode ser dividida e fornecida a cada 8 ou 12 h, ou em dose total, a cada 24 h. Nos casos mais agudos ou mais graves, pode-se optar por corticosteroides de ação mais rápida e por via intravenosa, como o fosfato sódico de dexametasona, na dose de 0,3 a 0,6 mg/kg. Esta fase de indução deve durar de 7 a 10 dias, ou até a normalização clínica do paciente. Estabilizado o quadro, deve-se tentar uma dose mais baixa, de **manutenção**, na concentração de 2,2 mg/kg, a cada 24 h, nos primeiros 7 a 10 dias e, então, sempre que possível, instituir a corticoidoterapia em dias alternados. Uso de esteroides em dias alternados, ou a cada 3 dias, permite a recuperação do eixo hipotálamo-hipófise-adrenal e minimiza o aparecimento de efeitos colaterais.

Na espécie equina, indica-se o uso de glicocorticoides na isoeritrólise neonatal (doença hemolítica do recém-nascido). Recomenda-se, neste caso, a administração de 5 a 20 mg de dexametasona, por via intramuscular. Ao contrário do que ocorre em potros, a hemólise imunomediada em animais adultos é de ocorrência rara; sendo recomendado para equinos, nesta faixa etária, o uso de dexametazona, por via intravenosa ou intramuscular, na dose de 0,1 a 0,2 mg/kg, por dia, durante 2 dias, ou a administração, por via intramuscular, de prednisolona, dividida em 2 administrações diárias, também por 2 dias. Uma vez estabilizado o quadro, deve-se diminuir a dose de glicocorticoides, recomendando-se alternar os dias de administração do anti-inflamatório. A prednisona poderá substituir a prednisolona quando a doença estiver controlada.

Condições alérgicas

A maioria das doenças imunomediadas, originadas de reações inflamatórias contra agentes alergênicos, é controlável pelo uso de glicocorticoides. Neste grupo de doenças incluem-se as dermatopatias alérgicas (tais como atopia, dermatite alérgica à picada de pulga ou outros ectoparasitas, dermatite alérgica de contato, hipersensibilidade alimentar), as reações a picadas de animais peçonhentos e também as doenças do sistema digestório e doenças broncopulmonares de natureza alérgica (esta última condição está descrita mais detalhadamente a seguir). Como já citado, as doses necessárias para o efeito anti-inflamatório (antialérgico) são menores do que as usadas para o efeito imunossupressor. Assim, em cães e gatos, recomenda-se a prednisona ou prednisolona na dose de 0,5 a 1,1 mg/kg, por via oral, a cada 24 h, na fase de indução, por 2 a 6 dias. Minimizando-se os sintomas, deve-se instituir a fase de manutenção com 50% da dose inicial, fornecidos diariamente no início e, posteriormente, em esquema de dias alternados. O tratamento pode se prolongar até a identificação e retirada do agente alergênico, quando isto for possível. Na dermatite atópica canina, as diretrizes mais recentes (2015), elaboradas por um comitê internacional (International Committee on Allergic Diseases of Animals, ICADA), recomendam também o uso de glicocorticoides tópicos específicos, como *spray* de aceponato de hidrocortisona, nos quadros agudos, nos tratamentos crônicos e na prevenção das crises.

Nos casos de afecções gastrintestinais de natureza inflamatória imunomediada, a budesonida (as características deste medicamento foram anteriormente comentadas neste mesmo capítulo) é a indicada na dose (empírica) recomendada de 3 mg, por via oral, em cães, e 1 mg, em gatos. Comercialmente, há cápsulas de liberação controlada de 3 mg para uso oral (Entocort®), suspensão em *spray* nasal a 32 ou 64 μg/dose (Budecort Aqua®) e cápsulas com 200 ou 400 μg em pó para nebulização (Busonid®), dentre outros.

Em outras espécies animais, como os equinos, utilizam-se também, como primeira escolha, os glicocorticoides para o tratamento de alergias. Recomenda-se a administração de 400 a 600 mg de prednisona ou prednisolona, por via oral, diariamente, até a remissão dos sintomas. Deve-se diminuir gradativamente a dosagem do glicocorticoide, por semanas, até obter a menor dose possível que mantenha o animal sem a sintomatologia clínica.

Doenças brônquicas e pulmonares

Os corticosteroides também são amplamente utilizados no tratamento de doenças brônquicas e pulmonares obstrutivas, como a bronquite crônica e a asma, que acometem, principalmente, a espécie humana e a espécie felina. Trata-se de condições clínicas que envolvem reações imunológicas de hipersensibilidade do tipo I a alergênios inalados (como fumaça, agentes poluentes e irritantes, alergias, infecções, tabaco ou convívio com tabagistas etc.), os quais podem causar aumento da resistência das vias respiratórias, inflamação da árvore brônquica, aumento da produção de muco intraluminal e até fibrose nos casos crônicos.

Os glicocorticoides são essenciais nessas condições, pois reduzem a inflamação, estabilizam os mastócitos e diminuem a produção de muco. Além disso, apresentam efeitos sinérgicos com os broncodilatadores. São preconizados, preferencialmente, por via oral (prednisolona), por via parenteral naqueles animais intolerantes à medicação oral (metilprednisolona, por via intramuscular) e, atualmemte, sob a forma de inalação com o análogo esteroide propionato de fluticasona, na dose de 220 μcg, 2 vezes/dia, associado ao albuterol pela mesma via. Em casos brandos, essa associação por nebulização pode até substituir a administração de glicocorticoides e broncodilatadores por via oral ou parenteral. Um estudo realizado com gatos demonstrou que a terapia anti-inflamatória esteroide intranasal é capaz também de reduzir significativamente a resposta à exposição de alergênios tanto das vias respiratórias superiores quanto das inferiores, beneficiando aqueles animais de cujos agentes irritantes não puderam ser afastados. As apresentações farmacêuticas de fluticasona são, em sua maioria, *sprays* ou "bombinhas", como Flixotide *spray*®, soluções nasais, como Flixonase aquoso® ou em pó para nebulização, a exemplo de Fluticaps®.

Os efeitos benéficos inalatórios de fluticasona (associada ao salbutamol) mostraram-se bastante significativos em crianças com grau leve de asma, no que diz respeito à melhora clínica e à função pulmonar. Este medicamento, portanto, pode ser promissor no tratamento de certas enfermidades broncopulmonares em animais; no entanto, há ainda a necessidade de mais estudos farmacocinéticos e ensaios clínicos animais que garantam proposições seguras de dosagens, eficácia e toxicidade.

Traumas articulares

O principal uso dos glicocorticoides na clínica de equinos é para o tratamento de traumas articulares. De maneira geral, a duração e a eficácia da corticoidoterapia variarão com o tipo de preparação usada, a gravidade do processo inflamatório e também o número de tratamentos, à base de glicocorticoide, previamente realizados. A administração deste medicamento se faz por via intra-articular com o objetivo de se minimizarem os efeitos sistêmicos produzidos pelos anti-inflamatórios esteroidais. A seguir serão apresentados os glicocorticoides aprovados para o uso por via intra-articular, bem como as dosagens preconizadas:

- **Acetonido de triancinolona**: 6 a 18 mg, dependendo do tamanho da articulação e da gravidade dos sintomas
- **Acetato de isoflupredona**: 5 a 20 mg, dependendo do tamanho da articulação
- **Acetato ou fosfato de sódio de betamesona**: 2,5 a 5 mℓ
- **Acetato de metilprednisolona**: 40 a 240 mg, dependendo do tamanho da articulação
- **Flumetasona**: 1,25 a 2,5 mg/dia.

Tanto a cortisona como a prednisona não são utilizadas por via intra-articular, uma vez que esses glicocorticoides precisam sofrer biotransformação hepática para formar cortisol e prednisolona, respectivamente.

O uso de glicocorticoides topicamente, como comentado anteriormente, tem o objetivo de minimizar o efeito sistêmico destes medicamentos; entretanto, a administração intra-articular poderá produzir efeitos intrassinoviais bastante sérios, tais como o decréscimo da elasticidade da cartilagem e da quantidade de glicosaminoglicano, produzindo progressiva degeneração da cartilagem; depósitos de cálcio na superfície hialina; adelgaçamento e fissura da cartilagem e também decréscimo tanto da viscosidade como do conteúdo do ácido hialurônico no fluido sinovial.

Contraindica-se o uso intra-articular dos glicocorticoides quando há infecção, dano estrutural e instabilidade da articulação. Também não se recomenda o uso de glicocorticoides quando o tratamento prévio com estes medicamentos não se mostrou efetivo.

Traumas e edemas cerebrospinais

Os glicocorticoides são comumente usados para o tratamento de casos de traumas dos sistemas nervoso central e periférico. São também frequentes as suas aplicações em casos de edemas e reações inflamatórias causadas por neoplasias ou infecções do tecido nervoso. Normalmente, altas doses são necessárias para se obterem efeitos benéficos, principalmente nos casos traumáticos, a exemplo da administração da dexametasona (na dose de 2,5 a 5 mg/kg) ou de prednisona (na dose de 15 a 30 mg/kg), por via intravenosa, a cada 4 a 6 h, como demonstrado em gatos com traumatismos de medula espinal (induzidos experimentalmente). A terapia anti-inflamatória maciça para casos neurológicos é geralmente de curta duração, não havendo argumentos que corroborem a sua utilização em prazos além de 5 a 7 dias, dada a potencialidade de efeitos colaterais em doses tão elevadas. Mesmo dentro deste prazo de 5 a 7 dias, recomenda-se a diminuição gradativa da dosagem até níveis anti-inflamatórios após as primeiras 24 h de tratamento.

Choques

Na clínica de cães e gatos, os glicocorticoides têm sido recomendados em uma variedade de estados de choque, como o hemorrágico e os choques sépticos. Sabe-se que o estado de choque é consequência da má perfusão de órgãos e tecidos, sendo objetivos do tratamento o restabelecimento da perfusão tecidual e a normalização do volume intravascular. A corticoidoterapia alcança estes objetivos por meio da preservação da integridade da microvasculatura e da inibição dos eventos que levam à citotoxicidade e à atuação dos radicais livres.

O uso de glicocorticoide em quadros de choque deve ser baseado no emprego, o mais precoce possível, de doses elevadas de prednisona ou metilprednisolona, na dose de 15 a 30 mg/kg, por via intravenosa, ou dexametasona, na dose de 4 a 8 mg/kg, por via intravenosa (dosagem tanto para cães como para gatos). Alguns estudos demonstram que a introdução de corticoidoterapia após os 30 min iniciais da manifestação do quadro tem poucos efeitos benéficos quando comparada a uma atuação mais precoce. É importante ressaltar que os esteroides glicocorticoides não substituem nem suprimem a necessidade de uma fluidoterapia agressiva ou de outros tratamentos de suporte, como antibióticos e cardiotônicos, necessários. Atualmente, o uso de glicocorticoides no choque tem sido questionado em algumas formas de choque, especialmente nas condições de anafilaxia, em que o uso de epinefrina tem prioridade. Por outro lado, sabe-se que nos casos de choque séptico, pode-se estabelecer um quadro de insuficiência adrenal relativa e transitória, em que a reposição esteroide pode ser importante.

O uso de corticosteroides na terapia de choque em equinos é bastante duvidoso, sendo que vários trabalhos experimentais de choque, nessa espécie animal, não apresentaram resultados satisfatórios que justificassem o uso desses anti-inflamatórios.

Terapia antineoplásica

Os glicocorticoides podem ser usados como coadjuvantes, nas quimioterapias em virtude de seu efeito citotóxico, além de diminuírem o edema, o processo inflamatório e estimularem o apetite (os medicamentos empregados na terapia antineoplásica são apresentados no *Capítulo 55*). Os glicocorticoides podem também diminuir as náuseas, minimizar o vômito e atenuar a dor oncológica. No tecido linfoide, seu efeito de promoção de apoptose é evidente nas células cancerosas, sendo um coadjuvante muito utilizado na quimioterapia dos linfomas. Também podem ser utilizados para o controle glicêmico nos insulinomas e na hipercalcemia por malignidade. A prednisolona oral, em doses que variam de 0,5 a 1 mg/kg e a 2 mg/kg (linfomas), é o medicamento mais utilizado.

EFEITOS COLATERAIS

A natureza das terapias que se utilizam dos glicocorticoides é, antes de tudo, ambígua. Sabe-se que os efeitos benéficos obtidos pelo seu uso são pronta e seguramente alcançados. Por outro lado, sabe-se que o seu uso contínuo, em doses suprafisiológicas, leva ao aparecimento de inúmeros efeitos indesejáveis, os quais podem ser divididos em duas categorias: aqueles que resultam da interrupção do uso do medicamento e aqueles relacionados à potencialização das suas ações paralelas.

Precauções e contraindicações

Os glicocorticoides devem ser evitados, ou usados, o mais criteriosamente possível quando da presença de condições como **doenças infecciosas**, devido à sua natureza imunossupressora; **hemorragias** e/ou **perfurações**, dada a sua interferência na vascularização, na secreção gástrica e nos mecanismos de reepitelização das mucosas; **diabetes melito**, uma vez que são hormônios hiperglicemiantes e antagônicos à ação da insulina; **pancreatites**, pela sua capacidade de aumentar a viscosidade das secreções pancreáticas, promover hiperplasia dos ductos pancreáticos e provocar lipemia; **doenças renais**, visto que os esteroides promovem o catabolismo proteico, com consequente aumento dos produtos nitrogenados e agravamento das situações de azotemia; e nas **cardiopatias**, visto que alguns esteroides sintéticos retêm a atividade mineralocorticoide, o que leva à retenção hídrica, piorando os estados congestivos. Ressalta-se que os glicocorticoides também interferem na secreção de diversos hormônios hipofisários, inibindo-a, como o TSH, o GH e as gonadotrofinas.

Insuficiência adrenal iatrogênica

Quando um animal é submetido a uma terapia prolongada com glicocorticoides, com sintomas de hiperadrenocorticismo, internamente este apresenta uma situação de supressão das secreções de CRH e ACTH, devido ao *feedback* negativo exercido no eixo hipotálamo-hipófise-adrenal pelo corticosteroide exógeno. A deficiência de ACTH leva à atrofia das zonas *fasciculata* e *reticulata* adrenais. Assim, quando se interrompe bruscamente a terapia ou se expõe o paciente a situações de estresse (como traumas, infecções e procedimentos cirúrgicos), o animal se mostra incapaz de suprir as suas necessidades de glicocorticoides. Clinicamente, este quadro pode manifestar-se com sintomas de depressão, anorexia, oligodipsia, oligúria, distúrbios gastrintestinais ou choque agudo.

Hiperadrenocorticismo iatrogênico

O hiperadrenocorticismo iatrogênico é uma ocorrência mórbida relativamente comum nas situações de uso repetido de corticosteroides de depósito, embora, a priori, possa ocorrer durante a administração de qualquer preparação com glicocorticoides; isto inclui as vias de aplicação oral, tópica, oftálmica e ótica. Os animais com hiperadrenocorticismo iatrogênico apresentam, em maior ou menor grau, poliúria, polidipsia, polifagia, abdome abaulado, apatia, estridor respiratório, atrofia muscular, lesões cutâneas variadas como alopecia, hiperpigmentação e atrofia cutânea. As infecções são comuns, notadamente as cutâneas e geniturinárias. O ciclo estral se torna irregular ou ausente e, nos machos, ocorre diminuição da libido e da capacidade de fecundação. A osteopenia e as calcificações metastáticas e distróficas podem aparecer. A resistência insulínica provocada pelos glicocorticoides pode levar ao quadro de intolerância à glicose e consequente diabetes melito. Não raramente, cães e gatos diabéticos apresentam em seu histórico o uso prévio de esteroides anti-inflamatórios.

Existem variações individuais na exibição dos efeitos colaterais, sendo alguns animais mais resistentes do que outros nas manifestações dos sintomas clínicos do hiperadrenocorticismo. Isto provavelmente se deve a diferenças nos níveis de proteínas carreadoras, concentração de receptores, absorção, metabolismo e excreção do medicamento. Assim, pode-se observar manifestações de hipercortisolismo em intervalos de tempo que variam de semanas a anos, utilizando-se a mesma droga, na mesma dose, em animais distintos. E mesmo os sintomas podem se apresentar isolados (somente poliúria e polidipsia, por exemplo) ou em sua dramática totalidade.

BIBLIOGRAFIA

Behrend, E.N.; Grecco, D.S. Clinical aplications of glucocorticoi therapy in nonendocrine disease. In: *Kirk's current Veterinary therapy XII*. Eds. R.W. Kirk & J.D. Bonagura. Philadelphia: W.B. Saunders Co.; 1995. p. 406-13.

Bordeau, P.; Paragon, B.M. Alternatives aux corticoids en dermatologie des carnivores. *Rec Méd Vét.*, v. 168, p. 645-60, 1992.

Calvert, C.A.; Cornelius, L.M. Avoiding the undesirable effects of glucocorticoid hormone therapy. *Vet Med.*, v. 84, p. 846-56, 1990.

Calvert, C.A.; Cornelius, L.M. Corticosteroids hormones: endogenous regulation and the effects of exogenous administration. *Vet Med.* v. 84, p. 810-823, 1990.

Calvert, C.A.; Cornelius, L.M. The differences among glucocorticoid preparation. *Ve. Med.*, v. 84, p. 860-865, 1990.

Calvert, C.A.; Cornelius, L.M. The most common indications for using corticosteroid hormones in veterinary practice. *Vet Med.*, v. 84, p. 826-845, 1990.

Chastainn, C.B.; Ganjam, V.K. *Clinical endocrinology of companion animals.* Philadelphia: Lea & Febiger; 1986. 568 p.

Clarck, W.G.; Bratter, M.D.; Johnson, A.R. Adrenal steroids. In: *Goth's Medical pharmacology*. Eds. W.G. Clark, M.D. Bratter, A.R. Johnson. St. Louis: The C. V. Mosby Co.; 1988. p. 543-57.

Clark, J.H.; Schrader, W.T.; O'malley, B.W. Mechanisms of action of steroid hormone. In: *Williams textbook of endocrinology*. Eds. J.D. Wilson & D.W. Foster. Philadelphia: W.B. Saunders Co.; 1992. p. 35-56.

Corcoran, B.M.; Foster, D.J.; Fuentes, V.L. Feline asthma syndrome: a retrospective study of the clinical presentation in 29 cats. *Journal of Small Animal Practice*, v. 36, n. 11, p. 481-8, 1995.

De Benedictis, F.M.; Del Giudice, M.M.; Vetrella, M.; Tressanti, F.; Tronci, A.; Testi, R.; Dasic, G. Nebulized fluticasone propionate vs. budesonide as adjunctive treatment in children with asthma exacerbation. *Journal of Asthma*, v. 42, n. 5, p. 331-6, 2005.

Fardet, L.; Fève, B. Systemic glucocorticoid therapy: a review of its metabolic and cardiovascular adverse events. *Drugs*, v. 74, p. 1731-1745, 2014.

Ghubash, R.; Marsella, R.; Kunkle, G. Evaluation of adrenal function in small-breed dogs receiving otic glucocorticoids. *Veterinary Deramatology*, v. 15, n. 6, p. 363-8, 2004.

Grecco, D.S.; Behrend, E.N. Corticosteroid withdrawal syndrome. In: *Kirk's current veterinary therapy XII*. Eds. R.W. Kirk & J.D. Bonagura. Philadelphia: W.B. Saunders Co.; 1995. p. 413-15.

Harjubs, J.D.; Carney, J.M.; Tobin, T. Clinical use and characteristics of the corticosteroids. *Vet Clin N Am*. (Equine Practice), v. 9, p. 543-562, 1993.

Haynes, R.C.; Murad, F. Adrenocorticotropic hormone; adrenocortical steroids and their synthetic analogs; inhibitors of adrenocortical steroid biosynthesis. In: *Goodman and Gilman's The pharmacological basis of Therapeutics*. 7. ed. Eds. Gilman, A.G.; Goodman, L.S.; Rall T.W.; Murad, F. New York: MacMillan Publishing Co.; 1985. p. 1459-89.

Jacoby, R.C.; Owings, M.D.; Oretga, T.; Gosselin, R.; Feldman, E.C. Biochemical basis for the hypercoagulable state seen in cushing syndrome. *Arch Surgery*, v. 136, p. 1003-7, 2001.

Korolkovas, A. Corticoides. *Rev Bras Med.*, n. 51, v. 8, p. 4-15, 1994.

McDonald, R.K.; Langston, V.C. Use of corticosteroids and nonsteroidal anti-inflamatory agents. In: *Textbook of veterinary internal medicine*. 4. ed. Eds Ettinger, S.J.; Bonagura, J.D. Philadelfia: W.B. Saunders Co.; 1995. p. 284-293.

Morais, H.A. Doenças brônquicas em gatos: asma e bronquite crônica. In: Souza, H.J.M. *Coletâneas em medicina e cirurgia felina*. 1. ed. L.F. Livros de Veterinária Ltda; 2003, p. 147-53.

Muller, G.H.; Kirk, R.W.; Scott, D.W. Cutaneous endocrinology. In: *Small animal dermatology*. In: Muller, G.H.; Kirk, R.W.. Scott, D.W. 3. ed. Philadelphia: W.B. Saunders Co.; 1989. p. 492-560.

Norris, D.O. *Vertebrate endocrinology*. Philadelphia: Lea & Febiger; 1977. 505 p.

Olivry, T.; DeBoer, D.J.; Favrot, C.; Jackson, H.A.; Mueller, R.S.; Nuttall, T.; Prélaud, P. Treatment of canine atopic dermatitis: 2015 updated guidelines from the International Committee on Allergic Diseases of Animals (ICADA). *BMC Veterinary Research*, v. 11, p. 210, 2015.

Orth, D.N.; Kovacs, W.J.; Debold, R. The adrenal cortex. In: *Williams textbook of endocrinology*. Wilson, J.D.; Foster, D.W. Philadelphia: W.B. Saunders Co.; 1992. p. 489-582.

Rang, H.P; Dale, M.M.; Ritter, J.M.; Gardner, P. Corticotropin and adrenal steroids. In: *Pharmacology*. Rang, H.P.; Dale, M.M.; Ritter, J.M.; Gardner, P. New York: Churchill Livingstone; 1995. p. 433-45.

Rang, H.P; Dale, M.M.; Ritter, J.M.; Gardner, P. Local hormones, inflamation and allergy. In: *Pharmacology*. Rang, H.P.; Dale, M.M.; Ritter, J.M.; Gardner, P. New York: Churchill Livingstone; 1995. p. 215-45.

Reusch, C.E. Glucocorticoid therapy. In: *Canine and feline endocrinology*. Feldman, E.C.; Nelson, R.W.; Reusch, C.E.; Scott-Moncrieff, J.C.R.; Behrend, E.N. 4. ed. St. Louis: Elsevier-Saunders; 2015. p. 555-577.

Scott, D.W. Rational use of glucocorticoids in dermatology. In: *Kirk's current veterinary therapy XII*. Kirk, R.W.; Bonagura, J.D. Philadelphia: W.B. Saunders Co.; 1995. p. 573-80.

Semrad, S.D.; Moore, J.N. Endotoxemia. In: *Current veterinary therapy in equine medicine*. Robinson, N.E. (Ed.). Philadelphia: W.B. Saunders Co.; 1987, p. 81-87.

Small, M.; Lowe, G.D.; Forbes, C.D.; Thomson, J.A. thromboembolic complications in Cushing's syndrome. *Clinical Endocrinology*, v. 19, p. 503-11, 1983.

Tattersfield, A.E.; Harrison, T.W.; Hubbard, R.B.; Mortimer,K. Safety of inhaled corticosteroids. *The Proceedings of the American Thoracic Society*, 1, p. 171-5, 2004.

Todd, C.H.; Moore, J.N. Anti-inflamatory and immune support in endotoxemia and septicemia. *Vet Clin N Am*. (Equine Practice), v. 10, p. 535-547, 1994.

Tumtlty, J.W.; Broussard, J.D.; Steiner, J.M.; Peterson, M.E.; Williams, D.A. Clinical effects of short-term oral budesonide on the hypothalamic-pituitary-adrenal axis in dogs with inflammatory bowel disease. *Journal of the American Hospital Association*, v. 40, p. 120-123, 2004.

Verschoor-Kirss, M.; Rozanski, E.A.; Sharp, C.R.; Oura, T.J.; Egan, A.; Bain, P.; Knoll, J. Treatment of naturally occurring asthma with inhaled fluticasone or oral prednisolone: A randomized pilot trial. Canadian Journal of Veterinary Research v. 85, p.61-67, 2021.

Whelan, G.J.; Blumer, J.L.; Martin, R.J.; Szefler, S.J. Fluticasone propionate plasma concentration and systemic effect: effect of delivery device and duration of administration. *Journal of Allergy and Clinical Immunology*, v. 116, n. 3, p. 525-30, 2005.

Wood, R.A.; Eggleston, P.A. The effects of intranasal steroids on nasal and pulmonary responses to cat exposure. *American Journal of Respiratory Critical Care Medicine*, n. 151, v. 2 Pt 1, p. 315-20, 1995.

Wooley, M.J.; Denburg, J.A.; Ellis, R.; Dahlback, M.; O'byrne, P.M. Allergen-induced changes in bone marrow progenitors and airway responsiveness in dogs and the effect of inhaled budesonide on these parameters. *American Journal of Respiratory Cell and Molecular Biology*, v. 11, n. 5, p. 600-6, 1994.

Zenoble, R.D.; Kemppainen, R.J. Adrenocortical suppression by topically applied corticosteroids in dogs. *Journal of American Veterinary Medical Association*, v. 191, p. 685, 1987.

Seção 6

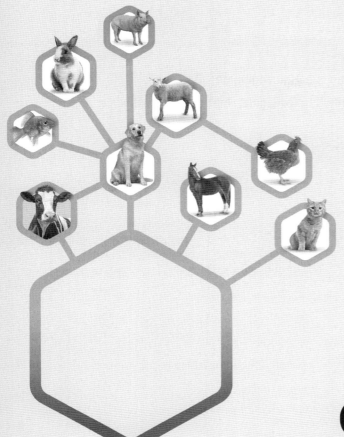

Sistema Cardiovascular

24 Agentes Hematopoéticos, Hemostáticos e Anticoagulantes, 345

25 Medicamentos que Atuam no Sistema Cardiovascular: Inotrópicos Positivos e Vasodilatadores, 359

26 Medicamentos Antiarrítmicos, 371

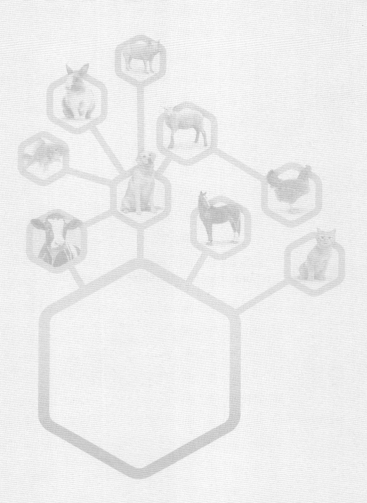

24

Agentes Hematopoéticos, Hemostáticos e Anticoagulantes

Célia Aparecida Paulino • Domenica Palomaris Mariano de Souza

- Introdução, 345
- Mecanismo geral da eritropoese, 346
- Substâncias essenciais para a hematopoese, com ênfase na eritropoese, 346
- Tratamento dos distúrbios da eritropoese, 351
- Mecanismo geral da hemostasia e da coagulação sanguínea, 353
- Tratamento dos distúrbios da hemostasia, 354
- Tratamento dos distúrbios da coagulação sanguínea, 355
- Bibliografia, 357

INTRODUÇÃO

O **sistema hematopoético** é composto, principalmente, pelo sangue, medula óssea, linfonodos e rins, e tem como órgãos auxiliares o baço e o fígado. Este sistema fornece diariamente ao organismo dos vertebrados cerca de mais de 100 bilhões de células sanguíneas maduras de curta duração que realizam inúmeras funções, como o transporte de oxigênio, a imunidade e a remodelação de tecidos.

O **sangue** representa cerca de 8% do peso corpóreo total e é composto de plasma sanguíneo e de elementos figurados, que são os **glóbulos vermelhos** (ou hemácias ou eritrócitos), **glóbulos brancos** (ou leucócitos) e **plaquetas** (ou trombócitos).

A **irrigação sanguínea** contínua é necessária para a manutenção de todas as funções vitais do organismo. A diminuição desta irrigação reduz a capacidade funcional das células, e a sua interrupção completa ocasiona disfunções graves do metabolismo celular, com alterações irreversíveis no sistema nervoso central em poucos minutos. Dentre todas as funções do sangue, é destacado seu papel essencial na defesa do organismo (imunidade) e na hemostasia.

Fora dos vasos sanguíneos, o sangue coagula-se rapidamente e, a partir do coágulo formado, há exsudação do **soro sanguíneo**, após algumas horas. Se a coagulação sanguínea for evitada com substâncias anticoagulantes (como, por exemplo, a heparina, o ácido etilenodiaminotetracético/EDTA, e outros), podem ser separados os **elementos figurados** mediante centrifugação, obtendo-se o **plasma sanguíneo**, que se diferencia do soro por conter o fibrinogênio e diferentes precursores dos fatores de coagulação.

Todos os vários componentes do sangue contribuem para a manutenção da homeostasia no organismo. Todavia, as hemácias representam mais de 99% das células sanguíneas e sua principal função é transportar hemoglobina que, por sua vez, transporta o oxigênio dos pulmões para os diversos tecidos, dentre outras funções. Assim, a medula óssea deve formar continuamente grandes quantidades de hemácias (**eritropoese**), além de outras células do sangue (**hematopoese**), necessárias às atividades fisiológicas e homeostasia do organismo.

A **hematopoese** (ou hematopoiese) é um processo fisiológico dinâmico e hierárquico envolvendo a produção de células-tronco indiferenciadas que dão origem às células do sangue (glóbulos vermelhos e glóbulos brancos) e às plaquetas (fragmentos de megacariócitos). Na vida pós-natal esse processo ocorre, sobretudo, na medula óssea e depende do suprimento constante de vitamina B_9 (ácido fólico) e vitamina B_{12} (cianocobalamina), além da presença de fatores de crescimento hematopoéticos (proteínas que regulam a proliferação e a diferenciação das células hematopoéticas).

Por outro lado, a manutenção do sangue dentro dos vasos sanguíneos também é vital para a integridade do organismo. Dessa forma, a **hemostasia** é uma função fisiológica caracterizada por um conjunto de mecanismos necessários para contenção do sangue nos vasos, bem como para a manutenção da sua fluidez.

A hemostasia depende do mecanismo de **coagulação sanguínea**, importante na proteção do organismo contra as hemorragias e de um mecanismo oposto ao da coagulação, que é a **fibrinólise**, importante para impedir a formação de trombos ou coágulos sanguíneos no organismo. Assim, o processo básico da hemostasia pode ser dividido em diferentes fases que se sobrepõem, e os eventos de uma promovem o desenvolvimento das fases subsequentes. Um dos exames laboratoriais mais frequentemente realizados para avaliação do sangue é o **hemograma**, uma combinação de testes que incluem contagem de hemácias, leucócitos e plaquetas, contagem diferencial de leucócitos, observação da morfologia das células do sangue, dosagem de hemoglobina, medida do hematócrito e o cálculo dos índices hematimétricos, ou seja, o volume corpuscular médio (VCM), a hemoglobina corpuscular média (HCM) e a concentração da hemoglobina corpuscular média (CHCM).

A determinação laboratorial desses parâmetros associada ao exame microscópico do esfregaço de sangue periférico, permite avaliar desordens sanguíneas, eventuais parasitas e caracterizar anemias, cujo diagnóstico mais preciso poderá ser realizado a partir de avaliações posteriores que incluem as dosagens séricas de ferro, ferritina, vitamina B_{12} e ácido fólico (**agentes hematopoéticos ou hematínicos**), bem como a análise microscópica de esfregaços de medula óssea.

Os resultados oriundos do exame de sangue completo fornecem informações importantes que contribuem para o diagnóstico e o tratamento de várias doenças. Todavia, este capítulo dará ênfase às células vermelhas do sangue (eritrócitos).

MECANISMO GERAL DA ERITROPOESE

A **eritropoese** é um processo dinâmico que envolve especificamente a formação de eritrócitos (ou hemácias ou glóbulos vermelhos) pela medula óssea (na fase de vida pós-natal), controlado pela eritropoetina e dependente de vários nutrientes, como vitaminas e minerais.

A função primária das hemácias (ou eritrócitos ou glóbulos vermelhos) é o transporte de oxigênio dos pulmões para os tecidos. Estas células têm vida bastante limitada, renovando-se continuamente; nos mamíferos, vivem entre 50 e 120 dias, podendo chegar a 160 dias, dependendo da espécie animal, e, nas aves, entre 30 e 40 dias.

O envelhecimento das hemácias circulantes produz mudanças na membrana plasmática e no metabolismo da hemoglobina. Tais alterações induz o resgate de hemácias envelhecidas pelo baço ou leva à eriptose, processo semelhante à apoptose, mas exclusivo para hemácias.

Os mecanismos de produção e destruição de hemácias são regulados dentro de limites muito estreitos, para que a quantidade destas células seja suficiente para a adequada oxigenação dos tecidos.

A velocidade de produção de hemácias no organismo aumenta em qualquer condição em que haja redução da quantidade de oxigênio que chega aos tecidos, ou seja, em um estado de hipoxia (por insuficiência cardíaca, doenças pulmonares ou outras causas) ou anemia (por diversas etiologias), a medula óssea é estimulada a aumentar a produção de hemácias para serem lançadas na circulação. Em geral, este estado compensatório ocorre em cerca de 48 horas, atingindo seu ponto máximo dentro de mais 3 a 5 dias. O retorno à normalidade clínica promove, então, uma diminuição do estímulo para a formação de progenitores eritropoéticos.

Assim, as alterações no nível de oxigênio são dependentes de adaptações fisiológicas agudas ou prolongadas. As adaptações agudas incluem o aumento da frequência respiratória e cardíaca, vasoconstrição e mudanças no volume sanguíneo, que não podem ser sustentadas. Portanto, a eritropoese é uma adaptação a longo prazo com o objetivo de aumentar a capacidade de transporte de oxigênio, por meio do aumento da concentração de hemácias e de hemoglobina.

Essa homeostasia do sistema hematopoético, ou seja, sua capacidade de manter o ambiente interno estável e relativamente constante depende de três fatores: da quantidade de oxigênio que chega às células do organismo, do hormônio eritropoetina e dos centros eritropoéticos da medula óssea. Esses fatores serão discutidos mais adiante, neste capítulo.

Além disso, enfermidades e condições ambientais podem alterar o estreito equilíbrio entre a produção e a destruição dos eritrócitos. As causas potenciais para a produção ineficiente de eritrócitos incluem defeitos nos sítios de ligação de oxigênio, excesso nos inibidores da eritropoese e concentrações inadequadas de agentes estimulantes da eritropoese.

SUBSTÂNCIAS ESSENCIAIS PARA A HEMATOPOESE, COM ÊNFASE NA ERITROPOESE

Eritropoetina

Síntese (ou produção). A eritropoetina (EPO) é uma glicoproteína produzida e secretada pelos rins, que atua como fator de crescimento hematopoético primário, controlando a diferenciação, a proliferação e a sobrevivência dos progenitores eritroides da medula óssea, em resposta à hipoxia tecidual. A EPO é o principal hormônio regulador da eritropoese, pois estimula a diferenciação e a proliferação medular de células-tronco precursoras de eritrócitos, diminuindo seu tempo de maturação e, consequentemente, aumentando a liberação de reticulócitos (eritrócitos imaturos) na circulação.

Nos adultos, a síntese de EPO ocorre predominantemente nas células corticais dos rins (90%), e o fígado é o principal local extrarrenal dessa síntese (10%), especialmente no estágio fetal em mamíferos. Embora o mRNA (RNA mensageiro) de EPO seja detectado nas células do fígado, do baço, dos pulmões, dos testículos e do cérebro, estas não são capazes de substituir as células corticais dos rins na produção de EPO.

A hipóxia tecidual é o estímulo fisiológico primário para a transcrição do gene da EPO, podendo induzir ao aumento dos níveis séricos circulantes em até 1.000 vezes. Assim, com a hipoxia renal, ocorre a transcrição do gene da EPO dependente do Fator Indutor de Hipoxia (FIH) e, na sequência, é liberada a enzima denominada fator eritropoético renal, que penetra na circulação e interage com o eritropoetinogênio (precursor inativo de origem hepática). A EPO é formada e secretada pelos rins, sendo disponibilizada na circulação até alcançar a medula óssea, local de sua ação.

Vários agentes podem modificar a secreção de eritropoetina, tais como:

- Agentes que aumentam a secreção:
  - Agonistas de receptores A_2 de adenosina
  - Agonistas $beta_2$-adrenérgicos
    - Radicais livres
    - Prostanoides
    - Vasopressina
    - Serotonina
    - Prolactina
    - Hormônio do crescimento
    - Tiroxina
- Agentes que diminuem a secreção:
  - Inibidores da ciclo-oxigenase (anti-inflamatórios)
  - Estrógenos
  - Agentes alquilantes
  - Bloqueadores $beta_2$-adrenérgicos
  - Bloqueadores de canais de cálcio.

O constante padrão do fluxo sanguíneo e do consumo de oxigênio pelas células corticais dos rins que expressam a EPO favorece a produção e a secreção regulada desse hormônio. Situações clínicas caracterizadas por insuficiência renal crônica grave ou doenças renais que incapacitam o organismo para produzir EPO podem gerar quadros anêmicos pela redução da concentração plasmática deste hormônio. De fato, em um estudo retrospectivo desenvolvido em cães com insuficiência renal crônica, de raças e idades variadas, foi observada anemia não regenerativa comprovada pela diminuição de reticulócitos na circulação.

Funções fisiológicas. São funções primárias da EPO: manter a massa de eritrócitos e hemoglobina diariamente constantes e acelerar a reposição de eritrócitos após hemorragia. Entretanto, a ação da EPO pode ser aumentada por influência de hormônios, como a testosterona e a somatotropina, e do fator de crescimento semelhante à insulina 1 (IGF-1).

A maior contagem de eritrócitos e a maior concentração de hemoglobina observadas em machos, em comparação com as fêmeas, são resultantes do estímulo à eritropoese desencadeado pelos hormônios androgênicos e, ao contrário, da sua inibição pelos hormônios estrogênicos.

Ademais, o estímulo para eritropoese demanda maiores quantidades de ferro, e muitos pacientes com doença renal crônica apresentam quantidades inadequadas desse oligoelemento para satisfazer as crescentes exigências da medula óssea.

Os níveis séricos de EPO são diretamente afetados pelas baixas tensões de oxigênio e encontram-se aumentados na hipoxia tecidual (como ocorre nas anemias e isquemias), na baixa concentração de oxigênio arterial e na perda da viabilidade dos eritrócitos. Um mecanismo de *feedback* parece regular a síntese de EPO, assegurando que a produção de eritrócitos seja suficiente para prevenir anemia e não seja tão elevada para produzir viscosidade sanguínea e acarretar riscos cardiovasculares.

Administração de eritropoetina. As vias intravenosa, subcutânea e intraperitoneal são as formas de administração mais comuns da rHu-EPO. No entanto, a melhor relação custo-benefício é a administração subcutânea, 2 ou 3 vezes/semana. A eritropoetina está disponível para injeção intravenosa, com meia-vida plasmática de cerca de 10 h, ou para injeções subcutâneas, cujas concentrações plasmáticas máximas ocorrem dentro de 5 a 24 h. A aplicação de 3 injeções semanais é suficiente para alcançar uma resposta terapêutica adequada.

O tratamento com rHu-EPO deve ser acompanhado de suplementação de ferro, por meio de injeções de ferro-dextrana e de avaliação hematológica semanal, particularmente em animais com doenças renais.

Usos clínicos. A clonagem do gene da EPO pela tecnologia do DNA recombinante permitiu a produção comercial da EPO recombinante humana (rHu-EPO). Na Medicina Veterinária, a rHu-EPO foi inicialmente utilizada no tratamento das anemias associadas às doenças crônicas, à imunodeficiência e mielodisplasias. Os efeitos adversos observados em cães e gatos tratados com agente estimulante da eritropoese incluem vômitos, hipertensão, febre, convulsões e a aplasia pura de células vermelhas (uma forma muito rara de aplasia). Entre as rHu-EPO disponíveis para uso terapêutico encontram-se as **apoetinas** (EPOs sintéticas): epoetina alfa, epoetina beta, epoetina ômega e epoetina delta.

A epoetina alfa foi o primeiro agente estimulante da eritropoese a ser utilizado na Medicina Humana e Veterinária. Contudo, novas classes de EPO foram desenvolvidas com o objetivo de prolongar a meia-vida da rHu-EPO. A darbepoetina alfa (DARB) é um derivado da EPO com meia-vida três vezes mais longa, e tem menor afinidade de ligação com o receptor e melhor atividade *in vivo*, tanto em seres humanos como em animais, quando comparada à rHu-EPO alfa. A DARB é utilizada principalmente para estimular a eritropoese em cães e gatos com anemia secundária associada a distúrbio renal crônico.

O protocolo de tratamento recomendado da DARB para cães varia de 0,45 a 0,75 kg e para felinos de 0,45 a 1,5/kg por semana, por via subcutânea. O objetivo da terapia é o aumento e manutenção do volume eritrocitário. A DARB é considerada menos propensa a induzir a formação de anticorpos anti-EPO do que a epoetina alfa em cães e aplasia pura de células vermelhas em gatos. Estudo clínico em cães com insuficiência cardíaca e sem anemia revelou que a monoterapia com a DARB, por longo período, impede a disfunção ventricular esquerda progressiva e atenua a remodelação global e estrutural do ventrículo esquerdo do miocárdio desses animais.

Há relatos de que a rHu-EPO, a DARB e outras rHu-EPO são substâncias detectadas nos exames *antidoping* de cavalos e de cães Galgos usados para corridas, uma vez que, os efeitos esperados destas substâncias nesses animais são: elevação no número de hemácias, melhora na capacidade de oxigenação sanguínea e aumento do desempenho animal aos exercícios aeróbicos. Entretanto, o uso indevido da eritropoetina traz sérios riscos à saúde, pois induz excessiva eritropoese, que pode causar aumento da viscosidade sanguínea, hipertensão, tromboembolismo e até morte.

Em cavalos, a administração intravenosa (IV) de 50 mg/kg de rHu-EPO, 3 vezes por semana, durante 3 semanas aumentou a concentração de hemoglobina, de hematócrito e de células sanguíneas em 25%. O perfil de excreção da EPO em cavalos indica que rHu-EPO pode ser facilmente detectada utilizando o teste ELISA durante as primeiras 10 h após a administração IV. Após 48 h essas concentrações foram indistinguíveis com as concentrações séricas naturais.

Contudo, o benefício da administração da rHu-EPO como agente estimulante da eritropoese em cavalos ainda permanece indeterminada. Em condições de repouso, os cavalos são capazes de armazenar 30% das hemácias e na contração esplênica podem ser liberados 12 litros extras de sangue. Assim, hemácias adicionais podem ser liberadas na corrente sanguínea aumentando excessivamente a viscosidade do sangue. A administração de rHu-EPO e de DARB já foi associada ao desenvolvimento de anemia autoimune e a ocorrência de óbitos em cavalos.

O *doping* genético pela inserção do gene recombinante de EPO (reEPO) tem causado preocupação em esportes equestres e na indústria de corridas de cavalos, pois, essa forma de *doping* passou a ser utilizada devido à dificuldade de métodos para detecção dos genes contribuintes para a capacidade atlética e de crescimento de cavalos.

Antes do desenvolvimento da rHu-EPO, a transfusão de sangue era a terapia comumente utilizada para tratamento das anemias graves. Mas, vale ressaltar que a transfusão de sangue apresenta riscos importantes e a obtenção de sangue é limitada, especialmente em animais; ainda, podem ocorrer reações imunes graves após a transfusão de sangue.

Toxicidade. Não há descrição de efeitos indesejáveis em animais. Em seres humanos, alguns relatos envolvem efeitos adversos do uso crônico da eritropoetina.

Ferro

Fontes. O ferro da dieta é classificado como hêmico ou não hêmico. O ferro hêmico está presente nas carnes e no peixe, enquanto o ferro não hêmico é encontrado, sobretudo, nas verduras, vegetais e algas marinhas. Como o ferro não hêmico da dieta apresenta-se principalmente na forma férrica (Fe^{3+}), há necessidade de conversão para a forma ferrosa (Fe^{2+}), o que pode ser estimulado pela ingestão de vitamina C (ácido ascórbico); esta vitamina promove redução do ferro férrico (Fe^{3+}) e a formação de complexos solúveis de ferro-ascorbato, o que aumenta a absorção de ferro ferroso.

Funções fisiológicas. Vários processos biológicos vitais, como produção de energia oxidativa, transporte de oxigênio, respiração mitocondrial, inativação dos radicais livres de oxigênio necessitam da participação do ferro, que desempenha papel essencial em quase todos os organismos vivos.

Além do ferro, outros minerais e certas vitaminas também são essenciais para a eritropoese; a deficiência desses nutrientes pode reduzir o número de hemácias ou produzir células incompletas, imaturas ou malformadas, causando anemias.

No organismo, o ferro funcional é parte integrante da hemoglobina, da mioglobina e de outras estruturas proteicas essenciais. A outra parte não é funcional, ou seja, está depositada nas células reticuloendoteliais do fígado, do baço e da medula óssea na forma de ferritina ou hemossiderina.

A cor do sangue reflete o teor de hemoglobina, um pigmento incluído nas hemácias. A síntese desse pigmento começa logo nas primeiras fases da formação dessas células e continua durante os estágios normoblásticos. Cerca de 66% do ferro total do organismo estão contidos na hemoglobina, presentes ou nas hemácias circulantes ou naquelas células ainda imaturas da medula óssea. A taxa de hemoglobina permanece praticamente constante em condições fisiológicas, com pouca variação em cada espécie animal.

Também, a deficiência de ferro na dieta, durante a fase inicial da vida, pode reduzir a concentração de ferro cerebral, com alteração no metabolismo do neurotransmissor dopamina e no processo de mielinização, capaz de retardar o desenvolvimento e a função neurológicos.

Biodisponibilidade. A dissociação do ferro hêmico (Fe^{2+} ou forma ferrosa) das heme-proteínas ocorre por meio da ação de enzimas proteolíticas associadas ao baixo pH estomacal. No duodeno ocorre a endocitose do ferro heme (Fe^{2+}) mediada pela proteína transportadora de heme-1 (HCP-1). Ambas formas do ferro (ferrosa e férrica) são transportadas pelas células apicais com bordas em escova para o intestino delgado. O ferro hêmico é transportado acoplado a prótons localizados na membrana apical dos enterócitos pelas proteínas transportadoras de metal divalente (DMT-1).

O ferro levado para o citosol das células intestinais é entregue à **ferritina**, principal forma de armazenamento solúvel de ferro. Essa proteína é constituída pela apoferritina e um núcleo férrico, formando o complexo ferro-ferritina, o qual, por meio do mecanismo de endocitose, transporta o ferro para o fígado e medula óssea. O nível plasmático ou sérico de ferritina também pode ser um parâmetro laboratorial para se avaliar a reserva total de ferro no organismo, pois existe um equilíbrio entre a ferritina circulante e àquela armazenada nas células reticuloendoteliais do baço, do fígado e da medula óssea.

A homeostase primária do ferro é mediada pela **hepcidina**, um hormônio produzido pelos hepatócitos com a função de se ligar à **ferroportina** intestinal, uma proteína presente em mamíferos, que regula a exportação do ferro para o plasma, a fim de manter seu nível regulado. Quando há baixas concentrações de hepcidina, as moléculas de ferroportina são expostas na membrana plasmática e exportam ferro dos enterócitos (intestino) para o sangue. Os mecanismos de homeostase primária do ferro são controlados pela regulação da absorção do ferro no intestino delgado e pelo armazenamento periférico nos tecidos.

Armazenamento. O fígado é o local onde estão as maiores reservas orgânicas de ferro não funcional. Este órgão produz a **transferrina**, uma proteína de transporte plasmático do ferro na sua forma férrica (Fe^{3+}).

A transferrina tem como função captar o ferro do seu principal local de absorção (intestino) e dos locais onde ocorre a degradação da hemoglobina (fígado e baço), além de transportar o ferro até os locais de utilização para os precursores eritroides (medula óssea) e de armazenamento de ferro (medula óssea, fígado e baço), protegendo o organismo dos efeitos tóxicos do ferro livre. Após a liberação do ferro, a transferrina retorna à circulação.

Por sua vez, a **hemossiderina** é a forma degradada da ferritina. A sua formação ocorre em situações de acúmulo excessivo de ferro no organismo, o qual não pode ser armazenado na forma de ferritina. A hemossiderina é insolúvel em água e é frequentemente encontrada nos lisossomos dos histiócitos e das células de Kupffer (fígado). Os agregados de hemossiderina podem disponibilizar lentamente o ferro nos casos de deficiência desse elemento.

Usos clínicos. A resposta do organismo ao tratamento com ferro pode ser acompanhada por meio de avaliações hematológicas, já a partir da primeira semana da terapia. Se o tratamento instituído for pela via oral, os sais ferrosos (como o sulfato ferroso) são absorvidos cerca de três vezes mais do que os sais férricos. A vitamina C ou ácido ascórbico pode aumentar em aproximadamente 30% a absorção do ferro. Por outro lado, o uso concomitante de ferro com antiácidos em geral ou com o antibiótico tetraciclina pode reduzir essa absorção.

A exigência de ferro na dieta de cães e gatos filhotes é maior devido ao seu rápido crescimento. As carências nutricionais dos animais também podem causar a deficiência deste elemento, e dentre elas a carência de cobre interfere na absorção de ferro e sua liberação das células reticuloendoteliais. Ainda, o uso de anti-inflamatórios que causam sangramento da mucosa gástrica e doenças gastrintestinais associadas com hemorragias podem levar à deficiência de ferro.

Deficiência de ferro. O ferro é essencial para a produção de eritrócitos, especialmente em animais com doença renal crônica submetidos ao tratamento com eritropoetina. A anemia por deficiência de ferro (**anemia ferropriva**) é uma condição clínica comum em animais, sendo relatada como de maior ocorrência em leitões e bezerros. A ingestão inadequada de ferro é rara, exceto para animais recém-nascidos devido à baixa concentração de ferro no leite. Morfologicamente, essa anemia é do tipo microcítica hipocrômica, ou seja, ocorre formação de hemácias pequenas e com hemoglobina insuficiente.

Os estoques de ferro do corpo são geralmente suficientes para acelerar a eritropoese e restaurar a captação de ferro durante a perda aguda de sangue. Portanto, a anemia por deficiência de ferro só desenvolverá ao longo de semanas a meses de evolução crônica ou perda recorrente de sangue, em animais jovens e adultos. Entre as causas da perda crônica externa estão ectoparasitismo, endoparasitismo, hematúria, epistaxe, patologia cutânea hemorrágica, coagulopatia, trombocitopenia e trombocitopatia.

A **anemia ferropriva** pode ser classificada em três etiologias: deficiência nos depósitos de ferro, deficiência na eritropoese e anemia por deficiência de ferro. A primeira categoria é observada nas perdas sanguíneas, quando os estoques de ferro são mobilizados para estimular a eritropoese. Após a depleção dos estoques de ferro, a eritropoese e a produção de outras proteínas que contêm ferro (como a mioglobina) tornam-se limitadas, levando a uma manifestação anêmica por deficiência de ferro.

Nas anemias por deficiência de ferro as hemácias são frágeis e rapidamente degradadas pelas células do sistema reticuloendotelial, em especial do baço, do fígado e da medula óssea, e liberam o Fe^{2+}. Ainda, as alterações morfológicas das hemácias refletem a síntese de hemoglobina severamente prejudicada, caracterizada por **hipocromasia** (redução da hemoglobina das hemácias) e **microcitose** (redução do tamanho das hemácias).

Por sua vez, a **anemia na doença renal crônica** é classificada como normocítica e normocrômica, havendo deficiência na produção de eritropoetina, inibição e redução da eritropoese e diminuição da sobrevida dos eritrócitos. Além da deficiência de eritropoetina, outras condições podem favorecer a ocorrência de anemia em pacientes portadores de doença renal crônica, tais como: as deficiências de ferro, de ácido fólico e de vitamina B_{12}, as perdas sanguíneas, a hemólise e a inflamação.

As doenças funcionais por deficiência de ferro ocorrem quando o ferro não está disponível para produção de heme, apesar do aumento normal dos estoques no corpo. Um exemplo são as anemias que ocorrem nas doenças crônicas, que podem ser confundidas com a deficiência de ferro. O ferro sérico diminui devido ao aumento de sequestro de hemácias pelo sistema reticuloendotelial. Essa condição resulta na deficiência funcional do ferro, produção de heme e formação de hemácias microcíticas e hipocrômicas.

Toxicidade. Pela sua capacidade de receber ou doar um elétron, o ferro pode estar presente no organismo nas formas: reduzida +2 (Fe^{2+} ou ferro bivalente ou ferro ferroso) ou oxidativa +3 (Fe^{3+} ou ferro trivalente ou ferro férrico). O ferro ferroso interage com o peróxido de hidrogênio gerando radicais de hidroxila (OH^-) e causando peroxidação lipídica e danos às organelas celulares e ao DNA. Por essa toxicidade potencial, a homeostase do ferro é estritamente regulada por mecanismos sistêmicos e celulares.

Nos mamíferos, o excesso de ferro é realizado por mecanismos não óbvios como a descamação das células mucosas ou perda sanguínea. A deficiência do ferro resulta em anemia. Por outro lado, tanto o ferro livre como seu excesso são tóxicos e podem acarretar severas consequências para o organismo como: danos hepáticos, fibrose e insuficiência cardíaca, denominada hemocromatose.

Mais detalhes sobre o mineral ferro poderão ser encontrados no *Capítulo 61*.

Vitamina B_{12}

Fontes. A vitamina B_{12} é encontrada em quantidades expressivas apenas em alimentos de origem animal.

Funções fisiológicas. A cianocobalamina ou cobalamina (vitamina B_{12}) é assim denominada por conter o microelemento cobalto ligado a um grupo cianeto. A vitamina B_{12} é cofator essencial em diversas reações bioquímicas e necessário para a divisão celular e a maturação do núcleo, pela sua atividade na síntese dos ácidos ribonucleico (RNA) e desoxirribonucleico (DNA). A deficiência dessa vitamina pode ocasionar transtornos hematológicos, neurológicos e cardiovasculares.

Biodisponibilidade. A absorção da vitamina B_{12} é dependente do chamado fator intrínseco (FI), uma glicoproteína de transporte sintetizada pelas células parietais gástricas, que complexa esta vitamina e facilita sua absorção intestinal. Após absorção, o complexo FI-vitamina B_{12} penetra na circulação para se ligar à Beta globulina (proteína plasmática) e ser transportada para os tecidos, incluindo o fígado, principal órgão de armazenamento da vitamina B_{12}. O ciclo êntero-hepático também é importante para manter as concentrações desta vitamina no organismo.

Usos clínicos. As preparações de vitamina B_{12} para uso terapêutico devem conter ou cianocobalamina ou hidroxicobalamina, pois apenas estes dois derivados permanecem ativos após a sua estocagem no organismo. Esta vitamina está disponível na forma pura para administração oral ou injetável, ou em combinação com outras vitaminas e minerais para uso oral ou parenteral.

Nos casos clínicos em que não há carência dietética, o tratamento mais utilizado na deficiência de vitamina B_{12} é a administração desta vitamina na forma de cianocobalamina, por via intramuscular. Raramente são utilizadas as formulações contendo hidroxicobalamina e metilcobalamina.

Deficiência de vitamina B_{12}. A fisiopatologia da deficiência de vitamina B_{12} difere, em importantes aspectos, da maioria dos outros oligonutrientes necessários para a hematopoese. A deficiência de vitamina B_{12} e/ou de ácido fólico (vitamina B_9) altera a diferenciação eritroblástica e promove a eritropoese defeituosa na medula óssea, além de alterações neurológicas, como a neuropatia periférica. Por isso, na prática clínica, é difícil determinar se a causa da **anemia megaloblástica** é por deficiência de vitamina B_{12} ou de ácido fólico. As necessidades diárias de vitamina B_{12} são pequenas em relação ao seu estoque e a causa mais comum para a sua deficiência está associada à atrofia gástrica.

Por sua vez, os centros hematopoéticos da medula óssea estão entre os tecidos de crescimento e proliferação mais rápidos do organismo e sofrem pela deficiência de vitamina B_{12}, apresentando redução de hemácias por maturação incorreta e inibição da proliferação destas células. Uma das manifestações observadas, neste caso, é a chamada **anemia perniciosa** (um tipo de **anemia megaloblástica**), com o aparecimento de células precursoras de hemácias, que são maiores, com núcleo imaturo e membranas finas e malformadas, denominadas **megaloblastos**, e os adultos correspondentes são os **macrócitos**. Pela sua imaturidade, ambas as células são muito frágeis, o que diminui sua vida-média para cerca de algumas semanas. Ainda, a anemia perniciosa (megaloblástica) pode ocorrer por falha na produção do fator intrínseco gástrico (FI) necessário para complexar a vitamina B_{12} e auxiliar na sua absorção.

Os achados laboratoriais condizentes com a anemia megaloblástica são caracterizados pelo aumento nos níveis séricos de bilirrubina, de lactato desidrogenase (LDH), de mieloperoxidase e do ferro. Ademais, a análise da medula óssea de animais com deficiência de vitamina B_{12} pode revelar células eritroblásticas apresentando maior quantidade de danos cromossômicos.

Outros fatores relacionados à deficiência de vitamina B_{12} incluem as doenças gástricas autoimunes que evoluem para uma anemia megaloblástica, durante as quais o fator intrínseco e os ácidos gástricos não são sintetizados; também pode haver evolução para má absorção intestinal na porção final do intestino delgado (íleo). Além disso, o uso de medicamentos que interferem na secreção do ácido gástrico, como os antagonistas de receptores histaminérgicos do tipo H_2 (p. ex., cimetidina e ranitidina) ou os inibidores da bomba de prótons (p. ex., omeprazol, pantoprazol e lanzoprazol), interferem na absorção da vitamina B_{12} pelo organismo.

Os ruminantes adultos são animais que conseguem sintetizar a vitamina B_{12} por meio da atividade das bactérias do rúmen. Porém, uma dieta deficiente de cobalto nesses animais pode resultar em deficiência desta vitamina, pois esse mineral é essencial para a síntese de vitamina B_{12} pelos microrganismos ruminais.

A má absorção seletiva da vitamina B_{12} causa a desordem alimentar hereditária, já relatada em cães das raças *Beagle, Schnauzers* Gigantes e *Border Collies*, nos quais as principais manifestações clínicas observadas foram: redução no ganho de peso, letargia, vômitos e convulsões. Os exames laboratoriais evidenciam a presença de anemia e leucopenia e baixas concentrações séricas de cobalamina. Entretanto, o tratamento com injeções quinzenais de vitamina B_{12}, na dose de 50 mg/kg, foram capazes de reverter este quadro clínico em cães da raça *Beagle*.

Em gatos com doença inflamatória intestinal, o prejuízo à função normal dos enterócitos contribui para a má absorção da cobalamina e a redução do seu nível sérico. As causas dessa disfunção parecem estar associadas à má absorção no íleo ou à disfunção pancreática. Esta última condição está relacionada aos danos na atividade dos fatores pancreáticos intrínsecos, os quais são necessários para a absorção da vitamina B_{12}, bem como aos danos na secreção de bicarbonato no duodeno, essenciais para a ligação da cobalamina a estes fatores. A macrocitose (hemácias de tamanho aumentado) pode estar evidente em gatos que apresentam diarreia e níveis baixos de vitamina B_{12}.

Toxicidade. A toxicidade da vitamina B_{12} é mínima; as reações alérgicas são raras e podem ser do tipo anafilático. A hidroxicobalamina parece ser mais alérgena que a cianocobalamina, mas podem ocorrer reações com todas as formas de cobalamina e por quaisquer vias de administração.

Mais detalhes sobre a vitamina B_{12} poderão ser encontrados no *Capítulo 59*.

Ácido fólico

Fontes. O ácido fólico é uma vitamina solúvel em água e naturalmente encontrada nas folhagens verdes, brotos, frutas e no fígado. Os ruminantes suprem as necessidades de folato da dieta através da sua produção por bactérias do rúmen, já os demais mamíferos requerem o consumo de dieta balanceada ou de suplementação.

Funções fisiológicas. Junto com a vitamina B_{12}, o ácido fólico (ou folato ou vitamina B_9) é primordial para a síntese de purinas e pirimidinas necessárias para a formação do RNA e DNA, essenciais na hematopoese normal. A vitamina B_6 (piridoxina) também participa de certos passos desta síntese de RNA e DNA, o que confere a esta vitamina um papel importante também no tratamento das anemias.

Biodisponibilidade. A absorção do ácido fólico da dieta ocorre na mucosa intestinal, por meio de transporte ativo dependente de pH e sódio. O pH 5,5 a 6,0 é considerado ótimo para a biodisponibilidade do ácido fólico; substâncias antiácidas reduzem a sua absorção.

Na circulação, o ácido fólico pode ser encontrado no plasma na forma livre e ligado a proteínas transportadoras de baixa e alta afinidade, sendo captado pelas células da medula óssea, reticulócitos, hepatócitos, líquido cerebroespinal e células renais, seus principais locais de atuação. As três frações plasmáticas do folato na circulação (livre e ligada a proteínas de baixa e alta afinidade) estão associadas ao papel essencial do folato no metabolismo de moléculas informacionais (DNA e RNA).

Usos clínicos. O ácido fólico está disponível em preparações orais ou injetáveis, sozinho ou em associação com outros nutrientes. Em função da instabilidade química desta vitamina, as soluções contendo ácido fólico podem perder sua atividade em pouco tempo, razão pela qual as preparações injetáveis devem ser utilizadas com os devidos cuidados para evitar essa perda.

Deficiência de ácido fólico. Esta deficiência pode ser resultante da ingestão inadequada de fontes dietéticas ou de má absorção, levando à interrupção da integridade funcional e estrutural das células.

Animais que apresentam doenças hepáticas ou uremia podem ter dificuldade de concentrar o ácido fólico ligado às proteínas plasmáticas, com potencial para causar um quadro de deficiência deste nutriente. A carência de ácido fólico pode causar **anemia megaloblástica** e, neste caso, é praticamente impossível distingui-la da deficiência de vitamina B_{12}. Entretanto, a deficiência de ácido fólico não provoca a síndrome neurológica observada na carência de vitamina B_{12}. Ainda, como os estoques de ácido fólico são limitados, o aparecimento da anemia megaloblástica após uma privação de ácido fólico é muito mais rápido em comparação com aquele causado pela absorção deficiente de vitamina B_{12}. Dessa forma, o tratamento ideal para a anemia megaloblástica é a associação de vitamina B_{12} e ácido fólico. Sobre este aspecto, é importante ressaltar que doses elevadas de ácido fólico podem reduzir a concentração sanguínea de vitamina B_{12}, daí a necessidade de se manter um equilíbrio entre estes dois nutrientes.

Toxicidade. Não há relatos de efeitos indesejáveis em animais. Em seres humanos, foi observado que o excesso de suplementação com folato reduziu a quantidade de células naturais *killers* e aumentou a expressão de RNA.

Mais detalhes sobre o ácido fólico (vitamina B_9) poderão ser encontrados no *Capítulo 59*.

Cofatores hematopoéticos com ênfase na eritropoese

Para a produção de hemácias normais e outras células sanguíneas há necessidade da ação direta ou indireta de várias substâncias que agem como coenzimas ou catalisadores na síntese da hemoglobina ou de outros componentes celulares. Dentre elas, podem ser citadas as vitaminas: tiamina (vitamina B_1), riboflavina (vitamina B_2), niacina (vitamina B_3), ácido pantotênico (vitamina B_5), piridoxina (vitamina B_6), biotina (vitamina B_7), ácido ascórbico (vitamina C), tocoferol (vitamina E), além dos minerais cobre e cobalto.

Mais detalhes sobre essas substâncias poderão ser encontrados, respectivamente, nos *Capítulos 59 e 61*.

TRATAMENTO DOS DISTÚRBIOS DA ERITROPOESE

Etiologia e classificação das anemias

A redução do número de hemácias circulantes no sangue caracteriza o estado de anemia, que se manifesta frequentemente por sinais e sintomas secundários próprios, além daqueles dependentes da doença principal que originou o processo anêmico. As **anemias** não são doenças, mas representam um sinal de doença a ser investigada; suas repercussões clínicas dependem da etiologia envolvida, do tempo de evolução, da presença de doenças no organismo e, em certos casos, da intensidade de perda sanguínea.

Diferentemente da anemia, a policitemia ou eritrocitose refere-se ao aumento relativo ou absoluto do número de hemácias circulantes e, em geral, está associado com o aumento de hemoglobina. A policitemia relativa ocorre devido à perda do componente líquido do sangue, temporária e secundária à desidratação. Já a policitemia absoluta (ou policitemia vera ou verdadeira) resulta de um distúrbio primário que leva ao aumento do número de hemácias.

Uma vez caracterizado clinicamente um processo anêmico (diminuição da produção de hemácias), deve-se proceder a uma avaliação laboratorial, com determinações hematimétricas do número total de hemácias, dosagem de hemoglobina e do hematócrito (estimativa da massa de hemácias em relação ao volume sanguíneo). A partir dessas medidas podem ser calculados os índices hematimétricos: VCM (volume corpuscular médio), HCM (hemoglobina corpuscular média) e CHCM (concentração de hemoglobina corpuscular média).

Esses índices apresentam correlação com a fisiopatologia da anemia e permitem uma classificação morfológica deste processo em 3 grupos:

- **Anemia normocítica normocrômica** (VCM e HCM normais ou tamanho da hemácia e quantidade de hemoglobina normais)
- **Anemia microcítica hipocrômica** (VCM e HCM diminuídos ou tamanho da hemácia e quantidade de hemoglobina diminuídos)
- **Anemia macrocítica hipercrômica** (VCM e HCM aumentados ou tamanho da hemácia e quantidade de hemoglobina aumentados).

De modo geral, as anemias associadas com defeitos da produção de citoplasma das hemácias são do tipo microcítico e hipocrômico e podem ter como agentes etiológicos a deficiência de ferro ou a doença renal crônica. As anemias associadas a defeitos da maturação dos proeritroblastos ou progenitores eritroides são do tipo macrocítico e normocrômico e podem ter como agentes etiológicos a deficiência de vitamina B_{12} (anemia perniciosa) ou deficiência de ácido fólico (vitamina B_9) e são chamadas de anemias megaloblásticas.

As anemias que resultam do aumento da destruição de hemácias (anemias hemolíticas) envolvem defeitos genéticos e manifestam-se com a presença de hemácias fragmentadas e esferócitos. Aquelas que resultam de disfunções da medula óssea causadas por irradiações, medicamentos, substâncias tóxicas, doenças infecciosas, infecções crônicas, neoplasias ou desequilíbrios endócrinos podem apresentar-se com diminuição da quantidade de hemácias (anemia hipoplásica ou aplásica), leucócitos (agranulocitose), plaquetas (trombocitopenia), ou ainda, de todos os tipos celulares da medula óssea (pancitopenia).

Em gatos, a ocorrência de doenças como aquelas produzidas pelo vírus da leucemia felina e pelo vírus da imunodeficiência felina pode causar quadros anêmicos graves. Também podem ocorrer casos de depleção sérica aguda de ferro e disfunção da medula óssea nestes animais, como resultado de neoplasias, infecções bacterianas e deficiência crônica de ferro.

As anemias carenciais podem ocorrer principalmente por deficiência de vitamina B_{12} e ácido fólico (vitamina B_9), de oligoelementos como ferro, cobre e cobalto, ou de proteínas. Estas deficiências podem ser causadas por ingestão, absorção ou utilização inadequadas, por aumento das necessidades nutricionais do animal, por aumento da destruição e/ou da excreção destes nutrientes, embora as situações de ingestão ou absorção inadequadas de componentes essenciais para a hematopoese (ou eritropoese) sejam as mais comumente encontradas em animais.

Também, certas doenças gastrintestinais podem causar anemia por hemorragias, devido à ocorrência de úlceras e tumores gastrintestinais, além de condições inflamatórias da mucosa intestinal. Ademais, pode haver anemia por tumores ou metástases tumorais na medula óssea, ou mesmo, anemia como manifestação sistêmica da presença de câncer.

A anemia de origem nutricional pode ser rapidamente revertida, como observado na anemia experimental induzida em cabras, que teve seus parâmetros hematológicos normalizados após uma suplementação com ferro (oral e injetável), vitamina B_{12}, cobre e cobalto durante 10 dias.

Devido às baixas concentrações de ferro no leite materno e o rápido crescimento, leitões neonatais são suscetíveis ao desenvolvimento de anemia ferropriva, necessitando ser suplementados. Estudos sugerem que a administração de ferro glicinato (ou quelato) melhora a homeostase do ferro e as funções oxidativas e mitocondriais de leitões com anemia.

Os processos anêmicos podem ser regenerativos ou arregenerativos. Na anemia regenerativa há resposta da medula óssea, com um aumento da eritropoese normal e o aparecimento de macrorreticulócitos (hemácias com morfologia anormal), policromasia (aumento da quantidade de hemoglobina) e hemácias nucleadas na circulação. A **anemia regenerativa** pode ser causada por perdas de sangue (por distúrbios hemostáticos ou vasculares) e hemólise (do tipo intravascular, por parasitas, substâncias tóxicas, defeitos intrínsecos ou fragmentação). Na **anemia arregenerativa** não há resposta da medula óssea e há diminuição da eritropoese normal e o aparecimento de hemácias com morfologia normal ou anormal e quantidade de hemoglobina normal ou diminuída.

Princípios do tratamento antianêmico

Para o tratamento seguro e eficaz de um animal anêmico é importante, inicialmente, um diagnóstico correto do tipo de anemia presente. Serão descritos a seguir alguns procedimentos terapêuticos recomendados:

1. Transfusão de sangue (hemoterapia) ou reposição de hemocomponentes (hemácias ou plaquetas). É a indicação para os casos de emergência após perda aguda de grandes volumes de sangue ou no choque hemorrágico grave. Por essa razão, este tipo de tratamento deve ser prescrito e executado com muito critério e ponderação.

Este procedimento pode causar efeitos adversos, tais como: reações febris, manifestações alérgicas, reações hemolíticas, sobrecarga circulatória e o risco de transmissão de doenças infecciosas.

No caso da transfusão de sangue, um dos primeiros aspectos a se considerar na coleta do sangue a ser transfundido é a escolha de um animal doador, o que pode restringir esta terapêutica. Diferentes tipos sanguíneos são encontrados em cães e gatos, mas o risco de reações adversas é potencialmente maior em gatos, pela ocorrência de altos níveis de aloanticorpos antieritrocitários no plasma destes animais, ou seja, anticorpos que reagem com antígenos da mesma espécie pertencentes a indivíduos geneticamente diferentes. Neste sentido, é importante a realização da tipagem e teste de compatibilidade sanguíneos para se evitarem os riscos transfusionais, sobretudo em gatos.

Na hemoterapia, os achados do exame físico e exames laboratoriais são utilizados concomitantemente ao se avaliar a necessidade de transfusão de um paciente. É importante transfundir o hemocomponente (células sanguíneas ou plaquetas) apropriado para minimizar os riscos para o animal; por isso, é importante repor apenas o que foi perdido. O sangue total é indicado para animais que necessitam de vários elementos sanguíneos ou tenham perdido mais de 50% do volume de sangue total.

Ainda, somente animais anêmicos sintomáticos devem ser transfundidos com hemácias para melhorar a oferta de oxigênio para os tecidos. Se a concentração de hematócrito é reduzida, mas o nível de proteína sérica total é normal, o concentrado de hemácias é a escolha mais apropriada. Mas, se a concentração de hematócrito e a taxa de proteína total estão diminuídas, serão necessários o sangue total ou a combinação do concentrado de hemácias e plasma fresco.

A administração do sangue e de hemocomponentes deve ser realizada pela via intravenosa através do procedimento gota a gota, com acesso exclusivo e nenhum medicamento ou fluidos, a não ser o soro fisiológico.

Além dos riscos terapêuticos, os produtos hemoderivados são caros, o que restringe seu uso como expansores do volume plasmático. Para essa função, pode ser utilizada a solução de Ringer com lactato para repor o volume sanguíneo perdido, por exemplo, em uma situação de perda rápida de sangue, cuja consequência clínica mais grave é a hipovolemia e não a anemia. Em casos de persistência da hemorragia aguda torna-se imprescindível a transfusão de sangue total.

2. Correção das deficiências de ferro e vitaminas. As anemias por deficiência de ferro (anemias ferroprivas) devem ser corrigidas rapidamente, por meio da administração de sais de ferro (por via oral), ou de complexo ferro-dextrana (por via intramuscular). Esta correção pode ser incrementada e agilizada pela administração oral de vitamina C associada ao ferro.

Este tratamento deve ser mantido até a recuperação hematológica do animal e depois mantido em dose mais reduzida por mais algum tempo, para a repleção dos depósitos de ferro. Também pode ser feita uma correção alimentar ou, em certas espécies animais, uma superalimentação com carne e fígado bovinos, que apresentam alto teor de ferro.

A terapia com sais de ferro, administrados por via oral, promove absorção rápida de ferro e é bastante eficaz em corrigir a concentração de hemoglobina e normalizar os estoques de ferro do organismo; contudo, esse tratamento deve ser criterioso, pois o excesso deste elemento pode resultar em sobrecarga e intoxicação nos animais. Parece que todas as preparações contendo ferro são tóxicas, mas o uso oral de ferro torna o tratamento mais seguro, desde que não seja excessivo e intenso.

O tratamento oral depende da mucosa gastrintestinal íntegra para que haja absorção adequada do ferro administrado. Existem diferentes preparações orais de ferro, mas os sais ferrosos (Fe^{2+}), como o sulfato, o gluconato, o fumarato e o glicinato, são absorvidos com mais eficiência. Ainda, a administração oral de ferro pode acarretar alguns efeitos colaterais, como náuseas, desconforto gástrico, cólicas abdominais, fezes enegrecidas, constipação intestinal e diarreia, sobretudo em animais idosos. Na intoxicação pelo ferro podem ocorrer diarreia sanguinolenta, taquicardia, hipotensão arterial, dispneia e choque.

O uso de ferro pela via oral poderá ser substituído pela sua administração parenteral, principalmente quando houver doenças do trato gastrintestinal que impedem a absorção deste elemento, ou mesmo em caso de intolerância gastrintestinal ao ferro. O uso do complexo ferro-dextrana, por via intramuscular, é a opção mais comum e segura para o tratamento injetável, uma vez que a via intravenosa pode desencadear efeitos colaterais muito indesejáveis.

Os efeitos colaterais relacionados à administração parenteral de ferro estão associados ao peso molecular do agente administrado. De modo geral, esses efeitos indesejáveis podem incluir náuseas, vômitos, broncospasmo, anafilaxia, nefrotoxicidade, aumento de infecções, arteriosclerose e danos teciduais.

No caso de toxicidade aguda provocada pela administração de ferro, além dos cuidados terapêuticos de urgência, pode ser utilizada, por via intramuscular, a **deferoxamina**, um potente quelante de ferro.

Por outro lado, as anemias por deficiência de vitamina B_{12} e/ou ácido fólico (anemias megaloblásticas) também devem ser corrigidas com complexos vitamínicos apropriados em associação, ou não, com o ferro. Estas substâncias, dentre outras, são conhecidas como medicamentos ou agentes hematopoéticos (ou hematínicos, ou antianêmicos).

O Quadro 24.1 apresenta alguns medicamentos contendo ferro, vitamina B_{12} e outros agentes hematopoéticos utilizados em Medicina Veterinária.

3. **Tratamento de suporte.** Até que o diagnóstico final da etiologia da anemia seja estabelecido, é aconselhável uma terapêutica geral sintomática e de suporte e adequação da dieta à situação clínica presente, que pode estar associada, inclusive, a distúrbios da hemostasia.

4. **Eliminação da etiologia primária da anemia.** Existem muitas doenças ou condições que podem ser responsáveis pelo quadro anêmico no animal e que devem ser tratadas de maneira específica, sendo as causas eliminadas de maneira eficaz para a correção da anemia.

MECANISMO GERAL DA HEMOSTASIA E DA COAGULAÇÃO SANGUÍNEA

A **hemostasia** é a interrupção da perda de sangue de um vaso lesado, que se inicia com a adesão plaquetária às macromoléculas nas regiões subendoteliais do vaso sanguíneo lesado até a ativação dos fatores de coagulação, que desencadeiam a transformação do fibrinogênio solúvel em fibrina insolúvel, ou seja, em coágulo sanguíneo. Esse processo impede a saída do sangue pela lesão vascular e tem valor inquestionável do ponto de vista clínico e cirúrgico. O processo de hemostasia é dividido em 4 diferentes fases que serão descritas a seguir.

Fase vascular

Nesta fase inicia-se o processo de hemostasia, dentro de segundos após um traumatismo ou rompimento de vasos, com consequente contração ou espasmo da parede vascular, a fim de retardar a saída de sangue do vaso lesado.

QUADRO 24.1

Medicamentos contendo ferro, vitamina B_{12} e outros agentes hematopoéticos utilizados em Medicina Veterinária.

Nomes genéricos	Especialidades farmacêuticas
Preparações orais	
Ferro (sulfato ferroso)	Sulfato ferroso, Vitafer®
Ferro (quelato glicinato)	Neutrofer®
Sulfato ferroso + vitaminas	Hemofer®, Eritrós Tabs r®
Sulfato ferroso + vitaminas do complexo B e outras	Potrovitam®, Combiron®, Hepatol®, Hemolitan®
Sulfato ferroso + vitaminas do complexo B	Iberol®
Sulfato ferroso + ácido fólico + vitamina C	Iberin-Fólico®, Noripurum fólico®
Citrato de ferro amoniacal + vitaminas	Ferro-SM®, Colbazan®
Ácido fólico + vitamina C	Endofolin®
Ácido fólico	Folin®, Petfolic®
Preparações parenterais	
Ferro-dextrana	Dexiron®
Hidróxido de ferro dextrânico	Ferrodex®, Ferrofort®
Ferro-dextrana + vitamina B_{12}	Dexfer-reforçado®, Ferdex®
Ferro-dextrana + vitamina B_6 e B_{12} + cobre + cobalto	Dextranol®
Vitamina B_{12}	Monovin-B_{12}®
Vitamina B_{12} + fósforo	Catosal-B_{12}®
Vitaminas do complexo B	Complexo B injetável®

Este processo vasoconstritor local é rápido, durando cerca de 20 a 30 min, a partir dos quais seguem-se as fases de agregação plaquetária e a coagulação sanguínea propriamente dita.

Fase plaquetária

Concomitantemente à contração da parede vascular ocorre a adesão de plaquetas no local da lesão, formando um tampão ou um trombo de plaquetas. A manutenção deste processo é estimulada pela liberação e agregação de constituintes plaquetários, os quais também atuam para desencadear as fases subsequentes para a formação do coágulo sanguíneo.

Fase da coagulação sanguínea

Neste processo participam diferentes fatores de coagulação presentes no plasma e nos trombócitos (plaquetas) que, no fim, transformam o fibrinogênio (substância solúvel) em fibrina (substância insolúvel).

O sistema de coagulação sanguínea envolve a sequência regulatória da ativação em "cascata" (a chamada **"cascata de coagulação sanguínea"**) de uma série de enzimas proteolíticas e cofatores que restabelecem a hemostasia diante de uma lesão vascular. Esse modelo clássico descreve o processo de coagulação in vitro, e é útil para guiar o tratamento dos distúrbios da coagulação e elucidar o princípio dos testes laboratoriais convencionais. Por sua vez, o modelo atual aceito da coagulação sanguínea, in vivo, denominado modelo de superfícies celulares ou modelo celular, é dividido em três fases (iniciação, ampliação e propagação) e tem como base a cascata de coagulação sanguínea clássica.

Os fatores de coagulação sanguínea são sintetizados principalmente no fígado e esta produção é dependente da vitamina K (conhecida como vitamina anti-hemorrágica). O Quadro 24.2 apresenta a descrição dos fatores de coagulação sanguínea e suas respectivas ações fisiológicas.

A etapa inicial e mais complexa da coagulação sanguínea envolve a formação do complexo ativador de protrombina (ou tromboplastina), na via comum, desencadeada por duas vias básicas: via intrínseca (estimulada por traumatismo ou alteração no próprio sangue) e via extrínseca (estimulada pela lesão vascular). A partir daí, ocorre uma série de eventos que culminam com a formação do coágulo de fibrina. Primariamente, os vasos lesados ativam o fator de Hageman (fator XII de coagulação), que se combina com fatores ativadores plasmáticos para a formação da tromboplastina (1º evento). Na presença de íons cálcio (fator IV) e outros ativadores, a tromboplastina transforma a protrombina em trombina, que favorece a destruição de plaquetas (ou trombócitos) e leva à intensa liberação de fatores ativadores da coagulação procedentes dessas plaquetas (2º evento). Sob a ação da trombina, o fibrinogênio transforma-se em fibrina, que forma uma rede fibrinosa (coágulo de fibrina), que oblitera totalmente o vaso sanguíneo lesado ou rompido (3º evento).

Fase da fibrinólise

Em 1 ou 2 dias após a formação do coágulo de fibrina, este sofre lise por ação da enzima fibrinolisina (ou plasmina) presente no soro sanguíneo e liberada a partir do plasminogênio. Esta enzima provoca a dissolução do coágulo e reduz o mecanismo de coagulação por inibir os fatores de coagulação sanguínea. Neste aspecto, a **fibrinólise** é o mecanismo fisiológico inverso da coagulação, servindo como defesa contra a manutenção de coágulos sanguíneos no organismo.

A Figura 24.1 apresenta os diferentes eventos envolvidos na formação do coágulo sanguíneo e na fibrinólise.

TRATAMENTO DOS DISTÚRBIOS DA HEMOSTASIA

As hemorragias podem ocorrer por alterações ou deficiências de plaquetas, deficiência de fatores de coagulação sanguínea, deficiência de vitamina K (que participa da formação de quase todos os fatores de coagulação), doenças hepáticas (local da síntese dos fatores de coagulação), intoxicações por agentes anticoagulantes e certas plantas tóxicas, além de acidentes ou procedimentos cirúrgicos, que também podem levar a hemorragias.

Também, é importante ressaltar que a disfunção plaquetária produzida em condições de uremia pode alterar a hemostasia e causar sangramentos em animais. De fato, foram observadas anemia e alteração no tempo de sangramento da mucosa oral em cães com síndrome urêmica.

QUADRO 24.2
Fatores de coagulação sanguínea e suas respectivas ações fisiológicas.

Fator*	Nome ou sinônimo	Ação fisiológica
I	Fibrinogênio	Origina a fibrina
II	Protrombina	Origina a trombina
III	Tromboplastina	Transformação da protrombina em trombina
IV	Íons cálcio	Participa da formação da tromboplastina e de trombina
V	Ativador globulínico (ou proacelerina)	Favorece a transformação da protrombina em trombina (fator lábil)
VII	Proconvertina	Favorece a transformação da protrombina em trombina (fator estável)
VIII	Globulina anti-hemofílica (ou fator anti-hemofílico)	Participa da formação da tromboplastina
IX	Fator de Christmas	Componente da tromboplastina plasmática
X	Fator de Stuart-Prower (ou fator Xa)	Participa da formação da tromboplastina
XI	Precursor da tromboplastina plasmática	Participa da formação da tromboplastina
XII	Fator de Hageman	Inicia o mecanismo de coagulação sanguínea
XIII	Fator estabilizante de fibrina	Estabiliza a formação da fibrina

*O fator VI de coagulação é considerado um fator separado, razão pela qual não é incluído entre os demais.

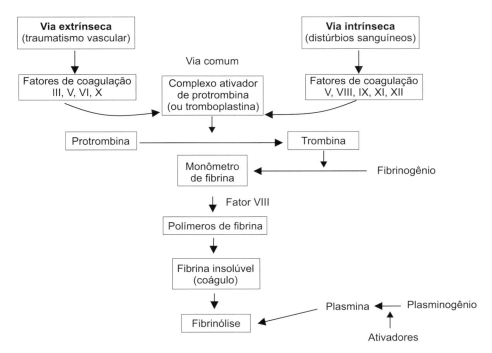

▼ **FIGURA 24.1** Eventos relacionados com a formação do coágulo sanguíneo e a fibrinólise.

Para o tratamento destas alterações podem ser utilizados os chamados **agentes hemostáticos** tópicos (ou locais) ou sistêmicos (ou gerais), que incluem medicamentos e/ou procedimentos úteis para o estancamento da hemorragia.

Os **hemostáticos sistêmicos** são mais comumente utilizados em Medicina Veterinária, sobretudo por sua maior eficácia terapêutica. Dentre estes, os mais conhecidos são o próprio sangue e seus derivados (usados em casos de emergências hemorrágicas graves) e a vitamina K (usada na maioria dos distúrbios hemostáticos dos animais).

Clinicamente, a vitamina K é empregada em casos de hemorragias causadas por intoxicações animais por agentes cumarínicos (raticidas anticoagulantes), certas plantas tóxicas (como, por exemplo, a samambaia do campo - *Pteridium aquilinum*), em distúrbios intestinais que diminuem a absorção desta vitamina, ou em distúrbios hepáticos que diminuem a utilização da vitamina K na síntese dos fatores de coagulação, dentre outros.

A ocorrência de casos de intoxicações por raticidas anticoagulantes do tipo cumarínico é muito comum em animais, principalmente em cães e gatos, e pode levar à morte por hemorragias. O tratamento desses animais com vitamina K (injetável) leva à melhora acentuada e rápida do quadro clínico, até o restabelecimento completo dos animais intoxicados.

A vitamina K participa da síntese hepática, em especial dos fatores de coagulação II, VII e IX, os quais são ativados ao entrarem em contato com algumas superfícies biológicas, desde que estejam ligados aos íons cálcio (fator IV).

Outros fatores, tais como o fibrinogênio, fator X e, talvez, o fator V, são também sintetizados no fígado e, todos, com exceção do fibrinogênio e fator V, são dependentes da vitamina K. Assim, as causas mais comuns de deficiência adquirida de fatores de coagulação provêm de disfunções hepáticas ou da falta de aporte desta vitamina ao fígado.

A deficiência de vitamina K pode ocorrer em algumas situações clínicas como certas doenças hemorrágicas, uso prolongado de antibióticos de amplo espectro, esteatorreia, icterícia obstrutiva, fístula ou atresia biliar e por bloqueio da sua síntese, causado por substâncias tóxicas com ação anticoagulante. Nestas situações clínicas podem ser evidenciadas diáteses hemorrágicas com gravidade variável de acordo com o grau de deficiência dos fatores de coagulação dependentes da vitamina K. É mais comum haver equimoses cutâneas, hematúria e hemorragias de mucosas e gastrintestinais.

Além disso, evidências demonstram que em caso de doença renal crônica está presente a deficiência de vitamina K, em geral subclínica, com potencial para alterar o processo de hemostasia e aumentar o risco de fraturas ósseas, uma vez que esta vitamina também é importante na prevenção da perda de massa óssea.

Maiores detalhes sobre as funções e ações da vitamina K estão descritos no *Capítulo 59*.

Os **hemostáticos tópicos** (ou locais) são substâncias aplicadas localmente para o controle de hemorragias persistentes em capilares, mas estes só devem ser utilizados quando o mecanismo de coagulação sanguínea estiver em condição de normalidade. Dentre os medicamentos de uso tópico, podem ser citados: a tromboplastina (na forma de *spray* ou aplicação através de esponja, para uso em cirurgias); a trombina (em pó para ser solubilizada em água ou salina e aplicada através de esponja); fibrinogênio (em pó para ser solubilizado em salina); espuma de fibrina, esponjas de gelatina e celulose e outros.

▼ TRATAMENTO DOS DISTÚRBIOS DA COAGULAÇÃO SANGUÍNEA

As substâncias ou **agentes anticoagulantes** podem ter ação sistêmica *in vivo* ou ação local *in vitro*.

Os **anticoagulantes com ação *in vitro*** são utilizados para a coleta de amostras de sangue ou para a conservação do sangue a ser usado em transfusões. Dentre eles, destacam-se a heparina sódica, o oxalato de sódio, o citrato de sódio e o EDTA.

Os **anticoagulantes sistêmicos** são utilizados para impedir a formação e o desenvolvimento de trombos ou coágulos sanguíneos no organismo. O principal deles é a heparina sódica utilizada em diversas situações como agente anticoagulante e antitrombótico. A heparina liga-se à superfície das células endoteliais e a uma variedade de proteínas plasmáticas; sua atividade biológica depende da antitrombina, um inibidor de proteases plasmáticas, entre elas, as proteases dos fatores de coagulação.

Contudo, a ação terapêutica da heparina é reduzida na presença de tetraciclinas, anti-histamínicos e digitálicos. Pelo risco de induzir hemorragias, o seu uso clínico torna-se relativamente perigoso. Além disso, o uso de heparina pode induzir trombocitopenia ocasionada por mecanismos imune e não imune. A trombocitopenia imune é uma síndrome imune-hematológica mediada por um anticorpo que promove a ativação plaquetária na presença de heparina e induz agregação desse fragmento celular; já a trombocitopenia não imune é caracterizada pela supressão transitória e moderada da produção de plaquetas e aumento do resgate de plaquetas pelo baço. Todavia, diferente de outras substâncias químicas que também causam este efeito adverso, a trombocitopenia induzida pela heparina não causa hemorragia, e sim trombose, que pode, eventualmente, até evoluir para uma gangrena e com consequências mais graves. Quando isso acontece, o tratamento com heparina deve ser suspenso e um novo medicamento anticoagulante, como, por exemplo, varfarina, deve ser escolhido como alternativa.

O tratamento de escolha para o tromboembolismo agudo inclui a terapia com **agentes anticoagulantes** de ação rápida, a fim de prevenir a extensão do trombo e suas sequelas, além daqueles com meia-vida mais longa, para evitar a recorrência do quadro. Os agentes mais utilizados são a heparina não fracionada ou a heparina de baixo peso molecular e os pentassacarídios sintéticos. A heparina de baixo peso molecular (LMWH) é composta de frações de heparina com cadeias menores. Comparada à heparina não fracionada, a LMWH apresenta mais vantagens por possuir boa disponibilidade e meia-vida maior (3 a 6 h); além disso, pode causar, com menor frequência, trombocitopenias e sangramentos, além de ser mais seletiva para o fator X de coagulação sanguínea (fator de Stuart-Prower ou fator Xa), apresentado no Quadro 24.2.

Os antagonistas da vitamina K, como a varfarina, estão entre os medicamentos que causam maior incidência de eventos adversos, com risco de morte, e são os principais agentes responsáveis por interações com alimentos, suplementos fitoterápicos e medicamentos. De fato, dados sobre a varfarina em cães e gatos sugerem que seu baixo índice terapêutico, seu alto índice de interação medicamentosa e sua alta taxa de ligação a proteínas plasmáticas, causam variações na sua farmacocinética e dificultam seu monitoramento, aumentando significativamente o risco de sangramento.

Novos anticoagulantes orais ou anticoagulantes orais diretos (DOACS) foram desenvolvidos para superar as limitações do uso da varfarina. Os DOACS atuam diretamente sobre os fatores da cascata de coagulação incluindo o inibidor direto da trombina FIIa (etexilato de dabigatrana), Pradaxa® e o inibidor direto do fator X ativado (FXa) rivaroxabana (Xarelto®), apixabana (Eliquis®) e edoxabana (Lixiana®). Porém, o custo mais elevado desses medicamentos pode ser um fator restritivo para seu uso na terapêutica veterinária.

Os DOACS são indicados para profilaxia contra o tromboembolismo venoso em cirurgias ortopédicas, tromboembolismo venoso e prevenção de acidente vascular cerebral na fibrilação atrial não valvular.

Em termos de segurança, estudos sugerem que as DOACS não são inferiores aos antagonistas da vitamina K nos episódios de sangramento. Nas condições de sangramentos expressivos recomenda-se a suspensão imediata da DOAC, uso de carvão ativado para reduzir sua absorção e, no caso da ingestão recente da dabigatrana, a realização de diálise.

A utilização das DOACS em animais é uma terapia anticoagulante promissora, como observado em estudos experimentais com porcos, ratos e coelhos. Contudo, os possíveis riscos de imunogenicidade às proteínas heterólogas humana deve ser considerado. Em cães, a rivaroxabana apresentou eficácia no tratamento de tromboembolismo venoso secundário para anemia hemolítica aguda e também foi útil para monitorar o estado de tromboembolismo por meio dos exames clínicos de D-dímero (produto de degradação ligado a fibrina que reflete os níveis de fibrinólise), antitrombina e no complexo trombina-antitrombina.

Tradicionalmente, o monitoramento laboratorial dos agentes anticoagulantes é realizado por meio do tempo de protrombina utilizando o plasma coletado com citrato de sódio. Este teste é sensível à variação dos fatores de coagulação dependentes da vitamina K, a saber: fatores II, VII, IX e X.

As alterações como trombose, tromboembolismo arterial, vasoespasmo coronariano e lesões ateroscleróticas devem ser tratadas com medicamentos ou **agentes antiagregantes plaquetários**, os quais impedem a adesão e agregação das plaquetas ao endotélio dos vasos. Estes medicamentos também podem ser usados na prevenção do infarto agudo do miocárdio e dos acidentes vasculares isquêmicos cerebrais.

Além dos distúrbios já citados, as alterações da fibrinólise e da agregação plaquetária também podem ocorrer, embora sejam condições menos diagnosticadas em Medicina Veterinária.

Entre os medicamentos com ação antiagregante plaquetária podem ser citados os seguintes grupos:

- Anti-inflamatórios não esteroidais (como ácido acetilsalicílico, indometacina, fenilbutazona e outros)
- Bloqueadores de canais de cálcio (como verapamil)
- Bloqueadores adrenérgicos (como propranolol, fentolamina, di-hidroergotamina)
- Antagonistas de serotonina (como metissergida)
- Inibidores da fosfodiesterase (como teofilina)
- Anti-histamínicos (como difenidramina)

Destes agentes, o ácido acetilsalicílico (Aspirina®), medicamento anti-inflamatório não esteroidal (AINE), é um dos mais usados nos distúrbios tromboembólicos, pois inibe a enzima ciclo-oxigenase (COX) e impede a síntese dos eicosanoides (derivados do ácido araquidônico), dentre os quais, o tromboxano A_2 (TX-A2), que é um indutor da agregação plaquetária e um potente vasoconstritor. Mais detalhes sobre os AINEs estão descritos no *Capítulo 22*. O ácido acetilsalicílico é especialmente utilizado para a prevenção e tratamento de tromboses e, em gatos com cardiomiopatias, para diminuir a formação de trombos no endocárdio. Também pode ser útil, em cães, para os transtornos vasculares causados pela dirofilariose.

Para o tratamento dos distúrbios da coagulação sanguínea são utilizados medicamentos ou **agentes trombolíticos ou fibrinolíticos**, os quais ativam direta ou indiretamente a conversão do plasminogênio em plasmina. Dentre eles, os mais conhecidos são a estreptoquinase (ativador indireto) e a uroquinase (ativador direto).

A estreptoquinase é uma proteína, sem atividade enzimática, capaz de ativar indiretamente o plasminogênio e, ainda, catalisar a degradação de fibrinogênio e dos fatores de coagulação V e VII. É indicada para uso terapêutico principalmente nos casos de embolismo pulmonar, trombose venosa profunda e infarto agudo do miocárdio; este agente trombolítico ou fibrinolítico pode desencadear reações de hipersensibilidade, dentre outros efeitos colaterais.

Por sua vez, a uroquinase é uma enzima ativadora direta do plasminogênio, podendo ser usada para degradar fibrina e fibrinogênio, sobretudo naqueles animais sensíveis à estreptoquinase, pois não induz hipersensibilidade. Entretanto, o seu custo mais elevado pode restringir sua utilização em determinadas situações clínicas.

O tratamento com medicamentos anticoagulantes, antiagregantes plaquetários e trombolíticos deve ser realizado com muito cuidado, em razão dos eventuais sangramentos que podem ocasionar. Por isso, quando for necessário um tratamento mais longo com tais medicamentos, deve-se realizar o monitoramento laboratorial dos animais, por meio dos testes rotineiros para avaliação da coagulação sanguínea (**coagulograma**).

O consenso sobre o uso racional de antitrombóticos (como antiplaquetários, anticoagulantes orais, heparinas e trombolíticos) em cuidados críticos veterinários recomenda a terapia de antitrombóticos somente para cães nas seguintes condições patológicas: anemia hemolítica imunomediada, proteinúria nas nefropatias, pancreatite aguda e severa (antitrombóticos). Os adenocarcinomas estão particularmente associados ao risco de trombose em cães, e a terapia com antitrombóticos deve ser realizada apenas em cães que apresentem hipercoagulabilidade ou outros fatores de risco para trombose. A mesma orientação deve ser seguida nos casos de sepses.

Alguns medicamentos usados para tratamento dos distúrbios da hemostasia e da coagulação sanguínea estão apresentados no Quadro 24.3.

QUADRO 24.3
Medicamentos usados para tratamento dos distúrbios da hemostasia e da coagulação sanguínea.

Principais agentes e vias de administração	Efeito terapêutico	Especialidades farmacêuticas
Vitamina K (IM, SC, IV)	Hemostático sistêmico	Monovin-K®, Kanakion®, Hemostop®, Hipovita-K®
Heparina sódica (SC, IV)	Anticoagulante	Liquemine®, Venalot®, Trombofob-gel®, Hemofol®
Heparinoides (uso local)	Anticoagulante	Hirudoid® (gel ou pomada)
Protamina (IV)	Antagonista de anticoagulante	Protamina-1.000®
Fibrina (uso local)	Hemostático local	Fibrinol R® (esponja)
Epoetina – semelhante à eritropoetina (IV)	Estimulante da eritropoese (ou hematopoese)	Hemax Eritron®, Eprex®, Eritromax®
Estreptoquinase (IV)	Trombolítico	Streptase®, Solustrep®, Unitinase®
Fibrinolisina (uso local)	Fibrinolítico	Fibrase®, Fibrinase® (pomadas)

IM: via intramuscular; IV: via intravenosa; SC: via subcutânea.

BIBLIOGRAFIA

Abensur, H. Anemia da doença renal crônica. J Bras Nefrol., v. 16, p. 26-28, 2004.

Adams, H.R. Drogas hemostáticas a anticoagulantes. In:___. Farmacologia e terapêutica em veterinária. Guanabara Koogan, Rio de Janeiro, 2003, p. 476-488.

Adams, R.L.C.; Bird, R.J. Review article: Coagulation cascade and therapeutics update: relevance to nephrology. Part 1: Overview of coagulation, thrombophilias and history of anticoagulants. Nephrol., v. 14, p. 462-470, 2009.

Baron, M.H.; Vacaru, A.; Nieves, J. Erythroid development in the mammalian embryo. Blood Cells Mol Dis., v. 51, p. 4-35, 2013.

Beard, J.L.; Connor, J.R. Iron status and neural functioning. Ann Rev Nutr., v. 23, p. 41-58, 2003.

Borron, S.W.; Stonerook, M.; Reid, F. Hydroxocobalamin in Beagle dogs. Clin Toxicol., v. 44, p. 5-15, 2006.

Boulais, P.E.; Frenette, P.S. Making sense of hematopoietic stem cell niches. Blood, v. 125, p. 2621-2629, 2015.

Cançado, R.D.; Lobo, C.; Friedrich, J.R. Tratamento da anemia ferropriva com ferro por via oral. Rev Bras Hematol Hemoter., v. 32, p. 114-120, 2010.

Carmel, R. How I treat cobalamin (vitamin B12) deficiency. Blood, v. 112, p. 2214-2221, 2008.

Chong, B.H. Heparin-induced thrombocytopenia. J Thromb Haemost., v. 1, p. 1471-1478, 2003.

Cozzolino, M.; Mangano, M.; Galassi, A.; Ciceri, P.; Messa, P.; Nigwekar, S. Vitamin K in chronic kidney disease. Nutrients, v. 11, p. 1-11, 2019.

Di Minno, A.; Frigerio, B.; Spadarella, G.; Ravani, A.; Sansaro, D.; Amato, M.; Kitzmiller, J.P.; Pepi, M.; Tremoli, E.; Baldassarre, D. Old and new oral anticoagulants: food, herbal medicines and drug interactions. Blood Rev., v. 31, p. 193-203, 2017.

Dong, Z.; Wan, D.; Li, G.; Zhang, Y.; Yang, H.; Wu, X.; Yin, Y. Comparison of oral and parenteral iron administration on iron homeostasis, oxidative and immune status in anemic neonatal pigs. Biol Trace Elem Res., v. 195, p. 117-124, 2020.

Egrie, J.; Browne, J. Darbepoetina alfa is more potent in vivo and can be administered less frequently than rHuEPO. Br J Cancer, v. 87, p. 476-477, 2002.

Elliott, S.; Phama, E.; Macdougall, I. Erythropoietins: a common mechanism of action. Exp Hematol., v. 36, p. 1573-1584, 2008.

Fettman, M.J.; Adams, H.R. Agentes antianêmicos. In: ___. Farmacologia e terapêutica em veterinária. Guanabara Koogan, Rio de Janeiro, 2003, p. 461-475.

Fiocchi, E.H.; Cowgill, L.D.; Brown, D.C.; Markovich, J.E.; Tucker, S.; Labato, M.A.; Callan, M. B. The use of darbepoetin to stimulate erythropoiesis in the treatment of anemia of chronic kidney disease in dogs. J Vet Intern Med., v. 31, p. 476-485, 2017.

Fisher, J.W. Erythropoietin: physiology and pharmacology update. Exp Biol Med., v. 228, p. 1-14, 2003.

Goggs, R.; Blais, M.C.; Brainard, B.M.; Chan, D.L.; de Laforcade, A.M.; Rozanski, E.; Sharp, C.R. American College of Veterinary Emergency and Critical Care (ACVECC) Consensus on the Rational Use of Antithrombotics in Veterinary Critical Care (CURATIVE) Guidelines: small animal. J Vet Emerg Crit Care, v. 29, p. 12-36, 2019.

Grotto, H.Z.W. Fisiologia e metabolismo do ferro. Rev Bras Hematol Hemoter., v. 32, p. 8-17, 2010.

Grotto, H.Z.W. Metabolismo do ferro: uma revisão sobre os principais mecanismos envolvidos em sua homeostase. Rev Bras Hematol., v. 30, p. 390-397, 2008.

Hambleton, J. Fármacos utilizados nos distúrbios da coagulação. In: Katsung, B.G. (Ed.). Farmacologia básica & clínica. Guanabara Koogan, Rio de Janeiro, 2006, p. 455-468.

Hogan, M.; Berger, J.S. Heparin-induced thrombocytopenia (HIT): review of incidence, diagnosis, and management. Vasc Med., v. 2, p. 160-173, 2020.

Honickel, M.; Akman, N.; Grottke, O. The reversal of direct oral anticoagulants in animal models. Shock, v. 48, p. 144-158, 2017.

Jelkmann W. Erythropoietin. Front Horm Res., v. 47, p. 115-27, 2016.

Jelkmann, W. Physiology and pharmacology of erythropoietin. Transfus Med Hemother., v. 40, p. 302-309, 2013.

Jelkmann, W. Regulation of erythropoietin production. J Physiol., v. 589, p. 1251-1258, 2011.

Killip, S.; Bennett, J.M.; Chambers, M.D. Iron deficiency anemia. Am Fam Physician, v. 75, p. 671-678, 2007.

Koury, M.J.; Ponka, P. New insights into erythropoiesis: the roles of folate, vitamin B12, and iron. Annu Rev Nutr., v. 24, p. 105-131, 2004.

Lacerda, L.A.; Oliveira, S.T.; Guerra, T.A.; Stein, G.G.; González, F.H.D. Prevalência dos tipos sanguíneos A, B e AB em gatos domésticos mestiços da cidade de Porto Alegre, Rio Grande do Sul, Brasil. Braz J Vet Res Anim Sci., v. 45, p. 46-53, 2008.

Langston, C.E.; Reine, N.J.; Kittrell, D. The use of erythropoietin. Vet Clin North Am Small Anim Pract., v. 33, p. 1245-1260, 2003.

Liu, H.Y.; Liu, S.M.; Zhang, Y.Z. Maternal folic acid suplementation mediates offspring health via DNA Methylation. Reprod Sci., v. 27, p. 963-976, 2020.

Masters, S.B. Fármacos utilizados nas anemias; fatores de crescimento hematopoéticos. In: Katsung, B.G. (Ed.). Farmacologia básica & clínica. Guanabara Koogan, Rio de Janeiro, 2006, p. 443-454.

McCabe, K.M.; Adams, M.A.; Holden, R.M. Vitamin K status in chronic kidney disease. Nutrients, v. 5, p. 4390-4398, 2013.

Moore, E.; Bellomo, R. Erythropoietin (EPO) in acute kidney injury. Ann Intensive Care, v. 1, p. 1-10, 2011.

Moreira, F.; Carmo, H.; Guedes de Pinho, P.; Bastos, M.L. Doping detection in animals: a review of analytical methodologies published from 1990 to 2019. Drug Test Anal., v. 13, p. 474-504, 2021.

Murray-Kolb, L.E. Iron and brain functions. Curr Opin Clin Nutr Metab Care, v. 6, p. 703-707, 2013.

Naigamwalla, D.Z.; Webb, J.A.; Giger, U. Iron deficiency anemia. Can Vet J., v. 53, p. 250-256, 2012.

Noguchi, C.T.; Wang, L.; Rogers, H.M.; Teng, R.; Jia, Y. Survival and proliferative roles of erythropoietin beyond the erythroid lineage. Expert Rev Mol Med., v. 10, p. 1-23, 2008.

Nombela-Arrieta, C.; Silberstein, L.E. The science behind the hypoxic niche of hematopoietic stem and progenitors. Hematology Am Soc Hematol Educ Program, v. 2014, p. 542-547, 2014.

Notomi, M.K.; Kogika, M.M.; Ikesaki, J.Y.H.; Monteiro, P.R.G.; Marquesi, M.L. Estudo retrospectivo de casos de insuficiência renal crônica em cães no período de 1999 a 2002. Braz J Vet Res Anim Sci., v. 43, p. 12-22, 2006.

Pimenta, R.; Yoshida, W.B.; Rollo, H.A.; Sobreira, M.L.; Bertanha, M.; Mariúba, J.; Jaldin, R.G.; Camargo, P. Trombocitopenia induzida por heparina em paciente com oclusão arterial aguda. J Vasc Bras., v.15, p. 130-141.

Randolph, J.F.; Scarlett, J.; Stokol, T.; MacLeod, J.N. Clinical efficacy and safety of recombinant canine erythropoietin in dogs with anemia of chronic renal failure and dogs with recombinant human erythropoietin-induced red cell aplasia. J Vet Intern Med., v. 18, p. 81-91, 2004.

Rang, H.P.; Dale, M.M.; Ritter, J.M.; Flower, R.J. Rang & Dale Farmacologia. Elsevier, Rio de Janeiro, 2008. 829 p.

Rastogi, S.; Imai, M.; Sharov, V.G.; Mishra, S.; Sabbah, H.N. Darbepoetin-a prevents progressive left ventricular dysfunction and remodeling in nonanemic dogs with heart failure. Am J Physiol Heart Circ Physiol., v. 295, p. H2475-H2482, 2008.

Roberts, H.R.; Monroe, D.M.; Escobar, M.A. Current concepts of hemostasis. Anesthesiol., v. 100, p. 722-730, 2004.

Rogers, S., Doctor A. Red blood cell dysfunction in critical illness. Crit Care Clin., v. 36, p. 267-292, 2020.

Semenza, G.L. Pharmacologic targeting of hypoxia-inducible factors. Annu Rev Pharmacol Toxicol., v. 59, p. 379-403, 2019.

Silva, B.; Faustino, P. An overview of molecular basis of iron metabolism regulation and the associated pathologies. Biochim Biophys Acta, v. 1852, p. 1347-1359, 2015.

Stanley, S.W.; Langston, C.E. Hemodialysis in a dog with acute renal failure from currant toxicity. Can Vet J., v. 49, p. 63-66, 2008.

Tanaka, K.A.; Key, N.S.; Levy, J.H. Blood coagulation: hemostasis and thrombin regulation. Anesth Analg., v. 108, p. 1433-1446, 2009.

Toutain, P.L. Veterinary medicines and competition animals: the question of medication versus doping control. Handb Exp Pharmacol., v. 199, p. 315-339, 2010.

Tozaki, T.; Ohnuma, A.; Takasu, M.; Nakamura, K.; Kikuchi, M.; Ishige, T.; Kakoi, H.; Hirora, K.I.; Tamura, N.; Kusano, K.; Nagata, S.I. Detection of non-targeted transgenes by whole-genome resequencing for gene-doping control. Gene therapy, v. 28, p. 199-205, 2021.

Trepanier, L. Idiophatic inflammatory bowel disease in cats. Rational treatment selection. J Feline Med Surg., v. 11, p. 32-38, 2009.

Tripodi, A.; van den Besselaar, A. Laboratory monitoring of anticoagulation: where do we stand? Semin Thromb Hemost., v. 35, p. 34-41, 2009.

Uchida, M.; Ohmi, A.; Fujiwara, R.; Fukushima, K.; Doi, A.; Azuma, K.; Tsujimoto, H. Treatment with rivaroxaban and monitoring of coagulation profiles in two dogs with venous thromboembolism. J. Vet. Med. Sci., v. 82, p. 1271-1276, 2020.

Undas, A.; Brummel-Ziedins, K.E.; Mann, K.G. Statins and blood coagulation. Arterioscler Thromb Vasc Biol., v. 25, p. 287-294, 2005.

Van Gool, J.D.; Hirche, H.; Lax, H.; De Schaepdrijver, L. Folic acid and primary prevention of neural tube defects: a review. Reprod Toxicol., v. 80, p. 73-84, 2018.

Vázquez-Méndez, E.; Gutiérrez-Mercado, Y.; Mendieta-Condado, E.; Gálvez-Gastélum, F.J.; Esquivel-Solís, H.; Sánchez-Toscano, Y.; Morales-Martínez, C.; Canales-Aguirre, A.A.; Márquez-Aguirre, A.L. Recombinant erythropoietin provides protection against renal fibrosis in adenine-induced chronic kidney disease. Mediators Inflamm., v. 2020, p. 1-11, 2020.

Ventura, F.V.C.; Conrado, F.O.; Hlavac, N.; Oliveira, S.T.; Mattoso, C.R.S.; González, F.H.D. Alterações da hemostasia primária em cães azotêmicos. Acta Sci Vet., v. 41, p. 1-6, 2013.

Versteeg, H.H.; Heemskerk, J.W.; Levi, M.; Reitsma, P.H. New fundamentals in hemostasis. Physiol Rev., v. 93, p. 327-358, 2013.

Volkov, I.; Press, Y.; Rudoy, I. Vitamin B12 could be a "master key" in the regulation of multiple pathological processes. J Nipon Med Sch., v. 73, p. 65-69, 2006.

Zaltman, C.; Costa, M.H.M. Deficiência de ferro nas afecções gastrointestinais do adulto. Rev Bras Hematol Hemoter., v. 32, p. 70-77, 2010.

25

Medicamentos que Atuam no Sistema Cardiovascular Inotrópicos Positivos e Vasodilatadores

Maria Helena Matiko Akao Larsson

- Introdução, 359
- Digitálicos, 362
- Aminas simpatomiméticas: dobutamina e dopamina, 366
- Inodilatadores, 366
- Vasodilatadores, 367
- Bibliografia, 369

INTRODUÇÃO

Para o adequado entendimento da ação e dos efeitos dos agentes inotrópicos positivos, em que se incluem os digitálicos, a dobutamina, a dopamina e a pimobendana, bem como dos vasodilatadores, há que se recordar certos conceitos hemodinâmicos, assim como a fisiopatologia da insuficiência cardíaca (IC).

Conceitos de hemodinâmica

A interação entre coração, vasos sanguíneos e os pulmões é responsável pela troca de gases (oxigênio e dióxido de carbono) entre a atmosfera e os tecidos. A distribuição de sangue para o leito vascular sistêmico depende de alguns fatores, descritos a seguir.

Pré-carga. Antecede o início da contração miocárdica e está intimamente relacionada ao comprimento inicial da fibra cardíaca, ou seja, ao retorno venoso, ao enchimento ventricular e ao volume diastólico final.

Pós-carga. Traduz a pressão que o músculo cardíaco tem que vencer em função da pressão na aorta durante a sístole, do volume diastólico final e do obstáculo das valvas aórtica e pulmonar.

Autorregulação heterométrica (lei de Frank-Starling). Em condições fisiológicas, o coração bombeia a totalidade de sangue que nele chega, não permitindo o represamento excessivo de sangue nas veias, fato este conhecido e denominado lei de Frank-Starling, que consiste na capacidade de o coração adaptar-se aos diferentes volumes de sangue que devem ser bombeados.

Inotropismo. Traduz a força de contração miocárdica e constitui-se no fator que altera o desempenho do coração em função dos valores previstos pela autorregulação heterométrica; portanto, podem ocorrer duas situações: inotropismo positivo (quando o desempenho for maior que o previsto) e inotropismo negativo (quando for menor).

Débito cardíaco. Refere-se ao volume sanguíneo ejetado/minuto pelo ventrículo esquerdo em direção à aorta e varia de acordo com a pré-carga, a pós-carga e o inotropismo.

Insuficiência cardíaca

É de suma importância fazer a distinção entre doença cardíaca, insuficiência cardíaca (IC) e insuficiência cardíaca congestiva (ICC).

Sabe-se que a principal função do coração é bombear sangue em volume suficiente para suprir as necessidades metabólicas dos tecidos. Entretanto, a presença de uma doença cardíaca não impede o coração de manter sua função de bomba, graças à ativação de alguns mecanismos endógenos compensatórios. Todavia, com a progressão da cardiopatia, a capacidade compensatória desses mecanismos é afetada, comprometendo a função cardíaca e caracterizando a condição de IC que, persistindo de forma crônica, causa o acúmulo progressivo de sangue no sistema venoso, que passa a funcionar como reservatório de sangue do sistema circulatório.

O aumento retrógrado da pressão venosa dá origem à elevação da pressão capilar, que resulta em extravasamento excessivo de líquido para o espaço extravascular e vai se acumular nos tecidos (edema intersticial) ou nas cavidades (derrame/efusão), caracterizando a condição de ICC, que é resultante do aumento das pressões venosa e capilar.

Na IC, ocorrem alterações da pré-carga, da pós-carga, do débito cardíaco e do inotropismo, na tentativa de manter o trabalho cardíaco. Assim, ocorre o aumento da pressão arterial, por vasoconstrição, seguida da retenção de água e sódio, e se instala um círculo vicioso, que pode evoluir para congestão, caracterizando um quadro de ICC.

A Figura 25.1 ilustra a curva do desempenho cardíaco em relação ao comprimento da fibra cardíaca.

A degeneração mixomatosa crônica da valva mitral e as cardiomiopatias constituem-se nas principais causas de ICC em cães, enquanto, em felinos, as cardiomiopatias são as maiores responsáveis. O American College of Veterinary Internal Medicine (ACVIM) propôs, em 2009, consenso para classificação de IC, conforme apresentado no Quadro 25.1.

O intuito do tratamento de IC, bem como de ICC, consiste na melhora das condições clínicas do paciente por meio do restabelecimento do débito cardíaco em nível próximo ao normal. Para tanto, há que se interferir na pré e na pós-carga por meio da ação de medicamentos como diuréticos,

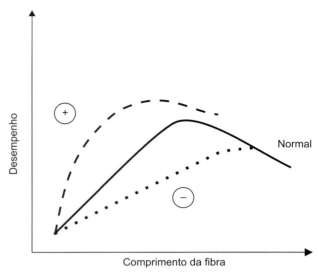

FIGURA 25.1 Curva do desempenho cardíaco em relação ao comprimento da fibra cardíaca: (+) curva demonstrando o inotropismo positivo com uso dos digitálicos; (–) curva demonstrando o inotropismo negativo na insuficiência cardíaca congestiva.

QUADRO 25.1

Classificação e tratamento da insuficiência cardíaca, de acordo com o consenso do American College of Veterinary Internal Medicine (2009).

Classe	Sintomas	Cuidados e medicação
A: cães sem sintomas, mas de raça predisposta	Assintomático	Orientação e educação
B1: cães com sopro detectável ao exame físico, mas sem alterações radiográficas e ecocardiográficas	Assintomático	Orientação e educação
B2: cães sintomáticos e com alterações hemodinâmicas aos exames radiográfico e ecocardiográfico	Cansaço, cardiomegalia aos exames radiográfico e ecocardiográfico, classificado como IC	Inibidor da ECA, antagonista da aldosterona
Ca: cães sintomáticos com congestão e edema pulmonar e tosse, que podem ser medicados em domicílio	Sinais de congestão, ICC	Inibidor da ECA, antagonista da aldosterona, pimobendana, furosemida
Cc: cães sintomáticos com sinais de congestão e descompensações frequentes e que necessitam de tratamento hospitalar para sair das crises	Sinais de congestão, ICC	Inibidor da ECA, antagonista da aldosterona, pimobendana, furosemida, anlodipino, sildenafila, digoxina, oxigênio
Da: cães sintomáticos com sinais de congestão, descompensações frequentes, edema pulmonar e tosse; necessitam de tratamento hospitalar para sair das crises; recidivas frequentes	Sintomas crônicos e refratários	Inibidor da ECA, antagonista da aldosterona, pimobendana, furosemida, anlodipino, sildenafila, digoxina, sedativos, oxigênio, vasodilatadores arteriolares e venosos
Dc: cães sintomáticos com sinais de congestão, descompensações frequentes, edema pulmonar, tosse; necessidade de tratamento hospitalar para sair das crises; recidivas frequentes com tempo de internação maior devido à refratariedade ao tratamento	Sintomas crônicos e refratários	Inibidor da ECA, antagonista da aldosterona, pimobendana, furosemida, anlodipino, sildenafila, digoxina, sedativos, oxigênio, vasodilatadores arteriolares e venosos
Cães sintomáticos refratários ao tratamento	Sintomas crônicos refratários	Orientação de eutanásia

ECA, enzima conversora de angiotensina; IC, insuficiência cardíaca; ICC, insuficiência cardíaca congestiva.

para remoção do excesso de líquido, ao se caracterizar o quadro de ICC, e/ou incrementar o inotropismo, por meio de agentes inotrópicos positivos, a exemplo da pimobendana, de simpatomiméticos, de inodilatadores e, outras vezes, fazer uso de medicamentos vasodilatadores com o objetivo de diminuir os efeitos indesejáveis resultantes da vasoconstrição.

Mesmo na presença de uma cardiopatia, o coração é capaz de manter sua função de maneira adequada graças à ativação de mecanismos endógenos compensatórios. Entretanto, com a evolução da doença, esses mecanismos compensatórios tornam-se insuficientes, resultando em falência do órgão.

Na presença de uma disfunção cardíaca, o coração, na tentativa de aumentar o débito cardíaco devido à necessidade de aumentar o fluxo sanguíneo, utiliza-se de mecanismos descritos a seguir

- *Regulação intrínseca*: o volume de sangue que chega ao ventrículo determina o grau de estiramento das fibras miocárdicas, ou seja, quanto maior o estiramento miocárdico, maior a capacidade dessas fibras de encurtar, ejetando sangue para a via de saída. Contudo, existe um limite para esse estiramento que, ao ser ultrapassado, faz com que o miocárdio perca a capacidade de ejeção de forma progressiva
- *Sistema nervoso autônomo*: assim como os demais sistemas do organismo, o sistema circulatório é regulado pelo sistema nervoso autônomo, e o sistema nervoso simpático tem ação estimulante sobre o coração, ou seja, aumenta o cronotropismo, o inotropismo, o batmotropismo e o dromotropismo, enquanto o componente parassimpático tem efeito depressor sobre as mesmas propriedades da fibra miocárdica
- *Fibra cardíaca*: o sarcômero representa a unidade básica contrátil da fibra miocárdica e é composto por filamentos que são ativados pela tropomiosina e troponina. De modo singular, a contração muscular nada mais é que o deslizamento dos filamentos de actina e miosina, que ocorre por ação de íons-cálcio liberados pelo retículo sarcoplasmático no interior da própria célula miocárdica.

O funcionamento da contração celular relaciona-se com o potencial de ação, decorrente de alterações transitórias de natureza eletroquímica, que acontecem ao nível da membrana celular cardíaca.

A maioria das células cardíacas tem a propriedade de permanecer estável no potencial de repouso e nunca formam um potencial de ação por si próprias, embora um pequeno número de células miocárdicas especializadas, que constituem os chamados tecidos de condução, tem a propriedade de despolarizar, espontaneamente, em direção ao potencial limiar para a formação de potenciais de ação. Quando qualquer uma dessas células especializadas alcança o limiar e forma um potencial de ação, o resultado é a sístole miocárdica e a condução do estímulo para células vizinhas. As primeiras células cardíacas que se despolarizam, espontaneamente, ao atingir o limiar são denominadas tecido de condução, iniciando os batimentos cardíacos e determinando a frequência e/ou ritmo cardíacos.

O potencial de repouso das fibras de resposta rápida é de aproximadamente −90 mV, e o das fibras de resposta lenta, cerca de −60 mV. Durante o potencial de ação das fibras de resposta rápida, a membrana altera a carga no interior da célula de seu valor inicialmente muito negativo para um valor ligeiramente positivo (+20 mV). Em seguida, a membrana sofre uma discreta repolarização e, posteriormente, torna-se possível a observação do platô, seguido por repolarização abrupta ao fim deste.

O potencial de ação das fibras de resposta rápida é composto de quatro fases distintas, a saber (Figura 25.2):

- *Fase 0*: o potencial passa de −90 mV para +20 mV, permitindo a entrada de Na^+ para o interior da célula, isto é, despolarizando-a rapidamente
- *Fase 1*: os canais de Na^+ fecham-se rapidamente e a membrana começa a repolarizar rapidamente, diminuindo a permeabilidade celular ao influxo de Na^+
- *Fase 2*: também chamada "platô do potencial de ação", é produzida por duas condições – primeiro, muitos canais de K^+ fecham-se; segundo, muitos canais de Ca^{++} abrem-se, e a permeabilidade ao Ca^{++} aumenta. Quando atinge

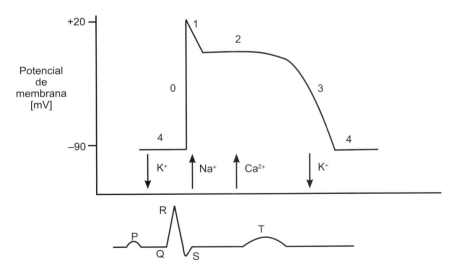

FIGURA 25.2 Potencial de ação cardíaco registrado a partir de uma fibra cardíaca. As fases enumeradas são: 0 – despolarização rápida; 1 – repolarização rápida; 2 – platô; 3 – repolarização tardia; 4 – repouso. Na parte inferior, tem-se a relação do traçado eletrocardiográfico com o potencial de ação. As *setas para cima* indicam influxo do íon, e as *setas para baixo*, efluxo do íon.

um potencial transmembrana de –10 mV, ocorre a troca de três íons Na^+ para cada íon Ca^{++}. A combinação da redução da saída de K^+ da célula com a entrada de Ca^{++} mantém a membrana da célula em estado de despolarização. Depois de cerca de 200 ms, os canais de K^+ voltam a abrir, e os canais de Ca^{++} se fecham

- *Fase 3*: a permeabilidade ao K^+ aumenta, e a permeabilidade ao Ca^{++} diminui. Ocorre a chamada repolarização tardia, fato que restabelece a negatividade do meio intracelular e, nesta fase, a célula pode responder a um novo estímulo
- *Fase 4*: a célula repolariza até alcançar seu potencial de repouso (aproximadamente –90 mV), restabelecendo o potencial de repouso.

DIGITÁLICOS

Glicosídeos cardíacos, cardioglicosídeos ou também denominados digitálicos são medicamentos utilizados no tratamento de arritmias e da IC. O termo digitálico está relacionado ao princípio ativo contido em uma planta chamada popularmente de "dedaleira", pelo fato de o formato de suas flores se assemelharem a dedais. Essa planta da família *Scrophulariacae*, nativa da Europa, é conhecida há muitos anos, desde a época dos gregos e romanos; entretanto, somente em 1785 foi utilizada no tratamento de hidropisia por William Withering. Data de 1799 seu efeito, proposto por John Ferrier, sobre o coração, sendo que no início do século passado (1910) foi comprovado seu efeito estimulante sobre o músculo cardíaco, por Wenckebach.

Tanto no âmbito da Medicina Humana quanto da Medicina Veterinária, os digitálicos começaram a ser utilizados mesmo não se conhecendo bem seu mecanismo de ação e sua eficácia. Assim, a partir do século XX, esse grupo de medicamentos começou a ser indicado no controle das taquiarritmias, mesmo sendo considerado muito tóxico.

Na atualidade, os digitálicos são muito estudados, embora haja, ainda, muitas controvérsias em relação à sua indicação; entretanto, sua principal importância está no fato de sua viabilidade para uso prolongado, por via oral, em pacientes com ICC.

Estrutura química

Os digitálicos são medicamentos que agem no coração e são extraídos de plantas do gênero *Digitalis*, como a *Digitalis purpurea* (flores vermelhas) e a *Digitalis lanata* (flores amarelas).

A estrutura química dos digitálicos é composta por uma porção aglicona (genina), cujo núcleo básico é o ciclopentanoperidrofenantreno (núcleo esteroide), ao qual se liga um anel lactona no átomo de C17. O efeito sobre o coração é determinado pela dupla ligação no anel lactônico e pelo grupo hidroxila no C14. As moléculas de açúcares geralmente ligam-se ao C3 e relacionam-se com hidrossolubilidade, penetrabilidade celular e duração de ação. A diferença estrutural entre os dois glicosídeos (digoxina e digitoxina) é a presença da hidroxila (CH) no C12 da primeira. A Figura 25.3 ilustra a estrutura química dos digitálicos.

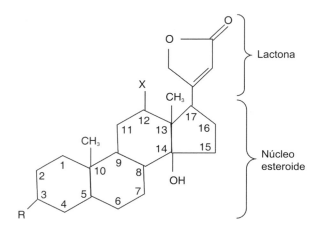

FIGURA 25.3 Estrutura química dos digitálicos. R: moléculas de açúcar; X: OH na digoxina e X: H na digitoxina.

Digitoxina e gitoxina são extraídas a partir da *D. purpurea*, ao passo que, da *D. lanata*, são extraídos os lanatosídeos naturais A, B e C – os dois primeiros fornecem a digitoxina e a gitoxina, enquanto o lanatosídeo C é percursor do deslanosídeo C (Cedilanide®), da β-metildigoxina (Lanitop®) e da própria digoxina (Quadro 25.2).

Farmacocinética

Para o uso terapêutico adequado dos digitálicos, é essencial o conhecimento da farmacocinética dos mesmos, com o objetivo de prevenir intoxicações, pois os índices terapêuticos (margens de segurança) são muito baixos. A farmacocinética relaciona-se com a lipossolubilidade e, por conseguinte, é inversa à polaridade, que é determinada pelo número de hidroxilas presentes no núcleo da molécula.

A absorção dos glicosídeos digitálicos ocorre por difusão passiva relacionada à polaridade. A digoxina é melhor absorvida sob a forma de elixir, sendo que 75 a 85% é absorvida ao nível do intestino delgado, pois a absorção gástrica é bem menor; enquanto, por via oral, na apresentação de comprimidos, a absorção é da ordem de 60%. Por outro lado, por via intramuscular, a absorção é lenta e irregular, além de ser dolorosa.

A digitoxina e a β-metildigoxina apresentam absorção de 100%, por via oral, pois têm facilidade de se ligarem às proteínas, por serem apolares.

O uso oral do lanatosídeo C não é recomendado, pois é pouco absorvido pelo intestino delgado.

QUADRO 25.2	
Plantas das quais se obtêm os digitálicos.	
Planta	Digitálico
Digitalis purpurea (folha)	Digitoxina, gitoxina
Digitalis lanata (folha)	Lanatosídios A e B (fornecem a digitoxina e a gitoxina); Lanatosídio C (precursor do lanosídio C, da β-metildigoxina e da digoxina*)
Strophantus kombé (semente)	Estrofantina
Strophantus gratus (semente)	Ouabaína

*Mais utilizada em Medicina Veterinária.

A biodisponibilidade da digoxina é de 67%, enquanto a da digitoxina é de 100%. Algumas condições podem reduzir os níveis séricos da digoxina, a saber: distúrbios digestivos, administração do medicamento após as refeições, uso concomitante de medicamentos como neomicina e pectina. A biodisponibilidade da digoxina está relacionada também com a preparação farmacêutica, sendo de 100% quando em solução e de 67% sob a forma de comprimidos. Os níveis séricos de digoxina recomendados para manutenção terapêutica são de 1,5 a 2,0 ng/mℓ. A digitoxina, por sua vez, apresenta biodisponibilidade de 100%, VO, que é diminuída com o uso concomitante de fenobarbital e de fenilbutazona, pois esses são capazes de acelerar sua biotransformação pela ação de enzimas microssomais hepáticas.

O ciclo êntero-hepático é um fator que influencia muito nos níveis séricos, particularmente da digitoxina, que tem 27% da dose administrada eliminada pela bile e 2% pelas fezes e o restante reabsorvido, enquanto somente 15% da digoxina é biotransformada por via hepática. No tocante à digoxina, o ciclo êntero-hepático é menos importante, pois apenas 6,8% da dose administrada é eliminada pela bile. Considerando o ciclo êntero-hepático entre a digitoxina e a digoxina, existe uma relação de 4:1. A meia-vida de ambos glicosídeos também apresenta uma diferença notável – a da digitoxina é de 120 a 168 h e a da digoxina, de 30 h.

Os níveis séricos de potássio influem na distribuição dos digitálicos no organismo; assim, a hiperpotassemia (ou hipercalemia) diminui a ação do glicosídeo na fibra miocárdica, enquanto níveis séricos baixos de potássio aumentam a fixação do potássio na fibra miocárdica, predispondo à intoxicação digitálica. A digitoxina, sendo apolar, e diferentemente da digoxina, liga-se com facilidade às proteínas plasmáticas, o que permite que seja prontamente retida no miocárdio e em outros tecidos; além disso, os rins podem armazenar altas concentrações do medicamento.

Absorção, biotransformação e excreção são fatores que caracterizam a polaridade dos glicosídeos, determinada pelo número de hidroxilas presentes no núcleo esteroide.

Sendo assim, a absorção da digitoxina, por ser apolar, é total, e sua biotransformação é hepática, ao passo que a digoxina, que tem polaridade maior e meia-vida mais curta, não sofre biotransformação e é eliminada inalterada pelos rins. O fato de 85% da digoxina ser eliminada pelos rins sob a forma de metabólitos inativos propicia sua indicação em pacientes nefropatas (Quadro 25.3).

As considerações retrorreferidas são de grande importância na escolha do glicosídeo a ser indicado, no sentido de evitar intoxicação e de prescrever o medicamento adequado no caso de paciente nefropata.

Mecanismo de ação

Na membrana celular, inclusive dos cardiomiócitos, existe a enzima Na$^+$K$^+$ATPase, cuja inibição resulta no aumento da concentração de Ca^{++} no meio intracelular, levando a efeito inotrópico positivo. Essa enzima é responsável pela saída de íons Na$^+$ trocados por íons K$^+$ na fibra miocárdica (Figura 25.4). Devido à ação inibitória da enzima por ação

QUADRO 25.3
Características farmacocinéticas da digoxina e da digitoxina.

Característica farmacocinética	Digoxina	Digitoxina
Absorção por via oral	60 a 85%	100%
Biodisponibilidade	67%	100%
Biotransformação	–	Hepática
Eliminação biliar	6,8%	27%
Meia-vida	36 h	120 a 168 h
Eliminação renal	Inalterada	Metabólitos inativos

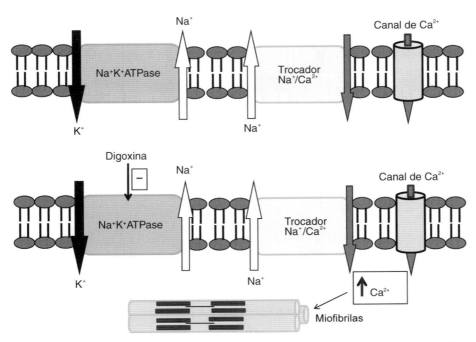

FIGURA 25.4 Mecanismo de ação dos digitálicos. Estes têm seu efeito inotrópico positivo resultante da inibição da enzima Na$^+$K$^+$ ATPase, que é responsável pela saída de íons Na$^+$ que são trocados por íons K$^+$. Com a inibição da enzima, há aumento do Na$^+$ intracelular que, uma vez em excesso, é trocado por Ca^{++}, aumentando seus níveis intracelulares. O Ca^{++} é então oferecido em maior concentração às proteínas contráteis (miofibrilas).

dos digitálicos, ocorre a diminuição da troca de Na+ por K+, fato que induz o aumento do Na+ intracelular que, em excesso, é trocado por íons Ca++, ou seja, promovendo aumento do influxo de Ca++ para o interior da célula. A maior quantidade de cálcio disponível para as proteínas contráteis resulta no aumento da contração do músculo cardíaco (efeito inotrópico positivo).

Níveis plasmáticos terapêuticos de digitálicos atuam restabelecendo reflexos barorreceptores comprometidos em caso de pacientes com ICC; agem, também, sobre os nodos sinoatrial e atrioventricular, bem como nos átrios, aumentando a atividade parassimpática e, consequentemente, diminuindo a atividade simpática que resulta na diminuição da frequência cardíaca, caracterizando seu efeito antiarrítmico (Figura 25.5).

A disfunção miocárdica sistólica constitui-se na principal indicação dos glicosídeos digitálicos, ou seja, em casos de arritmias supraventriculares, especialmente a fibrilação atrial.

A diminuição da capacidade de contração miocárdica (disfunção miocárdica sistólica) está presente nos casos de cardiomiopatia dilatada (primária ou secundária), nas afecções valvares, nas congênitas, nas sistêmicas, nas isquêmicas, nas tóxicas, bem como nos estágios avançados da doença mixomatosa valvar mitral.

Nas taquiarritmias supraventriculares, em que o coração não contrai adequadamente, ocorre a tentativa de compensar essa disfunção sistólica por meio do aumento da frequência cardíaca, dando lugar a uma taquicardia e, às vezes, também, à taquicardia de focos ectópicos supraventriculares, a exemplo da fibrilação atrial e dos distúrbios do ritmo cardíaco resultantes da ICC. A principal indicação do uso de digitálicos é na ICC, seja ela primária (idiopática) ou secundária a outras enfermidades que diminuem o inotropismo.

Os efeitos inotrópico positivo e cronotrópico negativo dos glicosídeos cardíacos os tornam impeditivos em pacientes com obstrução do fluxo ventricular esquerdo, com taquicardia ventricular paroxística, com pericardite, com tamponamento cardíaco, com cardiopatia sem sinais de ICC, bem como nos pacientes cujos eletrocardiogramas revelam a presença de doença dos nós sinusal e atrioventricular, como acontece na síndrome de Wolf-Parkinson-White.

Fatores a serem considerados na indicação de uso

Nas décadas de 1970 e 1980, iniciava-se o tratamento com digitálico empregando-se uma dose maior (dose de ataque) e, posteriormente, reduzia-se para uma dose menor (dose de manutenção) – prática responsável por muitos casos de intoxicação digitálica no passado. Atualmente, recomenda-se iniciar com uma dose de manutenção, monitorando os níveis séricos do digitálico após 3 a 5 dias do início

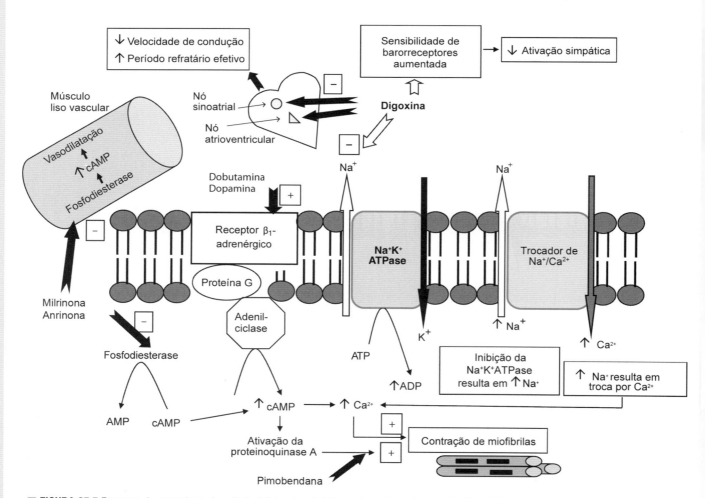

FIGURA 25.5 Esquema do mecanismo de ação inotrópico dos digitálicos, das aminas simpatomiméticas (dobutamina, dopamina) e dos inodilatadores (pimobendana, anrinona e milrinona).

da terapia, e a coleta de sangue para sua determinação deve ser realizada 6 a 8 h após administração do medicamento. Desde que o paciente não apresente sintomas de intoxicação digitálica, o nível sérico adequado de digoxina é de 1,5 a 2,0 ng/ℓ. A dose indicada de digitálico deve ser estabelecida, individualmente, para cada paciente, porque a farmacocinética do medicamento pode variar de paciente para paciente.

Recomenda-se a diminuição da dose de glicosídeo cardíaco nas seguintes situações:

- Presença de sinais de distúrbios eletrolíticos (especialmente do sódio, potássio e cálcio), que podem ocorrer na insuficiência renal crônica e na eclâmpsia
- Presença de enfermidade tireoideana, tanto no hipo como no hipertireoidismo
- Em casos de hipoxia miocárdica detectada ao exame eletrocardiográfico (alterações do segmento ST e da onda T) ou ao ecocardiograma (hipocinesia da parede das cavidades cardíacas)
- Em pacientes com insuficiência renal ou hepática, respectivamente, no tocante à digoxina e à digitoxina, em função da via de excreção das mesmas
- Em pacientes obesos, nos quais os digitálicos não se difundem no tecido gorduroso
- Em pacientes caquéticos, pois a musculatura esquelética constitui-se no maior depósito deste grupo de medicamento.

Há que se tomar cuidado, também, com pacientes que necessitam de digitálicos e que fazem uso de outros medicamentos como metoclopramida, pectina-caulim, neomicina e antiácidos, que reduzem a absorção de digitálico, ao passo que a quinidina diminui o *clearance* do digitálico, devido à redução da sua biodisponibilidade, fato igualmente observado em felinos, concomitantemente, com furosemida e ácido acetilsalicílico.

Benefícios decorrentes do uso

São indicativos do efeito positivo dos digitálicos: diurese, redução da frequência cardíaca, aumento do intervalo PR (parâmetro eletrocardiográfico), elevação da fração de encurtamento (parâmetro ecocardiográfico) e nível sérico do glicosídeo digitálico entre 1 e 2 ng/mℓ. Portanto, para o uso bem-sucedido dos glicosídeos digitálicos, deve-se:

- Determinar cuidadosamente a dose a ser prescrita, levando em consideração idade do paciente, se é obeso, função renal, distúrbios eletrolíticos e uso concomitante de outros medicamentos. Deve-se iniciar o tratamento com a menor dose indicada e monitorar eletrocardiograficamente, e, quando possível, realizar a determinação dos níveis plasmáticos do digitálico
- Informar o responsável pelo animal a respeito dos sintomas de intoxicação digitálica, tais como hiporexia, anorexia, êmese e diarreia, além das alterações eletrocardiográficas que podem indicar intoxicação pelo medicamento e, portanto, a importância do monitoramento eletrocardiográfico nos animais que recebem glicosídeo digitálico, pois nem sempre os sintomas gastrintestinais precedem os do eletrocardiograma.

Intoxicação digitálica

Infelizmente, a intoxicação por glicosídeos digitálicos é relativamente comum; em cães, fala-se que 25% daqueles tratados com digitálicos apresentam manifestações clínicas de intoxicação.

Os sinais de intoxicação digitálica são muito variados. Assim, letargia pode traduzir depressão do sistema nervoso central; anorexia, êmese e diarreia são sintomas gastrintestinais; alterações eletrocardiográficas como aumento do intervalo PR, bloqueios atrioventriculares de 1º, 2º e 3º graus, alterações do segmento ST, entre outras, podem indicar intoxicação digitálica, lembrando que os digitálicos, embora considerados antiarrítmicos, são também pró-arrítmicos, podendo dar origem tanto a bradiarritmias como a taquiarritmias.

Em casos de intoxicação digitálica, a conduta adequada contempla a determinação dos níveis séricos do medicamento, sendo que concentrações superiores a 2,5 ng/mℓ são indicativos de intoxicação. Porém, se não for possível realizar a referida avaliação laboratorial, recomenda-se suspender a medicação, temporariamente, com o intuito de amenizar as manifestações clínicas de intoxicação. Deve-se, a seguir, realizar um eletrocardiograma para avaliar a presença de alterações eletrocardiográficas; caso sejam detectadas arritmias ventriculares, estas podem ser controladas com antiarrítmicos como lidocaína, procainamida e amiodarona.

Em caso de suspeita de intoxicação digitálica, é importante realizar a determinação sérica de potássio, pois níveis baixos do referido eletrólito (hipopotassemia) predispõem à intoxicação digitálica, bem como reduzem a eficácia dos antiarrítmicos.

Posologia

O Quadro 25.4 aponta a posologia e a indicação da digoxina para algumas espécies animais.

A digitoxina não é recomendada para gatos. Para cães, a dose varia de acordo com porte do animal: para os de pequeno porte, é de 0,033 mg/kg a cada 8 h, e os de grande porte, a cada 12 h.

QUADRO 25.4

Digoxina: posologia e indicação.

Espécie animal	Dose	Indicação
Cão	< 20 kg: 0,005 a 0,01 mg/kg a cada 12 h, VO > 20 kg: 0,22 mg/m² a cada 12 h, VO	Arritmias supraventriculares
Gato	< 3,0 kg: 0,008 a 0,01 mg/kg a cada 48 h, VO de 4 a 5 kg: 0,008 a 0,01 mg/kg a cada 24 ou 48 h, VO > 6 kg: 0,008 a 0,01 mg/kg a cada 24 h, VO	Arritmias supraventriculares
Equino	0,02 a 0,05 mg/kg, IV 0,15 a 0,35 mg/kg, VO	Arritmias supraventriculares

VO, via oral; IV, intravenosa.

AMINAS SIMPATOMIMÉTICAS: DOBUTAMINA E DOPAMINA

As aminas simpatomiméticas induzem o aumento da contratilidade miocárdica ao ocuparem o receptor β-adrenérgico, estimulando a proteína G, que ativa a adenilciclase, transformando o ATP em monofosfato de adenosina cíclico (cAMP). Este, por sua vez, estimula o sistema celular da proteinoquinase e aumenta a contratilidade miocárdica (ver Figura 25.5).

Estas aminas simpatomiméticas, dobutamina e dopamina, são agonistas adrenérgicos utilizados no controle, a curto prazo, nas emergências complicadas causadas pela ICC decorrente da disfunção ventricular sistólica e que são irresponsivas à terapia clássica. Ambas são substâncias inotrópicas e dromotrópicas positivas, sendo preferível utilizar a dobutamina pelo fato de ser menos arritmogênica que a dopamina.

A estrutura original, tanto da dobutamina quanto da dopamina, que são catecolaminas (ou agentes simpatomiméticos), é a β-feniletilamina, constituída, basicamente, de um anel benzeno e uma cadeia lateral de etilamina (para detalhes, ver *Capítulo 10*). A referida estrutura básica é modificada com a substituição nos átomos α e β do anel benzeno; a dopamina apresenta grupos hidroxilas nas posições 3 e 4 do anel benzeno, chamada também de 3,4-dihidroxifeniletilamina. Já a dobutamina tem estrutura química semelhante à dopamina, porém tem um substituinte aromático no grupo benzeno.

Dobutamina

A dobutamina, sob a forma de cloridrato, deve ser administrada em infusão contínua, lentamente, atingindo seu platô de concentração em 8 min. Devido à sua meia-vida curta, aproximadamente de 2 min, finda a infusão, não é mais possível detectar sua presença no plasma. Conjugados de dobutamina e 3-0-dobutamina, são seus metabólitos principais.

Seu efeito inotrópico positivo deve-se à ativação direta dos receptores β_1-adrenérgicos; ela não age sobre os receptores dopaminérgicos e tampouco aumenta o fluxo renal. Aumenta a contratilidade cardíaca com pequenas alterações da frequência cardíaca e da pós-carga, razão pela qual é preferida em detrimento de outros medicamentos simpatomiméticos.

A dose recomendada de dobutamina para cães é de 5 a 15 mg/kg/min, enquanto, para gatos, é de 2,5 a 10 mg/kg/min.

Dopamina

A dopamina sob forma de cloridrato, à semelhança da dobutamina, deve ser administrada por via intravenosa em infusão lenta, embora, atualmente, existem análogos administrados por via oral, como a levodopa e a ibopamina, cujas eficácia e segurança ainda não são bem conhecidas. A dopamina é um neurotransmissor do sistema nervoso central, mas sua administração intravenosa não exerce efeitos centrais, pois o agente não ultrapassa a barreira hematencefálica.

Nas doses de 1 a 1,5 µg/kg/min, a dopamina interage com receptores dopaminérgicos D_1 e D_2 vasculares nos leitos renais, mesentéricos e coronarianos, promovendo vasodilatação e aumento do fluxo sanguíneo. Nessas doses, é indicada em pacientes com ICC portadores de insuficiência renal. Em doses entre 5 e 10 µg/kg/min, a dopamina tem efeito inotrópico positivo por ação nos receptores β_1-adrenérgios do miocárdio. Em doses superiores a 10 µg/kg/min, induz resistência vascular periférica, taquicardia e arritmia.

A dopamina tem também efeito inotrópico positivo, sendo de eleição nos pacientes em ICC e que apresentam quadro renal associado, pois, em baixas doses, aumenta o fluxo renal; tem também efeito sobre a frequência cardíaca, além da possibilidade de causar arritmia, hipertensão, êmese e diarreia.

INODILATADORES

O termo inodilatador refere-se ao medicamento capaz de beneficiar o paciente de modo a aumentar o inotropismo e diminuir a vasoconstrição sistêmica (arterial e venosa), fatores que concorrem para a instalação da IC e descompensação desta que evolui para ICC. Esse grupo de medicamentos tem por objetivo melhorar o inotropismo sem interferir no consumo de energia, fato que ocorre com os digitálicos. São representantes desse grupo a pimobendana, a milrinona e a anrinona.

Pimobendana

O tratamento padrão de pacientes com ICC, secundária à endocardiose da valva mitral e à cardiomiopatia dilatada, constitui-se na prescrição de pimobendana associada a diuréticos e inibidores da enzima conversora de angiotensina (ECA).

A pimobendana é um agente benzimidazol-piridazinona com atividade inibidora da fosfodiesterase III e sensibilizadora de cálcio intracelular. Uma das funções da fosfodiesterase III, presente em grande quantidade na circulação sistêmica, é degradar o cAMP intracelular no miocárdio (ver Figura 25.5), que é responsável pelo controle do influxo de Ca^{++} através dos canais de cálcio, resultando na sensibilização das proteínas contráteis à ação do cálcio. Concentrações elevadas de cAMP na musculatura lisa vascular resultam em relaxamento muscular e em um efeito direto de vasodilatação arterial, diminuindo a resistência vascular sistêmica, efeito benéfico e importante ao paciente em quadro de ICC. Além disso, o aumento de sensibilidade das proteínas contráteis ao cálcio resulta em efeito inotrópico positivo adicional.

Embora a prescrição de pimobendana não seja licenciada para tratamento de gatos com ICC, estudos têm mostrado que o medicamento é bem tolerado por esses animais e que o efeito inotrópico positivo otimiza o débito cardíaco neles. Assim, a pimobendana é recomendada para felinos em estágio avançado do quadro de ICC, com evidências de disfunção sistólica, porém sempre associada à terapia clássica de ICC.

A dose recomendada de pimobendana para cães é de 0,1 a 0,3 mg/kg, a cada 12 h, por via oral, devendo ser administrada 1 h antes das refeições.

Milrinona e anrinona

Ambas são compostos bipiridínicos, que promovem aumento da contratilidade miocárdica e também vasodilatação arteriolar, sendo a milrinona 30 a 40 vezes mais potente que a anrinona.

O efeito inotrópico positivo da milrinona é observado entre 1 e 2 min pós-administração intravenosa, reduzindo-se em 50% após o término da infusão, enquanto a anrinona aumenta a contratilidade miocárdica 5 min após administração intravenosa e sua ação é dissipada 20 a 30 min após finda a infusão. A anrinona é mais segura e tem baixo risco de toxicidade em comparação à milrinona.

Ambos os medicamentos agem inibindo a fosfodiesterase III, hidrolisando o cAMP no miocárdio e no tecido vascular; com a inibição da enzima, ocorre aumento da concentração de cAMP, que resulta em feito inotrópico positivo à semelhança do que ocorre com os medicamentos simpatomiméticos (ver Figura 25.5). O efeito inotrópico desses medicamentos varia de acordo com a espécie animal, sendo de 100% em cães e gatos e menos em outras espécies, como o ser humano e os primatas (50%) e em ratos (25%).

Em Medicina Veterinária, a milrinona só é utilizada com fins experimentais, sendo evitado seu uso na rotina veterinária devido a seus potentes efeitos; por via intravenosa, a dose indicada é de 1 a 10 µg/kg/min. Exacerbação de arritmias ventriculares representa seu principal efeito colateral e é incompatível com uso concomitante de furosemida.

A anrinona é administrada, também por via intravenosa, na dose de 10 a 100 µg/kg/min, sendo incompatível, quando utilizada concomitantemente, com furosemida e dextrose, e apresenta maior margem de segurança que a milrinona.

▼ VASODILATADORES

O uso dos vasodilatadores, em Medicina Veterinária, data dos anos 1970 e 1980; na atualidade, fazem parte do protocolo terapêutico de várias enfermidades. Com a instalação do quadro de IC, ocorre a diminuição do débito cardíaco, que gera mecanismos compensatórios, tais como ativação do sistema renina-angiotensina-aldosterona, aumento do volume intravascular e incremento do tônus do sistema nervoso autônomo simpático que melhoram a pré e a pós-carga; no entanto, cronicamente, propiciam a instalação do quadro de IC. O acúmulo de líquido, sem melhora do débito cardíaco, e o aumento da quantidade de energia e de oxigênio necessários para a contração ventricular acabam caracterizando a condição de ICC.

Os vasodilatadores podem ser classificados de acordo com o tipo de vaso afetado ou seu mecanismo de ação. Segundo o tipo de vaso afetado, podem ser: arteriais (hidralazina); venosos (nitroglicerina, dinitrato de isossorbida) e mistos (nitroprussiato, prazosina, inibidor da ECA e pimobendana). Conforme o mecanismo de ação, podem ser classificados como: de ação direta (nitroprussiato, nitroglicerina, dinitrato de isossorbida e hidralazina); bloqueadores α-adrenérgicos (prazosina); bloqueadores de canal de cálcio (anlodipino, diltiazem e verapamil); inibidores da ECA (captopril, benazepril, enalapril e lisinopril) e inibidores da fosfodiesterase (pimobendana, sildenafila).

Nitroglicerina

Trata-se de um venodilatador de ação direta, utilizado sob a forma de adesivos e cuja absorção é transdérmica. Foi muito utilizada no tratamento do edema agudo de pulmão nos anos 1970 e 1980, pois sua ação venodilatadora redistribuía o volume sanguíneo central para o compartimento periférico, diminuindo, assim, a pressão diastólica.

A aplicação da nitroglicerina deve ser em áreas de pele glabra, a exemplo do pavilhão auricular e região axilar. Em cães, o medicamento deve ser aplicado em uma área de 0,6 a 5 cm, enquanto, em gatos, em área equivalente a 0,3 a 0,6 cm. O uso contínuo (por mais de 36 h) de nitroglicerina pode causar tolerância, e, para evitá-la, aconselha-se o uso intermitente, ou seja, 24 h em uso e 24 h sem medicamento. Outro detalhe é que a aplicação deve ser realizada com mãos enluvadas, devido à absorção transdérmica.

Nitroprussiato de sódio

É o vasodilatador de escolha nos casos de edema pulmonar cardiogênico em virtude de seu potente efeito venodilatador e vasodilatador arteriolar, capaz de reduzir a hipertensão venosa e restabelecer a complacência, diminuir a pós-carga e melhorar o débito cardíaco.

Esse medicamento tem ação imediata quando administrado por via intravenosa e sua meia-vida é curta, ou seja, de alguns minutos. Sua indicação é para casos de edema pulmonar cardiogênico em cães, principalmente devido à doença mixomatosa da valva mitral ou à cardiomiopatia dilatada ou, ainda, em casos de hipertensão arterial crítica. A dose preconizada para controle de edema pulmonar cardiogênico é de 2,0 a 5,0 µg/kg/min, podendo chegar à dose máxima de 10,0 µg/kg/min. Hipotensão, taquicardia, náuseas e êmese representam os efeitos colaterais mais comumente associados ao nitroprussiato de sódio. Há também citação da ocorrência de intoxicação por cianeto quando da administração crônica desse medicamento, pois o cianeto é produto da biotransformação hepática do nitroprussiato.

Dinitrato de isossorbida

É um potente vasodilatador coronariano, utilizado experimentalmente em cães; sofre biotransformação hepática em metabólitos mais ativos que o medicamento original, motivo pelo qual a via de administração oral é bem efetiva. Dose indicada para cães é de 0,2 a 1,0mg/kg, por via oral, a cada 8 h.

Hidralazina

Tem ação arteriolar direta sobre a musculatura vascular lisa, sendo o medicamento de escolha nos casos de edema pulmonar cardiogênico, quando o nitroprussisto de sódio não está disponível. Esse medicamento tem efeito potente na circulação arterial, não age na circulação venosa, resultando em importante redução da pós-carga.

Após administração oral da hidralazina, deve-se monitorar a pressão arterial por 1 a 2 h, pois sua ação inicia-se em 30 min, seu pico de ação se dá em 3 h e termina em 12 h. A dose preconizada é de 0,5 a 3,0 mg/kg, por via oral, podendo ser iniciada com dose de 2,0 mg/kg, por via oral, em pacientes que não tenham recebido terapia vasodilatadora prévia. Já naqueles que recebem terapia vasodilatadora, a dose deve ser de 0,5 mg/kg, por via oral, monitorando a pressão arterial sistêmica. A administração junto com alimento diminui sua efetividade em mais de 60%.

A hidralazina não deve ser utilizada em associação com o nitroprussiato de sódio, devido ao alto risco de grave hipotensão. Os efeitos colaterais relacionados à hidralazina são hipotensão, anorexia, diarreia e êmese – casos de hipotensão grave podem se manifestar por taquicardia reflexa. Devido ao potente efeito arteriodilatador da hidralazina, pode ocorrer diminuição do fluxo sanguíneo renal, com consequente surgimento de insuficiência renal, razão pela qual se deve realizar o monitoramento da ureia e da creatinina séricas em animais submetidos à terapia com hidralazina.

Anlodipino

É um bloqueador de canais de cálcio que inibe o influxo de Ca^{++} extracelular nos miócitos e nas células da musculatura lisa vascular, reduzindo a concentração de cálcio intracelular e, consequentemente, diminuindo o inotropismo e causando dilatação (Figura 25.6). Classificado também como antiarrítmico de classe IV, seu efeito maior é a vasodilatação periférica; é utilizado no tratamento de gatos hipertensos, bem como em cães com ICC, em associação com inibidor de ECA, furosemida e digoxina. Pode ser utilizado associado com nitratos em cães refratários aos inibidores da ECA.

Foi demonstrado em cães com insuficiência valvar mitral, induzida experimentalmente, que o anlodipino reduz a pressão intra-atrial esquerda, quando comparado com benazepril, podendo ser benéfico em cães com doença mixomatosa valvar crônica em início de manifestações clínicas, devido à ruptura de cordoalhas tendíneas. É indicado, também, no tratamento de pacientes em estágios avançados da endocardiose mitral, de modo geral, em associação com inibidores da ECA e à pimobendana. Em gatos, constitui-se no medicamento de escolha no controle da hipertensão arterial sistêmica.

Seu pico de ação do anlodipino ocorre em 4 a 7 dias, quando administrado por via oral, mas pode se estender por até 14 dias; sua meia-vida é de 30 h. Para cães, a dose é de 0,05 a 0,3 mg/kg, a cada 12 ou 24 h, enquanto, para felinos, a dose recomendada é de 0,625 mg/animal, a cada 24 h. Deve-se iniciar o tratamento, sempre, com a menor dose.

Cerca de 45% do medicamento é excretado por via renal, após transformado por oxidação, e apenas 2% é excretado sem sofrer biotransformação. Hipotensão é o efeito colateral mais frequente, quando em associação com outros vasodilatadores, mas a indicação de anlodipino como monoterapia deve ser evitada porque o efeito vasodilatador da arteríola renal aferente pode causar dilatação intraglomerular que favorece a evolução à insuficiência renal crônica. Embora de ocorrência rara, outro efeito colateral relacionado ao anlodipino é a hiperplasia gengival, que regride em 1 semana após a suspensão do medicamento.

Prazosina

Trata-se de um antagonista α_1-adrenérgico que causa dilatação arteriolar e venosa (ver Figura 25.6), pouco utilizado em Medicina Veterinária. Sua indicação limita-se ao tratamento a curto prazo de IC aguda, em que outros medicamentos são ineficazes ou contraindicados. É biotransformada no fígado e tem grande afinidade para ligar-se às proteínas. Hipotensão e efeitos gastrintestinais são indicativos de efeitos tóxicos da prazosina.

As doses de prazosina indicadas para cães de pequeno porte e gatos é de 0,25 a 1 mg, por via oral, a cada 8 h; para cães de porte médio, a dose é de 1 a 3 mg, e, para os de grande porte, é de 3 a 10 mg, ambos por via oral, a cada 8 h.

Sildenafila

A sildenafila é inibidor da fosfodiesterase V (PDE5), presente em grande quantidade nos pulmões e no tecido erétil peniano humano (ver Figura 25.6); por ser um análogo estrutural da PDE5, promove inibição competitiva dessa enzima, acarretando vasodilatação via aumento do monofosfato de guanosina cíclico/óxido nítrico (GMPc/NO).

A sildenafila tem se mostrado bastante efetiva na redução da pressão arterial pulmonar em cães com hipertensão pulmonar secundária a cardiopatias esquerdas, bem como nos casos de hipertensão pulmonar arterial primária, com melhoras da capacidade de realizar exercícios, da qualidade de vida e aumentando o tempo de sobrevida dos pacientes, efeitos benéficos estes advindos da redução da resistência

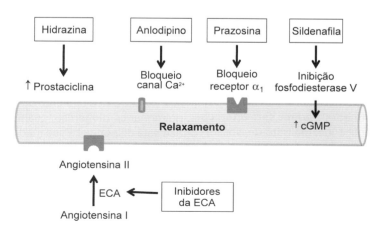

FIGURA 25.6 Esquema do mecanismo de ação dos vasodilatadores: anlodipino, prazosina, sildenafila e inibidores da enzima conversora de angiotensina (ECA).

vascular pulmonar e da melhora da oxigenação arterial, pois esse medicamento induz vasodilatação das artérias de pequeno calibre e de arteríolas pulmonares.

A dose de sildenafila recomendada para cães é de 0,5 a 2,0 mg/kg, por via oral, a cada 8 h. Na prática, a terapia com sildenafila em pacientes com hipertensão pulmonar tem evidenciado melhora na qualidade de vida desses animais, porém nem sempre acompanhada da melhora dos parâmetros ecocardiográficos que avaliam a pressão arterial pulmonar.

Inibidores da enzima conversora da aldosterona (ECA)

Os medicamentos deste grupo inibem a enzima que converte a angiotensina I em angiotensina II (ver Figura 25.6). Fazem parte deste grupo: captopril, enalapril, benazepril, lisinopril e ramipril. O pioneiro inibidor da ECA foi o captopril, conhecido no início dos anos 1980.

A redução dos níveis de angiotensina II, por ação de inibidores da ECA, resulta na diminuição do nível de vasoconstrição, bem como na redução da atividade do sistema nervoso simpático. A ação de inibidores da ECA resulta, também, em diminuição da síntese e secreção da aldosterona, que implica menor retenção de sódio e água.

De modo geral, não há indicação do uso de inibidores da ECA em pacientes assintomáticos com endocardiose. Muitos estudos multicêntricos têm mostrado os benefícios da terapia com inibidores da ECA em pacientes com ICC secundária à endocardiose e à cardiomiopatia dilatada. Não é aconselhável o uso de inibidores da ECA como monoterapia no tratamento emergencial da ICC aguda, pois a melhora clínica só é evidenciada 2 a 3 semanas após início da terapia. Embora infrequentes, é possível observar anorexia, hiporexia, êmese, hipotensão e azotemia como efeitos colaterais desse grupo de medicamentos.

Na atualidade, os inibidores da ECA utilizados em Medicina Veterinária são: enalapril, benazepril, lisinopril e ramipril. Exceção feita ao lisinopril, os demais são considerados profármacos, pois necessitam ser biotransformados, principalmente, no fígado, para se tornarem farmacologicamente ativos.

Quando da escolha de um inibidor da ECA no controle de ICC, é necessário observar a farmacocinética e a farmacodinâmica do medicamento a ser prescrito, levando em consideração a via de eliminação, a biodisponibilidade, a dose diária e se trata de um profármaco. O Quadro 25.5 mostra algumas características farmacocinéticas e doses dos inibidores da ECA.

QUADRO 25.5
Algumas características farmacocinéticas e doses dos inibidores da enzima conversora de angiotensina (ECA).

Parâmetro	Enalapril	Benazepril	Ramipril	Lisinopril
Profármaco	Sim	Sim	Sim	Não
Metabólito ativo	Enalaprilato	Benazeprilato	Ramiprilato	–
Pico máximo de ação	3 a 4 h	1 a 3 h	1 h*	4 h
Tempo de duração	12 a 14 h	16 h	24 h*	24 h
Via de eliminação	Renal	Renal e hepática	Fecal	Renal
Biodisponibilidade	Média	Média a alta	–	Baixa a média
Dose (mg/kg) VO	• *Cão*: 0,5 a cada 12 ou 24 h • *Gato*: 0,25 a cada 12 ou 24 h	• *Cão*: 0,25 a 0,5 a cada 24 h • *Gato*: 0,5 a 1,0 a cada 24 h	• *Cão*: 0,125 a 0,5 a cada 24 h	• *Cão*: 0,5 a cada 24 h

*Dados referentes à espécie felina. VO, via oral.

BIBLIOGRAFIA

Adin, D.B.; Kittleson, M.D.; Hprmof, E.J. et al. Efficacy of a single oral dose of isosorbide 5-mononitrate in normal dogs and dogs with congestive heart failure. Journal of Veterinary Internal Medicine. 2010; 15:105-11.

Atkins, C.; Bonagura, J.D.; Ettinger, S.J. et al. Guidelines for diagnosis and treatment of canine chronic valvular heart disease. ACVIM Consensus Statement. Journal of Veterinary Internal Medicine. 2009; 23:1142-50.

Atkins, C.; Haggstrom, J. Pharmacologic management of myxomatous mitral valve disease in dogs. Journal of Veterinary Cardiology. 2012; 14:165-84.

Atkins, C.E.; Keene, B.; Brown, W.A. et al. Results of the veterinary enalapril trial to prove reduction in oornset of heart failure in dogs chronically treated with enalapril alone for compensated, naturally occuring mitral valve insufficience. Journal of America Veterinary Medical Association. 2007; 231(7):1061-9.

Bach, F.J.; Rozanski, E.A.; McGregor, J. et al. Retrospective evluation of sildenafil citrate as a therapy for pulmonary hypertension in dogs. Journal of Veterinary Internal Medicine. 2006; 20:1132-5.

Boswood, A. Heart failure: clinical management. In: Ettinger, S.J.; Feldman, E.C.; Côté, E. Textbook of Veterinary Internal Medicine, 8. ed. Elsevier: St Louis. 2017; 2:1163-75.

Boswood, A.; Häggström, J.; Gordon, S.G. et al. Effect of pimobendan in dogs with preclinical myxomatous mitral valve disease and cardiomegaly: The EPIC study-A randomized clinical trial. Journal of Veterinary Internal Medicine. 2016; 30(6):1765-79.

Brown, A.J.; Davison, E.; Sleeper, M.M. Clinical effecacy of sildenafil in treatment of pulmonary arterial hypertension in dogs. Journal of Veterinary Internal Medicine. 2010; 24:850-4.

Côté, E.; Ettinger, S.J. Cardiac arrhythmias. In: Ettinger, S.J.; Feldman, E.C.; Côté, E. Textbook of Veterinary Internal Medicine. 8. ed. St Louis: Elsevier. 2017; 1176-200.

Duarte, C.N. Efeito do anlodipino no tratamento da insuficiência cardíaca em cães com doença mixomatosa da valva mitral. Tese de Doutorado. 67 p. 2021. Universidade de São Paulo, Faculdade de Medicina Veterinária e Zootecnia.

Ehle, M.; Patel, C.; Giulgliano, R.P. Digoxin: clinical highlights. Critical pathway in cardiology. A Journal of evidenc-based medicine. 2011; 10(2):93-8.

Ettinger, S.J.; Benits, A.M.; Ericsson, G.F. Effects of enalapril maleate on survival of dogs with naturally acquired heart failure. The Long-term Investigation of Veterinary Enalapril (LIVE) study group. Journal of American Veterinary Medical Association. 1998; 213(11):1573-7.

Fuentes, V.L. Inotropes. In: Ettinger, S.J.; Feldman, E.C. Textbook of Veterinary Internal Medicine. 7. ed. Elsevier Saunders: St Louis. 2010; 2:1202-7.

Gordo, S.G.; Côté, E. Pharmacotherapy of feline cardiomyopathy: chronic management of heart failure. Journal of Veterinary Cardiology. 2015; 17:159-72.

Guyton, A.C.; Hall, E.J. O músculo cardíaco: o coração como uma bomba. In: Guyton, A.C.; Hall, E.J. Tratado de fisiologia médica. 10. ed. Guanabara Koogan: Rio de Janeiro. 2002; 92-101.

Häggström, J.; Boswood, A.; O'Grady, M. et al. Effect of pimobendan or benazepril hydrocloride on survival times in dogs congestive heart failure caused by naturally occuring myxomatous mitral valve disease the QUEST study. Journal of Veterinary Internal Medicine. 2008; 22:1124-35.

Häggström, J.; Boswood, A.; O'Grady, M. et al. Longitudinal analysis of quality of life, clinical, radiographic, echocardiographic, and laboratorial variables in dogs with myxomatous mitral valve disease receiving pimobendan or benazepril: the QUEST study. Journal of Veterinary Internal Medicine. 2013; 27:1441-51.

Hamlim, R.L. Normal cardiovascular physiology. In: Fox, P.R.; Sisson, D.; Moïse, N.S. Textobook of canine and feline cardiology. 2 ed. W.B. Saunders: Philadelphia. 1999; 3:25-37.

Hui-Li, G. The management of acute pulmonar arterial hypertension. Cardiovascular Therapy. 2011; 29:153-75.

Kellun, H.B.; Stepien, R.L. Sildenafil citvariables in dogs with myxomatous mitral valve disease receivingrate therapy in 22 dogs with pulmonry hypertension. Journal of Veterinary Internal Medicine. 2007; 21:1258-64.

Kittleson, M.D. Management of heart failure: concepts, therapeutic strategies and drug pharmacology. In: Fox, P.R.; Sisson, D.; Moïse, N.S. Canine nd feline cardiology. Philadelphia: W.B. Saunders, 1988; 216-250.

Kittleson, M.; Johnson, L.E.; Pion, P.D. The acute hemodynamic effects of milrinone in dogs with severe idiopathic myocardial failure. Journal of Veterinary Internal Medicine. 1987; 1:127.

Leomil Neto, M.; Balieiro, J.C.C.; Soares, E.C. et al. Clínica de cães com cardiomiopatia dilatada idiopática, tratados ou não com carvedilol. Ciência Rural. 2011; 41:653-9.

Leomil Neto, M.; Ribeiro, V.R.F. Fisiologia do sistema cardiovascular. In: Larsson, M.H.M.A. Tratado de cardiologia de cães e gatos.Interbook: São Caetano do Sul, São Paulo. 2020; 2:7-27.

Loeb, H.S.; Bredzakis, J.; Gunner, R.M. Superiority of dobutamine over dopamine for augmentation of cardiac output in patients with low output cardiac failure. Circulation. 1977; 5:375.

Mizuno, M.; Yamano, S.; Chimura, S. et al. Efficacy of pimobendan on survival and reoccurence of pulmonar edema in canine congestive heart failure. Journal of Veterinary Internal Medicine. 2017; 79(1):29-34.

Pereira, G.G.; Yamato, R.J. Insuficiência cardíaca congestiva. In: Larsson, M.H.M.A. Tratado de cardiologia de cães e gatos. São Caetano do Sul, São Paulo: Interbook. 2020; 19:331-57.

Pouchelon, J.L.; Jamet, N.; Gouni. V. Effect of benazepril on survival and cardiac events in dogs with asymptomatic mitral valve disease: a retrospective study of 114 cases. Journal of Veterinary Internal Medicine. 2008; 22: 905-14.

Schoner, W. Glicosides, a neclass of steroids hormones. European Journal of Biochemestry. 2002; 269:2440-8.

Silva, A.C.; Oberlender, G.; Mantovani, M.M. et al. Efficacy of sildenfil therapy for pulmonar hypertension in dogs: a systemic review. Arquivos de Medicina Veterinária. 2014; 46:277-87.

Strickland, K.N. Pathophysiology and therapy of heart failure. In: Smith Jr. FWK, Tilley LP, Oyama MA, Sleeper MM. In: Manual of canine and feline cardiology. 5 ed. Elsevier: St Louis. 2016; 287-312.

Summerfield, N.J.; Boswood, A.; O'Grady, M.R. et al. Efficacy of pimobendan in the prevention of congestive heart failure or sudden death in dobermam pinschers with preclinical dilated cardiomyopathy. (The Protect Study). Journal of Veterinary Internal 2012; 26(6):1337-49.

Tárraga, K.M. Medicamentos antiarrítmicos. In: Spinosa, H.S.; Górniak, S.L.; Bernardi, M.M. Farmacologia aplicada à Medicina Veterinária, 6. ed. Guanabara Koogan: Rio de Janeiro. 2017; 24:319-25.

Tárraga, K.M. Medicamentos que atuam no sistema cardiovascular: inotrópicos positivos e vasodilatadores. In: Spinosa, H.S.; Górniak, S.L.; Bernardi, M.M. Farmacologia aplicada à Medicina Veterinária, 6. ed. Guanabara Koogan: Rio de Janeiro. 2017; 23:304-18.

Viana, F.A.B. Guia terapêutico veterinário. Editora CEM: Belo Horizonte, 560 p, 2014.

Ware, W.A. Management of heart failure. In: Cardiovascular disease in small animal medicine. Manson Publishing: London. 2000; 164-93.

Yamamoto, Y.; Suzuki, S.; Hamabe, L. et al. Effects of a sustained release form of isosorbide dinitrate on left atrial pressure in dogs with experimentally induced mitral valve regurgitation. Journal of Veterinary Internal Medicine. 2013; 27: 1421-6.

26 Medicamentos Antiarrítmicos

Maria Helena Matiko Akao Larsson

- Introdução, 371
- Eletrofisiopatologia cardíaca, 371
- Medicamentos antiarrítmicos, 372
- Bibliografia, 376

INTRODUÇÃO

Qualquer alteração de frequência, regularidade e local de origem do impulso cardíaco e/ou distúrbio na condução do estímulo cardíaco, alterando a ativação normal e sequencial dos átrios e ventrículos, caracteriza uma arritmia cardíaca e/ou disritmia. Embora alguns procedimentos não invasivos e invasivos tenham importância na caracterização dos diferentes tipos de arritmias, o eletrocardiograma (ECG) convencional é o método mais utilizado para diagnosticar as alterações do ritmo cardíaco e, por vezes, há necessidade de realizar monitoramento eletrocardiográfico ambulatorial ou sistema "Holter", principalmente se houver suspeita de arritmias intermitentes não diagnosticadas pelo ECG convencional.

Várias condições podem causar arritmia cardíaca em cães e gatos, a saber:

- Trauma ou doença no sistema nervoso central
- Trauma de modo geral
- Infecções virais e bacterianas
- Cardiopatias congênitas e adquiridas
- Desequilíbrios ácidos-básicos e/ou eletrolíticos
- Condições degenerativas ou fibróticas do miocárdio
- Influência neuro-hormonal e endócrina
- Desequilíbrio autonômico
- Isquemia
- Hipoxia
- Hipercapnia e alterações de temperatura
- Substâncias tóxicas e alguns medicamentos.

Muitas arritmias cardíacas são benignas e, portanto, clinicamente insignificantes e não requerem tratamento. Outras, porém, podem causar graves manifestações clínicas ou degenerarem para arritmias malignas, resultando em parada cardíaca e morte.

Entenda-se por medicamentos antiarrítmicos aqueles dotados da capacidade de controlar ou suprimir as arritmias.

ELETROFISIOPATOLOGIA CARDÍACA

O ritmo cardíaco normal dos animais é o sinusal, embora cães e gatos possam apresentar também, normalmente, a arritmia sinusal. O ritmo sinusal normal é caracterizado pela despolarização e repolarização do sistema excitocondutor cardíaco, constituído, anatomicamente, pelas seguintes estruturas:

- *Nó sinusal ou sinoatrial* (inicialmente conhecido como nó de Keith e Flack): trata-se de uma estrutura localizada no átrio direito próximo à veia cava cranial, conhecido como marca-passo cardíaco, por ser responsável pela determinação do ritmo do coração. O nó sinusal despolariza em uma frequência de 70 a 160 batimentos por minuto (bpm) e precocemente que as demais estruturas, fato que o caracteriza como marca-passo cardíaco

- **Feixes intermodais**: são três estruturas (anterior, média e posterior) que fazem a comunicação entre o nó sinusal e o nó atrioventricular, caminhando pelas paredes dos átrios direito e esquerdo e conduzindo o estímulo cardíaco
- **Nó atrioventricular** (também conhecido como nó de Aschoff-Tawara): estrutura localizada na região da junção atrioventricular e responsável pelo retardo fisiológico do impulso cardíaco
- **Feixe de His**: ao entrar na região do septo interventricular, o sistema excitocondutor forma o feixe de His, que se divide em dois ramos principais, o direito e o esquerdo – este último se subdivide, ainda, em anterior e posterior esquerdos. Com a chegada do estímulo aos ventrículos, ocorre a despolarização ventricular, representada, eletrocardiograficamente, pelo complexo QRS
- **Fibras de Purkinje**: estruturas encontradas no feixe de His e seus ramos, alinhadas em forma de cordões; são estruturas grandes, pobres em miofilamentos, cuja função principal é conduzir o impulso elétrico.

As fibras miocárdicas são constituídas de várias células individuais, separadas por estruturas denominadas discos intercalares, essenciais para a comunicação entre as células (fusão das membranas celulares), formando junções abertas que possibilitam a difusão da maioria dos íons. Assim, todas as células miocárdicas estão conectadas, e seus citoplasmas em comunicação, caracterizando o músculo cardíaco como um sincício.

Propriedades do músculo cardíaco

Para que haja bom entendimento da gênese, diagnóstico e terapia das arritmias cardíacas, é essencial que se conheçam as propriedades do músculo cardíaco:

- *Automaticidade ou cronotropismo*: capacidade de gerar seu próprio impulso, que ocorre no nó sinusal (ou marca-passo cardíaco), graças à maior permeabilidade da membrana celular aos íons Na^+ e K^+
- *Condutibilidade ou dromotropismo*: capacidade de uma célula única estimular células vizinhas, graças à disposição sincicial entre elas
- *Excitabilidade ou batmotropismo*: capacidade de se autoestimular ao chegar próximo do potencial de repouso
- *Contratibilidade ou inotropismo*: capacidade de contrair após receber estímulo. O músculo cardíaco não responde a estímulos externos, ou seja, é refratário, pois, se assim não fosse, sofreria contrações continuadamente.

Eletrocardiograma

O ECG consiste no melhor meio complementar para o diagnóstico das arritmias cardíacas, pois possibilita avaliar as propriedades do miocárdio, ou seja, a formação e a propagação do estímulo cardíaco.

Como se sabe, o ECG é constituído pelas ondas P, Q, R, S e T, cada qual representando os fenômenos de despolarização e repolarização. Assim, de maneira resumida, pode-se dizer que:

- A onda P representa a despolarização atrial
- As ondas Q, R e S (complexo QRS) representam a despolarização ventricular, que acontece em três fases: despolarização septal (onda Q), despolarização das paredes ventriculares (onda R) e despolarização das regiões atrioventriculares (onda S)
- A onda T representa a repolarização ventricular.

Eletrocardiograficamente, a repolarização atrial não é visibilizada, pelo fato de ocorrer simultaneamente à despolarização ventricular.

Algumas vezes, em casos de arritmias intermitentes, o ECG convencional não é capaz de detectar as anormalidades do ritmo cardíaco, sendo necessário realizar monitoramento eletrocardiográfico ambulatorial ou sistema "Holter".

Classificação das arritmias cardíacas

As arritmias cardíacas podem ser classificadas de várias formas. Uma delas é baseada no mecanismo envolvido na gênese da arritmia; outra, de acordo com a sua origem, e a terceira com base na frequência cardíaca. Didaticamente, em se tratando da terapia das arritmias, estas são classificadas de acordo com sua frequência e risco de morte súbita, em taquiarritmias e bradiarritmias. Dentre as taquiarritmias mais comumente observadas em Medicina Veterinária, incluem-se a fibrilação atrial e a taquicardia ventricular (monomórfica e multifocal), enquanto entre as bradiarritmias mais frequentes, destacam-se a bradicardia sinusal, a parada sinusal e os bloqueios atrioventriculares de 1º, 2º e 3º graus.

▼ MEDICAMENTOS ANTIARRÍTMICOS

Arritmias cardíacas associadas às manifestações clínicas, à possibilidade de instabilidade hemodinâmica (avaliada pela pressão arterial, pela condição de perfusão do paciente e pela temperatura), ao risco de morte súbita e à possibilidade de desenvolvimento de taquicardiomiopatia são condições indicativas da necessidade de tratamento de arritmia.

No tratamento de arritmia cardíaca, a escolha do medicamento a ser utilizado deve levar em consideração o estado clínico do paciente, a existência de comorbidades cardíacas ou sistêmicas e a utilização simultânea de medicamentos, não se esquecendo de que todo medicamento antiarrítmico é, potencialmente, um pró-arrítmico.

De acordo com o sistema de classificação de Vaughan-Williams, os medicamentos antiarrítmicos são divididos em quatro classes: classe I (A, B e C), classe II, classe III e classe IV. A seguir, e também no Quadro 26.1, são apresentados os antiarrítmicos representantes dessas classes.

Classe I

Essa classe inclui os medicamentos que bloqueiam os canais rápidos de sódio, agindo na fase 0 do potencial de ação e diminuindo, assim, a velocidade de condução. São utilizados, principalmente, no controle das taquiarritmias ventriculares. Sua ação é maior nas células marca-passo, em especial naquelas ectopicamente ativas, diminuindo sua excitabilidade. Sendo assim, são indicados, principalmente, no controle das arritmias causadas por incremento da automaticidade. São subdivididas em duas subclasses: IA e IB.

QUADRO 26.1

Medicamentos antiarrítmicos, de acordo com a classificação de Vaughan-Williams.

Medicamento	Dose	Indicação	Outras informações
Classe I			
Subclasse IA			
Quinidina	• *Cão*: 6 a 16 mg/kg, VO, a cada 8 h • *Equino*: 20 mg/kg, sonda gástrica • *Gato*: não recomendado	Arritmias ventriculares refratárias à lidocaína e procainamida	Em desuso devido a efeitos colaterais
Procainamida	• *Cão*: 8 a 20 mg/kg, VO, a cada 12 h; 6 a 8 mg/kg, IV	Arritmias supraventriculares e ventriculares; medicamento de escolha na arritmia refratária à lidocaína	Age bem na taquicardia atrioventricular reentrante por inibir a via acessória
Subclasse IB			
Lidocaína	• *Cão:* bólus de 2 mg/kg, IV, lentamente, podendo repetir até dose máxima de 8 mg/kg. Se efetiva, passar para infusão contínua (25 a 80 mg/kg/min) • *Gato:* bólus de 0,25 a 0,5 mg/kg, IV, leno, com repetição de 0,15 a 0,25 mg/kg, até máximo de 4 mg/kg; prosseguir com infusão contínua de 10 a 14 mg/kg/min	Taquiarritmias ventriculares com comprometimento hemodinâmico; fibrilação atrial associada a alto tônus vagal	Efeitos colaterais neurológicos Bólus de duração de 15 a 20 min
Mexiletina	2 a 8 mg/kg, a cada 8 ou 12 h	Arritmias ventriculares	Não disponível no Brasil
Subclasse IC			
Propafenona	3 a 4 mg/kg, VO, a cada 8 h	Arritmias supraventriculares, em especial na presença de via acessória Taquicardia ventricular	Usar com cautela em cães com ICC Efeitos pró-arrítmicos
Classe II			
Propranolol	• *Cão*: 0,1 a 0,2 mg/kg (máximo de 1,5 mg/kg IV) • *Gato*: 2,5 mg/animal, a cada 12 h; 0,02, IV • *Equino*: 175 g/animal/dia durante 3 dias, VO; podendo aumentar até 350 mg/animal/dia; 0,05/mg/kg, IV	Taquiarritmias com ICC compensada	Depressão; hipotensão; agrava broncoconstrição pulmonar
Atenolol	• *Cão*: 0,2 a 1,5 mg/kg, VO, a cada 12 a 24 h • *Gato*: 6,25 a 12,5 mg/gato, VO, a cada 12 a 24 h	Arritmias supraventriculares; controle da frequência cardíaca na fibrilação atrial; síndrome de pré-excitação ventricular; arritmias por intoxicação digitálica	Não utilizar em animais com ICC ou prestes a desenvolvê-la Efeitos colaterais: fraqueza, hipotensão e bradicardia

Esmolol	• *Cão e gato*:
	  ° 0,1 a 0,5 mg/kg, IV, lentamente (aproximadamente em 1 min)
	  ° Infusão contínua 0,025 a 0,2 mg/kg/min
		Taquicardia supraventricular (taquicardia atrial, *flutter* atrial, fibrilação atrial)	Hipotensão é possível
			Não prescrever para animais com ICC

Metoprolol	• *Cão*: dose inicial de 0,2 mg/kg, VO, a cada 8 h, até 1 mg/kg a cada 8 a 12 h	Arritmias supraventriculares e ventriculares	Cuidado com hipotensão; iniciar com doses baixas e titular até dosagem efetiva
Carvedilol	0,2 a 0,3 mg/kg, VO, a cada 12 h	Arritmias supraventriculares	Cuidado com hipotensão; iniciar com doses baixas e titular até dosagem efetiva
Classe III			

Amiodarona	• *Cão*:
	  ° Arritmia supraventricular (FA): 8 mg/kg, VO, a cada 12 h, por 7 dias (dose de ataque) e 4,5 mg/kg, VO, a cada 12 h (dose de manutenção)
	  ° Arritmia ventricular: 10 a 15 mg/kg, VO, a cada 12 h, por 7 dias, seguido por 5 a 7,5 mg/kg, a cada 12 h por 14 dias e, após, dose de manutenção de 7,5 mg/kg, a cada 24 h
	  ° IV: 3 a 5 mg/kg, lentamente, durante 10 a 20 min, não excedendo 10 mg/kg e 1 h
		Arritmias supraventriculares para controle da FC; reversão ao ritmo sinusal	Efeitos colaterais, especialmente IV

(continua)

QUADRO 26.1

Medicamentos antiarrítmicos, de acordo com a classificação de Vaughan-Williams (*continuação*).

Medicamento	Dose	Indicação	Outras informações
Sotalol	• *Cão*: 1,0 a 3,5 mg/kg, VO, a cada 12 h • *Gato*: 10 a 20 mg/gato, VO, a cada 12 h ou 2 a 4 mg/kg VO, a cada 12 h	Arritmias ventriculares	Cautela em animais em ICC
Classe IV			

Diltiazem	• *Cão*:
	  ◦ VO: Dose de ataque de 0,5 mg/kg, seguida por 0,25 mg/kg, a cada hora, até atingir dose acumulada de 1,5 mg/kg ou supressão da arritmia. Dose de manutenção: 0,5 a 2,0 mg/kg, a cada 8 h
	  ◦ IV: 0,15 a 0,25 mg/kg durante 2 a 3 min; se necessário, repetir a cada 15 min até supressão da arritmia ou dose máxima acumulada de 0,75 mg/kg
	  ◦ Infusão contínua: 5 a 15 mg/kg/h
		Arritmias supraventriculares refratárias a outros medicamentos	Efeitos colaterais: bradicardia, hipotensão e fraqueza
			Identificar e corrigir a causa de base, caso a taquicardia supraventricular seja de origem sistêmica (risco de parada cardíaca)
			Na FA, utilizar a apresentação de liberação prolongada, na dose de 3 mg/kg, VO, a cada 12 h associada à digoxina para controle da FC

VO, via oral; ICC, insuficiência cardíaca congestiva; FC, frequência cardíaca.

Subclasse IA

Inibem a condutibilidade (efeito dromotrópico negativo), prolongando o período refratário.

- *Quinidina*: foi o antiarrítmico pioneiro e tem indicação nas fases iniciais da fibrilação atrial, e mesmo em casos de arritmias ventriculares refratários à lidocaína ou à procainamida. Tem meia-vida, no cão, de 5 a 6 h, e cerca de 85% ligam-se à proteína plasmática; sofre biotransformação no fígado e a excreção é renal. Eletrocardiograficamente, a quinidina pode aumentar a duração dos intervalos PR e QT e causar alargamento do complexo QRS. Foi utilizada no tratamento das arritmias supraventriculares e ventriculares, porém caiu em desuso devido a seus efeitos colaterais
- *Procainamida*: apresenta efeitos semelhantes aos da quinidina, tendo indicação nas arritmias supraventriculares e ventriculares e, em especial, na taquicardia atrioventricular reentrante por inibir via acessória. Pode ser administrada por via oral ou intravenosa e a meia-vida, no cão, é de 3 h.

Subclasse IB

Medicamentos deste subgrupo diminuem a despolarização da fase 0 e a velocidade de condução, somente nos tecidos lesionados, porque têm afinidade por canais rápidos de sódio inativos. Os efeitos deste subgrupo de medicamentos sobre os tecidos de condução, assim como nos nodos sinusal e atrioventricular, são mínimos. Fazem parte deste subgrupo de medicamentos a lidocaína e o mexiletina.

- *Lidocaína*: é o medicamento de eleição nos casos de emergências veterinárias devido à presença de taquicardia ventricular, atuando na automaticidade, na velocidade de condução e na refratariedade das células lesionadas. Sua administração é exclusivamente por via intravenosa, pois sua meia-vida é breve (90 a 100 min, no cão). Trata-se de medicamento eficaz no controle da arritmia ventricular hereditária do pastor-alemão. Consideram-se como efeitos colaterais associados à lidocaína: tremores, êmese, nistagmo, ataxia, diminuição do nível de consciência e convulsões
- *Mexiletina*: por ser muito eficiente, é amplamente utilizada em outros países; foi disponível no Brasil na década de 1980 até meados da década de 1990, quando, infelizmente, foi indisponibilizada em nosso país. A administração é por via oral.

Subclasse IC

São medicamentos que bloqueiam canais lentos de sódio e têm pouca influência na duração do período refratário e do potencial de ação, resultando na depressão da fase 0 e na velocidade de condução. Em Medicina Veterinária, são indicados nas arritmias supraventriculares, ventriculares e naquelas em que estão envolvidas as vias acessórias; são contraindicados em pacientes em insuficiência cardíaca congestiva devido a seu efeito negativo sobre o inotropismo, o débito cardíaco e a pressão arterial. Fazem parte desse subgrupo de medicamentos: encainida, lorcainida, flecainida e propafenona; esta última tem se mostrado com resultados mais promissores.

- *Propafenona*: tem ação estabilizadora sobre o miocárdio, prolonga a condução no nó atrioventricular, além de apresentar ação betabloquedora. Alguns autores têm utilizado a propafenona na dose de 3 a 5 mg/kg, a cada 8 h, para controlar arritmias ventriculares, não associadas ao quadro de insuficiência cardíaca congestiva.

Classe II

Esta classe inclui os agentes com ação antiadrenérgica, ou seja, os betabloqueadores. São medicamentos que agem na fase 4 do potencial de ação, diminuindo a velocidade de condução; têm indicação no tratamento de taquiarritmias supraventriculares e ventriculares. Os betabloqueadores têm ação inotrópica negativa, que implica a redução do consumo de oxigênio e a diminuição da frequência cardíaca

- *Propranolol:* betabloqueador não seletivo, que age em receptores beta $_1$ e beta $_2$, muito utilizado nos primórdios da terapia antiarrítmica e que, atualmente, tem sido substituído por agentes seletivos; sua administração é por via oral e sua biotransformação é hepática. É contraindicado em pacientes com doenças respiratórias por exacerbar sintomas associados aos respectivos quadros respiratórios
- *Metoprolol*: bloqueador beta $_1$-adrenérgico seletivo, que tem indicação no controle das arritmias supraventriculares e ventriculares
- *Atenolol:* à semelhança do metoprolol, é um bloqueador beta $_1$-adrenérgico seletivo, de ação mais duradoura, frequentemente utilizado em gatos com cardiomiopatia hipertrófica, bem como no controle das arritmias supraventriculares de carnívoros domésticos. Administrado por via oral e eliminado na urina, sem sofrer biotransformação
- *Esmolol:* é também um bloqueador beta $_1$-adrenérgico seletivo, porém de uso intravenoso, de curta duração, meia-vida curta (menor que 10 min), de uso frequente em emergências, especialmente em casos de taquiarritmias supraventriculares
- *Carvedilol*: betabloqueador não seletivo com ação bloqueadora, também, em receptores alfa-$_1$, dotado de ação vasodilatadora e de uso frequente em cães com arritmias associadas à cardiomiopatia dilatada.

Classe III

Estes medicamentos atuam prolongando o potencial de ação e o período refratário, bloqueando os canais de potássio e impedindo, assim, que o tecido gere novos potenciais de ação antes da repolarização completa; são muito eficazes no tratamento das taquiarritmias ventriculares.

- *Amiodarona:* é, sem dúvida, o agente antiarrítmico mais indicado no controle das arritmias, tanto na Medicina Humana como na Medicina Veterinária. Age bloqueando canais de K^+, bem como os de Na^+, estes em menor grau. Conhecida como antiarrítmico de amplo espectro, indicada na terapia de taquiarritmias supraventriculares, a exemplo da fibrilação atrial, assim como nas de origem ventricular refratárias à lidocaína, sendo bem efetiva. A administração pode ser oral ou intravenosa, é lipofílica e, portanto, pode acumular no tecido adiposo, fato que, após doses sucessivas, aumenta sua vida-média (até 3 dias no cão)
- *Sotalol:* é um betabloqueador adrenérgico não seletivo que, em doses altas, apresenta efeitos de classe III. Devido a seu efeito inotrópico negativo deve ser utilizado com cuidado em pacientes em insuficiência cardíaca congestiva, apesar de seus efeitos serem modestos em comparação a de outros betabloqueadores. Sua absorção é melhor quando administrada sem alimentos e atinge pico máximo de ação em 2 a 3 dias. Em Medicina Veterinária, é prescrito principalmente para controle de arritmias ventriculares que podem evoluir para óbito. Farmacocineticamente, tem a característica de somente 1% sofrer biotransformação e ser eliminado pelos rins
- *Bretílio*: pouco utilizado em Medicina Veterinária.

Classe IV

Nesta classe, incluem-se os chamados bloqueadores dos canais de Ca^{2+}, também conhecidos como antagonistas do Ca^{2+}, cuja ação é deprimir a fase 4 do potencial de ação, prolongando, assim, a condução nos nodos sinusal e atrioventricular, sendo muito efetivos no tratamento das arritmias supraventriculares.

- *Diltiazem:* a redução da frequência cardíaca, por meio do aumento do período refratário efetivo e funcional do nó atrioventricular, consiste na sua função principal, embora possa promover bloqueios atrioventriculares. A prática clínica evidencia que a associação de diltiazem com digoxina é melhor que o uso isolado de cada um dos medicamentos no controle da frequência em casos de fibrilação atrial. A administração é oral em cães e gatos, não devendo ser oferecido em associação com bloqueadores alfa-adrenérgicos. É administrado por via oral e sofre biotransformação hepática. Em cães, chega ao pico de ação em 2 h com duração de 6 h, enquanto, em felinos, o pico de concentração se dá em 30 a 90, min com duração de 8 h
- *Verapamil:* administrado por via intravenosa para controlar arritmias supraventriculares. É utilizado por via oral em gatos com cardiomiopatia hipertrófica, bem como em cães e felinos refratários à terapia clássica de fibrilação atrial. Em cães, é bem absorvido por via oral, sofre metabolização hepática e seus metabólitos ativos são eliminados por via biliar.

A Figura 26.1 ilustra o mecanismo de ação dos antiarrítmicos.

Outros agentes antiarrítmicos

Existem, ainda, alguns medicamentos com ação antiarrítmica que não são contemplados na classificação de Vaughan-Williams, como os glicosídeos digitálicos, a atropina, a terbutalina e o sulfato de magnésio.

Glicosídeos digitálicos (digoxina). Apresentam efeitos inotrópico positivo e cronotrópico negativo (em virtude de sua ação no nó atrioventricular) – características necessárias para um medicamento antiarrítmico no controle da fibrilação atrial. Sua ação é baseada na inibição da Na^+K^+ ATPase, que promove aumento da troca de Na^+ por Ca^+, resultando em incremento da contratilidade miocárdica (efeito inotrópico positivo), embora modesto. Efeitos parassimpáticos sobre os nodos sinusal e atrioventricular são responsáveis pela ação cronotrópica negativa. A digoxina é bem absorvida por via oral, e sua excreção é através da urina, fato que deve ser considerado em pacientes com doença renal crônica. À semelhança de outras substâncias antiarrítmicas, a digoxina pode, também, ter efeito pró-arrítmico.

Atropina. Medicamento de ação parassimpatolítica, utilizado no controle de bradiarritmias, quais sejam, bradicardia sinusal, parada sinusal e bloqueios atrioventriculares, com o intuito de abolir a influência do sistema nervoso autônomo parassimpático (ação vagal) sobre os nodos sinusal e atrioventricular. Apresenta efeitos colaterais importantes como: midríase, boca seca e constipação intestinal.

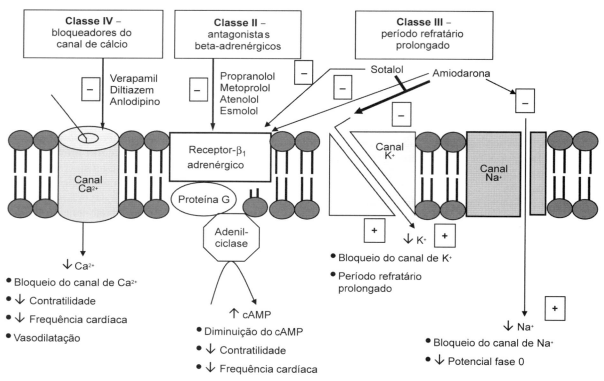

FIGURA 26.1 Esquema do mecanismo de ação dos antiarrítmicos.

Terbutalina. Amina simpatomimética com efeito broncodilatador e estimulante dos receptores beta $_1$ do coração. Apresenta discreto efeito estimulante sobre a frequência cardíaca.

Sulfato de magnésio. Indicado em casos de *torsade de pointes*.

O Quadro 26.2 mostra as doses e a indicação terapêutica desses antiarrítmicos.

QUADRO 26.2
Outros medicamentos antiarrítmicos.

Medicamento	Dose	Indicação	Outras informações
Digoxina	• *Cão*: 0,005 mg/kg, VO, a cada 12 h • *Gato*: 0,007 mg/kg, VO, a cada 24 h	Taquicardias supraventriculares, em especial na fibrilação atrial em associação com outros medicamentos	Depressão, inquietação, êmese, anorexia e diarreia, além de várias alterações eletrocardiográficas
Atropina	• *Cão*: 0,022 a 0,044 mg/kg, VO, IM 3 a 4 vezes/dia • *Gato*: idem ao cão	Bradiarritmia sinusal, parada sinusal e bloqueios atrioventriculares	Boca seca, fotofobia, taquicardia
Terbutalina	• *Cão*: 0,2 mg/kg, VO, a cada 8 a 12 h ao dia • *Gato*: 0,625 mg/animal VO	Bradicardia sinusal, parada sinusal e bloqueios atrioventriculares	Arritmias, hipertensão, hipertireoidismo, hipopotassemia
Sulfato de magnésio	20 a 60 mg/kg, em bólus, lentamente	*Torsade de pointes*	

BIBLIOGRAFIA

Côté, E. Feline arrthythmias: an update. Veterinary Clinics of North America – Small Animal Practice. 2010; 40(4):643-50.

Côté, E.; Ettinger, S.J. Cardiac Arruhythmias. In: Ettiger, S.J.; Feldman, E.C.; Côté, E. Textbook of Veterinary Internal Medicine. vol. 2. 8. ed. St Louis: Elsevier, 2017. Cap. 248. p. 1176-1200.

Dan, G.A.; Martinez-Rubio, A.; Agewall, S.; *et al*. Antiarrhythmogenicdrug-clinical use and clinical decision making: a consensus document from European Heart Rhythm Association (EHRA) and European Society of Cardiology (ESC) Working Group on Cardiovascular Pharmacology, endorsed by the Heart Rhythm Society (HRS), Asia-Pacific Heart Rhythm Society (APRS) and International Society of Cardiovascular Pharmacotherapy (ISCP). EP Europace. 2018; 20(5):731-2.

Ettinger, S.J.; Feldman, E.C.; Côté, E 8 ed. Textbook of Internal Medicine. St. Louis, Elsevier. 2017. 2182 pp.

Ewy, G.A. Digoxin: the art and science. The American Journal of Medicine. 2015; 128(12):1272-4.

Fox, P.R.; Harpster, N.K. Diagnosis and treatment of arrhythmias. In; Fox, P.R.; Sisson, D.; Moïse, N.S. Textbook of canine and feline cardiology. 2. ed. W.B. Saunders: Philadelphia, 1999. Cap. 19, p. 386-399.

Gelzer, A.R.M.; Kraus, M.S.; Moïse, N.S.; *et al*. Combination therapy with digoxin and diltiazem controls ventricular rate in chronic atrial fibrillationin dogs better than digoxin and diltiazem monotherapy: a randomized crossover study in 18 dogs. Journal of Veterinary Internal Medicine. 2009; 23(3): 499-508.

Gelzer, A.R.; Kraus, M.S.; Rishniw, M.; *et al*. Combination therapy with mexiletine and sotalol supresses inherited ventricular arrthythmia in German shepherd dogs better than mexiletine or sotalol monotherapy: a randomized creoos-over study. Journal of Veterinary Internal Medicine. 2010; 12(1):93-106.

Hanãs, S.; Tidholm, A.; Egenvall, A. Twenty-four hour Holter monitoring of unsedated healthy cats in the home environment. Journal of Veterinary Cardiology. 2009; 11(1):17-22.

Jackson, B.L.; Lehmkuhl, L.B.; Adin, D.B. Heart rate and arrhythmia frequency of normal cats compared to cats with asymptomatic hypertrophic cardiomyopathy. Journal of Veterinary Cardiology. 2014; 16(4):215-25.

Kittleson, M.D. Diagnosis and treatment of arrhythmias (dysrhythmias). In: Kittleson, M.D.; Kienle, R.D. Small animal cardiovascular medicine. Mosby: St Louis, 1998. Cap. 27, p. 449-494.

Kraus, M.S.; Gelzer, A.R.M. Treatment of cardiac arrhythmias and conduction disturbances. In: Smith Jr., F.W.; Tilley, L.P.; Oyama, M.A.; Sleeper, M.M. Manual of canine and feline cardiology. 5. ed. St Louis: Elsevier, 2016. Cap. 17. p. 313-329.

Kraus, M.S.; Thomason, J.D.; Falaw, T.L.; et al. Toxicity in Doberman pinchers with ventricular arrthythmias treated with amiodarone (1996-2005). J. Vet. Int. Med. 2009; 23:1-6.

Levy, N.A.; Koenigshof, A.M.; Sanders, R.A. Retrospective evaluation of intravenous premixed amiodarone use and adverse effects in dogs (17 cases: 2011-2014). Journal of Veterinary Cardiology. 2016; 18:10-14.

Meurs, K.M.; Atkins, C.E.; Gordon, S.G.; et al. Comparison of the effects of four antiarrhythmics treatments for familial ventricular arrhythmias in Boxers. Journal of American Veterinary Medical Association. 2002; 221(4):522-7.

Meurs, K.M.; Riviere, J.E. Antiarrhythmic Agents. In: Riviere, J.E.; Papich, M.G. Veterinary pharmacology and therapeutics. 10 ed. Hoboken, John Wiley & Sons, 2018. p. 537-551.

Meurs, K.M.; Stern, J.A.; Sisson, D.D.; et al. Association of dilated cardiomyopathy with the striatin mutation genotype in Boxer dogs. J. Vet. Intern. Med. 2013; 27(6):1437-440.

Oliveira, P.; Arnott, H.; Mavropoulou, A. Inappropriated sinus tachycardia in a dog. Veterinary Record Case Reports. 2018; 6(2):624.

Pan, L.; Qian, Y.; Cheng, M.; et al. Pharmacokinetics of propafenone hydrochloride sustained-release capsules in male beagle dogs. Acta pharmaceutica Sinica. B. 2015; 5(1):74-8.

Pariaut, R. Atrial fibrillation: currents therapy. Veterinary Clinics of North America – Small Animal Practice. 2017; 47(5):977-88.

Pedro, B.; López-Alvarez, J.; Fonfara, S.;. et al. Retrospective evaluation of use of amiodarone in dogs with arrhythmias (from 2003-2010). Journal of Small Animal Practice. 2012; 53:19-26.

Perego, M.; Ramera, L.; Santilli, R.A. Isorhythmic atrioventricular dissociation in Labrador Retrievers. Journal of Veterinary Internal Medicine. 2012; 26(2): 320-5.

Pessoa, R.B.; Villas Bôas, V.; Chamas, P.P.C. Arritmias. In: Larsson MHMA. Tratado de cardiologia de cães e gatos. São Caetano do Sul-São Paulo: São Caetano do Sul-São Paulo, 2020. Cap. 14, p. 257-277.

Santilli, R.; Perrego, M. Elettrocardiografia del cane e del gato. Milão: Elsevier, 2009. 272 p.

Tárraga, K.M. Medicamentos antiarrítmicos. In: Spinosa, H.S.; Górniak, SL.; Beernardi, M.M. Farmacologia aplicada à Medicina Veterinária. 6. ed. Rio de Janeiro. Guanabara Koogan, 2017. Cap. 24. p. 319-325.

Vaughan Williams, E.M. A classificaton of antiarrhythmic actions reassessed after a decade of new drugs. Journal of Clinical Pharmacology. 1984; 24: 129-47.

Visser, L.C.; Kaplan, J.L.; Nishimura, S.; et al. Acute echocardiographic effects of sotalol on ventricular systolic function in dogs with ventricular arrhythmias. Journal of Veterinary Internal Medicine. 2018; 32:1-9.

Wess, G.; Domenech, O.; Dukes-Mcewan, J.; et al. European Society of Veterinary Cardiology screening guidelines for dilated cardiomyopathy in Doberman Pinschers. Journal of Veterinary Cardiology. 2017; 19(5):405-15.

Yamaki, F.L.; Larsson, M.H.M.A. Arritmias cardíacas. In: Jericó, M.M.; Andrade Neto, J.P.; Kogika, M.M. Tratado de medicina interna de cães e gatos. Rio de Janeiro: Guanabara Koogan, 2015. Cap. 113, p. 1137-1161.

Yamaki, F.L.; Soares, E.C.; Pereira, G.G.; et al. Twenty-four hour ambulatory electrocardiography (Holter monitoring) in normal unsedated cat, Acta Scientiae Veterinariae. 2014; 42(1):1-6.

Seção 7

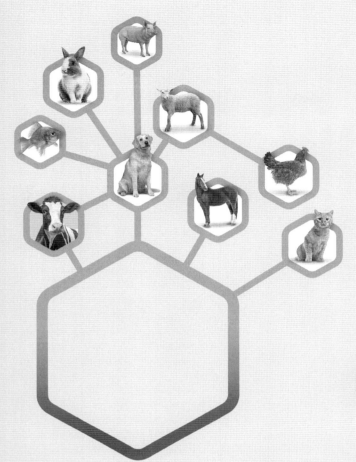

Sistema Renal

27 Diuréticos, 381

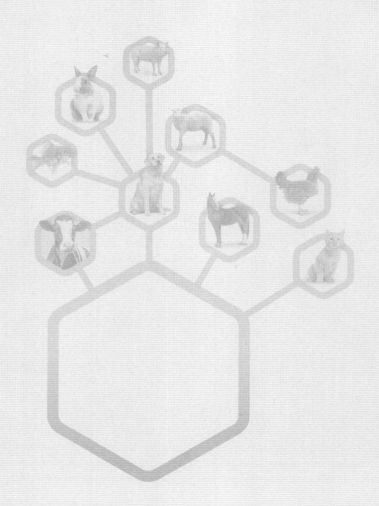

27 Diuréticos

Déborah Mara Costa de Oliveira

- Noções de fisiologia renal, 381
- Diuréticos, 382
- Bibliografia, 391

NOÇÕES DE FISIOLOGIA RENAL

O rim tem muitas funções, incluindo: biotransformação e eliminação de resíduos metabólicos; controle do volume de fluido; equilíbrio ácido-básico e de eletrólitos; conservação de nutrientes; além de função endócrina. Portanto, a complexidade da fisiologia renal está além do escopo deste capítulo. Porém, não há como compreender o mecanismo de ação e efeitos dos diuréticos sem ter a mínima noção da essência da fisiologia renal, sobretudo no que diz respeito à formação da urina.

A seguir, são destacados aspectos fundamentais sobre as funções renais com vistas a facilitar o entendimento sobre a farmacologia dos agentes diuréticos de interesse em Medicina Veterinária.

O sistema renal consiste nos rins, ureteres e uretra, mas é nos rins que se encontra a unidade funcional de maior destaque deste sistema, o néfron. Cada néfron é composto por um glomérulo, um corpúsculo microvascularizado, enovelado, recoberto por uma cápsula renal, a cápsula de Bowman. O sangue chega aos rins pela artéria renal, que se ramifica até formar as chamadas "arteríolas aferentes". Cada uma dessas arteríolas penetra em uma cápsula de Bowman de modo a formar o glomérulo renal. A arteríola que sai do glomérulo é chamada de arteríola eferente.

O glomérulo é conectado a uma longa porção tubular, que possui vários segmentos distintos contorcidos e retos divididos em: um túbulo contorcido proximal, um túbulo intermediário (alça de Henle), um túbulo contorcido distal e os túbulos e ductos coletores. As células epiteliais no glomérulo e nos túbulos renais desempenham papéis vitais na determinação da permeabilidade dessas estruturas a íons, solutos e água.

Sendo assim, a principal função do sistema renal é filtrar diariamente um enorme volume de água plasmática e reabsorver a maior parte dessa água junto com os solutos vitais, de modo que apenas um pequeno volume de água e os solutos desnecessários (toxinas, produtos residuais do metabolismo e íons em excesso) sejam excretados no que se denomina urina, enquanto mantém as substâncias essenciais no sangue. Desse modo, o rim consegue regular a osmolaridade plasmática, garantir o equilíbrio ácido-básico a longo prazo e a homeostase.

Além disso, os rins realizam a conversão da vitamina D em sua forma ativa, produzem eritropoetina, que estimula a produção de glóbulos vermelhos, e renina, necessária para a regulação da pressão arterial sistêmica via sistema renina angiotensina aldosterona (SRAA).

Nos rins também ocorrem outros mecanismos de regulação da pressão arterial sistêmica, tais como a síntese de prostaglandinas (PGs), com destaque a PGE_2 e PGD_2, que antagonizam a ação vasoconstritora da angiotensina II (Ang II) e inibem a liberação de norepinefrina, respectivamente. Inclusive a PGE_2, ao lado da PGF_{2alfa}, ainda possui os efeitos diurético e natriurético, além de antagonizar a ação do hormônio antidiurético.

Mecanismos envolvidos na formação de urina

O objetivo do néfron é modificar a composição do plasma até formar seu produto residual, a urina. As diferentes partes do néfron, produzem a urina por meio de três processos específicos: filtração, reabsorção e secreção.

A filtração glomerular ocorre quando o sangue passa para o glomérulo, e então é produzido um filtrado semelhante ao plasma (mas com ausência de proteínas) que é capturado pela cápsula de Bowman e flui para o túbulo renal. Esse filtrado produzido torna-se altamente modificado ao longo de sua rota através do néfron pelos processos subsequentes.

Conforme o filtrado viaja ao longo do comprimento do néfron, as células epiteliais que revestem os túbulos executam a reabsorção, um processo no qual as células dos túbulos removem, seletivamente, substâncias do filtrado e as movem da luz tubular de volta ao sangue; isto inclui moléculas fisiologicamente importantes, como água, sódio, cloreto e bicarbonato, bem como glicose e aminoácidos. Essas moléculas seriam perdidas na urina se não fossem recuperadas pelas células tubulares.

Já as substâncias não filtradas são movidas dos capilares peritubulares para o lúmen do túbulo pelo processo de secreção, ou seja, um movimento em direção contrária ao da reabsorção. A secreção, geralmente, remove do sangue, quer seja com o auxílio de transportadores expressos no túbulo ou por difusão, aquelas substâncias muito grandes para serem filtradas (p. ex., alguns medicamentos, toxinas) ou aquelas que estão em excesso no sangue (p. ex., íon H^+, creatinina, amônia, ureia). Essas substâncias secretadas no túbulo são destinadas a deixar o organismo como componentes da urina.

Posteriormente, o líquido filtrado segue para os túbulos coletores e ductos coletores. Nesse estágio final, a urina formada por meio dos três processos de filtração, reabsorção e secreção, agora tornou-se mais concentrada, contendo cerca de 1% do volume originalmente filtrado, o qual consiste principalmente de água com quantidades altamente diluídas de ureia, creatinina e concentrações variáveis de íons.

A urina, então, deixa o rim pelos ureteres, que são tubos fibromusculares que a conduzem através de contrações peristálticas em direção à vesícula urinária, onde será armazenada antes de ser eliminada pela uretra através da micção. Na junção entre a vesícula urinária e a uretra, a musculatura lisa da vesícula espessa-se no esfíncter interno e é quando esse esfíncter relaxa, ao mesmo tempo que o músculo da vesícula urinária contrai, a urina é empurrada para a uretra e, então, ocorre a micção.

Os processos envolvidos no transporte da água e dos diversos solutos nos túbulos renais, visando à produção de urina, são realizados por meio de distintos canais iônicos, carregadores, trocadores, cotransportadores e bombas expressos em locais específicos dos túbulos renais. Portanto, para compreender onde e como os diuréticos agem, há necessidade de se conhecer o que ocorre em cada segmento tubular renal durante os processos de produção de urina, principalmente, os no que dizem respeito à reabsorção e à secreção tubular.

Túbulos proximais (ou túbulos contorcidos proximais – Figura 27.1): fazem a reabsorção maciça do filtrado glomerular; mais da metade do sódio (Na^+) e da água filtrados são reabsorvidos desse segmento. O Na^+ é absorvido por transporte ativo, por meio de transporte acoplado com glicose e aminoácidos e também por difusão passiva. Neste segmento do néfron, ainda existem altas concentrações de uma enzima, a anidrase carbônica, cuja a função é converter água e dióxido de carbono (CO_2) em ácido carbônico (H_2CO_3) e na sequência H^+ e bicarbonato (HCO_3^-), sendo o H^+ utilizado para troca por íons Na^+ luminal (por antiporte Na^+-H^+). O HCO_3^- filtrado é reabsorvido do lúmen por uma reversão da reação acima e enquanto o CO_2 é reabsorvido por difusão passiva. O cloreto (Cl^-) e o potássio (K^+) são reabsorvidos passivamente, acompanhados da reabsorção de água. Quando ocorre ativação do sistema renina-angiotensina (SRAA) em resposta à depleção de volume ou redução da pressão arterial, a reabsorção de Na^+ e água aumentam nesse segmento do néfron.

Alça de Henle. Cerca de 25% do sódio filtrado é reabsorvido neste segmento. Tem sua parte descendente fina e a parte ascendente fina e espessa (Figura 27.1). O ramo ascendente se situa em parte na medula e em parte no córtex renal, sendo impermeável à água, reabsorve Na^+, K^+ e Cl^- através do cotransportador $Na^+2Cl^-K^+$ fundamental para reabsorção de cloreto de sódio (NaCl), bem como outros sais, que são reabsorvidos por meio de canais iônicos. Já o ramo descendente é permeável à água e impermeável aos solutos.

Túbulo distal. Localizado no córtex renal (Figura 27.1), **um segmento de transição onde o epitélio tubular é impermeável à água e, portanto, há diluição adicional da urina. Os íons são reabsorvidos por meio das** bombas de $Na^+K^+ATPase$, canais para K^+ e cotransportador de Na^+Cl^-. Neste segmento há canais para Ca^{2+} regulados pelo paratormônio (PTH) que aumentam a reabsorção de cálcio.

Túbulos e ductos coletores. Os túbulos coletores são segmentos mais finos localizados entre o túbulo distal e o ducto coletor cortical (Figura 27.1). À medida que os tubos coletores se fundem, o diâmetro dos tubos aumenta e vão se formando os ductos coletores. Nos ductos, há as chamadas células intercalares, as quais conforme o subtipo, α ou β, secretam H^+ ou bicarbonato e conferem ao rim competência para intervir no equilíbrio ácido-básico. A aldosterona age nesse segmento por meio dos canais de sódio epiteliais, fazendo com que ocorra a reabsorção de Na^+ e, por consequência, secreção potássio e hidrogênio.

É importante destacar que se ocorrer um aumento na carga de sódio nos ductos coletores haverá maior necessidade de reabsorção deste, bem como tende a haver maior secreção de K^+ e H^+. Logo, à medida que mais Na^+ é reabsorvido, mais K^+ e H^+ serão perdidos na urina.

Já a água absorvida nos ductos coletores se dá quando há a ação da vasopressina (ADH = hormônio antidiurético), pois o excesso de água no sangue inibe a produção de ADH e, na falta desse hormônio, os ductos coletores são impermeáveis à água, e a urina liberada é hipotônica.

DIURÉTICOS

Os diuréticos são medicamentos que aumentam o volume de urina, ou seja, promovem diurese. São usados para remover o volume de água inadequado em animais com edema localizado ou generalizado ou sobrecarga de volume causados por situações como a insuficiência cardíaca, ascite cardiogênica, efusão pleural cardiogênica, edema pulmonar, síndrome nefrótica e insuficiência hepática, bem como para corrigir desequilíbrios iônicos específicos ou, ainda, auxiliar na redução da pressão capilar e pressão arterial sistêmica, neste caso sendo comum a associação com agentes anti-hipertensivos.

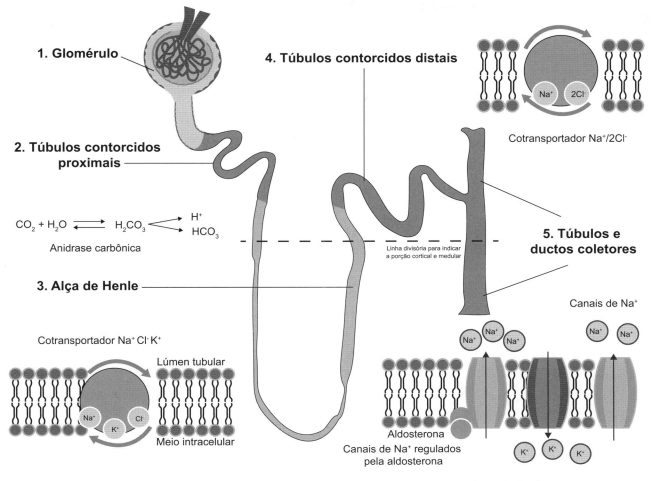

FIGURA 27.1 Segmentos do néfron e alguns transportadores iônicos envolvidos na formação de urina.

A classificação mais citada dos diuréticos é feita com base em seu modo e local de ação, como: inibidores da anidrase carbônica, diuréticos osmóticos, diuréticos de alça, tiazídicos e diuréticos poupadores de potássio.

A eficácia e o uso de cada classe de diurético dependem do mecanismo e do local de ação, pois o alvo molecular da maioria desses medicamentos são os canais ou os transportadores iônicos presentes nos túbulos renais; assim, os padrões de excreção de eletrólitos variam de acordo com a classe farmacológica dos diuréticos.

A combinação de diuréticos de diferentes classes pode levar a efeitos aditivos e potencialmente sinérgicos, mas também podem conferir alterações hidreletrolíticas indesejáveis, de modo que todos os diuréticos podem ter um efeito negativo na perfusão renal se produzirem diurese excessiva, resultando em azotemia pré-renal e contribuindo para problemas renais. Por esta razão, é primordial conhecer o mecanismo de ação dos agentes diuréticos empregados na terapêutica veterinária. Na Figura 27.2 está representada a classificação dos diuréticos conforme o segmento do néfron e alvos de ação.

Diuréticos osmóticos

Os diuréticos osmóticos são usados em situações específicas, tais como promover a redução da pressão intracraniana e intraocular e promover a diurese em animais em risco de lesão renal aguda. Os agentes com ação de promover diurese osmótica incluem: manitol, ureia, glicose e dimetilsulfóxido (DMSO); este último é um eliminador de radicais livres derivados do oxigênio com ação diurética e diversas propriedades farmacológicas, de uso muito comum em equinos para tratar condições inflamatórias e edematosas.

Mecanismo de ação

Estes diuréticos atuam principalmente nas porções iniciais do néfron e inibem a reabsorção de água e soluto por aumentarem a osmolaridade do líquido tubular (Figura 27.3). Para esse propósito, devem ser administrados por via intravenosa, isto é, direto na corrente sanguínea, de modo a aumentar primeiro a osmolaridade plasmática e, por conseguinte, a osmolaridade do filtrado glomerular. Por serem substâncias que não são facilmente reabsorvidas pelos túbulos renais, estas moléculas osmoticamente ativas elevam acentuadamente a pressão osmótica nas porções iniciais dos túbulos renais, o que reduz consideravelmente a reabsorção de água e faz com que seja eliminada uma grande quantidade de líquido em direção à luz tubular para formar um maior volume de urina. Já a glicose atua de forma mais ampla por toda extensão do néfron, impedindo a absorção de água e sódio.

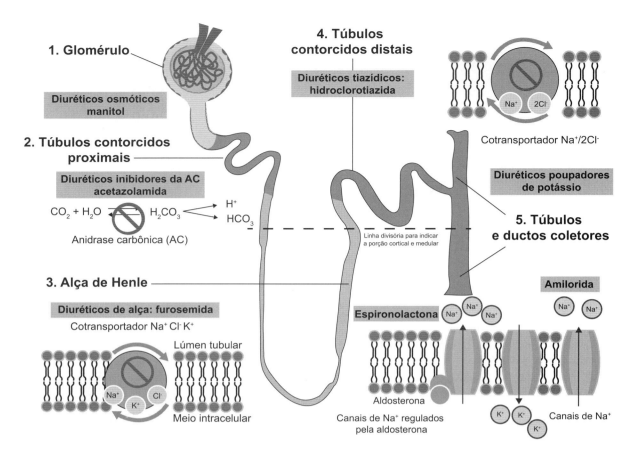

FIGURA 27.2 Classificação dos diuréticos conforme os locais e sítios moleculares de ação que bloqueiam. Os diuréticos osmóticos atuam nas porções iniciais do néfron.

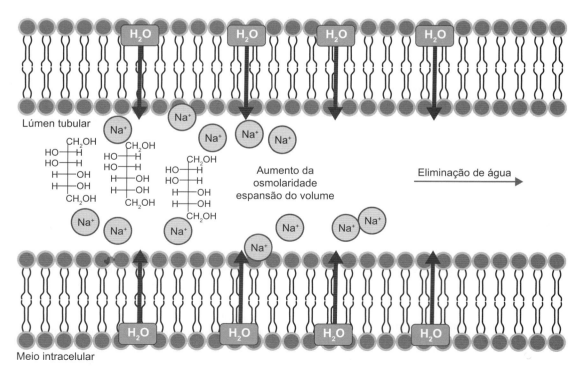

FIGURA 27.3 Mecanismo de ação dos diuréticos osmóticos representado pelo manitol. O manitol exerce sua ação principalmente no túbulo contornado proximal e nos ramos descendente, ascendente e delgado da alça de Henle. O manitol acumula-se no túbulo contornado proximal, atrai água, diminui a reabsorção de sal, promovendo expansão do volume intratubular e aumento da osmolaridade local, devido a sua presença como soluto inerte e ao acúmulo de sódio, levando então à diurese. No ramo descendente da alça de Henle ocorre redução da reabsorção de água devido à hipotonicidade que se desenvolve na medula renal, em decorrência do aumento de fluxo sanguíneo medular.

Farmacocinética

A dose inicial do manitol para cães e gatos é de 0,25 a 0,5 g/kg, administrada lentamente por via intravenosa. A resposta deve acontecer dentro de 20 a 30 min. Se a resposta não for observada, se necessário, a dose pode ser repetida a cada 6 a 8 h, ou pode ser administrada por uma infusão de taxa constante de 2 a 5 mℓ/min de uma solução de 5 a 10%. A dosagem diária total não deve exceder 2 g/kg. Se a diurese não for observada, a dose inicial pode ser repetida até uma dosagem total de 1, 1,5 a 2 g/kg. No entanto, doses repetidas, geralmente, não são mais eficazes e aumentam a probabilidade de complicações.

O manitol praticamente não sofre biotransformação, apenas uma pequena parte é transformada em glicogênio no fígado, com excreção majoritariamente renal.

Em relação ao DMSO como diurético, este precisa ser diluído em soluções poli-iônicas (ringer com lactato ou dextrose 5%) ou solução fisiológica a 0,9% (NaCl 0,9%) para uma concentração não superior a 10% para que, então, possa ser feita a administração intravenosa e de forma lenta. É possível a administração oral de uma solução de DMSO diluída de 10 a 20% via sonda nasogástrica em equinos. A dose usual é de 1 g/kg.

As características farmacocinéticas do DMSO são mais documentadas em trabalhos clássicos desenvolvidos em equinos; nesta espécie sua meia-vida é em torno de 9 a 10 h. Os principais produtos da biotransformação do DMSO são a dimetilsulfona e o sulfato de dimetila, excretados por via urinária, e uma parte pela expiração marcada por um odor caraterístico por até 48 h.

Efeitos indesejáveis e contraindicações

A terapia com manitol pode resultar em expansão aguda do volume extracelular, hiponatremia e hipocloremia graves, hiperosmolalidade, distúrbios neurológicos e até mesmo lesão renal sobretudo em pacientes com déficit renal prévio, levando a azotemia e oligúria; portanto, é contraindicado seu uso em paciente anúrico.

O manitol não deve ser utilizado em pacientes que estejam fazendo uso de betabloqueadores, pois há risco de cardiotoxicidade precipitada pelas alterações eletrolíticas causadas pelo diurético.

Já em relação ao DMSO, via sistêmica, se administrado em concentrações mais altas de que 10% pode causar hemólise intravascular com hemoglobinúria transitória. Pode ainda ocorrer sudorese intensa em equinos, cólica, diarreia e tremores musculares, principalmente quando a concentração, a dose e a velocidade de infusão por via intravenosa forem indevidas. Isso ocorre devido ao DMSO ter propriedades anticolinesterásicas; portanto, propicia o acúmulo de acetilcolina no organismo do paciente, embora seja uma atividade leve, mas que pode ser intensificada mediante ao uso inadequado do DMSO. Logo, não deve ser utilizado dentro de alguns dias após a exposição ou o tratamento com compostos inibidores da colinesterase.

De modo geral, o DMSO não deve ser administrado em pacientes desidratados e que estejam com síndrome de choque. Pode causar flebite após a administração intravenosa. Não há segurança para uso em animais jovens, por isso recomenda-se não utilizar por via sistêmica em equinos com menos de 12 meses. É contraindicado o uso em animais gestantes.

Inibidores da anidrase carbônica

São classificados como diuréticos de baixa potência e têm como representante a acetazolamida (Diamox®, medicamento referência de uso humano), um derivado da sulfanilamida ausente de propriedades antimicrobianas, mas com ação diurética pela capacidade de inibir a anidrase carbônica.

A anidrase carbônica foi identificada em 1933 em hemácias de vacas; é uma enzima que catalisa a conversão de dióxido de carbono e água em ácido carbônico, prótons e íons bicarbonato. Devido a essa ação, a anidrase carbônica desempenha um papel fundamental na regulação do pH e equilíbrio de fluidos em diferentes partes do organismo.

Essa enzima está presente em todos os tecidos dos mamíferos em isoformas que desempenham funções diferentes em seus locais específicos, tais como glândulas salivares, estômago, fígado, rins e olhos. Por exemplo, o conteúdo de água das células dos olhos é regulado pelo transporte de prótons e íons bicarbonato influenciados em dado momento pela ação da anidrase carbônica. Assim, a sua ausência ou mau funcionamento pode levar a doenças, como o glaucoma, pelo acúmulo de humor aquoso e consequente elevação da pressão ocular. Em razão disso, nos últimos anos os medicamentos inibidores da anidrase carbônica são usados para tratar o glaucoma já que o bloqueio dessa enzima altera a composição do humor aquoso nos olhos para reduzir o acúmulo de fluido, aliviando a pressão.

O uso prolongado de inibidores da anidrase carbônica pode afetar a enzima e suas isoformas presentes em outros tecidos, além do epitélio dos túbulos renais e, com isso, levar a efeitos adversos sérios, como danos aos rins, fígado e estômago. Contudo, ainda há algum uso de inibidores da anidrase carbônica, como a dorzolamida e a própria acetazolamida, em Oftalmologia Veterinária para o controle do glaucoma de ângulo aberto, uma vez que são administrados por via tópica; isso propicia a menor absorção sistêmica e, por conseguinte, menos efeitos indesejáveis. Há também outros medicamentos com alvos moleculares mais seletivos e com bem menos efeitos colaterais.

Em Medicina Veterinária, o uso dos inibidores da anidrase carbônica tornou-se obsoleto como diurético, notadamente por requerer o uso sistêmico, podendo causar acidose metabólica devido ao seu mecanismo de ação.

Mecanismo de ação

A inibição da enzima anidrase carbônica no túbulo contorcido proximal permite reduzir a reabsorção de bicarbonato de sódio para o sangue, juntamente com sódio (Figura 27.4). O sódio vai ser mais excretado e, uma vez que a reabsorção de água está diretamente dependente da de sódio, aumenta também a excreção de água. Porém, à medida que o bicarbonato de sódio é eliminado na urina, ocorre acidose sistêmica. E como o potássio intracelular pode substituir os íons de hidrogênio na etapa de reabsorção de sódio, os inibidores da anidrase carbônica também aumentam a excreção de potássio.

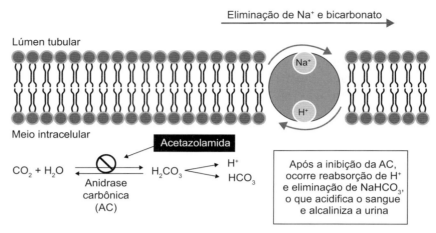

FIGURA 27.4 Mecanismo de ação dos inibidores da anidrase carbônica (AC).

Farmacocinética

A acetazolamida é bem absorvida e amplamente distribuída no organismo, atingindo as concentrações máximas em tecidos que contêm altas concentrações de anidrase carbônica, especialmente eritrócitos, córtex renal e humor aquoso. Não sofre biotransformação, logo é excretada inalterada através da urina.

Efeitos indesejáveis e contraindicações

Como os inibidores da anidrase carbônica possuem relação estrutural com as sulfonamidas, reações alérgicas também podem acontecer com o uso desses medicamentos, bem como distúrbios renais, como nefrite. Entretanto, os efeitos adversos mais comuns são acidose metabólica, alcalinização da urina (o que favorece a precipitação de cálculos urinários), além de, com o uso prolongado ou em animais hepatopatas, predisposição à encefalopatia hepática, pois interferem no metabolismo de amônia.

Demonstrou-se que a acetazolamida, administrada por via oral ou parenteral, é teratogênica em camundongos, ratos, hamsters e coelhos; é excretada no leite materno e há potencial de reações adversas no lactente. Ainda há alteração no metabolismo da glicose durante o uso, sobretudo sistêmico, portanto, deve-se evitar em animais com alterações glicêmicas.

Diuréticos de alça

Os diuréticos de alça são os mais potentes e comumente usados. Os representantes mais conhecidos desta classe são: furosemida, bumetanida, torasemida e ácido etacrínico. Contudo, os de maior interesse na Medicina Veterinária são a furosemida, diurético de escolha na rotina diária, e a torasemida, que possui potência de 2 a 4 vezes maior que a furosemida.

Mecanismo de ação

Esses diuréticos inibem de forma reversível uma conhecida proteína, denominada cotransportador Na^+-K^+-$2Cl^-$, localizado na parte luminal do ramo ascendente espesso da alça de Henle (Figura 27.5). Ao inibir o cotransportador Na^+-K^+ $2Cl^-$, consequentemente, é inibida a reabsorção de sódio, potássio e cloro e com isso mais sódio é encaminhado para os outros segmentos tubulares, até formar a urina com mais água que é atraída para luz tubular; como resultado disso, há aumento significativo na concentração de íons no túbulo e redução da hipertonia no interstício circundante, fazendo com que menos água seja reabsorvida para o sangue, levando a mais produção de urina e, consequentemente, à diminuição da volemia. Por este fato, uma das principais indicações clínicas dos diuréticos de alça é para o tratamento suporte da insuficiência cardíaca congestiva, na qual, frequentemente, observa-se retenção de líquidos, aumento da volemia e aumento da pressão arterial (ver *Capítulo 25*).

Como o cotransportador Na^+-K^+-$2Cl^-$ é influenciado pelo fluxo iônico tubular, outros íons também são perdidos quando se faz uso de diuréticos de alça. Por esta razão, deve-se ter atenção quanto ao uso responsável desses agentes, uma vez que haverá, por consequência, perda considerável de outros íons como cálcio, cloreto, magnésio, exceto bicarbonato e ácido úrico que aumentam suas concentrações sanguíneas neste desbalanço; tudo isso ocasiona efeitos indesejáveis graves, especialmente, se utilizados a longo prazo. Por exemplo, nos ductos coletores, quando o sódio atinge grande concentração lumial, provoca a liberação de aldosterona que, neste segmento, atua para aumentar a atividade dos canais luminais de sódio, resultando em aumento da reabsorção do sódio e excreção de potássio e hidrogênio. Portanto, os diuréticos de alça e os tiazídicos, vistos a seguir, ao deslocar o Na^+ para os segmentos seguintes do néfron, túbulo distal, túbulos e ductos coletores aumentam, indiretamente, a perda urinária de K^+ e H^+ e tendem a produzir hipopotassemia e alcalose metabólica.

Os efeitos clínicos dos diuréticos dentro de uma mesma classe são atribuídos às peculiaridades farmacocinéticas de agente. A seguir, são abordados aspectos farmacocinéticos dos dois principais diuréticos de alça de interesse veterinário.

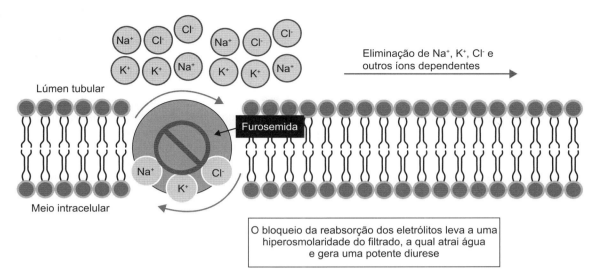

FIGURA 27.5 Mecanismo de ação dos diuréticos de alça, representados pela furosemida. A furosemida bloqueia a atividade do cotransportador Na$^+$-K$^+$-2Cl$^-$ ao ocupar o sítio de ligação do cloreto, impendido que ocorra o transporte iônico que levaria a reabsorção.

Furosemida

Farmacocinética

As vias de administração da furosemida são oral, intravenosa (IV), intramuscular (IM) e subcutânea (SC). Quando administrada por via oral, o efeito de primeira passagem desempenha papel importante na biodisponibilidade da furosemida, considerada baixa por conta disso, uma vez que apenas cerca de 50% da dose é absorvida, mas isso não é um impedimento para o uso via oral, desde que não se trate de uma situação emergencial.

Em cães, o efeito diurético é de início rápido e atinge o pico 30 min após a administração por via intravenosa e 1 a 2 h após a administração oral. Sua meia-vida de eliminação é considerada curta na maioria dos animais, o que contribui para curta duração de seu efeito.

Apesar de a maior parte da furosemida (60 a 80%) ser eliminada inalterada via urinária, principalmente por secreção tubular, uma porcentagem é submetida a biotransformação renal e hepática por meio de glicuronidação, sendo excretadas na urina e nas fezes. A eliminação ocorre em pequena parte pelas fezes e na maior parte pela urina.

Em cães e em seres humanos, o efeito diurético causado pela furosemida é de início rápido e continua por cerca de 3 h após a injeção IV. Isso ocorre porque a furosemida alcança a alça de Henle de forma independente da filtração glomerular. A administração por via IV faz com que o medicamento atinja imediatamente uma concentração elevada na alça de Henle, de modo que, já nos primeiros minutos, praticamente todos os cotransportadores Na$^+$-K$^+$2Cl$^-$ fiquem ocupados pela furosemida, o que justifica seu potente efeito diurético, em especial, a natriurese.

Em casos mais graves pode ser necessário administrar furosemida em infusão contínua, cuja dose recomendada é de 0,66 a 1 mg/kg por hora, após uma dose inicial em bólus de 2 mg/kg, por via intravenosa. A furosemida é altamente ligada às proteínas plasmáticas (91 a 98%) e quase totalmente à albumina.

Efeitos indesejáveis e contraindicações

O principal efeito adverso da administração de grandes doses de diuréticos de alça, em geral, especialmente de forma injetável, é a redução aguda do volume intravascular, que piora o débito cardíaco e a hipotensão e pode precipitar insuficiência renal aguda.

Pela natureza de seu mecanismo de ação, a furosemida causa desidratação, depleção de volume, hipomagnessemia, hipopotassemia e hiponatremia, que podem ser excessivas e prejudiciais, ainda mais frente ao uso concomitante de alguns medicamentos. Como exemplo, tem-se a interação medicamentosa com os glicosídeos digitálicos (digoxina e digitoxina), que ocasiona uma hipopotassemia grave, a qual potencializa a toxicidade digitálica, ao mesmo tempo que predispõe os animais à hiponatremia e ao aumento compensatório da secreção do hormônio antidiurético (para detalhes, veja *Capítulo 25*). Por outro lado, já foi relatado que animais tratados com furosemida, mas que continuaram a comer dieta normal, não desenvolvem hipopotassemia.

Pode ser realizada a adição de diurético poupadores de potássio na terapia com os diuréticos de alça, especialmente com a furosemida, com o intuito de reduzir a dose desses agentes sem perder a diurese e ao mesmo tempo minimizar a perda de potássio. De qualquer modo, a função renal, o estado de hidratação e o estado de eletrólitos séricos devem ser monitorados durante a terapia crônica com diuréticos, pois pode ocorrer ainda alcalose metabólica e hiperuricemia.

A administração prolongada ou em altas doses da furosemida pode ainda causar ototoxicidade e perda auditiva, devido à atenuação do potencial endococlear, uma vez que este potencial é gerado pela secreção de potássio pela estria vascular no canal coclear. A terapia antimicrobiana com aminoglicosídeos pode potencializar essa ototoxicidade, portanto não é recomendado o uso concomitante com diuréticos.

Ressalta-se que a administração de anti-inflamatórios não esteroidais (AINEs) durante a terapia diurética pode interferir com a vasodilatação renal controlada pela prostaglandina e reduzir o efeito diurético, bem como o uso concomitante de corticosteroides pode aumentar o risco de desenvolvimento de hipopotassemia; portanto, essas associações devem ser avaliadas com cautela.

Gatos estão mais propensos à apresentação de sinais adversos advindos do uso da furosemida, embora seu uso não seja contraindicado para a espécie.

Recomenda-se não administrar os diuréticos de alça em casos de insuficiência renal anúrica, desidratação grave, hipovolemia ou hipotensão.

O uso prolongado ou em doses elevadas da furosemida pode ocasionar resistência diurética. Aparentemente, essa condição ocorre por três mecanismos: retenção rebote de sódio, ativação do SRAA e estimulação simpática. Sugere-se que o gatilho para a resistência diurética à furosemida seja devido à intensa redução do fluxo sanguíneo renal e perda acentuada de sódio, ocasionado pelo uso do próprio diurético. Com isso acaba por ativar esses mecanismos compensatórios.

Com a ativação do SRAA, a aldosterona e a angiotensina II contribuem para congestão e hipertensão por causar, novamente, retenção de sódio e vasoconstrição, respectivamente. Além disso, o SRAA também estimula o sistema nervoso simpático, que se encarrega de promover mais vasoconstrição, com elevação da pressão arterial sistêmica e mais prejuízo ao fluxo sanguíneo renal. Além disso, ocorre a hipertrofia do néfron em resposta ao aumento de soluto para segmentos distais, aumento da expressão do cotransportador $Na^+/2Cl^-$ localizado no túbulo contorcido distal, reabsorvendo, assim, mais sódio. Até que ocorra a diminuição da responsividade renal ao diurético, ou seja, deixa de ser observado a natriurese, não há mais eficácia do medicamento na redução do acúmulo de líquidos corporais, sendo necessário o aumento da dose ou troca da via de administração para manter a eficácia ou, ainda, pode-se tentar a substituição da furosemida pela torasemida, que apesar de pertencer à mesma classe, tem estrutura química distinta, compartilhando, em parte, uma semelhança com os diuréticos tiazídicos.

Torasemida

A torasemida é um diurético de alça de uso oral licenciado para o tratamento da insuficiência cardíaca congestiva (ICC) em cães. Ainda que haja poucos estudos demonstrando alguma eficácia terapêutica em gatos portadores de ICC secundária à cardiomiopatia hipertrófica, esse interesse terapêutico, entretanto, precisa ser confirmado por mais estudos clínicos prospectivos e análises farmacocinéticas na espécie.

Farmacocinética

A torasemida, embora de custo maior, tem como vantagens sobre a furosemida a administração 1 vez/dia em cães, com alta biodisponibilidade consistente por via oral, tanto em jejum como com alimentação, chegando a 98% na presença de alimentos no estômago, contra 77% com a furosemida nas mesmas condições. Além disso, a torasemida tem maior duração de ação e efeito diurético mais potente, isto é, maior diurese com menor dose. Em cães, após uma única dose intravenosa de 0,1 mg/kg, a meia-vida é de 7 h, com efeito diurético de pico médio entre 2 e 4 h após a administração oral, com duração de aproximadamente 12 h em cães e gatos, sob condições experimentais.

Com base em um estudo de modelagem farmacodinâmica realizado em cães saudáveis, nas doses de torasemida de 0,1 e 0,6 mg/kg, uma dose única de torasemida teve aproximadamente 20 vezes o efeito diurético de uma única dose de furosemida em 24 h. Porém, a dose inicial preconizada é de 0,2 mg/kg.

Atualmente, a torasemida não tem aprovação e nem formulação para uso em equinos no Brasil, mas estudos farmacocinéticos, utilizando este medicamento em cavalos, por via oral, na dose de 4 mg/kg/dia, demonstraram sucesso no alcance de concentrações terapêuticas no sangue, com indução de diurese clinicamente relevante, diminuição significativa da pressão arterial média, mas com azotemia pré-renal moderada e detecção de alterações significativas nas variáveis bioquímicas, as quais incluíram hiponatremia, hipopotassemia, hipocloremia e aumento da concentração de creatinina sérica, não muito diferente do que pode ocorrer com a furosemida, aprovada para uso nesta espécie.

Vale ressaltar que animais que se apresentam em crise aguda em situações graves, como edema pulmonar, derrame pleural cardiogênico e/ou ascite, exigindo, portanto, tratamento de emergência, o uso de diuréticos injetáveis deve ser considerado antes de iniciar o tratamento oral.

Em relação à biotransformação, a torasemida produz dois metabólitos (um desalquilado e outro hidroxilado), os quais também foram identificados na urina de cães saudáveis. O medicamento original é biotransformado por enzimas da família citocromo P450 hepático (CYP3A4, CYP2E1 E CYP2C9). A excreção dos metabólitos, bem como uma fração inalterada do medicamento (61 a 70%) se dá via urinária por transporte ativo no túbulo proximal, uma vez que a filtração da torasemida é limitada devido a sua extensa ligação às proteínas plasmáticas em cães (98,4%).

Efeitos indesejáveis e contraindicações

Como diurético de alça, as alterações observadas mais importantes da torasemida são: hiponatremia, hipocloremia, hipopotassemia, hipomagnessemia, alcalose metabólica, devido ao aumento da concentração de bicarbonato no sangue, e hiperuricemia, ou seja, efeitos semelhantes aos da furosemida. Ocorre, ainda, hipocalcemia, embora com base em dados experimentais em cães com insuficiência cardíaca congestiva (ICC) tenha sido verificado menor perda de potássio quando comparada à furosemida; entretanto, esta informação não é um consenso entre outras pesquisas experimentais realizadas com a torasemida em cães, em que essa diferença não foi detectada.

O uso de torasemida não é recomendado durante a gestação, lactação e em animais reprodutores, enquanto a furosemida é recomendada com cautela durante a gestação e a lactação, pois é excretada no leite.

A torasemida não é recomendada para pacientes com insuficiência renal, desidratação grave, hipotensão, hipovolemia e em associação com outros diuréticos de alça. São observados com frequência, hemoconcentração, poliúria e polidpsia.

Administração concomitante de torasemida com outros medicamentos biotransformados pelo citocromo P450 3A4 (CYP3A4) (como, p. ex., enalapril, doxiciclina, ciclosporina) pode ocasionar toxicidade devido ao seu acúmulo no organismo pela redução de sua biotransformação.

Durante a adição de torasemida ou transição de um diurético para ela, a função renal deve ser monitorada cuidadosamente. A transição ainda requer protocolos adequados, notadamente quando se tratar de cães idosos e que fazem polifarmacoterapia. Alguns clínicos recomendam realizar a substituição quando a dose de furosemida excede 6 a 8 mg/kg, 1 vez/dia, frente à ausência de redução de sinais clínicos esperados.

Pacientes em tratamento com diuréticos de alça devem ter sua função renal e concentração sérica de eletrólitos avaliadas nas primeiras 24 a 48 h, ao passo que uma vez estabilizados e em tratamento crônico devem ter seus níveis séricos de sódio, potássio, ureia e creatinina monitorados a cada 2 ou 3 meses ou em intervalos muito regulares, de acordo com a avaliação risco-benefício realizada pelo médico-veterinário responsável.

Diuréticos tiazídicos

São considerados diuréticos de potência média e por esta razão exibem maior eficácia quando são associados a outros diuréticos, ou no caso de tratamento de sinais congestivos relacionados a ICC associados a anti-hipertensivos inibidores da enzima conversora de aldosterona (ECA) ou bloqueadores de canais de cálcio, mas não no tratamento emergencial. Os principais representantes deste grupo são: clorotiazida, hidroclorotiazida e triclorometiazida.

Mecanismo de ação

Os diuréticos tiazídicos inibem entre 5 e 10% a reabsorção de sódio, cloro e potássio por bloquearem o cotransporte de sódio e cloreto no túbulo contorcido distal (Figura 27.6). Com isso, o sódio vai ser eliminado na urina e, como resultado, atrair mais água e aumentar o volume urinário. Como os tiazídicos atuam em um local diferente do túbulo renal do que outros diuréticos, eles podem ser combinados com um diurético de alça ou um diurético poupador de potássio para o tratamento da retenção de líquidos refratária.

Farmacocinética

Os tiazídicos são administrados por via oral. A hidroclorotiazida é a representante do grupo mais utilizada em cães e gatos, sendo a dose recomendada para cães entre 2 e 4 mg/kg e para gatos entre 1 e 2 mg/kg, ambos em intervalos de 12 a 72 h.

Todos os tiazídicos são eliminados na urina, principalmente por secreção tubular competindo com o ácido úrico pelo transportador responsável pela secreção de ânions.

Efeitos indesejáveis e contraindicações

As alterações que os tiazídicos exercem sobre o balanço de Na^+, K^+, H^+ e Mg^{2+} são qualitativamente semelhantes às dos diuréticos de alça, mas de menor magnitude. Em contraste com os diuréticos de alça, entretanto, os tiazídicos reduzem a eliminação de Ca^{2+} e do ácido úrico, portanto não devem ser utilizados em animais hipercalcêmicos e em hiperuricemia. Não devem ser administrados em animais azotêmicos, pois diminuem o fluxo sanguíneo renal.

Os efeitos adversos são distúrbios do equilíbrio de eletrólitos e fluidos, destaque para alcalose hipoclorêmica e azotemia pré-renal, sobretudo quando associados aos diuréticos de alça.

Os tiazídicos podem ocasionar também hiperglicemia e, apesar de raro, em animais podem provocar reações de hipersensibilidade.

Diuréticos poupadores de potássio

Os diuréticos poupadores de potássio são considerados diuréticos fracos; os principais representantes do grupo são a amilorida, o trianiereno e a espironolactona, sendo este último o mais empregado na prática médica veterinária.

Os diuréticos desta classe atuam principalmente nos túbulos e ductos coletores e por isso apresentam baixa potência diurética, pois o bloqueio na reabsorção de sódio nestes locais é menor que 5%.

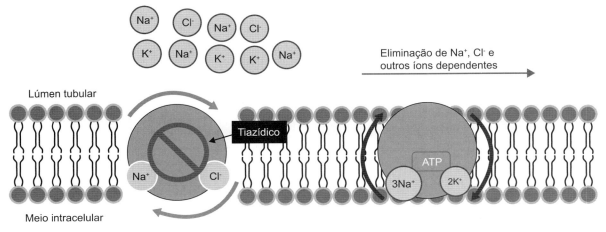

FIGURA 27.6 Mecanismo de ação dos diuréticos tiazídicos.

Mecanismo de ação

Embora com o mesmo propósito de reduzir a eliminação de potássio, os diuréticos deste grupo exibem modos de ação diferentes. Embora tenha fraco efeito diurético, a espironolactona bloqueia a ação da aldosterona, mesmo em doses baixas, causando bloqueio mais amplo do SRAA quando associado ao inibidor da ECA. A ação antagonista do receptor de aldosterona promovida pela espironolactona faz com que os canais de sódio regulados por este hormônio deixem de reabsorver sódio e secretar potássio e hidrogênio, ao mesmo tempo que a cascata do SRAA é bloqueada (Figura 27.7).

Já a amilorida e o triantereno são bloqueadores diretos dos canais de sódio, diminuindo, então, o sódio disponível para a bomba de $Na^+/K^+/ATPase$ localizada na membrana basolateral do ductor coletor, o que, por consequência, diminui a perda de K^+ (Figura 27.7).

Os diuréticos poupadores de potássio são comumente usados em associação com outros diuréticos não poupadores, como a furosemida ou os diuréticos tiazídicos. Tem se mostrado seguro quando usados em baixas doses, com terapia concomitante com inibidores da ECA, inclusive são comercializados em produtos de uso veterinário, já em associação a inibidores da ECA. Por outro lado, deve-se atentar para o risco de hiperpotassemia com o uso prolongado desta classe de diuréticos.

Espironolactona

Farmacocinética

Administrada por via oral, a espironolactona é bem absorvida, especialmente se administrada com alimentos. O início de ação da espironolactona é lento, portanto não é um diurético de emergência. Após a absorção, é altamente ligada às proteínas plasmáticas (> 90%), o que contribui para que o seu efeito máximo ocorra somente após 2 a 3 dias de uso, embora os efeitos possam ser mais longos em animais com doença renal ou hepática, uma vez que a biotransformação é hepática e a excreção se dá principalmente pelos rins. A espironolactona é extensamente biotransformada no fígado, gerando seu principal metabólito ativo, a canrenona, uma substância com ação antiandrogênica, progestagênica e antimineralocorticoide, que mantém, desse modo, a excreção de sódio e a inibição da excreção de potássio.

Efeitos indesejáveis e contraindicações

Embora as propriedades antiadrogênica e progestagênica da espironolactona sejam consideradas fracas, podem ser responsáveis por ocasionar efeitos endócrinos indesejáveis, como o desenvolvimento de ginecomastia em machos. Doses mais altas de espironolactona podem causar perda de apetite, vômitos ou diarreia. Entretanto, os efeitos adversos mais comuns são devido à desidratação e desequilíbrios eletrolíticos, especialmente a hiperpotassemia, mas esses efeitos costumam desaparecer com a descontinuação do uso do diurético.

Devido a este potencial de causar hiperpotassemia, deve-se monitorar mais ainda as concentrações séricas do potássio, quando a espironolactona estiver sendo administrada ao mesmo tempo como outros medicamentos que elevem o potássio, tais como os inibidores da ECA e adrenolíticos, pois predispõe mais facilmente à hiperpotassemia. Não se recomenda o seu uso em conjunto com suplementos de potássio.

Exige-se cautela de uso da espironolactona em animais em tratamento com digitálicos, pois podem elevar a meia-vida destes, bem como pode aumentar os efeitos de bloqueadores neuromusculares. Analgésicos a base de salicilatos diminuem o efeito diurético da espironolactona. Não se recomenda utilizar em animais com níveis elevados de potássio, portadores de doença de Addison, insuficiência renal aguda ou doença renal grave, ou doença hepática e diabetes não controlada.

A espironolactona pode causar acidose metabólica e azotemia, por isso recomenda-se mensurar os eletrólitos sanguíneos e avaliar a função renal (como ureia nitrogenada no sangue – *blood urea nitrogen*/BUN –, creatina) antes do animal iniciar esta medicação, bem como 1 a 2 semanas após o início. E, como todo uso prolongado de diuréticos,

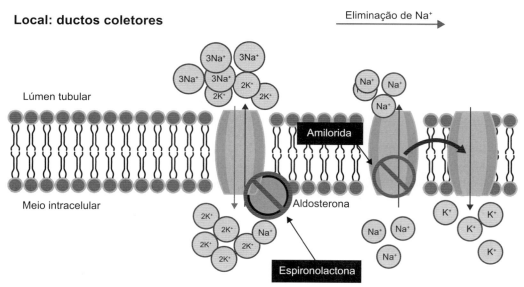

FIGURA 27.7 Mecanismo de ação dos diuréticos poupadores de potássio.

após o início. E, como todo uso prolongado de diuréticos, é importante monitorar a hidratação, peso, edema e pressão arterial dos animais tratados.

Deve-se ter cautela ou evitar o uso de espironolactona em animais reprodutores, pois reduz os hormônios masculinos. Já em fêmeas, pode alterar o ciclo estral, e no caso das prenhes ou lactantes, atentar para o fato de que este diurético atravessa a barreira placentária e já foi encontrado no leite; sendo assim, para estes animais só deve ser usado quando os benefícios superarem os riscos.

Recomenda-se monitorar a pressão arterial, o peso, a glicemia, a hidratação e os eletrólitos séricos durante a terapia diurética.

O Quadro 27.1 apresenta alguns diuréticos e os respectivos produtos de uso veterinário disponíveis no mercado nacional.

QUADRO 27.1
Alguns diuréticos e produtos de uso veterinário disponíveis no mercado nacional.

Diurético	Produto de uso veterinário	Cão	Gato	Equino	Bovino
Furosemida	Furolisin®: comprimidos de 10, 20, 40 e 80 mg	1 a 6 mg/kg, VO	1 a 4 m/kg, VO		
	Zalix®, Diurax®: solução injetável de 50 mg/mℓ			0,5 a 1 mg/kg, vias SC, IM ou IV	0,5 a 1 mg/kg, vias SC, IM ou IV
	Semidin®: solução injetável de 10 mg/mℓ			1 mg/kg, vias IM ou IV	1 mg/kg, vias IM ou IV
Torasemida	Torzemin®: comprimidos de 2, 4 e 8 mg	0,2 mg/kg, VO			
	UpCard®: comprimidos de 0,75 e 3 mg	0,1 a 0,6 mg/kg, VO			
Espironolactona + benazepril	Cardalis®: comprimidos de 2,5 mg/20 mg	½ comprimido/cão de 2,5 a 5 kg, VO			
	Cardalis®: comprimidos de 5 mg/40 mg	½ comprimido/cão de 5 a 10 kg, VO			
Triclormetiazida + dexametasona	Naquasone®: solução injetável de 10 mg + 0,5 mg/mℓ				10 a 20 mℓ/animal, IM

*Espécie-alvo e dose, conforme indicação do fabricante. VO: via oral; IM: intramuscular; IV: intravenosa; SC: subcutânea.

BIBLIOGRAFIA

AGNE, G.F. et al. Pharmacokinetic and pharmacodynamic properties of orally administered torsemide in healthy horses. The Journal of Veterinary Medical Science, v. 32, n. 4, p. 1428-1435, 2018.

AMES de, M.K.; ATKINS, C.E. Beyond furosemide: the role of diuretics in congestive heart failure part 1: Torsemide. *Practical techniques from the NAVC institute*, p. 99 -106, 2016.

BERMAN, H.M. et al. The Protein Data Bank. *Nucleic acids research*, v. 28, n. 1, p. 42-235, 2000.

BLYTHE, L.L. et al. Pharmacokinetic disposition of dimethyl sulfoxide administered intravenously to horses. *American Journal of Veterinary Research*, v. 47, n. 08, p. 1739-1743, 1986.

CLABOTS, M.F.; GAILLARD, E.; MARCEL, A. Acute kidney injury, seizures, and hypertonic hyponatremia secondary to mannitol intoxication in a dog. v. 29, p. 680-685, 2019.

HUANG, X. et al. Everything we always wanted to know about furosemide but were afraid to Ask. *Am J Physiol Renal Physiol*, 310 p. 958-971, 2016.

KLEMENS, C.A.; STARUSCHENKO, A. American Journal of Physiology-Renal Physiology Collections: Hypertension. *Am J Physiol Renal Physiol*, v. 1;n. 319 (6), p. 1001-1002, 2020.

KOH, S.K. et a.l. Pharmacokinetics and diuretic effect of furosemide after single intravenous, oral tablet, and newly developed oral disintegrating film administration in healthy beagle dogs. *BMC Veterinary Research*. 17:295, p. 1-11, 2021.

MORO, M.G. et al. Cyclooxygenase biology in renal function – literature review. Revista Colombiana de Nefrologia, v. 4, n. 1, p. 27-37, 2017.

OGOBUIRO, I,; TUMA, F. Physiology Renal. In: *StatPearls* [Internet]. Treasure Island (FL): StatPearls Publishing; 2021.

PELLIGAND, L. et al. Population Pharmacokinetics and Pharmacodynamics Modeling of Torasemide and Furosemide After Oral Repeated Administration in Healthy Dogs. *Frontiers in Veterinary Science*, v. 7, p. 151, 2020.

POISSONNIER. et al. Tolerance of torasemide in cats with congestive heart failure: a retrospective study on 21 cases (2016-2019). *BMC Veterinary Research* 16, 339, p. 1-11, 2020.

UECHI, M. et al. The effects of the loop diuretics furosemide and torasemide on diuresis in dogs and cats. *The Journal of Veterinary Medical Science*, v. 65, n. 10, p. 61-1057, 2003.

VARDANYAN, R.; HRUBY., V. Chapter 21 Diuretics. Synthesis of Best-Seller Drugs. *Academic Press*, Arizona, USA. p. 317-327, 2016.

YAMATO, R.J. O uso de diuréticos na insuficiência cardíaca congestiva de cães e gatos. *Veterinary & Science*, 55, p. 22-29, 2019.

Seção 8

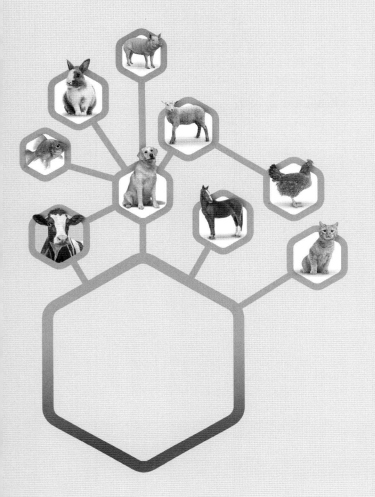

Sistema Respiratório

28 Medicamentos com Ação no Sistema Respiratório, 395

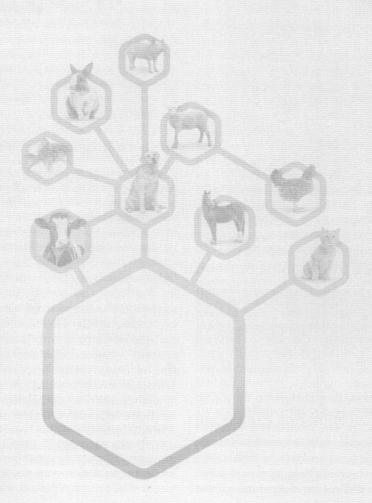

28

Medicamentos com Ação no Sistema Respiratório

Silvana Lima Górniak

- Introdução, *395*
- Expectorantes, *395*
- Antitussígenos, *397*
- Broncodilatadores, *398*
- Anticolinérgicos, *400*
- Descongestionantes, *400*
- Outros medicamentos utilizados no tratamento de afecções do sistema respiratório, *401*
- Estimulantes respiratórios, *402*
- Bibliografia, *403*

INTRODUÇÃO

As doenças relacionadas com o sistema respiratório são, sem dúvida, de alta incidência na clínica veterinária, merecendo grande atenção em relação ao uso de medicamentos apropriados nesta situação. As afecções do sistema respiratório têm variada etiologia, podendo ser de origem infecciosa, parasitária, alérgica ou multifatorial. É fundamental, para o pleno êxito neste tratamento, o diagnóstico correto para combate ao agente agressor. Portanto, somente após a identificação da causa e o início do tratamento específico (*i. e.*, quimioterápicos, antibióticos etc.), indica-se o uso de medicamentos que aliviarão o desconforto respiratório, melhorando a troca gasosa e, consequentemente, promovendo o bem-estar do paciente.

Neste capítulo, serão abordados medicamentos adjuntos ou sintomáticos, os quais são associados à terapia específica. Entre os medicamentos utilizados com a finalidade de promover o alívio dos sintomas, incluem-se os **expectorantes**, os **antitussígenos** ou **béquicos**, os **broncodilatadores**, os **descongestionantes** (anti-histamínicos e agonistas α_1-adrenérgicos) e os **anti-inflamatórios**.

Outros medicamentos utilizados no tratamento de afecções do sistema respiratório são os **estimulantes respiratórios** ou **analépticos**, empregados quando há acentuada depressão respiratória, como pode ocorrer, por exemplo, durante a anestesia.

EXPECTORANTES

Para melhor compreensão dos efeitos dos expectorantes, há necessidade de conhecer o funcionamento do sistema mucociliar. Este sistema é de fundamental importância no processo de defesa dos pulmões. Assim, o ar, após penetrar no sistema respiratório superior (o qual é delimitado pela borda inferior da cartilagem cricoide), alcança a traqueia, já filtrado e umidificado. Na porção inferior existem importantes sistemas de defesa, dos quais salientam-se o sistema mucociliar e o reflexo da tosse.

O sistema mucociliar é responsável pela movimentação de fluidos (muco), os quais são produzidos pelas células caliciformes e pelas glândulas brônquicas. Diariamente, é produzida uma determinada quantidade de muco que, em condições normais, contém aproximadamente 95% de água, sendo os 5% restantes compostos de carboidratos, lipídios, material inorgânico, imunoglobulinas, enzimas e outras proteínas. Este muco é empurrado para a glote por meio dos movimentos extremamente rápidos e sincrônicos dos cílios. Durante esse trajeto, grande parte do muco é absorvida pela mucosa, chegando apenas aproximadamente 10% à glote, quantidade esta que é deglutida.

Em condições patológicas, há secreção excessiva de muco, além de este se apresentar mais viscoso, pois ocorre mudança na proporção de água e outros elementos, com aumento principalmente de mucopolissacarídeos e proteínas. Este muco espesso é, então, denominado catarro ou esputo. A redução na viscosidade das secreções é de extremo interesse para o paciente, pois só assim haverá eliminação eficiente, e é com esta finalidade que se utilizam os expectorantes; portanto, os expectorantes são empregados com o objetivo de aumentar a quantidade de catarro e diminuir a viscosidade das secreções, promovendo, consequentemente, a remoção destas da árvore respiratória. Estes medicamentos podem ser classificados em três categorias: **expectorantes reflexos, expectorantes mucolíticos e expectorantes inalantes**.

Expectorantes reflexos

Estes expectorantes atuam por meio de estimulação de terminações nervosas vagais, na faringe, no esôfago e até mesmo na mucosa gástrica, levando ao aumento da produção de muco pelas células, em particular da mucosa respiratória. Neste sentido, sabe-se que a ingestão de substâncias nauseantes promove o aumento das secreções salivar, nasal, lacrimal e, por contiguidade, da traqueobrônquica; esta propriedade é a base para a utilização de alguns medicamentos, como o iodeto de potássio, a guaifenesina e a ipecacuanha.

Iodeto de potássio

Após a administração oral do iodeto de potássio (Iodetoss®; Iodoflux®; Iopotoss®) e sua associação (Iodepol® Lasa®)[1], há uma latência para o aparecimento do efeito de aproximadamente 15 a 30 min, dependendo da espécie animal e da repleção gástrica. A duração do efeito é de, no máximo, 6 h. O iodeto de potássio é um expectorante salino, que tem a capacidade de aumentar as secreções em até 150%.

O principal efeito indesejável do uso deste medicamento é a ocorrência de náuseas e vômitos, já que o iodeto de potássio produz irritação gástrica. O uso continuado por 3 semanas ou mais de iodeto de potássio poderá causar hipotireoidismo com consequente depressão da função da glândula tireoide. Além disso, pode-se ainda verificar aumento das glândulas parótidas e submaxilares. Deve-se evitar o uso deste expectorante durante a prenhez, já que o iodeto de potássio atravessa a barreira placentária, podendo produzir disfunção da tireoide fetal. Também não recomenda-se a administração deste medicamento em animais lactantes.

Guaifenesina

A guaifenesina, também conhecida como guaiacolato de glicerila (Asmatoss®, Bromax®, Broncofenil®, Glicotosse®, Frenotosse®, Glyteol®, guaifenesina – genéricos, Xarope Vick®, Xarope Vick Mel®) e suas associações (Aeroflux®, Broncocilin®[2], Bronquitoss®, Bricanyl Composto®[3]) são derivados da degradação da lignina, polímero não hidrocarboneto, presente na madeira. Este medicamento, além de ser um potente relaxante muscular de ação central (para detalhes, ver *Capítulo 17*), é também empregado como expectorante.

A guaifenesina é absorvida pelo trato gastrintestinal, onde parece atuar como irritante idêntico aos iodetos. Pouco se sabe sobre sua farmacocinética; entretanto, acredita-se que este medicamento já comece a atuar logo após sua absorção, com duração de efeito de aproximadamente 4 a 6 h.

O uso de guaifenesina em pacientes com distúrbios de coagulação ou com úlceras no trato gastrintestinal não é indicado, já que este medicamento produz diminuição da adesividade plaquetária. Como esta substância é um derivado do creosato, não é indicado o seu uso em gatos.

Ipeca

A ipeca ou ipecacuanha é obtida da raiz ou rizoma seco da planta *Cephaelis ipecacuanha* (Xarope Creosotado®), podendo também ser encontrada em outros vários produtos, associada a diversas plantas medicinais. A estimulação das terminações nervosas vagais ocorre por meio de um princípio ativo denominado emetina, um alcaloide com potente atividade emética, sendo, ainda hoje, utilizado com esta finalidade (ver *Capítulo 34*). Em doses baixas, a ipecacuanha é um expectorante reflexo, atuando por várias horas.

Devido ao potente efeito emético do alcaloide, verifica-se normalmente êmese nas espécies animais que vomitam, além de diarreia. Não se recomenda o uso de expectorantes à base deste alcaloide em animais cardíacos e/ou idosos, pois a emetina pode produzir hipotensão, taquicardia e alterações eletrocardiográficas. Devido a esses efeitos colaterais, as formulações contendo ipeca têm sido cada vez menos empregadas.

Expectorantes mucolíticos

Estes medicamentos são assim denominados porque produzem diminuição da viscosidade das secreções pulmonares, facilitando, consequentemente, a sua eliminação. Estes expectorantes têm uso relativamente recente em Medicina Veterinária, sendo os seus principais representantes a bromexina e a N-acetilcisteína.

Bromexina

A bromexina (Bromesol®vet, Bromespect®vet, Fluibron®vet, Beneflux®, Bequidex®, Bisolphar®, Bisolvon®, Bispect®, Bissuran®, Bontoss®, Broncotoss®, Bronxina®, Clarus®, cloridrato de bromexina – genéricos) é um derivado sintético da molécula vasicina, um alcaloide presente na planta *Adhatoda vasica*. Não se conhece o mecanismo de ação desta substância; entretanto, sugere-se que a bromexina aumente a função lisossômica e as enzimas lisossômicas hidrolisem as fibras de mucopolissacarídeos do catarro, reduzindo a sua viscosidade. Outros efeitos descritos para este expectorante são o aumento de imunoglobulinas no muco e efeito broncodilatador.

Existem poucos dados a respeito dos efeitos benéficos e colaterais da bromexina nas diferentes espécies de animais domésticos. Estudos conduzidos em seres humanos com bronquite crônica revelam que a administração deste expectorante produz diminuição da viscosidade e aumento de volume do esputo. Tampouco se sabe sobre os efeitos

---

[1] Associação de iodeto de potássio + guaifenesina.
[2] Associação de guaifenesina + salbutamol.
[3] Associação de guaifenesina + terbutalina.

colaterais deste medicamento nos animais. Em seres humanos relatam-se náuseas.

O produto comercial pode também ser encontrado em associação com antimicrobianos, tais como oxitetraciclina, amoxicilina e cefaloridina. A dose de bromexina indicada para cães é de 1 mg/kg; para equinos é de 0,25 a 1 mg/kg; e para bovinos, de 0,2 a 0,5 mg/kg, tanto por via intramuscular como oral.

Existe ainda, a **dembrexina** (Sputolysin®vet, não disponível no país), metabólito ativo da bromexina, que vem sendo utilizado principalmente na clínica de equinos. Propõe-se que este expectorante atue no nível das células serosas das mucosas nasal, traqueal e brônquica e das células alveolares tipo II, aumentando a produção de surfactante. Tem-se relatado aumento na concentração de antibióticos em secreções pulmonares de animais tratados com este expectorante. A dose indicada para equinos é de 0,3 a 0,5 mg/kg, por via oral ou intravenosa.

N-acetilcisteína

A N-acetilcisteína (Bromuc®, Cetilplex®, Cisteil®, Flucistein®, Fluicis®, Fluimucil®, Mucocetil®, Mucolator®, Nac®, Pneumucil® e acetilcisteína – genéricos) tem ação mucolítica, em virtude do grupamento tiólico livre, o qual interage com as pontes dissulfídricas das mucoproteínas, bem como com aquelas do DNA, integrantes do catarro. Essas ligações promovem alterações na composição do muco, tornando-o menos viscoso. Sua ação mucolítica mais intensa ocorre em pH de 7 e 9. Quando administrada por inalação, o início do efeito ocorre dentro de 1 min; quando instilada, seu efeito é imediato. O uso deste medicamento em Medicina Veterinária se faz tanto por via oral como, principalmente, por inalação e aerossol, utilizando-se a concentração de N-acetilcisteína a 20%, normalmente associada à isoprenalina. A isoprenalina é um agonista beta-adrenérgico utilizado com a finalidade de evitar o broncospasmo, efeito que normalmente é produzido pela N-acetilcisteína. A acetilcisteína pode também ser encontrada comercialmente associada ao cloreto de benzalcônio (Fluimucil® solução nasal) ou ao sulfato de tuaminoeptano e fludrocortisona (Rinofluimucil®).

A N-acetilcisteína pode ser encontrada também sob as formas de pó e de xarope, para administração oral, sendo possível a adequação de sua dose para as diferentes espécies animais; porém, há necessidade de realizar estudos clínicos nas diferentes espécies animais. Como a N-acetilcisteína é biotransformada em compostos que contêm enxofre, deve-se utilizar com precaução este medicamento em animais hepatopatas. Este mucocinético promove a inativação de antibióticos do grupo das penicilinas, as tetraciclinas e o peróxido de hidrogênio; portanto, estes medicamentos, quando usados sob a forma de aerossol, não devem ser utilizados junto com a N-acetilcisteína.

Expectorantes inalantes

Estes medicamentos têm emprego limitado em Medicina Veterinária, uma vez que a administração de expectorantes por inalação requer o uso de aparelhos para a produção de vapores. Além disso, há necessidade do uso de máscaras e/ou um local apropriado para o confinamento do animal, o que produz, muitas vezes, inquietação deste. Deve-se ainda considerar que, em geral, os animais se ressentem, no início da administração, do forte odor do expectorante vaporizado. Entre os expectorantes mais utilizados estão a benzoína, uma resina aromática, e o óleo de eucalipto.

A nebulização de solução fisiológica de NaCl a 0,9% tem também sido empregada com a finalidade de fluidificar o catarro, promovendo, consequentemente, a diminuição da viscosidade. Neste procedimento, deve-se usar um nebulizador que libere partículas de até no máximo 5 μm de diâmetro, para que estas penetrem nos bronquíolos menores.

O dióxido de carbono é outro expectorante utilizado por inalação. Este gás é empregado principalmente quando houver necessidade de remover secreções na parte inferior do sistema respiratório. O dióxido de carbono causa hiperemia da mucosa dos bronquíolos, produzindo secreções menos viscosas, facilitando assim a sua eliminação; além disso, este agente produz movimentos respiratórios mais profundos e ativos, auxiliando a excreção do catarro. Normalmente, emprega-se o dióxido de carbono em concentração a 5%.

ANTITUSSÍGENOS

Além do sistema mucociliar, existe ainda o reflexo da tosse, o qual desempenha também a função de defesa e limpeza; é um reflexo fisiológico que protege a árvore respiratória, eliminando secreções exageradas ou substâncias irritantes e, portanto, em geral não deve ser abolido. Assim, se a tosse for produtiva, isto é, se seu aparecimento tiver por finalidade favorecer a eliminação das secreções, limpando as vias respiratórias, esta não deverá ser suprimida. Por outro lado, quando a tosse se apresentar crônica, contínua e não produtiva, deve-se procurar eliminá-la, a fim de que este processo não promova o aparecimento de alterações crônicas no parênquima respiratório, como o enfisema e a fibrose. A tosse pode promover ainda efeitos indesejáveis no sistema circulatório, reduzindo o fluxo cardíaco e acarretando, consequentemente, diminuição do débito cardíaco.

Considerações sobre o reflexo da tosse

A tosse é um reflexo involuntário, que poderá ser suprimido ou iniciado voluntariamente. As vias neurais envolvidas neste reflexo são bastante complexas e envolvem receptores sensoriais de fibras nervosas que vão de células epiteliais até a árvore traqueobrônquica, no nível da laringe até os bronquíolos. Estes receptores, denominados **receptores irritantes**, que respondem a estímulos químicos e físicos, são particularmente numerosos na traqueia e nos brônquios, especialmente em volta do hilo pulmonar e bifurcação do brônquio. As fibras mielinizadas aferentes desses receptores chegam ao centro da tosse na bulbota, de onde fibras eferentes partem, indo suprir os músculos da laringe, árvore traqueobrônquica, bem como os músculos intercostais e abdominais. É importante também a participação do sistema nervoso autônomo. Assim, o sistema nervoso autônomo parassimpático, que libera acetilcolina, é o responsável pela manutenção do tônus basal das vias respiratórias (portanto, a estimulação do vago provoca broncoconstrição); por outro lado, a norepinefrina liberada pelo sistema nervoso autônomo simpático produz broncodilatação, por meio da ativação de receptores beta-adrenérgicos.

Os receptores irritantes são estimulados por deformação mecânica, como, por exemplo, na broncoconstrição. Assim, propõe-se que, embora possa haver outros fatores responsáveis pela deflagração da tosse, a broncoconstrição é o estímulo primário para seu início. Portanto, a liberação de substâncias broncoconstritoras, como acetilcolina, histamina, serotonina, leucotrienos, prostaglandina, entre outras, pode desencadear o reflexo da tosse.

Medicamentos antitussígenos (béquicos)

De maneira geral, os béquicos não são usados isoladamente, sendo com frequência incorporados a preparações que contêm expectorantes mucolíticos e substâncias demulcentes (xaropes). Deve-se ainda lembrar que muitos dos antitussígenos disponíveis no comércio são inapropriados, apresentando, muitas vezes, incompatibilidade nas associações. O objetivo primário, quando da terapia antitussígena, é promover a diminuição tanto da gravidade quanto da frequência da tosse, mas sem comprometer a defesa promovida pelo sistema mucociliar. Deve-se, ainda, sempre que se for utilizar esta terapia, procurar a causa da tosse para que possa ser realizado o tratamento adequado. Portanto, os antitussígenos sempre deverão ser medicamentos coadjuvantes no tratamento de afecções no sistema respiratório.

A ação dos antitussígenos ocorre no sistema nervoso central (SNC), onde estes medicamentos inibem as respostas do centro da tosse aos estímulos que lá chegam. Os antitussígenos que atuam neste nível são os **agentes narcóticos**, como a codeína e o butorfanol, e os agentes **não narcóticos** como o dextrometorfano e a noscapina.

Os medicamentos antitussígenos de ação central não devem ser associados aos expectorantes, nem ser utilizados em pacientes com secreção abundante, pois esta secreção poderá acumular-se no sistema respiratório, promovendo asfixia.

Antitussígenos narcóticos

A comercialização dos antitussígenos narcóticos está sujeita a notificação de receita ou receita de controle especial (para detalhes, ver *Capítulo 2*), em função do seu potencial para causar abuso/dependência em seres humanos. A maioria dos hipnoanalgésicos tem propriedades antitussígenas (ver *Capítulo 18*). Entretanto, somente alguns deles, como a codeína, a hidrocodona e o butorfanol, vêm sendo empregados como béquicos, pois estes opioides apresentam menor risco de dependência; além disto, são também efetivos por via oral. Deve ser destacado também que estes medicamentos, como possuem potente efeito analgésico, podem mascarar um processo doloroso associado à afecção do sistema respiratório, ou a outra afecção concomitante, prejudicando o tratamento.

A codeína, ou metilmorfina (Belacodid®, Codaten®, Codex®, Paco®, Tylex®, Vicodil®, paracetamol + fosfato de codeína-genéricos),[4] um derivado fenantrênico do ópio, é um potente antitussígeno e um analgésico de ação moderada.

A administração se faz principalmente por via oral, sendo rapidamente absorvida; no entanto, em cães, a absorção de codeína é baixa e irregular. Os efeitos duram aproximadamente 3 a 4 h. A dose de codeína indicada é de 1 a 2 mg/kg. Os efeitos colaterais indesejáveis mais frequentes são vômitos, constipação intestinal, sonolência (em cães), ou excitação (como ocorre em felinos e equinos).

A hidrocodona (Codofen®: associação de hidrocodona + paracetamol), também derivado fenantrênico do ópio, é um antitussígeno mais potente do que a codeína, causando menor depressão respiratória. Este opioide é utilizado principalmente em cães, sendo a dose indicada para esta espécie animal de 0,25 mg/kg, por via oral, a cada 6 a 12 h. Em felinos, a dose pode variar de 2,5 a 5 mg/animal, a cada 8 a 12 h, devendo ser usado com precaução nesta espécie animal. Além disso, como aqui no Brasil as formulações como antitussígeno que contenham hidrocodona vêm associadas ao paracetamol, esse medicamento não deve ser empregado em felinos. Os efeitos colaterais são os mesmos que aqueles descritos para a codeína.

O butorfanol (Torbugesic®) também vem sendo amplamente utilizado em cães, como antitussígeno. O butorfanol tem potência antitussígena 20 vezes maior do que a codeína, permanecendo seus efeitos por um tempo 2 vezes maior do que este último opioide. Outra vantagem do uso do butorfanol é sua potência analgésica, que se calcula seja de 5 a 7 vezes maior do que a da morfina. A dose de butorfanol utilizada com finalidade antitussígena, para cães, é de 0,05 a 0,1 mg/kg, de 2 a 4 vezes/dia, por via subcutânea, seguindo-se o tratamento, mediante administração oral deste antitussígeno na formulação em comprimidos, na dose de 0,5 a 1,1 mg/kg, por 3 a 4 dias, a cada 6 a 12 h.

Antitussígenos não narcóticos

O dextrometorfano (Benalet TSC®, Bisoltussin®, Trimedal Tosse®), também encontrado em associações (Dibendril®, Silencium®, Xarope 44E®)[4] é um opioide sintético não narcótico. A atividade antitussígena deste medicamento é 15 a 20 vezes menor que a do butorfanol e igual à da codeína; no entanto, ao contrário deste último opioide, o dextrometorfano não produz depressão respiratória, efeito analgésico, tontura, narcose ou irritação no trato gastrintestinal. Além disso, não induz dependência. Em seres humanos, é o antitussígeno mais utilizado e seguro que se conhece atualmente. Por outro lado, poucas são as informações sobre o uso do dextrometorfano nas diferentes espécies de animais domésticos; para cães e gatos, preconiza-se a administração deste antitussígeno entre as doses de 0,5 a 2 mg/kg, até 4 vezes/dia, por via oral.

Entre os efeitos colaterais descritos em seres humanos, citam-se ligeira sonolência, tontura, gastralgia e reações cutâneas alérgicas. Em doses elevadas poderá causar depressão respiratória.

▼ BRONCODILATADORES

Os broncodilatadores têm amplo uso em Medicina, preferencialmente no tratamento da fase inicial da asma brônquica. Estes medicamentos são também, com frequência, usados em Medicina Veterinária, para evitar o aparecimento da broncoconstrição, que é parte de uma complexa série

---

[4] Estas especialidades farmacêuticas contêm a codeína em associações. Belacodid Xarope Expectorante®: fosfato de codeína + citrato de fenetilamina + pentetrazol; Codaten®: codeína + diclofenaco sódico; Codex®, Paco®, Tylex®, Vicodil®: codeína + paracetamol.

de eventos que iniciam a tosse. Em Medicina Veterinária, os broncodilatadores são usados principalmente em doenças das vias aéreas, bronquite alérgica e afecções semelhantes, como na denominada "asma" felina; em equinos, na doença pulmonar obstrutiva crônica (DPOC), atualmente denominada obstrução recorrente das vias aéreas, cuja abreviatura é RAO (do inglês *recurrent airway obstruction*) e também na doença inflamatória das vias aéreas (DIVA).

Os broncodilatadores são divididos em três grupos: os agonistas **beta-adrenérgicos**; as **metilxantinas**, principalmente a teofilina; e os **anticolinérgicos**, como a atropina e o glicopirrolato.

Agonistas beta-adrenérgicos

O mecanismo de ação dos agonistas beta-adrenérgicos é discutido detalhadamente no *Capítulo 10*. O uso destes medicamentos em afecções no sistema respiratório se deve basicamente ao efeito broncodilatador, que se faz por ação direta nos receptores beta-adrenérgicos do músculo liso do brônquio; inibição da liberação de serotonina e histamina pelos mastócitos, já que apresenta atividade estabilizadora de membrana do mastócito. Também inibem a liberação de um dos principais mediadores da inflamação, o TNF-α, liberado pelos monócitos; também estimulam os cílios e reduzem a viscosidade do muco.

Embora os agonistas alfa e beta-adrenérgicos, como a epinefrina, ou os agonistas mistos β_1 e β_2-adrenérgicos, como a isoprenalina e a orciprenalina, possam ser usados para obter broncodilatação, deve-se escolher preferencialmente aqueles com ação direta em receptores β_2, uma vez que estes últimos agonistas são livres de efeitos estimulantes cardíacos.

Dentre os agonistas β_2 existentes, o salbutamol, também conhecido como albutamol, pode ser encontrado no comércio como princípio ativo único (Aerotide®, Aerojet®, Aerogold®, Aerolin®, Aerotrat®, Bronconal®, Sulfato de salbutamol – genéricos), ou em associações (Aeroflux Edulito®, Beclotamol®, Clenil Compositum A®, Combivent®),[5] a terbutalina, como princípio ativo único (Adrenyl®, Bricanyl®, Terbutil®), ou em associações com a guaifenesina (Bricanyl®, Expectalina®, Terbutoss® e sulfato de terbutalina + guaifenesina – genéricos) e o clembuterol (Pulmonil®vet, Ventipulmin® vet – disponível no Brasil apenas para uso em equinos), principalmente empregado na clínica de equinos, são os mais utilizados em Medicina Veterinária.

A dose de terbutalina preconizada para cães é de 2,5 mg/cão/dia, por via oral ou subcutânea; para gatos utiliza-se a ¼ da dose recomendada para cães (ou seja, 0,625/felino, por via oral. Em equinos, a dose de terbutalina recomendada é de 0,02 a 0,06 mg/kg/12 h, por via intravenosa, uma vez que a administração oral da terbutalina nessa espécie tem absorção muito pequena.

Em relação ao salbutamol, recomenda-se, para cães, a dose de 0,02 a 0,04 mg/kg, 1 a 3 vezes/dia, por via oral, e, para equinos, 8 μg (microgramas)/equino, 2 vezes/dia, por via oral, ou 2 a 3 μg, por meio de inalação.

---

[5] Estas associações contêm o salbutamol em associações. Aeroflux®, salbutamol + guaifenesina + citrato de sódio; Clenil Compositum A® e Beclotamol®, salbutamol + dipropionato de beclometasona; Combivent®, sulfato de salbutamol + brometo de ipratrópio.

O clembuterol é um agonista β_2-adrenérgico de longa duração, sendo amplamente empregado na RAO, em alergias crônicas, na bronquite e na influenza, em equinos. A dose de clembuterol indicada para equinos é de 0,8 μg/kg/dia, durante 10 dias, por via intravenosa ou oral. Em relação ao uso crônico deste medicamento, trabalhos recentes verificam que em equinos pode produzir vários efeitos adversos, tais como queda de *performance* aeróbica, impacto negativo na *performance* cardíaca, hipertrofia cardíaca. Além disso, em ratos, verificou-se que o uso prolongado do clembuterol pode causar morte súbita. O uso de clembuterol em animais de produção não é permitido em muitos países, já que há relatos de diversos efeitos adversos em seres humanos que ingeriram alimentos com resíduos deste agonista β_2-adrenérgico. Existem outros agonistas de receptores β_2-adrenérgicos, como bambuterol, salmeterol e formoterol; no entanto, até o momento não existem dados disponíveis quanto ao uso destes medicamentos na clínica veterinária.

Embora estes agonistas β_2-adrenérgicos sejam praticamente desprovidos de efeitos tóxicos, em doses terapêuticas, podem-se observar tremores e alteração da pressão arterial, uma vez que os receptores β_2-adrenérgicos são encontrados não só na árvore respiratória, mas também no músculo liso da vasculatura. Além disso, deve-se lembrar que, devido aos efeitos relaxantes na musculatura uterina, estes medicamentos não deverão ser utilizados em fêmeas em fase de parição (o efeito tocolítico dos agonistas β_2-adrenérgicos é descrito no *Capítulo 33*).

Metilxantinas

Existem três metilxantinas de ocorrência natural, farmacologicamente ativas: **teofilina, teobromina** e **cafeína**. Destas, a mais utilizada com finalidade broncodilatadora é a teofilina, que normalmente é associada à etilenodiamina, um bloqueador de receptor histaminérgico H_1, sendo o produto conhecido como **aminofilina** (IVB aminofilina®, Lapefe®, Aminocris®, Aminofil®, Aminofilon®, Aminofinil®, Aminogel®, Aminoima®, Aminolex®, Aminoliv®, Aminosantisa®, Aminotil®, Aminotrat®, Asmafen®, Asmodrin®, Hyfilina®, Eufilin®, aminofilina – genéricos).

As metilxantinas promovem a broncodilatação pela inibição competitiva da fosfodiesterase nucleotídio-cíclica, enzima que catalisa a conversão de 3'5'-adenosina monofosfato cíclico (cAMP) a adenosina monofosfato (5'-AMP). Esta inibição resulta em aumento da concentração de 3'5'-cAMP, que estimula uma proteinoquinase, e esta, por sua vez, fosforila (inibindo) uma enzima denominada quinase da cadeia leve da miosina, a qual promove a contração da musculatura lisa. Por outro lado, atualmente há controvérsias sobre este mecanismo de ação, uma vez que existem alguns trabalhos mostrando que as concentrações de metilxantina necessárias para inibir a enzima isolada ultrapassam a faixa terapêutica. Como a fosfodiesterase apresenta diferentes isoenzimas, em distintos locais, uma das propostas seria de que as xantinas (teofilina) inibiriam determinada isoenzima e não todas elas. Propõe-se, ainda, que as metilxantinas seriam antagonistas competitivas da adenosina; entretanto, este mecanismo não explicaria por que a emprofilina, um derivado xantínico, não possuindo efeito antagonista em receptores de adenosina, é um potente broncodilatador. Sugere-se, ainda, que a teofilina possa atuar alterando o transporte intracelular de cálcio; entretanto, são poucas as evidências sobre este mecanismo de ação. A grande vantagem terapêutica da teofilina sobre os outros broncodilatadores seria de que esta metilxantina promoveria aumento na força de músculos respiratórios e, com isto, o decréscimo do trabalho associado à respiração. Além disso, estudos mostram que o emprego de teofilina promove diminuição de mediadores do processo inflamatório nas vias aéreas; ainda, tem sido verificado que o emprego da metilxantina promove diminuição de atividade de células do sistema imune, particularmente eosinófilos, o qual tem importante papel no processo inflamatório, como a liberação de mediadores que produzem a broncoconstrição.

A dose de teofilina (Codrinan®, Drylina®, Filinasma®, Talofina®, Teolong®, Teo-Bras®, Teobronc®, Teofilab®, Teosin®, teofilina – genéricos) indicada para cães é de 6 a 11 mg/kg, a cada 8 a 12 h, por via oral ou intravenosa (em emergências). Para gatos, recomenda-se administrar 4 mg/kg, a cada 8 a 12 h, por via oral; se a administração for por via intravenosa, preconiza-se a dose de 0,1 mg/kg. Para equinos, em emergências (p. ex., edema pulmonar), deve-se administrar a teofilina por via intravenosa na dose de 2 a 7 mg/kg, diluída em solução salina (100 mℓ), por um período de 30 min; em outras situações, recomenda-se a dose de 11 mg/kg, por via oral, a cada 8 a 12 h.

A teofilina pode também ser encontrada em associações com sulfato de efedrina (Franol®) ou com sulfato de efedrina e cloridrato de hidroxizina (Marax®).

Deve ser sempre revista e ajustada a administração de teofilina, uma vez que, mesmo em seres humanos, há ampla variação individual na meia-vida plasmática; além disso, fatores como, por exemplo, dietas, doenças e interação com outros medicamentos podem alterar sua excreção.

São vários os efeitos adversos associados à teofilina, como excitação do SNC (como insônia e tremores), alterações no trato gastrintestinal (em geral, vômitos), também estimulação cardíaca e aumento da diurese. Ressalta-se que a teofilina tem um índice terapêutico baixo; portanto, a dose deve ser determinada com muito cuidado para que não haja o aparecimento dos efeitos tóxicos. Especialmente em equinos, a teofilina apresenta estreito índice terapêutico e é considerada menos eficiente que os medicamentos β-agonistas. Para bovinos, a dose recomendada é de 20 mg/kg, a cada 12 h; no entanto, estudos mostram que a teofilina em bovinos apresenta pequeno efeito broncodilatador.

ANTICOLINÉRGICOS

A principal inervação do músculo liso brônquico se faz pelo sistema nervoso autônomo parassimpático, produzindo a broncoconstrição. O uso de medicamentos anticolinérgicos tem por finalidade antagonizar este efeito, produzindo a broncodilatação (para detalhes sobre o mecanismo de ação anticolinérgico destes medicamentos, ver *Capítulo 9*).

A atropina, um alcaloide extraído da *Atropa belladonna*, foi, por muito tempo, o principal medicamento utilizado com a finalidade de produzir a broncodilatação; entretanto, devido aos diversos efeitos indesejáveis que este alcaloide produz, como taquicardia, midríase e depressão do SNC, limitou-se seu uso por via sistêmica; contudo, a atropina pode ser administrada também por aerossol, reduzindo a incidência desses efeitos indesejáveis.

Outro medicamento anticolinérgico é o glicopirrolato (não existe produto comercial no Brasil), um composto de amônio quaternário. O glicopirrolato apresenta pequena capacidade de atravessar a barreira hematencefálica; portanto, diferentemente do que ocorre com a atropina, não são observados efeitos no nível do SNC. O glicopirrolato também não atravessa a barreira placentária. Este medicamento vem sendo particularmente empregado na clínica de equinos, no tratamento da RAO. Nesta espécie animal, a dose utilizada é de 2 a 3 mg, a cada 8 a 12 h, por via intramuscular. Entretanto, maiores informações são necessárias para que se possa utilizar com segurança e eficácia o glicopirrolato nas diferentes espécies animais, inclusive na equina.

O ipratrópio, que pode ser encontrado como princípio ativo único (Aerodivent®, Ares®, Asmaliv®, Atrovent®, Bromovent®, Broncovent®, Iprabon®, Ipraflux®, Ipraneo®, Iprat®, Alvent®, Brometo de Ipratrópio – genéricos), ou associado (Conbivent®: brometo de ipratrópio + salbutamol; Duovent N®: brometo de ipratrópio + bromidrato de fenoterol), também um anticolinérgico, derivado amônio quaternário, vem sendo amplamente utilizado em humanos, principalmente no tratamento da asma; porém, em Medicina Veterinária, seu uso é restrito para equinos, sendo preconizada a dose de 2 a 3 μg/kg, por inalação, sendo este modo de administração um fator limitante, haja vista que é necessário realizar adaptações em máscara inalatória existente (para humanos). No exterior, é disponível uma máscara para aplicação de produtos por inalação específica para equinos (AeroHippus mask®). O efeito máximo é observado apenas 30 min após a administração; no entanto, tem duração de 3 a 5 h.

Sabe-se que, no nível do sistema respiratório, existem três tipos de receptores muscarínicos. Assim, enquanto os receptores M_3 liberam acetilcolina, os receptores M_2 bloqueiam esta liberação; portanto, medicamentos anticolinérgicos não muito seletivos, como a atropina e o ipratrópio, podem, em algumas situações, potencializar a liberação de acetilcolina por bloquearem os receptores M_2. O tiotrópio (Spiriva Respimat®) apresenta também características semelhantes às do ipratrópio, sendo aplicado por inalação (Respimat® é o dispositivo que acompanha o tiotrópio, para inalação em humanos); no entanto, tem duração de efeitos mais longa. Os estudos relativos a este medicamento incluíram apenas em seres humanos, não existindo avaliação do uso do tiotrópio em animais.

DESCONGESTIONANTES

Os descongestionantes são usados no tratamento sintomático das rinites e das sinusites alérgicas ou virais. Os principais medicamentos utilizados como descongestionantes são os anti-histamínicos e os agonistas de receptores α_1-adrenérgicos.

Anti-histamínicos

Considerando-se que a histamina tem importante papel na etiologia da broncoconstrição e, consequentemente, da tosse, justifica-se o amplo uso de anti-histamínicos (antagonistas de receptores H_1) como auxiliares no tratamento de diversas afecções do sistema respiratório (para detalhes sobre o mecanismo de ação dos anti-histamínicos, ver *Capítulo 21*). Além disso, os anti-histamínicos apresentam efeitos parassimpatolítico (efeito semelhante ao da atropina, diminuindo as secreções) e anestésico local, os quais contribuem sobremaneira para o bem-estar do paciente.

Os antagonistas de receptores H_1 comumente utilizados como descongestionantes são clemastina (Agasten®), dimenidrinato (Dramin®), clorfeniramina (Polaramine®), hidroxizina (Prurizin®, cloridrato de hidroxizina) e difenidramina – que normalmente vem associada, (Benadryl®, Notuss®, Expectil®, Paratosse®, cloridrato de difenidramina – genérico)[6] mas que pode também ser encontrada sem associação (Difenidril®, Nasomil®) –, sendo utilizados na clínica de equinos e, particularmente, na clínica de cães e gatos. Têm sido ainda empregados, para tal finalidade, os anti-histamínicos denominados de segunda geração: cetirizina (Cetrizin®, Zyrtec®, cloridrato de cetirizina – genérico) e loratadina (Atinac®, Claritin® e loratadina – genérico). O Quadro 28.1 apresenta a posologia desses antagonistas de receptores H_1 para os animais de companhia, com finalidade descongestionante.

Agonistas α_1-adrenérgicos

Os agonistas α_1-adrenérgicos causam vasoconstrição, promovendo, consequentemente, a redução do fluido exsudato. Os principais medicamentos utilizados com esta finalidade são a efedrina (Abbot Efedrina®, Efedrin®, Hosphedrin®, Unifedrine®, sulfato de efedrina – genérico), que também pode ser encontrada em associação (Franol®, Marax®),[7] e a pseudoefedrina.[8] Devido aos vários efeitos produzidos quando da administração sistêmica, como estimulação do SNC, hipertensão, alterações cardíacas, alteração na drenagem do humor aquoso e retenção urinária, recomenda-se que a utilização desses descongestionantes seja realizada, sempre que possível, por via tópica (*spray* nasal).

A dose de efedrina indicada como descongestionante, quando administrada por via sistêmica (oral ou intramuscular), para cães é de 5 a 15 mg (dose total) e, para gatos, de 0,44 mg/kg, a cada 6 h.

▼ OUTROS MEDICAMENTOS UTILIZADOS NO TRATAMENTO DE AFECÇÕES DO SISTEMA RESPIRATÓRIO

Cromoglicato dissódico

O cromoglicato de sódio (Cromocato®, Cromolyn®, Intal®) é um medicamento sintético usado em profilaxia e controle da asma brônquica em humanos, sendo administrado por meio de inalação. Este medicamento não é um broncodilatador nem tampouco apresenta atividade anti-inflamatória. Antigamente, acreditava-se que seu mecanismo de ação seria devido à inibição da liberação de histamina, leucotrienos e outras substâncias dos mastócitos que causam reações de hipersensibilidade, interferindo no transporte de cálcio através das membranas dos mastócitos; no entanto, estudos utilizando medicamentos com potência igual ou superior à do cromoglicato na estabilização da membrana do mastócito verificaram que estas substâncias não promoviam nenhum efeito antiasmático. Portanto, até o momento não se sabe exatamente qual seria o mecanismo de ação deste medicamento. Recentemente, tem sido sugerido que o cromoglicato de sódio atuaria deprimindo os reflexos neuronais deflagrados pelos receptores irritantes, além de inibir a liberação de citocinas produzidas por células T.

O cromoglicato de sódio é efetivo somente quando usado profilaticamente, não sendo muito eficaz quando já há estabelecimento da doença. Este medicamento é muito pouco absorvido por via sistêmica (ao redor de 2%); além disso, o cromoglicato de sódio é rapidamente excretado não biotransformado. A administração deste medicamento se faz por meio de inalação (aerossol); portanto, a limitação no uso desse medicamento nos animais se refere à necessidade de se realizar adaptação de máscara inalatória humana, uma vez que não existe no mercado nacional máscaras para uso veterinário.

Quanto aos efeitos colaterais, devido às características de sua farmacocinética e à forma de administração (tópico), o cromoglicato é destituído de efeitos sistêmicos indesejáveis, sendo também raramente relatada irritação nas vias respiratórias superiores.

Existem poucos estudos relativos ao uso clínico do cromoglicato de sódio em Medicina Veterinária. Vem sendo usado em equinos com histórico de RAO, mas ainda são poucos os dados disponíveis para avaliar o sucesso deste tratamento.

---

[6] Benadryl®: cloridrato de difenidramina + cloreto de amônio + citrato de sódio + mentol; Notuss®: cloridrato de difenidramina + paracetamol + cloridrato de pseudoefedrina, dropropizina); Expectil®: cloridrato de difenidramina + cloreto de amônio + sulfoguaiacolato de potássio; Paratosse®: cloridrato de difenidramina + cloreto de amônio + mentol).
[7] Associação com teofilina.
[8] Associação com loratadina (Claritin – D®, Histadin – D®, Loralerg – D, Loremix – D®); associação com guaifenesina (Dimetapp®); associação com cetirizina (Zyrtec – D®); associação com fexofenadina (Allegra – D®).

QUADRO 28.1
Principais anti-histamínicos H_1, de uso veterinário.

Anti-histamínico	Dose (mg/kg)	Frequência de administração (h)
Clemastina	0,05 a 0,1 mg/kg (cão e equino)	12
Clorfeniramina	4 a 8 mg/cão (máximo de 0,5 mg/kg) 2 mg/gato	12
Dimenidrinato	4 a 8 mg/kg (cão) 12,5 mg/gato	8
Difenidramina	2,2 mg/kg (cão) 2 a 4 mg/kg	8 a 12
Hidroxizina	0,5 a 2 mg/kg	8
Cetirizina	2 mg/kg (cão) 1 mg/kg (gato) 0,4 mg/kg (equinos)	24
Loratadina	0,5 mg/kg (cão)	24

Anti-inflamatórios

Os anti-inflamatórios esteroidais e não esteroidais são utilizados com a finalidade de reduzir o edema de mucosa nos brônquios e bronquíolos; além disso, por meio de inibição de alguns efeitos dos mediadores da inflamação, como os das prostaglandinas, que produzem broncoconstrição, podem promover o alívio da tosse. O mecanismo de ação desses medicamentos e seus usos e efeitos colaterais são descritos detalhadamente nos *Capítulos 22 e 23*.

Particularmente, os anti-inflamatórios esteroidais administrados por inalação vêm sendo bastante empregados em Medicina Humana, haja vista que a administração inalatória diminui muito os riscos dos vários efeitos colaterais produzidos por estes medicamentos. O uso em Medicina Veterinária é limitado. Um dos motivos é a dificuldade de realizar esse procedimento, pois não existem máscaras para inalação específicas para uso em animais, sendo necessária a realização de adaptação; além disso, de maneira geral, os custos na administração desses medicamentos na forma inalatória são bem mais elevados que os dos administrados por via oral ou parenteral. Nos animais, quando da administração inalatória de anti-inflamatórios esteroidais, tem sido empregada a fluticasona (Avamis®, Flixonase aquoso®, Flutican®), que possui potência anti-inflamatória quase 20 vezes maior que a dexametasona.

Antagonistas do receptor de cisteinil-leucotrienos

Tanto o montelucaste (Amisped®, Bronsecur®, Kotrar®, Montelair®, Monalti®, Monty®, Multiler®, Piemont®, Singulair®, Uniair®, Viatine®, Zylcas®, montelucaste de sódio – genéricos) quanto o zafirlucaste (Accolate®, Zafir®) vêm sendo utilizados em Medicina Humana para o tratamento da asma. Em Veterinária, estes antagonistas de receptores de leucotrienos (LTC_4, LTD_4 e LTE_4) são usados basicamente na asma felina; portanto, a experiência do uso deste medicamento nas diferentes espécies animais é, ainda, muito limitada. A dose indicada de montelucaste para felinos e cães é de 0,5 a 1 mg/kg, por via oral, a cada 24 h; enquanto a de zafirlucaste é de 1 a 2 mg/kg, por via oral, a cada 12 a 24 h. Como seu uso em animais domésticos é incipiente, não foram relatados efeitos colaterais significativos relacionados ao seu uso.

Inibidores da lipo-oxigenase

O zileuton (não há produto comercializado no Brasil) é um medicamento oral, que vem sendo utilizado em humanos no tratamento da asma. Seu mecanismo de ação se faz por meio do bloqueio da enzima 5-lipo-oxigenase, inibindo, consequentemente, os leucotrienos (ver *Capítulo 22*). Como o zileuton inibe a 5-lipo-oxigenase, consequentemente irá promover a inibição não somente dos leucotrienos LTC_4, LTD_4 e LTE_4, mas também de LTB_4, tendo, por isto, mais ampla ação do que os antagonistas de receptor cisteinil-leucotrienos. Ainda não existem estudos verificando a eficácia do zileuton em afecções do sistema respiratório em animais. Em alguns estudos experimentais, utilizando-se cães, foi empregada a mesma dose de zileuton que aquela administrada nos seres humanos (600 mg).

ESTIMULANTES RESPIRATÓRIOS

Os estimulantes respiratórios são usados na clínica veterinária basicamente na reversão da depressão respiratória central causada por agentes depressores do SNC, como os barbitúricos e outros anestésicos gerais. Esses medicamentos também são empregados com o objetivo de antagonizar os efeitos depressores da xilazina, da acepromazina e de barbitúricos de curta duração em cães.

Os estimulantes empregados com estas finalidades são aqueles denominados de estimulantes bulbares, haja vista que suas ações estimulantes se fazem nos centros bulbares, em particular no centro respiratório e, em segunda instância, no centro vasomotor, causando exagerada excitabilidade reflexa, e em doses maiores, convulsões. Esses medicamentos são também denominados **analépticos**. Embora nesta categoria existam várias substâncias, como o doxapram, a niquetamida, o amifenazol, o etamivam, a picrotoxina e o pentilenotetrazol, clinicamente, somente o doxapram vem sendo usado como estimulante respiratório, pois outros medicamentos podem apresentar pequena margem de segurança ou não serem tão eficazes na reversão da depressão respiratória.

Doxapram

O doxapram (Dopram-V®, Viviram-V® – produtos veterinários) tem ação estimulante em quimiorreceptores nas regiões carotídea e aórtica, cujo estímulo é levado, via nervo do seio carotídeo, um ramo do nervo glossofaríngeo, ao SNC. Além disso, também pode estimular diretamente o centro respiratório bulbar. A ação específica do doxapram é a de inibir os canais de potássio (TASK1, TASK3) nas células do corpo carotídeo (quimiorreceptores do corpo carotídeo). Ao bloquear esses canais de potássio, a estimulação respiratória é produzida aumentando a sensibilidade ao CO_2. Quando usado em altas doses pode haver também estimulação de outras áreas do SNC.

O doxapram estimula a atividade respiratória no período pós-anestésico ou de recuperação da anestesia. É um excelente agente analéptico e pode ser usado em associação com outros medicamentos analépticos para melhorar a atividade respiratória. Seus efeitos estimulantes respiratórios e cardiovasculares ocorrem após circulação completa do agente no organismo, causando aumento no volume minuto respiratório corrente e na frequência respiratória; a melhora na ventilação pulmonar reflete-se por alterações no equilíbrio ácido-básico do organismo, bem como na tensão de oxigênio do sangue arterial. O doxapram tem curto período de ação no SNC quando administrado por via intravenosa. Simultaneamente aos seus efeitos respiratórios, o doxapram pode também produzir um efeito hipotensor arterial de curta duração, talvez por ativação do sistema nervoso simpático.

O doxapram é usado principalmente em emergências durante a anestesia ou para diminuir os efeitos depressores respiratórios de certos medicamentos (p. ex., barbitúricos). Tem sido usado também para estimular a respiração em animais recém-nascidos após distocia ou cirurgia de cesariana.

Efeitos colaterais. O uso de doxapram pode causar náuseas, tosse e agitação. Este agente potencializa também a toxicidade hepática do paracetamol. Em neonatos com isquemia cerebral, o doxapram piora a lesão da substância branca.

Posologia. Cães e gatos: 5,5 a 11 mg/kg, por via intravenosa; cães neonatos: 1 a 5 mg (dose total – SC ou SL); gatos neonatos: 1 a 2 mg (dose total – SC ou SL); equinos: 0,5 a 1 mg/kg, por via intravenosa; suínos: 5 a 10 mg/kg, por via intravenosa; e bovinos: 0,46 a 0,6 mg/kg, por via intravenosa.

BIBLIOGRAFIA

Allen, D.G.; Dowling, P.M.; Smith, D.A. *Handbook of veterinary drugs.* J.B. Philadelphia: Lippincott Williams & Wilkins; 2005.

Beech, J. Drug therapy of respiratory disorders. *Vet Clin N Am (Equine Practice),* v. 3, p. 59-80, 1987.

Beech, J. *Equine respiratory disorders.* New York: Lea & Fibeger; 1991.

Call, R.S. Drugs used in asthma and obstructive lung disease. In: Brody, T.M.; Minerman, K.P.; Neu, H.C. (eds.) *Human pharmacology: molecular to clinical.* 2. ed. St. Louis: Mosby; 1994.

Cavanaugh, R.L. Antitussive properties of butorphanol. *Arch Int Pharmacodyn Ther,* v. 220, p. 258-259, 1976.

Cazzola, M.; Matera, M.G. Emerging inhaled bronchodilators: an update. *Eur Respir J,* v. 34, p. 757-769, 2009.

Derksen, F.J.; Scott, J.S.; Slocombe, R.F. Effect of clenbuterol on histamine induced airway obstruction in ponies. *Am J Vet Res,* v. 48, p. 423-426, 1987.

Dixon, P.M. Respiratory mucociliary clearance in the horse in health and disease, and its pharmaceutical modification. *Vet Rec,* v. 131, p. 229-235, 1992.

Ebadi, M. Pulmonary pharmacolgy. In: *Pharmacology: a review with questions and explanations.* Boston: Little Brown & Co.; 1993.

Erichsen, D.F.; Aviad, A.D.; Schultz, R.H.; Kennedy, T.J. Clinical efficacy, and safety of clenbuterol HCl when administered to effect in horses with chronic obstructive pulmonary disease (COPD). *Equine Vet J,* v. 26, p. 331-336, 1994.

Gross, N.J. Iparatropium bromide. *N Engl J Med,* v. 319, p. 486-490, 1988.

Kearnes, F.C.; McKeever, K.H. Clenbuterol and horse revisited. *The Veterinary Journal,* v. 182, p. 384-391, 2009.

Korolkovas, A. *Dicionário terapêutico Guanabara* – edição 1994/1995. Rio de Janeiro: Guanabara Koogan; 1994.

Labucs, R. Theophyline derivates in small animal practice. *Aust Vet Pract,* v. 24, p. 162-164, 1994.

Lima, D.R.A. Farmacologia das secreções do aparelho respiratório. Descongestionantes nasais. Expectorantes e mucolíticos. Béquicos. In: Silva, P (ed.). *Farmacologia.* 3. ed. Rio de Janeiro: Guanabara Koogan; 1989.

Mandelker, L. Experimental drug therapy for respiratory disorders in dogs and cats. *Vet Clin N Am (Small Animal Practice),* v. 30, p. 1357-1367, 2000.

Mazan M.R. Update on noninfectious inflammatory diseases of the lower airway. *Vet Clin North Am Equine Pract.* 31, 159–185, 2015.

Murphy, J.R.; McPherson, E.H.; Dixon, P.M. Chronic obstrutive pulmonary disease (COPD): effects of bronchodilatator drugs on normal and affected horses. *Equine Vet J,* v. 12, p. 10-14, 1980.

Papich, M.G. Drugs that affect respiratory system. In: Riviere, J.E and Papich, M.G (eds) Veterinary pharmacology and therapeutics, 10 ed. Hoboken, John Wiley & Sons, Inc., p. 1302 – 1320, 2018.

Pearce, H.G.; Wyburn, R.S.; Goulden, B.E. A clinical evaluation of bisolvon® for the treatment of some equine respiratory diseases. *N Z Vet J,* v. 26, p. 28-30, 1978.

Plumb, D.C. *Veterinary drug handbook.* Blackwell Publishing, White Bear Lake; 2002.

Seção 9

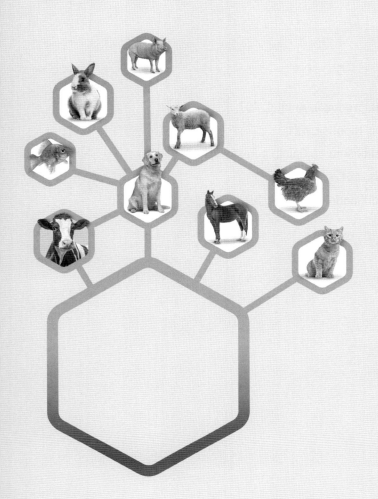

Sistema Endócrino

29 Medicamentos Empregados na Reprodução Animal, 407
30 Farmacologia do Eixo Hipotálamo-Hipófise, 421
31 Agentes que Interferem no Metabolismo de Cálcio e Fósforo, 443
32 Insulina e Hipoglicemiantes Orais, 461
33 Medicamentos que Atuam na Motilidade Uterina, 473

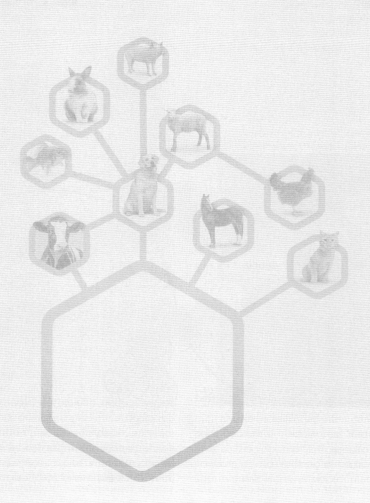

29
Medicamentos Empregados na Reprodução Animal

André Tadeu Gotardo

- Introdução, 407
- Fisiologia reprodutiva de fêmeas, 407
- Medicamentos utilizados para controle do ciclo estral, 410
- Protocolos utilizados em biotecnologias da reprodução, 414
- Bibliografia, 418

INTRODUÇÃO

Em sistemas de criação tecnificados, diferentes biotecnologias reprodutivas são aplicadas com o objetivo de melhorar os índices reprodutivos e a rentabilidade. Neste sentido, a hormonioterapia é uma dessas técnicas que possibilitam não só o tratamento de afecções reprodutivas, mas principalmente manipular o ciclo estral para aumentar ou sincronizar os eventos da reprodução animal. A possibilidade de fazer várias fêmeas iniciarem seu ciclo estral no mesmo período (sincronização do ciclo estral) e a de se obter uma quantidade maior de crias de uma mesma fêmea durante a sua vida (múltipla ovulação e transferência de embriões) são de grande interesse econômico para sistemas de produção de animais domésticos, principalmente na bovinocultura.

Atualmente, a biotecnologia reprodutiva mais empregada é a sincronização do ciclo estral, cujo objetivo principal é a implantação de programas de inseminação artificial em tempo fixo (IATF), sem a necessidade da detecção do estro (cio). Além disso, esta técnica possibilita a concentração das parições em época desejável; a homogeneização de lotes para cria e recria; a racionalização de manejos e do uso das instalações. Ainda, a sincronização do ciclo estral viabiliza a transferência de embriões, já que é possível transferi-los para receptoras, previamente sincronizadas, que estejam na mesma fase do ciclo estral da doadora.

A múltipla ovulação e transferência de embriões em tempo fixo (TETF) é uma biotecnologia reprodutiva desenvolvida para propagar com maior rapidez o material genético feminino, possibilitando a obtenção de uma quantidade maior de crias de uma mesma fêmea (doadora de embriões) durante sua vida. Esta técnica também permite o congelamento de embriões para a realização da transferência em locais distantes (exportação de embriões) e a obtenção de crias de fêmeas com alto valor genético que tenham adquirido problemas de fertilidade.

Para compreensão de como os medicamentos que atuam no ciclo estral viabilizam a realização de tais biotecnologias reprodutivas é necessário um completo entendimento da fisiologia da reprodução das fêmeas.

FISIOLOGIA REPRODUTIVA DE FÊMEAS

Ciclo estral

O ciclo estral é o intervalo entre o início de dois períodos sucessivos de receptividade sexual (estro ou cio) e está dividido nas seguintes fases: proestro, estro, metaestro, diestro (Quadro 29.1).

O **proestro** é caracterizado pelo crescimento folicular e pela regressão do corpo lúteo do ciclo anterior. O útero aumenta de tamanho, o endométrio torna-se congesto e edematoso, e observam-se evidências do aumento da atividade secretória de suas glândulas. A mucosa vaginal apresenta-se hiperêmica, o número de células da camada epitelial começa a aumentar, e a camada superficial torna-se queratinizada.

QUADRO 29.1

Ciclo estral nas diversas espécies animais.

Espécie	Ciclo	Proestro	Estro	Metaestro e diestro	Ovulação	Duração do corpo lúteo
Égua	19 a 25 dias	3 dias	4 a 8 dias	12 dias	1 a 2 dias antes do fim do estro	15 a 17 dias
Vaca	21 a 22 dias	4 dias	18 a 19 h	16 dias	10 a 11 h depois do fim do estro	19 dias
Ovelha	16 a 17 dias	2 a 2,5 dias	30 a 36 h	13 a 14 dias	No fim do estro	14 dias
Cabra	20 a 21 dias	4 dias	20 a 35 h	14 dias	No fim do estro	14 dias
Porca	19 a 20 dias	6 dias	48 a 72 h	12 dias	35 a 45 h do início do estro	13 a 14 dias
Cadela	6 meses	9 a 10 dias	4 a 12 dias	2 meses e meio	2 dias após o pico de LH	2 meses
Gata	4 a 30 dias	1 a 3 dias	8 dias (com macho) 6 dias (sem macho)	40 dias	29 a 40 h após o coito	40 dias

LH: hormônio lutenizante.

O **estro** é o período de aceitação do macho. As glândulas uterinas, cervicais e vaginais secretam maior quantidade de muco, o epitélio vaginal e o endométrio tornam-se hiperêmicos e congestos e a cérvice apresenta-se relaxada. A ovulação ocorre nesta fase do ciclo em todas as espécies domésticas, com exceção da vaca, na qual este processo ocorre entre as 10 e as 11 h após o término do estro. Na maioria das espécies domésticas a ovulação é espontânea, com algumas exceções, como a gata e a coelha, as quais necessitam de indução por meio do coito.

O **metaestro** é a fase que sucede o estro, período entre a ovulação e a formação de um corpo lúteo funcional. As células da granulosa do folículo ovulado dão lugar às células luteínicas, responsáveis pela formação do corpo lúteo. Ocorre redução na quantidade de secreção das glândulas presentes no útero, na cérvice e na vagina.

O **diestro** é o período em que o corpo lúteo recém-formado está produzindo progesterona. As glândulas uterinas sofrem hiperplasia e hipertrofia, a cérvice torna-se contraída, as secreções do trato genital encontram-se reduzidas e viscosas e a mucosa vaginal retoma suas características normais.

O ciclo estral também pode ser dividido em **fase folicular** ou **fase luteínica** de acordo com o hormônio produzido pela gônada (ovário), a Figura 29.1 ilustra essas fases. A fase folicular é caracterizada pelo crescimento/desenvolvimento do folículo na ausência de corpo lúteo funcional e culmina com a ovulação. Durante essa fase, os estrógenos são os principais hormônios produzidos pelo ovário. A fase folicular, estrogênica, compreende o proestro e o estro. Já a fase luteínica é caracterizada pela presença de um corpo lúteo funcional no ovário. Esta estrutura é formada pela luteinização das células foliculares após a ovulação e produz progesterona, que é o hormônio responsável pela manutenção da gestação. A fase luteínica compreende o metaestro e o diestro. Se o óvulo for fertilizado, o corpo lúteo será mantido. Caso não ocorra a fertilização, o endométrio liberará prostaglandina e haverá regressão do corpo lúteo iniciando uma nova fase folicular.

Os eventos que ocorrem durante o ciclo estral são regulados não só pelo estrógeno e progesterona, mas também pelos seguintes hormônios: hormônio liberador das gonadotrofinas (GnRH), hormônio folículo estimulante (FSH) e hormônio luteinizante (LH).

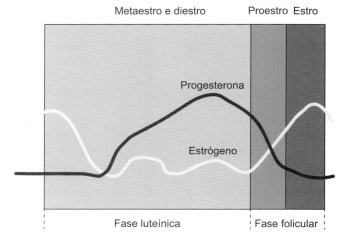

FIGURA 29.1 Representação esquemática das fases do ciclo estral e as concentrações plasmáticas dos hormônios esteroides durante as fases do ciclo estral.

Regulação hormonal do ciclo estral e crescimento folicular

O controle do sistema endócrino é realizado pelo eixo hipotálamo-hipofisário, que possui como principal função integrar o sistema nervoso central com o endócrino. Para tanto, os neurônios hipotalâmicos recebem sinais neurais e humorais e os converte em mensageiros químicos que regulam a secreção dos hormônios hipofisários. Por sua vez, os hormônios hipofisários agem em órgãos endócrinos periféricos. Dessa forma, a regulação hormonal da atividade do ciclo estral está dividida em três níveis, sob controle do eixo hipotálamo-hipófise-ovários.

O GnRH está no topo desta hierarquia. Após ser produzido pelo hipotálamo, este hormônio é secretado em pulsos e segue pelo sistema porta hipotalâmico-hipofisário para estimular as células gonadotróficas da adeno-hipófise. A estimulação das células gonadotróficas resulta na síntese e/ou liberação de LH e de FSH, que são designados como gonadotrofinas. As gonadotrofinas, por sua vez, ligam-se a receptores específicos no ovário e estimulam a síntese de esteroides.

As diferentes células deste eixo possuem receptores específicos localizados na membrana celular ou no interior da célula, principalmente no núcleo. Os hormônios polipeptídicos como o GnRH, e os hormônios glicoproteicos, como o LH e o FSH, ligam-se a receptores na membrana celular enquanto os esteroides gonadais lipossolúveis podem difundir-se através da membrana celular para reagir com receptores intracelulares. A localização dos receptores específicos determina o mecanismo pelo qual as células-alvo expressam suas respostas características a um hormônio e, por outro lado, os diferentes mecanismos determinam a velocidade na qual ocorre a resposta final. Quando um esteroide se liga aos seus receptores específicos no núcleo da célula-alvo, inicia-se uma série de reações bioquímicas que levam horas para produzir as proteínas as quais promoverão as respostas características para aquele hormônio. Por sua vez, quando o GnRH ou uma gonadotrofina liga-se aos seus receptores na membrana celular, induz uma resposta final muito mais rapidamente porque a cascata de atividade enzimática resultante utiliza enzimas já existentes na célula.

Os mecanismos de regulação do ciclo estral são complexos e envolvem diferentes células secretórias e hormônios. O eixo hipotálamo-hipófise-ovários responde aos sinais humorais por meio de circuitos de retrorregulação (*feedback*). Este mecanismo de regulação depende da capacidade dos tecidos-alvo detectarem alterações nas concentrações plasmáticas hormonais e induzirem resposta adequada. As gonadotrofinas fazem retrorregulação de alça curta (hipófise-hipotálamo) e os esteroides fazem retrorregulação de alça longa (gônada-hipófise e gônada-hipotálamo), com efeito estimulante (positivo) ou inibitório (negativo).

O hipotálamo exerce seu controle mediante alteração cíclica ou pulsátil no padrão de liberação de GnRH, que reflete nos níveis circulantes dos demais hormônios ligados à reprodução. A frequências e a amplitude da liberação do GnRH determinam a extensão da liberação hipofisária de gonadotrofinas, bem como a razão entre secreção de LH e FSH. A frequência de liberação de pulsos de GnRH pode ser modulada por informações nervosas e sinais de *feedback* da eminência média do hipotálamo, da glândula hipófise e das gônadas. Da mesma forma, o padrão de liberação de pulsos hipotalâmico também assegura alterações nas características dos sinais enviados pela hipófise e gônadas para promover respostas adequadas dos tecidos-alvo no sistema reprodutor. Assim, o hipotálamo também exerce controle em eventos ligados à reprodução como puberdade, estro, gametogênese, gestação, parto e lactação. Vale destacar que a administração contínua de GnRH suprime a atividade gonadotrófica hipofisária em vez de estimulá-la.

Na fase luteínica do ciclo estral há um corpo lúteo funcional no ovário, consequentemente, o nível sérico de progesterona está elevado e o de estrógeno baixo. Neste cenário, o centro tônico hipotalâmico libera pulsos de GnRH, em baixa frequência (aproximadamente um pulso/hora). Esses pulsos determinam uma correspondente liberação pulsátil de gonadotrofinas. O FSH liberado estimula a foliculogênese, já o LH, neste momento, atua, principalmente, no corpo lúteo estimulando a produção de progesterona (Figura 29.2).

O crescimento folicular ocorre em ondas dentro de um ciclo estral. Em cada onda, são recrutados alguns folículos primordiais e, destes, um é selecionado como dominante que poderá ovular se as condições endócrinas forem favoráveis. No estágio inicial do desenvolvimento folicular, as células foliculares apresentam poucos receptores de LH, sendo estimuladas principalmente pelo FSH. À medida que o folículo cresce estimulado pelas gonadotrofinas, ocorre um aumento da expressão de receptores para FSH levando a um aumento da produção de estrógeno e inibinas. Com a elevação da produção de estrógeno e inibinas ocorre *feedback* negativo para FSH na hipófise. Nesse momento do desenvolvimento ocorre a divergência e o folículo dominante passa a expressar maior quantidade de receptores de LH e, assim, apenas o folículo dominante continua seu desenvolvimento mediante estímulos de LH. Os folículos subordinados (dependentes de FSH) sofrem atresia pela diminuição dos níveis circulantes de FSH. A partir desse

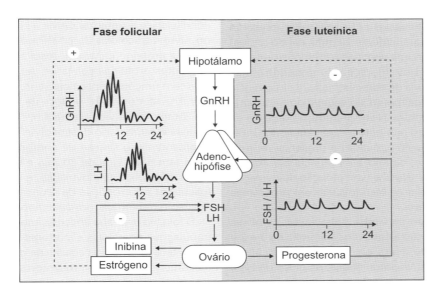

FIGURA 29.2 Representação esquemática do eixo hipotálamo-hipófise-ovário e dos mecanismos de regulação hormonal do ciclo estral durante as fases folicular e luteínica.

momento, o desenvolvimento do folículo dominante dependerá das condições endócrinas. Caso não ocorra a regressão do corpo lúteo, os níveis séricos de progesterona se manterão elevados; nesta condição, o folículo dominante entrará em atresia e uma nova onda de crescimento folicular surgirá. Por outro lado, caso ocorra a regressão do corpo lúteo, os níveis séricos de progesterona diminuem rapidamente. Nesse momento, inicia-se a fase folicular. O efeito inibitório que a progesterona exerce no hipotálamo cessa. O folículo dominante se desenvolve e produz quantidades crescentes de estrógeno. O estrógeno folicular ganha acesso à circulação sistêmica e alcança concentrações suficientemente altas para constituir a onda de estrógeno que faz retrorregulação positiva no eixo hipotálamo-hipófise, aumentando a frequência de liberação de pulsos de GnRH e LH, estimulando o crescimento do folículo dominante. O aumento da frequência de pulsos geradores de GnRH e a maior sensibilidade da adeno-hipófise ao GnRH leva a liberação de uma onda pré-ovulatória de LH. A resposta folicular ao LH é a ovulação. Após a ovulação, os restos celulares do folículo sofrem luteinização e formam um novo corpo lúteo que produzirá prostaglandina, iniciando uma nova fase luteínica (Figura 29.2).

MEDICAMENTOS UTILIZADOS PARA CONTROLE DO CICLO ESTRAL

GnRH e análogos sintéticos

O GnRH é um decapeptídeo produzido por neurônios localizados na região médio-basal do hipotálamo. Após ser produzido, este hormônio alcança a adeno-hipófise pelo sistema vascular porta-hipotalâmico-hipofisário. Nos gonadotrofos, o GnRH liga-se a receptores de membrana específicos acoplados à proteína G, ativando a adenilciclase e, consequentemente, aumentando a produção AMP cíclico (cAMP). Esta cascata de eventos culmina com o aumento do nível de cálcio intracelular; a ativação da proteinoquinase C (PKC); e o aumento da mobilidade do inositol trifosfato (IP_3). O cálcio liga-se à calmodulina e, em associação à PKC, altera a função celular aumentando a produção e a secreção de gonadotrofinas (LH e FSH). O GnRH apresenta meia-vida curta (aproximadamente 10 min), sendo rapidamente metabolizado por uma peptidase da hipófise anterior.

Os efeitos do GnRH na liberação de gonadotrofinas dependem da dose, da via de administração, da frequência das aplicações e, principalmente, do estágio do ciclo estral em que a fêmea se encontra. Neste sentido, a presença de estrógeno (fase folicular) aumenta a capacidade do GnRH em liberar gonadotrofinas, enquanto a presença de progesterona (fase luteínica) diminui esta capacidade. Assim, a principal indicação do GnRH é para indução de ovulação e/ou luteinização folicular na fase folicular em programas de sincronização de estro.

Após a administração de GnRH, pela via IM, os níveis máximos de FSH e LH são alcançados por volta de 1 a 2 h e declinam rapidamente, entre 4 e 6 h. Quando da administração de GnRH pela via intravenosa, os picos de LH e FSH são atingidos em 30 min e declinam em 2 h.

Os análogos sintéticos utilizados em Medicina Veterinária (Gonadorelina – Fertagyl®, Profertil®; Buserelina – Gonaxal®, Prorelinn®, Porceptal®, Sincroforte®; Lecirelina – Tec-relin®) possuem estrutura semelhante ao GnRH natural, porém com maior afinidade ao receptor. São aplicados por via IM e rapidamente absorvidos. A meia-vida varia entre os diferentes análogos (gonadorelina 10 a 40 min; buserelina 80 min; lecirelina 4 h). A metabolização ocorre no fígado, nos rins e no deno-hipófise. Por serem rapidamente metabolizados e excretados não há necessidade de estabelecimento de período de carência para carne ou leite.

Em bovinos, a administração de uma única dose de análogo de GnRH, durante a fase folicular, resulta na ovulação após 24 a 36 h da administração. Dessa forma, em programas de sincronização de estro são utilizados como indutores de ovulação e, ainda, podem ser utilizados no momento da inseminação, para aumentar a taxa de ovulação sincronizada e, consequentemente, os índices de concepção.

Em éguas, durante o período de cio, os análogos de GnRH podem ser utilizados como indutores de ovulação, diminuindo o período estral, podendo ser administrados 5 dias após a aplicação de prostaglandina ou entre o terceiro e o quarto dia do cio

Gonadotrofinas hipofisárias

O LH e o FSH são glicoproteínas constituídas de 15 a 25% por carboidratos, produzidas e secretadas pelas células gonadotróficas. Cada hormônio é um heterodímero glicosilado, contendo uma subunidade a comum e uma subunidade b distinta que confere especificidade biológica. Cada subunidade contem ácido siálico em pontos específicos e o grau de glicosilação define suas características de potência e duração da resposta. A subunidade a do LH e do FSH possui a mesma composição química entres as diferentes espécies animais e é compartilhada também pela gonadotrofina coriônica humana (hCG). As cadeias a e b são ligadas por uma ponte dissulfeto não covalente, por onde podem ser separadas. Ambas as subunidades são necessárias para que os hormônios exerçam sua atividade biológica.

As gonadotrofinas ligam-se a receptores específicos localizados na membrana celular da gônada estimulando a proteína G e produzindo GTP que, por sua vez, estimula a adenilciclase a sintetizar cAMP a partir do ATP. O aumento no nível intracelular de cAMP estimula outras enzimas, como a proteinoquinase A, resultando em fosforilação de diferentes proteínas celulares. As proteínas modificadas exercem funções específicas, como produção de esteroides e, posteriormente, síntese de RNA, DNA e proteínas. O FSH tem meia-vida de 2 a 4 h, sua principal função em fêmeas é estimular o desenvolvimento folicular e, consequentemente, a síntese de andrógenos e estrógenos. Já o LH tem meia-vida de 30 min e em fêmeas promove a maturação folicular, a ovulação, a luteinização das células foliculares e a produção de progesterona. Ambos hormônios sofrem biotransformação hepática.

O folículo ovariano em crescimento é formado por duas populações de células secretoras de esteroides, as células da teca interna e as células da granulosa. As células da teca interna expressam receptores específicos para LH e respondem a esta gonadotrofina por meio da síntese de andrógenos que se difundem para a camada de células da granulosa. No início da foliculogênese, as células da granulosa possuem receptores para FSH, respondendo a esta gonadotrofina, aumentando a atividade de aromatase que converte os andrógenos tecais à estrógeno. O corpo lúteo expressa receptores para LH e quando estimulado produz progesterona (Figura 29.3).

Atualmente, o uso farmacológico das gonadotrofinas é feito utilizando extratos hipofisários purificados, com conteúdo de FSH e LH determinados. Nesse sentido, o produto mais utilizado em Medicina Veterinária é derivado de hipófise suína (FSHp – Folltropin®; LHp – Lutropin®). Existem preparações com conteúdo na proporção de 1:1 (FSH:LH) e preparações com pouca ação de LH. A meia-vida para a ação de FSH é de 2,5 h e para LH é de 40 min e a administração é feita por via IM. A principal indicação do FSHp é como indutor de crescimento folicular em programas de superovulação. Já o LH é indicado como indutor de ovulação.

Gonadotrofinas coriônicas

Durante a gestação, substâncias similares às gonadotrofinas são produzidas pela placenta, denominadas gonadotrofinas coriônicas. A gonadotrofina coriônica equina (eCG) é produzida pelas células trofoblásticas, presentes nos cálices endometriais de éguas prenhes. Da mesma maneira que as gonadotrofinas hipofisárias, a eCG apresenta duas subunidades, a e b, porém com maior quantidade de carboidratos, especialmente ácido siálico, que é responsável pela meia-vida de até 3 dias desta gonadotrofina. A atividade da eCG é predominantemente de FSH, embora também tenha ação de LH. Na égua prenhe, sua função é estimular o crescimento folicular nos ovários, sendo que alguns ovulam e luteinizam, desenvolvendo assim corpos lúteos acessórios, que asseguram a produção de progesterona e mantêm a gestação. Dessa forma, por ter ação predominante de FSH, a eCG (Ecegon®, Novormon®, Sincro ECG®) é utilizada como indutor de crescimento folicular, podendo fazer parte de programas de sincronização do ciclo estral e múltipla ovulação.

Na espécie humana, a gonadotrofina coriônica (hCG) é produzida pelo sinciciotrofoblasto e, da mesma forma, é uma glicoproteína formada por duas subunidades (a e b) e ácido siálico. A atividade da hCG é similar à do LH (luteizante e luteotrófica), com meia-vida de várias horas. Assim, a hCG (Chorulon®, Fertcor®, PG 600®) é utilizada como indutora de ovulação e/ou luteinização folicular.

A via de administração das gonadotrofinas coriônicas é a IM e a dose pode variar de acordo com o efeito desejado, porém não apresentam resíduos na carne ou no leite. Por serem glicoproteínas, podem desencadear reações alérgicas.

Esteroides gonadais

Os esteroides produzidos pelos ovários (estrógeno e progesterona) têm como principal precursor o colesterol, a síntese é estimulada pelas gonadotrofinas. Os esteroides, circulam ligados a proteínas conectadoras de esteroides que impedem a sua biotransformação. Por serem lipossolúveis, têm a capacidade de atravessar a membrana plasmática facilmente e, por isso, seus receptores específicos estão localizados no citoplasma celular e no núcleo das células-alvo. A ligação do esteroide ao seu receptor leva à produção de ácido ribonucleico mensageiro (mRNA) para proteínas específicas que alteram a função celular.

O estrógeno possui 18 átomos de carbono e um anel insaturado. O principal estrógeno produzido/secretado pelo ovário é o estradiol, porém com menor importância também são produzidos estriol e estrona. O estrógeno atua de forma sistêmica no organismo; nesse sentido, suas principais funções na fêmea são: desenvolver os caracteres sexuais secundários; estimular o crescimento do miométrio e endométrio; espessamento da mucosa vaginal; desenvolver a glândula mamária; captar cálcio nos ossos; entre outras.

Especificamente no ciclo estral, o estrógeno tem um papel regulatório, controlando a liberação de GnRH e gonadotrofinas, assim, os ésteres de estradiol são amplamente utilizados no controle do ciclo estral. Quando administrado, na ausência de progesterona (fase folicular), provoca a liberação de GnRH (pico de GnRH) e, consequentemente, um pico de liberação de LH, induzindo a ovulação do folículo dominante.

Por outro lado, o estrógeno quando administrado na presença de progesterona endógena ou exógena suprime a secreção de GnRH, LH e FSH levando à regressão dos folículos gonadotróficos dependentes. Após a metabolização e a diminuição das concentrações plasmáticas de estrogênio verifica-se o surgimento de um pico de FSH e a emergência de uma nova onda de crescimento folicular. Assim, esta associação de estrógeno e progesterona é amplamente utilizada em programas de sincronização do estro, para sincronizar a onda de crescimento folicular no rebanho.

Existem três ésteres de estrogênio disponíveis para utilização no controle do crescimento folicular e ovulação em bovinos: o 17β estradiol (17 βeta®), benzoato de estradiol (BE – Sincrodiol®, Gonadiol®, Ric-BE®) com meia-vida de aproximadamente 3 dias; o valerato de estradiol (VE – Valerol®) que apresenta meia-vida de 8 dias e o cipionato de estradiol (CE – E.C.P®) que possui meia-vida de 11 dias. O VE e o CE, na presença de progesterona, causam a regressão dos folículos antrais presentes no ovário no momento do tratamento. No entanto, a meia-vida longa desses ésteres, pela baixa solubilidade em água, leva a um atraso e uma

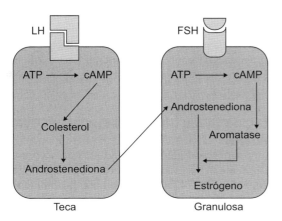

FIGURA 29.3 Representação esquemática da esteroidogênese folicular. As células da teca após serem estimuladas pelo LH produzem androstenediona a partir do colesterol. As células da granulosa recebem estímulos do FSH e aumentam a atividade de aromatase que, por sua vez, converte a androstenediona em estrógeno.

maior dispersão do dia da emergência da nova onda de crescimento folicular. O BE apresenta meia-vida menor que os anteriores, induzindo à emergência de uma nova onda de crescimento folicular sincronizada entre 3 e 4 dias após o tratamento (Figura 29.4).

A progesterona é o hormônio responsável pela manutenção da gestação através da manutenção das secreções endometriais no fim do ciclo estral e durante a gestação, da inibição das contrações uterinas e auxilia na formação do tampão mucoso da cérvice. No que diz respeito ao controle do ciclo estral, a progesterona antagoniza o estrógeno (bloqueia o comportamento característico do estro), inibindo a onda ovulatória de LH. Sua meia-vida é de, aproximadamente, 30 min. Quando os níveis sanguíneos de progesterona caem em uma fêmea gestante, há o reinício do ciclo e o animal entra em fase folicular (estrogênica), ocorrendo contrações da musculatura uterina e expulsão do feto.

A progesterona é utilizada na forma de progestógeno ou progestinas sintéticas com o objetivo de aumentar seu nível sanguíneo (simular uma fase luteínica artificial) e, posteriormente, diminuí-lo para que ocorra uma fase estrogênica que culmina com o estro. A meia-vida da progesterona administrada por via oral é muito baixa (20 min) e para o efeito de sincronização do ciclo estral, é fundamental que seu efeito perdure por vários dias. As progestinas sintéticas apresentam alterações moleculares que conferem a elas maior meia-vida que a progesterona natural. As principais moléculas sintéticas são: acetato de medroxiprogesterona (MAP), acetato de melengestrol (MGA), acetato de fluogestona (FGA) e norgestomet.

Os progestógenos podem ser administrados na alimentação, por injeção ou por implante. O tratamento na alimentação requer que a substância seja ativa por via oral, isto é, seja absorvida para circulação sistêmica sem sofrer alteração. A progesterona natural é relativamente inativa por via oral, mas os análogos sintéticos foram desenvolvidos com o propósito de superar estas barreiras. Entretanto, esta via de aplicação apresenta problemas quanto ao controle da dose administrada devido à variação da ingestão de alimentos que contém o produto.

A aplicação pela via parenteral também é possível; porém, aplicações repetidas podem ser necessárias, dificultando o manejo e, ainda, a taxa de absorção pode ser pouco precisa.

Os implantes e os dispositivos intravaginais constituem o meio mais eficiente para administração de progestógenos, uma vez que a liberação é constante e pode ser precisamente controlada pela remoção dos mesmos. Inicialmente, foi desenvolvido o *progesterone-releasing intravaginal device* (PRID®), que é uma forma de implante para fêmeas bovinas, que contém 1,55 mg de progesterona e 10 mg de BE. Este implante é inserido na vagina onde deve permanecer por um período de 7 a 12 dias. O BE é rapidamente absorvido através da parede vaginal para a circulação sistêmica e associado à progesterona suprime a secreção de gonadotrofinas, levando à atresia folicular em folículos de qualquer tamanho. Após 4,5 dias, aproximadamente, o nível circulante de BE encontra-se baixo e, nesse momento, surge uma nova onda de crescimento folicular. A progesterona é liberada durante sua permanência, isto é, até a remoção do dispositivo intravaginal. A remoção deste dispositivo intravaginal após 7 a 12 dias promove rápida queda da concentração plasmática de progesterona, simulando assim a luteólise natural. Consequentemente, a vaca deve apresentar estro em 48 a 72 h após a remoção. O PRID contém progesterona natural e, assim, seus efeitos podem ser monitorados pela mensuração da concentração de progesterona no plasma sanguíneo ou no leite do animal. Atualmente, existem outros dispositivos intravaginais de progesterona no mercado (CIDR® com 1,9 g de progesterona, Dib®, Cronipres®, Sincrogest®, Primer®, Fertilcare® com 1 g de progesterona cada). Esses dispositivos não são associados a estrógenos. Assim, faz-se necessária a aplicação de BE na dose de 2 mg, via IM, no dia da colocação do dispositivo, para que ocorra a sincronização da onda de crescimento folicular.

O norgestomet (Crestar®), é um exemplo de análogo sintético de progesterona sob a forma de implante subcutâneo inserido na orelha de fêmeas bovinas por um período de 9 dias, durante o qual a progesterona é absorvida pela circulação sanguínea. Em vacas, simultaneamente ao emprego do implante, aplica-se o VE (5 mg) e o norgestomet (3 mg), via IM. Após a retirada do implante, o intervalo até o cio é de 24 a 52 h.

Os esteroides são biotransformados no fígado e excretados pela urina. Recomenda-se observar um período de carência mínima de 2 dias para abate após a utilização de moléculas sintéticas.

Prostaglandina e medicamentos com ação luteolítica

As prostaglandinas (PGs) são ácidos graxos insaturados, estruturalmente constituídos por um anel ciclopentano com duas cadeias alifáticas paralelas. Estas moléculas são sintetizadas no próprio organismo a partir dos fosfolipídios da membrana celular que, ao sofrerem a ação da fosfolipase A_2, produzem o ácido araquidônico, o qual, em presença da ciclo-oxigenase e oxigênio, forma o endoperóxido de prostaglandina (PGG_2). A liberação de um radical livre do PGG_2 permite a formação da PGH_2 que irá formar as PGs.

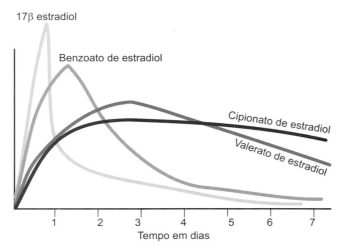

FIGURA 29.4 Curva concentração plasmática × tempo, dos ésteres de estrógeno.

A PGF$_{2\alpha}$ surge pela ação da PG endoperóxido-redutase. A prostaglandina F$_{2\alpha}$ (PGF$_{2\alpha}$) é o principal agente luteolítico nos animais domésticos.

A PGF$_{2\alpha}$ é formada no endométrio e deixa o útero, em pulsos, através da veia uterina, sendo em sua maior parte transportada pelo sangue venoso aos pulmões onde é rapidamente degradada em metabólitos inativos (PGFM), tendo meia-vida circulatória menor que 1 min. Entretanto, parte da PGF$_{2\alpha}$ formada é redirecionada do útero ao ovário adjacente através de um mecanismo de contracorrente que transfere o agente luteolítico da veia uterina à artéria ovariana. Evidências apontam para a necessidade de um pulso de PGF$_{2\alpha}$ com duração de uma hora, e repetições a cada 6 h durante 24 a 30 h para a regressão normal do corpo lúteo (luteólise). Após a liberação desses pulsos de PGF$_{2\alpha}$ ocorre a luteólise funcional (cessa a da produção de progesterona) e estrutural (lise das células luteínicas).

O receptor luteal para PGF$_{2\alpha}$ está ligado à proteína G e possui mecanismo de ação via fosfolipase C. Sua estimulação culmina com a ativação de proteoquinase C, que, por sua vez, inibe o transporte intracelular do colesterol, comprometendo a formação de progesterona. Os níveis circulantes de progesterona são diminuídos após 30 min da administração de PGF$_{2\alpha}$.

A vascularização também desempenha papel fundamental na luteólise. O corpo lúteo é uma estrutura altamente vascularizada e recebe a maior quantidade de sangue por unidade de tecido do que qualquer outro órgão do corpo. A PGF$_{2\alpha}$ aumenta a produção de substâncias vasoativas como endotelina 1 e angiotensina II que levam a hipertrofia e hiperplasia das células endoteliais vasculares alterando o diâmetro vascular, comprometendo a perfusão sanguínea causando isquemia e morte das células luteínicas. O fluxo sanguíneo e o volume do corpo lúteo são reduzidos após 8 h da administração de PGF$_{2\alpha}$

Quando não ocorre fertilização do ovócito e, consequentemente, não há sinalização de desenvolvimento embrionário inicial, o estrógeno folicular estimula os receptores endometriais de ocitocina. A ligação da ocitocina aos receptores promove a síntese e a secreção endógena de PGF$_{2\alpha}$ que leva à luteólise. A rápida queda nas concentrações de PG é seguida por um aumento na secreção de gonadotrofinas e eventual ovulação.

O efeito luteolítico da PGF$_{2\alpha}$ ocorre apenas no período em que o corpo lúteo é suscetível à sua ação (Quadro 29.2). Esse período é espécie-específico, em vacas o período refratário é de 5 a 6 após a ovulação; em éguas 5 dias após o cio e em suínos 12 a 14 dias após o cio.

Os agentes luteolíticos mais potentes são os análogos sintéticos da PGF$_{2\alpha}$ (Figura 29.5). Atualmente, no Brasil, estão disponíveis comercialmente: o dinoprost trometamina (Lutalyse®), com potência semelhante à PGF$_{2\alpha}$ natural e com meia-vida curta; o cloprostenol sódico (Ciosin®, Sincrocio®), mais potente e com meia-vida maior; e o D-cloprostenol (Croniben®, Prolise®), mais ativo que o Cloprostenol. A administração é feita pela via IM. O período de carência para o abate é de um dia.

Em bovinos, é utilizado o Dinoprost na dose de 25 mg, o cloprostenol sódico na dose de 530 µg e o D-cloprostenol na dose de 150 µg, pela via IM. Em ovinos e caprinos utiliza-se o Dinoprost na dose de 8 mg, IM, ou o cloprostenol sódico na dose de 125 µg IM.

Em suínos, são utilizados os três análogos sintéticos nas seguintes doses: dinoprost 10 mg; cloprostenol sódico 0,17 mg e D-cloprostenol 75 µg com o objetivo de induzir o parto no período de 3 dias da data do parto normal. As fêmeas suínas apresentam um período refratário às prostaglandinas de 12 a 14 dias, o que impossibilita a sua utilização para sincronização de cio.

QUADRO 29.2
Período em que as fêmeas das espécies animais não respondem à prostaglandina.

Espécie animal	Período refratário a PGF$_{2\alpha}$
Bovinos	Até 5 a 7 dias após o cio
Ovinos	Até 4 a 5 dias após o cio
Suínos	Até 12 a 14 dias após o cio
Equinos	Até 5 dias após o cio

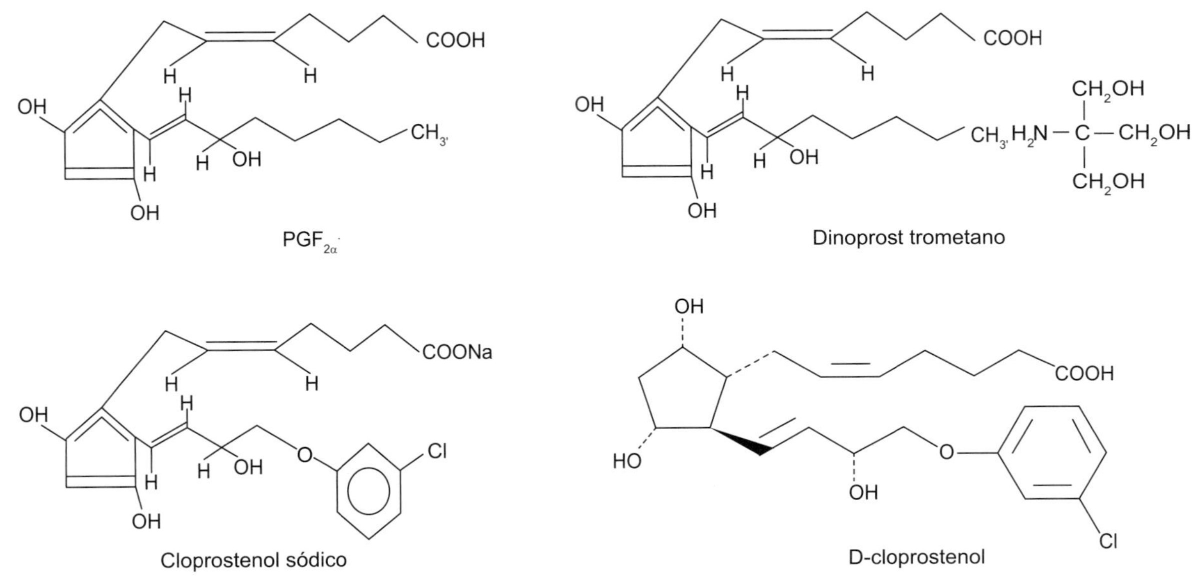

FIGURA 29.5 Estruturas químicas da prostaglandina e de seus análogos sintéticos.

Os análogos sintéticos da PG utilizados em equinos são o dinoprost na dose de 5 mg, e o cloprostenol sódico na dose de 0,25 mg, ambos por via IM. Destaca-se que em éguas não gestantes, logo após a administração, pode-se observar a ocorrência de efeitos colaterais como a contração da musculatura lisa do trato digestivo e sudorese.

PROTOCOLOS UTILIZADOS EM BIOTECNOLOGIAS DA REPRODUÇÃO

Entre as diferentes biotecnologias aplicadas na reprodução, a mais utilizada é a sincronização do estro. A principal vantagem desta técnica é a de eliminar a necessidade de observar o cio das fêmeas, viabilizando a implementação tanto de protocolos de IATF como de programas de múltipla ovulação, seguido de TETF de forma mais eficiente.

Atualmente, existem dois métodos farmacológicos pelos quais o controle e a duração do ciclo estral podem ser manipulados. Um deles é por meio da utilização de um luteolítico, objetivando a luteólise do corpo lúteo do ciclo corrente, encurtando a fase luteínica. O outro método é a utilização de progesterona ou de um de seus derivados sintéticos para criar uma fase luteínica artificial (corpo lúteo artificial), a qual será seguida de ovulação logo após a eliminação da fonte exógena de progesterona. Estes métodos podem ser utilizados separadamente ou em combinação.

Sincronização do estro com luteolíticos

Em bovinos, a simples aplicação de um análogo sintético da $PGF_{2\alpha}$ após o quinto dia do estro provoca a luteólise, a diminuição dos níveis circulantes de progesterona e a estimulação das gonadotrofinas que, por sua vez, estimulam o crescimento folicular e a ovulação. O problema desta técnica é que nem todas as fêmeas do rebanho estarão na mesma fase do ciclo estral no dia da aplicação da $PGF_{2\alpha}$ e, consequentemente, o tratamento só será eficaz em uma parcela de fêmeas que tenham dado cio há 5 dias ou mais. Dessa forma, recomenda-se realizar duas aplicações de luteolítico com um intervalo de 11 a 14 dias, garantindo que todas as fêmeas tenham corpo lúteo funcional no momento da segunda aplicação. Nesse caso, as fêmeas entrarão no cio entre 48 e 96 h após a segunda dose. Como há grande variabilidade de tempo para o estro entre os animais tratados, recomenda-se a observação do cio para a realização da inseminação artificial no momento adequado ou, na impossibilidade da observação do cio (rebanhos extensivos), a IA poderá ser feita entre 72 e 96 h após a segunda dose.

Neste protocolo com duas administrações de luteolíticos, apenas a variabilidade de tempo para o aparecimento do cio depende do estágio da onda folicular em que a fêmea se encontra no momento do tratamento. Caso haja um folículo dominante no momento da segunda aplicação a resposta será mais rápida, se o folículo estiver em fase anterior do desenvolvimento a resposta será mais lenta (Figura 29.6). Outra desvantagem deste protocolo é que o resultado só será positivo se as fêmeas estiverem ciclando e, portanto, com corpo lúteo ativo. Assim sendo, este protocolo não é recomendado para animais que estejam em anestro pós-parto ou sazonal.

Com o objetivo de tornar o controle do ciclo estral mais preciso, empregando-se luteolíticos, foi desenvolvido o protocolo denominado "Ovsynch", que associa o agente luteolítico a um análogo sintético de GnRH. Este protocolo consiste na utilização de duas aplicações de GnRH (250 µg de gonadorelina ou 10 µg de buserelina, por via IM, no dia zero e no dia nove do protocolo, intercaladas por uma dose de luteolítico no sétimo dia. A primeira aplicação de GnRH objetiva induzir a ovulação e/ou luteinização do folículo existente no ovário, uma vez que a resposta ao pico de GnRH é o pico de LH. O luteolítico, após 7 dias, lisa qualquer corpo lúteo que esteja no ovário, seja do ciclo anterior ou

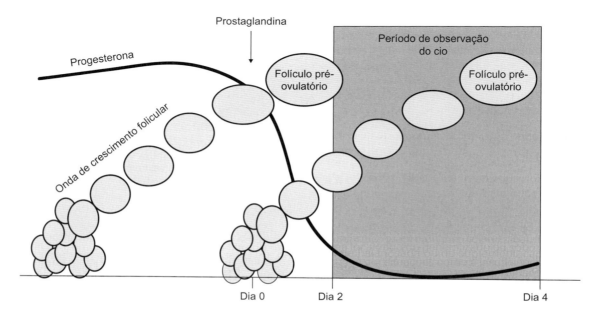

FIGURA 29.6 Representação esquemática das ondas de crescimento folicular. Após administração de prostaglandina (dia 0) ocorre regressão do corpo lúteo e queda do nível plasmático de progesterona. O intervalo para manifestação do cio depende do tamanho do folículo no momento da administração podendo variar entre 48 e 96 h (dia dois ao quatro) em bovinos.

provocado pela primeira dose de GnRH. A segunda aplicação de GnRH no nono dia de tratamento atuará em um folículo dominante que já havia iniciado seu crescimento no início do protocolo ou que iniciou neste período. A IA pode ser realizada sem a observação de cio entre 17 e 24 h após a última aplicação de GnRH (Figura 29.7).

A segunda aplicação de GnRH no protocolo Ovsynch pode ser substituída por um estrógeno como indutor de ovulação. Dessa forma, no dia zero o GnRH é aplicado, seguido pela administração de $PGF_{2\alpha}$ no dia 7. No oitavo dia aplica-se o CE e a IATF é realizada após 48 h (décimo dia). Este protocolo alternativo chama-se Heatsynch e tem como principal vantagem, em relação ao Ovsynch, a redução do custo, uma vez que os esteroides tendem a ser mais baratos que os análogos de GnRH.

Os protocolos que associam GnRH e $PGF_{2\alpha}$ podem induzir o crescimento folicular em uma parcela de animais em anestro. Seus resultados não diferem de forma significativa nos índices de fertilidade quando comparados à monta natural; porém, o principal ganho é a praticidade da IATF. Em *Bos taurus* foi verificado que a aplicação de GnRH em momentos aleatórios do ciclo estral induz a ovulação em 50 a 60% dos animais. No entanto, em *Bos indicus* observa-se menor eficiência (30 a 40%). Essas baixas taxas de ovulação, frequentemente observadas em animais *Bos indicus*, questiona o emprego deste tratamento para sincronização do estro. Da mesma forma, novilhas apresentam menor taxa de ovulação após a primeira administração de GnRH, resultando em menor taxa de sincronização após a segunda administração e resultados insatisfatórios após IA. Em bubalinos, o protocolo funciona adequadamente, porém a resposta é melhor na estação de monta (outono-inverno).

Sincronização do estro com progestógenos

O tratamento com progestógenos tem como objetivo aumentar a fase luteínica uniformemente no rebanho para que, ao fim do tratamento, todos os animais diminuam os níveis circulantes de progesterona ao mesmo tempo. Assim, todas as fêmeas iniciarão a fase estrogênica juntas e entrarão em estro simultaneamente.

A duração do tratamento com progesterona pode influenciar a taxa de gestação em bovinos. Tratamentos de longa duração resultam em menores taxas de gestação, o que se acredita ser decorrente da qualidade do oócito devido à formação de folículos persistentes e alterações adversas no ambiente intrauterino que inibem o transporte de sêmen e o desenvolvimento embrionário. Por outro lado, tratamentos de curta duração utilizando progesterona geralmente resultam em maiores taxas de gestação. Entretanto, o tratamento curto não controla o ciclo estral adequadamente, pois, se é iniciado no começo do ciclo, o corpo lúteo natural pode persistir até o final do tratamento com a progesterona. Assim sendo, é necessária a utilização de um agente luteolítico quando se realizam tratamentos de curta duração com progesterona, para promover a eliminação do corpo lúteo preexistente.

Normalmente, os tratamentos com prostaglandinas raramente são feitos de forma isolada. De maneira geral, são feitas associações com $PGF_{2\alpha}$, estrógeno, GnRH e eCG, tendo como principal vantagem a utilização em animais em anestro, no período pós-parto, no início da estação de monta ou pré-púberes.

Os protocolos que utilizam progestógenos em bovinos via implantes ou dispositivos intravaginais sempre são associados ao estrógeno no início do tratamento (dia zero) para provocar a atresia folicular e o surgimento de uma nova onda de crescimento folicular. Dentre os ésteres de estrógeno o mais utilizado é o BE por apresentar menor meia-vida, possibilitando, dessa forma, o surgimento de uma nova onda de crescimento folicular 4,5 dias após a sua aplicação. Neste sentido, um protocolo eficiente é a aplicação de BE (1 a 2 mg, IM) no dia da colocação do dispositivo intravaginal. No oitavo dia o dispositivo é retirado e faz-se a aplicação de um agente luteolítico (análogo sintético da $PGF_{2\alpha}$, IM) com o objetivo de induzir luteólise em qualquer corpo lúteo preexistente. Após 24 h (dia 9) aplica-se uma segunda dose de BE para indução de ovulação. A IA deve ser realizada 30 h após a administração da segunda dose de BE (Figura 29.8).

Como o CE tem absorção mais lenta e maior meia-vida, em comparação ao BE, ele pode ser aplicado no oitavo dia do protocolo juntamente com a administração do agente luteolítico e a retirada do dispositivo intravaginal. Nesse caso, a IA deve ser realizada no décimo dia (48 h após a administração). Esta adaptação do protocolo reduz a mão de obra, uma vez que os animais são manejados 1 dia a menos (Figura 29.9).

Nem todas as fêmeas do rebanho estão ciclando no início da estação de monta. Normalmente, vacas que entram na estação de monta com baixo escorre de condição têm a sua ciclicidade prejudicada e estão em anestro. Assim, com o objetivo de induzir a ciclicidade de fêmeas em anestro pode-se acrescentar ao protocolo a eCG. Por apresentar meia-vida longa e ação predominantemente de FSH, a eCG

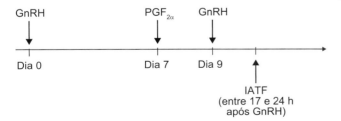

▼ **FIGURA 29.7** Protocolo Ovsynch para sincronização de estro e inseminação artificial em tempo fixo (IATF) em bovinos. O tratamento consiste em duas aplicações de hormônio liberador de gonadotrofina (GnRH), no dia zero e nove, intercaladas por uma de prostaglandina ($PGF_{2\alpha}$), no dia 7. A IATF deve ser realizada entre 17 e 24 h após a segunda dose de GnRH.

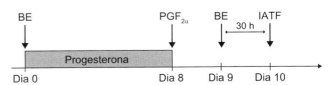

▼ **FIGURA 29.8** Protocolo para sincronização do estro e inseminação artificial em tempo fixo (IATF) em bovinos. O tratamento consiste na inserção de um dispositivo liberador de progesterona juntamente à administração de benzoato de estradiol (BE) no dia zero, administração prostaglandina ($PGF_{2\alpha}$) e remoção do dispositivo no dia oito. Aplicação de BE no dia 9, seguida da IATF 30 h após o BE.

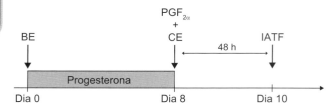

▼ **FIGURA 29.9** Protocolo para sincronização do estro e inseminação artificial em tempo fixo (IATF) em bovinos. O tratamento consiste na inserção de um dispositivo liberador de progesterona juntamente à administração de benzoato de estradiol (BE) no dia zero, administração de prostaglandina ($PGF_{2\alpha}$), de cipionato de estradiol (CE) e remoção do dispositivo no dia oito. Seguido da IATF no dia 10.

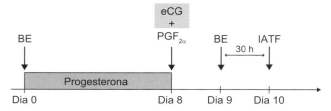

▼ **FIGURA 29.10** Protocolo para sincronização do estro e inseminação artificial em tempo fixo (IATF) em bovinos. O tratamento consiste na inserção de um dispositivo liberador de progesterona juntamente à administração de benzoato de estradiol (BE) no dia 0, administração de prostaglandina ($PGF_{2\alpha}$), de gonadotrofina coriônica equina (eCG) e remoção do dispositivo no dia 8. Aplicação de BE no dia 9, seguida da IATF 30 h após o BE.

promove estimulação dos folículos ovarianos de fêmeas em anestro e, também, pode ser utilizada para induzir a ciclicidade em novilhas pré-púberes (Figura 29.10)

Em fêmeas caprinas e ovinas pode ser empregado dispositivo intravaginal com 45 mg de FGA (Chrono-gest®), 60 mg de MAP (Progespon®) ou 36 mg de progesterona (Primer PR®). No sétimo dia após a implantação do dispositivo, administra-se eCG (200 a 300 UI, IM) associado ao cloprostenol sódico (100 μg para fêmeas nulíparas e 50 μg para fêmeas plulíparas). Retira-se o dispositivo no nono dia. O intervalo esperado para as fêmeas ovinas e caprinas entrarem no estro é de 1 a 2 dias após a retirada do dispositivo (Figura 29.11). A eCG é adicionada ao protocolo de pequenos ruminantes, pois algumas raças são poliéstricas estacionais e podem estar em anestro estacional no momento da sincronização. Em pequenos ruminantes a aplicação de estrógeno junto com o progestógeno no início do protocolo tende a promover maior dispersão das ovulações e, por isso, sua utilização não é recomendada.

Transferência de embriões

A transferência de embriões é a técnica utilizada para multiplicar o número de crias de fêmeas com alto valor genético. Basicamente, os embriões produzidos pela fêmea doadora são coletados e implantados no oviduto ou útero de receptoras sincronizadas com a doadora.

Para realização da transferência de embriões em bovinos, inúmeros protocolos já foram testados; porém, os resultados ainda são muito variáveis. Fatores como idade, época do ano, nutrição, histórico reprodutivo, *status* ovariano no início do tratamento e protocolo utilizado, podem influenciar diretamente no número de embriões coletados. A variabilidade individual das doadoras na resposta ao tratamento com gonadotrofinas é um dos principais problemas nos programas de transferência de embriões. Normalmente, o número de embriões colhidos é menor em vacas de leite que em vacas de corte; porém, ambas apresentam grande variabilidade no número e na qualidade de embriões produzidos.

Estudos demonstram a importância do controle da dinâmica de crescimento folicular para melhorar a resposta ao tratamento com gonadotrofinas. Neste sentido, para atingir máxima eficiência em programas de transferência de embriões os tratamentos devem ser realizados no início da onda de crescimento folicular, ou seja, antes da seleção do folículo dominante. Assim, no início do protocolo utiliza-se estrógeno associado à progesterona para controle do início da onda de crescimento folicular possibilitando induzir a superovulação no momento correto.

A técnica consiste em induzir um número maior de ovulações através da estimulação hormonal do crescimento folicular com gonadotrofinas, durante a fase luteínica do ciclo estral; ou seja, no início da onda de crescimento folicular. Dessa forma, não ocorre a dominância folicular, possibilitando o desenvolvimento de diversos folículos. Após este procedimento, a luteólise é induzida e a fêmea deve ser inseminada, duas vezes, com intervalo de 12 h. A coleta dos embriões deve ser realizada entre 6 e 7 dias após a IA.

O crescimento folicular (superovulação) da doadora bovina pode ser realizado utilizando-se duas gonadotrofinas distintas, o FSH e a eCG. O FSH por apresentar meia-vida de poucas horas deve ser aplicado a cada 12 h por 4 dias em doses crescentes (160 a 400 mg Folltropin®; 800 a 1.000 UI Pluset®), por outro lado, o eCG necessita de uma única aplicação (1.500 a 3.000 UI, IM, Folligon®, Novormon®). No entanto, as fêmeas respondem melhor ao tratamento com FSH (maior número de folículos ovulatórios) do que com a eCG. Além disso, pode ocorrer resposta imunológica contra a eCG após doses repetidas no mesmo animal, resultando em menor quantidade de folículos ovulatórios.

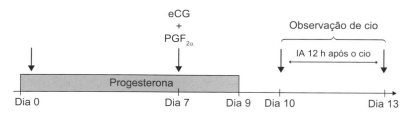

▼ **FIGURA 29.11** Protocolo para sincronização do estro em pequenos ruminantes. O tratamento consiste na inserção de um dispositivo liberador de progesterona dia zero, administração de prostaglandina ($PGF_{2\alpha}$) e de gonadotrofina coriônica equina (eCG) no dia sete, seguida de remoção do dispositivo no dia nove. Os animais apresentam cio entre o décimo e o décimo terceiro dia do protocolo. A inseminação artificial (IA) deve ser realizada 12 h após o cio.

É importante ressaltar que também existem diferenças fisiológicas entre *Bos indicus* e *Bos taurus,* sendo observada maior sensibilidade em vacas *Bos indicus* à gonadotrofinas exógenas, que possibilita o emprego de doses menores de FSH em doadoras zebuínas superovuladas. Neste sentido, estudos foram realizados para determinar a melhor dose de FSH em protocolos de superovulação. Assim, observou-se que para fêmeas Nelore a dose de 133 mg para vacas e 100 mg para novilhas possibilitou resposta superovulatória satisfatória com maior facilidade de coleta de embriões e melhor recuperação da doadora (retorno a ciclicidade normal). Para fêmeas Holandesas de alta produção, a dose recomendada é de 200 mg, enquanto para bovinos europeus de corte, recomenda-se a dose de 160 mg para vacas e 133 para novilhas. As doses indicadas para superovulação de fêmeas de outras espécies são indicadas no Quadro 29.3

Um protocolo eficaz de superovulação, IATF e coleta de embriões em tempo fixo consiste na aplicação de um dispositivo intravaginal impregnado com progestógeno e administração de BE (2 mg, IM) no dia zero de manhã. O tratamento superovulatório inicia-se no quarto dia, quando a onda de crescimento folicular surge, e estende-se até o sétimo dia, sendo composto por duas aplicações diárias de FSH, uma de manhã e outra à tarde (12/12 h). Na manhã do sexto dia procede-se a aplicação de luteolítico para regressão de eventual corpo lúteo preexistente. O dispositivo intravaginal é retirado no sétimo dia. A ovulação é induzida no dia 8 de manhã (48 h após administração do luteolítico), preferencialmente com LH (12,5 a 25 mg, IM, Lutropina®). A IATF é realizada 12 e 24 h após a indução de ovulação. A coleta de embriões é realizada no dia 15 (Figura 29.12).

Durante a realização de protocolos de superovulação os níveis circulantes de estrógeno permanecem elevados (múltiplos folículos produzindo esteroide); dessa forma, a administração de ésteres de estradiol como indutores de ovulação é pouco eficaz. Pode-se induzir a ovulação com análogos sintéticos de GnRH; porém, neste caso, o LH pode ser limitante devido à presença de múltiplos folículos ovulatórios. Assim, o agente indutor mais indicado é o LH.

Este protocolo de superovulação com IATF apresenta bons resultados para vacas zebuínas (*Bos indicus*); porém, quando vacas *Bos taurus* são submetidas a este mesmo procedimento o número de embriões colhidos têm sido insatisfatório. Algumas particularidades da fisiologia reprodutiva diferenciam fêmeas *Bos indicus* de *Bos taurus*. Dentre elas,

QUADRO 29.3
Programas de superovulação disponíveis para diferentes espécies animais.

Espécie	Tratamento para superovular	Intervalo entre o tratamento e o estro
Bubalinos	FSH 300 a 500 UI ou 14 a 25 mg divididos em 8 aplicações com intervalo de 12 h em doses decrescentes do 8º ao 12º dia após o estro e aplicação de prostaglandina no 3º ou 4º dia após o início do tratamento com FSH	2 a 3 dias após a prostaglandina
Caprinos	eCG 1.000 a 1.500 UI do 16º ao 18º dia do ciclo estral com 1.000 UI de hCG	2 a 4 dias após o eCG
	FSH 20 mg divididos em 8 aplicações com intervalo de 12 h em doses decrescentes do 15º ao 18º dia após o implante de MAP (retirando-se no 14º dia), aplicação de 125 a 250 µg de cloprostenol no 3º ou 4º dia após o início do tratamento com FSH	2 a 4 dias após a prostaglandina
Ovinos	eCG 700 a 1.300 UI entre o 4º e o 13º dia do ciclo estral com aplicação de prostaglandina de 24 a 72 h após o eCG	2 a 3 dias após a prostaglandina
	FSH 20 mg divididos em 6 aplicações com intervalo de 12 h em doses decrescentes do 12º ao 14º dia após o implante com FGA (retirando-se no 9º dia)	16 a 18 dias após o início do implante com FGA
Suínos	eCG 1.500 UI no 15º dia do ciclo estral	3 a 4 dias após o eCG

eCG: gonadotrofina coriônica equina; hCG: gonadotrofina coriônica humana; FGA: acetato de fluorogestona; MAP: acetato de medroxiprogesterona.

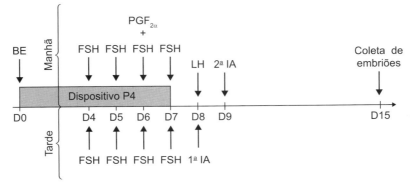

FIGURA 29.12 Protocolo para superovulação, inseminação artificial em tempo fixo (IATF) e coleta de embriões em tempo fixo em doadoras *Bos indicus*. O tratamento consiste na inserção de um dispositivo liberador de progesterona juntamente à administração de benzoato de estradiol (BE) no dia zero de manhã, com início do tratamento superovulatório no dia 4 (manhã), aplicação de prostaglandina (PGF$_{2\alpha}$) no dia 6 de manhã, remoção do dispositivo no dia 7e, aplicação de hormônio luteinizante (LH) no dia 8 (manhã), seguido da IATF 12 e 24 h após o LH. A coleta dos embriões é realizada no dia 15.

o diâmetro folicular merece atenção. Fêmeas *Bos taurus* ovularam quando da administração de LH somente após o folículo atingir 10 mm de diâmetro. Protocolos que possibilitam atrasar a administração do indutor de ovulação, disponibilizando maior tempo para que os folículos atinjam diâmetros condizentes com a capacidade ovulatória, colaboraram para a melhoria da eficiência da superovulação em doadoras *Bos taurus*. Assim, em vacas Holandesas o tratamento com LH 60 h após a administração da $PGF_{2\alpha}$ aumenta a eficiência do protocolo de superovulação com IATF (Figura 29.13).

Outra diferença verificada entre esses grupos genéticos está relacionada ao metabolismo hepático dos esteroides, em especial da progesterona, que apresenta alta taxa de biotransformação hepática em vacas da raça Holandesa de alta produção. O aumento da taxa de biotransformação da progesterona diminui o nível circulante de progesterona e aumentam a pulsatilidade de LH, comprometendo o crescimento folicular e a qualidade do oócito. Desta forma, protocolos que visam aumentar o nível circulante de progesterona durante a superovulação colaboram para melhoria da qualidade dos embriões, aumentando a eficiência dos tratamentos superovulatórios nesses animais. Neste sentido, além do dispositivo intravaginal, podem ser utilizados implantes de progestógenos (norgestomet) nessas fêmeas de alta produção para aumentar o número de embriões transferíveis e congeláveis.

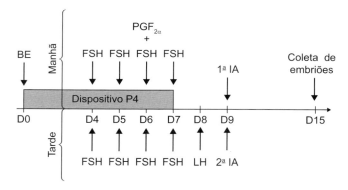

FIGURA 29.13 Protocolo para superovulação, inseminação artificial em tempo fixo (IATF) e coleta de embriões em tempo fixo em doadoras *Bos taurus*. O tratamento consiste na inserção de um dispositivo liberador de progesterona juntamente à administração de benzoato de estradiol (BE) no dia 0 de manhã, com início do tratamento superovulatório no dia 4 (manhã), aplicação de prostaglandina ($PGF_{2\alpha}$) no dia 6 de manhã, remoção do dispositivo no dia 7, aplicação de hormônio luteinizante (LH) no dia 8 (tarde), seguido da IATF 12 e 24 h após o LH. A coleta dos embriões é realizada no dia 15.

BIBLIOGRAFIA

Adams, G.P.; Jaiswal, r.; Singh, J.; Malhi, p. Progress in understanding ovarian follicular dynamics in cattle. *Theriogenology*, v. 69, p. 72-80, 2008.

Adams, T.E.; Boime, I. The expanding role of recombinant gonadotropins in assisted reproduction. *Reproduction in Domestic Animals*, v. 43, p. 186-192, 2008.

Arthur, G.H.; Noakes, D.E.; Pearson, H. *Veterinary reproduction and obstetrics*. London, Bailliere Tindall, 1989.

Bao, B.; Garverick, H.A. Expression of steroidogenic enzyme and gonadotropina receptor genes in bovine follicles during ovarian follicular waves: a review. *Journal Animal Science*, v. 76, p. 1903-1921, 1998.

Baruselli, P.S.; Batista, E.O.S.; Vieira, L.M.; Sales, J.N.S.; Gimenes, L.U.; Ferreira, R.M. Intrinsic and extrinsic factors that influence ovarian environment and efficiency of reproduction in cattle. *Animal Reproduction*, v. 14, p. 48-60, 2017.

Baruselli, P.S.; Catussi, B.L.C.; Abreu, L.A.; Elliff, F. M.; Silva, L. G.; Batista, E. O.S.; Crepaldi, G.A. Evolução e perspectivas da inseminação artificial em bovinos. *Revista Brasileira de Reprodução Animal*, v. 42, p. 308-314, 2019.

Baruselli, P.S.; Elliff, F.M.; Silva, L.G.; Catussi, B.L.C.; Bayeux, B.M. Estratégias para aumentar a produção de embriões em bovinos. *Revista Brasileira de Reprodução Animal*, v. 43, p. 315-326, 2019.

Baruselli, P.S.; Reis, E.L.; Marques, M.O.; Nasser, L.F.; Bó, G.A. The use of hormonal treatments to improve reproductive performance of anestrous beef cattle in the tropical climates. *Animal Reproduction Science*, v. 82-83, p. 479-486, 2004.

Baruselli, P.S.; Sa Filho, M.F.; Martins, C.M.; Nasser, L.F.T.; Nogueira, M.F.G.; Barros, C.M.; Bó, A.G. Superovulation and embryo transfer in *Bos indicus* cattle. *Theriogenology*, v. 65, p. 77–88, 2006.

Batista, E.O.S.; Sala, R.V.; Ortolan, M.D.D.V.; Jesus, E.F.; Del Valle, T.A.; Rennó, F.P.; Macabelli, C.H.; Chiaratti, M.R.; Souza, A.H.; Baruselli, P.S. Hepatic mRNA expression of enzymes associated with progesterone metabolism and its impact on ovarian and endocrine responses in Nelore (*Bos indicus*) and Holstein (*Bos taurus*) heifers with differing feed intakes. *Theriogenology*, v. 143, p. 113-122, 2020.

Benites, N.R.; Baruselli, P. S. *Medicamentos Empregados na Reprodução Animal*. In: SPINOSA, H.S.; GÓRNIAK, S.L.; BERNARDI, M.M. ed. Farmacologia Aplicada à Medicina Veterinária. 6. ed. – Rio de Janeiro: Guanabara Koogan, 2019.

Bisinotto, R.S.; Ribeiro, E.S.; Lima, F.S.; Martinez, N.; Greco, L.F.; Barbosa, L.F.S.P.; Bueno, P.P.; Scagion, L.F.S.; Thatcher, W.W.; Santos, J.E.P. Targeted progesterone supplementation improves fertility in lactating dairy cows without a corpus luteum at the initiation of the timed artificial insemination protocol. *Journal Dairy Science*, v. 96, p. 2214-2225, 2013.

Bó, G.A.; Adams, G.P.; Caccia, M.; Martinez, M.; Pierson, R.A.; Mapletoft, R.J. Ovarian follicular wave emergence after treatment with progestogen and estradiol in cattle. *Animal Reproductive Science*, v. 39, p. 193-204, 1995.

Bó, G.A.; Huguenine, E.; Mata, J.J.L.; Núñez-Olivera, R.; Baruselli, P.S.; Menchaca, A. Programs for fixed-time artificial insemination in South American beef cattle. *Animal Reproduction*, v. 15, p. 952-962, 2018.

Bó, G.A.; Adams, G.P.; Pierson, R.A.; Tríbulo, H.E.; Caccia, M.; Mapletoft, R.J. Follicular wave dynamics after estradiol-17β treatment of heifers with or without a progestogen implant. *Theriogenology*, v. 41, n. 8, p. 1555-1569, 1994.

Bó, G.A.; Moreno, D.; Cutaia, L.; Baruselli, P.S.; Reis, E.L. Manipulação hormonal do ciclo estral em doadoras e receptoras de embrião bovino. *Acta Scientiae Veterinariae*, v. 32, p. 1-22, 2004.

Bottino, M.P.; Simões, L.M.S.; Silva, L.A.C.L.; Girotto, R.W.; Scandiuzzi, L.A.; Massoneto, J.P.M.; Baruselli, P.S.; Souza, J.C.; Sales, J.N.S. Effects of eCG and FSH in timed artificial insemination treatment regimens on estrous expression and pregnancy rates in primiparous and multiparous Bos indicus cows. *Animal Reproduction Science*, v. 228, 2021.

Carruthers, T. Principles of hormone therapy in theriogenology. In: Morrow, D. A., ed. *Current therapy in theriogenology*. Toronto, W.B. Saunders Company, 1986. v. 2, p. 3-14.

Carson, R.L. Synchronization of oestrus. In: Howard, J.L., ed. *Current veterinary therapy*. Toronto, W.B. Saunders Company, 1986. p. 781-783.

Colazo, M.G.; Kastelic, J.P.; Mapletoft, R.J. Effects of estradiol cypionate (ECP) on ovarian follicular dynamics, synchrony of ovulation, and fertility in CIDR-based, fixed-time AI programs in beef heifers. *Theriogenology*, v. 60, n. 5, p. 855-865, 2003.

Da Silva, J.C.B.; Ferreira, R.M.; Maturana F.M.; Naves, J.R.; Santin, T.; Pugliesi, G.; Madureira, E.H. Use of FSH in two different regimens for ovarian superstimulation prior to ovum pick up and *in vitro* embryo production in Holstein cows. *Theriogenology*, v. 90, p. 65-73, 2017.

De Lima, R.S.; Martins, T.; Lemes, K.M.; Binelli, M.; Madureira, E.H. Effect of a puberty induction protocol based on injectable long acting progesterone on pregnancy success of beef heifers serviced by TAI. *Theriogenology*, v. 154, p. 128-134, 2020.

D'occhio, M.J.; Niasari-Naslaji, A.; Kinder, J.E. Influence of varied progestogen treatments on ovarian follicle status and subsequent ovarian superstimulatory responses in cows. *Animal Reproduction Science* v. 45, p. 241-253, 1997.

D'occhio M.J.; Baruselli, P.S.; Campanile, G. Metabolic health, the metabolome and reproduction in female cattle: a review. *Italian Journal of Animal Science*, v. 18, p. 858-867, 2019.

D'Occhio, M.J.; Sudha, G.; Jillella, D.; Whyte, T.; Maclellan, L.J.; Walsh, J.; *et al*. Use of a GnRH agonist to prevent the endogenous LH surge and injection of exogenous LH to induce ovulation in heifers superstimulated with FSH: a new model for superovulation. *Theriogenology*, v. 47, p. 601-613, 1997.

Ferreira, R.M.; Conti, T.L.; Gonçalves, R.L.; Souto, L.A.; Sales, J.N.S.; Sá Filho, M.F.; Elliff, F.M.; Baruselli, P.S. Synchronization treatments previous to natural breeding anticipate and improve the pregnancy rate of postpartum primiparous beef cows. *Theriogenology*, v. 114, p. 206-211, 2018.

Ginther, O.J.; Bergfelt, D.R.; Beg, M.A.; Kot, K. Follicle selection in cattle: relationships among growth rate, diameter ranking, and capacity for dominance. Biol Reprod, v. 65, p. 345-350, 2001.

Ginther, O.J.; Wiltbank, M.C.; Fricke, P.M.; Gibbons, J.R.; Kot, K. Selection of the dominant follicle in cattle. *Biology of Reproduction*, v. 55, n. 2, p. 1187-1194, 1996.

Hafez, B.; Hafez, E.S.E. *Reproduction in farm animals*. Philadelphia, Lippincott williams & Wilkins, 2000.

Macdonald, L.E. *Veterinary endocrinology and reproduction*. Philadelphia, Lea & Febiger, 1989.

Mapletoft, R.J.; Bó, G.A.; Baruselli, P.S.; Menchaca, A.; Sartori, R. Evolution of knowledge on ovarian physiology and its contribution to the widespread application of reproductive biotechnologies in South American cattle. *Animal Reproduction*, v. 15, p. 1003-1014, 2018.

Martin, P.A. Embryo transfer in swine. In: Morrow, D. A., ed. *Current therapy in theriogenology*. Toronto, W.B. Saunders Company, 1986. v. 2, p. 66-69.

Martinez, M.F.; Adams, G.P.; Bergfelt, D.R.; Kastelic, J.P.; Mapletoft, R. J. Effect of LH or GnRH on the dominant follicle of the first follicular wave in beef heifers. *Animal Reproduction Science*, v. 57, n. 1-2, p. 23-33, 1999.

Moreno, D.; Cutaia, L.; Villata, M.L.; Ortisi, F.; Bó, G.A. Follicular wave emergence in beef cows treated with progesterone releasing devices, estradiol benzoate and progesterone. *Theriogenology*, v. 55, n. 1, p. 408, 2001.

Nasser, L.F.; Bó, G.A.; Menegati, J.A.; Marques, M.O.; Mepletoft, R.J.; Baruselli, P.S. Superovulatory response during the first follicular wave in Nelore (Bos indicus) donors. *Theriogenology*, v. 59, Abstracts, p. 530, 2003.

Peters, A.R. Pharmacological manipulation of reproduction. In: Andrews, A.H.; Blowey, R.W.; Boyde, H.; Eddy, R.G. *Bovine medicine: diseases and husbandry of cattle*. London, Blackwell Scientific Publications, 1992. p. 875-885.

Pinaffi, F.L.V.; Santos, E.S.; Silva, M.G.; Maturana Filho, M.; Madureira, E.H.; Silva, L.A. Follicle and corpus luteum size and vascularity as predictors of fertility at the time of artificial insemination and embryo transfer in beef cattle. *Pesquisa Veterinária Brasileira*, v. 35, p. 470-476, 2015.

Pursley, J.R.; Mee, M.O.; Wiltbank, M.C. Synchronization of ovulation in dairy cows using PGF2α and GnRH. *Theriogenology*, v. 44, n. 7, p. 915-923, 1995.

Roche, J.F.; The reproductive system. In: Brander, G.C.; Pugh, D.M.; Bywater, R.J.; Jenkins, W.L. *Veterinary applied pharmacology & therapeutics*. London, Bailliere Tindall, 1991. p. 291-308.

Rodrigues, C.A.; Mancilha, R.F.; Reis, E.L.; Avila, L.G.; Baruselli, P.S. Emergência de nova onda de crescimento folicular em vacas holandesas de alta produção, In *Anais do Congresso Brasileiro de Buiatria*, Salvador, Brasil, 2003.

Sá Filho, M.F.; Gimenes, L.U.; Torres-Júnior, J.R.S.; Carvalho, N.A.T.; Kramer, M.P.S.; Faria, M.H.; Baruselli, P.S. Emergência folicular conforme a dose e o momento de aplicação do Benzoato de Estradiol e de sua associação com progesterona injetável em vacas Nelore (*Bos indicus*) tratadas com dispositivo intravaginal de progesterona. IRAC, 2005.

Sartori R.B. Reproductive cycles in Bos indicus cattle. Anim Reprod Sci, v. 124, p. 244-250, 2011.

Savio, J.d.; Thatcher, W.w.; Morris, G.r.; Entwistle, K.; Drost, M.; Mattiacci, M.r. Effects of induction of low plasma progesterone concentrations with a progesterone-releasing intravaginal device on follicular turnover and fertility in cattle. *Journal of Reproduction Fertility*, v. 98(1) p. 77-84; 1993.

Silva, M.A.; Veronese, A.; Belli, A.L.; Madureira, E.H.; Galvao, K.N.; Chebel, R.C. Effects of adding an automated monitoring device to the health screening of postpartum Holstein cows on survival and productive and reproductive performances. *Journal of Dairy Science*, v. 104, p. 3439-3457, 2021.

Traldi, A.S. *Tópicos em reprodução e inseminação artificial em caprinos*. Serviço de biblioteca da Faculdade de Medicina Veterinária e Zootecnia da Universidade de São Paulo. São Paulo, 1994.

Wiltbank M.C. How information of hormonal regulation of the ovary has improved understanding of timed breeding programs. In: Proc Ann Mtg Soc Therio, Montreal, QC, Canada. Montgomery, A.L: Society for Theriogenology, p. 83-97, 1997.

Wischral, A.; Filho, M.A.G. *Medicamentos utilizados na Reprodução Animal*. In: SPINOSA, H.S.; PALERMO-NETO, J.; GÓRNIAK, S.L. ed. Medicamentos em Animais de Produção. 1. ed. – Rio de Janeiro: Guanabara Koogan, 2014.

Wischral, A.; Guerra, M.M.P.; Silva, S.V.; Junior, P.L.J.M. *Medicamentos com Efeitos no Sistema Reprodutor*. In: SPINOSA, H.S.; PALERMO-NETO, J.; GÓRNIAK, S.L. ed. Medicamentos em Animais de Produção. 1. ed. – Rio de Janeiro: Guanabara Koogan, 2014.

Wright, P.J.; Malmo, J. Pharmacologic manipulation of fertility. In: HUNT, E., ed. *The veterinary clinics of North America*. Toronto, W.B. Saunders Company, 1992. v. 1, p. 57-89.

30 Farmacologia do Eixo Hipotálamo-Hipófise

Guilherme de Paula Nogueira

- Introdução, 421
- Eixo hipotálamo-hipófise, 421
- Hormônios hipotalâmicos, 422
- Hormônios da adeno-hipófise, 432
- Gonadotrofinas não hipofisárias, 437
- Hormônios da neuro-hipófise, 438
- Bibliografia, 439

INTRODUÇÃO

Os hormônios foram conceituados em 1872 por Claude Bernard e são considerados secreções internas que circulam pelo sangue controlando a função de tecidos e órgãos. Coordenando uma miríade de hormônios, o sistema nervoso central (SNC), através do eixo hipotálamo-hipófise, integra os sistemas funcionais do organismo, exercendo papel crucial na manutenção da constância do meio interno e, com isso, na sobrevivência do indivíduo.

A maioria dos hormônios secretados no eixo hipotálamo-hipófise é de natureza proteica, em geral, específicos para cada espécie. Embora muitos desses hormônios consigam estimular receptores em células de outras espécies, a resposta ao estímulo nem sempre é a mesma que a resposta na espécie-alvo. Para facilitar a descrição, os hormônios têm os nomes abreviados por letras maiúsculas das iniciais das palavras que compõem seu nome em inglês. A sigla pode ser precedida por uma letra minúscula que representa a espécie-alvo do hormônio, como, por exemplo, somatotrofina bovina (bST). Algumas vezes, a origem do hormônio também pode estar representada com uma letra minúscula, como é o caso da somatotrofina bovina recombinante (rbST).

Em Medicina Veterinária, dada a dificuldade em se conseguir o hormônio específico para cada espécie, não é rara a utilização terapêutica com hormônios proteicos extraespecíficos. Convém salientar que tal prática pode resultar em resposta diferente da observada na espécie-alvo. Ainda, a consecutiva administração de hormônios proteicos extraespecíficos pode estimular a produção de anticorpos contra esses hormônios, ocasionando diminuição progressiva do seu efeito na espécie não alvo.

Neste capítulo, são citados, além dos hormônios específicos, alguns hormônios extraespecíficos que podem ser utilizados na terapêutica em Medicina Veterinária. Sugere-se, entretanto, que, nesses casos, o médico-veterinário deva estar ciente das possíveis variações na resposta desses medicamentos.

EIXO HIPOTÁLAMO-HIPÓFISE

O hipotálamo participa no controle das funções vegetativas e endócrinas do organismo, traduzindo os sinais elétricos vindos do SNC em fatores humorais. Vários fatores liberadores e inibidores são secretados pelo hipotálamo e transportados à adeno-hipófise pelo sistema porta-hipotálamo-hipófise. Cada fator tem ação seletiva na síntese e/ou secreção de hormônios adeno-hipofisários que agirão nos tecidos-alvo periféricos. Além de estímulos neurais externos, a secreção dos neuro-hormônios hipotalâmicos também é modulada pelas variações do meio interno, como a concentração de nutrientes e o bem-estar do animal. Enquanto o hipotálamo funciona como um tradutor dos sinais do meio interno, a hipófise funciona como um amplificador das informações hipotalâmicas, aumentando ou diminuindo a produção/secreção de hormônios que interferem no crescimento, diferenciação celular e na funcionalidade dos tecidos-alvo.

Os principais hormônios secretados pelo hipotálamo que interferem na secreção hipofisária são: hormônio liberador de tireotrofina (TRH); hormônio liberador de gonadotrofinas (GnRH); somatostatina ou hormônio inibidor do hormônio do crescimento (GHIRH); hormônio liberador de hormônio do crescimento (GHRH); hormônio liberador de corticotrofina (CRH); e hormônio liberador de prolactina (PrlRH). O hipotálamo também produz e secreta na neuro-hipófise, através de prolongamentos dos neurônios, a ocitocina e a arginina-vasopressina (AVP, também chamada de hormônio antidiurético [ADH] ou apenas vasopressina).

As variações cíclicas no metabolismo de células do núcleo supraquiasmático (NSQ) permitem ao hipotálamo uma referência temporal, além de antecipar ajustes do meio interno a partir de referências externas recorrentes (zeitgebers). Essa antecipação recebe o nome de homeostase preditiva e garante melhor qualidade de vida a indivíduos que mantêm regularidade nas atividades diárias (sono/vigília, alimentação, exercício). Dessincronias entre o ambiente externo e o meio interno podem resultar em desconforto, resultando em disfunções endócrinas e reprodutivas. Recentemente, foi descrito, em ratos, que maior exposição à luz aumenta a adiposidade por diminuir o tônus simpático na gordura marrom, demonstrando uma associação entre a alteração da ritmicidade circadiana e obesidade.

Uma região especializada no assoalho do terceiro ventrículo, chamada de eminência mediana (EM), está conectada ao pedúnculo hipofisário. Ela apresenta elevado fluxo sanguíneo e capilares fenestrados, permitindo a passagem de moléculas grandes, que comunicam a EM com a adeno-hipófise. As duas redes capilares (na EM e na hipófise) caracterizam um sistema porta, denominado sistema porta-hipotálamo-hipófise, que possibilita a entrada dos hormônios hipotalâmicos e sua posterior difusão para a hipófise.

Os corpos dos neurônios que secretam hormônios hipofisiotróficos estão localizados nos núcleos arqueados, periventriculares e paraventriculares do hipotálamo, e seus axônios se projetam para a EM, em que secretam os neuro-hormônios no sistema porta. Um fluxo retrógrado de sangue da hipófise para o hipotálamo mantém uma retroalimentação de alça curta por meio da qual os hormônios hipofisários modulam a secreção dos hormônios hipotalâmicos.

Os neurônios que secretam a ocitocina e a arginina-vasopressina (AVP ou ADH) na neuro-hipófise têm diâmetro maior que os neurônios que secretam os hormônios hipofisiotróficos, por secretarem os hormônios que agirão na periferia, sem a necessidade de um amplificador (como a hipófise). Os hormônios secretados pela neuro-hipófise precisam de uma ação mais rápida, imediata, por isso independem do amplificador. Os corpos desses neurônios estão nos núcleos paraventricular (NPV) e supraóptico (NSO) do hipotálamo, e alguns prolongamentos desses também secretam hormônios no sistema porta-hipofisário, promovendo interação entre os dois lobos da hipófise.

A hipófise está localizada na sela túrcica, próximo ao hipotálamo e ao quiasma óptico, apresentando capacidade secretora desde a vida fetal. Embriologicamente, a adeno-hipófise deriva do ectoderma etmoidal, enquanto a neuro-hipófise se origina do ectoderma neural no assoalho do prosencéfalo. A proximidade entre o hipotálamo e a adeno-hipófise resulta em economia de volume e rapidez de ação dos fatores hipotalâmicos. Dessa forma, a secreção pulsátil de alguns hormônios liberadores repercute na variação cíclica quase imediata da concentração sérica dos respectivos hormônios hipofisários.

Aferências do rinoencéfalo, de estruturas do sistema límbico e projeções de neurônios do SNC chegam à região pré-óptica e sítios hipotalâmicos em que os neurônios secretores residem. Várias vias aferentes com neurotransmissores como catecolamina, serotonina, acetilcolina, histamina e ácido gama-aminobutírico (GABA) influenciam a secreção dos hormônios liberadores hipotalâmicos. Portanto, substâncias químicas que interferem no SNC influenciam a secreção de fatores de liberação hipotalâmicos, modificando a função hipofisária e a atividade dos órgãos-alvo. Por exemplo, a administração sistêmica de prostaglandinas, principalmente as da série E, aumenta a concentração de hormônio do crescimento (GH), prolactina, hormônio foliculestimulante (FSH) e hormônio luteinizante (LH).

O sistema límbico também exerce influência sobre o hipotálamo através de vias aferentes corticais originadas na amígdala, região septal, tálamo e retina. Essas conexões do hipotálamo com outras porções do SNC permitem a interferência de variáveis ambientais sobre a secreção hipotalâmica e complementam as informações periféricas oriundas do meio interno. Há hormônios produzidos no sistema gastrintestinal (grelina e colecistocinina) que atuam no hipotálamo estimulando a ingestão de alimento (ver *Capítulo 34*). A Figura 30.1 mostra um esquema da relação entre SNC, hipotálamo, hipófise e órgãos-alvo.

HORMÔNIOS HIPOTALÂMICOS

Os hormônios hipotalâmicos atuam estimulando ou inibindo a produção e/ou a secreção de hormônios hipofisários ou, quando secretados na neuro-hipófise, agem diretamente em tecidos periféricos. As células-alvo da hipófise respondem especificamente para cada tipo de hormônio hipotalâmico e recebem denominação correspondente ao hormônio secretado (Quadro 30.1).

Vários dos neuro-hormônios hipotalâmicos são encontrados em outras regiões do SNC não relacionadas com a função hipofisária, funcionando provavelmente como moduladores de grupos de neurônios, interferindo, por exemplo, no comportamento dos animais. Demonstrou-se, também, a participação desses neuro-hormônios em outros sistemas e órgãos, como no sistema digestório e no pâncreas endócrino.

Hormônio liberador de gonadotrofinas

O GnRH é o neuropeptídio que controla a função reprodutiva nos vertebrados. A sequência de aminoácidos do GnRH foi identificada por Matsuo em 1971 (a partir do hipotálamo de suínos) e permitiu a compreensão da regulação central da reprodução, possibilitando alternativas terapêuticas para corrigir as disfunções reprodutivas. Anteriormente denominado LHRH (LH *releasing hormone*), o GnRH regula indiretamente a atividade gonadal

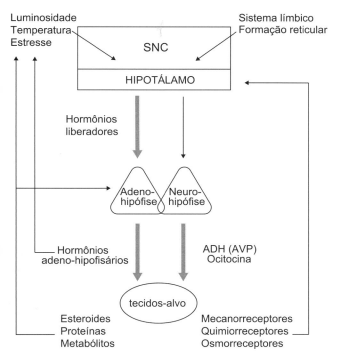

FIGURA 30.1 Representação esquemática da integração entre o sistema nervoso central (SNC) e o sistema periférico com o eixo hipotálamo-hipófise e os tecidos-alvo. ADH: hormônio antidiurético, também chamado de arginina-vasopressina (AVP).

QUADRO 30.1

Hormônios hipotalâmicos que regulam a síntese e/ou secreção de hormônios da adeno-hipófise. As setas para cima (↑) representam estimulação, e as setas para baixo (↓), inibição.

Hormônios hipotalâmicos	Células-alvo e hormônios da adeno-hipófise
Hormônio liberador de tireotrofina (TRH)	• Tireotrofos e lactotrofos: (↑) Hormônio tireotrófico (TSH) e prolactina (Prl)
Hormônio liberador de corticotrofina (CRH)	• Adrenocorticotrofos: (↑) Hormônio adrenocorticotrófico (ACTH) e peptídios derivados da pró-opiomelanocortina (POMC)
Hormônio liberador de gonadotrofinas (GnRH)	• Gonadotrofos: (↑) Hormônio luteinizante (LH) (↑) Hormônio foliculestimulante (FSH)
Hormônio liberador de hormônio do crescimento (GHRH)	• Somatotrofos: (↑) Hormônio do crescimento (GH)
Hormônio inibidor da liberação de hormônio do crescimento (GHIRH) ou somatostatina	• Somatotrofos: (↓) Hormônio do crescimento (GH) (↓) Hormônio estimulador da tireoide (TSH)
Fator inibidor da secreção de prolactina (PIF)	• Lactotrofos: (↓) Prolactina (Prl)
Fator liberador de prolactina (PRF)	• Lactotrofos: (↑) Prolactina (Prl)

Fonte: adaptado de Nunes, 2008.

por meio do estímulo da produção e/ou secreção de LH e de FSH pela hipófise. A frequência e a amplitude dos pulsos de GnRH e gonadotrofinas são responsáveis pelo controle da atividade gonadal e, consequentemente, das funções reprodutivas.

Agindo nos gonadotrofos, o GnRH, quando secretado em picos com 60 a 90 min de intervalo, estimula (*up regulation*) a expressão dos seus receptores na hipófise. Qualquer fator que diminua a frequência de pulsos de GnRH (p. ex., depressores do SNC) diminui a sensibilidade dos gonadotrofos ao GnRH, comprometendo a função reprodutiva. Por outro lado, a exposição contínua da hipófise aos agonistas de GnRH de longa ação provoca (após um estímulo inicial de alguns dias) diminuição (*down regulation*) na quantidade de receptores para GnRH nos gonadotrofos, dessensibilizando a hipófise e diminuindo a secreção de LH. A infusão contínua com agonista de GnRH promove a castração química reversível e pode ser usada quando se pretende diminuir a atividade gonadal por um período restrito de tempo, para o tratamento de neoplasia dependente de esteroide gonadal, por exemplo.

A síntese e a secreção das gonadotrofinas (LH ou FSH) dependem da característica dos pulsos de GnRH, que é modulada tanto por esteroides gonadais quanto por estímulos externos, e por variáveis do meio interno sinalizadas através de neuromoduladores. Por outro lado, os neurônios secretores de GnRH têm projeções para outras regiões do sistema límbico, interferindo diretamente no comportamento reprodutivo.

A frequência e a amplitude dos pulsos de secreção de GnRH dependem de neuromodulação e podem variar em função do estágio da maturação sexual, da fase do ciclo estral e da estação do ano (nos animais com reprodução sazonal).

Exemplos práticos da interferência de estímulos neurais no padrão de secreção de GnRH podem ser observados durante o anestro lactacional ou na ovulação induzida pela cópula (em espécies como felinos, lagomorfos, mustelídeos e camelídeos). Nas espécies que têm a ovulação induzida, a estimulação de receptores genitais durante a cópula envia sinais noradrenérgicos para a eminência mediana, estimulando a secreção de GnRH, que pode resultar em um pico pré-ovulatório de LH.

Da mesma maneira, estímulos elétricos na área pré-óptica ou no hipotálamo anterior aumentam a secreção de GnRH, enquanto o bloqueio de impulsos adrenérgicos ou da atividade dopaminérgica inibe a geração de pulsos, interrompendo a secreção de GnRH. A maior atividade de neuromoduladores inibitórios (GABA, endorfina) e/ou a menor atividade de neuromoduladores estimulatórios (kisspeptina, glutamato), impedem que a fêmea ovule no período pré-puberal.

Por analogia, inibidores da atividade do SNC, como a morfina ou β-endorfina, deprimem a secreção de GnRH. O tratamento de vacas ovariectomizadas com naloxona (antagonista de opioide, 250 mg/vaca, por via intravenosa) aumenta em 300% por 25 min a concentração sérica de LH. Situações que aumentem a secreção de opioides endógenos, como o estresse, o exercício ou mesmo a administração de CRH, deprimem a secreção de GnRH.

Os esteroides gonadais, interferindo no controle central, modulam a secreção de GnRH e a de LH; normalmente, o efeito é predominantemente inibitório, uma vez que a gonadectomia ou hipogonadismo primário provocam aumento da concentração das gonadotrofinas circulantes. O estradiol pode exercer efeito tanto inibitório quanto estimulatório sobre a síntese e a secreção de GnRH, mas os andrógenos e progestágenos na maioria das espécies exercem efeitos inibitórios. Os progestágenos têm sido utilizados em Medicina Veterinária como contraceptivo principalmente em cadelas e gatas, e para a sincronização do ciclo estral em várias espécies. Na cadela, no momento em que ocorre o pico de LH, a concentração de progesterona (produzida pela luteinização de folículos recém-ovulados) está em 2 ng/mℓ; aparentemente, a sensibilidade do hipotálamo à supressão da progesterona parece menor nessa espécie, permitindo que mais folículos ovulem.

Na ausência de progesterona, a administração de estradiol aumenta a frequência de pulsos de GnRH elevando a concentração de LH após 12 a 36 h. O aumento da secreção de GnRH aumenta o número de receptores para GnRH nos gonadotrofos, incrementando a resposta ao estímulo hipotalâmico.

Em resumo, a síntese e a secreção de LH e de FSH são reguladas tanto pela frequência de pulsos de GnRH quanto pela integração de hormônios esteroides (estradiol, progesterona ou testosterona) e fatores não esteroides (inibina e ativina) de origem gonadal (Figura 30.2).

Mecanismo de ação

Dada a sua característica proteica, o GnRH interage com seus receptores de membrana nos gonadotrofos. O receptor ativado atua através da proteína G para deflagrar a cascata do segundo mensageiro, iniciando a formação da guanosina trifosfato (GPT) que, ao ativar a fosfolipase C (PLC), inicia a hidrólise do fosfatidil-inositol formando dois mensageiros, o inositol trifosfato (IP3) e o diacilglicerol (DAG). A proteína quinase C, que é fosforilada pelo DAG, atua no núcleo do gonadotrofo, aumentando a síntese de subunidades de gonadotrofinas. A ativação do receptor do GnRH e do IP3 mobilizam o cálcio intracelular; se o estímulo pelo GnRH for mantido, ocorre o influxo de cálcio extracelular determinando a exocitose dos grânulos com gonadotrofinas.

A utilização de GnRH e análogos (GnRHa – agonista) está detalhadamente descrita no *Capítulo 29*. Vários análogos sintéticos com alteração conformacional têm meia-vida maior que o natural, em virtude de menor suscetibilidade à clivagem por peptidases e maior afinidade de ligação com os receptores. Enquanto a meia-vida do GnRH é de 4 min, a de alguns GnRHa pode chegar a 3 h; por isso, são chamados de superagonistas.

A administração de GnRH ou seus agonistas nos bovinos ocasiona secreção aguda de LH e de FSH, com elevação da concentração por 3 a 5 h. A administração subcutânea diária de 100 μg de GnRH, após um período de 2 semanas de estimulação da secreção de gonadotrofinas, resulta em depressão do eixo hipófise-gônada, por reduzir os receptores de GnRH nos gonadotrofos.

Foram desenvolvidos antagonistas de GnRH de terceira geração com maior potência, longa ação (até 10 dias), solúveis em água e com baixa liberação de histamina, que já estão sendo comercializados (Cetrotide®, Plenaxis® e, Orgalutran® e Firmagon®). Outros antagonistas que ainda não são comercializados são: teverelix, ozarelix, azaline β e acilina. Os antagonistas podem ser utilizados no tratamento de neoplasias hormônio-dependente ou como contraceptivo, com a vantagem de produzir rápida supressão gonadal, sem a fase inicial de estimulação observada quando se utilizam superagonistas.

Foi descrito, em aves, um inibidor endócrino da secreção de gonadotrofinas, denominado GnIH (*gonadotropin-inhibitory hormone*) e, posteriormente, foi descrito no hipotálamo de diversos vertebrados, incluindo mamíferos. O GnIH inibe a secreção de LH na hipófise e diminui o comportamento reprodutivo em roedores. A expressão do GnIH aumenta em ovelhas expostas a dias longos.

Usos e posologia

Por estar presente entre os mamíferos, o GnRH tem pouca atividade antigênica e, por ser uma molécula pequena (decapeptídio), pode até ser administrado como aerossol nasal. Em função da dose e frequência de administração, pode tanto estimular quanto inibir a atividade gonadal. Com relação à potência de liberação de LH e de FSH, existem diferenças marcantes entre o GnRH e seus agonistas. Normalmente, os hormônios modificados (com d-aminoácidos na posição 5 e etilamina no lugar da glicina da posição 10) têm maior meia-vida e afinidade para o receptor; considerando

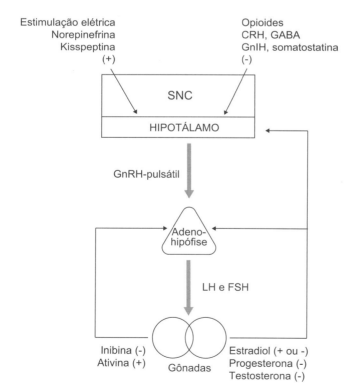

FIGURA 30.2 Representação esquemática da regulação da síntese e secreção das gonadotrofinas. Os sinais positivos (+) representam estimulação, e os sinais negativos (–), inibição. CRH: hormônio liberador de corticotrofina; FSH: hormônio foliculestimulante; GABA: ácido gama-aminobutírico; GnIH: *gonadotropin-inhibitory hormone*; GnRH: hormônio liberador de gonadotrofinas; LH: hormônio luteinizante; SNC: sistema nervoso central.

o GnRH com potência 1, a buserelina tem potência relativa 20, a deslorelina 114 e a histrelina 210.

Como ativador da função gonadal, o GnRH ou seus agonistas são indicados no tratamento do hipogonadotrofismo fisiológico pós-parto, nos casos de atraso da puberdade, no anestro de origem hipotalâmica e na tentativa de reverter o criptorquidismo bilateral. Na maioria das espécies, a administração de GnRH nos machos aumenta a libido e a concentração de testosterona sérica, melhorando a espermatogênese.

Em garanhões, o GnRH pode ser usado para avaliar o eixo reprodutivo; uma única dose (25 μg, pela via intravenosa), seguida de quatro coletas de sangue (a cada 30 min) para quantificação de LH e/ou testosterona, permite avaliar tanto a resposta hipofisária quanto a gonadal. Outro teste que pode ser feito fora da estação de monta é a administração de três doses (5 μg de GnRH) com intervalo de 1 h e coletas de sangue a cada 30 min por até 6 h após o tratamento. Garanhões subférteis ou inférteis respondem menos ao GnRH (concentração de LH e testosterona) após a segunda ou terceira aplicação, sugerindo um problema na hipófise por falta de reserva de LH.

Uma única administração de GnRH (Gonadorelin® 10 μg) entre os dias 12 e 14 após a inseminação elevou a concentração de progesterona sérica e aumentou a duração da fase luteínica em vacas, provavelmente, pelo efeito luteotrófico do LH; esse tratamento, no entanto, não aumentou a taxa de prenhez. Da mesma maneira, os resultados da administração de agonista para aumentar a taxa de prenhez das receptoras de embrião também não foram encorajadores, embora os agonistas induzam aumento da produção de progesterona.

O GnRH exógeno próximo à detecção do estro pode contribuir para o aumento da taxa de concepção na primeira inseminação pós-parto de vacas com baixa taxa de concepção. Contudo, é difícil recomendar a administração de GnRH como forma de aumentar a fertilidade em todos os rebanhos.

Em bovinos, além da interrupção do anestro, o GnRH pode ser utilizado para o tratamento de ovários císticos, uma vez que aumenta a concentração de LH entre 2 a 3 h após a aplicação, induzindo a ovulação ou a luteinização do folículo. O LH pode induzir a luteinização tanto do cisto quanto de folículos maduros, repercutindo no aumento da concentração de progesterona, e resulta em uma fase luteínica normal, com o estro fértil 30 dias após sua administração.

Durante a fase progestacional, há inibição da secreção de gonadotrofinas aumentando as reservas hipofisárias de LH, facilitando a ocorrência do pico pré-ovulatório e a ovulação, após a regressão do corpo lúteo. Um protocolo interessante é associar uma aplicação de GnRH (8 μg) com a introdução de um implante com 1,9 g de progestógeno por 9 dias e administrar prostaglandina 2 dias antes de remover o implante. O GnRH inicial estimula o recrutamento de uma onda folicular que se desenvolverá durante a presença de progesterona, como ocorre em protocolos de inseminação artificial em tempo fixo, descritos no *Capítulo 29*. Como contraceptivo, a administração contínua de GnRH ou de um superagonista suprime a espermatogênese e inibe a ovulação.

Em cães, o tratamento com uma dose mensal de Neo-Decapeptyl® (triptorrelina, 50 μg/kg) diminuiu progressivamente o tamanho da próstata (após 3 meses de tratamento) produzindo uma atrofia reversível. No Quadro 30.2, são apresentadas, resumidamente, algumas possíveis aplicações do GnRH em Medicina Veterinária.

QUADRO 30.2

Usos e posologia do hormônio liberador de gonadotrofinas (GnRH ou análogos sintéticos) em Medicina Veterinária.

Animal	Finalidade terapêutica	Posologia	GnRH/análogo (produto de uso veterinário)
Égua	Antecipar a ovulação no anestro sazonal	25 a 125 μg, IM, 2 vezes/dia	Acetato de deslorelina (Sincrorrelin®)
Garanhões	Melhorar comportamento reprodutivo	25 μg, SC, a cada 3 h por 12 dias	Gonadorelina (Cystorelin®)
Garanhões	Melhorar a libido	0,05 mg	Gonadorelina (Cystorelin®)
Touros	Aumentar a concentração de testosterona	100 μg/touro dose única	Buserelina (Receptal®)
Vacas	Interromper o anestro pós-parto	250 μg/vaca, IM, dose única	Gonadorelina (Fertagyl®)
Vacas	Tratar ovários císticos	0,5 mg/vaca dose única	Agonista de GnRH
Ovelhas	Sincronizar ovulação e aumentar a ninhada	20 μg/ovelha, 2 a 3 h antes da IA	Gonadorelina (Gonavet Veyx®)
Carneiros	Aumentar concentração de testosterona	100 μg/carneiro dose única, IM	Gonadorelina (Ovurelin®)
Cabras	Induzir a ovulação	50 μg/cabra, 10 dias após a inseminação	Gonadorelina (Gonavet Veyx®)
Búfalos	Melhorar *performance* reprodutiva em animais de centrais de coleta de sêmen	200 μg/búfalo, por 3 dias consecutivos, IM	Gonadorelina (Cystorelin®)
Búfalas	Interromper o anestro pós-parto	500 μg/búfala, IM, dose única	Gonadorelina (Fertagyl®)
Porcas	Sincronizar a ovulação	50 μg/porca em porcas de 1ª ou 2ª cria	Gonadorelina (Gonavet Veyx®)
Varrão	Aumentar níveis de testosterona	Implante com 1 mg/varrão	Gosserrelina (Zoladex®)
Cadela	Reduzir carcinoma e adenocarcinoma mamário	60 μg/kg a cada 21 dias, por 540 dias	Gosserrelina (Zoladex®)
Gata	Induzir ovulação	250 μg no 2º dia de cio	Gonadorelina (Cystorelin®)

IA: inseminação artificial; IM: via intramuscular; SC: via subcutânea.

Nos casos em que se busca a redução da fertilidade, pode-se induzir a produção de anticorpos contra o GnRH. A conjugação de várias moléculas de GnRH sintético com uma proteína de molusco (KLH) estimulou a produção de anticorpos contra o GnRH e pode ser uma alternativa como contraceptivo de longa duração em cervos, suínos e bovinos. Outra possibilidade é a produção de GnRH recombinante (uma cópia ou três por molécula), associado a fragmento de imunoglobulina G (IgG) humana ou um peptídio viral (MVP), que estimulou a produção endógena de anticorpos contra GnRH. A limitação da castração imunológica é que esta não pode ser revertida, e há a individualidade da resposta imune, tanto quanto à intensidade quanto ao tempo de duração do efeito esperado.

Hormônio liberador de tireotrofina

O hipotálamo modula no eixo hipófise-tireoide estimulando os tireotrofos hipofisários através do TRH. Este induz a secreção de tireotrofina (TSH) que estimula a síntese de tiroxina (T4) pela tireoide, além de interferir na secreção de outros hormônios hipofisários, principalmente a prolactina. A estrutura do tripeptídio (piro) Glu-His-Pro-NH$_2$ foi identificada há mais de 50 anos, e tem meia-vida de 2 a 6 min, sendo degradado no sangue e no interstício pela enzima de degradação do hormônio liberador de tireotrofina (TRH-DE). Com distribuição por todo o hipotálamo, os neurônios secretores estão mais concentrados no núcleo paraventricular e se projetam para os capilares fenestrados da eminência mediana; lesões nesse núcleo podem resultar em hipotireoidismo hipotalâmico.

A tireoide secreta o T4, que exerce pequena retroalimentação negativa sobre o hipotálamo, mas principalmente atua na hipófise, diminuindo a resposta do tireotrofo ao TRH. Nos animais (não em seres humanos), o estímulo da mamada aumenta a liberação de TRH. Essa relação entre a liberação de TRH e de prolactina faz com que animais hipotiróideos, (com concentração elevada de TRH) apresentem hiperprolactinemia. Éguas tratadas com TRH (5 μg/kg) responderam com aumento da secreção de prolactina e diminuição no número e tamanho dos folículos ovulatórios.

A secreção do TRH aumenta após estímulos noradrenérgicos e pode ser inibida por opioides endógenos. Quando um animal é exposto ao frio, ocorre aumento na liberação de TRH e TSH secretado por estímulo noradrenérgico central; foi demonstrado que o bloqueio de receptores adrenérgicos inibe a liberação de TSH em resposta ao frio.

Os sinais estimulatórios que chegam aos neurônios secretores de TRH são oriundos de fibras catecolaminérgicas ascendentes do *locus ceruleus* e outros núcleos cerebrais. A retroalimentação negativa sobre a expressão gênica de TRH ocorre diretamente nos neurônios liberadores por ação dos hormônios tireoidianos, independentemente de bloqueio catecolaminérgico. Nos casos de hipotireoidismo primário, observa-se aumento na quantidade de mRNA pró-TRH no núcleo paraventricular (Figura 30.3). Apesar de os hormônios da tireoide não serem essenciais à vida, são necessários para o crescimento e a reprodução dos animais. A deficiência de TRH e, consequentemente, de TSH, causa diminuição da taxa metabólica e compromete outras funções do organismo por diminuir a liberação dos hormônios da tireoide.

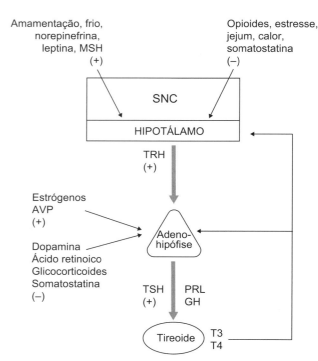

FIGURA 30.3 Representação esquemática da regulação central da síntese e da secreção dos hormônios da tireoide. Os sinais positivos (+) representam estimulação, e os sinais negativos (−), inibição. AVP: arginina-vasopressina (também chamado hormônio antidiurético [ADH]); GH: hormônio do crescimento; MSH: hormônio melanotrófico; PRL: prolactina; SNC: sistema nervoso central; TRH: hormônio liberador de tireotrofina; TSH: hormônio tireotrófico; T3: tri-iodotironina; T4: tiroxina.

Mecanismo de ação

Quando o TRH se liga aos receptores na membrana dos tireotrofos hipofisários, ativa a via da fosfolipase C, iniciando a hidrólise do fosfatil inositol, produzindo IP3 e DAG, de maneira semelhante à descrita para o GnRH; estimulando a síntese da subunidade β-TSH e a secreção de TSH. Um efeito importante do TRH está relacionado à atividade biológica do TSH, determinada pela glicosilação após a transcrição; esta precisa ser completa durante a síntese no tireotrofo para que o TSH ative a adenilciclase na membrana das células da tireoide.

O aumento do cálcio citosólico nos tireotrofos promove a contração dos microfilamentos intracelulares e a descarga dos grânulos contendo TSH nos capilares fenestrados da hipófise. A quantidade de TSH secretada depende da quantidade de receptores para TRH nos tireotrofos. Hormônios tireoidianos e de glicocorticoides diminuem o número de receptores para TRH; por outro lado, os estrógenos aumentam a produção desses receptores. Isso explica a maior resposta ao TRH nas fêmeas que nos machos, bem como a variação da resposta da hipófise ao TRH durante o ciclo estral. A desativação do TRH ocorre pela ação de metalopeptidases, sendo uma (TRH-DE) com atividade específica para esse hormônio. A inibição da atividade dessa enzima está sendo vista como uma possibilidade de aumentar o tempo de ação do TRH.

Em função da ampla distribuição da síntese de TRH em outras regiões do SNC, fora da área hipotálamo-hipófise, fica evidente que o TRH deve também mediar outras funções do SNC. Além de modificar o comportamento dos animais, o TRH apresenta efeito analéptico em animais narcotizados ou com concussão, reversão de deficiências cognitivas produzidas por substâncias químicas ou procedimentos e melhora de déficits neurológicos provocados por lesão cerebelar ou espinal. Em função das ações no SNC, o TRH tem sido usado em seres humanos no tratamento de epilepsia (síndrome de Lennox).

Efeitos terapêuticos

Apesar de a resposta do TSH à estimulação pelo TRH interagir com vários fatores, o TRH ainda é utilizado no diagnóstico de disfunções endócrinas. Tanto nos casos de hipertireoidismo primário, resultado da hiperatividade da tireoide, quanto nos de hipotireoidismo primário, a administração de TRH não aumenta a concentração de T4, mas o inverso ocorre nos animais com hipotireoidismo secundário. A concentração de TSH em pacientes normais começa a aumentar 5 min após a administração de TRH e atinge o máximo em 30 min, retornando a concentrações basais após 3 h, e a concentração de T3 e T4 se eleva 3 e 8 horas, respectivamente, após o TRH. Cães jovens (11 semanas de idade) apresentaram maior aumento na concentração de TSH (120%) e em menor tempo (15 min) que cães mais velhos (12 anos, 24% aos 30 min), mostrando que a idade interfere na resposta da hipófise ao TRH. Em bovinos, a administração de TRH, além de aumentar a secreção de TSH, aumenta a liberação de GH por meio do aumento da eficiência do GHRH em secretar GH.

Conforme comentado anteriormente, os estrógenos aumentam a secreção de TSH em resposta ao TRH (as fêmeas respondem mais que os machos, principalmente na fase folicular), sendo a resposta maior à noite que durante o dia. Demonstrou-se, também, que cabras hipotireóideas apresentam maior suscetibilidade para a formação de cistos foliculares, sugerindo uma interação negativa entre o TRH e o TSH e os receptores para gonadotrofinas nos ovários ou inibição central entre esses dois grupos de hormônios (TRH, TSH e GnRH). Animais tratados com prednisolona apresentam diminuição na concentração sérica de T3 e de T4 que pode comprometer o teste de função da tireoide pelo TRH.

Usos e posologia

Um resumo das principais aplicações clínicas do TRH pode ser encontrado no Quadro 30.3. Como, na maioria das espécies, a resposta da tireoide (secretando T3 e T4) é maior após a administração de TSH, se comparada ao TRH, recomenda-se o uso de TSH quando houver suspeita de disfunção primária da tireoide. O hipotireoidismo primário é uma das endocrinopatias mais comuns em cães e normalmente é causado por tireoidite linfocítica ou por atrofia folicular. Os sinais incluem letargia, alterações na pele e pelo, incluindo alopecia com hiperpigmentação. No entanto, os resultados quanto ao uso do TRH para o teste estimulatório da tireoide em cães têm sido contraditórios. O hipotireoidismo também é a principal disfunção da tireoide descrita em equinos, normalmente observado em neonatos, apesar de também acometer os adultos. Como o TRH em equinos também estimula a secreção de

QUADRO 30.3

Usos e posologia do hormônio liberador de tireotrofina (TRH) em Medicina Veterinária. Há análogos sintéticos (taltirelina e rovatirelina) que são mais potentes, apresentam maior meia-vida e podem ser administrados por via oral.

Animal	Finalidade	Administração
Bovina (Novilhas)	Teste da função da tireoide	1 µg/kg ou 400 µg/novilha, IV
	Diminuição da deposição de gordura	GHRH 1 µg/kg/dia + TRH 1 µg/kg/dia por 86 dias
Vacas	Teste da função da tireoide	100 µg/vaca, IV
Equinos	Teste da função da tireoide	0,2, 1,0 ou 2,0 mg/cavalo, IV
	Aumento da prolactina	0,2, 0,5 ou 1,0 mg/égua, IV
Cães	Teste da função da tireoide	5 a 10 µg/kg
	Aumento da liberação de T4	0,2 mg/kg
Felinos	Teste da função da tireoide	0,1 µg/kg/felino
Suínos	Aumento da produção de leite e peso dos leitões ao desmame	100 ou 1.000 mg/dia na alimentação no pós-parto
	Aumento da liberação de prolactina e T4	5 a 624 µg/suíno, IM ou 0,5 a 62,5 mg oral
	Teste de função da tireoide	0,5 µg/kg, IV
Aves	Aumento na porcentagem de linfócitos	T3 (1 ppm) + TRH (1 ppm) na ração

IM: via intramuscular; IV: via intravenosa.

cortisol, foi sugerido que este poderia ser utilizado para o diagnóstico de adenoma hipofisário, que repercute em síndrome de Cushing, porém há discordâncias quanto a essa possibilidade. Nos felinos, o problema endócrino mais diagnosticado é o hipertireoidismo, caracterizado por diminuição do peso (em até 50%) e alterações na pele e pelo, além de modificações comportamentais.

Outros efeitos do TRH incluem a estimulação simpático-adrenal e a concentração de vasopressina, associando o aumento da pressão arterial ao da frequência cardíaca, o que pode ser interessante para animais em choque circulatório, uma vez que melhora o desempenho cardiovascular. Em função da sua ação difusa no SNC, o TRH pode estimular a atividade locomotora e a respiração, além de causar hipertermia. Com esses efeitos, o TRH pode ser empregado para antagonizar a narcose induzida por medicamentos depressores centrais, como o pentobarbital e o etanol. O TRH também se opõe aos efeitos depressores e catalépticos dos opioides, sem interferir na analgesia.

Outra possível utilização do TRH é na síndrome do mau ajustamento neonatal, uma vez que os hormônios da tireoide aumentam a síntese de fator surfactante no pulmão imaturo do neonato. Por ser pequeno (tripeptídio), o TRH atravessa a barreira fetoplacentária, aumentando a produção de hormônios da tireoide no feto; por isso, o TRH pode ser associado ao tratamento com glicocorticoides em fêmeas com risco de parto prematuro.

Foram desenvolvidos agentes sintéticos (taltirelina e rovatirelina – este último, um análogo três vezes mais potente que o primeiro) que mimetizam a ação do TRH. Apresentam a possibilidade da administração oral devido à facilidade de atravessar a mucosa intestinal, bem como a barreira hematencefálica, além de apresentarem maior meia-vida que o TRH natural. Por estimularem o sistema simpático e aumentarem a atividade motora, em seres humanos, o TRH é indicado no tratamento da ataxia espinocerebelar, mas há relatos de efeito positivo no tratamento de depressão, lesão da medula espinal, esclerose lateral amiotrófica entre outros. Quando administrada de forma tópica (100 nM), a taltirelina acelerou a cicatrização de feridas cutâneas.

Hormônio liberador do hormônio do crescimento

O GHRH, também chamado de somatoliberina ou somatocrinina, apresenta secreção pulsátil semelhante ao GnRH. Identificado em 1982, o GHRH humano tem identidade estrutural com várias espécies de animais domésticos, 93% com os suínos e 88% com os bovinos e caprinos. Os neurônios produtores de GHRH se concentram no núcleo ventromedial do hipotálamo, região sensível à hipoglicemia e responsável pelo controle da ingestão de alimento; seus axônios chegam aos capilares do sistema porta-hipofisário na eminência mediana em que liberam o GHRH.

Em 1999, foi identificado um peptídeo com 28 aminoácidos, secretado pela mucosa do estômago, que estimulava a secreção de GH, sendo, portanto, denominado *ghrelin* (grelina). Provoca um potente efeito orexigênico, resultando em balanço energético positivo, aumentando a adipogênese, e também estimula o eixo hipotálamo-hipófise-adrenal (HHA). Em ovelhas, foi observado aumento abrupto da grelina imediatamente antes da alimentação, acompanhado pela elevação da concentração do GH durante a alimentação. Contudo, durante a alimentação, a concentração de grelina diminui tanto em vacas quanto em ovelhas; foi demonstrado que antagonistas colinérgicos aumentam a concentração de grelina. Experimentos sugerem que a grelina tem efeito inibidor sobre a atividade reprodutiva.

A secreção de GHRH pode ser estimulada por endorfinas, glucagon e neurotensina e pelo estresse por exercício físico, dietas hiperproteicas, hipoglicemia e durante o sono de ondas lentas. Apesar da produção central, vários tecidos neoplásicos periféricos podem secretar GHRH, provocando acromegalia. Como o GH não tem alvo específico, a retroalimentação aparentemente acontece pelas somatomedinas ou IGFs (*insulin like growth factor*) produzidos pela ação do GH nos tecidos. Os IGFs estimulam a secreção de somatostatina que inibe a secreção de GH. Os esteroides gonadais (progesterona, estrógeno e testosterona), bem como os hormônios da tireoide, estimulam a secreção de GH; já a exposição prolongada à glicocorticoides suprime a secreção de GH (Figura 30.4). Em cães, não é rara a superprodução de GH por elevação na concentração de progestágenos (endógenos no metaestro ou exógenos em contraceptivos). A cadela responde mais ao GHRH durante o metaestro, e foi demonstrado que a progesterona estimula a secreção de GH no epitélio dos ductos da glândula mamária e não na hipófise.

Mecanismo de ação

O estímulo à síntese e à secreção de GH pelos somatotrofos hipofisários acontece após a ligação do GHRH com receptores específicos (Gs) acoplados à adenilciclase. O GHRH aumenta a taxa de transcrição de mRNA, a proliferação de somatotrofos e a secreção de GH, sendo que os glicorticoides (por pouco tempo) aumentam a resposta dos somatotrofos ao GHRH, provavelmente por elevarem a síntese de receptores. Em seres humanos, a administração intravenosa de 100 a 200 µg de GHRH resulta na liberação de GH em 5 min, porém as concentrações máximas são observadas em 30 a 60 min.

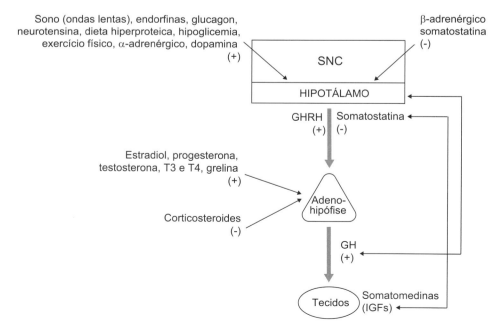

▼ **FIGURA 30.4** Representação esquemática da regulação da síntese e da secreção de hormônio do crescimento (GH) no eixo hipotálamo-hipófise. Os sinais positivos (+) representam estimulação, e os sinais negativos (–), inibição. GHRH: hormônio liberador de hormônio do crescimento; IGFs: *insulin like growth fator*; SNC: sistema nervoso central; T3: tri-iodotironina; T4: tiroxina.

Com meia-vida de 40 a 50 min, o GHRH exerce pouco efeito de regulação negativa sobre seus receptores; assim, a elevação da dose de GHRH aumenta a liberação de GH, embora um padrão de secreção pulsátil seja necessário para o ótimo crescimento e desenvolvimento do animal. Os machos contêm mais mRNA para GHRH no hipotálamo que as fêmeas, e a castração diminui essa diferença.

Usos e posologia

A administração do GHRH tem sido usada na avaliação da função hipofisária. É importante lembrar que a ausência de estimulação pelo GHRH por longos períodos resulta em atrofia dos somatotrofos e, consequentemente, diminuição da resposta secretora da hipófise. Como vários fatores podem estimular a secreção de GH (arginina, L-dopa, ou a hipoglicemia induzida pela insulina), qualquer desequilíbrio no meio interno interferirá nessa resposta.

Nos suínos, a administração prolongada de GHRH provoca elevação contínua na secreção de GH, sem diminuição da responsividade da hipófise. Em função da semelhança estrutural, a administração de 40 µg/kg de hGHRH (*human growth hormone-releasing hormone*) estimula a secreção de GH em suínos. O tratamento de novilhas com GHRH (1 µg/kg/dia) resulta em pequena melhora na *performance* da carcaça do animal. Em cães, o tratamento com 1 µg hGHRH/kg provoca elevação na concentração de GH, podendo ser utilizado para avaliar a função hipofisária, sem interferir em outros fatores de liberação (ACTH, GnRH, ACTH). Alguns cães com síndrome de Cushing apresentam menor resposta dos somatotrofos ao GHRH (20-30 µg/kg, por via intravenosa) e ao agonista α-adrenérgico clonidina (20 a 30 µg/kg pela via intravenosa). Outros estimuladores da secreção de GHRH são a xilazina, e a medetomidina (40 µg/kg, por via intramuscular) – tais agonistas adrenérgicos também estimulam a secreção de GH, deprimem a insulina e aumentam a glicemia.

Há análogos sintéticos da grelina – tanto o acetato de ipamorelina (Aib-His-D-2-Nal-D-Phe-Lys-NH2) quanto o cloridrato de anamorelina (derivados da metaencefalina) atuam em receptores da grelina estimulando a secreção de GH. Podem ser utilizados para aumentar o apetite no tratamento de anorexia, além de aumentarem a massa muscular – este último, com a possibilidade de administração por via oral. O fornecimento de Entyce® (capromorelina, até 52,4 mg/kg/dia) para cães aumenta a ingestão de alimentos e a massa muscular em cães e gatos renais crônicos.

Somatostatina ou hormônio inibidor da liberação de GH

A somatostatina (SS) foi isolada em 1973 a partir do hipotálamo de ovinos. Pode ter 14 (S-14) ou 28 (S-28) aminoácidos e, embora a última possa ser um pró-hormônio da primeira, ambas as formas têm ação predominantemente inibitória, tanto para a secreção de GH quanto para a secreção de TSH. São encontradas em vários tecidos extra-hipotalâmicos, como no sistema gastrintestinal, na placenta e na medular da adrenal, apresentando outras funções além do controle da secreção de hormônios hipofisários.

Filogeneticamente, a SS aparece em invertebrados primitivos como alguns protozoários; surgiu antes do glucagon e dos peptídios pancreáticos.

Mecanismo de ação

A SS exógena bloqueia a secreção de GH a vários estímulos farmacológicos e fisiológicos. Após a ligação com os receptores de membrana (pertencentes à superfamília dos receptores ligados à proteína G), ativa proteínas ligadoras de guanina que diminuem o AMPc, aumentando o efluxo de potássio e reduzindo a concentração do cálcio citosólico. O seu mecanismo de ação envolve basicamente a depressão da exocitose do GH. Quando se interrompe a administração de SS, a secreção de GH se eleva rapidamente, sugerindo que essa não inibe a síntese do hormônio. Tem meia-vida pequena (menos de 3 min), sendo biotransformada por endopeptidases no SNC, no plasma e no fígado.

Entre seus efeitos, observa-se inibição da secreção salivar, diminuição da secreção de ácido clorídrico (S-14) e de pepsina; no pâncreas, inibe a secreção de insulina (S-28) e glucagon (S-14). Nos intestinos, pode causar má absorção e diarreia aquosa; também reduz a filtração glomerular diminuindo o volume urinário.

Usos e posologia

Os análogos sintéticos da SS (p. ex., o acetato de octreotida que se liga principalmente aos receptores SSTR-2 e SSTR-5) têm maior meia-vida e seletividade de ação que a SS endógena. Podem permanecer na circulação por mais de 3 h, com potencial de redução da secreção do GH 45 vezes maior que a SS endógena. Os preparados com polímeros biodegradáveis podem liberar lentamente o análogo por um período de 14 a 28 dias. Têm como principal aplicação terapêutica o tratamento de acromegalia em seres humanos. O Sandostatin® LAR tem apresentações de 10, 20 ou 30 mg, e pode ser utilizado no tratamento de tumor gastroenteropancreático secretor de peptídio intestinal vasoativo (VIP) ou tumores dependentes de hormônios, como o osteossarcoma ou o condrossarcoma. Em função dos efeitos supressores sobre o sistema gastrintestinal, o octapeptídio pode ser usado para o tratamento de diarreia em associação à ileostomia e neuropatia diabética; também pode ser utilizado no tratamento de úlceras pépticas e para inibir a secreção pancreática em animais com fístula pancreática. Pode ser indicado, ainda, em condições hemorrágicas da porção superior do sistema digestório. A SS altera a hemodinâmica esplênica, além de aumentar a pressão do esfíncter esofagiano inferior reduzindo o fluxo de sangue no plexo submucoso do esôfago e das varizes esofagianas. Os análogos sintéticos da somatostatina também são utilizados para o tratamento de complicações do diabetes (como retinopatia, nefropatia e obesidade); apresentam, ainda, ação anti-inflamatória e antinociceptiva. Foi demonstrado que a ativação de receptores de somatostatina está relacionada com o torpor no período de hibernação do *hamster*.

Alguns trabalhos não encontraram efetividade do octapeptídio no tratamento de cães e gatos com acromegalia. Convém lembrar que, no cão, na maioria das vezes, o aumento de secreção de GH tem origem nos ductos da glândula mamária, em resposta à progesterona. Nesses casos, a ovário-histerectomia ou a supressão de administração de progesterona exógena é suficiente para diminuir a concentração de GH. Existe, também, um tetradecapeptídio

(Stilamin®, 3 mg/ampola) idêntico ao hSS que é indicado para o controle de sangramentos com uso exclusivo em hospitais. Para cães, recomenda-se 10 a 40 µg/animal de Stilamin® a cada 8 ou 12 h.

Hormônio liberador de corticotrofina

Foi isolado, sequenciado e sintetizado em 1981, a partir de hipotálamos de ovinos. O oCRH (ovino) tem grande semelhança (83%) com o hCRH (humano), e os seres humanos respondem à administração de ambos CRHs. Estruturalmente, apresenta 41 resíduos de aminoácidos, podendo estar presente em outros tecidos além do hipotálamo. É sintetizado nos núcleos paraventriculares e liberado na eminência mediana do hipotálamo; age na hipófise, aumentando a síntese de pró-opiomelanocortina (POMC) e a secreção de hormônio adrenocorticotrófico (ACTH), de β-endorfina e de hormônio melanotrófico (MSH). Outros peptídios (AVP, ocitocina, angiotensina II e colecistocinina) também exercem efeito estimulatório sobre a liberação de ACTH. Ainda, a epinefrina e a norepinefrina têm ação sinérgica com o CRH na estimulação da secreção de ACTH e β-endorfina.

Os corticosteroides endógenos, produzidos após a ação do ACTH na adrenal, inibem o eixo hipotálamo-hipófise-adrenal. Os neurônios hipotalâmicos produtores de CRH também recebem influência de várias regiões do SNC. O trato solitário influencia os núcleos paraventriculares hipotalâmicos, através de sinais oriundos do coração, pulmão e sistema digestório. A maioria das aferências responde primariamente à estímulos hemodinâmicos (hipotensão), metabólicos (hipoglicemia) e psicológicos (imobilidade e dor). Nos casos de estresse, tanto o hipotálamo quanto a hipófise parecem responder menos ao efeito supressor dos esteroides secretados pelo córtex da adrenal. Provavelmente, aferências de outras partes do SNC alteram o limiar (*set point*) de resposta aos glicocorticoides, impedindo o bloqueio da secreção de CRH e de ACTH durante o estresse (Figura 30.5). Há sempre uma concentração basal de CRH, necessária para manter a secreção de ACTH, existindo, portanto, uma ação permissiva e moduladora sobre a resposta de outros estímulos mais fracos. O sistema CRH participa da resposta ao estresse tanto comportamental como autonômica, neuroendócrina e imune; há evidências da participação desse sistema em psicopatias como depressão e ansiedade.

Outros hormônios ligados à família do CRH foram identificados e caracterizados: a urotensina com potente atividade vasoconstritora (com homologia estrutural à somatostatina); e a urocortina (com 66% de homologia com a urotensina e 45% com o CRH) que participa na termogênese, mobilizando tanto o tecido adiposo marrom quanto aumentando a atividade muscular, com ação protetora dos cardiomiócitos.

Usos e posologia

Não existe indicação terapêutica para a administração de CRH; no entanto, ele pode ser utilizado para avaliar a resposta secretora da hipófise em quadros de hipoadrenocorticismo ou no diagnóstico diferencial da síndrome de Cushing. A administração de 1 µg/kg de oCRH no cão provoca aumento de ACTH e cortisol em poucos minutos.

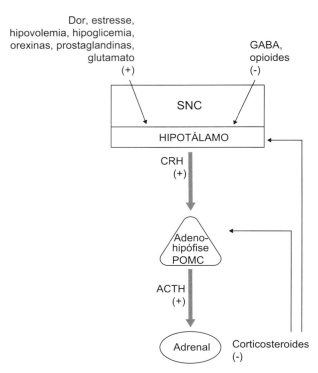

FIGURA 30.5 Representação esquemática da regulação da síntese de corticosteroides pela adrenal. Os sinais positivos (+) representam estimulação, e os sinais negativos (–), inibição. ACTH: hormônio adrenocorticotrófico; CRH: hormônio liberador de corticotrofina; GABA: ácido gama aminobutírico; POMC: pró-opiomelanocortina; SNC: sistema nervoso central.

Em animais com hábitos diurnos, recomenda-se o teste no fim da tarde, quando o cortisol está diminuído, evidenciando mais a resposta dos corticotrofos ao CRH. Para o desafio com CHR em bezerros, é recomendado pelo menos 0,1 µg/kg de bCRH por via intravenosa, seguido de coletas seriadas de sangue entre 20 e 90 min após a injeção. A hipófise dos bezerros parece menos sensível ao CRH que a de outros mamíferos. Pode se avaliar situações de ativação crônica do eixo hipotálamo-hipófise-adrenal em cavalos adultos desafiando a hipófise com 0,01mg de oCRH/kg e coletar amostras de 10 a 180 min.

Tanto nos cães com síndrome de Cushing como nos com hipofunção da adrenal, a administração de 1 µg/kg de oCRH causa exagerada elevação do ACTH e cortisol quando os animais apresentavam disfunção na hipófise. Os cães com fonte ectópica do hormônio, tumores ou disfunção da adrenal não responderam ao estímulo com CRH. A elevada concentração de cortisol nos indivíduos com síndrome de Cushing pode interferir na resposta da adrenal.

Em ovinos, a resposta do ACTH ao CRH diminui na fase aguda da infecção por *Trypanossoma congolensis*, porém aumenta na fase crônica, explicando a hiperplasia adrenal observada nos animais infectados. Os inibidores da MAO-b, a selegilina (Jumexil®, 5 mg), interferem na secreção de cortisol; a dose de 0,5 a 1 mg/kg/dia é indicada para o tratamento da deterioração mental de origem senil tanto para cães quanto para gatos, sendo necessárias 2 a 4 semanas para se observar os resultados. Existe, também, um antagonista de receptor CRH-1 não proteico, chamado antalarmina, que bloqueia a secreção de ACTH em ratos (20 mg/kg, por via intraperitoneal) expostos a estresse.

Tanto em cães quanto em equinos, foi relatada uma "insuficiência de corticosteroide relacionada à doença crítica" por supressão da produção de cortisol, que pode contribuir para a morbidade e mortalidade provocada pela doença. A causa parece ser a supressão direta nos diferentes componentes do eixo hipotálamo-hipófise-adrenal; nesses casos, a reposição com corticosteroide exógeno melhora o prognóstico.

Os anti-inflamatórios esferoidais, quando administrados por várias semanas, também provocam diminuição na secreção de CRH e ACTH. Esse tipo de supressão adrenocortical de origem iatrogênica é comum em cães e gatos após terapia prolongada com propósito de tratamento imunossupressor ou anti-inflamatório (para detalhes, ver *Capítulo 23*).

Fator liberador de prolactina (PRF)

A prolactina é um hormônio de natureza pleiotrópica (que dispõe de conjunto de múltiplos efeitos de um gene) que interfere na função de vários tecidos. Em 1998, foi descrito um peptídio (PrRP; do inglês, *prolactin releasing peptide*) que estimulava a secreção de prolactina tanto *in vitro* quanto *in vivo*, embora recentes trabalhos contestem essa função. Outro ponto sem consenso é o efeito do PrRP na inibição da ingestão de alimentos. A administração de 5 mg/kg/2 vezes ao dia, em ratos, por 28 dias, reduziu o consumo de alimento, o peso corpóreo e a deposição de gordura, e houve o envolvimento da colecistocinina no efeito anorexigênico da PrRP.

A amamentação é um potente estímulo para a liberação de prolactina, associado com aumento da concentração de TSH. A secreção de prolactina também está associada com a resposta ao estresse, a secreção de gonadotrofinas, a secreção de GH e a regulação do sono. Várias substâncias (hormônios e neurormônios) estimulam a secreção de prolactina, tais como TRH, VIP, serotonina, bombesina, β-endorfina, angiotensina II, encefalina e melatonina (Figura 30.6). Na cadela, a prolactina mantém o anestro prolongado característico da espécie; a inibição da secreção de prolactina, com agonistas dopaminérgicos, encurta o intervalo entre os cios.

Fator inibidor da secreção de prolactina

O principal controle do hipotálamo sobre a síntese e a secreção de prolactina acontece por meio do efeito inibitório pela dopamina (produzida no núcleo arqueado). A dopamina liberada no sistema porta-hipofisário diminui a atividade da adenilciclase, a concentração de cAMP e modifica canais de cálcio (Ca^{2+}) nos lactotrófos hipofisários, resultando em inibição tanto da síntese quanto da secreção de prolactina. A própria prolactina aumenta a atividade da tirosina hidroxilase no hipotálamo, aumentando a produção de dopamina, que suprime a secreção de prolactina. Esse sistema de retroalimentação de alça curta fica evidente pela presença de receptores de prolactina nos neurônios dopaminérgicos.

Existem receptores dopaminérgicos nos lactotrofos, e a inibição da síntese de dopamina eleva a concentração de prolactina. A bromocriptina é um alcaloide do *ergot*, semissintético, cuja estrutura conformacional é semelhante à da dopamina; apresenta potente atividade agonista

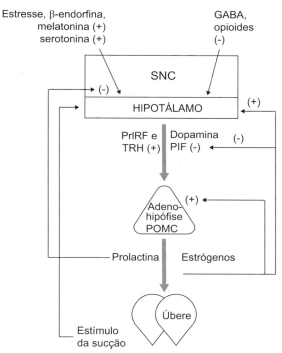

FIGURA 30.6 Representação esquemática da regulação da síntese e da secreção de prolactina. Os sinais positivos (+) representam estimulação, e os sinais negativos (–), inibição. PIF: fator inibidor da prolactina; PrlRF: fator liberador de prolactina e outras possíveis substâncias estimuladoras; TRH: hormônio liberador de tireotrofina; SNC: sistema nervoso central.

dopaminérgica, inibindo a secreção de prolactina por 4 a 6 horas; em cães, é administrada (10 μg/kg duas vezes ao dia por 7 a 10 dias) por via oral. A cabergolina também é um agonista dopaminérgico, muito utilizado para a inibição da secreção de prolactina em cães (5 μg/kg, oral); tem meia-vida maior (48 h), permitindo uma única administração diária (por 2 semanas para induzir o estro) com menos efeitos colaterais que a bromocriptina. Outro medicamento é a metergolina (Contralac®), também derivado do *ergot*, com ação antagonista serotoninérgica (inibe os receptores no hipotálamo) que aumenta a secreção de dopamina endógena; pode ser administrada por via oral em cães, na dose de 0,1 mg/kg/dia (em duas doses). Não deve ser utilizada em animais ansiosos e inquietos, pois pode intensificar esses comportamentos.

Os agonistas dopaminérgicos e antisserotoninérgicos podem ser utilizados para o tratamento de casos severos de pseudociese canina. Tanto a cabergolina (5 μg/kg/dia por 5 a 7 dias) quanto a bromocripitna (10 μg/kg a cada 12 h por 7 a 10 dias) foram eficientes. A bromocriptina pode causar vômito; recomenda-se administrá-la com o alimento para reduzir os efeitos no sistema digestório. O uso de metoclopramida para controlar o vômito não é recomendado porque ela provoca a liberação de prolactina; o vômito pode ser controlado com medicamentos com atividade anticolinérgica.

Uma alternativa para a supressão de pseudociese em cadelas pode ser a vitamina B_6 (piridoxina) na dose de 50 mg/kg/dia, que resulta no mesmo efeito de 5 μg/kg/dia de cabergolina, com a vantagem de ter custo menor. Foi demonstrado que a vitamina B_6 reduz a concentração de prolactina, com um efeito semelhante ao da cabergolina.

Havia um produto de uso veterinário no mercado que recomendava a dose de 5,6 mg de cabergolina para facilitar o período de secagem de vacas de alta produção. Uma única dose depois da última ordenha, no início do período de secagem, reduzia o gotejamento de leite e a pressão no úbere. Depois de alguns relatos de que o produto poderia provocar hipocalcemia nas vacas, em 2016 foi retirado do mercado europeu e também no Brasil.

Também há relatos da existência de um peptídio derivado do processamento do GnRH, denominado peptídio associado ao GnRH (GAP), que inibe a secreção de prolactina. Esse peptídio seria o responsável pela supressão dos lactotrofos hipofisários após a estimulação da secreção de gonadotrofinas durante os ciclos estrais. Da mesma forma, a falta de secreção de GnRH repercute no aumento da secreção de prolactina, associando a hiperprolactinemia com diminuição da atividade reprodutiva.

O efeito da prolactina na secreção de GnRH é indireto e envolve a diminuição da secreção de kisspeptina; por outro lado, a própria kisspeptina estimula a secreção de prolactina. Há relatos de que o aumento da prolactina que ocorre no proestro tem participação na supressão do LH depois da ovulação.

HORMÔNIOS DA ADENO-HIPÓFISE

Na adeno-hipófise, são produzidas e secretadas duas categorias de hormônios: os que atuam diretamente sobre as células dos órgãos-alvo e os que exercem seus efeitos de forma indireta, induzindo a produção/secreção de hormônios que atuarão em tecidos específicos.

Em geral, os hormônios com ação direta são os que interferem no metabolismo, tais como a prolactina e o GH. Ao segundo grupo, pertencem o LH, o FSH, o TSH e o ACTH. Na porção intermediária, entre a hipófise posterior e a anterior, são encontradas células secretoras de melanotrofinas (MSH), que dispersam os grânulos de melanina nos melanócitos de peixes e anfíbios. Nos animais superiores, existe pouca secreção de MSH, mas este está presente em células que secretam pró-opiomelanocortina (POMC); dessas células, são liberadas lipotrofinas, MSH e opioides endógenos, derivados do processamento pós-transducional da molécula de POMC. Em equinos, há relatos de disfunção da parte intermediária da hipófise em animais idosos, provavelmente por degeneração dos neurônios secretores de dopamina no hipotálamo, que pode acometer 20% da população de cavalos com mais de 20 anos de idade. Nesses casos, há excesso da produção de POMC, que fica evidente com o aumento da pelagem (hirsutismo), perda de peso (massa muscular), infecções crônicas e laminite, que é denominada "síndrome de Cushing equina", pois a concentração de ACTH estará aumentada.

No cão, é possível avaliar a função das partes distintas da hipófise; a hipófise anterior pode ser avaliada a partir da reposta a hormônios hipotalâmicos administrados por via intravenosa (CRH 1 μg/kg; GHRH 1 μg/kg; TRH 10 μg/kg e GnRH 10 μg/kg). Já a parte intermediária pode ser avaliada pelo aumento da concentração da α-melanotrofina (após 0,2 mg/kg de haloperidol por via intravenosa), e a parte posterior pela secreção de vasopressina (ADH) em reposta à administração de salina 20%.

Gonadotrofinas

Como a maioria dos hormônios hipofisários, o FSH e o LH são glicoproteínas formadas por duas subunidades (α e β) unidas por uma ligação não covalente. Enquanto a subunidade α é comum a vários hormônios hipofisários e conservada entre as espécies animais, a subunidade β apresenta sequência de aminoácidos distinta e ativa o receptor específico de cada hormônio. A bioatividade das gonadotrofinas depende da presença das duas subunidades e do revestimento de carboidratos. Alterações na quantidade de carboidratos modificam tanto a bioatividade quanto a taxa de *clearance* desses hormônios. Na periferia dos oligossacarídeos que revestem os peptídios, há ácido siálico e fucose. A quantidade de ácido siálico varia entre as moléculas; são 20 resíduos por molécula na gonadotrofina coriônica humana (hCG), cinco resíduos no FSH e somente um resíduo no LH. O ácido siálico modifica o ponto isoelétrico da molécula, e as que contêm menor quantidade de ácido siálico apresentam maior bioatividade, mas são removidas mais rapidamente da circulação. As moléculas mais ácidas têm menor atividade *in vitro*, mas são mais ativas *in vivo* por apresentarem maior meia-vida. A maioria das proteínas é removida da circulação pelos hepatócitos no fígado, que têm mais receptores para assialoglicoproteínas do que para sialoglicoproteínas, justificando a meia-vida menor das moléculas com menos ácido siálico.

O peso molecular do LH é de 28.000, e do FSH é de 33.000. Na circulação, a meia-vida do LH é de 20 minutos, enquanto a do FSH é de aproximadamente 3 a 4 horas. Uma gonadotrofina desprovida do seu revestimento de carboidratos mantém sua capacidade de ligação com os receptores de membrana, mas perde a capacidade de ativar o segundo mensageiro. A necessidade de glicosilação foi uma limitação no desenvolvimento de gonadotrofinas recombinantes, visto que a maioria das bactérias utilizadas para a produção de proteínas recombinantes não realiza glicosilação.

A função gonadal nos mamíferos é controlada por meio do LH e do FSH secretados pela hipófise que, ao se ligarem a receptores específicos nos ovários ou testículos, regulam tanto a síntese de esteroides quanto a gametogênese. Enquanto o FSH estimula a proliferação de células germinativas tanto nos ovários quanto nos testículos, o LH aumenta a produção dos hormônios esteroides e também age no ovário, provocando a ruptura do folículo maduro.

Por outro lado, a concentração de gonadotrofinas depende do GnRH hipotalâmico que estimula tanto a síntese quanto a secreção em poucos segundos. A retroalimentação, normalmente negativa, é exercida por esteroides (estradiol, progesterona e testosterona) e por peptídios gonadais (inibina, ativina e folistatina). A interrupção da atividade gonadal (por castração ou hipogonadismo) resulta em elevação na concentração sérica de gonadotrofinas (hipergonadotrofismo). A inibina, produzida pelos ovários e testículos em resposta ao FSH, inibe especificamente a secreção deste, caracterizando uma clássica retroalimentação negativa. Em contrapartida, a ativina, de peso molecular 28.000, encontrada no fluido folicular, estimula a secreção de FSH. Tanto a ativina quanto a inibina atuam na hipófise, provavelmente alterando a quantidade de receptores para GnRH. Outro hormônio que foi isolado quando se identificavam as frações de ativina e inibina foi a folistatina, que atua como a inibina, diminuindo a secreção de FSH.

O FSH está diretamente associado à gametogênese; nos ovários, estimula o crescimento e a maturação folicular, sendo que, antes da formação do antro, atua em sinergismo com o estradiol e o LH. O estradiol estimula a proliferação das células da granulosa, além de aumentar a resposta das células da granulosa ao FSH. Uma das características da maturação folicular é o aparecimento de receptores para LH. Além de estimular a conversão de pregnenolona em progesterona (estimulando a atividade da 3-hidroxi-esteroide-desidrogenase) o FSH aumenta a atividade da aromatase. A aromatase utiliza andrógenos produzidos na teca interna (sob estímulo do LH), convertendo-os em estrógenos. Como os folículos mais maduros com mais receptores para FSH aromatizam mais andrógenos produzindo estradiol, a concentração de andrógenos no interior dos folículos pode ser um parâmetro para a avaliação da maturação folicular. Após o estabelecimento da dominância, o sucesso do folículo em desenvolvimento depende da disponibilidade de LH, provavelmente para manter a produção de andrógenos que serão aromatizados pela granulosa. Sem quantidades suficientes de LH, o folículo dominante cresce até um diâmetro limite (que varia entre as espécies) e depois entra em atresia.

Nos testículos, a presença do FSH é necessária para o início da espermatogênese e para a produção de ABP (*androgen binding protein*) pelas células de Sertoli, porém a síntese e a secreção de andrógenos depende da estimulação pelo LH nas células de Leydig. A ABP é importante para a manutenção da espermatogênese, pois se liga à testosterona, mantendo elevada a concentração de andrógenos no interior dos túbulos seminíferos, efeito potencializado pela troca contracorrente no plexo pampiniforme.

Usos e posologia

Em Medicina Veterinária, o FSH é utilizado nos bovinos para induzir a superovulação e, nos equinos, para aumentar a taxa de recuperação embrionária; já o LH (normalmente na forma de eCG ou hCG, que têm maior meia-vida) é empregado para estimular o crescimento folicular após a dominância e para induzir ovulações. Tanto o FSH quanto o LH são utilizados em meios de cultura para a maturação de ovócitos. Os protocolos de superovulação e sincronização estão detalhadamente descritos no *Capítulo 29*.

Nos ovários, o LH induz a maturação do óvulo e a ovulação, que acontece por degradação do tecido conectivo da parede do folículo decorrente da atividade proteolítica da fibrinolisina (plasminogênio ativado) e pela proliferação de fibroblastos.

Durante muito tempo, as gonadotrofinas utilizadas nos animais foram extraídas da hipófise de animais abatidos, apresentando limitações, como a inconsistência de efeito entre as partidas, a contaminação com outros hormônios e a possibilidade de transmissão de doenças infectocontagiosas. Uma alternativa desejável são as gonadotrofinas recombinantes que já foram desenvolvidas tanto para bovinos quanto para equinos; a administração de 0,65 mg (por via intramuscular, 2 vezes/dia) em éguas durante o anestro sazonal estimula o crescimento folicular, e a ovulação é induzida com 2.500 UI de hCG.

O LH aumenta a produção de testosterona nos testículos, refletindo na concentração plasmática. Ao se ligar aos seus receptores, o LH ativa a adenilciclase, aumentando o AMPc intracelular. A fosforilação de proteínas regula as primeiras etapas na esteroidogênese, facilitando a captação de colesterol e ativando o sistema enzimático que converte o colesterol em esteroides. Normalmente, a concentração de LH é o fator limitante para sua ação sobre os testículos, uma vez que o número de receptores disponíveis excede os normalmente ocupados. O excesso de receptores aumenta a resposta celular a baixas concentrações de gonadotrofinas.

Existem agonistas de baixo peso molecular (tienopirimidina, hexa-hidroquininolina, tiazolidinona) que se ligam alostericamente e estimulam os receptores de gonadotrofinas; apresentam a grande vantagem de poder ser administrados por via oral. De maneira semelhante, existem antagonistas de baixo peso molecular (suramina, benzamida) que inibem a ação das gonadotrofinas – essas substâncias químicas ainda estão em fase experimental e, certamente, impactarão o tratamento de disfunções reprodutivas.

Hormônio tireotrófico ou tireotrofina

O hormônio estimulador da tireoide também é uma glicoproteína dimérica (subunidades α e β), com peso molecular estimado de 30.000 e especificidade entre as espécies (embora a subunidade β do hTSH tenha 90% de homologia com o bTSH). É produzido nos tireotrofos da adeno-hipófise sob estimulação hipotalâmica (TRH), sendo que a elevação na concentração de tiroxina (T4) e tri-iodotironina (T3), produzidas na tireoide, diminui a secreção de TSH. Dessa forma, nos casos de hipotireoidismo primário (mais comum em cães), a concentração de TSH estará aumentada. Tem meia-vida de 30 a 50 minutos e estimula a tireoide a produzir e secretar iodotironinas; também provoca hipertrofia do epitélio secretor por elevação do metabolismo celular. O mecanismo de ação do TSH na tireoide envolve o aumento do AMPc intracelular, determinando, entre outras respostas, o aumento da captação de iodo. O principal fator estimulador da secreção de TSH é o frio; a secreção é modulada pela retroalimentação dos hormônios tireoidianos, além de ser suprimido pela dopamina, somatostatina e glicocorticoides. A proximidade do centro termorregulador no hipotálamo com o local de produção do TRH facilita a modulação na produção de calor através da variação no metabolismo em resposta à diminuição da temperatura corpórea. Além dos glicocorticoides, a privação alimentar também pode diminuir a atividade do eixo hipótalamo-hipófise-tireoide. Vários estudos reportam em gatos uma relação entre o consumo de alimentos enlatados e a ocorrência de hipertireoidismo; o mesmo aconteceu com o uso de alguns ectoparasiticidas, provavelmente por conterem iodo na sua composição. Enquanto o hipotireoidismo é mais comum no cão, o hipertireoidismo é mais observado no gato.

Usos e posologia

Utilizado no diagnóstico diferencial entre o hipotireoidismo primário (diminuição de resposta da tireoide) e o secundário (insuficiência de tireotrofina hipofisária), o TSH recombinante humano (rhTSH – Thyrogen®) é administrado na dose de 50 a 100 μg. Após a administração de TSH, a concentração máxima de T4 ocorre de 4 a 6 h (por via intravenosa). Como a concentração de T3 oscila, esta não permite um parâmetro de referência apresentando variação na resposta. Nos animais normais, a concentração de T4 pode aumentar de 2 a 3 vezes em relação aos valores basais e, nos animais hipotireóideos, a elevação é mínima. Contudo, nos casos de dermatoses decorrentes de hiperadrenocorticismo, hipoadrenocorticismo ou diabetes melito, a resposta do T4 ao TSH pode estar diminuída. Em cães, a resposta ao bTSH é mais conclusiva que a resposta ao TRH para o diagnóstico de hipotireoidismo. Nos gatos, é mais comum o hipertireoidismo, e a resposta à administração de bTSH (0,5 UI/kg) para seu diagnóstico foi limitada: normalmente, os animais apresentam baixa concentração de TSH pelo excesso de retroalimentação negativa pelo T3 e T4. Quando o hipertireoidismo é primário, a administração do bTSH não repercute em elevação da concentração de T4, depois de 6 a 8 horas. O tratamento do hipertireoidismo em gatos pode ser feito com os tioureilenos, que incluem o carbimazol, o metimazol e o propiltiouracil, que atuam inibindo a iodação dos resíduos de tirosil da tireoglobulina, inibindo competitivamente a interação com a tirosina.

Em equinos, o que normalmente se observa é o hipotireoidismo neonatal, caracterizado pela hipertrofia da tireoide, determinada pelo excesso de TSH decorrente da menor retroalimentação negativa pelo T4. A administração de TSH (2,5 ou 5 UI, por via intravenosa) produz um pico na concentração de T3 de duas vezes o basal, em 1 a 3 h após a administração nos potros normais. Tanto o hipertireoidismo quanto o hipotireoidismo são difíceis de se caracterizar e pouco relatados em cavalo adulto. Nesses, administram-se 2,5 ou 5 UI, por via intravenosa, observando-se nos cavalos normais elevação tanto de T3 (em 2 h) quanto de T4 (entre 4 e 6 h). Embora exista o propiltiouracila (Propil®), um medicamento inibidor da produção de hormônios da tireoide, seu uso isolado no tratamento de hipertireoidismo não tem tido bons resultados; foram relatados casos de reação imunomediada (anemia e trombocitopenia) em 10% dos gatos tratados.

O TSH é pouco empregado no tratamento de hipotireoidismo, uma vez que os animais respondem bem ao tratamento tanto com T4 (Puran T4®, 17 a 22 μg/kg, 2 vezes ao dia), quanto com T3 (Liotironina®), observando-se melhores resultados ao associar os dois hormônios.

Hormônio adrenocorticotrófico

Com 39 aminoácidos e semelhança estrutural entre os mamíferos domésticos e o homem, o ACTH é um polipeptídio que teve a estrutura identificada em 1954. Como a sequência dos primeiros 24 aminoácidos determina a atividade biológica, foram sintetizados hormônios com a mesma sequência dos primeiros aminoácidos (Synacthen®, Cortrosyn®). A pró-opiomelanocortina (POMC) é uma grande proteína, normalmente sintetizada na hipófise intermediária precursora do ACTH. Nos corticotrofos, a POMC é clivada por endopeptidases específicas, dando origem ao ACTH e a β-lipotrofina (β-LPH) que, posteriormente, é convertida em α-lipotrofina (α-LPH) e β-endorfina. A variação no processamento da POMC pode determinar a secreção dos derivados da POMC em períodos distintos.

O ACTH tem meia-vida de 6 min e estimula a síntese e a secreção de cortisol ou corticosterona pelo córtex da adrenal. O mecanismo de ação do ACTH é mediado pela interação com receptores específicos, ativando o sistema adenilciclase e a via do fosfatilinositol (ver *Capítulo 23*). A ligação do ACTH ao receptor pode determinar tanto a secreção de glicocorticoides quanto de esteroides sexuais. Em concentrações elevadas, pode promover lipólise, estimular a captação de glicose e aminoácidos pelo tecido muscular, aumentar a secreção de GH e estimular a secreção de insulina.

A secreção do ACTH aumenta em situações de estresse, como dor, hemorragia, anestesia, imobilização, exercício forçado, além de variação na temperatura corporal. O aumento na secreção de ACTH, na presença de endotoxinas, é mediado pelas citocininas produzidas perifericamente ou no hipotálamo, que estimulam a secreção de CRH. A inibição da secreção de ACTH depende de retroalimentação dos esteroides da adrenal sobre o hipotálamo. Outro mecanismo regulador é a variação circadiana. Na maioria dos animais, o pico de secreção de ACTH precede o período de vigília. Os opioides inibem a secreção de ACTH por ação direta ou indireta sobre os neurônios secretores de CRH. Na maioria dos animais, a administração de naloxona (antagonista de opioide) eleva a concentração de cortisol.

A concentração elevada de glicocorticoides diminui a sensibilidade hipofisária ao fator hipotalâmico liberador de corticotrofina (CRH), diminuindo a resposta ao estresse. Além de reduzir o número de receptores para CRH nos corticotrofos, os glicocorticoides também inibem a polimerização do mRNA, diminuindo a expressão da POMC. Nos corticotrofos dos cães, o número de receptores para glicocorticoides diminui com a idade, provocando hiper-reatividade do eixo hipotálamo-hipófise-adrenal ao CRH. Nessa espécie, é comum o hipercortisolismo em consequência de adenoma corticotrofo funcional, tanto no lobo anterior quanto na parte intermediária da hipófise, provocando a doença de Cushing dependente de ACTH. Quando o adenoma está na parte intermediária da hipófise, os animais apresentam elevada concentração de ACTH associada ao aumento de MSH, além de resistência à supressão do eixo hipotálamo-hipófise-adrenal pela dexametasona.

Da mesma forma que nos animais com hipotireoidismo, a insuficiência da adrenal pode ser tratada com a administração dos próprios corticosteroides em lugar de ACTH. O controle da concentração de corticosteroides é mais preciso quando se administra corticosteroides do que com o tratamento de ACTH. Essa abordagem terapêutica leva em consideração a variação individual da resposta aos hormônios hipofisários, evitando também a possibilidade da produção de anticorpos em função da administração prolongada de peptídeos heterólogos.

Usos e posologia

Como ocorre com o TSH, a principal utilização do ACTH está no diagnóstico diferencial das hiperplasias adrenocorticais. As de origem primária (hiperatividade secretora da adrenal) respondem menos ao ACTH (o teste em cães com 2,2 UI/kg, por via intramuscular, avalia a capacidade da reserva adrenocortical).

Cães com diminuição de peso, inapetência, vômitos e diarreia intermitente podem ter hipoadrenocorticismo e responder pouco ao ACTH; nesses casos, a reposição pode ser feita com predinisolona, fludrocortisona (Florinefe®, 27 µg/kg/dia) ou deoxicorticosterona (DOCP, Percorten-V®, 2,02 mg/kg/mês). Gatos normais respondem à estimulação com 0,125 mg/animal, por via intramuscular, elevando a concentração de cortisol, em 30 minutos, de 2 para 36 µg/ℓ. Em cavalos, adenomas funcionais ou hiperplasia adenomatosa da parte intermediária da hipófise estão relacionados à síndrome de Cushing equina. O diagnóstico pode ser feito com a supressão pela dexametasona (40 µg/kg no cavalo, e 100 µg/kg no gato ou cão) ou teste de estimulação pelo ACTH (1 UI/kg de gel por via intramuscular, ou 100 UI de Cortrosyn®, por via intravenosa).

Foi observado que 46% dos potros hospitalizados por algum outro motivo apresentaram secreção inapropriada de cortisol após estimulação com ACTH (10 µg ou 100 µg, Cortrosyn®). Essa disfunção do eixo hipotálamo-hipófise-adrenal compromete negativamente a taxa de recuperação dos animais. No cavalo, a disfunção da parte intermediária da hipófise é a endocrinopatia mais comum, porém a resposta do eixo hipotálamo-hipófise-adrenal à supressão com dexametasona varia em função da estação do ano, o que pode levar a uma falsa interpretação de resultados. Em 48% dos cães com sepses, pode ocorrer a síndrome da resposta inflamatória sistêmica (SIRS) caracterizada por uma inibição da resposta da adrenal ao ACTH. Essa síndrome pode evoluir para a doença crítica por insuficiência de corticosteroide (CIRCI), que está associada com hipotensão refratária e aumento da mortalidade. O tratamento com baixas doses de hidrocortisona (0,5 mg/kg, a cada 6 horas no 1º dia, 8 horas no 2º dia e 12 horas no 3º dia) pode aumentar a taxa de sobrevivência.

Em vacas, a administração de arginina-vasopressina (0,18 mg) eleva a concentração de ACTH e de cortisol (em 10 e 20 minutos, respectivamente), mas a administração de ACTH em vacas no fim da fase luteínica pode induzir a formação de cisto folicular. Outra alternativa diagnóstica pode ser a diminuição da liberação de ACTH pela dexametasona (ver *Capítulo 23*).

Uma possibilidade para se avaliar o estresse a longo prazo pode ser a quantificação de cortisol no pelo dos animais. Foi demonstrado, em bovinos, que a administração de 100 UI de ACTH, por via intramuscular, a cada 2 dias por 4 semanas, aumenta a concentração de cortisol no pelo dos animais; o efeito foi mais evidente no pelo que cresceu durante o tratamento depois de ter sido aparado. A quantificação do cortisol no pelo dos animais pode ser uma referência de estresse e é possível avaliar por até 4 semanas após a exposição ao agente estressor.

Hormônio do crescimento

O hormônio do crescimento, ou somatotrofina (ST), é um hormônio proteico com 191 aminoácidos e peso molecular de 22.000 (bGH). Apesar das semelhanças estruturais, existe uma considerável especificidade entre os animais; a maioria dos animais domésticos só responde à somatotrofina da própria espécie, e a utilização de hormônios heterólogos pode produzir refratariedade por estimular uma resposta imune. Há uma grande semelhança estrutural entre o GH, a prolactina e o lactogênio placentário; tal semelhança permite que o GH se ligue ao receptor da prolactina, exercendo, também, efeitos lactogênicos.

A concentração plasmática de GH depende do balanço entre o GHRH, que estimula a secreção, e a somatostatina que inibe. O hipotálamo aumenta a secreção de GHRH em resposta ao sono, hipoglicemia, dieta rica em aminoácidos (arginina), estresse e exercício (ver Figura 30.4); enquanto o excesso de insulina aumenta a secreção de GH, o efeito hiperglicemiante após o uso de glicocorticoides provoca efeito contrário. Outro componente importante são os fatores de crescimento (IGF-1) que exercem retroalimentação negativa sobre a secreção de GH. Importante relembrar que, na cadela, o GH pode ser produzido pela glândula mamária em resposta à progesterona ou progestógenos (usados como anticoncepcionais), provocando acromegalia por excesso de GH de origem mamária. O GH tem efeito anabólico caracterizado por um aumento nos tecidos moles e tecidos ósseos, aumenta a retenção de nitrogênio, e estimula a produção de leite (principalmente nos bovinos).

Há evidências de que o GH tenha ação antinociceptiva, diminuindo a sensibilidade à dor, podendo ser utilizado para o tratamento de indivíduos com dores crônicas. Ainda, o GH, apesar de aumentar a massa muscular e diminuir a reserva de gordura, quando administrado em indivíduos idosos (que costumam apresentar diminuição de GH), reduz a expectativa de vida, por provocar efeitos colaterais como aumento da incidência de câncer e diabetes. O efeito diabetogênico do GH é observado em pacientes com acromegalia (excesso de secreção de GH).

Depois da descoberta do potencial do bGH na produção leiteira, houve um grande investimento para baratear o custo de produção do hormônio, que culminou com o desenvolvimento da somatotrofina bovina recombinante (rbST). A rbST é aclamada como um dos primeiros produtos da biotecnologia a ser utilizado comercialmente para a produção animal.

Mecanismo de ação

O receptor do hormônio do crescimento é um receptor de citocina classe 1 que inclui o receptor de prolactina, de eritropoetina e trombopoetina. Após a ligação do GH com seu receptor, ocorrem a dimerização do receptor e a ativação da proteína tirosina quinase JAK2, que, por sua vez, fosforila outras proteínas intracelulares STATs (*signal transducer and activators of transcription*) responsáveis pela transdução do sinal bioquímico em reposta biológica. A maior parte dos efeitos do GH é mediada por somatomedinas, fatores extracelulares que aumentam a incorporação de sulfatos. O GH aumenta a expressão das somatomedinas, principalmente o IGF-1 (*insulin like growth factor*), que parece ser o mais importante mediador da ação do GH. A deficiência de IGF-1 pode resultar em nanismo, mesmo com excesso de GH biologicamente ativo. Mecanismo semelhante é responsável pela baixa estatura dos Poodles Toy. A falta de receptores para GH também causa deficiência de IGF-1, resultando em nanismo.

O efeito básico parece ser resultante do aumento da permeabilidade celular aos aminoácidos, além de aparente estímulo sobre a síntese de mRNA. O GH tem, por ação direta, um efeito hiperglicemiante pela lipólise e mobilização do tecido adiposo.

Usos e posologia

A administração prolongada de GH em suínos, cães e gatos resulta em hiperglicemia persistente, provocando diabetes melito resistente à insulina. O mesmo acontece nas neoplasias que resultam em aumento da concentração do GH endógeno. Na cadela, concentrações elevadas de progesterona podem induzir a produção de GH pela glândula mamária. Nesses casos, a hiperglicemia pode estar associada às alterações acromegálicas, como aumento do abdome e pregas cutâneas. Para esses animais, recomenda-se ovário-histerectomia após o reconhecimento e a correção da glicemia.

Apesar da participação do lactogênio placentário no desenvolvimento da glândula mamária durante a lactação, nos bovinos leiteiros, a administração do GH pode aumentar em até 32% a produção leiteira entre o 100º e o 300º dia, sendo utilizado com tal finalidade na criação de bovinos leiteiros. Por ser proteico, o rbST é digerido quando ingerido com leite e carne, não tendo período de carência após sua utilização. Mesmo assim, em 1999, a utilização do rbST para essa finalidade foi banida do mercado europeu. Os produtos com rbST (Lactotropin® e Boosting®) têm 500 mg/2 mℓ em suspensão oleosa com liberação lenta de 14 dias, normalmente administrado após o pico de lactação, quando se observa maior resposta. O aumento da atividade das células da glândula mamária, em resposta a rbST, repercute em maior produção de metabólitos, aumentando o fluxo sanguíneo para a glândula.

Devido à baixa resposta antigênica, seu efeito não diminui com o tratamento prolongado, mas o aumento na produção de leite depende da qualidade do manejo nutricional e sanitário. A administração de GH em novilhas em crescimento pode melhorar a conversão alimentar, aumentando o ganho de peso e diminuindo a reserva de gordura com possível estímulo no desenvolvimento da glândula mamária. Vacas, normalmente, secretam mais prolactina e GH quando alimentadas durante a ordenha do que quando alimentadas após a ordenha, sugerindo que algumas modificações no manejo possam ser suficientes para aumentar a produção leiteira.

Nos animais atletas, a administração de GH aumenta a massa muscular, embora animais bem alimentados tenham o próprio exercício como estímulo para o aumento da produção do hormônio. Em cavalos de corrida, foi demonstrado que o exercício físico aumentou tanto a concentração de GH quanto de prolactina. A administração de agonistas adrenérgicos (xilazina 100 a 300 µg/kg ou clonidina 3 a 30 µg/kg) por via intravenosa elevou a concentração de GH entre 15 e 30 min após o início do teste.

Por outro lado, a administração de glicocorticoides por períodos prolongados inibe os somatotrofos hipofisários, interferindo na secreção de GH. A diminuição da secreção de GH em cães adultos pode ser consequência de um aumento na produção de somatostatina, devido ao hiperadrenocorticismo. Nesses casos, observa-se alopecia, que diminui com a administração de GH, recebendo incorretamente o nome de dermatose responsiva ao GH.

Prolactina

A prolactina da ovelha contém 198 aminoácidos e peso molecular de 23.300, com meia-vida de 15 minutos na circulação. Além da importância na lactação dos mamíferos, a prolactina também atua no equilíbrio hidreletrolítico de peixes e estimula a secreção de material caseoso no inglúvio (chamado "leite do papo", característico em pombos para a alimentação dos filhotes) e o comportamento de cuidado parental das aves.

Na vaca, a concentração de prolactina aumenta antes do parto e é necessária para o início da lactação, tem ação mamogênica, galactogênica e galactopoética. Após o estabelecimento da lactação em bovinos e caprinos, a inibição da secreção de prolactina não interrompe a produção leiteira. A similaridade estrutural da prolactina com o GH (provavelmente com evolução de uma molécula comum) resulta em ações semelhantes, como a lactopoética do GH; os mecanismos que estimulam ou inibem a secreção de prolactina são praticamente os mesmos do GH.

A prolactina participa de vários processos metabólicos relacionados com a sazonalidade reprodutiva. Considerada por alguns autores como gonadotrofina, a prolactina também tem receptores nos ovários e testículos. A presença de receptores para prolactina no fígado, pulmão, adrenal e próstata reforça a ideia de um hormônio metabólico. Apesar de a progesterona ser necessária para o desenvolvimento da glândula mamária durante a gestação, é a responsável por inibir a ação da prolactina evitando o início antecipado da produção de leite. Com o fim da gestação e a diminuição da concentração de progesterona, a produção de leite se inicia.

Estímulos externos, como a amamentação, constituem um potente fator estimulador da liberação de prolactina, sempre acompanhados da elevação da concentração de TSH. Como já comentado, o TRH é capaz de estimular a secreção de prolactina. Animais hipoparatireóideos (com menor retroalimentação negativa sobre o TRH) podem apresentar lactogênese em resposta ao estímulo de sucção da mama (ver Figura 30.6).

A estimulação sexual e o exercício provocam aumento significativo na concentração de prolactina em garanhões. Na atividade reprodutiva, a prolactina estimula o comportamento materno na fêmea e a refratariedade sexual após a ejaculação nos machos, considerada parte de um mecanismo de comunicação endócrina do estado reprodutivo para o cérebro.

Mecanismo de ação

A ligação da prolactina aos receptores de membrana determina a ativação de mensageiros intracelulares semelhantes aos do GH. Ocorre a ativação do JAK2 que fosforila as STATs, determinando a modificação no metabolismo celular. Embora o GH tenha efeitos semelhantes aos da prolactina, esta não se liga aos receptores de GH.

Há evidências de que a prolactina determine a diminuição na concentração de LH circulante e função anormal do corpo lúteo. Quando em excesso, determina diminuição dos receptores para FSH e LH nas gônadas, causando insensibilidade às gonadotrofinas. Essa seria uma explicação para os períodos de anestro ou períodos anovulatórios durante boa parte da lactação, na maioria dos mamíferos domésticos. Nas éguas em período de transição do anestro sazonal, a administração de um bloqueador de receptor de dopamina ou a administração de prolactina ovina em éguas, paradoxalmente, acelera o crescimento folicular.

O efeito luteotrófico da prolactina pode ser evidenciado tanto na mulher quanto na cadela. A manutenção do corpo lúteo durante a lactação impede o crescimento de folículos, preservando o organismo materno. Na cadela, a atividade luteotrófica da prolactina é importante entre os dias 30 e 35 da gestação. A inibição da secreção de prolactina nessa espécie pode ser recomendada para interromper o anestro prolongado, induzir o aborto, inibir a lactação ou diminuir a duração do ciclo estral. Esse evento não acontece em todos os animais domésticos, uma vez que algumas espécies apresentam estro logo na primeira semana após o parto.

Os atletas humanos com hiperprolactinemia apresentam menorreia ou oligospermia, evidenciando a supressão da função gonadal pela prolactina. Durante o exercício intenso, a liberação de opioides endógenos (secretados com o ACTH) reduz a liberação de dopamina, o que diminui a inibição na secreção de prolactina.

Usos e posologia

Não há indicação terapêutica para o uso da prolactina. Como, nos bovinos leiteiros, o GH tem maior resposta galactopoética, ele vem sendo utilizado no lugar da prolactina. Embora menos eficiente que o GH, o tratamento diário em vacas de leite com domperidona (300 mg, antagonista dopaminérgico) aumenta em até 3 kg/dia a produção leiteira. Porcas com lactação insuficiente não apresentaram elevações significativas na concentração de prolactina em resposta a clorpromazina, acetilpromazina, haloperidol, azaperone. Apesar de o TRH ter se mostrado efetivo na elevação da prolactina em porcas, é pouco provável que tenha aplicação clínica. Nas éguas, o tratamento com estradiol (ECP®, 75 mg) e domperidona (1,5 g) auxilia na indução da ovulação no período de transição do anestro sazonal.

A administração de morfina (1 mg/kg) em vacas aumenta a concentração de prolactina sérica, em função da supressão da dopamina causada pela estimulação de receptores μ. O número de lactotrofos na hipófise e a quantidade de prolactina circulante também aumenta em resposta ao tratamento com estrógenos.

A maior parte dos estudos busca a inibição da secreção de prolactina, uma vez que, na maioria das espécies, a elevação da concentração de prolactina diminui a atividade reprodutiva. Os agonistas dopaminérgicos como a bromocriptina (Parlodel®) e a cabergolina (Dostinex®) se ligam ao receptor D2 da dopamina; a metergolina (Contralac®), por outro lado, é um antagonista serotoninérgico que aumenta a secreção endógena de dopamina. Todos são muito eficientes em inibir a secreção de prolactina, mas a cabergolina apresenta meia-vida maior e menos efeitos colaterais. Nas cadelas em anestro, a administração de bromocriptina, 250 g (por via oral), até o início do sangramento vaginal (em média 46 dias), deflagra o cio. Outra alternativa eficiente é associar a cabergolina (Dostinex®, 5 μg/kg/dia) ao cloprostenol (Ciosin®, 5 μg/kg, a cada 3 dias) com resultado observado em 10 dias de tratamento.

Gonadotrofina da menopausa humana (hMG)

Após a redução da atividade ovariana na menopausa, a concentração de LH e de FSH aumenta e esses hormônios são secretados na urina em grande quantidade. A hMG, comercializada com o nome de Menotropina® (600 ou 1.200 UI) ou Urofolitropina® (75 UI), tem bioatividade tanto de LH quanto de FSH e tem sido utilizada para estimular o desenvolvimento folicular na ovulação induzida e nos tratamentos de superovulação. Anteriormente, era extraída da urina; no entanto, com a produção de gonadotrofinas recombinantes produzidas em cultura de células, a utilização da hMG vem diminuindo.

Alguns pesquisadores conseguiram maior número de embriões bovinos recuperados após o tratamento com hMG (900 UI) se comparado a 20 mg de FSH purificado. Os resultados do uso da hMG são comparáveis aos de extrato de pituitária, mas não é extensivamente utilizada por médicos-veterinários de campo pelo fato de ter custo elevado. Cadelas em anestro tratadas com 75 UI de hMG durante 9 dias (Pergovet® 500; potência de 75 IU de LH e 75 IU de FSH) mostraram sinais de pró-estro ao final do tratamento.

GONADOTROFINAS NÃO HIPOFISÁRIAS

São hormônios produzidos por anexos fetais de primatas e equídeos, que têm como função primária a manutenção da gestação. Apresentam a mesma bioatividade de gonadotrofinas hipofisárias e podem ser extraídas da urina ou do soro com baixo custo. Como a placenta não pode produzir proteínas sulfatadas, as gonadotrofinas placentárias têm muito ácido siálico, o que aumenta sua meia-vida na circulação, uma característica importante para justificar sua utilização.

Gonadotrofina coriônica humana

A hCG é produzida após o 7º dia da ovulação, secretada pelas células do sincício-trofoblasto da placenta fetal. Ao contrário do LH e do FSH, não é armazenada nas células, sendo excretada após sua produção. Estimula a função do corpo lúteo, interrompendo o ciclo menstrual. Pode ser detectada na urina, constituindo a base para o diagnóstico de gravidez, sendo que a secreção atinge o máximo na 6ª semana após a ovulação. A hCG tem bioatividade semelhante ao LH, com importância maior no início da gestação. Após o 3º mês, a elevação na secreção de estrógenos e progestágenos produzidos pela placenta mantém a gestação. Tem meia-vida de várias horas, em função do revestimento rico em ácido siálico; o mecanismo de ação, bem como o uso e a posologia da hCG, está descrito em detalhes no *Capítulo 29*.

Gonadotrofina coriônica equina (eCG)

Anteriormente chamada de gonadotrofina coriônica da égua prenhe (PMSG), a eCG é uma glicoproteína ácida de alto peso molecular (70.000), com elevada quantidade de carboidratos (45%), revestida basicamente de ácido siálico, galactose e glicosamida. Da mesma forma que as gonadotrofinas hipofisárias, é composta por duas subunidades (α e β) ligadas por uma união não covalente. A característica incomum da molécula de eCG, quando administrada em outros mamíferos, é a capacidade de expressar tanto atividade biológica de FSH quanto de LH. Difere, portanto, das gonadotrofinas coriônicas de outras espécies que apresentam principalmente atividade de LH. Essa gonadotrofina é secretada quando as células trofoblásticas fetais migram para o endométrio da égua, em torno do 36º ao 38º dia de gestação, formando as estruturas secretoras denominadas cálices endometriais, sendo que o pico de produção acontece entre 55 e 70 dias de gestação.

Usos e posologia

Tem meia-vida prolongada quando injetada em outro animal ou mesmo na égua em função da elevada concentração de ácido siálico. É um hormônio de baixo custo, sendo utilizado em Medicina Veterinária para estimular o crescimento folicular em ovários atrésicos; também é utilizada para a superovulação em bovinos (ver *Capítulo 29*).

HORMÔNIOS DA NEURO-HIPÓFISE

Os hormônios secretados na neuro-hipófise, a ocitocina e a AVP ou ADH, além de exercerem suas funções nos órgãos-alvo (aparelho reprodutor e rins), também agem no SNC. Em 1911, já se utilizava extrato de hipófise posterior para induzir partos. Depois de purificadas e identificadas, demonstrou-se que tanto a AVP quanto a ocitocina estavam amplamente distribuídas dentro e fora do encéfalo, participando da resposta ao estresse, ao comportamento e ao aprendizado.

A AVP e a ocitocina são sintetizadas, principalmente, nos núcleos supraóptico e paraventricular, sendo que os precursores desses hormônios são clivados por enzimas específicas, enquanto transportados pelo axônio do neurônio hipotalâmico para a neuro-hipófise. A ocitocina e a AVP têm estruturas semelhantes com 9 aminoácidos residuais. Também são secretadas no eixo porta-hipofisário, permitindo uma relação entre as duas porções da hipófise. Existe atividade conjunta entre os neurônios secretores de vasopressina e dinorfina (opioide endógeno), fazendo com que, no estresse ou desconforto, a eliminação das duas substâncias diminua a liberação de ocitocina, interrompendo a lactação ou o trabalho de parto. Por outro lado, tanto a administração de solução hipertônica quanto a lactação aumentam a transcrição de vasopressina e de ocitocina, respectivamente.

Hormônio antidiurético ou arginina-vasopressina

O AVP é um nonapeptídio com peso molecular 1.228 kDa, diferente da maioria dos mamíferos; nos suínos, o hormônio antidiurético é a lisina-vasopressina. Os osmorreceptores dos centros superiores e barorreceptores periféricos enviam impulso que convergem para os núcleos supraóptico, e paraventricular, determinando a despolarização da membrana dos neurônios e a secreção dos grânulos com AVP por exocitose. Alguns fatores como angiotensina II, dor, náuseas, hipoglicemia, nicotina, prostaglandinas e acetilcolina estimulam a secreção de AVP, enquanto os opioides endógenos a inibem. Embora a dopamina iniba neurotransmissores na hipófise anterior, é um potente estimulador da secreção de AVP. Enquanto a estimulação de receptores α-adrenérgicos diminui a secreção de AVP, por outro lado, a angiotensina II aumenta a resposta à estimulação osmótica sobre a secreção de AVP.

Mecanismo de ação

Em seres humanos, a AVP tem meia-vida de 17 a 35 min. A ligação da AVP a receptores V_1 (subdivididos em V_{1a} e V_{1b}) acoplados à fosfolipase C, estimula a contração de células musculares lisas na parede dos vasos. Os receptores V_2 acoplados à proteína G/adenilciclase aumentam a permeabilidade das células dos túbulos renais (principalmente no ducto coletor) à água.

A principal função da vasopressina é controlar a osmolalidade e o volume dos líquidos corporais. Os neurônios aumentam a secreção quando a pressão osmótica aumenta em 2% ou quando a pressão hidrostática do sangue diminui entre 8 e 10%. A vasopressina liberada exerce potente efeito vasoconstrictor e aumenta a retenção de água, agindo como hormônio antidiurético. O aumento da permeabilidade das células do ducto coletor ocorre principalmente pela exposição das aquaporinas na membrana apical, permitindo que a água se difunda através das células dos túbulos para a medular do rim (normalmente mais concentrada que a medular).

Como os corticotrofos têm receptores V_{1b}, a AVP também atua na adeno-hipófise em sinergismo com o CRH, determinando a secreção de ACTH. O diabetes insípido pode ser decorrente de falta de secreção de AVP (diabetes insípido hipotalâmico [DIH]), por falta de receptores para AVP nos rins (diabetes insípido nefrogênico [DIN]) ou mesmo por excesso de ingestão de água (diabetes insípido dipsogênico [DID]). O diagnóstico diferencial pode ser feito pela quantificação de AVP no sangue ou pela densidade da urina, associando-se a privação hídrica com a responsividade renal à AVP. Um animal com DIH pode apresentar urina com densidade de 1,004 a 1,010, que não aumentará após privação hídrica que induza à perda de 5% do peso vivo, o que acontece após 6 a 11 horas em um animal com DIH.

Em alguns casos, o animal mantém a secreção elevada de AVP, apesar da baixa concentração osmótica do plasma; nesses casos, observa-se quadro de hiponatremia sem a supressão da secreção de AVP. Pode ser causada por lesões encefálicas, abscesso cerebral, meningite, encefalite ou associadas a tratamentos com AVP e análogos ou ocitocina e vincristina.

Usos e posologia

O tratamento mais eficiente para diabetes insípido hipotalâmico é a reposição hormonal. A administração de Encrise®, com 20 UI/mℓ, por via subcutânea ou intramuscular, mantém os níveis séricos de AVP durante um período de 2 a 8 h. Pode ser usado no tratamento de diabetes insípido, distensão abdominal pós-operatória, hemorragia gastrintestinal, reanimação cardiorrespiratória e choque séptico. A administração de 0,02 UI/min foi eficaz na restauração dos padrões hemodinâmicos e metabólicos de cães com choque hemorrágico experimental induzido. O acetato de desmopressina (DDAVP®) é um análogo sintético que tem meia-vida maior que a de hormônio natural. Cada mililitro contém 0,1 mg de DDAVP® com atividade antidiurética de 400 UI. A administração de 1 a 4 gotas no saco conjuntival, a cada 12 ou 24 h, é suficiente para corrigir a diurese; normalmente, é feita ao entardecer para diminuir a produção de urina à noite. Os animais com DIN não respondem ao tratamento do AVP, enquanto os com DID apresentam diluição do sangue, resultando em hiponatremia.

A clorpropamida (Diabinese®) potencializa o efeito do AVP nos rins e pode ser utilizada na dose de 40 mg/kg/dia.

Quando administrada em vacas, a arginina-vasopressina (0,18 mg/vaca) estimula a secreção de ACTH e de cortisol.

O excesso de secreção de AVP retém água além do necessário e provoca hiponatremia; pode ser tratado com a demeclociclina, um antimicrobiano do grupo das tetraciclinas, que é um potente inibidor da ação da AVP. Outros medicamentos, como a fenitoína (anticonvulsivante), suprimem a secreção de AVP na neuro-hipófise. Um tratamento alternativo é a administração de furosemida, para aumentar a perda de água, mas associado à dieta hipernatrêmica. A Figura 30.7 ilustra os fatores que interferem na secreção da arginina-vasopressina no eixo hipotálamo-neuro-hipófise.

Ocitocina

Mecanismo de ação, usos e posologia da ocitocina estão descritos em detalhes no *Capítulo 33*.

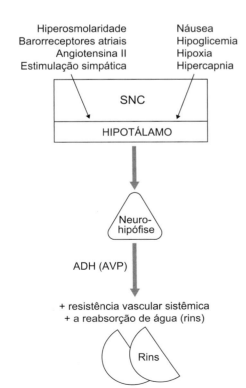

FIGURA 30.7 Representação esquemática da regulação da síntese e da secreção do hormônio antidiurético (ADH) ou arginina-vasopressina (AVP). Os sinais positivos (+) representam estimulação, e os sinais negativos (−), inibição. SNC, sistema nervoso central.

BIBLIOGRAFIA

Abribat T, Regnier A, Morre M. Growth hormone response induced by synthetic human growth hormone-releasing factor (1-44) in healthy dogs. Journal of Veterinary Medicine, A Animal Physiology, Pathology and Clinical Veterinary Medicine. 1989; 36(5):367-373.

Abufaraj M, Iwata T, Kimura S et al. Differential impact of gonadotropin-releasing hormone antagonist versus agonist on clinical safety and oncologic outcomes on patients with metastatic prostate cancer: a meta-analysis of randomized controlled trials. European Urology. 2021; 79(1):44-53.

Acallone L, Lombardi P, Potena MI et al. Use of a gonadorelin analogue in the treatment of hormone dependent mammary neoplasms in bitches. Acta Medica Veterinaria. 1995; 41:29-39.

Almond GW, Esbenshade KL, Smith CA et al. Effects of chronic gonadotropin-releasing hormone agonist treatment on serum luteinizing hormone and testosterone concentrations in boars. American Journal of Veterinary Research. 1992; 53(1):22-5.

Anderson GM, Kieser DC, Steyn FJ et al. Hypothalamic prolactin receptor messenger ribonucleic acid levels, Prolactin signaling, and hyperprolactinemic inhibition of pulsatile luteinizing hormone secretion are dependent on estradiol. Endocrinology. 2008; 149(4):1562-70.

Anderson LL, Jeftinija S, Scanes CG et al. Physiology of ghrelin and related peptides. Domestic Animal Endocrinology. 2005; 29:111-44.

Anderson RC, Newton CL, Anderson RA et al. Gonadotropins and their analogs: current and potential clinical applications. Endocrine reviews. 2018; 39(6):911-37.

Anderson RC, Newton CL, Millar RP. Small molecule follicle-stimulating hormone receptor agonists and antagonists. Frontiers in endocrinology. 2019; 9:757.

Astiz M, Heyde I, Oster H. Mechanisms of communication in the mammalian circadian timing system. International journal of molecular sciences. 2019; 20(2):343.

Bachelot A, Binart N. Reproductive role of prolactin. Reproduction. 2007; 133:361-9.

Bakker J, Baum MJ. Neuroendocrine regulation of GnRH release in induced ovulators. Frontiers in Neuroendocrinology. 2000; 21:220-62.

Bakshi VP, Kalin NH. Corticotropin-releasing hormone and animal models of anxiety: gene-environment interactions. Biological psychiatry. 2000; 48(12):1175-98.

Bartke A. Growth hormone and aging: updated review. The world journal of men's health. 2019; 37(1):19-30.

Ben-menahem D. Preparation, characterization and application of long-acting FSH analogs for assisted reproduction. Theriogenology. 2018; 112:11-17.

Bo GA, Mapletoft RJ. Superstimulation of ovarian follicles in cattle: gonadotropin treatment protocols and FSH profiles. Theriogenology. 2020; 150:353-9.

Breushaus BA. Thyroid function in anidrotic horses. Journal of Veterinary Internal Medicine. 2009; 23:168-73.

Briant C, Otogalli M, Morel M et al. Use of a GnRH antagonist antarelix, associated or not with hCG, to control ovulation in cyclic pony mares. Domestic Animal Endocrinology. 2003; 24(4):305-22.

Cabell SB, Esbenshade KL. Effect of feeding thyrotropin-releasing hormone to lactating sows. Journal of Animal Science. 1990; 68(12):4292-302.

Ceron-Romero N, Taofeek N, Thomas A et al. Capromorelin, a ghrelin receptor agonist, increases feed intake and body weight gain in broiler chickens (gallus gallus domesticus). Poultry Science. 2021; 101204.

Charli JL, Rodríguez-Rodríguez A, Hernández-Ortega K et al. The thyrotropin-releasing hormone-degrading ectoenzyme, a therapeutic target? Frontiers in pharmacology. 2020; 11:640.

Cuzzo B, Padala SA, Lappin SL. Physiology, Vasopressin. StatPearls. 2020; 29.

Day ML. State of the art of GnRH-based timed AI in beef cattle. Animal Reproduction (AR). 2018; 12(3):473-8.

Dehkhoda F, Lee CM, Medina J et al. The growth hormone receptor: mechanism of receptor activation, cell signaling, and physiological aspects. Frontiers in endocrinology. 2018; 9:35.

Driancourt MA, Briggs JR. Gonadotropin-releasing hormone (GnRH) agonist implants for male dog fertility suppression: a review of mode of action, efficacy, safety, and uses. Frontiers in Veterinary Science. 2020; 7.

Emons G, Gründker C. The role of gonadotropin-releasing hormone (GnRH) in Endometrial Cancer. Cells. 2021; 10(2):292.

Fontaine J, Gilbert S, Pypendop B et al. Utilization de la Medetomidine dans le test de stimulation de la secretion d'hormone de croissance chez le chien et intérêt de létude de la cinétique de glycémie en dermatologie. Annales de Medecine Veterinaire. 1996; 140:65-70.

Frank N, Sojka J, Messer NT. Equine thyroid dysfunction. The Veterinary Clinique-Equine. 2002; 18:305-19.

Fröhlich E, Wahl R. The forgotten effects of thyrotropin-releasing hormone: Metabolic functions and medical applications. Frontiers in neuroendocrinology. 2019; 52:29-43.

Garcia MC, Lopez M, Alvarez CV et al. Role of ghrelin in reproduction. Reproduction. 2007; 133:531-40.

Gastal EL, Bergfelt DR, Nogueira GP et al. Role of luteinizing hormone in follicle deviation based on manipulating progesterone concentrations in mares. Biology of Reproduction. 1999; 61(2):1492-9.

Gentry LR, Thompson DL Jr, Stelzer AM. Responses of seasonally anovulatory mares to daily administration of thyrotropin-releasing hormone and(or) gonadotropin-releasing hormone analog. Journal of Animal Science. 2002; 80(1):208-13.

Gobello C. Dopamine agonists, anti-progestins, anti-androgens, long-term-release GnRH agonists and anti-estrogens in canine reproduction: A review. Theriogenology. 2006; 66(6):1560-7.

Gobello C. Effects of GnRH antagonists vs agonists in domestic carnivores, a review. Reproduction in Domestic Animals. 2012; 47(s6):373-6.

Gobello C. Revisiting canine pseudocyesis. Theriogenology. 2021; 167:94-8.

Gouvêa FN, Pennacchi CS, Assaf ND et al. Acromegaly in dogs and cats. In: Annales d'Endocrinologie. 2021; 82:107-111.

Grinspoon S. Strategies to augment growth-hormone secretion in obesity. Nature Clinical Practice Endocrinology & Metabolism. 2009; 5:123.

Hansen BL, Kemppainen RJ, MacDonald JM. Synthetic ACTH (cosyntropin) stimulation tests in normal dogs: comparison of intravenous and intramuscular administration. Journal of the American Animal Hospital Association. 1994; 30(1):38-41.

Hart KA, Heusner GL, Norton NA et al. Hypothalamic-pituitary-adrenal axis assessment in healthy term neonatal foals utilizing a paired Low dose/High dose ACTH stimulation test. Journal of Veterinary Internal Medicine. 2009; 23:344-51.

Heimbürge S, Kanitz E, Tuchscherer A et al. Is it getting in the hair? Cortisol concentrations in native, regrown and segmented hairs of cattle and pigs after repeated ACTH administrations. General and Comparative Endocrinology. 2020; 295:113534.

Herbison AE. A simple model of estrous cycle negative and positive feedback regulation of GnRH secretion. Frontiers in neuroendocrinology. 2020; 57:100837.

Hesser MW, Morris JC, Gibbons JR. Advances in recombinant gonadotropin production for use in bovine superovulation. Reproduction in domestic animals. 2011; 46(5):933-42.

Hill KE, Scott Moncrieff JCR, Koshko MA et al. Secretion of sex steroids in dogs with adrenal dysfunction. Journal of the American Veterinary Medical Association. 2005; 226(4):556-61.

Horita A. Un update on the CNS actions of TRH and its analogs. Life Sciences. 1998; 62(17-18):1443-8.

Ijiro T, Nakamura K, Ogata M et al. Effect of rovatirelin, a novel thyrotropin-releasing hormone analog, on the central noradrenergic system. European Journal of Pharmacology. 2015; 761:413-22.

Huszenicza GY, Kulcsar M, Rudas P. Clinical endocrinology of thyroid gland function in ruminants. Veterinari Medicina-Praha. 2002; 47(7):199-210.

Ikegami K, Yoshimura T. The hypothalamic–pituitary–thyroid axis and biological rhythms: the discovery of TSH's unexpected role using animal models. Best Practice & Research Clinical Endocrinology & Metabolism. 2017; 31(5):475-85.

Iwasa T, Matsuzaki T, Yano K et al. The roles of kisspeptin and gonadotropin inhibitory hormone in stress-induced reproductive disorders. Endocrine journal. 2018; 65(2):133-40.

Kirkwood RN, Thacker PA, Laarveld B. The influence of growth hormone treatment on thyroid function in swine. Canadian Journal of Animal Science. 1990; 70(3):991-5.

Kitaura T, Sato F, Hada T et al. Influence of exercise and emotional stresses on secretion of prolactin and growth hormone in Thoroughbred horses. Journal of Equine Science. 2021; 32(2):49-53.

Lincoln DW. Gonadotropin-releasing hormone (GnRH): basic physiology. In: Degroot LJ. Endocrinology, Philadelphia, Saunders, 3 ed., 1995, p. 218-229. Chap. 13.

Lucas X. Clinical use of deslorelin (GnRH agonist) in companion animals: a review. Reproduction in Domestic Animals. 2014; 49(s4):64-71.

Madigan JE, Dybdal NO. Moléstias endócrinas e metabólicas. In: Smith BP. Tratado de medicina interna de grandes animais. São Paulo: Manole, 1994. p. 1287-1324, Ch. 39.

Maenhoudt C, Santos NR, Fontbonne A. Manipulation of the oestrous cycle of the bitch – what works… for now. Reproduction in Domestic Animals. 2018; 53:44-52.

Manteuffel G. Central nervous regulation of the hypothalamic-pituitary-adrenal axis and its impact on fertility, immunity, metabolism and animal welfare–a review. Archives Animal Breeding. 2002; 45(6):575-95.

Marchetti M, Pierini A, Favilla G et al. Critical illness-related corticosteroid insufficiency in dogs with systemic inflammatory response syndrome: a pilot study in 21 dogs. The Veterinary Journal. 2021; 273:105677.

McCarty R, Josephs T, Kovtun O et al. Enlightened: addressing circadian and seasonal changes in photoperiod in animal models of bipolar disorder. Translational psychiatry. 2021; 11(1):1-12.

McCoard SA, Roy NC, Sinclair BR et al. The effect of growth hormone on milk protein gene expression in the bovine mammary gland. Journal of Animal and Feed Science. 2004; 13(Suppl.1):437-40.

McMahon CD, Radcliff RP, Lookingland KL et al. Neuroregulation of growth hormone secretion in domestic animals. Domestic Animal Endocrinology. 2002; 20(2):65-87.

Meij BP, Mol JA, Hazewinkel MM et al. Assessment of a combined anterior pituitary function test in beagle dog: rapid sequential intravenous administration of four hypothalamic releasing hormones. Domestic Animal Endocrinology. 1996; 13(2):161-17.

Miller LA, Gionfriddo JP, Fagerstone KA et al. The single-shot GnRH immunocontraceptive vaccine (GonaCon (TM)) in white-tailed deer: comparison of several GnRH preparations. American Journal of Reproductive Immunology. 2008; 60(3):214-23.

Miura H, Tsuchyia N, Sasaki I et al. Changes in plasma ghrelim and growth hormone concentrations in mature Holstein cows and three-month old calves. Journal of Animal Science. 2004; 82(5):1329-33.

Montiel F, Ahuja C. Body condition and suckling as factors influencing the duration of postpartum anestrus in cattle: a review. Animal Reproduction Science. 2005; 85(1/2):1-26.

Moore A, Beidler J, Hong MY. Resveratrol and depression in animal models: a systematic review of the biological mechanisms. Molecules. 2018; 23(9):2197.

Mumtaz F, Khan MI, Zubair M et al. Neurobiology and consequences of social isolation stress in animal model—A comprehensive review. Biomedicine & Pharmacotherapy. 2018; 105:1205-22.

Nanda AS, Ward WR, Dobson H. Opioid modulation of tonic luteinizing hormone release in ovariecmized dairy cows. Journal of Veterinary Pharmacology and Therapeutics. 1989; 12(4):397-410.

Nieman LK, Loriaux DL. Corticotropin-releasing hormone: Clinical Applications. Ann. Rev. Med. 1989; 40:331-9.

Nogueira GP. Puberty in South America Bos indicus. Animal Reproduction Science. 2004; 82-83:361-72.

Nunes MT. O hipotálamo endócrino. In: Aires MM. Fisiologia. 3a ed., Guanabara, Rio de Janeiro, 2008, p. 931-951.

Oberhaus EL, Thompson DL, Kerrigan LE et al. Plasma prolactin, thyroid-stimulating hormone, melanocyte-stimulating hormone, and adrenocorticotropin responses to thyrotropin-releasing hormone in mares treated with detomidine and butorphanol. Domestic Animal Endocrinology. 2021; 74:106536.

Osuka S, Nakanishi N, Murase T et al. Animal models of polycystic ovary syndrome: A review of hormone-induced rodent models focused on hypothalamus-pituitary-ovary axis and neuropeptides. Reproductive medicine and biology. 2019; 18(2):151-60.

Peterson ME, Kemppainen RJ. Comparison of intravenous and intramuscular routes of administering cosyntropin for corticotropin stimulation testing in cats. American Journal of Veterinary Research. 1992; 53(8):1392-5.

Phillipps HR, Yip SH, Grattan DR. Patterns of prolactin secretion. Molecular and cellular endocrinology. 2020; 502:110679.

Pliota P, Böhm V, Grössl F et al. Stress peptides sensitize fear circuitry to promote passive coping. Molecular psychiatry. 2020; 25(2):428-41.

Pražienková V, Popelová A, Kuneš J et al. Prolactin-releasing peptide: physiological and pharmacological properties. International journal of molecular sciences. 2019; 20(21):5297.

Rai U, Thrimawithana TR, Valery C et al. Therapeutic uses of somatostatin and its analogues: Current view and potential applications. Pharmacology & Therapeutics. 2015; 152:98-110.

Rall TW. Ocitocina, prostaglandinas, alcaloides do esporão do centeio e outras drogas; fármacos tocolíticos. In: Gilman AG, Rall TW, Nies AS et al. As bases farmacológicas da terapêutica. Rio de Janeiro: Editora Guanabara Koogan, 1991. p. 617-30.

Rao AVN. Treatment with gonadotrophin releasing hormone for correction of libido problems in Murrah bulls. Indian Veterinary Journal. 1990; 67(8):760-2.

Rasby RJ, Wettemann RP, Geisert RD et al. Influence of nutrition and body condition on pituitary, ovarian, and thyroid function of non-lactating beef cows. Journal of Animal Science. 1991; 69(5):2073-80.

Recinella L, Chiavaroli A, Orlando G et al. Effects of growth hormone-releasing hormone receptor antagonist MIA-602 in mice with emotional disorders: a potential treatment for PTSD. Molecular Psychiatry. 2021; 1-10.

Regnier A, Garnier F. Growth hormone responses to growth hormone-releasing hormone and clonidine in dogs with Cushing's syndrome. Research in Veterinary Science. 1995; 58(2):169-73.

Reusch CE, Steffen T, Hoerauf A. The efficacy of L-deprenyl in dogs with pituitary-dependente hyperadrenocorticism. Journal of Veterinary Internal Medicine. 1999; 13(14):291-301.

Reynaud K, Fontbonne A, Saint-Dizier AM et al. Folliculogenesis, ovulation and endocrine control of oocytes and embryos in the dog. Reproduction in Domestic Animals. 2012; 47(6):66-9.

Rijnberk A, Herpen HV, Mol JA et al. Disturbed release of growth hormone in mature dogs: a comparison with congenital growth hormone deficiency. Veterinary Record. 1993; 133(22):542-5.

Roberto GA, Rodrigues CMB, Peixoto RDA et al. Gastric neuroendocrine tumor: a practical literature review. World Journal of Gastrointestinal Oncology. 2020; 12(8):850.

Robinson NE. Table of drugs: approximate doses. In: Current Therapy in Equine Medicine. Saunders, Mexico. 1992; 3:815-21.

Roche EA, Roseler BJE, Mason KV et al. Observations on five cases of canine hypothyroidism. Australian Veterinary Practioner. 1991; 21(3):114-20.

Roser JF. Endocrine diagnostics for stallion infertility. In: Ball BA. (Ed.), Recent advances in equine reproduction. Ithaca: International Veterinary Information Service (www.ivis.org), Document No. A0212.0101, 2001.

Saper CB, Bradford BL. The hypothalamus. Current Biology. 2014; 24(23): R1111-R1116.

Scanes CG, Jeftinija S, Glavaski-Joksimovic AJ et al. The anterior pituitary gland: Lessons from livestock. Domestic Animal Endocrinology. 2005; 29:23-33.

Scanlon MF. Thyroid stimulating hormone In: Braderman LC, Utiger RD. (eds) The thyroid: a fundamental and clinical text. Philadelphia, J.B. Lippincott. 1991; 230-56.

Schwartz-Porsche D. Diabetes insipida. In: Kirk RW. Atualização terapêutica veterinária: pequenos animais. São Paulo: Manole, 1983. p. 1121-1127.

Selman PJ, Mol JA, Rutteman GR et al. Progestin-induced growth hormone excess in the dog originates in the mammary gland. Endocrinology Philadelphia. 1994; 134(1):287-92.

Shpakov AO, Derkach KV, Dar'in DV et al. Activation of adenylyl cyclase by thienopyrimidine derivatives in rat testes and ovaries. Cell and Tissue Biology. 2014; 8(5):400-6.

Silva JRV, Figueiredo JR, Van Den Hurk R. Involvement of growth hormone (GH) and insulin like growth factor (IGF-I) system in ovarian folliculogenesis. Theriogenology. 2009; 71(8):1193-208.

Silva MCD, Guedes PEB, Silva FL et al. Use of pyridoxine hydrochloride in the interruption of lactation in female dogs with pseudopregnancy. Animal Reproduction, 2021; 18(1):e20200062.

Smiley KO. Prolactin and avian parental care: new insights and unanswered questions. Hormones and behavior. 2019; 111:114-30.

Soares AV. Choque hemorrágico experimental em cães anestesiados com isofluorano, tratados com solução hipertônica e coloide associada a diferentes vasopressores. 2010. Tese de Doutorado. Universidade Federal de Santa Maria.

Sojka JE, Levy M. Evaluation of endocrine function. Veterinary Clinics of North America: Equine Practice. 1995; 11(3):415-35.

Sparkes AH, Adams DT, Douthwaite JA et al. Assessment of adrenal function in cats: response to intravenous synthetic ACTH. Journal of Small Animal Practice. 1990; 31(1):1-4.

Sparkes AH, Jones BR, Gruffydd-Jones TJ et al. Thyroid function in the cat: assessment by the TRH response test and the thyrotrophin stimulation test. Journal of Small Animal Practice. 1991; 32(2):59-63.

Spaziani M, Tarantino C, Tahani N et al. Hypothalamo-pituitary axis and puberty. Molecular and cellular endocrinology. 2020; 111094.

Spencer SJ, Emmerzaal TL, Kozicz T et al. Ghrelin's role in the hypothalamic-pituitary-adrenal axis stress response: implications for mood disorders. Biological Psychiatry (in press), 2015;78(1):19-27.

Stangerup I, Hannibal J. Localization of vasoactive intestinal polypeptide receptor 1 (VPAC1) in hypothalamic neuroendocrine oxytocin neurons; a potential role in circadian prolactin secretion. Frontiers in Neuroanatomy. 2020; 14:75.

Steven LM, Affleck K, Fitzgerald B. Induction of ovulation in anestrous mares by a continuous-release hormone depot of gonadotropin relising hormone agonist (CH690030). Proceedings of the Annual Convention of the American Association of Equine Practitioners. 1991; 36:47-60.

Stuber DC, Johnson CL, Green CA et al. Effect of dose and route of administration of thyroid releasing hormone (TRH) on the concentration of prolactin (Prl) and thyroxine (T4) in cyclic gilts. Domestic Animal Endocrinology. 1990; 7(3):291-7.

Sugino T, Hasegawa Y, Kurose Y et al. Effects of ghrelin on food intake and neuroendocrine function in sheep. Animal Reproduction Science. 2004; 82-8:183-194.

Suna B, Fujiwarab K, Adachia S et al. Physiological roles of prolactin-releasing peptide. Regulatory Peptides. 2005; 126(1-2):27-33.

Thatcher WW, Drost M, Savio JD et al. New clinical uses of GnRH and its analogues in cattle. Animal Reproduction Science. 1993; 33(1-4):27-49.

Thiede G. Opportunities for somatotropin in America and Europe. Evaluation of an official US document. Molkerei Zeitung Welt der Milch. 1992; 46(1-2):12-6.

Thompson DL Jr, Rahmanian MS, DePew CL et al. Growth hormone in mares and stallions: pulsatile secretion, response to growth hormone-releasing hormone, and effects of exercise, sexual stimulation, and pharmacological agents. Journal of Animal Science. 1992; 70(4):1201-7.

Thompson JC, Ellison R, Gillett R et al. Problems in the diagnosis of pituitary adenoma (Cushing' syndrome) in horses. New Zealand Veterinary Journal. 1995; 43:79-82.

Thompson JR, Donald L, Valencia NA. Thyrotropin-releasing hormone: a powerful tripeptide with diverse effects in horses. Journal of Equine Veterinary Science. 2017; 59:7-13.

Tsutsui K, Ubuka T, Bentley GE et al. Review: regulatory mechanisms of gonadotropin-inhibitory hormone (GnIH) synthesis and release in photoperiodic animals. Frontiers in neuroscience. 2013; 7(art. 60):1-11.

Tveit B, Lingaas F, Standal N. Thyroid function in heifers measured by hormone levels before and after injection of thyrotropin releasing hormone. I. Methods, repeatability and correlation with production traits. Acta Agriculturae Scandinavica. 1990; 40(2):175-81.

Ulker HASAN, Gant BT, de Avila DM et al. LHRH antagonist decreases LH and progesterone secretion but does not alter length of estrous cycle in heifers. Journal of animal science. 2001; 79(11):2902-7.

Veissier I, Reenen CG, Andanson S et al. Adrenocorticotrpic hormone and cortisol in calves after corticotropin-releasing hormone. Journal of Animal Science. 1999; 77(8):2047-53.

Xu J, Casserly E, Yin Y et al. A systematic review of growth hormone in pain medicine: from rodents to humans. Pain Medicine. 2020; 21(1):21-31.

Wahab F, Shahab M, Behr R. The involvement of gonadotropin inhibitory hormone and kisspeptin in the metabolic regulation of reproduction. Journal of Endocrinology. 2015; 225:R49-R66.

Watson ED, Pedersen HG, Thomson SRM et al. Control of follicular development and luteal function in the mare: Effects of a GnRH antagonist. Theriogenology. 2000; 54(4):599-609.

Wekerle L, Szollosi E, Latits G et al. Dynamics of GnRH-induced testosterone level in the blood serum of rams during and out of breeding season. Magyar Allatorvosok Lapja. 1990; 45(11):661-5.

Wiest JJ, Thompson DL Jr, McNeill-Wiest DR et al. Effect of administration of adrenocorticotropic hormone on plasma concentrations of testosterone, luteinizing hormone, follicle stimulating hormone and cortisol in stallions. Journal of Equine Veterinary Science. 10th Symposium, Equine Nutrition e Physiology Society, Colorado State University, 11-13 June 1987. 1988; 8(2):168-170.

Wolf M, Wolf R, Richter A et al. Results of the use of the GnRH analogue Gonavet for the improvement of fertility in German Mutton Merino sheep. Monatshefte fur Veterinarmedizin. 1991; 46(3):94-97.

Yen SSC, Jaffe RB, Barbieri RL. Reproductive endocrinoloy: physiology, pathophysiology and clinical management. Saunders, Philadelphia, 4 ed., 1999.

Zaghloul AH, Daghash H, Megahed GA et al. The use of GnRH analogue for the treatment of ovarian inactivity in cows and buffaloes. Assiut Veterinary Medical Journal. 1993; 29(57):235-40.

Zhang SH, Hennessy DP, Cranwell PD. Pituitary and adrenocortical responses to corticotropin-releasing factor in pigs. American Journal of Veterinary Research. 1990; 51(7):1021-5.

31

Agentes que Interferem no Metabolismo de Cálcio e Fósforo

Célia Aparecida Paulino • Marcia dos Santos Rizzo

- Introdução, 443
- Principais fontes de cálcio e fósforo para os animais, 444
- Metabolismo e homeostase do cálcio e do fósforo, 444
- Agentes reguladores da concentração sanguínea de cálcio e de fosfato, 446
- A importância do cálcio e do fósforo no reparo ósseo, 450
- Distúrbios da homeostasia do cálcio e do fósforo, 451
- Bibliografia, 460

INTRODUÇÃO

O cálcio (Ca^{2+}) e o fosfato (PO_4^{3-}) ou fósforo são os principais componentes minerais dos ossos, e concentrações adequadas desses elementos no líquido extracelular são indispensáveis às inúmeras funções celulares e processos fisiológicos no organismo. Essas biomoléculas inorgânicas atuam de maneira isolada ou como cofatores enzimáticos em diferentes funções metabólicas.

O cálcio é essencial na formação mineral óssea, na contração muscular, na coagulação sanguínea e na transmissão nervosa, além de atuar na ativação de certos sistemas enzimáticos e como segundo mensageiro intracelular, regulando a ação de neurotransmissores, hormônios e fatores de crescimento. O cálcio estabelece o equilíbrio das atividades funcionais orgânicas juntamente com o fosfato (ou o fósforo), e coordena as ações do sódio e do potássio na contração muscular cardíaca.

Por sua vez, o fosfato participa indiretamente do metabolismo dos carboidratos, lipídios e proteínas, e é um dos principais componentes da estrutura cristalina dos ossos, dos dentes e dos músculos. É um componente essencial de diversas moléculas básicas e produtos intermediários do metabolismo glicolítico, biomoléculas indispensáveis para estruturação e crescimento celular, metabolismo e armazenamento energético, transdução de sinais, bem como para funções mais especializadas, como transporte de membrana, contração muscular e transmissão de impulsos nervosos. Em sua forma inorgânica, o fosfato também é responsável pela transferência de energia biológica, ou seja, serve de substrato para enzimas intracelulares envolvidas na glicólise e na cadeia respiratória. Além disso, os íons fosfato têm um importante papel no equilíbrio ácido-básico, funcionando como tampões intra e extracelulares, em particular como tampão nos túbulos renais.

O cálcio e o fósforo estão envolvidos no desenvolvimento e na manutenção do tecido ósseo, apresentando funções bastante dinâmicas, como na remodelação constante dos ossos, que são os principais meios de sustentação estrutural do corpo e fornecem o espaço necessário para a hematopoese. Esses dois minerais têm a função de suprir as necessidades do organismo, especialmente durante os períodos de prenhez e lactação dos animais domésticos e em períodos de postura das aves.

Múltiplas vias genéticas estão envolvidas com a homeostase do cálcio iônico e fosfato inorgânico na formação mineral óssea, com a síntese da estrutura mineral da matriz extracelular (MEC) e a manutenção dos níveis de moléculas inibidoras orgânicas e inorgânicas, controlando, assim, todo o processo de formação de cristais de hidroxiapatita e a mineralização da MEC.

O controle metabólico do cálcio e fosfato no organismo é mantido por meio de um sistema complexo que envolve a vitamina D, o paratormônio e a calcitonina. Esses três hormônios trabalham em associação com o cálcio e fosfato, presentes no sistema digestório (principalmente nos intestinos), ossos e rins, a fim de manter continuamente os níveis séricos desses elementos e realizar sua deposição óssea de forma equilibrada.

PRINCIPAIS FONTES DE CÁLCIO E FÓSFORO PARA OS ANIMAIS

O cálcio e o fósforo (ou fosfato) estão amplamente distribuídos no solo e nos vegetais, e são essenciais para o crescimento dos organismos vivos, embora sua concentração possa variar de acordo com o tipo de solo e de fertilização nele utilizada.

Há grande variabilidade na concentração de cálcio e fósforo em diferentes alimentos, mas a maioria das fontes desses minerais é bem utilizada por todas as espécies animais.

De modo geral, o feno contém mais cálcio que os grãos, e o feno de leguminosas (alfafa e trevo) mais que o de gramíneas, enquanto os grãos têm mais fósforo que o feno.

Alguns alimentos e suplementos minerais, tais como silagem de milho, polpa de frutas cítricas e de beterraba, fosfato bicálcico, fosfato desfluorado, farinha de ossos, cascas de ostras e pedra calcárea, apresentam mais cálcio que fósforo, enquanto cevada, milho, trigo, semente de soja, fosfato monocálcico e fosfato monossódico têm mais fósforo que cálcio.

Um fator limitante em animais que recebem altos teores em grãos é a concentração de ácido fítico (ou fitato) e seus sais, os quais limitam a disponibilidade de cálcio, fósforo e magnésio pela formação de complexos insolúveis não facilmente disponíveis para absorção. Em animais herbívoros, em especial, a matéria vegetal fibrosa (gramíneas) pode prejudicar a absorção do cálcio pela presença de vários elementos, dentre eles, fitatos e oxalatos, que formam complexos insolúveis e diminuem a capacidade de absorção do cálcio.

Em geral, as necessidades dietéticas de cálcio e fósforo variam com a idade, sendo menores para os animais adultos e maiores para os lactantes. Nos animais jovens em fase de crescimento, o cálcio e o fosfato são depositados nos ossos, principalmente quando os níveis séricos desses minerais estão elevados.

O cálcio e o fósforo mantêm uma relação fisiológica (Ca:P) que normalmente é recomendada na proporção média de 1:1 a 2:1, para manutenção da maioria das atividades funcionais dos animais. É necessário um equilíbrio entre absorção, distribuição, excreção e armazenamento de cálcio e fósforo para que as funções fisiológicas normais dos animais sejam mantidas, evitando-se, com isso, distúrbios relacionados com déficit ou excesso desses componentes.

No Quadro 31.1, são indicados os valores necessários de ingestão/dia de cálcio e fósforo para a manutenção da homeostase desses minerais em animais adultos saudáveis. Ressalte-se que, nas fases de crescimento, reprodução, lactação e senilidade, as demandas orgânicas desses íons se modificam.

QUADRO 31.1
Necessidade diária de ingestão de cálcio e de fósforo nas espécies animais domésticas.

Espécie animal	Cálcio/dia (%)	Fósforo/dia (%)
Aves	1,1	0,8
Bovina	2	1
Canina	1,5	1
Caprina	2	1
Equina	1,5	1
Felina	0,6	0,5
Ovina	2	1
Suína	0,4	0,3

METABOLISMO E HOMEOSTASE DO CÁLCIO E DO FÓSFORO

Absorção

A absorção do cálcio e do fósforo proveniente da dieta ocorre no intestino delgado. A absorção intestinal de cálcio requer que esse elemento químico esteja em sua forma iônica livre, o que é auxiliado pela chegada de quimo ácido proveniente do estômago.

A absorção de cálcio é influenciada por diversos fatores internos e externos, tais como:

- *Idade*: a capacidade de absorção de cálcio diminui com o avanço da idade do animal
- *Prenhez e lactação*: quando há maior necessidade de cálcio para o feto e para a produção de leite
- *Quantidade de cálcio e fosfato ingerida*: depende da quantidade e do tipo de formulação da dieta consumida
- *Disponibilidade de vitamina D*: a absorção de cálcio depende da concentração de vitamina D no organismo
- *Disponibilidade de paratormônio (PTH)*: hormônio responsável pela homeostase do cálcio no organismo
- *Altos níveis séricos de hormônios glicocorticoides*: reduzem a absorção de cálcio
- *Baixos níveis séricos de hormônios tireoidianos*: reduzem a absorção de cálcio
- *Condições clínicas, como a acidose metabólica*: reduzem a absorção do cálcio
- *Uso de diuréticos tiazídicos*: aumentam a reabsorção do cálcio.

Em relação ao fosfato, também ocorre ampla absorção no intestino delgado dos animais; todavia, a absorção do cálcio ocorre, sobretudo, no duodeno, e a do fosfato, no jejuno. Grandes quantidades de fosfato administradas por via oral podem não ser totalmente absorvidas, o que resulta em ação laxante; assim, sais de fosfato podem ser utilizados como laxantes leves (para detalhes, ver *Capítulo 34*).

A alta eficiência absortiva do fosfato (aproximadamente entre 70 e 90%) resulta em uma relação quase linear entre absorção e ingestão, representando um sério problema em condições de insuficiência renal, pois a grande quantidade filtrada de maneira contínua não pode ser adequadamente excretada, o que leva à hiperfosfatemia.

Assim como o cálcio, a absorção intestinal do fosfato declina com a idade e diminui também com o aumento do cálcio na dieta, sendo este um procedimento muito empregado para o controle da absorção de fosfato em pacientes com insuficiência renal. Ainda, os hidróxidos de alumínio e de magnésio são capazes de se ligar ao fosfato no lúmen intestinal e, assim, prejudicar sua captação.

Em condições fisiológicas, há um estado de equilíbrio dinâmico entre cálcio e fosfato, e a excreção renal de ambos compensa a absorção intestinal. De modo geral, mais de 98% do cálcio e 85% do fosfato filtrados são reabsorvidos pelos rins; a reabsorção tubular renal normalmente recupera 99% do cálcio filtrado por dia. Ainda, o rim é o principal regulador da concentração de fosfato no fluido extracelular em virtude da máxima reabsorção tubular endócrino-dependente do fosfato.

Portanto, uma comunicação osteorrenal torna-se vital para a manutenção fisiológica dos níveis de cálcio e fósforo. Tanto o PTH quanto o 1,25 $(OH)_2D_3$ (calcitriol) influenciam os níveis séricos desses minerais, afetando taxa de absorção intestinal, reabsorção renal e formação e reabsorção óssea. Neste último caso, tanto o cálcio quanto o fósforo são elementos essenciais dos cristais de hidroxiapatita da matriz óssea inorgânica.

Distribuição

No sangue, o cálcio apresenta-se sob duas formas principais: uma delas não difusível (40%), ligada a proteínas plasmáticas (em especial, a albumina), e a outra como cálcio difusível (60%), da qual uma fração de 10% apresenta-se complexada a ânions do plasma e outra fração de 50% encontra-se na forma iônica livre.

O cálcio iônico é a principal fração que exerce funções sobre os diversos órgãos. Assim, a diminuição da concentração de cálcio ligado a proteínas plasmáticas (não iônico), em situações de hipoproteinemia, não tende a produzir sinais clínicos de hipocalcemia, a não ser que haja, também, redução do cálcio iônico.

O cálcio é primariamente um íon extracelular, enquanto o fosfato e o magnésio são principalmente íons intracelulares.

Ao contrário do cálcio, o fosfato está amplamente distribuído em tecidos não ósseos, representando cerca de 15% do seu conteúdo corporal total. O restante encontra-se depositado como fosfato inorgânico na porção mineral dos ossos, principalmente na forma de hidroxiapatita $(Ca_{10}[PO_4]_6[OH]_2)$.

No soro, o fosfato existe quase exclusivamente como íon livre ou em associação com outros cátions e, diferentemente do cálcio, apenas uma pequena fração (cerca de 12%) está ligada a proteínas. Os transportadores de fosfato são regulados por um eixo hormonal que compreende o fator de crescimento fibroblástico 23 (FGF-23), o PTH e o 1,25$[OH]_2D_3$ (ou calcitriol). O FGF-23 é secretado por osteoblastos e osteócitos em resposta ao PTH e ao calcitriol, e quando há elevação persistente dos níveis séricos do cálcio e fósforo. Assim, o FGF-23 inibe indiretamente a secreção de PTH, diminuindo a concentração do fósforo sérico ao inibir sua absorção renal e reduzir a ativação da vitamina D3. Desse modo, os metabolismos do fosfato e do cálcio estão intimamente relacionados e, clinicamente, estão interligados e devem ser avaliados em conjunto.

Eliminação

O excesso de cálcio e de fósforo proveniente da dieta e não absorvido no sistema digestório é excretado diretamente nas fezes dos animais.

A bile é a principal fonte endógena de cálcio fecal, sendo os sais biliares capazes de aumentar a solubilidade e a absorção do íon; a ausência desses sais biliares pode levar à deficiência de cálcio. O cálcio de origem biliar soma-se àquele proveniente de saliva, suco pancreático e entérico, constituindo o cálcio endógeno, que se junta ao dietético não absorvido no sistema digestório para ser eliminado nas fezes.

A excreção de cálcio também ocorre por meio do leite e do suor; entretanto, a excreção urinária é mais importante do ponto de vista quantitativo, sendo o resultado da quantidade filtrada nos glomérulos e da quantidade reabsorvida nos túbulos renais.

Aproximadamente 60% da reabsorção tubular de cálcio ocorre nos túbulos renais proximais, e cerca de 20 a 25% na alça de Henle. Uma proporção de 8 a 10% do cálcio filtrado é reabsorvida nos segmentos tubulares finais por mecanismos saturáveis ativos presentes nas membranas, os quais são os principais alvos da regulação hormonal da excreção renal de cálcio.

O paratormônio (PTH), produzido pelas glândulas paratireoides, é o principal regulador do transporte tubular renal de cálcio, aumentando sua reabsorção em múltiplos locais a partir dos túbulos proximais renais. Por sua vez, o hormônio calcitonina, produzido pela glândula tireoide, reduz a reabsorção tubular proximal de cálcio independentemente do PTH. Dessa maneira, o aumento da excreção renal de cálcio (hipercalciúria) pode ocorrer mediante supressão da função paratireoidiana ou exacerbação da função tireoidiana.

Ainda, em um estudo experimental visando observar a ação do PTH na reabsorção óssea, foi administrado esse hormônio a equinos saudáveis, por via subcutânea, em doses intermitentes. Os resultados mostraram que, a longo prazo, não houve comprometimento do metabolismo ósseo normal dos equinos saudáveis, sugerindo que a reabsorção óssea não é aumentada pelo PTH.

Os efeitos dos hormônios insulina, glucagon e hormônio antidiurético (ADH ou vasopressina) na excreção urinária de cálcio são controversos. Em experimentos envolvendo ratos e camundongos, os dois últimos hormônios parecem aumentar a reabsorção renal de cálcio e causar hipocalciúria (diminuição da excreção renal de cálcio). Os estrógenos também apresentam efeito hipocalciúrico, enquanto o excesso crônico de glicocorticoides e de mineralocorticoides causa hipercalciúria por mecanismos distintos. Os glicocorticoides parecem acelerar a retirada de cálcio do osso e, consequentemente, aumentar a carga de cálcio no sangue a ser filtrada, sem alteração significante da reabsorção tubular. Já os mineralocorticoides, aparentemente, inibem a reabsorção tubular proximal e distal de cálcio.

Além disso, alguns medicamentos aumentam a excreção renal de cálcio, tais como: os antibióticos aminoglicosídeos (pela via intravenosa), os digitálicos (ou cardiotônicos ou gangliosídeos cardíacos) e os diuréticos furosemida e ácido etacrínico (inibidores da reabsorção de cloretos na alça de Henle). Por outro lado, outros aumentam a reabsorção tubular renal de cálcio, a saber: os diuréticos tiazídicos e a amilorida (inibidores da reabsorção de sódio nos túbulos distais) e os anti-inflamatórios (inibidores da síntese de prostaglandinas), que aumentam a reabsorção tubular de cálcio e magnésio.

A alta ingestão de fosfato também diminui a excreção urinária de cálcio de três maneiras, ou seja, estimulando as glândulas paratireoides, reduzindo os níveis de calcitriol e por efeito tubular direto. Ainda, o excesso de magnésio pode causar hipercalciúria e hipocalcemia (redução do nível sérico de cálcio), visto que o magnésio é capaz de competir pelos sítios de reabsorção na alça de Henle, além de suprimir a secreção endógena de PTH.

Alta ingestão proteica aumenta a taxa de cálcio urinário, em parte por comprometimento do mecanismo de reabsorção tubular renal. A natriurese (aumento da excreção urinária de sódio) faz aumentar também a perda de cálcio pela urina, durante a diurese osmótica. Mais detalhes acerca dos mecanismos normais de diurese são descritos no *Capítulo 27*.

O fosfato é excretado principalmente pelos rins quando os níveis estão em excesso, embora pequenas quantidades sejam eliminadas pelo suor, pela saliva e pelas fezes.

Uma vez que a absorção intestinal do fosfato não tem mecanismos eficientes de controle, a reabsorção tubular renal do fosfato representa o principal determinante de sua concentração sérica e constitui-se em alvo de numerosas influências. Assim, a quantidade de fosfato filtrada pelos glomérulos é determinada pela extensão de sua ligação com proteínas plasmáticas e formação de complexos com cátions. Durante uma hipercalcemia, por exemplo, o fosfato filtrado pode estar reduzido em 20%, provavelmente pela formação de complexos de fosfato de cálcio.

A reabsorção-excreção renal de fosfato pode ser influenciada pelos seguintes fatores:

1. O próprio fosfato, que, uma vez retirado ou suplementado na dieta, promove, de forma rápida, respectivamente, aumento ou diminuição da sua reabsorção tubular compensatória.
2. Cálcio, que, administrado a animais sadios, reduz a excreção urinária de fosfato, por efeito direto dos íons-cálcio na reabsorção tubular ou por intermédio de alterações nos níveis de PTH circulantes.
3. Vitamina D, que corrige a hipofosfatemia (redução do nível de fosfato no plasma) presente na hipovitaminose D, e aumenta a reabsorção tubular do fosfato.
4. PTH, que apresenta efeito fosfatúrico (aumenta a taxa de fosfato na urina) ao diminuir a reabsorção tubular de fosfato.
5. Outros hormônios, como a calcitonina, que, em doses altas, induz fosfatúria; hormônio do crescimento (GH), insulina e tiroxina, que aumentam a reabsorção tubular de fosfato; estrógeno, glicocorticoides e mineralocorticoides, glucagon, vasopressina, norepinefrina, dopamina, acetilcolina e prostaglandinas, que reduzem a reabsorção tubular de fosfato e promovem fosfatúria.
6. Alguns medicamentos, como acetazolamida (diurético inibidor da anidrase carbônica), que apresenta potente efeito fosfatúrico, agindo de modo similar ao PTH, principalmente no túbulo renal proximal.

Acumulação ou armazenamento

No organismo animal, os principais reservatórios de cálcio e fosfato são os ossos, que são constituídos por componentes orgânicos (35%) e inorgânicos (65%). A parte orgânica do osso inclui: as células (osteoblastos, osteoclastos, osteócitos e células de revestimento ósseo); a matriz osteoide (constituída de fibras de colágeno de diferentes tipos), e as diversas outras proteínas não colágenas (em menor quantidade e pertencentes à substância fundamental). Embora as moléculas de colágeno constituam cerca de 90% do peso total das proteínas da matriz óssea, tanto o colágeno quanto a substância fundamental tornam-se mineralizados para formar o tecido ósseo.

A parte inorgânica da matriz óssea consiste em sais cristalinos de fosfato de cálcio (cristais de hidroxiapatita). O esqueleto ósseo armazena cerca de 99% do cálcio total e cerca de 85% do fosfato do organismo na forma de cristais de hidroxiapatita, que também contêm sódio, potássio, magnésio, carbonato e fluoreto.

A homeostasia óssea depende do equilíbrio dinâmico entre a formação óssea (processo anabólico comandado pelos osteoblastos) e a reabsorção óssea (processo catabólico comandado pelos osteoclastos). A regulação desses processos é determinada por hormônios, fatores mecânicos e citocinas.

AGENTES REGULADORES DA CONCENTRAÇÃO SANGUÍNEA DE CÁLCIO E DE FOSFATO

Existem muitos agentes que podem participar da manutenção da homeostasia do cálcio e fosfato. Dentre eles, os principais são: a vitamina D (considerada um hormônio, atualmente) e seus metabólitos, o PTH (glândulas paratireoides) e a calcitonina (glândula tireoide). Outros hormônios como a prolactina, o GH, vários hormônios tireoidianos, hormônios sexuais e os glicocorticoides são reguladores secundários, pois influenciam a homeostasia de cálcio e fósforo em determinadas circunstâncias fisiológicas.

Outros agentes químicos (não hormonais) também podem influenciar a regulação do cálcio e do fosfato, a saber: bifosfonatos, preparações farmacêuticas contendo vitamina D, sais de fosfato, sulfato de sódio, ácido etilenodiaminotetracético (EDTA), flúor, certos diuréticos (furosemida, ácido etacrínico, tiazidas e amilorida) e, ainda, compostos calcimiméticos (como o cinacalcete).

Agentes hormonais

Vitamina D e seus metabólitos

A vitamina D (calciferol) desempenha importante papel na regulação do metabolismo mineral e ósseo, juntamente com o FGF-23, o PTH e a calcitonina. Mais detalhes acerca do metabolismo da vitamina D estão descritos no *Capítulo 59*.

A vitamina D não é uma molécula biologicamente ativa e deve, inicialmente, sofrer biotransformação por meio de duas vias metabólicas.

A primeira via metabólica ocorre no fígado, mediante a ação da enzima D-25-hidroxilase, presente no retículo endoplasmático, em que sofre hidroxilação, formando o 25-hidroxicolecalciferol (25[OH]D_3 ou calcifediol, ou também conhecido como calcidiol), que passa rapidamente para a circulação sanguínea. Muito provavelmente, o intestino e os rins das aves produzem o calcifediol de modo semelhante.

A segunda via metabólica envolve ativação renal do 25-hidroxicolecalciferol, por um processo de hidroxilação promovido pela enzima 25(OH)D-1a-hidroxilase e estimulado pelo PTH circulante, para formar o 1,25-di-hidroxicolecalciferol (1,25[OH]$_2D_3$ ou calcitriol), que é o metabólito mais potente da vitamina D.

Quando o PTH está diminuído, ou quando os animais recebem dietas ricas em cálcio e vitamina D, o calcifediol converte-se no metabólito 24,25[OH]$_2D_2$ (24,25-di-hidroxicolecalciferol), por meio da ação da 25(OH)D-24-hidroxilase renal. O papel dessa substância ainda é obscuro, mas acredita-se que represente um modo de eliminação do calcifediol, uma vez que o 24,25[OH]$_2D_3$ é o menos ativo desses três metabólitos. O mais importante estímulo para a troca do metabolismo da 25(OH)D-1a-hidroxilase para 25(OH)D-24-hidroxilase é o próprio calcitriol.

Ainda, a vitamina D pode ser obtida a partir de duas fontes naturais, sendo uma delas resultante da conversão fotoquímica do 7-desidrocolesterol (7-DHI) (provitamina D_3), por ação dos raios ultravioleta (raios UV) sobre a pele de vertebrados terrestres, em vitamina D_3 (colecalciferol). Outra fonte natural de vitamina D ocorre pela conversão do ergosterol (provitamina D_2) em vitamina D_2 (ergocalciferol), por meio da ação direta dos raios UV sobre os vegetais. Contudo, cães e gatos não são capazes de realizar fotoconversão da vitamina D_3, por apresentarem elevada atividade da enzima 7-DHI redutase, sendo a vitamina D obtida exclusivamente de fonte alimentar.

A regulação do metabolismo da vitamina D é feita por meio dos seus próprios metabólitos. Assim, o calcitriol tem sua produção aumentada na deficiência dietética de vitamina D, cálcio e fosfato, além de ser também aumentada pelos hormônios PTH, GH, estrógenos e prolactina. O aumento do nível desses três últimos hormônios explicaria a maior eficácia da absorção intestinal de cálcio em períodos de maior demanda desse mineral, como nas fases de crescimento, lactação e prenhez dos animais.

Os metabólitos da vitamina D promovem dois efeitos principais que elevam a concentração sérica de cálcio. Um efeito é direto, ou seja, aumenta a absorção do cálcio e fosfato da dieta por estimular a captação desses elementos da mucosa intestinal para o sangue. O outro efeito, indireto, é dependente da atividade de receptores em células osteoblásticas, as quais estimulam a atividade de osteoclastos a mobilizar cálcio e fosfato ósseos para o sangue. Por outro lado, a calcitonina inibe a atividade dos osteoclastos, impedindo que esses minerais sejam mobilizados do osso para o sangue.

Os dois metabólitos ativos da vitamina D (calcifediol e calcitriol) atravessam a membrana de células-alvo e se ligam a receptores específicos no núcleo celular (receptores de vitamina D, chamados receptores VDR), iniciando a síntese de proteínas específicas, como as calbindinas e outras proteínas ligantes de cálcio, que estimulam o transporte desse elemento químico.

No osso, o calcitriol mantém a função básica de preservar a homeostasia do cálcio, mobilizando as reservas desse elemento a partir da sua remoção da matriz óssea. Em condições normais, o calcitriol e o PTH agem juntos em um processo fisiológico contínuo de remodelação óssea e na manutenção da concentração sérica normal do cálcio, quando sua ingestão é inadequada. Contudo, altas concentrações de calcitriol estimulam a mobilização do cálcio ósseo, mesmo sem o PTH. Por outro lado, o efeito desse hormônio sobre os ossos encontra-se muito reduzido na ausência de vitamina D.

Em um estado clínico de hipocalcemia, poderá ocorrer a ativação direta da hidroxilase renal (25[OH]D-1a-hidroxilase), além de afetá-la indiretamente via PTH. Por outro lado, a hipofosfatemia estimula a hidroxilação renal, embora não seja conhecido se por um efeito direto ou indireto. O calcitriol pode, ainda, controlar essa hidroxilase por *feedback* negativo, bem como deprimir a secreção de PTH diretamente, ou por intermédio do aumento da calcemia. Os mecanismos dessa hidroxilação estão representados na Figura 31.1, que esquematiza o papel da vitamina D no metabolismo do cálcio.

Durante o período de prenhez, a placenta pode aumentar os níveis circulantes de calcitriol, que é mais ativo que os demais metabólitos na estimulação do transporte intestinal de cálcio e na sua mobilização (reabsorção) a partir dos ossos. De fato, a suplementação experimental de vitamina D3 durante a prenhez de ratas aumentou o crescimento do esqueleto dos filhotes.

Galinhas na fase de ovulação, por exemplo, apresentam aumento de secreção de estrogênio e progesterona, estimulando a hidroxilação do calcifediol no rim, com consequente formação do calcitriol, responsável pela utilização do cálcio ósseo e pelo aumento da sua absorção intestinal para deposição no ovo em desenvolvimento.

Os equinos são menos dependentes da vitamina D para a absorção intestinal de cálcio, o que contribui para que a incidência de raquitismo/osteomalacia seja relativamente rara; todavia, a osteodistrofia fibrosa é mais comum nesses animais.

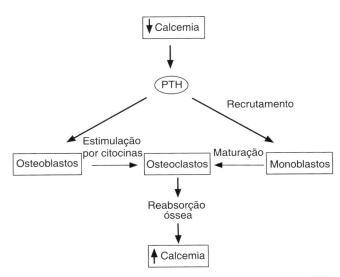

FIGURA 31.1 Papel da vitamina D no metabolismo do cálcio. PTH: paratormônio.

Assim, alterações nas concentrações de vitamina D no organismo ou de suas vias metabólicas levam a uma série de implicações clínicas para os animais. No caso da vitamina D, que é um dos mais importantes reguladores do metabolismo do cálcio e fósforo, modificações em suas concentrações séricas têm sido implicadas no desenvolvimento de doença renal crônica e distúrbios minerais e ósseos em cães e gatos.

Paratormônio

O PTH é um hormônio polipeptídico secretado pelas glândulas paratireoides em resposta às baixas concentrações séricas de cálcio ionizado (hipocalcemia), sendo esse um dos mecanismos mais importantes de controle homeostático rápido para os níveis de cálcio no organismo. O PTH liga-se a receptores de membrana em células-alvo nos tecidos ósseo, renal e intestinal. A ação do PTH é estimular a captação de cálcio para o meio extracelular, aumentando a concentração sérica de cálcio e diminuindo a de fosfato. Além disso, o PTH regula, nos rins, uma grande variedade de funções ao longo do néfron, incluindo a conversão da 25[OH]D-1a-hidroxilase (calcidiol) para a 1,25(OH)$_2$D$_3$ (calcitriol), a expressão de receptores de vitamina D e o transporte iônico de cálcio, fosfato e outros íons.

Esse hormônio tem dois grandes sítios de ação direta e um sítio de ação indireta para mediar seus efeitos sobre o cálcio e o fosfato. Uma das ações diretas ocorre nos rins, diminuindo a reabsorção tubular renal de fosfato e aumentando a de cálcio e magnésio; tal ação leva a aumento da concentração sérica de cálcio e diminuição da de fosfato. A outra ação direta ocorre nos ossos, estimulando a mobilização óssea com aumento da concentração sérica de cálcio. Por ação indireta, o PTH aumenta a absorção intestinal de cálcio por estimular a produção renal de calcitriol.

No osso, o PTH leva a ativação e recrutamento de osteoclastos e, consequentemente, reabsorção óssea. Os osteoclastos maduros, entretanto, não contêm receptores de PTH, ao contrário de seus progenitores na medula óssea. Objetivamente, as células estromais de medula óssea secretam citocinas (fator de estimulação de colônia de monócitos [M-CSF], fator de necrose tumoral [TNF] e interleucinas), responsáveis pela diferenciação das células precursoras de osteoclastos em osteoclastos maduros. Essas células precursoras de osteoclastos expressam, em sua superfície, uma molécula receptora chamada ativador do receptor do fator nuclear kappa B (RANK) que, por sua vez, interage com a molécula ligante de RANK (RANKL) expressa na superfície das células estromais de medula óssea e de osteoblastos. O PTH modula a expressão gênica de RANKL por osteoblastos e células estromais de medula óssea para se ligar aos receptores RANK nas células precursoras de osteoclastos, estimulando a sua diferenciação e a sobrevivência dos osteoclastos maduros. Os osteoblastos e as células estromais de medula óssea produzem um fator proteico chamado osteoprotegerina (OPG), que é um receptor competitivo de RANKL. A OPG bloqueia a interação RANKL-RANK, o que impede a diferenciação das células precursoras de osteoclastos e, consequentemente, inibe a mobilização de cálcio e protege o tecido ósseo.

A Figura 31.2 esquematiza as ações do PTH no osso.

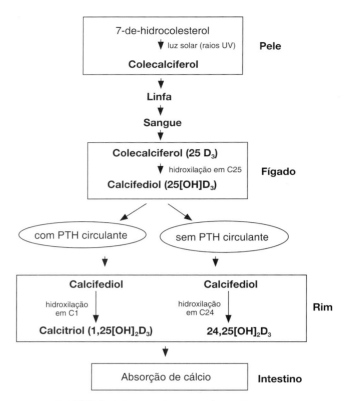

▼ **FIGURA 31.2** Ações do paratormônio (PTH) no osso.

Por sua vez, os osteoblastos (principais alvos do PTH no osso) apresentam abundante distribuição de receptores para esse hormônio e são mais conhecidos por sua ação sobre a deposição óssea, e não sobre a reabsorção. Essas células também respondem ao PTH com a liberação de fatores parácrinos (que atuam em células adjacentes) capazes de recrutar novos osteoclastos e/ou ativar os osteoclastos maduros. Dentre esses fatores, estão algumas citocinas, como a interleucina-6 (IL-6); fatores de crescimento, como fator estimulante de colônia de granulócitos/macrófagos (GM-CSF); fator de crescimento semelhante à insulina I e II (IGF-I e II); fator de crescimento transformador beta (TGF-beta); prostaglandina E2 (PGE$_2$); e outros.

Adicionalmente à liberação de fatores de crescimento, citocinas e outros fatores parácrinos, os osteoblastos respondem ao PTH, com proliferação, aumento do metabolismo, transporte iônico, síntese e secreção de proteínas da matriz óssea e de algumas enzimas.

Embora o PTH estimule a atividade osteoclástica e osteoblástica dos ossos, existe claro predomínio da primeira, com a passagem de cálcio e fosfato dos ossos para o sangue.

A secreção do PTH é controlada pela concentração de íons cálcio no líquido extracelular, de forma que uma leve redução dos níveis desse elemento no sangue é capaz de induzir sua secreção pelas glândulas paratireoides. Se a hipocalcemia persistir, tais glândulas hipertrofiam; ao contrário, hipercalcemia e/ou hipervitaminose D causam diminuição do tamanho e atividade das paratireoides.

O PTH age ligando-se a receptores de superfície e, como resultado da interação hormônio-receptor, observa-se um aumento nos níveis de vários segundos mensageiros celulares, como AMP cíclico (monofosfato de adenosina cíclico), fosfatos de inositol e cálcio livre intracelular, cujas funções fisiológicas estão descritas no *Capítulo 6*. A terapêutica farmacológica para enfermidades que alteram a homeostase do cálcio e fósforo envolve o uso de compostos de fosfato, carbonato de cálcio, vitamina D ou seus análogos. Contudo, essas substâncias alteram níveis de PTH, cálcio e fosfato, sem agir diretamente nas glândulas paratireoides.

Calcitonina

A calcitonina é um hormônio polipeptídico, secretado pelas células parafoliculares da glândula tireoide, cujos principais efeitos consistem em diminuir os níveis séricos de cálcio e fosfato, por sua ação nos ossos e nos rins.

A secreção da calcitonina é controlada basicamente pela concentração de cálcio plasmático, ou seja, o aumento dos níveis desse elemento eleva os níveis de calcitonina e vice-versa.

É possível que o calcitriol e o estrogênio sejam participantes na regulação da liberação da calcitonina. Também, acredita-se que a calcitonina desempenhe um papel especial após as refeições, visto que, uma vez induzida sua liberação por vários peptídios intestinais, parece haver maior retenção de cálcio no esqueleto.

Entretanto, as principais ações da calcitonina consistem em sua capacidade de inibir o recrutamento e a maturação de osteoclastos, reduzindo a sua ação na reabsorção óssea. Nos rins, a calcitonina aumenta a excreção urinária de cálcio, fosfato, magnésio, sódio, potássio e cloreto (em certas espécies animais), diminuindo a reabsorção desses elementos, e estimula a produção de calcitriol.

A Figura 31.3 esquematiza, de forma resumida, os mecanismos básicos de regulação geral da calcemia.

Estrógenos

Os estrógenos são importantes na manutenção da integridade óssea durante a vida reprodutiva das fêmeas.

Esses hormônios inibem a produção de IL-6, citocina que estimula a atividade osteoclástica. Assim, ao diminuírem o recrutamento de osteoclastos, os estrógenos inibem a reabsorção óssea. Além disso, a presença de receptores de estrógenos em células ósseas sugere um efeito direto desses hormônios na remodelação dos ossos. Nesse sentido, a terapia de reposição de estrógeno, especialmente pela via oral, tem sido um dos procedimentos mais comuns no tratamento da osteoporose pós-menopausa, em mulheres, uma vez que esse hormônio reduz a perda óssea nessa fase da vida.

Além disso, pesquisas com modelos animais para compreensão de certas doenças neurodegenerativas, como a doença de Alzheimer, apontaram que o estradiol tem função neuroprotetora ao regular a expressão da proteína hipocalcina (proteína sensora de cálcio neuronal) e o cálcio intracelular em lesões cerebrais isquêmicas induzidas, experimentalmente, em camundongos.

Glicocorticoides

Em concentrações fisiológicas, os hormônios glicocorticoides, secretados pelas glândulas adrenais, são necessários para a diferenciação dos osteoblastos.

Além disso, a terapia com medicamentos corticoides (ou corticosteroides ou glicocorticoides) pode ser útil, em alguns casos, para o tratamento imediato da hipercalcemia desencadeada pela vitamina D e seus metabólitos, ou outros fatores, uma vez que esses medicamentos diminuem a absorção intestinal e a reabsorção tubular renal de cálcio.

Todavia, em níveis mais elevados, os glicocorticoides inibem a formação óssea, por bloquearem o transporte intestinal de cálcio, além de exercerem efeitos diretos nos ossos, inibindo a maturação e a atividade dos osteoblastos, responsáveis pela formação da matriz óssea, e promovendo a apoptose dessas células (morte programada); também aumentam a atividade dos osteoclastos, responsáveis pela reabsorção óssea, aumentando a perda de massa óssea. Esses hormônios também diminuem a formação do osso por reduzirem a síntese proteica (principalmente de colágeno) em osteoblastos. Esse desequilíbrio no processo de homeostasia óssea provoca osteoporose e maior risco de fraturas.

Esses efeitos indesejáveis produzidos pelos glicocorticoides nos ossos são mais evidentes em situações clínicas que envolvem concentrações patológicas desses hormônios no organismo, como acontece na síndrome de Cushing iatrogênica, distúrbio induzido pelo uso contínuo e prolongado de medicamentos corticosteroides, utilizados como anti-inflamatórios e imunossupressores (para detalhes, ver *Capítulos 23* e *55*).

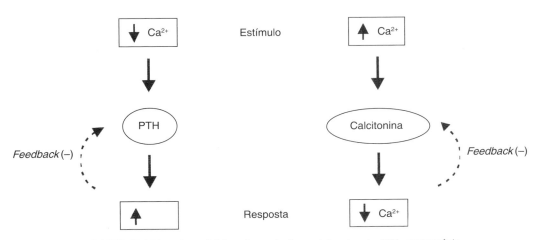

FIGURA 31.3 Mecanismos básicos de regulação geral da calcemia. PTH: paratormônio.

Agentes não hormonais

Bifosfonatos ou difosfonatos

Esse grupo é representado pelos medicamentos alendronato, risedronato, ibandronato e zoledronato, dentre outros; são análogos estáveis de pirofosfatos, que apresentam importante afinidade pelo cálcio e se ligam à hidroxiapatita presente no osso, sendo liberados lentamente.

Os compostos bifosfonatos acumulam-se na matriz óssea e inibem a atividade dos osteoclastos, impedindo a reabsorção óssea.

Preparações farmacêuticas contendo vitamina D

Nesse grupo, estão os medicamentos ergocalciferol, calcitriol e alfacalcidol; são utilizados na prevenção e no tratamento das deficiências de vitamina D.

Esses agentes interferem na homeostase do cálcio e do fósforo. Quando utilizados em excesso, produzem hipercalcemia e, na persistência do uso, ocorre deposição de sais de cálcio nos rins.

Compostos calcimiméticos

São medicamentos, como o cloridrato de cinacalcete (Mimpara®; Calt®, Missort®, Paraticet®), que têm sido utilizados apenas em Medicina Humana.

O cinacalcete foi originalmente aprovado para tratamento do hiperparatireoidismo secundário à insuficiência renal e ao carcinoma de glândulas paratireoides.

Esse medicamento atua como modulador de receptores de cálcio das células das glândulas paratireoides, modificando sua configuração e aumentando sua sensibilidade aos íons-cálcio. Causa diminuição dos níveis de PTH e consequente redução do nível sérico de cálcio. Com isso, tem importante papel no tratamento da hipercalcemia, sobretudo quando provocada por algum distúrbio das glândulas paratireoides.

Compostos ligantes de fosfato

O uso de antiácidos (pela via oral), como os hidróxidos de alumínio e de magnésio, reduz a absorção de fosfato ao ligarem-se aos íons-fosfato no sistema digestório. Além disso, os ligantes de fosfato que contêm cálcio (carbonato de cálcio), geralmente utilizados para tratar insuficiência renal crônica, predispõem à calcificação tecidual ao liberarem sais de cálcio.

Diuréticos

Diuréticos tiazídicos | Hidroclorotiazida e clortalidona

Diminuem a excreção renal de cálcio e a incidência de cálculos em pacientes com hipercalciúria idiopática ou provocada pelo hiperparatireoidismo. Aumentam a eficiência do PTH ao estimularem a reabsorção de cálcio pelos túbulos renais, causando hipercalcemia. Diminuem a excreção urinária de oxalato e aumentam os níveis urinários de magnésio e zinco (inibindo a formação de cálculos de oxalato de cálcio).

Diuréticos de alça | Furosemida, ácido etacrínico e bumetanida

Podem aumentar a excreção renal de cálcio e sódio, pela intensa excreção de água.

Sais de fosfato

Podem aumentar a deposição de cálcio no osso e diminuir a concentração de cálcio sérico.

Sulfato de sódio e ácido etilenodiaminotetracético

Formam sais de cálcio pouco dissociáveis e aumentam a excreção renal de cálcio.

A IMPORTÂNCIA DO CÁLCIO E DO FÓSFORO NO REPARO ÓSSEO

O osso é um dos órgãos mais importantes do organismo e alvo de hormônios e fatores teciduais, além de sustentar e proteger outros órgãos, manter o equilíbrio de íons minerais e regular a produção dos hormônios osteocalcina e fator de crescimento fibroblástico 23 (FGF-23). Trata-se de um tecido altamente vascularizado e conhecido pela capacidade de se autorremodelar em sua arquitetura original e, assim, manter a integridade esquelética.

A composição da matriz óssea inclui uma fase orgânica composta por proteínas, como o colágeno arranjado na forma de fibrilas, proteoglicanos e lipídios, e uma fase mineral, chamada de hidroxiapatita [$Ca_{10}(PO_4)_6(OH)_2$], na proporção Ca:P de 1,67. As fibrilas de colágeno fornecem locais para a precipitação de nanocristais de hidroxiapatita em sua superfície, dando origem à unidade estrutural mineralizada do osso. No geral, o fosfato de cálcio é responsável pela resistência à compressão, e o colágeno contribui para a natureza resiliente do osso, tornando o tecido ósseo resistente e, ao mesmo tempo, elástico.

Além do componente mineral e proteico, células, macromoléculas e vasos sanguíneos também fazem parte da estrutura morfofuncional óssea. Os principais tipos celulares são: os osteócitos, que potencializam a estrutura óssea, produzem o FGF-23 e estão implicados na transdução de sinais de estímulos mecânicos; os osteoblastos, que secretam proteínas colágenas da matriz orgânica e produzem osteocalcina; e os osteoclastos, que secretam proteases ácidas e degradam o tecido mineralizado. Ainda, na superfície dos osteoblastos, encontra-se a proteína RANKL (ligante do receptor ativador do fator nuclear kappa B), que ativa os osteoclastos e é capaz de facilitar a comunicação entre os osteoclastos e os osteoblastos. A superexpressão de RANKL está relacionada com o aparecimento de doença óssea degenerativa.

Imediatamente após uma fratura, forma-se um hematoma no local devido à lesão do periósteo e dos tecidos moles adjacentes. O processo de reparo tem início com a migração de macrófagos que, por sua vez, removem os debris celulares, enquanto os fibroblastos dão início à síntese de matriz extracelular. A diminuição local da tensão de oxigênio e a perda de nutrientes promovem a liberação de citocinas e fatores de crescimento, e a degradação das plaquetas no hematoma libera o fator de crescimento derivado de plaquetas (PDGF) e TGF, além das células inflamatórias liberarem IL-1 e IL-6. Por conta da atividade mitogênica do TGF e PDGF, células mesenquimais (células-tronco mesenquimais de medula óssea, periósteo e tecidos moles adjacentes) e fibroblastos proliferam no local da fratura. Muitas dessas células mesenquimais são transformadas em células osteoprogenitoras pelas proteínas morfogenéticas ósseas (*bone morphogenetic proteins* – BMPs) expressas no local. Inicialmente, durante a ossificação endocondral, a condrogênese resulta na formação de um calo ósseo, seguido pela calcificação da matriz extracelular. A angiogênese ocorre simultaneamente e contribui para a formação de um novo tecido ósseo no local da lesão, com consequente remodelação óssea.

Todavia, numerosas condições clínicas responsáveis por promoverem defeitos ósseos críticos, como traumatismo, infecção, malignidade ou distúrbios relacionados ao metabolismo do cálcio e fósforo podem interferir na completa reparação do defeito ósseo, principalmente na presença de comorbidades associadas, como necrose avascular, ou osteoporose, além das características do defeito em si, o que dificulta a elaboração de um substituto ósseo rígido e apropriado. Nesse sentido, a engenharia tecidual e a medicina regenerativa têm desenvolvido substitutos biológicos que possam restaurar o tecido danificado e a funcionalidade do órgão.

Do ponto de vista biológico, os biomateriais vêm sendo usados para reparar/substituir os segmentos ósseos perdidos, e os biomateriais biocerâmicos, tal como a hidroxiapatita, tornam-se amplamente promissores como substitutos ósseos, além do uso de matrizes biopoliméricas (*scaffolds*) incorporadas com fatores de crescimento com ação osteocondutora/osteoindutora para favorecer a angiogênese e a regeneração óssea em defeitos críticos.

Proteínas morfogenéticas ósseas

Os componentes químicos osteogenéticos da matriz do osso, dentina e outros tecidos duros que estão intimamente associados às fibrilas de colágeno são conhecidos por BMPs. As BMPs são consideradas fatores de crescimento multifuncionais pertencentes à superfamília do TGF-beta, sendo essenciais durante o processo de desenvolvimento embrionário. Ainda, as BMPs são expressas ao longo da vida adulta, contribuindo para a formação óssea normal, condrogênese, adipogênese, angiogênese e integridade vascular, morte celular programada, diferenciação cardíaca, homeostase do ferro, inflamação e na manutenção do sistema nervoso.

As BMPs são consideradas proteínas iniciadoras de uma cascata biológica que envolve vários tipos celulares e eventos sinalizadores que culminam com a produção de um tecido ósseo funcional, o que revela sua excepcional **capacidade osteoindutiva**.

Dentro da família das BMPs (identificaram-se mais de 20 BMPs), a proteína morfogenética óssea 2 (BMP-2) tem importante papel na remodelação óssea e homeostase do osso durante a fase adulta. Nesse contexto, a contínua expressão da BMP-2 é responsável por induzir os processos de ossificação intramembranosa e endocondral, sendo expressa por osteoblastos e osteócitos, além de outros tipos celulares no organismo. Pesquisas com camundongos *knockouts* para BMP-2 revelaram aumento na letalidade ou presença de ossos subdesenvolvidos, com redução da espessura do osso radial e maior risco de fraturas espontâneas, além de esses animais apresentarem deficiências cardíacas, condrócitos anormais e reduzida vasculatura.

Na remodelação óssea, o osso antigo sofre reabsorção pelos osteoclastos, enquanto os osteoblastos são responsáveis pela formação do novo osso. Nesse microambiente, os osteoclastos são considerados como macrófagos residentes (células da imunidade inata) e, durante o processo inflamatório local, promovem reabsorção do tecido ósseo preexistente ou danificado. Para que um novo tecido ósseo seja formado, as células-tronco mesenquimais (MSCs) teciduais diferenciam-se em osteoblastos que, por sua vez, tornam-se aprisionados na matriz osteoide como osteócitos, fornecendo suporte e estrutura óssea adicionais. O principal fator responsável pela diferenciação das MSCs em osteoblastos é a BMP-2, que é liberada na matriz óssea ou no soro durante o processo de reabsorção óssea induzida por osteoclastos.

Pela importância da BMP-2 na diferenciação de MSCs, na osteogênese e na osteoclastogênese, a BMP-2 humana recombinante (rhBMP-2) foi aprovada pela Food and Drug Administration (FDA em 2002, e a rhBMP-7, em 2004, tornando-se uma terapia comercialmente disponível como alternativa clínica às complicações envolvendo fraturas ósseas complexas ou por atrasos no processo de reparo ósseo, em que o uso de enxertos ósseos e tratamentos convencionais foram inviáveis. As rhBMP-2 e rhBMP-7 incorporadas a dispositivos médicos demonstraram sua eficácia clínica após extensos estudos pré-clínicos em animais (Quadro 31.2).

No momento da aprovação pela FDA, o dispositivo de liberação da rhBMP-2 comercializado era o INFUSE®, uma matriz de colágeno bovino embebida com rhBMP-2. Embora o BMP-2 promova a reparação óssea, várias complicações pós-cirúrgicas surgiram, incluindo formação óssea ectópica, radiculite, osteólise vertebral, aumento da ocorrência de microfraturas, baixa eficácia de consolidação óssea e formação de hematoma. Tais efeitos adversos podem estar relacionados com quantidade de BMP-2 usada, uma vez que o INFUSE® usa 40 mg de BMP-2 para promover seus efeitos osteogênicos positivos, enquanto o organismo, normalmente, apresenta 2 mg de BMP-2 circulante. Portanto, limitar a quantidade de BMP-2 ou criar sistemas de entrega em dispositivos de liberação lenta tem sido interesse de muitos pesquisadores no campo da engenharia de tecido ósseo.

▌ DISTÚRBIOS DA HOMEOSTASIA DO CÁLCIO E DO FÓSFORO

As principais doenças dos animais relacionadas com o cálcio e o fósforo acontecem por condições nutricionais inadequadas que geram distúrbios na homeostasia desses elementos, acarretando condições clínicas desfavoráveis que exigem a correção dos seus níveis séricos para o restabelecimento das condições orgânicas fisiológicas dos animais.

QUADRO 31.2

Estudos pré-clínicos utilizando a rhBMP-2 de acordo com o modelo animal escolhido.

Modelo Animal	In vitro	In vivo
Camundongo	Cultura de células estromais com 100 ng/mℓ de rhBMP-2 ativou o gene da osteocalcina e induziu a expressão da proteína após 4 dias de tratamento, e aumentou o [cAMP] intracelular em resposta a 1-34 PTH (400 ng/mℓ) após 8 dias de tratamento, confirmando a diferenciação osteoblástica	A adição de 5 ou 20 mg de rhBMP-2 a um poli (lactídeo-coglicolídeo [PLGA]) poroso implantado por via intramuscular em camundongos nude imunocomprometidos resultou na produção de tecido semelhante a tecido ósseo trabecular, quando comparado com a matriz isolada
Rato	A rhBMP-2 aumentou a resposta celular ao PTH (1-34) em uma linhagem celular osteoblástica (C20) e na linhagem celular C26, capaz de sofrer diferenciação miogênica, adipogênica e osteogênica. Esse aumento da resposta celular ao PTH (1-34) em ambas as linhagens celulares induzida pela rhBMP-2 é uma característica das células osteoblásticas	Defeitos femorais segmentares de 5 mm mostraram evidências radiográficas, histológicas e mecânicas de união por meio da formação de osso endocondral dependente da dose, com 11 mg de rhBMP-2 em matriz óssea desmineralizada
Coelho	–	Defeitos vazios, enxerto ósseo autólogo e diferentes concentrações de rhBMP-2 (0, 17, 35 e 70 mg) incorporadas em implante de poli (ácido DL-láctico [PLA]) foram utilizados em defeitos radiais de 20 mm em 96 coelhos. Após 8 semanas, o enxerto ósseo autógeno e os grupos de 35 e 70 mg de rhBMP-2 formaram uma quantidade equivalente de osso e restauraram a arquitetura normal no defeito
Cão	–	Defeitos radiais bilaterais de 25 mm foram preenchidos com enxerto ósseo autólogo ou com esponja de colágeno com 0, 150, 600 ou 2.400 mg de rhBMP-2. Observou-se osteoindução dose-dependente nas doses mais altas, resultando em formação óssea heterotópica e vazios semelhantes a cistos. Nas semanas 12 e 24, os parâmetros biomecânicos eram iguais aos do enxerto ósseo autólogo. A dose mínima eficaz de rhBMP-2 na esponja de colágeno foi determinada como sendo ≤150 mg
Caprino	–	Fraturas fechadas bilaterais foram criadas em 16 cabras, e 1 cm de periósteo foi excisado nas áreas proximal e distal à fratura. Esponja de colágeno absorvível com 0,86 mg de rhBMP-2 ou com solução tampão foi aplicada em região anteromedial da fratura ou enrolada circunferencialmente em torno dela sem qualquer estabilidade. Aumento de volume do calo e aumentos moderados na força e rigidez foram observados por resistência à torção nas tíbias tratadas com esponja com rhBMP-2 envolta ao osso
Equino	–	Defeitos realizados nos metatarsos II e IV foram deixados vazios, preenchidos com enxerto ósseo autólogo ou com cimento/matriz de fosfato de cálcio acrescidos de 2 ou 0,5 mg de rhBMP-2, respectivamente. A combinação de fosfato de cálcio e rhBMP-2 apresentou maior esforço de torção máximo para os escores de falência de torção. A avaliação histológica revelou aumento do volume ósseo e maior maturação do osso em locais tratados com rhBMP-2, independentemente da dose avaliada

Adaptado de Ball et al., 2018.

A concentração de cálcio no sangue é normalmente mantida dentro de limites estreitos, de aproximadamente 9 a 11 mg/dℓ (na maioria dos animais). No entanto, em galinhas poedeiras, em virtude da maior necessidade desse elemento para a formação da casca do ovo, os níveis séricos de cálcio estão em torno de 20 a 40 mg/dℓ. Em relação ao fosfato, os seus valores séricos devem permanecer em torno de 2,5 mg/dℓ, em condições orgânicas normais dos animais.

Quando há alterações na concentração de cálcio e fósforo, as funções de muitos tecidos são afetadas. Nesse sentido, a ocorrência de alterações na homeostasia dos minerais ósseos pode determinar disfunções celulares (como tetania, coma e fraqueza muscular), distúrbios na sustentação estrutural do organismo (como osteoporose e fraturas) e perda da capacidade hematopoética (como na osteopetrose), provocados pela deficiência de cálcio ou hipocalcemia, e distúrbios como arritmias cardíacas, calcificação de tecidos moles e alterações do sistema nervoso central, desencadeados pelo excesso de cálcio ou hipercalcemia. Há, também, a possibilidade de ocorrer desequilíbrio eletrolítico quando o animal apresenta enfermidade prévia que compromete os níveis séricos de cálcio e de fosfato, como acontece na peritonite, em bovinos.

No entanto, como cerca de 90% do cálcio ionizado (porção fisiologicamente ativa do elemento) está ligado à albumina no organismo, o aumento ou a redução na concentração sérica dessa proteína pode levar, respectivamente, a aumento e diminuição do cálcio total, enquanto a porção ionizada não se altera. Isso pode acarretar erro no diagnóstico de hipo ou hipercalcemia. Assim, para um diagnóstico correto desses distúrbios, o valor do cálcio obtido em uma dosagem sérica deve ser ajustado em relação ao valor da proteína total ou da albumina.

Da mesma maneira, o estado ácido-básico do organismo também interfere na concentração sérica de cálcio. Assim, enquanto a acidose aumenta, a alcalose diminui a porcentagem de cálcio ionizado, respectivamente, por diminuição e aumento da fração ligada à albumina. Para a interpretação dos valores séricos de cálcio, deve-se, então, fazer a avaliação prévia dessa condição orgânica.

Estudos com rações comerciais para gatos revelaram que as quantidades de cálcio e fósforo totais eram altamente variáveis e que, consequentemente, estavam relacionadas com variações nas proporções séricas de Ca:P. Nas rações ricas em proteína bruta, o teor de fósforo total era mais elevado, muito mais em decorrência da associação entre fontes proteicas e cinzas ósseas (principal fonte de fósforo em alimentos para animais de estimação), do que pela adição direta de fósforo. Diante dessas evidências, o consumo de rações com elevado teor de fósforo ($\geq 3,6$ g/1.000 kcal) foi considerado como causador de disfunção renal em gatos saudáveis. Na verdade, é bem documentado que a ingestão excessiva de fósforo induz danos renais em humanos, cães, gatos e em modelos experimentais em roedores.

Além disso, várias enfermidades podem alterar a homeostasia do cálcio e do fósforo no organismo, independentemente de afetarem ou não a concentração de cálcio sérico. Quando ocorrem alterações nos níveis séricos e/ou urinários de cálcio, em geral, há também alterações nos níveis séricos de fosfato, causando hipo e hipercalcemia ou hipo e hiperfosfatemia. Com mais frequência, essas alterações são indicativas da presença de distúrbios subjacentes, tais como hiperparatireoidismo primário, insuficiência renal crônica ou hipervitaminose D.

O tratamento das doenças relacionadas ao metabolismo do cálcio e do fósforo envolve o uso tanto de hormônios reguladores do metabolismo mineral ósseo como o uso de outros grupos de medicamentos, incluindo hormônios adrenais e gonadais, anti-inflamatórios, diuréticos e agentes quimioterápicos. Os locais em que esses diferentes agentes atuam para produzir seus efeitos no metabolismo mineral incluem o sistema digestório, os rins e os ossos.

Distúrbios relacionados com níveis séricos anormais de cálcio e de fósforo

Hipocalcemia

A hipocalcemia em animais pode ocorrer após perda acentuada de cálcio no leite (como na tetania, na paresia puerperal ou na "febre do leite" em vacas, e eclâmpsia em cadelas e gatas), ou quando há reabsorção diminuída de cálcio dos ossos ou pelos rins (como no hipoparatireoidismo primário e na insuficiência renal aguda e crônica, respectivamente), absorção diminuída de cálcio do sistema digestório (como nas síndromes de má absorção), ou quelação/precipitação aumentada de cálcio sérico (como na pancreatite aguda, quando o cálcio é precipitado na forma de sabões insolúveis, ou mesmo por ação de certos agentes tóxicos).

A hipocalcemia do parto, também chamada de "febre do leite", que ocorre em vacas, em ovelhas com fetos múltiplos e em cabras (menos incidente), é mais frequente em animais mais velhos, que têm menor capacidade de adaptação às condições hipocalcêmicas e redução da absorção intestinal de cálcio. Parece que a hipocalcemia ocorre nesses animais em função de um número inadequado de receptores intracelulares para o calcitriol (receptores VDR), ou por disfunção desses receptores nas células-alvo do PTH e calcitriol.

Por outro lado, em estudo realizado com vacas leiteiras adultas, demonstrou-se que uma dieta ácida reduz a incidência de hipocalcemia nas parturientes, quando comparada com uma dieta alcalina. Na verdade, dietas acidogênicas durante o período de pré-parto, com diferença negativa no balanço cátion-aniônico dietético (BCAD), induzem acidose metabólica compensada em vacas leiteiras, estimulando a mobilização de cálcio dos ossos antes do parto e diminuindo a incidência de hipocalcemia clínica e subclínica no pós-parto. Essa estratégia costuma ser combinada com a limitação das concentrações de cálcio na dieta, e prepara as vacas para a lactação.

Contudo, um estudo demonstrou que, de forma geral, uma dieta acidogênica com a adição ou não de alto teor de cálcio no período de pré-parto teve a capacidade de melhorar o nível sérico de cálcio no período de pós-parto e, também, as condições gerais de saúde dos animais. Além disso, a adição de cálcio suplementar à dieta acidogênica não afetou a produção de colostro ou leite pelas vacas.

Clinicamente, a hipocalcemia pode ser assintomática ou levar a manifestações de disfunção neuromuscular grave, que é a sua principal característica. No início, pode haver letargia e anorexia; em situações mais graves, aumento da excitabilidade neuronal, laringospasmo, cabeça voltada para o flanco ou apoiada no chão em posição estendida, tremores musculares focais, ataxia, posição de decúbito lateral, tetania e convulsões. Ao exame físico, podem ser observadas: taquicardia, hipotermia (35,5 a 37,8°C), atonia gastrintestinal (discreto timpanismo) e pulso não detectável. Nas vacas leiteiras das raças Jersey e Guernsey, a "febre do leite" pode ocorrer tanto por diminuição do cálcio como de fósforo no início da lactação, com paralisia motora e até inconsciência.

Além da hipocalcemia, a **hipofosfatemia** é um achado clínico bastante frequente em vacas leiteiras na fase inicial da lactação. Estudos clínicos com a administração (via oral e intrarruminal) de fosfato monopotássico, fosfato monocálcico e fosfato monossódico como alternativa de tratamento ao quadro de hipofosfatemia apresentaram resultados satisfatórios.

Ainda, foram administrados carbonato de cálcio e fosfato dicálcico 5 dias antes do parto de vacas leiteiras, e sulfato de magnésio hepta-hidratado em até 14 dias após o parto, demonstrando que essa associação foi capaz de prevenir a ocorrência de hipocalcemia e hipofosfatemia.

Estudos com vacas leiteiras no período pós-parto apontam que, durante um período de transição, esses animais passam por uma infinidade de alterações neuroendócrinas, metabólicas e imunológicas para se adaptar ao início da lactação. Isso se traduz em um perfil metabólico pós-parto, caracterizando concentração reduzida do fator de crescimento insulínico-1 (IGF-1), hipoglicemia e aumento das concentrações de ácidos graxos não esterificados, ao mesmo tempo em que apresentam uma desregulação na função imunológica inata, mais especificamente no *burst* oxidativo e na função fagocítica de neutrófilos. Com o metabolismo energético alterado e um quadro clínico de inflamação sistêmica, ocorre um período de redução da função hepática em vacas leiteiras no pós-parto. Mesmo assim, os estados hipocalcêmicos transitórios e as alterações na concentração sérica de citocinas, que afetam a função de neutrófilos, não são suficientes para explicar completamente a desregulação da função imunológica durante esse período de transição, não sendo possível a comprovação da hipótese de associação entre a concentração sérica total do cálcio e a função alterada dos neutrófilos no pós-parto.

Em equinos, a hipocalcemia causa tetania hipocalcêmica das éguas (tetania da lactação, eclâmpsia, tetania de transporte). Os sinais clínicos são anorexia, disfagia e incoordenação motora. Os equinos em lactação e aqueles submetidos a transporte podem ficar apreensivos, com as narinas dilatadas, sudorese, taquipneia e movimentos diafragmáticos sincronizados. Os casos clínicos graves evoluem para o decúbito com convulsões tetânicas.

Em suínos, porcas lactantes com hipocalcemia podem desenvolver osteodistrofia fibrosa e luxação da cabeça do fêmur. Os suínos gravemente acometidos apresentam incapacidade de levantar-se e andar, distorções dos membros, alargamento das articulações e dos ossos da face.

Na nutrição de aves, o cálcio e o fósforo são elementos essenciais, uma vez que o cálcio atua na formação dos ossos e da casca do ovo, na coagulação do sangue, na contração muscular e na transmissão de impulsos nervosos, além de ser um importante cofator para muitas enzimas e hormônios. De igual maneira, o fósforo é necessário para o crescimento muscular normal, para a formação do ovo e, também, é componente importante dos ácidos nucleicos, do código genético e dos fosfolipídios, além de também ser um cofator de muitos sistemas enzimáticos. Ainda, o fósforo tem papel vital na manutenção do equilíbrio osmótico e ácido-base, no metabolismo energético e de aminoácidos, e na síntese de proteínas.

Em aves, a deficiência de cálcio resulta em calcificação anormal do esqueleto, predispondo a ave à osteoporose (o cálcio é mobilizado dos ossos para superar a deficiência dietética, ocorrendo rarefação de osso cortical) e afetando a qualidade da casca dos ovos. Enfermidades, como a condrodisplasia tibial (massa de cartilagem anormal, de crescimento rápido, na cabeça proximal da articulação tibiotársica que acomete aves jovens e poedeiras), são caracterizadas por apresentar baixos níveis séricos de cálcio em decorrência da menor oferta desse mineral na dieta, com desequilíbrio de íons-cloreto e fósforo disponíveis, e impedindo que o processo de ossificação normal ocorra.

Ainda, galinhas poedeiras mantidas em gaiolas apresentam paralisia devido a fraturas de vértebras que, subsequentemente, afetam a espinha dorsal. As fraturas são causadas por sequestro de cálcio para a produção da casca de ovo. Com isso, são esvaziadas as reservas de cálcio dos ossos medulares, sendo o osso cortical uma fonte de cálcio para a casca do ovo.

Sendo assim, o tratamento da hipocalcemia em aves consiste na correção da sua causa básica e na administração de cálcio e/ou vitamina D. No entanto, dietas com mais de 2,5% de cálcio, ofertadas durante a fase de crescimento, produzem alta incidência de nefrose e deposição de urato de cálcio nos ureteres, provocando, muitas vezes, altas taxas de mortalidade.

Além de tudo, pesquisa com frangos que receberam prebióticos na dieta mostrou efeito benéfico na absorção de cálcio e menor incidência de fraturas de tíbia nesses animais, em comparação com frangos-controle; ressalte-se que prebióticos são alimentos não digeríveis que afetam beneficamente o hospedeiro por estimular seletivamente o crescimento e/ou a atividade de uma, ou um número limitado, de bactérias no cólon.

Nessa linha, em estudo com frangos de corte, investigou-se o efeito de uma dieta suplementada com o probiótico *Bacillus subtilis* sobre a massa óssea e a qualidade da carne, uma vez que distúrbios nas pernas, incluindo claudicação, prejudicam o crescimento, a saúde e o bem-estar desses animais, além da qualidade da carne. Verificou-se que a dieta suplementada com probiótico melhorou os perfis de saúde musculoesquelético dos frangos de corte, evidenciado pelo aumento da força tibial, comprimento e massa óssea, e proporcionou maior disponibilidade de cálcio e fósforo sérico (para detalhes, ver *Capítulo 54*).

A **hiperfosfatemia** e a **deficiência de vitamina D** também podem levar à hipocalcemia. Também, a esteatorreia pode causar deficiência de vitamina D (por ser vitamina lipossolúvel), pelo prejuízo em sua emulsificação pelos sais biliares e consequente má absorção intestinal. Além disso, o cálcio tende a formar sabões insolúveis com a gordura, sendo também eliminado nas fezes, o que resulta em deficiência concomitante de cálcio e vitamina D. Igualmente, a terapia prolongada com certos medicamentos anticonvulsivantes, como o fenobarbital e a fenitoína, é capaz de acelerar o metabolismo da vitamina D, transformando-a rapidamente em produtos inativos e reduzindo os níveis plasmáticos de calcifediol. Essas alterações podem resultar, indiretamente, em hipocalcemia.

Além disso, deficiência de vitamina C induzida experimentalmente em cobaias foi capaz de produzir hipocalcemia e redução do cálcio dos ossos, mesmo com a presença de vitamina D na dieta em quantidades suficientes. Ainda, essa deficiência foi capaz de exacerbar os efeitos da privação de vitamina D, mostrando a importância da vitamina C no metabolismo da vitamina D.

Há relatos, na literatura, de que o uso de enemas de sulfato de sódio, quando empregados em gatos, pode causar hipocalcemia e hiperfosfatemia. Também é descrito que o uso da terapia com bicarbonato de sódio, para tratamento de intoxicação por salicilatos (em gatos), pode causar hipocalcemia secundária, coincidindo com observações em pacientes humanos.

Normalmente, postula-se que cães e gatos adultos possam desenvolver um quadro clínico de hipocalcemia quando as concentrações séricas de cálcio apresentarem valores menores que 9 e 8,5 mg/dℓ, respectivamente. Nos animais jovens, com menos de 6 meses de idade, essa condição poderá surgir quando esses valores estiverem inferiores a 7 mg/dℓ, para ambas as espécies.

A **tireoidectomia** (ablação cirúrgica da glândula tireoide), total ou parcial, também pode levar a quadros de hipocalcemia, em função do resultado da retirada acidental das glândulas paratireoides, cuja localização anatômica é muito próxima da tireoide.

A **hipomagnesemia** crônica pode ter profundos efeitos nocivos nos mecanismos homeostáticos do cálcio, resultando em hipocalcemia. A redução grave de magnésio sérico inibe a produção ou a secreção de PTH e calcitriol. Já a hipomagnesemia, com menor intensidade, parece interferir nas ações desses hormônios, provavelmente por indução de resistência das células-alvo aos efeitos fisiológicos do PTH e calcitriol. Dessa forma, os sinais clínicos observados nos distúrbios hipomagnesêmicos dos ruminantes são causados mais pelo desenvolvimento da hipocalcemia do que pela própria redução do magnésio.

Sabe-se que cavalos endotoxêmicos, com enterocolite ou estrangulamento intestinal e submetidos a transporte e jejum prolongados, podem apresentar baixos níveis séricos de magnésio, propiciando a hipocalcemia. Apesar disso, o íon magnésio nesses animais tem importante função protetora contra neuro e cardiotoxicidade.

Alguns medicamentos utilizados em Medicina Veterinária para tratamento dos distúrbios da homeostasia do cálcio e fosfato séricos são apresentados nos Quadros 31.3 e 31.4.

QUADRO 31.3

Alguns medicamentos contendo cálcio, fósforo e vitamina D utilizados em Medicina Veterinária para o tratamento dos distúrbios da homeostasia de cálcio e de fosfato séricos.

Preparações medicamentosas	Nomes comerciais e vias de administração
Cálcio	
Gliconato de cálcio	Gliconato de cálcio a 10 e 30%; solução injetável de gliconato de cálcio simples (IV)
Borogliconato de cálcio	C-M-22® – solução de borogliconato de cálcio composto (IV)
Cloreto de cálcio	Solução coloidal de cálcio simples (IV); cloreto de cálcio (oral)
Carbonato de cálcio	Carbonato de cálcio-pó (oral) e em associações
Lactato de cálcio	Em associações
Fósforo	
Fosfato monossódico	Fosfosal® e Fosfosan® (frasco-ampola) (IM)
Fosfato monocálcico	Iodocal® (diluir na água)
Glicerofosfato de sódio	Fosfosivam® (IM)
Fosfato de potássio	Solução de fosfato de potássio – 2 mEq/mℓ (IV); fosfato de potássio – 2 mEq/mℓ (IV)
Ortofosfato bicálcico	Fosbovi-LS® (na ração)
Vitamina D	
Ergocalciferol (D_2)	Monovin-D® (IM); Calciferol-D_2® (IM)
Calcitriol ou calciferol (D_3)	Calcijex® (oral); Rocaltrol® (oral)

Hipercalcemia

Condições patológicas, como hiperparatireoidismo primário ou secundário, hipoadrenocorticismo, insuficiência renal crônica, hipervitaminose D, tumores ósseos metastáticos, hipotermia grave, ingestão de plantas tóxicas com atividade calcinogênica (como *Solanum malacoxylon*, *Cestrum diurnum*, *Trisetum flavescens* e *Nierembergia veitchii*), entre outras, podem estar associadas à hipercalcemia.

A hipercalcemia está presente em 20% dos cães portadores de hipoadrenocorticismo. Nesse caso, os fatores que levam à hipercalcemia são elevação no citrato de cálcio, hemoconcentração, aumento na absorção renal de cálcio e aumento na afinidade das proteínas séricas por cálcio. Essa condição clínica pode ou não ser revertida com terapia com corticosteroides.

Concentrações séricas de cálcio maiores que 12 mg/dℓ em cães adultos e 11 mg/dℓ em gatos adultos, ou concentrações mais altas para os filhotes dessas espécies, podem causar sinais e sintomas de hipercalcemia, que está relacionada com o aumento da captação de cálcio dos ossos, rins e sistema digestório. Valores séricos de cálcio acima de 18 mg/dℓ estão associados ao risco de morte nesses animais.

A hipercalcemia também pode ser observada em bovinos criados em regime extensivo de pastagem e que possam ingerir a planta tóxica *Solanum malacoxylon*, responsável por elevar os níveis séricos de cálcio e fósforo (atividade calcinogênica), mimetizando a ação do 1,25-di-hidroxicolecalciferol (1,25$[OH]_2D_3$).

Em aves, a hipercalcemia já foi relatada como achado clínico de síndrome paraneoplásica em animais portadores de linfomas e em galinhas poedeiras que receberam injeções de prostaglandina.

Clinicamente, a hipercalcemia também pode ser assintomática ou levar a manifestações renais, gastrintestinais, cardiovasculares, neuromusculares, com depressão do sistema nervoso central, letargia, fraqueza muscular, anorexia, vômito, polidipsia, poliúria, constipação intestinal, arritmias cardíacas e convulsões. A depressão central pode levar ao coma, podendo até mesmo ser fatal. Uma sequela importante da hipercalcemia é a mineralização de tecidos moles, particularmente dos rins e coração. Em grandes animais, principalmente nos equinos, a hipercalcemia pode levar à paralisia periódica hipercalcêmica (PPHI), uma enfermidade genética muito frequente nas raças Quarto de Milha, Appaloosa e naqueles equinos resultantes de cruzamentos de Quarto de Milha.

O tratamento da hipercalcemia consiste na correção da sua causa básica, na correção da hipercalciúria resultante e na administração de fluidoterapia para hidratação, terapia com diuréticos (furosemida) e corticosteroides (prednisona), além de tratamento adicional de suporte. Mais informações acerca de tais medicamentos poderão ser encontradas, respectivamente, nos *Capítulos 64, 27* e *23*.

Entre os cuidados terapêuticos, também pode ser incluída a administração de compostos calcimiméticos (como o cinacalcete), bifosfonatos e calcitonina, que reduzem os níveis séricos de cálcio. Além disso, também pode ser realizada a administração de fosfato, por via intravenosa, que reduz de forma rápida o cálcio sérico, muito embora essa medida seja perigosa, em virtude do risco de hipocalcemia súbita, calcificação ectópica, insuficiência renal aguda e hipotensão.

QUADRO 31.4

Alguns medicamentos contendo calcitonina e associações de medicamentos utilizados em Medicina Veterinária para o tratamento dos distúrbios da homeostasia de cálcio e fosfato séricos.

Preparações medicamentosas	Nomes comerciais e vias de administração
Associações	
Carbonato de Ca + lactato de Ca + vitamina C	Calcium Sandoz® + vitamina C® 1.000 mg (oral)
Lactogliconato de Ca + carbonato de Ca	Calcium Sandoz-F® (oral)
Gliconato e lactato de Ca + cloreto de Mg	Calcium Farmavet®-injetável (IV ou SC)
Gliconato de Ca + hipofosfito de Mg + dextrose	Glucafós® (IV)
Gliconato de Ca + glicerofosfato de Na + cloreto de Mg + cafeína + dextrose	Calfomag® (IV, SC e IP)
Gliconato de Ca, P e Mg + glicose + efedrina	Calcifedrin® (SC)
Gliconato de Ca e Mg + glicerofosfato de Na + glicose	Calglifós-Mg® (IV, IM e SC)
Gliconato de Ca + fosfato tricálcico + vitaminas A, D e B_{12}	Canical®-granulado (água, leite ou alimento)
Gluconato de cálcio + ácido bórico + hipofosfito de magnésio + dextrose anidra	Glucafós® (IV, SC)
Gluconato de cálcio monoidratado + D-sacarose de cálcio tetraidratado + lactato de cálcio pentaidratado + hipofosfito de magnésio hexaidratado	Vallée cálcio® (IV, SC)
Lactato de Ca + fosfato dibásico de Ca + fluoreto de Na + vitaminas D e B_{12}	Kalyamon-B_{12}® (oral)
Lactato de Ca + fosfato tricálcico + vitaminas A e D	Calcilan®-oral-emulsão (oral)
Fosfato tricálcico + fluoreto de Na	Calcigenol – irradiado® (oral)
Fosfato tricálcico + fluoreto de Na + vitaminas D e B_{12}	Calcigenol – Composto-B_{12}® (oral)
Complexo de Ca + P + outros elementos	Ossopan® (oral); Fosfatec-1127® (ração)
Complexo de Ca + P + Mg	Calcifós® (IV ou SC); Calfon® (SC ou IM)
Complexo de Ca + P + outros elementos e vitaminas	Vitafoscal® (ração); Vitacanis® (ração); Vitafort® (ração); Vionate-P® (ração)
Complexo de Ca + P + vitaminas	Potenay-B_{12}® (oral)
Complexo de Ca + Mg + vitaminas do complexo B	Stimovit® (IV, SC ou IP)
Complexo de Ca + P + vitaminas A, D e B_{12}	Calciotrat-SM®-oral (oral)
Calcitonina	
Suína	Staporos® (IM ou SC)
Humana	Cibacalcina® (IM ou SC)
Sintética (de salmão)	Calsynar® (IM ou SC)

Hipofosfatemia

A diminuição dos níveis plasmáticos de fósforo pode ser resultado da menor absorção de fosfato do sistema digestório, do aumento da excreção urinária de fosfato ou do desvio do fosfato do compartimento extracelular para o intracelular. Também pode estar relacionada com o hiperparatireoidismo primário, deficiência de vitamina D, hipercalcemia idiopática (sem causa aparente), raquitismo resistente à vitamina D, diabetes melito, alcalose respiratória e outras disfunções.

Clinicamente, a hipofosfatemia se manifesta de forma muito variável ou é até inaparente em certos casos. Podem ocorrer alterações renais (acidose metabólica e hipercalciúria), cardíacas (menor desempenho do miocárdio), hematológicas (anemia hemolítica, diminuição da função leucocitária e anormalidades em plaquetas) e neuromusculares (fraqueza muscular, ataxia e convulsões). Os efeitos a longo prazo incluem miopatia, atrofia muscular e mineralização óssea anormal (osteomalacia). Nos casos mais graves, podem ocorrer dor e fraqueza muscular generalizada, necrose muscular e mioglobinúria.

A hipofosfatemia é comum em bovinos; nos animais jovens, há lentidão no crescimento e desenvolvimento de raquitismo e, nos animais adultos, a deficiência de fósforo leva à osteomalacia. Em períodos de seca, a enfermidade tem maior gravidade em bovinos criados extensivamente (principalmente vacas lactantes), em animais jovens e naqueles que estão sob regime de confinamento e alimentados apenas com feno; desse modo, esses animais podem apresentar osteodistrofias nutricionais.

Em ovelhas, a deficiência de fósforo na pastagem, bem como o desequilíbrio da relação Ca:P (p. ex., 12:1), acarreta sintomas como emagrecimento, claudicação, rigidez na marcha, alargamento das junções costocondrais e curvatura anormal dos ossos longos.

Em equinos e pequenos ruminantes criados em regime de pastagens, a deficiência de fosfato é menos importante em relação ao aparecimento de osteodistrofias nutricionais. Nessas espécies, a deficiência proteica é mais relevante.

Os suínos confinados, principalmente as porcas lactantes, podem apresentar hipofosfatemia secundária à nutrição de baixa qualidade.

O tratamento da hipofosfatemia consiste na correção da sua causa básica e na administração de fosfato, por meio de soluções orais ou injetáveis, de acordo com a gravidade do caso. Por exemplo, na hemoglobinúria pós-parto (doença de bovinos adultos com alta produção de leite), que ocorre entre a segunda e a quarta semana após o parto, há recomendação de fluidoterapia isotônica e fosfato ácido de sódio, por via intravenosa, na dose de 60 g, diluídos em 300 mℓ de água destilada, e tratamento de suporte nos dias subsequentes.

Hiperfosfatemia

A hiperfosfatemia pode ser resultado de maior absorção intestinal devido à dieta rica em fosfato, ou por desvio de fosfato do compartimento intracelular para o extracelular. Quando isso ocorre, o excesso de fosfato é excretado pela urina. Condições clínicas como a insuficiência renal crônica, a hipervitaminose D e o hipoparatireoidismo também podem estar associadas com esse distúrbio, sendo a hiperfosfatemia uma complicação frequente da insuficiência renal, podendo levar à osteodistrofia renal. O acompanhamento dos níveis séricos de fosfato e do PTH é essencial na prevenção ou diagnóstico precoce de insuficiência renal crônica.

Esse distúrbio é evidenciado quando a concentração do fosfato sérico se torna maior que 6,5 mg/dℓ (em cães e gatos adultos) ou de 3,9 a 9 mg/dℓ e de 3,9 a 8,1 mg/dℓ (respectivamente, em cães e gatos com idade inferior a 6 meses de idade). Em grandes animais, os valores de fosfatase alcalina podem estar próximos dos valores máximos normais. No entanto, alterações nas taxas de fosfato na urina são indicativos mais consistentes para diagnóstico de hiperfosfatemia. Verificam-se na urina desses animais decréscimo da excreção de cálcio e aumento da excreção de fosfato.

Clinicamente, a hiperfosfatemia não provoca sinais e sintomas, mas pode, indiretamente, causar hipocalcemia, com todo o quadro clínico dessa deficiência. Ainda, se a hiperfosfatemia não for corrigida, podem ocorrer hiperparatireoidismo nutricional secundário, osteodistrofia fibrosa e calcificação metastática em locais extraósseos, como pulmões, rins e articulações, além de causar distúrbios da condução de impulsos cardíacos e arritmias, calcificação coronariana e hiperplasia das glândulas paratireoides.

O tratamento da hiperfosfatemia consiste na correção da sua causa básica e na administração de fluidoterapia associada com carbonato de cálcio. Também deve ser realizada correção nutricional, aumentando a oferta de cálcio na dieta e diminuindo a de fósforo, além de uma terapia de suporte nutricional, com oferta de feno de alfafa, por exemplo, que apresenta alto teor de cálcio.

Distúrbios relacionados com hormônios reguladores de cálcio e fósforo séricos

Hipoparatireoidismo

É um distúrbio menos comum (ou menos diagnosticado) em animais, caracterizado pela redução dos níveis do PTH, como consequência da retirada cirúrgica das glândulas paratireoides, ou mesmo pela resposta anormal dos tecidos-alvo ao PTH secretado adequadamente por essas glândulas (pseudoparatireoidismo) em decorrência da redução do nível sérico de cálcio (abaixo de 6 mg/dℓ em cães) e aumento do nível de fosfato. Na ablação cirúrgica das paratireoides, esse distúrbio desenvolve-se após 8 h a 5 dias, e com tempo de duração variável. Nesse caso, há diminuição dos níveis de calcitriol (1,25[OH]$_2$D$_3$), o que pode ser reflexo da falta de estímulo da sua produção pelo PTH.

Outras causas de hipoparatireoidismo incluem metástases nas glândulas paratireoides, exposição a radiações e bloqueio da secreção do PTH por hipercalcemia prolongada. Animais com hipoparatireoidismo apresentam aumento da excitabilidade neuromuscular, com fasciculações musculares, andadura rígida, convulsões episódicas, taquiarritmias e, em alguns casos, catarata.

O tratamento do hipoparatireoidismo consiste em restaurar a normocalcemia e a normofosfatemia, por meio da administração de cálcio e vitamina D.

Hiperparatireoidismo

Esse distúrbio pode ocorrer de duas formas distintas. Uma delas por alteração estrutural primária das glândulas paratireoides devido à ocorrência de hiperplasia, adenoma ou carcinoma, levando ao hiperparatireoidismo primário, cujas primeiras alterações são: hipercalcemia, hipofosfatemia, hipocalciúria e hiperfosfatúria. A outra é devido ao aumento compensatório da secreção de PTH, como resultado do aumento excessivo da absorção de fósforo; os níveis séricos de cálcio encontram-se normais ou reduzidos, caracterizando, assim, o hiperparatireoidismo secundário.

As manifestações clínicas gerais dos dois tipos de hiperparatireoidismo incluem dores ósseas e articulares, deformidades do esqueleto, aparecimento de saliências na superfície dos ossos e fraturas patológicas.

Em cães e gatos com idade média de 10 anos, o hiperparatireoidismo causa letargia, anorexia e depressão; nos exames laboratoriais, o achado mais comum é a hipercalcemia.

Em equinos, a doença não é comum e os animais acometidos são mais velhos (acima de 15 anos de idade). No distúrbio secundário, a ocorrência da hipercalcemia produz sinais e sintomas clínicos como: claudicação com alternação dos membros, sensibilidade generalizada das articulações, fraqueza muscular e anorexia. Em estágios mais avançados, equinos apresentam dentes fracos e aumento bilateral dos ossos da face (de consistência firme), denominado "doença da cara inchada".

Em modelos animais, dietas com baixa relação Ca:P (< 1,3) induzem hiperparatireoidismo nutricional secundário, perda óssea e osteopenia, de forma similar ao que ocorre em mulheres, que consomem habitualmente dietas com menor relação Ca:P; tais dietas são responsáveis pela elevação nas concentrações séricas de PTH e consequente aumento na reabsorção óssea.

De outro modo, a deficiência de vitamina D pode estar associada ao hiperparatireoidismo secundário renal, uma vez que o distúrbio mineral decorrente dessa hipovitaminose é mais comum em estágios mais avançados da doença renal crônica em cães e gatos.

O tratamento mais utilizado para o hiperparatireoidismo é a remoção cirúrgica do tumor (se houver) ou das próprias glândulas paratireoides. Contudo, o uso de corticosteroides (como a prednisona), diminui a absorção de cálcio do sistema digestório, reduzindo a liberação de cálcio do osso e aumentando a excreção renal desse íon. O uso de compostos calcimiméticos tem sido empregado no tratamento do hiperparatireoidismo secundário em seres humanos.

Osteodistrofia fibrosa

Essa doença ocorre pelo desequilíbrio ou pela deficiência nutricional de cálcio, fósforo e vitamina D e se caracteriza pela reabsorção óssea e a substituição do tecido osteoide não calcificado por tecido fibroso. A osteodistrofia fibrosa aparece em animais jovens e adultos, secundariamente a quadros de raquitismo e osteomalacia, e em animais jovens com dietas pós-desmame pobres desses nutrientes. Normalmente, está presente no hiperparatireoidismo nutricional secundário.

É uma enfermidade comum em equinos, que apresentam aumento do tamanho da mandíbula, maxilar e ossos frontais (doença da "cabeça grande"). Em equinos adultos, são comuns as fraturas espontâneas de ossos longos e costelas.

Em suínos jovens, observam-se curvatura dos ossos (principalmente dos membros), claudicação alternada e, em geral, as epífises estão dolorosas à palpação.

Os ruminantes adultos apresentam osteodistrofia fibrosa secundária à osteomalacia.

Estudo com aves que recebiam dietas exclusivamente proteicas verificou fraqueza muscular e fraturas de múltiplos ossos. As análises macro e microscópicas revelaram reabsorção óssea e fibrose entre as trabéculas ósseas, com grande quantidade de osteoides desmineralizados.

O tratamento da osteodistrofia fibrosa consiste na correção nutricional, ou seja, níveis adequados de cálcio e fósforo nas dietas, suplementação com feno de alfafa (ou de trevo), ou a manutenção do animal pastejando em solos naturalmente ricos em cálcio e fósforo.

Osteodistrofia intestinal

Várias doenças gastrintestinais e hepáticas podem comprometer a homeostasia do cálcio e do fosfato, levando a doenças ósseas, como uma combinação de osteoporose e osteomalacia. A causa básica parece decorrer de má absorção de cálcio e de vitamina D presente nessas doenças, além de as hepatopatias reduzirem a produção de calcifediol (25[OH]D_3) a partir da vitamina D (colecalciferol).

O tratamento da osteodistrofia intestinal consiste na administração de vitamina D e suplementos de cálcio, e na restrição alimentar de fosfato.

Osteodistrofia renal

É uma enfermidade decorrente da insuficiência renal, reduzindo a produção de calcitriol (1,25[OH]$_2D_3$) e de 24,25-dihidroxicolecalciferol (24,25[OH]$_2D_3$), além da retenção de fosfato (hiperfosfatemia), o que reduz os níveis de cálcio iônico e leva ao desenvolvimento de hiperparatireoidismo secundário. A diminuição ou a ausência de calcitriol leva a menor absorção do cálcio intestinal e menor reabsorção óssea. Tal quadro induz hipocalcemia, hiperparatireoidismo, osteomalacia e osteíte fibrosa, a qual resulta da maior atividade osteoclástica e consequente reabsorção do osso e fibrose peritrabecular.

Ao contrário da hipocalcemia, pode aparecer hipercalcemia em algumas situações decorrentes de suplementação excessiva de cálcio, o hiperparatireoidismo secundário grave (com aumento de PTH e de fosfatase alcalina) e uma forma de osteomalacia caracterizada por redução da atividade das células ósseas e perda total do tamponamento do cálcio ósseo (com PTH e fosfatase alcalina normais).

A osteodistrofia renal acomete animais velhos e jovens portadores de insuficiência renal.

Nos cães e gatos jovens, são frequentes sinais clínicos como a "mandíbula de borracha", ou seja, quando ocorre uma formação incompleta do arcabouço ósseo mandibular e dentes subluxados dos alvéolos dentários.

Em grandes animais, o sinal mais evidente de osteodistrofia renal são as subluxações dentárias ("dentes frouxos").

A osteodistrofia renal é normalmente pouco responsiva à terapia nutricional e medicamentosa. Contudo, o tratamento da insuficiência renal crônica consiste na administração de vitamina D e suplementos de cálcio, além de restrição alimentar de fosfato e fluidoterapia isotônica com o intuito de manter o equilíbrio ácido-básico.

Síndrome nefrótica

É uma condição clínica decorrente de doenças renais como as glomerulonefrites e a amiloidose, sendo caracterizada pela perda renal de metabólitos da vitamina D, em função da perda da proteína de ligação a essa vitamina. Nesse caso, podem ocorrer diminuição dos níveis de calcifediol (25[OH]D_3) e aparecimento de doenças ósseas.

Os sinais clínicos comuns da síndrome nefrótica nos animais são: edema em membros, ascite, perda de peso e pelame em más condições.

Hipercalciúria idiopática

É uma síndrome clínica caracterizada por hipercalciúria (com normocalcemia) e nefrolitíase, que pode estar relacionada com três mecanismos que culminam com a elevação do cálcio urinário: aumento da absorção intestinal de cálcio; diminuição da reabsorção tubular renal de cálcio e aumento da reabsorção óssea.

Essa condição é pouco comum em animais e, nesses, a hipercalciúria não constitui achado laboratorial comum. Contudo, podem ocorrer urólitos na bexiga ou na uretra dos animais, que levam a sinais como: hematúria, incontinência urinária e dificuldade de urinar, comuns em animais com urolitíase (ou nefrolitíase).

O tratamento da hipercalciúria idiopática consiste na adequação da dieta, a partir da identificação dos distúrbios metabólicos presentes, evitando-se as dietas ricas em proteínas ou a suplementação proteica, e reduzindo-se a ingestão de cloreto de sódio (sal), com a finalidade de preservar a massa óssea de pacientes hipercalciúricos.

O aumento da hidratação também é uma medida terapêutica das mais importantes e menos dispendiosas para o tratamento da hipercalciúria. Seu efeito se dá por diurese mecânica e diminuição da supersaturação do soluto na urina.

Embora vários medicamentos tenham sido avaliados, o único tratamento dirigido para redução do cálcio urinário na hipercalciúria é feito com diuréticos tiazídicos, como a hidroclorotiazida (mais usado).

Osteoporose e osteopenia

A osteoporose é caracterizada pela redução da massa óssea acompanhada da distorção da microarquitetura óssea. A osteopenia é a perda da massa óssea esquelética devido à persistente falha na mineralização óssea. As duas enfermidades predispõem à ocorrência de fraturas.

Quando ocorre em animais domésticos, a osteoporose está associada à subnutrição generalizada, e não especificamente a dietas pobres em cálcio, fósforo e vitamina D e deficiência estrogênica. O déficit de outros minerais, como o cobre, e a intoxicação crônica por chumbo provocam osteoporose em cordeiros e potros devido à redução da atividade osteoblástica e da produção osteoide, respectivamente.

Essa condição é mais comum em fêmeas e ocorre em virtude da deficiência de estrógenos e do uso contínuo e prolongado de corticosteroides ou outros medicamentos, ou, ainda, pode ser secundária a doenças endócrinas, como o hiperparatireoidismo e a artrite reumatoide.

Cães e gatos idosos podem desenvolver osteoporose secundariamente ao hiperparatireoidismo ou pelo uso contínuo e prolongado de corticosteroides.

O tratamento da osteoporose envolve administração de suplementos de cálcio, além de uma terapia de suporte com vitamina D e a recomendação de exposição moderada à luz solar.

Na tentativa de retardar ou inibir os processos osteopênicos, cavalos com defeitos em cartilagem articular foram experimentalmente tratados com células-tronco mesenquimais (MSCs) incorporadas a esponjas estéreis contendo fosfato de gelatina betatricálcio (beta-TCP) contendo BMP-2 e plasma rico em plaquetas (PRP), cujo dispositivo funcionaria como um material osteocondutor para as MSCs (*scaffold*), tal qual uma matriz extracelular. As análises por tomografia computadorizada e histológica mostraram que o *scaffold* facilitou a proliferação das MSCs e a formação de uma matriz hialina nos locais com defeitos osteocondrais.

Ainda, em modelo experimental de osteoporose induzida por ovariectomia em ratas, utilizou-se *scaffolds* de beta-TCP em defeitos ósseos críticos, juntamente com a BMP-2 e o PTH, com o intuito de estimular a formação óssea e acelerar o processo de reparo. Nesse caso, a esponja somente com a BMP-2 facilitou a formação do osso e o reparo completo do defeito, e o PTH teve um efeito adicional na degradação da cerâmica beta-TCP, quando combinada com a BMP-2. Além disso, o PTH promoveu remodelação do calo ósseo durante o reparo. Tais achados oferecem uma nova alternativa para a resolução do defeito ósseo osteoporótico.

Raquitismo nutricional

Essa condição caracteriza-se principalmente pela deficiência de vitamina D, por ingestão deficiente de fontes alimentares dessa vitamina ou por reduzida exposição à luz solar. O raquitismo não é tão comum em animais, mas pode acometer animais jovens em fase de crescimento, animais com deficiência de outros minerais ou animais confinados em ambientes sem incidência de luz solar.

O raquitismo nutricional produz calcificação inadequada dos ossos em crescimento, com o aparecimento de deformidades ósseas e maior predisposição às fraturas ósseas. Nas aves de corte, criadas em sistema de supernutrição e confinamento, há casos de raquitismo quando a dieta é pobre em vitamina D, a proporção Ca:P é inadequada e a incidência de luz solar é insuficiente. O mesmo ocorre com aves poedeiras confinadas desde a fase de crescimento. No entanto, aves livres raramente apresentam quadros típicos de raquitismo.

Na maioria dos animais, os sinais e sintomas do raquitismo são: ocorrência de fraturas espontâneas, deformidade óssea, principalmente em arcabouço torácico e membros, andadura rígida e edema articular, sobretudo nos membros pélvicos.

O tratamento consiste na administração de vitamina D, associada a quantidades adequadas de cálcio e fósforo na dieta.

Osteomalacia

A alteração principal desse distúrbio é a falha na manutenção da mineralização dos ossos em animais adultos, devido à necessidade de reabsorção da reserva óssea nos períodos de prenhez, lactação e metabolismo endógeno. Com o tempo, há menor produção de matriz óssea e, com isso, instala-se um quadro clínico de osteomalacia, osteoporose, fraqueza, andadura rígida, claudicação moderada, ossos e articulações dolorosos à palpação, arqueamento do dorso e fraturas espontâneas de ossos longos.

Os níveis extracelulares de cálcio iônico e fosfato inorgânico são determinantes críticos para a progressão da mineralização óssea. Dados obtidos de pacientes humanos e em modelos animais de doenças humanas demonstram que a redução dos níveis sistêmicos de fosfato, com ou sem qualquer alteração dos níveis de cálcio, pode levar ao desenvolvimento de osteomalacia, com aumento de volume típico da matriz osteoide não mineralizada.

O tratamento da osteomalacia consiste em correção nutricional; no entanto, as deformidades ósseas são permanentes.

Osteopetrose

É uma doença metabólica hereditária, caracterizada por insuficiência na reabsorção primária do osso esponjoso pelos osteoclastos (remodelamento). Resulta em lesão osteoesclerótica difusa, ou seja, os ossos apresentam-se disformes devido à ineficiência dos osteoclastos em realizar a reabsorção óssea, com consequente aumento da massa óssea e formação de espículas ósseas com centros cartilaginosos calcificados que preenchem a cavidade medular. Os ossos afetados são bastante densos, não apresentam cavidade medular e são suscetíveis a fraturas.

A osteopetrose ocorre em cães, ovinos, equinos, bovinos e em animais de laboratório. Nos bovinos da raça Angus, a herança é autossômica recessiva; no entanto, a ocorrência em bezerros causa natimortalidade ou prematuridade, e os animais prematuros apresentam braquignatia inferior (encurtamento excessivo da mandíbula ou maxila) e dentes molares impactados.

Não há tratamento efetivo para a doença. Em geral, os animais acometidos morrem precocemente ou são encaminhados para eutanásia.

BIBLIOGRAFIA

Agarwal M.M.; Singh S.K.; Mavuduru R. *et al*. Preventive fluid and dietary therapy for urolithiasis: an appraisal of strength, controversies and lacunae of current literature. Indian J Urol. 2011; 27:310-19.

Ball A.N.; Donahue S.W.; Wojda S.J.; *et al*. The challenges of promoting osteogenesis in segmental bone defects and osteoporosis. J Orthop Res. 2018; 36:1559-72. Disponível em: https://doi: 10.1002/jor.23845.

Barral D.; Barros A.C.; Araújo R.P.C. Vitamina D: uma abordagem molecular. Pesq Bras Odontoped.Clin Integr. 2007; 7:309-15.

Bartges, J. Management of calcium oxalate uroliths in dogs and cats. Vet Clin North Am Small Anim Pract. 2004; 34:969-87.

Barton M.H.; Sharma P.; Leroy B.E. *et al*. Hypercalcemia and high serum parathyroid hormone-related protein concentration in a horse with multiple myeloma. J Am Vet Med Assoc. 2004; 225:409-13.

Bikle D.D. Fármacos que afetam a homeostasia do mineral ósseo. In: Katzung BG. (Ed.). Farmacologia básica & clínica. Guanabara Koogan, Rio de Janeiro, 2006. p. 598-611.

Birchard S.J.; Sherding R.G. Manual Saunders: clínica de pequenos animais. Roca, São Paulo, 2008, 2072 p.

Bodarski R.; Kinal S.; Pres J. *et al*. The effect of MgSO4 addition and the increasing doses of calcium and phosphorus during ending drying period on the occurrence of hypocalcaemia and hypophosphataemia in dairy cows. Polish J Vet Sci. 2013; 16:655-62.

Braun U.; Beckmann C.; Gerspach C. *et al*. Clinical findings and treatment in cattle with caecal dilatation. BMC Vet Res. 2012; 8:75, 2012. Disponível em: https://doi.org/10.1186/1746-6148-8-75.

Bringhurst F.R. Calcium and phosphate distribution, turnover and metabolic action. In: De Groot LJ (Ed.). Endocrinology (v. 2). WB Saunders, Philadelphia, 1995. p. 1015-1043.

Buzinaro E.F; Almeida R.N.A.; Mazeto G.M.F.S. Biodisponibilidade do cálcio dietético. Arq Bras Endocrinol Metab. 2006; 50:852-61.

Carroll M.F.; Schade D.S. A practical approach to hypercalcemia. Am Fam Physician. 2003; 67:1959-66.

Chindamo G.; Sapino S.; Peira E. *et al*. Bone diseases: current approach and future perspectives in drug delivery systems for bone targeted therapeutics. Nanomaterials (Basel). 2020; 10:1-35. Disponível em: https://doi:10.3390/nano10050875.

Chula D.C.; Campos R.P.; Nascimento D.E. *et al*. Caracterização clínica dos pacientes com hipercalciúria na nefrolitíase. J Bras Nefrol. 2006; 28:72-6.

Cortadellas O.; Del Palacio M.J.F.; Talavera J. *et al*. Calcium and phosphorus homeostasis in dogs with spontaneous chronic kidney disease at different stages of severity. J Vet Intern Med. 2010; 24:73-9.

Dezfouli M.R.M.; Lotfollahzadeh S.; Sadeghian S. *et al*. Blood electrolytes changes in peritonitis of cattle. Comp Clin Pathol. 2012; 21:1445-9.

Fleming R.H. Nutritional factors affecting poultry bone health. Proc Nutr Soc. 2008; 67:177-83.

Frazão J.M.; Martins P.; Araújo C.S. O Receptor de cálcio e a experiência clínica com o agente calcimimético – Cinacalcete HCL. Rev Port Nefrol Hipert. 2004; 18:31-41.

Halloran D.;Durbano H.W.; Nohe A. Bone morphogenetic protein-2 in development and bone homeostasis. J Dev Biol., v. 8, p. 19, 2020. Disponível em: https://doi.org/10.3390/jdb8030019.

Idink M.J.; Grünberg W. Enteral administration of monosodium phosphate, monopotassium phosphate and monocalcium phosphate for the treatment of hypophosphataemia in lactating dairy cattle. Vet Rec. 2015; 9:1-8.

Koh P.O. Estradiol alleviates the ischemic brain injury-induced decrease of neuronal calcium sensor protein hippocalcin. Neurosci Lett. 2014; 582:32-7.

Kuttappan S.; Mathew D.; Nair M.B. Biomimetic composite scaffolds containing bioceramics and collagen/gelatin for bone tissue engineering - a mini review. Int J Biol Macromol. 2016; 93(Part B):1390-401.

Liu A.S.; Weissmann A.; Armstrong E.J. *et al*. Farmacologia da homeostase do mineral ósseo. In: Golan DE, Tashjian Jr. AH, Armstrong EJ *et al* (Eds.). Princípios de farmacologia: a base fisiopatológica da farmacoterapia. Guanabara Koogan, Rio de Janeiro, 2009, p. 510-526.

Lowery J.W.; Brookshire B.; Rosen V. A survey of strategies to modulate the bone morphogenetic protein signaling pathway: current and future perspectives. Stem Cells Int. 2016; 2016:1-15. Disponível em: https://doi:10.1155/2016/7290686.

Lowery J.W.; Rosen V. The BMP pathway and its inhibitors in the skeleton. Physiol Rev. 2018; 98:2431-52.

McLeland S.M.; Lunn K.F.; Duncan C.G. *et al*. Relationship among serum creatinine, serum gastrin, calcium-phosphorus product, and uremic gastropathy in cats with chronic kidney disease. J Vet Intern Med. 2014; 28:827-37.

Mello J.R.B. Calcicosis – calcinogenic plants. Toxicon. 2003; 41:1-12.

Moe O.W.; Pearle M.S.; Sakhaee K. Pharmacotherapy of urolithiasis: evidence from clinical trials. Kidney Int. 2011; 79:385-92.

Moe S.M. Disorders involving calcium, phosphorus, and magnesium. Prim Care. 2008; 35:215-37.

Murshed, M. Mechanism of bone mineralization. Cold Spring Harb Perspect Med. 2018; 8:1-11. Disponível em: https://doi:10.1101/cshperspect.a031229.

Ogilvie T.H. Medicina interna de grandes animais. In: Distúrbios metabólicos de ruminantes e distúrbios metabólicos de equinos. Artes Médicas Sul, Porto Alegre, 2000, p. 225-239.

Radostits O.M.; Gay C.C.; Blood D.C. *et al*. Veterinary medicine: a textbook of the diseases of cattle, sheep, pigs, goats and horses. Elsevier Health Sciences, New York, 2000, 1877 p.

Rang H.P.; Dale M.M.; Ritter J.M. *et al*. Metabolismo ósseo. Farmacologia. In: Rang & Dale farmacologia. Elsevier, Rio de Janeiro, 2008, p. 461-470.

Razzaque M.S. Osteo-renal regulation of systemic phosphate metabolism. IUBMB Life. 2011; 63(4):240-7. Disponível em: https://doi:10.1002/iub.437.

Riggs B.L.; Parfitt A.M. Drugs used to treat osteoporosis: the critical need for a uniform nomenclature based on their action on bone remodeling. J Bone Miner Res. 2005; 20:177-84.

Ritchie M.; Pilny A. The anatomy and physiology of the avian endocrine system. Vet Clin North Am Exotic Anim Pract. 2007; 11:1-14.

Shen X.; Zhang J.; Zhang R. Phosphorus metabolic disorder of Guizhou semi-fine wool sheep. Plos One. 2014; 9:1-5. Disponível em: https://doi.org/10.1371/journal.pone.0089472.

Souza M.C.; Assemany F.S.; Lima A.T.C. *et al*. Glicocorticoides e osteoporose – artigo de revisão. Rev Cien Med Biol. 2010; 9:57-64.

Sternlicht H.; Glezerman I.G. Hypercalcemia of malignancy and new treatment options. Ther Clin Risk Manag. 2015; 11:1779-88.

Stewart A.J. Magnesium disorders in horses. Vet Clin Equine. 2011; 27:149-63.

Swiatkiewicz S.; Arczewska-Wlosek A. Prebiotic fructans and organic acids as feed additives improving mineral availability. Worlds Poult Sci J. 2012; 68:269-79.

Toribio R.E. Disorders of calcium and phosphate metabolism in horses. Vet Clin Equine. 2011; 27:129-47.

Toyoda T.; Ochiai K.; Komatsu M. *et al*. Nutritional secondary hyperparathyroidism and osteodystrophiafibrosa in a Hodgson's hawk-eagle (Spizaetusnipalensis). Avian Pathol. 2004; 33:9-12.

Tsuzuki N.; Seo J.P.; Yamada K. *et al*. The effect of a gelatin ß-tricalcium phosphate sponge loaded with mesenchymal stem cells (MSC), bone morphogenic protein-2, and platelet-rich plasma (PRP) on equine articular cartilage defect. Can Vet J. 2013; 54:573-80.

Uhl E.W. The pathology of vitamin D deficiency in domesticated animals: an evolutionary and comparative overview. Int J Paleopathol. 2018; 23:100-9. Disponível em: https://doi:10.1016/j.ijpp.2018.03.001.

Weisrock K.U.; Winkelsett S.; Martin-Rosset W. *et al*. Long-term effects of intermittent equine parathyroid hormone fragment (ePTH-1-37) administration on bone metabolism in healthy horses. Vet J. 2011; 190:130-4.

Worcester E.M.; Coe F.L. New insights into the pathogenesis of idiopathic hypercalciuria. Semin Nephrol. 2008; 28:120-32.

Xie Z.; Yan D.; Zhou Q. *et al*. The fast degradation of ß-TCP ceramics facilitates healing of bone defects by the combination of BMP-2 and teriparatide. Biomed Pharmacother. 2019; 112:1-10. Disponível em: https://doi: 10.1016/j.biopha.2019.01.039.

32

Insulina e Hipoglicemiantes Orais

- Insulina, *461*
- Hipoglicemiantes não insulínicos, *468*
- Bibliografia, *471*

Márcia Marques Jericó • Viviani De Marco

INSULINA

Introdução

A insulina ocupa um lugar de destaque na história da Endocrinologia, tendo sido o primeiro hormônio a ter sua estrutura proteica definida, e sintetizada quimicamente, bem como a primeira substância a ser mensurada pelo método de radioimunoensaio. A sua importância como elemento essencial na regulação da glicose sanguínea e do metabolismo de substratos, aliado ao impacto de sua pesquisa nas Ciências Médicas, pode ser avaliada pelos prêmios Nobel atribuídos a Banting, em 1923, e à pesquisadora Yallow, em 1972. Os caminhos que levaram à sua descoberta por Banting e Best, em 1921/1922, por meio da resolução dos sintomas clínicos em indivíduos diabéticos pela aplicação de extratos pancreáticos de cães, iniciaram-se pelos experimentos de von Mering e Minkowski, em 1889, os quais reproduziram o quadro de diabetes melito em cães pancreatectomizados, estabelecendo a primeira relação entre o pâncreas e a homeostasia da glicose. Scott, em 1911, a partir da utilização de meio ácido e etanol, obteve um extrato pancreático. O nome **insulina** teve origem na certeza inicial de que o produto se originava das ilhotas de Langerhans do pâncreas, como sugerido por Mayer, em 1909, uma vez que a destruição da porção exócrina do pâncreas canino pela ligação do ducto pancreático não resultava em diabetes.

A insulina está presente em todo o subfilo Vertebrata, e se apresenta como uma estrutura proteica conservada ao longo da evolução, alterando-se de maneira discreta em relação à sua composição, basicamente preservando sua estrutura e sua função biológica. Algumas alterações no número de aminoácidos da cadeia B podem ser observadas (especialmente em répteis), assim como mudanças na composição de aminoácidos. As células β das ilhotas de Langerhans e a atividade insulínica têm sido identificadas nos órgãos digestivos e do sistema nervoso de uma série de animais invertebrados, assim como moléculas semelhantes à insulina foram encontradas em protozoários, bactérias e fungos.

Fisiologia da insulina

Estrutura

A insulina é um hormônio proteico, com peso molecular de cerca de 6 mil dáltons, constituída por 2 cadeias polipeptídicas (cadeias A e B) que se unem por pontes dissulfídicas. Sua estrutura terciária apresenta uma disposição compacta das duas cadeias, encontrando-se a cadeia A acima da porção helicoidal da cadeia B e, simultaneamente, sendo envolvida pelas ramificações terminais desta última (Figura 32.1). A preservação dessa estrutura tridimensional é fundamental para a sua ligação com o seu receptor e, consequentemente, para a sua ação biológica. A molécula de insulina pode se apresentar sob a forma de monômeros, dímeros ou hexâmeros, sendo estes últimos as possíveis formas de armazenamento nas células β.

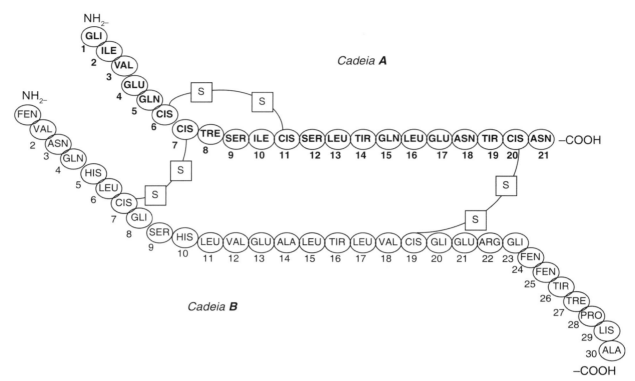

FIGURA 32.1 Representação da estrutura da insulina canina, na qual se evidenciam a posição e a composição dos aminoácidos das cadeias A e B.

Atualmente, a insulina tem sido enquadrada como pertencente à família dos "fatores de crescimento", peptídios de estrutura molecular semelhante, na qual se incluem os *insulin-like growth factors* (IGFs) 1 e 2, anteriormente denominados somatomedinas.

Nos estudos comparativos das estruturas da insulina nas diferentes classes de vertebrados observam-se mudanças das mais diversas na composição de seus aminoácidos, em variadas posições, sem perda na sua atividade ou potência biológica, como se constata em insulinas obtidas de peixes e/ou agnatas que apresentam atividade biológica em ensaios com tecidos de mamíferos. Entretanto, certos padrões estruturais permanecem imutáveis ao longo da evolução, como a posição de suas 3 pontes dissulfídicas, as regiões N-terminal e C-terminal da cadeia A e os resíduos hidrofóbicos da região C-terminal da cadeia B. Modificações nestes sítios levam à perda de sua eficácia biológica.

Todas as insulinas dos mamíferos são extremamente similares em sua estrutura e composição, contendo 51 aminoácidos em sua totalidade, sendo 21 deles pertencentes à cadeia A e 30 à cadeia B. Comparando-se espécies tão distintas como suínos, ovinos, equinos e cetáceos, as diferenças são constatadas apenas nas posições 8, 9 e 10 da cadeia A. Observa-se também que a insulina canina é idêntica à dos suínos, divergindo ambas em apenas 1 aminoácido da insulina humana (posição 30 na cadeia B). Esta, por sua vez, diferencia-se em 3 aminoácidos da insulina bovina. Na espécie felina a identidade maior se dá com a insulina bovina (divergência somente na posição 18 da cadeia A), ao passo que difere das insulinas canina e suína em 4 aminoácidos. Essas semelhanças e divergências devem ser levadas em consideração quando da escolha da preparação ideal para os casos de reposição hormonal, como, por exemplo, no diabetes melito, sobretudo nas situações em que se deseja evitar antigenicidade.

Biossíntese

A insulina é sintetizada e secretada pelas células β da porção endócrina do pâncreas (ilhotas de Langerhans), a partir de uma molécula precursora, a **proinsulina**, um polipeptídio de cadeia simples com cerca de 9 mil dáltons. A proinsulina, por sua vez, é produto da clivagem de outra molécula precursora, a **pré-proinsulina**. A partir da sua síntese no retículo endoplasmático rugoso, essas moléculas são transportadas até os grânulos de armazenamento derivados do complexo de Golgi e, simultaneamente, vão sendo clivadas por meio de proteólise, mecanismo que requer a ação conjunta de uma enzima semelhante à tripsina e da carboxipeptidase B, resultando em uma molécula de insulina e uma molécula do peptídio conector, o **peptídio-C**, com cerca de 31 aminoácidos no homem e 23 aminoácidos no cão (Figura 32.2). Atualmente, denominam-se os grânulos récem-formados de pró-grânulos, sendo estes menos densos e ricos em proinsulina (cerca de 90% do seu conteúdo), ao passo que os grânulos maduros apresentam uma concentração predominante de insulina (que se cristaliza com o zinco) e de peptídio-C (que permanece em solução).

Embora não apresente atividade biológica comprovada, a mensuração dos níveis do peptídio-C tem grande valia em estudos clínicos e fisiológicos para avaliação da capacidade funcional pancreática, uma vez que ele é cossecretado com a insulina e apresenta meia-vida mais prolongada e menos sujeita a influências do que esta, cuja concentração periférica varia sob diferentes condições (fisiológicas ou não).

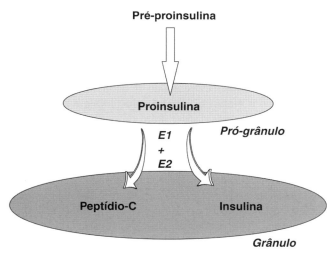

FIGURA 32.2 Representação esquemática da biossíntese da insulina. E1: enzima com atividade semelhante à da tripsina; E2: enzima com atividade semelhante à da carboxipeptidase B.

Secreção

Sem dúvida alguma, a glicose é o substrato fisiológico mais importante na estimulação da secreção de insulina. A curva da relação entre a concentração de glicose sanguínea e a secreção de insulina é sigmoidal, com um limite mínimo correspondente aos níveis de glicose pós-jejunal (cerca de 60 mg/dℓ de plasma) e uma resposta máxima em níveis de cerca de 500 mg/dℓ de plasma. Duas teorias principais têm avançado de forma a explicar essa íntima relação glicose/insulina: (1) a glicose se combina com um receptor específico, provavelmente localizado na membrana da célula β, formando um complexo que libera, por exocitose, o conteúdo dos grânulos; (2) o metabolismo da glicose no interior da célula leva à acumulação de produtos intermediários que agem como sinalizadores para a liberação de insulina. Por outro lado, estudos recentes têm demonstrado que situações crônicas de hiperglicemia (> 500 mg/dℓ) podem resultar em insensibilidade desses mecanismos, tendo como consequência diminuição da taxa de secreção de insulina conhecida como "glicotoxicidade".

Outros substratos têm sido relacionados com a liberação de insulina, mesmo em ausência de glicose. Dentre estes, aminoácidos como leucina, arginina e lisina são os mais potentes secretagogos conhecidos, ao passo que lipídios e seus metabólitos, como corpos cetônicos e ácidos graxos, apresentam uma influência bem mais discreta em seres humanos. Em outros animais, na dependência da dieta oferecida, aminoácidos e ácidos graxos podem ser de importância primária.

Fatores humorais também atuam na secreção de insulina. Alguns hormônios peptídicos apresentam ação estimulatória imediata, como o glucagon pancreático, o polipeptídio inibitório gástrico (GIP), a gastrina e a secretina. A estimulação de adrenorreceptores, como a exercida pelo isoproterenol, também apresenta o mesmo efeito incrementador imediato. Por outro lado, as catecolaminas inibem a liberação de insulina, uma resposta mediada por receptores adrenérgicos. A somatostatina também inibe a liberação de insulina. Do que foi dito antes, pode-se afirmar que a insulina, o glucagon pancreático (produzido pelas células α) e a somatostatina (produzida pelas células δ), interagem paracrinamente.

Distribuição e excreção

A insulina circula pelo sangue em sua maior parte como um hormônio livre, sendo uma pequena fração carreada por algumas proteínas transportadoras. Em condições de jejum, o pâncreas humano secreta cerca de 20 µg de insulina por hora para a circulação portal, podendo a sua concentração nesta região alcançar cerca de 50 a 100 µUI/mℓ, ao passo que na circulação periférica a concentração é da ordem de 12 µUI/mℓ.

Sob condições basais, o fígado é responsável por cerca de 60% do *clearance* total de insulina. A proporção remanescente sofre, predominantemente, a ação renal (30% do *clearance* total), além da atuação de outros órgãos, como músculos e intestino grosso. No fígado, a degradação da insulina se inicia com a sua ligação aos receptores de membrana dos hepatócitos. A insulina é então internalizada no hepatócito, sendo parte dela destinada à ativação dos mecanismos responsáveis pela sua atuação biológica e outra parte já destinada à degradação. Portanto, os níveis periféricos de insulina, quando mensurados, refletem mais precisamente a liberação pós-hepática de insulina do que a sua secreção pancreática. Esta liberação pós-hepática varia enormemente na dependência de diferentes condições, fisiológicas ou não.

Ações biológicas e mecanismo de ação

A insulina promove o anabolismo metabólico e o crescimento por meio de três diferentes maneiras de atuação: (1) após a sua ligação com o receptor de membrana, incrementa o transporte de glicose, aminoácidos, ácidos graxos, nucleotídios e íons; (2) poucos minutos após, promove a ativação das vias anabólicas em detrimento das vias catabólicas do metabolismo intermediário; (3) poucas horas depois, o crescimento celular é estimulado por meio da interação da insulina com outros fatores de crescimento, como os IGFs.

A atuação da insulina dá-se especificamente nas células dos tecidos dos músculos esquelético e cardíaco, fígado, tecido adiposo, tecido ósseo e cartilaginoso, além de fibroblastos, leucócitos e glândula mamária (durante a lactação). Nestas células, ela incrementa o transporte de glicose, estimula a oxidação da glicose, inibe a glicogenólise e aumenta a síntese de glicogênio. No fígado e nos tecidos musculares, o aumento de glicose intracelular e de aminoácidos possibilita um incremento na síntese de proteínas. A promoção da oxidação de glicose aumenta os níveis intracelulares de precursores para a síntese de lipídios, como glicerol, acetilcoenzima A e ácidos graxos, indiretamente favorecendo a lipogênese. A insulina também inibe a lipólise, reduzindo a oxidação de ácidos graxos e a formação de corpos cetônicos. Estas ações no tecido adiposo e no metabolismo de lipídios e carboidratos são fundamentais nos **carnívoros**, mas em **herbívoros** a atuação da insulina no metabolismo de glicose ou lipogênese tem pequena importância, sendo aqueles primeiros mais sensíveis às condições de hipoinsulinemia do que os últimos.

Alguns órgãos prescindem da ação da insulina, como cérebro, rins, testículos, intestinos, tecido linfoide e eritrócitos.

Os mecanismos de ação da insulina em nível celular que levam às alterações metabólicas antes descritas ainda não foram completamente elucidados, mas os estudos mais recentes apontam para uma atuação da insulina em três estágios ou níveis. O primeiro ocorre quando da ligação da insulina ao seu receptor, na verdade uma enzima que apresenta atividade tirosinoquinase, que é estimulada quando da sua ligação com a insulina, atuando em um substrato proteico específico. A ativação deste complexo receptor/enzima e substrato leva à fosforilação/desfosforilação de uma série de proteínas e enzimas intracelulares, como fosfatases, sintetases e quinases (segundo nível). Esta cascata de eventos do segundo nível leva à ativação dos efetores biológicos da ação insulínica, os quais seriam as enzimas e as proteínas transportadoras que estão envolvidas na captação de glicose, armazenamento e oxidação da glicose, armazenamento de lipídios e síntese de proteínas (terceiro nível).

Insulina e diabetes melito

Quando existem situações de insuficiência na produção de insulina ou de secreção diminuída associada ou não à resistência periférica à atuação da mesma, tem-se o quadro clínico de diabetes melito. Em ambas situações estabelece-se uma condição de deficiência da atividade insulínica, e a captação de glicose fica gravemente comprometida. Desenvolve-se, então, um estado mórbido classicamente caracterizado, do ponto de vista clínico, por perda de peso, polifagia, poliúria e polidipsia, enquanto os exames laboratoriais revelam hiperglicemia, hiperlipidemia, glicosúria, além de cetonúria e acidose metabólica nos casos mais graves. Esta condição clínica é incompatível com a vida do animal e a reposição insulínica é indispensável.

Tanto em cães como em seres humanos, o diabetes é uma doença multifatorial com envolvimento de fatores genéticos e ambientais. São vários os mecanismos patológicos que podem causar diabetes, embora a forma mais frequente em cães seja aquela causada por autoimunidade, isto é, por destruição imunomediada, rápida e progressiva, das células β, à semelhança do diabetes tipo 1 humano (DM1). Outras possíveis etiologias para o diabetes canino incluem o diabetes congênito ou juvenil, o antagonismo hormonal promovido por níveis sanguíneos elevados de glicocorticoides, progestógenos, hormônio de crescimento ou, ainda, pancreatopatias. A antiga classificação do diabetes em insulinodependente e não insulinodependente, de acordo com a necessidade do paciente em receber aplicações de insulina exógena, não é mais utilizada na espécie canina, visto que praticamente todos são insulinodependentes no ato do diagnóstico.

A maioria dos felinos apresenta uma forma de diabetes similar ao diabetes melito tipo 2 humano (DM2), caracterizado por um prejuízo da secreção de insulina, associado a resistência insulínica e amiloidose das ilhotas pancreáticas, levando a uma deficiência relativa ou, eventualmente, absoluta da produção de insulina. Outras prováveis causas de diabetes incluem acromegalia (excesso de hormônio de crescimento), hiperadrenocorticismo (excesso de glicocorticoides) e pancreatite linfoplasmocítica crônica ou adenocarcinoma pancreático.

Farmacologia

Extração e obtenção

As primeiras evidências dos estudos pioneiros de Scott (em 1911) e de Banting e Best (na década de 1920), que demonstraram que a extração de insulina dos tecidos pancreáticos com etanol ou etanol-ácido inibia a destruição proteolítica da molécula, serviram de base para a maioria dos processos modernos de obtenção de insulina.

O uso de etanol-ácido também extrai eficientemente proinsulina, peptídio-C, glucagon, polipeptídio pancreático (PP) e somatostatina dos tecidos pancreáticos da maioria das espécies animais. Esses extratos podem ser fracionados e purificados separadamente por meio de técnicas como precipitação fracional e isoelétrica, seguidas por filtração em gel, cromatografias de troca iônica e cromatografia líquida de alto desempenho (HPLC). O rendimento de insulina por meio dessas técnicas varia de acordo com a origem; o pâncreas de mamíferos, em geral, rende cerca de 10 a 15 nmols por grama de tecido.

A cristalização com zinco é um método poderoso de purificação, embora se reconheça que mesmo cristalizações repetidas ainda apresentam contaminações por outras moléculas como glucagon, proinsulina, dímeros de insulina e agregados de insulina e proinsulina com componentes desconhecidos. A filtração com gel das preparações cristalizadas com zinco, em que se separam as frações que contêm insulina e, novamente, submetem-se as mesmas à cromatografia de troca iônica, rende extratos com alto grau de pureza, com cerca de 99% de homogeneidade. As insulinas obtidas por este método são conhecidas como "insulinas monocomponentes". O uso de métodos modernos de biotecnologia, baseados na técnica do DNA recombinante, permitiram a obtenção de insulina humana altamente purificada (grau de pureza > 99%), sintetizada por cepas de *Escherichia coli* geneticamente alteradas.

Preparações

Atualmente, a maioria das insulinas disponíveis comercialmente é predominantemente do tipo "monocomponentes", obtidas de animais (insulina suína) ou por DNA recombinante (insulina humana), dado o seu elevado grau de pureza e, consequentemente, baixa antigenicidade. As insulinas de origem animal atualmente são monoespecíficas (somente suínas).

As preparações de insulina, independentemente de sua origem, são divididas em três categorias, de acordo com a rapidez, a duração e a intensidade de ação após a sua administração parenteral. São, portanto, classificadas como de ação rápida, intermediária e prolongada (Quadro 32.1). Deve-se ressaltar, entretanto, que dentro de uma população de animais diabéticos a resposta individual a cada preparação pode variar enormemente, na dependência de diversas condições, idiossincráticas ou mórbidas.

A solubilidade da insulina é determinada principalmente pelo seu estado físico (amorfo ou cristalino, tamanho dos cristais), pelo seu conteúdo de zinco, pela sua associação com proteínas e pela natureza de seu tampão. Dessa forma, a insulina cristalina, conhecida como regular e obtida pela sua precipitação com cloreto de zinco em tampão fosfato,

QUADRO 32.1
Caracterização das preparações insulínicas.

Tipo	Preparação	Aspecto	Concentração de zinco (mg/100 UI)	Modificador proteico	Associações possíveis
Ação rápida	Regular (cristalina)	Límpido	0,01 a 0,04	Nenhum	Todas as preparações
	Semilente	Turvo	0,2 a 0,25	Nenhum	Preparações lente
Ação intermediária	NPH (isófana)	Turvo	0,02 a 0,04	Protamina	Insulina regular
	Lente	Turvo	0,2 a 0,25	Nenhum	Preparações semilente
Ação prolongada	PZI	Turvo	0,2 a 0,25	Protamina	Insulina regular
	Ultralente	Turvo	0,2 a 0,25	Nenhum	Preparações semilente

Obs.: Insulinas PZI e ultralente não disponíveis no mercado brasileiro.

é a mais rapidamente absorvida e metabolizada, sendo a **única** que pode ser administrada por via intravenosa (IV).

As insulinas combinadas com proteínas, em particular a protamina, apresentam ação intermediária, no caso da NPH, e prolongada, no caso da PZI. A insulina NPH, também conhecida como **suspensão de insulina isófana**, é sem dúvida alguma a formulação mais utilizada na endocrinologia clínica, tanto humana quanto veterinária. O **N** indica uma solução neutra, o **P** refere-se à presença de protamina e o **H** indica a origem do laboratório que desenvolveu a preparação, chefiado pelo Dr. Hagedorn. Ele também foi o responsável pela criação do complexo insulina-zinco-protamina (PZI), em 1936, cuja aplicabilidade em gatos diabéticos é eficaz, porém esta insulina não se encontra disponível no Brasil.

Quando a concentração de zinco é aumentada em cerca de 10 vezes a necessária para a formação de insulina cristalina, e quando a solução-tampão é simultaneamente modificada de fosfato para acetato, os ajustes no pH desta preparação podem levar à obtenção de diferentes suspensões no que diz respeito ao seu tempo de atuação. Assim, obtém-se desde preparações amorfas de insulina, solúveis e de ação rápida, conhecidas como **semilente**, a preparações com grandes cristais de insulina, insolúveis e de absorção prolongada, conhecidas como **ultralente**. Essas duas formas de insulina podem ser associadas para se obter uma mistura estável (com aproximadamente 70% de ultralente e 30% de semilente), cuja absorção e o tempo de atuação são intermediários (muito semelhantes aos da insulina NPH), mistura esta conhecida como **lente**. Tanto a insulina ultralente como a lente de origem humana não são mais comercializadas.

As preparações de insulina devem ser submetidas a bioensaios, com base em sua capacidade de promover hipoglicemia. As preparações mais modernas apresentam potências de 26 a 30 unidades internacionais (UI) por miligrama obtido. A maioria das formulações comerciais atuais, destinadas originalmente aos pacientes diabéticos humanos, é encontrada na concentração de 100 UI por milímetro cúbico (U100). Uma alternativa a esta concentração seria a Caninsulin®, uma insulina de origem suína, de preparação lente, exclusiva para uso em cães e gatos diabéticos e aprovada pela agência regulatória americana Food and Drug Administration (FDA), cuja diluição de 40 UI/mℓ é mais apropriada para animais de pequeno porte.

Nos últimos anos, foram desenvolvidas as formas análogas de insulina, com intuito de se promoverem alterações em seu tempo de absorção e de atuação. Esses análogos estão sendo desenvolvidos a partir de substituições nas posições e composições dos aminoácidos que constituem a porção carboxiterminal da cadeia β da insulina humana. A manipulação genética ou bioquímica da molécula de insulina, com total manutenção de sua atividade biológica, é possível, pois apenas uma pequena parte da molécula é responsável pela ativação do receptor. Essas insulinas modificadas foram introduzidas, visando aprimorar cada vez mais as propriedades desse hormônio. São os chamados análogos da insulina, os quais podem ser mais facilmente absorvidos no local da injeção e, portanto, agem mais rápido do que a insulina natural injetada por via subcutânea e aqueles que são liberados lentamente durante um período entre 8 e 24 h.

Os análogos de ação ultrarrápida são efetivos na redução das oscilações das glicemias pós-prandiais, tanto do DM1 como do DM2. Outra indicação para a utilização de análogos da insulina de ação ultrarrápida são os pacientes humanos que apresentam tendência a ter hipoglicemia nos períodos pós-prandiais tardios e noturnos. Esses benefícios são devidos a menor variabilidade da absorção e à atuação como verdadeira insulina prandial desses análogos. Podem ser utilizados em sistemas de infusão contínua de insulina (SIC) e, também, por via intravenosa, em situações especiais e dentro do ambiente hospitalar. No entanto, essas preparações são mais amplamente utilizadas na Medicina Humana devido ao seu grande potencial hipoglicemiante, com apenas alguns estudos clínicos em cães apontando sua eficácia durante o tratamento da cetoacidose diabética.

Os análogos de insulina de curta ação compreendem: a lispro, a aspart e a glulisina. A **insulina lispro** teve seu uso clínico aprovado em 1996, representando o primeiro análogo de insulina modificada geneticamente. A insulina Lys(B28), Pro(29) (Lyspro) foi obtida a partir das trocas das posições originais dos aminoácidos lisina (originalmente na posição 29) e prolina (originalmente na posição 28). Essa nova formulação possibilitou à insulina lispro maior capacidade de formação de monômeros (menor grau de autoassociação), menor avidez na ligação com o zinco presente nas soluções e, consequentemente, ação farmacodinâmica mais rápida que a da insulina regular. Tem como benefícios, menor tendência ao desenvolvimento de hipoglicemia e, aparentemente, melhor regulação glicêmica em pacientes humanos recebendo lispro junto às refeições, quando comparada à insulina regular. Até o momento, tem se mostrado segura sem evidências de imunogenicidade e tolerância ao medicamento. A **insulina aspart**, disponível na prática clínica desde 2000, apresenta um ácido aspártico em substituição à prolina na cadeia B, o que lhe permitiu otimização e rapidez de sua atividade. Suas características clínicas são muito semelhantes às da lispro, sendo também empregadas em regimes de injeções múltiplas, bombas de infusão ou misturadas a insulinas basais de ação prolongada como a NPH. O mais recente análogo de insulina, ainda não disponível no mercado, denomina-se **glulisina**, que foi elaborada a partir da substituição da lisina por asparagina próximo ao N-terminal da cadeia B e do ácido glutâmico pela lisina próximo ao C-terminal. Ensaios clínicos sugerem propriedades comparáveis à lispro e à aspart, porém com benefícios no nível celular, associados a maior sobrevida das células β.

Os análogos de insulina de longa ação compreendem a **glargina** e a **detemir**, que apresentam absorção lenta e sustentada a partir do local de aplicação no tecido subcutâneo, promovendo uma inibição contínua da produção hepática de glicose, sendo em geral administrada apenas 1 vez/dia em seres humanos em associação aos análogos de insulinas prandiais de ação ultrarrápida no momento da alimentação.

A insulina glargina foi o primeiro análogo de insulina de longa ação, sendo aprovada para uso em 2000. Contém uma substituição na cadeia A da asparagina pela glicina, um prolongamento da cadeia B (2 resíduos de arginina na porção C-terminal) e a adição de zinco, cujas características amplificam sua tendência de agregação e retardam sua liberação em pH neutro. Esta mudança tornou a insulina glargina mais solúvel em pH discretamente ácido e menos solúvel em pH fisiológico. Como a solução presente no frasco de insulina é ácida, a insulina se mantém solúvel, suspensa na solução, incolor (não leitosa), não sendo necessário homogeneizar a solução por agitação do frasco previamente ao seu uso. Porém, devido a essa dependência do pH, a glargina não pode ser diluída nem misturada com outras insulinas. A glargina forma microprecipitados no local da injeção de onde pequenas quantidades são liberadas e absorvidas na circulação, permitindo uma concentração sanguínea constante, com atividade em torno de 24 h, sem a presença de pico pronunciado, e com pequena variabilidade diária. Estudos clínicos humanos têm demonstrado bons resultados com menor risco de hipoglicemias noturnas e maior eficácia, comparativamente, à insulina NPH.

A ação prolongada da insulina detemir se deve à adição de um ácido graxo saturado à molécula de insulina original, que lhe permite ligar-se, reversivelmente, à albumina no local de aplicação. Isso atrasa a sua absorção e, efetivamente, prolonga sua ação. Da mesma forma que a glargina, a solução de insulina detemir é incolor e não necessita de homogeneização previamente ao seu uso. Não deve ser misturada a outras insulinas na mesma seringa, porém pode ser diluída desde que seja com uma solução diluente específica produzida pelo fabricante. A grande variabilidade encontrada em pacientes tratados com NPH, cujo pico de ação ocorre em torno de 4 a 8 h após a sua aplicação, é minimizada, de forma surpreendente, com a insulina detemir, já que sua ação prolongada depende em parte de sua ligação à albumina, tornando seus efeitos mais previsíveis, dia a dia, com a mesma dose. A insulina detemir promove redução dos níveis glicêmicos de forma mais lenta e de maneira dose-dependente, pois confere menor flutuação dos níveis de glicose plasmáticas ao longo do dia e à noite. Além disso, garante menor ganho de peso e, possivelmente, oferece melhor controle glicêmico (quando combinada a insulinas de ação rápida), em comparação à insulina NPH.

Em cães e gatos, apesar do efeito mais prolongado (8 a 16 h), a recomendação é que tanto a insulina glargina quanto a insulina detemir sejam aplicadas a cada 12 h. A glargina e a detemir são consideradas as insulinas de primeira escolha no tratamento do diabetes melito felino. Seu uso em cães fica mais restrito a algumas situações especiais, como, por exemplo, quando a insulina NPH ou lente apresenta curta duração de efeito (< 10 h).

A insulina glargina e a detemir estão disponíveis em frascos de 10 mℓ contendo 100 UI por mℓ ou em canetas descartáveis (Lantus SoloStar® Sanofi-Aventis e Levemir Flex Pen® Novo Nordisk, respectivamente) contendo um frasco de insulina de 3 mℓ na mesma concentração de 100 UI/mℓ. Ambas as insulinas sob a forma de canetas podem ser mantidas em temperatura ambiente após abertas, com vida útil estimada em 4 semanas para a insulina glargina e 6 semanas para a insulina detemir; isto porque essas insulinas contêm um aditivo antimicrobiano bacteriostático, o metacresol, que age melhor em temperatura ambiente.

Insulinoterapia em cães e gatos diabéticos

Como já citado anteriormente, os animais carnívoros são aqueles que mais sofrem os efeitos das condições de ausência da ação insulínica em seus organismos. Sendo assim, em Medicina Veterinária as espécies mais frequentemente atendidas com quadro clínico de diabetes melito são as espécies canina e felina. Nesses animais, as preparações insulínicas mais comumente utilizadas são as de ação intermediária, representadas pela insulina recombinante humana (NPH) e a de origem suína (lente) para a espécie canina e os análogos de insulina de ação prolongada representados pelas insulinas glargina e detemir para a espécie felina. O Quadro 32.2 resume as propriedades das preparações de insulina indicadas para as espécies canina e felina.

No cão, o diabetes melito tipo 1 é a forma mais comum, sendo a insulinoterapia sempre necessária. Mesmo quando o diabetes ocorre secundariamente a uma condição de antagonismo hormonal, como, por exemplo, o hipercortisolismo (associado ao hiperadrenocorticismo ou à glicocorticoideterapia crônica), a elevação dos níveis séricos de progesterona e/ou hormônio de crescimento (associado ao diestro, uso de progestógenos exógenos ou piometra), há necessidade de insulinização do paciente sempre que a glicemia for superior a 200 mg/dℓ.

Na insulinoterapia do cão diabético não cetoacidótico, recomenda-se o uso da insulina NPH U100 humana ou a insulina lente suína (Caninsulin®) na dose de 0,25 a 0,5 UI/kg a cada 12 h. Vale lembrar que a Caninsulin® deve ser aplicada com seringas específicas de 40 unidades (40 U/mℓ), enquanto a NPH é aplicada com seringas de 100 U/mℓ. Ambas as apresentações duram em torno de 12 h, mas aparentemente a Caninsulin® tem um efeito um pouco mais prolongado que a NPH.

Em alguns cães diabéticos, a insulina NPH e a insulina lente podem apresentar curta duração de efeito, não sendo capazes de promover bom controle glicêmico, sendo, neste caso, necessário trocar a insulina para uma de ação mais prolongada, como as insulinas glargina ou detemir.

A insulina glargina em cães apresenta duração prolongada que pode variar de 8 a 16 h, porém o nadir da glicose é extremamente variável e imprevisível, podendo

QUADRO 32.2
Propriedades das principais preparações de insulina utilizadas nas espécies canina e felina.

Tipo	Via	Início dos efeitos	Efeito máximo (horas) Cão	Efeito máximo (horas) Gato	Duração (horas) Cão	Duração (horas) Gato
Regular	IV	Imediato	1/2 a 2	1/2 a 2	1 a 4	1 a 4
	IM	10 a 30 min	1 a 4	1 a 4	3 a 8	3 a 8
	SC	10 a 30 min	1 a 5	1 a 5	4 a 10	4 a 10
NPH	SC	1/2 a 3 h	2 a 10	2 a 8	8 a 24	6 a 12
Lente*	SC	10 a 30 min	2 a 10		8 a 24	
Glargina	SC	1,3 h	6 a 10	2,5 a 8 (5,3)	18 a 24	8 a 14
Detemir	SC	1,8 h	8 a 10	4,7 a 9,2 (6,9)	16 a 24	11 a 16

IM: intramuscular; IV: intravenosa; SC: subcutânea. *Caninsulin® (produto veterinário).

alguns animais apresentar um pico pronunciado da ação da insulina. Comparativamente às insulinas NPH e lente suína, seu efeito é inferior, não devendo ser considerada como primeira escolha. A dose empregada é em torno de 0,5 UI/kg a cada 12 h. É importante que, em todos os animais tratados com a glargina sejam realizadas algumas curvas glicêmicas para se identificar o nadir da glicose e o pico da insulina.

Um estudo realizado por Sako *et al*. (2011) mostrou que a insulina detemir é a que apresenta o efeito mais prolongado na espécie canina. O perfil de tempo-ação desta insulina em três cães saudáveis identificou uma duração de ação superior a 16 h com um pico de ação em torno de 8 a 12 h após a aplicação subcutânea. Neste mesmo estudo, a insulina detemir se mostrou mais eficaz na obtenção do controle glicêmico em comparação às insulinas NPH e glargina, com uma dose bastante inferior (0,07 a 0,23 UI/kg, 2 vezes/dia). Devido ao seu efeito bastante prolongado, o risco de hipoglicemia é maior, e, por este motivo, sugere-se uma dose inicial de 0,1 UI/kg, 2 vezes/dia.

A maioria dos gatos diabéticos apresenta DM2, caracterizado por resistência insulínica e disfunção das células β, levando à deficiência relativa ou absoluta da produção de insulina e hiperglicemia. Inicialmente, o pâncreas tenta compensar essa resistência insulínica aumentando a secreção de insulina por hiperplasia e hipertrofia das células β. No entanto, gatos diabéticos desenvolvem uma disfunção nas células β que as torna incapazes de compensar essa resistência, levando à hiperglicemia crônica, a qual, por sua vez, causa glicotoxicidade e apoptose das células β. Muitos gatos diabéticos no momento do diagnóstico podem apresentar atividade residual das células β, as quais se beneficiam e se recuperam com a rápida resolução da glicotoxicidade. Dessa forma, o início rápido do tratamento do diabetes em gatos com as insulinas de longa ação, como a glargina ou a detemir, em conjunto com uma dieta pobre em carboidratos, permite o rápido controle glicêmico e aumenta a probabilidade de remissão do diabetes.

Um estudo farmacodinâmico comparando a insulina glargina com a insulina detemir em gatos saudáveis realizado por Gilor *et al*. (2010), por meio de *clamp* isoglicêmico, mostrou resultados bastante similares. As principais diferenças foram o início de ação um pouco mais rápido para glargina (1,3 h) em relação à detemir (1,8 h) e um pico de ação da detemir mais tardio (6,9 h) em relação à glargina (5,3 h).

Os protocolos terapêuticos com a insulina glargina e a detemir são idênticos, iniciando-se com uma dose de insulina de 0,25 UI/kg, 2 vezes/dia quando a glicemia do animal for inferior a 360 mg/dℓ, e 0,5 UI/kg, 2 vezes/dia quando for maior que 360 mg/dℓ, considerando-se o peso ideal do animal. Em média, se inicia com 1 a 2 UI por animal a cada 12 h, não devendo ultrapassar 3 UI por animal independente do peso dele. A experiência clínica com a insulina glargina indubitavelmente é bem maior do que com a insulina detemir; no entanto, os trabalhos apontam uma taxa de remissão similar com o uso das duas insulinas, desde que associada a uma dieta correta e um monitoramento intensivo com realização de glicemias 2 a 3 vezes/dia e ajustes frequentes de dose com o auxílio do médico-veterinário.

Nos casos de diabetes cetoacidótico, tanto em cães como em gatos, recomenda-se o uso de baixas doses de insulina regular que apresenta rápido início de ação e também duração de efeito mais curta, favorecendo os ajustes frequentes da dose de insulina, e evitando-se, também, os efeitos deletérios de uma insulinoterapia agressiva, que frequentemente levam a situações de hipoglicemia, hipopotassemia, acidose láctica, hipofosfatemia e desequilíbrio osmótico com consequente edema cerebral. A insulinoterapia de ação rápida é crítica para a resolução da cetoacidose, pois a insulina inibe a lipólise e a mobilização de ácidos graxos livres dos triglicerídeos estocados no tecido adiposo, reduzindo os substratos para a formação de cetonas; suprime a gliconeogênese hepática e promove o metabolismo da glicose e dos corpos cetônicos pelos tecidos.

Os esquemas terapêuticos mais recomendados são:

- Uma dose inicial de 0,2 UI/kg de insulina regular, por via intramuscular, seguida de 0,1 UI/kg, por via intramuscular, a cada hora, até a normalização dos níveis de glicemia, quando se procede à aplicação de 0,1 a 0,4 UI/kg, por via intramuscular, a cada 4 ou 6 h
- Infusão contínua, por via intravenosa, de insulina regular, na dose de 2,2 UI/kg para cães e 1,1 UI/kg para gatos no período de 24 h, sendo a insulina diluída em 250 mℓ de solução salina (NaCl) a 0,9%, e administrada inicialmente na velocidade de 10 mℓ/h. Isso promove uma velocidade de infusão de insulina de 0,1 UI/kg/h nos cães e 0,05 UI/kg/h nos gatos. Como a insulina adere às superfícies de plásticos ou vidros, aproximadamente 50 mℓ do fluido contendo a insulina deve ser desprezado, antes de se inciar a aplicação no animal.

Recentemente, Pipe-Martin *et al.* (2016) estudaram a farmacocinética e a farmacodinâmica da insulina aspart após a aplicação subcutânea e intramuscular em gatos saudáveis pelo método de *clamp* isoglicêmico, mostrando o início de ação em torno de 11 e 13 min e duração de efeito de 154 e 176 min, respectivamente. No entanto, a aplicação subcutânea apresentou maior concentração plasmática aos 15 e 30 min. Acredita-se que sua capacidade hipoglicemiante seja superior à insulina regular no tratamento da cetoacidose diabética, porém mais estudos clínicos são necessários.

Vale lembrar que, concomitantemente à insulinoterapia, deve-se proceder ao monitoramento dos níveis de glicemia, de corpos cetônicos (ácido beta-hidroxibutírico), potássio e bicarbonato do paciente, para possíveis ajustes na dose de insulina a ser empregada.

Tanto para a terapia aguda dos casos de cetoacidose diabética como no tratamento crônico dos diabéticos não cetoacidóticos, várias são as apresentações e formulações comerciais disponíveis no mercado nacional (Quadro 32.3). A escolha inicial pelo produto mais adequado deve ser norteada por critérios que levem em conta o modo de vida do proprietário, tais como o custo e a facilidade na aquisição do medicamento.

Complicações da insulinoterapia

A eficácia da insulinoterapia em animais diabéticos é assestada pela remissão dos sintomas clínicos e pela normalização dos parâmetros laboratoriais. Quando não se consegue a normalização desejada, devem-se aventar as possibilidades seguintes: (1) problemas no armazenamento ou na administração da insulina; (2) administração ou indução de hormônios antagônicos à insulina, como glicocorticoides, hormônio de crescimento, glucagon, catecolaminas e hormônios tireoidianos (hormônios cuja hipersecreção é comum em situações de ciclo estral, prenhez, infecções, cirurgias e em resposta às hipoglicemias – efeito Somogyi); (3) indução de atividade enzimática insulinolítica; (4) diminuição da afinidade do receptor insulínico, decorrente de condições como obesidade, endocrinopatias concomitantes (p. ex., hiperadrenocorticismo, acromegalia, feocrocitoma, glucagonoma, hipertireoidismo) e produção de anticorpos antirreceptor; (5) defeitos dos mecanismos de ação intracelulares da insulina (após ligação com o receptor).

A hipoglicemia é sem dúvida alguma a complicação mais comum no diabetes melito, ocasionada geralmente por dose excessiva de insulina, ou ainda por exercícios físicos extenuantes, ou por um esquema de dieta inadequado. Os sintomas de hipoglicemia incluem fraqueza, mudança de comportamento, tremores musculares, letargia, ataxia, convulsões e coma. O aparecimento desses sintomas depende da intensidade e da duração da hipoglicemia. A reposição de glicose por via oral ou parenteral prontamente leva à remissão do quadro clínico.

Curiosamente, o gato mostra-se bem resistente às crises hipoglicêmicas, manifestando-as geralmente por sintomas moderados como apatia e letargia. As convulsões são raras, ao contrário do que ocorre no cão. Devido a este fato, as situações de hipoglicemia geralmente passam despercebidas pelo proprietário, assim como o efeito Somogyi (hiperglicemia em resposta à hipoglicemia, em decorrência da ação dos hormônios hiperglicemiantes como glucagon, catecolaminas e cortisol) é bastante comum nesta espécie. Esta hiperglicemia de rebote, quando não identificada adequadamente, tem como consequência o ajuste inadequado das doses de insulina para níveis mais elevados e, obviamente, agravamento da situação de hipoglicemia.

▼ HIPOGLICEMIANTES NÃO INSULÍNICOS
Introdução

Os hipoglicemiantes orais foram descobertos em 1942 a partir das evidências relatadas por Janbon *et al.* de que algumas sulfonamidas administradas em pacientes humanos com febre tifoide induziam o aparecimento de sintomas de hipoglicemia. Partindo destas evidências, Loubatières, também em 1942, demonstrou que o composto não exercia o mesmo efeito hipoglicemiante em animais pancreatectomizados, de onde concluiu que a sua ação resultava de um efeito estimulador sobre a secreção de insulina pelo pâncreas. Posteriormente, a primeira sulfonilureia, a **tolbutamida**, foi desenvolvida e tornou-se extremamente popular para o controle de parte da população diabética humana.

Sabendo-se que os hipoglicemiantes orais não atuam em animais pancreatectomizados, justamente pelo fato de que a sua ação se dá por meio da estimulação da secreção de insulina, além de também otimizarem a atuação do hormônio

QUADRO 32.3

Apresentações comerciais dos diferentes tipos e preparações de insulinas disponíveis no mercado nacional.

Origem	Nome comercial	Preparações*	Fabricante
Suína (frascos com 10 mℓ)	Caninsulin®	L suína	MSD Saúde Animal
Humana (frascos com 10 mℓ)	Humulin®	L, N, R, 70/30 80/20 e 90/10	Lilly
	Novolin®	L, N, R e 70/30	Novo Nordisk
Análogas	Humalog® (fr. c/ 10 mℓ)	Lispro	Lilly
	Humalog® (ref. c/ 1,5 mℓ)	Lispro	Lilly
	Novorapid® (tubetes 3 mℓ)	Aspart	Novo Nordisk
	Lantus® (fr. c/ 10 mℓ e tubetes 3 mℓ)	Glargina	Aventis
	Levemir® (tubetes 3 mℓ)	Detemir	Novo Nordisk

* L: lente; N: NPH; R: regular; U: ultralente; 70/30: 70% NPH e 30% regular; 80/20: 80% NPH e 20% regular; 90/10: 90% NPH e 10% regular.

nos tecidos-alvo, a conclusão natural é que o seu uso limita-se aos casos de diabetes melito cujo pâncreas ainda apresenta uma reserva funcional. Dessa forma, essa classe de medicamentos fica contraindicada em cães diabéticos, já que praticamente todos apresentam DM1 e deficiência absoluta de insulina. Já em gatos, a forma predominante é o DM2, e embora muitos ainda tenham algumas células β funcionais no momento do diagnóstico, a recomendação atual é que esses animais sejam tratados imediatamente com insulina exógena, desde que a glicemia esteja superior a 250 mg/dℓ; isto porque a correção rápida da glicemia favorece a recuperação das células β do efeito de glicotoxicidade, aumentando a chance de remissão do quadro clínico. No entanto, há proprietários que se recusam a aplicar insulina em seus animais ou animais que não permitem as injeções diárias, e esse tratamento acaba sendo questionado.

Os agentes hipoglicemiantes não insulínicos, os orais e aqueles injetáveis podem ser divididos em seis diferentes grupos de acordo com o seu mecanismo de ação: (1) os secretagogos de insulina (sulfonilureias, glinidas); (2) os sensibilizadores de insulina com ação predominante no fígado (biguanidas/metformina); (3) os sensibilizadores de insulina com ação predominante nos tecidos periféricos (tiazolidinedionas ou glitazonas); (4) os inibidores da absorção de carboidratos (inibidores da alfaglucosidase); (5) os inibidores dos cotransportadores de sódio-glicose (SGLTs), que comprometem a reabsorção de glicose à nível de túbulo renal contornado próximal (dapagliflozina, canagliflozina e empagliflozina); e (6) as terapias relacionadas às incretinas (inibidores de depeptidil peptidase 4 [DPP-4], agonistas de peptídio semelhante a glucagon 1 [GLP-1]).

Em Medicina Veterinária, porém, até o momento, o único grupo de medicamentos empregados com ensaios clínicos que garantam a sua segurança e eficácia é o das sulfonilureias.

Sulfonilureias

Classificação

As sulfonilureias são arilsulfonilureias, isto é, contêm uma estrutura molecular central composta por um anel benzênico, uma molécula sulfídrica e uma molécula de ureia (Figura 32.3). As diferenças estruturais entre elas (com substituições nos grupos benzênico e na ureia) são responsáveis por alterações em sua potência, seu metabolismo, na duração de ação e na eficácia farmacológica. Atualmente, são divididas em dois grupos: as de **primeira geração** (tolbutamida, acetoexamida, tolazamida e clorpropamida) e as de **segunda geração** (gliburida, glipizida, gliclazida, glimepirida); estas últimas são consideradas mais potentes do que as de primeira geração. A glimepirida é a sulfonilureia mais recentemente desenvolvida para uso em seres humanos apenas 1 vez/dia, com poucos estudos realizados em gatos saudáveis até o momento.

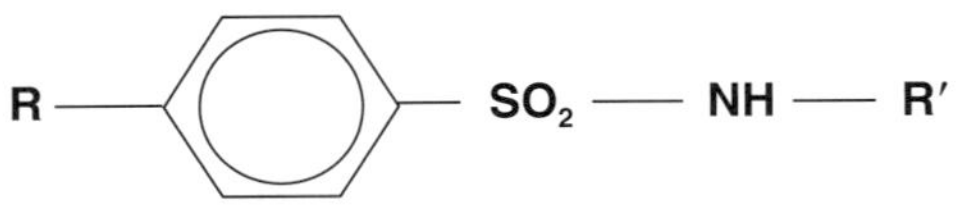

$$R - \bigcirc - SO_2 - NH - R'$$

FIGURA 32.3 Estrutura central das sulfonilureias, cujas modificações em R e R' levam a alterações nos efeitos biológicos.

Farmacocinética

As sulfonilureias são rapidamente absorvidas por via oral, em sua quase totalidade. As diferenças em seus tempos de atuação dizem respeito à sua ligação com proteínas transportadoras. Assim, a tolbutamida, a clorpropamida, a acetoexamida e a tolazamida, isto é, as de primeira geração, são ligadas ionicamente às proteínas plasmáticas, podendo ser desacopladas por outras substâncias químicas com cargas iônicas, como sulfonamidas, fenilbutazona e salicilatos. As de segunda geração, gliburida e glipizida, ligam-se não ionicamente às proteínas transportadoras e, teoricamente, apresentam biodisponibilidade maior e menos sujeita a interferências e variações.

A tolbutamida, a gliburida e a glipizida são todas biotransformadas pelo fígado, resultando em subprodutos inertes. A clorpropamida e a tolazamida são biotransformadas pelo fígado e resultam em subprodutos não só menos ativos como também inertes. Já a acetoexamida, que também é biotransformada pelo fígado, resulta em um metabólito principal (hidroxiexamida), que apresenta potente atividade hipoglicemiante, maior que a do princípio ativo original. A excreção desses medicamentos se dá por via renal (tolazamida e glipizida), via biliar (clorpropamida e tolbutamida) ou por ambas (gliburida e acetoexamida).

Mecanismos de ação

As sulfonilureias agem diretamente nas células β, induzindo a secreção de insulina; elas se ligam ao seu receptor, causando fechamento dos canais de potássio ATP-sensíveis, seguido da despolarização da membrana plasmática e consequente abertura dos canais de cálcio e exocitose da insulina. No entanto, as sulfonilureias só podem exercer seu efeito mediante a presença de células β funcionais. Por esse motivo, seu uso é contraindicado em indivíduos com absoluta deficiência de insulina. As sulfonilureias estimulam a liberação de insulina mesmo diante de baixas concentrações de glicose sanguínea (< 90 mg/dℓ), sendo a hipoglicemia o seu principal efeito colateral.

Efeitos colaterais

Em seres humanos, as reações colaterais mais comuns incluem a hipoglicemia, não tão intensa como a provocada pela insulinoterapia, mas de duração maior; intolerância quando da associação com álcool, com manifestações dermatológicas e gastrintestinais; distúrbios da crase sanguínea; incremento da secreção do hormônio antidiurético (ADH); colestase; e distúrbios neurológicos como parestesia e cefaleia, além de ganho de peso.

A glipizida é o hipoglicemiante oral mais frequentemente utilizado em gatos diabéticos, e os efeitos colaterais são relatados em 15% dos casos, como vômitos, anorexia, hipoglicemia, elevação dos níveis séricos das enzimas hepáticas e bilirrubinas, e icterícia.

Indicações em Medicina Veterinária

Como já citado, a administração de hipoglicemiantes orais é indicada apenas em casos de diabetes melito quando o pâncreas apresenta ainda uma reserva funcional para a secreção de insulina.

A quase totalidade dos cães diabéticos apresenta deficiência absoluta de insulina, sendo esta opção terapêutica, portanto, ineficaz. Mais ainda: muitas vezes a tentativa de uso desses medicamentos tem como consequência o retardo na introdução da insulinoterapia, o que resulta em agravamento do quadro clínico e desenvolvimento da cetoacidose.

Embora a maioria dos gatos apresente o DM2, a glipizida só deve ser utilizada se o animal estiver em boa condição física, não cetótico, com sintomas clínicos discretos de diabetes. A dose inicial empregada é de 2,5 mg/gato, 2 vezes/dia, juntamente com a alimentação, podendo ser elevada para 5 mg/gato, 2 vezes/dia, após 2 semanas se a hiperglicemia ainda estiver presente. Se os sintomas e a hiperglicemia piorarem, a glipizida deve ser descontinuada e a insulinoterapia iniciada imediatamente.

A glipizida é efetiva em apenas 30% dos casos e em alguns animais ela pode se tornar inefetiva após semanas ou meses de tratamento.

Um estudo experimental realizado por Hoening (2000) mostrou que a glipizida aumenta o depósito de amiloide nas células beta, causando apoptose e acelerando a perda de células beta, em comparação aos gatos tratados com insulina.

Glinidas

Os representantes desse grupo são a nateglinida e a repaglinida. As glinidas também atuam como secretores de insulina, que se ligam nos receptores das sulfonilureias, porém em um local diferente; induzem rápida secreção de insulina com o objetivo de controlar apenas a hiperglicemia pós-prandial. Promovem hipoglicemia e ganho de peso em menor frequência quando comparadas com as sulfonilureias. Podem ser usadas como monoterapia ou associadas à metformina em seres humanos com DM2. A nateglinida foi avaliada em gatos saudáveis por Mori *et al*. (2008), porém não em gatos diabéticos, e acredita-se que esse medicamento não seja útil em gatos, haja vista suas características dietéticas e nutricionais.

Biguanidas

Metformina, representante do grupo das biguanidas, é um dos medicamentos mais utilizados no tratamento DM2 em seres humanos desde 1957, sendo atualmente considerada a primeira escolha de tratamento. Promove aumento da sensibilidade à insulina em tecidos periféricos, no fígado e no músculo, sem atuar, contudo, diretamente na função das células β pancreáticas; inibe a gliconeogênese hepática e a glicogenólise, garantindo, assim, a redução dos níveis glicêmicos sem causar hipoglicemia. Os efeitos colaterais mais frequentemente observados são na esfera gastrintestinal, incluindo desconforto abdominal, inapetência, vômitos e diarreia. Embora haja relatos esporádicos de acidose láctica fatal, sua prevalência na população humana diabética é pequena. Pode ser usada como monoterapia ou associada às sulfonilureias, tiazolidinedionas (ou glitazonas) ou insulina.

A utilização de metformina, como agente terapêutico único, em gatos diabéticos não demonstrou bons resultados, porém constatou-se que esses animais apresentavam insulinopenia, ou seja, níveis séricos de insulina inferiores a 5 μUI/mℓ. Em contrapartida, um único gato diabético hiperinsulinêmico (insulina > 20 μUI/mℓ) apresentou resposta satisfatória a esse mesmo medicamento. Isso demonstra a efetividade da metformina, um agente que otimiza a sensibilidade à insulina apenas quando há níveis sanguíneos adequados deste hormônio.

Apesar disso, a maioria dos estudos clínicos envolvendo a aplicabilidade da metformina em gatos diabéticos não é esclarecedora, nem tampouco animadora. A dose preconizada é de 50 mg/gato, 2 vezes/dia.

Tiazolidinedionas (ou glitazonas)

As tiazolidinedionas (TZDs), também chamadas de glitazonas, pertencem a um grupo de medicamentos hipoglicemiantes que agem, primariamente, reduzindo a resistência insulínica. Melhoram a sensibilidade à insulina no músculo e no tecido adiposo, inibem a gliconeogênese hepática, melhoram o controle glicêmico, porém não são secretagogos de insulina, como as sulfonilureias. Do mesmo modo que a metformina, não promovem redução da glicemia em modelos animais com deficiência de insulina endógena.

São substâncias agonistas e altamente seletivas do PPAR-γ (receptores de proliferação ativada do peroxissomo), presentes justamente nos tecidos importantes e alvos para ação insulínica, tais como: tecido adiposo, principalmente, fígado e músculo esquelético. Uma vez ativados, esses receptores nucleares PPAR-γ moderam a transcrição de genes sensíveis à insulina, envolvidos no controle do metabolismo de glicose e lipídios. Dessa forma, promovem redução dos níveis glicêmicos e lipídicos.

As tiazolidinedionas aumentam a captação de glicose no músculo esquelético e no tecido adiposo, reduzem a produção de diversas citocinas pró-inflamatórias (fator de necrose tumoral alfa [TNF-α]), aumentam a produção de adiponectina no tecido adiposo e retardam a progressão da destruição das células β. Porém, assim como a metformina, necessita de um mínimo de insulina circulante para poder agir e seu efeito pode ser visto após 2 a 4 meses de terapia.

O grupo das tiazolidinedionas compreendem três diferentes substâncias: a troglitazona, a pioglitazona e a rosiglitazona. A troglitazona foi retirada do mercado por causar insuficiência hepática aguda e morte em pacientes diabéticos usuários deste medicamento. A pioglitazona e a rosiglitazona, disponíveis no mercado, têm o potencial hipoglicêmico semelhante ao da troglitazona, porém, até então, sem evidências de hepatotoxicidade, segundo um estudo clínico realizado em mais de 7 mil indivíduos. Podem ser utilizadas como monoterapia ou associadas a outros agentes hipoglicemiantes, notadamente, a metformina. As enzimas hepáticas devem ser monitoradas, estando o medicamento contraindicado em pacientes humanos com níveis de ALT (alanina aminotransferase) maiores que 2,5 vezes o limite superior da normalidade. Os principais efeitos colaterais das glitazonas incluem: alteração das transaminases, edema, insuficiência cardíaca congestiva (notadamente naqueles pacientes cardiopatas, hipertensos e tratados com insulina), ganho de peso e anemia por hemodiluição.

Inibidores da alfaglicosidase

O principal representante desse grupo é a acarbose. Trata-se de inibidores competitivos das enzimas alfaglicosidase da borda em escova dos enterócitos, que impedem a última etapa da digestão dos carboidratos, reduzindo, dessa forma, a sua absorção. Esses medicamentos são apenas efetivos na presença de moderada quantidade de carboidratos.

Os principais efeitos colaterais são flatulência, dor abdominal e diarreia. Em seres humanos, é considerada uma terapia complementar a outros medicamentos antidiabetogênicos.

Em gatos, essa classe de medicamentos seria benéfica apenas em gatos submetidos a uma dieta rica em carboidratos, o que é contraindicado nessa doença. O uso de acarbose na dose de 12,5 mg/gato, 2 vezes/dia, juntamente com a alimentação, não apresentou nenhum efeito positivo quando administrado com uma dieta pobre em carboidratos. Outro estudo demonstrou que gatos tratados com acarbose e alimentados com uma dieta rica em carboidratos apresentaram redução significativa da glicemia; no entanto, esse efeito também foi observado de forma similar quando o animal recebeu uma dieta pobre em carboidratos.

Inibidores dos SGLTs

Os cotransportadores de sódio-glicose do tipo 2 (SGLT 2), localizados no epitélio tubular proximal renal, são responsáveis pela reabsorção da glicose urinária proveniente do filtrado glomerular e desempenham um papel importante na homeostasia da glicose. O bloqueio da sua ação, conseguida por meio dos chamados inibidores de SGLT resulta em glicosúria, gasto calórico, perda de peso e diminuição dos níveis glicêmicos em seres humanos e em animais. Também, se observam efeitos cardio e renoprotetores

Alguns medicamentos desta classe, como a velaglifozina e a dapagliflozina, foram testados em gatos saudáveis, mostrando boa tolerância e eficácia na redução dos valores de glicemias, e estudos clínicos com gatos obesos e/ou diabéticos estão sendo conduzidos. Em cães, a canagliflozina e a licogliflozina também foram testadas em indivíduos saudáveis e se mostraram seguras e eficazes.

Incretinas

Incretinas são hormônios liberados pelo sistema digestório durante a ingestão alimentar que potencializam a secreção de insulina pelas células β, mas, para tanto, essas células devem estar funcionantes. Dentre as incretinas, destaca-se a GLP-1 (*glucagon-like peptide-1*), produzida nas células L do sistema digestório, notadamente no íleo. A GLP-1, no entanto, é rapidamente degradada pela enzima DPP-4 (dipeptidil peptidase 4), o que levou ao desenvolvimento de medicamentos agonistas de GLP-1 resistentes à degradação e também medicamentos inibidores da atividade de DPP-4. Ambos os medicamentos melhoram o controle glicêmico, sendo que os agonistas de GLP-1 devem ser aplicados por via subcutânea e os inibidores de DPP-4, por via oral.

Em seres humanos com DM2, os análogos de GLP-1 têm sido utilizados tanto como monoterapia como em associação com outros medicamentos hipoglicemiantes. Estudos em roedores demonstraram que os análogos de GLP-1 não só preservam a massa de células β como também induzem a proliferação das mesmas.

Um estudo realizado por Gilor *et al.* (2011) demonstrou que o uso do análogo de GLP-1 exenatide em gatos saudáveis em diferentes doses 0,2, 0,5, 1,0 e 2,0 μg/kg, 2 vezes/dia, durante 5 dias, promoveu importante aumento na secreção de insulina em 320, 364, 547 e 198%, respectivamente. O exenatide também está disponível na sua forma de liberação lenta, o que permite que seja aplicado apenas 1 vez/semana em vez de 2 vezes/dia.

Mais recentemente, o mesmo autor vem testando em gatos um sistema experimental de liberação de drogas (OKV-119), destinado à implantação subcutânea e liberação controlada do exenatida por até 6 meses.

A administração do inibidor de DPP-4, denominado sitagliptina, na dose de 1, 3, 5 e 10 mg/kg, 1 vez/dia, durante 5 dias, também resultou na elevação da secreção da insulina (43, 101, 70 e 56%, respectivamente), porém de forma menos efetiva que o exenatide.

Estudos clínicos com os análogos de incretinas estão em desenvolvimento, no entanto, seu alto custo deve tornar o tratamento na rotina clínica proibitivo.

BIBLIOGRAFIA

Banting, F.G.; Best, C.H.; Collip, J.B.; Campbell, W.R.; Fletcher, A.A. Pancreatic extracts in the treatment of the diabetes mellitus. *Can. Med Assoc J.*, n. 12, p. 141-146, 1922.

Bloom, C.A.; Rand, J.S. Feline diabetes mellitus. *Journal of feline Medicine and Surgery*, v. 16, p. 205-15, 2014.

Broussard, J.D.; Peterson, M. E. Comparison of two ultralente insulin preparations with protamine zinc insulin in clinically normal cats. *Am J Vet Res.*, n. 55, v. 1, p. 127-31, 1994.

Chapman, T.M.; Perry, C.M. Insulin detemir. *Drugs*, v. 64, n. 22, p. 2577-2595, 2004.

Chastainn, C.B.; Ganjam, V.K. *Clinical endocrinology of companion animals*. Philadelphia: Lea & Febiger; 1986. 568 p.

Chu, C.A.; Wiernsperger, N.; Muscato, N.; Knauf, M.; *et al.* The acute effect of metformin on glucose production in the conscious dog is primarily attributable to inhibition of glycogenolysis. *Metabolism*, v. 49, n. 12, 2000, p. 1619-26.

Clark, W.G.; Brater, D.G.; Johnson, A.R. Insulin, glucagon and oral hypoglycemic agents. In: *Goth's medical pharmacology*. Eds W.G. Clark, D.C.; Brater, A.R.; Johnson, St. Louis: C.V. Mosby Company; 1988. p. 529-42.

Clark M, Hoenig M. Feline comorbidities: Pathophysiology and management of the obese diabetic cat. J Feline Med Surg. 2021 Jul;23(7):639-648. doi: 10.1177/1098612X211021540. PMID: 34167340.

Costa, A.A.; Almeida Neto, J.S. *Manual de diabetes*. 4. ed. São Paulo: Savier; 2004, 204 p.

Feldman, E.C.; Nelson, R.W. Diabetes mellitus. In: *Canine and feline endocrinology and reproduction*. Eds. E.C. Feldman, R.W. Nelson, 1987. p. 229-773; 2004, p. 539-579.

Gerich, J.E. Treatment of diabetes mellitus. In: *Endocrinology*. Ed. L. J. DeGroot. Philadelphia: W.B. Saunders Co.; 1989. p. 1424-38.

Gilor, C.; Graves, T.K.; Gilor, S.; Ridge, T.K.; Rick, M. The GLP-1 mimetic exenatide potentiates insulin secretion in healthy cats. *Domestic Animal Endocrinolog*, v. 41, n. 1, p. 42-49, 2011.

Gilor, C.; Ridge, T.K.; Attermeier, K.J.; Graves, T.K. Pharmacodynamics of insulin detemir and insulin glargine assessed by an isoglycemic clamp method in healthy cats. *Journal of Veterinary Internal Medicine*, v. 24, p. 870-74, 2010.

Hirsch, I.B. Insulin analogues. *The New England Journal of Medicine*, v. 352, p. 174-83, 2005.

Hoening, M. A feline model of experimentally induced islet amyloidosis. *American Journal of Pathology*, v. 157, p. 2143, 2000.

Howey, D.C.; Bowsher, R.R.; Brunelle, R.L.; Woodworth, J.R. [Lys (B28), Pro (B29)]- human insulin: a rapidly absorbed analogue of human insulina. *Diabetes*, n. 43, p. 396-402, 1994.

Ihle, S.L.; Nelson, R.W. Insulin resistance and diabetes mellitus. *Comp Cont Educ Pract Vet.*, n. 13, v. 2, p. 197-205, 1991.

Janbon, M.; Chaptal, J.; Vedel, A.; Schaap, J. Accidents hypoglycemiques graves par un sulfamidothiodiazol. *Montpellier Medicale*, n. 21/22, p. 441-444, 1942.

Jorgen, R.; Brock, B.; Schimtz, O. New strategies in insulin treatment: analogues and noninvasive routes of administration. *Fundamental & Clinical Pharmacology*, v. 19, p. 127-32, 2004.

Kahn, C.R. The molecular determinants of insulin action and their alteration in insulin resistant states. *Arq Bras Endocr Metabol.*, v. 38, Supl. 1, p. 48-58, 1994.

Klotsman M, Adin CA, Anderson WH, Gilor C. Safety, Tolerability, and Proof-Of-Concept Study of OKV-119, a Novel Exenatide Long-Term Drug Delivery System, in Healthy Cats. Front Vet Sci. 2021 May 11;8:661546. doi: 10.3389/fvets.2021.661546. PMID: 34046446; PMCID: PMC8144329.

Larner, J. Insulin and oral hypoglycemic drugs; glucagon. In: *Gooodman and Gilman's The pharmmacological basis of therapeutics.* 7. ed. New York: Macmillan Publising Company; 1985. p. 1490-516.

Loubatières-Mariani, M.M. The discovery of hypoglycemic sulfonamides. *J Soc Biol.*, n. 201, v. 2, p. 1221125, 2007. (http://www.ncbi.nlm.nih.gov/pubmed/17978743. Acesso em: 24 de ago. 2016).

Macintire, D.K. Treatment of diabetic ketoacidosis in dogs by continuous low-dose intravenous infusion of insulin. *J Am Vet Med Assoc.*, v. 202, n. 8, p. 1266-72, 1993.

Michels, G.M.; Boudinot, F.D.; Ferguson, D.C. Hoening, M. Pharmacokinetics of the insulin-sensitizing agent troglitazone in cats. *American Journal Of Veterinary Research*, v. 6, n. 7, 2000.

Mori, A.; Sako, T.; Lee, P.; Motoike, T.; Iwase, K.; Kanaya, Y.; *et al*. Comparison of time-action profiles of insulin glargine and NPH insulim in normal diabetic dogs. *Vet Res Commun.*, v. 32, n. 7, p. 563-73, 2008.

Munehide, M.; Shi, Z.Q.; Wan, C.; Lekas, M.; Rodgers, C.D.; Giacca, A *et al.* The effect of pioglitazone on hepatic glucose uptake measured with indirect and direct methods in alloxan-induced diabetic dogs. *Diabetes*, v. 46, 224-31, 1997.

Nelson R. W. Canine diabetes mellitus. In: Feldman, E.C.; Richard, W.N.; Reusch, C.E.; Scott-Moncrieff, C.R.; Behrend, E.N. *Canine and Feline Endocrinology.* 4. Ed. Elsevier: St Louis, p. 213-57.

Nelson, R.W.; Feldman, E.C. Devries, E. Use of ultralente insulin in cats with diabetes mellitus. *J Am Vet Med Assoc.*, n. 200, v. 12, p. 1828-29, 1992.

Nelson, R.W.; Feldman, E.C.; Ford, S.L.; Roemer, O.P. Effect of an orally administred sulfonylurea, glipizide, for treatment of diabetes mellitus in cats. *J Am Vet Med Assoc.*, n. 203, v. 6, p. 821-27, 1993.

Nichols, R. Recognizing and treating canine and feline diabetes mellitus. *Vet Med.*, n. 87, v. 3, p. 211-22, 1992.

Norris, D.O. *Vertebrate endocrinology.* Philadelphia: Lea & Febiger; 1985. 505 p.

Norsworthy, G.D. The difficulties in regulating diabetic cats. *Vet Med.*, n. 88, v. 4, p. 342-48, 1993.

Palm C.A., Feldman E.C. Oral hypoglycemics in cats with diabetes mellitus. *Vet Clin North America Small Animal Practice*, v. 43, p. 407, 2013.

Peterson, M.E. CVT update: insulin and insulin syringes. In: *Kirk's Current Veterinary Therapy XII.* Eds R. W. Kirk & J.D. Bonagura, Philadelphia: W.B. Saunders Co.; 1995. p. 387.

Pipe-Martin, H.; Fletcher, J.; Gilor, C.; Kearney, M. Phamacodynamic and pharmacokinetic properties of insulin aspart following subcutaneous and intramuscular injection in cats. Research Abstract, *ACVIM*, Denver, 2016.

Plank, J.; Bodenlez, M.; Sinner, F.; Magnes, C.; *et al.* A double-bind, randomized, dose-response study investigating the pharmacokinetic properties of the long-acting insulin analog detemir. *Diabetes Care*, v. 28, p. 1107-12, 2005.

Polonsky, K.S.; Rubenstein, A.H. The kinetics and metabolism of insulin, proinsulin and c-peptide. In: *Endocrinology.* DeGroot, L.J. Philadelphia: W.B. Saunders Co.; 1989. p. 1304-17.

Reusch, C.E. Feline diabetes mellitus. *In:* Feldman, E.C.; Richard, W.N.; Reusch, C.E.; Scott-Moncrieff, C.R.; Behrend, E.N. *Canine and feline endocrinology.* 4. ed. Elsevier: St Louis, p. 258-314.

Roomp, K.; Rand, J.S. Management of diabetic cats with long acting insulin. *Veterinary Clinics of North America Small Animals*, v. 43, p. 251-66, 2013.

Sako, T *et al.* Time-action profiles of insulin detemir in normal and diabetic dogs. *Res Vet Science*, n. 90, p. 396, 2011.

Sanger, F. Chemistry of insulin. *Science*, n. 129, p. 1340-45, 1959.

Sears, K.W *et al.* Use of lispro insulin for treatment of diabetic ketoacidosis, *J Vet Emerg Critic care*, n. 22, p. 211, 2012.

Smith, L. Aminoacid sequences of insulins. *Diabetes*, n. 21, suppl. 2, p. 457-84, 1972.

Steiner, D.F.; Bell, G.I.; Tager, H.S. Chemistry and byosinthesis of pancreatic protein hormones. In: *Endocrinology.* Degroot, L.J. Philadelphia: W.B. Saunders Co.; 1989. p. 1263-89.

Wagstaff, A.; Goa, K.L. Spotlight on rosiglitazone in the management of type 2 diabetes mellitus. *Drugs*, v. 62, n. 12, 1805-37, 2002.

Wang-Lakshman L, Mendonza AE, Huber R, Walles M, He Y, Jarugula V. Pharmacokinetics, metabolism, and excretion of licogliflozin, a dual inhibitor of SGLT1/2, in rats, dogs, and humans. Xenobiotica. 2021 Apr;51(4):413-426. doi: 10.1080/00498254.2020.1867331. Epub 2021 Jan 12. PMID: 33413022.

Yallow, R.S.; Berson, S.A. Immunoassay of endogenous plasma insulin in man. *J Clin Invest.*, n. 39, p. 1157-75, 1960.

33

Medicamentos que Atuam na Motilidade Uterina

Clair Motos de Oliveira

- Introdução, 473
- Ocitócicos, 473
- Tocolíticos, 478
- Bibliografia, 481

INTRODUÇÃO

O músculo liso uterino é do tipo visceral, isto é, as fibras ficam tão próximas umas das outras que é difícil ver o limite entre as células vizinhas. O contato é tão próximo que, quando uma dessas fibras é estimulada, transmite o efeito para as outras; isto significa que o potencial de ação gerado em uma das fibras é suficientemente forte para excitar as fibras adjacentes.

O potencial de membrana do músculo liso pode diminuir ou aumentar por mediadores excitatórios ou inibitórios, anoxia, vários hormônios e outros fatores. Os medicamentos que atuam na musculatura lisa uterina podem causar excitação (contração) ou inibição (relaxamento). No grupo das substâncias uterotônicas, também conhecidas como **ocitócicas** ou **ecbólicas**, estão incluídos os agonistas muscarínicos, agonistas α_1-adrenérgicos, ocitocina e prostaglandinas. Esses medicamentos são utilizados principalmente para estimular as contrações uterinas nas hipotonias ou inércia, para induzir o trabalho de parto quando a gestação é de risco para a mãe e o feto, para controlar hemorragias ou para abortamento terapêutico.

Os medicamentos que inibem as contrações uterinas são chamados de **tocolíticos**, e nesse grupo estão incluídos os agonistas de receptores β_2-adrenérgicos, os inibidores das prostaglandinas, os antagonistas do cálcio e da ocitocina, o sulfato de magnésio e o etanol. São medicamentos usados para prevenir o trabalho de parto prematuro ou o abortamento e também podem ser utilizados para evitar estresse materno e fetal durante a preparação para a cesariana ou o transporte.

Como a maioria dos tecidos excitáveis, a contração e o relaxamento do útero dependem da movimentação de íons sódio para despolarização da membrana e da movimentação do cálcio intracelular. Tanto os ocitócicos como os tocolíticos atuam movimentando o cálcio no interior da célula.

Atualmente se conhece uma gama de substâncias que afetam a motilidade uterina. O conhecimento do mecanismo de ação desses medicamentos é importante porque fornece a base para o seu uso terapêutico racional, assim como auxilia a pesquisa para a obtenção de medicamentos mais seguros e efetivos.

OCITÓCICOS

Ocitocina

Histórico

Experimentos fisiológicos feitos por Henry Dale, em 1906, com extrato de hipófise posterior, mostraram que a glândula apresentava efeito ocitócico. Dale forneceu algumas amostras desse material para o obstetra William Blair Bell, que publicou os resultados para seu uso na prática clínica, em 1909.

Este pesquisador observou o efeito drástico da ocitocina em casos de hemorragia pós-parto, por atonia uterina. Posteriormente, o uso do extrato de hipófise em obstetrícia revelou os efeitos deletérios semelhantes aos do *ergot* para a mãe (ruptura uterina) e para o feto (asfixia), devido à atividade uterina excessiva.

Em 1928, Kamm *et al.* demonstraram que, a partir do extrato da hipófise posterior, podiam ser isoladas duas frações, uma ocitócica (*Pitocin*) e outra vasopressora (*Pitressim*), e observaram, também, que a ocitócica apresentava algum efeito vasopressor. Em 1953, Du Vigneaud *et al.* determinaram a estrutura química da vasopressina e da ocitocina; entretanto, a disponibilidade da ocitocina pura para uso na prática clínica só teve início em 1957.

Classificação

A ocitocina é um nonapeptídio hidrossolúvel, que apresenta uma ponte cis-cis nas posições 1 a 6. Difere do hormônio antidiurético (ADH) por ter a isoleucina na posição 3 em vez de fenilalanina e, na posição 8, leucina em vez de arginina; essas diferenças nas posições são importantes para o reconhecimento e a ligação do hormônio ao seu receptor, mostrando comportamento biológico distinto. Embora tenha comportamento distinto, a ocitocina, quando administrada em doses altas ou doses frequentes, apresenta propriedades antidiurética e vasoativa como a vasopressina. A ocitocina sintética é fisiológica e quimicamente semelhante à ocitocina natural. As Figuras 33.1 e 33.2 ilustram, respectivamente, a fórmula estrutural e o arranjo dos aminoácidos, na molécula de ocitocina.

Farmacocinética

Os principais locais da expressão dos genes que sintetizam a ocitocina são os neurônios magnocelulares localizados nos núcleos paraventricular e supraóptico hipotalâmicos. As células desses núcleos produzem pró-hormônios, que darão origem ao hormônio peptídio e sua neurofisina, sendo esta última substância uma proteína carreadora que se mantém ligada ao peptídio eletrostaticamente.

O hormônio e sua neurofisina são transportados em forma de vesículas através do axônio e armazenados sob a forma de grânulos, nas terminações nervosas na hipófise posterior, de onde são liberados para a corrente sanguínea. A ocitocina também é liberada no sistema nervoso central (SNC) por meio de neurônios parvocelulares, localizados no núcleo paraventricular e em outras regiões do cérebro. Sendo assim, a ocitocina possui ação periférica (amamentação e parto) e central, onde atua como neurotransmissor ou neuromodulador em diversos processos (comportamento maternal e sexual, ingestão de comida, resposta ao estresse). As funções dos neurônios são controladas diretamente por neurotransmissores colinérgicos, noradrenérgicos ou por neuropeptídios, e a acetilcolina libera a ocitocina e a epinefrina inibe este efeito. A ocitocina também é sintetizada no útero, placenta, âmnio, corpo lúteo, testículos, coração e vasos sanguíneos.

O estímulo primário para a liberação da ocitocina é a distensão mecânica da cérvice e da vagina provocada pela insinuação das bolsas, do feto ou pelo estímulo na glândula mamária; isso provoca um aumento na frequência de disparo de neurônios sensoriais localizados na medula espinal, que leva essa informação sensorial até o hipotálamo através das vias somatossensoriais. Os impulsos são transmitidos por nervos aferentes que conduzem o reflexo para os corpos neuronais, levando à despolarização da membrana nervosa, que se propaga para a parte terminal do axônio; o influxo de cálcio promove a fusão dos grânulos e exocitose dos conteúdos granulares, e então a ocitocina e sua neurofisina são liberadas para a circulação, sendo encontradas sob a forma livre ou ligadas a proteínas plasmáticas.

A ocitocina livre se liga a receptores específicos (ROT) localizados no miométrio, que se formam induzidos pelos estrógenos, amplificando a intensidade e a frequência das

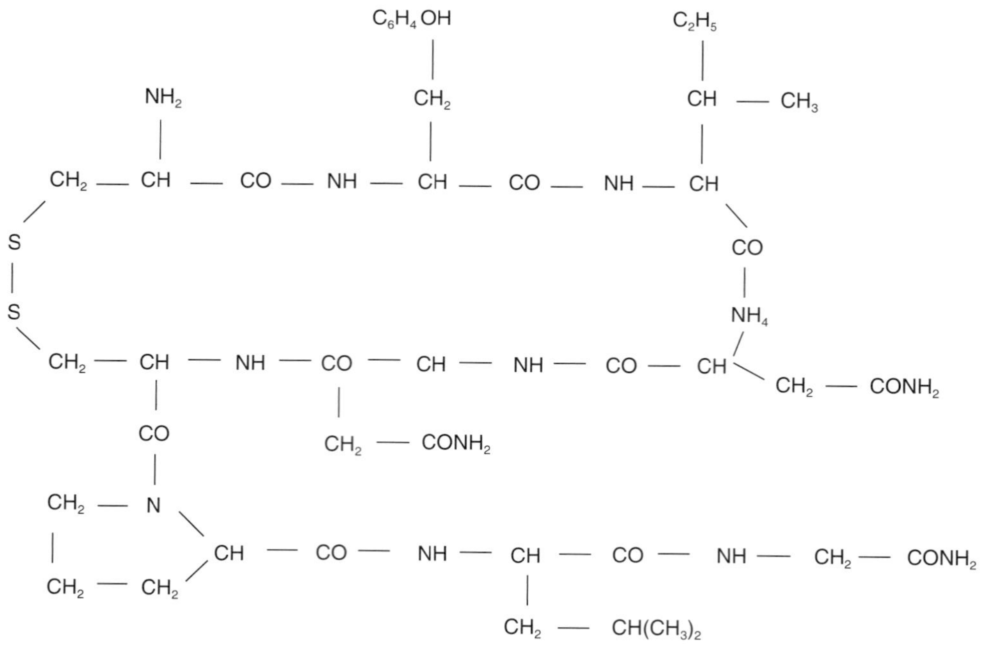

FIGURA 33.1 Estrutura química da ocitocina.

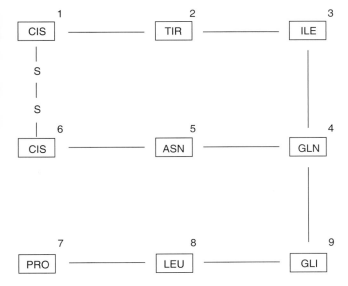

FIGURA 33.2 Arranjo dos aminoácidos na molécula de ocitocina.

contrações uterinas. O hormônio atua ainda nas células mioepiteliais da glândula mamária, promovendo a ejeção do leite; está envolvido também com a luteólise e a progressão dos espermatozoides no genital feminino. Além da musculatura do miométrio e da glândula mamária, os ROT também estão presentes nas células endoteliais, nos rins e no coração.

O sistema central ocitocinérgico influencia também outras áreas do cérebro que estão envolvidas com o controle cardiovascular atuando em receptores, que podem modular a pressão arterial e outros parâmetros cardiovasculares. Há também a ação da ocitocina nos rins. Tanto a vasopressina quanto a ocitocina promovem a natriurese por meio de suas ações em receptores específicos encontrados nas células tubulares renais. Também é produzida em vasos sanguíneos grandes, controlando o tônus vascular.

A depuração da ocitocina é renal e hepática, e apenas uma pequena fração é excretada inalterada na urina. A meia-vida da ocitocina varia de 5 a 20 min.

Mecanismo de ação

A ação da ocitocina na musculatura uterina é bastante complexa; entretanto, parece que este hormônio atua em dois tipos de receptores, os quais apresentam-se em níveis baixos até o fim da gestação, quando, então, aumentam drasticamente. O primeiro tipo de receptor uterino ao qual a ocitocina se liga impede o bloqueio dos canais de cálcio, permitindo a entrada de cálcio extracelular para o meio intracelular, e o segundo receptor favorece a produção do inositol 3,4,5 trifosfato (IP_3), que libera o cálcio do retículo sarcoplasmático. A ocupação de ambos receptores pela ocitocina aumenta o nível citosólico de cálcio, levando a contrações uterinas rítmicas e coordenadas. O mecanismo exato da coordenação das células da musculatura lisa uterina, embora pouco conhecido, parece envolver a propagação de algum sinal para a célula enviado por um marca-passo localizado em outras células do miométrio, provavelmente por comunicação célula a célula através das junções GAP. Além do estímulo direto das contrações, parece que a ocitocina também causa a liberação de determinadas prostaglandinas do útero ligadas à liberação de IP_3.

As células da musculatura lisa uterina em estado de relaxamento são alongadas e contêm filamentos de actina e miosina. A contração ocorre quando os filamentos de actina deslizam sobre os filamentos de miosina, reduzindo o tamanho da célula. A contração da célula miometrial acontece quando a enzima chamada quinase da miosina de cadeia leve (MLCK, do inglês *myosin light-chain kinase*), ativada pelo complexo cálcio-calmodulina, incorpora um átomo de fósforo à miosina, processo esse chamado fosforilação, resultando em um sítio específico para que esta se ligue à actina. Essa união miosina-actina provoca um encurvamento de 45°, fazendo com que a actina deslize sobre o filamento de miosina, resultando em contração uterina. Posteriormente, o trifosfato de adenosina se liga à miosina, desfazendo o encurvamento e assim restabelecendo sua posição original. O relaxamento acontece quando a fosforilação da miosina pela MLCK cessar e a desfosforilação pela fosfatase da miosina de cadeia leve (MLCP, do inglês *myosin light-chain phosphatase*) ocorrer. Fica claro que a taxa de fosforilação da MLCK é crucial para o controle da contratilidade uterina.

A fosforilação da miosina depende da concentração de cálcio no citosol das células miometriais. No relaxamento, o nível de cálcio no citosol é baixo, enquanto no retículo sarcoplasmático da célula é alto. Para que ocorra a contração, é necessário que o cálcio saia do retículo sarcoplasmático, se ligue à calmodulina e seja transportado para o citosol; portanto, é o nível de cálcio citosólico que controla o início, a força e a duração da contração uterina. Por sua vez, a concentração de cálcio citosólico é controlada pela velocidade com que este íon adentra o citosol da célula, é liberado do retículo sarcoplasmático e removido do citosol. O cálcio externo pode entrar na célula pelos canais de cálcio, por variação do potencial de membrana e pela ligação de um agonista ao receptor do canal de cálcio, impedindo, assim, seu fechamento. O cálcio pode também ser liberado do retículo sarcoplasmático em resposta ao IP_3.

Usos e posologia

Para induzir ou aumentar as contrações da musculatura lisa uterina, o medicamento de escolha é a ocitocina. Sua administração pode ser feita por qualquer via parenteral; entretanto, se recomenda a administração por infusão intravenosa (IV) lenta, diluída em solução fisiológica, porque mantém níveis adequados em circulação, atuando de forma mais fisiológica. Por outro lado, a administração pela via oral não é efetiva.

O uso da ocitocina é indicado nos casos de hipotonia ou atonia uterina. Como depende de receptores para a sua atuação (conforme comentado anteriormente), seu uso fica limitado, uma vez que a resposta mais efetiva ocorre até 24 h após o início do parto, diminuindo drasticamente depois desse período.

A dose administrada deve ser baixa, independentemente da via de administração, podendo ser repetida após 30 min. Doses elevadas ou frequentes podem levar a espasmo uterino, hipertonia, asfixia e morte fetal; ruptura uterina, náuseas e vômitos. Pode ainda, determinar efeitos sistêmicos como relaxamento da musculatura lisa vascular, promovendo vasodilatação e levando à redução da pressão sistólica e principalmente diastólica, além de taquicardia reflexa. Esse efeito é temporário, mas pode ser clinicamente significativo quando se faz administração da ocitocina em bólus; tais efeitos tendem a ser mais acentuados na vigência de anestesia geral.

A ocitocina não deve ser utilizada para facilitar o parto se este puder ocorrer normalmente. O uso deste medicamento é contraindicado nos casos de hipertonia uterina, obstrução da via fetal, inércia uterina, resultante da administração prolongada de ocitocina, toxemia e doença cardiovascular.

A ocitocina é apresentada, comercialmente, sob a forma de ampolas de 1 mℓ contendo 3 UI/mℓ ou 5 UI/mℓ ou spray nasal (Syntocinon®), uso humano, e em frasco-ampola contendo 10 UI/mℓ, uso veterinário.

A **carbetocina** é um análogo sintético da ocitocina utilizada para estimular as contrações uterinas e facilitar o parto, promover a involução uterina pós-parto, auxiliar na expulsão dos anexos fetais e promover a descida do leite em casos de agalactia. Pode ser utilizada pelas vias intravenosa lenta, intramuscular e subcutânea; sua absorção e eliminação são semelhantes às da ocitocina. O período mínimo de atuação é de 5 h. Em consequência da longa duração do seu efeito, se houver distocia em fêmeas multíparas durante o trabalho de parto, pode favorecer a ocorrência de ruptura uterina ou de períneo; portanto, o medicamento deve ser utilizado com acompanhamento do parto pelo médico-veterinário.

O Quadro 33.1 mostra a posologia para administração de ocitocina em animais e o Quadro 33.2 mostra a posologia para administração de carbetocina em animais.

QUADRO 33.1
Posologia da ocitocina em obstetrícia para animais domésticos.

Espécie animal	Dose (UI)	Vias de administração
Felina	2 a 3	SC, IM, IV
Canina	1 a 10*	SC, IM, IV
Ovina e caprina	2 a 5	SC, IM, IV
Suína	2 a 5	IM, IV
Bovina	10 a 30	IM, IV
Equina	10 a 30 ou bólus de 2,5 a 10	IM, IV

IM: via intramuscular; IV: via intravenosa; SC: via subcutânea. *Atualmente, há preferência pelo uso em doses mais baixas, entre 1 e 5 UI.

QUADRO 33.2
Posologia da carbetocina para animais domésticos.

Espécie animal	Dose (mg/animal)	Vias de administração*
Ovina e caprina	0,035 a 0,07	IM, SC, IV
Bovina	0,175 a 0,35	IM, SC, IV
Equina	0,175	IM, SC, IV
Suína	0,1 a 0,2	IM, SC, IV
Canina	0,02 a 0,04	IM, SC, IV

IM: via intramuscular; IV: via intravenosa; SC: via subcutânea. *A administração intravenosa deve ser lenta.

Prostaglandinas

A formação e as demais funções dos diferentes tipos de prostaglandinas (PGs) são discutidas no *Capítulo 22*. As PGs de interesse em obstetrícia são aquelas pertencentes às classes E e F (E_2 e F_2). A PGE se diferencia da PGF unicamente pela presença de um radical cetônico no carbono 9 da PGE, enquanto na PGF há um radical hidroxila na mesma posição.

A $PGF_{2\alpha}$ desempenha um papel importante no parto, não apenas por inibir a secreção de progesterona, mas também por atuar de forma direta, sensibilizando a fibra muscular uterina à ação da ocitocina e, provavelmente, diminuindo também o fluxo vascular na placenta. Portanto, substâncias inibidoras da ação das PGs irão interromper o parto e prolongar a gestação. Outras PGs importantes em obstetrícia são a PGE_1 e a PGE_2, que têm ação moduladora na dilatação cervical para que, depois, a $PGF_{2\alpha}$ atue com sua ação contrátil.

As PGs têm ainda ação luteolítica, diminuindo a produção de progesterona, e atuam também no sistema endócrino, mediando a liberação de diversos hormônios, a saber: hormônio adrenocorticotrófico (ACTH), hormônio do crescimento (GH), prolactina (PRL), hormônio luteinizante (LH) e hormônio liberador do hormônio luteinizante (LHRH).

As PGs exógenas podem ser administradas pelas vias subcutânea, intramuscular ou *in situ*. As naturais são rapidamente inativadas, tendo meia-vida de 1 a 10 min; por isso, o uso dos análogos, com ação mais duradoura (12 a 24 h), é preferido. A resposta do útero a essas substâncias é dose-dependente e aumenta à medida que a gestação evolui.

As PGs exógenas e endógenas são degradadas em vários tecidos e órgãos que possuem enzimas específicas para sua inativação, como tecido adiposo, intestino, fígado, testículos, útero, baço, rins e, principalmente, pulmões.

As PGs E e F são catalisadas pela 15-PG desidrogenase (PGHD) para as formas inativas 15-ceto PGE ou 15-ceto PGF; estas são reduzidas a 15-ceto-13,14 di-hidro PG pela PG redutase (13-PGR). A 15-ceto-13,14 di-hidro PG, por processo de oxidação, é transformada em composto solúvel em água e eliminada na urina, ou pode, ainda, ser convertida em 13,14 di-hidro PG.

Mecanismo de ação

A ação das PGs é mediada por receptores específicos, localizados na membrana plasmática da célula-alvo. Existem 5 subtipos de receptores (DP, EP, FP, IP e TP), e cada um deles é específico para se ligar às diferentes PGs: PGD_2, PGE_2, $PGF_{2\alpha}$, PGI_2 ou tromboxano (TXA_2). Para a PGE_2, há 4 subtipos de receptores (EP_1, EP_2, EP_3, EP_4), o que explica o efeito biológico heterogêneo da PGE_2 nos diferentes tecidos. Assim, a PGE ligada aos receptores EP_2 e EP_4 estimula a adenilciclase e a produção do cAMP, causando relaxamento uterino, enquanto as que se ligam ao receptor EP_3 inibem a adenilciclase, diminuindo o cAMP e facilitando, assim, a contração uterina. Quando as PGs se ligam aos receptores FP e EP_1, aumentam o fosfoinositol (IP_3) e a mobilização do cálcio, resultando em aumento do cálcio livre intracelular, levando à contração da musculatura lisa uterina.

Usos e posologia

As PGs são utilizadas para produzir luteólise, estimular as contrações uterinas e dilatar a cérvice. Seu uso está indicado para induzir abortamento ou parto; detecção de cio silencioso em bovinos; na piometra; retenção placentária; sincronização do estro (os usos das prostaglandinas são também abordados nos *Capítulos 22* e *30*). O Quadro 33.3 apresenta a posologia de PGF$_{2\alpha}$, para cães e gatos, para induzir abortamentos e na piometra.

Efeitos colaterais

Os efeitos colaterais provocados pelas prostaglandinas estão ligados à sua ação estimuladora na musculatura lisa de vários tecidos e órgãos, e incluem: náuseas, vômitos, diarreia, hipertonicidade uterina, alterações no sistema cardiovascular e pulmonar. Outros efeitos são observados, porém, com menor frequência, e estão relacionados com o uso de doses elevadas, como sialorreia, dilatação pupilar e incoordenação motora.

Em cães e gatos, deve-se dar preferência à PGF$_2$, natural, pois os efeitos colaterais são menos intensos. Nestas espécies, a DL50 é de aproximadamente 5 mg/kg. A aplicação IM pode causar isquemia passageira, com miosite grave.

Devido aos efeitos das PGs em outros órgãos (ver no *Capítulo 22*), não se deve utilizar essas substâncias em fêmeas que apresentem cardiopatias, alteração pulmonar e/ou renal; em piometra, seu uso deve ser feito com prudência pelo risco de ruptura uterina.

Derivados do *ergot* (alcaloides do esporão do centeio)

Histórico

O efeito do esporão do centeio ingerido durante a gravidez foi reconhecido há mais de 2.500 anos. Muito antes de ser reconhecido pelos médicos, o esporão do centeio já era utilizado por parteiras, na Idade Média, as quais conheciam ervas que atuavam nas contrações uterinas, mais tarde identificadas como *ergot*, uma mistura de alcaloides produzida pelo fungo *Claviceps purpurea*, que crescia principalmente nos grãos do centeio. Os médicos só passaram a utilizar o *ergot* no século XIX. O uso do *ergot*, em obstetrícia, aumentou depois da publicação, em 1808, de uma carta de John Stearns no *Medical Repository of New York*, na qual relatava as vantagens do *ergot*. Entretanto, em 1824, David Hasack mostrou os efeitos adversos da droga, que envolviam ruptura uterina, asfixia e morte fetal; por isso, seu uso foi indicado apenas para o controle de hemorragias pós-parto.

No fim do século XIX e início do século XX, o *ergot* foi objeto de muitas investigações farmacológicas, e descobriu-se que continha uma variedade de substâncias, mas estas apresentavam atividades biológicas diferentes. Os alcaloides ergotoxina e ergotamina apresentavam propriedades ocitócicas e tornaram-se os medicamentos de escolha para essa finalidade.

Em 1932, Chassar Moir descobriu a ergometrina, novo alcaloide do *ergot* solúvel em água, mas com os mesmos efeitos colaterais já conhecidos para os outros alcaloides isolados do *ergot*.

O primeiro estudo comparativo foi realizado por Dorothy Daley (1951), no qual observou que pacientes que recebiam o *ergot* apresentavam aproximadamente 40% menos risco de ocorrer hemorragia após o parto, fato comprovado posteriormente em estudos controlados.

Estrutura química

Os alcaloides do *ergot* constituem uma família de substâncias com efeitos farmacológicos diversificados. São derivados do ácido lisérgico, estrutura comum a todos os alcaloides do *ergot*. Dividem-se em dois grupos: *alcaloides aminados*, porque, na reação de hidrólise, liberam o grupo amina; neste grupo estão incluídos vários compostos, entre eles a ergonovina e a metilergonovina, e *alcaloides do ergot com maior peso molecular*, que, à hidrólise, liberam aminoácidos. Os principais representantes deste grupo são a ergotamina, a ergotoxina (composta pela associação de 3 alcaloides: ergocristina, ergocornina e ergocriptina) e a bromocriptina. A Figura 33.3 mostra as estruturas químicas dos principais alcaloides do *ergot* utilizados em obstetrícia.

QUADRO 33.3

Posologia da prostaglandina PGF$_{2\alpha}$ para animais domésticos.

Espécie animal	Indicação	Posologia
Canina	Indução de abortamento	250 g/kg, a cada 8 h, por 4 dias, SC ou IM ou 20 g/kg, a cada 8 h, por 3 dias, SC ou IM ou 30 g/kg, a cada 12 h, por 3 dias, SC ou IM
	Piometra (colo aberto)	10 a 50 g/kg, a cada 24 h, por 4 a 5 dias, SC ou IM ou 20 g/kg, a cada 8 h, por 8 dias, SC ou IM ou 250 g/kg, a cada 24 h, por 5 dias, SC ou IM ou 150 g/kg, infusão intravaginal
Felina	Indução de abortamento (gestação > 30 dias)	Após 33 dias de gestação: 2 mg por animal, a cada 24 h, por 5 dias, SC Após 40 dias de gestação: 0,5 a 1 mg/kg, a cada 12 h, por dia, SC ou 0,05 a 0,25 mg, a cada 12 ou 24 h, por 2 a 5 dias, SC
	Piometra (colo aberto)	0,05 a 0,5 mg/kg, a cada 12 ou 24 h, por 2 a 5 dias, SC ou 0,25 mg/kg, a cada 12 h, por 5 dias, SC

IM: via intramuscular; SC: via subcutânea. PGF$_{2\alpha}$ pode ser associada a agonista dopaminérgico e antagonista de receptor de progesterona. No tratamento de piometra, o animal deve ser acompanhado por exames laboratorial e ultrassonográfico para avaliação das condições sistêmica e uterina. Não deve ser utilizada em piometra de colo fechado. Obs.: há vários protocolos para uso das prostaglandinas em cães e gatos.

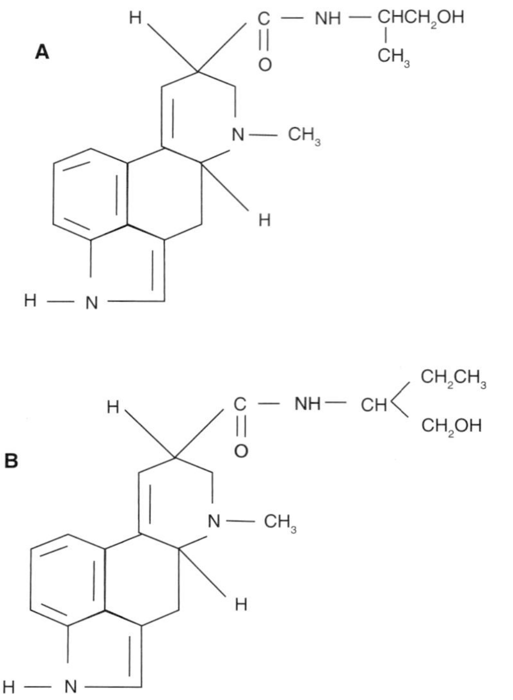

FIGURA 33.3 Estrutura química da ergonovina (**A**) e da metilergonovina (**B**).

Farmacocinética

Existem vários derivados semissintéticos dos alcaloides do esporão, sendo muitos de grande interesse terapêutico; entretanto, para uso em obstetrícia e ginecologia são importantes os alcaloides aminados: **ergonovina** e **metilergonovina**, porque têm maior potência uterotrópica e fraco efeito vasoconstritor, o que os difere do derivado aminoácido ergotamina.

Os derivados do *ergot*, diferentemente da ocitocina, provocam contração do útero como um todo. Seu efeito é dose-dependente; portanto, quanto maior a dose, maior a contração e maior também será o relaxamento subsequente, o que contraindica a sua utilização em doses elevadas.

A metilergonovina e a ergonovina são efetivas quando administradas pelas vias oral, subcutânea ou intramuscular. Se administradas por via oral têm absorção rápida, atingindo concentração máxima entre 60 e 90 min. São eliminadas mais rapidamente que a ergotamina e, portanto, menos tóxicas.

A biotransformação da metilergonovina e de todos os demais alcaloides do *ergot* ocorre no fígado, sendo seus metabólitos excretados na bile.

Mecanismo de ação

Os alcaloides do *ergot* são agonistas α_1-adrenérgicos e sua ação envolve também a interação com receptores uterinos da serotonina (5-HT). Estes atuam liberando IP_3 e mobilizando o cálcio do retículo sarcoplasmático, levando à contração da musculatura uterina (a descrição detalhada do mecanismo de ação dos alfa-adrenérgicos é apresentada no *Capítulo 10*).

Usos e posologia

Os alcaloides do esporão do centeio são substâncias utilizadas para promover a contração uterina; seu emprego, sempre em pequenas doses, é compatível no pós-parto, pós-abortamento, metrite, metrorragias e retenção de placenta.

Comercialmente, o maleato de ergonovina (Ergotrate®) é encontrado sob a forma de ampolas contendo 0,2 mg/mℓ ou comprimidos de 0,2 mg, e o maleato de metilergonovina (Methergin®), sob a forma de ampolas contendo 0,2 mg/mℓ ou drágeas de 0,125 mg.

O uso dos alcaloides do *ergot* deve ser realizado com cuidado, pois pode causar ruptura uterina, na dependência da dose e das condições do útero; lacerações na cérvice, se esta não estiver totalmente dilatada; morte fetal por asfixia e, em doses elevadas, promove vômitos, diarreia e alteração circulatória. O uso do medicamento é contraindicado na indução do parto, no primeiro e segundo estágios do parto, doença vascular, doença cardíaca, hipertensão, sepse, doença renal e hepática.

O Quadro 33.4 indica a dose e a via de administração do maleato de metilergonovina para cães e gatos.

QUADRO 33.4
Posologia da metilergonovina em animais domésticos.

Espécie animal	Dose (mg/animal)	Vias de administração
Canina	0,05 a 0,2	Oral, SC, IM
Felina	0,05	Oral, SC, IM

IM: via intramuscular; SC: via subcutânea.

TOCOLÍTICOS

Os agentes tocolíticos são substâncias que inibem as contrações da musculatura lisa uterina e incluem os agonistas beta-adrenérgicos; bloqueadores dos canais de cálcio; antagonistas da ocitocina; anti-inflamatórios não esteroidais (AINEs) e antagonistas intracelulares de cálcio.

A principal finalidade do uso de tocolíticos é a de prevenir a morbidade e a mortalidade associadas ao parto prematuro. Entretanto, essa prevenção ainda não foi demonstrada claramente para alguns medicamentos pertencentes a este grupo. Assim, embora muito utilizados, principalmente em humanos, a eficácia de alguns deles permanece controversa, já que em estudos realizados com alguns desses agentes, verificou-se que, de fato, eles tinham como principal consequência o prolongamento da gestação; no entanto, promoviam muitas vezes efeitos adversos para a mãe e o feto. Dessa maneira, alguns desses medicamentos não podem ser considerados como opção terapêutica de primeira linha, pois, embora sejam efetivos, possuem efeitos colaterais potentes, como hiperglicemia, hipocalcemia, hipotensão, insuficiência cardíaca, arritmias, taquicardia, isquemia miocárdica e edema pulmonar. Portanto, devido ao risco de efeitos adversos e também frente a alguns estudos que mostram a ineficácia desses agentes, alguns autores acreditam que o uso de tocolíticos situa-se atualmente no limite estreito entre o benefício e o risco.

Agonistas beta-adrenérgicos

Em 1961, pela primeira vez, propôs-se o emprego da terapêutica medicamentosa com agonista beta-adrenérgico para inibição das contrações uterinas. Posteriormente, outros medicamentos foram empregados com a mesma finalidade, como sulfato de magnésio, etanol, bloqueadores do canal de cálcio, antiprostaglandinas, doadores de óxido nítrico e, mais recentemente, o antagonista da ocitocina (atosibana). No entanto, apenas dois desses medicamentos foram desenvolvidos para inibir o trabalho de parto prematuro – o cloridrato de ritodrina (agonista beta-adrenérgico) e a atosibana, um antagonista específico da ocitocina. Os outros foram adaptados para esse fim.

Os agonistas beta-adrenérgicos isoxsuprina, terbutalina, salbutamol e clembuterol atuam interrompendo o parto e prolongando a gestação por até 48 h.

São descritos 3 subtipos de receptores beta-adrenérgicos: β_1, β_2 e β_3. Os subtipos β_1 e β_2, quando estimulados, produzem ação tocolítica, mas também efeitos adversos. Assim, os receptores β_1-adrenérgicos, encontrados no coração, intestino delgado e tecido adiposo, quando estimulados produzem efeitos cronotrópico e inotrópico, enquanto os receptores β_2-adrenérgicos, presentes no útero, vasos sanguíneos e bronquíolos respondem com relaxamento, vasodilatação e broncodilatação. Os receptores β_3 atuam como relaxantes da musculatura lisa encontrada nos sistemas gastrintestinal, urinário, respiratório e no músculo liso vascular.

Os beta-agonistas atuam ligando-se ao receptor, ativando a enzima adenilciclase, que catalisa a reação ATP em cAMP, e este, por sua vez, ativa a enzima proteinoquinase, responsável pela diminuição do cálcio intracelular. O mecanismo de ação dessas substâncias é descrito com mais detalhes no *Capítulo 10*.

A utilização de agonista beta-adrenérgico frequentemente é acompanhada de efeitos colaterais maternos potencialmente graves, como taquicardia, hipotensão arterial, hipocalcemia e edema pulmonar agudo. Outros efeitos menos graves incluem: cefaleia, êmese, tremores e febre. Os beta-agonistas atravessam a placenta e atuam também no feto, podendo causar taquicardia, hiperinsulinismo, hipoglicemia, hipocalcemia e hipotensão arterial, mas mesmo assim, são utilizados para inibir as contrações da musculatura lisa uterina e manter a gestação, principalmente em seres humanos.

O Quadro 33.5 mostra a posologia de alguns agonistas beta-adrenérgicos usados como tocolíticos.

A isoxsuprina (Inibina®) é um agonista β_2-adrenérgico utilizado em Medicina Humana e Veterinária como vasodilatador e relaxante da musculatura lisa uterina. É empregado como vasodilatador e relaxante uterino em éguas, e como relaxante uterino em vacas, porcas, ovelhas e cabras.

A isoxsuprina é absorvida e distribuída rapidamente; após a administração oral, níveis séricos são obtidos entre 20 e 60 min em cães, 20 a 180 min em seres humanos e após 8 h em equinos. Por via intramuscular, a concentração sérica se eleva rapidamente, sendo de 12 a 30 min em seres humanos. A excreção da isoxsuprina nos animais é rápida, sendo 70 a 80% excretados principalmente pela urina, nas primeiras 24 h após o tratamento.

A atividade farmacodinâmica da isoxsuprina foi testada em seres humanos e em animais. O efeito farmacológico relevante foi no sistema cardiovascular, seguido pelos efeitos de relaxamento uterino e vasodilatação nas extremidades. Os cães são mais sensíveis aos efeitos cardiovasculares do que o homem, e a administração oral mostrou menor toxicidade nos testes realizados. Não deve ser administrada quando tiver ocorrido hemorragia arterial recente, insuficiência cardíaca congestiva, anemia, descolamento prematuro de placenta ou após o parto. É encontrada sob a forma de cloridrato de isoxsuprina em comprimidos de 10 mg e na forma injetável de 10 mg/2 mℓ solução.

A dose da terbutalina para cães e gatos na forma injetável é de 0,01 mg/kg, a cada 6 h. Os efeitos colaterais incluem arritmias cardiovasculares, edema pulmonar e hipopotassemia. As doses devem ser administradas com cuidado e o animal monitorado para avaliar os efeitos cardiovasculares.

Inibidores da síntese de prostaglandinas

Os anti-inflamatórios não esteroidais (AINEs) são medicamentos que inibem a síntese de PGs, que são importantes mediadores da contração uterina. Entretanto, devido aos efeitos adversos que podem causar à mãe e, principalmente, ao feto, seu uso como tocolítico é restrito em seres humanos e deve ser evitado em animais, por serem estes mais sensíveis.

A indometacina (Indocid®), um antagonista não seletivo da ciclo-oxigenase (COX), é considerada medicamento de referência por apresentar menor índice de efeitos adversos maternos. Essa substância atravessa a placenta e sua meia-vida é mais longa na circulação fetal do que na materna; por isso, os efeitos adversos são mais intensos no feto.

Entre os principais efeitos colaterais produzidos pelos inibidores da síntese de PGs citam-se: vômitos, depressão da medula óssea e alterações gastrintestinais. No feto, pode produzir fechamento prematuro do ducto arterioso, hipertensão pulmonar, alteração renal e coagulopatia (o mecanismo de ação dessas substâncias está detalhadamente descrito no *Capítulo 22*).

Bloqueadores dos canais de cálcio

Os principais bloqueadores dos canais de cálcio pertencem a três grupos químicos: fenilalquilaminas, di-hidropiridinas e benzotiazepinas. Essas substâncias têm em comum a propriedade de inibir o fluxo do íon cálcio na membrana celular, por bloqueio competitivo. Esses agentes atuam no interior da membrana celular e ligam-se de forma intensa às membranas despolarizadas. Há vários tipos de canais de cálcio, sendo os mais importantes, do ponto de vista das implicações

QUADRO 33.5
Posologia dos tocolíticos para animais domésticos.

Espécie animal	Isoxsuprina Dose/vias de administração (mℓ/animal)	Clembuterol Dose/vias de administração (µg/animal)
Equina	5 a 10/IM	300/IM
Bovina	5 a 10/IM	300/IM
Ovina	1 a 2/IM	100/IM
Suína	1 a 4/IM	150/IM
Canina	0,2 a 1/IM, SC	—
Felina	0,1/IM, SC	—

IM: via intramuscular; SC: via subcutânea.

terapêuticas, os dependentes da voltagem, dos quais os mais estudados são: L, T, N e PQ.[1] Dentre esses, os canais do tipo L serão os considerados neste capítulo, pois o seu bloqueio produz relaxamento da musculatura lisa de vários tecidos, inclusive o uterino. Esses canais de cálcio são encontrados na musculatura lisa dos vasos sanguíneos, nos brônquios, no estômago e no intestino, no sistema geniturinário, no útero, no pâncreas, na hipófise, nas adrenais, nas glândulas salivares, nas plaquetas e no tecido lacrimal. Quando utilizados como tocolítico, promovem também efeito vasodilatador em vários órgãos e tecidos; efeito inotrópico negativo sobre o músculo cardíaco e efeito cronotrópico, batmotrópico ou dromotrópico negativo sobre o tecido nodal.

A biodisponibilidade dos antagonistas do cálcio depende do metabolismo de que são alvo quando de sua passagem através da parede intestinal e pelo fígado. Todos são biotransformados no fígado por oxidação e transformados em metabólitos menos ativos. Apesar de a absorção oral desses medicamentos ser boa, a biodisponibilidade de alguns deixa muito a desejar.

Os principais efeitos colaterais incluem constipação intestinal, edema, cefaleia, náuseas, tonturas, dispneia. São cardiodepressores, causam hipotensão e bradicardia (efeitos observados principalmente quando do uso do verapamil e diltiazem). As di-hidropiridinas causam taquicardia e cefaleia, mas não causam depressão miocárdica. Estudos em animais sugerem que esses medicamentos reduzem o fluxo sanguíneo uterino e a oxigenação fetal.

Os bloqueadores dos canais de cálcio não devem ser utilizados associados aos betabloqueadores, porque estes potencializam os efeitos indesejáveis, sobretudo a hipotensão.

Antagonistas da ocitocina

Os antagonistas da ocitocina são peptídios sintéticos. Ao contrário dos agonistas beta-adrenérgicos, a especificidade pelos receptores de ocitocina faz com que apresentem maior segurança clínica, com menos efeitos colaterais do que os agonistas beta-adrenérgicos. Como produzem poucos efeitos adversos materno-fetais, são os tocolíticos de primeira escolha para inibir o parto prematuro.

Os peptídios antagonistas da ocitocina atuam por competição pelos receptores de ocitocina, encontrados na membrana plasmática das células miometriais, inibindo o segundo mensageiro responsável pelo aumento do cálcio livre intracelular, impedindo, dessa maneira, a contração. Simultaneamente, ocorre, também, a inibição da liberação de PG, mediada pela ocitocina. A inibição da contratilidade uterina é dose-dependente.

A **atosibana** (Tratocile®) é um nonapeptídio análogo da ocitocina (Figura 33.4) que tem grande afinidade pelos receptores da ocitocina e menor afinidade pelos receptores da vasopressina.

Em seres humanos, esse medicamento é administrado por via intravenosa em etapas sucessivas: bólus inicial de 6,75 mg seguido de uma infusão de 3 h a 300 µg/min e, posteriormente, redução para 100 µg/min, durante, no

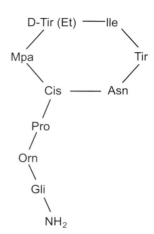

FIGURA 33.4 Estrutura química da atosibana.

máximo, 45 h. Este ciclo pode ser repetido por mais três vezes, se necessário. A concentração máxima é alcançada 1 h após a infusão, e a inibição das contrações uterinas ocorre dentro de 2 h após o início da aplicação da infusão. A concentração plasmática diminui rapidamente, com uma vida média entre 0,21 e 1,7 h. A atosibana atravessa a barreira placentária e atinge o feto. Os metabólitos são eliminados na urina, no leite e nas fezes.

As reações adversas produzidas pela atosibana, em seres humanos, são náuseas, cefaleia, taquicardia, hipotensão e hiperglicemia; com menor frequência têm sido descritas hemorragia e atonia uterina. Não há, ainda, dados sobre o uso clínico desse antagonista da ocitocina para retardar o parto em animais.

O barusiban é um antagonista da ocitocina de longa duração e potência mais elevada que a atosibana, desenvolvido para evitar o trabalho de parto prematuro. Atualmente, está sendo submetido a ensaios clínicos.

Sulfato de magnésio

A ação miorrelaxante do sulfato de magnésio foi demonstrada primeiramente *in vitro*. Em seres humanos, a concentração de sulfato de magnésio necessária para inibir a atividade miometrial é similar à concentração sérica associada à toxicidade materna. O mecanismo de ação do sulfato de magnésio para impedir as contrações uterinas prematuras consiste na inibição da entrada de cálcio nas células miometriais, causadas pelos altos níveis de magnésio extracelular (antagonista competitivo). A elevação da concentração do magnésio inibe a secreção hormonal da glândula paratireoide e reduz a reabsorção renal de cálcio, resultando em hipocalcemia e hipercalciúria. Pode atuar também nos canais de cálcio. Todos esses mecanismos reduzem os níveis de cálcio intracelular e impedem a ativação do complexo actina-miosina. Em seres humanos, parece que retarda o parto por 24 a 48 h, embora poucos estudos tenham testado adequadamente sua eficácia no trabalho de parto prematuro. É excretado totalmente pelos rins, sendo uma parte reabsorvida nos túbulos em proporção inversa à sua concentração sérica.

Os principais efeitos colaterais são: náuseas, depressão respiratória, falência cardíaca, edema pulmonar, tetania, hipotensão, paralisia muscular. O sulfato de magnésio atravessa

---

[1] L: refere-se a longa duração; T: indica transitoriedade; N: significa que não é de longa duração nem transitório; e P/Q: corresponde à sequência alfabética a partir do N (com a omissão do O).

a placenta e se distribui no líquido amniótico e compartimentos fetal, sendo observadas hemorragia intraventricular e morte em fetos humanos, além de letargia, hipotonia e impactação fecal. Hipocalcemia e depressão respiratória são efeitos adversos mais raros, mas podem ocorrer na dependência da dose utilizada.

Etanol

Até o momento, ainda não está suficientemente esclarecido o mecanismo de ação tocolítica do etanol. Sugere-se que esta substância iniba a liberação de ocitocina e, além disso, estimule receptores beta-adrenérgicos, aumentando a concentração de cAMP.

Os efeitos colaterais observados na mãe, quando da administração do etanol, são taquicardia, sonolência, desidratação e acidose. No feto pode produzir acentuada depressão do SNC.

BIBLIOGRAFIA

Al-Eknah, M.M.; Homeida, A.M. A review of some aspects of the pharmacology of oxytocin in domestic animals. Vet. Res. Com., v. 15, p. 45-55, 1991.

Andersen, L.F.; Lyndrup, J.; Akerlund, M. Oxitocin receptor blockade: a new principle in the treatment of preterm labor? Am J Perinatol, v. 6, p. 196-99, 1989.

Arthur, G.H.; Noakes, D.E.; Pearson, H. Veterinary reproduction and obstetrics. 6 ed. London, Baillière Tindall, 1983, 641 p.

Berkman, N.D.; Thorp, J.M.; Lohr, K.N.; Carey, T.S.; Hartmann, K.E.; Gavin, N.L.; Hasselblad, V.; Idicula, A.E. Tocolytic treatment for the management of preterm labor: A review of the evidence. Am. J. Obstet. Gynecol., v. 188, n. 6, p. 1648-59, 2003.

Burke, T. Small reproduction and infertility. Philadelphia, Lea & Febiger, 1986, 408 p.

Chastain, C.B.; Ganjam, V.K. Clinical endocrinology of campanion animals. Philadelphia, Lea & Febiger, 1986, p. 46-47.

Christiansen, J. Reproduction in the dog and cat. Baillière Tindall, 1984, 309 p.

Concannon, P.W.; Hansel, W. Prostaglandin F_2 induced luteolysis, hypothermia, and abortions in beagle bitches. Prostaglandins, v. 13, p. 533-42, 1977.

Davidson, A.P.; Feldman, E.D.; Nelson, R.W. Treatment of feline pyometra in cats, using prostaglandins F_2: 21 cases (1982-1990). American Veterinary Medicine Association, v. 200, p. 125, 1992.

Derivaux, J.; Ectors, F. Fisiopatologia de la gestacion y obstetricia veterinaria. España, Acribia S.A., sd, 275 p.

Devost, D.; Girotti, M.; Carrier M.E.; Russo, C.; Zingg, H.H. Oxytocin induces dephosphorylation of eukaryotic elongation factor 2 in human myometrial cells. Endocrinology, v. 146, n. 5, p. 2265-2270, 2005.

Dickson, W.M. Endocrinology, reproduction and lactation. In: Swenson, M.J. Dukes' physiology of domestic animals. 10 ed., Melvin J. Wenson editor, 1984, p. 761-797.

Drazner, F.H. Small animal endocrinology. Churchill Livingstone Inc., 1987, 508 p.

du Vigneaud, V.; Lausler, C.; Popernone, E. A. Enzymatic cleavage of glycinamide from vasopressin and proposed structure for this pressor-antidiuretic hormone of the posterior pituitary. Journal of the American Chemical Society, v. 75, p. 4880-4881, 1953.

Feldman, E.C.; Nelson, R.W. Canine and feline endocrinology and reproduction. Philadelphia, WB Saunders, 1987, p. 1-28.

Flint, A.P.F.; Sheldrick, E.L.; McCann, T.J. Jones, D.S. C. Luteal oxytocin characteristics and control of synchronous episodes of oxytocin and PGF2 secretion at luteolysis in ruminants. Domestic Animal Endocrinology. v. 7, n. 2, p. 111-24, 1990.

Fuchs, A.R.; Helmer, H.; Chang, S.M.; Fields, M.J. Concentration of oxytocin receptors in the placental and fetal membranes of cows during pregnancy and labour. Journal of Reproduction and Fertility, v. 96, n. 2, p. 775-83, 1992.

Gilbert, R.O. Diagnosis and treatment of pyometra in bitches and queens. The Compendium Continuing Education, v. 14, n. 6, p. 777-84, 1992.

Gilbert, R.O.; Schwark,W.S. Pharmacologic considerations in the management of peripartum conditions in the cow. Vet. Clin. N. Am. Food Animal Practice, v. 8, n. 1, 1992.

Goodwin, T.M.; Paul, R.; Silver, H. The effect of oxitocin antagonist atosiban on preterm uterine activity in the human. Am. J. Obstet. Gynecol., v. 170, p. 474-78, 1994.

Hirst, J.J.; Parkington, H.C.; Young, R.; Palliser, H.K.; Peri, K.G.; Olson, D.M. Delay of preterm birth in sheep by THG113.31, a prostaglandin F2alfa receptor antagonist. American Journal of Obstetrics and Gynecology, v. 193, p. 256-266, 2005.

Kamm, O.; Aldrich, T.; Grote, I.; Rowe, L.; Buybee, E. (1928). The active principles of the posterior lobe of the pituitare gland. i. the demonstration of the presence of two active principles ii. the separation of the twom principles and their concentration in the form of potent solid preparations. Journal of the Americol Society, v. 50, n. 2, p. 573-601, 1928.

Lamming, G.E.; Mann, G.E. Control of endometrial oxytocin receptors and prostaglandin F2 production in cows by progesterone and oestradiol. J. Reproduction and Fertility. v. 103, p. 69-73, 1995.

Lamont, R.F. The development and introduction of antioxytocic tocolytics. International Journal of Obstetrics and Gynecology, v. 110, suppl. 20, p. 108-112, 2003.

Macintire, D.K. Emergencies of the female reproductive tract. V. Clin. N. Am. Small Animal Practice, v. 24, n. 6, p. 1173-87, 1994.

McAnulty, P.A.; Burns, L.M. evaluation of the maternal and neonatal effects of the oxytocin antagonist, atosibana, in a cros-fostering study in rats. Reproductive Toxicology, v. 19, p. 65-70, 2004.

McDonald, L.E.; Capen, C.C. Veterinary endocrinology and reproduction. 4 ed. Philadelphia, Lea & Febiger, 1989, p. 1-18.

Morrow, D.A. Current therapy in theriogenology. 2 ed. WB Saunders, 1986.

Mota-Rojas, D.; Martinez-Burnes, J.; Trujillo, M.E.; Lopez, A.; Rosales, A.M.; Ramirez, R.; Orozco, H.; Merino, A.; Alonso-Spilsbury, M. Uterine and fetal asphyxia monitoring in parturient sows treated with oxytocin. Anim. Reprod. Sci., v. 86, n. 1 a 2, p. 131-41, 2005.

Nostrand, S.D.; Galton, D.M.; Erb, H.N.; Bauman, D.E. Effects of daily exogenous oxytocin on lactation milk yield and composition. J. Dairy Science, v. 74, n. 7, p. 2119-127, 1991.

Palliser, H.K.; Hirst, J.J.; Ooi, G.T.; Rice, G.E.; Dellios, N.L.; Escalona, R.M.; Parkington, H.C.; Young, R. Prostaglandin E and F receptor expression and myometrial sensitivity at labor onset in the sheep. Biology of Reproduction, v. 72, p. 937-943, 2005.

Pressing, A.L. Pharmacologic control of swine reproduction. Vet Clin N Am. Food Animal Practice, v. 8, n. 3, p. 707-23, 1992.

Reichlin, S. Neuroendocrinology. In: Williams, R.H. Textbook of endocrinology. 7 ed. Philadelphia, WB Saunders, 1985, p. 492-567.

Romagnoli, S.E.; Cela, M.; Camillo, F. Use of prostaglandin F_2 for early pregnancy termination in the mismated bitch. The Veterinary Clinics of North America: Small Animal Practice, v. 21, n. 3, p. 487-99, 1991.

Stubbs, T. Oxytocin for labor induction. Clin. Obstet. Gynecol., v. 43, n. 3, p. 489-94, 2000.

Sultatos, L.G. Mechanisms of drugs that affect uterine motility. Journal of Nurse-Midwifery, v. 42, n. 4, 1997.

Tsatsaris, V.; Cabrol, D.; Carbonne, B. Pharmacokinetics of tocolytic agents. Clinic Pharmacokinet., v. 43, n. 13, p. 833-844, 2004.

Van Breemen, C. Cellular mechanism regulating [Ca] smooth muscle. Annu. Rev. Physiol., v. 51, p. 315-29, 1989.

West, J.B. As bases fisiológicas da prática médica. 11 ed. Rio de Janeiro, Guanabara Koogan S.A, 1989.

Seção 10

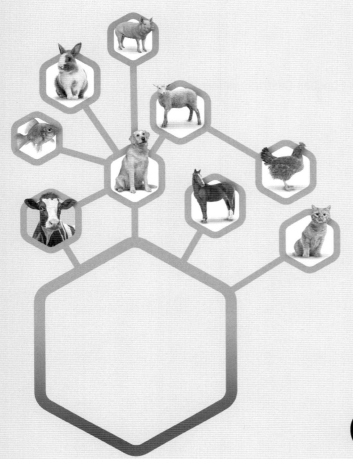

Sistema Gastrintestinal

34 Medicamentos que Interferem nas Funções Gastrintestinais, 485

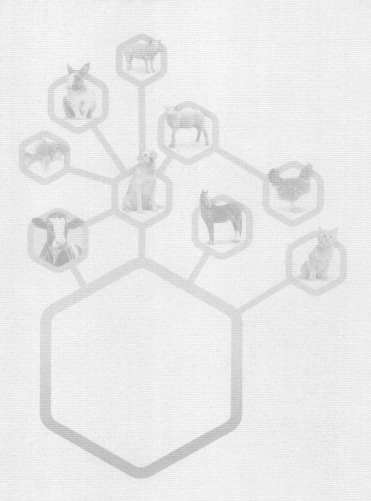

34

Medicamentos que Interferem nas Funções Gastrintestinais

Helenice de Souza Spinosa

- Introdução, 485
- Estimulantes do apetite, 485
- Protetores de mucosa e adsorventes, 486
- Carminativos, antifiséticos, antiflatulentos e antiespumantes, 487
- Antizimóticos ou antifermentativos, 487
- Pró-cinéticos, 487
- Antiácidos, 489
- Bloqueadores da secreção de ácido clorídrico ou de seus efeitos, 490
- Eméticos, 491
- Antieméticos, 492
- Antidiarreicos ou constipantes, 493
- Catárticos, 494
- Digestivos ou eupépticos, 495
- Hepatoprotetores, 496
- Bibliografia, 496

INTRODUÇÃO

O sistema digestório é responsável por várias funções que vão desde preensão, mastigação, deglutição, maceração e decomposição do alimento até a degradação enzimática pelo organismo ou por microrganismos simbiontes, posterior absorção através do epitélio para dentro do organismo e, ainda, eliminação do material que não foi aproveitado. Embora os produtos de degradação enzimática sejam semelhantes, os processos digestivos variam bastante, quando se consideram as diferentes espécies animais. De fato, basta comparar o sistema digestório de um animal monogástrico com a complexidade do sistema digestório de um poligástrico ou, ainda, de um carnívoro com aquele de um herbívoro. Portanto, aspectos comparativos sobre fisiologia do sistema digestório das diferentes espécies animais são essenciais para o uso racional de medicamentos que interfiram nas funções gastrintestinais.

Vários são os processos envolvidos nas funções do sistema digestório, como motilidade, secreções glandulares e epiteliais, ação enzimática, absorção de nutrientes e eliminação de material não absorvido, respostas metabólicas e eletrofisiológicas, eventos hemodinâmicos e controle pelo sistema nervoso autônomo, bem como por hormônios que agem localmente.

Neste capítulo, serão abordados os medicamentos que modificam uma ou várias funções fisiológicas do sistema digestório dos animais domésticos.

ESTIMULANTES DO APETITE

São chamados também de orexígenos ou orexigênicos. A anorexia parcial ou completa muitas vezes acompanha várias enfermidades, ocorrendo em um momento em que o animal tem maior necessidade de nutrientes para repor o organismo debilitado. Nesta situação, o combate da inapetência tem importância terapêutica, porém quase sempre é desprezada.

O controle da ingestão de alimentos tem a participação de vários tipos de sinalização localizadas nos sistemas nervoso central, periférico e endócrino, os quais têm sido bastante estudados nos últimos anos. No hipotálamo se localiza o centro da fome (núcleo lateral) e o centro da saciedade (núcleo ventromedial), que coordenam as informações recebidas e produzem os comandos para procura e ingestão de alimentos, além de preparar o trato gastrintestinal para receber e processar o alimento ingerido.

Os mecanismos de controle do apetite focados principalmente nas funções hipotalâmicas regulam o aspecto metabólico da alimentação e os principais neurotransmissores envolvidos são a histamina e o ácido gama-aminobutírico (GABA). Há ainda outros sinalizadores do apetite que têm ação orexígena, como a grelina, produzida principalmente no estômago, bem como o neuropeptídio Y e o peptídio relacionado ao gene agouti, produzidos no hipotálamo. São exemplos de sinalizadores anorexígenos a insulina e o glucagon produzidos pelo pâncreas, e a leptina produzida nos adipócitos e no estômago, dentre outros. Deve ser salientado, ainda, que a ingestão alimentar é controlada também por um conjunto de fatores cognitivos, emocionais que envolvem a recompensa, o que inclui as conexões com centros corticais superiores.

Embora muitos avanços tenham sido obtidos nos estudos sobre a fisiologia envolvendo os mecanismos da fome e saciedade, ainda há poucos recursos farmacológicos disponíveis para o tratamento dos distúrbios alimentares. Nesse particular, em Medicina Veterinária, tem importância o emprego de orexígenos em vez de anorexígenos, uma vez que a restrição de alimentos oferecidos ao animal é mais facilmente obtida com a devida orientação sobre o tipo de dieta que deve ser oferecida ao animal. Deve ser mencionado, ainda, que uma das formas naturais de estimular o apetite dos animais é oferecer alimentos altamente palatáveis, em pequena quantidade e com maior frequência; portanto, forrageiras tenras para os herbívoros, e carne, de preferência crua e levemente aquecida, para os carnívoros.

Atualmente, são usados como estimulantes do apetite:

- **Vitaminas do complexo B**: são importantes para a manutenção do apetite, além de participarem do metabolismo de carboidratos, proteínas e gorduras (ver *Capítulo 59*)
- **Esteroides anabolizantes**: aumentam a retenção do nitrogênio fornecido pela alimentação (ver *Capítulo 50*), contribuindo para a manutenção do apetite
- **Zinco**: acredita-se que este elemento seja necessário para a acuidade do paladar, uma vez que a inapetência é uma característica importante e precoce na deficiência de zinco (para detalhes ver *Capítulo 61*)
- **Anti-histamínicos H_1**: em particular, a buclizina e a ciproeptadina (que também bloqueia receptores da serotonina do tipo 2A – $5HT_{2A}$) são empregados como orexígenos. Tal efeito foi demonstrado para esses anti-histamínicos e não para os demais, que, ao contrário, têm efeito anorexígeno. O mecanismo pelo qual esses agentes exercem o efeito estimulante do apetite ainda não foi esclarecido. Na espécie humana, observaram-se ganho de peso e aumento de crescimento em crianças expostas à ciproeptadina, atribuídos a possível interferência na secreção do hormônio de crescimento. Em Medicina Veterinária, a ciproeptadina é recomendada para cães e gatos na dose de 0,2 a 0,5 mg/kg, por via oral, 10 a 20 min antes da alimentação
- **Benzodiazepínicos**: foi observado que a administração do elfazepam em bovinos e ovinos foi capaz de aumentar a ingestão de alimentos, sendo este efeito observado também com clordiazepóxido e diazepam em gatos. Em particular, a dose de diazepam para gatos, com estimulante do apetite, é 0,05 a 0,15 mg/kg, uma vez/dia, por via intravenosa, ou 1 mg/animal/dia, por via oral. Este efeito é atribuído à supressão do centro da saciedade localizado no hipotálamo ventromedial
- **Mirtazapina** (medicamento referência Remeron®; produto de uso veterinário Mirtz®): é classificado como um antidepressivo antagonista de receptores alfa$_2$-adrenérgicos de ação pré-sináptica central, que aumenta a neurotransmissão noradrenérgica e serotoninérgica (5-HT) central. A atividade antagonista da histamina H_1 da mirtazapina está associada com suas propriedades sedativas. Tem sido indicado como estimulante de apetite para cães e gatos, sendo esse efeito atribuído à sua propriedade antagonista de receptores da serotonina $5HT_3$. A dose em gatos empregada como estimulante do apetite é de 1,8 mg por animal, por dia.

Algumas especialidades farmacêuticas empregadas como orexígenos são apresentadas no Quadro 34.1.

QUADRO 34.1
Estimulantes do apetite.

Grupo	Especialidades farmacêuticas
Esteroide anabolizante	
Boldenona	Boldefarm®V, Equi-Boost®V, Equifort®V
Anti-histamínicos	
Ciproeptadina	Apevitin BC®*, Beritin BC®*, Periatin®
Buclizina	Apetil®*, Postafen®, Postavit®*, Carnabol®*

*Associação com outros princípios ativos. VProduto veterinário.

PROTETORES DE MUCOSA E ADSORVENTES

Os protetores de mucosa de ação no trato gastrintestinal reduzem a irritação provocada pelos diferentes agentes sobre a mucosa – o que causa o aumento dos movimentos peristálticos, favorecendo a ocorrência de êmese e de diarreia –, enquanto os adsorventes oferecem uma superfície de adesão que retêm os agentes irritantes ou tóxicos, impedindo o contato com a mucosa gastroentérica. Alguns alimentos podem exercer algum efeito protetor de mucosa, porém de duração fugaz, como o mel sobre a mucosa oral e a albumina e a gelatina sobre a mucosa gástrica.

Como medicamentos, os protetores de mucosa são empregados para lubrificar, recobrir, proteger ou aliviar a irritação da mucosa do trato gastrintestinal; têm-se os fitoterápicos, como as folhas de *Maytenus ilicifolia* e *M. aquifolia* (vulgarmente conhecida como espinheira-santa), e o ágar (obtido de algas).

Formulações com caulim e pectina também são protetores de mucosa empregados como antidiarreicos. O caulim é um minério composto de silicatos hidratados de alumínio, encontrado em alguns produtos veterinários associados a outros princípios ativos (Enterex®, Kaopeck®) indicados para o tratamento da diarreia.

A pectina pode atuar como protetor de mucosa e adsorvente. É um polissacarídeo formado por monômeros de ácido galacturônico unidos entre si por ligações glicosídicas; compõe a parede celular de vegetais. As cascas ou polpa da laranja e de maçãs são empregadas para obtenção da pectina. Além do seu uso como medicamento, é empregada na indústria alimentícia como espessante e emulsificante devido a sua capacidade de formar um gel.

Os adsorventes são substâncias que, mediante forças eletrostáticas, atraem outras (adsorvato), fixando-as sobre sua superfície. O carvão ativado é o mais eficiente adsorvente conhecido; pode ser obtido a partir da queima controlada (com baixo teor de oxigênio) de madeiras de alta dureza a altas temperaturas (800 a 1.000°C), a fim de manter sua estrutura porosa, responsável pela sua grande área oferecida para adsorção (1 g pode oferecer uma área de adsorção de 100 m^2).

O carvão é empregado para adsorver agentes que causam irritação na mucosa do trato gastrintestinal e em casos de intoxicação em que o animal ingeriu um agente tóxico e pretende-se impedir a absorção gastroentérica desse agente. Nesta última situação, o agente tóxico é adsorvido pelo carvão e, assim, ambos são eliminados do organismo pelas fezes. Em casos de ingestão de um toxicante, faz-se uma preparação contendo 1 g de carvão para 3 a 5 mℓ de água; administra-se essa preparação, por via oral, considerando 1 a 3 g de carvão por quilo de peso corpóreo. O tratamento com carvão é limitado a 48 h devido ao risco de ocorrência de formação de concreções intestinais, levando a obstrução, desidratação e distúrbios eletrolíticos; caso seja necessário o uso por um período maior, há necessidade de uso concomitante de um catártico osmótico (ver adiante).

Há outros agentes empregados como adsorvente, porém são menos eficientes que o carvão ativado, como, por exemplo, o trissilicato de magnésio, o caulim e a pectina.

O trissilicato de magnésio ($Mg_2O_8Si_3H_2O$ hidratado), além de adsorvente, apresenta também efeito antiácido estomacal.

CARMINATIVOS, ANTIFISÉTICOS, ANTIFLATULENTOS E ANTIESPUMANTES

São medicamentos que facilitam a eliminação de gases contidos no sistema digestório ou dificultam a formação de espuma nos líquidos digestivos que aprisiona os gases no seu interior. Os medicamentos mais antigos usados com esta finalidade foram óleo de terebintina, gengibre em pó, anis e álcool; acreditava-se que estas substâncias facilitassem a eructação, promovendo uma leve irritação com vasodilatação e relaxamento do esfíncter do cárdia. Os efeitos obtidos com estas substâncias são inconstantes e, por isso, foram substituídas pelos antiespumantes.

Os antiespumantes são medicamentos que, em pequenas quantidades, alteram a tensão superficial dos líquidos digestivos, impedindo a formação de bolhas ou rompendo as já formadas; assim, favorecem a eliminação de gases do sistema digestório por meio das eructações ou dos flatos. São usados com esta finalidade polímeros do silicone, que são compostos semi-inorgânicos cuja estrutura é formada de átomos de silício e de oxigênio, alternados com vários grupos orgânicos ligados ao átomo de silício. O silicone metilpolimerizado é um líquido translúcido, não volátil, quimicamente inerte, insípido e não tóxico. No Brasil é encontrada a dimeticona (ou simeticona) em várias especialidades farmacêuticas de uso para a espécie humana (Luftal®, Silidron®) e em veterinária (Panzinol®, Timpanol®, Ruminol® – associação com metilcelulose). Os produtos de uso veterinário têm concentração entre 2 e 5%, sendo administrados de 50 a 100 mℓ, dependendo da concentração.

Ainda, como antiespumante, é encontrado no mercado nacional o acetato de acetiltributil (Blo-Trol®), indicado para ruminantes.

Os antiespumantes são usados em Medicina Veterinária, principalmente no combate do timpanismo espumoso dos bovinos. No processo normal de fermentação da celulose que ocorre no rúmen, há formação de gás, que é periodicamente eructado. No timpanismo espumoso o gás está aprisionado dentro de bolhas, não podendo ser liberado; assim é indicada a passagem de sondas gástricas ou do uso de trocarte para a punção ruminal e, assim, aliviar a pressão sobre o diafragma e, consequentemente, a asfixia do animal. Nesta situação, há necessidade do emprego do antiespumante, que pode ser administrado diretamente no rúmen, por meio da sonda ou do trocarte.

ANTIZIMÓTICOS OU ANTIFERMENTATIVOS

São medicamentos que previnem ou diminuem a fermentação excessiva da celulose que ocorre no rúmen (levando ao timpanismo dos ruminantes) ou no cólon (cólica timpânica dos equinos). Uma substância tradicionalmente usada com esta finalidade é a terebintina; os antimicrobianos administrados por via oral e ativos sobre a microbiota produtora de gás presente no sistema digestório também podem ser usados.

Em bovinos, 15 a 30 mℓ de terebintina (também chamada de óleo ou essência de terebintina) misturada em 300 a 600 mℓ de óleo de linhaça são administrados por sonda estomacal ou diretamente no rúmen, por meio do trocarte, tomando-se cuidado para que o líquido não seja introduzido na cavidade abdominal. Em ovinos e caprinos empregam-se 4 a 8 mℓ de terebintina em 60 a 300 mℓ de óleo de linhaça.

PRÓ-CINÉTICOS

São medicamentos que têm a capacidade de estimular, coordenar e restaurar a motilidade gástrica, pilórica e do intestino delgado.

Deve ser ressaltado que a regulação da motilidade do sistema digestório é complexa e ainda não totalmente esclarecida. Sabe-se que o controle da motilidade é feito pela interação dos sistemas miogênico, neural (sistema extrínseco – autônomo simpático e parassimpático – e intrínseco – gânglios com axônios eferentes para células musculares lisas e axônios sensoriais aferentes) e químico (vários hormônios e neurotransmissores), além de um quarto sistema constituído de células intersticiais que se acredita ter função de marca-passo. Nesse contexto, as possibilidades, em potencial, de modular farmacologicamente a motilidade do sistema digestório se ampliam bastante. Assim, várias substâncias químicas são capazes de imitar ou antagonizar os efeitos dos transmissores endógenos, modulando a motilidade do sistema digestório; as principais substâncias empregadas terapeuticamente envolvem efeitos colinérgicos muscarínicos, antidopaminérgicos e serotoninérgicos.

A **metoclopramida** é o principal medicamento usado como pró-cinético (ver adiante seu uso também como antiemético). Seu efeito estimulante sobre a motilidade gástrica é decorrente de sua atuação sobre vários tipos de receptores. O mais importante é o antagonismo do receptor da dopamina do tipo 2 (D_2). O efeito da dopamina sobre esses receptores do sistema digestório é a redução da pressão no esfíncter esofágico inferior e da motilidade gastrintestinal. O efeito pró-cinético da metoclopramida, além do bloqueio de receptores D_2 pré-sinápticos e pós-sinápticos, envolve a estimulação de receptores excitatórios pré-sinápticos da serotonina do tipo 4 (5-HT_4), liberação de acetilcolina de neurônios colinérgicos intrínsecos motores e antagonismo da inibição pré-sináptica de receptores muscarínicos, permitindo o aumento adicional da liberação de acetilcolina (Figura 34.1). Portanto, os efeitos gastrintestinais da metoclopramida incluem aumento do tônus e amplitude das contrações gástricas, contração do esfíncter esofágico inferior, relaxamento do esfíncter pilórico e aumento do peristaltismo do duodeno e jejuno. Desse modo, favorece o esvaziamento gástrico, previne ou reduz o refluxo gastresofágico e acelera o trânsito das primeiras porções do intestino; pouca alteração é observada na motilidade do colón. O Quadro 34.2 mostra a posologia da metoclopramida usada como pró-cinético.

A **domperidona** é também um antagonista dopaminérgico com propriedades pró-cinéticas semelhantes às da metoclopramida, porém não apresenta atividade colinérgica. Tem menos efeitos centrais que a metoclopramida (ver adiante o seu uso como antiemético).

Outros agentes com atividade colinérgica muscarínica, atuando como **agonista colinérgico de ação direta** ou inibindo a enzima acetilcolinesterase, poderiam ser usados como pró-cinéticos. Entretanto, esse uso é limitado pelo fato de que a ação não se restringe ao sistema digestório. É o caso dos ésteres derivados da colina, betanecol e carbacol (denominado também de carbamilcolina), e do **anticolinesterásico** neostigmina (para detalhes, ver Capítulo 9). O betanecol atua predominantemente em receptores muscarínicos, com alguma seletividade no sistema digestório e também na motilidade vesical. O carbacol (produto de uso veterinário: Colentim®) atua tanto em receptores muscarínicos quanto nicotínicos, principalmente nos gânglios autônomos. A neostigmina tem efeito menos restrito ao sistema digestório do que o betanecol. Os efeitos adversos causados por esses agentes estão relacionados à estimulação parassimpática (broncoconstrição, sialorreia, cólicas abdominais, bradicardia e hipotensão).

A **cisaprida** foi usada como medicamento pró-cinético, sendo este efeito mediado por receptores serotoninérgicos, nos quais a ligação é feita em receptores inibitórios 5-HT_1 e 5-HT_3, e nos receptores excitatórios 5-HT_2 e 5-HT_4. O efeito excitatório era atribuído ao aumento da liberação de acetilcolina tanto nos terminais nervosos pós-ganglionares, como nos gânglios intramurais (5-HT_4) e, ainda, a uma via não colinérgica (5-HT_2). A cisaprida foi retirada do comércio pelo fato de seu uso estar associado a arritmias cardíacas fatais em seres humanos; em animais não foram observados efeitos adversos com o uso da cisaprida, porém não existe produto veterinário disponível no mercado brasileiro.

Os **antagonistas de receptores histaminérgicos H_2**, como ranitidina e nizatidina, têm efeitos pró-cinéticos no músculo liso intestinal. Sabe-se que a secreção de ácido clorídrico inibe as contrações do estômago e, em cães, observou-se que a administração de cimetidina normalizou as contrações do estômago que foram inibidas pela estimulação da secreção de ácido. Ainda, observou-se que os antagonistas

QUADRO 34.2
Posologia da metoclopramida em diferentes espécies animais e especialidades farmacêuticas.

Espécie	Posologia	Especialidades farmacêuticas
Cão	Antiemético: 0,2 a 0,4 mg/kg, a cada 6 a 8 h, VO, SC e IM; 1 a 2 mg/kg/dia infusão contínua, IV Pró-cinético: 0,2 a 0,4 mg/kg, VO, 3 vezes/dia, 30 min antes das refeições	Plasil®[H], Eucil®[H], Metoclosan®[H], Emetin®[V], Plavet®[V], Vetol®[V]
Gato	Antiemético: 0,2 a 0,4 mg/kg, VO, SC, 3 a 4 vezes ao dia; 1 a 2 mg/kg/dia infusão contínua IV	
Equinos	Pró-cinético: 0,25 mg/kg, SC, IV, 3 a 4 vezes ao dia; 0,6 mg/kg, a cada 4 h, VO	
Ruminantes	Pró-cinético: 0,3 mg/kg, SC, a cada 4 a 6 h	

IM: via intramuscular; IV: via intramuscular; VO: via oral; [H]medicamento humano; [V]produto veterinário.

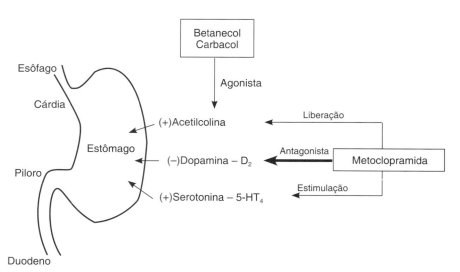

FIGURA 34.1 Neurotransmissores envolvidos na motilidade do estômago e o local de ação de alguns medicamentos: (+) efeito excitatório e (−) efeito inibitório. A seta mais larga indica o efeito principal da metoclopramida como pró-cinético.

do receptor H_2 podem ter papel relevante na promoção do esvaziamento do estômago. Em particular, a ranitidina e a nizatidina, mas não cimetidina ou famotidina, estimulam a motilidade e aumentam o esvaziamento gástrico e a motilidade colônica por meio de uma ação anticolinesterásica. Devido a esses efeitos na motilidade, a ranitidina tem sido usada para estimular a motilidade gastrintestinal como um agente pró-cinético em animais. Ver adiante, o uso de antagonistas de receptor H_2 como bloqueadores da secreção de ácido clorídrico gástrico.

A **eritromicina** é um antimicrobiano macrolídeo (ver *Capítulo 42*), cuja administração oral em pequenos animais tem sido associada a vômitos e regurgitação; contudo, em baixas doses pode ser empregado como pró-cinético. Nem todos os macrolídeos têm essa propriedade, que é dependente da estrutura química; a eritromicina tem uma estrutura de 14 carbonos, enquanto a tilosina e a tilmicosina têm uma estrutura de 16 carbonos, sendo menos eficazes na indução de êmese. A eritromicina estimula a motilidade gastrintestinal via liberação de motilina endógena (presente em células endócrinas da mucosa duodenal) ou via mecanismos colinérgicos no trato gastrintestinal superior; como a maioria dos receptores de motilina estão no estômago e no intestino delgado proximal, há uma resposta fraca à eritromicina no trato gastrintestinal distal. A dose eficaz é de 1 mg/kg ou menos, muito mais baixa que aquela recomendada para a atividade antibacteriana.

Os **antagonistas opioides** (ver *Capítulo 18*) podem promover a motilidade intestinal, uma vez que a ativação dos receptores opioides MOP (anteriormente denominados μ) no músculo liso intestinal diminui a motilidade propulsiva. Os antagonistas opioides periféricos seletivos, como alvimopan, metilnaltrexona e naloxegol, uma vez que não cruzam a barreira hematoencefálica poderiam ser empregados como pró-cinéticos, porém não estão disponíveis no Brasil.

ANTIÁCIDOS

São medicamentos que aumentam o pH gástrico, neutralizando o ácido clorídrico (HCl) liberado pelas células do estômago (células parietais). Em Medicina Humana, esse grupo de medicamentos é amplamente empregado (automedicação), porém em Medicina Veterinária tem uso restrito, talvez pela dificuldade de diagnóstico da hiperacidez gástrica ou porque esta realmente seja bem mais comum na espécie humana. O principal uso dos antiácidos em Medicina Veterinária é no tratamento e na prevenção da acidose ruminal (também chamada de indigestão aguda por carboidratos em ruminantes, sobrecarga aguda por grãos, impactação ruminal aguda, sobrecarga ruminal, acidose láctica) provocada pela sobrecarga de grãos.

Os antiácidos podem ser divididos em 2 grupos: sistêmicos e não sistêmicos. Os antiácidos sistêmicos podem ser absorvidos no sistema digestório e exercer este efeito no organismo do animal, ao passo que aqueles não sistêmicos exercem seu efeito fundamentalmente no estômago.

O antiácido sistêmico mais utilizado é o **bicarbonato de sódio** ($NaHCO_3$), capaz de reagir com uma molécula de ácido clorídrico (HCl), formando cloreto de sódio (NaCl), água (H_2O) e gás carbônico (CO_2 – pode causar distensão abdominal e eructação com refluxo ácido):

$$NaHCO_3 + HCl \rightarrow NaCl + H_2O + CO_2$$

Dentre os antiácidos não sistêmicos, os mais utilizados são os sais de magnésio, cálcio e alumínio. São exemplos:

- **Hidróxido de magnésio** ($Mg(OH)_2$): uma molécula de $Mg(OH)_2$ reage com 2 moléculas de HCl, formando cloreto de magnésio ($MgCl_2$) e 2 moléculas de água:

$$Mg(OH)_2 + 2\,HCl \rightarrow MgCl_2 + 2\,H_2O$$

- **Óxido de magnésio** (MgO): é convertido em $Mg(OH)_2$ no organismo
- **Carbonato de magnésio** ($MgCO_3$): uma molécula de $MgCO_3$ reage com 2 moléculas de HCl, formando 1 molécula de cloreto de magnésio ($MgCl_2$), gás carbônico e água:

$$MgCO_3 + 2\,HCl \rightarrow MgCl_2 + CO_2 + H_2O$$

- **Carbonato de cálcio** ($CaCO_3$): uma molécula de $CaCO_3$ reage com 2 moléculas de HCl, formando cloreto de cálcio ($CaCl_2$), gás carbônico e água:

$$CaCO_3 + 2\,HCl \rightarrow CaCl_2 + CO_2 + H_2O$$

- **Hidróxido de alumínio** ($Al(OH)_3$): uma molécula de $Al(OH)_3$ reage com 3 moléculas de HCl, formando cloreto de alumínio ($AlCl_3$) e água:

$$Al(OH)_3 + 3\,HCl \rightarrow AlCl_3 + 3\,H_2O$$

Note que uma molécula de bicarbonato de sódio ($NaHCO_3$) é capaz de neutralizar apenas uma molécula de ácido clorídrico (HCl), enquanto os sais de magnésio e de cálcio neutralizam 2 e o hidróxido de alumínio ($Al(OH)_3$) atua sobre 3 moléculas de HCl. Portanto, os sais de alumínio são antiácidos mais potentes.

Além da propriedade antiácida, alguns desses agentes apresentam características farmacológicas úteis. Assim, alguns sais de magnésio (trissilicato de magnésio) e de alumínio (hidróxido de alumínio) exercem também efeito protetor de mucosa e adsorvente. Os sais de magnésio têm ainda efeito laxante (ver mais adiante), e os de alumínio são constipantes; por isso é comum encontrar especialidades farmacêuticas que usam esta associação, visando minimizar esses efeitos colaterais.

Dentre os sais de cálcio, o mais usado como antiácido é o carbonato de cálcio, porém acredita-se que os íons Ca^{++} possam favorecer a liberação de HCl do estômago (via gastrina), tendo efeito oposto ao desejado. Além disso, o cloreto de cálcio ($CaCl_2$) formado pela neutralização do HCl, ao atingir a mucosa do intestino, pode novamente dar origem ao $CaCO_3$ e HCl, podendo este último exercer efeito lesivo agora sobre a mucosa intestinal. O uso prolongado de sais de cálcio como antiácido pode interferir na absorção de fosfatos, e, ainda, a formação de sabões de cálcio no intestino pode causar irritação da mucosa.

A administração prolongada de antiácidos contendo sais de alumínio também pode causar efeitos indesejáveis, uma vez que possuem efeito adstringente, interferem na absorção de fosfatos por meio da formação de fosfato de alumínio no intestino, levando a hipofosfatemia e hipofosfatúria, e, ainda, cerca de 17 a 31% de íons Al^{3+} podem ser absorvidos.

BLOQUEADORES DA SECREÇÃO DE ÁCIDO CLORÍDRICO OU DE SEUS EFEITOS

O uso desses agentes em Medicina Veterinária vem se ampliando, à medida que melhoram os métodos de diagnóstico das lesões gástricas.

Para compreensão do mecanismo de ação desses agentes é relevante considerar alguns mecanismos envolvidos na liberação de HCl pelas células parietais. O controle desta secreção é feito pela acetilcolina (via nervo vago), que atua em receptores muscarínicos, e pela gastrina, ambas promovendo a liberação de histamina (que atua em receptores do tipo H_2) e esta, de HCl. Este último exerce controle parcial de sua própria liberação, por meio de um mecanismo de retroalimentação negativo sobre a gastrina. A Figura 34.2 ilustra como se processa a regulação fisiológica da secreção de ácido clorídrico gástrico e os locais de atuação de alguns medicamentos.

São bloqueadores da secreção de HCl ou de seus efeitos:

- **Antagonistas muscarínicos do tipo M_1**: são exemplos desses agentes a pirenzepina e a telenzepina, contudo entraram em desuso pelo fato de reduzirem apenas em 40 a 50% a secreção gástrica basal de HCl e retardarem o esvaziamento gástrico, além de causarem efeitos colaterais típicos do bloqueio de receptores muscarínicos (boca seca, dificuldade visual, constipação intestinal)
- **Antagonistas histaminérgicos do tipo H_2**: cimetidina, ranitidina, famotidina e nizatidina. A cimetidina foi o primeiro a ser introduzido em terapêutica, causando grande impacto sobre o tratamento da hipersecreção de HCl gástrico; porém, devido aos efeitos colaterais que ocorrem com o uso prolongado (efeito antiandrogênico e ginecomastia em homens), tem sido substituído pelos anti-histamínicos H_2 mais modernos, que diferem na potência e não na eficácia. Os anti-histamínicos H_2 são bem absorvidos por via oral e são eliminados principalmente pela urina; cerca de 60% desses agentes podem ser excretados de forma inalterada por esta via. O Quadro 34.3 mostra a posologia desses agentes e as especialidades farmacêuticas
- **Inibidor da bomba gástrica de HCl** (inibidor da bomba de prótons): omeprazol (linha humana: Gaspiren®, Loprazol®, Losec®, Ulconar®; linha veterinária: Equiprazol®, Petprazol®) e lansoprazol (Diprox®, Lanzol®, Ogastro®, Prazol®). Estes agentes bloqueiam reversivelmente uma bomba localizada na membrana das células parietais responsáveis pela secreção de HCl, chamada H^+, K^+-ATPase; esta bomba troca íons H^+ por K^+ (ver Figura 34.2). A dose de omeprazol para cães e gatos é 0,7 mg/kg, 1 vez ao dia, por via oral; equinos, 0,5 a 2 mg/kg, 1 a 2 vezes ao dia, por via intravenosa, ou 0,7 mg/kg, 1 vez ao dia, por via oral
- **Prostaglandinas** (PG): as principais, sintetizadas pela mucosa gástrica, são a PGE_2 e a PGI_2, que inibem a secreção de HCl e estimulam a secreção de muco protetor (efeito citoprotetor). O misoprostol (Cytotec®) é um análogo sintético da PGE_1 introduzido na terapêutica dos estados de hipersecreção gástrica que tem, como efeito colateral, o aumento da motilidade uterina e intestinal. A dose de misoprostol para cães é de 2 a 5 mg/kg, 2 a 3 vezes ao dia, por via oral
- **Sais de bismuto**: o carbonato de bismuto tem efeito antiácido, e o salicilato de bismuto se dissocia, produzindo carbonato de bismuto e ácido salicílico. Este último tem ação irritante sobre a mucosa gástrica e pode exercer algum efeito local por meio da inibição da prostaglandina-sintetase. Os sais de bismuto são também adsorventes. As doses recomendadas destes sais são de 15 a 30 g para bovinos e equinos, 0,3 a 2 g para cães e 0,1 a 0,3 g para gatos
- **Sucralfato** (Sucrafilm®): é um complexo formado de sacarose sulfatada e hidróxido de alumínio. Admite-se que seu mecanismo de ação esteja relacionado à sua

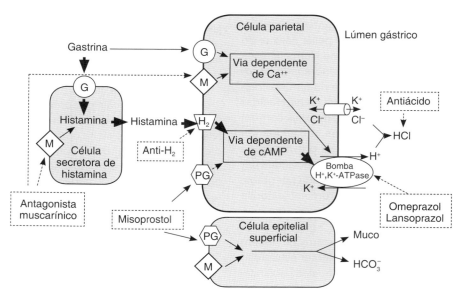

FIGURA 34.2 Regulação fisiológica da secreção de ácido clorídrico (HCl) no estômago e locais de ação de alguns medicamentos. M: receptor colinérgico muscarínico; PG: receptor de prostaglandina; H_2: receptor da histamina do tipo H_2; G: receptor de gastrina; as *setas* tracejadas indicam antagonismo ou neutralização, as *setas* mais largas indicam a via preferencial.

QUADRO 34.3
Antagonistas de receptores histaminérgicos do tipo 2 (anti-H_2) utilizados em Medicina Veterinária e sua posologia.

Agente (potência relativa)	Posologia	Especialidades farmacêuticas
Cimetidina (1)	Cão: 5 a 10 mg/kg, VO, IM, IV, a cada 6 a 8 h; insuficiência renal: 2,5 a 5 mg/kg, VO, IV, a cada 12 h	Tagamet®, Ulcedine®, Ulcimet®
	Gato: 5 mg/kg, VO, IV, a cada 6 a 8 h; 10 mg/kg, VO, IM, IV, a cada 12 h; insuficiência renal: 2,5 a 5 mg/kg, VO, IV, a cada 12 h	
	Equino: 4 mg/kg, IV, a cada 12 h; 12 a 18 mg/kg, VO, a cada 12 h	
Famotidina (20-50)	Cão: 0,5 a 1 mg/kg, VO, IV, a cada 12 a 24 h; 5 mg/kg, IM, SC, a cada 24 h	Famodine®, Famoset®, Famox®
	Gato:* 0,5 a 1 mg/kg, VO, SC, IV, a cada 12 a 24 h; hepatopatia: 0,2 mg/kg, VO, SC, IV, a cada 24 h	
	Equino: 0,35 mg/kg, IV, a cada 12 h; 2,8 mg/kg, VO, a cada 12 h	
Nizatidina (4-10)	Cão: 2,5 a 5 mg/kg, VO, a cada 24 h	Axid®
	Gato: 2,5 a 5 mg/kg, VO, a cada 24 h	
	Equino: 6,6 mg/kg, VO, a cada 8 h	
Ranitidina (4-10)	Cão: 0,5 mg/kg, VO, IV, SC, a cada 12 h	Antak®, Label®, Ranivet®V
	Gato: 3,5 mg/kg, VO, a cada 12 h; 2,5 mg/kg, IV, a cada 12 h	Logat®, Ranitil®, Zylium®
	Equino: 6,6 a 8 mg/kg, VO, a cada 8 h; 1,5 mg/kg, IV, a cada 8 a 12 h	
	Ovino: 45 mg/kg, VO	
	Ave: 3 mg/kg, VO, a cada 8 a 12 h	

H Medicamento humano; V Produto veterinário.

capacidade de formar um complexo com o exsudato do tecido lesado, produzindo uma barreira protetora sobre a mucosa. Acredita-se também que o sucralfato estimule a produção de prostaglandina, que, por sua vez, aumenta a produção de muco pelas células epiteliais superficiais da mucosa gástrica (Figura 34.2) e, ainda, inativa a pepsina. Este medicamento pode ser útil também na prevenção de úlceras gástricas induzidas pelos anti-inflamatórios não esteroidais. A dose para cães é de 0,5 a 1 g, por via oral, 2 a 3 vezes/dia; gatos, 0,25 a 0,5 g, por via oral, 2 a 3 vezes/dia; equinos, 2 a 4 g/450 kg, por via oral, 2 a 4 vezes/dia.

EMÉTICOS

O vômito (ou êmese) espontâneo representa um mecanismo de defesa do organismo para remover material deglutido ou refluído das primeiras porções do intestino; este também pode ser induzido pelo uso de eméticos.

Eméticos são medicamentos utilizados para produção da êmese, principalmente nas situações de intoxicação, visando impedir ou reduzir a absorção do agente tóxico ingerido e que ainda está presente no estômago.

A êmese é acompanhada de uma série de alterações orgânicas; inicia-se pela abolição da motilidade gástrica (fase de náuseas no homem), seguida pelo fechamento do piloro, abertura da cárdia, contração simultânea do diafragma e musculatura abdominal, permitindo a expulsão do conteúdo gástrico para a boca. O vômito é, ainda, precedido ou simultaneamente acompanhado de sialorreia, aumento da secreção do sistema respiratório, da tosse, queda de pressão arterial, sudorese, taquicardia e respiração irregular.

Em algumas espécies animais, a êmese não ocorre, como em equinos, ruminantes, roedores, cobaias e coelhos. Em equinos com afecção grave, pode ocorrer regurgitação do conteúdo gástrico, por via nasal.

A êmese pode ser produzida por estimulação local da mucosa gástrica (por meio do uso de substâncias irritantes), por distúrbios do aparelho vestibular (cinetose) e pode ter origem central (infecções virais, febre ou toxemia). Em todas estas situações, existe o controle pelo sistema nervoso central por intermédio do centro do vômito. A Figura 34.3 ilustra os eventos que contribuem para a deflagração do vômito. Assim, estímulos que adentram o sistema nervoso central através dos canais semicirculares ou estímulos visuais e olfatórios que atingem o córtex ou, ainda, emoções fortes através do sistema límbico podem atingir o centro do vômito localizado na formação reticular lateral do bulbo – onde há receptores colinérgicos (Ach), α_2-adrenérgicos, de 5-HT, de neurocinina-1 (NK-1), dentre outros –, produzindo a êmese. O centro do vômito recebe também aferência da zona deflagradora dos quimiorreceptores, localizados na parede lateral do terceiro ventrículo (no qual há receptores D_2, 5-HT_3, α_2-adrenérgico e H_1) e aferência periférica proveniente de vísceras (faringe, esôfago, estômago, intestino, rim etc.). Desta maneira, todos estes estímulos, atingindo o centro do vômito, podem desencadeá-lo. Deve ser salientado que os receptores da zona deflagradora dos quimiorreceptores têm contato com o sangue, sendo suscetíveis à ação de toxinas presentes no sangue e líquido cefalorraquidiano, enquanto o centro do vômito está dentro da barreira cérebro-sangue.

Os eméticos, evidentemente, são empregados em animais que conseguem vomitar, como os carnívoros, primatas, alguns pássaros e répteis. Em geral, os eméticos são usados, em cães e gatos, em situações de intoxicação pela ingestão de agentes tóxicos.

Os eméticos podem ser **irritantes** ou de **ação central**. Os primeiros produzem irritação da mucosa gástrica e, consequentemente, induzem o vômito, enquanto os eméticos de ação central atuam em áreas do sistema nervoso central.

Dentre os eméticos irritantes tem-se as soluções a 1% de sulfato de cobre ou sulfato de zinco, as quais foram abandonadas com esse fim terapêutico devido à potencial toxicidade sistêmica. Outros sais como o cloreto de sódio, na forma sólida, colocado sobre a base da língua ou fornecido em solução concentrada levemente aquecida podem também produzir este efeito. A ipeca, que é obtida a partir das raízes secas da *Cephaelis ipecacuanha* – arbusto encontrado nas matas dos estados do Amazonas, Tocantins, Goiás e Mato Grosso –, apresenta dois alcaloides, a emetina e a cefalina, que induzem êmese; este efeito é consequência da ação irritante na mucosa gástrica e também por atuação no sistema nervoso central. Em doses menores

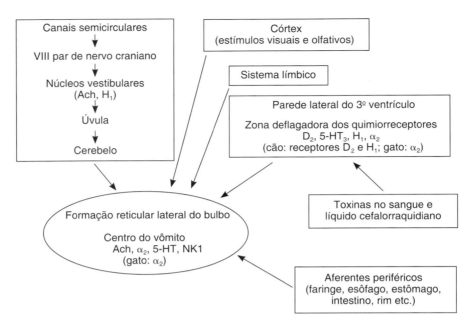

FIGURA 34.3 Eventos que contribuem para êmese. Os receptores α_2 estão presentes na zona deflagradora dos quimiorreceptores e no centro do vômito em maior número em gatos do que em cães. α_2: receptor α_2-adrenérgico; Ach: receptor colinérgico; D_2: receptor dopaminérgico do tipo 2; H_1: receptor histaminérgico do tipo 1; $5-HT_3$: receptor serotoninérgico do tipo 3; NK1: receptor de neurocinina-1.

(ditas subnauseantes) a ipeca produz apenas aumento da secreção do sistema respiratório, sendo por isso usada em xaropes expectorantes (ver *Capítulo 28*). Os efeitos obtidos com a administração desses eméticos irritantes ocorrem entre 15 e 30 min.

A água oxigenada 10 V (peróxido de hidrogênio a 3%) administrada por via oral, nesta concentração causa o vômito reflexo, por distensão estomacal; concentrações maiores podem induzir quadros eméticos graves. Geralmente, administrada na dose de 1 a 2 mℓ/kg, o vômito ocorre após 10 min; a dose pode ser repetida caso não ocorra o vômito no período de 20 min após a primeira administração. Não deve ser negligenciada a possibilidade de aspiração da espuma do peróxido de hidrogênio e, com isto, levar à morte do animal.

O principal emético de ação central é a **apomorfina**, um potente agonista de receptores dopaminérgicos, que atua na zona deflagradora dos quimiorreceptores. Esta substância é um opioide obtido a partir da exposição da morfina ao ácido clorídrico, porém é desprovida de efeitos analgésicos. A dose de apomorfina recomendada é de 0,04 a 0,08 mg/kg, por diferentes vias (vias oral e parenterais e, até mesmo, colocada no saco conjuntival); o vômito ocorre em cerca de 2 a 3 min, após a administração por vias parenterais, podendo continuar por 5 a 15 min; posteriormente, segue-se um período de depressão que, em parte, deve-se ao efeito depressor da apomorfina. Os cães são mais suscetíveis ao vômito induzido pela apomorfina do que os gatos, porque esses últimos possuem menor número de receptores dopaminérgicos na zona deflagradora dos quimiorreceptores.

A **xilazina** (Rompun® – medicamento amplamente usado para produzir sedação, analgesia e miorrelamento – ver *Capítulo 17*), quando administrada por via subcutânea ou intramuscular, pode também causar vômito dentro de poucos minutos após a administração, particularmente em gatos. Tal efeito, que ocorre com relativa frequência quando usada por estas vias, motivou sua recomendação como emético. Evidentemente, a êmese induzida pela xilazina é, posteriormente, acompanhada de sedação. A xilazina é um agonista de receptores α_2-adrenérgicos. Esses receptores estão presentes na zona deflagradora dos quimiorreceptores e no centro do vômito em maior número em gatos do que em cães. Esse fato explica por que a xilazina é mais efetiva para indução do vômito em gatos (cerca de 90%), em relação aos cães (50%). A dose de xilazina para indução de vômito em gatos varia de 0,1 a 1 mg/kg IM (mediana de 0,66 mg/kg IM). Os antagonistas de receptores α_2-adrenérgicos, como a ioimbina, podem reverter o efeito emético da xilazina.

ANTIEMÉTICOS

A êmese prolongada causa exaustão, desidratação, hiponatremia, hipocloremia e, quando grave, até mesmo alcalose em consequência da perda excessiva do ácido clorídrico gástrico. Nesta situação, faz-se necessário o emprego de antieméticos, que podem atuar tanto localmente, reduzindo a irritação gástrica, como no sistema nervoso central.

Alimentos de fácil digestão, de consistência pastosa e frios podem exercer um certo efeito sedante sobre a mucosa gástrica, da mesma forma que soluções com anestésicos locais (lidocaína) administradas por via oral.

Agentes anticolinérgicos, pelo fato de reduzirem as secreções e a motilidade do sistema digestório, podem também apresentar efeito antiemético. Dentre esses agentes recomenda-se, em particular, a escopolamina, principalmente para o controle da cinetose. Em cães emprega-se a dose de 0,03 mg/kg de escopolamina, 4 vezes/dia; não é recomendada para gatos devido à possibilidade de promover excitação.

A **piridoxina (vitamina B$_6$)** tem mostrado também exercer efeito antiemético, porém não se conhecem os mecanismos envolvidos. Especula-se a participação do fosfato de piridoxal ativando a enzima descarboxilase do ácido glutâmico, que é responsável pela conversão do ácido glutâmico em ácido gama-aminobutírico (GABA), principal neurotransmissor inibitório do sistema nervoso central, exercendo, assim, efeito inibitório no centro do vômito. Por outro lado, sabe-se também que a diminuição de piridoxina reduz as concentrações centrais de norepinefrina e serotonina, sugerindo eventual participação desses neurotransmissores no controle do vômito.

Alguns **anti-histamínicos H$_1$**, como o dimenidrinato (Dramin®), a difenidramina (Benadryl®) e a meclizina (Meclin®) têm efeito antiemético. São frequentemente usados na espécie humana para prevenção da cinetose e ocasionalmente em Medicina Veterinária. Esses medicamentos reduzem os impulsos provenientes do aparelho vestibular (onde há receptores H$_1$), que atingem o centro do vômito e também bloqueiam receptores H$_1$ da zona deflagradora dos quimiorreceptores (Figura 34.3). Os cães possuem maior número de receptores H$_1$ na zona deflagradora do que os gatos e, por isso, respondem melhor ao efeito antiemético dos anti-histamínicos. Esses medicamentos possuem efeito sedativo (para detalhes, ver *Capítulo 21*) e são pouco eficientes para bloquear o vômito causado por estímulo vagal e aquele associado às gastroenterites.

Os **bloqueadores de receptores dopaminérgicos** como a metoclopramida (citada anteriormente como pró-cinético), a bromoprida (Bromogex®) e a domperidona (Motilium®, Peridal®) são potentes antieméticos, além de favorecerem o esvaziamento gástrico. Estes medicamentos são desprovidos de efeitos sedativos, que são comuns com outros antagonistas dopaminérgicos, como os derivados fenotiazínicos (prometazina, promazina, acepromazina, os quais possuem também atividade antagonista de receptores α-adrenérgicos) e butirofenonas (droperidol e haloperidol). O efeito antiemético é atribuído ao bloqueio dos receptores dopaminérgicos da zona deflagradora dos quimiorreceptores, cuja estimulação induz a êmese; também são capazes de evitar o vômito induzido por estímulos que atingem diretamente o centro do vômito. Sabe-se, ainda, que a dopamina no estômago é capaz de inibir os movimentos da região do fundo e a amplitude das contrações; portanto, o bloqueio de tais receptores por estes antieméticos favorece o esvaziamento gástrico. Dentre esta classe de medicamentos, o mais empregado como antiemético em Medicina Veterinária é a metoclopramida; o Quadro 34.2 mostra sua posologia, como antiemético, para cães e gatos. A metoclopramida, por bloquear receptores dopaminérgicos centrais, pode causar sedação, efeitos extrapiramidais e estimulação da secreção de prolactina (ver *Capítulo 17*). Já foram descritas alterações comportamentais em cães e gatos tratados com metoclopramida, e em equinos adultos, período de sedação e excitação, além de dor abdominal. A metoclopramida deve ser usada com cautela em animais com distúrbios convulsivos.

Os **antagonistas de receptores da serotonina** do tipo 3 (5-HT$_3$) são antieméticos mais potentes que os anteriormente citados; são classificados de acordo com a afinidade sobre os receptores de 5-HT$_3$ em de primeira geração (ondansetrona – Vonau®, Zofran®; dolasetrona – Anzemet®; granisetrona – Kytryl®; e tropisetrona – Navoban®) e de segunda geração (palonosetrona – Onicit®), cuja afinidade ao receptor é maior que a dos demais. Os antagonistas de 5-HT$_3$ são especialmente eficazes no controle da êmese aguda, porém, com menor ação sobre a êmese tardia. O efeito antiemético é consequência do bloqueio de receptores 5-HT$_3$ da zona deflagradora dos quimiorreceptores e daqueles localizados perifericamente nos terminais nervosos vagais. A ondansetrona é a mais usada em Medicina Veterinária; dose em cães é de 0,1 mg/kg, por via intravenosa, 2 a 3 vezes/dia, ou 0,5 a 1 mg/kg, por via oral, ou ainda, 0,5 mg/kg, por via intravenosa, seguida de 0,5 mg/kg/h, em infusão intravenosa de 6 h. Em gatos, a ondansetrona pode ser usada na dose de 0,1 a 0,2 mg/kg, por via subcutânea, 3 vezes/dia, ou 0,1 a 1 mg/kg, por via oral, 1 ou 2 vezes/dia. A mesma dose de infusão usada em cães pode ser também utilizada em gatos.

Os **corticosteroides** são medicamentos também efetivos tanto na prevenção da êmese aguda quanto tardia, porém pouco se sabe a respeito do seu mecanismo de ação na profilaxia das náuseas e dos vômitos induzidos pela quimioterapia ou após cirurgias. Provavelmente, esses efeitos são mediados pela inibição da síntese das prostaglandinas e/ou inibição da liberação de opioides endógenos, da inibição serotoninérgica no sistema digestório e na diminuição da inflamação do local cirúrgico, diminuindo impulsos parassimpáticos para o sistema nervoso central. Os principais corticosteroides utilizados são a dexametasona e a metilprednisolona, as quais podem ser usadas em monoterapia na prevenção de náuseas e vômitos leves, e nos casos mais graves (quimioterapia) o benefício dos corticosteroides é maior quando administrados em associação com os antagonistas de 5-HT$_3$ e/ou bloqueadores de neurocinina-1.

Os **antagonistas de receptores de neurocinina-1** (NK1) são a mais recente classe de antieméticos. O receptor NK1 (também conhecido como receptor de taquicinina 1 ou receptor da substância P) faz parte da classe de receptores de superfície celular para as taquicininas com afinidade maior para a substância P, que é um neuropeptídio que facilita processos inflamatórios, vômito, ansiedade e nocicepção. Os antagonistas de receptores NK1 disponíveis no comércio para uso como antiemético são o fosaprepitanto (Emend® linha humana) e o maropitanto (Cerenia® produto veterinário). O maropitanto é indicado para cães na prevenção de náuseas induzidas pela quimioterapia, para a prevenção da cinetose e na prevenção e no tratamento do vômito, na dose de 2 a 8 mg/kg, via oral, a cada 12 a 24 h; para gatos a dose recomendada é de 1 mg/kg. Os bloqueadores de NK1 podem ser utilizados em combinação com antagonistas de 5-HT$_3$ e corticosteroides.

▼ ANTIDIARREICOS OU CONSTIPANTES

A diarreia é mais comum em animais jovens, e a desidratação que acompanha este quadro é a causa frequente de mortes. A diarreia não é causada por hipermotilidade intestinal; acredita-se que a fisiopatologia da diarreia esteja associada a um quadro de hipersecreção (com perda de fluido para o lúmen intestinal, por mecanismos que envolvem cAMP, cGMP, calmodulina e Ca^{2+}) ou má absorção de nutrientes no intestino. Embora as pesquisas nesta área do conhecimento tenham avançado bastante, o tratamento da diarreia ainda é feito considerando-se a necessidade imperiosa da hidratação do animal (por via intravenosa em diarreias graves e/ou via oral), identificação e combate do agente infeccioso ou parasitário responsável pelo processo e, se necessário, o emprego de antidiarreicos (também chamados de constipantes).

Os antidiarreicos podem ser classificados em 2 grupos: depressores da motilidade e adsorventes e/ou protetores de mucosa.

Dentre os **depressores da motilidade intestinal** destacam-se os anticolinérgicos e os opiáceos/opioides. Os primeiros, como atropina (hiosciamina), escopolamina (hioscina), homatropina, propantelina, metantelina e glicopirrolato, são exemplos de agentes usados como antidiarreicos que atuam diminuindo a motilidade – devido aos seus efeitos parassimpatolíticos, reduzem as contrações segmentares e propulsivas do músculo liso intestinal – e as secreções do sistema digestório. A atropina e a escopolamina são aminas terciárias e, portanto, atravessam a barreira hematoencefálica, exercendo ação também no sistema nervoso central; já as demais, que são aminas quaternárias, apenas atuam perifericamente.

Quanto aos **opiáceos/opioides**, há muito se conhecem os seus efeitos constipantes (para detalhes, ver *Capítulo 18*). A ativação dos receptores opioides MOP (anteriormente denominados μ) no músculo liso intestinal diminui a motilidade propulsiva; a expressão de receptores opioides MOP foi encontrada no plexo submucoso, no plexo mioentérico e no músculo longitudinal do íleo. Esses agentes promovem aumento do tônus da musculatura circular do intestino e do esfíncter, bem como redução da secreção quer direta, quer indiretamente. Dentre os mais utilizados tem-se: elixir paregórico (tintura de Papaver somniferum L a 0,05%) e loperamida (Diasec®, Enterosec®, Imosec®). A loperamida não atravessa a barreira hematoencefálica, exercendo seu efeito apenas na musculatura intestinal, em receptores opioides MOP e DOP (anteriormente denominado δ); a dose usada é de 0,05 a 0,1 mg/kg/dia para as diferentes espécies animais. Recentemente, foi introduzido no comércio um novo antidiarreico para uso na espécie humana, a racecadotrila (Tiorfan®), que inibe as encefalinases; seu efeito constipante se deve ao aumento das encefalinas locais que estimulam os receptores opioides DOP.

Os **adsorventes/protetores de mucosa** mais utilizados como antidiarreicos são: pectina, caulim, sais de bismuto e carvão ativado, os quais já foram descritos anteriormente.

Como adjuvantes para o tratamento das diarreias têm sido usados probióticos e prebióticos com a finalidade de restaurar a microbiota intestinal.

CATÁRTICOS

Catárticos são medicamentos que favorecem a eliminação das fezes. São chamados de **purgantes** quando promovem a eliminação de fezes de consistência diarreica e de **laxantes** quando as fezes têm consistência normal. Alguns laxantes, quando se aumenta a dose, podem exercer efeito purgante ou, ainda, purgantes que, quando se reduz a dose, apresentam efeito laxante; há também aqueles cujo efeito é exclusivamente laxante ou purgante independentemente da dose empregada.

Os catárticos podem ser classificados em 4 grupos:

- **Catárticos emolientes ou lubrificantes**: lubrificam e amolecem as fezes, impedindo a sua dessecação; exercem efeito sobretudo laxante. Neste grupo encontram-se os óleos mineral e vegetal e os docusatos. O óleo mineral (parafina líquida, vaselina líquida ou óleo de parafina) é uma mistura de hidrocarbonetos líquidos obtidos do petróleo que, administrado por via oral, tem efeito laxante; não é digerido e praticamente não é absorvido pelo organismo. Quando usado por 2 a 3 dias, este óleo penetra nas fezes, amolecendo-as, e, por recobrir a mucosa intestinal, pode reduzir a absorção de água. Os óleos vegetais (de amêndoas, de oliva etc.) também podem ser usados como laxantes, porém, como são hidrolisados pela lipase intestinal e absorvidos, há necessidade de administrar-se dose que supere a capacidade de hidrólise desta enzima para que o efeito seja observado. O uso dos óleos como laxantes tem a desvantagem de reduzir a absorção das vitaminas lipossolúveis (A, D, E e K). Os docusatos (de sódio, de cálcio, de potássio) são surfactantes (*i. e.*, detergentes) aniônicos que facilitam a entrada de água e gordura no bolo fecal, amolecendo-o e facilitando sua eliminação; acredita-se que também alterem a absorção de água e eletrólitos e produzam efeitos sobre a mucosa intestinal semelhantes àqueles dos catárticos estimulantes, sendo assim classificados por alguns
- **Catárticos formadores de massa e/ou coloides hidrófilos**: são usados principalmente para pequenos animais e exercem efeito essencialmente laxante. A este grupo pertencem os polissacarídeos naturais, semissintéticos e celulose obtida de sementes (de *Plantago – P. ovata, P. psyllium ou P. indica*), casca de sementes (farelos), algas e também resina sintética, como o policarbofila (Muvinor®, Benestare®). Estes agentes, que são indigeríveis, têm também propriedades hidrófilas, promovendo amolecimento das fezes e aumentando seu volume e, consequentemente, distendendo as fibras musculares do intestino, induzindo reflexamente aumento da motilidade intestinal e efeito laxante
- **Catárticos osmóticos ou salinos**: são pouco e lentamente absorvidos, exercendo atividade osmótica no lúmen intestinal, assim atraindo água para esta região; com isto há distensão das fibras musculares lisas intestinais e, reflexamente, aumentam o peristaltismo, produzindo efeito laxante ou purgante, dependendo da dose. Fazem parte deste grupo sais de magnésio (sulfato, hidróxido, citrato), sais de sódio (sulfato, fosfato, tartarato), lactulose, macrogóis (polietilenoglicóis), glicerina e sorbitol. Os sais são usados em soluções hipertônicas, administradas por via oral; dentre estes, o de uso mais frequente é o sulfato de magnésio (chamado também de sal amargo ou Epsom), seguido do sulfato de sódio (sal de Glauber). Recomenda-se, para monogástrico, a administração entre 5 e 15 g de sulfato de sódio, sendo que dose menor tem efeito laxante e aumentando-se a dose, ocorre efeito purgante. O efeito laxante do sulfato de magnésio é obtido em bovinos com 60 a 120 g, equinos 30 a 60 g, ovinos 7 a 15 g e suínos 15 a 30 g; efeito purgante em bovinos tem-se com o uso de 240 a 480 g e em ovinos 60 a 120 g.

O efeito predominante destes sais é exercido no intestino delgado; em monogástricos o efeito é observado normalmente entre 3 e 12 h e em ruminantes ao redor de 18 h. As preparações de fosfato de sódio são, geralmente, empregadas por via retal (emulsão, solução ou suspensão retal, anteriormente denominadas enema evacuante). A lactulose é um dissacarídio sintético não absorvível, que age como laxante osmótico moderado e tem a desvantagem de causar flatulência e cólicas abdominais. Os macrogóis tem indicação de uso para os seres humanos e há estudos para uso em gatos. A glicerina, além de exercer efeito osmótico, lubrifica a passagem de fezes endurecidas, sendo por isto usada em supositórios. O sorbitol tanto pode ser usado por via oral como retal, produzindo efeito laxante

- **Catárticos estimulantes ou irritantes**: propõe-se que promovam irritação da mucosa intestinal, ou inibam a absorção de água, eletrólitos e nutrientes, ou ainda estimulem os gânglios intramurais, aumentando a motilidade intestinal e causando, consequentemente, o efeito catártico. Acredita-se também que alguns deles possam inibir a Na^+, K^+-ATPase (responsável pela absorção de sódio no cólon) ou aumentar a síntese de prostaglandinas e cAMP (contribuindo, em parte, para o aumento da secreção de água e eletrólitos). Dentre estes catárticos tem-se: óleo de rícino, derivados do difenilmetano (bisacodil e picossulfato) e os catárticos antraquinônicos (antracênicos ou emodínicos).

O óleo de rícino (obtido das sementes da *Ricinus communis*, planta conhecida popularmente como mamona ou carrapateira) no intestino delgado é hidrolisado pela lipase intestinal, liberando glicerol e ácido ricinoleico, responsáveis pelo efeito catártico, principalmente este último; doses maiores deste óleo não produzem maior efeito, pois a porção hidrolisada libera ácido ricinoleico suficiente para produzir o efeito catártico, eliminando do organismo a porção intacta. O óleo de rícino tem efeito preponderantemente purgante, sendo este efeito observado em pequenos animais entre 4 e 8 h e em equinos entre 12 e 18 h; em cães usam-se 4 a 30 mℓ, enquanto em potros, bezerros e suínos, 30 a 180 mℓ de óleo de rícino.

Dentre os derivados do difenilmetano, há o bisacodil e o picossulfato; o primeiro é o mais usado em Medicina Veterinária. Para cães a dose oral é de 5 a 20 mg por animal ao dia e para gatos, 5 mg por animal ao dia.

Os catárticos antraquinônicos são obtidos a partir de várias plantas: sene (*Cassia acutifolia*), áloe (*Aloe ferox*), ruibarbo (*Rheum officinale*) e cáscara ou casca sagrada (*Rhamnus purshiana*); estas possuem glicosídios que, após a administração oral, sofrem a ação da microbiota presente no cólon, liberando a aglicona, que é aí absorvida moderadamente. Esta porção absorvida pode ser excretada na bile (com possíveis efeitos no intestino delgado), na saliva, na urina e no leite (exercendo efeito laxante no lactente). Estes catárticos podem ter efeito purgante ou laxante, na dependência da dose administrada; como atuam principalmente no cólon, a latência para o efeito é de 6 a 8 h para monogástricos e de cerca de 18 h em equinos.

O Quadro 34.4 mostra os diferentes grupos de catárticos, a intensidade de seus efeitos e as especialidades farmacêuticas.

QUADRO 34.4
Catárticos.

Catárticos	Efeito (tempo de latência)	Especialidades farmacêuticas
Emoliente ou lubrificante	Laxante	–
• óleo mineral	24 a 48 h	Nujol®, Agarol®*
• docusato de sódio	24 a 48 h	Humectol D®*
Formadores de massa e/ou coloides hidrófilos	Laxante (12 a 24 h)	
• semente de plantago (*Psyllium*)		Metamucil®, Agiolax®*
• resina sintética: policarbofila		Muvinor®
Osmóticos ou salinos	Laxante e purgante (monogástricos: 3 a 12 h; ruminantes: 18 h)	
• sulfato de magnésio		Sal amargo
• fosfato de sódio	3 a 5 min	Fleet enema®
• lactulose	Laxante	Farlac®, Lactulona®
Estimulantes ou irritantes	Laxante e purgante	
• óleo de rícino	Purgante (pequenos animais 4 a 8 h; equinos 12 a 18 h)	Laxol®
• Derivados do difenilmetano:		
picossulfato	4 a 6 h	Gutallax®,
bisacodil	4 a 6 h	Rapilax® Humectol D®*, Dulcolax®
• Catárticos antraquinônicos sene, áloe, ruibarbo, casca sagrada	Monogástricos: 6 a 8 h; equinos: 18 h	Agiolax®*, Naturetti®, Tamaril®*

*Associação com outros princípios ativos.

DIGESTIVOS OU EUPÉPTICOS

São medicamentos que favorecem os processos digestivos, substituindo ou complementando as secreções do sistema digestório. Os principais agentes usados são:

- **Enzimas digestivas**: a papaína (encontrada no mamão) e a bromelina (presente no abacaxi) são proteases; a pancreatina e a pancreolipase (obtidas de pâncreas de suínos) contêm principalmente amilase, tripsina e lipase, que auxiliam na digestão de proteínas e lipídios; e pepsina que é uma enzima proteolítica
- **Coleréticos**: estimulam a produção de bile que é importante para absorção de lipídios. Os principais agentes são os próprios ácidos e sais biliares. Algumas substâncias de origem vegetal também têm este efeito, como a boldina (do boldo) e a cinarina (da alcachofra)

- **Colagogos ou colicinéticos**: são medicamentos que contraem a vesícula biliar, como o faz fisiologicamente a colecistocinina, que pode ser obtida a partir de extratos de mucosa duodenal. O sulfato de magnésio e o sorbitol têm este efeito, bem como alguns alimentos (gema de ovo, creme de leite).

HEPATOPROTETORES

O uso de medicamentos ditos hepatoprotetores ou também chamados de protetores hepáticos ou antitóxicos é bastante controverso, principalmente em relação a esta última denominação, a qual pode sugerir, erroneamente, um efeito que estes agentes não apresentam. A base racional para o emprego terapêutico destes agentes reside, fundamentalmente, no tratamento de insuficiência hepática. Fazem parte deste grupo os agentes hepatotrópicos (possuem afinidade especial pelo fígado) e os agentes lipotrópicos (apressam a remoção de lipídios ou reduzem sua deposição no fígado). São empregados como hepatoprotetores:

- **Colina**: é um agente considerado lipotrópico; acredita-se que possa promover a conversão da gordura hepática em fosfolipídios que contêm colina, os quais podem ser transferidos mais rapidamente do fígado para o sangue, evitando, assim, a esteatose hepática (degeneração gordurosa). A colina também é essencial para a síntese de fosfolipídios presentes nas membranas celulares (são lipoproteicas). A dose preconizada de colina, por via oral, em equinos é de 3 a 4 g, bovinos 1 a 8 g, cães 45 mg/kg e gatos 100 mg
- **Metionina**: é doadora do radical metila, favorecendo, dessa maneira, a metilação de diferentes substâncias químicas (medicamentos, agentes tóxicos etc.), visando facilitar sua eliminação do organismo. A metionina doa radical metila inclusive para a síntese de colina. A metionina contém também um grupo sulfidrila, que se acredita tenha efeito antinecrótico no fígado
- **Lecitina e betaína**: são agentes lipotrópicos que contêm colina, liberando-a por hidrólise
- **Silimarina** (*Silybum marianum* L.): age como estabilizador das membranas dos hepatócitos, inibindo a lipoperoxidação desencadeada por radicais livres (ação antioxidante)
- **Vitamina B_{12}** (hidroxicobalamina): é agente lipotrópico, que favorece a síntese proteica hepática. Esta vitamina está envolvida, também, na formação de colina e na biotransformação de radicais metílicos lábeis
- **Vitamina E (α-tocoferol) e selênio**: acredita-se que ambos teriam efeito antioxidante e, por isso, seriam medicamentos antinecróticos. Neste particular, vale ressaltar que são chamados de antioxidantes moléculas ou reações químicas que protegem os sistemas biológicos contra os efeitos lesivos da oxidação excessiva.

Os antioxidantes endógenos podem ser classificados em enzimáticos e não enzimáticos. Dentre os antioxidantes enzimáticos tem-se: a superóxido dismutase (SOD – metaloenzima com 4 subtipos descritos: Cu, Zn-SOD; Mn-SOD; Fe-SOD e SOD extracelular) encontrada em grandes quantidades no fígado, baço e rim; a catalase presente também em maior quantidade no fígado, rim e baço; e a glutationa peroxidase, presente no citosol e mitocôndrias, que contêm no seu local ativo o selênio. Dentre os antioxidantes não enzimáticos têm-se os lipossolúveis (tocoferóis, carotenos e bilirrubinas) e os hidrossolúveis (ácido ascórbico ou vitamina C, ácido úrico e proteínas ligadas a metais).

Além desses agentes citados, atribui-se a outros o possível efeito hepatoprotetor, como inositol (isômero da glicose), glicose, frutose, ácido glicurônico, fosfolipídios essenciais e outras vitaminas.

Deve ser salientado que estes agentes são a matéria-prima para os processos de biotransformação que ocorrem no fígado; portanto, a administração de hepatoprotetores apenas teria papel fundamental na presença de carências. O emprego de hepatoprotetores em animais com condições nutricionais adequadas tem importância limitada.

BIBLIOGRAFIA

BataL, A.B.; Parr, T.M.; Baker, D.H. Zinc bioavailability in tetrabasic zinc chloride and the dietary zinc requirement of young chicks fed a soy concentrate diet. *Poultry Science*, v. 80, p. 87-90, 2001.

Benchaoui, H.A.; Siedek, E.M.; De La Puente-Redondo; V.A.; Tilt, N.; Rowan, T.G.; Clemence, R.G. Confirmation of the efficacy of maropitant for the prevention of emesis associated with motion sickness in dogs presenting as clinical patients. *Veterinary Record*, v. 161, p. 444-447, 2007.

Bill, R.S. Clinical pharmacology and therapeutics for the veterinary technician. 3. ed. St. Louis: Mosby Elsevier; 2006.

Brander, G.C.; Pugh, D.M.; Bywater, R.J. *Veterinary applied pharmacollogy & therapeutics*, 2. ed. London: Baillière Tindall; 1991. p. 208-224.

Brasil. Agência Nacional de Vigilância Sanitária. *Formulário de fitoterápicos da farmacopeia brasileira*. 2. ed. Brasília, DF: Anvisa; 2021. Disponível em: https://www.gov.br/anvisa/pt-br/assuntos/farmacopeia/formulario-fitoterapico/arquivos/2021-fffb2-final-c-capa2.pdf. Acesso em: 14 jul. 2021.

Brasil. Memento Fitoterápico da Farmacopeia Brasileira. 1. ed. Brasilia, DF: Anvisa; 2016.

Candy, D.; Belsey, J. Macrogol (polyethylene glycol) laxatives in children with functional constipation and faecal impaction: a systematic review. *Archives of Disease in Childhood*, v. 94, p. 156-160, 2009.

Chu, C.C.; Hsing, C.H.; Shieh, J.P.; Chien, C.C.; Ho, C.M.; Wang, J.J. The cellular mechanisms of the antiemetic action of dexamethasone and related glucocorticoids against vomiting. *Eur J Pharmacol.*, v. 722, p. 48-54, 2014.

Crocenzi, F.A.; Roma, M.G. Silymarin as a new hepatoprotective agent in experimental cholestasis: new possibilities for an ancient medication. *Current Medicinal Chemistry*, v. 13, n. 9, p. 1055-1074, 2006.

Damiani, D. Sinalização cerebral do apetite. *Rev Bras Clin Med.*, v. 9, n. 2, p. 138-45, 2011.

Fernandes, M.N.S. Metabolismo do zinco na nutrição de frangos de corte e suas respostas no desempenho e no sistema imune. *Revista Eletrônica Nutritime*, v. 9, n. 6, p. 2104-2115, 2012.

Ferreira, A.L.A.; Matsubara, L.S. Radicais livres: conceitos, doenças relacionadas, sistemas de defesa e estresse oxidativo. *Ver Ass Med Bras.*, v. 43, p. 61-68, 1997.

Fukui, H.; Yamamoto, M. Methotrexate produces delayed emesis in dogs: a potential model of delayed emesis induced by chemotherapy. *Eur J Pharmacol.*, v. 372, n. 3, p. 261-267, 1999.

Hawkyard, C.V.; Koerner, R.J. The use of erythromycin as a gastrointestinal prokinetic agent in adult critical care: benefits versus risks. *Journal Antimicrobial Chemotherapy*, v. 59, p. 347-358, 2007.

Henzi, I.; Walder, B.; Tramèr, M.R. Dexamethasone for the prevention of postoperative nausea and vomiting: A quantitative systematic review. *Anesthesia and Analgesia*, v. 90, n. 1, p. 186-194, 2000.

Hinchcliff, K.W.; Jernigan, A.D.; Upson, D.W.; Constable, P.D. Ruminal pharmacology. *Vet Clin North Am.*, v. 7, n. 3, p. 633-49, 1991.

Klaschik, E.; Nauck, F.; Ostgathe, C. Constipation-modern laxative therapy. *Support Care Cancer*, v. 11, p. 679-685, 2003.

Krinsky, N.I. Mechanism of action of biological antioxidants. *Proc Soc Exp Biol Med.*, v. 200, p. 248-254, 1992.

Nouri, M.; Constable, P.D. Effect of parenteral administration of erythromycin, tilmicosin, and tylosin on abomasal emptying rate in suckling calves. *American Journal of Veterinary Research*, v, 68, p. 1392-1398, 2007.

Nouri, M.; Hajikolaee, M.R.; Constable, P.D.; Omidi, A. Effect of erythromycin and gentamicin on abomasal emptying rate in suckling calves. *Journal of Veterinary Internal Medicine*, v. 22, p. 196-20, 2008.

Papich, M.G. Drugs for treating gastrointestinal diseases. In: Riviere, J.E.; Papich, M.G. *Veterinary pharmacology and therapeutics*. 10 ed. Hoboken, John Wiley & Sons, 2018. p. 1245-1277.

Plumb, D.C. *Veterinary drug handbook*. 4. ed. Ames: Blackwell; 2002.

Quimby, J.M.; Lunn, K.F. Mirtazapine as an appetite stimulant and anti-emetic in cats with chronic kidney disease: A masked placebo-controlled crossover clinical trial. *Veterinary Journal*, v. 197, p. 651-655, 2013.

Rao, A.S.; Camilleri, M. Review article: Metoclopramide and tardive dyskinesia. *Alimentary Pharmacology and Therapeutics*, v. 31, n. 1, p. 11-19, 2010.

Sachs, G.; Shin, J.M.; Briving, C.; Wallmark, B. The pharmacology of the gastric acid pump: the H+, K+ ATPase. *Ann Rev Pharmacol Toxicol.*, v .35, p. 277-305, 1995.

Saeed, M.; Babazadeh, D.; Arif, M.; Arain, M.; Bhutto, Z.; ShaR, A.;. Chao, S. Silymarin: a potent hepatoprotective agent in poultry industry. *World's Poultry Science Journal*, v. 73, n. 3, p. 483-492, 2017.

Sanger, G.J. Translating 5-HT4 receptor pharmacology. *Neurogastroenterology and Motility*, v. 21, n. 12, p. 1235-1238, 2009.

Scherkl, R.; Hashem, A.; Frey, H.H. Apomorphine-induced emesis in the dog – poutes of administration, efficacy and synergism by naloxone. *J Vet Pharmacol Therap.*, v. 13, p. 154-8, 1990.

Sies, H. Strategies of antioxidant defense. *Eur. J. Biochem.*, v. 215, p. 213-219, 1993.

Steiner, A. Modifiers of gastrointestinal motility of cattle. *Vet Clin Food Anim.*, v. 19, p. 647-660, 2003.

Tam, F.M.; Carr, A.P.; Myers, S.L. Safety and palatability of polyethylene glycol 3350 as an oral laxative in cats. *Journal of Feline Medicine and Surgery*, v. 13, n. 10, p. 694-697, 2011.

Washabau, R.J. Antidiarrheal agents. *Canine and Feline Gastroenterology*. p. 445-449, 2013.

Willard, M.D. Gastrointestinal drugs. *Veterinary Clinics of North America: Small Animal Practice*, v. 28, n. 2, p. 377-394, 1998.

Seção 11

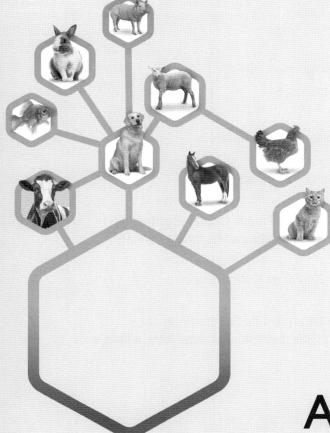

Agentes Antimicrobianos

35 Considerações Gerais sobre os Antimicrobianos, 501

36 Resistência Bacteriana aos Antimicrobianos, 511

37 Antissépticos e Desinfetantes, 519

38 Sulfas, Quinolonas e outros Antimicrobianos que Interferem na Síntese de Ácidos Nucleicos, 539

39 Antimicrobianos que Interferem na Síntese da Parede Celular: Betalactâmicos, 553

40 Antimicrobianos que Interferem na Síntese da Parede Celular (Bacitracina, Glicopeptídios e Fosfomicina) e na Permeabilidade da Membrana Celular (Polimixinas), 563

41 Antimicrobianos Bactericidas que Interferem na Síntese Proteica: Aminoglicosídios, 569

42 Antimicrobianos Bacteriostáticos que Interferem na Síntese Proteica: Macrolídios, Lincosamidas, Pleuromutilinas, Estreptograminas, Tetraciclinas e Anfenicóis, 575

43 Agentes Antifúngicos e Antivirais, 587

44 Uso de Antimicrobianos na Mastite, 603

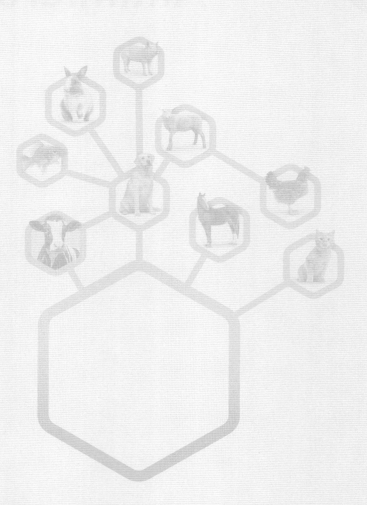

35

Considerações Gerais sobre os Antimicrobianos

Helenice de Souza Spinosa

- Introdução, *501*
- Atividades bacteriostática e bactericida dos antimicrobianos, *502*
- Atividades concentração-dependente e tempo-dependente dos antimicrobianos, *503*
- Classificação, *504*
- Fatores determinantes na prescrição de antimicrobianos, *504*
- Causas do insucesso da terapia antimicrobiana, *507*
- Associação de antimicrobianos, *508*
- Antimicrobianos e período de carência, *509*
- Bibliografia, *509*

INTRODUÇÃO

Antimicrobianos são substâncias naturais (antibióticos) ou sintéticas (quimioterápicos) que agem sobre microrganismos inibindo o seu crescimento ou causando a sua destruição, visando prevenir ou impedir a disseminação de infecção. O termo "antibiótico" está em desuso, uma vez que há uma tendência de obtê-lo por meio semissintético ou totalmente sintético. E o termo "quimioterápico", referindo-se a agentes anti-infecciosos, também está em desuso, uma vez que tem sido associado a agentes empregados no tratamento de cânceres, para diferenciar de outros recursos utilizados como a radioterapia e a imunoterapia. Tanto as normativas nacionais (elaboradas pela Agência Nacional de Vigilância Sanitária – Anvisa – e pelo Ministério da Agricultura, Pecuária e Abastecimento – MAPA), com as internacionais (Food and Agriculture Organization of the United Nations – FAO –, Organização Mundial da Saúde – OMS – e World Organisation for Animal Health – OIE) vêm adotando o termo "antimicrobianos".

Os termos "antisséptico" e "desinfetante" também são assuntos de harmonização nacional e internacional. Em geral, conceituam-se **antissépticos** como agentes antimicrobianos que matam, inibem ou reduzem o número de microrganismos localizados sobre a pele ou mucosas, enquanto os **desinfetantes** são empregados com essa finalidade em superfícies e objetos.

Os antissépticos e desinfetantes em Medicina Veterinária desempenham papel essencial na prevenção da transmissão de doenças infecciosas. Os primeiros, por exemplo, são usados na antissepsia da pele no momento pré-cirúrgico. Os desinfetantes auxiliam na limpeza e na desinfecção das instalações zootécnicas, o que assegura a sanidade dos animais alojados, na desinfecção de equipamentos e materiais que entram em contato com produtos de origem animal na indústria de alimentos e em equipamentos cirúrgicos, entre outros usos.

Em relação ao emprego de antimicrobianos, o médico-veterinário, além de usá-los para o tratamento das doenças infecciosas (uso terapêutico), na profilaxia e na metafilaxina, são empregados também como aditivo zootécnico melhorador do desempenho (antigamente chamado de promotor do crescimento). Esse último uso só é feito em Medicina Veterinária e é permitido em alguns países, como, por exemplo, no Brasil. A Figura 35.1 ilustra os diferentes usos de antimicrobianos em Medicina Veterinária.

O **uso terapêutico** é aquele no qual o antimicrobiano é administrado ao animal ou rebanho que apresenta uma doença infecciosa, visando controlar a infecção existente.

Na **profilaxia**, o uso do antimicrobiano é somente uma medida preventiva, na qual o médico-veterinário quer garantir a proteção contra uma possível infecção. Por exemplo, o uso profilático é feito quando o animal é submetido a uma cirurgia empregando medidas assépticas e se deseja proteger o animal contra agentes infecciosos; ou ainda na profilaxia da vaca no período de secagem, no qual o risco de infecções intramamárias é maior (para detalhes,

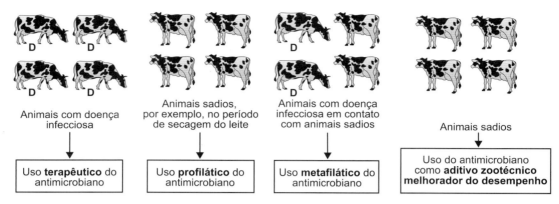

FIGURA 35.1 Usos de antimicrobianos em Medicina Veterinária. D = animal acometido de doença infecciosa.

ver *Capítulo 44*). O emprego profilático de antimicrobianos pode ser feito para um único animal ou para um grupo de animais e é largamente aceito para a profilaxia cirúrgica em animais.

O **uso metafilático** de antimicrobiano é feito quando em um rebanho há alguns animais com determinada doença infecciosa e o antimicrobiano é empregado visando prevenir a instalação da doença clínica em todos os animais do grupo. É uma situação em que se usam doses e duração de tratamento idênticas àquelas do uso terapêutico. O uso metafilático de antimicrobianos é também chamado de tratamento de animais em risco ou, ainda, tratamento de animais em contato. Nessa situação, o antimicrobiano pode ser administrado ao rebanho em ração, comida ou água, por facilidade de manejo.

Como **aditivo zootécnico melhorador do desempenho**, os antimicrobianos visam diminuir a mortalidade, melhorar o crescimento e a conversão alimentar (para detalhes, ver *Capítulo 54*). Atualmente, tem se questionado bastante esse uso dos antimicrobianos, tanto aqui no país como internacionalmente, uma vez que são empregados por período prolongado e em baixas concentrações na ração, situação que favorece o desenvolvimento da resistência bacteriana (para detalhes, ver *Capítulo 36*).

A partir de meados dos anos 2010, intensificou-se as discussões sobre o uso racional de antimicrobianos considerando o conceito de Saúde Única (*One Health* – a integração entre Saúde Humana, Saúde Animal e Saúde Ambiental), sendo estabelecidas condições para a aprovação do "Plano de Ação Global em Resistência a Antimicrobianos", abrangendo instâncias internacionais (FAO, OMS, OIE e o Programa das Nações Unidas para o Meio Ambiente – PNUMA). Aqui no Brasil, também foi estabelecido o "Plano de Ação Nacional de Prevenção e Controle da Resistência aos Antimicrobianos no âmbito da Saúde Única", contando com a participação da Anvisa, do MAPA, do Ministério do Meio Ambiente, dentre outros. Esses fatos ilustram a importância e a complexidade do tema que envolve o uso de antimicrobianos.

ATIVIDADES BACTERIOSTÁTICA E BACTERICIDA DOS ANTIMICROBIANOS

Quando o antimicrobiano inibe a multiplicação da bactéria, mas não a destrói, é chamado de bacteriostático; com a suspensão da exposição ao antimicrobiano a bactéria volta a crescer. Já o antimicrobiano bactericida exerce efeito letal sobre a bactéria, sendo esse efeito irreversível. Da mesma forma são empregados os termos fungistático, fungicida, virustático e virucida.

As atividades bacteriostática e bactericida do antimicrobiano dependem de sua concentração no local. Alguns antimicrobianos inibem o crescimento bacteriano em determinada concentração, a concentração inibitória mínima (CIM ou MIC, *minimum inhibitory concentration*), e necessitam de uma concentração maior para matar o microrganismo, a concentração bactericida mínima (CBM ou MBC, *minimum bactericidal concentration*). Quanto maior a distância entre esses valores, diz-se que o antimicrobiano tem atividade bacteriostática; por outro lado, quanto mais próximos forem esses valores, diz-se que o antimicrobiano tem atividade bactericida. Dependendo da condição clínica do animal, essa distinção é importante, mas não é absoluta. Por exemplo, alguns antimicrobianos são considerados bactericidas, como as penicilinas e os aminoglicosídios, e outros são considerados bacteriostáticos, como as tetraciclinas e os macrolídios, mas a atividade sobre a bactéria depende da concentração no local da infecção e do microrganismo envolvido. Assim, a penicilina G, em concentrações terapêuticas, tem atividade bactericida, porém em baixa concentração tem atividade bacteriostática.

As determinações de CIM (expressa em mg/ℓ, μg/mℓ ou UI/mℓ) e de CBM de um agente antimicrobiano obedecem aos protocolos internacionais padronizados pelo *Clinical and Laboratory Standards Institute* (CLSI – norte-americano) ou pelo *European Committee on Antimicrobial Susceptibility Testing* (EUCAST – europeu); esses testes de suscetibilidade bacteriana foram desenvolvidos para aplicação para amostras provenientes do ser humano e são também usados em Medicina Veterinária para mostras de origem animal.

O teste da difusão em ágar é o mais difundido para avaliar a atividade do antimicrobiano, devido a sua simplicidade e custo. Os discos contendo o antimicrobiano são preparados comercialmente com concentrações adequadas e padronizadas dos diferentes princípios ativos. Esses discos são colocados sobre a superfície de ágar de uma placa de Petri, que foi previamente inoculada com uma quantidade padronizada do microrganismo cuja suscetibilidade se quer avaliar (geralmente, 10^8 unidades formadoras de colônias por mℓ). A seguir, a placa é colocada na estufa (geralmente, a 35° por 18 a 24 h) e tem início o crescimento da bactéria e também a difusão do antimicrobiano a partir do disco de papel. O antimicrobiano deixa o disco, seguindo um gradiente de diluição, de tal forma que, quanto maior a distância, menor a concentração. Assim, a determinada distância do disco forma-se um halo de inibição circular, cujo diâmetro é diretamente proporcional à potência do antimicrobiano frente àquele microrganismo e inversamente proporcional à CIM.

Além do método da difusão em ágar, a CIM pode ser determinada por intermédio do método das diluições sucessivas feito em tubos de ensaio, ou do uso de tiras contendo um gradiente de concentração do antimicrobiano (conhecido também como E-teste). Mais recentemente, têm sido usados testes baseados em técnicas moleculares, nas quais se detectam segmentos de DNA que codificam resistência.

Nos testes *in vitro* de avaliação da atividade do antimicrobiano, pode ocorrer retardo na recuperação do crescimento logarítmico do microrganismo, após a remoção do antimicrobiano. Esse fenômeno, que também pode ocorrer *in vivo*, é chamado efeito pós-antibiótico (PAE, *post-antibiotic effect*). Portanto, o efeito pós-antibiótico é observado *in vitro* quando da exposição a altas concentrações do antimicrobiano e subsequente remoção deste por meios artificiais ou, ainda, *in vivo* quando as concentrações do antimicrobiano caírem para valores abaixo da CIM.

ATIVIDADES CONCENTRAÇÃO-DEPENDENTE E TEMPO-DEPENDENTE DOS ANTIMICROBIANOS

Recentemente, parâmetros farmacocinéticos do antimicrobiano, como concentração máxima tecidual ($C_{máx}$) e área sob a curva concentração-tempo (ASC ou AUC, *area under the curve*), aliados aos valores de CIM (parâmetro farmacodinâmico), têm se mostrado bastante úteis para avaliação da eficácia terapêutica antimicrobiana e também na prevenção da seleção de linhagens de bactérias resistentes. Dessa integração farmacocinética/farmacodinâmica, os parâmetros mais utilizados em relação aos antimicrobianos são ASC/CIM, $C_{máx}$/CIM e o tempo em que a concentração do antimicrobiano excede a CIM (T > CIM). Levando-se em consideração esses parâmetros, os antimicrobianos podem ser classificados em concentração-dependente e tempo-dependente. O Quadro 35.1 e a Figura 35.2 mostram alguns exemplos de antimicrobianos classificados segundo esse critério.

Os antimicrobianos concentração-dependentes, como os aminoglicosídios, as fluorquinolonas, o metronidazol e as polimixinas, são aqueles que, quanto maior o nível sérico acima da CIM, maior a taxa de erradicação das bactérias, a qual, por outro lado, cai na medida em que diminui o nível sérico do antimicrobiano. A administração desses agentes em doses elevadas com intervalos longos faz com que alcancem concentrações máximas no local da infecção, produzindo efeito bactericida máximo. Esta é a base para o uso, por exemplo, dos aminoglicosídios em dose única diária. A posologia adequada desses antimicrobianos envolve administração de altas doses e longos intervalos entre as doses. Os parâmetros que melhor avaliam a eficácia desses antimicrobianos são a razão ASC/CIM ou $C_{máx}$/CIM. Propõe-se para os antimicrobianos bactericidas, como os aminoglicosídios e fluorquinolonas, que $C_{máx}$ dividida pela CIM de determinado microrganismo deva estar em um valor entre 10 e 12 ou mais para se obter efeito bactericida e eliminação do processo infeccioso. Da mesma forma, quando se considera a ASC dividida pela CIM, cujo valor entre 100 e 125 é necessário para se obter o sucesso terapêutico.

QUADRO 35.1

Antimicrobianos concentração-dependentes e tempo-dependentes.

Atividade	Antimicrobiano		Duração do efeito pós-antibiótico*	Parâmetro
Concentração-dependente	Aminoglicosídios		Prolongado	ASC/CIM $C_{máx}$/CIM
	Fluorquinolonas		Prolongado	ASC/CIM $C_{máx}$/CIM
	Metronidazol		Prolongado	ASC/CIM
	Polimixinas		—	ASC/CIM
Tempo-dependente	Betalactâmicos		Gram-positivo: prolongado Gram-negativo: breve	T > CIM
	Macrolídios	Eritromicina	Breve	T > CIM
		Azitromicina	Prolongado	ASC/CIM
	Lincosamidas		Breve	ASC/CIM
	Tetraciclinas		Prolongado	ASC/CIM
	Sulfas		Breve	T > CIM
	Anfenicóis (florfenicol)		—	ASC/CIM
	Trimetoprima		Breve	T > CIM
Tempo e concentração-dependente	Glicopeptídios (vancomicina)		Prolongado	ASC/CIM

ASC: área sob a curva; CIM: concentração inibitória mínima; $C_{máx}$: concentração máxima; T: tempo. *Breve: > 1 h; prolongado: > 6 h.

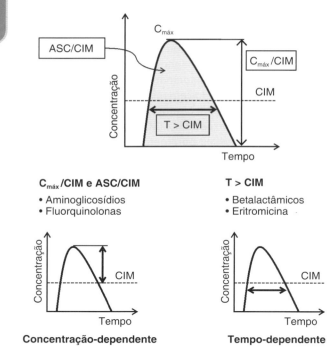

FIGURA 35.2 Curvas concentração-tempo ilustrando os parâmetros farmacocinéticos e farmacodinâmicos relevantes para avaliação da eficácia dos antimicrobianos. $C_{máx}$: concentração máxima; ASC: área sob a curva concentração-tempo; CIM: concentração inibitória mínima; T: tempo.

A relação ASC/CIM pode também ser aplicada para antimicrobianos bacteriostáticos, como tetraciclinas, macrolídios e pleuromutilinas, e se obterem tanto os efeitos do tempo como da concentração para resultar na morte do microrganismo. Para os animais sem o comprometimento da resposta imune, a relação ASC/CIM de 50 se mostra adequada, enquanto para animais imunocomprometidos essa relação deve ser de 200 para o controle de cepas mutantes.

Para os antimicrobianos tempo-dependentes, como os betalactâmicos, os macrolídios e as tetraciclinas, o fator de maior importância para determinar a eficácia é o período de tempo que a concentração plasmática fica acima da CIM de uma dada bactéria (T > CIM). O fato de se aumentar a concentração do antimicrobiano várias vezes acima da CIM não promoverá aumento significativo na capacidade de destruir o microrganismo. A posologia adequada envolve administrações frequentes desses antimicrobianos. Por exemplo, no caso das penicilinas, quando se tratar de bactérias gram-positivas, sugere-se que a concentração que supera a CIM deva permanecer pelo menos 40% do tempo entre as doses; quando se tratar de bactérias gram-negativas, que a concentração que excede a CIM da bactéria deva permanecer superior pelo menos 80% do tempo entre as doses. Portanto, para os antimicrobianos tempo-dependentes, o tempo que a bactéria fica exposta ao agente é mais importante que a concentração do antimicrobiano necessária para matar o microrganismo.

Há ainda antimicrobianos que apresentam características de atividades tempo-dependente e concentração-dependente. A melhor forma de prever a eficácia desses antimicrobianos é por meio da razão ASC/CIM. São exemplos desses agentes os glicopeptídeos (vancomicina, teicoplanina avoparcina), a rifampicina e algumas fluorquinolonas.

CLASSIFICAÇÃO

Os antimicrobianos podem ser subdivididos em três categorias, considerando sua atividade sobre bactérias (antibacterianos), sobre fungos (antifúngicos) ou sobre vírus (antivirais). Os primeiros, por sua vez, podem ser classificados segundo vários critérios como estrutura química, ação biológica (bactericida, bacteriostático), espectro de ação bacteriano (largo espectro, curto espectro, atuação sobre bactérias gram-positivas ou gram-negativas) e mecanismo de ação (Figura 35.3). A estrutura química e o mecanismo de ação são os critérios empregados para apresentação dos diferentes grupos farmacológicos dos antibacterianos usados em Medicina Veterinária nos *Capítulos 37 a 42*.

FATORES DETERMINANTES NA PRESCRIÇÃO DE ANTIMICROBIANOS

A prescrição de um antimicrobiano envolve a tríade: agente etiológico, antimicrobiano e paciente (Figura 35.4). Cada um deles deve ser cuidadosamente analisado para o sucesso do tratamento do processo infeccioso.

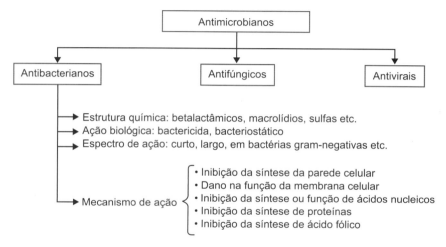

FIGURA 35.3 Critérios para classificação de antimicrobianos específicos.

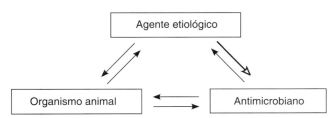

FIGURA 35.4 Fatores determinantes na prescrição de antimicrobianos.

O **agente etiológico** (microrganismo) deve ser identificado, sempre que possível. Quando não for possível, deve-se presumi-lo (uso empírico), considerando dados como quadro clínico, localização do processo infeccioso, faixa etária, achados epidemiológicos e laboratoriais. Indica-se então o antimicrobiano que sabidamente seja capaz de atuar sobre o agente etiológico; nesse sentido, o Quadro 35.2 mostra algumas opções de antimicrobianos frente aos diferentes grupos de microrganismos. Contudo, deve ser salientado que a suscetibilidade de algumas bactérias ao antimicrobiano pode variar bastante, como, por exemplo, para a maioria das bactérias gram-negativas que adquirem facilmente genes de resistência, comprometendo a eficiência do tratamento.

Seria desejável determinar a sensibilidade do agente etiológico aos antimicrobianos, coletando-se material do animal com o processo infeccioso e encaminhando-o ao laboratório para o isolamento e identificação do patógeno e posterior realização do antibiograma. Esse procedimento requer tempo para se obter o resultado (pelo menos 48 h), e nem sempre se pode aguardar esse período para dar início ao tratamento antimicrobiano, aliado ainda ao seu custo. Na maioria das vezes não há necessidade do antibiograma pelo fato de se conhecer o agente etiológico ou presumi-lo com segurança.

Os resultados da suscetibilidade de uma bactéria aos antimicrobianos obtidos *in vitro* são expressos qualitativamente ou quantitativamente. Os resultados qualitativos apontam se a bactéria é suscetível, intermediária ou resistente ao antimicrobiano. Nos resultados quantitativos são apresentados os valores da CIM em µg/mℓ (geralmente na faixa de 0,03 a 64 µg/mℓ) ou mg/ℓ.

QUADRO 35.2

Tratamento antimicrobiano empírico levando-se em consideração o agente etiológico.

Microrganismo	Doença	Antimicrobiano (terapia empírica)
Cocos gram-positivos aeróbicos		
Staphylococcus aureus		
Sensível à penicilina G	Abscessos	Penicilina G, cefalosporinas de 1ª geração, ampicilina, lincomicina
Resistente à penicilina G	Osteomielites, infecções de pele	Meticilina, oxacilina, nafcilina, celalosporinas de 1ª geração
Sensível/resistente à penicilina G	Infecção do sistema urinário	Quinolona; cefalosporinas de 1ª geração
Estreptococos		
S. agalactiae, S. uberis, S. dysgalactiae,	Mastite em bovinos – tratamento local	Penicilina G, cefalosporinas de 1ª geração
	Mastite em bovinos – tratamento parenteral	Penicilina G, eritromicina
Beta-hemolítico (*S. equi, S. canis, S. equisimilis*)	Infecções específicas e não específicas	Penicilina G, cefalosporinas de 1ª geração
S. faecalis	Infecções do sistema urinário	Penicilina G, sulfametoxazol + trimetoprima
Bastonetes gram-positivos aeróbicos		
Actinomyces sp.	Infecções oportunistas por *A. pyogenes*	Penicilina G, cefalotina, cloranfenicol, clindamicina
Bacillus anthracis	Antraz	Penicilina G, cefalosporinas de 1ª geração, ampicilina, eritromicina
Bacillus cereus	Mastite	Penicilina G, cefalosporinas de 1ª geração
Corynebacterium sp.	Infecções por *C. pseudotuberculosis* e *C. renale*	Penicilina G, eritromicina, clindamicina
Erysipelothrix rhusiopathiae	Erisipela em suínos	Penicilina G, tetraciclinas
Listeria monocytogenes	Meningite por *Listeria* em ruminantes	Ampicilina + gentamicina, sulfametoxazol + trimetoprima
Mycobacterium sp.	Tuberculose	Tratamento discutível em Medicina Veterinária
Nocardia sp.	Infecções oportunistas	Sulfametoxazol + trimetoprima, ampicilina + eritromicina, minociclina, amicacina
Rhodococcus equi	Pneumonia em potros	Eritromicina + rifampicina, penicilina + gentamicina
Bastonetes gram-negativos aeróbicos		
Actinobacillus equuli	Septicemia em potros	Aminoglicosídio; sulfametoxazol + trimetoprima
Bordetella bronchiseptica	Rinite atrófica em suínos	Sulfametoxazol + trimetoprima, tetraciclina, doxiciclina, enrofloxacino, amicacina, cloranfenicol, gentamicina, tobramicina

(continua)

QUADRO 35.2

Tratamento antimicrobiano empírico levando-se em consideração o agente etiológico. (*continuação*)

Microrganismo	Doença	Antimicrobiano (terapia empírica)
Brucella canis	Brucelose canina	Minociclina + estreptomicina, minociclina + gentamicina, sulfametoxazol + trimetoprima
Escherichia coli	Infecção do sistema urinário de cães	Enrofloxacino, ampicilina, sulfametoxazol + trimetoprima, cefalexina, cloranfenicol, nitrofurantoína
	Meningite no gado	Cefalosporinas de 3ª geração, sulfametoxazol + trimetoprima
	Mastite bovina (local)	Cefalosporinas de 3ª geração, aminoglicosídios
	Septicemia, infecções oportunistas, diarreia	Aminoglicosídios, cefalosporinas de 1ª geração
Haemophilus pleuropneumoniae	Pleuropneumonia em suínos	Sulfametoxazol + trimetoprima, penicilina G
Haemophilus somnus	Septicemia em bovinos	Penicilina G; tetraciclinas
Haemophilus suis		Penicilina G, sulfametoxazol + trimetoprima
Klebsiella pneumoniae	Idem *E. coli*	Enrofloxacino, cloranfenicol, aminoglicosídios
Pasteurella haemolytica	Pneumonia em bovinos; pneumonia e septicemia em ovinos	Aminoglicosídios, sulfametoxazol + trimetoprima
Pasteurella multocida	Abscessos por mordedura em gatos; pneumonia em bovinos e suínos; septicemia hemorrágica em bovinos	Penicilina G, amoxicilina, ampicilina, tetraciclinas
Proteus mirabilis	Infecções do sistema urinário e outras infecções oportunistas	Enrofloxacino, ampicilina, nitrofurantoína, gentamicina, cloranfenicol
Pseudomonas aeruginosa	Otites externas; infecções do sistema urinário	Aminoglicosídeos + ticarcilina ou + carbenicilina, enrofloxacino, ceftazidima; cloranfenicol
Salmonella sp.	Gastrenterites agudas	Enrofloxacino, cloranfenicol, sulfametoxazol + trimetoprima
Yersinia enterocolitica	Enterites	Sulfametoxazol + trimetoprima, ampicilina, tetraciclina
Espiroquetas		
Borrelia burgdorferi	Doença de Lyme	Tetraciclinas, ampicilina, doxiciclina, cefalexina, cloranfenicol
Leptospira interrogans	Leptospirose	Ampicilina, peniclina G + estreptomicina, minociclina, doxiciclina, tetraciclinas
Treponema hyodysenteriae	Disenteria suína	Tiamulim, metronidazol
Campylobacter jejuni	Diarreia, aborto	Eritromicina, cloranfenicol, gentamicina, neomicina, clindamicina
Bactérias gram-positivas anaeróbicas		
Clostridium perfringens	Gangrena gasosa, infecções entéricas	Penicilina G, cefalosporinas, cloranfenico; clindamicina, eritromicina, metronidazol
Bacteroides fragilis	Infecções anaeróbicas oportunistas	Clindamicina, amoxicilina + ácido clavulânico, cloranfenicol, metronidazol, cefalotina, ampicilina
Bactérias gram-negativas anaeróbicas		
Mycoplasma	Infecções mucosas	Tetraciclinas, tiamulina
Chlamydia psittaci	Abortos, pneumonites, conjuntivites	Tetraciclinas, eritromicina
Rickettsia, Ehrlichia sp.	Febre maculosa, erlichiose	Doxiciclina

A escolha do **antimicrobiano** deve ser fundamentada no conhecimento de suas propriedades e estas devem se aproximar daquelas do antimicrobiano ideal. As propriedades do antimicrobiano ideal são:

- Destruir o microrganismo (bactericida, fungicida) em vez de inibir o seu desenvolvimento (bacteriostático, fungistático)
- Apresentar amplo espectro de ação sobre os microrganismos patogênicos, sem afetar a microbiota do hospedeiro
- Ter alto índice terapêutico
- Exercer atividade na presença de fluidos do organismo (exsudato, pus etc.)
- Não perturbar as defesas do organismo (síntese de anticorpos, migração de células de defesa)
- Não produzir reações de sensibilização alérgica
- Não favorecer o desenvolvimento de resistência bacteriana
- Distribuir-se por todos os tecidos e líquidos do organismo, em concentrações adequadas
- Poder ser administrado por diferentes vias (vias oral, parenteral e local)
- Ter preço acessível.

A posologia, que inclui a dose, a frequência de administração e a duração do tratamento (não se deve suspender o tratamento imediatamente após remissão dos sintomas), é um fator ligado ao antimicrobiano que deve ser cuidadosamente considerado na terapêutica.

Portanto, na escolha do antimicrobiano devem-se considerar:

- **Características farmacocinéticas do antimicrobiano**: via de administração, propriedades físico-químicas, distribuição e eliminação, volume de distribuição, meia-vida, taxa de depuração e barreiras para penetração
- **Características farmacodinâmicas do antimicrobiano**: CIM, CBM, atividades concentração-dependente e tempo-dependente e efeito pós-antibiótico
- **Riscos ligados ao uso do antimicrobiano**: toxicidade para o hospedeiro, interações medicamentosas, alteração da microbiota do hospedeiro, promoção de resistência bacteriana, dano tecidual no local da administração, resíduos em animais produtores de alimento, interferência nos mecanismos de defesa do animal
- **Custos**: do tratamento, valor zootécnico do animal e perda na produção.

Em relação à microbiota do hospedeiro, vale ressaltar que há a microbiota transitória e a microbiota residente. A microbiota transitória é originária do meio ambiente e é constituída por microrganismos não patogênicos ou potencialmente patogênicos; geralmente não produz doença, desde que a microbiota residente permaneça íntegra. A microbiota residente é constituída por bactérias e fungos que são permanentes de certos sítios (como pele, nasofaringe, traqueia, estômago, cólon e trato geniturinário etc.), que quando alterada, tende a se recompor, prontamente; outros sítios são totalmente livres de microrganismos (como sistema nervoso central, sangue, brônquios inferiores, alvéolos, fígado, rins etc.). A microbiota normal tem papel importante tanto na manutenção da saúde – dificultando a multiplicação de outros patógenos – quanto na possibilidade de causar doença – quando reduzida ou suprimida, os patógenos podem crescer e causar doença, como ocorre em indivíduos imunodeprimidos. O uso indiscriminado de antimicrobiano pode selecionar e permitir aumento de populações de microrganismos residentes, tornando-os patogênicos, bem como permitir que microrganismos transitórios possam proliferar e produzir doença.

As **condições do paciente** (organismo do animal) são também fundamentais para a escolha do antimicrobiano. De fato, idade (animais muito jovens ou animais idosos podem ter dificuldade na biotransformação de medicamentos), condições patológicas prévias (nefropatias, hepatopatias etc.), prenhez, lactação, fatores genéticos, dentre outros, devem ser considerados quando da escolha de um antimicrobiano.

CAUSAS DO INSUCESSO DA TERAPIA ANTIMICROBIANA

São causas do insucesso:

- Tratamento de infecções não sensíveis, como a maioria das viroses
- Tratamento de febres de origem desconhecida, em que o agente causal pode não ser infeccioso
- Erro na escolha do antimicrobiano e/ou na sua posologia (dose, intervalo entre doses, duração do tratamento)
- Tratamento iniciado com atraso, quando o microrganismo já causou danos no organismo animal
- Focos infecciosos encistados, pus, tecidos necróticos, corpos estranhos, cálculos renais, sequestros ósseos que dificultam a atuação do antimicrobiano
- Processos infecciosos em tecidos não atingidos pelo antimicrobiano ou, quando o fazem, as concentrações são insuficientes
- Persistência, isto é, o agente infeccioso é sensível ao antimicrobiano *in vitro*, porém nos tecidos do animal o microrganismo pode encontrar-se em uma fase do seu ciclo na qual é refratário ao medicamento. Por exemplo, o microrganismo pode encontrar-se na fase de esferoplasto (possui membrana externa) ou protoplasto (membrana externa ausente), não sofrendo a ação de antimicrobianos que atuam na parede celular
- Resistência bacteriana, que pode ser intrínseca (natural), adquirida ou adaptativa. A resistência intrínseca não perturba a terapêutica porque o médico-veterinário já sabe que determinado microrganismo é naturalmente resistente ao antimicrobiano. Por outro lado, a resistência adquirida é uma propriedade nova adquirida por determinada cepa de microrganismo, tornando-o resistente ao antimicrobiano; esta sim traz grandes transtornos na clínica médica. A resistência adaptativa é induzida por uma situação ambiental (para detalhes, ver *Capítulo 36*).

Discute-se também a formação do **biofilme bacteriano** como responsável pela resistência bacteriana. O biofilme é uma matriz extracelular protetora, composta por polissacarídeos, DNA extracelular, enzimas e outros componentes produzidos pelas bactérias em resposta a condições ambientais adversas (p. ex., presença de antimicrobianos), fazendo com que as bactérias deixem de se comportar como seres unicelulares e formem uma grande colônia. A formação do biofilme bacteriano durante infecções crônicas confere à bactéria tolerância aos antimicrobianos e citotoxicidade.

Outro aspecto importante a ser observado é o fato de que o uso de antimicrobianos (de modo prudente ou não) possa gerar resistência oriunda do ser humano e transferida para o animal, especialmente equinos e *pets* domésticos (cães e gatos). Exemplo desse fato é a presença de *Staphylococcus aureus* meticilinorresistentes (MRSA) de origem humana identificados em cães e equinos; ou ainda a presença de *Enterococcus* (clone 17) de seres humanos em cães, bem como a presença de vários patógenos gram-negativos resistentes em cães, gatos e equinos que apresentam os mesmos genes humanos de resistência.

Vale destacar também que tem sido amplamente discutida a questão da resistência bacteriana e suas implicações na saúde pública, visando avaliar qual a contribuição que o uso de antimicrobianos em Medicina Veterinária e em animais produtores de alimento, como aditivo zootécnico melhorador do desempenho, pode ter no surgimento da resistência. Esse assunto é abordado em detalhes no *Capítulo 54*.

Para reduzir o risco de ocorrência de resistência bacteriana oriunda do uso dos antimicrobianos na Medicina Veterinária deve-se:

- Prevenir o surgimento das enfermidades, promovendo a saúde animal por meio de programas de vacinação e mantendo a higiene do meio ambiente
- Reduzir o uso dos antimicrobianos principalmente como aditivo na alimentação animal, o que estaria intimamente correlacionado ao dia a dia dos seres humanos que consomem esses animais ou os seus produtos como alimento
- Tornar obrigatória a exigência da prescrição para a aquisição no comércio do antimicrobiano (não só aqueles registrados na Anvisa, mas também aqueles registrados no MAPA) prescrito pelo médico-veterinário, impedindo, assim, sua livre comercialização.

Merece destaque que a OMS, com o objetivo de auxiliar o gerenciamento da resistência bacteriana aos antimicrobianos e garantir que todos os antimicrobianos, especialmente aqueles de importância crítica, sejam usados de maneira prudente, tanto em Medicina Humana, como em Medicina Veterinária, atualizou a "Lista de Antimicrobianos de Importância Crítica para a Medicina Humana". Nesta lista, os antimicrobianos foram classificados em: de importância crítica (com máxima e grande prioridade), muito importantes e importantes; estes, por sua vez, foram subdivididos em critérios (C1 e C2) e fator de prioridade (P1, P2 e P3) com a finalidade de restringir o uso da classe dos antimicrobianos que constituem o único ou os poucos disponíveis para o tratamento de infecções bacterianas graves em seres humanos. Dessa forma, a OMS apoia a otimização do uso de antimicrobianos em seres humanos e em animais, visando manter sua eficácia, no contexto da "Saúde Única" (One Health – Saúde humana, Saúde Animal e Saúde Ambiental) – para detalhes, ver Capítulo 36.

ASSOCIAÇÃO DE ANTIMICROBIANOS

A associação de antimicrobianos deve refletir o conhecimento do médico-veterinário e não a prática condenável de se tentar atingir o agente etiológico ao acaso. Portanto, sempre que possível, deve-se evitar a associação de antimicrobianos, porém em algumas situações se faz necessária:

- Tratamento de infecções mistas, em que os microrganismos são sensíveis a diferentes antimicrobianos
- Para evitar ou retardar o aparecimento de resistência na bactéria. Este é um aspecto controverso; acredita-se que quando um microrganismo é submetido concomitantemente a antimicrobianos com mecanismos de ação diferentes, torna-se mais difícil o aparecimento de resistência
- Para maior efeito terapêutico. Em alguns processos infecciosos a experiência clínica comprovou que a terapia combinada é mais eficiente, como, por exemplo, na infecção por Pseudomonas aeruginosa, na qual pode-se empregar gentamicina + carbenicilina
- Tratamento de infecções graves de etiologia desconhecida. Nesta situação, coleta-se material para realização do antibiograma e inicia-se o tratamento do processo infeccioso com uma associação de antimicrobianos, aguardando-se o resultado do laboratório
- Para obter-se sinergismo, isto é, quando a atividade antimicrobiana da associação é maior do que aquela obtida quando cada um deles é usado isoladamente. Por exemplo, a combinação das sulfas com trimetoprima, em que ambos são agentes bacteriostáticos, porém associados têm efeito bactericida
- Processos infecciosos em pacientes imunodeprimidos, os quais geralmente apresentam resposta deficiente ao tratamento; a associação visa melhorar esta resposta.

Quando a associação de antimicrobianos torna-se necessária, é fundamental que se respeite a posologia (dose e intervalos entre as administrações) de cada um dos integrantes da associação, devendo-se, pois, administrá-los como se cada um deles fosse usado isoladamente.

Nos dias de hoje, com a maior disponibilidade de antimicrobianos de largo espectro de ação, as associações desses agentes vêm se tornando cada vez menos comuns.

O uso de associações de antimicrobianos no passado já mostrou que pode ocorrer tanto antagonismo como sinergismo ou efeito aditivo. O antagonismo é observado quando o efeito da combinação de antimicrobianos é significativamente inferior aos efeitos independentes de cada um deles. O sinergismo é observado quando o efeito da associação é significativamente maior do que aquele de cada um isoladamente. E uma associação antimicrobiana é aditiva ou indiferente quando os efeitos da combinação de uma associação de antimicrobianos é igual à soma de suas atividades independentes.

Deve ser salientado também que o sinergismo e o antagonismo entre antimicrobianos não é uma característica absoluta. Essas interações são frequentemente difíceis de serem previstas, variam entre as diferentes espécies e linhagens de bactérias e podem ocorrer em uma faixa estreita de concentração dos antimicrobianos.

O conhecimento do mecanismo de ação dos antimicrobianos pode auxiliar na presunção do tipo de interação que pode ocorrer quando da associação de antimicrobianos. As associações de antimicrobianos com efeito sinérgico comprovado são: (a) inibição sequencial de etapas sucessivas do metabolismo da bactéria (p. ex., sulfa + trimetoprima); (b) inibição sequencial da síntese da parede celular (p. ex., mecilinam + ampicilina); (c) facilitação da entrada na célula bacteriana de um antimicrobiano por outro (p. ex., antibiótico betalactâmico + aminoglicosídio); (d) inibição de enzimas inativadoras (p. ex., ampicilina + ácido clavulânico); (e) prevenção do surgimento de resistência bacteriana (p. ex., eritromicina + rifampicina, para o tratamento da rodococose equina).

As associações de antimicrobianos que mostraram antagonismo são: (a) competição pelo mesmo sítio de ação (p. ex., macrolídios e cloranfenicol); (b) inibição de mecanismos de permeabilidade celular (p. ex., aminoglicosídios e cloranfenicol); (c) indução de betalactamases por antibióticos betalactâmicos (p. ex., imipeném e cefoxitina associados aos betalactâmicos mais antigos instáveis à betalactamase).

Assim, a associação de antimicrobianos deve ser vista com cautela. De fato, a complexidade das interações dos antimicrobianos, as diferenças dos efeitos entre as espécies de microrganismos, a dificuldade de caracterização in vitro do efeito antagônico ou sinérgico da associação de antimicrobianos, a relevância clínica dos achados *in vitro*, a dificuldade para predizer o efeito de uma associação de antimicrobianos contra um dado microrganismo são alguns exemplos dessas limitações.

ANTIMICROBIANOS E PERÍODO DE CARÊNCIA

Os animais de produção que são tratados com antimicrobianos devem receber atenção especial, visando impedir que os resíduos presentes nos produtos de origem animal venham a atingir a espécie humana, causando danos a sua saúde. Deve-se, portanto, obedecer ao período de carência.

Período de carência, de retirada, de depleção ou de depuração é o tempo necessário para que o resíduo de preocupação toxicológica atinja concentrações seguras. Ou, ainda, é o intervalo de tempo entre a suspensão da medicação do animal até o momento permitido para abate, coleta de ovos ou mel.

Vários fatores contribuem para a determinação do período de carência, dentre eles os constituintes da fórmula farmacêutica, a dose administrada, a via de administração e a espécie animal. A indústria farmacêutica, quando solicita o registro de um novo medicamento, fornece aos órgãos competentes os estudos sobre os resíduos teciduais, inclusive dos metabólitos, e os métodos analíticos de detecção dos resíduos para que se possa definir o período de carência.

Com a correta observância do período de carência evita-se que se atinja o **limite máximo de resíduo** (LMR). Este, por sua vez, é fixado pelo *Codex Alimentarius* (órgão da OMS). O *Capítulo 54* comenta e exemplifica como se calcula o limite máximo de resíduo.

Deve ser salientado que o período de carência é definido não só para os antimicrobianos, mas também para os demais medicamentos usados em animais de produção, como, por exemplo, antiparasitários (endo e ectoparasiticidas) e anabolizantes.

BIBLIOGRAFIA

Boothe, D.M. Principles of antimicrobial therapy. In: Boothe, D.M. *Small animal clinical pharmacology and therapeutics*. Philadelphia: Saunders; 2001. p. 125-149.

Boothe, D.M. Principles of antimicrobial therapy. *Veterinary Clinics of North America. Small Animal Practice*, v. 36, p. 1003-1047, 2006.

Brander, G.C.; Pugh, D.M.; Bywater, R.J.; Jenkins, W.L. *Veterynary applied pharmacology & therapeutics*. 5. ed. Londres: Bailliere Tindall, 1991. p. 415-429.

Brasil. Agência Nacional de Vigilância Sanitária. Anvisa. Proposta de harmonização do (re)enquadramento de antissépticos de uso em humano na Anvisa - Documento para contextualizar a consulta dirigida. Disponível em: https://www.gov.br/anvisa/pt-br/assuntos/regulamentacao/participacao-social/consultas-dirigidas/arquivos/documento_cd_gt_antissepticos_01mar2021.pdf. Acesso em: 21 jul. 2021.

Brasil. Ministério da Agricultura, Pecuária e Abastecimento. Secretaria de Apoio Rural e Cooperativismo. Instrução Normativa Nº 13, de 30 de novembro de 2004, que aprova o "Regulamento Técnico sobre Aditivos para Produtos Destinados à Alimentação Animal". Disponível em: https://www.gov.br/agricultura/pt-br/assuntos/insumos-agropecuarios/insumos-pecuarios/alimentacao-animal/arquivos-alimentacao-animal/legislacao/instrucao-normativa-no-13-de-30-de-novembro-de-2004.pdf/view. Acesso em: 26 jul. 2021.

Brasil. Ministério da Saúde. Plano de Ação Nacional de Prevenção e Controle da Resistência aos Antimicrobianos no âmbito da Saúde Única: 2018-2022 (PAN-BR). Disponível em: https://pesquisa.bvsalud.org/bvsms/resource/pt/mis-40062. Acesso em: 21 jul. 2021.

Burch, D.G.S. Examination of the pharmacokinetic/pharmacodynamic (PK/PD) relationship of orally administration antimicrobials and their correlation with the therapy of various bacterial and mycoplasmal infections in pigs. 2012. Thesis submitted in accordance with the requirements of the Royal College of Veterinary Surgeons for the Diploma of Fellowship. London.

Clarke, C.R. Antimicrobial resistance. *Veterinary Clinics of North America. Small Animal Practice*, v. 36, p. 987-1001, 2006.

Giguère, S.; Prescott, J.F.; Baggot, J.D.; Walker, R.D.; Dowling, P.M. Terapia antimicrobiana em medicina veterinária. São Paulo: Roca; 2010. 683 p.

Lei, Z.; Liu, Q.; Yang, S.; Yang, B.; Khaliq, H.; Li, K.; Ahmed, S.; Sajid, A.; Zhang, B. PK-PD integration modeling and cutoff value of florfenicol against *Streptococcus suis* in pigs. *Frontiers in Pharmacology*, v. 9, article 2, p. 1-12, 2018.

Matsuyama, B.Y.; Krasteva, P.V.; Baraquet, C.; Harwood, C.S.; Sondermann, H. Mechanistic insights into c-di-GMP-dependent control of the biofilm regulator FleQ from Pseudomonas aeruginosa. *Proc Natl Acad Sci USA*, v. 12, n. 2, p. E209-E2018, 2016.

McKellar, Q.A.; Sanchez Bruni, S.F.; Jones, D.G. Pharmacokinetic/pharmacodynamic relationships of antimicrobial drugs used in veterinary medicine. *Journal of Veterinary Pharmacology and Therapeutics*, v. 27, n. 6, p. 503-514, 2004.

Morales-León, F.; von Plessing-Rosse, I.C.; Villa-Zapata, L.; *et al*. Pharmacokinetics/pharmacodinamic (PK/PD) evaluation of a short course of oral administration of metronidazole for the management of infections caused by *Bacteroides fragilis*. *Revista Chilena de Infectología*, v. 32, n. 2, p. 135-141, 2015.

Morley, P.S.; Apley, M.D.; Besser, T.E.; Burney, D.P.; Ferdoka-Cray, P.J.; Papich, M.G.; *et al*. Antimicrobrial drug use in veterinary medicine. ACVIM Consensus Statement. *JVIM*, v. 19, p. 617-629, 2005.

Mouton, J.W.; Dudley, M.N.; Cars, O.; Derendorf, H.; Drusano, G.L. Standardization of pharmacokinetic/pharmacodynamic (PK/PD) terminology for anti-infective drugs: an update. *Journal of Antimicrobial Chemotherapy*, v. 55, n. 5, p. 601-607, 2005.

Organización Mundial de la Salud. (2019). Lista OMS de antimicrobianos de importancia crítica para la medicina humana (lista OMS de AIC). Organización Mundial de la Salud. Disponível em: https://apps.who.int/iris/handle/10665/325037. Acesso em: 28 jul. 2021.

Papich, M.G. Antimicrobial agent use in small animals what are the prescribing practices, use of PK-PD principles, and extralabel use in the United States? *Journal of Veterinary Pharmacology and Therapeutics*, v. 44, n. 2, p. 238–249, 2021.

Tam, V.H.; Schilling, A.N.; Vo, G.; Kabbara, S.; Kwa, A.L.; Wiederhold, N.P. Pharmacodynamics of polymyxin B against *Pseudomonas aeruginosa*. *Antimicrobial Agents and Chemotherapy*, v. 49, n. 9, p. 3624-3630, 2005.

Tavares, W. *Manual de antibióticos e quimioterápicos anti-infecciosos*. 2. ed. São Paulo: Atheneu; 1996. 792 p.

Viana, F.A.B. *Guia terapêutico veterinário*. Lagoa Santa: Editora CEM; 2014. 560 p.

Wesse, J.S.; Guguère, S.; Guardabassi, L.; Morley, P.S.; Papich, M.; Ricciuto, D.R.; Sykes, J.E. ACVIM Consensus Statement on Therapeutic Antimicrobial Use in Animals and Antimicrobial Resistance. *Journal of Veterinary Internal Medicine*, v. 29, p. 487-498, 2015.

36 Resistência Bacteriana aos Antimicrobianos

Terezinha Knöbl • Marcos Paulo Vieira Cunha • Helenice de Souza Spinosa

- Introdução, 511
- Panorama global da resistência antimicrobiana, 512
- Tipos de resistência bacteriana, 513
- Mecanismos de resistência bacteriana, 514
- Resistência múltipla, resistência estendida e panresistência, 517
- Principais microrganismos associados às infecções nosocomiais e comunitárias, 517
- Bibliografia, 518

INTRODUÇÃO

A descoberta da penicilina por Fleming, em 1938, foi um marco fundamental da área médica, pois propiciou o tratamento de infecções bacterianas que eram consideradas incuráveis na era pré-antimicrobiana. No entanto, a resistência antimicrobiana sempre acompanhou o lançamento de novos medicamentos antibacterianos, limitando as opções terapêuticas disponíveis nos séculos XX e XXI, particularmente em ambientes hospitalares.

A resistência aos antimicrobianos (RAM) é definida como a capacidade de um microrganismo sobreviver e ser viável frente a um antimicrobiano, pelo fato de este perder a capacidade de controlar ou matar as células bacterianas.

A RAM é um fenômeno natural e faz parte do processo evolutivo dos microrganismos no ambiente. Muito antes da existência dos antimicrobianos, já existiam relatos de bactérias resistentes, mesmo em ambientes sem grande ação antrópica. Durante o processo evolutivo, os microrganismos desenvolveram diversos mecanismos, com o objetivo de se livrar da ação dos antimicrobianos. Bactérias estão em constante evolução, fato que contribui para o rápido desenvolvimento dessas estratégias de proteção frente aos antimicrobianos. Nas últimas décadas, diversos mecanismos de resistência aos antimicrobianos de última geração surgiram, fazendo com que a resistência se torne um dos principais problemas de saúde pública em todo o mundo.

É importante destacar que a preocupação mundial associada ao tema "resistência bacteriana" não está centrada na existência de microrganismos resistentes, mas, sim, na emergência e disseminação de linhagens de bactérias com importância médica e fenótipo de resistência. A pressão seletiva pelo uso constante de antimicrobianos, seja na Medicina Humana ou na Medicina Veterinária, tem propiciado a seleção de bactérias resistentes, resultando em infecções intratáveis ou que representam um enorme desafio terapêutico.

Alguns autores são categóricos ao afirmar que se está regressando para a era pré-antimicrobianos. Um estudo prospectivo realizado em 2014 apontou que, se nenhuma ação for adotada para conter o avanço dos índices de resistência antimicrobiana, em 2050 as infecções bacterianas serão a principal causa de óbito humano, superando as mortes por câncer e diabetes. Estima-se que as infecções por bactérias resistentes possam causar mais de 10 milhões de mortes ao ano, em 2050. Segundo a Organização Mundial da Saúde (OMS), a resistência aos antimicrobianos é uma das principais ameaças à saúde global e à segurança dos alimentos nos dias de hoje, e passou a ser considerada um problema de saúde única (*One Health*), ou seja, a integração entre a saúde humana, a saúde animal e a saúde ambiental.

Um plano global de controle de resistência antimicrobiana foi elaborado em 2015 pela aliança tripartite, composta por: OMS, Organização Mundial da Saúde Animal (OIE) e Organização das Nações Unidas para a Alimentação e a Agricultura (FAO). As diretrizes gerais do plano global incluem:

- Promoção do uso prudente de antimicrobianos na agricultura, nas criações animais e no meio ambiente

- Monitoramento dos níveis de resistência de microrganismos de importância médica
- Adoção de legislações e regulamentações para uso de antimicrobianos, incluindo o ranqueamento de antimicrobianos de classes prioritárias na Medicina Humana
- Implantação de políticas de treinamento, informação e educação para o uso de antimicrobianos
- Investimento em alternativas para a redução do uso de antimicrobianos.

Em relação à adoção de legislações e regulamentações para uso de antimicrobianos, em particular, o Quadro 36.1 mostra a lista de antimicrobianos de importância crítica elaborada pela OMS, na qual são classificados os antimicrobianos utilizados em seres humanos em três grupos, segundo sua importância para a Medicina Humana: de importância crítica (subdividido em máxima prioridade e grande prioridade), muito importantes e importantes.

Vários desses antimicrobianos são também utilizados em Medicina Veterinária. O objetivo da elaboração dessa lista é contribuir para a discussão da resistência bacteriana aos antimicrobianos e garantir que todos os antimicrobianos, em especial aqueles de importância crítica, sejam empregados de forma prudente, tanto em Medicina Humana quanto em Medicina Veterinária.

No Brasil, o Programa Nacional de Controle de Resistência Antimicrobiana (AgroPrevine) foi instituído pelo Ministério da Agricultura Pecuária e Abastecimento, após a publicação da Instrução Normativa nº 41, de 23/10/2017. No entanto, as restrições de uso na área de Medicina Veterinária vêm sendo adotadas desde o final dos anos 1990, com a retirada progressiva dos antimicrobianos como aditivos zootécnicos melhoradores de desempenhos das rações para uso em criações animais (para detalhes, ver *Capítulo 54*).

PANORAMA GLOBAL DA RESISTÊNCIA ANTIMICROBIANA

O tema "resistência antimicrobiana" é um problema global no contexto de saúde única e reflete a necessidade de ações conjuntas, abrangendo, além das áreas da Medicina Humana, as cadeias produtivas de vegetais e animais, os animais domésticos de estimação e os selvagens, os organismos aquáticos e as demais esferas do meio ambiente.

Os dados de consumo de antimicrobianos apontam que 75% do volume mundial comercializado destina-se ao uso em animais, com maior destaque para as cadeias de produção intensiva de aves e de suínos. A média mundial de consumo de antimicrobiano por quilo de animal produzido é de 45 mg/kg em bovinos, 148 mg/kg em aves e 172 mg/kg em suínos. As projeções de futuro apontam uma tendência de crescimento da ordem de 67% para 2030, devido à expansão agropecuária dos três maiores produtores mundiais de proteína de origem animal: China, EUA e Brasil.

No Brasil, os dados de venda e consumo não são divulgados, mas, de acordo com um levantamento realizado por Dutra *et al.* (2021), a média de utilização de antimicrobianos nas granjas de suínos analisadas foi superior à média global, alcançando 358,4 mg/kg. Segundo os autores, o tempo médio de exposição aos antimicrobianos corresponde a 73,7% da vida do animal, com alternância de até 11 antimicrobianos diferentes. Apesar do uso constante, não foi verificada relação estatística entre o uso de antimicrobianos e os índices de produtividade.

O emprego de antimicrobianos na área da Medicina Veterinária pode ocorrer de diversas formas, como comentado no *Capítulo 35* – terapêutico, metafilático, profilático e como aditivo zootécnico melhorador do desempenho. O uso de antimicrobianos como aditivo zootécnico melhorador do desempenho é o mais questionado, o que levou a proibição desse uso pela União Europeia, em 2006, quando os países adotaram a Teoria da Precaução diante da hipótese de resistência cruzada entre os antimicrobianos vancomicina (de uso hospitalar) e avoparcina (usado como aditivo na ração animal) (para mais detalhes, ver *Capítulo 54*).

A maioria dos países tem legislações bastante restritivas, mas o uso terapêutico e profilático segue como um desafio para alguns países que incluem Grécia, Espanha, Itália, França e Alemanha. Outros países realizaram o banimento recentemente, com destaque para os EUA, em 2017, e a China, em 2019. No Brasil, os antimicrobianos como aditivo zootécnico melhorador do desempenho vêm sendo gradativamente proibidos, como a colistina, em 2016, e a lincomicina, a tilosina e a tiamulina, em 2018.

QUADRO 36.1

Lista de antimicrobianos de importância crítica elaborada pela Organização Mundial de Saúde (OMS).

Antimicrobianos de importância crítica		Antimicrobianos muito importantes	Antimicrobianos importantes
Máxima prioridade	**Grande prioridade**		
Cefalosporinas de 3ª, 4ª e 5ª geração	Aminoglicosídios	Cefalosporinas de 1ª e 2ª geração	Aminociclitóis (espectinomicina)
Glicopeptídios	Carbapenemas	Estreptograminas	Derivados nitrofurânicos
Macrolídios (incluindo os cetolídios)	Monabactâmicos	Lincosamidas	Polipeptídios cíclicos (polimixinas)
Polimixinas	Penicilinas antipseudomonas, aminopenicilinas associadas ou não a inibidores de betalactamases	Penicilinas antiestafilocócicas e de espectro reduzido	Nitroimidazólicos (metronidazol)
Quinolonas		Sulfas, inibidores da di-hidrorredutase e associações	Pleuromutilinas
		Tetraciclinas	

De acordo com os dados do Resistance Bank, são considerados como os principais *hotspots* de resistência mundial os seguintes países: China, Índia, Irã, Paquistão, Egito e Vietnam. Nas Américas, as áreas de maior impacto são representadas por México e Brasil.

TIPOS DE RESISTÊNCIA BACTERIANA

As bactérias podem ter três tipos de resistência: intrínseca, adquirida e adaptativa (Figura 36.1).

A **resistência intrínseca** (ou natural) é definida como a resistência antimicrobiana devido às propriedades inerentes da espécie bacteriana, ou seja, característica apresentada por todos ou quase todos os isolados de uma espécie. Um exemplo de resistência intrínseca é a membrana externa apresentada pelas bactérias gram-negativas, que atua como uma barreira de permeabilidade e impede que os antimicrobianos atinjam seus alvos, fazendo com que espécies gram-negativas apresentem mais resistência intrínseca que espécies gram-positivas.

Outro mecanismo de resistência intrínseca é a falta do alvo em que o antimicrobiano age; por exemplo, a falta de parede em bactérias do gênero *Mycoplasma* spp. que as torna resistentes aos antimicrobianos que agem na parede celular, como os betalactâmicos e a fosfomicina. Outro exemplo é a resistência intrínseca à daptomicina apresentada pelas bactérias gram-negativas; esse antimicrobiano tem como alvo a membrana citoplasmática, em que se insere usando um processo mediado por cálcio (Ca^{2+}) e, subsequentemente, causa a despolarização da membrana. A membrana citoplasmática de bactérias gram-negativas apresenta menor quantidade de fosfolipídios aniônicos em comparação com as de bactérias gram-positivas; essa diferença na composição da membrana reduz a atividade bactericida do antimicrobiano.

Outros exemplos de resistência intrínseca incluem a ausência de eficácia da vancomicina no tratamento de infecções por bactérias gram-negativas e o uso de amoxicilina e cefalexina nos tratamentos de infecções por *Pseudomonas* spp.

Já a **resistência adquirida** pode ser definida como a resistência apresentada por isolados de uma espécie bacteriana que previamente era sensível e adquire um mecanismo de resistência por mutação ou aquisição de novo material genético de uma fonte exógena (transferência horizontal de genes). Embora as mutações de DNA ocorram ao acaso, se, por alguma razão, elas representarem uma vantagem adaptativa, poderão ser transmitidas verticalmente para as células descendentes. Um exemplo de vantagem adaptativa adquirida por mutação é a resistência cromossomal à quinolona, associada com as mutações de DNAgirase e DNAtopoisomerase. A disseminação horizontal de genes de resistência normalmente está associada à presença de elementos genéticos móveis, incluindo integrons, transposons e plasmídios. Os plasmídios podem ser transmitidos de uma bactéria a outra pelo processo de conjugação, e esses genes podem ser incorporados em cassetes gênicos que codificam resistência aos antimicrobianos, detergentes, desinfetantes e metais pesados.

A transferência horizontal de genes de resistência pode ocorrer por meio de três mecanismos principais (Figura 36.2).

- *Transformação*: por esse processo, o DNA livre no ambiente, que pode ter como origem bactérias mortas, é

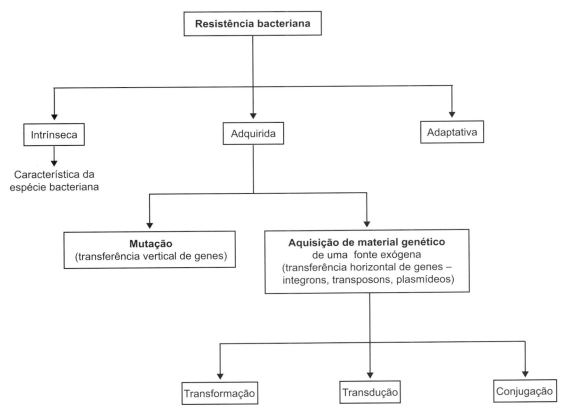

FIGURA 36.1 Tipos de resistência bacteriana: intrínseca, adquirida e adaptativa.

incorporado ao genoma da espécie bacteriana que tem a habilidade de anexar esse DNA exógeno ao seu, em um processo de recombinação
- *Transdução*: nesse mecanismo de transferência, um gene de resistência pode ser adquirido por meio da infecção de uma célula bacteriana por um bacteriófago (vírus)
- *Conjugação*: processo pelo qual uma célula bacteriana transfere material genético a outra por meio de contato físico. Nesse processo, uma estrutura proteica denominada *pili* (ou fímbria) é montada e, por meio dessa estrutura, um elemento genético, como plasmídio ou elemento conjugativo integrativo (ICE), é transferido de uma célula doadora a uma célula receptora. Esse mecanismo, além de muito eficiente, pode disseminar genes de resistência contidos em plasmídios ou ICEs dentre diferentes cepas e espécies.

A **resistência adaptativa** é definida como a resistência a um ou mais antimicrobianos induzida por uma situação no ambiente, como, por exemplo, alterações de pH, estresse, concentrações de íons, disponibilidade de nutrientes, dentre outros. Diferentemente da resistência intrínseca e da adquirida, a resistência adaptativa é reversível, podendo a célula bacteriana retornar ao estado original, uma vez que o fator indutor é removido. A resistência adaptativa também pode ser resultado de modulações na expressão dos genes em resposta às mudanças ambientais.

MECANISMOS DE RESISTÊNCIA BACTERIANA

Diversos mecanismos bacterianos podem contribuir para a existência de resistência, tais como: inativação ou modificação do antimicrobiano, redução da permeabilidade da membrana externa da bactéria, ativação de bombas de efluxo e alteração do alvo do antimicrobiano.

Inativação ou modificação do antimicrobiano

Para resistir à ação dos antimicrobianos, as bactérias podem destruir ou modificar a molécula do antimicrobiano. Essa proteção pode ocorrer por meio da produção de enzimas que inativam o antimicrobiano, como no caso da produção de betalactamases; ou através da modificação como a fosforilação que ocorre na resistência aos macrolídios e acetilação, adenilação e fosforilação que ocorre na resistência aos aminoglicosídios.

A produção de enzimas betalactamases por bactérias gram-negativas é o melhor exemplo de mecanismo de destruição de antimicrobianos. As betalactamases podem ser classificadas conforme a sequência de nucleotídios e aminoácidos da região codificadora da enzima (classificação de Ambler) ou conforme sua funcionalidade (classificação de Bush & Jacob). Segundo a Beta-Lactamase DataBase (BLDB), já foram descritas mais de sete mil enzimas, sendo a maioria disposta na classe molecular A.

Também existem subclasses para essas enzimas que podem hidrolisar diferentes antimicrobianos dentro da mesma classe, como, por exemplo, penicilinas, cefalosporinas, carbapenêmicos e monobactâmicos, que são hidrolisados por uma gama diversificada de betalactamases. As primeiras betalactamases, que eram ativas contra os betalactâmicos de primeira geração, foram seguidas por betalactamases de espectro estendido (ESBL; do inglês, *extended spectrum beta-lactamases*) que têm atividade contra todas as gerações de cefalosporinas. A produção de betalactamases de espectro estendido está dentre os mecanismos de resistência com maior importância clínica, sendo amplamente disseminadas no mundo todo. As ESBL conferem resistência às penicilinas, cefalosporinas e ao azteronam, porém são neutralizadas pelos inibidores de betalactamases, como ácido clavulânico, sulbactam e tazobactam.

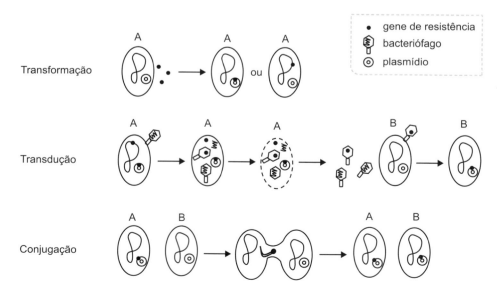

FIGURA 36.2 Transferência horizontal de genes de resistência por meio de transformação, transdução ou conjugação. Na transformação, ocorre a captura de DNA livre no ambiente pela bactéria A. Na transdução, ocorre a participação do bacteriófago que se replica no interior da bactéria A; posteriormente, o bacteriófago que capturou o gene de resistência o transfere para a bactéria B. Na conjugação, há o estabelecimento de ponte proteica, o *pilli* ou fímbria, que permite a troca de material genético com a bactéria B.

Outra classe de betalactamases de grande importância são as enzimas que conferem resistência aos carbapenêmicos, antimicrobianos de escolha para tratamento de infecções por bactérias super-resistentes. As carbapenemases pertencem às classes moleculares de betalactamases A, B e D. Às classes A e D, pertencem as serina-β-lactamases (KPC e OXA), enquanto às classes B são metalo-β-lactamases (com atividade hidrolítica dependente da presença de zinco) (NDM, VIM, IMP). A produção de carbapenemases é relacionada principalmente a bactérias gram-negativas isoladas de pacientes e ambiente hospitalar. No Brasil, a epidemiologia de bactérias gram-negativas resistentes aos carbapenêmicos está associada à disseminação de cepas de enterobactérias e bactérias gram-negativas não fermentadores produtores de KPC (*Klebsiella pneumoniae* carbapenemase).

Em animais, existem relatos pontuais de enterobactérias produtoras de carbapenemases em criações de suínos, como o isolamento de *Salmonella* spp. produtora de VIM-1 na Alemanha, *Acinetobacter baumannii* produtor de NDM-1 na China, e *Echerichia coli* e *Proteus mirabilis* produtores de IMP-27 nos EUA.

A disseminação dessas enzimas entre diferentes linhagens e espécies se dá pelo fato de estarem relacionadas a um plasmídio conjugativo, na maioria das vezes, e presentes em isolados que apresentam um grande número de genes de resistência a múltiplos antimicrobianos.

Em relação à modificação do antimicrobiano, esse processo se dá pela transferência de um grupo químico. Esse é o mecanismo de resistência mais comum para os aminoglicosídios. A aquisição e produção de enzimas que modificam a estrutura do antimicrobiano (p. ex., enzimas modificadoras de aminoglicosídios) também pode prevenir a ligação ao alvo e conferir resistência. A adição de grupos químicos a locais vulneráveis da molécula do antimicrobiano (−OH ou −NH$_2$) por enzimas produzidas por bactérias causa resistência ao impedir que o antimicrobiano se ligue à sua proteína-alvo. A classe dos aminoglicosídios é particularmente suscetível à modificação por apresentarem moléculas grandes com muitos grupos hidroxila. As enzimas modificadoras de aminoglicosídios conferem altos níveis de resistência aos antimicrobianos dessa classe. As três classes principais de enzimas modificadoras de aminoglicosídios são:

- Acetiltransferases (enzimas AAC), que conferem resistências a vários aminoglicosídios, incluindo estreptomicina, apramicina, netilmicina, amicacina, gentamicina, dentre outros aminoglicosídios
- Fosfotransferases (enzimas APH), que conferem resistência a higromicina, estreptomicina, espectinomicina e outros
- Nucleotidiltransferases (enzimas ANT), que conferem resistência à gentamicina e tobramicina.

Essas classes de enzimas evoluíram de maneira diversa e agem em ampla gama de aminoglicosídios. No entanto, estudos recentes de dinâmica molecular sugeriram que todos os três tipos são capazes de se ligar aos aminoglicosídios, uma vez que seus locais ativos imitam o ambiente-alvo da fenda de ligação ao ribossomo.

Redução da permeabilidade da membrana externa

Muitos antimicrobianos têm alvos intracelulares e, para agir, é necessário que ultrapassem a membrana externa e atinjam a membrana citoplasmática e o citoplasma. A membrana externa das bactérias gram-negativas as torna menos permeáveis a antimicrobianos do que as espécies gram-positivas. A membrana externa das gram-negativas age como uma barreira de permeabilidade e pode explicar por que moléculas grandes, como a vancomicina, são inativas contra bactérias gram-negativas. Na membrana externa, existem proteínas denominadas porinas, que formam canais ligando a membrana externa ao interior da célula, os quais os antimicrobianos hidrofílicos, como betalactâmicos, tetraciclinas e fluoroquinolonas, utilizam para atravessá-la, difundindo-se através dessas porinas. A quantidade e o tipo de porinas presentes na membrana externa irão afetar a entrada dos antimicrobianos hidrofílicos. A redução da permeabilidade da membrana externa e a limitação da entrada do antimicrobiano na célula bacteriana podem ocorrer pela regulação gênica das porinas, por exemplo, uma expressão diminuída dessas proteínas, pela substituição das porinas por canais mais seletivos ou pela perda das porinas. Em enterobactérias e bactérias gram-negativas não fermentadores, reduções na expressão de porinas contribuem significativamente para a resistência aos antimicrobianos, como betalactâmicos de última geração, incluindo carbapenêmicos, para os quais a resistência é geralmente mediada por produção de enzimas.

Bombas de efluxo

Bombas de efluxo são sistemas de defesa bacteriana complexos, capazes de bombear moléculas citotóxicas para fora das células. Esse mecanismo consiste na retirada do antimicrobiano utilizando transportadores de natureza proteica ou potencial eletroquímico. Esses sistemas de efluxo desempenham papel importante na resistência a múltiplos antimicrobianos, tanto intrínseca quanto adquirida, pois podem transportar diversos tipos de substâncias não relacionadas e, portanto, resultar em multirresistência. Bombas de efluxo também estão envolvidas na resistência bacteriana aos desinfetantes. Os sistemas de efluxo estão presentes em quase todas as espécies de bactérias gram-negativas e gram-positivas, no entanto, é um problema maior em gram-negativas, pelo fato de elas apresentarem membrana externa, característica que, aliada a bombas de efluxo, diminui tanto a entrada de um antimicrobiano, quanto a acumulação deste no meio intracelular, caso sejam inibidas.

Os sistemas de efluxo presentes em bactérias podem ser divididos em cinco famílias com base no tipo de substrato, que pode ser transportado pela membrana, na fonte de energia utilizada e na sequência das proteínas (classificação filogenética).

Família RND (*resistance-nodulation-division*). É uma família de sistemas de efluxo muito estudada, pois está presente em bactérias gram-positivas e gram-negativas, e tem como protótipo o sistema AcrB de *E. coli*. Os sistemas de efluxo do grupo RND utilizam como fonte de energia a troca de íons H⁺. Essa família de proteínas do efluxo foi descrita pela primeira vez como um grupo relacionado ao transporte de proteínas de membrana envolvidas na resistência a metais pesados em *Ralstonia metallidurans*, divisão celular em *E. coli* e nodulação em *Mesorhizobium loti*. Existem vários sistemas de bombas de efluxo da família RND, no entanto, os mais significativos para resistência antimicrobiana são o AcrAB-TolC em *E. coli*, e o MexAB-OprM em *Pseudomonas aeruginosa*, pois conferem resistência a diversos antimicrobianos nessas espécies.

Família ABC (*ATP-binding cassette*). Essa família de sistemas de efluxo usa como fonte de energia a hidrólise de ATP para promover o transporte dos antimicrobianos para fora da célula. Estão relacionadas à resistência de inúmeros antimicrobianos em bactérias gram-positivas e à resistência intrínseca aos macrolídios em gram-negativas. Em células eucarióticas, a maioria dos transportadores envolvidos no efluxo de substâncias químicas pertence à família ABC. São exemplos de bombas de efluxo dessa família o sistema LmrA de *Lactococcus lactis*, responsável pela resistência à eritromicina e diminuição da sensibilidade a diversos outros antimicrobianos; e o sistema MacB em gram-negativas.

Família SMR (*small multidrug resistance*). Os transportadores SMR, que normalmente trocam íons H⁺, bombeando compostos monocatiônicos (etídio, tetrafenilfosfônio) ou dicatiônicos (paraquat), funcionam como um dímero. Eles também parecem diminuir a suscetibilidade aos aminoglicosídios, acriflavina e benzalcônio. Pertencem a essa família os transportadores EmrE de *E. coli*, que confere resistência a compostos de amônia quaternária, e Smr de *Staphylococcus aureus*.

Família MFS (*major facilitator superfamily*). É uma grande família de sistemas de efluxo que utilizam como fonte de energia a troca de íons H⁺. A maioria dos membros dessa família transporta substâncias químicas do citosol para o periplasma, sendo necessária sinergia com outros tipos de bomba de efluxo, como as da família RND, para um transporte eficiente. Estão relacionadas à resistência a acriflavina, clorexidina, benzalcônio, e podem ser encontradas em bactérias gram-positivas e gram-negativas.

Família MATE (*multidrug and toxic compound extrusion*). Tem ampla distribuição em procariotos, leveduras e plantas. Utiliza íons de H⁺ e Na⁺, o que as difere de outras famílias de bombas. Estão envolvidas na resistência a aminoglicosídios, fluorquinolonas e agentes catiônicos. O mecanismo mais relevante dessa família é o sistema NorM, presente em *E. coli*, *Vibrio parahaemolyticus* e *Neisseria*.

Alteração do alvo do antimicrobiano

Os antimicrobianos têm como alvo locais específicos de ligação; e a introdução de modificações no local alvo é um dos mecanismos mais comuns de resistência aos antimicrobianos. Essas alterações podem ser: mutações pontuais nos genes que codificam o alvo; desvio ou substituição do alvo original; proteção do alvo; e modificação enzimática do alvo.

Mutação do alvo. Os antimicrobianos ligam-se especificamente aos seus alvos com alta afinidade, impedindo a sua função normal. Alterações na estrutura do alvo que impedem a ligação eficiente do antimicrobiano, mas que ainda permitem que o alvo execute sua função normal, podem conferir resistência. O mecanismo mais estudado de mutação de alvo é a resistência às quinolonas. As quinolonas e fluorquinolonas agem inibindo duas enzimas que são responsáveis pelo superenovelamento do DNA cromossômico, característica essencial para estabilidade de processos como a síntese de proteínas, e sua consequente resistência é a mutação nos genes da DNAgirase (*gyrA* e *gyrB*) e topoisomesases (*parC* e *parE*). As mutações que conferem resistência são, predominantemente, localizadas nos domínios aminoterminais de GyrAB ou ParCE, conhecidos como região determinante de resistência às quinolonas QRDR (do inglês, *quinolone resistance-determining regions*), que estão próximos aos sítios ativos de tirosina que se ligam ao DNA e são responsáveis por reduzir a afinidade do antimicrobiano para o alvo. Os números de mutações em QRDR também influencia nos níveis de resistência, sendo que bactérias com maior número de mutações nessa região apresentam níveis maiores de resistência aos antimicrobianos pertencentes a essa classe.

Substituição ou desvio do alvo original. Ao substituir ou desviar-se de um alvo, as bactérias podem realizar funções celulares essenciais sem inibição da via bioquímica pelo antimicrobiano. Os exemplos mais relevantes são a produção de PBPs (proteínas ligadoras de penicilinas) de baixa afinidade em *S. aureus* envolvidos na resistência aos betalactâmicos e a modificação da estrutura do peptidoglicano em *Enterococcus* mediando a resistência à vancomicina.

No caso dos *S. aureus*, uma mudança de alvo é devido à aquisição de um gene homólogo de PBP original, presente em um cassete cromossômico denominado *mec* (SCC*mec*), o que torna as estirpes de *S. aureus* resistentes à meticilina (MRSA). Esse elemento carrega o gene *mecA*, que codifica a proteína PBP2a, que tem baixa afinidade para todos os betalactâmicos, incluindo penicilinas, cefalosporinas de primeira geração e carbapenêmicos. Essa proteína permite que a biossíntese da parede celular ocorra, apesar de a PBP nativa ser inibida na presença de antimicrobiano. Um exemplo de desvio do alvo é o complexo mecanismo de resistência à vancomicina. Os glicopeptídios, como a vancomicina, se ligam ao complexo C-terminal D-Alanina:D-Alanina dos precursores de peptidoglicanos e formam um complexo estável não covalente, inibindo a síntese de peptidoglicanos em estágio final em bactérias gram-positivas. A resistência de alto nível apresentada por *Enterococcus* spp. é mediada pelo *operon van*, que contém genes que codificam enzimas que sintetizam precursores de peptidoglicanos com baixa afinidade para glicopeptídios.

Proteção do alvo. Esse mecanismo está relacionado a genes que codificam para proteínas que mediam a proteção do alvo e podem conferir resistência a antimicrobianos como tetraciclinas, fluorquinolonas e ácido fusídico. Proteínas de proteção ribossomal (RPPs) são um exemplo de resistência antimicrobiana por meio da proteção do alvo e foram descritas em bactérias gram-positivas e gram-negativas. As proteínas Qnr (*quinolone resistance*) mediam a resistência às quinolonas, agindo como um análogo do DNA e reduzindo a interação da girase bacteriana e da topoisomerase com o DNA. Ao fazer isso, as proteínas Qnr reduzem os locais de ligação de quinolona disponíveis. Os genes *qnr* podem ser carreados por plasmídios, o que faz que esse mecanismo seja conhecido como resistência às quinolonas mediada por plasmídios ou PMQR (do inglês, *plasmid-mediated quinolone resistance*).

Modificação enzimática do alvo. O mecanismo mais comum de resistência aos macrolídios é a metilação do rRNA na subunidade ribossômica 50S, catalisada por uma enzima codificada por uma variedade de genes *erm* (eritromicina ribossomo metilase). Os genes *erm* conferem resistência ao grupo MLS$_B$ (macrolídios, lincosamidas e estreptogramina B), uma vez que interagem com regiões sobrepostas do rRNA 23S. Outro tipo de metilação do 23S rRNA por uma enzima é codificado pelo gene *cfr* e é responsável por resistência a linezolida, cloranfenicol e clindamicina.

RESISTÊNCIA MÚLTIPLA, RESISTÊNCIA ESTENDIDA E PANRESISTÊNCIA

O conceito de "resistência antimicrobiana" deve ser entendido como "a não suscetibilidade do agente a um determinado antimicrobiano". A avaliação por testes fenotípicos se baseia em um ponto de corte que permite classificar o agente como susceptível (S), susceptível com aumento de exposição (I) ou resistente (R). Para a classificação dos níveis de resistência, devem ser excluídos os casos de resistência intrínseca do agente, considerando-se apenas a resistência adquirida. A resistência adquirida deve ser avaliada para os patógenos de importância clínica e epidemiológica.

Alguns gêneros bacterianos são importantes na área médica, pois acumulam determinantes genéticos de resistência em seu genoma, apresentando resistência múltipla. Na Medicina Humana, os principais patógenos e os respectivos critérios de interpretação foram listados na publicação de Magiorakos *et al.* (2012), após vários encontros de especialistas, promovidos pelo European Centre for Disease Prevention and Control (ECDC) e Centers for Disease Control and Prevention (CDC).

Na Medicina Veterinária, as definições de resistência antimicrobiana têm sido discutidas por vários pesquisadores; entretanto, ainda não existe uma listagem completa dos agentes patogênicos das diversas espécies animais. Um dos pontos que têm gerado dificuldades na implementação desses critérios é a transmissão bidirecional de patógenos entre seres humanos e animais.

Além da padronização de conceitos, na Medicina Veterinária, é urgente o desenvolvimento de critérios interpretativos para os diferentes patógenos que afetam várias espécies animais, uma vez que a farmacocinética de cada espécie pode impactar os pontos de corte *in vitro*. Considerando, ainda, as especificidades da área de Medicina Veterinária, existe a necessidade de determinar quais as classes de antimicrobiano que devem ser consideradas para os diferentes patógenos, nas diferentes espécies animais.

Resistência múltipla aos antimicrobianos

Um agente é considerado MDR (*multidrug resistance*) quando não for suscetível a pelo menos um agente antimicrobiano de três ou mais classes diferentes de antimicrobianos. Esse conceito baseia-se no fato de que os antimicrobianos de uma mesma categoria têm um mecanismo de ação semelhante e que, ao se tornar resistente a um representante daquela classe antimicrobiana, o agente apresentará uma sensibilidade reduzida aos demais medicamentos da mesma classe. Como exemplo, há as fluorquinolonas, cujos medicamentos da mesma classe são enrofloxacino, marbofloxacino, difloxacino e orbifloxacino.

Tal afirmação, no entanto, não é válida para os representantes de todas as classes, uma vez que o mecanismo de ação de alguns subgrupos de aminoglicosídios e betalactâmicos pode não representar o comportamento de outros da mesma classe. No caso desses subgrupos, a resistência deve ser contabilizada separadamente. Os mecanismos de ação da estreptomicina e espectinomicina, por exemplo, são distintos dos mecanismos de ação da gentamicina, canamicina e tobramicina.

O fenótipo de MDR pode ser avaliado por testes de sensibilidade, usando as técnicas de difusão em ágar ou a determinação da concentração inibitória mínima (CIM). Independentemente da técnica, os critérios de interpretação devem ser adotados utilizando-se pontos de corte estabelecidos em diretrizes que contemplem a área da Medicina Veterinária.

Sob o ponto de vista molecular, fica mantida a mesma definição, sendo um agente considerado MDR quando apresentar genes ou mutações de DNA que codifiquem a resistência aos medicamentos de três ou mais categorias ou subgrupos distintos. Em algumas situações, a presença de um único gene pode colaborar para a resistência a vários antimicrobianos, como é o caso dos genes *cfr* (que se relaciona com a resistência aos anfenicóis, lincosamidas, oxazolidonas, pleuromutilinas e estreptograminas A) e *erm* (que confere resistência aos macrolídios, lincosaminas e estreptograminas B).

Resistência estendida

A resistência estendida (XDR; do inglês, *extensive drug resistance*) é definida como a não suscetibilidade a, no mínimo, um representante de várias classes, permanecendo o agente sensível a antimicrobianos de apenas uma ou duas classes. O termo tem sido usado como sinônimo de outros, como "extremamente resistente" e "extensivamente resistente". Na mídia leiga, é comum o uso do termo "superbactérias" como sinônimo de resistência estendida.

Panresistência

A panresistência (PDR; do inglês, *pandrug resistance*) significa que o agente é considerado não suscetível a todos os agentes, de todas as classes antimicrobianas. O termo tem sido usado como sinônimo de outros, como "resistente a todos os antimicrobianos testados na rotina" e "resistente a todos os antimicrobianos disponíveis comercialmente".

PRINCIPAIS MICRORGANISMOS ASSOCIADOS ÀS INFECÇÕES NOSOCOMIAIS E COMUNITÁRIAS

Alguns patógenos devem ser monitorados por sua elevada prevalência em quadros de infecções que não respondem às terapias antimicrobianas de forma apropriada. Dentre os microrganismos gram-positivos, especial atenção deve ser dada às infecções causadas por *Enterococccus* vancomicina-resistentes (VRE) e por *Staphylococcus* meticilina resistentes (MRSA) e oxacilina resistentes (ORSA). Dentre os microrganismos gram-negativos, destacam-se *Klebsiella pneumoniae* (principalmente as produtoras de KPC) *Acinetobacter baumanii, Pseudomonas aeruginosa* e *Enterobacter* spp. Esses agentes, frequentemente, apresentam resistência estendida aos betalactâmicos (ESBL) e a outras classes de antimicrobianos, incluindo os aminoglicosídios, as quinolonas e os carbapenêmicos. Esse grupo de bactérias é conhecido pela sigla ESKAPE (acrônimo que inclui: *Enterococcus faecium, Staphylococcus aureus, Klebsiella pneumoniae, Acinetobacter baumannii, Pseudomonas aeruginosa* e *Enterobacter* spp.).

Outro grupo que deve ser monitorado são as bactérias do grupo CESP (acrônimo que inclui *Citrobacter* spp., *Enterobacter* spp., *Serratia* sp. e *Proteus* spp.), pois esses agentes podem desenvolver resistência durante terapias prolongadas com cefalosporinas de primeira, segunda e terceira geração, devido à produção de betalactamases cromossomais, como as enzimas AmpC.

Na produção animal, também estão implicados outros microrganismos de risco, tais como estirpes resistentes de *Salmonella* spp., *Escherichia coli* patogênica extraintestinal (ExPEC) e *Campylobacter* spp. Esses agentes são considerados prioritários do ponto de vista da saúde animal e humana, com possibilidade de transmissão via alimentos de origem animal.

BIBLIOGRAFIA

Abushaheen MA, Muzaheed, Fatani AJ et al. Antimicrobial resistance, mechanisms and its clinical significance. Disease-a-Month. 2020; 66(6):100971.

Blair JMA, Webber MA, Baylay AJ et al. Molecular mechanisms of antibiotic resistance. Nature Reviews Microbiology. 2015; 13(1):42-51.

Brasil. Ministério da Agricultura, Pecuária e Abastecimento. Instrução Normativa nº 45 de 22 de dezembro de 2016.

Brasil. Ministério da Agricultura, Pecuária e Abastecimento. Portaria nº 171 de 13 de dezembro de 2018.

Brasil. Ministério da Agricultura, Pecuária e Abastecimento. Programa Nacional de Controle de Resistência Antimicrobiana (AgroPrevine). Instrução Normativa nº 41 de 23 de outubro de 2017.

Brasil. Ministério da Agricultura, Pecuária e Abastecimento. Instrução Normativa nº 1 de 13 de janeiro de 2020.

Bush K, Jacoby GA. Updated functional classification of beta-lactamases. Antimicrobial agents and chemotherapy. 2010; 54(3):969-76.

Bush K. Carbapenemases: Partners in crime. Journal of Global Antimicrobial Resistance. 2013; 1(1):7-16.

Christaki E, Marcou M, Tofarides A. Antimicrobial Resistance in Bacteria: Mechanisms, Evolution, and Persistence. Journal of Molecular Evolution. 2020; 88(1):26-40.

da Silva KC, Knöbl T, Moreno AM. Antimicrobial resistance in veterinary medicine. Brazilian Journal of Veterinary Research and Animal Science. 2013; 50(3):171-83.

Dutra MC, Moreno LZ, Dias RA et al. Antimicrobial use in Brazilian swine herds: assessment of use and reduction examples. Microorganisms. 2021; 9(4):881.

Feedinfo News Service. Disponível em: https://www.feedinfo.com/. Acesso em 03 de janeiro de 2020.

Hawkey PM, Jones AM. The changing epidemiology of resistance. Journal of Antimicrobial Chemotherapy. 2009; 64(Suppl 1):i3-10.

Hooper DC, Jacoby GA. Mechanisms of drug resistance: quinolone resistance. Annals of the New York Academy of Sciences. 2015; 1354(1):12-31.

Khan A, Miller WR, Arias CA. Mechanisms of antimicrobial resistance among hospital-associated pathogens. Expert Review of Anti-Infective Therapy. 2018; 16(4):269-87.

Li XZ, Plésiat P, Nikaido H. The challenge of efflux-mediated antibiotic resistance in Gram-negative bacteria. Clinical Microbiology Reviews. 2015; 28(2):337-418.

Liebana E, Carattoli A, Coque TM et al. Public health risks of enterobacterial isolates producing extended-spectrum β-lactamases or ampc β -lactamases in food and food-producing animals: an EU perspective of epidemiology, analytical methods, risk factors, and control options. Clinical Infectious Diseases. 2013; 56:1030-7.

Magiorakos AP, Srinivasan A, Carey RB et al. Multidrug-resistant, extensively drug-resistant and pandrug-resistant bacteria: an international expert proposal for interim standard definitions for acquired resistance. Clinical Microbiol and Infection. 2012; 18(3):268-81.

Martínez-Martínez L, González-López JJ. Carbapenemases in Enterobacteriaceae: Types and molecular epidemiology. Enfermedades Infecciosas y Microbiologia Clínica. 2014; 32(S4):4-9.

Naas T, Oueslati S, Bonnin RA et al. Beta-lactamase database (BLDB)–structure and function. Journal of Enzyme Inhibition and Medicinal Chemistry. 2017; 32(1):917-9.

O'Neill J. Review on Antimicrobial Resistance. Antimicrobial Resistance: Tackling a Crisis for the Health and Wealth of Nations, 2014. [s.l: s.n.].

Organização Mundial da Saúde (OMS). Global action plan on antimicrobial resistance. Sixty-eighth World Health Assembly WHA68. Agenda item 15.1. Disponível em: https://apps.who.int/gb/ebwha/pdf_files/WHA68/A68_R7-en.pdf. Acesso em 17 de novembro de 2021.

Organização Mundial da Saúde (OMS). Lista OMS de Antimicrobianos de Importancia Crítica para la Medicina Humana. Disponível em: https://apps.who.int/iris/bitstream/handle/10665/325037/WHO-NMH-FOS-FZD-19.1-spa.pdf?sequence=1&isAllowed=y. Acesso em 28 de novembro de 2021.

Rahman T, Yarnall B, Doyle DA. Efflux drug transporters at the forefront of antimicrobial resistance. European Biophysics Journal. 2017; 46(7):647-53.

Ramirez MS, Tolmasky ME. Aminoglycoside modifying enzymes. Drug resistance updates: reviews and commentaries in antimicrobial and anticancer chemotherapy. 2010; 13(6):151-71.

Resistancebank. Maps of antimicrobial resistance. Disponível em: https://resistancebank.org/. Acesso em 17 de novembro de 2021.

Romani JL, Picolotto MK, Bassan S et al. Estudo retrospectivo de casos CESP em unidade de terapia intensiva neonatal. In: II Congresso Paranaense de Microbiologia 2016. Anais eletrônicos. Campinas, Galoá, 2016. Disponível em https://proceedings.science/cpm/papers/estudo-retrospectivo-de-casos-de-cesp-em-unidade-de-terapia-intensiva-neonatal. Acesso em 17 de novembro de 2021.

Sampaio JLM, Gales AC. Antimicrobial resistance in Enterobacteriaceae in Brazil: focus on β-lactams and polymyxins. Brazilian Journal of Microbiology. 2016; 47:31-7.

Schwarz S, Silley P, Simjee S et al. Editorial: assessing the antimicrobial susceptibility of bacteria obtained from animals. Journal of Antimicrobial Chemotherapy. 2010; 65:601-4. doi:10.1093/jac/dkq037.

Sellera FP, Madec JY, Lincopan N. Comment on: Applying definitions for multidrug resistance, extensive drug resistance and pandrug resistance to clinically significant livestock and companion animal bacterial pathogens. Journal of Antimicrobial Chemotherapy. 2019; 74(2):535-6. doi: 10.1093/jac/dky351.

Sweeney MT, Lubbers BV, Scharz S et al. Applying definitions for multidrug resistance, extensive drug resistance and pandrug resistance to clinically livestock and companion animal bacterial pathogens. Journal of Antimicrobial Chemotherapy. 2018. doi:10.1093/jac/dky043.

Tzouvelekis LS, Markogiannakis A, Psichogiou M et al. Carbapenemases in Klebsiella pneumoniae and other Enterobacteriaceae: An evolving crisis of global dimensions. Clinical Microbiology Reviews. 2012; 25(4):682-707.

van Boeckel TP, Brower C, Gilbert M et al. Global trends in antimicrobial use in food animals. Proceedings of the National Academy of Sciences. 2015; 112(18):5649-54.

van Boeckel TP, Pires J, Silvester R et al. Global trends in antimicrobial resistance in animals in low-and middle-income countries. Science. 2019; 365:6459.

von Wintersdorff CJ, Penders J, van Niekerk JM et al. Dissemination of antimicrobial resistance in microbial ecosystems through horizontal gene transfer. Frontiers in Microbiology. 2016; 7:173.

37 Antissépticos e Desinfetantes

Márcia dos Santos Rizzo • Célia Aparecida Paulino • Silvana Lima Górniak

- Introdução, 519
- Conceitos gerais, 520
- Características e usos terapêuticos dos antissépticos e desinfetantes, 522
- Principais agentes antissépticos e desinfetantes, 524
- Bibliografia, 536

INTRODUÇÃO

A compreensão das enfermidades infecciosas e de seus patógenos causadores é uma preocupação que remonta aos primórdios da história da civilização humana, quando surgiram os primeiros antissépticos utilizados para o recobrimento de feridas, tais como vinho e vinagre, cobre, mel, mirra, plantas medicinais e resina, enquanto a solução de cal clorada era utilizada como substância desodorante e antisséptica para lavar as mãos antes de exames obstétricos, com o objetivo principal de evitar infecções. Na verdade, muito antes de serem conhecidas as propriedades germicidas do álcool na Idade Média, pelo alquimista Paracelsus, e do advento da teoria gérmica desenvolvida por Louis Pasteur na primeira metade do século XIX, o tratamento de feridas com borras de vinho é documentado em relatos na escrita cuneiforme pelos Sumérios (cerca de 2.150 anos a.C.) e nos papiros do Antigo Egito (cerca de 1.500 a.C.).

Com o advento dos trabalhos realizados por Semmelweis, Lister e Pasteur, na segunda metade do século XIX, sobre métodos antissépticos em procedimentos cirúrgicos e pasteurização, estabeleceram-se a implantação dos processos de higiene hospitalar, de esterilização física de instrumentos cirúrgicos pelo calor ou por desinfecção química e as bases da microbiologia moderna, o que melhorou sensivelmente a condição de sobrevivência de pacientes humanos e animais.

Como as infecções resultam do desequilíbrio entre a presença de microrganismos no organismo e a resposta imune do hospedeiro, substâncias biocidas são utilizadas tanto por sua ação antisséptica quanto desinfetante para destruir ou diminuir a quantidade de microrganismos em tecidos e materiais em geral, a fim de prevenir a progressão da infecção.

Os agentes antissépticos e desinfetantes são importantes para a saúde dos animais em diferentes sistemas de criação e de manejo (baias, galpões, estábulos, granjas, incubatórios, canis e outros) ou, ainda, como auxiliares em certos esquemas terapêuticos neles adotados. Porém, o uso impróprio desses agentes também pode causar alterações na saúde dos animais, principalmente por seus possíveis efeitos indesejáveis, perceptíveis ou não, e que podem ser estendidos aos indivíduos que os manuseiam. Assim, um programa racional de limpeza e desinfecção, nos mais diversos sistemas de criação e manejo animal, favorece o aumento da produtividade animal, pela redução na incidência de doenças infecciosas e parasitárias e no número de animais refugados (debilitados), bem como a diminuição dos gastos com medicamentos por animal/ano e dos gastos com a mão de obra envolvida.

Os **agentes desinfetantes** não são usados internamente, exceto quando da aplicação interna restrita às mucosas e, nesse caso, são preconizados os **agentes antissépticos**. Tais substâncias não são usadas diretamente para tratar as doenças, pois, ao contrário de outros agentes antimicrobianos, perdem em especificidade, embora, ainda assim, sejam empregadas para prevenir infecções. Mesmo com o uso de antibióticos, sulfas e outros medicamentos anti-infecciosos, devem ser adotados bons métodos de higiene, esterilização, antissepsia e desinfecção, para a manutenção da saúde e/ou prevenção de doenças nos animais.

Do ponto de vista de saúde pública, os antissépticos e os desinfetantes são utilizados extensivamente em hospitais e outros estabelecimentos de saúde humana e instalações animais, por meio de aplicações tópicas ou em superfícies inanimadas para o controle e prevenção de infecções, uma vez que microrganismos multirresistentes podem sobreviver por períodos prolongados em uma extensa variedade de superfícies, incluindo equipamentos médicos e locais no ambiente próximo ao paciente.

Porém, nas últimas décadas, nota-se um aumento das infecções hospitalares, também conhecidas como infecções nosocomiais, em decorrência de inadequada antissepsia ou desinfecção. Em Medicina Veterinária, um efetivo programa de controle de infecção hospitalar por meio de protocolos de limpeza e desinfecção, não só em hospitais veterinários universitários, mas em clínicas particulares, serviria para proteger tanto a saúde animal quanto humana e, embora a frequência de incidência seja baixa, o impacto das infecções hospitalares por patógenos zoonóticos conhecidos ou emergentes pode ser substancial para a saúde pública, dada a estreita interação das pessoas com seus animais de estimação.

É importante ressaltar que uma inadequada antissepsia da pele pode ser resultado de: (1) perda da atividade antimicrobiana intrínseca do antisséptico; (2) resistência do microrganismo (ou patógeno); (3) excesso de diluição, e (4) contaminação do antisséptico. Da mesma forma, a desinfecção inadequada de equipamentos médicos ou de ambientes e superfícies pode ser devida a: (1) perda da atividade intrínseca do desinfetante; (2) escolha incorreta do desinfetante; (3) resistência do patógeno; (4) excesso de diluição do desinfetante; (5) tempo inadequado de duração da desinfecção; (6) perda do contato entre o desinfetante e o patógeno; (7) contaminação do desinfetante; e (8) associações incompatíveis entre desinfetantes.

Assim, uma desinfecção eficaz do ambiente hospitalar torna-se fundamental para interromper a cadeia de transmissão do agente biológico, principalmente porque alguns desses agentes, como certos vírus respiratórios e entéricos, apresentam baixa dose infectante e são eliminados em altas concentrações, contaminando e sobrevivendo por longos períodos em superfícies no ambiente.

Apesar de tudo, a perda da sensibilidade de microrganismos aos agentes antissépticos e desinfetantes pode ser devido a uma propriedade intrínseca microbiana ou pode surgir tanto de uma mutação gênica quanto por aquisição de material genético na forma de plasmídio (para detalhes sobre resistência bacteriana, ver *Capítulo 36*).

Contudo, é importante ressaltar que antissépticos e desinfetantes podem oferecer risco toxicológico para os animais (ou até mesmo aos seres humanos envolvidos na sua utilização), seja por meio do seu uso ou, de maneira mais frequente, pela exposição acidental, que, em animais de companhia, principalmente cães e gatos, pode ocorrer através das vias oral (a mais comum) e/ou dérmica. Porém, nem sempre a exposição excessiva aos antissépticos e/ou desinfetantes leva o animal a apresentar sinais e sintomas clínicos de intoxicação, característicos ou não, o que dificulta o diagnóstico. Outro ponto que deve ser destacado é o fato de que as interações dos princípios ativos em uma mesma formulação comercial também dificultam bastante a avaliação clínica e o tratamento de uma possível intoxicação por esses agentes.

Além disso, de acordo com a Agência Nacional de Vigilância Sanitária (Anvisa), alguns desinfetantes são classificados como saneantes domissanitários, ou seja, preparações destinadas a higienização, desinfecção ou desinfestação domiciliar, para uso em ambientes públicos, lugares de uso comum e para o tratamento da água. Tais saneantes domissanitários podem ser classificados em quatro categorias: produtos com ação antimicrobiana (desinfetantes, esterilizantes, desodorizantes usados em diversos ambientes), produtos de limpeza (detergentes, sabões em barra), produtos desinfestantes (raticidas ou inseticidas, por exemplo) e produtos biológicos de uso domiciliar (saneantes utilizados para remover matéria orgânica de caixas de gordura).

Ainda, deve-se considerar que o uso contínuo de desinfetantes na água de bebida para certas espécies animais (p. ex., as aves) deve representar uma preocupação em termos de saúde animal (ganho de peso, imunidade, por exemplo), bem como da possibilidade de permanência de resíduos na carne e ovos, que são valiosas fontes de alimentos para o próprio ser humano. Sobre este aspecto de saúde pública vale ressaltar que o uso desses agentes em equipamentos, como ordenhadeiras mecânicas, máquinas de processamento de alimentos industrializados e similares também pode, eventualmente, deixar esses resíduos em alimentos de origem animal para consumo humano.

CONCEITOS GERAIS

Alguns conceitos são aqui abordados para melhor compreensão do processo de antissepsia e desinfecção e outros correlacionados, bem como das suas respectivas finalidades.

A **assepsia** é o conjunto de medidas empregadas para impedir a penetração e o crescimento de microrganismos em um determinado ambiente, material, ou superfície, tornando-os livres de agentes infectantes. O significado do termo **antissepsia** está relacionado com a eliminação de microrganismos da pele, mucosa ou tecidos vivos, com auxílio de agentes antissépticos (substâncias microbicidas ou microbiostáticas).

A **desinfecção** é o conjunto de medidas empregadas para eliminação de microrganismos, exceto esporulados, de materiais, objetos ou superfícies inanimadas, por meio de processo físico ou químico, com auxílio de desinfetantes.

A **esterilização** refere-se ao processo de destruição absoluta ou remoção de todos os microrganismos, inclusive esporos.

Os vários métodos de esterilização e desinfecção aplicados às instalações de criações animais são classificados por métodos físicos e químicos. Os principais métodos físicos de esterilização são calor, irradiação ultravioleta ou gama e filtração. Os métodos químicos incluem o uso de líquidos ou gases. A eficácia dessas técnicas essá na dependência da capacidade de destruir ou desnaturar os sistemas enzimáticos vitais dos microrganismos.

A **esterilização física**, em especial pelo calor, é mais eficaz do que a **esterilização química**, realizada com o uso de desinfetantes de alto nível de desinfecção. O calor é um método de esterilização e desinfecção bastante eficiente e conveniente, em especial o calor úmido, que tem maior poder de penetração e ação mais rápida. O calor úmido age mesmo em superfícies difíceis ou contaminadas com matéria orgânica, promovendo a coagulação e a precipitação de proteínas bacterianas, enquanto o calor seco necessita de temperaturas mais elevadas e exposição mais prolongada que o calor úmido para oxidar ou destruir os microrganismos. A luz ultravioleta também tem atividade antimicrobiana e pode ser utilizada em salas cirúrgicas e de exames clínicos; tem ação bactericida, mas não virucida. No caso da radiação ionizante, os raios gama têm sido usados por laboratórios de contenção máxima para a inativação de vírus do grupo de alto risco biológico, sendo este o método preferido para a preservação da morfologia viral e integridade de sua proteína, facilitando o seu manuseio em laboratórios de biossegurança de nível 2 (BSL-2).

Neste contexto, os chamados **germicidas** são agentes biocidas que inativam microrganismos e que apresentam atividades antissépticas, desinfetantes ou preservativas. A palavra **biocida** é uma terminologia genérica usada para descrever um agente químico, geralmente de largo espectro, que inativa microrganismos. Por causa dessa variação na atividade antimicrobiana dos biocidas, outros termos podem ser mais específicos quanto a essa inativação, incluindo o sufixo "-stático" para se referir a agentes que inibem o crescimento microbiano (bacteriostático, fungistático e esporostático), ou o sufixo "-cida", que se refere a agentes que destroem o microrganismo-alvo (bactericida, virucida, esporocida). Assim, um biocida em particular poderá destruir, ou até mesmo inibir o crescimento de microrganismos.

Os **desinfetantes** são substâncias utilizadas para destruir todas as formas vegetativas de microrganismos em superfícies ou objetos inanimados, mas este processo não promove necessariamente a esterilização do material. Por sua vez, os **antissépticos** são utilizados em tratamento e profilaxia antimicrobiana em tecidos, pele e mucosa, inibindo a reprodução ou a velocidade de crescimento dos microrganismos nesses locais.

Os esporos bacterianos são particularmente resistentes a muitos antissépticos e desinfetantes; todavia, existem alguns biocidas que apresentam atividade esporocida (p. ex., ácido peracético, ortoftaldeído, peróxido de hidrogênio, glutaraldeído). Ainda, alguns biocidas podem apresentar também atividade contra protozoários e algas.

O termo **preservação** está relacionado ao uso de um agente biocida com a função de prevenir a multiplicação de microrganismos em produtos formulados, incluindo alimentos e produtos farmacêuticos.

Portanto, um composto ideal seria aquele capaz de possuir todas estas propriedades: antissépticas, desinfetantes e conservantes.

Um certo número de biocidas também é usado para fins de limpeza e, nesse caso, **limpeza** refere-se à remoção mecânica e/ou química de material estranho (oleosidade, umidade, matéria orgânica, poeira) de uma superfície. Tais agentes podem ser utilizados de forma isolada ou em associação com outros compostos, a fim de se prevenirem e/ou controlarem infecções.

Por outro lado, uma substância considerada **sanitizante** (ou **saneante**) não destrói ou elimina completamente todos os microrganismos; apenas reduz a concentração da contaminação microbiana em superfícies inanimadas para níveis considerados seguros para a saúde pública. Muitos sanitizantes apresentam formulação de detergente e desinfetante.

Na verdade, limpeza e desinfecção englobam a utilização de processos físicos ou químicos para reduzir, remover, inativar ou destruir microrganismos patogênicos, sendo que esses processos podem variar no seu grau de destruição dos patógenos (Figura 37.1).

Os protocolos para desinfecção podem variar, dependendo das necessidades da fazenda, granja ou clínica veterinária, o que comprova que nenhum desinfetante é adequado para todas as situações. Vale salientar que os protocolos de desinfecção diária são diferentes daqueles utilizados no controle de surtos de doenças infectocontagiosas. Entretanto, os dois métodos apresentam um componente em comum: procedimentos de limpeza e lavagem completos são necessários antes da aplicação de qualquer desinfetante.

Do ponto de vista da saúde pública, os antissépticos e desinfetantes podem apresentar eficácia e/ou eficiência de ação. A **eficácia** relaciona os objetivos a serem atingidos com os resultados efetivamente alcançados pelo uso dessas substâncias, enquanto a **eficiência** relaciona os objetivos a serem atingidos com os recursos despendidos com o uso dessas substâncias.

Outro aspecto importante a ser considerado em relação ao assunto é o problema da **resistência microbiana** aos antissépticos e desinfetantes. Em Medicina Veterinária, a resistência a tais compostos, assim como aos medicamentos antimicrobianos específicos (antibióticos e quimioterápicos), tem aumentado em quantidade e complexidade, como consequência do uso intensivo e abusivo de agentes antimicrobianos em geral. Além dos aspectos farmacocinéticos e farmacodinâmicos relacionados a cada um desses compostos, outros fatores ligados aos animais e ao meio ambiente podem favorecer o aparecimento da resistência microbiana em populações animais.

Ademais, os procedimentos de desinfecção e descontaminação em estabelecimentos de saúde são essenciais no combate à propagação das infecções nosocomiais, sendo a maioria causada por organismos gram-negativos, por conta do aumento de seus mecanismos de resistência, intrínsecos e adquiridos. Associado a isso, esses microrganismos

Nível de destruição de microrganismos

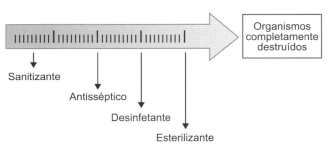

FIGURA 37.1 Características do processo de limpeza e desinfecção na eliminação de microrganismos patogênicos. (Adaptada de FAD PReP/NAHEMS Guidelines: Cleaning and Disinfection, 2014.)

são capazes de crescer em superfícies como **biofilmes**, os quais são definidos como agregados estruturados bacterianos que formam matriz extracelular firmemente aderida a superfícies inanimadas e instrumentos invasivos, como cateteres e endoscópios, não sendo facilmente removidos. Os microrganismos que crescem nesses biofilmes são mais patogênicos e se apresentam muito menos sensíveis aos agentes antimicrobianos, sejam eles inespecíficos, como os desinfetantes, ou específicos, como os antibióticos. Os biofilmes podem ser de 100 a 1.000 vezes mais resistentes, devido à proteção facilitada pela matriz extracelular, pelas alterações fenotípicas dos mesmos e por outros mecanismos ainda incertos. Tal matriz extracelular é constituída por polissacarídeos, DNA extracelular, enzimas e outros componentes, que são excretados pelas células e formam uma camada protetora, embora a composição exata desta matriz possa variar consideravelmente entre os microrganismos e estirpes. Portanto, para que um desinfetante possa ser totalmente eficaz em seu objetivo, os biofilmes são a forma de crescimento microbiano mais importante a ser eliminada.

Ao contrário dos medicamentos antimicrobianos, os respectivos mecanismos de ação dos antissépticos e desinfetantes não são totalmente esclarecidos. De todo modo, sabe-se que, no mínimo, alguns dos mecanismos gerais ligados aos agentes antimicrobianos específicos são aplicáveis aos antissépticos e desinfetantes, tais como: alterações nas células microbianas que levam à impermeabilidade aos biocidas, reduzindo a captação desses agentes pelos microrganismos; modificação (mutações) em locais-alvo microbianos específicos; possibilidade de resistência cruzada entre antibióticos e biocidas. Por essa razão, nos últimos anos, tem sido sugerida a rotação de agentes desinfetantes em certos ambientes, tais como hospitais, indústrias alimentícias e outros, em uma tentativa de prevenir o desenvolvimento de resistência microbiana.

O Quadro 37.1 relaciona as propriedades ideais dos agentes antissépticos e/ou desinfetantes.

CARACTERÍSTICAS E USOS TERAPÊUTICOS DOS ANTISSÉPTICOS E DESINFETANTES

Vários fatores podem influenciar a eficácia e/ou a eficiência dos procedimentos no uso dos produtos antissépticos e/ou desinfetantes, tais como:

- A natureza e a concentração local do microrganismo (bactéria, vírus, fungo etc.), sua suscetibilidade e sua presença em biofilmes
- O ingrediente (ou princípio) ativo do produto e a sua respectiva concentração
- O tempo de exposição do microrganismo ao produto
- A temperatura de uso e o pH do produto
- A realização ou não de limpeza mecânica prévia de detritos e impurezas de objetos e superfícies inanimadas, ou debris celulares de superfícies corpóreas, por meio do uso de sabões e detergentes
- A presença ou não de resistência bacteriana ao produto.

QUADRO 37.1

Propriedades ideais dos agentes antissépticos e/ou desinfetantes.

Características	Antisséptico	Desinfetante
Potência e seletividade contra os organismos-alvo	S	S
Amplo espectro de ação antimicrobiana	S	S
Atividade na presença de exsudatos inflamatórios	S	S
Atividade na presença de matéria orgânica	N	S
Ação rápida e sustentada	S	S
Baixa tensão superficial para facilitar sua aplicação	S	S
Alta penetrabilidade	S	S
Penetrabilidade em fendas e cavidades	N	S
Ausência de toxicidade para a pele ou tecidos	S	S
Não interferência em cicatrização e reparo tecidual	S	S
Hipoalergenicidade e nenhuma absorção sistêmica	S	S
Ausência de poder corrosivo para determinados materiais	S	S
Compatibilidade com sabões e outras substâncias químicas	N	S
Ausência de cor e odor	S	S
Sem capacidade de produzir manchas	S	S
Estabilidade química	N	S
Baixo custo	S	S

S: sim; N: não.

Os **antissépticos** têm amplo uso em procedimentos pré-operatórios, sendo aplicados sobre o campo cirúrgico e no preparo das mãos e dos braços do cirurgião em cirurgias assépticas, uma vez que há microrganismos sobre a superfície cutânea, aderidos a flocos de queratina, folículos pilosos, ductos sebáceos e, ainda, a material estranho aderente à pele. São também usados em vários procedimentos relativos ao manejo dos animais, bem como em várias ações de natureza clínica dos mesmos, tais como injeções, introdução de cateteres intravenosos, antissepsia de feridas, preparação de curativos e lavagem de mucosas. Além disso, alguns antissépticos como o álcool, a clorexidina e o iodo podem ser utilizados durante os cuidados na secção do cordão umbilical em animais recém-nascidos. Todavia, é importante enfatizar que a maioria dos antissépticos não auxilia na cicatrização das feridas e, ao contrário, frequentemente pode prejudicá-la.

Quando da escolha de um antisséptico, deve-se levar em consideração: sua eficácia, sua capacidade de eliminação total de bactérias residentes e transitórias, sua rapidez na ação antimicrobiana, a persistência da sua atividade, a facilidade para seu manuseio e a ausência de irritação cutânea durante seu uso. Existem vários tipos de agentes antissépticos tópicos indicados para as mais variadas situações, como aqueles usados em Medicina Veterinária, na área de saúde humana, na manipulação de alimentos, ou pelos consumidores em geral. Esses antimicrobianos tópicos são considerados como medicamentos pela FDA (acrônimo de Food and Drug Administration – órgão do governo americano, que controla o uso de alimentos e medicamentos) e são regulados como tal nos EUA.

Os **desinfetantes** são usados em instalações animais para controlar a infectividade do agente de doença pelo rebanho ou criações. Além disso, a desinfecção de instrumentos, roupas e equipamentos médicos, objetos, edificações, veículos de transporte e superfícies inanimadas com substâncias adequadas, após a morte de animais em decorrência de doença infectocontagiosa, torna-se uma medida preventiva para possíveis casos de reinfecções no rebanho.

O processo de desinfecção pode ser dividido em três níveis:

- **Alto**: quando o agente empregado destrói todos os vírus, fungos e bactérias, exceto as esporuladas. Exemplos: glutaraldeído, peróxido de hidrogênio, ortoftalaldeído (OPA), ácido peracético com peróxido de hidrogênio e cloro
- **Intermediário**: nesta situação o desinfetante inativa o *Mycobacterium* spp. e a maioria dos vírus, mas, em alguns casos, não inativa bactérias esporuladas. Exemplos: os produtos à base de cloro e fenol são os mais utilizados
- **Baixo**: o desinfetante destrói a maioria das bactérias, alguns fungos e vírus. No entanto, não mata *Mycobacterium* e esporos bacterianos. São exemplos de desinfetantes os produtos à base de cloro, fenol, compostos do amônio quaternário e álcool.

Em instalações médico-veterinárias, o uso de determinada classe de desinfetantes pode ser determinado pelas características do material e/ou dispositivo médico em contato com o animal, e de seu possível risco de transmissão de patógenos a outros animais e ao homem. Assim, o dispositivo médico a ser desinfetado pode ser classificado em uma das três categorias:

- **Críticos**: instrumentos utilizados em procedimentos de alto risco, que penetram em tecidos e órgãos; devem ser estéreis ou esterilizados por vapor
- **Semicríticos**: artigos que entram em contato com a membrana mucosa; desinfetantes de alto nível são os mais adequados
- **Não críticos**: artigos que não entram em contato com a mucosa, mas com a pele intacta; requerem desinfecção com desinfetantes de baixo nível.

Com base nessas classificações, o uso de soluções desinfetantes pode ser exemplificado em várias situações durante a prática clínica e de manejo sanitário de animais:

- Nas infecções por *Mycobacterium bovis* e *Brucella abortus*, agentes biológicos capazes de sobreviver durante meses no meio ambiente, a adoção de programas de desinfecção de currais, de estábulos e demais locais de aglomeração de animais adquire grande importância como medida complementar ao seu combate. Nas pastagens utilizadas por animais infectados que abortaram ou pariram, recomenda-se delimitar o terreno e posterior polvilhamento, por exemplo, do desinfetante hidróxido de cálcio
- No caso de suspeita de doenças zoonóticas, as carcaças dos animais devem ser incineradas ou, se houver grande número de animais mortos, os mesmos devem ser enterrados na mesma propriedade, em local seco e com profundidade suficiente para não contaminar possível lençol freático, além de serem tratados com uma camada de cal viva ou hidróxido de cálcio. Qualquer superfície ou equipamento que tenha entrado em contato com a carcaça do animal deve ser, por exemplo, desinfetado com solução de formaldeído a 2%, ou solução de cloro ativo a 2%. Nos casos de raiva ou carbúnculo hemático (antraz), recomenda-se o uso de solução de formaldeído a 4%, ou solução de cloro ativo a 5%, com três repetições a cada hora
- Em determinadas situações, a aplicação de vapor d'água a altas temperaturas (esterilização física), associada a certos desinfetantes (esterilização química), é utilizada para controlar populações bacterianas em granjas leiteiras e laticínios. Também, os banhos dos tetos pós-ordenha, com soluções antissépticas, ajudam a remover qualquer leite residual que possa atrair moscas e fornecer um microambiente propício à proliferação bacteriana, evitando, assim, possíveis casos clínicos ou subclínicos de mastite
- Ressalte-se a importância do uso de substâncias antissépticas e/ou desinfetantes na prevenção e/ou tratamento da mastite, já que, do ponto de vista econômico e de saúde pública, os danos causados por esta doença podem ser bastante significativos
- O processo de desinfecção com a utilização de certos gases (peróxido de hidrogênio, brometo de metila, por exemplo), isolados ou em associação com outros agentes desinfetantes, muito utilizados em granjas de aves poedeiras e incubatórios, também é de grande interesse pelos resultados positivos que proporcionam no controle de muitos agentes microbianos. A fumigação com agentes desinfetantes pode ser utilizada para desinfecção de ambientes, mas é ineficiente em edifícios com portas e janelas mal ajustadas, ou telhados danificados. Vale ressaltar que a fumigação com formaldeído exige umidade relativa acima de 70% para sua eficácia; entretanto, devido a sua conhecida toxicidade e carcinogenicidade, este produto não é recomendado em instalações de equinos. Ainda, o processo de desinfecção por fumigação com iodeto de metila mostrou-se bastante eficiente em ambientes contaminados com esporos de *Bacillus anthracis* em temperaturas elevadas.

Assim sendo, as técnicas de desinfecção empregadas em Medicina Veterinária dependem dos objetos e dos materiais a serem desinfetados, levando-se em consideração as necessidades e a facilidade de aplicação. Dentre as principais técnicas utilizadas, destacam-se:

- **Pedilúvio**: procedimento utilizado à porta das instalações para desinfecção dos calçados das pessoas que circulam no local, sendo de uso rotineiro nas granjas avícolas e de suínos, e em granjas leiteiras, para profilaxia e controle de afecções podais

- **Rodolúvio**: técnica utilizada na entrada das granjas e outras criações animais para desinfecção dos pneus de veículos que adentram a propriedade, evitando-se a veiculação de agentes infecciosos de uma propriedade rural para a outra
- **Imersão**: procedimento de mergulhar objetos e instrumentos cirúrgicos em solução contendo desinfetante
- **Pulverização**: pulverização de desinfetante por meio de bombas costais ou sob a forma de *spray*
- **Aspersão**: o desinfetante é aspergido sobre o material a ser desinfetado. Difere da pulverização porque as partículas são menores
- **Fumigação**: emanações gasosas desinfetantes obtidas, por exemplo, com a queima de pastilhas ou pó de diversas composições, como o paraformaldeído, ou gases como dióxido de cloro, peróxido de hidrogênio e peroximonossulfato (ver as características desses compostos a seguir, neste mesmo capítulo).

Ainda, o lixo e materiais de refugo devem ser removidos dos recintos onde vivem os animais, e queimados ou desinfetados quimicamente. A queima ou incineração é sempre desejável para a destruição completa de compressas ou panos de campo contaminados, bandagens, agulhas e seringas descartáveis, sendo este procedimento realizado em separado do lixo normal e, se possível, diariamente. Seringas e agulhas hipodérmicas, quando não descartáveis, devem ser esterilizadas em autoclave e/ou associadas com uma solução desinfetante por, no mínimo, 15 min e, antes do seu uso, devem ser novamente lavadas com água destilada estéril para remover resíduos dessas substâncias.

Ademais, no campo da pesquisa, seja na experimentação *in vivo* ou nos ensaios *in vitro*, os conhecimentos acerca de desinfecção e esterilização são fundamentais para os procedimentos de biossegurança laboratorial e de boas práticas.

Ressalte-se que os profissionais envolvidos nos procedimentos de limpeza, desinfecção e descontaminação, bem como aqueles envolvidos na inspeção sanitária em estabelecimentos de saúde humana e animal contaminados por agentes infectocontagiosos, deverão fazer uso de **equipamentos de proteção individual** (EPIs), tais como: luvas nitrílicas ou de nitrila (ideal para o trabalho com substâncias químicas, especialmente com derivados de petróleo, pela sua resistência química e mecânica) com punho de 46 cm, avental descartável com mangas compridas, botas de borracha e/ou sapatilhas descartáveis, máscara facial com proteção do tipo respirador e protetores oculares.

No Quadro 37.2 relacionam-se alguns antissépticos/desinfetantes usados para o controle de certas doenças de importância em Medicina Veterinária.

No Quadro 37.3 são apresentadas as medidas de desinfecção adotadas em saúde pública veterinária, como aquelas empregadas no plano de contingência para influenza aviária e doença de Newcastle. As aves dos estabelecimentos afetados devem ser submetidas à eutanásia e suas carcaças destruídas no próprio local. Também deverão ser adotadas medidas de biossegurança, como desinfecção de vestimentas, veículos e equipamentos, nos pontos de entrada e ao redor dos galpões. No caso de confirmação de influenza aviária altamente patogênica, todas as aves, ovos e produtos avícolas, incluindo ração e cama do estabelecimento, deverão ser destruídos imediatamente, para evitar a disseminação do vírus no plantel avícola nacional. Além disso, deverá ser proibida a retirada de qualquer tipo de animal existente no local (inclusive cães, gatos, equinos, bovinos, ovinos, caprinos, suínos) e, posteriormente, deverão ser realizadas limpeza e desinfecção de todas as áreas da propriedade.

PRINCIPAIS AGENTES ANTISSÉPTICOS E DESINFETANTES

A seguir são apresentados os principais agentes antissépticos e desinfetantes usados em Medicina Veterinária, classificados de acordo com seu grupo químico.

Alcoóis

Preparações. As preparações mais usadas são o álcool etílico ou etanol (álcool de cereais) e o isopropílico ou isopropanol; estas substâncias são empregadas isoladamente ou em combinação com outros agentes como, por exemplo, os antissépticos cirúrgicos.

Especialidades farmacêuticas. Alcosept-gel® e associações (Germpol®; Higivex®; Gusanol®).

Mecanismo de ação. Os alcoóis promovem a coagulação (desnaturação) das proteínas celulares solúveis (são agentes desnaturantes proteicos) e diminuem a tensão superficial com remoção de lipídios, inclusive a membrana lipídica dos envelopes de alguns vírus. Alguns microrganismos sofrem lise na presença de alcoóis, pois promovem a dissociação de íons hidrogênio livres e alteram o pH do microambiente para o microrganismo.

Espectro de ação. Os alcoóis são potentes bactericidas contra micobactérias e formas vegetativas de bactérias gram-positivas e gram-negativas, vírus envelopados e fungos, porém, não apresentam ação contra esporos e vírus não envelopados, o que os caracteriza apenas como antissépticos e desinfetantes, mas sem propriedade esterilizante. Em geral, o **álcool isopropílico** é considerado mais eficaz contra bactérias, enquanto o **álcool etílico** é mais potente contra vírus. O álcool etílico parece ser um dos melhores antissépticos e desinfetantes conhecidos. A água é essencial para a atividade dos alcoóis, daí serem usados em soluções que variam de 50 a 75%; porém, são mais eficazes na ausência de sujeiras e material orgânico. Devido à sua capacidade de solubilizar a gordura, o álcool exerce efeito sinérgico quando em combinação com outros antissépticos e desinfetantes, como a cloramina e outros.

Usos principais. Os alcoóis são utilizados como solventes e antissépticos, e também como desinfetantes, sozinhos ou em combinação com outros agentes, sendo amplamente usados na antissepsia cirúrgica. O álcool é classificado como desinfetante de nível intermediário e devido à praticidade de uso. É encorajada a sua aplicação na desinfecção de superfícies de mobiliários e equipamentos, termômetros, diafragmas e olivas de estetoscópios, bandejas de medicação, ampolas e frascos de medicamentos e fibra óptica de endoscópios. Quando associado a algum emoliente, o álcool tem sua atividade bactericida prolongada por meio

QUADRO 37.2

Alguns antissépticos e desinfetantes usados para o controle das principais doenças de interesse em Medicina Veterinária.

Doença	Antissépticos/desinfetantes recomendados
Antraz (carbúnculo)	Solução de ácido clorídrico a 2,5% (para desinfecção de peles de animais antes do curtimento)
Brucelose	Hidróxido de cálcio a 15%; cresóis a 5%; fenol a 1%; formol a 5%; hipoclorito de cálcio a 2,5%; hipoclorito de sódio a 2,5%; soda cáustica a 2 a 3%
Coccidiose	Sulfonato de clorocresol; metilbromato
Criptosporidiose: *Cryptosporidium parvum* (oocistos)	Ox-Virin® (25% de peróxido de hidrogênio, 5% de ácido peracético) a 5% por 120 min (curral, galpões aviários, utensílios); Ox-Agua® (48% de peróxido de hidrogênio, 0,05% de nitrato de prata) a 3% por 30 min (tanques, cisternas, tubulações e bebedouros)
Dermatofitose canina (*Microsporum canis* e *Trichophyton* spp.)	Hipoclorito de sódio (diluição de 1:32 ou 1:100); peróxido de hidrogênio acelerado (Oxivir na diluição de 1:16); peroximonossulfato de potássio a 2% (recomendados para a descontaminação de canis, deixando o desinfetante em contato com as superfícies durante 10 min)
Doença de Marek	Formaldeído; fenol; ácido cresílico; hidróxido de sódio; derivados do cloro
Doença de Newcastle	Formaldeído; cloramina; soda clorada
Doença vesicular suína	Carbonato de sódio a 4%; carbonato de sódio a 4% com silicato de sódio a 0,1%; hidróxido de sódio a 2%; hipoclorito de sódio até 12,5%
Encefalopatia espongiforme bovina e *scrapie*	Solução a 2N de hidróxido de sódio ou solução de cal clorada 50.000 ppm por 1 h a 20°C para superfícies. A OIE recomenda solução de 1 a 2N de hidróxido de sódio ou solução com elevada concentração de hipoclorito de sódio contendo 2% de cloro disponível, seguida de tratamento em autoclave a 138°C por 18 min para equipamentos
Febre aftosa	Formaldeído; hidróxido de sódio a 2%; óxido de cálcio a 5%; carbonato de sódio a 4%; iodofor; cresóis a 10%; hexaclorofeno; hipoclorito de sódio e ácido cítrico a 2%; solução de sal triplo de monopersulfato de potássio; Virkon® S a 2%
Gastrenterite infecciosa	Formaldeído; misturas de hidróxido de sódio com hipoclorito de sódio
Influenza aviária	Álcool a 70%; hipoclorito de sódio a 1%; hipoclorito de cálcio; cloramina-T
Laringotraqueíte infecciosa	Cloreto de benzalcônio
Leptospirose	Fenóis; ácidos
Peste suína africana	Ortofenilfenol; formulações desinfetantes contendo o mínimo de 1.000 ppm de hipoclorito de sódio
Peste suína clássica	Formulações desinfetantes contendo o mínimo de 1.000 ppm de hipoclorito de sódio
Raiva	Iodopovidona; clorexidina; álcool iodado; hipoclorito a 2%; formol a 10%; glutaraldeído a 1 a 2%; creolina a 1%; fenol; ácido clorídrico a 5%
Salmonella spp. aviária	Solução de formalina a 10% (pulverização em utensílios e instalações comerciais de granjas poedeiras)
Tuberculose	Hidróxido de cálcio a 20%; cresóis a 5%; fenol a 5%; formol a 7,5%; hipoclorito de cálcio e hipoclorito de sódio a 5%; soda cáustica entre 2 e 3%
Varíola aviária	Formaldeído; metilbrometo; álcool feniletílico
Varíola ovina e caprina	Carbonato de sódio a 4%; carbonato de sódio a 4% com silicato de sódio a 0,1%; hidróxido de sódio a 2%; hipoclorito de sódio até 12,5%

QUADRO 37.3

Procedimentos de desinfecção a serem utilizados de acordo com o equipamento, a instalação e o material biológico, segundo o Ministério da Agricultura, Pecuária e Abastecimento (MAPA, 2007).

Item a ser desinfetado ou destruído	Desinfetante e/ou procedimentos
Aves mortas e carcaças	Enterrar ou incinerar e cobrir com soda cáustica ou cal virgem
Galpões, instalações e equipamentos	Sabões ou detergentes, agentes oxidantes ou ácidos
Pessoal e tratadores	Sabões ou detergentes
Equipamentos elétricos	Formaldeído
Tanques de água	Drenar para o campo, se possível
Ração	Enterrar
Efluentes e cama	Incinerar ou enterrar, usar agentes ácidos e/ou alcalinos
Alojamentos	Sabões ou detergentes ou agentes oxidantes
Veículos e maquinário	Sabões ou detergentes ou ácidos
Vestimentas	Sabões ou detergentes, agentes oxidantes ou ácidos
Pisos	Soda cáustica ou cal

do retardamento da sua evaporação, com diminuição também do ressecamento e da irritação provocados na pele pelo uso repetido.

Vantagens. Os alcoóis são ótimos solventes para outros agentes germicidas, aumentando a eficácia bactericida destas soluções; têm baixo custo e são praticamente atóxicos quando usados topicamente. O álcool é considerado um antisséptico excepcional para higienização das mãos.

Desvantagens. Os alcoóis têm baixa atividade fungicida e virucida; baixa penetrabilidade; são muito desidratantes, ressecando a pele e os tecidos; e não devem ser usados para limpeza de ferimentos abertos, já que promovem a desnaturação de proteínas e formam um envoltório protetor sobre possíveis microrganismos presentes no tecido lesado. Os alcoóis podem provocar ressecamento de plásticos e borrachas e opacificação de materiais acrílicos. Além disso, os alcoóis são voláteis e de rápida evaporação na temperatura ambiente, sendo ainda altamente inflamáveis.

Halógenos e compostos halogenados

São usados como germicidas, por suas propriedades oxidantes. Os mais importantes compostos são o iodo, o cloro e seus respectivos derivados.

Iodo e derivados

Preparações. O iodo livre é muito pouco solúvel em água e, por isso, é usado em certas preparações contendo substâncias que aumentam sua solubilidade. São elas:

- Tintura de iodo (solução 2% de iodo livre + 2,4% de iodeto de sódio em 50% de álcool etílico)
- Tintura de iodo forte (solução 7% de iodo livre)
- Solução de iodo (2% de iodo livre + 2,4% de iodeto de sódio)
- Solução concentrada de iodo ou solução de lugol (5% de iodo livre + 10% de iodeto de potássio em solução aquosa)
- Solução de iodo-propilenoglicol (para evitar o ressecamento da pele)
- Iodofórmio
- Iodocresol
- Iodóforos (iodopovidona e iodofor).

Mecanismo de ação. Iodo e derivados causam desnaturação e precipitação de proteínas e oxidação de enzimas essenciais, interferindo nas reações metabólicas vitais do microrganismo; o iodo interage ainda com ácidos graxos insaturados, alterando as propriedades de lipídios em seu papel na estabilização de membranas.

Espectro de ação. Iodo e derivados apresentam atividade bactericida contra bactérias gram-positivas e gram-negativas, além de virucidas e fungicidas; também são ativos contra *Mycobacterium* spp., além de serem efetivos contra esporos bacterianos, quando em exposição prolongada (mínimo de 15 min).

Usos principais. Iodo e derivados são usados como antissépticos tópicos em tecidos antes de procedimentos cirúrgicos. A tintura de iodo (2%) é um excelente agente antisséptico e a tintura de iodo forte (7%) tem maior ação antisséptica, mas é irritante e tem maior aplicabilidade em animais de grande porte. Quando combinados com detergente formam os iodóforos que são utilizados como desinfetantes de material cirúrgico, para limpeza de pisos, de superfícies de trabalho e de utensílios em geral. Os iodóforos (portadores de iodo) podem também ser usados como antissépticos; assim vêm sendo amplamente empregados no controle da mastite, quando incorporados em banhos de tetos e para lavagem de úberes; todavia, este uso deve ser visto com cuidado, pois pode deixar resíduos de iodo no leite das vacas tratadas. O iodóforo iodopovidona está presente em muitas especialidades farmacêuticas de uso em Medicina Veterinária, embora a Food and Drug Administration (FDA – USA) não aprove nenhum desses preparados para uso em animais produtores de alimentos.

Tinturas ou soluções de iodo

O iodo é considerado o mais eficiente antisséptico desde 1893, quando foi usado pela primeira vez para o tratamento de feridas supuradas. Entretanto, como o iodo frequentemente causa irritação e descoloração da pele, os iodóforos vêm substituindo amplamente o iodo como componente ativo dos antissépticos.

As soluções de iodo podem ser alcoólicas (tinturas) ou aquosas, variando a concentração entre 1 e 7%. São usadas como antisséptico e evita-se o uso como desinfetante, porque são corrosivas para utensílios de metal.

Especialidades farmacêuticas. Iodo ativo (Iodolan®; Iodecal®; Lorasol®; Iodo-glicerinado®).

Desvantagens. As tinturas ou soluções de iodo podem causar dermatite em indivíduos hipersensíveis e são irritantes para a pele e tecidos. Sabe-se que uma solução com concentração maior que 3% de iodo pode ser cáustica para a pele, causando queimaduras quando da oclusão de feridas por bandagens, podendo, ainda, favorecer a infecção. O iodo pode atrasar a cicatrização de feridas. Os compostos de iodo mancham a pele e roupas. Usados como desinfetantes, as soluções de iodo são corrosivas para utensílios de metal, se deixados em contato por tempo muito prolongado.

Iodóforos

A partir da década de 1950, descobriu-se que a associação de polivinil-pirrolidona com uma substância surfactante (i. e., que diminui a tensão superficial da água), poderia solubilizar o iodo e formar compostos germicidas, como os iodóforos. Essas soluções de iodóforos, que são combinações de iodo com detergentes, agentes umedecedores, solubilizantes e outros carreadores, conservam as características germicidas do iodo. Os iodóforos têm sido usados tanto como antissépticos quanto desinfetantes. Porém, as formulações de antissépticos iodóforos contêm menos iodo livre do que nas formulações para desinfetantes.

Especialidades farmacêuticas. Iodofor (Biocid®; Biofor®; Iodophor®; Germicid®; Lasocide®) e iodopovidona (Povidon®; Poviderm®; Povidine-tintura®; Povidine-tópico®; Braunoderm®).

Espectro de ação e usos principais. As soluções de iodo-povidona, por exemplo, são normalmente utilizadas para lavagem de feridas, por seu amplo espectro de ação antimicrobiana. O iodo livre contribui para a atividade bactericida dos iodóforos, e diluições de soluções de iodóforos demonstram maior rapidez na ação bactericida do que as soluções concentradas.

Vantagens. Quando comparados às tinturas e às soluções de iodo, os iodóforos (em especial, a iodopovidona) são menos irritantes para a pele e tecidos do animal, se forem usados de forma apropriada; são mais estáveis à temperatura ambiente; menos inativados pela matéria orgânica; menos corrosivos para metais; são quase inodoros; não mancham panos de campos e outros tecidos; mantêm maior ação germicida residual que as tinturas e soluções de iodo, e raramente provocam reação alérgica.

Desvantagens. A iodopovidona (iodóforo) tem limitada ação residual; daí a necessidade de se repetirem as aplicações diárias, em feridas, a cada 4 a 6 h. Este agente também pode ser absorvido sistemicamente através da pele e mucosas, ocasionando um aumento na concentração de iodo, o que pode levar a disfunções tireoidianas transitórias, principalmente quando a função renal estiver comprometida, impedindo a excreção do excesso de iodo. Por outro lado, trabalho experimental evidenciou que a iodopovidona causa picnose de neutrófilos e previne a agregação e proliferação de fibroblastos, o que pode ser prejudicial para a cicatrização de feridas; por isso, para irrigar feridas, este iodóforo deveria ser usado apenas em soluções diluídas seguidas de irrigação com solução salina.

Cloro e derivados

O cloro elementar não tem uso clínico, mas alguns compostos geram o ácido hipocloroso (HOCl) de maneira gradual e podem ser usados na desinfecção de material cirúrgico e outros utensílios. A eficácia destes está relacionada com a rapidez e intensidade com que é liberado o ácido hipocloroso; sabe-se que sua eficácia aumenta quando diluído em água aquecida. Os derivados do cloro podem ser orgânicos (como a cloramina) ou inorgânicos (como o hipoclorito de sódio e cálcio). O hipoclorito, o desinfetante clorado mais utilizado, está disponível na forma líquida (hipoclorito de sódio), ou sólida (hipoclorito de cálcio).

Preparações. As mais utilizadas são apresentadas a seguir:

- Solução de hipoclorito de sódio (5% de hipoclorito de sódio em água)
- Hipoclorito de cálcio (2 a 5% de cloro ativo)
- Cloramina-T (pode conter 0,5 ou 1% de cloro ativo)
- Dicloramina-T (29% de cloro ativo)
- Clorazodina (azocloramida – 38% de cloro ativo)
- Cal clorada (cloreto de cal – mistura de hipoclorito de cálcio com cloreto de cálcio).

Especialidades farmacêuticas. Clorofenol-desinfetante em pó®; Bioclor®.

Mecanismo de ação. O cloro elementar reage com a água e libera o ácido hipocloroso em sua forma não dissociada (não iônica), que tem a capacidade de penetrar na célula bacteriana e liberar o oxigênio nascente, o qual oxida componentes essenciais do protoplasma bacteriano, causando a morte desta célula. É possível, também, que o cloro se combine com as proteínas da membrana celular ou do protoplasma, formando compostos de cloro (cloronitrogenados), que são tóxicos para os microrganismos. Entretanto, o mecanismo de ação mais aceito refere-se à capacidade do cloro de inibir certos sistemas enzimáticos vitais para o metabolismo bacteriano, por meio da oxidação dos grupos sulfidrila (-SH) dos aminoácidos sulfurados, presentes nas enzimas bacterianas. Esta ação justifica o fato de que os teores residuais de cloro na água de bebida são suficientes para eliminar formas vegetativas bacterianas, embora não explique a relativa ação esporicida deste agente.

Espectro de ação. O cloro tem boa ação fungicida, algicida, protozoocida, virucida e contra formas vegetativas de bactérias, mas não é tão efetivo contra esporos bacterianos; as soluções de cloro têm rápida ação bactericida. A atividade do cloro aumenta na presença de água quente ou fervente. O dióxido de cloro é relativamente mais esporicida do que o ácido hipocloroso e pode ser útil como desinfetante e esterilizante.

Usos principais. Os compostos clorados são usados na cloração da água de bebida (para consumo humano e de animais) e de água para uso industrial (inclusive em indústrias de alimentos), na antissepsia de feridas, na lavagem de mucosas, equipamentos, ambientes etc. O dióxido de cloro tem sido usado em abastecimento de água hospitalar.

Vantagens. O cloro é relativamente barato; tem ação rápida; é efetivo em altas diluições contra ampla variedade de microrganismos; é relativamente não tóxico nas diluições de uso; há facilidade na sua preparação e aplicação; sua concentração é facilmente determinada e pode ser usado até mesmo no tratamento da água.

Desvantagens. O cloro é corrosivo para metais e roupas, além de descolorante; o vapor liberado dos compostos de cloro é forte e desagradável e pode irritar os olhos e outras membranas mucosas expostas, se forem usados em locais pouco ventilados. Além disso, quando misturado com amônia ou ácidos, presentes em certos produtos de limpeza, libera um gás clorado tóxico; pode ser irritante para a pele quando a exposição for um tanto prolongada; é inativado rapidamente na presença de matéria orgânica (como fezes, sangue, pus, leite etc.), calor e luz. As soluções de cloro devem permanecer em contato, por muitos minutos, com a área ou objeto a ser descontaminado, para a total destruição dos microrganismos patogênicos, sendo instável ao armazenamento.

Cloraminas

Especialidades farmacêuticas. Disifin® (cloramina-T).

Espectro de ação. As cloraminas têm maior poder desinfetante sobre bactérias aeróbicas e anaeróbicas do que outros desinfetantes. Além de bactericida, a cloramina também é virucida, fungicida e esporicida (destrói esporos de *Clostridium difficile*).

Usos principais. O maior uso das cloraminas é na desinfecção de roupas hospitalares, equipamentos leiteiros, lavagem de úberes ou mesmo para irrigar porções do sistema urinário, útero e feridas contendo restos supurados; podem também ser usadas para antissepsia de pele e ferimentos.

Vantagens. São menos irritantes e mais estáveis que as soluções de hipoclorito.

Desvantagens. São instáveis em água e liberam lentamente o cloro, que está disponível entre 25 e 29% (dependendo da formulação).

Soluções de hipoclorito de sódio

Especialidades farmacêuticas. Colix®; líquido ou solução de Dakin®.

Espectro de ação. Bactericida, virucida e desodorizante.

Usos principais. Essas soluções podem ser antissépticas, desinfetantes e esterilizantes, dependendo da concentração e do tempo de contato. A solução diluída é usada para limpeza de ferimentos, como desinfetante em preparações para diálise peritoneal ou de instrumentos cirúrgicos, para desinfecção de roupas e equipamentos de laticínios e para a desinfecção de águas de consumo.

As soluções de hipoclorito de sódio estão presentes em muitos produtos de uso doméstico e são indicadas para desinfecção de alimentos e de superfícies que entram em contato com alimentos, ou de áreas ou materiais sujeitos a contaminação por certos tipos de vírus, uma vez que o cloro é capaz de destruir vírus com ou sem envelope lipídico (é o desinfetante de escolha contra vírus entéricos, como o parvovírus). Também podem ser usadas para a dissolução de tecidos necrosados, e têm efeito desodorizante. As soluções de hipoclorito de sódio (NaClO) variam de 1 a 15% e liberam entre 1 e 5% de cloro livre. A solução de NaClO a 0,5% (hipoclorito de sódio diluído e modificado de Dakin ou líquido ou solução de Dakin) é muito usada em Medicina Veterinária para irrigação de abscessos ou feridas, com a finalidade de promover a sua limpeza e antissepsia; esta solução tem poder bactericida e liquefaz o tecido necrótico das feridas. Ainda, a solução de hipoclorito de sódio (0,5%) tem sido usada como solução irrigante de canal radicular e mata patógenos endodônticos sésseis organizados em biofilmes e nos túbulos dentinários, sendo tão eficiente quanto a clorexidina ou o iodo em concentrações comparáveis (ver as características desses compostos neste mesmo capítulo).

Além disso, outras soluções, como as de hipoclorito de cálcio, são desinfetantes usados em recintos e utensílios visando ao controle de doenças infecciosas graves, como o tétano, o carbúnculo, a tuberculose etc.

Vantagens. São soluções pouco tóxicas, pouco irritantes e de baixo custo.

Desvantagens. Têm odor forte; são corrosivas para metais e parcialmente inativadas na presença de matéria orgânica. Estudos *in vivo* e *in vitro* têm mostrado que o líquido de Dakin (NaClO-0,5%) pode prejudicar a função de neutrófilos, fibroblastos e células endoteliais, retardando a reepitelização (regeneração) e a cicatrização (formação do tecido de granulação) tecidual.

Cal clorada

Especialidades farmacêuticas. Cloreto de cal – pó alvejante.

Usos principais. A cal clorada consiste em uma mistura de cloreto de cálcio e hipoclorito de cálcio, que libera 30% de cloro, útil para desinfecção de instalações e alojamentos.

Vantagens. A cal clorada é ideal para destruição de carcaças infectadas e de microrganismos patogênicos em matéria orgânica.

Desvantagens. É altamente irritante; instável à exposição ao ar e pela evaporação do gás de cloro e, ainda, pode ser inativada pela matéria orgânica, razão pela qual deve ser espalhada em excesso, quando da desinfecção de instalações e alojamentos de rebanhos.

Agentes oxidantes

Os agentes oxidantes têm ação antimicrobiana por suas propriedades de oxidação, desnaturando proteínas e lipídios que causam desorganização da membrana do microrganismo. Os desinfetantes formulados com peróxidos são considerados de amplo espectro.

Peróxido de hidrogênio ou água oxigenada (H_2O_2)

O peróxido de hidrogênio é um biocida extensamente utilizado para desinfecção, esterilização e antissepsia, devido a suas propriedades bactericidas, virucidas, esporicidas e fungicidas. Como um desinfetante de amplo espectro, o peróxido de hidrogênio veiculado pelo ar (vapor ou névoa seca) é ativo contra a maioria dos patógenos envolvidos com as infecções nosocomiais.

Preparações e especialidades farmacêuticas. Dentre as preparações e especialidades contendo peróxido de hidrogênio são citadas as soluções aquosas a 3 e 6% que liberam, respectivamente, 10 e 20 volumes de oxigênio (água oxigenada 10 e 20 volumes); no caso do uso industrial, a concentração da solução de peróxido de hidrogênio é de 30%. Mais recentemente, uma nova tecnologia automatizada de descontaminação utilizando o peróxido de hidrogênio na forma de vapor vem ganhando espaço em instalações médicas e veterinárias, pelo fato de eliminar a dependência de recursos humanos para garantir a distribuição, tempo de contato e processo de repetitividade da desinfecção, melhorando, assim, a eficácia do agente biocida.

Mecanismo de ação. O peróxido de hidrogênio induz a produção do radical livre hidroxila, promovendo peroxidação lipídica de membrana, lise de DNA e de outros componentes celulares essenciais. A catalase produzida por microrganismos aeróbicos e anaeróbicos facultativos, que possuem sistema citocromo, pode proteger o patógeno do radical hidroxila pela conversão do peróxido de hidrogênio em água e oxigênio molecular. Porém, esta resistência pode ser sobrepujada pela concentração de peróxido de hidrogênio utilizada para a desinfecção.

Espectro de ação. O peróxido de hidrogênio, como desinfetante, é ativo contra um grande número de microrganismos, incluindo bactérias, leveduras, fungos, vírus e esporos. Em geral, é mais ativo contra bactérias gram-positivas do que gram-negativas. Entretanto, a presença de catalase e outras peroxidases nesses microrganismos pode aumentar a tolerância ao peróxido de hidrogênio em concentrações mais baixas; altas concentrações de peróxido de hidrogênio (10 a 30%) e tempo de contato prolongado são necessários para uma atividade esporicida e micobactericida. O peróxido de hidrogênio na forma de vapor tem ação virucida para vírus estruturalmente distintos, como calicivírus felino, coronavírus da gastrenterite transmissível de suínos, vírus da influenza aviária e vírus da influenza suína.

Como antisséptico, a solução de peróxido de hidrogênio a 3% libera oxigênio, quando em contato com a catalase presente na superfície de feridas e membranas mucosas, promovendo uma ação efervescente que auxilia na remoção de debris celulares e exsudatos. Todavia, a ação antimicrobiana é de curta duração e limitada à camada superficial da ferida; por isso, é um agente recomendado no tratamento inicial de feridas contaminadas suscetíveis a infecção por esporos de clostrídios.

Usos principais. O peróxido de hidrogênio (ou água oxigenada) é usado principalmente por seu efeito antisséptico; soluções a 3 ou 6% são bactericidas e virucidas e em concentrações de 10 a 25% são esporicidas. Este agente pode ser útil para remover coágulos das feridas e para auxiliar na hemostasia. Embora sua utilidade como antisséptico seja limitada, o aumento da aplicação de peróxido de hidrogênio como desinfetante vem sendo observado no tratamento de água e instalações de processamento de alimentos. Além disso, soluções entre 6 e 25% são consideradas esterilizantes químicos promissores para instrumentos dentários e cirúrgicos. Ainda, o peróxido do hidrogênio, tanto na forma de vapor quanto na forma de névoa seca, tem se mostrado bastante eficiente na desinfecção de superfícies inanimadas hospitalares, inclusive em locais de difícil acesso para os procedimentos de limpeza, além de a eficácia da desinfecção ocorrer sem a dependência de pessoal envolvido com a limpeza no estabelecimento de saúde. Ademais, o vapor de peróxido de hidrogênio mostrou ser um método comprovado de descontaminação de respiradores N95 utilizados por profissionais em ambiente laboratorial, com manipulação de patógenos infecciosos, por mais de 50 vezes, estendendo a vida útil do equipamento de proteção individual (EPI).

Vantagens. O peróxido de hidrogênio é uma substância com baixo poder de penetração através da pele e uma das mais difundidas para a limpeza de feridas e úlceras. As formulações de peróxido de hidrogênio a 3% comercialmente disponíveis são estáveis e apresentam capacidade desinfetante eficiente, quando utilizadas em superfícies e objetos inanimados. Quando acondicionado adequadamente (em frascos escuros e sem incidência de luz), a perda de potência antisséptica e desinfetante da solução de peróxido de hidrogênio é menor que 2% ao ano à temperatura ambiente. O peróxido de hidrogênio tem baixa toxicidade e não promove corrosão na maioria das superfícies e materiais inanimados, uma vez que se degrada em oxigênio e água.

Desvantagens. A água oxigenada é irritante para os olhos e mucosas; a presença da catalase, enzima integrante do sangue e da maioria dos tecidos, inativa o peróxido, o que limita seu uso como antisséptico, além de ser tóxica para os fibroblastos, podendo retardar a cicatrização de feridas. As sujidades biológicas presentes em superfícies hospitalares reduzem a eficácia da desinfecção pelo peróxido de hidrogênio veiculado pelo ar, devendo ser a limpeza manual prévia destes sítios um procedimento adicional a este método de desinfecção. Além disso, os biofilmes são uma preocupação para produtos antissépticos e desinfetantes à base de peróxido de hidrogênio em concentrações mais baixas, pois são incapazes de erradicá-los. Na tentativa de contornar o problema, existem formulações de desinfetantes à base de peróxido de hidrogênio contendo ingredientes adicionais, tais como prata, etanol e ácidos, que aumentam a eficácia das formulações à base de H_2O_2, permitindo sua penetração à estrutura do biofilme e afetando os componentes de sua matriz.

Ácido peracético

Preparações e especialidades farmacêuticas. É um composto peroxigênico disponível comercialmente em formulações líquidas contendo somente ácido peracético a 15% (ácido peracético Qualimilk®) ou em associações com peróxido de hidrogênio e ácido acético (Sterilife® – contém ácido peracético e peróxido de hidrogênio).

Mecanismo de ação. Tal como o peróxido de hidrogênio, o ácido peracético promove desnaturação proteica e enzimática e aumenta a permeabilidade da membrana celular por ruptura das ligações sulfidrila (-SH) e pontes dissulfeto (S-S).

Espectro de ação. O ácido peracético é considerado um desinfetante de alto nível e mais potente que o peróxido de hidrogênio, sendo esporicida, bactericida, virucida e fungicida em baixas concentrações (< 0,3%).

Vantagens. O ácido peracético não sofre decomposição por peroxidases bacterianas, como o peróxido de hidrogênio, e continua efetivo na presença de matéria orgânica. Além disso, sua principal aplicação é como esterilizante, utilizado a baixas temperaturas, para equipamentos como endoscópios, fibroscópios e materiais termorresistentes, em substituição ao glutaraldeído; não deixa resíduos nos equipamentos e pode ser usado como esterilizante de superfícies. Também é utilizado na indústria de alimentos, incluindo frigoríficos (de bovinos e aves) e fábricas de laticínios. Soluções de ácido peracético a 0,2%, aplicadas com compressas, são eficazes na redução da população microbiana de feridas gravemente contaminadas.

Desvantagens. Biocida corrosivo para equipamentos de cobre, latão, aço e ferro galvanizado, mas tal efeito pode ser minimizado com a correção do pH da solução desinfetante; pode reagir com borracha natural ou sintética, causando a liberação de compostos carcinógenos potenciais. O ácido peracético torna-se instável quando diluído em água, reduzindo sua capacidade desinfetante. Ainda, o ácido peracético em sua forma pura é extremamente instável e torna-se explosivo, e para contornar esse problema, formulações mais modernas apresentam misturas de ácido peracético, peróxido de hidrogênio e/ou ácido acético, cujo nível de ácido peracético (ingrediente ou princípio ativo) é geralmente ao redor de 0,25% ou menos.

Peroximonossulfato

Os produtos formulados com peroximonossulfato são de amplo espectro e com alguma eficácia na presença de matéria orgânica.

Preparações. Disponível comercialmente como um composto tamponado de peroximonossulfato com a adição de agentes tensoativos e de ácidos orgânicos e inorgânicos (peroximonossulfato de potássio, cloreto de sódio e surfactante). O produto é utilizado em solução concentrada a 1% e com pH de 2,6 (Virkon® S).

Mecanismo de ação. Sua atividade baseia-se em um sistema tampão que interage com o ácido peroxigênio contendo uma elevada porcentagem de surfactante (composto tensoativo), promovendo a oxidação das ligações de sulfeto das proteínas estruturais e enzimáticas do microrganismo, o que causa disfunção e ruptura da membrana celular.

Espectro de ação. O peroximonossulfato tem se mostrado eficaz durante a nebulização direta de superfícies de difícil acesso e em soluções de pedilúvio, superfícies em geral, equipamentos e veículos, sendo considerado um desinfetante moderno com excelentes propriedades bactericidas e virucidas, além de ser efetivo contra todas as famílias de vírus que acometem os animais, como influenza aviária, doença de Newcastle, febre suína clássica e febre aftosa. Todavia, o peroximonossulfato não deve ser utilizado para aplicações cutâneas.

Vantagens. Composto relativamente seguro, com baixa toxicidade e sua formulação em pó é ideal para a diluição no local do foco de doenças epizoóticas; pode ser aspergido sobre áreas molhadas ou pantanosas, mas a concentração desinfetante obtida desse modo não pode ser controlada com precisão. Os subprodutos originados da degradação dos componentes ativos são relativamente inofensivos ao meio ambiente.

Desvantagens. Durante a preparação da formulação em pó poderá ocorrer irritação de membranas mucosas da pessoa que estiver manipulando o composto, devendo ser usados EPIs para a face e olhos. Uma vez diluída, a solução resultante torna-se instável, com a degradação pela metade do poder de ação de uma solução a 1% após 6 dias. Além disso, pode ser corrosivo para aço, ferro e concreto.

Aldeídos

Vários aldeídos apresentam atividade bactericida, tuberculocida, fungicida, esporicida e virucida e são usados como desinfetantes e esterilizantes. As preparações mais utilizadas são apresentadas a seguir:

- Solução de formaldeído (contém cerca de 40% do gás formaldeído em álcool metílico)
- Glutaraldeído ou glutaral (soluções a 1 e 2%)
- Ortoftalaldeído.

Formaldeído

Preparações. Também conhecido como aldeído fórmico, formalina, formol ou oximetileno; o formaldeído é usado como desinfetante e esterilizante em formulação líquida e gasosa. Todavia, a continuidade do seu uso está sendo reavaliada pelo Ministério da Agricultura em razão dos riscos toxicológicos.

Especialidades farmacêuticas. A comercialização ocorre principalmente como solução aquosa de formalina, que contém 37% de formaldeído em sua formulação.

Mecanismo de ação. Mesmo em baixas concentrações o formaldeído produz acúmulo do 1,3-tiazina-4-ácido carboxílico, um inibidor da formação do aminoácido metionina, ou exerce ação tóxica direta contra microrganismos, ao passo que, em concentrações mais altas, o formaldeído precipita proteínas, alquilando os grupos sulfidrila e amino.

Espectro de ação. Em baixas concentrações o formaldeído é bacteriostático e em soluções mais fortes é bactericida, esporicida e fungicida; tem ação contra *Mycobacterium* spp. e inativa muitos vírus; é um germicida eficiente, mas de ação lenta contra bactérias, fungos e vírus. As soluções de formaldeído contendo alcoóis etílico ou isopropílico aumentam o poder germicida do formaldeído.

Usos principais. O formaldeído não deve ser usado como antisséptico; o principal uso atualmente é para desinfecção de equipamentos de hemodiálise (solução de formaldeído entre 1 e 2%) e áreas contaminadas. Tem a capacidade de transformar toxinas em toxoides ou anatoxinas, anulando os efeitos das toxinas, mas conservando seu poder antigênico, sendo, portanto, usado na preparação de vacinas (p. ex., contra poliovírus e influenza). É usado também para fixação de peças histológicas e como agente embalsamador. O paraformaldeído, um polímero sólido do formaldeído, pode ser vaporizado pelo calor, cuja finalidade é a descontaminação gasosa de cabines biológicas de fluxo laminar, quando o trabalho de manutenção ou trocas de filtro requer acesso à parte selada do gabinete. O uso da formalina a 10%, aplicada na forma de *spray*, é bastante eficiente em instalações de produção de ovos comerciais e reduz, de forma significativa, focos de infecção por *Salmonella* spp. em utensílios. Pelo fato de o formaldeído ser um carcinógeno potencial, sua manipulação é limitada a áreas passíveis de sofrerem processos de desinfecção e esterilização, além de a concentração da exposição média ao formaldeído para os seres humanos ser de 8 h para 0,75 ppm. Ainda, há um segundo limite de exposição a curto prazo admissível para o manipulador do formaldeído em 2 ppm, que é o máximo de exposição permitido por um período de 15 min. Na avicultura, um estudo com desinfetantes alternativos ao paraformaldeído para a higienização de ovos férteis e redução da contaminação após oviposição, mostrou que o óleo essencial de cravo-da-índia, pulverizado como agente sanitizante, não diferiu do paraformaldeído utilizado na fumigação dos ovos, em relação aos parâmetros de desempenho do incubatório; contudo, novas pesquisas são necessárias para confirmar a eficácia dessa desinfecção alternativa de ovos incubáveis.

Vantagens. O formaldeído não é corrosivo para metais, tintas e tecidos, o que pode garantir a permanência de materiais imersos na solução por períodos mais longos; tem baixa toxicidade sistêmica, apesar de muito corrosivo localmente; forma uma solução incolor e tem baixo custo.

Desvantagens. Apesar de a solução de formaldeído-álcool ser um esterilizante químico e a solução apenas de formaldeído ser considerada um desinfetante de alto nível, seu uso em assistência médica é limitado por conta de seu vapor irritante e odor pungente (difícil de suportar). O formaldeído tem ação muito lenta contra esporos bacterianos; é menos eficiente na presença de matéria orgânica e é um gás irritante para a pele e mucosas (principalmente ocular e nasal). A exposição crônica ao formaldeído pode causar alterações de pele (dermatite e prurido) e problemas respiratórios (asma), além de ser considerado um carcinógeno potencial. É muito tóxico para peixes, portanto, não deve ser empregado para nenhum tipo de desinfecção na piscicultura. Devido aos seus efeitos nocivos sobre o homem, a realização da desinfecção com formaldeído em instalações e equipamentos deve ser manuseada por profissionais treinados e habilitados, respeitando o tempo de exposição máximo preconizado pelas autoridades de saúde, e em áreas com boa ventilação, além da utilização estrita de equipamentos de proteção individual (EPIs).

Glutaraldeído

O glutaraldeído é um dialdeído saturado com alta capacidade desinfetante e esterilizante.

Preparações. No mercado atual existem duas formulações aquosas a 2% de glutaraldeído: a ativada (ou alcalina) e a potencializada (ou ácida). A formulação ativada (ou alcalina) é esporicida ao ser alcalinizada por bicarbonato de sódio, permanecendo estável por 14 dias, em função da polimerização gradativa das moléculas de glutaraldeído em pH alcalino, que promove bloqueio dos sítios ativos dessas moléculas, responsáveis pela ação biocida. Por sua vez, a formulação potencializada (ou ácida), não é esporicida, tem a vantagem de permanecer estável por 28 dias, mas o pH acima de nove poderá resultar em decomposição do composto.

Especialidades farmacêuticas. Glutacide e associações (Higivex-50®).

Mecanismo de ação. Provoca uma alquilação de grupos amino e sulfidrila (-SH) de proteínas e do nitrogênio do anel aromático da base purina dos ácidos nucleicos (DNA e RNA) da célula bacteriana e também pode interferir nas proteínas de membrana e do citoplasma das bactérias.

Espectro de ação. É eficaz contra todos os tipos de microrganismos, inclusive vírus e esporos bacterianos.

Usos principais. Ideal como esterilizante químico para artigos de borracha, plásticos e instrumentos delicados de corte ou instrumentos ópticos, que não podem ser submetidos à autoclavagem.

Vantagens. Em relação ao formaldeído, o glutaraldeído é menos irritante e corrosivo para equipamentos como endoscópios, termômetros, equipamentos de anestesia ou plásticos, podendo ser pouco corrosivo para metais; ainda, é menos volátil; de menor odor desagradável; de mais fácil penetração; mais potente; mais ativo na presença de matéria orgânica, sabões e água dura, além de possuir espectro bactericida mais amplo. O desinfetante ortoftalaldeído é uma alternativa ao glutaraldeído para um nível elevado de desinfecção, por ser bactericida, não ser previamente ativado e a solução continuar estável por mais de 14 dias, embora não seja um esporicida eficiente.

Desvantagens. Embora possa ser menos tóxico que o formaldeído, a exposição à solução de glutaraldeído pode causar irritação aguda e crônica de membranas mucosas e da pele, epistaxe e, possivelmente, asma. Também, o seu uso na desinfecção de ovos para incubação pode levar a perdas econômicas, devido à alta mortalidade embrionária. É tóxico para peixes também. O glutaraldeído não deve ser usado para limpeza de superfícies não críticas por ser muito tóxico e de elevado custo.

Compostos fenólicos

Neste grupo, tem-se o fenol e o cresol, além de alguns outros compostos fenólicos.

Fenol

Preparações. Existem várias preparações contendo fenol, tais como:

- Clorofeno
- Ortofenilfenol
- Timol
- Triclosana.

Especialidades farmacêuticas. Associações (Obanol-516®; Germpol®; Benzocreol®; Benzophenol®; Clorofenol-desinfetante em pó®; Creolina-Pearson®; Purinacreol®).

Mecanismo de ação. O fenol atua sobre o protoplasma bacteriano, causando a desnaturação e precipitação de proteínas.

Espectro de ação. O fenol tem amplo espectro de atividade, exercendo ação bactericida (principalmente contra bactérias gram-positivas), fungicida e virucida (contra vírus que contêm envelope e sem eficiência contra vírus não envelopados, como o parvovírus); é efetivo contra *Mycobacterium* spp., mas não é esporicida, apesar de inibir a germinação; tem ação antisséptica nos tecidos e é o principal agente desinfetante encontrado para uso doméstico. A adição do agente quelante EDTA (ácido etilenodiaminotetracético) aumenta a sua atividade bactericida. O fenol também pode estar presente em sabões antissépticos. O ideal é manter um tempo de contato mínimo de 10 min para desinfecção de áreas ou instrumentos que não entram em contato com a pele e de 30 min para materiais que vão entrar em contato com pele ou mucosas. O triclosana é um agente antimicrobiano de largo espectro, tendo ação predominantemente bacteriostática ou fungistática em baixas concentrações; em concentrações muito altas manifesta ação bactericida.

Usos principais. Soluções de fenóis sintéticos, em associações com sabões e detergentes aniônicos, EDTA e antioxidantes são indicadas para limpeza, desinfecção e desodorização de áreas críticas, com pus, sangue, urina, fezes e outras secreções.

Vantagens. Em geral, compostos fenólicos não são voláteis e, depositados sobre as superfícies, reagem com a umidade e passam a exercer ação antimicrobiana residual; são menos inativados por matéria orgânica do que os detergentes, compostos quaternários de amônia ou soluções de cloro e não são corrosivos para metais.

Desvantagens. Os compostos fenólicos costumam ser irritantes ou corrosivos (dependendo da concentração usada e da duração de exposição); têm odor muito forte; o contato prolongado pode causar lesões de pele e há maior absorção através da pele de animais jovens, o que pode resultar em efeitos tóxicos sistêmicos nesses animais; há evidências de que o uso repetido de sabões com hexaclorofeno aumenta a biota de bactérias gram-negativas da pele, razão pela qual a FDA proíbe o uso desses sabões e outros cosméticos, associados à possibilidade de ocorrência de um efeito neurotóxico e teratogênico produzido por esta substância. Existem muitos compostos fenólicos disponíveis no mercado com espectro de atividade antimicrobiana variável, o que requer maiores informações técnicas prévias quando do uso desses produtos. Vale lembrar que os gatos representam a espécie animal mais suscetível aos efeitos tóxicos dos compostos e derivados fenólicos, pois estes animais possuem deficiência da enzima glicuroniltransferase, responsável pelo processo de conjugação hepática (biotransformação) desses compostos. É também tóxico para suínos.

Cresol

Preparações. Solução de cresol saponificado a 2% (contendo 50% de cresol + 35% de solução hidroalcoólica de sabão).

Especialidades farmacêuticas. Associações (Creolina-Pearson®; Crefol®; Benzocreol®; Purinacreol®; Lysol®).

Mecanismo de ação. O cresol, em altas concentrações, atua sobre o protoplasma bacteriano, causando desnaturação e precipitação de proteínas e destruindo o microrganismo.

Espectro de ação. O cresol tem ação bactericida, virucida limitada e não tem atividade esporicida. O ideal é a sua utilização em água quente.

Vantagens. O cresol é mais bactericida, menos cáustico e menos tóxico do que o fenol; tem baixo custo e é um eficaz desinfetante.

Desvantagens. O cresol é irritante e até corrosivo na sua forma concentrada. O odor muito intenso e desagradável também limita o seu uso.

Outros compostos fenólicos

Preparações e especialidades farmacêuticas. Existem várias preparações e especialidades contendo outros compostos fenólicos, tais como:

- Ortofenilfenato de sódio (usado como desinfetante em solução aquosa quente a 1%)
- Emulsão de ortoclorofenol (solução de 3 a 5%)
- Ortofenilfenol (*spray* a 1%)
- Hexaclorofeno (antisséptico derivado do triclorofenol, sendo mais bacteriostático que bactericida, com ação contra bactérias gram-positivas; incorporado em sabões líquidos e sólidos, cremes detergentes e outros veículos, para antissepsia pré-operatória cutânea)
- Triclosana (antisséptico derivado clorado do fenol incorporado em sabonetes e outras preparações usadas para a antissepsia das mãos e em banhos) – Fisohex®; Proderm-emulsão®; Proderm-sabonete®; Soapex-sabonete líquido®; Saboex-plus®.

Desvantagens. Estes outros compostos fenólicos são corrosivos para a pele; causam intoxicação sistêmica aguda, principalmente em gatos; podem causar desconforto respiratório grave ou até fatal e queimaduras de contato; são pronta e rapidamente absorvidos pela pele, causando sinais tóxicos que variam desde uma estimulação (com tremores musculares e convulsões) até depressão do sistema nervoso central (com morte por parada respiratória).

Biguanidas

Preparações e especialidades farmacêuticas. As preparações e especialidades contendo biguanidas mais comuns são:

- Clorexidina (Chlorohex®; Chlorohex-solução alcoólica®; Killbac®; Hibitane®; Sterilan® e associações como Hexivet® e Aerobac®; SensoDip 50®)
- Hexamidina (Hexomedine-colutório®).

Mecanismo de ação. A clorexidina liga-se à membrana celular por meio da adsorção à sua superfície, o que resulta em desorganização dessa membrana bacteriana e leva à perda dos seus componentes intracelulares; baixas concentrações promovem perda mais lenta desses constituintes, principalmente de íons potássio e amônio (no início do processo) e, em altas concentrações, essa perda é mais rápida, e o agente penetra no meio intracelular, precipitando proteínas da membrana celular e do citoplasma bacteriano. Assim como o hexaclorofeno, a clorexidina tem um efeito antibacteriano cumulativo e contínuo, permanecendo na pele no mínimo por 6 h (com as mãos enluvadas, por exemplo), e apresenta excelente ação residual quando associada ao álcool.

Espectro de ação. A clorexidina é a substância com atividade antisséptica e desinfetante mais conhecida da classe das biguanidas, sendo bastante utilizada em Medicina Veterinária; tem ação contra bactérias gram-positivas e gram-negativas, contra leveduras e fungos; não tem ação sobre bacilo da tuberculose, *Pseudomonas* spp., esporos bacterianos e fungos filamentosos, e tem fraca ação virucida.

Usos principais. A clorexidina é empregada para limpeza de gaiolas de animais e tratamento de infecções de tetos em vacas, enquanto a hexamidina é usada para higienização oral em animais de companhia (cães e gatos). Por seu amplo espectro de ação antimicrobiana, a clorexidina é bastante usada como solução para irrigação de feridas e, em cães, mostrou-se mais eficaz do que a iodopovidona para prevenir infecções em feridas contaminadas com *Staphylococcus aureus*.

Vantagens. A clorexidina tem baixa capacidade de provocar irritação de mucosas e outros tecidos (talvez o menos irritante dos antissépticos e desinfetantes); sua ação é dependente da concentração; é menos inativada por matéria orgânica do que os compostos halogenados (iodo e cloro); não é absorvida através da pele intacta nem das mucosas e tem importante ação residual por mais de 24 h, se deixada em contato com o local contaminado por um determinado período de tempo.

Desvantagens. A presença de água dura (água mineralizada pesada) pode diminuir alguns dos efeitos da clorexidina e a mistura com solução salina pode causar sua precipitação e inativação. Além de ser ototóxica, deve-se evitar o contato da clorexidina com os olhos, pelo risco de produzir conjuntivite e lesão de córnea grave, e com tecidos nervosos (cérebro e meninges), durante procedimentos cirúrgicos. As biguanidas podem ser inativadas por compostos aniônicos (sabões e detergentes) e são sensíveis ao pH alcalino, somente apresentando poder de ação ao redor de pH 5 a 7. Particularmente, em relação à clorexidina, há uma grande preocupação em relação à possibilidade de resistência bacteriana, devido à pressão de seleção variável, haja vista que tal princípio ativo é amplamente veiculado em vários produtos antissépticos. Além disso, as biguanidas são tóxicas para os peixes e não devem ser descarregadas no meio ambiente.

Surfactantes

São compostos químicos que diminuem a tensão superficial de uma solução aquosa, classificados principalmente como sabões (surfactantes aniônicos) e detergentes (surfactantes catiônicos) ou, ainda, surfactantes não iônicos.

Mecanismo de ação. Os surfactantes diminuem a tensão superficial da água, facilitando sua penetração em superfícies úmidas; formam emulsões com as secreções sebáceas contendo as bactérias, o que facilita a remoção de sujidades e bactérias com o processo de lavagem; removem da área contaminada as células epiteliais de descamação; dispersam manchas e emulsificam a graxa ou gordura.

Espectro de ação. A potência antibacteriana dos sabões (surfactantes aniônicos) e de detergentes (surfactantes catiônicos) pode aumentar pela inclusão de antissépticos como o iodeto de potássio e o hexaclorofeno.

Usos principais. Os surfactantes são amplamente utilizados em Medicina Veterinária como antissépticos e desinfetantes; também são usados como agentes umedecedores, sabões, detergentes e emulsificantes.

Surfactantes aniônicos (sabões)

Preparações e especialidades farmacêuticas. As preparações e especialidades contendo surfactantes aniônicos mais comuns são:

- Octilfenoxietil éter sulfonato de sódio (Fisoderm®; Fisohex®)
- Lauril éter sulfato de sódio (em associação: Braunosan®; Tergenvet®)
- Triton X-100™
- Tergitol®
- Associações: Biofor®; Iodolan®; Virodine® e outras.

Espectro de ação. Os surfactantes aniônicos têm fraca ação contra bactérias gram-negativas e acidorresistentes.

Surfactantes catiônicos (detergentes ou compostos quaternários de amônia)

Preparações. As preparações contendo surfactantes catiônicos mais comuns são:

- Cloreto de benzalcônio
- Cloreto de benzetônio
- Cloreto de metilbenzetônio
- Cloreto de cetiladimetil-benzilamônio
- Cloreto de cetilapiridínio
- Cetrimida.

Especialidades farmacêuticas. Cloreto de benzalcônio (Klaimex®; Kill-103 e 104®; Pasta para ordenha®; Germon-20®; Desinvet®; Vetasol®; AMQ-20 e 50®; Rinosoro®; Nasoflux®; Rinoflux®; Sorine-infantil®) e associações (Farmaron-pomada®; Quatermon®; Higivex-50®; Germex-20®; Sanivex®; Chemivex®; Hexivet®; Drapolene®; Fluimucil-solução nasal®; Cepacol-solução®; Cepacaína-solução®; Cetrilan®).

Mecanismo de ação. Primariamente, os compostos quaternários de amônia (ou surfactantes catiônicos) causam desnaturação e precipitação de proteínas da membrana celular e do citoplasma bacterianos, liberando nitrogênio e potássio das células; além disso, quebram os complexos lipoproteicos da célula bacteriana, liberando enzimas autolíticas. Em geral, combinam-se facilmente com proteínas, gorduras e alguns fosfatos e têm alto poder de adsorção na parede celular, onde exercem sua ação antibacteriana.

Espectro de ação. Os surfactantes catiônicos são bastante efetivos contra grande variedade de bactérias gram-positivas e gram-negativas (são bacteriostáticos em baixas concentrações e bactericidas e fungicidas em altas concentrações), além de grande atividade contra vírus envelopado; não são eficazes contra os esporos bacterianos e micobactérias, tampouco contra os vírus que não apresentam envelope lipídico (não agem contra parvovírus, por exemplo).

Usos principais. Esses agentes são desinfetantes de superfícies, materiais inanimados, utensílios e equipamentos para processamento de alimentos e para higienização de ovos para controle da salmonelose. Muitos produtos domissanitários contêm, na sua formulação, compostos quaternários de amônia diluídos. Nos EUA, no Canadá e na Austrália, um desinfetante (Micro-Chem Plus®) comumente utilizado para desinfetar resíduos líquidos infecciosos em laboratórios de biossegurança máxima (BSL-4), antes da esterilização por calor do sistema de tratamento de águas residuais e composto por uma mistura de detergentes não iônicos e catiônicos (contendo 2,25% de cloretos de alquil-dimetil-benzil amônio + 2,25% de cloreto de alquil-dimetil-etibenzil amônio + 5% de nonilfenol etoxilados), apresenta atividade bactericida, fungicida e virucida muito eficiente, incluindo vírus com riscos biológicos de nível 3 e 4.

Vantagens. Os surfactantes catiônicos não são irritantes para a pele e tecidos quando há exposição breve; não são corrosivos para metais; têm baixa toxicidade; são inodoros; podem ser usados em soluções com água e álcool; têm ação residual; podem ser usados em temperatura alta, e têm boa atividade germicida em pH alcalino.

Desvantagens. Os surfactantes catiônicos são neutralizados pelos surfactantes aniônicos (sabões) e, portanto, devem ser usados em separado; não agem na presença de matéria orgânica; têm menor eficácia na presença de água dura (água bastante mineralizada); podem causar irritação quando em contato prolongado com a pele, mucosas e trato respiratório. Estudos apontam que a inalação de cloreto de benzalcônio em concentrações elevadas pode causar reação inflamatória e broncoconstrição em animais e seres humanos. Além disso, há estudos mostrando que níveis elevados de zinco na ração para animais, associados ao uso de desinfetantes à base de amônia quaternária em pocilgas e berçários de leitões, são importantes veiculadores de seleção e persistência de *Staphylococcus aureus* resistentes à meticilina (MRSA – *methicillin-resistant Staphylococcus aureus*) em rebanhos suínos comerciais.

Metais pesados

Os compostos de metais pesados mais empregados como antissépticos são aqueles contendo prata, zinco e cobre. Os compostos mercuriais, que já foram muito utilizados, atualmente, têm apenas aplicação restrita.

Mecanismo de ação. Os sais desses metais pesados atuam inibindo os grupos sulfidrila (-SH) de certas enzimas, o que impede as reações de oxirredução vitais para a célula bacteriana.

Compostos de prata

Preparações e especialidades farmacêuticas. As principais preparações e especialidades contendo derivados da prata são:

- Nitrato de prata
- Sulfadiazina de prata
- Vitelinato de prata (Argirol-10%®; Colírio de Argirol-1% ou 2%®).

Espectro de ação. Os compostos de prata são bacteriostáticos, bactericidas e adstringentes.

Usos principais. O composto de prata mais útil é o nitrato de prata na forma de solução, usado como um antisséptico para a profilaxia da oftalmia neonatal e em queimaduras extensas; na sua forma sólida é empregado para a remoção de tecido de granulação e verrugas, e na cauterização de ferimentos. A sulfadiazina de prata pode ser melhor que o nitrato de prata nas queimaduras e tem forte ação antibacteriana contra *Pseudomonas* spp.

Vantagens. Em solução, os sais de prata são altamente germicidas.

Desvantagens. Os compostos de prata são irritantes e corrosivos.

Zinco

Preparações e especialidades farmacêuticas. As principais preparações e especialidades contendo zinco são:

- Sulfato de zinco (pasta de Óxido de Zinco)
- Óxido de zinco (Zinco®; Zincopan® e associações: Famadermina®; Unguento-Pearson®; Benzocreol-unguento®).

Espectro de ação. O zinco forma compostos levemente antissépticos, exercendo sua ação por precipitação de proteínas.

Usos principais. As preparações de zinco podem ser encontradas na forma de soluções, colírios, pomadas, talcos e unguentos cuja finalidade é para o tratamento de afecções como psoríases, conjuntivites, eczemas, tinhas, acnes, impetigo e úlceras varicosas.

Cobre

O sulfato de cobre possui importante efeito adstringente, bactericida e fungicida.

Mercuriais orgânicos

Preparações e especialidades farmacêuticas. Os mercuriais orgânicos são considerados obsoletos na prática médica, e as duas preparações disponíveis no mercado, ou seja, o tiomersal ou timerosal (Merthiolate-colorido®; Merthiolate-incolor®; Solução de Timerosal®) e a merbromina (solução de Mercurocromo a 2%®), tiveram o seu uso proibido pelo Ministério da Saúde, a partir de 2001, por serem consideradas inócuas como antissépticas. A utilização do tiomersal ou timerosal está, portanto, indicada apenas como conservante de vacinas, segundo recomendação da Organização Mundial da Saúde (OMS), pela ausência de um substituto para essa finalidade.

Espectro de ação. Os mercuriais orgânicos têm fraca ação bacteriostática e são menos efetivos que os alcoóis presentes nas suas formulações; por isso, e por sua alta toxicidade, são considerados obsoletos.

Vantagens. Os mercuriais orgânicos são compostos pouco irritantes; a inclusão de álcool etílico ou benzílico como veículo nas preparações comerciais aumenta o seu poder germicida, que é pequeno.

Desvantagens. A ingestão de mercuriais orgânicos pode causar alterações renais, e a aplicação em áreas sem pele pode causar lesões dérmicas.

Agentes ácidos

Ácidos orgânicos

Preparações e especialidades farmacêuticas. Dentre as preparações e especialidades contendo ácidos orgânicos, podem ser citados:

- Ácido benzoico (Balsoderma®; Dermycose®; Micocid®; Micotiazol®; as especialidades: Acarsan-líquido®; Acarsan-sabonete medicinal®; e Sarnisan® contêm benzoato de benzila, um derivado do ácido benzoico; e a associação: Micoz®)
- Ácido salicílico (Dermic-sabonete®; Terradermina-creme®; Sastid-líquido® e associações: Micoz® e a especialidade Jadit H-solução® contendo buclosamida, um derivado do ácido salicílico)
- Ácido undecilênico (em associações: Iodolen®; Acidern®; Andriodermol-líquido®; Micoz®)
- Ácido acético a 5%
- Ácido cítrico.

Espectro de ação. O ácido benzoico tem ação fungicida, antibacteriana e inibe a germinação de esporos, mas não é esporicida; o ácido salicílico tem fraca ação fungicida e germicida; o ácido undecilênico tem ação fungistática e o ácido acético tem ação bactericida para a maioria das bactérias.

Usos principais. Todos têm uso tópico; o ácido benzoico é empregado como conservante de alimentos, de cosméticos e como conservante antimicrobiano de certos medicamentos; o ácido propiônico é usado nas infecções dermatofíticas; o ácido salicílico é usado nas infecções fúngicas superficiais; o ácido undecilênico é usado como antifúngico tópico. O ácido acético é utilizado para irrigar feridas, primariamente por alterar o pH do local lesado, o que promove o efeito antibacteriano (contra a maioria das bactérias); ainda, este ácido em solução a 0,5 ou 0,25% mostrou-se eficaz contra *Pseudomonas* spp. e, em especial, *Pseudomonas aeruginosa*, presente em infecções de bexiga urinária. O ácido acético tem sido utilizado rotineiramente para limpar os cascos de cavalos provenientes de países endêmicos para a febre aftosa. Além disso, o vírus da febre aftosa é excepcionalmente sensível ao ácido cítrico. Alguns agentes ácidos (ácidos fórmico, cítrico, láctico, málico, glutárico e propiônico) são adicionados a detergentes aniônicos ou em formulações de desinfetantes para melhorar as propriedades antimicrobianas.

Desvantagens. Como o peróxido de hidrogênio (ou água oxigenada), o ácido acético apresenta maior toxicidade para fibroblastos do que atividade bactericida, o que pode restringir o seu uso. Os agentes ácidos não são considerados eficazes contra micobactérias ou vírus envelopado, à exceção do vírus da febre aftosa.

Ácidos inorgânicos

Preparações e especialidades farmacêuticas. Dentre as preparações e especialidades contendo ácido inorgânico, pode-se citar o ácido bórico (água boricada-solução a 3%; Borocurativin-solução® e associações: Famadermina®; Colírio de Ácido Bórico-líquido®).

Além disso, o ácido bórico pode ser encontrado em formulações medicamentosas de uso tópico, como pomadas, cremes e talcos. Entretanto, o ácido bórico deve ser substituído nessas preparações, pois seu uso foi proibido pelo Ministério da Saúde a partir de 30/04/2001, em razão da constatação científica sobre a toxicidade deste princípio ativo; em altas concentrações pode causar alterações gastrintestinais, hipotermia, erupções cutâneas, insuficiência renal e, em casos mais graves, até a morte.

Dessa forma, o uso terapêutico do ácido bórico como antisséptico não deve ser recomendado e pode ser substituído por outros agentes, tais como a iodopovidona, a tintura de iodo ou o álcool iodado para aplicação sobre a pele.

Espectro de ação. O ácido bórico é um germicida muito fraco, com ação bacteriostática e fungistática.

Outro ácido inorgânico utilizado como desinfetante em Medicina Veterinária é a solução de ácido clorídrico a 2,5%, um esporicida razoavelmente eficaz para desinfecção de peles de animais potencialmente contaminados com esporos de antraz, antes do curtimento.

Agentes alcalinos ou álcalis

Hidróxido de sódio/soda cáustica

Embora seja bastante cáustica, pode ser usada em solução a 2% em água quente ou fervente como desinfetante de baias, estábulos e veículos de transporte de animais.

Óxido de cálcio/cal, cal virgem ou cal viva

Desinfetante barato e bastante usado em instalações e ambiente aberto ou veículos de transporte de animais; em excesso, pode ressecar a pele e os cascos dos animais e causar erosões dérmicas e pododermatites infecciosas.

Hidróxido de cálcio/cal hidratada

Desinfetante para áreas contaminadas com excretas, quando em contato por, no mínimo, 2 h.

Tanto o óxido de cálcio quanto o hidróxido de cálcio são usados em matéria orgânica em decomposição, prevenindo a liberação de odor nauseabundo, pois reduzem o processo de putrefação e absorção dos gases formados, e impedem a aglomeração de insetos e outros animais (roedores, abutres etc.).

Outros agentes

Nitrofuranos

Preparações e especialidades farmacêuticas. Dentre as preparações e especialidades contendo nitrofuranos, podem-se citar:

- Nitrofurazona (Furacin-solução®; Furacin-pomada®; Nitrofurazona-0,2%®; Pomada Nitrofurazona®)
- Nitrofurantoína (Furadantin®).

Espectro de ação. Os nitrofuranos são usados como antissépticos. O uso dessas substâncias como antimicrobianos está descrito no *Capítulo 35*.

Usos principais. A nitrofurazona é um antimicrobiano tópico usado em feridas superficiais ou lesões de pele e em curativos cirúrgicos, enquanto a nitrofurantoína é usada como antisséptico urinário.

Vantagens. Preparações de nitrofuranos contendo aproximadamente 0,2% do princípio ativo não interferem na cicatrização de feridas.

Desvantagens. O uso de nitrofuranos pode induzir reações de hipersensibilidade em alguns pacientes.

Sulfiram

Especialidades farmacêuticas. Tetmosol®; Tiosol®; Derfiran®; Monossulfiram-25%®.

Usos principais. O sulfiram é um agente usado na forma de banhos ou em soluções para a profilaxia e como adjuvante no tratamento de dermatoparasitoses, como a sarna (escabiose) e o piolho (pediculose).

Corantes

Preparações e especialidades farmacêuticas. O agente mais comum é o cloreto de metilrosanilina (Violeta de Genciana a 1%®).

Usos principais. O cloreto de metilrosanilina tem uso tópico contra as infecções cutâneas, mucocutâneas e vulvovaginais causadas pela *Candida albicans*, embora esteja em desuso, uma vez que existem antifúngicos bem mais eficazes disponíveis no mercado.

Sulfas

Preparações e especialidades farmacêuticas. O agente mais comum é a sulfacrisoidina (Colubiazol-solução®).

Usos principais. A sulfacrisoidina tem ação antisséptica, sendo usada para a assepsia de feridas e queimaduras e no tratamento das afecções da mucosa orofaríngea.

Extrato de semente de grapefruit

Preparações e especialidades farmacêuticas. Extrato de semente de *grapefruit* a 50% contendo traços de ácido ascórbico, ácido di-hidroascórbico, ácido palmítico, glicerídeos, tocoferóis, aminoácidos, grupos de amônia afins e grupo metil-hidroxi (Kilol-L® e Kilol-pó®).

Espectro de ação. O extrato de semente de *grapefruit* é um desinfetante natural, com ação fungicida (contra *Aspergillus* spp., *Penicillium* spp. e *Candida* spp.) e bactericida (contra bactérias gram-positivas e gram-negativas) e, inclusive micobactericida, além de agir contra protozoários como *Eimeria* spp. (com exceção da *Eimeria tenella*).

Usos principais. O extrato de semente de *grapefruit* é usado na assepsia da água de bebida dos animais; no banho sanitário dos animais; como coadjuvante na cicatrização de feridas e queimaduras; no tratamento de infecções secundárias causadas pela sarna; na desinfecção de instalações, equipamentos e instrumentos em geral; na antissepsia especial de campos operatórios, membros genitais, úbere e tetos dos animais, mãos e braços dos ordenhadores; na sanitização de áreas de manipulação de alimentos (laticínios e frigoríficos) e na prevenção da mastite subclínica.

BIBLIOGRAFIA

Andrade, N.J. O uso de compostos clorados na indústria de laticínios. *Informe Agropec.*, v. 13, p. 48-52, 1988.

Bill, R. Disinfectants. In: *Pharmacology for veterinary technicians*. American Veterinary Publications, Goleta; 1993. p. 103-116.

Block, S.S. *Disinfection, sterilization, and preservation*. Philadelphia: Lippincott Williams & Wilkins; 2001. 1481 p.

Boddie, R.L.; Nickerson, S.C.; Adkinson, R.W. Evaluation of teat germicides of low iodine concentrations for prevention of bovine mastitis by Staphylococcus aureus and Streptococcus agalactiae. *Prev Vet Med.*, v. 16, p. 111-117, 1993.

Brake, J.; Sheldon, B.W. Effect of a quaternary ammonium sanitizer for hatching eggs on their contamination, permeability, water loss, and hatchability. *Poult Sci.*, v. 6, p. 517-525, 1990.

Brander, G.C.; Pugh, D.M.; Bywater, R.J.; Jenkins, W.L. Veterinary applied pharmacology and therapeutics. London: Baillière Tindall; 1991. p. 580-588.

Brasil. Ministério da Agricultura, Pecuária e Abastecimento. Controle da raiva dos herbívoros – Brasília: MAPA/SDA/DSA, 2005. 104 p.

Brasil. Ministério da Agricultura, Pecuária e Abastecimento. Programa Nacional de Controle e Erradicação da Brucelose e da Tuberculose Animal (PNCEBT) – Brasília: MAPA/SDA/DSA, 2006. 188 p.

Carrique-Mas, J.J.; Marín, C.; Breslin, M.; Mclaren, I.; Davies, R. A comparison of the efficacy of cleaning and disinfection methods in eliminating Salmonella spp. from commercial egg laying houses. *Avian Pathol.*, v. 38, p. 419-424, 2009.

Catry, B.; Laevens, H.; Devriese, L.A.; Opsomer, G.; De KruiF, A. Antimicrobial resistance in livestock. *J Vet Pharmacol Ther.*, v. 26, p. 81-93, 2003.

Centers for Disease Control and Prevention. Guideline for hand hygiene in healthcare settings: recommendations of the healthcare infection control practices advisory committee and the HICPAC/SHEA/APIC/IDSA Hand Hygiene Task Force. *Morbidity and Mortality Weekly Report*, v. 51, n. RR-16, p. 1-48, 2002.

Clausen, P.A.; Frederiksen, M.; Sejbæk, C.S.; Sørli, J.B.; Hougaard, K.S.; Frydendall, K.B.; Carøe, T.K.; Flachs, E.M.; Meyer, H.W.; Schlünssen, V.; Wolkoff, P. Chemicals inhaled from spray cleaning and disinfection products and their respiratory effects. A comprehensive review. *Int J Hyg Environ Health.*, v. 229, 18 p., 2020. Disponível em: https://doi.org/10.1016/j.ijheh.2020.113592.

Demasi, M. Antissépticos, desinfetantes, esterilizantes. In: Valle, L.B.S.; Oliveira-Filho, R.M.; De Lucia, R.; Oga, S. (Ed.). Farmacologia integrada: fundamentos farmacológicos da terapêutica. (Vol. II), São Paulo: Atheneu; 1991. p. 575-606.

Dvorak, G.; Roth, J.; Amass, S. Desinfection guide. Center for Food Security and Public Health. Technical Fact Sheet 101, 2008. Disponível em: http://www.cfsph.iastate.edu/Factsheets/pdfs/Desinfection.

Dwyer, R.M. Environmental disinfection to control equine infectious diseases. *Vet Clin Equine*, v. 20, p. 531-542, 2004.

Ellner, P.D.; Neu, H.C. Antiseptics and disinfectants. In: Brody, T.M.; Larner, J.; Minneman, K.P.; Neu, H.C. (Ed.). Human pharmacology: molecular to clinical. St. Louis: Mosby; 1994. p. 765-772.

FAD PReP/NAHEMS. Guidelines: Cleaning & Disinfection, 2014. Disponível em: http://www.aphis.usda.gov/animal_health/emergency_management/downloads/nahems_guidelines/cleaning_disfection.pdf.

Falagas, M.E.; Thomaidis, P.C.; Kotsantis, I.K.; Sgouros, K.; Samonis, G.; Karageorgopoulos, D.E. Airborne hydrogen peroxide for disinfection of the hospital environment and infection control: a systematic review. *J Hosp Infect.*, v. 78, p. 171-177, 2011.

Fox, L.K. Colonization by Staphylococcus aureus on chapped teat skin: effect of iodine chlorhexidine postmilking disinfectants. *J Dairy Sci.*, v. 75, p. 66-71, 1992.

Freedman, S. The bactericidal effect of troclosene sodium for dairy disinfection: a laboratory study. *Israel J Vet Med.*, v. 49, p. 25-27, 1994.

Fugishima, T.; Miyamoto, H.; Okada, T.; Furuta, K. Effect of formaldehyde liberation from formalin mixed with a tablet of bleaching powder on disinfection of chicken houses and hatching eggs. *J Poult Sci.*, v. 27, p. 329-333, 1990.

Gamage, B. (Ed.) A guide to selection and use of disinfectants. The British Columbia Centre for Disease Control Laboratory Services (BCCDC). Centers for Disease Control and Prevention, 2003. 18 p.

Goyal, S.M.; Chander Y.; Yezli, S.; Otter, J.A. Evaluating the virucidal efficacy of hydrogen peroxide vapour. *J Hosp Infect.*, v. 86, p. 255-259, 2014.

Grezzi, G. Limpeza e desinfecção na avicultura. Engormix. [S.I.] 2008. Disponível em: https://pt.engormix.com/avicultura/artigos/limpeza-desinfeccao-avicultura-t36727.htm.

Jackson, M.M. Topical antiseptics in healthcare. *Clin Lab Sci.*, v. 18, p. 160-170, 2005.

Kore, A.M.; Kiesche-Nesselrodt, A. Toxicology of household cleaning products and disinfectants. *Vet Clin North Am Small Anim Pract.*, v. 20, p. 525-537, 1990.

Krug, P.W.; Lee, L.J.; Eslami, A.C.; Larson, C.R.; Rodriguez, L. Chemical disinfection of high-consequence transboundary animal disease viroses on nonporous surfaces. *Biologicals*, v. 39, p. 231-235, 2011.

Leung, A.; Tran, K.; Audet, J.; Lavineway, S.; Bastien, N.; Krishnan, J. In vitro inactivation of SARS-CoV-2 using gamma radiation. *Applied Biosafety*, v. 25, p. 157-160, 2020. Disponível em: http://doi.org/10.1177/1535676020934242.

Maillard, J.Y. Antimicrobial biocides in the healthcare environment: efficacy, usage, policies, and perceived problems. *Ther Clin Risk Manag.*, v. 1, p. 307-320, 2005.

Maillard, J.Y. Virus susceptibility to biocides: an understanding. *Rev Med Microbiol.*, v. 12, p. 63-74, 2001.

Majno, G. The asu (Mesopotamia). In: *The healing hand: man and wound in the ancient world*. Boston: Harvard University Press; 1991, p. 43.

McDonnell, G.; Russell, A.D. Antiseptics and disinfectants: activity, action, and resistance. *Clin Microbiol Rev.*, v. 12, p. 147-179, 1999.

Meade, E.; Slattery, M.A.; Garvey, M. Biocidal Resistance in Clinically Relevant Microbial Species: A Major Public Health Risk. *Pathogens*, v. 10 (598), p. 1-14, 2021. https://doi.org/ 10.3390/pathogens10050598.

Moriello, K.A. Kennel Disinfectants for *Microsporum canis* and *Trichophyton* sp. Vet Med Int., v. 2015, 3 p., 2015. Disponível em: http://dx.doi.org/10.1155/2015/853937.

Murdough, P.A.; Pankey, J.W. Evaluation of 57 teat sanitizers using excised cow teats. *J Dairy Sci.*, v. 76, p. 2033-2038, 1993.

Murphy, C.P.; Reid-Smith, R.J.; Weese, J.S.; Mcewen, S.A. Evaluation of specific infection practices used by companion animal veterinarians in community veterinary practices in Southern Ontario. *Zoonoses Public Health*, v. 57, p. 429-438, 2010.

Ndikuwera, J.; Winstanley, E.W. The toxicity of povidone-iodine on fibroblasts. *Irish Vet J.*, v. 43, p. 13-17, 1990.

Oliveira, G.S.; Dos Santos, V.M.; Nascimento, S.T., Rodrigues, J.C. Alternative sanitizers to paraformaldehyde for incubation of fertile eggs. *Poult Sci.*, v. 99, p. 2001-2006, 2020.

Perumal, P.K.; Wand, M.E.; Sutton, J.M.; Bock, L.J. Evaluation of the effectiveness of hydrogen-peroxide-based disinfectants on biofilms formed by Gram-negative pathogens. *J Hosp Infect.*, v. 87, p. 227-233, 2014.

Pinheiro, S.R.; Vasconcelos, S.A.; Ito, F.H.; Ferreira-Neto, J.S.; Morais, Z.M. Influência da matéria orgânica na atividade micobactericida de cinco desinfetantes químicos de uso pecuário. *Braz J Vet Res Anim Sci.*, v. 29, p. 51-60, 1992.

Poole, K. Mechanisms of bacterial biocide and antibiotic resistance. *J Appl Microbiol Symp Suppl.*, v. 92, p. 55S-64S, 2002.

Quilez, J.; Sanchez-Acedo, C.; Avendaño, C.; Cacho, E.; Lopez-Bernad, F. Efficacy of two peroxygen-based disinfectants for inactivation of *Cryptosporidium parvum* Oocysts. *Appl Environ Microbiol.*, v. 71, p. 2479-2483, 2005.

Russell, A.D. Antibiotic and biocide resistance in bacteria: introduction. *J Appl Microbiol Symp Suppl.*, v. 92, p. 1S-3S, 2002.

Russell, A.D. Mechanisms of antimicrobial action of antiseptics and disinfectants: an increasingly important area of investigation. *J Antimicrob Chemother.*, v. 49, p. 597-599, 2002.

Russell, A.D. Similarities and differences in the responses of micro-organisms to biocides. *J Antimicrob Chemother.*, v. 52, p. 750-763, 2003.

Russel, A.D.; Yarnych, V.S.; Koulikovskii, A.V. (Eds.). G*uidelines on disinfection in animal husbandry for prevention and control of zoonotic diaseses*. Geneva: World Health Organization, 1984 (WHO/VPH/84.4).

Rutala, W.A.; Weber, D.J. Healthcare infection control practices advisory committee (HICPAC). *Guideline for disinfection and sterilization in healthcare facilities*. Centers for Disease Control and Prevention, 2008. 158 p.

Schwartz, A.; Stiegel, M.; Greeson, N.; Vogel, A.; Thomann, W.; Brown, M.; Sempowski, G.D.; Alderman, T.S.; Condreay, J.P.; Burch, J.; Wolfe, C.; Smith, B.; Lewis, S. Decontamination and reuse of N95 respirators with hydrogen peroxide vapor to address worldwide personal protective equipment shortages during the

SARS-CoV-2 (COVID-19). *Pandemic Applied Biosafety*, 153567602091993, 2020. Disponível em: http://doi:10.1177/1535676020919932.

Sheldon, B.W.; Brake, J. Hydrogen peroxide as an alternative hatching egg disinfectant. *Poult Sci.*, v. 70, p. 1092-1098, 1991.

Slifierz, M.J.; Friendship, R.M.; Weese, J.S. Methicillin-resistant Staphylococcus aureus in commercial swine herds is associated with disinfectant and zinc usage. *Appl Environ Microbiol.*, v. 81, n. 8, p. 2690-2695, 2015.

Stull, J.W.; Weese, J.S. Hospital-associated infections in small animal practice. *Vet Clin North Am Small Anim Pract.*, v. 45, p. 217-233, 2015.

Sutton, M.; Kane, S.R.; Wollard, J.R. Methyl iodide fumigation of Bacillus anthracis spores. *J Environ Health*, v. 78, p. 14-19, 2015.

Swaim, S.F. Bandages and topical agents. *Vet Clin North Am Small Anim Pract.*, v. 20, p. 47-65, 1990.

Swaim, S.F.; Lee, A.H. Topical wound medications: a review. *J Am Vet Med Assoc.*, v. 190, p. 1588-1593, 1987.

Traverse, M.; Aceto, H. Environmental cleaning and disinfection. Vet Clin Small Anim., v. 45, p. 299-330, 2015.

Verderosa, A.D.; Totsika, M.; Fairfull-Smith, K.E. Bacterial biofilm eradication agents: a current review. *Front Chem.*, v. 7, p. 824-841, 2019.

Walsh, S.E.; Maillard, J-Y.; Russell, A.D. Ortho-phthalaldehyde: a possible alternative to glutaraldehyde for high level disinfection. *J Applied Microb.*, v. 86, p. 1039-1046, 1999.

Weber, D.J.; Rutala, W.A.; Sickbert-Bennett, E.E. Outbreaks associated with contaminated antiseptics and disinfectants. *Antimicrob Agents Chemother.*, v. 51, p. 4217-4224, 2007.

Weber, D.J.; Rutala, W.A. Use of germicides in the home and the healthcare setting: is there a relationship between germicide use and antibiotic resistance? *Infect Control Hosp Epidemiol.*, v. 27, p. 1107-1119, 2006.

Williams, D.E.; Smith, M.S.; Worley, S.D. Combined halogen disinfectants in poultry processing. *Poult Sci.*, v. 69, p. 2248-2251, 1990.

Williamson, D.A., Carter, G.P., Howden, B.P. Current and emerging topical antibacterials and antiseptics: agents, action, and resistance patterns. Clin Microbiol Rev., v. 30, p. 827-860, 2017.

World Health Organization (WHO). *Human leptospirosis: guidance for diagnosis, surveillance and control*. Geneva: World Health Organization, 2003. 122 p.

World Health Organization (WHO). *Laboratory biosafety manual*. 3. ed. Geneva: World Health Organization, 2004. (WHO/CDS/CSR/LYO/2004.11). 186 p.

Yuasa, N. Effect of chemicals on the infectivity of chicken anaemia virus. *Avian Pathol.*, v. 21, p. 315-319, 1992.

Zehnder, M. Root Canal Irrigants. *Journal of Endodontics*, v. 32(5), p. 389-398, 2006. http://doi:10.1016/j.joen.2005.09.014.

Zhang, H.; Peng, C.; Liu, B.; Liu, J.; Yuan, Z.; Shi, Z. Evaluation of Micro-Chem Plus as a disinfectant for biosafety level 4 laboratory in China. *Applied Biosafety*, v. 23, p. 32-38, 2018. Disponível em: http://doi:10.1177/1535676018758891.

38

Sulfas, Quinolonas e outros Antimicrobianos que Interferem na Síntese de Ácidos Nucleicos

- Introdução, 539
- Sulfas, 539
- Trimetoprima e outros inibidores de redutase, 543
- Quinolonas, 544
- Derivados nitrofurânicos, 547
- Nitroimidasóis, 548
- Rifamicinas, 549
- novobiocina, 550
- Bibliografia, 552

Silvana Lima Górniak • Helenice de Souza Spinosa

INTRODUÇÃO

Neste capítulo são apresentados os antimicrobianos: sulfas, sulfas potencializadas, quinolonas, derivados nitrofurânicos, nitroimidazóis (metronidazol), rifamicinas e novobiocina.

SULFAS

As sulfas são um grupo de compostos químicos com amplo espectro de ação. Os termos **sulfonamidas**, **sulfonamídicos** ou, simplesmente, **sulfas** são comumente empregados como denominações genéricas dos derivados de para-aminobenzenossulfonamida (sulfonilamida).

As sulfas foram os primeiros antimicrobianos eficazes utilizados por via sistêmica na prevenção e cura das infecções bacterianas, no homem e nos animais.

Foi Domagk, um pesquisador das indústrias I.G. Farben, quem, no início da década de 1930, demonstrou o efeito antimicrobiano do prontosil, um corante azoico, sintetizado por Gelmo em 1908. Domagk verificou que o prontosil apresentava somente ação *in vivo*; posteriormente, em 1935, estudos realizados pelos pesquisadores franceses Trefouels, Nitti e Bovet mostraram que a ação antimicrobiana do prontosil devia-se ao fato de que este corante se cindia no organismo, pela quebra da ligação azoica, originando para-aminobenzenossulfonamida, substância responsável pela atividade antimicrobiana.

A partir dessa descoberta, muito se pesquisou, procurando-se obter sulfas capazes de atuarem no maior número de agentes infecciosos; assim, calcula-se que mais de 5 mil substâncias congêneres foram sintetizadas e estudadas na década subsequente à descoberta de Domagk; entretanto, dessas, apenas aproximadamente 20 mostraram-se eficazes no tratamento de infecções bacterianas. Vale ressaltar que esses estudos também propiciaram a descoberta de várias sulfas que, apesar de não apresentarem atividade antimicrobiana, puderam ser utilizadas com outras finalidades terapêuticas, como, por exemplo, a caronamida, um inibidor de funções tubulares renais, a acetazolamida, inibidor da anidrase carbônica, e a carbutamida, um hipoglicemiante bastante utilizado em indivíduos diabéticos não insulinodependentes.

As sulfas foram amplamente utilizadas, mesmo no período do advento das penicilinas; entretanto, devido ao aparecimento de resistência microbiana e dos vários relatos de seus efeitos adversos, o uso desses antimicrobianos foi sendo limitado, principalmente em Medicina Humana. Na década de 1970, com a descoberta da trimetoprima, substância que, quando utilizada em associação com as sulfas, potencializa sua ação antimicrobiana (ver adiante, neste mesmo capítulo), houve o renascimento do uso desses antimicrobianos. Atualmente, as sulfas ocupam ainda destacado papel no tratamento de diversas infecções dos animais domésticos. Além disso, esses antimicrobianos vêm sendo amplamente utilizados na ração de animais de criação, com o objetivo de prevenir as denominadas "doenças de confinamento".

Estrutura química e classificação

A estrutura química geral das sulfas é apresentada na Figura 38.1. O nitrogênio sulfonamídico é designado N_1 e o nitrogênio amínico é denominado N_4.

A partir da estrutura química, as sulfas podem ser classificadas em:

- **N_1 derivados**: a substituição é feita em um dos hidrogênios do grupo sulfonamídico (SO_2NHR). É o grupo que reúne o maior número de sulfonamídicos clinicamente úteis
- **N_4 derivados**: a substituição ocorre em um ou dois hidrogênios do grupamento amínico (NH_2). Neste grupo se inclui o prontosil. As sulfas pertencentes a este grupo são ativadas no organismo, liberando um grupo amino livre, para desempenhar sua atividade antimicrobiana
- **N_1 e N_4**: a substituição se faz nos hidrogênios de ambos os grupos. Estas sulfas são, caracteristicamente, pouco absorvidas e, devido a esse fato, são utilizadas no tratamento de infecções do sistema gastrintestinal.

Mecanismo de ação

As sulfonamidas, quando administradas em concentrações terapêuticas, são bacteriostáticas e, em concentrações altas, são bactericidas, mas nessas concentrações podem causar graves reações adversas ao hospedeiro. Este antimicrobiano é um análogo estrutural do ácido para-aminobenzoico (PABA) (Figura 38.1), uma substância essencial para a síntese de ácido fólico, o qual, por sua vez, quando em sua forma reduzida, o ácido tetra-hidrofólico, é fundamental para a síntese de DNA e RNA bacteriano; portanto, as sulfas funcionam como um antimetabólito. A Figura 38.2 ilustra a inibição da formação do ácido tetra-hidrofólico pelas bactérias, por meio das sulfas e da trimetoprima.

A viabilidade clínica dos sulfonamídicos deve-se, fundamentalmente, à sua toxicidade seletiva, não causando efeito tóxico para o hospedeiro, pois este consegue utilizar o ácido

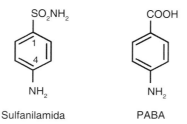

FIGURA 38.1 Estrutura química geral das sulfas e estrutura química do ácido p-aminobenzoico (PABA).

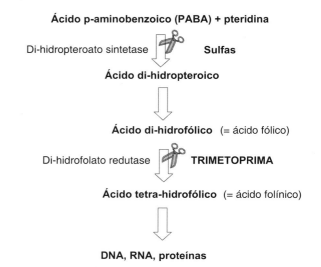

FIGURA 38.2 Representação esquemática da formação de DNA, RNA e proteínas bacterianas e locais de atuação das sulfas e da trimetoprima.

fólico da dieta. Portanto, são sensíveis aos sulfonamídicos apenas os microrganismos que não conseguem utilizar o ácido fólico pré-formado.

Como se trata de antagonismo competitivo entre as sulfas e o PABA, a alta concentração de um deles desloca o outro. Desse modo, deve-se evitar o uso concomitante de compostos derivados do PABA, como, por exemplo, a procaína, um anestésico local (ver *Capítulo 15*).

Vias de administração

As sulfas são administradas principalmente por via oral. Entretanto, quando as sulfas são veiculadas na água de bebida, devem ser preparadas como sais de sódio, pois, de outra maneira, são muito pouco solúveis na água. Esses antimicrobianos podem também ser aplicados topicamente (pele, útero e glândula mamária); entretanto, não se recomenda a administração por esta via, uma vez que, com exceção da sulfadiazina de prata, as sulfas podem promover reações alérgicas e retardo na cicatrização. Além disso, o pus, os produtos de metabolismo tecidual e o sangue diminuem bastante a eficiência desses antimicrobianos. Os sais monossódicos das sulfas podem ser administrados por via intravenosa e, com exceção da sulfadimidina e da sulfadimetoxina sódica, esses antimicrobianos não devem ser administrados por nenhuma outra via parenteral, pois são altamente alcalinos e instáveis.

Características farmacocinéticas

Com exceção daquelas sulfonamidas preparadas para atuarem localmente (sulfas de ação entérica), após a administração oral desses antimicrobianos haverá a absorção, podendo a taxa desta variar enormemente, dependendo do tipo de sulfa empregada; assim, por exemplo, a administração oral de sulfatiazol em bovinos apresenta meia-vida para absorção de 26 h, ao passo que este parâmetro para a sulfametoxipiridazina, nesta mesma espécie animal, é de aproximadamente 1,5 h. Outro fator fundamental para se considerar a taxa de absorção das sulfas é a espécie animal.

As aves são os animais que mais rapidamente absorvem este antimicrobiano, seguindo-se dos cães e gatos; suínos e equinos colocam-se em uma posição intermediária, enquanto os ruminantes as absorvem lentamente. Outros fatores podem ainda influenciar a absorção das sulfas. Assim, por exemplo, a privação de água e a estase ruminal retardam a absorção desses antimicrobianos; já a diarreia e o exercício a aumentam.

A absorção das sulfas em outros sítios, como útero, glândula mamária e pele lesada, varia bastante, mas, de maneira geral, nesses locais a quantidade absorvida é muito pequena; entretanto, esta poderá ser suficiente para produzir reações tóxicas em animais sensíveis.

Todas as sulfas se ligam, de maneira variável, às proteínas plasmáticas, particularmente a albumina. Esta variação está relacionada principalmente com o pK_a desses antimicrobianos. Assim, no pH fisiológico, as sulfas com baixo pK_a apresentam alto grau de ligação com as proteínas, e o contrário ocorre com aquelas sulfas com alto pK_a.

As sulfas se distribuem amplamente por todos os tecidos do organismo. Estes antimicrobianos atravessam as barreiras hematencefálica e placentária, podendo apresentar níveis fetais semelhantes aos dos plasmáticos.

As sulfonamidas são biotransformadas no fígado, principalmente por acetilação e oxidação. A acetilação se faz no grupo amino ligado ao C4 do núcleo benzênico, resultando em um metabólito denominado N4-acetil derivado (acetilsulfatiazol); este metabólito, além de não apresentar atividade antimicrobiana, é menos solúvel em água; portanto, há aumento dos riscos de efeitos tóxicos, decorrente da maior probabilidade de precipitação nos túbulos contornados do rim (ver adiante). Os produtos de oxidação são os responsáveis por várias reações tóxicas sistêmicas, como lesões cutâneas e fenômenos de hipersensibilidade.

A eliminação das sulfas se faz por via renal, por filtração glomerular, embora possa haver também secreção tubular. Algumas sulfas, como a sulfadiazina, podem sofrer reabsorção tubular. Uma pequena proporção de sulfas pode ser eliminada por meio de secreções como saliva, suor e leite e, devido à excreção por esta última via, preconiza-se que a utilização do leite de vacas tratadas com estes antimicrobianos só deva ocorrer, em média, 4 dias após a última administração.

Efeitos tóxicos e contraindicações de uso

A toxicidade das sulfas pode ser aguda ou crônica. A toxicidade aguda é bastante rara e normalmente está associada a altas doses ou então à administração rápida da sulfa pela via intravenosa. Os sintomas são aumento de salivação, diarreia, hiperpneia, excitação, fraqueza muscular e ataxia.

A toxicidade crônica mais comumente observada é a **cristalúria sulfonamídica**, sendo este efeito relacionado com a precipitação das sulfas e, principalmente, de seus metabólitos acetilados nos túbulos contornados renais. A cristalúria sulfonamídica ocorre quando estas substâncias, pouco solúveis, são concentradas no lúmen tubular renal, sendo este efeito devido à reabsorção tubular passiva da água ao longo dos gradientes osmóticos e, em alguns casos, pela secreção tubular da sulfa. As sulfas são ácidos orgânicos fracos; portanto, estas substâncias são mais solúveis em soluções alcalinas que em soluções ácidas; assim, quando há queda do pH em nível renal, há maior tendência de as sulfas se precipitarem neste local. Os principais sinais e sintomas observados na cristalúria sulfonamídica são diminuição da micção e dor, hematúria e cristalúria. Procedimentos relativamente simples poderão dificultar o aparecimento da cristalúria sulfonamídica; são estes:

- Hidratação do paciente (o animal deverá ter livre acesso à água)
- Administração concomitante de bicarbonato de sódio para elevação do pH urinário (no entanto, este procedimento deverá ser realizado com bastante critério, para que não haja diminuição da quantidade de sulfa absorvida no nível do sistema gastrintestinal)
- Uso combinado de sulfas, pois estas se solubilizam independentemente umas das outras, não havendo, portanto, efeito aditivo na concentração desses antimicrobianos no nível dos túbulos renais. Deve-se fazer esta associação principalmente quando se administram sulfas que são excretadas rapidamente. Frequentemente, usa-se a associação de sulfadiazina, sulfamerazina e sulfapiridina
- Deve-se evitar que o tratamento com as sulfas se prolongue por um período superior a 1 semana.

Tem sido ainda descrita, em cães, principalmente para aquelas sulfas que contêm o núcleo pirimidínico (p. ex., a sulfadiazina), a ceratoconjuntivite *sicca*; entretanto, o mecanismo para o efeito tóxico nas células acinares lacrimais é ainda desconhecido. Outros efeitos tóxicos podem ocorrer com o uso prolongado das sulfas, entretanto tais efeitos são bastante raros. São descritas reações de hipersensibilidade, que incluem poliartrite e febre, anemia aplástica, trombocitopenia e eosinofilia e, por esta razão, desaconselha-se o uso de sulfas em animais com alteração no processo de coagulação sanguínea. Em bovinos, cita-se o aparecimento de neurite periférica, principalmente dos nervos ciático e braquial, e de degeneração da mielina na medula espinal.

Em aves, as sulfas apresentam um estreito limite entre seus efeitos terapêutico e tóxico; portanto, seu uso nesta criação deve ser realizado com conhecimento e critério. É necessária muita atenção quando da administração das sulfas na água de bebida em períodos de temperaturas elevadas, uma vez que há maior consumo de água, e com isso o aparecimento de toxicidade. A associação entre sulfas e diaminopirimidina (p. ex., a trimetoprima), diminui o risco de toxicidade, haja vista diminuir a dose de sulfas. Em poedeiras, a administração de doses elevadas de sulfas (0,5% da ração) poderá causar a diminuição da postura de ovos e a produção de ovos defeituosos (casca fina e enrugada). Em frangos de corte, as sulfas não devem ser usadas em associação com ionóforos, já que podem causar redução do ganho de peso e miodegeneração.

O emprego da sulfa é contraindicado em abscessos, pois estes podem conter grande quantidade de ácido fólico livre, que pode, dessa maneira, ser usado pela bactéria, promovendo, assim, a redução da eficácia desse antimicrobiano. O uso das sulfas também é contraindicado em infecções produzidas por riquétsias, pois esse antimicrobiano poderá atuar como promotor de crescimento desses patógenos intracelulares, uma vez que o folato atua como um regulador negativo no metabolismo da riquétsia; portanto, se houver a inibição do folato pelo antimicrobiano, haverá o bloqueio dessa inibição. Ainda, contraindica-se o uso de sulfas em cães machos em período de reprodução, pois tem sido verificada a redução de espermatozoides nestes animais quando submetidos à terapia com este antimicrobiano.

Usos

As sulfas são antimicrobianos de amplo espectro de ação, efetivos contra bactérias gram-positivas e algumas gram-negativas, como Enterobacteriaceae. Têm ainda ação contra *Toxoplasma* sp. e alguns protozoários como *Coccidia*, por isso, em avicultura é ainda amplamente empregada, particularmente sulfaquinoxalina (ver maiores detalhes no *Capítulo 48*). O emprego das sulfas foi, em grande parte, substituído por outros antimicrobianos, visto que muitos dos microrganismos inicialmente bastante sensíveis a esses antimicrobianos desenvolveram resistência a eles. Por outro lado, na ausência de resistência, as sulfas têm grande vantagem sobre vários antimicrobianos; entre as principais, de grande importância em Medicina Veterinária, citam-se o baixo custo e a administração oral para ruminantes, pois, ao contrário de outros antimicrobianos de amplo espectro, as sulfas não causam alteração na flora ruminal.

As sulfonamidas são muito mais eficazes quando administradas no início do curso da doença; infecções crônicas, principalmente aquelas com produção de grandes quantidades de debris, não respondem bem ao tratamento com esse antimicrobianos.

A dose inicial das sulfas deve ser maior do que as doses de manutenção subsequentes. De maneira geral, usa-se o dobro da dose empregada na primeira administração.

O Quadro 38.1 mostra as características e algumas especialidades farmacêuticas de sulfas comumente utilizadas em Medicina Veterinária e o Quadro 38.2 indica os principais usos das sulfas em animais domésticos. É importante considerar que a maioria das sulfas registradas no Ministério da Agricultura, Pecuária e Abastecimento (MAPA) estão associadas a outros antimicrobianos, como, por exemplo, a trimetoprima e as tetraciclinas.

O Quadro 38.3 apresenta a posologia de algumas sulfas para animais domésticos, bem como o período de carência para abate.

Resistência bacteriana

A resistência bacteriana às sulfas normalmente ocorre de maneira gradativa e lenta. Entretanto, uma vez estabelecida, é persistente e irreversível. Presume-se que tal resistência se faça principalmente pelo plasmídeo (para detalhes sobre resistência bacteriana, ver *Capítulo 36*). São reconhecidas várias formas de resistência bacteriana às sulfas, entre elas a diminuição da afinidade das sulfas pela di-hidropteroato

QUADRO 38.1
Características e algumas especialidades farmacêuticas de sulfas comumente utilizadas em Medicina Veterinária.

Características	Sulfas	Especialidades farmacêuticas/Produtos de uso veterinário
Sistêmicas de ação rápida	Sulfadiazina	Averex®vet, Diatrim®vet*, Sulfadiazina®, Sulfatrim®vet*, Diastin*, Tribissen®*
	Sulfametazina	Alplucine TS Premix®vet*, Aurion®vet*, Auropac ST®vet*, Doxigram ST®vet*
	Sulfametoxazol	Assepium®*, Bactrim®*, Dietrin®*, Infectrin®, Mastisulfa®vet*, Septiolan®*, Trimexazol®*, Sulfaprim comprimidos®vet*, Sultrim®vet*, Tridoxin40®vet*, TS Trim®vet*
Sistêmicas de ação lenta	Sulfadimetoxina	Averol®*, Sulfamicina®*, Sulfatec®*
	Sulfametoxipiridazina	Clorsulfa®*
Pouco absorvidas (entéricas)	Ftalilsulfatiazol	Enterocolil®*, Enterodina®*, Enteroftal®*, Enterogest®*, Ftalomicina®*, Azulfin®, Salazoprin®
	Sulfassalazina	Enterocolil®, Enterodina®, Enteroftal®, Enterogest®
Uso tópico	Sulfacetamida	Paraqueimol®, Oto-Biotic®*, Sulnil®*, Vagi-sulfa®*
	Sulfadiazina argêntica	Dermazine®

*Associado a outros antimicrobianos. **Associado a outros antimicrobianos e anti-inflamatórios. vetUso veterinário.

QUADRO 38.2
Principais indicações para uso de sulfas em animais domésticos.

Espécie animal	Usos
Cães e gatos	Infecções dos sistemas urinário e respiratório e da pele, nocardiose, toxoplasmose
Bovino	Actinobacilose, actinomicose, pasteurelose, coccidiose, poliartrite, pododermatite necrosante
Caprinos, ovinos	Abscesso de casco e enterites, infecções do sistema respiratório, poliartrite
Equino	Infecções secundárias do sistema respiratório, poliartrite, doença navicular de potros
Suíno	Infecções estreptocócicas, rinite atrófica*
Aves	Enterites, coccidiose, infecções do sistema respiratório

*Normalmente se associa à tetraciclina.

QUADRO 38.3
Posologia de algumas sulfas para animais domésticos.

Espécie animal	Sulfa*	Vias de administração	Dose	Intervalo de tratamento (horas)	Período de carência para o abate (dias)
Bovino	Sulfametazina	Oral, IV	110 a 200 mg/kg	24	10
	Sulfatiazol	Oral	110 mg/kg	8	?
	Sulfabrometazina	Oral	130 a 200 mg/kg	12	?
	Sulfaclorpiridiazina	IV	65 a 90 mg/kg	12	4
	Sulfadimetoxina	Oral, IV	110 mg/kg	24	7
Equino	Sulfadimetoxina	Oral, IV	44 a 77 mg/kg	24	NA
Suíno	Sulfaclorpiridazina	Oral	44 a 77 mg/kg	24	4
	Sulfametazina	Oral, IV	110 a 200 mg/kg	24	10
Aves	Sulfaquinoxalina	Oral	250 a 400 mg/ℓ	24	10 a 12
	Sulfametazina	Oral	250 a 1.000 mg/ℓ	24	10 a 14
	Sulfametiazol	Oral	1.000 mg/ℓ	24	10 a 14
Cães e gatos	Sulfadimetoxina	IV	50 mg/kg	24	NA
	Sulfisoxazol	Oral	50 mg/kg	8	NA
	Sulfassalazina	Oral	20 a 30 mg/kg	12	NA

IV: via intravenosa; ?: dados não conhecidos ou não estabelecidos; NA: não se aplica. *A maioria das sulfas é comercializada associada a outros antimicrobianos.

sintetase, o aumento da capacidade do microrganismo de inativar o antimicrobiano, um caminho metabólico alternativo para a formação do ácido fólico e o aumento da produção de PABA pelas bactérias.

TRIMETOPRIMA E OUTROS INIBIDORES DE REDUTASE

A descoberta do trimetoprima na década de 1970 representou um grande desenvolvimento na terapia antimicrobiana, pois esta substância, associada às sulfas – sulfas potencializadas –, proporcionou a possibilidade de cura para diversas infecções que já não eram mais debeladas com o uso isolado desses antimicrobianos.

A trimetoprima, uma diaminopirimidina, é um análogo estrutural do ácido di-hidrofólico (Figura 38.3) e atua inibindo a enzima di-hidrofolato redutase, responsável pela transformação do ácido di-hidrofólico em ácido tetra-hidrofólico (Figura 38.2). A di-hidrofolato redutase está presente tanto nos mamíferos como nas bactérias; entretanto, a afinidade da trimetoprima pela enzima bacteriana é de aproximadamente 20 a 60 mil vezes maior do que pela dos mamíferos. Portanto, a trimetoprima é um antimicrobiano bastante seguro. De fato, estudos conduzidos com cães, gatos e animais de criação mostraram que a administração de doses 5 a 10 vezes maiores do que a recomendada não produziu nenhum tipo de efeito tóxico nestes animais.

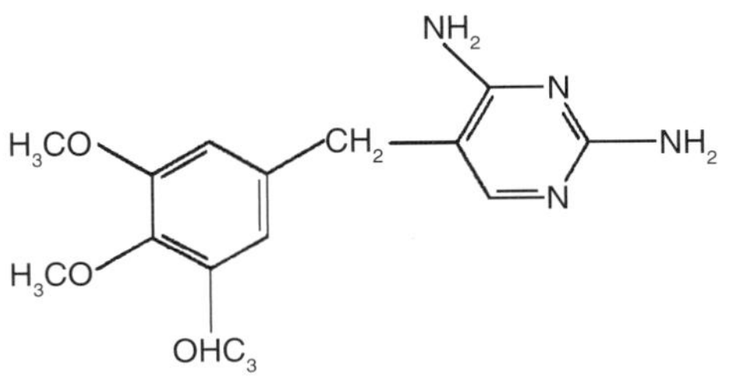

A trimetoprima pode ser usada isoladamente; entretanto, a associação com as sulfas é muito mais vantajosa, já que, quando se associam esses antimicrobianos, há efeito sinérgico, pois, as sulfas e a trimetoprima atuam em etapas diferentes na formação do ácido tetra-hidrofólico (ver Figura 38.2). Outra vantagem dessa associação é a menor incidência de resistência bacteriana; além disso, ao contrário do uso isolado de qualquer um desses antimicrobianos, a associação de sulfa e trimetoprima apresenta efeito bactericida.

Comumente, encontra-se a associação de trimetoprima com sulfametoxazol, sendo denominada de cotrimazol (Bactrim®, Sulfaprim®vet, Sultrim®vet, Sultrinjex®vet, Tridoxin40®vet); associa-se também o trimetoprima com a sulfadiazina (Tribrissen®, Sulfamax®, Norodine24®vet, Supronal L®vet, Tribenil®vet), ou com a sulfadoxina (Borgal®vet, Trissulmax®vet), sendo estas combinações as mais utilizadas em Medicina Veterinária, uma vez que ambas as sulfas possuem características farmacocinéticas mais similares às da trimetoprima, na maioria das espécies de animais domésticos, que aquela apresentada pelo sulfametoxazol.

A associação entre sulfa e trimetoprima tem amplo espectro de ação, atuando em bactérias gram-positivas e gram-negativas, sendo seus principais usos, nos animais domésticos, em infecções dos sistemas respiratório, digestório e urinário.

A ormetoprima é um outro inibidor da di-hidrofolato redutase que tem como vantagem sobre a trimetoprima sua meia-vida maior, na maioria das espécies animais. Devido à sua meia-vida relativamente longa, a ormetoprima é frequentemente associada à sulfadimetoxina (Trissulfin®, indicado para cães e gatos), uma sulfa de ação lenta.

FIGURA 38.3 Estrutura química da trimetoprima.

O Quadro 38.4 apresenta a posologia das associações da sulfadiazina com a trimetoprima e da sulfadimetoxina com o ormetoprima para animais domésticos. Este Quadro apresenta, ainda, o período de carência de algumas associações de sulfas e inibidores da di-hidrofolato redutase.

Existe ainda um composto inibidor de redutase, a baquiloprima, que normalmente é associado à sulfadimidina (produtos não disponíveis no país), e que possui grandes vantagens sobre a trimetoprima, se usado em ruminantes: apresenta maior meia-vida que este último (em bovinos, a meia-vida da baquiloprima é ao redor de 10 h), não é degradado pela microbiota ruminal e pode ser incorporado na forma de bólus juntamente com a sulfa, sendo liberado por até 2 dias.

QUINOLONAS

As quinolonas são um grupo de substâncias químicas antibacterianas, com grande aplicação tanto em Medicina Humana como em Medicina Veterinária. As maiores vantagens para o uso das quinolonas, particularmente das fluorquinolonas nos animais, referem-se a sua rápida ação bactericida contra uma ampla variedade de bactérias de relevância na clínica veterinária, são bem toleradas pelos animais e podem ainda ser administradas por diferentes vias: 1) por via oral, por meio de comprimidos, ou veiculadas pela água; 2) por vias parenterais (subcutânea, intravenosa, intramuscular); e 3) topicamente (p. ex., na forma de colírios).

A primeira quinolona introduzida na terapia antimicrobiana foi o ácido nalidíxico, seguindo-se a flumequina e o ácido oxonílico. Estes antimicrobianos foram denominados **quinolonas de primeira geração**. Devido à grande eficiência contra a maioria das Enterobacteriaceae, este grupo tornou-se de escolha no combate a infecções urinárias de difícil tratamento; por outro lado, nenhuma dessas quinolonas de primeira geração apresenta qualquer atividade contra *Pseudomonas aeruginosa*, anaeróbicos e bactérias gram-positivas.

Na década de 1980, intensas pesquisas realizadas a partir dessas primeiras quinolonas originaram as denominadas **quinolonas de segunda geração**, a partir de então denominadas **fluorquinolonas**. Nesta classe, as principais fluorquinolonas são o enrofloxacino, de uso exclusivo em Medicina Veterinária e que é biotransformado, na maioria das espécies animais, em ciprofloxacino. Ainda pertencem a esse grupo o orbifloxacino, o difloxacino e o marbofloxacino (que são também exclusivamente de uso veterinário), e, também, o ciprofloxacino que é o antimicrobiano de referência deste grupo, o norfloxacino, o ofloxacino, o lomefloxacino e o pefloxacino. Nas quinolonas de segunda geração, a presença de um átomo de flúor intensifica a atividade contra gram-negativos, assim como aumenta a cobertura contra patógenos gram-positivos. Portanto, essas fluorquinolonas apresentam, além da ação contra Enterobacteriaceae, ação contra a *P. aeruginosa*; o ciprofloxacino e o ofloxacino apresentam ainda atividade contra *Chlamydia* sp., *Mycoplasma* sp. e *Legionella* sp. Além disso, como vantagens, em relação às quinolonas de primeira geração, apresentam elevada absorção, maior penetração nos tecidos e elevado tempo de meia-vida.

As quinolonas de **terceira geração**, o pradofloxacino, o marbofloxacino, o grepafloxacino, o clinafoxacino e o moxifloxacino, além de atuarem nos microrganismos sensíveis às quinolonas de segunda geração, têm elevado espectro de ação contra gram-positivos, particularmente *Streptococcus pneumoniae*, e patógenos atípicos como *Mycoplasma pneumoniae* e *Chlamydia pneumoniae*; além disso, apresentam como vantagens o aumento da lipofilicidade, boa penetração respiratória e tempo de meia-vida aumentado.

Existem também as quinolonas de **quarta geração**, como o trovafloxacino e o gemifloxacino, que apresentam uma atividade mais potente e espectro de ação mais amplo contra bactérias gram-positivas e gram-negativas. Além disso, mostram propriedades farmacocinéticas aprimoradas, em comparação às fluorquinolonas anteriores. Entretanto, os resultados do emprego das fluorquinolonas de quarta geração em Medicina Veterinária (pequenos animais) são esparsos e os esquemas terapêuticos derivam da administração desses antimicrobianos em seres humanos.

Com a descoberta crescente dessas novas substâncias, as quinolonas de primeira geração estão, cada vez mais, caindo em desuso, uma vez que, quando comparadas com as fluorquinolonas, apresentam menor espectro de ação e a ocorrência de resistência microbiana se desenvolve bem mais rapidamente.

QUADRO 38.4

Posologia de associações mais frequentes de sulfas e inibidores da di-hidrofolato redutase para animais domésticos.

Associação	Espécie animal	Vias de administração	Dose (mg/kg)	Período de carência para abate (dias)
Sulfadiazina + trimetoprima	Bovinos	IV	15 a 60, a cada 24 h	10
		Oral	15, a cada 12 h	10
			30, a cada 24 h	10
	Equinos	IV, oral	15 a 30, a cada 12 h	10
	Suínos	Oral	15, a cada 12 h	10
	Cães e gatos	IV, oral	15, a cada 12 h	NA
Sulfadimetoxina + ormetoprima	Bovinos	IV, IM	55, a cada 24 h	5 a 7
	Cães	Oral	55, a cada 24 h	NA

IM: via intramuscular; IV: via intravenosa; NA: não se aplica.

Estrutura química e classificação

A base estrutural das quinolonas é o anel 4-quinolona (Figura 38.4). Este anel vem sendo bastante modificado, com o objetivo de obter quinolonas com espectro de ação aumentado. Assim, a substituição do anel piperazinil na posição 7 originou uma molécula ativa contra *Pseudomonas*, e a presença concomitante de um átomo de flúor na posição 6 estende a atividade dessa substância para algumas bactérias gram-positivas. A adição de cadeias alquil, na posição para do anel piperazinil e no nitrogênio, na posição 1, aumenta a lipossolubilidade e, consequentemente, o volume de distribuição dessas substâncias. A substituição de átomos de hidrogênio por flúor na posição 8 do anel produz aumento significativo da atividade biológica das quinolonas.

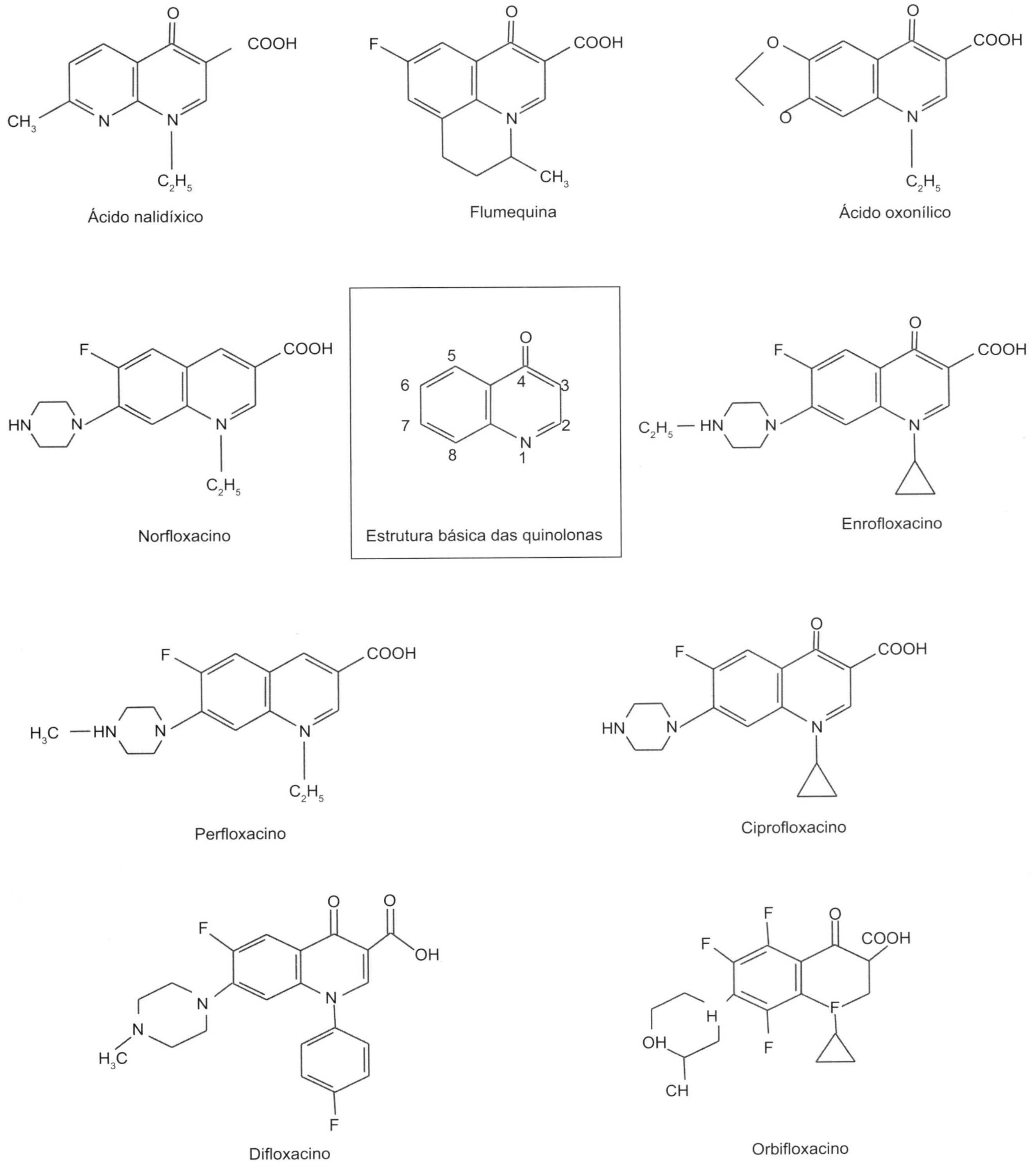

FIGURA 38.4 Estrutura química das principais quinolonas.

Mecanismo de ação

As quinolonas são antimicrobianos bactericidas e sua atividade antimicrobiana se relaciona com a inibição das topoisomerases bacterianas do tipo II, também conhecida como DNA girase; *in vitro* inibem também a topoisomerase IV, porém não se sabe se esse fato contribui para ação antibacteriana. As topoisomerases são enzimas que catalisam a direção e a extensão do espiralamento das cadeias de DNA. Assim, embora as quinolonas apresentem diferentes características de ligação com a enzima, todos esses antimicrobianos inibem a DNA girase, impedindo o enrolamento da hélice de DNA em uma forma superespiralada. Em mamíferos, existem algumas topoisomerases, entretanto as quinolonas não exercem ação sobre estas enzimas.

O uso de cloranfenicol (inibidor de síntese proteica) ou rifamicina (inibidor da síntese de DNA), concomitantemente ao uso de quinolonas, produzirá efeito antagônico, pois é necessário haver produção de RNA e síntese proteica para que a quinolona desempenhe seu efeito bactericida.

Características farmacocinéticas

Após a administração por via oral (principal via de administração), as quinolonas são rapidamente absorvidas por animais monogástricos e pré-ruminantes. Por outro lado, o pico máximo de concentração sérica das quinolonas varia conforme a espécie animal; assim, por exemplo, após a administração oral de enrofloxacino, esta fluorquinolona atinge o pico máximo de concentração sérica 0,5, 0,9, 1,4, 2,5 e 5,4 h, respectivamente, em equinos, cães, perus, galinhas e bezerros.

Uma das principais vantagens do uso das fluorquinolonas é o seu amplo volume de distribuição, além da baixa ligação com as proteínas plasmáticas.

O grau de biotransformação das quinolonas é bastante variável. Por exemplo, o ácido nalidíxico é, em sua maior parte, excretado na urina como um conjugado inativo; por outro lado, as fluorquinolonas são parcialmente biotransformadas, sendo excretadas na urina e na bile, em altas concentrações, como substância ativa.

Efeitos tóxicos

As quinolonas são, de maneira geral, bem toleradas, tanto pelos seres humanos quanto pelos animais, porém, existem alguns efeitos tóxicos desses medicamentos já bem determinados. Entre os principais efeitos adversos têm sido descritos danos na cartilagem articular de cães jovens e potros, bem como em algumas espécies de animais de laboratório. Além disso, estudos em animais de laboratório indicam que algumas quinolonas podem causar efeitos teratogênicos; portanto, a utilização de qualquer fluorquinolona é contraindicada para animais em fase de crescimento, bem como em fêmeas prenhes.

Tem-se relacionado o aparecimento de cristalúria em animais com urina alcalina e tratados com fluorquinolonas; portanto, quando do uso desses antimicrobianos por períodos prolongados, recomendam-se hidratação adequada e acidificação da urina naquelas espécies animais que apresentem urina com pH elevado. Recomenda-se também administrar as quinolonas com precaução a pacientes com insuficiência renal, uma vez que a maior parte é excretada por esta via.

Em felinos, tem sido descrito um quadro caracterizado por degeneração da retina, levando normalmente à cegueira. Esta alteração foi observada particularmente com o enrofloxacino e tem sido sugerido que esta retinopatia se deva à maior vulnerabilidade da barreira encefálica em felinos, associada às características lipofílicas do enrofloxacino, o que permitiria o acúmulo desta fluorquinolona no SNC nesta espécie animal. Verifica-se, ainda, que felinos que apresentam problemas de infecções urinárias, com falência renal concomitante, apresentam maior risco de desenvolver esta afecção. Recomenda-se também especial atenção quando da administração de enrofloxacino em animais idosos, pois esses também apresentam maior predisposição para desenvolver esse distúrbio ocular. Como alguns estudos sugerem que essa alteração da retina está associada a altas doses de enrofloxacino, recomenda-se que a maior dosagem deste medicamento em felinos seja de 5 mg/kg/dia. As fluorquinolonas orbifloxacino e marbofloxacino são as que apresentam menor probabilidade de produzir este efeito retinotóxico.

Em seres humanos, as quinolonas podem causar várias reações no nível do sistema nervoso central, tais como convulsão, depressão, ansiedade, euforia, sonolência e insônia. Por outro lado, em animais domésticos, apenas mínimos efeitos no comportamento geral vêm sendo descritos.

Em cães tratados prolongadamente (período superior a 3 meses) com quinolonas, têm-se relatado alteração da espermatogênese e/ou atrofia testicular. Experimentos realizados em ratos também verificaram decréscimo da atividade testicular, contagem e motilidade espermática.

Reações de fotossensibilização têm sido relatadas, em humanos, principalmente quando do uso de quinolonas mais recentes, como o lomefloxacino e o esparfloxacino; por outro lado, não há dados disponíveis na literatura relativos a este efeito nos animais domésticos.

Interação medicamentosa

As quinolonas diminuem significativamente o metabolismo hepático de algumas substâncias, por meio da inibição do sistema microssomal P-450. Este efeito das quinolonas pode produzir toxicidade grave. O Quadro 38.5 resume os principais exemplos de interações medicamentosas importantes associadas às quinolonas.

QUADRO 38.5

Interações clínicas significativas das quinolonas.

Substância	Efeito
Metilxantina	Toxicidade do SNC, incluindo convulsão
AINEs	Excitação do SNC
Varfarina	Aumento do tempo de protrombina, sangramento
Antiácidos contendo magnésio, alumínio, zinco, sucralfato, produtos à base de ferro e multivitamínicos contendo zinco	Decréscimo acentuado da biodisponibilidade da quinolona

AINEs: anti-inflamatórios não esteroidais; SNC: sistema nervoso central.

Usos

As quinolonas de primeira geração têm, cada vez mais, seu uso limitado, pois, como comentado, apresentam pequeno espectro de ação (somente contra *E. coli* e *Proteus* sp.; o ácido oxonílico tem, além destes, ação contra gram-positivos); além disso, a indução de resistência bacteriana é frequente.

Devido ao seu largo espectro de ação, as fluorquinolonas apresentam enorme potencial para uso no tratamento de um grande número de doenças infecciosas. Estes antimicrobianos têm ação em bactérias gram-positivas e gram-negativas, *Mycoplasma* e *Chlamydia*. As fluorquinolonas são ainda efetivas contra *Staphylococcus*, incluindo aqueles resistentes à meticilina. Têm também excelente ação contra bacilos entéricos gram-negativos. Devido à sua capacidade de adentrar os leucócitos, as fluorquinolonas são ativas contra patógenos intracelulares como *Brucella* e *Mycoplasma*.

Em Medicina Veterinária, o enrofloxacino, o norfloxacino e o ciprofloxacino são as fluorquinolonas mais comumente utilizadas. Vêm sendo empregadas no combate a infecções do sistema urinário, especialmente aquelas causadas por *P. aeruginosa*; prostatites; gastrenterite bacteriana grave; pneumonia causada por bacilos gram-negativos; otite por *Pseudomonas*; infecções dérmicas; osteomielite por gram-negativos; meningoencefalites bacterianas e endocardite estafilocócica. O pradofloxacino (Veraflox®vet), desenvolvido para uso exclusivo em Medicina Veterinária, é a mais nova geração de fluorquinolonas, considerada a quarta geração, em analogia ao trovafloxacino, empregado em humanos. O pradofloxacino apresenta como vantagem a atividade em contra cocos gram-positivos e bactérias anaeróbicas.

O Quadro 38.6 apresenta as principais fluorquinolonas de interesse em Medicina Veterinária, as dosagens utilizadas e especialidades farmacêuticas empregadas em algumas espécies de animais domésticos.

Resistência bacteriana

Da mesma maneira que vem ocorrendo com os seres humanos, a resistência bacteriana às quinolonas vem se tornando um grande problema em Medicina Veterinária, haja vista que tem sido verificada em praticamente todas as espécies animais. A resistência bacteriana a tais antimicrobianos é atribuída a: alteração de permeabilidade e hiperexpressão de bombas de efluxo, alterações do sítio de ação nas topoisomerases, resistência mediada por plasmídeos e alterações enzimáticas da molécula ao antimicrobiano. Os mutantes isolados mostram reação cruzada com as diferentes quinolonas; portanto, particularmente em relação ao uso das quinolonas de primeira geração, por induzirem alto grau de resistência bacteriana, estas só devem ser utilizadas quando se realizar o antibiograma. Além disso, os microrganismos resistentes às quinolonas mostram ainda reação cruzada com antimicrobianos de outros grupos, como as cefalosporinas, o cloranfenicol e as tetraciclinas. Maiores detalhes sobre a resistência microbiana às quinolonas são apresentados no *Capítulo 36*.

DERIVADOS NITROFURÂNICOS

Os derivados nitrofurânicos são um grupo de antimicrobianos que apresentam amplo espectro de ação contra bactérias gram-negativas, gram-positivas e alguns protozoários e fungos. Dependendo da concentração usada, podem ser bactericidas ou bacteriostáticos.

Uma grande vantagem na utilização desses antimicrobianos refere-se à resistência bacteriana, que ocorre raramente. Por outro lado, o uso dos nitrofurânicos por via sistêmica tem sido bastante limitado, devido ao relato de aparecimento de efeitos tóxicos frequentes, como diáteses hemorrágicas com trombocitopenia, anemia, aumento do tempo de sangramento, efeitos no nível do sistema nervoso central, anorexia e vômitos. A atividade antimicrobiana dos

QUADRO 38.6

Principais fluorquinolonas utilizadas em Medicina Veterinária: posologia e especialidades farmacêuticas.

Fluorquinolona	Espécie	Posologia (mg/kg)	Especialidades farmacêuticas/Produto de uso veterinário
Enrofloxacino	Cão, gato	2,5 a 5, oral, a cada 12 h	Baytril®vet, Biofloxacin®vet, Centril®vet, Chemitril®vet, Danetril®vet, Enro Flec®vet, Enrofort®vet, Enrogard®vet, Enropet®vet, Flotril®vet, Floxagen®vet, Floxin®vet, Hertaxin®vet, Iflox®vet, Kinetomax®vet, Mogiflox®vet, Neoflox®vet, Piusana antibiótico®vet, Primociclin®vet, Quinolon®vet, Quinotal®vet, Quinotril®vet, Selvitrex®vet, Trigental®vet, Zelotril®vet
	Ruminantes	2,5 a 5, IM, a cada 24 h	
	Suíno	2,5, IM, oral, a cada 24 h	
	Camundongo, rato, hamster e cobaia	2,5 a 5, oral, IM, SC, a cada 12 h	
	Pássaros	20 a 40, oral, a cada 24 h	
Norfloxacino	Cão, gato	22, oral, a cada 12 h	Diarretron®vet, Norflagen®vet, Norflomax®vet, Norfloxacino Base 50%®vet, Norfloxacino Covelli®vet, Norfloxacino leitões®vet, Norkill®vet, Vetantril®vet, Floxacin®, Norfloxacino – genéricos
	Suíno	7, oral, cada 24 h	
Ciprofloxacino	Cão, gato	5 a 15, oral, a cada 12 h	Ciprodez®vet, Ciproflox®vet, Ciprolac®vet, Cipro®, Ciprofloxacino – genéricos
	Pássaros	20 a 40, oral, a cada 12 h	
Orbifloxacino	Cão, gato	2,5 a 7,5, a cada 24 h	Posatex®vet**
Difloxacino	Cão	10 a 50, oral, a cada 8 h	Dicural®*
Marbofloxacino	Cão	2,75 a 5,5, a cada 24 h	Marbopet®vet
Pradofloxacino	Cão, gato	3, a cada 24 h	Veraflox®vet

IM: via intramuscular; SC: via subcutânea. *Não produzido no país. vetUso veterinário. **Associado a furoato de mometasona e 24 µg de posaconazol.

derivados nitrofurânicos é bastante reduzida em presença de pus, sangue e leite.

O mecanismo de ação dos derivados nitrofurânicos não está ainda perfeitamente elucidado; sugere-se que sua ação antimicrobiana esteja relacionada com a redução desses compostos por flavoproteínas bacterianas, formando intermediários altamente reativos que causam danos ao DNA bacteriano e, consequentemente, morte.

Três são os compostos nitrofurânicos usados clinicamente. São eles a **nitrofurantoína**, a **furazolidona** e a **nitrofurazona**. Os derivados nitrofurânicos foram proibidos já há alguns anos, pelo MAPA, para uso em animais produtores de alimentos, já que foi constatada atividade cancerígena em estudos realizados em ratos e em camundongos. As estruturas químicas desses antimicrobianos são apresentadas na Figura 38.5.

Nitrofurantoína

A nitrofurantoína é um derivado nitrofurânico usado especificamente para tratamento de infecções do sistema urinário, principalmente em cães.

A nitrofurantoína é administrada por via oral e é rápida e completamente absorvida. A meia-vida plasmática deste nitrofurano é pequena, pois é rapidamente excretado pelos rins. A nitrofurantoína atravessa as barreiras hematencefálica e placentária; devido a este fato, não se recomenda sua utilização em animais prenhes.

A biotransformação da nitrofurantoína ocorre rapidamente, em vários sítios, principalmente no nível hepático.

A nitrofurantoína é usada como antisséptico das vias urinárias, para várias espécies animais (Quadro 38.7).

Este antimicrobiano é contraindicado em animais com nefropatias e deverá ser usado com muita cautela em pacientes com histórico de diabetes e anemia. Os principais efeitos colaterais descritos com o uso da nitrofurantoína são vômitos, reações de hipersensibilidade e alterações do sistema nervoso periférico (normalmente fraqueza); têm-se ainda relatado hepatopatia e polimiosite.

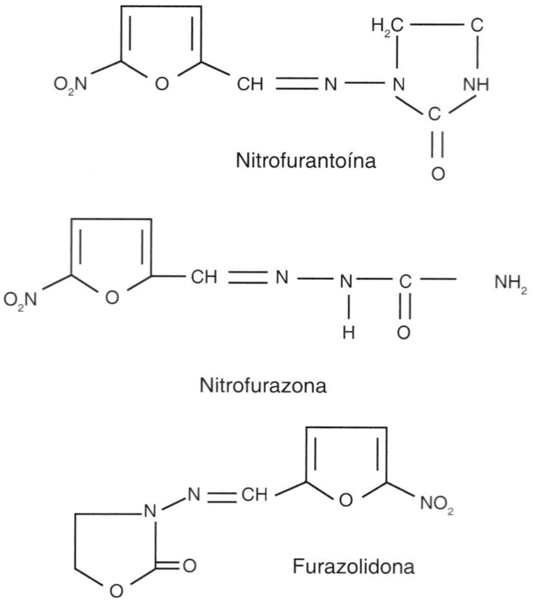

QUADRO 38.7
Posologia e algumas especialidades farmacêuticas dos derivados nitrofurânicos.

Derivado nitrofurânico	Espécie animal	Dose (mg/kg)	Intervalo de tratamento (horas)	Especialidades farmacêuticas
Nitrofurantoína	Cães	4	8	Macrodantina®, Hantina®
	Gatos	4	8	
	Equinos	10	24	
Furazolidona	Cães	2 a 4	12	Giarlan®, Funed furazolidona®
	Equinos	15 a 25	24	–

Furazolidona

Este derivado nitrofurânico é amplamente utilizado no tratamento de infecções no sistema digestório, principalmente causadas por *Salmonella*, *Shigella* e *Vibrium cholerae*, *Staphylococcus*, *Streptococcus* e *E. coli*. Os efeitos adversos, como vômito, diarreia e anorexia, são raramente descritos. O Quadro 38.7 apresenta a posologia deste antimicrobiano para diferentes espécies animais.

Nitrofurazona

A nitrofurazona (Furacin®, Furanew®, Cleanbac®), também conhecida como nitrofural, é um derivado nitrofurânico de uso tópico, bastante utilizado no tratamento de queimaduras e enxertos.

São raros os efeitos adversos produzidos pela nitrofurazona, relatando-se apenas dermatite alérgica de contato.

▼ NITROIMIDASÓIS

No grupo dos nitroimidazóis tem-se o metronidazol, o tinidazol, o secnidazol, dentre outros; o mais utilizado em Medicina Veterinária é o metronidazol.

O metronidazol (Flagyl®, Giardicid 500®vet1, Stomorgyl®vet1) é um composto nitroimidazólico heterocíclico, com estrutura química semelhante à dos nitrofuranos (Figura 38.6).

Da mesma maneira que os derivados nitrofurânicos, o mecanismo de ação do metronidazol ainda não está perfeitamente esclarecido, sugerindo-se, entretanto, que tenham mecanismo semelhante ao dos derivados nitrofurânicos.

A administração do metronidazol se faz por via intravenosa e, principalmente, por via oral, sendo rapidamente

[1] Associado a outros antimicrobianos.

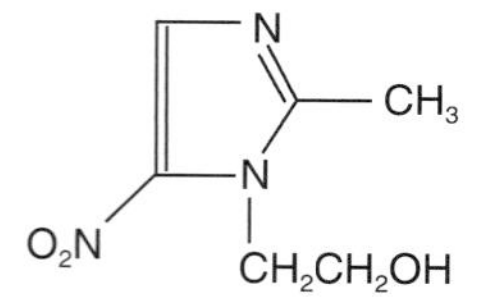

▼ **FIGURA 38.5** Estrutura química dos principais derivados nitrofurânicos.

▼ **FIGURA 38.6** Estrutura química do metronidazol.

absorvido por espécies monogástricas. Após sua absorção, o metronidazol é amplamente distribuído pelo organismo, atravessando as barreiras hematencefálica e placentária, e, por possuir efeito mutagênico, não se indica seu uso em animais prenhes.

Este antimicrobiano é biotransformado no fígado, por oxidação e conjugação com glicuronídeo; entretanto, uma grande parte do metronidazol (mais da metade) é excretada na urina, em sua forma ativa.

Os efeitos colaterais observados quando da administração oral de metronidazol são raros e incluem ataxia, convulsão e neuropatia periférica. Em humanos, têm sido descritas tonturas e cefaleia. Em cães, vêm sendo relatadas neutropenia e hematúria.

O metronidazol é usado no tratamento de infecções causadas por bactérias anaeróbicas, principalmente *Clostridium*, *Fusobacterium*, *Peptococcus*, *Peptostreptococcus* e *Bacteroides*. O metronidazol também exerce ação em protozoários, como *Trichomonas*, *Giardia* e *Entamoeba hystolytica* (o uso do metronidazol para o tratamento de infecções por protozoários está detalhadamente descrito no *Capítulo 48*). O Quadro 38.8 apresenta a posologia do metronidazol para algumas espécies de animais domésticos.

RIFAMICINAS

As rifamicinas (rifomicinas ou rifocinas) constituem um grupo de antimicrobianos obtidos inicialmente da cultura de *Streptomyces mediterranei*, em 1957 (denominada posteriormente de *Nocardia mediterrânea* e finalmente *Amycolatopsis mediterranei*). Esse microrganismo era produtor de várias substâncias com ação antimicrobiana, as quais foram identificadas com diferentes letras: A, B, C, D, E etc. Destas substâncias, a mais ativa e com menor toxicidade para animais de experimentação foi a rifamicina B, a partir da qual foram obtidos vários derivados semissintéticos, como a rifamicina SV, a rifamida (rifamicina M) e a rifampina (rifampicina).

A rifamicina SV foi descoberta em 1960, sendo a primeira a ser largamente empregada na prática médica, devido a sua atividade contra bactérias gram-positivas. A seguir, a partir da rifamicina SV foi obtida a rifamida (rifamicina M), em 1964, com maior atividade antimicrobiana e melhor perfil farmacocinético. Ambas rifamicinas só são absorvidas por via parenteral e apresentam atividade contra bactérias gram-positivas, incluindo as micobactérias.

A busca de rifamicinas que pudessem ser absorvidas quando administradas por via oral permitiu a obtenção da rifampina (rifampicina), em 1966. Esse antimicrobiano mostrou maior atividade *in vitro* contra as bactérias gram-positivas e *Mycobacterium tuberculosis* e também contra várias bactérias gram-negativas.

As rifamicinas constituem, portanto, uma família de antimicrobianos semissintéticos derivados da rifampicina B, que quimicamente são formadas por hidrocarbonetos aromáticos macrocíclicos; pertencem à família das ansamicinas, assim nomeadas devido ao aspecto de cesta de suas moléculas. A Figura 38.7 mostra a estrutura química da rifampina (rifampicina).

Mecanismo de ação

O principal mecanismo de ação das rifamicinas é a inibição da atividade RNA-polimerase-DNA-dependente. As rifamicinas entram na célula bacteriana e formam complexos estáveis com a subunidade beta das RNA-polimerases-DNA-dependentes dos microrganismos. Essa ligação resulta em enzimas inativas e inibição da síntese de RNA (RNA mensageiro, RNA ribossômico e RNA transportador), inibindo a síntese proteica em todos os estágios. Essa inativação pode ocorrer nas células dos mamíferos, mas em concentrações muito mais altas do antimicrobiano.

As rifamicinas têm atividade bactericida. Considerando seu mecanismo de ação, esperava-se atividade bacteriostática, porém a ligação irreversível com a RNA-polimerase faz com que todo o processo de síntese proteica, inclusive de DNA (bloqueia a formação de nucleotídios), fique comprometido, levando à morte da bactéria.

As rifamicinas são ativas contra microrganismos extracelulares e intracelulares (*Brucella*, *Mycobacterium*, *Rhodococcus*, *Chlamydophilia* etc.); são capazes de entrar nos neutrófilos e macrófagos, matando bactérias intracelulares, sem interferir com a fagocitose. Esses antimicrobianos atravessam mais facilmente a parede celular das bactérias gram-positivas do que as gram-negativas. A concentração inibitória mínima (CIM) das bactérias gram-positivas é cerca de 0,1 mg/mℓ, e a das bactérias gram-negativas é de 8 a 32 mg/mℓ; provavelmente essa diferença seja consequência da maior dificuldade de atravessar a parede celular das bactérias gram-negativas.

QUADRO 38.8

Posologia do metronidazol para algumas espécies de animais domésticos.

Espécie animal	Posologia
Cão	15 a 50 mg/kg, VO, a cada 24 h/5 dias
Gato	10 a 25 mg/kg, VO, a cada 24 h/5 dias
Ruminantes	75 mg/kg, IV, a cada 12 h/3 aplicações; ou 30 mℓ de solução 1% associada a pomada tópica a 5%
Equino	15 mg/kg, IV, VO, a cada 8 h; ou 20 mg/kg, IV, VO, a cada 12 h
Aves	200 a 400 ppm na água de bebida, por 5 dias

VO: via oral; IV: via intravenosa.

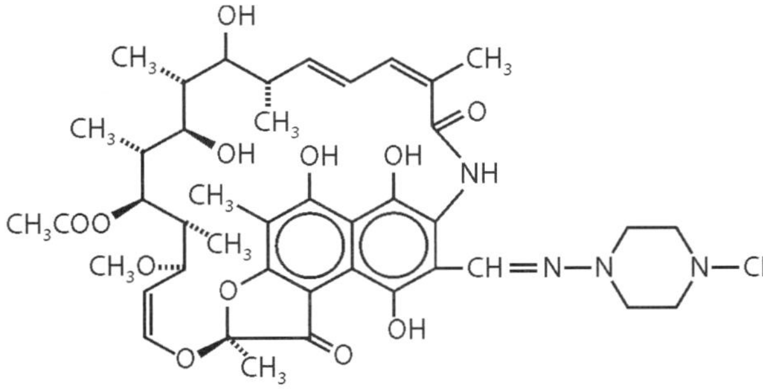

FIGURA 38.7 Estrutura química da rifampina (ou rifampicina).

Espectro de ação

A rifamicina SV, primeira introduzida na prática médica, apresenta atividade contra bactérias gram-positivas e micobactérias; apresenta grande atividade contra estreptococos, pneumococos e estafilococos, mesmo os produtores de penicilinases. Esse antimicrobiano não tem boa atividade contra enterococos e os clostrídios. Sua atuação em microrganismos gram-negativos só é observada em elevadas concentrações.

A rifamida (rifamicina M) tem atividade antimicrobiana superior àquela da rifamicina SV, da qual foi obtida; tem atividade contra bactérias gram-positivas e micobactérias e também contra algumas cepas de *Escherichia coli* e *Proteus mirabilis*.

A rifampina (rifampicina) é a mais utilizada em Medicina Veterinária dentre as demais do grupo; é considerada um antimicrobiano de amplo espectro de ação, com atividade contra bactérias gram-positivas, cocos gram-negativos, micobactérias, clamídias e vários bacilos gram-negativos. Esse antimicrobiano se mostra bastante ativo contra estafilococos, inclusive produtores de penicilinase, clostrídios e neissérias. Na espécie humana, sua maior aplicação clínica está no combate a *Mycobacterium tuberculosis* e *M. leprae*, sobre os quais exerce atividade bactericida em baixas concentrações. Em microrganismos isolados de equinos, a rifampicina se mostra ativa contra *Corynebacterium pseudotuberculosis*, *Rhodococcus equi*, *Staphylococcus* sp., *Streptococcus equi*, *S. equisimilis* e *S. zooepidemicus*. Por outro lado, já foram descritas cepas isoladas de equinos resistentes a esse antimicrobiano, como *Pseudomonas aeruginosa*, *E. coli*, *Enterobacter cloacae*, *Klebsiella pneumoniae*, *Proteus* spp. e *Salmonella* spp. A rifampicina tem atividade moderada contra *Actinobacillus suis*, *A. equuli* e *Pasteurella* spp.

Resistência bacteriana

A resistência bacteriana cromossômica às rifamicinas se desenvolve com relativa facilidade, motivo pelo qual se costuma associá-las a outros antimicrobianos (p. ex., eritromicina). A resistência adquirida ocorre fundamentalmente pelo surgimento de microrganismos mutantes contendo genes de resistência que codificam uma RNA-polimerase refratária à inibição pelas rifamicinas.

Resistência cruzada entre as diferentes rifamicinas já foi descrita e recentemente foi também descrita resistência cruzada com outros antimicrobianos não relacionados às rifamicinas.

Características farmacocinéticas

A rifamicina SV e a rifamida são administradas apenas por via parenteral, ao passo que a rifampina pode ser administrada por via oral. Esta última, após administração oral, é rapidamente absorvida pelo sistema digestório do homem, cão, bovino e equino, embora a biodisponibilidade seja baixa em equinos. A absorção da rifampicina é alta em meio ácido e 80% ligam-se às proteínas plasmáticas.

As rifamicinas são bastante lipofílicas, o que permite ampla distribuição pelos diferentes tecidos, alcançando altas concentrações nos pulmões, no fígado, na bile, na urina, no leite, nos ossos, em abscessos e no sistema nervoso central. As rifampicinas penetram também nas células fagocitárias, destruindo bactérias intracelulares sensíveis; atravessam a placenta e são teratogênicas para roedores.

A biotransformação e a eliminação da rifampicina foram bem estudadas no ser humano. Sabe-se que a rifampicina é biotransformada no fígado, produzindo um metabólito ativo (25-desacetil-rifampicina) e em menor quantidade produtos de glicuronidação, sendo todos eliminados pela bile. Em seres humanos, a 25-desacetil-rifampicina é secretada na bile em maior quantidade do que a rifampicina e esta, por sua vez, é mais absorvida pelo intestino (ciclo êntero-hepático) do que o metabólito. Tanto a rifampicina quanto a 25-desacetil-rifampicina são também passivamente filtradas pelos rins. A rifampicina e seus metabólitos deixam as fezes, a saliva, o suor, as lágrimas e a urina com coloração vermelho-alaranjada.

A rifampicina causa indução das enzimas hepáticas, tendo sido observada em seres humanos, suínos, cães, bovinos e roedores. Essa indução enzimática pode alterar a disponibilidade de outros medicamentos como os barbitúricos, cloranfenicol, corticosteroides, ciprofloxacino, trimetoprima, itraconazol, cetoconazol e teofilina.

A meia-vida de eliminação da rifampicina em cavalos é de 6 a 8 h após a administração intravenosa e de 12 a 13 h após a administração oral. Em potros, devido à imaturidade hepática, a eliminação da rifampicina sofre atraso, sendo a meia-vida de eliminação de 17,5 h. Em cães, a meia-vida de eliminação é de 8 h.

Como indutor hepático, a rifampicina induz sua própria biotransformação; fazendo com que a administração de doses múltiplas reduza significativamente sua meia-vida de eliminação. Cinco dias de tratamento são suficientes para a indução enzimática, podendo durar por mais de 2 semanas após a interrupção do tratamento.

Toxicidade e efeitos adversos

Os efeitos adversos das rifamicinas na espécie humana são incomuns e, em Medicina Veterinária, há poucos relatos. Em cães foi descrito aumento da atividade de enzimas hepáticas, que progrediu para hepatite clínica; raramente observam-se trombocitopenia, anemia hemolítica, anorexia, vômito e diarreia. O proprietário deve ser alertado sobre a coloração vermelho-alaranjada da urina e secreções causadas pela rifampicina.

Posologia

Dentre as rifamicinas, aquela que apresenta maior uso em Medicina Veterinária é a rifampicina. O Quadro 38.9 apresenta a posologia da rifampicina para algumas espécies animais e as especialidades farmacêuticas disponíveis no comércio.

▼ NOVOBIOCINA

A novobiocina (denominada também de albamicina, estreptonivicina, catomicina e cardelmicina) foi extraída, em 1955, de culturas de várias espécies de *Streptomyces*, entre as quais *S. spheroides* e *S. niveus*. A novobiocina é um antimicrobiano aminocumarínico, cuja estrutura química é apresentada na Figura 38.8.

QUADRO 38.9

Posologia da rifampicina em algumas espécies animais e especialidades disponíveis no comércio.

Antimicrobiano	Posologia	Especialidades farmacêuticas
Rifamicina SV	–	Uso tópico: Rifamicina®, Rifocina® spray
Rifampina (rifampicina)	Cão e gato: 10 a 20 mg/kg, VO, a cada 8 a 12 h Equinos: 5 a 10 mg/kg, VO, a cada 12 h Bovino: 20 mg/kg, VO, a cada 24 h	Furp-rifampicina®, Rifaldin®

VO; via oral.

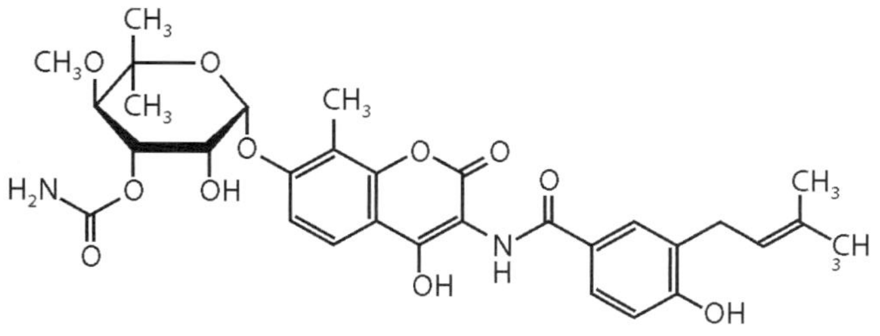

FIGURA 38.8 Estrutura química da novobiocina.

Mecanismo de ação

O mecanismo de ação da novobiocina é complexo e não está totalmente elucidado. Sugere-se que esse antimicrobiano inative a subunidade beta da DNA girase, inibindo a atividade da ATPase. A DNA girase bacteriana (constituída de duas subunidades, alfa e beta) é uma topoisomerase do tipo II que catalisa a introdução do superenovelamento no DNA, usando energia livre liberada pela hidrólise do ATP. Sugere-se também que a novobiocina poderia causar inibição inespecífica da síntese da parede celular devido à inibição da disposição dos aminoaçúcares do peptidoglicano em forma alternada para dar origem às longas fitas; inibiria também o ácido teicoico, que, juntamente com peptidoglicano, compõem a parede celular das bactérias gram-positivas. Ainda, inibição da síntese de DNA e de RNA, bem como da síntese proteica (betagalactosidase), da respiração e da fosforilação oxidativa é observada em alguns microrganismos expostos à novobiocina. Esse antimicrobiano também induz deficiência intracelular de magnésio, porém esse efeito não parece estar relacionado com sua atividade antimicrobiana.

A atividade da novobiocina é geralmente bacteriostática.

Espectro de ação

A novobiocina apresenta atividade contra bactérias gram-positivas e gram-negativas, porém é mais ativa contra as gram-positivas, em particular, *Staphylococcus*. Outros microrganismos sensíveis são *Neisseria* spp., *Haemophilus* spp., *Brucella* spp. e alguns *Proteus* spp. A novobiocina pode ser usada como alternativa às penicilinas no caso de infecções por *Staphylococcus* spp. resistentes à penicilina, embora a melhor escolha clínica recaia sobre cefalosporinas, macrolídeos e clindamicina. Vários micoplasmas são moderadamente suscetíveis à novobiocina.

Resistência bacteriana

A resistência cromossômica bacteriana à novobiocina se desenvolve relativamente rápido e já foi descrita durante o tratamento de infecções por *S. aureus*. A associação a outros antimicrobianos visa reduzir o aparecimento da resistência. Assim, existe sinergismo na associação de novobiocina com a tetraciclina, na qual se observa ampliação do espectro de ação antimicrobiano e redução da resistência da bactéria à novobiocina. Sinergismo moderado com a penicilina G já foi descrito também contra *S. aureus* e estreptococos isolados de infecções em bovinos.

Características farmacocinéticas

Na espécie humana observou-se que, após a administração oral, a novobiocina é bem absorvida através do trato gastrintestinal, com pico plasmático entre 1 e 4 h; a presença de alimento pode reduzir a absorção. Por via intramuscular, seu uso é limitado devido à irritação e à dor no local da aplicação. Sua distribuição é pobre nos fluidos corpóreos, atingindo concentrações menores no líquido sinovial, pleural e ascítico do que aquela do plasma; não atravessa a barreira hematencefálica, mesmo quando as meninges estão inflamadas. As maiores concentrações de novobiocina são encontradas no intestino delgado e no fígado. O antimicrobiano se distribui no leite e cerca de 90% ligam-se às proteínas plasmáticas. A novobiocina é eliminada principalmente na bile e nas fezes; cerca de 3% são eliminados pela urina e os níveis na urina são geralmente menores do que aqueles do plasma.

Toxicidade e efeitos adversos

Efeitos adversos em seres humanos e em animais foram descritos após o uso sistêmico da novobiocina, caracterizados por febre, distúrbios do trato gastrintestinal (náuseas, vômito, diarreia), reações cutâneas e discrasias sanguíneas (leucopenia, pancitopenia, anemia, agranulocitose, trombocitopenia). Em seres humanos foram descritas reações de hipersensibilidade, hepatotoxicidade e discrasias sanguíneas que limitaram o uso da novobiocina.

Poucos efeitos colaterais foram relatados pelo uso tópico desse antimicrobiano em animais.

Posologia

A novobiocina tem uso mais restrito, sendo empregada com maior frequência no tratamento local de infecções por *S. aureus*, incluindo mastites em bovinos. O Quadro 38.10 apresenta a posologia da novobiocina para uso oral em cães e os produtos de uso veterinário disponíveis no comércio.

QUADRO 38.10

Posologia da novobiocina em cães e especialidades disponíveis no comércio.

Antimicrobianos	Posologia	Produto de uso veterinário
Novobiocina	Cão: 10 mg/kg, a cada 8 h, VO	–
	Uso intramamário (período de carência 72 h)	Albadry plus suspensão®* Tetra-delta®*

*Associação.

BIBLIOGRAFIA

Abd-Allah, A.R.A.; Aly, H.A.A.; Moustafa, A.M.A.; Abdel-Aziz, A.H.; Hamada, M.A. Adverse testicular effects of some quinolone members in rats. Pharmacol Res., v. 41, p. 211-219, 2000.

Allen, D.G.; Pringle, J.K.; Smith, D. Handbook of veterinary drugs. J.B. Lippincott Co., Philadelphia, 1993.

Ambrose, P.G.; Owens Jr, R.C.; Quintiliani, R.; Nightingale, C.H. New generations of quinolones: with particular attention to levofloxacin. Con Med., v. 61, p. 269-272, 1997.

Bahri, J.E.; Blouin, A. Fluoroquinolones: a new family of antimicrobials. Comp Contin Educ Pract Vet., v. 13, p. 1429-1433, 1991.

Ball, P. Adverse drug reactions: implications for the development of fluorquinolones. J An Chem., v. 51, Suppl S1, p. 21-27, 2003.

Bergeron, M. The pharmacokinectics and tissue penetration of the fluorquinolones. Clin. Invest. Med., v. 12, p. 20-27, 1989.

Bevill, R.F. Sulfonamide residues in domestic animals. J Vet Pharmacol Therap., v. 12, p. 241-252, 1989.

Blondeau, J.M. Expanded activity and utility of new fluoroquinolones: a review. Clin Therap., v. 21, p. 3-30, 1999.

Boothe, D.M. Antimicrobial drugs. In: Boothe, D.M. Small animal clinical pharmacology & therapeutics. 2 ed. St. Louis, Elsevier. p.189-269, 2012.

Borcherding, S.M.; Stevens, R.; Nicholas, R.A.; Corley, C.R.; Self, T. Quinolones: a practical review of clinical uses, dosing considerations, and drug interactions. J Fam Pract., v. 42, p. 69-78, 1996.

Bushby, S.R.M. Sulfonamide and trimethoprim combinations. J Am Vet Med Assoc., v. 176, p. 1049-1053, 1980.

Chide, O.E.; Orisakwe, O.E. Structural development, haematological immunological and pharmacological effects of quinolones. Rec Pat Anti-Infective Drug Disc., v. 2, p. 157-168, 2007.

Donnelly, A., Blagg, B.S.J. Novobiocin and additional inhibitors of the Hsp90 C-terminal nucleotide-binding pocket. Current Medicinal Chemistry, v.15, n. 26, p. 2702-2717, 2008.

Dow, S.W.; Papich, M.G. An update on antimicrobials: new uses, modifications and developments. Vet Med., v. 7, p. 707-715, 1991.

Friis, C. Penetration of danofloxacin into the respiratory tract tissues and secretions in calves. Am. J. Vet. Res., v. 54, p. 1122-1127, 1993.

Górniak, E. Os progressos da moderna quimioterapia no tratamento das estreptococias em geral e os efeitos terapêuticos da "sulfanilamida" na adenite equina em particular. In: II Congresso Brasileiro de Medicina Veterinária, Belo Horizonte, 1943.

Hooper, D.C. Clinical applications of quinolones. Bioch Biop Acta., v. 1400, p. 45-61, 1998.

Hooper, D.C.; Wolfson, J.S. Fluorquinolone antibacterial agents. New Engl J Med., v. 324, p. 384-389, 1991.

Huovinen, P.; Sundström, L.; Swedberg, G.; Sköld, O. Trimetoprim and sulfonamide resistance. Antimicrob Agents Chemother., v. 39, p. 279-289, 1995.

Kant, V.; Singh, P.; Verma, P.K.; Bais, I.; Parmar, M.S.; Gopal, A.; Gupta, V. Anticoccidial drugs used in the poultry: an overview. Science International, v. 1, 2013.

Landoni, M.F.; Albarellos, G. The use of antimicrobial agents in broiler chickens. Vet J., v. 205, p. 21-27, 2015.

Landoni, F.M. & Albarellos, G.A. Pharmacokinetics of levofloxacin after single intravenous, oral and subcutaneous administration to dogs. Journal of Veterinary Pharmacology and Therapeutics, 42(2), 171-178, 2018.

Ling, G.V. Treatment of urinary tract infections. Vet Clin N Am. (small animal practice), v. 9, p. 795-804, 1979.

Liu, H.H. Safety profile of the fluoroquinolones. Drug Saf., v. 33, p. 353-369, 2010.

Martinez, M.; McDermott, P.; Walker, R. Pharmacology of the fluoroquinolones: a perspective for the use in domestic animals. Vet J., v. 172, p. 10-28, 2006.

Meinen, J.B.; McClure, J.T.; Rosin, E. Pharmacokinetics of enrofloxacin in clinically normal dogs and mice and drug pharmacodynamics in neutropenic mice with Escherichia coli and staphylococcal infections. Am J Vet Res., v. 56, p. 1219-1224, 1995.

Neer, T.M. Clinical pharmacologic features of fluoroquinolone antimicrobial drugs. J Am Vet Med Assoc., v. 193, p. 577-580, 1988.

Orsini, J.A.; Widener, G.D.; Perkons, S. The fluoroquinolones: clinical applications in veterinary medicine. Comp Contin Educ Pract Vet., v. 14, p. 1491-1495, 1992.

Papich, M.G. Chloramphenicol and derivatives, macrolides, lincosamides, and miscellaneous antimicrobial. In: Riviere, J.G.; Papich, M.G. Veterinary Pharmacology and Therapeutics, 10. ed. Ames, Wiley Blackwell. p; 903-952, 2018.

Perez-Martinez, J.A. Las quinolonas: estructura quimica, mecanismo de acción bactericida y perfil de farmacología clinica. Vet Méx., v. 23, p. 57-66, 1992.

Plumb, D.C. Veterinary drug handbook. 4. ed. Ames: Blackwell; 2002.

Prescott, J.F.; Baggot, J.D. Antifungal chemotherapy. In: Antimicrobial therapy in veterinary medicine. Boston: Blackwell Scientific Publications; 1988, p. 235-256.

Ruiz, J. Mechanisms of resistance to quinolones: target alterations, decreased accumulation and DNA gyrase protection. J Antim Chemot., v. 51, p. 1109-1117, 2003.

Santos M. de F.; Mariotto, I. da F.; Massitel, I.L.; Rubim, F.M.; Almeida, J.V.F.C. de, Felix, L.A.; Carvalho, E.E.N.; Ferrante, M. Use of fluoroquinolones in domestic dogs and cats. RSD [Internet]. 2021 Jul.25 [cited 2021 Dec.14];10(9). Available from: https://rsdjournal.org/index.php/rsd/article/view/17858.

Searle, A. Fluoroquinolone. Aust Vet Practit., v. 20, p. 172-173, 1990.

Stein, G. Drug interactions with fluoroquinolones. Am J Med., v. 91 (suppl 6A), p. 6A-81S-86S, 1991.

Vancustssem, P.M.; Babish, J.G.; Schwark, W.S. The fluoroquinolone antimicrobials: structure, antimicrobial activity, pharmacokinetics, clinical use in domestic animals and toxicity. Cornell Vet., v. 80, p. 173-186, 1990.

Xu, M.; Zhou, Y.N.; Goldstein, B.P.; Jin, D.J. Cross-resistance of Escherichia coli RNA polymerases conferring rifampin resistance to different antibiotics. Journal of Bacteriology, v. 187, n. 8, p. 2783-2792, 2005.

Wilson, W.D.; Spensley, M.S.; Baggot, J.D.; Hietala, S.K. Pharmacokinetics, bioavailability, and in vitro antibacterial activity of rifampin in the horse. American Journal of Veterinary Research, v. 49, n. 12, p. 2041-2046, 1988.

Wimer, S.M.; Schoonover, L.; Garrison, M.W. Levofloxacin: a therapeutic review. Clin. Therap., v. 20, p. 1049-1065, 1998.

Wolfson, J.S.; Hooper, D.C. Overview of fluoroquinolone safety. Am J Med., v. 91, (suppl 6A), p. 6A-153S-161S, 1991.

39

- Introdução, 553
- Antimicrobianos betalactâmicos, 554
- Penicilinas, 556
- Cefalosporinas, 559
- Outros antimicrobianos betalactâmicos, 560
- Bibliografia, 561

Antimicrobianos que Interferem na Síntese da Parede Celular: Betalactâmicos

Helenice de Souza Spinosa

INTRODUÇÃO

A parede celular é uma estrutura que recobre a membrana citoplasmática encontrada apenas nas bactérias (seres procariotas, isto é, organismos unicelulares que não apresentam seu material genético delimitado por uma membrana), sendo responsável pelas funções de proteção, sustentação e manutenção da forma da bactéria (Figura 39.1). Como a parede celular é uma estrutura fundamental para a manutenção da vida da bactéria, pois o meio interior da bactéria é hiperosmolar em relação ao meio exterior, a supressão da sua síntese conduz à desintegração da célula. Portanto, os antimicrobianos que inibem a síntese da parede celular são bactericidas.

A parede celular é constituída de peptidoglicano (também chamado mureína ou mucopeptídio); este é composto por ácido N-acetilmurâmico e por N-acetilglicosamina associados a aminoácidos. A composição e a estrutura da parede celular determinam o comportamento da célula bacteriana frente à coloração de Gram. Na parede celular das bactérias gram-positivas (coram em roxo) existe apenas uma camada homogênea e espessa de peptidoglicano. Nas bactérias gram-negativas (coram em vermelho) a camada de peptidoglicano (folheto interno) é mais delgada e sobre esta existe uma camada constituída de lipopolissacarídeos (LPS) e lipoproteínas (folheto externo); a coesão entre os dois folhetos se dá por meio de ligações covalentes entre as lipoproteínas do folheto externo e os peptidoglicanos. No folheto externo existem ainda canais proteicos, chamados porinas, que permitem a passagem de água e pequenas moléculas hidrofílicas. Alguns microrganismos possuem ainda uma cápsula envolvendo a parede celular. A Figura 39.2 ilustra a composição da parede celular de bactérias gram-positivas e gram-negativas.

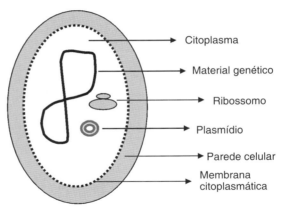

FIGURA 39.1 Esquema ilustrativo da estrutura das bactérias.

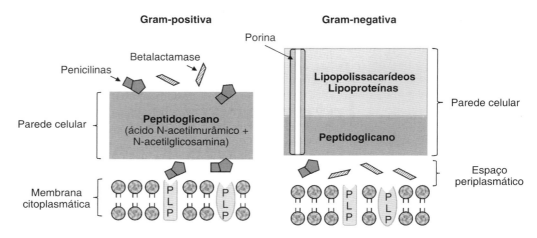

▼ **FIGURA 39.2** Composição da parede celular das bactérias gram-positivas e gram-negativas.

Nas bactérias gram-positivas, cerca de 90% da parede celular é composta pelo peptidoglicano, que geralmente forma cerca de 20 camadas; o restante da parede é composto basicamente por ácido teicoico. Nas bactérias gram-negativas, apenas cerca de 10% da parede corresponde ao peptidoglicano, formando uma camada única ou dupla; os demais componentes da parede celular dessas bactérias são as lipoproteínas e os lipopolissacarídeos.

O comportamento distinto da parede celular das bactérias em relação à coloração de Gram se deve ao fato de que ambas as paredes são coradas pelo corante de Gram (violeta de genciana e Lugol), porém o solvente (álcool ou acetona) usado para lavar as células leva à eliminação do folheto externo das bactérias gram-negativas, permanecendo apenas a camada delgada de peptidoglicano, a qual não retém suficientemente o corante. Já as bactérias gram-positivas retêm o corante na sua espessa parede.

A síntese da parede celular é feita em quatro etapas. Inicialmente, as bactérias sintetizam os precursores do peptidoglicano, a uridina difosfato (UDP) do ácido N-acetilmurâmico e a UDP-N-acetilglicosamina. Esses aminoaçúcares do peptidoglicano são unidos, de forma alternada, dando origem a longas fitas, sendo o UDP descartado. Fixado ao ácido N-acetilmurâmico, há um peptídio de cinco aminoácidos; os dois aminoácidos terminais desse peptídio são a D-alanina. Na segunda etapa, os precursores são transferidos a um transportador de natureza lipídica existente na membrana citoplasmática da bactéria, o undecaprenol-fosfato (também conhecido como bactoprenol, porém hoje se sabe que não é exclusivo de bactérias), que transporta substâncias hidrofílicas (como os açúcares) pela barreira hidrofóbica da membrana. Na terceira etapa, os dissacarídeos se polimerizam em cadeias lineares no exterior da membrana citoplasmática, porém permanecem unidos ao undecaprenol-fosfato, sendo liberados pela ação de uma fosfatase específica que elimina o fosfato terminal (desfosforilação), regenerando o transportador para retornar ao ciclo. A quarta etapa consiste na clivagem da D-alanina terminal das cadeias peptídicas pela transpeptidase, formando uma ligação cruzada com o peptídio adjacente, proporcionando à parede celular estabilidade e rigidez.

Os antimicrobianos que inibem a síntese da parede celular podem interferir em uma dessas etapas:

- A fosfomicina inibe a enzima citoplasmática enolpiruvato transferase devido a sua ligação covalente ao radical de cisteína do sítio ativo, bloqueando a adição de fosfoenolpiruvato à UDP-N-acetilglicosamina. Portanto, interfere na primeira etapa da formação da parede celular
- A bacitracina inibe a desfosforilação do undecaprenol-fosfato e na ausência do transportador interrompe-se a síntese da parede celular
- Os glicopeptídios (vancomicina, teicoplanina, avoparcina) ligam-se à D-alanina-D-alanina inibindo, portanto, a transpeptidação (ligação cruzada)
- Os antimicrobianos betalactâmicos (penicilinas e cefalosporinas) inibem as transpeptidases que estão envolvidas na ligação cruzada do peptidoglicano.

A Figura 39.3 ilustra as etapas da síntese da parede celular e os locais de atuação de alguns antibióticos que impedem a síntese da parede celular.

▼ ANTIMICROBIANOS BETALACTÂMICOS

As penicilinas e as cefalosporinas são polipeptídios, cuja estrutura química tem um anel betalactâmico. As penicilinas são derivadas do ácido 6-aminopenicilânico e as cefalosporinas do ácido 7-aminocefalosporânico (Figura 39.4). Ambos os grupos de antimicrobianos impedem a síntese da parede celular, interferindo na última etapa da síntese do peptidoglicano. Os antimicrobianos betalactâmicos inibem a atividade da transpeptidase e de outras enzimas chamadas proteínas de ligação da penicilina (PLP) (como, p. ex., carboxipeptidases e outras transpeptidases). Essas proteínas de ligação da penicilina catalisam as ligações cruzadas das unidades poliméricas de glicopeptídios que formam a parede celular (Figura 39.3). Esses antimicrobianos exercem ação bactericida, porém deve ser ressaltado que não são capazes de atuar na parede celular já formada; a condição essencial para ação bactericida desses antimicrobianos é que os microrganismos estejam se

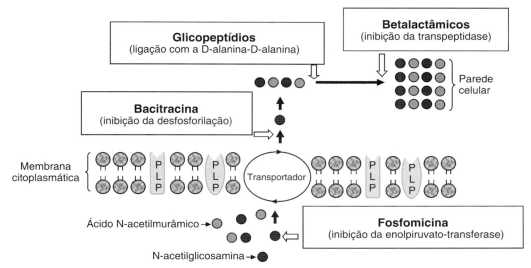

FIGURA 39.3 Esquema das etapas da síntese da parede celular e os locais de ação de alguns antimicrobianos que interferem nessa síntese.

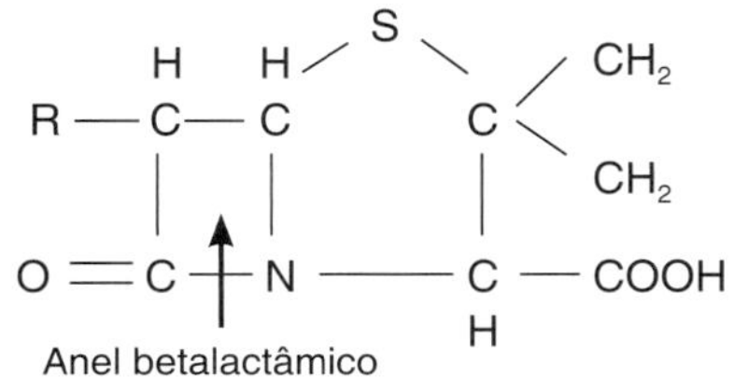

Ácido 6-aminopenicilânico

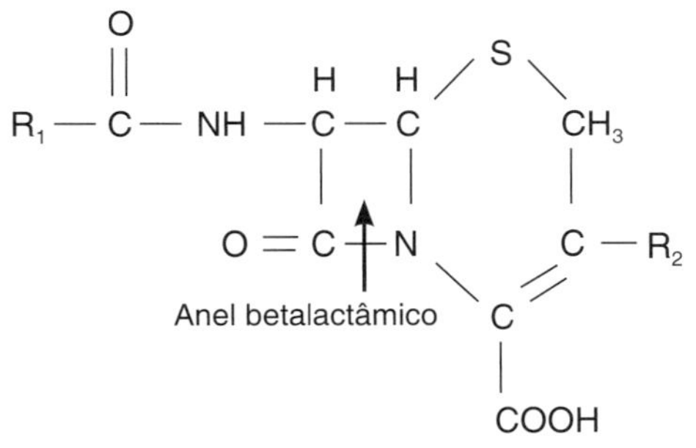

Ácido 7-aminocefalosporânico

FIGURA 39.4 Estrutura básica das penicilinas (ácido 6-aminopenicilânico) e das cefalosporinas (ácido 7-aminocefalosporânico).

multiplicando (fase de crescimento logarítmico), quando, então, há necessidade da síntese da parede celular.

Os antimicrobianos betalactâmicos são antimicrobianos tempo-dependente, isto é, o fator de maior importância para determinar sua eficácia é o período de tempo (T) no qual a concentração plasmática fica acima da concentração inibitória mínima (CIM) para uma dada bactéria (T > CIM) (para detalhes, ver *Capítulo 35*). Para os antimicrobianos tempo-dependentes, o tempo que a bactéria fica exposta ao agente é mais importante que a concentração do antimicrobiano necessária para destruir o microrganismo. Em alguns casos, por exemplo, no tratamento de infecções por estafilococos, a concentração do antimicrobiano betalactâmico pode cair abaixo da CIM e ainda obter-se a cura devido ao efeito pós-antimicrobiano; contudo, esse efeito não é observado em infecções causadas por bacilos gram-negativos. Nesse sentido, considerando que as CIMs são mais baixas em bactérias gram-positivas, podem ser empregados intervalos maiores entre as doses para o tratamento de infecções causadas por bactérias gram-positivas, quando comparados com os intervalos das bactérias gram-negativas, uma vez que é mais fácil manter a concentração plasmática acima da CIM na primeira situação.

De modo geral, considera-se a duração ótima da concentração plasmática dos antimicrobianos betalactâmicos aquela que permanece acima da CIM durante metade do tempo (50%) do intervalo entre as doses. Esse período pode variar na dependência da resposta imune do animal e do antimicrobiano betalactâmico. Por exemplo, imipeném e meropeném, que são antimicrobianos betalactâmicos com atividade bactericida maior do que aquela das penicilinas e das cefalosporinas, pode apresentar concentração plasmática acima da CIM por cerca de 30% do tempo do intervalo entre as doses.

Resistência microbiana aos antimicrobianos betalactâmicos

A resistência microbiana aos antimicrobianos betalactâmicos tem sido bastante estudada. Três fatores determinantes dessa resistência foram descritos: produção de betalactamases, redução da penetração através da camada externa da parede celular e dificuldade do antimicrobiano betalactâmico para atingir o sítio de ligação (*i. e.*, a proteína de ligação da penicilina, PLP).

O mecanismo de resistência mais importante é a produção de betalactamases pelas bactérias; essas enzimas inativam o antimicrobiano quebrando o anel betalactâmico. As betalactamases produzidas por diferentes bactérias apresentam propriedades físicas, químicas e funcionais variadas; algumas betalactamases são específicas para as penicilinas (penicilinases), algumas para as cefalosporinas (cefalosporinases) e outras são de atuar em ambos os grupos de antimicrobianos.

Os genes que codificam as betalactamases podem ocorrer por meio de mutações no cromossomo bacteriano ou transferidos por plasmídios. Foram descritas cerca de 190 betalactamases; algumas têm localização extracelular e outras se localizam entre a membrana celular da bactéria e a parede celular (Figura 39.2). A betalactamase estafilocócica produzida por *Staphylococcus* sp. tem localização extracelular, não inativa as cefalosporinas e as isoxazolilpenicilinas (oxacilina, dicloxacilina) e pode ser inativada pelo ácido clavulânico (inibidor da betalactamase). Já as bactérias gram-negativas secretam as betalactamases no espaço periplasmático, podem hidrolisar penicilinas, cefalosporinas ou ambos os grupos de antimicrobianos e algumas dessas enzimas são inibidas pelos inibidores de betalactamases (ácido clavulânico, sulbactam).

As bactérias gram-negativas podem também produzir parede celular com modificação no folheto externo, tornando-as menos permeáveis aos antimicrobianos betalactâmicos. Assim, as proteínas porinas modificadas podem impedir a passagem dos antimicrobianos betalactâmicos; podem também retardar ou reduzir a entrada desses antimicrobianos, tornando-os mais vulneráveis à atuação das betalactamases.

PENICILINAS

Histórico

A descoberta da penicilina se deu por acaso. Em 1928, Alexander Fleming, um pesquisador do Hospital St. Mary's em Londres, observou que, no meio de cultura em que havia semeado estafilococos, ocorreu contaminação por um fungo, causando a lise das bactérias ao seu redor. Como o fungo era do gênero *Penicillium*, Fleming chamou esta substância produzida pelo fungo e que tinha nítida ação bactericida sobre vários microrganismos patogênicos de **penicilina**. Fleming chegou a usar filtrados do caldo no qual o *Penicillium* havia sido cultivado sobre feridas infectadas, porém sem sucesso terapêutico. Somente mais tarde, cerca de 10 anos após esses achados, um grupo de pesquisadores liderados por Florey, em Oxford, aperfeiçoou a penicilina como agente terapêutico, obtendo-a a partir de caldos de cultura de *Penicillium notatum*. Em 1940, o material bruto então obtido mostrou-se eficiente quando administrado por via parenteral em camundongos com infecção experimental por estreptococos. A eficácia terapêutica da penicilina, aliada ao seu alto índice terapêutico, abriram as perspectivas para o seu amplo uso e à procura de outros agentes com as mesmas características.

Classificação

As modificações na molécula do ácido 6-aminopenicilânico e o espectro de ação das penicilinas permitem classificá-las em vários grupos, como mostrado no Quadro 39.1. A seguir, são comentadas as penicilinas de maior interesse em Medicina Veterinária.

Penicilinas naturais

As penicilinas naturais, isto é, obtidas a partir de variedades do fungo *Penicillium* são denominadas com as letras maiúsculas do alfabeto. Assim, têm-se penicilinas K, F, G

QUADRO 39.1
Classificação das penicilinas.

Grupo	Observação
Penicilinas G ou benzilpenicilinas: • Cristalina: sódica e potássica • Longa duração: procaína e benzatina	Espectro de ação: bactérias gram-positivas Via de administração: parenteral
Penicilina V ou fenoximetilpenicilina	Espectro de ação: bactérias gram-positivas Via de administração: oral
Penicilinas resistentes às betalactamases (também chamadas de penicilinas antiestafilocócicas): • Isoxazolilpenicilinas: oxacilina, cloxacilina, dicloxacilina, flucloxacilina • Meticilina • Nafcilina	Espectro de ação: *Staphylococcus* spp. resistentes às betalactamases; pouca atividade contra bactérias gram-negativas devido à dificuldade de atravessar a camada externa da parede celular
Penicilinas de amplo espectro de ação: • Aminopenicilinas: ampicilina (e suas pró-drogas hetacilina, metampicilina, pivampicilina, bacampicilina) e amoxicilina • Amidopenicilinas: mecilinam (também chamada de andinocilina)	Espectro de ação: amplo, porém são sensíveis às betalactamases
Penicilinas antipseudômonas: • Carboxipenicilinas: carbenicilina, ticarcilina • Ureidopenicilinas: azlocilina, mezlocilina, piperacilina	Espectro de ação: amplo com atividade contra *Pseudomonas aeruginosa*

e X; dentre estas, a mais potente é a penicilina G, sendo a única usada terapeuticamente.

A penicilina G é um dos poucos antimicrobianos cuja dose ainda é expressa em unidades internacionais (UI); uma unidade representa a atividade específica de 0,6 µg de penicilina sódica. Assim, a penicilina G sódica cristalina pura tem 1.666 unidades por miligrama.

A penicilina G (benzilpenicilina) é inativada pelo pH ácido do estômago, razão pela qual é usada exclusivamente por vias parenterais. O ácido gástrico hidrolisa a cadeia lateral amídica e abre o anel betalactâmico, fazendo com que a penicilina G perca sua atividade antibacteriana. Apenas 15% do medicamento administrado por via oral chegam na sua forma ativa no duodeno, sendo rapidamente absorvidos.

A penicilina G é utilizada nas formas: cristalina sódica e potássica; procaína e benzatina. A diferença entre estas formas está nas suas características farmacocinéticas. Assim, a penicilina G cristalina (sódica e potássica), quando administrada por via subcutânea (SC) ou intramuscular (IM), apresenta latência de cerca de 30 min para atingir os níveis terapêuticos, e estes se mantêm por 4 a 6 h. A penicilina G procaína, por essas mesmas vias, tem latência de 1 a 3 h para atingir níveis terapêuticos, que são mantidos por cerca de 12 a 24 h, porém os níveis séricos são mais baixos do que aqueles obtidos com a penicilina cristalina. A penicilina G benzatina apresenta latência de 8 h, com níveis séricos podendo perdurar por 3 a 30 dias; ressalte-se que esses níveis são mais baixos e vão decaindo gradativamente, e, na dependência do microrganismo, podem ser ineficazes para debelar o processo infeccioso. Devido ao fato de as penicilinas G procaína e benzatina permanecerem no organismo animal por tempo prolongado, são chamadas de penicilinas de longa duração ou de depósito. Existem no comércio especialidades farmacêuticas que associam dois ou três sais de penicilinas G (cristalina, procaína e benzatina), visando, com uma única aplicação, atingir níveis terapêuticos rapidamente e por período prolongado, valendo-se das características farmacocinéticas de cada um deles.

Apenas a penicilina G cristalina pode ser aplicada por via intravenosa (IV); as demais (procaína e benzatina) só devem usadas SC ou IM (de preferência IM profunda, já que a injeção é bastante dolorosa), pois a partir do ponto de administração a penicilina G vai sendo lenta e gradativamente liberada para a corrente sanguínea, mantendo os níveis terapêuticos por período prolongado.

As penicilinas se difundem pelo líquido extracelular e se distribuem por vários tecidos, tendo dificuldade de atravessar a barreira cérebro-sangue íntegra (Quadro 39.2); não são biotransformadas no organismo, sendo eliminadas pelos rins, 90% por secreção tubular (processo ativo que pode ser inibido pela probenecida) e 10% por filtração glomerular. A penicilina G liga-se às proteínas plasmáticas em cerca de 60%; somente aquela não ligada às proteínas exerce atividade antimicrobiana.

Espectro de ação antimicrobiano. As penicilinas naturais têm curto espectro de ação, atuando principalmente sobre bactérias gram-positivas (ver *Capítulo 35*, Quadro 39.2): estreptococos, estafilococos não produtores de penicilinase, *Arcanobacterium* sp. (anteriormente, *Actinomyces* sp.), *Listeria monocytogenes*, *Clostridium* etc. As penicilinas naturais são inativas contra *Pseudomonas*, a maioria das Enterobacteriaceae e estafilococos produtores de penicilinase.

Penicilina V

Também chamada fenoximetilpenicilina; é uma penicilina obtida por fermentação do *Penicillium*, acrescentando o seu precursor, o ácido fenoxiacético. Tem espectro de ação antimicrobiano semelhante ao das penicilinas naturais; difere destas unicamente pelo fato de ser resistente ao pH ácido do estômago, podendo, portanto, ser administrada por via oral. A eliminação é quase completa após 6 h de sua administração.

Penicilinas resistentes às penicilinases

São também chamadas penicilinas antiestafilocócicas, pois atuam sobre *Staphylococcus aureus* produtores de penicilinase, sendo usadas principalmente para o tratamento ou prevenção da mastite estafilocócica bovina. Foi no início da década de 1960 que surgiram as primeiras penicilinas resistentes a penicilinase, possuindo, portanto, espectro de ação superior àqueles das penicilinas naturais. São as isoxazolilpenicilinas, a meticilina e a nafcilina; todas são penicilinas semissintéticas.

As isoxazolilpenicilinas (oxacilina, cloxacilina, dicloxacilina e flucloxacilina) são estáveis em meio ácido, isto é, podem ser administradas por via oral. Estas penicilinas são parcialmente biotransformadas no fígado, sendo a eliminação renal, quer da fração biotransformada, quer da fração íntegra. A probenecida, um derivado lipossolúvel do ácido benzoico, reduz a secreção renal desses antimicrobianos pelos túbulos renais. Os níveis plasmáticos adequados desses antimicrobianos são mantidos por 4 a 6 h.

A meticilina foi a primeira penicilina betalactamase resistente introduzida para uso clínico em 1960; não é usada por via oral porque é acidossensível; sofre biotransformação hepática (cerca de 20%), sendo 80% eliminados inalterados, por secreção tubular, pelo rim. Há relatos de *S. aureus* resistentes à meticilina, particularmente, em cães e cavalos.

A nafcilina pode ser usada por via oral, mas sua absorção é baixa (10 a 20% da dose), dando-se preferência pelo uso parenteral. Cerca de 60% deste antimicrobiano é biotransformado no fígado, 10% eliminados de forma íntegra pela bile e, aproximadamente, 30% são eliminados pelo rim.

Penicilinas de amplo espectro de ação

As penicilinas de amplo espectro de ação são semissintéticas e surgiram na busca de medicamentos cada vez mais eficientes, visando atingir a maioria dos agentes infecciosos. Todas são sensíveis à penicilinase. Por esse motivo, os inibidores das betalactamases (ácido clavulânico, sulbactam) podem ser associados a essas penicilinas, a fim de se obter efeito sinérgico nas bactérias produtoras de betalactamases.

As penicilinas de amplo espectro de ação são as aminopenicilinas e as amidopenicilinas. No primeiro grupo encontram-se a ampicilina e suas pró-drogas (hetacilina, metampicilina, pivampicilina, bacampicilina) e a amoxicilina. No grupo das amidopenicilinas tem-se o mecilinam.

A ampicilina foi a primeira penicilina de amplo espectro de ação introduzida em terapêutica, ativa contra cocos gram-positivos e gram-negativos e grande número de gêneros de bacilos gram-negativos. A ampicilina é acidoestável, sendo bem absorvida por via oral; pode também ser administrada por vias parenterais. A hetacilina, a metampicilina, a pivampicilina e a bacampicilina são convertidas no organismo animal em ampicilina. A ampicilina é eliminada predominantemente sob a forma ativa na urina e na bile.

QUADRO 39.2
Distribuição das penicilinas e cefalosporinas no organismo.

	Penicilinas	Cefalosporinas
Sangue	++++	++++
Cérebro	0/+	0/+
Pulmão	+++	+++
Coração	+	+
Fígado	+++	+++
Rim	++++	++++
Urina	++++	++++
Pele	+++	+++
Ossos	+	+
Meio intracelular	0	0
Leite	+	+

++++: excelente; +++: boa; ++: moderada; +: baixa; 0/+: muito baixa; 0: ausente.

QUADRO 39.3
Penicilinas: posologia e especialidades farmacêuticas.

Penicilinas	Vias de administração	Dose (UI ou mg/kg)	Intervalo (horas)	Especialidades farmacêuticas
Penicilina G cristalina	IM, IV	20.000 a 40.000 UI	4 a 6	Megapen®
Penicilina G procaína	IM	20.000 a 40.000 UI	12 a 24	Despacilina®*, Wycillin®*, Megacilin®ᵛ
Penicilina G benzatina	IM	40.000 UI	72	Benzetacil®, Longacilin®, Agrobiótico®ᵛ
Penicilina V	Oral	10	6 a 8	Meracilina®, Pen-Ve-oral®
Oxacilina, cloxacilina	Oral, IM	40 a 60	8	Staficilin®
Ampicilina	IV, IM	10 a 20	6 a 8	Amplacilina®, Binofen®
Ampicilina	Oral	20 a 30	8	Binotal®, Ampicil®ᵛ
Amoxicilina	Oral, IM	20 a 30	8 a 12	Amoxil®, Agemoxi®ᵛ, Bactrosina®ᵛ, Clamoxyl®ᵛ Farmaxilin®ᵛ
Amoxicilina + ácido clavulânico	Oral	14	12	Clavulin®, Clavoxil®, Novamox®, Clavamox®ᵛ
Indanilcarbenicilina	Oral	50 a 100	8	–
Carbenicilina	IM, IV	50	6 a 8	Carbenialina-Pfizer®
Ticarcilina	IM, IV	50 a 75	6 a 8	Timentin®**
Piperacilina	IM, IV	50	8	Novataz®***, Tazocilina®***, Tazocin®***

*Associada à penicilina G potássica. **Associada ao ácido clavulânico. ***Associada ao tazobactam. ᵛProduto de uso veterinário.

A amoxicilina é semelhante à ampicilina quanto à estrutura química e ao espectro de ação. A característica mais marcante que a diferencia da ampicilina é a sua absorção mais efetiva no sistema digestório, podendo alcançar até 90% da dose administrada.

No grupo das amidopenicilinas destaca-se o mecilinam, também chamado andinocilina. Esse antimicrobiano apresenta pequena atividade sobre bactérias gram-positivas, mas atua, em baixas concentrações, sobre várias Enterobacteriaceae (*Enterobacter* spp., *E. coli*, *Proteus* spp., *Klebsiella pneumoniae*); não atua sobre *Pseudomonas aeruginosa*. O mecilinam não é bem absorvido por via oral, sendo utilizado por vias parenterais (intravenosa e intramuscular) para obtenção de efeito sistêmico.

Penicilinas antipseudômonas

No grupo das penicilinas antipseudômonas tem-se as carboxipenicilinas (carbenicilina, ticarcilina) e as ureidopenicilinas (azlocilina, mezlocilina, piperacilina)

A carbenicilina foi a primeira penicilina com boa atividade contra *Pseudomonas aeruginosa* e *Proteus*; é degradada pelo suco gástrico e é pouco absorvida pelo sistema digestório, devendo ser administrada por vias parenterais. Por outro lado, a indanilcarbenicilina é acidoestável e bem absorvida pelo sistema digestório. São eliminadas rapidamente por secreção tubular; cerca de 95% são eliminadas inalteradas pela urina.

A ticarcilina tem características semelhantes às da carbenicilina, porém é duas vezes mais ativa contra *Pseudomonas aeruginosa*. É usada exclusivamente por vias parenterais, sendo indicada em infecções graves causadas por bacilos gram-negativos.

As penicilinas antipseudômonas do grupo das ureidopenicilinas de maior interesse em Medicina Veterinária são: azlocilina, mezlocilina e piperacilina. Nenhum desses antimicrobianos é resistente à inativação por betalactamases.

A mezlocilina é mais ativa que a azlocilina contra Enterobacteriaceae e a piperacilina tem o maior espectro entre elas. Todas essas penicilinas são administradas por vias parenterais para obter-se efeito sistêmico.

Toxicidade e efeitos adversos

As penicilinas podem ser consideradas como antimicrobianos muito pouco tóxicos, mesmo em altas doses, uma vez que atuam em uma estrutura que não existe nas células dos animais: a parede celular. Entretanto, reações alérgicas podem ocorrer, embora sejam muito mais comuns em indivíduos da espécie humana. As reações alérgicas podem manifestar-se como reações cutâneas sem nenhuma gravidade, mas podendo chegar até mesmo ao choque anafilático. As reações alérgicas são mais frequentes de ocorrer com as penicilinas naturais do que com as semissintéticas.

A penicilina por si só não é alergênica (é uma molécula de baixo peso molecular), porém pode formar radical peniciloil e este, ligando-se a proteínas do organismo do animal, pode, em uma segunda exposição à penicilina, provocar uma reação alérgica. Reações alérgicas às penicilinas já foram descritas em cães, bovinos e equinos, entretanto a ocorrência é bastante rara, não sendo, portanto, usual o teste para reação alérgica a este antimicrobiano, nas diferentes espécies animais.

Há relatos de toxicidade aguda causada pela presença de potássio e procaína nas preparações de penicilina G. Assim, para evitar arritmias cardíacas é mais indicada a penicilina G sódica, em vez da potássica IV. Altas doses de penicilina G procaína podem causar excitação do sistema nervoso central (incoordenação motora, ataxia, excitação) e morte, particularmente em equinos. Ainda em equinos, não se deve administrar penicilina G procaína, pelo menos 2 semanas antes da competição, para evitar o resultado positivo no exame *antidoping*.

A administração oral de penicilinas pode romper o equilíbrio da microbiota intestinal e permitir a proliferação intestinal de *Clostridium*, particularmente em *hamsters*, gerbilos e coelhos.

As reações adversas mais comuns causadas pelas penicilinas são a anemia hemolítica e a trombocitopenia.

Posologia e especialidades farmacêuticas

O Quadro 39.3 apresenta a posologia das penicilinas mais empregadas em Medicina Veterinária, bem como algumas especialidades farmacêuticas. O Quadro 39.4 mostra o período de carência de algumas penicilinas quando administradas, por vias parenterais, em doses terapêuticas para ruminantes.

CEFALOSPORINAS

As cefalosporinas provêm do fungo *Cephalosporium acremonium* (atualmente, *Acremonium strictum*); o núcleo básico destes antimicrobianos é o ácido 7-aminocefalosporânico que é bastante semelhante àquele das penicilinas (Figura 39.4). O isolamento desse núcleo foi fundamental para a obtenção dos derivados semissintéticos das cefalosporinas atualmente disponíveis no comércio. As cefamicinas (cefamicina C, cefoxitina) apresentam propriedades bastante semelhantes às cefalosporinas, sendo, portanto, aqui comentadas. Diferem das cefalosporinas pela substituição de um hidrogênio, na posição 7α do anel bicíclico, por um grupo metoxila.

O mecanismo de ação das cefalosporinas e cefamicinas é semelhante ao das penicilinas, isto é, impedem a síntese da parede do microrganismo (Figura 39.3) e, portanto, são antimicrobianos bactericidas. Como as penicilinas, são antimicrobianos tempo-dependentes (T > CIM).

Classificação

As cefalosporinas são classificadas em "gerações", segundo certas características e a ordem cronológica de sua síntese. Atualmente, são quatro as gerações das cefalosporinas, e a quinta geração está surgindo, com atividade contra estafilococos resistentes à meticilina (ceftarolina e ceftobiprole). O Quadro 39.5 apresenta essa classificação, mostrando algumas características de cada grupo. Deve ser salientado que novas cefalosporinas continuam sendo desenvolvidas, visando ampliar o espectro de ação e facilitar o uso por diferentes vias.

O uso das cefalosporinas em Medicina Veterinária vem se ampliando, embora o alto custo do tratamento seja um fator limitante. O Quadro 39.6 mostra a classificação, a posologia e as especialidades farmacêuticas de algumas cefalosporinas empregadas em Medicina Veterinária.

De modo geral, as cefalosporinas têm características farmacocinéticas semelhantes àquelas das penicilinas. O Quadro 39.2 mostra a distribuição de ambas, penicilinas e cefalosporinas, nos diferentes tecidos; o processo inflamatório, por exemplo, das meninges, facilita sua penetração no sistema nervoso central. Assim como as penicilinas, as cefalosporinas são antimicrobianos muito pouco tóxicos, embora a experiência clínica em animais seja pequena.

QUADRO 39.4

Período de carência de algumas penicilinas e de uma cefalosporina, quando administradas por via parenteral em doses terapêuticas em ruminantes.

Antimicrobiano	Período de carência
Penicilinas	
Amoxicilina	Carne: 25 dias; leite: 96 h
Ampicilina	Carne: 6 dias; leite: 48 h
Penicilina G benzatina	Carne: 14 a 30 dias
Penicilina G procaína	Carne: 5 a 10 dias; leite: 48 a 72 h
Cefalosporina	
Cefazolina	Carne: 30 dias

QUADRO 39.5

Classificação das cefalosporinas e algumas características de cada grupo.

Grupo	Exemplo	Características
Primeira geração	Cefaloridina, cefalotina, cefapirina, cefazolina	Via de administração parenteral; resistente à betalactamase de estafilococos; sensível à betalactamase de enterobactérias
	Cefadroxila, cefadrina, cefalexina	Via de administração oral; resistente à betalactamase de estafilococos; moderadamente resistente a algumas betalactamases de enterobactérias
Segunda geração	Cefaclor, cefoxitina,* cefuroxima, cefamandol	Vias de administração oral e parenteral; resistente a várias betalactamases
Terceira geração	Cefotaxima, ceftizoxima, ceftriaxona, ceftiofur	Via de administração parenteral; resistente a várias betalactamases
	Cefixima, cefpodoxima, cefetamet	Via de administração oral; resistente a várias betalactamases
	Cefoperazona, ceftazidima	Via de administração parenteral; resistente a várias betalactamases; ativa contra *Pseudomonas aeruginosa*
	Cefovecina	Via parenteral; apresenta meia-vida bastante longa quando comparada a outras cefalosporinas
Quarta geração	Cefepima, cefquinoma, cefpiroma	Via de administração parenteral; resistente às betalactamases de estafilococo, de enterobactérias e de pseudômonas

*Pertence ao grupo das cefamicinas.

QUADRO 39.6
Cefalosporinas: classificação, posologia e especialidades farmacêuticas.

Antimicrobiano	Vias de administração	Dose (mg/kg)	Intervalo (horas)	Especialidade farmacêutica
Primeira geração				
Cefalotina	IV, IM	20 a 40	6 a 8 h	Cefalotil®, Keflitin®
Cefazolina	IV, IM	15 a 30	8 h	Ceftrat®, Fazolixv®
Cefapirina	IV, IM	20 a 30	6 a 8 h	Cefa-Dri®V, Metricure®V
Cefradina	IV, IM, oral	20 a 40	6 h	
Cefalexina	Oral	10 a 30	6 a 8 h	Keflex®
	IM	10 a 15	12 a 24 h	Desflex®V
Cefadroxila	Oral	15 a 30	8 a 12 h	Cefamox®, Cefa-Cure®V, Cefa-Drops®V
Segunda geração				
Cefamandol	IV, IM	15 a 30	8 h	
Cefoxitina*	IV, IM	20 a 40	6 a 8 h	Cefoxitina sódica®, Cefton®
Cefaclor	Oral	20 a 40	8 h	Ceclor®
Terceira geração				
Cefotaxima	IV, IM	20 a 40	8 a 12 h	Cefloran®, Claforan®
Cefoperazona	IV, IM	30 a 50	8 a 12 h	Pathozone®V
Cefovecina	SC	8 mg/kg	7 dias	Convenia® V
Ceftizoxima	IV, IM	25 a 50	8 a 12 h	–
Ceftriaxona	IV, IM	25 a 50	12 h	Ceftriona®, Rocefin®
Ceftazidima	IM	25	8 a 12 h	Cefazima®, Ceftafor®, Fortaz®
Ceftiofur	IM	1	24 h	Accent®V, Bioxell®V, Excede®V, Excenel®V

IM: intramuscular; IV: intravenosa; SC: subcutânea. *Pertence ao grupo das cefamicinas. VProduto de uso veterinário.

OUTROS ANTIMICROBIANOS BETALACTÂMICOS

O desenvolvimento contínuo de antimicrobianos betalactâmicos permitiu a obtenção de compostos com espectro de ação antimicrobiana diferente das penicilinas e cefalosporinas. Assim, surgiram os inibidores de betalactamases, as carbapenemas e os monobactâmicos.

Inibidores de betalactamases

A produção das enzimas betalactamases pelos microrganismos é o mecanismo mais frequente de resistência aos antimicrobianos betalactâmicos; essas enzimas hidrolisam o anel betalactâmico, inativando os antimicrobianos. Quando essas enzimas atuam nas penicilinas são chamadas de penicilinases e de cefalosporinases quando atuam nas cefalosporinas. As betalactamases são produzidas tanto por bactérias gram-positivas, quanto por gram-negativas, sendo codificadas por genes cromossônicos ou localizados em plasmídios.

O valor terapêutico dos inibidores de lactamases se fundamenta na sua capacidade de inativar a ação ou inibir a produção da enzima e, desta forma, quando usados em associação com um antimicrobiano betalactâmico, este fica preservado da ação deletéria da enzima produzida pelo microrganismo resistente. Nesse sentido, os inibidores de betalactamases têm sido associados às penicilinas de amplo espectro (ampicilina, amoxicilina), às penicilinas antipseudômonas (ticarcilina, piperacilina) e algumas cefalosporinas (cefpirona), visando ampliar o espectro de ação antimicrobiano.

Os inibidores de lactamases de maior interesse em Medicina Veterinária são: ácido clavulânico, sulbactam e tazobactam.

Ácido clavulânico. Foi isolado de culturas de *Streptomyces clavuligerus*, possui um anel betalactâmico (Figura 39.5), porém tem atividade antimicrobiana desprezível. Por outro lado, tem sido observado efeito sinérgico do ácido clavulânico quando associado com as penicilinas sensíveis às betalactamases, como ampicilina, amoxicilina, ticarcilina, bem como com a cefalosporina cefpiroma. Uma das associações mais usadas é 1 parte de ácido clavulânico para 2 partes de amoxicilina (14 mg/kg a cada 12 h por via oral, para cães, gatos e bezerros). Existem também associações de ácido clavulânico e amoxicilina na proporção de 4:1 e de ticarcilina com ácido clavulânico na proporção de 15:1. As associações com o ácido clavulânico são geralmente bactericidas mais potentes, sendo uma ou duas diluições abaixo da CIM de amoxicilina ou ticarcilina usadas isoladamente.

O ácido clavulânico é bem absorvido por via oral e suas propriedades farmacocinéticas são similares às da amoxicilina.

Sulbactam e tazobactam. Apresentam características, em geral, semelhantes às do ácido clavulânico. O sulbactam é pouco absorvido quando administrado por via oral, porém uma ligação éster dupla do sulbactam com ampicilina permitiu

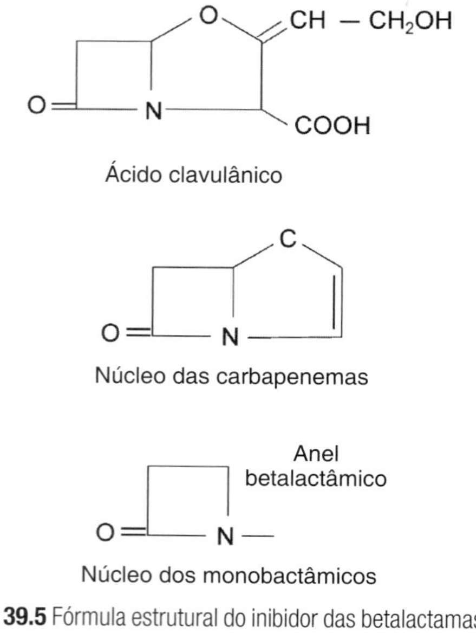

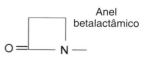

Ácido clavulânico

Núcleo das carbapenemas

Anel betalactâmico

Núcleo dos monobactâmicos

FIGURA 39.5 Fórmula estrutural do inibidor das betalactamases, o ácido clavulânico, e as estruturas básicas das carbapenemas e dos antimicrobianos monobactâmicos.

a obtenção de um produto que é bem absorvido por via oral, liberando os dois antimicrobianos betalactâmicos na parede intestinal; essa associação é recomendada por causa da semelhança de suas características farmacocinéticas. O sulbactam se liga à betalactamases de *Citrobacter*, *Enterobacter*, *Proteus* e *Serratia*, enquanto o ácido clavulânico não tem essa capacidade.

O tazobactam tem sido associado à piperacilina na proporção 1:8, visando ampliar o espectro de ação dessa penicilina antipseudômonas.

Carbapenemas

As carbapenemas (Figura 39.5) apresentam ampla atividade contra uma grande variedade de bactérias gram-positivas e gram-negativas e também sobre várias betalactamases. Os principais representantes desse grupo são: imipeném, meropeném e ertapeném.

Imipeném. Não é antimicrobiano de primeira escolha, sendo indicado apenas em infecções graves em Medicina Veterinária. O imipeném é biotransformado pelas células dos túbulos renais (enzimas da borda em escova), formando um metabólito tóxico. Para evitar a formação desse metabólito tóxico se associa o imipeném com a cilastatina (Tienam®); essa substância inibe a enzima responsável pela formação desse metabólito. A associação imipeném com a cilastatina, na proporção 1:1, resulta no bloqueio da biotransformação renal do antimicrobiano, permitindo que atinja níveis elevados na urina, sem a nefrotoxicidade.

Meropeném e ertapeném. São membros mais novos do grupo das carbapenemas, os quais não promovem a formação do metabólito tóxico; não há, portanto, a necessidade de associação com a cilastatina.

Monobactâmicos

Os antimicrobianos monobactâmicos apresentam apenas o anel betalactâmico (Figura 39.5). Fazem parte desse grupo aztreonam, tigemonam, entre outros. O **aztreonam** foi o primeiro representante desse grupo introduzido em terapêutica. Esse antimicrobiano não é absorvido quando administrado por via oral, sendo empregado IV ou IM. Seu espectro de ação é curto, sendo ativo contra microrganismos gram-negativos; não tem ação contra os germes gram-positivos e anaeróbicos; e apresenta alta resistência às betalactamases. O aztrenam apresenta o potencial para substituir os aminoglicosídios nas infecções sensíveis, uma vez que esses últimos são mais tóxicos.

BIBLIOGRAFIA

Adams, H.R. *Farmacologia e terapêutica em veterinária*. 8. ed. Rio de Janeiro: Guanabara Koogan; 2003.

Boothe, D.M. Antimicrobial drugs. In: Bootle, D.M. S*mall animal clinical pharmacoly & therapeutics*. 2. ed. St. Louis: Elsevier; 2012. p. 189-269.

Giguère, S.; Prescott, J.F; Baggot, J.D.; Walker, R.D.; Dowling, P.D. *Antimicrobial therapy*. 4. ed. Ames Blackwell, 2006. 626 p.

Horner, C.; Mushtaq, S.; Livermore, D.M. Activity of ceftaroline versus ceftobiprole against staphylococci and pneumococci in the UK and Ireland: analysis of BSAC surveillance data, Journal of Antimicrobial Chemotherapy, v. 75, n. 11, p. 3239-3243, 2020.

Oliveira, J.H.H.L.; Granato, A.C.; Hirata, D.B.; Hokka, C.O.; Barboza, M.; Trsic, M. Ácido clavulânico e cefamicina c: uma perspectiva da biossíntese, processos de isolamento e mecanismo de ação. *Química Nova*, v. 32, n. 8, p. 2142-2150, 2009.

Papich, M.G. β-Lactam antibiotics: penicillins, cephalosporins, and related drugs. In: Rivieri, J.E.; Papich, M.G. *Veterinary pharmacology & therapeutics*. 10. ed. Ames Wiley-Blackwell; 2018. p. 826-857.

Plumb, D.C. *Veterinary drug handbook*. 4. ed. Ames Blackwell; 2002. 993 p.

Rocha, H. Cefalosporinas. In: Silva, P. *Farmacologia*. 7. ed. Rio de Janeiro: Guanabara Koogan; 2006. p. 972-979.

Sauvage, E.; Kerff, F.; Terrak, M.; Ayala, J.A.; Charlier, P. The penicillin-binding proteins: structure and role in peptidoglycan biosynthesis. *Fems microbiology reviews*, v. 32, p. 234-258, 2008.

Silva, P. Antibióticos betalactâmicos. Penicilinas. In: Silva, P. *Farmacologia*. 7. ed. Rio de Janeiro: Guanabara Koogan; 2006. p. 953-971.

40

Antimicrobianos que Interferem na Síntese da Parede Celular (Bacitracina, Glicopeptídios e Fosfomicina) e na Permeabilidade da Membrana Celular (Polimixinas)

Helenice de Souza Spinosa

- Introdução, 563
- Antimicrobianos que interferem na síntese da parede celular, 563
- Antimicrobianos que interferem na permeabilidade da membrana celular, 566
- Bibliografia, 567

INTRODUÇÃO

Neste capítulo são apresentados os antimicrobianos que interferem na síntese da parede celular: bacitracina, glicopeptídios (vancomicina, teicoplanina e avoparcina) e fosfomicina, bem como antimicrobianos que interferem na permeabilidade da membrana celular (polimixinas). Todos estes antimicrobianos têm em comum o efeito bactericida.

ANTIMICROBIANOS QUE INTERFEREM NA SÍNTESE DA PAREDE CELULAR

No *Capítulo 39*, foi descrito em detalhes como é formada a parede celular das bactérias, sua composição e os locais de atuação dos antimicrobianos que interferem na síntese dessa parede. Foi comentado que a parede celular é uma estrutura fundamental para a manutenção da vida da bactéria e que a supressão da sua síntese conduz à desintegração da célula. Portanto, todos os antimicrobianos que interferem na síntese da parede celular são bactericidas.

Além dos antimicrobianos betalactâmicos, os antimicrobianos que interferem na síntese da parede celular da bactéria são: bacitracina, glicopeptídios (vancomicina, teicoplanina e avoparcina) e fosfomicina.

Bacitracina

A bacitracina, um antimicrobiano polipeptídico (Figura 40.1) descoberto em 1945, é produzida por *Bacillus licheniformis*. Os microrganismos sensíveis à bacitracina são a maioria das bactérias gram-positivas. A bacitracina é pouco ativa contra bactérias gram-negativas.

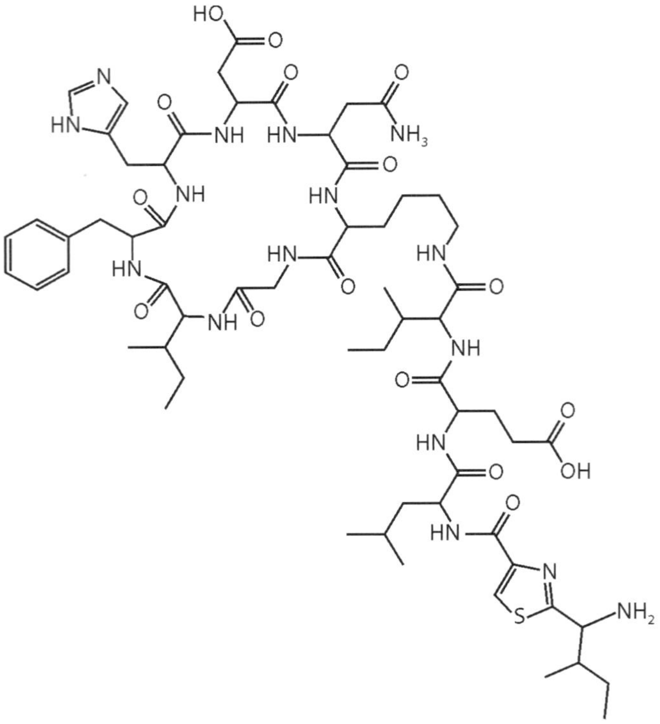

FIGURA 40.1 Estrutura química da bacitracina.

QUADRO 40.1
Especialidades farmacêuticas e produtos de uso veterinário contendo bacitracina.

Antimicrobiano	Produto comercial	Apresentação (via)	Linha
Bacitracina	Nebacetin pomada®*	Bisnaga (tópica)	Humana
	Mastijet®*	Frasco (intramamária)	Veterinária
Bacitracina de zinco	Crema 6A®	Bisnaga (tópica)	Veterinária
	Anaseptil®*	Tubo-pó (tópica)	Humana
	Bactoderm®*	Bisnaga (tópica)	Humana
	Dermase®*	Bisnaga (tópica)	Humana
	Cicatrene®*	Bisnaga (tópica)	Humana
	Nebactrina®*	Bisnaga (tópica)	Humana
	Neomastic®*	Frasco (intramamária)	Veterinária
	Neotopic® SM*	Spray (tópico)	Veterinária
	Vetococ® SM*	Envelopes (oral)	Veterinária
Dimetilenodissalicilato de bacitracina	BMD granulado 11%®	Saco, sachê (via oral, na ração)	Veterinária
	BMD solúvel 50%®	Sachê (via oral, na água de bebida)	Veterinária

*Associação.

A bacitracina impede a síntese da parede celular, inibindo a desfosforilação de um pirofosfato lipídico (carreador de natureza lipídica presente na membrana celular da bactéria) (ver *Capítulo 39*, Figura 39.3) e parece também lesar a membrana citoplasmática.

A resistência bacteriana é rara com o uso da bacitracina, embora possa ocorrer.

A bacitracina não é absorvida quando administrada por via oral. Devido a sua nefrotoxicidade (albuminúria, cilindrúria, azotemia) quando administrada por via parenteral, o uso da bacitracina atualmente se limita às aplicações tópicas, sob a forma de soluções otológicas e oftálmicas, cremes e pomadas, e também preparações intramamárias para o tratamento da mastite. Há no comércio especialidades farmacêuticas de uso tópico contendo associação de bacitracina com neomicina ou polimixina B (antimicrobianos com atividade em bactérias gram-negativas), visando a ampliar o espectro de ação antimicrobiano (Quadro 40.1).

Há também formulações para administração oral (metilenodissalicilato de bacitracina, bacitracina de zinco) empregadas como aditivos zootécnicos melhoradores do desempenho em aves, suínos e bovinos (para detalhes, ver *Capítulo 54*) – porém, o Ministério da Agricultura, Pecuária e Abastecimento (MAPA) já sinalizou que pretende proibir essa indicação de uso – e para a prevenção e o tratamento de enterite causada por *Clostridium perfringens* (Quadro 40.1).

Glicopeptídios

Os glicopeptídios de maior interesse são a vancomicina, a teicoplanina e a avoparcina. São antimicrobianos com atividade contra bactérias gram-positivas, em particular, os cocos.

Os glicopeptídios interferem na síntese da parede celular ligando-se à D-alanina-D-alanina e, com isso, inibem a transpeptidação (ver *Capítulo 39*, Figura 39.3); são antimicrobianos bactericidas, com peso molecular relativamente alto.

A vancomicina e a teicoplanina estão disponíveis no comércio para uso clínico na espécie humana, sendo indicadas para o tratamento de infecções graves causadas por microrganismos gram-positivos resistentes aos antimicrobianos betalactâmicos (não são antimicrobianos de primeira escolha).

A avoparcina foi introduzida na década de 1970 como promotor de crescimento (atualmente, denominado aditivo zootécnico melhorador do desempenho) em aves e suínos. Atualmente, o uso de avoparcina foi proibido em vários países, inclusive no Brasil, pelo fato de ter sido associado o uso desse antimicrobiano em animais de produção com o aparecimento de enterococos resistentes à vancomicina (*vancomycin-resistant enterococci* – VRE), uma vez que esses antimicrobianos possuem estruturas químicas semelhantes – para detalhes, ver *Capítulo 54*.

Vancomicina

A vancomicina (Figura 40.2) foi isolada de *Streptomyces orientalis*, em 1956. Nas décadas de 1960 e 1970 esse antimicrobiano não foi muito utilizado, pelo fato de as penicilinas e cefalosporinas serem muito ativas contra a maioria das bactérias gram-positivas. Posteriormente, com o aparecimento de infecções causadas por estafilococos e enterococos resistentes, o uso de vancomicina se tornou relevante em seres humanos.

A vancomicina tem efeito bactericida na maioria dos cocos (em particular, *Staphylococcus* spp. e estreptococos) e efeito bacteriostático sobre *Enterococcus faecium*

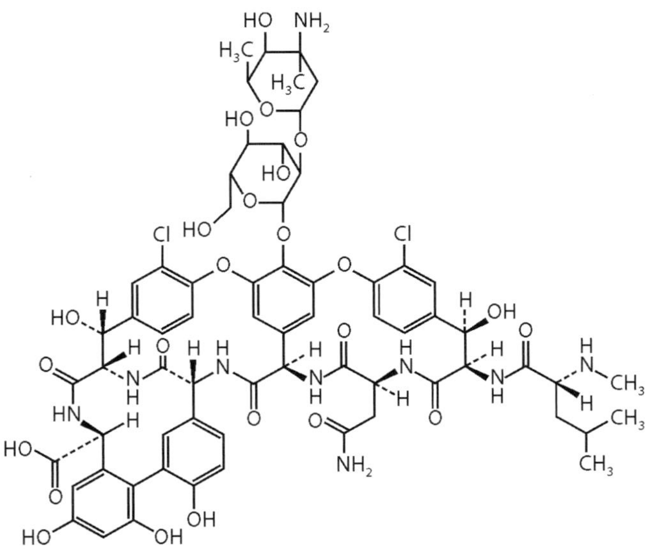

FIGURA 40.2 Estrutura química da vancomicina.

e *E. faecalis* (bacilos gram-positivos); não tem atividade na maioria das bactérias gram-negativas. Devido sua atividade contra *Staphylococcus* resistentes à meticilina (*methicillin-resistant S. aureus* – MRSA) e *Enterococcus* resistentes aos betalactâmicos, o uso da vancomicina no tratamento dessas infecções tem se mostrado muito importante.

A atividade da vancomicina é considerada tempo-dependente, porém a relação farmacocinética/farmacodinâmica que melhor expressa os resultados clínicos é a razão área sob a curva (ASC) e a concentração inibitória mínima (CIM), isto é, ASC/CIM.

De modo geral, é rara a resistência adquirida à vancomicina, contudo ocorre com alguma frequência em relação a *Enterococcus* spp., em particular, o *E. faecium*. A resistência cruzada pode ocorrer entre os demais glicopeptídios, porém não entre outras classes de antimicrobianos.

A resistência à vancomicina tem sido bastante estudada. Os enterococos resistentes à vancomicina (*vancomycin-resistant enterococci* – VRE) têm aumentado desde a década de 1990 e também observou-se isolados *S. aureus* resistentes à meticilina (*Multiple-resistant Staphylococcus aureus* – MRSA) com suscetibilidade reduzida aos glicopeptídios. Acredita-se que o uso ampliado de vancomicina, tanto na espécie humana como em animais, bem como o uso de avoparcina como promotor do crescimento possam ter contribuído para o aparecimento de resistência (para detalhes, ver *Capítulos 36 e 54*).

A vancomicina administrada por via oral não é absorvida, porém é ativa no lúmen intestinal. Não deve ser administrada por via intramuscular devido à irritação tecidual, acompanhada de intensa dor. Assim, indica-se utilizar a vancomicina por via intravenosa, diluída em soro glicosado ou fisiológico (NaCl 0,9%). A penetração nos tecidos é relativamente adequada (fígado, pulmão, miocárdio, líquidos pleural, pericárdico e sinovial), inclusive é capaz de alcançar o líquido cefalorraquidiano quando há inflamação das meninges. A meia-vida da vancomicina é cerca de 6 a 8 h em seres humano, de 2 h em cães e próximo de 3 h em cavalos. A excreção é renal (filtração glomerular), com uma pequena parte eliminada pela bile.

A vancomicina tem efeito sinérgico com os aminoglicosídios contra cocos gram-positivos e parece ter efeito sinérgico *in vivo* com a rifampicina contra *S. aureus*.

Há pouca informação sobre a toxicidade da vancomicina em animais domésticos, provavelmente em função de seu pequeno uso. Além da irritação tecidual, pode causar tromboflebite, nefrotoxicidade e neurotoxicidade (lesão do VIII par de nervo craniano, sobretudo do ramo vestibular) descritas na espécie humana com o uso de doses altas ou em pacientes com insuficiência renal.

O Quadro 40.2 apresenta a posologia e as especialidades farmacêuticas contendo vancomicina disponíveis no comércio brasileiro para uso na espécie humana; não há produtos registrados no país para uso veterinário.

Teicoplanina

É um antimicrobiano glicopeptídio constituído de um complexo de seis análogos; tem atividade antimicrobiana similar à vancomicina. Esse antimicrobiano tem excelente atividade contra *S. aureus* (incluindo cepas resistentes à meticilina), estreptococos (é mais ativo do que a vancomicina), *Listeria monocytogenes*, *Clostridium difficile*, *C. perfringens* e outras bactérias gram-positivas. A teicoplanina é mais ativa contra *E. faecalis*, porém, como a vancomicina, raramente tem efeito bactericida.

A teicoplanina não é absorvida por via oral. Por outro lado, é bem absorvida quando administrada por via intramuscular, apresentando ampla distribuição nos tecidos (líquido extracelular); pode ser administrada também por via intravenosa. A meia-vida em seres humanos é mais longa, entre 45 e 70 h após a administração por via intravenosa; ainda não existem estudos farmacocinéticos em animais.

A teicoplanina se mostra como um antimicrobiano alternativo à vancomicina, tendo como vantagens maior potência, menor frequência de administração (1 vez/dia) e menos ototoxicidade e nefrotoxicidade.

O Quadro 40.2 apresenta as especialidades farmacêuticas contendo teicoplanina disponíveis no comércio brasileiro para uso na espécie humana; não há estudos indicando posologia em animais domésticos e também não há produtos registrados para uso veterinário.

QUADRO 40.2

Posologia e especialidades farmacêuticas contendo os glicopeptídios vancomicina e teicoplanina disponíveis no Brasil para uso na espécie humana. Não há produtos registrados para uso veterinário.

Glicopeptídio	Posologia	Especialidades farmacêuticas
Vancomicina	Cão: 15 mg/kg, a cada 6 a 8 h, infusão IV	Celovan®, Novamicin®, Vancocid®, Vancoson®, Vancotrat®
	Gato: 12 a 15 mg/kg, a cada 8 h, infusão IV	
	Equinos: 4,3 a 7,5 mg/kg, a cada 8 h, infusão IV, por pelo menos 30 min	
Teicoplanina	Não definida	Bactomax®, Kiron®, Targocid®, Teiconin®, Teicoston®, Teiplan®

IV: via intravenosa.

Fosfomicina

A fosfomicina (ou fosfonomicina – Figura 40.3) é um antimicrobiano originariamente isolado, em 1969, de culturas de *Streptomyces fradiae*; atualmente é obtido por síntese laboratorial.

A fosfomicina interfere na primeira etapa da síntese da parede celular bacteriana. Esse antimicrobiano inibe a enzima citoplasmática enolpiruvato-transferase ao se ligar (ligação covalente) ao radical de cisteína do sítio ativo, bloqueando a adição de fosfoenolpiruvato à UDP-N-acetilglicosamina (ver *Capítulo 39*, Figura 39.3).

Esse antimicrobiano é ativo contra bactérias gram-positivas e gram-negativas, porém de forma variável; se mostra ativo, em particular, contra várias Enterobacteriaceae, incluindo *E. coli*; contudo, *Pseudomonas aeruginosa* é resistente.

A resistência adquirida à fosfomicina é pouco comum; pode ser cromossômica ou carreada por plasmídeos. Não foi descrita resistência cruzada com outros grupos de antimicrobianos.

A fosfomicina pode ser administrada pelas vias oral e parenteral, distribuindo-se bem pelos diferentes tecidos do animal e, aparentemente, é desprovida de efeitos tóxicos.

A fosfomicina é um antimicrobiano muito pouco usado em Medicina Veterinária; constitui uma opção para o tratamento de infecções por estafilococos e por bacilos gram-negativos. Na espécie humana tem sido usada com resultados satisfatórios em infecções urinárias, pulmonares e intestinais, osteomielites, meningoencefalites e septicemias causadas por microrganismos sensíveis.

A fosfomicina tem ação sinérgica com antimicrobianos betalactâmicos, aminoglicosídios e cloranfenicol.

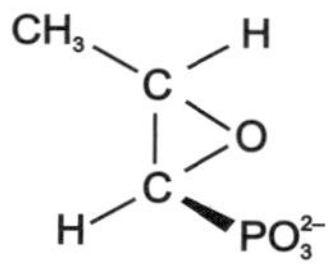

FIGURA 40.3 Estrutura química da fosfomicina.

ANTIMICROBIANOS QUE INTERFEREM NA PERMEABILIDADE DA MEMBRANA CELULAR

A membrana celular recobre o citoplasma da célula do microrganismo e tem a mesma constituição daquelas encontradas nos organismos eucariontes. Essa membrana é seletiva, deixando passar algumas substâncias e impedindo a passagem de outras. É uma estrutura muito importante para a manutenção da vida do microrganismo; alterações nessa estrutura interferem em sua permeabilidade seletiva, conduzindo o microrganismo à morte.

Os antimicrobianos que interferem na permeabilidade da membrana celular dos microrganismos são a anfotericina B e a nistatina, que apresentam atividade antifúngica (são apresentados no *Capítulo 43*), e as polimixinas.

Polimixinas

São antimicrobianos de estrutura polipeptídica (decapeptídios cíclicos – Figura 40.4), produzidos por *Bacillus polymyxa*.

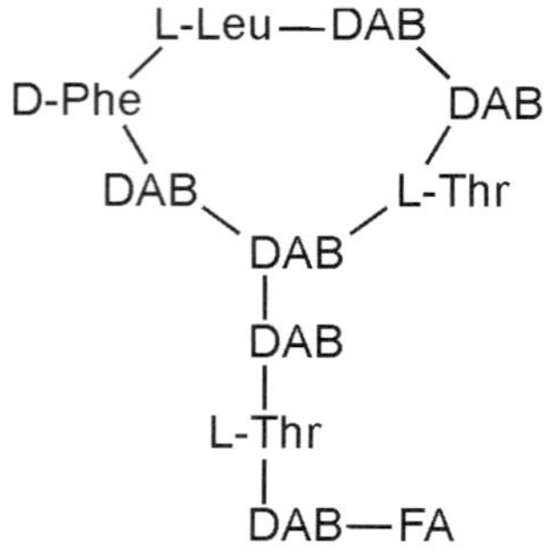

FIGURA 40.4 Estrutura química da polimixina B1. D-Leu: D-leucina; L-Phe: L-fenilalanina; L-Thr: L-treonina; FA: ácido 6-metil-octanoico; DAB: ácido L-2,4-diaminobutírico.

As primeiras polimixinas foram descritas na década de 1940, visando ao seu emprego contra *P. aeruginosa*. Dentre as várias polimixinas (A, B, C, D, E e M), apenas as polimixinas B e E têm uso terapêutico; as demais são muito tóxicas. A polimixina E também é denominada colistina, colistimetato sódico ou colimicina.

As polimixinas são usadas mais frequentemente por via tópica e em preparações intramamárias, devido à sua toxicidade sistêmica; o uso sistêmico em dose abaixo daquela com atividade antimicrobiana é indicado para inativação de endotoxinas, principalmente em cavalos. Em particular, a colistina, como aditivo zootécnico melhorador de desempenho na alimentação animal, teve seu uso proibido no país, por meio da Instrução Normativa Nº 45, de 22 de novembro de 2016, do MAPA.

As doses de polimixinas são expressas em unidades internacionais (UI) ou em unidades do sistema métrico decimal; 10 UI de polimixina B correspondem a 1 µg, enquanto 10 UI de sulfato ou metanossulfonato de colistina correspondem a 0,5 µg.

Mecanismo de ação

As polimixinas são detergentes catiônicos que interferem na permeabilidade seletiva da membrana celular. Esses antimicrobianos ligam-se aos constituintes lipoproteicos da membrana, desorganizando essa estrutura. Com a permeabilidade seletiva alterada e, provavelmente, alterações também na respiração celular, a bactéria morre. Portanto, as polimixinas são antimicrobianos bactericidas.

Os efeitos das polimixinas na membrana celular são observados principalmente em bactérias gram-negativas, devido ao maior conteúdo de lipídio na membra desses microrganismos.

A ligação das polimixinas aos fosfolipídios explica também a neurotoxicidade quando do seu uso sistêmico, uma vez que é decorrente de sua interação com os neurônios, que são células ricas em lipídios.

As polimixinas podem também neutralizar endotoxinas (lipopolissacarídios, LPS) produzidas por bactérias gram-negativas. Nesse caso, a porção catiônica do antimicrobiano liga-se à porção aniônica do lipídio A da endotoxina, inativando-a. Dessa forma, é controlada a maior parte dos efeitos adversos da endotoxina no organismo do animal.

A atividade bactericida das polimixinas é concentração-dependente e parece estar relacionada à relação área sob a curva (ASC) e concentração inibitória mínima (CIM), ou seja, ASC/CIM.

Espectro de ação

As polimixinas têm atividade contra bactérias gram-negativas, que incluem *Aerobacter*, *Escherichia*, *Histophilus*, *Klebsiella*, *Pasteurella*, *Pseudomonas*, *Salmonella* e *Shigella*. Todas as bactérias gram-positivas são resistentes, bem como *Proteus* spp. e a maior parte de *Serratia* spp.

As polimixinas têm efeito sinérgico quando associadas a vários antimicrobianos pelo fato de desorganizarem a estrutura da membrana celular dos microrganismos; sinergismo foi descrito com sulfas e trimetoprima, com rifampicina e com cefalosporinas.

Resistência bacteriana

Raramente as bactérias sensíveis adquirem resistência, porém existe resistência cruzada entre as polimixinas.

Características farmacocinéticas

As polimixinas não são absorvidas quando administradas por via oral, porém são ativas no lúmen intestinal, podendo ser usadas em infecções entéricas e também como aditivos de rações para animais de produção. As polimixinas são administradas sistemicamente tanto por via intramuscular como por via intravenosa; ligam-se moderadamente às proteínas plasmáticas e distribuem-se pelos pulmões, fígado, rins e músculo esquelético. A excreção se faz através dos rins na sua forma ativa, por filtração glomerular, podendo acumular-se em indivíduos com insuficiência renal.

Toxicidade e efeitos adversos

A administração sistêmica das polimixinas pode causar nefrotoxicidade (dano nas células epiteliais dos túbulos renais), neurotoxicidade (letargia, apatia, ataxia transitória) e bloqueio neuromuscular; a colistina é menos tóxica do que a polimixina B.

Posologia

A posologia das polimixinas é apresentada no Quadro 40.3, e no Quadro 40.4 são apresentadas as especialidades farmacêuticas, tanto de uso na espécie humana, como de produtos veterinários.

No *Capítulo 54* discute-se o uso da colistina como aditivo na ração animal.

QUADRO 40.3
Posologia das polimixinas em algumas espécies animais.

Polimixinas	Espécie animal	Dose (mg/kg)	Via de administração	Intervalo (horas)
B	Cão e gato	2	IM	12
	Cavalo (endotoxemia)	1	Oral	6
		1	IV	8
	Bovino (mastite por coliforme)	0,4	IV	8 a 12
E (colistina)	Cão (endotoxemia)	0,6	IM	12

IM: via intramuscular; IV: via intravenosa.

QUADRO 40.4
Especialidades farmacêuticas e produtos de uso veterinário contendo polimixinas.

Polimixina	Produto comercial	Apresentação (via)	Linha
B	Bedfordpoly B®	Frasco-ampola (IM, IV)	Humana
	Polytec B®	Frasco-ampola (IM, IV)	Humana
	Previn®*	Frasco conta-gotas (uso otológico)	Veterinária
	Tetra Delta®*	Frasco (intramamária)	Veterinária
E (colistina)	Agroplus®*	Frasco-ampola (SC, IM)	Veterinária
	Coligent Interchange®*	Saco plástico (via oral, na água de bebida ou ração)	Veterinária
	Colimpex 300®	Caixa com 50 sachês (via oral, na água de bebida ou ração)	Veterinária
	Colis-Tek®	Frasco ampola (IM, IV)	Humana
	Promixin®	Ampola (IM, IV)	Humana
	Salcol®	Frasco (IM)	Veterinária

IM: via intramuscular; IV: via intravenosa; SC: via subcutânea. *Associação.

BIBLIOGRAFIA

Adams, H.R. *Farmacologia e terapêutica em veterinária*. 8. ed. Rio de Janeiro: Guanabara Koogan; 2003.

Allen, D.G.; Pringle, J.K.; Smith, D.A. *Handbook of veterinary drugs*. 2. ed. Philadelphia: Lippincott-Raven; 1998.

Boothe, D.M. Antimicrobial drugs. In: Boothe, D.M. *Small animal clinical pharmacology & therapeutics*. 2 ed. St. Louis: Elsevier; 2012. p. 189-269.

Brasil. Ministério da Agricultura, Pecuária e Abastecimento (MAPA). Instrução Normativa Nº 45, de 22 de novembro de 2016, que proibe, em todo o território nacional, a importação e a fabricação da substância antimicrobiana sulfato de colistina, com a finalidade de aditivo zootécnico melhorador de desempenho na alimentação animal. Disponível em: https://pesquisa.in.gov.br/imprensa/jsp/visualiza/index.jsp?jornal=1&pagina=6&data=30/11/2016. Acesso em: 09 dez. 2021.

Brasil. Ministério da Agricultura, Pecuária e Abastecimento (MAPA). Portaria n° 171, de 13 de dezembro de 2018, que informa sobre a intensão de proibição de uso de antimicrobianos com a finalidade de aditivos melhoradores de desempenho de alimentos e abre prazo manifestação. Disponível em: https://www.gov.br/agricultura/pt-br/assuntos/camaras-setoriais-tematicas/documentos/camaras-setoriais/aves-e-suinos/2019/39deg-ro/3-sut-aprescsas-futuro-antimicrobianos-23jul2019-convertido.pdf/view. Acesso em: 8 dez. 2021.

Brennan, J.; Skinner, J.; Barnum, D.A.; Wilson, J. The efficacy of bacitracin methylene disalicylate when fed in combination with narasin in the management of necrotic enteritis in broiler chickens. *Poultry Science*, v. 82, n. 3, p. 360-363, 2003.

Dowling, P.M. Peptide antibiotics: polymyxins, glycopeptides and bacitracin. In: Giguère, S.; Prescott, J.F; Baggot, J.D.; Walker, R.D.; Dowling, P.D. *Antimicrobial therapy*. 4. ed. Ames: Blackwell. p. 171-178.

Falagas, M.E.; Kastoris, A.C.; Kapaskelis, A.M.; Karageorgopoulos, D.E. Fosfomycin for the treatment of multidrug-resistant, including extended-spectrum betalactamase producing, Enterobacteriaceae infections: a systematic review. *The Lancet Infectious Diseases*, v. 10, n. 1, p. 43-50, 2010.

Giguère, S.; Prescott, J.F.; Baggot, J.D.; Walker, R.D.; Dowling, P.M. *Antimicrobial therapy in veterinary medicine*. Ames: Blackwell Publishing; 2006. 626 p.

Kwa, A.; Kasiakou, S.K.; Tam, V.H.; Falagas, M.E. Polymyxin B: similarities to and differences from colistin (polymyxin E). *Expert Review of Anti-Infective Therapy*, v. 5, n. 5, p. 811-821, 2007.

Morresey, P.R.; Mackay, R.J. Endotoxin-neutralizing activity of polymyxin B in blood after IV administration in horses. *American Journal of Veterinary Research*, v. 67, n. 4, p. 642-647, 2006.

Nascimento, L.C.D. Vancomicina, teicoplanina, quinupristina e dalfopristina. Bacitacina. Gramicidina. Polimixinas. In: Silva, P. *Farmacologia*. 7. ed. Rio de Janeiro: Guanabara Koogan; 2006. p. 1003-1008.

Orsini, J.A.; Ramberg Jr, C.F.; Benson, C.E.; Dreyfuss, D.J.; Vecchione, J.A.; Kunz, C.C. Vancomycin kinetics in plasma and synovial fluid following intravenous administration in horses. *Journal of Veterinary Pharmacology and Therapeutics*, v. 15, n. 4, p. 351-363, 1992.

Papich, M.G. Chloramphenicol and derivatives, macrolides, lincosamides, and miscellaneous antimicrobials. In: Rivieri, J.E.; Papich, M.G. *Veterinary pharmacology & therapeutics*. 10. ed. Ames: Wiley-Blackwell; 2018. p. 903-952.

Papich, M.G. *Manual Saunders terapêutico veterinário*. 2. ed. São Paulo: MedVet; 2009. 774 p.

Plumb, D.C. *Veterinary drug handbook*. 4. ed. Ames: Blackwell; 2002. 993 p.

Poeta, P.; Antunes, T.; Rodrigues, J. *Enterococcus* spp. resistentes à vancomicina isolados de fezes de frangos, pombos, gamos e ratos. *Arquivo Brasileiro de Medicina Veterinária e Zootecnia*, v. 58, n. 3, p. 412-414, 2005.

Pressel, M.A.; Fox, L.E.; Apley, M.D.; Simutis, F.J. Vancomycin for multi-drug resistant *Enterococcus faecium* cholangiohepatitis in a cat. *Journal of Feline Medicine and Surgery*, v. 7, n. 5, p. 317-321, 2005.

Senturk, S. Evaluation of anti-endotoxic effects of polymycin-E (colistin) in dogs with naturally occurred endotoxic shock. *Journal of Veterinary Pharmacology and Therapeutics*, v. 28, n. 1, p. 57-63, 2005.

Tam, V.H.; Schilling, A.N.; Vo, G.; Kabbara, S.; Kwa, A.L.; Wiederhold, N.P.; Lewis, R.E. Pharmacodynamics of polymyxin B against *Pseudomonas aeruginosa*. *Antimicrobial Agents and Chemotherapy*, v. 49, n. 9, p. 3624-3630, 2005.

Tavares, W. *Manual de antibióticos e quimioterápicos anti-infecciosos*. 2. ed. São Paulo: Atheneu; 1996. 792 p.

Ziv, G. Clinical pharmacology of polymyxins. *J Am Vet Med Assoc.*, v. 179, p. 711, 1981.

41

Antimicrobianos Bactericidas que Interferem na Síntese Proteica: Aminoglicosídios

- Introdução, 569
- Mecanismo de ação, 569
- Espectro de ação, 570
- Resistência bacteriana, 571
- Características farmacocinéticas, 572
- Toxicidade e efeitos adversos, 572
- Posologia, 573
- Bibliografia, 573

Helenice de Souza Spinosa

INTRODUÇÃO

A maioria dos antimicrobianos que interferem na síntese proteica bacteriana apresentam efeito bacteriostático; contudo, os aminoglicosídios têm efeito bactericida. Esses antimicrobianos contêm aminoaçúcares ligados a um anel aminociclitol por ligações glicosídicas; são policátions, cuja polaridade é responsável, em parte, pelas propriedades farmacocinéticas compartilhadas por todos os membros desse grupo.

Os aminoglicosídios são antimicrobianos bactericidas importantes para o tratamento de infecções causadas por bactérias gram-negativas. No entanto, a sua potencial toxicidade e seus resíduos em produtos de origem animal limitam sua utilização.

A maioria dos antimicrobianos desse grupo é produzida por microrganismos (*Streptomyces griseus*, *S. kanamyceticus*, *S. fradiae*, *Micromonospora purpurea*, *M. inyoensis* etc.); contudo, há também aqueles semissintéticos. O primeiro aminoglicosídio introduzido em terapêutica foi a estreptomicina, em 1943, pelo grupo de pesquisadores liderado por Waksman. A seguir, outros foram surgindo como neomicina (1949), paramomicina (1956), canamicina (1957), espectinomicina (1961), gentamicina (1963), tobramicina (1968), sisomicina e ribostamicina (1970), netilmicina (1975), entre outros.

Os aminoglicosídios são moléculas bastante solúveis em água, mas pouco lipossolúveis; são policátions básicos altamente ionizáveis em pH fisiológico. As estruturas químicas de alguns aminoglicosídios são mostradas na Figura 41.1.

A estrutura química desses antimicrobianos está relacionada à atividade antimicrobiana, à resistência bacteriana e à capacidade de produzir efeitos tóxicos. Em relação, por exemplo, ao mecanismo de nefrotoxicidade, foi associado o número de grupos aminos livres da molécula com esse efeito. Assim, quanto mais ionizável o aminoglicosídio, como a neomicina que apresenta seis grupos aminos, mais tóxico e maior afinidade de ligação aos tecidos do animal, quando comparado com aminoglicosídios menos ionizáveis, como a estreptomicina que apresenta três grupos aminos livres.

MECANISMO DE AÇÃO

Os aminoglicosídios são antimicrobianos bactericidas que interferem na síntese proteica ligando-se à subunidade 30 S do ribossomo, e para exercerem esse efeito há necessidade de penetrarem na célula bacteriana. É por isso que antimicrobianos que interferem na síntese da parede celular, com

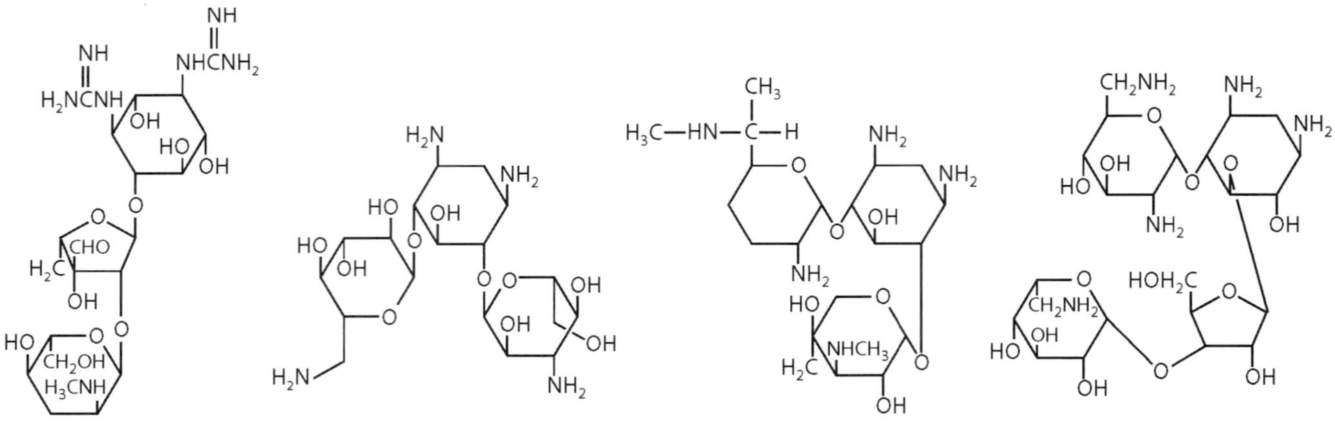

FIGURA 41.1 Estruturas químicas de alguns aminoglicosídios.

os antimicrobianos betalactâmicos, são associados aos aminoglicosídios para obter efeito sinérgico, uma vez que facilitam a entrada desses últimos no interior da bactéria.

A passagem dos aminoglicosídios para o interior da bactéria se dá por meio de um mecanismo ativo de transporte (dependente de energia e oxigênio), associado com a diferença de potencial elétrico existente entre os meios exterior e interior da bactéria. Inicialmente, os aminoglicosídios se difundem no folheto externo da parede celular das bactérias gram-negativas através de canais aquosos formados pela porina. Uma vez no espaço periplasmático, um processo de transporte dependente de oxigênio carreia os aminoglicosídios para o interior da célula bacteriana, atravessando a membrana celular. Esse transporte dependente de oxigênio está acoplado a um sistema de transporte de elétrons que torna o citoplasma da bactéria negativo em relação ao meio exterior, o que faz com que os aminoglicosídios sejam atraídos para o citoplasma, pelo fato de terem carga elétrica positiva (são policátions básicos). Vale destacar que bactérias anaeróbicas, que não dispõem do sistema de transporte dependente de oxigênio, são naturalmente resistentes aos aminoglicosídios e, ainda, alguns cátions bivalentes, como cálcio e magnésio, são inibidores competitivos desse sistema de transporte.

Uma vez no interior da bactéria, os aminoglicosídios se ligam irreversivelmente a um ou mais receptores de proteínas da subunidade 30 S do ribossomo bacteriano, interferindo com vários mecanismos no processo de translação do RNA mensageiro. Pode, então, haver a incorporação de aminoácidos incorretos na cadeia polipeptídica que está sendo formada no ribossomo, dando origem a proteínas defeituosas. Essas proteínas participam de estruturas essenciais da célula, alteram o funcionamento da membrana celular e provocam a saída de sódio, potássio, aminoácidos e outros constituintes celulares, resultando em morte do microrganismo. A Figura 41.2 ilustra o mecanismo de ação dos aminoglicosídios na célula bacteriana.

Esses antimicrobianos não interferem na síntese proteica das células dos animais superiores, porque não conseguem se ligar ao ribossomo deles, formado pelas subunidades 40 S e 60 S, enquanto o das bactérias é constituído pelas subunidades 30 S e 50 S.

Os aminoglicosídios têm atividade bactericida concentração-dependente e apresentam efeito pós-antimicrobiano evidente. Os antimicrobianos concentração-dependentes são aqueles que, quanto maior o nível sérico acima da concentração inibitória mínima (CIM), maior a capacidade de erradicação das bactérias. A administração desses agentes em doses elevadas com intervalos longos faz com que alcancem concentrações máximas no local da infecção, produzindo efeito bactericida máximo. O efeito pós-antimicrobiano é, por definição, a supressão do crescimento bacteriano que se segue após a remoção do antimicrobiano. Esses conceitos são a base para o uso dos aminoglicosídios em dose única diária. A posologia adequada desses antimicrobianos envolve administração de altas doses e longos intervalos entre as doses. Os parâmetros que melhor avaliam a eficácia desses antimicrobianos são por meio da razão área sob a curva e CIM (ASC/CIM) ou a razão concentração máxima e CIM ($C_{máx}$/CIM).

ESPECTRO DE AÇÃO

Os aminoglicosídios são antimicrobianos bactericidas usados principalmente para o tratamento de infecções graves causadas por bactérias aeróbicas gram-negativas e estafilococos (bactérias gram-positivas). Amicacina e tobramicina têm excelente atividade contra *Pseudomonas aeruginosa*. Esses antimicrobianos são ativos contra os enterococos, e o tratamento contra os estreptococos é mais eficiente quando associado aos antimicrobianos betalactâmicos.

Os aminoglicosídios não são ativos contra bactérias anaeróbicas facultativas ou aeróbicas sob condições anaeróbicas, pelo fato de seu transporte para o interior do microrganismo ser dependente de oxigênio. *Salmonella* e *Brucella* spp. são microrganismos intracelulares e geralmente são resistentes a esses antimicrobianos.

Algumas micobactérias, espiroquetas e *Mycoplasma* spp. são suscetíveis a esses antimicrobianos. A estreptomicina e a di-hidroestreptomicina são os aminoglicosídios mais ativos contra micobactérias e *Leptospira* spp., porém são os menos ativos contra os demais microrganismos.

A amicacina, que foi obtida a partir da canamicina, tem o maior espectro de atividade antimicrobiana dentre os

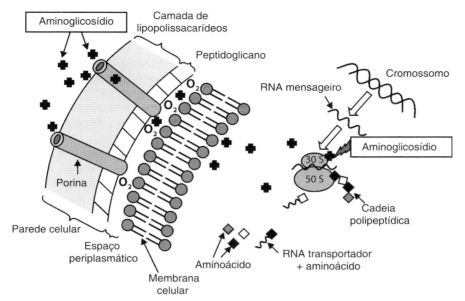

FIGURA 41.2 Mecanismo de ação dos aminoglicosídios em bactérias gram-negativas. Inicialmente, o antimicrobiano se difunde no folheto externo da parede celular das bactérias gram-negativas através de canais aquosos formados pela porina. Uma vez no espaço periplasmático, um processo de transporte dependente de oxigênio carreia o aminoglicosídio para o interior da célula bacteriana, atravessando a membrana celular. No interior da bactéria, o aminoglicosídio se liga irreversivelmente à subunidade 30 S do ribossomo, levando à formação de proteínas defeituosas que levam à morte da bactéria.

amiglicosídios; é efetiva contra cepas gram-negativas não suscetíveis aos outros aminoglicosídios, pelo fato de ser mais resistente à inativação enzimática bacteriana. Por outro lado, a amicacina é menos ativa contra estreptococos do que a gentamicina, embora seja menos nefrotóxica.

Considerando a potência, o espectro de atividade antimicrobiana e a estabilidade frente a enzimas de resistência mediadas por plasmídios, os aminoglicosídios são classificados na seguinte ordem: amicacina > tobramicina ≥ gentamicina > neomicina = canamicina > estreptomicina.

Deve ser salientado que a atividade antibacteriana desses antimicrobianos é bastante influenciada pelo pH, sendo mais ativos em meio alcalino. O pus também inativa os aminoglicosídios.

RESISTÊNCIA BACTERIANA

A resistência adquirida aos aminoglicosídios pode ser cromossômica ou carreada por plasmídios, sendo esta última mais frequente e conferindo resistência múltipla, envolvendo simultaneamente vários antimicrobianos.

Existem três mecanismos reconhecidos de resistência bacteriana aos aminoglicosídios: (1) alteração dos sítios de ligação no ribossomo; (2) redução da penetração do antimicrobiano no interior da bactéria; e (3) modificação enzimática do antimicrobiano.

O primeiro mecanismo é o menos frequente e é consequência de mutação cromossômica. Nos mutantes resistentes ocorrem modificações nas proteínas da subunidade 30 S do ribossomo bacteriano, de tal forma que o antimicrobiano não é mais capaz de ligar-se ao seu sítio de ação. Esse mecanismo foi descrito para estreptomicina em relação principalmente ao enterococo.

O segundo mecanismo, a redução da penetração do antimicrobiano no interior da bactéria, está relacionado às mutações cromossômicas que afetam o metabolismo energético da membrana citoplasmática, diminuindo a diferença de potencial através da membrana e, consequentemente, reduzindo o transporte ativo do aminoglicosídio para o interior da bactéria. As cepas com a permeabilidade reduzida e, portanto, aumento da CIM de duas a quatro vezes, podem ser selecionadas durante o tratamento com o aminoglicosídio. Esse mecanismo de resistência geralmente atinge todos os aminoglicosídios (resistência cruzada) e é frequentemente observado em *Pseudomonas aeruginosa* resistente; com menor frequência é observado também entre as enterobactérias.

O terceiro mecanismo de resistência, que é a modificação enzimática do antimicrobiano, é o mais frequente e o de maior importância clínica. Os genes que codificam a produção das enzimas estão, na maioria dos casos, situados em plasmídios. As enzimas inativadoras de aminoglicosídios são classificadas em três grupos: fosfotransferases, adeniltransferase e acetiltransferases; já foram identificadas mais de uma dezena delas. Essas enzimas modificam os grupos amino e hidroxila dos aminoglicosídios, impedindo sua ligação com o ribossomo; elas estão presentes no espaço periplasmático. A produção dessas enzimas é variável com a espécie e a cepa bacteriana, podendo também produzir várias enzimas simultaneamente. Esse mecanismo de resistência bacteriana não necessariamente conduz a resistência cruzada, uma vez que a inativação do antimicrobiano depende da existência em sua molécula de sítios sensíveis ao ataque enzimático e esses variam em função de sua estrutura química. Por outro lado, um único plasmídio pode conferir resistência cruzada a vários aminoglicosídios e a outros antimicrobianos de outras classes. Por exemplo, já foram isoladas cepas de *E. coli* resistentes simultaneamente a aminoglicosídios, sulfa, trimetoprima, ampicilina e tetraciclina.

CARACTERÍSTICAS FARMACOCINÉTICAS

Os aminoglicosídios apresentam propriedades farmacocinéticas similares. A absorção no trato gastrintestinal é desprezível, porém são ativos no lúmen intestinal, quando administrados por via oral. Deve ser ressaltado que em neonatos e em animais com enterite a absorção após a administração oral pode ser significativamente aumentada.

Para o tratamento de infecções sistêmicas, os aminoglicosídios devem ser empregados por vias parenterais. A partir do local da injeção intramuscular ou subcutânea, esses antimicrobianos se distribuem por vários tecidos, atingindo concentrações efetivas nos líquidos sinovial, pleural, peritoneal, pericárdico e perilinfa. Já foi também descrito que a gentamicina administrada a vacas por infusão intrauterina e intramamária foi absorvida, resultando em resíduos teciduais por tempo prolongado.

Os aminoglicosídios ligam-se pouco às proteínas plasmáticas (inferior a 25%). Como são moléculas relativamente grandes e altamente ionizáveis em pH fisiológico, esses antimicrobianos são pouco lipossolúveis e têm capacidade limitada de atravessar as barreiras celulares e penetrar nas células. Esses antimicrobianos não atingem concentrações terapêuticas adequadas em líquidos transcelulares, em particular, os líquidos cerebrospinal e ocular. A taxa de concentração leite-plasma é de aproximadamente 0,5. A meia-vida de eliminação dos aminoglicosídios é curta, de 1 a 2 h. O volume de distribuição desses antimicrobianos é relativamente baixo (< 0,35 ℓ/kg), porém a ligação seletiva aos tecidos pode ocorrer, como, por exemplo, nos rins, onde os resíduos podem permanecer por períodos prolongados.

Esses antimicrobianos não são biotransformados de maneira significativa no organismo animal. A eliminação renal, na sua forma inalterada, ocorre por filtração glomerular; a ocorrência de nefropatia pode causar níveis altos de aminoglicosídios na circulação, favorecendo o aparecimento de efeitos tóxicos.

TOXICIDADE E EFEITOS ADVERSOS

Todos os aminoglicosídios causam, em maior ou menor grau, nefrotoxicidade e ototoxicidade (Quadro 41.1). Esses efeitos tóxicos ocorrem porque esses tecidos contêm concentrações mais elevadas de fosfolipídios (em particular, o fosfatidilinositol) na sua matriz celular, fazendo com que os aminoglicosídios catiônicos sejam atraídos pelos fosfolipídios aniônicos. Essa interação é saturável e é competitivamente inibida por cátions bivalentes, como cálcio e magnésio. Foi observado, por exemplo, que dietas ricas em cálcio reduzem o risco da nefrotoxicidade causada por aminoglicosídios.

A nefrotoxicidade, caracterizada pela necrose tubular aguda, é o efeito adverso mais comum durante o tratamento com aminoglicosídios. A neomicina é considerada o aminoglicosídio mais nefrotóxico, e os menos tóxicos são a estreptomicina, a di-hidroestreptomicina e a tobramicina. Os aminoglicosídios, após a filtração glomerular, alcançam os túbulos renais. As membranas das células dos túbulos proximais renais são constituídas de fosfolipídios aniônicos, os quais atraem os aminoglicosídios que são moléculas catiônicas. Esses antimicrobianos entram, então, no interior dessas células por meio de pinocitose mediada por carreador e são translocados para o interior de vacúolos citoplasmáticos. Esses vacúolos se fundem com os lisossomos. À medida que os aminoglicosídios vão penetrando nas células tubulares, ocorre o acúmulo no interior dos lisossomos; estes têm sua função alterada e podem se romper, liberando enzimas lisossômicas, fosfolipídios e os próprios aminoglicosídios no citoplasma das células dos túbulos proximais, desorganizando outras organelas e levando à morte celular. Observou-se que as células dos túbulos proximais podem conter concentrações de aminoglicosídios cerca de 50 vezes maiores do que aquelas do plasma.

Os fatores que predispõem à toxicidade dos aminoglicosídios são a duração do tratamento (superior a 7 a 10 dias), doses diárias múltiplas, acidose, distúrbios eletrolíticos (hipopotassemia, hiponatremia), depleção de volume plasmático (choque, endotoxemia), tratamento simultâneo com outros medicamentos nefrotóxicos, idade (neonatos e idosos são mais suscetíveis), doença renal preexistente e concentrações plasmáticas elevadas.

Atualmente, é comum empregar aminoglicosídios em dose alta e uma única vez ao dia no tratamento de infecções sensíveis, pelo fato de serem antimicrobianos concentração-dependentes e com efeito pós-antimicrobiano (supressão do crescimento bacteriano que se segue após a remoção do antimicrobiano). Esse uso evita a resistência bacteriana e também a nefrotoxicidade, uma vez que as células renais ficam expostas ao aminoglicosídio por um período total de tempo menor, devido ao aumento do intervalo entre as doses.

A ototoxicidade dos aminoglicosídios ocorre pelo mesmo mecanismo descrito para a nefrotoxicidade. Foi demonstrado que existe acúmulo dos aminoglicosídios na perilinfa e endolinfa da orelha interna, podendo afetar a audição e o equilíbrio, devido à destruição das células sensoriais da cóclea e do vestíbulo. A ototoxicidade pode ser irreversível.

Os efeitos ototóxicos dos aminoglicosídios dependem das características de cada um dos componentes desse grupo e aumenta a sua probabilidade de ocorrência com o aumento da dose e/ou duração do tratamento, uso concomitante de diuréticos, como as tiazidas, a furosemida e o ácido etacrínico, e exposição prévia a terapia com aminoglicosídios. A tendência de produzir dano vestibular é maior com o uso de estreptomicina, e o dano coclear, com o uso da di-hidroestreptomicina e da neomicina (Quadro 41.1). De modo geral, os cães tendem a apresentar toxicidade auditiva e os gatos, toxicidade vestibular, mas o efeito tóxico ocorre após a manifestação de nefrotoxicidade.

A administração rápida de aminoglicosídios por via intravenosa pode causar bradicardia e queda da pressão arterial devido seu efeito no metabolismo do cálcio. O bloqueio neuromuscular de intensidade variável é mais raro de ocorrer e está associado ao bloqueio de receptores colinérgicos nicotínicos. O bloqueio neuromuscular, que pode levar a apneia, é mais comum quando há o uso concomitante de bloqueadores neuromusculares ou de alguns anestésicos.

Já se descreveu a síndrome de neurite óptica reversível na espécie humana com o uso de estreptomicina, bem como neurite periférica com o uso desse mesmo antimicrobiano e de canamicina.

Os aminoglicosídios mais modernos (tobramicina, netilmicina) apresentam maior índice terapêutico, diminuindo os riscos de ototoxicidade e de nefrotoxicidade. Por outro lado, a toxicidade da neomicina é grande, fazendo com que seu uso seja limitado a infecções entéricas (uma vez que não é absorvida) ou uso local (pomadas, colírios), inclusive administração intramamária.

POSOLOGIA

O Quadro 41.2 mostra a posologia e as especialidades farmacêuticas de alguns aminoglicosídios mais usados em Medicina Veterinária e o Quadro 41.3 mostra o período de carência.

QUADRO 41.1
Toxicidade dos aminoglicosídios.

Aminoglicosídio	Toxicidade vestibular	Toxicidade coclear	Toxicidade renal	Neurite periférica
Estreptomicina	+++	++	(P)	+
Di-hidroestreptomicina	++	+++	(P)	
Neomicina	+	+++	+++	
Canamicina	+	++	++	+
Amicacina	(P)	+	++	
Gentamicina	++	+	++	
Tobramicina	(P)	(P)	(P)	

P: pouco tóxico; +: leve; ++: moderada; +++: grave.

QUADRO 41.2
Aminoglicosídios: posologia e especialidades farmacêuticas/produto de uso veterinário.

Aminoglicosídio	Dose (mg/kg)	Intervalo (horas) × duração	Vias de administração	Especialidades farmacêuticas[H]/produto de uso veterinário[V]
Amicacina	10 a 25	24 × 5 a 7 dias	IV, IM, SC	Amicilon®[H], Novamin®[H]
Apramicina	12	24 × 7 dias	Oral	Apralan®[V]
	20	12 a 24 × 5 dias	IM	
Canamicina	10	8 × 5 dias	Oral	Kanainjecto 250®[V]
	10 a 20	24 × 5 dias	IV, IM, SC	
Di-hidroestreptomicina	12 a 15	24 × 3 a 5 dias	IM	Pentabiótico®[V]**
Espectinomicina	20 a 40	24 × 3 a 5 dias	Oral	Linco Spectin®[V]**, spectolin®[V]**
	10	24 × 3 a 5 dias	SC	
Espectinomicina + lincomicina	20*	12 a 24 × 3 a 21 dias	SC	Lispec®[V], Linco-Spectin®[V]
Estreptomicina	10	24 × 3 a 5 dias	Oral	Estreptomicina®[H], Streptomic®[V]
Gentamicina	4 a 6	24 × 5 a 7 dias	IV, IM, SC	Garamicina®[H], Gentamax®[V], Gentasil®[V]
Neomicina	4 a 12	24 × 3 a 14 dias	Oral	Curseon oral®[V], Neocolin premix®[V], Neomicina S®[V]

*infecções bacterianas em cães e gatos. [H]Linha humana. [V]Linha veterinária. IM: intramuscular; IV: intravenosa; SC: subcutânea. **Associações.

QUADRO 41.3
Período de carência de alguns aminoglicosídios administrados por via parenteral (exceto a neomicina), na dose terapêutica em bovinos.

Aminoglicosídio	Período de carência
Di-hidroestreptomicina	Carne: 30 dias; leite: 96 h
Espectinomicina	Carne: 30 dias; leite: 96 h
Gentamicina	Carne: 30 dias
Neomicina (via oral)	Carne: 14 a 30 dias

BIBLIOGRAFIA

Albarellos, G.; Montoya, L.; Ambros, L.; Kreil, V.; Hallu, R.; Rebuelto, M. Multiple once-daily dose pharmacokinetics and renal safety of gentamicin in dogs. *Journal of Veterinary Pharmacology and Therapeutics*, v. 27, p. 21-25, 2004.

Behrend, E.N.; Grauer, G.F.; Greco, D.S.; Fettman, M.J.; Allen, T.A. Effects of dietary protein conditioning on gentamicin pharmacokinetics in dogs. *Journal of Veterinary Pharmacology and Therapeutics*, v. 17, p. 259-264, 1994.

Boothe, D.M. Antimicrobial drugs. In: BOOTHE, D.M. *Small animal clinical pharmacology & therapeutics*. 2. ed. St. Louis: Elsevier; 2012. p. 189-269.

Brown, S.A.; Riviere, J.E. Comparative pharmacokinetics of aminoglycoside antibiotics. *Journal of Veterinary Pharmacology and Therapeutics*, v. 14, n. 1, p. 1-35, 1991.

Davis, J.; Wright, G.D. Bacterial resistence to aminoglycoside antibiotics. *Trends in Microbiology*, v. 5, p. 234, 1997.

Dowling, P.M. Aminoglycosides. In: Giguère, S.; Prescott, J.F.; Baggot, J.D.; Walker, R.D.; Dowling, P.M. *Antimicrobial therapy in veterinary medicine*. Blackwell Publishing, Ames; 2006. p. 207-229.

Mckellar, Q.A.; Sanchez Bruni, S.F.; Jones, D.G. Pharmacokinetic/pharmacodynamic relationships of antimicrobial drugs used in veterinary medicine. *Journal of Veterinary Pharmacology and Therapeutics*, v. 27, p. 503-514, 2004.

Papich, M.G. *Manual Saunders terapêutico veterinário*. 2. ed. São Paulo: MedVet; 2009. 774 p.

Papich, M.G.; Riviere, J.E. Aminoglycoside antibiotics. In: Rivieri, J.E.; Papich, M.G. *Veterinary pharmacology & therapeutics*. 10.ed. Ames, Wiley-Blackwell; 2018. p. 877-902.

Plumb, D.C. *Veterinary drug handbook*. 4. ed. Ames, Blackwell; 2002. 993 p.

Pohl, P.; Glupczynski, Y.; Marin, M.; Van Robaeys, G.; Lintermans, P.; Couturier, M. Replicon typing characterization of plasmids encoding resistance to gentamicin and apramycin in *Escherichia coli* and *Salmonella typhimurium* isolated from human and animal sources in Belgium. *Epidemiology and Infection*, v. 111, p. 229-238, 1993.

Shaikh, B.; Jackson, J.; Thaker, N.H. Neomycin residues in kidneys of orally dosed non-ruminating calves determined by high-performance liquid chromatographic and microbiological assay methods. *Journal of Veterinary Pharmacology and Therapeutics*, v. 18, p. 150-152, 1995.

St-Jean, G.; Jernigan, A.D. Treatment of *Mycobacterium paratuberculosis* infection in ruminants. *The Veterinary Clinics of North America. Food animal practice*, v. 7, n. 3, p. 793-804. 1991.

Tavares, W. *Manual de antibióticos e quimioterápicos anti-infecciosos*. 2. ed. São Paulo: Atheneu; 1996. 792 p.

42

- Introdução, 575
- Macrolídios, 575
- Lincosamidas, 579
- Pleuromutilinas, 580
- Estreptograminas, 581
- Tetraciclinas, 581
- Anfenicóis, 582
- Bibliografia, 584

Antimicrobianos Bacteriostáticos que Interferem na Síntese Proteica: Macrolídios, Lincosamidas, Pleuromutilinas, Estreptograminas, Tetraciclinas e Anfenicóis

Helenice de Souza Spinosa

INTRODUÇÃO

Neste capítulo estão reunidos os antimicrobianos que interferem na síntese proteica, exercendo preponderantemente atividade bacteriostática.

MACROLÍDIOS

Os macrolídios são antimicrobianos que possuem um anel lactônico macrocíclico, ao qual se ligam açúcares (Figura 42.1). Considerando o número de átomos desse anel macrocíclico (constituído de carbono, oxigênio e/ou nitrogênio), esses antimicrobianos podem ser divididos em três grupos:

- **Com 14 átomos**: eritromicina, oleandomicina, carbomicina (= magnamicina), roxitromicina, claritromicina, fluritromicina, diritromicina. Neste grupo tem-se também os cetolídios, cujo principal representante é a telitromicina
- **Com 15 átomos** (chamados de azalidas; apresentam um nitrogênio no anel macrocíclico): azitromicina, tulatromicina, gamitromicina
- **Com 16 átomos**: espiramicina, tilosina, josamicina, quitasamicina (= leucomicina), roquitamicina, midecamicina, miocamicina e tilmicosina.

Os macrolídios são usados na espécie humana contra *Campylobacter*, *Chlamydia*, *Legionella* e *Mycobacterium*. Em Medicina Veterinária seu uso é limitado devido à toxicidade causada quando administrado a herbívoros por via oral e também à dor no local da administração por via intramuscular.

Esses antimicrobianos são capazes de alcançar altas concentrações no interior das células, em particular, dentro dos fagócitos, boa distribuição nos tecidos e, no caso dos macrolídios mais modernos, meia-vida longa.

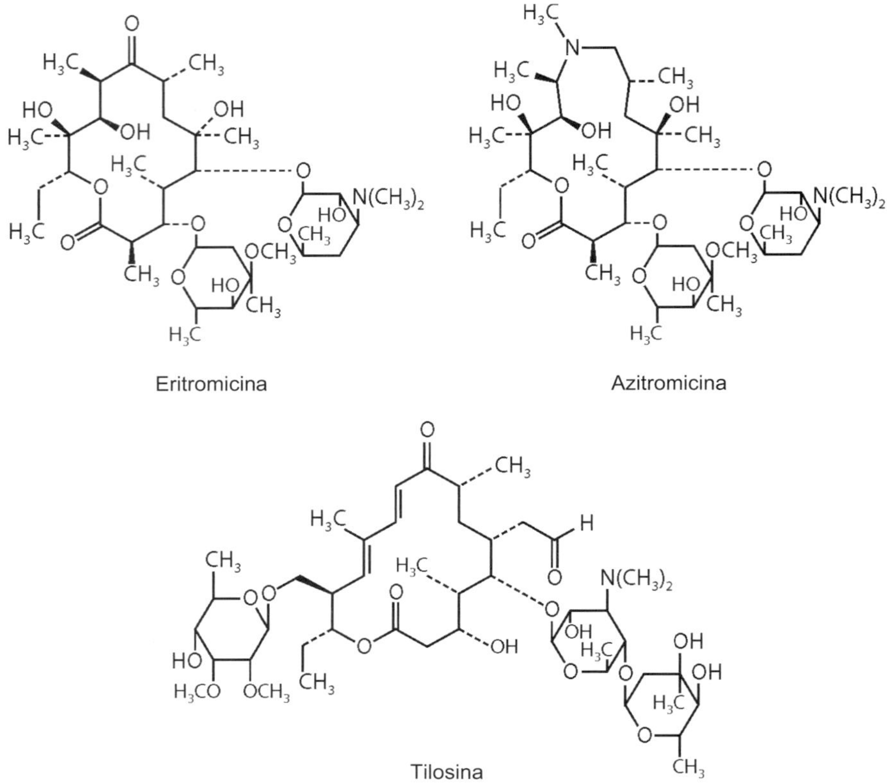

FIGURA 42.1 Estrutura química dos macrolídios: eritromicina, azitromicina e tilosina.

A eritromicina foi obtida em 1952 a partir de culturas de *Streptomyces erythreus*; é um antimicrobiano complexo formado por três componentes: as eritromicinas A, B e C, sendo que a primeira apresenta maior atividade. A espiramicina é o macrolídio de menor espectro de atividade antimicrobiana, sendo inefetivo contra micoplasma, porém apresenta melhor tolerância por via oral e maior concentração tissular do que a eritromicina. A miocamicina também apresenta boa tolerabilidade digestiva e a roxitromicina destaca-se pela sua longa meia-vida no soro (superior a 12 h), sendo ambos antimicrobianos semissintéticos. A tilosina, isolada de *Streptomyces fradiae*, e a tulatromicina, derivado semissintético introduzido recentemente no comércio, estão disponíveis apenas para uso veterinário. A josamicina é um macrolídio natural, obtido, em 1964, de culturas de *Streptomyces narbonensis*, destacando-se pela sua ação contra anaeróbicos. A azitromicina é um macrolídio semissintético, pertencente ao grupo das azalidas, que se caracteriza pelo maior espectro de ação, sendo capaz de atuar contra microrganismos gram-negativos, e com características farmacocinéticas mais favoráveis. Novos macrolídios têm sido estudados, procurando-se obter antimicrobianos com maior espectro de ação antimicrobiana e características posológicas que facilitem seu emprego terapêutico. É o caso da telitromicina (Ketek®, de uso humano), um derivado semissintético da eritromicina, introduzido em 1994, medicamento de uso oral indicado para o tratamento de infecções do sistema respiratório. Tem-se, também, a tilvalosina (Aivlosin® – produto veterinário), um macrolídio bastante ativo contra bactérias gram-positivas e micoplasma, além de atuar em algumas bactérias gram-negativas; o seu principal metabólito (3-acetiltilosina) também apresenta atividade antimicrobiana. Já a gamitromicina (Zactran® – produto veterinário) é um macrolídio caracterizado por apresentar concentrações séricas baixas, porém com elevadas concentrações nos tecidos, principalmente nos pulmões, e meia-vida de eliminação longa, sendo indicado para o tratamento em dose única.

Mecanismo de ação

Os macrolídios impedem a síntese proteica bacteriana ao se ligar à subunidade 50 S do ribossomo. O local de ligação dos macrolídios no ribossomo é próximo daquele no qual se liga o cloranfenicol, podendo ocorrer antagonismo, caso sejam associados. Os macrolídios inibem a translocação do RNA transportador no sítio aceptor do aminoácido, interferindo na adição de novos aminoácidos e, dessa forma, impedindo a síntese proteica da célula do microrganismo. Esses antimicrobianos, em geral, não se ligam ao ribossomo dos mamíferos, uma vez que estes apresentam subunidade 40 S e 60 S.

A Figura 42.2 ilustra a síntese proteica bacteriana, na qual, a partir da leitura contida na molécula do DNA, é sintetizada uma molécula de RNA mensageiro; este se liga ao ribossomo (subunidade 50 S) e permite que os RNAs transportadores carreando aminoácidos sejam posicionados adequadamente para formar a cadeia polipeptídica.

Os macrolídios são antimicrobianos bacteriostáticos; podem ser bactericidas em altas concentrações. A ação bactericida é tempo-dependente, isto é, o fator de maior importância para determinar a eficácia é o período de tempo que a concentração plasmática fica acima da concentração inibitória mínima (CIM) de uma dada bactéria.

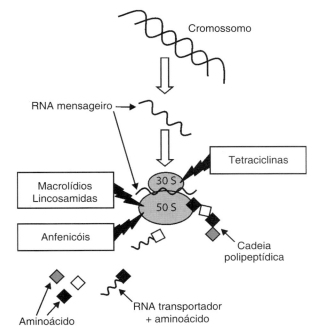

FIGURA 42.2 Síntese proteica bacteriana indicando os locais de ligação dos antimicrobianos macrolídios, lincosamidas, tetraciclinas e anfenicóis.

A atividade antimicrobiana da eritromicina aumenta em pH maior, apresentando efeito antibacteriano ótimo em pH 8. Por outro lado, em meio ácido, como aquele observado em abscessos, tecido necrótico e urina, é suprimida sua atividade antibacteriana.

Espectro de ação

A eritromicina é ativa principalmente contra bactérias gram-positivas, como estreptococos e estafilococos, incluindo os estafilococos resistentes aos antimicrobianos beta-lactâmicos, *Arcanobacterium pyogenes*, *Bacillus* spp., *Corynebacterium* spp., *Rhodococcus equi*, *Erysipelothrix rhusiopathiae* e *Listeria* spp. São suscetíveis à eritromicina as bactérias gram-negativas aeróbicas *Actinobacillus* spp., *Brucella* spp., *Campylobacter* spp. e *Leptospira* spp. Dentre as bactérias anaeróbicas suscetíveis à eritromicina encontram-se *Actinomyces* spp., *Clostridium* spp. e *Bacteroides* spp., exceto *B. fragilis*. Esse antimicrobiano é ativo também contra *Chlamydia* spp. e *Mycoplasma* spp. e possui atividade moderada contra enterococos, *Pasteurella* spp., *Bordetella* spp., *Ehrlichia* spp., *Haemophilus* spp. e *Legionella* spp. São resistentes à eritromicina as Enterobacteriaceae, *Pseudomonas* spp., *Nocardia* spp., *Mycobacterium* spp. e algumas *Mycoplasma* spp.

A tilosina tem espectro de atividade semelhante ao da eritromicina, sendo, de modo geral, menos ativa contra bactérias e mais ativa contra *Mycoplasma* spp. A espiramicina tem espectro de ação menor do que aquele da eritromicina e é menos efetiva contra *Mycoplasma* do que a tilosina. A tilmicosina tem atividade antibacteriana e antimicoplasma entre a eritromicina e a tilosina. A atividade antimicrobiana da tulatromicina parece ser semelhante àquela da tilmicosina. A azitromicina e a claritromicina têm amplo espectro de ação; a primeira apresenta o maior espectro *in vitro* contra bactérias gram-negativas, incluindo atividade moderada contra *Salmonella* entérica, e a claritromicina é a mais ativa contra *Rhodococcus equi*.

Resistência bacteriana

A resistência bacteriana aos macrolídios é geralmente mediada por plasmídios, porém mutações cromossômicas que modificam ribossomos também já foram observadas. Três são os mecanismos que levam a resistência bacteriana aos macrolídios: (1) modificação no sítio de ligação; (2) efluxo ativo; e (3) síntese de enzimas bacterianas que hidrolisam o anel de lactona. Os dois primeiros mecanismos são os mais frequentes.

A modificação no local de ligação (metilação do sítio receptor) pode levar à resistência cruzada entre macrolídios, lincosamidas e estreptograminas, pois todos esses antimicrobianos se ligam na subunidade 50 S do ribossomo. Os genes que codificam essa característica podem estar presentes tanto em bactérias gram-positivas como em gram-negativas, e estão localizados em plasmídios ou transpósons; esses genes podem ser constitutivos ou induzíveis (a resistência ocorre quando o microrganismo é exposto ao antimicrobiano).

Características farmacocinéticas

Os macrolídios são bases fracas, com pKa entre 6 e 9; a eritromicina, por exemplo, tem pKa de 8,7 a 8,8. Dentre os macrolídios, o maior número de estudos farmacocinéticos foi feito com a eritromicina. A eritromicina base é pouco absorvida quando administrada por via oral, sendo inativada no pH gástrico. Por esse motivo foram desenvolvidas formulações como estolato ou estearato de eritromicina e de liberação entérica para melhorar sua absorção e tolerabilidade. Essas formulações têm melhor biodisponibilidade pelo fato de reduzirem a destruição da eritromicina no meio ácido. Há também formulações desenvolvidas para serem misturadas à ração ou água das aves e suínos. Após a administração oral do sal, a eritromicina se dissocia no intestino, sendo absorvida na forma livre. Administração subcutânea ou intramuscular de eritromicina pode causar irritação tecidual e dor; portanto, prefere-se, quando possível, a administração oral da eritromicina.

A tilosina é bem absorvida no trato gastrintestinal e não necessita de formulações especiais para manter sua estabilidade no estômago. Já a tilmicosina tem baixa absorção (biodisponibilidade de 22%).

Os macrolídios tendem a concentrar-se em algumas células por causa de seu caráter básico, sendo então captados por células que apresentam o pH mais ácido do que o plasma. As concentrações teciduais de eritromicina, tilosina e tilmicosina são maiores que as concentrações plasmáticas, particularmente, nos pulmões, sendo, por isso, indicadas para o tratamento de infecções pulmonares. Exemplificando, as concentrações de tilmicosina nos pulmões são tão altas que persistem por pelo menos 72 h após uma única dose. As concentrações de eritromicina são iguais ou superiores àquelas do plasma em vários líquidos do organismo, como a bile, nos líquidos prostático, seminal, pleural e peritoneal, bem como em vários tecidos, como no fígado, no baço, nos rins etc. A eritromicina não atravessa a barreira hematencefálica em quantidade suficiente para uso terapêutico, porém cruza a barreira placentária e alcança concentrações terapêuticas no feto.

As altas concentrações tissulares dos macrolídios se refletem no volume de distribuição (Vd) que é relativamente alto; por exemplo, o Vd da tilosina é de 1 a 2,5 ℓ/kg para a maioria das espécies e o da azitromicina é de 23 ℓ/kg para gatos.

A ligação dos macrolídios às proteínas (predominantemente para a alfa-1-glicoproteína ácida) é baixa, tendo valores de 18 a 30% para a maioria das espécies.

A biotransformação dos macrolídios é feita pelas enzimas microssomais hepáticas e sua eliminação é pela bile e pelas fezes. A eritromicina sofre desmetilação pelas enzimas hepáticas, perdendo grande parte da sua atividade antimicrobiana. Essas enzimas podem ser induzidas, por exemplo, pelo fenobarbital; portanto, pacientes tratados com fenobarbital e eritromicina podem ter prejuízo na resposta ao antimicrobiano, devido ao aumento da sua biotransformação. Grande parte da eritromicina biotransformada no fígado (90%) é eliminada pela bile e apenas cerca de 2 a 5% são excretadas inalteradas pela urina; portanto, disfunção renal não tem efeito significativo na meia-vida de eliminação da eritromicina.

Toxicidade e efeitos adversos

A incidência de efeitos colaterais com o uso dos macrolídios é relativamente baixa, sendo os relatos mais comuns na espécie humana do que nos animais. O efeito adverso mais importante provavelmente seja a irritação tecidual que eles acarretam, levando a dor, quando da administração intramuscular, tromboflebites e periflebites, quando da administração por via intravenosa, além de reações inflamatórias após administração intramamária. Distúrbios gastrintestinais (náuseas, vômitos, diarreia, cólica intestinal) ocorrem na maioria dos animais que recebem esses antimicrobianos, sendo bastante sérios em coelhos e equinos; nesta última espécie animal foram relatados até mesmo óbitos. A diarreia observada é consequência da atuação do antimicrobiano na flora intestinal, rompendo assim o equilíbrio e permitindo a proliferação de cepas de microrganismos resistentes ao antimicrobiano, ou ainda devido ao efeito estimulante direto da eritromicina na musculatura lisa intestinal, atuando como agonista do receptor da motilina. A administração oral de eritromicina não é recomendada também para ruminantes devido a sua reduzida absorção e a promoção de grave diarreia. Em cães e gatos a eritromicina causa poucos efeitos adversos, tendo sido relatado vômito, particularmente, em cães.

Embora a eritromicina possa causar diarreia grave em equinos, é indicada, associada à rifampicina, para o tratamento da pneumonia causada por *Rhodococcus equi* em potros.

Como a eritromicina é um inibidor das enzimas microssomais hepáticas, pode reduzir a biotransformação de substâncias que usam essa mesma via metabólica, como teofilina, ciclosporina, digoxina e varfarina. Na presença da eritromicina, a concentração plasmática desses medicamentos pode aumentar, potencializando os efeitos farmacológicos e tóxicos.

Posologia

O Quadro 42.1 apresenta alguns macrolídios e suas respectivas posologias e especialidades farmacêuticas/produtos de uso veterinário.

QUADRO 42.1
Macrolídios: posologia e especialidades farmacêuticas/produto de uso veterinário.

Macrolídio	Espécie	Posologia	Especialidades farmacêuticas[H]/produto de uso veterinário[V]
Eritromicina	Cão e gato	10 a 20 mg/kg, 8 a 12 h, VO	Eritrex®[H], Ilosone®[H], Pantomicina®[H]
	Ruminante	2,2 a 8,8 mg/kg, 24 h, IM	
	Equino	25 mg/kg, 6 a 8 h, VO	
	Suíno	2 a 20 mg/kg, 12 a 24 h, IM	
Tilosina	Cão e gato	10 a 20 mg/kg, 12 h, VO	Afilosina®[V]
	Ruminante	20 mg/kg, 24 h, IM	
	Suíno	9 mg/kg, 12 a 24 h, IM	
Espiramicina	Cão e gato	23 mg/kg, 24 h, VO	Rovamicina®[H], Spiraphar®*[V], Stomogyl®*[V]
	Ruminante	20 mg/kg, 24 h, IM	
Azitromicina	Cão	10 mg/kg, 24 h, VO	Zitromax®[H], Azitrax®[H], Azimix®[H], Clindal AZ®[H], Aziplus®[V], Zitrex®[V]
	Gato	5 mg/kg, 24 h, VO	
	Equino	10 mg/kg, 24 a 48 h, VO	
Claritromicina	Cão e gato	5 a 10 mg/kg, 12 h, VO	Claritromicina®[H], Klaricid®[H]
	Equino	7,5 mg/kg, 12 h, VO	
Tilmicosina	Ruminante	10 mg/kg, dose única, SC	Micotil 300®[V]
Tulatromicina	Ruminante	2,5 mg/kg, dose única, SC	Draxxin®[V]
	Suíno	2,5 mg/kg, dose única, SC	

IM: via intramuscular; SC: via subcutânea; VO: via oral. [H]Linha humana. [V]Linha veterinária. *Associação.

LINCOSAMIDAS

As lincosamidas (também denominadas lincomicinas e lincocinamidas) são monoglicosídios ligados a um aminoácido. Embora tenham estrutura química diferente daquela dos macrolídios, as lincosamidas apresentam espectro antimicrobiano e mecanismo de ação semelhante a estes. Os principais representantes desse grupo são a lincomicina e a clindamicina (Figura 42.3). Além destes, recentemente foi introduzida no comércio a pirlimicina, de uso intramamário em bovinos, e a mirincamicina, desenvolvida para uso na espécie humana.

A lincomicina foi isolada de culturas de *Streptomyces lincolnensis*, em 1955, vindo a ser usada em terapêutica somente em 1962. A clindamicina é um derivado semissintético, obtido em 1966, que possui espectro de ação antimicrobiano um pouco maior que o da lincomicina e é melhor absorvida quando administrada por via oral.

Mecanismo de ação

As lincosamidas inibem a síntese proteica da célula bacteriana ao se ligar na subunidade 50 S do ribossomo, da mesma forma que fazem os macrolídios (Figura 42.2).

As lincosamidas são antimicrobianos bacteriostáticos; podem ser bactericidas em altas concentrações. A ação bactericida é tempo-dependente e o parâmetro que melhor exprime sua eficácia antimicrobiana é a relação área sob a curva (ASC) e a concentração inibitória mínima (ASC/CIM).

Espectro de ação

As lincosamidas, de modo geral, têm espectro de ação semelhante ao dos macrolídios. A clindamicina difere dos macrolídios e da lincomicina por sua maior atividade contra bactérias anaeróbicas, incluindo anaeróbicos gram-negativos como *Bacteroides* spp.

A associação de lincosamidas com espectinomicina (aminoglicosídio) parece aumentar a atividade contra micoplasmas *in vitro*. A associação de clindamicina com aminoglicosídio ou fluorquinolona aparentemente tem efeito aditivo ou sinérgico *in vitro* contra várias bactérias, e a combinação com macrolídios ou com cloranfenicol tem efeito antagônico *in vitro*.

Resistência bacteriana

Os microrganismos podem desenvolver resistência apenas às lincosamidas, porém é mais comum a resistência cruzada entre lincosamidas, macrolídios e estreptograminas. A resistência ocorre devido à metilação de resíduos de adenina no RNA 23 S da subunidade 50 S do ribossomo (a subunidade 50 S do ribossomo é constituída de proteínas e dos RNA 5 S e 23 S), impedindo a ligação do antimicrobiano ao local de ação.

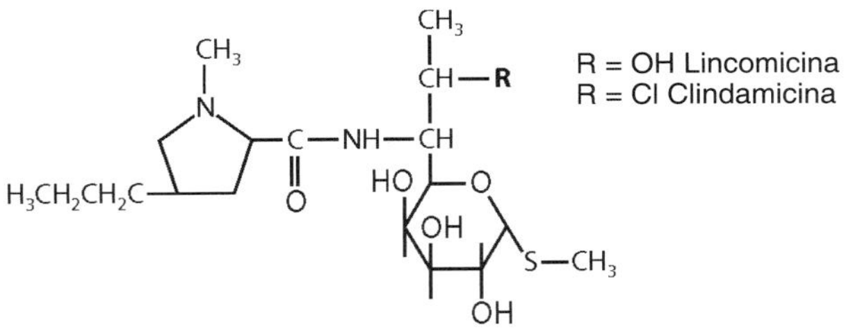

Características farmacocinéticas

As lincosamidas são antimicrobianos de caráter básico, com valores de pKa em torno de 7,6; são bastante lipossolúveis e, consequentemente, apresentam grande volume de distribuição (Vd entre 1 e 1,4 ℓ/kg). A clindamicina, quando administrada por via oral, tem maior absorção no trato gastrintestinal do que a lincomicina. As lincosamidas sofrem biotransformação hepática, sendo a bile a principal via de eliminação; cerca de 20% são eliminados de forma intacta pela urina.

Devido ao caráter básico, as lincosamidas podem ser captadas por tecidos que apresentem o pH mais baixo do que o plasma, como o úbere e a próstata. A grande ligação com proteínas plasmáticas e a eliminação relativamente rápida impedem que esses antimicrobianos alcancem concentrações terapêuticas no líquido cerebroespinal.

Toxicidade e efeitos adversos

O efeito tóxico mais importante das lincosamidas refere-se à capacidade de elas produzirem diarreia grave, podendo ser fatal, em seres humanos, equinos, coelhos (além de cobaias e *hamsters*) e outros herbívoros. Em equinos, a administração parenteral ou oral de lincosamidas causa colite hemorrágica e diarreia, conduzindo ao óbito; isto se deve à proliferação no cólon de cepas de *Clostridia* resistentes às lincosamidas. Em cães e gatos, as lincosamidas são pouco tóxicas, ocorrendo raramente vômitos e diarreia.

As lincosamidas causam bloqueio neuromuscular e efeitos depressores cardíacos, não devendo ser administradas com agentes anestésicos e rapidamente por via intravenosa. A injeção intramuscular de clindamicina causa dor local.

Posologia

O Quadro 42.2 apresenta as lincosamidas e suas respectivas posologias e especialidades farmacêuticas/produtos de uso veterinário. Há também disponível para uso veterinário

QUADRO 42.2

Lincosamidas: posologia e especialidades farmacêuticas/produto de uso veterinário.

Lincosamida	Espécie	Posologia	Especialidades farmacêuticas[H]/produto de uso veterinário[V]
Lincomicina	Cão e gato	10 a 20 mg/kg, 12 a 24 h, VO, IM, IV	Frademicina®[H], Farmicina®[H], Lincoflan®[H]
	Ruminante	5 a 10 mg/kg, 12 a 24 h, IM	Linco-Spectin®*[V], Lincomix®[V]
	Suíno	10 mg/kg, 24 h, IM	
Clindamicina	Cão e gato	5 a 11 mg/kg, 12 a 24 h, VO, SC, IM, IV	Dalacin®[H], Clindacin®[H], Clindarix®[H], Antirobe®[V]
Pirlimicina	Bovino	Via intramamária	Pirsue®[V]

IM: via intramuscular; IV: via intravenosa; SC: via subcutânea; VO: via oral. [H]Linha humana. [V]Linha veterinária. *Associação com espectinomicina (aminoglicosídio).

FIGURA 42.3 Estrutura química das lincosamidas: lincomicina e clindamicina.

R = OH Lincomicina
R = Cl Clindamicina

a associação lincomicina-espectinomicina (Linco-Spectin®) na proporção 1:2 indicada para o tratamento de infecções respiratórias causadas por bactérias gram-positivas e gram-negativas.

PLEUROMUTILINAS

A tiamulina (Figura 42.4) e a valnemulina são derivados semissintéticos do antimicrobiano diterpeno pleuromutilina, o qual é produzido pelo fungo *Clitopilus passeckerianus*. As pleuromutilinas são ativas principalmente contra bactérias gram-positivas e apresentam atividade moderada contra alguns bacilos gram-negativos e *Mycoplasma*. Esses antimicrobianos são empregados exclusivamente em Medicina Veterinária, principalmente em suínos.

Mecanismo de ação

As pleuromutilinas inibem a síntese proteica da bactéria ao se ligar à subunidade 50 S do ribossomo. Tanto a tiamulina como a valnemulina inibem a enzima peptidil transferase, interferindo na translocação, o que leva à formação do polipeptídio de acordo com o programa contido no RNA mensageiro.

As pleuromutilinas podem competir com os macrolídios e as lincosamidas pelo sítio de ligação no ribossomo.

Espectro de ação

A tiamulina e a valnemulina têm importante atividade contra bactérias anaeróbicas (*Fusobacterium necrophorum*, *Brachyspira hyodysenteriae*) e *Mycoplasma*; são ativas contra algumas bactérias gram-positivas aeróbicas como *Staphylococcus* spp., *Arcanobacterium pyogenes* e alguns estreptococos. A tiamulina é inativa contra Enterobacteriaceae. A valnemulina é cerca de duas vezes mais ativa que a tiamulina contra bactérias e 30 vezes mais ativa contra micoplasma suíno *in vitro*.

Resistência bacteriana

Pode haver resistência cruzada das pleuromutilinas com os macrolídios e as lincosamidas, pois esses antimicrobianos também se ligam na subunidade 50 S do ribossomo, e também resistência moderada à espectinomicina (aminoglicosídio) e ao cloranfenicol. Em função disso, o Ministério da Agricultura, Pecuária e Abastecimento (MAPA) sinalizou a possibilidade de proibir o uso de tiamulina com a finalidade de aditivo zootécnico melhorador de desempenho.

Características farmacocinéticas

Há poucas informações sobre as características farmacocinéticas das pleuromitilinas.

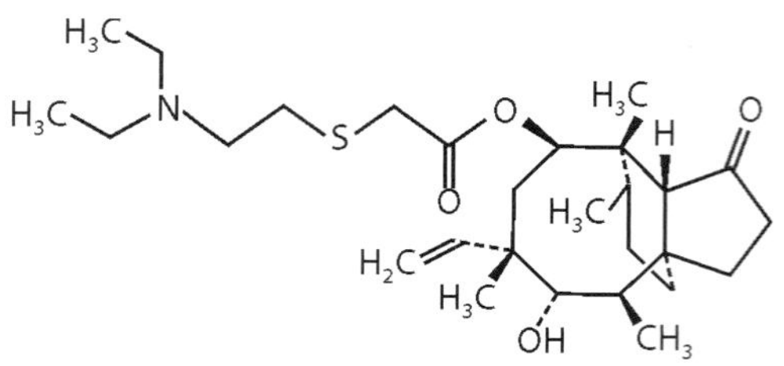

FIGURA 42.4 Estrutura química da tiamulina, antimicrobiano do grupo das pleuromutilinas.

A tiamulina é uma base orgânica fraca, lipofílica, com pKa de 7,6. Esse antimicrobiano é bem absorvido após a administração oral em monogástricos, mas pode ser inativado pela microbiota do rúmen quando administrado por essa via em ruminantes; em bezerro (bovino pré-ruminante) é rapidamente absorvido. Em suínos, a administração da tiamulina na ração reduz sua absorção e, consequentemente, a sua concentração sérica. Já a biodisponibilidade da valnemulina em suínos excede 90% quando administrada na ração.

A tiamulina penetra no interior das células e também pode ser encontrada no leite de vacas com mastite em concentração 1,2 vez superior àquela do pico plasmático após a administração por via intramuscular em bovinos. As concentrações de tiamulina nos pulmões, no fígado e nos rins de bovinos 1 h após a administração intravenosa é 4 a 7 vezes superiores àquelas do plasma.

Em cães, a meia-vida da tiamulina após a administração intramuscular é de 4,7 h e as concentrações plasmáticas são superiores e mantidas por um período de tempo maior, quando comparada com a administração por via subcutânea.

Toxicidade e efeitos adversos

A tiamulina e a valnemulina não devem ser associadas aos ionóforos, como a monensina, a nasarina e a salinomicina, pois podem causar redução grave do crescimento, ataxia, paralisia e morte, de maneira dose-dependente. Esses efeitos estão associados à potente atividade inibidora induzida pela tiamulina no citocromo P-450 no fígado. Os suínos e as aves não devem receber o ionóforo por pelo menos 5 dias antes ou após o tratamento com pleuromutilinas.

Em equinos, as pleuromutilinas não devem ser administradas por causa do potencial risco de causar desequilíbrio na microbiota colônica e da predisposição a enterocolites.

A injeção intramuscular de algumas preparações de tiamulina pode causar irritação local. Foi relatado que a administração de tiamulina por via intravenosa em bovino causou neurotoxicidade e morte.

Posologia

O Quadro 42.3 apresenta as pleuromutilinas com as respectivas posologias e os produtos de uso veterinário.

QUADRO 42.3

Pleuromutilinas: posologia e produto de uso veterinário.

Pleuromutilina	Espécie	Posologia	Produto de uso veterinário[V]
Tiamulina	Suíno	10 a 15 mg/kg, 24 h, IM	Denagard®[V]
		8 a 23 mg/kg, 24 h, VO – ração	
	Ruminante	20 mg/kg, 24 h, IM	
Valnemulina	Suíno	1,5 a 4 mg/kg, 24 h, VO – ração	Econor®[V]

IM: via intramuscular; VO: via oral. [V]Linha veterinária.

ESTREPTOGRAMINAS

As estreptograminas (ou sinergistinas) constituem um grupo de antimicrobianos formados por uma mistura de duas classes de componentes quimicamente distintos, designados estreptograminas A (macrolactonas) e B (hexadepsipeptídios). Há estreptograminas naturais (virginiamicina, pristinamicina), produzidas como metabólitos secundários por *Streptomyces* spp., e as semissintéticas (quinupristina/dalfopristina).

A virginiamicina (Stafac 500® – produto veterinário), desenvolvida para uso como aditivo melhorador do desempenho zootécnico, é uma combinação da pristinamicina IIA (virginiamicina M1) e virginiamicina S1 (Figura 42.5). A pristinamicina e a quinupristina/dalfopristina (Synercid® – nome comercial de medicamento da linha humana) foram desenvolvidas para uso clínico na espécie humana. Esta última é uma estreptogramina semissintética injetável, resultante da mistura de quinupristina e dalfopristina (na proporção 30:70), que, por sua vez, são derivados semissintéticos de pristinamicina IA (estreptogramina B) e pristinamicina IIA (estreptogramina A).

As estreptograminas inibem a síntese proteica bacteriana devido a sua ligação irreversível à subunidade 50 S do ribossomo. As estreptograminas do grupo A e aquelas do grupo B se ligam a sítios distintos da subunidade 50 S do ribossomo; as primeiras induzem mudança conformacional que aumenta a afinidade do ribossomo pelas estreptograminas do grupo B. Isoladamente, cada componente apresenta moderada atividade bacteriostática, mas a combinação mostra efeito sinérgico bactericida. Essa atividade sinérgica tende a reduzir o aparecimento de resistência bacteriana.

A resistência às estreptograminas pode ser cromossômica ou mediada por plasmídios; a primeira é mais comum para as estreptograminas B e está relacionada com a produção de metilases ribossômicas codificadas por um gene; essa resistência resulta na diminuição da ligação da estreptogramina B com o ribossomo bacteriano. A resistência à estreptogramina A é geralmente causada por genes que codificam acetiltransferases ou genes que codificam bombas de efluxo.

A virginiamicina é ativa principalmente contra bactérias gram-positivas aeróbicas e anaeróbicas (p. ex., *Clostridium perfringens*). Há poucos dados disponíveis sobre as propriedades farmacocinéticas desse antibiótico em animais. É usada em alguns países como melhorador do desempenho zootécnico para aves e suínos, na proporção de 5 a 20 ppm, porém esse uso da virginiamicina foi banido da União Europeia, em 1999, devido ao isolamento de enterococos resistentes. No mesmo sentido, o MAPA sinalizou a possibilidade de proibir o uso desse antimicrobiano com a finalidade de aditivo zootécnico melhorador de desempenho.

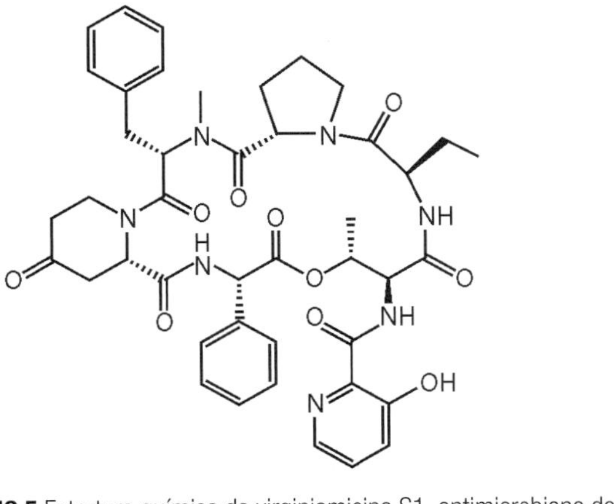

TETRACICLINAS

As tetraciclinas são antimicrobianos produzidos por diversas espécies de *Streptomyces* e algumas são semissintéticas. As tetraciclinas são assim denominadas por causa da sua estrutura química, formada por quatro anéis (Figura 42.6).

A primeira tetraciclina foi usada clinicamente em 1948 e recebeu inicialmente o nome de aureomicina devido à coloração dourada do fungo produtor; mais tarde foi denominada clortetraciclina. A segunda tetraciclina descoberta foi a terramicina (alusão feita ao estudo de microrganismos produtores de antimicrobianos em amostras de solo provenientes de várias partes do mundo), em 1950, e posteriormente denominada oxitetraciclina. A elucidação da estrutura química básica desses antimicrobianos permitiu confirmar as semelhanças entre eles e a obtenção da tetraciclina, em 1953. A partir daí iniciou-se a procura de derivados semissintéticos, os quais não apresentam diferenças significativas no espectro de ação, porém, de modo geral, apresentam melhores características farmacodinâmicas e menor toxicidade. Os seguintes derivados, então, surgiram: demeclocilina (1957), rolitetraciclina (1958), metaciclina e limeciclina (1961), doxiciclina (1962), minociclina e lauraciclina (1966).

Mecanismo de ação

As tetraciclinas são antimicrobianos bacteriostáticos que inibem a síntese proteica dos microrganismos sensíveis, ligando-se aos ribossomos. Estes antimicrobianos, após penetrarem no interior da bactéria por um processo mediado por carreador, ligam-se reversivelmente à subunidade 30 S do ribossomo do microrganismo, impedindo que o RNA-transportador (RNAt) se fixe ao ribossomo e, com isso, a síntese proteica é inibida (ver Figura 42.2). Embora as tetraciclinas tenham maior afinidade pela subunidade 30 S do ribossomo microbiano, podem ligar-se também à subunidade 40 S do

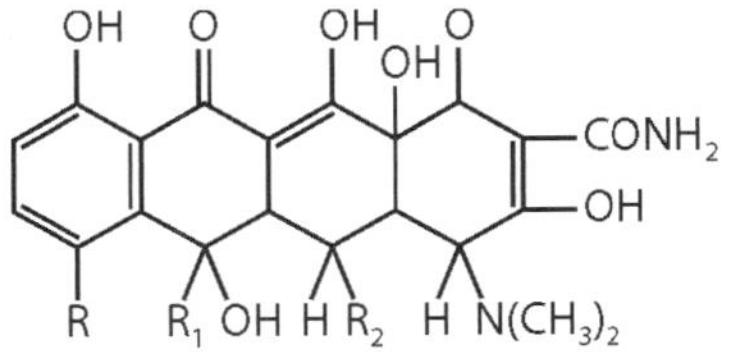

FIGURA 42.5 Estrutura química da virginiamicina S1, antimicrobiano do grupo das estreptograminas.

	R	R_1	R_2
Tetraciclina	–H	$=CH_3$	–H
Clortetraciclina	–Cl	$=CH_3$	–H
Oxitetraciclina	–H	$=CH_3$	–H
Metaciclina	–H	$=CH_2$	–H
Doxiciclina	–H	$=CH_3$	–H
Minociclina	$-N(CH_2)_2$	–H	–H

FIGURA 42.6 Estrutura química das tetraciclinas.

ribossomo dos animais superiores, explicando algumas reações adversas decorrentes do seu uso terapêutico, como veremos adiante.

Espectro de ação

São classificadas como antimicrobianos de amplo espectro de ação antimicrobiana. As tetraciclinas atuam em bactérias gram-positivas e gram-negativas, incluindo micoplasmas, *Ehrlichia*/anaplasma, clamídias, riquétsias, e até em alguns protozoários parasitas como *Plasmodium falciparum*, *Entamoeba histolytica*, *Giardia lamblia*, *Leishmania major*, *Trichomonas* spp. e *Toxoplasma gondii*. Doxiciclina e minociclina, de modo geral, são mais ativas contra *Staphylococcus aureus* que a tetraciclina.

Resistência bacteriana

A resistência adquirida às tetraciclinas é comum entre as bactérias e *Mycoplasma*, fato que reduziu sua utilização terapêutica. Por outro lado, é rara a resistência para os patógenos intracelulares, como *Clamydia*, *Chlamydophila*, *Ehrlichia* e *Anaplasma*.

A resistência às tetraciclinas pode ser mediada por três mecanismos: efluxo das tetraciclinas por mecanismo dependente de energia, o que reduz sua concentração no interior do microrganismo; proteção ribossômica, na qual as tetraciclinas não se ligam mais ao ribossomo bacteriano; e modificação química necessitando de oxigênio, NADPH e catálise por enzimas. Os dois primeiros mecanismos são os mais comuns.

Características farmacocinéticas

As tetraciclinas podem ser administradas tanto por via oral, sendo absorvidas no sistema digestório, como por vias parenterais. A injeção intramuscular provoca dor local.

A presença de alimentos no sistema digestório pode prejudicar a absorção das tetraciclinas administradas por via oral, com exceção da minociclina e da doxiciclina. As tetraciclinas formam quelatos insolúveis com o cálcio, o magnésio, o zinco, o ferro e o alumínio. A presença de leite e derivados, as preparações vitamínicas, os antiácidos e os catárticos podem reduzir a absorção das tetraciclinas. As concentrações plasmáticas máximas são alcançadas cerca de 1 a 3 h após a administração oral.

A distribuição pode variar com a lipossolubilidade das diferentes tetraciclinas; a doxiciclina e a minociclina são mais lipossolúveis do que a tetraciclina e a oxitetraciclina, e, por isso, penetram nos tecidos com mais facilidade. As tetraciclinas penetram em vários tecidos e líquidos corpóreos, exceto o líquido cefalorraquidiano. Esses antimicrobianos atravessam a barreira placentária e atingem o feto; são secretadas no leite, no qual alcançam concentrações próximas daquelas do plasma.

Todas as tetraciclinas, exceto a minociclina e a doxiciclina, são excretadas na sua forma ativa pela urina ou, em menor proporção, pela bile (sofrem o ciclo êntero-hepático). A filtração glomerular é o processo responsável pelo mecanismo de excreção renal desses antimicrobianos. A minociclina parece ser parcialmente biotransformada no organismo e eliminada pelos rins e fezes. A eliminação da doxiciclina não envolve a excreção renal, o que permite que seja empregada em infecções sistêmicas em cães e gatos com insuficiência renal.

As tetraciclinas são antimicrobianos tempo-dependentes.

Em relação às interações medicamentosas, a absorção das tetraciclinas é reduzida na presença de antiácidos contendo alumínio, cálcio ou magnésio, por preparações contendo ferro e sais de bismuto. Por outro lado, há sinergismo entre tetraciclinas e tilosina contra *Pasteurella* e a associação com polimixinas pode resultar em efeitos sinérgicos pelo fato de facilitar a sua entrada no interior da célula bacteriana. Efeito sinérgico foi também observado com a associação doxiciclina com rifampicina ou com estreptomicina no tratamento da brucelose.

Toxicidade e efeitos adversos

As tetraciclinas causam irritação tecidual. Este efeito pode provocar manifestações gastrintestinais (náuseas, vômitos, diarreia), quando administradas por via oral e, quando administradas por vias intramuscular ou subcutânea, dor no local da injeção. Distúrbios da microbiota intestinal podem ocorrer mesmo quando as tetraciclinas são administradas por vias parenterais, uma vez que podem ser eliminadas pelas fezes. Devido à capacidade que as tetraciclinas têm em ligar-se com o cálcio, podem provocar efeitos cardiovasculares (arritmias), além da deposição no tecido ósseo e dentes. Por causa destes últimos efeitos deve-se evitar a administração de tetraciclinas em animais jovens ou em fase de crescimento, ou mesmo em fêmeas prenhes, uma vez que esses antimicrobianos atravessam a barreira placentária, podendo produzir deformidades ósseas no feto. As tetraciclinas podem também causar efeitos tóxicos em células hepáticas (infiltração gordurosa) e renais (necrose em túbulos proximais). Dano em túbulos renais pode também ser causado pela administração de tetraciclinas com prazo de validade vencido, quando se formam produtos de degradação que são tóxicos.

Em equinos, relata-se com frequência a interferência na microbiota intestinal, permitindo a superinfecção por *Salmonella* resistente a esses antimicrobianos; este efeito pode conduzir a grave diarreia, podendo levar a óbito.

Posologia

O Quadro 42.4 apresenta a posologia e as especialidades farmacêuticas/produto de uso veterinário de algumas tetraciclinas. Há também inúmeras especialidades farmacêuticas/produto de uso veterinário contendo tetraciclinas para uso local, na forma de cremes, pomadas e soluções para uso otológico, oftalmológico e para o tratamento de mastite.

▼ ANFENICÓIS

Fazem parte desse grupo o cloranfenicol, o tianfenicol e o florfenicol. O cloranfenicol (descoberto em 1947), produzido pelo *Streptomyces venezuelae*, também pode, atualmente, ser obtido por síntese laboratorial. O tianfenicol e o florfenicol são análogos do cloranfenicol, diferindo deste pela presença de um grupo metilsulfônico no anel benzênico, enquanto o cloranfenicol apresenta um grupo nitroso (Figura 42.7). A presença desse grupo nitroso está

QUADRO 42.4

Tetraciclinas: posologia e especialidades farmacêuticas/produto de uso veterinário.

Tetraciclinas	Espécie	Posologia	Especialidades farmacêuticas[H]/produto de uso veterinário[V]
Clortetraciclina	Cão e gato	20 mg/kg, 8 h, VO	Auropac®[V]
Oxitetraciclina	Cão e gato	20 mg/kg, 8 h, VO 10 mg/kg, 12 h, IV (lento)	Terramicina®[H]
	Cavalo	5 mg/kg, 12 h, IV (lento)	
	Ruminante	10 mg/kg, 12 a 24 h, IM, IV (lento) Longa ação: 20 mg/kg, 48 h, IM	Anfomicina®[V], Cyamicina®[V], Isavet®[V], Oxitetra LA®[V], Tenaline LA®[V], Terralon LA®[V]
	Suíno	10 a 20 mg/kg, 12 a 24 h, IM; Longa ação: 20 mg/kg, 48 h, IM	
Tetraciclina	Ruminante	10 mg/kg, 12 a 24 h, IM, IV (lento) Longa ação: 20 mg/kg, 48 h, IM	Solutetra®[V], Talcin®[V], Tetrabion®[V]
	Suíno	10 a 20 mg/kg, 12 a 24 h, IM; Longa ação: 20 mg/kg, 48 h, IM	
Doxiciclina	Cão e gato	5 a 10 mg/kg, 12 h, VO, IV (lento)	Vibramicina®[H], Doxifin®[V], Doxigran®[V]
	Cavalo	10 mg/kg, 12 h, VO	
	Suíno	10 mg/kg, 12 h, VO	
Minociclina	Cão e gato	5 a 10 mg/kg, 12 h, VO, IV (lento)	Minomax®[H]

IM: via intramuscular; IV: via intravenosa; VO: via oral. [H]Linha humana; [V]Linha veterinária.

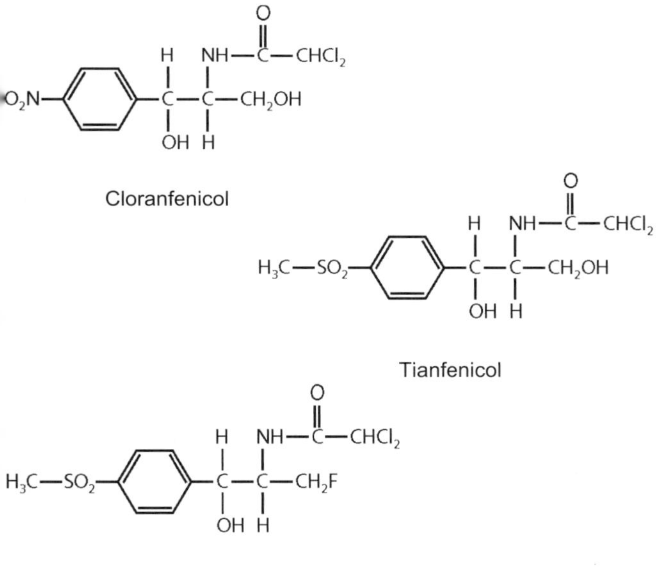

FIGURA 42.7 Estrutura química dos anfenicóis: cloranfenicol, tianfenicol e florfenicol.

associada à anemia aplástica em seres humanos. O cloranfenicol e o tianfenicol têm espectro de atividade antimicrobiana semelhante, e o florfenicol tem espectro maior.

Mecanismo de ação

Os anfenicóis inibem a síntese proteica dos microrganismos sensíveis, ligando-se irreversivelmente à subunidade 50 S do ribossomo bacteriano e, desse modo, interferem na formação do peptídio pelo bloqueio da enzima peptidiltransferase, impedindo o alongamento da cadeia polipeptídica (Figura 42.2). São antimicrobianos bacteriostáticos. Esses antimicrobianos inibem também a síntese proteica mitocondrial das células da medula óssea dos mamíferos de maneira dose-dependente.

Espectro de ação

Os anfenicóis são considerados antimicrobianos de amplo espectro de ação, atuando em bactérias gram-positivas, gram-negativas, riquétsias, espiroquetas e micoplasma. De modo geral, o tianfenicol é uma a duas vezes menos ativo quando comparado ao cloranfenicol, enquanto o florfenicol é levemente menos ativo que o cloranfenicol.

Resistência bacteriana

O mecanismo de resistência bacteriana ao cloranfenicol mais frequentemente encontrado é a inativação do antimicrobiano devido à acetilação promovida pela enzima cloranfenicol-acetiltransferase; a acetilação dos grupos hidroxila do cloranfenicol impedem que ele se ligue à subunidade 50 S do ribossomo. Foram descritos também outros mecanismos de resistência, como sistemas de efluxo, inativação de fosfotransferases e mutação de sítios-alvo ou barreiras de permeabilidade.

A presença de um átomo de flúor na molécula do florfenicol impede a acetilação provocada pela enzima, tornando cepas bacterianas resistentes ao cloranfenicol e ao tianfenicol sensíveis ao florfenicol. Há resistência cruzada entre o cloranfenicol e outros antimicrobianos, como os macrolídios e lincosaminas.

Características farmacocinéticas

Em animais monogástricos, o cloranfenicol é bem absorvido no sistema digestório; em ruminantes é destruído pela microbiota ruminal. Liga-se às proteínas plasmáticas (cerca de 30 a 45%) e distribui-se relativamente bem por todos os tecidos (é lipofílico), atravessando inclusive a barreira placentária. O cloranfenicol se difunde bem no leite e nos líquidos pleural e ascítico.

O cloranfenicol é biotransformado no fígado, sendo eliminado conjugado com o ácido glicurônico. Isto faz com que apresente meia-vida diferente nas várias espécies animais. Assim, em equinos é de 1 h e de 5 a 6 h em gatos. Parte do cloranfenicol pode ser excretada de forma intacta pela urina, pela filtração glomerular, sendo 10% em cães, 20% em gatos e quase ausente em herbívoros. Os metabólitos inativos são eliminados principalmente pela urina e pequena parte através da bile.

Em animais recém-nascidos, a meia-vida do cloranfenicol é maior, devido à deficiência da conjugação com ácido glicurônico. Durante o período perinatal, a taxa de conjugação com o ácido glicurônico aumenta com a idade. Assim, por exemplo, bezerros, quando atingem 10 a 12 semanas de vida, têm taxa igual àquela de bovinos adultos; potros com 1 semana de vida já atingem níveis semelhantes aos do adulto.

Em relação às interações medicamentosas, foi observado antagonismo entre cloranfenicol e penicilina G no tratamento de meningite e endocardite em seres humanos. A associação de cloranfenicol com fluorquinolonas também não é recomendada, uma vez que a inibição proteica induzida pelo cloranfenicol interfere na produção de autolisinas necessárias para lise celular após a fluorquinolona interromper o superenrolamento do DNA. Deve ser salientado também que o cloranfenicol age no mesmo sítio do ribossomo que os macrolídios.

Toxicidade e efeitos adversos

Um dos efeitos tóxicos mais graves observados na espécie humana com o uso de cloranfenicol é a anemia aplástica; admite-se que representa uma reação idiossincrásica, não dose-dependente, de mecanismo desconhecido. Alguns acreditam que a anemia aplástica esteja relacionada com a estrutura química do cloranfenicol, já que esse efeito não ocorre com os seus análogos, tianfenicol e florfenicol. Na União Europeia, nos EUA, no Canadá, no Brasil e em outros países, o uso de cloranfenicol é proibido em animais utilizados para consumo humano, devido ao risco da ocorrência de anemia aplásica em seres humanos que vierem a consumir alimentos com resíduo desse antimicrobiano.

O outro efeito tóxico do cloranfenicol descrito na espécie humana é a síndrome cinzenta do recém-nascido, causada pela deficiência de conjugação do antimicrobiano com o ácido glicurônico.

A depressão da medula óssea, ocasionando anemia hipoplástica e redução da síntese de anticorpos, são efeitos adversos relacionados com a dose e a duração do tratamento, sendo os gatos mais sensíveis que os cães. A suspensão do tratamento faz com que estes sinais desapareçam. Manifestações digestivas, como vômitos e diarreias, são ocasionalmente descritas em cães e gatos, bem como reações alérgicas.

Posologia

O Quadro 42.5 apresenta a posologia dos anfenicóis para uso sistêmico em diferentes espécies animais; há também especialidades farmacêuticas de uso local, na forma de cremes, pomadas e soluções para uso otológico e oftalmológico.

QUADRO 42.5

Cloranfenicol e derivados: posologia e especialidades farmacêuticas/produto de uso veterinário.

Antibiótico	Espécie	Posologia	Especialidades farmacêuticas[H]/ produto de uso veterinário[V]
Cloranfenicol*	Cão e gato	Base, palmitato: 50 mg/kg, 12 h, VO Succinato de sódio: 25 a 50 mg/kg, 8 a 12 h, IV, IM, SC	Arifenicol®[H], Quemicetina®[H]
	Cavalos	Base, palmitato: 25 a 50 mg/kg, 6 a 8 h, VO Succinato de sódio: 30 a 50 mg/kg, 6 h, IM	
Tianfenicol	Bovino	10 a 20 mg/kg, 24 h, IM	Thiam vet®[V]
	Suíno	10 a 20 mg/kg, 24 h, IM 50 a 200 ppm na ração	
Florfenicol	Bovino	20 mg/kg, 48 h, IM	Floroxin®[V], Florthal®[V], Maxilor®[V], Nuflor®[V]

IM: via intramuscular; IV: via intravenosa; SC: via subcutânea; VO: via oral. [H]Linha humana. [V]Linha veterinária. *Uso proibido em animais produtores de alimento.

▼ BIBLIOGRAFIA

Abramowiez, M. Oral erythromycins. *Med Lett Drugs Ther.*, v. 27, p. 1, 1985.

Aitken, I.A.; Morgan, J.H.; Dalziel, R.; Burch, D.G.S.; Ripley, P.H. Comparative in vitro activity of valnemulin against porcine bacterial pathogens. *Veterinary Record*, v. 144, n. 5, p. 128, 1999.

Allen, D.G.; Pringle, J.K.; Smith, D.A. *Handbook of veterinary drugs*. 2. ed. Philadelphia: Lippincott-Raven; 1998.

Amato Neto, V.; Levi, G.C.; Lopes, H.V.; Mendonça, J.S.; Baldy, J.L.S. *Antibióticos na prática médica*. 3. ed. São Paulo: Sarvier; 1985. 209 p.

Ball, H.J.; Mccaughey, W.J. Use of tiamulin in the elimination of ureaplasmas from sheep. *Brit Vet J.*, v. 142, p. 258, 1986.

Beyer, D; Pepper, K. The streptogramin antibiotics: up-date on their mechanism of action. *Expert Opinion on Investigational Drugs*, v. 7, p. 591-599, 1998.

Braden, T.D.; Johnson, C.A.; Wakenell, H.P. Efficacy of clindamycin in treatment of *Staphylococcus aureus* osteomyelitis in dogs. *J Am Vet Med Assoc.*, v. 192, p. 1721, 1988.

Brasil. Ministério da Agricultura, Pecuária e Abastecimento (MAPA). Portaria Nº 171, de 13 de dezembro de 2018, que "informa sobre a intensão de proibição de uso de antimicrobianos com a finalidade de aditivos melhoradores de desempenho de alimentos e abre prazo manifestação". Disponível em: https://www.in.gov.br/materia/-/asset_publisher/Kujrw0TZC2Mb/content/id/55878469/do1-2018-12-19-portaria-n-171-de-13-de-dezembro-de-2018-55878239. Acesso em: 12 dez. 2021.

Cannon, M.; et al. A comparative study on the inhibitory actions of chloramphenicol, thiamphenicol, and some fluorinated anlogs. *J Antimicrob Chem.*, v. 26, p. 307-317, 1990.

Carbon, C. Pharmacodymamics of macrolides, azalides and streptogramins: effects on extracellular pathogens. *Clinical Infectious Diseases*, v. 27, p. 28-32, 1998.

Cox, L.A. Potential human health benefits of antibiotics used in food animals: a case study of virginiamycin. *Environment International*, v. 31, p. 549-563, 2005.

Dowling, P.M. Chloranfenicol, thiamphenicol, and florfenicol. In: Giguère, S; Prescott, J.F.; Baggot, J.D.; Walker, R.D.; Dowluin, P.M. *Antimicrobial therapy in veterinary medicine*. 4. ed. Ames, Blackwell; 2006. p. 241-248.

França, S.A.; Guedes, R.M.C. Antimicrobianos para o controle da enteropatia proliferativa suína. *Ciência Rural, Santa Maria*, v. 38, n. 1, p. 288-296, 2008.

Garcés-Narro, C.; Barragán, J.I.; Soler, M.D.; Mateos, M.; López-Mendoza, M. C.; Homedes, J. Efficacy of low-dose tylvalosin for the control of clostridiosis in broilers and its effect on productive parameters. *Poultry Science*, v. 92, n. 4, p. 975-978, 2013.

Giguère, S. Lincosamides, pleuromutilins, and streptogramins. In: Giguère, S.; Prescott, J.F.; Baggot, J.D.; Walker, R.D.; Dowluin, P.M. *Antimicrobial therapy in veterinary medicine*. 4. ed. Ames, Blackwell; 2006. p. 179-190.

Giguère, S. Tetracyclines and glycylcyclines. In: Giguère, S.; Prescott, J.F.; Baggot, J.D.; Walker, R.D.; Dowluin, P.M. *Antimicrobial therapy in veterinary medicine*. 4. ed. Ames, Blackwell; 2006. p. 231-240.

Giguère, S.; Huang, R.; Malinski, T.J.; Dorr, P.M.; Ronald, K.; Tessman, R.K.; Somerville, B.A. Disposition of gamithromycin in plasma, pulmonary epithelial lining fluid, bronchoalveolar cells, and lung tissue in cattle. *American Journal of Veterinary Research*, v. 72, n. 3, p. 326-330, 2011.

Giguère, S.; Stephanie, J.; Roberts, G.D.; Hernandez, J.; Long, M.T.; Ellis, C. Retrospective comparison of azithromycin, clarithromycin, and erythromycin for the treatment of foals with *Rhodococcus equi* pneumonia. *Journal of Veterinary Internal Medicine*, v. 18, p. 568-573, 2004.

Hirsh, D.C.; Jang, S.S. Antimicrobic susceptibility of bacterial pathogens from horses. *Vet Clin North Am.*, v. 3, p. 181, 1987.

Hunter, R.P.; Lynch, M.J.; Ericson, J.F.; Millas, W.J.; Fletcher, A.M.; Ryan, N.L.; *et al*. Pharmacokinetics, oral bioavailability and tissue distribution of azithromycin in cats. *Journal of Veterinary Pharmacology and Therapeutics*, v. 18, p. 38-46, 1995.

Kilaru, S.; Collins, C.M.; Hartley, A.J.; Bailey, A.M.; Foster, G.D. Establishing molecular tools for genetic manipulation of the pleuromutilin-producing fungus *Clitopilus passeckerianus*. *Applied and Environmental Microbiology*, v. 75, n. 22, p. 7196-7204, 2009.

Laber, G. Investigation of pharmacokinetic parameters of tiamulin after intramuscular and subcutaneous administration in normal dogs. *Journal of Veterinary Pharmacology and Therapeutics*, v. 11, n. 1, p. 45-49, 1988.

Lina, G.; Quaglia, A.; Reverdy, M.E.; Leclercq, R.; Vandenesch, F.; Etienne, J. Distribution of genes encoding resistance to macrolides, lincosamides and streptogramins among staphylococci. *Antimicrobial Agents Chemotherapy*, v. 43, p. 1062-1066, 1999.

Lobell, R.D.; *et al*. Pharmacokinetics of florfenicol following intravenous and intramuscular doses to cattle. *J Vet pharmacol Therap.*, v. 17, p. 253-258, 1994.

Long, K.S.; Hansen, L.H.; Jakobsen, L.; Vester, B. Interaction of pleuromutilin derivatives with the ribosomal peptidyl transferase center. *Antimicrobial agents and chemotherapy*, v. 50, n. 4, p. 1458-1462, 2006.

Miller, D.J.S.; O'connor, J.J.; Roberts, N.L. Tiamulin/salinomycin interactions in pigs. *Veterinary Record*, v. 118, n. 3, p. 73-75, 1986.

Moulin, G.; Cavalié, P.; Pellanne, I; Chevance, A.; Laval, A.; Millemann, Y.; Colin, P.; Chauvin, C. A comparison of antimicrobial usage in human and veterinary medicine in France from 1999 to 2005. *Journal of Antimicrobial Chemotherapy*, v. 62, n. 3, p. 617-625, 2008.

Page, S.W. Chloramphenicol 3. Clinical pharmacology of systemic use in horse. *Austral Vet J.*, v. 68, p. 5, 1991.

Papick, M.G. Chloramphenicol and derivatives, macrolides, lincosamides, and miscellaneous antimicrobials. In: Riviere, J.E.; Papick, M.G. *Veterinary pharmacology & therapeutics*. 10. ed. Ames, Wiley-Blackwell; 2018. p. 903-952.

Papick, M.G.; Riviere, J.E. Tetracycline antibiotics. In: Riviere, J.E.; Papick, M.G. *Veterinary pharmacology & therapeutics*. 10. ed. Ames, Wiley-Blackwell; 2018. p. 858-913-902.

Pickles, R.W. Tiamulin injection for the treatment of swine dysentery. *Vet Rec.*, v. 113, p. 236, 1983.

Plumb, D.C. *Veterinary drug handbook*. 4. ed. Blackwell, Ames; 2002. 993 p.

Schwarz, S.; Kehrenberg, C.; Doublet, B.; Cloeckaert, A. Molecular basis of bacterial resistence to chloramphenicol and florfenicol. *FEMS Microbiology Reviews*, v. 28, p. 519- 542, 2004.

Sgoifo Rossi, C.A.; Vandoni, S.L.; Bonfanti, M.; Forbes, A.B. Effects of arrival medication with gamithromycin on bovine respiratory disease in feedlot cattle in Italy. *Intern J Appl Res Vet Med.*, v. 8, n. 2, p. 87-96, 2010.

Tavares, W. *Manual de antibióticos e quimioterápicos anti-infecciosos*. 2. ed. São Paulo: Atheneu; 1996. 792 p.

Weber, F.J. Jr; Richards, R.D.; Mccallum, R.W. Erythromycin: a motilin agonist and gastrointestinal and pro-cinetic agent. *Americam Journal of Gastroenterology*, v. 88, p. 485-490, 1993.

Yunits, A.A, Chloramphenicol relation to structure to activity and toxicity. *Ann Rev Pharm Toxicol.*, v. 83, p. 28, 1988.

Ziv, G.; Levisohn, S.L.; Bar-Moshe, B.; Bor, A.; Soback, S. Clinical pharmacology of tiamulin in ruminants. *Journal of Veterinary Pharmacology and Therapeutics*, v. 6, n. 1, p. 23-32, 1983.

43 Agentes Antifúngicos e Antivirais

- Antifúngicos, *587*
- Antivirais, *597*
- Bibliografia, *601*

Elizabeth Oliveira da Costa Freitas Guimarães • Silvana Lima Górniak

ANTIFÚNGICOS

Introdução

Na atualidade, são reconhecidas cerca de 5 milhões de espécies de fungos. Entre essas, muitas desempenham importante papel para a biodiversidade de vários ecossistemas; entretanto, outras causam problemas significativos, determinando perdas econômicas na agricultura, comprometendo a segurança alimentar e acarretando impacto no sistema de saúde, uma vez que 600 espécies fúngicas são reconhecidas como patogênicas para o homem e os animais. Acrescente-se a isso a resistência fúngica aos medicamentos. Esse fato pode ser imputado basicamente a dois fatores. O primeiro se refere ao fato de existirem poucos medicamentos com ações antifúngicas, os quais, além disso, são relativamente antigos, os mais recentes datam do início dos anos 2000. O segundo é o emprego indiscriminado desses medicamentos. No Brasil, os antifúngicos, tanto para uso humano quanto para uso veterinário, são vendidos sem retenção de receita.

A crescente relevância das infecções fúngicas é refletida no mercado global de antifúngicos, que correspondeu a 11,92 bilhões de dólares em 2018, e calcula-se uma taxa de crescimento em torno de 1,91 ao ano, entre 2019 e 2026, quando o setor deverá alcançar a marca de 13,87 bilhões de dólares.

O reino Fungi está dividido em cinco filos: Zigomicota, Ascomicota, Archiasmicota, Basidiomicota e Deuteromicota. O filo Archiasmicota foi recentemente descrito para incluir um organismo isolado de seres humanos, anteriormente considerado um protozoário, *Pneumocystis jirovecii*. Alguns desses fungos são responsáveis por **micoses sistêmicas**, como, por exemplo, a histoplasmose, a paracoccidioidomicose e a criptococose. Estas micoses constituem um grande problema na clínica humana e veterinária, devido à dificuldade de diagnóstico e seu caráter crônico. As infecções por fungos em pelos, unhas/garras, pele e mucosas são denominadas **micoses superficiais**, sendo exemplos a candidíase cutânea e das mucosas e as dermatomicoses. As micoses superficiais apresentam-se com maior incidência do que as micoses profundas. Existem ainda as denominadas **micoses subcutâneas**: a esporotricose, a cromomicose e os micetomas.

Comparadas às micoses humanas, as doenças micóticas em animais têm recebido muito menor atenção; no entanto, deve-se considerar que as dermatofitoses são os agentes infecciosos produtores de doenças em animais mais antigos de que se tem notícia. Os fungos são responsáveis por um significativo número de zoonoses; em áreas rurais, calcula-se que até 80% de dermatomicoses se devam ao contato com animais, enquanto, na área urbana, 20% desse tipo de infecção humana atribuem-se ao contato próximo com cães e gatos.

O Quadro 43.1 mostra os principais fungos causadores de doença nos animais domésticos e no ser humano.

QUADRO 43.1
Principais afecções causadas por fungos.

Tipo	Doença	Fungo
Infecções superficiais	Pitiríase versicolor, otite e dermatite	*Malassezia furfur, M. sympodialis, M. globosa* e *M. pachydermatis* (mais em cães e gatos)
	Piedra branca	*Trichosporon inkin* (genital), *T. cutaneum* e *T. asteroides* (infecções superficiais), *T. ovoides* (couro cabeludo), *T. asahii* e *T. mucoides* (infecções sistêmicas)
	Piedra preta	*Piedraia hortae*
	Ceratite	Diversos (*Aspergillus* spp., *Fusarium* spp., *Candida* spp.)
	Otites	Diversos (*Aspergillus* spp., *Scedosporium* spp.)
Infecções cutâneas	*Tinea nigra*	*Hortaea werneckii*
	Dermatofitose	Dermatófitos (*Trichophyton* sp., *Epidermophyton* sp. e *Microsporum* sp.)
	Candidíase cutânea e de mucosas	*Candida albicans* e outras espécies do mesmo gênero
Infecções subcutâneas	Cromoblastomicose	*Fonsecaea pedrosoi, Cladophialophora carrionii, Phialophora verrucosa, Rhinocladiella aquaspersa*
	Feo-hifomicose	Diversos fungos dermácios (fungos da família Dematiaceae) como: *Wangiella* spp., *Alternaria* spp., *Bipolaris* spp., *Exophiala* (*Exophiala jeanselmei*), *Veronaea bothryosa*
	Eumicetoma	Espécies de *Madurella* (*Madurella mycetomatis, Madurella grisea* e outras); *Aspergillus terreus, Curvularia lunata, Scedosporium apiospermum; Leptosphaeria senegalensis, Leptosphaeria tompkinsii, Pyrenochaeta romeroi, Helminthosporium* spp., *Acremonium* spp., *Pseudallescheria* spp., *Curvularia* spp., *Neotestudina* spp., *Pyrenochaeta* spp., *Plemodomus* spp., *Polycytella* spp., *Fusarium* spp., *Phialophora* spp., *Corynespora* spp., *Cylindrocarpon* spp., *Pseudochaetosphaeronema* spp.
	Antiga zigomicose subcutânea (atualmente denominada de acordo com a etiologia como: mucormicoses, ficomicoses e basidiobolosmicose)	*Mucor* spp., *Absidia* spp., *Rhizopus* spp., *Rhizomucor* spp., *Basidiobolus ranarum, Conidiobolus coronatus, Cunninghamella bertholletiae, Saksenaea vasiformis, Syncephalastrum racemosum, Cokeromyces recurvatus*
	Rinosporidiose*	*Rhinosporidium seeberi*
	Esporotricose	*Sporothrix schenckii, S. brasiliensis, S. globosa, S. mexicana, S. luriei* e *S. pallida*
	Lacaziose	*Lacazia loboi*
Infecções sistêmicas	Histoplasmose	*Histoplasma capsulatum* var. *capsulatum, H. capsulatum* var. *duboisii, H. capsulatum* var. *farciminosum*
	Blastomicose**	*Blastomyces dermatitidis*
	Paracoccidioidomicose	*Paracoccidioides braziliensis, P. lutzii*
	Coccidioidomicose	*Coccidioides immitis* e *Coccidioides posadasii*
	Criptococose	*Cryptococcus neoformans* var. *neoformans* e *C. neoformans* var. *gattii, C. neoformans* var. *grubii*
	Aspergilose	*Aspergillus fumigates* (principalmente)
	Antiga zigomicose (atualmente denominada de acordo com a etiologia como: mucormicoses, ficomicoses e basidiobolosmicose)	*Mucor* sp., *Absidia* sp., *Rhizopus* sp., *Basidiobolus ranarum, Conidiobolus coronatus, C. lamprauges* (principalmente ovinos)
	Candidíase sistêmica	*Candida albicans* e outras espécies
	Pseudallescheriasis	*Paecilomyces* spp., *Beauveria* spp.
	Hialoifomicose	*Scopulariopsis* spp., *Fusarium* spp., *Aspergillus* spp., *Penicillium* spp.
	Peniciliose pulmonar subaguda/crônica e disseminada	*Penicillium marneffei*
	Pneumocistose	*Pneumocystis jirovecii* (humanos), *P. carinii* (animais)
Micoses raras	Basidiomicose	*Schizophyllum commune, Coprinus* spp., *Ustilago maydis*
	Infecções raras por *Fusarium*	*Fusarium* spp.; *Trichosporon* spp.
	Pitiose (Oomycota)	*Pythium insidiosum*
Infecções por alga*** (estudadas em micologia médica e veterinária)	Prototecose	*Prototheca zopfii, P. wickerhamii*

*Protozoário (estudado em micologia médica e veterinária). **Não ocorre no Brasil. ***Alga (estudada em micologia médica e veterinária).

Os fungos são considerados como patógenos primários quando produzem a doença em hospedeiro hígido; por outro lado, quando causam a moléstia em um indivíduo debilitado, são denominados oportunistas.

A forma de apresentação dos fungos na natureza é muito variável, porém existe uma estrutura somática filamentosa, a hifa, que constitui a unidade estrutural; esta pode ser bem simples, unicelular ou formar estruturas complexas. Ao conjunto de hifas dá-se o nome de micélio. As hifas podem ser falsas ou verdadeiras, delgadas ou grosseiras, septadas ou contínuas, escuras (demácias) ou claras (hialinas).

Os fungos possuem parede celular constituída de quitina e celulose, têm vacúolos de reserva de glicogênio que atuam como fonte de energia, aparelho de Golgi e outras organelas intracitoplasmáticas, flagelos aquáticos, uma membrana que separa e individualiza bem o núcleo (carioteca) e septos que promovem a divisão do micélio. Esses microrganismos, portanto, são eucariotas e diferem das bactérias, pois possuem núcleo organizado, circundado por membrana nuclear. Suas paredes são compostas de polímeros de polissacarídeos como glucano, celulose e quitina; ao passo que os ácidos teitoicos e murânicos, encontrados nas paredes das bactérias, estão ausentes.

Medicamentos antifúngicos

Os medicamentos antifúngicos podem ser classificados como de uso tópico e/ou sistêmico. Os principais **agentes químicos** usados como antifúngicos em Medicina Veterinária são: os imidazóis (cetoconazol, miconazol, clortrimazol, econazol), os triazóis (itraconazol e fluconazol) e a flucitosina. Entre os **antibióticos** antifúngicos, destacam-se a anfotericina B, a nistatina e a griseofulvina.

Além dos antifúngicos já citados, serão ainda mencionados, neste capítulo, alguns medicamentos que também têm sido empregados no combate às micoses, mas têm uso cada vez mais limitado devido à sua baixa eficiência, quando comparados aos antifúngicos mais modernos, e também a alguns efeitos tóxicos que apresentam. São eles: os iodetos de sódio e potássio, o tolnaftato e o ácido undecilênico.

Outras substâncias químicas que possuem atividade antifúngica são também citadas no *Capítulo 37*.

Agentes químicos

A classe dos azóis, devido às diferenças na estrutura, divide-se em dois grupos: imidazóis, que têm um anel com dois azotos, e triazóis, que apresentam um anel com três átomos de azoto. Os medicamentos que fazem parte dos imidazóis são: cetoconazol, clotrimazol, miconazol e econazol; enquanto aqueles que fazem parte dos triazóis são: fluconazol, itraconazol, terconazol, voriconazol, ravuconazol e posaconazol. Dentro do grupo dos imidazóis, apenas o cetoconazol tem atividade sistêmica; por outro lado, entre os triazóis, todos apresentam essa atividade. Os azóis são compostos fungistáticos e atuam ao nível do citocromo P-450, por inibição da 14α-desmetilase, que é responsável pela transformação do lanosterol em ergosterol, inibindo, assim, a síntese da membrana celular, o que impede o crescimento do organismo.

Imidazóis

Os imidazóis são um grupo de substâncias químicas relacionadas com atividade antifúngica de amplo espectro (Figura 43.1). Além desse efeito, também são ativos contra algumas bactérias, principalmente as gram-positivas.

A atividade antifúngica dos imidazóis se faz por alteração da permeabilidade de membrana. Essa alteração ocorre pela inibição da síntese do ergosterol, pois os imidazóis se ligam às enzimas do citocromo P-450 do fungo e inibem a desmetilação do lanosterol, um precursor do ergosterol.

Cetoconazol

O cetoconazol foi o primeiro antifúngico do grupo dos imidazóis que pôde ser administrado por via oral, para o tratamento de infecções fúngicas superficiais e sistêmicas.

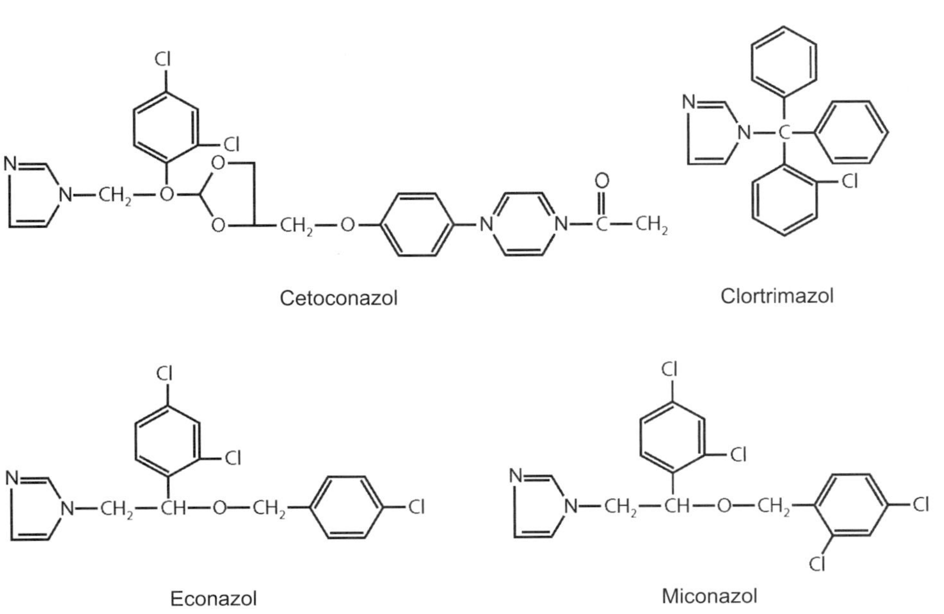

FIGURA 43.1 Estrutura química dos antifúngicos imidazóis.

A absorção do cetoconazol é facilitada por pH ácido; assim, o aumento do pH estomacal, por administração de antiácidos e antagonistas histaminérgicos H_2 (p. ex., cimetidina e ranitidina), diminui a absorção desse antifúngico. Embora seja relatado que, em seres humanos, o cetoconazol é bem absorvido, quando ocorre administração oral, em cães, a biodisponibilidade desse medicamento é muito variável. Essa grande variação pode ter significantes implicações clínicas, tanto no que se refere aos efeitos tóxicos como à eficácia.

O cetoconazol se distribui em saliva, pele, ossos e fluidos pleural, sinovial e peritoneal. Atinge baixos níveis no líquido cefalorraquidiano, sendo obtidos apenas 5% da concentração plasmática do antifúngico neste local; por outro lado, o cetoconazol atravessa a barreira placentária.

O cetoconazol é biotransformado no fígado, pela hidroxilação e por N-dealquilação nos anéis piperazínicos. Somente 2 a 4% desse antifúngico imidazólico são excretados de maneira íntegra pelos rins; portanto, a insuficiência renal não afeta a concentração plasmática. Por outro lado, há aumento de meia-vida plasmática em pacientes com insuficiência hepática.

O cetoconazol tem-se mostrado efetivo no tratamento de várias infecções fúngicas, tanto em micoses superficiais como profundas, recomendando-se, neste último tipo de micose, sua associação com a anfotericina B, já que o cetoconazol tem latência relativamente demorada para o início de atuação, o que pode comprometer a vida do paciente. O emprego de cetoconazol em equinos não é indicado, haja vista que a absorção oral de tal antifúngico medicamento nessa espécie é muito pequena. O Quadro 43.2 mostra os principais usos desse antifúngico, as vias de administração e algumas especialidades farmacêuticas.

Entre as principais reações adversas descritas para o cetoconazol, citam-se vômitos, náuseas, diarreia ou constipação intestinal e dor abdominal, em seres humanos. Os efeitos no nível do sistema gastrintestinal podem ser diminuídos ou prevenidos pela administração de alimento juntamente com o antifúngico. Em cães, têm-se relatado inapetência, prurido e alopecia. Entre os efeitos indesejáveis ocasionados pelo cetoconazol, observa-se ainda a elevação de enzimas hepáticas, aconselhando-se, portanto, monitorar os efeitos hepatotóxicos do cetoconazol por meio da dosagem sérica de transaminases hepáticas. Em seres humanos e cães, há supressão da síntese de testosterona, causando o aparecimento de ginecomastia; além disso, estudos têm mostrado que o cetoconazol bloqueia a síntese de cortisol. O cetoconazol é sabidamente uma substância teratogênica e embriotóxica em ratos, e tem sido relatado que cadelas tratadas com este medicamento durante a gestação apresentaram fetos mumificados e abortos; assim, embora não existam estudos, nos animais domésticos, que comprovem o efeito teratogênico do cetoconazol, deve-se evitar o uso deste medicamento durante a prenhez. De modo geral, os felinos são mais sensíveis aos efeitos tóxicos do cetoconazol que os cães. Este antifúngico determina elevação da concentração plasmática da terfenadina e do astemizol por inibição do seu metabolismo e pode potencializar o efeito da varfarina, da fenitoína e da ciclosporina.

Miconazol

O miconazol é um imidazol de amplo espectro de atividade antifúngica e antibacteriana, particularmente em cocos gram-positivos (*Staphylococcus* e *Streptococcus*). Este antifúngico é comumente utilizado por via tópica e, raramente IV, sendo a administração por esta última via restrita ao tratamento de infecções sistêmicas graves. O miconazol não é administrado por via oral, já que a absorção é muito pequena. Quando aplicado topicamente, é rapidamente absorvido, podendo persistir por até 4 dias no estrato córneo. Uma das grandes desvantagens da administração parenteral do miconazol refere-se à sua meia-vida plasmática muito curta, devendo, portanto, ser administrado a cada 8 h.

O miconazol atinge concentrações terapêuticas nos ossos, articulações e tecido pulmonar, mas, da mesma maneira que ocorre com o cetoconazol, a penetração no sistema nervoso central (SNC) é mínima. Portanto, em infecções do SNC (p. ex., na meningite fúngica), deve-se administrar o miconazol por via intratecal.

A biotransformação do miconazol ocorre em nível hepático, por O-dealquilação e N-dealquilação. Somente 1% deste antifúngico é excretado de maneira íntegra na urina; portanto, pode ser administrado a pacientes com insuficiência renal.

O Quadro 43.2 mostra os principais usos do miconazol, as vias de administração e algumas especialidades farmacêuticas.

QUADRO 43.2
Antifúngicos imidazóis: cetoconazol e miconazol.

Antifúngico	Usos	Vias de administração	Especialidades farmacêuticas	Apresentação
Cetoconazol	Dermatofitoses, candidíase, malasseziose, coccidioidomicose, criptococose, blastomicose, histoplasmose e aspergilose	Oral, tópico	Auritop®V**, Betacortazol®**, Candoral®, Cetocon Top V, Cetoconazol Spray V, Cetoconazol Suspensão oral 20%V, Cetodine V**, Celozix®, Cetoconazol – genéricos, Ketocon®, Cetonax®, Ketonan®, Mizoral®, Cetozol®, Micodine®V**	Comprimido, creme, gel, solução
Miconazol	Dermatofitoses, candidíase, pneumonia ou ceratite fúngica	Tópico, IV*	Aurigen®V**, Crevagim®**, Daktarin®, Dermotrat aerossol®V**, Easotic®V**, Micolytic®V, Ginedak®, Gynotran®**, Mycofim®, Micozen®, Micozol®, Nidazol G**, Nitrato de miconazol – genéricos, Takdrin®, tinidazol + nitrato de miconazol – genéricos, Vetmastplus®V**, Vodol®	Gel oral, loção, pó, creme

*Não existe no Brasil formulação disponível para administração intravenosa. ** Medicamento com associações. V Medicamento veterinário.

São frequentes as reações adversas, após a administração intravenosa de miconazol. Entre as mais comuns, citam-se: vômitos, náuseas, trombocitose, hiponatremia e efeitos centrais, tais como tremores, tontura, alucinação e até mesmo convulsões. Devido aos efeitos colaterais produzidos pela administração parenteral do miconazol, seu uso em micoses profundas nunca deve ser a primeira escolha. Entre os efeitos adversos observados após a aplicação tópica do miconazol, são descritos queimação, prurido e irritação.

Clotrimazol e econazol

Tanto o clotrimazol quanto o econazol são antifúngicos imidazólicos, usados apenas para aplicação tópica. Além de serem ativos contra fungos, têm também ação em *Staphylococcus* e *Streptococcus*.

O Quadro 43.3 mostra as principais indicações de uso, forma e especialidades farmacêuticas e reações adversas comumente observadas quando da administração de clotrimazol e econazol.

Enilconazol

O enilconazol também é um composto imidazólico, o qual vem sendo usado, com grande sucesso, para o tratamento de aspergilose intranasal, em cães, sendo administrado topicamente, por via intranasal, para este propósito. Além disso, vem sendo usado, em cães, gatos e equinos, para tratamento de dermatofitoses: *Microsporum* spp. e *Trichophyton* spp., e também em infecções por *Malassezia*. O único produto registrado no Brasil é de uso veterinário (Clinafarm Smoke®); sua aplicação se faz por meio de geração de fumaça e é utilizado para a desinfecção de incubadoras e nascedouros, instalações de criações de coelhos e estábulos, bem como outros ambientes e materiais sujeitos a infecções por *Aspergillus fumigatus* ou outros fungos, tais como dermatófitos.

Triazóis

Os triazóis representam um novo grupo de antifúngicos, com grande eficiência e baixa toxicidade para mamíferos. Estes medicamentos estão sendo introduzidos em Medicina Veterinária; entretanto, os dados obtidos em seres humanos e alguns dados em animais, indicam que os triazóis substituem, com inúmeras vantagens, o tratamento com antifúngicos tradicionais. O mecanismo de ação antifúngico dos triazóis é idêntico ao descrito para os imidazóis; portanto, interferem na síntese do ergosterol, na membrana fúngica. Por outro lado, diferentemente dos imidazóis; os triazóis têm alta afinidade pelo P-450 fúngico, não apresentando a menor afinidade pelo P-450 de mamíferos. A diferença estrutural entre imidazóis e triazóis está no número de átomos de nitrogênio do anel azoico. A Figura 43.2 mostra a estrutura química dos antifúngicos triazóis.

Itraconazol

O itraconazol representa a nova geração de antifúngicos de uso sistêmico. Atualmente, sua apresentação farmacêutica é apenas para administração oral. Quando comparado ao cetoconazol, o itraconazol tem maior espectro de ação, é mais efetivo em doses menores e tem menores manifestações de efeitos colaterais.

O itraconazol é altamente lipofílico, tendo excelente absorção após a administração oral, especialmente se administrado com o alimento.

Estudos realizados em cães mostram que, após a administração oral do itraconazol, o antifúngico atinge o pico de concentração plasmática ao redor de 3 h, com meia-vida plasmática de 8 a 12 h. A biodisponibilidade do itraconazol é máxima quando se administra esse medicamento após a refeição. Aproximadamente 99% do itraconazol se ligam às proteínas plasmáticas, principalmente à albumina. O itraconazol se distribui amplamente em quase todos os órgãos, atingindo maior concentração nos pulmões, rins, fígado, glândulas adrenais, pâncreas e pele, onde se liga fortemente à queratina; assim, calcula-se que os níveis desse antifúngico nos tecidos queratinizados, particularmente na pele, sejam cerca de cinco vezes superiores aos níveis plasmáticos. Do mesmo modo que ocorre com os imidazóis, os níveis de itraconazol obtidos no SNC são baixos; entretanto, dados experimentais revelam que o itraconazol é mais efetivo que os imidazóis, quando usado para o tratamento de meningite fúngica, principalmente se associado à flucitosina. O itraconazol é extensamente biotransformado no fígado e excretado pelas fezes.

O Quadro 43.4 mostra os principais usos do itraconazol, as vias de administração e algumas especialidades farmacêuticas.

Poucos são os efeitos tóxicos descritos para o itraconazol. Ao contrário do cetoconazol, não produz atividade antiandrogênica. Em seres humanos têm-se descrito náuseas, dor abdominal, dispepsia e cefaleia. Em gatos, a

QUADRO 43.3

Antifúngicos imidazólicos: clotrimazol e econazol.

Antifúngico	Indicações de uso	Reações adversas	Forma farmacêutica	Especialidades farmacêuticas
Clotrimazol	Candidíase cutânea	Ardência, eritema, edema, descamação, prurido e urticária	Creme, loção e solução	Atletal®, Baycuten®*, Canesten®, Clomazen®, Clortrimazol – genéricos, Dermobene®, Fungisten®, Micotrizol®, Micosten®, Baycuten-N®*
Econazol	Fungos filamentosos	Eritema, queimação, ardência e coceira	Loção, creme, pó	Micoterm®ᵛ, Micostyl®, Senophile Composto®*

*Medicamentos com associações. ⱽProduto veterinário usado na avicultura, na prevenção da aspergilose causada por *Aspergillus* sp., como agente fumigante, para uso em incubadoras, nascedouros, salas de incubação em qualquer ambiente fechado.

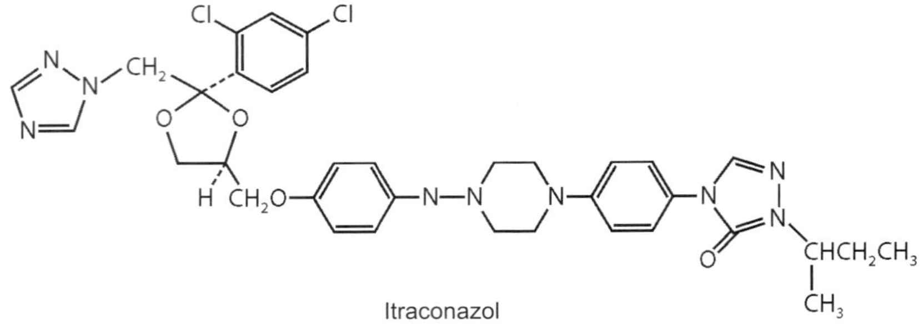

Itraconazol

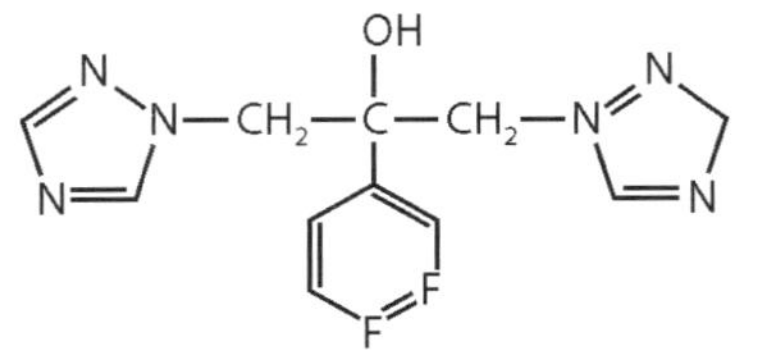

Fluconazol

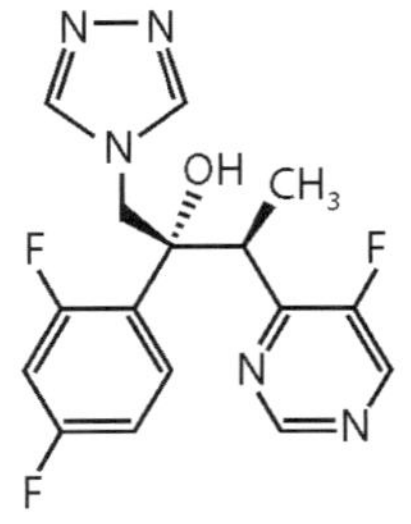

Voriconazol

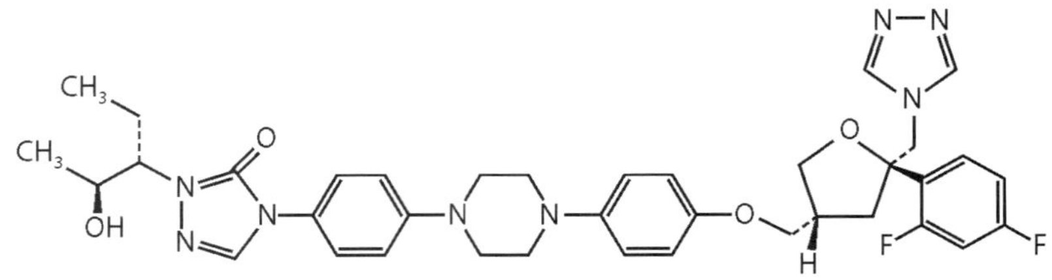

Posaconazol

FIGURA 43.2 Estrutura química dos antifúngicos triazóis.

QUADRO 43.4

Vias de administração, usos e aplicações farmacêuticas dos antifúngicos triazólicos: itraconazol e fluconazol.

Antifúngico	Vias de administração	Usos	Especialidades farmacêuticas
Itraconazol	Oral	Aspergilose, candidíase sistêmica, coccidioidomicose, criptococose, esporotricose,* cromomicose,* histoplasmose, paracoccidioidomicose*	Itraconazol – genéricos, Itrahexal®, Itranax®, Sporanox®, Traconal®, Tranazol®, Tracnox®, Tracozol®, Tranazol®, Tratzol®
Fluconazol	Intravenosa, oral	Candidíase sistêmica,* coccidioidomicose, histoplasmose, criptococose	Candizol®, Celozol®, Farmanguinhos – Fluconazol, Carefuzol®, Fluconazol®, Flucinazol®, Floltec®, Fluconal®, Flunal®, Fluconazol – genéricos, Fluzanol®, Lertus®, Zoltec®, Zoltren®

*Medicamentos de primeira escolha.

administração desse antifúngico por um período de até 9 meses não induziu o aparecimento de reações adversas. A administração de doses elevadas de itraconazol produz efeitos embriotóxicos e teratogênicos, também causando toxicidade maternal; portanto, como medida de segurança, não se recomenda o uso desse antifúngico durante a gestação. O itraconazol potencializa o efeito anticoagulante da varfarina e de outros cumarínicos, e de outros medicamentos que são biotransformados pelo sistema enzimático, citocromo P-450 3A, como alprazolam, midazolam, triazolam, digoxina, sulfonilureias, lovastatina, felodipino, ciclosporina e tacrolimo. Também, por inibição da biotransformação, o itraconazol aumenta as concentrações plasmáticas da terfenadina e do astemizol, podendo causar arritmias graves. A coadministração do itraconazol com os inibidores de protease, como o indinavir ou do ritonavir, afeta as concentrações plasmáticas de ambos os medicamentos. Por fim, carbamazepina, fenitoína e fenobarbital, e rifampicina e isoniazida induzem a biotransformação do itraconazol, o que pode comprometer a sua eficácia terapêutica.

Fluconazol

O fluconazol é um antifúngico relativamente recente. Pode ser administrado por via oral ou intravenosa. Quando administrado por via oral, é rapidamente absorvido do sistema gastrintestinal e, ao contrário do cetoconazol, não requer as condições de pH ácido do meio para tal.

O fluconazol se distribui amplamente por todo o organismo. Ao contrário dos imidazóis e do itraconazol, o fluconazol atinge concentrações elevadas no líquido cefalorraquidiano, sendo, portanto, o medicamento de escolha para o tratamento da maioria das meningites fúngicas. No ser humano, tem sido o antifúngico mais utilizado em pacientes portadores da síndrome da imunodeficiência adquirida (*acquired immune deficiency syndrome* – AIDS), com meningite produzida por *Cryptococcus neoformans*.

Este medicamento é excretado de maneira íntegra na urina e apresenta meia-vida plasmática ao redor de 25 a 30 h.

O Quadro 43.4 mostra os principais usos do fluconazol, as vias de administração e algumas especialidades farmacêuticas.

Poucas são as informações disponíveis sobre os efeitos adversos produzidos pelo fluconazol nas diferentes espécies animais, uma vez que este é um medicamento de uso relativamente recente em Medicina Veterinária. Em seres humanos, os efeitos indesejáveis parecem raros (incidência de aproximadamente 2%), tendo-se descrito náuseas, cefaleia, dor abdominal, vômito, diarreia, flatulência, erupções cutâneas e lesões bolhosas. Como não existem dados relativos à segurança do fluconazol durante a gestação, deve-se evitar o uso deste medicamento em animais prenhes. O fluconazol potencializa o efeito anticoagulante da varfarina e de outros cumarínicos, como o da fenitoína. O mesmo se verifica com a terfenadina e com o astemizol, pelo que não devem ser tomados concomitantemente com fluconazol devido ao potencial em causar arritmias. Este medicamento não deve ser administrado em casos de disfunção hepática.

Voriconazol (Vfend®, Velenaxol®, Vori® e genéricos)

Este antifúngico é um dos mais recentes compostos triazólicos. O voriconazol é uma substância derivada do fluconazol, no entanto, possui maior espectro de atividade e potência, é também mais lipofílico que o fluconazol e mais hidrossolúvel que itraconazol e cetoconazol, possuindo ligação intermediária com proteínas plasmáticas. Essas características conferem ao voriconazol uma excelente biodisponibilidade quando administrado por via oral.

Embora não haja ainda muitos dados relativos à utilização do voriconazol em animais, em seres humanos este antifúngico vem sendo empregado para o tratamento de aspergilose invasiva, candidíase esofágica, bem como em infecções produzidas por *Scedosporium apiospermum* sp. e *Fusarium* sp. Alguns poucos relatos mostram grande eficiência do voriconazol no tratamento, em cães, de infecções fúngicas que pouco respondem ao itraconazol e no tratamento tópico de ceratite produzida por fungos, em equinos. Não há dados disponíveis que indiquem o uso seguro do voriconazol em felinos. Sugere-se também que este medicamento pode ser um tratamento alternativo à anfotericina B, em casos de aspergilose sistêmica e micose endêmica. No entanto, deve-se considerar que o alto custo deste antifúngico limita muito o seu uso em Medicina Veterinária.

Quanto aos efeitos colaterais, estes ainda não foram caracterizados nos animais; em seres humanos têm sido observadas alterações hepáticas em indivíduos tratados com altas doses do voriconazol; são também citados distúrbios visuais; no entanto, a incidência desse efeito é muito baixa.

Posaconazol (Noxafil®)

É o mais recente composto triazólico desenvolvido e possui potente e largo espectro de atividade antifúngica, tanto *in vitro* quanto *in vivo*, contra *Candida* sp., *Apergillus* sp. e *Cryptococcus neoformans*; também apresenta excelente ação em muitas espécies de zigomicetos, fungos endêmicos e dermatófitos. Este composto triazólico foi desenvolvido com o objetivo de tratar infecções produzidas por fungos que são muito frequentes em pacientes imunocomprometidos (p. ex., aqueles que tiveram órgãos transplantados ou que foram submetidos à quimioterapia para tratamento de câncer). Como o posaconazol apresenta baixa solubilidade em meio acídico e aquoso, sua absorção é limitada à dose e depende do consumo de alimento e, por isso, sempre se indica a administração desta substancia após as refeições para garantir o máximo da absorção. São ainda muito incipientes os dados clínicos deste medicamento em animais; no entanto, considerando-se a eficácia do posaconazol contra uma gama grande de fungos, associado ao fato de serem muito raros os efeitos tóxicos em seres humanos, pode-se prever que este medicamento terá futuramente amplo uso em Medicina Veterinária.

O Quadro 43.5 apresenta a posologia de itraconazol, fluconazol, voriconazol e posaconazol para algumas espécies animais.

Flucitosina

A flucitosina (ou 5-fluorcitosina ou 5-FC) é um antifúngico sintético (Figura 43.3), com pequeno espectro de ação, sendo eficaz principalmente nas infecções causadas por leveduras. A flucitosina não é comumente utilizada em Medicina Veterinária e, com o advento dos antifúngicos

QUADRO 43.5

Posologia dos antifúngicos triazólicos.

Derivado triazólico	Espécie animal	Posologia (via oral – mg/kg)
Itraconazol	Cão	2,5/12 h
	Gato	10/24 h
	Equino	3/24 h
Fluconazol	Cão	2 a 5/12 h
	Gato	2,5 a 10/12 h
	Pássaros	5 a 10/24 h
Voriconazol	Cão	6/12 h
	Gato	5/24 h
Posaconazol*	Cão	5 a 10/12 a 24 h
	Gato	5/24 h

*Posologia para tratamento de micose disseminada.

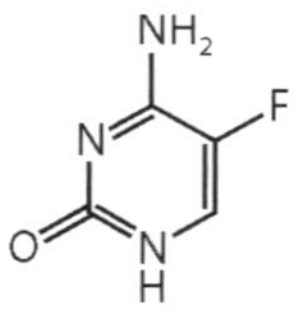

FIGURA 43.3 Estrutura química da flucitosina.

triazóis, há cada vez mais tendência de este cair em desuso. Este antifúngico é utilizado em associação à anfotericina B, devido ao aparecimento de resistência à flucitosina quando administrada isoladamente, sendo esta associação indicada principalmente na infecção por *Cryptococcus*. Atualmente, não há, no país, especialidade farmacêutica disponível para comercialização.

A ação antifúngica da flucitosina se faz por intermédio de sua conversão, por uma enzima denominada citosina desaminase, em 5-fluoracil, o qual, por sua vez, é convertido pela uridina-fosfato pirofosforilase e outras enzimas em uma substância química denominada 5-fluoro-2'-deoxiuridina 5'-monofosfato, um antimetabólito que inibe a timidilato sintetase, enzima esta que é fundamental na síntese do DNA fúngico. Embora os mamíferos não possuam a citosina desaminase para converter flucitosina a 5-fluoracil, existem evidências de que esta reação possa ser realizada por outras enzimas, sendo esta conversão uma das responsáveis pelos efeitos tóxicos verificados.

A administração da flucitosina é por via oral; este antifúngico é bem absorvido no nível do sistema gastrintestinal e se distribui, amplamente, em todos os tecidos do organismo, inclusive no SNC. A meia-vida da flucitosina está ao redor de 3 a 6 h, sendo a maior parte deste antifúngico excretada de maneira íntegra na urina.

Os efeitos indesejáveis da flucitosina são raros e incluem náuseas, vômitos, *rashs* cutâneos, supressão de medula, neurotoxicidade e nefrotoxicidade.

Terbinafina (Almil®, Lamisil®, Milcosil®, Lamisilate®, Ceremil® e genéricos)

A terbinafina é um composto pertencente ao grupo das alilaminas. Este antifúngico atua ao inibir, seletivamente, a enzima esqualeno epoxidase, a qual está envolvida na síntese do ergosterol, importante para a formação da membrana fúngica. Além disso, o acúmulo do esqualeno, no interior da célula, produz toxicidade para o fungo.

A terbinafina é um fungicida ceratinofílico, altamente lipofílico; assim, quando administrada por via oral, é rapidamente absorvida e captada pela pele, unha e tecido adiposo. Se a administração for tópica, penetra facilmente na pele e mucosas. A terbinafina tem ação fungicida em dermatófitos e no gênero *Candida*, dependendo da espécie, apresenta efeito fungicida ou fungistático.

A biotransformação da terbinafina se faz no nível hepático, pelo sistema P-450, sendo os seus metabólitos, inativos, excretados pela urina, com meia-vida de eliminação ao redor de 17 h. Os efeitos colaterais, relatados em seres humanos, acometem cerca de 10% de indivíduos e se traduzem, principalmente, por cefaleia, torturas e distúrbios do sistema gastrintestinal. Para cães, a indicação de dose é de 30 mg/kg/dia; para gatos a dose sugerida é de até 20 mg/kg a cada 24 ou 48 h.

Antimicrobianos antifúngicos

Neste grupo tem-se os antimicrobianos poliênicos, como a anfotericina B e a nistatina, e os antimicrobianos não poliênicos, como griseofulvina.

Antimicrobianos poliênicos

Os antimicrobianos poliênicos (apresentam várias duplas ligações) são a anfotericina B e a nistatina. As estruturas destes antibióticos são ilustradas na Figura 43.4.

Os antimicrobianos poliênicos atuam como antifúngicos, através de ligações irreversíveis aos esteroides da membrana celular, permitindo que íons K^+ e Mg^{2+} saiam da célula. Com a saída desses íons (principalmente do K^+), há o comprometimento do metabolismo celular.

Conforme descrito anteriormente neste mesmo capítulo, o principal esteroide da membrana dos fungos é o ergosterol, pelo qual os antibióticos poliênicos possuem maior afinidade para ligação do que pelo colesterol, o principal esteroide componente da membrana de mamíferos; consequentemente, os antimicrobianos poliênicos apresentam maior afinidade por células fúngicas do que por células de mamíferos. Por outro lado, deve-se salientar que os principais efeitos tóxicos apresentados pela anfotericina B relacionam-se com sua ligação ao colesterol da célula do mamífero.

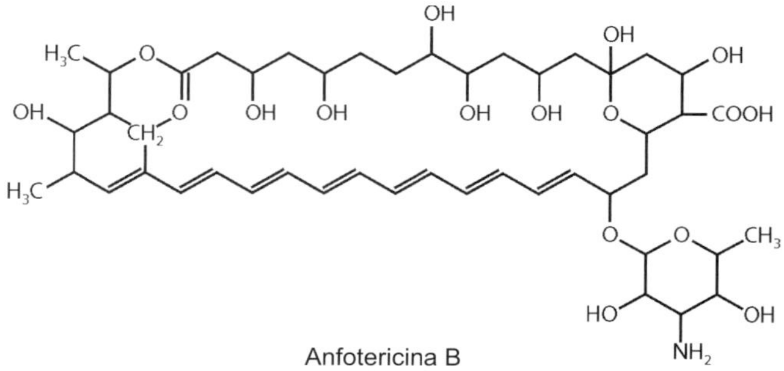

Anfotericina B

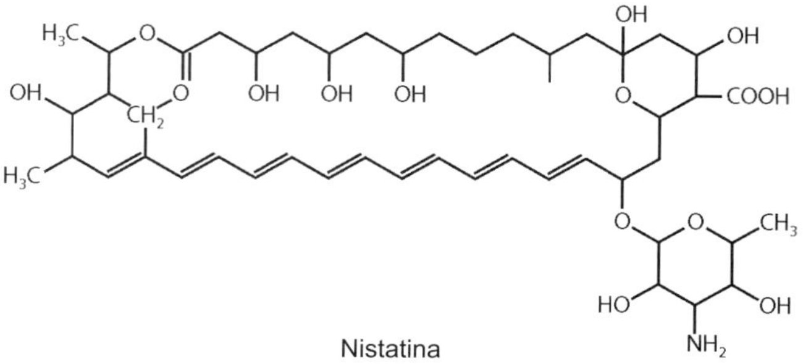

Nistatina

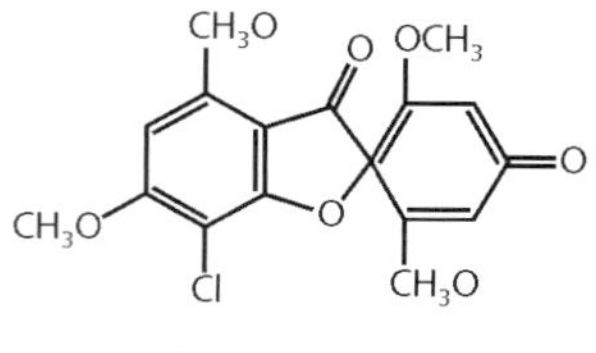

Griseofulvina

FIGURA 43.4 Estrutura química dos antimicrobianos antifúngicos.

Anfotericina B

A anfotericina B é ainda o antifúngico mais frequentemente utilizado no tratamento de infecções fúngicas sistêmicas. Este antimicrobiano poliênico, produzido pelo *Streptomyces nodosus*, exerce potente atividade fungostática (em altas concentrações fungicidas), com pouca incidência de aparecimento de resistência.

A anfotericina B não é absorvida por via oral, sendo restrito o uso desta via somente em infecções no nível do sistema gastrintestinal. Em infecções sistêmicas, deve-se administrar a anfotericina B por via intravenosa, ou, no caso de meningite fúngica, por via intratecal. Após a administração por via intravenosa, este antimicrobiano poliênico liga-se às proteínas (aproximadamente 95% do medicamento circulante). É encontrada em concentrações elevadas nos líquidos sinovial, peritoneal e pleural. A anfotericina B atravessa prontamente a placenta; por outro lado, apenas mínimas quantidades desse antifúngico atravessam a barreira hematencefálica, tendo, portanto, pequena penetração no líquido cefalorraquidiano. Pouco se conhece sobre a biotransformação da anfotericina B. A eliminação deste antifúngico se faz de maneira bifásica; assim, a meia-vida inicial da anfotericina B está ao redor de 24 a 48 h e a fase final, por volta do 15º dia após a administração. Pode-se detectar a presença de anfotericina B na urina até 60 dias após a administração.

O Quadro 43.6 mostra as vias de administração da anfotericina B, algumas especialidades farmacêuticas e formas de apresentação. O Quadro 43.7 apresenta alguns esquemas de tratamento, utilizando-se a anfotericina B.

Vários são os efeitos adversos produzidos pela anfotericina B. O efeito indesejado mais comum e mais grave é a toxicidade renal, observada principalmente em cães. Esse efeito é consequência do decréscimo da taxa de filtração glomerular, resultante do efeito vasoconstritor produzido pela anfotericina B em arteríolas aferentes. Podem-se verificar hipopotassemia e hipomagnesemia. A administração da anfotericina B deve ser acompanhada de exames dos níveis séricos de potássio, ureia e creatinina, e a diminuição do potássio e/ou o aumento significativo dos níveis séricos de creatinina e ureia indicam a necessidade de suspender, por alguns dias, a administração de anfotericina B; entretanto, ressalte-se que a reversão dos efeitos tóxicos não se faz rapidamente após a suspensão desse medicamento. Recomenda-se ainda a intensa hidratação do paciente, para diminuir a probabilidade de aparecimento dos efeitos nefrotóxicos. Em estágios iniciais do tratamento, tem-se descrito o aparecimento de calafrios e pirexia, que podem ser controlados administrando-se anti-inflamatórios (normalmente dipirona). Não devem ser utilizados anti-inflamatórios não esteroidais do tipo flunixino meglumina, que podem potencializar a toxicidade renal. O processo de injeção frequentemente provoca o aparecimento de tromboflebite, e, devido a este efeito, para se prosseguir o tratamento, normalmente é necessário lançar mão de outras inúmeras veias periféricas.

A anfotericina B não deve ser administrada se o paciente estiver sendo medicado com aminoglicosídeos, ciclosporinas e alguns antineoplásicos, uma vez que esses medicamentos podem aumentar os efeitos nefrotóxicos da anfotericina B. Deve-se também evitar a associação desse antifúngico com corticosteroides e glicosídeos digitálicos, pois pode causar hipopotassemia.

Com a finalidade de diminuir a toxicidade da anfotericina B foram produzidas novas formulações: complexo lipídico de anfotericina B, dispersão coloidal da anfotericina B e anfotericina B incoporada em lipossomas. Nesta última preparação a anfotericina B é colocada no interior de lipossomas contendo fosfolípidos, sendo liberada no

QUADRO 43.6

Antimicrobianos antifúngicos.

Antifúngico	Vias de administração	Especialidades farmacêuticas	Apresentação
Anfotericina B	Intravenosa, tópica	Amphocil®, Fungizon®, Talsutin®, AmBisome®*, Abelcet®***, Amphocil®****	Creme, pó para infusão
Nistatina	Tópica	Albistin®, Equiderm®V, Mastical®V, Mastiplus intramamário®V, Panalog®V, Previn®V, Micostatin®, Nidazolin®	Pastilhas, suspensão oral, creme vaginal
Griseofulvina	Oral	Fulcin®, Sporostatin®, Fulgreen®	Comprimidos

*,** e*** Novas formulações de anfotericina B, para reduzir a toxicidade. Ambisome® é o nome da anfotericina B lipossômica; Abelcet® é o nome comercial do complexo lipídico de anfotericina B; Amphocil® é a anfotericina B e dispersão coloidal.

QUADRO 43.7

Esquemas de tratamento com anfotericina B.

Vias de administração	Esquemas
Intravenosa	50 a 70 mg/dia de anfotericina B, em 500 a 1.000 mℓ de soro glicosado a 5%
	50 mg/dia de anfotericina B, em 10 mℓ de soro glicosado a 5% + 0,5 mℓ de dipirona
	Aumentar gradativamente a dose de 0,3 a 0,5 mg/dia, não ultrapassando 1 mg/kg/dia
	100 a 150 mg de anfotericina B, em 4.000 mℓ de soro glicosado a 5%, em dias alternados
Intratecal	5 a 15 mℓ de anfotericina B, em solução fisiológica
Intrauterina	250 mg/250 mℓ de anfotericina B, em solução fisiológica

local da infecção; a eficácia é semelhante à da formulação convencional, mas a toxicidade renal e sistêmica é muito menor. Isto se deve ao fato de os lipossomas permitirem uma passagem seletiva do medicamento para as células fúngicas e menor acesso às células renais. O tempo de meia-vida plasmática da anfotericina B lipossômica varia entre 6 e 10 h, após administração inicial, e aumenta após administração prolongada. Antes de iniciar o tratamento com esta formulação, deve-se administrar uma dose teste de 1 mg do medicamento (se o animal pesar menos que 30 kg deve-se administrar 0,5 mg), para avaliar o risco de reações anafiláticas. A dispersão coloidal da anfotericina B é também usada no tratamento de micoses sistêmicas, sendo que a anfotericina B e o sulfato sódico de colesterol formam um complexo com pequenos discos lipídicos. A dose diária recomendada é de 1 mg/kg, aumentando gradualmente conforme seja necessário. A anfotericina B é indicada para o tratamento das micoses sistêmicas, sendo administrada por via intravenosa.

Todas essas três formulações especiais de anfotericina B têm grande hidrofilicidade, o que permite supor que há grande probabilidade de deposição do medicamento no sítio de infecção e decréscimo de deposição em nível renal; no entanto, deve-se ressaltar que o tratamento com essas formulações diferenciadas deste antifúngico tem custo elevado.

Nistatina

A nistatina é um antifúngico poliênico, obtido a partir do *Streptomyces noursei*. Este antimicrobiano praticamente não é absorvido por mucosas ou pele. O uso da nistatina limita-se às micoses de pele e mucosas, inclusive as do sistema gastrintestinal, não sendo absorvida por esta via; além disso, não tem efeito sobre a flora normal do intestino. O espectro de ação é limitado às leveduras.

O Quadro 43.6 mostra as vias de administração da nistatina, algumas especialidades farmacêuticas e formas de apresentação.

Os efeitos adversos produzidos pela nistatina são raros, podendo-se verificar, quando da administração oral, vômitos e diarreia. O uso tópico da nistatina pode produzir irritação.

Antimicrobianos não poliênico

Griseofulvina

A griseofulvina é um antimicrobiano antifúngico, não poliênico, isolado a partir de culturas de *Penicillium griseofulvum*. (Ver sua estrutura química na Figura 43.4.) Este antifúngico tem sido utilizado no tratamento de dermatofitoses. A administração da griseofulvina se faz exclusivamente por via oral.

A griseofulvina exerce seu efeito antifúngico de diferentes maneiras. Assim, quando este antifúngico penetra na célula fúngica, causa a ruptura do fuso mitótico, por ligar-se a uma proteína associada aos microtúbulos; esse processo inibe a mitose do fungo e, consequentemente, impede o crescimento desse microrganismo. A griseofulvina causa, ainda, alterações morfogenéticas na parede celular. Este antifúngico possui também atividade anti-inflamatória. Não se sabe ao certo se a griseofulvina exerce atividade fungicida ou fungiostática.

Como a griseofulvina é praticamente insolúvel em água, pode-se aumentar a absorção deste antifúngico por meio da administração concomitante com alimentos ricos em gordura. A griseofulvina é amplamente distribuída em fluidos orgânicos, gordura, fígado e músculo. Na pele, a griseofulvina é captada por queratinócitos, onde se incorpora à queratina. Com relação à meia-vida deste antifúngico, parece que há grande variação entre espécies; assim, no ser humano a meia-vida é de aproximadamente 20 h, enquanto em cães está em torno de 45 min. A griseofulvina é biotransformada no fígado, por dealquilação, sendo excretada como glicuronídeo inativo na urina.

O Quadro 43.6 mostra as vias de administração da griseofulvina, bem como algumas especialidades farmacêuticas e formas de apresentação.

As reações adversas mais frequentes produzidas pela griseofulvina são vômitos, diarreia e anorexia. Principalmente em felinos, tem-se descrito o aparecimento de anemia, leucopenia e anormalidades neurológicas. O uso de griseofulvina em animais prenhes é totalmente contraindicado, visto ser um potente agente teratogênico, particularmente no primeiro terço da gestação.

Outros antifúngicos

Iodeto de sódio e de potássio

Estes antifúngicos são os mais antigos no tratamento de micoses profundas, nas esporotricoses, sendo, até os dias de hoje, amplamente utilizados. Por outro lado, pouco se sabe sobre seus mecanismos de ação. Tem-se sugerido que tanto o iodeto de sódio quanto o de potássio afetam a resposta imune do hospedeiro, por meio do aumento da atividade do sistema halida-peroxidase, nas células fagocitárias.

O iodeto de sódio e o de potássio têm sido usados no tratamento da esporotricose em cães, gatos e equídeos e são, ainda hoje, recomendados como o tratamento de primeira escolha para esta infecção. Os iodetos são administrados por via oral, indicando-se a dose de 40 mg/kg para cães. Os felinos são mais sensíveis aos efeitos tóxicos produzidos pelos iodetos, aconselhando-se, portanto, a administração destes antifúngicos na dose de 10 mg/kg, 2 vezes/dia.

As reações adversas mais comumente observadas são corrimento oculonasal, vômitos, anorexia, depressão e colapso, sendo este último efeito bastante raro. Aconselha-se que, logo no início do aparecimento de um desses sintomas, o tratamento seja suspenso e que sua reinstituição se faça em dosagens mais baixas.

Tolnaftato (Cremederme®, Dermatisan®, Quadriderm®, Quadrihexal®, Qualiderm®)[1]

O tolnaftato é uma substância sintética, usada topicamente no tratamento das dermatofitoses. Não exerce atividade antibacteriana nem apresenta ação em *Candida* sp. Pode-se associar o tolnaftato à griseofulvina, para obter-se efeito mais rápido. É ativo apenas em células fúngicas em crescimento.

O tolnaftato pode ser encontrado em concentração a 1%, na forma de creme, gel, pó, aerossol e solução.

---

[1] A apresentação do tolnaftato é sempre em associações.

Ácido undecilênico (Acidern®, Andriodermol® Dermicutis®, Tridermol®, Micospray®, Micoz®)[2]

O ácido undecilênico é, em doses normais, um fungiostático, mas, em altas doses e em exposições prolongadas, um fungicida. O ácido undecilênico é empregado no tratamento de várias dermatomicoses.

Concentrações altas, de até 10%, de ácido undecilênico podem ser aplicadas na pele; entretanto, em mucosas, a concentração deste antifúngico não deve ultrapassar 1%. Nas preparações recomendadas, geralmente o ácido undecilênico não é irritante para os tecidos e raramente provoca sensibilização.

O ácido undecilênico está disponível em forma de pó ou em soluções alcoólicas. Geralmente, tem sido utilizado em combinação com o undecilenato de zinco e salicilanilida, para promover maior eficácia.

Medicamentos antifúngicos mais recentes

A indústria farmacêutica tem lançado recentemente novos medicamentos antifúngicos. Os principais antifúngicos recém-lançados serão aqui apresentados brevemente; no entanto, deve-se ressaltar que essas substâncias têm sido usadas no ser humano, não sendo encontrados na literatura dados consistentes sobre o uso na terapêutica clínica desses medicamentos nas diferentes espécies animais.

Caspofungina (Cancidas®, Berk® e genéricos)

Este antifúngico é um derivado semissintético da pneumocandina B_0; é o primeiro medicamento liberado para uso terapêutico, pertencente à classe das equinocandinas. Seu mecanismo de ação se faz por meio da inibição seletiva da β-1,3-D-glucano-sintetase, enzima que não está presente em células de mamíferos. Este antifúngico mostra grande eficácia contra *Candida* spp. e também contra *Aspergillus* spp.

Este medicamento tem se mostrado bastante seguro em seres humanos, sendo raros os efeitos colaterais, dentre os quais têm sido relatados febre, tromboflebite, dores de cabeça e elevação de enzimas hepáticas. São muito poucos os dados disponíveis a respeito da associação da caspofungina com outros antifúngicos.

Sertaconazol (Gyno-Zalain®, Sertamizol®, Zalain®)

O sertaconazol é um antifúngico do tipo imidazólico, que vem sendo utilizado, em seres humanos, no tratamento contra a candidíase e dermatófitos, particularmente em ginecologia. Este medicamento possui também ação contra cocos gram-positivos. A sua apresentação é na forma de cremes e tabletes vaginais, e não há relato, em seres humanos, de efeitos colaterais devido ao uso deste medicamento.

ANTIVIRAIS

Introdução

Originalmente, o termo **vírus** foi empregado para designar toda e qualquer substância tóxica, até os venenos das serpentes. Posteriormente, este termo foi usado mais especificamente para designar agentes de doenças infecciosas.

Somente no fim do século XIX, Loeffler e Frosch apresentaram a primeira evidência de que um agente, que podia passar pelos filtros de esterilização da época, seria o responsável por uma doença infecciosa que ocorria em animais biungulados: a febre aftosa. Estes pesquisadores concluíram que a atividade do filtrado não se relacionava com a substância solúvel, e sim com a presença de um agente infeccioso capaz de reproduzir-se; além disso, concluíram que estes agentes seriam tão pequenos que os poros de um filtro que retinha a menor das bactérias não conseguiam retê-los. Esta afirmação foi, posteriormente, confirmada por diversos outros pesquisadores, e estes minúsculos agentes passaram a ser denominados genericamente vírus filtráveis. Gradualmente, a palavra filtrável foi deixando de ser usada e o significado original da palavra vírus foi esquecido. Atualmente, define-se vírus como elementos genéticos não celulares que utilizam células vivas para sua replicação.

Os vírus são os menores agentes infecciosos de que se tem conhecimento. São constituídos pelo ácido nucleico, que pode ser de DNA, sendo então denominados DNA-vírus (p. ex., vírus da doença de Aujeszky e o papilomavírus), ou RNA (p. ex., vírus da aftosa, da doença de Newcastle e da influenza). Os ácidos nucleicos podem apresentar-se como fita simples ou dupla, dependendo do vírus. O ácido nucleico de ambos os tipos de vírus é envolto por um revestimento proteico (também denominado capsídio). Alguns vírus podem conter ainda um revestimento de lipoproteína envolvendo o capsídio. A partícula como um todo é denominada **vírion** ou **partícula vírica** (Figura 43.5).

As infecções virais representam a maioria dos casos clínicos de doenças infecciosas na clínica humana (ao redor de 60% em países em desenvolvimento) e, provavelmente, na clínica veterinária. Além disso, há grande interesse e muito se tem investido no estudo de algumas infecções virais, em particular aquela produzida pelos retrovírus HIV (*human immunodeficiency virus*), causador da síndrome da imunodeficiência adquirida (AIDS, do inglês, *acquired immune deficiency syndrome*). Comparativamente aos agentes antibacterianos, há poucos antivirais disponíveis para uso humano e, até o momento, nenhum desses medicamentos foi registrado para uso em Medicina Veterinária.

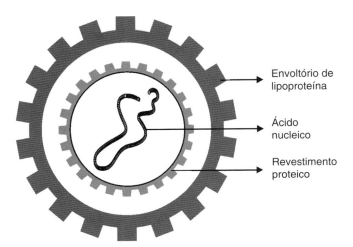

FIGURA 43.5 Componentes básicos da partícula viral.

---

[2] A apresentação do ácido undecilênico é sempre em associações.

Os maiores empecilhos para a descoberta de novos antivirais são, basicamente, a ineficácia dos mesmos quando testados *in vivo* e os efeitos tóxicos que produzem. Essas dificuldades estão estritamente relacionadas à total dependência do vírus pela célula do hospedeiro, pois esses microrganismos não têm metabolismo próprio, nem conseguem replicar-se independentemente. Quando no meio extracelular, as partículas víricas são metabolicamente inertes, não desempenham funções biossintéticas; dessa maneira, necessitam entrar na célula do hospedeiro, que pode ser de um animal, vegetal, ou mesmo de uma bactéria, e utilizar o metabolismo desta. Quando o vírus se multiplica, o genoma é liberado da capa proteica, e este direciona a célula do hospedeiro a produzir novas capas proteicas e, assim, sucessivamente, novas partículas são reconstruídas a partir dos novos genomas e capas. A Figura 43.6 esquematiza as fases da infecção viral na célula do hospedeiro, bem como o local de atuação dos antivirais existentes.

Infelizmente, diferente do que ocorre com o uso de outros medicamentos anti-infecciosos, a aplicação de antivirais de uso humano em Medicina Veterinária é bastante restrita, sendo os principais fatores relacionados a esse fato: o alto custo de desenvolvimento de novos princípios ativos, principalmente para uso em espécies produtoras de alimento; o uso restrito a um único vírus e a uma espécie animal específica; grandes dificuldades no desenvolvimento de antivirais de amplo espectro com baixa citotoxicidade; e ausência de técnicas de diagnóstico rápido que permitam o uso imediato de um agente antiviral específico no curso de uma infecção aguda. Por outro lado, deve-se considerar que, nos últimos anos, o grande desafio para a descoberta de tratamento eficaz, particularmente da AIDS em humanos, propiciou a pesquisa para a descoberta de muitos medicamentos antivirais. De fato, por exemplo, a patogênese e os sinais clínicos da AIDS são muito similares à doença induzida pelo vírus da leucemia felina (FeLV, *feline leukemia virus*), sendo o gato, inclusive, o modelo animal frequentemente utilizado para pesquisas sobre a AIDS e outras doenças produzidas por retrovírus.

A seguir, serão relacionados os principais antivirais utilizados em Medicina Humana, sendo apontado o eventual uso dos mesmos em patologias produzidas por vírus nos animais. No entanto, deve-se ter em mente que não existe, até hoje, nenhum medicamento antiviral aprovado para uso em Medicina Veterinária; portanto, o emprego dessa classe de medicamentos nos animais é realizado de maneira extra bula. Assim sendo, o controle das infecções por vírus é feito, basicamente, de maneira profilática, por meio das vacinas e/ou do uso de antissépticos (ver *Capítulo 37*).

Medicamentos que atuam na fase de interação vírus-membrana celular do hospedeiro

Amantadina (Mantidan®) e rimantadina

A amantadina e sua derivada, a rimantadina, são aminas primárias tricíclicas, usadas no ser humano para o tratamento do vírus da influenza A. Tanto a amantadina quanto a rimantadina apresentam mecanismo de ação semelhante; assim, quando o vírus da influenza se replica dentro da célula do hospedeiro, uma proteína de membrana viral, conhecida como M2, forma um canal iônico, para o influxo de H^+ do endossomo para o vírion antes da fusão da membrana viral com a membrana endossômica; assim, propõe-se que a amantadina e a rimantadina liguem-se à proteína M2 e bloqueiem a atividade do canal iônico, e, portanto, inibam a replicação do vírus.

A administração da amantadina e da rimantadina se faz por via oral, sendo completamente absorvidas no sistema gastrintestinal; entretanto, este processo ocorre de maneira bastante lenta. A meia-vida plasmática da amantadina é de aproximadamente 15 h e a excreção, em sua maioria de forma inalterada, se dá pelos rins. A meia-vida plasmática da rimantidina é de aproximadamente 24 a 36 h, sendo 85% deste antiviral excretados após sofrer biotransformação hepática.

Em Medicina Veterinária, a amantadina vem sendo empregada em alguns casos de virose por influenza, em equinos, por via oral. No entanto, os efeitos por essa via são muito irregulares. Assim, tem sido proposto o uso por via intravenosa, porém, quando da administração por esta via, há o potencial risco de aparecimento de convulsão.

Medicamentos que atuam inibindo a síntese do ácido nucleico

Vidarabina (Vira-A®)[3]

A vidarabina (adenina-arabinosídeo), também denominada Ara-A, é uma substância análoga da adenosina. Este antiviral é convertido, por enzimas celulares, ao trifosfato, o qual, por sua vez, inibe a DNA-polimerase humana e viral; consequentemente produz um decréscimo da síntese do DNA viral. Além disso, a vidarabina pode ser incorporada

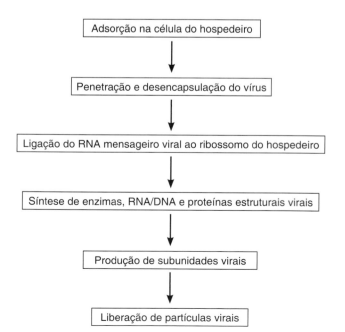

FIGURA 43.6 Esquema das fases da infecção viral na célula do hospedeiro.

[3] Medicamento não produzido no Brasil.

ao DNA viral, retardando sua replicação e bloqueando o alongamento da cadeia de DNA.

A vidarabina é pouco solúvel, devendo ser administrada, em grande volume, por via intravenosa lenta. Tem ampla distribuição no organismo, sendo os níveis deste antiviral, no líquido cefalorraquidiano, de aproximadamente um terço da concentração plasmática. Após a administração, a vidarabina é rapidamente biotransformada em um composto denominado arabinosil hipoxantina, o qual é praticamente desprovido de ação antiviral. É excretada pelos rins, na maior parte como seu metabólito desaminado.

Este antiviral é usado no tratamento de encefalites por herpes simples e no herpes-zóster em pacientes imunodeprimidos. Além da via parenteral, a vidarabina pode também ser administrada por via tópica, no tratamento de ceratites.

Os principais efeitos colaterais descritos para a vidarabina são náuseas, vômitos e diarreia. Com menor frequência, podem-se verificar ainda distúrbios nervosos, como tremores, ataxia, parestesias, tontura, alucinações, convulsões e coma. Descreveu-se ainda a supressão de medula óssea e cãibras musculares intensas, que perduram por semanas. Por via tópica pode produzir dor, coceira, fotofobia e reações de hipersensibilidade. Tem-se verificado teratogenicidade produzida pela vidarabina, em animais de laboratório, não se recomendando, portanto, seu uso durante a gestação.

Aciclovir (Aciclomed®, Aciclovir – genéricos, Aciveral®, Aviral®, Acivirax®, Cicloviral®, Farmanguinhos-Aciclovir®, Heclivir®, Zovirax®, Zoylex®)

A acicloguanosina, também denominada aciclovir, é um nucleosídio análogo da guanosina. Tem mecanismo de ação semelhante ao da vidarabina; entretanto, apresenta maior seletividade. Este antiviral parece ser captado seletivamente por células infectadas por vírus e convertido, mediante um processo de fosforilação, em uma substância polarizada, a qual, por sua vez, sofre ação de várias enzimas (especialmente a timidinoquinase), sendo convertida em sua forma de trifosfato. Este último inibe a polimerase específica do herpes-vírus.

Embora o aciclovir seja apenas parcialmente absorvido pelo sistema gastrintestinal, este antiviral pode ser administrado por via oral; entretanto, menos de um terço do medicamento é absorvido. Utiliza-se o sal sódico para a administração por via intravenosa. É amplamente distribuído pelo organismo, sendo sua concentração no líquido cefalorraquidiano correspondente a 50% da encontrada no plasma. A sua excreção se faz principalmente pelos rins, por filtração glomerular e secreção tubular. O aciclovir pode também ser usado topicamente.

Indica-se o uso do aciclovir, principalmente, para o tratamento das diversas formas clínicas do herpes simples. Pode ainda ser usado profilaticamente em pacientes submetidos a radioterapia ou tratados com medicamentos imunossupressores (esses indivíduos podem apresentar infecção pelo herpes-vírus em consequência da reativação do vírus latente). Embora haja citação na literatura do uso do aciclovir para o tratamento de infecções respiratórias e oculares produzidas por herpes-vírus 1 em felinos, os relatos mostram que os resultados não têm sido satisfatórios, devido à baixa biodisponibilidade. Assim, estudos relativos à formulação farmacêutica do medicamento vêm sendo realizados, objetivando-se melhorar a biodisponibilidade do aciclovir nas diferentes espécies animais.

São mínimos os efeitos indesejáveis produzidos pelo aciclovir. Pode-se verificar, em uma pequena porcentagem, tromboflebite ou formação de bolhas cutâneas. São ainda relatados distúrbios neurológicos, tais como tremores, agitação, desorientação, letargia e parestesia, após a injeção intravenosa. O uso tópico de aciclovir é praticamente isento de efeitos colaterais, sendo a irritação de mucosa e a queimação transitória produzidas pelo polietileno glicol, com o qual o aciclovir é veiculado.

Idoxuridina (Herpesine®)

A idoxuridina, também denominada IDU, é um nucleosídio pirimidínico halogenado, análogo da timidina iodado. O mecanismo de ação exato deste medicamento ainda não está completamente elucidado; entretanto, sugere-se que, após a fosforilação por quinases celulares, a idoxuridina seja incorporada ao DNA, proporcionando um código falso para a futura multiplicação dos vírus ou para a síntese de proteínas ou outros componentes fundamentais para a sobrevivência do vírus.

Devido aos grandes efeitos tóxicos, quando da administração sistêmica, a idoxuridina é utilizada apenas topicamente, em geral dissolvida em dimetilsulfóxido (DMSO), um anti-inflamatório não esteroide (para detalhes, ver no *Capítulo 22*).

A indicação de uso em seres humanos deste antiviral é para o tratamento de ceratite por herpes simples e infecções por varicela-zóster. Tem sido verificada grande eficácia do uso de idoxuridina na ceratite herpética felina.

A administração da idoxuridina é geralmente bem tolerada; entretanto, poderá causar irritação local. Devido aos efeitos teratogênicos, este medicamento não deve ser usado durante a gravidez. A resistência do vírus a este antiviral se desenvolve rapidamente, tanto *in vitro* como *in vivo*.

Zidovudina (Biovir®, Farmanguinhos-Zidovudina®, Lafep-Zidovudina®, Lifal-Zidovudina®, Retrovir-AZT®, Revirax®, Virustat®, Zidix®, Zidovir®, Zidoviral®)

A zidovudina, mais comumente conhecida como AZT, é um análogo da timidina, com atividade contra o retrovírus (p. ex., o vírus HIV). Sua ação se faz por meio da inibição da transcriptase reversa. Assim, após a fosforilação por enzimas celulares, este composto compete com trifosfatos celulares que são substratos essenciais para a formação de DNA pró-viral pela transcriptase reversa. O AZT inibe também a α-DNA-polimerase de mamíferos. Entretanto, isso ocorre em concentrações 100 vezes maiores do que aquelas necessárias para a inibição da transcriptase reversa; por outro lado, a γ-DNA-polimerase na mitocôndria da célula do hospedeiro é bastante afetada, e este fato pode explicar os efeitos colaterais produzidos por este antiviral.

A administração da zidovudina se faz principalmente por via oral, mas poderá também ser administrada por via intravenosa. O antiviral tem ampla distribuição no organismo, atingindo o líquido cefalorraquidiano. A meia-vida plasmática do AZT está em torno de 0,9 a 1,5 h. A maior parte da zidovudina é excretada de forma inativa (glicuronídeo), através da urina. A principal indicação de uso do AZT é na AIDS, promovendo aumento da sobrevida e da atividade do sistema imune e queda da incidência de infecções oportunistas. O AZT vem sendo usado na infecção produzida pelo vírus da imunodeficiência felina (FIV, do inglês *feline immunodeficiency virus*), verificando-se que previne a infecção retroviral, se administrado imediatamente após a exposição ao vírus; além disso, verificou-se, experimentalmente, que a administração prévia de AZT reduz significativamente a replicação viral; portanto, promove melhora imunológica e clínica dos gatos infectados, embora não promova diminuição da viremia. Em relação ao uso do AZT em FeLV, estudos mostram que o emprego do antiviral não tem sido efetivo em doses que não sejam tóxicas.

Para o tratamento da FIV, a dose de AZT é 5 mg/kg, a cada 12 h, por via oral. Durante o período de tratamento, devem ser realizados hemogramas periódicos (semanais no primeiro mês), uma vez que o principal efeito colateral deste medicamento é a anemia não regenerativa. Deve ser preferida a formulação do AZT em cápsulas do que xarope, pois nessa forma medicamentosa a palatabilidade é ruim, podendo provocar vômito.

Deve ser salientado que não há no comércio nacional AZT disponível como produto veterinário registrado no Ministério da Agricultura, Pecuária e Abastecimento (MAPA) para uso veterinário; há apenas medicamento formulado para uso humano obedecendo às normas da Agência Nacional de Vigilância Sanitária (Anvisa), que, por sua vez, não permite que o médico-veterinário prescreva o AZT (para detalhes, ver *Capítulo 2*).

Foscarnet (Foscavir®)[4]

O foscarnet é um composto análogo do pirofosfato, que exibe atividade antiviral contra vários DNA e RNA vírus. Seu mecanismo de ação se faz por meio da inibição da RNA e DNA polimerases (a DNA polimerase do hospedeiro é aproximadamente 100 vezes menos sensível que a DNA polimerase viral), bem como a transcriptase reversa; no entanto, ao contrário da zidovudina, sua inibição não é competitiva, já que o foscarnet se liga principalmente no sítio de ligação do pirofosfato e não no sítio de ligação da base. Este medicamento vem sendo usado experimentalmente na mieloblastose aviária, influenza, leucemia bovina, febre suína africana, entre outras afecções. Em seres humanos vem sendo utilizado no tratamento da herpes e viroses produtoras de imunodeficiência, por isso, vem sendo sugerido que o foscarnet seja empregado na FeLV.

A administração do foscarnet se faz por via oral e sua excreção se faz predominantemente pela urina (90%), sem sofrer biotransformação.

O principal efeito tóxico produzido por este antiviral é a alteração da função renal, verificando-se um aumento dos níveis de creatinina de dois a três vezes aqueles normais. Esta toxicidade pode ser minorada realizando-se a hidratação intravenosa do paciente e ajustando as doses do medicamento, tomando-se como base essas alterações

---

[4]Medicamento não produzido no Brasil.

verificadas na creatinina. Além disso, em alguns pacientes tem sido verificada uma queda significante de eletrólitos, particularmente do cálcio, que pode propiciar o aparecimento de convulsões.

Ribavirina (Copegus®, Rebetol®, Ribaviron C®, Ribav®, Ribavirina®, Rebetol®)

A ribavirina, também denominada tribavirina, é um nucleosídio sintético que tem semelhança estrutural com a guanosina. Seu mecanismo de ação não está totalmente esclarecido; assim propõe-se que a ribavirina seja prontamente transportada para dentro das células e, em seguida, seja convertida por enzimas celulares a 5-mono-, di-, e derivados de trifosfato, substâncias responsáveis por inibir certas enzimas virais envolvidas na síntese do ácido nucleico viral. Esse medicamento produz seu efeito antiviral principalmente por alterar os agrupamentos de nucleotídeos e a formação de RNA mensageiro normal, o que, sugere-se, ser responsável por sua eficácia contra os vírus de RNA e DNA.

A administração da ribavirina se faz, principalmente, pela via oral, sendo rapidamente absorvida no sistema gastrintestinal. Este antiviral pode também ser administrado por inalação. A ribavirina é biotransformada no fígado e excretada pelas vias urinárias.

Tem amplo espectro de atividade antiviral, tendo ação *in vitro* frente ao DNA e RNA vírus. Tem sido investigado o possível uso de ribavirina na FeLV.

A ribavirina, quando administrada por via oral, pode produzir elevação reversível nos níveis séricos de bilirrubina, ferro e ácido úrico. Os efeitos adversos, quando da administração da ribavirina por inalação, são bastante discretos, verificando-se, apenas em alguns casos, ligeira irritação conjuntival. No entanto, a ribavirina não deve ser administrada a gestantes, haja vista que estudos em animais de laboratório mostraram efeitos teratogênicos e embriotóxicos.

Medicamento que atua inibindo neuraminidases

Fosfato de oseltamivir (Tamiflu®)

O fosfato de oseltamivir (Tamiflu®) é um pró-fármaco éster que é convertido por esterases hepáticas em seu metabólito ativo, carboxilato de oseltamivir, um potente e seletivo inibidor das enzimas neuraminidases, que são glicoproteínas encontradas na superfície do vírion, as quais os vírus da influenza usam como parte do processo para a liberação de partículas virais recém-formadas nas células infectadas e para a posterior disseminação do vírus infeccioso no organismo. Assim, o carboxilato de oseltamivir, ao inibir a neuraminidase dos dois tipos de vírus da gripe – influenza A e B –, reduz a proliferação dos dois vírus pela inibição da liberação de vírus infecciosos das células infectadas; ou seja, o medicamento não impede a contaminação com o vírus.

Embora esse antiviral tenha sido estudado para o tratamento da influenza equina, influenza canina e, ainda, parvovirose canina, os dados obtidos até o momento são poucos e controversos. Além disso, como o oseltamivir é um medicamento muito importante no arsenal contra infecções pelo vírus influenza em seres humanos, e a resistência a ele e a outros medicamentos ativos contra influenza pode se desenvolver rapidamente, a abordagem mais prudente nesse momento, com dados escassos e pouco conclusivos em Medicina Veterinária, seria preservar o emprego desse antiviral somente para uso humano.

Imunomoduladores

Interferona

Em 1957, dois pesquisadores, Isaacs e Lindemann, do Instituto Nacional de Pesquisas Médicas, em Londres, investigavam um fenômeno descrito na década de 1930, a interferência entre dois vírus, e, por meio de uma experiência bastante simples, concluíram que a substância que interferia na replicação do outro vírus não estava relacionada com o vírus, mas sim com a célula do hospedeiro. Assim, o primeiro vírus simplesmente induzia a produção de uma substância pela célula do hospedeiro que iria depois interferir (daí a denominação interferona) na replicação do segundo vírus.

A interferona é uma glicoproteína com peso molecular entre 16 e 32 mil dáltons. Esta substância é, na maioria das vezes, espécie-específica, ou seja, quando a interferona é produzida por células de galinha, impede fundamentalmente a multiplicação de vírus que infectam células desta espécie animal (embora em algumas situações, possa inibir a multiplicação de vírus em outras espécies animais). Portanto, o emprego desse medicamento em Medicina Veterinária fica bastante limitado, uma vez que os custos para a produção são, até o momento, bastante elevados. Por outro lado, a grande vantagem do uso dessa substância relaciona-se com sua pouca inespecificidade para combater os diferentes vírus, dentro da mesma espécie animal.

As interferonas atuam induzindo, nos ribossomos das células do hospedeiro, a produção de enzimas que inibem a tradução do mRNA viral em proteínas virais. Além disso, a interferona estimula a atividade citotóxica e fagocítica de macrófagos (ver Capítulo 55).

As interferonas são produzidas por linfócitos, macrófagos, fibroblastos e outras células humanas. Existem três tipos de interferonas, distintas tanto química como imunologicamente, sendo denominadas α, β, γ e ω. A interferona α é subdividida em interferona α-2A (Alfainterferona 2A®, Blauferon A®, Roferon-A®) e α-2B (Blauferon B®, Interferona Alfa 2B®); a interferona β também pode ser subdividida em β-1A (Avonex®, Rebif®) e β-1B (Betaferon®). A interferona γ não é produzida comercialmente.

Em seres humanos, a interferona vem sendo empregada no tratamento do papiloma juvenil da laringe, afecções do aparelho respiratório, herpes (zóster e simples), hepatite crônica por vírus B e em alguns tipos de cânceres (mieloma, carcinoma de mama, osteossarcoma, carcinoma de bexiga e pele). Como já mencionado, pelo alto custo, é ainda pouco viável para se produzir para emprego nas diferentes espécies animais; entretanto, a interferona ω felina vem sendo comercializada em alguns países (Virbagen omega®). Em felinos, é empregada para o tratamento de infecções virais, tais como o calicivírus, FeLV e FIV. É também empregada em cães, na terapia da parvovirose.

Devido à sua característica química (são glicoproteínas), o acesso à farmacocinética da interferona é bastante difícil. Por outro lado, sabe-se que a interferona se distribui por todo o organismo e é detectada no cérebro e no líquido cefalorraquidiano.

Levamisol (Ascaridil®)

O levamisol é um anti-helmíntico, com propriedades imunomoduladoras. Esta substância não tem efeito antiviral direto; atua estimulando células efetoras envolvidas no processo de imunidade de células imunomediadas. Além disso, pode aumentar, indiretamente, a produção de anticorpos. Assim, tem sido proposto que seu mecanismo de ação imunoestimulante se faça alterando o nucleotídio cíclico fosfodiesterase, promovendo decréscimo do monofosfato cíclico de guanosina (cGMP), e aumentando a degradação do monofosfato cíclico de adenosina (cAMP). Dessa maneira, os níveis elevados de cGMP nos linfócitos promovem aumento de respostas proliferativas e secretórias, o que promove aumento de quimiotaxia, fagocitose, síntese de linfocinas e ampliação da taxa de linfócito T *helper versus* linfócito T supressor (ver detalhes no Capítulo 55).

BIBLIOGRAFIA

Arendrup, M.C.; Patterson, T.F. Multidrug-resistant Candida: epidemiology, molecular mechanisms, and treatment. *J Infect Dis.* 216(3):S445-51. 2017.

BCC. Research Antifungal drugs: technologies and global markets PHM029D. 2014.

Bennett, J.E. Antifungal agents. In: Hardman, J.G.; Gilman, A.G.; Limbird, L.E. (eds.). *Goodman and Gilman's: The pharmacological basis of therapeutics.* McGraw-Hill; 2001. p. 1295-1312.

Bergold, A.; Georgiadis, S. Novidades em fármacos antifúngicos: uma revisão. *Visão Acadêmica*, v. 5, n. 2, p. 159 -172, 2004.

Blackwell, M. The fungi: 1, 2, 3... 5.1 million species? *Am J Bot.*, v. 98, p. 426-438, 2011.

Boni, E. Mechanism of action of systemic antifungal agents. *J. Am. Acad. Dermatol.*, v. 28, p. S28-S34, 1993.

Carrilo-Muñoz, A.; Guisiano, G.; Ezkurra, P.A.; Quindós, G. Sertaconazol: updated review of a topical antifungal agent. *Exp Rev Anti-Infective Ther.*, v. 3, p. 333-342, 2005.

Carwright, R.Y. Use of antibiotics-antifungals. *Brit Med J.*, v. 2, p. 108-11, 1978.

Cho, Y.K. Systemic new antifungal agents. *Korean J Med Mycol.*, v. 8, p. 147-156, 2003.

Costa, E.O.; Benites, N.R.; Melville, P.A.; Venzon, P.; Diniz, L.S.M.; Colabuono, P. Dermatomicose em chinchilas. *Clínica Veterinária*, v. 2, n. 6, p. 14-17, 1997.

Costa, E.O.; Coutinho, S.D.; Teixeira, C.M. Dermatite por *Candida albicans* em cão. *Rev Microbiol.*, v. 16, p. 113-116, 1985.

Costa, E.O.; Diniz, L.S.M.; Benites, N.R.; Coutinho, S.D.; Carvalho, V.M.; Dutra, L.F.; Serra, E.G. Surtos interespecíficos de dermatomicoses por *Microsporum canis* e *Microsporum gypseum*. *Rev Saúde Pública*, v. 28, p. 337-340, 1994.

Costa, E.O.; Diniz, L.S.M.; Carvalho, V.M.; Coutinho, S.D.A.; Benites, N.R. Dermatoses observadas no homem, animais de laboratório, domésticos e silvestres. Levantamento retrospectivo. *Arquivo Brasileiro de Medicina Veterinária e Zootecnia*, v. 47, n. 4, p. 601-607, 1995.

Costa, E.O.; Diniz, L.S.M.; Fava Neto, C. Ecological aspects of fungal and bacterial infections of wild mammals in South America. *Israel Journal of Veterinary Medicine*, v. 52, n. 4, p. 137-140, 1997.

Costa, E.O; Diniz, L.S.M.; Fava Neto, C. The prevalence of positive intradermal reactions to paracoccidioidin in domestic and wild animals in São Paulo, Brazil. *Vet Res Com.*, v. 19, p. 127-130, 1995.

Crumpacker, C.S. Molecular targets of antiviral therapy. *N Engl J Med.*, v. 321, p. 163-171, 1989.

Dal Pozzo F, Thiry E. Antiviral chemotherapy in veterinary medicine: current applications and perspectives. *Rev Sci Tech.*, v. 33, p. 791-801, 2014.

Fisher, M.C. Emerging fungal threats to animal, plant and ecosystem health. *Nature*, v. 484, p. 186-194, 2012.

Foy, D.; Trepanier, L.A. Antifungal treatment of small animal veterinary patients. *Veterinary Clinics of North America*, v. 40, p. 1171-1188, 2010.

Golgher, R.R. Interferons. *Ciência Hoje*, v. 2, p. 54-60, 1983.

Grant, S.M.; Clissold, S.P. Fluconazol: a review of its pharmacodynamic and pharmacokinetic properties, and therapeutic potential in superficial and systemic mycoses. *Drugs*, p. 877-917, 1990.

Gunderson, S.M. Voriconazol: a novel antifungal. *J Pharm Tech.*, v. 19, p. 97-108, 2003.

Gustafson, D.P. Antiviral therapy. *Vet Clin N Am. (Small Animal Practice)*, v. 16, p. 1181-1186, 1986.

Hartmann, K.; Wooding A.; Bergmann, M. Efficacy of antiviral drugs against feline immunodeficiency virus. *Vet Sci.*, v. 2, p. 456-476, 2015.

Hill, P.B.; Moriello, K.A.; Shaws, S.E. A review of systemic antifungal agents. *Vet Dermatol.*, v. 6, p. 59-66, 1995.

Johnson, M.D.; Perfect, J.R. Caspofungin: first approved agent in a new class of antifungals. *Exp O Pharmacot.*, v. 4, p. 807-823, 2003.

King, D.H. Advances in antiviral chemotherapy. *JAVMA*, v. 185, p. 1115-1117, 1984.

Lemetayer, J.D.; Dowling, P.M., Taylor, S.M., Papich, M.G. Pharmacokinetics and distribution of voriconazol in body fluids of dogs after repeated oraldosing. *Journal of Veterinary Pharmacology and Therapeutics*, v. 38, p. 451-456, 2015.

Lewis, R. Current concepts in antifungal phasmacology. Mayo Clinic Proceedings. v. 86, n. 8, p. 805-817, 2011.

Marimon, R.; Cano, J.; Gené, J.; Sutton, D.A.; Kawasaki, M.; Guarro, J. *Sporothrix brasiliensis, S. globosa*, and *S.mexicana* three new *Sporothrix* species of clinical interest. *J Clinical Microbiol.*, v. 45, n. 10, p. 3198-3206, 2007.

Maschmeyer, G.; Glasmacher, A. Pharmacological properties and clinical efficacy of a recently licensed systemic antifungal caspofungin. *Mycoses*, v. 48, p. 227-234, 2005.

Medoff, G.; Brajtburg, J.; Kobayashi, G.S. Antifungal agents useful in therapy of systemic fungal infections. *Ann Rev Pharmacol Toxicol.*, v. 23, p. 303-330, 1983.

Midgley, G.; Clayton, Y.M.; Hay, R.J. *Micologia médica*. 1 ed. São Paulo: Manole; 1998. 153 p.

Minneman, K.; Wecker, L. Brody — *Farmacologia humana*. 4. ed. Elsevier; 2006. 744 p.

Moriello, K.A. Feline dermatophytosis: recent advances and recommendations for therapy. *Vet Clin N Am. (small animal practice)*, v. 25, p. 901-921, 1995.

Moriello, K.A. Ketaconazol: clinical pharmacology and therapeutic recommendations. *JAVMA*, v. 188, p. 303-306, 1986.

Murray, P.; Rosenthal, K.; Pfealler, M. *Microbiologia médica*. 5. ed. Rio de Janeiro: Elsevier; 2006.

Odds, F.C. Itraconazol – a new oral antifungal agent with a very broad spectrum of activity in superficial and systemic mycoses. *J Dermatol Science*, v. 5, p. 65-72, 1993.

Papich, M.G. Papich Handbook of Veterinary Drugs. Small and large animal 5th ed. Saunders, 1056, p. 2020.

Polak, A. The past, present and future of antimycotic combination therapy. *Mycoses*, v. 42, p. 335-370, 1999.

Prescott, J.F.; Baggot, J.D. *Terapêutica antimicrobiana veterinária*. Acribia S.A. Zaragoza, 1999.

Rang, H.; Dale, M.; Ritter, J.; Flower, R.; Henderson, G. *Farmacologia*. 7. ed. Elsevier; 2012, 768 p.

Ringel, S.M. New antifungal agents for the systemic mycoses. *Mycopathologia*, v. 109, p. 75-87, 1990.

Rochette, F.; Engelen, M.; Vanden-Bossche, H. Antifungal agents of use in animal health – practical applications. *J Vet Pharmacol. Therap.*, v. 26, p. 31-53, 2003.

Weller, I.V.D. ABC of AIDS: treatment of infections and antiviral agents. *Br Med J.*, v. 295, p. 200-203, 1987.

WHO. Model prescribing information. *Drugs used in skin diseases*. Geneva; 1997.

Wiebe, V.J. *Drug therapy for infectious diseases of the dog and cat*. Oxfor: Wiley-Blackwell; 2015.

Yonga, G. Current drug therapy of systemic mycoses: a review. *E Afr Med J.*, v. 72, p. 394-398, 1995.

44

Uso de Antimicrobianos na Mastite

Miliane Moreira Soares de Souza • Felipe Carlos Dubenczuk

- Introdução, 603
- Caracterização das mastites, 604
- Diagnóstico das mastites, 605
- Mastite e saúde única, 606
- Contextualização histórica do uso de antimicrobianos no tratamento das mastites, 607
- Tratamento das mastites, 607
- Considerações a respeito dos antimicrobianos utilizados no tratamento das mastites, 610
- Critérios importantes na escolha do antimicrobiano, 611
- Principais classes de antimicrobianos utilizadas no tratamento de mastite, 613
- Resíduos de antimicrobianos no leite, 618
- Bibliografia, 618

INTRODUÇÃO

A utilização de antimicrobianos no ambiente da produção leiteira visando ao controle da mastite deve levar em conta aspectos importantes da enfermidade, tais como etiologia, manifestações clínicas, impactos econômicos, marcos regulatórios, entre outros.

A mastite é a inflamação da glândula mamária, de natureza multifatorial, podendo ser fisiológica, traumática, mecânica, química e infecciosa, que é a forma prevalente. Além dos prejuízos econômicos relacionados à diminuição da qualidade e quantidade do leite produzido, o impacto negativo também pode ocorrer pelo descarte prematuro dos animais afetados e o aumento nos gastos com tratamento e assistência veterinária.

Para subsidiar esse tópico, são considerados os aspectos concernentes ao surgimento e as formas de controle da mastite de natureza infecciosa, destacando a importância da tríade animal-ambiente-agente infeccioso na compreensão do problema e na adoção de medidas de controle, uma vez que a redução da produção e as modificações na composição do leite são decorrentes das alterações relacionadas ao grau de lesão e extensão do processo inflamatório, o que está intrinsecamente ligado às características do agente etiológico. A adoção das medidas de prevenção e controle da mastite nas unidades leiteiras, considerando o fluxo dos processos e a qualificação de pessoas, permite restringir o uso dos antimicrobianos aos momentos em que seja imprescindível, contribuindo para a não disseminação de agentes bacterianos resistentes no ambiente da produção, o que evita as recidivas e a cronificação do processo infeccioso.

A redução da produção de leite na glândula mamária acometida é decorrente dos danos no tecido secretor e das alterações na permeabilidade capilar com consequente comprometimento da capacidade de síntese. Por um lado, ocorre a diminuição dos constituintes do leite sintetizados na glândula mamária como gordura, caseína e lactose. Por outro, ocorre aumento dos elementos de origem sanguínea como albumina, imunoglobulinas, células de defesa, cloreto, sódio, ácidos graxos livres. Devido a essas alterações, o leite torna-se inadequado para o consumo e a produção de derivados, podendo ser rejeitado na plataforma da usina.

Por sua composição nutricional altamente complexa, o leite e seus derivados ocupam importante papel na nutrição do homem. Um litro de leite fornece, em média, 620 calorias e supre integralmente as necessidades de proteína de crianças até 6 anos de idade, mais de 60% da demanda diária de adolescentes e 50% dos adultos. Em relação ao cálcio, o consumo de 1 litro de leite diário supre 100% das necessidades.

Considerando dados de 2018, a produção nacional foi da ordem de 33,84 bilhões de litros/ano, sendo o terceiro maior produtor mundial, atrás apenas dos EUA e da Índia. Ao considerar apenas leite fiscalizado, a produção no ano de 2020 foi de 24 bilhões. Apesar do volume expressivo, a produtividade do rebanho brasileiro é significativamente baixa em comparação aos EUA, uma vez que o número de vacas ordenhadas no Brasil é, em média, de 16,2 milhões de animais, o que representa quase o dobro das 9,388 milhões de vacas ordenhadas nos EUA, que obteve produção anual de 101,251 bilhões de litros de leite, no mesmo período. Essa baixa produtividade determina sérias consequências econômicas e sociais, sendo reflexo de vários fatores, como baixo potencial genético, manejo inadequado, mão de obra não qualificada, limitações tecnológicas, política econômica ineficiente e problemas sanitários do rebanho, com destaque para a ocorrência da mastite.

O prejuízo econômico causado pela mastite na bovinocultura leiteira não é exclusivo do Brasil, estudos em diferentes regiões do globo terrestre mostram a importância desse agravo e seu impacto negativo. Dados recentes mostram que, no Egito, em 2020, o custo por caso clínico de mastite foi estimado em US$ 83,88, considerando apenas o custo de tratamento e descarte de leite nos dias de tratamento, sem levar em conta a diminuição da produtividade e o descarte de animais. Na China, as perdas estimadas devido à mastite clínica foram de US$ 12.000,00 a 76.000,00 por fazenda/mês, equivalente a aproximadamente US$ 29,00 a 135,00 por vaca/ano. Nos EUA, dada a sua elevada produtividade, o prejuízo foi estimado em aproximadamente US$ 180,00 a 200,00 por vaca/ano. Considerando-se o rebanho leiteiro de cerca de 9,5 milhões de bovinos leiteiros, o prejuízo estimado é de cerca de US$ 1,8 a 2,0 bilhões. No Brasil, o custo da prevenção de mastite foi estimado em US$ 23,98/vaca/ano, e as perdas por mastite subclínica, em média, de US$ 317,38/vaca/ano. O custo total da prevenção de mastite, em média, para o produtor foi estimado em US$ 1.558,59/rebanho leiteiro/ano. Os custos para os produtores devido aos casos de mastite subclínica foram estimados, em média, em US$ 20.611,32/rebanho leiteiro/ano.

Após um período de 50 anos de defasagem entre 1952 e 2002, observou-se que, nas últimas duas décadas, os marcos regulatórios da legislação brasileira voltados a qualidade do leite e seus derivados têm sido constantemente atualizados. As Instruções Normativas (IN) 51 (18/09/2002) e 62 (29/12/2011) do Ministério da Agricultura Pecuária e Abastecimento (MAPA) estabeleceram índices mais rígidos de contagem de células somáticas, contagem bacteriana total e detecção de resíduos de antimicrobianos no leite, de modo a acompanhar as tendências mundiais. As recém-publicadas IN 76 e 77 (30/11/2018) ampliam ainda mais os critérios de qualidade desde a produção até o produto pasteurizado. A IN 76 fixa a identidade e as características de qualidade que devem apresentar o leite cru refrigerado, o leite pasteurizado e o leite pasteurizado tipo A, contemplando as análises voltadas à detecção de conservantes e resíduos de antimicrobianos. A IN 77 aponta a necessidade de programas de autocontrole voltados ao estado sanitário do rebanho, planos para a qualificação dos fornecedores de leite, programas de seleção e capacitação de transportadores, sistemas de cadastro dos transportadores e produtores, inclusive com georreferenciamento, além de descrever todos os procedimentos de coleta, transvase e higienização de tanques isotérmicos, caminhões, mangueiras e outros usados na coleta e transporte do leite até o laticínio.

▼ CARACTERIZAÇÃO DAS MASTITES

A mastite bacteriana é a doença mais comum em vacas leiteiras, e, semelhante ao que ocorre na maioria dos processos bacterianos, a magnitude da resposta inflamatória depende da virulência do patógeno e é regulada pela capacidade do hospedeiro de montar uma resposta imune rápida e eficaz. Uma resposta inflamatória leve resulta em um influxo de neutrófilos na glândula sem quaisquer alterações visíveis na glândula, enquanto uma resposta inflamatória mais intensa resulta em sinais localizados ou generalizados observáveis.

Assim, as mastites são classificadas considerando três critérios: formas de manifestação, duração do processo e o modo de disseminação do agente etiológico. São consideradas mastites clínicas aquelas em que é possível observar alterações das características do leite, sinais de processo inflamatório no úbere (edema, dor, calor, rubor) e até mesmo alterações sistêmicas como febre, dispneia, anorexia e prostração do animal, o que permite adotar um escore de classificação da gravidade do processo em três níveis, de acordo com a concomitância desses sinais, em que o grau 1 é representado apenas pelas alterações das características do leite; o grau 2, pela associação entre as alterações do leite e sinais de processo inflamatório no úbere; e o grau 3, pela associação dos eventos anteriores com alterações sistêmicas como febre, dispneia, anorexia e prostração do animal. O tempo para o estabelecimento dos sinais e a duração do processo permite caracterizar as mastites clínicas em hiperaguda, aguda e crônica. Os dois primeiros quadros infecciosos estão associados a estabelecimento rápido, alterações intensas e de curta duração, geralmente determinados por bactérias circulantes no ambiente de produção; enquanto, na mastite crônica, observam-se fibrosamento do tecido mamário e alterações permanentes na qualidade do leite produzido. Considerando que a mastite clínica é causada por uma diversidade de microrganismos que estimulam a resposta imune e geralmente resultam em cura espontânea, o uso da terapia antimicrobiana é indicado quando a infecção é causada por patógenos que apresentam baixo índice de cura espontânea em contraposição a um elevado índice de cura terapêutica.

De sintomatologia não tão evidente, a mastite subclínica acarreta a diminuição da qualidade e da quantidade do leite produzido, sem que, contudo, se observem sinais visíveis de processo inflamatório ou fibrosamento. É a causa dos maiores prejuízos na produção leiteira; estima-se que, para cada vaca com mastite clínica, existam até nove, ou mais, com mastite subclínica. A mastite subclínica é definida pela contagem das células somáticas no leite, e raramente é recomendado protocolo terapêutico para seu tratamento durante a lactação.

Quanto à origem e ao modo de transmissão dos microrganismos envolvidos, as mastites foram convencionalmente divididas em ambiental e contagiosa. Em uma perspectiva clássica, a mastite ambiental está relacionada ao contato direto da vaca com microrganismos, majoritariamente bactérias, conhecidos como patógenos ambientais, que estão no ambiente circundante e causam a infecção do úbere via canal do teto, uma vez que ele permanece aberto por 1 a 2 h após ordenha. Na mastite contagiosa, considera-se que a disseminação ocorra durante a ordenha a partir dos quartos mamários infectados por meio das mãos dos ordenhadores e fômites utilizados na linha de ordenha. Entre os agentes implicados nas mastites ambientais, estão incluídos gêneros e espécies da ordem Enterobacterales, tais como

Escherichia coli, *Klebsiella* spp., *Serratia* spp., amplamente disseminados no ambiente de produção leiteira, bem como uma variedade de outros patógenos bacterianos oportunistas como *Staphylococcus* coagulase-negativos (ECNs), *Streptococcus uberis*, *Streptococcus dysgalactiae*, *Lactococcus* spp., *Trueperella pyogenes*, *Pseudomonas* spp., e outros microrganismos ubiquitários, tais como fungos, leveduras e, ainda, algas aclorofiladas como a *Prototheca* spp. Os principais agentes relacionados às mastites contagiosas são *Staphylococcus aureus*, *Streptococcus agalactiae*, *Corynebacterium bovis* e *Mycoplasma* spp. A Figura 44.1 apresenta o perfil de distribuição dos principais agentes bacterianos implicados em quadros de mastite.

Esse modelo de classificação vem sendo bastante questionado nos últimos anos. A ampliação das ferramentas de diagnóstico permite um estudo mais acurado da epidemiologia das mastites e torna essa classificação dicotômica um tanto questionável. Alguns autores defendem que bactérias como *S. aureus* e *Streptococcus agalactiae* podem ser classificadas como patógenos ambientais mesmo que em geral sejam classificadas como agentes causadores de mastite contagiosa. Essa ideia é sustentada pelo fato de que esses patógenos podem ser transmitidos por múltiplas rotas, não apenas pelo leite de vacas infectadas ou por falhas no manejo higiênico da ordenha, mas também por meio de cama, fezes, urina e outros fômites contaminados. Nessa mesma linha, alguns autores questionam que algas do gênero *Prototheca* sejam agentes causadores de mastite ambiental e consideram tal classificação como inexata.

Embora a linha que separa esses modelos seja tênue, e recentemente estudos epidemiológicos tenham lançado luz sobre essas interfaces, a compreensão dos possíveis modelos de disseminação é fundamental para a adoção de protocolos de controle das mastites, sendo observado que a adoção de medidas de antissepsia e desinfecção durante a ordenha, bem como a adoção da terapia da vaca seca, tem se mostrado mais eficiente no controle da transmissão da mastite caracterizada como contagiosa. De igual modo, a mastite causada por *S. aureus* permanece sendo o maior desafio para os rebanhos que não dispõem de estratégias de controle efetivamente implementadas, mas pode ser significativamente reduzida por meio da implementação de programas de controle com base em aspectos como saúde do úbere, manejo higiênico-sanitário da ordenha, protocolo terapêutico para tratamento da mastite clínica, secagem das vacas com mastite, entre outros.

Esse tópico aponta para a importância do diagnóstico da etiologia do processo infeccioso da glândula mamária como etapa crucial na adoção de medidas efetivas de controle, que permitam mitigar os riscos existentes.

DIAGNÓSTICO DAS MASTITES

O diagnóstico da mastite é feito a partir de observações clínicas ou mensurações diretas ou indiretas da resposta inflamatória iniciada após a detecção da infecção intramamária pelo sistema imune do hospedeiro. A invasão do tecido glandular por microrganismos provoca lesão tecidual com consequente ativação da cascata do ácido araquidônico, ativando cascata de complemento e outros mecanismos de defesa, tanto de base humoral quanto celular. A resposta inflamatória na glândula mamária é constituída de 80 a 90% por células polimorfos nucleares neutrófilos (PMN). A migração de células para o leite é detectável após 3 h do início do processo inflamatório, constituindo a defesa inicial. Dessa maneira, a intensidade do processo inflamatório é expressa por elevação da contagem de células somáticas (CCS). A magnitude de tal resposta depende da virulência do patógeno e da condição imunológica do hospedeiro. Uma resposta inflamatória branda resultará no influxo de neutrófilos na glândula mamária sem que sejam percebidos sinais visíveis, caracterizando a mastite subclínica. Por outro lado, um processo inflamatório intenso redunda em sinais observáveis, sejam locais ou sistêmicos, de acordo com a evolução e a gravidade do processo caracterizando a mastite clínica.

Entretanto, é importante ressaltar que sinais de inflamação não indicam, necessariamente, a presença de infecção bacteriana ativa, devendo o diagnóstico da mastite clínica ser fundamentado na identificação do agente causal. A análise microbiológica fenotípica ou molecular é ferramenta útil para a compreensão dos agentes bacterianos circulantes na propriedade leiteira, uma vez que a acurácia em tal determinação representa uma estratégia importante na determinação da necessidade de terapia antimicrobiana e do protocolo terapêutico a ser adotado, bem como das estratégias de prevenção, o que pode auxiliar a reduzir a incidência e a prevalência da mastite no plantel.

A CCS representa um teste diagnóstico voltado para a detecção da mastite subclínica, e pode ser usada como um indicador da saúde do úbere, em que vacas saudáveis ou recuperadas de quadros de mastite devem apresentar CCS inferior a 200.000 células/mℓ, e aquelas com contagem superior a 200.000 células/mℓ devem ser consideradas como portadoras de infecção intramamária. Ao utilizar a CCS para avaliar a condição de saúde do úbere, deve-se levar em consideração que o leite de uma glândula mamária saudável, não infectada, contém macrófagos, PMN e linfócitos, em valores que não ultrapassam 50.000 células/mℓ de leite.

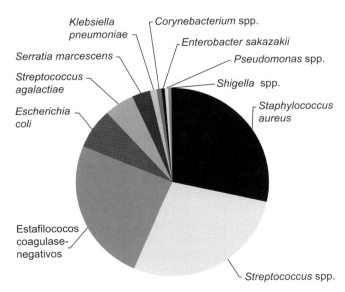

FIGURA 44.1 Perfil de distribuição dos microrganismos isolados de vacas com contagem de células somáticas (CCS) superior a 200 mil células/mℓ.

Quando há processo inflamatório, esse número aumenta, principalmente devido ao maior afluxo de PMN. Em casos de mastite clínica, dependendo das características do agente, a CCS pode chegar a taxas superiores a 5.000.000 células/mℓ de leite. Uma vez que o leite de vacas afetadas pela mastite subclínica tem aparência normal, geralmente, acaba sendo misturado ao leite de animais saudáveis para comercialização. Portanto, o tratamento da mastite subclínica durante a lactação não é recomendado, com exceção daquela causada por *Streptococcus agalactiae*, em que se recomenda o tratamento de todos os animais na chamada *blitz terapia*.

MASTITE E SAÚDE ÚNICA

Nas últimas duas décadas, estudos dos impactos sanitários decorrentes da conexão entre pessoas, animais e ambiente buscam fornecer estratégias para mitigar possíveis agravos dentro do conceito "saúde única" (saúde humana, saúde animal e saúde ambiental). Considerando o foco deste capítulo, é essencial destacar o impacto da produção leiteira na crescente disseminação da resistência antimicrobiana decorrente do uso indiscriminado de antimicrobianos, devido à necessidade de controle da mastite bovina para garantir a produção de alimento seguro para o consumo humano.

Nesse contexto, é importante analisar a contribuição do ambiente de produção leiteira para o agravamento das questões sanitárias relacionadas com a veiculação de patógenos através do alimento leite, bem como aquele decorrente do uso de antimicrobianos em doses subterapêuticas e por longos períodos, estabelecendo condições ideais para a circulação e a manutenção dos genes de resistência, que podem ser transmitidos para patógenos adaptados à microbiota humana. O estudo do ambiente animal como propício à aceleração da evolução da resistência é uma área emergente e crítica para a compreensão do desenvolvimento de resistência em patógenos bacterianos e como modelo de disseminação dos genes de resistência entre as bactérias ali circulantes (para detalhes, ver *Capítulo 36*).

Ao se considerar a circulação de agentes bacterianos que causam impacto sobre a saúde da glândula mamária, o *Streptococcus agalactiae* se destaca como patógeno implicado na etiologia de mastites contagiosas. Apesar de sua relevância na produção leiteira, esse microrganismo não está relacionado entre os agentes de maior interesse quando se considera uma abordagem de saúde única. Diferentemente do que ocorre com o *Staphylococcus aureus* que, a despeito dos esforços feitos nas últimas duas décadas, apresenta estratégias de persistência como a formação de biofilme e a significativa resistência antimicrobiana, que tornam sua eliminação do plantel bovino um desafio quase inatingível. A circulação de genes de resistência aos antimicrobianos da classe dos betalactâmicos entre as cepas de *S. aureus* é bastante elevada, contribuindo para a ampla disseminação dos dois principais mecanismos conhecidos para essa resistência: a produção de betalactamases devido à expressão do gene blaZ, e a síntese da proteína de ligação à penicilina alterada (PBP2a), codificada pelo gene mecA, que confere resistência à meticilina e representa uma evolução na dinâmica da resistência aos betalactâmicos em cocos gram-positivos.

No que concerne à adoção de protocolos terapêuticos para tratamento de mastite, cabe destacar que muitos produtos de uso veterinário para aplicação intramamária contêm a cloxacilina em sua composição. Entretanto, esse princípio não é eficaz para cepas resistentes à meticilina, o que, muitas vezes, não é levado em consideração como critério de eleição. Se levar consideração, ainda, que *Staphylococcus aureus* resistente à meticilina representa um agravo também para a saúde humana, é importante considerar os riscos da utilização dessa classe de antimicrobianos em ambiente de produção sem que exista indicação precisa para tanto, pois o aumento da pressão de seleção exercida pelo uso do antimicrobiano favorece a dispersão dos genes e a consequente disseminação da resistência, além de mutações pontuais que dificultam a análise acurada dessa resistência em ambientes de produção leiteira.

Outro aspecto a ser destacado em *Staphylococcus* spp é o risco potencial da transmissão desses agentes para o ser humano pelo leite e derivados lácteos, e pela capacidade de algumas espécies produzirem toxinas, como as enterotoxinas produzidas por *S. aureus* e, ocasionalmente, por ECNs carreadores dos genes *sec*. Essas enterotoxinas, quando termoestáveis, são resistentes à pasteurização e mesmo à fervura, e, quando presentes no alimento, podem ocasionar casos de intoxicações alimentares. O período de incubação da intoxicação por enterotoxinas estafilocócicas após a ingestão do alimento contaminado é curto, e os sintomas variam de acordo com a suscetibilidade individual, sendo mais graves em recém-nascidos, idosos e pessoas acometidas com doenças imunossupressoras. A presença dos estafilococos no leite cru pode ser originada a partir das vacas com mastite, mãos dos ordenhadores ou manejo higiênico deficitário e quando as condições sanitárias e de armazenamento do produto não estão de acordo com os critérios estabelecidos pela regulamentação, aumentando o risco para a saúde humana.

Os bastonetes gram-negativos fermentadores (BGNF) da ordem Enterobacterales representam, atualmente, um dos maiores desafios no controle da resistência antimicrobiana em nível mundial, dada a capacidade de produção de uma ampla gama de betalactamases. Inicialmente representado pela *Escherichia coli*, a partir da introdução de camas no galpão, o grupo BGNF passou a ter uma expressiva participação da *Klebsiella* spp. dentre os patógenos que acometem a glândula mamária e são referenciados como bactérias prioritárias no cenário da emergência mundial de resistência.

Outro grupo bacteriano relevante para a compreensão da etiologia das mastites em uma perspectiva de saúde única são os *Enterococcus* spp., implicados em infecções intramamárias subclínicas de longa duração, associadas a episódios clínicos frequentes, e baixa taxa de sucesso dos protocolos terapêuticos – em parte, devido à resistência desses patógenos aos antimicrobianos de eleição rotineiramente utilizados para o tratamento de mastite, como as penicilinas semissintéticas e cefalosporinas. Os *Enterococcus* spp. passaram a ter especial atenção em saúde pública a partir da emergência de cepas resistentes à vancomicina no ambiente de produção avícola em decorrência do uso da avoparcina como aditivo zootécnico melhorador do desempenho (promotor de crescimento) algumas décadas atrás.

CONTEXTUALIZAÇÃO HISTÓRICA DO USO DE ANTIMICROBIANOS NO TRATAMENTO DAS MASTITES

O periódico internacional mais reconhecido na publicação de temas relevantes para a pecuária leiteira, o *Journal of Dairy Science*, publicou, em 2017, uma revisão relativa ao seu centenário, elaborando uma linha do tempo de publicações relevantes para o conhecimento agregado ao tema. Remontando ao início do periódico, em 1917, durante a era pré-antibiótica, em que pouco podia ser feito a respeito das infecções intramamárias e pouco se sabia sobre medidas de controle da transmissão, os primeiros relatos dos pesquisadores na área determinavam que o exame periódico do leite, a segregação e o abate das vacas afetadas eram as medidas adequadas para manter o rebanho livre do patógeno bacteriano mais temido, o *Streptococcus agalactiae*.

Contudo, essas estratégias de controle eram difíceis de serem implementadas, e o advento da terapia antimicrobiana acarretou uma significativa mudança nos paradigmas inicialmente propostos, uma vez que foi iniciado o protocolo de administração de sulfanilamida por via oral. Entretanto, não era possível o estabelecimento de concentrações efetivas no leite ou sangue, nem a eliminação dos estreptococos do úbere.

Desde a década de 1950, pesquisadores consideraram a ineficiência do controle da mastite baseada no tratamento dos casos clínicos. Em 1956, Murphy resumiu a ideia em um postulado memorável, dizendo que "a absoluta futilidade de considerar que a mastite só pode ser controlada pelo tratamento da mastite clínica deveria ser óbvia. Isso é apenas cortar as pontas das ervas daninhas e deixar as raízes". Contudo, a despeito da eficiência questionável e da compreensão limitada dos métodos efetivos para reduzir o aparecimento de novas infecções, o uso indiscriminado da terapia antimicrobiana para o tratamento das mastites foi rapidamente adotado, tanto para vacas em lactação quanto vacas secas.

Quase um século depois do início da terapia antimicrobiana para o controle da enfermidade, a mastite permanece sendo a infecção bacteriana mais frequente em unidades de produção leiteira e, consequentemente, seu tratamento e prevenção respondem pela maioria dos antimicrobianos administrados a vacas adultas. Embora as limitações do uso de antimicrobianos no tratamento das mastites já sejam conhecidas, a terapia antimicrobiana ainda representa o melhor protocolo para o controle de *Streptococcus agalactiae*, em parte, em virtude de sua localização no sistema de ductos da glândula mamária. Em contraste, a habilidade de *S. aureus* em penetrar a parede dos ductos e colonizar o úbere estabelecendo inúmeros focos acarreta falhas terapêuticas significativas e representa um impedimento ainda mais significativo que os elevados perfis de resistência antimicrobiana apresentados por bactérias dessa espécie.

A primeira publicação apontando a necessidade de avaliação de parâmetros individuais como idade, número de lactações, produtividade e gravidade da infecção para a tomada de decisão quanto ao uso de antimicrobianos é datada do final da década de 1960. Três décadas depois, essas recomendações ainda carecem do reconhecimento de sua importância no manejo sanitário das propriedades. Pesquisadores relevantes na área enfatizaram a importância dessa análise ao afirmar que apenas animais dentro de um perfil selecionado são capazes de responder à terapia antimicrobiana.

À medida que mastites causadas por bactérias gram-negativas foram reconhecidas como um problema emergente, os pesquisadores começaram a avaliar as peculiaridades no tratamento desses processos. Embora muitos casos não fossem graves, definir tratamentos efetivos para os casos agudos e hiperagudos se tornou uma prioridade. Inicialmente, antimicrobianos com atuação sobre gram-negativas não estavam disponíveis, levando à utilização de medicamentos posteriormente banidos para o uso nas vacas em lactação, como o cloranfenicol.

Atualmente, esse uso indiscriminado é motivo de grande preocupação para consumidores e autoridades sanitárias, uma vez que, com os avanços científicos na compreensão dos conceitos de saúde única, sustentabilidade e bem-estar animal, o uso racional e equilibrado dos antimicrobianos se tornou objeto de estudos desenvolvidos em todas as regiões do globo.

TRATAMENTO DAS MASTITES

O tratamento de mastite é a principal razão para a administração de antimicrobianos em vacas leiteiras, portanto, os protocolos terapêuticos devem ser cuidadosamente considerados para garantir o uso responsável desses medicamentos. A análise da pertinência da adoção de protocolo terapêutico usando antimicrobianos em casos de mastite deve levar em consideração todos os aspectos abordados anteriormente, que vão desde a adoção de medidas de manejo higiênico-sanitário em toda a linha de produção até a caracterização das mastites considerando etiologia, manifestações clínicas, impactos econômicos, marcos regulatórios, entre outros.

Mastite subclínica

Para o controle da mastite subclínica, a CCS mensal das vacas em lactação, feita de modo individual, fornece uma importante ferramenta para a compreensão da epidemiologia da enfermidade no rebanho. A associação California Mastitis Test (CMT) permite identificar os quartos mamários afetados nas vacas que apresentam contagem superior a 200.000 células/mℓ. A partir dessa identificação preliminar do animal (CCS) e dos quartos mamários (CMT), o leite coletado em *pool* de cada vaca será processado para a correta identificação dos agentes que estão envolvidos nos casos de mastite subclínica. Os resultados obtidos permitem analisar a dinâmica da mastite subclínica na propriedade e, assim, traçar estratégias de controle, que podem, em situações específicas, incluir protocolos de tratamento com uso de antimicrobianos.

Uso de antimicrobianos no tratamento da mastite subclínica durante a lactação

Os custos com diagnóstico, medicamentos, descarte de leite, proporção do medicamento que será diluído e eliminado com o leite na ordenha subsequente e a taxa de cura bacteriológica (não superior a 50% em infecções por estafilococos) fazem com que o tratamento da mastite subclínica na lactação seja considerado, na atualidade, antieconômico por muitos autores. Por outro lado, em casos de mastite causada pelo *Streptococcus agalactiae*, o uso da *blitz terapia*, isto é, o mapeamento de todos os casos de mastite da propriedade, seguido de tratamento de todas as vacas com mastite por *S. agalactiae* em lactação, demonstrou ser economicamente viável, apresentando relação custo/benefício favorável em todas as propriedades devido à elevada queda na produção de leite pela prevalência *S. agalactiae*, associada à redução da qualidade e à penalização no preço do leite pago pela indústria. Ressalte-se que, para garantir a efetividade, essa conduta deve ser associada às medidas preventivas, visando, assim, controlar o nível de mastite na propriedade, ou seja, concomitante à eliminação dos casos de mastite pelo uso da *blitz terapia*, deve-se prevenir novas infecções pela instituição das medidas profiláticas.

Uso de antimicrobianos no tratamento da mastite subclínica no momento da secagem

Atualmente, é realizado o tratamento da mastite subclínica na última ordenha ao final do período de lactação do animal, ao iniciar-se o período seco. Esse esquema é popularmente conhecido como "terapia de vaca seca" (*dry cow therapy*). É realizado com o emprego de produtos de uso veterinário específicos para essa finalidade, nos quais os antimicrobianos são formulados em veículos de eliminação e absorção lenta que permitem tempo prolongado de persistência do antimicrobiano nas glândulas tratadas.

A terapia de vaca seca está sendo amplamente recomendada nas fazendas leiteiras para duas finalidades: a primeira é a cura das mastites existentes no momento da secagem; e a segunda finalidade, questionada por pesquisadores, é a administração de antimicrobianos intramamários em quartos mamários saudáveis para prevenir novas infecções durante o período seco.

O tratamento de mastites subclínicas ao final do período de lactação, no momento da secagem, tem demonstrado melhores resultados que o tratamento de vacas em lactação. Além disso, essa prática minimiza o problema da liberação de resíduos dos antimicrobianos no leite; no entanto, há o risco de alguns animais ainda poderem apresentar resíduos de antimicrobianos utilizados na secagem, após o parto, mesmo que a aplicação tenha ocorrido há mais de 60 dias.

Atualmente, a recomendação para fazendas com alto grau de gestão e controle é o uso da terapia seletiva, que consiste em fazer a terapia de vaca seca apenas nas vacas que tenham alto risco de mastite ou apresentem mastite na secagem. Ou seja, vacas com CCS abaixo de 200 mil células/mℓ na última análise, que não apresentem sinais de mastite no momento da secagem e que não tenham tido mais de um caso de mastite na lactação são submetidas à secagem com o selante, sem a necessidade de uso de antimicrobiano.

A terapia seletiva não apresentou diferença na taxa de cura, taxa de incidência de novas infecções, CCS pós-parto, mastite clínica pós-parto, nem na produção de leite no pós-parto. A vantagem dessa técnica é a redução em até 60% no uso de antimicrobianos no sistema de produção.

Mastite em novilhas

A mastite está associada geralmente às vacas em lactação. No entanto, assim como vacas secas, novilhas também podem desenvolver quadros de mastite subclínica meses antes do parto. Entretanto, como esses animais não são ordenhados, seus tetos e leite não são examinados, dificultando o diagnóstico de mastites. O diagnóstico geralmente ocorre apenas nas primeiras semanas pós-parto, afetando a saúde, o bem-estar e a produção do animal. Os dados indicam que pelo menos 15% das primíparas apresentam mastite no primeiro mês de lactação, necessitando de identificação bacteriana e ações de controle e prevenção. No entanto, o tratamento da mastite em primíparas apresenta boas taxas de cura bacteriológica.

A literatura reporta níveis de ocorrência variando de 25,4 a 87,7% de infecções intramamárias em novilhas, com prevalência de ECNs, com taxa de ocorrência variando de 11,4 a 45,5%, e de 0,6 a 8% para estafilococos coagulase-positivos (ECPs).

Um estudo recente preconizou a administração de selante interno em todos os quartos mamários, com a finalidade de reduzir o nível de infecções intramamárias no plantel, e reportou que o uso de selante em novilhas entre 35 e 75 dias pré-parto apresentou redução em até três vezes na incidência de mastite.

Em fazendas onde a incidência de mastite em novilhas é elevada, recomenda-se o uso preventivo de antimicrobianos intramamários, associado às medidas gerais de prevenção e manejo, como controle de dípteros, manutenção das novilhas em pastos e instalações com condições higiênicas adequadas, separadas dos outros animais e, principalmente, com oferta de alimentação equilibrada.

Mastite clínica

Em casos de mastites clínicas, deve ser adotado um protocolo terapêutico inicial objetivando reduzir o processo inflamatório, contribuindo para a diminuição dos sinais clínicos e a manutenção do bem-estar animal. Nesses casos, a intensidade do quadro clínico apresentado irá nortear o protocolo a ser implementado:

Em mastites clínicas grau 1 (leve) e grau 2 (moderado), têm sido preconizada a adoção de anti-inflamatórios, preferencialmente não esteroides, e encaminhamento da amostra de leite coletada para a análise bacteriológica.

Em mastite clínica grau 3 (grave), pode ocorrer septicemia ou toxemia, constituindo risco à vida do animal, devido ao possível choque endotóxico, uma vez que esses processos são causados, em sua maioria, por bastonetes gram-negativos da ordem Enterobacterales como *E. coli*. Nesses casos, é preconizada a administração de antimicrobianos por vias intramamária e sistêmica, associada à adoção de anti-inflamatórios, preferencialmente não esteroides, terapia de suporte com hidratação oral, solução hipertônica intravenosa e encaminhamento da amostra de leite coletada para a análise bacteriológica.

Uso de anti-inflamatórios e outros agentes na mastite clínica

Para o controle do processo inflamatório nos quadros clínicos de mastite, são preconizados anti-inflamatórios não esteroides (AINEs), como a flunixina meglumina (1,1 mg/kg por via intravenosa [IV] ou intramuscular [IM]) e o meloxicam (0,5 mg/kg IM/IV). O uso do cetoprofeno (3 mg/kg IM), embora frequente, teve sua eficácia questionada em estudo recente que apontou que uma única aplicação IM de cetoprofeno, como único tratamento em casos leves de mastite clínica, não apresentou diferenças em relação ao grupo controle quanto à redução do tempo para a cura clínica, recidiva ou recorrência do caso de mastite. O mesmo estudo considerou que o uso de anti-inflamatórios pode ser mais eficiente em casos de mastites moderadas e graves, nas quais pode ser associado o tratamento com antimicrobianos.

O uso de glicocorticoides, como a dexametasona (1 mg/kg IM/IV), é indicado quando há intensa inflamação; contudo, deve ser restringido, uma vez que diminui as reações naturais de defesa do organismo, como, por exemplo, a quimiotaxia, além de apresentar risco de indução de parto prematuro ou mesmo abortamentos (para detalhes, ver *Capítulo 23*).

Além da adoção de anti-inflamatórios, o protocolo de tratamento preliminar das mastites prevê a administração de outros medicamentos para garantir a melhoria da condição geral do animal, entre eles:

- Hidratação por meio da administração de grandes volumes de líquidos: 10 a 15 ℓ de soro glicosado ou cloreto de sódio a 0,9%, a cada 6 ou 8 h; com 150 a 200 g de bicarbonato de sódio ($NaHCO_2$ a 5%) a cada 12 h por via IV. A hidratação oral também pode ser utilizada por meio de sondas com fornecimento de 20 a 30 ℓ de soluções comerciais para hidratação
- Borogliconato de cálcio a 20%: 400 a 600 mℓ por via IV
- Vitaminas do complexo B: 20 a 30 mℓ por via IV
- Estimulantes cardíacos/respiratórios: aminofilina, 1.400 mg por via IV ou IM.

Uso de antimicrobianos no tratamento da mastite clínica

Estudos consideram que o uso de antimicrobianos acarreta benefícios em apenas um terço dos casos de mastite clínica não grave. Antes da introdução de terapia antimicrobiana, é necessário caracterizar a natureza infecciosa da mastite, determinar o agente causal, sua provável origem, fonte de disseminação e perfil de suscetibilidade. Também deve ser estabelecido o prognóstico considerando ser a probabilidade de cura terapêutica maior que a de cura espontânea, e, ainda, a possibilidade de uma eventual evolução para um quadro sistêmico que pode acarretar até mesmo a morte do animal. Isso ocorre porque os patógenos variam em virulência e têm diferentes habilidades para estimular a resposta imunológica, o que, em alguns casos, pode resultar na cura bacteriológica espontânea. A determinação do agente causal é importante, porque as diferenças estruturais da parede celular bacteriana resultam em distintos perfis de suscetibilidades aos antimicrobianos, e a maioria dos antimicrobianos usados para o tratamento da mastite tem capacidade limitada de inibir ou destruir bactérias gram-negativas.

Entretanto, historicamente, o que se observa é o tratamento empírico, feito em grande parte das vezes sem assessoria especializada, não levando em consideração o diagnóstico clínico, histórico do animal e, principalmente, o agente infeccioso que está causando a doença, de modo que todos os casos de mastite são tratados com o mesmo protocolo terapêutico independentemente da etiologia e dos desdobramentos possíveis. O tratamento sintomático sem o conhecimento da etiologia resulta em uso desnecessário de antimicrobianos, inclusive com a adoção de terapia antimicrobiana em casos de cultura negativa.

Na prática, a maioria dos casos clínicos de mastite não é tratada segundo a forma preconizada, via intramamária, com os produtos indicados e dentro de especificações técnicas, sendo esta prescindida pelo uso indiscriminado de antimicrobianos por via IM, IV ou até mesmo subcutânea (SC), o que acarreta recidivas, cronificação, seleção de agentes resistentes que ampliam o resistoma (conjunto de genes/mecanismos de resistência aos antimicrobianos presentes em um ambiente ou organismo) circulante nas unidades leiteiras e contribui para a disseminação do fenômeno de resistência antimicrobiana.

Os principais erros de conduta observados na rotina do tratamento das mastites em unidades leiteiras localizadas em diferentes regiões do Brasil são:

- Ausência da realização de análises microbiológicas para identificação do agente
- Adoção de protocolo único independentemente do agente implicado
- Ausência de registro dos casos de mastite e protocolos terapêuticos de modo a construir um histórico da propriedade
- Uso de antimicrobianos por via sistêmica em lugar dos produtos intramamários
- Eleição do tratamento com base em critérios econômicos e não técnicos.

Na última década, diversos estudos relataram avanços em relação às orientações para controle da mastite bovina. A ideia de que a prevenção deve ser priorizada e que os tratamentos com antimicrobianos não constituem as ferramentas mais eficazes para o controle da mastite está consolidada. Entretanto, é necessário um trabalho educativo que envolva desde a formação profissional dos médicos-veterinários, zootecnistas e técnicos agrícolas, e alcance o homem do campo, que está diariamente na linha de ordenha e é o responsável pela adoção do manejo higiênico-sanitário correto e das medidas gerais de prevenção que envolvem não apenas o animal, mas o rebanho como um todo, de modo a propiciar o estabelecimento de controle eficiente da enfermidade.

Um significativo avanço foi a recente implementação da cultura microbiológica nas fazendas (*on-farm*, na propriedade dos produtores rurais), que tem tido expressiva adesão dos produtores e técnicos voltados ao trabalho com qualidade do leite. Essa estratégia associada a outras ferramentas já utilizadas, como o teste da caneca de fundo preto, garante a triagem necessária para a condução correta na implementação de protocolos terapêuticos, visando ao controle de mastite clínica no rebanho de cada propriedade.

A exposição aos patógenos da mastite varia entre os rebanhos, mas é possível observar um padrão de distribuição quando as amostras de leite de quartos mamários afetados com mastite clínica são coletadas e avaliadas adequadamente. Em geral, os resultados são normalmente distribuídos como ausência de crescimento (15 a 30%), gram-negativo (20 a 30%), gram-positivo (20 a 25%) e 10 a 15% de outros patógenos (*Prototheca* spp, leveduras etc.). Embora haja algumas exceções, é difícil justificar o uso de terapia antimicrobiana para o tratamento de casos não graves de mastite clínica com cultura negativa ou causada por gram-negativos. As diferenças nas estruturas da parede celular bacteriana resultam em suscetibilidades diferentes aos antimicrobianos, e a maioria dos antimicrobianos aprovados para o tratamento da mastite tem capacidade limitada de inibir ou destruir bactérias gram-negativas.

Além dos aspectos microbiológicos supracitados, antes de escolher o protocolo de uso de antimicrobianos, é necessário analisar quais vacas poderão, de fato, se beneficiar do tratamento, considerando os seguintes critérios:

- Em casos de mastite clínica grave (grau 3), o protocolo terapêutico preconiza o uso de antimicrobiano IM para evitar septicemia, anti-inflamatórios e terapia de suporte (hidratação IV e oral, glicose, cálcio, vitaminas)
- Nos casos de mastite leve e moderada (grau 1 e 2), é preconizado que o histórico do animal seja avaliado quanto à possibilidade de cura antes de se estabelecer o protocolo terapêutico com antimicrobianos. Assim, tem-se:
  - Uma vaca é considerada com alta probabilidade de cura quando:
    - É o primeiro caso de mastite
    - Tem menos de três lactações
    - Apresenta menos de três tetos com mastite
    - Não apresenta mastite crônica (CCS anteriores devem ser menores de 200 mil células/mℓ)
  - Havendo conformidade da análise com o perfil característico de vacas que se beneficiam do tratamento, procede-se a identificação dos quartos mamários afetados e do agente causal
  - Quando a análise preliminar aponta que não há indícios de que o tratamento será benéfico, a vaca deve ser segregada, e a secagem deve ser antecipada com inativação do quarto mamário e descarte do leite até a recuperação total.

Ao considerar a adoção de protocolo terapêutico com uso de antimicrobianos no tratamento de mastite clínica, deve ser feita a subsequente identificação bacteriana, sendo recomendada que seja efetuada a coleta da amostra de leite para cultura microbiológica na primeira ordenha após identificação do caso clínico. A partir da identificação do agente e da análise de suscetibilidade, pode-se considerar a adoção dos seguintes protocolos de tratamentos:

- Uso de cefalosporinas ou penicilinas semissintéticas (ceftiofur, cefquinoma, cefalexina, cefapirina, ampicilina, amoxacilina, cloxacilina), por via intramamária, durante 3 dias, é preconizado para *Staphylococcus* não *aureus* e *Streptococcus agalactiae*. Em caso de *Streptococcus* ambientais, a duração do tratamento deve ser de 5 a 6 dias
- Para *Staphylococcus aureus*, deve ser considerada a baixa taxa de cura relacionada a esse agente; porém, em caso de adoção de protocolo terapêutico, recomenda-se o uso de cefalosporinas ou cloxacilina por via intramamária durante 8 dias
- Para *Klebsiella* spp., que também apresenta baixa taxa de cura, o tratamento deve seguir a mesma lógica adotada para *S. aureus*, e, em caso de adoção de protocolo terapêutico, recomenda-se o uso de cefalosporinas, por via intramamária, durante 5 a 6 dias
- Para *Escherichia coli* e outros gram-negativos (*Enterobacter* spp., *Pseudomonas* spp.), *Prototheca* e leveduras, considera-se que não deva ser adotado protocolo com antimicrobianos em casos de mastite clínica nos graus 1 e 2. É recomendado o uso de terapia de suporte e anti-inflamatório para reduzir os sintomas clínicos, uma vez que *E. coli* apresenta alta taxa de cura espontânea e os outros agentes são refratários aos antimicrobianos, por via intramamária.

No caso de resultado negativo na cultura, não se deve instituir o tratamento, pois há grande possibilidade de cura bacteriológica, apenas restando os sinais do processo inflamatório. Importante ressaltar que deve ser descartada a possibilidade de o método utilizado não contemplar a identificação do agente, como, por exemplo, bactérias do gênero *Mycoplasma* spp.

É muito importante evitar mudanças empíricas no protocolo adotado, como prolongar o tratamento além do tempo preconizado ou trocar o antimicrobiano. Faltam evidências para sustentar que a alteração do protocolo terapêutico melhore a taxa de cura dos animais que não obtiveram cura no protocolo previamente adotado.

CONSIDERAÇÕES A RESPEITO DOS ANTIMICROBIANOS UTILIZADOS NO TRATAMENTO DAS MASTITES

A seguir, são feitas considerações a respeito dos antimicrobianos quando empregados para o tratamento da mastite.

Formulações terapêuticas de uso intramamário

Para a administração de medicamentos por via intramamária, devem ser considerados aspectos como a formulação farmacêutica e as características farmacocinéticas e farmacodinâmicas dos medicamentos.

A elaboração da fórmula farmacêutica de um medicamento considera seu uso terapêutico. No tratamento da mastite de animal em lactação, é desejável que o medicamento tenha persistência curta na glândula, pois reduz a presença de resíduos no leite após o tratamento, favorecendo a liberação para o consumo. Sendo o leite uma suspensão aquosa, há preferência por veículos que favoreçam a difusão do antimicrobiano, como, por exemplo, a polivinilpirrolidona. Ao contrário, para o tratamento de vacas em fase de interrupção da lactação (animais em período de secagem), é desejável longa persistência do antimicrobiano, o que acarreta o uso de veículos como a associação de óleo mineral com monoestearato de alumínio a 3%. O monoestearato de alumínio é um sal de ácido esteárico e alumínio usado na formulação de géis, que reduz a solubilidade do antimicrobiano, aumentando sua permanência na glândula mamária. Além disso, produtos de uso veterinário para vacas no período de secagem contêm concentração aumentada de um ou mais antimicrobianos.

As propriedades físico-químicas dos medicamentos são levadas em consideração na farmacocinética, por influírem na concentração que atinge a glândula. Assim, antimicrobianos injetados pelo canal do teto difundem-se rapidamente e, em consequência, atingem toda a glândula e podem ser absorvidos do úbere para a corrente sanguínea e vice-versa, dependendo do grau de ligação às proteínas e o pK do medicamento.

Outra característica a ser considerada é a farmacodinâmica, que relaciona interação do medicamento com o microrganismo, dentro do compartimento-alvo; por exemplo, a ação antimicrobiana dentro do tecido glandular mamário inflamado, que é diferente do tecido glandular normal. Assim, o pH do leite normal é de 6,4 a 6,8, portanto, ligeiramente ácido; na glândula mamária com mastite, pelo aumento da permeabilidade vascular, o pH torna-se ligeiramente alcalino, aproximando-se do pH do plasma, de 7,2 a 7,4. Por outro lado, quando a mastite é causada por microrganismos fermentadores de lactose, na dependência do número desses microrganismos na glândula, o pH pode apresentar-se mais ácido ou não apresentar alteração.

Propriedades desejáveis de um antimicrobiano de uso intramamário

A administração do antimicrobiano por via intramamária é o método mais frequente de tratamento da mastite bovina. As características recomendáveis do antimicrobiano de uso intramamário dependem do estágio da vaca:

- **Vacas em lactação:** antimicrobiano não irritante, que tenha baixa concentração inibitória mínima (CIM), baixo grau de ligação com proteínas, baixo grau de ionização no úbere, liberação rápida e baixa persistência (veículo aquoso ou oleoso)
- **Vacas no período de secagem:** antimicrobiano não irritante com ação bactericida, que tenha alto peso molecular, alto grau de ligação às proteínas e estabilidade em relação à atividade antimicrobiana. Além disso, esses antimicrobianos devem ser administrados em veículo de eliminação e absorção lenta.

Entre os antimicrobianos que apresentam boa difusão quando aplicados por via intramamária, estão: penetamato (penicilina G 2-dietilamino etil-éster de hidroiodeto), ampicilina, amoxicilina, novobiocina, eritromicina e tilosina. Entre aqueles que apresentam difusão moderada, estão: penicilina G, cloxacilina e tetraciclinas. São citados entre os que apresentam pouca difusão: estreptomicina e neomicina. No Brasil, o cloranfenicol e os nitrofuranos, embora eficientes para o combate aos microrganismos, foram proibidos para emprego em animais de produção no ano de 2003.

O tamanho da cânula a ser introduzida através do teto tem sido muito estudado, e já se comprovou que a introdução de apenas 2 a 3 mm no canal do teto está associada a um menor número de infecções que a inserção de cânulas mais longas. Atualmente, preconiza-se o uso de cânulas curtas de 2 a 3 mm de comprimento (Figura 44.2); caso não se disponha delas, recomenda-se a inserção parcial de cânula longa.

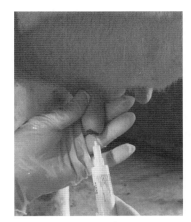

FIGURA 44.2 Tratamento intramamário com o uso recomendado de cânula curta (2 a 3 mm).

Propriedades desejáveis de um antimicrobiano de uso sistêmico

Das vias sistêmicas disponíveis, usa-se preferencialmente a via IM ou SC para administrar antimicrobianos no tratamento das mastites. Entretanto, em casos hiperagudos, pode ser necessária a utilização da via IV. Além do espectro antimicrobiano e da potência, a boa distribuição do medicamento e a difusão para o tecido mamário influenciam na eficiência do tratamento. A perfusão sanguínea da glândula mamária é elevada, cerca de 10 ℓ de sangue por minuto. A distribuição adequada do medicamento, quando administrado por essa via parenteral, depende, portanto, da lipossolubilidade, da constante de dissociação (pK_a), do pH e da ligação com proteínas.

Sob o aspecto farmacológico, o antimicrobiano ideal para tratamento sistêmico de mastite deve ter amplo espectro de ação e atingir facilmente concentrações ótimas na glândula, sem afetar outros sistemas, como, por exemplo, o sistema digestório. Para tal, é necessário que esse medicamento tenha alta lipossolubilidade e baixa porcentagem de ligação com proteínas plasmáticas e seja uma base fraca quando se considera o pH ligeiramente ácido do leite normal. Com relação a esse último fator, é importante relembrar que esse pH poderá estar alterado pelo processo inflamatório ou pelo microrganismo. Cabe ressaltar que uma característica fundamental do antimicrobiano adequado é manter atividade na presença do processo inflamatório.

Em condições normais, as penicilinas, cefalosporinas, aminoglicosídios e as sulfas, administradas sistemicamente, não se distribuem bem na glândula mamária. Por outro lado; macrolídios (eritromicina, tilosina), tetraciclinas, trimetoprima e fluorquinolonas apresentam boa distribuição. Contudo, a presença do processo inflamatório pode alterar essa distribuição, favorecendo alguns ou, em outros casos, dificultando.

CRITÉRIOS IMPORTANTES NA ESCOLHA DO ANTIMICROBIANO

Na escolha do antimicrobiano, é importante considerar o espectro de atividade e a identificação do agente com o respectivo perfil de suscetibilidade aos antimicrobianos.

Espectro de atividade

Uma variedade de antimicrobianos de uso intramamário é capaz de penetrar as barreiras da glândula mamária; porém, a maioria tem espectro de atividade relativamente restrito aos gram-positivos. Em alguns países, incluindo o Brasil, produtos de espectro mais amplo, como as cefalosporinas de terceira e quarta geração e algumas quinolonas, são aprovados para uso intramamário, o que não é, por exemplo, a situação nos EUA, onde os produtores de leite têm acesso a sete produtos antimicrobianos aprovados para uso intramamário e nenhum produto sistêmico aprovado para o tratamento de mastite clínica. Os produtos de uso intramamário são uma lincosamida (pirlimicina) e seis betalactâmicos, que incluem cefalosporinas de primeira (cefapirina) e terceira (ceftiofur) geração, aminopenicilinas (amoxicilina e hetacilina), penicilina G e uma penicilina resistente à penicilinase (cloxacilina).

No Brasil, o cenário é bem distinto; para a elaboração deste capítulo, foi realizado um levantamento que apontou em torno de 20 princípios ativos atualmente comercializados em formulações intramamárias, em um total aproximado de 50 produtos de uso veterinário distintos, compreendendo tanto espectro amplo quanto restrito, isolados ou em associações. De igual modo, um número expressivo de produtos de uso sistêmico relaciona as mastites entre as enfermidades que são alvos de sua atuação. Esse cenário cria grande dificuldade para que se possa identificar e adotar o melhor protocolo terapêutico para cada situação, sendo necessário enfatizar a importância da avaliação microbiológica como fundamentação para tal escolha.

Identificação do agente e perfil de suscetibilidade aos antimicrobianos

Estudos apontam que entre 25 e 50% dos casos de mastite clínica apresentam resultados negativos a partir de protocolos convencionais de cultura microbiológica do leite e, portanto, não requerem tratamento com antimicrobianos. Tratamentos não seletivos de todos os casos de mastites clínicas levam ao uso desnecessário de antimicrobianos, aumento da pressão de seleção exercida sobre as bactérias circulantes no ambiente e consequente aumento da probabilidade de recidivas e cronificação.

Assim, a identificação da espécie envolvida na mastite apresenta grande relevância, pois permite avaliar seu perfil de suscetibilidade aos antimicrobianos, bem como a expressão de fatores de virulência e o grau de invasão tecidual, o que agrega valor para a tomada de decisão quanto ao tratamento a ser implementado, uma vez que o insucesso do tratamento não se deve exclusivamente à resistência aos antimicrobianos, mas também pode refletir estratégias de sobrevivência da bactéria no ambiente intracelular. Um exemplo dessa estratégia de sobrevivência ocorre em infecções por cepas de *Staphylococcus aureus*, em que geralmente o antimicrobiano não atinge a concentração bactericida ou bacteriostática adequada, ocasionado a cura clínica, mas com baixa taxa de cura bacteriológica. Cepas de *S. aureus* causadores de mastite formam tipicamente uma cápsula polissacarídica que os protege dos fatores de defesa do hospedeiro, resistindo, portanto, à opsonização e à fagocitose, o que facilita o escape da resposta imune. Outro exemplo de fatores inerentes ao microrganismo que interferem na eficácia da terapia da mastite são as alterações anatomopatológicas induzidas por certos tipos de infecções, como é o caso das causadas por *Trueperella pyogenes*, cuja reação tecidual é tão intensa que pode dificultar o acesso do antimicrobiano ao foco devido à formação de abscessos.

A contribuição do ambiente de produção animal como propício à emergência e disseminação da resistência antimicrobiana já foi abordada no tópico *Mastite e saúde única*. Nesse tópico, o foco é a importância da identificação do agente etiológico e análise de seu perfil de suscetibilidade aos antimicrobianos para embasar a escolha do produto mais adequado de modo a estabelecer um protocolo terapêutico efetivo que contribua para a redução do uso indiscriminado de antimicrobianos na produção leiteira.

Atualmente, a cultura *on-farm* tem se expandido entre produtores rurais e médicos-veterinários, por permitir a rápida identificação de patógenos causadores de mastite e a adoção de um manejo racional da mastite clínica. A estimativa da redução do uso de antimicrobianos a partir dessa estratégia é de 50 a 68%. Outro aspecto importante é que, ao utilizar os resultados dos antibiogramas, pode-se eleger, primeiramente, caso possível, os princípios ativos mais antigos, o que contribui para obedecer aos critérios recomendados pela Organização Mundial de Saúde (OMS) para o uso de antimicrobianos.

Existem situações em que alguns microrganismos apresentam resistência a uma determinada concentração de antimicrobiano, porém o efeito inibitório pode ser alcançado com o aumento da concentração, em geral, duas a cinco vezes a CIM. Entretanto, o risco de efeitos tóxicos limita o uso, dando-se preferência à utilização de associações entre antimicrobianos que apresentam sinergismo. O Quadro 44.1 mostra algumas associações de antimicrobianos usados por via intramamária no tratamento da mastite bovina.

Ao eleger um antimicrobiano para o tratamento de patógenos não listados em seu rótulo, deve-se considerar a possibilidade de resistência intrínseca. A resistência intrínseca ocorre quando um gênero ou espécie de microrganismo não apresenta os alvos para o mecanismo de ação do antimicrobiano, ou contém estratégias que o tornam ineficaz (para detalhes, ver *Capítulo 36*). Por exemplo, a maioria da bactérias gram-negativas é intrinsecamente resistente à penicilina G; muitas cepas de *Klebsiella* spp. são intrinsecamente resistentes às aminopenicilinas; e a resistência intrínseca à ampicilina e às cefalosporinas de primeira e segunda geração é comum em *Enterobacter* spp.

O conhecimento da etiologia é necessário para garantir que o espectro de atividade de um antimicrobiano seja adequado ao caso. Atualmente, os protocolos para ensaios de suscetibilidade trazem os perfis de resistência intrínseca observados para um determinado microrganismo. Cabe destacar que ensaios de suscetibilidade a antimicrobianos para bactérias isoladas de amostras animais devem levar em consideração as diretrizes (*guidelines*) específicas, visto que pesquisas recentes têm apontado perfis de resistência intrínseca distintos entre isolados obtidos de seres humanos e de animais de algumas espécies bacterianas.

QUADRO 44.1

Associações utilizadas por via intramamária no tratamento da mastite bovina.

Associação de antimicrobianos entre si ou com outros agentes
Amoxicilina + clavulanato de potássio + prednisolona[1]
Cefalexina + neomicina+ miconazol[2]
Cefalexina + neomicina+ miconazol[2] + prednisolona[1]
Cefalexina + neomicina+ prednisolona[1]
Cefalexina + neomicina + penicilina G procaína (benzilpenicilina procaína)
Cefalexina + canamicina
Cefapirina + prednisolona[1]
Cefoperazona sódica + prednisolona[1]
Cloxacilina + neomicina + prednisolona[1]
Espiramicina + neomicina+ flumetasona[1]
Estreptomicina + penicilina V (fenoximetilpenicilina) + piroxicam[3]
Gentamicina + bromexina[4]
Gentamicina + piroxicam[3]
Gentamicina + prednisolona[1]
Oxitetraciclina + neomicina + prednisolona[1]
Sulfadiazina+ trimetoprima
Tetraciclina+ neomicina + bacitracina+ prednisolona[1]

[1]anti-inflamatório esteroidal; [2]antifúngico; [3]anti-inflamatório não esteroide (AINE); [4]fluidificante.

PRINCIPAIS CLASSES DE ANTIMICROBIANOS UTILIZADAS NO TRATAMENTO DE MASTITE

A grande variedade de classes e princípios ativos dos antimicrobianos disponíveis em formulações intramamárias ou em medicamentos sistêmicos indicados para o tratamento das mastites gera muitas dúvidas quanto ao medicamento de eleição. Algumas considerações gerais devem ser feitas: o sucesso do tratamento estará relacionado aos critérios previamente apontados em relação à escolha do antimicrobiano, como a identificação do agente e seu perfil de suscetibilidade, o espectro de atividade e a via de utilização do antimicrobiano. Também deve ser levado em consideração que, independentemente da classe escolhida, a duração do tratamento interfere na sua eficiência; assim, tratamentos de 4 a 5 dias determinam taxas de cura microbiológicas mais altas que os de 2 a 3 dias. Por outro lado, tratamentos muito prolongados não são recomendáveis devido à baixa relação custo/benefício do ponto de vista econômico. Estudos realizados no Brasil e no exterior demonstraram que 80% das mastites respondem em 3 a 5 dias de tratamento. Relatos da eficácia dos diversos antimicrobianos recomendados para o tratamento da mastite bovina de animais em lactação e de uso em terapia da vaca seca demonstraram altas taxas de cura. Os tratamentos que avaliaram a cura de mastite clínica bovina registraram taxas de sucesso entre 44,0 e 88,2%.

A seguir, são apresentadas principais classes de antimicrobianos utilizadas no tratamento de mastite.

Betalactâmicos

Essa classe de antimicrobianos é caracterizada por apresentar um anel betalactâmico em sua estrutura, que é a chave para seu mecanismo de ação, uma vez que esse anel se liga a diferentes proteínas ligantes de penicilina (PBPs), um grupo de enzimas ancorada na membrana plasmática que atua na ligação cruzada entre os tetrapeptídios da parede celular. A interação do betalactâmico com a PBP leva à morte celular por instabilidade ou autólise. Entre os principais mecanismos de resistência desenvolvidos pelas bactérias à essa classe de antimicrobianos estão a produção de enzimas inativadoras do anel betalactâmico, as betalactamases e a produção de uma PBP de menor afinidade pelo medicamento, a PBP2a ou PBP2', conforme discutido aqui, anteriormente, no tópico de resistência antimicrobiana.

Os betalactâmicos compreendem as penicilinas, as cefalosporinas e os carbapenêmicos (para detalhes, ver Capítulo 39), sendo que estes últimos não estão disponíveis para tratamento das mastites.

Penicilinas

Dentre as penicilinas disponíveis para o tratamento das mastites estão a penicilina G (benzilpenicilina), a cloxacilina (penicilina resistente às penicilinases) e as penicilinas de espectro estendido (ampicilina e amoxicilina) isoladas ou em associações com o ácido clavulânico (inibidor de betalactamases).

As penicilinas apresentam distribuição limitada na glândula mamária, porém, quando inflamada, atingem concentrações maiores, à exceção das áreas necróticas. A concentração bactericida mínima (CBM) pode ser obtida com a administração parenteral. A penicilina G procaína pode ser eliminada pelo leite de vacas submetidas ao tratamento parenteral por até 96 h após a última aplicação. Para o tratamento de vacas secas, existem formulações intramamárias com penicilina em veículo de monoestearato de alumínio, na dose mínima de 100.000 UI por quarto.

Entre as penicilinas semissintéticas disponíveis no mercado, a cloxacilina tem sido cada vez mais utilizada para tratamento da mastite; também tem sido muito recomendada no tratamento de vaca seca, em formulações com concentração mínima de 500 mg.

A ampicilina, outra penicilina semissintética, também tem sido usada no tratamento da mastite, por apresentar alta difusão na glândula. Para atingir a concentração bactericida ótima (CBO), a dose recomendada, por via parenteral, é de 10 a 20 mg/kg e, por via intramamária, de 60 a 65 mg/quarto, aplicada 2 vezes/dia, durante 3 a 5 dias.

Nem todas as penicilinas são úteis no tratamento da mastite; por exemplo, aquelas ativas principalmente contra gram-negativos, como carbenicilina, carfenicilina, tircacilina e eticarcilina, não atingem a CBM na glândula mamária, mesmo em altas doses.

Cefalosporinas

Dentre as cefalosporinas de primeira geração, a cefalexina se destaca em formulações intramamárias, geralmente associada a neomicina e canamicina, a um agente antifúngico, o miconazol, e ao anti-inflamatório prednisolona. Estudos apontam que essas associações demonstram atividade contra uma ampla gama de bactérias causadoras de mastite clínica, como *Staphylococcus aureus*, *Staphylococcus chromogenes*, *Streptococcus agalactiae*, *Streptococcus dysgalactiae*, *Escherichia coli*, entre outros. Um relatório recente apontou chance superior a 83% de cura na análise de produto à base da associação cefalexina + canamicina.

Atualmente, existem vários medicamentos disponíveis para o tratamento das mastites à base de cefalosporinas de terceira e quarta geração. Dentre as cefalosporinas de terceira geração, a cefoperazona se destaca em formulações intramamárias na dose de 250 mg/quarto, com 80% de eficácia frente aos principais patógenos. Além disso, não é tóxica nem irritante e persiste no úbere em concentrações adequadas por, pelo menos, 48 h após a infusão.

O uso do ceftiofur, outra cefalosporina de terceira geração, apesar de bastante frequente na prática, deve ser analisado com cuidado. O ceftiofur injetável é recomendável para tratamento de mastite aguda e grave, mas não para tratamento de mastite clínica ou subclínica leve, pois quando administrado por via sistêmica, apresenta pouca difusão na glândula mamária, resultando em baixas concentrações do antimicrobiano no leite. A administração por via intramuscular de ceftiofur (2,2 mg/kg) é benéfica em casos de mastite clínica grave causada por coliformes, possivelmente pela redução da bacteriemia. No Brasil, a recomendação de bula é 1 mg/kg, e não há estudos demonstrando a eficácia.

A cefquinoma, uma cefalosporina de quarta geração de uso exclusivo veterinário, tem sido utilizada, de modo bem-sucedido, em formulações intramamárias no tratamento de mastites causadas por coliformes.

Aminoglicosídios

Os principais representantes dessa classe utilizados na terapia das mastites são a estreptomicina, a neomicina e a gentamicina. Devido ao elevado peso molecular, esses antimicrobianos apresentam pouca difusão do sangue para o leite e, portanto, não apresentam boa distribuição na glândula mamária quando aplicados por via sistêmica, não atingindo a CBO, e, muitas vezes, falham em alcançar a CIM. Devido a isso, são frequentemente utilizados por via intramamária, com destaque para a neomicina, que pode ser encontrada em associações com betalactâmicos, polipeptídios, tetraciclinas e macrolídios. A gentamicina é encontrada, geralmente sem associação, em produtos intramamários, tanto para vacas em lactação quanto vaca seca. A estreptomicina aparece, prioritariamente, em produtos injetáveis em associações com betalactâmicos.

Tetraciclinas

Esses antimicrobianos atingem boa concentração na glândula mamária quando administrados por via parenteral. Atualmente, estão presentes em apenas dois produtos intramamários, em associação com aminoglicosídios e polipeptídios. Entretanto, estão disponíveis em várias formulações injetáveis com indicação para o tratamento das mastites. A oxitetraciclina é recomendada como tratamento de primeira escolha na mastite por *Mannheimia haemolytica* e *Enterobacter aerogenes*. As tetraciclinas do tipo "longa duração", na dose de 20 mg/kg, são capazes de manter a CBO por 72 h, com um período mínimo de não utilização do leite de 96 h após a última aplicação. Não são recomendadas para animais em lactação, salvo *Streptococcus* em situações especiais.

Macrolídios

Embora a eritromicina seja o representante mais conhecido dessa classe de antimicrobianos, o Brasil não dispõe de produtos comerciais especificamente recomendados para mastite à base de eritromicina, embora sejam bastante utilizados em outros países. Dois antimicrobianos da classe dos macrolídios estão disponíveis em formulações com indicação de uso para tratamento das mastites – a tilosina, para administração injetável intramuscular, e a espiramicina em associação com a neomicina, por via intramamária.

Os antimicrobianos desse grupo apresentam boa distribuição na glândula mamária, atingindo uma CBO 3 a 5 vezes maior na mama quando comparado ao plasma, ultrapassando, portanto, os valores da CIM para a maioria dos microrganismos gram-positivos, para alguns anaeróbios e para *Nocardia asteroides*. Os valores da CIM da tilosina para *Streptococcus* beta-hemolítico, *Staphylococcus aureus* e *Corynebacterium* spp. são relativamente baixos, apresentando bons resultados na prática. A tilosina também tem se mostrado efetiva para o combate de *Mycoplasma* spp.

Polipeptídios: polomixinas e bacitracina

Os derivados da polimixina B e colistina podem ser úteis no tratamento da mastite por gram-negativos, como, por exemplo, *E. coli*, *Pseudomonas* spp., *Enterobacter* spp., *Haemophilus* spp., *Pasteurella* spp. e *Proteus* spp.; as enterobactérias do gênero *Serratia* são resistentes. São considerados os antimicrobianos de escolha no tratamento da mastite aguda por *E. coli*, devido à excelente atividade contra esse microrganismo e por diminuírem os efeitos sistêmicos da endotoxina (neutraliza a endotoxina). A dose recomendada é de 7 mg/kg, por via sistêmica, e 200 mg/quarto por via intramamária.

Importante destacar que o uso do sulfato de colistina como finalidade de aditivo zootécnico melhorador de desempenho na alimentação animal está proibido no Brasil a partir de 2016 (para detalhes, ver *Capítulo 44*).

A bacitracina está disponível em associação com a neomicina e a tetraciclina em formulações intramamárias de amplo espectro de atuação.

Sulfas

As sulfas são natimicrobianos derivados da sulfanilamida, de ação bacteriostática, competindo com o ácido para-aminobenzoico (PABA), precursor do ácido fólico, substância necessária para a síntese de DNA bacteriano. Esses antimicrobianos, por muito tempo, foram considerados de primeira escolha no tratamento da mastite, exceto quando causada por *E. coli*. As sulfas têm bom espectro de atividade contra os principais patógenos da mastite, principalmente quando associadas à trimetoprima. Em condições normais, quando administrados por via parenteral, esses natimicrobianos não apresentam boa distribuição na glândula mamária; no entanto, ainda ocorre eliminação pelo leite, motivo pelo qual deve ser respeitado o período de carência de pelo menos 4 dias após o término do tratamento. Atualmente, estão disponíveis em formulações intramamária e injetável.

Quinolonas

As primeiras quinolonas foram utilizadas no início dos anos 1960, com a introdução do ácido nalidíxico na prática clínica. No início dos anos 1980, com o acréscimo de um átomo de flúor na posição 6 do anel quinolônico, surgiram as fluorquinolonas, que têm espectro de ação ampliado para bacilos gram-negativos, boa atividade contra alguns cocos gram-positivos e baixa toxicidade. Apresentam boa distribuição na glândula mamária quando administrados por via sistêmica e têm sido utilizadas com sucesso no tratamento de mastites. Atualmente, existem produtos intramamários e injetáveis à base das fluorquinolonas, enrofloxacino e ciprofloxacino, esta última disponível em bisnagas tanto para vacas em lactação quanto na secagem. Outras duas fluorquinolonas, danofloxacino e marbofloxacino, são encontradas exclusivamente em produtos injetáveis.

O Quadro 44.2 apresenta os produtos de uso veterinário indicados por via intramamária para o tratamento das mastites, e o Quadro 44.3 apresenta os produtos de uso veterinário indicados por via sistêmica para o tratamento das mastites.

QUADRO 44.2
Produtos de uso veterinário indicados por via intramamária (IMM) para o tratamento das mastites.

Produto de uso veterinário	Princípio(s) ativo(s)
Agromastite®	Fenoximetilpenicilina potássica 150 mg, estreptomicina 70 mg, piroxicam 2 mg
Amoclox S®	Amoxicilina 200 mg, cloxacilina (benzatínica) 200 mg
Anamastit S®	Cloxacilina benzatínica 500 mg
Biomast®	Cefoperazona sódico 250 mg
Biomast VS®	Penicilina G procaína 100.000 UI, di-hidroestreptomicina 0,10 g, neomicina 0,735 g
Bovigam VS®	Ampicilina 250 mg, cloxacilina 500 mg
Cefavet®	Cefoperazona 250 mg, prednisolona 4 mg
Ceftocidin mastite aguda®	Cefalexina 200 mg, neomicina 200 mg, prednisolona 10 mg
Ceftocidin secado®	Cefalexina 200 mg, neomicina 100 mg, penicilina G procaína 600 mg
Cepravin®	Cefalônio 0,25 g
Ciprolac®	Ciprofloxacino 100 mg
Ciprolac vaca seca®	Ciprofloxacino (cloridrato) 400 mg
Cobactan VL®	Cefquinoma 88 mg
Curaclox vaca seca®	Cloxacilina benzatina 600 mg, ampicilina 300 mg
Enro Flec®	Enrofloxacino 10 g
Flumast®	Espiramicina 7.693.300 UI, neomicina 2 g, flumetazona 0,0025 mg
Gentatec mastite® 250 mg	Gentamicina (sulfato micronizado) 250 mg
Gentatec mastite® 150 mg	Gentamicina (sulfato micronizado) 150 mg
Gentatec vaca seca®	Gentamicina (sulfato micronizado) 400 mg
Gentomicin mastite®	Gentamicina 425 mg
Intrasec VS®	Cloxacilina benzatina 600 mg
Mamyzin vaca seca®	Penetamato 100 mg, penicilina benzatina 280 mg, framicetina 100 mg
Mastbest L® (IMM)	Gentamicina (sulfato) 1500 mg, piroxicam 200 mg
Mastbest S® (IMM)	Cefalotina 8,1 g
Mastclin®	Cefoperazona 250 g
Mastical®	Sulfadiazina 500 mg, nistatina (150.000 UI) 26,05 mg, prednisolona 5 mg
Masticel®	Cefoperazona sódica 250 mg
Masticine L®	Cefalexina 100 mg, neomicina (sulfato) 100 mg, prednisolona 10 mg
Mastifin®	Gentamicina 150 mg
Mastifin vaca seca®	Gentamicina 677 mg
Mastijet forte®	Tetraciclina 200 mg, neomicina 250 mg, bacitracina 2.000 UI, prednisolona 10 mg
Mastijet VS®	Penicilina G procaína 1.000.000 UI, penicilina G potássica 500.00 UI, neomicina 0,735 g
Mastilac®	Gentamicina 1,35 g
Mastimax L® 500	Cloxacilina 500,00 mg
Mastiplan LC®	Cefapirina 300 mg, prednisolona 20 mg

(continua)

QUADRO 44.2
Produtos de uso veterinário indicados por via intramamária (IMM) para o tratamento das mastites (*continuação*).

Produto de uso veterinário	Princípio(s) ativo(s)
Mastite clínica VL®	Amoxicilina 200 mg, clavulanato de potássio 50 mg, prednisolona 10 mg
Mastizone®	Cefoperazona 250 g
Mastizone V®	Gentamicina 400 mg
Mastizone plus lactação®	Gentamicina 150 mg, bromexina 50 mg
Neomastic®	Neomicina 400 mg, bacitracina 5.000 UI
Newmast®	Flumetasona 0,0025 g, neomicina (sulfato) 2 g, espiramicina 7.692.300 UI
Noroclox vaca seca®	Cloxacilina benzatínica 600 mg
Orbenin extra dry cow®	Cloxacilina benzatina 600 mg
Promastic®	Oxitetraciclina 250 mg, neomicina 150 mg, prednisolona 6 mg
Quallyxine®	Cefalexina 100 mg, neomicina 100 mg, prednisolona 10 mg
Rilexine 200®	Cefalexina 100 mg, neomicina 100 mg, prednisolona 10 mg
Rilexine 500®	Cefalexina 250 mg, neomicina 250 mg
Sela teto®	Subnitrato de bismuto 2,6 g
Silmast®	Cloxacilina benzatínica 4 g, ampicilina 1,5 g
Spectramast DC®	Ceftiofur 500 mg
Spectramast LC®	Ceftiofur 125 mg, cera microcristalina 700 mg, Labrafil M 1944 CS. 500 mg
Synulox LC®	Amoxicilina 200 mg, ácido clavulânico 50 mg, prednisolona 10 mg
Teat Seal®	Subnitrato de bismuto 2,6 g
Ubrecilin®	Neomicina 5 g, cloxacilina 2 g, prednisolona 20 mg
Ubrolexin®	Cefalexina 200 mg, canamicina 100.000 UI
Vaseclox mastite aguda®	Cloxacilina 200 mg, amoxicilina 75 mg, prednisolona 10 mg
Vaseclox VS®	Cloxacilina benzatina 500 mg
Vetimast plus VL®	Cefalexina 100 mg, neomicina 100 mg, miconazol 200 mg, prednisolona 10 mg
Vetimast plus VS®	Cefalexina 250 mg, neomicina 250 mg, miconazol (nitrato) 200 mg

QUADRO 44.3
Produtos de uso veterinário indicados por via sistêmica para o tratamento das mastites.

Produto de uso veterinário	Princípio(s) ativo(s)
Advocin 180® (injetável IM)	Danofloxacino 18 g
Agemoxi® (injetável IM/SC)	Amoxicilina 15 g
Agrothal®	Penicilina G procaína 4.000.000 UI, penicilina G potássica 1.350.000 UI, diclofenaco sódico 225,0 mg
Agrosil 5 mega® (injetável IM)	Penicilina G procaína 3.750.000 UI, penicilina G potássica 1.250.000 UI, estreptomicina 2 g
Agrosil 6 milhões® (injetável IM)	Penicilina G procaína 4.000.000 UI, penicilina G potássica 1.000.000 UI, benzatina 1.000.000 UI, estreptomicina (sulfato) 2 g
Agrosil PPU® (injetável IM)	Penicilina G procaína 15.000.000 UI, penicilina G benzatina 10.000.000 UI, di-hidroestreptomicina 34,12 g
Agrovet 5.000.000® (injetável IM)	Penicilina G procaína 3.750.000 UI, penicilina G potássica 1.250.000 UI, estreptomicina 2.000 mg
Agrovet plus® (injetável IM)	Penicilina G procaína 20.000.000 UI, di-hidroestreptomicina 8,00 g, piroxicam 0,60 g, procaína 2 g
Baytril 10%® (injetável IM)	Enrofloxacino 10 g/100 mℓ
Borgal® (injetável IM)	Sulfadoxina 20,00 g, trimetoprima 4,00 g;
Bovigam® (injetável IM)	Hidroiodeto de penetamato 5 g
Calbiótico® (injetável IM)	Penicilina G procaína 3.000.000 UI, penicilina G potássica 1.500.000 UI, penicilina G benzatina 1.500.000 UI, estreptomicina 2,400 g

(*continua*)

QUADRO 44.3
Produtos de uso veterinário indicados por via sistêmica para o tratamento das mastites (*continuação*).

Produto de uso veterinário	Princípio(s) ativo(s)
Chemitril 10%® (injetável IM)	Enrofloxacino 10 g
Clamoxyl® (injetável IM)	Amoxicilina 15 g
Clavacillin® (injetável IM/SC)	Amoxicilina 14 g, clavulanato de potássio 3,5 g
Cobactan® (injetável IM)	Cefquinoma 2,964 g
Diazil® (injetável IM)	Sulfadiazina 40 g, trimetropima 8 g
Diclopen 5 milhões® (injetável IM)	Penicilina G procaína 3.750.000 UI, penicilina G potássica 1.250.000 UI, estreptomicina 2.500 mg, diclofenaco de sódio 187,5 mg
Diclopen 10 milhões® (injetável IM)	Penicilina G procaína 7.500.000 UI, penicilina G potássica 2.500.000 UI, estreptomicina (sulfato) 5.000 mg, diclofenaco de sódio 375 mg
Diclotril® (injetável IM)	Enrofloxacino 10,0 g, diclofenaco sódico 3,75 g
Enrofloxacino Fabiani® (injetável IM)	Enrofloxacino 10,0 g
Estreptomax® (injetável IM)	Estreptomicina 5,0 g
Forcyl® (injetável IM/SC)	Marbofloxacino 16 g
Fortbiótico plus superforte® (injetável IM)	Penicilina G benzatina 3.000.000 UI, penicilina G procaína 1.500.000 UI, penicilina G sódica 1.500.000 UI, estreptomicina 2.500 mg
Fortlozin® (injetável IM)	Tilosina 20 g
Gentamox® (injetável IM)	Amoxicilina 150 mg, gentamicina 40 mg
Ibatrim® (injetável IM)	Sulfadiazina 40,0 g, trimetoprima 8,0 g
Kinetomax® (injetável IM/SC)	Enrofloxacino 10,0 g
Kanainjecto 250® (injetável IM)	Canamicina 250 mg
Maxibiotic® (injetável IM)	Oxitetraciclina 20 g
Oxitetraciclina LA® (injetável IM)	Oxitetraciclina 20 g
Oxitec® (injetável IM)	Oxitetraciclina 10 g, lidocaína 2 g
Oxitrat LA® (injetável IM)	Oxitetraciclina 20 g
Pencivet plus® (injetável IM)	Penicilina G benzatina 600.000 UI; penicilina G procaína 300.000 UI; penicilina G potássica 300.000 UI; estreptomicina 500 mg; diclofenaco sódico 45 mg
Pencil pronto® (injetável IM)	Penicilina G procaína 20.000.000 UI, di-hidroestreptomicina 8 g
Penikel LA® (injetável IM)	Penicilina G procaína 15.000.000 UI, penicilina G benzatina 15.000.000 UI
Pentabiótico veterinário® (injetável IM)	Penicilina G benzatina 1.200.000 UI, penicilina G procaína 600.000 UI, penicilina G potássica 600.000 UI, di-hidroestreptomicina 500 mg, estreptomicina 500 mg
Pentabiótico veterinário reforçado® (injetável IM)	Penicilina G benzatina 3.000.000 UI, penicilina G procaína 1.500.000 UI, penicilina G potássica 1.500.000 UI, di-hidroestreptomicina 1.250 mg, estreptomicina 1.250 mg
Pulmovet reforçado® (injetável IM)	Penicilina G procaína 1.000.000 UI, Penicilina G potássica 500.000 UI, estreptomicina 1 g, isoniazida 1 g, prednisolona 20 mg
Quinotril® (injetável IM)	Enrofloxacino 10,0 g
Reverin plus® (injetável IM)	Oxitetraciclina, diclofenaco sódico
Resolutor® (injetável IM/SC)	Marbofloxacino 20,0 g
Septipen plus® (injetável IM)	Penicilina G benzatina 3.000.000 UI, penicilina G potássica 1.500.000 UI, penicilina G procaína 1.500.000 UI, estreptomicina 2,5 g, diclofenaco sódico 225 mg
Sulfatrim® (injetável IM)	Sulfadiazina 40 g, trimetroptima 8 g
Terramicina/LA®* (injetável IM/SC)	Oxitetraciclina 20 g
Tetrabion® (injetável IM)	Tetraciclina 1.000 mg
Tetradur LA® 300* (injetável IM)	Oxitetraciclina 300 mg/mℓ
Tylan 200 líquido® (injetável IM)	Tilosina 200 mg
Tyladen® (injetável IM)	Tilosina 20 g

*Tetraciclinas LA (*long action* [maior persistência]) não são recomendadas para uso durante a lactação devido ao risco de persistência prolongada de resíduos no leite.
IM: intramuscular, SC: subcutânea.

RESÍDUOS DE ANTIMICROBIANOS NO LEITE

A ocorrência de contaminantes em alimentos é uma das maiores preocupações relacionadas à segurança alimentar. Assim, o uso de antimicrobianos na produção leiteira também deve observar os parâmetros relacionados à liberação de resíduos no produto. A presença desses resíduos no leite de consumo representa risco à saúde do consumidor e interfere na produção dos derivados, inviabilizando, muitas vezes, a produção destes e, consequentemente, causando também sérios prejuízos econômicos.

Os riscos à saúde do consumidor incluem desenvolvimento de resistência bacteriana aos antimicrobianos, reação de hipersensibilidade, carcinogenicidade, mutagenicidade, teratogenicidade, depressão da medula óssea e modificação do microbioma intestinal normal. O efeito adverso mais diretamente relacionado à presença de resíduos de antimicrobianos no leite, por sua manifestação rápida, é o desencadeamento de reações alérgicas, frequentemente associadas aos antibióticos betalactâmicos, em particular as penicilinas, que, por suas características estruturais, como hapteno, podem até mesmo desencadear choque anafilático em indivíduos sensíveis (para detalhes, ver *Capítulo 39*).

O tempo de persistência de resíduos de antimicrobianos no leite depende de vários fatores, como, por exemplo, dose e via de administração, excipiente utilizado e a solubilidade, associações medicamentosas, entre outros. A intensidade do processo inflamatório da glândula mamária também interfere no período de eliminação de resíduos de antimicrobianos após o tratamento, seja por via intramamária ou sistêmica, muitas vezes além do período de carência preconizado. Cabe destacar a importância da acurácia nas informações técnicas contidas nas bulas dos antimicrobianos, em especial, aquelas relativas ao período de carência do antimicrobiano, principalmente quando indicados para o período em lactação, com objetivo de prevenir resíduos no leite. O Quadro 44.4 mostra o período médio de eliminação pelo leite de alguns antimicrobianos frequentemente utilizados no tratamento das mastites.

QUADRO 44.4
Período médio de eliminação dos resíduos de alguns antimicrobianos de uso intramamário através do leite.

Antimicrobiano (IMM)	Período médio (dias)
Cefalexina	4
Cefoperazona	4
Quinolonas	4
Cloxacilina	4
Espiramicina	4
Estreptomicina	3
Gentamicina	4
Neomicina	3
Oxitetraciclina	3
Ceftiofur	3
Cefapirina	5
Cefquinoma	2,5
Amoxicilina	3
Sulfadiazina	3 a 4

O Codex Alimentarius, programa conjunto da Organização das Nações Unidas para Agricultura e Alimentação (FAO) e da OMS, estabelece normas internacionais para os alimentos quando são disponibilizados aos consumidores. Essas normas preconizam que o leite não deve conter nenhum contaminante em níveis que coloquem em risco a saúde do consumidor, e que o controle sanitário das vacas leiteiras deve ser feito apenas com medicamentos veterinários autorizados e de maneira que não afete negativamente a inocuidade e a idoneidade do leite. Nos EUA, o Pasteurized Milk Ordinance (PMO) reúne normas técnicas estabelecidas pela Food and Drug Administration (FDA), que devem ser adotadas em todos os estados, visando promover uma uniformidade de qualidade do leite e derivados lácteos. Esse órgão estabelece normas rígidas sobre segurança dos alimentos desde a produção até ao beneficiamento, distribuição e comercialização. Portanto, cada parte envolvida com a produção do leite precisa estar munida das ferramentas apropriadas e informações necessárias para a proteção do alimento.

No Brasil, a Instrução Normativa nº 77/2018 do MAPA estabelece que o monitoramento de resíduos deve estar contemplado na implementação de um protocolo de boas práticas agropecuárias voltado à execução do plano de qualificação de fornecedores de leite. Assim, o médico-veterinário, o responsável técnico e o produtor devem estar preparados para detectar e tomar as medidas cabíveis, visando evitar esse tipo de contaminação.

Existem vários testes de triagem disponíveis para uso, tais como: Twinsensor, Devoltest P, Copan test, Indexx snap, BL Snap, Penzime, BsDA-disk assay, Cite Probe-lactam, LactTec™, Charm Farm Test. Cada um apresenta vantagens e desvantagens, como baixa sensibilidade, acarretando resultados falso-negativos, ou baixa especificidade, levando a falso-positivos, algumas vezes devido à presença de substâncias antimicrobianas naturais, como lactoferrina e lisozima ou, ainda, de mediadores do processo inflamatório, que podem interferir no resultado de alguns desses testes. Desse modo, são necessários cuidados na interpretação desses resultados, principalmente quando da análise de amostras individuais de animais com alto nível de células somáticas, particularmente, de vacas logo após o parto, pois os testes costumam apresentar resultados falso-positivos, influenciado pelos fatores inespecíficos de defesa da glândula mamária em decorrência do processo inflamatório fisiológico.

A literatura reporta estudos que visam ao desenvolvimento de pesquisas com maior acurácia nos testes de detecção de resíduos de antimicrobianos. Cabe ressaltar que, à medida que esses testes se tornam mais acurados, os limites de detecção ficam mais baixos, aumentando, assim, o tempo de carência do leite após sua utilização.

O teste confirmatório oficial é realizado por cromatografia líquida de alta eficiência (CLAE) em laboratórios credenciados que fazem parte da Rede Brasileira de Laboratórios de Controle de Qualidade de Leite (RBQL).

BIBLIOGRAFIA

Abebe R, Hatiya H, Abera M *et al.* Bovine mastitis: prevalence, risk factors and isolation of Staphylococcus aureus in dairy herds at Hawassa milk shed, South Ethiopia. BMC Veterinary Research. 2016; 12:270. doi: 10.1186/s12917-016-0905-3.

Abureema S, Smooker P, Malmo J et al. Molecular epidemiology of recurrent clinical mastitis due to Streptococcus uberis: Evidence of both an environmental source and recurring infection with the same strain. Journal of Dairy Science. 2014; 97(1):285-90. doi:10.3168/jds.2013-7074.

Acosta AC, Silva LBG, Medeiros ES et al. Mastites em ruminantes no Brasil. Pesquisa Veterinária Brasileira. 2016; 36(7):565-73. https://doi.org/10.1590/S0100-736X201600070000.

Adams JB. Assuring a residue-free food supply: Milk. J. Am. Vet. Med. Ass. 1993; 10:1723-25.

Agência Nacional de Vigilância Sanitária (ANVISA). Resolução-RDC ANVISA n. 328, de 19 de dezembro de 2019. Dispõe sobre a avaliação do risco à saúde humana de medicamentos veterinários e os métodos de análise para fins de avaliação da conformidade. 2019.

Agência Nacional de Vigilância Sanitária (ANVISA). Instrução Normativa ANVISA n. 51, de 19 de dezembro de 2019. Estabelece a lista de limites máximos de resíduos (LMR), ingestão diária aceitável (IDA) e dose de referência aguda (DRfA) para insumos farmacêuticos ativos (IFA) de medicamentos veterinários em alimentos de origem animal. 2019.

Alencar TA, Mendonça ECL, Marques VF et al. Aspectos das condições higiênico-sanitárias em unidades leiteiras em municípios do Rio de Janeiro e análise dos agentes bacterianos envolvidos na etiologia das mastites. Revista Brasileira de Medicina Veterinária. 2014; 36:199-208.

Almeida GFB, Rodrigues NMB, Pribul BR et al. Genotypic characterization of Escherichia coli strains isolated from dairy cattle environment. African Journal Of Microbiology Research. 2017; 11:1669-75.

Anderson KL, Kindhal H, Smith AR et al. Endotoxin induced bovine mastitis: Arachidonic acid metabolites in milk and plasma and effect of flunixin meglumine. Am. J. Vet. Res. 1986; 47:1373-7.

Anderson KL, Smith AR, Shanks RA et al. Efficacy of flunixin meglumine for the treatment of endotoxin induced bovine mastitis. Am. J. Vet. Res. 1986; 47:1366-71.

Azooz MF, El-Wakeel SA, Yousef HM. Financial and economic analyses of the impact of cattle mastitis on the profitability of Egyptian dairy farms, Veterinary World. 2020; 13(9):1750-9.

Barkema HW, Schukken YH, Zadoks RN. Invited Review: The role of cow, pathogen, and treatment regimen in the therapeutic success of bovine Staphylococcus aureus Mastitis. Journal of Dairy Science. 2006; 89(6):1877-95. doi:10.3168/jds.s0022-0302(06)72256-1.

Boddie RL, Nickerson SC. Dry cow therapy: Effect of method of drug administration on occurrence of intramammary infection. J. Dairy Sci. 1986; 69:253-7.

Brasil. Ministério da Agricultura, Pecuária e Abastecimento. Valor Bruto da Produção Agropecuária. Ministério da Agricultura, Pecuária e Abastecimento, Brasília, DF, 2019. Disponível em: https://www.gov.br/agricultura/pt-br/assuntos/noticias/vbp-e-estimado-em-r-689-97-.bilhoes-para-2020/202003VBPelaspeyresagropecuariapdf.pdf. Acesso em: 18 de julho de 2021.

Cheng J, Qu W, Barkema HW et al. Antimicrobial resistance profiles of 5 common bovine mastitis pathogens in large Chinese dairy herds. J. Dairy Sci. 2019; 102:1-11. doi: 10.3168/jds.2018-15135.

Coelho SMO, Pereira IA, Soares LC et al. Profile of virulence factors of Staphylococcus aureus isolated from subclinical bovine mastitis in the state of Rio de Janeiro, Brazil. Journal of Dairy Science. 2011; 94(7):3305-10.

Costa EO, Ribeiro AR, Watanabe ET et al. An increased incidence of mastitis caused by Prototheca species and Nocardia species on a farm in São Paulo, Brazil. Veterinary Research Communications. 1996; 20:237-41.

Costa EO, Ribeiro AR, Melville PA et al. Bovine mastitis due to algae of the genus Prototheca. Mycopathologia. 1996; 133:85-8.

Costa EO, Carciofi AC, Melville PA et al. Prototheca spp. Outbreak of Bovine Mastitis. Journal of Veterinary Medicine. 1996; 43(6):321-4.

Costa EO, Melville PA, Ribeiro AR et al. Epidemiological study of environmental sources in prototheca zopfii outbreak of bovine mastitis. Mycopathologia. 1997; 137:33-6.

Costa EO, Ribeiro AR, Watanabe ET et al. Infectious bovine mastitis caused by environmental organisms. J. Vet. Medicine B. 1998; 45:65-71.

Costa EO, Melville PA, Watanabe ET et al. Evaluation of the susceptibility of Prototheca zopfii to the pasteurization of milk. Mycopathologia. 1999; 146(2):79-82.

de Freitas Guimarães F, Nóbrega DB, Richini-Pereira VB et al. Enterotoxin genes in coagulase-negative and coagulase-positive staphylococci isolated from bovine milk. Journal of Dairy Science. 2013; 96:2866-72.

de Oliveira AP, Watts JL, Salmon SA et al. Antimicrobial susceptibility of Staphylococcus aureus isolated from bovine mastitis in Europe and the United States. Journal of Dairy Science. 2000; 83:855-62.

Economou V, Gousia P. Agriculture and food animals as a source of antimicrobial-resistant bacteria. Infection and Drug Resistance. 2015; 8:49-61. doi: 10.2147/IDR.S55778.

Empresa Brasileira de Agropecuária (Embrapa). Avaliação de informações técnicas contidas nas bulas dos antimicrobianos indicados para mastite bovina como método auxiliar na definição de protocolos de tratamento. Circular Técnica 108. Disponível em: infoteca.cnptia.embrapa.br/infoteca/bitstream/doc/1018958/1/CT108.pdf. Acesso em: 15 de novembro de 2021.

Empresa Brasileira de Agropecuária (Embrapa). Cadeia produtiva do leite no Brasil: produção primária. Circular Técnica 123. Disponível em: https://ainfo.cnptia.embrapa.br/digital/bitstream/item/215880/1/CT-123.pdf. Acesso em: 18 de julho de 2021.

Fitzgerald JR. Livestock-associated Staphylococcus aureus: origin, evolution and public health threat. Trends in Microbiology. 2010; 20:192-8. doi: 10.1016/j.tim.2012.01.006.

Food and Agriculture Organization of the United Nations (FAO). FAO STAT – Livestock Primary. Roma, Italy, 2019. Disponível em: http://www.fao.org/faostat/en/#data/QL. Acesso em: 18 de julho de 2021.

García-Alvarez L, Holden M, Lindsay H et al. Meticillin-resistant Staphylococcus aureus with a novel mecA homologue in human and bovine populations in the UK and Denmark: a descriptive study. The Lancet Infectious Diseases. 2011; 11:70126-8.

Gonçalves JL, Kamphuis C, Martins C et al. Bovine SCM reduces milk yield and economic return. Livestock Science. 2018; 210:25-32.

Hassan Z, Daniel RCW, O'Boyle D et al. Effects of dry cow intramammary therapy on quarter infections in the dry period. Veterinary Record. 1999; 145:635-9.

He W, Ma S, Lei L et al. Prevalence, etiology, and economic impact of clinical mastitis on large dairy farms in China. Veterinary Microbiology. 2020; 242:108570. doi: 10.1016/j.vetmic.2019.108570. Epub 2019 Dec 27. PMID: 32122584.

Hiramatsu K, Katayama Y, Matsuo M et al. Multi-drug-resistant Staphylococcus aureus and future chemotherapy. Journal of Infection and Chemotherapy. 2014; 20(10):593-601. doi: 10.1016/j.jiac.2014.08.001.

Huijps K, Lam TJ, Hogeveen H. Costs of mastitis: Facts and perception. Journal of Dairy Research. 2008; 75(1):113-20.

Jamali H, Barkema HW, Jacques M et al. Invited review: Incidence, risk factors, and effects on clinical mastitis reccurence in dairy cows. Journal of. Dairy Science. 2018; 101:4729-46.

Jeena S, Venkateswaramurthy N, Sambathkumar R. Antibiotic residues in milk products: impacts on human health. Research Journal of Pharmacology and Pharmacodynamics. 2020; 12(1):15-20. doi: 10.5958/2321-5836.2020.00004.X.

Juhász-Kaszanyitzky E, Janosi S, Somogyi P et al. MRSA Transmission between Cows and Humans. Emmerging Infection Disease. 2007; 13:630-2.

Katayama Y, Ito T, Hiramatsu K. A new class of genetic element, staphylococcus cassette chromosome mec, encodes methicillin resistance in Staphylococcus aureus. Antimicrobial Agents of Chemotherapy. 2000; 44(6):1549-55.

Larsen LR, Baker PH, Enger KM et al. Administration of internal teat sealant in primigravid dairy heifers at different times of gestation to prevent intramammary infections at calving. Journal of Dairy Science. 2021. doi: 10.3168/jds.2021-20819.

Latosinski GS, Amzalak MJ, Pantoja JCF. Efficacy of ketoprofen for treatment of spontaneous, culture-negative, mild cases of clinical mastitis: A randomized, controlled superiority trial. Journal of Dairy Science. 2020; 103:2624-35. https://doi.org/10.3168/jds.2019-17504.

Lee JH. Methicillin (oxacillin)-resistant Staphylococcus aureus strains isolated from major food animals and their potential transmission to humans. Applied Environmental Microbiology. 2003; 69:6489-94.

Marques VF, Motta CC, Soares BS et al. Biofilm production and beta-lactamic resistance in Brazilian Staphylococcus aureus isolates from bovine mastitis. Brazilian Journal Of Microbiology. 2017; 48:118-24.

Marques VF, Mendonça ECL, Alencar TA et al. Análise fenotípica e genotípica da virulência de Staphylococcus spp. e de sua dispersão clonal como contribuição ao estudo da mastite bovina. Pesquisa Veterinária Brasileira. 2013; 33:161-70.

Martin JGP. Resíduos de antimicrobianos em leite – uma revisão. Segurança Alimentar e Nutricional. 2011; 18(2):80-7.

McDougall S, Parker KI, Heuer C et al. A review of prevention and control of heifer mastitis via non-antibiotic strategies. Veterinary Microbiology. 2009; 134:177-85.

Melchior MB, Vaarkamp H, Fink-Gremmels J. Biofilms: a role in recurrent mastitis infections? Veterinary Journal. 2006; 171:398-407. doi: 10.1016/j.tvjl.2005.01.006.

Melo DA, Soares BS, Motta CC et al. Accuracy of PCR universal primer for methicillin-resistant Staphylococcus and comparison of different phenotypic screening assays. Brazilian Journal of Microbiology. 2019. doi:10.1007/s42770-019-00171-6.

Melo DA, Motta CC, Rojas ACCM et al. Characterization of coagulase-negative Staphylococci and pheno-genotypic beta lactam resistance evaluation in samples from bovine Intramammary infection. Arquivo Brasileiro de Medicina Veterinária e Zootecnia. 2018; 70:368-74.

Melo DA, Coelho IS, Motta CC et al. Impairments of mecA gene detection in bovine Staphylococcus spp. Brazilian Journal of Microbiology. 2014; 4(45):1075-82. DOI: 10.1590/S1517-83822014000300041.

Mendonça ECL, Marques, VF, Melo DA et al. Phenogenotypical characterization of antimicrobial resistance in Staphylococcus spp. isolated from bovine mastitis. Brazilian Veterinary Research. 2012; 31:859-64. doi: 10.1590/S0100-736X2012000900008.

Ministério da Agricultura, Pecuária e Abastecimento (MAPA). Instrução Normativa nº 76, de 26 de novembro de 2018, Regulamentos Técnicos que fixam a identidade e as características de qualidade que devem apresentar o leite cru refrigerado, o leite pasteurizado e o leite pasteurizado tipo A. 2018.

Ministério da Agricultura, Pecuária e Abastecimento (MAPA). Instrução Normativa nº 77, de 26 de novembro de 2018, critérios e procedimentos para a produção, acondicionamento, conservação, transporte, seleção e recepção do leite cru em estabelecimentos registrados no serviço de inspeção oficial. 2018.

Ministério da Agricultura, Pecuária e Abastecimento (MAPA). Instrução Normativa nº 45, de 22 de novembro de 2016, Proibir, em todo o território nacional, a importação e a fabricação da substância antimicrobiana sulfato de colistina, com a finalidade de aditivo zootécnico melhorador de desempenho na alimentação animal. 2016.

Ministério da Agricultura, Pecuária e Abastecimento (MAPA). Instrução Normativa nº 62, de 29 de dezembro de 2011, Regulamento Técnico de Produção, Identidade e Qualidade do Leite tipo A, o Regulamento Técnico de Identidade e Qualidade de Leite Cru Refrigerado, o Regulamento Técnico de Identidade e Qualidade de Leite Pasteurizado e o Regulamento Técnico da Coleta de Leite Cru Refrigerado e seu Transporte a Granel. 2011.

Ministério da Agricultura, Pecuária e Abastecimento (MAPA). Instrução Normativa nº 51, de 18 de setembro de 2002, Regulamento Técnico de Produção, Identidade e Qualidade do Leite tipo A, o Regulamento Técnico de Identidade e Qualidade de Leite Cru Refrigerado, o Regulamento Técnico de Identidade e Qualidade de Leite Pasteurizado e o Regulamento Técnico da Coleta de Leite Cru Refrigerado e seu Transporte a Granel. 2002.

Moon JS, Lee AR, Kang HM et al. Phenotypic and genetic antibiogram of methicillin-resistant staphylococci isolated from bovine mastitis in Korea. Journal of Dairy Science. 2007; 90:1176-85.

Moretain JP, Boisseau J. Elimination of aminoglycoside antibiotics in milk following intramammary administration. Veterinary Quarterly. 1993; 15(3):112-7. doi. 10.1080/01652176.1993.9694386.

Morgan M. Methicillin-resistant Staphylococcus aureus and animals: zoonotic or humanosis. Journal of Antimicrobial Chemotherapy. 2008; 62:1181-7.

Murphy JM. 1956. Mastitis – The struggle for understanding. Journal of Dairy Science. 1956; 39:1768-73.

Naqvi SA, Nobrega DB, Ronksley PE et al. Effectiveness of precalving treatment on postcalving udder health in nulliparous dairy heifers: A systematic review and meta-analysis. Journal of Dairy Science. 2018; 101:1-22. https://doi.org/10.3168/jds.2017-14301.

Nazmul HM, Arif I, Rebecca C et al. Insights into the resistome of bovine clinical mastitis microbiome, a key factor in disease complication. Frontiers in Microbiology. 2020; 11. doi.10.3389/fmicb.2020.00860.

Niemi RE, Hovinen M, Vilar MJ et al. Dry cow therapy and early lactation udder health problems – Associations and risk factors. Preventive Veterinary Medicine. 2021; 188. doi.org/10.1016/j.prevetmed.2021.105268.

Oliveira L, Hulland C, Ruegg PL. Characterization of clinical mastitis occurring in cows on 50 large dairy herds in Wisconsin. Journal of Dairy Science. 2013; 96(12):7538-49. doi: 10.3168/jds.2012-6078.

O´Neil J. Trackling drug-resistant infections globally: final report and recommendations. The review on antimicrobial resistance (Internet). Available from: https://amr-review.org/sites/default/files/160518. 2016.

Osumi T, Kishimoto Y, Kano R et al. Prototheca zopfii genotypes isolated from cow barns and bovine mastitis in Japan. Veterinary Microbiology. 2008; 131:419-23. https://doi.org/10.1016/j.vetmic.2008.04.012.

Owens WE, Ray CH, Watts JL et al. Comparison of success of antibiotic therapy during lactation and results for antimicrobial susceptibility tests for bovine mastitis. Journal of Dairy Science. 1997; 80:313-7.

Parker KI, Compton C, Anniss FM et al. Subclinical and clinical mastitis in heifers following the use of a teat sealant precalving. Journal of Dairy Science. 2007; 90(1):207-18.

Philpot WN. Role of therapy in mastitis control. Journal of Dairy Science. 1969; 52:708-13.

Piepers S, Vliegher S, Kruif A et al. Impact of intramammary infections in dairy heifers on future udder health, milk production, and culling. Veterinary Microbiology. 2009; 134:113-20.

Plastridge WN, Anderson EO, Weirether FJ et al. Infectious bovine mastitis report on a control program based on segregation of infected animals. Journal of Dairy Science. 1936; 19:641-50.

Priyanka SP, Sheoran MS, Ganguly S. Antibiotic residues in milk- a serious public health hazard. Journal of Environment and Life Sciences. 2017; 2:99-102. www.imedpharm.com/journals/index.php/jels ISSN 2456-6179.

Pyorala S, Taponen S. Coagulase-negative staphylococci: Emerging mastitis pathogens. Veterinary Microbiology. 2009; 134:3-8.

Rahube TO, Yost CK. Antibiotic resistance plasmids in wastewater treatment plants and their possible dissemination into the environment. African Journal of Biotechnology. 2010; 9(54):9183-90.

Rall VLM, Miranda ES, Castilho IG et al. Diversity of Staphylococcus species and prevalence of enterotoxin genes isolated from milk of healthy cows and cows with subclinical mastitis. Journal of Dairy Science. 2014; 97:829-37.

Reese RE, Sentochinik DE, Douglas RG et al. Manual de antibióticos. MEDSI, Rio de Janeiro, 1991.

Reinoso EB, El-Sayed A, Lämmler C et al. Genotyping of Staphylococcus aureus isolated from humans, bovine subclinical mastitis and food samples in Argentina. Microbiological Research. 2006; 163:314-22.

Riviere JE. The future of veterinary therapeutics: a glimpse towards 2030. The Veterinary Journal. 2007; 174(3):462-71. doi: 10.1016/j.tvjl.2007.06.022.

Robles BF, Nóbrega DB, Guimarães FF et al. Beta-lactamase detection in Staphylococcus aureus and coagulase-negative Staphylococcus isolated from bovine mastitis. Pesquisa Veterinária Brasileira (Impresso). 2014; 34:325-8.

Rodrigues NMB, Bronzato GF, Santiago GS et al. The matrix-assisted laser desorption ionization-time of flight mass spectrometry (MALDI-TOF MS) identification versus biochemical tests: a study with enterobacteria from a dairy cattle environment. Brazilian Journal of Microbiology. 2017; 48:132-8.

Rollin E, Dhuyvetterb KC, Overton MW. The cost of CM in the first 30 days of lactation: An economic modeling tool. Preventive Veterinary Medicine. 2015; 122(3):257-64.

Ruegg PL. A 100-year review: mastitis detection, management, and prevention. Journal of Dairy Science. 2017; 100:10381-97. doi: 10.3168/jds.2017-13023.

Ruegg PL. Making antibiotic treatment decisions for clinical mastitis. Veterinary Clinics of North America: Food Animal Practice. 2018; 34(3):413-25. doi.org/10.1016/j.cvfa.2018.06.002.

Ruegg PL. What is success? A narrative review of research evaluating outcomes of antibiotics used for treatment of clinical mastitis frontiers in veterinary science. 2021; 8. https://doi.org/10.3389/fvets.2021.639641.

Sandholm M, Kaartinen L, Pyörälä S. Bovine mastitis – Why does antibiotic therapy not always work? An overview. Journal of Veterinary Pharmacology and Therapeutics. 1990; 13:248-60.

Santiago GS, Motta CC, Almeida GFB et al. A Review: AmpC β-lactamase production in Enterobacteriaceae. Braz. J. Vet. Medicine. 2016; 38:17-30.

Santiago GS, Coelho IS, Moreira A et al. Detection of mutations in ampC promoter/attenuator gene in Escherichia coli from dairy cows in Rio de Janeiro and Mato Grosso, Brazil. African Journal of Microbiology Research. 2019; 13(25):388-91. DOI: 10.5897/AJMR2019.9134.

Santos OCS, Barros EM, Bastos MCF et al. Identification of coagulase-negative staphylococci from bovine mastitis using RFLP-PCR of the groEL gene. Veterinary Microbiology. 2008; 130(1-2):134-40.

Shaw DH, Rubin SI. Pharmacologic activity of doxycycline. J. Amer. Vet. Med. Assoc. 1986; 189:808-10.

Shpigel NY, Chen R, Winkler M et al. Anti-inflamatory ketoprofen in the treatment of field cases of bovine mastitis. Res. Vet. Sci. 1994; 56:62-8.

Silva NCC, Guimarães FF, Manzi MP et al. Characterization of methicillin-resistant coagulase-negative staphylococci in milk from cows with mastitis in Brazil. Antonie van Leeuwenhoek (Gedrukt). 2014; 106(2):227-33.

Silva KC, Lincopan N. Epidemiology of extended-spectrum β-lactamases in Brazil: clinical impact and implications for agribusiness. J Bras Patol Med Lab. 2012; 48(2):91-9.

Silva NCC, Guimarães FF, Manzi MP *et al*. Methicillin-resistant Staphylococcus aureus of lineage ST398 as cause of mastitis in cows. Letters in Applied Microbiology. 2014; 59(6):665-9.

Silva N, Guimaraes FF, Manzi MP *et al*. Molecular characterization and clonal diversity of methicillin-susceptible Staphylococcus aureus in milk of cows with mastitis in Brazil. Journal of Dairy Science. 2013; 96(11):6856-62.

Sindicato Nacional da Indústria de Produtos para Saúde Animal (SINDAN). Compêndio de Produtos Veterinários. Disponível em: https://sistemas.sindan.org.br/cpvs/pesquisar.aspx. Acesso em: 30 de outubro de 2021.

Soares BS, Motta CC, Barbieri N *et al*. Molecular characterization and genetic diversity of Staphylococcus aureus isolates of dairy production farms in Rio de Janeiro, Brazil. Brazilian Journal of Veterinary Medicine. 2021; 43:p.e001120.

Soares LC, Pereira IA, Pribul BR *et al*. Antimicrobial resistance and detection of mecA and blaZ genes in coagulase-negative Staphylococcus isolated from bovine mastitis. Brazilian Veterinary Research. 2012; 32:692-6. doi: 10.1590/S0100-736X2012000800002.

Souza MMS, Rocha-de-Souza C, Melo DA *et al*. Of animals and men: The importance of animal environment to antimicrobial resistance – a One Health approach In: Antimicrobial Resistance. Londres: InTech Open. 2020. doi: 10.5772/intechopen.92118.

Souza MMS, Coelho SMO, Coelho IS *et al*. Antimicrobial resistance in animal production: an overview. Brazilian Journal of Veterinary Medicine. 2016; 38:136-46.

Souza MMS, Coelho SM, Pereira IA *et al*. Antibiotic resistance in Staphylococcus species of animal origin in: antibiotic resistance. 2012; 1:273-302. doi: 10.5772/28518.

Steeneveld W, Hogeveen H, Barkema HW *et al*. The influence of cow factors on the incidence of clinical mastitis in dairy cows. Journal of Dairy Science. 2008; 91(4):1391-402.

Sumano H, Ocampo L. The pharmacological basis for the treatment of bovine mastitis. A review. Isr. J. Vet. Med. 1992; 47:127-35.

United States Department of Agriculture (USDA). Dairy: World Markets and Trade. Disponível em: https://apps.fas.usda.gov/psdonline/circulars/dairy.pdf. Acesso em: 18 de julho de 2021.

van Boeckel TP, Brower C, Gilbert M *et al*. Global trends in antimicrobial use in food animals. Proc. Natl. Acad. Sci. USA. 2015; 112:5649-54. doi: 10.1073/pnas.1503141112.

Vasquez AK. Use of a culture-independent on-farm algorithm to guide the use of selective dry-cow antibiotic therapy. Journal of Dairy Science. 2018; 101:5345-61.

World Health Organization (Internet). WHO Guidelines on use of Medically Important Antimicrobials in Food-Producing Animals. http://www.who.int/foodsafety/areas_work/antimicrobialresistance/cia_guidelines/en/. 2017.

World Health Organization (Internet). Stop using antibiotics in healthy animals to prevent the spread of antibiotic resistance. http://www.who.int/mediacentre/news/releases/2017/antibiotics-animalseffectiveness/en/. 2017.

World Health Organization (Internet). WHO publishes list of bacteria for which new antibiotics are urgently needed. Available from: https://www.who.int. 2017.

Seção 12

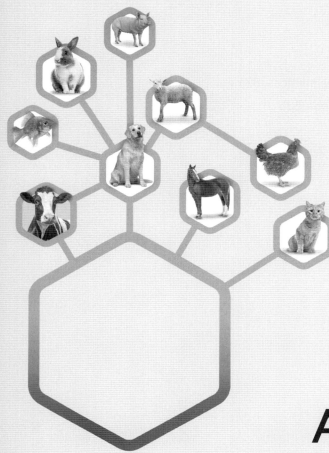

Agentes Antiparasitários

45 Considerações Gerais sobre os Anti-Helmínticos, 625
46 Agentes Anticestódios e Antitrematódeos, 635
47 Agentes Antinematódeos, 643
48 Agentes Antiprotozoários, 661

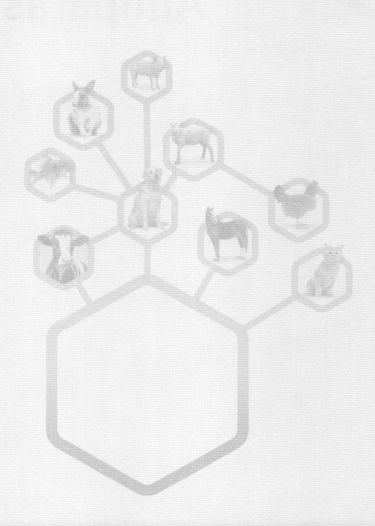

45 Considerações Gerais sobre os Anti-Helmínticos

Vamilton Alvares Santarém • Maria Consuêlo Caribé Ayres • Sabrina Mota Lambert • Mariana Borges Botura • Alessandro Francisco Talamini do Amarante

- Introdução, 625
- Considerações sobre os helmintos, 626
- Considerações sobre os anti-helmínticos, 626
- Fatores relacionados com a eficácia de medicamentos anti-helmínticos, 627
- Modo de ação dos anti-helmínticos, 629
- Associação de medicamentos anti-helmínticos, 630
- Resíduos de anti-helmínticos em produtos cárneos e lácteos e impacto ambiental, 631
- Controle alternativo, 631
- Bibliografia, 633

INTRODUÇÃO

As doenças ocasionadas pelos helmintos representam um grande problema socioeconômico. A Organização Mundial da Saúde (OMS) estima que 2 bilhões de pessoas estejam infectadas por helmintos. Na Medicina Veterinária, os prejuízos diretos e indiretos causados pelas helmintoses são traduzidos em perdas altíssimas para a pecuária. Os animais de companhia e silvestres também são suscetíveis a um grande número de espécies de helmintos. Muitos dos parasitas que acometem os animais têm importância em saúde pública, uma vez que apresentam alto potencial zoonótico.

Nos dias atuais, o controle de helmintos ainda é fundamentado, quase totalmente, na utilização de anti-helmínticos, o termo utilizado para definir os medicamentos empregados no tratamento de animais infectados por helmintos. Além do uso curativo, o tratamento também é empregado com a finalidade de minimizar os riscos de infecção ao limitar a eliminação de ovos e larvas nas fezes e, consequentemente, reduzir o número de estágios infectantes no meio onde vivem os hospedeiros.

A história do uso de substâncias para combater as parasitoses intestinais vem desde épocas remotas. A primeira citação, provavelmente de 1550 a.C., foi identificada no papiro de Ebers, no qual foi descrito o uso da infusão da casca de romeira (*Punica granatum*) para o tratamento do *heltu*, helmintose comum no antigo Egito.

Séculos mais tarde, outras substâncias naturais como óleo de quenopódio, santonina e papaína foram utilizadas como anti-helmínticos. Na Medicina Veterinária, o sulfato de cobre, em 1881 e, mais tarde, em 1926, o tetracloreto de carbono (CCl_4) foram utilizados para o tratamento da fasciolose, doença ocasionada causada pelo trematódeo *Fasciola hepatica*. Na década de 1940, foram introduzidas a fenotiazina e a piperazina para o tratamento de nematódeos gastrintestinais.

Os anti-helmínticos usados no passado apresentavam reduzido espectro de ação e estreita margem de segurança. Na década de 1960, foram descobertos os benzimidazóis, com o lançamento do tiabendazol, em 1961. Esses medicamentos, com amplo espectro de atividade, maior eficácia e menor toxicidade, revolucionaram o conceito de anti-helmíntico. Entretanto, a emergência de nematódeos resistentes ocorreu alguns anos após o lançamento dos benzimidazóis, em virtude do uso excessivo desses medicamentos. Como consequência da resistência, ainda na década de 1960, foram sintetizadas novas moléculas da mesma classe e de outros anti-helmínticos de amplo espectro de ação: os imidazotiazóis, em 1965; as pirimidinas, em 1966; as salicilanilidas, em 1969. No início da década de 1980, foram descobertas as lactonas macrocíclicas (avermectinas e milbemicinas), com ação sobre endo e ectoparasitos (endectocidas). Seguindo o intervalo de uma década, aproximadamente, em 1992 foi sintetizado o ciclo-octadepsipeptídio emodepsida, um metabólito isolado do fungo *Mycelia sterile*, que habita folhas de camélia (*Camellia japonica*). Em 2008, surgiu uma nova classe de anti-helmínticos: os derivados de aminoacetonitrila (AAD), com a síntese do monepantel, que vem sendo comercializado no mercado veterinário do Brasil.

Os antiparasitários, segundo o Sindicato Nacional da Indústria de Produtos para Saúde Animal (SINDAN), entre 2015 e 2019, foi a classe terapêutica com a maior participação na indústria animal, com 27% do mercado, representando aproximadamente 2 bilhões de reais.

Neste capítulo são apresentadas considerações gerais sobre os helmintos e os anti-helmínticos.

CONSIDERAÇÕES SOBRE OS HELMINTOS

Classificação e caracterização

Os principais helmintos de interesse veterinário podem ser agrupados em dois filos: os Nematelmintos (filo Nematoda), que compreende os nematódeos, e os Platelmintos (filo *Platyhelminthes*), formado pelos cestódios e trematódeos.

Os nematódeos apresentam corpo cilíndrico, alongado, não segmentado e constituem a classe de maior destaque entre os helmintos, por sua patogenicidade e ampla distribuição geográfica (p. ex., *Ascaris* spp., *Haemonchus* spp., *Ancylostoma* spp.)

Os cestódios apresentam corpo achatado e segmentado, semelhante a uma fita (*Dipylidium caninum*, *Moniezia* spp., *Anoplocephala* spp.). Geralmente, esses agentes não causam graves lesões nos animais, mas alguns apresentam alto potencial zoonótico, uma vez que os animais domésticos participam na cadeia epidemiológica, como o complexo teníase/cisticercose no qual suínos são hospedeiros intermediários de *Taenia solium*, e na hidatidose, cujo ciclo tem o cão como hospedeiro definitivo de *Echinococcus granulosus*.

Já os trematódeos possuem corpo achatado não segmentado, geralmente com aspecto de folha, como *Fasciola hepatica*, um dos parasitos de maior interesse para a Medicina Veterinária, em virtude dos prejuízos causados à bovinocultura, e *Platynosomum* spp., que acomete os gatos.

Ação sobre o hospedeiro

Os prejuízos decorrentes das helmintoses nos animais se traduzem, principalmente, por perda de peso, crescimento tardio e predisposição a outras doenças. As ações obstrutivas (*Ascaris* spp., *Dirofilaria immitis*, *Dictyocaulus* spp.), compressiva (hidátide), traumática (*Bunostomum* spp.), espoliadora (*Fasciola hepatica*) e enzimática (*Strongyloides* spp.) dos parasitos sobre o hospedeiro resultam, sobretudo, em menor absorção e digestão de nutrientes, interferência no fluxo dos alimentos, lesões teciduais, perda de sangue e de proteínas e bloqueio da passagem do ar, alterando, desse modo, as funções orgânicas do hospedeiro.

Outro aspecto das infecções parasitárias refere-se à resposta aos nematódeos gastrintestinais, geralmente mediada por linfócitos T *helper* 2 (Th2). Embora associada com a expulsão dos helmintos, a resposta mediada por células Th2 também pode gerar alterações imunopatológicas indesejáveis, que podem contribuir para a patogênese das nematodioses.

CONSIDERAÇÕES SOBRE OS ANTI-HELMÍNTICOS

O controle de helmintos foi sempre fundamentado na aplicação de medicamentos anti-helmínticos em esquemas curativo, tático, estratégico e seletivo. Nos tratamentos seletivos, preconiza-se o tratamento apenas dos animais com sinais clínicos da parasitose. Como exemplo, no método FAMACHA® apenas os ovinos anêmicos, devido à hemoncose, são tratados, o que otimiza o uso do anti-helmíntico, e retarda o aparecimento da resistência. O desenvolvimento desse método ocorreu em virtude da resistência de *Haemonchus contortus* (*H. contortus*) de ovinos aos anti-helmínticos, e consiste em identificar e tratar os animais anêmicos por meio da coloração da conjuntiva ocular. As colorações da conjuntiva foram preestabelecidas, com auxílio de computação gráfica, representando cinco graus (1 a 5), após o estudo de associação entre a coloração da conjuntiva, o valor do volume globular e a ocorrência do parasito em ovinos.

Os medicamentos classificados como anti-helmínticos são usados no controle dos endoparasitos (nematódeos, cestódios e trematódeos), localizados nos órgãos e tecidos dos animais, principalmente no sistema digestório. Alguns anti-helmínticos têm, também, atividade sobre ectoparasitos, sendo conhecidos como endectocidas.

Propriedades dos anti-helmínticos

O mercado oferece um considerável número de medicamentos eficazes e seletivos no tratamento das helmintoses. Um medicamento anti-helmíntico para ser considerado ideal deve se caracterizar por apresentar composição química estável; ação sobre os estágios adultos e imaturos em desenvolvimento ou inibidos; ação sobre diversas espécies de helmintos; eficácia contra cepas resistentes a outros anti-helmínticos; não interferir no estabelecimento da imunidade; fácil administração; uso em dose única ou esquemas de curta duração; boa tolerabilidade pelo hospedeiro; alta margem de segurança (pelo menos seis vezes maior do que a dose terapêutica); boa palatabilidade; compatibilidade com outros compostos; ausência de resíduos no leite e nos tecidos que possam requerer um longo período de carência; e favorável relação custo/benefício.

A dose ótima de um anti-helmíntico, determinada pelo fabricante, é aquela necessária à eliminação de uma alta proporção (mais de 95%) de parasitos adultos, com adequada segurança.

Classificação dos anti-helmínticos

Os anti-helmínticos podem ser classificados em:

1. Compostos inorgânicos: à base de sais de metais, que foram muito utilizados como medicamentos anticestódios (p. ex., arseniato de chumbo).

2. Compostos orgânicos naturais: foram principalmente usados no tratamento das helmintoses de aves (p. ex., arecolina).
3. Compostos orgânicos sintéticos: formados por vários grupos químicos, atualmente os mais utilizados são os seguintes: substitutos fenólicos, salicilanilidas, pirimidinas, benzimidazóis, imidazotiazóis, avermectinas, milbemicinas e derivados da aminoacetonitrila.

Formulação e Administração

Com a evolução dos medicamentos anti-helmínticos surgiram, paralelamente, diversas formulações e modos de aplicação. Os anti-helmínticos são administrados nos animais por vias oral, parenteral ou cutânea (*pour-on* e *spot-on*).

A baixa solubilidade na água de alguns compostos anti-helmínticos tem sido uma das limitações no desenvolvimento de formulações mais estáveis e não irritantes para administração parenteral. Os anti-helmínticos considerados insolúveis são, geralmente, formulados como suspensão e usados por via oral, enquanto os solúveis são apresentados na forma de solução e utilizados por via cutânea, parenteral ou oral.

Na administração oral são utilizadas preparações como:

a) suspensões ou soluções;
b) pasta, apresentada em seringas dosificadoras graduadas;
c) comprimidos;
d) grânulos ou cubos.

As formas farmacêuticas de grânulos ou cubos para administração oral são indicadas para incorporação à ração e sais minerais, o que facilita a administração. Contudo, o controle da quantidade do medicamento ingerido por cada animal torna-se difícil.

As preparações injetáveis de anti-helmínticos são administradas por vias subcutânea ou intramuscular, dispersando-se facilmente a partir do sítio da aplicação, sendo um método prático para rebanhos numerosos.

Na aplicação cutânea, o medicamento é aplicado na linha do dorso (*pour-on*) ou na região cervical (*spot-on*) dos animais. A pele dos animais é rica em folículos pilosos, o que, provavelmente, facilita a absorção dos medicamentos. Para boa e rápida penetração através da pele é necessário que o medicamento seja lipossolúvel e hidrossolúvel, pois a solubilidade nas gorduras favorece a penetração nos folículos e no estrato córneo, e a solubilidade nos fluidos orgânicos propicia uma maior absorção a partir do sítio de aplicação. Os elementos climáticos, como temperatura e precipitação, parecem influenciar na eficácia dos produtos com essa formulação. Nas épocas frias e chuvosas ocorre uma menor absorção cutânea do anti-helmíntico. Em ovinos, a absorção do medicamento é dificultada pela presença de lanolina na lã.

Absorção e distribuição

Os parasitos entram em contato com o anti-helmíntico pela fração não absorvida da dose, que permanece no trato gastrintestinal, e pela fração absorvida, que, através da corrente sanguínea, alcança o intestino e outros órgãos.

Os anti-helmínticos são absorvidos no estômago e intestino (preparações orais), pelo tecido subcutâneo e muscular (preparações injetáveis) e pele (*pour-on/spot-on*). Via circulação sistêmica, são transportados para diferentes tecidos e órgãos, particularmente para o fígado, onde são biotransformados e, posteriormente, excretados nas fezes e urina. A velocidade com que o medicamento é biotransformado e excretado dos tecidos e fluidos orgânicos determina o tempo de sua permanência no organismo. A biotransformação e excreção dos anti-helmínticos variam entre as espécies animais e podem ser influenciadas pela dose, pela via de administração e pelas propriedades físico-químicas (constante de dissociação, solubilidade e peso molecular). A biotransformação do anti-helmíntico é importante na determinação da sua eficácia, pois resulta na produção dos metabólitos farmacologicamente ativos, podendo ocorrer no rúmen (fembenbazol e albendazol), no qual são reduzidos de sulfito para sulfóxido (metabólito ativo) e no fígado, local onde se dá a maioria das reações de oxidação e hidroxilação dos antiparasitários. Frequentemente, os medicamentos retornam por difusão passiva para o trato gastrintestinal na forma de metabólitos ativos.

Compostos solúveis ou biotransformados em produtos solúveis que não se associam fortemente às proteínas plasmáticas podem ser eliminados através da via urinária. A associação de medicamentos (salicilanilidas e substitutos fenólicos) com proteínas plasmáticas pode ser importante no transporte e na diminuição da velocidade de eliminação pelo organismo, fazendo com que a meia-vida do medicamento seja longa. Geralmente, essa associação é desfeita no fígado, e, após a biotransformação, o medicamento é eliminado pela bile e fezes.

▼ FATORES RELACIONADOS COM A EFICÁCIA DE MEDICAMENTOS ANTI-HELMÍNTICOS

Fatores relacionados ao parasito

Espécies e estágios do parasito. O hospedeiro geralmente alberga várias espécies de helmintos e nem todos os parasitos têm a mesma sensibilidade aos diversos grupos químicos de anti-helmínticos. Os estágios imaturos, especialmente aqueles em hipobiose, são, de um modo geral, menos sensíveis à ação dos medicamentos, quando comparados ao estágio adulto. Dessa forma, quando os adultos são eliminados, estes podem ser rapidamente substituídos pelo desenvolvimento dos estágios imaturos.

Carga parasitária. A presença de elevado número de parasitos no trato gastrintestinal diminui significativamente a biodisponibilidade de alguns medicamentos. O nematódeo *Trichostrongylus colubriformis*, por exemplo, tem capacidade de reduzir a biodisponibilidade dos metabólitos do febantel, enquanto nas infecções pelo trematódeo *F. hepatica*, o processo de sulfonação do albendazol é alterado pela redução da enzima monoxigenase no fígado.

Resistência de parasitos aos anti-helmínticos. O tratamento das helmintoses é frequentemente prejudicado pelo desenvolvimento da resistência dos helmintos aos medicamentos, principalmente por nematódeos e pelo trematódeo

F. hepatica. O uso em grande escala, a dosificação inadequada e a rotação continuada de substâncias químicas têm gerado pressão de seleção sobre as populações de parasitos, de forma que apenas os indivíduos portadores de alguma característica genética que propicie sobreviver à exposição aos compostos anti-helmínticos geram descendentes. Com isso, doses previamente eficazes tornam-se ineficazes e os helmintos que resistem transmitem esta característica a sua progênie, assegurando o desenvolvimento progressivo de populações resistentes. A evolução da resistência pode ser retardada pelo desenvolvimento de programas estratégicos que permitam o uso seletivo de anti-helmínticos e o rodízio lento de medicamentos com diferentes mecanismos de ação.

Contudo, vale ressaltar que existem populações de helmintos que possuem habilidade natural para sobreviver ao primeiro contato com o anti-helmíntico, o que é conhecido como "tolerância".

A resistência pode ser caracterizada como resistência paralela, quando observada entre os princípios ativos do mesmo grupo químico, com modo de ação similar; ou resistência múltipla ou cruzada, quando ocorre entre os grupos químicos que envolvem diferentes mecanismos de ação.

O primeiro registro de resistência de parasitos a anti-helmínticos ocorreu em 1954, nos EUA, onde foi demonstrada a resistência de *H. contortus* à fenotiazina. Mais tarde, na década de 1960, diagnosticou-se uma cepa desse parasito resistente ao tiabendazol, apenas três anos após sua comercialização.

A resistência tem sido observada em populações de helmintos que parasitam as mais diversas espécies animais, como cães, equinos e ruminantes. Porém, a frequência é maior em ovinos e caprinos. As populações de nematódeos, de ruminantes e equinos, resistentes aos imidazotiazóis, pirimidinas, avermectinas e milbemicinas vêm sendo descritas na literatura. Nos últimos anos, a resistência frente às lactonas macrocíclicas de *D. immitis*, o nematódeo do "coração" dos cães e gatos, e de nematódeos de ovinos e caprinos ao monepantel tem sido descrita.

Nas populações resistentes, os medicamentos falham devido a alterações no sítio de ação, redução da taxa de absorção e aumento do metabolismo. A resistência aos benzimidazóis está associada a mutações no gene da proteína tubulina, mais especificamente no seu monômero β (β-tubulina), causando a perda de receptores de ligação de alta afinidade para os benzimidazóis e, desse modo, o seu efeito sobre a inibição da polimerização da tubulina. Com relação às demais substâncias químicas, os mecanismos de resistência ainda não estão bem esclarecidos, principalmente em virtude de suas origens multigênicas; entretanto, sabe-se que resistência ao levamisol e ao morantel ocorre por alterações no número ou na sensibilidade de receptores colinérgicos. Para as lactonas macrocíclicas, o mecanismo de resistência envolve alterações no receptor dos canais de cloro. O estudo da ação das glicoproteínas-P tem se intensificado nos últimos anos pelo seu importante papel no transporte de medicamentos para fora da célula, sendo responsáveis pela falha terapêutica das diversas classes de anti-helmínticos. Por outro lado, a reversão da resistência a esses medicamentos com o uso de moduladores das glicoproteínas-P também vem sendo amplamente discutido.

Nos *Capítulos 46* e *47* serão abordados detalhes sobre a resistência a trematódeos e cestódios e a nematódeos, respectivamente.

Fatores relacionados ao medicamento

Tamanho e solubilidade. A eficácia e a toxicidade dos anti-helmínticos estão na dependência do tamanho e da solubilidade da partícula do medicamento, por determinarem a taxa de absorção no trato gastrintestinal. Nos anti-helmínticos pouco solúveis, como alguns benzimidazóis (fembendazol e albendazol), o tamanho da partícula do princípio ativo é fundamental para sua dissolução no fluido gastrintestinal. Quanto menor a partícula, melhor a taxa de dissolução. Esses medicamentos permanecem na forma de precipitados sólidos na luz gastrintestinal por um período maior do que os compostos solúveis (tiabendazol) e se dissolvem lentamente, de modo que as concentrações são mantidas por longos períodos no plasma e no intestino, fazendo com que os medicamentos sejam mais efetivos contra vários estágios de desenvolvimento do parasito, incluindo os estágios inibidos. Os compostos solúveis, por sua reduzida absorção gastrintestinal, asseguram a eficácia do medicamento sobre os parasitos que vivem na luz do tubo digestivo. Esses medicamentos são, consequentemente, menos tóxicos para o hospedeiro.

Biotransformação. Geralmente é aceito que a biotransformação reduz a potência do medicamento. Isto é menos importante para o closantel e as lactonas macrocíclicas, que são excretados sem sofrer alteração, mas é relevante para os benzimidazóis, que são absorvidos no trato gastrintestinal, particularmente no rúmen, e sua forma reduzida, o sulfóxido, que apresenta ótima atividade sobre os helmintos. A potencialização de um anti-helmíntico por inibição metabólica foi demonstrada experimentalmente pela coadministração de oxfendazol e parbendazol. Este último princípio ativo reduz a biotransformação hepática e a secreção biliar do oxfendazol e aumenta sua secreção extrabiliar, o que prolonga a exposição ao parasito no trato gastrintestinal. A inibição metabólica das enzimas citocromo P-450 e da mono-oxigenase que utilizam flavina, responsáveis pelas reações de sulfoxidação e sulfonação, aumenta a eficácia dos benzimidazóis.

Dose. Um dos principais problemas relacionados aos anti-helmínticos é o uso de doses superiores ou inferiores às recomendadas pelos fabricantes. Quando se aumenta a dose do medicamento, a margem de segurança diminui. Doses repetidas, muitas vezes, são mais efetivas do que uma dose única maior, devido à natureza da ação antiparasitária de alguns medicamentos. Os benzimidazóis, por exemplo, dependem de maior tempo de contato com o parasito para exercer sua ação. As subdosagens, por sua vez, selecionam mais rapidamente os parasitos resistentes dentro da população.

Via de administração. A biotransformação e a excreção dos anti-helmínticos podem ser influenciadas pela via de administração utilizada. A disponibilidade da ivermectina, após administração intrarruminal foi de 29 a 40%, quando comparada com 100% na administração intra-abomasal. A melhor eficácia dos benzimidazóis depende da sua passagem pelo rúmen; assim, a administração intrarruminal resulta em maiores níveis de concentração plasmática.

Formulação. A farmacocinética e a eficácia de um produto estão estreitamente relacionadas com a formulação. Os veículos, os estabilizadores e o tamanho da partícula do princípio ativo estão associados à qualidade da formulação de um produto. Na comparação da ivermectina formulada com uma solução aquosa de micélios e outra não aquosa, contendo propilenoglicol e glicerol formol, por via subcutânea em bovinos, verificou-se que na primeira formulação a absorção foi mais rápida, o pico plasmático mais elevado e a meia-vida de eliminação mais curta.

Fatores relacionados com o hospedeiro

Espécie animal e raças. Um outro aspecto da eficácia dos medicamentos anti-helmínticos é sua utilização nas várias espécies animais e raças. Muitos medicamentos têm seu uso limitado em determinadas espécies animais, sendo este limite relacionado com a eficácia sobre as espécies de parasitos, a farmacocinética e a tolerabilidade pelo hospedeiro. As doses dos benzimidazóis indicadas para ovinos parecem não ter a mesma eficácia no controle de parasitos em caprinos, isso provavelmente devido a menor biodisponibilidade dos compostos, após administração oral, nos caprinos, resultante de uma absorção gastrintestinal menos eficiente.

A composição e fisiologia da pele podem aumentar a dissolução do medicamento e, assim, facilitar a absorção percutânea de compostos aplicados topicamente nos animais. A maior deposição de gordura no tecido hipodérmico em bovinos de corte Aberdeen Angus contribui para maior reserva de medicamentos quando comparado com bovinos de leite Holandês, o que pode explicar a diferença na farmacocinética da moxidectina nestas raças. A disponibilidade sistêmica da eprinomectina, após tratamento *pour-on*, foi menor em caprinos do que nos bovinos, como consequência de diferenças na absorção e deposição desse medicamento na pele.

Condições fisiológicas. A condição corporal do animal pode ter influência na distribuição tissular e na meia-vida de eliminação de medicamentos anti-helmínticos, principalmente aqueles com grande afinidade por tecido adiposo, como as lactonas macrocíclicas. A presença de parasitos no trato gastrintestinal pode modificar o pH do fluido digestivo, a permeabilidade da mucosa e a motilidade intestinal, alterando a farmacocinética dos compostos anti-helmínticos. Doenças hepáticas podem também interferir na biodisponibilidade desses compostos. O pico de concentração plasmática, a área sob a curva de concentração sérica (ASC) e a meia-vida de eliminação da ivermectina são diferentes entre fêmeas (vacas e ovelhas) em lactação e os machos.

Tipo e qualidade dos alimentos. Variações na dieta podem alterar a biodisponibilidade do medicamento, por interferência no trânsito gastrintestinal e no pH.

O comportamento farmacocinético dos compostos pode ser influenciado pelo fluxo da digesta, que interfere na deposição do medicamento no trato gastrintestinal. O rúmen atua como um reservatório dos benzimidazóis, a partir do qual concentrações plasmáticas podem ser mantidas por longos períodos. A grande dimensão do rúmen e a mistura do anti-helmíntico com o conteúdo ruminal resultam na diminuição da sua taxa de absorção e no aumento do tempo de permanência no órgão. Por outro lado, o tempo de permanência do medicamento no rúmen depende do fluxo da digesta, estando este relacionado com a qualidade e a quantidade do alimento. A ingestão de forragem fresca com alto conteúdo de água aumenta a taxa de trânsito gástrico e reduz o período de absorção e reciclagem do medicamento. A parte do medicamento que não foi associada à digesta contribui para o aumento precoce de seus metabólitos no plasma, e a absorção progressiva da parte associada mantém esses níveis plasmáticos.

A disponibilidade de albendazol e de seu metabólito, sulfóxido de albendazol, é significativamente maior na mucosa gastrintestinal e nos fluidos de bovinos submetidos à jejum em comparação com animais alimentados *ad libitum*.

Mudanças nos pH ruminal, abomasal e intestinal influenciam a eficácia do medicamento por interferência da solubilidade do princípio ativo. Os benzimidazóis, como, por exemplo, o fembendazol, é mais absorvido em meio alcalino.

Reflexo da goteira esofágica (Sulco reticular). Outro aspecto da administração oral de anti-helmínticos é o efeito do fechamento da goteira esofágica (goteira reticular) sobre a distribuição do medicamento. Esse efeito tem sido observado com o uso dos benzimidazóis e ivermectina, em caprinos. Com o fechamento da goteira reticular, a dose administrada deixa de passar pelo rúmen e segue diretamente para o abomaso, resultando no rápido aumento da concentração plasmática e redução do tempo de permanência do medicamento nos compartimentos gástricos, consequentemente menor biodisponibilidade plasmática dos metabólitos ativos, interferindo negativamente na sua eficácia.

▼ MODO DE AÇÃO DOS ANTI-HELMÍNTICOS

As bases farmacológicas empregadas no tratamento dos helmintos interferem, principalmente, na produção de energia, na coordenação neuromuscular e na dinâmica microtubular, causando a destruição dos parasitos por inanição, quando são esgotadas suas reservas energéticas, ou a sua morte e expulsão decorrente de paralisia.

Os helmintos obtêm sua energia principalmente por meio da fermentação anaeróbica dos carboidratos. A glicose é o maior substrato para produção dessa energia e a diminuição de sua absorção para o interior do parasito resulta na redução dos níveis de ATP e glicogênio e, consequentemente, na morte do helminto. Além disso, o bloqueio da produção de energia pode estar associado à inibição da enzima mitocondrial fumarato-redutase e da fosforilação oxidativa de ADP em ATP. A sobrevivência dos parasitos pode ser também comprometida quando o medicamento produz alterações das funções celulares básicas, como o bloqueio na polimerização da tubulina, proteína estrutural, com interferência na dinâmica microtubular, levando a perda de homeostase celular e consequente morte do parasito (ver *Capítulo 47*).

A interferência na coordenação neuromuscular ocorre quando o anti-helmíntico inibe a ação de neurotransmissores excitatórios (acetilcolina) ou inibitórios (ácido gama-aminobutírico (GABA) ou glutamato), atuam como agonista de alta afinidade sobre a subunidade alfa de canais iônicos seletivos ao cloro, estimulando os receptores pré-sinápticos da latrofilina ou agindo sobre receptores nicotínicos (nAChR) encontrados apenas em nematódeos, o que resulta em paralisia espástica ou flácida do parasito (ver *Capítulo 47*).

O Quadro 45.1 apresenta os grupos químicos e mecanismos de ação dos principais anti-helmínticos atualmente utilizados em Medicina Veterinária.

ASSOCIAÇÃO DE MEDICAMENTOS ANTI-HELMÍNTICOS

As associações de medicamentos têm por finalidade aumentar (sinergismo) ou complementar sua atividade contra os helmintos, ampliando o espectro de ação. Associações de antinematódeos e fasciolicidas, como, por exemplo,

QUADRO 45.1

Grupos químicos e mecanismos de ação dos anti-helmínticos.

Interferência com o metabolismo energético			
Grupos	Nomes químicos	Modo de ação	Efeito
Benzimidazóis	Albendazol	Inibição da polimerização de microtúbulos (alterações estruturais da β-tubulina)	Paralisia
	Fembendazol		Morte por inanição
	Mebendazol		Inviabilização de ovos
	Oxbendazol		
	Oxfendazol		
Pró-benzimidazóis	Febantel	Biotransformado *in vivo* para benzimidazóis	Paralisia
			Morte por inanição, Inviabilização de ovos
Substitutos Fenólicos	Disofenol	Desacopladores da fosforilação Oxidativa	Inanição
	Nitroscanato		
	Nitroxinila		
Salicilanilidas	Closantel	Desacopladores da fosforilação Oxidativa	Inanição
	Niclosamida		
Interferência na coordenação neuromuscular			
Imidazotiazóis	Levamisole	Agonista colinérgico	Paralisia espástica
	Tetramisole		
Pirimidinas	Pirantel	Agonista colinérgico	Paralisia espástica
Organofosforados	Triclorfom	Inibidores da acetilcolinesterase	Paralisia espástica
Piperazina	Piperazina	Potencialização do GABA	Paralisia flácida
Avermectinas	Abamectina	Agonista de alta afinidade sobre canais iônicos seletivos ao cloro	Paralisia flácida
	Doramectina		
	Eprinomectina		
	Ivermectina		
	Selamectina		
Milbemicinas	Milbemicinas	Agonista de alta afinidade sobre canais iônicos seletivos ao cloro	Paralisia flácida
	Moxidectina		
Pirazinoisoquinolona	Praziquantel	Inibição da bomba Na^+, K^+, aumenta a permeabilidade da membrana cátions mono e divalentes, como cálcio (Ca^{++})	Paralisia espástica
Derivados de aminoacetonitrila	Monepantel	Age sobre uma subunidade (Hco-MBTL-1) dos receptores DAA (derivados do aminoacetonitrilo- nAChR), específica de nematódeos	Paralisia espástica
Ciclooctadepsipeptídeo	Emodepside	Ativação da via dependente de SLO-1 (via canal de potássio ativado por cálcio), com inibição de função neuromuscular de nematódeos	Paralisia flácida
Espiroindóis	Derquantel	Antagonista de receptores nicotínicos de aceltilcolina de nematódeos, bloqueando a transmissão neuromuscular	Paralisia flácida

ivermectina associada ao clorsulon, têm sido utilizadas em bovinos, mostrando maiores vantagens em regiões com ocorrência de *F. hepatica* do que preparações de uso restrito para nematódeos ou trematódeos. Associações de compostos efetivos contra ascarídeos, ancilostomídeos e cestódios estão disponíveis para pequenos animais, como o praziquantel associado ao pirantel ou febantel. Outras associações entre nematodicidas e cestodicidas (lactonas macrocíclicas e praziquantel, pamoato de pirantel e praziquantel) estão disponíveis para utilização em equinos, em virtude da cólica verminótica ocasionada pelo cestódeo *Anoplocephala perfoliata*.

As associações, também, entre antinematódeos potencializam os efeitos desses medicamentos.

RESÍDUOS DE ANTI-HELMÍNTICOS EM PRODUTOS CÁRNEOS E LÁCTEOS E IMPACTO AMBIENTAL

O uso de anti-helmínticos em animais de produção pode resultar na presença de resíduos nos alimentos de origem animal, como carne, leite e ovos, cujos níveis não devem ultrapassar o Limite Máximo de Resíduo (LMR), que é a concentração máxima do resíduo de um medicamento, expressa em µg ou mg por kg ou ℓ, legalmente permitida em alimentos de origem animal. Este limite é determinado com base em análises toxicológicas e farmacocinéticas da substância, levando-se em consideração a Ingestão Diária Aceitável (IDA) e para substâncias com potencial de toxicidade aguda também é utilizado o parâmetro toxicológico dose de referência aguda (DRfA) (para detalhes, ver *Capítulo 50*).

No Brasil, a Agência Nacional de Vigilância Sanitária (Anvisa) é responsável pela regulamentação dos LMR dos medicamentos veterinários aplicados em animais de produção. A Instrução Normativa nº 51, de 19 de dezembro de 2019, estabelece os LMR, IDA e dose de referência aguda (DRfA), quando aplicável, para insumos farmacêuticos ativos de medicamentos veterinários em alimentos de origem animal. As análises de risco de resíduos de produtos veterinários podem ser reavaliadas a qualquer tempo e, sempre que justificado, esses parâmetros podem ser alterados ou excluídos.

O uso inadequado de anti-helmínticos em animais de produção, como emprego de dose elevada, via de administração incorreta, não cumprimento dos períodos de carência, pode levar a contaminação de alimentos acima dos limites estabelecidos, representando um risco para a saúde humana. A exposição alimentar aos resíduos de medicamentos veterinários pode provocar reações alérgicas, efeitos teratogênicos, mutagênicos e carcinogênicos, além de favorecer a seleção de cepas de parasitos resistentes.

O monitoramento nacional de resíduos de medicamentos veterinários presentes nos alimentos de origem animal é realizado pelo Ministério da Agricultura, Pecuária e Abastecimento (MAPA), por meio do Plano Nacional de Controle de Resíduos e Contaminantes (PNCRC/Animal). Neste programa são avaliados a presença de diversos produtos veterinários em amostras de leite, ovos e mel encaminhados para processamento e de animais enviados para abate. As amostras do PNCRC são coletadas pelo Serviço de Inspeção Federal (SIF) em lotes de animais e produtos de uma única origem, o que permite a rastreabilidade da propriedade rural de procedência. A Anvisa também realiza monitoramento de resíduos de medicamentos em alimentos coletados no comércio.

Nos últimos anos, dados do PNCRC revelaram a presença de inconformidades com antiparasitários em amostras de fígado, músculo de bovinos e leite, sendo a ivermectina uma das substâncias mais frequentes em violações. A detecção de resíduos de avermectinas em leite, mesmo em níveis abaixo do LMR, é indicativo de falhas na adoção de boas práticas veterinárias, uma vez que não é recomendado o uso desses produtos em animais em fase de lactação.

As avermectinas são altamente lipofílicas, apresentam ampla distribuição no organismo e concentram-se principalmente nos tecidos adiposos. A excreção desses compostos no leite pode alcançar até 5% da dose administrada. Os processos de pasteurização, fervura e esterilização do leite não eliminam os antiparasitários, podendo ser encontrado resíduos desses medicamentos em diversos produtos lácteos.

Outra preocupação resultante do uso de anti-helmínticos é o impacto ambiental, uma vez que os resíduos eliminados nas fezes e urina de animais podem contaminar solo, sedimentos, águas superficiais e subterrâneas. A principal via de excreção dos endectocidas é a fecal e um percentual considerável dos princípios ativos podem ser encontrados nas fezes dos animais tratados. Os resíduos de antiparasitários podem causar modificações na fauna que coloniza o bolo fecal, devido a sua interferência na sobrevivência, crescimento e reprodução de diferentes invertebrados, como minhocas e besouros. Esses efeitos comprometem a degradação do bolo fecal, e o acúmulo desse material no ambiente pode propiciar o desenvolvimento de espécies de moscas e nematódeos, redução do retorno de nutrientes ao solo e diminuição da área útil de pastagem. A redução do número de insetos coprófagos pode afetar outros aspectos do ecossistema, uma vez que várias espécies de insetos auxiliam na polinização de plantas e servem como alimentos para vertebrados.

A contaminação de sistemas aquáticos por medicamentos veterinários também pode causar impacto ambiental. Resíduos de lactonas macrocíclicas têm sido detectados em sedimentos aeróbios presentes em águas, podendo ser tóxicos também para invertebrados aquáticos.

Os resíduos de anti-helmínticos não ocorrem no ambiente como contaminantes individuais, mas sim em misturas complexas com outros medicamentos e contaminantes. A interação desses compostos pode aumentar ou diminuir a toxicidade das substâncias. A exposição de parasitos a baixas concentrações de anti-helmínticos no ambiente pode favorecer o surgimento de cepas de parasitos resistentes.

CONTROLE ALTERNATIVO

O uso intensivo e incorreto dos anti-helmínticos, com a consequente seleção de cepas de parasitos resistentes, tem limitado o sucesso de programas de controle fundamentados na utilização desses medicamentos. Ademais, o tempo entre a descoberta de novas moléculas e o lançamento de um novo antiparasitário pode levar anos e consumir milhões de dólares, o que justifica que os produtos atualmente no mercado sejam utilizados de maneira racional. Como resultado, pesquisadores vêm procurando, por muitos anos, a busca por alternativas na terapia e controle das parasitoses em Medicina Veterinária.

O moderno manejo parasitário envolve um controle integrado e mais sustentável, e é fundamentado na combinação de três princípios básicos: manejo dos sistemas de pastagens; estimulação da resposta do hospedeiro e a modulação da biologia do parasito.

A imunômica, a genômica, a proteômica e, mais recentemente, a lipidômica são linhas de pesquisa fundamentais para desenvolvimento de ferramentas para detecção de resistência, compreensão dos mecanismos de resposta do hospedeiro e expressão gênica de parasitos/hospedeiros, e também para produção de novos medicamentos e desenvolvimento de vacinas.

Na Medicina Veterinária, o emprego de plantas medicinais para controle parasitário vem crescendo em todo o mundo. Atualmente, plantas medicinais, drogas vegetais e derivados, e preparados homeopáticos estão incluídos nos produtos autorizados pelo MAPA para prevenção e tratamento de enfermidades de animais em sistemas orgânicos de produção.

Os estudos com plantas apresentam dados sobre seus efeitos diretos frente a diferentes estágios de endoparasitos; ou indiretos, que influenciam alguns mecanismos regulatórios do hospedeiro. Esses efeitos são atribuídos aos metabólitos secundários, como compostos fenólicos (taninos, flavonoides), terpenos, alcaloides e saponinas. Esses compostos desempenham um papel importante nos mecanismos de defesa das plantas, como ação contra agentes externos (microrganismos, insetos e predadores), proteção da radiação ultravioleta e atração de polinizadores.

Os taninos condensados representam uma das classes de metabólitos mais estudadas para o controle de nematódeos em ruminantes. Essas substâncias são comumente encontradas em espécies da família Fabaceae (Leguminosae) e Anacardiaceae. O efeito anti-helmíntico de taninos é atribuído à sua capacidade de ligação com proteínas da cutícula, cavidade oral, esôfago, cloaca e vulva dos nematódeos, que interfere em processos biológicos dos helmintos. A formação de complexos tanino-proteína de nematódeos pode alterar alguns mecanismos necessários para a sobrevivência do parasito (alteração de cutícula nas larvas infectantes (L3), interferência na alimentação, motilidade, fecundidade, eclosão de ovos e em diferentes funções bioquímicas mediadas por enzimas). Os taninos também produzem efeitos indiretos relacionados ao aumento da resposta imune do hospedeiro em função de sua ligação com proteínas da dieta, protegendo essas substâncias da degradação ruminal e, consequentemente, aumentando a disponibilidade proteica no intestino delgado.

Dentre as plantas ricas em taninos com potencial efeito anti-helmíntico em ruminantes, destaca-se a *Lespedeza cuneata*, *Onobrychis viciifolia*, *Lysiloma latisiliquum* e *Lotus pedunculatus*. Estudos *in vivo*, em caprinos e ovinos, revelaram que taninos condensados podem causar redução na carga parasitária e na eliminação de ovos nas fezes, e interferência na fecundidade dos parasitos.

Outra importante classe de compostos fenólicos são os flavonoides, que podem atuar interferindo na atividade de várias enzimas e/ou nos processos metabólicos de diferentes parasitos. Ação de flavonoides como moduladores da glicoproteína-P (P-gp) pode resultar em alteração do efluxo de medicamentos e potencializar a atividade de anti-helmínticos sintéticos. Estudo *in vitro* demonstrou aumento da eficácia da ivermectina quando associada ao flavonoide quercetina frente a cepa resistente de *Haemonchus placei*. O desenvolvimento de moduladores da P-gp representa uma abordagem promissora para a reversão da resistência a múltiplas drogas, e consequente extensão da vida útil de anti-helmínticos comerciais.

A presença de saponinas e alcaloides em extratos vegetais também vem sendo associada a efeitos antiparasitários. As saponinas são substâncias anfipáticas, que formam complexos com esteroides e proteínas de membrana, interferindo na permeabilidade das membranas celulares. Os alcaloides podem atuar no sistema nervoso de helmintos, inibindo receptores de acetilcolina com consequente paralisia do parasito. Atividade *in vitro* de saponinas (digitonina, escina) e alcaloides (piperina, berberina) foram relatadas frente a nematódeos gastrintestinais de caprinos.

Os óleos essenciais constituem em misturas complexas, formadas por substâncias voláteis e lipofílicas, principalmente da classe dos terpenos e terpenoides. Atividade anti-helmíntica de óleos essenciais de plantas do gênero *Lippia*, *Eucalyptus*, *Ocimum* e *Thymus* está relacionada com a presença de diferentes metabólitos, como citronelal, carvacrol, eugenol, timol e limoneno. O citronelal é utilizado em formulações de produtos comerciais para o controle de ectoparasitos de bovinos em associações com organofosforados e piretroides.

O látex de *Carica papaya*, contendo cisteína proteinases, possui atividade anti-helmíntica em ovinos e suínos. O mecanismo de ação das cisteínas proteinases consiste na interação com proteínas da cutícula dos helmintos, causando enfraquecimento, formação de bolhas e ruptura da cutícula, o que leva a liberação de tecidos internos e consequente morte do parasito.

Variações no efeito antiparasitário têm sido observadas entre os estudos *in vitro* e *in vivo* com diversas espécies vegetais. Plantas, como *Agave sisalana*, *Acacia nilotica*, *Allium sativum*, *Calluna vulgaris*, *Chenopodium ambrosioides* e *Eucalyptus corymbia* apresentaram melhor efeito *in vitro* em comparação com os resultados *in vivo* em ruminantes. Nos ensaios *in vitro*, as preparações de plantas estão em contato direto com os parasitos e as concentrações de substâncias ativas nem sempre correspondem à sua biodisponibilidade *in vivo*. Além disso, os constituintes bioativos podem sofrer biotransformação no organismo animal, levando à formação de compostos menos ativos. Dessa forma, os ensaios *in vivo* são essenciais para a validação científica das propriedades anti-helmínticas de plantas em condições naturais, e também para identificação de seus possíveis efeitos tóxicos.

Extratos de plantas do cerrado brasileiro como *Turnera ulmifolia* L. (popular chanana ou flor-do-guarujá), *Parkia platycephala* Benth. (popular fava-de-boi) *Dimorphandra gardneriana* Tul. (popular fava-de-anta), mostraram-se promissoras em estudos *in vitro* contra *Haemonchus contortus*.

As variações na composição de extratos vegetais têm dificultado o desenvolvimento e registro de fitoterápicos.

Diversos fatores podem influenciar a produção de metabólitos secundários, como clima, altitude, condições de cultivo, estágio de desenvolvimento da planta e indução por estímulos mecânicos ou ataque de patógenos. A produção de fitoterápicos deve adotar critérios de controle de qualidade, especialmente nos aspectos de padronização, a fim de manter e garantir constância da composição química e da atividade terapêutica.

Plantas com moderada atividade anti-helmíntica, mesmo com eficácia inferior aos produtos sintéticos, podem fazer parte de um programa integrado de controle parasitário em sistemas de produção de ruminantes. O uso de produtos obtidos de plantas em associação aos medicamentos sintéticos poderá contribuir para o aumento da eficácia e da vida útil de anti-helmínticos disponíveis no mercado.

O estudo de nanopartículas é outra área promissora para desenvolvimento de produtos com ação anti-helmíntica, com a pesquisa de sítios específicos de atuação dos medicamentos. A aplicação da nanotecnologia em produtos naturais bioativos pode contribuir para a obtenção de formulações mais estáveis, menos tóxicas e com maior eficácia.

BIBLIOGRAFIA

Abongwa, M.; Martin, R.J.; Robertson, A.P. A brief review on the mode of action of antinematodal drugs. *Acta Vet (Beogr).* v. 67, n. 2, p. 137-152, 2017.

Almeida, M.A.O.; Botura, M.B.; Santos, M.M.; Almeida, G.M.; Domingues, L.F.; Costa, S.L.; Batatinha, M.J.M. Efeitos dos extratos aquosos de folhas de *Cymbopogon citratus* (DC.) Stapf (capim-santo) e de *Digitaria insularis* (L.) Fedde (capim-açu) sobre cultivos de larvas de nematoides gastrointestinais de caprinos. *Rev. Bras. Parasitol. Vet.*, v. 12, n. 3, p.125-129, 2003.

Avcı, B.; Filazi, A. The effects of heat applications on macrocyclic lactone-structured antiparasitic drug residues in cows' milk. *Food Additives & Contaminants: Part A*, v. 37, n.7, p. 1145-1155, 2020. doi. 10.1080/19440049.2020.1753892.

Bai, S.H.; Ogbourne, S. Eco-toxicological effects of the avermectin family with a focus on abamectin and ivermectin. *Chemosphere*, v. 154, p. 204-214, 2016.

Bath, G.F.; Hansen, J.W.; Krecek, R.C.; van Wyk, J.A.; Vatta, A.F. Sustainable approaches for managing haemonchosis in sheep and goats. Final Report of Food and Agriculture Organization (FAO) Technical Co-operation. Project No. TCP/SAF/8821(A), 2001.

Blackhall, W.J.; Prichard, R.K.; Beech, R.N. P-glycoprotein selection in strains of *Haemonchus contortus* resistant to benzimidazoles. *Vet. Parasitol.*, v. 152, p. 101-107, 2008.

Bourguinat, C.; Keller, K.; Bhan, A.; Peregrine, A.; Geary, T.; Prichard, R. Macrocyclic lactone resistance in *Dirofilaria immitis*. *Vet. Parasitol.* v. 181, n. 2-4, p. 388-392, 2011.

Brasil. Agência Nacional de Vigilância Sanitária. Instrução Normativa n. 51, de 19 de dezembro de 2019. Estabelece a lista de limites máximos de resíduos (LMR), ingestão diária aceitável (IDA) e dose de referência aguda (DRfA) para insumos farmacêuticos ativos (IFA) de medicamentos veterinários em alimentos de origem animal. Diário Oficial da União, Brasília, 26 dez. 2019. Seção 1, p. 98.

Brasil. Ministério da Agricultura, Pecuária e Abastecimento. Anuário dos Programas de Controle de Alimentos de Origem Animal do DIPOA. Brasília, v. 6, 2020.

Brasil. Ministério da Agricultura, Pecuária e Abastecimento. Portaria n 52, de 15 de março de 2021. Estabelece o Regulamento Técnico para os Sistemas Orgânicos de Produção e as listas de substâncias e práticas para o uso nos Sistemas Orgânicos de Produção. Diário Oficial da União, Brasília, 23 mar. 2021. Seção 1, p. 10.

Britton, C.; Winter, A.D.; Marks, N.D.; Gu, H.; McNeilly, T.N.; Gillan, V.; Devaney, E. Application of small RNA technology for improved control of parasitic helminths. *Vet. Parasitol.* v. 212, p. 47-53, 2015.

Burke, J.M.; Miller, J.E. Sustainable approaches to parasite control in ruminant livestock. *Vet. Clin. North Am. Food Anim. Pract.*, v. 36, p. 89-107, 2020.

Buttle, D.J.; Behnke, J.M.; Bartley, Y.; Elsheikha, H.M.; Bartley, D.J.; Garnett, M.C.; Donnan, A.A.; Jackson, F.; Lowe, A.; Duce, I.R. Oral dosing with papaya latex is an effective anthelmintic treatment for sheep infected with *Haemonchus contortus*. *Parasit. Vectors*, v. 4, p. 1-11, 2011.

Canga, A.G.; Prieto, A. M. S.; Liébana, M.J.D.; Martinez, N.F.; Veja, M.S.; Vieitez, J.J.G. The pharmacokinetics and metabolism of ivermectin in domestic animal species. *Vet. J.*, v. 179, p. 25-37, 2009.

Carvalho, S.G.; Araujo, V.H.S.; dos Santos, A.M.; Duarte, J.L.; Silvestre, A.L.P.; Santos, B.F.; Villanova, J.C.O.; Gremião, M.P.D.; Chorilli, M. Advances and challenges in nanocarriers and nanomedicines for veterinary application. *Int. J. Pharmac.*, v. 580, 2020.

Doyle, S.R.; Cotton, J.A. Genome-wide approaches to investigate anthelmintic resistance. *Trends Parasitol.* v. 35, p. 289-301, 2019.

Fairweather, I.; Brennan, G.P.; Hanna, R.E.B.; Robinson, M.W.; Skuce, P.J. Drug resistance in liver flukes. *Int. J. Parasitol. Drugs Drug. Resist.* v. 12, p. 39-59, 2020.

Ferreira, R.G.; Spisso, B.F.; Hora, I.M.C.; Monteiro, M.A.; Pereira, M.U.; Costa, R.P.; Carlos, B.S. Panorama da ocorrência de resíduos de medicamentos veterinários em leite no Brasil. *Segurança Alimentar e Nutricional*, v. 19, p. 30-49, 2012.

Furtado, L.F.; Bello, A.C.; dos Santos, H.A.; Carvalho, M.R.; Rabelo, É.M. First identification of the F200Y SNP in the β-tubulin gene linked to benzimidazole resistance in *Ancylostoma caninum*. *Vet. Parasitol.* v. 206, n. 3-4, p. 313-316, 2014.

Geary, T.G.; Bourguinat, C.; Prichard, R.K. Evidence for macrocyclic lactone anthelmintic resistance in *Dirofilaria immitis*. *Top. Companion Anim. Med.*, v. 26, p.186-192, 2011.

Ghosh, R.; Andersen, E.C.; Shapiro, J.A.; Gerke, J.P.; Kruglyak, L. Natural variation in a chloride channel subunit confers avermectin resistance in *C. elegans*. *Science*, v. 335, n. 6068, p. 574-578, 2012.

Githiori, J.B.; Athanasiadou, S.; Thamsborg, S.M. Use of plants in novel approaches for control of gastrointestinal helminths in livestock with emphasis on small ruminants. *Vet. Parasitol.*, v. 139, p. 308-320, 2006.

Heckler, R.P.; Almeida, G.D.; Santos, L.B.; Borges, D.G.L.; Neves, J.P.L.; Onizuka, M.K.V.; Borges, F.A. P-gp modulating drugs greatly potentiate the in vitro effect of ivermectin against resistant larvae of Haemonchus placei. *Veterinary Parasitology*, v. 205, p. 638-645, 2014

Horvat, A.J.M.; Petrovi, M.; Babić, S.; Pavlović, D.M.; Ašperger, D.; Pelko, S.; Mance, A.D.; Kaštelan-Macan, M. Analysis, occurrence and fate of anthelmintics and their transformation products in the environment. *Trends in Analytical Chemistry*, v. 31, p. 61-84, 2012.

Hoste, H.; Torres-Costa, J.F.J. Non chemical control of helminthes in ruminants: adapting solutions for changing worms in a changing world. *Vet. Parasitol.*, v.180, p.144-154, 2011.

Jesudoss Chelladurai, J.; Kifleyohannes, T.; Scott, J.; Brewer, M.T. Praziquantel resistance in the zoonotic cestode *Dipylidium caninum*. *Am. J. Trop. Med. Hyg.* v. 99, n. 5, p. 1201-1205, 2018.

Kanojiya, D.; Shanker, D.; Sudan, V.; Jaiswal, A.K.; Parashar, R. Anthelmintic activity of *Ocimum sanctum* leaf extract against ovine gastrointestinal nematodes in India. *Res. Vet. Sci.*, v. 99, p. 165-170, 2015. doi: 10.1016/j.rvsc.2015.01.017.

Kanojiya, D.; Shanker, D.; Sudan, V.; Jaiswal, A.K.; Parashar, R. In vitro and in vivo efficacy of extracts of leaves of *Eucalyptus globulus* on ovine gastrointestinal nematodes. *Parasitol. Res.* v. 114, n. 1, p. 141-148, 2015. doi: 10.1007/s00436-014-4169-1.

Kaplan, R.M. Biology, epidemiology, diagnosis, and management of anthelmintic resistance in gastrointestinal nematodes of livestock. *Vet. Clin. North Am. Food Anim. Pract.*, v. 36, p. 17-30, 2020. https://doi.org/10.1016/j.cvfa.2019.12.001.

Kar, P.K.; Murmu, S.; Saha, S.; Tandon, V.; Acharya. K. Anthelmintic efficacy of gold nanoparticles derived from a phytopathogenic fungus, *Nigrospora oryzae*. *PLoS One*. v. 9, p. e84693, 2014. doi: 10.1371/journal.pone.0084693.

Kenworthy, J.D.W. Glycoprotein Genes in *Haemonchus contortus*. 2013. 147 f. PHD Thesis (Department of Biology and Biochemistry) – University of Bath, Bath, Inglaterra.

Kerboeuf, D.; Guégnard, F. Anthelmintics are substrates and activators of nematode P Glycoprotein. *Antimicrob. Agents Chemother.*, v. 55, p. 2224-2232, 2011.

Kerboeuf, D.; Riou, M.; Guégnard, F.D. Flavonoids and related compounds in parasitic disease control. *Mini-Reviews Med. Chem.*, v. 8, p. 116-128, 2008.

Khan, Y.A.; Singh, B.R.; Ullah. R.; Shoeb, M.; Naqvi, A.H.; Abidi, S.M. Anthelmintic effect of biocompatible zinc oxide nanoparticles (ZnO NPs) on *Gigantocotyle explanatum*, a neglected parasite of indian water buffalo. *PLoS One*. v. 10, p. e0133086, 2015.

Kopp, S.R.; Coleman, G.T.; McCarthy, J.S.; Kotze, A.C. Application of in vitro anthelmintic sensitivity assays to canine parasitology: detecting resistance to pyrantel in *Ancylostoma caninum*. *Vet. Parasitol.*, v.15, p. 284-93, 2008.

Kumar, S.; Gupta, S.; Mohmad, A.; Fular, A.; Parthasarathi, B.C.; Chaubey, A.K. Molecular tools-advances, opportunities and prospects for the control of parasites of veterinary importance. *Int. J. Trop. Insec.t Sci.* v. 29, p. 1-10, 2020.

Kwa, M.S.G.; Venestra, J.G.; Roos, M.H. Benzimidazole resistance in *Haemonchus contortus* is correlated with a conserved mutation at amino acid 200 in ß-tubulin isotype 1. *Molec. Biochem. Parasitol.*, v. 63, p. 299-303, 1994.

Lanusse, C.; Canton, C.; Virkel, G.; Alvarez, L.; Costa-Junior, L.; Lifschitz, A. Strategies to optimize the efficacy of anthelmintic drugs in ruminants. *Trends in Parasitol.*, v. 34, p. 664-682, 2018.

Lespine, A.; Ménez, C.; Bourguinat, C.; Prichard, R.K. P-glycoproteins and other multidrug resistance transporters in the pharmacology of anthelmintics: Prospects for reversing transport-dependent anthelmintic resistance. *Int. J. Parasitol. Drugs Drug Resist.*, v. 2, p. 58-75, 2012.

Levecke, B.; Buttle, D.J.; Behnke, J.M.; Duce, I.R.; Vercruysse, J. Cysteine proteinases from papaya (*Carica papaya*) in the treatment of experimental *Trichuris suis* infection in pigs: two randomized controlled trials. *Parasit. Vectors*, v. 7, 2014.

Liu, M.; Panda, S.K.; Luyten, W. Plant-based natural products for the discovery and development of novel anthelmintics against nematodes. *Biomolecules.* v. 10, n. 3, p. e426, 2020. doi: 10.3390/biom10030426.

Martin, R.J.; Verma, S.; Choudhary, S.; Kashyap, S.; Abongwa, M.; Zheng, F.; Robertson, A.P. Anthelmintics: The best way to predict the future is to create it. *Vet. Parasitol.* v. 212, p. 18-24, 2015.

Mederos, A.E.; Ramos, Z.; Banchero, G.E. First report of monepantel *Haemonchus contortus* resistance on sheep farms in Uruguay. *Parasit. Vectors*, v. 7, p. e598, 2014.

MERCADO COMUM DO SUL (Mercosul). Resolução GMC nº 54/2000. Regulamento Técnico Mercosul Metodologias Analíticas, Ingestão Diária Admissível e Limites Máximos de Resíduos para Medicamentos Veterinários em Alimentos de Origem Animal. Disponível em: http://www.inmetro.gov.br/barreirastecnicas/PDF/GMC_RES_2000-054.pdf.

Molento, M.B.; Veríssimo, C.J.; Amarante, A.T.; Van Wyk, J.A.; Chagas, A.C.S.; Araújo, J.V.; Borges, F.A. Alternativas para o controle de nematoides gastrointestinais de pequenos ruminantes. *Arq. Inst. Biol.*, v. 80, p. 253-263, 2013.

Nery, P.S.; Nogueira, F.A.; Oliveira, N.J.; Martins, E.R.; Duarte, E.R. Efficacy of extracts of immature mango on ovine gastrointestinal nematodes. *Parasitol. Res.*, v. 111, n. 6, p. 2467-2471, 2012.

Noack, S.; Harrington, J.; Carithers, D.S.; Kaminsky, R.; Selzer, P.M. Heartworm disease - Overview, intervention, and industry perspective. *Int. J. Parasitol. Drugs. Drug Resist.* v. 16, p. 65-89, 2021.

Oliveira, A.F.; Costa Junior, L.M.; Lima, A.S.; Silva, C.R.; Ribeiro, M.N.; Mesquista, J.W.; Rocha, C.Q.; Tangerina MM, Vilegas W. Anthelmintic activity of plant extracts from Brazilian savanna. *Vet. Parasitol.* v. 236, p. 121-127, 2017.

Pacheco-Silva, E.; Souza, J.R.; Caldas, E.D. Resíduos de medicamentos veterinários em leite e ovos. *Quim. Nova,* v. 37, p. 111-122, 2014.

Prichard, R.K.; Hall, C.A.; Kelly, J.D.; Martin, I.C.A.; Donald, A.D. The problem of anthelmintic resistance in nematodes. *Aust. Vet. J.*, v. 56, p. 239-250, 1980.

Santos, A.C.V.; Santos, F.O.; Lima, H.G.; da Silva, G.D.; Uzêda, R.S.; Dias, E.R.; Branco, A.; Cardoso, K.V.; David, J.M.; Botura, M.B.; Costa, S.L.; Batatinha, M.J.M. *In vitro* ovicidal and larvicidal activities of some saponins and flavonoids against parasitic nematodes of goats. *Parasitology*, v. 145, p. 1884-1889, 2018.

Santos, F.O.; Cerqueira, A.P.M.; Branco, A.; Batatinha, M.J.M.; Botura, M.B. Anthelmintic activity of plants against gastrointestinal nematodes of goats: a review. Parasitology, v. 146, p. 1233-1246, 2019.

Schweitzer, N.; Fink, G.; Ternes, T.A.; Duis, K. Effects of ivermectin-spiked cattle dung on a water-sediment system with the aquatic invertebrates *Daphnia magna* and *Chironomus riparius*. *Aquatic Toxicol.*, v. 97, p. 304-313, 2010.

Silva, G.D.; Lima, H.G.; Souza, N.B.; Genipapeiro, I.L.J.; Uzêda, R.S.; Branco, A.; Costa, S.L.; Batatinha, M.J.M.; Botura, M.B. In vitro anthelmintic evaluation of three alkaloids against gastrointestinal nematodes of goats. *Vet. Parasitol.*, v. 296, 2021.

Sindicato Nacional da Indústria de Produtos para Saúde Animal (SINDAN). (https://www.sindan.org.br/wp-content/uploads/2021/03/Dados-Sindan-2019-Consolidados.pdf).

Suárez, V.H.; Lifschitz, A.L.; Sallovitz, J.M.; Lanusse, C.E. Effects of faecal residues of moxidectin and doramectin on the activity of arthropods in cattle dung. *Ecotoxicol. Environm. Safety* , v. 72, p. 1551-1558, 2009.

Ture, M.; Fentie, T.; Regassa, B. Veterinary drug residue: The Risk, public health significance and its management. *J. Dairy Vet. Sci.*, v. 13, n. 2, 2019.

Vokřál, I.; Michaela, Š.; Radka, P.; Jiřía, L.; Lukáš, P.; Dominika, S.; Kateřina, L.; Barbora, S.; Lenka, S. Ivermectin environmental impact: Excretion profile in sheep and phytotoxic effect in Sinapis alba. *Ecotoxicol. Environm. Safety*, v. 169, p. 944-949, 2019.

Wang T.; Nie, S.; Reid, G.E.; Gasser, R.B. Helminth lipidomics: Technical aspects and future prospects. *Current Res. Parasitol. Vector-Borne Dis.* v. 1, p. e100018, 2021. https://doi.org/10.1016/j.crpvbd.2021.100018.

Wit, J.; Dilks, C.M.; Andersen, E.C. Complementary approaches with free-living and parasitic nematodes to understanding anthelmintic resistance. *Trends Parasitol.*, v. 37, p. 240-250, 2021.

Zajíčkováz, M.; Nguyenz, L.T.; Skálová, L.; Stuchlíková, L.R.; Matoušková, P. Anthelmintics in the future: current trends in the discovery and development of new drugs against gastrointestinal nematodes. *Drug Discovery Today*, v. 25, p. 430-437, 2020.

46 Agentes Anticestódios e Antitrematódeos

- Introdução, 635
- Substitutos fenólicos, 635
- Salicilanilidas, 637
- Pirazinoisoquinolonas, 638
- Benzimidazóis, 640
- Miscelânea de medicamentos anticestódios e antitrematódeos, 640
- Associações de medicamentos anti-helmínticos, 641
- Resistência anti-helmíntica envolvendo cestódeos e trematódeos, 641
- Mecanismos moleculares de resistência aos agentes anticestódios e antitrematódeos, 641
- Bibliografia, 641

Vamilton Alvares Santarém • Maria Consuêlo Caribé Ayres • Leucio Câmara Alves

INTRODUÇÃO

Os anticestódios e os antitrematódeos são medicamentos usados no controle de várias espécies de platelmintos em animais domésticos e silvestres. Os antitrematódeos são utilizados no tratamento de infecções por *Fasciola* spp., principalmente os estágios imaturos, onde ocorre frequentemente tromboses e hemorragias, inflamação e necrose, que são responsáveis pela forma aguda da doença e, muitas vezes, conseguem resistir à ação terapêutica. Esses medicamentos têm ainda atuação sobre outros trematódeos de ruminantes, como *Paramphistomum, Eurytrema pancreaticum, Dicrocoelium dendriticum*, e do gato, *Platynosomum illiciens* (=*P. fastosum*).

As infecções por cestódios parecem ser pouco patogênicas para ruminantes, particularmente animais adultos, e o tratamento com medicamentos específicos às vezes é desnecessário.

Em pequenos animais, as infecções por cestódios merecem uma maior atenção, pois algumas delas, como a echinococose/hidatidose, causada pelo *Echinococcus granulosus*, apresentam potencial zoonótico, sendo um problema de saúde pública. Em equinos, estudos têm mostrado associação entre a infecção pelo cestódeo *Anoplocephala perfoliata* e abdômen agudo (cólica), o que culminou em especialidades farmacêuticas associando nematoticidas com o praziquantel (cestodicida).

O tratamento das infecções por trematódeos e cestódios durante vários anos apresentou resultados insatisfatórios, pois os medicamentos não eram ativos para todas as espécies e estágios evolutivos. Atualmente, o controle dessas infecções é mais eficaz com o aparecimento de moléculas com maior atividade sobre os platelmintos.

SUBSTITUTOS FENÓLICOS

Os substitutos fenólicos são utilizados no controle de infecções por trematódeos, cestódios e alguns deles apresentam atividade contra os nematódeos, mas com baixo índice de segurança e espectro anti-helmíntico.

Nomes genéricos e químicos

- Disofenol: 2,6-di-iodo-4-nitrofenol
- Nitroscanato: 4-(4'-nitrofenoxi)fenilisotiocianato
- Nitroxinila: 4-hidroxi-3-iodo-5-nitrobenzonitrila.

Espectro anti-helmíntico

Os substitutos fenólicos apresentam eficácia sobre cestódios das famílias *Taeniidae* e *Dipylidiidae* em caninos, *Anoplocephalidae* em equinos e *Davaineidae* em aves. Atuam sobre trematódeos, principalmente, da família *Fasciolidae* em ruminantes. Alguns desses compostos apresentam também ação sobre nematódeos hematófagos. Os Quadros 46.1 e 46.2 apresentam o espectro de atividade desses medicamentos.

QUADRO 46.1
Atividade de medicamentos antitrematódeos em ruminantes.

Medicamentos	Paramphistomum spp.	Dicrocoelium spp.	Fasciola spp. Adulto	Fasciola spp. > 6 semanas	Fasciola spp. < 6 semanas
Nitroxinil	−	−	+	+	−
Closantel	+	−	+	+	−
Niclosamida	+	−	−	−	−
Rafoxanida	±*	−	+	+	−
Albendazol	−	−	±*	±	−
Luxabendazol	−	−	+	ND	ND
Triclabendazol	−	±	+	+	+
Clorsulon	−	−	+	+	−

(+) Alta atividade; (±) atividade aceitável; (−) inativo. * Atividade em altas doses. ND = não descrito na literatura.

QUADRO 46.2
Atividade de medicamentos anticestódeos em ruminantes, equinos e caninos.

Medicamentos	Ruminantes Moniezia	Equinos Anoplocephala	Equinos Paranoplocephala	Caninos Taenia	Caninos Dipylidium	Caninos Echinococcus
Nitroscanato	−	−	−	+	+	±
Niclosamida	±	+	+	+	+	±
Praziquantel	+	+	+	+	+	+
Epsiprantel	+	+	+	+	+	+
Mebendazol	−	+	+	±	±	−
Albendazol	+	−	−	ND	ND	+
Fembendazol	+	±	±	+	−	−
Oxfendazol	+	−	−	−	−	−
Pirantel	−	+*	+*	−	−	−

(+) Alta atividade; (±) atividade aceitável; (−) inativo; * Atividade em altas doses.

Modo de ação

Os substitutos fenólicos interferem no metabolismo respiratório dos helmintos, bloqueando a produção de energia por inibição da fosforilação oxidativa mitocondrial. Esses compostos impedem o aproveitamento das reações de oxirredução para produção de adenosina trifosfato (ATP), sendo que a energia é perdida sob a forma de calor. Os fenóis são desacopladores da fosforilação oxidativa, provavelmente, por facilitarem o retorno dos íons H^+ para a matriz mitocondrial, desfazendo assim o gradiente de pH responsável pela síntese de ATP. Após o esgotamento de suas reservas energéticas, os parasitos morrem por inanição. O tegumento do trematódeo é um importante alvo da ação desses medicamentos, e também do cestódeo, uma vez que causa o desprendimento do escólex da mucosa intestinal e de proglotes proximais. A estimulação de adenosina trifosfatase (ATPase) pode estar também relacionada com o modo de ação dos substitutos fenólicos.

Farmacocinética

Os substitutos fenólicos associam-se fortemente às proteínas plasmáticas, favorecendo a sua distribuição para os tecidos e eliminação lenta no organismo. A biotransformação ocorre no trato gastrintestinal e no fígado e o medicamento e seus metabólitos são eliminados, principalmente, pelas fezes, através da via biliar.

O nitroscanato é absorvido no trato digestório, sendo excretado principalmente nas fezes. O restante do medicamento é eliminado na urina como 4-(4-aminofenoxi) acetanilida. Quando administrado a animais em jejum, sua eficácia é prejudicada devido à passagem rápida pelo trato gastrintestinal.

A maior atividade do nitroxinila é obtida pela administração parenteral, pois sua biotransformação por microrganismos do rúmen reduz sua eficácia. A absorção é via sistêmica, a partir do tecido subcutâneo e muscular, e a biotransformação ocorre no fígado. A absorção é rápida, e níveis plasmáticos máximos são obtidos entre 30 e 60 min, e a meia-vida plasmática, em ovinos, é superior a 30 dias. Alta concentração desse medicamento é observada no fígado e plasma. A excreção ocorre através da urina e das fezes por um período de aproximadamente 30 dias.

A alta afinidade dos substitutos fenólicos às proteínas resulta no longo período de carência para consumo da carne e do leite (Quadro 46.3).

Efeitos tóxicos

A margem de segurança desses fenólicos não é tão alta como a de outros compostos anti-helmínticos (ver Quadro 46.3). Os animais apresentam boa tolerabilidade ao medicamento; entretanto, mesmo quando usado na dose recomendada, pode causar perda do apetite e diarreia. Em doses elevadas, observam-se cegueira e sinais característicos de intoxicação por compostos desacopladores da fosforilação oxidativa, como: hiperventilação, hipertermia, convulsões e taquicardia.

Os cães tratados com nitroscanato podem apresentar vômitos. Não há contraindicação do seu uso em cães com mais de 3 semanas de vida, em fêmeas prenhes ou em lactação.

As reações adversas manifestadas nos animais tratados com nitroxinila são principalmente taquicardia, taquipneia e hipertermia, quando as doses são superiores a 40 mg/kg. No local de aplicação, pode se observar edema e coloração amarelada na pele. Este medicamento pode ser usado em fêmeas prenhes.

Posologia, formulação e administração

Muitos dos substitutos fenólicos são administrados por via oral na forma de suspensão e, ocasionalmente, por via parenteral (subcutânea) como solução.

A nitroxinila apresenta eficácia elevada sobre o gênero *Fasciola* a partir de 8 semanas da infecção na dose de 10 mg/kg por via oral, subcutânea ou intramuscular. A eficácia é aproximadamente de 30% sobre estágios mais jovens até a oitava semana da infecção.

As dosagens e as vias de administração desses medicamentos são apresentadas no Quadro 46.4 e as formulações, no Quadro 46.3.

SALICILANILIDAS

As salicilanilidas começaram a ser comercializadas como anti-helmínticos a partir da década de 1960. O uso desses antiparasitários tem sido recomendado como agentes antitrematódeos e anticestódios, e também para ruminantes quando a resistência aos benzimidazóis e às lactonas macrocíclicas já foram devidamente comprovadas.

Nomes genéricos e químicos

Os principais representantes desse grupo são:

- Closantel: N-{5-cloro-4[(4-clorofenil)cianometil]-2-metilfenil}-2-hidroxi-3,5-diiodoclobenzamida
- Niclosamida: (2_,5-dicloro-4_-nitrosalicilanilida;5-cloro-N-(2-cloro-4-nitrofenil)-2-hidroxibenzamida)
- Rafoxanida: N-[3-cloro-4-(4-clorofenoxi)fenil]-2-hidroxi-3,5-diiodobenzamida.

Espectro anti-helmíntico

As salicilanilidas atuam principalmente no controle de trematódeos e cestódios (Quadros 46.1 e 46.2) e de alguns nematódeos hematófagos dos animais domésticos, como *Haemonchus* spp. e *Ancylostoma* spp.

Modo de ação

Os medicamentos do grupo das salicilanilidas apresentam o mesmo modo de ação dos substitutos fenólicos. São desacopladores da fosforilação oxidativa mitocondrial, interferindo na biotransformação energética do parasito.

QUADRO 46.3
Índice de segurança, período de carência e formulação de medicamentos anticestódeos e antitrematódeos.

Medicamentos	Índice de segurança	Período de carência (dias) Carne Bovino	Carne Ovino	Leite Bovino	Leite Ovino	Formulação
Niclofolana	2 a 6	7	14	5	5	Solução, tablete e bólus
Nitroscanato	40	–	–	–	–	Comprimido
Nitroxinila	3 a 5	30	30	NR	–	Solução
Closantel	4 a 6	28	–	–	–	Solução
Niclosamida	5 a 7	1,5	1,5	1	–	Suspensão, pasta e comprimido
Rafoxanida	5	21	21	NR	–	Suspensão e pó solúvel
Praziquantel	5	–	–	–	–	Solução, tablete e comprimido
Epsiprantel	40 a 90*	–	–	–	–	Solução e comprimido
Triclabendazol	20	14	28	NR	–	Suspensão
Clorsulon	25	8	–	4	–	Solução

NR: não recomendado nas fêmeas em lactação. * 40 para gatos e 90 para cães.

Farmacocinética

As salicilanilidas apresentam farmacocinética similar aos substitutos fenólicos.

O closantel é um composto lipofílico, com elevada afinidade de ligação com proteínas plasmáticas, principalmente a albumina, e restrita distribuição tissular, o que reduz os riscos de resíduos nos animais tratados. O nível plasmático máximo é alcançando entre 8 e 24 h da administração oral e entre 24 e 48 h na parenteral, na dose de 10 mg/kg. A meia-vida plasmática é de aproximadamente 4 e 14 dias em caprinos e ovinos, respectivamente. A biotransformação do closantel ocorre no fígado, por um processo de desiodinação redutora, e seus metabólitos, como também o composto original, são excretados nas fezes, via bile. A eliminação mais rápida do closantel, pelos caprinos, resulta na redução da sua eficácia.

A niclosamida é insolúvel no meio aquoso, sendo fracamente absorvida pelo trato gastrintestinal. A pequena porção absorvida é biotransformada em uma amina relativamente inativa, a aminoclosamida. Este medicamento é rapidamente excretado nas fezes e na urina.

A rafoxanida é bem absorvida no trato intestinal e a concentração plasmática máxima ocorre em 24 a 48 h após a aplicação, sendo a meia-vida plasmática de 4 dias. Níveis razoáveis do medicamento são encontrados 42 dias após o tratamento.

O período de carência para consumo de carne e leite de animais tratados com salicilanilidas está descrito no Quadro 46.3.

Efeitos tóxicos

Esses efeitos são característicos da intoxicação por compostos desacopladores da fosforilação oxidativa, como descrito para os substitutos fenólicos. As reações adversas são principalmente observadas em animais submetidos ao estresse, em condições nutricionais ruins ou com alta carga parasitária. Os índices de segurança desses medicamentos são apresentados no Quadro 46.3.

Estudos de toxicidade do closantel demonstraram que doses até 40 mg/kg são bem toleradas; entretanto, pode ser observada intoxicação aguda na dose de 50 mg/kg, resultando em dilatação da pupila, exoftalmia, anorexia, fraqueza e morte, particularmente em caprinos. Não foram observados efeitos carcinogênicos, teratogênicos ou embriotóxicos com o uso desse medicamento.

Raramente, os animais tratados com niclosamida apresentam cólica e diarreia 3 a 4 h após o tratamento. Lesões hepáticas e renais são observadas em cães tratados com doses cinco vezes superiores à terapêutica preconizada. Em aves, ocorrem intoxicações com altas doses. A niclosamida pode ser administrada em fêmeas prenhes, porém seu uso é incompatível com os organofosforados.

Os efeitos tóxicos são raros em animais tratados com rafoxanida, na dose recomendada. Entretanto, inapetência, diarreia e cegueira podem ser observadas entre 5 e 7 dias após sua administração, e morte súbita, em 48 h, sendo esta relacionada com infecções maciças por *F. hepatica*. O uso em animais em lactação não é recomendado.

Posologia, formulação e administração

As salicilanilidas são formuladas (Quadro 46.3) em suspensão, comprimidos, grânulos (incorporação na ração) para administração oral e em solução para administração parenteral.

A administração oral de closantel em bovinos apresenta eficácia de 93% sobre estágios de *F. hepatica* maiores de 8 semanas. Nos estágios iniciais de desenvolvimento, até 6 semanas da infecção, a eficácia diminui para 75%. O closantel é administrado por vias oral, subcutânea e intramuscular a depender da formulação comercializada. A posologia e administração são apresentadas no Quadro 46.4.

PIRAZINOISOQUINOLONAS

As pirazinoisoquinolonas continuam sendo os medicamentos de eleição no tratamento das infecções por cestódios em animais domésticos. Quando administradas em altas doses, são eficazes sobre os estágios imaturos no hospedeiro intermediário. O mais importante princípio ativo desse grupo é o praziquantel.

O praziquantel é uma mistura constituída dos isômeros levógiro e dextrogiro. O enantiômero (–), levógiro, a única forma com atividade esquistossomicida reconhecida *in vivo* e *in vitro*.

Nomes genéricos e químicos

- Epsiprantel: 2-(ciclo-exilcarbonil)-4-oxo-[1,2,3,4,6,7,8,12b]-octa-hidropirazino [2,1-a][2]benzazepine
- Praziquantel: 2-ciclo-hexilcarbonil-[1,2,3,6,7,11b] hexa-hidro-4H-pirazino [2,1-a] isoquinolona-4-1.

Espectro anti-helmíntico

O praziquantel é conhecido por sua atividade sobre os cestódios (Quadro 46.2), incluindo as fases adulta e larval. É cestodicida mais utilizado na Medicina Veterinária, uma vez que é eficaz sobre cestódios das famílias *Taeniidae* e *Dipylidiidae* de caninos e felinos, *Anoplocephalidae* em equinos, e *Davaineidae* em aves. É eficaz, ainda sobre o estágio larval ou tissular da *Taenia solium*, *Cysticercus cellulosae*. Também é indicado para répteis e pequenos mamíferos. Em seres humanos, o praziquantel é recomendado no tratamento da neurocisticercose e esquistossomose.

O epsiprantel tem atividade sobre cestódeos (Quadro 46.2) de caninos e felinos, ovinos e equinos, sendo menos efetivo no tratamento da esquistossomose.

Modo de ação

Esses medicamentos têm efeito, no parasito, sobre o potencial de membrana das células musculares, promovendo a inibição das bombas de sódio (Na^+) e potássio (K^+), aumentando a permeabilidade da membrana a certos cátions mono e divalentes, principalmente cálcio (Ca^{2+}), o que resulta na contração muscular paralítica (paralisia espástica) e desintegração do tegumento dos cestódios. Estudos têm mostrado que as lesões no tegumento de trematódeos (*Schistosoma* spp.) provocadas pelo praziquantel expõem antígenos de superfície do parasito, permitindo a destruição pelo sistema imune do hospedeiro.

QUADRO 46.4

Dose de medicamentos com atividade sobre cestódios e trematódeos nos animais domésticos.

Medicamentos (mg/kg)*	Bovino	Ovino	Caprino	Equino	Suíno	Caninos	Felinos	Aves
Nitroscanato	–	–	–	–	–	50	–	–
Nitroxinila	10	10	–	–	–	–	–	133 a 444[+]
Closantel	[5] a 15	[5] a 10	–	–	–	–	–	–
Niclosamida	50 a 70	100	–	200 a 300	–	100 a 125	–	100 a 200
Rafoxanida	[3] a 7,5	7,5	–	–	–	–	–	–
Praziquantel	15	15	–	10	–	5 [3,5 a 7,5]	5 a 20*** [3,5 a 7,5]	–
Epsiprantel	–	–	–	–	–	5,5	2,75	–
Mebendazol	10 a 15**	10 a 15	–	20***	–	22***	–	10**
Albendazol	10	7,5	–	–	–	25***	–	60 a 120[†]
Fembendazol	10	7,2	–	10	–	50***	–	–
Oxfendazol	5	5	–	10	–	–	–	–
Luxabendazol	–	10	–	–	–	–	–	–
Triclabendazol	12	5 a 10	5 a 10	–	–	–	–	–
Clorsulon	[4] a 7	[4] a 7	–	–	–	–	–	–
Pirantel	–	–	–	13,2	–	–	–	–

[ ] Aplicação subcutânea. * Administração oral. ** Três dias consecutivos. *** Cinco dias consecutivos. ‡ Reações tóxicas no animal. [+]ppm em água, uso em faisão.
[†] mg/kg de ração, durante 15 dias consecutivos para aves galiformes e anseriformes (120 mg/kg).

As alterações morfológicas resultantes da utilização do praziquantel, na dose curativa, aumentam a exposição de antígenos de *Schistosoma mansoni* e ligação de células da resposta imune do hospedeiro, que é necessária para a completa atividade do composto.

Farmacocinética

O praziquantel é estável em condições normais, insolúvel em água, solúvel em etanol e em alguns solventes orgânicos, como o clorofórmio.

O medicamento é absorvido no trato gastrintestinal por difusão passiva, distribuído pelo organismo animal, e ultrapassa a barreira hematoencefálica. A absorção (75 a 100%) ocorre principalmente na porção inicial do intestino delgado, em 24 h, após administração oral, mas sua biodisponibilidade é variável e aumentada quando interage com os alimentos.

A biotransformação ocorre no fígado, e a associação com inibidores de citocromo P-450 aumenta sua biodisponibilidade. O composto ativo é o próprio praziquantel, e os metabólitos conjugados e hidrolisados são inativos. O efeito de primeira passagem pelo fígado é significativo, com pequena porção permanecendo na circulação. Com a dose terapêutica de 5,0 mg/kg, observa-se concentração plasmática máxima em 30 a 120 min, e os metabólitos ativos são distribuídos rapidamente nos tecidos, sendo eliminados após 4 a 6 h. A meia-vida varia entre 40 min a 1 h e meia. O medicamento é excretado principalmente pela urina e nas fezes.

A ingestão de medicamentos como cloroquina, antiepiléticos e corticosteroides pode causar diminuição da biodisponibilidade do praziquantel. Os níveis plasmáticos do metabólito ativo do albendazol (sulfóxido) são aumentados, se o praziquantel e o albendazol são administrados simultaneamente, o que prolonga a disponibilidade do último composto.

Efeitos tóxicos

Há tolerabilidade para todas as espécies animais. Reações adversas, de intensidade moderada e de curta duração ocorrem em poucas horas após sua administração e incluem distúrbios digestivos como náuseas, vômitos e cólicas. A formulação para uso parenteral pode causar inflamação no local da aplicação. Não deve ser usado em cães e gatos com menos de 4 e 6 semanas de vida, respectivamente. Não há evidências de fetotoxicidade, teratogenicidade e mutagenicidade.

O epsiprantel é pouco absorvido no trato gastrintestinal. Efeitos tóxicos não têm sido observados em cães tratados com epsiprantel nas doses acima de 90 vezes a dose terapêutica (Quadro 46.3).

Posologia, formulação e administração

A dose de 5 mg/kg, oral, é recomendada para o tratamento de cestódios em cães e gatos. Os medicamentos estão disponíveis em comprimidos ou tabletes para administração oral (Quadro 46.3). O praziquantel é também formulado como solução para uso parenteral, sendo utilizado, no máximo, 3,0 mℓ por local de aplicação, e transcutâneo (*spot-on*) para gatos. O uso concomitante com dexametasona reduz sua eficácia.

A formulação em pasta de ivermectina e praziquantel para equinos, na dose de 1,0 mg/kg, é efetiva para o tratamento de *Anoplocephala perfoliata*, nematódeos gastrintestinais e *Gasterophilus* spp. A dose subcutânea de 50 mg/kg de praziquantel controla a forma larval-*Taenia hydatigena* e

T. ovis em ovinos. Uma única dose de 0,15 mℓ/kg e de 10 mg/kg administrada, respectivamente, via intramuscular ou oral, em frangos resultou na eliminação de *Raillietina tetragona*, *R. cesticillus* e *Amoebotaenia cuneata*. O praziquantel é o medicamento de eleição no tratamento contra *Platynosomum illiensis*, trematódeo que parasita ductos biliares de gatos, na dose diária de 20 mg/kg, via oral, por 3 a 5 dias.

No controle de cisticercose, cenurose e hidatidose, o praziquantel é usado na dose de 50 a 250 mg/kg, diariamente, durante 1 ou 2 semanas. A posologia está descrita no Quadro 46.4.

BENZIMIDAZÓIS

Os princípios ativos do grupo dos benzimidazóis são usados, principalmente, como agentes antinematódeos (ver *Capítulo 47*). Entretanto, o triclabendazol tem apresentado alta eficácia sobre os estágios adultos e imaturos de *Fasciola* spp. Outros compostos benzimidazóis com eficácia sobre trematódeos e cestódios (Quadros 46.1 e 46.2) requerem doses mais altas.

Nomes genérico e químico

- Triclabendazol: 5-cloro-6(2,3-diclorofenoxi)-2-(metil) benzimidazol.

Espectro anti-helmíntico

O triclabendazol tem alta eficácia sobre estágios adultos e imaturos (a partir da primeira semana da infecção) de *Fasciola* spp. e *Paragonimus* spp., contudo apresenta atividade reduzida sobre *Dicrocoelium dendriticum* (Quadro 46.1).

Modo de ação

O principal modo de ação desses medicamentos parece estar relacionado com a desorganização estrutural no tegumento dos cestódios e trematódeos, causando sua destruição. O triclabendazol penetra por difusão no tegumento do parasito. O preciso mecanismo de ação ainda necessita ser elucidado; mas a ligação com a tubulina-β e interferência na polimerização dos microtúbulos (ver *Capítulo 47*) têm sido apontadas como principais mecanismos, que resultam na interferência no metabolismo energético ou na coordenação neuromuscular do parasito.

Farmacocinética

O medicamento é absorvido no trato gastrintestinal; o produto original não é detectado no plasma, sendo completa e rapidamente biotransformado no fígado em sulfóxido ($TCBZ.SO$), que é o metabólito responsável pela atividade terapêutica, e em sulfona ($TCBZ.SO_2$). A hidroxilação do triclabendazol e dos seus dois metabólitos acontece também no fígado, originando os metabólitos hidróxi, que são excretados na bile. A via monoxigenase-flavina é a principal para a conversão do triclabendazol em TCBZ.SO, enquanto a combinação com o citocromo P-450 resulta na conversão do TCBZ.SO para $TCBZ.SO_2$, por sulfonação. O rúmen pode atuar como um reservatório do composto; a microbiota pode realizar a sulforredução do TCBZ.SO e OH-TCBZ. SO para triclabendazol e OH-TCBZ. O triclabendazol pode também ser oxidado para TCBZ.SO pela microbiota do sistema digestório antes da sua absorção ou pela mucosa intestinal durante a absorção.

Em ovinos, o padrão de biotransformação do triclabendazol difere de acordo com a qualidade do alimento ingerido. A concentração do medicamento no sangue (C) foi mais lenta (C = 27,91 h) e a área sob a curva (ASC) do TCBZ.SO é levemente mais alta (ASC = 1042 mg.h/mℓ) quando os ovinos receberam dieta de baixa qualidade em comparação aos submetidos à dieta de alta qualidade (C = 16,01 h; ASC = 832,4 mg.h/mℓ). O tempo de permanência de TCBZ.SO é cerca de 40% maior nos ovinos com dieta de baixa qualidade.

O triclabendazol se une fortemente às proteínas séricas (90 a 95%), especialmente a albumina, atingindo o nível plasmático máximo em 24 e 48 h para os metabólitos sulfóxido e sulfona, respectivamente. A concentração plasmática decresce lentamente em 12 dias. A associação com ivermectina pode interferir na deposição do triclabendazol e seus metabólitos. A biodisponibilidade sistêmica do triclabendazol pode ser reduzida, mas as concentrações plasmáticas máximas de TCBZ.SO e $TCBZ.SO_2$ aumentam nas primeiras 12 e 24 h, respectivamente.

A principal via de excreção é a biliar. Não deve ser usado em fêmeas em lactação. O período de carência para consumo da carne está descrito no Quadro 46.3.

Efeitos tóxicos

Doses altas do triclabendazol causam incoordenação motora, fraqueza do trem posterior, anorexia e diminuição das concentrações de aspartato aminotransferase, alanina aminotransferase, colesterol e nitrogênio ureico. Não há evidências de efeitos teratogênicos ou embriotóxicos.

Posologia, formulação e administração

O medicamento é formulado em suspensão para administração oral. No tratamento da fasciolose aguda, a dose pode ser repetida após a quinta semana. Os Quadros 46.3 e 46.4 mostram estes dados.

MISCELÂNEA DE MEDICAMENTOS ANTICESTÓDIOS E ANTITREMATÓDEOS

Clorsulon

Clorsulon [4-amino-6-(tricloroetenil)-1,3-benzenedisulfonamida] é uma sulfonamidina eficaz no controle de estágios adultos e imaturos (6 a 8 semanas de vida) de *Fasciola hepatica* (Quadro 46.1).

Este medicamento inibe as enzimas glicolíticas, a fosfogliceroquinase e fosfogliceromutase, impedindo a oxidação da glicose para acetato e propionato, bloqueando, desse modo, a glicólise e, consequentemente, a produção de energia pelo parasito. O medicamento é absorvido no trato intestinal, 25% da dose ligando-se aos eritrócitos e 75% às proteínas plasmáticas.

O poder residual do clorsulon é de 8 dias nos tecidos do hospedeiro. Não se recomenda seu uso em vacas em lactação. O clorsulon apresenta boa tolerabilidade pelos ruminantes, e o índice de segurança é de 25 vezes a dose recomendada. Existe diferença na suscetibilidade entre bovinos, machos e fêmeas para o clorsulon quando associado à ivermectina. Após administração de 2 mg/kg desses medicamentos, o número de exemplares de *F. hepatica* nos machos e fêmeas variaram, respectivamente, de 0 a 2 e 39 a 78.

Não foram observados efeitos mutagênicos e embriotóxicos nos animais tratados com o clorsulon.

O medicamento pode ser administrado por via oral ou parenteral (Quadros 46.3 e 46.4). Estudos apontam cepas de *F. hepatica* resistentes ao clorsulon.

Pirantel

Pirantel [(E)-1,4,5,6-tetra-hidro-1-metil-2[2-(2-tienilo) etenil] pirimidina] pertence ao grupo das tetra-hidropirimidinas (ver *Capítulo 47*) e tem apresentado eficácia no controle dos cestódios *Anoplocephala perfoliata*, *A. magna* e *Paranoplocephala mamillana*, em equinos, quando administrado na forma de pamoato, duas vezes mais a dose recomendada para nematódeos (Quadro 46.4).

ASSOCIAÇÕES DE MEDICAMENTOS ANTI-HELMÍNTICOS

O Quadro 46.5 indica as principais associações de anti-helmínticos com ação sobre ódios e trematódeos.

QUADRO 46.5
Associações de medicamentos anti-helmínticos, com ação em cestódios e trematódeos.

Medicamentos	Hospedeiros
Clorsulon + ivermectina	Bovino e ovino
Epsiprantel + pirantel	Canino
Niclosamida + oxibendazol	Canino
Pirantel + oxantel	Canino
Praziquantel + febantel	Canino
Praziquantel + ivermectina	Equino
Praziquantel + milbemicina oxima	Felino
Praziquantel + pirantel	Canino
Praziquantel + pirantel + febantel	Canino
Praziquantel + pirantel + oxantel	Canino
Rafoxanida + oxibendazol	Bovino e ovino
Rafoxanida + tiabendazol	Bovino e ovino
Rafoxanida + levamisol	Bovino e ovino

RESISTÊNCIA ANTI-HELMÍNTICA ENVOLVENDO CESTÓDEOS E TREMATÓDEOS

Na Medicina Veterinária, a resistência antiparasitária por trematódeos é mais comumente relacionada a cepas de *F. hepatica* resistentes às salicilanilidas e benzimidazóis, mais frequentemente ao triclabendazol, em ovinos e bovinos.

Cepas resistentes de trematódeos do gênero *Schistosoma* spp. ao praziquantel têm sido descritas amplamente em seres humanos, mas registros de cepas resistentes em animais domésticos são escassos na literatura.

Existem poucos dados sobre resistência de cestódeos, mas a resistência de *Dipylidium caninum* ao praziquantel foi observada em cães, nos EUA.

MECANISMOS MOLECULARES DE RESISTÊNCIA AOS AGENTES ANTICESTÓDEOS E ANTITREMATÓDEOS

Para o triclabendazol não há evidências de que uma mutação na molécula de turbulina-beta tenha levado ao desenvolvimento da resistência. Alterações na absorção e biotransformação do composto, como o aumento da quantidade de glicoproteína-P (P-gp), permitindo maior efluxo desses produtos e, consequentemente, diminuição de sua concentração no interior das células do parasito, podem estar envolvidas no mecanismo da resistência. Outra hipótese aventada é a alteração no metabolismo, com maior taxa de metabólitos inertes nas cepas resistentes.

Os mecanismos de resistência do gênero *Schistosoma* ao praziquantel não são claros, mas parecem estar relacionados com mutações na subunidade beta dos canais de cálcio ou diferenças na expressão de genes que codificam esses canais.

BIBLIOGRAFIA

Aruleba, R.T.; Adekiya, T.A.; Oyinloye, B.E.; Masamba, P.; Mbatha, L.S.; Pretorius, A.; Kappo, A.P. PZQ Therapy: how close are we in the development of effective alternative anti-schistosomal drugs? *Infect. Disord. Drug Targets*. v. 19, n. 4, p. 337-349, 2019. doi: 10.2174/1871526519666181231153139.

Barragry, T.B. *Veterinary drug therapy*. Philadelphia, Lea & Febiger, 1994, 1076 p.

Bygott, J.M.; Chiodini, P.L. Praziquantel: Neglected drug? Ineffective treatment? Or therapeutic choice in cystic hydatid disease? *Acta Trop.*, v.111, p. 95-101, 2009.

Chai, J.Y. Praziquantel treatment in trematode and cestode infections: an update. *Infect. Chemother.* v. 45, p. 32-43, 2013.

Cupit, P.M.; Cunningham, C. What is the mechanism of action of praziquantel and how might resistance strike? *Future Med. Chem.* v. 7, p. 701-705, 2015.

Fürst, M.C., Pirzer, A.S. and Heinrich, M.R. (2021). Antiparasitics (PC). In Ullmann's Encyclopedia of Industrial Chemistry. Disponível em: https://doi.org/10.1002/14356007.a02_329.pub3.

Jesudoss Chelladurai, J.; Kifleyohannes, T.; Scott, J.; Brewer, M.T. Praziquantel resistance in the zoonotic cestode *Dipylidium caninum*. *Am. J. Trop. Med. Hyg.* v. 99, n. 5, p. 1201-1205, 2018. doi: 10.4269/ajtmh.18-0533.

Fairweather, I. Triclabendazole progress report, 2005-2009: an advancement of learning? *J. Helminth.*, v. 83, p.139-150, 2009.

Fairweather, I.; Brennan, G.P.; Hanna, R.E.B.; Robinson, M.W.; Skuce, P.J.; Drug resistance in liver flukes. *Int. J. Parasitol. Drugs Drug Resist.* v. 12, p. 39-59, 2020. doi: 10.1016/j.ijpddr.2019.11.003.

Getachew, A.M.; Innocent, G.; Proudman, C.J.; Trawford, A.; Feseha, G.; Reid, S.W.; Faith, B.; Love, S. Field efficacy of praziquantel oral paste against naturally acquired equine cestodes in Ethiopia. *Parasitol. Res.* v. 112, p. 141-146, 2013.

Hanna, R.E.; McMahon, C.; Ellison, S.; Edgar, H.W.; Kajugu, P.E.; Gordon, A.; Irwin, D.; Barley, J.P.; Malone, F.E.; Brennan, G.P.; Fairweather, I. *Fasciola hepatica*: a comparative survey of adult fluke resistance to triclabendazole, nitroxynil and closantel on selected upland and lowland sheep farms in Northern Ireland using faecal egg counting, coproantigen ELISA testing and fluke histology. *Vet. Parasitol.* v. 207, p. 34-43, 2015.

Hennessy, D.R.; Sangester, N.C.; Steel, J.W.; Collins, G.H. Comparative pharmacokinetic disposition of closantel in sheep and goats. *J. Vet. Pharmacol. Ther.*, v. 16, p. 254-60, 1993.

Husain, M.A.; Scheibel, L.H. Anthelmintic drugs. In: Craig, C.R.; Stetzel, R.E. *Modern pharmacology*. 6. ed., Lippincott Williams & Wilkins, 2004, p. 621-629.

Lanusse, C.E. Comportamiento farmacocinetico y eficacia clinica de drogas antihelminticas en ruminantes. *Rev. Bras. Parasitol. Vet.*, v. 4, p. 339-44, 1995 (Suplemento 1).

Lanusse, C.E.; Alvarez, L.I.; Virkel, G.L. Anticestodal and Antitrematodal Drugs. In: Riviere, J.E.; Papich, M.G. Veterinary Pharmacology and Therapeutics. Wiley-Blackwell, 10 ed., p. 1081-1101, 2017.

Liu, L.X.; Li-Li, J.; Qiong, C.; Xiao-Lin, F. Recent advances in the synthesis of antischistosomal drugs and agents. *Mini Ver. Med. Chem.* v. 17, n. 5, p. 467-484, 2017. doi: 10.2174/1389557513666131119204558.

Martínez-Valladares, M.; Cordero-Pérez, C.; Rojo-Vázquez. F.A. Efficacy of an anthelmintic combination in sheep infected with *Fasciola hepatica* resistant to albendazole and clorsulon. *Exp. Parasitol.* v. 136, p. 59-62, 2014.

Miller, C.M.; Howell, M.J.; Boray, J.C. Glutathione S-tranferase as markers of salicylanilide resistance in isolates of *Fasciola hepatica*. *Int. J. Parasitol.*, v. 24, p. 533-42, 1994.

Moll, L.; Gaasenbeek, C.P.H.; Vellema, P.; Borgsteede, F.H.M. Resistance of *Fasciola hepatica* against triclabendazole in cattle and sheep in The Netherlands. *Vet. Parasitol.*, v. 91, p. 153-58, 2000.

Ofori-Adjei, D.; Dodoo, A.N.O.; Appiah-Danquah, A.; Couper, M. A review of the safety of niclosamide, pyrantel, triclabendazole and oxamniquine. *Int. J. Risk & Safety in Med.*, v. 20, p. 13-122, 2008.

Rim, H.J.; Kim, M.S.; Ha, J.H; Chang, D.S. Experimental chemotherapeutic effects of niclofolan (Bayer 9015, Bilevon) on the animals infected with *Paragonimus westermani* or *P. iloktsuenensis*. *Vet J.*, v.154, n.1, p.11-34, 1997.

Rothwell, J.T.; Lacey, E.; Sangster, N.C. The binding of closantel to ovine serum albumin, and homogenate fractions of *Haemonchus contortus*. *Int. J. Parasitol.*, v. 30, p. 769-75, 2000.

Siles-Lucas, M.; Becerro-Recio, D.; Serrat, J.; González-Miguel, J. Fascioliasis and fasciolopsiasis: Current knowledge and future trends. *Res. Vet. Sci.* v. 134, p. 27-35, 2021 doi: 10.1016/j.rvsc.2020.10.011.

Stitt, A.W., Fairweather, I. The effect of the sulphoxide metabolite of triclabendazole (Fasinex) on the tegument of mature and immature stages of the liver fluke, *Fasciola hepatica*. *Parasitology*, v. 108, p. 555-67, 1994.

Stoitsova, S.R.; Gorchilova, L.N. Effects of luxabendazole on the tegument of *Fasciola hepatica*. *J. Helminthol.*, v. 68, p. 73-80, 1994.

Thomas, C.M.; Timson, D.J. The mechanism of action of praziquantel: six hypotheses. *Curr. Top. Med. Chem.* v. 18, n. 18, p. 1575-1584, 2018. doi: 10.2174/1568026618666181029143214.

Vale, N.; Gouveia, M.J.; Rinaldi, G.; Brindley, P.J.; Gärtner, F.; Correia da Costa, J.M. Praziquantel for Schistosomiasis: single-drug metabolism revisited, mode of action, and resistance. *Antimicrob. Agents Chemother.* v. 61, n. 5, p. e02582-16, 2017. doi: 10.1128/AAC.02582-16.

Watson, M. Praziquantel. *J. Exotic Pet Med.*, v 18, p. 229-231, 2009.

Wilson, R.A. Schistosomiasis then and now: what has changed in the last 100 years? *Parasitology*. v. 147, n. 5, p. 507-515, 2020. doi: 10.1017/S0031182020000049.

47 Agentes Antinematódeos

Vamilton Alvares Santarém • Maria Consuêlo Caribé Ayres • Alessandro Francisco Talamini do Amarante • Sabrina Mota Lambert

- Introdução, 643
- Organofosforados, 643
- Grupo dos substitutos fenólicos e salicilanilidas, 644
- Imidazotiazóis, 645
- Tetra-hidropirimidinas, 646
- Benzimidazóis, 647
- Avermectinas e milbemicinas, 650
- Ciclodepsipeptídeos, 653
- Derivados de aminoacetonitrila, 654
- Espiroindóis, 655
- Miscelânea de medicamentos antinematódeos, 655
- Situação da resistência anti-helmíntica envolvendo nematódeos, 656
- Mecanismos moleculares de resistência aos agentes antinematódeos, 657
- Bibliografia, 659

INTRODUÇÃO

A maioria das doenças causadas por helmintos está associada aos nematódeos, por sua ampla distribuição geográfica e efeitos patogênicos em diversas espécies animais. Os medicamentos antinematódeos constituem um grupo de compostos utilizados com fins curativo e preventivo dessa classe de parasitos, que se localizam em diversos órgãos e tecidos dos hospedeiros, principalmente no trato gastrintestinal.

As plantas se constituíram nos primeiros anti-helmínticos – os papiros egípcios, os escritos chineses nas folhas de bambu e as tábuas de argila dos sumérios, registravam o uso de plantas bioativas como a menta, o alecrim, a camomila, o absinto e a babosa. Mais tarde, surgiram compostos com índice de segurança e espectro de ação baixos, dos quais se destacavam o tetracloroetileno, tetracloreto de carbono, tolueno, befênio, arsenicais, fenotiazina, piperazina e dietilcarbamazina. Com a evolução dos anti-helmínticos, muitos desses compostos deixaram de ser utilizados no tratamento de infecções por nematódeos, tendo sido substituídos por medicamentos mais eficazes e com maior margem de segurança.

ORGANOFOSFORADOS

Os organofosforados foram introduzidos na década de 1950 como ectoparasiticidas e, posteriormente, empregados como anti-helmínticos, mas foram substituídos por compostos com maior atividade anti-helmíntica e menor toxicidade. Atualmente, os organofosforados são utilizados principalmente como ectoparasiticidas (ver Capítulo 49). Porém, ainda são utilizados no tratamento da haemonchose, especialmente em populações multirresistentes de *Haemonchus contortus*.

Modo de ação

Os organofosforados bloqueiam a ação da acetilcolinesterase sobre a acetilcolina, evitando a hidrólise desse neurotransmissor (para detalhes, ver Capítulo 9). Esses anticolinesterásicos interagem com o sítio esterásico da enzima, impedindo que esta exerça sua função na neurotransmissão sináptica, resultando em paralisia espástica e eliminação do parasito.

Farmacocinética

Os organofosforados são absorvidos no trato intestinal, porém possuem um grau de instabilidade variável em meio alcalino, de modo que podem ser parcialmente hidrolisados nas áreas alcalinas do intestino delgado. Esses medicamentos são lipossolúveis, sendo facilmente absorvidos através da pele. Os organofosforados são rapidamente oxidados e inativados no fígado, sendo eliminados principalmente na urina.

Os períodos de carência para consumo do leite e da carne após administração dos organofosforados são apresentados no Quadro 47.1.

Efeitos tóxicos

O índice terapêutico (ou margem de segurança) é geralmente pequeno (Quadro 47.1) e, por esse motivo, maior atenção deve ser dada ao uso correto da dose. Os principais efeitos tóxicos nos animais são letargia, anorexia, diarreia, polaciúria, vômitos, salivação e tremores musculares, estando relacionados com atividade prolongada da acetilcolina junto aos seus receptores muscarínicos e nicotínicos. O sulfato de atropina reduz parcialmente esses efeitos tóxicos, pois atua apenas como antagonista de receptores muscarínicos. Os organofosforados não devem ser administrados em animais desnutridos ou expostos a outros agentes anticolinesterásicos, como o levamisol, o morantel e o pirantel.

Posologia, formulação e administração

Os organofosforados são administrados por via oral, nas formas de pasta, solução e *pellets* (incorporado à ração), ou por via cutânea (na forma de solução), aplicados no dorso do animal (Quadros 47.1 e 47.2).

GRUPO DOS SUBSTITUTOS FENÓLICOS E SALICILANILIDAS

A maioria dos substitutos fenólicos e salicilanilidas apresentam atividade sobre cestódeos e trematódeos, conforme descrito no *Capítulo 46*. Entretanto, o disofenol, o nitroscanato, o closantel e o nitroxinila possuem eficácia sobre algumas espécies de nematódeos, sendo considerados anti-helmínticos de pequeno espectro.

Disofenol

O disofenol (2,6-diiodo-4-nitrofenol) é um substituto fenólico que tem atividade sobre estágios adultos de ancilostomídeos de cães e gatos e em alguns estrongilídeos de ruminantes. É um desacoplador da fosforilação oxidativa mitocondrial. A absorção desse antiparasitário ocorre no trato intestinal e a biotransformação no fígado. Pequena parte da dose é excretada na urina, nas primeiras 24 h após dosificação, e o restante nas fezes. A meia-vida plasmática é de 7 a 14 dias em cães e acima de 30 dias em ovinos. O índice de segurança é de três vezes a dose terapêutica e, em caso de intoxicação, observam-se nos animais opacidade de córnea, taquicardia, polipneia, hipertermia; nos casos fatais, *rigor mortis* precoce. Pode ser usado em fêmeas prenhes. O composto é apresentado como solução para

QUADRO 47.1

Índice de segurança, período de carência e formulação dos principais medicamentos antinematódeos.

Medicamentos	Índice de segurança	Período de carência (dias)						Formulação
		Carne				Leite		
		Bovino	Ovino	Equino	Suíno	Bovino	Ovino	
Triclorfon	6	1	1	1	2	0	–	Solução, pasta, pó
Closantel	4 a 6	28	–	–	–	–	–	Solução, suspensão
Disofenol	3	–	–	–	–	–	–	Solução
Levamisol	3 a 10	3 a 7	3	–	3	NR	1	Suspensão, solução
Tetramisol	5	3	–	–	87	NR	–	Suspensão e solução
Pirantel	10	–	–	–	10***	–	–	Suspensão, solução, pasta
Albendazol	8 a 20	27	14	10	–	5	3	Suspensão, solução
Fembendazol	20 a 100	14	14	14	14	3	3	Suspensão, grânulos, comprimidos, *pellets*
Mebendazol	20 a 27	–	7	14	14	–	–	Suspensão, pasta, comprimidos
Oxibendazol	60	14	14	14	14	2	2	Suspensão, pasta, grânulos
Oxfendazol	10 a 20	14	21	20	14	3,5	NR	Suspensão, pasta
Febantel	33 a 40	14	7	–	7	2	2	Suspensão
Abamectina	3,5*	21	–	–	5	NR	–	Solução, grânulos
Doramectina	10 a 25	35 a 50	35 a 50	–	28 a 50	NR	–	Solução
Eprinomectina	5	0	–	–	–	0	–	Solução
Ivermectina	10 a 30**	45	21	–	28	NR	NR	Solução, comprimido, pasta
Selamectina	10	–	–	–	–	–	–	Solução
Milbemicina	20	–	–	–	–	–	–	Comprimido
Moxidectina	10	28	–	–	–	NR	–	Solução, gel e tabletes
Monepantel	10	–	8	–	–	NR	–	Solução

NR: não recomendado em animais destinados à produção de leite para consumo humano. *Novilhos jovens. **Ruminantes. ***Semanas.

QUADRO 47.2

Posologia e vias de administração de antinematódeos para uso nos animais domésticos.

Medicamentos (mg/kg)*	Bovinos	Ovinos	Caprinos	Suínos	Equino	Cães e gatos	Aves
Triclorfon	44 a 75	44 a 75	44 a 75	50	40 a 44	–	–
Closantel	[5] a 10	[5] a 10	–	–	–	–	–
Disofenol	(10)	(10)	–	–	–	(7,5)	–
Levamisol	(7,5 a 8)	(7,5 a 8)	(7,5 a 8)	7,5 a 8	–	5 a 11	25 a 50
Tetramisol	(15)	(15)	(15)	15	–	–	2,75
Pirantel	25	25	25	22	20	15	–
Albendazol	7,5 a 10†	5	–	–	5	25 (3 dias)	–
Fembendazol	7,5 a 10	7,5	–	5	5 a 10	50 (3 dias)	60 ppm (6 dias)
Flubendazol	–	–	–	5	–	22	–
Mebendazol	–	10 a 15	10 a 15	30 ppm (10 dias)	5 a 10	22 (3 dias)	10 (3 dias)
Oxibendazol	5 a 10	5	–	5 a 15	10 a 20	–	–
Oxfendazol	4,5†	5	–	4,5	5 a 10	–	–
Febantel	7,5	5	–	5	6 a 20	10 a 15 (3 dias)	–
Abamectina	[0,2]	–	–	[0,1]	–	–	–
Doramectina	[0,2] {0,5} [0,7]⁺	(0,3)	–	0,3⁻	–	–	–
Eprinomectina	{0,5}	{0,5}	{0,5}	–	–	–	–
Ivermectina	[0,2] {0,5} [0,63]	0,2	0,2	0,3	0,2	0,006	–
Selamectina	–	–	–	–	–	{6 a 12}	–
Milbemicina D	–	–	–	–	–	1	–
Milbemicina oxima	–	–	–	–	–	0,5	–
Moxidectina	[0,2] [1]	–	–	–	0,4	0,003	–
Emodepsida	–	–	–	–	–	{3}	–
Monepantel	–	2,5	–	–	–	–	–
Piperazina	275 a 440	400 a 800	400 a 800	110 a 250	110 a 250	110 a 250	32

*Administração oral. [ ] Via subcutânea. ⁺ Via intramuscular. ⁻Via subcutânea ou intramuscular. †Via intrarruminal. { }Via transdérmica.

administração parenteral, preferencialmente subcutânea. O tratamento deve ser repetido, na mesma dosagem, após a terceira semana, pois o medicamento não elimina os estágios histotrópicos dos parasitos.

Nitroscanato

O nitroscanato [4-(nitrofenoxi)fenilisotiocianato] é um substituto fenólico (ver *Capítulo 45*) que apresenta eficácia sobre nematódeos gastrintestinais de cães.

Nitroxinila

O nitroxinila (4-hidroxi-3-iodo-5-nitrobenzonitril) é um substituto fenólico indicado para o tratamento e controle de *Haemonchus* spp. (inclusive cepas resistentes a outros princípios ativos), *Bunostomum phlebotomum* e *Oesophagostomum* spp., em ruminantes.

Closantel

O closantel – N-{5-cloro-4-[(-4-clorofenil) cianometil]-2-fenil}-2-hidroxi-3,5-diiodobenzamida – pertence ao grupo das salicilanilidas (ver *Capítulo 45*) e possui atividade sobre estágios adultos e imaturos em desenvolvimento de *Haemonchus* spp. em ruminantes. Também tem ação contra *Oesophagostomum* spp. em bovinos.

As principais alterações observadas na intoxicação acidental por sobredosagem de closantel em ovinos e caprinos consistem em retinopatia acompanhada de neuropatia óptica e *status spongiosus* no sistema nervoso central, causando cegueira bilateral, e podendo levar à morte.

▼ IMIDAZOTIAZÓIS

Os imidazotiazóis foram comercializados a partir de 1965, e o tetramisole foi o primeiro princípio ativo desse grupo químico. Mais tarde demonstrou-se que a atividade anti-helmíntica desse medicamento se limitava ao isômero levógiro, o levamisol.

Nomes genéricos e químicos

- Levamisol: 2,3,5,6,tetraidro-6-fenilimidazo{2,1-*b*}tiazol
- Tetramisol: 2,3,5,6,tetraidro-6-fenilimidazo{2,16}tiazol.

Espectro anti-helmíntico

O levamisol possui atividade sobre estágios adultos e imaturos em desenvolvimento de nematódeos gastrintestinais e pulmonares de ruminantes, suínos, equinos e aves. Não é ovicida, possui baixa eficácia para *Trichuris* spp. e estágios imaturos inibidos de nematódeos e não tem ação sobre cestódeos e trematódeos. No cão, tem eficácia sobre microfilárias de *Dirofilaria immitis*.

Modo de ação

Os imidazotiazóis penetram no parasito através da cutícula (via transcuticular), e como agonistas colinérgicos atuam seletivamente sobre receptores nicotínicos sinápticos e extrassinápticos, das membranas das células musculares dos helmintos, induzindo a abertura dos canais de cátions mediados por acetilcolina, levando à despolarização da membrana e causando a contração muscular e paralisia espástica dos parasitos, que são eliminados do pulmão por meio do muco bronquial e do trato intestinal junto com as fezes, em 24 a 36 h após o tratamento.

Farmacocinética

Após administração oral, o levamisol é rapidamente absorvido no trato gastrintestinal e o nível plasmático máximo é observado entre 2 e 3 h. Após injeção subcutânea, este nível ocorre entre 30 min e 1 h, e no muco bronquial o pico de concentração é de 3 a 4 h. O medicamento distribui-se amplamente pelos tecidos e atinge uma alta concentração no fígado, onde é biotransformado. A meia-vida plasmática é de 6 a 8 h e 90% da dose é eliminada na urina em 24 h. A sua eficácia anti-helmíntica está mais relacionada com o pico de concentração plasmática que com o tempo de permanência no organismo do animal. Em bovinos e ovinos, quando o levamisol é administrado por via oral e intrarruminal, a biodisponibilidade do composto se reduz a 42 e 45%, respectivamente, como resultado de maior degradação no trato gastrintestinal. Na formulação *pour-on* (percutânea) são também menores os níveis de concentração no plasma e no fluido gastrintestinal. A maior biodisponibilidade é obtida quando o medicamento é utilizado por via subcutânea. Os imidazotiazóis não são recomendados para uso em fêmeas em lactação. O período de carência para consumo da carne está descrito no Quadro 47.1.

Efeitos tóxicos

O levamisol é relativamente tóxico para equinos, cães e gatos e os sintomas de intoxicação são do tipo colinérgico, semelhantes aos organofosforados, e aparecem em 10 a 20 min após administração do medicamento, persistindo por 4 a 6 h. O uso parenteral, sob a forma de fosfato, pode estar associado a uma reação inflamatória local. Não tem efeitos embriotóxicos ou teratogênicos. O uso concomitante desse medicamento com outros agonistas colinérgicos, como organofosforados e carbamatos, não é recomendado.

Posologia, formulação e administração

Está disponível em suspensão e solução (ver Quadro 47.1), na forma de cloridrato, para administração oral em bovinos, ovinos, suínos e aves; cutânea (*pour-on*) e bólus para bovinos e sob a forma de sais de fosfato para uso parenteral (subcutânea) em bovinos e ovinos. O Quadro 47.2 apresenta posologia e via de administração desses medicamentos.

▼ TETRA-HIDROPIRIMIDINAS

As tetra-hidropirimidinas ou pirimidinas foram comercializadas a partir de 1966, para o tratamento de nematódeos gastrintestinais de ovinos e, posteriormente, foram usados em bovinos, equinos, suínos e caninos.

Nomes genéricos e químicos

- Pirantel: 1,4,5,6-tetraidro-1-metil-2-[2(2-tienil) etinil] pirimidina
- Morantel: 1,4,5,6-tetraidro-1-metil-2[2.3metil-2-tienil) etenil] pirimidina
- Oxantel: 1,4,5,6-tetraidro-1-metil-2-[2-(5-hidrofenil)etinil] pamoato de pirimidina.

Espectro anti-helmíntico

O pirantel é utilizado no controle de estágios adultos e imaturos de nematódeos gastrintestinais, especialmente de equinos e cães, sendo seu uso limitado nos ruminantes e suínos. O morantel tem eficácia sobre os diversos estágios de nematódeos gastrintestinais e ação profilática na eliminação de larvas infectantes de nematódeos pulmonares de ruminantes. O oxantel tem atividade para o gênero *Trichuris* em cães.

Modo de ação

As pirimidinas são agonistas colinérgicos, apresentando ação farmacológica similar ao levamisol. O pirantel atua no receptor nicotínico de subtipo-L e o oxantel no receptor de subtipo-N. Por esse motivo, a combinação do pirantel com o oxantel aumenta o espectro de ação para helmintos e reduz o potencial para desenvolvimento da resistência.

Farmacocinética

As pirimidinas são pouco absorvidas no trato gastrintestinal e a concentração sérica máxima ocorre em 4 h. Os medicamentos são biotransformados no fígado, sendo a maior parte excretada de forma inalterada nas fezes. Nos cães, 40% da dose são eliminados pela urina e, nos ovinos, apenas 17%.

O pirantel é apresentado como tartarato, que é hidrossolúvel, com pouca absorção gastrintestinal, e como pamoato que é pobremente hidrossolúvel e, portanto, com boa absorção no trato digestivo. Após administração oral, o pico de concentração plasmática ocorre entre 2 e 3 h. Em cães e suínos, sob a forma de pamoato, os metabólitos são eliminados na urina, porém nos ruminantes, é eliminado principalmente nas fezes.

O morantel é formulado como um sal tartarato, tornando-o hidrossolúvel, aumentando, desse modo, a sua absorção intestinal. A concentração máxima no fígado foi observada em 48 h, não sendo este medicamento detectado nos tecidos depois de 216 h do tratamento. Devido à baixa lipossolubilidade e, consequentemente, menor distribuição tissular, pode ser recomendado em vacas em lactação. Os metabólitos são excretados principalmente nas fezes e apenas 17% da dose são eliminados na urina em 96 h.

O oxantel é pouco solúvel em água, o que reduz sua absorção intestinal e permite maior eficácia sobre os parasitos localizados no intestino grosso.

Efeitos tóxicos

São semelhantes aos do levamisol, porém, raramente observam-se reações adversas nos animais. Vômitos e cólicas têm sido descritos em cães. Não foi demonstrado efeito teratogênico com o uso das pirimidinas, que podem ser utilizadas em cadelas prenhes ou em lactação e também em cães jovens. O índice de segurança é mostrado no Quadro 47.1.

Posologia, formulação e administração

As pirimidinas são apresentadas na forma de suspensão, pasta, solução, comprimidos e bólus de liberação contínua (ver Quadro 47.1). A posologia e a via de administração desses medicamentos são apresentadas no Quadro 47.2.

▼ BENZIMIDAZÓIS

Após a descoberta do tiabendazol em 1961, foram sintetizados, no final dessa década, novos benzimidazóis, o que representou um grande avanço no tratamento das helmintoses dos animais domésticos.

Os compostos benzimidazólicos são classificados como tiazólicos, metilcarbamatos, halogenados e pró-benzimidazóis.

Nomes genéricos e químicos

Tiazólicos

- Tiabendazol: 2-(4'-tiazolil)-benzimidazol
- Cambendazol: isopropil [2-(4-tiazol)-1 H-carbonilamino benzimidazol.

Metilcarbamatos

- Albendazol: metil [(5-propiltiol)-1 H-benzimidazol-2] carbamato
- Fembendazol: metil [(5-fenitil)-1 H- benzimidazol-2-)] carbamato
- Mebendazol: metil [5-(benzoil)-1 H-benzimidazol-2]carbamato
- Oxibendazol: metil [5-(n-propóxi)-1 H- benzimidazol-2-] carbamato
- Oxfendazol: metil [5-(fenilsufinil)-1 H-benzimidazol-2-] carbamato

Halogenados

- Triclabendazol: 5-cloro-6(2,3-diclorofenóxi)-2-(metil) benzimidazole.

Pró-benzimidazóis

- Febantel: N{2-[2,3-bis(metoxi-carbonil)guanidinol]5-(fenitio)fenil}-2-metoxicatamida.

Espectro anti-helmíntico

Os benzimidazóis em geral têm alta eficácia contra estágios adultos e imaturos (em desenvolvimento ou inibido) de nematódeos gastrintestinais e pulmonares de ruminantes, equinos, suínos, cães e gatos (Quadro 47.3). Tem também ação ovicida, e sua eficácia no controle de cestódios e trematódeos é variável (ver *Capítulo 45*). Em aves, o mebendazol e o fembendazol são recomendados para o tratamento dos gêneros *Ascaridia* e *Capillaria*, enquanto o oxibendazol é eficaz contra *Ascaridia* e *Heterakis*. O albendazol mostrou-se efetivo no controle do protozoário *Plasmodium berghei*. Na dose de 10 mg/kg/dia, por 6 semanas, pode causar necrose dos cistos de *Echinococcus granulosus* em pulmão de ovinos infectados naturalmente. Da mesma forma, causa degeneração dos cistos de *Taenia multiceps* localizados no sistema nervoso central de ovinos (enfermidade denominada cenurose) quando administrado por 6 dias na dose de 25 mg/kg. Na formulação de dispersão sólida apresentou eficácia contra larva *migrans* de *Toxocara canis*.

Modo de ação

Os benzimidazóis atuam sobre os parasitos por ligação a tubulina, a subunidade estrutural proteica dos microtúbulos. A molécula de tubulina é um heterodímero constituído de duas subunidades muito relacionadas, a α-tubulina e a β-tubulina. Os benzimidazóis atuam ligando-se seletivamente à subunidade β dessa proteína, alterando sua conformação estrutural e inibindo, assim, a união das duas subunidades. Com isso, ocorrem modificações no padrão de polimerização para a formação de microtúbulos, interrompendo processos vitais para a função celular, como a divisão mitótica, transporte de nutrientes e alterações estruturais da célula. A afinidade do benzimidazol à tubulina é o principal fator que determina a atividade antiparasitária. Quanto maior a afinidade de ligação do benzimidazol com essa proteína, mais sensível é o parasito a esse composto.

Os efeitos farmacológicos dos benzimidazóis incluem o déficit energético do parasito por destruição das células intestinais e inibição da produção de ovos.

Farmacocinética

Os princípios ativos do grupo dos benzimidazóis têm modo de ação similar, e a diferença de eficácia entre esses princípios está relacionada com a biodisponibilidade, sendo esta associada, principalmente, com a solubilidade da substância. Os compostos pró-benzimidazóis são biotransformados *in vivo* em benzimidazóis.

Os benzimidazóis são insolúveis em água e pouco solúveis na maioria dos solventes orgânicos. O tiabendazol, o

QUADRO 47.3

Atividade anti-helmíntica dos benzimidazóis, avermectinas e milbemicinas.

Nematódeos	TBZ	MBZ	ABZ	FBZ	OFZ	OBZ	FEB	IVM	ABM‡	DRM‡	EPM‡	SLM	MXD	MBM
Ruminantes														
Dictyocaulus	-	±	+	+	+	-	+	+	+	+	+		+	
Haemonchus	+*	+	+	+	+	+*	+	+	+	+	+		+	
Ostertagia	±*	+	+	+	+	±*	+	+	+	+	+		+	
Trichostrongylus	+*	+	+	+	+	+*	+	+	+	+	+		+	
Bunostomum	+*	+	±	±	+	+*	+	+	+	+	+		+	
Cooperia	±*	+	+	+	+	+*	+	±	±	+	+		+	
Nematodirus	±*	±	+	+	+	+*	+	±	±	+	+		+	
Strongyloides	+*	-	±	±	-	±*	-	+	+	+	+		+	
Oesophagostomum	+*	±	+	+	+	+*	+	+	+	+	+		+	
Trichuris	-	+	-	±	-	-	±	+	+	+	+		+	
Equino														
Habronema	-	-	+		-		-	+					+	
Parascaris	±	+	+	±	+	+	+	+					+	
Strongyloides	+	-	-	±	-	+	-	+					+	
Strongylus (grande)	+	+	+	+	+	+	±	+					+	
Ciatostomíneos	+	+	+	+	+	±	+	+					+	
Oxyuris	+	+	+	+	+	+	+	+					+	
Suíno														
Metastrongylus	-	-		-	-	-	±	+	+					
Hyostrongylus	+	+		+	+	+	+	+	+					
Ascaris	-	+		+	+	+	+	+	+					
Strongyloides	-	-		-	-	±	-	+	+					
Oesophagostomum	+	+		+	+	+	+	+	+					
Trichuris	-	-		-	-	-	-	+	+					
Cão e gato														
Ancylostoma		+	+	+		+	+					+		+
Toxocara	+	+	+	+		+	+					+		+
Uncinaria		+	-	+		+	+					+		+
Strongyloides	+	-		+			-					+		+
Trichuris		+	-	+			-	+				+		+
Dirofilaria								#				+	#	#

ABM: abamectina; ABZ: albendazol; DRM: doramectina; EPM: eprinomectina; FBZ: fembendazol; FEB: febantel; IVM: ivermectina; MBM: milbemicina; MBZ: mebendazol; MXD: moxidectina; OBZ: oxibendazol; OFZ: oxfendazol; SLM: selamectina; TBZ: tiabendazol; (+) alta atividade; (±) atividade aceitável; (-) inativo. *Não apresenta atividade para estágios inibidos. ‡Indicação para bovinos. #Atividade em microfilárias de *D. immitis*.

---

mebendazol e o cambendazol, sendo mais hidrossolúveis, caracterizam-se pela rápida, porém baixa, absorção gastrintestinal, níveis plasmáticos reduzidos e alta excreção nas fezes. O albendazol, o fembendazol e o oxfendazol, com menor solubilidade no fluido gastrintestinal, apresentam lenta absorção, mantendo, neste fluido e no plasma, altas concentrações de seus metabólitos. A biotransformação dos benzimidazóis ocorre, primariamente, no fígado e em tecidos extra-hepáticos, como fluidos gastrintestinais, e envolvem processos de oxidação (sulfoxidação), redução dos seus respectivos derivados sulfóxido (metabólitos ativos), acetilação, hidroxilação e reações de conjugação. Duas etapas sequenciais de oxidação, mediadas pelos sistemas enzimáticos, mono-oxigenase-flavina e citocromo P-450, participam na produção dos metabólitos sulfóxido e sulfona no fígado.

Os benzimidazóis são eliminados pela urina e fezes. A magnitude da excreção dos metabólitos depende da espécie animal e do componente formado durante a biotranformação.

A fração não biotransformada desses compostos retorna posteriormente ao trato gastrintestinal, exercendo sua ação sobre os nematódeos, sendo eliminada pela via biliar através das fezes. Uma parte dos metabólitos formados é conjugada com substâncias endógenas, como ácido glicurônico, glutationa, acetona e sulfato, formando produtos inativos e hidrossolúveis que são excretados pelas vias urinária ou biliar. Observa-se, também, a eliminação de alguns compostos benzimidazólicos através do leite.

A biotransformação de compostos benzimidazólicos pode também ocorrer no trato gastrintestinal pela ação da flora bacteriana. Os fluidos ruminal e intestinal são capazes de reduzir e reciclar o netobimina e o albendazol e oxidar o albendazol e o fembendazol em sulfóxido e, em menor grau, convertê-lo em sulfona, o que pode elevar a atividade anti-helmíntica desses compostos.

A ligação dos benzimidazóis com as proteínas plasmáticas, especialmente a albumina, determina uma prolongada permanência do medicamento potencialmente ativo no organismo animal, favorecendo sua atividade anti-helmíntica. Esses medicamentos, por serem lipossolúveis, são trocados reversivelmente entre o plasma e os tecidos, principalmente do trato gastrintestinal, sendo essas trocas influenciadas principalmente pelos fluidos digestivos. Os benzimidazóis têm menor solubilidade no pH ruminal do que no pH abomasal, e o efeito reservatório do rúmen pode influenciar na biodisponibilidade desses compostos.

O grupo químico de substituição (aromático ou alifático) situado na posição 5- do anel benzimidazólico tem interferência na biotransformação do medicamento. Os compostos que apresentam o grupo aromático retardam a oxidação do átomo de enxofre (fembendazol, oxfendazol) ou a redução do grupo acetona (mebendazol), resultando no aumento do tempo de permanência e na meia-vida de eliminação dos compostos, melhorando, desse modo, sua eficácia, quando comparados com medicamentos que possuem o grupo alifático (albendazol e parbendazol) na mesma posição.

O mebendazol é também pouco absorvido no trato gastrintestinal. Menos de 15% se ligam às proteínas plasmáticas, e a concentração sérica máxima ocorre entre 9 e 24 h, observando-se resíduos até 2 dias após o tratamento. O medicamento é biotransformado para sulfóxido de oxfendazol, metabólito ativo, e sulfona, relativamente inativa. Aproximadamente, 90% da dose não são absorvidos, sendo eliminados inalterados nas fezes. A parte absorvida é excretada basicamente pela urina.

O oxfendazol atinge concentrações máximas no plasma em 6 h e no fluido abomasal entre 16 e 48 h. No fígado é biotransformado em sulfóxido de fembendazol (FBZ.SO), responsável por sua atividade anti-helmíntica. A maior parte do medicamento e de seus metabólitos (65%) é excretada nas fezes em 48 h.

A biotransformação do fembendazol ocorre principalmente no fígado. Nesse órgão, ocorrem oxidação e hidroxilação, com formação de metabólitos ativos e inativos que são eliminados principalmente na urina. A fração não biotransformada retorna posteriormente ao trato gastrintestinal. Em ruminantes, o fembendazol é absorvido principalmente no abomaso, sendo biotransformado para sulfóxido (FBZ.SO) e, posteriormente, para sulfona (FBZ.SO$_2$), metabólito menos ativo.

A maior hidrossolubilidade do oxfendazol favorece seu uso em doses menores quando comparado com o composto original, o fembendazol. Em ovinos e bovinos, pouca quantidade do composto original é detectada no plasma, após administração oral. A excreção ocorre principalmente pelas fezes. Em ovinos, as concentrações plasmáticas máximas do fembendazol, do sulfóxido e da sulfona são alcançadas em 24, 30 e 36 h, respectivamente, e no fluido abomasal em 30, 48 e 72 h. Em bovinos, a administração do fembendazol segue o mesmo padrão de biotransformação dos ovinos, diferindo apenas na área sob a curva de concentração sérica (ASC), que em bovinos é de 0,75/ℓ e em ovinos de 0,44/ℓ. Em suínos, após administração oral (5 mg/kg), o nível plasmático máximo foi de 0,07 µg/mℓ em 3,75 h e o tempo de permanência de 15,15 h, com biodisponibilidade sistêmica de 27,1%.

O albendazol é lentamente absorvido no rúmen, e no fígado a fração 5-propiltiol é rapidamente oxidada em sulfóxido (ABZ.SO) e sulfona (ABZ.SO$_2$). Muito pouco do medicamento não biotransformado é encontrado no plasma. O nível máximo de sulfóxido é observado no plasma e no fluido abomasal em 12 e 20 h, respectivamente, e logo após, é detectado o nível máximo de sulfona. Em bovinos, o pico de concentração máxima de seus metabólitos é menor e a eliminação mais rápida do que nos ovinos, o que possivelmente justifica a maior ação fasciolicida do composto para os ovinos. Aproximadamente, 40% da dose são excretados na urina em 48 h. Altos níveis do composto foram encontrados no leite dentro de 24 h após tratamento.

O nível plasmático máximo do oxibendazol ocorre em 6 h após a dosificação e cerca de 40% do medicamento são excretados na urina, durante 9 dias.

Na biotransformação do parbendazol ocorre, principalmente, a oxidação do grupo butílico do anel benzênico em ácido carboxílico, originando seus metabólitos ativos. O nível plasmático máximo é observado em 6 h, em ovinos, e 10 a 20% da dose são eliminados pela urina em 24 h. A concentração do medicamento é mínima após o sexto dia do tratamento.

Em relação aos pró-benzimidazóis, o febantel, após a absorção intestinal, é biotransformado no fígado para fembendazol e seus metabólitos (oxfendazol e sulfona). O fembendazol, originado do febantel, atinge níveis plasmáticos mais elevados, porém no mesmo tempo da administração do fembendazol *per se*. A dose do febantel não absorvida pode ter alguma ação anti-helmíntica. Aproximadamente, 60 a 70% do medicamento são excretados nas fezes e 15 a 20% na urina em 3 dias.

A cinética dos benzimidazóis difere entre as espécies animais. A passagem lenta do medicamento no ceco de equino e no rúmen de bovinos, caprinos e ovinos aumenta sua atividade, em decorrência da sua maior permanência no trato digestivo. Nos caprinos, os benzimidazóis são biotransformados de forma mais rápida que nos ovinos, e provavelmente por este motivo sua disponibilidade sistêmica é menor.

A maioria dos benzimidazóis deixa resíduos nos tecidos e órgãos, podendo persistir por um longo período (ver Quadro 47.1). Embora os resíduos dos benzimidazóis sejam detectados no leite, o tempo de eliminação do medicamento é relativamente rápido.

Os limites máximos de resíduos de fembendazol e oxfendazol nos mamíferos são estimados em 0,05 mg/kg no tecido adiposo, músculo e rim e em 0,5 mg/kg no fígado.

Efeitos tóxicos

Nas doses terapêuticas, apresentam boa tolerabilidade e possuem alta margem de segurança (ver Quadro 47.1), que é explicada por sua baixa solubilidade e por sua maior afinidade de ligação com a tubulina do parasito do que com a do hospedeiro. Os principais efeitos tóxicos estão relacionados com a teratogenicidade. Parbendazol, cambendazol, albendazol, oxfendazol, febantel e o netobimim são considerados compostos que causam malformações no animal. Os ovinos parecem ser mais sensíveis a esses efeitos que os bovinos. Nos pequenos animais, raramente se observa a ocorrência de distúrbios gastrintestinais e hepáticos.

Posologia, formulação e administração

Os benzimidazóis encontram-se disponíveis nas formas de suspensão, solução, grânulo, tablete, pasta e *pellets*. A via de administração desses medicamentos é a oral; no entanto, alguns benzimidazóis podem ser administrados por via intrarruminal, intramuscular ou subcutânea. Sulfóxido de albendazol em formulação injetável está disponível para bovinos na dose de 2,5 mg/kg. O tratamento de ruminantes e equinos é realizado geralmente com administração de benzimidazóis em dose única, apesar de já haverem indícios de que o uso de doses repetidas pode oferecer melhores resultados, assim como já é feito para suínos, cães e gatos. A posologia e a via de administração desses medicamentos são apresentadas no Quadro 47.2.

AVERMECTINAS E MILBEMICINAS

Os derivados macrocíclicos da lactona, as avermectinas e as milbemicinas, foram utilizados como anti-helmínticos a partir da década de 1980. São classificados em semissintéticos (ivermectina e moxidectina) e biossintéticos (doramectina).

As avermectinas, produtos de fermentação natural do actinomicete *Streptomyces avermitilis*, encontrado nos solos, são altamente lipofílicos, pouco solúveis em água, mas facilmente solúvel em solventes orgânicos. Têm apresentado efeito sobre as funções biológicas e na sobrevivência de parasitos e também de organismos terrestres e aquáticos não alvos. Além da atividade anti-helmíntica, as lactonas macrocíclicas são potentes produtos ectoparasiticidas.

A fermentação do fungo *Streptomyces* gera uma série de compostos similares classificados como "A" e "B", dependendo da presença dos grupos metoxi (avermectina A) ou hidróxido (avermectina B), no carbono 5 (C-5). Estes compostos "A" e "B" podem ter uma ligação dupla entre o C-22 e C-23 (A_1 e B_1) ou uma ligação simples e um substituinte hidróxido no C-23 (A_2 e B_2). São classificados ainda em "a" e "b" quando apresentam no C-25 o grupo butil (A_{1a}, A_{2a}, B_{1a} e B_{2a}) ou isopropil (A_{1b}, A_{2b}, B_{1b} e B_{2b}). Das oito avermectinas resultantes do processo de fermentação, quatro, designadas como A1a, A2a, B1a e B2a, são obtidas em maiores quantidades. Os componentes "b" não representam mais do que 20% da mistura total.

A avermectina B_1 é conhecida como abamectina, composta por menos de 80% de avermectina B_{1a} (5-0-dimetil. avermectina A_{1a}) e mais de 20% de avermectina B_{1b} (5-0-dimetil-25-di-(1-metilpropil)-25-(1-metiletil). avermectina A_{1a}). Estes dois componentes, B_{1a} e B_{1b}, têm propriedades biológica e toxicológica similares.

A hidrogenação da avermectina B_1 nas ligações duplas entre C-22 e C-23 produz a 22,23 di-hidroavermectina B_1, conhecida como ivermectina. A presença de um grupo ciclo-hexílico na posição C-25 do anel lactônico central origina a doramectina.

A selamectina foi produzida por uma modificação semissintética da doramectina, é um monossacarídeo-C13-oxima-C5, apresentando um grupo ciclo-hexílico na posição C-25 do anel lactônico central e uma ligação simples entre C-22 e C-23.

A eprinomectina foi sintetizada usando o produto de fermentação avermectina B_1, sendo uma mistura dos compostos B_{1a} (≥ 90%) e B_{1b} (≤ 10%).

As milbemicinas diferem das avermectinas pela ausência de um grupo dissacarídeo no C-13 do anel lactônico. A moxidectina é derivada do produto de fermentação do *Streptomyces cyaneogriseus* subespécie *noncyanogenus* conhecido como nemadectina, diferindo deste por apresentar um substituinte metoxima no C-23. A milbemicina A_3/A_4 5-oxima é um produto, semissintético originado do *S. hygroscopicus* subespécie *aureolacrimosus*, que consiste em uma mistura de 80% (A_3: metil no C-25) e 20% (A: etil no C-25).

Nomes e químicos das avermectinas

Avermectinas

- Ivermectina: 22,23-di-hidroavermectina B1a (> 80%) e 22,23-di-hidroavermectina B_{1b} (< 20%)
- Abamectina: avermectina B1a (> 80%) e avermectina B_{1b} (< 20%)
- Doramectina: 25-ciclohexil-5.0dimetil-25-de(1-metilpropil)avermectina A1a
- Eprinomectina: 4"-epi-acetilamino-4"-deoxi-avermectina B_1
- Selamectina: 25-ciclohexil-25-de(1-metilpropil)-5-deoxi-22,23-di-hidro-5-(hidroximino)-avermectina B_1.

Milbemicinas

- Milbemicina: milbemicina A4 (80%) e milbemicina A_3 (20%) – 5-O-demetil-28-deoxi-6,28-epoxi-25-(1-metiletil)- (6R,25R)
- Moxidectina: (6R, 23E, 25S) – 5-O-demetil-28-deoxi-25-[(1E) – 1,3-dimetil-1-butenil] – (metoximino) milbemicin 6,28-epoxi-23- B.

Espectro anti-helmíntico

A ivermectina apresenta atividade sobre os estágios adultos e imaturos em desenvolvimento e inibido de nematódeos gastrintestinais e pulmonares de ruminantes, equinos, suínos, e sobre microfilárias de *D. immitis* em cães (Quadro 47.2). O uso de doses mais elevadas de ivermectina no controle de nematódeos intestinais, como, por exemplo, *Cooperia* e *Nematodirus*, têm sido descritos, e possivelmente é atribuída a menor sensibilidade desses parasitos ao medicamento ou a menor concentração do produto no seu local de ação.

A abamectina é eficaz no controle de infecções por nematódeos de bovinos e suínos, a eprinomectina é recomendada para ruminantes, sendo eficaz contra formas adultas e imaturas de *Nematodirus helvetianus*, enquanto a doramectina é utilizada apenas em bovinos. A moxidectina, além de atuar sobre parasitos de ruminantes, age também sobre nematódeos de equino.

A milbemicina atua sobre os nematódeos gastrintestinais e em microfilárias de *D. immitis* em cães.

A selamectina é um endectocida para cães e gatos, com espectro de ação sobre nematódeos gastrintesinais e *D. immitis* (microfilárias e adultos). A milbemicina atua sobre os nematódeos gastrintestinais e em microfilárias de *D. immitis* em cães.

As lactonas macrocíclicas não apresentam atividade sobre cestódios e trematódeos. A ausência de sinapses GABAérgicas periféricas ou de receptores com alta afinidade podem explicar por que esses helmintos não são sensíveis às avermectinas e milbemicina.

Modo de ação

Sobre os mecanismos pelos quais as avermectinas e milbemicinas penetram nos parasitos supõe-se que a absorção transcuticular seja a mais importante para os nematódeos gastrintestinais, enquanto nos parasitos hematófagos (nematódeos e artrópodos), a via oral tem relevante contribuição para absorção desses medicamentos. As lactonas macrocíclicas potencializam a ação inibidora neuronal no cordão nervoso ventral dos parasitos. Esses medicamentos atuam como agonista de alta afinidade sobre a subunidade α de canais iônicos seletivos ao cloro presentes no parasito. Nos invertebrados, o ligante desses canais iônicos é o glutamato, sendo os receptores denominados GluCl. Os receptores estão localizados em células musculares somáticas, especialmente, da bomba faríngea e do útero e nos seus respectivos neurônios. Quando o medicamento se une a esses receptores, o canal de cloro é aberto, aumentando a condução intracelular do neurotransmissor. Com isso ocorre hiperpolarização da membrana do neurônio resultando em uma paralisia motora do tipo flácida e consequente eliminação do parasito. Nos nematódeos, a interferência na transmissão dos impulsos nervosos ocorre entre células nervosas, enquanto nos artrópodos isso acontece entre células nervosas e musculares. Nos invertebrados, os sítios de ligação para as avermectinas estão localizados no tecido periférico, enquanto nos mamíferos esses sítios estão confinados no sistema nervoso central. Os compostos dessa classe podem também interagir com canais iônicos mediados por outros neurotransmissores, ligando-se aos receptores do ácido gama-aminobutírico (GABA) e da glicina. Essa ativação, no entanto, requer concentrações da lactona muito maiores do que é necessária para os receptores dos canais GluCl e, por esse motivo, este último é considerado o alvo principal para essa classe de anti-helmíntico.

Farmacocinética

As avermectinas e milbemicinas são compostos lipofílicos praticamente insolúveis em água, mas que podem ser dissolvidos em vários solventes orgânicos como clorofórmio, acetona, dimetil sulfóxido, ciclo-hexano e dimetilformamina. Sua distribuição, no organismo animal, ocorre em virtude da ligação a lipoproteínas na circulação sanguínea. A baixa hidrossolubilidade e a elevada lipossolubilidade favorecem a sua deposição no local de aplicação, o que prolonga o tempo de permanência do medicamento no organismo animal. Esses compostos são também absorvidos pelo trato gastrintestinal, quando administrados por via oral ou através da pele. Concentrações elevadas dos medicamentos são observadas no pulmão e pele. As concentrações nos fluidos orgânicos são mantidas por longos períodos, não sendo recomendadas para uso em fêmeas em lactação, com exceção da eprinomectina. Parâmetros farmacocinéticos da ivermectina, moxidectina e doramectina, obtidos após administração subcutânea de 200 μg/kg em bovinos são registrados no Quadro 47.4. A excreção desses medicamentos ocorre em maior parte através das fezes, como composto original e em menor proporção na urina (aproximadamente 2%) e no leite. O período de carência para consumo da carne é relativamente longo (ver Quadro 47.1). Resíduos totais e meia-vida de eliminação ($t_{1/2}$) da ivermectina (0,3 mg/kg), da moxidectina e da doramectina (0,2 mg/kg) em tecidos de bovinos, após administração subcutânea, são registrados no Quadro 47.5. Estudos no homem, cão e cervo mostraram que a farmacocinética da ivermectina é dose-dependente, com concentrações plasmáticas aumentando linearmente com a elevação da dose. Este fato, porém, não foi observado nos estudos realizados com a moxidectina, cujo pico de concentração plasmática, após administração de três doses diferentes, não foi linear.

A ivermectina é biotransformada no fígado, resultando em três metabólitos, sendo o mais importante o 24-hidroximetil-di-hidroavermectina B_{1a}. Contudo, o composto

QUADRO 47.4

Parâmetros farmacocinéticos da ivermectina, moxidectina e doramectina obtidos em bovinos, após administração subcutânea de 200 μg/kg.

Parâmetros farmacocinéticos	Ivermectina	Moxidectina	Doramectina
Meia-vida de absorção (h)	39,2 × 22,3[a]	1,32 ± 0,36[c]	56,4 ± 18,2
Concentração plasmática máxima (ng/mℓ)	42,8 ± 3,83	39,4 ± 3,40	37,5 ± 3,89
Tempo de concentração plasmática máxima (dias)	4,00 ± 0,94[a]	0,32 ± 0,00[c]	6,00 ± 1,35
Área sob a curva de concentração sérica (ng · d/mℓ)	459 ± 47,4[a,b]	217 ± 15,6[c]	627 ± 31,5

As médias dos parâmetros cinéticos da ivermectina foram estatisticamente diferentes das obtidas para moxidectina (a) e doramectina (b) P < 0,05. As médias dos parâmetros cinéticos da moxidectina foram estatisticamente diferentes das obtidas para doramectina (c) P < 0,05. Fonte: Lanusse *et al.*, 1997.

QUADRO 47.5

Resíduos totais e meia-vida de eliminação ($t_{1/2}$) de ivermectina (0,3 mg/kg), moxidectina (0,2 mg/kg) e doramectina (0,2 mg/kg) em tecidos de bovinos, após administração subcutânea.

Medicamentos	$t_{1/2}$ (dias)		Resíduos (p.p.b.) em 7, 14 e 28 dias								
			Fígado			Músculo			Gordura		
	Fígado	Gordura	7	14	28	7	14	28	7	14	28
Ivermectina	4,7	4,3	782	55	11	23	2	0	270	83	29
Moxidectina	9 a 12	12 a 15	109	77	31	21	10	4	898	636	275
Doramectina	–	–	–	88	25	–	13	<4	–	288	94

Adaptado de McKellar e Benchaoui (1996).

na forma inalterada é o principal resíduo encontrado nos tecidos hepático e adiposo, alcançando um percentual de 60% em bovinos, 48% em ovinos e 71% em roedores. A farmacocinética desse medicamento foi estudada em ovinos, após administração intravenosa, intra-abomasal e intrarruminal. Na aplicação intravenosa, o medicamento foi eliminado lentamente, com a meia-vida plasmática de 172 h. A concentração plasmática máxima ocorreu em 4,4 h após administração intra-abomasal, sendo sua biodisponibilidade próxima de 100%. No rúmen, a ivermectina é degradada por microrganismos em metabólitos menos ativos, sendo o nível plasmático máximo observado em 23,5 h e sua biodisponibilidade reduzida entre 29 e 75%. Em bovinos, a meia-vida plasmática situa-se entre 2,7 a 3 dias e a meia-vida de eliminação de 4 a 5 dias no tecido hepático e 6 a 7 dias no adiposo. O medicamento persiste por um longo período nos tecidos, especialmente hepático e adiposo (Quadro 47.5). Pouca quantidade do medicamento é detectada nos músculos e rins.

A excreção de ivermectina ocorre nas fezes (aproximadamente 98%), na urina e no leite. Após administração subcutânea, 4 e 5% da dose administrada são excretados no leite de ovelhas e vacas, respectivamente. Em vacas, resíduos no leite são detectados até 35º dia do tratamento e no 28º pode-se observar concentração de resíduos de ivermectina de 23,1 ng/mℓ e 51,9 ng/mℓ após aplicações injetável e *pour-on*, respectivamente. A ivermectina, quando aplicada via cutânea, exige uma dose mais elevada, de 500 μg/kg, devido à menor absorção do composto através da pele. A farmacocinética da ivermectina difere entre as várias espécies animais; o volume de distribuição do medicamento foi maior em ovinos do que em bovinos; entretanto, a meia-vida de eliminação foi similar, 2,8 dias em bovinos e 2,7 dias em ovinos, após administração intravenosa. Os caprinos têm a capacidade de biotransformar esse composto muito mais rapidamente que os ovinos. Em caprinos, ocorreu concentração plasmática máxima de ivermectina no segundo dia após tratamento com 0,2 mg/kg. Concentrações residuais baixas, 0,05 e 0,18 ng/mℓ após administração oral e subcutânea, respectivamente, foram detectadas no 17º dia. Nos tecidos, exceto na pele, pelos e tecido adiposo subcutâneo, a concentração do medicamento, similar ao observado no plasma, foi maior quando administrada por via subcutânea. Em suínos, a concentração plasmática máxima ocorre no terceiro dia após a administração de 0,3 mg/kg de ivermectina, sendo de 28 dias a persistência no plasma. Nos monogástricos, a meia-vida de eliminação foi menor em relação aos ruminantes, sendo de 0,5 dia em suínos, com o produto adicionado na ração, e 1,8 dia em cães. A farmacocinética difere também em relação ao sexo; a meia-vida de absorção da ivermectina em novilhos e novilhas foi de 3,9 ± 0,18 e 4,73 ± 0,43 dias, respectivamente, porém não houve influência do sexo sobre a meia-vida de eliminação desse medicamento.

A abamectina é também um composto derivado do *S. avermetilis*. A biotransformação ocorre no rúmen e a maior concentração no plasma é observada aproximadamente em 24 h após o tratamento. A maior parte da dose (aproximadamente 98%) é excretada, na sua forma original, nas fezes.

A doramectina é um produto biossintético derivado por síntese mutacional, do *S. avermetilis*. É pouco solúvel em água e, quando administrada por via intravenosa, apresenta meia-vida plasmática de, aproximadamente, 89 h. Entretanto, as concentrações no plasma são detectadas até 30 dias após a dosificação. Após a administração subcutânea, sua atividade sobre *Cooperia oncophora* e *O. ostertagi* persiste por 8 e 12 dias, respectivamente. Cerca de 90% da doramectina são excretados nas fezes. A farmacocinética da doramectina difere em relação ao sexo, a meia-vida de absorção em novilhos e novilhas foi de 4,98 ± 0,49 e 5,79 ± 0,51 dias, respectivamente, porém não houve influência do sexo sobre a meia-vida de eliminação desse medicamento.

A eprinomectina, administrada nos bovinos na dose de 0,5 mg/kg, o pico de concentração plasmática foi de 43,76 ng/mℓ 2,02 dias após a aplicação e a média do tempo de permanência nos tecidos foi de 4,16 dias. É minimamente biotransformada e o principal resíduo, no fígado e plasma, é o composto B_{1a}. A quantidade de medicamento no leite foi de 0,109% ± 0,038 da dose total administrada, detectada até 15 dias, o que permite seu uso em animais em lactação. Em caprinos, o pico de concentração plasmática da epinomectrina foi de 5,60 ng/mℓ 2,55 dias após aplicação tópica de 0,5 mg/kg. A área sob a curva de concentração sérica foi de 72,31 ± 1,15 ng/dia/mℓ e a média do tempo de permanência nos tecidos foi de 9,42 ± 0,43 dias. A disponibilidade sistêmica da eprinomectina em caprinos foi menor do que em bovinos, sugerindo-se que a dose de 0,5 mg/kg pode ser menos efetiva para caprinos.

Após administração tópica, a concentração máxima de selamectina é maior em gatos (15 h) do que em cães (72 h), assim como a biodisponibilidade sistêmica (74%, em gatos, e 4,4%, em cães), como resultado do maior influxo através da pele do gato em relação à derme do cão.

A selamectina distribui-se por toda pele dos animais, localizando-se, principalmente, na glândula sebácea e na lâmina basal do epitélio. Este composto é excretado integralmente nas fezes.

A moxidectina é um composto altamente solúvel em lipídios (100 vezes mais do que a ivermectina), derivado semissintético do *Streptomyces cyaneogriseus* subespécie *noncyanogenus*. A biotransformação ocorre no fígado, e o composto na forma inalterada é o principal resíduo encontrado na gordura e no leite, em bovinos, ovinos e equinos, sendo identificados apenas dois metabólitos (2%), o C-29 hidroximetil e o C-14 hidroximetil, na gordura e no leite. A moxidectina é excretada primariamente nas fezes. O pico de concentração plasmática é de aproximadamente 24 h. Após a administração 200 µg/kg pelas vias oral e subcutânea, o pico plasmático foi de 6,5 ng/mℓ e 75 ng/mℓ, respectivamente. O tempo de permanência da moxidectina nos tecidos foi também mais prolongado quando aplicada por via subcutânea. A meia-vida de eliminação no tecido adiposo foi maior do que a ivermectina, entre 12 e 15 dias. A maior parte do composto é excretada nas fezes e 2 dias após tratamento 26% do composto original são eliminados por esta via.

A disponibilidade sistêmica da moxidectina em bovinos Holandês e Aberdeen Angus tratados com a formulação *pour-on* de 500 µg/kg foi marcadamente menor quando comparado com dose de 200 µg/kg por via subcutânea. Esse medicamento, na dose de 500 µg/kg, foi detectado no plasma entre 2 h a 35 dias após o tratamento em ambas as raças, porém menor absorção e atraso no tempo do pico de concentração plasmática foram observados no Aberdeen Angus. A menor disponibilidade sistêmica, expressa como a área sob a curva de concentração sérica e a concentração plasmática máxima ocorreram também no Aberdeen Angus, embora com meia-vida de eliminação similar entre as raças.

Os parâmetros farmacocinéticos da milbemicina A_3A_4 5-oxima (mistura de > 80% A_4 e < 20% A_3) em cães Beagle, com aproximadamente 11 kg e gatos com 2,9 a 4,8 kg são registrados no Quadro 47.3. Em gatos, os valores da área sob a curva de concentração sérica e a concentração plasmática máxima são inferiores e altamente variáveis quando comparados com cães, indicando menor biodisponibilidade do medicamento.

Efeitos tóxicos

As lactonas macrocíclicas, nas doses recomendadas, apresentam uma considerável margem de segurança para os mamíferos (ver Quadro 47.1). A atividade seletiva pode ser atribuída ao fato de que nos mamíferos, os canais iônicos mediados pelo GABA só estão presentes no cérebro e as macrolactonas não atravessam a barreira hematencefálica, para atuarem no sistema nervoso central (SNC), em situações normais; além disso, os nervos e as células musculares dos mamíferos não apresentam canais de cloro controlados por glutamato. No entanto, os cães dolicocefálicos, como os das raças Collie, Shetland Sheepdogs, Old English Sheepdog e Australian Sheepdog, quando tratados com lactonas macrocíclicas podem manifestar sinais de intoxicação como convulsão, depressão, tremores, ataxia, vômitos, letargia, salivação e midríase, resultando, muitas vezes, na morte desses animais. Os gatos também podem apresentar distúrbios neurológicos.

O mecanismo da neurotoxicidade em algumas raças de cães está associada à funcionalidade da glicoproteína-P (P-gp). A P-gp é uma proteína de membrana celular codificada pelo gene *MDR1* (resistência a múltiplas drogas), também chamado ATP-*binding cassete*, subfamília B, membro 1 (ABCB1). Estas proteínas atuam na absorção e excreção de medicamentos no intestino, fígado, rins, barreira hematencefálica e em diversos outros locais, ocorrendo diversos polimorfismos que afetam a distribuição do medicamento no sistema nervoso central. A mutação no gene ABCB1 foi identificada em cães, e esta gera uma transleitura de códon de parada prematura, resultando na transcrição de uma proteína truncada e também não funcional. Em cães homozigotos para a mutação, os efeitos neurológicos ocorrem com uma única dose (120 µg/kg) de ivermectina, enquanto nos indivíduos heterozigotos (*MDR1* normal/mutado) e homozigotos para o alelo normal, não são suscetíveis a neurotoxicidade por este produto. Os heterozigotos, no entanto, podem apresentar sinais de intoxicação com doses maiores de 120 µg/kg. Pouco se sabe sobre o papel da P-gp na barreira hematencefálico de gatos.

A única dose tópica de 60 mg/kg ou oral de 15 mg/kg de selamectina pode causar neurotoxicidade em cães ABCB1 (mutado/mutado), mas não em ABCB1 homozigoto para o alelo normal. As doses de 0,5 a 0,99 mg/kg/mês de milbemicina são usadas na prevenção da dirofilariose. Apesar de segura para os cães ABCB1 mutados, a única dose oral, de 12,5 mg/kg pode ser tóxica, enquanto a moxidectina, na formulação oral, 3 mg/kg/mês não é tóxica para qualquer dos genótipos ABCB1.

Em bezerros, a abamectina e a moxidectina apresentam uma margem de segurança restrita. Depressão, ataxia e inquietação podem ser sinais observados em animais com menos de 4 meses de idade. Um outro aspecto relevante é o efeito adverso da abamectina sobre organismos aquáticos devido a sua alta toxicidade, mesmo em baixas concentrações.

A doramectina causa despigmentação da pele no local da injeção. A administração parenteral de ivermectina em equino provoca reação no local da injeção, podendo estar relacionada com infecções por bactérias do gênero *Clostridium* spp.

Efeitos teratogênicos pelo uso da ivermectina, em doses maiores que a terapêutica, foram observados em roedores.

Posologia, formulação e administração

As lactonas macrocíclicas estão disponíveis em solução para aplicação subcutânea, intramuscular, transdermal (*pour-on*) e oral. São também apresentadas em pasta e bólus para aplicação oral e intrarruminal, respectivamente (ver Quadro 47.1). Para suínos, existe uma formulação premix contendo 0,6% de ivermectina, que é estável por 3 meses. As doses usadas das avermectinas e milbemicinas estão descritas no Quadro 47.2.

◢ CICLODEPSIPEPTÍDEOS

Os ciclodepsipeptídeos são compostos que têm atividade anti-helmíntica. Entre eles se encontra o emodepsida, um derivado semissintético do ciclo-octadepsipeptídeo PF 1022A, um metabólito secundário do fungo *Rosellinia* spp., que é encontrado nas folhas da planta *Camellia japonica*.

O emodepsida é um composto com eficácia sobre uma variedade de nematódeos de felino, canino, ruminantes, aves e roedores. É ativo contra populações de *H. contortus* resistentes à ivermectina e levamisol e de *Cooperia oncophora* resistente à ivermectina.

Nome genérico e químico

- Emodepsida: ciclo[(R)-lactoil-N-metil-L-leucil-(R)-3-(p-morfolinofenil)lactoil-N-metil-L-leucil-(R)-lactoil-N-metil-L-leucil-(R)-3-(p-morfolinofenil)lactoil-N-metil-L-leucil].

Espectro anti-helmíntico

Em gato, o emodepsida atua principalmente no controle de nematódeos adultos e imaturos (L4 e L3) de ascarídeos como *Toxocara cati*, *Toxascaris leonina* e de ancilostomídeos *Ancylostoma tubaeforme*. Em cão é ativo contra *Trichuris vulpis*, *Toxocara canis*, *Toxascaris leonina*, *Uncinaria stenocephala* e *Ancylostoma caninum*.

Modo de ação

O emodepsida atua estimulando os receptores pré-sinápticos da latrofilina, localizado nas células musculares da faringe e do corpo dos nematódeos, induzindo a ativação da transdução do sinal, em cascata, via alfassubunidade da proteína G e fosfolipase C, causando um aumento intracelular dos níveis de cálcio e diacilglicerol (DAG), o que resulta em paralisia flácida e morte dos parasitos.

Como se trata de uma classe de compostos lançados há pouco tempo, ainda não há registro de resistência anti-helmíntica. Entretanto, vale chamar a atenção que medicamentos desse grupo ainda não foram lançados para pequenos ruminantes e equinos, onde os problemas de resistência geralmente surgem com maior rapidez.

Efeitos tóxicos

O emodepsida não pode ser aplicado em gatos com menos de 8 semanas e em gatos com menos que 0,5 kg, como também não deve ser administrado sobre a pele lesionada ou por via oral. O produto é de sabor desagradável e pode ocorrer salivação, tremores e vômito se os gatos acidentalmente lamberem o local da aplicação imediatamente após o tratamento ou quando usado em doses superiores. Ocasionalmente, os animais podem apresentar sensibilidade cutânea transitória, incluindo prurido, mas gatos com histórico de hipersensibilidade podem apresentar reações alérgicas cutâneas. Estudos toxicológicos indicaram uma tolerância de até 10 vezes a dose recomendada em gatos adultos e de até cinco vezes a dose recomendada em filhotes, sem evidência de efeitos adversos.

Posologia, formulação e administração

A dose mínima recomendada é de 3,0 mg de emodepsida por kg de peso corporal, disponíveis em solução para aplicação subcutânea, transdermal (*pour-on*). Pode ser usado em animais idosos, em fêmeas em qualquer fase da gestação ou da lactação; em gatos a partir de 8 semanas de vida, desde que tenham o peso mínimo de 0,5 kg. A formulação em tablete é indicada para cães na dose de 1 mg/kg. As formulações para gato e cão estão associadas ao praziquantel.

DERIVADOS DE AMINOACETONITRILA

Os derivados de aminoacetonitrila (AADs) são uma classe de anti-helmínticos empregada no controle de nematódeos gastrintestinais de ruminantes, incluindo aqueles resistentes a outros grupos químicos. O ingrediente ativo é o monepantel.

Espectro anti-helmíntico

O monepantel é eficaz para estádios imaturos e adultos de nematódeos gastrintestinais resistentes aos benzimidazóis, levamisol e lactonas macrocíclicas. Os derivados de amino acetonitrila são eficazes para *H. contortus*, *Teladorsagia circumcincta*, *Trichostrongylus* spp., *Nematodirus* spp., *Chabertia ovina* e *Oesophagostomum venulosum* de ovinos e *Ostertagia ostertagi* e *C. oncophora* de bovinos. São ineficazes para trematódeos e cestódeos, como *Moniezia expansa*.

Modo de ação

O monepantel age sobre um único receptor nicotínicos (nAChR), encontrado apenas em nematódeos. A proteína ACR-23 é pertence ao grupo DEG-3 (DEGeneração de certos neurônios) de nAChR, uma subfamília específica de nematódeos (p. ex., *Caenorhabditis elegans*). O alvo do AAD é a subunidade ACR-23 deste receptor, agindo como agonistas diretos de ACR-23 dos canais iônicos, causando hipercontração e como consequência paralisia espástica do nematódeo. O mesmo tem sido demonstrado com Hco-MPTL-1 (Hc-acr-23 H) outra subunidade de nAChR, o alvo de AAD em *H. contortus*.

Farmacocinética

O perfil cinético de AAD 1470 é caracterizado por uma lenta depuração plasmática (0,11 ℓ/kg/h), o volume de distribuição aparente é muito alto, durante a fase terminal (Vd= 33 ℓ/kg) e no estado estacionário (Vss= 27 ℓ/kg). Um declínio rápido na concentração sanguínea, (menor que 20 ng/mℓ) ocorre em 2 dias, decorrente da distribuição em compartimentos periféricos, principalmente na gordura, seguido por lenta eliminação, meia-vida terminal de 215 h. O produto apresenta boa biodisponibilidade (57%) quando administrado por via oral. O período de carência é no máximo de 8 dias. Os limites máximos de resíduos de monepantel em tecidos de ovinos e caprinos são registrados no Quadro 47.6.

Efeitos tóxicos

O monepantel tem boa tolerabilidade por ovinos na dose de 50 mg/kg de peso. Em animais tratados com 125 mg/kg houve perda do apetite transitória. O medicamento tem uma margem de segurança alta (ver Quadro 47.1).

O produto tem ação biocida contra nematódeos gastrintestinais, para proteção ambiental deve-se evitar contaminação de qualquer sistema de abastecimento de água com o produto ou o uso das embalagens.

Posologia, formulação e administração

A dose para ovinos é de 1 ml/10 kg, equivalente para 2,5 mg de monepantel/kg de peso vivo. O medicamento encontra-se disponível na forma de solução, para administração por via oral.

ESPIROINDÓIS

Os espiroindóis são uma classe de anti-helmínticos empregados no controle de nematódeos gastrintestinais de ruminantes, incluindo aqueles resistentes a outros grupos químicos. O ingrediente ativo é o derquantel, que foi introduzido no mercado em 2010. A apresentação comercial é uma associação de derquantel com abamectina, e indicado para o controle de nematódeos de ovinos. O medicamento ainda não é comercializado no Brasil.

Nome genérico e químico

- Derquantel: 2-deoxi-paraherquamida ou PNU-141962.

Espectro anti-helmíntico

O derquantel é eficaz para estádios imaturos e adultos de nematódeos gastrintestinais resistentes aos benzimidazóis, levamisol e lactonas macrocíclicas e indicado apenas para ovinos. A dose terapêutica é efetiva contra *Haemonchus* spp., *Cooperia* spp. e *Trichostrongylus* spp. A ação contra *Teladorsagia* spp. é baixa e sobre *Oesophagostomum* spp. e *Trichuris* spp. é ineficaz. É ineficaz também para cestódeos.

Modo de ação

O derquantel é um antagonista competitivo de receptores nicotínicos da acetilcolina (nAChRs), o que promove o bloqueio da transmissão neuromuscular colinérgica. Consequentemente, não há despolarização celular e os nematódeos morrem por paralisia flácida.

Efeitos tóxicos

O derquantel tem boa tolerabilidade por ovinos. Em estudos com ovinos a tolerância foi observada quando aplicada até três vezes a dose recomendada (1,0 ml/5 kg de peso), sem efeitos adversos sobre a fertilidade ou teratogênicos. Ovinos podem apresentar tosse transitória com resolução espontânea após administração. Recomenda-se que borregos menores que 15 kg de peso sejam pesados corretamente antes do tratamento.

Posologia, formulação e administração

É indicado apenas para ovinos na dose 1,5 ml/5 kg. Derquantel é apresentado [10 mg/ml (1% m/v)] em associação com abamectina [1 mg/ml (0,1 % m/v)]. O medicamento não é comercializado no Brasil.

QUADRO 47.6
Limites máximos de resíduos de monepantel em tecidos de ovinos e caprinos.

Substância farmacologicamente ativa	Resíduo marcador	Limite máximo de resíduos (mg/kg)		Tecidos-alvo
		Ovinos	Caprinos	
Monepantel	Monepantel-sulfona	0,7	0,7	Músculo
		7	7	Tecido adiposo
		5	5	Fígado
		2	2	Rim

Adaptado do Regulamento da Comissão Europeia, nº 478/2009.

MISCELÂNEA DE MEDICAMENTOS ANTINEMATÓDEOS

Piperazina

A piperazina (1,4-diazaciclohexano, dietilenodiamina) possui atividade sobre ascaríase dos animais domésticos e oxiurose equina. Este medicamento interfere na atividade neuromuscular do parasito, por promover a abertura dos canais de cloro ligado ao receptor GABA localizados nas células musculares, resultando em uma paralisia flácida. Em doses altas, causa irritação na mucosa gástrica, provocando vômito e dor abdominal. Em bezerros, observa-se diarreia e timpanismo. Seu uso não é recomendado em animais com doença neurológica, disfunção renal ou hepática.

Melarsomina sódica

Os arsenicais foram inicialmente utilizados como inseticidas e acaricidas. O seu uso como anti-helmíntico é restrito ao tratamento de adultos de filarídeos, em especial, de *D. immitis*. O princípio ativo utilizado para esta finalidade é o cloridrato de melarsomina, mas sem comercialização no Brasil. O dicloridrato de melarsomina é utilizado na dose de 2,5 mg/kg, em duas aplicações no intervalo de 24 h, devendo ser aplicado somente IM profunda, nos músculos lombares, entre a 3ª e a 5ª vértebras, uma vez que a aplicação subcutânea em tecido adiposo ou intermuscular poderá levar a um edema transitório. Esses medicamentos são hepatotóxicos e nefrotóxicos e os efeitos colaterais, quando usados em doses elevadas, caracterizam-se por presença de vômitos, salivação, letargia, taquicardia, taquipneia, dispneia, dor abdominal, anorexia e icterícia. Entre sete e 20 dias após o tratamento com melarsamina pode-se observar tromboembolismo pelo acúmulo de adultos de *D. immitis* mortos no lobo caudal do pulmão. No local de aplicação da melarsamina observou-se reação edematosa em 30,6% dos casos. O dimercaprol pode ser usado como antídoto nas primeiras 3 h do início do aparecimento dos sinais clínicos, contudo este medicamento pode reduzir a eficácia da melarsomina. A aplicação de glicocorticoide no local da injeção pode inibir a reação adversa decorrente do extravasamento dos medicamentos.

SITUAÇÃO DA RESISTÊNCIA ANTI-HELMÍNTICA ENVOLVENDO NEMATÓDEOS

À medida que os anti-helmínticos são desenvolvidos e lançados no mercado, surgem relatos de populações de nematódeos com resistência aos referidos medicamentos. A velocidade com que a resistência emerge depende de uma série de fatores relacionados principalmente ao mecanismo de ação e frequência de utilização do anti-helmíntico e de fatores relacionados a aspectos biológicos dos parasitos. Aqueles medicamentos com período de ação mais prolongado (maior tempo de concentração farmacológica) exercem maior pressão de seleção, o que favorece o aparecimento da resistência. Da mesma forma, quanto mais frequentes são os tratamentos, mais rapidamente surgem populações resistentes. Fatores relacionados aos parasitas também são importantes. Por exemplo, a partir da década de 1960, com a utilização periódica de anti-helmínticos de amplo espectro, algumas espécies comuns em ovinos, como *Dictyocaulus filaria* e *Bunostomum trigonocephalum*, começaram a deixar de serem registradas e foram eliminadas de muitos criatórios. Por outro lado, espécies com elevado potencial biótico e com elevada capacidade para desenvolver resistência aos anti-helmínticos, como é o caso de *Haemonchus contortus* (Quadro 47.7), têm sido majoritárias em ovinos e de difícil controle.

A seguir estão descritos registros de resistência aos anti-helmínticos por espécie animal.

Ovinos e caprinos

Das espécies relevantes em regiões tropicais e subtropicais, duas se destacam nos casos de resistência anti-helmíntica em pequenos ruminantes: *Haemonchus contortus* (parasita do abomaso) e *Trichostrongylus colubriformis* (parasita do intestino delgado). A presença de populações com multirresistência à ação de albendazol, levamisol, ivermectina, moxidectina e closantel vem sendo registrada há vários anos. Atualmente, são cada vez mais raros os rebanhos sem a presença de nematódeos com resistência múltipla, envolvendo inclusive monepantel. Esse produto se mostrou altamente eficaz ao ser lançado no Brasil. Porém, pouco tempo após o início da comercialização, surgiram registros de populações de *H. contortus* e *T. colubriformis* com resistência.

Em países com clima temperado, outras espécies, como *Teladorsagia circumcincta*, também têm apresentado multirresistência. Porém, no Brasil, a referida espécie tem pouca importância.

Bovinos

No Brasil, as três espécies com maior importância em bovinos, *Haemonchus placei* (parasita do abomaso), *Cooperia punctata* (parasita do intestino delgado) e *Oesophagostomum radiatum* (parasita do intestino grosso) apresentam populações com resistência aos anti-helmínticos.

Devido à utilização indiscriminada das lactonas macrocíclicas nas últimas décadas, populações resistentes das três espécies mencionadas estão disseminadas em todo o território nacional. Os estudos sobre a presença de resistência anti-helmíntica em rebanhos de bovinos têm indicado que são minoria as propriedades onde as lactonas macrocíclicas ainda se mantém eficazes. Portanto, nos dias atuais, é questionável o emprego desse grupo de anti-helmíntico na profilaxia das nematodioses de bovinos.

Em comparação com as lactonas macrocíclicas, o problema da resistência anti-helmíntica em bovinos envolvendo os benzimidazóis é menos grave.

QUADRO 47.7

Histórico do desenvolvimento de resistência anti-helmíntica em *Haemonchus contortus*.

Classe	Princípio ativo	Lançamento	Primeiro relato de resistência	País
Benzimidazóis	Tiabendazol	1961	1964	Estados Unidos
	Parbendazol	1966	1975	África do Sul
	Mebendazol	1971	1975	África do Sul
	Fembendazol	1971	1975	África do Sul
	Oxfendazol	1975	1979	Austrália
	Albendazol	1979	1979	Austrália
Organofosforados	Naphthalophos	1960s	1981	Austrália
Imidazotiazóis	Levamisole	1965	1981	Austrália
Salicilanilidas	Closantel	1977	1982	África do Sul
Lactonas macrocíclicas	Ivermectina	1981	1987	África do Sul
	Abamectina	1985	2001	Austrália
	Moxidectina	1992	2001	Nova Zelândia
	Doramectina	1993	2001	Estados Unidos
	Eprinomectina	1996	2009	Suíça
Derivados da amino acetonitrila	Monepantel	2009	2014	Uruguai

Adaptado de Kotze & Prichard (2016).

Dentre os anti-helmínticos de amplo espectro, o levamisol é o que tem se mostrado mais eficaz nas propriedades avaliadas, com número relativamente pequeno de registros de resistência.

Porém, no estado do Rio Grande do Sul, a situação difere em vários aspectos daquela observada nas demais regiões do Brasil. Naquele estado, a presença de nematódeos com resistência aos benzimidazóis e levamisol também é frequente e, além das espécies citadas anteriormente, também existe registro de *Trichostrongylus* spp. e *Ostertagia* spp. com multirresistência.

Equinos

As três principais classes de anti-helmínticos utilizadas na profilaxia das nematodioses em equinos são: benzimidazóis, pirantel e lactonas macrocíclicas. *Parascaris equorum* (parasita do intestino delgado) e estrongilídeos (parasitas do intestino grosso) são considerados os nematódeos com maior importância sanitária em equinos. Os estrongilídeos parasitas do intestino grosso de equinos se dividem em dois grupos: grandes estrôngilos e pequenos estrôngilos (ciatostomíneos). O grupo dos grandes estrôngilos contém os vermes mais patogênicos, com destaque para a espécie *Strongylus vulgaris*. O grupo dos pequenos estrôngilos contém grande número de espécies, aproximadamente 40, que constituem a maior proporção da fauna parasitária do intestino grosso, superior a 90% da população total de nematódeos. A resistência aos benzimidazóis e, em menor medida, ao pirantel, é amplamente difundida entre os pequenos estrôngilos em todo o mundo. Além disso, a resistência às lactonas macrocíclicas parece estar nos estágios iniciais de desenvolvimento nos ciatostomíneos em vários locais.

A exemplo do que ocorre nos demais países, populações de ciatostomíneos com resistência aos benzimidazóis tem sido majoritária nos criatórios de equinos brasileiros. Embora as lactonas macrocíclicas ainda mostrem alta eficácia na maioria das fazendas, a suspeita de resistência em relação a esse grupo é preocupante. Em uma propriedade localizada no Paraná foi registrada a presença de ciatostomíneos com resistência múltipla às três classes de anti-helmínticos.

Em comparação com os ciatostomíneos, as populações de *Parascaris equorum* permaneceram suscetíveis às três classes de anti-helmínticos por um período de tempo consideravelmente longo. No entanto, a presença de *P. equorum* com resistência às lactonas macrocíclicas tem sido descrita em vários países.

Suínos

Em países europeus, tem sido relatada a ocorrência de *Oesophagostomum dentatum*, parasita de suínos, com resistência à ivermectina, pirantel/morantel e levamisol.

No Brasil, a situação da resistência anti-helmíntica em suínos é indeterminada, devido à carência de estudos científicos. Presume-se que nas criações industriais, com elevado rigor de higiene, o problema seja irrelevante.

Cães e gatos

Nos EUA, devido aos frequentes tratamentos de cães da raça Greyhound em criatórios de animais destinados à competição (cães de corrida), tem sido relatada a ocorrência de *Ancylostoma caninum* com resistência múltipla, envolvendo benzimidazóis, lactonas macrocíclicas e pirantel. Na Austrália, foi registrada a presença de *A. caninum* resistente ao pirantel, principal anti-helmíntico utilizado em cães daquele país.

No Brasil, *Single nucleotide polymorphisms* (SNPs) *in the β-tubulin isotype 1 gene* associado à resistência a benzimidazóis em nematódeos de ruminantes foi detectado em *A. caninum*, porém com baixa frequência.

Nos EUA, a utilização profilática de lactonas macrocíclicas na prevenção da dirofilariose em cães e gatos, tem resultado na emergência de populações de *Dirofilaria immitis* com resistência a ivermectina e moxidectina.

MECANISMOS MOLECULARES DE RESISTÊNCIA AOS AGENTES ANTINEMATÓDEOS

Resistência ao levamisol

A resistência dos gêneros *Haemonchus, Trichostrongylus, Ostertagia* e *Cooperia* ao levamisol está amplamente distribuída. Alterações no número ou na sensibilidade dos receptores colinérgicos nicotínicos representam os mecanismos de resistência do parasito ao levamisol. Vários genes possivelmente relacionados à resistência ao levamisol têm sido identificados. O *locus mpi* para a enzima fosfomanose isomerase parece envolvido na alteração de receptores da membrana do *Oesophagostomum dentatum*, enquanto as famílias dos genes *lev* e *unc (lev-1, unc-29, unc-38, unc-63, lev-8, ric-3, unc-50 e unc-74)* parecem estar ligadas a alterações nos receptores colinérgicos e na regulação intracelular de Ca^{+2} em *Caenorhabditis elegans*, modelo que pode ser aplicado a outros nematódeos. Estudos com *C. elegans* têm apontado ainda para os receptores de rianodina como possíveis participantes neste processo (indivíduos resistentes possuem maior quantidade desses receptores), visto que a rianodina controla a concentração intracelular de Ca^{+2} e, consequentemente, o efeito do levamisol na contração muscular.

Pesquisas com *H. contortus* identificaram mecanismos de resistência relacionados aos receptores nAChR, os quais causam diminuição da capacidade de resposta do nAChR ao levamisol, sendo eles: (i) redução da transcrição dos genes da subunidade do nAChR *Hco-unc-63, Hco-unc-29 e Hco-acr-8*[a]; (ii) formas truncadas dos genes da subunidade *Hco-unc-63 e Hco-acr-8*; ou (iii) expressão reduzida dos genes *Hco-unc-74, Hco-unc-50 e Hco-ric-3* necessários no processo de formação do nAChR. Embora todos esses mecanismos reduzam o número de receptores funcionais do levamisol, nenhum está ainda correlacionado de forma consistente com a resistência.

Resistência ao morantel e ao pirantel

Foi documentada a resistência de nematódeos de ruminantes ao morantel e de equinos ao pirantel. A resistência de nematódeos a este grupo químico está associada à modificação das propriedades do receptor nicotínico para acetilcolina, assim como acontece para os imidazotiazóis.

Resistência aos benzimidazóis

A resistência de nematódeos aos benzimidazóis foi detectada, pela primeira vez, em *H. contortus* de ovino, que se tornaram resistentes ao tiabendazol 3 anos após sua comercialização. Atualmente, a resistência de *H. contortus* aos benzimidazóis é um problema global.

Outros nematódeos gastrintestinais, como os gêneros *Trichostrongylus*, *Cooperia* e *Ostertagia*, nas espécies ovina, caprina e bovina, vêm desenvolvendo resistência a este grupo de anti-helmínticos. Nos equinos, a resistência aos benzimidazóis parece restrita aos ciatostomídeos. Os nematódeos têm locais de ligação com alta afinidade pelo benzimidazol hidrofóbico. A resistência está associada à presença de mutações no gene da tubulina, ocasionando a diminuição e/ou perda de receptores de alta afinidade de ligação dos benzimidazóis a esta. Foram identificadas três mutações pontuais (SNP) no gene que codifica a subunidade β dessa proteína, e que estão diretamente associadas à resistência a este composto em nematódeos como *H. contortus*, *T. colubriformis* e *Telodorsagia circumcincta* e **pequenos estrôngilos (ciatostomíneos) de equinos**.

A transversão do nucleotídio timina (T) para adenina (A) no códon 200 desse gene (mutação F200Y) ocasiona a substituição do aminoácido fenilalanina (Phe – TTC) pela tirosina (Tyr – TAC), resultando em alterações internas no monômero β da tubulina e inibindo a ligação do benzimidazol ao sítio ativo da proteína. Essa mesma alteração foi identificada na posição 167 desse gene (mutação F167Y), tendo sido observada pela primeira vez em cepas resistentes de *H. contortus* e de ciatostomíneos, onde a mutação F200Y estava ausente. Até pouco tempo, a mutação F200Y era tida como a mais comum e fortemente associada à resistência em populações de nematódeos. Entretanto, estudos mais recentes têm demonstrado uma crescente importância da mutação F167Y para resistência aos benzimidazóis. A terceira mutação neste gene envolve a transversão da adenina (A) pela citosina (C) no códon 198, levando à substituição de um glutamato (Glu) por alanina (Ala) – (mutação E198A), sendo esta menos frequente em muitos dos rebanhos ao redor do mundo. Tal mutação, no entanto, é pouco descrita em populações naturais e isolados de laboratório. Vale ressaltar que a presença de apenas uma dessas mutações já é suficiente para que o parasito apresente fenótipo resistente aos benzimidazóis; o mesmo é válido para associação de indivíduos heterozigotos em ao menos dois desses pontos de mutação.

Alterações do sítio-alvo é um mecanismo bem estabelecido para resistência ao benzimidazol. No entanto, existem outros mecanismos possíveis envolvidos, como efluxo de anti-helmínticos e mecanismos de desintoxicação (p. ex., conjugação com a proteína de transporte glutationa ou alteração na expressão da proteína de membrana, glicoproteína-P).

Resistência a lactonas macrocíclicas

Populações dos gêneros *Haemonchus*, *Ostertagia* e *Trichostrongylus* resistentes a ivermectina e moxidectina já foram descritas nas espécies ovina e caprina. Em bovinos, foi relatada a resistência dos gêneros *Haemonchus*, *Cooperia*, *Trichostrongylus* e *Oesophagostomum* a ivermectina, a doramectina e a moxidectina.

Os mecanismos pelos quais os parasitos desenvolvem resistência frente à exposição às lactonas macrocíclicas parecem estar associados a polimorfismos específicos nos receptores alvos das lactonas; entretanto, ainda, não existem mutações claramente identificadas que possam explicar os fenótipos resistentes às lactonas macrocíclicas observados em muitos isolados de campo.

Alguns estudos com *H. contortus* apontam para alterações de conformação dos canais de cloro, como mutações em genes – como glc-1, avr-14 e avr-15 – ligados às subunidades constituintes dos canais iônicos ativados por glutamato (canais GluCl). No entanto, tais mutações nos genes do canal de GluCl não foram identificadas em outras espécies de parasitas resistentes à ivermectina, e outros estudos sugeriram que a variação nos receptores de GluCl pode não ser algo implícito à resistência a lactonas macrocíclicas em populações de parasitos.

Outro possível mecanismo para evasão dos parasitos aos efeitos dessa classe de medicamentos é a diminuição da permeabilidade da cutícula dos nematoides resistentes às lactonas, possivelmente associadas às mutações nos genes *Dyf*, responsáveis pela captação cuticular do medicamento.

Além disso, a expressão da proteína de membrana conhecida como glicoproteína-P (P-gp) também está sendo bastante estudada pela sua possível relação com a resistência aos diversos anti-helmínticos, principalmente as lactonas macrocíclicas. A P-gp atua como uma bomba de efluxo em diversos tipos celulares e está envolvida na regulação da concentração de anti-helmínticos dentro das células.

Assim, a P-gp pode diminuir a exposição do alvo ao medicamento e isso pode ser a base para favorecer o desenvolvimento de resistência não só para as lactonas macrocíclicas, mas também para outros anti-helmínticos (resistência múltipla). Em cepas de *H. contortus* resistentes à ivermectina e à moxidectina, se observou a ligação desses medicamentos a P-gp, permitindo maior efluxo desses produtos e, consequentemente, diminuição da sua concentração no interior das células do sistema nervoso do parasito. Em *C. elegans* perdas na função de P-gps resultaram em um significativo aumento da sensibilidade à ivermectina, revelando que todas as P-gps dessa espécie interagem com as lactonas macrocíclicas.

Atualmente, tem sido descrita a reversão da resistência às lactonas macrocíclicas, com a utilização de moduladores de resistência associados aos anti-helmínticos. A competição desses moduladores pelos locais de ligação da P-gp inibe o efluxo do medicamento para fora da célula, devolvendo sua toxicidade. O verapamil, por exemplo, liga-se a P-gp antes da ivermectina e moxidectina, sendo, primeiramente, eliminado da célula, permitindo que as lactonas macrocíclicas permaneçam por maior tempo no seu interior e, assim, reestabelecendo a sensibilidade dos parasitos ao medicamento.

Resistência ao monepantel

O primeiro registro de resistência ao monepantel foi identificado em *Teladorsagia circumcincta* e *Trichostrongylus colubriformis* de caprinos na Nova Zelândia em 2013 e, desde então, o mesmo vem acontecendo com outras espécies de parasitos, inclusive com relatos no Brasil de populações resistentes ao monepantel infectando ovinos ou caprinos. Um experimento de seleção realizado em *C. elegans* foi usado para identificar mutantes resistentes ao monepantel, e o fenótipo de resistência foi mapeado para um gene (*acr-23*) da subunidade alfa do receptor nicotínico de acetilcolina (nAChR). Uma análise subsequente de populações de *H. contortus* resistentes ao monepantel no mesmo estudo identificou mutações nos genes ortólogos, *acr-23, Hc-acr-23H* e *Hc-des-2H*, como *loci* de resistência presumida. Outro estudo com *C. elegans* encontrou outro gene, *acr-20*, que também codifica uma subunidade alfa do nAChR, envolvida na resistência a derivados de aminoacetonitrila (AAD). Os resultados combinados entre *C. elegans* e *H. contortus* estabeleceram os genes nAChR como genes candidatos responsáveis pelo modo de ação e resistência dos AAD em populações de parasitas.

BIBLIOGRAFIA

Albuquerque, A.C.A.; Bassetto, C.C.; Almeida, F.A.; Amarante, A.F.T. Development of Haemonchus contortus resistance in sheep under suppressive or targeted selective treatment with monepantel. Vet Parasitol., v. 246, p. 112-117, 2017.

Almeida, F.A.; Garcia, K.C.O.D.; Torgerson, P.R.; Amarante, A.F.T. Multiple resistance to anthelmintics by Haemonchus contortus and Trichostrongylus colubriformis in sheep in Brazil. Parasitol. Int., v. 59, p. 622-625, 2010.

Barragry, T.B. Veterinary drug therapy. Philadelphia, Lea & Febiger, 1994, 1076 p.

Barrère, V.; Alvarez, L.; Suarez, G.; Ceballos, L.; Moreno, L.; Lanusse, C.; Prichard, R. Relationship between increased albendazole systemic exposure and changes in single nucleotide polymorphisms on the b-tubulin isotype 1 encoding gene in Haemonchus contortus. Vet. Parasitol., v. 186, p. 344-349, 2012.

Bhavsar, Z.A.; Acharya, P.T.; Jethava, D.J.; Patel, H.D. Recent advances in development of anthelmintic agents: Synthesis and biological screening. Synthetic Communic., v. 50, p. 917-946, 2020.

Bourguinat, C.; Lee, A.C.; Lizundia, R.; Blagburn, B.L.; Liotta, J.L.; Kraus, M.S.; Keller, K.; Epe, C.; Letourneau, L.; Kleinman, C.L.; Paterson, T.; Gomez, E.C.; Montoya-Alonso, J.A.; Smith, H.; Bhan, A.; Peregrine, A.S.; Carmichael, J.; Drake, J.; Schenker, R.; Kaminsky, R.; Bowman, D.D.; Geary, T.G.; Prichard, R.K. Macrocyclic lactone resistance in Dirofilaria immitis: Failure of heartworm preventives and investigation of genetic markers for resistance. Vet. Parasitol., v. 210, p. 167-178, 2015.

Brasil, B.S.A.F.; Nunes, R.L.; Bastianetto, E.; Drummond, M.G.; Carvalho, D.C.; Leite, R.C.; Molento, M.B.; Oliveira, D.A.A. Genetic diversity patterns of Haemonchus placei and Haemonchus contortus populations isolated from domestic ruminants in Brazil. Int. J. Parasitol., v. 42, p. 469-479, 2012.

Canever, R.J.; Braga, P.R.; Boeckh, A.; Grycajuck, M.; Bier, D.; Molento, M.B. Lack of Cyathostomin sp. reduction after anthelmintic treatment in horses in Brazil. Vet. Parasitol., v. 194, p. 35-39, 2013.

Castro, P.D.J.; Howell, S.B.; Schaefer, J.J.; Avramenko, R.W.; Gilleard, J.S.; Kaplan, R.M. Multiple drug resistance in the canine hookworm Ancylostoma caninum: an emerging threat? Parasit. Vectors, v. 12, n. 1, p. e-576, 2019.

Chagas, A.C.; Katiki, L.M.; Silva, I.C.; Giglioti, R.; Esteves, S.N.; Oliveira, M.C.; Barioni Júnior, W. Haemonchus contortus: a multiple-resistant Brazilian isolate and the costs for its characterization and maintenance for research use. Parasitol Int., v. 62, p. 1-6, 2013.

Cintra, M.C.R.; Teixeira, V.N.; Nascimento, L.V.; Sotomaior, C.S. Lack of efficacy of monepantel against Trichostrongylus colubriformis in sheep in Brazil. Vet. Parasitol., v. 216, p. 4-6, 2016.

Condi, G.K.; Soutello, R.G.V.; Amarante, A.F.T. Moxidectin-resistant nematodes in cattle in Brazil. Vet. Parasitol., v. 161, p. 213-217, 2009.

Furlan, F.H.; Lucioli, J.; Borelli V.; Fonteque, J.H.; Stolf, L.; Traverso, S.D.; Gava, A. Intoxicação por closantel em ovinos e caprinos no Estado de Santa Catarina. Pesqui. Vet. Bras., v. 29, p. 89-93, 2009.

Furtado, L.F.; Bello, A.C.; Santos, H.A.; Carvalho, M.R.; Rabelo, É.M. First identification of the F200Y SNP in the b-tubulin gene linked to benzimidazole resistance in Ancylostoma caninum. Vet. Parasitol., v. 206, p. 313-316, 2014.

Geary, T.G.; Bourguinat, C.; Prichard, R.K. Evidence for macrocyclic lactone anthelmintic resistance in Dirofilaria immitis. Top. Companion Anim. Med. v. 26, p. 186-192, 2011.

Ghazaei, C. Evaluation therapeutic effects of antihelminthic agents albendazole, fenbendazole and praziquantel against coenurosis in sheep. Small Rumin. Res., v. 71, p. 48-51, 2007.

Hennessey, D.R.; Ali, D.N.; Tramain, S.A. The partition and fate of soluble and digesta particulate associated oxfendazole and its metabolites in the gastrointestinal tract of sheep. Int. J. Parasitol., v. 24, p. 327-333, 1994.

James, C.E.; Hudson, A.L.; Davey, M.W. Drug resistance mechanisms in helminths: is it survival of the fittest? Trends Parasitol., v. 25, p. 328-335, 2009.

Janssen, I.J.; Krücken, J.; Demeler, J.; von Samson-Himmelstjerna, G. Caenorhabditis elegans: modest increase of susceptibility to ivermectin in individual P-glycoprotein loss-of-function strains. Exp. Parasitol. v. 134, p. 171-177, 2013.

Kaminsky, R.; Ducray, P.; Jung, M.; Clover, R.; Rufener, L.; Bouvier, J.; Weber, S.S.; Wenger, A.; Wieland-Berghausen, S.; Goebel, T.; Gauvry, N.; Pautrat, F.; Skripsky, T.; Froelich, O.; Komoin-Oka, C.; Westlund, B.; Sluder, A.; Maser, P. A new class of anthelmintics effective against drug-resistant nematodes. Nature, v. 452, p. 176-181, 2008.

Keiser, J.; McCarthy, J.; Hotez, P. Quimioterapia das infecções por helmintos. In: Brunton, L.B.; Hilal-Dandan, R.; Knollmann, B.C. eds. Goodman & Gilman: As Bases Farmacológicas da Terapêutica. 13. ed., Porto Alegre: AMGH, p. 1233-1244, 2019.

Kitchen, S.; Ratnappan, R.; Han, S.; Leasure, C.; Grill, E.; Iqbal, Z.; Granger, O.; O'Halloran, D.M.; Hawdon, J.M. Isolation and characterization of a naturally occurring multidrug-resistant strain of the canine hookworm, Ancylostoma caninum. Int. J. Parasitol., v. 49, p. 397-406, 2019.

Kopp, S.R.; Kotze, A.C.; McCarthy, J.S.; Coleman, G.T. High-level pyrantel resistance in the hookworm Ancylostoma caninum. Vet. Parasitol. v. 143, p. 299-304, 2007.

Kotze, A.C.; Hunt, P.W.; Skuce, P. *et al*. Recent advances in candidate-gene and whole-genome approaches to the discovery of anthelmintic resistance markers and the description of drug/receptor interactions. International J. Parasitol: Drugs and Drug Resistance, v. 4, p. 164-184, 2014.

Kotze, A.C.; Prichard, R.K. Anthelmintic resistance in Haemonchus contortus: History, mechanisms and diagnosis. Adv. Parasitol. v. 93, p. 397-428, 2016.

Lanusse, C.E.; Lifschitz, A.; Virkel, G.; Alvarez, L.; Sánchez, S.; Sutra, J.F.; Galtier, P.; Alvinerie, M. Comparative plasma disposition kinetics of ivermectin, moxidectin and doramectin in cattle. J. Vet. Pharmacol. Therap., v. 20, p. 91-9, 1997.

Lanusse, C.E.; Prichard, R.K. Relations between pharmacological properties and clinical efficacy of ruminant anthelmintics. Vet. Parasitol., v. 49, p. 123-58, 1993.

Lanusse, C.E.; Sallovitz, J.M.; Bruni, S.F.S.; Alvarez, L.I. Antinematodal Drugs In: Riviere, J.E.; Papich, M.G. Veterinary Pharmacology and Therapeutics. Wiley-Blackwell, 10 ed., p. 1035-1080, 2017.

Leathwick, D.M.; Miller, C.M.; Fraser, K. Selection for anthelmintic resistant Teladorsagia circumcincta in pre-weaned lambs by treating their dams with long-acting moxidectin injection. Int. J. Parasitol. Drugs Drug Resist., v. 5, p. 209-214, 2015.

Lynagh, T.; Lynch, J.W. Molecular mechanisms of Cys-loop ion channel receptor modulation by ivermectin. Front. Mol. Neurosci. v. 5, p. 60, 2012.

Macrelli, M.; Williamson, S.; Mitchell, S.; Pearson, R.; Andrews, L.; Morrison, A.A.; Nevel, M.; Smith, R.; Bartley, D.J. First detection of ivermectin resistance in oesophagostomum dentatum in pigs. Vet. Parasitol., v. 270, p. 1-6, 2019.

McKellar, Q.A.; Benchaoui, H.A. Avermectins and milbemycins. J. Vet. Pharmacol. Therap., v. 19, p. 331-351, 1996.

Mealey, K.L. Canine ABCB1 and macrocyclic lactones: Heartworm prevention and pharmacogenetics. Vet. Parasitol., v. 158, p. 215-222, 2008.

Neves, J.H.D.; Carvalho, N.; Rinaldi, L.; Cringoli, G.; Amarante, A.F.T. Diagnosis of anthelmintic resistance in cattle in Brazil: a comparison of different methodologies. Vet. Parasitol., v. 206, p. 216-226, 2014.

Partridge, F.A.; Forman, R.; Bataille, C.J.R.; Wynne, G.M.; Nick, M.; Russell, A.J.; Else, K.J.; Sattelle, D.B. Anthelmintic drug discovery: target identification, screening methods and the role of open science. Beilstein J. Org. Chem., v. 16, p. 1203-1224, 2020.

Peregrine, A.S.; Molento, M.B.; Kaplan, R.M.; Nielsen, M.K. Anthelmintic resistance in important parasites of horses: does it really matter? Vet. Parasitol., v. 201, p. 1-8, 2014.

Pivoto, F.L.; Cezar, A.S.; Vogel, F.S.F.; Leal, M.L.R. Effects of long-term indiscriminate use of macrocyclic lactones in cattle: parasite resistance, clinical helminthosis, and production losses. Vet. Parasitol. Reg. Stud. Rep., v. 20, p. e100381, 2020.

Ploeger, H.W.; Everts, R.R. Alarming levels of anthelmintic resistance against gastrointestinal nematodes in sheep in the Netherlands. Vet. Parasitol., v. 262, p. 11-15, 2018.

Pohl, C.B.; Lorenzett, M.P.; Cecco, B.S.; Henker, L.C.; Panziera, W.; Driemeier, D. Accidental closantel poisoning in sheep in the state of Rio Grande do Sul – Brazil. Acta Scient. Vet. 2020. v. 48(Suppl 1): p. e500, 2020. http://doi: 10.22456/1679-9216.101078.

Preston, S.; Piedrafita, D.; Sandeman, M.; Cotton, S. The current status of anthelmintic resistance in a temperate region of Australia; implications for small ruminant farm management. Vet. Parasitol. Reg. Stud. Reports, v. 17, p. e-100313, 2019.

Puttachary, S.; Robertson, A.P.; Clark, C.L.; Martin, R.J. Levamisole and ryanodine receptors. II: an electrophysiological study in Ascaris suum. Mol. Biochem. Parasitol. v. 171, p. 8-16. 2010.

Robertson, A.P.; Bjorn, H.E.; Martin, R.J. Pyrantel resistance alters nematode nicotinic acetylcholine receptor single-channel properties. European. J. Pharmacol., v. 394, p. 1-8, 2000.

Rufener, L.; Maser, P.; Roditi, I.; Kaminsky, R. Haemonchus contortus acetylcholine receptors of the DEG-3 subfamily and their role in sensitivity to Monepantel. PLos Pathogens, v 5, p. 1-11, 2009.

Sallovitz, J.; Lifschitz, A.; Imperiale, F.; Pis, A.; Virkel G.; Lanusse, C. Breed differences on the plasma availability of moxidectin administered pour-on to calves. Vet. J., v.164, p. 47-53, 2002.

Santos, J.M.L.; Monteiro, J.P.; Ribeiro, W.L.C.; Macedo, I.T.F.; Camurça-Vasconcelos, A.L.F.; Vieira, L.S.; Bevilaqua, C.M.L. Identification and quantification of benzimidazole resistance polymorphisms in Haemonchus contortus isolated in the Northeastern of Brazil. Vet. Parasitol., v. 199, p. 160-164, 2014.

Sarasola, P.; Jernigan, A.D.; Walker, D.K.; Castledine, J.; Smith, D.G.; Rowan, T.G. Pharmacokinetics of selamectin following intravenous, oral and topical administration in cats and dogs. J. Vet. Pharmacol. Ther. v. 25, n. 4, p. 265-272. 2002 doi: 10.1046/j.1365-2885.2002.00415.x.

Saunders, G.I.; Wasmuth, J.D.; Beech, R.; Laing, R.; Hunt, M.; Naghra, H.; Cotton, J.A.; Berriman, M.; Britton, C.; Gilleard, J.S. Characterization and comparative analysis of the complete Haemonchus contortus beta-tubulin gene family and implications for benzimidazole resistance in strongylid nematodes. Int. J. Parasitol., v. 43, p. 465-475, 2013.

Scott, I.; Pomroy, W.E.; Kenyon, P.R.; Smith, G.; Adlington, B.; Moss, A. Lack of efficacy of monepantel against Teladorsagia circumcincta and Trichostrongylus colubriformis. Vet. Parasitol. v. 198, p. 166-171, 2013.

Silva, F.F.; Bezerra, H.M.F.F.; Feitosa, T.F.; Vilela, V.L.R. Nematode resistance to five anthelmintic classes in naturally infected sheep herds in Northeastern Brazil. Rev. Bras. Parasitol. Vet., v. 27, p. 423-429, 2018.

Silva, H.C. Parâmetros farmacocinéticos e atividade endectocida de uma nova formulação contendo avermectinas, via tópica (pour-on), em bovinos. 2008. 121 p. Tese (Doutorado em Medicina Veterinária) – Faculdade de Ciências Agrárias e Veterinárias – Unesp, Jaboticabal, 2008.

Simón, F.; Siles-Lucas, M.; Morchón, R.; González-Miguel, J.; Mellado, I.; Carretón, E.; Montoya-Alonso, J.A. Human and animal dirofilariasis: the emergence of a zoonotic mosaic. Clin. Microbiol. Rev. v. 25, p. 507-544, 2012.

Soutello, R.G.V.; Seno, M.C.Z.; Amarante, A.F.T. Anthelmintic resistance in cattle nematodes in northwestern São Paulo State, Brazil. Vet. Parasitol., v. 148, p. 360-364, 2007.

Souza, A.P.; Ramos, C.I.; Bellato, V.; Sartor, A.A.; Schelbauer, C.A. Resistência de helmintos gastrointestinais de bovinos a anti-helmínticos no Planalto Catarinense. Cien. Rural, v. 38, p. 1363-1367, 2008.

Tan, T.K.; Lim, Y.A.L.; Chua, K.H.; Chai, H.C.; Low, V.L.; Bathmanaban, P.; Affendi, S.; Wang, D.; Panchadcharam, C. Characterization of benzimidazole resistance in Haemonchus contortus: integration of phenotypic, genotypic and proteomic approaches. Parasitol. Res., v.119, p. 2851-2862, 2020.

Várady, M.; Biorn, H.; Nansen, P. In vitro characterization of anthelmintic susceptibility of field isolates of the pig nodular worm Oesophagostomum spp., susceptible or resistant to various anthelmintics. Int J Parasitol., v. 26, p. 733-740, 1996.

Vera, J.H.S.; Fachiolli, D.F.; Ramires, L.M.; Saes, I.L.; Yamada, P.H.; Gonçalves, J.A.; Oliveira, K.; Amarante, A.F.T.; Soutello, R.V.G. Efficacy of ivermectin, moxidectin and febendazole in equine in Brazil. Vet. Parasitol. Reg. Stud. Reports, v. 20, p. e-100374, 2020.

Wit, J.; Dilks, C.M.; Andersen, E.C. Complementary approaches with free-living and parasitic nematodes to understanding anthelmintic resistance. Trends Parasitol. v. 37, p. 240-250, 2021.

Woods, D.J.; Maeder, S.J.; Robertson, A.P.; Martin, R.J.; Geary, T.G.; Thompson, D.P.; Johnson, S.S.; Conder, G.A. Discovery, mode of action, and commercialization of derquantel. In: Parasitic Helminths (eds Selzer, P.M.; Caffrey, C.R.). 2012. https://doi.org/10.1002/9783527652969.ch18.

48 Agentes Antiprotozoários

Antonio José Piantino Ferreira • Liliana del Carmen Revolledo Pizarro

- Introdução, 661
- Anticoccidianos, 661
- Coccidiose e anticoccidianos em outras espécies de animais domésticos, 675
- Vacinas para o controle da coccidiose aviária, 679
- Outras alternativas para o controle da coccidiose, 680
- Outras protozooses, 682
- Bibliografia, 686

INTRODUÇÃO

Os protozoários são um grupo especial de parasitos unicelulares que pertencem ao reino Protista, sub-reino Protozoa, que podem reproduzir-se sexuada ou assexuadamente, e vivem livremente ou como parasitos do homem e dos animais. Eles têm distintas etapas no ciclo biológico, sendo o trofozoíto a forma mais ativa na qual se alimenta, se movimenta e exerce sua ação patogênica. Na fase de oocisto, que é a forma de resistência à dessecação, às mudanças de temperatura, pH, umidade de outras, constitui também a etapa de transmissão (etapa infectante) e também de multiplicação. Finalmente o oocisto corresponde à etapa sexuada da reprodução; é característica somente em algumas espécies.

Existe uma grande variedade de protozoários que acometem os animais domésticos; alguns dos mais representativos são listados no Quadro 48.1. Dentre as doenças mais comuns, destacam-se as coccidioses nas criações de animais, especialmente de aves e coelhos, causando altos índices de morbidade e, em alguns momentos, surtos com alta mortalidade. Visando melhor entender a ação dos anticoccidianos no organismo animal, é apresentado, inicialmente, o ciclo biológico da eimária, dando-se, a seguir, ênfase ao uso de medicamentos para o controle dessa protozoose em aves. Discute-se também o emprego de medicamentos em outras protozooses de interesse em Medicina Veterinária.

Antiprotozoários são medicamentos utilizados no tratamento de infecções causadas por protozoários nos animais. A estratégia para a utilização desses agentes está dirigida à rápida proliferação dos estágios de desenvolvimento de parasitos unicelulares, e frequentemente o alvo é a síntese de ácido nucleico, a síntese de proteína ou vias metabólicas específicas do protozoário (por exemplo, metabolismo de folato). O modo de ação dos antiprotozoários mais comumente empregados em Medicina Veterinária é apresentado no Quadro 48.2.

ANTICOCCIDIANOS

Os anticoccidianos são medicamentos usados mundialmente para o tratamento da coccidiose, primariamente em criações intensivas e extensivas de animais e em sistemas orgânicos de criação. São utilizados em bovinos, ovinos e aves, dentre outras espécies. Os anticoccidianos podem ser categorizados como de origem natural ou sintéticos:

- Naturais: são os antibióticos poliéteres ou ionóforos, produzidos pela fermentação de *Streptomyces* spp. ou *Actinomadura* spp. São exemplos: monensina, narasina, lasalocida, salinomicina e maduramicina
- Compostos sintéticos: halofuginona, robenidina, diclazurila e nicarbazina.

No controle das eimérias as boas práticas de manejo têm um papel importante, limitando a esporulação dos oocistos, e medidas complementares, como a restrição de acesso às fezes, a manutenção da qualidade da cama, o controle da temperatura, a ventilação, os níveis de umidade e a limpeza entre a introdução dos lotes de animais, constituem procedimentos indispensáveis. Porém, esses procedimentos não são eficazes sem a utilização de agentes anticoccidianos que são necessários para a sustentabilidade da maioria dos sistemas de produção. Apesar de se reconhecer a existência da resistência aos anticoccidianos, esses medicamentos continuam sendo eficazes porque suprimem o crescimento do parasito suficientemente para permitir que as aves desenvolvam imunidade natural. A velocidade com a qual a resistência pode aparecer, combinada com restrições regulatórias relacionadas como resíduos de muitos produtos nos alimentos, tem desencorajado o desenvolvimento de novas moléculas. Dentro dessa perspectiva, surge como alternativa para o controle da coccidiose a vacinação (ver adiante), a qual é efetivamente utilizada para proteger poedeiras e reprodutores e, menos frequentemente, frangos de corte.

Ciclo biológico da eiméria

O ciclo biológico das diferentes espécies de eiméria é muito semelhante, variando no período pré-patente, número e tamanho dos estágios endógenos (Figura 48.1). O ciclo evolutivo mais estudado e conhecido é o da *Eimeria tenella*, e por isso será usado como referência para a compreensão do ciclo das diferentes espécies de eiméria de interesse na avicultura industrial, com exceção das eimérias do gênero *Isospora*, que apresentam um ciclo extraintestinal, parasitando o fígado de algumas espécies de aves silvestres e coelhos. É importante conhecer o ciclo biológico desses protozoários para planejar os programas de controle da doença. A coccidiose é uma doença relacionada com os animais de produção submetidos ao confinamento, como aves, suínos e coelhos, sendo os frangos de corte e as reprodutoras mais suscetíveis aos surtos de coccidiose, devido ao sistema intensivo de criação em que essas aves se encontram.

O ciclo biológico das eimérias compõe-se de 2 ciclos assexuados, que se iniciam com a ingestão de oocistos esporulados. A ação mecânica da moela, a atividade enzimática do proventrículo e do intestino, a ação dos sais biliares e a temperatura corporal facilitam o rompimento dos oocistos e a liberação dos esporozoítos, que penetram rapidamente nas células intestinais, iniciando o 1º estágio do ciclo assexuado. Os esporozoítos desenvolvem-se no citoplasma transformando-se em esquizontes de 1ª geração. Após algumas horas, há liberação de centenas de merozoítos de 1ª geração no lúmen intestinal, infectando novas células e produzindo uma nova população de merozoítos de 1ª geração. Esse ciclo repete-se 3 a 4 vezes. Nessa fase

QUADRO 48.1
Espécies representativas de protozoários patogênicos importantes nos animais.

Grupo	Gênero	Hospedeiro	Local de preferência da infecção
Amebas	Entamoeba	Mamíferos	Intestino
	Iodamoeba	Suínos	Intestino
Esporozoários	Babesia	Bovinos	Células sanguíneas
	Cryptosporidium	Mamíferos	Intestino
	Eimeria	Bovinos, suínos, aves, coelhos e felinos	Intestino
	Isospora	Caninos	Intestino
	Leucoytozoon	Aves	Baço, pulmões, sangue
	Plasmodium	Muitas espécies animais	Sangue, fígado
	Sarcocystis	Mamíferos e aves	Músculo
	Theileria	Bovinos, ovinos e caprinos	Células sanguíneas
	Toxoplasma	Felinos	Intestino
Ciliados	Balantidium	Suínos	Intestino
Flagelados	Giardia	Mamíferos	Intestino
	Histomonas	Aves	Intestino
	Leishmania	Caninos, felinos, ovinos, cavalos e ovinos	Baço, medula óssea, mucosas
	Trichomonas	Cavalos e bovinos	Sistema genital
	Trypanosoma	Maioria dos animais	Sangue

Adaptado de Prescott *et al.*, 2004.

QUADRO 48.2
Mecanismo de ação dos agentes antiprotozoários mais comumente empregados em Medicina Veterinária.

Classe farmacológica	Exemplo	Mecanismo de ação	Parasito
Antagonistas do ácido fólico	Sulfas, pirimetamina, trimetoprima	Inibe di-hidropteroato sintetase e di-hidrofolato redutase (os parasitos são incapazes de usar folato exógeno)	*Toxoplasma, Cyclospora*
Ionóforos	Lasalocida, monensina	Atua no transporte de íons através da membrana mitocondrial	*Eimeria*
Nitroimidazóis	Metronidazol	Quebra a síntese de DNA	*Giardia, Trichomonas*
Macrolídios	Azitromicina	Bloqueia a síntese de peptídios no ribossomo	*Cryptosporidium, Pneumocystis, Toxoplasma*
Inibidores da síntese de DNA	Alopurinol	Inibe enzimas na via das purinas	*Leishmania*
Diamidinas aromáticas	Imidocarbe, pentamidina	Inibição da topoisomerase II	*Trypanosoma, Leishmania*

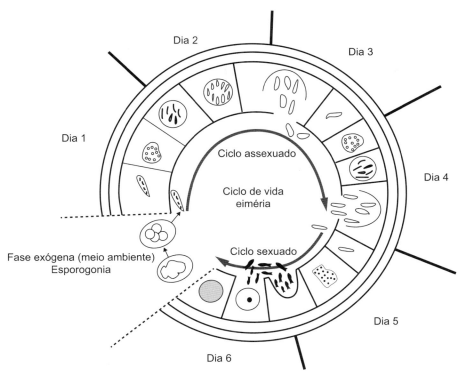

FIGURA 48.1 Ciclo evolutivo da eiméria.

inicial do ciclo, pode haver a ação de alguns medicamentos que agem sobre as coccídios quando estes estão presentes no lúmen intestinal; os coccídios que escaparem da ação dos medicamentos podem completar o ciclo biológico e ativar o sistema imunológico. Os merozoítos de 1ª geração penetram nas células e desenvolvem-se em esquizontes de 2ª geração, produzindo esquizontes contendo centenas de merozoítos de 2ª geração, que são liberados no lúmen intestinal das aves. Os merozoítos de 2ª geração penetram nas células intestinais iniciando, nessa etapa, a fase sexuada. Alguns clones dos merozoítos de 2ª geração transformam-se em células mononucleadas móveis, denominadas microgametócitos ou gametócitos masculinos, enquanto outros permanecem imóveis, desenvolvendo-se em macrogametócitos ou gametócitos femininos. Após o período de maturação, as células intestinais apresentando os microgametócitos rompem-se, liberando no lúmen intestinal os microgametas que irão fecundar os macrogametas no citoplasma do enterócito, formando o zigoto, que, após a maturação, produzirá os oocistos. Os oocistos são excretados na forma não esporulada e terminam o ciclo de esporulação fora do hospedeiro. A esporulação dos oocistos depende da umidade da cama (90%), da temperatura ambiente (28 a 31 °C) e da tensão de oxigênio. Nesse período, deve-se ressaltar que somente os oocistos esporulados terão condições de desenvolver um novo ciclo biológico.

Coccidiose

As infecções pelos coccídios (*Eimeria, Isospora, Cystoisospora* e *Cryptosporidium*) podem afetar diferentes espécies de aves (Quadro 48.3) e são consideradas autolimitantes, principalmente quando acometem frangos de corte e perus. Por outro lado, aves ornamentais ou silvestres nem sempre conseguem sobreviver a uma infecção por coccídios. Desse modo, vários agentes químicos vêm sendo desenvolvidos e utilizados na tentativa de minimizar os danos causados por essa doença. Os agentes químicos de ação específica são denominados anticoccidianos e classificados em duas categorias: os **coccidiostáticos**, que inibem o crescimento celular do eimerídio; e os **coccidicidas**, que interrompem o ciclo de desenvolvimento e destroem o parasito.

Neste capítulo são apresentados inicialmente os anticoccidianos empregados em aves comerciais e, posteriormente, aqueles empregados nas outras espécies animais e os demais antiprotozoários de interesse em Medicina Veterinária.

Coccidiose em aves comerciais

A coccidiose aviária é uma doença causada por protozoário do gênero *Eimeria*. É uma doença amplamente distribuída nas regiões de produção avícola, constituindo-se em um problema de grande impacto econômico, pois esses parasitos multiplicam-se nas células epiteliais do intestino delgado, causando lesões graves na mucosa, alterando os processos digestivos e, assim, comprometendo a absorção de nutrientes. Como consequência da exuberante multiplicação das eimérias no tecido epitelial, as aves apresentam drástica redução no ganho de peso, diminuição da conversão alimentar, do consumo de ração e mortalidade causada por algumas espécies. A coccidiose ainda permite a instalação de doenças oportunistas em decorrência das lesões provocadas na mucosa intestinal, como enterites por várias espécies de clostrídios e invasão dos órgãos internos por amostras patogênicas de *Escherichia coli* e *Salmonella* sp.

As espécies de eiméria economicamente importantes em galinhas são: *Eimeria acervulina, E. maxima, E. tenella, E.*

QUADRO 48.3
Ocorrência de espécies de coccídios nas diferentes aves.

Aves	Espécies de coccídios				
	Eimeria sp.	*Isospora* sp.	*Cryptosporidium* sp.	*Tyzzeria* sp.	*Wenyonella* sp.
Avestruzes	–	x	x	–	–
Faisões e codornas	x	x	–	–	–
Falcões	–	x	–	–	–
Frangos e perus	x	–	–	–	–
Papagaios	x	x	x	–	–
Passeriformes	–	x	–	–	–
Patos e gansos	x	x	x	x	x
Pombos	x	–	–	–	x

necatrix, E. brunetti, E. praecox e *E. mitis;* já *E. hagani* não apresenta importância para as aves de produção e possui classificação incerta. Na produção de frangos de corte, os coccídios pertencentes às espécies *E. acervulina, E. maxima* e *E. tenella* são considerados economicamente importantes devido à sua multiplicação nos tecidos intestinais. Na maioria dos casos, a infecção subclínica altera sensivelmente o ganho de peso e a conversão alimentar. Essas espécies não causam mortalidade nos plantéis avícolas, exceto a *E. tenella*, que é muito patogênica para as aves. Essa espécie de *Eimeria* é encontrada somente nos cecos, e pode ser reconhecida pela acumulação de sangue. Nas aves reprodutoras, as infecções causadas por *E. necatrix* e *E. brunetti* são bastante significativas na fase inicial de produção. A incidência de surtos em aves de postura comercial é relativamente reduzida devido à forma como essas aves são criadas; no entanto, podem ocorrer surtos tendo como espécies importantes *E. necatrix* e *E. brunetti*.

Em perus, somente quatro das sete espécies de coccídios são consideradas patogênicas: *Eimeira dispersa, E. adenoides, E. meleagrimitis* e *E. gallopavonis*. As outras, *E. innocua, E. meleagridis* e *E. subrotunda*, são, relativamente, não patogênicas.

Em patos, tem sido relatado um grande número de coccídios, tanto em criações comerciais como em aves selvagens. Os mais frequentes são os gêneros *Eimeria, Tyzzeria* e *Wenyonella*. Em gansos, a espécie identificada que produz infecções é a *Eimeria truncata*.

Considerando que a criação de avestruzes com finalidade comercial está se iniciando no país, torna-se relevante destacar alguns aspectos sobre a coccidiose nessa espécie animal. Em avestruzes, *Isospora struthionis* foi descrito pela primeira vez em 1940, em um zoológico da Rússia. A partir daí, vários outros surtos de coccidiose foram relatados, como, por exemplo, na África do Sul, embora tenha havido dificuldade em demonstrar a presença de oocistos nas fezes dessas aves; foi observada também, na América do Norte, a presença de *Eimeria* spp. em avestruzes e emas. Deve ser ressaltado que os coccídios das aves domésticas não são transmitidos para avestruzes e, ainda, que os antibióticos ionóforos (anticoccidianos empregados em várias espécies animais – ver adiante) não devem ser usados nessas aves, devido à possibilidade de ocorrência de grave intoxicação e morte.

Desenvolvimento de medicamentos anticoccidianos

O primeiro medicamento utilizado para o tratamento da coccidiose aviária foi o enxofre, introduzido em 1935. Desde então, vários laboratórios farmacêuticos vêm trabalhando no desenvolvimento de novos medicamentos para prevenção e tratamento da coccidiose. Na década de 1940, descobriu-se a eficácia anticoccídica das sulfas no controle da coccidiose, promovendo uma notável evolução na produção avícola mundial. A partir de então, ocorreu um desenvolvimento acelerado na descoberta de novos medicamentos capazes de atuar no combate a essa doença. Assim, em 1955 foi sintetizada a nicarbazina, que mostrou ter ação anticoccidiana muito eficiente na prevenção da coccidiose, introduzindo-se assim a prática preventiva dessa doença. Outro período que permitiu detectar avanços importantes no combate à coccidiose aviária, modificando e ampliando o perfil de prevenção dessa doença, foi a descoberta da monensina, um antibiótico ionóforo na década de 1970. O Quadro 48.4 mostra a evolução dos diferentes medicamentos anticoccidianos desenvolvidos pelas diferentes empresas e ano de introdução no mercado nacional, bem como seu emprego no tratamento da doença ou como medicamento preventivo. Ressalte-se que muitos medicamentos anticoccidianos foram desenvolvidos nas últimas décadas.

Diferentes fatores levaram as indústrias farmacêuticas a pesquisar e desenvolver novos medicamentos, principalmente para controlar a coccidiose aviária, em função do grande desenvolvimento e importância dessa área na produção de mercadorias de origem animal. Esses fatores são:

- Surgimento precoce de resistência a medicamentos recém-produzidos
- Toxicidade elevada dos metabólitos desses medicamentos
- Surgimento de medicamentos mais eficazes e seguros
- Interações tóxicas com antibióticos e quimioterápicos
- Desenvolvimento de medicamentos que atuavam, concomitantemente, na eliminação de coccídios e melhoria da conversão alimentar
- Medicamentos que apresentavam espectro de ação mais amplo nas eimérias de importância em frangos de corte
- Medicamentos que são excretados rapidamente, sem deixar resíduos no organismo da ave.

QUADRO 48.4

Evolução dos medicamentos anticoccidianos e sua introdução no mercado nacional.

Nome genérico (princípio ativo)	Especialidades farmacêuticas	Empresa fabricante	Ano de introdução	Uso
Sulfaguanidina	Guanibon®	Cyanamid	1942	T
Sulfametazina	Sulmet®, Roxarsona®	Cyanamid	1943; 1946	T
Sulfaquinoxalina	Sq®		1948	T
Nitrofurazona	Furacin®	Hess & Clark	1948	T
Nitrofenida	Megasul®	Cyanamid	1949	T
Butinorato	Tinostat®	Salsbury	1954	T
Nicarbazina	Nicarb®	Merck	1955	P,S
Amprólio	Amprol®	Merck	1961	T
Dinitolmide	Zoalene®	Hoechst	1962	T
Clopidol	Coyden®	Rhône-Mérieux	1968	P,S
Decoquinato	Deccox®	Rhône-Mérieux	1971	P,S
Monensina	Coban®	Elanco	1971	P,I
Robenidina	Robenz®	Cyanamid	1972	P,S
Nequinato	Statyl®	Ayerst	1974	P,S
Lasalocida	Avatec®	Roche	1974	P,I
Arprinocida	Arpocox®	Merck	1978	P,S
Salinomicina	Coxistac®	Pfizer	1979	P,I
Halofuginona	Stenorol®	Roussel Uclaf	1980	P,S
Narasina	Monteban®	Elanco	1984	P,I
Maduramicina	Cygro®	Cyanamid	1985	P,I
Toltrazurila	Baycox®	Bayer	1988	T
Diclazurila	Clinacox®	Janssen-Rhodia	1991	P,S
Senduramicina	Aviax®	Pfizer	1995	P,I
Associações de medicamentos				
Amprólio + etopabato	Amprol plus®	Merck	1970	T,S
Maduramicina + nicarbazina	Gromax®	Cyanamid	1989	P,I,S
Narasina + nicarbazina	Maxiban®	Elanco	1989	P,I,S
Metilclorpindol + metilbenzoquato	Lerbek®	Rhône-Mérieux®	1995	T,S

T: terapêutico; P: preventivo; I: ionóforo; S: sintético.

Apesar da introdução e da utilização frequente desses produtos na criação de aves, muitos foram banidos em alguns países e outros estão gerando testes de avaliação relacionados à sua persistência no meio ambiente e seus resíduos em produtos de origem animal.

Medicamentos anticoccidianos

Os anticoccidianos são compostos amplamente utilizados como aditivos alimentares para prevenir e tratar a coccidiose. Esses produtos estão licenciados para utilização em uma concentração previamente estabelecida e durante um determinado período. Uma ampla variedade de compostos está disponível e pode ser utilizada individualmente ou em misturas previamente aprovadas pelas autoridades regulatórias. Os preventivos são subdivididos em sintéticos e ionóforos (antibióticos poliéteres).

Na União Europeia (UE) os compostos anticoccidianos são classificados como aditivos alimentares em nutrição animal, enquanto nos EUA são classificados como compostos para uso em alimentos para animais. Atualmente, na UE a utilização desses produtos é restrita, tendo sido aprovados 11 compostos como coccidiostáticos para galinhas, perus, gansos, patos e alguns para coelhos (Quadro 48.5). Nos EUA, 23 diferentes compostos estão aprovados como anticoccidianos e são administrados profilaticamente para prevenir surtos de coccidioses (Quadro 48.5).

Os Quadros 48.6 e 48.7 sumarizam as doses recomendadas para a maioria dos anticoccidianos atualmente disponíveis nas diferentes regiões do mundo.

Medicamentos preventivos

Os anticoccidianos preventivos podem ser de origem sintética ou naturais; esses últimos são os ionóforos que são antibióticos poliéteres produzidos por microrganismos.

QUADRO 48.5
Anticoccidianos aprovados para o controle da coccidiose nos EUA e na União Europeia (UE).

Nome	Aprovados nos EUA	Aprovados na UE
Sintéticos		
Amprólio	x	—
Amprólio + etopabato	x	—
Arprinocida	—	x
Clopidol	x	—
Decoquinato	x	x
Diclazurila	x	x
Halofuginona	x	x
Nequinato	x	—
Nicarbazina	x	x*
Robenidina	x	—
Zoalene	x	—
Ionóforos poliéteres		
Lasalocida	x	x
Maduramicina	x	x
Monensina	x	x
Narasina	x	—
Narasina + nicarbazina	x	x
Salinomicina	x	x
Senduramicina	x	x

*Uso permitido somente em associação com narasina. Adaptado de Hansen et al., 2009.

QUADRO 48.6
Medicamentos anticoccidianos para tratamento da coccidiose em galinhas.

Anticoccidiano	Via de aplicação	Doses recomendadas
Amprólio	Alimento	250 ppm
	Água	0,006%
	Água	0,012 a 0,024%
Sulfadimetoxina	Água	0,05%
Sulfaguanidina	Alimento	10.000 a 15.000 ppm
Sulfametazina	Alimento	4.000 ppm
	Água	0,1%
	Água	0,05%
Sulfaquinoxalina	Alimento	1.000 ppm
	Alimento	500 ppm
	Água	0,04%
Sulfaquinoxalina + pirimetamina	Água	0,005% + 0,0015%
Toltrazurila	Água	0,0025%
		0,0075%

Adptado de Conway et al., 2007.

QUADRO 48.7
Anticoccidianos para a prevenção da coccidiose em galinhas.

Anticoccidiano	Concentração na ração (mg/kg)	Tipo de aves
Sintéticos		
Amprólio	125 a 250	Frango de corte, poedeiras de reposição
Amprólio + etopabato	125 a 250 + 4	Frango de corte, poedeiras de reposição
Arprinocida	60	Frango de corte
Clopidol	125	Frango de corte, poedeiras de reposição
Decoquinato	30	Frango de corte
Diclazurila	1	Frango de corte
Halofuginona	2 a 3	Frango de corte
Nequinato	20	Frango de corte, poedeira de reposição
Nicarbazina	100 a 125	Frango de corte
Robenidina	30 a 36	Frango de corte
Zoalene	125	Frango de corte, poedeiras de reposição
Ionóforos poliéteres		
Lasalocida	75 a 125	Frango de corte
Maduramicina	5 a 6	Frango de corte
Monensina	100 a 120	Frango de corte, poedeiras de reposição
Narasina	60 a 80	Frango de corte
Narasina + nicarbazina	54 a 90 de cada	Frango de corte
Salinomicina	50 a 70	Frango de corte
Senduramicina	25	Frango de corte
Extrato natural		
Sapogeninas esteroides	3,4 a 13,6	Frango de corte

Todos os produtos listados são conhecidos e utilizados na Europa, na América Latina, na América do Norte e na região Ásia-Pacífico. Adaptado de Conway e McKensie, 2007.

Sintéticos

Ácido 3-nitro-4-hidroxifenilarsônico ou roxarsona

Arsenical. Conhecido também apenas como ácido 3-nitro.

É um arsenical orgânico pentavalente que é biotransformado rapidamente pelo organismo da ave. Estudos recentes têm demonstrado que a roxarsona é um excelente potencializador dos efeitos de outros medicamentos anticoccidianos, como os ionóforos e vários compostos sintéticos. A sua atividade contra *E. tenella* foi demonstrada em 1951. Em aves reprodutoras pesadas é frequentemente utilizado para potencializar a ação do amprólio, utilizando-se concentrações decrescentes para que se forme imunidade contra o coccídio. A roxarsona deve ser retirada da ração 5 dias antes do abate das aves para eliminar os resíduos na carcaça e nas vísceras destinadas à alimentação humana. Na época em que as aves estão mais suscetíveis ao estresse calórico (principalmente no verão ou dias muito quentes), a roxarsona pode ser empregada para diminuir a mortalidade em frangos de corte. A concentração utilizada na ração varia de 25 a 50 ppm de acordo com as estações climáticas (Quadro 48.8). A roxarsona é um dos três compostos químicos incluídos como aditivo alimentar em combinação com sulfanitrana e butinorato com eficácia para *E. acervulina*, *E. necatrix* e *E. tenella* em frangos. Acredita-se que a maioria da roxarsona ingerida pelos frangos seja eliminada sem alteração. Os produtos fertilizantes produzidos a partir da cama de frangos tratados com roxarsona não têm nenhuma regulamentação para resíduos de arsenicais. Uma vez no meio ambiente, a roxarsona se degrada e produz compostos tóxicos que podem potencialmente contaminar o solo e a água. A acumulação e as informações sobre o impacto ambiental da roxarsona na cama das aves na forma de seu resíduo mais tóxico, o arseniato, é uma preocupação crescente para sua utilização como preventivo da coccidiose na produção de frangos de corte.

Diclazurila

Acetonitrilo benzênico. Nome químico: 2,6-dicloro-α-(4-clorofenil)-4-(4,5-di-hidro-3,5-dioxo-1,2,4-triazina-2(3 H)-il) benzeno acetonitrila.

A diclazurila é o representante mais importante do grupo dos acetonitrilos benzênicos, com ação potente sobre os coccídios. Atua, basicamente, na completa eliminação das eimérias e, por isso, tem favorecido o desenvolvimento acelerado de resistência, pela sua característica de exercer uma pressão seletiva muito alta. A diclazurila é uma substância sintética muito segura para aves, inclusive perus. O medicamento age nas diferentes fases do desenvolvimento das várias espécies de eiméria; por exemplo, no ciclo da *E. maxima,* sua atividade anticoccídica é mais eficiente na fase de zigoto (fase sexuada), enquanto no ciclo da *E. acervulina* atua nos estágios de formação do esquizonte, e quando se trata de *E. brunetti*, sua atividade é na fase de gametócitos (Figura 48.2). A diclazurila é compatível com a maioria dos medicamentos de uso preventivo, assim como

QUADRO 48.8
Concentração na ração e período de carência dos medicamentos anticoccidianos sintéticos.

Anticoccidiano	Concentração na ração	Período de carência (dias)
Ácido 3-nitro (roxarsona)	Frangos de corte: 25 a 50 mg/kg	5
Diclazurila	Frangos de corte e perus: 1 mg/kg	5
Halofuginona	Frangos de corte e perus (até 12 semanas): 2 a 3 mg/kg	4 a 7
Metilclorpindol + metilbenzoquato	Frangos de corte: 110 mg/kg; poedeiras: 110 mg/kg;* perus: 110 mg/kg**	5
Nicarbazina	Frangos de corte: 100 a 125 mg/kg até 4 semanas	10
Robenidina	Frangos de corte e perus: 30 a 36 mg/kg	6

*Recomenda-se o uso até a 16ª semana de idade; **Recomenda-se o uso até a 12ª semana de idade.

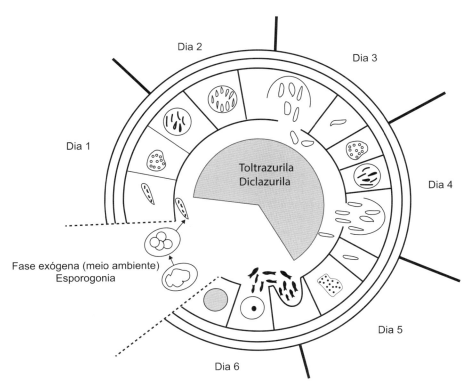

FIGURA 48.2 Ciclo evolutivo da eiméria, mostrando as fases do desenvolvimento nas quais atuam a diclazurila e a toltrazurila.

com os ingredientes de rações, e segura para várias espécies aviárias e mamíferos. A dose recomendada é de 1 mg/kg (1 ppm) e com período de retirada da ração de 5 dias (ver Quadro 48.8). Foi demonstrado que a diclazurila tem eficácia residual de alguns dias após o período de retirada contra os seguintes coccídios: *E. acervulina*, *E. maxima*, *E. necatrix*, *E. mitis*, *E. brunetti* e *E. tenella*. Esse efeito parece ser único entre todos os produtos sintéticos e ionóforos utilizados na prevenção e no controle da coccidiose.

Halofuginona

Quinazolina. Nome químico: 7-bromo-6-cloro-febrifugina.

A halofuginona é derivada do extrato de plantas da família das hidrângeas. Esse medicamento foi inicialmente desenvolvido para o tratamento da malária e, posteriormente, introduzido com grande eficácia no controle da coccidiose; atua na fase esquizogônica do parasito. A dose terapêutica e o limiar de toxicidade são relativamente próximos, exigindo maior cuidado no preparo da mistura na ração. A halofuginona não deve ser empregada em aves de postura na fase de produção, pois poderá ocorrer a interrupção da produção de ovos. É necessário que se respeite o período de carência de 5 dias na ração de frangos de corte e de 7 dias em perus. A halofuginona deve ser ministrada às aves na concentração mínima de 2 mg/kg e máxima de 3 mg/kg (Quadro 48.7), porém algumas cepas isoladas nos EUA e em alguns países da Europa têm mostrado resistência à halofuginona administrada em 3 ppm.

Clopidol ou meticlorpindol

Piridona. Nome químico: 3,5-dicloro-2,6-dimetil-piridona-4-ol.

Os estudos de eficácia contra *E. tenella* demonstram a ação coccidiostática desse composto. Quando a medicação não é iniciada até 48 h após a inoculação do oocisto, o desenvolvimento do parasito praticamente não é afetado. O clopidol necessita estar no alimento no dia da infecção ou inoculação para obter atividade coccidicida total. Alguns isolados têm mostrado resistência a 125 ppm de clopidol. A seleção de cepas resistentes resulta em aumento da sensibilidade aos medicamentos do grupo da 4-hidroquiolina. A associação ao metilbenzoquato (nequinato) é muito efetiva contra a maioria das espécies de eiméria que acometem frangos de corte, aves de postura, perus e coelhos. Esses compostos interferem no metabolismo mitocondrial, atuando principalmente nos esquizontes de primeira e segunda gerações. A associação do clopidol com o metilbenzoquato se mostra compatível com outros medicamentos, principalmente antimicrobianos comumente utilizados na avicultura. A ração de frangos de corte e aves de postura de até 16 semanas e perus de até 12 semanas deve conter 110 mg/kg de ração. Os coelhos são medicados com 220 mg/kg de ração. O medicamento deve ser retirado da ração 5 dias antes do abate (Quadro 48.8).

Nicarbazina

Carbanilida. Nome químico: associação de 4,6-dimetil 2-(1H)-pirimidinona (DHP) e N,N′-bis (4-nitrofenil) ureia (DNC) na proporção de 1:1.

É um composto sintético que apresenta atividade anticoccidiana muito eficaz no controle da coccidiose aviária, agindo principalmente como coccidiostático, mas podendo ser coccidicida em algumas etapas. O medicamento atua na fase de esquizonte de 2ª geração, interrompendo o ciclo de formação e desenvolvimento dos merozoítos, interferindo no metabolismo mitocondrial. A nicarbazina não permite que haja ativação de linfócitos T quando as aves são acometidas pela infecção. Desde a sua introdução em 1955 até o momento, não foram detectados altos índices de resistência que pudessem comprometer os programas de controle da coccidiose aviária. Esse composto não deve ser utilizado nos programas de crescimento dos frangos de corte, pois nota-se o aumento do estresse calórico. Também não deve ser ministrado a poedeiras e reprodutoras nas fases de postura, pois os resíduos podem comprometer qualidade, pigmentação e tamanho do ovo destinado ao consumo. A qualidade dos ovos férteis também é seriamente comprometida pela nicarbazina, observando-se a diminuição na eclodibilidade. Após a ingestão do medicamento, detectam-se concentrações plasmáticas depois de 2 h. A nicarbazina apresenta compatibilidade com a maioria dos antimicrobianos, vitaminas, minerais, antioxidantes e outras substâncias de uso na fabricação de rações no Brasil. A dose recomendada é de 100 mg/kg (dose mínima) e 125 mg/kg (dose máxima), pois doses acima do máximo poderão provocar intoxicações, desregulando os mecanismos termorreguladores e contribuindo para o agravamento do estresse calórico. Estudos realizados com isolados de campo obtidos das maiores áreas de produção de frangos de corte dos EUA mostraram que quase 60% de *E. acervulina* eram resistentes a 125 ppm de nicarbazina. O período de retirada deve ser de, pelo menos, 9 dias, não sendo recomendada para aves com mais de 4 semanas de idade (Quadro 48.8).

Robenidina

Guanidina. Nome químico: 1,3-bis[(4-clorobenzilidina)amino] guanidina hidrocloreto.

A robenidina é altamente eficaz contra a maioria das espécies de *Eimeria*, sendo seu mecanismo de ação a inibição da fosforilação oxidativa das células do parasito, nas fases de esquizonte de primeira (atividade coccidiostática) e segunda gerações (coccidicida) (Figura 48.3). Esse agente pode deixar resíduos na carcaça de frangos de corte, alterando as qualidades organolépticas da carne. Portanto, torna-se imprescindível a realização de períodos de retirada do produto da ração de pelo menos 5 dias antes do abate. O medicamento pode ser utilizado na terapia e prevenção da coccidiose dos frangos de corte e perus, sendo contraindicado para poedeiras. A robenidina não deve ser administrada em associação com outros medicamentos anticoccidianos. As aves podem ser medicadas com concentração mínima de 30 mg/kg e máxima de 36 mg/kg (Quadro 48.8).

Ionóforos (antibióticos poliéteres)

Os ionóforos são antibióticos poliéteres que possuem amplo espectro de atividade anticoccidiana, amplamente empregados em todo o mundo. Os ionóforos, produzidos por

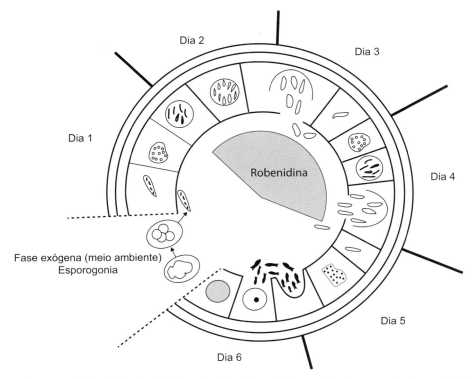

FIGURA 48.3 Ciclo evolutivo da eiméria, mostrando as fases do desenvolvimento nas quais atua a robenidina.

microrganismos do gênero *Streptomyces* e *Actinomadura*, são classificados em duas categorias: neutros e carboxílicos.

Os ionóforos neutros formam complexos moleculares catiônicos altamente tóxicos para as aves, pois perturbam a estrutura e o transporte de íons através das membranas celulares.

Somente os ionóforos carboxílicos são utilizados na prevenção da coccidiose aviária, devido a sua baixa toxicidade para o hospedeiro, isso porque, ao se ligarem a íons, tornam-se moléculas "zwinteriônicas", ou seja, moléculas que não são aniônicas nem catiônicas, capazes de promover eletricamente a difusão de cátions neutros, sendo, por essa razão, mais tolerados pelas células do organismo.

Monensina, maduramicina, salinomicina, narasina e senduramicina são ionóforos catiônicos monocarboxílicos que se ligam a íons monovalentes, como Na^+ e K^+. A lasalocida é um ionóforo que forma complexos com íons bivalentes (Ca^{2+} e Mg^{2+}) e também, em menor grau, com os monovalentes.

Os ionóforos são moléculas capazes de transportar íons através de barreiras lipídicas como a membrana plasmática. São capazes de se ligar a íons monovalentes (Na^+ e K^+) e bivalentes (Mg^{2+} e Ca^{2+}), transportando-os através da membrana celular e alterando o equilíbrio hidroeletrolítico celular. O transporte de íons através da membrana compromete a produção de ATP pelas mitocôndrias, exaurindo, dessa forma, a fonte de energia do parasito. Pode, ainda, ocorrer influxo de grande quantidade de moléculas de água carreadas pelos mecanismos osmóticos, promovendo turgidez e morte celular. Todos os ionóforos apresentam esses mecanismos básicos de ação nas células do parasito e, em alguns casos, nas células do hospedeiro quando há intoxicação.

Lasalocida

É um anticoccidiano ionóforo amplamente utilizado na avicultura, obtido por fermentação do *Streptomyces lasaliensis*. Esse agente é classificado como um ionóforo bivalente, porém pode atuar também sobre os íons monovalentes. A lasalocida promove movimentação intensa de íons para dentro da célula, causando esgotamento de energia, devido ao carreamento desses íons para fora. O intenso movimento de íons é capaz de esgotar o sistema mitocondrial das eimérias. Em função do carreamento pelo ionóforo, concentrações intracelulares elevadas de íons permitem que haja a entrada de água para a manutenção do equilíbrio osmótico da célula. Nessas condições, permanece o influxo de água provocando o rompimento do parasito.

A lasalocida atua nos estágios assexuados do ciclo, principalmente nos esporozoítos e trofozoítos de 1ª geração e nos esquizontes, mas sua atividade contra gerações de merozoítos posteriores e gamontes é evidente (Figura 48.4). O pico da atividade da lasalocida foi encontrado quando se utilizaram 100 ppm e o tratamento foi iniciado dentro das 24 h pós-inoculação de frangos de corte com *E. tenella* e 48 h quando se utilizou *E. acervulina*. Recomenda-se a retirada da lasalocida da ração 5 dias antes do abate das aves. O medicamento é relativamente bem tolerado pelas diferentes espécies animais. As doses para as diferentes espécies são apresentadas nos Quadros 48.7 e 48.9.

Maduramicina

É um ionóforo monoglicosídico produzido pelo *Actinomadura yumaense*. Comparando-se sua atividade anticoccídica com a dos outros ionóforos, ela é a mais potente. O mecanismo de ação também é semelhante ao da maioria

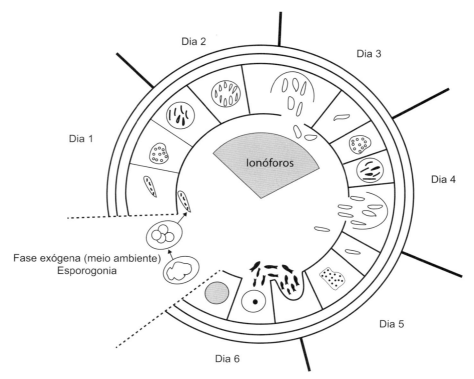

FIGURA 48.4 Ciclo evolutivo da eiméria, mostrando as fases do desenvolvimento nas quais atuam os ionóforos.

QUADRO 48.9
Concentração na ração e período de carência dos ionóforos empregados como anticoccidianos em aves.

Ionóforo	Concentração na ração	Período de carência (dias)
Lasalocida	Frangos de corte: 75 a 125 mg/kg; poedeiras e reprodutoras: 75 a 125 mg/kg;* perus: 90 a 125 mg/kg	5
Maduramicina	Frangos de corte: 5 a 6 mg/kg	5
Monensina	Frangos de corte: 100 a 120 mg/kg; poedeiras: 100 a 120 mg/kg;* perus: 90 a 100 mg/kg	3
Narasina	Frangos de corte: 60 a 80 mg/kg	5
Salinomicina	Frangos de corte: 50 a 70 mg/kg	5
Senduramicina	Frangos de corte: 25 mg/kg	3

*Recomenda-se o uso até a 16ª semana de idade.

dos ionóforos poliéteres. A maduramicina causa distúrbios no sistema osmorregulador do parasito, levando à morte. A maduramicina é um ionóforo bastante seguro que pode ser utilizado para diferentes espécies aviárias e mamíferos, exceto equídeos, nos quais concentrações inferiores às recomendadas para aves podem causar intoxicações graves, com morte dos animais. Como os outros ionóforos, ela tem predileção pelos íons Na^+ e K^+. O período de retirada deve ser de 5 dias antes do abate. A dose indicada para medicação preventiva encontra-se nos Quadros 48.7 e 48.9.

Monensina

Foi o primeiro medicamento ionóforo utilizado no controle da coccidiose aviária e, desde então, provocou uma revolução nos métodos de prevenção da doença nas aves comerciais. A monensina é produzida a partir de processos fermentativos de *Streptomyces cinnamonensis*. É um medicamento altamente efetivo contra todas as espécies de eiméria. A monensina não deve ser administrada a poedeiras em fase de produção, devido aos resíduos que podem ser detectados no ovo, e também se deve obedecer ao período de carência de 3 dias antes do abate dos frangos de corte. A dose recomendada de monensina para frangos de corte é de, no mínimo, 100 mg/kg e, no máximo, 120 mg/kg de ração. As aves de postura devem receber a monensina até 16 semanas, com dosagem mínima de 100 mg/kg e máxima de 120 mg/kg de ração. Os perus são medicados com no mínimo 90 mg/kg e no máximo 100 mg/kg de ração completa (ver Quadros 48.7 e 48.9).

Narasina

É produzida pelo *Streptomyces aureofaciens*. Provoca aumento dos níveis de Na^+ no citoplasma do parasito e interfere na bomba de sódio-potássio, induzindo a morte celular. A narasina apresenta atividade anticoccidiana em diferentes estágios evolutivos do parasito, inibindo principalmente os esporozoítos e merozoítos. Esse medicamento é recomendado apenas para frangos de corte (Quadros 48.7 e 48.9) recomendando-se a utilização de 60 a 80 ppm. A narasina não deve ser fornecida para perus, porque é muito tóxica, nem para aves de postura em produção e outras espécies animais, principalmente para equinos, pois a ingestão pode resultar em quadro de intoxicação grave, levando à morte do animal. O período de carência é de 5 dias. A combinação de narasina e nicarbazina é altamente eficaz para infecções mistas de *E. acervulina*, *E. maxima*, *E. mitis*, *E. brunetti*, *E. necatrix* e *E. tenella*.

Salinomicina

É um produto do metabolismo de *Streptomyces albus*. É um medicamento anticoccidiano utilizado no controle da coccidiose aviária em frangos de corte, semelhante à monensina, apresentando alta afinidade para os íons Na^+ e K^+, predominantemente. Esse medicamento não deve ser fornecido para outras espécies aviárias e mamíferos, como equinos, sendo administrado apenas para frangos de corte e reprodutoras de até 16 semanas de idade. O período de retirada da ração é de 5 dias. A concentração recomendada na ração para frangos de corte é de 50 a 70 mg/kg (Quadros 48.7 e 48.9).

Senduramicina

É o mais recente ionóforo poliéster introduzido para o controle da coccidiose aviária. Esse medicamento é produzido pelo microrganismo *Actinomadura roseorufa* var. *huang*. Como é um produto recém-introduzido no mercado e, portanto, ainda pouco empregado em programas de controle da coccidiose, pouco se conhece a respeito das interações com outros medicamentos e possível perfil de toxicidade para as demais espécies animais. O período de carência do produto da ração é de 3 dias. A concentração recomendada para frangos de corte é de 25 mg/kg de ração (Quadros 48.7 e 48.9).

Medicamentos para tratamento

Os anticoccidianos empregados para o tratamento de aves comerciais são o amprólio, o etopabato, as sulfas e a toltrazurila.

Amprólio

Antagonista de tiamina. Nome químico: 1-[(4-amino-2-n-propil-5-pirimidil)metil]-2-picolínio cloreto.

O amprólio foi introduzido no mercado mundial em 1960 para o tratamento da coccidiose aviária, em uma época em que a maioria dos medicamentos não apresentava eficácia condizente com os custos de produção e era frequente ocorrer resistência. O amprólio atua na regulação da absorção de tiamina pelos coccídios, enquanto o **etopabato** (anticoccidiano bloqueador da síntese de ácido tetra-hidrofólico) e a sulfaquinoxalina atuam na inibição das vias metabólicas do ácido fólico e ácido para-aminobenzoico (PABA), respectivamente. Os primeiros relatos da sua eficácia foram publicados no começo da década de 1960, quando se confirmou que a administração de 125 ppm proporcionava uma boa eficácia contra um inóculo misto de *Eimeria acervulina*, *E. maxima*, *E. necatrix*, *E. brunetti* e *E. tenella*. A eficiência do amprólio contra a *E. acervulina* e *E. tenella* é comprovada principalmente quando associado ao etopabato ou à sulfaquinoxalina. A combinação de 240 ppm de amprólio e 180 ppm de sulfaquinoxalina é eficaz contra *E. acervulina*, *E. maxima*, *E. necatrix*, *E. brunetti* e *E. tenella*. As associações dessas substâncias são recomendadas, pois ocorre o sinergismo dos efeitos desses medicamentos contra as eimérias. As associações do amprólio com etopabato e/ou sulfaquinoxalina não são recomendadas para aves de postura em produção. O período de carência do produto da alimentação das aves é de, pelo menos, 3 dias. A associação do amprólio ao etopabato é recomendada na proporção de 25:1,6 partes, respectivamente. A dose indicada é de, no mínimo, 66,5 mg/kg e de, no máximo, 133 mg/kg de ração completa. O amprólio é um medicamento relativamente seguro para as diferentes espécies de aves. Alguns relatos indicando resistência de alguns isolados de *E. acervulina* têm sido publicados, porém estudos de laboratório indicaram que a resistência a esse composto ocorre lenta e parcialmente. O amprólio age nos esquizontes de 1ª e 2ª gerações (Figura 48.5).

Sulfas

Com o desenvolvimento das sulfas nas décadas de 1930 e 1940, pela primeira vez pôde-se ter um controle mais efetivo da coccidiose aviária, permitindo a ampliação dos plantéis avícolas mundiais. Dentro desse grupo, destaca-se a sulfaquinoxalina como a mais potente e de menor toxicidade para as aves, apesar de apresentar espectro de ação limitado a algumas espécies de eimérias. Estudos demonstraram que determinadas associações permitiam aumentar a potência da sulfaquinoxalina, e talvez por essa razão o medicamento ainda seja utilizado no tratamento da coccidiose com relativo sucesso.

O nome químico da sulfaquinoxalina é 4-amino-2N-quinoxalinilbenzenossulfonamida; ela pode ser administrada na água de bebida ou na forma de pré-mistura, agindo contra os esquizontes de 2ª geração, sendo menos efetiva contra os estágios assexuados das eimérias (Figura 48.6). As sulfas têm como mecanismo de ação o bloqueio das vias metabólicas do ácido fólico e do PABA (o mecanismo de ação é descrito no *Capítulo 35*). Esse medicamento pode ser utilizado no tratamento da coccidiose de frangos de corte e perus. O período de carência da sulfaquinoxalina é de 7 dias, e não se recomenda o uso em aves de postura durante a fase de produção.

É muito comum ocorrerem intoxicações nas aves domésticas devido ao uso frequente desse antimicrobiano no tratamento da coccidiose e algumas infecções bacterianas, porque os níveis tóxicos da sulfaquinoxalina são muito próximos dos níveis terapêuticos nas aves. Além disso, as sulfas, de um modo geral, são compostos difíceis de misturar na ração; por isso, algumas aves podem ingerir maiores quantidades que outras, podendo vir a se intoxicar. A alteração macroscópica comumente observada no campo é a síndrome hemorrágica acompanhada de mortalidade, principalmente em frangos de corte. As hemorragias são observadas em pele, músculos e órgãos internos. As aves intoxicadas apresentam-se frequentemente apáticas e com peso abaixo do normal. As aves em fase de produção de ovos sofrem uma queda brusca na postura, podendo também ser observada síndrome hemorrágica.

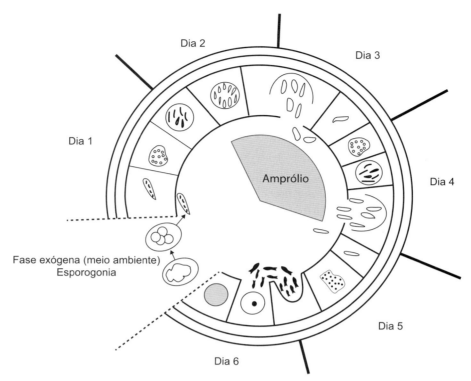

FIGURA 48.5 Ciclo evolutivo da eiméria, mostrando as fases do desenvolvimento nas quais atua o amprólio.

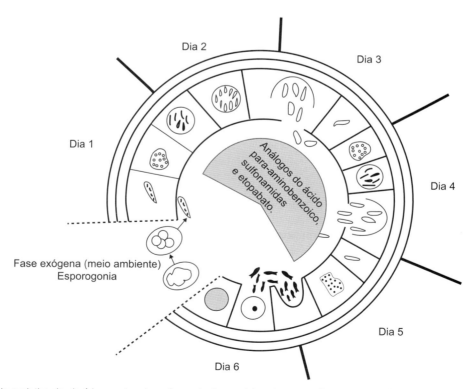

FIGURA 48.6 Ciclo evolutivo da eiméria, mostrando as fases do desenvolvimento nas quais atuam os análogos do ácido para-aminobenzoico, as sulfonamidas e o etopabato.

Toltrazurila

Triazinona simétrica. Nome químico: 1-metil-3-[4-[p-[(trifluorometil)tio]fenoxi]-m-tolil]-S-triazina-2,4,6-(1H,3H,5H) triona.

A toltrazurila é um medicamento anticoccidiano pertencente à classe das triazinonas simétricas, com propriedades coccidicidas de alta eficiência no tratamento da coccidiose aviária e de outros animais. O medicamento atua nas diferentes formas evolutivas do parasito, mas principalmente nos esquizontes, nos macro- e microgametócitos, alterando a função da cadeia respiratória e as enzimas mitocondriais (Figura 48.2). Tem sido proposto seu uso como metafilático, que consiste no tratamento da coccidiose na fase subclínica, entre a 3ª e a 5ª semana de idade das aves. Esse tratamento pressupõe que, nessa faixa etária, as aves têm surtos da doença e, a partir dessa premissa, estabelece-se o tratamento. O tratamento metafilático pode ser acompanhado do uso de outros medicamentos coccidiostáticos na ração. A dose recomendada para tratamento da coccidiose é de 7 mg/kg de peso corporal ou ainda 25 ppm na água, em dose única.

Programas de controle da coccidiose aviária

Os programas de controle da coccidiose aviária baseiam-se na adição de medicamentos na ração das aves, na forma de pré-mistura (*premix*). Os programas começam geralmente no dia do nascimento e encerram-se no 37º ou 38º dia de idade dos frangos, visando prevenir a coccidiose e, portanto, minimizar os prejuízos decorrentes dos surtos da doença nos plantéis avícolas. Os programas são elaborados de acordo com as seguintes características:

- Aumentar a eficácia do medicamento
- Características farmacológicas – sintético ou ionóforo
- Capacidade para selecionar amostras resistentes no campo
- Permitir o desenvolvimento de imunidade na ave
- Evitar interações com outros medicamentos que causem intoxicações subclínicas e clínicas nas aves
- Evitar o estresse pelo calor e o aumento do consumo de água pelas aves.

Busca-se atualmente elaborar programas em que os aspectos relacionados com o manejo e a imunidade das aves sejam amplamente beneficiados para prolongar o tempo de utilização desses medicamentos. Esses fatores são fundamentais para o sucesso dos programas anticoccidianos empregados na avicultura. Com isso, espera-se a eliminação mais rápida dos resíduos dos medicamentos na carcaça e nas vísceras destinadas à alimentação humana. Os programas mais utilizados atualmente são: o cheio (ou contínuo) e o dual (ou duplo).

No programa cheio, utiliza-se um determinado medicamento continuamente na ração, respeitando-se os períodos de carência, que podem variar de 3 a 10 dias, ou mesmo sem o uso de períodos de carência do medicamento no final do ciclo de produção. Nesse caso é importante salientar que determinados medicamentos deixam resíduos na carcaça, podendo causar alterações na palatabilidade dos alimentos ou outros riscos potenciais e indesejáveis à saúde pública. No programa contínuo, utilizam-se os anticoccidianos sintéticos, os ionóforos e algumas associações destes. Nesse procedimento, o combate à coccidiose apresenta como vantagem o controle efetivo da doença quando se utiliza um anticoccidiano sintético, porém tem as desvantagens de propiciar o desenvolvimento de resistência com mais rapidez, riscos de intoxicações e pequeno desenvolvimento de imunidade.

No programa dual, utiliza-se um determinado medicamento na 1ª fase de produção (1º ao 21º dia de idade) e outro na 2ª fase (22º ao 38º dia de idade). Esses programas são regularmente empregados no controle da coccidiose em todas as regiões de produção avícola. São programas que prolongam a viabilidade dos medicamentos, pois diminuem a exposição ao desafio, levando-se em consideração a epizootiologia da doença. Nesse programa emprega-se, geralmente na 1ª fase, um anticoccidiano sintético, como, por exemplo, a nicarbazina; e na 2ª fase, um antibiótico ionóforo.

Tipos de associações de programas

As associações mais comumente empregadas nos programas anticoccidianos se dividem em 2 fases, e, às vezes, dependendo da necessidade, podem-se até dividir em 3 fases distintas da produção dos frangos de corte e em diferentes formas, obedecendo sempre às características de cada medicamento. Os programas são elaborados com a associação de anticoccidianos sintéticos e/ou ionóforos. Tais programas podem utilizar, respectivamente, medicamentos:

- **Sintético-sintético**: é pouco usado devido aos riscos de aparecimento de resistência e de possíveis intoxicações das aves, mas pode ser utilizado em algumas situações em que seja necessário controlar mais rigidamente os desafios intensos de coccidiose
- **Ionóforo-ionóforo**: é mais factível de ser empregado no controle da doença. O uso de ionóforos nas duas fases de produção incrementa sobremaneira o desenvolvimento da imunidade à coccidiose, com escape frequente de amostras que completaram o ciclo biológico com a observação de lesões na mucosa intestinal. Nesse caso, recomenda-se a alternância dos ionóforos nas duas fases da criação das aves
- **Sintético-ionóforo**: é o programa atualmente mais utilizado no controle da coccidiose. Preferencialmente, utiliza-se na 1ª fase um anticoccidiano sintético que vai eliminar grande parte das eimérias, em uma idade em que se nota um aumento do desafio. Na 2ª etapa do programa utiliza-se o ionóforo que permite o escape de alguns coccídios que completaram o ciclo, proporcionando o aparecimento de lesões na mucosa intestinal, mas com a vantagem de beneficiar enormemente o desenvolvimento da imunidade celular. Na associação de medicamentos sintéticos e ionóforos, há sinergismo entre os medicamentos adicionados em uma formulação, colocando-se, geralmente, anticoccidiano sintético e o ionóforo, como, por exemplo, a narasina e a maduramicina associadas à nicarbazina em formulações comerciais diferentes. Na 2ª fase utiliza-se um ionóforo para o controle da doença com grande sucesso. O uso de medicamentos combinados em ambas as fases é altamente desejável e eficaz, pois nesse caso há diminuição das concentrações preventivas em relação ao uso dos mesmos medicamentos quando não estão combinados. Acredita-se que haja sinergismo entre esses compostos quando são associados.

No tratamento preventivo as concentrações dos agentes são bastante reduzidas:

- Associação nicarbazina e narasina; a proporção é de 40:40 ppm ou 50:50 ppm
- Associação nicarbazina e maduramicina; a proporção é de 50:50 ppm.

Rotação de medicamentos

A rotação dos medicamentos destinados ao controle da coccidiose aviária é fundamental nas diferentes regiões de produção avícola. Os programas de rotação são executados a cada 6 ou 12 meses, dependendo do grau de desafio e aparecimento de resistência, que de alguma forma possam comprometer a utilização de um determinado medicamento. O uso frequente de rotações de programas retarda o aparecimento de resistência. Nos programas de rotação utiliza-se geralmente um mesmo medicamento em programas duais ou contínuos por vários meses, e após o término desses períodos, realizam-se avaliações para a determinação da eficiência dos medicamentos e dos programas. Isso geralmente ocorre devido às dificuldades de mudanças frequentes nos programas e medicamentos (Quadro 48.10).

Toxicidade dos medicamentos anticoccidianos

As reações tóxicas causadas pelos medicamentos anticoccidianos ocorrem nas diferentes espécies animais, incluindo as aves comerciais. Geralmente, os casos de intoxicações são decorrentes do consumo de níveis elevados dos medicamentos associados a diferentes causas, que podem ser de ordem técnica, uso incorreto em algumas espécies animais, erros na formulação das misturas para rações e ainda o emprego inadvertido em determinadas fases de produção, como, por exemplo, na época da postura de ovos. A monensina é frequentemente associada a quadros de toxicose em frangos de corte devido ao erro na dosificação do medicamento na ração. A lasalocida, a salinomicina e a narasina também são passíveis de causar síndrome tóxica, com sinais clínicos e lesões semelhantes à da monensina. Um outro ponto relevante nos processos tóxicos são as interações dos medicamentos anticoccidianos com os outros medicamentos de uso frequente na avicultura, como melhoradores do desempenho zootécnico e antimicrobianos (Quadro 48.11).

Ionóforos

Os ionóforos são antibióticos poliéteres que carreiam íons mono- e bivalentes através da membrana celular. Os níveis tóxicos dos ionóforos estão relacionados com a saída de K^+ e a entrada de Ca^{2+} intramitocondrial, principalmente nos miócitos, causando a morte celular. As intoxicações por ionóforos variam de acordo com a espécie e a idade do animal. Os equinos e os perus são altamente suscetíveis aos ionóforos, em comparação com os frangos de corte, que são relativamente tolerantes. Os sinais de intoxicação caracterizam-se por anorexia, depressão, fraqueza, movimentos relutantes, paralisia de pernas e dispneia. A mortalidade é variável, mas pode atingir até 70% do plantel em casos de intoxicação aguda.

A monensina é altamente letal para equinos e perus, nos quais se observam ataxia, paralisia e paresia de pernas. O peso corporal é seriamente afetado, com elevado índice de refugagem de aves, devido à diminuição de ingestão de ração.

A lasalocida provoca diminuição no ganho de peso e interfere na fertilidade de matrizes pesadas na fase de recria. Em perus, observam-se diminuição no desenvolvimento e alteração da frequência cardiorrespiratória.

A intoxicação por narasina provoca alteração na ingestão de alimentos, degeneração muscular com miocitose e aumento de células adiposas no coração. A mortalidade em perus é observada nas concentrações de 28 a 43 ppm com lesão muscular, incoordenação, ataxia, anorexia e paralisia em algumas situações.

A salinomicina é tóxica para equinos, e nos casos de intoxicação observam-se cólicas, anorexia, fraqueza muscular, edema facial, sialorreia e parada circulatória. O quadro clínico de intoxicação em perus ocorre com concentrações inferiores a 50 ppm, com dispneia, ataxia, febre e mortalidade. Há redução na produção de ovos, diminuição na eclodibilidade e no ganho de peso de frangos e aves de postura.

Os equídeos são muito suscetíveis à maduramicina, ao passo que os cavalos são mais tolerantes à concentração de 5 ppm. Surtos graves de toxicidade têm sido descritos também em bovinos, ovinos que receberam cama de frango, procedentes de aves tratadas com maduramicina.

A senduramicina não é tóxica para equinos e aves, mas em casos esporádicos pode-se observar deficiência no empenamento e no ganho de peso das aves.

Nicarbazina

O uso da nicarbazina em determinadas situações pode causar retardo no crescimento dos frangos e aumentar a suscetibilidade ao estresse pelo calor, devido à interferência nos mecanismos termorreguladores, e, em consequência, há mortalidade. Nas aves de postura em produção, há diminuição na eclodibilidade, aumento de DNC (N,N'-bis[(4-nitrofenil] ureia, um dos componentes da nicarbazina) no ovo, despigmentação da casca e queda na postura. Observam-se também dispneia e hipertermia. A nicarbazina deve ser utilizada na 1ª fase do programa de controle da coccidiose.

QUADRO 48.10

Programas de controle de coccídios utilizados na avicultura.

Medicamentos anticoccidianos	
1ª fase	2ª fase
Sintéticos	Ionóforos
Nicarbazina, robenidina	Salinomicina, monensina, maduramicina
Halofuginona, diclazurila	Narasina, lasalocida, senduramicina
Ionóforos	Ionóforos
Todas as combinações possíveis	Todas as combinações possíveis
Associações	Ionóforos
Maduramicina + nicarbazina	Todos, exceto a maduramicina
Narasina + nicarbazina	Todos, exceto a narasina

QUADRO 48.11

Interações tóxicas dos ionóforos com outros medicamentos de uso terapêutico e preventivo.

Medicamento	Concentração indicada (ppm)	Via de administração	Ionóforo	Concentração tóxica (ppm)
Tiamulina	250	Água	Monensina	100 a 125
			Narasina	70
			Salinomicina	60
Oleandomicina	35	Água	Monensina	80
Eritromicina	200	Água	Monensina	120 a 125
Sulfametazina	750	Água	Monensina	120
Sulfaquinoxalina	200	Água	Monensina	120
Sulfadimetoxina	500	Água	Monensina	120
			Lasalocida	125
Furazolidona*	800	Ração	Monensina	120 a 240
			Lasalocida	125 a 250
Furazolidona*	200	Água	Monensina	120
			Lasalocida	125
Cloranfenicol*	500	Água	Monensina	100
			Narasina	70
			Salinomicina	60
			Lasalocida	80 a 100

*Proibido em animais de produção.

Halofuginona

O quadro clínico de intoxicação por halofuginona ocorre com depressão da frequência cardiorrespiratória e cianose. O trato gastroentérico é seriamente acometido por diarreia e gastrenterite mucoide. Há diminuição na ingestão de ração e no ganho de peso. Em perus, pode-se observar alteração na palatabilidade.

Amprólio associado ao etopabato

Nos casos de intoxicação por amprólio, observam-se sinais clínicos de deficiência de tiamina (vitamina B_1) e diminuição na qualidade do ovo. O etopabato em níveis tóxicos reduz o peso total do ovo, interfere na eclodibilidade de ovos férteis, com diminuição da produção.

Desenvolvimento de resistência aos medicamentos anticoccidianos

O desenvolvimento de resistência pelas diferentes eimérias de importância clínica para as aves comerciais está diretamente ligado às características farmacológicas de cada medicamento, tempo de exposição, prevenção e rotatividade dos medicamentos utilizados. A necessidade do uso contínuo de medicamentos anticoccidianos na alimentação das aves predispõe os coccídios ao desenvolvimento de resistência. Para que haja resistência, é necessário apenas que alguns esporozoítos escapem da ação do medicamento para recomeçar o ciclo assexuado que culminará no desenvolvimento de milhares de outros coccídios com características de resistência semelhantes para um determinado medicamento. Os medicamentos que atuam nos estágios iniciais são mais suscetíveis ao desenvolvimento de resistência, enquanto aqueles que suprimem os coccídios nos estágios de esquizogonia prolongam o tempo para o aparecimento de resistência. Alguns medicamentos, por causa do aparecimento de resistência, permaneceram apenas 1 ano no mercado, como, por exemplo, a diclazurila, que foi reintroduzida recentemente no mercado, as quinolonas e outros. Os métodos integrados de uso dos medicamentos anticoccidianos têm minimizado o desenvolvimento de resistência a muitos compostos que foram desenvolvidos há mais de 20 anos. Atualmente, já é possível detectar amostras de coccídios resistentes aos diferentes medicamentos anticoccidianos, e programas rotativos com vacinas estão sendo utilizados para evitar a resistência.

▼ COCCIDIOSE E ANTICOCCIDIANOS EM OUTRAS ESPÉCIES DE ANIMAIS DOMÉSTICOS

Perus

Muitos compostos originalmente utilizados em frangos são eficazes em perus, embora nem todos estejam disponíveis ou aprovados para uso pelas autoridades regulatórias nos diferentes países. Os primeiros compostos que mostraram ser eficazes foram as sulfas. Nesse grupo a sulfaquinoxalina tem demonstrado melhores resultados, e quando associada com amprólio pode ser utilizada para o tratamento de perus que apresentam sinais clínicos de coccidiose. Outros medicamentos sintéticos têm demonstrado atividade anticoccidiana em perus como a arprinocida, o buquinolato, o clopidol, o decoquinato, a diclazurila, o etopabato, a halofuginona, a nicarbazina, a robenidina, a toltrazurila e o zoalene. A roxarsona e outros arsenicais têm demonstrado alguma eficácia. Dentre os ionóforos, a monensina tem sido utilizada amplamente para o controle da coccidiose em perus, assim como a lasalocida e a maduramicina. Os medicamentos aprovados para utilização em perus nos EUA e na UE são apresentados no Quadro 48.12.

Suínos

Uma espécie de *Isospora* e oito espécies de *Eimeria* têm sido relatadas em infecções que acometem suínos. Leitões até 15 dias são infectados por *Isospora suis*, que produz enterite e, consequentemente, diarreia. Em leitões afetados gravemente, as lesões histológicas compatíveis com atrofia e enterite fibrinonecrótica podem ser encontradas no jejuno e íleo. Algumas eimérias (*E. scabra*, *E. neodebliecki* e *E. spinosa*) têm sido associadas com episódios de diarreia, com menos frequência que *Isospora*.

A faixa etária mais suscetível à coccidiose é a que vai de 5 a 15 dias de idade. O uso do amprólio pode prevenir a doença, e a sulfaguanidina na dose de 0,22 mg/kg impede o aparecimento do quadro clínico e a eliminação de oocistos pelas fezes. A toltrazurila tem sido utilizada, em animais jovens, para o tratamento de enterites causadas por eiméria (Quadro 48.13). Entretanto, deve ser salientado que se recomendam para essa espécie animal rigorosas medidas sanitárias para o controle dessa protozoose.

Ruminantes

Bovinos e bubalinos

A coccidiose é uma doença comum em ruminantes no mundo inteiro, e as causas de perdas econômicas significativas provocadas por espécies de eimérias. Nos ruminantes, nem todas as espécies de *Eimeria* são igualmente patogênicas (Quadro 48.14), sendo necessário o diagnóstico apropriado e a diferenciação das espécies. Deve ser salientado também que a eimeriose produz lesões no intestino, o que predispõem a ocorrência de outras doenças (ver o ciclo de vida de *E. bovis* – Figura 48.7).

Em bovinos, 13 espécies de *Eimeria* foram identificadas (Quadro 48.14). Dentre as espécies de *Eimeria* que acometem os bovinos, três são particularmente patogênicas: *E. bovis*, *E. zuernii* e *E. auburnensis*, cujas infecções se manifestam por diarreia sanguinolenta, anemia, desidratação, anorexia e retardo no crescimento. Os casos mais graves ocorrem em animais jovens até 1 ano de idade; mais raramente em animais adultos não expostos previamente à infecção, ou ainda em animais confinados para engorda ou estabulados para parição. Os surtos

QUADRO 48.12
Anticoccidianos aprovados para o controle da coccidiose em perus nos EUA e na União Europeia (UE).

Anticoccidiano	Dose aprovada para utilização (ppm)		Tipo
	EUA	UE	
Amprólio	125 a 250	—	S
Diclazurila	1	1	S
Halofuginona	1,5 a 3	2 a 3	S
Lasalocida	75 a 125	90 a 125	I
Maduramicina	—	5	I
Monensina	59,5 a 99,2	60 a 100	I
Robenidina	—	30 a 36	S
Sulfadimetoxina + ormetroprima	62,5 + 37,5	—	S
Zoalene	125 a 187,6	—	S

S: sintético; I: ionóforo. Adaptado de Chapman, 2008.

QUADRO 48.13
Doses e efeitos tóxicos de medicamentos anticoccidianos empregados no tratamento de diferentes espécies de mamíferos.

Medicamento	Espécie						
	Suíno	Bovino	Ovino	Caprino	Cão	Coelho	Equino
Amprólio*	15 a 75 mg/kg	5 a 10 mg/kg	55 mg/kg	55 mg/kg	300 mg/kg	—	—
Decoquinato*	300 ppm	10 mg/kg/10 d	4 mg/kg/du	5 mg/kg/du	15 mg/kg/10 d	—	375 ppm
Diclazurila	15 mg/kg/du	15 mg/kg/du	60 mg/kg/du	80 mg/kg/du	5 a 20 mg/kg/du	2 a 20 mg/kg/7 d	1 mg/kg/6 d
Halofuginona	3 ppm	—	—	—	1,25 ppm	3 ppm	—
Lasalocida	21 mg/kg/du	1 a 10 mg/kg/du	75 a 125 ppm/du	—	2,5 a 5 mg/kg/7 d	100 ppm	Tox
Maduramicina**	5 ppm	5 ppm	5 ppm	—	5 ppm	máx. 5 ppm	5 ppm
Monensina*	—	1 mg/kg/dia e Pc	—	—	—	—	—
Narasina	Tox	Tox	Tox	Tox	Tox	Tox	Tox
Nicarbazina	—	—	—	—	—	—	—
Robenidina	132 ppm	33 a 66 ppm	33 ppm	—	33 ppm	33 ppm	33 ppm
Salinomicina	Tox	20 ppm	40 ppm	—	1 mg/kg/du	—	Tox
Toltrazurila*	10 a 15 mg/kg/3 d	10 a 15 mg/kg/3 d	10 a 15 mg/kg/3 d	10 a 15 mg/kg/3 d	10 a 15 mg/kg/3 d	10 a 15 mg/kg/3 d	10 a 15 mg/kg/3 d

Tox: tóxico para a espécie; —: sem indicação terapêutica para a espécie; du: dose única; d: dose diária recomendada; Pc: indicado como promotor de crescimento; *Medicamento mais utilizado no tratamento. **Tóxica para equídeos, exceto cavalos.

geralmente ocorrem dentro do primeiro mês de vida, quando os bezerros estão confinados, sendo o período de incubação entre 17 e 21 dias

Deve ser salientado que o controle eficaz da coccidiose em ruminantes não se baseia na eliminação completa de *Eimeria* das instalações afetadas por este parasita. Não é possível evitar o contato dos animais em instalações que têm a presença do parasita. As infecções que não estão ligada à doença e são de baixa patogenicidade, podendo ser consideradas benéficas para o hospedeiro, desde que permitam desenvolver uma imunidade protetora e protegê-los contra futuros desafios. Portanto, o foco do controle da coccidiose em ruminantes reside na redução da pressão de infecção a níveis não críticos e estabilidade endêmica.

Ovinos e caprinos

Décadas atrás se assumia que os ovinos e caprinos compartilhavam espécies de *Eimeria*. Depois foi descoberto que cada um desses pequenos ruminantes abrigava seu próprio painel de espécies de *Eimeria* (Quadro 48.14). Nos ovinos, 12 espécies intestinais e 1 espécie no abomaso têm sido descritas, sendo que *Eimeria gilruthi*, no abomaso, se considera um estágio de uma outra espécie intestinal de *Eimeria*, em vez de espécies individuais.

Infecções causadas por algumas espécies de *Eimeria* são importantes em ovinos: *E. ovina*, *E. ovinoidalis* e *E. ahsata*. Em caprinos, *E. arloingi* e *E. christenseni* têm sido citadas como causadoras de diarreia em animais jovens.

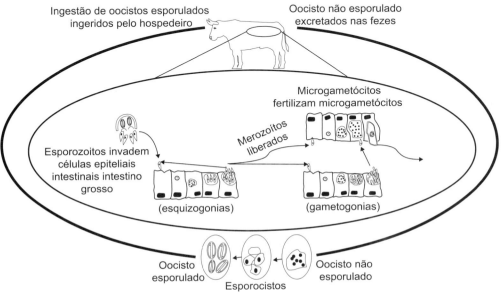

FIGURA 48.7 Ciclo evolutivo da *Eimeria bovis*.

QUADRO 48.14

Relevância considerando a patogenicidade das espécies de *Eimeria* em ruminantes.

Patogenicidade	Bovinos	Ovinos	Caprinos
Alta	E. bovis E. zuernii	E. ovinoidalis	E. ninkohlyakimovae E. caprina
Moderada	E. alabamensis	E. ahsata E. bakuensis E. crandallis E. gilruthi*	
Baixa	E. auburnensis E. ellipsoidalis	E. faurei	E. alijevi E. arloingi E. apsheronica
Não presente	E. brasiliensis E. bukidnonensis E. canadiensis E. cylindrica E. illinoisensis E. pellita E. subspherica E. wyomingnensis	E. granulosa E. intricata E. marsica E. pallida E. parva E. punctata E. weybridgensis	E. caprovina E. christenseni E. hirci E. jolchijevi E. kocharli

*Merontes do parasita observados no abomaso dos ovinos; suspeita-se que essa espécie seja inválida e represente o desenvolvimento de um estágio de uma outra espécie de *Eimeria* spp. listada (espécie não foi ainda identificada).

Em caprinos, dez diferentes espécies de *Eimeria* foram descritas, porém não há consenso na literatura, tendo sido revisada a identificação das espécies e sua denominação (Quadro 48.14).

Casos clínicos de eimeriose surgem apenas quando esses animais ficam confinados, seja para engorda, seja no período de parto. Como preventivo, é recomendada em cabras a monensina em uma proporção de 20 g por tonelada de alimento. O tratamento é semelhante àquele preconizado para os bovinos, variando apenas quanto à dose. O Quadro 48.13 lista outros medicamentos anticoccidianos que podem ser utilizados nesses animais.

Controle de coccidiose em ruminantes

Os anticoccidianos chamados de coccidiostáticos inibem o desenvolvimento de estágios da coccídia, enquanto os medicamentos coccidicidas matam os parasitas. O primeiro grupo está representado pelo amprólio, decoquinato e sulfonamidas, e o segundo, pelos ionóforos (monensina, lasalocida e salinomicina) e as triazinas (toltrazuril e diclazuril).

Nas criações com problemas de coccidiose, a profilaxia é usualmente empregada e os medicamentos disponíveis são administrados como aditivos alimentares por um período prolongado de várias semanas. Na metafilaxia – período após a infecção e antes do início da excreção do oocisto e a doença clínica – de aproximadamente 14 dias após a infecção, para as espécies de eiméria mais relevantes em ruminantes, se faz uso de antiprotozoário. A vantagem da metafilaxia sobre a profilaxia é o desenvolvimento da imunidade e proteção contra reinfecção.

O amprólio tem sido utilizado há muitos anos no controle da coccidiose de bovinos e ovinos; sendo usado para o tratamento de animais que mostram sinais clínicos de doença, embora possa ser utilizada como aditivo de forma preventiva. O decoquinato tem sido utilizado como preventivo em ruminantes jovens e administrado com o alimento. O ionóforo divalente lasalocida mostrou ser capaz de reduzir a produção de oocistos em ovelhas e bovinos naturalmente infectados; no entanto, está bem documentada a eficácia da monensina (ionóforo monovalente) empregada como medicação preventiva incorporada ao alimento.

Dentre os medicamentos anticoccidianos encontrados no mercado, os que têm demonstrado melhores resultados são o amprólio e o decoquinato, embora outros medicamentos apresentem eficácia no tratamento das coccidioses desses animais, como se pode verificar no Quadro 48.13. O amprólio age sobre os esquizontes de primeira geração. É eficaz tanto para animais jovens quanto para adultos, podendo ser administrado como preventivo na ração ou na água, nas doses de 5 mg/kg/dia, durante 28 dias, ou terapeuticamente, de 10 mg/kg/dia, durante 5 dias. Não é recomendado seu uso no período de 24 h antes do abate.

O decoquinato atua sobre o esporozoíto, interferindo no transporte de elétrons do sistema citocromo mitocondrial. É recomendado nas seguintes doses: 6,25 mg/kg/dia, durante 4 meses, ou 20 mg/kg de peso corporal em dose única e ainda 10 mg/kg/dia, durante 10 dias, apresentando ampla faixa de segurança, porém não deve ser administrado a vacas prenhes ou a bezerros lactentes. Como preventivo deve ser utilizado na dose de 0,5 mg/kg/dia, durante 28 dias ou mais.

A monensina tem-se mostrado eficiente na dose de 1 mg/kg/dia, durante 33 dias, para a prevenção de infecções leves, com a vantagem de apresentar melhor palatabilidade e proporcionar maior ganho de peso, podendo ser adicionada na ração na proporção de 10 a 30 g/ton. Embora ainda utilizadas, as sulfonamidas não são de todo eficazes, podendo atuar apenas como preventivo (Quadro 48.13).

Com o surgimento de resistência aos anticoccidianos se implementaram programas rotativos combinados com as boas práticas de produção, a quimioprofilaxaia e a utilização da vacinação. Porém, para o controle da coccidiose, no futuro é necessário o desenvolvimento de produtos preventivos e vacinas subunidades, recombinantes ou outras que possam garantir a eficácia e segurança para os animais e para o ser humano.

Coelhos

A coccidiose é uma doença comum nos coelhos e apresenta distribuição mundial. Os animais que se recuperam da doença são portadores. Existem duas formas da doença em coelhos: a hepática, causada por *E. stiedae*, e a intestinal, causada por *E. magna, E. irresidua, E. media, E. perforans* ou outras espécies de eimérias. Tanto a forma hepática como a intestinal são transmitidas pela ingestão de oocistos esporulados, geralmente nos alimentos ou água contaminados.

Na coccidiose hepática, a gravidade da doença depende do número de oocistos ingeridos. Os animais podem ter a infecção sem sinais evidentes ou, em alguns casos, a morte pode aparecer subitamente. Os coelhos jovens são os mais suscetíveis; geralmente apresentam anorexia, falha do crescimento, embora a doença possa ser assintomática.

A doença na forma de coccidiose intestinal pode estar presente em todas as criações de coelhos, independente da higiene das instalações. As infecções são leves e não se observam sinais clínicos.

Atualmente, não há no mercado nacional produtos de uso veterinário registrados como anticoccidiano para utilização exclusiva em coelhos, o que limita a possibilidade de se ter um produto com eficácia e inocuidade comprovada para essa espécie animal; geralmente, são utilizados aqueles produtos destinados à indústria avícola. A sulfacloropirazina e o diclazuril têm demonstrado eficácia em casos de coccidiose clínica em coelhos.

As coccidioses hepática e intestinal observadas nessa espécie animal podem ser controladas pelo uso de sulfaquinoxalina a 0,025% na ração, durante 30 dias, ou 0,1% durante 2 semanas. Embora as sulfas, em geral, sejam eficientes no controle da infecção, medidas de higiene das instalações de animais jovens são primordiais. A sulfacloropirazina, quando administrada a 0,1% na água de bebida de coelhos com 1 mês de idade e até 2 meses, atua de maneira profilática. A coccidiose hepática pode ser prevenida com o uso de sulfaquinoxalina a 0,02% na água de bebida, durante 3 a 4 semanas, ou de sulfametazina a 1% na ração. A sulfadimetoxina, administrada em doses orais de 75 mg/kg durante 3 dias, com 7 dias de intervalo por três períodos, tem-se mostrado eficaz. O uso de outros medicamentos pode ser observado no Quadro 48.13.

Cães e gatos

A coccidiose em cães e gatos já é conhecida a algum tempo, contudo, até a década de 1970 pouco era sabido sobre sua importância na saúde desses animais. Considerava-se que as coccidias dos cães tinham um ciclo de vida fecal-oral como a eiméria das aves; também se acreditava que não eram espécie-específicas aquelas que infectavam cães e gatos. Estudos posteriores confirmaram que os coccídios eram hospedeiros específicos e haviam hospedeiros paratênicos (ou de transporte, isto é, hospedeiro intermediário, no qual o parasito não sofre desenvolvimento ou reprodução, mas permanece viável até atingir novo hospedeiro definitivo).

Os cães e gatos são suscetíveis a diferentes espécies de coccídios. Nos cães e gatos, têm sido relatadas espécies de *Isospora*, *Sarcocystis* e *Hammondia*, e somente em gatos *Toxoplasma* e *Besnoitia*. O coccídio mais comum que afeta esses animais é o do gênero *Isospora*, e pode infectar outras espécies animais. *Isospora rivolta* e *I. felis* infectam gatos; nos cães, as espécies mais importantes são *Isospora canis*, *I. burrowsi*, *I. neorivolta* e *I. ohioensis*.

Animais jovens submetidos a regime de confinamento ou a estresse podem sofrer infecções clínicas por *Isospora* sp., *Cystoisospora* sp., *Besnoitia*, *Toxoplasma*, *Hammondia* e *Sarcocystis*. Mais de 22 espécies de coccídios afetam o trato intestinal de cães e gatos; exceto *Cryptosporidium parvum*, todas as outras espécies são específicas do hospedeiro. Os coccídios mais comuns pertencem ao gênero *Cystoisospora*; duas espécies infectam gatos (*C. felis* e *C. rivolta*) e quatro infectam cães (*C. canis, C. ohioensis, C. burrowsi* e *C. neorivolta*).

Os filhotes lactentes podem eliminar oocistos por até 5 semanas, enquanto os desmamados eliminam durante 2 semanas. Os sinais clínicos mais comuns são a diarreia e a desidratação. Em gatos, na maioria das vezes, os coccídios são eliminados espontaneamente.

Em gatos afetados, a associação sulfa com trimetoprima pode ser usada na dose máxima de 60 mg/kg, por 1 semana. Para tratamento sintomático, pode-se utilizar a sulfadimetoxina (pela via oral ou parenteral) na dose de 50 mg/kg no primeiro dia de tratamento e 25 mg/kg, diariamente, por 2 ou 3 semanas. O amprólio pode ser empregado como preventivo em fêmeas adultas 10 dias antes do parto, na proporção de 30 mℓ da solução de amprólio a 9,6% em 3,8 ℓ de água de bebida, porém seu uso não foi ainda aprovado em alguns países.

Equinos

Como mencionado anteriormente, os equinos são altamente suscetíveis a intoxicação causada pelos ionóforos. O Quadro 48.13 mostra os anticoccidianos que são empregados para o tratamento da coccidiose nesses animais, bem aqueles que são tóxicos e, portanto, não são recomendados para equinos.

VACINAS PARA O CONTROLE DA COCCIDIOSE AVIÁRIA

A maioria das vacinas para o controle da coccidiose aviária atualmente disponíveis para uso são formulações que apresentam múltiplas espécies vivas de *Eimeria*. Sucintamente, as vacinas vivas anticoccidianas pertencem a dois grandes grupos: aquelas contendo parasitos vivos selvagens e as vacinas vivas atenuadas.

As de primeira geração, introduzidas em 1952, são formulações contendo parasitos vivos selvagens, como por exemplo, Coccivac®-B e D e Immucox®, as quais estão ainda disponíveis no comércio atualmente. Essas vacinas estão embasadas na exposição controlada dos frangos a pequeno número de oocistos virulentos que iniciam a infecção e induzem uma resposta imune protetora natural. Embora eficaz e ainda utilizada em alguns setores da indústria avícola, seu uso requer cuidados para evitar a ocorrência da doença. A administração de altas doses pode causar um efeito negativo direto na conversão alimentar ou até mesmo sinais clínicos de coccidiose hemorrágica, causando a má absorção de nutrientes; por outro lado, a administração de pequenas doses pode deixar as aves desprotegidas contra grande número de oocistos excretados por outras aves do lote.

A segunda geração de vacinas vivas atenuadas foi introduzida no final dos anos 1980 e início dos anos 1990; são exemplos a Paracox® (atenuada para seleção de precocidade, licenciada inicialmente em 1989) e a Livacox® (atenuada para seleção de precocidade ou adaptação em ovos, licenciada em 1992). A primeira contém parasitos que foram selecionados por ter um ciclo de vida mais rápido (desenvolvimento mais precoce), com reduzido período pré-patente, baixa capacidade reprodutiva e, consequentemente, redução da patogenicidade. Esses parasitos foram selecionados através de passagens múltiplas *in vivo* para serem capazes de completar seus ciclos de vida entre 13 e 33 h, sendo mais rápidos que seu progenitor e retendo sua completa capacidade imunoprotetora; no entanto, perdem uma ou duas séries de esquizogonias, tornando-os incapazes de causar doença. A Livacox® e correlatas apresentam um pequeno número de parasitos atenuados, tendo sido desenvolvidas pela passagem seriada em ovos embrionados, resultando em parasitos menos patogênicos para frangos que seu progenitor selvagem. Devido às limitações para produção dessas vacinas, as mesmas são empregadas principalmente para reprodutores e poedeiras. Tentativas para obtenção de vacinas comercialmente viáveis para a indústria de frangos de corte estão sendo feitas, mas o consumo ainda é pequeno, cerca de 10% do setor. Algumas das vacinas disponíveis para aves estão no Quadro 48.15.

Uma terceira geração de vacinas começou a ser pesquisadas mais recentemente, visando à busca de antígenos dos parasitos ou de genes que os codifiquem; esses produtos são denominados "vacinas subunidades". Contudo os avanços nessa área ainda são limitados, refletindo a dificuldade em identificar os melhores candidatos e as limitações para testar sua imunogenicidade. A única vacina comercialmente disponível é a CoxAbic®, uma vacina subunidade preparada de antígenos proteicos purificados da fase gametócito de *Eimeria maxima*. As pesquisas recentes mostram que é provável que mais de um antígeno seja necessário para induzir uma imunidade sólida contra cada espécie de *Eimeria*, sugerindo que a covacinação com candidatos múltiplos ou novos produtos devam ser obtidos para fazer parte de futuros programas de vacinação.

QUADRO 48.15

Algumas vacinas disponíveis para coccidioses nas aves.

Vacina	Espécies de *Eimeria* incluídas
Advent	*E. acervulina, E maxima* e *E. tenella*
Bio-Coccivet	*E. acervulina,* E. maxima,* E. maxima,* E. maxima,* E. mitis,* E. praecox, E. tenella*
Bio-Coccivet R	*E. acervulina, E. brunetti, E. maxima, E. mitis, E. necatrix, E. praecox,* e *E. tenella*
Coccivac B52	*E. acervulina, E. maxima, E. máxima,* E. mivati, E. praecox* e *E. tenella*
Coccivac D	*E. acervulina, E. brunetti, E. maxima, E. mitis, E necatrix, E praecox* e *E. tenella*
Evalon	*E. acervulina,* E. brunetti,* E. máxima,* E. necatrix** e *E. tenella*
HaychPak Cocci III	*E. acervulina, E. maxima** e *E. tenella*
Hipracox broilers	*E. acervulina,* E. maxima, E. mitis,* E. praecox* e *E. tenella**
Immucox 3	*E. acervulina, E. máxima* e *E. tenella*
Immucox 5	*E. acervulina, E. brunetti, E. maxima, E. necatrix* e *E. tenella*
Inovocox	*E. acervulina, E. máxima, E. maxima* e *E tenella*
Paracox	*E. acervulina,* E. brunetti,* E. maxima,* E. maxima,* E. mitis,* E. necatrix,* E. praecox,* E. tenella**
Paracox-5	*E. acervulina,* E. maxima,* E. maxima,* E. mitis* e *E. tenella**

*Atenuada (vacinas listadas com mais de uma *E. maxima* possuem cepas imunologicamente diferentes).

Duas estratégias foram adotadas para o sucesso a longo prazo da prevenção da coccidiose que utiliza medicamentos anticoccidianos e vacinação contra coccidiose viva. A primeira estratégia é conhecida como o programa de "*bioshuttle*"; esse programa se refere ao uso de dois produtos em um lote. No caso do programa *bioshuttle*, uma vacina viva de coccidiose é administrada aos pintinhos no incubatório, como um lote vacinado normal, e a vacina pode circular normalmente pelo menos duas semanas. Um medicamento anticoccidiano é, então, incluído na alimentação por 10 a 14 dias, começando por volta do dia 18. Normalmente, um medicamento anticoccidiano seria usado porque esses produtos são permitidos na produção "livre de antimicrobianos", enquanto os ionóforos não. Ao permitir que a vacina realize um ciclo de 2 a 3 vezes, as galinhas começam a desenvolver imunidade às espécies de *Eimeria*. Antes que ocorra o pico de desafio, o anticoccidiano é suplementado para diminuir a carga das infecções de espécies de *Eimeria* no hospedeiro sem interromper o desenvolvimento de imunidade. Ao reduzir a carga de coccidiose nas galinhas, também reduz os riscos para enterite necrótica. Uma vez que os isolados de espécies de *Eimeria* incluídos na vacina são sensíveis ao anticoccidianos, estes serão eficazes na eliminação desses parasitas no lote. Além disso, não há preocupação com o desenvolvimento de resistência aos medicamentos anticoccidianos porque a vacina é aplicada no início, em cada lote.

A segunda estratégia combina o uso de vacinação e medicação; ela é anual, com rotação entre essas estratégias individuais, na qual apenas um desses métodos é usado em um determinado lote, sendo que normalmente a vacinação é usada nos meses de verão mais quentes e úmidos, e o medicamento é usado durante os meses mais frios e secos de inverno. Esse conceito de rotação anual usando ambas as estratégias pode ser, a longo prazo, solução para a prevenção ideal da coccidiose; anticoccidianos podem ser usados em um futuro previsível sem a preocupação da espécie de *Eimeria* desenvolver resistência aos anticoccidianos.

OUTRAS ALTERNATIVAS PARA O CONTROLE DA COCCIDIOSE

Entre as medidas alternativas exploradas no controle da coccidiose está a utilização dos produtos naturais que incluem probióticos, extratos de plantas e extratos de fungos.

Uma das estratégias de prevenção potenciais emergentes é o uso de probióticos. Probióticos são bactérias vivas não patogênicas que são benéficas para a saúde do hospedeiro (para mais detalhes, veja também o *Capítulo 54*). O aumento de número de bactérias benéficas no intestino causado pelo uso dos probióticos visa a excluir microrganismos patogênicos desse local, por competição. Além da prevenção de doenças, os probióticos também são valiosos em ajudar o pintinho com a integridade intestinal e processos digestivos. Na produção comercial de aves, as galinhas não estão presentes no nascimento e, portanto, os pintos não são expostos a uma microbiota intestinal materna madura, como fariam na natureza. Sem antimicrobianos, bactérias oportunistas podem colonizar o trato digestório neonatal, e, suplementados, os probióticos podem ajudar a estabelecer um perfil bacteriano benéfico antes que isso aconteça. Os produtos probióticos disponíveis comercialmente podem conter um ou mais microrganismo pertencentes aos gêneros *Lactobacillus*, *Bifidobacterium*, *Enterococcus*, *Bacillus* e *Pediococcus*.

Os probióticos demonstraram a capacidade de reduzir o impacto das infecções por *Eimeria*, com resultados comparáveis aos anticoccidianos convencionais na alimentação. Nesse grupo, alguns exemplos de probióticos baseados em *Lactobacillus*, por exemplo, mostraram uma redução de excreção de oocistos e aumento da citocina específica de células B e T, contra *E. acervulina*. De forma similar, probióticos baseados em *Pediococcus* confirmaram ser eficazes em melhorar o rendimento contra infecções de *E. acervulina* e *E. tenella*. Existe uma série de relatos consistentes da utilização de probióticos ou misturados com outros suplementos que confirmaram a redução de lesões microscópicas em aves com coccidiose.

Nessa mesma linha, a utilização de diferentes fitocompostos (Figura 48.8) tem demonstrado redução da mortalidade em aves infectadas com coccidiose. Um total de 68 plantas e fitocompostos tem sido testado cientificamente para supressão de espécies de *Eimeria*; dos 68, 32 compostos carecem de elucidação do seu modo de ação. Desses 32, 21 plantas ou compostos têm sido testados para *Eimeria tenella*, três delas adicionalmente para *Eimeria maxima* e *Eimeria acervulina*, sete delas em uma mistura de espécies e uma delas somente para oocistos. O Quadro 48.16

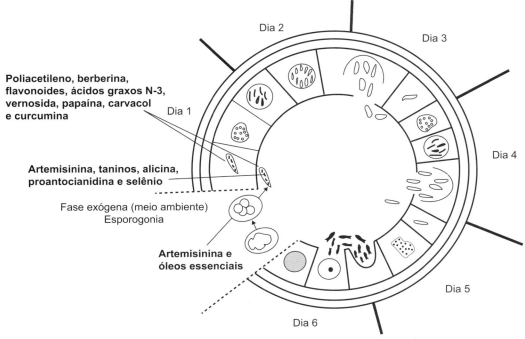

FIGURA 48.8 Fitocompostos e sua atividade no ciclo evolutivo da eiméria.

QUADRO 48.16
Fitocompostos que interferem com o ciclo de vidas das espécies de Eimeria.

Fitocomposto	Planta	Mecanismo sobre Eimeria
Ácido graxos N-3	Linum usitatissimum	Estresse oxidativo
Ácido maslinico	Olea europaea	Sem mecanismo descrito
Alicina	Allium sativum	Inibição de esporozoítos
Artemisinina	Artemisia annua	Inibição de formação da parede de oocistos e esporulação via estresse oxidativo
Berberina	Berberis lyceum	Inibição de esporozoítos por estresse oxidativo
Betaina	Origanum vulgare	Estabilizador de estrutura e função intestinal
Curcumina	Curcuma longa	Inibição de esporozoítos, modulação imune.
Febrifugina	Dichroa febrifuga	Inibição da multiplicação
Flavonoides	Ageratum conyzoides	Estresse oxidativo
Óleos essenciais (β-thujone, 1,8-cineol e p-cimeno)	Origanum compactum	Prevenção do desenvolvimento de oocistos
Óleos essenciais (carvacrol, timol e terpineno-γ)	Artemisia absinthium	Destruição de esporozoítos
Óleos essenciais (cineol, alfa-pineno e acetato de bornil)	Rosmarinus officinalis	Antioxidante e destruição de oocistos
Óleos essenciais (eugenol e acetato de eugenil)	Syzigium aromaticum	Destruição de oocistos
Óleos essenciais (terpineno.4 e terpineno gama)	Melaleuca alternifolia	Destruição de oocistos
Óleos essenciais (limoneno e linalol)	Citrus sinensis	Destruição de oocistos
Óleos essenciais (timol e p-cimeno)	Thymus vulgaris	Destruição de oocistos
Papaina	Carica papaya	Digestão de esporozoítos no ceco
Poliacetileno	Bidens pilosa	Inibição de esporozoítos, modulação imune
Proantocianidina	Semente de uva	Antioxidante
Saponina	Mikania cordifolia Morinda citrifolia Malvaviscus arboreus Cyamopsis tetragonoloba	Destruição de oocistos e parasitas
Selenio	Camellia sinensis	Inibição da esporulação
Tanino	Pinus radiata	Inibição da esporulação
Vernosida	Vernonia amygdalina	Estresse oxidativo

Adaptado de Muthamilselvan *et al.* 2016.

apresenta os fitocompostos, a planta que deu sua origem e o mecanismo proposto de atuação sobre a *Eimeria*. Em particular, *Artemisia annua* tem sido apontada por produzir efeitos adversos no macrogametócito de *E. tenella*, enquanto *Bidens pilosa* mostrou ter efeito na redução da pontuação das lesões em uma proporção de 0,025% na ração.

Foi relatado, também, que a utilização combinada de extratos de plantas e probióticos tem efeito anticoccidiano variado; contudo, apesar do sucesso mostrado por muitos desses produtos alternativos, muito pouco é conhecido sobre o mecanismo de ação dos extratos de plantas e existe uma preocupação relacionada tanto à segurança como à toxicidade desses fitocompostos. Mais de 65 plantas e fitocompostos com comprovada supressão de espécies de *Eimeria* têm sido estudados.

Alguns fitocompostos, como os arabinoxilanos, cinamaldeído, acemananos, lectina, compostos fenólicos e outros têm sido apontados como reguladores da função imune no hospedeiro contra espécies de *Eimeria*. Outros fitocompostos têm função prebiótica, como os mananooligosacarídeos, xilooligosacarídeos e outros. Portanto, as plantas e seus compostos estão sendo avaliados para prevenir e tratar a coccidiose aviária por meio da regulação do ciclo de vida das espécies de *Eimeria*, da imunidade do hospedeiro e da microbiota intestinal e se constituído em uma alternativa com eficácia comprovada que precisa ser estudada amplamente.

OUTRAS PROTOZOOSES

Histomoníase

Histomonas meleagridis é parasito do ceco e fígado de perus e galinhas, constituindo-se estas últimas em importante fonte de infecção para os perus. Nos perus foi descrita pela primeira vez em 1893 por Cushman. Seu principal vetor são os ovos de um helminto, *Heterakis gallinarum*, contaminado com o parasito. Surtos dessa parasitose podem atingir grandes proporções, a ponto de dizimarem até 90% dos perus jovens. Estudos demonstraram que a histomoníase pode disseminar-se por contato direto em um lote de perus, provavelmente pelo fenômeno de *cloacal drinking*. Essa transmissão não foi demonstrada em frangos, o que confirma a dependência de *Heterakis gallinarum* como fonte de infecção. Em aves gnotobióticas observou-se que *Histomonas* necessita da presença de alguma bactéria para tornar-se patogênica, como por exemplo, *E. coli*, *Bacillus subtilis* e *Clostridium* spp.

H. meleagridis, bem como *Trichomonas* e *Giardia*, produzem energia através de um processo anaeróbico, com participação de organelas especiais denominadas hidrogenomas. Ainda não existe maneira de interferir nesse processo, visando à obtenção de agentes terapêuticos.

O uso preventivo de benzimidazóis pode ser benéfico para as aves, evitando-se a fonte de infecção, mas esse procedimento não tem nenhum valor após o início do surto.

A proibição de aditivos nas rações pela UE e a disponibilidade de um único arsenical nos EUA têm resultado na ocorrência de histomoníase em perus, com mortalidades variando de inferior a 10%, na maioria dos casos, podendo chegar a 100%, com influência sazonal e frequência maior em aves entre 4 e 8 semanas de idade. Há vários estudos que relatam também sinais clínicos graves em frangos, especialmente naqueles criados livremente, sendo observado aumento da mortalidade e queda da produção de ovos em poedeiras, o que sugere que essas aves não são somente reservatórios assintomáticos. Outras espécies como faisões, perdizes e codornas são importantes hospedeiros. Por outro lado, patos e avestruzes mostram alta resistência à doença, embora possam contribuir para a transmissão do parasito.

As estratégias de tratamento e profilaxia dessa protozoose, no atual cenário de redução e proibição de aditivos em rações, deixam três diferentes abordagens que podem ser realizadas para preencher esse vazio: uso de antimicrobianos e arsenicais que tenham certa atividade contra esse protozoário, uso de produtos originários de plantas e, finalmente, desenvolvimento de vacinas.

Antimicrobianos e arsenicais

Desde a descrição dos nitroimidazóis (p. ex., metronidazol) como eficazes para combater *Histomonas meleagridis*, essas sustâncias mantiveram seu potencial de efetividade contra esse parasito, com poucos relatos de cepas resistentes. Os surtos podem ser controlados com o uso de nitroimidazóis na concentração de 600 a 800 ppm em água de bebida, durante 7 dias. É necessário um período de carência de 4 a 5 dias. Para tratamento preventivo, podem-se utilizar arsenicais como a carbazona, entre 250 e 375 ppm, ou a nitarsona, a 187,5 ppm, na ração. Ambos os arsenicais exigem um período de carência de 5 dias.

A paromomicina (aminoglicosídio) também se mostrou eficaz para reduzir a mortalidade e a gravidade das lesões em perus, além de aumentar o peso corporal e reduzir a transmissão entre aves sentinelas experimentalmente infectadas. Esse antimicrobiano deve ser usado antes da infecção, contudo seu uso profilático compulsório levanta preocupação com relação ao desenvolvimento de bactérias resistentes presentes no intestino das aves. Tanto a nitarsona (arsenical) como a paromomicina são efetivos profilaticamente, mas a preocupação em relação à ecologia e à inocuidade para o consumidor estão presentes.

Produtos obtidos a partir de plantas

Com a impossibilidade de uso várias substâncias químicas no tratamento da histomoníase, surgiram como alternativa compostos obtidos a partir de plantas, como *Artemisia annua*. Contudo, achados inconsistentes têm sido obtidos com alguns produtos, como Nastutat®, Protophyt® e Enteroguard®, indicando que nenhuma substância originária de plantas proporciona proteção adequada.

Vacinas

O emprego de vacinas com parasitos atenuados *in vitro* tem demonstrado ser eficiente por diferentes vias de administração, sem interferir no desempenho dos perus, inclusive pode prevenir a queda de postura. Em 2013, observou-se que *Histomonas meleagridis* atenuado por passagens intracloacais de baixa virulência foi eficaz, mostrando efeitos protetores contra histomoníase.

Toxoplasmose

O *Toxoplasma gondii* é um coccídio que parasita o intestino delgado de membros da família *Felidae*, inclusive do gato doméstico. Esses animais constituem os hospedeiros definitivos desse parasito, portanto eliminam seus oocistos nas fezes e contaminam o meio ambiente. Após um período de 1 a 5 dias, os oocistos esporulam, tornando-se infectantes para um grande número de espécies de animais de sangue quente, inclusive o próprio gato e o homem. Nesses animais, hospedeiros intermediários, os esporozoítos liberados dos oocistos penetram nas células intestinais e se multiplicam. Invadem também linfonodos, onde formam taquizoítos que se espalham por todos os tecidos do hospedeiro, inclusive cérebro, músculos estriados e fígado. Pode também ocorrer migração transplacentária da mãe para o feto; esse mecanismo de infecção tem maior ou menor importância de acordo com a espécie animal. Nos seres humanos, por exemplo, ele é o mecanismo de infecção mais comum, merecendo especial atenção. O diagnóstico deve basear-se nos sintomas, sobretudo em provas sorológicas.

Para o tratamento, em regra, recomenda-se a clindamicina, que é bem absorvida quando administrada pela via oral. Liga-se facilmente às proteínas plasmáticas, distribuindo-se por vários tecidos, inclusive atravessa a barreira placentária, porém não atinge o sistema nervoso central. Para cães com toxoplasmose sistêmica, recomenda-se a dose de 10 a 40 mg/kg pela via oral, dividida em 3 a 4 vezes/dia; para gatos, recomendam-se 40 mg/kg pela via oral, divididos em 3 vezes/dia, durante 14 dias.

Babesiose

A babesiose é causada por um parasito hemotrópico do gênero *Babesia*, família Babesiidae, ordem Piroplasmida, membro do filo Apicomplexa; é transmitido por carrapatos infectados. Existem muitas espécies de *Babesia* que afetam o gado bovino, cães, cavalos e roedores. Dentre as várias espécies que ocorrem em animais domésticos das regiões tropicais e subtropicais, algumas são encontradas no Brasil, causando doenças em seus respectivos hospedeiros: *B. vogeli* e *B. gibsoni* em cães; *B. bigemina* e *B. bovis* em bovinos e bubalinos; *B. equi* e *B. caballi* em equinos. Esses parasitos causam uma síndrome similar à malária nos humanos, incluindo febre, hemólise e hemoglobinúria.

Ao que se sabe, animais de áreas onde há estabilidade enzoótica para essas parasitoses adquirem a infecção sem apresentar sintomatologia clínica aguda. O mesmo não ocorre com animais de regiões indenes, que, quando introduzidos em uma área onde existe o hematozoário, sofrem a doença de forma grave, chegando por vezes ao óbito. Os animais que sobrevivem à infecção tornam-se portadores do parasito e se constituem em fonte de infecção para outros animais.

O controle adequado dessa hemoparasitose envolve o uso de antiprotozoários associado ao controle da população de vetores (carrapatos). Esta última deve ser mantida em nível baixo, de maneira a permitir que pequenas quantidades de *Babesia* sejam inoculadas nos hospedeiros, mantendo-os, portanto, em condições de premunição.

Alguns medicamentos usados para o tratamento da babesiose, como, por exemplo, o azul de tripan e os derivados do quinurônio, foram atualmente substituídos por outros mais eficientes e com maior margem de segurança. Dentre os medicamentos usados nos dias de hoje, destacam-se os apresentados a seguir.

Derivados das diamidinas

Esse grupo tem como principal representante o diminazeno, cujo nome químico é 4,4'-diazoaminodibenzamidina ou 4,4' diamidinodiazoaminobenzeno; como produtos veterinários disponíveis no comércio têm-se o Ganaseg®, o Diminazine B12®, dentre outros. Parece que as diamidinas agem de forma semelhante às pentamidinas, acumulando-se no fígado e rins e entrando na circulação fetal. Pequenas quantidades ficam acumuladas no sistema nervoso central durante alguns meses.

Ao que tudo indica, as diamidinas interferem na glicólise aeróbica do parasito e na sua síntese do ácido desoxirribonucleico (DNA), o que explicaria as degenerações observadas nos mesmos, logo após instituição do tratamento. Esses medicamentos são bem tolerados pelos vertebrados, podendo algumas vezes ser observados efeitos colaterais como: tremor muscular, salivação, diarreia, queda da pressão sanguínea e pulso acelerado. Não causam efeitos parassimpatomiméticos tampouco danos hepáticos, desde que administrados nas doses recomendadas. As diamidinas atuam sobre todas as espécies de *Babesia*, sendo menos eficientes contra *B. bovis* e *B. caballi*.

A dose terapêutica para bovinos é de 3,5 mg/kg, por via subcutânea ou intramuscular. Para equinos, a dose preconizada é de 5 mg/kg, por via intramuscular, por 2 dias consecutivos, devendo essa dose ser rigorosamente controlada. Para cães recomenda-se uma única dose de 5 mg/kg, por via intramuscular ou subcutânea.

Quanto à toxicidade, tem-se que doses terapêuticas múltiplas em cães podem causar lesões nervosas graves, principalmente no nível do cerebelo, mesencéfalo e tálamo, além de degeneração gordurosa no fígado, rins, miocárdio e musculatura esquelética. Em bovinos, as degenerações gordurosas são mais intensas, ao passo que as lesões nervosas podem passar despercebidas. Não se conhece exatamente como as diamidinas atuam no organismo dos equinos.

Derivados das carbanilidas

O principal representante deste grupo é o imidocarbe, cujo nome químico é N,N'2-bis[3-(4,5-di-hidro-1H-imidazol-2-il)-fenil] ureia), sendo comercializado como produto veterinário com os nomes de Imidocarb®, Imizol®, Diazen®, Virbazene®, dentre outros.

O imidocarbe é capaz de agir sobre todas as espécies de *Babesia*; parece atuar no núcleo do parasito, promovendo alterações no seu número e tamanho, e no citoplasma. Esse composto apresenta tendência de se depositar no rim e é reabsorvido de forma inalterada, sendo biotransformado no fígado. Também pode atuar de maneira profilática contra várias espécies de *Babesia*, principalmente as de bovinos.

O imidocarbe é recomendado em aplicação única de 1 a 3 mg/kg, por via subcutânea ou intramuscular para bovinos, dose essa capaz de inibir a parasitemia por *B. bigemina* e *B.*

bovis; doses de até 5 mg/kg podem ter efeito esterilizante. Esse derivado carbanilida tem o inconveniente de deixar resíduos por até 170 dias nos rins e fígado, requerendo um período de carência de no mínimo 30 dias em animais destinados ao consumo. Doses maiores que as recomendadas (5 mg/kg) causam irritação no local de aplicação, quando se utiliza a via subcutânea.

Para equinos com infecção por *B. caballi* recomenda-se imidocarbe na dose de 2 mg/kg/dia, por via intramuscular, em 2 dias consecutivos. Em casos de infecção por *B. equi*, a dose é de três aplicações de 4 mg/kg, por via intramuscular, com intervalo de 24 h entre as doses.

Outro derivado das carbanilidas é a amicarbilida (di-isotionato de 3,3'-diamidino-carbanilida), que é indicada na dose de 5 mg/kg subcutânea ou intramuscular para bovinos, recomendando-se repetir a dose quando houver hemoglobinúria por mais de 24 h após o tratamento. Tem a capacidade de reduzir a parasitemia e a mortalidade, porém, se o tratamento for instituído apenas após o quarto dia de febre, em casos de infecção por *B. bovis* pode desenvolver-se babesiose cerebral.

A amicarbilida atua sobre ambas as espécies de *Babesia* que acometem os equinos, e a dose terapêutica recomendada é de 8,8 mg/kg, por via intramuscular durante 2 dias consecutivos. Doses cinco vezes maiores do que a terapêutica causam morte do animal, com extensa necrose do fígado e dos túbulos renais.

Em cães, pode-se fazer uso tanto do imidocarbe na dose de 2 a 3 mg/kg, por via intramuscular ou intravenosa em dose única, ou ainda 5 a 6,6 mg/kg, por via subcutânea ou intramuscular em intervalo de 2 a 3 semanas.

A fenamidina (4,4'-diamidinodifenil éter) é também um derivado das carbanilidas e tem sido indicada para cães na dose de 15 mg/kg/dia, por via subcutânea, em 2 dias consecutivos.

Atualmente, pesquisas para sequenciar genomas estão em andamento como parte do desafio para identificar diferenças genéticas que seriam alvos potenciais de novos medicamentos, que, por exemplo, atuassem em genes essenciais e específicos dos parasitos, ou em suas vias metabólicas ou mecanismos de regulação de genes específicos dos parasitos, como as babésias.

Anaplasmose

Ocorre em bovinos, geralmente associada à babesiose, resultando em grandes perdas para a pecuária, sendo transmitida pelo mesmo vetor. Insetos hematófagos como os tabanídeos também têm sido apontados como potentes transmissores mecânicos. A presença do *Anaplasma* em baixos níveis na circulação sanguínea faz com que o organismo hospedeiro produza anticorpos suficientes para conferir-lhe um estado de proteção (premunição). Vários tipos de vacinas (mortas e atenuadas) vêm sendo desenvolvidos e utilizados, porém o uso de agentes químicos (medicamentos) continua sendo de capital importância no controle de surtos da doença. Dentre os vários medicamentos testados, dois são os mais amplamente usados: imidocarbe e tetraciclinas.

Imidocarbe

É recomendado na dose de 3 mg/kg. Embora o tratamento não implique esterilização, uma ou mais recaídas leves permitem que o hospedeiro chegue à condição de premunido. Seu uso fica restrito por ocasionar resíduos de longa duração em animais de produção.

Tetraciclinas (tetraciclina, clortetraciclina e oxitetraciclina)

Atuam eficazmente contra a anaplasmose clínica. Sua administração em estágio precoce da doença permite alto índice de recuperação; entretanto, quando há baixos valores de hemoglobina (< 10%), é conveniente o uso de transfusão lenta de 2 a 4 ℓ de sangue. Observou-se a esterilização dos parasitos utilizando-se oxitetraciclina de longa ação em duas aplicações intramusculares com 1 semana de intervalo, na dose de 20 mg/kg. Resultados satisfatórios também foram obtidos com uma única aplicação por via intramuscular de 20 mg/kg.

Tricomoníase e giardíase

Dentre os protozoários que parasitam os animais domésticos, destacam-se principalmente *Trichomonas foetus* e *Giardia* sp. O *Trichomonas foetus* pode ser um dos fatores limitantes da pecuária. É parasito do trato urogenital de bovídeos, nos quais causa doença de caráter venéreo. Sua transmissão dá-se pela cópula, sendo os touros seus principais transmissores. Neles, após o período inicial de instalação do parasito, o quadro clínico regride e o animal deixa de apresentar sintomas, mas continua a albergar o parasito, tornando-se portador da infecção. As vacas contaminadas podem apresentar cios irregulares, abortos silenciosos (8 a 16 semanas após cobertura), endometrite com persistente descarga vaginal e/ou piometra. Embora haja desenvolvimento de imunidade, em alguns casos pode-se instalar um quadro de esterilidade permanente nas fêmeas.

A *Giardia* sp., em sua forma parasitária, o trofozoíto, se prende às células epiteliais do intestino delgado, causando-lhes lesões. Em animais jovens, sobretudo cães, altas infestações podem causar enterites, com episódios intercalados de parada do trânsito intestinal (constipação intestinal) e diarreias. A tricomoníase e a giardíase podem ser tratadas com metronidazol; para a giardíase recomenda-se também o uso de quinacrina.

Metronidazol

Seu nome químico é 1-(α-hidroxietil)-2-metil-5-nitroimidazol. Após entrar na célula-alvo, interage com o DNA do protozoário, ocasionando perda de sua estrutura helicoidal e quebra das alças dessa estrutura. Pelo fato de ser pouco solúvel em água e etanol, recomenda-se sua administração por via oral. Parte desse medicamento é biotransformada e aproximadamente 50% são excretados inalterados na urina.

O tratamento da tricomoníase bovina é efetuado com metronidazol na dose de 75 mg/kg, por via intravenosa, dividida em três doses a intervalos de 12 h. No caso de touros, além da administração oral, recomenda-se o uso tópico de pomada à base de metronidazol a 5% precedida de uma ducha uretral com 30 mℓ de uma solução de metronidazol a 1%. Para prevenir a reinfecção e melhorar os parâmetros de produção a longo prazo, sugere-se que os terneiros sejam tratados de forma contínua, uma vez que a duração do tratamento parece mais importante que a dose; por outro lado, há risco do desenvolvimento de resistência das cepas de Giardia.

Para tratamento da giardíase em cães, o metronidazol é empregado na dose de 25 mg/kg, 2 vezes/dia, durante 5 dias. Para gatos a dose é de 12 a 25 mg/kg, 2 vezes/dia, durante 5 dias. Cães tratados com altas doses de metronidazol tendem a apresentar sinais de intoxicação com consequente disfunção do sistema nervoso central, traduzindo-se clinicamente por ataxia, tremores, nistagmo vertical, opistótono, espasmos da musculatura lombar e dos membros posteriores e cauda caída.

Quinacrina

Também chamada de mepacrina, cujo nome químico é 6-cloro-9-[[4-(dimetilamino)-1-metilbutil]amino]-2-metoxiacrina. É administrada geralmente por via oral ou, com menor frequência, por via intramuscular. É utilizada nas infecções por Giardia.

A quinacrina distribui-se nos tecidos, com tendência a se acumular no fígado, no baço, nos pulmões e nas glândulas adrenais. Sua eliminação faz-se lentamente pela urina, tornando-a de coloração amarelo-escura no terceiro dia de administração contínua. Quantidades muito pequenas são eliminadas pelas secreções corpóreas (saliva, suor, leite, bile).

É usada sobretudo no tratamento da giardíase canina, recomendando-se para cães de grande porte a dose de 200 mg/animal, três vezes no primeiro dia e duas vezes nos 5 dias subsequentes. Para cães de raças pequenas, a dose é de 100 mg, 2 vezes/dia, no primeiro dia, e 1 vez/dia, durante mais 5 dias. Para filhotes utilizam-se 50 mg, 2 vezes/dia, durante 5 dias. Sugere-se a administração de bicarbonato de sódio para prevenir vômitos. Para cães com fibrilação auricular, a dose de 2,64 mg/kg, por via intravenosa, permite restabelecer o ritmo sinusal normal.

Doses acima das recomendadas podem originar um quadro tóxico, traduzido por vômitos e distúrbios das atividades motora e psicomotora tanto em cães quanto em gatos.

Outro medicamento que tem sido usado para o tratamento da giardíase canina é o **tinidazol**, na dose de 44 mg/dia, durante 3 dias.

Alguns estudos têm demonstrado que anti-helmínticos do grupo dos **benzimidazóis**, como o albendazol e o febendazol, foram eficientes no tratamento da giardíase canina. O albendazol foi utilizado na dose de 25 mg/kg, 2 vezes/dia, durante 2 dias. Entretanto, suspeita-se que esse medicamento tenha efeito teratogênico, não sendo recomendado para fêmeas prenhes. O febendazol foi testado na dose de 50 mg/kg/dia, durante 3 dias, e mostrou-se efetivo para cães. Não foi testado em gatos.

Criptosporidiose

Crysptosporidium é um coccídio que infecta uma ampla variedade de vertebrados, incluindo o homem. O parasito se localiza principalmente no intestino delgado dos mamíferos e das aves. Mais de 20 espécies já foram identificadas; entre elas está o Cryptosporidium parvum, que infecta mais de 150 espécies diferentes de mamíferos, sendo a maioria de surtos causada por água contaminada e em ruminantes como fonte de transmissão para o ser humano. C. bovis e C. andersoni parasitam bovinos, C. suis afeta suínos, C. canis parasita caninos e C. felis é encontrado em gatos. Em aves foram encontrados principalmente C. baileyi e C. meleagridis.

O maior problema relacionado com essa doença é a ausência de meios eficazes para prevenção e tratamento. Os oocistos são altamente resistentes ao estresse ambiental e a vários desinfetantes, o que torna as medidas higiênicas das instalações zootécnicas geralmente ineficientes para eliminar os oocistos e prevenir a infecção. Mais de 200 substâncias químicas foram testadas para o combate da criptosporidiose; algumas delas mostraram efeitos promissores, mas nenhuma delas foi capaz de eliminar a infecção completamente ou os sinais clínicos de maneira constante. Alguns compostos reduziram a excreção dos oocistos no meio ambiente, o que reduziu a disponibilidade do parasito e, em consequência, a exposição e infecção de hospedeiros suscetíveis. A combinação de medidas higiênicas e a administração de substâncias químicas eficazes devem ser utilizadas em conjunto para um controle eficaz da criptosporidiose.

Qualquer tratamento que seja proposto contra criptosporidiose depende da imunocompetência do animal. Animais imunocompetentes requerem somente terapia de suporte, porque a infecção em geral é autolimitante. Animais imunossuprimidos frequentemente necessitam de tratamento para eliminar o parasito. Algumas opções terapêuticas para combater a criptosporidiose são apresentadas no Quadro 48.17.

A **nitazoxanida** (Annita® – especialidade farmacêutica de uso humano), em particular, é um antiprotozoário que age inibindo uma enzima do metabolismo do parasito (a piruvato

QUADRO 48.17

Algumas opções terapêuticas para combater a criptosporidiose.

Medicamento	Espécie animal e dose
Azitromicina	Ruminantes: 1.500 mg/dia por bezerro por 7 dias
	Cães, gatos: 10 mg/kg, pela via oral, cada 24 h até que os sinais clínicos regridam
	Cavalos: 10 mg/kg pela via oral, cada 24 h por 5 dias, e posteriormente a cada 48 h até a regressão dos sinais clínicos
Decoquinato	Bezerros: 2 mg/kg 2 vezes/dia durante 21 dias
Halofuginona	Ruminantes: 0,1 mg/kg por 7 dias
Nitazoxanida	Ruminantes: 15 mg/kg ou 100 mg/animal 2 vezes/dia durante 5 dias em animais de 24 a 47 meses de idade; 200 mg 2 vezes/dia durante 5 dias em animais de 4 a 11 anos de idade
	Cães, gatos: 25 mg/kg pela via oral, cada 12 h por, pelo menos, 7 dias
Paramomicina	Ruminantes: 100 mg/kg por 21 dias
	Cães, gatos: 125 a 165 mg/kg, pela via oral, a cada 12 a 24 h por, pelo menos, 5 dias
	Cavalos: 100 mg/kg, pela via oral, a cada 24 h por 5 dias
Tilosina	Cães, gatos: 10 a 15 mg/kg, pela via oral, a cada 8 a 12 h por 21 dias

Adaptado de Shahiduzzaman e Daugschies, 2012.

ferrodoxina oxidorredutase); tem sido indicada para o tratamento de criptosporidiose em crianças por diminuir o tempo de duração da doença clínica e reduzir a carga parasitária. Os estudos clínicos mostraram sua atividade contra protozoários (*Cryptosporidium parvum*, *Trichomonas*, *Giardia intestinalis* e *Entamoeba*), helmintos (*Taenia* e *Hymenolepis* spp.) e contra bactérias aeróbicas e anaeróbicas.

BIBLIOGRAFIA

Allen, D.G.; Pringle, J.K.; Smith, D.A. *Handbook of veterinary drugs*. 2 ed. New York, Lippincot-Raven, 1998.

Andrei, E. Compêndio Veterinário. 30 ed. Andrei Editora, São Paulo, Brasil, 1999.

Ashley, J.N.; Berg, S.S.; Lucas, J.M.S. 3,3'-diaminocarbanilide: A new drug active against babesial infections. *Nature*, 185: 461, 1960.

Bangura, B.; Bardsley, K.D. Ruminant coccidiosis. *Vet. Clin. Food Anim* 36:187-203, 2020.

Barr, S.C.; Bowman, D.D. Giardiasis in dogs and cats. *Compend. Contin. Educ. Pract. Vet.*, 16:603-10, 1994.

Barr, S.C.; Bowman, D.D.; Heller, R.L.; Erb, H.N. Efficacy of albendazol against giardiasis in dogs. *Am. J. Vet. Res.*, 54:926-8, 1993.

Bergstrom, R.C.; Etherton, S.L.; MacDonald, M.A. Controlling concurrent infections of trichostrongylids and coccidia in weaner calves. *Vet. Med. Small Anim. Clin.*, 79: 1210-1, 1984.

Beveridge, E. Babesial effect of basically substituted carbanilides. II. Imidocarb in rats and mice: toxicity and activity against *Babesia rodhaini*. *Res. Vet. Sci.*, 10:534-7, 1969.

Blake, D.P.; Tomley, F-M. 2014. Securing poultry production for even-preent Eimeria challenge. *Trends Parasitol*. 30:12-19.

Callow, L.L.; McGregor, W. The effect of imidocarb against *Babesia argentina* and *Babesia bigemina* infections of cattle. *Aust. Vet. J.*, 46: 195-200, 1970.

Carbrey, E.A.; Avery, R.J.; Knowles, R.C.; Sash, S.C. Drug therapy of equine babesiasis. *J. Am. Vet. Med. Assoc.*, 158: 1889, 1971.

Cerruti Sola, S.; Leoni, A.; Agostini, A.; Castganaro, M. Efficacy of maduramicin against turkey coccidiosis in battery: a clinical and pathological study. *Schweiz Arch. Tierheilkd.*, 138:201-206, 1996.

Chapman, H.D. A review of the biological activity of the anticoccidial drug nicarbazin and its application for the control of coccidiosis in poultry. *Poultry Sci. Rev.*, 5:231-243, 1994.

Chapman, H.D. Coccidiosis in turkey. *Avian Pathol.*, 37:205-223, 2008.

Chapman, H.D. Twenty-one years of monensin for the control of coccidiosis – A review. In: *International Coccidiosis Conference*, 6, Ontario, Canada, 1993. Proceedings. Ontario, pp. 37- 44, 1993.

Chapman, H.D.; Jeffers, T.K. Vaccination of chickens against coccidiosis ameliorates drug reistance in cimmencial poultry production. *Int. J. Parasitol Drug Resist*. 4:214-217, 2014.

Christensen, J.F.; Harrold, J.B. Inhibition of *Anaplasma marginale* infection in cattle with oxytetracycline hydrochloride. In: *Annual Meeting of the Livestock Sanitary Association*, 60, United States, 1957. Proceedings. United States, pp. 69-76.

Conway, D.P.; McKenzie, M.E. Anticoccidial drugs and vaccines. In: Conway, D.P.; MacKenzie M.E. *Poultry Coccidiosis*. 3 ed. Blackwell. p. 77-164, 2007.

Dow, S.W.; Lecouteur, R.A.; Poss, M.L.; Beadleston, D. Central nervous system toxicosis associated with metronidazole treatment of dogs: Five cases (1984-1987). *J.A.V. M.A.*, 159:365-8, 1989.

Eyre, P. Some pharmacodynamic of the babesial agents quinuronium and amicarbilide. *J. Pharm. Pharmacol.*, 19:509-19, 1967.

Fatoba, A.J.; Adeleke, M.A. Diagnosis and control of chicken coccidioisi: a recent update. *J. Parasit. Dis.* 42:483-493, 2018.

Fowler, N. G. *Anticoccidial compedium*. Turnhoutseweg: Jassen Pharmaceutica Animal Health, 1995. 73 p. (apostila).

Gasparini, G.; Vaghi, M.; Tardani, A. Treatment of bovine trichomoniasis with metronidazol (8823 R.P.). *Vet. Rec.*, 75:940, 1963.

Hess, M.; Liebhart, D. Bilic, I.; Ganas, P. 2015. *Histomonas meleagridis* – New insights into an old pathogen. *Vet. Parasitol*. 208:67-76.

Joyner, L.P.; Brocklesby, D.W. Chemotherapy of anaplosmosis, babesiasis and theileriasis. *Adv. Pharmacol. Chemother.*, 11:321-55, 1973.

Kawazoe, U. Biologia da Eimeria. In: *Simpósio Internacional sobre Coccidiose*, 1, Santos, 1994. Anais. Santos, pp. 1-6, 1993.

Kuttler, K.L.; Graham, O.H.; Trevino, J.L. The effect of imidocarb treatment on *Babesia* in the bovine and the tick (*Boophilus microplus*). *Res. Vet. Sci.*, 18:198-200, 1975.

Leibovitz, L. Wenyonella philiplevinei, n. sp., a coccidial organism of the White Pekin duck. *Avian Dis.*, 4:670-681, 1968.

Lucas, J.M.S. The chemotherapy of experimental babesiasis in mice and splenectomized calves. *Rev. Vet. Sci.*, 1:218-25, 1960.

Lynn, R.C. Antiparasitic drugs. In: Bowman, D.D. *Georgis' parasitology for veterinarians*. 7 ed. W.B. Saunders Company, pp. 235-283, 1999.

Maes, L.; De Mûelenaere, C.; Veys, P. Diclasuril (Vecoxan), a new anticoccidial medication for weaned lambs. In: *International Coccidiosis Conference and European Union Cost 820 Workshop*, 8, Oxford, UK, 1997. Proceedings. Oxford, pp. 45-46, 1997.

Magonigle, R.A.; Simpson, J.E.; Frank, F.W. Efficacy of a new oxytetraciclicne formulation against clinical anaplasmosis. *Am. J. Vet. Res.*, 39: 1407-10, 1978.

Mahoney, D.F. Immune response to hemoprotozoa. II. *Babesia* spp. In: Soulby, E.J.L., ed. *Immunity of Animal Parasites*. New York, Academic Press, pp. 301-41, 1972.

McDougald, L.R. Attempted cross-transmission of coccidian between sheeps and goats and description of *Eimeria ovinodalis* sp. n. *J. Protozool.*, 26:109-113, 1979.

McDougald, L.R. Chemotherapy of coccidiosis. In: *Proc. of the International Coccidiosis Conference*, VIth, Ontario, pp. 45-47, 1993.

McDougald, L.R.; Reid, W.M. Coccidiosis. In: Calnek, B.W.; Barnes, H.J.; Beard, C.W.; McDougald, L.R.; Saif, Y.M. (eds.). *Diseases of poultry*. Ames, Iowa State University Press, pp. 865-883, 1997.

Meireles, L.R.; Galisteo, A.J. Jr.; Pomeu, E.; Andrade, H.F. Jr. *Trp. Med. Int. Health*, 9:876-881, 2004.

Muthamilselvan, T.; Kuo, T.F.; Wu, Y.C.; Yang, W.C. Herbal remedies for coccidiosis control: a review of plants, compounds, and anticoccidial actions. *Evid. Based Complement Aternat Med*. 1-19, 2016.

Noack, S.; Chapman, H.D.; Selzer, P.M. Anticoccidial drugs of the livestock industry. *Parasitol. Res.* 118:2009-2026, 2019.

Oksanen, A. Mortality associated with renal coccidiosis in juvenile wild greylag geese (Anser anser anser). *J. Wildl. Dis.*, 30:554-556, 1994.

Pimentel, F.F; Almeida, A.J.; Oliveira, F.C.R.; Ederli, B.B. Efeito do tratamento com nitazoxanida na criptosporidiose canina. *Arq. Ciênc. Vet. Zool. UNIPAR*, Umuarama, v. 14, n. 2, p. 107-112, 2011.

Prescott, L.M.; Harley, J.P.; Klein, D.A. Microbiologia. 5 ed. Madrid: McGraw-Hill, 1272 p. 2004.

Riek, R.F. Babesiosis. In: Weinman, D.; Ristic, M. (eds.). *Infectious blood diseases of man and animals*. New York, Academic Press, v. 2, p. 219, 1968.

Roberson, E.L. Fármacos contra protozoos. In: Booth, N. H.; McDonald, L.E. (eds.). *Farmacologia y terapeutica veterinária*. Zaragoza, Acribia, v. 2, pp. 777-94, 1988.

Robertson, L.J; Gjerd, B.K. *Crytosporidium* oocysts: challenging adversaris? *Trends in Parasitology*, v. 23, n. 8, p. 344-347, 2007.

Roby, T.O.; Simpson, J.E.; Amerault, T.E. Elimination of the carrier state of bovine anaplasmosis with a long-acting oxytetracycline. *Am. J. Vet. Res.*, 39:1115-6, 1978.

Romero Cabello, R. *et al*. Nitazoxanide for the treatment of intestinal protozoan and helminthic infections in México. *Transactions of the Royal Society of Tropical Medicine and Hygiene*, London, v. 91, n. 6, p. 701-703, 1997.

Seah, S.K.; Hucal, G.; Law, C. Dogs and intestinal parasites: a public health problem. *Can. Med. Assoc. J.*, 112: 1191-1194.

Shahiduzzaman, Md; Daugschies, A. Therapy and prevention of cryptosporidiosis in animals. *Veterinary Parasitology* 188:203-2014, 2012.

Sharma, U.N.S.; Fernando, D.D.; Wijesundara, K.K.; Manawadu, A.; Pathirana, I.; Jayantha Rajapakse, R.P.V. Anticoccidial effecs of Phyllantus emblica (Indica gooseberry) extracts: potential for controlling avian coccidiosis. *Veterinary Parasitology: Regional Studies and Reports* https://doi.org/10.1016/j.vprsr.2021.100592

Taylor, W.M.; Simpson, C.F.; Martin, F.G. Certain aspects of toxicity of an amicarbilide formulation to ponies. *Am. J. Vet. Res.*, 33:533-41, 1972.

The Merck Veterinary Manual – Merck & Co., Inc., Rahway, New Jersey. United States, pp. 1473-9, 1991.

Uilenberg, G. Notes sur les babesiosis et l'anaplasmose des bovins à Madagascar. Essais de traitment. *Rev. Elev. Med. Vet. Pays Trop.*, 23:15-41, 1970.

USP Drug Information Update (september). 17 ed. Rockville, MD, United States Pharmacological Convention, pp. 847-1057, 1997.

Vanparijs, O; Hermans, L.; Marsboon, R. Efficacy of diclazuril against Eimeria dispersa in turkeys. *Avian Dis.*, 35:599-600, 1991.

Wang, C.C. Inhibition of the respiration of *Eimeria tenella* by quinolone coccidiostats. *Biochem. Pharm.*, 25:343-9, 1976.

Zeytun, I.H.; Domingo, D.T. Semduramicin (Aviax), a new polyether ionophore anticoccidial. In: *International Coccidiosis Conference and European Union Cost 820 Workshop*, 8, Oxford, UK, 1997. Proceedings. Oxford, p. 40, 1997.

49

Agentes Empregados no Controle de Ectoparasitos

- Introdução, *687*
- Ectoparasiticidas de contato, *689*
- Ectoparasiticidas sistêmicos, *694*
- Considerações finais, *698*
- Bibliografia, *699*

Vamilton Alvares Santarém • Izidoro Francisco Sartor • Welber Daniel Zanetti Lopes • Lorena Lopes Ferreira

INTRODUÇÃO

Os parasitos externos (ectoparsitos) como os insetos (pulgas, piolhos mastigadores e sugadores, moscas hematófagas ou não e flebotomíneos) e ácaros (ácaros hematófagos, ácaros causadores de sarna e carrapatos) são agentes etiológicos de enfermidades nos animais e, consequentemente, acarretam prejuízos econômicos gerados pelos gastos com tratamentos e queda de rendimento dos animais de produção. Esses parasitos podem também ser vetores de agentes patogênicos para o homem e animal.

Para o controle de ectoparasitos são utilizados compostos químicos capazes de matá-los, denominados de ectoparasiticidas (inseticidas e acaricidas). A maioria dos ectoparasiticidas comercializados na Medicina Veterinária veio da Agricultura, em que são utilizados para controlar as pragas agrícolas e constituem um importante setor do mercado global de saúde animal.

Os ectoparasiticidas podem atuar na forma de contato ou sistêmica, promovendo a morte dos artrópodes, atuando no sistema nervoso central ou por inibição do crescimento. Estão disponíveis para administração injetável, oral e tópica por vários métodos, dependendo do parasito alvo e do hospedeiro, incluindo brincos, comprimidos, comprimidos mastigáveis, coleiras, concentrações emulsionáveis para pulverização, pó para polvilhar, *pour-on*, sabonete, soluções injetáveis, *spot-on*, *sprays* e xampus.

Em bovinos, os principais ectoparasitos são o carrapato *Rhipicephalus microplus* ("carrapato do boi'), as moscas hematófagas *Haematobia irritans* ("mosca-dos-chifres"), *Stomoxys calcitrans* ("mosca-dos-estábulos"), as moscas causadoras de miíases, *Dermatobia hominis* ("berne"), e *Cochliomyia hominivorax* ("bicheira"). Em 2014, estimou-se que no Brasil esses ectoparasitos causaram um prejuízo de quase 7 bilhões de dólares anuais na atividade pecuária. Nos equinos, prevalece o parasitismo pelos carrapatos *Dermacentor nitens* ("carrapato da orelha do cavalo") e *Amblyomma sculptum* ("carrapato estrela") e a mosca hematófaga *S. calcitrans*.

Nos suínos a pulga *Tunga penetrans* ("bicho de pé") e o ácaro causador de sarna *Sarcoptes scabiei* var. *suis* (sarna sarcópitica) têm importância na cadeia de produção. Em aves de produção, principalmente em galinhas poedeiras, destacam-se os piolhos mastigadores das penas *Menopon gallinae* e *Menacanthus* sp e os ácaros hematófagos como *Dermanyssus galinae* ("vermelhinho") e *Ornithonyssus* sp. Além disso, na avicultura, a *Musca domestica* ("mosca doméstica") e *Alphitobius diaperinus* ("cascudinho") são problemas ambientais. Em psitacídeos e aves criadas em fundo de quintal destaca-se o ácaro causador de sarna do gênero *Cnemdocoptes*.

Já nos animais de companhia, como cães e gatos, o maior desafio recai sobre o controle das pulgas, flebótomos, ácaros causadores de sarna e carrapatos. Dentre as pulgas que parasitam os animais de companhia destacam-se as do gênero *Ctenocephalides* (*C. felis* e *C. canis*), sendo a *C. felis* a mais abundante. Quanto aos ácaros causadores de sarna, destaca-se em cães o parasitismo por *Sarcoptes scabiei* variedade *canis* (sarna sarcóptica), *Demodex canis* (sarna demodécica) e *Otodectes cynotis* (sarna otodécica). Já em gatos, *Notoesdris cati* (sarna felina) e *Otodectes cynotis* (sarna otodécica). E, por fim, o flebótomo do gênero *Lutzomyia* ("mosquito palha") e o carrapato *Rhipicephalus sanguineus* sensu lato ("carrapato marrom do cão") acometendo cães.

Vale ressaltar que há falta de orientações ao criador e aos técnicos quanto ao uso dos inseticidas e acaricidas para controle dos artrópodes que parasitam os animais, pois a maioria não lê as bulas, e a propaganda comercial pode induzi-los à utilização errônea do produto, contribuindo, dessa forma, para que haja um recrudescimento da resistência dos parasitos frente às moléculas disponíveis no mercado. Sendo assim, novos ativos para controlar parasitos em animais de produção e companhia são alvos de pesquisa e desenvolvimento. Contudo, os custos para produção de novos ativos são altos, o que faz com que as bases químicas inseridas há pelo menos 20 anos no mercado predominem até hoje quase como absolutas. Na tentativa de contornar a situação, para animais de produção, principalmente bovinos, destacam-se lançamentos de associações de princípios ativos, como, por exemplo, a combinação de piretoide, organofosforado e regulador de crescimento de insetos. No mercado *pet* novas moléculas como as isoxazolinas foram colocadas no comércio, porém nem todas se encontram disponíveis no mercado nacional.

Neste capítulo, optou-se por apresentar os diferentes princípios ativos de acordo com sua forma de ação (contato ou sistêmico) e suas associações mais utilizadas evitando-se os nomes comerciais. No Quadro 49.1 são apresentados os mecanismos de ação dos principais ectoparasiticidas comercializados no mercado farmacêutico veterinário.

Porém é possível obter informações sobre as especialidades, indicações, formulações e a espécie animal na qual o produto pode ser utilizado recorrendo-se à consulta ao *Compêndio de Produtos Veterinários* – SINDAN, além de outras fontes disponíveis.

QUADRO 49.1

Grupos químicos e mecanismos de ação dos ectoparasiticidas.

Ectoparasiticidas de contato			
Grupos	Nomes químicos	Modo de ação	Efeito
Análogos do hormônio juvenil	Metoprene Piriproxifem	Mimetização o hormônio regulador de crescimento	Impedem o desenvolvimento larval Metoprene: impede eclosão das larvas dos ovos de pulgas
Carbamatos	Carbarila Propoxur	Inibidores reversíveis da colinesterase	Paralisia espástica
Fenilpirazóis	Fipronil	Inibidor do fluxo celular de íons cloreto pelo GABA	Hiperexcitação
Formamidinas	Amitraz	Inibidor da monoaminoxidase (MAO)	Inibição da postura dos ovos por teleóginas de carrapatos
Neocotinoide	Dinoitefuran Imidacloprida	Agonista de receptor nicotínico da acetilcolina	Paralisia espástica
Organofosforados	Clorfenvinfós Coumafós Diazinona Diclorvos ou DDVP Fenthion Triclorfon	Inibidores irreversíveis da colinesterase	Paralisia espástica
Oxadiazinas	Indoxacarbe	Antagonista dos canais de sódio	Hiperpolarização e morte por paralisia fácida Impede eclosão das larvas dos ovos de pulgas
Piretroides	Cialotrina Ciflutrina Cipermetrina Deltametrina D-fenotrina Flumetrina Permetrina Piretrinas I e II	Aumento do influxo de sódio	Efeito *knock-down* (queda)
Semicarbazonas	Metaflumizona	Bloqueio de canais de íons sódio	Paralisia flácida

(continua)

QUADRO 49.1
Grupos químicos e mecanismos de ação dos ectoparasiticidas (*continuação*).

Ectoparasiticidas sistêmicos

Grupos	Nomes químicos	Modo de ação	Efeito
Benzofenilureas	Fluazuron Diflubenzuron Luferunon Novaluron	Inibição da deposição de quitina	Impedem a ecdise, ocasionando morte por desidratação
Isoxazolinas	Afoxolaner Fluralaner Lotilaner Sarolaner	Inibição da passagem de íons cloreto	Paralisia flácida
Avermectinas	Abamectina Doramectina Eprinomectina Ivermectina Selamectina	Agonista de alta afinidade sobre canais iônicos seletivos ao cloro	Paralisia flácida
Milbemicinas	Milbemicinas Moxidectina	Agonista de alta afinidade sobre canais iônicos seletivos ao cloro	Paralisia flácida

ECTOPARASITICIDAS DE CONTATO

Nesses tipos de produtos, é necessário o contato do produto com o artrópode para que, penetrando pelos orifícios naturais ou mesmo pela cutícula, haja intoxicação e morte. Neste capítulo, foram divididos por classes químicas: análogos do hormônio juvenil, carbamatos, fenilpirazóis, formamidinas, neocotinoides, organofosforados, oxadiazinas, piretroides e semicarbazonas. No Quadro 49.2 são apresentados os princípios ativos dos ectoparasiticidas de contato e suas associações com outras moléculas utilizadas na Medicina Veterinária no Brasil.

Análogos do hormônio juvenil

Os análogos sintéticos do hormônio juvenil são substâncias quimicamente relacionadas ao hormônio juvenil natural que promovem a mudança de estádios nos insetos. Contra os ectoparasitos de importância na Medicina Veterinária destacam-se o metoprene e piriproxifem, que são encontrados no mercado associados a outros ativos, como, por exemplo, o fenilpirazóis (fipronil) e piretroide (d-fenotrina).

Nomes genéricos e químicos:
- Metoprene: propan-2-il (2E, 4E)-11-metoxi-3,7,11-trimetildodeca-2,4-dienoato
- Piriproxifem: éter 4-fenoxifenil (RS)-2-(2-piridiloxi) propílico; 2-, piridina.

Apresentação
- Metoprene: *spot-on*
- Piriproxifem: *spray* para ambiente.

Espectro ectoparasiticida. Pulicida para cães e gatos.

Modo de ação. A molécula age mimetizando esse hormônio regulador de crescimento, impedindo que os insetos atinjam a maturidade ao interromper o desenvolvimento larval, resultando em sua morte. Por exemplo, o metoprene impede a eclosão dos ovos de pulgas no ambiente.

Efeitos tóxicos. Sua segurança baseia-se no fato de que hospedeiros mamíferos não possuem sistemas similares de desenvolvimento que possam ser afetados por esse agente. Caso o animal se lamba logo após a aplicação, poderá ocorrer uma hipersalivação de curta duração devido à natureza do veículo.

Carbamatos

São compostos derivados do ácido carbâmico, particularmente do ácido N-metilcarbâmico. Essa classe foi empregada como carrapaticida em alguns países, por um curto período, abolindo-se seu uso devido à resistência cruzada, com os organofosforados, apresentada pelo *R. microplus*.

Nomes genéricos e químicos:
- Carbarila: 1-naftil-N-metilcarbamato
- Propoxur: 2-isopropoxi-fenil-N-metilcarbamato.

Apresentação
- Carbarila: talco (pó), xampu
- Propoxur: coleira, pó.

Espectro ectoparasiticida. Carbarila e propoxur utilizados isoladamente ou em associações, são indicados no combate de artrópodes, em geral, de todas as espécies domésticas.

Modo de ação. Os carbamatos são inibidores reversíveis da colinesterase, enquanto os organofosforados, como visto anteriormente, são "irreversíveis". Os artrópodes expostos a esses agentes exibem hiperatividade, ataxia, convulsões e paralisia, seguida de morte.

QUADRO 49.2

Ectoparasiticidas de contato: classes químicas, princípios ativos e associações com outras moléculas disponíveis no mercado para uso na Medicina Veterinária no Brasil.

Princípio ativo	Associação
Análago ao hormônio juvenil	
Metoprene	D-fenotrina; fipronil
Piriproxifem	D-fenotrina; fipronil + permetrina
Carbamatos	
Carbarila	Cipermetrina
Propoxur	Cumafós; cumafós + diflubenzuron
Fenilpirazóis	
Fipronil	Metoprene; piriproxifem + permetrina
Formamidinas	
Amitraz	Metaflumizona (retirado do mercado)
Neocotinoides	
Dinotefuran	Piriproxifen + permetrina
Imidacloprida	Moxidectina; permetrina; permetrina+ fluazuron; flumetrina
Organoforforados	
Clorfenvinfós	Cirpemetrina; cipermetrina + sulfadiazina de prata; DDVP
Clorpirifós	Alfa-cipermetrina + ethion; cipermetrina; cipermetrina + butóxido de piperonila; cipermetrina + citronela + butóxido de piperonila; cipermetrina + fluazuron + butóxido de piperonila; DDVP; DDVP + cipermetrina; diazinon; fenthion + cipermetrina
Coumafós	Propoxur; propoxur + diflubenzuron
Diazinon	Cipermetrina; clorpirifós
Diclorvós (DDVP)	Cipermetrina; cipermetrina + sulfadiazina de prata; cipermetrina + triclorfon; clorpirifós; clorfenvinfós
Fenthion	Clorpirifós + cipermetrina
Triclorfom	DDVP; cipermetrina; cumafós + ciflutrina; cipermetrina
Oxadiazina	
Indoxocarbe	–
Piretroides	
Alfametrina	Ethion + clorpirifós
Alfacipermetrina	DDVP
Cipermetrina	Carbarila; clorpirifós; clorpirifós + fenthion; clorpirifós + citronela; clorpirifós + fluazuron + butóxido de piperonila; clorpirifós + butóxido de piperonila + citronela; clorfenvinfós; clorfenvinfós + sulfadiazina de prata; DDVP; DDVP + sulfadiazina de prata; DDVP + triclorfon; DDVP + óleo de citronela + violeta genciana; diazinon; fenitrotiona; triclosana + butóxido de piperonila; triclorfon
D-fenotrina	Piriproxifem; metopreno + butóxido de piperonila
Deltametrina	Metoprene; tetrametrina + butóxido de piperonila
Flumetrina	Cumafós; imidacloprida; propoxur
Permetrina	DDVP; imidacloprida + fluazuron; fipronil + piriproxifem; metopreno; piriproxifeno; tetrametrina; troclosan + butóxido de piperonila
Semicarbazona	
Metaflumizona (retirado do mercado)	Amitraz

Farmacocinética. Os carbamatos em formulações para uso tópico são pouco absorvidos pela pele. Nos mamíferos, essas substâncias são biotransformadas no fígado e por esterases plasmáticas, sendo excretadas na urina.

Efeitos tóxicos. Como são inibidores reversíveis da colinesterase, os efeitos dos carbamatos, de modo geral, têm menor duração e intensidade quando comparados aos dos organofosforados. O tratamento dos animais intoxicados deve ser feito exclusivamente com atropina, não devendo ser utilizados os reativadores das colinesterases, isto é, as oximas como o Contrathion® (mesilato de pralidoxima). Isso porque os carbamatos se ligam a ambos os locais ativos da colinesterase (esterásico e aniônico), impedindo que as oximas reativem a enzima, como ocorre com os organofosforados (para detalhes, ver *Capítulo 9*). A forma mais comum de intoxicação, além do uso incorreto e pela ingestão acidental, deve-se ao hábito dos animais se lamberem após a aplicação do produto.

Fenilpirazóis

Os fenilpirazóis surgiram em 1990 e são moléculas com atividade ectoparasiticida recomendadas para bovinos, cães e gatos.

Nomes genérico e químico:
- Fipronil: 5-amino-1-[2,6-dicloro-4-(trifluorometil) fenil]-4-(trifluorometilsulfinil) pirazol-3-carbonitrila.

Apresentação. Fipronil: coleira, pipeta (*spot-on*), *pour-on* e *spray*.

Espectro ectoparasiticida. Fipronil é indicado contra *Ctenocephalides* spp e *Rhipicephalus sanguineus* em cães e gatos. Tem sua indicação contra *R. microplus*, *H. irritans* e *D. hominis*, de uso exclusivo para bovinos que não se encontrem em lactação ou no primeiro trimestre de gestação.

Modo de ação. Os fenilpirazóis inibem não competitivamente o ácido δ-aminobutírico (GABA), fixando-se ao receptor no interior do canal do cloro, inibindo o fluxo celular dos íons, anulando assim o efeito neurorregulador do GABA e causando a morte do parasito por hiperexcitação.

Farmacocinética. O fipronil se distribui rapidamente através da epiderme armazenando-se nas glândulas sebáceas, sendo liberado gradualmente, via ductos foliculares.

Efeitos tóxicos. Quando ingeridos, os fenilpirazóis afetam principalmente o sistema nervoso central provocando ataxia, hiper-reatividade, tremores, contrações involuntárias súbitas de músculos, convulsões e marcha anormal; náuseas e vômitos podem estar entre os sinais. Como regra geral, os animais jovens são mais sensíveis à sobredosagem.

Formamidinas

As formamidinas são derivadas do ácido fórmico e foram desenvolvidas no início de 1960 para uso na agricultura e Medicina Veterinária. Em 1975, o amitraz foi registrado para comercialização.

Nomes genérico e químico:
- Amitraz: N'-(2,4-dimetilfenil)-N-[[(2,4-dimetilfenil) imino] metil]-N-metilmetaniminamida.

Apresentação. Concentrado emulsionável.

Espectro ectoparasiticida. O amitraz possui um amplo espectro, com excelente ação sobre artrópodes, de maneira geral. É utilizado como carrapaticida, pulicida, piolhicida e sarnicida em ruminantes, caninos e suínos, demonstrando pouca atividade contra a mosca *H. irritans*.

Modo de ação. Ainda não foi totalmente esclarecido. Observou-se que em larvas de carrapato o amitraz penetra rapidamente, podendo atuar sob a forma original ou de seu metabólito ativo, o N-2,4-dimetil-fenil-N'-metilformamidina, inibindo a monoaminoxidase (MAO). Essa enzima mitocondrial possui ação catalisadora no processo de desaminação de catecolaminas, resultando no aumento dos níveis de norepinefrina e serotonina no sistema nervoso central. Há evidências também de sua ação direta em canais de sódio da membrana nervosa, ação inibidora sobre a síntese das prostaglandinas e, como agonista em receptores α_2-adrenérgicos, tem sido estudado e confirmado esse efeito por meio do uso de antagonistas α_2-adrenérgicos, tanto em cães quanto em gatos que receberam amitraz por via intravenosa. Nas teleóginas, as formamidinas inibem o processo de liberação de ovos, por impedir a contração de sua musculatura genital.

Farmacocinética. A absorção do amitraz pela pele é tanto maior quanto maior for o grau de lesão e inflamação dela, embora seja absorvido, em menor quantidade, também pela pele íntegra. Quando ingerido acidentalmente por via oral, o amitraz é rapidamente hidrolisado no estômago, em consequência da sua instabilidade em meio ácido por se tratar de uma base fraca. A sua biotransformação ocorre no fígado, sendo os seus metabólitos excretados por vias renais e biliares.

Efeitos tóxicos. O amitraz, em comparação com os organofosforados e carbamatos, é considerado pouco tóxico. É muito instável em meio ácido. Os subprodutos de sua hidrólise são bem mais tóxicos, razão pela qual, a aplicação deve ser feita imediatamente após sua preparação. Os solventes orgânicos nos quais o produto é diluído também podem contribuir para a maior absorção do produto e, consequentemente, maiores efeitos tóxicos. Torna-se muito tóxico quando misturado em óleos vegetais, para formulações em *pour-on*, particularmente as "caseiras", motivo pelo qual, essa mistura tem seu uso proibido em bovinos. Recentemente, pesquisas têm sido elaboradas com o objetivo de abolir esse efeito tóxico. Os principais sinais clínicos nos animais intoxicados, particularmente no cão, são ataxia, incoordenação, sonolência, depressão, bradicardia, hipotermia, midríase, êmese e diarreia. Eritema, hemorragia nas patas e prurido também podem ocorrer após a aplicação do amitraz, sendo este último decorrente dos parasitos mortos na pele. Ainda que não indicado para uso em equinos, o amitraz causa, nessa espécie, a diminuição dos movimentos intestinais, resultando em sinais de cólica compatíveis com compactação e timpanismo do intestino grosso. A ocorrência de hiperglicemia após sua aplicação em cães por interferência na liberação de insulina pelas ilhotas de Langerhans contraindica seu uso naqueles portadores de diabetes melito. Também não é indicado para uso em gatos. O tratamento da intoxicação deve ser sintomático concomitante com as medidas de remoção do amitraz do organismo animal. Além desses cuidados, recomenda-se, para reversão rápida do quadro tóxico, o uso de antagonistas α_2-adrenérgicos tais como ioimbina (Yobine®), na concentração de 2 mg/mℓ e dose de 0,1 mg/kg, ou do atipamezol (Antisedan®), na concentração de 5 mg/mℓ e dose de 0,2 mg/kg, ambos por via intravenosa.

Neonicotinoide

São um grupo de inseticidas descobertos no final da década de 1980 e utilizados na agricultura e Medicina Veterinária. Possuem uma estrutura química semelhante à da nicotina e afetam uma variedade de insetos. Dependendo da sua subclasse pode agir por contato ou via sistêmica.

Dinotefuran

O dinotefuran está disponível no mercado brasileiro em associações com um análogo ao hormônio juvenil dos insetos (piriproxifem) e/ou piretroide (ciflutina; piretrina).

Nomes genéricos e químico:
- Dinotefuran: 2-metil-1-nitro-3-[(tetra-hidro-3-furanil) metil] guanidina.

Apresentação. Pipeta, *spray* para ambiente

Espectro ectoparasiticida. É indicado no combate de pulgas em cães.

Modo de ação. É um agonista de receptores nicotínicos da acetilcolina, porém não sofre ação de acetilcolinesterase, estabelecendo interação prolongada com o receptor. A paralisação e morte do parasita ocorrem por hiperestimulação das terminações nervosas.

Farmacocinética. O dinotefuran não é absorvido pela pele, porém pode ser ingerido por lambedura, sendo altamente absorvido e distribuído; é eliminado pela urina. Tem a capacidade de atravessar a barreira placentária e é excretado pelo leite; portanto, é contraindicado em cadelas e gatas gestantes e lactantes.

Efeitos tóxicos. A dose letal 50% (DL50) oral aguda do dinitefuran em ratos é ≥ 2.000 mg/kg. A ingestão desse princípio ativo pode provocar intensa salivação em cães e gatos. Vômito, apatia e prostração podem ser sinais observados em gatos intoxicados e pode ocorrer óbito.

Imidacloprida

A imidacloprida é o primeiro composto da classe química das nitroguanidinas no mercado e um dos inseticidas mais utilizados no mundo.

Nomes genérico e químico:
- Imidacloprida: 1-[(6-cloro-3-piridinil) metil]-N-nitro-2-inudazoledinimina

Apresentação. Coleira, *spot-on*.

Espectro ectoparasiticida: É indicado como pulicida, na dose de 10 mg/kg de peso vivo (p.v.) para carnívoros, atuando nas espécies *C. felis* e *C. canis*, as principais espécies que acometem esses animais. Para carrapatos e flebótomos em cães.

Modo de ação. Interfere na transmissão de impulsos no sistema nervoso dos insetos. Esse agente exerce seu efeito ligando-se aos sítios de receptores nicotínicos no neurônio pós-sináptico. Esse mecanismo de ação é semelhante ao descrito para a acetilcolina, porém o imidacloprida não sofre a ação da acetilcolinesterase. Como é degradado lentamente, tem uma ação prolongada, levando o inseto à morte.

Farmacocinética. Após administração oral do produto, marcado com carbono radioativo, constatou-se que esse princípio era rápido e completamente absorvido pelo trato gastrintestinal, sendo distribuído uniformemente nos órgãos e tecidos. Sua eliminação é muito rápida, sendo 96% da quantidade administrada nas primeiras 48 h; desse total, 70 a 90% são eliminados por via urinária e o restante pelas fezes.

Efeitos tóxicos. Para cães, tanto fêmeas como machos, a concentração tolerada, sem quaisquer danos, foi determinada em 200 mg/kg na dieta, e mesmo a administração de 500 mg/kg de ingrediente ativo na dieta, por um período superior a 12 meses, não produziu efeitos colaterais. Em casos de acidentes por ingestão ou erros de manipulação, a sintomologia é similar à causada por intoxicação nicotínica: apatia, miotonia, dificuldade respiratória, bradicardia, queda de pressão arterial, tremores e, em casos graves de intoxicação podem ocorrer mioespasmos. Por não existir um antídoto específico, o tratamento deve ser sintomático. Medidas visando à eliminação ou o aumento da excreção do ingrediente ativo, como lavagem gástrica e catárticos salinos, são recomendadas. Respiração artificial é necessária em caso de parada respiratória.

Organofosforados

São compostos orgânicos, derivados do ácido fosfórico. São de coloração amarela ou marrom, quando misturados a óleos, e amarela ou branca, quando se acham na forma de pós cristalinos; alguns têm odor similar ao do alho. Os organofosforados são apresentados em formulações isoladas, apenas uma base, ou em associações com outras bases, particularmente com os piretroides, e recomendados para o uso em várias espécies domésticas.

Nomes genéricos e químicos dos ectoparasiticidas organofosforados
- Clorfenvinfós: 2-cloro-1-(2,4-diclorofenil) vinil-dietilfosfato
- Coumafós: 0,0-dietil 0-(3-cloro-4-metil-2-oxo-2 H-1-benzopiran-7i1) tiofosfonato
- Diazinona: 0,0-dietil 0-(2-isopropil-6-metil-4-pirimidil) fosforotionato
- Diclorvos ou DDVP: fosfato de 0,0-dimetil-0,2,2-diclorovinil
- Fention: dimetoxi- (3-metil-4-metilsulfanilfenoxi) -sulfanilideno-lambda5-fosfano
- Triclorfom: fosfonato de 0,0-dimetil-1-hidroxi-2,2-tricloroetila.

Apresentação
- Clorfenvinfós: brinco, concentrado emulsionável, *pour-on* e *spray*
- Coumafós: pó e sabonete
- Diazinona: brinco, coleira, concentrado emulsionável e xampu
- Diclorvos ou DDVP: concentrado emulsionável e pomada, *spray*
- Fention: concentrado emulsionável e *spot-on*
- Triclorfom: pó e solução tópica.

Espectro ectoparasiticida. O clorfenvinfós, em associação com piretroides, é recomendado para bovinos no combate ao carrapato e ao berne (larvas da mosca *D. hominis*). O cumafós é aprovado para uso em gado leiteiro nos EUA. Quando em formulação isolada, é indicado para combater artrópodes em cães. Para bovinos, a substância é associada a outro organofosforado e a um piretroide. A diazinona é recomendada no controle de sarnas e piolhos em ovinos e suínos, e no controle das miíases dos animais. Para cães e gatos, é usada sob a forma de xampu e coleira contra pulgas. O diclorvos (DDVP) é utilizado isoladamente ou em combinação com piretroides no combate a piolhos e, principalmente, como bernicida em bovinos. Juntamente com o triclorfom, é a base mais comumente associada aos piretroides, visando ao controle dos estágios parasitários da *D. hominis*. A d-fentiona, comercializada na forma de *spot-on*, é indicada para combater berne em bovinos. Para cães e gatos, em duas diferentes concentrações, é recomendada para o controle de pulgas. Fosmete e foxim são indicados como sarnicida e piolhicida, para suínos. Colares antiparasitários de polivinil, impregnados com organofosforados ou carbamatos, são extensamente utilizados em carnívoros para o controle de pulgas. O ingrediente ativo é liberado desses colares nas seguintes formas: como vapor, por exemplo diclorvos; como líquido, exemplo diazinona; ou como pó, no caso de carbarila e propoxur.

Modo de ação. Os organofosforados são inseticidas e/ou acaricidas que se ligam "irreversivelmente" ao local esterásico da enzima colinesterase, que é responsável pela hidrólise da molécula de acetilcolina (ver detalhes no *Capítulo 9*). Esse processo resulta no acúmulo de acetilcolina nos locais onde esse neurotransmissor é liberado, promovendo hiperexcitabilidade e hiperatividade, seguindo-se incoordenação muscular, convulsões e morte do parasito.

As características *farmacocinéticas* e os *efeitos tóxicos* são descritos no *Capítulo 47*.

Oxadiazinas

As oxadiazinas são compostos de última geração dos inseticidas, sendo que o único produto veterinário encontrado é o indoxacarbe. O indoxacarbe é um pró-inseticida que é biotransformado para a forma mais ativa: o metabólito N-decarbometoxilado.

Nomes genérico e químico:
- Indoxacarbe: metil(S)-N-[7-cloro-2, 3,4a,5-tetra-hidro-4a-(metoxicarbonil) indeno [1,2-e] [1,3,4] oxadiazina-2-ilcarbonil]-4a-(trifluorometoxi) carbanilato.

Apresentação. Pipeta.

Espectro ectoparasiticida. Indicado no tratamento e prevenção de infestações por pulgas em cães e gatos.

Modo de ação. O metabólito bioativado atua como antagonista dos canais sódio dependentes da voltagem dos insetos, bloqueando os canais sódio que regulam o fluxo de sódio no sistema nervoso dos insetos. Essa ação resulta em uma interrupção rápida da alimentação em 0 a 4 h após o tratamento, seguida da interrupção da postura dos ovos, paralisia e morte que ocorrem em 4 a 48 h. Além da sua atividade adulticida contra as pulgas, o indoxacarbe tem atividade contra os estádios de desenvolvimento das pulgas no ambiente em que vive o animal.

Farmacocinética. O indoxacarbe permanece na pelagem e pele do animal por 4 semanas após o tratamento. Particularmente em gatos é ingerido por meio de lambedura. A porção absorvida é biotransformada no fígado (> 90%) em metabólitos inativos. A excreção se dá pelas fezes.

Efeitos tóxicos. A sobredosagem por via oral do indoxacarbe causa fraqueza, depressão, salivação, movimentos anormais, incapacidade de permanecer em pé e inclinação da cabeça. Quando associado à permetrina é contraindicado para gatos, pois pode induzir a convulsões, por vezes fatais, devido à fisiologia particular dessa espécie, incapaz de biotransformar certas substâncias químicas como a permetrina.

Piretroides

Os piretroides são compostos sintéticos que mimetizam as piretrinas, que são compostos extraídos de capítulos florais de crisântemo (*Chrysanthemum cinerariaefolium*). Pelo fato de as piretrinas serem muito instáveis, foram sintetizados os piretroides que em sua maioria derivam do ácido ciclopropanocarboxílico, com algumas exceções, como o fenvalerato, por exemplo. São ésteres solúveis na maioria dos solventes orgânicos, são biodegradáveis e têm a vantagem de serem estáveis quando expostos ao ar e à luz.

Nomes genéricos e químicos:
- Cialotrina: éster do α-ciano (3-fenoxifenil) metílico do ácido 3-(2-cloro-3,3,3-triflúor-1-propenil)-2,2-dimetil-ciclopropano-carboxílico
- Ciflutrina: éster do α-ciano-(4-flúor-3-fenoxifenil)-metílico do ácido 3-(2,2-dicloetenil)-2,2-dimetil-ciclopropano-carboxílico
- Cipermetrina: éster do ácido α-ciano (3-fenoxifenil) metílico do ácido 3-(2,2-dicloroetenil)-2,2-dimetil-ciclopropano-carboxílico
- Deltametrina ou decametrina: éster do ácido α-ciano (3-fenoxifenil) metílico do ácido 3-(2,2-dibromoetenil)-2,2-dimetil-ciclopropano-carboxílico
- D-fenotrina: (3-fenoxifenil) metil 2,2-dimetil-3- (2-metil-prop-1-enil) ciclopropano-1-carboxilato
- Flumetrina: éster do α-ciano-(4-flúor-3-fenoxifenil) metílico do ácido 3-[2-cloro-2-(4-clorofenil)-etenil]-2,2-dimetil-ciclopropano-carboxílico
- Permetrina: éster do (3-fenoxifenil) metílico do ácido 3-(2,2-dicloetenil)-2,2-dimetil-ciclopropano-carboxílico
- Piretrina I: éster da piretrolona do ácido monocarboxílico crisantêmico
- Piretrina II: éster da piretrolona do éster mononetílico do ácido dicarboxílico crisantêmico.

Observação: os piretroides que não possuem o grupamento α-ciano são classificados como do tipo I (piretrina I, aletrina, tetrametrina, permetrina, resmetrina e fenotrina), e são utilizados comumente como inseticidas em ambientes domésticos, sob a forma de *spray*, e aqueles que o possuem são chamados do tipo II (cipermetrina, deltametrina, cifenotrina, fenvalerato, flumetrina e lambdacialotrina), indicados como ectoparasiticidas para uso animal. Essa distinção é importante, pois, em caso de exposição tóxica, os sintomas observados entre os dois grupos diferem, devido a diferentes mecanismos de ação.

Apresentação
- Ciflutrina: concentrado emulsionável
- Cipermetrina: concentrado emulsionável, *pour-on* e xampu
- Deltametrina: coleira, concentrado emulsionável, pó
- D-fenotrina: concentrado emulsionável para ambiente e *spray* para ambiente
- Flumetrina: coleira, *pour-on*
- Lambdacialotrina: pó para instalações pecuárias
- Permetrina: coleira, concentrado emulsionável, *pour-on*, pulverização, *spray* e xampu.

Espectro ectoparasiticida. Os piretroides são utilizados, de modo geral, no combate a artrópodes nos animais e ambiente. São apresentados em formulações isoladas ou em associações com outros agentes, particularmente com os organofosforados. Essas associações têm por finalidade aumentar o espectro de ação, visando principalmente a ação sobre os bernes, uma vez que os piretroides não são efetivos contra esses. O uso dessas moléculas incorporadas a xampus, particularmente pelo seu rápido efeito de *knock-down* ("queda") em pulgas, tem aumentado consideravelmente em pequenos animais. Devido à resistência paralela e cruzada que vem sendo desenvolvida pelos parasitas aos piretroides, a eficácia desses tem variado bastante entre diferentes regiões geográficas e, até dentro da mesma região, pode chegar próximo a 100%, como comprovado em testes de eficiência em campo, e a zero, em testes *in vitro*. Hoje, poucos piretroides possuem eficácia igual ou superior a 95%, índice exigido pelo Ministério da Agricultura, Pecuária e Abastecimento (MAPA) para sua aprovação como acaricida comercial.

Modo de ação. Os piretroides possuem propriedades lipofílicas que facilitam a sua penetração nos artrópodes através de sua cutícula rica em lipídios. Uma vez absorvidos, os piretroides são levados pela hemolinfa para as células nervosas. O sítio de ação desses agentes é o canal de sódio dessas células, aumentando a condutância desse íon. Os piretroides do tipo I prolongam o influxo de sódio, reduzem tanto o pico da corrente de sódio como o efluxo de potássio no estado de equilíbrio, provocando inquietação, incoordenação, fraqueza e paralisia. Os piretroides do tipo II causam despolarização da membrana nervosa sem descargas repetitivas e reduzem a amplitude do potencial de ação. Também se admite que essa classe atue como agonista em receptores colinérgicos nicotínicos e como antagonista nos do GABA. Ações dos piretroides promovendo inibição de Ca^{+2}, Mg^{+2}-ATPase e sobre a calmodulina, responsável pela ligação intracelular dos íons de cálcio, também foram descritas. Os insetos expostos demonstram hiperatividade, incoordenação e dificuldade de movimentos associada à hipersecreção, tremores, convulsão e, finalmente, o *knockdown* ("queda"), podendo ou não morrer.

Farmacocinética. Os piretroides são pouco absorvidos pela pele, ocorrendo maior absorção pelas mucosas, particularmente dos tratos digestório e respiratório. Uma das principais vias de biotransformação é a hidrólise da molécula por carboxilesterases e oxidases da fração microssomal dos tecidos. A conjugação com sulfatos, glicuronídeos, taurina, glicina e outras substâncias, no fígado, faz parte desse processo, que é semelhante em diversas espécies animais. As principais vias de eliminação são fecais e renais. Resíduos de piretroides e de seus metabólitos podem ser encontrados no leite semanas após a aplicação tópica.

Efeitos tóxicos. A toxicidade dos piretroides é bastante baixa, quando comparada a outros ectoparasiticidas. Seu efeito tóxico é sobre o sistema nervoso, sendo dependente das propriedades físico-químicas de cada agente, da dose e do intervalo de tempo entre as aplicações. A atividade inseticida dos piretroides pode ser aumentada com a adição de algumas substâncias que, embora não tenham ação inseticida, competem com os piretroides pela mesma via metabólica, potencializando os efeitos tóxicos desses sobre os mamíferos. Os sinergistas mais comumente usados em formulações de piretroides são o butóxido de piperonila, o N-octil-diciclo-hepteno-dicarboximida (MGK 264), o sulfóxido, o sesomim e o sesomolim. Da mesma forma, os efeitos dos piretroides aumentam quando associados à organofosforados e carbamatos, devido à inibição de esterases causada por estes últimos.

Animais que recebem doses tóxicas agudas de piretroides do tipo I produzem a síndrome "T", caracterizada por hiperexcitação, agressividade, tremores, fraqueza e resposta de sobressalto, enquanto os piretroides do tipo II produzem a síndrome "CS", cujos sinais clínicos são: coreoatetose, salivação profunda, movimento de pedalar, convulsões clônicas, incoordenação e desorientação. Esses sintomas podem aparecer poucas horas após a exposição a essas substâncias. O tratamento inicial consiste em evitar maior absorção do piretroide, recomendando-se banho com água acrescida com detergente neutro. Os sintomas de excitação podem ser controlados com benzodiazepínicos (como Valium®) ou barbitúricos no caso de convulsão. Carvão ativado, associado a um catártico osmótico, como o sulfato de sódio ou de magnésio, auxilia na inativação e remoção do piretroide do trato digestório.

Semicarbazonas

As semicarbazonas são inseticidas compostos resultantes da condensação de aldeídos e cetonas com a semicarbazida. No Brasil, em 2008 foi lançada a metaflumizona para controlar pulgas em gato. E a metaflumizona associada a uma formamidina (amitraz) para controle de pulgas e carrapatos em cães. Porém em 2011 esse produto foi descontinuado devido a evidências que sugeriram que a aplicação tópica da associação metaflumizona-amitraz desencadeia pênfigo foliáceo (dermatite acantolítica pustolosa) em cães.

Nomes genérico e químico:
- Metaflumizona: 2`-[2-(4-cianofenil)-1-(α,α,α-trifluoro-m-tolil)ethilideno]-4-(trifluorometoxi) carbanilo-hidrazida.

Apresentação. *Spot-on* (unção punctiforme).

Espectro ectoparasiticida. indicada para o controle de pulgas de cães e gatos e para o tratamento da escabiose canina. Em associação com o amitraz, é indicada no controle do carrapato *R. sanguineus* s. l. no cão. Embora não seja indicada pelos fabricantes, a associação metaflumizona com amitraz demonstrou ser promissora no tratamento da demodicidose canina, inclusive quando da infecção concomitante por *Malassezia pachydermatis*.

Modo de ação. As semicarbazonas bloqueiam os canais de sódio voltagem-dependentes, impedindo a passagem do eletrólito através das membranas das células nervosas. Esse processo resulta na falta de impulsos nervosos, promovendo a paralisia e morte dos artrópodes.

Farmacocinética. A metaflumizona tem baixa absorção, em aplicação tanto oral, quanto tópica, sendo excretada principalmente por via fecal (acima de 90% da dose) e em pequenas quantidades via bile e urina.

Efeitos tóxicos. A DL50 em aplicações oral e dérmica em ratos é superior a 5.000 mg/kg. O agente tem toxicidade, teratogenicidade e oncogenicidade baixas. Mesmo quando aplicada na dose cinco vezes maior que a recomendada em sete aplicações tópicas com intervalos quinzenais, a metaflumizona não ocasionou efeitos colaterais em gatos (adultos e jovens). Da mesma forma o agente é bem tolerado e não ocasiona efeitos adversos em cães.

▼ ECTOPARASITICIDAS SISTÊMICOS

Os ectoparasiticidas sistêmicos são aqueles absorvidos pela circulação sanguínea. Estão disponíveis como injeções para administração subcutânea ou intramuscular, ou como preparações para derramar para penetrar na pele (*pour-on*), como unção punctiforme (*spot-on*) e na forma de comprimidos para ingestão, comprimidos palatáveis mastigáveis. No Quadro 49.3 são apresentados os princípios ativos dos ectoparasiticidas sistêmicos e suas associações com outras moléculas utilizadas na Medicina Veterinária no Brasil.

Benzofenilureas

As benzofenilureas podem ser consideradas inibidores de crescimento ou desenvolvimento para artrópodes. Atuam na inibição da deposição da quitina do artrópode. Dos compostos inibidores de quitina, destaca-se, no Brasil, o fluazuron, diflubenzuron, lufenuron e novaluron.

Nomes genéricos e químicos:

- Fluazuron: N–[[4-cloro-3- [3-cloro-5- (trifluorometil) piridin-2-il] oxifenil] carbamoil] -2,6-difluorobenzamida
- Diflubenzuron: 1-(4-clorofenil)-3-(2,6-difluorobenzoil) ureia
- Lufenuron: (RS)-1-[2,5-dichloro-4-(1,1,2,3,3,3-hexafluoropropoxy)phenyl]-3-(2,6-difluorobenzoyl)urea
- Novaluron: 1-[3-cloro-4-fenil] -3-ureia.

QUADRO 49.3

Ectoparasiticidas sistêmicos: classes químicas, princípios ativos e associações com outras moléculas disponíveis no mercado para uso na Medicina Veterinária no Brasil.

Princípio ativo	Associação
Benzoilfenilureias	
Fluazuron	Abamectina; cipermetrina + clorpirifós + butóxido de piperonila benzoato de benzila; citronela; fipronil; imidacloprida + permetrina; ivermectina
Lufenuron	Milbemicina oxima
Novaluron	Eprinomectina
Isoxazolinas	
Fluralaner	Moxidectina
Afoxolaner	Milbemicina oxima
Sarolaner	–
Lotilaner	–
Lactonas macrocíclicas/Avermectinas	
Abamectina	Ivermectina
Doramectina	–
Eprinomectina	Fluazuron; Novaluron
Ivermectina	Abamectina; imidacloprida
Selamectina	–
Lactonas macrocíclicas/Milbemicinas	
Milbemicina oxima	Afoxolaner; Lufenuron;
Moxidectina	Fluralaner; Imidacloprida
Lactonas macrocíclicas/Espinosinas	
Spinosad	–
Neocotinoide	
Nitempiram	–

Apresentação

- Fluazuron: *pour-on* e injetável
- Diflubenzuron: produto para deve ser misturado ao sal mineral
- Lufenuron: comprimido
- Novaluron: *pour-on.*

Espectro ectoparasiticida. O fluazuron e novaluron são indicados para o controle do *R. microplus* em bovinos. O diflubenzuron é indicado para o controle de moscas (*H. irritans*, *M. domestica*, *S. calcitrans*) e bovinos e aves. O lufenuron, pulicida para carnívoros.

Farmacocinética. A absorção do fluazuron ocorre lentamente e a eliminação pode ser observada durante 3 a 4 semanas após o tratamento; não é extensivamente biotransformado.

Modo de ação. Inibem a deposição de quitina. Os artrópodes afetados são incapazes de promover a ecdise, perdem hemolinfa, adquirem coloração escura, e morrem devido à desidratação.

Efeitos tóxicos. O fluazuron, não pode ser utilizado nos animais em lactação. Lufenuron não pode usar em cães com menos de 2 semanas de idade ou menos de 1 kg de peso corporal.

Isoxazolinas

É uma nova classe química introduzida na década de 2000 e lançada em 2004 no mercado veterinário de pequenos animais. Dessa classe, quatro princípios ativos são aprovados para uso veterinário: afoxolaner, fluralaner, lotilaner e sarolaner.

Nomes genérico e químico:

- Afoxolaner: 4-[5-[3-Cloro-5-(trifluorometil)fenil]-4,5- di-hidro-5-(trifluorometil)-3-isoxazolil]-N-[2-oxo-2- [(2,2,2-trifluoroetil)amino]etil]-1-nafalenocarboxamida
- Fluralaner: 4-[(5R)-5-(3,5-diclorofenil)-5-(trifluorometil)-4 H-1,2-oxazol-3-il]-2-metil-N-[2-oxo-2-(2,2,2-trifluoroetilamino)etil]benzamida
- Lotilaner: 3-metil-N-[2-oxo-2-(2,2,2-trifluoroetilamino) etil]-5-[(5S)-5-(3,4,5-triclorofenil)-5- (trifluorometil)-4 H-1,2-oxazol-3-il] tiofeno-2-carboxamida
- Sarolaner: 1-[6-[(5S)-5-(3,5-dicloro-4-fluorofenil)-5-(trifluorometil)-4 H-1,2-oxazol-3-il]espiro[1 H-2-benzofurano-3,3"azetidino]-1'-il]-2-metilsulfoniletanona.

Apresentação

- Afoxolaner: comprimidos palatáveis mastigáveis
- Fluralaner: comprimidos palatáveis mastigáveis, *spot-on* (solução tópica)
- Lotilaner: comprimidos palatáveis mastigáveis
- Sarolaner: comprimidos palatáveis mastigáveis.

Espectro ectoparasiticida. Atuam como inseticida e acaricida de ação sistêmica indicadas para o tratamento das infestações por pulgas e carrapatos em cães. Sua eliminação ocorre durante 12 semanas. O afoxolaner pode estar associado à milbemicina oxima, sendo indicado apenas para cães contra pulgas, sarna sarcóptica e sarna demodécica. Apenas o fluralaner (transdermal) tem indicação para ser utilizado contra pulgas em gatos. Além disso, pode ser encontrado associados à moxidectina indicado contra o ácaro da orelha (*Otodectes cynotis*). Apesar de não constar na bula desses medicamentos, há evidência da atuação de algumas classes de isoxazolinas contra *D. canis*, *S. scabiei* var. *canis*, *S. scabiei* var. *suis*.

Modo de ação. As isoxazolinas apresentam especificidade para atuar nos receptores dos artrópodes, interagindo com os receptores GABA e com os receptores de glutamato dos canais de cloro do sistema nervoso central e da junção neuromuscular, o que resulta em hiperexcitação irreversível e, consequentemente, a morte do parasito. Bioensaios *in vitro* demonstraram não haver resistência cruzadas às isoxazolinas com outros agentes, como os organofosforados, carbamatos e piretroides, inclusive com outros praguicidas que atuam sobre os receptores do GABA, como as lactonas macrocíclicas e fenilpirazíis.

Farmacocinética. São rapidamente absorvidos atingindo concentrações plasmáticas máximas em 24 h; concentram-se na gordura, fígado, rins e músculos. São eliminados lentamente, principalmente pelas fezes (aproximadamente 90% da dose).

Efeitos tóxicos. Esses agentes não devem ser administrados a cães com idades inferiores a 8 semanas e/ou com pesos inferiores a 2 kg. Não foram observados efeitos tóxicos com sobredosagens de até cinco vezes a dose máxima recomendada, em intervalos mais curtos que o recomendado (8 semanas).

Lactonas macrocíclicas

As lactonas macrocíclicas compreendem várias classes de produtos químicos derivados de culturas de microrganismos do solo, os actinomicetos, que compreendem bactérias aeróbias e gram-positivas. As principais lactonas macrocíclicas utilizadas na Medicina Veterinária são do grupo das avermectinas, espinosinas e milbemicinas. Sendo que as avermectinas e milbemicinas denominam-se endectocidas devido a seu amplo espectro de ação, isto é, combatem tanto os endoparasitos (ver *Capítulo 47*) como os ectoparasitos.

Avermectinas

As avermectinas são compostos derivados da fermentação do actinomiceto *Streptomyces avermilitis* que se diferem uns dos outros quimicamente em substituições da cadeia lateral no anel de lactona, formando as moléculas abamectina, doramectina emamectina, eprinomectina e ivermectina (ver *Capítulo 47*).

Nomes genéricos e químicos:
- Ivermectina: (1R, 4S, 5′S, 6R, 6′R, 8R, 10E, 12S, 13S, 14E, 16E, 20R, 21R, 24S)-6′- [(2S)-butan-2-il]-21, 24-di-hidroxi-12 – [(2R, 4S, 5S, 6S)-5 – [(2S, 4S, 5S, 6S)-5-hidroxi-4-metoxi-6-metiloxan-2-il] oxi-4-metoxi-6-metiloxan-2-il] oxi-5′, 11,13,22-tetrametilespiro [3,7,19-trioxatetraciclo [15.6.1.14,8.020,24] pentacosa-10,14,16,22-tetraeno-6,2′-oxano]-2-ona
- Abamectina: (1′R, 2R, 3S, 4′S, 6S, 8′R, 10′E, 12′S, 13′S, 14′E, 16′E, 20′R, 21′R, 24′S)-2-butan-2-il-21′, 24′-di-hidroxi-12′ – [(2R, 4S, 5S, 6S)-5 – [(2S, 4S, 5S, 6S) -5-hidroxi-4-metoxi-6-metiloxan-2-il] oxi-4-metoxi-6-metiloxan-2-il] oxi-3,11′, 13′, 22′-tetrametilespiro [2,3-di-hidropirano-6,6′-3,7,19-trioxatetraciclo [15.6.1.14,8.020,24] pentacosa-10,14,16,22-tetraeno] -2′-ona; (1′R, 2R, 3S, 4′S, 6S, 8′R, 10′E, 12′S, 13′S, 14′E, 16′E, 20′R, 21′R, 24″S)-21′,24′-di-hidroxi-12′ – [(2R, 4S, 5S, 6S)-5 – [(2S, 4S, 5S, 6S)-5-hidroxi-4-metoxi-6-metiloxan-2-il] oxi-4-metoxi-6-metiloxan-2-il] oxi-3,11′, 13′, 22′-tetrametil-2-propan-2-ilspiro [2,3-di-hidropiran-6,6′-3,7,19-trioxatetraciclo [15.6.1.14,8.020,24] pentacosa-10,14,16,22-tetraeno] -2′-1
- Doramectina: (1′R, 2R, 3S, 4′S, 6S, 8′R, 10′E, 12′S, 13′S, 14′E, 16′E, 20′R, 21′R, 24′S)-2-ciclohexil-21′, 24′-di-hidroxi-12′-[(2R, 4S, 5S, 6S)-5 – [(2S, 4S, 5S, 6S)-5-hidroxi-4-metoxi-6-metiloxan-2-il] oxi -4-metoxi-6-metiloxan-2-il] oxi-3,11′, 13′, 22′-tetrametilespiro [2,3-di-hidropiran-6,6′-3,7, 19-trioxatetraciclo [15.6.1.14, 8.020,24] pentacosa-10,14,16,22-tetraeno]-2′-ona
- Eprinomectina: N – [(2S, 3R, 4R, 6S)-6 – [(2S, 3R, 4S, 6R)-6 – [(1′R, 2R, 3S, 4′S, 6S, 8′R, 10′Z, 12′S, 13′S, 14′Z, 16′Z, 20′R, 21′R, 24′S) -21′, 24′-di-hidroxi-3,11′, 13′, 22′-tetrametil-2′-oxo-2-propan-2-ilspiro [2,3-di-hidropiran-6,6′-3,7,19-trioxatetraciclo [15.6.1.14,8.020,24] pentacosa-10,14,16,22-tetraeno]-12′-il] oxi-4-metoxi-2-metiloxan-3-il] oxi-4-metoxi-2-metiloxan-3-il] acetamida
- Selamectina: (1R, 4S, 5′S, 6R, 6′S, 8R, 10E, 12S, 13S, 14E, 16E, 20R, 21Z, 24S)-6′-ciclohexil-24-hidroxi-21-hidroxiimino-12 – [(2R, 4S, 5S, 6S) -5-hidroxi-4-metoxi-6-metiloxan-2-il] oxi-5′, 11,13,22-tetrametilespiro [3,7,19-trioxatetraciclo [15.6.1.14,8.020,24] pentacosa-10,14,16,22-tetraeno-6,2′-oxano] -2-ona.

Apresentação
- Abamectina: solução injetável e *pour-on*
- Doramectina: solução injetável
- Eprinomectina: solução injetável e *pour-on*
- Ivermectina: solução injetável
- Selamectina: pipeta.

Espectro ectoparasiticida. A eprinomectina, utilizada na forma de *pour-on* para bovinos, não deixa resíduos no leite, evitando seu descarte, e a selamectina, para cães e gatos, fazem parte dessa classe. No intuito de aproveitamento da excelente eficácia das avermectinas, associações visando ampliar seu espectro de ação como ectoparasiticida já estão disponíveis no mercado.

Modo de ação. As lactonas macrocíclicas potencializam a ação inibidora neuronal mediada pelo GABA, promovendo hiperpolarização do neurônio e, portanto, inibindo a transmissão nervosa. Esse mecanismo de ação seria efetivo em mamíferos, entretanto, foi demonstrado que em insetos existe também a ação desses compostos em canais de cloro GABA independente, em que há aumento na condutância da membrana do músculo, pelo bloqueio, para a resposta do ácido ibotênico, que é um ativador específico do portão-glutamato, comumente encontrado no inseto. Como consequência, há um aumento da permeabilidade da membrana aos íons cloro, resultando em redução da resistência da membrana celular. Dessa forma, essas moléculas provocam ataxia e paralisia nos insetos e nematódeos, enquanto mamíferos intoxicados exibem depressões neurológica e respiratória, incoordenação e tremores, evoluindo para ataxia e coma.

Efeitos tóxicos. Cães dolicocefálicos (crânio alongado), incluindo as raças Collie, Old English Sheepdog, Pastor de Shetland e Pastor Australiano, são sensíveis à intoxicação por esses agentes, devido à glicoproteína-P "incompleta" (proteína responsável pelo efluxo desses agentes do sistema nervoso central), apresentando quadro toxicológico muito grave, podendo ser muitas vezes fatal.

As características *farmacocinéticas* e os *efeitos tóxicos* desses agentes foram descritos no *Capítulo 47*.

Espinosinas

As espinosinas são derivados da fermentação do actinomiceto *Saccharopolyspora spinosa* e foi introduzida na agricultura em 1977. Sua utilização se dá pela associação da espinosina A e da espinosina D (razão 85:15), formando o composto spinosad ("spinosAD") que consiste em um anel tretracíclico ao qual dois açúcares diferentes estão ligados. Na Medicina Veterinária, as espinosinas são mais ativas como inseticidas, e mostram pouca atividade acaricida. O composto spinosad quando ingerido, na forma de comprimido, atua de forma sistêmica após a absorção pelo trato gastrintestinal do animal. É importante ressaltar que esse composto pode ter ação por contato quando administrado de forma tópica ou em superfícies. É importante esclarecer que esse composto não pertence à classe química *naturalyte* como encontrado na literatura. Naturalyte® é a marca de um praguicida, usado na agricultura na forma de pulverização, à base de *spinosad* comercializado no exterior e foi equivocadamente empregado como classe química quando se trata de carrapaticidas.

Nomes genérico e químico:
- Spinosad: (2S, 5S, 7R, 9R, 10S, 14R, 15S, 19S)-15 – [(2R, 5S, 6R)-5-(dimetilamino)-6-metiloxan-2-il] oxi-19-etil-14 - metil-7 – [(2R, 3R, 4R, 5S, 6S) -3,4,5-trimetoxi-6-metiloxan-2-il] oxi-20-oxatetraciclo [10.10.0.02,10.05,9] docosa-3,11-dieno-13,21-diona.

Apresentação. Comprimido mastigável (cães e gatos) e concentração emulsionável para pulverização geral de superfície). Já foi comercializado como concentração emulsionável para pulverização em bovinos, contudo foi retirado do mercado.

Espectro de ação. Utilizado como pulicida em cães e gatos. Pode ser utilizado em aviários contra *M. domestica* e o coleóptero *A. diaperinus* ("cascudinho") e instalações pecuárias contra moscas (exemplo: fios, arames, cortinas, paredes, rachaduras).

Modo de ação. O mecanismo de ação não está totalmente claro, mas sabe-se que eles agem tanto nos receptores GABA quanto nos receptores nicotínicos da acetilcolina das membranas das células nervosas dos insetos por meio de vias distintas das de outros inseticidas.

Farmacocinética. O composto spinosad na apresentação de comprimido palatável é rapidamente absorvido e se distribui por todo o organismo, a biodisponibilidade fica em torno de 70%. É excretado pelas fezes, bile e urina.

Efeito tóxico. O comprimido palatável não pode ser administrado conjuntamente com a ivermectina. Apesar de ser considerado seguro para mamíferos e aves, não se recomenda aplicar a concentração emulsionável para superfícies diretamente sobre as aves ou outros animais de produção.

Milbemicinas

As milbemicinas, milbemicina oxima e moxidectina, são compostos derivados da fermentação do actinomiceto *Streptomyces cyanogriseus*. Se diferem das avermectinas pela ausência de uma porção de açúcar do esqueleto de lactona.

Nomes genéricos e químicos:
- Milbemicina oxima: (1R,4S,5'S,6R,6'R,8R,10E,13R,14E,16E, 20R,24S)-6'-ethyl-24-hydroxy-21-hydroxyimino-5',11,13,-22-tetramethylspiro[3,7,19-trioxatetracyclo[15.6.1.1^{4,8}.0^{20,24}]pentacosa-10,14,16,22-tetraene-6,2'-oxane]-2-one
- Moxidectina: (1R,4S,4'E,5'S,6R,6'S,8R,10E,13R,14E,16E, 20R,21R,24S)-21,24-dihydroxy-4'-methoxyimino-5',11,13, 22-tetramethyl-6'-[(E)-4-methylpent-2-en-2-yl]spiro[3,7, 19-trioxatetracyclo[15.6.1.14,8.020.24]pentacose-10,14, 16, 22-tetraene-6,2'-oxane]-2-one.

Apresentação
- Milbemicina oxima
- Moxidectina.

Amplo, atuando como endo- e ectoparasitos:

Modo de ação. As lactonas macrocíclicas potencializam a ação inibidora neuronal mediada pelo GABA, promovendo hiperpolarização do neurônio e, portanto, inibindo a transmissão nervosa. Esse mecanismo de ação seria efetivo em mamíferos; entretanto, foi demonstrado que em insetos, existe também a ação desses compostos em canais de cloro GABA independentes, em que há aumento na condutância da membrana do músculo, pelo bloqueio, para a resposta do ácido ibotênico, que é um ativador específico do portão-glutamato, comumente encontrado no inseto. Como consequência, há um aumento da permeabilidade da membrana aos íons cloro, resultando em redução da resistência da membrana celular. Dessa forma, essas moléculas provocam ataxia e paralisia nos insetos e nematódeos, enquanto mamíferos intoxicados exibem depressões neurológica e respiratória, incoordenação e tremores, evoluindo para ataxia e coma. As raças sensíveis a intoxicação por esses agentes, como Collies e Pastor australiano, têm a glicoproteína-P "incompleta" (proteína responsável pelo efluxo desses agentes do sistema nervoso central), apresentando assim quadro toxicológico muito grave, podendo ser muitas vezes fatal.

As características farmacocinéticas e os efeitos tóxicos desses agentes foram descritos no *Capítulo 47*.

Neonicotinoide

Nitempiram

O nitempiram é um pulicida adulticida cuja principal característica é a de oferecer um rápido *knock-down*.

Nomes genérico e químico:
- Nitempiram: (E) -1-N '- [(6-cloropiridin-3-il) metil] -1-N'-etil-1-N-metil-2-nitroeteno-1,1-diamina.

Apresentação. comprimido, xarope.

Espectro ectoparasiticida. É indicado como pulicida na dose de 1 mg/kg de p.v. ao dia para cães e gatos contra pulgas e miíases.

Modo de ação. Atua bloqueando os receptores nicotínicos da acetilcolina, porém não interfere na acetilcolinesterase.

Farmacocinética. As concentrações sanguíneas máximas são alcançadas entre 15 min e uma hora após sua ingestão. Mais de 90% do princípio ativo são eliminados pela urina, dentro de 24 h em cães e 72 h em gatos. As pulgas sofrem os efeitos do produto 30 a 60 min após sua administração.

Efeitos tóxicos. Doses diárias cinco vezes superiores à recomendada, administradas para filhotes de cães e gatos, não produziram intoxicação. Sintomas adversos, como fezes amolecidas e exacerbação na frequência do ato de lamber-se, foram observados quando se utilizaram esses níveis, de dosagem, duplicados. O tratamento nesses casos deve ser sintomático, por não existir um antídoto específico. O produto não é recomendado para uso em animais com menos de 4 semanas.

CONSIDERAÇÕES FINAIS

O uso intensivo e incorreto dos ectoparasiticidas, com a consequente seleção de cepas de parasitos resistentes, tem limitado o sucesso de programas de controle fundamentados na utilização desses medicamentos. Nos Quadros 49.4 e 49.5 são apresentadas informações sobre a resistência do *Rhipicephalus sanguineus sensu lato* e do *Rhipicephalus microplus* aos acaricidas nos últimos dez anos. Ademais, o tempo entre a descoberta de novas moléculas e o lançamento de um novo antiparasitário pode levar anos e consumir milhões de dólares, o que justifica que os produtos atualmente no mercado sejam utilizados de maneira racional. Como resultado, pesquisadores vêm procurando, por muitos anos, a busca por alternativas na terapia e controle das parasitoses em Medicina Veterinária.

O moderno manejo parasitário envolve um controle integrado e mais sustentável, e é fundamentado na combinação de três princípios básicos: manejo dos sistemas de pastagens; estimulação da resposta do hospedeiro e a modulação da biologia do parasito.

A imunômica, a genômica, a proteômica e, mais recentemente, a lipidômica são linhas de pesquisa fundamentais para desenvolvimento de ferramentas para detecção de resistência, compreensão dos mecanismos de resposta do hospedeiro e expressão gênica de parasitos/hospedeiros, e também para produção de novos medicamentos e desenvolvimento de vacinas.

O estudo de nanopartículas é outra área promissora para desenvolvimento de produtos com ação anti-helmíntica, com a pesquisa de sítios específicos de atuação dos medicamentos. A aplicação da nanotecnologia em produtos naturais bioativos pode contribuir para a obtenção de formulações mais estáveis, menos tóxica e com maior eficácia.

QUADRO 49.4

Resistência de *Rhipicephalus sanguineus sensu lato* aos acaricidas (2011-2021).

Antiparasitário	Estágio do carrapato	Tipo de teste	País	Fontes para consulta
Amitraz	Larva	TPL	México (Yucatan)	Rodriguez-Vivas *et al.*, 2017b
Cipermetrina	Larva	TIL	Brasil (Goiás)	Rodriguez-Vivas *et al.*, 2017b
Deltametrina	Larva	TIL; TIA; TPL	Índia (Chennai); Brasil (Rio Grande do Sul)	Mathivathani *et al.*, 2011; Becker *et al.*, 2019
Permetrina	Larva	TPL, detecção do gene que causa mutação no canal de sódio	EUA (Flórida e Texas); Cuba	Eiden *et al.*, 2015ab; Eiden *et al.*, 2016; Klafke *et al.*, 2017; Tucker *et al.*, 2020
Coumafós	Larva	TPL; TIL	Panamá (zona do canal do Panamá); Brasil (Goiás)	Miller *et al.*, 2001; Borges *et al.*, 2007
Fipronil	Larva	TPL	EUA (Flórida e Texas); Brasil (Rio Grande do Sul); Filipinas (Las Pinas)	Eiden *et al.*, 2016b; Becker *et al.*, 2019; Katalbas *et al.*, 2020
Ivermectina	Larva	TIL	México (Yucatan); Brasil (Rio Grande do Sul)	Rodriguez-Vivas *et al.*, 2017b; Becker *et al.*, 2019

TIA: teste de imersão de adultos; TIL: teste de imersão de larvas; TPL: teste pacote de larvas.

QUADRO 49.5

Resistência de *Rhipicephalus microplus* aos acaricidas no Brasil (2011-2021).

Grupo químico	Antiparasitário	Estágio do carrapato	Tipo de teste	Estados com registros	Fontes para consulta
Amidinas	Amitraz	Larva e adulto	TPL, TIL, TIA – *in vitro* e *in vivo*	Mato Grosso do Sul, Minas Gerais, Bahia, Goiás, Paraná, Paraíba, Rio Grande do Norte, Santa Catarina, São Paulo	Andreotti *et al.* (2011), Brito *et al.* (2011), Gomes *et al.* (2021), Veiga *et al.* (20120), Coelho *et al.* (2013), Machado *et al.* (2014), Reck *et al.* (2014), Klafke *et al.* (2017), Gasparoto *et al.* (2020), Valsoni *et al.* (2020), Vilela *et al.* (2020), Cavalcante *et al.* (2021), Monteiro *et al.* (2021).

(continua)

QUADRO 49.5

Resistência de *Rhipicephalus microplus* aos acaricidas no Brasil (2011-2021)(*continuação*).

Grupo químico	Antiparasitário	Estágio do carrapato	Tipo de teste	Estados com registros	Fontes para consulta
Piretroides	Cipermetrina, Alfacipermetrina, Deltametrina, Flumetrina	Larva e adulto	TPL, TIL, TIA *in vitro*	Rio Grande do Sul, Mato Grosso do Sul, Bahia, Goiás, Rio de Janeiro, São Paulo, Minas Gerais, Paraíba, Pernambuco, Rondônia, Santa Catarina.	Andreotti *et al.* (2011), Mendes *et al.* (2011), Gomes *et al.* (2011), Brito *et al.* (2011), Veiga *et al.* (2012), Domingues *et al.* (2012), Mendes *et al.* (2013), Raynal *et al.* (2013), Reck *et al.* (2014), Machado *et al.* (2014), Klafke *et al.* (2017), Reginato *et al.* (2017), Vilela *et al.* (2020).
Organofosforados e associações (OGFs + OGFs e OGFs + Piretroides)	Clorpirifós, Diclorvós, Clorfenvinfós, Etion	Larva e adulto	TPL, TIL, TIA *in vitro*	Rio Grande do Sul, Mato Grosso do Sul, Bahia, Minas Gerais, Paraíba, Pernambuco, Paraná, Rondônia	Mendes *et al.* (2011), Andreotti *et al.* (2011), Gomes *et al.* (2011), Brito *et al.* (2011), Domingues *et al.* (2012), Raynal *et al.* (2013), Santana *et al.* (2013), Reck *et al.* (2014), Machado *et al.* (2014), Klafke *et al.* (2017), Reginato *et al.* (2017), Valsoni *et al.* (2020), Vilela *et al.* (2020).
Fenilpirazol	Fipronil	Larva	TPL *in vitro*	Rio Grande do Sul, Mato Grosso do Sul, Paraíba	Reck *et al.* (2014), Klafke *et al.* (2017), Valsoni *et al.* (2020), Vilela *et al.* (2020), Valsoni *et al.* (2021).
Benzofenilureia	Fluazuron e Novaluron	Larva e adulto	TPL e estudo de campo	Mato Grosso do Sul, Minas Gerais, Rio Grande do Sul, São Paulo	Reck *et al.* (2014), Gomes *et al.* (2015), Maciel *et al.* (2016), Valsoni *et al.* (2021).
Lactonas macrocíclicas	Ivermectina, Doramectina, Eprinomectina	Larva e adulto	TPL e estudo de campo	São Paulo, Mato Grosso do Sul, Rio Grande do Sul, Minas Gerais, Paraíba	Lopes *et al.* (2014), Cruz *et al.* (2015), Maciel *et al.* (2016), Vilela *et al.* (2020), Valsoni *et al.* (2020), Valsoni *et al.* (2021).

TIA: teste de imersão de adultos; TPL: teste pacote de larvas

BIBLIOGRAFIA

Agwunobi, D.O.; Yu, Z.; Liu, J. A retrospective review on ixodid tick resistance against synthetic acaricides: implications and perspectives for future resistance prevention and mitigation. *Pestic. Biochem. Physiol.* v. 173, pp. e104776, 2021. doi: 10.1016/j.pestbp. 2021.104776. Epub 2021 Jan 16. PMID: 33771255.

Andreotti, R.; Guerrero, F.D.; Soares, M.A.; Barros, J.C.; Miller, R.J.; Léon, A.P. Acaricide resistance of *Rhipicephalus (Boophilus) microplus* in state of Mato Grosso do Sul, Brazil. *Rev Bras Parasitol Vet.*, v. 20, pp. 127–133, 2011.

Baffi, M.A.; Souza, G.R.L.; Vieira, C.U.; Sousa, C.S.; Gourlart, L.R.; Bonetti, A.M. Identification of point mutations in a putative carboxylesterase and their association with acaricide resistance in *Rhipicephalus (Boophilus) microplus* (Acari: Ixodidae). *Vet. Parasitol.*, v. 148, p. 301–309, 2007.

Becker, S.; Webster, A.; Doyle, R.L.; Martins, J.R.; Reck, J.; Klafke, G.M. Resistance to deltamethrin, fipronil and ivermectin in the brown dog tick, *Rhipicephalus sanguineus* sensu stricto, Latreille (Acari: Ixodidae). *Ticks Tick Borne Dis.* v. 10, n. 5, pp. 1046-1050, 2019. doi: 10.1016/j.ttbdis.2019.05.015.

Beugnet, F.; Franc, M. Insecticide and acaricide molecules and/or combinations to prevent pet infestation by ectoparasites. *Trends Parasitol.* v. 28, n. 7, pp. 267–279, 2012. https://doi.org/10.1016/j.pt.2012.04.004.

Beugnet, F.; Doyle, V.; Murray, M.; Chalvet-Monfray, K. Comparative efficacy on dogs of a single topical treatment with the pioneer fipronil/(S)-methoprene and an oral treatment with spinosad against *Ctenocephalides felis*. *Parasite (Paris, France)*, v. 18, n. 4, pp. 325–331, 2011. https://doi.org/10.1051/parasite/2011184325.

Beugnet, F.; de Vos, C.; Liebenberg, J.; Halos, L.; Larsen, D.; Fourie, J. Efficacy of afoxolaner in a clinical field study in dogs naturally infested with *Sarcoptes scabiei*. Efficacité de l'afoxolaner dans une étude de terrain clinique, chez des chiens infestés naturellement par *Sarcoptes scabiei*. *Parasite (Paris, France)*. v. 23, pp. 26, 2016. https://doi.org/10.1051/parasite/2016026.

Beugnet, F.; Halos, L.; Larsen, D.; de Vos, C. Efficacy of oral afoxolaner for the treatment of canine generalised demodicosis. *Parasite (Paris, France)*, v. 23, pp. 14, 2016. https://doi.org/10.1051/parasite/2016014.

Bloomquist, J.R., Ion channels as targets for insecticides. *Annu. Rev. Entomol.*, v. 41, pp. 163-90, 1996.

Brito, L.G.; Barbieri, F.S.; Rocha, R.B.; Oliveira, M.C.; Ribeiro, E.S. Evaluation of the efficacy of acaricides used to control the cattle tick, *Rhipicephalus microplus*, in dairy herds raised in the Brazilian Southwestern Amazon. *Vet Med Int.* pp. e806093, 2011.

Camillo, G.; Vogell, F.F.; Sangionil, L.A.; Cadore, G.C.; Ferrari, R. Eficiência *in vitro* de acaricidas sobre carrapatos de bovinos no Estado do Rio Grande do Sul, Brasil. *Cien. Rural.*, v. 39, pp. 490-495, 2009.

Cavalcante, A.S.A.; Ferreira, L.L.; Couto, L.F.M.; Zapa, D.M.B.; Heller, L.M.; Nicaretta, J.E.; Cruvinel, L.B.; Junior, R.D.M.; Soares, V.E.; de Souza, G.R.L.; Monteiro, C.M.O.; Lopes, W.D.Z. An update on amitraz efficacy against *Rhipicephalus microplus* after 15 years of disuse. *Parasitol Res.* v. 120, pp. 1103-1108, 2021. doi: 10.1007/s00436-021-07063-5.

Chiummo, R.; Petersen, I.; Plehn, C.; Zschiesche, E.; Roepke, R.; Thomas, E. Efficacy of orally and topically administered fluralaner (Bravecto®) for treatment of client-owned dogs with sarcoptic mange under field conditions. *Paras. Vectors*, v. 13, n. 1, pp. 524, 2020. https://doi.org/10.1186/s13071-020-04395-6.

Coelho, W.A.C.; Pereira, J.S.; Fonseca, Z.A.A.S.; Andre, W.P.P.; Bessa, E.M. Resistência de *Rhipicephalus (Boophilus) microplus* frente à cipermetrina e amitraz em bovinos leiteiros no nordeste do Brasil. *Act. Vet. Bras.*, v. 7, pp. 229-232, 2013.

Coles, T.B.; Dryden, M.W. Insecticide/acaricide resistance in fleas and ticks infesting dogs and cats. *Paras. Vectors*, v. 7, pp. 8, 2014. https://doi.org/10.1186/1756-3305-7-8.

Cruz, B.C.; Lopes, W.D.; Maciel, W.G.; Felippelli, G.; Fávero, F.C.; Teixeira, W.F.; Carvalho, R.S.; Ruivo, M.A.; Colli, M.H.; Sakamoto, C.A.; da Costa, A.J.; de Oliveira, G.P. Susceptibility of *Rhipicephalus (Boophilus) microplus* to ivermectin (200, 500 and 630 μg/kg) in field studies in Brazil. *Vet. Parasitol.* v. 207, pp. 309-317, 2015. https://doi: 10.1016/j.vetpar.2014.12.012.

Eiden, A.L., Kaufman, P.E., Oi, F.M., Allan, S.A., & Miller, R.J. (2015). Detection of Permethrin Resistance and Fipronil Tolerance in Rhipicephalus sanguineus (Acari: Ixodidae) in the United States. *Journal of medical entomology*, 52(3), 429–436. Disponível em: https://doi.org/10.1093/jme/tjv005.

Dryden, M.W.; Payne, P.A.; Smith, V.; Heaney, K.; Sun, F. Efficacy of indoxacarb applied to cats against the adult cat flea, *Ctenocephalides felis*, flea eggs and adult flea emergence. *Parasit. Vectors.* v. 6, pp. e126, 2013. doi: 10.1186/1756-3305-6-126.

Eiden, A.L.; Kaufman, P.E.; Allan, S.A.; Oi, F. Establishing the discriminating concentration for permethrin and fipronil resistance in *Rhipicephalus sanguineus* (Latreille) (Acari: Ixodidae), the brown dog tick. Pest Manag. Sci., v. 72, n. 7, pp. 1390–1395, 2015. https://doi.org/10.1002/ps.4165.

Gomes, L.V.; Lopes, W.D.; Cruz, B.C.; Teixeira, W.F.; Felippelli, G.; Maciel, W.G.; Bichuette, M.A.; Ruivo, M.A.; Alcantara Colli, M.H.; Carvalho, R.S.; Martinez, A.C.; Soares, V.E.; da Costa, A.J. Acaricidal effects of fluazuron (2.5 mg/kg) and a combination of fluazuron (1.6 mg/kg) + ivermectin (0.63 mg/kg), administered at different routes, against *Rhipicephalus (Boophilus) microplus* parasitizing cattle. *Exp. Parasitol.* v. 153, pp. 22-28, 2015. https://doi: 10.1016/j.exppara.2015.

Halos, L.; Beugnet, F.; Cardoso, L.; Farkas, R.; Franc, M.; Guillot, J.; Pfister, K.; Wall, R. Flea control failure? Myths and realities. *Trends Parasitol.*, v. 30, n. 5, pp. 228–233, 2014. https://doi.org/10.1016/j.pt.2014.02.007.

Hampel, V.; Knaus, M.; Schäfer, J.; Beugnet, F.; Rehbein, S. Treatment of canine sarcoptic mange with afoxolaner (NexGard®) and afoxolaner plus milbemycin oxime (NexGard Spectra®) chewable tablets: efficacy under field conditions in Portugal and Germany. *Parasite (Paris, France)*, v. 25, pp. 63, 2018. https://doi.org/10.1051/parasite/2018064.

Katalbas, F.P.; Galay, R.L.; Divina, B.P. Detection of resistance to fipronil in brown dog ticks (*Rhipicephalus sanguineus* sensu lato) from household dogs in las piñas city, philippines through larval packet test. Philip. J. Vet. Med. v. 57, n. 2, pp. 236-242, 2020.

Kirst, H.A. The spinosyn family of insecticides: realizing the potential of natural products research. J. Antibiot., v. 63, pp. 101-111, 2010.

Klafke, G.M., Sabatini, G., Albuquerque, T., Martins, J.R., Kemp, D., Miller, R.J., Schumaker, T.T., 2006. Larval immersion tests with ivermectin populations of the cattle tick *Rhipicephalus (Boophilus) microplus* (Acari: Ixodidae) from state of São Paulo, Brazil. Vet. Parasitol. 142, 386–390.

Klafke, G.M.; Albuquerque, T.A., Miller, R.J.; Schumaker, T.T. Selection of an ivermectin-resistant strain of *Rhipicephalus microplus* (Acari: ixodidae) in Brazil. Vet. Parasitol. v. 168, pp. 97–104, 2010.

Klafke, G.; Webster, A.; Agnol, B.D.; Pradel, E.; Silva, J.; de La Canal, L.H.; Becker, M.; Osório, M.F.; Mansson, M.; Barreto, R.; Scheffer, R.; Souza, U.A.; Corassini, V.B.; dos Santos, J.; Reck, J.; Martins, J.R. Multiple resistance to acaricides in field populations of *Rhipicephalus microplus* from Rio Grande do Sul state. Southern Brazil. Ticks Tick–borne Dis. v. 8, n. 1, p. 73–80, 2016.

Lebon, W.; Beccati, M.; Bourdeau, P.; Brement, T.; Bruet, V.; Cekiera, A.; Crosaz, O.; Darmon, C.; Guillot, J.; Mosca, M.; Pin, D.; Popiel, J.; Pomorska Handwerker, D.; Larsen, D.; Tielemans, E.; Beugnet, F.; Halos, L. Efficacy of two formulations of afoxolaner (NexGard® and NexGard Spectra®) for the treatment of generalised demodicosis in dogs, in veterinary dermatology referral centers in Europe. *Paras. Vectors*, v. 11, n. 1, pp. 506, 2018. https://doi.org/10.1186/s13071-018-3083-2.

Lopes, W.D.; Cruz, B.C.; Teixeira, W.F.; Felippelli, G.; Maciel, W.G.; Buzzulini, C.; Gomes, L.V.; Favero, F.; Soares, V.E.; Bichuette, M.A.; de Oliveira, G.P.; da Costa, A.J. Efficacy of fipronil (1.0 mg/kg) against *Rhipicephalus (Boophilus) microplus* strains resistant to ivermectin (0.63 mg/kg). *Prev. Vet. Med.* v. 115, n. 3-4, pp. 88-93, 2014. https://doi: 10.1016/j.prevetmed.2014.04.009.

Lumaret, J.P.; Errouissi, F.; Floate, K.; Römbke, J.; Wardhaugh, K. A review on the toxicity and non-target effects of macrocyclic lactones in terrestrial and aquatic environments. *Current Pharmac. Biotechnol.* v.13, n. 6, pp. 1004–1060, 2012. https://doi.org/10.2174/138920112800399257.

Machado, F.A.; Pivoto, F.L.; Ferreira, M.S.; Gregorio, F. de V.; Vogel, F.S.; Sangioni, L.A. *Rhipicephalus (Boophilus) microplus* in the western-central region of Rio Grande do Sul, Brazil: multiresistant tick. Rev. Bras. Parasitol. Vet., v. 23, pp. 337-342, 2014.

Maciel, W.G.; Lopes, W.D.Z.; Gomes, L.V.C.; Cruz, B.C.; Felippelli, G.; Santos, I.B.D.; Borges, F.A.; Gonçalves, W.A. Junior; Scarpa, A.B.; Nicaretta, J.E.; Bastos, T.S.A.; da Costa, A.J. Susceptibility of *Rhipicephalus (Boophilus) microplus* to fluazuron (2.5 mg/kg) and a combination of novaluron (2.0mg/kg) + eprinomectin (0.36mg/kg) in field studies in Brazil. *Prev. Vet. Med.* v. 135, pp. 74-86, 2016. https://doi: 10.1016/j.prevetmed.2016.10.019.

Mathivathani, C.; Basith, S.A..; Latha, B.; Raj, G.D. *In vitro* evaluation of synthetic pyrethroid resistance in *Rhipicephalus sanguineus* ticks of Chennai. *J. Vet. Parasitol.* v. 25, pp. 56-58, 2011.

Mendes, C.K.P.; Nogueira, A.H.C.; Yoshihara, E.; Chiebao, D.P.; Gabriel, F.H.L.; Uenod, T.E.H.; Namindome, A.; Klafke, G.M. Resistance to cypermethrin, deltamethrin and chlorpyriphos in populations of *Rhipicephalus (Boophilus) microplus* (Acari: Ixodidae) from small farms of the state of São Paulo, Brazil. *Vet Parasitol.* v. 178, pp. 383–388, 2011.

Mendes, E.C.; Mendes, M.C.; Sato, M.E. Diagnosis of amitraz resistance in Brazilian populations of *Rhipicephalus (Boophilus) microplus* (Acari: Ixodidae) with larval immersion test. *Exp. Appl. Acarol.* v. 61, pp. 357-369, 2013.

Mergott, D.J.; Frank, S.A.; Roush, W.R. Total synthesis of (-)- spinosyn A. *PNAS*, v. 101, n. 33, pp. 11955-11959, 2004.

Monteiro, S. G. Parasitologia na Medicina Veterinária. 2ª. ed. Rio de Janeiro: Roca, 2018. 370 p.

Moog, F.; Brun, J.; Bourdeau, P.; Cadiergues, M. C. Clinical, parasitological, and serological follow-up of dogs with sarcoptic mange treated orally with Lotilaner. *Case Rep. Vet. Med.*, v. 2021, pp. 6639017, 2021. https://doi.org/10.1155/2021/6639017.

Nogueira Domingues, L.; dos Santos Alves Figueiredo Brasil, B.; Passos de Paiva Bello, A.C.; Pinto da Cunha, A.; Thadeu Medeiros de Barros, A.; Cerqueira Leite, R.; Silaghi, C.; Pfister, K.; Friche Passos, L.M. Survey of pyrethroid and organophosphate resistance in Brazilian field populations of *Rhipicephalus (Boophilus) microplus*: detection of C190A mutation in domain II of the para-type sodium channel gene. *Vet. Parasitol.* V. 189, pp. 327-332, 2012.

Oberkirchner, U.; Linder, K.E.; Dunston, S.; Bizikova, P.; Olivry, T. Metaflumizone-amitraz (Promeris)-associated pustular acantholytic dermatitis in 22 dogs: evidence suggests contact drug-triggered pemphigus foliaceus. *Vet. Dermatol.* V. 22, n. 5, pp. 436–448, 2011. https://doi.org/10.1111/j.1365-3164.2011.00974.x.

Petersen, I.; Chiummo, R.; Zschiesche, E.; Karas-Tecza, J.; Rapti, D.; Roepke, R.; Thomas, E. A European field assessment of the efficacy of fluralaner (Bravecto®) chewable and spot-on formulations for treatment of dogs with generalized demodicosis. *Parasit. Vectors*, v. 13, n. 1, pp. 304, 2020. https://doi.org/10.1186/s13071-020-04159-2

Raynal, J.T.; Silva, A.A.; Sousa, T. de J.; Bahiense, T.C.; Meyer, R.; Portela, R.W. Acaricides efficiency on *Rhipicephalus (Boophilus) microplus* from Bahia state North-Central region. *Rev. Bras. Parasitol. Vet.* v. 22, p. 71-77, 2013.

Reck, J.; Klafke, G.M.; Webster, A.; Dall'Agnol, B.; Scheffer, R.; Araújo Souza, U.; Bamberg Corassini, V.; Vargas R.; Silveira dos Santos, J.; de Souza Martins, J.R. First report of fluazuron resistance in *Rhipicephalus microplus*: a field tick population resistant to six classes of acaricides. *Vet Parasitol.* v. 201, p. 128–136, 2014.

Reginato, C.Z.; Cadore, G.C.; de Menezes, F.R.; Sangioni, L.A.; Vogel, F.S.F. Efficacy of commercial synthetic pyrethroids and organophosphates associations used to control *Rhipicephalus (Boophilus) microplus* in Southern Brazil. *Rev. Bras. Parasitol. Vet.* v. 26, p. 500–504, 2017. https://doi.org/10.1590/S1984-29612017054.

Rodriguez-Vivas, R.I.; Ojeda-Chi, M.M.; Trinidad-Martinez, I.; Bolio-González, M.E. First report of amitraz and cypermethrin resistance in *Rhipicephalus sanguineus* sensu lato infesting dogs in Mexico. *Med. Vet. Entomol.*, v. 31, n. 1, pp. 72–77, 2017a. https://doi.org/10.1111/mve.12207.

Rodriguez-Vivas, R.I.; Ojeda-Chi, M.M.; Trinidad-Martinez, I.; Pérez de León, A. A. First documentation of ivermectin resistance in *Rhipicephalus sanguineus* sensu lato (Acari: Ixodidae). *Vet. Parasitol.*, v. 233, pp. 9–13, 2017b. https://doi.org/10.1016/j.vetpar.2016.11.015.

Saatkamp, M.; Duarte, S.C.; Louly, C.C.B.; Ferreira, L.F.; Araújo, I.C.S. Identificação e controle de piolhos e ácaros em galinhas poedeiras: Perguntas & Respostas. Embrapa Aves e Suínos, 2020. Disponível em: https://ainfo.cnptia.embrapa.br/digital/bitstream/item/216170/1/final-9491.pdf.

Selzer, P.M.; Epe, C. Antiparasitics in Animal Health: Quo Vadis?. *Trends Parasitol.* v. 37, n. 1, pp. 77–89, 2021. https://doi.org/10.1016/j.pt.2020.09.004.

Sindicato Nacional da Indústria de Produtos para Saúde Animal. Disponível em: https://www.sindan.org.br/.

Smith, J.S.; Berger, D.J.; Hoff, S.E.; Jesudoss Chelladurai, J.; Martin, K.A.; Brewer, M.T. Afoxolaner as a treatment for a novel *Sarcoptes scabiei* infestation in a juvenile potbelly pig. *Frontiers Vet. Sci.*, v. 7, pp. 473, 2020. https://doi.org/10.3389/fvets.2020.00473.

Snyder, D.E.; Meyer, J.; Zimmermann, A.G.; Qiao, M.; Gissendanner, S.J.; Cruthers, L.R.; Slone, R.L.; Young, D.R. Preliminary studies on the effectiveness of the novel pulicide, spinosad, for the treatment and control of fleas on dogs. *Vet. Parasitol.*, v. 150, p. 345–351, 2007.

Southern Agricultural Insecticides, Inc. Livreto Conserve Naturalyte Insect Control. Disponível em: https://southernag.com/wp-content/uploads/2014/06/Conserve-Naturalyte2-18.pdf.

Taenzler, J., Liebenberg, J., Roepke, R. K., Frénais, R., & Heckeroth, A. R. Efficacy of fluralaner administered either orally or topically for the treatment of naturally acquired Sarcoptes scabiei var. canis infestation in dogs. *Paras. Vectors*, v. 9, n. 1, pp. 392, 2016. https://doi.org/10.1186/s13071-016-1670-7.

Tucker, N.S.G.; Weeks, E.N.I.; Beati, L.; Kaufman, P.E. Prevalence and distribution of pathogen infection and permethrin resistance in tropical and temperate populations of *Rhipicephalus sanguineus* s.l. collected worldwide. *Med. Vet. Entomol.* v. 35, n. 2, pp. 147-157,2021. doi: 10.1111/mve.12479.

Valsoni, L.M.; Freitas, M.G. de; Borges, D.G.L.; Borges, F. de A. Status of *Rhipicephalus microplus* resistance to ivermectin, fipronil and fluazuron in Mato Grosso do Sul, Brazil. *Rev. Bras. Parasitol. Vet.,* v. 30, pp. e025220, 2021.

Valsoni, L.M.; Freitas, M.G.; Echeverria, J.T.; Borges, D.G.L.; Tutija, J.F.; Borges, F.A. Resistance to all chemical groups of acaricides in a single isolate of *Rhipicephalus microplus* in Mato Grosso do Sul, Brazil. *Exp. Appl. Acarol.*, v. 46, pp. 276-280, 2020.

Veiga, L.P.; Souza, A.P.; Bellato, V.; Sartor, A.A.; Nunes, A.P.; Cardoso, H.M. Resistance to cypermethrin and amitraz in *Rhipicephalus (Boophilus) microplus* on the Santa Catarina Plateau, Brazil. *Rev. Bras. Parasitol. Vet.* v. 21, pp. 133-136, 2012.

Vetsmart. Catálogo de produtos veterinários online. Disponível em: https://www.vetsmart.com.br/.

Seção 13

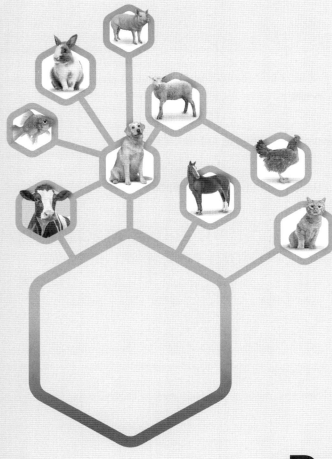

Agentes que Aumentam a Produção Animal

50 Considerações Gerais sobre o uso de Agentes que Aumentam a Produção Animal, 705

51 Anabolizantes, 717

52 Agonistas de Receptores Beta-adrenérgicos e Produção Animal, 735

53 Somatotropina Bovina, 751

54 Aditivos Zootécnicos Melhoradores do Desempenho: Antimicrobianos e Agentes Alternativos, 763

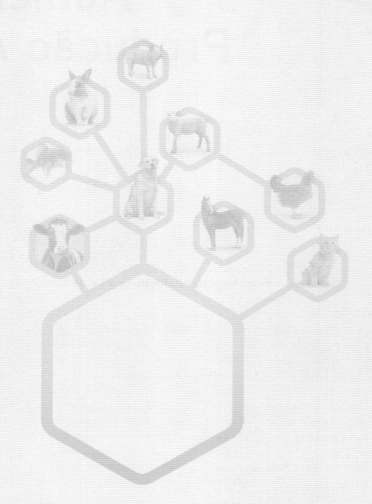

50

Considerações Gerais sobre o Uso de Agentes que Aumentam a Produção Animal

João Palermo-Neto

- Introdução, 705
- Brasil no cenário mundial da produção de carnes, 705
- As crises europeias e seus reflexos na produção animal, 707
- Conceito e classificação dos agentes que aumentam a produção animal, 708
- Resíduos de medicamentos veterinários em produtos de origem animal, 709
- Análises de risco, 709
- Legislação sobre resíduos de medicamentos veterinários, 709
- Valores de referência toxicológica, 710
- Resíduos no local de aplicação, 713
- Período de carência, 713
- Considerações finais, 715
- Bibliografia, 715

INTRODUÇÃO

O crescimento cada vez maior da industrialização e a existência de um mercado globalizado vêm exigindo dos produtores rurais, principalmente nos últimos anos, a utilização de modernas tecnologias ligadas à produção animal. Em particular, no Brasil, a abertura de fronteiras, a ausência de medidas protecionistas no país (que existem acolá) e a falta de subsídios à agropecuária vêm obrigando os produtores rurais a manter cautela no uso de produtos veterinários e a buscar por competência em suas atividades. A pecuária moderna exige o conhecimento de novas tecnologias e de novos padrões de concorrência, como também de legislações nacionais e internacionais que regulamentam o uso de produtos e insumos veterinários e, também, a busca incessante pela qualidade dos alimentos produzidos. Assim, sem o uso do que de mais moderno e eficiente existe no agronegócio, dificilmente serão obtidos produtos com alta qualidade e baixo custo, condições fundamentais para que se possa atender às exigências do mercado internacional. Nesse sentido, a maioria das modernas técnicas usadas na produção animal implica dependência cada vez maior do uso de substâncias químicas medicamentosas ou não que aumentam a produção animal, dentre as quais se destacam os aditivos zootécnicos melhoradores da eficiência alimentar, antigamente chamados de promotores de crescimento.

BRASIL NO CENÁRIO MUNDIAL DA PRODUÇÃO DE CARNES

O Brasil é um dos líderes mundiais na produção de alimentos. Ocupa o primeiro lugar na produção mundial de carne bovina, o segundo em produção de carne de frangos e o quarto lugar na produção de carne suína. O Quadro 50.1 mostra a produção brasileira atual de carnes bovina, suína e de frangos, e projeta o aumento de produção que deverá ocorrer até o ano de 2031; de sua leitura, observa-se o elevado volume de carnes produzido atualmente no país, e o aumento significativo que deverá ocorrer na produção dessas *commodities* nos próximos anos: 19,6% para carne bovina, 26,2% para carne suína e 35,2% para carne de frangos até 2031.

Uma análise do cenário mundial da exportação brasileira de carnes bovina, suína e de frangos de 2015 a 2025 (Quadro 50.2) mostra uma evolução altamente positiva dos percentuais exportados pelo Brasil. Essa tendência, que aparentemente é irreversível, não tem ocorrido nos países desenvolvidos, como se depreende da análise da Figura 50.1, e provavelmente decorre de diversos fatores que atuam nesse cenário; destes, cabe destacar: a destinação

QUADRO 50.1
Projeção da produção de carnes no Brasil (em mil toneladas).

Ano	Carne bovina	Carne suína	Carne de frango
2021	10.044	4.166	14.884
2022	10.197	4.268	15.107
2023	10.307	4.393	15.679
2024	10.693	4.504	15.695
2025	10.482	4.619	16.519
2026	10.365	4.725	16.484
2027	10.840	4.836	17.337
2028	11.046	4.945	17.738
2029	11.705	5.059	18.181
2030	11.481	5.171	19.923
2031	12.020	5.283	20.142
Variação	28,4%	26,8%	35,2%

Fonte: CGAPI/DCI/SPA/MAPA.

QUADRO 50.2
Projeção da exportação de carnes pelo Brasil (em mil toneladas).

Ano	Carne bovina	Carne suína	Carne de frango
2021	2.660	776	4.368
2022	2.748	803	4.420
2023	2.831	830	4.610
2024	2.913	858	4.702
2025	2.994	885	4.915
2026	3.075	913	5.003
2027	3.157	940	5.210
2028	3.238	968	5.299
2029	3.319	995	5.513
2030	3.400	1.023	5.601
2031	3.510	1.050	5.725
Variação	31,95%	35,30%	31,07%

Fonte: CGAPI/DCI/SPA/MAPA.

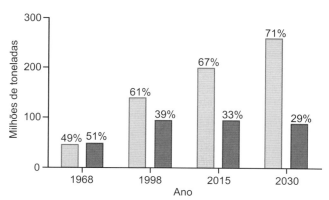

FIGURA 50.1 Projeção da evolução da produção mundial efetiva de carnes – comparação entre países desenvolvidos e em desenvolvimento.

de terras agricultáveis nos países desenvolvidos para finalidades mais rentáveis, a diminuição do contingente populacional, o elevado custo da mão de obra empregada em agricultura nesses países, a menor expansão demográfica nos países desenvolvidos e o surgimento de novos eixos produtores, como o Brasil, que, por empregarem tecnologia mais avançada de produção e mão de obra mais barata, são capazes de atender à demanda por produtos cárneos a preços menores e mais competitivos.

Nesse contexto, é relevante refletir sobre o futuro da produção animal no mundo e os reflexos que ela deverá operar naquela efetuada em nosso país. O Quadro 50.3 mostra a evolução da expansão demográfica mundial; de sua análise, entende-se que as taxas de natalidade estão reduzidas, e assim continuarão nos países desenvolvidos. Ora, uma das premissas para um aumento de demanda por carne reside na existência de quem a consuma. Assim, não deverão ser as taxas de expansão demográfica de 0,2 ou 0,4% dos países desenvolvidos que garantirão a agregação de demanda necessária para motivar qualquer tipo de expansão. De fato, não serão os países desenvolvidos, que já consomem 82,7 kg *per capita*/ano de carne, o motor da indústria cárnea do futuro, pois dificilmente alcançarão um consumo *per capita*/ano, talvez, maior que 100 kg. Assim, deverão ser os países em desenvolvimento, com consumo menor de 31,3 kg *per capita*/ano, que acelerarão o agronegócio cárneo, em especial o brasileiro, que tem potencial para praticamente dobrar a oferta mundial nos próximos 40 anos. Em outras palavras, não serão os que comem 3.400 calorias/dia que passarão a ingerir 5.000 calorias/dia, mas, sim, os que ingerem 2.700 calorias/dia que deverão se aproximar das 3.400 calorias/dia. Assim, a expansão da demanda nos países em desenvolvimento superará aquela de produção desses países, gerando novos polos importadores e alavancando o comércio internacional de carnes, em especial o brasileiro.

É evidente, nesse cenário, que novas potências de produção cárnea surgirão com franco destino exportador, como já vem ocorrendo com o Brasil (carne bovina, de aves e suína). A progressão brasileira atual e aquela que ainda está por vir deverão provocar algumas reações, sobretudo por parte dos países que tiverem que ceder algum espaço para o Brasil. Barreiras poderão ser impostas à nossa produção e exportação de produtos cárneos, sobretudo as não alfandegárias. A própria natureza dos produtos cárneos coloca-os na mira de medidas sanitárias. Incluem-se, aqui, as discussões em relação ao uso de produtos veterinários para aumentar a produção, em especial quanto ao significado toxicológico dos resíduos que poderão deixar nos tecidos e produtos derivados dos animais tratados. Outra questão atual e de relevância nesse cenário diz respeito ao uso de antimicrobianos em animais de produção e o crescente aumento de resistência de bactérias a antimicrobianos de uso em medicina humana (para detalhes ver *Capítulo 54*). É necessário que se atente para as demandas geradas por essas questões, uma vez que poderão representar sérios problemas de exportação aos produtores rurais brasileiros. Cabe, portanto, analisar algumas das variáveis que têm influenciado de maneira significativa a expansão do mercado de alimentos e do comércio internacional de produtos cárneos.

QUADRO 50.3

Evolução da expansão demográfica mundial.

	Período (anos)					
	1979-1981	1987-1999	2015	2030	2050	2004-2050
Mundo	4.430	5.900	7.707	8.270	9.322	+110,4%
Países em desenvolvimento	3.259	4.595	5.858	6.910	7.987	+145,1%
Países desenvolvidos	789	892	951	979	986	−8,6%
Países em transição	382	413	398	381	349	+25,0%

AS CRISES EUROPEIAS E SEUS REFLEXOS NA PRODUÇÃO ANIMAL

Duas crises ocorridas na Europa agudizaram a percepção dos consumidores de todo o mundo e, em especial dos europeus, em relação à necessidade de segurança e à qualidade dos alimentos de origem animal. A primeira coincidiu com o aparecimento da encefalopatia espongiforme bovina (BSE; do inglês, *bovine spongiform encephalopathy*), em 1995/1996, principalmente depois da constatação de que essa patologia tinha como causa o uso – na alimentação de bovinos – de farinha de carne proveniente de ovinos portadores de outra encefalopatia endêmica conhecida como *scrapie*. A segunda crise ocorreu na Bélgica pouco tempo depois, em 2000, e estava ligada à qualidade da carne de aves. Especificamente, constatou-se contaminação de carne de frango por uma dioxina – produto cancerígeno –, em consequência do uso impróprio de óleo queimado para peletização de ração para frangos de corte.

Essas duas crises produziram uma queda drástica do consumo de carne, principalmente na Europa, o que levou os distribuidores de produtos de origem animal a exigir dos produtores rurais a adoção de medidas concretas ligadas à manutenção da qualidade dos alimentos de origem animal, dentre as quais: certificado de procedência, rastreabilidade, condições de alojamento e bem-estar dos animais, ausência de resíduos de substâncias químicas, garantias ligadas à segurança e à qualidade dos alimentos fornecidos aos animais. Essas questões acabaram assumindo grande importância no mercado internacional de alimentos e, consequentemente, no agronegócio. De fato, o conhecimento dos riscos ligados à ingestão dos alimentos de origem animal assumiu papel decisivo na escolha de produtos pelos consumidores e, consequentemente, para o comércio entre as nações.

Uma nova e terceira crise veio complicar essa situação, que já era de, alguma forma, complexa: a constatação do aumento de prevalência/incidência de microrganismos resistentes aos antimicrobianos e a possível relação desse fato com o uso de antibióticos em Medicina Veterinária e, muito especialmente, quando feito como aditivos zootécnicos. Embora nada tenha sido cientificamente produzido nessa área que comprovasse essa associação (ver *Capítulo 54*), medidas restritivas graves têm sido impostas ao uso desses insumos na Europa e em outros países do mundo, impactando a produção animal brasileira.

No entanto, de maneira não intencional, essas crises impuseram a adoção de medidas ligadas a segurança alimentar, saúde pública, biossegurança, bem-estar animal e estabilidade/segurança/preservação da vida selvagem e do meio ambiente; essas questões assumiram papel determinante para aqueles que desejam produzir e/ou exportar produtos agropecuários em um mercado globalizado. De fato, embora os grandes distribuidores internacionais de *commodities* agrícolas continuem a buscar produtos economicamente mais viáveis, passaram a exigir dos produtores/exportadores garantias de que esses alimentos tenham sido produzidos de acordo com os desejos e as expectativas de seus consumidores. E assim o fazem, porque precisam manter a lucratividade de seus negócios e as fatias de participação que têm no mercado global. A busca por produtos ditos "orgânicos", "livres de antibióticos" ou "sem resíduos de hormônios" é uma realidade em todo o mundo.

Dessa maneira, as exigências dos consumidores quanto à qualidade dos alimentos de origem animal e quanto à forma com que eles são produzidos têm causado profundo impacto na produção animal mundial. A ênfase anteriormente dada ao aumento da produtividade, representada, por exemplo, pelo uso de mecanização agrícola, de adubos ou insumos similares, de praguicidas, de medicamentos veterinários ou de aditivos zootécnicos, vem perdendo espaço para necessidades agora emergentes e ligadas à qualidade dos alimentos produzidos, à preservação do meio ambiente, ao manejo adequado e "humanitário" dos animais de produção, à redução do uso de substâncias farmacologicamente ativas durante as fases de produção e à redução de cepas de bactérias resistentes aos antimicrobianos (ver *Capítulo 54*). A polêmica relacionada com o uso de sementes ou de plantas transgênicas também se inclui nesse quadro.

A mudança de atitude dos consumidores e, por consequência, dos distribuidores praticamente exigiu que as autoridades governamentais, ligadas à produção, importação e/ou à regulamentação/fiscalização de alimentos de origem animal em cada país, se posicionassem a respeito das questões apontadas anteriormente. Tal posicionamento materializou-se e tem se consolidado na forma de alterações ou substituições de legislações ligadas a essas questões.

Nos *Capítulos 52* a *54* serão apresentados e discutidos de modo crítico os mais relevantes grupos farmacológicos de medicamentos ou aditivos zootécnicos usados para aumentar a produção animal, assim como as principais questões de saúde pública levantadas em relação a esse uso.

CONCEITO E CLASSIFICAÇÃO DOS AGENTES QUE AUMENTAM A PRODUÇÃO ANIMAL

Deve-se destacar, de início, que agentes que aumentam a produção animal de natureza hormonal (anabolizantes ou outros hormônios) têm seu uso proibido em produção animal no Brasil e, muito especialmente, em avicultura. Mesmo que se pretendesse usar anabolizantes em aves, estas alcançariam a idade indicada para o abate bem antes do início dos possíveis efeitos desses agentes. Desse modo, o maior crescimento e a maior estatura que se verificam nos animais de algumas dessas raças consistem em um produto único e exclusivo do aumento da qualidade da alimentação balanceada fornecida, do melhor manejo sanitário dos plantéis e, principalmente dos avanços da engenharia genética.

De acordo com a Food and Agriculture Organization/Organização Mundial da Saúde (FAO/OMS), agentes que aumentam a produção animal são substâncias que, não sendo nutrientes, são administradas aos animais de criação pelas vias oral (incorporadas à ração ou à água de bebida) ou parenteral (injetados ou implantados), visando aumentar a produtividade. Esses agentes eram, anteriormente, chamados de promotores do crescimento. A maior produtividade que eles favorecem traduz-se por:

- Aumento do ganho de peso ou da produção de leite
- Diminuição do tempo necessário para que se alcance o peso ideal para o abate (tempo de engorda)
- Diminuição da quantidade de alimento consumido pelo animal até o momento do abate, ou seja, aumento da eficiência alimentar
- Aumento da uniformidade do plantel e diminuição da porcentagem de descartes
- Melhora nas qualidades organolépticas, de textura e diminuição do teor em gordura das carcaças.

Nesse contexto, embora a prevenção de enfermidades infecciosas ou parasitárias resulte também em aumento do ganho de peso, produtos destinados a essa finalidade, assim como para reduzir a mortalidade de um plantel, não são classificados como promotores de crescimento ou aditivos zootécnicos, mas, sim, como medicação profilática ou para "controle de enfermidades". Todos eles, no entanto, são registrados pelo Ministério da Agricultura, Pecuária e Abastecimento (MAPA) como medicamentos veterinários.

Vários são os medicamentos usados como agentes que aumentam a produção animal em pecuária. O Quadro 50.4 mostra os mais frequentemente usados para essa finalidade; há os de natureza hormonal, como os anabolizantes (ver *Capítulo 51*), os agonistas de receptores beta-adrenérgicos (ver *Capítulo 52*), a somatotropina bovina (ver *Capítulo 53*) e outros que incluem os antimicrobianos e agentes alternativos como: prebióticos, probióticos, sintobióticos, óleos essênciais etc. (ver *Capítulo 54*). Essas substâncias foram desenvolvidas para administração aos animais por diferentes vias, ou seja, adicionadas às rações em quantidades pequenas (mg/kg) e por tempo prolongado ou por via parenteral (subcutânea ou intramuscular). É importante lembrar, novamente, que alguns desses agentes, como os

QUADRO 50.4
Agentes empregados para aumentar a produção animal.

Grupo		Exemplos
Anabolizantes*	Esteroides endógenos (ou naturais)	17beta-estradiol; progesterona; testosterona
	Esteroides sintéticos	Melengestrol (acetato); trembolona (acetato); zeranol
Ionóforos		Lasalocida; monensina; salinomicina
Antimicrobianos		Avilamicina; bacitracina metileno dissalicilato ou (BMD); bacitracina de zinco; enramicina; eritromicina*; espiramicina*; flavomicina; halquinol; lincomicina*; tilosina* (fosfato ou tartarato); virginiamicina
Somatotropina bovina		Sometribove, somabubove, somagrebove, somedobove
Agonistas de β_2 adrenorreceptores		Ractopamina, zilpaterol
Probióticos		Microrganismos (*Lactobacillus* sp., *Enterococcus faecium*, *Bacillus* sp. etc.)
Prebióticos		Mananoligossacarídeos (MOS), fruto-oligossacarídeos (FOS), galacto-oligossacarídeos (GOS), transgalacto-oligossacarídeos (TOS), isomalto-oligossacarídeos (IMO)
Sintobióticos		Oligossacarídeos (GOS) + *Bifido bacterium lactis*; Fruto-oligossacarídeos (FOS) + *Bacillus subtilis* FOS+ *Lasctobacillus paracasei*, dextrano + *Lactobacillus casei* etc.
Agentes alternativos		Fitoquímicos: cinamaldeído, carvacrol, timol, eugenol
		Óleos essenciais: cinamaldeído, carvacrol, timol, eugenol etc.
		Ácidos orgânicos: fórmico, acético, butírico, propiônico, caproico, caprílico, cáprico, láurico, cítrico, fumárico, benzoico, láctico etc.
		Peptídios antimicrobianos (PAMs): cecoprina, magainina, diversina AS7, albusina B, pediocina A, colicina etc.
		Lisinas de bacteriófagos, vacinas e anticorpos

*Uso não permitido no Brasil.

anabolizantes, têm seu uso proibido ou ainda não foram aprovados para uso no Brasil, embora tenham sido considerados seguros pela FAO/OMS e, portanto, sejam empregados em diversos países, como, por exemplo, Austrália, Nova Zelândia e EUA (ver *Capítulo 51*).

RESÍDUOS DE MEDICAMENTOS VETERINÁRIOS EM PRODUTOS DE ORIGEM ANIMAL

O uso dos agentes que aumentam a produção animal, assim como de medicamentos veterinários em pecuária, carreia potencial para que os resíduos dos mesmos sejam encontrados nos tecidos ou produtos derivados dos animais tratados com eles. Esses resíduos podem, assim, alcançar a população consumidora por meio dos alimentos produzidos (carne, leite, ovos etc.) ou processados a partir deles. Essa situação causa preocupação, pois representa uma fonte, ao menos potencial, de problemas ligados à saúde pública. Nesse sentido, os recentes avanços da química analítica têm possibilitado a detecção de quantidades mínimas, da ordem de partes por bilhão (*ppb*) ou partes por trilhão (*ppt*) de resíduos das substâncias químicas em alimentos de origem animal. No entanto, é necessário que se conheça não apenas que tipo de resíduo foi encontrado, bem como, e, principalmente, a sua quantidade para que se julgue a segurança ou os riscos associados aos resíduos dos produtos veterinários (aditivos + medicamentos). Esses dois dados são fundamentais, pois certa quantidade de resíduos de aditivos zootécnicos melhoradores de desempenho ou de medicamentos de uso veterinário pode estar presente nos alimentos de origem animal e não ser prejudicial à saúde humana. Para tanto, é necessário que esses resíduos sejam isentos de genotoxicidade (*i. e.*, não interajam diretamente com o material genético, levando à mutagênese etc.) e de carcinogenicidade; é também necessário que as concentrações residuais presentes nos alimentos não excedam os limites máximos de resíduos (LMRs) fixados nacional e internacionalmente para eles. Para os antimicrobianos, exige-se, também, que esses resíduos não interfiram na microbiota do sistema digestório humano. No Brasil, cabe à Agência Nacional de Vigilância Sanitária (Anvisa) proceder às análises de risco e estabelecer os LMRs para ativos de uso em produtos veterinários (Instrução Normativa [IN] nº 51/2019 da Anvisa).

ANÁLISES DE RISCO

No contexto do *Codex alimentarius,* risco *é a probabilidade de ocorrência de um perigo*, sendo *perigo* um contaminante (biológico, químico ou físico) presente em um alimento e que possa causar algum tipo de dano ou de efeito adverso à saúde. Portanto, risco é a possibilidade de contaminação de alimentos de origem animal por resíduos de insumos farmacêuticos ativos (IFAs) de produtos veterinários (definido na Resolução da Diretoria Colegiada [RDC] nº 328/2019 da Anvisa). De fato, o Art. 1º dessa Resolução dispõe sobre os procedimentos para avaliação do risco à saúde humana de medicamentos veterinários e os métodos de análise para fins de avaliação da conformidade.

Relevante ressaltar que, em se tratando de contaminação residual de alimentos, não existe risco zero. Todo contaminante ou resíduo carreia maior ou menor potencial para a produção de efeitos adversos à saúde humana que vão depender do tipo do contaminante ou do resíduo, de suas concentrações no alimento e da via pela qual eles adentram o organismo; no presente contexto, em se tratando de contaminação residual de alimento de origem animal, a via é sempre oral. Em outras palavras, o risco de contaminação residual por um IFA presente em um produto de uso veterinário ou em um aditivo está relacionado à sua toxicidade e aos níveis de sua ingestão pelo ser humano (estimativa da exposição da população humana ao IFA). De fato, de acordo com o *Codex alimentarius* e demais agências de avaliação:

$$\text{Risco} = \text{toxicidade} \times \text{exposição}$$

Assim, e como bem especificado na RDC nº 328/2019 da Anvisa, o gerenciamento científico da presença de um resíduo em alimentação animal requer que se faça um estudo para avaliar o risco que ele representa, ou seja, a realização de uma análise de risco que estabeleça os chamados valores de referência toxicológica para o ativo.

Lembra-se, no entanto, e como especificado no Art. 16 da RDC nº 328/2019 da Anvisa, que, em algumas situações, não há necessidade de se estabelecer valores de referência toxicológica e, em especial, LMRs para um IFA de uso em Medicina Veterinária ou para seus metabólitos:

- Não terem significância toxicológica
- Serem reconhecidos como seguros
- Serem fracamente absorvidos ou biodisponíveis
- Serem rapidamente metabolizados ou eliminados
- Serem componentes presentes na alimentação humana
- Representarem uma pequena fração da produção endógena do organismo
- Tiverem presença improvável nos alimentos de origem animal ou apresentarem resíduos, cuja exposição represente risco improvável à população.

LEGISLAÇÃO SOBRE RESÍDUOS DE MEDICAMENTOS VETERINÁRIOS

Há vários organismos internacionais que legislam sobre resíduos de medicamentos veterinários em alimentos, dentre os quais O *Codex alimentarius* da FAO/OMS, a Food and Drug Administration (FDA) dos EUA e a European Medicines Agency (EMA) na União Europeia. No Brasil, cabe à Anvisa o estabelecimento de LMRs e aos diversos setores do MAPA a autorização e a normatização do uso de medicamentos veterinários (incluindo-se aqui os aditivos), assim como o controle dos níveis residuais dos mesmos em tecidos de origem animal. A Anvisa também analisa, no Brasil, a presença de resíduos de medicamentos veterinários e de aditivos em alimentos de origem animal; contudo, o faz apenas em alimentos recolhidos em pontos de venda ao consumidor. Os órgãos legisladores brasileiros, assim como os de outros países, seguem, preferencialmente, os princípios e valores estabelecidos pelo *Codex alimentarius* da FAO/OMS.

Cabe à Organização Mundial do Comércio (OMC), por meio de acordos sanitários e fitossanitários, em nível mundial, a regulamentação da qualidade dos alimentos com relação aos resíduos de medicamentos veterinários e de aditivos em alimentos de origem animal. Essa organização, por sua vez, embasa suas decisões no *Codex alimentarius*. A Comissão do *Codex alimentarius* (CAC) foi criada em 1961/1962 pelo órgão das Nações Unidas ligado à agricultura e à alimentação (FAO) e pela OMS. Diversos países foram signatários da carta de criação dessa Comissão, dentre eles, o Brasil. De acordo com os estatutos da CAC, esse organismo tem por finalidade:

- Proteger a saúde dos consumidores e assegurar práticas equitativas de mercado
- Promover a coordenação de padrões de referência relacionados com a qualidade dos alimentos.

A CAC prepara e divulga dispositivos de recomendação em forma de códigos de práticas, diretrizes e outras medidas similares, destinadas a garantir suas finalidades. Assim, são exemplos: as recomendações ligadas às práticas no manejo de medicamentos veterinários (formas de aplicação, posologia etc.), aquelas referentes à amostragem de tecidos a serem analisados para presença de resíduos (forma de coleta, número mínimo de amostras etc.), e outras normas relacionadas à análise dos resíduos propriamente ditos (padronização e sensibilidade dos métodos analíticos, métodos de extração dos resíduos, substâncias químicas a serem procuradas etc.).

Para a consecução de seus objetivos, a CAC agrupa-se em algumas áreas e emprega diversos comitês: um para cada uma de suas funções. Cabe ao Codex Committee on Residues of Veterinary Drugs in Food (CCRVDF) a análise do significado toxicológico de resíduos de medicamentos veterinários em alimentos. Esse comitê é assessorado em seus trabalhos pelo Joint FAO/WHO Expert Committee on Food Additives (JECFA), um grupo de especialistas de reconhecimento internacional especialmente convocado para esse trabalho pela FAO/OMS. Ao JECFA, cabem a análise da documentação científica existente a respeito dos medicamentos veterinários e aditivos (dados de toxicidade e de farmacocinética e de exposição do ser humano, entre outros) e a sugestão de valores de referência toxicológica (ver adiante: NOEL, IDA, DRfA e LMRs) para esses medicamentos. Tal sugestão é analisada pelos membros do CCRVDF e, posteriormente, pela CAC, a quem cabe fixá-los ou não como padrões de referência para uso internacional, inclusive pela Anvisa, no Brasil.

VALORES DE REFERÊNCIA TOXICOLÓGICA

Entende-se por LMR de um medicamento de uso veterinário ou de seus metabólitos a concentração máxima de resíduo (em mg/kg ou µg/kg do produto fresco) resultante de seu uso clínico/profilático/aditivo em animais e recomendada pela CAC/Anvisa como legalmente permitida, ou seja, como aceitável e segura à saúde do consumidor. É estabelecido por meio de comparação com a ingestão diária aceitável (IDA toxicológica ou microbiológica em mg/kg ou µg/kg) ou com a dose de referência aguda (DRfA em mg/kg ou µg/kg do ativo) presente no medicamento veterinário.

Ingestão diária aceitável

A IDA toxicológica é determinada a partir do valor NOEL (do inglês, *no effect level dose*) ou NOAEL (do inglês, *no adverse effect level dose*) de um IFA ao qual se incorpora um fator de segurança (FS) da ordem de 100. Entende-se por NOEL ou NOAEL a maior dose de uma substância química que, se usada, não produz efeitos adversos, como calculado na mais sensível de pelo menos três espécies animais. O FS é incorporado visando atender às demandas geradas pela variação individual de sensibilidade do consumidor às substâncias químicas (idade, sexo, estado de higidez etc.). O valor 100 aqui empregado é usualmente fixo; ele resulta do emprego de dois fatores de segurança de magnitude 10 ($10 \times 10 = 100$). O primeiro fator é empregado considerando-se ser o ser humano 10 vezes mais sensível que a mais sensível das espécies animais de onde derivou o NOEL ou NOAEL (variação interespécies). O segundo é usado considerando-se a variabilidade existente entre as pessoas (sexo, raça, idade, estado nutricional, presença de doenças etc.), ou seja, que exista uma fatia da população 10 vezes mais sensível aos efeitos de um medicamento que a média da população (variação intraespécie). A fórmula aplicada é a seguinte:

$$IDA = \frac{NOEL \text{ ou } NOAEL}{FS}$$

Nesse particular, os valores de NOEL ou NOAEL advêm de uma análise crítica e sistemática da literatura científica mundial e daquela produzida pelo fabricante do medicamento a respeito da toxicidade das substâncias químicas que o compõem. São analisados dados de toxocinética em animais de laboratório e nas espécies-alvo do tratamento, e dados de toxicidade como genotoxicidade, carcinogenicidade, toxicidade reprodutiva, toxicidade sobre o desenvolvimento fetal e perinatal, toxicidade sistêmica aguda, prolongada e crônica (hepática, cardíaca, muscular, renal etc.), imunotoxicidade, neurotoxicidade etc. Os estudos da reprodução e do desenvolvimento fetal incluem pelo menos análise dos efeitos do ativo em três gerações sucessivas de animais. O Quadro 50.5 mostra resultados de uma avaliação de risco realizada pelo JECFA do *Codex alimentarius* quando da determinação da NOEL toxicológica da avilamicina. De sua leitura, depreende-se não ser a avilamicina genotóxica ou carcinogênica. A NOEL escolhida para a derivação da IDA toxicológica desse IFA foi 150 mg/kg/dia derivada do estudo de toxicidade crônica e sobre a reprodução: o menor valor de NOEL encontrado nos estudos. A partir dela, aplicando-se um fator de segurança de 100, determinou-se uma IDA toxicológica de 0,02 mg/kg/dia (arredondada para cima).

No caso específico dos antimicrobianos, além do cálculo da IDA toxicológica, é obrigatório o cálculo da IDA microbiológica: "a maior quantidade de resíduos de um antimicrobiano que pode ser encontrada no trato gastrintestinal (TGI) humano sem que se observe uma pressão de seleção

QUADRO 50.5

Estudos de toxicidade realizados com avilamicina e analisados pelo JECFA do Codex alimentarius.

Estudo	Teste	Sexo	Via de administração	Dose/NOEL (mg/kg)
In vitro	Genotoxicidade (Ames)	-	-	1 – 25/placa (negativo)
In vitro	Genotoxicidade – cultura de hepatócitos de ratos (reparo nuclear)	-	-	0,5 – 1.000 (negativo)
In vitro	Genotoxicidade – células de linfoma camundongos (mutação reversa)	-	-	50 – 400 (negativo)
In vitro	Genotoxicidade – células do ovário de hamsters (aberração cromossômica)	-	-	125 – 375 (negativo)
In vivo	Genotoxicidade – células de medula óssea de hamsters (micronúcleo)	M & F	-	500 – 2.000 (negativo)
In vivo	Genotoxicidade – células de medula óssea de camundongos (micronúcleo)	M & F	-	500 – 2.000 (negativo)
Camundongos	Carcinogenicidade (104 semanas)	M & F	Oral (ração)	450[a]
Ratos	Carcinogenicidade (2 anos)	M & F	Oral (ração)	150[a]
Camundongo	Toxicidade aguda	M & F	Oral (gavage)	> 6.000
Rato	Toxicidade aguda	M & F	Oral (ração)	> 5.000
Coelho	Toxicidade aguda	M & F	Dérmica	> 2.000
Camundongo	Curto prazo (28 dias)	M & F	Oral (ração)	> 4.500
Rato	Curto prazo (14 dias)	M & F	Oral (ração)	> 6.000
Cão	Subcrônica (6 meses)	M & F	Oral (cápsulas)	178[a]
Suínos	Subcrônica (21 semanas)	M & F	Oral (ração)	120[a]
Galinhas	Subcrônica (62 dias)	M & F	Oral (ração)	375
Camundongos	Crônica (104 semanas)	M & F	Oral (ração)	450[a]
Ratos	Crônica	M & F	Oral (ração)	150[a]
Ratos	Sobre a reprodução em 3 gerações	M & F	Oral (ração)	150[a]
Suínos	Sobre a reprodução em 1 geração	M & F	Oral na ração	2,4[a]
Ratos	Sobre o desenvolvimento fetal	M & F	Oral (ração)	528[a]
Coelhos	Sobre o desenvolvimento fetal	M & F	Oral (ração)	356[a]
Camundongos	Neurotoxicidade	M & F	Oral (ração)	> 5.000
Coelhos	Neurotoxicidade	M & F	Oral (ração)	> 5.000
Camundongos	Imunotoxicidade	F	Oral (gavage)	10% na ração

[a]: a maior dose testada; M: machos; F: fêmeas

sobre as bactérias da microbiota". De fato, e segundo o *Codex alimentarius* e a Anvisa (RDC nº 328/2019), as análises de risco à saúde humana dos antimicrobianos de uso em Medicina Veterinária para fins de estabelecimento de valores de referência toxicológica deverão incluir estudos de: (1) potenciais efeitos sobre a barreira de colonização do trato intestinal humano e (2) aumento da resistência em bactérias residentes no cólon humano.

Essas questões são respondidas por meio de estudos conduzidos *in vitro* e *in vivo* com bactérias representativas da microbiota intestinal humana. Mostrou-se que eventuais efeitos sobre a microbiota são dependentes da dose do antimicrobiano, tornando-se assim possível calcular a quantidade do mesmo a partir da qual ele não interfere na barreira de colonização do TGI humano e não induz resistência. Essa constatação tornou possível o cálculo de uma IDA microbiológica (em mg/kg ou μg/kg) com base em fórmulas especificamente desenvolvidas, como, por exemplo, pela que vem sendo empregada pelo *Codex alimentarius* e pela Anvisa:

$$\text{IDA microbiológica} = \frac{\text{CIM50 (μg/kg)} \times \text{MCC (g)}}{\text{FA} \times \text{FS} \times \text{PC (60 kg)}}$$

Em que CIM50: média geométrica da dose do antimicrobiano que inibe 50% do crescimento das espécies bacterianas mais sensíveis do TGI humano; MCC: produção fecal humana por dia (estimada em 500 g); FA: fração do antimicrobiano disponível no nível da porção superior do TGI humano; FS: fator de segurança, da ordem de 10 ou 100; PC: peso corporal humano (estimado como 60 kg).

Deve-se destacar que alguns antimicrobianos prescindem do cálculo de uma IDA microbiológica, uma vez que são rápida e extensamente biotransformados para produtos que apresentam baixa atividade antimicrobiana no cólon e/ou que se ligam a componentes fecais no lúmen intestinal. É relevante, também, mostrar que o antimicrobiano não induz resistência direta, cruzada ou múltipla em microrganismos que sejam de interesse humano. Esse foi o caso da avilamicina, uma vez que, além de ser biotransformada no TGI do consumidor, somente mostrou resistência bacteriana cruzada *in vitro* com o seu análogo estrutural, a evernimicina, um ativo que não tem uso humano.

Dose de referência aguda

A partir dos anos 1990, os especialistas da FAO, da OMS e da EMA começaram a se preocupar com a possível exposição aguda ou subaguda (durante poucas horas) de consumidores aos resíduos de uma substância química presente em alimentos, em especial daquelas que apresentam elevada toxicidade aguda, como, por exemplo, praguicidas organofosforados e carbamatos.

De fato, a NOAEL derivada de um estudo prolongado ou crônico pode não ser apropriada para definir o nível a partir do qual a exposição aguda do ser humano (em espaço menor que 24 h) começa a ser preocupante. Para equacionar essa situação, desenvolveu-se uma nova abordagem de análise de risco, embasada em uma DRfA. Conforme se lê na RDC nº 328/2019 da Anvisa, define-se DRfA como "a estimativa da quantidade de um IFA presente em um medicamento veterinário e/ou na água de bebida, normalmente expressa em uma base ponderal (mg/kg ou μg/kg), que pode ser ingerida em um período de 24 h ou menos sem que ocorram riscos apreciáveis à saúde dos consumidores, tomando-se por base todos os fatos conhecidos à época de sua avaliação". O documento da EMA, o VICH GL-54, foi desenvolvido especialmente para direcionar a natureza e os tipos de estudos que são necessários para que se derive uma DRfA. Ela é obtida a partir da seguinte equação:

$$DRfA = \frac{POD\ (mg/kg)}{FS}$$

Em que POD (do inglês, *point of departure*) é, geralmente, uma NOEL derivada de experimentos toxicológicos agudos e FS (fator de segurança) é igual a 100 (10 para variação intraespécies × 10 para variação interespécies).

A partir de então, a determinação dos LMRs de um IFA passou a levar em conta também a DRfA, ou seja, pode-se empregar para a determinação dos LMRs de um ativo: 1) a IDA (toxicológica) derivada dos ensaios de toxicidade prolongada ou crônica, 2) a IDA microbiológica (derivada dos estudos dos antimicrobianos sobre a microbiota humana) ou, 3) a DRfA derivada de estudos de toxicidade aguda. O menor dos valores obtidos é, geralmente, aquele escolhido para a derivação dos LMRs.

Limites máximos de resíduos

O *Codex alimentarius* e a Anvisa vêm empregando dados de exposição do ser humano por meio da dieta (EDI; do inglês, *estimated daily intake*) para a determinação dos LMRs. A Figura 50.2 resume esse procedimento. Ela mostra que os LMRs são estimados a partir de estudos de depleção residual conduzidos com a substância química presente no medicamento veterinário. Centra-se, também, na determinação da relação existente entre RM/RT, em que: RM é a quantidade de resíduo marcador que se consegue extrair dos tecidos e quantificar durante os estudos de depleção, e RT é a quantidade total de resíduos presentes nos tecidos (RT = a quantidade extraída + a quantidade que não se consegue extrair). Essa determinação, fundamental para o estabelecimento dos LMRs, exige que se empreguem substâncias químicas marcadas radiativamente.

Assim, segundo o *Codex alimentarius* e a Anvisa, os LMRs são determinados a partir das quantidades de resíduo total da substância química presentes na cesta básica: músculo + fígado + rim + gordura (bovinos) ou pele/gordura (aves

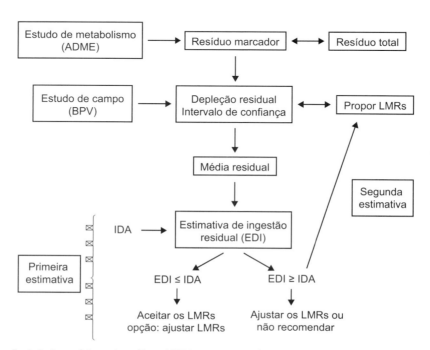

▼ **FIGURA 50.2** Determinação de limites máximos de resíduos (LMRs) para um princípio ativo de um produto veterinário. ADME: absorção, distribuição, metabolismo e excreção; BPV: boas práticas veterinárias; IDA: ingestão diária aceitável; EDI: *estimated daily intake*.

e suínos) + leite ou ovos (se o medicamento veterinário for também indicado para vacas de leite ou galinhas de postura). Essas quantidades são utilizadas para traçar as curvas de depleção residual *versus* tempo da substância química após o tratamento (ver Figura 50.2). Os LMRs são, então, estimados por meio das EDIs presentes nos tecidos (+ leite ou ovos) dos animais em diferentes momentos após o tratamento.

Nessa determinação, a média da EDI de uma substância química na cesta básica em um determinado momento pós-abate deve ser menor ou igual à IDA (toxicológica/microbiológica) ou à DRfA escolhidas para indicar a toxicidade do ativo. Caso os cálculos realizados nesse primeiro momento pós-abate mostrem resultados que indiquem ser a IDA ≥ EDI ou a DRfA ≥ ED, escolhe-se outro momento de abate posterior ao primeiro ponto escolhido para que se faça uma segunda tentativa/estimativa das EDIs. Se nesse novo momento pós-tratamento, as EDIs encontradas forem ≤ IDA ou ≤ DRfA, determinam-se os LMRs nesse momento; caso não sejam, repete-se novamente o processo (terceira tentativa/estimativa) em outro momento mais distante do final do tratamento. Como mostra a Figura 50.3, os LMRs escolhidos correspondem ao limite superior da reta de regressão com 95% de confiança, ou seja, a partir da média + 2 desvios padrões acima, conforme propriedade da curva normal ou de Gauss.

Fica assim claro que, ao se estabelecer os LMRs, são considerados os riscos mais relevantes dos ativos de medicamentos veterinários para a saúde pública. Nesse sentido, convencionou-se que carcinógenos genotóxicos não devem ter LMRs, ou seja, resíduos desses ativos não devem ser encontrados em alimentos. Esse é o caso do dietilestilbestrol e dos outros anabolizantes estilbenes (ver *Capítulo 51*). Por outro lado, resíduos de substâncias químicas que não são absorvidas ou que sejam degradadas pelo suco gástrico ou biotransformadas pelo fígado e que não se acumulam no organismo tornam desnecessário o cálculo e o uso de LMR, visto que não representam quaisquer riscos. É o caso, por exemplo, dos anabolizantes naturais: 17beta-estradiol, testosterona e progesterona.

RESÍDUOS NO LOCAL DE APLICAÇÃO

Deve-se destacar, ainda, a atual preocupação das autoridades de regulamentação com a ingestão pelos consumidores dos tecidos que margeiam os locais de aplicação de medicamentos veterinários usados pelas vias intramuscular ou subcutânea (o chamado local de aplicação), uma vez que essas regiões concentram grande quantidade residual do IFA empregado. A preocupação com o local de aplicação é ainda maior quando se consideram resíduos de IFAs de elevada toxicidade presentes em formulações medicamentosas de liberação lenta ou de depósito. Assim, o *Codex alimentarius*, bem com a Anvisa e a EMA, tem solicitado que se analise também as concentrações de resíduos medidas no local de aplicação em diferentes momentos após a administração do medicamento veterinário. Nesse caso, a quantidade residual medida deve ser comparada à DRfA para a determinação dos LMRs, ou seja, considera-se o risco decorrente da exposição do ser humano a resíduos de substâncias químicas de elevada toxicidade presentes no local de aplicação como sendo de natureza aguda (ou de curto prazo), isto é, determinado pela DRfA.

PERÍODO DE CARÊNCIA

Como se mostrou, cabe ao *Codex alimentarius* ou à Anvisa, no Brasil, proceder às análises de risco de IFAs presentes em medicamentos veterinários; cabe às autoridades governamentais de cada país e, no Brasil, ao MAPA, o manejo ou gerenciamento desse risco. Isso é feito por meio do estabelecimento do período de carência ou período de retirada da medicação veterinária, garantindo-se que os níveis de resíduos do(s) ativo(s) presente(s) no medicamento ou aditivo usado não ultrapassem os valores de LMR para ele(s) estabelecidos. Em outras palavras, deve-se garantir que os níveis de resíduos presentes em músculo, fígado, rim, gordura ou em gordura/pele e, eventualmente, em ovos e leite (os tecidos da cesta básica) sejam inferiores aos valores de LMR estabelecidos pelo *Codex alimentarius* e pela Anvisa para o princípio ativo da medicação nesses tecidos.

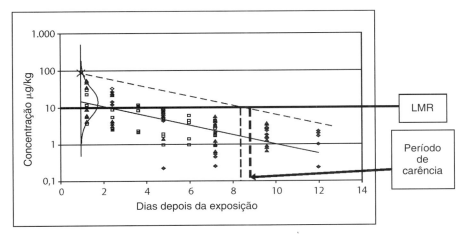

FIGURA 50.3 Depleção residual de um princípio ativo de um produto veterinário em tecido de um animal de produção em função do tempo após a interrupção do tratamento ou da administração usada tanto para o estabelecer o limite máximo de resíduo (LMR) como para calcular o período de carência. Observe que a reta de corte representa o LMR estabelecido pelo *Codex alimentarius* ou pela Anvisa para esse ativo nesse tecido.

São dois os objetivos das análises para determinação do período de carência para produtos farmacêuticos de uso veterinário:

- Prover dados que permitam o estabelecimento de períodos de carência para produtos farmacêuticos de uso veterinário usados em animais de produção
- Prover dados de referência para o controle de resíduos de produtos farmacêuticos de uso veterinário em tecidos e produtos provenientes de animais medicados.

O período de carência deverá assegurar, com alto grau de confiabilidade aos produtores rurais e aos consumidores, que as concentrações de resíduos presentes nos tecidos e nos produtos derivados de animais tratados com produtos farmacêuticos de uso veterinário se encontram abaixo daquelas permitidas por lei.

Assim, ele é calculado a partir de resultados provenientes de estudos de depleção residual realizados com a formulação medicamentosa que se pretende colocar no mercado. Tais estudos envolvem:

- Uma etapa experimental realizada no campo (também chamada de clínica), em que o produto farmacêutico de uso veterinário é administrado nas espécies-alvo do tratamento na dose e via de administração recomendadas em bula, ou minuta de bula
- Uma etapa analítica em que os resíduos do produto farmacêutico de uso veterinário são analisados por meio de método analítico validado nos tecidos da cesta básica provenientes dos animais tratados
- Uma etapa estatística em que os dados de depleção residual obtidos são analisados, calculando-se o período de carência.

A Figura 50.4 mostra essas etapas e algumas das necessidades a elas inerentes.

O período de carência tem sido determinado a partir da análise de dados de depleção residual do IFA nos tecidos/produtos provenientes dos animais tratados em função do tempo após sua remoção. Especificamente, calculam-se retas de regressão residual traçadas em músculo, fígado, rim, gordura (em bovinos) ou pele/gordura (em aves e suínos), leite e, eventualmente, em ovos, como ilustrado na Figura 50.4. Depreende-se que o período de carência é estabelecido a partir do cruzamento da reta representativa do LMR estabelecido pelo *Codex alimentarius* e pela Anvisa com o limite superior (95%) da reta de regressão construída para a depleção residual após interrupção do medicamento ou do aditivo zootécnico. Segue, portanto, procedimento inverso daquele usado quando da determinação dos LMRs.

Saliente-se que, para usar interpolação gráfica direta na curva de depleção residual *versus* tempo após o tratamento para determinar o período de carência, há necessidade de que sejam cumpridas todas as premissas de homogeneidade das variâncias, linearidade da reta de regressão e normalidade dos erros (comprovados pelos seguintes testes estatísticos: F de Fisher (ANOVA), Bartlet, Cochran e Shapiro-Wilks. Caso isso não ocorra, deve-se empregar para a determinação do período de carência, o chamado método alternativo de cálculo proposto pela EMA, ou seja, o primeiro momento de abate em que todos os animais apresentem valores residuais em todos os tecidos menores que os LMRs estabelecidos pelo *Codex alimentarius*/Anvisa, acrescentando-se a ele um fator de segurança de 10 a 30% em dias.

Como o período de carência é determinado em diversas matrizes, deve-se escolher aquele em que a depleção for mais lenta para representar o "período de carência" do ativo nessa espécie animal. Isso vale tanto para o cálculo empregando interpolação gráfica como para aquele por meio do método alternativo. Assim, por exemplo, se os valores de período de carência determinados em tecidos de bovinos de corte forem 15 dias em músculo, 36 dias em fígado, 28 dias em rim e 56 dias em gordura, o período de carência do medicamento que contém esse ativo é de 56 dias.

Cabe salientar que o período de carência é influenciado diretamente pela farmacocinética do ativo presente em uma determinada formulação medicamentosa (ver *Capítulo 4*). Assim, ele varia de medicamento para medicamento de uma espécie animal para outra e de uma via de administração

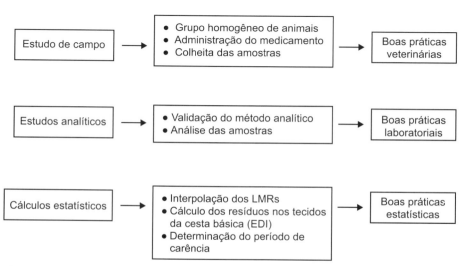

FIGURA 50.4 Etapas de um estudo para a determinação do período de carência para um princípio ativo de um produto veterinário. Cesta básica proposta pelo *Codex alimentarius*: 300 g de músculo, 100 g de fígado, 50 g de rim, 50 g de gordura (em bovinos) ou de pele + gordura (em suínos e aves), 1.500 mℓ de leite e 100 g de ovos. LMR: limite máximo de resíduo; EDI: *estimated daily intake*.

para outra. Em outras palavras, o período de carência é específico para um determinado medicamento veterinário usado conforme recomendações contidas em sua posologia (doses, vias e frequência de administração).

CONSIDERAÇÕES FINAIS

No Brasil, como em muitos outros países, cabe ao Ministério da Agricultura, por meio de seus diversos setores, a autorização do uso de aditivos zootécnicos melhoradores de desempenho e, também, dos medicamentos de uso em Medicina Veterinária (Decreto-Lei nº 467/1969; Decreto nº 5.053/2004; Decreto-Lei nº 6.296/2007). De fato, cabe ao MAPA:

- Estabelecer procedimentos para avaliação de segurança de uso, registro e comercialização dos aditivos destinados à alimentação animal (IN nº 13/2004)
- Autorizar a fabricação de produtos para alimentação animal contendo medicamentos (IN nº 65/2006)
- Controlar a fabricação, a qualidade, a comercialização e o emprego de produtos antimicrobianos de uso veterinário (IN nº 12/2003, IN nº 26/2007 e IN nº 26/2009)
- Analisar a presença de resíduos de ativos em produtos de uso veterinário, o que é feito por meio do Plano Nacional de Controle de Resíduos e Contaminantes (PNCRC – Portarias nº 51/86 e 527/95).

Nesse contexto, e como disposto no Quadro 50.6, várias portarias e instruções normativas vêm gradativamente restringindo o uso de algumas moléculas em animais de produção, seguindo orientação de órgãos de normatização internacional, como, por exemplo, do *Codex alimentarius* da FAO/OMS ou, ainda, de grupos de trabalho especialmente criados pelo MAPA e/ou pela Anvisa para avaliar a segurança relativa ao uso de produtos veterinários ou aditivos em animais de produção.

QUADRO 50.6

Agentes que aumentam a produção animal de uso proibido em animais de produção no Brasil.

Agentes	Legislação do MAPA
Avoparcina	Of. Circ. DFPA nº 47/1998
Anabolizantes	IN nº 10/2001
Arsenicais e antimoniais	Portaria nº 31/2002
Cloranfenicol e nitrofuranos	IN nº 9/2003
Hormônios como aditivos em aves	IN nº 17/2004
Olaquindox	IN nº 11/2004
Carbadox	IN nº 35/2005
Violeta de genciana	IN nº 34/2007
Anfenicóis, tetraciclinas, betalactâmicos (penicilinas e cefalosporinas), quinolonas e sulfas sistêmicas	IN nº 26/2009
Eritromicina e espiramicina	IN nº 14/2012
Colistina ou polimixina	IN nº 55/2016
Tilosina, lincomicina, tiamulina	IN nº 1/2020

MAPA: Ministério da Agricultura, Pecuária e Abastecimento; IN: Instrução Normativa.

Por outro lado, lê-se no artigo 7º da Lei nº 9.782/99, do Ministério da Saúde, que cabe à Anvisa "estabelecer normas e padrões sobre limites de contaminantes, resíduos tóxicos, desinfetantes, metais pesados e outros que envolvam riscos à saúde". Nesse sentido, a Anvisa atualizou, por meio do Anexo I da Portaria nº 51/2019, a lista de LMRs para ativos de medicamentos e produtos veterinários, ocasião em que, por meio da RDC nº 328/2019, dispôs sobre os critérios a serem usados quando da avaliação do risco para a saúde humana desses ativos e sobre os métodos a serem utilizados para fins de avaliação de conformidade. Nesse contexto, o Anexo II da IN nº 51 da Anvisa traz a lista de ativos para os quais não há necessidade do estabelecimento de LMRs para fins de comercialização em nosso país.

Assim, para manter concentrações residuais de ativos de aditivos zootécnicos ou de outros medicamentos veterinários menores que os LMRs para eles estabelecidos pelo *Codex alimentarius* ou pela Anvisa, é essencial que eles sejam usados de forma prudente, ou seja, de acordo com as boas práticas recomendadas para esse uso, o que significa empregar apenas nas espécies para as quais foram desenvolvidos e com observação rígida da posologia e dos períodos de carência fixados em bula ou rótulo dos produtos (ver *Capítulo 54*, Quadro 54.14).

BIBLIOGRAFIA

Brasil. Agência Nacional de Vigilância Sanitária. Resolução RDC nº 328 de 19 de dezembro de 2019. Dispõe sobre a avaliação do risco à saúde humana de medicamentos veterinários e os métodos de análise para fins de avaliação da conformidade.

Brasil. Agência Nacional de Vigilância Sanitária. Instrução Normativa nº 51 de 19 de dezembro de 2019. Estabelece a lista de limites máximos de resíduos (LMR), ingestão diária aceitável (IDA) e dose de referência aguda (DrfA) para insumos farmacêuticos ativos (IFA) de medicamentos veterinários em alimentos de origem animal.

Brasil. Agência Nacional de Vigilância Sanitária. Orientações para elaboração de Relatório técnico-científico (RTC) para avaliação de risco de Insumos farmacêuticos ativos (IFA) de medicamentos veterinários. Dezembro de 2019.

Brasil. Ministério da Agricultura. Portaria nº 86 de 26/01/1979. Aprova o Programa Nacional do Controle de Resíduos Biológicos em carnes. In: Associação Brasileira das Indústrias de alimentação. Compêndio da Legislação de alimentos: consolidação das normas e padrões de alimentos. São Paulo: ABIA. 1992; 1A:63-9.

Brasil. Ministério da Agricultura, Abastecimento e Reforma Agrária. Projeções do Agronegócio 2019/2020 a 2029/2030. Projeções de longo prazo. In: https://www.gov.br/agricultura/pt-br/assuntos/politica-agricola/todas-publicacoes-de-politica-agricola/projecoes-do-agronegocio/projecoes-do-agronegocio_2019_20-a-2029_30.pdf

Brasil. Ministério da Agricultura, Abastecimento e Reforma Agrária, Portaria nº 51 de 06/02/1986. Institui o Plano Nacional de Controle de Resíduos Biológicos em Produtos de Origem Animal. Diário Oficial da União, Brasília (DF), seção 1, de 07/02/1986. P.2228.

Carl EC, Susan K. Evaluation of veterinary drug residues in food for their potential to affect human intestinal microflora. Regulatory Toxicology and Pharmacology. 1999; 29:238-61.

FAO/WHO: New procedure for establishing chronic dietary intakes. In: Evaluation of certain veterinary drug residues in food. Report of the 66th Meeting of the Joint Expert Committee on Food Addictives (JECFA). 2006; 15-16.

Fernando R, Maria INS. Agonistas α_2 – Adrenérgicos como promoteres do crescimento animal. Rev Farm Bioquím. USP. 1997; 33:13-21.

JEFCA. Evaluation on certain veterinary drug residues in food. Thirty-eighth report of the Joint FAO/WHO expert committee on food additives. Annex 5, WHO report 815, 1977.

Khalid PL. Natural sex steroids and their xenobiotic analogs in animal production: growth, carcass quality, pharmacokinetics, metabolism, mode of action, residues, methods and epidemiology. Critical reviews. Food sci. Nutr. 1997; 37:93-209.

Lean IJ, Curtis M, Dyson R *et al*. Effects of sodium monensin on reproductive performance of dairy cattle. I. Effects on conception rates, calving-to-conception intervals, calving-to-heat and milk production in dairy cows. Australian Vet J. 1994; 71:273-7.

Nascimento ES, Midio AF, Hormônios anabolizantes em alimentos; aspectos analíticos. Ciênc Cult. 1990; 42:1052-6.

Palermo-Neto J. Resíduos de medicamentos veterinários em alimentos. Ave World. 2005; 16:44-7.

Palermo-Neto J, Spinosa HS, Górniak SL. Farmacologia aplicada à avicultura: Boas práticas no manejo de medicamentos. São Paulo: Roca, 2005. 366p.

Porfírio TA. Resíduos em carnes. Hig. Aliment. 1994; 8:26-7.

Tollepson L, Miller AM. Antibiotic use in food animals: Controlling the human health impact. Journal of AOAC Intl. 2000; 83:245-53.

UE. European Medical Agency – EMA. VICH GL-31. Safety studies for veterinary drug residues in human food. Repeated-dose (90) days toxicity testing, 2003.

UE. European Medical Agency – EMA. VICH GL-54. Studies to evaluate the safety of residues of veterinary drugs in human food: general approach to establish an acute reference dose (ARdD), 2016.

UE. European Medical Agency – EMA. VICH GL-54. Studies to evaluate the safety of residues of veterinary drugs in human food: repeated-dose (chronic) toxicity testing, 2005.

UE. European Medical Agency – EMA. VICH GL-28. Studies to evaluate the safety of residues of veterinary drugs in human food: carcinogenic tests, 2005.

UE. European Medical Agency – EMA. VICH GL-28. Studies to evaluate the safety of residues of veterinary drugs in human food: genotoxicity testing, 2013.

UE. European Medical Agency – EMA. VICH GL-28. Studies to evaluate the safety of residues of veterinary drugs in human food: reproduction studies, 2004.

UE. European Medical Agency – EMA. VICH GL-28. Studies to evaluate the safety of residues of veterinary drugs in human food: developmental toxicity testing, 2004.

UE. European Medical Agency – EMA: Approach towards harmonization of withdrawal periods. CVMP/036/95-FINAL, 1995.

WHO/FAO. Global principles for the containment of antimicrobial resistance in animals intended for food. WHO/CDS/CSR. 2000; 4:1-21.

WHO/FAO. Principles and methods for the risk assessment of chemicals in food. Environmental Health Criteria. 2009; 240.

WHO/FAO. Avilamicin. In. Toxicological evaluation of certain veterinary drug residues in food. WHO Food Addictive Series. 2009; 61:3-36.

WHO. Expression of the IDA and derivation of MRI. In. Evaluation of certin veterinary drug residues in Food. 66ht Report of the JECFA, 2006.

51 Anabolizantes

João Palermo-Neto

- Introdução, 717
- Origem e classificação, 718
- Absorção, biotransformação e eliminação, 719
- Mecanismo de ação, 719
- Fatores que modificam os efeitos dos anabolizantes, 722
- Toxicidade, 723
- Anabolizantes e boas práticas de Medicina Veterinária, 728
- Política e conflitos no uso de anabolizantes, 730
- Perspectivas futuras, 732
- Bibliografia, 732

INTRODUÇÃO

Segundo a Food and Agriculture Organization/Organização Mundial da Saúde (FAO/OMS), anabolizantes são substâncias que aumentam a retenção de nutrientes fornecidos pela alimentação. O termo, no entanto, tem sido empregado em outro contexto; é nome genérico que se atribui especificamente aos esteroides anabólicos, os quais são um grupo de compostos naturais e sintéticos. Em especial, quando usados, aumentam a retenção do nitrogênio proteico e não proteico presentes nos alimentos e sua subsequente transformação em proteína, particularmente nos músculos esqueléticos. Portanto, produzem aumento da massa muscular e do peso dos animais.

A palavra "anabolizante" deriva de "anabolismo", nome dado ao conjunto de processos fisiológicos que resultam na fixação de nutrientes e, consequentemente, na formação e no crescimento dos tecidos. Nesse contexto, é relevante comentar que os esteroides anabólicos têm em comum a capacidade de produzir, em maior ou menor proporção, efeitos androgênicos e efeitos anabólicos. Efeitos androgênicos são aqueles responsáveis pelo desenvolvimento do sistema reprodutor masculino e pelas características sexuais secundárias dos machos; efeitos anabólicos são aqueles que se traduzem pela maior retenção do nitrogênio alimentar com consequente aumento da massa e da força muscular (efeito miotrófico), fato que ocorre por ação específica desses compostos em receptores presentes no núcleo das células.

Há muito tempo sabe-se que os hormônios masculinos e seus derivados têm atividade anabolizante nos músculos esqueléticos. De fato, em quase todas as espécies de mamíferos, a musculatura dos machos é mais desenvolvida que a das fêmeas, o que lhes empresta tamanho e peso maiores. Essa diferença é consequência do fato de serem as fibras musculares de machos mais largas que as de fêmeas. Dessa maneira, uma série grande de estudos tem mostrado que o desenvolvimento dos músculos estriados é dependente dos andrógenos. O mais simples desses estudos, por exemplo, documenta o fato de ter a castração a capacidade de produzir a regressão da musculatura esquelética em machos de várias espécies de mamíferos, efeito esse totalmente revertido pela administração de andrógenos, em particular da testosterona. Observações desse tipo têm possibilitado que se dê aos andrógenos o nome de agentes miotróficos, isto é, substâncias que apresentam ação anabólica direta na musculatura esquelética.

Outros hormônios têm, no entanto, ação positiva na síntese de proteínas. Assim, por exemplo, sabe-se que tanto os estrógenos como a progesterona, bem como o hormônio do crescimento e a insulina, aumentam o peso dos animais de maneira significativa. Suas ações, no entanto, são mais complexas e generalizadas e, muito embora possam ser incluídos no rol das substâncias ditas anabólicas, não podem ser considerados como agentes anabólicos ou miotróficos propriamente ditos, isto é, não têm ações específicas sobre a síntese de proteínas na musculatura esquelética.

A constatação do efeito miotrófico dos esteroides anabólicos encontrou uso terapêutico imediato no tratamento de enfermos que apresentam caquexia ou que se encontram em fase acelerada de catabolismo, uma vez que aumentam não apenas a massa muscular, mas também a mielopoese, a produção de eritropoetina e de eritrócitos. Esse uso terapêutico ainda é feito em nosso e em diversos países. Destaque-se, e de relevância, que os hormônios estrogênicos e progestogênicos também encontram amplo emprego na terapia humana em formulações farmacêuticas anticoncepcionais, na reposição hormonal, preponderantemente em mulheres pós-menopausa e na prevenção da osteoporose. Podem, ainda, ser usados na prevenção de doenças cardiovasculares e no tratamento de certas formas de câncer de mama e de próstata.

No entanto, a descoberta da capacidade apresentada, em especial, pelos andrógenos, de estimular a síntese proteica em muitos tecidos, especialmente no músculo, sugeriu usos adicionais para esses hormônios, isto é, para produção de efeitos que se manifestassem além da esfera sexual (miotróficos). Iniciou-se, então, uma corrida para a busca de derivados sintéticos ou semissintéticos dos esteroides naturais que tivessem efeitos mínimos sobre a esfera sexual e máximos sobre a síntese proteica muscular.

Nesse contexto, a capacidade que os anabolizantes apresentam de aumentar a massa muscular esquelética dos animais encontrou na pecuária de corte sua maior e mais polêmica aplicação. De fato, desde os tempos mais remotos vem o ser humano buscando e recorrendo a tecnologias que permitam o aumento da produção de alimentos por parte dos animais de interesse zootécnico. Os esportistas e os criadores de animais para competição, por outro lado, têm consciência dos efeitos dessas substâncias sobre o desenvolvimento e a força muscular, efeitos estes que as levaram a ser enquadradas no grupo dos chamados agentes de dopagem ou de *doping*.

No presente capítulo serão abordados os anabolizantes de interesse agropecuário, em uso, no momento, em vários países do mundo. Ressalte-se, no entanto e já de início, que embora sejam essas substâncias livremente empregadas para o aumento da produção de carne em bovinos de corte nos EUA, na Austrália, na Nova Zelândia, no México, no Canadá, entre outros, os anabolizantes são proibidos de comercialização no Brasil (para detalhes, ver *Capítulo 50*). Essa restrição, seus prováveis motivos e suas consequências são também objeto de análise deste capítulo. Finalmente, o hormônio de crescimento e seus derivados (somatostatina e somatomedina) e os agonistas de receptores β-adrenérgicos não serão aqui discutidos por não serem agentes anabólicos; no entanto e pela relevância que têm em produção animal, eles serão abordados de forma detalhada nos *Capítulos 52* e *53*.

ORIGEM E CLASSIFICAÇÃO

Os anabolizantes de interesse agropecuário podem ser classificados de acordo com a sua origem em três grupos: compostos naturais, sintéticos ou xenobióticos e estilbenes. O Quadro 51.1 mostra algumas das substâncias que apresentam efeito anabólico em bovinos de corte. São chamados de agentes anabolizantes naturais, esteroides naturais ou compostos naturais os anabolizantes endógenos, isto é, que existem normalmente no organismo dos animais. De fato, tanto machos como fêmeas produzem testosterona, 17β-estradiol e progesterona, embora o façam em quantidades diferenciais em função do sexo. Xenobióticos, por outro lado, são os anabolizantes obtidos por síntese laboratorial (acetato de trembolona e acetato

QUADRO 51.1

Agentes anabolizantes para uso em pecuária de corte.

Grupos	Substâncias
Naturais	Testosterona; 17β-estradiol; progesterona
Estilbenes	Dietilestilbestrol; hexestrol; dienestrol
Sintéticos	Acetato de trembolona; zeranol; acetato de melengestrol

de melengestrol) ou por modificação, feita em laboratório, na estrutura química de substâncias obtidas da natureza. A esse respeito, sabe-se que diversas plantas produzem substâncias químicas com atividade hormonal, chamadas de fitormônios, dos quais os mais conhecidos são os fitoestrógenos produzidos por leguminosas como a alfafa e o trevo. O zeranol é um derivado da zearalenona, um fitoestrógeno produzido por um fungo (*Fusarium roseum*) que parasita o milho. Finalmente, chamam-se de estilbenes as substâncias químicas semissintéticas, obtidas a partir dos hormônios naturais.

Há, no entanto, classificações mais detalhadas para os esteroides anabólicos empregados para aumentar a massa muscular de bovinos. Assim, já foram divididos em: (1) hormônios esteroides endógenos – androgênicos (testosterona e 3-testosterona), estrogênicos (17β-estradiol, estriol e estrona) e progestogênicos (progesterona); (2) hormônios esteroides exógenos (sintéticos e semissintéticos) – com atividade estrogênica (etinilestradiol, hidroxiestrona, promestrieno e tibolona), com atividade androgênica (metildihidrotestosterona e danazol) e com atividade progestogênica (propionato de progesterona e acetato de melengestrol); (3) hormônios não esteroides com atividade androgênica – acetato de trembolona; e (4) hormônios não esteroides com atividade estrogênica – dietilestilbestrol (DES), hexestrol, dienestrol e zeranol.

A Figura 51.1 mostra as estruturas químicas dos principais anabolizantes. Pode-se verificar que o acetato de trembolona tem uma estrutura química muito semelhante à do hormônio masculino testosterona; esse fato empresta ao mesmo um efeito semelhante ao do esteroide natural. Por

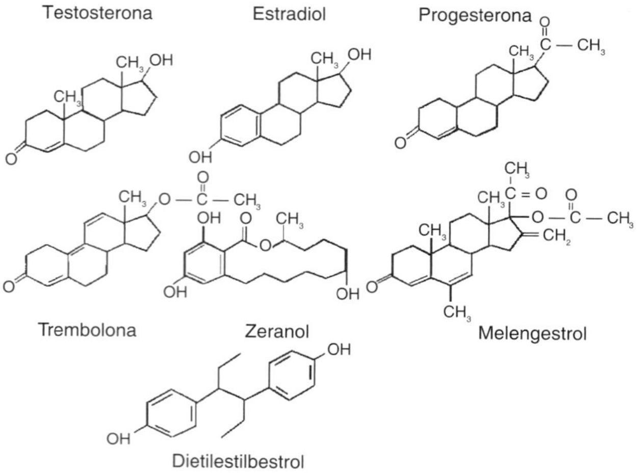

FIGURA 51.1 Estrutura química dos principais anabolizantes usados em pecuária de corte.

sua vez, o zeranol e o acetato de melengestrol têm efeitos similares aos do 17β-estradiol e aos da progesterona, respectivamente. Por fim, os estilbenes têm características de hormônios femininos. Ressalte-se, porém, que o dietilestilbestrol e o zeranol têm uma estrutura química não esteroide.

ABSORÇÃO, BIOTRANSFORMAÇÃO E ELIMINAÇÃO

Os anabolizantes naturais são muito pouco absorvidos pela via oral; de fato, são rapidamente inativados no sistema gastrintestinal e no fígado. Os derivados do grupo dos xenobióticos e dos estilbenes, por outro lado, têm possibilidade de absorção oral; no entanto, são necessárias doses elevadas dos mesmos e/ou administrações prolongadas para que se observem efeitos dignos de nota sobre o ganho de peso dos animais tratados. Essas observações, aliadas ao fato de ser a via oral de administração de medicamentos inadequada para uso em ruminantes, levou ao desenvolvimento de formulações específicas, destinadas à administração parenteral dos anabolizantes; especificamente, desenvolveram-se dispositivos especiais para implantação subcutânea e que permitem a liberação lenta e constante dos produtos. Esses implantes têm, geralmente, forma cilíndrica com aproximadamente 3 cm de comprimento, um núcleo inerte e uma superfície constituída por goma de silicone ou outra correlata (de espessura variável), à qual se incorporam os cristais dos anabolizantes. A Figura 51.2 ilustra dois implantes de espessuras diferentes. Têm sido desenvolvidas, nos últimos anos, algumas preparações medicamentosas de anabolizantes formuladas especialmente para liberação lenta a partir de administração por via parenteral (subcutânea ou intramuscular).

Os anabolizantes naturais e os estilbenes, a exemplo dos hormônios endógenos, são biotransformados no fígado, sendo eliminados em sua maior parte através da bile ou da urina em forma conjugada com ácido glicurônico ou sulfato; no ser humano, entre os metabólitos primários do 17β-estradiol incluem-se, também, a estrona e o estradiol. O acetato de trembolona, por sua vez, passa por reação de hidrólise que o transforma em 17β-trembolona que constitui a forma ativa do composto e seu principal metabólito. Posteriormente, por meio de uma epimerização, esse metabólito transforma-se em 17α-trembolona, que tem uma atividade anabólica 20 vezes menor; este último metabólito aparece, também, durante a metabolização da testosterona e do estradiol. A 17α-trembolona e a 17β-trembolona constituem os metabólitos principais do acetato de trembolona, sendo rapidamente eliminadas do organismo, através da bile ou da urina em forma conjugada com o ácido glicurônico. O derivado primário da metabolização hepática do zeranol é a zearalenona (são formas interconversíveis); ela é, posteriormente, reduzida a taleranol (ou β-zearalenol). Esses dois metabólitos e o próprio zeranol são eliminados do organismo, através da bile e/ou da urina, na forma de sulfato ou glicuronato.

MECANISMO DE AÇÃO

Anabolizantes e síntese proteica

A síntese proteica é um processo relativamente ineficiente nos animais. Mais que isso, sua eficiência diminui com o passar da idade como nos mostra o experimento cujos resultados estão ilustrados na Figura 51.3. A análise dessa figura deixa claro que do total de nitrogênio proteico ou não proteico (ureia, por exemplo) ingerido pelos animais, grande parte se perde com a urina ou com as fezes. Essa constatação pode ser quantificada por meio de estudos do balanço nitrogenado, por sua vez, embasado na seguinte equação:

N fixado = N ingerido − N eliminado (fezes + urina)

Os anabolizantes aumentam a eficiência desse processo, como nos mostra o Quadro 51.2. Esse quadro resume os resultados médios de vários experimentos em que bovinos de corte de uma mesma raça, com mesma idade, sexo e tipo de alimentação (mesma quantidade de nitrogênio) foram separados ao acaso em dois grupos iguais de animais: um grupo-controle, em que os animais não foram tratados com um anabolizante, e outro experimental, em que os animais receberam um implante subcutâneo de um anabolizante do grupo dos xenobióticos. Ao final desses experimentos observou-se, sem exceção, que os animais tratados tiveram, em relação aos do grupo-controle, aumento significativo na quantidade de nitrogênio retido e do ganho de peso. Em consequência, observa-se também no Quadro 51.2 que os animais do grupo experimental apresentaram, em relação aos do grupo-controle, diminuição significativa da quantidade de nitrogênio que eliminaram pela urina. Por fim, estudos de conversão alimentar realizados com esses dados (o quanto de alimento foi necessário para produzir um quilo de peso vivo)

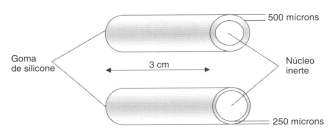

FIGURA 51.2 Implantes destinados à administração subcutânea de anabolizantes. Note que os dois implantes diferem entre si apenas quanto à espessura da camada externa à qual se incorporam os cristais dos anabolizantes.

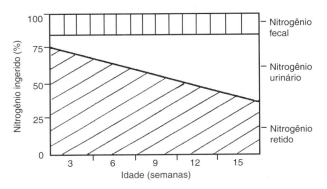

FIGURA 51.3 Relações entre a idade e as frações de nitrogênio fecal, urinário e retido, tomadas em porcentagem do nitrogênio ingerido.

QUADRO 51.2

Resultados médios de 5 experimentos realizados com novilhos de corte implantados ou não com anabolizantes.

Variáveis	Grupos	
	Controle	Experimental*
Número de animais	50	50
Duração do experimento (dias)	58	58
Peso médio inicial (kg)	$318,0 \pm 31$	$320,4 \pm 23$
Ganho total de peso (kg)	$35,9 \pm 10,1$	$59,6 \pm 12,3$**
Ganho de peso diário (kg)	$0,61 \pm 0,12$	$1,03 \pm 0,24$**
Nitrogênio ingerido (g/dia)	$118,8 \pm 9,6$	$120,9 \pm 10,2$
Nitrogênio fecal (g/dia)	$53,7 \pm 7,6$	$56,1 \pm 8,4$
Nitrogênio urinário (g/dia)	$37,5 \pm 6,4$	$28,2 \pm 5,3$**
Nitrogênio retido em % do nitrogênio ingerido	$37,5 \pm 6,7$	$54,8 \pm 8,2$**

*Implantados com 300 mg de acetato de trembolona. **$p < 0,05$ (teste t de Student).

mostraram diferenças relevantes entre os grupos, sendo os valores encontrados nos animais do grupo experimental menores que aqueles calculados no grupo-controle. Pode-se, pois, concluir que o implante com o anabolizante produziu aumento do ganho de peso dos animais, por aumentar a eficiência do processo de síntese proteica, isto é, por aumentar a retenção do nitrogênio fornecido pela alimentação. Dados semelhantes foram obtidos, também, após o emprego experimental de anabolizantes dos outros grupos. Os mecanismos de ação dos anabolizantes são, no entanto, diferentes.

Anabolizantes androgênicos

Após absorvidos, a testosterona natural ou implantada e o acetato de trembolona circulam pelo organismo animal ligados a uma proteína específica, já purificada e muito bem caracterizada, conhecida como "proteína de hormônios sexuais do plasma" ou SBP (*sexual blood protein*). Essa proteína facilita a entrada de tais substâncias na célula, por meio de um mecanismo que pode também envolver as proteínas de membrana. Uma vez dentro da célula, a testosterona forma um complexo com um receptor hormonal. O receptor hormonal intracelular está fixado a proteínas estabilizadoras, formando um complexo; esse complexo é incapaz de ativar o processo de transcrição. No entanto, quando da ligação com os esteroides anabólicos, torna-se instável, liberando as moléculas estabilizadoras e migrando para o núcleo, isto é, transfere a informação para estruturas biológicas presentes no núcleo e encarregadas da realização da ação. Sabe-se que a proteína receptora hormonal tem origem citoplasmática, e que apresenta uma constante de equilíbrio de dissociação (K_d) da ordem de 0,1 a 1 nM para a testosterona, tendo, portanto, considerável afinidade pelo hormônio. O acetato de trembolona, por ter uma estrutura química semelhante à da testosterona, liga-se igualmente a esse receptor. Por meio de técnicas autorradiográficas foi possível demonstrar que o complexo receptor hormonal-testosterona, uma vez formado, difunde-se pelo citoplasma das células, concentrando-se no núcleo, onde atua reciprocamente com um aceptor. Esse aceptor é, possivelmente, uma proteína da cromatina, isto é, um "elemento de resposta hormonal" (ERH) que, uma vez ativado, induz os fatores de transcrição a estimular uma RNA polimerase II que inicia a transcrição do mRNA desencadeando-se, assim, a síntese proteica. A Figura 51.4 esquematiza esse mecanismo.

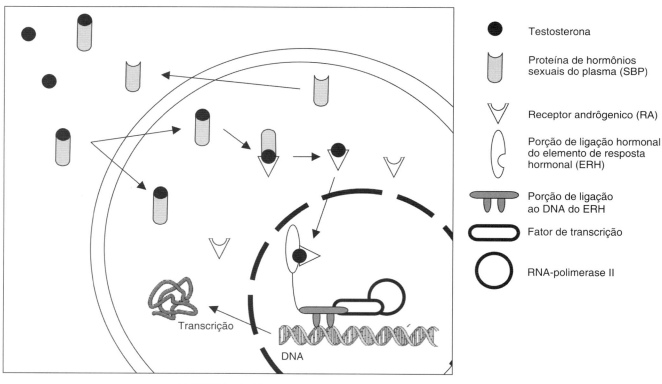

FIGURA 51.4 Mecanismo de ação dos anabolizantes androgênicos.

A primeira evidência experimental a favor de uma ação direta (miotrófica) para a testosterona adveio em 1972, quando Jung e Baulieu demonstraram a presença de receptores para esse hormônio em células musculares esqueléticas do músculo elevador do ânus de ratos. A partir dessa data, inúmeros outros trabalhos têm apontado para a existência desses receptores em outros músculos esqueléticos de diversas espécies animais, incluindo-se aqui os bovinos. Sabe-se, hoje, que os receptores androgênicos têm grande afinidade por testosterona e androstanolona, apresentando-a 5 a 10 vezes menor para o estradiol e menor ainda para a progesterona, a corticosterona e o cortisol. Trabalhos posteriores demonstraram a natureza proteica do receptor ao inibir sua atividade por meio do uso de proteases e do calor. A demonstração da capacidade de ligação de alguns anabolizantes do grupo dos xenobióticos aos receptores androgênicos, como, por exemplo, do acetato de trembolona, permitiu inferir que tenham os mesmos mecanismos de ação que a testosterona. Finalmente, importante e digna de nota foi a observação feita *in vitro* de que o tratamento com anabolizantes aumentou o diâmetro de fibras musculares esqueléticas em cerca de 70%, fato provavelmente associado ao incremento da síntese de actina e miosina.

Anabolizantes estrogênicos

O mecanismo de ação anabolizante dos estrógenos naturais como o 17β-estradiol e dos semissintéticos como o dietilestilbestrol envolve processos mais generalizados e não específicos, como mostra a Figura 51.5. De fato, tem sido observado que a administração de estrógenos aumenta os níveis de várias proteínas plasmáticas como, por exemplo, de transcortina, de SBP ou de fatores de coagulação. A esse respeito, sabe-se que essas proteínas são produzidas no fígado. Adicionalmente, têm sido ainda descritos para os estrógenos os seguintes mecanismos de ação indireta sobre a síntese proteica: (1) aumento da secreção de hormônio do crescimento, por ação na hipófise anterior e/ ou de somatomedinas (SMT) pelo fígado; (2) aumento da secreção de insulina, por ação nas ilhotas de Langerhans; (3) redução da produção de tiroxina, por ação na tireoide; e (4) redução da síntese de corticosteroides por ação no córtex da glândula adrenal. Importante ressaltar, nesse contexto, que as células musculares têm receptores intracelulares para os hormônios glicocorticoides, e que esses receptores, quando ativados, induzem o catabolismo proteico. Dado recente e de relevância para a compreensão do mecanismo de ação dos anabolizantes estrogênicos foi a observação de que esses agentes têm a capacidade de aumentar o tamanho da hipófise, em especial de sua porção anterior, incrementando a liberação de hormônio do crescimento. Nesse sentido, sugeriu-se que a ação primária dos anabolizantes dar-se-ia também mediante aumento da secreção do fator de liberação de hormônio do crescimento pelo hipotálamo.

Por outro lado, embora com afinidade 5 a 10 vezes menor, os anabolizantes estrogênicos também se ligam aos receptores intracelulares de andrógenos, podendo, assim, estimular diretamente a síntese proteica. Nesse sentido, mostrou-se a existência de receptores intracelulares de alta afinidade para o 17β-estradiol, receptores estes distintos daqueles de andrógenos, porém com idêntica capacidade de, quando estimulados, aumentar a síntese proteica. A observação frequente da existência de um sinergismo entre andrógenos e estrógenos no relativo aos efeitos que apresentam sobre o ganho de peso de bovinos reforça sobremaneira esta última sugestão. Finalmente, vale lembrar que o dietilestilbestrol não tem qualquer afinidade pelos receptores de andrógenos, o que explicaria algumas das diferenças de efeitos observadas em animais tratados com estrógenos naturais ou sintéticos.

Anabolizantes progestógenos

A progesterona e o acetato de melengestrol são anabolizantes pouco usados em pecuária de corte. Suas ações na síntese proteica são menos conhecidas, acreditando-se que ocorram mediante ações generalizadas e não específicas. De fato, aumentam não apenas a síntese proteica muscular, mas também os níveis plasmáticos de outras proteínas como a transcortina e a SBP. Por outro lado, muitos dos progestógenos sintéticos como o melengestrol são derivados da nortestosterona, uma substância com reconhecida capacidade de ligar-se aos receptores androgênicos intracelulares. Nesse contexto, é bom lembrar que a hipertrofia uterina observada durante a prenhez tem, na progesterona, sua melhor explicação.

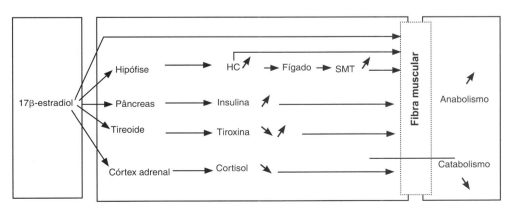

FIGURA 51.5 Mecanismo de ação dos anabolizantes estrogênicos. Note que esses agentes aumentam o anabolismo e diminuem o catabolismo proteico por meio de diferentes ações. SMT: somatomedina; HC: hormônio de crescimento.

FATORES QUE MODIFICAM OS EFEITOS DOS ANABOLIZANTES

Como acontece com inúmeros outros medicamentos, existem diversas condições que reconhecidamente são capazes de modificar os efeitos dos anabolizantes. O conhecimento desses fatores é relevante para a prática zootécnica nos países em que o uso desses aditivos é permitido, visto que seu desconhecimento pode levar à ausência dos efeitos que se buscam. Dentre eles citam-se: a presença ou não de castração, a espécie, a raça, o sexo e a idade dos animais tratados. São ainda importantes: o tipo, a quantidade e a frequência de administração do anabolizante usado, bem como a existência ou não de associações de agentes, o tipo de formulação empregada e o momento da administração (quanto tempo antes do abate). De importância fundamental é a qualidade da alimentação fornecida, uma vez que os anabolizantes não são agentes "mágicos", necessitando de um bom nível de nitrogênio proteico (sal proteico, boa pastagem, boa ração) ou não proteico (ureia) para que produzam seu efeito. De fato, relembra-se que essas substâncias aumentam a retenção do nitrogênio *fornecido* pela alimentação.

Os anabolizantes têm efeitos muito irregulares em suínos, sendo menos efetivos em ovinos que em bovinos de corte. Embora produzam efeitos positivos em aves, sua utilização deve ser preterida nessa espécie, pois a latência para seu aparecimento é muito grande e pelo fato de existirem outros aditivos zootécnicos com maior efetividade nessa espécie (ver *Capítulo 54*). O uso de agentes anabolizantes em avicultura é proibido no Brasil (para detalhes, ver *Capítulo 51*). Evidentemente, entre os bovinos, são mais efetivos nas raças de corte e, dentre estas, naquelas selecionadas para um crescimento mais rápido. De fato, os chamados novilhos precoces ou superprecoces, por ter melhor conversão proteica, apresentam maior capacidade de resposta aos agentes que, como os anabolizantes, a estimulam.

De modo geral, as associações de agentes estrogênicos com androgênicos produzem uma resposta melhor nos animais, em especial, nos novilhos. Assim, relatou-se em novilhos que a combinação estrógeno/acetato de trembolona produziu aumento de peso de 12 a 20% e retenção de nitrogênio da ordem de 24%. São igualmente eficazes em novilhos as associações de zeranol/acetato de trembolona e zeranol/testosterona. O Quadro 51.3 mostra o padrão de resultados que se obtêm em experimentos em que se comparam os efeitos sobre o ganho de peso de novilhos, do zeranol e do acetato de trembolona usados sozinhos ou em associação; sua observação permite verificar o sinergismo que apresentam. Essas associações têm sido usadas frequentemente, na Austrália e no México, principalmente na fase terminal de engorda dos novilhos. Nos EUA há uma certa tradição no uso da associação progesterona/17β-estradiol em novilhos; os resultados assim obtidos, embora interessantes, no relativo à qualidade da carne, são inferiores, em termos de ganho de peso, aos das associações descritas.

Não é muito frequente a prática de implantar machos não castrados com anabolizantes. Porém, alguns experimentos têm mostrado que, para esses animais, os agentes mais eficazes são os estrogênicos (17β-estradiol, zeranol), tendo-se relatado aumentos de ganho de peso da ordem de 5 a 20% com melhora da qualidade da carcaça. Lembra-se, a esse respeito, que machos intactos já têm níveis significativos de testosterona no plasma e, dessa forma, seus receptores intracelulares para andrógenos já estão saturados com esse hormônio; essa realidade implica a necessidade de incrementar-se a síntese proteica por meio de agentes que atuem por outro mecanismo de ação. Ressalta-se que o uso do estrógeno carreia potencial para melhorar as qualidades organolépticas da carne, como, por exemplo, sabor e maciez. É evidente que raciocínio inverso aplica-se às novilhas e vacas, devendo-se nesse caso lançar mão dos anabólicos androgênicos (testosterona, acetato de trembolona) para aumento do ganho de peso; experimentos realizados com tais agentes nesses animais mostraram um ganho de peso da ordem de 13 a 17% e de 14 a 20%, respectivamente.

A Figura 51.6 mostra o padrão de resultados de experimentos delineados para testar as relações entre quantidade de nitrogênio da dieta e efeitos dos anabolizantes. De modo geral, nesses trabalhos, bovinos de corte de mesma raça, sexo e idade são separados ao acaso em quatro grupos: dois controles (C1 e C2) e dois experimentais (E1 e E2), com idêntico número de animais. Os animais do grupo C1 não são implantados/tratados com anabolizante e recebem na dieta uma quantidade normal (20,5%) de nitrogênio, na forma de proteína bruta. Os animais do grupo C2 também não são implantados/tratados com anabolizante; porém, recebem na dieta uma ração com apenas 13% de proteína bruta. Os animais dos grupos E1 e E2 são implantados/tratados com anabolizante; no entanto, os bovinos do grupo E1 recebem na dieta uma concentração de 20,5% de proteína bruta, enquanto os do grupo E2 são alimentados com apenas 13% dessa proteína bruta. Pode-se observar que, embora o anabolizante tenha produzido

QUADRO 51.3

Efeitos de anabolizantes, usados sozinhos ou em combinação, no ganho de peso de novilhos.

Grupos	Tratamento*	N***	Variáveis		
			Peso inicial (kg)	Peso final (kg)	Ganho de peso diário
I	Controle	58	352,8 ± 18,7	389,3 ± 15,5	0,60 ± 0,80
II	Zeranol (36 mg)	60	350,3 ± 21,2	407,2 ± 13,1**	0,94 ± 0,21**
III	Acetato de trembolona (300 mg)	47	361,0 ± 17,6	412,8 ± 13,4**	1,03 ± 0,17**
IV	Zeranol + acetato de trembolona (36 mg + 300 mg)	62	355,8 ± 12,9	436,6 ± 12,2**#	1,25 ± 0,16**#

*60 dias de duração; **$p < 0,05$ em relação ao grupo I; ***número de animais; #$p < 0,05$ em relação aos grupos II e III.

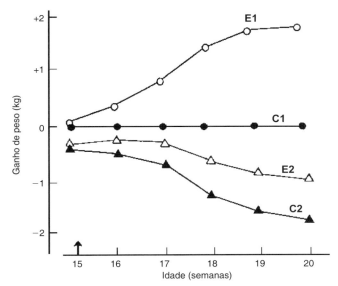

FIGURA 51.6 Efeitos da quantidade de nitrogênio da dieta no ganho de peso induzido pelos anabolizantes. E1: 20,5% de proteína bruta na ração + anabolizante; C1: 20,5% de proteína bruta na ração e ausência de tratamento; E2: 13% de proteína bruta na ração + anabolizante; C2: 13% de proteína bruta na ração e ausência de tratamento. Os dados foram computados em relação aos do grupo C1.

seu efeito característico, aumentando o ganho de peso dos animais, esse resultado é mais evidente naqueles do grupo E1, alimentados com níveis normais de nitrogênio. Nesse contexto, os baixos níveis de nitrogênio na dieta não só impedem o aparecimento dos efeitos do anabolizante (grupo E2) como produzem uma queda do peso dos animais (grupo C2). Demonstra-se, dessa forma, a importância de uma boa alimentação para a obtenção dos efeitos dos anabolizantes sobre o ganho de peso e, em especial, a necessidade que se deve ter com a suplementação alimentar de animais criados extensivamente em pastagens de baixa qualidade.

Por fim, a Figura 51.7 exemplifica os efeitos no ganho de peso de novilhos machos e castrados do uso de doses diferenciais e da reimplantação de um anabolizante natural (A) e da reimplantação de anabolizante xenobiótico (B); dados semelhantes foram, também, obtidos para os outros anabolizantes. Pode-se observar que o aumento da dose não necessariamente aumentou os efeitos do anabolizante sobre o ganho de peso; essa observação encontra sua explicação no fato de serem os receptores intracelulares para os andrógenos passíveis de saturação, isto é, atinge-se um ponto máximo de efeitos na curva dose-resposta, a partir do qual ele não mais aumenta. Dessa forma, os implantes/tratamentos com anabolizantes contemplam, geralmente, doses que produzem efeitos máximos, daí resultando que a implantação/tratamento dos animais com duas ou mais doses não implicará aumento do efeito sobre o ganho de peso. A Figura 51.7 mostra, também, que a reimplantação dos animais com um anabolizante, embora não aumente a intensidade dos efeitos dele sobre o ganho de peso, prolonga sua ação no tempo; a explicação desses dados é idêntica àquela feita antes para as doses.

TOXICIDADE
Considerações preliminares

Na análise dos dados de toxicidade dos anabolizantes deve-se ter em mente os possíveis efeitos adversos que os resíduos dessas substâncias possam deixar nas carcaças dos animais tratados e, consequentemente, nos alimentos de origem animal delas derivados. Essa abordagem torna-se, assim, mandatória e prioritária em relação àquela que analisa os possíveis efeitos adversos dos anabolizantes sobre a saúde dos animais tratados. De fato, por serem os anabolizantes produtos destinados ao uso em animais de engorda e, portanto, de abate, tornam-se pouco relevantes os estudos relacionados à natureza tóxica, hormonal ou não, dessas substâncias nos animais tratados. Nesse contexto, lembra-se, mais uma vez, que os anabolizantes são hormônios naturais ou substâncias químicas com atividade hormonal e que carreiam, assim, potenciais para produzir efeitos adversos na esfera sexual

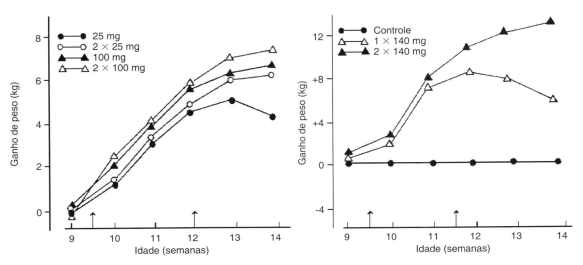

FIGURA 51.7 Efeitos de anabolizantes no ganho de peso de novilhos machos e castrados. **A.** Efeitos de doses diferentes de testosterona, implantadas por uma ou duas vezes intervaladas. **B.** Efeitos de duas aplicações intervaladas de acetato de trembolona. As *setas* indicam os momentos em que foram feitos os tratamentos.

física e/ou comportamental dos animais tratados; esses efeitos indesejáveis podem aparecer, também, em pessoas que utilizem essas substâncias visando aumentar a massa e/ou a força muscular. No entanto, é preciso lembrar que as concentrações desses agentes nos animais tratados (mas não nos seres humanos) estão **abaixo** daquelas ditas sem efeito hormonal (ver adiante), sendo **centenas de vezes maiores** que aquelas presentes, como resíduos, nos alimentos de origem animal. Essa diferenciação de abordagem é fundamental; seu desconhecimento tem levado a muita confusão de informações que, divulgadas de forma pouco refletida pela mídia, induzem à formação errônea tanto da opinião pública como daquela dos órgãos de defesa do consumidor.

Sabe-se que a toxicidade de uma substância química e, portanto, de um resíduo de anabolizante em um produto de origem animal está relacionada não apenas à qualidade (tipo) desse resíduo e à sensibilidade do indivíduo que o ingere, mas também e, principalmente, à sua quantidade no alimento a ser consumido (exposição). Nesse sentido, como apresentado no *Capítulo 50*, os resíduos dos medicamentos de uso veterinário e de seus metabólitos (incluindo-se aqui os anabolizantes) têm seus limites internacionalmente fixados pelo *Codex alimentarius* da FAO (órgão das Nações Unidas – ONU – voltado para a alimentação) e da OMS e, no Brasil, pela ANVISA. Essa normatização é fundamental não apenas porque permite a proteção do consumidor, mas, também, porque estabelece critérios que norteiam as relações do mercado exportador/importador internacional no tocante aos produtos de origem animal. De fato, a Organização Internacional do Comércio (OIC) embasa suas decisões relacionadas com questões que envolvam resíduos em produtos de origem animal naquelas do *Codex alimentarius*.

Em 1995, em sua 52ª Reunião Anual, os membros da Comissão do *Codex alimentarius* analisaram a segurança dos resíduos dos principais anabolizantes preconizados para uso em pecuária de corte (ver, a respeito de *Codex* e valores de referência, o *Capítulo 50*). À luz dos dados científicos então disponíveis, os membros do JECFA (*Joint Expert Committee on Food Addictives*) do *Codex alimentarius*: (1) vetaram o uso do dietilestilbestrol, por considerá-lo potencialmente tóxico para o ser humano; (2) consideraram desnecessário estabelecer limites máximos de resíduos (LMRs) para os anabolizantes naturais (17β-estradiol, progesterona e testosterona); e (3) fixaram os seguintes valores de LMR para trembolona e zeranol:

- **Trembolona**: fígado bovino – 10 μg/kg; músculo bovino – 2 μg/kg
- **Zeranol**: fígado bovino – 10 μg/kg; músculo bovino – 2 μg/kg.

Em 2000, o JECFA, em nova reunião, voltou a considerar a toxicidade dos anabolizantes. Avaliaram na ocasião todos os dados de farmacocinética e de toxicidade existentes sobre os mesmos, assim como dados de carcinogenicidade, genotoxicidade e imunotoxicidade e outros provenientes da extensa literatura relativa ao uso desses hormônios como contraceptivos por mulheres. Em especial, analisaram, também, e de forma crítica, as monografias relativas a estudos de carcinogenicidade elaboradas pela IARC (International Association for Research on Cancer – IARC). As seguintes conclusões foram tiradas:

- **17β-estradiol**: estabeleceu-se uma IDA (ingestão diária aceitável) de 0 a 50 ng/kg tomando-se como base uma NOEL (*no observed effect level dose* – dose sem efeito observado) de 0,3 mg/dia (equivalente a 5 μg/kg/dia) derivada de parâmetros hormonais de mulheres em pós-menopausa; empregou-se, na ocasião, um fator de segurança igual a 10, para proteger as pessoas mais sensíveis da população
- **Progesterona**: o comitê estabeleceu uma IDA de 0 a 30 μg/kg tomando como base uma LOEL (*lowest observed effect level* – a menor dose que produziu efeito) de 200 mg/dia (equivalente a 3,3 mg/kg) para alterações uterinas. Um fator de segurança igual a 100 foi usado na ocasião para compensar a estrapolação dos dados de LOEL para NOEL e, ainda, em função da variabilidade individual
- **Testosterona**: o comitê estabeleceu uma IDA de 0 a 2 μg/kg tomando por base uma NOEL de 100 mg/dia (equivalente a 1,7 mg/kg/dia). Empregou-se na ocasião um fator de segurança igual a 1.000.

Nessa ocasião, os membros do comitê decidiram manter posicionamento que haviam feito anteriormente sobre os LMRs para os anabolizantes naturais, qual seja: não há necessidade de fixação desses valores de referência uma vez que resíduos resultantes da utilização dessas substâncias como aditivos zootécnicos melhoradores do desempenho, de acordo com as Boas Práticas de Aplicação, não representam perigo à saúde humana.

Em 2009 o JECFA do *Codex alimentarius*, em sua 70ª Reunião, fez novo estudo do acetato de melengestrol. Na ocasião, considerou novamente os dados de melengestrol que havia analisado em 2000, os novos estudos produzidos sobre essa molécula e dados relativos aos efeitos de progestágenos sobre a reprodução, esfera pré-natal, desenvolvimento infantil, imunotoxicidade e carcinogenicidade. Nessa nova ocasião, os membros do comitê estabeleceram uma IDA de 0 a 0,03 μg/kg/dia ou 0 a 1,8 μg/pessoa/dia e os seguintes valores de LMR para o acetato de melengestrol: músculo bovino – 1 μg/kg; fígado bovino – 10 μg/kg; rim bovino – 2 μg/kg; e gordura bovina – 18 μg/kg.

Concluíram, na ocasião, que níveis residuais de melengestrol e de seus metabólitos encontrados nos tecidos de animais tratados com 0,25 a 0,5 mg/animal não teriam quaisquer condições de produzir efeitos adversos em crianças, adultos, embriões e fetos a eles expostos (estimativa de ingestão residual [EDI] = 0,9 μg < IDA 1,8 μg/pessoa/dia).

Saliente-se, no entanto, que, embora siga as normativas do *Codex alimentarius*, a ANVISA não estipulou LMRs para quaisquer dos anabolizantes na IN nº 51/2019 e tampouco colocou os anabolizantes naturais no Anexo II dessa Instrução Normativa, ou seja, na "lista de Insumos farmacologicamente ativos de medicamentos veterinários em alimentos de origem animal com LMR não necessário". De igual forma, os anabolizantes continuam proibidos pelo MAPA para uso em animais de produção no Brasil (Quadro 50.6).

As decisões do JECFA do *Codex alimentarius* foram embasadas em dados cientificamente obtidos e divulgados a respeito dos hormônios sexuais e dos anabolizantes. Na ocasião, especialistas de renome internacional em oncologia foram chamados a opinar sobre o tema. Pela importância da questão, serão abordados os possíveis efeitos tóxicos, sobre o ser humano, de resíduos de anabolizantes presentes em alimentos provenientes de animais tratados. Em função da relevância das preocupações de ordem pública, serão considerados em detalhes os riscos de toxicidade dos resíduos de anabolizantes sobre a esfera sexual e aqueles ligados à tumorigenicidade. Os dados apresentados em sequência são alguns daqueles considerados pelo JECFA quando de suas avaliações a respeito da toxicidade dos anabolizantes.

Toxicidade ligada à esfera sexual

Doses elevadas de anabolizantes (acima do NOHEL – *no observed hormonal effect level*) podem produzir efeitos adversos ligados à esfera sexual do ser humano; esses efeitos, no entanto, não são passíveis de ocorrência após ingestão de níveis residuais dos mesmos. De fato, esses níveis residuais correspondem a concentrações plasmáticas de anabolizantes centenas de vezes menores que aquelas tidas como sem efeito hormonal (NOHEL) ou consideradas como abaixo ou igual aos LMRs estabelecidos pelo *Codex alimentarius* da FAO/OMS. Nesse sentido, é relevante lembrar que os resíduos dos anabolizantes naturais (17β-estradiol, progesterona e testosterona) em nada diferem daqueles naturalmente produzidos pelos animais de corte e cujas concentrações variam em função de seus estados fisiológicos; relevante lembrar, ainda, que os anabolizantes naturais são metabolizados pelo fígado (1ª passagem) logo após sua absorção. O Quadro 51.4 mostra, à guisa de exemplificação, os níveis de hormônios naturais presentes em alimentos derivados de animais tratados ou não com anabolizantes. Pode-se observar que as concentrações de hormônios medidas nos animais tratados são significativamente iguais àquelas observadas em animais não tratados.

Por outro lado, as quantidades de resíduos de anabolizantes eventualmente presentes na carne de animais tratados com os mesmos são milhares de vezes menores que aquelas dos hormônios endógenos presentes no plasma das pessoas que os ingeriram; isto é, representam uma fração ínfima dos níveis fisiológicos tidos como normais para esses hormônios no ser humano. O Quadro 51.5 compara os níveis residuais de testosterona e de acetato de trembolona, presentes na carne de animais tratados, com aqueles de testosterona endógena medidos em mulheres e homens de diferentes idades e em diferentes estados fisiológicos. Observa-se claramente que os níveis hormonais endógenos são centenas de vezes maiores que aqueles observados em 1 quilo de carne proveniente de um animal tratado. Como esses resíduos não se acumulam no organismo humano, sendo biotransformados pelo fígado e eliminados pelas fezes e/ou urina, fica difícil imaginar que venham a atingir concentrações plasmáticas que permitam o aparecimento de efeitos na esfera hormonal ou sexual de pessoas que eventualmente os ingiram, mesmo considerando-se meninos e meninas pré-púberes. Dados idênticos podem ser relacionados para a progesterona, o zeranol e o 17β-estradiol. Assim, por exemplo, meninos pré-púberes produzem uma quantidade endógena diária de progesterona da ordem de 150 mg, sendo a quantidade de resíduo de progesterona presente em 500 g de carne de um animal tratado igual a 300 ng. Um homem adulto produz diariamente 48 mg de estradiol, enquanto uma mulher grávida tem produção diária de 37,8 mg e um garoto pré-púbere produz uma quantidade diária de 17beta-estradiol de 6,5 mg; esses valores são alguns milhões de vezes maiores que os 11,4 ng de resíduos de 17beta-estradiol ou que os 10 ng de zeranol, presentes em 500 g de carne de um animal tratado.

QUADRO 51.4

Níveis de hormônios naturais em carne de animais implantados ou não com anabolizantes.

Alimento	Porção* (g)	Nível (ng) Estrógeno	Nível (ng) Testosterona
Carne de novilho não implantado	500	6,1 ± 4,0	156 ± 23
Carne de novilho implantado com 17β-estradiol (45 mg)	500	11,4 ± 5,4	154 ± 29
Carne de novilho implantado com zeranol (36 mg)	500	7,0 ± 2,4**	153 ± 26
Carne de novilho implantado com testosterona (200 mg)	500	9,2 ± 1,9	150 ± 30
Carne de novilho implantado com acetato de trembolona (300 mg)	500	8,7 ± 3,6	162 ± 21***

*Supondo-se 25% de gordura e 75% de músculo. **Em atividade estrogênica. ***Em atividade androgênica.

QUADRO 51.5

Comparação dos níveis endógenos de testosterona com aqueles de resíduos de anabolizantes androgênicos medidos no músculo de novilhos 10 dias após a implantação.

Variável	Testosterona
Mulheres (mg/dia)	
Adultas	0,24 ± 0,08
Grávidas	0,32 ± 0,04
Pós-menopausa	0,14 ± 0,06
Pré-púberes	0,032 ± 0,01
Homens (mg/dia)	
Adultos	6,48 ± 1,21
Pré-púberes	0,065 ± 0,02
Resíduos presentes no músculo de novilhos (ng/kg)	
Não castrados e não implantados	1.560 ± 180
Castrados + acetato de trembolona (300 mg)	150 ± 15*
Castrados + propionato de testosterona (200 mg)	42 ± 8

*Equivalente em atividade de testosterona.

De qualquer forma, é relevante lembrar que alguns dos efeitos adversos já relatados para concentrações elevadas de testosterona no ser humano foram: virilização na mulher, aumento da libido (em ambos os sexos), icterícia, esplenomegalia, distúrbios de próstata, hipercalcemia, acne, calvície, aterosclerose, retenção hídrica e hipertensão arterial. Aqueles atribuídos a doses elevadas de estrógenos, por sua vez, incluíram: náuseas, distúrbios menstruais, congestão pelviana e mamária, retenção hídrica, hipertensão arterial, trombogênese, hiperlipidemia e efeito diabetogênico. Finalmente, doses elevadas de progesterona foram associadas ao aparecimento de distúrbios gastrintestinais e menstruais, lipoproteinemia e alterações de temperatura corporal. Essas doses elevadas, isto é, correspondentes a níveis plasmáticos bem acima do NOHEL, são epigênicas, tendo sido correlacionadas ao desenvolvimento de carcinomas endometriais, hepáticos e de próstata. Esse tema é abordado a seguir.

Avaliações de tumorigenicidade

Carcinoma é um tumor maligno do tecido epitelial, e carcinogênica é a substância química que dá origem a um tumor maligno de natureza epitelial. Apesar disso, é comum na linguagem leiga a designação genérica dos estudos de tumorigenicidade ou oncogenicidade – a capacidade de produzir tumores – de estudos de carcinogenicidade. Assim, para a análise que se fará dos efeitos dos anabolizantes, os termos oncogênicos, tumorigênicos e carcinogênicos devem ser considerados como sinônimos.

Os métodos atualmente usados para avaliar o risco de tumorigenicidade associado à exposição a substâncias químicas derivam dos testes básicos conduzidos com roedores e preconizados nos anos 1960. Os mesmos princípios básicos usados naquela época ainda são empregados nos dias atuais, mas agora no contexto de uma ciência mais experiente, que lança mão, entre outros cuidados, de um maior número de animais por teste e estudos em pelo menos 3 gerações sucessivas, possibilitando condições ideais para uma perfeita análise estatística dos resultados e, consequentemente, das implicações que esses possam ter do ponto de vista de risco e/ou segurança à saúde pública. Por outro lado, têm sido desenvolvidos muitos testes *in vitro* – sofisticados e sensíveis – para a determinação da genotoxicidade de substâncias químicas; esses testes têm sido também usados na avaliação do risco potencial da exposição da população às mesmas (ver *Capítulo 50*). Esses ensaios como um método de *screening* básico têm fornecido resultados de indiscutível relevância; no entanto, eles têm precedido, mas não substituem, de forma alguma, as análises feitas *in vivo*.

Acredita-se que a oncogênese seja um fenômeno complexo e multicausal que direta ou indiretamente envolva o genoma celular através de dois estágios operacionais, a saber: (1) conversão inicial da célula normal em neoplásica (conversão); e (2) desenvolvimento neoplásico posterior, que é o processo de crescimento do tumor propriamente dito, com a aquisição de suas propriedades anormais (Williams, 1984). Os testes de toxicidade de modo geral não diferenciam esses dois estágios, preocupando-se com o resultado final, isto é, com o número e tipos de tumores, se presentes, ao final do estudo.

Resultados positivos de estudos relacionados à tumorigenicidade em animais de laboratório demonstram que, se o agente químico em questão é oncogênico para aquela espécie animal estudada, representa risco para o ser humano a ele exposto. A relevância dos estudos de tumorigenicidade em animais de laboratório pode ser depreendida do fato de que substâncias químicas reconhecidamente oncogênicas para o ser humano, sem exceção, o são, também, para os animais de laboratório. Por outro lado, sabe-se que muitos agentes químicos têm efeitos farmacológicos e toxicológicos iguais nos animais de laboratório e nos seres humanos, produzindo tumores dos mesmos tipos, nos mesmos órgãos. Nesse sentido, embora os estudos conduzidos com uma única espécie animal sejam passíveis de falha, quando realizados em mais de uma espécie, revestem-se de enorme credibilidade. Esses fatos levaram ao estabelecimento de princípios experimentais pela Agência Internacional de Pesquisa sobre o Câncer, princípios esses que foram posteriormente endossados pelo Office of Science and Technology Police dos EUA e que orientam os ensaios de tumorigenicidade realizados em todo o mundo e que são considerados pela Comissão do *Codex alimentarius*. Os protocolos experimentais produzidos pela EMA (VICH – GL23-R e VICH – GL28) e pela OECD (451, 452, 453, 471, 487) tratam especificamente desses temas. Esses documentos deixam claro que "na ausência de dados adequados provenientes de estudos epidemiológicos conduzidos com seres humanos, é razoável, por motivos de ordem prática, considerar os agentes químicos – para os quais não existam suficientes provas de tumorigenicidade em mais de uma espécie de animal de laboratório – como seguros, do ponto de vista de risco potencial, para a saúde do ser humano".

Oncógenos genotóxicos e epigênicos

Os oncógenos podem ser agrupados, de modo geral, em duas categorias: os DNAs reativos ou genotóxicos e os epigênicos; são genotóxicas as substâncias que, conforme o nome indica, são capazes de interagir ou reagir com o DNA (p. ex., metilando ou formando reações covalentes). Como essa definição é bioquímica, os ensaios bioquímicos *in vitro* são mais efetivos na identificação dos mesmos. As substâncias epigênicas compreendem os carcinógenos para os quais existem evidências não apenas de ações diretas no material genético celular, como também, da existência de outros mecanismos relacionados e necessários para o aparecimento do tumor (p. ex., a quantidade do oncógeno).

O reconhecimento da existência de diferentes tipos de oncógenos tem implicações relevantes para a extrapolação dos riscos a partir dos ensaios de toxicidade. Os oncógenos genotóxicos, por atuarem diretamente no material genético, representam um risco **qualitativo** claro à saúde humana. Esses oncógenos podem ser efetivos após uma única exposição, atuam de maneira cumulativa e ainda têm a capacidade de combinar-se com outros oncógenos genotóxicos. Assim, não existe para eles um nível de exposição aceitável do ser humano (LMR), ou um limite de não risco. Para esses agentes o objetivo a ser alcançado é um nível de exposição igual a zero. Esse é o caso dos anabolizantes do grupo dos estilbenes e, em especial, do dietilestilbestrol. Por outro lado, para os oncógenos epigênicos, os riscos só aparecem na presença de níveis plasmáticos elevados dos mesmos, o que implica uma exposição muito grande. Consequentemente, o risco dessas exposições é de natureza **quantitativa**. Esse é o caso dos anabolizantes naturais e dos xenobióticos. De fato, estudos com animais de laboratório (em 3 gerações sucessivas) e observações de natureza epidemiológica realizadas com seres humanos têm mostrado que esses agentes anabolizantes são oncógenos apenas em concentrações muito elevadas, bem acima daquelas consideradas fisiológicas. Níveis menores deles (abaixo do NOHEL) são, assim, inócuos; de outra forma, pelo menos no que diz respeito aos agentes naturais, todos os indivíduos deveriam desenvolver câncer. Fica, assim, claro, que para os oncógenos epigênicos é possível estabelecer-se um limiar seguro de toxicidade. É esse limiar que permitiu as conclusões relativas ao estabelecimento ou não de LMRs para os mesmos.

Estudos relacionados com a tumorigenicidade dos anabolizantes naturais

A comissão de especialistas do *Codex alimentarius*, em sua 52ª Reunião Anual realizada em 1995, avaliando todos os dados de literatura disponíveis sobre o 17β-estradiol, a testosterona e a progesterona, concluiu pela ausência de risco de tumorigenicidade associado ao uso desses agentes. No entanto, constatou que a administração oral ou parenteral de doses elevadas dos mesmos (da ordem de mg/kg de peso) aumentava a incidência de tumores em animais de laboratório; esses tumores foram observados principalmente em tecidos que apresentam elevados níveis de especificidade hormonal, isto é, que têm receptores hormonais (normalmente estimulados por esses hormônios). O efeito, no entanto, foi considerado como sendo decorrência da atividade hormonal ou epigênica dos hormônios naturais. Ressalta-se, neste momento, que os níveis de resíduos dos hormônios naturais na carne de animais corretamente implantados é da ordem de ng/kg de peso (Quadros 51.4 e 51.5). Por outro lado, os testes de mutagenicidade *in vitro* realizados com os anabolizantes naturais foram todos negativos, podendo-se concluir que essas substâncias não são genotóxicas. Finalmente, foram também conduzidos testes de tumorigenicidade e de genotoxicidade usando-se associações dos hormônios naturais; os resultados não foram diferentes daqueles obtidos com o uso individual de cada um deles.

Relevantes para essa tomada de decisão foram as constatações de que: (1) os anabolizantes naturais não diferem quimicamente dos hormônios endógenos; (2) após absorção pela via oral, os hormônios naturais são biotransformados no fígado, de modo semelhante ao que ocorre com os hormônios endógenos, sendo os produtos de biotransformação isentos de efeitos adversos; (3) as concentrações séricas de hormônios naturais em animais implantados corretamente são centenas de vezes menores que aquelas normalmente encontradas em fêmeas ou em machos (Quadros 51.4 e 51.5).

Estudos relacionados com a tumorigenicidade dos estilbenes

A literatura internacional existente sobre o assunto foi cuidadosamente analisada pela Comissão do *Codex alimentarius*. Concluiu-se pela **proibição** de seu uso, fixando-se um limite de resíduo para os estilbenes igual a zero. As propriedades estrogênicas desses agentes não esteroidais, em especial do dietilestilbestrol (DES), foram descritas em primeiro lugar por Dodds *et al.* em 1938; 3 anos após essa descrição surgiram relatos de que o DES aumentava a incidência de câncer em animais de laboratório. Assim, observou-se que o DES aumentava, em camundongos, a incidência de tumores da glândula mamária associados a um vírus oncogênico. Linfomas malignos e tumores em testículos também foram descritos em camundongos tratados com esse agente. Posteriormente, alguns autores descreveram aumento da incidência de câncer na cérvice uterina e na vagina de camundongos-fêmeas da linhagem Balb/C tratados com DES; nesse caso, no entanto, não havia nenhuma evidência do envolvimento de um vírus oncogênico com o quadro. Observou-se, ainda, em outros trabalhos, que os estilbenes aumentavam a incidência de tumores renais em *hamsters*, de tumores mamários em algumas linhagens de ratos e coelhos e de tumores uterinos em macacas.

Destaque-se, aqui, que o DES foi medicamento de uso humano, tendo sido preterido na clínica médica após a constatação do aumento de incidência de tumores em cérvice uterina de filhas de mulheres que haviam ingerido a droga.

Fica, então, evidente que o DES, por ter propriedades oncogênicas, relatadas em diferentes tecidos de diferentes espécies de animais e inclusive no ser humano, não deve ser usado como aditivo zootécnico melhorador do desempenho ou como esteroide anabolizante em agropecuária.

Estudos relacionados com a tumorigenicidade dos xenobióticos

Acetato de trembolona

Centenas de trabalhos sobre o acetato de trembolona foram colocados à disposição da Comissão do *Codex alimentarius*; assim, estudos *in vivo* conduzidos após administrações orais de doses elevadas de trembolona foram incapazes de revelar qualquer efeito tumorigênico para as mesmas. Saliente-se que a via usual para análise dos efeitos de resíduos de medicamentos veterinários é sempre a oral, uma vez que eles são ingeridos através do consumo de alimentos provenientes dos animais tratados. Em adição, estudos de mutagenicidade conduzidos *in vitro* e *in vivo* mostraram resultados negativos tanto para o acetato de trembolona como para suas formas isoméricas, a e a βtrembolona e, ainda, para seu principal metabólito, a alfa-hidroxitrembolona. Cabe destacar, especificamente, os seguintes resultados negativos: (1) em microssomos de *Salmonella* (teste de Ames); (2) aberrações cromossômicas em linfócitos humanos e da medula óssea de ratos; (3) reparo do DNA em células humanas; e (4) mutação progressiva em células de linfoma de camundongos. Duas únicas exceções foram observadas: relataram-se resultados positivos para o teste do linfoma em camundongos e para os estudos feitos em fibroblastos de *hamsters* da raça Syrian. Trabalhos posteriores, conduzidos em diferentes laboratórios, permitiram concluir que esses efeitos tumorigênicos eram de origem epigênica, isto é, hormonalmente induzidos por ação em receptores de estrógeno, sendo totalmente dependentes da dose usada de acetato de trembolona, a exemplo do que já foi discutido para os hormônios naturais.

Mais recentemente, o JECFA do *Codex alimentarius,* após nova análise, concluiu que as doses necessárias de acetato de trembolona para atuar em receptores estrogênicos (e, portanto, com atividade epigênica) seriam no mínimo 17.000 vezes superiores àquelas presentes como resíduos ou metabólitos em tecidos provenientes de animais tratados. Esses dados permitiram ao *Codex* estabelecer e manter padrões de segurança ligados aos resíduos de trembolona presentes nos tecidos dos animais tratados; especificamente, fixar um LMR de 2 µg/kg em músculo e de 10 µg/kg em fígado. Associações de acetato de trembolona com zeranol ou com hormônios naturais, embora epigênicas, mostraram-se, igualmente, não genotóxicas.

Zeranol

Tanto o zeranol como seus metabólitos, a zearalenona e o taleranol, são isentos de efeitos mutagênicos, como demonstrado por meio de inúmeros experimentos conduzidos *in vivo* ou *in vitro* e analisados pela Comissão do *Codex.* Especificamente, podem ser citados os resultados negativos obtidos nos seguintes testes: (1) microssomas de *Salmonella* (teste de Ames); (2) células de linfomas de camundongos; (3) troca cromática em células V79; (4) aberrações cromossômicas em medula óssea de camundongos; (5) ligação covalente ao DNA. Destaca-se, no entanto, que relatos não confirmados apontaram resultados positivos para o zeranol no teste de mutagenicidade conduzido em cepas de *Bacillus subtilis* e para o taleranol, em células do ovário do *hamster* chinês. Dados obtidos posteriormente mostraram que doses de zeranol de até 25 mg/kg (equivalentes a 1,25 mg/kg/dia) produziram efeitos hormonais do tipo estrogênico, mas não efeito tumorigênico em ratos. Um estudo conduzido com a administração de 15 mg/kg de zeranol na ração de camundongos-machos (equivalente a 2,25 mg/kg/dia) mostrou o desenvolvimento, nesses animais, de um tumor no lobo anterior da hipófise. Como esse tumor é reconhecidamente epigênico em sua origem, podendo também ser observado após doses elevadas de 17β-estradiol, concluiu-se que os efeitos tumorigênicos do zeranol estão associados a suas propriedades estrogênicas, isto é, que esse agente anabolizante é epigênico. Essa conclusão permitiu a estimativa de um LMR para o zeranol da ordem de 10 mg/kg. Finalmente, foram também analisadas as associações de zeranol com trembolona ou com hormônios naturais; essas associações, embora epigênicas, mostraram-se isentas de genotoxicidade.

ANABOLIZANTES E BOAS PRÁTICAS DE MEDICINA VETERINÁRIA

Para que os níveis de resíduos de anabolizantes, se usados, permaneçam abaixo dos LMRs fixados pelo *Codex* é fundamental atentar-se tanto para a forma correta de sua aplicação como para os períodos de carência ligados a esse uso. Esses critérios estão relacionados ao emprego dessas substâncias de acordo com as "Boas Práticas Médico-Veterinárias" (BPMV). Segundo o manual do *Codex alimentarius,* entende-se por BPMV o emprego oficialmente recomendado e autorizado dos medicamentos de uso veterinário, incluindo-se aqui a correta observação das formas de aplicação e dos períodos de suspensão ou de carência dos mesmos, conforme registrado em bula e aprovado pelas autoridades nacionais responsáveis pela fiscalização da liberação e do uso desses medicamentos.

Métodos de aplicação dos anabolizantes

Nos países onde se usam anabolizantes, sua administração é feita mediante emprego de implantes feitos subcutaneamente no terço médio da face posterior da orelha, entre a pele e a cartilagem. Esse é o único local e a única forma preconizada pelas BPMV para o uso de anabolizantes. A Figura 51.8 ilustra essa aplicação.

Após imobilização da cabeça e desinfecção completa do local de aplicação, recomenda-se segurar firmemente uma das orelhas do animal, introduzindo-se totalmente a agulha sob a pele, no tecido subcutâneo da face posterior da mesma, a uns 5 a 7 cm de sua base, através do uso de um aplicador apropriado, que acompanha as preparações comerciais de anabolizantes. Pressiona-se, a seguir, o gatilho do aparelho aplicador que libera o implante de forma correta no local apropriado, e a agulha retrai-se automaticamente.

Nesse contexto, os principais agentes anabólicos usados nos EUA e em outros países do mundo estão citados no Quadro 51.6. Esse quadro mostra o nome comercial, o fabricante do produto, o princípio ativo e o uso recomendado.

Curvas de depleção dos anabolizantes I Períodos de carência ou de suspensão

É relevante, do ponto de vista de saúde pública, conhecer o perfil tecidual dos anabolizantes em função do tempo pós-implante. A Figura 51.9 apresenta dados médios obtidos de trabalhos que mediram este perfil para o ^{3}H-zeranol

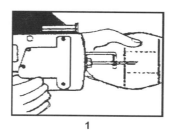
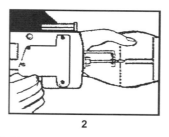
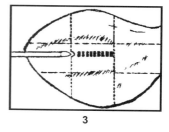

1   2   3

FIGURA 51.8 Método de aplicação dos anabolizantes. **1.** O implante deve ser feito no tecido subcutâneo do terço médio da face posterior da orelha, entre a pele e a cartilagem, após a correta assepsia do local de aplicação. **2.** Com o animal imobilizado, segurar firmemente sua orelha e introduzir totalmente a agulha do aplicador automático sobre a pele da mesma, a uns 5 a 7 cm da base, pressionando o gatilho. **3.** Aguardar a retração automática da agulha do aplicador e verificar se o implante ficou corretamente depositado no local determinado.

QUADRO 51.6
Agentes anabólicos aprovados pela Food and Drug Administration (FDA) para uso nos EUA.

Produto			Uso recomendado por FDA/EUA
Marca	Fabricante	Princípio ativo	
Compudose®	Elanco	EST	B, No, Na
Finaplix®	Hoechst	TBA	No, Na, Va
Heifer-oid®	Ivy	PRO + EST	Na
MGA®	Vp John	MGA	Na
Ralgro®	P. Moore	Zeranol	B, No, Na, C
Steer-oid®	Ivy	PRO + EST	B, No
Synovex C®	Syntex	EST + PTS	B
Synovex H®	Syntex	PTS + EST	Na
Synovex S®	Syntex	PRO + EST	No
Revalor®	Hoechst/Roussel	EST + TBA	No
Forplix®	Hoechst/Roussel	TBA + Zeranol	No
Zeraplix®	Hoechst/Roussel	Zeranol	No, Na
Implus-H®	Fort Dodge	EST + PTS	No
Implus-S®	Fort Dodge	EST + PRO	B, Na

B = bezerros; No = novilho; Na = novilhas; VA = vacas; C = carneiros; EST = 17β-estradiol; PRO = progesterona; PTS = propionato de testosterona; MGA = acetato de melengestrol; TBA = acetato de trembolona.

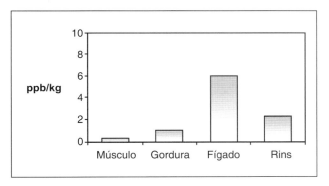

FIGURA 51.9 Níveis residuais de ^{3}H-zeranol em músculo, gordura, fígado e rins de novilhos, analisados 10 dias após a implantação de 100 mg desse aditivo. Áreas sombreadas: limites máximos de resíduos (LMR) fixados pelo *Codex alimentarius*; áreas não sombreadas: níveis de resíduos encontrados.

no músculo, na gordura, no fígado e nos rins de animais implantados com 100 mg desse aditivo. Pode-se observar que os níveis tissulares do anabolizante estavam abaixo dos valores de LMR, fixados pelo *Codex*, mesmo quando medidos 10 dias após a implantação; nota-se, também, que as maiores concentrações foram encontradas no fígado. Dados adicionais de recuperação de radioatividade tomados nesse dia (10) indicaram a presença de 50,7% da mesma na orelha dos animais; do total restante de radioatividade, 18% foram recuperados na urina e 31,3%, nas fezes. A maior concentração do anabolizante encontrada no local de aplicação reforça dados obtidos anteriormente para esse e para outros aditivos de produção e justificam a orelha como local de escolha para a implantação desses agentes. De fato, orelhas de bovinos não são consumidas pelo ser humano, impedindo-se, assim, que níveis de anabolizantes maiores que os valores de NOEHL sejam absorvidos.

A esse respeito, nos bovinos implantados com 36 mg de zeranol segundo as BPMV, os valores médios de resíduos, calculados vários momentos após o tratamento e em base de zeranol, não ultrapassam 10 μg/kg no fígado, 0,2 μg/kg nos rins e 0,5 μg/kg no tecido muscular (1 μg = 1 ppb); esses valores foram aproximadamente constantes durante todo o período pós-implante. A Figura 51.10(A) mostra níveis de resíduos de zeranol no tecido muscular de bovinos após tratamento com uma associação de 200 mg de acetato de trembolona com 36 mg de zeranol.

Estão descritos na literatura muitos métodos sensíveis de detecção do zeranol e de seus metabólitos; assim, diversos trabalhos já foram publicados fazendo uso de dosagens através de radioimunoensaio. Métodos mais recentes de análise têm lançado mão de técnicas de fluorescência, de reações enzimáticas ou de cromatografia gasosa. Esses métodos de detecção aliados às modernas técnicas de extração existentes para o zeranol e para os seus derivados têm permitido níveis de detecção tão pequenos como 1 μg/kg.

Perfis semelhantes aos do zeranol foram, também, traçados para o acetato de trembolona, uma vez que técnicas de radioimunoensaio permitem detectar a alfa-trembolona e a β-trembolona presentes nos tecidos, em forma livre ou conjugada, em níveis tão pequenos como 75 ng/kg. Dessa forma, imunoensaios enzimáticos têm o mesmo nível de sensibilidade; outros métodos químicos de análise da trembolona envolvem HPLC ou cromatografia gasosa acoplada à espectrometria de massa. Estes últimos métodos têm mostrado sensibilidade na faixa de 1 a 10 ng/kg; no entanto, embora tenham sensibilidade menor, são mais específicos para a trembolona. Um estudo analisou os resíduos de trembolona por meio de radioimunoensaio em garrotes após o uso de um implante com 200 mg de acetato de trembolona + 36 mg de zeranol. Observou-se que os valores de resíduos encontrados foram bem menores que os LMR fixados pelo *Codex* para a trembolona.

Dados obtidos após a implantação de novilhos com uma associação de 17β-estradiol e testosterona mostraram que os níveis endógenos desses hormônios aumentaram após o implante; no entanto, os valores encontrados em todos os tecidos analisados estavam abaixo dos respectivos NOHEL dos aditivos. Com o passar do tempo pós-implante, esses níveis decaíram, chegando a valores semelhantes aos fisiológicos alguns dias após o tratamento. Finalmente, novilhos tratados com 17β-estradiol e com progesterona marcados radioativamente (tratamento concomitante ou não) apresentaram níveis de resíduos desses hormônios 2 a 5 vezes maiores que aqueles encontrados em condições fisiológicas do 5º ao 60º dia pós-implante; no entanto, os valores encontrados foram relatados como estando dentro da faixa de flutuação fisiológica dos mesmos, considerando-se os dados existentes na literatura e colhidos de animais mais velhos ou de fêmeas em diferentes fases do ciclo estral.

Dados de farmacocinética como esses, associados aos estudos de toxicidade e aos valores de LMR fixados pelo *Codex* e validados pela Food and Drug Administration (FDA) têm motivado os EUA a não fixar períodos de carência para os anabolizantes naturais (testosterona, 17β-estradiol e progesterona) e para os xenobióticos (acetato de trembolona e zeranol).

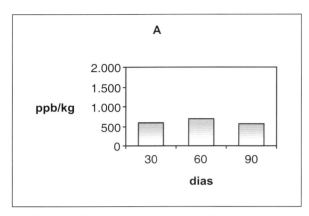
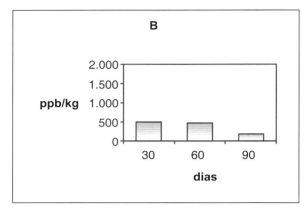

FIGURA 51.10 Níveis de resíduos de zeranol (**A**) e de acetato de trembolona (**B**) medidos no tecido muscular de bovinos, após tratamento com uma associação de 200 mg de acetato de trembolona + 36 mg de zeranol. As colunas indicam os níveis de resíduos encontrados. Limites máximos de resíduos (LMR) para acetato de trembolona e zeranol em músculo = 2,0 ppb.

POLÍTICA E CONFLITOS NO USO DE ANABOLIZANTES

Os estilbenes foram muito utilizados como terapia medicamentosa em Medicina Humana durante as décadas de 1950 e 1960; nessa ocasião, um fármaco desse grupo, o dietilestilbestrol, encontrou largo emprego em Medicina Veterinária, como indutor do ganho de peso em bovinos de engorda. Com o passar do tempo, o emprego dos estilbenes e, em especial, do dietilestilbestrol em seres humanos mostrou-se nocivo; particularmente grave, a esse respeito, foi a observação do aumento da porcentagem de aparecimento de tumores no colo do útero de filhas de mulheres que haviam tomado os estilbenes durante a gestação. Iniciou-se, assim, o questionamento a respeito da segurança do uso dessas substâncias como anabolizantes em animais. De imediato, diversos países do mundo, incluindo o Brasil, proibiram o uso de derivados estilbenes para a "engorda" de bovinos. Foi nessa ocasião que se formou o conceito popular, de que todo produto que promove o aumento do ganho de peso de animais é mau e perigoso à saúde por deixar resíduos potencialmente tumorigênicos na carne dos animais tratados. Esse processo de generalização do pensamento tem se manifestado de forma mais contundente nas entidades de defesa do consumidor e em alguns segmentos pouco esclarecidos da mídia.

Como já comentado, em junho de 1995 e novamente em 2000 os membros do *Codex alimentarius* da FAO/OMS consideraram os anabolizantes naturais 17β-estradiol, progesterona e testosterona e os agentes sintéticos zeranol e acetato de trembolona como seguros à saúde do consumidor. Em 1995, estabeleceram IDAs (ingestão diária aceitável) de 0 a 0,02 mg/kg e de 0 a 0,5 mg/kg e LMRs em músculo bovino de 1 e 2 μg/kg para o acetato de trembolona e para o zeranol, respectivamente. Mantiveram, na ocasião, a proibição do uso de derivados estilbenes para esses propósitos. Em 2000, estabeleceram IDAs de 0 a 0,05 μg/kg, 0 a 30 μg/kg e 0 a 2 μg/kg respectivamente para 17β-estradiol, progesterona e testosterona. Como as decisões dos membros do *Codex* são embasadas cientificamente, fica claro que o uso dos anabolizantes considerados como seguros à saúde do consumidor não deve sofrer restrições de ordem legal nos países filiados a essa instituição. No Brasil, desde 1991 continua proibido pelo Ministério da Agricultura Pecuária e Abastecimento (MAPA) o uso dessas substâncias, cuja presença é monitorada pelo PNCRC (Programa Nacional de Controle de Resíduos e Contaminantes). Saliente-se, novamente, que, embora sejam usados no exterior, não há LMRs estabelecidos na IN nº 51/2019 da ANVISA para os anabolizantes no Brasil. Que razões têm levado a essa proibição? As considerações que se seguem pretendem responder a tal questão.

História do registro dos anabolizantes no Brasil

Em 5 de junho de 1961, o Ministério da Agricultura, por meio da Portaria Ministerial nº 545, proibiu o uso dos agentes anabolizantes no Brasil, para quaisquer finalidades. Essa portaria foi, em 06 de janeiro de 1972, alterada por outra de nº 02 que autorizava o uso dessas substâncias para fins terapêuticos e sob prescrição médico-veterinária.

Em 1973, iniciou-se no Brasil a produção de um anabolizante à base de zeranol; inicialmente, o produto era importado dos EUA, passando, posteriormente, a ser produzido localmente em nosso país a partir de 18 de outubro de 1976 (licença número 317/76). Em 10 de março de 1985, a importação do zeranol foi suspensa. O produto, no entanto, permaneceu no comércio até o esgotamento dos estoques de zeranol existentes à época da proibição.

Em 11 de junho de 1986, a Portaria de número 268 do Ministério da Agricultura facultou o registro e a comercialização dos promotores de crescimento de ação hormonal, naturais ou artificiais, destinados ao aumento do ganho de peso em bovinos. A liberação contemplava o uso desses agentes tanto em pesquisa como para finalidades terapêuticas. Cedendo às pressões feitas por alguns órgãos ligados à saúde e à exportação de carne, em 27 de novembro do mesmo ano uma Portaria de número 450 revogava a anterior, proibindo a utilização de qualquer tipo de hormônio para crescimento e/ou engorda de bovinos no Brasil. Entretanto, esta Portaria liberava o uso desses agentes para fins terapêuticos, desde que feito através de prescrição de médico-veterinário.

Tentando contornar medidas restritivas impostas pelos países-membros da União Europeia (UE) relativas ao uso dos anabolizantes (ver adiante), o Ministério da Agricultura, do Abastecimento e da Reforma Agrária (atualmente denominado MAPA), por meio da Portaria nº 51, torna a proibir em 24 de maio de 1991 a produção, a importação, a comercialização e o uso de substâncias naturais ou sintéticas para fins de crescimento e/ou "engorda" de animais de abate. No entanto, continua facultando o uso das mesmas para fins terapêuticos, de sincronização do ciclo estral e preparação de animais doadores ou aceptores de embriões.

Em 9 de fevereiro de 1994, o MAPA nomina uma comissão de especialistas brasileiros para analisar, à luz dos conhecimentos científicos, a problemática do uso dos promotores de crescimento de origem hormonal em pecuária de corte. Essa comissão, formada por 4 professores/pesquisadores universitários, pelo Chefe do Laboratório de Referência Animal (LARA) do MAPA, por um membro do Departamento de Defesa e Proteção do Consumidor e por outro da Secretaria de Vigilância Sanitária do Ministério da Justiça, após inúmeras reuniões elabora um relatório final sugerindo: (1) a proibição do uso dos estilbenes; (2) a liberação dos anabolizantes naturais, do acetato de trembolona e do zeranol; (3) a fixação de LMRs para o acetato de trembolona e para o zeranol; (4) medidas para incrementar, em nível nacional, o monitoramento dos anabolizantes na carne dos animais destinados ao consumo interno e à exportação; (5) a venda direta e controlada dos anabolizantes, isto é, diretamente da indústria para o pecuarista, através de receituário médico-veterinário; (6) mecanismos que possibilitassem a exportação da carne bovina produzida em nosso país para os países-membros da UE. De relevância cita-se que parte dessas conclusões são idênticas àquelas que seriam emanadas 1 ano após pela Comissão do *Codex alimentarius* reunida em Roma. A despeito das conclusões desse grupo de trabalho, a proibição do uso de todos os agentes anabolizantes no Brasil continua em vigência até o presente momento (dezembro de 2021). De fato, a Instrução Normativa (IN) nº 55 do MAPA de 1º de janeiro de 2011 (revogando a IN nº 10 de 2001) proíbe o uso de anabolizantes hormonais em bovinos. Curiosamente, embora os esteroides anabólicos não tenham qualquer indicação ou formulação para uso em aves de corte, o MAPA entendeu por bem proibir esse uso por meio da IN nº 17 de 18 de junho de 2004.

Uma análise completa da situação do uso dos anabolizantes no Brasil não pode, no entanto, deixar de considerar a situação de fundo, isto é, o cenário internacional relativo a essa questão.

Anabolizantes, Comunidade Econômica Europeia e Mercosul

Em 1981, o Conselho dos países da Comunidade Econômica Europeia (CEE), por meio da diretiva nº 81/602, nomeou uma Comissão de especialistas para analisar as questões técnicas e de toxicidade relativas ao uso dos agentes anabolizantes. Essa Comissão, presidida pelo Prof. Dr. G.E. Lamming, após inúmeros e minuciosos estudos sobre a toxicidade dos anabolizantes naturais e dos xenobióticos, elaborou um parecer técnico (Parecer Lamming), manifestando-se favorável ao emprego desses agentes na prática agropecuária europeia. De pronto, foi esse documento endossado pelos Comitês Científico Veterinário e de Alimentos da CEE. Nessa ocasião, porém, alguns fatos de outra natureza interviram na decisão da CEE sobre os anabolizantes.

O mais relevante deles foi a existência, naquele momento, de um exagerado estoque de carne na CEE (cerca de 700.000 toneladas), e a presença concomitante de um enorme saldo de produtos lácteos de colocação muito difícil no mercado internacional. Nesse contexto, os planos estabelecidos pela CEE para redução da produção leiteira e estabelecimento de um sistema de quotas para entrega de produtos lácteos provocaram um aumento do abate do gado de leite incrementando, ainda mais, os estoques de carne. Instituiu-se, então uma política de subsídios visando minorar os efeitos socioeconômicos decorrentes da necessidade de reduzir os plantéis de gado leiteiro. No entanto, a redução desse plantel, ao deixar disponíveis pastagens e instalações apropriadas para criação de gado, resultou no incentivo indireto à maior produção de carne. Tomados em conjunto, esses fatores deixam claro que a situação político-econômica da CEE não deveria ser favorável, naquela ocasião, ao uso de agentes anabolizantes, visto que eles aumentariam ainda mais a produção de carne. Dessa forma, em dezembro de 1995, alegando-se motivos de ordem técnica, o uso desses agentes foi proibido em todos os países da CEE. Especificamente, e de acordo com a Diretiva nº 86/649 da CEE, essa proibição entraria em vigor em 1987 para todos países-membros da UE e, no ano seguinte, para todos aqueles que desejassem produzir carne bovina para exportar para a UE. Buscou-se, assim, mediante uma justificativa técnica, resolver uma questão de saturação de mercado, cuja origem real estava no estabelecimento de uma política de preços subsidiados. Nesse contexto, a própria natureza dos produtos cárneos é usada muitas vezes para justificar a imposição de medidas de restrição políticas, econômicas ou administrativas aplicadas pelos países importadores ao comércio de produtos cárneos, uma vez que eles estão sujeitos a determinação e controle de normas técnicas e sanitárias.

Ressalte-se, no entanto, que a CEE em nenhum momento proibiu o uso de anabolizantes pelos países produtores e exportadores de carne; e, de fato, não poderia fazê-lo, pois estaria não apenas atingindo a soberania desses países como, também, ferindo as decisões do *Codex alimentarius* de cuja Comissão seus países-membros participam e são signatários. A normativa da CEE afirma, apenas, que os países-membros da CEE não importariam carne de animais anabolizados. Diversas opções de ação foram, então, tomadas pelos países exportadores. A mais simples delas foi a adotada pelo Brasil, que por meio da Portaria nº 51 de 24 de maio de 1991 proibiu o uso de anabolizantes no país (ver anteriormente). Esse, no entanto, não foi o caminho adotado por outros países como, por exemplo, Austrália, México, Canadá e Nova Zelândia que, embora continuem a exportar para a UE, jamais deixaram de usar os anabolizantes em suas pecuárias de corte.

Em especial, interessa-nos a posição adotada pela Argentina, por ser esse país, como o Brasil, partícipe do Mercosul. Após uma análise das questões relativas à toxicidade dos anabolizantes considerados como de uso seguro pela Comissão do *Codex alimentarius*, e tendo em vista o parecer favorável a esse uso emitido pela FDA dos EUA, a Argentina optou por facultar o emprego do acetato de trembolona e do zeranol em seu território, deixando aos criadores que desejassem exportar carne para os países-membros da UE a opção de não usá-los declarando esse fato, sob juramento, aos frigoríficos exportadores. Essa decisão tem relevância para nosso país, pois a Argentina e o Brasil são países-membros do Mercosul e deveriam, assim, participar em igualdade de condições do mercado exportador de carne. De fato, esse mercado cada vez mais globalizado vem exigindo progressivamente dos pecuaristas de corte eficiência e competitividade, em igualdade de condições.

Por fim, e digno de nota, é a informação de que os EUA nada fizeram ou fazem para atender às exigências da CEE relacionadas ao uso dos esteroides anabólicos. Nas palavras do Dr. D. Houston do Departamento de Agricultura dos EUA, "os anabolizantes usados em nosso país foram objeto de intensos estudos e rigorosa revisão científica, não existindo dúvidas de que sejam eficazes e seguros para os consumidores da carne dos animais tratados".

▪ PERSPECTIVAS FUTURAS

Uma vez que os anabolizantes (1) propiciam aumento real do ganho de peso dos animais e, se usados de acordo com as BPMV, não produzem efeitos colaterais indesejáveis nos animais tratados e nem deixam níveis de resíduos acima daqueles estipulados pela FAO/OMS através da Comissão do *Codex alimentarius*; e (2) considerando-se que a Comissão de especialistas criada pelo MAPA mostrou que o Brasil, mesmo usando anabolizantes, poderia continuar exportando carne para os países-membros da CEE, a exemplo do que hoje faz a Argentina, propondo, ainda, condições factíveis para o monitoramento seguro, em nível nacional, dos níveis desses agentes em carcaças, permanece a questão já formulada: Que causas têm mantido a proibição do uso de anabolizantes no país?

É provável que algumas respostas possam ser encontradas a partir de reflexões a respeito (1) da falta de informações científicas por parte dos consumidores e das entidades nacionais que os defendem a respeito da toxicidade dos promotores de crescimento ou (2) do aparente desinteresse das classes produtoras médico-veterinárias pelo assunto, ou ainda, (3) dos interesses contrários dos grandes frigoríficos exportadores e/ou, principalmente, (4) da falta de motivação política das autoridades competentes pela revogação dessa legislação.

De qualquer forma, é relevante comentar que diversas reuniões e Comissões de Estudo têm sido efetivadas no Brasil desde 1995 até a presente data (dezembro de 2021), visando equacionar essa situação complexa e permeada por conflito de interesses. Em uma dessas reuniões, representantes do MAPA, em conjunto com outros do Ministério da Saúde, elaboraram novo Parecer Técnico. Através desse documento ficou claro que o uso dos anabolizantes poderia ser liberado no país **se** (e essa palavra tem conotação fundamental) o MAPA garantisse em nível nacional: (1) a manutenção das Boas Práticas de Medicina Veterinária no tocante ao uso dos anabolizantes; e (2) a análise dos produtos cárneos de origem animal destinados ao consumo interno e à exportação (o que já é feito pelo PNCRC). Como já comentado, até o momento continua **proibido** o uso de anabolizantes no Brasil, esperando-se manifestação do MAPA ou de interessados a respeito das sugestões emanadas da reunião conjunta efetivada.

Finalmente, e em nível mundial, deve-se lembrar que a proibição do uso de anabolizantes pela CEE foi denunciada pelos EUA à Organização Internacional do Comércio (OIC), por representar barreira extra-alfandegária ao livre mercado entre as nações. A OIC, por não encontrar razões científicas que respaldassem a proibição, sugeriu aos países-membros da UE que revisassem seu posicionamento, fixando um prazo para que tal fosse feito. O prazo expirou e a situação foi mantida. Aguardam-se, até o momento, novas manifestações sobre essa questão.

Quaisquer que venham a ser as posições adotadas pelo Brasil, é relevante que o médico-veterinário tenha consciência de que o uso de anabolizantes sempre representará uma questão polêmica e sujeita a pressões. De um lado, exercida por parte das indústrias que comercializam esses agentes e pelos pecuaristas e produtores rurais que, premidos pela concorrência gerada pelos mecanismos inerentes à globalização, buscam por novas tecnologias que lhes permitam maior eficiência e competitividade nos negócios; de outro, pelos interesses dos consumidores, das entidades que os defendem e, ao que parece, das indústrias ligadas à exportação de carne, aos quais se alia à desinformação científica dos órgãos da mídia e da população em geral a respeito da toxicidade desses agentes.

O recente compromisso assumido pelo Brasil junto à Conferência Internacional Climática (COP-26), realizada na Escócia, de reduzir os níveis de gás metano até 2030 é um desafio à pecuária de corte brasileira. Nesse contexto, o aumento da produtividade, carreado pelos anabolizantes e representado pelo aumento do ganho de peso e pela redução do tempo de engorda dos bovinos, poderá representar uma alternativa tecnológica importante para a solução desse problema. De fato, uma permanência menor dos animais no campo até o momento de abate representaria redução substancial da produção de gás metano. Desponta, assim, como apropriado que se faça novamente uma análise de risco × benefício de um possível retorno do uso dos anabolizantes em nosso país; afinal de contas, alguns deles têm seu uso regulamentado pelo *Codex alimentarius* e o Brasil segue as normativas emanadas desse documento internacional de avaliações de risco de medicamentos veterinários.

▪ BIBLIOGRAFIA

Dodds, E.C.L.; Goldberg, W.; Robinson, R. Strogenic properties of diethylestylbestrol. Nature. 142:34-42, 1938.

Galbraith, H. Growth, hormonal and metabolic response of entire male cattle to trembolone acetate and hexestrol. An Production. 26:358-9, 1982.

Griggs, R.C.; Kingston, W.; Josefowicz, R.F. Effects of testosterone on muscle protein synthesis. J. Appl. Physiol. 66:498-504, 1989.

Heitsman, R.J.; Gibbons, D.N.; Little, W.; Harrison, L.P. A note on the comparative performance of beef steers implanted with anabolic steroids trembolone acetate and oestradiol-17b, alone or in combination. An. Prod. 32:219-25, 1981.

Heschler, R.G.; Olmsted, A.W.; Edwards, A.J.; Hale, L.R.; Montgomery, T.; Preston, R.L. Production rresponses to various doses and ratios of estradiol benzoate and trembolone acetate implants in steers and heifers. J. An. Sci. 73:2873-88, 1995.

IARC. Sex hormones and carcinogenic risk. In: Monographs on the evaluation of carcinogenic risk of chemicals to man. International Agency for research on cancer, Lyon. pp. 135-146, 1974.

Jung. I.; Baulieu, E.E. Testorerone cytosol "receptor" in the rot elevator ani muscle. Nature, v. 237, p. 24-26, 1972.

Kuhn, C.M. Anabolic Steroids. Recent. Prog. Horm. Res. Bethesda, 57:411-434, 2002.

Lamming, G.E.; Ballarini, G.; Beaulieu, E.E.; Brookes, P. Report on Anabolic Agents in Animal Production. Vet. Rec. 121:389-92, 1987.

Midio, A.F. Toxicologia dos alimentos. 1 ed. São Paulo: Varela, 2000 125 pp.

Nascimento, E.J.; Mídio, A.F. Hormônios anabolizantes em alimentos; aspectos analíticos. Cien. Cult. 42:1050-9, 1990.

Palermo-Neto, J. Fatores de crescimento: a verdade e a mentira. Corte 49:17-8, 1994.

Palermo-Neto, J. Anabolizantes: uma tecnologia de ponta à disposição dos pecuaristas. DBO Rural 6:68-71, 1995.

Preston, R.L.; Bartle, S.J.; Kasser, T.R.; Baile, C.A. Comparative effectiveness of somatotropin and anabolic steroids in feedlot steers. J A N Sci. 73:1038-43, 1995.

Richold, M. An evaluation of the mutagenicity of anabolic hormones with particular reference to trembolone. In: Meissonier, E. (Ed). Anabolics in animal production. Paris, Office International des Epizoties, pp. 297-306, 1983.

Robens, J.F.; Piergorsch, W.W.; Schueler, R.L. Methods of testing carcinogenicity. In: Hayes, A. W. (Ed) Principles and methods in toxicology. New York: Raven Press. pp. 251-293, 1989.

Rosen, G.D. Feed addictive nomenclature. World's Poultry Sci. 52:53-7, 1996.

Shahidi, N.T. A review of the chemistry, biological action, and clinical applications of anabolic-androgenic steroids. Clin Ther. 23:355-90, 2001.

Szumowski, P.; Grandadam, J.A. Comparaison des effects du acetate de trembolone (TBA) seul ou associé a l' oestradiol-17b (TBA-E2) sur la croissancee et l'engraissement des ruminants. Rec. Med. Vet. 152:311-321, 1976.

Thomson, D.U.; Preston, R.L.; Morrow, K.J. Effects of serum from steers treated with steroidal implants and growth hormone alone or in combination on in vitro muscle cell proliferation, protein synthesis and degradation. J. An. Sci. 74 (Suppl):141-55, 1966.

Wal P. van der.; Weerden, E.J. van; Spriestma, J.E.; Huisman, J. Effect of anabolic agents on nitrogen retention on calves. J. An. Sci. 41:986-92, 1975.

Waleska, S.D.; Magen, T.J.; Oliveira, T.T. Considerações sobre o uso de esteroides anabólicos androgênicos. Rev. Bras. Farm. 97:3-8, 2006.

Williams, G.M. Modulation of chemical carcinogenesis by xenobiotics. Fundam. Appl. Toxicol. 4:325-44, 1984.

Woods, W. Zeranol implants. Feedstuffs. 42:12-28, 1970.

World Health Organization. Trembolone acetate and Zeranol. In: WHO Toxicological evaluation of certain veterinary drug residues in food. Rome, IPCS Ed.; pp. 1-123, 1987.

World Health Organization. Aplicacion del analisis de riesgos a cuestiones de normas alimentarias. In: Informe de la Consulta Mixta FAO/WHO de expertos. Genebra, pp. 1-41, 1995.

World Health Organization. Acceptable Daily Intake, other toxicological informations and information on specifications. In: WHO toxicological evaluation of certain veterinary drug residues in food. Geneve, IPCS Ed.; pp 189-94, 1996.

World Health Organization. Estradiol 17b, Progesterone and testosterone. In: Toxicological evaluation of certain veterinary drug residues in food. WHO Food Additives Series 43:43-126, 2000.

World Health Organization. Melengestrol acetate (addendum). In: Toxicological evaluation of certain veterinary drug residues in food. WHO Food Additives Series. 61:69-92, 2009.

52 Agonistas de Receptores Beta-adrenérgicos e Produção Animal

- Introdução, 735
- Receptores adrenérgicos e relação estrutura-atividade, 736
- Farmacocinética, 737
- Mecanismo de ação e seletividade por subtipos de adrenorreceptores, 737
- Efeitos sistêmicos, 739
- Outros efeitos, 744
- Significado toxicológico dos níveis de resíduos de agentes de partição, 745
- Considerações finais, 749
- Bibliografia, 749

João Palermo-Neto

INTRODUÇÃO

Os agonistas de receptores beta-adrenérgicos têm sido usados tradicionalmente, em terapêutica humana e veterinária, como broncodilatadores e como tocolíticos (ver *Capítulos 10* e *33*). Mais recentemente, introduziu-se o uso dessas substâncias como repartidores metabólicos. De fato, diversos trabalhos têm mostrado que o uso desses medicamentos produz em animais de laboratório e naqueles produtores de carne um aumento da eficiência alimentar e um rápido e potente incremento da massa proteica corporal (principalmente muscular). Mais que isso, mostrou-se, ainda, que os agonistas de receptores beta-adrenérgicos, além de induzirem esse aumento de massa muscular esquelética, produzem, também, uma significativa redução dos teores de gordura das carcaças. Em conjunto, esses efeitos têm emprestado a esse grupo de medicamentos o nome de "agentes de partição" ou "agentes de repartição".

A possibilidade de manipular a composição da carcaça tem sido considerada nos últimos anos como de grande relevância, principalmente, no tocante ao manejo industrial de suínos. De fato, a população vem procurando, nos dias atuais, por carnes mais magras, isto é, com menores teores de gordura e, principalmente, de colesterol. Por outro lado, a quantidade excessiva de gordura animal – estimada anualmente em 2,5 bilhões de quilos, só nos EUA – tem sido considerada pelos produtores rurais não apenas como um grande problema, mas também como expressão do uso inadequado dos nutrientes fornecidos pela alimentação. Desse modo, o melhoramento genético tem sido muito importante por propiciar a obtenção e a seleção de raças de suínos mais magras; esse avanço tecnológico *per se*, no entanto, não tem sido considerado suficiente para atender à demanda por carne mais magra. Assim, a indústria farmacêutica tem buscado ferramentas farmacológicas que possibilitem o alcance desses objetivos, que não representem risco à saúde dos animais tratados e, principalmente, à do consumidor dos produtos derivados desses animais. O uso de agonistas de β-adrenorreceptores, nesse sentido, desponta como promissor e de grande relevância. A Figura 52.1 mostra a estrutura química de alguns dos mais representativos agonistas de receptores beta-adrenérgicos; são eles: clembuterol, salbutamol, mabuterol, terbutalina, tolubeterol, cimaterol, mapenterol, clempenterol, clemproperol, bromobuterol, ractopamina e zilpaterol. Desses, a ractopamina e o zilpaterol são os agentes de repartição mais estudados. No Brasil, assim como em outros países, o clembuterol tem uso apenas terapêutico, isto é, como agente tocolítico. Pela análise dessa figura (a ractopamina apresenta 2 carbonos quirais em sua estrutura química, mistura de 4 estereoisômeros: RR, RS, SR e SS) mostrou-se que a proporção desses isômeros na medicação administrada a suínos é relevante para os efeitos da ractopamina como agente de repartição nessa espécie. O zilpaterol apresenta-se também na forma de 4 enantiômeros; o produto formulado para uso em bovinos de corte na fase de terminação é o trans-zilpaterol racêmico.

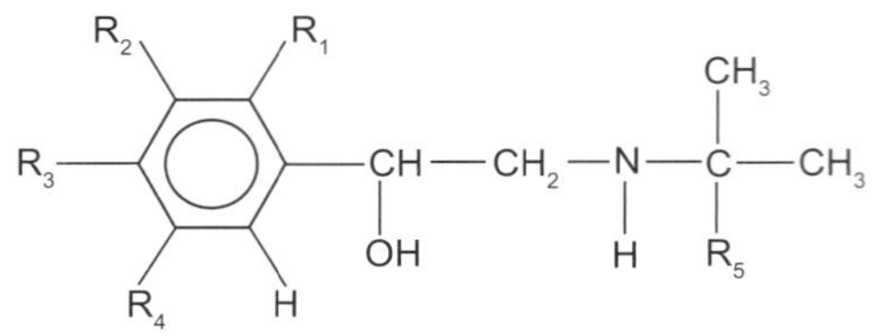

Fórmula geral

Agonista beta-adrenérgico	R_1	R_2	R_3	R_4	R_5
Clembuterol	H	Cl	NH_2	Cl	CH_3
Salbutamol	H	CH_2OH	OH	H	CH_3
Mabuterol	H	Cl	NH_2	CL_3	CH_3
Terbutalina	H	OH	H	OH	CH_3
Tolbuterol	Cl	H	H	H	CH_3
Cimaterol	H	CN	NH_2	H	H
Mapenterol	H	Cl	NH_2	CF_3	CH_2CH_3
Clempenterol	H	Cl	NH_2	Cl	CH_2CH_3
Clemproperol	H	Cl	NH_2	Cl	H
Bromobuterol	H	Br	NH_2	Br	CH_3

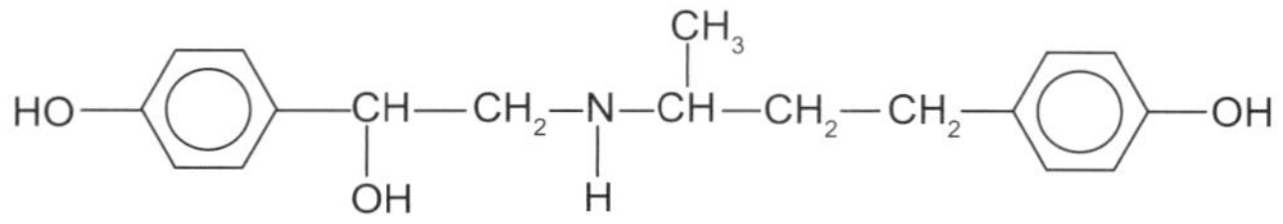

Ractopamina

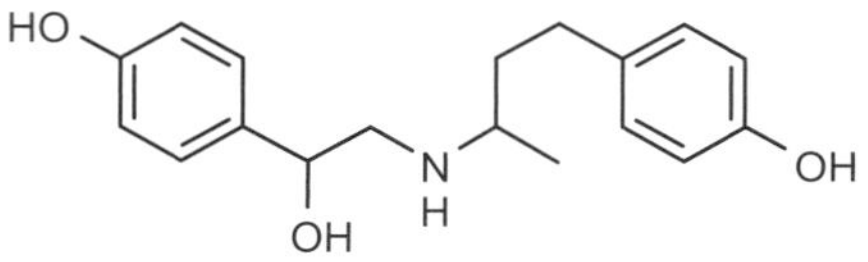

Zilpaterol

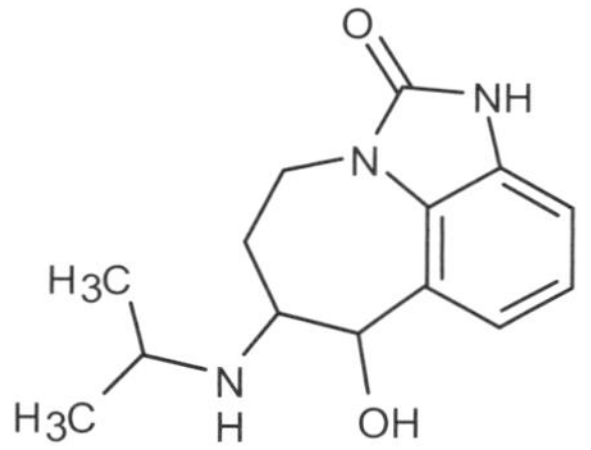

▼ **FIGURA 52.1.** Estrutura química de alguns agonistas de receptores beta-adrenérgicos.

▼ RECEPTORES ADRENÉRGICOS E RELAÇÃO ESTRUTURA-ATIVIDADE

Como já discutido anteriormente (ver *Capítulo 8*), o sistema nervoso autônomo controla a atividade de vários aparelhos, sistemas orgânicos e processos metabólicos por meio de seus dois componentes: o simpático e o parassimpático. A transmissão nervosa nesses casos é assegurada por neurotransmissores, dentre os quais a acetilcolina e as catecolaminas fisiológicas norepinefrina e epinefrina (ou noradrenalina e adrenalina) têm papel relevante. A norepinefrina é um neurotransmissor que atua no nível do sistema nervoso autônomo simpático, sendo sintetizada nas terminações das fibras pós-ganglionares noradrenérgicas a partir da tirosina, aminoácido proveniente da alimentação; a epinefrina, por sua vez, é secretada pela medula das adrenais, principalmente, em situações de alerta ou de estresse. As catecolaminas atuam, fundamentalmente, nos receptores adrenérgicos, produzindo efeitos biológicos e/ou farmacológicos.

Os receptores adrenérgicos foram inicialmente classificados em α e β (para detalhes, ver *Capítulo 8*). Esses, por sua vez, foram subdivididos inicialmente em receptores $α_1$ e $α_2$, e $α_1$ e $α_2$. Evidências recentes indicam que há heterogeneidade adicional também dos receptores adrenérgicos $α_1$ e $α_2$ ($α_{1a}$, $α_{1b}$ e $α_{1d}$, bem como $α_{2a}$, $α_{2b}$, $α_{2c}$ e $α_{2d}$). Em relação aos receptores β, acrescentou-se um terceiro subgrupo, $β_3$, e, mais recentemente, sugeriu-se a existência de um outro subgrupo, o $β_4$.

Os receptores beta-adrenérgicos estão localizados no espaço intramembranar, sendo constituídos por um número de aminoácidos que pode variar de 250 a 590. Apesar de algumas diferenças relevantes entre eles, sabe-se que existe de 40 a 50% de homologia entre os receptores $β_1$, $β_2$, $β_3$ e $β_4$. A presença do ácido aspártico na posição 113 e da serina nas posições 204 e 207 dos receptores $β_2$ parece ser fundamental para a ligação de agonistas, dentre os quais destacam-se os chamados "agentes de repartição".

Sendo assim, as moléculas que atuam como agonistas de receptores beta-adrenérgicos apresentam estrutura constituída essencialmente por duas partes: um anel catecol básico e uma cadeia lateral que pode ser formada por outra feniletilamina, como na ractopamina, ou por compostos cíclicos como no zilpaterol. De maneira simplista, pode-se dizer que os agentes de repartição são derivados de feniletilaminas. Para que uma feniletilamina tenha afinidade pelos receptores beta-adrenérgicos é necessário que apresente uma substituição no anel aromático (em R_1, R_2, R_3 e/ou R_4), um grupo hidroxila no carbono β do radical amina em posição levógira e uma amina carregada positivamente na cadeia lateral, que contenha um substituinte volumoso (em R_5) como, por exemplo, na estrutura da ractopamina (Figura 52.1). Por contemplar essas exigências o zilpaterol, embora com estrutura química aparentemente diferente, é um potente agonista dos receptores $β_2$-adrenérgicos.

Para evitar a inativação rápida dos agonistas de receptores beta-adrenérgicos por ação da enzima catecol-O-metil transferase (COMT), sintetizaram-se compostos nos quais as hidroxilas do anel catecol foram substituídas por átomos de halogênios. De fato, essas substituições que são compatíveis com a ligação aos receptores beta-adrenérgicos previnem a feniletilamina de uma rápida metabolização, emprestando aos compostos assim obtidos uma meia-vida mais longa. Adicionalmente, mostrou-se que a substituição de uma, mas não das duas, hidroxilas do anel catecol por halogênios como o cloro – veja estrutura do clempenterol – aumenta a potência dos compostos assim obtidos. Esse fato, no entanto, não é desejável do ponto de vista do uso dos agonistas de receptores beta-adrenérgicos como "agentes de repartição", pois além de condicionar um aumento da incidência de efeitos colaterais na esfera cardiovascular dos animais tratados, condiciona a presença de maiores níveis residuais dos mesmos nos tecidos dos animais tratados (ver adiante).

FARMACOCINÉTICA

Os agonistas de β-adrenorreceptores são bem absorvidos por todas as vias; de particular importância para o uso como agentes de partição é a absorção pela via oral. Nesse sentido o pH de natureza mais neutra do duodeno, jejuno e íleo promove redução da ionização desses compostos, facilitando sua absorção. Um estudo de revisão mostra que a absorção oral da terbutalina varia de 30 a 40%, sendo esta de 40 a 50% para salbutamol e de 80 a 90% para clembuterol, mabuterol, ractopamina e zilpaterol, o que permite assegurar a eficácia destes últimos agentes, quando administrados pela via oral. De fato, quantidades de 0,05 mg/kg a 5 mg/kg de ractopamina administradas pela via oral a suínos permitiram a obtenção de picos plasmáticos efetivos 1 a 2 h após os tratamentos. O mesmo se observa após a administração de 7,5 mg/kg de zilpaterol na ração de bovinos em fase de terminação.

A distribuição dos agonistas de receptores beta-adrenérgicos é feita sem ligação com proteínas plasmáticas, exceção feita ao clembuterol e a outros compostos que a elas se ligam. Assim, a vida média da ractopamina é de 5 h, a do salbutamol é de 6 h, enquanto a do formoterol e do clembuterol (que se ligam às proteínas plasmáticas) é de 12 e 30 h, respectivamente. A meia-vida do zilpaterol foi calculada como sendo de 2,4 a 5,5 h, na dependência da espécie estudada. Os agonistas de receptores beta-adrenérgicos concentram-se no fígado, nos pulmões e nos rins. Mostrou-se que a pele negra de vitelos contém cerca de seis vezes mais clembuterol que a pele branca; relatou-se, ainda, que em nível ocular, a íris e a retina/coroide concentram a grande maioria de resíduos desse agonista adrenérgico, devendo-se esses fatos à quantidade de tecido pigmentado que possuem o pelo negro e a retina. O clembuterol é capaz de atravessar a barreira hematencefálica, atribuindo-se a este fato a ocorrência de um tipo de paralisia dos membros posteriores de suínos; a ractopamina, o zilpaterol e outros compostos menos lipossolúveis do grupo não produzem esses efeitos por não atravessarem aquela barreira. Curiosamente, não se observaram níveis significativos dos agonistas de receptores β_2-adrenérgicos na circulação fetal, o que sugere algum tipo de proteção exercida pela barreira placentária.

Conforme salientado anteriormente (*Capítulo 8*), a degradação das catecolaminas ocorre por meio de ortometilação fenólica do anel aromático via COMT e de desaminação oxidativa da cadeia lateral através da monoaminoxidase (MAO). Os outros agentes sintéticos do grupo passam por reações de conjugação formando derivados ortometilados, glicuronilconjugados ou sulfoconjugados, originando, assim, metabólitos normalmente mais polares, que são desprovidos de atividade farmacológica e mais facilmente eliminados. O fígado é o principal responsável por estas reações, que ocorrem no nível do sistema microssomal de biotransformação de drogas, por meio de enzimas como a fenolsulfotransferase e uridina-difosfato-glicuroniltransferase.

Estudos conduzidos com [^{14}C] ractopamina mostraram que a ractopamina é biotransformada pelo fígado de suínos, bovinos e ovinos, originando três metabólitos distintos que são encontrados nas fezes e na urina. Um trabalho quantitativo ligado à avaliação desses três resíduos mostrou que os níveis teciduais dos mesmos em suínos, medidos 10 h após a interrupção de um tratamento oral e por 20 dias com 10 ppm de ractopamina foram inferiores a 0,04 mg/kg; este trabalho mostrou, ainda, que nesse momento (10 h) apenas uma pequena quantidade de ractopamina (0,012 μg/kg) em sua forma original não biotransformada fora encontrada nos tecidos dos animais.

Estudos empregando [^{14}C] zilpaterol mostraram que 50 a 55% da radioatividade administrada foi eliminada pela urina, sendo o restante eliminado pelas fezes em até 8 dias após o tratamento. A maior quantidade de radioatividade encontrada na urina correspondia ao produto parental (zilpaterol não conjugado); os seguintes metabólitos foram encontrados: di-isopropilzilpaterol, di-isopropilzilpaterol acetilado, hidroxizilpaterol, um conjugado de hidroxizilpaterol com glicuroneto e dois metabólitos não identificados, em proporções ínfimas. O di-isopropilzilpaterol foi o principal metabólito encontrado. Nas fezes, o composto parental representou 10 a 45% do total de radioatividade; 60 a 80% do restante de radioatividade correspondiam ao hidroxizilpaterol. Análises subsequentes mostraram que os produtos do metabolismo do zilpaterol são formados pelo sistema citocromo P-450 (CYP).

No que diz respeito à eliminação dos agonistas de receptores beta-adrenérgicos, comprovou-se a dependência da via de administração. Assim, a administração parenteral dos mesmos leva, fundamentalmente, à excreção pela via renal sem qualquer modificação da substância química original, enquanto aquela feita pela via oral leva inevitavelmente à biotransformação, sendo os metabólitos eliminados pela urina e/ou pelas fezes. Mostrou-se que a eliminação da ractopamina depende da espécie animal; assim, em ratos, a excreção se faz pela bile e fezes, enquanto em suínos, ovinos e bovinos, ela é feita predominantemente pela urina, na forma metabolizada. Quanto ao zilpaterol, mostrou-se que os produtos do seu metabolismo presentes em urina e fezes são formados no fígado, via sistema citocromo P-450 (CYP). Embora os agonistas de receptores beta-adrenérgicos não se destinem a vacas em lactação, verificou-se que são eliminados também pelo leite, o que representaria, caso fossem usados, risco de efeitos colaterais em lactentes. Finalmente, relatou-se que a alcalinizarão da urina dificulta a eliminação dos agonistas de receptores β_2-adrenérgicos, sendo esta eliminação acelerada pela administração concomitante de furosemida.

MECANISMO DE AÇÃO E SELETIVIDADE POR SUBTIPOS DE ADRENORRECEPTORES

O mecanismo de ação mais aceito para explicar a capacidade dos agonistas de receptores beta-adrenérgicos em desviar os fluxos de nutrientes para o anabolismo proteico em detrimento do lipídico está esquematizado na Figura 52.2. Na figura são apresentadas as ações que ocorrem no interior da membrana celular após a estimulação do receptor β_2 pelo agonista (Ago). O complexo

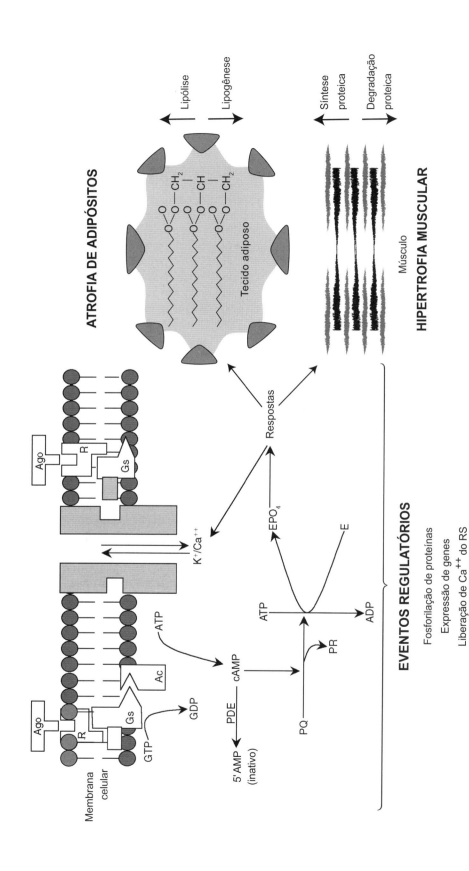

▶ **FIGURA 52.2** Ilustração de um receptor beta-adrenérgico e dos eventos intracelulares desencadeados por sua estimulação. Ac: adenilciclase; ADP: difosfato de adenosina; Ago: agonista; ATP: trifosfato de adenosina; cAMP: monofosfato cíclico de adenosina; E: enzima; EPO_4: enzima fosforilada; GDP: difosfato de guanosina; GTP: trifosfato de guanosina; Gs: proteína na forma ativada; PDE: enzima fosfodiesterase; PQ: proteinoquinase; PR: fosfato removido; R: receptor; RS: retículo sarcoplasmático.

agonista/receptor fixa-se sobre uma proteína de ligação que é regulada pelos nucleotídios guanínicos, difosfato de guanosina (GDP) quando a proteína está na sua forma inativa e trifosfato de guanosina (GTP) quando a subunidade α da proteína está ativada pelo complexo agonista/receptor. Essa proteína, na sua forma ativa Gs, induz modificação na fluidez da membrana, possibilitando o seu deslocamento lateral, o que leva à estimulação da ação catalítica da enzima adenilciclase (Ac).

A partir do ATP (trifosfato de adenosina), a adenilciclase, que se situa na face interna da membrana plasmática, vai formar o cAMP (monofosfato cíclico de adenosina), que atua como segundo mensageiro. O cAMP pode, então, ser inativado pela enzima fosfodiesterase (PDE), ou, ao contrário, mediante a proteinoquinase (PQ), conduzir à fosforilação de enzimas (de E para EPO_4, na Figura 52.2), responsáveis pela resposta final, que ocorrerá através da proteinoquinase (PQ). Essas enzimas, quando estão fosforiladas (na forma EPO_4), podem realizar suas atividades estimulando, por exemplo, a triacil-glicerol-lipase que conduz à degradação dos triglicérides no adipócito; alternativamente, as EPO_4 podem ativar a ATPase que, por seu turno, permitirá a ocorrência de trocas iônicas com o espaço extracelular, em especial do Ca^{++} com o K^+ levando à hiperpolarização da membrana, o que permite o relaxamento muscular. A resposta final da ativação dos receptores - β_2-adrenérgicos pode ser traduzida por uma multiplicidade de efeitos; desses, serão discutidos aqueles mais diretamente relacionados ao uso dos agonistas desses receptores, como, por exemplo, os agentes de partição.

Conforme já comentado, os agentes de partição atuam em receptores β, em especial em β_1 e β_2. Nesse sentido, é relevante lembrar que a proporção dos subtipos de adrenorreceptores β_1, β_2 e β_3 não é a mesma em todos os tecidos de um mesmo animal, e tampouco em um mesmo tecido, se analisado em diferentes espécies animais. Dessa forma, deve-se ter cuidado ao fazer uma análise crítica das informações de literatura relacionadas com a afinidade dos diferentes agentes de partição por adrenorreceptores, muito especialmente quando se tratar dos subtipos β_1 e β_2.

Embora os resultados de estudos de afinidade por receptores variem em função do tipo da condição experimental usada, do ligante ensaiado, do tecido e/ou das células analisadas, alguns trabalhos têm sugerido que a afinidade da ractopamina e do zilpaterol por receptores β_2 presentes em adipócitos e em tecido muscular de suínos é maior que aquela medida para os agonistas naturais (epinefrina e norepinefrina). Entretanto, os autores destacam a relevância de se dissociar afinidade por receptores da eficácia ou da magnitude da resposta desencadeada por esta ligação. De fato, alguns agonistas têm maior afinidade pelos β_2-adrenoceptores e têm menor eficácia e/ou produzem menores efeitos que outros.

Como comentado, os agonistas de receptores beta-adrenérgicos são opticamente ativos. (ver Figura 52.1). Há praticamente um consenso na literatura a respeito do fato de ser o isômero RR da ractopamina aquele de maior afinidade e atividade em receptores β_2-adrenérgicos; parece não existir dúvidas de que o zilpaterol atue em receptores β_2-adrenérgicos.

EFEITOS SISTÊMICOS

Serão considerados os efeitos dos agentes de partição em: sistema endócrino, metabolismo proteico, lipídico e glicídico, eficiência alimentar e composição corporal. Serão também abordados outros efeitos descritos para esss agentes.

Efeitos no sistema endócrino

Os resultados relacionados com os efeitos dos agonistas de receptores beta-adrenérgicos nas concentrações plasmáticas de hormônio do crescimento ou de seus precursores, como as somatomedinas, têm sido muito contraditórios. Há autores que apontam aumento nas concentrações desses hormônios, e outros relatam ocorrência de diminuição ou até mesmo de ausência de alterações nos níveis plasmáticos dos mesmos. É provável que diferenças entre as espécies animais estudadas, ou entre os agonistas e/ou as doses em que foram usados, possam responder pelas discrepâncias existentes entre os achados experimentais. No entanto, como o efeito "repartidor" dos agonistas de receptores β_2 aparece em todas as espécies animais analisadas, para todos os agonistas testados e de forma dose-dependente, é pouco provável que esse hormônio esteja relacionado com os efeitos de "repartição" realizados por esses agentes.

Interessantes e mais consistentes são os efeitos relatados para os agonistas de receptores β_2-adrenérgicos sobre a secreção de insulina. Assim, observou-se que o cimaterol e o clembuterol estimulam a liberação de insulina em bovinos, ovinos e bubalinos; esses achados foram replicados para carbuterol, metaproterenol e salbutamol em babuínos e para aqueles da ractopamina, do zilpaterol e do clembuterol em ratos. De acordo com alguns autores, essa hiperinsulinemia desenvolveria no organismo dos animais tratados com esse hormônio uma "resistência" ou tolerância, fato que se caracterizaria por redução da ligação da insulina a seus receptores em adipócitos. Essa diminuição de ligação (chamada de dessensibilização), já caracterizada in vivo e in vitro em animais tratados prolongadamente com agonistas de receptores beta-adrenérgicos poderia justificar, ao menos parte, alguns dos efeitos de "partição" desses compostos. De fato, sabe-se ser a insulina necessária para manter a atividade de enzimas lipogênicas – como a sintetase de ácidos graxos – e, também, para contrarrestar o efeito lipolítico das catecolaminas fisiológicas, principalmente aqueles da epinefrina. No entanto, essa ação, por si só, não justificaria o reconhecido efeito "repartidor" ora em discussão, pois não levaria a um aumento concomitante dos níveis de proteína muscular.

Nesse sentido, vale lembrar que o número de receptores β_2-adrenérgicos está diminuído no hipertireoidismo; na vigência dessa enfermidade, já se observou serem os animais mais sensíveis aos efeitos de agentes lipolíticos, dentre os quais destacam-se aqueles produzidos pelas catecolaminas. Análises dos efeitos de agonistas de receptores β_2-adrenérgicos nos níveis de tri-iodotironina (T3) ou de tiroxina (T4) resultaram em achados controversos e não reprodutíveis para todas as espécies animais e para todos os agentes estudados. Dessa forma, descarta-se, também, a participação da tireoide nos efeitos desses compostos.

Efeitos no metabolismo proteico

Os agonistas de receptores β_2-adrenérgicos produzem hipertrofia do tecido muscular esquelético, sem hiperplasia. Produzem, pois um aumento da massa muscular e do ganho de peso, como mostram os Quadros 52.1 e 52.2. Uma vez que esse aumento de musculatura induzido por agentes desse grupo pode ser inibido pelo tratamento anterior e concomitante com bloqueadores de receptores beta-adrenérgicos (como o propranolol), fica caracterizada a ação dos mesmos nesses receptores. O crescimento da massa muscular pode ser feito à custa de dois tipos de fibras musculares: tipo I (oxidativa, ou de contração lenta) e tipo II (oxidativa e glicolítica, ou de contração rápida). Por outro lado, a hipertrofia muscular que se observa pode ser consequência de aumento da síntese de proteínas, de redução de sua degradação ou às duas situações. Nesse sentido, estudos realizados com músculos sem inervação (secção do nervo ciático) demonstraram a reversão, por agonistas de β_2-adrenoceptores, da diminuição da massa muscular produzida pela denervação. Segundo os autores desses trabalhos, os efeitos que observaram estavam relacionados a uma diminuição do catabolismo proteico nas fibras do tipo I, mas também e, principalmente, a um efeito anabólico (aumento da síntese proteica) naquelas do tipo II. De fato, mostrou-se que o diâmetro das fibras musculares do tipo II aumentou após tratamento com zilpaterol ou salbutamol, assim como as concentrações de DNA determinadas nos músculos dos animais tratados, em relação àquelas de controles não tratados (ver Quadro 52.2).

Novilhos foram separados em grupos controle não tratados e experimentais, e receberam, pela via oral misturado à ração, 8 mg/kg de zilpaterol durante 20, 30 ou 40 dias anteriores ao abate, realizado aos 157, 177 e 198 dias de vida dos animais. Amostras de músculo foram colhidas dos animais, 10 minutos após o abate, para análise da transcrição do mRNA para fibras musculares MHC-Ia (do inglês. *Miosin Heavy Chain Isoform*-Ia) e MHC-IIx. Mostrou-se que o tratamento com o zilpaterol aumentou o peso final deles; mais especificamente, aumentou a quantidade de proteína, diminuindo aquela de gordura na carcaça dos animais tratados (Quadro 52.3). Observou-se, ainda, e de relevância neste estudo, que o uso do zilpaterol (especialmente quando feito por 40 dias antes do abate) aumentou a transcrição relativa das fibras musculares do tipo MHC-IIx (mais largas, glicolíticas e de alta contratilidade) e diminuiu aquela das fibras musculares do tipo MHC-Ia (oxidativas e de baixa contratilidade). Tomados em seu conjunto, estes dados sugerem que o zilpaterol tenha influenciado o *turnover* de proteínas musculares, por diminuir a transcrição de fibras do tipo MHC-IIa e aumentar aquela de fibras do tipo MHC-IIx (Figura 52.3).

Trabalhos conduzidos posteriormente com animais mantidos em restrição proteica de 50% ou em jejum trouxeram resultados adicionais. Demonstrou-se que os agonistas de receptores β_2-adrenérgicos eram capazes de inibir a supressão da redução da massa muscular induzida pela restrição alimentar, mas não atuavam, ou atuavam muito pouco, nos animais mantidos em jejum. Esses dados apontaram a necessidade de um adequado nível de substrato para que ocorra o aumento da síntese proteica durante o tratamento, isto é, mostraram que os efeitos dos agentes de partição se fazem principalmente por meio de uma interferência com a síntese proteica. A Figura 52.4 mostra os resultados de um experimento em que se procurou determinar a incorporação de aminoácidos marcados radioativamente pelo músculo esquelético de novilhos tratados ou não com 30 ppm de cimaterol na ração; pode-se observar claramente que o agonista de receptores β_2-adrenérgicos produziu um aumento da fixação dos dois aminoácidos ensaiados a partir do terceiro dia de tratamento. Dados semelhantes foram relatados para outros agonistas de receptores β_2-adrenérgicos.

QUADRO 52.1

Efeitos da administração oral de 4 mg/kg/dia de clembuterol ou de idêntica dose de ractopamina, por 20 dias, em parâmetros corporais e fisiológicos de ratos.

Parâmetros		Controle	Clembuterol	Ractopamina
Peso corporal	Antes da administração da substância	181 ± 4	179 ± 3	181 ± 4
	Depois da administração da substância	207 ± 4	218 ± 3*	221 ± 4*
	Ganho	26 ± 1	39 ± 1*	40 ± 2*
Consumo alimentar (g/20 dias)				
Músculo gastrocnêmico	Peso (g)	0,085 ± 0,01	0,98 ± 0,02*	0,95 ± 0,01*
	Proteína (mg)	163 ± 4	179 ± 5	186 ± 4*#
	RNA (mg)	2,21 ± 0,04	2,53 ± 0,03*	2,95 ± 0,06*#
	RNA/proteína (mg/mg-10^3)	13,6 ± 0,3	15,8 ± 0,2*	14,6 ± 0,04
Peso do coração (g)		0,71 ± 0,01	0,8 ± 0,01	0,73 ± 0,01
Peso do fígado (g)		10,3 ± 0,3	9,4± 0,3	10,3 ± 0,2
Peso da gordura epididimal (g)		0,75 ± 0,05	0,6 ± 0,03*	0,63 ± 0,02*
VO$_2$ em repouso (mℓ/kg$^{-0,75}$/min)		14,8 ± 0,3	16 ± 0,4	15,5 ± 0,3
Tecido adiposo marrom (mg)		83 ± 6	74 ± 14	88 ± 16

Os valores representam a média e os desvios padrão de 12 animais. VO$_2$: consumo de oxigênio. * e # indicam significância em relação aos grupos-controle e clembuterol, respectivamente, no nível de 5%.

QUADRO 52.2

Efeitos da adição de 10 ppm de cimaterol à ração de cordeiros por 135 dias, em parâmetros indicativos do desenvolvimento muscular. Influência nas concentrações de DNA.

Parâmetro	Controle	Cimaterol
Fibras do tipo I (%)*		
Longissimus	10,5 ± 1,4	11,4 ± 1,9
Semitendinoso	12,3 ± 1,9	9,6 ± 1
Área das fibras do tipo I (μm^2)		
Longissimus	955,8 ± 27,3	905,8 ± 110,3
Semitendinoso	908,8 ± 87,7	906 ± 98,1
Área das fibras do tipo II (μm^2)		
Longissimus	1.391,5 ± 125,6	2.801,4 ± 133,9***
Semitendinoso	1.295,8 ± 114,7	1.951,4 ± 242,1***
Área tipo II/área tipo I		
Longissimus	1,45 ± 0,09	2,41 ± 0,21***
Semitendinoso	1,44 ± 0,1	2,2 ± 0,2**
Proteína (%)		
Longissimus	18,7 ± 0,3	18,9 ± 0,2
Semitendinoso	17,2 ± 0,5	18,4 ± 0,4
DNA (μg/g de músculo)		
Longissimus	278,3 ± 23,6	540,6 ± 7,6***
Semitendinoso	231,5 ± 30	490,2 ± 13,8***
DNA (μg/g de proteína)		
Longissimus	1.557,8 ± 85,2	2.473 ± 35,4***
Semitendinoso	1.508,7 ± 81,3	2.577,2 ± 7,06***

*Classificação baseada em reações à ATPase ácido-básica. ** e ***indicam que difere do controle em 1% e 5%, respectivamente.

QUADRO 52.3

Efeitos do cloridrato de zilpaterol (0,15 mg/kg/dia de ração) administrado durante 20 dias a bovinos de corte.

Parâmetros	Controle	Zilpaterol
Número de repetições	16	16
Número de animais por teste	160	160
Peso inicial (média em kg)	528,3	528,6
Peso final (média em kg)	569,8	576,7*
Ganho de peso (kg/dia)	1,17	1,52*
Alimento ingerido/kg de ganho de peso	3,5	2,6*
Porcentagem de proteína na carcaça	12,2	13,8*
Porcentagem de gordura na carcaça	15,0	16,6*

*Difere significativamente do controle em 5%.

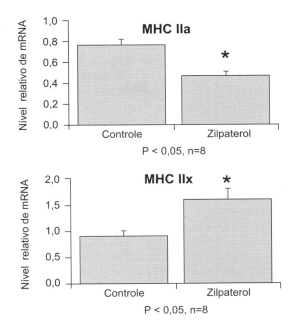

FIGURA 52.3 Quantidade relativa mRNA para os isotipos I-a e II-x de Miosina (MHC = Myosin Heavy Chain) em músculo de bovinos tratados nos 40 dias anteriores ao abate com 8 mg/kg/dia de zilpaterol por meio da ração.

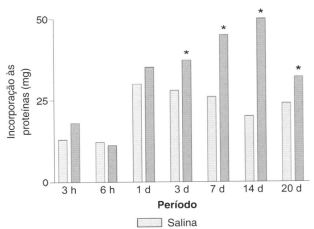

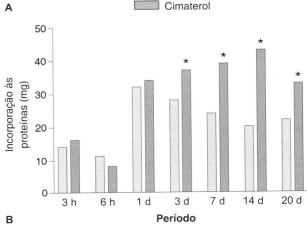

FIGURA 52.4 Mudanças temporais na incorporação de tirosina (**A**) e de fenilalanina (**B**) marcadas radioativamente, pela musculatura de novilhos tratados ou não com 30 ppm de cimaterol na ração por 20 dias. Os dados são expressos como quantidade (mg) de aminoácido incorporado às proteínas. *Difere significativamente do grupo salina no nível de 5%.

Efeitos no metabolismo lipídico

A diminuição da quantidade de gordura corporal, particularmente no tecido celular subcutâneo e intermuscular, é o efeito mais visível dos agonistas de receptores beta-adrenérgicos. Esse efeito aparece sem que ocorra diminuição do número de adipócitos, mas apenas de seu tamanho. O Quadro 52.4 mostra esses efeitos pelas reduções induzidas por ractopamina no peso, no diâmetro e no volume médio de adipócitos obtidos de tecidos subcutâneo, intermuscular e perirrenal de animais tratados ou não com esse "agente de partição". Dados experimentais mostraram, também, que os níveis de colesterol não foram afetados por esses compostos. Tanto redução da lipogênese como aumento da lipólise poderiam explicar os efeitos dos agonistas de β-adrenorreceptores. Nesse sentido, os dados de literatura não são conclusivos e é bem possível que os dois efeitos ocorram simultânea ou sucessivamente. Assim, observou-se a ocorrência de um acréscimo dos níveis plasmáticos de ácidos graxos e de glicerol após administração de clembuterol, sugerindo um aumento da lipólise; no entanto, esse efeito foi observado apenas durante a primeira semana de tratamento, o que sugere outra possibilidade de ação. Nesse sentido, diversos autores relataram a ocorrência de diminuição da lipogênese após o uso de agentes de partição, atribuindo esses achados quer a uma ação direta destes compostos em receptores β, presentes nas membranas dos adipócitos, quer a outra, indireta, que se faria por meio de alterações induzidas por esses agentes nos níveis de insulina (ver "Efeitos sobre o sistema endócrino"). O Quadro 52.5 mostra os efeitos de uma dieta com e sem clembuterol na atividade de enzimas lipogênicas, na capacidade de ligação de ácidos graxos a proteínas e na lipólise de tecidos obtidos de bezerras. Sua análise permite observar que o clembuterol produziu tanto aumento da lipólise como redução da lipogênese.

Ainda se discute, no entanto, o subtipo de receptor beta-adrenérgico responsável por essa ação. Os adipócitos de todas as espécies animais contêm os subtipos β_1, β_2 e β_3 de adrenorreceptores; no entanto, a expressão destes subtipos varia consideravelmente entre as espécies. Em suínos, os receptores β_1-adrenérgicos representam 78% do total de adrenorreceptores descritos, ficando os restantes 22% divididos entre os β_2 (20%) e β_3 (2%). Não é, pois, de se estranhar tenham sido os β_1 praticamente responsabilizados pelos efeitos lipolíticos da ractopamina nessa espécie. O zilpaterol parece atuar preferencialmente em receptores do tipo β_2 de adipócitos de bovinos visto que eles predominam nesse tecido. Nesse contexto, convém lembrar que já se relatou estarem os receptores β_2-adrenérgicos relacionados à cascata lipolítica. Essa conclusão foi embasada em estudos conduzidos com agentes de partição na presença de antagonistas de receptores β_1; mostrou-se, nesses experimentos, que esses antagonistas diminuem, mas não abolem a atividade lipolítica do clembuterol, da ractopamina e do zilpaterol. A esse respeito, mostrou-se que o subtipo de receptores β_2-adrenérgico é até mesmo mais efetivo em ativar a adenilciclase de adipócitos de suínos que o β_1. Finalmente, outros trabalhos têm sugerido que os subtipos de receptores beta-adrenérgicos não atuem de forma independente e que a participação de um deles pode prevalecer sobre a dos outros na dependência de diversos fatores, dentre os quais o tipo de estudo realizado e a espécie animal analisada. Dessa forma, mais estudos precisam ser conduzidos para melhor caracterizar os subtipos de receptores β envolvidos com a ação lipolítica dos agentes de partição.

Efeitos no metabolismo glicídico

A participação da glicose no mecanismo de ação dos agonistas de receptores β_2-adrenérgicos não está devidamente estabelecida e é controversa. Há trabalhos que relatam serem esses agentes capazes de diminuir a glicemia, enquanto

QUADRO 52.4
Dados de adipócitos de suínos alimentados com 10 ppm de ractopamina por localização durante 30 dias.

Parâmetros		Controle	Ractopamina
Número de animais		7	8
Adipócitos (g · 10⁻⁵)	Subcutâneo	3,73 ± 0,12	2,12 ± 0,09*
	Intermuscular	2,95 ± 0,28	3,9 ± 0,16*
	Perirrenal	1,34 ± 0,31	2,33 ± 0,15*
Diâmetro médio dos adipócitos (mm)	Subcutâneo	169,9 ± 21,1	124,5 ± 30*
	Intermuscular	143,2 ± 19,5	116,8 ± 24,6*
	Perirrenal	200,5 ± 33,7	166,8 ± 13,6*
Volume médio dos adipócitos (mm³ · 10⁻⁶)	Subcutâneo	2,59 ± 0,81	1,65 ± 0,33*
	Intermuscular	1,54 ± 0,11	0,65 ± 0,45*
	Perirrenal	4,86 ± 2,1	4,89 ± 1,96

Os dados representam a média e os desvios padrão. *Difere significativamente do controle em 5%.

QUADRO 52.5
Atividade de enzimas lipogênicas e de proteínas ligadas a ácidos graxos bem como lipólise basal de adipócitos de suínos alimentados com dieta contendo 10 ppm de clembuterol por 30 dias.

Parâmetros		Controle	Clembuterol
Atividade enzimática[a]	Sintetase de ácidos graxos	13,7 ± 2,3	2,6 ± 1,5*
	NADP málico-desidrogenase	50,8 ± 3,9	30,9 ± 5,4*
	6-fosfogliconato desidrogenase	55,6 ± 10,1	83,5 ± 9,9*
	Glicose-6-fosfato desidrogenase	443,4 ± 12,1	155,7 ± 8,6*
Atividade de proteínas ligadas aos ácidos graxos[b]		691,2 ± 53,5	142,4 ± 21,3*
Lipólise basal[c]	Tecido adiposo subcutâneo	2,9 ± 0,2	1,9 ± 0,9*
	Tecido adiposo intermuscular	1,7 ± 0,7	1,3 ± 0,6

Os dados representam a média e os desvios padrão. [a]nmol/min · 10⁵ células⁻¹. [b]pmol palmitoil-CoA ligado/10⁵ células. [c]μEq ácidos graxos/2 h · 10⁵ células. *Difere significativamente do controle em 5%.

outros reportam efeito exatamente oposto, principalmente após o início do tratamento com essas substâncias. Por certo e aumentando a polêmica, há ainda artigos que mostram total ausência de efeitos. É evidente que possíveis ações diferenciais desses agentes nos níveis de insulina (ver, anteriormente, "Efeitos no sistema endócrino") possam estar envolvidas com essa discrepância de achados experimentais. No entanto, quaisquer que sejam essas ações, elas devem incluir um aumento dos níveis sanguíneos de lactato, visto que parecem ser irrefutáveis as diversas observações que mostram ser os agentes de partição capazes de aumentar os níveis sanguíneos de lactato; esse fato constitui um forte indicador da ocorrência de glicogenólise muscular, como comprovado após o uso de salbutamol e clembuterol em bovinos, e de terbutalina, fenoterol, clembuterol, ractopamina e zilpaterol em bubalinos, bovinos e suínos.

Efeitos em ganho de peso, eficiência alimentar e composição corporal

Por tudo que foi discutido antes, depreendem-se as razões pelas quais os agonistas de receptores beta-adrenérgicos e, em especial, os agonistas β_2 sejam enquadrados como "agentes de partição". De fato, produzem modificações na composição corporal dos animais tratados, diminuindo consideravelmente o tecido adiposo ao mesmo tempo que aumentam a massa proteica muscular. Tomados em conjunto, pode-se afirmar que o uso desse grupo de agentes produz melhora da eficiência na produção de carne magra.

O Quadro 52.6 mostra os resultados obtidos em um experimento realizado com suínos mantidos com uma dieta contendo 16% de proteína e tratados ou não com ractopamina na fase de acabamento. Pode-se observar que o tratamento produziu aumento do ganho de peso e da eficiência alimentar (quantidade de alimento ingerido/ganho de peso), aumentando a quantidade de carne magra obtida desses animais. Nota-se, também, que o tratamento não alterou a cor, a marmorização e a textura da carne obtida dos animais tratados em relação àquela dos não tratados. Dados semelhantes obtidos em outro experimento são ilustrados pela Figura 52.5. Observa-se que o tratamento de suínos com ractopamina aumentou em 5 kg a quantidade de carne magra, reduziu em quatro dias o tempo necessário para o abate dos animais e diminuiu em 20 kg a quantidade de ração necessária para que os animais atingissem o peso de 120 kg para o abate. Observou-se, ainda, nesse trabalho, uma redução de 3 kg da quantidade de gordura na carcaça e, não menos relevante, uma diminuição de 18 kg na quantidade de matéria fecal produzida por cada animal (dados não mostrados). Esse último achado é muito significativo em

QUADRO 52.6

Efeitos da administração de ractopamina (10 ppp) por 30 dias no peso corporal, na eficiência alimentar, na quantidade de carne magra e em parâmetros ligados à qualidade da carne de suínos alimentados com uma dieta contendo 16% de proteína.

Parâmetros	Controle	Ractopamina
Ganho de peso	238,6 ± 22,1	272,12 ± 11,9*
Eficiência alimentar[1]	2,85 ± 0,9	2,06 ± 0,7*
Percentual de carne magra	54,26 ± 5,7	62,09 ± 1,1*
Rendimento da carcaça (%)	65,5 ± 8,4	77 ± 4,4*
Espessura de gordura da 10ª costela	0,78 ± 0,03	0,59 ± 0,03*
Cor[2]	2,7	2,8
Marmorização[2]	1,5 ± 0,1	1,6 ± 0,1
Firmeza[2]	2,7 ± 0,4	3 ± 0,2

[1]Quantidade de alimento ingerido/ganho de peso igual. [2]Mediana de escores determinados segundo escala apropriada (NPCC, 1991). Excetuando-se a cor, os dados representam a média e os desvios padrão. *Difere significativamente do controle em 5%.

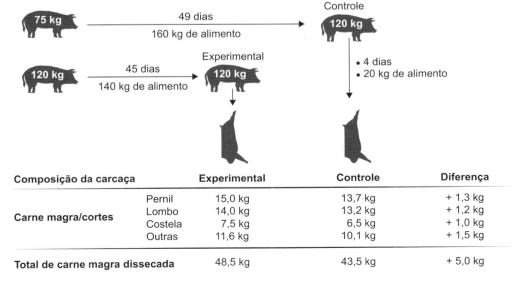

PERFORMANCE DURANTE O CRESCIMENTO

Composição da carcaça		Experimental	Controle	Diferença
Carne magra/cortes	Pernil	15,0 kg	13,7 kg	+ 1,3 kg
	Lombo	14,0 kg	13,2 kg	+ 1,2 kg
	Costela	7,5 kg	6,5 kg	+ 1,0 kg
	Outras	11,6 kg	10,1 kg	+ 1,5 kg
Total de carne magra dissecada		48,5 kg	43,5 kg	+ 5,0 kg

FIGURA 52.5 Efeitos do tratamento com 100 ppp de ractopamina por meio da ração no ganho de peso, no desempenho e na qualidade da carcaça de suínos em fase de crescimento.

termos ambientais, pois, se esse valor for extrapolado para a população de suínos criados para abate no ano de 2020 em nosso país, é possível chegar a uma redução impressionante de aproximadamente 800.000 toneladas de dejetos naquele ano (ver adiante em "Considerações finais").

Dados de desempenho semelhantes foram obtidos em ovinos alimentados com uma dieta padrão adicionada ou não de clembuterol (1, 10 ou 100 ppm) durante 8 semanas (Quadro 52.7). Esse quadro mostra, ainda, que o efeito desses agentes é dependente da dose. Experimentos adicionais conduzidos com o cimaterol e com o salbutamol resultaram em dados que apontaram na mesma direção.

A Figura 52.6 mostra os efeitos do cloridrato de zilpaterol administrado na concentração de 0,15 mg/kg na ração de bovinos durante os últimos 20 a 30 dias do período de confinamento em diferentes estados dos EUA (um total de 24.006 bovinos foram testados). De sua leitura, observa-se que o uso do cloridrato de zilpaterol produziu um aumento médio de 14,9 kg de peso vivo (9,3 a 18,4 kg). Dados adicionais mostram que o uso do zilpaterol não interferiu na qualidade organoléptica da carne, em especial com na maciez, suculência, intensidade de sabor e força de cisalhamento.

OUTROS EFEITOS

Têm sido relatados outros efeitos farmacológicos para os agonistas de receptores beta-adrenérgicos; muitos desses efeitos embasam o uso terapêutico desses agentes (ver *Capítulo 10*). No entanto, do ponto de vista do uso como "agentes de repartição", esses efeitos passam a ser considerados como colaterais e indesejáveis. Destes, os mais relevantes são aqueles desencadeados no sistema cardiovascular.

Todos os agentes de partição produzem aumento da frequência cardíaca que, regra geral, desaparece após o segundo ou terceiro dia de administração. De fato, com algumas variações ligadas a eficácia e/ou potência, esses compostos produzem redução da pressão diastólica (mínima) e ação direta (ainda que pequena) sobre os receptores β_1-adrenérgicos do coração, desencadeando taquicardia. Produzem, também, vasodilatação e hipotensão arterial, o que leva os barorreceptores, por mecanismo reflexo, a promoverem diminuição do tônus vagal, daí resultando um aumento da frequência cardíaca e da força de contração do coração. Relatou-se, também, como mecanismo homeostático provocado pela estimulação dos barorreceptores, a ocorrência de um aumento do tônus simpático com consequente incremento da liberação de norepinefrina, fato que levaria a vasoconstrição compensatória.

Alguns estudos mostraram que os agentes de partição podem diminuir a produção e alterar a composição do leite; em especial, mostrou-se que esses compostos diminuem o conteúdo proteico do leite, aumentando aquele de gordura. Por outro lado, alguns desses compostos como o isoproterenol têm a capacidade de produzir relaxamento dos canais lácteos, facilitando a ejeção do leite do úbere. No entanto, nenhum desses agentes foi desenvolvido ou é recomendado para animais em lactação. Por último, e não menos importante, relataram-se para o clembuterol, mas

QUADRO 52.7
Efeitos da administração de clembuterol (1, 10 e 100 ppm) por 8 semanas, em características da carcaça de ovinos alimentados com dieta contendo 18% de proteína.

Parâmetros	Controle	Clembuterol		
		1	10	100
Número de animais	10	10	10	10
Peso vivo (kg)	42	41,8	45,7	48,3*
Eficiência alimentar[1]	3,8	3,6	3*	2,2*
% de carne magra	50,4	56,2	60,9*	62,8*
Rendimento da carcaça (%)	62,2	63,1	70,4*	78,1*
Gordura renal e pélvica (g)	298	268	253*	197*
Área músc. *longissimus* (cm)	14,5	18,6*	18,4*	19,2*
Cor[2]	2,4	2,6	2,5	2,7
Marmorização	1,7	1,5	1,6	1,6
Firmeza[2]	2,5	2,5	2,3	2,6

[1]Quantidade ingerida de alimento/ganho de peso igual. [2]Mediana de escores determinados segundo escala apropriada (NPCC, 1991). Excetuando-se a cor, os dados representam as médias. *Difere significativamente do controle em 5%.

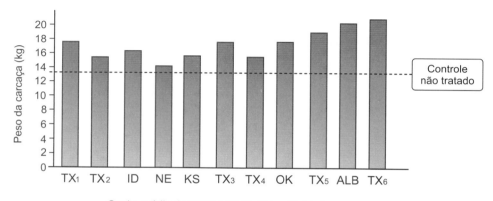

Ganho médio de peso: 14,9 kg (9,3 a 18,4 kg)

FIGURA 52.6 Média de ganho de peso adicional em carcaça de bovinos alimentados ou não com zilpaterol (0,15 mg/kg/dia) durante os últimos 20 a 30 dias do período de confinamento e medidos em diferentes estados dos EUA (24.006 bovinos testados). ALB: Alabama; TX: Texas; OK: Oklahoma; KS: Kansas; ID: Idaho; NE: Nebraska.

não para a ractopamina e para o zilpaterol, efeitos imunossupressores, fato relacionado pelos autores com maior suscetibilidade dos animais tratados aos agentes infecciosos.

SIGNIFICADO TOXICOLÓGICO DOS NÍVEIS DE RESÍDUOS DE AGENTES DE PARTIÇÃO

Embora existam muitos agonistas de receptores β_2-adrenérgicos, como mostra a Figura 52.1, apenas o clembuterol e, mais recentemente, a ractopamina e o zilpaterol tiveram seus perfis farmacocinético e toxicológico avaliados pelos membros do Joint Expert Committee on Food Adictes (JECFA) do Codex alimentarius da Food and Agriculture (FAO)/Organização Mundial da Saúde (OMS) para uso como aditivos e/ou como "agentes de partição". Alguns termos usados nesse item foram definidos anteriormente no Capítulo 50. Assim, para um melhor entendimento do que segue, recomenda-se uma leitura prévia das metodologias lá discutidas e empregadas para o cálculo de valores como NOEL (no observed effect level, dose sem efeito observado), ARfD (dose de referência aguda), IDA (ingestão diária aceitável) e LMR (limite máximo de resíduos); as fórmulas usadas, bem como o racional para o emprego de limites de segurança, não serão aqui repetidos.

Clembuterol

Embora o uso do clembuterol não seja autorizado na prática agropecuária brasileira e mundial, serão inseridas considerações detalhadas sobre o mesmo; pretende-se mostrar a total inadequação do uso clandestino de produtos à base desse ativo em produção animal.

Análises toxicológicas agudas revelaram ter o clembuterol toxicidade moderada. Após administração a camundongos e ratos pela via oral, observou-se que as doses letais 50% (DL_{50}) obtidas variaram entre 80 e 175 mg/kg; em cães, os valores obtidos foram bem maiores (400 a 800 mg/kg), sugerindo menor toxicidade para esta última espécie animal. Após administração por vias parenterais, observou-se toxicidade maior em todas as espécies testadas. Os principais sinais de intoxicação após administração oral incluíram: letargia, taquicardia e convulsões tônico-clônicas. Os mais frequentes achados após administração prolongada de clembuterol foram taquicardia, e após doses muito altas, necrose do miocárdio. Esses efeitos já haviam sido relatados para outros agonistas de receptores β_2-adrenérgicos usados como broncodilatadores. Essa necrose tem sido considerada como secundária à hipoxia causada pela reduzida e prolongada perfusão do miocárdio nos momentos de aumento de demanda do coração por oxigênio, como ocorre durante a taquicardia.

Em um estudo de 30 dias em camundongos e ratos tratados com o clembuterol pela via oral, obteve-se NOEL de 2,5 e 1 µg/kg/dia, respectivamente; esses cálculos tomaram como base o aparecimento de lesões no miocárdio. Entretanto, quando se administraram a esses mesmos animais doses de 0,01 a 10 mg/kg/dia durante 18 meses, pelas vias inalatória, oral ou parenteral, não se observaram sinais clínicos ou histopatológicos indicativos de patologias, não sendo, assim, possível a obtenção de NOEL. Idêntico fato se observou em um estudo com cães, após uso da dose de 0,1 mg/kg/dia pela via oral; em macacos rhesus, a NOEL encontrada foi de 25 µg/kg/dia, sendo calculada tomando-se como base o aparecimento de lesões cardíacas após o uso do clembuterol pela via oral.

Mostrou-se que o clembuterol não é genotóxico in vitro ou in vivo e que não produziu efeitos sobre a fertilidade e/ou sobre parâmetros ligados à reprodução em diversas espécies de animais; a NOEL calculada nos estudos de toxicidade sobre a reprodução foi de 15 µg/kg/dia. No entanto, doses elevadas de clembuterol (10 a 100 mg/kg/dia) administradas a coelhas produziram anomalias fetais, pois resultaram no aparecimento de hidrocefalia, ossificação tardia, fendas palatinas e anomalias nas costelas; esses achados fetais (dependentes da dose) foram acompanhados por sintomas indicativos de toxicidade materna. A NOEL calculada foi de 30 µg/kg/dia.

Em seres humanos, o clembuterol inalado em doses inferiores a 0,167 µg/kg/dia produz broncodilatação e não leva ao aparecimento de taquicardia; se administrado pela via oral em dose de 0,08 µg/kg/dia durante um período de 3 semanas não produziu quaisquer sinais de intoxicação, incluindo-se, aqui, análises relativas à presença de lesões cardíacas. Outro estudo conduzido com pacientes asmáticos mostrou resultados semelhantes ao anterior, sendo a NOEL obtida de 0,04 µg/kg/dia.

Com base em estudos realizados com humanos asmáticos, o comitê do JECFA concluiu ser de 0,04 µg/kg/dia o valor de NOEL para o clembuterol. Uma vez que o valor de NOEL obtido nesse estudo era metade daquele obtido em humanos sadios (0,08 µg/kg/dia), empregou-se um fator de segurança da ordem de 10, fixando-se um valor de IDA de 0,004 µg/kg/dia. O produto, no entanto, foi liberado apenas para uso como broncodilatador e tocolítico, aguardando-se resultados de outros ensaios toxicológicos crônicos para que seja autorizado seu uso como aditivo.

Quanto aos resíduos teciduais de clembuterol, os membros do JECFA observaram serem eles maiores no fígado e nos rins (de 6 a 10 µg/kg) e muito pequenos nos músculos e gordura (menores que 0,3 µg/kg) 6 dias após o tratamento de bovinos com 0,8 µg/kg, 2 vezes/dia, durante 10 dias. No fígado, encontraram-se resíduos por até 28 dias após a interrupção desse tratamento.

O uso desse agonista de receptores beta-adrenérgicos como aditivo já foi relacionado a intoxicações humanas. De fato, algumas notas técnicas podem ser encontradas na literatura, que reportam casos de ocorrência intoxicação após ingestão de alimento supostamente contaminado por resíduos de clembuterol; pela relevância, serão comentados dois deles. Um dos relatos aponta um incidente ocorrido na Itália, de 25 a 28 de agosto de 1996, e que envolveu 62 pessoas que foram hospitalizadas por apresentarem palpitações ou taquicardia e nervosismo (91%), tremores musculares (88%), distúrbios gastrintestinais (65%), vertigens (42%), mialgias ou artralgias (20%) ou cefaleia (18%). A realização de eletrocardiograma nesses pacientes mostrou a existência de taquicardia sinusal (120 a 150 bpm) com presença de extrassístoles ventriculares e supraventriculares. Todos os pacientes relataram haver ingerido carne de 10 min a 3 h antes de darem entrada ao hospital; a carne havia sido adquirida em um só local de venda. Análise cromatográfica de amostras da carne identificaram a presença de clembuterol, na concentração de 4,5 mg/kg. Tomando-se esse dado como base, os autores do relato concluíram que cada um dos pacientes havia ingerido até 0,8 µg/kg de clembuterol. Os autores atribuíram esse episódio ao uso do clembuterol em agropecuária. Outro incidente aconteceu na Espanha de março a julho de 1990, tendo sido associado ao consumo de fígado contaminado por resíduos de clembuterol. Os sinais relatados pelos pacientes e que apareceram entre 30 min e 6 h após as ingestões do alimento incluíram palpitações, taquicardia, tremores musculares, agitação e tensão nervosa. Foram colhidas amostras do alimento ingerido, do sangue e da urina das pessoas intoxicadas para análise cromatográfica; encontrou-se clembuterol em duas amostras de urina coletadas 48 h após a ingestão do alimento (0,002 e 0,004 µg/ℓ) e também em cinco amostras de fígado (0,16 e 0,29 µg/kg). Outros relatos de intoxicação são ainda encontrados na literatura e referem-se a casos ocorridos, de modo geral, na Espanha ou na Itália.

Enquanto não se possa descartar a existência de um vínculo direto entre os sintomas apresentados pelos pacientes, a ingestão de alimento proveniente de animais e do clembuterol em ambos, os presentes relatos devem ser tomados com cautela. De fato, não eram esperados níveis teciduais tão elevados de clembuterol após uso terapêutico ou como aditivo; por outro lado, se assim o fosse, a quantidade encontrada na urina deveria ter sido maior. Nesse sentido, a IDA do clembuterol é de 0,004 µg/kg/dia, um valor próximo daqueles agora relatados na urina. Finalmente, a metodologia analítica usada nesses trabalhos para extração do clembuterol não foi aquela validada pelo *Codex alimentarius* para esse tipo de análise. Esse valor de IDA foi confirmado pela ANVISA (Agência Nacional de Vigilância Sanitária – Instrução Normativa Nº 51/2019) para uso do clembuterol como tocolítico e broncodilatador em equinos; na ocasião, a Agência estabeleceu os seguintes valores de LMRs para o clembuterol em tecidos de equinos: 0,2 µg/kg em músculo e gordura e 0,6 µg/kg em fígado e rim. Saliente-se que a ANVISA não fixou LMRs para o clembuterol em tecidos de suínos e de bovinos.

De qualquer forma, em função desses relatos, de outros ligados ao aparecimento de lesões no miocárdio de animais de experimentação e, também, porque o clembuterol tem meia-vida longa no organismo dos animais (ver, anteriormente, "Farmacocinética"), diversos países (principalmente aqueles da União Europeia) proibiram o uso desse agente de partição como aditivo em agropecuária, não tendo sido liberado para uso no Brasil.

Ractopamina

Estudos de toxicidade aguda revelaram ser a ractopamina pouco tóxica; de fato, as DL_{50} encontradas para a mesma após administração oral em camundongos, ratos e coelhos foram de 3.547, 474 e superior a 2.000 mg/kg, respectivamente. Outros estudos analisaram diversos parâmetros indicativos de toxicidade em camundongos alimentados durante 3 a 5 meses com 15 a 1.250 mg/kg/dia de ractopamina, misturada à ração. Ao final dos experimentos não se observaram quaisquer sinais clínicos indicativos de toxicidade; constatou-se ligeiro aumento de peso corporal nos animais alimentados com doses superiores a 25 mg/kg/dia do agente, sem aumento significativo da ingestão de alimento. Ligeiros aumentos na contagem de eritrócitos e nas concentrações de hemoglobina foram também relatados; todos os outros parâmetros hematológicos medidos estavam inalterados. A NOEL para os efeitos da ractopamina nos eritrócitos foi de 25 mg/kg/dia. Análises de bioquímica sanguínea revelaram ligeiro aumento dos níveis de potássio, ureia e colesterol nos animais machos alimentados com 1.000 mg/kg/dia ou mais de ractopamina; todos os outros parâmetros analisados estavam normais. Nos animais alimentados com as doses maiores de ractopamina (superiores a 200 mg/kg/dia) observou-se diminuição dependente da dose no peso dos testículos e aumento daquele do coração, permanecendo o peso dos outros órgãos inalterado. Exames anatomopatológicos revelaram diminuição da quantidade de gordura da região pélvica; exames histopatológicos não detectaram alterações significativas nos adipócitos. Com algumas pequenas discrepâncias, esses resultados repetiram-se em ratos alimentados com 1,4 a 153 mg/kg/dia de ractopamina e em cães tratados pela via oral com 0,112 a 5,68 mg/kg/dia durante 1 ano. De especial, vale comentar que se observou taquicardia nos macacos *rhesus* tratados com a dose de 4 mg/kg de ractopamina; no entanto, os autores relataram tolerância (taquifilaxia) aos efeitos do agente, visto que a frequência cardíaca estava normalizada 2 dias após o início do tratamento. Não se observaram alterações no traçado eletrocardiográfico e tampouco após análise histopatológica dos tecidos cardíacos dos animais tratados. A NOEL para a ractopamina derivada desses estudos foi de 0,75 mg/kg/dia (correspondente a 45 mg/dia para uma pessoa de 60 kg). Esse experimento com macacos *rhesus* foi replicado por três outros autores que encontraram idênticos resultados.

Estudos ligados à toxicidade sobre a reprodução de roedores mostraram que o tratamento com ractopamina (2 a 2.000 mg/kg/dia durante 70 dias) produziu ligeira queda de peso da prole ao nascer, sem induzir quaisquer alterações em parâmetros ligados à atividade sexual das proles masculina e feminina; não se verificaram efeitos sobre o comportamento maternal e tampouco sobre o peso das fêmeas gestantes. Dados adicionais mostraram a presença de anomalias fetais induzidas pelo agente apenas quando administrado na maior dose testada, isto é, 2.000 mg/kg/dia; essas alterações incluíram: fendas no palato, anormalidades ósseas com encurtamento dos membros e perda ou fusão de dedos; a NOEL para esses estudos foi de 2.000/mg/kg/dia, uma dose muito elevada se comparada com aquela eventualmente presente em termos residuais (10 a 20 µg/kg). A ractopamina foi testada quanto a uma possível indução de genotoxicidade; todos os testes realizados mostraram-se negativos, destacando-se nesse sentido os testes de aberração cromossômica conduzidos na medula óssea de ratos e os ensaios de micronucleação realizados com células provenientes da medula óssea de ratos e de camundongos. Ensaios conduzidos com ratos e camundongos submetidos a um tratamento crônico (21 e 24 meses consecutivos) com ractopamina na ração não mostraram efeitos carcinogênicos relacionados ao tratamento, confirmando dados gerais indicativos da ausência de genotoxicidade e de mutagenicidade para a ractopamina. No entanto, relataram-se leiomiomas no útero de algumas camundongas tratadas e em ligamentos costouterinos de algumas ratas submetidas ao tratamento; porém, é preciso destacar que estes efeitos foram observados em apenas uma pequena parcela das fêmeas tratadas e após doses extremamente elevadas de ractopamina, isso é, muito superiores àquelas recomendadas para uso como agentes de partição.

Finalmente, a ractopamina foi analisada em pacientes humanos asmáticos nas doses de 30 a 45 mg; não se relataram efeitos broncodilatadores para a mesma. Adicionalmente, não foram também encontradas alterações na esfera cardiovascular (frequência cardíaca, eletrocardiograma e pulso), bem como no comportamento e na atividade do sistema nervoso central (eletroencefalograma). A NOEL desses estudos foi de 1,75 mg/kg.

Considerando-se os valores de NOEL relatados, depreende-se que o menor deles foi de 0,75 mg/kg/dia, obtido em um estudo realizado em macacos. Utilizando-se um fator de segurança da ordem de 10, chega-se a uma IDA de 0 a 0,075 mg/kg ou, arredondando-se, 0 a 0,1 mg/kg (60 mg para uma pessoa de 60 kg). Usando esses dados como referência, os seguintes valores de LMRs foram recomendados pelo *Codex alimentarius* para tecidos comestíveis de suínos (expressos como ractopamina base): músculo = 10 µg/kg; fígado = 40 µg/kg; rim = 90 µg/kg e gordura/pele = 10 µg/kg. Na ocasião, informou-se que a observância desses valores de LMR resultaria em uma ingestão teórica máxima (cesta básica = 300 g de músculo + 100 g de fígado + 50 g de rim + 50 g gordura/pele) de 9 µg; essa quantidade representa 15% do valor da IDA estabelecida para a ractopamina. A ANVISA estabeleceu essa IDA e esses valores de LMR da ractopamina para controle residual no Brasil por meio da Instrução Normativa Nº 51/2019.

Foram feitas várias análises de níveis de resíduos de ractopamina em tecidos de bovinos, ovinos, bubalinos e suínos alimentados com diversas doses de ractopamina por períodos que variaram de 3 a 60 dias; esses trabalhos mostraram que a mesma alcança suas maiores concentrações no fígado e nos rins. Os dados relativos a suínos serão comentados, pela relevância no contexto deste capítulo; as quantidades residuais encontradas nos tecidos de suínos tratados com 30 e 100 ppm de ractopamina durante 30 dias e determinados 0,5; 1; 2 e 4 dias após a interrupção dos tratamentos estão contidas no Quadro 52.8. De sua análise pode-se observar que os níveis residuais desse agonista de receptores adrenérgicos são muitos pequenos, mesmo quando avaliados 12 h e 1 dia após a interrupção dos tratamentos; nesses dias, após a remoção dos tratamentos com 20, 30 e 100 ppm de ractopamina, a estimativa de ingestão (EDI) de resíduos presentes nos alimentos da cesta básica (ver *Capítulo 50*) correspondeu a 1,08 mg. Dessa forma, depreende-se não ser necessário fixar um período de carência para a ractopamina, visto que a dose recomendada para uso como "agente de partição" em rações de suínos, não ultrapassa a marca de 20 ppm. Nessas condições, mesmo ingerindo-se carne de animais abatidos 12 h após o último dia de tratamento, não se atinge o valor da IDA (60 mg/pessoa), ou seja, EDI < IDA (1,08 mg < 60 mg), garantindo-se a segurança do consumidor.

QUADRO 52.8

Resíduos de ractopamina (^{14}C ractopamina – equivalente à droga-mãe – expresso em mg/kg) em carcaça de suínos alimentados com 30 e 100 ppm desse "agente de partição" durante 30 dias e medidos 0,5; 1; 2 e 4 dias após a interrupção dos tratamentos.

Tecidos	Ractopamina (ppm)	Dias após interrupção do tratamento			
		0,5	1	2	4
Músculo	20	0,01	0	0	0
	30	0,02	0	0	0
	100	0,04	0,01	0	0
Rins	20	0,12	0,01	0	0
	30	0,2	0,02	0,01	0
	100	0,6	0,06	0,02	0
Fígado	20	0,16	0,07	0,05	0
	30	0,24	0,1	0,05	0,01
	100	0,42	0,26	0,12	0,02
Gordura	20	0,01	0	0	0
	30	0,01	0	0	0
	100	0,02	0	0	0
Total	20	0,3	0,08	0,05	0
	30	0,47	0,12	0,06	0,01
	100	1,08	0,33	0,14	0,02

Zilpaterol

A toxicidade aguda do zilpaterol administrado pela via oral é muito pequena; os valores de DL_{50} encontrados foram de 1.100 mg/kg em ratos e 500 mg/kg em camundongos. O zilpaterol não é um irritante cutâneo ou ocular e não induz reações alérgicas. Os efeitos adversos relatados para o zilpaterol em diversos modelos animais de experimentação, incluindo-se os macacos *Cynomolgus*, são aqueles classicamente descritos para os agonistas de receptores β_2-adrenérgicos, como, por exemplo, aumento de frequência e inotropismo cardíacos.

Em camundongos, doses de até 4,0 mg/kg/dia administradas pela via oral durante 4 semanas aumentaram o ganho de peso dos animais e não produziram quaisquer efeitos adversos (NOEL = 4,0 mg/kg/dia). Em ratos tratados oralmente com até 100 mg/kg/dia de zilpaterol durante 90 dias, observou-se aumento do ganho de peso e do consumo de ração e um ligeiro aumento dos níveis plasmáticos de ureia após doses superiores a 10 mg/kg/dia. A NOEL calculada nesse estudo foi de 0,5 mg/kg/dia. Cães foram tratados com 0, 0,5, 5 ou 50 mg/kg de zilpaterol por 30 dias. Observaram-se queda da pressão arterial e aumento da frequência cardíaca 1 h após a administração de todas as doses; a LOAEL (*lowest observed adverse effect level* – menor dose que produziu efeito adverso) foi de 0,5 mg/kg/dia. Minissuínos (*mini pigs*) foram tratados com 0 a 10 mg/kg/dia de zilpaterol por meio de gavagem durante 13 semanas; nenhum efeito adverso foi notado nos animais e a NOEL estabelecida foi de 10 mg/kg/dia. O zilpaterol foi também administrado pela via oral em doses de 0 a 5 mg/kg/dia a macacos *Cynomolgus* durante 4 semanas; observou-se alteração da frequência cardíaca após as maiores doses. A NOEL desse estudo foi de 0,5 mg/kg/dia, a menor dose testada.

O zilpaterol não é genotóxico *in vitro* ou *in vivo*. Possíveis efeitos carcinogênicos do zilpaterol (0 a 250 µg/kg/dia) foram avaliados em camundongos tratados por 52 semanas; embora tenham sido relatados alguns efeitos nas esferas cardiovascular e hematológica dos animais, não se observaram lesões neoplásicas ou pré-neoplásicas; a NOEL desse estudo foi de 20 µg/kg/dia, baseada nos efeitos hematológicos. Ratos foram tratados com 0 a 250 µg/kg/dia de zilpaterol durante 104 semanas. Relatou-se aumento da incidência de leiomiomas no ligamento suspensor do ovário nas doses de 125 e 250 mg/kg/dia; a NOEL foi de 50 µg/kg/dia embasada nesse efeito. Leiomiomas são tumores benignos relacionados ao uso dos agonistas de receptores beta-adrenérgicos em roedores. A proliferação do músculo liso mesovariano é considerada adaptação fisiológica à estimulação prolongada do mesmo pelo agonista, sendo totalmente revertida pelo uso concomitante e prévio de bloqueadores de receptores beta-adrenérgicos. Não há evidência de efeitos como esses em outras espécies animais e, de relevância, em mulheres tratadas com agonistas de receptores β_2-adrenérgicos. Portanto, esse efeito foi considerado como sendo espécie-específico.

Diversos estudos de toxicidade sobre a reprodução foram realizados para o zilpaterol administrado por até duas gerações sucessivas de ratos. Não se observaram efeitos sobre o número de implantes ou de fetos e não se relataram efeitos atribuíveis ao zilpaterol nas gerações F_0 e F_1. Mais uma vez, relatou-se aumento do ganho de peso e do consumo de ração pelos animais. A NOEL para esse estudo foi de 0,94 mg/kg/dia de zilpaterol.

De maneira interessante, foram realizados estudos de toxicidade para o zilpaterol em voluntários humanos. Em todos os estudos (16 voluntários sadios e 23 asmáticos) os efeitos colaterais observados foram transitórios, tendo aparecido após uso oral de doses que variaram de 0 a 0,75 mg/pessoa/dia. Os efeitos relatados foram todos decorrentes da estimulação de receptores adrenérgicos; a LOEL, (do inglês, *Lowest Effect Level Dose*) menor dose testada nesse estudo foi de 0,05 mg/pessoa (0,76 µg/kg). Não se determinou uma NOEL.

O Comitê do JECFA considerou os tremores observados em seres humanos como sendo o efeito mais relevante para derivar a IDA para o zilpaterol. A LOEL para tremores foi de 0,76 µg/kg. Dessa forma, o Comitê estabeleceu uma IDA de 0 a 0,04 µg/kg/dia aplicando um fator de segurança de 20, compreendendo um fator de incerteza de 10 para a variação individual humana e um fator adicional de 2 por tratar-se de uma LOEL e não de uma NOEL. O Comitê informou, nessa ocasião, que o limite superior da IDA (0,04 µg/kg/dia ou 2,4 µg/pessoa de 60 kg) permitia margem de segurança de 1.250 vezes em relação à NOEL de 50 µg/kg detectada para os leiomiomas em ratos (ver texto anterior). Dessa forma, os LMRs estabelecidos para o zilpaterol em tecidos de bovinos foram: 3,5 µg/kg no fígado, 3,3 µg/kg no rim e 0,5 µg/kg em músculo; o princípio ativo não aparece na gordura em níveis de relevância toxicológica. Para evitar possíveis efeitos adversos de resíduos de zilpaterol em crianças e adultos, o Comitê do JECFA considerou também a quantidade residual do mesmo em rim, fígado e músculo 72 h após a remoção do tratamento de bovinos com o agente; os resultados obtidos mostraram que as quantidades passíveis de ingestão representavam 94 e 80% da dose de referência aguda calculada para o zilpaterol (0,04 µg/kg/dia, valor esse igual ao limite superior da IDA).

Três estudos de depleção residual empregando Boas Práticas Laboratoriais (BPL) foram realizados em bovinos. Em um deles, 0,15 mg/kg/dia de zilpaterol foram administrados por 12 dias consecutivos. Amostras de fígado, músculo e rim foram colhidas 0,5; 1; 2 ou 4 dias após o final do tratamento. As concentrações residuais foram quantificadas por HPLC com detecção de fluorescência; os dados obtidos estão apresentados no Quadro 52.9. Uma análise da curva de depleção residual obtida com esses dados caracterizou um período de carência de 3 dias para a formulação medicamentosa estudada (Zilmax®).

Atendendo solicitação da União Europeia, o "Comitê do *Codex alimentarius* em Resíduos de Medicamentos Veterinários" (CCRVDF) solicitou ao JECFA, por duas vezes, que reavaliasse a toxicidade do zilpaterol. Em ambas as ocasiões, se reavaliaram os dados de toxicidade/toxicocinética e exposição de consumidores ao zilpaterol e também os valores de IDA e LMRs fixados anteriormente, à luz de possíveis evidências científicas novas. Nas duas ocasiões, o JECFA reafirmou os valores de IDA e LMRs anteriormente sugeridos para o zilpaterol. Mesmo assim, na 25ª Reunião do CCRDVF, realizada de 12 a 20 de julho de 2021, não se logrou encaminhar os LMRs propostos pelo JECFA para zilpaterol em tecidos de bovinos para as considerações devidas por parte da Comissão do *Codex alimentarius* (CAC), a quem cabe estabelecê-los em definitivo para uso, como valores de referência toxicológica (LMRs definitivos). Essa decisão, no entanto, não foi respaldada por questões de cunho científico. De fato, assim se manifestou na ocasião o CCRVDF: "o comitê reitera que não há qualquer problema de saúde pública ou toxicológico relacionado à proposta de estabelecimento de LMRs para o cloridrato de zilpaterol; entretanto, o avanço da proposta de LMRs foi bloqueado mais uma vez por razões que fogem do escopo do Codex e que estão em conflito com o princípio do uso da ciência para tomada de decisões por parte do Codex e, também, com princípios ligados a possíveis fatores intercorrentes (Codex Procedure Manual, 27th Ed. pp 245-246)." Aguarda-se, ainda, a resposta e/ou o posicionamento da CAC sobre a questão. Talvez por isso, a ANVISA não estabeleceu LMRs para o zilpaterol em matrizes de animais de produção na Instrução Normativa Nº 51/2019.

QUADRO 52.9

Resíduos de zilpaterol em carcaça de bovinos alimentados com 0,15 mg/kg/dia desse "agente de partição" durante 20 dias e medidos 0,5; 1; 2 e 4 dias após a interrupção do tratamento.

Tecidos	Resíduos de zilpaterol (µg/kg)*			
	0,5	1	2	4
Músculo	4,96 ± 1,9	2,6 ± 0,47	< LQ	< LQ
Rim	50,8 ± 33,1	1,29 ± 1,54	5,67 ± 5,2	< LQ
Fígado	28,3 ± 9,1	11,4 ± 4,0	4,5 ± 4,0	< LQ

LQ: limite de quantificação. *Após o término do tratamento.

CONSIDERAÇÕES FINAIS

Tomando-se como base os estudos relatados de toxicidade, apenas a ractopamina e o zilpaterol despontam como medicações factíveis para uso como agentes de partição em suínos e bovinos, respectivamente. De fato, os efeitos tóxicos obtidos após a administração oral de ractopamina ou zilpaterol são bem menores que os observados com o emprego de outros agentes desse grupo. Muito provavelmente, essa menor toxicidade decorre de características das moléculas de ractopamina e de zilpaterol, que se fixam menos às proteínas plasmáticas e que são mais facilmente biotransformadas e eliminadas dos organismos animais. Despontam, pois, esses agentes como de pequeno ou nulo risco para a saúde do consumidor de produtos derivados de suínos e de bovinos com eles tratados. Nesse sentido, analisa-se atualmente, em diversos países, a possibilidade de usar a ractopamina também em bovinos de corte; estudos de eficácia, farmacocinética e toxicidade já realizados para essa substância química em ruminantes apontam para essa possibilidade de uso. O *Codex alimentarius* já considerou essa possibilidade, tendo fixado os valores de LMR que estabeleceram em tecidos de suínos também para aqueles de bovinos. Abre-se, assim, a possibilidade para que a ractopamina venha a ser autorizada em nosso e em outros países para uso em bovinos de corte. Até o momento, porém, a ractopamina está autorizada pelo Ministério da Agricultura, Pecuária e Abastecimento (MAPA) para uso no Brasil exclusivamente em suínos.

O zilpaterol, por sua vez, não tem indicação para suínos; apenas para bovinos de corte, em fase final de terminação. Nesse contexto, tendo em vista a proibição do uso dos anabolizantes em bovinos de corte no Brasil (ver *Capítulo 50*), a possibilidade do uso do zilpaterol nesses animais é mais do que auspiciosa. De fato, ele aumenta a produção de carne magra em até 14,9 quilos (Figura 52.6), o que representa um ganho líquido de 34,8 dólares por cabeça de bovino tratado, e não tem qualquer efeito anabolizante; é um agonista de receptores β_2-adrenérgicos.

Assim, parece relevante comentar as principais diferenças entre esses agentes: (1) anabolizantes têm estrutura esteroide e os agonistas de receptores β_2-adrenérgicos de feniletanolaminas; (2) anabolizantes são hormônios; a ractopamina e o zilpaterol não são hormônios e não têm qualquer efeito sobre a esfera hormonal; (3) anabolizantes, em função do efeito hormonal, atuam diretamente na transcrição da informação genética para a síntese proteica, enquanto os agonistas de receptores β_2-adrenérgicos são agentes de partição, isto é, têm efeitos diretos nos metabolismos proteico e lipídico; (4) anabolizantes têm efeitos semelhantes aos da testosterona, do β-estradiol ou da progesterona, enquanto os agonistas de receptores β_2-adrenérgicos atuam como a epinefrina e a norepinefrina; (5) anabolizantes ligam-se a proteínas transportadoras e a receptores hormonais intranucleares, enquanto os agonistas de receptores β_2-adrenérgicos ligam-se a esses receptores presentes na parte externa das membranas celulares, estimulando a adenilciclase a produzir cAMP; (6) agonistas de receptores beta-adrenérgicos como a ractopamina e o zilpaterol têm efeitos de partição, enquanto os anabolizantes somente têm efeito miotrófico; (7) os efeitos dos agonistas de receptores β_2-adrenérgicos são antagonizados pelo propranolol (um bloqueador de receptores beta-adrenérgicos), enquanto aqueles dos anabolizantes não o são; (8) anabolizantes são formulados para implantação no tecido celular subcutâneo ou para administração parenteral em bovinos, e os agonistas de receptores beta-adrenérgicos são formulados para uso oral, misturados à ração de suínos ou bovinos.

Embora tenha sido aprovado no Brasil para uso em bovinos de corte no período de terminação, o zilpaterol (Zilmax®, único produto formulado à base desse princípio ativo) ainda não está disponibilizado para uso. Aguarda-se o estabelecimento de LMRs para esse aditivo por parte da ANVISA e o delineamento de um esquema logístico que permita separar os animais eventualmente tratados com zilpaterol de outros que não receberam o medicamento. Esta última necessidade levantada pelo MAPA visa atender às demandas de países, em especial da União Europeia, que têm restrições à importação de produtos provenientes de animais tratados com agonistas de receptores beta-adrenérgicos.

BIBLIOGRAFIA

Baker, P.; Dalrymple, R.H.; Ingle, D.L.; Ricks, C.A. Use of β-adrenergic agonist to alter muscle and fat deposition in lambs. *J An Sci*. v. 59, p. 1257-1261, 1984.

Brambilla, G.; Loizzo, A; Fontana, L; Soprano, V. Food poisoning following consumption of clembuterol-treated veal in Italy. *J Am Med Ass*. v.278, p. 635, 1997.

Brockway, J.M.; Mcrae, J.C.; Willians, P.E.V. Side effects of clembuterol as a repartitioning agent. *Vet Rec*. v. 18, p. 391-383, 1987.

Byrem, T.D.; Beermann, D.H.; Robinson, T.F. The beta agonist climaterol enhances chronic protein accretion in sckeletal muscle. *J Anim Sci*. v. 76, p. 988-998, 1998.

Carmyn, A.J.; Shook, N.J.; Van Overbeke, D.L. *et al*. The effects of zilpaterol hydrochloride on carcass cutability and tenderness od calf-fed Holtein steers. *J Anim Sci*. v. 88, p. 2476-2485, 2010.

Choo, J.J.; Horan, M.A.; Little, R.A.; Rothwell, N.J. Anabolic effects of clembuterol are mediated by β_2-adrenoceptor activation. *Am J Phisio*.(Endocrinol.Metab.26). v. 263, p. E50-E56, 1992.

Coleman, M.E.; Ekeran, P.A.; Smith, S.B. Lipid synthesis and adipocyte growth in adipose tissue from sheep chronically fed a beta-adrenergic agent. *J Anim Sci*. v.66, p. 372-378, 1988.

FAO/WHO.Ractopamine. In: Residues of some veterinary drugs in animals and foods. FAO Food and Nutrition Paper. v. 41, n. 5, p. 143-154, 1992.

FAO/WHO.Ractopamine. In: FAO/WHO, Toxicological evaluation of certain Veterinary drug residues in food. Who Food Adctives Series. v. 31, p. 167-184, 1993.

FAO/WHO. Clembuterol. In: FAO/WHO, Toxicological evaluation of certain Veterinary drug residues in food. Who Food Adctives Series. v. 38, p. 3-43, 1996.

FAO/WHO. Codex alimentarius. Report of the 25th Session, Codex Committee on Residues of Veterinary Drugs in Foods July 12-16,20, 2021 (Virtual).

Gonzales LC, Lawrence TE, Hutcheson O and Smith SB. Zilpaterol hydrochloride lowers marbling score by dilution of marbling and depression of intramuscular adipocyte volume in M. longissimus dorsi of beef steers. Meet Sci, 170: 200-210, 2020.

Hein T. Ractopamine. Probably the best-known feed additive in the word? Pig Progressw, May, 2021.

Hergenreder JE, Harris TL, Baggeman JO, Hosfold AD, Branine M and Johson BJ. Interactive effects of zinc and Zilpaterol hydrochloride β-adrenergic receptors. Open J. An. Sci, 10: 1-12, 2020.

Hilton, G.G.; Garmyn, A.J.; Lawrence, T.E. *et al*.: Effects of zilpaterol hydrochloride supplementation on cutability and subprimal yield of beef steer carcass. *J Anim Sci*. v. 88, p. 1817-1822, 2010.

Hochhaus, G.; Möllmann, H. Pharmaccketic/pharmacodynamic characteristics of the β_2-agents terbutaline, salbutamol and fenoterol. *Int J Clin Pharmacol Ther Toxicol.* v. 30, p. 342- 362, 1992.

Kim, Y.S.; Lee, Y.B.; Falrymple, R.H. Effect of the repartitioning agent cimaterol on growth, carcass and sckeletal muscle characteristics in lambs.

Lawrence, T.E.; Allen, D.M.; Delmore, R.J. Technical note: feeding zilpaterol hydrochloride to calf-fed Holstein steers improves muscle conformation of top loin steaks. *Meat Sci.* v. 99, p. 209-211, 2011.

Liang, W.; Mills, S. Profile of binding to the porcine β_2-adrenergic receptor. *J Anim Sc.* v. 79, p. 877-883, 2001.

Lopez-Baca, A.; Avendaño, L.; Macias-Cruz, U.; Muhlia, A.; Melendres, V.; Peña-Ramos, A. Muscle fibers and physicochemical characteristics of the Longissimus thoracis muscle of hair male lambs fed zilpaterol hydrochloride and implanted steroids. Meet Sci. 177, 20-31, 2021.

Mac Lennan, P.A.; Edwards, R.H.T. Effects of clembiterol and propanolol on muscle mass: evidence that clembuterol stimulates muscle β adrenoceptors to induce hypertoy. *Biochem J.* v. 264, p. 537-539, 1989.

Mersmann, H.J. Acute metabolic effects of adrenergic receptor agenes in swine. *Am J Physiol.* v.252, p. E85-E95, 1987.

Miller, M.F.; Cross, H.R.; Wilson, J.J.; Smith, S.B. Acute and long term mitogenic reponse to insulin and clembuterol in bovine intramuscular and subcutaneous adipose tissues. *J Anim Sci.* v. 67, p. 928-933, 1989.

Miller, M.F.; Garcia, D.K.; Coleman, M.E.; Ekeran, P.A.; Lunt, D.K.; Smith, S.B. Adipose tissue, longissimus muscle and anterior pituitary growth and function in clembuterol fed heifers. *J Anim Sci.* v. 66, p. 12-20, 1988.

Mills, S.E.; Kissel, J.; Bidweel, C.A.; Smith, J. Stereoselectivity of porcine β-adrenergic receptors for ractopamine stereoisomers.*J Anim Sc.* v. 81, p. 122-129, 2003.

Mills, S.E.; Spurlock, M.E.; Smith, D.J. β-Adrenergic receptor subtypes that mediate ractopamine stimulation of lipolysis.*J Anim Sc.* v. 81, p. 662-668, 2003.

Moraes, R.C.; Moreira, A.C.; Silva, H.M.S.; Souza, R.G.; Carodos, R.E.; Barbosa, P.D.; Cardo, A.P. Carcass characteristics and meat quality of swine cattle fed with or without ractopamine. Res. Soc. Develop. 9: p. e195943045, 2020.

Nacional Pork Produders Council (NPPC). Procedures to evaluate hogs.3rd ed. Des Moines: NPPC, 1991. 16 p.

Needhan, T.; Gous, R.M.; Lambrechts, H.; Pieterse, E.L.; Hoffman, C. Combined Effect of Dietary Protein, Ractopamine, and Immunocastration on Boar Taint Compounds, and Using Testicle Parameters as an Indicator of Success. Foods 9: 1-12, 2020.

Ramos, F.; Noronha, M.I.S. Agonistas β2-adrenérgicos como promotores do crescimento animal. *Rev Farm Bioquim. Univ. S. Paulo,*v. 33, p. 13-21, 1997.

Rathmann, R.J.; Mehaffey, M.J.; Baxa, J.; Nichols, W.T.; Yates, D.A.; Hutcheson, J.P.; Brooks, J.C.; Johnson, B.J; Miller, M.F. Effects of duration of zilpaterol hydrochloride and days on the finishing diet on carcass cutability, composition, tenderness, and skeletal muscle gene expression in feedlot steers. *J. Anim. Sci.* 87:3686–3701, 2009.

Spurlock, M.E.; Cusumano, J.C.; Mills, S.E.The affinity of ractopamine, clembuterol and L-644,969 for the b-adrenergic receptor population in porcine adipose tissue and skeletal muscle membrane. *J Anim Sci.* v. 71, p. 2061-2065, 1993.

Strydon, P.E.; Frylink, L.; Montgomery, J.L.The comparison of three beta-agonists for growth performance, carcass characteristics and meat quality of feedlot cattle.*Meat Sci.* v. 81, p. 557-564, 2008.

Vezooni, V.A.; Costa, A.J.; Nuñes, V.; Miyada, S. Ractopamine as a metabolic modifier feed additive for finishing pigs: a review. Bras. Arch. Biol. Technol. 55: 445-456,2012.

World Health Organization (WHO). Ractopamine hydrochloride. In: Evaluation of certain veterinary drug residues in food. *WHO Technical Report Series.* v. 939, p. 48-50, 2006.

World Health Organization (WHO). Zilpaterol hydrochloride. In: Evaluation of certain veterinary drug residues in food. *WHO Technical Report Series*, v. 988, p. 78-94, 2014.

Yen, J.T.; Nienaber, J.A.; Klindt, J.; Crouse, J.D. Effect of ractopamine on growth, carcass traits, and fasting heat producton of U.S. contemporary crossbred and chinese meishan pure and crossbred pigs. *J An Sci.* v. 69, p. 4810-4822, 1991.

Zeman, R.J.; Ludemann, R.; Etlinger, J.D. Clembuterol, a b2 agonist, retards athrophy in denervated muscles. *Am J Physiol.* v. 252, p. E151- E155, 1987.

53 Somatotropina Bovina

João Palermo-Neto

- Histórico, 751
- Estrutura química, 751
- Mecanismo de ação, 752
- Fisiologia da lactação, 753
- Uso na produção animal, 753
- Efeitos na saúde animal, 754
- Segurança para o consumidor: análise de risco, 755
- Avaliação do risco, 760
- Bibliografia, 761

HISTÓRICO

A somatotropina foi primeiramente caracterizada na década de 1920, quando os pesquisadores Evans e Simpson demonstraram seu efeito, como promotor de crescimento, em ratos tratados com um extrato da glândula pituitária de bovinos. A descoberta de que a pituitária continha um fator estimulante do crescimento levou à classificação desse produto como um "hormônio de crescimento". Entretanto, essa definição ficou muito restrita, pois logo demonstrou-se que esse "hormônio de crescimento" fazia muito mais do que apenas estimular o crescimento de animais jovens. Mostrou-se em 1937 que os extratos da pituitária também aumentavam a produção leiteira.

Demonstrou-se, especificamente empregando 600 vacas leiteiras, que a produção de leite dos animais aumentava após a administração de extratos da pituitária. Entretanto, somente a partir de 1945 foi possível verificar o efeito da somatotropina na lactação e demonstrar de forma cabal que ela era o fator galatopoético presente nos extratos da pituitária. Nesse sentido, cientistas ingleses (no final da década de 1940) demonstraram que o uso da somatotropina bovina (bST) tinha potencial para manter e até mesmo para aumentar os estoques de alimento, os quais nessa época eram insuficientes devido à Segunda Guerra Mundial.

Apesar de se ter demonstrado que o bST aumentava a produção de leite bovino, a quantidade da mesma que era extraída da glândula pituitária de animais quando do abate era insuficiente para produzir algum impacto na produção leiteira. Assim, foi apenas na década de 1980, com o advento da tecnologia de DNA recombinante (a qual será explicada adiante), que se tornou possível produzir bST em quantidade suficiente para atender à demanda por maior produção de alimento.

ESTRUTURA QUÍMICA

A somatotropina é um hormônio proteico sintetizado e secretado pela glândula pituitária anterior. A sua secreção é regulada por dois peptídios hipotalâmicos: um que age como estimulante (fator liberador do hormônio de crescimento, GRF) e outro como inibidor (somatostatina). Entretanto, sabe-se que existem 4 variações de somatotropina bovina liberadas pela pituitária. Essas variações apresentam não apenas uma substituição por leucina ou por valina na posição 127 (da cadeia de 190 aminoácidos), como também um radical alanina ou a fenilalanina no terminal NH_2. O tipo dessa substituição, que ocorre normalmente, depende da raça do animal e parece estar relacionado diretamente com a potência dos efeitos da somatotropina.

A somatotropina é espécie-específica. De fato, sabe-se que a sequência de aminoácidos presente na bST é muito diferente daquela presente na somatotropina humana (hST – aproximadamente 35% dos aminoácidos constituintes da somatotropina humana são diferentes da somatotropina bovina [bST]). Por causa dessa diferença, a bST não tem qualquer efeito sobre o crescimento e fisiologia humana; essa observação é consistente com a sua baixíssima afinidade (em ordem de magnitude de centenas de vezes menor) pelos receptores de hST quando comparada com a afinidade da própria somatotropina humana por esses receptores. Entretanto, somente o advento da somatotropina bovina recombinante (rbST) tornou possível o entendimento do papel que ela desempenha na fisiologia da lactação.

As rbSTs que hoje existem são hormônios peptídicos formado por cadeias de 190 aminoácidos, sendo sintetizadas por meio de tecnologia de DNA recombinante, que consiste praticamente na inserção do gene da somatotropina bovina no DNA bacteriano da *Escherichia coli*, deixando-a crescer e isolando-se e purificando-se posteriormente os produtos obtidos.

MECANISMO DE AÇÃO

A ampla variedade de efeitos biológicos que a somatotropina tem na lactação e outros efeitos sistêmicos são extraordinários (Quadro 53.1). De fato, sabe-se que a somatotropina participa do mecanismo de controle da disponibilidade de nutrientes em numerosos tecidos em que atua de maneira altamente coordenada.

Os efeitos biológicos da somatotropina podem ser amplamente classificados como somatogênicos ou metabólicos. Os efeitos somatogênicos são aqueles em que a somatotropina estimula a proliferação celular. Tais efeitos são sabidamente mediados por IGF-I (*insulin-like growth factor-I*), cuja produção pelo fígado é estimulada pela somatotropina. No entanto, muitos dos efeitos metabólicos da somatotropina devem-se a uma ação direta da mesma em uma grande variedade de tecidos e em especial sobre o metabolismo de carboidratos, lipídios, proteínas e minerais. Essas mudanças metabólicas alteram a disponibilidade dos nutrientes, tendo, portanto, uma função primordial no aumento da produção leiteira. De fato, o principal efeito da somatotropina é mudar a disponibilidade/divisão de nutrientes absorvidos e armazenados.

Efeitos no metabolismo de carboidratos

A somatotropina tem numerosos efeitos no metabolismo de carboidratos. Esse fato é de particular importância quando se consideram vacas em lactação, pois sabe-se que a glicose é quase exclusivamente obtida a partir da gliconeogênese e que 60 a 80% do *turnover* da glicose são usados para a síntese de leite (ver *Capítulo 54*, Figura 54.4).

O tratamento de vacas em lactação com rbST reduz os níveis de oxidação da glicose, resultando esse fato em maior quantidade de glicose disponível. Sabe-se que essa adaptação na produção de glicose pelas vacas tratadas é quantitativamente igual àquela quantidade de glicose extra necessária para que ocorra o aumento da produção leiteira. De fato, a redução da resposta hepática à insulina em vacas tratadas com bST possibilita ao fígado manter o aumento da taxa de gliconeogênese, fator crítico para suportar o aumento da produção leiteira. Em contraste, o tratamento com bST não tem qualquer efeito na concentração de glicogênio hepático em vacas em lactação que apresentam balanço energético positivo. Entretanto, em vacas em que ocorre um balanço energético negativo, a bST induz um pequeno decréscimo nos níveis de glicogênio hepático. Ressalta-se que as reservas de glicogênio hepático são insuficientes para sustentar o requerimento de glicose em vacas lactantes, em especial naquelas de elevada produção leiteira.

Efeitos no metabolismo da glândula mamária

O tratamento com somatotropina aumenta a captação e a utilização de nutrientes para a produção de leite. De fato, manter altos níveis de produção leiteira requer um grande suporte nutricional. Nesse sentido, pode-se pensar que o aumento da produção leiteira em animais suplementados com rbST seja consequência dos efeitos da somatotropina em tecidos (não mamários) que tornam possível um enorme fornecimento de nutrientes para a glândula mamária. Entretanto, já foi demonstrado que o aumento da disponibilidade de nutrientes por si só não mimetiza o efeito da somatotropina na *performance* leiteira. Assim, acredita-se que a somatotropina esteja envolvida no controle de uma série de eventos relacionados ao fornecimento nutricional e a sua utilização pelo úbere para a produção de leite. De fato, a somatotropina coordena diversos mecanismos fisiológicos, como, por exemplo, o aumento do débito cardíaco e aumento do fluxo sanguíneo na glândula mamária, tendo-se associado esses fatos ao aumento que resulta na produção de leite.

No entanto, o mecanismo pelo qual a somatotropina interfere na função da glândula mamária ainda não está totalmente definido; ele parece ocorrer de maneira indireta, envolvendo o sistema IGF-I. Como acontece em animais não lactantes, a administração de bST exógena aumenta as concentrações circulantes de IGF-I e de IGF-I ligado às proteínas. Sabe-se que o aumento das concentrações circulantes

QUADRO 53.1

Efeitos biológicos da somatotropina em diversos tecidos de vacas em lactação.

Tecido	Processo fisiológico
Tecido mamário (úbere)	↑ Produção de leite
	↑ Captação de nutrientes utilizados para a produção de leite
	↑ Atividade de células com atividade secretora
	↑ Fluxo sanguíneo consistente com o aumento da produção leiteira
Tecido adiposo	↑ Lipólise basal se o animal estiver em balanço energético negativo
	↓ Síntese de lipídios se o animal estiver em balanço energético positivo
	↓ Oxidação e captação da glicose
	↓ Ação da insulina no metabolismo da glicose
	↓ Metabolismo da glicose induzida pela insulina
	↑ Quantidade de mRNA de IGF-I
Fígado	↑ Glicose
	↓ Inibe a gliconeogênese induzida pela insulina
Intestino	↑ Absorção de cálcio e fósforo fundamentais para a produção leiteira
Efeitos sistêmicos	↑ Habilidade da 1,25-vitamina D_3 em estimular a ligação cálcio/proteína
	↑ Ligação cálcio/proteína
	↑ Circulação de IGF-I e de IGFBP
	↑ Batimentos cardíacos consistentes com o aumento da produção de leite

ou ligadas a proteínas de IGF-I é diretamente proporcional ao aumento na produção leiteira. Não é de se estranhar, portanto, que no tecido mamário, especialmente de bovinos, exista grande concentração de receptores tipos I e II para IGF-I; o que não ocorre para a somatotropina. Nesse sentido, mostrou-se que a infusão arterial de IGF-I aumenta em muito a produção leiteira, fato que é consistente com as observações de que IGF-I aumenta o fluxo sanguíneo na glândula mamária, o que parece ser mediado pela produção e liberação de óxido nítrico.

Para entender melhor o mecanismo de ação da somatotropina, é necessário conhecer um pouco mais sobre a fisiologia da produção leiteira. Entretanto, uma abordagem detalhada da fisiologia da lactação vai além do que se propõe este capítulo; portanto, além da leitura da próxima seção, recomenda-se a leitura de literatura especializada.

FISIOLOGIA DA LACTAÇÃO

O estudo da fisiologia da lactação inclui o desenvolvimento da glândula mamária, desde o período fetal até a idade adulta dos animais, passando pelo desenvolvimento durante a prenhez e o aparecimento da lactação propriamente dita, com as adaptações metabólicas e comportamentais.

A ocorrência da lactação é acompanhada pelo aumento do volume sanguíneo, dos batimentos cardíacos, do fluxo sanguíneo para o tecido mamário e para o sistema gastrintestinal e fígado, fatos que aumentam o fornecimento, para o úbere, dos nutrientes e hormônios necessários para a síntese de leite. O consumo de alimentos pelos animais e a absorção e distribuição dos nutrientes para a glândula mamária são parcialmente regulados por hormônios, dentre eles, pela somatotropina; de igual forma, regula-se a disponibilização de nutrientes dos estoques corpóreos para o úbere.

Devido à seleção genética e aos cruzamentos, animais com aptidão leiteira produzem nos dias atuais muito mais leite do que aquele necessário para a sua prole. Apesar desse aumento da produção leiteira, a composição de leite permanece praticamente inalterada quando comparada ao leite de animais não selecionados para esse aumento de produção, o que significa que a demanda metabólica dos animais lactantes selecionados aumentou.

Sabe-se que a produção de leite é controlada pelos hormônios lactogênicos – prolactina e GH (*growth hormone* – entre eles, pela somatotropina) – durante a lactogênese e a galactopoese. Embora o GH pareça ter um papel maior do que o da prolactina durante a galactopoese em ruminantes, ambos são essenciais para a transição da glândula mamária da fase proliferativa para a de lactante. Nesse sentido, sabe-se que ação da prolactina na glândula mamária ocorre direta e indiretamente, sendo mediada por fatores epiteliais mamários, além de ativar diversos fatores de transcrição genética, enquanto o GH atua diretamente ou indiretamente pela produção de IGF-I local ou no fígado (como a somatotropina).

O aumento do fluxo sanguíneo que chega ao úbere é essencial para a produção leiteira, pois todos os precursores necessários para a síntese de leite dependem do mesmo. De fato, o aumento do fluxo sanguíneo para a glândula mamária diminui após o pico da lactação, isto é, no momento em que começa a declinar a curva da lactação. Alguns trabalhos mostraram que os mesmos hormônios que estimulam o crescimento do parênquima do úbere, como, por exemplo, os hormônios metabólicos e sexuais e os fatores de crescimento, também estimulam o desenvolvimento dos vasos do úbere. Nesse sentido, sabe-se também que muitas substâncias vasoativas afetam o fluxo sanguíneo da glândula mamária, como os agentes vasoconstritores (epinefrina, norepinefrina, angiotensina II e vasopressina) e vasodilatadores (óxido nítrico).

Os hormônios também controlam a persistência da lactação. Assim, mostrou-se que existe uma relação positiva entre a concentração de GH no plasma e a produção leiteira bovina. Além disso, GH exógenos, como, por exemplo, a rbST, aumentam a produção leiteira em 6 a 30% e a sua persistência no tempo.

USO NA PRODUÇÃO ANIMAL

Conforme já salientado, com o advento da tecnologia de DNA recombinante foi possível produzir somatotropina em escala industrial para uso em Medicina Veterinária com o objetivo de aumentar a produção leiteira.

A somatotropina bovina recombinante (rbST) foi liberada para uso nos EUA em 1993; entretanto, o início de sua comercialização ocorreu apenas em 1994. A partir desse momento, ela começou a ser comercializada e usada em diversos outros países, entre eles o Brasil. Os fabricantes preconizam a aplicação de 1 seringa contendo 500 mg de rbST, a cada 14 dias, pela via subcutânea, preferencialmente na fossa isquiorretal, alternando-se sempre o lado da injeção. Diversos trabalhos ressaltam que essa é a dose que incrementa a produção leiteira sem prejuízo para a saúde do animal. Em um estudo realizado no Brasil, verificou-se que a administração de 250 mg de rbST a cada 14 dias, por um período de 84 dias, não modificou os parâmetros hematológicos (hematócrito, eritrócitos, hemoglobina, leucócitos, neutrófilos, eosinófilos, linfócitos e monócitos) e bioquímicos (glicose, insulina, IGF-I, triglicerídeos, colesterol total e ureia) de forma a justificar a utilização da somatotropina bovina recombinante nessa concentração (metade da dose recomendada). Ressalta-se que durante o uso da rbST, bem como de qualquer outro produto de uso veterinário, devem-se sempre considerar as boas práticas clínicas e de uso de medicamentos para evitar prejuízos econômicos e práticas que comprometam a saúde dos animais e dos seres humanos que consomem produtos de origem animal.

Efeitos na produção leiteira

Uma dose de 500 mg de rbST/14 dias equivale à liberação de 35,7 mg/dia da substância, segundo diversos autores (estudos realizados entre 1984 e 1998 – metanálise), e leva a um aumento da produção leiteira como relatado em vacas Holstein primíparas e multíparas da ordem de 3 e 4,3 kg de leite por dia, respectivamente. Deve-se ressaltar que os animais do grupo-controle desses estudos (aqueles que não foram suplementados com rbST) tinham produção média de leite de 26,6 e 27,9 kg/dia, respectivamente. Portanto, a porcentagem de aumento da produção leiteira foi de 11,3% para as vacas primíparas e 15,6% para as multíparas (Quadro 53.2). Importante lembrar que os animais tratados estavam em ótimas condições nutricionais e sanitárias, estando livres de doenças.

QUADRO 53.2

Produção leiteira em vacas Holstein primíparas e multíparas suplementadas com 500 mg de rbST durante a lactação.*

Vacas Holstein	↑ na produção leiteira (kg/dia)	Percentual de aumento**
Primíparas	3	11,3
Multíparas	4,3	15,6

*Dados retirados de Dohoo et al., 2003a. **Comparados a animais que não receberam a rbST.

Efeitos na composição do leite

Diversos foram os estudos produzidos para verificar os efeitos do tratamento com rbST na composição do leite. Parece que a suplementação de animais com rbST aumenta um pouco a porcentagem de gordura e de proteínas do leite de vacas multíparas, o que não parece ser relevante para a indústria de laticínios.

EFEITOS NA SAÚDE ANIMAL

A saúde dos animais tratados com rbST foi exaustivamente avaliada, considerando-se diversos parâmetros, como, por exemplo: ingestão de matéria seca, condição corpórea, saúde do úbere (mastites clínica e subclínica), reprodução (incidência de cistos ovarianos, número de serviços requeridos por concepção, média da duração – tempo – que a vaca leva do nascimento do bezerro até a próxima concepção – dias em aberto –, incidência de múltiplos nascimentos e avaliação do risco de a vaca não emprenhar) e saúde dos cascos (laminites). O Quadro 53.3 resume alguns dos efeitos do tratamento com rbST sobre a saúde de animais com aptidão leiteira.

QUADRO 53.3

Efeitos relatados para a rbST sobre a saúde de bovinos com aptidão leiteira.*

Parâmetros		Efeito
Ingestão de matéria seca		↑ em 1,5 kg/dia
Condição corpórea		↓
Mastite	Clínica	↑ frequência em 25%
	Subclínica	–
	Cistos ovarianos	–
	Nº de serviços/concepção	–
	Dias em aberto	↑ 5 dias
Reprodução	Múltiplos nascimentos	–
	Risco de não emprenhar**	↑ 40%
	Risco de aborto	–
	Tamanho (dias) da gestação	–
	Retenção de placenta	–
Sinais clínicos de laminite		↑ em 50%

*Dados retirados de Dohoo et al., 2003b. Comparados a animais que não receberam rbST.

Efeitos na ingestão de matéria seca

Foram analisados os efeitos da rbST sob diversos fatores nutricionais, dentre os quais, ingestão de matéria seca e eficiência alimentar. Entretanto, serão abordados aqui apenas os efeitos na ingestão de matéria seca em animais suplementados com rbST, pois os testes disponíveis na literatura sobre eficiência alimentar são muito variáveis, não sendo possível chegar a uma conclusão definitiva.

A ingestão de matéria seca por animais suplementados com rbST aumenta em média 1,5 kg/dia, e esse aumento pode persistir até o início da lactação subsequente, mesmo se animal não estiver sendo mais suplementado com rbST (ver Quadro 53.3).

Efeitos na condição corpórea

Para avaliação da condição corpórea do gado, utiliza-se normalmente uma escala de escores que varia de 1 a 5. O tratamento com rbST por mais de 200 dias induziu redução da massa corpórea. De fato, trabalhos demonstraram que, apesar do aumento da ingestão de matéria seca associado com o tratamento e o uso de altos níveis de gerenciamento nutricional, vacas tratadas com rbST entraram na lactação subsequente com massa corpórea menor, quando comparadas com animais não tratados. Nesse sentido, o aumento da ingestão de matéria seca parece não ser suficiente para compensar o incremento da energia necessária para o aumento da produção de leite, consumindo-se energia do organismo dos animais. De fato, conforme já salientado, o efeito da somatotropina está intimamente relacionado com o aumento da mobilização das reservas corpóreas; portanto, o estado de condição corpórea antes do início do tratamento com somatotropina é fundamental para a obtenção do efeito que se busca sobre a produção leiteira.

Efeitos na reprodução

As avaliações dos efeitos de um medicamento na reprodução de bovinos normalmente baseiam-se em alguns parâmetros, como: incidência de cistos ovarianos, número de serviços requeridos por concepção, média da duração (tempo) decorrida entre o nascimento do bezerro e a próxima concepção (dias em aberto), incidência de múltiplos nascimentos e avaliação do risco de a vaca não emprenhar. Subsequentemente, 3 parâmetros refletem o estado da vaca durante seu período de gestação e logo após o parto, o que inclui: risco de aborto ou de perda fetal, duração da gestação e incidência de retenção da placenta.

O uso de rbST parece não ter aumentado a incidência de cistos ovarianos ou o número de serviços requeridos para a concepção; entretanto, aumentou em até 5 dias o tempo decorrido entre o nascimento do bezerro e a subsequente lactação. Sabe-se, também, que o uso de rbST em vacas não prenhes aumenta em 40% o risco de a vaca não emprenhar. Quanto aos outros parâmetros avaliados, não existe qualquer evidência científica consistente de que o uso de rbST interfira com o período da gestação, com o risco de retenção de placenta ou com o risco de aborto ou de perda fetal.

Efeitos na saúde do úbere

Os efeitos da rbST na saúde do úbere são normalmente separados em: efeitos sobre a frequência de mastites clínicas e efeitos sobre a mastite subclínica, a qual é normalmente mensurada pela contagem de células somáticas e/ou prevalência de infecções intramamárias.

As evidências disponíveis sugerem que o tratamento com rbST aumenta a frequência de mastite clínica em aproximadamente 25% durante o período de tratamento. Nesse sentido, discute-se na literatura se o aumento da frequência de mastite clínica associada com a rbST é devido ao efeito indireto do aumento da produção leiteira ou se existe uma ação direta associada ao uso do produto. Em sua última avaliação realizada em 2014, os membros do Joint Expert Committee on Food Additives (JECFA) do *Codex alimentarius* da FAO/OMS concluíram pela ausência de correlação entre o uso de rbST e incidência de mastite. De fato, considerando-se vacas não tratadas que apresentavam produção leiteira semelhante àquelas que receberam rbST, não se verificaram diferenças estatísticas significativas entre os índices de mastite. Entretanto, argumenta-se que, mesmo considerando-se o aumento da produção leiteira como sendo o fator desencadeante, a mastite clínica ainda representaria um efeito, ainda que indireto, da administração da rbST. Lembra-se a existência de uma correlação entre perfil genético de produção leiteira e o risco de mastite (maior é o risco com o aumento da produção e do número de ordenhas), no entanto, ainda não se determinou a magnitude desse efeito.

Nas 50ª e 78ª reuniões do JECFA do *Codex alimentarius*, alguns riscos ligados ao uso de rbSTs foram analisados e reavaliados. Dentre eles, destacam-se: 1) uso de rbSTs e desenvolvimento de resistência bacteriana; 2) aumento de descarte de leite por presença de resíduos de antibióticos; 3) resíduos de bST e de IGF-I em tecidos de animais tratados; 4) resíduos de rbST e de IGF-I no leite de animais tratados; 5) possíveis efeitos das somatotropinas bovinas na expressão de retrovírus; 6) possíveis efeitos das somatotropinas sobre proteínas priônicas; e 7) relação entre IGF-I no leite de vacas tratadas com rbSTs e incidência de diabetes melito tipo 1 em crianças. Pela relevância, esses temas serão discutidos.

SEGURANÇA PARA O CONSUMIDOR: ANÁLISE DE RISCO

São discutidos, a seguir, aspectos relacionados à segurança para o consumidor quando do uso de somatotropina na produção animal.

Uso de somatotropina e desenvolvimento de resistência bacteriana

Não se encontrou na literatura científica qualquer trabalho que apontasse para a existência de uma correlação positiva entre uso de somatotropina e aumento de resistência de bactérias aos antimicrobianos. Entretanto, essa ilação surgiu em função da possibilidade de a rbST aumentar a incidência de mastite e, em decorrência, do aumento do uso terapêutico de antimicrobianos para tratá-las.

Foi a European Food Safety Authority (EFSA) quem estabeleceu de maneira mais consistente a ilação entre: (1) uso de rbST e aumento da incidência de mastite em vacas; (2) presença de mastite em vacas e aumento do uso de antimicrobianos; (3) aumento do uso de antimicrobianos para tratamento da mastite e aumento de resistência bacteriana; (4) aumento de resistência bacteriana em vacas de leite e risco para a saúde humana e animal. Sugeriu-se, assim, que o uso da rbST estaria relacionado ao aumento da prevalência de bactérias resistentes a antimicrobianos de interesse humano e veterinário. Por certo que essa hipótese existe, mas seria decorrência de erros de manejo quanto ao uso prudente de antimicrobianos ou à maior produção de leite pelas vacas e não de efeitos diretos da rbST. Nesse contexto, medidas apropriadas de manejo que incluem o uso prudente dos antimicrobianos são, reconhecidamente, fatores de proteção ao desenvolvimento de determinantes de resistência bacteriana (ver *Capítulo 54*, em especial Quadro 54.14).

Embora o JECFA tenha feito, por mais de uma vez, uma extensa e sistemática revisão dos dados de literatura, não se encontraram trabalhos científicos que relacionassem o uso de rbSTs com o aumento de resistência de agentes causais de mastites aos antimicrobianos chamados de importantes ou criticamente importantes para a saúde humana (ver *Capítulo 54*, Quadro 54.12). Assim, embora a mastite seja considerada uma das mais importantes razões para o uso de antimicrobianos em vacas de leite, e a resistência de agentes causais de mastites aos antimicrobianos seja um problema preocupante, na ausência de estudos especialmente desenhados para essa busca, qualquer tipo de associação direta entre uso de rbSTs e resistência bacteriana fica totalmente especulativa.

Como ilustrado pela Figura 53.1, mesmo considerando-se a possibilidade dessa relação, o risco de sua ocorrência seria mínimo, pois implicaria o alinhamento de uma série muito grande de variáveis com diferentes probabilidades de ocorrência; ou seja, o risco diminuiria paulatinamente à medida que fosse considerada a probabilidade de ocorrência de cada elo dessa cadeia. É fato: nesse tipo de análise, o risco é múltiplo, isto é, o risco de cada elo da cadeia começa na probabilidade de ocorrência do anterior. Mesmo que a exposição humana fosse outra que não a oral, o risco seria mínimo. Por isso o JECFA reafirmou em sua 78ª Reunião que o uso de rbSTs não representa risco à saúde humana em decorrência de provável aumento do uso de antimicrobianos para tratamento de mastites. Lembra-se, por oportuno, que não existe risco ZERO; segundo o *Codex alimentarius*, há risco "e a probabilidade de ocorrência de um perigo", no caso da ocorrência de infecção humana por bactérias resistentes provenientes de vacas tratadas com rbSTs.

Aumento de descarte de leite em virtude de resíduos de antimicrobianos

O Comitê do *Codex alimentarius* considerou detalhadamente os resultados de estudos existentes na literatura sobre esse assunto, assim como aqueles provenientes de um programa feito nos EUA para monitorar uma possível relação entre o uso do sometribove em vacas leiteiras e o

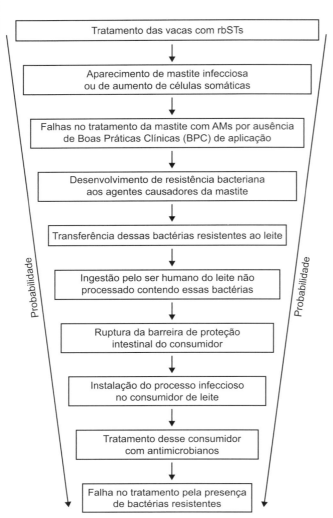

FIGURA 53.1 Alinhamento de probabilidades ligadas ao relacionamento direto entre uso de recombinantes de somatotropina bovina (rbST) em vacas de leite, aparecimento de mastite, desenvolvimento de resistência bacteriana a antimicrobianos (AMs) de interesse em Medicina Humana e transferência dessas bactérias resistentes ao ser humano por meio da ingestão de leite proveniente das vacas tratadas.

aumento do descarte de leite em decorrência da presença de resíduos de antibióticos acima dos limites permitidos. Para isto, comparou a porcentagem de descarte de leite por presença de resíduos de antibióticos antes da introdução da rbST (1992/1993) com aquela observada após a introdução desta medicação (1994/1995). Como se pode observar na Figura 53.2, não houve qualquer alteração significativa deste percentual. De fato, a média percentual de descarte por presença de resíduos de antibióticos foi de 0,06% em 1992 e 1993 e 0,07% em 1994. Em 1995 este valor aumentou para 0,09%, um valor ainda não diferente estatisticamente daquele obtido antes da introdução do tratamento; informou-se, no entanto, que este maior percentual encontrado estava relacionado a um aumento de sensibilidade dos padrões analíticos usados nos EUA para o *screening* da presença de antibióticos no leite. Concluiu-se, pois, que o uso de rbST não resulta em um aumento do risco de consumo, pelo ser humano, de resíduos de antibióticos no leite.

Resíduos de bST e de IGF-I em tecidos de animais tratados

As concentrações de somatotropina bovina (bST) e de IGF-I foram medidas em tecidos de bovinos que haviam sido tratados com a dose recomendada de uma rbST, o somavubove; foram considerados dois experimentos. No primeiro deles, 3 grupos de 12 vacas (450 kg) foram tratadas por 20 semanas com veículo ou com 250 ou 500 mg de rbST, 1 vez/semana com 2 semanas de intervalo entre as doses. Os animais dos grupos-controle e tratados com a maior dose de rbST foram subdivididos em dois subgrupos que receberam uma dieta com baixo ou alto valor calórico, respectivamente. Duas semanas após o final dos tratamentos os animais foram abatidos, sendo retiradas amostras de tecidos (músculo, fígado, rins e gordura) para análise de resíduos de bST (somatotropina bovina) e de IGF-I por radioimunoensaio. No segundo experimento foram usados quatro grupos de vacas que foram tratadas como segue:

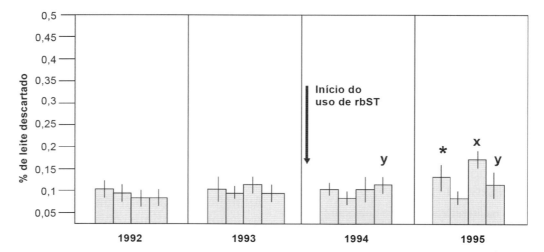

FIGURA 53.2 Porcentagem de leite descartado em virtude de níveis não permitidos de antibióticos nos EUA antes (1992/1993) e depois (1994/1995) da introdução do uso de recombinantes de somatotropina bovina (rbST). Os dados representam os quatro trimestres de cada ano. x: significativamente diferente ($p < 0,05$) do período correspondente de 1993; y: significativamente diferente ($p < 0,05$) do período correspondente de 1992. *Significativamente diferente ($p < 0,05$) dos períodos correspondentes de todos os anos.

um grupo-controle (veículo), e três grupos experimentais tratados por via subcutânea (SC) com uma formulação de liberação lenta de rbST nas doses de 0,42 mg/kg (0,03 mg/kg/dia), 0,84 mg/kg (0,06 mg/kg/dia) e 1,26 mg/kg (0,09 mg/kg/dia). Os tratamentos foram feitos a cada 2 semanas por 24 semanas. Da mesma forma que para o primeiro experimento, os animais foram abatidos 2 semanas após o término dos experimentos, sendo deles retiradas amostras de tecidos (músculo, fígado, rins e gordura) para análise de resíduos de rbST e de IGF-I por radioimunoensaio.

O limite de detecção da metodologia de radioimunoensaio usado foi de 0,17 ng/g para rbST e 0,61 ng/g para IGF-I. O coeficiente de variação dos dois ensaios foi de 6% ou menos e as recuperações para músculo, fígado, rins e gordura foram de 64% para rbST e 84% para IGF-I. O Quadro 53.4 resume alguns dos dados obtidos. Os dados nele apresentados levaram os autores a concluir que não se encontraram resíduos significativamente maiores de bST e de IGF-I em tecidos provenientes dos animais tratados, conforme medido 2 semanas após o uso de doses de rbST, em doses até quatro vezes maiores que aquelas recomendadas para aumento da produção de leite em vacas.

Resíduos de bST e de IGF-I no leite de animais tratados

A somatotropina é espécie-específica e aproximadamente 90% dela, quando presente no leite de animais tratados, é degradada durante o processo de pasteurização; mesmo quando ingerida, é digerida no trato digestório dos consumidores, como qualquer outra proteína. Portanto, a bST ou a rbST não causam qualquer tipo de efeito–desejável ou indesejável nos seres humanos. Nesse sentido, quatro análogos de somatotropina bovina obtidos por técnica de DNA recombinante foram analisados pelo JECFA do *Codex alimentarius* em suas 48ª, 50ª e 78ª reuniões: somagrebove, sometribove, somavubove e somidobove. Desses, apenas dois são registrados para uso veterinário no mundo, o sometribove e somavubove. O Comitê concluiu que o emprego desses rbSTs, se feito de acordo com as boas práticas de uso de medicamentos veterinários em animais de produção, é isento de riscos para a saúde dos consumidores; portanto não há necessidade de se fixar um valor de IDA (ingestão diária aceitável) para o mesmo. Essa conclusão foi baseada no fato de não serem as rbSTs, assim como o fator de crescimento semelhante à insulina I (*insulin-like growth factor-I* – IGF-I), absorvidas pela via oral; levou-se, ainda, em consideração o fato de serem os resíduos desses compostos não tóxicos, mesmo após ingestão de doses grandes, o que resultou em margens de segurança extremamente elevadas para os consumidores de produtos lácteos advindos de animais tratados com rbST. Assim, as entidades que regulamentam o uso de medicamentos veterinários, em outros países, entre eles o Ministério da Agricultura, Pecuária e Abastecimento (MAPA – Brasil), não estabeleceram período de carência para os produtos de origem animal tratados com a rbST.

No que diz respeito aos resíduos de IGF-I, lembra-se ser ele um constituinte normal do leite de bovinos. A concentração dessa substância no leite varia de acordo com o estado nutricional, a idade e o perfil no momento de lactação das vacas. Assim, observou-se que as concentrações de IGF-I podem variar de 1 a 30 ng/mℓ durante um ciclo de lactação, sendo os maiores níveis medidos no colostro e declinando no leite a partir daí. De acordo com alguns autores, fêmeas multíparas têm maiores níveis de IGF-I que primíparas. Nesse sentido, o leite de vacas não tratadas com rbSTs contém 1 a 9 ng/mℓ de IGF-I. Por outro lado, vários trabalhos têm mostrado que as concentrações de IGF-I no leite variaram de 1 a 13 ng/mℓ após tratamento com rbSTs; esse valor pode, pois, ser 25 a 70% maior que aquele observado no leite de animais não tratados. O Quadro 53.5 mostra os resultados de um experimento conduzido nos EUA com amostras de leite coletadas de 125 vacas tratadas ou não com uma formulação de rbST. De sua análise depreende-se que o uso de rbST não contribuiu para aumento efetivo dos níveis de IGF-I no leite.

No momento em que fez a análise dos dados de IGF-I no leite dos animais tratados ou não com rbST, o JECFA verificou que a maior fonte de variação dos mesmos era o tipo de reagente usado para a extração. De fato, a extração de IGF-I em meio etanólico ácido produzia resultados diferentes daqueles observados após a extração feita por filtração em gel, muito provavelmente porque este último método possibilitava a separação do hormônio de uma proteína presente no leite que, por ligar-se ao IGF-I, interferia com

QUADRO 53.4

Quantidade de resíduos (ng/g) de somatotropina bovina (bST) e de fator de crescimento semelhante à insulina (insulin-like growth factor-I – IGF-I) presente em tecidos de animais tratados com uma forma recombinante de somatotropina bovina (rbST).*

Primeiro experimento		Controle		Dose menor**		Dose maior#	
Tecido	n	bST	IGF-I	bST	IGF-I	bST	IGF-I
Músculo	12	1,9 ± 1,8	88 ± 21	1,5 ± 1,6	130 ± 25	3,3 ± 2,2	110 ± 32
Segundo experimento		Controle		Dose menor**		Dose média***		Dose maior#	
Tecido	n	bST	IGF-I	bST	IGF-I	bST	IGF-I	bST	IGF-I
Músculo	5	3,4 ± 1	45 ± 6	4,9 ± 1	35 ± 15	3,8 ± 2	40 ± 5	1,5 ± 0,8	55 ± 19
Gordura	4	5,1 ± 1	210 ± 85	9,3 ± 5	200 ± 65	4,8 ± 2	200 ± 53	11 ± 12	340 ± 99
Fígado	4	5,2 ± 1	350 ± 23	3,6 ± 2	390 ± 87	5,4 ± 1	380 ± 99	4,6 ± 2	290 ± 88
Rins	4	3,6 ± 1	910 ± 99	4,5 ± 2	1.000 ± 9	4,5 ± 2	820 ± 79	3,9 ± 1	980 ± 98

* Modificado de FAO/OMS (1998). ** 0,03 mg/Kg/dia. # 0,09 mg/kg/dia. Os dados representam a média ± desvio padrão.

QUADRO 53.5

Concentrações de fator de crescimento semelhante à insulina (*insulin-like growth factor-I* – IGF-I) em leite de bovinos provenientes de fazendas em que se usou ou não tratamento com uma forma recombinante de somatotropina bovina (rbST).*

	IGF-I (ng/mℓ)	
	Tratados	Não tratados
Média	4,3 ± 0,09	4,5 ± 0,12
Log	1,47 ± 0,044	1,55 ± 0,31 (P < 0,1769)
Antilog com 95% de intervalo de confiança	4,4 (4 a 4,7)	4,7 (4,4 a 5)

*Modificado de FAO/OMS (1998).

QUADRO 53.6

Concentrações de fator de crescimento semelhante à insulina (*insulin-like growth factor-I* – IGF-I) nas secreções do sistema gastrintestinal humano.*

Secreção	Volume (mℓ/dia)	Concentração média (ng/mℓ)	Total de IGF-I secretada (ng)
Jejunal	1.500	184,5	276.750
Pancreática	1.500	27	40.500
Gástrica	2.000	26,2	52.400
Bile	500	6,8	3.400
Saliva	1.500	6,8	10.200

* Modificado de FAO/OMS (1998).

a leitura feita por radioimunoensaio. Esses dados mostram que as interpretações do risco relativo à ingestão de IGF-I no leite de vacas tratadas com rbSTs devem ser feitas cuidadosamente, considerando-se principalmente a validação da metodologia usada para extração da mesma.

Nesse sentido, há que se recordar que muitos dos efeitos fisiológicos das rbSTs são mediados pelo IGF-I bovino que é estruturalmente semelhante ao IGF-I humano. Deve-se notar, também, que o IGF-I é endogenamente sintetizado pelo ser humano e pelos animais, sendo secretado principalmente pelo fígado, mas também pela saliva, pelo leite e pelo pâncreas. Trabalhos experimentais conduzidos com ratos mostraram que o IGF-I, administrado por via oral até a dose de 2 mg/kg/dia, não produziu qualquer efeito, uma vez que foi totalmente degradado pelas enzimas do sistema digestório.

Muita preocupação tem sido expressa com relação à presença de IGF-I no leite e o uso indiscriminado de rbSTs em vacas em lactação; normalmente alega-se que o uso desse produto aumentaria as concentrações de IGF-I no leite das vacas que, sobrevivendo aos processos digestivos que ocorrem no sistema digestório humano, afetariam a saúde dos consumidores. Nesse sentido, uma avaliação de risco que se faça sobre esse assunto deve levar em consideração não apenas as variações fisiológicas existentes nos níveis de IGF-I no leite de vacas não tratadas como também as concentrações desse hormônio no leite materno, nas secreções gastrintestinais e no soro humano.

Mostrou-se, nesse sentido, que as concentrações de IGF-I no leite materno variam de 8 a 28 ng/mℓ no colostro e de 5 a 10 ng/mℓ no leite pós-colostro; esses dados mostram que os recém-nascidos estão, normalmente, expostos a concentrações de IGF-I maiores ou iguais àquelas encontradas no leite de vacas tratadas ou não com rbST. De fato, assumindo um consumo de 1,5 ℓ de leite por uma criança/dia, a maior quantidade de IGF-I ingerida de um leite tratado com rbST e que apresente 6,0 ng/mℓ dessa substância será 9.000 ng/dia. A quantidade ingerida de IGF-I proveniente do leite de animais não tratados (4,0 ng/mℓ) seria, nesse sentido, de 6.000 ng/dia; o tratamento dos animais com rbST produziria, então, um aumento de 3.000 ng/dia. Essa seria, pois, a quantidade de IGF-I adicionada àquela normalmente produzida pelo ser humano e presente no TGI do mesmo. O Quadro 53.6 mostra as quantidades de IGF-I presentes em secreções do trato digestório humano; de sua leitura depreende-se que a quantidade de IGF-I proveniente do leite de vacas tratadas seria 42 vezes menor (2,3%) daquela presente nas secreções normais do TGI (383.000/9.000). A quantidade adicional de 3.000 ng/dia relativa a leite proveniente de animais tratados representaria, nesse sentido, 0,78% daquela do TGI.

Aventou-se a possibilidade de que a IGF-I proveniente do leite poderia escapar da digestão por proteases presentes no TGI e, dessa forma, permanecer com atividade no intestino ou até mesmo ser absorvida como um peptídio intacto pelo intestino. Nesse sentido, mostrou-se que a caseína do leite poderia exercer algum grau de proteção contra a degradação de IGF-I no trato digestório. De fato, a absorção de uma dose elevada de IGF-I marcado radioativamente e administrado pela via oral a ratos possibilitou recuperação de radioatividade no soro de 9,3%, subindo esse valor para 67% na presença de 10 mg/kg de caseína na dieta. Embora esses resultados não tenham sido reproduzidos para outras espécies de animais, mesmo tendo-se testado animais lactentes como suínos, bovinos, coelhos etc., buscou-se compará-las com aquelas normalmente presentes no plasma de seres humanos e especificadas no Quadro 53.7. A análise dos dados desse quadro permite observar que os valores de IGF-I são menores em crianças de 0 a 2 anos de idade, aumentando rapidamente para alcançar os maiores níveis na puberdade. Assumindo um volume sanguíneo de 5% do peso corporal, os níveis de IGF-I no soro podem ser estimados como sendo de 50.000 ng

QUADRO 53.7

Concentrações de fator de crescimento semelhante à insulina (*insulin-like growth factor-I* – IGF-I) no plasma humano.*

Idade	Machos		Fêmeas	
	Média	Limites	Média	Limites
0 a 2 anos	42	14 a 98	56	14 a 238
3 a 5 anos	56	59 a 210	84	21 a 322
6 a 10 anos	98	28 a 308	182	56 a 364
Antes da puberdade	126	84 a 192	182	70 a 280
Início da puberdade	210	140 a 240	224	84 a 392
Final da puberdade	364	224 a 462	434	224 a 696
Adultos > 23 anos	112	42 a 266	140	56 a 308

* Modificado de Schaff-Blass *et al.* (1984).

para uma criança de 15 anos, 714.000 ng para um adulto de 60 kg, e de 1.220.000 ng para um adolescente de 50 kg. Essas quantidades devem ser comparadas com os 9.000 ng presentes em 1,5 ℓ de leite proveniente de animais tratados com rbST. Assim, tomando-se esses números como referência, lembrando-se que apenas 3.000 ng de IGF-I podem ser atribuídos ao tratamento e considerando-se o fato de ser muito pequena a quantidade dessa substância absorvida pelo ser humano após administração oral, pode-se dizer, como concluído pelo JECFA do *Codex alimentarius*, que a quantidade adicional de IGF-I presente no leite de vacas tratadas com rbST é muito pequena e, portanto, incapaz de produzir qualquer dano ao consumidor.

Nesse sentido, o potencial efeito adverso mais grave proposto para o IGF-I está relacionado com o crescimento de tumores, dentre os quais os de cólon, de mama, de pulmões e de ossos. Eventuais efeitos mutagênicos que o IGF-I possa ter poderiam resultar, ainda, em reações proliferativas no intestino. Assim, mostrou-se que a administração oral de IGF-I aumentou a celularidade da mucosa intestinal de ratos *in vivo* e a velocidade de proliferação de criptas intestinais humanas analisadas *in vitro*. Uma vez que receptores para IGF-I podem ser encontrados em todo trato digestório, apresentando densidade maior no cólon, e sabendo-se que a incidência de câncer de cólon é maior em indivíduos portadores de acromegalia (que têm maiores concentrações de IGF-I no plasma), muita preocupação tem causado a possível presença de IGF-I no leite de vacas tratadas com rbST. No entanto, embora os efeitos biológicos do IGF-I permitam inferir ser o mesmo capaz de promover o crescimento de tumores, o risco do aparecimento de neoplasias apareceria apenas após uma exposição do ser humano a níveis extremamente elevados de IGF-I. Assim, desde que a quantidade de resíduos de IGF-I presente no leite de vacas tratadas com rbST é muito pequena quando comparada com a produção endógena de IGF-I pelo ser humano, é altamente improvável que a ingestão dos mesmos produza qualquer reação mitogênica, seja ela sistêmica ou local. Essa foi a interpretação do *Codex alimentarius*.

De fato, o *Codex alimentarius*, na 78ª reunião, concluiu que qualquer risco carcinogênico derivado da somatotropina bovina recombinante, por si só, é negligenciável, pois as rbSTs não são absorvidas a partir do TGI, não são bioativas em seres humanos e não causam câncer em ratos e camundongos quando administradas pela via subcutânea.

Possíveis efeitos das somatotropinas bovinas na expressão de retrovírus

Diversos trabalhos têm mostrado que as somatotropinas aumentam a imunidade em muitas espécies animais, incluindo-se a bovina. O efeito mais importante que elas produzem parece estar relacionado com o aumento da resposta imune; nesse sentido, ainda são necessários alguns experimentos para definir de maneira mais precisa quais as citocinas e os locais de ligação dessas citocinas que estariam envolvidos com o efeito imunoestimulante relatado para as somatotropinas. Os resultados encontrados na literatura, no entanto, variaram de acordo com a idade dos animais estudados e com a posologia e o tipo de somatotropina empregada. Embora mais estudos sejam necessários nesse campo, dados de alguns laboratórios têm sugerido que o uso de rbSTs aumenta as respostas linfoblastogênicas de linfócitos de vacas pouco tempo antes do parto, um efeito que poderia indicar uma proteção contra a ocorrência de mastites ou de outras doenças durante esse período que, sabidamente, está associado a imunodepressão.

No entanto, certa preocupação tem sido externada por alguns pesquisadores no que diz respeito ao efeito imunomodulador apresentado pelas rbSTs, em especial na expressão retroviral em animais, uma vez que esse efeito poderia levar ao reaparecimento de formas latentes de retrovírus ou a infecções por lentivírus em ruminantes, com consequente presença desses vírus em células somáticas do leite.

Nesse sentido, os lentivírus de ruminantes têm sido considerados importantes em função de quatro fatos. Primeiro porque eles podem causar doenças em pessoas que os ingiram pelo leite; segundo porque o uso de rbST poderia aumentar a prevalência desses vírus em ruminantes, passando desses para o ser humano através do leite. Terceiro porque a presença de resíduos de rbST ou de maiores níveis de IGF-I no leite poderia afetar a expressão de retrovírus de interesse para o ser humano como, por exemplo, HIV-1 e HIV-2. Finalmente, e em quarto lugar, porque poderia aumentar a gravidade e a cinética da expressão de enfermidades causadas por esses vírus em animais.

É relevante ressaltar, nesse momento, que tanto o lentivírus como o retrovírus replicam-se apenas em células do sistema imune e que a árvore filogenética dos lentivírus inclui a subfamília do vírus da imunodeficiência bovina (também chamado vírus da leucemia bovina ou BLV) e a subfamília dos vírus HIV-1 e HIV-2 causadores da imunodeficiência adquirida humana, a AIDS. Mostrou-se que o BLV difere bastante das formas de HIV e, também, que esse vírus não infecta células imunes humanas *in vivo*; no entanto, há que se ressaltar que foi observado em um experimento que o BLV afetou células imunes humanas *in vitro*, muito especialmente quando essas células apresentam seus processos normais de defesa diminuídos. Por outro lado, e de grande importância, mostrou-se que a pasteurização do leite a 60°C inativa todas as formas de lentivírus em, no máximo, 30 s.

Nesse contexto, dados de um experimento interessante conduzido dentro dessa linha de raciocínio revelaram que pacientes aidéticos tratados por 6 semanas com recombinante humano de somatotropina ou com IGF-I não apresentaram alterações quer na titulação de vírus em células mononucleares quer nas contagens de CD3, CD4 ou CD8 no sangue periférico ou nas concentrações antigênicas de HIV p24 no soro. Finalmente, diversos estudos apontaram para a inexistência de efeitos da rbST sobre a expressão de HIV em seres humanos que ingeriram leite de vacas tratadas com esse produto.

Possíveis efeitos das somatotropinas em proteínas priônicas

Alguns pesquisadores manifestaram sua preocupação no que se refere a um possível aumento do risco de encefalopatia espongiforme bovina (BSE) induzido pelas rbSTs em vacas leiteiras. Poucas evidências suportam essa preocupação, e o único trabalho relacionado a esse possível efeito apresenta evidências indiretas.

Sabe-se, a esse respeito, que o agente da BSE é um príon. O príon (do inglês *proteinaceus infectious particle*) representa um grupo de proteínas capazes de se moldar tridimensionalmente em diferentes tipos de conformação. O príon originário das encefalopatias espongiformes transmissíveis, incluindo aqui o da BSE (PrP^{sc}), é uma isoforma rica em pregueamento beta (conferindo uma conformação aberrante) que pode formar placas amiloides, impossibilitando as sinapses e induzindo a um subtipo de apoptose (*anoikis*) de neurônios. Essa forma anormal se propaga por si mesma, por induzir a sua conformação tridimensional a seu homólogo normal (PrP^c), presente na maioria dos tecidos. Dessa forma, não é de se estranhar que esses agentes não induzam resposta imune e possam infectar diferentes espécies, o que é um risco para a saúde pública.

Nesse contexto, mostrou-se *in vitro* que a adição de IGF-I aumentou a produção de mRNA para PrP^c em células de feocromocitoma de ratos; esse efeito foi dose-dependente, tendo-se caracterizado um aumento de 40% da expressão do mRNA após uma dose de 10 ng/mℓ, valor esse que dobrou após a adição de 100 ng/mℓ de IGF-I ao meio. Postulou-se, assim, que um aumento das concentrações de IGF-I no leite de vacas tratadas com rbSTs poderia aumentar a produção de PrP^{sc} e, possivelmente, aumentar a velocidade da progressão da BSE. Entretanto, nenhum estudo foi direcionado até o momento para mostrar que as rbSTs ou o IGF-I aumentem a formação de proteína priônica ou de sua forma patogênica mutante resistente à protease em cérebro de bovinos ou de outros animais. Assim, qualquer ligação direta que se pretenda fazer entre uso de rbSTs e BSE à luz dos atuais conhecimentos científicos deve ser interpretada como sendo altamente especulativa.

Relação entre IGF-I no leite de vaca tratada com rbSTs e incidência de diabetes melito tipo 1 em crianças

Vários estudos epidemiológicos têm mostrado que diversos fatores, como contaminantes químicos ambientais, infecções virais, diminuição no período de amamentação e exposição precoce de crianças ao leite de vaca podem aumentar em até 1,5 vez a incidência de diabetes melito tipo 1, isto é, dependente de insulina. Esse tipo de diabetes desenvolve-se como consequência de destruição autoimune das células β produtoras de insulina pelas ilhotas de Langherans pancreáticas. O mecanismo exato que dispara essa reação autoimune não é conhecido; no entanto, assume-se seja ele geneticamente determinado em indivíduos suscetíveis. Em especial, as evidências epidemiológicas têm apontado que geograficamente existe uma relação temporal entre a alimentação de crianças com leite de vaca e o aparecimento da diabetes. Observou-se também que o não fornecimento de leite de vaca nos primeiros meses de vida protegeu indivíduos geneticamente sensíveis contra diabetes. Essas e outras evidências sorológicas têm apontado que a alteração imune que causa o diabetes em indivíduos geneticamente sensíveis é deflagrada pela exposição a proteínas presentes no leite de vaca. Postulou-se que as proteínas do leite atravessariam mais facilmente a parede intestinal de recém-nascidos, iniciando a resposta imune que reage de forma cruzada com um antígeno presente na superfície das células β. Os possíveis componentes do leite de vaca que desencadeariam essa reação ainda não foram totalmente identificados; no entanto, a caseína não está, provavelmente, envolvida, uma vez que sua presença em substituição às proteínas presentes no leite de vaca fornecido a linhagens de ratos sensíveis a esse tipo de diabetes bloqueou completamente o aparecimento da doença. Aumento nas concentrações de imunoglobulina A e de beta-lactoglobulina no leite de vaca tem sido associado ao aumento de risco dessa enfermidade. De qualquer modo, é pouco provável que a exposição de crianças, mesmo que recém-nascidas, a leite de vacas tratadas com rbSTs aumente o risco para o desenvolvimento desse tipo de diabetes pelas seguintes razões: 1) a composição do leite de vacas tratadas com rbSTs é semelhante àquela do leite de vacas não tratadas, com relação aos componentes considerados relevantes para o aparecimento da doença; 2) o ligeiro aumento dos níveis de IGF-I produzido pelas rbSTs pode ser descartado como agente desencadeador de diabetes, uma vez que o IGF-I humano e bovino são idênticos e porque as concentrações de IGF-I no leite materno são maiores ou no mínimo iguais àquelas presentes no leite de vacas tratadas.

AVALIAÇÃO DO RISCO

Tomando-se como base: as alterações praticamente não significativas nas quantidades de leite descartado após teste para presença de resíduos de antibióticos em animais tratados com rbSTs; as baixas concentrações de rbSTs e de IGF-I presentes como resíduos no leite de vacas tratadas com rbSTs; a degradação do IGF-I no intestino humano e de animais e sua existência abundante nos fluidos gástricos humanos; as quantidades extremamente baixas de IGF-I provenientes do leite de animais tratados que poderiam ser ingeridas pelos consumidores, em comparação com a produção endógena dos mesmos; a ausência de evidências diretas que mostrem um aumento na expressão de retrovírus produzidos pelas rbSTs; a ausência de dados que mostrem uma relação entre rbST e BSE; a ausência de alterações significativas na composição do leite de vacas tratadas com rbSTs, alterações estas que pudessem representar um risco adicional para o aparecimento de diabetes melito tipo 1, pode-se concluir, como o fez o JECFA do *Codex alimentarius*, em suas 48ª, 50ª e 78ª reuniões, que o uso de rbSTs em bovinos não representa riscos para a saúde dos consumidores. Dessa forma, não há necessidade de fixar valores de IDA ou de LMR (limites máximos de resíduos) para rbSTs em leite e tecidos de bovinos, em especial para somagrebove, sometribove, somavubove e somidobove.

Salienta-se, no entanto, que a Agência Nacional de Vigilância Sanitária (ANVISA) não incluiu a bST ou quaisquer de seus recombinantes (rbSTs) no ANEXO II da Instrução Normativa nº 51/2019, isto é, "na lista de princípios ativos de medicamentos veterinários em alimentos de origem animal com LMR não necessário". Esse fato é estranho, uma vez que a Resolução da Diretoria Colegiada (RDC) nº 328/2019 dessa agência – a resolução que dispõe sobre o risco à saúde humana de medicamentos veterinários e sobre os métodos a serem usados para fins de avaliação de conformidade – salienta em seu Art. 16, que não será definido LMR para as situações em que o princípio ativo e seus metabólitos tenham ampla margem de segurança. Especificamente, quando: 1) não possuírem significância toxicológica; 2) forem reconhecidos como seguros; 3) forem fracamente absorvidos ou biodisponíveis; 4) forem rapidamente metabolizados ou eliminados; 5) forem componentes da alimentação humana; 6) representarem pequena fração da produção endógena do organismo; e, 7) tiverem presença improvável nos alimentos de origem animal ou apresentarem resíduos cuja exposição represente risco improvável à população. Tanto quanto se depreende da farta literatura que existe sobre bST ou rbSTs e da manifestação do JECFA do *Codex alimentarius*, esses quesitos foram todos satisfeitos para a bST ou rbSTs.

BIBLIOGRAFIA

Annen, E.L.; Collier, R. J.; McGuire, M.A.; Vicini, J.L.; Ballam, J.M.; Lormore, M.J. Effect of modified dry period lengths and bovine somatotropin on yield and composition of milk from dairy cows. *J. Dairy Sci.* v. 87, p. 3746-3761, 2004.

Barbano, D.M.; Lynch, J.M.; Bauman, D.E.; Hartnell, G.F.; Hintz, R.L.; Nemeth, M.A. Effect of a prolonged-release formulation of N-methionyl bovine somatotropin (Sometribove) on milk composition. *J Dairy Sci.* v. 75, p. 1775-1793, 1992.

Bauman, D.E.; Everett, R.W.; Weiland, W.H.; Collier, R.J. Production responses to bovine somatotropin in northeastern dairy herds. *J Dairy Sci.* v. 82, p. 2564-2573, 1999.

Baumgarter, L.E.; Olson, C.; Onuma, M. Effects of pasterurization and heat treatment on bovine leukemia vírus. *J Am Vet Med Assoc.* v. 169, p. 1189-1191, 1976.

Burton, J.L.; McBride, B.W..; Block, E.; Glimm, D.R.; Kenelly, J.J. A review of bovine groth hormone. *Can.J Anim Sci.* v. 74, p. 167-201, 1994.

Capuco, A. V.; Dahl, G. E.; Wood, D. L.; Moallem, U.; Erdman, R. E. Effect of bovine somatotropin and rumen-undegradable protein on mammary growth of prepubertal dairy heifers and subsequent milk production. *J Dairy Sci.* v. 87, p. 3762-3769, 1994.

Challacombe, D.N.; Wheeler, E.E. Safwety of milk from cows treated with bovine somatotropin. *Lancet.* v. 344, p. 815-816, 1994.

Chalupa, W.; Vecchiarelli, B.; Galligan, D.T. Responses of dairy cows supplemented with somatotropin during weeks 5 through 43 of lactation. *Journal of Dairy Science.* v. 79, p. 800-812, 1996.

Cheng, C. J.; Daggett, V. Molecular dynamics simulations capture the misfolding of the bovine prion protein at acidic pH. *Biomolecules,* v. 4, n. 1, p. 181-201, 2014.

Choi, J.; Choi, M.J.; Kim, C.; Há, J.; Hong, A.; Ji, Y.; Chang, B. Th effect of recombinant bovine somatotropin (rbST) administration on residual BST and insulin-like growth factoi I levels in various tisues of cattle. *J Food Hyg Soc Jpn.* v. 38, p. 225-232, 1997.

Clayton, P.E.; Banerjee, I.; Murray, P.G.; Renehan, A.G. Growth hormone, the insulin-like growth factor axis, insulin and cancer risk. *Nature Review Endocrinol.* v. 7, p. 11-24, 2011.

Codex alimentarius Comission (1997). Report of the twenty-second Session of the Codex alimentarius Comission. Genebra, 23 a 28 Junho de 1997 (Documento da FAO LINORM 97/37, Roma, Food and Agricultural Organization of the United Nations).

Collier, R.J.; Bauman, D.E. Update on human health concerns of recombinant bovine somatotropina use in dairy cows. *J. An. Sci.* v. 92, p. 1800-1814, 2014.

Dohoo, I.R.; Leslie, K.; DesCoteaux, L.; Fredeen, A.; Dowling, P.; Preston, A.; Shewfelt, W. A meta-analysis review of the effects of recombinant bovine somatotropin 1. Methodology and effects on production. *The Canadian Journal of Veterinary Research.* v. 67, p. 241-251, 2003a.

Dohoo, I.R.; Leslie, K.; DesCoteaux, L.; Fredeen, A.; Dowling, P.; Preston, A.; Shewfelt, W. A meta-analysis review of the effects of recombinant bovine somatotropin 2. Effects on animal health, reproductive performance, and culling. *The Canadian Journal of Veterinary Research.* v. 67, p. 252-264, 2003b.

EFSA (European Food Safety Authority). Efsa's assistance for the 2015 Codex Committee on Residues of Veterinary Drugs in Food (CCRVDF) in relation to rBST. *EFSA Supporting Publication* EN-28, 2015.

EFSA (European Food Safety Authority). Scientific opinion of the panel on animal health and welfare on a request from the Comission of the risk assessment of the impact of housing nutrition and feeding, management and genetic selection or udder problems in dairy cows. *EFSA Journal .* v. 1141, p. 1-60, 2009.

Eppard, P.J.; Hudson, S.; Cole, W.J. Response of dairy cows to high doses of a sustained-release bovine somatotropin administered during two lactations. 1. Production response. *J Dairy Sci.* v. 74, p. 3807-3821, 1991.

Esteban, E.; Kass, P.H.; Weaver, L.D. Interval from calving to conception in high producing dairy cows treated with recombinant bovine somatotropin. *J Dairy Sci.* v. 77, p. 2549-2561, 1994.

Evans, H.M.; Simpson, M.E. Hormones of the anterior hypophysis. *Amer. J. Phisiol.,* v. 98, p. 511-546, 1931. Apud: Wallis, M. Species specificity and structure-function relationships of growth hormone. p. 3-14. In: Heap, R.B.; Prosser, C.G.; Lamming, G.E. eds. Biotechnology in Growth Regulation, London: Butterworths. 1989.

Ezzat, H.; Melmed, S. Are patients with acromegaly an increased risk for neoplasia? *J Clin Endocrinol Metab.* v. 72, p. 245-249, 1991.

FAO/OMS – Monographs Prepared by the Fiftieth Meeting of the Join FAO/WHO Expert Committee on Food Additives: Rome, 17-26 February 1998. Residues of some veterinary drugs in animals and foods.

Flint, D.J.; Knight, C.H. Interactions of prolactin and growth hormone (GH) in the regulation of mammary gland function and epithelial cell survival. *J Mammary Gland Biol Neoplasia.* v. 2, p. 41-8, 1997.

Gallo L. Effects of recombinant bovine somatotropin on nutritional status and liver function of lactating dairy cows. *J Dairy Sci.* v. 73, p. 3276-3286, 1990.

Gerstein, H.C. Cow's milk exposure and type I diabetes melito. *Diabetes Care.* v. 17, p. 13-19, 1994.

Gulay, M.S.; Hayen, M.J.; Liboni, M.; Belloso, T.I.; Wilcox, C.J.; Head, H.H. Low doses of bovine somatotropin during the transition period and early lactation improves milk yield, efficiency of production, and other physiological responses of holstein cows. *J Dairy Sci.* v. 87, p. 948-960, 2004.

Guller, H.P.; Zapf, J.; Schmid, C.; Froesch, E.R. Insulin-like growth factor I and II in health man. Estimations of half lives and production rates. *Arch Endocrinol.* v. 121, p. 753-758, 1989.

Hansen, W.P.; Otterby, D.E.; Linn, J.G.; Anderson, J.F.; Eggert, R.G. Multifarm use of bovine somatotropin for two consecutive lactations and its effects on lactational performance, health, and reproduction. *J Dairy Sci.* v. 77, p. 94-110, 1994.

Hartnell, G. F.; Franson, S.E.; Bauman, D.E. Evaluation of sometribove in a prolonged-release system in lactating dairy cows – production responses. *J Dairy Sci.* v. 74, p. 2645-2663, 1991.

Hemken, R.W.; Harmon, R.J.; Silvia, W.J.; Tucker, W.B.; Heersche, G.; Eggert, R.G. Effect of dietary energy and previous bovine somatotropin on milk yield, mastitis, and reproduction in dairy cows. *J Dairy Sci.* v. 74, p. 4265-4272, 1991.

Huber, J.T.; Wu, Z.; Fontes, C.; Sullivan, J.L.; Hoffman, R.G.; Hartnell, G.F. Administration of recombinant bovine somatotropin to dairy cows for four consecutive lactations. *J Dairy Sci.* v. 80, p. 2355-2360, 1997.

Hull, K.L.; Harvey, S. Growth hormone: roles in female reproduction. *J Endocrinol.* v. 168, p. 1-23, 1991.

Jenny, B.F.; Grimes, L.W.; Pardue, F.E.; Rock, D.W.; Patterson, D.L. Lactational response of Jersey cows to bovine somatotropin administered daily or in a sustained-release formulation. *J Dairy Sci.* v. 75, p. 3402-3407, 1992.

Jordan, D.C.; Aguilar, A.A.; Olson, J.D.; Bailey, C.; Hartnell, G.F.; Madsen, K.S. Effects of recombinant methionyl bovine somatotropin (sometribove) in high producing cows milked three times daily. *J Dairy Sci.* v. 74, p. 220-226, 1991.

Jorge, A.M.; Gomes, M.I.D.V.; Halt, R.C. Effect of recombinant somatotropin (bST) utilization on milk production from buffaloes. *Rev. Bras. Zootec.* v. 31, p. 1230-1234, 2002.

Judge, L.J.; Erskine, R.J.; Bartlett, P.C. Recombinant bovine somatotropin and clínical mastitis: incidence, discarded milk following therapy, and culling. *J Dairy Sci.* v. 80, p. 3212-3218, 1997.

Juskevich, J.C.; Guyer, G.C. Bovine growth hormone: human food safety evaluation. *Science,* v. 249, p. 875-884, 1990.

Kelley, K.W. Growth hormone, lymphocytes and macrophages. *Biochem. Pharmacol.* v. 38, p. 705-713, 1989.

Lamote, I.; Meyer, E.; Massart-Leen, A.M.; Burvenich, C. Sex steroids and growth factors in the regulation of mammary gland proliferation, differentiation, and involution. *Steroids.* v. 69, p. 145-59, 2004.

Lasmézas, C, Deslys, J.P.; Dormont, D. Recombinant human growth hormone and insulin-like growth factor I induce PrP gene expression in PCP12 cells. *Biochem Biophys Res Commun.* v. 196, p. 1163-1169, 1993.

Leonard, M.; Gallo, G.; Gallo, M.; Block, E. Effects of a 28-day sustained-release formulation of recombinant bovine somatotropin (rbST) administered to cows over two consecutive lactations. *Can J Anim Sci.* v. 70, p. 795-809, 1990.

Lucci, C.S.; Rodrigues, P.H.M.; Santos, E.J.; Castro, A.L. Use of bovine somatotropin (BST) in high producting dairy cows. *Br. J. Vet. Res. An. Sci.* v. 35, p. 46-50,1998.

Macauly, V.M. Insulin-like growth factors and cancer. *Br J Cancer*. v. 65, p. 311-320, 1992.

McClary, D.G.; Green, H.B.; Basson, R.P.; Nickerson, S.C. The effects of a sustained-release recombinant bovine somatotropin (somidobove) on udder health for a full lactation. *J Dairy Sci*. v. 77, p. 2261-2271, 1994.

Morbeck, D.E.; Britt, J.H.; McDaniel, B.T. Relationships among milk yield, metabolism, and reproductive performance of primiparous Holstein cows treated with Somatotropin. *J Dairy Sci*. v. 74, p. 2153-2164, 1991.

National Instituter of Health – NIH conference: Insulin-like growth factors and cancer. *Ann Intern Med*. v. 122, p. 54-59, 1995.

Oliver, S.P.; Murinda, S.E.; Jayrao, B.M. Impact of antibiotic use in adult dairy cows on antimicrobial resistance of veterinary and human pathogens; a comprehensive review. *Foodborne Path. and Dis*. v. 8, p. 337-355, 2011.

Pell, A.N.; Tsang, D.S.; Howlett, B.A. Effects of a prolonged-release formulation of sometribove (n-methionyl bovine somatotropin) on Jersey cows. *J Dairy Sci*. v. 75, p. 3416-3431, 1992.

Phipps, R.H.; Weller, R.F.; Craven, N.; Peel, C.J. Use of prolonged-release bovine somatotropin for milk production in British Friesian dairy cows. 1. Effect on intake, milk production and feed efficiency in two consecutive lactations of treatment. *J Agric Sci*. v. 115, p. 95-104, 1990.

Prado, I.N.; Nascimento, W.G.; Negrão, J.A.; Rigolon, L.P.; Schiller, S.S.; Sakuno, M.L.D.; Pessini, G.L. Somatotropina bovina recombinante (rBST) nos aspectos hematológicos e metabólitos do sangue de novilhas (1⁄2 Nelore × 1⁄2 Red Angus) em confinamento. *R Bras Zootec*. v. 32, p. 465-472, 2003.

Prusiner, S.B. Molecular biology of prion diseases. *Science*. v. 252, p. 1515-1522, 1991.

Pugliese A. The multiple origins of type 1 diabetes. *Diabetic Med*. v. 30, p. 135-146, 2013.

Rose, M.T.; Obara, Y. The manipulation of milk secretion in lactating dairy cows: review. *Asian-Aus J Anim Sci*. v. 13, p. 236-43, 2000.

Sajnani, G.; Requena, J.R. Prions, proteinase K and infectivity. *Prion*, v. 6, p. 5430-5432, 2012.

Schaff-Blass, E.; Burstein, S; Rosenfield, R.L. Advances in diagnosis and treatment of short stature, with special reference to the role of growth hormone. J. Pediatri., v. 104, p. 801-813, 1984.

Scott, F.W. Cow milk and insulin-dependent diabetes mellitus: Is there a relationship? *Am J Clin Nutr*. v. 51, p. 489-491, 1990.

Stanisiewski, E.P.; Krabill, L.F.; Lauderdale, J.W. Milk yield, health, and reproduction of dairy cows given somatotropin (Somavubove) beginning early postpartum. *J Dairy Sci*. v. 75, p. 2149-2164, 1992.

Stanton, B.F.; Novalovic. A.M. The impact of bST technologies: the pros and cons. Advanced Technologies Facing the Dairy Industry: bST. Cornell University. Nov. 10 a 11, 1989. p. 142-148.

Sorensson, A.; Knight, C.H. Endocrine profiles of cows undergoing extended lactation in relation to the control of lactation persistency. *Domest Anim Endocrinol*. v. 23, p. 111-23, 2002.

Speicher, J.A.; Tucker, H.A.; Ashley, R.W.; Atanisiewski, E.P.; Boucher, J.F.; Sniffen, J. Production responses of cows to recombinantly derived bovine somatotropin and to frequency of milking. *J Dairy Sci*. v. 77, p. 2509-17, 1994.

Svennersten-Sjaunja, K.; Olsson, K. Endocrinology of milk production. *Domestic Animal Endocrinology*. v. 29, p. 241-258, 2005.

Thomas, J.W.; Erdman, R.A.; Galton, D.M. Responses by lactating cows in commercial dairy herds to recombinant bovine somatotropin. *J Dairy Sci*. v. 74, p. 945-964, 1991.

Tucker, H.A. Hormones, mammary growth, and lactation: a 41-year perspective. *J Dairy Sci*. v. 83, p. 874-84, 2000.

Ungemach, F.R.; Weber, N.E. Recombinant bovine somatotropins (addendum). In: Toxicological evaluation of certain veterinary drug residues in food. *WHO Food Additives Series*. v. 41, p. 125-146, 1998.

Veja, J.R.; Gibson, C.A.; Skaar, T.C.; Hadsell, D.L.; Baumrucker, C.R. Insulin-lile growth factor I and II and IGF binding proteins in serum and mammary secretions during the prepartum period and early lactation in dairy cow. *J Anim Sci*. v. 69, p. 2538-2547, 1991.

Waterman, D.F.; Silvia, W.J.; Hemken, R.W.; Heersche, G.; Swenson, T.S.; Eggert, R.G. Effect of bovine somatotropin on reproductive function in lactating dairy cows. *Theriogenology*. v. 40, p. 1015-1028, 1993.

Waters, D.; Danska, J.; Hardy, K.; Koster, F.; Qualls, C.; Nickell, D.; Nightingale, S.; Gesundheit, N.; Watson, D.; Schade, C. Recombinant human growth hormone, insulina-like growth factor I, combination therapy in AIDS-associated wasting. *Ann Intern Med*. v. 125, p. 865-872, 1995.

Weller, R.F.; Phipps, R.H.; Craven, N.; Peel, C.J. Use of prolonged-release bovine somatotropin for milk production in British Friesian dairy cows. 2. Effect on health and reproduction in two consecutive lactations of treatment. *J Agric Sci*. v. 115, p. 105-112, 1990.

Wells, S. J.; Trent, A. M.; Collier, R. J.; Cole, W. J. Effect of long-term administration of a prolonged release formulation of bovine somatotropin (Sometribove) on clinical lameness in dairy cows. *Am J Vet Res*. v. 56, n. 8, p. 992-996, 1995.

Whitaker, D.A.; Smith, E.J.; Kelly, J.M.; Hodgson-Jones, L.S. Health, welfare and fertility implications of the use of bovine somatotrophin in dairy cattle. *Vet Rec*. v. 122, p. 503-505, 1988.

WHO technical report series. Evaluation of certain veterinary drug residues in food: Seventy – eighth report of the joint FAO/WHO Expert Committee on Food Additives. n. 988, 2014.

Yang, J.; Zhao, B.; Baracos, V.E.; Kennelly, J.J. Effects of bovine somatotropin on b-casein mRNA levels in mammary tissue of lactating cows. *J Dairy Sci*. v. 88, p. 2806-2812, 2005.

Zhao, X.; Burton, J.H.; McBride, B.W. Lactation, health, and reproduction of dairy cows receiving daily injectable or sustained-release somatotropin. *J Dairy Sci*. v. 75, p. 3122-3130, 1992.

54 Aditivos Zootécnicos Melhoradores do Desempenho: Antimicrobianos e Agentes Alternativos

João Palermo-Neto • Mayra Carraro Di Gregorio

- Introdução, 763
- Saúde intestinal, 764
- Antimicrobianos como aditivos zootécnicos, 766
- A polêmica relacionada ao uso de aditivos antimicrobianos, 774
- Agentes alternativos, 780
- Outros compostos, 794
- Considerações finais, 795
- Bibliografia, 796

INTRODUÇÃO

O uso de antimicrobianos como aditivos zootécnicos melhoradores do desempenho e da eficiência alimentar trouxe inegável contribuição à cadeia de produção animal no Brasil. Eles permitem que os animais expressem todo o potencial genético que possuem frente à ingestão de rações corretamente formuladas por prevenir processos infecciosos clínicos e subclínicos intestinais, resultando na melhor absorção de nutrientes e no aumento da eficiência produtiva dos plantéis. No entanto, esse uso tem despertado polêmica junto à sociedade, quer pela possibilidade real que têm de deixar resíduos nos produtos oriundos dos animais tratados, quer por aspectos ligados ao desenvolvimento de resistência bacteriana. Por isso, tem se observado uma lenta e progressiva remoção do uso de antimicrobianos como aditivos zootécnicos melhoradores do desempenho e sua subsequente substituição por agentes ditos alternativos. Uma reflexão sobre essas questões é objeto do presente capítulo.

Existem evidências consideráveis mostrando que o crescimento de animais de produção, em especial de frangos de corte e de suínos mantidos em ambientes isentos de microrganismos patogênicos, é maior que aquele observado em ambientes contaminados. Todas elas partem de delineamentos experimentais semelhantes. Em essência, os trabalhos são feitos utilizando-se dois lotes de animais: um mantido desde o nascimento em um ambiente livre de germes (A) e outro em um sistema de criação convencional (B). Cada grupo é dividido em dois subgrupos de animais: um alimentado com ração contendo o aditivo zootécnico (A_1 e B_1) e outro com ração idêntica, porém sem a adição do aditivo zootécnico (A_2 e B_2). Em grande parte desses trabalhos, são ainda realizadas análises anatomopatológicas macro e microscópicas nos animais após o término dos experimentos. Em alguns estudos, o grupo "convencional" (B) é, muitas vezes, substituído por animais desafiados com patógenos como *Eimeria* spp., *Clostridium perfringens*, *Escherichia coli*, *Salmonella* spp. etc.; porém, o esquema do trabalho continua o mesmo. A Figura 54.1 exemplifica o delineamento experimental.

Os resultados advindos de experimentos como esse indicam que os animais dos grupos A_1, A_2 e B_1 têm ganho de peso muito semelhante, sendo ele maior que aquele observado nos animais do grupo B_2, isto é, os efeitos da adição de antimicrobianos ou dos agentes alternativos são melhor observados em animais criados em ambiente convencional. Análises mais aprofundadas das diferenças existentes entre os dois ambientes de criação (livre de

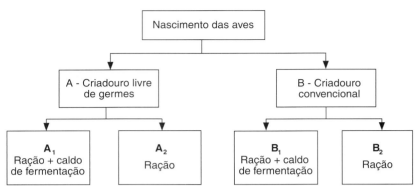

FIGURA 54.1 Esquema de um protocolo utilizado na avaliação de aditivos zootécnicos em animais de produção. A_1 e B_1 representam animais alimentados com ração adicionada de aditivos antimicrobianos ou com agentes alternativos e A_2 e B_2 animais alimentados apenas com ração. Em alguns estudos, os animais dos Grupos B_1 e B_2 são desafiados por microrganismos patogênicos.

germes e convencional) mostram, de forma geral, que, ao se criarem animais por muitos anos em um mesmo espaço físico, possibilita-se o desenvolvimento de cepas de bactérias patogênicas que produzem nos animais ali criados um tipo subclínico de infecção intestinal. Essas observações, colhidas a campo, permitem sugerir que antimicrobianos usados como aditivos zootécnicos reprimem microrganismos patogênicos da microbiota, possibilitando o maior ganho de peso dos animais. De fato, estudos anatomopatológicos mostram sempre um aumento de peso do intestino delgado dos animais do grupo B_2, muito provavelmente em decorrência da presença de edema, petéquias e focos inflamatórios encontrados na mucosa dos intestinos, fato que não se observa nos animais dos grupos A_1, A_2 e B_1. Sugere-se que a presença dessas alterações desencadeia: 1) diminuição da absorção intestinal de nutrientes necessários ao crescimento e ganho de peso normais dos animais e 2) perdas energéticas relevantes. Finalmente, comparando-se os animais dos grupos B_1 e B_2, relata-se, frequentemente, a ocorrência de uma diminuição marcante do número de microrganismos patogênicos isolados no intestino e da quantidade de toxinas por eles liberadas, nos animais tratados com os antimicrobianos (B_1).

Constata-se, assim, que manutenção da saúde e do bem-estar dos animais, assim como de um elevado nível de desempenho e de lucratividade na produção, estão intimamente associados à preservação da homeostase do trato gastrintestinal (TGI). Infecções (clínicas e subclínicas) e alguns componentes da ração têm sido considerados agentes estressores com potencial para modificar a microbiota e/ou a barreira intestinal de forma complexa e dinâmica. Nesse contexto, o TGI desempenha papel imunológico relevante, possibilitando um ambiente satisfatório para o crescimento de inúmeras espécies de microrganismos e constituindo uma importante barreira de proteção dos hospedeiros contra patógenos e toxinas.

SAÚDE INTESTINAL

É essencial que se compreenda que o TGI é um sistema sensorial inteligente, que digere e absorve os nutrientes fornecidos pela alimentação e que se comunica de forma dinâmica com os sistemas imune e neuroendócrino. A manutenção da qualidade e da integridade da microbiota, da mucosa e do sistema imune a ela associado (GALT, do inglês *gut associated linphoid tissue*) é fundamental para que os animais expressem todo o potencial genético para crescimento e ganho de peso. De fato, de nada adianta um potencial genético de elevado nível e o fornecimento de uma dieta altamente balanceada aos animais se não houver homeostase intestinal, isto é, se a permeabilidade e a qualidade de absorção da mucosa intestinal estiverem comprometidas. Nesse contexto, as citocinas liberadas pelos enterócitos e pelas células imunes são fundamentais para que a comunicação microbiota *versus* mucosa intestinal *versus* sistema GALT se faça de forma adequada, mantendo-se a homeostase intestinal. A Figura 54.2 ilustra os mecanismos de modulação que têm sido associados a esse equilíbrio.

O controle de infecções subclínicas pelos aditivos antimicrobianos ou por agentes alternativos envolve a manutenção da qualidade da microbiota intestinal. A microbiota tem papel protetor, estrutural e metabólico. De fato ela (1) desloca patógenos por competir com receptores de membrana, compete por nutrientes e produz substâncias com atividade antibacteriana (defensinas, catalecidinas etc.); (2) mantém a qualidade da barreira de proteção intestinal, fortificando as junções oclusivas intestinais e induzindo a produção de vitamina A, de biotina e de ácido fólico; e, (3) participa do controle e da diferenciação dos enterócitos, do metabolismo de toxinas alimentares ou bacterianas, da absorção de íons e da fermentação de alimentos.

Modificações na composição normal da microbiota intestinal vêm, quase sempre, acompanhadas por processos inflamatórios na mucosa intestinal; ao contrário, uma microbiota equilibrada evoca menor resposta inflamatória intestinal e aumenta a absorção de nutrientes, permitindo que os animais expressem seu potencial genético de forma integral. Têm se mostrado que algumas bactérias patogênicas deprimem o crescimento dos animais de produção sem produzir doenças diagnosticáveis clinicamente.

O grande desafio que se enfrenta no campo, portanto, é saber quando uma mudança na microbiota representa uma disbiose que demanda medidas de controle. Nesse contexto, a evolução das técnicas de biologia molecular e a subsequente possibilidade de sequenciar alguns genes bacterianos vêm expandindo os conhecimentos relativos à diversidade do microbioma, ajudando a superar esse desafio.

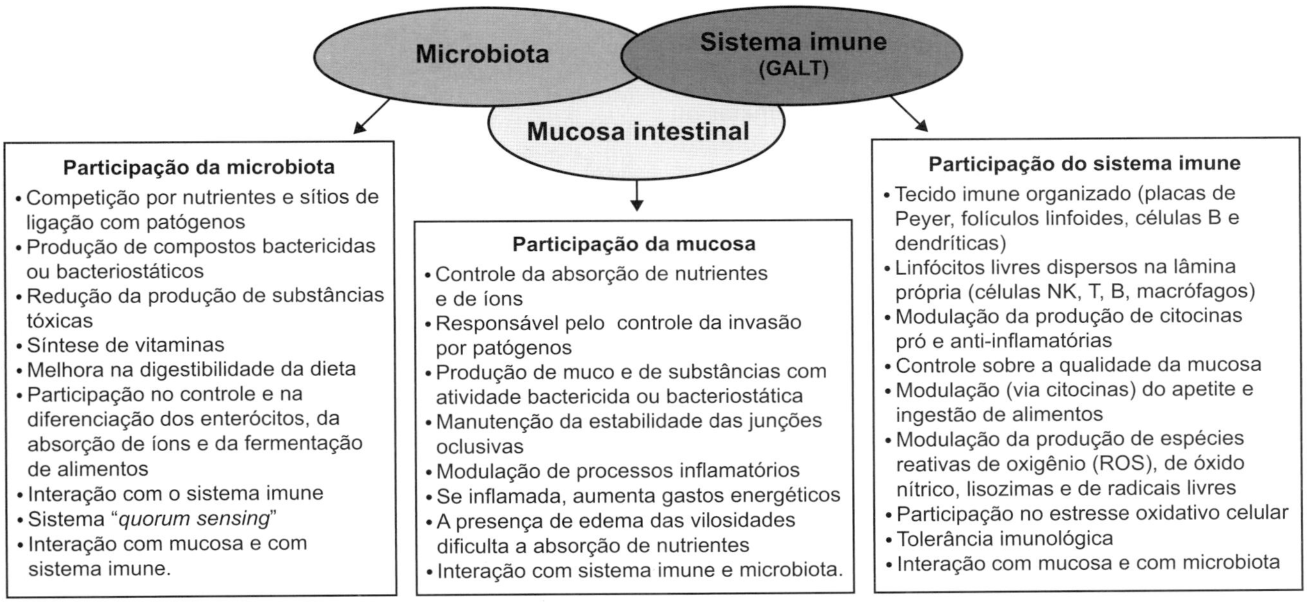

Microbiota — Sistema imune (GALT) — Mucosa intestinal

Participação da microbiota
- Competição por nutrientes e sítios de ligação com patógenos
- Produção de compostos bactericidas ou bacteriostáticos
- Redução da produção de substâncias tóxicas
- Síntese de vitaminas
- Melhora na digestibilidade da dieta
- Participação no controle e na diferenciação dos enterócitos, da absorção de íons e da fermentação de alimentos
- Interação com o sistema imune
- Sistema "quorum sensing"
- Interação com mucosa e com sistema imune.

Participação da mucosa
- Controle da absorção de nutrientes e de íons
- Responsável pelo controle da invasão por patógenos
- Produção de muco e de substâncias com atividade bactericida ou bacteriostática
- Manutenção da estabilidade das junções oclusivas
- Modulação de processos inflamatórios
- Se inflamada, aumenta gastos energéticos
- A presença de edema das vilosidades dificulta a absorção de nutrientes
- Interação com sistema imune e microbiota.

Participação do sistema imune
- Tecido imune organizado (placas de Peyer, folículos linfoides, células B e dendríticas)
- Linfócitos livres dispersos na lâmina própria (células NK, T, B, macrófagos)
- Modulação da produção de citocinas pró e anti-inflamatórias
- Controle sobre a qualidade da mucosa
- Modulação (via citocinas) do apetite e ingestão de alimentos
- Modulação da produção de espécies reativas de oxigênio (ROS), de óxido nítrico, lisozimas e de radicais livres
- Participação no estresse oxidativo celular
- Tolerância imunológica
- Interação com mucosa e com microbiota

FIGURA 54.2 Homeostase intestinal e suas relações com a tríade mucosa intestinal *versus* microbiota *versus* sistema imune intestinal (GALT, do inglês *gut associated lymphoid tissue*).

A melhora da qualidade da microbiota intestinal tem sido também relacionada a outros fatores, como, por exemplo, melhora das condições de alojamento, redução da exposição a patógenos e modificações na composição da dieta.

Além disso, sabe-se que a patogenicidade bacteriana está, em parte, sob a regulação e controle do chamado sistema *Quorum Sensing* (QS). O QS é um sistema que regula a expressão gênica bacteriana em resposta à sua densidade populacional. Esse sistema tem papel decisivo na regulação de vários processos fisiológicos importantes, particularmente da expressão de fatores de virulência de alguns patógenos entéricos. Portanto, a modulação da microbiota intestinal pelos aditivos zootécnicos tem sido considerada de grande relevância para os efeitos que eles produzem sobre o ganho de peso e a conversão alimentar dos animais de produção.

Os aditivos melhoradores da eficiência alimentar interferem, também, na qualidade da barreira intestinal, que desempenha um papel crucial no controle da permeabilidade, na absorção de nutrientes e na resposta imune inata. Assim, seu comprometimento – que geralmente é acompanhado por inflamação e aumento do estresse oxidativo celular – afeta a integridade da mucosa intestinal, altera a camada de muco, modifica a proliferação de enterócitos/colonócitos e reduz a estabilidade das junções de oclusão permitindo a difusão de toxinas e bactérias patogênicas da luz intestinal para o organismo (ver Figura 54.2).

A inflamação é uma resposta inata que visa, dentre outros aspectos, conter infecções. No entanto, alguns fatores relacionados à dieta, como, por exemplo, a ingestão excessiva de nutrientes (ácidos graxos livres, carboidratos e lipídios) ou a presença de bactérias patogênicas podem estimular a produção de citocinas pró-inflamatórias e resultar em uma inflamação intestinal crônica de baixo grau. As citocinas produzidas nessas condições causam catabolismo muscular e, caindo na circulação sistêmica, adentram o Sistema Nervoso Central e reduzem o apetite e a ingestão de alimentos. A inflamação intestinal tem sido também associada ao aumento de gastos energéticos.

A estimulação crônica do sistema imune, em resposta a patógenos ou a alguns componentes da dieta resulta, ainda, na produção de espécies reativas de oxigênio (ROS), óxido nítrico, lisozimas e radicais livres. Várias dessas moléculas desencadeiam o estresse oxidativo celular, aumentando a demanda do organismo por nutrientes. Nesse sentido, a inflamação e o estresse oxidativo intestinais relacionam-se intimamente em um ciclo de autoestimulação; nele, oxidantes, vírus, toxinas bacterianas etc. ativam o fator nuclear kappa B (NF-κB presente em células imunes – principal regulador da inflamação) que, por sua vez, ativa a formação de compostos oxidantes, em um processo de estimulação contínua que perpetua o processo inflamatório crônico, lesando as células da mucosa e quebrando a barreira de proteção intestinal. Juntos, esses fatos impedem que o animal expresse plenamente seu potencial genético para crescimento, independente da qualidade da ração fornecida.

Destaca-se, ainda, a relevância das células dendríticas presentes na mucosa intestinal. A atividade dessas células é fundamental para a manutenção da qualidade da barreira intestinal e da permeabilidade da mucosa. Apresentando prolongamentos que se dirigem à luz intestinal, as células dendríticas que se colocam entre os enterócitos captam antígenos (Ag) e os apresentam a linfócitos CD4+. Na presença de interleucinas apropriadas, secretadas por células T regulatórias (Treg), os linfócitos CD4+ são ativados ou respondem com tolerância imunológica. No primeiro caso, os linfócitos T CD4+helper 17 (TH17) ativados secretam interleucinas pró-inflamatórias (IL-1, TNF-α, IL-22) e consequentemente promovem a inflamação intestinal. No segundo caso, o Ag é reconhecido como próprio (*i. e.*, produzem "não resposta" a um determinado Ag) com consequente produção de citocinas não inflamatórias (p. ex., IL-10).

ANTIMICROBIANOS COMO ADITIVOS ZOOTÉCNICOS

Antimicrobianos são substâncias capazes de matar ou inibir o crescimento de microrganismos sem comprometer a saúde do indivíduo medicado. São empregados em Medicina Veterinária como medicação terapêutica, metafilática, profilática (ver *Capítulo 35*) – e como aditivos zootécnicos melhoradores do desempenho, antigamente denominados promotores de crescimento ou aditivos de produção (ver *Capítulo 50*). Segundo a Instrução Normativa (IN) nº 54 de 17 de dezembro de 2018 do Ministério da Agricultura, Pecuária e Abastecimento (MAPA): "aditivos antimicrobianos melhoradores da eficiência alimentar ou do desempenho são produtos com ação antimicrobiana adicionados intencionalmente na alimentação animal com o objetivo de promover a melhora do desempenho zootécnico de animais sadios, como, por exemplo, o ganho de peso e a conversão alimentar". Nesse contexto, os antimicrobianos com atividade anticoccidiana também são denominados e registrados pelo MAPA como aditivos. Segundo essa legislação do MAPA, "são produtos adicionados intencionalmente na alimentação animal com o objetivo de prevenir ou tratar a coccidiose". No entanto, há de se ressaltar que os antimicrobianos não devem ser usados como aditivos para mascarar condições precárias de manejo ou higiene. O Quadro 54.1 mostra alguns dos efeitos relatados para esses agentes em frangos de corte.

QUADRO 54.1
Alguns eventos relatados em frangos de corte após o uso de antimicrobianos como aditivos.

Eventos microbiológicos	Efeito
Bactérias benéficas	+
Patógenos	−
Debilidade de patógenos	+
Competição por nutrientes	−
Eventos morfofisiológicos	
Tempo de trânsito do alimento	−
Comprimento, diâmetro e peso do intestino	−
Capacidade de absorção intestinal	+
Turnover de células da mucosa	−
Eventos nutricionais	
Retenção de energia	+
Retenção de nitrogênio	+
Absorção de nutrientes	+
Concentração de nutrientes no plasma	+
Eventos metabólicos	
Produção de amônia e aminas tóxicas	−
Síntese de componentes bacterianos	−
Excreção fecal de gordura	−
Oxidação mitocondrial de ácidos graxos	−

(+) = aumento e (−) = diminuição.

Histórico

A falta de proteínas animais durante a Segunda Guerra Mundial permitiu que se verificasse a superioridade dessas proteínas sobre aquelas obtidas a partir de outras fontes no sentido da manutenção do crescimento dos animais de produção. A investigação do que se conhecia à época como "fator proteico animal" culminou com o isolamento e a subsequente identificação da vitamina B_{12} a partir de tecido hepático, em 1948. De fato, a adição de vitamina B_{12} cristalina parecia compensar as deficiências de concentrados proteicos vegetais na manutenção do crescimento dos animais. Nessa ocasião, constatou-se serem os caldos de cultivos de *Streptomyces griseus* e *Streptomyces aureofaciens* ricos em vitamina B_{12}. Encontrou-se, assim, uma importante fonte comercial para a obtenção dessa vitamina: os resíduos cristalizados dos caldos de cultura utilizados para a produção de estreptomicina e clortetraciclina. Esses resíduos de antimicrobianos foram, então, testados experimentalmente em animais de produção como fonte alternativa de vitamina B_{12}. Surpreendentemente, o ganho de peso dos animais assim tratados foi sistematicamente maior que aquele esperado em decorrência apenas do uso da vitamina B_{12}. Essa constatação permitiu que Stokstad e Jukes relatassem, em 1950, e por vez primeira, ser a adição de estreptomicina e clortetraciclina, na presença de quantidade suficiente de vitamina B_{12}, capaz de estimular o crescimento dos animais. Esse resultado inicial, obtido com o uso de antimicrobianos em aves, foi confirmado posteriormente por diversos autores e estendido a outras espécies animais.

O Quadro 54.2 mostra os antimicrobianos que são usados no Brasil como **aditivos zootécnicos** em produção animal, as principais espécies nas quais eles são empregados, as fases de uso, as dosagens recomendadas, o período de retirada e algumas indicações ou restrições de uso.

Por facilidade de apresentação, os aditivos antimicrobianos melhoradores do desempenho serão separados em dois grupos: ionóforos e outros antimicrobianos.

Ionóforos

Ionóforos são compostos poliésteres carboxílicos usados como anticoccidianos e como aditivos em bovinocultura visando, principalmente, o aumento da produção de leite e, em avicultura, o controle da coccidiose (ver *Capítulo 48*). Esses antibióticos poliéteres, obtidos a partir de caldo de cultura de algumas cepas de *Streptomyces* e *Actinomadura* são os seguintes: monensina, lasalocida, narasina, maduramicina, senduramicina e salinomicina. Os antimicrobianos que não são usados em Medicina Humana caracterizam-se pelo largo espectro de ação e pela baixa capacidade de desenvolver resistência bacteriana; por isso, o uso dos ionóforos como aditivos zootécnicos melhoradores do desempenho não tem sido objeto de restrições em nosso e em outros países.

A monensina e a lasalocida são os ionóforos mais frequentemente usados como aditivos no gado; esses agentes, cujo mecanismo de ação foi descrito detalhadamente no *Capítulo 48*, alteram o fluxo de íons através das membranas dos microrganismos. Resumidamente, ligando-se a íons monovalentes (Na^+ e K^+) e/ou a bivalentes (Mg^{++} e Ca^{++})

QUADRO 54.2

Antimicrobianos autorizados para uso como aditivos zootécnicos em animais de produção no Brasil.

Antimicrobiano	Espécie e categoria de animal	Fase de uso	Teor em ppm (g/ton) (Mínimo a máximo)	Período de retirada (dias)	Contraindicações/Restrições de uso/Precauções/Incompatibilidade/Efeitos colaterais/Cuidados
Avilamicina	Frangos de corte		2,5 a 10		Restrições de uso: não administrar a galinhas poedeiras.[1]
	Frangas de reposição	Cria ou recria	2,5 a 10		
	Perus de corte		5 a 10		
	Suínos	Crescimento	10 a 40		
		Terminação	10 a 20		
Bacitracina Metileno Disalicilato	Frangos de corte		4 a 55		Restrições de uso: não administrar a suínos com peso acima de 113,40 kg. Cuidados: Bacitracina pode causar alergia em indivíduos sensíveis.[1]
	Galinhas poedeiras	7 primeiras semanas de produção	11 a 28		
	Perus de corte		4 a 55		
	Suínos	Crescimento ou terminação	11 a 33		
Bacitracina de Zinco	Frangos de corte		4 a 55		Cuidados: Bacitracina pode causar alergia em indivíduos sensíveis.[1]
	Galinhas poedeiras		11 a 28		
	Perus de corte		4 a 55		
	Codornas de corte		5 a 22		
	Suínos	Crescimento ou terminação	11 a 55		
	Bovinos em confinamento	Crescimento	35 a 70 mg/cabeça/dia		
Enramicina	Frangos de corte	Pré-inicial ou crescimento	5 a 10		
		Final	3 a 5		
	Galinhas poedeiras	Cria	5 a 10		
		Recria	5		
		Postura	5 a 10		
	Suínos	Até 60 dias	5 a 10		
		De 60 dias ao abate	3 a 5		

(continua)

QUADRO 54.2

Antimicrobianos autorizados para uso como aditivos zootécnicos em animais de produção no Brasil (*continuação*).

Antimicrobiano	Espécie e categoria de animal	Fase de uso	Teor em ppm (g/ton) (Mínimo a máximo)	Período de retirada (dias)	Contraindicações/Restrições de uso/Precauções/Incompatibilidade/Efeitos colaterais/Cuidados
Flavomicina (Flavofosfolipol ou Bambermicina)	Frangos de corte		1 a 2		Restrições de uso: não administrar a patos, gansos e pombos, bovinos reprodutores ou ruminantes que estejam na fase adulta e de engorda. [1]
	Perus de corte		1 a 2		
	Suínos	Crescimento ou terminação	2 a 4		
	Coelho		2 a 4		
	Bovinos (novilhos)	Confinamento ou pasto	Entre 10 e 20 mg/cabeça/dia		
Halquinol (Clorohidroxiquinolina)	Frangos de corte		15 a 30	5 dias antes do abate	
	Galinhas reprodutoras (matrizes) ou poedeiras	Cria	30 a 60		
		Recria	30		
		Postura	30 a 60		
	Suínos	Pré-inicial ou inicial	120		
		Crescimento	120		
		Terminação	60		
Narasina	Bovino	Contínua	Entre 5 e 13	3	Para o aumento da taxa de ganho de peso e da eficiência alimentar. Não permitir que cavalos ou outros equinos tenham acesso a rações contendo Lasalocida. A ingestão pode ser fatal. Contraindicações: esse produto contém ionóforo e a sua utilização simultânea com certas substâncias medicamentosas pode ser contraindicada. [1]
Lasalocida	Bovino	Inicial	Entre 60 e 120 mg/cabeça/dia		Restrições de uso: não permitir que cavalos ou outros equinos tenham acesso a rações contendo Lasalocida. A ingestão pode ser fatal. Contraindicações: esse produto contém ionóforo, e a sua utilização simultânea com certas substâncias medicamentosas pode ser contraindicada. A Lasalocida é incompatível com Tiamulina. [1]
		Crescimento	Entre 90 e 225 mg/cabeça/dia		
		Terminação (confinamento ou pasto)	Entre 195 e 360 mg/cabeça/dia		
	Vacas	Lactação	Entre 195 e 360 mg/cabeça/dia		

Monensina sódica	Bovinos	Crescimento, reposição ou reprodutores	Entre 130 e 360 mg/cabeça/dia
		Confinamento	Entre 100 e 300 mg/cabeça/dia

Restrições de uso: não administrar a suínos com peso maior que 113,4 Kg. Não administrar a coelhos, cobaias, equinos ou ruminantes. A ingestão de Lincomicina por essas espécies animais pode causar graves distúrbios gastrintestinais. Contraindicações: ocasionalmente, os suínos alimentados com ração contendo Lincomicina podem apresentar diarreia e/ou edema do ânus nos primeiros 2 dias de administração. Em raras ocasiões, alguns animais podem apresentar vermelhidão na pele e comportamento irritadiço. Essas alterações podem ser revertidas dentro de 5 a 8 dias, sem necessidade de interrupção da administração.

	Vacas	Lactação	Entre 150 e 450 mg/cabeça/dia
	Ovinos		Entre 15 e 30 mg/cabeça/dia
Salinomicina sódica	Suínos	Inicial ou crescimento (até 4 meses)	30 a 60
		Terminação ou engorda	15 a 30
	Bovinos de corte	Confinamento ou semiconfinamento	100 a 120 mg/cabeça/dia
	Galinhas reprodutoras (matrizes) ou poedeiras		22 a 55
	Suínos	Pré-inicial ou inicial	22 a 110
		Crescimento	22 a 44
		Terminação	11 a 22

Restrições de uso: não permitir que cavalos ou equinos tenham acesso a rações contendo Salinomicina. A ingestão pode ser fatal. Contraindicações: esse produto contém ionóforo, e a sua utilização simultânea com certas substâncias medicamentosas pode ser contraindicada. A Salinomicina é incompatível com a Tiamulina.[1]

Virginamicina	Frangos de corte		5,5 a 16,5
	Perus de corte		11 a 22
	Suínos	Inicial	11
		Crescimento ou terminação	5,5

Restrições de uso: não administrar em galinhas poedeiras. Cuidados: pode causar irritações para os olhos e para pele ou reações alérgicas devido ao contato com o produto. Pode causar irritação respiratória a algumas pessoas. Em caso de ingestão acidental, procurar o médico imediatamente, levando a embalagem do produto. Não há antídoto específico.[1]

Cuidado: ao manipular o produto, usar equipamento de proteção individual (roupas, protetoras, óculos, luvas impermeáveis e máscaras anti-poeira). Após essa manipulação, os operadores devem lavar-se totalmente com água e sabão.

ou, ainda, formando canais que permitem o transporte de íons, esses aditivos alteram o equilíbrio hidreletrolítico celular, exaurindo as reservas energéticas dos microrganismos que são gastas na tentativa de manter a homeostase por meio de um incremento dos processos ativos de extrusão iônica. Adicionalmente, o grande influxo de moléculas de água, carreadas por mecanismos osmóticos, promove turgidez celular, o que contribui para a morte dos microrganismos. Por ter membranas externas mais complexas, as bactérias gram-negativas são resistentes às ações dos ionóforos, que, portanto, atuam apenas nas gram-positivas. Agindo dessa forma, os ionóforos produzem alterações nas populações microbianas da microbiota normal do rúmen.

Em decorrência das ações citadas, os ionóforos (p. ex., monensina sódica) produzem em bovinos: 1) melhor eficiência alimentar principalmente em animais criados em confinamento; 2) melhor ganho de peso; 3) melhor uso das proteínas e do nitrogênio não proteico fornecidos pela alimentação; 4) melhora na digestibilidade das plantas forrageiras de baixa qualidade; 5) diminuição das necessidades de suplementação alimentar; 6) aumento médio de até 1 kg/dia de leite produzido; 7) pequeno, mas real aumento das quantidades totais de proteína e de gordura do leite; 8) diminuição na incidência de coccidiose; 9) diminuição na incidência de acidose láctica; 10) diminuição na incidência de timpanismo; e 11) diminuição na incidência de cetose e de doenças pulmonares, como o enfisema.

Para compreender melhor essas ações, é preciso que se considerem, ainda que brevemente, os caminhos da degradação dos carboidratos no interior do rúmen. Os carboidratos (monossacarídeos, dissacarídeos e polissacarídeos) presentes na alimentação dos bovinos são metabolizados por microrganismos existentes no interior do rúmen, formando glicose, um elemento central do metabolismo. Outros açúcares mais simples são formados, mas têm menor relevância. Como se depreende da análise da Figura 54.3, a enzima celulase produzida por microrganismos ruminais hidrolisa a ligação glicosídica beta 1 a 4 da celulose e da delubiose (um dissacarídeo), produzindo glicose. De igual forma, amilases produzidas por organismos amilolíticos (que digerem amido) hidrolisam a ligação alfa 1 a 4 do amido, formando também glicose. A glicose é, em seguida, convertida pelos microrganismos ruminais em ácido pirúvico através de uma via anaeróbica (ciclo de Embden-Meyerhoff). Duas moléculas de ácido pirúvico, cada uma delas contendo três átomos de carbono, são formadas a partir de uma molécula de glicose. O ácido pirúvico assim gerado é a chave para a formação dos ácidos graxos voláteis (AGVs) acético, propiônico e butírico, visto que ele pode ser convertido ou gerar qualquer um deles. A fermentação da glicose a ácido pirúvico e deste aos AGVs ocorre muito rapidamente.

A Figura 54.4 mostra os caminhos finais do metabolismo da glicose e dos AGVs. Observa-se que o ácido pirúvico, além de gerar os AGVs, pode adentrar o ciclo do ácido tricarboxílico (ciclo de Krebs) como acetilcoenzima A (acetil-CoA) e formar quantidades pequenas de glicogênio, produzir ácidos graxos de cadeias mais longas (que podem integrar a composição do leite ou ser armazenados como gordura) e, ainda, gerar o esqueleto básico de alguns aminoácidos não essenciais (cetogênicos e glicogênicos). Por outro lado, a oxidação via ciclo de Krebs supre as necessidades orgânicas de energia, e os produtos finais da oxidação são: água, CO_2 e energia. Esta última pode ser perdida como calor ou, de muita relevância, armazenada como ATP.

Algumas das reações ilustradas na Figura 54.4 são de particular interesse. Assim, pode-se observar que: 1) a glicose não pode ser sintetizada no fígado a partir de ácidos graxos de cadeia longa, a não ser que esses ácidos sejam convertidos a acetil-CoA; 2) a glicose não pode ser sintetizada a partir dos ácidos acético e butírico; 3) a glicose pode ser sintetizada a partir de aminoácidos gerados pela "quebra" de proteínas e, também, a partir do ácido pirúvico; 4) as proteínas podem ser "quebradas" para suprir as demandas orgânicas de glicose e energia, isto é, um bom aporte de carboidratos na dieta produzirá uma menor demanda por degradação proteica; e 5) a glicose pode ser sintetizada, também, a partir do ácido propiônico (via ácido pirúvico), isto é, esse AGV é o único dos AGVs formados no interior do rúmen que é capaz de "poupar" o uso de proteínas do organismo.

Os ionóforos, por inibir o crescimento de algumas cepas de bactérias gram-positivas, aumentam a produção de ácido propiônico (de 20% para 45%) e diminuem aquela de ácido acético (de 65% para 40%); a concentração de ácido butírico (12% a 15%) não é alterada pelos ionóforos. Adicionalmente, esses compostos aumentam a atividade metabólica das espécies de microrganismos remanescentes no interior do rúmen, o que se traduz por um aumento da produção e da atividade de várias das enzimas por eles geradas, como, por exemplo, peptidases, celulases, proteases e desaminases. Esse último fato resulta em modificações na clivagem de diversos componentes alimentares, proporcionando uma melhor utilização. O Quadro 54.3 mostra as concentrações de AGVs medidas no rúmen de animais tratados ou não com diferentes concentrações de monensina sódica. Embora os efeitos do tratamento tenham sido maiores nos animais que receberam o concentrado na dose maior, pode-se observar a ocorrência de uma diminuição dose-dependente na concentração de ácido acético e um aumento, também dependente da dose, daquela de ácido propiônico. O Quadro 54.4, por sua vez, mostra os efeitos da monensina sódica nas concentrações de AGVs ruminais de animais alimentados com concentrado ou mantidos em regime de pastagem. Depreende-se de sua análise que o efeito do ionóforo manifestou-se em ambas as condições de criação, sendo, no entanto, mais evidente nos animais alimentados com concentrado.

O Quadro 54.5 mostra dados de dois experimentos conduzidos independentemente com ionóforos. Em ambos, os bovinos receberam, juntamente com a ração, certa quantidade de monensina sódica. Em relação aos animais do grupo controle, não tratados, pode-se observar a ocorrência de um aumento no ganho de peso e uma diminuição na ingestão de alimentos. O Quadro 54.6, por outro lado, mostra os resultados de dois outros experimentos em que esse ionóforo foi administrado juntamente com a ração a bovinos de leite. Nota-se que o uso do ionóforo produziu, nos dois experimentos e em relação aos animais não tratados, aumento da produção de leite e das quantidades de gordura e de proteína presentes no leite. Dados como

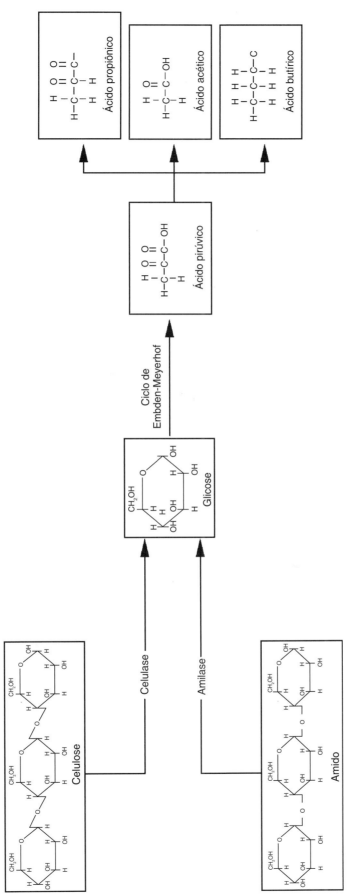

FIGURA 54.3 Metabolismo da celulose e do amido pelos microrganismos do rúmen.

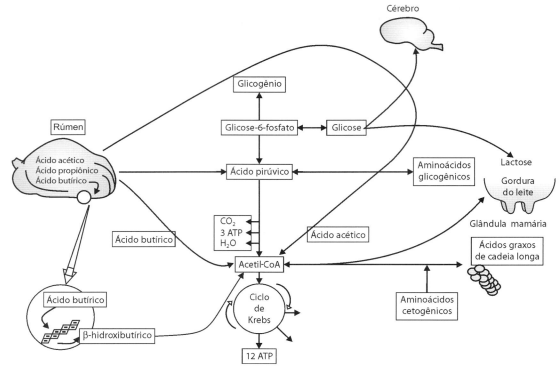

FIGURA 54.4 Caminhos finais do metabolismo da glicose e dos ácidos graxos voláteis (AGVs) – acético, butírico e propiônico em ruminantes.

QUADRO 54.3
Efeitos da administração de monensina sódica sobre a fermentação do rúmen.

Monensina	Número de (ppm) testes	Produção de ácidos graxos voláteis (AGV) (%)		
		Acético	Propiônico	Butírico
0,0	36	65	20	20
0,5	34	62	26	12
1,0	125	52*	34*	14
5,0	17	40*	41*	15

*p < 0,05 em relação ao controle/não tratado

QUADRO 54.4
Efeitos da administração de 5,0 ppm de monensina sódica sobre a fermentação do rúmen de animais mantidos em regime de pastagem ou alimentados com concentrado.

Alimentação	Número de testes	Grupos	Produção de ácidos graxos voláteis (AGV) (%)		
			Acético	Propiônico	Butírico
Pastagem	2	Controle	65	20	15
	8	Tratados	55*	32*	13
Concentrado	3	Controle	69	18	12
	6	Tratado	42*	43*	15

*p < 0,05 em relação ao controle/não tratado

QUADRO 54.5
Sumário dos efeitos da monensina sódica em gado de corte.

Experimento	Número de testes	Diferenças percentuais em relação aos animais do grupo controle	
		Ganho de peso (kg)	Ingestão (kg)
1	53	14,5	15,1
2	17	17,4	29,9

QUADRO 54.6
Produção e quantidade de proteínas e gorduras (os dados representam a média) em leite de vacas alimentadas ou não com ração contendo 5 ppm de monensina sódica.

Experimentos	Grupos	Nº de vacas	Proteína (kg)	Leite (ℓ)	Gordura (kg)
1	Não tratado	151	6.892	223	154
	Tratado	94	7.565*	241*	180*
2	Não tratado	133	6.177	242	167
	Tratado	97	6.468*	260*	202

*p < 0,05 em relação aos dados de animais não tratado.

esse têm justificado o emprego dos ionóforos como aditivos zootécnicos para o aumento da produção de leite. Os ionóforos são também usados para melhora da conversão alimentar e do ganho de peso em bovinos de corte; o mecanismo de ação é o mesmo descrito acima.

Os ionóforos são usados em aves para atender a outra demanda: são coccidiostáticos potentes. Conforme descrito anteriormente (*Capítulo 48*), a coccidiose é um problema constante e de grande relevância em avicultura, requerendo medicação contínua. De fato, a infecção por *Eimeria* causa inflamação e lesões na mucosa intestinal, diminui a permeabilidade e a absorção de nutrientes pela mucosa intestinal e, muitas vezes, pode até mesmo levar os animais à morte. Mais frequentemente, essa infecção causa inflamação subclínica na mucosa intestinal dificultando a absorção de nutrientes e liberando citocinas inflamatórias que causam redução do apetite e da ingestão alimentar, fatos que resultam tanto em diminuição do ganho como em perda de peso. A presença dessas inflamações facilita também o desenvolvimento do *Clostridium perfringens* e, portanto, da enterite necrótica. Entende-se, pois, que o controle da coccidiose traz benefícios imediatos para a conversão alimentar e para o ganho de peso dos animais.

Outros antimicrobianos

A compreensão da importância do uso de antimicrobianos como aditivos em animais produtores de alimentos requer uma avaliação dos efeitos que produzem na microbiota intestinal. A Figura 54.5 mostra algumas das bactérias que habitam as porções do trato digestório das aves. Como descrito anteriormente, essa microbiota pode ter efeitos desejáveis ou indesejáveis sobre a saúde intestinal e sobre a assimilação de nutrientes. Dentre os efeitos desejáveis decorrentes da predominância de uma microbiota benéfica, citam-se: a intensificação da digestão do amido e dos componentes fibrosos da dieta, a produção de ácidos graxos voláteis, a melhor utilização do nitrogênio endógeno, a síntese de vitaminas e a produção de citocinas anti-inflamatórias. Por outro lado, a predominância de microrganismos indesejáveis resulta em liberação de citocinas inflamatórias com produção subsequente de processos inflamatórios intestinais e, em decorrência, em uma diminuição na absorção dos nutrientes, por lesão/aumento da espessura da mucosa intestinal ou por dificuldade na absorção do material digerido. Os microrganismos patogênicos, por incrementar a velocidade de renovação das células da mucosa intestinal das aves e por espoliar as reservas energéticas e as suas proteínas, aumentam, ainda, e de forma significativa, as necessidades de nutrientes dos animais para a obtenção de um mesmo ganho de peso. O Quadro 54.7 resume alguns dos resultados obtidos em frangos de corte tratados com aditivos antimicrobianos.

Perturbações da relação harmônica existente entre mucosa intestinal, sistema GALT e microbiota ("eubiose") frequentemente levam os animais a apresentarem uma condição denominada de "disbiose" ou "disbacteriose", caracterizada pela presença de uma microbiota qualitativa e/ou quantitativamente anormal no intestino, o que seguramente tem impacto negativo sobre os animais. Desordens entéricas resultantes de "disbioses" têm sido associadas a prejuízos econômicos incontestáveis para a produção animal, em decorrência do aparecimento de processos inflamatórios subclínicos intestinais com consequente redução do ganho de peso, aumento dos índices de conversão alimentar, perda de uniformidade do plantel e refutagem. Nesse caso, o uso de alguns antimicrobianos como aditivos zootécnicos melhoradores do desempenho e nas doses recomendadas para tal (menores que 100 ppm) tem se mostrado efetivo em manter a "eubiose" intestinal por melhorar a qualidade da microbiota intestinal, que passa a competir com microrganismos patogênicos por receptores de fixação presentes na mucosa e por nutrientes necessários à sua sobrevivência e multiplicação.

Salienta-se, no entanto, que as "disbioses" podem também ter origem não infecciosa, sendo decorrência de falhas na alimentação (estrutura e qualidade dos *pellets*, presença de micotoxinas, deficiências nutricionais, alterações nas quantidades de cloreto de sódio – NaCl) ou de manejo (espaço de comedouro e bebedouro disponível, qualidade do ar, temperatura ambiente, densidade etc.). Caso erros de manejo venham a produzir disbioses, eles acabam favorecendo o

QUADRO 54.7
Desempenho de frangos de corte tratados ou não com aditivos antimicrobianos.

Número de experimentos compilados/ano	Ganho de peso em relação a não tratados (%)	Conversão alimentar
286/1970*	+2,90	2,78
430/1978*	+6,15	1,94
265/2000**	+4,40	1,76
180/2018***	+5,10	1,68

Dados copilados por: *Hays e Muir (1979), **Butolo (2022), ***Yadav e Jha (2019) relação ao grupo controle; dados compilados.

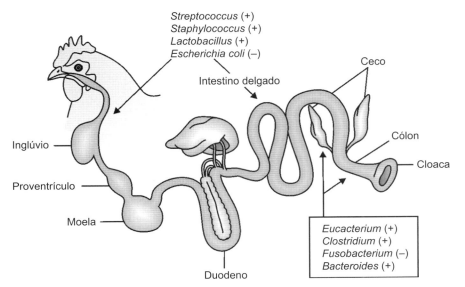

FIGURA 54.5 Algumas bactérias que habitam o sistema digestório das aves.

desenvolvimento de cepas de bactérias patogênicas, resultando, quase sempre, em processos infecciosos subclínicos que dificultam a absorção dos nutrientes pela mucosa intestinal. Nessas condições, o uso dos antimicrobianos como aditivos zootécnicos melhoradores do desempenho em doses preconizadas como tal, limitam a ação das mesmas e mantém a biota comensal e a "eubiose", efeitos que repercutem de forma positiva na saúde dos animais, no ganho de peso e no rendimento do plantel.

Vários antimicrobianos atuam regulando a microbiota intestinal de aves e de suínos e, dessa forma, poupando os animais dos desgastes provocados pelas necessidades inerentes ao processo infeccioso. O Quadro 54.2 mostra os antimicrobianos que ainda têm uso autorizado como aditivo zootécnico em nosso país.

O Quadro 54.8 mostra o consumo de ração, o ganho de peso e a conversão alimentar de frangos de corte que receberam ou não 5 ou 10 ppm de avilamicina juntamente com a ração, do 1º ao 21º dia de vida e do dia 22 ao dia 42 de vida das aves. Observa-se que a avilamicina produziu um efeito dose dependente nas duas faixas de idade; a dose de 10 ppm aumentou o ganho de peso, diminuindo o consumo de alimentos e a conversão alimentar.

Alguns antimicrobianos, por outro lado, são usados na água ou na ração com finalidade profilática, por exemplo, para prevenir surtos de salmonelose em aves e suínos. A Figura 54.6 ilustra os escores atribuídos à diarreia em suínos criados no Brasil e medicados ou não com 225 ppm de sulfato de apramicina na ração. Pode-se observar que o uso do antimicrobiano impediu a progressão da infecção e produziu resultados interessantes do ponto de vista de manejo em ambas as situações.

Finalmente, utilizam-se, ainda, antimicrobianos na ração para prevenção e controle de helmintos como, por exemplo, de *Ascaridia galli*, *Heterakis gallinarum* e *Capillaria obsignata* em aves. A Figura 54.7 mostra o ciclo de vida dos três vermes. Esses helmintos, que só podem existir à custa de seus hospedeiros, produzem danos que se correlacionam em magnitude com o número de vermes encontrados no intestino dos animais. Assim, por exemplo, em um experimento que envolveu 338 aves expostas a 300 ovos de *Ascaridia galli*, observou-se diminuição significativa no ganho de

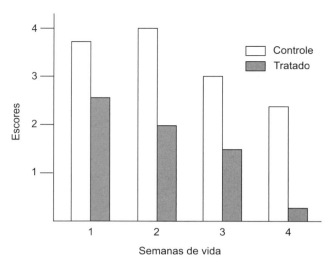

FIGURA 54.6 Escores atribuídos a diarreia em suínos de diferentes idades (semanas de vida) tratados ou não com 100 mg/kg de sulfato de apramicina na água de bebida durante as quatro primeiras semanas de vida. Em que: 0 = ausência de diarreia; 1 = pequena incidência de surtos leves de diarreia; 2 = incidência frequente de surtos de diarreia; 3 = pequena incidência de surtos moderados de diarreia; e 4 = incidência frequente de surtos moderados de diarreia e surtos graves de diarreia.

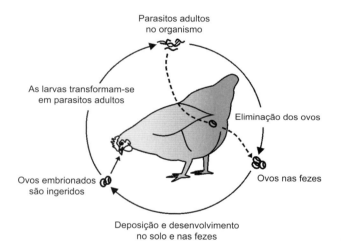

FIGURA 54.7 Ciclos de vida de *Ascaridia galli*, *Heterakis gallinarum* e *Capillaria obsignata*.

peso dos animais infectados pelo helminto; redução que foi diretamente proporcional ao número de vermes encontrados na luz intestinal (Quadro 54.9). Cálculos estatísticos realizados nesse trabalho mostraram que cada verme foi responsável por queda de aproximadamente 1,39 g, dado de relevância econômica inquestionável. Resultados semelhantes foram observados também em suínos infectados por vermes intestinais, tais como *Ascaris suum*, *Oesophagostomum* spp. e *Trichuris suis*.

A POLÊMICA RELACIONADA AO USO DE ADITIVOS ANTIMICROBIANOS

Como comentado no *Capítulo 50*, é preciso que se compreenda que a dinâmica da população dos animais de produção é diferente daquela da população humana.

QUADRO 54.8
Efeitos da administração de avilamicina (5 e 10 ppm) do 1º ao 21º dia de vida em parâmetros de desempenho de frangos de corte.

Grupos	Consumo de ração (g)	Ganho de peso (g)	Conversão alimentar
Dia 1 a 21			
Controle	1.121	744	1,492
Avilamicina (5 ppm)	1.102	863	1,475
Avilamicina (10 ppm)	1.129	898*	1,458*
Dia 22 a 42			
Controle	3.391	1.374	1,913
Avilamicina (5 ppm)	3.429	1.750*	1,872
Avilamicina (10 ppm)	3.490	1.866*	1,960*

*$p < 0,05$ em relação ao controle. Análise de variância de duas vias.

QUADRO 54.9
Sumário dos resultados de testes conduzidos com higromicina B em aves.

Experimento	Grupos e Tratamento	Nº de aves	% de Aves livres de *Asgaridia galli*	% de aves livres de *Heterakis gallinarum*
1	Controle	20	10	14
	Higromicina (8,8 g/ton/ 35 dias)	20	78*	85*
2	Controle	16	25	0
	Higromicina (8,8 g/ton/ 35 dias)	16	100*	75*
3	Controle	16	33	0
	Higromicina (13,2 g/ton/ 56 dias)	54	86*	94*
4	Controle	6	17	0
	Higromicina (13,2 g/ton/ 56 dias)	6	100*	100*

*$p < 0,05$ em relação ao controle.

Em produção animal não se trata o indivíduo doente, mas toda a população de animais. De fato, a produção de aves de corte ou de postura, de suínos, de peixes e de bovinos de corte ou de leite tornou-se extremamente intensificada em todo o mundo e, muito particularmente em nosso país. Nesses sistemas de criação, convivem juntos e em um mesmo espaço restrito, muitos animais de mesma linhagem, mesma idade, mesmas condições nutricionais e de higiene, alimentando-se da mesma ração, bebendo da mesma água e respirando o mesmo ar. Assim, o aparecimento de apenas um animal doente no plantel leva ao sério risco de disseminação da doença a todos os outros; esse fato tem graves consequências do ponto de vista de manejo, de sanidade, de mortalidade, de rentabilidade do agronegócio e, mais importante, da qualidade do alimento produzido. Nesse contexto, o uso de antimicrobianos, quer como medida terapêutica ou metafilática, quer como medida profilática ou como aditivo zootécnico, tem-se tornado de extrema relevância.

É necessário destacar, também, que o emprego dos aditivos zootécnicos antimicrobianos em animais de produção se faz, na grande maioria das vezes, pela via oral, por meio da água de bebida ou da ração. Seria impraticável tratar milhares de animais existentes em um plantel por meio de outras vias de administração, como as parenterais. Esse uso, no entanto, é feito de forma racional, empregando-se a medicação por quilo de peso dos animais, calculando-se a quantidade de alimento ou de água ingerida por dia/por animal.

No entanto, embora apresentem todos esses efeitos desejáveis, o uso de antimicrobianos como aditivos zootécnicos vem sendo questionado em todo o mundo, em função da possibilidade de deixar resíduos nos tecidos e produtos derivados dos animais tratados e da possível contribuição para o desenvolvimento de resistência de bactérias aos antimicrobianos, questões de fundamental relevância para a saúde humana e animal (para detalhes, ver *Capítulo 36*).

A questão dos resíduos

Empregam-se atualmente no Brasil, 11 antimicrobianos como aditivos, incluindo-se aqui os ionóforos. O Quadro 54.2 mostra esses antimicrobianos, as criações em que são usados e as doses em que são empregados. Por outro lado, como mostra o Quadro 54.10, existem atualmente perto de sete dezenas de antimicrobianos liberados para uso terapêutico, metafilático ou profilático em Medicina Veterinária. Não causa surpresa, portanto, o fato de que o uso desses medicamentos pode deixar resíduos nos produtos derivados de animais assim tratados.

O que deve ser questionado, no entanto, não é a presença dos resíduos, mas o tipo e as concentrações deles nos alimentos. De fato, as modernas tecnologias analíticas têm permitido a detecção de partes por bilhão (ppb, µg/kg), ou até mesmo de partes por trilhão (ppt, ng/kg), de substâncias químicas componentes ou metabólitos de medicamentos de uso veterinário em alimentos e, nessas quantidades, dificilmente eles representam perigo à saúde dos consumidores finais dos produtos derivados dos animais tratados.

Em 1962, foi criada pela FAO/OMS (Organização das Nações Unidas para a Alimentação/Organização Mundial da Saúde) a Comissão do *Codex alimentarius* com a finalidade de facilitar as relações de comércio internacional, por intermédio do desenvolvimento de padrões alimentares de referência. Cabe a um Comitê de especialistas recrutados pelo *Codex* no ambiente científico internacional (JECFA – *Joint FAO/WHO Expert Committee on Food Additives*) a análise crítica da literatura existente sobre a toxicidade de cada antimicrobiano usado como princípio ativo de medicamento veterinário, fixando – e apenas no caso de não serem carcinógenos genotóxicos – as IDAs (Ingestões Diárias Aceitáveis) e os respectivos LMRs (Limites Máximos de Resíduos), dando a eles margens de segurança grandes o suficiente para que se garanta a segurança do produto de origem animal, do ponto de vista toxicológico, ao ser humano que o ingere. As avaliações toxicológicas são, pois, necessárias para a determinação das IDAs e LMRS. No *Capítulo 50* descrevem-se em detalhes a maneira pela qual se chega a esses valores que são empregados no Brasil pela Agência Nacional de Vigilância Sanitária (ANVISA) com finalidade regulatória (Inº 51 de 19 de dezembro de 2019).

Para os antimicrobianos, no entanto, além dos ensaios de toxicidade que são necessários para a determinação da IDA (para detalhes, ver *Capítulo 50*), são requeridos outros ensaios que permitam inferir a segurança dos resíduos desses ativos sobre a microbiota do trato TGI humano. De fato, e de acordo com a Resolução da Diretoria Colegiada (RDC) nº 328 de 19 de dezembro de 2019 da ANVISA, as análises de risco à saúde humana dos antimicrobianos de uso em Medicina Veterinária para fins de avaliação de conformidade deverão incluir estudos sobre: (1) potenciais efeitos sobre a barreira de colonização do trato intestinal humano e (2) aumento da resistência em bactérias residentes no cólon humano. A partir desses estudos, determina-se para os antimicrobianos uma nova IDA, denominada microbiológica, assim definida: "a quantidade estimada de

QUADRO 54.10
Antimicrobianos autorizados para o uso terapêutico, metafilático ou profilático em Medicina Veterinária no Brasil.

Antimicrobiano	Espécie	Antimicrobiano	Espécie
Ácido Nalidíxico	Bovinos, suínos, aves e coelhos	Halquimol	Cães e gatos
Ácido Oxolínico	Bovinos, suínos, aves, coelhos e peixes	Isoniazida	Bovinos, suínos, caprinos, ovinos, cães e gatos
Amoxicilina	Bovinos, suínos, aves, coelhos, cães, caprinos, ovinos e gatos	Josamicina	Suínos e aves
Ampicilina	Bovinos, suínos, aves, cães, caprinos, ovinos, gatos e equinos	Kanamicina	Bovinos, suínos, aves, caprinos, ovinos, cães e gatos
Apramicina	Bovinos, suínos e aves	Leucomicina	Suínos e aves
Azitromicina	Cães e gatos	Lincomicina	Bovinos, suínos, aves, cães, caprinos, ovinos e gatos
Bacitracinas (de zinco e BMD*)	Bovinos, suínos, aves, cães, gatos e equinos	Narasina	Bovinos, suínos e aves
Benzilpenicilina Benzatina	Bovinos, suínos, aves, cães, caprinos, ovinos, gatos e equinos	Neomicina	Bovinos, suínos, aves, coelhos, cães, caprinos, ovinos, gatos e equinos
Benzilpenicilina Potássica	Bovinos, suínos, aves, cães, caprinos, ovinos, gatos e equinos	Norfloxacino	Bovinos, suínos, aves, cães, caprinos, ovinos, gatos e equinos
Benzilpenicilina Procaína	Bovinos, suínos, aves, cães, caprinos, ovinos, gatos e equinos	Novobiocina	Bovinos
Cefradoxila	Cães e gatos	Orbifloxacina	Cães e gatos
Cefquinona	Bovinos e suínos	Oxitetraciclina	Bovinos, suínos, aves, coelhos, cães, ovinos, caprinos, gatos e equinos
Ceftiofur	Bovinos, suínos e aves	Pirlimicina	Bovinos
Ciprofloxacino	Bovinos, ovinos, caprinos, suínos e aves	Sulfacloropiridazina	Bovinos, suínos, aves, caprinos e ovinos
Clortetraciclina	Bovinos, suínos, aves, caprinos, ovinos e equinos	Sulfadiazina	Bovinos, suínos, aves, coelhos, cães, caprinos, ovinos, gatos e equinos
Cloxacina	Bovinos	Sulfadimetoxina	Bovinos, suínos, aves, coelhos, cães, caprinos, ovinos, gatos e equinos
Colistina	Bovinos, suínos, aves, coelhos, cães, caprinos, ovinos, gatos e equinos	Sulfadimidina	Suínos e aves
Danofloxacino	Bovinos, suínos e aves	Sulfadoxina	Bovinos, suínos, aves, ovinos e equinos
Di-hidroestreptomicina	Bovinos, suínos, aves, cães, caprinos, ovinos, gatos e equinos	Sulfaguanidina	Bovinos, aves, cães, caprinos, ovinos, gatos e equinos
Dimerazol	Bovinos, suínos, aves e coelhos	Sulfaisoxazol	Suínos e aves
Dimetridazol	Cães e gatos	Sulfamerazina	Bovinos, suínos, aves, cães, caprinos, ovinos, gatos e equinos
Doxiciclina	Bovinos, suínos e aves	Sulfametazina	Bovinos, suínos, aves, cães, caprinos, ovinos, gatos e equinos
Enrofloxacino	Bovinos, suínos, aves, cães, caprinos, ovinos e gatos	Sulfametoxazol	Bovinos, suínos, aves, cães, caprinos, ovinos, gatos e equinos
Eritromicina	Suínos e aves	Sulfametoxipiridazina	Bovinos, suínos, aves, cães, caprinos, ovinos, gatos e equinos
Espectinomicina	Bovinos, suínos, aves, cães, caprinos, ovinos e gatos		
Espiramicina	Bovinos, suínos, aves, cães e gatos	Sulfaquinoxalina	Bovinos, suínos, aves, coelhos e ovinos
Estreptomicina	Bovinos, suínos, aves, cães, caprinos, ovinos, gatos e equinos	Sulfatiazol	Bovinos, suínos, aves, cães, caprinos, ovinos, gatos e equinos
Etobapato	Aves	Tetraciclina	Bovinos, suínos, aves, coelhos, cães, caprinos, ovinos, gatos e equinos
Florfenicol	Bovinos e aves		
Flumequina	Suínos e aves	Tiamulina	Suínos e aves
Fosfomicina	Suínos e aves	Tianfenicol	Bovinos, suínos e aves
Furaltadona	Bovinos, suínos e aves	Tilmicosina	Bovinos, suínos e aves
Gentamicina	Bovinos, suínos, aves, cães, caprinos, ovinos, gatos e equinos	Tilvalosina	Suínos e aves
		Tilosina	Bovinos, suínos, aves, caprinos e ovinos

*BMD: bacitracina metileno dissalicilato.

resíduos de antimicrobianos que pode ser ingerida diariamente ao longo da vida sem risco apreciável à barreira de colonização intestinal humana (microbiota) e à presença de bactérias resistentes no cólon humano" (para detalhes, ver *Capítulo 50*).

Fica, assim, evidente que se obtêm dois valores de IDA para os antimicrobianos: o primeiro calculado por meio de ensaios de toxicológicos – IDA toxicológica e o segundo advindo do uso de métodos microbiológicos – IDA microbiológica. O menor deles é aquele escolhido para a fixação dos LMRs para esses ativos (ver *Capítulo 50*). Dessa forma, valores de resíduos de antimicrobianos presentes em produtos derivados de animais tratados menores que os LMRs estipulados pela ANVISA por meio da Portaria nº 51/2019 não têm quaisquer possibilidades de produzir efeitos tóxicos nos consumidores ou de interferir com a microbiota, com a barreira de proteção intestinal ou de interferir com a resistência de bactérias presentes no cólon humano. O uso correto dos antimicrobianos e, muito especialmente, a observação do período de carência garantem a segurança dos consumidores (ver adiante).

A prática do cálculo dos valores de IDA e de LMR para os antimicrobianos por intermédio da fórmula microbiológica especificada anteriormente tem revelado que o valor de IDA calculado por meio dela é, em geral, menor que aquele capaz de induzir colonização às principais bactérias do TGI humano. O Quadro 54.11 traz alguns valores de IDA já calculada para antimicrobianos, empregando-se as metodologias microbiológicas e toxicológicas.

A questão da resistência bacteriana

Existem evidências de que o uso de antimicrobianos em Medicina Humana ou em Medicina Veterinária está relacionado ao aparecimento de cepas de microrganismos resistentes a eles. Dessa forma, não causa espanto a informação de que o uso de antimicrobianos como aditivos zootécnicos melhoradores do desempenho em agropecuária tenha sido associado ao aparecimento de resistência bacteriana. Essa questão vem sendo exaustivamente analisada pela ANVISA e pelo MAPA no Brasil e pela comunidade científica internacional, como a FAO, a OMS, a OIE (Organização da Saúde Animal), o *Codex Alimentarius*, a EMA (*European Medical Agency*), a FDA (Food and Drug Administration), entre outros, em busca de soluções para o problema.

Normalmente, adquire-se um grande número de microrganismos com a ingestão de alimentos, e a imensa maioria da microbiota do meio ambiente e dos alimentos é completamente inofensiva ao homem. Em geral, apenas os germes que têm características de patogenicidade são capazes de causar manifestações patológicas no organismo; ou então isso ocorre quando um grande número de agentes considerados oportunistas é ingerido, alterando-se a microbiota do TGI. Uma vez instalados, esses microrganismos desencadeiam distúrbios gastrintestinais por comprometer o seu funcionamento normal. No entanto, para que a enfermidade se instale, o agente deve superar os mecanismos de defesa do organismo, tais como: 1) pH e enzimas digestivas; 2) muco e o peristaltismo; 3) a microbiota normal; e 4) o sistema imune (GALT). Como ilustrado na Figura 54.8, linhagens resistentes da espécie capaz de causar infecção no homem devem ser selecionadas nos animais tratados com antimicrobianos e, posteriormente, contaminar a carcaça durante seu processamento no abatedouro. A bactéria precisa então sobreviver às condições de preparo do alimento (p. ex., calor, condimentos) e às barreiras do sistema imunitário e do TGI humano, apresentando característica de patogenicidade. Instalada a infecção no homem, o tratamento deverá requerer antimicrobianos do mesmo grupo farmacológico para o qual as linhagens presentes nos animais haviam adquirido resistência, resultando em insucesso terapêutico.

O conceito "Saúde Única" aplicado ao tema da resistência microbiana

Dada a dificuldade e a complexidade de explicitar as múltiplas rotas de exposição das bactérias aos antimicrobianos, tem sido muito difícil precisar a contribuição relativa dos diferentes setores para a questão da resistência. Foi somente em 2014 que se tornou explícita a necessidade de se abordar esse tema sob a lente de uma Saúde Única, uma vez que o problema impacta a saúde humana, dos animais de produção e de companhia, dos animais selvagens, das plantas e do meio ambiente (Figura 54.9).

O conceito "Saúde Única" (*One Health*) é, portanto, uma estratégia de alcance mundial para expandir colaborações interdisciplinares e comunicações em todos os aspectos ligados à saúde dos homens, animais e do meio ambiente. Segundo a OIE, a OMS e a FAO, entende-se por Saúde Única "o esforço colaborativo de múltiplos profissionais das ciências da saúde, juntamente com suas disciplinas e instituições – trabalhando localmente, nacionalmente e globalmente – para que se obtenha um ótimo nível de saúde para as pessoas, animais domésticos, vida selvagem, plantas e o meio ambiente". Trata-se de um mecanismo colaborativo, internacional, transetorial e multidisciplinar que visa lidar com as ameaças e reduzir os riscos relativos

QUADRO 54.11

Sumário de IDAs (Ingestões Diárias Aceitáveis) calculadas por meio de métodos toxicológicos e microbiológicos.

Antimicrobiano	IDA (mg/kg) Microbiológica	IDA (mg/kg) Toxicológica
Clindamicina	0,013	-
Danofloxacino	-	0,002
Enrofloxacino	0,014	0,030
Espectinomicina	0,004	0,007
Espiramicina	0,003	0,007
Estreptomicina	0,004	0,006
Flumequina	0,006	0,003
Gentamicina	0,002	-
Lincomicina	0,003	-
Neomicina	0,002	0,006
Novobiocina	0,004	
Tetraciclina	0,003	0,005
Tianfenicol	0,005	0,006
Tilmicosina	0,004	0,004

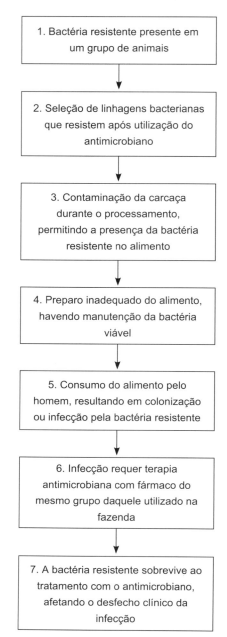

FIGURA 54.8 Sequência de eventos que condicionam a aquisição de bactérias resistentes pelo homem através da cadeia alimentar.

a doenças infecciosas situadas na interface animal-homem-ecossistema.

Esse esforço conjunto se justificou nos seguintes pressupostos: **1)** os antimicrobianos são medicamentos essenciais para o tratamento de doenças do homem e dos animais e, dessa forma, devem ser considerados um "bem público" a ser protegido; **2)** homem e animais podem compartilhar as mesmas bactérias, e certos patógenos humanos são de origem animal; **3)** o uso de antimicrobianos no homem ou nos animais é um fator de risco para seleção de resistência, inclusive de resistência cruzada; **4)** a resistência microbiana não respeita fronteiras, sejam elas geográficas ou biológicas, como os reservatórios humano e animais; **5)** o evento da globalização causou aumento significativo da mobilidade de pessoas, animais e *commodities* alimentares, elevando o risco da disseminação da resistência microbiana.

Conscientes dessa necessidade, FAO/OMS/OIE têm unido seus esforços para advogar a necessidade urgente de manejar de forma conjunta essa questão. Assim, essas organizações inauguraram em 2015 um "Plano de Ação Global Sobre Resistência aos Antimicrobianos", convidando os países membros a estabelecerem seus "Planos de Ação Nacionais" de combate à resistência bacteriana. Em 2017, diferentes países, incluindo o Brasil, firmaram uma declaração durante a Assembleia Geral das Nações Unidas (ONU) em que reforçaram a necessidade de se empregar essa estratégia multissetorial de Saúde Única para contornar a urgência da resistência bacteriana e se comprometeram com sua implementação. Recentemente, foram encerrados os trabalhos da força tarefa do *Codex alimentarius*, especialmente criada para atualizar o "Código de Práticas para minimizar e conter o desenvolvimento de resistência bacteriana". O documento está à disposição na internet.

No Brasil, o MAPA lançou em 2018 o "Plano de Ação Nacional de Prevenção e Controle da Resistência aos Antimicrobianos no Âmbito da Agropecuária" (PANBR-AGRO). Os objetivos principais desse plano de ação coincidem com as ações de Saúde Única propostas pela FAO/OMS/OIE. A Figura 54.10 resume os objetivos e ações do Plano de Ação Global do MAPA sobre Resistência aos Antimicrobianos (RAM.

Importante ressaltar que FAO/OIE/OMS têm promovido diversas iniciativas para desencorajar o uso excessivo dos antimicrobianos em Medicina Humana e, principalmente, para restringir o uso em Medicina Veterinária dos chamados

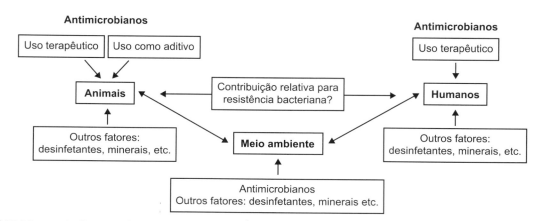

FIGURA 54.9 Representação esquemática do conceito de "Saúde Única" proposto pela OIE (Organização Mundial de Sanidade Animal), OMS (Organização Mundial da Saúde) e FAO (Organização das Nações Unidas para a Alimentação) para combate da resistência bacteriana dentro do enfoque de "Saúde Única".

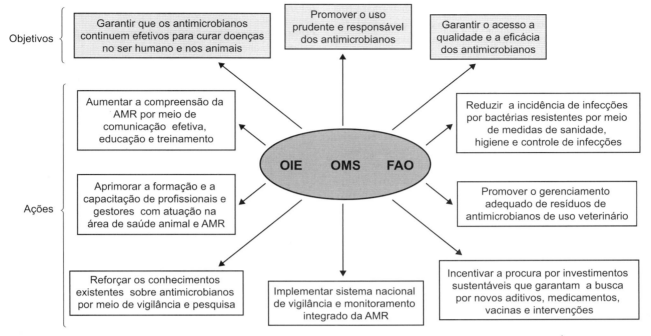

FIGURA 54.10 Objetivos e ações do "Plano de Ação Nacional de Prevenção e Controle da Resistência aos Antimicrobianos (RAM) no Âmbito da Agropecuária". (PAN-BR AGRO).

"Antimicrobianos Criticamente Importantes para a saúde humana" (para detalhes, ver *Capítulo 36*). Nesse sentido, publicaram em 2017, e mantida atualizada, uma lista com esses antimicrobianos. A lista foi preparada levando-se em consideração a importância do antimicrobiano para a Medicina Humana, a existência de alternativas terapêuticas para o tratamento e a presença de resistência simples, cruzada ou múltipla de bactérias aos antimicrobianos, em especial das bactérias que produzem as toxinfecções alimentares: *Salmonella*, *Campylobacter*, *Escherichia coli* e *Enterococcus*. A OIE também publicou e mantém atualizada uma lista dos antimicrobianos importantes para uso em Medicina Veterinária; o Quadro 54.12 mostra a lista dos antimicrobianos importantes para uso humano e animal.

Gerenciamento da resistência microbiana

Diferentes posicionamentos ou formas de gerenciamento vêm sendo tomados quanto ao uso veterinário de antimicrobianos, em especial como aditivos zootécnicos. A União Europeia, empregando o princípio de precaução, proibiu o uso dos antimicrobianos como aditivos e como terapia profilática em animais de produção; na Europa, eles são empregados somente para finalidade terapêutica. A EMA publicou em 2019 instruções relativas ao uso prudente ou responsável de antimicrobianos em animais e em humanos buscando, com isso, minimizar as consequências do uso indevido. Assim, separou os antimicrobianos em quatro categorias, a saber:

A – EVITAR: antimicrobianos usados apenas para o tratamento de seres humanos e, em condições muito especiais e de forma terapêutica, em *pets*;

B – RESTRINGIR: antimicrobianos criticamente importantes para a saúde humana da lista da FAO/OMS/OIE, que devem ter seu uso restrito (ou proibido) em animais;

QUADRO 54.12

Antimicrobianos criticamente importantes utilizados nas áreas médica e médico-veterinária.

Antimicrobianos criticamente importantes utilizados em Medicina Humana*	Antimicrobianos criticamente importantes utilizados em Medicina Veterinária*
Aminoglicosídeos (todos)	Aminoglicosídeos (todos)
Cefalosporinas – 3ª, 4ª e 5ª gerações	Anfenicois (Florfenicol e Tianfenicol)
Macrolídios (Eritromicina)	**Cefalosporinas de 1ª geração**
Penicilinas – naturais, aminopenicilinas e antipseudomônicas	**Cefalosporinas de 3ª e 4ª gerações**
Quinolonas e Fluoroquinolonas (Ciprofloxacino)	**Macrolídios (todos)**
Tetraciclinas (apenas Tigeciclina)	Penicilinas (todas)
Ansamicinas	**Fluoroquinolonas (todas)**
Carbapenêmicos	Tetraciclinas (todas)
Glicopeptídeos (Vancomicina)	Sulfas com ou sem Trimetoprina
Rifamicina	Ionóforos (todos)
Oxazolidinonas	Lincosamidas
	Fosfomicina
	Rifamicinas (Ansamicina)

*Em negrito, os antimicrobianos criticamente importantes de alta relevância para a Medicina Humana.

C – USAR COM CAUTELA: antimicrobianos de uso humano somente quando não for possível o emprego dos antimicrobianos da categoria D, e apenas após realização de provas de sensibilidade;

D – USAR DE FORMA PRUDENTE: antimicrobianos de primeira linha para uso terapêutico em animais de produção e que devem ser empregados, sempre que possível, após realização de provas de sensibilidade.

Deve destacar-se, no entanto, que os ionóforos continuam a ser usados como aditivos na Europa; isto é, eles foram excluídos da legislação acima.

Nos EUA, os antimicrobianos foram agrupados em três categorias: (1) aqueles usados somente em terapia humana, (2) aqueles desenvolvidos especialmente para terapêutica veterinária, e (3) aqueles usados em terapia humana e que, mediante prescrição de médico-veterinário, podem ser indicados para os animais. A FDA recomenda que se busque limitar, de maneira voluntária, o uso dos aditivos zootécnicos antimicrobianos em animais produtores de alimentos. Mais especificamente, a partir de 2013 tornou voluntária a interrupção da fabricação, distribuição, comércio e uso dos antimicrobianos como aditivos em animais de produção nos EUA. Tanto quanto se sabe, embora voluntária, essa orientação vem resultando na suspensão gradativa do uso de antimicrobianos como aditivos zootécnicos em função da pressão exercida pelos consumidores americanos e pelas grandes redes de compradores de produtos de origem animal.

Países da América Latina como México, Chile, Uruguai, Colômbia, Peru, Costa Rica e Argentina vêm desaconselhando e proibindo o uso de antimicrobianos para promoção do crescimento ou profilaxia em animais de produção, dificultando o registro de novas formulações para essas finalidades. De modo geral, seguem as recomendações do *Codex alimentarius* e, muito especialmente, da União Europeia, em relação ao uso por animais dos antimicrobianos classificados pela FAO/OMS/OIE como criticamente importantes para a saúde humana (ver Quadro 54.12). Seguem também os princípios de uso prudente relacionados ao conceito de "Saúde Única".

O Brasil também tem seguido as recomendações da FAO/OMS/OIE e, em especial, os objetivos do PAN-BR AGRO quanto ao gerenciamento do risco do desenvolvimento de resistência bacteriana. Dessa forma, vem descontinuando o uso dos antimicrobianos como aditivos de forma sistemática e regular. O Quadro 50.6 (ver *Capítulo 50*) apresenta os antimicrobianos que tiveram seu uso como aditivo zootécnico melhorador do desempenho proibido em nosso país e as legislações correspondentes do MAPA. Essas moléculas, no entanto, continuam em uso com finalidade terapêutica e metafilática. O MAPA, por meio da IN nº 54 de 17 de dezembro de 2018, aprovou a migração da competência da regulamentação do uso de antimicrobianos como aditivos melhoradores do desempenho e dos aditivos anticoccidianos para a área de Coordenação de Produtos Veterinários (SIPEAGRO), devendo, assim, seguir as orientações dessa IN para registro. Nesse sentido, os anticoccidianos, embora registrados pelo SIPEAGRO podem manter a indicação de aditivos antimicrobianos.

Como a questão das bactérias resistentes sempre estará presente, alguns princípios consensuais têm sido recomendados para proteger os antimicrobianos atualmente em uso; o Quadro 54.13 mostra alguns deles dentre os quais cabe destacar a necessidade de buscar por tecnologias alternativas que venham a substituí-los.

QUADRO 54.13

Princípios consensuais recomendados para uso prudente de antimicrobianos em animais de produção.

Normas Recomendadas

- Usar antimicrobianos apenas sob a supervisão de médicos-veterinários
- Usar apenas produtos que tenham indicação exclusiva como aditivo zootécnico e que tenham essa atividade cientificamente comprovada, isto é, evitar o uso indiscriminado de antimicrobianos como aditivos zootécnicos, premixes, núcleos, rações medicadas etc.
- Usar antimicrobianos apenas conforme a prescrição do veterinário ou contida na bula/embalagem do produto
- Priorizar o uso na ração de antimicrobianos que não sejam absorvidos a partir do trato digestório dos animais
- Não usar como aditivos ou com finalidade profilática os antimicrobianos que tenham relevância para a Medicina Humana e veterinária (em especial os criticamente importantes) e tampouco aqueles empregados para fins terapêuticos ou metafiláticos em Medicina Veterinária
- Manter registro dos produtos usados, do fabricante, da posologia recomendada e do nome de quem prescreveu
- Obedecer aos períodos de carência ou de retirada dos antimicrobianos
- Nunca usar produtos "piratas", isto é, aqueles que não tenham avaliação e registro nos órgãos governamentais (no Brasil, o Ministério da Agricultura, Pecuária e Abastecimento – MAPA)
- Cuidar dos dejetos dos animais de forma apropriada
- Ter sempre em mente que o uso contínuo de antimicrobianos pode acarretar a presença de resíduos nos produtos derivados dos animais tratados e causar a emergência de formas de bactérias resistentes

AGENTES ALTERNATIVOS

Pelo que foi exposto até aqui, é evidente que a seleção de alternativas ao uso dos antimicrobianos como aditivos melhoradores do desempenho é urgente e necessária para apoiar a indústria, tornando a produção animal mais lucrativa e sustentável. Considerando os mecanismos de ação propostos anteriormente, uma alternativa prática aos antimicrobianos deve possuir propriedades relacionadas à modulação da microbiota e do sistema imune, ação antioxidante e mantenedora da integridade da barreira intestinal.

Existem várias categorias de compostos alternativos que têm sido amplamente testadas; dentre eles destacam-se os aditivos fitogênicos, probióticos, prebióticos, simbióticos, ácidos orgânicos e peptídeos antimicrobianos. Novas alternativas como bacteriófagos, vacinas e anticorpos também têm sido avaliados nos últimos anos como alternativas ao uso dos antimicrobianos. Como mostra a Figura 54.11, diversos desses compostos compartilham vias de ação e se relacionam uns com os outros. O uso potencial destes compostos é abordado nesta sessão. Destaca-se, no entanto, que alternativas relacionadas mais diretamente a aspectos nutricionais, como uso de enzimas (fitases, xilanases, amilases e proteases), metais (zinco e cobre) e argilas (aluminossilicatos) não serão incluídas neste capítulo.

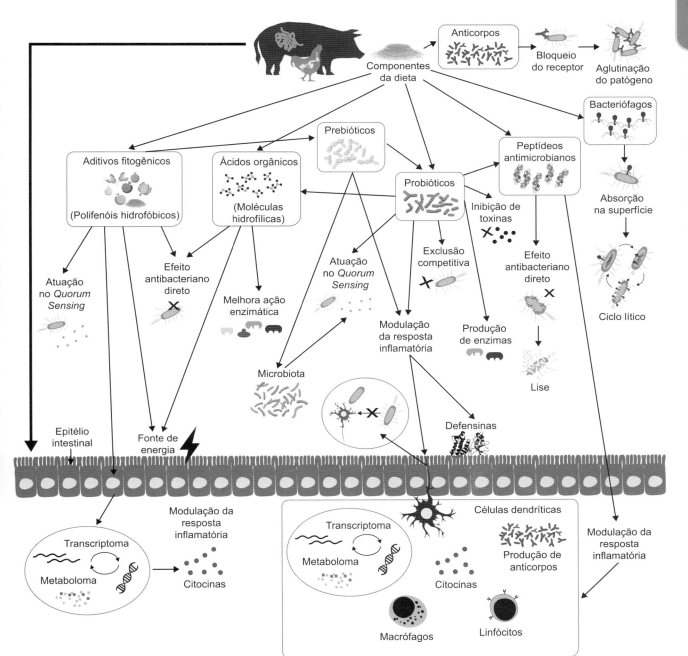

▼ **FIGURA 54.11** Fatores que interferem com a eficácia de compostos alternativos.

Como mostra a Figura 54.12, diversos fatores têm sido associados e relatados como sendo relevantes para a magnitude dos efeitos dos agentes alternativos. Uma reflexão sobre esses fatores que envolvem os animais, a dieta, o agente usado e a microbiota permite a constatação de que esses efeitos podem ser muito variáveis. Essa grande dependência pode explicar a grande variedade de efeitos que têm sido encontrados na literatura para um mesmo agente em uma mesma espécie animal.

Aditivos fitogênicos

Os aditivos fitogênicos (PFAs, do inglês *Phytogenic feed additives*), também chamados de fitobióticos ou botânicos, são compostos bioativos naturais derivados de plantas e incorporados à ração animal visando aumentar a produtividade. As plantas são ricas em uma ampla variedade de fitoquímicos sintetizados para protegê-las de infecções microbianas e predadores. Uma grande variedade de plantas e de seus produtos derivados se enquadram como aditivos fitogênicos. Tomando-se por base a origem (parte da planta), eles podem ser classificados como ervas (folhas e flores) ou especiarias (sementes, frutos, cascas ou raízes), podem ser utilizados na forma sólida (seca e moída) ou como extratos (brutos ou concentrados) e, dependendo do processo utilizado para obtenção dos compostos bioativos (fitoquímicos), podem ser classificados como **óleos essenciais** e **oleorresinas**.

O mecanismo de ação dos aditivos fitogênicos não está determinado claramente; seus efeitos (Quadro 54.14) têm sido relacionados à ação dos fitoquímicos (principalmente

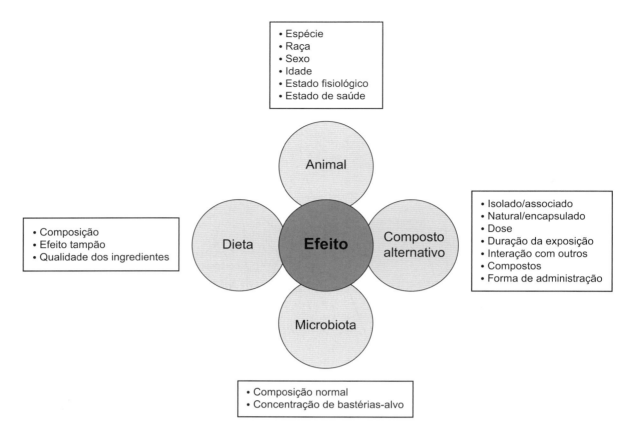

FIGURA 54.12 Visão geral dos mecanismos envolvidos na ação de compostos alternativos aos antimicrobianos melhoradores de desempenho.

QUADRO 54.14

Mecanismos de ação dos aditivos fitogênicos.

Mecanismo	Efeitos

Modulação da microbiota intestinal	• Inibição do *Quorum sensing* bacteriano, com diminuição da expressão de fatores de virulência
	• Ação antimicrobiana direta:
	  – Desestabilização de membranas
	  – Depleção de ATP
	  – Ação como prebiótico
	  – Ação coccidiostática

Modulação do sistema imune do hospedeiro	• Modulação da expressão de citocinas anti- e pró-inflamatórias
	  – Inibição da ativação do fator nuclear kappa B (NF-κB)
	  – Indução do fator nuclear eritroide 2 (Nrf2)
	• Aumento da produção de anticorpos

Ação antioxidante	• OH dos grupos fenólicos retardam a formação de H_2O_2
Melhora na digestibilidade e absorção dos nutrientes	• Melhora na morfologia intestinal **Em ruminantes:** • Melhora a retenção de energia • Aumento na disponibilidade de proteínas da dieta para o animal
Outros modos de ação	• Melhora a palatabilidade da ração • Fonte de energia para as células intestinais

dos polifenóis). Os fitoquímicos são moléculas com potencial para modificar o metabolismo animal de forma direta ou indireta. O perfil e a concentração de fitoquímicos variam com a espécie da planta, partes utilizadas, origem geográfica, época da coleta, fatores ambientais, condições de armazenamento e técnicas de processamento. Baseado nisso, dados inconsistentes têm sido relatados a partir de estudos *in vitro* e de campo, muito provavelmente em função das variadas composições, dosagens e purezas utilizadas, visto que o perfil de fitoquímicos e suas concentrações dificilmente são relatados nos trabalhos. Assim, é importante esclarecer que, embora os aditivos fitogênicos sejam tratados como uma categoria única e uniforme de compostos, sua composição fitoquímica pode variar muito entre os produtos e, consequentemente, os efeitos que produzem nos animais.

Os polifenóis vêm se destacando pelos efeitos que produzem na modulação da microbiota e por suas ações anti-inflamatória e antioxidante. A biodisponibilidade dos compostos polifenólicos dietéticos é muito baixa, visto que apenas 5% a 10% são absorvidos a partir do intestino delgado. A baixa porcentagem de polifenóis absorvida é, subsequentemente, biotransformada pelos enterócitos e hepatócitos em uma grande variedade de metabólitos que são rapidamente excretados pela urina e pela bile. Os 90% a 95% restantes, que passam pelo intestino delgado sem serem absorvidos, entram no cólon onde são biotransformados por meio de enzimas bacterianas em vários metabólitos. Esses metabólitos podem: 1) ser absorvidos pelo animal; 2) servir como substrato para bactérias da microbiota; ou, ainda, 3) servir como substâncias antimicrobianas.

Assim, a modulação da microbiota intestinal pelos polifenóis tem sido relacionada diretamente com a promoção simultânea do desenvolvimento de bactérias benéficas (ou comensais) atuando como prebiótico, ao mesmo tempo em que inibem o crescimento e a multiplicação de bactérias patogênicas por uma ação antimicrobiana direta.

Isso resulta na redução do desafio bacteriano intestinal e do estresse imunológico, com consequente melhoria da saúde e do desempenho dos animais. Os efeitos imunomoduladores exercidos pelos polifenóis não são claros; sugere-se que estejam relacionados ao aumento da proliferação de células imunes, modulação de citocinas e/ou aumento dos títulos de anticorpos. A ação anti-inflamatória produzida por esses compostos tem sido relacionada tanto à inibição da ativação do fator nuclear kappa B (NF-κB), como à estimulação dos efeitos antioxidantes e citoprotetores decorrentes da indução do fator nuclear eritroide 2 (Nrf2). Destaca-se, ainda, que a ação antioxidante dos polifenóis tem sido relacionada à estrutura química do composto em questão, não podendo, portanto, ser generalizada para todo o grupo.

Vale ressaltar que o uso isolado de um fitoquímico é a situação considerada ideal para definir de forma inequívoca suas atividades, mecanismos de ação, doses e intervalos de administração a serem utilizadas na espécie animal de interesse. Somente desse modo seria possível comparar a eficácia desses compostos com aquela dos antimicrobianos empregados como aditivos e de outros aditivos zootécnicos melhoradores do desempenho. Entretanto, o uso isolado e prolongado de um fitoquímico pode resultar no desenvolvimento de formas de resistência em alguns microrganismos. Em contrapartida, tem sido proposto que o uso da planta na forma sólida ou de extratos contendo vários fitoquímicos pode ser interessante pela atuação sinérgica de seus diversos constituintes, o que dificultaria a adaptação dos microrganismos. Porém, como já salientado, o perfil e a concentração dos fitoquímicos presentes em extratos de uma mesma planta podem variar grandemente e, caso não haja padronização, esse fato impacta diretamente nos resultados obtidos com o tratamento.

Óleos essenciais, oleorresinas e seus fitoquímicos

Os óleos essenciais são substâncias voláteis, aromáticas e lipofílicas (oleosas) obtidas a partir da extração a frio ou destilação (vapor/álcool) de materiais vegetais; são, portanto, misturas complexas de fitoquímicos que podem variar em função do tipo de ativos e de suas concentrações. Existem vários estudos mostrando que eles melhoram o desempenho de animais de produção, agindo como aditivos zootécnicos melhoradores do desempenho. Os efeitos benéficos promovidos pelos óleos essenciais têm sido relacionados: a redução de processos inflamatórios intestinais e do estresse oxidativo; a modulação da microbiota; a inibição do QS (*Quorum Sensing*, refere-se à capacidade das bactérias de detectar e responder, através da regulação gênica, à densidade celular) de bactérias patogênicas; a ação anticoccidiana e a melhoria da palatabilidade e da digestibilidade dos alimentos. Entretanto, embora os óleos essenciais representem uma boa e potencial alternativa ao uso dos antimicrobianos como aditivos, ainda há necessidade de mais investigações para elucidar os mecanismos subjacentes aos seus efeitos (ver na Figura 54.11). O Quadro 54.15 mostra as principais plantas e seus fitoquímicos que compõe os principais óleos essenciais utilizados em animais de produção.

Os fitoquímicos comumente encontrados em óleos essenciais e que são usados na nutrição animal são carvacrol, timol, eugenol e cinamaldeído. Embora esses compostos apresentem diferentes efeitos em bactérias gram-positivas e gram-negativas, o principal mecanismo de ação proposto para eles tem sido relacionado aos efeitos que exercem nas membranas citoplasmáticas e no metabolismo energético bacteriano. De maneira geral, os óleos essenciais têm

QUADRO 54.15
Principais plantas e seus fitoquímicos de óleos essenciais utilizados como aditivos fitogênicos.

Planta	Principal fitoquímico	Ação antimicrobiana
Canela* (*Cinnamomum cassia* ou *C. verum*)	Cinamaldeído	*Staphylococcus aureus* *Listeria monocytogenes* *Bacillus cereus* *Brachyspira hyodysenteriae* *Escherichia coli O157:H7* *Salmonella typhimurium DT104* *Escherichia coli K88*
Orégano** (*Origanum vulgare*)	Carvacrol	*Staphylococcus aureus* *Listeria monocytogenes* *Salmonella enteritidis* *Salmonella typhimurium* *Escherichia coli O157:H7* *Escherichia coli K88* *Brachyspira hyodysenteriae* *Bacillus cereus*
Tomilho (*Thymus vulgaris*)	Timol	*Pseudomonas* spp. *Lactococcus piscicum* *Streptococcus phocae* *Flavobacteriaum psychrophilum* *Vibrio anguillarum* *Vibrio parahaemolyticus* *Brachyspira hyodysenteriae* *Escherichia coli O157:H7* *Salmonella typhimurium DT104* *Escherichia coli K88* *Lactococcus lactis*
Cravo-da-índia (*Syzygium aromaticum*)	Eugenol	*Vibrio* sp. *Escherichia coli* *Salmonella* *Pseudomonas* sp. *Edwardsiella tarda* *Aeromonas hydrophilla* *Brachyspira hyodysenteriae* *Escherichia coli O157:H7* *Salmonella typhimurium DT104* *Escherichia coli K88*

*No óleo essencial da casca de canela, o principal fitoquímico encontrado é o cinamaldeído, enquanto no óleo essencial das folhas da canela, o principal encontrado é o eugenol. **No óleo essencial de orégano, também podem ser encontradas concentrações relativamente altas de timol.

maior efeito em patógenos gram-positivos que em gram-negativos, uma vez que a presença da membrana externa que reveste a parede celular dos gram-negativos limita a entrada dos compostos hidrofóbicos dos óleos essenciais na célula bacteriana. A entrada desses compostos compromete a estrutura da membrana celular ao aumentar a permeabilidade aos íons, o que leva à ruptura do sistema enzimático e à morte ou diminuição do crescimento bacteriano. Adicionalmente, também já se relatou a interrupção do QS bacteriano pelos fitoquímicos, o que pode reduzir a expressão de fatores de virulência.

Mostrou-se que o carvacrol e o timol colapsam a membrana citoplasmática das bactérias, produzindo vazamento do conteúdo intracelular e, eventualmente, produzindo efeito bacteriostático ou bactericida. Mostrou-se que ambos compostos danificaram a membrana externa de *Salmonella typhimurium* e de *Escherichia coli* O157:H7. Mostrou-se, ainda, que esses compostos reduzem a inflamação e o estresse oxidativo intestinal. O cinamaldeído e o óleo de orégano aumentam a expressão de Nrf2 e impedem a ativação de NF-κB. Esses resultados sugerem que esses óleos essenciais reduzem a inflamação intestinal, melhorando, assim, a saúde e o crescimento dos animais. Vale ressaltar também que o carvacrol e o cinamaldeído possuem características sensoriais agradáveis, atributo especialmente importante em algumas espécies de animais, como, por exemplo, suínos que são mais sensíveis às alterações de sabor dos alimentos por possuírem maior número de papilas gustativas.

Alguns estudos relatam efeitos anti-inflamatórios produzidos por cinamaldeído, eugenol, óleo de alho e oleorresina de *Capsicum* ou *Curcuma* usados em associação, dentre os quais destacam-se: melhora da qualidade da mucosa intestinal, aumento dos níveis de imunoglobulina A (IgA) e diminuição da frequência de diarreia por *E. coli* em leitões. O cinamaldeído, em especial, reduziu experimentalmente lesões induzidas por lipopolissacarídeos (LPS), e o carvacrol e o timol diminuíram o estresse oxidativo intestinal associado ao desmame de suínos.

A suplementação da ração de frangos de corte com cinamaldeído produziu: 1) aumento da transcrição de genes que codificam interleucinas (IL)-6, IL-15 e IFN-γ em linfócitos intestinais; 2) diminuição da expressão de genes de motilidade e virulência de *Salmonella enteritidis*; 3) aumento do ganho de peso de aves infectadas por *Eimeria acervulina* e *E. maxima*; 4) aumento dos níveis de anticorpos em resposta a um desafio por *E. tenellae* 5) redução da eliminação de oocistos de *E. acervulina*; 6) melhora dos parâmetros de desempenho e características de carcaça; e 7) aumento dos níveis de enzimas antioxidantes e da secreção de enzimas digestivas endógenas. Outros trabalhos mostraram efeitos benéficos decorrentes do uso de carvacrol, timol, eugenol, óleo de alho, oleorresina de *Curcuma* ou *Capsicum* em aves desafiadas ou não por *Eimeria* ou *Salmonella*.

Em ruminantes, a presença de uma importante microbiota ruminal faz com que a abordagem sobre o uso de óleos essenciais, nessas espécies, seja diferenciada. Compostos alternativos ideais para substituir os antimicrobianos como aditivos nesses animais devem ser capazes de modificar as proporções de AGVs e a alterar a degradação de proteínas no rúmen sem afetar a função normal do órgão. A melhora da fermentação ruminal é, normalmente, indicada pelo aumento das concentrações de ácido propiônico e pela diminuição concomitante de metano, ácido acético e nitrogênio amoniacal, sem redução do total de AGVs formados. Assim, fitoquímicos que possuem forte atividade antimicrobiana, como o timol e o carvacrol, têm se mostrado pouco efetivos e não adequados em ruminantes, pelo menos nas doses em geral empregadas em outras espécies animais; de fato, mostrou-se que elas reduzem a atividade das bactérias que são essenciais para o efetivo funcionamento do rúmen. Em contrapartida, os compostos que são capazes de produzir mudanças sutis no metabolismo microbiano, como, por exemplo, o eugenol e o cinamaldeído, têm se mostrado mais interessantes em ruminantes por melhorar a taxa de crescimento dos animais. Nesse sentido, os principais efeitos dos óleos essenciais observados em ruminantes são relacionados às alterações na proporção de AGVs produzidos, aliados à redução de metano e amônia, e à melhora no fornecimento de aminoácidos ao hospedeiro. Também foi relatado aumento discreto da produção de leite em vacas suplementadas na ração com cinamaldeído usado sozinho ou em combinação com eugenol e *Capsicum*.

Embora alguns desses resultados sejam promissores, os benefícios do uso dos óleos essenciais como aditivos zootécnicos são frequentemente inconsistentes e sua inclusão nas rações de animais ainda apresenta resultados variados e mecanismos de ação pouco claros. Mais que isso, os possíveis efeitos adversos ou tóxicos desses compostos não são totalmente conhecidos e já se relatou a ocorrência de uma forte inibição da produção de AGVs pelo óleo de alho, o que sugere prudência quanto ao uso desses compostos, ao menos em ruminantes. Finalmente, a natureza lipofílica e a rápida volatilidade dos óleos essenciais tornam a administração aos animais de produção um desafio a ser enfrentado.

Taninos

Os taninos estão presentes em várias plantas convencionalmente utilizadas na nutrição de animais, principalmente de ruminantes, como forragens, arbustos e cereais. Seu uso pode ser feito por meio da adição direta de algumas plantas e cereais à dieta, pela utilização de subprodutos ou, ainda, por meio da adição de extratos de plantas ricas em taninos, como, por exemplo, castanheira-portuguesa (*Castanea sativa*) e quebracho (*Schinopsis haenkeana*, *S. lorentzii*). Os taninos formam um grupo complexo de polifenóis adstringentes, solúveis em água; tomando-se por base a sua estrutura química, eles são separados em dois grupos principais: hidrolisáveis e condensados.

Os taninos hidrolisáveis são frequentemente encontrados em folhas de árvores e arbustos de áreas tropicais. Os taninos hidrolisáveis não são absorvidos em sua forma bruta; para que sejam absorvidos há necessidade de que sejam degradados por enzimas intestinais e enzimas microbianas do trato digestório; vários tipos de bactérias presentes no rúmen e na porção distal do intestino de monogástricos estão envolvidos nessa reação. Os taninos condensados são proantocianidinas flavonoides que são despolimerizados apenas por meio de hidrólise oxidativa e ácida forte; eles são os tipos mais comuns de tanino encontrados em leguminosas forrageiras, árvores e arbustos.

A atividade dos taninos como aditivos zootécnicos está, possivelmente, relacionada à capacidade que eles têm de se ligar e precipitar proteínas. Os efeitos bactericidas ou bacteriostáticos que eles exercem têm, como mecanismo básico, a capacidade de interagir com proteínas (incluindo enzimas) e com carboidratos, lipídios e íons metálicos bacterianos (particularmente, cátions, como cálcio, ferro, magnésio, manganês e cobre). Embora a precipitação de proteínas seja uma propriedade universal de todos os taninos, a potência dessa atividade antimicrobiana está intimamente relacionada à composição química, à estrutura de cada composto e à sensibilidade da bactéria.

Alguns trabalhos têm indicado que os taninos atuam em diferentes bactérias, principalmente nas gram-positivas, como *Clostridium perfringens*, uma vez que essas bactérias possuem uma única bicamada lipídica que pode, assim, ser mais facilmente desestabilizada. No entanto, os taninos condensados em especial, possuem também atividade contra algumas cepas de bactérias gram-negativas, como *Escherichia coli*, *Salmonella*, *Shigella* e *Pseudomonas*. Alguns taninos têm ainda a capacidade de inibir a produção de enterotoxinas bacterianas ou de interromper a via de transdução dos sinais desencadeados por essas enterotoxinas. De forma geral, os seguintes mecanismos de ação antibacterianos foram propostos para os taninos: 1) desestabilização da permeabilidade da membrana celular; 2) inibição de enzimas extracelulares; 3) privação dos substratos necessários para o desenvolvimento bacteriano; 4) ação direta no metabolismo por meio de inibição da fosforilação oxidativa; e 5) privação de íons metálicos ou formação de complexos com a membrana celular de bactérias, causando mudanças morfológicas da parede celular e aumentando a permeabilidade da membrana. Mostrou-se que esses efeitos dependem e estão diretamente associados com a concentração de bactérias e com a duração da exposição a esses compostos. Destaca-se, nesse sentido, que a eficácia antibacteriana dos taninos pode ser modificada pela interação com componentes da dieta.

As atividades anti-inflamatórias dos taninos são variáveis e têm sido relacionadas à modulação da expressão de citocinas pró-inflamatórias intestinais e à estabilização de proteínas pertencentes às junções de oclusão. Os taninos hidrolisáveis e taninos condensados de peso molecular mais alto, contendo vários grupos hidroxila, mostraram as maiores atividades antioxidantes.

Esses compostos são comumente incluídos na dieta de ruminantes por meio do fornecimento de forragem e de sorgo; são usados para melhorar a saúde e a produtividade dos animais, visando o melhor aproveitamento da proteína ingerida e a redução da incidência de timpanismo do tipo espumoso. O uso de baixas concentrações de taninos condensados (< 50 g/kg de matéria seca) reduz a degradação de proteínas alimentares no rúmen pela formação de um complexo tanino-proteína reversível; no pH ácido do abomaso e nas condições alcalinas do intestino, as proteínas desse complexo são liberadas e digeridas, aumentando-se, portanto, a utilização pelos animais das proteínas fornecidas pela dieta. Esse fato, interessante do ponto de vista nutricional, não compromete a absorção de aminoácidos de origem microbiana se as necessidades de nitrogênio não proteico forem atendidas pela suplementação com ureia ou com sais de amônia.

Mais recentemente, os taninos têm sido considerados como uma alternativa ao uso dos antimicrobianos melhoradores de desempenho em ruminantes, uma vez que modulam o ecossistema bacteriano do rúmen, aumentando a formação de nutrientes e diminuindo as produções de amônia e de metano. Mostrou-se em novilhos que o uso de tanino aumentou a porcentagem de Firmicutes (filo de bactérias, cuja maioria possui uma parede celular gram-positiva) e reduziu aquela de Bacteroidetes (filo no qual predominam bactérias gram-negativas) no interior do rúmen, aumentando a razão Firmicutes/Bacteroidetes, fato que foi associado à maior disponibilidade de energia e melhor ganho de peso dos animais.

Em monogástricos os taninos são, algumas vezes, considerados como fatores "antinutricionais". No entanto, estudos mais recentes mostram que baixas concentrações de tanino na dieta melhoram a saúde, a nutrição e o desempenho desses animais, principalmente, quando eles estão expostos a agentes estressores, como desafios bacterianos e estresse por calor. Os mecanismos que envolvem esses efeitos em monogástricos são pouco compreendidos; as informações disponíveis até o momento sugerem que essa ação depende do equilíbrio entre os efeitos negativos que os taninos exercem sobre a palatabilidade da ração (adstringência) e sobre a digestão de nutrientes (formação de complexos com proteínas e enzimas), com aqueles positivos que produzem modulando a microbiota intestinal por meio de suas atividades antimicrobianas, antioxidantes e anti-inflamatórias.

Extratos contendo altas concentrações de taninos hidrolisáveis e taninos condensados obtidos respectivamente de castanheira-portuguesa e de quebracho foram avaliados como aditivos alimentares em monogástricos. As informações obtidas sugerem que, dependendo da espécie animal e do tipo de dieta, a adição de taninos hidrolisáveis de castanheira em níveis inferiores a 0,5% na dieta de suínos e a 0,2% naquela de frangos de corte, tem efeitos positivos na saúde intestinal, no desempenho e no crescimento dos animais.

Mais especificamente, os efeitos antibacterianos que os taninos produzem em várias espécies de bactérias patogênicas e de vírus têm sido usados para justificar seu emprego como aditivo na prevenção e no controle de doenças entéricas de frangos de corte, incluindo-se aqui doenças diarreicas e enterite necrótica. A modulação da microbiota de frangos pelos taninos melhorou a eficiência alimentar e o ganho de peso, reduziu a taxa de mortalidade, aumentou a consistência das fezes com consequente melhoria na qualidade da cama e redução de lesões plantares, fatos que sabidamente afetam a saúde e o bem-estar dos animais.

Os suínos parecem ser os animais de produção relativamente mais resistentes aos efeitos indesejáveis dos taninos, sendo capazes de consumir quantidades mais altas de alimentos contendo esses compostos. Por isso, o uso de taninos extraídos da castanheira e do quebracho tem sido explorado em granjas intensivas de suíno, sendo eles adotados para melhorar o desempenho, modular a microbiota intestinal e diminuir a incidência de diarreia, em particular durante o período pós-desmame. Os potenciais efeitos antioxidantes e anti-inflamatórios dos taninos condensados e taninos hidrolisáveis aliados à capacidade que eles têm de reduzir a patogenicidade da ETEC (*Escherichia coli* enterotoxigênica) têm tornado o uso desses compostos uma interessante ferramenta em criações de leitões.

A combinação de taninos com outros produtos, incluindo-se aqui óleos essenciais, ácidos orgânicos, probióticos e outros ativos melhoradores do desempenho, tem sido usada em vários países com resultados positivos.

Probióticos

Conforme mostra o Quadro 54.16 a definição de probióticos foi alterada várias vezes ao longo dos anos. De acordo com a FAO/OMS, probióticos são "microrganismos vivos que, quando administrados em quantidades adequadas, conferem benefício à saúde do hospedeiro".

Os probióticos são constituídos principalmente por cepas de bactérias dos gêneros *Bacillus*, *Lactobacillus*, *Bifidobacterium*, *Enterococcus*, *Pediococcus* e *Streptococcus* e algumas leveduras como *Saccharomyces* (Quadro 54.17). Os probióticos denominados de bactérias ácido lácticas compreendem vários gêneros de bactérias gram-positivas, que geralmente não formam esporos e são ácido-tolerantes, que incluem *Lactobacillus, Pediococcus, Lactococcus, Enterococcus, Streptococcus* e *Leuconostoc;* as espécies de *Lactobacillus* são as mais estudadas e utilizadas do grupo.

Esses compostos são adicionados à ração de animais de produção e administrados por longos períodos de tempo para melhorar o desempenho zootécnico e/ou prevenir distúrbios digestivos. Para que esses objetivos sejam alcançados, eles precisam conter uma ou mais cepas de microrganismos de identidade conhecida que devem permanecer viáveis durante o período de produção, armazenamento e uso do produto e, ainda, sobreviver no trato gastrintestinal dos animais. As cepas comerciais de espécies probióticas são selecionadas tomando-se por base critérios como resistência aos ácidos estomacais e sais biliares, capacidade de colonizar o intestino e potencial de antagonizar microrganismos patogênicos.

Os mecanismos de ação propostos para os probióticos são apresentados no Quadro 54.18, e incluem basicamente: 1) a modulação da microbiota; 2) a modulação do sistema imune; 3) a melhora da digestibilidade dos alimentos; e 4) a redução da biodisponibilidade de toxinas (Figura 54.11).

Efeito na modulação da microbiota e na digestibilidade dos alimentos

Existem dois mecanismos principais envolvidos na modulação da microbiota intestinal pelos probióticos: a competição exclusiva e a inibição antimicrobiana direta. Define-se competição exclusiva como a ação de microrganismos benéficos na competição por locais de adesão, bloqueando os sítios receptores do epitélio intestinal e inibindo a adesão e colonização de patógenos, o que evita a ocorrência de infecções. Nesse sentido, embora o trato gastrintestinal seja uma região repleta de nutrientes, a composição da dieta influencia diretamente a microbiota local. Dessa forma, mudanças de dieta provocam alterações significativas na composição da microbiota que podem levar ao aparecimento de distúrbios entéricos, que, por sua vez, interferem com o desempenho dos animais de produção. Nessas situações, o uso de probióticos pode ser benéfico visto que produzem enzimas (amilases, quitinases, lipases, fitases, proteases), AGVs e vitaminas que melhoram a digestibilidade dos

QUADRO 54.16

Definições de probióticos.

Ano	Definição
1965	"Uma substância secretada por um microrganismo que estimula o crescimento de outro"
1971	"Extratos de tecido que estimulam o crescimento microbiano"
1974	"Organismos e substâncias que contribuem para o equilíbrio microbiano intestinal"
1989	"Suplemento alimentar microbiano vivo que afeta beneficamente o animal hospedeiro, melhorando o equilíbrio microbiano"
1992	"Mono ou *mix* de cultura viável de microrganismos vivos que, aplicados a animais ou ao homem, têm um efeito benéfico no hospedeiro, melhorando as propriedades da microflora"
1996	"Uma cultura microbiana viva ou um produto lácteo cultivado que influencia beneficamente a saúde e nutrição do hospedeiro"
1996	"Microrganismos vivos que, após a ingestão em certos números, exercem benefícios à saúde além da nutrição básica inerente"
1998	"Microrganismos vivos que, ao serem ingeridos em certos números, exercem benefícios à saúde além da nutrição básica inerente"
1999	"Um adjuvante alimentar microbiano que afeta beneficamente a fisiologia do hospedeiro ao modular a imunidade da mucosa e sistêmica, bem como melhora o equilíbrio nutricional e microbiano no trato intestinal"
2001	"Uma preparação de um produto contendo microrganismos definidos, viáveis, em número suficiente, que altera a microflora (por implantação ou colonização) em um compartimento do hospedeiro e por isso exercem efeito benéfico à saúde nesse hospedeiro"
2002	"Cepas vivas de microrganismos estritamente selecionados que, quando administrados em quantidades adequadas, conferem um benefício à saúde do hospedeiro"
2004	"Preparação de microrganismos viáveis que são consumidos por humanos ou outros animais com o objetivo de induzir efeitos benéficos ao influenciar qualitativa ou quantitativamente sua microflora intestinal e/ou modificar seu estado imunológico"
2009	"Microrganismos vivos, que quando administrados em quantidades adequadas, conferem um benefício à saúde do hospedeiro"
2013	"Cepas vivas de microrganismos estritamente selecionados que, quando administrados em quantidades adequadas, conferem um benefício à saúde do hospedeiro"

QUADRO 54.17
Microrganismos probióticos destinados a animais.

Lactobacillus	Bifidobacterium	Outras bactérias ácido lácticas	Outros microrganismos
L. acidophilus	B. animalis	Enterococcus faecalis	Aspergillus orizae
L. amylovorus	B. adolescentis	Enterococcus faecium	Aspergillus niger
L. brevis	B. bifidum	Lactococcus lactis	Bacillus cereus
L. bulgaricus	B. bifidus	Leuconostoc citreum	Bacillus licheniformis
L. casei	B. infantis	Leuconostoc lactis	Bacillus subtilis
L. crispatus	B. lactis	Leuconostoc mesenteroides	Bacillus toyonensis
L. farciminis	B. longum	Pediococcus acidilactici	Clostridium butyricum
L. fermentum	B. pseudolongum	Pediococcus parvulus	Kluyveromycesfragilis
L. murinus	B. thermophilum	Pediococcus pentosaceus	Kluyveromycesmarxianus
L. gallinarium		Streptococcus bovis	Prevotella bryantii
L. paracasei		Streptococcus cremoris	Saccharomyces cerevisiae (boulardi)
L. pentosus		Streptococcus diacetylactis	Saccharomyces pastorianus
L. plantarum		Streptococcus gallolyticus	
L. reuteri		Streptococcus infantarius	
L. rhamnosus		Streptococcus salivarius	
L. salivarius		Streptococcus thermophilus	
		Sporolactobacillus inulinus	

QUADRO 54.18
Mecanismos de ação dos probióticos.

Mecanismo	Descrição
Modulação da microbiota intestinal Exclusão competitiva	• Competição por sítios de adesão no epitélio intestinal • Competindo por nutrientes no intestino
Ação antimicrobiana direta	• Produção de bacteriocinas • Produção de ácidos orgânicos • Produção de H_2O_2 e CO_2
Modulação do sistema imune do hospedeiro	• Melhora na estabilidade das junções intercelulares • Aumento da produção de muco intestinal • Modulação da expressão de citocinas anti- e pró-inflamatórias • Indução da produção de anticorpos • Estimulação da produção de defensinas pelas células intestinais
Efeitos antitoxinas	• Adsorção ou inativação de micotoxinas oriundas da dieta • Inibição de toxinas bacterianas
Melhora na digestibilidade dos nutrientes	• Produção de enzimas (amilase, lipase, fitase, protease etc.) • Produção de ácidos graxos voláteis • Produção de vitaminas
Outros modos de ação	• Atividade antioxidante

alimentos e a disponibilidade dos nutrientes para o hospedeiro, contribuindo para uma melhor eficiência alimentar. Probióticos também competem por energia e nutrientes com os patógenos, o que pode resultar na supressão do crescimento de bactérias patogênicas.

Relevante salientar que *"produtos probióticos"* não devem ser confundidos com *"produtos que promovem a exclusão competitiva"* em aves. Embora o mecanismo de ação empregado seja o mesmo, estes últimos compreendem uma associação de bactérias anaeróbicas não patogênicas que são administradas apenas no primeiro dia de vida do pintinho, visando prevenir a colonização intestinal por *Salmonella* spp. e *Campylobacter* spp.

A ação antimicrobiana direta promovida pelos probióticos ocorre quando, uma vez estabelecidos no intestino, esses microrganismos produzem uma variedade de substâncias como ácidos orgânicos, peptídeos antimicrobianos (ver adiante) e outros compostos que apresentam propriedades bactericidas ou bacteriostáticas, que, dessa forma, suprimem a colonização do intestino por microrganismos indesejáveis. De fato, essas substâncias podem não apenas reduzir o número de organismos patogênicos viáveis, como, também, afetar o metabolismo e a produção de toxinas bacterianas. Muitas bactérias probióticas, especialmente bactérias ácido lácticas, fermentam carboidratos produzindo ácidos orgânicos e baixando o pH luminal a um nível que não é tolerado por bactérias patogênicas (ver mais adiante no item *ácidos orgânicos*).

Várias bacteriocinas produzidas por *Bacillus* spp., incluindo *Bacillus cereus*, *Bacillus subtilis* e *Bacillus licheniformis*, foram relatadas como sendo "antagonistas" do crescimento de *C. perfringens*; de fato, o uso desses probióticos diminuiu a contagem intestinal de *C. perfringens* e as lesões decorrentes da enterite necrótica em aves. A reuterina é um potente antimicrobiano produzido por *Lactobacillus reuteri* considerada como um inibidor de amplo espectro de ação contra *E. coli*, *Salmonella* spp, *Staphylococcus aureus* e *Candida* spp. (Ver mais adiante no item *peptídeos antimicrobianos*).

Compostos com ação antimicrobiana, como o peróxido de hidrogênio (H_2O_2) e o dióxido de carbono (CO_2), também são produzidos por microrganismos probióticos. O H_2O_2 inibe bactérias patogênicas desprovidas de catalases; seu efeito antimicrobiano resulta da peroxidação de lipídios presentes na membrana celular das bactérias com consequente alteração de sua permeabilidade e seletividade e, consequentemente, morte. O H_2O_2 também produz os radicais livres superóxido ($O2-$) e hidroxila ($OH-$) que danificam o DNA bacteriano. O dióxido de carbono (CO_2), produzido principalmente por bactérias ácido lácticas, cria um ambiente anaeróbico que impede o desenvolvimento de bactérias aeróbias.

Efeito imunomodulador

É fato que microrganismos probióticos melhoram o sistema imune animal, afetando positivamente a resposta imune inata e adaptativa. A melhora que se observa na função da barreira intestinal após o uso de probióticos decorre do aumento que produzem na expressão de proteínas do citoesqueleto, de junções de oclusão das células epiteliais, de betadefensinas e de criptidinas e da secreção de muco e indução de anticorpos (IgA). Esses efeitos têm sido atribuídos às interações entre probióticos, enterócitos e células dendríticas (reconhecedoras de antígenos). Essas células (principalmente as células dendríticas) apresentam receptores de reconhecimento de padrões, como os receptores *Toll-like* (TLRs), que interagem com algumas moléculas bacterianas chamadas de padrões moleculares associados a micróbios (MAMPs, do inglês, *Microbe-Associated Molecular Patterns*). Por meio da interação MAMPs ↔ TLRs, as bactérias regulam o fenótipo e a produção de algumas citocinas anti-inflamatórias e pró-inflamatórias. As citocinas anti-inflamatórias secretadas participam da regeneração celular, da prevenção do apoptose de enterócitos, da proliferação e diferenciação de células do sistema imune e são capazes de estimular a produção de anticorpos e de aumentar a atividade de macrófagos. Lactobacilos estimulam a produção de anticorpos, principalmente de IgA (que previne a aderência e a colonização do intestino por bactérias patogênicas e neutraliza toxinas), induzem a ativação de células NK e a produção de interferona (IFN-γ), que são importantes componentes da resposta imune inata por atrair macrófagos e auxiliar na remoção de restos celulares, promovendo a cicatrização e a reorganização de áreas inflamadas. É importante ressaltar que as respostas imunes de uma determinada cepa probiótica não deve ser extrapolada, de modo simplista, para outras cepas da mesma espécie ou gênero.

Efeito antitoxina

Probióticos têm efeitos benéficos e importantes frente à exposição de animais a micotoxinas e toxinas bacterianas. Micotoxinas, como aflatoxina B1 e ocratoxina são frequentemente encontradas como contaminantes de rações, podendo reduzir o desempenho de animais de produção. Mostrou-se que as toxinas produzidas por bactérias ou fungos são aderidas pela parede celular de microrganismos probióticos (como bactérias ácido lácticas e *Saccharomyces*), um fato que impede sua absorção e que favorece sua eliminação pelas fezes. Essa ligação também impede que as toxinas produzam estresse oxidativo. As bactérias ácido lácticas são ainda fonte de exopolissacarídeos, compostos capazes de impedir os efeitos de toxinas bacterianas. Outros mecanismos como a diminuição do pH e bloqueio de QS foram relatados em estudos que analisaram a coexistência de *C. perfringens* tipo A com bactérias ácido lácticas.

Prebióticos

A definição de prebiótico foi formulada pela primeira vez em 1995 e, desde então, tem evoluído muito (Quadro 54.19). A usada atualmente foi formulada em dezembro de 2016 pela Associação Científica Internacional de Probióticos e Prebióticos (ISAPP – do inglês *International Scientific Association for Probiotics and Prebiotics*). Segundo essa associação, o grupo dos prebióticos envolve outras substâncias que não apenas os carboidratos, como, por exemplo os polifenóis, não se limitando apenas à alimentação humana, mas também à alimentação animal.

Prebióticos são componentes não digeríveis e fermentáveis da alimentação (naturais ou sintéticos); ao atingir a porção distal do trato gastrintestinal esses compostos atuam como substrato nutricional para uma ou algumas populações microbianas benéficas no hospedeiro, estimulando seu desenvolvimento e efeitos (Quadro 54.20). Dessa forma, o princípio do uso de prebióticos como aditivos zootécnicos está intimamente relacionado à modificação seletiva que produzem na microbiota intestinal dos animais de produção; seu sucesso depende, pois, da concentração preexistente das espécies microbianas de interesse. Os carboidratos não digeríveis (polissacarídeos e oligossacarídeos) são os

QUADRO 54.19
Definições de prebióticos.

Ano	Definição
1995	"Componentes alimentares não digeridos que, por meio da estimulação do crescimento e/ou atividade de um único tipo ou de uma quantidade limitada de microrganismos residentes no trato gastrintestinal, melhoram a condição de saúde de um hospedeiro"
2004	"Um componente fermentado seletivamente que permite mudanças específicas na composição e/ou atividade de microrganismos no trato gastrintestinal, benéfico para a saúde e o bem-estar do hospedeiro"
2007	"Um componente alimentar inviável que confere um benefício à saúde do hospedeiro associado à modulação da microbiota"
2010	"Prebióticos dietéticos' como um ingrediente fermentado seletivamente que resulta em mudanças específicas na composição e/ou atividade da microbiota gastrintestinal, conferindo assim benefício(s) à saúde do hospedeiro"
2015	"Um composto não digerível que, por meio de sua metabolização por microrganismos no intestino, modula a composição e/ou atividade da microbiota intestinal, conferindo assim um efeito fisiológico benéfico ao hospedeiro"
2016	"Um substrato que é utilizado seletivamente por microrganismos hospedeiros, conferindo um benefício à saúde"

QUADRO 54.20
Mecanismos de ação dos prebióticos.

Mecanismo	Descrição
Modulação da microbiota intestinal	• Substratos nutricionais para populações microbianas benéficas • Aumento na produção de ácidos graxos voláteis • Redução do pH intestinal (forma indireta)
Modulação do sistema imune do hospedeiro	• Liga-se às fímbrias de patógenos, evitando a sua adesão • Aumenta os níveis de anticorpos plasmáticos • Aumento da produção de citocinas pró-inflamatórias e produção de quimiocinas frente a patógenos • Melhora na estabilidade das junções intercelulares intestinais

prebióticos mais comumente usados na nutrição dos animais. No entanto, apenas uma fração desses compostos pode ser considerada prebiótica, visto que para receber essa classificação, os compostos devem atender aos seguintes critérios: 1) ser resistente à digestão nas seções superiores do trato alimentar; 2) ser fermentado por bactérias da microbiota; 3) estimular seletivamente o desenvolvimento de bactérias intestinais benéficas; 4) exercer efeitos benéficos na saúde do hospedeiro; e 5) ser estável em várias condições de processamento do alimento.

De forma geral, a suplementação com prebióticos resulta na redução do pH gastrintestinal em decorrência do aumento que produzem na concentração de AGVs (ácidos acético, propiônico e butírico). Essa alteração no pH intestinal impacta na microbiota local aumentando as populações de bactérias ácido lácticas (*Lactobacillus* e *Bifidobacterium*) e de outros microrganismos benéficos que competem com bactérias patogênicas por sítios de ligação na mucosa (p. ex., *Clostridium perfringens* em aves).

Os prebióticos têm sido utilizados na produção animal para melhorar a saúde e o bem-estar de bovinos e, principalmente, de aves e de suínos. Porém, muitos deles ainda são muito caros para utilização na rotina de criações comerciais. Dentre os mais utilizados citam-se: inulina, fruto-oligossacarídeos (FOS), trans-galacto-oligossacarídeos (TOS), galacto-oligossacarídeos (GOS), lactulose, isomalto-oligossacarídeos (IMO) e xilo-oligossacarídeos (XOS). Dentre os frutanos, o grupo da inulina (p. ex., FOS), têm sido os mais estudados e também os mais comercializados, por serem sintetizados por plantas, muito solúveis e resistentes ao calor (resistem ao processo de peletização da ração). Mostrou-se que os FOS e GOS são compostos facilmente degradados por enzimas como betafrutanosidase e betagalactosidase produzidas por *Bifidobacterium*, o que favorece o desenvolvimento desse microrganismo.

Os carboidratos funcionais derivados da parede celular de *Saccharomyces cerevisiae*, incluindo-se aqui os manoligossacarídeos (MOS) e betaglucanos, são amplamente usados como prebióticos. Embora se tenha relatado alguma melhora do crescimento dos animais de produção que os recebem por meio da dieta (aumento de peso corporal e da eficiência alimentar, melhor qualidade intestinal), a maioria das pesquisas relacionadas aos seus efeitos tem como foco a redução de patógenos intestinais. O MOS é reconhecido pelas ações que produz no sistema imune inato e por aumentar os níveis de anticorpos plasmáticos, melhorando as respostas do hospedeiro a desafios induzidos por bactérias patogênicas. Além disso, mostrou-se que esse composto se liga às fímbrias de patógenos entéricos, evitando sua adesão aos enterócitos e sua subsequente multiplicação. Os betaglucanos são imunoestimulantes, melhoram a integridade intestinal, aumentam a produção de citocinas e de quimiocinas, atraindo e otimizando a função de macrófagos, neutrófilos e linfócitos, e melhorando a imunidade inata e adaptativa. Esses compostos melhoram a integridade intestinal, aumentam a expressão de proteínas de junção oclusiva e, consequentemente, reduzem a permeabilidade intestinal a patógenos.

Uma grande vantagem do uso dos prebióticos é que ele pode ser feito de forma preventiva e por tempo prolongado. Outro ponto relevante é a sua melhor viabilidade em comparação aos probióticos, pois tem maior tolerância às variações de umidade, temperatura e manipulação, o que facilita seu uso ao reduzir o risco de perda de atividade. Entretanto, vale ressaltar que doses excessivamente altas de prebióticos podem causar flatulência e diarreia e impactar negativamente no trato gastrintestinal, atrasando o processo de crescimento dos animais.

Salienta-se que os resultados de estudos conduzidos para analisar os efeitos dos prebióticos sobre a saúde animal são frequentemente contraditórios; sugere-se que essa variação decorra da alta especificidade dos compostos analisados, das diferentes doses e dos tempos de aplicação empregados nos estudos.

Simbióticos

Em 1995, Gibson e Roberfroid introduziram o termo simbiótico para denominar "uma mistura de probióticos e prebióticos que afeta beneficamente o hospedeiro, melhora a sobrevivência e facilita a colonização bacteriana do trato gastrintestinal, estimula seletivamente o crescimento e/ou ativa o metabolismo de uma ou de um número limitado de bactérias promotoras da saúde e do bem-estar do hospedeiro". Como a palavra "simbiótico" implica sinergia, o termo deve ser reservado para aditivos zootécnicos que combinem o fornecimento de um prebiótico específico que favoreça o desenvolvimento seletivo do microrganismo probiótico contido na fórmula, melhorando a sua sobrevivência e implantação no intestino dos animais.

Os simbióticos foram criados para superar algumas das possíveis dificuldades que os probióticos têm de sobreviver no trato gastrintestinal do hospedeiro; ou seja, os prebióticos fornecem a energia e os nutrientes que são necessários para o desenvolvimento das bactérias probióticas, que por sua vez influenciam beneficamente o equilíbrio intestinal e melhoram a barreira protetora no trato gastrintestinal, promovendo um efeito superior àquele que se obtém pelo uso isolado de cada um desses compostos. Uma fórmula pode ser considerada um simbiótico se uma estimulação seletiva de crescimento de microrganismos benéficos for confirmada sem que se modifique o crescimento de microrganismos patogênicos. Por isso, a determinação da composição de uma fórmula simbiótica é uma tarefa extremamente difícil, embora sua aplicação para modulação da microbiota intestinal em animais pareça ser promissora. Além disso, o efeito estimulante que pode ocorrer em outras bactérias intestinais faz com que a combinação de muitos probióticos e prebióticos nem sempre culmine com bons resultados.

Em frangos de corte, a suplementação com diferentes simbióticos (FOS + *Bacillus subtilis*; GOS + *Bifidobacterium lactis*) melhorou o desempenho e a qualidade intestinal, reduziu a incidência de diarreia e a mortalidade dos animais e alterou de forma benéfica a composição da microbiota. Em contraste, alguns estudos com simbióticos não mostraram qualquer tipo de melhora no desempenho de aves. A administração de *Lactobacillus paracasei* + FOS em leitões aumentou a porcentagem de bactérias do gênero *Lactobacillus* e *Bifidobacterium*, reduzindo aquela de *Escherichia coli*, enterobactérias e *Clostridium*. Em ruminantes, a administração de *Lactobacillus casei* + dextrana aumentou a produção de leite e o teor de gordura e de componentes sólidos não graxos no leite. Poucos ensaios foram conduzidos para demonstrar os efeitos dos simbióticos na saúde animal; os dados atualmente disponíveis são insuficientes para que se façam generalizações sobre o uso e sobre os efeitos dessas associações como aditivos zootécnicos melhoradores do desempenho e apontam para a necessidade de mais estudos. No entanto, eles indicam uma ação sinérgica eficaz na redução de populações de patógenos gastrintestinais bacterianos.

Ácidos orgânicos

Os ácidos orgânicos são amplamente distribuídos na natureza como constituintes de tecidos animais ou vegetais, e podem ser classificados em três categorias funcionais principais: ácidos graxos de cadeia curta (AGCCs), ácidos graxos de cadeia média (AGCM) e ácidos tricarboxílicos (ATC). Os acidificantes inorgânicos, particularmente, os ácidos clorídrico, sulfúrico e fosfórico são mais baratos que os ácidos orgânicos; porém, suas formas puras são corrosivas e, por isso, muito perigosas. Além do uso como melhorador de desempenho, os acidificantes têm sido utilizados para fins de conservação de alimentos e para controlar o desenvolvimento microbiano nas camas de animais de produção.

Várias propriedades dos ácidos orgânicos devem ser consideradas quando se pensa em usá-los com finalidade nutricional; além da segurança, são também relevantes a forma física (líquida/pó), o odor e o sabor (Quadro 54.21). Assim, e de forma geral, esses compostos podem ser administrados na ração ou na água de bebida, individualmente ou como misturas de vários ácidos orgânicos ou de seus sais (sódio, potássio ou cálcio). Porém, o forte odor e o sabor que alguns deles deixam, pode reduzir a palatabilidade da dieta e levar a um pior desempenho animal, principalmente em leitões; assim, a concentração mínima efetiva a ser usada de cada ácido deve ser estabelecida com muito cuidado. A inclusão de sais de ácidos orgânicos, nesse sentido, pode ser uma solução para essa questão, pois eles são insípidos e não influenciam no consumo de ração e são mais solúveis em água do que os ácidos livres.

QUADRO 54.21

Ácidos orgânicos mais comuns e suas características.

Categoria	Ácido	pKa	Forma física	Odor e sabor
Ácidos graxos de cadeia curta (AGCC)	Fórmico	3,75	Líquido	Odor pungente
	Acético	4,74	Líquido	Odor pungente de vinagre Sabor azedo e ardente
	Propiônico	4,88	Líquido	Odor rançoso muito pungente
	Butírico	4,82	Líquido	Odor desagradável e rançoso, gosto acre, com um gosto adocicado na boca
Ácidos graxos de cadeia média (AGCM)	Caproico	5,09	Líquido	Odor característico de cabra
	Caprílico	4,89	Líquido	Odor característico de cabra
	Cáprico	4,90	Pó	Odor característico de cabra
	Láurico	5,30	Flocos	Odor de baía
Ácidos tricarboxílicos (ATC)	Cítrico	3,13 a 6,49	Pó	Inodoro Gosto agridoce
	Fumárico	3,02 a 4,76	Pó	Inodoro Gosto de fruta
	Málico	3,40 a 5,10	Pó	Inodoro Gosto de maçã ou azedo
Outros	Sórbico	4,76	Pó ou grânulos	Inodoro Sabor acre e azedo
	Benzoico	4,19	Pó	Cheiro forte Gosto amargo
	Láctico	3,86	Líquido ou cristais	Inodoro Gosto acre

Adaptado de Tugnoli *et al.* (2020).

Os AGCCs (acético, propiônico, butírico e fórmico) são ácidos carboxílicos com, no máximo, cinco átomos de carbono que são produzidos no trato gastrintestinal pela fermentação microbiana de carboidratos. Em suínos, melhoram a morfologia e a qualidade da barreira intestinal e diminuem processos inflamatórios. Graças ao seu estado líquido, eles têm sido usados como acidificantes e conservantes de rações e de silagens.

Os AGCMs (caproico, caprílico e cáprico) têm cadeias alifáticas com 6 a 12 átomos de carbono; são rapidamente incorporados aos fosfolipídios de membranas celulares, desempenhando papel relevante na nutrição de leitões jovens como importante fonte de energia.

Os ATCs (cítrico, fumárico e málico) são intermediários metabólicos do ciclo de Krebs e, dessa forma, atuam como importante fonte de energia renovável. Agindo localmente na mucosa intestinal, os ATCs melhoram a morfologia, aumentam a função protetora da barreira intestinal e, consequentemente, melhoram as funções digestivas e absortivas do intestino delgado.

Além dessas categorias outros ácidos orgânicos como, benzoico, sórbico e láctico têm sido usados na preservação de alimentos e de rações graças às suas propriedades antifúngicas.

O efeito dos ácidos orgânicos está relacionado principalmente às suas atividades antimicrobiana e à redução que promove no pH intestinal (Quadro 54.22). O efeito antimicrobiano que eles exercem decorre da inibição do crescimento de bactérias patogênicas, diminuindo a competição microbiana por nutrientes. A eficácia dessa ação varia, principalmente, em função do pKa dos diferentes compostos. A forma indissociada dos ácidos orgânicos é mais lipofílica, difundindo-se livremente através da membrana semipermeável da célula bacteriana; no citoplasma bacteriano (que tem pH neutro), o ácido se dissocia e libera H^+, reduzindo o pH bacteriano. Consequentemente, os microrganismos ativam bombas de prótons, que, por demandar elevado consumo de energia, impede a efetivação de diversas reações enzimáticas relevantes para a vida da bactéria, desencadeando efeitos bacteriostáticos ou bactericidas. Nesse contexto, a natureza do organismo-alvo e, em particular, de sua parede celular externa, interfere na eficácia antimicrobiana dos ácidos orgânicos. Bactérias gram-positivas (*Clostridium perfringens, Enterococcus* spp., *Streptococcus* spp.) são especialmente sensíveis aos AGCM, enquanto as bactérias gram-negativas (*Escherichia coli, Campylobacter jejuni Salmonella* spp.) são mais sensíveis aos AGCC. Esse fato está relacionado à natureza lipofílica dos AGCM, fato que lhes permite exercer atividade antibacteriana mais potente contra espécies gram-positivas, enquanto a presença de lipopolissacarídeos (LPS) na parede celular das gram-negativas lhes confere resistência. Bactérias tolerantes a meios ácidos, como *Lactobacillus* spp. e *Bifidobacterium* spp. podem suportar o desequilíbrio de pH entre os meios externo e interno, o que as torna menos sensíveis aos ácidos orgânicos.

Os estudos realizados com os ácidos orgânicos como "acidificantes" têm sido direcionados a dois alvos principais: a ração e o estômago. No primeiro caso, eles têm sido incluídos na ração de animais de produção para prevenir sua deterioração, uma vez que inibem o desenvolvimento de fungos e de bactérias indesejáveis. Diversos países têm autorizado o uso de ácidos orgânicos (fórmico, propiônico, láctico, cítrico, fumárico e sórbico) e de seus respectivos sais como "conservantes de alimentos". A redução do pH da ração altera as condições de crescimento dos microrganismos, inibindo de forma direta o crescimento de bactérias patogênicas específicas (p. ex., *Salmonella*). Esse último ponto é especialmente relevante, visto que reduz o risco de contaminação microbiana dos animais, contribuindo para uma melhor segurança alimentar. No segundo caso, os ácidos orgânicos reduzem o pH estomacal, melhorando a digestibilidade de proteínas, um ponto-chave para os efeitos benéficos que produzem, principalmente em leitões recém-desmamados. Sabe-se que nessa idade, o trato gastrintestinal dos leitões não está totalmente desenvolvido e que o pH do estômago tende a ser mais alto (muitas vezes acima de 5) em função da alta capacidade tampão da ração e da baixa secreção de ácido clorídrico, associados à falta de ácido láctico advinda da fermentação da lactose. Um pH mais alto prejudica a ativação e a função da pepsina, reduzindo drasticamente a capacidade de digestão de proteínas.

Os ácidos orgânicos atuam de forma similar na inibição do crescimento de microrganismos indesejáveis sensíveis ao pH, como *E. coli, Salmonella, Clostridium perfringens* e enterobactérias, sem afetar bactérias lácticas benéficas. Dessa forma, vários estudos têm indicado o uso de ácidos orgânicos para o controle de disbioses caracterizadas pelo crescimento excessivo de coliformes e depressão simultânea de lactobacilos, uma condição típica do desmame em leitões. Em frangos de corte, o uso de ácidos orgânicos já foi relacionado à redução nas populações intestinais de *E. coli, Salmonella* spp. e *Campylobacter*.

Por outro lado, o uso de dietas com proteína de baixa digestibilidade em aves e suínos faz com que uma quantidade maior de proteína chegue ao intestino, de forma não adequada, aumentando a fermentação proteica, com produção de amônia e de outros gases (hidrogênio, dióxido de carbono e metano), os quais podem ter efeitos adversos no desempenho dos animais. Dessa forma, ácidos orgânicos como os ácidos fumárico, propiônico, fórmico e butírico

QUADRO 54.22

Mecanismos de ação dos ácidos orgânicos.

Mecanismo	Descrição
Modulação da microbiota intestinal	**Ação antimicrobiana direta** • Dissociação no interior da célula com consequente redução do pH intracelular
Redução do pH	• Melhora da atividade de enzimas • Melhora na digestibilidade de proteínas e aminoácidos • Redução de patógenos
Fonte de energia	• Melhora na morfologia e a função da barreira intestinal • Ácido butírico e ácidos tricarboxílicos atuam como fonte de energia prontamente disponível para o epitélio intestinal • Ácido propiônico é convertido em glicose pelo fígado

isolados ou em associação, têm sido adicionados à dieta de aves e de suínos como aditivo zootécnico para melhorar a digestibilidade de proteínas pobremente digeríveis.

A microencapsulação dos ácidos orgânicos proporciona sua liberação mais lenta ao longo de todo o trato digestório, sendo considerada como uma ferramenta alternativa de administração. De fato, mostrou-se que ela facilita o manuseio e aumenta a segurança no uso dos ácidos orgânicos, aumenta sua estabilidade, evita que sejam inativados por aumento de temperatura durante o processo de fabricação de ração, e impede a ocorrência de interações indesejáveis com componentes da dieta. Outros benefícios relatados para essa forma de administração de ácidos orgânicos estão relacionados ao aumento da palatabilidade e à redução da dose efetiva incluída na dieta.

A inclusão de 0,2% de ácidos orgânicos protegidos na ração de frangos de corte diminuiu a porcentagem de cepas de *Salmonella* spp., *E. coli* e *Clostridium perfringens* no conteúdo intestinal, sem prejudicar aquela de *Lactobacillus* spp. Em suínos, a suplementação dietética com ácidos orgânicos protegidos melhorou a "contagem" de *Lactobacillus* fecais e diminuiu, simultaneamente, aquela de *Salmonella* e *E. coli*. Entretanto, embora vantajosa, a microencapsulação aumenta os custos envolvidos com o uso dos ácidos orgânicos.

Apesar dos efeitos benéficos, o uso de ácidos orgânicos como alternativa aos outros aditivos melhoradores do desempenho carece ainda de consistência. Como mostra a Figura 54.12, esse fato pode ser atribuído a fatores relacionados tanto ao ácido (tipo, forma de uso ácido/sal, encapsulado/não encapsulado, uso isolado/mistura, pKa do composto, taxa de inclusão), como ao animal (espécie, idade, estado de saúde, condições ambientais) ou da dieta (capacidade tampão da ração). Relevante ressaltar ainda que já se demonstrou ser a exposição de algumas cepas *Salmonella* a um pH mais baixo por um longo período de tempo capaz de desenvolver resistência da bactéria aos efeitos de ácidos orgânicos, um fato que alerta para o cuidado que se deve ter com o uso desses compostos por tempo prolongado. Mais estudos são necessários a fim de se abordar as inconsistências ligadas ao uso de ácidos orgânicos em substituição aos outros aditivos melhoradores do desempenho.

Peptídeos antimicrobianos

Os peptídeos antimicrobianos são pequenos peptídeos codificados por genes amplamente distribuídos em diversos organismos – dos procariontes aos seres humanos. Esses compostos desempenham papel fundamental na imunidade inata fornecendo defesas inespecíficas e eficazes contra infecções. Os peptídeos antimicrobianos apresentam atividade contra uma ampla gama de patógenos que incluem bactérias gram-positivas e gram-negativas, fungos, vírus e parasitos. São moléculas pequenas (geralmente contêm 12 a 100 aminoácidos) que têm estrutura catiônica anfipática, o que facilita sua interação com membranas microbianas carregadas negativamente e com outros alvos celulares.

Os peptídeos antimicrobianos são candidatos atraentes para substituir o uso dos antimicrobianos, sem função de suas propriedades antimicrobianas naturais e da pequena propensão que têm para o desenvolvimento de resistência bacteriana. Além de uma atuação direta nos microrganismos patogênicos intestinais, o uso de peptídeos antimicrobianos tem sido relacionado à manutenção da homeostase intestinal e à modulação das respostas imunes e inflamatórias do hospedeiro (Quadro 54.23). A atividade imunomoduladora dos peptídeos antimicrobianos inclui: 1) redução nos níveis de citocinas pró-inflamatórias produzidas em resposta a moléculas de assinatura microbiana; 2) modulação da expressão de quimiocinas; 3) estimulação da angiogênese; 4) melhora na cicatrização de feridas; e 5) diferenciação de macrófagos e leucócitos. Além disso, mostrou-se que alguns peptídeos antimicrobianos exercem atividades imunes ligando-se a moléculas de proteínas (antígenos) liberadas da parede celular de bactérias invasoras.

A atividade antimicrobiana dos peptídeos antimicrobianos está embasada em diversos mecanismos. Acredita-se que as interações dos peptídeos antimicrobianos com as membranas superficiais das bactérias-alvo sejam responsáveis por sua atividade bactericida. Essas interações levam a perda da função da membrana bacteriana, incluindo-se aqui a quebra do potencial da membrana, extravasamento de metabólitos e íons e alterações de permeabilidade. Tais alterações podem resultar em morte celular rápida por lise celular. Alternativamente, as alterações de membrana podem levar à formação de poros transitórios e ao transporte de peptídeos antimicrobianos para o interior da célula, colocando-os em contato com alvos intracelulares. Sugere-se, ainda que os peptídeos antimicrobianos inibam a síntese de proteínas e de RNA. Um dos principais pontos fortes relacionados ao uso dos peptídeos antimicrobianos é sua capacidade de atuar em bactérias resistentes aos antimicrobianos, como, por exemplo, em *Staphylococcus aureus* resistente à meticilina e em *Pseudomonas aeruginosa* resistente a múltiplos antimicrobianos. Além disso, eles praticamente não representam risco do ponto de vista residual em produtos de origem animal, visto que, como proteínas, são digeridas no trato gastrintestinal não sendo absorvidas de forma intacta. Outra vantagem atribuída ao uso de peptídeos antimicrobianos é o fato de serem tolerantes a uma ampla gama de alterações de pH e de temperatura.

Mais de 2.000 peptídeos antimicrobianos e análogos sintéticos já foram isolados e relatados. Tomando-se por base as diferentes fontes de obtenção de peptídeos antimicrobianos, eles têm sido separados em peptídeos antimicrobianos: de insetos (p. ex., cecropinas); de anfíbios (p. ex., magaininas); de microrganismos (p. ex., gramicidina e nisina); de mamíferos (p. ex., defensinas); e de plantas

QUADRO 54.23

Mecanismos de ação dos peptídeos antimicrobianos.

Mecanismo	Descrição
Ação antimicrobiana direta	• Interação com a membrana • Quebra potencial de membrana • Formação de poros com vazamento de metabólitos e íons • Interação com alvos intracelulares • Inibição da síntese de proteínas e RNA
Ação imunomoduladora	• Ligação a moléculas bacterianas imunogênicas, suprimindo sua ação

(p. ex., tionina). Estratégias de clonagem e de pesquisas em banco de dados para identificar peptídeos antimicrobianos com potencial para uso como aditivo melhorador de desempenho têm sido usadas. Embora o alto custo de uma síntese química impeça a produção de peptídeos para uso como aditivos de rações, vários grupos de pesquisa têm desenvolvido sistemas recombinantes para expressão de peptídeos antimicrobianos.

Poucos estudos têm sido conduzidos com peptídeos antimicrobianos em animais de produção. Entretanto, o aumento da ocorrência de resistência microbiana aos antimicrobianos convencionais e o subsequente banimento do uso de muitos dos antimicrobianos têm atraído cada vez mais a atenção das indústrias de suínos e de aves para o possível uso dos peptídeos antimicrobianos. A maioria dos estudos em suínos tem se concentrado em leitões desmamados. Em aves, os estudos têm sido dirigidos ao possível potencial protetor contra diversos patógenos que causam doenças infecciosas. Alguns compostos em avaliação são apresentados no Quadro 54.24.

Os peptídeos de insetos constituem o maior grupo de peptídeos antimicrobianos conhecidos e estudados. As cecropinas são componentes importantes do sistema de defesa dos insetos contra infecções bacterianas. Concentrações micromolares desse ativo exercem atividade antimicrobiana potente contra algumas bactérias gram-positivas e gram-negativas, tais como *Escherichia coli*, *Pseudomonas aeruginosa*, *Bacillus megatherium* e *Micrococcus luteus*. A destruição da integridade da membrana bacteriana tem sido sugerida como o modo de ação dessa classe de peptídeos. A cecropina A e a cecropina D foram originalmente isoladas do bicho-da-seda (*Hyalophora cecropia*). Por possuírem uma única cadeia polipeptídica de aminoácidos são adequadas tanto para a produção sintética por DNA recombinante como para a síntese química; para isso, têm sido utilizados vários sistemas de expressão de bactérias e de leveduras. A expressão do peptídeo quimérico cecropina AD (primeiros 11 resíduos de cecropina A e os últimos 26 resíduos de cecropina D – projetado para ter maior potencial de ação) utiliza, com sucesso, o sistema de expressão de *Bacillus subtilis*. O uso do cecropina AD na alimentação de leitões desmamados e desafiados com *E. coli* enterotoxigênica resultou em um desempenho semelhante àquele de animais alimentados com uma combinação de antimicrobianos, o que foi relacionado pelos autores a uma melhor digestibilidade de nutrientes e de qualidade da mucosa intestinal. Observou-se nos leitões tratados aumento do número de lactobacilos quantificados no ceco, das concentrações séricas de IgA e IgG, e de citocinas, indicando que a cecropina ativa o sistema imune sistêmico e local dos animais. A suplementação da dieta de aves com cecropina AD expressa por levedura aumentou o ganho de peso, a ingestão de ração, a conversão alimentar, a altura das vilosidades intestinais e diminuiu a contagem de bactérias aeróbias no jejuno e no ceco em relação a animais não tratados.

As magaininas isoladas da pele da rã africana (*Xenopus laevis*) compreendem uma família de peptídeos antimicrobianos com amplo espectro antibacteriano. A magainina 2 (sintética) mostrou atividade antibacteriana contra numerosas bactérias gram-negativas e gram-positivas, dentre as quais *Escherichia coli*, *Staphylococcus aureus* e *Klebsiella pneumoniae*. O uso de PAM-P5 (sintético), um análogo híbrido dos peptídeos antimicrobianos cecropina A- magainina 2 (CAMA), em frangos de corte produziu melhora na retenção de nutrientes, na morfologia intestinal e na qualidade da microbiota intestinal e fecal.

Os peptídeos antimicrobianos produzidos por bactérias são chamados de bacteriocinas; elas têm um menor espectro de atividade (se comparadas aos peptídeos antimicrobianos de origem não bacteriana) e atuam em bactérias patogênicas sensíveis sem afetar a microbiota normal. As bacteriocinas são abundantes e diversificadas, sendo codificadas por genes plasmidiais ou por cromossomos e transpósons. No passado, as bacteriocinas eram usadas principalmente como conservantes de alimentos e acreditava-se que eram produzidas apenas por cepas bacterianas específicas. Atualmente, mais de 200 bacteriocinas já foram identificadas em diversos gêneros de bactérias. Células produtoras de bacteriocinas geralmente criam mecanismos para evitar que elas sejam mortas por suas próprias bacteriocinas, seja pela síntese de proteínas de autoimunidade e/ou por meio de bombas de efluxo.

Uma das bacteriocinas que têm sido mais estudadas como suplemento dietético em aves é a divercina AS7 produzida por *Carnobacterium divergens* AS7 (bactéria produtora de ácido láctico isolada de peixes). Mostrou-se que esses peptídeos antimicrobianos são eficientes no controle de cepas bacterianas patogênicas, como *Campylobacter* spp., *S. enterica* Typhimurium e *C. perfringens* em frangos e suínos. A suplementação de dietas de frangos de corte com divercina AS7 melhora o crescimento, aumenta a digestibilidade de componentes alimentares e tem efeito modulador benéfico na microbiota intestinal.

A nisina, produzida por *Lactococcus lactis,* é a única bacteriocina aprovada para uso como conservante de alimentos pelo JECFA/FAO/OMS, sendo largamente comercializada e utilizada em mais de 40 países, incluindo-se o Brasil. Seu uso como aditivo zootécnico em frangos de corte modulou a ecologia microbiana do trato gastrintestinal, reduziu as contagens de *Bacteroides* e *Enterobacteriaceae*, aumentou a conversão alimentar e o desempenho dos animais. Em gado leiteiro a nisina inibiu o crescimento de bactérias causadoras de mastite, incluindo-se aqui o *S. aureus* e o

QUADRO 54.24

Principais peptídeos antimicrobianos produzidos naturalmente e avaliados como alternativa aos antimicrobianos melhoradores de desempenho.

Categoria	Fonte	Peptídeo antimicrobiano
Insetos	Bicho-da-seda (*Hyalophora cecropia*)	Cecropinas (A e D)
Anfíbios	Rã africana (*Xenopus laevis*)	Magaininas
Bacteriocinas	*Lactococcus lactis*	Nisina
	Carnobacterium divergens	Divercina AS7
	Ruminococcus albus	Albusina B
	Pediococcus pentosaceus	Pediocina A
	Escherichia coli	Colicina

Streptococcus agalactiae; essa citocina pode ser administrada por via intramamária no tratamento da mastite clínica/subclínica causada por *S. aureus* em vacas em lactação.

A albusina B é uma bacteriocina produzida pelo *Ruminococcus albus*; seu uso em aves melhorou o desempenho, aumentou a absorção intestinal de nutrientes e a contagem de *Lactobacillus*, modulou o metabolismo lipídico e ativou a defesa antioxidante sistêmica. O uso de pediocina A, uma bacteriocina produzida por *Pediococcus pentosaceus*, produziu idênticos efeitos em frangos de corte desafiados ou não com *C. perfringens*. O PAM-A3, análogo quimicamente sintetizado do peptídeo HP 2 a 20 de *Helicobacter pylori*, mostrou efeitos benéficos no desempenho de leitões e de frangos de corte, dentre os quais se destacam: melhora na digestibilidade de nutrientes, na qualidade da mucosa e da microbiota intestinal.

Uma área de estudos que tem se mostrado promissora é aquela que analisa os efeitos do uso de colicinas em suínos. As colicinas compreendem uma classe de bacteriocinas produzidas por *Escherichia coli* e que são codificadas por genes plasmidiais ou cromossômicos. Mostrou-se que a produção de colicinas é ativada em momentos de estresse (escassez de nutrientes ou aumento da densidade populacional). Possuem como alvo as enterobactérias, sendo eficazes contra muitas cepas patogênicas de *Escherichia coli* e espécies intimamente relacionadas, incluindo-se nesse rol, aquelas que são responsáveis pela diarreia pós-desmame e edema em suínos. As colicinas atuam em múltiplos alvos bacterianos que incluem inibição de DNA e RNA nucleases, desestabilização da membrana citoplasmática (formação de poros por atuação nos peptidoglicanos). A adição de colicina E1 à dieta de suínos diminuiu a incidência e a gravidade da diarreia pós-desmame, melhorou o crescimento de leitões e diminuiu as respostas inflamatórias no íleo em relação a animais não tratados.

Produzidos de forma natural, por síntese química ou por expressão de DNA recombinante, os peptídeos antimicrobianos podem ser administrados aos animais de forma isolada ou, como é o caso das bacteriocinas, também por meio da adição de microrganismos probióticos produtores. Apesar da limitação de evidências científicas sobre o uso desses compostos como alternativas aos antimicrobianos como aditivos, pode-se afirmar que esse campo de estudos é promissor. De fato, os poucos trabalhos existentes sobre o tema vêm mostrando que a suplementação dietética de aves e de suínos com peptídeos antimicrobianos tem efeitos positivos sobre o desempenho dos animais por interferir na tríade imunidade intestinal *versus* qualidade da mucosa *versus* microbiota. No entanto, o alto custo de produção e o eventual desenvolvimento de resistência bacteriana surgem como principais obstáculos ao uso desses compostos.

OUTROS COMPOSTOS

A seguir, são apresentados outros compostos que teriam a capacidade de melhorar o desempenho dos animais de produção.

Bacteriófagos e suas lisinas

Os bacteriófagos são vírus que atuam de forma altamente específica para destruir bactérias por meio da produção de endolisinas, com subsequente lise celular. Os fagos líticos têm a capacidade de se replicar exponencialmente e podem eliminar as bactérias de forma rápida, independente do seu perfil de resistência aos antimicrobianos. Esses vírus são considerados alternativas seguras ao uso dos antimicrobianos como aditivos, pois não têm atividade em células animais e vegetais; na realidade, eles têm sido usados para prevenir e tratar várias doenças bacterianas em seres humanos e em animais desde a Segunda Guerra Mundial. Poucos estudos têm demonstrado efeitos da suplementação de ração de animais de produção por bacteriófagos. Até o momento, mostrou-se que a sua incorporação na dieta de galinhas poedeiras melhorou a produção de ovos; em frangos de corte esse uso melhorou o ganho de peso e a conversão alimentar. No entanto, alguns dos problemas têm sido associados ao uso dos fagos em animais; são eles: 1) pequeno espectro de ação bacteriana (geralmente atuam em cepas de uma única espécie bacteriana), resultando esse fato em uma limitação do seu uso para uma proteção de amplo espectro; 2) podem induzir uma resposta imune no animal; 3) as bactérias podem se tornar resistentes aos fagos; 4) eles não são estáveis no baixo pH do estômago (pH próximo a 2), fato que tem sido contornado pelo encapsulamento de fagos em lipossomas. Assim, pesquisas de campo adicionais ainda são necessárias para se estabelecer os reais efeitos desses compostos no desempenho dos animais de produção.

Vacinas

A vacinação é uma forma muito eficaz de se evitar que animais ou seres humanos sejam infectados por microrganismos. Fazer melhor uso das vacinas existentes e desenvolver novas vacinas são maneiras importantes de combater a resistência aos antimicrobianos. As vacinas tradicionais são geralmente classificadas em vacinas vivas atenuadas e inativadas/mortas. Microrganismos vivos atenuados replicam-se transitoriamente no hospedeiro e são capazes de expressar um repertório completo de antígenos. No entanto, sua principal desvantagem é que eles persistem no corpo dos animais por mais tempo, com o risco de reversão da virulência. Nesse contexto, as vacinas mortas são consideradas mais seguras, uma vez que são obtidas de bactérias cultivadas e inativadas; o aumento da resposta imune que produzem é obtido por meio da adição de adjuvantes. Assim, a escolha de um adjuvante, ou de uma combinação deles, é crucial para reduzir a quantidade e o número de doses necessárias para induzir a imunidade humoral e celular de forma rápida, eficaz e a longo prazo.

As vacinas de subunidades de DNA ou RNA podem ser compostas por um ou vários antígenos definidos. A vacina de subunidades não possui as complicações regulatórias e biológicas associadas aos organismos vivos; porém, elas são, geralmente, pouco imunogênicas, o que exige formulação com adjuvante(s) apropriado(s). O uso de vacinas orais feitas de subunidades em animais de produção pode ser problemático devido à degradação dos antígenos no trato gastrintestinal e à má absorção intestinal. A vacina de DNA é composta por um plasmídeo que foi geneticamente modificado para incluir a(s) sequência(s) de DNA que codifica o(s) antígeno(s) de um patógeno. Quando o DNA da vacina é injetado nas células do corpo, as células hospedeiras "leem" o DNA e o converte em proteínas patogênicas que desencadeariam as respostas imunes. No entanto, o uso desse tipo de vacina tem sido questionado, uma vez que há o risco de integração dos elementos genéticos do vetor no genoma do hospedeiro. Assim, é improvável que as vacinas de DNA cheguem ao mercado antes que esses problemas de aplicação efetiva sejam resolvidos.

Abordagens mais recentes têm empregado o RNA mensageiro (mRNA) para formular vacinas. Embora as vacinas oriundas de DNA e mRNA compartilhem muitas semelhanças, o local de destino para a entrega dos oligonucleotídios nas vacinas de DNA é o núcleo, enquanto aquele para o RNA é o citosol. Mostrou-se que as vacinas de mRNA promovem uma resposta imune potente que inclui a produção de altas concentrações de anticorpos. Nanopartículas lipídicas têm sido facilmente sintetizadas para uso como vetor para entrega de mRNA às células; tem como vantagens a capacidade de impedir a degradação do mRNA no trato gastrintestinal e a possibilidade de uso conjunto com adjuvantes.

Muitos avanços na tecnologia de vacinas têm proporcionado títulos cada vez mais elevados e sustentados de anticorpos que são relativamente baratos e altamente eficazes no controle ou prevenção de doenças animais. Porém, pesquisas adicionais devem ser realizadas com relação à segurança e eficácia das vacinas antes de serem amplamente utilizadas em animais domésticos e aves.

Anticorpos

A imunoterapia oral (imunização passiva) por meio da administração direta de anticorpos é uma abordagem atrativa e eficaz para o controle de doenças entéricas, devido à sua alta especificidade, eficácia e rapidez de ação. O plasma animal obtido no matadouro depois de seco por pulverização (*Spray dried plasma* – SDP) preserva a atividade biológica das imunoglobulinas que contém; dessa forma, ele pode ser usado VO para impedir que vírus e bactérias interajam com a mucosa intestinal dos animais de produção. Mostrou-se que o SDP produz efeitos imunomoduladores e nutricionais nos animais de produção. De fato, o uso de SDP melhorou o desempenho e modulou a resposta imune de bezerros, aves, galinhas poedeiras e peixes. No entanto, a manutenção da estabilidade das imunoglobulinas durante o processo de fabricação da dieta suplementada e a suscetibilidade dos anticorpos à degradação proteica intestinal são obstáculos importantes que ainda precisam ser contornados para que esse uso seja efetivo.

A imunoglobulina presente na gema de ovos de galinha, referida como imunoglobulina Y (IgY), tem recebido considerável atenção de pesquisadores, pois possui inúmeras vantagens em relação à imunoglobulina G (obtida a partir do plasma ou colostro de mamíferos). Dentre elas, citam-se o método não invasivo de coleta, o alto rendimento de anticorpos, o fato de ser isolada de forma mais simples e rápida e a relação custo-benefício. Além disso, a imunoglobulina Y não interage com a IgG ou com a IgM de mamíferos e não ativa os fatores de complemento desses animais. Esses anticorpos têm sido adicionados à ração de várias formas, tais como: ovo inteiro em pó; gema inteira em pó; fração solúvel em água ou pó; e IgY purificada.

Existem trabalhos científicos mostrando o uso de anticorpos de gema de ovo como uma alternativa viável aos antimicrobianos como aditivos para melhorar o crescimento e a eficiência alimentar de aves e suínos. Os resultados desses trabalhos têm evidenciado resultados interessantes quando foram administrados por via oral para prevenir ou tratar doenças bacterianas e virais e para reduzir a incidência de diarreia em suínos, aves e em bezerros. No entanto, os procedimentos para obtenção de IgY precisam ainda ser refinados para maximizar a produção de anticorpos a partir dos ovos.

Uma vez que o principal alvo da IgY é o intestino delgado, a principal limitação do seu uso em imunoterapias passivas orais é sua suscetibilidade à proteólise. A IgY é bastante resistente à digestão por proteases intestinais, mas sua atividade diminui em pH 3,5, sendo perdida em pH 3. Além disso, a inativação gástrica em pH baixo é intensificada pela presença de pepsina. Assim, foram desenvolvidas algumas técnicas de microencapsulação que protegem a IgY da inativação gástrica; porém, elas elevam os custos de produção, o que torna necessário a busca por novas formas e técnicas de administração que possam ser mais viáveis em condições comerciais. De qualquer forma, embora mais informações sejam ainda necessárias, mostrou-se que o uso de IgY microencapsulada diminuiu a ocorrência de diarreia e melhorou o ganho de peso em suínos desmamados desafiados com *E. coli* ETEC.

Finalmente, vale destacar que avanços recentes têm permitido a obtenção de anticorpos passíveis de uso em animais de produção a partir de plantas. As principais vantagens dessa produção incluem segurança, velocidade de produção, baixo custo e conveniência. Dessa forma, bionanomateriais obtidos a partir de plantas poderão ser desenhados para superar problemas de aplicação como, por exemplo, a projeção de anticorpos que sejam resistentes aos efeitos do pH gástrico e/ou das enzimas presentes no trato gastrintestinal dos animais de produção.

CONSIDERAÇÕES FINAIS

A segurança em relação à produção de rações e de aditivos zootécnicos para animais de produção é uma das características atuais mais marcantes para a pecuária moderna, uma vez que é o consumidor (nacional ou de outros países) que faz a escolha e define por este ou aquele produto de origem animal. Essa atitude reflete-se, por certo, naquela dos grandes distribuidores desses produtos, que acabam por definir padrões e critérios ligados aos mercados nacional e internacional de alimentos. Consumidores e redes de distribuição desejam transparência com relação às condições e aos métodos de criação e de processamento dos alimentos, bem como dos procedimentos usados para assegurar a inocuidade dos alimentos. A recente colocação por algumas indústrias de "QR codes" em embalagens de alimentos de origem animal, historiando sua procedência e métodos de criação e alimentação, e/ou a inserção de declarações nesses rótulos informando o tipo de criação ou de aditivos que receberam ou que não receberam atestam esse fato e mostram sua evolução temporal neste e em outros países.

Em face dessas exigências de um mundo globalizado e da crescente preocupação com o aumento de bactérias resistentes, deve prevalecer em todos os elos da cadeia alimentar de produtos de origem animal (*from farm to fork*, do campo ao garfo) o cumprimento dos padrões sanitários propostos internacionalmente pelo *Codex alimentarius*, pela OIE/OMS/FAO e pelo MAPA e ANVISA em nosso país. Assim, essas demandas da sociedade e, em consequência, dos órgãos nacionais e internacionais de legislação em relação ao uso de aditivos zootécnicos melhoradores de desempenho devem ser entendidas como desafios, como objetos de pesquisa e de avanço tecnológico e como oportunidades para a produção de alimentos mais seguros e de um meio ambiente livre de contaminantes e de formas de resistência bacteriana.

BIBLIOGRAFIA

Aarestrup F.M., Wegener, H.C., Collignon, P. Resistance in bacteria of the food chain: epidemiology and control strategies. *Expert Rev. Anti Infect. Ther.* v. 6, pp. 733-50, 2008.

Bajagai, Y. S. *et al*. The Effects of Continual Consumption of Origanum vulgare on Liver Transcriptomics. Animals, v. 11, n. 2, p. 398, 4 fev. 2021.

Ben Lagha, A. *et al*. Antimicrobial potential of bacteriocins in poultry and swine production. Veterinary Research, v. 48, n. 1, p. 22, 11 dez. 2017.

Berger, W.G.; Bates, D.B. Ionophores: Their effect on production efficiency and mode of action. *J. Anim. Sci.*, v. 58, pp. 1465-1483, 1984.

Bezoen, A.; Haren, W. van.; Hanekamp, J.C. Human health and Antibiotic growth promoters: Reassessing the risk. *Heidelberg Appeal Nederland Foundation*, pp. 1-132, 2000.

Brasil. Instrução Normativa N° 51, de 19 de dezembro de 2019 da Agência Nacional de Vigilância Sanitária (ANVISA), que estabelece a "lista de Limites Máximos de Resíduos (LMR), Ingestão Diária Aceitável (IDA) e dose de referência Aguda (DRfA) para insumos farmacêuticos ativos (IFA) de medicamentos veterinários em alimentos de origem animal".

Brasil. Instrução Normativa n° 31, de 30 de novembro de 2004 do Ministério da Agricultura, Pecuária e Abastecimento (MAPA), que dispõe sobre "o regulamento técnico sobre aditivos para produtos destinados à alimentação animal".

Brasil. Portaria N° 200 de 22 de janeiro de 2022 do Ministério da Agricultura, Pecuária e Abastecimento (MAPA), que estabelece "procedimentos para adequação do registro de produtos de uso veterinário frente à alteração de Limite Máximo de Resíduos – LMR".

Brasil. Resolução – RDC N° 328, de 19 de dezembro de 2019 da Agência Nacional de Vigilância Sanitária (ANVISA) que dispõe sobre "a avaliação do risco à saúde humana de medicamentos veterinários e os métodos de análise para fins de avaliação da conformidade".

Brisbin, J.T.; Geong, J.; Sharif, S. Interaction between commensal bacteria and the gut-associated immune system of the chicken. *An. Health Res. Reviews* 9: 101 a 110, 2008.

Burkholder, K. M. *et al*. Influence of Stressors on Normal Intestinal Microbiota, Intestinal Morphology, and Susceptibility to Salmonella Enteritidis Colonization in Broilers. Poultry Science, v. 87, n. 9, p. 1734–1741, set. 2008.

Butolo, J. E. Qualidade de ingredientes na alimentação animal. Colégio Brasileiro de Nutrição Animal, 430p., 2022.

Caprarulo, V.; Giromini, C.; Rossi, L. Review: Chestnut and quebracho tannins in pig nutrition: the effects on performance and intestinal health. Animal, v. 15, n. 1, p. 100064, jan. 2021.

Chen, X. *et al*. Novel expression vector for secretion of cecropin AD in Bacillus subtilis with enhanced antimicrobial activity. Antimicrobial Agents and Chemotherapy, v. 53, n. 9, p. 3683–3689, 2009.

Cheng, G. *et al*. Antibiotic alternatives: The substitution of antibiotics in animal husbandry? Frontiers in Microbiology, v. 5, n. MAY, 2014.

Choi, S. C. *et al*. An antimicrobial peptide-A3: Effects on growth performance, nutrient retention, intestinal and faecalmicroflora and intestinal morphology of broilers. British Poultry Science, v. 54, n. 6, p. 738-746, 2013.

Cracknell, V.C.; Andreotis, J.; Facibeni, E.; Owais, E.; Pradella, G. An evaluation of apramycin soluble powder for the treatment of naturally acquired *Escherichia coli* infections in broilers. *Journal Vet. Pharmacology and Therapeutics*, v. 9, pp. 273-279, 1986.

EMA. Categorization of antibiotics for use in animals for prudent and responsible use. AMEC Report In: https://bit.ly/30ZEuRiGL-36. ps://bit.ly/30ZEuRi

FAO/OIE/WHO, Monitoring Global Progress on Addressing Antimicrobial Resistance. Analysis report ofthe second round of results of AMR country self-assessment survey. In: ISBN 978-92-5 a 130800-4 (FAO), 2018.

FAO/OIE/WHO. The FAO-OIE-WHO. Sharing responsibilities and coordinating global activities to address health risks at the animal-human-ecosystems interfaces A Tripartite Concept Note, 2010.

FAO/WHO/OIE. 2008. Joint FAO/WHO/OIE Expert Meeting on Critically Important Antimicrobials. Report of a meeting held in FAO, Rome, Italy, 26 a 30 November 2020. FAO, Rome, Italy, and WHO, Geneva, Switzerland.

Flees, J. J. *et al*. Phytogenic Water Additives Improve Broiler Growth Performance via Modulation of Intermediary Metabolism-Related Signaling Pathways. Animals, v. 11, n. 3, p. 750, 9 mar. 2021.

Food and Drug Administration, U.S. Department of Health and Human Services, Center for Veterinary Medicine. Guidance for Industry The Judicious Use of Medically Important Antimicrobial Drugs in Food-Producing Animals, 2012.

Froebel, L. K. *et al*. Administration of dietary prebiotics improves growth performance and reduces pathogen colonization in broiler chickens. Poultry Science, v. 98, n. 12, p. 6668–6676, dez. 2019.

Gadde, U. *et al*. Alternatives to antibiotics for maximizing growth performance and feed efficiency in poultry: a review. Animal Health Research Reviews, v. 18, n. 1, p. 26-45, 9 jun. 2017.

Gessner, D. K.; Ringseis, R.; Eder, K. Potential of plant polyphenols to combat oxidative stress and inflammatory processes in farm animals. Journal of Animal Physiology and Animal Nutrition, v. 101, n. 4, p. 605-628, ago. 2017.

Gibbs, E.P.J. The evolution of One Health: a decade of progress and challenges for the future. *Vet. Rec.* 174:85-91, 2014.

Gu, X. H.; Hao, Y.; Wang, X. L. Overexpression of heat shock protein 70 and its relationship to intestine under acute heat stress in broilers: 2. Intestinal oxidative stress. Poultry Science, v. 91, n. 4, p. 790-799, 2012.

Habey, M.E.; Hoehn, M.M. Monensina, a new biologically active compound. *Antimicrob. Agents Chemother*, v. 1, pp. 349, 1967.

Hays, V. M.; Muir, L. A. Efficacy and safety of food additive use of antibacterial drugs in animal production. Can. J. Anim. Sci. 59:447-456, 1979.

Hill, C. *et al*. Expert consensus document: The international scientific association for probiotics and prebiotics consensus statement on the scope and appropriate use of the term probiotic. Nature Reviews Gastroenterology and Hepatology, v. 11, n. 8, p. 506-514, 2014.

Huang, Q. *et al*. Potential and challenges of tannins as an alternative to in-feed antibiotics for farm animal production. Animal Nutrition, v. 4, n. 2, p. 137-150, 2018.

Huyghebaert, G; Ducatelle, G.; Immerseel, FB.An update on alternatives to antimicrobial growth promoters for broilers. The Veterinary Journal 187: 182 a 188, 2011.

Lean, I.J.; Curtis, M.; Dyson, R.; Lowe, B. Effects of sodium monensina on reproductive performance of dairy cattle. *Australian Vet. Journal*, v. 71, pp. 273-277, 1994.

Li, X. *et al*. Chicken egg yolk antibodies (IgY) as non-antibiotic production enhancers for use in swine production: A review. Journal of Animal Science and Biotechnology, v. 6, n. 1, p. 1-10, 2015.

Liao, S. F.; Nyachoti, M. Using probiotics to improve swine gut health and nutrient utilization. Animal Nutrition, v. 3, n. 4, p. 331-343, 2017.

Lillehoj, H. *et al*. Phytochemicals as antibiotic alternatives to promote growth and enhance host health. Veterinary Research, v. 49, n. 1, p. 76, 31 dez. 2018.

Liu, H. W.; Zhou, D. W.; Li, K. Effects of chestnut tannins on performance and antioxidative status of transition dairy cows. Journal of Dairy Science, v. 96, n. 9, p. 5901–5907, 2013.

Loosli, J.K.; Wallace, H.D. Influence of APF and Aureomycin on the growth of dairy calves. *Proc. Soc. Exper. Biol. and Med.*, v. 75, pp. 531, 1950.

Markowiak, P.; Śliżewska, K. The role of probiotics, prebiotics and synbiotics in animal nutrition. Gut Pathogens, v. 10, n. 1, p. 21, 6 dez. 2018.

Marquardt, R. R.; LI, S. Antimicrobial resistance in livestock: Advances and alternatives to antibiotics. Animal Frontiers, v. 8, n. 2, p. 30-37, 2018.

Martinez, J.L.; Baqueri, F., Anderson, D.I. Predicting antibiotic resistance. *Nat. Rev. Microbiol.*, v. 5, pp. 958-965, 2007.

Mehdi, Y. *et al*. Use of antibiotics in broiler production: Global impacts and alternatives. Animal Nutrition, v. 4, n. 2, p. 170-178, jun. 2018.

Moal,V.L.; Servin, A.L. The front line of enteric host defence against unwelcome intrusion of harmful micro-organisms: mucins, antimicrobial peptides and microbiota. *Clinical Microbiol. Reviews* 19: 315 a 337, 2006.

Mohseni Soltani, D. *et al*. Effects of dietary inclusion of commercial toxin binders and prebiotics on performance and immune responses of broiler chicks fed aflatoxin-contaminated diets. South African Journal of Animal Science, v. 49, n. 2, p. 322, 21 maio 2019.

O'Hara, A.M.; Shanagan, F. The gut flora as a forgotten organ. EMBO Reports 7: 688 a 693, 2006.

Ogaki, M. B.; Furlaneto, M. C.; Maia, L. F. Revisão: Aspectos gerais das bacteriocinas. Brazilian Journal of Food Technology, v. 18, n. 4, p. 267-276, dez. 2015.

OIE. Annual Reports on Antimicrobial Agents intended for use in animals. Betterunderstanding of the global situation, 6rd Report. 2020.

OIE. Antimicrobial Resistance Standards, Recommendations and Work of the World Organization for Animal Health (OIE), 2020.

OIE. Global Conference on The Responsible and Prudent Use off Antimicrobial Agents for Animals. "International solidarity to fight against antimicrobial resistance" Paris, France, 13 a 15 March 2013, 2013.

OIE. Resolution N° 26. Combating Antimicrobial Resistance and Promoting the Prudent Use of Antimicrobial Agents in Animals, 2015.

Omonijo, F. A. et al. Essential oils as alternatives to antibiotics in swine production. Animal Nutrition, v. 4, n. 2, p. 126-136, jun. 2018.

Palermo-Neto, J. Avaliação de risco no desenvolvimento de resistência bacteriana aos antimicrobianos em medicina veterinária. Pork World Revista do Suinocultor Moderno, v. 37, p. 68-73, 2007.

Palermo-Neto, J. Resíduos de medicamentos veterinários em carne de frango e ovos. In: Palermo-Neto, J.; Spinosa, H.S.; Górniak, S.L. (Eds). Farmacologia Aplicada à Avicultura. Roca Editora, São Paulo, pp 287-302, 2005.

Palermo-Neto, J. Uso de antimicrobianos em suinocultura e desenvolvimento de resistência bacteriana. In: IV Fórum Internacional de Suinocultura, Pork Expo, v. 1. p. 171-188. 2008.

Palermo-Neto, J., Quinteiro-Filho, WM; Borsoi, A. Uso de medicamentos em avicultura. In: Macari, M.; Mendes, A.; Menten, F.M.; Naas, IA. (Eds). Produção de Frangos de corte. Editora Facta, São Paulo, pp. 381-410, 2014.

Palermo-Neto, J.; Spinosa, H.S.; Górniak, S.L. Farmacologia Aplicada à Avicultura. São Paulo, Roca, 2005. 366 p.

Palmer, E.G. Immune response to commensal and environmental microbes. Nature Immunology 8: 1173-1178, 2007.

Pearlin, B. V. et al. Role of acidifiers in livestock nutrition and health: A review. Journal of Animal Physiology and Animal Nutrition, v. 104, n. 2, p. 558-569, 8 mar. 2020.

Poosm, M.I.; Hanson, T.L.; Klopfenstein, T.J. Monensina effects on diet digestibility, ruminal protein bypass and microbial protein synthesis. J. Anim. Sci., v. 48, pp. 1516-1524, 1979.

Quinteiro-Filho, V.M.; Palermo-Neto, J. Aditivos zootécnicos antimicrobianos. In: Spinosa H.S.; Górniak, S.L.; Palermo-Neto, J. (Eds). Medicamentos em Animais de Produção. Grupo Gen/Roca, Rio de Janeiro, pp 325-335. 2014.

Quinteiro-Filho, W. M. et al. Heat stress impairs performance parameters, induces intestinal injury, and decreases macrophage activity in broiler chickens. Poultry Science, v. 89, n. 9, p. 1905–1914, 2010.

Richardson, L.F.; Raun, A.P.; Potter, E.L. et al. Effect of monensina on rumen fermentation in vitro and in vivo. J. Anim. Sci., v. 43, p. 657, 1976.

Schelling, G.T. Monensina mode of action in the rumen. J. Anim. Sci., v. 58, pp. 1518-1527, 1984.

Smith, C.K.; Galloway, R.B.; White, S.L. Effect of ionophores on survival, penetration, and development of Eimeria tenella sporozoites in vitro. J. Parasitol., v. 64(4), pp. 511-516, 1981.

Stokstad, E.L.R.; Jukes, T.H. Further observations on the "animal protein factor". Proc. Soc. Expr. Biol. and Med., v. 73, pp. 523, 1950.

Stokstad, E.L.R.; Pierce, J.; Page, A.C. Jr.; Franklyn, A.L. The multiple nature of the animal protein factor. Jour. Biol. Chem., v. 180, pp. 647, 1949.

Suresh, G. et al. Alternatives to antibiotics in poultry feed: molecular perspectives. Critical Reviews in Microbiology, v. 44, n. 3, p. 318-335, 4 maio 2018.

Thacker, P. A. Alternatives to antibiotics as growth promoters for use in swine production: a review. Journal of Animal Science and Biotechnology, v. 4, n. 1, p. 35, 14 dez. 2013.

Tugnoli et al. From Acidifiers to Intestinal Health Enhancers: How Organic Acids Can Improve Growth Efficiency of Pigs. Animals, v. 10, n. 1, p. 134, 14 jan. 2020.

U.S. Food and Drug Administration. Guidance: Microbiological testing of antimicrobial drug residues in food. FDA, Rockville, MD. 1996.

Van Der Werf, J.H.J.; Jonker, L.J.; Oldenberg J.K. Effect of monensina on milk production by Holstein and Jersey cows. J. Dairy Sci., v. 81, pp. 427-433, 1988.

Vieco-Saiz, N. et al. Benefits and inputs from lactic acid bacteria and their bacteriocins as alternatives to antibiotic growth promoters during food-animal production. Frontiers in Microbiology, v. 10, n. February, p. 1-17, 2019.

Wang, S. et al. Antimicrobial Peptides as Potential Alternatives to Antibiotics in Food Animal Industry. International Journal of Molecular Sciences, v. 17, n. 5, p. 603, 3 maio 2016.

Weimer, P. J. Redundancy, resilience, and host specificity of the ruminal microbiota: implications for engineering improved ruminal fermentations. Frontiers in Microbiology, v. 6, n. APR, p. 1-16, 10 abr. 2015.

WHO, Global Action Plan on Antimicrobial Resistance. In: ISBN 978 92 4 150976 3, 2015.

WHO. AGISAR, Critically important antimicrobials for human medicine. 8TH Revision, In:ISBN 978-92-4 a 151552-8,2019.

WHO. Guidelines on use of medically important antimicrobials in food producing animals. ISBN 978-92-4 a 155013-0, 2017.

WHO/FAO. Codex texts on foodborne antimicrobial resistance, 2015.

WHO/FAO. Global principles for the containment of antimicrobial resistance in animals intended for food. WHO/CDS/CSR, v. 4, pp. 1-21, 2000.

Seção 14

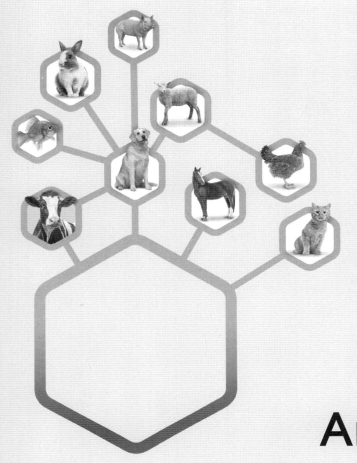

Agentes Antineoplásicos e Agentes Imunomoduladores

55 Agentes Antineoplásicos, 801
56 Agentes Imunomoduladores, 823

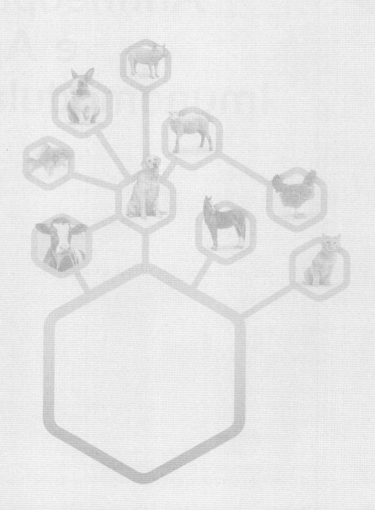

55

Agentes Antineoplásicos

Maria Lucia Zaidan Dagli | Sílvia Regina Ricci Lucas | Cristina de Oliveira Massoco Salles Gomes

- Introdução, 801
- Alguns conceitos em cancerologia, 802
- Biologia do crescimento neoplásico, 803
- Princípios gerais associados ao uso da quimioterapia antineoplásica, 805
- Classificação, mecanismo de ação e posologia dos agentes antineoplásicos, 806
- Novas perspectivas para o tratamento contra o câncer, 814
- Resistência a múltiplos medicamentos, 816
- Princípios gerais associados ao uso de imunomoduladores como agentes antineoplásicos, 817
- Prevenção e quimioprevenção contra o câncer, 819
- Bibliografia, 820

INTRODUÇÃO

Agentes antineoplásicos são aqueles que visam tratar as neoplasias sistêmicas, localizadas, as metástases e aliviar os sintomas das síndromes paraneoplásicas.

Tradicionalmente, a **cirurgia**, em suas diversas modalidades, incluindo também a hipertermia, a criocirurgia, bem como a **radioterapia**, a **terapia fotodinâmica**, e, mais recentemente, a **eletroquimioterapia**, são indicadas para o controle de neoplasias localizadas. Esses processos não serão abordados em detalhes neste capítulo, devendo o interessado consultar publicações específicas.

Doenças neoplásicas localizadas e/ou disseminadas podem ser tratadas por meio de terapias sistêmicas como a **quimioterapia**,[1] a **imunoterapia** e, mais recentemente, por meio de **terapias moleculares ou dirigidas a alvos específicos**. Neste capítulo serão abordadas principalmente essas modalidades de tratamento. Neoplasias de importância em Medicina Veterinária, como o linfoma do cão e do gato, o tumor venéreo transmissível, o mastocitoma e o mieloma múltiplo, têm demonstrado serem responsivas à quimioterapia. Sabe-se ainda que o uso de agentes antineoplásicos associados a práticas cirúrgicas pode ser benéfico, reduzindo o volume da massa tumoral e diminuindo a quantidade de células resistentes aos agentes antineoplásicos. O uso de antineoplásicos é importante também para a eliminação de eventuais micrometástases, após os procedimentos de excisão cirúrgica de neoplasias malignas.

Há pouco tempo, o tratamento das neoplasias em animais domésticos, exceto em alguns casos comuns e mais conhecidos na prática clínica, como o tumor venéreo transmissível, era dificultado por vários fatores. Estes eram: alto custo dos agentes antineoplásicos, escassez de informações sobre as doses e as reações adversas desses medicamentos, quando utilizados nas diferentes espécies animais, ou desconhecimento e insegurança dos médicos-veterinários para instituir o tratamento.

Atualmente, entretanto, pode-se afirmar que o tratamento do câncer tornou-se mais exequível, particularmente na clínica de pequenos animais. Isso se deve ao aumento da demanda por parte dos proprietários de animais com câncer, às evidências de que a terapia, principalmente a quimioterapia, pode ser efetiva no controle tumoral, resultando em melhora da qualidade de vida e maior tempo de sobrevida, e ao aumento do número de médicos-veterinários preparados para realizar o tratamento do câncer, devido à disseminação do conhecimento na área e ao acesso a terapias mais eficazes. De acordo com a literatura sobre o câncer em animais, e seu tratamento, numerosos estudos relatam o sucesso no tratamento de diversos tipos de

---

[1] O termo quimioterapia aqui empregado refere-se a substâncias químicas (medicamentos) usadas no tratamento das neoplasias, embora ele tenha sido inicialmente usado para agentes anti-infecciosos.

neoplasias. Esses relatos são importantes porque vêm esclarecendo muitas perguntas referentes aos medicamentos a serem utilizados em cada caso, à sua dose e ao esquema de administração.

O câncer é uma doença que pode ser diagnosticada na quase totalidade das espécies domésticas, silvestres e aquáticas. Estudos epidemiológicos da incidência de cânceres em populações de animais no Brasil são raros. Os dados epidemiológicos podem variar consideravelmente de acordo com a área em questão. Levantamento feito na Califórnia, EUA (*California Animal Neoplasm Registry*), mostrou que dentre 30.000 animais portadores de neoplasias espontâneas, a maior parte era representada por cães e gatos. Os locais mais frequentes de acometimento foram a pele e os tecidos subcutâneos nas espécies canina, bovina e equina. Em fêmeas da espécie canina, os tumores mamários excederam os da pele e de tecidos subcutâneos. Felinos e bovinos apresentaram alta frequência de neoplasias hemolinfáticas. Bovinos e equinos apresentaram, também, alta frequência de neoplasias oculares. Levantamentos realizados junto ao Hospital Veterinário da Faculdade de Medicina Veterinária e Zootecnia da Universidade de São Paulo, por Kimura *et al.* (2012 e 2015), e também em outros hospitais veterinários do país, têm mostrado que a espécie canina é a mais prevalentemente acometida por neoplasias, seguida pelas espécies felina, equina e bovina. Na espécie canina, as neoplasias encontram-se mais frequentemente localizadas na pele ou partes moles, seguidas da glândula mamária, testículos, ossos e outros. A criação, em 2014, do primeiro Registro de Câncer Animal da Cidade de São Paulo (RCA-SP), localizado no Departamento de Patologia da Faculdade de Medicina Veterinária e Zootecnia da Universidade de São Paulo, auxiliará no conhecimento de dados epidemiológicos do câncer em pequenos animais na cidade de São Paulo. De posse de tais dados, medidas de prevenção e/ou controle das neoplasias em animais poderão ser instituídas.

Antes de se pensar no tratamento da neoplasia, é necessário realizar uma completa avaliação do paciente com câncer. Inicialmente, deve-se proceder a um diagnóstico confiável do tipo de neoplasia, sempre que possível por meio de biopsia e exame histopatológico, geralmente associada a outros exames complementares como radiografia, ultrassonografia, tomografia, exames hematológicos e bioquímicos. A condição física geral do animal é importante, particularmente em relação às alterações cardíacas, renais e hepáticas em cães e gatos velhos e as condições hematológicas, como, por exemplo, o grau de anemia em pacientes com linfoma ou leucemia. Uma vez confirmado o diagnóstico de câncer, deve-se procurar a modalidade de tratamento mais indicada para cada caso.

O médico-veterinário clínico deve, entretanto, estar consciente de que o tratamento das neoplasias pode não ser eficaz, visto que algumas células cancerosas podem sobreviver e proliferar, levando, mais tarde, seu hospedeiro à morte. Frente a essa afirmação, muitos autores atestam que se pode controlar o câncer em uma população, aprendendo a preveni-lo.

Alternativas referentes à prevenção do câncer, denominadas quimioprevenção do câncer, vêm sendo estudadas e tem sido surpreendente descobrir que, embora a carcinogênese possa ser induzida pela dieta, componentes dos alimentos podem apresentar efeitos inibitórios sobre a gênese e o crescimento tumorais, podendo ser também considerados agentes antineoplásicos.

O objetivo deste capítulo é apresentar os agentes antineoplásicos mais utilizados em Medicina Veterinária.

ALGUNS CONCEITOS EM CANCEROLOGIA

Antes de comentarem-se os agentes antineoplásicos, faz-se necessário rever o conceito de neoplasia e outros conceitos importantes em cancerologia.

Neoplasia significa literalmente "novo crescimento", e o termo tem sido empregado quando esse novo crescimento tem características peculiares, que serão descritas a seguir. O termo **tumor**, apesar de indicar um aumento de volume que pode ser de natureza não neoplásica, tem sido utilizado como sinônimo de neoplasia. Denomina-se **câncer** uma neoplasia, ou tumor, que tem caráter maligno.

Desde Galeno (131-201 d.C.), que classificou os tumores neoplásicos em **aumentos de volume contrários à natureza**, o conceito de neoplasia tem sofrido evoluções. O conceito de Beremblum (1970), que ainda se mantém atual, dizia que:

> "Um tumor é um tecido que prolifera ativamente, composto por células derivadas de um tecido normal, que experimentou, porém, um tipo anormal de diferenciação irreversível; seu crescimento é progressivo devido a um persistente atraso na maturação de suas células-tronco."

Esse conceito já trazia consigo a constatação, vigente a partir dos anos 1960, de que o câncer é uma doença do DNA, envolvendo alterações da diferenciação celular. Mais recentemente, com o avançar da biologia e genética moleculares, e com a descoberta dos oncogenes e genes supressores, Evans (1993) afirmou que:

> "Os cânceres são consequência de alterações genéticas e/ou epigenéticas envolvendo uma variedade de genes que são fundamentais para os processos de crescimento, proliferação e diferenciação celulares, e para a remoção celular programada."

Trata-se do fenômeno neoplásico sobre a perda do controle da proliferação de células de um determinado tecido, ocasionado por alterações genéticas (quando o agente etiológico da neoplasia interagir com o material genético da célula, principalmente com o DNA) e/ou epigenéticas (quando o agente etiológico não interagir diretamente com o material genético, principalmente o DNA; por exemplo, imunossupressores, hormônios, materiais sólidos como plásticos, fibras etc.). O câncer é considerado um processo crônico, em que agentes físicos (principalmente os raios X, ultravioleta), químicos (várias classes de compostos químicos), ou vírus (da leucose bovina, da leucemia felina, da leucose aviária, da doença de Marek e outros) podem ser responsáveis por mutações, que estão altamente associadas à transformação celular.

Um verdadeiro marco no conceito de neoplasias foi estabelecido pelos pesquisadores Hanahan e Weinberg em dois artigos científicos publicados em 2000 e 2011. Esses autores estabelecem que os cânceres apresentam seis capacidades biológicas, adquiridas durante seu desenvolvimento, em múltiplas etapas. Estas características são: sinalização persistente para a proliferação, evasão dos supressores tumorais, resistência à morte celular, imortalidade replicativa, indução da angiogênese e ativação da invasão e metástases. Afirmam, ainda, que na base dessas características existem a instabilidade genômica e a inflamação, que promovem muitas das características tumorais. Duas características emergentes foram adicionadas: a reprogramação do metabolismo energético e a evasão da destruição pelo sistema imunológico. Os autores reconhecem, ainda, a importância do "microambiente tumoral" para o desenvolvimento dos cânceres.

Pode-se considerar as neoplasias como **fenômenos sistêmicos**. O crescimento neoplásico é a evidência de que mecanismos complexos, que governam a proliferação celular, e também o sistema imune, responsável pela vigilância imunológica, sofreram falhas. Isto tem importância quando se pensa no tratamento destes processos.

As neoplasias podem ser **malignas** ou **benignas**, de acordo com sua velocidade de crescimento, grau de diferenciação e de anaplasia, invasão dos tecidos adjacentes e a gênese de metástases.

As **neoplasias malignas** evoluem mais rapidamente e tendem a ser menos diferenciadas e mais anaplásicas. Durante seu crescimento, grupos de células portadoras de mutações adicionais podem surgir, com características geralmente mais agressivas do que as preexistentes. Dessa forma, sabe-se hoje que as neoplasias malignas são compostas por múltiplos clones de células neoplásicas, com diferentes habilidades para invadir, metastatizar e recidivar. À medida que o neoplasma se expande, pode invadir tecidos adjacentes, adentrar a corrente sanguínea ou linfática e disseminar-se, gerando focos secundários de crescimento denominados **metástases**. As células tumorais podem disseminar-se por via hematógena (a mais comum), para vários tecidos ou órgãos; via linfática, para linfonodos ou cadeias de linfonodos regionais por transplante de células, como no caso do tumor venéreo transmissível; ou implante, no caso, por exemplo, de neoplasias que acometem as cavidades peritoneal ou pleural. De difícil controle por ocorrerem "silenciosamente" e poderem permanecer e crescer mesmo após a remoção do neoplasma primário, pode-se considerar que as metástases são as principais responsáveis pela falha do tratamento do câncer e a consequente morte do paciente.

As **neoplasias benignas** crescem mais lentamente, não invadem tecidos adjacentes nem ocasionam metástases. Muitas vezes podem ser consideradas apenas fenômenos localizados e podem apresentar-se encapsuladas; porém, ocupam espaço e podem comprimir estruturas importantes, como por exemplo no sistema nervoso central. Apesar de serem denominadas "benignas", são agressivas também para seu hospedeiro.

Muitas neoplasias, benignas ou malignas, produzem determinadas substâncias como, por exemplo, hormônios, ou induzem alterações sistêmicas diversas, que em conjunto são denominadas **síndromes paraneoplásicas**. Pode-se dizer que as síndromes paraneoplásicas são relativamente pouco estudadas em Medicina Veterinária. Entretanto, não devem ser esquecidas quando se pensa em tratar um animal com câncer.

BIOLOGIA DO CRESCIMENTO NEOPLÁSICO

A Figura 55.1 ilustra de maneira simplificada a patogenia do câncer. Pode-se verificar que os agentes etiológicos incidindo sobre células normais causam, em última análise, alterações genômicas. Essas alterações manifestam-se na forma de transformação celular quando mutações múltiplas acumulam-se no material genético da célula. Mecanismos epigenéticos, como alterações na metilação do DNA, na acetilação de histonas e em microRNAs podem afetar a

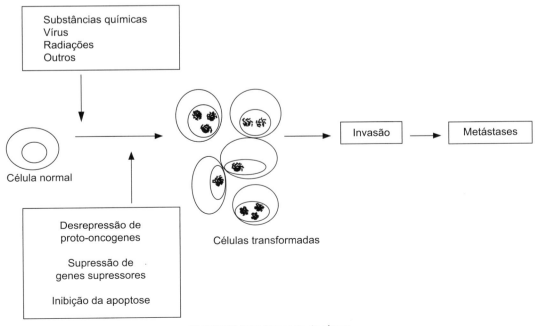

▼ **FIGURA 55.1** Patogenia do câncer.

transcrição ou tradução do DNA, contribuindo também para a carcinogênese. As alterações epigenéticas vêm sendo muito estudadas atualmente em Oncologia, principalmente em virtude do fato de elas poderem ser moduladas por meio de diversos agentes de origem natural ou por substâncias químicas diversas.

Sabe-se hoje em dia que as mutações facilitam a expressão de proto-oncogenes. Os proto-oncogenes são sequências gênicas que ocorrem normalmente em todos os seres vivos e que estão envolvidos em vias de regulação do crescimento celular. Quando se expressam permanentemente são denominados oncogenes; seus produtos estão normalmente envolvidos na divisão celular e seu controle, como fatores de crescimento, receptores de membrana, moduladores de transdução de sinais exógenos, elementos das vias de transdução de sinais e fatores nucleares envolvidos com a proliferação celular. Se um oncogene sofrer mutação pontual, rearranjo, translocação, amplificação ou outro tipo de lesão, seus efeitos serão alterados, promovendo a proliferação celular descontrolada. Mutações ou outras lesões ao DNA podem, ainda, prejudicar a expressão de genes supressores, que, quando normalmente expressos, controlam a proliferação celular. Quando da ausência ou do mau funcionamento dos produtos de genes supressores, as células tendem a proliferar livremente, sem freios. Na maior parte dos cânceres detecta-se tanto a expressão alterada de oncogenes quanto a supressão de genes supressores de tumor. Exemplos de oncogenes envolvidos em neoplasias humanas e de animais são *MYC*, *HRAS*, *HER2*, *EGFR*, *KIT*. Exemplos de genes supressores de tumores que podem estar alterados em neoplasias humanas e de animais são *P53*, *PTEN*, *BRCA1*, *RB*. Além disso, grupos de genes que controlam o processo de apoptose também podem estar alterados em células neoplásicas, mas, quando expressos, não permitem que as células entrem em apoptose (p. ex., *BCL2*, *BAX* etc.). A resultante, nesses casos, é o crescimento descontrolado da massa tumoral.

O fato é que o fenótipo canceroso, ou a aquisição do fenótipo neoplásico, é herdado pelas células-filhas. Durante o processo de replicação neoplásica, entretanto, novas mutações poderão ocorrer, determinando heterogeneidade de fenótipos na massa tumoral.

Acredita-se hoje que a massa tumoral se origine a partir de uma única célula transformada, sendo, portanto, monoclonal; essa célula transformada sofre pelo menos 30 duplicações, obtendo-se 10^9 células, ou seja, 1 g de massa tumoral, que é a menor formação clinicamente detectável. O crescimento subsequente, entretanto, é mais intenso, de forma que com mais 10 ciclos de duplicação pode-se obter massa tumoral pesando 1 kg. Isso não se deve ao aumento da velocidade de divisão celular, nem ao encurtamento do ciclo celular; na verdade, as células normais dividem-se mais rapidamente do que as neoplásicas. Os tecidos neoplásicos, entretanto, apresentam mais células em divisão, resultando em vantagens de crescimento em relação aos tecidos normais.

Em um tecido normal, a maior parte das células encontra-se na fase G0 (ou fase de "repouso") do ciclo celular. Elas podem ser recrutadas para a divisão e passar para a fase G1, em seguida à fase S (de síntese – pode durar 10 a 20 h) e a fase G2 pré-mitótica (*gap*, que pode durar 1 a 3 h). Após a fase G2 há a mitose. As células originárias da divisão mitótica podem apresentar destinos diversos, podendo uma delas permanecer na fase G0 e a outra se diferenciar, ou ambas destinarem-se à diferenciação. As células diferenciadas perdem gradualmente a capacidade de se dividir e, após períodos variáveis de tempo, morrem. Em um tecido neoplásico, as classes de células nas diversas fases do ciclo celular são semelhantes às do tecido normal. Porém, de acordo com o conceito de neoplasia, há um transtorno da diferenciação celular, de forma que o tecido neoplásico se comporta como um tecido em constante renovação. A taxa de crescimento tumoral está relacionada ao desequilíbrio entre a proliferação e a perda celular.

Os fatores que influenciam a cinética do crescimento neoplásico são muitos e complexos. Entretanto, alguns conceitos podem ser introduzidos e estudados visando melhorar a eficiência na eliminação das células tumorais. O *índice mitótico* (IM) corresponde à porcentagem de células em mitose na massa tumoral, sendo estimada pela contagem do número de figuras de mitose observadas em campos microscópicos de grande aumento. A *fração de crescimento* (FC) de um tumor descreve a proporção de células em proliferação dentro da massa tumoral. Estas, na verdade, são as células mais suscetíveis aos agentes quimioterápicos. O *tempo de duplicação* (TD) é o tempo necessário para que a população de células tumorais, e o consequente volume da massa tumoral, se duplique.

Generalizando, no início do crescimento tumoral, o índice mitótico e a fração de crescimento são altos, enquanto o tempo de duplicação é curto. Com o passar do tempo e o aumento da massa tumoral, mais células entrarão em G0, resultando índice mitótico e fração de crescimento menores e tempo de duplicação mais longo. Esses dados representam o chamado crescimento Gompertziano, isto é, os tumores tendem a crescer exponencialmente durante certo tempo, assumindo posteriormente um platô.

Considerando o crescimento Gompertziano, pode-se deduzir que os tumores muito grandes tendem a não responder intensamente aos tratamentos antineoplásicos, preferindo-se, portanto, tratar com antineoplásicos os tumores menores, portadores de células ativamente em divisão.

Ressalta-se, ainda, que o período latente, isto é, até o câncer tornar-se clinicamente detectável, é imprevisível e longo; provavelmente levará anos para que as neoplasias sejam diagnosticadas; na maioria das vezes somente quando estão avançadas em seu ciclo de vida, dificultando sobremaneira o tratamento.

Atualmente sabe-se que a massa tumoral é constituída por diversos clones de células, que são geradas a partir de divisões de células neoplásicas preexistentes, mas que sofreram novas mutações. Do conceito da natureza multiclonal das neoplasias malignas, surgiu evidenciação da existência de células-tronco tumorais, ou as assim chamadas "células iniciadoras tumorais". Tem-se buscado evidenciar essas células em meio às células de diversas neoplasias, e isso tem sido feito por meio de estudos de citometria de fluxo, separando tais células por meio de marcadores de membrana, como CD34, CD34$^+$ sca1$^+$, CD48, CD133, dentre outros, ou ainda por meio de sua capacidade de expressar aldeído desidrogenase.

PRINCÍPIOS GERAIS ASSOCIADOS AO USO DA QUIMIOTERAPIA ANTINEOPLÁSICA

A quimioterapia antineoplásica pode ser considerada uma ciência antiga, pois há relatos de que na Grécia antiga tratavam-se tumores por meio da aplicação direta de substâncias. Em geral, utilizavam-se substâncias cáusticas, alcaloides, metais e seus sais.

O desenvolvimento da quimioterapia deu-se a partir de 1946. Um agente alquilante, a mostarda nitrogenada, foi o primeiro composto químico não hormonal que demonstrou significativa atividade antitumoral. Essa atividade foi constatada a partir de observações clínicas de depressão hematopoética e linfoide em vítimas do gás mostarda, usado como arma química na Primeira Guerra Mundial. Dessa época aos nossos dias, novos e eficientes agentes antineoplásicos foram descobertos e testados, entretanto, mesmo com a evolução ocorrida, o tratamento com antineoplásicos não é eficaz em todos os tipos de tumores, assim, o sucesso do tratamento depende de indicação precisa.

Recomenda-se a quimioterapia quando o diagnóstico de neoplasia maligna tiver sido confirmado por meio de exame histopatológico e não existam indicações de outros tipos de procedimentos como cirurgia ou crioterapia, ou se a quimioterapia for um adjuvante a esses procedimentos, como no caso de osteossarcomas e hemangiossarcomas. É indicada para tumores com sensibilidade conhecida à quimioterapia como linfomas, mieloma múltiplo, tumor venéreo transmissível e como tratamento paliativo no caso de neoplasias metastáticas como carcinomas mamários. Para instituir a quimioterapia é necessário saber, também, a que tipo de agente o câncer é suscetível, e estabelecer parâmetros para que se possa avaliar a resposta ao tratamento.

Para avaliar essa resposta, é importante que se determine, por meio de exame físico e de exames complementares diversos, a extensão do câncer no organismo do animal. A extensão, isto é, o estadiamento clínico da neoplasia, pode ser determinada utilizando, para tumores sólidos, o sistema **TNM** (T = tumor; N = linfonodos regionais; M = metástases), de acordo com o tipo de tumor, publicado pela Organização Mundial da Saúde (OMS). O estadiamento clínico fornece dados referentes ao prognóstico, além de influenciar o tipo de tratamento a ser instituído.

Para a quimioterapia, as células que não estão em divisão têm menor importância, e a fração de crescimento das células tumorais em muito influencia sua suscetibilidade à quimioterapia. Como a maior parte dos agentes antineoplásicos atua nas células que estão sintetizando ativamente o DNA, fica claro que um tumor que contenha 5% de todas as células em replicação crescerá mais lentamente, mas será refratário ao tratamento. Paradoxalmente, tumores agressivos (como certos linfomas) que contêm grande proporção de células em divisão, regridem rapidamente com a quimioterapia, podendo permanecer em remissão por um longo período.

Os medicamentos usados na quimioterapia, de maneira geral, interferem na síntese de DNA, RNA, ou na replicação celular, levando à cessação da divisão ou à morte celular. Infelizmente, entretanto, esses efeitos não se restringem às células neoplásicas, sendo que a maior parte dos agentes antineoplásicos também atua nas células normais, principalmente aquelas que se dividem constantemente, como as de medula óssea, epitélios, gônadas e folículos pilosos (naqueles animais que apresentam pelos com crescimento contínuo).

Por isso, têm-se efeitos tóxicos característicos associados ao uso de agentes antineoplásicos, como:

- Alopecia em algumas raças caninas e queda das vibrissas dos gatos, devido a uma interferência na divisão das células do bulbo piloso (fase anagênica), nos folículos pilosos
- Alterações gastrintestinais, devidas principalmente à lesão do epitélio do trato gastrintestinal, levando a náuseas, vômitos, anorexia, diarreia e ulcerações em mucosas
- Mielossupressão e supressão da resposta imune, podendo ocorrer sangramentos devido a trombocitopenia, anemia e infecções secundárias
- Necrose tecidual, causada pelo extravasamento de alguns agentes antineoplásicos durante aplicação intravenosa.

Considerando-se as observações anteriores, para se indicar um tratamento quimioterápico adequado, alguns conceitos devem ser estabelecidos. São eles:

- **Índice terapêutico**: é a relação entre a dose do medicamento que produz efeito tóxico e a dose necessária para agir efetivamente sobre o tumor. Em quimioterapia, a dose efetiva é muito próxima da dose tóxica máxima tolerada pelo organismo
- **Fases do tratamento quimioterápico**: para os tumores considerados sólidos, geralmente com indicação de tratamento cirúrgico, a quimioterapia antineoplásica é feita com a aplicação de medicamentos em ciclos, com intervalo de 3 a 4 semanas. Para a maioria dos protocolos de tratamento nos casos de neoplasias hematopoéticas, podem-se estabelecer as seguintes fases:
  - Fase de indução da remissão: com o objetivo de se induzir a completa remissão do tumor, usa-se combinação de medicamentos de maneira mais agressiva e intervalos curtos de tempo entre as aplicações, dando tempo apenas para a recuperação dos tecidos sensíveis (medula óssea e trato gastrintestinal)
  - Fase de manutenção da remissão: com o objetivo de manter o tumor em remissão, usa-se um tratamento menos agressivo, com maior intervalo entre a aplicação dos medicamentos
  - Resgate: promover nova remissão em animais nos quais ocorreu a recidiva do tumor durante a fase de manutenção do tratamento. Dependendo do protocolo pode-se reinduzir com os mesmos medicamentos, ou mudar todo o esquema de antineoplásicos utilizado
- **Avaliação da resposta ao tratamento**: para isso considerar:
  - Remissão completa: ausência de tumor mensurável, após o início da quimioterapia, avaliada pelo exame físico e exames complementares de imagem
  - Remissão parcial: a redução do tumor foi maior que 50% e menor do que 100%

- **Doença estável**: redução do volume do tumor menor do que 50% ou aumento da massa em até 25%, sem aparecimento de novos focos
- **Doença progressiva**: aumento tumoral maior do que 25% ou surgimento de novos focos
- **Quimioterapia adjuvante**: iniciada após cirurgia ou radioterapia, geralmente quando o risco de recorrência ou metástase é muito alto
- **Quimioterapia neoadjuvante ou primária**: indicada para tratamento inicial em alguns casos de doença localizada, seguida por outro tipo de tratamento local como cirurgia ou radioterapia
- **Nadir leucocitário**: é o momento, após a aplicação dos quimioterápicos, em que a contagem de leucócitos (mais especificamente neutrófilos) encontra-se em seus níveis mais baixos.

Atualmente, alguns tipos de protocolos ainda preconizam a monoterapia, ou seja, a utilização de um único agente antineoplásico no tratamento de um tumor, entretanto, após Goldie e Coldman concluírem, em 1979, que as células tumorais desenvolvem resistência intrínseca decorrente de alterações genéticas – o que se reflete no fato de que, após a remissão, frequentemente ocorrem recidivas dos tumores –, postulou-se que o tratamento de indução da remissão deveria ser mais agressivo e usar diferentes tipos de medicamentos antineoplásicos para maximizar a morte celular, atingindo populações em diferentes fases do ciclo celular (poliquimioterapia ou quimioterapia combinada). A combinação desses antineoplásicos nos diversos protocolos de tratamento não é aleatória e obedece aos seguintes princípios: os agentes antineoplásicos devem ser efetivos contra o tumor isoladamente, promovendo remissão completa ou parcial, se utilizados como medicamento único; ter mecanismos de ação diferentes; preferencialmente não haver sobreposição de efeitos tóxicos (evitar associar dois agentes fortemente mielotóxicos); devem ser usados na dose máxima tolerada.

Em geral, a maioria dos protocolos de tratamento já estabelecidos são bem tolerados por cães e gatos, e menos de 1% dos animais morrem por efeitos tóxicos diretos dos quimioterápicos.

CLASSIFICAÇÃO, MECANISMO DE AÇÃO E POSOLOGIA DOS AGENTES ANTINEOPLÁSICOS

As doses dos agentes antineoplásicos são estabelecidas com base na área da superfície corpórea, isto é, em metros quadrados (m²). Essa medida pode ser obtida aplicando-se a fórmula:

$$\frac{K_m \times P^{2/3}}{10^4}$$

Em que K é constante para cada espécie (cão – 10,1; gato – 10; touro – 9,4; equino – 10,5; macaco – 11,8; rato – 9,5; camundongo – 7,9) e P é o peso expresso em gramas.

Os pesquisadores têm discutido a validade da dosificação de agentes antineoplásicos com base na área de superfície corpórea, que teoricamente refletiria de maneira mais fidedigna o metabolismo orgânico. Esses estudos têm mostrado que esse método talvez não seja o ideal para todos os pacientes veterinários, especialmente os gatos e cães de pequeno porte. A doxorrubicina é o melhor exemplo, já que se recomenda que cães com menos de 15 kg de peso e gatos tenham a dose do medicamento calculada com base em mg/kg de peso vivo; entretanto, até que estudos mais profundos sejam realizados, as doses da grande maioria dos agentes antineoplásicos continuam sendo calculadas com base na área de superfície corpórea.

Os Quadros 55.1 e 55.2 mostram a conversão do peso corpóreo, em kg, para m² de área superficial corpórea, facilitando o cálculo das doses indicadas nos demais Quadros. Ressalta-se que o emprego das doses recomendadas sempre deve ser acompanhado do monitoramento cuidadoso de cada animal e de sua condição clínica, fazendo-se as reduções e adaptações necessárias; entretanto, sabe-se que reduções aparentemente pequenas, como 20% da dose total, podem resultar em decréscimo de 50% na eficácia do medicamento, o que, em última análise, pode facilitar a ocorrência do fenômeno de resistência a múltiplas drogas (MDR) e diminuir a sobrevida do animal.

Os medicamentos antineoplásicos são basicamente divididos em dois grandes grupos: os que atuam em fases do ciclo celular e aqueles que atuam independentemente da fase em que a célula se encontra no ciclo celular. Nos próximos tópicos serão abordados com maiores detalhes os antineoplásicos mais utilizados em Medicina Veterinária.

Vale ressaltar que, com a evolução do conhecimento na área e de acordo com o autor, podem-se observar diferenças em algumas classificações de medicamentos

QUADRO 55.1

Conversão do peso (kg) para área superficial corpórea (m²), para cães.

kg	m²	kg	m²	kg	m²	kg	m²
0,5	0,064	18,0	0,694	36,0	1,101	54,0	1,443
1,0	0,101	19,0	0,719	37,0	1,121	55,0	1,461
2,0	0,160	20,0	0,744	38,0	1,142	56,0	1,478
3,0	0,210	21,0	0,769	39,0	1,162	57,0	1,496
4,0	0,255	22,0	0,785	40,0	1,181	58,0	1,513
5,0	0,295	23,0	0,817	41,0	1,201	59,0	1,531
6,0	0,333	24,0	0,840	42,0	1,220	60,0	1,548
7,0	0,370	25,0	0,864	43,0	1,240	61,0	1,565
8,0	0,404	26,0	0,886	44,0	1,259	62,0	1,582
9,0	0,437	27,0	0,909	45,0	1,278	63,0	1,599
10,0	0,469	28,0	0,931	46,0	1,297	64,0	1,616
11,0	0,500	29,0	0,953	47,0	1,302	65,0	1,633
12,0	0,529	30,0	0,975	48,0	1,334	66,0	1,649
13,0	0,553	31,0	0,997	49,0	1,352	67,0	1,666
14,0	0,581	32,0	1,018	50,0	1,371	68,0	1,683
15,0	0,608	33,0	1,029	51,0	1,389	69,0	1,699
16,0	0,641	34,0	1,060	52,0	1,407	70,0	1,715
17,0	0,668	35,0	1,081	53,0	1,425		

QUADRO 55.2
Conversão do peso (kg) para área superficial corpórea (m²), para gatos.

kg	m²	kg	m²	kg	m²
0,5	0,063	3,4	0,226	6,8	0,360
0,6	0,071	3,6	0,235	7,0	0,366
0,7	0,079	3,8	0,244	7,2	0,373
0,8	0,086	4,0	0,252	7,4	0,380
0,9	0,093	4,2	0,260	7,6	0,387
1,0	0,100	4,4	0,269	7,8	0,393
1,2	0,113	4,6	0,277	8,0	0,400
1,4	0,125	4,8	0,285	8,2	0,407
1,6	0,137	5,0	0,292	8,4	0,413
1,8	0,148	5,2	0,300	8,6	0,420
2,0	0,159	5,4	0,307	8,8	0,426
2,2	0,169	5,6	0,315	9,0	0,433
2,4	0,179	5,8	0,323	9,2	0,439
2,6	0,189	6,0	0,330	9,4	0,445
2,8	0,199	6,2	0,337	9,6	0,452
3,0	0,208	6,4	0,345	9,8	0,458
3,2	0,217	6,6	0,352	10,0	0,464

antineoplásicos. Isso ocorre porque alguns medicamentos apresentam mecanismos de ação que não permitem uma classificação bem definida em determinado grupo. De forma geral, os medicamentos antineoplásicos mais utilizados para a quimioterapia podem ser incluídos nos seguintes grupos: alquilantes, antimetabólitos, antimicrotúbulos, antibióticos, hormônios e outros agentes (derivados de platina, enzimas etc.).

Alquilantes

São medicamentos que atuam independentemente da fase do ciclo celular e que contêm grupos alquil (um radical que resulta da perda de um átomo de hidrogênio de um hidrocarboneto alifático), que se combinam prontamente com outras moléculas. Sua ação é dirigida ao DNA (bases púricas e pirimídicas) e, portanto, não têm ação seletiva sobre as células neoplásicas. São particularmente efetivos quando as células estão se dividindo ativamente, mas são capazes de atuar em células em repouso (G0). A alquilação do DNA pode produzir pontes entre grupos adjacentes da dupla-hélice, resultando em quebra da cadeia, depuração ou erros de codificação das sequências gênicas. Existem semelhanças entre os efeitos dos agentes alquilantes e os das radiações ionizantes e, por isso, alguns autores os denominam "radiomiméticos". Esses efeitos podem resultar em morte celular, mutagênese ou até mesmo em carcinogênese. Os agentes alquilantes usados como antineoplásicos pertencem às seguintes classes: mostardas nitrogenadas (ciclofosfamida, ifosfamida, clorambucila e melfalana), aziridinas (tiotepa e mitomicina C), alquilssulfonatos (bussulfan), nitrosureias (carmustina e lomustina) e derivados hidrazínicos (procarbazina e dacarbazina).

Ciclofosfamida

É o agente alquilante mais frequentemente utilizado, sendo indicado principalmente para o tratamento de neoplasias linfoides, sarcomas de tecidos moles e tumor venéreo transmissível. O medicamento é inativo e sofre hidroxilação no fígado pelas enzimas do citocromo P-450 (CYP2B), a metabólitos ativos. Um dos compostos produzidos, a aldofosfamida, elimina espontaneamente a acroleína, originando a fosforamida, que é o composto alquilante ativo. A alquilação do N-7 da guanina impede sua ligação com a citosina e favorece o emparelhamento incorreto com a timina, levando a apoptose. Cerca de 70% da ciclofosfamida é eliminada na urina sob a forma de metabólitos inativos. A acroleína também é eliminada na urina e junto à fosforamida são as principais moléculas envolvidas na irritação da mucosa da bexiga urinária, que pode culminar com os quadros de cistite hemorrágica observados em alguns animais durante o tratamento antineoplásico. Cuidados com o estado de hidratação do animal, aumento da ingestão de água e esvaziamento constante da bexiga urinária por 48 h após a administração do fármaco são essenciais para evitar a cistite.

O efeito mielotóxico produzido pela ciclofosfamida é considerado grave, com nadir leucocitário entre o 7º e o 10º dia pós aplicação.

As principais indicações para o uso de ciclofosfamida são neoplasias linfoides, tumor venéreo transmissível, sarcomas de tecidos moles e carcinomas, em combinação com a doxorrubicina. Além da utilização em protocolos de quimioterapia convencional, seu uso tem sido estudado em quimioterapia metronômica.

Clorambucila

Após administração oral, é rapidamente biotransformada à sua forma ativa e posteriormente eliminada sob a forma de metabólitos inativos na urina e nas fezes. É utilizada para o tratamento de linfomas, leucemias linfocíticas crônicas e mastocitoma. É bem tolerada pela maioria dos pacientes, com efeitos tóxicos mínimos, os quais incluem mielossupressão e vômitos ocasionais, sendo indicada como substituta da ciclofosfamida naqueles animais com cistite hemorrágica ou que apresentam vômitos incoercíveis.

Carmustina

É uma nitrosureia (2-cloroetilnitrosureia) e apresenta ação diferente dos alquilantes clássicos por interferir com a ligação no O-6 da guanina. A característica principal dessa classe de alquilantes é a lipossolubilidade e sua manutenção na forma essencialmente não ionizada em pH fisiológico, o que permite que esses medicamentos cruzem a barreira hematencefálica. É indicada principalmente em tumores cerebrais, como os gliomas e astrocitomas, e em metástases cerebrais de outros tipos de tumores, mas seu uso já foi também relatado em linfomas. Comparada a outros alquilantes, a carmustina é moderadamente tóxica e, embora a maior toxicidade esteja relacionada à medula óssea, promovendo no homem mielossupressão retardada com nadir entre 6 e 8 semanas, o mesmo parece não acontecer com os cães. Estudos realizados no Brasil verificaram a ocorrência do nadir leucocitário entre o 5º e o 8º dia, após uma única aplicação do agente. A fibrose pulmonar é relatada em seres humanos após tratamentos muito prolongados. A excreção é predominantemente renal, não sendo o seu uso indicado em nefropatas. A carmustina não deve ser administrada com outros medicamentos, como fenobarbital, que aumenta a depuração e diminui seus efeitos terapêuticos ou cimetidina, que é biotransformada pelo citocromo P-450 (CYPs) no fígado, interferindo na ação do medicamento. A aplicação é feita intravenosa protegendo-se o medicamento da degradação pela luz. Pode causar necrose tecidual se o extravasamento ocorrer durante a aplicação. O uso em gatos não é relatado.

Lomustina

Mecanismo de ação similar ao da carmustina. É utilizada por via oral, o que facilita a administração, e além das indicações de tumores cerebrais citadas para a carmustina, ela é usada em protocolo de resgate de linfomas e no tratamento de mastocitomas. Em cães, a dose indicada varia de 70 a 90 mg/m^2 e, em gatos, 50 a 60 mg/m^2 a cada 3 semanas, havendo estudos com a utilização de um comprimido de 10 mg por gato para facilitar a administração e diminuir riscos de corte o comprimido. É notada mielossupressão grave com nadir leucocitário entre 7 e 14 dias.

O Quadro 55.3 descreve as principais características dos agentes alquilantes usados como agentes antineoplásicos.

Antimetabólitos

São definidos como substâncias que apresentam semelhanças estruturais com aquelas necessárias para o funcionamento fisiológico das células, sendo, entretanto, suficientemente diferentes para interferir na utilização de metabólitos essenciais. Interferem também na função do DNA e do RNA, incorporando-se a eles em lugar dos nucleotídios (causando, portanto, alterações de transcrição e tradução) ou bloqueando mecanismos de biossíntese. Os antimetabólitos comumente utilizados são os análogos do ácido fólico, pirimidinas ou purinas. Sua ação é geralmente fase-específica, ou seja, no período de síntese de DNA (fase S do ciclo celular).

Metotrexato

Inibe a enzima di-hidrofolato redutase, impedindo a formação de tetra-hidrofolato que é necessário para a síntese de timidina e de certos aminoácidos. O agente adentra a célula tumoral pelo mesmo mecanismo de transporte ativo utilizado pelo folato reduzido. A eliminação ocorre por excreção renal. O medicamento é filtrado pelos glomérulos e secretado ativamente nos túbulos contornados proximais. Animais com disfunção renal devem ser avaliados cuidadosamente e, se não houver possibilidade de substituição, a dose do medicamento deve ser reduzida. A excreção renal é reduzida pelo uso de outros medicamentos como penicilinas, cefalosporinas e anti-inflamatórios não esteroidais. Em pacientes humanos utilizam-se doses altas de metotrexato seguida pelo uso de leucovorina, que compete com o metotrexato para entrar na célula, liberando o medicamento, principalmente das células normais, para a circulação. Deve-se tomar cuidado para não se usar dose excessiva de leucovorina, de forma a manter o efeito citotóxico do metotrexato nas células tumorais. O medicamento também pode ser utilizado no tratamento de

QUADRO 55.3

Características dos principais agentes alquilantes usados como antineoplásicos em Medicina Veterinária.

Agente	Especialidades farmacêuticas	Ciclo celular	Indicações	Posologia	Toxicidade
Ciclofosfamida	Genuxal® – drágeas de 50 mg; frascos-ampola de 200 mg e 1 g	Não específico	Neoplasias linforreticulares; carcinomas; sarcomas	50 mg/m^2, VO, 4 dias/semana, a cada 3 semanas Ou 200 a 300 mg/m^2, IV ou VO, 1 vez/semana, a cada 3 semanas	Leucopenia, trombocitopenia, esterilidade, náuseas, vômito, cistite hemorrágica, alopecia
Clorambucila	Leukeran® – comprimidos de 2 mg	Não específico	Neoplasias linfoides, principalmente leucemia linfocítica crônica; policitemia vera; mastocitoma – em substituição à ciclofosfamida em casos de cistite hemorrágica	Varia com o protocolo 1,4 mg/m^2, VO, diariamente Ou 20 mg/m^2 a cada 3 semanas em substituição à ciclofosfamida	Leucopenia leve, trombocitopenia, náuseas
Carmustina	Becenum® – frasco-ampola com 100 mg	Não específico	Neoplasias linforreticulares; mastocitoma; tumores do SNC	50 mg/m^2, IV lenta (40 a 60 min) a cada 6 semanas *Não foi estudado o uso em gatos*	Leucopenia, trombocitopenia, vômito, diarreia, alopecia, hiperpigmentação
lomustina	Citostal® – comprimidos de 10 e 40 mg	Não específico	Neoplasias linforreticulares; mastocitoma; tumores do SNC	Cão: 70 a 90 mg/m^2, VO, a cada 3 semanas Gato: 50 a 60 mg/m^2, VO, a cada 3 semanas	Leucopenia, trombocitopenia, vômito, alopecia

IV: intravenosa; SNC: sistema nervoso central; VO: via oral.

tumores ou metástases cerebrais por meio de aplicações intratecais. Em Medicina Veterinária, o metotrexato é usado mais frequentemente em doses baixas, como parte de um protocolo terapêutico combinado para o tratamento de linfomas caninos e felinos. Os principais efeitos colaterais são mielossupressão e toxicidade gastrintestinal, seguidos de alopecia temporária, febre e lesões em mucosas bucais.

5-fluorouracila

É inativa e depende de ativação intracelular para exercer os efeitos citotóxicos. A forma ativa é a fluorouridina trifosfato, que é incorporada ao RNA nuclear e citoplasmático e, por fim, ao DNA, resultando em alterações de síntese e funções. Pode ser administrada por via tópica, intralesional e intravenosa. Quando administrada por via intravenosa, rapidamente penetra nos tecidos, liquor e também se acumula em efusões pleurais e líquido ascítico. É indicada em protocolos quimioterápicos combinados para o tratamento de carcinomas e sarcomas, com resultados limitados. Os efeitos tóxicos ocorrem principalmente em medula óssea e trato gastrintestinal e dependem da dose e via de administração. É neurotóxica para gatos, não devendo ser administrada nesses animais.

Citarabina

Como outros análogos de nucleosídios, a citarabina adentra a célula usando os receptores de nucleosídios e é biotransformada formando aracitidina trifosfato que, quando incorporada ao DNA, é um potente inibidor da DNA polimerase, o que em última análise interfere no alongamento da cadeia de DNA. Como atua essencialmente na fase S do ciclo celular, a exposição prolongada ao medicamento, ou seja, a aplicação lenta ou em doses fracionadas permite que uma proporção maior de células entre na fase S e estejam sujeitas ao efeito citotóxico. Quando aplicada por via intramuscular (IM) ou subcutânea (SC) alcança níveis terapêuticos no liquor e sua eliminação se dá por via renal. Entretanto, a administração do medicamento em altas doses promove consequente toxicidade neurológica; logo, a via intratecal pode ser a mais recomendada se a indicação for o tratamento de tumores cerebrais.

Os principais efeitos tóxicos estão relacionados a mielossupressão, toxicidade gastrintestinal, neurológica e reações anafiláticas. É indicada principalmente para algumas leucemias, linfomas, principalmente linfomas renais em gatos, que apresentam grande ocorrência de metástases cerebrais.

Gencitabina

É um análogo da deoxicitidina. Apresenta atividade contra vários tumores sólidos humanos como pancreático, pulmonar, de mama, bexiga e ovário. Comparada à citarabina, seu espectro de atividade antitumoral é mais amplo, a despeito das similaridades na estrutura, no mecanismo de ação e na biotransformação. Parece ser bem tolerada por cães e gatos, sendo a toxicidade gastrintestinal o efeito colateral mais frequente. Como um antimetabólito, indica-se a administração intravenosa lenta, por pelo menos 30 min, e aplicada a cada 2 semanas. Existem poucos relatos de seu uso em animais, mas foi obtida boa resposta ao tratamento em alguns casos de linfoma e carcinoma perianal.

O Quadro 55.4 descreve as principais características dos antimetabólitos usados como agentes antineoplásicos.

QUADRO 55.4

Características dos principais antimetabólitos usados como agentes antineoplásicos em Medicina Veterinária.

Agente	Especialidades farmacêuticas	Ciclo celular	Indicações	Posologia	Toxicidade
Citarabina (arabinosídio de citosina)	Aracytin® – frascos-ampola de 100 e 500 mg e de 1 e 2 g	Específico para fase S	Neoplasias linfoides e mieloides (leucemias linfocítica e granulocítica agudas, linfomas)	150 mg/m², SC sid, 2 dias (gatos), e bid por 2 dias, ou sid por 4 dias em cães Ou 600 mg/m², IV, semanal para cães	Leucopenia, trombocitopenia, anorexia, vômito, diarreia
Metotrexato (MTX)	Metotrexato® – comprimidos de 2,5 mg; ampolas de 50 mg e 250 mg	Específico para fase S	Neoplasias linfoides e mieloides, tumor venéreo transmissível, tumor das células de Sertoli, osteossarcoma	2,5 mg/m², VO, 3 dias alternados/semana; ou 15 a 25 mg/m², IV, a cada 2 a 3 semanas 0,6 a 0,8 mg/kg VO ou IM	Leucopenia, náuseas, vômitos, anemia, lesões orais, necrose de túbulos renais (em altas doses)
5-fluorouracila	Fluoruracil®/Fauldfluor® – frascos-ampola de 250 e 500 mg e 2,5 g Creme Efurix®	Específico para fase S	Carcinomas: mamas, trato gastrintestinal, pulmões, fígado, cutâneos	150 mg/m², IV semanalmente Não usar em gatos	Leucopenia leve, trombocitopenia Cães: ataxia cerebelar
6-mercaptopurina	Purinethol® – comprimidos de 50 mg	Específico para fase S	Leucemia linfocítica aguda, leucemia granulocítica	50 mg/m² VO diariamente até o efeito desejado	Leucopenia, trombocitopenia, anemia, hepatopatias, alopecia, hiperpigmentação

IM: intramuscular; IV: intravenosa; sid: 1 vez/dia; SC: subcutânea; VO: via oral.

Antimicrotúbulos

São utilizados como agentes antineoplásicos por interromperem a divisão celular na metáfase, interferindo nos microtúbulos que formam os fusos, responsáveis pela mobilização dos cromossomos. Ligam-se à tubulina, levando à sua cristalização e à consequente dissolução do fuso mitótico, sendo, portanto, agentes específicos da fase mitótica do ciclo celular. Incluem três classes de antineoplásicos: os alcaloides da vinca (vincristina, vimblastina, vindesina e vinorelbina), os taxanos (docetaxel e paclitaxel) e os derivados da epipodofilotoxina (etoposídeo e teniposídeo). Alcaloides são substâncias orgânicas e básicas encontradas em plantas. Os alcaloides da vinca são extraídos da planta *Vinca rosea*, sendo seus representantes principais a vincristina e a vimblastina. Além da atuação sobre o fuso mitótico, os **alcaloides da vinca** inibem a síntese de ácidos graxos e de proteínas. Os alcaloides da vinca são potentes vesicantes e podem causar necrose tecidual se o extravasamento ocorrer durante a aplicação.

Vincristina

É o agente antineoplásico mais utilizado em Medicina Veterinária. Após aplicação intravenosa, o medicamento liga-se a proteínas e a outros elementos sanguíneos como as plaquetas, o que impede que ocorra a passagem pela barreira hematencefálica. É biotransformada pelas enzimas CYP hepáticas e excretada pelas vias biliares, logo, doenças hepáticas graves contraindicam seu uso.

A vincristina induz mielotoxicidade não cumulativa, com nadir leucocitário entre 7 e 9 dias; pode levar a alopecia e alterações gastrintestinais causadas por disfunção autonômica, como constipação intestinal e dor abdominal e, menos frequentemente, diarreia, náuseas e vômitos. Induz neurotoxicidade caracterizada por uma polineuropatia periférica, decorrente da alteração do transporte axonal devido à interferência na função dos microtúbulos nesses axônios. Alterações graves não são frequentes e a transmissão dos impulsos nervosos volta ao normal com a suspensão do uso do agente. A trombocitopenia não costuma ser problema nos tratamentos com vincristina, visto que esse medicamento atua nos megacariócitos, aumentando a fragmentação citoplasmática e elevando o número de plaquetas circulantes.

A vincristina tem sido usada em monoterapia ou protocolos combinados em neoplasias linfoides, leucemias, tumor venéreo transmissível, sarcomas de tecidos moles e também trombocitopenias de causa não determinada.

Vimblastina

Tem farmacologia similar à da vincristina, é biotransformada no fígado e excretada nas fezes, entretanto, parece induzir neutropenia mais grave com nadir 4 a 9 dias após o tratamento. É indicada no tratamento de mastocitomas e em linfomas, em substituição à vincristina naqueles animais com neuropatia periférica.

Paclitaxel

Além de bloquear a formação do fuso mitótico, os taxanos têm atividade antiangiogênica. Em Medicina Veterinária seu uso é pouco frequente e principalmente voltado ao tratamento de sarcomas metastáticos e carcinomas mamários, sendo especialmente ativo nas neoplasias mamárias. O nadir leucocitário ocorre entre 3 e 5 dias. Em cães e gatos a aplicação do medicamento pode levar a reações de hipersensibilidade, que podem ser graves, com quadros neurológicos e cardiovasculares. Essas reações estão associadas possivelmente à ativação do sistema complemento e devem-se, em grande parte, ao cremofor, utilizado como solubilizador não iônico e emulsionante, que permite a diluição do medicamento. Recomenda-se aplicação prévia de difenidramina e dexametasona 60 min antes da aplicação do antineoplásico, mas, ainda assim, há relatos de 64% de ocorrência de reações. Por conta dessas reações, recentemente tem sido estudada a eficácia de formulações de paclitaxel livres de cremofor, para uso específico em Medicina Veterinária, sendo que pelo menos um produto já apresenta aprovação pela Food and Drug Administration (FDA) dos EUA.

O Quadro 55.5 descreve sucintamente os agentes antimicrotúbulos utilizados como antineoplásicos.

QUADRO 55.5

Características dos principais agentes antimicrotúbulos usados como antineoplásicos em Medicina Veterinária.

Agente	Especialidades farmacêuticas	Ciclo celular	Indicações	Posologia	Toxicidade
Vincristina	Fauldvincri®/Tecnocris®/Vincizina® – frasco-ampola de 1 mg/1 mℓ	Específico para fase de mitose (M)	Tumor venéreo transmissível, linfomas, tumores sólidos, carcinomas e sarcomas	0,5 a 0,75 mg/m^2, IV, semanalmente, ou a cada 2 a 3 semanas de acordo com o protocolo (cães e gatos)	Anorexia, constipação, diarreia, neuropatia periférica
Vimblastina	Velban® – frasco ampola de 10 mg	Específico para fase de mitose (M)	Linfomas, mastocitomas	2 mg/m^2, IV, semanalmente, ou a cada 2 semanas (cães e gatos)	Leucopenia, por 5 a 10 dias, com recuperação em 7 a 14 dias, náuseas, vômito, trombocitopenia
Paclitaxel	Taxol® – ampolas de 30, 100 e 300 mg	Específico para a fase de mitose	Sarcomas, carcinomas	165 mg/m^2, IV lenta (solução salina a 0,9%, 0,7 mg/mℓ) a cada 3 semanas (cães); 5 mg/kg, IV lenta, a cada 3 semanas (em estudo para gatos) Pré-tratamento com dexametasona e difenidramina	Mielossupressão, anafilaxia

IV: intravenosa.

Antibióticos antitumorais

Os antibióticos usados como agentes antineoplásicos são produtos da fermentação natural de várias espécies do gênero *Streptomyces*. Alguns antibióticos que sabidamente têm atuação como citocidas (morte celular) ou citostáticos (interferência no crescimento celular) para microrganismos podem apresentar também alguma atuação como agentes antineoplásicos. Em Medicina Veterinária os mais utilizados são as antraciclinas (doxorrubicina, daunorrubicina, epirrubicina e idarrubicina), a actinomicina D, a mitoxantrone e a bleomicina.

Antraciclinas

São medicamentos que atuam independentemente da fase do ciclo celular. Pode-se afirmar que as antraciclinas estão entre os medicamentos antineoplásicos mais utilizados hoje em dia, e a **doxorrubicina** é a mais utilizada em Medicina Veterinária. Esses medicamentos apresentam anel de antraciclina em sua estrutura e intercalam-se entre pares de nucleotídios da dupla fita do DNA; seguem-se alterações conformacionais do DNA e interferência na transcrição e na replicação da molécula. Além dessa atividade, as antraciclinas produzem radicais livres altamente reativos, capazes de lesar membranas celulares e o DNA e, além disso, inibem a topoisomerase II alfa pela estabilização do complexo de clivagem ou inibição das helicases.

As antraciclinas ligam-se às proteínas plasmáticas (75 a 80%) e entram nas células por difusão passiva, atingindo concentrações 10 a 500 vezes maiores que as extracelulares. A depuração ocorre predominantemente por biotransformação hepática e excreção biliar, sendo a excreção renal muito baixa, por isso as doses devem ser reduzidas em animais com disfunções hepáticas.

Com relação aos efeitos tóxicos, além da mielossupressão e da possibilidade de reação anafilática pela degranulação de mastócitos, o mais conhecido é a cardiotoxicidade induzida pela doxorrubicina em cães. Os radicais livres produzidos são os responsáveis por essa atividade e, tendo a musculatura cardíaca baixa concentração das enzimas catalase, superóxido dismutase e glutationa peroxidase, não existe defesa contra a atuação dos radicais livres, ocorrendo necrose celular, o que leva a uma limitação na dose máxima a ser administrada durante todo o tratamento quimioterápico (180 a 240 mg/m^2 para felinos e 270 mg/m^2 para cães). Existem diferenças estruturais nas diversas antraciclinas. Assim, a doxorrubicina difere da daunorrubicina pela presença de um grupo hidroxila no carbono 14 e a epirrubicina é um epímero da doxorrubicina, diferindo somente na orientação do grupo hidroxila no carbono 4 do açúcar (daunosamina). Essa pequena mudança estrutural reduz em muito os efeitos cardiotóxicos da epirrubicina em comparação à doxorrubicina, mantendo a atividade antitumoral. Idarrubicina é um análogo da daunorrubicina que perde um grupo metila (metóxi) no carbono 4, tornando-a mais lipofílica. Importante ressaltar que essas três últimas antraciclinas, embora menos cardiotóxicas, podem promover nefrotoxicidade.

De modo geral, quando extravasadas durante a injeção intravenosa, as antraciclinas causam grave necrose.

Actinomicina D ou dactinomicina

Foi o primeiro antibiótico isolado das espécies de *Streptomyces*. Atua formando complexos estáveis com o DNA, intercalando-se entre bases adjacentes de guanina e citosina. Em consequência, há interferência na transcrição do DNA. É uma substância que age especificamente nas fases G1 e S do ciclo celular, afetando tumores com fração de crescimento alta. É eficaz contra vários tumores de partes moles, em seres humanos principalmente nas neoplasias mamárias; em Medicina Veterinária, em linfomas mais resistentes a outros tratamentos.

O maior efeito colateral é a mielossupressão, seguida de alterações gastrintestinais e alopecia.

Mitoxantrona

É uma antracenediona desenvolvida sinteticamente com o objetivo de se produzir um composto similar às antraciclinas, porém sem a potencial cardiotoxicidade. Seu maior efeito colateral é a mielotoxicidade, mas, embora seja muito menos tóxica do que a doxorrubicina, seu espectro de atividade antitumoral parece ser mais limitado. A depuração também é diminuída na presença de disfunções hepáticas. É utilizada frequentemente em substituição à doxorrubicina, quando o animal está próximo de receber a dose máxima.

Bleomicina

Consiste em uma família de peptídios bioativos que contêm ácido bleomicínico. Apesar de apresentar mecanismo ainda pouco conhecido, a bleomicina liga-se ao DNA, resultando na quebra de uma ou ambas as fitas dessa molécula, com as consequentes fragmentação cromossômica, deleções e fendas. Atua especificamente nas fases G2 e M do ciclo celular. Pode ser usada em aplicação intramuscular, subcutânea, intravenosa ou intralesional. Sua eliminação ocorre primariamente por via renal; assim sendo, as doses devem ser reduzidas em animais com disfunções renais. Em Medicina Veterinária, tem sido indicada no tratamento de carcinoma epidermoide em cães e gatos, sem grande sucesso e também como coadjuvante no tratamento de linfomas. A bleomicina apresenta, ainda, a vantagem de não ser tóxica para a medula óssea, mas em pessoas pode ocorrer toxicidade pulmonar. A dose cumulativa máxima para gatos é de 200 mg/m^2.

O Quadro 55.6 descreve sucintamente as principais características dos antibióticos usados como agentes antineoplásicos.

Hormônios

A terapia hormonal é provavelmente uma das mais antigas para o controle do câncer. Os hormônios podem produzir remissão de certas neoplasias, aliviando também as síndromes paraneoplásicas consequentes a elas. Os mais utilizados são os esteroidais, incluindo os **glicocorticoides**. Em Medicina Veterinária não são usados andrógenos, estrógenos e progestógenos. Os glicocorticoides têm mostrado bons resultados no tratamento de neoplasias hematopoéticas, linfoides e mastocitomas. Apresentam citotoxicidade para as células neoplásicas por mecanismos ainda pouco compreendidos. Em algumas situações, os estrógenos

QUADRO 55.6

Características dos principais antibióticos usados como agentes antineoplásicos em Medicina Veterinária.

Agente	Especialidades farmacêuticas	Ciclo celular	Indicações	Posologia	Toxicidade
Actinomicina-D	Cosmegen® – frasco-ampola de 0,5 mg	Não específico	Linfomas, carcinomas, sarcomas	0,5 a 0,8 mg/m² IV, a cada 2 a 3 semanas	Leucopenia, vômitos, anorexia
Doxorrubicina	Adriblastina/Doxina/Doxorrubicina/Rubex/Frasco-ampola de 10, 20, 50 mg	Não específico	Linfomas, carcinomas, sarcomas, como parte do protocolo ou como agente único	Cães: abaixo de 10 kg, 1 mg/kg; acima de 10 kg, 30 mg/m², IV, a cada 3 semanas (não exceder 270 mg/m²) Gatos: 25 mg/m² ou 1 mg/kg, a cada 3 semanas	Leucopenia, trombocitopenia, náuseas, vômito, reações anafiláticas, toxicidade ao miocárdio, realizar ecocardiograma prévio e como monitoramento durante o tratamento
Mitoxantrona	Novantrone/Mitoxantrona	Não específico	Linfomas, carcinomas, sarcoma e em substituição à doxorrubicina em casos de toxicidade miocárdica	5,5 mg/m² para cães; 6,5 mg/m² para gatos, a cada 3 semanas	Leucopenia, vômito, diarreia
Bleomicina	Blenoxane® – frasco-ampola com 15 unidades	G2 e M	Carcinoma espinocelular; linfomas	Gatos: 0,3 a 0,5 U/kg semanalmente IM, SC, IV (1 U/minuto) Cães: 10 U/m² IV ou SC uma vez ao dia por 3 a 4 dias e depois semanalmente até dose máxima de 125 a 200 mg/m² nas duas espécies	Reações alérgicas, leucopenia, fibrose pulmonar

IM: intramuscular; IV: intravenosa; SC: subcutânea.

foram recomendados no passado, para reduzir o volume do tumor em carcinomas hepatoides e facilitar a cirurgia, mas devido aos riscos graves de mielossupressão, eles são apenas indicados, e com ressalvas, naqueles casos em que o proprietário não admite a castração.

Prednisona/prednisolona

Ligam-se a receptores citoplasmáticos e inibem a síntese de DNA. São biotransformadas no fígado e excretadas pela urina. A prednisona é biotransformada no fígado à sua forma ativa, a prednisolona. A dose efetiva em quimioterapia é de 2 mg/kg/dia ou 40 mg/m². A dose é gradualmente reduzida em protocolos combinados. Além das indicações já citadas, podem ser utilizadas em neoplasias intracranianas, insulinoma, e para reduzir as manifestações de síndromes paraneoplásicas. Como efeitos tóxicos, podem levar ao hiperadrenocorticismo iatrogênico, com toda sua plêiade de sintomas, além de ulceração gastrintestinal, por isso preferencialmente não devem ser usadas em combinação com anti-inflamatórios não esteroidais. No caso dos gatos, recomenda-se o uso de prednisolona na dose máxima de 50 mg/m².

O Quadro 55.7 descreve sucintamente os hormônios como agentes antineoplásicos.

QUADRO 55.7

Características dos principais hormônios usados como agentes antineoplásicos em Medicina Veterinária.

Agente	Especialidades farmacêuticas	Indicações	Posologia	Toxicidade
Prednisona	Meticorten® – comprimidos de 5 e 20 mg	Neoplasias linfoides, mastocitomas, neoplasias cerebrais	40 mg/m², VO, diariamente por uma semana; reduzir para 10 a 20 mg/m² diariamente ou em dias alternados	Pancreatite, diarreia, síndrome semelhante à de Cushing quando o tratamento for prolongado
Metilprednisolona	Depo-medrol® – frasco-ampola de 40 mg/mℓ	Neoplasias linfoides, mastocitomas, neoplasias cerebrais	40 mg/m², SC, a cada 15 dias	
Dexametasona	Dexametasona®/Azium® – injetável 2 mg/mℓ Decadron® – 2 ou 4 mg/mℓ, comprimidos 0,5 mg	Neoplasias linfoides, neoplasias cerebrais, mastocitoma	5 a 20 mg intralesional, ou 1 mg/kg/semana a cada 3 semanas	

SC: subcutânea; VO: via oral.

Outros medicamentos

Aqui são incluídos medicamentos que não apresentam características em comum, exceto por serem utilizados como agentes antineoplásicos.

L-asparaginase

Enzima que converte o aminoácido não essencial asparagina em ácido aspártico e amônia, impedindo sua utilização em animais com neoplasias linfoides, como linfomas e leucemias. Embora as células normais sejam hábeis na síntese de asparagina a partir do ácido aspártico por meio da asparagina sintetase, as células tumorais não apresentam essa enzima e dependem de fonte externa de asparagina para sua sobrevivência. A atividade inibitória dessa enzima parece ser máxima na fase G1 do ciclo celular. Como não é absorvida pelo trato gastrintestinal, deve ser administrada por via intravenosa ou intramuscular. Por se tratar de uma proteína, podem ocorrer reações anafiláticas; por isso, recomenda-se que a aplicação seja feita preferencialmente por via intramuscular. Esse medicamento não deve ser usado por mais de 3 aplicações, haja vista a grande possibilidade de reações de hipersensibilidade. A L-asparaginase é indicada na fase de indução da remissão no tratamento de linfomas em cães e gatos.

Cisplatina

É um composto inorgânico que apresenta platina em sua molécula e se intercala no interior e entre as fitas do DNA, interagindo principalmente com o N-7 da guanina e da adenosina, formando uma variedade de adutos mono- ou bifuncionais que, em última análise, impedem as funções de transcrição e replicação, inativando o DNA, sendo, por isso, em algumas situações classificado no grupo de alquilantes. Após aplicação intravenosa, o medicamento liga-se a proteínas plasmáticas e rapidamente distribui-se para o fígado, os intestinos e os rins. Em 1 h, apenas 10% do agente são detectados no plasma. A excreção é dependente da função renal; apenas uma pequena porcentagem é excretada pela bile, sendo, portanto, considerada muito nefrotóxica. Além da nefrotoxicidade relatam-se ototoxicidade, náuseas, vômito, neuropatia e mielossupressão.

É uma substância comumente utilizada no tratamento de osteossarcomas, mostrando também atividade contra linfomas e alguns carcinomas. Extremamente tóxica para gatos, o uso da cisplatina é contraindicado nessa espécie, na qual o uso intravenoso pode levar a edema pulmonar e efusão pleural fatais.

No cão, recomenda-se a aplicação de solução salina fisiológica para hidratar o paciente antes da aplicação; aplicar a cisplatina diluída, continuar a infusão de solução fisiológica após a aplicação do medicamento, monitorando a produção de urina.

Carboplatina

A substituição de um grupo cloreto da cisplatina, resultou em um composto mais estável e com necessidade de concentração 20 a 40 vezes maior nas células para se obterem níveis equivalentes de adutos observados com a cisplatina. A carboplatina apresenta conversão mais lenta a espécies reativas e, como consequência, observa-se menor nefrotoxicidade, com a manutenção dos efeitos mielotóxicos, mas mantendo atividade antitumoral equivalente. De modo geral, a carboplatina induz menos vômito, neurotoxicidade e nefrotoxicidade do que a cisplatina, podendo inclusive ser utilizada em gatos.

A aplicação de carboplatina é mais simples, devendo ser diluída em soluções livres de cloreto, por um período de aproximadamente 30 min.

O Quadro 55.8 mostra as características de alguns desses outros medicamentos usados como antineoplásicos em Medicina Veterinária.

QUADRO 55.8

Características de outros medicamentos usados como agentes antineoplásicos em Medicina Veterinária.

Agente	Especialidades farmacêuticas	Ciclo celular	Indicações	Posologia*	Toxicidade
L-asparaginase	Elspar® – frasco-ampola de 10.000 UI	Específico fase G1	Neoplasias linfoides	10.000 a 30.000 U/m² SC, IM, IP, VO, a cada 1 a 4 semanas	Anafilaxia, coagulopatias, pancreatite, heptopatia
Cisplatina	Platistine®/Platiran® – frascos-ampola de 10/50 e 100 mg	Não específico	Linfomas, carcinomas, osteossarcoma	60 mg, IV, durante 6 h, em 10 g de manitol em solução NaCl 0,9%. Fazer pré-tratamento com solução salina 0,9% por 18 a 24 h. Após a diurese da solução NaCl 0,9%, iniciar a infusão IV com 0,5 g de manitol 20%/kg, durante 30 minutos. Após a terapia, administrar 1,5 vez a dose de manutenção com solução NaCl 0,9%, por 6 h	Náuseas, vômito, toxicidade renal, toxicidade para medula óssea. *Não recomendado o uso em gatos*
Carboplatina	Paraplatin®/Platamine® – frascos-ampola com 50/150 ou 450 mg	Não específico	Carcinomas, sarcomas, linfomas	300 mg/m², IV (aplicação em 10 minutos) a cada 3 semanas. Cão: 200 a 220 mg/m², a cada 3 a 4 semanas. Gato: IV lenta	Mielossupressão. Nadir entre 7 a 14 dias no cão e até 21 dias no gato

IM: intramuscular; IP: intraperitoneal; IV: intravenosa; SC: subcutânea; VO: via oral.

NOVAS PERSPECTIVAS PARA O TRATAMENTO CONTRA O CÂNCER

É importante ressaltar que a evolução dos conhecimentos relacionados à biologia celular nos últimos anos, a compreensão dos eventos moleculares e de sinalização que são críticos na proliferação e a diferenciação das células neoplásicas têm possibilitado o desenvolvimento de novos medicamentos. Com o rápido avanço na descoberta de oncogenes expressos em células de tumores malignos, as alterações na expressão e modulação desses genes e suas proteínas e a farmacogenômica criou-se a possibilidade da utilização de um novo tipo de tratamento. Esse novo tipo de quimioterapia é chamado "terapia-alvo" ou "terapia gênica" e tem como objetivo o uso de medicamentos mais específicos para atuar nas células tumorais, diminuindo a toxicidade ocasionada pelo tratamento nas células normais e, consequentemente, os efeitos adversos. Em geral, esses novos medicamentos são usados em conjunto com a quimioterapia tradicional. A seguir, são apresentados alguns exemplos, considerando suas particularidades.

Inibidores de tirosinoquinase

Tirosinoquinases são proteínas que fosforilam outras proteínas nos resíduos de tirosina e representam papel-chave na sinalização celular, regulando a proliferação e a diferenciação. Esse processo inicia-se em resposta à sinalização externa gerada por fatores de crescimento ou outros estímulos que iniciam a cascata de fosforilação da tirosina, por meio de receptores tirosinoquinase, que, sob a forma de monômeros, localizam-se na superfície celular. A ligação de fatores de crescimento resulta em dimerização e autofosforilação, seguida da fosforilação de outras proteínas. Exemplos de receptores tirosinoquinase incluem Kit, Met, Axl, o fator de crescimento epidérmico (EGFR) e o fator de crescimento endotelial vascular (VEGFR).

Tanto em seres humanos quanto em animais, as tirosinoquinases estão ativadas de forma anormal nas neoplasias malignas, seja por mutação, superexpressão, proteínas de fusão geradas a partir de translocação cromossômica ou outros mecanismos. O resultado é a persistência da sinalização celular desregulada, induzindo intensa proliferação celular, além da diminuição da apoptose.

A partir desse conhecimento, foram desenvolvidos medicamentos "desenhados" especificamente para ligação e consequente inibição da atividade desses receptores. Ainda não existem muitos produtos desenvolvidos em Medicina Veterinária e nem todos aqueles desenvolvidos para seres humanos apresentam a mesma atividade em animais, sendo necessário também ressaltar o custo, muitas vezes proibitivo. Várias questões ainda precisam ser respondidas, como, por exemplo, determinar quais são de fato as neoplasias suscetíveis e o regime terapêutico que controle a toxicidade.

Toceranibe

O fosfato de toceranibe é comercializado no Brasil como um medicamento antineoplásico veterinário conhecido como Palladia® (comprimidos de 10 mg, 15 mg e 50 mg). É indicado para o tratamento de cães diagnosticados com mastocitomas cutâneos recidivantes de grau II ou III (classificação de Patnaik), com ou sem o envolvimento dos linfonodos regionais. Apresenta potente ação inibidora das vias de sinalização dos receptores VEGFR2, PDGFR2 e Kit, tendo atividade tanto antiangiogênica quanto antitumoral. Administrado por via oral, tem meia-vida longa, o que permite a administração em dias alternados, alto volume de distribuição, depuração hepática, e a excreção é predominantemente intestinal. Como grande proporção de cães com mastocitoma apresenta mutação de Kit, boa resposta pode ser observada no tratamento desses animais, entretanto, tem sido observado que mesmo cães sem mutação de Kit e mesmo outras neoplasias podem se beneficiar do uso do toceranibe, por seu efeito em VEGFR e PDGFR. Existem estudos também sobre o uso associado a inibidores de ciclo-oxigenase 2 (COX-2). A dose inicial é de 3,25 mg/kg, por via oral, em dias alternados e reduções de dose de 0,5 mg/kg (até a dose mínima de 2,2 mg/kg em dias alternados), e interrupções de tratamento (interrupção de Palladia® por até duas semanas) podem ser utilizadas, se necessário, para tratamento de efeitos adversos. Os efeitos adversos mais comumente observados durante os estudos clínicos foram gastrintestinais (diarreia, perda de apetite, perda de peso, sangue nas fezes, letargia e êmese), tendo sido, na maioria dos pacientes, brandos e temporários. O efeito adverso grave de ulceração gastrintestinal foi raramente observado. Caso o paciente apresente hipertensão sistêmica, deve ser realizado acompanhamento mais rigoroso, uma vez que os inibidores da via VEGF diminuem a produção de óxido nítrico, uma molécula vasodilatadora potente e que desempenha um papel relevante na manutenção do tônus vascular normal. Como interação medicamentosa, os fármacos inibidores de citocromo CYP3A4 (p. ex., cetoconazol, itraconazol, fluconazol) aumentam os níveis plasmáticos de toceranibe. Não é indicado para cães com menos de 2 anos, cães até 3 kg, cadelas prenhes ou em aleitamento. Por questões de segurança deve-se advertir cuidado ao manusear os comprimidos de Palladia® e ao limpar os dejetos do paciente (recomenda-se o uso de luvas).

Imatinibe

Desenvolvido para uso humano, é um análogo que inibe, por um mecanismo de competição, o local de ligação do ATP da Bcr-Abl tirosinoquinase, uma alteração expressa no caso da leucemia mieloide crônica, com a formação do gene Philadelphia. É o tratamento de escolha para a leucemia mieloide crônica e tumores do estroma gastrintestinal (GIST) humanos que expressam c-Kit. É bem absorvido após administração oral e não deve ser administrado concomitantemente a outros medicamentos que são biotransformados via CYPs hepáticas, o que resulta em sua inativação. Em cães foi utilizado no tratamento de mastocitomas, mas pode promover hepatotoxicidade, levando ao aumento acentuado de alanina aminotransferase e fosfatase alcalina e à descontinuidade do tratamento. Em gatos parece ter menor toxicidade, embora os estudos apresentem número pequeno de animais.

Masitinibe

Liga-se seletivamente aos receptores Kit, PDGFR, FGFR3 e FAK. É bem absorvido por via oral, liga-se rapidamente a proteínas plasmáticas e também é rapidamente eliminado, com 90% de excreção intestinal. Em seres humanos, inibe seletivamente algumas CYPs, entre elas a CYP3A4, sendo recomendado cuidado para avaliar possíveis interações medicamentosas quando de seu uso. Tem sido usado para o tratamento de mastocitomas caninos, que caracteristicamente apresentam alterações na expressão do oncogene Kit, que também é considerado um marcador específico para esses tumores originários de mastócitos. No estudo realizado por Hahn et al. (2008), o masitinibe foi considerado seguro e efetivo para o tratamento dos mastocitomas, retardando a progressão de tumores de graus II ou III, recorrentes ou não operáveis.

Anticorpos monoclonais (mAbs)

Os estudos iniciais tiveram por objetivo desenvolver um tratamento direcionado a alvos específicos com base nas diferentes propriedades biológicas e estruturais que distinguiam a célula neoplásica de uma célula normal. Anticorpos monoclonais são advindos de um único clone de linfócitos B, que é selecionado e replicado inúmeras vezes; mas havia a dificuldade de manutenção dessas células normais para a produção dos anticorpos. A tecnologia do hibridoma mudou essa condição e permitiu a produção dos monoclonais em escala.

O princípio do tratamento com o uso de anticorpos pode ser dividido em duas categorias: o primeiro refere-se ao bloqueio de uma interação ligante-receptor alterando um sinal de transdução e prevenindo a clivagem enzimática de proteínas da superfície celular ou o desencadeamento de uma resposta imune contra a célula-alvo por meio da citotoxicidade anticorpo dependente ou por lise mediada por complemento. A segunda seria a possibilidade de o anticorpo, após a ligação, liberar radionucleotídios ou quimioterápicos para dentro da célula tumoral.

Os primeiros anticorpos monoclonais foram desenvolvidos em camundongos e os pacientes desenvolveram defesa imunológica contra esses anticorpos de camundongos, o que limitou a eficácia do tratamento. Os anticorpos foram então "humanizados", em um processo para alterar a molécula e diminuir as reações imunológicas. Atualmente, vários anticorpos são liberados para uso em seres humanos. Dois dos mais utilizados são o trastuzumabe (Herceptin®) e o rituximabe (MabThera®).

O trastuzumabe (Herceptin®) é um anticorpo contra HER2, que é o receptor tipo 2 do fator de crescimento epidérmico humano. O gene *HER2* – responsável pela produção da proteína HER2, uma proteína transmembrânica com atividade tirosinoquinase – é um proto-oncogene e está superexpresso em determinados cânceres de mama. A superexpressão leva ao aumento da proliferação celular. Estudos em neoplasias mamárias em cães e gatos já detectaram a expressão do gene e da proteína, entretanto não existe um anticorpo espécie-específico para cães e gatos.

Quanto ao rituximabe, trata-se de um anticorpo contra a proteína CD20 expressa pelos linfócitos B. Seu uso é indicado em linfomas do tipo não Hodgkin de células B e também em doenças imunomediadas, em que existe a alta produção de anticorpos por células B. A introdução desse anticorpo nos protocolos de tratamento para linfoma aumentou consideravelmente a sobrevida dos pacientes. Embora os linfócitos de cães expressem a proteína CD20, seu domínio externo não é similar ao da proteína humana, o que, somado ao fato de o anticorpo disponível no mercado ser humanizado, indicou a necessidade do desenvolvimento de um anticorpo espécie-específico. Dessa forma, foi desenvolvido e encontra-se em estudo o anticorpo anti-CD20 canino indicado para tratamento de linfomas B. Outros anticorpos, a exemplo do anti-CD52, também encontram-se em estudo.

Quimioterapia metronômica

A quimioterapia metronômica é uma nova modalidade de tratamento das neoplasias que se baseia na administração de baixos e contínuos níveis circulantes dos medicamentos antineoplásicos, garantindo efeitos citotóxicos, antiangiogênicos e imunomoduladores, além de proporcionar baixos índices de efeitos adversos e de resistência aos quimioterápicos.

A quimioterapia metronômica foi proposta pela primeira vez em 2000, por Hanahan et al., com base na publicação prévia de dois estudos em modelos de roedores, respectivamente por Klement et al. (2000) e Browder et al. (2000), em que se obteve sucesso com o uso de antineoplásicos em baixas doses de forma contínua. Outras designações definidas para essa nova abordagem são: quimioterapia contínua em baixas doses ou quimioterapia antiangiogênica.

Em Oncologia Veterinária, o conceito de quimioterapia metronômica é ainda recente e os estudos disponíveis são poucos e preliminares. Enquanto a abordagem com quimioterapia clássica tem como finalidade administrar ao paciente a máxima dose possível (dose máxima tolerada, DMT), a abordagem metronômica defende uma administração usando a mínima dose necessária, com maior frequência, por períodos de tempo superiores, eliminando os longos períodos de descanso entre doses (contrariamente ao que se verifica na abordagem clássica). Acredita-se que a quimioterapia metronômica atue principalmente sobre o crescimento de células endoteliais dos vasos neoformados no microambiente tumoral, inibindo, desta forma, a angiogênese tumoral, importante para o crescimento das neoplasias. Além disso, foram evidenciados efeitos antineoplásicos diretos contra as células neoplásicas e efeitos imunomoduladores seletivos no nível dos linfócitos Treg a favor do organismo e não da neoplasia.

A administração quimioterápica clássica baseia-se na administração da máxima dose tolerada, e é considerada como não específica na medida em que pode provocar danos e toxicidade não somente nos tecidos neoplásicos, como também em tecidos sãos (como medula óssea e epitélio do sistema digestório), afetando preferencialmente populações celulares com divisão rápida. Embora essa abordagem seja considerada eficaz no tratamento de vários tipos de tumores, ela apresenta importantes limitações, como toxicidade elevada, desenvolvimento de resistências aos citostáticos e falta de especificidade, responsável por diversos efeitos secundários e por períodos de pausa obrigatórios entre tratamentos.

As vantagens da quimioterapia metronômica em relação à quimioterapia clássica são diversas, incluindo:

- Atividade contra o parênquima e estroma, componentes da neoplasia
- Maior atividade pró-apoptótica e antiangiogênica
- Grande estabilidade genética das células endoteliais normais em relação às diversas alterações genéticas características das células tumorais que levam à resistência ao fármaco
- Menor probabilidade de aparecimento de quimiorresistências adquiridas, pela relativa falta de capacidade das células endoteliais não transformadas para desenvolver resistência aos quimioterápicos
- Menores efeitos secundários sistêmicos e menor toxicidade aguda
- Administração prolongada mais viável
- Utilização de medicamentos já conhecidos, com menores custos e maior facilidade de aplicação
- Possibilidade de combinação com outros citostáticos, com medicamentos antiangiogênicos e também tratamentos com alvos moleculares. As desvantagens estão relacionadas sobretudo com o fato de, até o momento, a seleção das doses metronômicas e a combinação com outros agentes serem feitas empiricamente, surgindo a necessidade de determinar a dose biológica ótima.

Agentes antineoplásicos que têm sido utilizados na terapia metronômica incluem a ciclofosfamida, o metotrexato, em diversas associações com outros antineoplásicos, como alguns inibidores, ou prednisolona (ver Scharovsky et al., 2009).

Poucos estudos envolvendo a quimioterapia metronômica foram relatados em Medicina Veterinária. Um dos estudos envolve o tratamento de vários tipos de neoplasias com 25 mg/m² de ciclofosfamida em dias alternados em combinação com doses diárias de 0,3 mg/kg de piroxicam. A melhor resposta obtida foi em cães com sarcoma de tecido mole, com dois cães com resposta positiva com 1 mês de tratamento. Outro teste clínico foi realizado em cães com sarcoma de tecido mole removido incompletamente. Os medicamentos utilizados foram os mesmos, porém a dose utilizada da ciclofosfamida foi de 10 mg/m² a cada 24 a 48 h; os resultados foram mais positivos em sarcomas de tecido mole incompletamente removidos de grau baixo a intermediário.

O uso da quimioterapia metronômica consiste, portanto, na utilização de medicamentos já existentes, em doses menores e mais toleráveis pelo paciente. A redução da toxicidade e do custo fazem com que a quimioterapia metronômica seja uma forma interessante de se tratarem neoplasias de animais, porém ainda há muito a ser compreendido. Os desafios incluem a determinação dos tipos de tumores apropriados, os medicamentos a serem utilizados, as doses a serem administradas, o tempo e a frequência de administração, bem como a resposta ao tratamento.

RESISTÊNCIA A MÚLTIPLOS MEDICAMENTOS

O uso da quimioterapia antineoplásica representa um tratamento efetivo para muitos tumores; entretanto, sabe-se que determinados tipos de tumores não respondem à quimioterapia, e outros, que apresentam uma boa resposta inicial, acabam por recidivar e tornam-se resistentes ao tratamento, sendo esse um fator de extrema relevância no insucesso da terapia oncológica.

O uso da poliquimioterapia promoveu um avanço no tratamento antineoplásico, entre outros fatores, por diminuir essa resistência, já que o uso de vários medicamentos diminui a possibilidade de seleção de células resistentes.

A resistência que as células apresentam aos medicamentos citotóxicos pode ser primária (já presente no início do tratamento) ou adquirida (desenvolve-se durante o tratamento). Deve-se ressaltar que mecanismos de resistência estão presentes e representam uma forma de proteção para as células normais. Dentre esses mecanismos estão aqueles que promovem a destoxificação de medicamentos por meio do sistema das glutationas. Animais recebendo doxorrubicina e ciclofosfamida, por exemplo, podem ter aumento nas glutationas. Além disso, a célula tumoral pode produzir enzimas que podem promover o reparo dos danos causados ao DNA pelos quimioterápicos.

De maneira geral, quando o agente antineoplásico atinge a célula precisa ser captado pela membrana citoplasmática. Há a necessidade de proteínas transportadoras ou a presença de canais hidrofílicos na membrana para que os medicamentos alcancem o meio intracelular. Nesses casos, a resistência pode ser gerada a partir de alterações nas proteínas transportadoras promovendo o efluxo do quimioterápico para fora da célula, o que caracteriza o fenótipo MDR (*multiple drug resistance*).

As proteínas transportadoras ABC formam uma das maiores famílias de proteínas conhecidas e estão associadas com várias funções como destoxificação de compostos químicos, defesa contra xenobióticos e reações oxidativas, processos de absorção e secreção, metabolismo de lipídios e apresentação de antígenos. O sequenciamento genômico humano revelou 49 proteínas ABC que foram classificadas em 7 grupos (ABCA/ABCB/ABCC/ABCD/ABCE/ABCF e ABCG). Em mamíferos, as proteínas ABC funcionalmente ativas apresentam 4 domínios, sendo 2 transmembrânicos (TMD 1 e 2) e 2 domínios de ligação a nucleotídios (NBD 1 e 2). Mudanças conformacionais nos domínios TMD são responsáveis pela abertura e pelo fechamento dessas estruturas transmembrânicas.

Em Medicina Veterinária alguns genes responsáveis pela codificação dessas proteínas já foram descritos, como *MDR1* e *MRP*. Em seres humanos já estão identificados os genes *MDR1*, os *MRP 1* a *9* e *BCRP*, além do *LRP* que codifica uma proteína com ação nuclear.

Em relação à ABCB1, também conhecida como P-gp, a proteína mais representativa do fenômeno MDR, sabe-se que os agentes citotóxicos que podem levar à sua expressão de forma adquirida são os alcaloides da vinca, epipodofilotoxinas, taxanos, antraciclinas e corticosteroides. Além dos quimioterápicos, existem outros medicamentos considerados substratos para a ABCB1 como ivermectina, ondasentrona, itraconazol, cetoconazol, ciclosporina, fenobarbital, digoxina, doxiciclina e omeprazol. Essa informação é importante, uma vez que seu uso anterior ou associado à quimioterapia pode aumentar a possibilidade de desenvolvimento do fenótipo de resistência.

Vale ressaltar que animais da raça Collie e seus mestiços podem apresentar mutação no gene *MDR1*. Se a alteração corresponder a um alelo, eles são heterozigotos, portadores das alterações; e se os dois alelos estiverem mutados, o animal apresenta menor expressão de ABCB1, sendo por isso contraindicado o uso de medicamentos considerados substratos de ABCB1, como a ivermectina, pelo aumento exacerbado da toxicidade (para detalhes, ver *Capítulo 47*). Da mesma forma, esses animais são considerados bastante suscetíveis aos efeitos colaterais dos quimioterápicos e os agentes antineoplásicos que sabidamente funcionem como substrato da ABCB1; portanto, devem ser substituídos no protocolo de tratamento.

PRINCÍPIOS GERAIS ASSOCIADOS AO USO DE IMUNOMODULADORES COMO AGENTES ANTINEOPLÁSICOS

A imunoterapia, também conhecida como **terapia biológica** ou **modificação das respostas biológicas**, consiste no uso de agentes que modificam a relação entre o hospedeiro e a neoplasia, com os resultantes efeitos terapêuticos. Esse tipo de terapia adveio da constatação de que pacientes (seres humanos e animais) portadores de sistema imune em pleno funcionamento e infiltrados linfocitários em meio à massa tumoral apresentavam melhor prognóstico para determinados tipos de cânceres. Assim foi proposta a imunoterapia com base no aumento tanto da resposta ativa, quanto uma interferência passiva com a resposta do hospedeiro, alcançando-se resultados terapêuticos mais satisfatórios.

A diferença essencial entre uma célula normal e a célula neoplásica é basicamente a perda do controle da divisão celular; porém, estas últimas podem apresentar, também, proteínas em sua superfície que diferem das presentes nas células normais. Essas proteínas novas ou alteradas podem ser reconhecidas pelo hospedeiro e desencadear uma resposta imune, desde que sejam suficientemente antigênicas. Relata-se, entretanto, que esses antígenos associados ao tumor são fracos estimuladores da resposta imune, quando comparados, por exemplo, à resposta mais efetiva induzida por enxertos.

Os principais mecanismos imunes de destruição das células tumorais envolvem as células NK (*natural killer* ou matadoras naturais) e as células T citotóxicas, apesar de macrófagos ativados e anticorpos também participarem do processo. Evidências mostram também que mecanismos antineoplásicos existem no organismo, e que podem ser modulados com a finalidade de responder ao desenvolvimento de cânceres.

As estratégias de controle do câncer pelo uso de substâncias imunomoduladoras podem ter como alvos:

- **Participação dos macrófagos**: o reconhecimento dos antígenos, a fagocitose, o processamento e a apresentação dos antígenos a linfócitos T auxiliares, e a ativação de macrófagos por interferona, produzida por células T auxiliares
- **Participação de linfócitos T**: proliferação e diferenciação dos linfócitos T auxiliares, produção de linfocinas, células T citotóxicas e T supressoras, bem como NK
- **Participação de linfócitos B**: proliferação e diferenciação dessas células frente à apresentação do antígeno, produção de imunoglobulinas por plasmócitos e interferência com a interação dos antígenos com imunoglobulinas.

A utilização de agentes imunomoduladores em Medicina Veterinária ainda é incipiente. Para a administração desses agentes é necessário considerar a influência de fatores como dose, frequência, vias de administração, bem como os fatores inerentes ao próprio animal e ao tipo de câncer.

Classificação, mecanismo de ação e posologia

Sabe-se que muitas substâncias são capazes de estimular ou suprimir a resposta imune em animais. Tais substâncias têm mostrado alguma eficácia no controle de determinados tipos de neoplasias, porém, grande parte delas ainda se encontra em estudos.

Os agentes imunomoduladores (também denominados modificadores das respostas biológicas) mais utilizados como antineoplásicos são os **imunoestimulantes** e os **imunossupressores**, de acordo com o efeito terapêutico desejado. Estes podem existir normalmente no organismo animal, sendo, portanto, de **origem animal**, ser **produzidos por microrganismos**, ou, ainda, serem **sintéticos**. Informações mais detalhadas sobre os imunomoduladores são apresentadas no *Capítulo 56*. Os principais agentes imunomoduladores usados na terapia antineoplásica são:

- **Imunoestimulantes e vacinas antitumorais**: são substâncias capazes de aumentar a resposta imune tanto no homem quanto nos animais. Podem ser imunoestimulantes ativos específicos, ativos inespecíficos e passivos. A maior parte desses agentes proporcionam um incremento ativo e não específico da resposta imune dos indivíduos. Como exemplos, tem-se as interferonas e as indutoras de interferonas, as interleucinas, o bacilo de Calmette-Guérin (BCG) e seus derivados, *Propionibacterium acnes* (ou *Corynebacterium parvum*), *Staphylococcus aureus* COWAN I, a vacina bacteriana mista e o levamisol. Outra terapia passiva é baseada em um imunoestimulante de uso tópico que atua como ligante de receptores do tipo Toll (especificamente TLR7), o imiquimode (creme a 5%), que tem sido indicado para o controle do carcinoma de células escamosas para uso em cães e gatos e sarcoide em equinos. Um aumento ativo e específico da resposta imune pode ser obtido com vacinas constituídas de antígenos tumorais; citam-se, como exemplo, as vacinas constituídas por células tumorais viáveis, inativadas, ou modificadas para aumentar a imunogenicidade. Um exemplo atual de vacina específica para tumor na Medicina Veterinária é aquela contra melanoma canino comercializada nos EUA com o nome Oncept®, cujo alvo é a tirosinase humana, uma enzima importante na melanogênese e muito expressa nesse tipo de neoplasia. Oncept® resulta do avanço das vacinas gênicas, pois consiste na aplicação intradérmica de um plasmídeo que codifica a tirosinase humana, conferindo um efeito xenogeneico. A vacina foi aprovada para uso em cães com melanoma nos estágios II e III. As respostas imunes à vacina Oncept® não foram extensivamente avaliadas em cães com neoplasias, embora as respostas de anticorpos tenham sido detectadas em cães com melanoma avançado, e respostas de células T específicas para tirosina humana foram demonstradas em cães da raça Beagle. Os resultados de dois estudos não controlados sugerem que a administração da vacina resulta em maior sobrevida. No entanto, um estudo mais recente não encontrou melhora no tempo de sobrevivência em cães vacinados com Oncept®, e uma possível explicação para essa variabilidade de eficácia é a baixa expressão de tirosinase entre alguns pacientes com melanoma. Portanto, no momento não está definida exatamente a taxa de eficácia da vacina Oncept® para o controle do melanoma canino

- **Imunossupressores**: em algumas situações, há interesse em induzir imunossupressão com finalidade terapêutica não só em determinados tipos de neoplasia, bem como para tratar doenças não neoplásicas, como é o caso de doenças autoimunes, reações de hipersensibilidade, e para diminuir a rejeição em transplantes. Os glicocorticoides, naturais ou sintéticos, proporcionam tanto efeito anti-inflamatório, como imunomodulador, atuando sobre as funções de linfócitos, monócitos, macrófagos e neutrófilos; têm sido usados para o tratamento de neoplasias linfoides dos animais domésticos.

A ciclosporina ou ciclosporina A consiste em um peptídio cíclico isolado dos fungos *Cylindrocarpon lucidum* e *Trichoderma polysporum*; inibe especificamente a geração de linfócitos T efetores sem afetar os T-supressores, bloqueando sua resposta à interleucina 1. Ao que tudo indica, não afeta os linfócitos B; entretanto, produz nefrotoxicidade, tendo ocasionado o desenvolvimento de linfomas B em seres humanos, o que constitui uma limitação para sua utilização como antineoplásico. Sua utilização em Medicina Veterinária tem sido restrita ao tratamento de doenças autoimunes.

A azatioprina é um derivativo imidazólico da 6-mercaptopurina, antagonista das purinas; interfere nas respostas linfocitárias a antígenos, sendo, entretanto, menos imunossupressiva do que a ciclofosfamida, com menos efeitos colaterais. Tem sido utilizada, também, principalmente para o controle de doenças autoimunes.

O Quadro 55.9 mostra sucintamente as características de imunoestimulantes e de imunossupressores usados como agentes antineoplásicos.

O Quadro 55.10 resume algumas sugestões de protocolos para o tratamento de neoplasias mais comuns dos animais domésticos.

QUADRO 55.9

Características de alguns agentes imunomoduladores (imunoestimulantes e imunossupressores) utilizados como antineoplásicos em Medicina Veterinária.

Agente	Origem	Especificidade	Especialidades farmacêuticas	Indicações	Posologia
Imunoestimulantes					
Interferona e indutores de interferona	Células animais: α-interferona, em leucócitos e macrófagos; β-interferona, em fibroblastos e células mesenquimais; γ-interferona, em células linfoides	Inibem ou promovem proteínas; induzem receptores para IgG1 e Fc em monócitos e macrófagos Estimulam macrófagos Estimulam células NK	Intron-A® — α-interferona: injetável, uso SC, IV ou intralesional Inter-IF®: pomada, colírio e nasal	Aumento da sobrevida de felinos portadores do vírus da leucemia felina (FeLV) (α-interferona)	α-interferona: 20 unidades/kg, VO
Interleucinas	Células animais: linfócitos, macrófagos e monócitos	Mitógeno para timócitos Estimulação da resposta de fase aguda Estimulação da proliferação e ativação de linfócitos T e B, ativação de macrófagos e células NK		Em cães, ainda em estudo	Vários esquemas de administração, inclusive interleucinas combinadas com TNF (*tumor necrosis factor*)
BCG e derivados	Origem microbiana: cepa viva atenuada de *Mycobacterium bovis*	Ativação de células B e T, que liberam linfocinas e recrutam macrófagos, resultando em reação granulomatosa A reação inflamatória pode causar a lise não específica das células tumorais		Como adjuvante na terapia de neoplasias mamárias de cadelas, tumor venéreo transmissível, carcinoma epidermoide ocular em bovinos e sarcoide equino	
Propionibacterium acnes (*Corynebacterium parvum*)	Origem microbiana: utilizadas suspensões de bactérias mortas	Aumento da produção de linfócitos T e B, aumentando a imunidade mediada por células, facilitando a função de macrófagos e de células NK		Carcinomas mamários; melanomas, principalmente da cavidade bucal (pouca eficácia)	15 mg/kg, 2 vezes por semana, durante 2 a 3 semanas

(*continua*)

QUADRO 55.9

Características de alguns agentes imunomoduladores (imunoestimulantes e imunossupressores) utilizados como antineoplásicos em Medicina Veterinária. (*continuação*)

Agente	Origem	Especificidade	Especialidades farmacêuticas	Indicações	Posologia
Levamisol	Sintético	Afeta todas as fases da resposta imune, por interferir com o metabolismo dos nucleotídeos cíclicos	Ascaridil®	Neoplasias mamárias; carcinoma intranasal	2 a 15 mg/kg/dia, VO ou parenteral
Imunossupressores					
Glicocorticoides	Naturais (origem celular) ou sintéticos. Os mais usados são prednisona, prednisolona, triancinolona, dexametasona e betametasona	Efeitos sobre linfócitos, causando principalmente linfopenia e inibição das funções dos linfócitos T e B; efeitos sobre monócitos, macrófagos, neutrófilos	Vários nomes comerciais e laboratórios. Por exemplo, Decadron®, Dexametasona®, Prednisona® etc.	Neoplasias linfoides; mastocitoma	Doses variáveis, dependendo de cada caso

IV: via intravenosa; SC: via subcutânea; VO: via oral; NK: natural killer.

QUADRO 55.10

Protocolos sugeridos para o tratamento de algumas neoplasias mais comuns em Medicina Veterinária.

Tipo de neoplasia	Protocolos de tratamento
Leucemia linfoide aguda	Vincristina – 0,5 mg/m^2 IV, 1 vez/semana Prednisolona – 10 mg/m^2, VO, 2 vezes/dia
Leucemia linfoide crônica	Clorambucila – 2 a 5 mg/m^2, VO Prednisolona – 10 mg/m^2, VO, 2 vezes/dia Vincristina – 0,5 mg/m^2
Linfomas	Vincristina – 0,75 mg/m^2, IV, 1 vez semana, durante 4 semanas, e depois a cada 3 semanas Ciclofosfamida – 250 mg/m^2, VO ou IV, a cada 3 semanas Prednisolona – 40 mg/m^2, VO, 1 vez/dia, reduzindo a cada semana
Mastocitoma	A terapia deve ser baseada principalmente na excisão cirúrgica. Se a doença estiver em grau II ou disseminada, instituir quimioterapia com prednisona 40 mg/m^2; ou lomustina 90 mg/m^2 a cada 3 semanas; ou vimblastina 2 mg/m^2/semana por 4 semanas e depois a cada 2 semanas associada a prednisona 40 mg/m^2 por 1 semana e depois reduzindo a cada semana
Mieloma múltiplo	Prednisolona – 10 mg/m^2, VO Melfalana – 1,5 mg m^2, VO, a cada 3 dias (vincristina e doxorrubicina também podem ser usadas)
Tumor venéreo transmissível	Vincristina – 0,75 mg/m^2, IV, semanalmente (até 6 a 8 semanas) Doxorrubicina 30 mg/m^2 nos casos resistentes à vincristina

IV: via intravenosa; VO: via oral.

PREVENÇÃO E QUIMIOPREVENÇÃO CONTRA O CÂNCER

Uma linha de conduta relativamente recente visa buscar a redução da incidência de câncer em uma população mediante redução dos fatores de risco e da prevenção, e por meio do diagnóstico e do tratamento especializado das lesões malignas em fases iniciais. Segundo alguns autores, há tipos de cânceres que podem ser controlados por uma estratégia ou por ambas. A maneira mais adequada de controlar o câncer em uma população seria por meio da prevenção. Para tanto, dever-se-ia eliminar o agente causal; entretanto, a causa do câncer, principalmente em animais, é desconhecida na maior parte dos casos. Constantemente está-se exposto a carcinógenos ambientais, como, por exemplo, praguicidas, herbicidas, resíduos industriais, poluentes do ar atmosférico de regiões urbanas, dentre outros. Substâncias mutagênicas podem inclusive ser constituintes naturais dos alimentos, ou ser artificialmente introduzidas, na forma de aditivos e contaminantes. Assim, a quimioprevenção do câncer, desde que realizada de forma constante e consciente, poderia representar um dos melhores protocolos antineoplásicos também para os animais domésticos. Deve-se ter como premissa, também, pensar em prevenção ou quimioprevenção do câncer naquelas raças de cães ou gatos predispostos à ocorrência de cânceres, ou naqueles animais oriundos de famílias de cães com predisposição a determinados tipos de neoplasias. Por exemplo, cães da raça Boxer são predispostos a desenvolver mastocitomas, linfomas e neoplasias do sistema nervoso central. Cães da raça Rotweiller, bem como Golden Retriever, apresentam predisposição ao desenvolvimento de osteossarcomas.

Muitos carcinógenos ambientais atuam mediante liberação de radicais livres de oxigênio; na verdade, a formação de espécies de oxigênio altamente reativas é uma consequência normal de várias reações bioquímicas, tanto de fontes endógenas, como exógenas, entre estas tabaco, solventes e poluentes orgânicos, anestésicos, praguicidas, componentes de plantas etc., aos quais os animais, principalmente os domesticados, também estão suscetíveis. Os alvos das reações dos radicais livres são as pontes insaturadas das membranas lipídicas; a peroxidação consequente resulta em perda da fluidez da membrana e de seus receptores, levando à morte celular. Além disso, os ácidos nucleicos podem, também, ser atingidos, levando a mutações potencialmente cancerígenas.

Os organismos dos animais e do homem apresentam fatores antioxidantes, tais como a enzima superóxido-dismutase, a glutationa peroxidase, a DT diaforase e as glutationa-transferases. Como esses mecanismos podem não ser totalmente eficientes, porções de DNA podem ser oxidadas. O DNA lesado pode ser reparado por enzimas, como a glicosilase. Entretanto, relata-se que as lesões oxidativas do DNA e as mutações acumulam-se com o passar do tempo, levando ao envelhecimento e, potencialmente, ao câncer.

Entende-se por quimioprevenção do câncer o meio de controle dessa doença no qual ela é prevenida por meio da administração de um ou vários compostos químicos. Ou ainda, quimioprevenção é o ato de se administrar um agente (seja ele uma vitamina, um hormônio ou outra substância) com o propósito de prevenir o câncer ou as lesões pré-neoplásicas, ou reverter as condições pré-malignas. Trata-se de prática corrente em seres humanos, principalmente por intermédio de grandes estudos epidemiológicos, porém aplicada só recentemente em Medicina Veterinária.

Mais de 600 agentes quimiopreventivos em potencial, tanto naturais como sintéticos, foram identificados. O agente quimiopreventivo ideal deve apresentar as seguintes qualidades: não ser tóxico; ser altamente eficaz; poder ser administrado por via oral; ter seu mecanismo de ação conhecido; e ter baixo custo. Até o momento, nenhum agente quimiopreventivo apresenta todas essas qualidades.

Diversos componentes de alimentos podem ser considerados antineoplásicos. Na literatura encontram-se relações de componentes da dieta que podem conter substâncias com atividade quimiopreventiva do câncer. Assim, destacam-se cenoura, gengibre, chá-verde, repolho, brócolis, cúrcuma, uvas, mel, pimenta, alho, açafrão, soja e tomates. Alguns autores sugerem a classificação dos agentes quimiopreventivos encontrados nos alimentos em agentes bloqueadores do câncer e agentes supressores do câncer. Os primeiros são aqueles que evitam a conversão de pró-carcinógenos em carcinógenos; os segundos modulam as fases de iniciação, promoção e progressão da carcinogênese. Vários microelementos podem ser incorporados às enzimas antioxidantes, cuja escassez pode reduzir as defesas orgânicas contra os radicais livres; são eles o zinco, o cobre, o manganês, o selênio e outros (ver o *Capítulo 61*).

Baek *et al.* (2009) descrevem os agentes quimiopreventivos com potencial para prevenir neoplasias de cães. Destacam os anti-inflamatórios não esteroidais, os ligantes de PPAR γ, ou receptores gama-ativados por proliferadores de peroxissomos, e os componentes dietários como fitoquímicos, dentre eles o resveratrol, os compostos indólicos, a genisteína, o gingerol, além da vitamina D.

Recentemente, medidas preventivas vêm sendo introduzidas na prática da Oncologia Veterinária no Brasil, como, por exemplo, as campanhas de prevenção do câncer de mama em cadelas (o chamado "Outubro Rosa", por ser realizada no mês de outubro), da mesma forma que é feito para os seres humanos, com o objetivo de compartilhar informações sobre o câncer de mama e promover a conscientização sobre a importância da detecção precoce da doença. Durante essas campanhas os médicos-veterinários e estudantes examinam os cães quanto às formações nodulares mamárias, e, se necessário, o animal é encaminhado para o tratamento. Os proprietários dos cães aprendem também a executar a palpação para detectar possíveis formações mamárias em seus cães. Tais procedimentos, talvez únicos no mundo, têm trazido benefícios aos cães portadores de neoplasias mamárias.

Finalmente, deve-se salientar que as condições para a manutenção do bem-estar dos animais com neoplasias são fundamentais, evitando-se que a eutanásia seja a única alternativa que o clínico possa propor aos proprietários.

▼ BIBLIOGRAFIA

Amber, E.I.; Henderson, R.A.; Adeyanju, J.B.; Gyang, E.O. Single-drug chemotherapy of canine transmissible venereal tumor with cyclophosphamide, methotrexate ou vincristine. J Vet Int Med., v. 4, n. 3, p. 144-147, 1990.

Ames, B.N. Dietary carcinogens and anticarcinogens. Science 221: 1256-63, 1983.

Ames, B.N.; Shigenaga, M.K.; Hagen, T.M. Oxidants, antioxidants and the degenerative diseases of aging. Proc Natl Acad Sci., v. 90, p. 7915-22, 1993.

Baek S.; Mcentee M.; Legendre, A. Cancer chemopreventive compounds and canine cancer. Vet Pathol., 2009. [Epub ahead of print].

Barros, V.T.M.; Repetti, C.S.F. Quimioterapia metronômica em cães: revisão de literatura Metronomic chemotherapy in dogs: a review. Revista Portuguesa de Ciências Veterinárias, RPCV, v. 110, n. 593-594, p. 49-53, 2015.

Bendich, A.; Olson, J.A. Biological actions of carotenoids. FASEB J., v. 3, p. 1927-32, 1989.

Beremblum, I. The nature of tumor growth. In: Florey, L. General pathology. 4. ed. Philadelphia: W.B. Sauders; 1970, p. 655.

Bergman, P.J., McKnight, J., Novosad, A., Charney, S., Farrelly, J., Craft, D., Wulderk, M., Jeffers, Y., Sadelain, M., Hohenhaus, A.E., et al. Long-term survival of dogs with advanced malignant melanoma after DNA vaccination with xenogeneic human tyrosinase: A phase I trial. Clinical Cancer Research 9, 1284–1290, 2003.

Biller, B. Metronomic chemotherapy in veterinary patients with câncer: rethinking the targets and strategies of chemotherapy. Veterinary Clinics Small Animal Practice, v. 44, p. 817-829, 2014.

Blood, D.C.; Studdert, V.P. Baillière's comprehensive veterinary dictionary. London: Baillière Tindall; 1990, 1123 p.

Browder, T.; Butterfield, C.E.; Kräling, B.M. et al. Antiangiogenic scheduling of chemotherapy improves efficacy against experimental drug-resistant cancer. Cancer Res., v. 60, p. 1878-86, 2000.

Carter, P. Improving the efficacy of antibody-based cancer therapies. Nature Reviews Cancer, v. 1, p. 118-129, 2001.

Carter, S.K. Principles of cancer chemotherapy. In: Theilen, G.H.; Madewell, B.R. (ed) Veterinary cancer medicine. 2. ed. Philadelphia: Lea & Febiger; 1987, p. 167-182.

Chon, E.; Mccartan, L.; Kubicek, L.N.; Vail, D.M. Safety evaluation of combination toceranib phosphate (Palladia) and piroxicam in tumour-bearing dogs (excluding mst cell tumours): a phase I dose-finding study. Veterinary and Comparative Oncology, v. 10, n. 3, p. 194-205, 2011.

Chun, R.; Garret, L.; Macewen, E.G. Cancer chemotherapy. In: Withrow, S.J; MACEWEN, E.G. Small animal clinical oncology, 3. ed. W.B. Sauders Company; 2001. p. 92-118.

Costa, A.; Santoro, G.; Assimakopoulos, G. Cancer chemoprevention. Rev Oncol., v. 3, n. 2, p. 657-63, 1990.

Cotran, R.S.; Kumar, V.; Robbins, S.L. Neoplasia. In: Pathologic basis of disease. 4. ed. Philadelphia: W.B. Sauders; 1989. p. 266-71.

Dagli, M.L.Z. Aspectos morfológicos dos fígados de ratos tratados com betacaroteno ou vitamina A e submetidos ao modelo do "hepatócito resistente" de carcinogênese. Tese de Doutoramento. Faculdade de Medicina Veterinária e Zootecnia – USP; 1994.

Delisle, F.; Devauchelle, P. Therapeutique anticancéreuse: la décision thérapeutique. Réc Méd Vét., v. 166, n. 11, p. 995-997, 1990.

De Vita Jr, V.T.; Hellman, S.; Rosenberg, S.A. Câncer: principles and practice of oncology, 7. ed. Philadelphia: Lippincott Williams & Wilkins; 2005. P. 332-422.

Doll, R. An overview of the epidemiologic evidence linking diet and cancer. Proc Nutr Soc., v. 49, p. 119-31, 1990.

Doll, R.; Peto, R. The causes of cancer: quantitative estimates ou avoidable risks of cancer in the United States today. J Natl Cancer Inst., v. 66, p. 1191-309, 1981.

Dorn, C.R.; Priester, W.A. Epidemiology. In: Theilen, G.H.; Madewell, B.R.(ed) Veterinary cancer medicine. 2. ed. Philadelphia: Lea & Febiger, 1987, p. 27.

Druker, B.J.; Lydon, N.B. Lessons learned from the development of an Abl tyrosine kinase inhibitor for chronic myelogenous leukemia. Journal of Clinical Investigation, v. 105, n. 1, p. 3-7, 2000.

Dumas, F.; Delisle, F. Antineoplastic chemotherapy of dogs and cats. 3. Therapeutic protocols. Point Vét., v. 19, n. 110, p. 673-680, 1987.

Dutra, A.P.; Granja, N.V.M; Schimitt, F.C.; Cassali, G.D. c-erbB-2 expression and nuclear pleomorphism in canine mammary tumors. Brazilian Journal of Medical and Biological Research., v. 37, n. 11, p. 1673-1681, 2004.

Evans, H.J. Molecular genetic aspects of human cancers: the 1993 Frank Rose Lecture. Brit J Cancer, v. 68, p. 1051-1060, 1993.

Fan, T.M.; Kitchell, B.E.; Dhaliwal, R.S.; Jones, P.D.; Hintermeister, J.G.; Paria, B.C. Hematological toxicity and therapeutic efficacy of lomustine in 20 tumor-bearing cats: critical assessment of a practical dosing regimen. Journal of the American Animal Hospital Association, v. 38, p. 357-363, 2002.

Ferreira, H.E.B; Queiroga, F.L.PG. Quimioterapia metronómica. Dissertação de mestrado, Universidade de Trás-os-Montes e Alto Douro, 65 p., 2012.

Gerster, H. Anticarcinogenic effect of common carotenoids. Int J Vit Nutr Res., v. 63, p. 93-121, 1993.

Goldie, J.H.; Coldman, A.J. A mathematic model for relating the drug sensitivity of tumors to their spontaneous mutation rate. Cancer Treat Rep., v. 63, p. 1727-1733, 1979.

Gough A.; Thomas A. Predisposições a doenças de acordo com as diferentes raças de cães e gatos. Roca, São Paulo, 2006, 233 p.

Hahn, K.A.; Ogilvie, G.; Rusk, T.; Devauchelle, P.; Leblanc, A.; Legendre, A. et al. Masitinib is safe and effective for the treatment of canine mast cell tumors. J Vet Intern Med., v. 22, n. 6, p. 1301-9, 2008.

Hammer, A.S.; Couto, C.G. Adjuvant chemotherapy for sarcomas and carcinomas. Vet Clin North Am., v. 20, n. 4, p. 1015-1036, 1990.

Hammer, A.S.; Couto, C.G. Diagnosing and treating canine hemangiosarcoma. Vet Med., v. 31, p. 188-201, 1992.

Hanahan, D.; Bergers, G.; Bergslaand, E. Less is more, regularly: metronimic dose of cytotoxic drugs can target tumor angiogenesis in mice. The Jornal of Clinical Investigation, v. 105, n. 8, p. 1045-1047, 2000.

Hanahan, D.; Weinberg, R.A. Hallmarks of cancer: the next generation. Cell, v. 4, n. 144, p. 646-74, 2011. doi: 10.1016/j.cell.2011.02.013.

Hanahan, D.; Weinberg, R.A. The hallmarks of cancer. Cell, v. 100, n. 1, p. 57-70, 2000.

Hayes, A.A Immunothérapie et thérapeutique biologique des cancers. Réc Méd Vét., v. 166, p. 1031-1034, 1990.

Helfand, S.C. Principles and applications of chemotherapy. Vet Clin North Am Small An Pract., v. 20, n. 4, p. 987-1013, 1990.

Ito, D.; Brewer, S.; Modiano, J.F.; Beall, M.J. Development of a novel anticanine CD20 monoclonal antibody with diagnostic and therapeutic potential. Leukemia & Lymphoma, v. 56, n. 1, p. 219-225, 2015.

Jacobs, R.; Lumsden, J.; Vernau, W. Canine Practice reference values. In: Current Veterinary Therapy XI: Small Animal Practice. Edited by Kirk and Bonagura. Philadelphia: W.B. Saunders; 1992.

Jeglum, K.A.; Whereat, A.; Young, K. Chemotherapy of lymphoma in 75 cats. JAVMA, v. 190, n. 2, p. 174-178, 1987.

Jubala, C.M.; Wojieszyn, J.W.; V Alli, V.E.; Getzy, D.M.; Fosmire, S.P.; Coffey, D. et al. CD20 expression in normal canine B cells and in canine non-Hodgkin lymphoma. Veterinary Pathology, v. 42, n. 4, p. 468-476, 2004.

Khanna, C.; Rosenberg, M.; Vail, D.M. A review of paclitaxel and novel formulation including those suitable for use in dogs. Journal of Veterinary Internal Medicine, v. 29, p. 1006-1012, 2015.

Kimura, K.C.; Gárate, A.P.; Dagli, M.L.Z. Retrospective study of neoplasms in domestic animals: a survey the Service of Animal Pathology, Department of Pathology, School of Veterinary Medicine and Animal Science, Southeast Brazil. Brazilian Journal of Veterinary Pathology, v. 5, p. 60-69, 2012.

Kimura, K. C.; Carneiro, C. S.; Domenico, R. M.; Dias, R.A.; Pereira, J.; Matera, J. M. et al. Cartography of neoplasms in dogs from different regions of the city of São Paulo, SP, Brazil: a survey (2002-2003) of data from the Veterinary Hospital of the School of Veterinary Medicine and Animal Science of the University of São Paulo, Brazil. Brazilian Journal of Veterinary Research and Animal Science (Impresso), v. 52, p. 257-265, 2015.

Kitchell, R.B.; Brown, D.M.; Luck, E.E.; Woods, L.L.; Orenberg, E.K.; Bloch, D.A. Intralesional implant for treatment of primary oral malignant melanoma in dogs. JAVMA, v. 204, n. 2, p. 229-236, 1994.

Klement, G.; Baruchel, S.; Rak, J. et al. Continuous low-dose therapy with vinblastine and vegf receptor-2 antibody induces sustained tumor regression without overt toxicity. J Clin Invest., v. 105, p. R15-24, 2000.

Kosarek, C.E.; Kisseberth, W.C.; Gallant, S. et al. Clinical evaluation of gemcitabine in dogs with spontaneously occurring malignancies. Journal of Veterinary Internal Medicine, v. 19, p. 81-86, 2005.

Krinsky, N.I. Carotenoids and cancer in animal models. J Nutrition, v. 119, p. 123-6, 1989.

Krinsky, N.I. Micronutrients and their influence on mutagenicity and malignant transformation. Ann NY Acad Sci., v. 686, p. 224-42, 1993.

Lage, H. ABC transporters: implications on drug resistance from micorganisms to human cancer. International Journal of Antimicrobial Agents., v. 22, n. 3, p. 188-199, 2003.

Liao, J.C.; Gregor, P.; Wolchok, J.D.; Orlandi, F.; Craft, D.; Leung, C.; Houghton, A.N.; Bergman, P.J. Vaccination with human tyrosinase DNA induces antibody responses in dogs with advanced melanoma. Cancer Immunity 6, 8, 2006.

London, C.A. Tyrosine kinase inhibitors in veterinary medicine. Topics in Companion Animal Medicine, v. 24, n. 3, p. 106-112, 2009.

London, C.A.; Malpas, P.B.; Wood-Follis, S.L. et al. Multi-center, placebo-controlled, double-blind, randomized study of oral toceranib phosphate (SU11654), a receptor tyrosine kinase inhibitor, for the treatment of dogs with recurrent (either local or distant) mast cell tumor following surgical excision. Clin Cancer Res, 151(11):3856-3865, 2009.

Lucas, S.R.R.; Coelho, B.M.P.; Marquezi, M.L.; Franchini, M.L.; Miyashiro, S.I.; Pozzi, D.H.B. Carmustine, vincristine and prednisone in the treatment of canine lymphosarcoma. J Am Anim Hosp Assoc., v. 40, p. 292-299, 2004.

MacEwen, E.G. Biologic response modifiers: the future of cancer therapy? Vet Clin North Am-Small An Pract., v. 20, n. 4, p. 1055-1073, 1990.

MacEwen, E.G.; Rosenthal, R. Approach to treatment of cancer patients. In: Ettinger, S.J. (ed). Textbook of veterinary internal medicine. v. 1. 3. ed. Philadelphia: W.B. Saunders; 1989. p. 534-535.

Machlin, L.J.; Bendich, A. Free radical tissue damage: protective role of antioxidant nutrients. FASEB J., v. 1, p. 441-5, 1987.

Magnol, J.P. Tumeurs cutanées du chien et du chat. Rec Med Vet., v. 166, n. 11, p. 1061-1074, 1990.

Marech, I.; Patruno, R.; Zizzo, N.; Gadaleta, C.; Introna, M.; Zito, A.F et al. Masitinib (AB1010), from canine tumor model to human clinical development: Where we are? Critical reviews in Oncology/Hematology, v. 91, p. 98-111, 2014.

Mathews-Roth, M.M. Carotenoids and cancer prevention – experimental and epidemiologic studies. Pure Appl Chem., v. 57, p. 717, 1985.

Mealey, K.L.; Northrup, N.C.; Bentjen, S.A. Increased toxicity of P-glycoprotein substrate chemotherapeutic agents in a dog with the MDR1 deletion mutation associated with ivermectin sensitivity. Journal of the American Veterinary Medical Association, v. 223, n. 10, p. 1453-1455, 2003.

Miyashiro, S.I. Avaliação da mielotoxicidade induzida pela carmustina (BCNU) em cães. Dissertação de Mestrado. Faculdade de Medicina Veterinária e Zootecnia- USP. São Paulo, 2001.

Moore, A.S. Recent advances in chemotherapy for nonlymphoid malignant neoplasms. Comp Cont Educ Pract Vet., v. 15, n. 8, p. 1039-1050, 1993.

Moore, A.S.; London, C.A.; Wood, C.A. Williams, L.E.; Cotter, S.M.; L'Heureux, D.A. et al. Lomustine (CCNU) for the treatment of resistant lymphoma in dogs. J Vet Inter Med., v. 13, p. 395-398, 1999.

Morse, M.A.; Stoner, G.D. Cancer chemoprevention: principles and prospects. Carcinogenesis, v. 14, n. 9, p. 1737-46, 1993.

Ogilvie, G.K.; Moore, A.S. Feline oncology. Trenton, Veterinary Learning System; 2001. 62-76.

Ogilvie, G.K.; Vail, D.M. Nutrition and cancer: recent developments. Vet Clin North Am., v. 20, n. 4, p. 969-985, 1990.

Onuma, M.; Yasutomi, Y.; Yamamoto, M. Chemotherapy and immunotherapy of bovine leukosis. Vet Immunol and Immunopathol., v. 22, p. 245-254, 1989.

Ottnod, J.M.; Smedley, R.C.; Walshaw, R.; Hauptman, J.G.; Kiupel, M.; Obradovich, J.E. A retrospective analysis of the efficacy of Oncept vaccine for the adjunct treatment of canine oral malignant melanoma. Veterinary and Comparative Oncology 11, 219–229, 2013.

Owen, L.N. Cancer chemotherapy. Vet Rec., v. 118, p. 364-366, 1986.

Owen, L.N. Identifying and treating cancer in geriatric dogs. Vet Med., v. 86, p. 55-66, 1991.

Poirier, V.J.; Hershey, A.E.; Burgess, K.E.; Phillips, B.; Turek, M.M. et al. Vail efficacy and toxicity of paclitaxel (Taxol) for the treatment of canine malignant tumors. J Vet Intern Med., v. 18, p. 219-222, 2004.

Price, G.S.; Frazier, D.L. Use of body surface area (BSA)-based dosages to calculate chemotherapeutic drug dose in dogs: I Potential problems with current BSA formulae. J Vet Intern Med., v. 12, p. 267-271, 1998.

Price, G.S.; Page, R.L.; Fischer, B.M.; Levine, J.F.; Gerig, T.M. Efficacy and toxicity of doxorubicin/cyclophosphamide maintenance therapy in dogs with multicentric lymphosarcoma. J Vet Int Med., v. 5, n. 5, p. 259-262, 1991.

Rassnick, K.M.; Gieger, T.L.; Williams, L.E.; Ruslanderdm, Northrup, N.C et al. Phase I evaluation of CCNU (lomustine) in tumor-bearing cats. Journal of Veterinary Internal Medicine, v. 15, p. 196 -199, 2001.

Read, H.M. Clinical applications of chemotherapy in small animal practice. Vet Ann., v. 32, p. 61-74, 1992.

Rezende, B.C.G. Estudo da resistência a múltiplas drogas no linfoma canino. Universidade de São Paulo. Dissertação de Mestrado. 121 f. 2005.

Rosenthal, R.C. The impact of pharmacokinetcs on cancer chemotherapy. Vet Clin North Am., v. 18, n. 6, p. 1133-1139, 1988.

Rosenthal, R.C.; Mac Ewen, R.C. Treatment of lymphoma in dogs. JAVMA, v. 196, n. 5, p. 774-781, 1990.

Saltz, E.; Gadelha, M.I.P. A caminho da prevençãp primária. Ciência Hoje, v. 14, p. 80 (Encarte), 1992.

Scharovsky O.G.; Mainetti, L.E.; Rozados, V.R. Metronomic chemotherapy: changing the paradigm that more is better. Current Oncology, v. 16, n. 2, p. 7-15, 2009.

Sirica, A.E. (ed) The pathobiology of neoplasia. New York: Plenum Press; 1989, 583 p.

Sporn MB, Suh N. Chemoprevention: an essential approach to controlling cancer. Nat Rev Cancer, v. 2, n. 7, p. 537-43, 2002.

Tedardi, M.V.; Veneziano, D.B.; Kimura, K.C.; Pedra-Mendonça, P.; Biondi, L.R.; Grandi, F et al. Sao Paulo Animal Cancer Registry, the first in Latin America. Vet Comp Oncol., v. 13, n. 2, p. 154-5, 2015. doi: 10.1111/vco.12133.

Theilen, G.H.; Madewell, B.R. (ed) Veterinary cancer medicine. 2. ed. Philadelphia: Lea & Febiger, 1987, 676 p.

Tizard, I. Resistance to tumors. In: – Veterinary immunology- an introduction. 4. ed. Philadelphia: W.B. Saunders; 1992. p. 186-198.

Winston, J.; Craft, D.M.; Scase, T.J.; Bergman, P.J. Immunohistochemical detection of Her-2/neu expression in spontaneous feline mammary tumors. Veterinary and comparative Oncology, v. 3, n. 1, p. 8-15, 2005.

World Health Organization (WHO). TNM. Classification of tumours in domestic animals. Geneva: World Health Organization, 1980.

Yancey, M.F.; Merritt, D.A.; Lesman, S.P.; Boucher, J.F.; Michels, G.M. Pharmacokinetic properties of toceranib phosphate (Palladia, SU11654), a novel tyrosine kinase inhibitor, in laboratory dogs and dogs with mast cell tumors. J Vet Pharmacol Therap., v. 33, p. 162-171.

56

Agentes Imunomoduladores

Isis Machado Hueza • Célia Aparecida Paulino • Cristina de Oliveira Massoco Salles Gomes

- Introdução, 823
- Sistema imune, 823
- Papel da nutrição na imunidade, 827
- Agentes imunomoduladores de interesse terapêutico, 828
- Bibliografia, 833

INTRODUÇÃO

Na clínica veterinária, à semelhança do que ocorre na Medicina Humana, várias são as situações em que a modulação farmacológica do sistema imune do animal, tanto no sentido de induzir uma imunossupressão como de promover a estimulação desse sistema (efeitos imunomoduladores), é de grande valor terapêutico para o sucesso da cura, bem como para a melhor qualidade de vida do animal.

Os avanços na metodologia diagnóstica de vários distúrbios imunes, aliados ao aumento da longevidade dos animais de companhia e, consequentemente, maiores ocorrências de neoplasias, fizeram com que o uso de agentes imunomoduladores (imunossupressores e imunoestimulantes), anteriormente pouco utilizados na Medicina Veterinária, se tornasse mais comum na terapêutica.

As reações de hipersensibilidade são as principais ocorrências na clínica de pequenos animais, em que o uso de imunossupressores é de grande valia terapêutica. Atualmente, é cada vez mais frequente o diagnóstico de doenças autoimunes nos animais de companhia, sendo o uso dessas substâncias imprescindível para a melhor qualidade de vida do animal acometido, visto que a cura dessas doenças, por mais estudadas que sejam, ainda está muito longe de ser alcançada.

O uso de substâncias imunoestimulantes é ainda muito controverso, até mesmo na Medicina Humana, mas vale salientar que várias são as linhas de pesquisa que investigam as formas de modular o sistema imune, tanto para tratar pacientes imunossuprimidos (como aqueles portadores de imunodeficiências, tanto congênitas quanto adquiridas) como, especialmente, para tratar pacientes portadores de neoplasias, haja vista que o sistema imune é capaz de reconhecer e destruir células neoplásicas em desenvolvimento. Contudo, múltiplos são os mecanismos de escape que essas células contêm para "driblar" esse sistema; nesse sentido, o uso de medicamentos imunoestimulantes tem como estratégia aumentar a atividade das células imunes para que essas possam desempenhar sua ação efetora contra células neoplásicas.

Ainda, os transplantes de órgãos em animais de companhia, principalmente os gatos, têm sido uma realidade na Medicina Veterinária e, portanto, é necessário ao clínico o conhecimento dos mecanismos de ação de medicamentos utilizados para evitar a rejeição de transplantes e as associações existentes, que evitam a supressão demasiada do sistema imunológico.

Para o melhor entendimento dos mecanismos pelos quais medicamentos imunossupressores e imunoestimulantes promovem sua ação, será necessário fazer um breve resumo do sistema imune e seus componentes celulares e moleculares.

SISTEMA IMUNE

O sistema imune tem como função principal proteger o organismo animal contra a invasão de microrganismos e outros antígenos exógenos, e também a de reconhecer e destruir células neoplásicas em desenvolvimento por meio de respostas efetoras celulares ou humorais finamente orquestradas por diferentes mediadores químicos.

Para o perfeito funcionamento desse sistema, existem duas formas distintas de resposta imune que, apesar de terem características diferentes, estão intimamente relacionadas.

A primeira delas é a **resposta imune (ou imunidade) inata** que, quando ativada, promove resposta efetora contra determinado patógeno de forma sempre idêntica (por isso a denominação de inespecífica). Já a segunda resposta imune, denominada **resposta imune (ou imunidade) adquirida ou adaptativa**, é caracterizada pelo desenvolvimento da memória imunológica frente a um desafio imune, ou seja, em um segundo contato com o antígeno, o sistema imune adquirido responde de forma mais rápida, específica e eficiente, pois "aprendeu" com o primeiro contato.

Imunidade inata ou inespecífica

Além das células constituintes da resposta imune inata, como macrófagos e neutrófilos, e das substâncias por elas produzidas com o objetivo de destruir patógenos, o sistema imune inato também é constituído por barreiras físicas que impedem a entrada e a adesão de microrganismos invasores, como a pele, o muco produzido em alguns epitélios (mucosas), o trato ciliado presente no sistema respiratório, e algumas barreiras químicas, como o ácido clorídrico estomacal, a lisozima lacrimal, as proteínas do sistema complemento e outras tantas substâncias produzidas por células não pertencentes diretamente ao sistema imunológico.

Os componentes celulares do sistema imune inato são originários de linhagens celulares totipotentes distintas, sendo as principais células originárias do sistema mieloide, tais como os basófilos, os eosinófilos, os neutrófilos (polimorfonucleares, PMN) e os monócitos/macrófagos. Apesar de ser originário da linhagem linfoide, o linfócito *natural killer* (NK), que não compartilha de características semelhantes àquelas dos linfócitos B e T, atua principalmente sobre células tumorais e células infectadas por partículas virais de forma inespecífica, não adquirindo memória em um segundo desafio pelo mesmo antígeno.

Quando ocorre uma lesão tecidual ou existe a presença de um patógeno no interstício, substâncias liberadas pelas células lesionadas, ou pelo próprio patógeno, promovem alterações nas células endoteliais das vênulas regionais ao foco lesional, fazendo com que vários eventos vasculares ocorram, inclusive a expressão de moléculas na superfície do endotélio. Essas moléculas permitem que as células PMN na circulação consigam "parar", ativar-se e atravessar o endotélio em direção à lesão. Uma vez no interstício, essas células têm como função fagocitar os patógenos presentes.

Quando as células PMN não são capazes de debelar a presença do patógeno, os monócitos saem da circulação sanguínea, diferenciando-se nos tecidos em macrófagos que apresentam capacidade fagocítica muito maior que a dos PMN, e ainda liberam citocinas denominadas pró-inflamatórias, como interleucina 1 (IL-1), e o fator de crescimento tumoral alfa (TNF-α; do inglês, *alpha tumor necrosis factor*), que atuam de forma parácrina e autócrina, com o objetivo de aumentar a atividade efetora dessas células. Esses macrófagos e, principalmente, as células dendríticas podem, ainda, levar às células do sistema imune adquirido (ou adaptativo) epítopos da partícula antigênica (patógeno) ligados ao MHC-II (*class II major histocompatibility complex*) para serem apresentados aos componentes linfoides desse sistema e, por isso, são denominados células apresentadoras de antígeno (APC; do inglês, *antigen-presenting cells*). Assim, a resposta imune inata funciona como mediadora na ativação da resposta imune adquirida.

Vale lembrar, ainda, que existem proteínas de suma importância para a defesa do organismo. O sistema complemento é constituído por cerca de 30 proteínas que são ativadas em cascata, ou seja, a ativação do primeiro componente dispara a ativação dos componentes subsequentes, à semelhança da cascata de coagulação sanguínea. O sistema complemento pode ser ativado de duas maneiras: pela via clássica e pela via alternativa de ativação. A primeira é mediada por anticorpos já ligados aos microrganismos invasores; na via alternativa, apenas a presença do antígeno promove a ativação do sistema. Ambas as vias, no entanto, levarão à polimerização dos componentes finais da cascata na parede bacteriana do microrganismo invasor, permitindo a perfuração da membrana celular desse patógeno e a subsequente morte do microrganismo.

Imunidade adquirida ou adaptativa

Didaticamente, pode-se dizer que o sistema imune adquirido é ativado quando os componentes da resposta imune inata não foram suficientes para destruir ou isolar o antígeno invasor. Essa ativação, no entanto, pode ocorrer de forma concomitante.

As duas principais características da imunidade adquirida são: a especificidade pelo antígeno invasor e a memória imunológica, ou seja, a resposta adquirida será muito mais rápida, específica e eficaz contra um determinado antígeno, caso ele já tenha sido exposto anteriormente a esse sistema.

Os linfócitos são as principais células do sistema imune adquirido (excetuando-se os linfócitos NK). Cerca de 70% dos linfócitos circulantes no sangue são denominados linfócitos T; essas células são, ainda, subdivididas de acordo com algumas moléculas de superfície que expõem em sua membrana, denominadas grupamento de diferenciação (CD; do inglês, *cluster of differentiation*). Assim, todos os linfócitos T apresentam em sua superfície o CD3 e contêm, ainda, outras moléculas específicas que permitem separá-los em dois subtipos de linfócitos T, ou seja, a molécula CD4, encontrada nos linfócitos T auxiliares, ou T *helper* (Th), e a molécula CD8 para os linfócitos denominados T citotóxicos (CD8+). Os linfócitos T *helper* (CD4+) ainda podem ser diferenciados em Th1 e Th2, de acordo com o repertório de citocinas que produzem quando ativados. Nesse sentido, os Th1 produzem principalmente as citocinas IL-2, interferona gama (IFN-g) e fator de necrose tumoral beta (TNF-β; do inglês, *beta tumor necrosis factor*), responsáveis por ativar e amplificar a resposta imune celular. Já os Th2 produzem principalmente as citocinas IL-4, IL-5 e IL-10, responsáveis pela ativação da resposta imune humoral.

Os linfócitos B perfazem de 10 a 20% dos linfócitos circulantes e apresentam em sua superfície, além do CD20, receptores antigênicos denominados receptores de células B (BCR, do inglês, *B cell receptors*), que nada mais são que as próprias imunoglobulinas de superfície. Essas células, quando ativadas, proliferam-se e diferenciam-se em células produtoras de anticorpos, os denominados plasmócitos.

O reconhecimento antigênico ocorre, em geral, por meio de células especializadas nessa função, que são as APC, tanto os macrófagos quanto as células dendríticas, lembrando que os linfócitos B também têm a capacidade de processar partículas antigênicas solúveis e de apresentar os peptídios dessas partículas ligadas ao contexto do MHC-II a linfócitos, principalmente o linfócito Th, que montará, assim, a resposta celular ou humoral. Entretanto, não são apenas as APC que podem apresentar antígenos aos linfócitos. Todas as células nucleadas têm, em sua membrana plasmática, o MHC-I. Quando uma partícula viral ou uma mutação gênica induz a síntese de proteínas não próprias, estas passam a ser ligadas ao MHC-I, permitindo que o sistema imune, especificamente os linfócitos T CD8$^+$, reconheça essa célula como portadora de uma infecção viral ou câncer; são essas células as responsáveis por promover a denominada vigilância imunológica (*immunosurveillance*, em inglês).

Reações de hipersensibilidade ou reações alérgicas

As reações de hipersensibilidade são classificadas como reações dos tipos I, II, III e IV, porém todas elas necessitam de uma exposição prévia ao antígeno (sensibilização) para que, somente em uma segunda exposição ao mesmo antígeno, ocorram tais reações alérgicas.

Reações de hipersensibilidade do tipo I

Após a fase de sensibilização a um determinado antígeno (que pode ocorrer por contato com pele, mucosas, ou mesmo por via intradérmica), os epítopos desses antígenos são apresentados por APC aos linfócitos Th2, que passam a produzir as citocinas IL-4 e IL-5; estas, por sua vez, estimulam linfócitos B a se diferenciarem em plasmócitos produtores de imunoglobulinas E (IgE) específicas para aqueles epítopos apresentados. Uma vez na circulação, as IgE produzidas encontram receptores em mastócitos e basófilos, e aí se ligam. Quando ocorre uma segunda exposição do indivíduo a esse mesmo antígeno, ele se liga às IgE presentes na superfície dos mastócitos e basófilos, promovendo a degranulação dessas células, com consequente liberação de mediadores inflamatórios, tais como as aminas vasoativas (histamina e serotonina) e agentes quimiotáticos; são também liberados ou produzidos mediadores secundários, como leucotrienos, prostaglandinas e citocinas. Todos esses agentes têm potente ação farmacológica sobre diferentes sistemas orgânicos, levando o indivíduo a desenvolver uma anafilaxia local ou, em casos mais graves, um choque anafilático sistêmico.

Reações de hipersensibilidade do tipo II

Essa reação é mediada pelas imunoglobulinas (Ig) dos tipos IgM ou IgG, que se ligam a epítopos presentes na superfície das células, os quais podem ser intrínsecos às mesmas, por exemplo, quando ocorrem alterações conformacionais em moléculas proteicas induzidas por medicamentos ou nas transfusões sanguíneas, ou, ainda, quando ocorre a ligação de moléculas exógenas de baixo peso molecular (haptenos). Um exemplo clássico de reações de hipersensibilidade tipo II é aquela mediada pelo hapteno penicilina, um antimicrobiano de baixo peso molecular, que pode se ligar às proteínas presentes nos eritrócitos, formando um novo complexo proteico; tal complexo poderá ser reconhecido pelo sistema imune como não próprio e, assim, promover a destruição dessas células, o que caracteriza a anemia hemolítica imunomediada.

Reações de hipersensibilidade do tipo III

Também são mediadas por IgM ou IgG; contudo, nesse caso, os antígenos não mais se ligam às proteínas de membranas celulares, mas aos antígenos solúveis na circulação, resultando na formação de imunocomplexos (antígenos-anticorpos). Tais complexos, ao se depositarem nos vasos sanguíneos, levam à ativação do sistema complemento e à liberação dos componentes C3a e C5a, também conhecidos como anafilaxinas, que apresentam importante efeito quimiotático para neutrófilos, os quais, ao chegarem no local, são ativados e dão início a um processo inflamatório.

Reações de hipersensibilidade do tipo IV

Reação também conhecida como hipersensibilidade tardia (DTH; do inglês, *delayed-type hipersensitivity*); essa é a única reação alérgica mediada por células e não por anticorpos, especificamente por linfócitos T. Tais células, após uma sensibilização primária e um segundo contato, geralmente tópico, com o antígeno, promovem no local o desenvolvimento de um tumor resultante da liberação de IL-2 e IFN-g e de infiltrado celular na derme e epiderme e, assim, ocorre lesão inflamatória desse tecido (dermatites de contato).

Autoimunidade

Uma das principais características do sistema imune é a de ser capaz de discriminar o que é próprio do organismo e o que não é. Contudo, em algumas situações, ocorre falha na tolerância ao que é próprio, e o sistema imunológico monta uma resposta de alto poder destrutivo contra o próprio organismo. Esse fenômeno, já descrito por Ehrlich no início dos anos 1900, foi denominado por ele como *horror autotoxicus*, sendo hoje conhecido como doença autoimune.

O mecanismo pelo qual as células linfoides toleram epítopos próprios é intrínseco ao processo de maturação das linhagens linfoides. No timo, é feita a seleção de linfócitos T; na medula óssea, a seleção de linfócitos B.

No timo, linfócitos T imaturos (timócitos) que se ligam com alta afinidade a MHC próprios são induzidos à morte por apoptose, fenômeno este denominado seleção negativa. Enquanto isso, a seleção positiva está relacionada com as células que, por terem pouca reatividade com MHC próprios, ou seja, por serem não reativas ao próprio, são liberadas para a circulação para povoarem órgãos linfoides secundários.

O mecanismo de seleção de linfócitos B autorreativos processa-se na medula óssea, quando essas células ainda imaturas começam a expressar os BCRs (receptores de linfócitos B, IgM de membrana). Quando essa IgM de membrana reconhece autoantígenos, essas células são impedidas de prosseguir na sua diferenciação e experimentam um novo rearranjo da cadeia leve da molécula do BCR; assim, se não mais reconhecerem autoantígenos, serão liberadas para prosseguir na sua diferenciação e maturação. Quando maduras, essas células perdem a capacidade de rearranjar a molécula de BCR e, se ainda assim continuarem a reconhecer autoantígenos, serão induzidas à morte por apoptose.

Apesar de a seleção negativa de linfócitos autorreativos ser altamente eficaz (p. ex., cerca de 95% dos timócitos que chegam ao timo entram em apoptose por reconhecerem MHC próprios), algumas células conseguem escapar dessa seleção negativa e povoar órgãos linfoides secundários. Nesses locais, diferentes mecanismos são deflagrados para que essas células não se ativem, ou seja, para mantê-las em um estado de anergia, indução da morte apoptótica, ou, ainda, supressão da ativação dessas células por linfócitos T regulatórios (Treg), que, por meio de citocinas, tais como IL-10 e fator de transformação do crescimento b (TGF-b; do inglês, *beta transforming growth factor*), promovem a supressão dessas células autorreativas. Quanto aos linfócitos B, alguns mecanismos são semelhantes aos já citados, mas essas células ainda têm como mecanismo de indução de tolerância o bloqueio da sua ativação e a entrada nos folículos dos órgãos linfoides secundários, local em que ocorre a resposta imune dessas células.

Tanto os animais quanto o ser humano apresentam alto potencial para desenvolver doenças autoimunes, seja por predisposição genética, seja por fatores exógenos. Tais fatores contribuem para que ocorram falhas no processo de seleção negativa ou no equilíbrio com que os organismos contam para manter as células autorreativas em seu estado de anergia, ou com atividade suprimida. Dentre esses fatores, que podem ser decorrentes de lesões teciduais, infecções bacterianas ou virais, citam-se os xenobióticos (compostos químicos estranhos ao organismo), que, na dependência do seu mecanismo de ação, podem promover a desestabilização do sistema imune e a autoimunidade.

Aspectos imunológicos das neoplasias

Várias são as evidências de que a presença de células neoplásicas no tecido tem caráter imunogênico. Na análise histológica de tecidos afetados, é comum se observar um grande número de infiltrado de células mononucleares, compostas por linfócitos T, NK e também macrófagos. Outro indício é a ocorrência do aumento de volume dos linfonodos drenantes do local da neoformação, devido ao aumento na proliferação de linfócitos e maior índice de cânceres em indivíduos submetidos às terapias imunossupressoras prolongadas, uma vez que células imunes ditas vigilantes estão em menor número (transplantados e doentes autoimunes).

Em virtude das frequentes mutações de seu DNA ou pela presença de vírus oncogênicos, as células neoplásicas passam a sintetizar proteínas alteradas, que anteriormente não eram produzidas, podendo ser, assim, reconhecidas pelo sistema imune como não próprias, sobretudo no contexto do MHC-I, o qual induz a resposta celular mediada pelos linfócitos T CD8$^+$. Também vale ressaltar que alterações mutagênicas no próprio MHC-I ou a sua não expressão na membrana da célula tumoral a torna alvo de linfócitos NK. A produção anormal de lipídios e carboidratos por células neoplásicas faz com que linfócitos B produzam anticorpos específicos para essas moléculas, que podem auxiliar na ativação de macrófagos, para ação efetora fagocítica com produção de citocinas, como o TNF, e ativação do sistema complemento. Ainda, a presença de antígenos tumorais pode ativar células Th a produzirem citocinas, como IL-2 e IL-12, importantes para a resposta celular contra células cancerosas, e ainda IFN-g, que induz o aumento da expressão do MHC-I das células neoplásicas, tornando-as, portanto, mais fáceis de serem reconhecidas pelas células do sistema imune.

No entanto, como explicar o fato de o sistema imune ser incapaz de evitar a morte decorrente do câncer em indivíduos imunocompetentes? Uma das explicações está relacionada com a agressividade de determinados cânceres, pois os componentes celulares e moleculares do sistema imune não são suficientemente eficazes na destruição dessas células, frente ao rápido e intenso crescimento da massa tumoral. A outra explicação está diretamente relacionada com os mecanismos de escape que algumas células neoplásicas adquiriram. A seguir, são apresentados alguns desses mecanismos:

- Muitas células neoplásicas, ao terem seus epítopos de superfície ligados a anticorpos anticélula neoplásica, endocitam esses epítopos juntamente com os anticorpos a eles ligados, para que não seja ativado o sistema complemento nem ocorra ativação de células fagocíticas, principalmente os macrófagos
- A seleção das células neoplásicas pela própria ação do sistema imune promove a eliminação daquelas células que apresentam peptídios anormais no contexto do MHC-I. Por outro lado, esse mesmo mecanismo pode favorecer o crescimento de células com MHC-I não imunogênico. Assim, se células neoplásicas não apresentarem peptídios anormais, essas podem se perpetuar e proliferar no organismo
- Muitas células neoplásicas não expressam ou expressam muito pouco MHC-I em sua superfície, dificultando, assim, o seu reconhecimento antigênico por linfócitos T CD8$^+$. Ainda, mesmo se ocorrer a apresentação antigênica via MHC-I e linfócito T CD8$^+$, a resposta pode ser ineficaz, pois muitas células neoplásicas podem não expressar MHC-II; logo, elas não propiciariam a ativação de linfócitos Th. Ainda, pode ocorrer de as APC não conseguirem se infiltrar na massa neoplásica para então procederem à apresentação de antígenos tumorais aos linfócitos Th, tornando, assim, ineficaz a ação dos linfócitos T CD8$^+$, visto que esses necessitam de citocinas produzidas pelos Th para potencializarem seu efeito citotóxico
- Existem várias linhagens de células neoplásicas que produzem citocinas ditas imunossupressoras; são elas: TGF-b, as quais suprimem tanto a ativação de linfócitos quanto a ação efetora de macrófagos e, também, a citocina IL-10, que é reconhecidamente supressora da resposta imune celular e das funções de macrófagos

- Pode ocorrer também falha na indução da morte por apoptose de células neoplásicas. Nesse sentido, muitas células neoplásicas, mesmo após receberem o estímulo para ativar a cascata das caspases e desencadear o processo apoptótico (p. ex., quando ocorre a ligação do TNF-α ao seu receptor), não o fazem, pois podem ativar a expressão de genes antiapoptóticos, como o bcl-2, presente em alguns linfomas, entre outros mecanismos antiapoptóticos.

O tratamento de pacientes portadores de câncer por meio da modulação do sistema imune tem despertado o interesse de muitos pesquisadores nas últimas décadas, havendo, cada vez mais, novas estratégias terapêuticas em fase de experimentação já em pacientes humanos. É possível que essa seja a forma mais adequada para tratar tais pacientes sem promover os efeitos colaterais que as terapias convencionais (com radioatividade e com medicamentos quimioterápicos) produzem. Os medicamentos quimioterápicos com atividade citotóxica, utilizados como antineoplásicos (ciclofosfamida, metotrexato, azatioprina e clorambucila), são abordados detalhadamente no *Capítulo 55*.

Aspectos imunológicos dos transplantes

O transplante de órgãos sempre foi e ainda é uma esperança terapêutica para o tratamento de indivíduos com comprometimento de determinados órgãos e sistemas. Contudo, há muito é conhecido que tal procedimento nem sempre ocorre de forma satisfatória.

Foi em 1944 que Peter Medawar (1915-1987) evidenciou que o insucesso dos transplantes era decorrente de uma reação do receptor ao órgão do doador e, posteriormente, foi reconhecido que vários componentes do sistema imune são responsáveis por tal rejeição, tendo sido os glicocorticoides os primeiros medicamentos utilizados nesses casos, permitindo aos pacientes uma sobrevida que outrora não seria possível.

Os graus de rejeição de um tecido dependem do grau de semelhanças genéticas existentes entre o organismo doador e o receptor, o que caracteriza os principais tipos de tecidos transplantados. O **transplante autólogo** é aquele originário do próprio paciente que receberá esse tecido, como é o caso de implante de epitélio em regiões que sofreram queimaduras, ou mesmo de vasos para o suprimento de aporte sanguíneo para um determinado tecido, como a veia safena em pacientes infartados do coração. O transplante entre gêmeos monozigóticos ou univitelinos é classificado como **singênico**, uma vez que esses indivíduos são geneticamente semelhantes. Já a maioria dos transplantes é classificada como **transplantes alogênicos**, pois ocorre entre indivíduos da mesma espécie, que, apesar da semelhança genética, é sempre reconhecido pelo sistema imune do receptor como não próprio, e isso ocorre pelos mecanismos de rejeição.

A rejeição de um órgão transplantado envolve os dois tipos principais de resposta imune, ou seja, a resposta mediada por células (hipersensibilidade tardia do tipo IV) e aquela mediada por anticorpos (hipersensibilidade do tipo II), além de envolver, também, um componente proteico responsável pela rejeição do órgão: o MHC.

As vias pelas quais a rejeição ocorre podem ser direita e indireta. Na via direta, o órgão transplantado contém células apresentadoras de antígenos que expressam ambas as moléculas proteicas do MHC: o tipo I (MHC-I), que está presente em todas as células nucleadas, e o tipo II (MHC-II), expresso apenas nas APC. Esses MHC carregam antígenos próprios do doador que podem então ser reconhecidos pelos linfócitos T CD8 e pelos linfócitos T CD4 que reconhecerão antígenos presentes no MHC-I e MHC-II, respectivamente. Uma vez havendo o reconhecimento antigênico ligado ao MHC-I, o linfócito T CD8 se ativará em linfócito T citotóxico que agora poderá reconhecer esse antígeno do doador em qualquer célula do órgão transplantado; as primeiras a serem detectadas serão as células endoteliais dos vasos do transplante, promovendo uma vasculite que evolui para um quadro de trombose e isquemia desse órgão. Ainda, as células T citotóxicas poderão reconhecer o antígeno do doador por todo o órgão transplantado, lesionando o parênquima e destruindo o órgão. Também, na via direta, as células T CD4 poderão reconhecer os antígenos do doador ligados ao MHC-II e se ativarem em células do tipo Th, que passarão a secretar IFN-γ, uma potente citocina ativadora de macrófagos, que irão agir contra o tecido transplantado, caracterizando a resposta de hipersensibilidade tardia do tipo IV.

Na via indireta, antígenos presentes no órgão transplantado são processados por APC do próprio paciente e passam a ser apresentados em seus MHC do tipo II, sendo assim reconhecidos por linfócitos T CD4 que, após se ativarem, interagem com linfócitos B, que vão se diferenciar em plasmócitos produtores de anticorpos específicos para aquele antígeno do transplante, induzindo assim a uma hipersensibilidade do tipo II mediada por anticorpos. A ligação desses anticorpos aos antígenos presentes no tecido transplantado faz com que células efetoras, como os macrófagos, atuem no local e destruam as células, e, mais uma vez, as células endoteliais do tecido transplantado são alvo da rejeição. Lembrando que na via indireta, as células T CD4 também induzem uma resposta de hipersensibilidade do tipo IV.

Portanto, é de grande valia o uso contínuo e prolongado de medicamentos imunossupressores que impeçam as células imunes de proliferarem, ou que atuem no sentido de diminuir a produção de citocinas que desencadeiam a rejeição.

PAPEL DA NUTRIÇÃO NA IMUNIDADE

Muitas evidências apontam que o estado nutricional exerce influência direta na função imune e outras funções orgânicas relacionadas com a manutenção da vida. Dessa forma, o sistema imune pode estar vulnerável a vários fatores do meio; entre eles, a desnutrição causada especialmente por deficiência de proteínas, calorias, cobre, zinco, magnésio, selênio, ferro, ácidos graxos essenciais, ácido fólico e vitaminas A, B_6, B_{12}, C e E pode comprometer a função imunológica, predispondo o organismo a doenças de origem infecciosa e parasitária ou, ainda, dificultando as respostas de defesa do organismo frente a antígenos vacinais ou determinados tipos de medicamentos (como é o caso dos antimicrobianos com ação bacteriostática), que dependem do sistema imune para induzirem o seu efeito terapêutico.

Nesse sentido, importante estudo realizado com pacientes humanos idosos demonstrou que a suplementação com vitaminas C e E aumenta a capacidade linfoproliferativa e as funções fagocíticas de neutrófilos PMN; esse dado pode ser extrapolado para os animais e ratifica a importância dessas vitaminas para o funcionamento do sistema imune.

Os tecidos linfoides têm alta taxa de proliferação celular e um rápido *turnover* (reciclagem) de proteínas; essas características tornam o sistema imune extremamente vulnerável aos efeitos das deficiências nutricionais. As funções dos linfócitos, leucócitos PMN e macrófagos dependem de vias metabólicas que utilizam vários nutrientes como cofatores críticos.

Os principais efeitos da privação nutricional ou desnutrição proteico-calórica são caracterizados pela redução da imunidade mediada por células, da produção dos diversos subtipos de linfócitos, da síntese de proteínas do sistema complemento, da função fagocitária e da secreção e afinidade de anticorpos por seus antígenos. As respostas de hipersensibilidade cutânea retardada, tanto a antígenos novos como antigos, são igualmente bastante prejudicadas pela diminuição na síntese proteica. Esses efeitos são mais evidentes em animais neonatos e idosos, uma vez que esses organismos, naturalmente, já apresentam respostas imunes subótimas e são mais suscetíveis, por exemplo, às infecções.

Alterações na produção e na função de várias citocinas (linfocinas e monocinas), como diminuição da produção de INF-g e redução da produção e função de IL-1 e IL-2, também são problemas decorrentes da desnutrição proteico-calórica.

As deficiências de nutrientes específicos, como o ferro, o zinco e as vitaminas A e E, frequentemente complicam a desnutrição proteico-calórica e, desse modo, agravam muitas doenças sistêmicas. A deficiência de vitamina A, por exemplo, resulta em redução no peso do timo; diminuição da proliferação de linfócitos T; redução da produção de anticorpos específicos; diminuição dos níveis de imunoglobulinas e maior aderência bacteriana a células epiteliais respiratórias. Os carotenoides apresentam importante função imunorregulatória, envolvendo linfócitos T e B, células NK e macrófagos. Por outro lado, a deficiência de vitamina E também pode aumentar o risco de infecções, o que é agravado pela deficiência de selênio. A vitamina E é um dos importantes componentes das membranas celulares e das lipoproteínas, com relevante papel imunomodulador. Paralelamente, a falta desses fatores antioxidantes (vitamina E e selênio) pode facilitar a ação tóxica de radicais livres de oxigênio induzida por macrófagos nas inflamações crônicas.

Além disso, a deficiência de zinco, adquirida ou genética, pode causar atrofia linfoide, diminuição da resposta de hipersensibilidade cutânea retardada, rejeição a enxertos homólogos e disfunção fagocítica. Com relação ao ferro, apesar de esse elemento ser necessário ao crescimento bacteriano, também é fundamental para a função das células NK, neutrófilos e linfócitos; assim, a capacidade bactericida é reduzida na deficiência de ferro, provavelmente pela diminuição da síntese e atividade de certas enzimas, como a mieloperoxidase e enzimas citocromo, as quais contêm ferro na sua estrutura molecular.

Da mesma maneira, os lipídios da dieta desempenham importante papel imunorregulador, possivelmente por modularem a síntese de eicosanoides (prostaglandinas e leucotrienos), mediadores químicos da inflamação, ou por causarem mudanças na membrana celular, alterando o número e a densidade de receptores para citocinas, complemento e imunoglobulinas. Além disso, alguns estudos têm mostrado que os ácidos graxos são capazes de aumentar a sobrevivência de animais alimentados com dietas ricas nesses lipídios e infectados com bactérias patogênicas; nesse sentido, dieta lipídica pode favorecer a proliferação de linfócitos, a síntese de citocinas, a atividade de linfócitos NK, a fagocitose e outros parâmetros da resposta imune.

Contudo, a ingestão excessiva de muitos lipídios (gordura e colesterol) debilita a imunidade mediada por células e a função fagocítica, em uma extensão dependente da atividade e do tipo de lipídio, da idade do hospedeiro e da natureza do agente infectante, dentre outras variáveis. Ainda, deficiências de ácido graxos essenciais podem limitar a plasticidade das respostas imunes.

Por outro lado, alguns estudos revelam que animais obesos apresentam maior risco de infecções, incluindo septicemia no pós-operatório, e menor resposta de hipersensibilidade cutânea retardada, além de diminuição da resposta linfocítica a mitógenos e redução da capacidade bactericida de neutrófilos. Algumas das anormalidades imunológicas frequentemente encontradas em obesos podem ser causadas por deficiências associadas de nutrientes como o ferro e o zinco. Parece que o microambiente dos animais obesos, incluindo os estados de hiperlipidemia, hiperglicemia, alteração nos níveis de insulina, glucagon, cortisol e hormônio adrenocorticotrófico (ACTH), pode ser parcialmente responsável pelas respostas imunes celulares debilitadas.

Muitos trabalhos revelam que a maior ingestão de nutrientes, como o betacaroteno, as vitaminas A e E, o zinco e o selênio, pode levar à estimulação da resposta imune. De igual modo, quantidades maiores de arginina e glutamina favorecem essa resposta, em particular frente a situações de estresse (como queimaduras, traumatismos ou septicemias).

Em contrapartida, deve ser enfatizado que todos os nutrientes administrados em quantidade acima de um limiar fisiologicamente aceitável reduzirão a imunidade, o que já foi demonstrado em estudos experimentais que avaliaram os efeitos do excesso de zinco, selênio e vitaminas A e E na dieta.

Desse modo, fica evidente que o estado nutricional do animal tem um papel bastante significativo no funcionamento do seu sistema imune, sobretudo frente a complicações clínicas com morbidade e/ou mortalidade elevadas, a ocorrência de infecções ou outras doenças e a ineficiência da resposta imunológica às imunizações (vacinações) em organismos que apresentam deficiências ou excessos nutricionais.

AGENTES IMUNOMODULADORES DE INTERESSE TERAPÊUTICO

Os imunomoduladores são substâncias que modificam as reações imunológicas e, na prática clínica, são classificados em imunoadjuvantes, imunoestimulantes e imunossupressores. Assim, esses agentes podem ter aplicação terapêutica como imunoestimulantes importantes no tratamento preventivo ou curativo de doenças que debilitam o sistema imunológico direta ou indiretamente, e os imunossupressores indicados no tratamento de doenças manifestadas por uma resposta imunológica exacerbada. Embora já existam vários agentes imunomoduladores de uso corrente na terapêutica, nem sempre o seu mecanismo de ação é totalmente conhecido; por outro lado, muitos outros agentes encontram-se em fase de estudo experimental, garantindo para o futuro novas perspectivas para o desenvolvimento e a comercialização de medicamentos com propriedades tanto imunoestimulantes como imunossupressoras. Em Medicina Veterinária, os imunossupressores são utilizados rotineiramente nos animais de companhia no controle das manifestações clínicas sistêmicas e locais das doenças autoimune, como, por exemplo, anemia hemolítica e trombocitopenia imunomediadas, poliartrite imunomediada, pênfigo foliáceo, lúpus eritematoso, miosite, doença inflamatória intestinal, asma felina e dermatite atópica canina.

Imunoestimulantes

Acemanana

O acemanana é um polissacarídio derivado da planta *Aloe vera* (*Barbadensis miller*) que tem efeito imunoestimulante sobre macrófagos, fazendo-os aumentar a síntese de citocinas pró-inflamatórias como IL-1, IL-6 e TNF-α e também óxido nítrico. Essas citocinas aumentam as atividades fagocítica e citotóxica de macrófagos e podem induzir a morte celular por meio da ligação do TNF-α a seus receptores na superfície de células neoplásicas. Tal atividade estimulante sobre macrófagos tem utilidade na terapia contra neoplasias, sendo utilizado principalmente no tratamento de fibrossarcomas, tanto em gatos quanto em cães. O uso da acemanana tem o objetivo de diminuir a massa tumoral para posterior ressecção cirúrgica, visto que a administração intratumoral desse polissacarídio faz com que ocorra necrose e encapsulamento da massa tumoral, diminuindo, portanto, seu tamanho e, consequentemente, levando a menor retirada de tecido normal circunscrito ao tumor. A dose recomendada é de 2 mg por via intratumoral e 2 mg/kg semanalmente por 6 semanas, por via intraperitoneal. Ainda, o uso de acemanana tem produzido resultados satisfatórios na melhora da qualidade de vida de gatos portadores do vírus da imunodeficiência felina (FIV, do inglês *feline immunodeficiency virus*) e leucemia felina (FeLV, do inglês *feline leukemia virus*).

Levamisol

A atividade imunoestimulante do anti-helmíntico levamisol (ver também *Capítulo 47*) é conhecida desde 1971. O mecanismo pelo qual esse medicamento atua no sistema imune ainda é desconhecido; porém, sabe-se que ele restaura a atividade proliferativa de linfócitos T, promove aumento na produção de anticorpos, provavelmente dependente da atividade de linfócitos Th, e também promove aumento da quimiotaxia e da atividade fagocítica de macrófagos, sobretudo em animais idosos ou, ainda, naqueles imunologicamente deprimidos e que apresentam infecções crônicas, doenças inflamatórias e algumas neoplasias malignas.

Em geral, o uso de levamisol reduz a frequência, a duração e a gravidade dos episódios patológicos desses animais. Observou-se, também, em bovinos, que o levamisol induziu a recuperação mais rápida de bezerros acometidos por rinotraqueíte infecciosa bovina, diarreia viral bovina ou surtos vacinais de parainfluenza-3. Por outro lado, a administração injetável de levamisol mostrou-se capaz de aumentar a resposta de anticorpos produzidos após o uso de vacina polivalente de clostrídios.

Entretanto, a frequência do tratamento e a dose são importantes para a modulação benéfica do sistema imune; portanto, o tratamento intermitente é mais eficaz que o tratamento contínuo. Em bovinos, cães e gatos, um esquema de tratamento em 3 dias consecutivos, seguidos por 3 dias de descanso, novamente seguidos por 3 dias de tratamento, é o procedimento recomendado; em caso de doenças crônicas ou recidivantes, pode haver necessidade de continuação desse esquema. Deve-se usar em torno de um quarto a um terço da dosagem anti-helmíntica em cada dia de tratamento, evitando-se doses excessivas, que podem causar imunossupressão. Ressalte-se que, em animais, o levamisol pode ser administrado por meio de bolos, beberagem, aditivo alimentar e outras vias, como a injeção subcutânea e a aplicação transcutânea.

Ivermectina

A ivermectina é um medicamento de uso veterinário, pertencente à família das avermectinas, introduzido no mercado em 1981, com finalidade antiparasitária (contra endo e ectoparasitas – ver *Capítulos 47 e 49*). Alguns estudos com esse medicamento revelaram sua possível capacidade de aumentar, de forma indireta, a população de células produtoras de imunoglobulinas (anticorpos) no baço de animais parasitados. Em cães, o uso de ivermectina tem mostrado resultados satisfatórios no tratamento da sarna demodécica. Entretanto, o seu mecanismo imunomodulador ainda não é conhecido.

Probióticos

Os probióticos são microrganismos vivos que melhoram o estado de saúde dos animais por estimularem o desenvolvimento da microbiota intestinal. Podem ser utilizados como aditivos ou suplementos alimentares microbianos, e sua ação benéfica se deve ao fato de melhorarem o balanço microbiano intestinal. Essa ação dos probióticos pode explicar o seu efeito imunoestimulante, favorecendo tanto a imunidade celular como a humoral, recebendo, assim, nos últimos tempos, especial atenção tanto na Medicina Veterinária como na Medicina Humana.

Por outro lado, o uso dessas substâncias em determinadas situações, tais como, após terapia antimicrobiana por via oral, pode favorecer o restabelecimento da microbiota intestinal benéfica, reduzindo, assim, os efeitos colaterais desses antimicrobianos no sistema digestório. Ademais, o uso de probióticos pode trazer benefícios em diversas situações, como no controle de infecções intestinais, na inibição do desenvolvimento tumoral e na estimulação dos efeitos imunológicos de vacinas orais. Mais detalhes acerca de probióticos podem ser vistos no *Capítulo 54*.

Prebióticos

Os prebióticos são classicamente definidos como fibras ou ingredientes nutricionais não digeríveis que são benéficos à microbiota bacteriana do sistema digestório. Acredita-se que os benefícios desses prebióticos ao hospedeiro estejam relacionados aos produtos fermentativos das bactérias comensais (probióticos) que utilizaram esses prebióticos como fonte de energia e também a efeitos diretos na resposta imune local. Esses prebióticos são sacarídios de diversas origens, como oligossacarídios presentes em alimentos, tais como: cereais, mel, banana, alho e cebola (fruto-oligossacarídios [FOS]); glucomananas derivadas de leveduras de *Saccharomyces cervisiae* e polissacarídios como a inulina, um polissacarídio da frutose que, ao ser hidrolisado pelas bactérias da biota, gera como intermediário o FOS e, ainda, o β-glucano, que é um polímero de monômeros de D-glicose unidos por ligação β-glicosídica (1,3/1,4/1/6) encontrado na parede celular de fungos e leveduras, e que vem sendo bastante explorado na aquicultura.

O mecanismo geral pelo qual tais sacarídios promovem seus efeitos imunomodulatórios está relacionado à interação dessas moléculas a receptores específicos presentes em células do sistema imune inato, como TLR2 (receptores do tipo *toll*), receptores de manose e dectina-1, presentes, especialmente, em macrófagos e neutrófilos, aumentando a atividade dessas células contra patógenos oportunistas presentes no sistema gastrintestinal. Esses prebióticos também estão envolvidos na ativação de proteínas do sistema complemento. No entanto, vale salientar que o uso desses prebióticos tem sua eficácia comprovada quando há manejo alimentar e sanitário adequado aos animais de produção, principalmente na aquicultura, cujos resultados vêm sendo bastante atraentes para os produtores. Mais detalhes acerca de prebióticos podem ser vistos no *Capítulo 54*.

Adjuvantes

A resposta a um determinado imunógeno pode ser aumentada e prolongada se ele for administrado na forma de mistura com substâncias adjuvantes. A função imunoestimulante dos adjuvantes pode estar associada a uma ou mais de uma das suas propriedades, que as tornam capazes de: prolongar a retenção do imunógeno; aumentar o tamanho efetivo do imunógeno, promovendo, assim, a sua fagocitose e apresentação pelos macrófagos; estimular o fluxo de macrófagos ou outros tipos de células imunológicas para o local da injeção; estimular a produção e secreção local de várias citocinas; e aumentar a síntese de anticorpos. Dentre os agentes adjuvantes, podem ser citados:

- **BCG** (bacilo de Calmette-Guérin): uma cepa atenuada de *Mycobacterium bovis*, é um dos adjuvantes mais conhecidos e utilizados pela sua capacidade de induzir imunidade contra a tuberculose e de estimular toda a resposta imune do organismo; por esse motivo, é amplamente empregado no tratamento de certos tipos de neoplasias, como o carcinoma de bexiga; seu efeito primário é sobre linfócitos T e, aparentemente, pode estimular linfócitos NK
- **Adjuvante completo de Freund** (o mais potente deles): uma emulsão de água em óleo contendo micobactérias mortas, que facilita a deposição do imunógeno e estimula macrófagos e linfócitos
- **Sais de alumínio**: partículas finas de fosfato e hidróxido de alumínio, sobre as quais o imunógeno é adsorvido, e que aumentam a estabilidade e o tamanho da partícula do imunógeno, induzindo uma resposta imune mais constante e duradoura, além de promoverem a liberação de certas citocinas, como a IL-1, e de estimularem a produção de anticorpos
- **Outras substâncias** (em pesquisa): a avridina (em associação com o hidróxido de alumínio), como adjuvante para vacinas antirrábicas, e a incorporação de IL-12 em vacinas, para estimular o desenvolvimento de linfócitos Th, que promoveriam uma resposta citotóxica protetora contra o patógeno-alvo.

Citocinas

As citocinas, subdivididas em interferonas (IFNs), interleucinas (ILs), fatores de estimulação de colônias e fatores de diferenciação e de crescimento generalizados, têm enorme potencial para uso clínico como imunoestimulantes. As interferonas, especialmente IFN-γ e IFN-α, apresentam grande atividade sobre infecções virais e em certas doenças neoplásicas. Dentre as interleucinas, a IL-1 demonstrou efeito imunoestimulante como adjuvante vacinal, a IL-2 é importante em certas neoplasias malignas, a IL-4 é capaz de estimular a produção de IgE, a IL-10 pode ser útil no tratamento de doenças autoimunes ou outros distúrbios inflamatórios, e o TNF pode induzir a síntese de outras citocinas. Ainda, outras citocinas têm mostrado alguns efeitos imunoestimulantes experimentais, o que revela o grande potencial terapêutico desse grupo de proteínas.

Imunossupressores

Os primeiros imunossupressores empregados clinicamente foram os glicocorticoides. Posteriormente, surgiram outros agentes, sendo de maior importância em Medicina Veterinária os agentes citotóxicos, os inibidores da calcineurina, os inibidores da inosina monofosfato desidrogenase e os inibidores da di-hidroorotato desidrogenase. A seguir, são apresentados esses imunossupressores.

Glicocorticoides

Os glicocorticoides são hormônios esteroides sintetizados pelo córtex adrenal (corticosteroides), amplamente utilizados para suprimir as manifestações de inúmeras reações inflamatórias e imunológicas, nem sempre muito fáceis de serem distinguidas. Muitas vezes, o uso desses como medicamentos anti-inflamatórios potentes induz efeitos colaterais graves, dentre os quais, a imunossupressão.

As atividades anti-inflamatória e imunossupressora dos glicocorticoides podem ser divididas em três categorias gerais: a primeira é sua ação no trânsito de leucócitos, a segunda é sua capacidade de alterar funções celulares específicas, e a terceira é representada por outras atividades anti-inflamatórias diversas.

Um dos efeitos mais importantes desses agentes é a mudança transitória do número de leucócitos circulantes, ou seja, no início da terapêutica, são capazes de elevar o número dessas células e de reduzir o número total de linfócitos, monócitos, eosinófilos e basófilos. Essas alterações ocorrem até 4 a 6 h após uma injeção de glicocorticoides e voltam ao normal dentro de 24 h. Essa neutrofilia parece ser causada pela liberação de neutrófilos maduros das reservas medulares e pela redução da saída de neutrófilos dos espaços intravasculares para exsudatos inflamatórios. Por outro lado, a redução de linfócitos (principalmente linfócitos T e da subpopulação de células CD4) pode resultar do sequestro das células linfoides recirculantes para os tecidos linfoides, incluindo a medula óssea. O significado das demais alterações celulares ainda não está totalmente esclarecido.

Além disso, os glicocorticoides alteram as atividades funcionais dos linfócitos e monócitos. Inibem a expressão de genes para IL-2 e, consequentemente, reduzem a síntese e a secreção dessa citocina, dentre outros mediadores, essencial para a expansão clonal de linfócitos T ativados. A redução de IL-2 está relacionada à inibição da polimerização do fator de transcrição gênica AP-1, que fica assim impedido de se translocar para o núcleo, a fim de promover a leitura do gene para IL-2. Ainda, vale ressaltar que a ligação do glicocorticoide ao seu receptor citoplasmático promove aumento na expressão da proteína IkB de linfócitos ativados, que, por sua vez, ativa o fator de transcrição gênica NFkB, levando à apoptose da célula (linfólise). Em altas doses, a corticoterapia (terapia com hormônios corticosteroides) é capaz de reduzir de forma moderada as concentrações séricas de imunoglobulinas (IgG e IgA), apontando para um efeito também sobre linfócitos B. A monocitopenia observada leva a alterações significativas nas funções de monócitos-macrófagos, com supressão da atividade bactericida dessas células fagocíticas, diminuindo, assim, a resistência do hospedeiro à infecção. Os glicocorticoides também reduzem a função de apresentação de antígenos dessas células, além de reduzirem outras funções celulares específicas, como a inflamação. Os efeitos anti-inflamatórios dos glicocorticoides são descritos em detalhes no *Capítulo 23*.

Embora existam vários glicocorticoides para uso clínico como terapia imunossupressora, o medicamento mais indicado tem sido a prednisona, por induzir menos efeito metabólico e causar maior impacto na atividade imunológica. Dessa maneira, esse agente imunossupressor pode ser utilizado em diferentes situações clínicas em animais, a saber: na anemia hemolítica autoimune, na trombocitopenia autoimune, no lúpus eritematoso sistêmico, dentre outras doenças.

Ressalta-se que a corticoterapia prolongada produz efeitos colaterais bastante graves para o organismo, sendo que a síndrome de Cushing iatrogênica é o efeito que exige maior cuidado; essa doença, caracterizada por hiperadrenocorticismo e atrofia das glândulas adrenais, ocorre por supressão da liberação de hormônio adrenocorticotrófico (ACTH) pelas células da adeno-hipófise. Como a regulação da secreção de glicocorticoides se faz pela ativação do eixo hipotálamo-hipófise-adrenal, a secreção desses hormônios depende, então, da liberação de hormônio liberador de corticotrofina (CRH) pelo hipotálamo, que estimula a adeno-hipófise a secretar o ACTH, que, por sua vez, estimulará as adrenais a secretarem os hormônios glicocorticoides e mineralocorticoides. A síndrome de Cushing iatrogênica reflete, assim, o desequilíbrio desse eixo neuroendócrino e se manifesta com os seguintes sinais e sintomas clínicos: alopecia bilateral e simétrica, hiperpigmentação da pele com hiperqueratose e atrofia da epiderme, aumento do apetite, euforia, depressão e insônia. Além disso, também são observados: osteoporose, pseudorreumatismo (pelo efeito mineralocorticoide residual), úlceras pépticas e maior suscetibilidade às infecções em geral.

Agentes citotóxicos

Esses medicamentos citotóxicos podem destruir células capazes de autorreplicação, como os linfócitos imunologicamente competentes. Sua ação não é seletiva para essas células e, portanto, são capazes de destruir células não linfoides em proliferação, incluindo precursores hematopoéticos, células da mucosa gastrintestinal e células germinativas das gônadas; tal ação pode induzir, como efeitos colaterais, pancitopenia, toxicidade gastrintestinal e redução da fertilidade. Existem, atualmente, quatro agentes imunossupressores citotóxicos com aplicação terapêutica: ciclofosfamida, metotrexato, azatioprina e clorambucila.

Experimentalmente, foram determinados alguns princípios para o tratamento imunossupressor com agentes citotóxicos. São eles:

- A resposta imunológica primária é mais facilmente inibida que uma reação secundária, que ocorre após a sensibilização prévia a certos antígenos
- Os estágios de uma resposta imunológica diferem na suscetibilidade aos diferentes agentes imunossupressores, sendo esses mais efetivos na fase de indução (inicial); linfócitos de memória não respondem a agentes imunossupressores
- Os agentes imunossupressores podem exercer toxicidades diferentes nos linfócitos T e B
- Em determinadas situações, o tratamento imunossupressor pode produzir um efeito paradoxal, ou seja, aumento da resposta imunológica
- A eficácia do agente imunossupressor em uma resposta primária depende do momento da sua administração em relação ao estímulo antigênico inicial.

A **ciclofosfamida** é um agente com atividade alquilante no DNA (estabelece ligações cruzadas com o DNA) levando as células-alvo imediatamente à morte, ou induzindo lesão letal expressa durante a divisão mitótica subsequente. Essa ação parece causar supressão mais acentuada das respostas imunes humorais do que das células, ou seja, sua ação imunossupressora preferencial ocorre sobre linfócitos B. Os efeitos desse agente nas respostas imunes celulares são extremamente variáveis.

A ciclofosfamida pode ser administrada por via oral ou intravenosa, em associação ou não com corticosteroides. Pode causar efeitos colaterais graves, tais como a supressão da hematopoese, alterações gastrintestinais, alopecia, infertilidade, cistite hemorrágica, teratogênese, maior suscetibilidade a infecções oportunistas e maior incidência de neoplasias malignas.

O **metotrexato** é um agente inibidor específico da di-hidrofolato redutase, enzima responsável pela conversão do ácido fólico em sua forma ativa, o tetra-hidrofolato, responsável pela síntese de purinas e pirimidinas e, consequentemente, pela síntese de DNA. Também, é um agente capaz de diminuir a resposta inflamatória, por induzir apoptose de linfócitos T ativados. Esse foi um dos primeiros agentes antineoplásicos introduzidos na terapêutica. O metotrexato é utilizado por via oral e pode causar efeitos colaterais graves, tais como: reações de hipersensibilidade, anemia megaloblástica, distúrbios gastrintestinais, pneumonite, fibrose hepática e diminuição da fertilidade.

A **azatioprina** é um agente inibidor da síntese de várias enzimas responsáveis pela síntese de purinas e pela formação do DNA, o que induz a menor taxa de replicação celular. Além da redução na síntese de DNA, esse agente também diminui a síntese de RNA. Essa ação é mais proeminente em linfócitos T, em comparação com os linfócitos B, mas, afeta tanto as respostas imunes celulares como humorais. Os efeitos imunossupressores da azatioprina são mais evidentes nas células em ativa replicação. Ainda, pode causar redução no número de neutrófilos e monócitos circulantes, devido à sua toxicidade sobre precursores hematopoéticos. Esse agente é utilizado por via oral e pode causar como efeitos colaterais: irritação gastrintestinal, alterações hepáticas, depressão da medula óssea, maior suscetibilidade às infecções e às neoplasias malignas.

A **clorambucila** tem atividade alquilante semelhante àquela da ciclofosfamida, mas com atividade imunossupressora menor; todavia, esse agente parece ser menos tóxico que a ciclofosfamida. A clorambucila não induz certos efeitos colaterais como a alopecia, as alterações gastrintestinais e a cistite hemorrágica, observadas após o uso da ciclofosfamida. Também pode ser utilizado em associação com corticosteroides ou com a azatioprina.

Inibidores da calcineurina

Depois dos glicocorticoides, os imunossupressores mais utilizados na clínica são os inibidores da calcineurina: ciclosporina (Cyclavance®, produto de uso veterinário) e tacrolimo (Tarfic®, especialidade farmacêutica). Apesar de esses dois compostos serem estruturalmente distintos e se ligarem em diferentes locais da mesma molécula, apresentam o mesmo mecanismo de ação, que é o de inibir a sinalização da transcrição gênica de linfócitos T. O mecanismo pelo qual esses medicamentos atuam é por meio de sua ligação a uma proteína citoplasmática (ciclofilina ou FKBP-12), formando um complexo que, por sua vez, liga-se à calcineurina, impedindo-a de desfosforilar o fator de transcrição gênica NFAT (*nuclear factor of activated T cells*), o qual fica, assim, impedido de se translocar do citoplasma para o núcleo, em que seria responsável por induzir a transcrição gênica de várias citocinas, entre elas, a IL-2.

A **ciclosporina** é um medicamento com ação extremamente potente e seletivo sobre linfócitos T, levando ao efeito imunossupressor, especialmente na terapia contra a rejeição de transplantes de órgãos, podendo também ser utilizada em associação com outros imunossupressores no tratamento de algumas autoimunidades. O uso de ciclosporina, além de promover o bloqueio da transcrição gênica para IL-2, leva a aumento na expressão do TGF-β, o qual tem potente ação inibitória sobre proliferação de linfócitos estimulados pela IL-2, bem como na geração de linfócitos citotóxicos (T CD8$^+$).

A ciclosporina é muito utilizada para o tratamento da ceratoconjutivite seca em cães, pois promove a imunomodulação local e também induz a produção de lágrimas. Contudo, o crescente uso da ciclosporina tem sido feito para o tratamento de animais portadores de autoimunidades não responsivos a outros tratamentos com imunossupressores. Em seres humanos, a ciclosporina é administrada em associação com a dexametasona para o tratamento de doenças autoimunes como a síndrome de Crohn ou síndrome do intestino irritável. Outro frequente uso da ciclosporina está relacionado ao tratamento para rejeição de órgãos transplantados, sendo que os gatos são mais responsivos ao tratamento que os cães, quando esse medicamento for associado à prednisolona (7,5 mg/kg de ciclosporina + 0,125 a 0,25 mg/kg de prednisolona).

A ciclosporina pode ser administrada por via oral ou intravenosa, sendo necessário ter cautela, visto que é irritante aos tecidos moles. Pode também desencadear vários efeitos colaterais, sendo a nefrotoxicidade o mais grave.

O **tacrolimo** também pode ser administrado por via oral ou intravenosa. A toxicidade desse medicamento é muito semelhante àquela da ciclosporina, sendo seu efeito tóxico mais acentuado em cães e, por isso, desaconselhável nessa espécie.

Como outros imunossupressores de uso prolongado, os inibidores da calcineurina podem aumentar a suscetibilidade a infecções oportunistas, bem como favorecer o desenvolvimento de neoplasias. Entretanto, ao contrário dos agentes imunossupressores citotóxicos, não promovem depleção de células-tronco da medula óssea, não provocando, assim, citopenias.

Inibidores da inosina monofosfato desidrogenase

Faz parte deste grupo o **micofenato de mofetila** (CellCept®, especialidade farmacêutica). Essa substância é um pro-fármaco, cuja rápida hidrólise a transforma em sua forma ativa, o ácido micofenólico, o qual tem atividade inibitória reversível na enzima inosina monofosfato desidrogenase, responsável pela síntese, *de novo*, do nucleotídio guanina; linfócitos B e T são altamente dependentes dessa enzima para que ocorra proliferação celular após a ativação dos mesmos. A vantagem do uso desse profármaco está na sua ação seletiva, uma vez que preserva a via de síntese de guanina em outras células e, também, pelo fato de sua ação ser reversível após a retirada da terapia ou administração de guanina.

O principal uso desse medicamento em Medicina Humana é para a profilaxia da rejeição de transplantes em associação com outros imunossupressores, como glicocorticoides, ciclosporina e tacrolimo, sendo desaconselhável associá-lo com a azatioprina. Por outro lado, vários são os estudos e os relatos clínicos sobre a utilização desse profármaco no tratamento de autoimunidades na sua fase aguda.

Em cães, tem sido indicado para o tratamento de anemia aplástica, anemia hemolítica imunomediada, meningoencefalites e doenças dermatológicas autoimunes. Em cães, pode ocorrer uma produção variável do metabólito ativo, o que pode explicar a variabilidade de eficácia clínica em animais de companhia. A dose de 10 mg/kg a cada 12 h tem demonstrado boa tolerabilidade em cães; entretanto, pode não ser eficaz. Em gatos, a administração por 1 semana na dose de 10 mg/kg a cada 12 h por via oral é bem tolerada, contudo, não tem se mostrado imunossupressora; assim, a dose de até 15 mg/kg a cada 12 h por via oral tem sido sugerida, uma vez que um estudo demonstrou boa tolerabilidade ao efeito adverso diarreia que surgiu no segundo e sétimo dia de tratamento. Existe um relato de pancreatite em um gato com diagnóstico de anemia hemolítica imunomediada tratado com prednisona e micofenolato de mofetila (10 mg/kg a cada 12 h, tratado por 2 meses com a terapia combinada), a qual foi revertida após suspensão do micofenolato e tratamento de suporte.

Em termos de interação medicamentosa, deve ser evitado o uso concomitante com medicamentos antiácidos, uma vez que, para uma maior absorção do micofenolato de mofetila, se faz necessário um pH mais ácido. Os principais efeitos colaterais observados em animais tratados com o micofenolato de mofetila com doses acima de 20 a 30 mg/kg estão relacionados aos distúrbios gastrintestinais, como vômito e diarreia, podendo também surgir maior suscetibilidade a processos infecciosos.

Inibidores da di-hidroorotato desidrogenase

Nesse grupo, tem-se a **leflunomida** (Arava®, especialidade farmacêutica), que é um derivado isoxazol e funciona como um profármaco que é convertido em um metabólito ativo (A77 1726), sendo esse o responsável pelos efeitos imunossupressores.

A leflunomida é um agente imunomodulador, modificador da doença e aprovada para tratamento da artrite reumatoide humana, que tem a capacidade de melhorar a qualidade de vida e reduzir a progressão radiológica da doença; os estudos clínicos relacionados a doenças autoimunes apontaram que o uso desse medicamento, além das propriedades anti-inflamatórias, foi capaz de evitar a progressão da doença reumática. Atua como imunossupressora, via inibição da enzima di-hidroorotato desidrogenase (enzima mitocondrial envolvida na síntese *de novo* de monofosfato de uridina de ribonucleotídio de pirimidina) e, consequentemente, ocorre a diminuição na síntese das pirimidinas, a qual é essencial para linfócitos T ativados.

As células T ativadas e em expansão clonal, que são dependentes da síntese *de novo* da pirimidina, são mais afetadas pela inibição da di-hidroorotato desidrogenase pela leflunomida do que outros tipos de células que usam a via de resgate da síntese da pirimidina, conferindo, assim, um efeito citostático mais do que citotóxico. A indicação clínica em Medicina Veterinária é para diversas doenças autoimune em cães (p. ex., anemia hemolítica e trombocitopenia imunomediadas, poliomiosite e poliartrite) como substituto de outros medicamentos imunossupressores, como a azatioprina e o micofenolato de mofetila, nos casos em que esses medicamentos não foram eficazes.

Em estudo de toxicidade aguda em ratos, a dose letal 50% (DL50) estabelecida foi de 100 a 250 mg/kg. Estudos conduzidos em cães demonstraram uma meia-vida de 21 a 25 h, sendo que, em seres humanos, a meia-vida do metabólito ativo é de aproximadamente 2 semanas. São poucos os estudos de eficácia da leflunomida em cães e gatos, e descrevem que os efeitos adversos incluem diarreia, êmese, letargia, trombocitopenia e hemorragia, a qual é revertida 5 dias após a suspensão da administração da leflunomida. Nesses estudos, o uso da leflunomida foi em associação com glicocorticoide. A dose inicial sugerida de leflunomida para o tratamento em cães com doenças imunomediadas é de 2 mg/kg a cada 24 h por via oral e, caso sejam observados resposta pouco expressiva e efeito adverso tolerável, sugere-se ajustar a dose para 3 a 4 mg/kg, geralmente, em doses fracionadas de 2 mg/kg a cada 12 h; em seguida, reduzir a dose para 2 mg/kg a cada 24 h. Após um período inicial de indução, a dose pode ser diminuída em etapas de 25% até que o animal esteja estabilizado ou até a resolução da doença. Alguns animais podem necessitar de doses iniciais mais altas.

A administração de leflunomida não é recomendada em animal prenhe, pois pode apresentar toxicidade ao desenvolvimento do feto. Nenhuma interação medicamentosa foi relatada.

▼ BIBLIOGRAFIA

Abbas AK, Lichtman AH, Pober JS. Imunologia celular e molecular. Rio de Janeiro: Revinter. 1998. 469 p.

Aggarwal BB, Puri RK (eds.). Human cytokines: their role in disease and therapy. Cambridge: Blackwell Science. 1995. 736 p.

Allison AC. Immunosuppressive drugs: the first 50 years and a glance forward. Immunopharmacol. 2000; 46:63-83.

Aucoin DP. Treatment of immune-mediated disease. Vet Clin North Am Small Anim Pract. 1982; 12:61-6.

Bishop GA, Hostager BS. B lymphocyte activation by contact-mediated interactions with T lymphocytes. Cur Opinion Immunol. 2001; 13:278-325.

Boothe DM. Immunomodulators or biologic response modifiers: introduction and miscellaneous agents. In: Boothe, D.M. (ed). Small animal clinical pharmacology and therapeutics. Philadelphia: W.B. Saunders. 2001; 349-70.

Chandra RK. Nutrition and immune system: symposium on "Nutrition and immunity in serious illness". Proc Nutr Soc. 1993; 52:77-84.

Dafny N. Is interferon-a a neuromodulator? Brain Res Rev. 1998; 26:1-15.

De La Fuente M, Ferrández MD, Soler A et al. Immune function in aged women is improved by ingestion of vitamins C and E. Can J Physiol Pharmacol. 1998; 76:373-80.

De Pablo MA, De Cienfuegos GA. Modulatory effects of dietary lipids on immune system functions. Immunol Cell Biol. 2000; 78:31-9.

Dickler HB, Albright SF. Immunosuppression in the treatment of disease: symposium synopsis. J Allergy Clin Immunol. 1994; 93:669-76.

Dugas B, Mercenier A, Lenoir-Wijnkoop I et al. Immunity and probiotics. Immunol Today. 1999; 20:387-90.

Elenkov IJ, Chrousos GP. Stress hormones, Th1/Th2 patterns, pro/anti-inflammatory citokines and susceptibility to disease. Trends Endocrinol Metab. 1999; 10:359-68.

Fukushima K, Eguchi N, Ohno K et al. Efficacy of leflunomide for treatment of refractory inflammatory colorectal polyps in 15 miniature dachshunds. J Vet Med Sci. 2016; 78:265-9.

Galli SJ, Maurer M, Lantz CS. Mast cells as sentinels of innate immunity. Cur Opinion Immunol. 1999; 11:53-9.

Genestier L, Paillot R, Quemeneur L et al. Mechanisms of action of methotrexate. Immunopharmacol. 2000; 47:247-57.

Gurunathan S, Wu CY, Freidag BL et al. DNA vaccines: a key for inducing long-term cellular immunity. Cur Opinion Immunol. 2000; 12:442-7.

Havenaar R, Spanhaak S. Probiotics from an immunological point of view. Cur Opinion Biotechnol. 1994; 5:320-5.

Hennessey LR, Baker JR. Imunomoduladores. In: Stites DP, Terr AI, Parslow TG (eds.). Imunologia médica. Rio de Janeiro: Guanabara Koogan. 2000; 649-52.

Iwamoto I. As drogas e o sistema imune. In: Page CP, Curtis MJ, Sutter MC *et al.* (eds.). Farmacologia integrada. São Paulo: Manole. 1999; 319-30.

Karp CL, Wills-Karp M. Complement and IL-12: yin and yang. Microb Infect. 2001; 3:109-19.

Kelleher J. Vitamin E and the immune response. Proc Nutr Soc. 1991; 50:245-9.

Kelley DS, Daudu PA. Fat intake and immune response. Prog Food Nutr Sci. 1993; 17:41-63.

Kopke MA, Galloway PEJ. Suspected hepatopathy and pancreatitis associated with mycophenolate mofetil use in a cat with immune-mediated haemolytic anaemia. JFMS Open Rep. 2020; 6(1):2055116920905038.

Krensky AM, Strom TB, Bluestone JA. Immunomodulators: immunossupressive agents, tolerogens, and immunostimulants. In: Hardman JG, Limbird LE (eds). Goodman and Gilman's The pharmacological basis of therapeutics. New York: McGraw-Hill. 2001; 1463-84.

Marshall GD, Gibbone AS, Pamell LS. Human cytokines induced by acemannan. J Allergy Clin Immunol. 1993; 91:295.

Matsuda S, Koyasu S. Mechanisms of action of cyclosporine. Immunopharmacol. 2000; 47:119-25.

Natsumeda Y, Carr SF. Human type I and II MP dehydrogenases as drug targets. Ann NY Acad Sci. 1993; 696:88-93.

Papich MC. Papich Handbook of Veterinary Drugs – E-Book: Small and Large Animal, 2020 5th edition.

Parslow TG. Imunógenos, antígenos e vacinas. In: Stites DP, Terr AI, Parslow TG (eds.). Imunologia médica. Rio de Janeiro: Guanabara Koogan. 2000; 57-63.

Plosker GL, Foster RH. Tacrolimus: a further update of its pharmacology and therapeutic use in the management of organ transplantation. Drugs. 2000; 59:323-89.

Ramamoorthy L, Kemp MC, Tizard IR. Acemannan, a beta-1,4-acetylated mannan, induces nitric-oxide production in macrophage cell-line Raw-264.7. Mol Pharmacol. 1996; 50:878.

Rang HP, Dale MM, Ritter JM. Farmacologia. Rio de Janeiro: Guanabara Koogan. 2001. 703 p.

Rieder MJ. Immunopharmacology and adverse drug reactions. J Clin Pharmacol. 1993; 33:316-23.

Roberfroid MB. Introducing inulin-type fructans. Br J Nutr. 2005; 93:13-26.

Roberson EL. Drogas usadas contra nematoides. In: Booth NH, McDonald LE (eds.). Farmacologia e terapêutica em veterinária. Rio de Janeiro: Guanabara Koogan. 1992; 711-49.

Sato M, Veir JK, Legare M et al. A Retrospective Study on the Safety and Efficacy of Leflunomide in Dogs. J Vet Intern Med. 2017; 31(5):1502-7.

Satoshi M, Shigeo K. Mechanisms of action of cyclosporine. Immunopharmacol. 2000; 47:119-25.

Scheinbach S. Probiotics: what we know and need to know. Biotechnol Adv. 1999; 17:691-3.

Song SK, Beck BR, Kim D et al. Prebiotics as immunostimulants in aquaculture: a review. Fish Shellfish Immunol. 2014; 40:40-8.

Tada T. Nutrition and the immune system in aging: an overview. Nutr Rev. 1992; 50:360.

Terr AI. Anafilaxia e urticária. In: Stites DP, Terr AI, Parslow TG (eds.). Imunologia médica. Rio de Janeiro: Guanabara Koogan. 2000; 317-24.

Terr AI. Mecanismos de hipersensibilidade. In: Stites DP, Terr AI, Parslow TG (eds.). Imunologia médica. Rio de Janeiro: Guanabara Koogan. 2000; 292-301.

Turner RJ, Finch JM. Selenium and the immune response. Proc Nutr Soc. 1991; 50:275-85.

Uhlír J, Volf P. Ivermectin: its effects on the immune system of rabbits and rats infested with ectoparasites. Vet Immunol Immunopathol. 1992; 34:325-36.

Vaden SL. Cyclosporine and tacrolimus. Semin Vet Med Surg. (Small Anim.). 1997; 12:161-6.

Vogt L, Ramasamy U, Meyer D et al. Immune modulation by different types of b2®1-fructans is toll-like receptor dependent. PLoS One. 2013; 8(7):e68367.

Wang X, Quinn PJ. Vitamin E and its function in membranes. Progr Lipid Res. 1999; 38:309-36.

Walker C, Zuany-Amorin C. New trends in immunotherapy to prevent atopic diseases. Trends Pharmacol Sci. 2001; 22:84-90.

Wedner HJ. Alergia medicamentosa. In: Stites DP, Terr AI, Parslow TG (eds.). Imunologia médica. Rio de Janeiro: Guanabara Koogan. 2000: 335-42.

West CE, Rombout JHWM, Van der Zupp AJ et al. Vitamin A and the immune function. Proc Nutr Soc. 1991; 50:251-62.

Williams DL, Hoey AJ, Smitherman P. Comparison of topical cyclosporin and dexamethasone for the treatment of chronic superficial keratitis in dogs. Vet Rec. 1995; 137: 635-9.

Winkelstein A. Terapia imunossupressora. In: Stites DP, Terr AI, Parslow TG. (eds.). Imunologia médica. Rio de Janeiro: Guanabara Koogan. 2000; 634-48.

Wolvekamp MC, Heineman E, Marquet RL. Segmental intestinal transplantation can be an adequate therapy for short bowel syndrome in growing dogs. J Pediatr Surg. 1995; 30:396-401.

Woodward B. Zinc, a pharmacologically potent essential nutrient: focus on immunity. Can Med Assoc J. 1991; 145:1469.

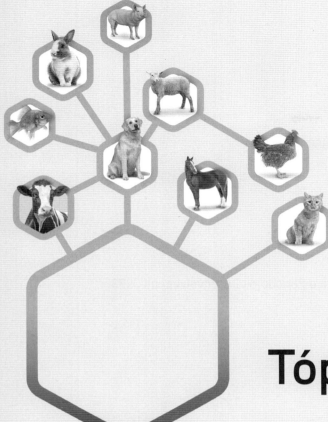

Seção 15

Tópicos Especiais

57 Farmacologia Ocular, 837
58 Vitaminas, 861
59 Nutracêuticos, 877
60 Macroelementos e Microelementos, 889
61 Fluidoterapia, 903
62 Nutrição Parenteral, 931
63 Interações Medicamentosas, 941
64 Eutanásia, 947
65 *Doping*, 955
66 Exposição aos Medicamentos Durante o Período do Desenvolvimento, 973
67 Homeopatia, 983

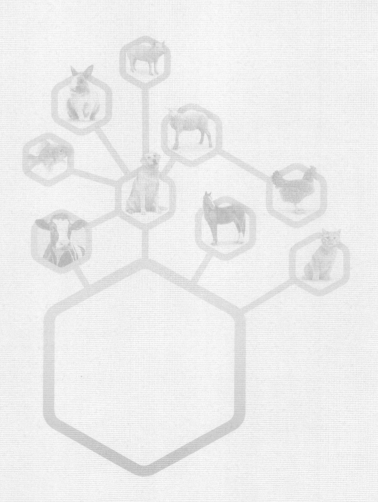

57 Farmacologia Ocular

Angélica de Mendonça Vaz Safatle • Adriana Morales • Aline Adriana Bolzan

- Introdução, 837
- Vias de administração de medicamentos, 838
- Formas farmacêuticas, 840
- Grupos farmacológicos, 841
- Bibliografia, 856

INTRODUÇÃO

O olho apresenta particularidades anatômicas e fisiológicas que, comparado a outros órgãos, o tornam especialmente complexo no que se refere à ação dos medicamentos. Nele encontram-se várias barreiras protetoras contra substâncias tóxicas e microrganismos, que muitas vezes representam desafios à atuação dos medicamentos. Para entender como essas barreiras funcionam é necessário conhecer as principais estruturas que dificultam a penetração de agentes externos e, consequentemente, de medicamentos.

O bulbo ocular é composto por três camadas concêntricas. A túnica fibrosa, mais externa, composta pela córnea e pela esclera; a túnica vascular, intermediária, representada pela íris, pelo corpo ciliar e pela coroide; e a nervosa, mais interna, composta pela retina e pelo nervo óptico. Esta estrutura em camadas sobrepostas é altamente protegida do ambiente externo em sua porção anterior; adicionalmente, as porções posteriores apresentam um controle estrito em termos de trocas sanguíneas e de solutos.

As **barreiras estáticas**, como as diferentes camadas da córnea, da esclera e da retina, incluindo as barreiras hematoaquosa e hematorretiniana, as **barreiras dinâmicas**, como o fluxo sanguíneo coroidal e conjuntival, a drenagem linfática e a diluição pela lágrima, além das bombas de efluxo agindo em conjunto, são um desafio significativo para a absorção de medicamentos, especialmente no segmento posterior do bulbo ocular (Figura 57.1).

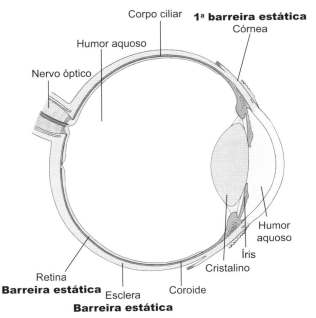

FIGURA 57.1 Bulbo ocular e barreiras que interferem na absorção dos medicamentos. *Barreira estática hemato-ocular*: barreiras hematoaquosa e hematorretiniana. *Barreiras hemodinâmicas*: fluxo sanguíneo coroidal e conjuntival, drenagem linfática, diluição pela lágrima, bombas de efluxo.

Apesar da aparente acessibilidade da superfície ocular e de a maioria das formulações oftálmicas serem apresentadas na forma de colírios, a córnea age como a primeira barreira à absorção dos medicamentos tópicos. A córnea é uma estrutura colágena e transparente, responsável pelo maior poder de refração do olho, e representa uma barreira mecânica que limita a entrada de substâncias exógenas, protegendo os tecidos oculares. Em termos de distribuição de medicamentos, a córnea apresenta três camadas: epitélio, estroma e endotélio. Cada camada tem uma polaridade diferente e uma estrutura limitante à penetração do medicamento, resultando em baixa permeabilidade.

O epitélio da córnea é lipoidal e apresenta ainda complexos juncionais compactos (*zonula occludens*), o que promove uma resistência significativa à passagem de moléculas hidrofílicas e pode diminuir a eficiência de medicamentos de administração tópica. As junções, por sua vez, retardam a absorção paracelular do medicamento a partir do filme lacrimal para os espaços intercelulares do epitélio, bem como para as camadas internas da córnea. O estroma, que compreende 90% da espessura corneana, é constituído por matriz extracelular e um arranjo lamelar de fibras colágenas. Sua estrutura polarizada e altamente hidrofílica representa importante barreira à penetração de moléculas lipofílicas ou hidrofóbicas. O endotélio é composto por uma monocamada de células hexagonais e caracterizado pela presença de bombas, que tem como função, ajudar a manter a córnea transparente por mecanismo de transporte ativo seletivo e função secretória. As junções do endotélio são frouxas e facilitam a passagem de macromoléculas entre o estroma e o humor aquoso. Dessa forma, as camadas da córnea, particularmente o epitélio e o estroma, são consideradas as principais barreiras para a distribuição ocular de medicamentos, sendo fundamental que estes sejam anfipáticos para sua penetração através dessas camadas.

Assim, compostos lipofílicos atravessam bem o epitélio, encontrando grande barreira no estroma; relativamente aos compostos hidrofílicos, ocorre o inverso. Apesar de o endotélio também ser considerado lipofílico, estudos demonstraram permeabilidade maior à água comparativamente à do epitélio. A parábola é, portanto, a curva que expressa a relação entre a permeabilidade da córnea e o coeficiente de partição óleo/água de um medicamento, o que é uma medida de lipofilicidade. Devido à forte ação de barreira do epitélio, a absorção de compostos moderadamente lipofílicos é favorecida (maior coeficiente de partição octanol/água). A máxima permeabilidade da córnea se dá para os que apresentam com coeficiente entre 2 e 3,15. Por esse motivo, muitos compostos, como os corticosteroides, têm que ser formulados na forma de suspensão para serem melhor absorvidos.

A conjuntiva, camada externa e protetora, é uma fina membrana mucosa, ricamente vascularizada e responsável pela eliminação de corpos estranhos, como poeira e microrganismos. O epitélio conjuntival também apresenta junções compactas que dificultam a penetração das moléculas, porém seus espaços intercelulares são maiores que aqueles da córnea e, portanto, mais permeáveis a moléculas maiores. Além disso, a presença de vasos sanguíneos e linfáticos favorece a absorção de medicamentos de uso tópico, que são carreados por essa vasculatura para a circulação sistêmica, diminuindo, assim, sua permanência na superfície ocular.

Outros fatores afetam também a biodisponibilidade de medicamentos aplicados pela via oftálmica. Assim, por restrição anatômica de volume no saco conjuntival, a quantidade máxima a ser instilada em um animal de pequeno porte é de 30 $\mu\ell$; este fato, associado a um eficiente sistema de limpeza pela ação contínua das lágrimas e da rica irrigação da conjuntiva, torna difícil manter concentrações efetivas da medicação pelo período de tempo desejado. Normalmente, o tempo de permanência de um medicamento na forma aquosa sobre a superfície ocular é curto, não excedendo 5 min. Essa curta permanência aliada à baixa biodisponibilidade faz com que apenas 5% do medicamento administrado tenha penetração intraocular, sendo o restante perdido por drenagem lacrimal, biotransformação ocular e absorção por outras vias.

Medicamentos administrados pela via sistêmica podem atingir o segmento posterior do olho através da circulação sanguínea; contudo, tem que ultrapassar um obstáculo anatômico importante, a barreira hemato-ocular, compreendida pelas barreiras hematoaquosa e hematorretiniana. O conceito de barreira hemato-ocular refere-se à restrição de permeabilidade associada a características das células do endotélio de vasos da íris e da retina e das células epiteliais do corpo ciliar e epitélio pigmentar da retina.

A barreira hematorretiniana é composta por dois componentes: o interno, formado pelas junções compactas entre as células endoteliais dos capilares da retina, e o externo, formado pelas junções do epitélio pigmentar da retina. Esta barreira é particularmente justaposta e restritiva e é uma barreira fisiológica que regula o fluxo de água, íons e proteínas para dentro e para fora da retina, sendo essencial para que o olho permaneça como um sítio privilegiado e fundamental para a manutenção da visão.

A barreira hematoaquosa, composta pelas células endoteliais justapostas dos vasos da úvea e pelas células da camada não pigmentada do epitélio do corpo ciliar, firmemente aderidas entre si, impede patógenos de alcançarem os tecidos oculares e também dificulta a penetração de medicamentos administrados sistemicamente no meio intraocular.

As barreiras hemato-oculares estão inter-relacionadas e, sob condições normais, previnem a passagem de proteínas plasmáticas para o humor aquoso. A barreira hematoaquosa permite a passagem ativa e o transporte paracelular controlado pelos complexos juncionais.

▼ VIAS DE ADMINISTRAÇÃO DE MEDICAMENTOS

As principais vias de administração de medicação para tratamento ocular são tópica, periocular, intraocular e sistêmica, cada uma delas apresentando vantagens e desvantagens.

Via tópica

A via **tópica** é a mais frequentemente utilizada, sendo aquosas cerca de 90% das formulações. Suas vantagens são facilidade de formulação, limitações mínimas de armazenamento e facilidade de aplicação. As desvantagens incluem a limitada concentração para agentes lipofílicos, perdas pré-corneanas e a barreira mecânica representada pela córnea, como descrito anteriormente.

Esta via é a mais comum para administração de medicamentos oculares e é útil no tratamento de muitas doenças do segmento anterior do olho, como conjuntivites, úlceras e outras afecções da córnea, glaucoma e olho seco, sendo empregada a forma de colírio na maioria dos casos. Estudos recentes buscam prolongar o tempo de contato do medicamento com os tecidos oculares, já que os sistemas de barreira e lavagem resultam em biodisponibilidade ocular muito baixa; quantidades significativamente menores atingem o segmento posterior.

Para a maioria dos medicamentos tópicos, os sítios de ação são as diferentes camadas da córnea, conjuntiva, esclera e a úvea anterior, devido à sua baixa penetração. Os fatores pré-corneanos (*turnover* lacrimal contínuo, piscar, lacrimejamento reflexo, drenagem pelo sistema nasolacrimal) favorecem a rápida eliminação dos medicamentos da superfície ocular (a maioria das soluções empregadas na forma tópica é eliminada aproximadamente 15 a 30 segundos após a instilação) e afetam negativamente sua biodisponibilidade. Adicionalmente, ressalta-se o pequeno volume do saco conjuntival, capaz de manter transitoriamente cerca de somente 30 $\mu\ell$ do colírio administrado. O conjunto desses fatores determina que menos de 5% do medicamento tópico atinja os tecidos intraoculares, havendo a necessidade de instilações repetidas de tais formulações. Instilações muito frequentes podem desencadear efeitos adversos e baixa adesão ao tratamento.

Via periocular

A via **periocular** é composta por vias alternativas de administração de medicamentos, seja subconjuntival, transescleral, subtenoniana ou retrobulbar. Essas vias não enfrentam as barreiras exercidas pelo epitélio da córnea e conjuntiva e, portanto, apresentam algumas vantagens sobre as vias sistêmica e tópica relativamente à obtenção de concentrações adequadas no meio intraocular. Comparada às injeções intravítreas, a administração periocular anterior é mais segura por ser menos invasiva. Ela pode apresentar absorção imediata ou sustentada ao longo do tempo, conforme a fórmula do medicamento utilizado.

Injeções **subconjuntivais** são comumente empregadas como uma rota de aplicação periocular. O espaço subconjuntival pode ser facilmente acessado na conjuntiva bulbar, sendo bastante expansível e podendo acomodar até 500 $\mu\ell$. Formas de depósito podem ser utilizadas para absorção lenta. É uma forma potencial de distribuir medicamentos para o segmento anterior e posterior, embora somente concentrações muito baixas consigam atingir a retina. Micro ou nanotecnologia, ou métodos físicos como ultrassom e iontoforese podem ser combinados com a administração periocular para aumentar a biodisponibilidade de algumas macromoléculas.

A via **transescleral** pode ser a primeira escolha quando o tecido-alvo está na cavidade vítrea, retina ou coroide. A barreira hematorretiniana externa diminui a permeabilidade intraocular de muitos compostos que atravessam a esclera, sendo rapidamente eliminados pela coroide. Portanto, o transporte transescleral pode ser adequado para compostos hidrofílicos que tenham como tecido-alvo a coroide. A extensão relativamente ampla da esclera e sua natureza fibrosa, que oferece menor resistência à difusão de medicamentos quando comparada à aplicação tópica ou sistêmica, possibilita à penetração dos fármacos e obtenção de concentrações intravítreas e retinianas. Moléculas de até 70 kDa podem penetrar a esclera, enquanto aquelas de somente 1 kDa ultrapassam a córnea. Entretanto, alguns sistemas físicos são requeridos para evitar os mecanismos de depuração (*clearance*) e as barreiras dinâmicas e metabólicas locais, como os implantes, descritos a seguir.

As **injeções retrobulbares** são usadas mais comumente para obter acinesia e anestesia no transoperatório e para administrar medicamentos perioculares como corticosteroides e antifúngicos. Embora incomuns, complicações podem ocorrer e são geralmente secundárias a traumatismo direto das estruturas durante o procedimento, que requer treinamento e conhecimento anatômico da região. Hemorragia retrobulbar, perfuração do olho, injeção intraocular inadvertida de medicamentos, lesão do nervo óptico, amaurose e oftalmoplegia são complicações relatadas, assim como exoftalmia, quemose e equimose transitórias.

Via intraocular

Outras vias podem ser utilizadas para aplicação dos medicamentos no meio **intraocular**, resultando em deposição do agente no interior do olho e até mesmo diretamente no tecido-alvo. Isto diminui as perdas e os efeitos colaterais e permite ultrapassar as barreiras oculares, aumentando a biodisponibilidade.

Injeções **intravítreas** podem ultrapassar as barreiras fisiológicas e são usadas com frequência para tratar doenças ou infecções do segmento posterior em Oftalmologia Humana. Esta forma de administração permite alcançar altos níveis do agente no tecido-alvo, sem causar efeitos sistêmicos. Níveis terapêuticos podem ser obtidos com baixas doses de medicação, já que a barreira hematorretiniana é ultrapassada. Requer, entretanto, injeções frequentes, pois a meia-vida dos medicamentos é limitada, o que pode gerar trauma adicional e complicações como desconforto ao paciente, descolamento de retina, sangramento intraocular e endoftalmite.

Além da via intravítrea, podem ser utilizadas outras, como a via **intraestromal**. Injeções de agentes de alto peso molecular podem garantir uma liberação lenta, devido à estrutura densa do estroma e dos proteoglicanos da córnea, que atrasam a difusão de macromoléculas pelo estroma. Medicações antiangiogênicas, como o bevacizumabe, causaram diminuição dramática da neovascularização corneana quando aplicadas no estroma profundo.

A administração **intracameral**, ou seja, diretamente na câmara anterior, vem sendo testada na aplicação de antimicrobianos na cirurgia de catarata e de antibacterianos e antifúngicos nas infecções profundas da córnea.

Injeções **supracoroideanas** (entre a esclera e a coroide) ou **sub-retinianas** (entre a camada de fotorreceptores e o epitélio pigmentar da retina) são também estudadas como maneiras de suplantar as barreiras do olho para tratamento das doenças do segmento posterior. Da mesma forma, microrrobôs, hidrogéis, micropartículas poliméricas e células encapsuladas são novas formas de distribuição de medicamentos para o meio intraocular, em uma área em permanente estudo, devido ao desafio que o olho representa em termos de terapêutica, por suas características únicas.

Via sistêmica

A utilização desta via na terapêutica ocular requer, geralmente, a administração de doses elevadas visando à manutenção de níveis terapêuticos intravítreos adequados por períodos prolongados, o que pode levar a sérios efeitos adversos. Ainda, embora pareça lógico distribuir uma medicação para o meio intraocular através da via sistêmica, devido à presença de uma túnica vascular ricamente vascularizada, isso ainda é um desafio, uma vez que há barreiras que restringem sua penetração do sangue para dentro do olho.

As administrações **oral** e **parenteral** são as duas formas mais comuns de medicação sistêmica. Embora estas sejam vias que possam ser utilizadas para tratamento das afecções oculares, o pequeno tamanho do olho, associado às suas barreiras, dificulta a absorção de quantidades adequadas em seu interior. A administração sistêmica de medicamentos para doenças do segmento posterior é também limitada. Somente 1 a 2% da concentração plasmática chega ao vítreo. Isso torna necessária a aplicação de doses mais altas e administração frequente, aumentando o risco de efeitos adversos e necessidade de interrupção da medicação.

Tratamentos sistêmicos estão sujeitos à biotransformação hepática e eliminação renal. Doses maiores têm que ser usadas também por esse motivo, incorrendo em risco elevado de efeitos adversos. Medicamentos administrados por via oral têm penetração limitada e usualmente desencadeiam mais efeitos colaterais, especialmente distúrbios gastrintestinais. Além disso, somente algumas classes de medicamentos, como analgésicos, antimicrobianos e antivirais, têm sido estudadas para tratamento de doenças oculares por esta via.

Em certas doenças oculares, a integridade da barreira do epitélio pigmentar da retina pode estar comprometida, favorecendo a absorção intraocular de medicamentos.

FORMAS FARMACÊUTICAS

As medicações oculares estão disponíveis sob diversas formulações, incluindo soluções, suspensões, emulsões, géis e pomadas. Vários fatores devem ser considerados no desenvolvimento dessas formulações e algumas técnicas têm sido utilizadas para aumentar a biodisponibilidade, penetração e distribuição dos medicamentos oftálmicos. As principais estratégias incluem aumento do tempo de permanência na superfície ocular e da permeabilidade da córnea, esclera e conjuntiva ao medicamento. Sistemas de liberação controlada de fármacos vem sendo desenvolvidos com estas finalidades, incluindo apresentação sob forma de géis, pomadas e profármacos, uso de melhoradores da viscosidade e permeabilidade (como a ciclodextrina), nanomedicamentos (contendo nanocarreadores como lipossomas, nanopartículas lipídicas e poliméricas, por exemplo) ou uma combinação dessas estratégias.

Formulações na forma de profármacos melhoram as propriedades físico-químicas, como lipofilicidade, solubilidade aquosa estabilidade e permeabilidade. O medicamento é administrado em sua forma inativa, sendo ativado ao atingir o tecido-alvo. A ciclosporina, por exemplo, é um agente imunomodulador que vem sendo testado na forma inativa solúvel em água; assim, é capaz de atingir níveis terapêuticos no segmento anterior e posterior, o que não ocorre com a forma oleosa de sua formulação comercial.

A principal forma de apresentação das medicações para uso oftálmico é o **colírio** que pode ser formulado como **solução** ou **suspensão**, dependendo das características do medicamento utilizado.

As **soluções** oftálmicas são as formulações mais comuns. São soluções aquosas estéreis e preparadas principalmente para administração tópica. A maioria consiste no agente terapêutico associado a agentes tampão, preservativos e modificadores de isotonicidade. Sofrem rápida drenagem nasolacrimal, o que leva a menor biodisponibilidade. O tempo de contato com a córnea pode ser ampliado, aumentando sua viscosidade.

As **suspensões** oftálmicas compreendem medicamentos fracamente solúveis em veículos aquosos. Podem ter um tempo de ação prolongado em comparação às soluções simples, porém apresentam restrições no uso tópico, já que a concentração do medicamento pode flutuar devido à baixa solubilidade deste no veículo, dificuldade em garantir que a suspensão seja monodispersa e livre de partículas grandes, principalmente devido a sua instabilidade, maturação de Ostwald (mecanismo principal para a desestabilização de nanoemulsões pela difusão das pequenas gotas da emulsão para as gotas maiores) e sedimentação de partículas. Partículas grandes podem trazer desconforto e causar lacrimejamento com consequente redução da biodisponibilidade. As suspensões apresentam baixa estabilidade e devem ser agitadas imediatamente antes do uso. Também não podem passar por esterilização e, por isso, devem ser preparadas de forma completamente asséptica. Ademais, uma suspensão, para ter boa disponibilidade, deve ter uma concentração elevada do princípio ativo, devido à alta taxa de dissolução no filme pré-corneano.

As **pomadas oftálmicas** têm ação mais duradoura que os colírios. Sua remoção se dá em uma taxa de 0,5% por minuto, o que leva à remoção completa em aproximadamente 3 h e 30 min. Apesar disso, não conseguem proporcionar uma concentração de princípios ativos nos tecidos tão alta como as obtidas por instilações frequentes dos colírios, como necessário na terapia intensiva em úlceras corneanas graves, por exemplo. Podem ainda formar uma barreira mecânica que impede a penetração de outra medicação na forma de colírio, caso em que se deve instilar o colírio ao menos 5 min antes da aplicação da pomada. As pomadas geralmente são lipofílicas e utilizadas em fórmulas contendo antimicrobianos, agentes cicloplégicos, corticosteroides e mióticos. Usualmente contêm lanolina anidra em base de óleo mineral ou petrolato. A lanolina é usada para facilitar a dispersão dos componentes hidrossolúveis; entretanto, é considerada um agente potencialmente sensibilizante, podendo causar reações alérgicas locais.

Os **géis oftálmicos** são formulações semissólidas compostas por polímeros hidrofílicos. Apresentam elevada viscosidade e propriedades mucoadesivas que possibilitam o contato prolongado com a superfície ocular. Os polímeros podem ser naturais ou sintéticos e incluem ésteres de celulose, álcool polivinílico, carbopol, poliacrilamida, ácido hialurônico e ácido plurônico. Os géis podem ser pré-formados ou transformados *in situ*. A gelificação *in situ* decorre da transformação, na superfície ocular, de uma formulação líquida (facilmente instilável) que se torna mais viscosa. Essa transição de fase pode ser desencadeada por fatores biológicos como pH, temperatura e mudanças iônicas. Os géis oftálmicos caracterizam-se pela facilidade de aplicação de uma gota e seu uso resulta em efeito visual e cosmético melhor do que o obtido com as pomadas. São usados especialmente na composição de lubrificantes oculares, pois o maior tempo de permanência garante períodos mais prolongados de lubrificação. São utilizados ainda para aumentar o tempo de permanência de anestésicos locais, como gel de hidroxipropilmetil celulose com lidocaína 2% ou de hipromelose com tetracaína 0,5%, para a realização de cirurgias, como a de catarata, em seres humanos.

Outras apresentações para utilização de medicamentos na forma tópica incluem ainda **lentes de contato** e **oclusores de pontos lacrimais**.

As **lentes de contato** impregnadas são uma alternativa interessante por prolongarem o tempo de contato dos medicamentos com a córnea, aumentando significativamente sua biodisponibilidade. Os materiais utilizados nas lentes, como o ácido poliláctico coglicólico e o poli-hidroxietilmetacrilato (pHEMA), devem ter efetividade em liberação contínua do medicamento, resistência a microrganismos, espessura adequada e permitir a difusão de oxigênio. As lentes de pHEMA e seus copolímeros podem liberar medicamentos como timolol, dexametasona, lidocaína e antifúngicos por até 1 semana. Quando há necessidade de uso mais prolongado, são confeccionadas com hidrogéis de silicone, que possuem elevada permeabilidade ao oxigênio e permitem liberação de medicamentos de 20 dias a 3 meses. Outras formas incorporadas às lentes, como nanopartículas, ciclodextrinas, lipossomas e agentes surfactantes, ampliam a oferta de tecnologias que no futuro deverão ser disponibilizadas para aumentar a absorção para o meio intraocular.

Os **oclusores de ponto lacrimal** (*punctum plugs*) vêm sendo desenvolvidos para liberação lenta de medicamentos como anti-inflamatórios (dexametasona para utilização em pós-operatório de cirurgias de catarata), antimicrobianos, antiglaucomatosos e imunossupressores (ciclosporina para tratamento de olho seco). Os oclusores absorvíveis são confeccionados com polímeros biodegradáveis, como hidrogel, sendo degradados e absorvidos pelo sistema nasolacrimal, não havendo a necessidade de remoção.

Sistemas de distribuição sustentada de medicamentos podem melhorar muito a biodisponibilidade para o segmento posterior. Neste sentido, os **implantes oculares** (*inserts*) oferecem uma plataforma para liberação lenta de medicamentos, utilizando materiais que podem se manter por meses ou anos. São dispositivos estéreis sólidos ou semissólidos com tamanho e forma projetados para inserção no fórnice, espaço subconjuntival ou câmara vítrea. Podem ser insolúveis (havendo necessidade de remoção ao término do período de tratamento) ou solúveis ou bioerodíveis, os quais são feitos de polímeros que sofrem hidrólise gradual e dissolução (não precisam ser removidos). São empregados principalmente para doenças do segmento posterior, como degeneração macular e retinopatia diabética em seres humanos e uveíte recorrente em equinos, sendo especialmente interessantes para disponibilizar medicações na forma de macromoléculas. Aciclovir, bimatoprosta, ciclosporina, triancinolona e voriconazole são alguns fármacos já utilizados em implantes oculares. Alguns sistemas são considerados "inteligentes", pois realizam o controle da liberação do medicamento de acordo com a necessidade, seja por estímulos internos, como a taxa de glicose, por exemplo, ou por estímulos externos, como aplicação de correntes eletromagnéticas para alcançar a resposta desejada.

GRUPOS FARMACOLÓGICOS

São apresentados, a seguir, os grupos farmacológicos de maior interesse em Medicina Veterinária.

Lacrimomiméticos

Os lacrimomiméticos (também denominados substitutos da lágrima, lágrimas artificiais ou lubrificantes) são medicamentos que visam manter hidratação e lubrificação da superfície ocular, nas disfunções lacrimais, especialmente a ceratoconjuntivite seca ou doença do olho seco, como também em ceratites por exposição e no período transoperatório. Nos casos de ceratoconjuntivite seca, seu uso pode ser associado ao de lacrimoestimulantes (estimuladores da produção lacrimal), mucolíticos, anti-inflamatórios e antimicrobianos. A escolha do produto deve ser baseada no tipo de deficiência lacrimal (quantitativa, qualitativa ou distributiva) e nas necessidades individuais do paciente.

Apesar de os lacrimomiméticos consistirem em um elemento essencial na terapia sintomática da ceratoconjuntivite seca, seu uso apresenta limitações, principalmente pela composição divergente quanto à do filme lacrimal, que é um fluido complexo composto por água, proteínas, lipídios e eletrólitos. As lágrimas naturais contêm, ainda, substâncias com funções antimicrobianas, anti-inflamatórias, tróficas e moduladoras da cicatrização.

Tais medicamentos apresentam diferentes mecanismos de ação (a depender de sua composição), considerando-se seus benefícios relacionados à reposição e estabilização do filme lacrimal, preservação de superfície óptica lisa e proteção da córnea contra o atrito das pálpebras, incrementando o conforto ocular e a qualidade da visão. Contribuem, indiretamente, para o controle da inflamação pela redução da osmolaridade e atenuação das substâncias pró-inflamatórias presentes na superfície ocular de pacientes com ceratoconjuntivite seca.

Os lubrificantes estão disponíveis sob a forma de colírio, gel ou pomada, apresentando características diversas relativas à composição, à osmolaridade/osmolalidade, ao pH, à viscosidade e ao período de ação. Compostos com maior viscosidade são indicados nos casos mais graves de ceratoconjuntivite seca, por permanecerem mais tempo sobre a superfície ocular. Géis e pomadas apresentam tempo de retenção mais prolongado que colírios. Todavia, as pomadas, por serem menos similares ao filme lacrimal, tornam a secreção ocular mais densa e podem ocasionar desconforto. Seu uso é indicado para pacientes com ceratite de exposição ou deficiência lacrimal lipídica.

Essas soluções usualmente são formuladas com polímeros hidrossolúveis, agentes tamponantes, eletrólitos, lipídios, excipientes, preservativos e, possivelmente, surfactantes. Os principais componentes dos lacrimomiméticos são polímeros naturais e sintéticos como ésteres de celulose, álcool polivinílico, polivinilpirrolidona, polietilenoglicol, dextranas, ácidos hialurônico e poliacrílico. Estes polímeros possuem capacidade de retenção de água, sendo também denominados hidrogéis, e propriedades mucoadesivas que podem promover aumento da viscosidade com consequente incremento do tempo de permanência e favorecer a aderência das formulações à superfície ocular. Petrolato e lanolina são comuns nas pomadas.

Quanto à composição, álcool polivinílico geralmente compõe preparações menos viscosas, resultando em menor tempo de permanência sobre a superfície ocular e exigindo maior frequência de aplicação; porém, apresenta boa aderência à superfície corneana e é bem tolerado pelos pacientes. Dextranas e metilcelulose tornam a lágrima artificial mais viscosa, aumentando o tempo de retenção e diminuindo a taxa de evaporação. Compostos à base de ácido hialurônico e sulfato de condroitina são os que apresentam maior tempo de permanência sobre a superfície ocular. O ácido hialurônico favorece, ainda, a cicatrização de lesões da superfície ocular, comuns na ceratoconjuntivite seca. Em quadros mais brandos de ceratoconjuntivite seca, sem sinais de danos à córnea e à conjuntiva, preconiza-se a aplicação de lubrificantes até 4 vezes/dia. Nas manifestações mais intensas, com lesões corneoconjuntivais, indica-se o uso mais frequente.

As lágrimas artificiais podem ou não conter conservantes ou preservativos, os quais visam aumentar o período de preservação das formulações e minimizar os riscos de contaminação. Contudo, muitos preservativos são epiteliotóxicos e podem desencadear reações de hipersensibilidade. Cloreto de benzalcônio e clorobutanol, causam toxicidade à superfície ocular, agravando os sintomas da ceratoconjuntivite seca; poliquaternário-1, perborato e cloreto de sódio são considerados menos lesivos. Lágrimas não preservadas, por serem inócuas, podem ser prescritas para pacientes com necessidade de uso mais frequente.

Substâncias tamponantes são adicionadas aos lubrificantes oculares com o intuito de manter o pH similar ao do filme lacrimal, que é 7,4. Também têm sido desenvolvidas formulações hipotônicas objetivando combater a hiperosmolaridade lacrimal em portadores de ceratoconjuntivite seca.

Lacrimoestimulantes

Os lacrimoestimulantes são medicamentos administrados para estimular a produção lacrimal. Neste grupo estão incluídos os imunomoduladores, como a ciclosporina e o tacrolimo, e os agentes colinérgicos, como a pilocarpina.

Imunomoduladores

A ciclosporina e o tacrolimo (inibidores da calcineurina) são medicamentos que atuam como imunomoduladores, possivelmente em decorrência de sua capacidade de ligação a receptores intracelulares dos linfócitos T, como as proteínas ciclofilina (para a ciclosporina) e FKBP (para o tacrolimo). Estes complexos acarretam a inibição das calcineurinas, impedindo que as mesmas ativem fatores de transcrição necessários para produção de interleucina-2 e, consequentemente, a replicação dos linfócitos T.

Por suas propriedades imunomoduladora e anti-inflamatória, o uso tópico desses agentes é preconizado no tratamento de afecções oculares imunomediadas acompanhadas de inflamação como a ceratoconjuntivite seca, ceratite superficial crônica e ceratoconjuntivites alérgicas.

Na ceratoconjuntivite seca canina idiopática, na qual se enquadra a maioria dos casos da doença, diversos indícios apontam para causa imunomediada. Estudos têm demonstrado citotoxicidade associada a linfócitos na destruição do tecido glandular lacrimal. Infere-se, ainda, que a apoptose das células epiteliais glandulares lacrimais e a inflamação comumente observada na ceratoconjuntivite seca estejam diretamente implicadas na diminuição da produção lacrimal. Portanto, o uso de imunomoduladores é indicado no controle da doença.

O mecanismo pelo qual a ciclosporina estimula a produção lacrimal permanece incerto, sendo, provavelmente, decorrente da inibição dos linfócitos T e da consequente destruição do tecido lacrimal, propiciando sua regeneração e seu retorno à função secretora. O seu uso contribui, ainda, para a redução da inflamação da superfície ocular, resultando em supressão da apoptose dos ácidos glandulares e de células conjuntivais e na redução da vascularização, pigmentação e granulação da córnea.

A ciclosporina é o único modulador com apresentação comercial. Pomada oftálmica de ciclosporina a 0,2% é comercializada para uso veterinário e para pacientes humanos; o medicamento é encontrado na forma de emulsão a 0,05%. Pode-se, ainda, indicar colírios ou pomadas manipuladas, em concentrações que variam de 0,05 a 2%, de acordo com a gravidade do quadro.

A ciclosporina é pouco solúvel em água e apresenta graus variáveis de absorção celular. Visando-se melhorar sua penetração e eficácia, seu uso tem sido estudado em apresentações diversas como soluções aquosas e oleosas, pomadas, emulsões e sistemas e dispositivos de liberação lenta, como preparações com lipossomos, *plugs* para oclusão de pontos lacrimais e lentes de contato. Estas alternativas também buscam minimizar a irritação ocular causada pelo agente.

Outras formas de utilização, como as vias subconjuntival e supracoroidal, vêm sendo propostas na terapia da ceratoconjuntivite seca. Administração intravítrea é a via mais usual para terapias de doenças do segmento posterior do olho.

O tratamento tópico com a ciclosporina apresenta período de indução de 2 a 6 semanas, sendo necessário, possivelmente, no mínimo de 30 dias para início de seus efeitos sobre a produção lacrimal, estendendo-se, em alguns casos, para 2 a 3 meses. Efeito máximo é obtido com aproximadamente 6 meses de terapia. A interrupção do tratamento resulta em declínio da produção lacrimal em 12 a 24 h.

A terapia com ciclosporina é, em geral, instituída em concentrações iniciais menores, com frequência de uma a três aplicações diárias, de acordo com a gravidade do quadro. Avaliação clínica e aferição da produção lacrimal periódicas são indicadas para monitoramento dos resultados.

Outros imunomoduladores como tacrolimo, pimecrolimo e sirolimo têm apresentado bons resultados no tratamento da ceratoconjuntivite seca, em cães. Todavia, estes medicamentos não possuem, ainda, apresentação oftálmica comercial. O tacrolimo pode ser manipulado em forma de colírio ou pomada oftálmica (0,02 a 0,03%), podendo ser indicado como alternativa terapêutica, em casos de ceratoconjuntivite seca refratários à ciclosporina, sugerindo-se, ainda, sinergismo com a associação destes agentes.

Apesar de não haver referências na literatura relativas a efeitos adversos sistêmicos com utilização tópica da ciclosporina, deve-se atentar para a possibilidade de imunossupressão local e sistêmica, com uso prolongado, que pode predispor à ocorrência de infecções oportunistas. O tacrolimo pode apresentar, potencialmente, alguns efeitos adversos, como carcinogênese, sendo requeridos estudos adicionais quanto à segurança deste medicamento para o paciente e o proprietário que aplica a medicação.

O lifitegrast é um antagonista do antígeno-1 associado à função linfocitária (LFA-1), que é um receptor expresso pelos granulócitos, linfócitos B e T, e participa da cascata da inflamação. O uso tópico do lifitegrast resulta em redução da inflamação da superfície ocular por impedir adesão, ativação, migração e proliferação de linfócitos, que podem estimular a secreção de citocinas pró-inflamatórias. Lifitegrast solução a 5% (forma comercial produzida nos EUA) foi aprovada pela Food and Drug Administration (FDA) para tratamento do olho seco, sendo recomendada a instilação de uma gota a cada 12 h.

Secretagogos

Secretagogos são medicamentos que estimulam a secreção dos componentes aquoso, mucoso ou lipídico do filme lacrimal. Existem fármacos de uso oral, como a pilocarpina e a cevimelina, e, mais recentemente, estão sendo produzidos medicamentos para uso tópico.

A pilocarpina é um agonista colinérgico não seletivo (parassimpatomimético) que estimula os receptores muscarínicos M3 de glândulas exócrinas. É utilizada para estimular a produção lacrimal, principalmente em casos de ceratoconjuntivite seca de origem neurogênica decorrentes de danos à inervação parassimpática eferente das glândulas lacrimais, nos quais os imunomoduladores não são efetivos. Pode ser administrada sob forma de soluções com concentração de 0,125 ou 0,25% (preparados a partir da diluição do colírio de pilocarpina a 2% em uma lágrima artificial), instilados a cada 6 ou 8 h, ou por via oral, adicionando-se o colírio a 2% na alimentação (1 gota/10 kg de peso corpóreo), 2 vezes/dia. O uso tópico da pilocarpina pode propiciar irritação ocular com hiperemia conjuntival, blefarospasmo e miose; estes efeitos podem ser minimizados com utilização concomitante de anti-inflamatórios esteroidais ou não esteroidais. Efeitos sistêmicos adversos como salivação, vômito, inapetência e diarreia podem ocorrer na terapia pela via oral. A cevimelina pertence ao mesmo grupo farmacológico e atua de modo semelhante a pilocarpina, possuindo meia-vida sérica mais longa e maior especificidade para receptores M3; por enquanto, só tem sido utilizada em pacientes humanos.

Dentre os secretagogos de uso tópico para tratamento do olho seco, estão incluídos o diquafosol e a rebamipida (formas comerciais produzidas no Japão). O colírio de diquafosol tetrassódico a 3% é classificado como mucolítico e agonista dos receptores purinérgicos P2Y2 (presentes nos epitélios da córnea e conjuntiva, nas células caliciformes e glândulas de Meibômio) que estimulam a secreção lacrimal aquosa, mucosa e lipídica. A rebamipida, originalmente desenvolvida na forma oral para tratamento de inflamação e úlceras gástricas, mostrou-se efetiva também na forma de colírio para estímulo à secreção de mucinas na superfície ocular.

Mucolíticos

A acetilcisteína é empregada como agente mucolítico, em soluções com concentrações de 5 a 10% (manipuladas), as quais devem ser instiladas de 2 a 4 vezes/dia. Seu uso é preconizado em casos de ceratoconjuntivite seca com presença de secreção abundante, auxiliando na higienização da superfície ocular pela quebra e remoção das secreções. Apresenta, ainda, propriedades anticolagenolíticas, o que a torna indicada em ceratites ulcerativas com presença de atividade proteolítica intensa (úlceras acompanhadas por *melting*). O baixo pH da acetilcisteína pode causar irritação ocular, seu tempo de validade é curto e o custo, elevado; portanto, seu uso geralmente é limitado aos períodos iniciais do tratamento da ceratoconjuntivite seca ou na vigência de úlceras corneanas complicadas.

Antimicrobianos

Os antimicrobianos, em Oftalmologia, podem ser administrados por via tópica, sistêmica, subconjuntival, retrobulbar ou por sistemas oculares de liberação prolongada. Por via sistêmica, a passagem dos medicamentos para os tecidos oculares é dificultada por diversas barreiras biológicas, sendo necessário recorrer a doses mais elevadas, com maior risco de efeitos adversos oculares e sistêmicos. Portanto, a via tópica envolve o principal uso de antimicrobianos para as afecções da superfície ocular, notadamente nas ceratites ulcerativas, que perfazem a maioria das doenças infecciosas da córnea.

Os antimicrobianos abordados neste capítulo são os antibacterianos e os antifúngicos. Os antimicrobianos antibacterianos são a classe de medicamentos mais frequentemente utilizada em Oftalmologia.

Antimicrobianos antibacterianos

As bactérias estão associadas ao olho, formando a microbiota da superfície ocular desde o nascimento, enquanto as porções internas do olho permanecem estéreis. Vários mecanismos de proteção agem na superfície ocular, prevenindo as infecções, entretanto, rupturas na continuidade do epitélio, devido a traumas ou comprometimento da imunidade local ou sistêmica, podem predispor o olho a infecções bacterianas.

Apesar da barreira protetora, as bactérias residentes no saco conjuntival ou do ambiente podem dar início a infecção ocular e necessitar do uso de antimicrobianos.

Assim, dentre outros fatores a serem considerados para a terapia, deve-se levar em conta a microbiota mais comum na espécie animal a ser tratada.

Nos cães, predominam *Staphylococcus aureus, Staphylococcus intermedius, Staphylococcus epidermidis, Bacillus* sp., *Proteus mirabilis* e *Enterobacter cloacae* ou, ainda, *Staphilococcus intermedius, S. epidermidis, S. aureus, Streptococcus* spp., *Neisseria* e *Pseudomonas*, segundo outros autores. No gato, predominam *Staphylococcus* coagulase-negativo, *Enterococcus* sp., *Micrococcus* sp. e *Streptococcus pyogenes*, além das bactérias gram-negativas *Klebsiella pneumoniae, Escherichia coli* e *Pseudomonas* sp.; em outro estudo foi demonstrado predomínio de *Staphylococcus* predominantemente coagulase-negativo, sendo o mais frequente *S. epidermidis*, seguido por *S. simulans*, *S. auriculares* e *S. saprophyticus*, além da presença de *S. aureus* e *Pseudomonas aeruginosa*.

Em bovinos foram identificados *Moraxella* spp., *Acinetobacter* sp., *Neisseria catarrhalis, Bacillus spp.* e *Streptococcus*, além de coliformes. Em equinos, demonstrou-se uma microbiota composta predominantemente por *Bacillus subtillis*, enterobactérias, *Staphylococcus* spp., *Streptococcus* spp., *Candida* spp. e *Clostridium* spp.

Fatores como o número e a virulência dos microrganismos, assim como fatores relacionados ao hospedeiro determinam o desenvolvimento de infecções. A conjuntiva, sob situação de normalidade, apresenta uma série de fatores imunológicos, incluindo células do sistema imune, sistema complemento, fibronectina, proteína C reativa e lisozimas que participam no sistema de defesa contra as bactérias.

Nos animais com ceratoconjuntivite seca, as bactérias de maior prevalência foram o *Streptococcus* beta-hemolítico (16,1%), seguido por *Staphylococcus intermedius* (12,9%) e o *Staphylococcus aureus* (11,8%).

Em ceratites ulcerativas em cães, as bactérias gram-positivas (86,5%) predominaram sobre as gram-negativas (13,5%). *Staphylococcus* spp. e *S. intermedius* foram os principais agentes isolados. *Streptococcus* spp. e *Pseudomonas* spp. foram também relatados em grande número.

Antes que se determine o antimicrobiano a ser escolhido, é necessário que se identifique o agente etiológico envolvido, embora muitas das vezes se utilize, inicialmente, o tratamento empírico, baseado no conhecimento epidemiológico e experiência clínica. Sempre que possível, entretanto, a coleta de *swabs* para culturas e antibiogramas, previamente ao início da terapia antimicrobiana, pode contribuir sobremaneira na condução dos casos difíceis, em que a terapia empírica não logra sucesso. É importante salientar, entretanto, que em muitos casos de infecção ocular não é possível isolar o agente causador, relatando-se até 58,9% das culturas de superfície ocular com resultado negativo.

As principais classes de antimicrobianos utilizadas em Oftalmologia são: betalactâmicos (penicilinas e cefalosporinas), aminoglicosídeos, quinolonas, cloranfenicol, macrolídeos e sulfas.

Betalactâmicos

As penicilinas e as cefalosporinas são betalactâmicos, que atuam na parede celular das bactérias e nas concentrações habituais são bactericidas (para detalhes, ver *Capítulo 39*).

Penicilinas naturais

O espectro de ação compreende essencialmente *Streptococcus, Neisseria*, espiroquetas e diversos anaeróbios. Todavia, o desenvolvimento de resistências tem sido a maior limitação ao seu espectro de ação.

Penicilinas de amplo espectro de ação

Amoxicilina e ampicilina são os principais representantes desse grupo, porém são sensíveis às betalactamases. A adição de sulbactam à ampicilina ou do ácido clavulânico à amoxicilina pode proteger da ação das penicilinases, tornando esses antimicrobianos mais efetivos contra *Staphylococcus aureus* e *S. epidermidis*, além do *Streptococcus*. A associação de amoxicilina com ácido clavulânico é administrada habitualmente por via oral.

Cefalosporinas

As cefalosporinas são classificadas em "gerações", segundo certas características e ordem cronológica de sua síntese; de modo geral, quanto mais elevada a geração, maior é a atividade contra bactérias gram-negativas e, progressivamente, menor a ação contra bactérias gram-positivas.

Cefalexina, cefadroxila, cefalotina, cefazolina e cefradina são cefalosporinas de primeira geração; todas com boa ação para bactérias gram-positivas em geral, mas com maior atividade sobre *Staphylococcus* e *Streptococcus* spp. A administração subconjuntival de cefazolina em seres humanos e coelhos demonstrou níveis terapêuticos no humor aquoso; pode ainda ser administrada na forma de colírio (100 mg/mℓ diluída em lágrima artificial e conservada em geladeira) para ceratite bacteriana associada em geral a aminoglicosídeos para ampliar o espectro.

Cefaclor, cefotetana, cefoxitina e cefuroxima são cefalosporinas de segunda geração, que têm espectro de ação maior que o das de primeira geração. A cefoxitina pode atingir níveis terapêuticos no humor aquoso quando administrada na forma sistêmica.

Ceftiofur, cefodizima sódica, cefotaxima, ceftazidima, ceftibuteno, ceftizoxima e ceftriaxona são cefalosporinas de terceira geração. O espectro de ação dessas celafosporinas revela excelente atividade contra bactérias gram-negativas, com atividade razoável sobre gram-positivas. A ceftazidima é o medicamento de escolha contra *Pseudomonas aeruginosa*. Em Oftalmologia, as cefalosporinas de terceira geração têm interesse na terapêutica da celulite orbitária (ceftriaxona) e da endoftalmite (ceftazidima em associação com a vancomicina).

As cefalosporinas de primeira geração (cefalexina e cefazolina) são efetivas principalmente contra bactérias gram-positivas, como *S. aureus* sensíveis à meticilina e *S. epidermidis*, mas possuem efeito também contra bactérias gram-negativas, como *E. coli, Klebsiella* e *Protheus mirabilis*. Para cepas resistentes pode-se usar oxacilina manipulada ou quinolonas de quarta geração, como moxifloxacino e gatifloxacino, que também apresentam boa cobertura para bactérias gram-negativas.

Aminoglicosídeos

São administrados por via tópica ou parenteral devido à baixa absorção oral. Incluem a gentamicina, a tobramicina, a neomicina e a amicacina. O seu espectro de ação compreende sobretudo bactérias gram-negativas aeróbias (*P. aeruginosa, Proteus, Klebsiella, E. coli, Enterobacter, Serratia* etc.), podendo ser também utilizados em associação com os betalactâmicos ou com a vancomicina em infecções por bactérias gram-positivas para obtenção de um efeito sinérgico. Diversos bacilos gram-negativos têm apresentado resistências crescentes aos aminoglicosídeos. Esses antimicrobianos são utilizados com frequência por via tópica, e caracteristicamente possuem má penetração ocular.

Gentamicina, administrada por via tópica ou subconjuntival, é utilizada principalmente em ceratites relacionadas à presença de *Pseudomonas aeruginosa* e pode ser utilizada em sua forma comercial (3 mg/mℓ) ou ser manipulada na forma concentrada (13,6 mg/mℓ). Alguns estudos demonstraram efeitos deletérios da gentamicina sobre o epitélio e a regeneração da córnea. Pode ser utilizada empiricamente no tratamento de úlceras da córnea quando associada a uma cefalosporina ou uma quinolona.

A tobramicina apresenta espectro similar à gentamicina, embora possa haver resistência a *Pseudomonas* em cães e cavalos. Não apresenta ação sobre *Streptococcus* e fraco efeito sobre *S. intermedius*. Estudos *in vitro* não foram consistentes em demonstrar epiteliotoxicidade.

A neomicina tem espectro de ação similar ao dos demais aminoglicosídeos, sendo, no entanto, o único do grupo recomendado no tratamento de ceratites causadas por *Acanthamoeba* no homem. É o aminoglicosídeo mais relacionado a reações alérgicas, toxicidade conjuntival e corneana (edema e hiperemia conjuntival e epiteliopatia punctata da córnea). As formulações de neomicina disponíveis encontram-se sobretudo associadas a outros antimicrobianos ou corticosteroides.

Macrolídeos

São antimicrobianos bacteriostáticos; têm-se, como exemplos, a eritromicina, a claritromicina e a azitromicina. O espectro de ação compreende grande número de bactérias gram-positivas (*Streptococcus, Staphylococcus aureus* sensível à meticilina). Por sua capacidade de acúmulo no meio intracelular, são efetivos sobre *Chlamydia, Mycoplasma* e *Bartonella*.

Em relação a eritromicina, tem sido observada resistência crescente para *Staphylococcus aureus* e coagulase-negativos e *Streptococcus*. É muito utilizada como alternativa aos betalactâmicos em caso de alergia a estes. A intolerância gastrintestinal é o efeito adverso mais frequente, verificado sobretudo com a administração oral.

A azitromicina é um derivado da eritromicina que é rapidamente absorvido após administração oral e apresenta um amplo espectro contra bactérias gram-negativas, especialmente *Borrelia burgdorferi* e *Bartonella henselae*. Porém, estudos revelam menor eficácia que a doxiciclina sobre *Rickettsia rickettsii* em cães e *Chlamydophila psittaci*, e quinolonas contra *Bartonella* em felinos. Na forma de colírio ainda não está disponível no Brasil, porém sua posologia é bem conveniente, permitindo duas instilações diárias, durante 3 dias somente.

Cloranfenicol e tetraciclinas

O cloranfenicol se caracteriza por um espectro de ação amplo (bactérias gram-positivas e negativas, anaeróbios, *Mycoplasma, Rickettsia*, entre outros); têm sido descritas resistências crescentes entre as Enterobacteriaceae, *Pseudomonas* e micobactérias. É utilizado essencialmente por via tópica dada a sua boa penetração ocular e a toxicidade que pode ocasionar por via sistêmica.

As tetraciclinas são consideradas tradicionalmente como os antibacterianos de amplo espectro de ação (ativas sobre a maioria das bactérias gram-positivas e negativas, incluindo os gêneros *Brucella, Moraxella* e *Yersinia*, bem como *Chlamydia, Mycoplasma, Rickettsia*, espiroquetas, micobactérias e alguns protozoários). São habitualmente distinguidas quanto às características farmacocinéticas após administração sistêmica em tetraciclinas de ação curta (tetraciclina), de ação intermediária e de ação longa (doxiciclina, minociclina). São agentes de primeira escolha em algumas situações, como nas infecções da superfície ocular por *Chlamydophila felis, Mycoplasma* spp. em gatos ou *Moraxella bovis* em bovinos, cuja erradicação requer terapêutica oral ou parenteral (doxiciclina, oxitetraciclina) complementar da terapêutica tópica. As tetraciclinas são ainda dotadas de ação imunomoduladora e diminuem a produção de lipases bacterianas com melhoria do perfil lipídico do filme lacrimal. Isto as torna antimicrobianos de primeira escolha no tratamento da blefarite seborreica, na meibomite e no calázio. Estão descritas reações de hipersensibilidade, quelação do cálcio (com malformação dentária e óssea), fotossensibilidade e interações medicamentosas relevantes (para detalhes, ver *Capítulo 42*).

Sulfas e suas associações

As sulfas são antimicrobianos bacteriostáticos raramente usados na atualidade dada a sua baixa eficácia e elevada taxa de resistências. A sua associação com a trimetoprima permite a obtenção de um efeito sinérgico. Efeitos adversos sistêmicos incluem distúrbios gastrintestinais, reações alérgicas cutâneas, discrasias sanguíneas, além de ceratoconjuntivite seca no cão (para detalhes, ver *Capítulo 38*).

Quinolonas

As fluoroquinolonas são antimicrobianos bactericidas; são exemplos, ciprofloxacino, ofloxacino, norfloxacino, lomefloxacino, levofloxacino, moxifloxacino, gatifloxacino e besifloxacino. Em Oftalmologia, as fluoroquinolonas têm grande aplicação no tratamento de infecções da superfície ocular, com destaque para as úlceras de córnea, bem como na profilaxia pós-operatória. A monoterapia é considerada controversa por alguns autores, pelo risco de desenvolvimento de resistência bacteriana. Diversas quinolonas estão disponíveis em formulações tópicas, entéricas e parenterais, sendo características deste grupo a boa difusão e penetração tecidual; são em geral bem toleradas e com baixa incidência de efeitos colaterais (para detalhes, ver *Capítulo 38*). Sofrem biotransformação hepática (através do citocromo P-450), havendo risco de interações medicamentosas com outros medicamentos que usam a mesma via metabólica. Em nível ocular, as reações adversas descritas incluem hipersensibilidade, aparecimento de precipitados e crostas nas margens das pálpebras e edema palpebral, hiperemia conjuntival, lacrimejamento e quemose.

O espectro de ação varia de acordo com a geração das quinolonas, com as mais recentes oferecendo maior eficácia contra bactérias gram-positivas. O ácido nalidíxico é considerado de primeira geração. As quinolonas de segunda geração (a partir daí chamadas fluoroquinolonas por apresentar flúor na molécula) incluem lomefloxacino, norfloxacino, ofloxacino, enrofloxacino e ciprofloxacino, com espectro ampliado, atuando contra *Pseudomonas aeruginosa* e resistência crescente ao *Streptococcus* spp. De terceira geração, tem-se o levofloxacino, com espectro similar ao das de segunda geração. As quinolonas de quarta geração – gatifloxacino, moxifloxacino e besifloxacino – têm espectro de ação ampliado para bactérias gram-positivas, porém podem ser mais limitadas em relação a *Pseudomonas*, motivo pelo qual pode ser indicada a associação com aminoglicosídios.

Na profilaxia em cirurgias, as quinolonas de terceira geração (ofloxacino e ciprofloxacino) e de quarta geração (moxifloxacino e gatifloxacino) são amplamente utilizadas.

Ciprofloxacino, ofloxacino e norfloxacino são potencialmente citotóxicas e podem ter efeito antiproliferativo sobre ceratócitos, causando retardo na cicatrização corneana. O enrofloxacino parenteral é potencialmente retinotóxico em gatos e pode resultar em degeneração retiniana aguda e cegueira, muitas vezes irreversível, quando administrado em doses superiores a 5 mg/kg/dia.

O Quadro 57.1 apresenta os antimicrobianos de uso tópico ocular disponíveis no mercado nacional.

Uso racional de antimicrobianos antibacterianos

A microbiota bacteriana residente na superfície ocular contribui com a modulação de sua defesa, associada aos fatores próprios, inibindo o aparecimento de microrganismos patogênicos. Mudanças nestas condições de normalidade favorecem que microrganismos oportunistas ou patogênicos fiquem mais resistentes às defesas naturais e aumentem sua capacidade infecciosa. Os fatores para instalação de uma infecção são aderência, penetração, invasão, persistência e replicação do microrganismo, independentemente dos mecanismos de defesa existentes. A capacidade de invasão microbiana decorre da capacidade de produção de exotoxinas, proteases e endotoxinas que destroem células e tecidos oculares.

Assim como para outros locais de ação dos antimicrobianos, o uso indiscriminado e inadequado desses medicamentos pode facilitar a ocorrência de resistência bacteriana. O desequilíbrio da flora residente é fator de significativa importância nas doenças da superfície ocular.

A resistência dos patógenos oculares aos antimicrobianos aumenta paralelamente à resistência dos patógenos sistêmicos. Os fatores que contribuem para o desenvolvimento da resistência incluem o uso indiscriminado de antimicrobianos sistêmicos ou de uso tópico ocular, posologia inadequada, uso desnecessário e inadequado em processos não bacterianos, tempo prolongado da terapia, entre outras falhas.

Nas prescrições habituais, os colírios com antibacterianos devem ser instilados com frequência inicial de 1 em 1 h ou de 2 em 2 h ("dose de ataque"), reduzindo-se a frequência conforme a evolução da resposta à infecção. O tratamento deve ser prolongado 48 h após desaparecimento da sintomatologia, realizando-se habitualmente por períodos de 7 dias a 2 semanas. Os esquemas posológicos devem integrar associações racionais de agentes que sejam apropriadas ao espectro microbiológico mais provável, minimizando simultaneamente o aparecimento de resistência ao antimicrobiano.

Em relação à resistência bacteriana em infecções do bulbo ocular, foi relatada conjuntivite em crianças causada por *Streptococcus pneumoniae* resistente à gentamicina, tobramicina e polimixina B. Constatou-se ainda que todos os *S. aureus* resistentes à meticilina (MRSA) e *S. epidermidis* resistentes à meticilina (MRSE) mostraram também resistência a quinolonas de quarta geração como gatifloxacino e moxifloxacino, mas não ao besifloxacino, a mais recente das fluoroquinolonas. O besifloxacino é a primeira

QUADRO 57.1
Antimicrobianos tópicos oculares disponíveis no Brasil e respectivas formulações comerciais.

Antimicrobiano	Colírio	Pomada oftálmica
Besifloxacino	Besivance®	
Ciprofloxacino	Biamotil®, Ciloxan®, Biamotil D®*, Cilodex®*	Biamotil®, Ciloxan®, Biamotil D®*, Cilodex®*, Cylocort®*, Maxiflox D®*
Cloranfenicol	Cloranfenicol®, Dexafenicol®*, Fenidex®*	Dexafenicol®*, Epitezan®§, Regencel®§
Cloranfenicol + sulfacetamida	Sulnil®	Sulnil®
Gatifloxacino	Zymar® (0,3%), Zymar XD® (0,5%), Zypred®**	
Gentamicina	Gentamicina®, Garasone®***, Gentacort®***	Gentamicina®, Gentacort®***
Moxifloxacino	Vigamox®, Vigadexa®*	
Neomicina	Flumex N®#	
Neomicina + polimixina B	Maxitrol®*, Nepodex®*, Maxinom®*, Polipred®**	Maxitrol®*, Nepodex®*, Maxinom®*
Ofloxacino	Oflox®	
Oxitetraciclina + polimixina B		Terramicina pomada oftálmica®
Tobramicina	Tobrex®, Tobracort®*, Tobradex®*	Tobrex®, Tobracort®*, Tobradex®*

Associação com: *dexametasona; **prednisolona; ***betametasona; #fluorometolona; §aminoácidos, retinol e metionina.

fluoroquinolona desenvolvida exclusivamente para uso oftálmico e se espera que escape à resistência causada pelo uso sistêmico, como ocorre em outros antimicrobianos.

O tratamento de doenças extremamente comuns, como ceratite bacteriana, por exemplo, é feito essencialmente na forma de colírios. O tratamento empírico requer inicialmente um antimicrobiano de amplo espectro, que tenha ação sobre bactérias gram-positivas e gram-negativas. Normalmente, a primeira linha de tratamento inclui o uso de fluoroquinolonas (ofloxacino 0,3% ou moxifloxacino 0,5%). Em casos graves pode-se associar uma cefalosporina (ceftazidima 5%) ou aminoglicosídeos. O tratamento inicial deve ser intensivo (a cada hora nos primeiros dias) para atingir o máximo de concentração terapêutica e controlar a infecção. O tratamento empírico pode então ser modificado em função de culturas e antibiogramas. Após os primeiros dias, a chamada "fase de esterilização", a frequência é diminuída para permitir a cicatrização corneana. Antimicrobianos sistêmicos somente são necessários se existir perfuração, esclerite bacteriana ou endoftalmite.

Antimicrobianos antifúngicos

Os antifúngicos são divididos em 4 classes: macrolídeos poliênicos, pirimidinas, azóis (triazóis e imidazóis) e equinocandinas.

Macrolídeos poliênicos

Os antimicrobianos macrolídeos poliênicos (nistatina, anfotericina B e natamicina, também chamada pimaricina) exercem atividade fungicida principalmente em fungos que estão na fase estacionária do crescimento, ligando-se ao ergosterol presente na membrana citoplasmática dos fungos, modificando sua permeabilidade, resultando em morte por perda de nutrientes e íons essenciais.

A nistatina não é o antifúngico de escolha, pois tem baixa penetração tecidual, é tóxica e é comum a ocorrência de resistência.

A anfotericina B foi o primeiro antifúngico de amplo espectro a ser descoberto e recebeu este nome por ter propriedade anfotérica, ou seja, é solúvel em pH extremos, tanto ácido como base. É termossensível e fotossensível, apresenta invariavelmente ação fungistática, com ação fungicida dependente da concentração atingida no tecido-alvo. É eficaz contra *Candida* spp., *Aspergillus* spp., *Cryptococcus* spp. e contra algumas espécies de *Fusarium*. A solução tópica é obtida diluindo-se a medicação sistêmica em água destilada, a fim de se obter uma solução a 0,5%.

A administração sistêmica da anfotericina B apresenta pouca penetração nos tecidos oculares, não atingindo níveis terapêuticos na córnea, humor aquoso e vítreo, além de causar vários efeitos colaterais (para detalhes, ver *Capítulo 43*). Por isso, a principal forma de tratamento é a administração direta *in situ*; é um dos poucos medicamentos que apresenta estudos utilizando várias vias de administração: tópica, subconjuntival, intraestromal, intracameral e intravítrea.

A natamicina possui amplo espectro de ação e é eficaz no tratamento de infecções causadas por *Fusarium* e diferentes espécies de *Candida*, podendo ser usada a 5% em suspensão oftálmica. Apresenta menos toxicidade e irritabilidade e maior estabilidade quando comparada com a anfotericina B. A sua penetração em córnea íntegra é baixa e a desepitelização pode aumentar a sua eficiência. Mesmo sendo bem tolerada, seu uso prolongado pode causar inflamação conjuntival e ceratite punctata.

Pirimidinas

Dentre as pirimidinas, a flucitosina é aquela que apresenta ação antifúngica, sendo eficiente no tratamento por infecções causadas por *Candida* spp., *Cryptococcus* spp., *Aspergillus* spp., *Penicillium* spp. e *Cladosporum* spp. Pode ser administrada topicamente, em solução a 1% ou por via oral. O tratamento prolongado pode resultar em resistência, sendo indicado, então, associá-la a outro antifúngico.

Azóis

Os azóis (triazóis e imidazóis) constituem um grupo de agentes fungistáticos sintéticos, com amplo espectro de atividade. Os representantes dos triazóis são: fluconazol e itraconazol. Os principais representantes dos imidazóis são: cetoconazol, miconazol, clotrimazol, econazol e tiabendazol.

O fluconazol é menos tóxico que o cetoconazol e apresenta boa penetração tecidual, sendo eficaz contra candidíase, criptococose e coccidioidomicose.

O itraconazol é hidrofílico e lipossolúvel e sua penetração tecidual não é tão boa quanto a do fluconazol. Ceratites por *Fusarium* não responderam adequadamente ao tratamento com este medicamento. Seu uso sistêmico deve restringir-se apenas ao tratamento adjuvante de infecções oculares por leveduras.

O clotrimazol é encontrado na concentração de 1%. Tem atividade antifúngica de amplo espectro, principalmente contra espécies de *Aspergillus*. Considerado tratamento de primeira escolha em áreas onde *Aspergillus* e *Candida* são causas comuns de micose ocular. Não é efetivo contra *Fusarium* sp. A toxicidade corneana está associada ao uso prolongado.

O miconazol é solúvel em água e pode ser administrado por via subconjuntival e tópica (1%), no tratamento de ceratites causadas por *Candida* spp. e *Aspergillus* spp. Como a penetração do medicamento no epitélio corneano é baixa, indica-se a remoção do mesmo.

O econazol é clinicamente efetivo no tratamento de ceratites por vários fungos, incluindo espécies de *Fusarium*.

O tiabendazol é encontrado nas concentrações de 4 a 10% em forma de colírio ou pomada, podendo ser administrado também, por via oral, sendo eficaz no tratamento de ceratites por *Fusarium* e, principalmente, por *Aspergillus*.

Equinocandinas

As equinocandinas, que são lipopeptídios semissintéticos, constituem a classe mais nova de agentes antifúngicos. Agem, inibindo, de forma não competitiva, a enzima 1,3-β-glucano sintase, causando desequilíbrio osmótico e lise celular. São representantes dessa classe de medicamentos a caspofungina, a micafungina e a anidulafungina.

O Quadro 57.2 mostra os agentes antifúngicos de uso oftálmico e suas respectivas doses terapêuticas.

QUADRO 57.2
Agentes antifúngicos de uso oftálmico e suas respectivas doses terapêuticas.

Antifúngico	Concentração	Dose
Anfotericina B	0,1; 0,5% e 1%	1 gota a cada hora durante o dia e a cada 2 a 4 h à noite
Cetoconazol	1 a 5%	1 gota a cada hora nos primeiros dias, reduzindo gradativamente até 1 gota, 6 vezes/dia
Clotrimazol	1%	1 gota a cada hora nos primeiros dias, reduzindo gradativamente até 1 gota, 6 vezes/dia
Flucitosina*	1%	1 gota a cada hora nos primeiros dias, reduzindo gradativamente até 1 gota, 6 vezes/dia
Fluconazol	0,2 e 0,3%	1 gota a cada hora nos primeiros dias, reduzindo gradativamente até 1 gota, 6 vezes/dia
Itraconazol	1%	1 gota a cada hora nos primeiros dias, reduzindo gradativamente até 1 gota, 6 vezes/dia
Miconazol	1%	1 gota a cada hora nos primeiros dias, reduzindo gradativamente até 1 gota, 6 vezes/dia
Natamicina (pimaricina)	1 a 5%	1 gota de 4 a 6 vezes/dia
Nistatina	50.000 e 100.000 UI/g	1 gota a cada hora nos primeiros dias, reduzindo gradativamente até 1 gota, 6 vezes/dia
Tiabendazol	4 a 10% colírio ou pomada	1 gota a cada hora nos primeiros dias, reduzindo gradativamente até 1 gota, 6 vezes/dia

*Cerca de metade das cepas é resistente à flucitosina.

Antimicrobianos antivirais

Os antivirais podem ser classificados em análogos da pirimidina (idoxuridina, vidarabina e trifluridina) e análogos da purina (aciclovir, ganciclovir e fanciclovir). Os análogos da pirimidina são mais eficazes contra o herpes-vírus felino que os análogos da purina.

Análogos da pirimidina

Idoxuridina

A idoxuridina (5-iodo-2-desoxiuridina) ou IDU é utilizada desde 1962 para tratamento de ceratite herpética na Medicina Humana. Este medicamento inibe a incorporação da timidina no DNA viral, fazendo com que os novos vírus formados a partir deste não sejam infecciosos. Por ser pouco seletiva, compromete também o DNA das células do hospedeiro, o que explica a sua toxicidade. É solúvel em água, não apresentando boa difusão nas lesões mais profundas. A resistência viral à IDU, também é percebida quando não há melhora da lesão herpética 2 semanas após o tratamento. Este medicamento é bem tolerado quando aplicado topicamente nos gatos contra o herpes-vírus felino e deve ser administrado 5 a 6 vezes/dia na forma de solução, gel ou pomada (0,1 a 0,5%) até 4 a 5 dias após o término dos sintomas.

Vidarabina

A vidarabina (ou arabinosídeo de adenina - Ara-A) é indicada para tratar gatos com herpes-vírus felino tipo 1 (*Feline Herpesvirus* 1 - FHV-1); atua interferindo com as etapas iniciais da síntese do DNA viral. É melhor tolerada que a trifluridina e pode ser indicada em casos de resistência à idoxuridina. A apresentação é em forma de pomada a 3%. Deve ser usada 5 a 6 vezes/dia nos felinos acometidos pelo herpes-vírus.

Trifluridina

A trifluridina é também chamada trifluorotimidina (5-trifluorometil-2-desoxiuridina) ou F3T. Por ser hidrossolúvel e lipossolúvel, apresenta melhor penetração através da córnea que a vidarabina e a idoxuridina. Análoga da timidina, precisa ser fosforilada pela timidinoquinase celular e viral para ser transformada em sua forma ativa trifosfato.

A trifluridina é o antiviral mais efetivo em estudos *in vitro* contra o herpes-vírus felino. Inibe a timidilato sintetase, impedindo, assim, a síntese de DNA viral. É utilizada em solução tópica a 1%, 4 a 6 vezes/dia durante 21 dias. É um medicamento caro, pode causar irritação e, após aberto, necessita de refrigeração. Apresenta menor toxicidade celular para o hospedeiro, pois, por inibição enzimática celular, ocorre maior concentração do antiviral nas células infectadas que nas não infectadas. Em tratamentos prolongados pode produzir reações adversas semelhantes às da idoxuridina, porém de menor intensidade.

Análogos da purina

Aciclovir

O aciclovir (9-[2-hidroxietoximetil]guanina) é um análogo da guanosina, que interfere na síntese de DNA viral, sem interferir na síntese de DNA da célula do hospedeiro. Pode ser usado por via oral, intravenosa e tópica. É indicado para tratar a infecção por FHV-1, mas é considerado mais tóxico e menos efetivo quando comparado com o fanciclovir. Para tratamento da infecção por herpes-vírus canino (*Canine herpesvirus* 1 - CHV 1), preconiza-se a dose de 20 mg/kg, cada 6 h por 7 dias. O aciclovir tópico deve ser administrado 4 a 6 vezes/dia durante 14 a 21 dias, na forma de pomada a 3%.

Ganciclovir

O ganciclovir (9-[1-3-di-hidróxi-2-propóxi]metilguanina) ou DHPG é muito semelhante ao aciclovir em relação ao mecanismo de ação. Sua eficácia, tolerância e penetração intraocular têm sido demonstradas em estudos experimentais de ceratite herpética em coelhos. O ganciclovir, em forma de gel, é eficaz contra FHV-1 *in vitro* e tem sido empregado na clínica de felinos com resultados satisfatórios.

Fanciclovir

O fanciclovir (FCV) é um derivado sintético acíclico da guanina; é um profármaco, sendo rapidamente convertido no organismo no agente antiviral penciclovir (PCV). É usado principalmente nos pequenos animais para tratar o herpes-vírus. Quando administrado por via oral, apresenta melhor absorção que o aciclovir, convertendo-se em penciclovir com biodisponibilidade absoluta de 77%. Sua dose para os felinos é de 40 mg, 3 vezes/dia, por no mínimo 7 dias e para os cães a dose ainda não está perfeitamente estabelecida. É eliminado por via renal, portanto, ajuste na dose é necessário em pacientes com função renal comprometida.

Interferonas

As interferonas são citocinas liberadas por células de hospedeiros quando acometidos por infecções virais. Acredita-se que estas proteínas seriam capazes de diminuir a habilidade do vírus de infectar e se multiplicar. Há dois grupos de interferonas classificados de acordo com sua origem: (a) INF-α, INF-β e INF-ω produzidas pela maioria dos tipos celulares após infecção viral; e (b) INF-γ produzida por células *natural killer*. Apesar de as interferonas serem degradadas no sistema gastrintestinal, observaram-se respostas imunológicas após sua absorção pela mucosa da orofaringe. Têm sido empregadas a INF-ω felina e a INF-α humana para o tratamento do herpes-vírus felino, tanto na forma tópica, oral ou parenteral, porém alguns estudos relatam a ineficácia desta terapia. A dose indicada para INF-α humana é de 25 U, por via oral, ao dia. A dose recomendada para INF-ω felina, quando administrada topicamente, é de 10.000 U a cada 12 h e 20.000 U cada 24 h, quando administrada por via oral.

Lisina

A lisina é um aminoácido que parece suprimir a replicação viral quando há preponderância da lisina sobre a arginina; sua administração em felinos portadores de herpes-vírus tem sido amplamente estudada. Alguns estudos relatam, após administração oral, melhoria dos sinais clínicos, enquanto outros demonstram exacerbação desses sinais nos animais tratados. Apesar desta grande variação e divergência dos resultados, a maioria dos autores indica seu uso, na dose de 250 ou 500 mg cada 12 h, por via oral, como aditivo à ração ou em bólus, respectivamente. A administração em bólus é mais vantajosa, pois a maioria dos felinos infectados diminuem a ingestão alimentar, reduzindo, consequentemente, a ingestão do suplemento.

O Quadro 57.3 apresenta os antivirais de interesse em Medicina Veterinária.

Antiglaucomatosos

Considera-se o glaucoma uma oftalmopatia para a qual não há cura, mas sim controle, por toda a vida do animal. Por se tratar de uma doença com grande potencial para desenvolver cegueira, vários são os tratamentos instituídos e muitos são os medicamentos utilizados na tentativa de se controlar esta enfermidade.

A principal manifestação clínica do glaucoma é o aumento da pressão intraocular, que resulta em lesão retiniana e no nervo óptico, que se não for controlada, resulta em cegueira. Sabe-se que a pressão intraocular maior ou igual a 50 mmHg causa danos irreversíveis ao nervo óptico em poucas horas. Assim sendo, o glaucoma agudo é considerado uma urgência e o animal deve ser prontamente medicado.

A farmacoterapia é baseada tanto na diminuição da produção do humor aquoso pelo corpo ciliar, como também no aumento do fluxo de saída pela rede trabecular e vias uveoesclerais, sendo o principal objetivo a redução da pressão intraocular a valores menores ou iguais a 25 mmHg.

São cinco grupos de medicamentos que atuam na redução da pressão intraocular: agentes colinérgicos (colinomiméticos ou parassimpatomiméticos), agonistas alfa-adrenérgicos, inibidores da anidrase carbônica, análogos de prostaglandina e agentes osmóticos.

QUADRO 57.3

Agentes antivirais de interesse em Medicina Veterinária.

Antiviral	Concentração	Dose	Especialidades farmacêuticas
Análogos da pirimidina			
Idoxuridina (IDU)	Colírio, gel ou pomada oftálmica a 0,1% e 0,5%	5 a 6 vezes/dia, por 21 dias. Manter por 4 a 5 dias após remissão dos sintomas	Disponível manipulado
Trifluridina (trifluorotimidina)	Colírio ou pomada a 1%	4 a 6 vezes/dia, por 21 dias	Viroptic®, Zost®
Vidarabina (Ara-A)	Pomada a 3%	5 a 6 vezes/dia, por 21 dias	Vira-A®
Análogos da guanosina			
Aciclovir	Pomada a 3% ou comprimidos de 200 e 400 mg	4 a 6 vezes/dia, por 14 a 21 dias para felinos; 20 mg/kg, VO, 4 vezes/dia, durante 7 dias para cães	Zovirax®
Fanciclovir	Comprimidos de 125 e 500 mg	40 a 90 mg/kg, VO, 3 vezes/dia, mínimo 7 dias	Penvir®
Ganciclovir	Gel oftálmico a 0,15%	4 a 6 vezes/dia, por 21 dias	Virgan®

VO: via oral.

Agentes colinérgicos

Esses agentes, por produzirem respostas biológicas semelhantes às da acetilcolina, são também conhecidos como colinomiméticos, parassimpatomiméticos, agonistas colinérgicos ou mióticos.

Os agentes colinérgicos melhoram o escoamento do humor aquoso por contração da musculatura ciliar (Figura 57.1) e são classificados em diretos, que imitam a ação da acetilcolina, e indiretos, que agem inibindo a ação da acetilcolinesterase, enzima que degrada a acetilcolina (para detalhes, ver *Capítulo 9*).

Dentre os parassimpatomiméticos de ação direta (que estimulam diretamente os receptores colinérgicos), o mais conhecido é a pilocarpina, que pode ser encontrada em colírios a 1, 2 e 4%. A miose ocorre após 10 a 15 min de instilação do medicamento. Já foi muito utilizado, mas, atualmente, sua indicação está restrita.

Outro parassimpatomimético de ação direta é o carbacol, que possui a característica de ser resistente a hidrólise pela acetilcolinesterase (para detalhes, ver *Capítulo 9*). É geralmente empregado em solução oftálmica a 0,01%, intracameral, na prevenção do glaucoma após cirurgia de facoemulsificação, resultando em rápida miose.

Dentre os parassimpatomiméticos de ação indireta, os quais inibem a acetilcolinesterase, têm-se os inibidores reversíveis da enzima, como o demecário, e inibidores irreversíveis, como o organofosforado ecotiofato; ambos são pouco usados em Medicina Veterinária.

O brometo de demecário é um potente inibidor da acetilcolinesterase, de ação extremamente longa e com mais efeitos tóxicos; pode ser usado no tratamento de glaucoma primário em cães. Aplicado topicamente, ele produziu miose e diminuição da pressão intraocular por período prolongado em Beagles normotensivos e glaucomatosos. Entre os efeitos colaterais incluem-se espasmos ciliares e congestão vascular.

Agentes adrenérgicos

Os agentes adrenérgicos empregados como antiglaucomatosos são aqueles que reduzem a produção de humor aquoso, atuando como agonista de receptores alfa-adrenérgicos ou bloqueando os receptores beta-adrenérgicos. Como agonistas alfa-adrenérgicos têm-se: apraclonidina, brimonidina, epinefrina e dipivefrina. Os agentes bloqueadores beta-adrenérgicos são representados por timolol, betaxolol, nipridilol e levobunolol.

A apraclonidina é um potente e seletivo α_2-agonista muito usado em seres humanos. Em cães, seu uso é limitado devido aos seus efeitos colaterais como bradicardia, salivação, êmese, blefarospasmo e palidez conjuntival.

A brimonidina é um agonista dos receptores α_2-adrenérgicos, sendo 28 vezes mais seletiva para esses receptores comparativamente à apraclonidina. Em cães glaucomatosos, induz significativa diminuição da pressão intraocular, miose e redução da frequência cardíaca. Aconselha-se, buscando melhores resultados, associação com outro medicamento hipotensor.

O timolol é um bloqueador beta-adrenérgico não seletivo, sendo o agente adrenérgico mais usado na Medicina Veterinária. Está disponível nas concentrações 0,25 e 0,5% e pode ser utilizado em cães a cada 8 ou 12 h. Os principais efeitos colaterais do timolol estão relacionados aos seus efeitos cardiorrespiratórios, tais como bradicardia, arritmia, síncope, decréscimo da função do miocárdio, broncospasmo e obstrução das vias respiratórias.

O betaxolol é um bloqueador seletivo para receptores β_1-adrenérgico; alguns estudos associaram seu uso ao desenvolvimento de ceratoconjuntivite seca e irritação da superfície ocular em alguns cães, e por isso não é usado frequentemente.

Inibidores da anidrase carbônica

Os inibidores da anidrase carbônica constituem um importante grupo de medicações utilizadas para o tratamento clínico do glaucoma, por diminuírem a produção do humor aquoso.

A enzima anidrase carbônica está localizada no epitélio ciliar não pigmentado, onde o humor aquoso é produzido. Esta enzima catalisa a transformação de bicarbonato e íons hidrogênio em água e dióxido de carbono. Os íons bicarbonato são transportados juntamente com o cátion sódio para a câmara posterior do bulbo ocular, estabelecendo um gradiente osmótico e fazendo com que haja um influxo de água para a câmara anterior. Assim, a inibição desta enzima resulta em diminuição da produção do humor aquoso.

Devido à presença da enzima anidrase carbônica também nas células tubulares renais, a utilização sistêmica dos inibidores da anidrase carbônica, tais como acetazolamida, diclorfenamida e metazolamida, pode resultar em acidose metabólica, dispneia, hipopotassemia, êmese, diarreia, letargia e incoordenação motora. Assim, a utilização destes medicamentos em Medicina Veterinária está sendo cada vez menor, e são recomendados apenas para terapia de urgência no glaucoma agudo dos cães. Seu uso em gatos não é recomendado, devido à intensidade dos efeitos colaterais nesta espécie.

Dentre os inibidores tópicos da anidrase carbônica, têm-se a dorzolamida e a brinzolamida, que, quando aplicadas topicamente, podem diminuir de 15 a 30% a pressão intraocular em cães glaucomatosos.

A dorzolamida, na forma de cloridrato e na concentração de 2%, mostra eficiência em reduzir a produção de humor aquoso, diminuindo a pressão intraocular, quando administrada a intervalos regulares de 8 h em cães e gatos, podendo ser indicada como terapia de primeira escolha. Seus efeitos colaterais incluem desconforto na instilação e blefarite, que é resolvida após a descontinuação do tratamento.

A associação do cloridrato de dorzolamida a 2% com o maleato de timolol a 0,5% apresenta efeito aditivo em cães glaucomatosos.

A brinzolamida a 1% também reduz a pressão intraocular em cães e, por ter pH mais próximo da neutralidade (pH 7,5), resulta em menos desconforto ao paciente, quando comparada com a dorzolamida (pH 5,6).

Análogos de prostaglandina

Análogos de prostaglandina (derivados da prostaglandina $F_{2\alpha}$ - $PGF_{2\alpha}$) são muito importantes no tratamento do glaucoma, pois diminuem a pressão intraocular, aumentando o escoamento do humor aquoso pela via uveoescleral; como exemplos, têm-se o latanoprosta e o travoprosta.

Há ainda o bimatoprosta a 0,03%, que é um prostanoide seletivo para receptores específicos da prostaglandina F e, quando instilado topicamente, é biotransformado em prostaglandina. As prostaglandinas ativam o sistema adenilato ciclase, remodelando a matriz extracelular do músculo ciliar da íris, aumentando a drenagem uveoescleral. Eles são preferidos para o manejo do glaucoma primário, pois têm efeito hipotensor ocular superior ao de outros medicamentos. Também oferecem vantagens por serem rapidamente biotransformados e não causarem efeitos adversos cardiopulmonares.

O latanoprosta a 0,005% é efetivo na redução da pressão intraocular em olhos de cães normais ou glaucomatosos. Instilação única diária do latanoprosta deve ser feita à noite, com objetivo de minimizar flutuação da pressão intraocular durante o dia. Melhores resultados no que se refere à diminuição da pressão intraocular são encontrados em cães tratados 2 vezes/dia, quando comparados com dose única diária, diferentemente do que ocorre com o homem. O aumento da frequência do tratamento para 3 vezes/dia não obteve resultados satisfatórios na redução da pressão intraocular e ocasionou hiperemia conjuntival e miose mais acentuada. A hiperemia conjuntival constitui um dos efeitos colaterais mais comumente relatados, ocorrendo em maior intensidade com o travaprosta a 0,004%, comparativamente aos outros análogos das prostaglandinas. Estudo demonstrou que a hiperemia conjuntival é decorrente da liberação de óxido nitroso endotelial e não por eventos inflamatórios relacionados à ação mediadora da inflamação pelas prostaglandinas. Outros efeitos colaterais, como hiperpigmentação da pálpebra e da íris, não foram observados em animais.

A unoprostona é um docosanoide que, a despeito de apresentar estrutura semelhante à da prostaglandina $F_{2\alpha}$, possui baixa afinidade por receptores prostanoides F (PF). Este medicamento é capaz de reduzir a pressão intraocular, aumentando a drenagem do humor aquoso pela via convencional (via ângulo iridocorneano) e pela via não convencional (via uveoescleral). Em cães glaucomatosos, na concentração de 0,15%, a unoprostona foi capaz de reduzir significativamente a pressão intraocular, quando instilada a intervalos de 12 h, produzindo miose de longa duração.

Análogos das prostaglandinas não são indicados em pacientes com glaucoma secundário à uveíte, visto que o humor aquoso, nessas condições, é já rico em prostaglandinas. Desaconselha-se seu uso em pacientes afácicos, pseudofácicos ou com luxação anterior da lente, por serem potencialmente mióticos, podendo ocasionar bloqueio pupilar agudo e encarceramento do vítreo.

Agentes hiperosmóticos

São medicamentos utilizados para baixar a pressão intraocular a curto prazo, ou em uma emergência, como no glaucoma agudo. Esta redução da pressão intraocular ocorre por diminuir o volume vítreo. Podem ser administrados por via oral (glicerol) ou intravenosa (manitol).

O manitol a 20% (1 a 2 g/kg em 20 a 30 min) é o mais utilizado e, se administrado rapidamente, pode ocasionar êmese. A pressão intraocular começa a baixar após 15 min da administração e pode ser utilizado com segurança na maioria dos animais. Cuidados extras devem ser tomados em pacientes cardiopatas, com doença renal e desidratados.

O glicerol a 50% é um agente osmótico oral e pode ser administrado na dose de 1,4 g/kg. É rapidamente absorvido no trato gastrintestinal e também pode causar êmese, além da hiperglicemia.

Estes agentes hiperosmóticos reduzem a pressão intraocular por 4 a 6 h após aplicação. Para que seu efeito seja potencializado, é necessária restrição hídrica por 4 h.

Agentes neuroprotetores

Os agentes neuroprotetores são essenciais para evitar a morte das células ganglionares da retina e constituem uma terapia adicional no tratamento do glaucoma. Estudos revelam que concentração elevada de glutamato e da enzima óxido nítrico sintase estão envolvidos com a necrose e apoptose das células ganglionares da retina e posterior atrofia do nervo óptico.

Sabe-se que o aumento do glutamato causa ativação dos receptores N-metil-D-aspartato (NMDA), já detectado em células ganglionares. Assim, agentes capazes de bloquear os receptores NMDA podem prevenir a ação do glutamato liberado ou de substâncias que interferem na cascata de eventos que leva à morte celular. Quando há ativação de receptores NMDA, segue-se influxo exagerado de cálcio para o interior da célula, produção de radicais livres e aumento da síntese de óxido nítrico; há também ativação de enzimas intracelulares, como caspases e DNAses, que promovem a destruição do material nucleico, culminando em morte celular. Portanto, substâncias químicas bloqueadoras dos canais de cálcio, inibidores da enzima óxido nítrico sintase, antioxidantes, agentes que melhorem a circulação sanguínea no disco óptico poderiam desempenhar um papel neuroprotetor, evitando a morte celular por apoptose.

Dentre os medicamentos neuroprotetores mais empregados, têm-se brinzolamida e dorzolamida, que melhoram o fluxo sanguíneo para a papila óptica. Outro medicamento neuroprotetor empregado em animais glaucomatosos é o anlodipino, que atua como bloqueador dos canais de cálcio.

O Quadro 57.4 apresenta os medicamentos mais utilizados no tratamento de glaucoma em cães.

Anti-inflamatórios

Os anti-inflamatórios são divididos em dois grupos: anti-inflamatórios esteroidais (corticosteroides) e anti-inflamatórios não esteroidais (AINEs); ambos têm sido usados, tópica e sistemicamente, para controlar a inflamação ocular e dos anexos.

Anti-inflamatórios esteroidais

Os corticosteroides ou corticoides, que são hormônios de natureza esteroídica produzidos na porção cortical das glândulas adrenais, foram introduzidos na Medicina em 1949 para tratar um paciente com artrite reumatoide. Desde então, suas indicações aumentaram, tendo hoje aplicabilidade clínica em várias áreas, inclusive na Oftalmologia.

Os corticosteroides são capazes de reduzir infiltração de células inflamatórias, exsudação, permeabilidade vascular e neovascularização por inibirem a síntese do ácido araquidônico (para detalhes, ver *Capítulo 23*).

QUADRO 57.4
Medicamentos utilizados no tratamento de glaucoma em cães.

Princípio ativo	Concentração	Dose	Especialidades farmacêuticas
Agonistas alfa-adrenérgicos			
Apraclonidina	Colírio a 5%		Iopidine®
Brimonidina	Colírio a 0,15 e 0,2%	1 gota, 3 vezes/dia	Alphagan P®, Tartarato de brimonidina®
Dipivefrina	Colírio a 0,1 e 0,5%	1 gota, 2 a 3 vezes/dia	Propine®
Epinefrina	Colírio a 1 e 2%		
Inibidores da anidrase carbônica			
Acetazolamida	Comprimido de 250 mg	10 a 25 mg/kg, VO, 2 a 3 vezes/dia	Diamox®
Brinzolamida	Colírio a 1%	1 gota, 2 a 3 vezes/dia	Azopt®, Combigan®*
Dorzolamida	2%	1 gota, 2 a 3 vezes/dia	Cosopt®*, Trusopt®
Bloqueadores beta-adrenérgicos			
Betaxolol	Colírio a 0,25 e 0,5%	1 gota, 2 a 3 vezes/dia	Betoptic®, Betoptic S®, Presmin®
Timolol	Gel a 0,1%, colírio a 0,25 e 0,5%	1 gota, 2 a 3 vezes/dia	Nyolol gel®, Glaucotrat®, Timoptol®, Glautimol®
Análogos da prostaglandina			
Bimatoprosta	Colírio a 0,01 e 0,03%	1 gota, 1 vez/dia	Ganfort®*, Lumigan®
Latanoprosta	Colírio a 0,005%	1 gota, 1 a 3 vezes/dia	Xalatan®, Xalacon®*
Travoprosta	Colírio a 0,004%	1 gota, 1 a 3 vezes/dia	Travatan®
Unoprostona	Colírio a 0,12%	1 gota, 2 vezes/dia	Rescula®
Agentes hiperosmóticos			
Glicerol	Solução a 50%	1,4 g/kg, VO	
Manitol	Solução a 20%	1 a 2 g/kg, IV, 15 a 20 min	
Agente colinérgico			
Pilocarpina	Colírio a 1, 2 e 4%	1 gota/h (agudo), 3 a 4 vezes/dia	Pilocarpina®, Pilocan®, Isopto Carpine®
Agente neuroprotetor			
Anlodipino	Comprimido de 2,5, 5 e 10 mg	2,5 mg/cão ou 0,1 mg/kg, 1 vez/dia, VO	Nicord®, Norvasc®

IV: via intravenosa; VO: via oral. *Associação com timolol 0,5%.

Estes medicamentos, que são empregados por via tópica ou sistêmica, retardam a cicatrização, potencializam o risco de infecção e aumentam a atividade da colagenase e por essas razões são contraindicados em pacientes com ceratites ulcerativas contaminadas ou complicadas. É importante salientar que, principalmente nos equinos, tratamento prolongado com anti-inflamatório esteroidal predispõe à ceratite fúngica, por interferir na imunidade local.

Formação de catarata decorrente do uso de corticosteroides, como acontece com o ser humano, não está bem documentado nos pequenos animais. Em gatos, conseguiu-se produzir experimentalmente a catarata, após administração tópica de dexametasona ou prednisolona. Já o aumento da pressão intraocular foi observado em gatos saudáveis e em Beagle com glaucoma primário de ângulo aberto medicados topicamente com dexametasona e prednisolona.

Encontram-se disponíveis para aplicação de corticosteroides tópicos oftálmicos: dexametasona, prednisolona, betametasona, fluormetolona, hidrocortisona, rimexolona e loteprednol.

A escolha do corticosteroide adequado para tratamento oftalmológico depende tanto da sua potência, como da capacidade de penetração corneana. As formulações em acetato e álcool têm melhor penetração no epitélio íntegro, pois têm solubilidade bifásica; os fosfatos penetram melhor no epitélio lesado. Após uso prolongado, a dose deve ser reduzida gradualmente, e nunca se deve fazer a interrupção do tratamento de forma abrupta.

A prednisolona é um efetivo anti-inflamatório no tratamento tanto de afecções intraoculares como extraoculares. Pode ser formulado para uso tópico oftálmico como acetato (suspensão) ou fosfato (solução) na concentração de 0,12 a 1% e associado a vários antimicrobianos.

O acetato de prednisolona é o mais potente e o que tem maior penetração intraocular, mesmo em animais que apresentam epitélio corneano íntegro, sendo eficaz no controle da inflamação; a hidrocortisona é a menos potente e a que apresenta pior penetração intraocular. A dexametasona e a betametasona têm potência semelhante, sendo esta inferior à da prednisolona.

O acetato de prednisolona é amplamente indicado para animais submetidos à excisão cirúrgica de catarata. Estudo comparativo realizado em cães submetidos à facoemulsificação que foram tratados na véspera ou 7 dias antes da cirurgia comprovou que o tratamento prévio de 1 semana com acetato de prednisolona a 1% resultou em aumento da pressão intraocular e não diminuiu a inflamação pós-cirúrgica, sugerindo que os cães sejam pré-medicados próximo à cirurgia.

A dexametasona está disponível comercialmente na forma de suspensão de fosfato dissódico a 0,1% associado ou não a antimicrobianos na forma de suspensão ou pomada, porém tem menor penetração ocular em córneas íntegras, quando comparada com a prednisolona.

A hidrocortisona não tem boa penetração ocular e deve ser indicada para tratamento de doenças de superfície ocular.

Outro anti-inflamatório esteroidal utilizado topicamente é a fluormetolona que, por ter menor potência anti-inflamatória quando comparada com prednisolona e dexametasona, é indicada para inflamações de baixa gravidade.

Existem vários anti-inflamatórios esteroidais empregados sistemicamente, quer por via oral ou injetável, com tempo de duração variável (curta, média e longa duração). A hidrocortisona é a que tem menor tempo de ação. De ação intermediária, têm-se prednisona, prednisolona, metilprednisolona e triancinolona. Com longo tempo de duração têm-se flumetasona, dexametasona e betametasona.

Os Quadros 57.5 e 57.6 apresentam os principais agentes anti-inflamatórios esteroidais de uso tópico e oral, respectivamente, empregados em Oftalmologia.

Anti-inflamatórios não esteroidais

Os anti-inflamatórios não esteroidais (AINEs) são indicados pela capacidade que têm de inibirem as prostaglandinas, que são os principais mediadores de inflamação intraocular, pois inibem a atividade da enzima ciclo-oxigenase. Ao contrário dos corticosteroides, esses medicamentos não agem na fosfolipase A e nem na lipo-oxigenase, que geram os leucotrienos, os quais estão envolvidos na resposta inflamatória (para detalhes, ver *Capítulo 22*).

O uso tópico dos AINEs na Oftalmologia tem como objetivos principais manter a dilatação pupilar durante a cirurgia de catarata, controlar a inflamação pós-operatória da facectomia e tratar doenças inflamatórias leves do segmento anterior. Como efeito colateral, eles apresentam um risco potencial de elevação da pressão intraocular no pós-operatório.

A maioria dos oftalmologistas veterinários receitam AINEs sistêmicos para tratar uveíte, quando o tratamento com corticosteroide é contraindicado, em razão de o paciente ser diabético, apresentar quadro infeccioso ou antes da cirurgia de catarata, almejando a manutenção da midríase.

Os AINEs administrados topicamente são: diclofenaco de sódio, cetorolaco de trometamina, flurbiprofeno, bronfenaco, indometacina, pranoprofeno e nepafenaco.

QUADRO 57.5
Agentes anti-inflamatórios esteroidais de uso tópico em Oftalmologia.

Princípio ativo	Concentração	Dose	Especialidades farmacêuticas
Betametasona	Solução oto/oftálmica a 0,1%	1 gota, 3 a 4 vezes/dia (se necessário, a dose pode ser aumentada para até 1 gota a cada h)	Garasone®*, Gentacort®*
Dexametasona	Colírio e pomada oftálmica a 0,05 e 0,1%	1 gota, 3 a 6 vezes/dia	Dexaminor®, Maxidex®, Minidex®
Fluometolona	Colírio a 0,10 e 0,25%	1 gota, 2 a 4 vezes/dia (se necessário, a dose pode ser aumentada para até 1 gota a cada h)**	Florate®, Flumex®, Flutinol®
Hidrocortisona	Pomada oftálmica a 1%	Aplicar 3 a 4 vezes/dia	Keravit®*
Loteprednol	Colírio a 0,2 e 0,5%	1 gota, 4 vezes/dia (se necessário, a dose pode ser aumentada para até 1 gota a cada h)	Alrex®, Loteprol®
Prednisolona	Colírio a 0,12 e 1%	1 gota, 2 a 4 vezes/dia**	Pred Fort®, Predmild®, Oftpred®, Ster®
Rimexolona	Colírio a 1%	1 gota, 4 vezes/dia (se necessário, a dose pode ser aumentada para até 1 gota a cada h)	Vexol®

*Associação com gentamicina. **Tratamento não deve ser interrompido abruptamente, devendo-se reduzir a dose gradualmente.

QUADRO 57.6
Agentes anti-inflamatórios esteroidais orais empregados em Oftalmologia.

Princípio ativo	Concentração	Dose	Especialidades farmacêuticas
Betametasona	Comprimido de 0,5 e 2 mg	–	Celestone®
Dexametasona	Comprimido de 0,5, 0,75 e 4 mg	0,1 a 0,2 mg/kg, 1 vez/dia	Decadron®
Prednisolona (metabólito ativo da prednisona)	Comprimido de 5, 20 e 40 mg Solução oral 3 mg/mℓ	1 a 3 mg/kg, 1 vez/dia ou em dias alternados, em doses decrescentes	Predsim® Prelone® Deltacortril®*
Prednisona	Comprimido de 5 e 20 mg	2 mg/kg, 1 ou 2 vezes/dia (imunossupressão); ou 0,5 a 1 mg/kg 1 vez dia ou em manhãs alternadas (uso prolongado)	Meticorten®
Triancinolona	Tablete de 4 mg e 8 mg	–	Ledercort®*

*Não disponível no Brasil.

Diclofenaco e flurbiprofeno têm efeitos clínicos semelhantes. Uma das indicações do diclofenaco é para combater a inflamação no pós-operatório de facectomia. O flurbiprofeno é indicado para inibir a miose transoperatória e é o AINE com menor potencial de aumento da pressão intraocular. Como efeito colateral, esse medicamento pode causar redução da cicatrização estromal.

Nepafenaco e bronfenaco, ambos medicamentos mais recentes, são mais potentes que os anteriores. Estudos revelam que a ação do bronfenaco é semelhante à do acetato de prednisolona em cães. Podem ser utilizados 3 a 4 vezes/dia e administrados conjuntamente com anti-inflamatórios esteroidais.

Nepafenaco e diclofenaco foram mais eficazes que o pranoprofeno no controle da produção de prostaglandina E_2 em estudo experimental realizado em cães com uveíte induzida.

Cetorolaco de trometamina (0,4%), administrado 4 vezes/dia, resultou em níveis adequados na câmara anterior, objetivando controlar a inflamação e a dor, mostrando superioridade ao comparar com o bronfenaco (0,09%) em estudo em seres humanos.

Indometacina, menos utilizada atualmente, tem como objetivo inibir a miose intraoperatória e controlar inflamação em cirurgias de catarata.

Estudo realizado em coelhos submetidos à facoemulsificação comprovou que o nepafenaco controlou a inflamação de maneira eficiente, pois inibiu aumento dos níveis da prostaglandina E_2, manteve níveis satisfatórios de ácido ascórbico e controlou adequadamente a pressão intraocular, além de não provocar efeitos colaterais, tendo efeito semelhante à dexametasona na inibição dos sinais de inflamação.

Os anti-inflamatórios mais utilizados na terapia sistêmica em Medicina Veterinária são: flunixina meglumina, cetoprofeno, carprofeno, meloxicam, tepoxalina e firocoxibe; podem ser associados ou não à terapia tópica e aos corticosteroides. A associação sistêmica é recomendada em casos de iridociclites graves. Os efeitos colaterais devem ser considerados principalmente quanto à predisposição individual às ulcerações gastrintestinais. Além disso, seu uso é contraindicado em animais com função renal prejudicada e distúrbios de coagulação.

A flunixina meglumina tem se mostrado efetiva no controle da inflamação ocular, na inibição da neovascularização corneana, no controle da uveíte secundária ou não a procedimento cirúrgico, na manutenção da pressão intraocular, bem como na redução da concentração de prostaglandinas no humor aquoso.

O firocoxibe é um novo AINE potente desenvolvido especificamente para uso veterinário; tem entre 350 e 430 vezes maior seletividade para a ciclo-oxigenase 2 (COX-2) em ensaio *in vitro* no sangue total canino.

A tepoxalina inibe a ciclo-oxigenase e a 5-lipo-oxigenase; estudos pré-clínicos mostraram que é um medicamento com alta segurança gastrintestinal.

Estudo comparativo entre três AINEs administrados sistemicamente, realizado em cães submetidos à facoemulsificação, concluiu que carprofeno e tepoxalina foram mais eficazes que o meloxicam.

O cetoprofeno é um dos AINEs mais potentes para o controle da dor, atuando rapidamente na analgesia e redução de edema, sendo considerado cem vezes superior à fenilbutazona ou ao ácido acetilsalicílico. Possui ação condroprotetora, já que a maioria dos anti-inflamatórios diminui a síntese de proteoglicanos e acelera a destruição das cartilagens articulares (para detalhes, ver *Capítulo 23*). Também é efetivo na dor pós-operatória nos animais, sendo bem tolerado pelos mesmos quando administrado na dose recomendada. O cetoprofeno pode ser empregado no tratamento da inflamação, dor, febre e dor pós-operatória, sendo seguro e efetivo para cães e gatos.

No que concerne aos AINEs seletivos para COX-2 em Oftalmologia Veterinária, relatou-se a eficácia do carprofeno em reduzir a inflamação intraocular na ordem de 68%, quando empregado pela via oral, em uveítes experimentalmente induzidas pela pilocarpina em cães. Estudo recente comprovou a eficácia do medicamento em diminuir os níveis de prostaglandina E no humor aquoso de cães submetidos a paracentese experimental. A concentração de proteínas do humor aquoso, contudo, não tendeu a se alterar. Pesquisas, através das quais se avaliou a integridade da barreira hematoaquosa em cães submetidos à paracentese experimental, tratados com carprofeno pela via oral, ratificaram esses achados. Cães diabéticos com frequência desenvolvem catarata mesmo quando o controle glicêmico é instituído; neles, o uso de anti-inflamatórios esteroidais é desaconselhável por seus reconhecidos efeitos colaterais, obrigando à utilização de medicamentos não esteroidais.

Vários estudos demonstraram aumento da eficácia ao tratar animais facectomizados com associação de corticosteroide e AINEs.

Os Quadros 57.7 e 57.8 apresentam os principais AINEs de uso tópico e oral, respectivamente, empregados em Oftalmologia.

QUADRO 57.7

Agentes anti-inflamatórios não esteroidais de uso tópico em Oftalmologia.

Princípio ativo	Concentração	Dose	Especialidades farmacêuticas
Bronfenaco	Colírio a 0,09%	1 gota, 2 vezes/dia	Bromfenac®
Diclofenaco sódico	Colírio a 0,1%, pomada oftálmica	1 gota, 2 a 5 vezes/dia	Diclogenon®, Still®, Voltaren®, Maxilerg®
Flurbiprofeno	Colírio a 0,03%	1 gota, 2 a 4 vezes/dia	Ocufen®
Indometacina	Colírio a 1%	1 gota, 4 vezes/dia	Indocid®
Nepafenaco	Colírio a 0,10%	1 gota, 3 vezes/dia	Nevanac®
Cetorolaco de trometamina	Colírio a 0,4 e 0,5%	1 gota, 4 vezes/dia	Acular®, Cetrolac®, Toragesic Ofta®

QUADRO 57.8
Agentes anti-inflamatórios não esteroidais orais empregados em Oftalmologia.

Princípio ativo	Concentração	Dose	Especialidades farmacêuticas
Carprofeno	Comprimido de 25, 75 e 100 mg	2,2 mg/kg, 2 vezes/dia, ou 4,4 mg/kg, 1 vez/dia	Carproflan®, Rimadyl®
Cetoprofeno	Comprimido de 5, 10, 20, 50, 100 e 200 mg	1 mg/kg, 1 vez/dia, 3 a 5 dias	Profenid®, Ketofen®, Ketoflex®
Firocoxibe	Comprimido de 57 e 227 mg	5 mg/kg, 1 vez/dia	Previcox®
Flunixina meglumina	Comprimido de 5, 10 e 20 mg; injetável	0,25 a 0,4 mg/kg, 2 a 4 vezes/dia, 3 a 5 dias	Banamine®
Meloxicam	Comprimido de 1, 2, 6, 7,5 e 15 mg	0,1 a 0,2 mg/kg, 1 vez/dia	Maxican®, Meloxivet®
Tepoxalina	Pastilha de 50, 100 e 200 mg	10 mg/kg, 1 vez/dia	Zubrin®

Colírios anestésicos

A administração tópica de colírios anestésicos é em geral utilizada para facilitar o diagnóstico durante o exame clínico, como tonometria, citologia da córnea e conjuntiva, e também no auxílio terapêutico como remoção de corpo estranho e injeção intracameral.

O anestésico tópico à base de proparacaína a 0,5% (Anestalcon®) é o mais utilizado na Oftalmologia Veterinária pelo seu baixo índice de efeitos adversos. A eficácia desta medicação já foi estudada na administração de única gota e de múltiplas gotas. O tempo de anestesia tópica com proparacaína a 0,5% é de 45 min com ação máxima em 10 a 15 min, podendo ser prolongado na administração de múltiplas gotas, no protocolo de uma gota após 1 min da primeira com intervalo de 1 min entre elas.

A ação dos colírios anestésicos em tornar a córnea e conjuntiva insensível ocorre por meio do controle da geração e propagação de potenciais de ação dos nervos sensoriais localizados na córnea e no epitélio conjuntival pela mediação da voltagem dos canais de cálcio e sódio dos axônios, os quais resultam no bloqueio transiente do influxo de sódio. Os anestésicos locais consistem em um anel aromático (lipofílico) e um grupo amino (hidrofílico) ligados por éster ou amido. Na Oftalmologia, as preparações amido são usadas com anestésico local, na forma injetável, como a lidocaína e a bupivacaína, e as éster são usadas como anestésico tópico, na forma de colírio, como a própria proparacaína a 0,5%.

Outros anestésicos tópicos, benoxinato (ou oxibuprocaína) e tetracaína, também já foram estudados e mostraram eficácia semelhante à da proparacaína. A ação anestésica de uma gota destes colírios (oxibuprocaína a 0,4% e tetracaína a 1%) inicia-se após 1 min da sua aplicação e se mantém por 15 a 50 min, porém há relato de efeito adverso no uso da tetracaína (formulação comercial tetracaína a 1% com fenilefrina a 0,1%), em que cães apresentaram quemose bilateral.

Midriáticos e cicloplégicos

Os midriáticos são medicamentos que direta ou indiretamente dilatam a pupila e se, além disso, paralisam o músculo ciliar, inibindo a acomodação visual, são chamados de cicloplégicos.

A ação desses medicamentos pode ocorrer por atuação como antagonista colinérgico ou agonista adrenérgico. São amplamente utilizados na Oftalmologia para fins de diagnóstico e auxílio no tratamento de algumas oftalmopatias. São exemplos de antagonistas colinérgicos (medicamentos parassimpatolíticos) a tropicamida, a atropina e o cloridrato de ciclopentolato; são capazes de causar midríase e cicloplegia, devido ao bloqueio do estímulo para o esfíncter da íris e do músculo ciliar. A fenilefrina e a epinefrina são agentes adrenérgicos (medicamentos simpatomiméticos), que estimulam a contração do músculo dilatador da íris, resultando em apenas midríase.

Nos animais domésticos, o efeito da cicloplegia é utilizado principalmente para diminuir a dor ocular resultante do espasmo do corpo ciliar induzido por ceratites ulcerativas ou uveítes. O efeito midriático destas medicações é utilizado principalmente para fins de diagnóstico, tratamento pré-cirúrgico para cirurgia intraocular, como facectomia, tratamento de uveíte e prevenção de sinéquias.

A escolha do midriático e cicloplégico depende de cada caso, principalmente pelas diferentes características farmacodinâmicas e efeitos secundários das medicações. Quando comparados, a tropicamida de uso tópico é menos potente, tem rápido início de ação e duração mais curta do que a atropina ou cloridrato de ciclopentolato. A tropicamida, devido à sua duração relativamente curta (induz midríase em 30 min e pode durar por até 12 h) e seu efeito cicloplégico leve, é usada principalmente para avaliação do fundo de olho e tratamento pré-cirúrgico, mas raramente para controle da dor.

A atropina e o cloridrato de ciclopentolato são, em geral, empregados no tratamento da dor. Estes medicamentos induzem midríase em 1 h e 45 min, com duração de 96 a 120 h e 60 h, respectivamente.

Os efeitos secundários mais relacionados aos midriáticos/cicloplégicos são o aumento da pressão intraocular e a diminuição da produção de lágrima.

Estudos em felinos com a administração sistêmica de tropicamida 0,5% (instilação do colírio na língua) não provocou alterações sistêmicas tais como alterações na pressão arterial sistólica, diastólica e média e frequência cardíaca, porém resultou em alteração da PIO e dilatação pupilar. Os midriáticos: atropina 1%, ciclopentolato 1% e tropicamida 0,5%, quando instilados topicamente, produziram midríase e aumento da pressão intraocular, enquanto com a fenilefrina 10% não se obteve nem aumento da PIO nem midríase adequada. Esse aumento obtido, pode ou não ter significado clínico, porém é importante fazer um controle adequado após sua administração, principalmente quando se utiliza atropina.

O uso tópico de tropicamida 0,5%, em vez de tropicamida 1%, pode ser recomendado em gatos, porém a associação de uma medicação para produção de lágrima antes da administração da tropicamida é igualmente indicada, independentemente da sua concentração, uma vez que a produção de lágrima pode ser comprometida. Já em cães, não se observou alteração na produção lacrimal com o uso desta medicação.

Vale salientar, que a fenilefrina provoca vasoconstrição conjuntival e para que se obtenha midríase adequada, vale associá-la a um parassimpatolítico. Existem no mercado nas concentrações de 2,5 e 10%.

A epinefrina pode ser empregada pela via intraocular para obter midríase durante procedimento cirúrgico, ou para conter hemorragia intraocular ou extraocular, pois apresenta efeito vasoconstritor.

Corantes

Diversos corantes são usados na Oftalmologia objetivando-se, principalmente, o diagnóstico de afecções dos segmentos anterior e posterior do olho. Auxiliam na identificação de células e outros componentes teciduais, sendo também utilizados em procedimentos operatórios, como em facectomias e cirurgias vitreorretinianas.

Dentre os diversos produtos disponíveis, os corantes fluoresceína, rosa bengala e verde de lissamina são os de uso mais rotineiro na avaliação da superfície ocular. Azul de toluidina pode ser útil na investigação de neoplasias de células escamosas e lesões pré-neoplásicas. Para avaliação do segmento posterior e procedimentos cirúrgicos, azul de tripano e indocianina verde são os mais empregados.

Os corantes podem ser classificados de acordo com características, como pH, solubilidade, origem e capacidade de coloração, relacionadas a sua estrutura química. Fluoresceína e rosa bengala são corantes fluorescentes derivados de xantenos; já o verde de lissamina, não fluorescente, origina-se de metano.

A fluoresceína é comercializada sob a forma de colírio com concentrações de 1 a 2%, tiras impregnadas e solução injetável a 10 ou 20%. A apresentação na forma de colírio pode sofrer contaminação por microrganismos como *Pseudomonas aeruginosa* e calicivírus felino. As tiras originalmente apresentam coloração alaranjada, tornando-se verde fluorescente em pH alcalino, como o da lágrima e solução fisiológica; em pH ácido, permanece alaranjada ou se torna amarelada.

A fluoresceína apresenta indicação de uso variado em Oftalmologia, incluindo-se avaliação da superfície ocular (principalmente da córnea), estabilidade do filme lacrimal, patência do ducto nasolacrimal e vascularização da retina e coroide.

Na avaliação da superfície ocular, a utilização da fluoresceína permite detectar abrasões e ulcerações na córnea, sua principal indicação, bem como lesões no epitélio conjuntival, em casos de ceratoconjuntivite seca, sendo bem tolerada pelos pacientes. O corante também é usado para determinar o tempo de quebra da lágrima, indicativo da estabilidade e qualidade do filme lacrimal.

A fluoresceína é útil na determinação de perfurações da córnea, mediante constatação de extravasamento de humor aquoso pela lesão (teste de Seidel). Para melhor visualização do fluxo de humor aquoso, bem como de áreas coradas e pontos de ruptura do filme lacrimal, recomenda-se o uso de luz azul e equipamentos para magnificação. A instilação do corante na superfície ocular é indicada, ainda, para verificar a patência do ducto nasolacrimal, no teste de Jones.

A análise dos vasos da retina e coroide, no exame denominado angiografia, consiste em mais uma indicação da fluoresceína, a qual é utilizada sob a forma injetável, por via intravenosa. Outro corante, a indocianina verde, também permite a realização desse exame.

O corante rosa bengala é um derivado da fluoresceína, sendo empregado na detecção de diversas oftalmopatias, como ceratoconjuntivite seca, ceratomicoses e ceratites herpética e puntata (ou punctata). O produto é comercializado sob a forma de solução a 1% ou tiras. Sua aplicação causa irritação na superfície ocular e desconforto, devendo ser precedida pela instilação de colírio anestésico. O corante pode ser tóxico para as células epiteliais. A coloração com rosa bengala evidencia células epiteliais desvitalizadas, degeneradas e filamentos de muco, bem como células sadias não recobertas pelo filme lacrimal. A intensidade de tingimento e também a toxicidade são dose-dependentes.

O padrão de coloração obtido com o uso da solução de verde de lissamina assemelha-se ao do rosa bengala, especialmente na ceratoconjuntivite seca, diferindo quanto a sua incapacidade de corar células sadias. Como vantagem, ressalta-se ausência de irritação e desconforto com sua instilação. O corante é comercializado sob a forma de tiras ou colírio a 1%.

Corantes como azul de tripano, azul de bromofenol, azul brilhante e indocianina verde são usados com o intuito de corar e, assim, facilitar a identificação de tecidos e estruturas em cirurgias intraoculares. Nas facectomias, o azul de tripano é o agente mais utilizado com o objetivo de corar a cápsula anterior da lente (cristalino), previamente à capsulorrexe. Em cirurgias vitreorretinianas, os corantes podem impregnar a hialoide posterior, a membrana limitante interna da retina e as membranas epirretinianas.

BIBLIOGRAFIA

Abrams, K.L. Medical and surgical management of the glaucoma patient. *Clinical Techniques in Small Animal Practice*, v. 16, n. 1, p. 71-76. Disponível em: <http://linkinghub.elsevier.com/retrieve/pii/S1096286701800670>.

Acton, A.E.; Beale, A.B.; Gilger, B.C.; Stoskopf, M.K. Sustained release cyclosporine therapy for bilateral keratoconjunctivitis sicca in a red wolf (*Canis rufus*). *Journal of Zoo and Wildlife Medicine*, v. 37, n. 4, p. 562-564, 2006. Disponível em: <http://www.bio-one.org/doi/abs/10.1638/06-021.1>.

Al-Kinani, A.A.; Zidan, G.; Elsaid, N.; Seyfoddin, A.; Alani, A.W.G.; Alany, R.G. Ophthalmic gels: past, present and future. *Advanced Drug Delivery Reviews*, v. 126, p. 113-126, 2018. Disponível em: <https://www.sciencedirect.com/science/article/pii/S0169409X17303204>.

American College of Veterinary Ophthalmologists. Abstracts: 45th Annual Meeting of the American College of Veterinary Ophthalmologists, Ft Worth, TX October 8 to 11, 2014. *Veterinary Ophthalmology*, v. 17, n. 6, p. E31-E49, 2014. Disponível em: <http://doi.wiley.com/10.1111/vop.12214>.

Andrade, A.L.; Stringhini, G.; Bonello, F.L.; Marinho, M.; Perri, S.H.V. Microbiota conjuntival de cães sadios da cidade de Araçatuba (SP). *Arquivos Brasileiros de Oftalmologia*, v. 65, n. 3, p. 323-326, 2002. Disponível em: <http://dx.doi.org/10.1590/S0004-27492002000300008>.

Apolinário, A.C.; Salata, G.C.; Bianco, A.F.R.; Fukumori, C.; Lopes, L.B. Abrindo a caixa de Pandora dos nanomedicamentos: há realmente muito mais "espaço lá embaixo". *Química Nova*, v. 43, n. 2, p. 212-225, 2020. Disponível em: <http://static.sites.sbq.org.br/quimicanova.sbq.org.br/pdf/v43n2a12.pdf>.

Badaro, E.; Novais, E.A.; Penha, F.M.; Maia, M.; Farah, M.E.; Rodrigues, E.B. Vital dyes in ophthalmology: a chemical perspective. *Current Eye Research*, v. 39, n. 7, p. 649-658, 2014. Disponível em: <http://www.tandfonline.com/doi/full/10.3109/02713683.2013.865759>.

Barachetti, L.; Rampazzo, A.; Mortellaro, C.M.; Scevola, S.; Gilger, B.C. Use of episcleral cyclosporine implants in dogs with keratoconjunctivitis sicca: pilot study. *Veterinary Ophthalmology*, v. 18, n. 3, p. 234-241, 2015. Disponível em: <http://doi.wiley.com/10.1111/vop.12173>.

Barros, L. F. M.; et al. Comparative effects of Nepafenac 0.1% and Dexametasone 0.1% eye drops after experimental phacoemulsification. In 40th Annual Conference of the American College of Veterinary Ophthalmologists, Chicago, 2009. *2009 Proceedings Notes*. Chicago, 2009. Abstract.

Berdoulay, A.; English, R.V.; Nadelstein, B. Effect of topical 0.02% tacrolimus aqueous suspension on tear production in dogs with keratoconjunctivitis sicca. *Veterinary Ophthalmology*, v. 8, n. 4, p. 225-232, 2005. Disponível em: <http://doi.wiley.com/10.1111/j.1463-5224.2005.00390.x>.

Binder, D.R.; Herring, I.P. Duration of corneal anesthesia following topical administration of 0.5% proparacaine hydrochloride solution in clinically normal cats. *American Journal of Veterinary Research*, v. 67, n. 10, p. 1780-1782, 2006. Disponível em: <http://avmajournals.avma.org/doi/abs/10.2460/ajvr.67.10.1780>.

Bolard, J. How do the polyene macrolide antibiotics affect the celular membrane properties? *Biochimica et Biophysica Acta*, v. 864, p. 257-304, 1986.

Bron, A.J.; Argueso, P.; Irkec, M.; Bright, F.V. Clinical staining of the ocular surface: mechanisms and interpretations. *Progress in Retinal and Eye Research*, v. 44, p. 36-61, 2015. Disponível em: <http://linkinghub.elsevier.com/retrieve/pii/S1350946214000639>.

Bron, A.J.; Daubas, P.; Siou-Mermet, R.; Trinquand, C. Comparison of the efficacy and safety of two eye gels in the treatment of dry eyes: lacrinorm and viscotears. *Eye*, v. 12, n. 5, p. 839-847, 1998. Disponível em: <http://www.nature.com/doifinder/10.1038/eye.1998.215>.

Brookshire, H.L.; English, R.V.; Nadelstein, B.; Weigt, A.K.; Gift, B.W.; Gilger, B.C. Efficacy of COX-2 inhibitors in controlling inflammation and capsular opacification after phacoemulsification cataract removal. *Veterinary Ophthalmology*, v. 18, n. 3, p. 175-185, 2015. Disponível em: <http://doi.wiley.com/10.1111/vop.12159>.

Chalam, K.; Murthy, R.K.; Agarwal, S.; Gupta, S.K.; Grover, S. Comparative efficacy of topical TetraVisc versus lidocaine gel in cataract surgery. *BMC Ophthalmology*, v. 9, n. 1, p. 7, 2009. Disponível em: <http://www.biomedcentral.com/1471-2415/9/7>.

Champagne, E.S. Ocular pharmacology. *Clinical Techniques in Small Animal Practice*, v. 16, n. 1, p. 13-16, 2001. Disponível em: <http://linkinghub.elsevier.com/retrieve/pii/S1096286701800608>.

Clode, A. Clinical pharmacology and therapeutics. In: Gelatt, KN, Gilger, BC.; Kern. T.J. (Ed.). *Veterinary ophthalmology*. 5. ed. Ames: Wiley-Blackwell; 2013. 2013. p. 423-434.

Cunha-Vaz, J.; Bernardes, R.; Lobo, C. Blood-retinal barrier. *European Journal of Ophthalmology*, v. 21, n. suppl. 6, p. 3-9, 2011. Disponível em: <http://www.eur-j-ophthalmol.com/Navigator.action?cmd=navigate&urlkey=Abstract&t=EJO&UidArticle=F876601B-EE13-4443-890D-27B0C25BC742>.

Davies, N.M. Biopharmaceutical considerations in topical ocular drug delivery. *Clinical and Experimental Pharmacology and Physiology*, v. 27, n. 7, p. 558-562, 2000. Disponível em: <http://doi.wiley.com/10.1046/j.1440-1681.2000.03288.x>.

Douet, J.Y.; Michel, J.; Regnier, A. Degree and duration of corneal anesthesia after topical application of 0.4% oxybuprocaine hydrochloride ophthalmic solution in ophthalmically normal dogs. *American Journal of Veterinary Research*, v. 74, n. 10, p. 1321-1326, 2013. Disponível em: <http://avmajournals.avma.org/doi/abs/10.2460/ajvr.74.10.1321>.

Efron, N. Putting vital stains in context. *Clinical and Experimental Optometry*, v. 96, n. 4, p. 400-421, 2013. Disponível em: <http://doi.wiley.com/10.1111/j.1444-0938.2012.00802.x>.

Elshaer, A.; Ghatora, B.; Mustafa, S.; Alany, R.G. Contact lenses as drug reservoirs & delivery systems: the successes & challenges. *Therapeutic Delivery*, v. 5, n. 10, p. 1085-1100, 2014. Disponível em: <http://www.future-science.com/doi/abs/10.4155/tde.14.73>.

Featherstone, H.J.; Heinrich, C.L. Ophthalmic examination and diagnostics. Part 1 - The eye examination and diagnostic procedures. In: Gelatt, K.N.; Gilger, B.C.; Kern. T.J. (Ed.). *Veterinary ophthalmology*. 5. ed. Ames: Wiley-Blackwell; 2013. p. 533-613.

Fialho, S.L.; Cunha Júnior, A.S.; Sistemas de transporte de drogas para o segmento posterior do olho: bases fundamentais e aplicações. *Arquivos Brasileiros de Oftalmologia*, v. 70, n. 1, p. 173-179, 2007. Disponível em: <https://www.scielo.br/j/abo/a/W6X6JdgPfTgPyWNGw3zhcLK/?lang=pt>.

Finamor, L.P.; Junior, F.F.; Mucioli, C. Corticoideterapia e uveítes. *Arquivos Brasileiros de Oftalmologia*, v. 65, p. 483-486, 2002.

Fink, M.K.; Giuliano, E.A.; Tandon, A.; Mohan, R.R. Therapeutic potential of pirfenidone for treating equine corneal scarring. *Veterinary Ophthalmology*, v. 18, n. 3, p. 242-250, 2015. Disponível em: <http://doi.wiley.com/10.1111/vop.12194>.

Freddo, T.F. A contemporary concept of the blood-aqueous barrier. *Progress in Retinal and Eye Research*, v. 32, p. 181-195, 2013. Disponível em: <http://linkinghub.elsevier.com/retrieve/pii/S1350946212000742>.

Fusco, S.; Ullrich, F.; Pokki, J.; Chatzipirpiridis, G.; Özkale, B.; Sivaraman, K.M.; et al. Microrobots: a new era in ocular drug delivery. *Expert Opinion on Drug Delivery*, v. 11, n. 11, p. 1815-1826, 2014. Disponível em: <http://www.tandfonline.com/doi/full/10.1517/17425247.2014.938633>.

Gao, J.; et al. The role of apoptosis in the pathogenesis of canine keratoconjunctivitis sicca: the effect of topical cyclosporin A therapy. *Cornea*, v. 17, p. 654-663, 1998.

Gaudana, R.; Ananthula, H.K.; Parenky, A.; Mitra, A.K. Ocular drug delivery. *The AAPS Journal*, v. 12, n. 3, p. 348-360, 2010. Disponível em: <http://www.springerlink.com/index/10.1208/s12248-010 a 9183-3>.

Gelatt, K.; Mackay, E. Effect of different dose schedules of latanoprosta on intraocular pressure and pupil size in the glaucomatous Beagle. *Veterinary Ophthalmology*, v. 4, n. 4, p. 283-288, 2001.

Gilger, B.C.; Allen, J.B. Cyclosporine A in veterinary ophthalmology. *Veterinary Ophthalmology*, v. 1, n. 4, p. 181-187, 1998. Disponível em: <http://doi.wiley.com/10.1046/j.1463-5224.1998.00039.x>.

Gilger, B.C.; Wilkie, D.A.; Clode, A.B.; Mcmullen, R.J.; Utter, M.E.; Komaromy, A.M.; et al. Long-term outcome after implantation of a suprachoroidal cyclosporine drug delivery device in horses with recurrent uveitis. *Veterinary Ophthalmology*, v. 13, n. 5, p. 294-300, 2010. Disponível em: <http://doi.wiley.com/10.1111/j.1463-5224.2010.00807.x>.

Gilmour, M.A.; Lehenbauer, T.W. Comparison of tepoxalin, carprofen, and meloxicam for reducing intraocular inflammation in dogs. *American Journal of Veterinary Research*, v. 70, n. 7, p. 902-907, 2009. Disponível em: <http://avmajournals.avma.org/doi/abs/10.2460/ajvr.70.7.902>.

Giuliano, E.A. Diseases and surgery of the canine lacrimal secretory system. In: Gelatt, K.N.; Gilger, B.C.; Kern. T.J. (Ed.). *Veterinary ophthalmology*. 5. ed. Ames: Wiley-Blackwell; 2013. p. 912-944.

Gould, D. Feline herpesvirus-1. *Journal of Feline Medicine & Surgery*, v. 13, n. 5, p. 333-346, 2011. Disponível em: <http://jfm.sagepub.com/lookup/doi/10.1016/j.jfms.2011.03.010>.

Grahn, B.H.; Storey, E.S. Lacrimostimulants and lacrimomimetics. *Veterinary Clinics of North America: Small Animal Practice*, v. 34, n. 3, p. 739-753, 2004. Disponível em: <http://linkinghub.elsevier.com/retrieve/pii/S0195561603001876>.

Greenberg, S.; Plummer, C.; Maisenbacher, H.; Friary, J.; Berg, A. The effect of topical ophthalmic 1% atropine on heart rate and rhythm in normal dogs. *Veterinary Ophthalmology*, v. 18, n. 2, p. 105-108, 2015. Disponível em: <http://doi.wiley.com/10.1111/vop.12125>.

Gupta, C.; Chauhan, A. Ophthalmic delivery of cyclosporine A by punctal plugs. *Journal of Controlled Release*, v. 150, p. 70-76, 2011.

Haber, S.L.; Benson, V.; Buckway, C.J.; Gonzales, J.M.; Romanet, D.; Scholes, B. Lifitegrast: a novel drug for patients with dry eye disease. *Therapeutic Advances in Ophthalmology*, v. 11, p. 1-8, 2019. Disponível em: <https://journals.sagepub.com/doi/pdf/10.1177/2515841419870366>.

Hendrix, D.V.H.; Adkins, E.A.; Ward, D.A.; Stuffle, J.; Skorobohach, B. An investigation comparing the efficacy of topical ocular application of tacrolimus and cyclosporine in dogs. *Veterinary Medicine International*, v. 2011, p. 1-5, 2011. Disponível em: <http://www.hindawi.com/journals/vmi/2011/487592/>.

Herring, I.P. Foundations of clinical ophthalmology. Part 4: mydriatics, cycloplegics, anesthetics, tear substitutes and stimulators. In: Gelatt, K.N.; Gilger, B.C.; Kern. T.J. (Ed.). *Veterinary ophthalmology*. 5. ed. Ames: Wiley-Blackwell; 2013. p. 423-434.

Jayson, S.; Guzman, D.S.M.; Petritz, O.; Freeman, K.; Maggs, D.J. Medical management of acute ocular hypertension in a western screech owl (*Megascops kennicottii*). *Journal of Avian Medicine and Surgery*, v. 28, n. 1, p. 38-44, 2014. Disponível em: <http://www.bio-one.org/doi/abs/10.1647/2012-079>.

Jumelle, C.; Gholizadeh, S.; Annabi, N.; Dana, R. Advances and limitations of drug delivery systems formulated as eye drops. *Journal of Controlled Release*, v. 321, p. 1-22, 2020. Disponível em: <https://www.sciencedirect.com/science/article/pii/S0168365920300778>.

Kang-Mieler, J.J.; Osswald, C.R.; Mieler, W.F. Advances in -ocular drug delivery: emphasis on the posterior segment. *Expert Opinion on Drug Delivery*, v. 11, n. 10, p. 1647-1660, 2014. Disponível em: <http://www.tandfonline.com/doi/full/10.1517/17425247.2014.935338>.

Kaswan, R.L.; *et al*. Ciclosporina oftálmica: imunologia e investigações clínicas. *A Hora Veterinária*, v. 17, n. 98, p. 15-18, 1997.

Kim, Y.C.; Chiang, B.; Wu, X.; Prausnitz, M.R. Ocular delivery of macromolecules. *Journal of Controlled Release*, v. 190, p. 172-181, 2014. Disponível em: <http://linkinghub.elsevier.com/retrieve/pii/S0168365914004520>.

Kumar, A.; Tirumalesh, M.B. Use of dyes in ophthalmology. *Journal of Clinical Ophthalmology and Research*, v. 1, n. 1, p. 55-58, 2013. Disponível em: <https://www.jcor.in/temp/JClinOphthalmolRes1155-5640014_154000.pdf>.

Kumari, A.; Sharma, P.K.; Garg, V.K.; Garg, G. Ocular inserts - advancement in therapy of eye diseases. *Journal of Advanced Pharmaceutical Technology & Research*, v. 1, n. 3, p. 291-296, 2010. Disponível em: < https://www.ncbi.nlm.nih.gov/pmc/articles/PMC3255407/pdf/JAPTR-1-291.pdf>.

Kymionis, G. Treatment of chronic dry eye: focus on cyclosporine. *Clinical Ophthalmology*, v. 2, n. 4, p. 829-836, 2008. Disponível em: <http://www.dovepress.com/treatment-of-chronic-dry-eye-focus-on-cyclosporine-peer-reviewed-article-OPTH>.

Lin, H.; Yiu, S.C. Dry eye disease: a review of diagnostic approaches and treatments. *Saudi Journal of Ophthalmology*, v. 28, n. 3, p. 173-181, 2014. Disponível em: <http://linkinghub.elsevier.com/retrieve/pii/S131945341400068X>.

Malhotra, M.; Majumdar, D.K. Permeation through cornea. *Indian Journal of Experimental Biology*, v. 39, p. 11-24, 2001. Disponível em: <http://nopr.niscair.res.in/bitstream/123456789/23624/1/IJEB%2039%281%29%2011-24.pdf>.

Margadant, D.L.; Kirkby, K.; Andrew, S.E.; Gelatt, K.N. Effect of topical tropicamide on tear production as measured by Schirmer's tear test in normal dogs and cats. *Veterinary Ophthalmology*, v. 6, n. 4, p. 315-320, 2003. Disponível em: <http://doi.wiley.com/10.1111/j.1463-5224.2003.00313.x>.

Markoulli, M.; Hui, A. Emerging targets of inflammation and tear secretion in dry eye disease. *Drug Discovery Today*, v. 24, n. 8, p. 1427-1432, 2019. Disponível em: <https://www.sciencedirect.com/science/article/pii/S1359644618303957>.

Maślanka, T. A review of the pharmacology of carbonic anhydrase inhibitors for the treatment of glaucoma in dogs and cats. *The Veterinary Journal*, v. 203, n. 3, p. 278-284, 2015a. Disponível em: <http://linkinghub.elsevier.com/retrieve/pii/S1090023314005139>.

Maślanka, T. Autonomic drugs in the treatment of canine and feline glaucoma – part I: Medications that lower intraocular pressure by increasing the outflow of aqueous humour. *Polish Journal of Veterinary Sciences*, v. 17, n. 4, 2014. Disponível em: <http://www.degruyter.com/view/j/pjvs.2014.17.issue-4/pjvs-2014-0110/pjvs-2014-0110.xml>.

Maślanka, T. Pharmacology of topical prostaglandin F 2 analogs and their place in the treatment of glaucoma in small animals. *Journal of Veterinary Pharmacology and Therapeutics*, v. 38, n. 2, p. 105-112, 2015b. Disponível em: <http://doi.wiley.com/10.1111/jvp. 12161>.

Maulvi, F.A.; Shetty, K.H.; Desai, D.T.; Shah, D.O.; Willcox, M.D.P. Recent advances in ophthalmic preparations: ocular barriers, dosage forms and routes of administration. *International Journal of Pharmaceutics*, v. 608, 2021. Disponível em: <https://www.sciencedirect.com/science/article/pii/S037851732100911X>.

Mazet, R.; Yaméogo, J.B.G.; Wouessidjewe, D.; Choisnard, L.; Gèze, A. Recent advances in the design of topical ophthalmic delivery systems in the treatment of ocular surface inflammation and their biopharmaceutical evaluation. *Pharmaceutics*, v. 12, n. 6, p. 1-55, 2020. Disponível em: <https://www.mdpi.com/1999-4923/12/6/570>.

McKenzie, B.; Kay, G. Eye gels for ophthalmic delivery. *Expert Review of Ophthalmology*, v. 10, n. 2, p. 127-133, 2015.

Mello Filho, P.A.A.; Maia, M.; Rodrigues, E.B.; Farah, M.E. Farmacologia ocular aplicada no tratamento de doenças do vítreo, retina e coroide. *Arquivos Brasileiros de Oftalmologia*, v. 73, n. 3, p. 294-299, 2010. Disponível em: <http://www.scielo.br/scielo.php?script=sci_arttext&pid=S0004-27492010000300018&lng=pt&nrm=iso&tlng=pt>.

Miller, P. Lacrimal system. In: Maggs, D.; Miller, P.; Ofri, R. (Ed.). Slatter's fundamentals of veterinary ophthalmology. 5. ed. Saint Louis: Elsevier Saunders; 2013. p. 157-174.

Mofidfar, M.; Abdi, B.; Ahadian, S.; Mostafavi, E.; Desai, T.A.; Abbasi, F.; *et al*. Drug delivery to the anterior segment of the eye: A review of current and future treatment strategies. *International Journal of Pharmacology*, v. 607, p. 1-15, 2021. Disponível em: <http:// https://www.sciencedirect.com/science/article/pii/S0378517321007304>.

Morgan, C.M.; Schatz. H.; Vine, A.K.; Cantrill, H.L.; Davidorf, F.H.; Gitter, K.A.; *et al*. Ocular complications associated with retrobulbar injections. *Ophthalmology*, v. 95, n. 5, p. 660-665, 1988.

Morrison, P.W.; Khutoryanskiy, V.V. Advances in ophthalmic drug delivery. *Therapeutic Delivery*, v. 5, n. 12, p. 1297-1315, 2014. Disponível em: <http://www.future-science.com/doi/abs/10.4155/tde.14.75>.

Müller, G.G.; Kara-José, N.; Castro, R.S. Antifúngicos em infecções oculares: drogas e vias de administração. *Revista Brasileira de Oftalmologia*, v. 72, n. 2, p. 132-141, 2013. Disponível em: <http://www.scielo.br/scielo.php?script=sci_arttext&pid=S0034-72802013000200014&lng=pt&nrm=iso&tlng=en>.

Nell, B.; Walde, I.; Billich, A.; Vit, P.; Meingassner, J.G. The effect of topical pimecrolimus on keratoconjunctivitis sicca and chronic superficial keratitis in dogs: results from an exploratory study. *Veterinary Ophthalmology*, v. 8, n. 1, p. 39-46, 2005. Disponível em: <http://doi.wiley.com/10.1111/j.1463-5224.2005.04062.x>.

Ofri, R.; Lambrou, G.N.; Allgoewer, I.; Graenitz, U.; Pena, T.M.; Spiess, B.M. *et al*. Clinical evaluation of pimecrolimus eye drops for treatment of canine keratoconjunctivitis sicca: A comparison with cyclosporine A. *The Veterinary Journal*, v. 179, n. 1, p. 70-77, 2009. Disponível em: <http://linkinghub.elsevier.com/retrieve/pii/S1090023307003024>.

Ofri, R.; Narfström, K. Light at the end of the tunnel? Advances in the understanding and treatment of glaucoma and inherited retinal degeneration. *The Veterinary Journal*, v. 174, n. 1, p. 10-22, 2007. Disponível em: <http://linkinghub.elsevier.com/retrieve/pii/S1090023306001730>.

Oliveira, P.R.; Resende, S.M.; Oliveira, F.C.; Oliveira, A.C. Ceratite fúngica. *Arquivos Brasileiros de Oftalmologia*, v. 64, n. 1, p. 75-79, 2001. Disponível em: <http://www.scielo.br/scielo.php?script=sci_arttext&pid=S00042749 2001000100015&lng=pt&nrm=iso&tlng=pt>.

Pappas, P.G.; Rex, J.H.S.J.; *et al*. Guidelines for treatment of candidiasis. *Clinical Infectious Diseases*, v. 38, p. 161-89, 2004.

Parchen, H.D.; Izar, M.L.; Branco, P.S.; Lacowicz, C.; Sano, D.H.; Belo, C.E.P.; Vilani, R.G.D.C. Ophthalmic and anesthetic evaluation of topical 1% tetracaine and 0.5% proparacaine in dogs. *Arquivo Brasileiro de Medicina Veterinária e Zootecnia*, v. 63, n. 6, p. 1337-1344, 2011. Disponível em: <http://www.scielo.br/scielo.php?script=sci_arttext&pid=S0102-09352011000600009&lng=en&nrm=iso&tlng=en>.

Pignatello, R.; Leonardi, A.; Cupri, S. Optimization and validation of a new method for the production of lipid nanoparticles for ophthalmic application. *International Journal of Medical Nano Research*, v. 1, n. 1, 2014. Disponível em: <https://clinmedjournals.org/articles/ijmnr/ijmnr-1-006.php?jid=ijmnr>.

Pucket, J.D.; Allbaugh, R.A.; Rankin, A.J.; Ou, Z.; Bello, N.M. Comparison of efficacy and duration of effect on corneal sensitivity among anesthetic agents following ocular administration in clinically normal horses. *American Journal of Veterinary Research*, v. 74, n. 3, p. 459-464, 2013. Disponível em: <http://avmajournals.avma.org/doi/abs/10.2460/ajvr.74.3.459>.

Rankin, A. Foundations of clinical ophthalmology. Part 3: anti-inflammatory and immunosuppressant drugs. In: Gelatt, K.N.; Gilger, B.C.; Kern. T.J. (Ed.). *Veterinary Ophthalmology*. 5. ed. Ames: Wiley-Blackwell; 2013. p. 407-422.

Ranzani, J.J.T.; Brandão, C.V.S.; Cremonini, D.N.; Mobricci, L.A.L.; Rodrigues, G.N. Terapia em oftalmologia. In: Laus, J.L. (Ed.). *Oftalmologia clínica e cirúrgica em cães e em gatos*. São Paulo: Roca; 2009. p. 17.

Ribeiro, A.P.; Martins, B.C.; Laus, J.L. Síndrome glaucomatosa em cães: parte 2. *Ciência Rural*, v. 37, n. 6, p. 1828-1835, 2007. Disponível em: <http://www.scielo.br/scielo.php?script=sci_arttext&pid=S0103-84782007000600054&lng=pt&nrm=iso&tlng=pt>.

Ribeiro, M.V.M.R.; Barbosa, F.T.; Ribeiro, L.E.F.; Sousa-Rodrigues, C.F.; Ribeiro, E.A.N. Effectiveness of using preservative-free artificial tears versus preserved lubricants for the treatment of dry eyes: a systematic review. *Arquivos Brasileiros de Oftalmologia*, v. 82, n. 5, p. 436-445, 2019. Disponível em: <https://doi.org/10.5935/0004-2749.20190097>.

Rodriguez-Aller, M.; Kaufmann, B.; Guillarme, D.; Stella, C.; Furrer, P.; Rudaz, S.; *et al*. In vivo characterization of a novel water-soluble Cyclosporine A prodrug for the treatment of dry eye disease. *European Journal of Pharmaceutics and Biopharmaceutics*, v. 80, n. 3, p. 544-552, 2012. Disponível em: <http://linkinghub.elsevier.com/retrieve/pii/S0939641111003353>.

Romero, I.L.; Barros, J.N.; Martins, M.C.; Ballalai, P.L. The use of 1% toluidine blue eye drops in the diagnosis of ocular surface squamous neoplasia. *Cornea*, v. 32, n. 1, p. 36-39, 2013. Disponível em: <http://content.wkhealth.com/linkback/openurl?sid=WKPTLP:landingpage&an=00003226201301000-00008>.

Schimiti, R.B.; Costa, V.P. Neuroproteção no glaucoma. *Sinopse Oftalmológica*, v. 1, p. 19-21, 2001. Disponível em: http://www.moreirajr.com.br/revistas.asp?fase=r003&id_materia=2529.

Schmidt, K.S.; Hacker, D.V.; Kass, P.H.; Barkhoodarian, A.L. Effects of systemic administration of 0.5% tropicamide on intra-ocular pressure, pupillary diameter, blood pressure, and heart rate in normal cats. *Veterinary Ophthalmology*, v. 9, n. 2, p. 137-139, 2006. Disponível em: <http://doi.wiley.com/10.1111/j.1463-5224.2006.00447.x>.

Schultz, C. Safety and efficacy of cyclosporine in the treatment of chronic dry eye. *Ophthalmology and Eye Diseases*, v. 6, p. 37-42, 2014. Disponível em: <http://www.la-press.com/safety-and-efficacy-of-cyclosporine-in-the-treatment-of-chronic-dry-ey-article-a4271>.

Selk Ghaffari, M.; Javadzadeh, R.; Rajaei, S.M. Effects of two concentrations of topical tropicamide on the Schirmer tear test in clinically normal cats. *Journal of Feline Medicine and Surgery*, v. 18, n. 12, p. 965-969, 2016. Disponível em: <http://jfm.sagepub.com/lookup/doi/10.1177/1098612X15602524>.

Shilo-Benjamini, Y.; Pascoe, P.J.; Maggs, D.J.; Hollingsworth, S.R.; Strom, A.R.; Good, K.L.; et al. Retrobulbar vs peribulbar regional anesthesia techniques using bupivacaine in dogs. *Veterinary Ophthalmology*, v. 22, p. 183-191, 2019. Disponível em: <https://onlinelibrary.wiley.com/doi/epdf/10.1111/vop.12579>.

Shilo-Benjamini, Y.; Pascoe, P.J.; Maggs, D.J.; Pypendop, B.H.; Johnson, E.G.; Kass, P.H. Comparison of peribulbar and retrobulbar regional anesthesia with bupivacaine in cats. *American Journal of Veterinary Research*, v. 75, n. 12, p. 1029-1039, 2014. Disponível em: <http://avmajournals.avma.org/doi/abs/10.2460/ajvr.75.12.1029>.

Soltau, J.B.; Zimmerman, T.J. Changing paradigms in the medical treatment of glaucoma. *Survey of Ophthalmology*, v. 47, p. S2–S5, 2002. Disponível em: <http://linkinghub.elsevier.com/retrieve/pii/S0039625702002916>.

Stadtbaumer, K.; Frommlet, F.; Nell, B. Effects of mydriatics on intraocular pressure and pupil size in the normal feline eye. *Veterinary Ophthalmology*, v. 9, n. 4, p. 233-237, 2006. Disponível em: <http://doi.wiley.com/10.1111/j.1463-5224.2006.00474.x>.

Tong, L.; Petznick, A.; Lee, S.; Tan, J. Choice of artificial tear formulation for patients with dry eye. *Cornea*, v. 31, n. 11, p. S32-S36, 2012. Disponível em: <http://content.wkhealth.com/linkback/openurl?sid=WKPTLP:landingpage&an=00003226-201211001-00006>.

Tsai, S.; Miller, P.E.; Struble, C.; Howard, S.; Almazan, A.; Burke, J.A.; et al. Topical application of 0.005% latanoprosta increases episcleral venous pressure in normal dogs. *Veterinary Ophthalmology*, v. 15, p. 71-78, 2012. Disponível em: <http://doi.wiley.com/10.1111/j.1463-5224.2011.00970.x>.

Van Cutsem J.; Van Gerven F.J.P.A. Activity of orally, topically, and parenterally administered itraconazol in the treatment of superficial and deep mycoses: animal models. *Reviews of Infectious Diseases*, v. 9, p. 15-32, 1987.

Willis, A.M. Ocular hypotensive drugs. *Veterinary Clinics of North America: Small Animal Practice*, v. 34, n. 3, p. 755-776, 2004. Disponível em: <http://linkinghub.elsevier.com/retrieve/pii/S019556160400018X>.

Yagci, A.; Gurdal, C. The role and treatment of inflammation in dry eye disease. *International Ophthalmology*, v. 34, n. 6, p. 1291-1301, 2014. Disponível em: <http://link.springer.com/10.1007/s10792-014 a 9969-x>.

Yasin, M.N.; Svirskis, D.; Seyfoddin, A.; Rupenthal, I.D. Implants for drug delivery to the posterior segment of the eye: A focus on stimuli-responsive and tunable release systems. *Journal of Controlled Release*, v. 196, p. 208-221, 2014. Disponível em: <http://linkinghub.elsevier.com/retrieve/pii/S0168365914006749>.

Yavuz, B.; Bozda Pehlivan, S.; Ünlü, N. An overview on dry eye treatment: approaches for cyclosporin A delivery. *The Scientific World Journal*, v. 2012, p. 1-11, 2012. Disponível em: <http://www.hindawi.com/journals/tswj/2012/194848/>.

Zheng, X.; Goto, T.; Ohashi, Y. Comparison of in vivo efficacy of different ocular lubricants in dry eye animal models. *Investigative Ophthalmology & Visual Science*, v. 55, n. 6, p. 3454-3060, 2014. Disponível em: <http://iovs.arvojournals.org/article.aspx?doi=10.1167/iovs.13 a 13730>.

58

Vitaminas

Célia Aparecida Paulino • Domenica Palomaris Mariano de Souza

- Introdução, *861*
- Vitaminas lipossolúveis, *862*
- Vitaminas hidrossolúveis, *868*
- Bibliografia, *874*

INTRODUÇÃO

Vitaminas são substâncias orgânicas nutritivas que, mesmo em pequenas quantidades, são essenciais para a saúde, o crescimento, a reprodução e a manutenção do organismo animal e humano. As espécies animais que não apresentam a capacidade de sintetizá-las totalmente ou em quantidades suficientes para a preservação das suas funções vitais devem recebê-las pela dieta ou pela administração exógena, por via oral ou injetável.

O termo vitamina foi definido, em 1912, pelo bioquímico polonês, pioneiro da vitaminologia, Casimir Funk, que acreditava ser essa uma substância essencial para a vida (vital), em latim *vita* e, quimicamente, era classificada no grupo das aminas, ou seja, uma *vital amin* (ou *vitaamin*). Posteriormente, foi reconhecido que as vitaminas, na sua maioria, não contêm o grupo amina, como, por exemplo, as vitaminas lipossolúveis e o ácido ascórbico, mas o nome vitamina foi mantido e é reconhecido no mundo todo.

Indispensáveis como importantes fatores nutricionais, as vitaminas também têm aplicações médico-veterinárias relevantes para fins terapêuticos específicos, prevenindo ou eliminando as condições de hipovitaminoses que podem ocorrer nos animais. Por sua vez, as necessidades fisiológicas de vitaminas sofrem variações em função de: raça, sexo, idade, porte, peso corporal, necessidades calóricas, estados de prenhez e lactação, entre outras características.

A carência ou desequilíbrio de vitaminas na dieta, ou a sua absorção e/ou utilização inadequadas causam deficiências específicas, chamadas de **hipovitaminoses**.

Além disso, o organismo animal pode requerer maior quantidade de vitaminas em situações especiais, como ocorre durante as fases de crescimento, prenhez e lactação, nos casos de infecções, distúrbios de absorção por alterações do trato gastrintestinal, destruição da biota intestinal por antibióticos e estados de convalescença, aumento do esforço físico, confinamento, estresse induzido pelo manejo, por condições ambientais adversas, ou pela administração de medicamentos e outras condições fisiológicas ou patológicas, durante as quais deverá ser adotado um tratamento específico com vitaminas específicas ou mesmo com complexos vitamínicos, associados ou não a outros nutrientes.

No que se refere a certas espécies animais, os ruminantes são altamente dependentes de todas as vitaminas, mas os microrganismos presentes no rúmen são capazes de sintetizar algumas delas, tornando esses animais menos dependentes da suplementação vitamínica exógena em relação aos não ruminantes; em condições habituais, essa suplementação consiste basicamente em vitaminas A e E, exceto quando há alguma necessidade especial para esses ruminantes. Por sua vez, os peixes não são capazes de sintetizar vitaminas em quantidade suficiente, razão pela qual o cultivo de peixes em sistema intensivo, como de qualquer outro organismo aquático, requer suplementação vitamínica em dietas balanceadas, respeitando-se, sobretudo, as particularidades das espécies cultivadas e as condições do cultivo.

As vitaminas são classificadas, de acordo com a sua solubilidade, em lipídios (**vitaminas lipossolúveis**) ou em água (**vitaminas hidrossolúveis**). Dessa forma, são classificadas como lipossolúveis as vitaminas A, D, E e K e, como hidrossolúveis, as vitaminas do complexo B (B_1, B_2, B_3, B_5, B_6, B_7, B_9 e B_{12}), vitamina C e colina.

Além disso, existem certas substâncias do tipo-vitaminas que, embora não sejam classificadas como vitaminas verdadeiras, apresentam as mesmas características e são agrupadas dentro do complexo B. Entretanto, as funções biológicas dessas substâncias ainda suscitam controvérsias.

Contudo, apesar do seu importante papel fisiológico, as vitaminas podem causar efeitos adversos quando consumidas ou administradas em excesso, razão pela qual são estabelecidos limites de tolerância para cada uma delas. A tolerância indica a quantidade ou o nível de vitamina necessário e seguro para prevenir ou tratar as deficiências nutricionais, sem causar efeitos tóxicos para o organismo.

Por outro lado, deve-se ressaltar que as vitaminas podem sofrer influência de outros componentes da dieta animal ou, ainda, de interações com medicamentos que, eventualmente, são utilizados para prevenir e/ou tratar doenças em geral; essas interações com outras substâncias administradas aos animais podem resultar em antagonismos farmacológicos e prejuízo às funções dessas vitaminas. Nesse sentido, o uso de vitaminas deve ser bastante criterioso, observando-se todos os fatores interferentes, dentre eles, as condições fisiopatológicas do animal no momento da sua prescrição terapêutica.

▎VITAMINAS LIPOSSOLÚVEIS

O estudo das vitaminas lipossolúveis A, D, E e K iniciou-se com a descoberta da vitamina A, após observações experimentais realizadas, em 1913, por McCollun e colaboradores.

A partir daí, estudos foram desenvolvidos para se determinarem as quantidades dietéticas diárias recomendadas para cada uma dessas vitaminas, já que são as mais tóxicas para o organismo e, frequentemente, ocorre o seu uso abusivo, na maioria das vezes, sem prescrição médico-veterinária.

Uma das características marcantes das vitaminas lipossolúveis é sua boa capacidade de acumulação no organismo, uma vez que sua eliminação é bastante lenta. Sua absorção pelo organismo é paralela à absorção de gorduras, sendo acelerada na presença dos ácidos biliares e dos produtos da digestão lipídica. Por isso, a administração excessiva de vitaminas lipossolúveis, em particular de A e E, pode causar efeitos adversos graves, sobretudo em animais jovens ou lactentes, razão pela qual a sua indicação terapêutica deve ser feita com extrema cautela.

Vitamina A

Fontes principais. A vitamina A pré-formada (retinol) é encontrada no fígado de peixes de água salgada e alimentos de origem animal como ovos, leite integral e seus derivados. Dentre os precursores da vitamina A, os carotenoides (principalmente o betacaroteno) são encontrados em maior quantidade nos alimentos, tais como os vegetais de cor amarela, laranja ou verde (frutas, legumes e verduras) e são convertidos em vitamina A na mucosa intestinal e no fígado por hidrólise enzimática. O pasto verde é considerado uma fonte rica em betacaroteno, enquanto o pasto seco e o feno apresentam baixos teores de betacaroteno.

Características físico-químicas. A vitamina A e o betacaroteno são extremamente sensíveis à oxidação, que é acelerada pela luz, calor, ácidos e oxigênio. Porém, essa estabilidade aumenta na presença de substâncias antioxidantes. É interessante destacar que os antioxidantes podem ser classificados como: enzimáticos (sintetizados pelo organismo) e não enzimáticos (devem ser ingeridos por meio de diversas fontes alimentares). São relacionados como antioxidantes não enzimáticos: as vitaminas A (e o carotenoide betacaroteno), E e C e os oligoelementos zinco, cobre, selênio e manganês. Os efeitos antioxidantes envolvem a redução do estresse oxidativo por inibição da atividade de enzimas oxidantes, ou seja, minimizam os efeitos nocivos produzidos pelas reações de oxidação celular induzidas pelos radicais livres. As vitaminas e os minerais que atuam como antioxidantes são relevantes na saúde e produção animal.

Funções fisiológicas. Nos vertebrados, o ácido retinoico (metabólito ativo da vitamina A) atua como um ligante para os receptores nucleares de ácido retinoico que podem ativar ou reprimir genes-chave do desenvolvimento. Estudos experimentais revelaram que a sinalização desse metabólito regula o desenvolvimento de órgãos e tecidos, como medula espinal, membros anteriores, olhos, coração e sistema reprodutor.

A vitamina A é essencial na alimentação de mamíferos, aves e peixes e tem importante função na visão (retina), no crescimento e na diferenciação celular do tecido epitelial, no crescimento osteomuscular, no desenvolvimento da estrutura e na qualidade do tecido queratinizado (pele, penas e chifres), na hematopoese, na imunidade, na síntese de hormônios, na reprodução (espermatogênese) e no desenvolvimento embrionário e fetal.

A vitamina A e os carotenoides são importantes para a manutenção da integridade das células hepáticas (hepatócitos). Também são importantes nas imunidades celular e humoral, em parte pelo seu efeito antioxidante, que ajuda a manter a integridade estrutural e funcional de importantes células do sistema imune. Ainda, essas vitaminas têm papel na regulação gênica, na apoptose e na angiogênese, reforçando sua atuação na imunidade e no câncer. A função da vitamina A na imunidade é atribuída à ação do ácido retinóico, que, após ser absorvido e biotransformado, age como molécula sinalizadora na mucosa gástrica promovendo a regulação e a diferenciação de células T (linfócitos T) e a produção de imunoglobulina A (IgA). Nas infecções, o ácido retinoico pode induzir as células dendríticas a produzir citocinas inflamatórias e estimular a diferenciação de células T efetoras. Em aves, a vitamina A apresenta efeitos opostos de modo dose dependente, ou seja, em altas doses um efeito anti-inflamatório, e em baixas doses, um efeito imunoestimulante.

Em relação aos efeitos dessas vitaminas sobre o câncer, há evidências *in vitro* e *in vivo* de que a vitamina A iniba o crescimento de células tumorais malignas e pré-malignas. Estudos mostraram que os metabólitos e análogos da vitamina A (retinoides) foram capazes de inibir o desenvolvimento tumoral, e os mecanismos que levam a essa atividade anticarcinogênica parecem estar relacionados com a sua capacidade de modular o crescimento, a diferenciação e a apoptose de células normais, pré-malignas e malignas *in vitro* e *in vivo*. Por sua ação antiproliferativa, os retinoides são importantes na prevenção e terapêutica das neoplasias cervicais e também podem ajudar na recuperação e no controle da progressão de metástases, quando o tumor é tratado cirurgicamente. Mas, por outro lado, a vitamina A age como antagonista da vitamina D e pode levar a hipovitaminose D em animais com pequena reserva dessa vitamina.

Vias de administração e absorção. A vitamina A pode ser administrada por via oral, parenteral ou tópica. A via parenteral somente deverá ser utilizada quando da impossibilidade de administração oral e com propósito de tratamento, e não de profilaxia. A vitamina A, quando administrada por via oral, atinge níveis sanguíneos máximos em 5 h, enquanto os carotenoides, em 8 h. Tais níveis diminuem à medida que essas substâncias se depositam no fígado.

A vitamina A e os carotenoides são absorvidos no intestino delgado, sendo a absorção facilitada na presença de sais biliares, gorduras, proteínas e lipase pancreática.

A ação antioxidante dos sais biliares e dos tocoferóis (vitamina E) impede a oxidação da vitamina A e dos carotenoides, evitando assim a sua destruição.

Os carotenoides só se tornam biologicamente ativos após sua conversão a retinol. Os bovinos e as aves absorvem mais betacaroteno que os suínos e ovinos; por isso, apresentam gordura e plasma mais amarelados do que outros animais.

Distribuição, biotransformação e eliminação. Normalmente, 80% da vitamina A ingerida são absorvidos e distribuídos por todo o organismo por meio da circulação. A maior parte é armazenada nos hepatócitos, suprindo as necessidades orgânicas por um período de 3 a 12 meses; o restante conjuga-se com o ácido glicurônico e é eliminado pelas fezes, ou sofre oxidação hepática e renal, sendo eliminado pela urina. Dos carotenoides ingeridos, metade é transformada em retinol e a outra metade em ácido retinoico, o qual não se armazena no fígado e é rapidamente biotransformado, gerando metabólitos, que são excretados na urina e nas fezes.

O leite materno contém concentrações suficientes de vitamina A para atender às necessidades diárias do lactente, mas o colostro é mais rico em vitamina A que o próprio leite. O betacaroteno não atravessa a placenta, como ocorre com a vitamina A; portanto, vacas que, no final da prenhez, alimentam-se apenas de pasto verde poderão ter filhotes com baixa reserva de vitamina A no fígado.

Hipovitaminose A. A deficiência de vitamina A no ser humano e nos animais geralmente ocorre pelo consumo de dietas pobres em retinol ou betacaroteno, como a ingestão pobre de leite integral (ser humano) e ingestão de pasto seco ou feno (animais), afecções hepáticas ou outros fatores que dificultam a absorção dessa vitamina.

O quadro clínico mais importante da hipovitaminose A está relacionado ao retardo no crescimento intrauterino e pós-natal e à grande variedade de malformações congênitas. Também são relevantes as alterações na visão, imunidade e reprodução. A deficiência de vitamina A pode causar anemia, pois altera a mobilização do ferro no organismo e pode reduzir a concentração desse elemento e da ferritina no organismo.

A hipovitaminose A e a desnutrição proteica são mundialmente consideradas as mais graves deficiências nutricionais. Essas deficiências levam primariamente a uma lesão reversível denominada cegueira noturna (dificuldade de enxergar à meia-luz) desenvolvida tanto no ser humano quanto em animais, e que pode evoluir para xeroftalmia (espessamento e enrugamento da conjuntiva ocular) e perfuração da córnea, causando cegueira total (lesão irreversível). Podem ser observados, ainda, sintomas gerais como: lesões de pele (hiperqueratose folicular e pele áspera), maior incidência de doenças respiratórias e parasitárias, cálculos urinários, distúrbios da reprodução (infertilidade, aborto, reabsorção e malformação fetal), atrofia glandular, modelagem incorreta dos ossos e diminuição do apetite, do ganho de peso e do crescimento.

A hipovitaminose A nos animais pode sofrer variações inter- e intraespécies. Nos bovinos criados em sistema extensivo, raramente ocorre tal deficiência, uma vez que o pasto verde é uma fonte rica em betacaroteno; todavia, essa pode manifestar-se em bovinos criados em sistema de confinamento com suplementação deficiente em vitamina A. Enquanto os bovinos convertem o betacaroteno em retinol no intestino, os equinos têm dificuldade em fazer essa conversão e apresentam níveis plasmáticos de retinol menores que os bovinos, necessitando, assim, de maior suplementação vitamínica. O quadro de deficiência em caprinos e ovinos é semelhante ao dos bovinos, porém, com menor intensidade. Em bovinos e suínos com hipovitaminose A, pode haver aumento da pressão do líquido cerebroespinal, ocasionando convulsões, hidrocefalia, incoordenação motora e andar cambaleante, uma vez que a reabsorção desse líquido é dependente dessa vitamina. Em suínos, pode ocasionar reabsorção fetal ou nascimento de animais mortos (natimortos), ou vivos, mas com anomalias. A redução na mortalidade embrionária em porcas pode ser reduzida com a suplementação parenteral de vitamina A. Em aves, durante o desenvolvimento embrionário, o saco vitelino é utilizado como fonte de vitamina A, e, após o nascimento, a suplementação dietética de carotenoides é necessária a fim de evitar perdas na produção avícola incluindo comprometimento no crescimento, penas arrepiadas, fraqueza, xeroftalmia, prejuízo na produção de ovos e imunossupressão. Também, a hipovitaminose A ocorre especialmente em pequenos animais, dependendo das condições alimentares. Além de tudo, a carência de vitamina A pode causar atrofia dos ovários, e baixa taxa de ovulação e de fecundação, além de problemas de ciclo estral e retenção de placenta.

O Quadro 58.1 relaciona alguns dos sinais e sintomas da hipovitaminose A observados em animais domésticos.

Hipervitaminose A. A vitamina A tem alto poder de acumulação no organismo, e quando a oferta é muito grande e os níveis sanguíneos de retinol se elevam, ocorre a hipervitaminose. Essa condição pode-se manifestar de forma aguda (doses maciças) por meio de anorexia, náuseas, vômitos, descamação da pele, fraqueza muscular, convulsões, paralisia e morte, ou de forma crônica (período prolongado) por meio de malformação fetal, hemorragias internas, danos hepáticos e, ainda, raquitismo, diminuição da densidade óssea e fraturas, já que o excesso de vitamina A causa reabsorção e descalcificação ósseas (por antagonismo à vitamina D). Sinais gerais de diminuição no ganho de peso e no crescimento, anorexia e pele áspera também são observados.

O excesso de vitamina A (ácido retinoico) em fêmeas prenhes, sobretudo na fase da organogênese, pode causar

QUADRO 58.1
Sinais e sintomas da hipovitaminose A em animais domésticos.

Sinais e sintomas	Bovino	Caprino e ovino	Equino	Suíno	Cão	Gato
Cegueira noturna	+	+	+	+	−	+
Hiperqueratose (pele e córnea)	+	+	+	+	+	+
Sintomas nervosos	+	+	+	+	+	+
Diminuição do crescimento	+	+	+	+	+	+
Diminuição do apetite	+	+	+	+	+	+
Diminuição na fertilidade	+	+	+	+	+	+
Malformação de cascos e chifres	+	+	+	−	−	−
Incoordenação motora	+	−	+	−	−	−
Diminuição na produção de lã	−	+	−	−	−	−
Cálculo urinário	−	+	−	−	−	−
Retenção de placenta	+	−	−	−	−	−
Paralisia e convulsões	−	−	−	+	−	−
Doença respiratória	+	−	−	+	−	−
Aborto e malformação fetal	+	−	−	+	−	−
Cistos glandulares	+	−	−	−	+	+
Surdez	−	−	−	−	+	+
Função renal diminuída	+	−	−	+	−	−

efeitos teratogênicos importantes na prole, afetando o crescimento e a maturação funcional dos órgãos e causando, por exemplo, exoftalmia com aplasia palpebral, anencefalia, focomelia, hepatomegalia e outros.

Ao contrário, o betacaroteno-caroteno é tido como bem menos tóxico do que a vitamina A, pelo menos quando administrado de forma aguda, já que pouco se conhece a respeito dos efeitos da suplementação farmacológica crônica desse nutriente.

Aparentemente, os ruminantes são bastante tolerantes à hipervitaminose A, devido à grande capacidade da biota ruminal em destruir o retinol.

Usos clínicos. O uso terapêutico do retinol se restringe a doenças causadas pela deficiência de vitamina A e também na profilaxia dessa hipovitaminose, principalmente nos animais em período de gestação, lactação ou crescimento. Nas aves, os carotenoides são usados para melhorar a coloração da gema de ovo.

A suplementação de vitamina A e ferro aumenta os níveis de hemoglobina e melhora o tratamento antianêmico.

Especificamente, a suplementação de vitamina A e betacaroteno, vitaminas E e C e de cobre, zinco e selênio contribui para a recuperação mais rápida de vacas leiteiras com mastite, doença associada à intensa produção de radicais livres e à redução da capacidade antioxidante do leite.

O uso de retinoides no tratamento de doenças de pele e de câncer requer níveis bastante elevados, podendo causar toxicidade, mas, em casos de deficiência, devem-se tratar os animais com doses 10 a 20 vezes maiores do que aquelas necessárias para manutenção.

Por outro lado, altas doses de betacaroteno não causam toxicidade, devido a sua pequena conversão em vitamina A no organismo; assim, a ingestão de carotenoides não consiste em perigo para a saúde.

A vitamina A é expressa em unidades internacionais (UI) e 1 mg de caroteno corresponde a 400 UI de vitamina A. Comercialmente, a vitamina A é encontrada na forma de ésteres como o acetato e palmitato de retinil, os quais são mais estáveis que a forma de álcool. Essa vitamina também é encontrada na forma de solução oleosa, emulsão aquosa e pó estabilizado.

A vitamina A pode interferir na absorção, no transporte e na conversão da vitamina D à sua forma ativa e, também, estimular a sua degradação.

Algumas das especialidades farmacêuticas contendo vitamina A e/ou suas associações são apresentadas no Quadro 58.2.

Vitamina D

Fontes principais. Compostos derivados de esteróis com propriedades antirraquíticas deram origem à vitamina D (calciferol). A terminologia vitamina D é aplicada aos dois compostos relacionados: o ergocalciferol e o colecalciferol. Assim, as formas mais usadas na terapêutica são a vitamina D_2 (ergocalciferol) e a vitamina D_3 (colecalciferol). A biossíntese das vitaminas D_2 e D_3 é normalmente estimulada pela exposição da pele à radiação ultravioleta (UV) da

QUADRO 58.2
Algumas especialidades farmacêuticas contendo vitaminas lipossolúveis.

Vitaminas e/ou suas associações	Especialidades farmacêuticas e vias de administração
A	Arovit® (oral, IM); Monovin-A® (IM); Vitamina A® (ração); Vitamina A – acetato® (IM); Epitezan® (local)
D	Monovin-Dv (IM); Calciferol-D_2® (IM); Lutavit-D_3® (IM); Rocaltrol® (oral)
E	Monovin-E® (IM); Lutavit-E® (IM); Vitamina E – acetato® (oral)
K	Monovin-K® (IM); Kanakion® (IM); Vitamina-K_3-94%® (ração)
A + D	Aderogil-D_3® (oral, IM); Hipoglós-oftálmico® (local); Dermil® (local)
A + D + E	Mercepton-injetável® (IM, IV); Adebion-reforçado® (IM); ADE-injetável® (IM, SC); Valléevita-ADE-injetável® (IV)
A + D + E + K	Vitacomplex-R® (ração)
A + D + E + minerais	Vitafoscal® (ração)
A + E + fósforo	Fosforilene® (IM)
D_3 + cálcio	Calciodal® (IM, SC)
D_3 + B_{12} + cálcio + fósforo	Osteocal® (alimento)

IM: via intramuscular; IV: via intravenosa; SC: via subcutânea.

luz solar a partir do precursor ergosterol (origem vegetal) e 7-desidrocolesterol (origem animal), respectivamente.

A vitamina D é mais apropriadamente considerada um hormônio, uma vez que é produzida pelo organismo e circula pelo sangue para produzir efeitos em tecidos-alvo distantes. A vitamina D serve como precursor de muitos metabólitos ativos; a regulação do seu metabolismo é complexa e envolve o cálcio, o fósforo e uma variedade de hormônios, como o PTH (paratormônio).

As duas maiores fontes naturais de vitamina D são, então, a exposição da pele aos raios ultravioleta (luz solar) e a ingestão de alimentos; as vitaminas D_2 e D_3 possuem as mesmas atividades biológicas. Sendo assim, a suplementação de vitamina D somente é necessária aos animais quando eles são criados em sistema de confinamento, com pouca ou nenhuma exposição à luz solar, em especial, os animais de produção. Nos alimentos, a vitamina D_2 encontra-se em pequena quantidade no óleo de fígado de peixe. A vitamina D_3 encontra-se em maior quantidade no óleo de fígado de bacalhau e peixes gordurosos. Ovo, leite e derivados contêm pequena quantidade de vitamina D, que também é encontrada na forma sintética. O leite materno é uma fonte natural de vitamina D para os recém-nascidos, mas somente até os 3 meses de idade.

Características físico-químicas. A vitamina D é sensível à luz, aos ácidos e ao oxigênio.

Funções fisiológicas. A produção natural de vitamina D está diretamente relacionada com a exposição solar (radiação ultravioleta). Ela tem função primordial no metabolismo do cálcio e do fósforo. Os ossos são continuamente remodelados pelos osteoblastos e osteoclastos, em resposta a forças mecânicas e ao PTH, à vitamina D e à calcitonina, a fim de manter a homeostasia do cálcio.

Essa vitamina ajuda a prevenir quedas e reduzir as fraturas; esse fato pode estar relacionado aos achados de sua associação à síntese proteica muscular, à melhora da função muscular e de que há receptores para essa vitamina em músculos.

Em condições hipocalcêmicas, ocorre aumento na secreção de paratormônio (hormônio da paratireoide), o qual segue para os rins e ossos, em busca do cálcio. Uma vez no rim, o paratormônio vai estimular a produção do calcitriol, para que esse exerça sua função, estimulando a absorção de cálcio intestinal. A ação sinérgica entre o paratormônio e o calcitriol corrige a condição de hipocalcemia. Se o nível plasmático de cálcio se elevar acima de 10 mg/dℓ, a tireoide passa a secretar a calcitonina, hormônio que vai bloquear a mobilização de cálcio dos ossos, normalizando, assim, a concentração plasmática desse elemento.

A vitamina D_3 (colecalciferol) também apresenta função imunomodulatória, pois estimula a secreção de algumas citocinas inflamatórias, como as interleucinas 1 e 6 (IL-1 e IL-6) e o fator de necrose tumoral (TNF). Essa vitamina regula a função, maturação, produção de citocinas e apresentação de antígeno de células dendríticas; células dendríticas estimuladas com vitamina D_3 aumentaram a produção de IL-10 e inibiram a liberação de citocinas pró-inflamatórias, sugerindo um papel anti-inflamatório para essa vitamina.

Ainda, a vitamina D parece ter influência na patogenia de outras doenças, como: diabetes, doenças cardiovasculares, doenças autoimunes, alergias, doenças infecciosas e câncer. E também atua nas funções muscular e do sistema nervoso central.

Mais detalhes sobre o metabolismo do cálcio e fósforo estão descritos no *Capítulo 61*.

Vias de administração e absorção. A vitamina D é produzida na epiderme mediante reações fotoquímicas desencadeadas pela exposição à luz solar (UV). Sua absorção ocorre no intestino delgado e pode ser alterada por uma série de fatores como afecções hepáticas, ingestão de óleos minerais etc. Por ser lipossolúvel, a vitamina D necessita da presença de sais biliares para ser absorvida adequadamente.

Distribuição, biotransformação e eliminação. Após sua absorção, a vitamina D é transportada pelo sistema linfático (em mamíferos) e pela circulação porta (em aves e peixes) para todos os órgãos, depositando-se principalmente em fígado, pele e cérebro. Em pequena quantidade deposita-se no baço, intestino, osso e tecido adiposo. Pode também atingir o feto através da placenta.

Enquanto a maioria dos herbívoros produzem vitamina D_3 em resposta à luz solar, cães e gatos têm essa capacidade reduzida em decorrência de sua dieta carnívora. Além disso, cães e gatos que dependem da dieta como fonte de vitamina D, mas recebem alimentação caseira não orientada por um médico-veterinário, podem apresentar a saúde comprometida. Os ruminantes adquirem a vitamina D_2 (ergocalciferol) através da forragem, e a vitamina D_3 (colecalciferol) pela radiação ultravioleta (luz solar) ou pela suplementação dietética. A microbiota ruminal degrada as vitaminas D_2 e D_3 em metabólitos inativos, antes que sejam absorvidas; por isso, esses animais necessitam de doses mais elevadas de vitamina D.

A produção de vitamina D é regulada pelo paratormônio, já que, nas deficiências de cálcio, esse hormônio é liberado e estimula a conversão de calcidiol em calcitriol, o qual estimula a absorção de cálcio e fósforo intestinal. De fato, o calcitriol é a forma ativa da vitamina D_3 e é capaz de aumentar bastante a absorção intestinal de cálcio proveniente da dieta. O ergocalciferol (ou calciferol ou vitamina D_2) tem meia-vida mais longa e, quando administrado por via oral, poderá ter efeito durante 6 meses.

Embora a vitamina D tenha um papel importante para a homeostase do cálcio e do fósforo, foram os mecanismos evolutivos que determinaram o metabolismo de vitamina D entre as espécies e suas respectivas suscetibilidades ao raquitismo e à osteomalacia.

A deficiência nutricional ou a baixa exposição à luz solar pode induzir raquitismo em aves, suínos e ruminantes; por sua vez, os equinos não sofrem carência de vitamina D como as demais espécies, pois a homeostase do cálcio é diferenciada nesses animais. Em relação ao metabolismo do cálcio, os equinos têm alta capacidade de absorção intestinal, elevadas concentrações plasmáticas, alta excreção renal e baixa concentração de metabólitos de vitamina D, quando comparados a outras espécies.

No fígado, a vitamina D sofre biotransformação pela ação das enzimas oxidases de função mista, produzindo o metabólito calcidiol, o qual será biotransformado, principalmente nos rins, em metabólitos, entre esses, o calcitriol é o mais importante na homeostase normal do cálcio intestinal. Destaca-se que a biotransformação da vitamina D pode ser influenciada por fatores evolutivos, genéticos e ambientais nas espécies animais.

As principais vias de eliminação da vitamina D e seus metabólitos são a bile, o leite e as fezes.

Hipovitaminose D. A deficiência de vitamina D causa distúrbios da mineralização da matriz óssea, provocando, mais comumente, raquitismo em animais jovens e osteomalacia em adultos, além do quadro de hipocalcemia. A carência de vitamina D também pode causar perda de apetite, crescimento mais lento, redução da densidade e resistência óssea e, ainda, impacto no metabolismo do cálcio, afetando o processo de queratinização. Essa deficiência ocorre quando a exposição aos raios solares é pequena ou nula, podendo ser também em decorrência de má absorção intestinal, o que leva à necessidade da suplementação vitamínica, para se evitar a redução da produtividade animal.

Em ruminantes, a hipovitaminose D pode ocorrer em animais criados em confinamento (com baixa incidência de luz solar) ou em fases de maior exigência nutricional, como no terço final da gestação, lactação e crescimento, podendo ocasionar raquitismo e taquipneia (bezerros), inchaço nas articulações (vacas) e até infertilidade. Os suínos são particularmente mais sensíveis ao desenvolvimento de condições relacionadas à deficiência de vitamina D; nos sistemas de criação intensiva desses animais, o rápido crescimento e o desmame precoce dos leitões pode levar a quadros de raquitismo e à osteodistrofia fibrosa. Em aves, a deficiência de vitamina D pode ocasionar perdas econômicas em função de sua ação dual na absorção do cálcio e na mineralização dos ossos em animais de crescimento rápido para abate, e na calcificação e descalcificação da casca dos ovos em aves poedeiras.

Hipervitaminose D. A vitamina D é considerada a mais tóxica de todas as vitaminas, e a principal consequência do seu excesso é um quadro de hipercalcemia, que pode levar a hipercalciúria e nefrolitíase, além de fraqueza, fadiga, vômitos, diarreia, poliúria, hipertensão e outros sinais e sintomas. Em ruminantes, pode ocorrer perda do apetite, sede excessiva e estupor. A hipercalcemia pode resultar em calcificação metastática de vasos sanguíneos, coração e outros tecidos moles. A vitamina D_3 é considerada muito mais tóxica do que a vitamina D_2. O tratamento da hipervitaminose D consiste em restrição dessa vitamina, restrição de cálcio na dieta, fluidoterapia e corticoterapia.

Usos clínicos. A vitamina D é utilizada na profilaxia de hipovitaminose D e no tratamento de raquitismo, osteomalacia, osteoporose, hipoparatireoidismo e hiperparatireoidismo secundário associado à insuficiência renal crônica.

Nos casos clínicos que requerem ação mais rápida, o uso do calcitriol é preferido, uma vez que aumenta a absorção do cálcio e eleva sua concentração plasmática dentro de 24 a 48 h.

Como a vitamina D aumenta os níveis plasmáticos de cálcio e fosfato, é importante monitorar os níveis desses minerais durante o tratamento.

O uso da vitamina D também é importante para prevenir a febre do leite em vacas leiteiras.

Algumas das especialidades farmacêuticas contendo vitamina D e/ou suas associações são apresentadas no Quadro 58.2.

Vitamina E

Fontes principais. A vitamina E pertence ao grupo dos tocoferóis (alfa, beta e delta tocoferol), dos quais o alfa tocoferol é o mais ativo e corresponde a 90% dos tocoferóis encontrados nos alimentos. As principais fontes de vitamina E (alfa tocoferol) são o óleo de germe de trigo (maior delas), vegetais verdes e crus, óleos de sementes e gordura animal; pastos e fenos verdes também são excelentes fontes de vitamina E. Todavia, a forma química e as condições de estocagem dos alimentos interferem na quantidade dessa vitamina neles presentes.

Existe ainda uma forma de vitamina E natural, o alfa tocoferil fosfato endógeno, presente em tecidos de animais e plantas; essa substância é uma molécula hidrossolúvel e resistente a ácidos e à hidrólise alcalina. Essa descoberta poderá favorecer a expansão dos conhecimentos a respeito dos efeitos do alfa tocoferol nos sistemas biológicos.

Funções fisiológicas. A principal função metabólica da vitamina E envolve sua ação antioxidante, assim como as vitaminas A e C, prevenindo a peroxidação (ou degradação peroxidativa) de lipídios nas membranas celulares e posterior formação de radicais peroxidados livres (radicais livres) que promovem lesão na estrutura das membranas celulares; com isso, a vitamina E pode minimizar os efeitos tóxicos desses radicais livres sobre as células em geral. A vitamina E também protege os lipídios da membrana eritrocitária da reação de peroxidação, impedindo a destruição dessa membrana e a hemólise dos eritrócitos; por isso, essa vitamina pode ser útil no tratamento de anemias hemolíticas.

Além disso, foi demonstrado que a vitamina E também protege as células endoteliais contra certos tipos de lesões vasculares e atenua as alterações estruturais e funcionais observadas nos rins acometidos por glomerulopatia experimental. Estudos conduzidos em modelos animais e com seres humanos apontaram a ação protetora da vitamina E nas infecções; os mecanismos sugeridos para essa imunoproteção envolveram a redução dos níveis de prostaglandina-E2 (PGE2) pela inibição da atividade da enzima ciclooxigenase-2 (COX-2) mediada pela produção de óxido nítrico (NO), melhora na sinalização e ativação de células T e a modulação do equilíbrio de células T auxiliares.

Existem várias outras funções fisiológicas descritas para a vitamina E, porém, os seus mecanismos de ação não estão totalmente esclarecidos. São elas:

- Proteção da membrana dos eritrócitos
- Prevenção de reabsorção fetal em ratas
- Prevenção da degeneração muscular e necrose hepática
- Influência no metabolismo de ácidos graxos poli-insaturados e ácidos nucleicos
- Melhoria dos efeitos da suplementação de vitamina A, impedindo sua oxidação
- Promoção da síntese de hormônios gonadotróficos e adrenocorticotróficos
- Potente ação antioxidante em relação aos lipídios, inibindo a oxidação de vários compostos, como os ácidos graxos insaturados, e impedindo a lipoperoxidação e a formação de radicais livres

Vias de administração e absorção. A vitamina E pode ser administrada pelas vias oral e parenteral. Quando da administração oral, somente 50% sofrem absorção e o restante é eliminado nas fezes. Como as vitaminas A e D, a vitamina E é rapidamente absorvida no intestino delgado na presença de sais biliares e lipídios. Sua absorção é aumentada na presença de triglicerídeos de cadeia média. Em algumas situações, como na esteatorreia, a vitamina E não é absorvida.

Distribuição, biotransformação e eliminação. Após sua absorção, a vitamina E distribui-se para todos os tecidos, através do sistema linfático, associada às beta-lipoproteínas plasmáticas, e deposita-se principalmente nas mitocôndrias e nos microssomas hepáticos. Essa vitamina pode acumular-se também nas glândulas adrenais, tecido adiposo etc.; o excesso é excretado por bile e urina. A vitamina E é biotransformada e seus metabólitos são eliminados por urina, fezes e leite. Também, atravessa a barreira placentária, mas sem muita eficiência, visto que somente 1/5 da quantidade presente no organismo materno chega ao feto. Por meio do leite, o lactente recebe vitamina E, mas em quantidades insuficientes para atender as suas necessidades normais.

Essa hipovitaminose é mais comum em ruminantes (bovinos, ovinos e caprinos) jovens, levando à necrose muscular, denominada doença do músculo branco (estriado e miocárdio) ou miopatia nutricional ou, ainda, distrofia muscular, que também pode ocorrer em suínos, e ser acompanhada de elevação dos níveis séricos de enzimas indicadoras de lesão muscular. Esse quadro muscular geralmente ocorre após crescimento rápido, situações de estresse, frio ou em casos de animais alimentados com sucedâneos do leite sem a suplementação de vitamina E, ou por um fator dietético como excesso de ácidos graxos não saturados na alimentação. Observam-se, também, aumento na fragilidade capilar e degeneração dos testículos, dentre outras alterações. Em equinos, essa deficiência pode levar a mielopatia, ataxia e incoordenação dos membros posteriores.

A hipovitaminose E também pode causar distúrbios nervosos (em virtude da degeneração axonal da medula espinal), distúrbios musculares, reprodutivos, cardiovasculares e oculares.

Também, a deficiência de vitamina E e selênio em animais de produção pode comprometer o sistema imune e resultar em declínio na produção e no desempenho desses animais. De fato, a suplementação experimental com as vitaminas E e C elevou as concentrações de imunoglobulinas do tipo M (IgM) em bezerros, e a suplementação de vitamina E e selênio aumentou a imunidade de cães vacinados contra *Taenia hydatigena*.

Hipervitaminose E. A vitamina E é considerada a menos tóxica das vitaminas lipossolúveis; entretanto, altos níveis na dieta humana e para pintinhos, por tempo prolongado, levam a efeitos adversos como náuseas, visão turva e cansaço. Por outro lado, altos níveis de vitamina E podem interferir com a utilização de outras vitaminas lipossolúveis.

Usos clínicos. A suplementação de vitamina E nos animais protege o organismo contra a formação de radicais livres, impedindo a lipoperoxidação induzida por certos metais pesados, drogas ou outras substâncias químicas; essa suplementação geralmente se faz necessária na deficiência de selênio, pois há relação importante entre eles. Em determinadas situações o selênio substitui a vitamina E, pois ambos induzem efeito antioxidante; assim, dietas ricas em selênio diminuem as exigências orgânicas dessa vitamina.

A vitamina E pode ser usada na profilaxia da hipovitaminose E; para prevenir osteomalacia; como estabilizadora da vitamina A nos alimentos; no tratamento do aborto e esterilidade; nos distúrbios menstruais e na menopausa, em seres humanos (uso incerto); e na angina e insuficiência cardíaca congestiva.

Para uso terapêutico é preferível a vitamina E na sua forma de acetato, devido à sua maior estabilidade química.

Algumas das especialidades farmacêuticas contendo vitamina E e/ou suas associações são apresentadas no Quadro 58.2.

Vitamina K

Fontes principais. Um grupo de compostos químicos, naturais e sintéticos, dá origem à vitamina K. As formas naturais mais importantes são a vitamina K_1 (filoquinona ou fitonadiona) e a vitamina K_2 (menaquinonas), formadas pela síntese bacteriana nos alimentos. A vitamina K_3 (menadiona ou menaftona) é um composto sintético derivado da naftaquinona. A única vitamina K natural disponível para uso terapêutico é a filoquinona ou fitonadiona (vitamina K_1), que é convertida no organismo em vitamina K_2. A vitamina K_2 é três vezes mais ativa que a K_1 e K_3. A vitamina K_3 também necessita da sua conversão em K_2 para atuar no organismo

A vitamina K_2 é sintetizada por bactérias gram-negativas, principalmente a *Escherichia coli*, no intestino delgado. Em ruminantes, a vitamina K_2 é a forma mais significativa, por ser sintetizada em grandes quantidades pelas bactérias do rúmen, além das plantas forrageiras, consumidas por esses animais, por apresentarem grande concentração de vitamina K.

As formas naturais de vitamina K são encontradas em vegetais verdes como repolho, couve, espinafre (K_1); *Brassica* sp. contém boa quantidade de vitamina K. Alimentos de origem animal contêm pouca vitamina K.

Nas plantas e nas bactérias, a vitamina K tem função de produção de energia e transporte de elétrons. Nos mamíferos, sua principal função é promover a biossíntese hepática da protrombina e dos fatores VII, IX e X de coagulação sanguínea. Recentemente descobriram-se outras proteínas dependentes da vitamina K, mas suas respectivas funções ainda não foram completamente determinadas.

Características físico-químicas. A vitamina K é sensível à luz, aos álcoois, aos álcalis e ao oxigênio.

Funções fisiológicas. A vitamina K é indispensável para a manutenção da coagulação sanguínea, atuando na síntese hepática da protrombina e dos fatores VII, IX e X da coagulação. Também exerce função no metabolismo ósseo, pois certas proteínas que compõem a matriz dos ossos são dependentes de vitamina K.

Vias de administração e absorção. A vitamina K pode ser administrada por via oral (água de bebida) e parenteral (intramuscular, intravenosa e subcutânea). É prontamente absorvida no intestino delgado, porém as formas naturais (K_1 e K_2), ao contrário da forma sintética (K_3) e seus derivados, necessitam da presença de sais biliares para serem absorvidas. A absorção dessa vitamina pode ser prejudicada pelo uso de sulfas e antibióticos de amplo espectro de ação, os quais destroem a biota bacteriana intestinal e, também, pelos mesmos fatores que prejudicam a absorção das vitaminas A, D e E.

Distribuição, biotransformação e eliminação. Após sua absorção, a vitamina K é distribuída pelo organismo por meio do sistema linfático (K_1 e K_2) e da circulação sanguínea (K_3), depositando-se principalmente no fígado. Outros tecidos também podem armazená-la em pequenas quantidades. Três horas após a administração parenteral de filoquinona (K_1), 50% da dose localizam-se no fígado, porém sua meia-vida biológica é pequena. No organismo animal as diversas formas de vitamina K sofrem conversão para vitamina K_2, são eliminadas pelas fezes e pelo leite e podem, também, atravessar a barreira placentária. A vitamina K_1 é rapidamente biotransformada em metabólitos mais polares (mais hidrossolúveis), sendo estes excretados por bile e urina. A vitamina K_3 (menadiona) é eliminada pela urina. O leite humano contém baixa concentração de vitamina K.

Hipovitaminose K. A deficiência de vitamina K normalmente ocorre por alterações na absorção intestinal e pelo uso de antibióticos de largo espectro de ação ou sulfas, que inibem a biota bacteriana intestinal. As aves e os ruminantes jovens necessitam de suplementação de vitamina K na dieta, uma vez que sua biota bacteriana é pobre.

Essa deficiência no organismo humano e animal provoca redução nos níveis plasmáticos de protrombina, o que diminui a formação do coágulo sanguíneo surgindo, como consequência, hemorragias em vários tecidos e órgãos. Nesse caso, uma pequena contusão já pode causar hemorragia prolongada, havendo posterior formação de hematoma e aparecimento de anemia e icterícia hemorrágica. Em animais recém-nascidos, os níveis de vitamina K são muito baixos devido à ausência de microbiota intestinal e à pequena quantidade de vitamina K no leite da mãe, provocando, assim, diminuição de protrombina.

Os sintomas da deficiência de vitamina K incluem epistaxe, hematúria, equimoses e hemorragias pós-operatórias. Nos animais, as hemorragias internas, o aumento do tempo de coagulação sanguínea e a anemia indicam um quadro de deficiência de vitamina K. Essa deficiência é mais comum em animais ruminantes. As formas hidrossolúveis de menadiona são bastante usadas na suplementação das dietas de suínos. A deficiência de vitamina K pode, ainda, dever-se à obstrução dos ductos biliares, que causa diminuição de bile, ou ao consumo acidental de ratos intoxicados por compostos que contêm derivados cumarínicos (raticidas anticoagulantes).

Hipervitaminose K. Doses altas em crianças prematuras provocam o aparecimento de icterícia. A administração intravenosa de vitamina K_1 (filoquinona) pode causar reações alérgicas. Por outro lado, reações hemolíticas foram observadas com a administração de vitamina K_3 (menadiona). Em animais, as vitaminas K naturais, mesmo em doses elevadas, não apresentam toxicidade, mas doses altas de menadiona e seus derivados podem provocar anemia, policitemia, esplenomegalia, lesões de fígado e rins e até a morte.

A administração intravenosa de vitamina K_1 (filoquinona) pode causar reações alérgicas. Por outro lado, reações hemolíticas foram observadas com a administração de vitamina K_3 (menadiona).

Usos clínicos. A vitamina K apresenta forte relação com a função hepática normal e os mecanismos fisiológicos que atuam na coagulação sanguínea. As necessidades de vitamina K nos animais não são claramente definidas, devido ao grau de variação entre as diferentes espécies, as quais podem ou não utilizar a vitamina K sintetizada pelas bactérias do intestino delgado ou, ainda, praticar ou não a coprofagia.

Por sua atividade anti-hemorrágica, a vitamina K é empiricamente utilizada na terapêutica preventiva e/ou curativa da hemorragia pulmonar induzida por exercícios em equinos. A vitamina K_1 é comumente utilizada na profilaxia contra hemorragia em recém-nascidos, na dose de 0,5 a 1 mg/kg (via intramuscular) após o parto. No tratamento de hemorragias em neonatos, animais jovens e adultos, deve-se administrar a vitamina K, respectivamente, nas doses de 5, 10 e 20 mg/kg, por via intramuscular ou intravenosa.

A vitamina K_1 é o antagonista farmacológico da intoxicação por raticidas cumarínicos (anticoagulantes), sendo administrada na dose de 1,1 a 2,2 mg/kg pela via parenteral, preferencialmente intramuscular. O tempo de tratamento irá variar conforme o raticida anticoagulante e a gravidade da intoxicação, podendo variar de 5 até 21 dias.

Em casos de intoxicação por salicilatos (agentes antiagregantes plaquetários), a vitamina K deve ser administrada em associação com a vitamina C.

Algumas das especialidades farmacêuticas contendo vitamina K e/ou suas associações estão apresentadas no Quadro 58.2.

VITAMINAS HIDROSSOLÚVEIS

Diferente das vitaminas lipossolúveis, as hidrossolúveis não são normalmente acumuladas no organismo, sendo geralmente eliminadas em pequenas quantidades na urina. Nesse caso, é importante o suprimento diário ao animal, para se evitar prejuízo às funções fisiológicas.

Embora sejam consideradas não tóxicas, algumas vitaminas hidrossolúveis mostraram efeitos no desenvolvimento embrionário em experimentos realizados com camundongos. A vitamina C, por exemplo, inibiu esse desenvolvimento mesmo em baixas concentrações, enquanto a vitamina B_2 e a niacina o inibiram em altas concentrações; já a biotina o retardou em altas concentrações, e outras vitaminas hidrossolúveis não o alteraram.

Também se demonstrou que o diabetes experimental em ratos causou redução nos níveis de vitaminas hidrossolúveis em vários tecidos, principalmente de vitamina B_1 e B_6, ácido fólico, niacina e ácido pantotênico, quando comparado com ratos do grupo-controle.

A recomendação prática para ingestão de doses elevadas de vitaminas hidrossolúveis, como, por exemplo, as vitaminas B_6 e C, não tem base científica e pode ser prejudicial à saúde.

Vitamina B_1/tiamina

Fontes principais. A vitamina B_1 é encontrada principalmente em cereais (milho e outros), levedura de cerveja, vegetais, frutas, batata, fígado animal, gema de ovo e leite.

Os animais ruminantes e equinos adultos podem obter a vitamina B_1 por intermédio das bactérias do rúmen ou ceco, respectivamente, enquanto os coelhos e ratos dependem da coprofagia como fonte dessa vitamina.

Características físico-químicas. Essa vitamina é instável ao calor.

Funções fisiológicas. A vitamina B_1 é importante na transformação de carboidratos em lipídios e participa diretamente na excitação de nervos periféricos. Essa vitamina funciona também como uma coenzima importante no metabolismo energético e da glicose, fazendo a conversão de glicose em gorduras; atua também na manutenção do apetite e do tônus muscular. A vitamina B_1 também é recomendada para a manutenção, o crescimento e a reprodução dos animais.

Animais ruminantes saudáveis e com rúmen funcional podem sintetizar quantidades adequadas de tiamina; contudo, quando há queda brusca de pH ruminal e a presença de enzimas tiaminases, a concentração dessa vitamina pode ser afetada. Em vacas leiteiras, a suplementação de vitamina B_1 tem apresentado resultados positivos, com aumento da produção de leite e de seus componentes (proteínas e gorduras); também, nesses animais, em quadros de acidose ruminal subaguda, a tiamina induz à melhora da fermentação ruminal e ao equilíbrio da flora bacteriana, exercendo efeitos anti-inflamatórios e amenizando os sinais clínicos da inflamação.

Absorção. Há absorção passiva, quando administrada em altas concentrações, e ativa em concentrações baixas ou fisiológicas nas espécies animais domésticas.

Armazenamento. O organismo não apresenta boa capacidade de armazenar a vitamina B_1 e os mamíferos podem exaurir seus estoques em 1 a 2 semanas, com exceção dos suínos, que armazenam grandes quantidades dessa vitamina na musculatura esquelética.

Hipovitaminose B_1. A deficiência de vitamina B_1 pode causar anorexia, perda de peso, fadiga, apatia, fasciculações musculares, bradicardia, náuseas, irritabilidade, depressão, retardo do crescimento e paralisia das patas. A deficiência grave e prolongada dessa vitamina caracteriza o quadro de beribéri, doença que causa polineurite, edema e distúrbios da função cardíaca. Fatores como a idade e a composição da dieta podem levar à hipovitaminose B_1.

Em ruminantes, pode levar a fraqueza, cegueira, tremores musculares (sobretudo da cabeça) e opistótono. Nos ruminantes jovens (entre 2 e 7 meses), a deficiência simples de vitamina B_1 raramente ocorre, mas pode desencadear polioencefalomalacia (necrose cerebrocortical) induzida pela ação da tiaminase (antagonista de tiamina) presente em certas plantas tóxicas, como a *Pteridium aquillinum* (ou samambaia-do-campo), a qual promove destruição ruminal dessa vitamina formada ou pela presença de compostos antitiamina no rúmen; essa deficiência também pode levar a sinais nervosos, principalmente em equinos, já que os poligástricos produzem, no rúmen, quantidades expressivas de vitamina B_1. Em estudos clínicos conduzidos em animais e seres humanos foi observado o potencial da suplementação de tiamina como agente terapêutico adjuvante no choque séptico em pacientes com deficiência dessa vitamina.

Hipervitaminose B_1. Sinais de toxicidade só aparecem com doses excessivamente altas da vitamina B_1 e foram evidenciados em animais de laboratório. No ser humano, podem ocorrer sensação de calor, náuseas, vômitos, dor de cabeça e, ocasionalmente, lesões de pele; casos mais graves podem ocorrer com doses mais elevadas.

Algumas das especialidades farmacêuticas contendo vitamina B_1 e/ou suas associações são apresentadas no Quadro 58.3.

QUADRO 58.3
Algumas especialidades farmacêuticas contendo vitaminas hidrossolúveis.

Vitaminas e/ou suas associações	Especialidades farmacêuticas e vias de administração
B_1	Benerva® (oral); Monovin-B_1® (IM); Lutavit-B_1® (IM); Vitamina-B_1 injetável® (IM, IV); Marcovit-B_1® (IM)
B_2	Lutavit-B_2® (IM)
B_6	Vitamina-B_6® (oral); Lutavit-B_6® (IM)
B_{12}	Monovin-B_{12}® (IM); Vitamina B_{12} 1.000 mcg (IM); Lutavit-B_{12}® (IM)
$B_1 + B_6 + B_{12}$	Rubralan-5.000® (oral, IM); Citoneurin® (oral, IM)
B_1 + cálcio	Iodovitam® (IM, IV)
B_{12} + ferro	Rubrargi®l (oral); Dexter-reforçado® (IM)
B_{12} + fósforo	Catosal-B_{12}® (SC, IM, IV)
C	Monovin-C® (IM); Vitamina-C® (IM); Redoxon® (oral); Citrovit® (oral); Cebion® (oral); Cewin® (oral)
C + cálcio	Cebion-cálcio® (oral)
$B_1 + B_2 + B_6 +$ C + nicotinamida	Vitaplex® (IM, IV)
$B_1 + B_6$ + colina + nicotinamida	Hepatoxan-Vallée® (oral, SC, IV)
$B_1 + B_6 + B_{12} +$ dexametasona	Dexacitoneurin® (IM); Dexacobal® (IM)
Complexo B + nicotinamida + minerais	Stimovit® (IV, SC, IP); Potenay-B_{12}® (oral)
Complexos vitamínicos	Rarical com vitaminas® (oral); Iberol® (oral); Kalyamon-B_{12}® (oral); Combiron (oral); Teragran-M® (oral); Calcigenol-Composto B_{12}® (oral); Mercepton® (oral, IM); Vionate-P® ou L® (alimento); Bulvitan® (oral); Biovit-reforçado® (SC, IM, IV); Canical-granulado® (oral); Vitabom® (alimento); Equivit® (oral); Antitoxil-injetável® (IM, IV); Multivit® (IV); Polivin-$B_{1,2}$® (IM); Lactofer® (oral); Poliforte® (oral); Vitagold-com vitaminas B_6 e B_{12}® (oral); Vitosim® (oral)

IM: via intramuscular; IV: via intravenosa; SC: via subcutânea.

Vitamina B_2/riboflavina

Fontes principais. A vitamina B_2 é encontrada principalmente em pastagem fresca (alta concentração) e leite, fígado, rins e coração animal, carne, peixe, levedura de cerveja, queijo, ovos, vegetais e cereais (baixa concentração).

Características físico-químicas. Essa vitamina é muito sensível à luz, ao calor e às soluções alcalinas, podendo, também, ser destruída durante o processo de estocagem dos alimentos.

Funções fisiológicas. A vitamina B_2 atua no metabolismo energético e tem função essencial nas reações de oxidação em todas as células do organismo, para liberação de energia, sendo necessária nas dietas de animais ruminantes ou monogástricos, pois os ruminantes a sintetizam por meio da microbiota ruminal e intestinal. É importante também no metabolismo de aminoácidos, ácidos graxos e carboidratos.

Ainda, a vitamina B_2 é um componente do pigmento da retina do olho; participa do funcionamento da glândula adrenal e é importante para a produção de corticosteroides no córtex da glândula adrenal.

Há relato de que a vitamina B_2, em associação com as vitaminas B_1, B_6, B_{12} e C, exerça importante função na recuperação clínica de bezerros acometidos por ataxia, sem agente etiológico conhecido.

Absorção. Parece que níveis altos de vitamina B_2 não são bem absorvidos e não há uma armazenagem considerável dessa vitamina no organismo animal.

Hipovitaminose B_2. A deficiência dessa vitamina causa diminuição da produção de energia respiratória e pode causar anorexia, diarreia e retardo no crescimento, além de produzir anemia, fraqueza muscular, ataxia, degeneração da córnea, conjuntivite, alopecia, dermatite seborreica, estomatite, glossite, queilose, distúrbios cardíacos, malformações congênitas e outras alterações.

A deficiência de vitamina B_2 pode também contribuir para o estabelecimento de certas disfunções nutricionais como pelagra, ceratomalacia, escorbuto e anemia megaloblástica. A deficiência crônica dessa vitamina pode ser fatal para os animais.

Em ruminantes adultos, essa deficiência é mais rara, já que esses animais podem sintetizar a vitamina B_2 por intermédio das bactérias ruminais; ao contrário, os bezerros podem apresentar alguns sinais e sintomas clínicos de deficiência, ou seja, diminuição do apetite, diarreia, salivação excessiva e lacrimejamento.

Hipervitaminose B_2. Ocorre somente quando essa vitamina for administrada por via parenteral. Algumas das especialidades farmacêuticas contendo vitamina B_2 e/ou suas associações são apresentadas no Quadro 58.3.

Vitamina B_3/niacina ou ácido nicotínico ou nicotinamida

Fontes principais. A niacina (vitamina B_3) é encontrada principalmente em milho e alguns cereais, músculo, fígado e rim.

Funções fisiológicas. Essa vitamina é um importante constituinte de duas coenzimas do organismo, a nicotinamida adenina dinucleotídio (NAD) e nicotinamida adenina dinucleotídio fosfato (NADP), importantes no metabolismo intermediário; tais sistemas enzimáticos são necessários para a respiração celular, processo que ocorre nas mitocôndrias. A niacina também participa do metabolismo de carboidratos, lipídios e proteínas. Em adição, o reparo do DNA e a regulação da transcriptase (enzima que produz DNA a partir de RNA) são processos biológicos dependentes da vitamina B_3. A síntese dessa vitamina depende da conversão do triptofano em niacina.

Nos ruminantes, as necessidades de niacina são supridas pela síntese microbiana ruminal, mas é essencial nas dietas de animais ruminantes, para a prevenção de muitos distúrbios metabólicos da pele, trato gastrintestinal e de outros órgãos. Nesses animais, a niacina também é importante nas reações de detoxificação hepática da amônia e das cetonas, em caso de cetose.

A niacina também tem efeito específico no crescimento animal; diminui os níveis plasmáticos de colesterol (fração LDL) e triglicerídeos, aumenta os níveis do colesterol (fração HDL), e protege contra o infarto do miocárdio.

Absorção. A absorção de niacina ocorre quase que completamente por difusão simples pela mucosa intestinal.

Armazenamento. Após absorção, a niacina fica armazenada no fígado na forma de nicotinamida adenina dinucleotídio (NAD), entretanto, há pouca retenção de vitamina B_3 no organismo, e sua excreção ocorre pelos rins.

Eliminação. A maior parte da niacina é excretada pela urina dentro de 24 h.

Hipovitaminose B_3. Os primeiros sinais da deficiência de niacina em muitas espécies animais são caracterizados por perda de apetite, redução do crescimento animal, fraqueza muscular generalizada, distúrbios digestivos, diarreia, inflamação de membranas mucosas, pelagra, dermatite com formação de crostas (especialmente após exposição à luz ou após lesão), anemia microcítica, irritabilidade, ansiedade, depressão e outros sinais clínicos.

Em aves, ocorre alteração no desenvolvimento das pernas (perose).

Hipervitaminose B_3. O excesso dessa vitamina causa vasodilatação (com rubor cutâneo) e prurido, descritos apenas no ser humano. Pode ocorrer também hepatotoxicidade e, em certos casos, hiperuricemia, que pode levar ao quadro de gota (inflamação das articulações).

Algumas das especialidades farmacêuticas contendo niacina e/ou suas associações são apresentadas no Quadro 58.3.

Vitamina B_5/ácido pantotênico

Fontes principais. O ácido pantotênico (vitamina B_5) é encontrado principalmente em fígado, rins, músculos, cérebro, arroz, gema de ovo, levedura de cerveja, cereais e legumes verdes.

Funções fisiológicas. Essa vitamina faz parte da composição da coenzima A (CoA) e funciona como transportadora do grupo acil em reações enzimáticas envolvendo a síntese de ácidos graxos. É um fator antidermatite para as aves e promotor do crescimento em ratos. Pode haver muita perda dessa vitamina (cerca de 50%) entre a produção e o consumo dos alimentos.

Hipovitaminose B_5. Essa deficiência pode ocorrer com mais frequência em animais de produção em regime extensivo (pastagens). Ela não ocorre normalmente em bovinos, mas pode ser induzida experimentalmente em bezerros, que desenvolvem dermatite, diminuição do apetite e do crescimento; nos casos mais graves, há desmielinização de nervos. Entretanto, em aves, pode causar alterações nas penas, esteatose ("fígado gorduroso") e dermatite.

Hipervitaminose B_5. O ácido pantotênico é uma vitamina relativamente não tóxica, mas pode causar, em altas doses, diarreia ocasional e retenção de água.

Algumas das especialidades farmacêuticas contendo ácido pantotênico e/ou suas associações são apresentadas no Quadro 58.3.

Vitamina B₆/piridoxina ou piridoxamina

Fontes principais. A vitamina B₆ é encontrada principalmente na carne, fígado, rins, cérebro, gema de ovo, leite, levedura de cerveja e cereais, além de ser sintetizada pela microbiota ruminal e intestinal em animais ruminantes.

Características físico-químicas. Essa vitamina é sensível à luz, ao calor e às soluções alcalinas.

Funções fisiológicas. A vitamina B₆ atua na forma de coenzimas como o fosfato piridoxal e o fosfato piridoxamina, as quais têm papel fundamental em muitas funções fisiológicas do organismo, como no metabolismo de proteínas, gorduras e carboidratos. Essa vitamina é importante, também, para o metabolismo de aminoácidos, sendo necessária principalmente na dieta de animais ruminantes, que necessitam de suplementação, sobretudo durante a fase de crescimento e reprodução.

Estudos relatam que a ingestão ou suplementação da vitamina B₆ melhora os parâmetros imunológicos em animais e seres humanos. Essa vitamina é mobilizada para os locais da inflamação, podendo funcionar como cofator na produção de metabólitos com efeitos imunomodulatórios. Em modelos experimentais com roedores, a deficiência de piridoxina reduziu a proliferação de linfócitos, bem como a citotoxicidade mediada por célula T e a hipersensibilidade tardia.

Também é descrita a função *"scavenger"* da vitamina B₆, ou seja, sua capacidade de neutralizar os radicais livres de oxigênio, e os metais quelatos de cobre e ferro. Os radicais livres podem causar danos celulares provocados pela peroxidação lipídica. E os íons metálicos ferro e cobre quando livres ou inadequadamente quelados atuam como espécies reativas produzindo danos celulares que podem contribuir para a patogênese de doenças neurodegenerativas, além de outros quadros patológicos. Estudos clínicos e pré-clínicos em camundongos relatam a eficácia preventiva e terapêutica da vitamina B₆ contra íons metálicos.

Absorção. A vitamina B₆ é prontamente absorvida no intestino de ruminantes, de forma passiva, após a sua síntese ruminal e, embora também seja sintetizada no intestino (colo) de animais ruminantes, a vitamina proveniente dessa via não é absorvida em quantidades suficientes.

A vitamina B₆ é relativamente mais tóxica do que outras vitaminas hidrossolúveis, quando incluída na ração em níveis maiores do que a necessidade normal de nutrientes, já que o mecanismo de absorção dessa vitamina não é saturável, como ocorre, por exemplo, com a vitamina B₂.

Hipovitaminose B₆. Essa deficiência pode causar diminuição do crescimento animal, perda de peso, fraqueza muscular, irritabilidade, depressão, dermatite seborreica na pele ao redor dos olhos, nariz e boca, com formação de crostas, alopecia e anemia; nos animais mais jovens, podem ocorrer convulsões epileptiformes, sendo esse efeito devido ao comprometimento da formação do ácido gama-aminobutírico (GABA), o principal neurotransmissor inibitório do sistema nervoso central (ver *Capítulo 12*), já que essa vitamina é parte integrante da enzima de síntese (glutamato-descarboxilase) desse neurotransmissor. Além dos distúrbios ligados ao sistema nervoso central, essa hipovitaminose pode causar anemia resistente ao ferro, dentre outras alterações. E, ainda, as deficiências de vitamina B₂ (riboflavina) e niacina (ácido nicotínico) podem resultar em níveis menores das formas ativas de vitamina B₆.

Em animais ruminantes com rúmen funcional, a deficiência de vitamina B₆ é rara, assim como ocorre com outras vitaminas do complexo B.

Hipervitaminose B₆. Altas doses dessa vitamina podem causar anorexia, fraqueza muscular, ataxia e neuropatia sensorial periférica, levando a alterações locomotoras por lesões de nervos sensoriais. No ser humano, o excesso de vitamina B₆ pode resultar em disfunção do sistema nervoso sensorial.

Algumas das especialidades farmacêuticas contendo vitamina B₆ e/ou suas associações são apresentadas no Quadro 58.3.

Vitamina B₇/biotina

Fontes principais. A biotina é encontrada principalmente em vegetais, frutas, leite, tecidos animais em geral, farelo de arroz, levedura de cerveja e sementes.

Funções fisiológicas. Essa vitamina é necessária em muitas reações do metabolismo de carboidratos, lipídios e proteínas. É uma importante coenzima para as reações de carboxilação metabólica e participa da síntese de certas proteínas (como, por exemplo, a albumina) e da síntese e atividade de certas enzimas (como, por exemplo, a amilase).

Nos animais, a síntese microbiana intestinal de biotina é relativamente boa, porém, variável. Em ruminantes saudáveis a síntese ruminal e intestinal supre as necessidades fisiológicas dessa vitamina. As aves necessitam de grandes quantidades dessa vitamina e, nos suínos, a biotina melhora o desempenho reprodutivo.

A biotina é essencial no processo de queratinização, ou seja, para a formação e integridade dos tecidos queratinizados (pele, pelos, unhas, cascos e chifres).

Os sinais mais importantes da deficiência de biotina aparecem no tegumento, entre outros, tais como, anorexia, perda de peso e até quadros neurológicos. De fato, relato de caso clínico de dermatose em cão foi descrito após resposta adequada à suplementação oral diária com biotina, durante 60 dias, sugerindo a importância dessa vitamina como recurso terapêutico em distúrbios de queratinização.

Absorção. A biotina é bem absorvida no intestino. Os microrganismos do trato gastrintestinal sintetizam grande quantidade de biotina; contudo, a sua excreção é maior do que a ingestão.

Hipovitaminose B₇. Certas sulfas presentes em rações podem causar deficiência de biotina. Em ruminantes saudáveis a deficiência dessa vitamina é rara. Porém, em bezerros, a deficiência de biotina pode induzir paralisia dos membros e, em vacas leiteiras, pode provocar casco mole e quebradiço.

Hipervitaminose B₇. A biotina não causa efeitos adversos evidentes, mas, em bovinos, pode haver maior dureza dos cascos.

Algumas das especialidades farmacêuticas contendo biotina e/ou suas associações são apresentadas no Quadro 58.3.

Vitamina B₉/ácido fólico ou folato ou folacina

Fontes principais. O ácido fólico é encontrado principalmente em fígado, rins, músculos, leite, queijo, espinafre, couve-flor, legumes e germe de trigo.

Funções fisiológicas. Essa vitamina é importante na formação de purinas e pirimidinas necessárias para a biossíntese de ácidos nucleicos (DNA e RNA), os quais são essenciais para a reprodução e divisão celular.

O ácido fólico tem função essencial como vitamina antianemia, pois participa da formação do grupo heme (proteína que contém ferro e está presente na hemoglobina), além de ser importante como fator de crescimento animal e na formação dos aminoácidos tirosina, ácido glutâmico e metionina, dentre outras funções.

Essa vitamina é essencial na produção do material genético, proteínas do sistema imunitário e na síntese proteica. É um agente promotor do crescimento mais relevante que a vitamina B_{12}, sendo também importante para a maturação dos eritrócitos.

Há maior necessidade de ácido fólico durante a prenhez e a lactação; além disso, as sulfas frequentemente adicionadas em rações comerciais para aves aumentam a necessidade de ácido fólico nesses animais.

Absorção. A absorção de ácido fólico ocorre na mucosa intestinal.

Armazenamento. A maior parte do ácido fólico do organismo é armazenada no fígado.

Eliminação. O ácido fólico livre e seus metabólitos são excretados na bile, promovendo importante circulação êntero-hepática dessa vitamina, com sua grande perda pelas fezes.

Hipovitaminose B_9. As três principais causas da deficiência de folato são: ingestão reduzida pela dieta, diminuição da absorção e aumento da demanda. A ingestão reduzida pela dieta pode ocorrer nos casos em que não há suplementação do folato na formulação alimentar. Os casos de redução da absorção são relatados em condições patológicas que afetam a absorção do folato pelo intestino delgado, como as doenças celíacas e inflamatórias. Situações fisiológicas (como gestação e puberdade) e certas condições (como anemia hemolítica e eczemas) implicam o aumento da demanda de folato e, consequentemente, sua carência.

A deficiência de ácido fólico pode causar anemia megaloblástica ou microcítica (principalmente durante a prenhez), com o aparecimento de hemácias (ou eritrócitos) grandes e imaturas e diminuição dos níveis de hemoglobina e do número de plaquetas e leucócitos; essa anemia por deficiência de ácido fólico pode ser clinicamente mais grave quando associada à hipovitaminose B_{12}. Também podem ocorrer glossite, diarreia e diminuição do crescimento do animal.

Em animais ruminantes com rúmen funcional, a deficiência de ácido fólico é rara. Todavia, os bezerros são mais vulneráveis e podem necessitar de suplementação, pois ainda possuem biota microbiana pouco desenvolvida.

Hipervitaminose B_9. O ácido fólico é uma vitamina muito pouco tóxica, razão pela qual não são observadas alterações clínicas por excesso de ácido fólico. Todavia, estudos *in vitro* e *in vivo* demonstraram que o excesso de suplementação materna com ácido fólico compromete o desenvolvimento neurológico da prole, causando desenvolvimento anormal do hipocampo e cerebelo, mudanças comportamentais, comprometimento da memória e convulsões.

Algumas das especialidades farmacêuticas contendo ácido fólico e/ou suas associações são apresentadas no Quadro 58.3.

Vitamina B_{12}/cianocobalamina

Fontes principais. A vitamina B_{12} só ocorre em fontes alimentares de origem animal, sendo encontrada principalmente em fígado, rins, coração e gema de ovo. É a única vitamina sintetizada na natureza apenas por microrganismos do trato intestinal.

Características físico-químicas. É uma vitamina bastante sensível ao calor.

Funções fisiológicas. A vitamina B_{12} tem ação nas células do sistema nervoso, medula óssea e trato gastrintestinal, exercendo importantes funções como síntese de ácidos nucleicos (DNA e RNA, assim como o ácido fólico), formação de eritrócitos (é essencial na eritropoese), manutenção e integridade do tecido nervoso e biossíntese de grupos metil ($-CH_3$). Esta vitamina participa também do metabolismo de carboidratos, gorduras e proteínas e das reações de redução para formação do grupo sulfidrila (-SH).

A vitamina B_{12} é essencial, ainda, para o crescimento animal, a reprodução e a produção e fertilidade de ovos. Todas as espécies animais ruminantes necessitam de vitamina B_{12} na ração, embora as quantidades necessárias sejam menores quando há fontes microbianas desta vitamina no ambiente (como no esterco e estrume) e síntese bacteriana no trato gastrintestinal.

Absorção. A vitamina B_{12} é sintetizada pela microbiota intestinal nos animais ruminantes e pelos microrganismos do rúmen nos animais ruminantes, sendo absorvida principal ou exclusivamente no intestino. A síntese ruminal desta vitamina é altamente dependente de cobalto, elemento cujas maiores concentrações são encontradas no fígado, principal órgão de estocagem dessa vitamina.

Armazenamento. A vitamina B_{12} é acumulada no fígado.

Hipovitaminose B_{12}. deficiência desta vitamina pode causar anemia, fraqueza muscular, perda de peso, apatia, alterações nervosas e parestesia de extremidades. Ainda, a hipovitaminose B_{12} parece estar relacionada com a esclerose múltipla e, associada à carência de ácido fólico, pode causar transtornos neurológicos e psiquiátricos, tais como depressão, demência e mielopatia desmielinizante.

Em suínos, podem ocorrer anemia macrocítica hipercrômica, dermatite, alterações reprodutivas e neuropatia.

Em aves, pode levar à formação anormal da penugem e, nos animais em geral, pode causar alteração no crescimento e na prole animal, além de alterações hematopoéticas e reprodutivas.

Em bovinos, a deficiência de vitamina B_{12} ocorre somente na presença de deficiência de cobalto, que é um componente essencial da estrutura molecular desta vitamina.

Em cães, a hipovitaminose B_{12} pode causar doenças hepáticas e gastrintestinais, anemia não regenerativa, bem como defeitos hereditários no metabolismo da cobalamina (por causas desconhecidas ou por mutações específicas no receptor de cobalamina). Algumas raças de cães, como Border Collies, Beagle, Schnauzer gigante e Yorkshire Terrier apresentam predisposição à deficiência de cobalamina por defeitos hereditários.

Hipervitaminose B_{12}. É rara, pois esta vitamina é considerada segura.

Algumas das especialidades farmacêuticas contendo vitamina B_{12} e/ou suas associações são apresentadas no Quadro 58.3.

Vitamina C/ácido ascórbico

Fontes principais. A vitamina C é encontrada principalmente em certos vegetais como o tomate, em vegetais folhosos como a couve-flor e a alface, nas frutas cítricas e no fígado animal.

Características físico-químicas. A vitamina C é a mais instável de todas as vitaminas, sendo destruída por oxidação e durante a estocagem, processamento e cocção dos alimentos; é relativamente estável à temperatura ambiente, mas em solução aquosa pode sofrer degradação por oxidação.

Funções fisiológicas. A vitamina C também é uma importante substância antioxidante para o organismo e uma das suas principais funções é a de cofator para a síntese e manutenção do colágeno (substância que liga as células do organismo). Em certas condições, como durante a ocorrência de doenças e aumento da temperatura ambiental, há necessidade de suplementação exógena de vitamina C para os animais.

A vitamina C é também essencial para a formação e a manutenção de tecido conjuntivo, ossos, cartilagens e dentina, além de ter ação imune estimulante (estimula a fagocitose, a formação de anticorpos etc.); a sua suplementação na dieta melhora a resistência do animal às doenças (quando em níveis mais altos) e controla o estresse pelo calor e pelo frio (quando em níveis mais baixos), o que pode reduzir a mortalidade e aumentar a produtividade animal.

Além da sua função como vitamina, é também usada como um agente que auxilia na detoxificação em intoxicações exógenas e, na prática clínica, pode ser utilizada por via parenteral em certos casos de esterilidade de bovinos e equinos. A vitamina C participa, ainda, do metabolismo dos aminoácidos tirosina e triptofano, dos lipídios e do ácido fólico; do controle do colesterol e da integridade de dentes, ossos e vasos sanguíneos.

Estudos têm mostrado que a vitamina C tem efeito hepatoprotetor em animais e no ser humano, atenuando os efeitos de várias substâncias tóxicas no fígado; este efeito é sinérgico com outros antioxidantes, como a vitamina E e o zinco.

Por sua ação no sistema imune, a vitamina C, assim como as vitaminas lipossolúveis A, D e E, tem papel imunomodulador, sobretudo, em aves e, ao estimular as funções imunológicas, torna esses animais mais resistentes a infecções, melhorando seu desempenho e bem-estar. Ressalte-se que, em aves, as vitaminas também contribuem para o maior desempenho produtivo, a melhor conversão alimentar e a qualidade da carne de frangos de corte, a melhora dos níveis de eclodibilidade dos ovos e o melhor desenvolvimento dos pintinhos.

Na terapêutica, a vitamina C é essencial para absorção e movimentação do ferro, participando como um coadjuvante no tratamento das anemias ferroprivas.

Absorção. Parece que a absorção oral da vitamina C é menor em ruminantes e equinos, em razão, por exemplo, da destruição desta vitamina por ação microbiana. Nos demais animais domésticos e no rato parece que a absorção desta vitamina ocorre por processo passivo, primariamente no íleo. No ser humano e na cobaia, a absorção máxima ocorre no duodeno. A absorção da vitamina C pode diminuir com a idade.

Biotransformação. Varia com a espécie animal e depende da via de administração e da quantidade ingerida.

Eliminação. A eliminação dos metabólitos da vitamina C ocorre primariamente pela urina.

Hipovitaminose C. Os primeiros sinais da deficiência de vitamina C caracterizam o quadro de escorbuto, doença que causa perda de peso, apatia, fadiga, dores nas articulações e musculatura, irritabilidade, pequenas hemorragias na pele, anemia e fragilidade óssea, dentre outros sinais clínicos. Nos casos mais graves, esta deficiência pode causar hemorragias internas e degeneração de fibras musculares, incluindo aquelas do coração, levando a falha cardíaca e risco de morte súbita.

Em ruminantes, não está bem definida a real necessidade de vitamina C para o melhor desempenho desses animais.

Hipervitaminose C. Ao contrário da afirmação de Linnus Pauling (1970), grandes doses de vitamina C podem causar muitos sinais ou sintomas tóxicos em animais de laboratório e no ser humano. Assim, foram descritos: oxalúria, uricosúria, hipoglicemia, excessiva absorção de ferro, diarreia, reações alérgicas, destruição de vitamina B_{12}, interferência no sistema oxidase de função mista no fígado e aumento da atividade de enzimas de degradação de ácido ascórbico.

Algumas das especialidades farmacêuticas contendo vitamina C e/ou suas associações são apresentadas no Quadro 58.3.

Colina

Fontes principais. A colina é encontrada principalmente em ovos, germe de trigo, levedura de cerveja e fígado. A síntese hepática de colina pode suprir as necessidades dos animais.

Funções fisiológicas. A classificação da colina como vitamina é questionada, pois não é considerada uma vitamina verdadeira, mas um importante nutriente, cuja suplementação é necessária em animais.

É uma substância vital para a prevenção da esteatose hepática ("fígado gorduroso"), para a transmissão de impulsos nervosos, uma vez que participa da síntese de acetilcolina, e para o metabolismo de lipídios.

Apesar de ser sintetizada pelo fígado, a colina pode ser insuficiente para as aves em fase de crescimento rápido ou para os animais jovens de outras espécies, com rações deficientes em grupos metil ($-CH_3$).

No ser humano, a colina pode ser administrada como precursor de acetilcolina, em pacientes com alterações do sistema nervoso e doenças mentais. Nesse sentido, em animais, um estudo experimental mostrou que a dieta suplementar com colina, durante a gestação de roedores, melhorou o desenvolvimento neurocognitivo da prole e o funcionamento da placenta.

Também, a colina é um precursor para a síntese de fosfatidilcolina, a forma mais abundante de fosfolipídio no organismo.

Deficiência de colina. Os principais sinais clínicos observados nesta deficiência são a diminuição do crescimento animal e a esteatose hepática, exceto em aves e perus, os quais desenvolvem principalmente a perose (deslocamento de tendões). Ainda, demonstrou-se a ocorrência de lesões hemorrágicas nos rins e em outros órgãos de ratos jovens. Esta deficiência já foi induzida experimentalmente em bezerros, os quais tornaram-se fracos; em novilhos, a suplementação de colina na ração produziu aumento no ganho de peso diário.

Excesso de colina. É uma vitamina pouco tóxica.

Algumas das especialidades farmacêuticas contendo colina e/ou suas associações são apresentadas no Quadro 58.3.

BIBLIOGRAFIA

Abu, J.; Batuwangala, M.; Hebert, K.; Symonds, P. Retinoic acid and retinoid receptors: potential chemopreventive and therapeutic role in cervical cancer. *Lancet Oncol.*, v. 6, p. 712-720, 2005.

Adikwu, E.; Deo, O. Hepatoprotective effect of vitamin C (ascorbic acid). *Pharmacol Pharm.*, v. 4, p. 84-92, 2013.

Barragan, M.; Good, M.; Kolls, J.K. Regulation of dendritic cell function by vitamin D. *Nutrients.*, v. 7, p. 8127-8158, 2015.

Barros, C.S.L. Deficiência de selênio e vitamina E. In: Riet-Correa, F.; Schild, A.L.; Lemos, R.A.A.; Borjes, J.R. (Ed.). *Doenças de ruminantes e equídeos*. v. 2. Santa Maria: Palotti, 2007, p. 257-262.

Berger, S. Kazimierz (Casimir) Funk - pioneer in vitaminology - 101 anniversary of his discovery - special note. *Pol J Food Nutr Sci.*, v. 63, p. 201-205, 2013.

Boneti, R.S.; Fagundes, R.B. Vitamina D e câncer. *Revista da AMRIGS*, v. 57, p. 71-77, 2013.

Blomhoff, R. Overview of vitamin A metabolism and function. *In*: Blomhoff, R. (Ed.). *Vitamin A in health and disease*. New York: Marcel Dekker; 1994, p. 1-35.

Bottiglieri, T. Folate, vitamin B_{12}, and neuropsychiatric disorders. *Nutr Rev.*, v. 54, p. 382-390, 1996.

Burri, B.J. Betacarotene and human health: a review of current research. *Nutr Res.*, v. 17, p. 547-580, 1997.

Cardoso, A.L.S.P.; Tessari, E.N.C. Interação entre imunidade e nutrição das aves: revisão de literatura. *Rev Cient Med Vet.*, n. 24, p. 1-20, 2015. Disponível em: http://faef.revista.inf.br/imagens_arquivos/arquivos_destaque/spIlluwtcZYWUvo_2015-3-24-14-38-5.pdf.

Castro, L.C.G. O sistema endocrinológico vitamina D. *Arq Bras Endocrinol Metab.*, v. 55, p. 566-575, 2011.

Chew, B.P. Antioxidant vitamins affect food animal immunity and health. *J Nutr.*, v. 125, p. 1804S-1808S, 1995.

Chew, B.P.; Park, J.S. Carotenoid action on the immune response. *J Nutr.*, v. 134, p. 257S-261S, 2004.

Ensminger, A.H.; Ensminger, M.E.; Konlande, J.E.; Robson, J.R.K. *Foods & nutrition encyclopedia*. v. 2. Boca Raton: CRC Press, 1994. 2415 p.

Finch, J.M.; Turner, R.J. Effects of selenium and vitamin E on the immune responses of domestic animals. *Res Vet Sci.*, v. 60, p. 97-106, 1996.

Fraser, D.R. Vitamin D. *Lancet*, v. 345, p. 104-107, 1995.

Gaby, S.K.; Bendich, A.; Singh, V.N.; Machlin, L.M. *Vitamin intake and health: a scientific review*. New York: Marcel Dekker; 1991. 217 p.

Garcia-Alonso, I.; Palomares, T.; Alonso-Varona, A.; Castro, B.; Del Olmo, M.V.; Mendez, J. Effects of all-trans retinoic acid on tumor recurrence and metastasis. *Rev Esp Enferm Dig.*, v. 97, p. 240-248, 2005.

Ghyselinck, N.B.; Duester, G. Retinoic acid signaling pathways. *Development*, v. 146, p. 1-7, 2019.

Gianello, R.; Libinaki, R.; Azzi, A.; Gavin, P.D.; Negis, Y.; Zingg, J.M.; Holt, P.; Keath, H.H.; Griffey, A.; Samllridge, A.; West, S.M.; Ogru, E. Alpha-tocopheryl phosphate: a novel, natural form of vitamin E. *Free Radic Biol Med.*, v. 39, p. 970-976, 2005.

Gonçalves Jr., L.P.; Souza, J.G.S.; Mendonça, P.P. Necessidade dos peixes em vitaminas. *Rev Eletrônica Nutritime*, v. 12, p. 3925-3935, 2015. Disponível em: http://nutritime.com.br/home/?pg=revista_nutritime&id=98.

Harvey, R.G. Skin disease. In: Wills, J.M.; Simpson, K.W. (Eds.). *The Waltham book of clinical nutrition of the dog & cat*. Oxford: Pergamon; 1994, p. 425-444.

Hidiroglou, M.; Batra, T.R.; Ivan, M.; Markham, F. Effects of supplemental vitamins E and C on the immune responses of calves. *J Dairy Sci.*, v. 78, p. 1578-1583, 1995.

Holcombe, H.; Parry, N.M.; Rick, M.; Brown, D.E.; Albers, T.M.; Refsal, K. et al. Hypervitaminosis D and metastatic calcification in a colony of inbred strain 13 guinea pigs, Cavia porcellus. *Vet Pathol.*, v. 52, p. 741-751, 2015.

Hurst, E.A; Homer, N.Z.; Mellanby, R.J. Vitamin D metabolism and profiling in veterinary species. *Metabolites*, v.10, p. 1-44, 2020.

Ikeda, S.; Kitagawa, M.; Imai, H. Yamada, M. Review - the roles of vitamin A for cytoplasmic maturation of bovine oocytes. *J Reprod Dev.*, v. 51, p. 23-35, 2005.

Kandil, O.M.; Abou-Zeina, H.A. Effect of parenteral vitamin E and selenium supplementation on immune status of dogs vaccinated with subunit and somatic antigens against *Taenia hydatigena*. *J Egypt Soc Parasitol.*, v. 35, p. 537-550, 2005.

Kumar, A.; Malhotra, P. Vitamin D: pharmacology of an essential micronutrient. *J Int Med Sci Acad.*, v. 27, p. 226-228, 2014.

Lee, G.Y.; Han, S.N. The role of vitamin E in immunity. *Nutrients*, v. 10, p.1-18, 2018.

Lichtensteina, A.; Ferreira-Júnior, M.; Sales, M.M.; Aguiar, F.B.; Fonseca, L.A.M.; Sumita, N.M. et al. Vitamina D: ações extraósseas e uso racional. *Rev Assoc Med Bras.*, v. 9, p. 495-506, 2013.

Liu, A.S.; Weissmann, A.; Armstrong, E.J.; Tashjian Jr., A.H. Farmacologia da homeostasia do mineral ósseo. In: Golan, D.E.; Tashjian Jr., A.H., Armstrong, E.J.; Armstrong, A.W. (Eds.). *Princípios de farmacologia*: a base fisiopatológica da farmacoterapia. Rio de Janeiro: Guanabara Koogan; 2009. p. 510-526.

Lotan, R. Retinoids in cancer chemoprevention. *FASEB J.*, v. 10, p. 1031-1039, 1996.

Machlin, L.J. (Ed.). *Handbook of vitamins*. New York: Marcel Dekker; 1991. 595 p.

Masakado, M.; Umeda, F.; Yamauchi, T.; Ono, Y.; Kunisaki, M.; Nawata, H. Vitamin E restores the glucose-induced impairment of vascular endothelial cell replication. *J Clin Biochem Nutr.*, v. 19, p. 1-7, 1995.

McLellan, G.J.; Cappello, R.; Mayhew, I.G.; Elks, R.; Lybaert, P.; Watte, C.; Bedford, P.G. Clinical and pathological observations in English Cocker Spaniels with primary metabolic vitamin E deficiency and retinal pigment epithelial dystrophy. *Vet Rec.*, v. 153, p. 287-292, 2003.

Mendonça Jr., A.F.; Braga, A.P.; Rodrigues, A.P.M.S.; Sales, L.E.M. Vitaminas: uma abordagem prática de uso na alimentação de ruminantes. *ACSA - Agropec Cient Semi-Árido.*, v. 6, p. 1-16, 2010.

Mitsioulis, A.; Bansemer, P.C.; Koh, T.S. Relationship between vitamin B_{12} and cobalt concentrations in bovine liver. *Austr Vet J.*, v. 72, p. 70, 1995.

Moskowitz, A.; Donnino, M.W. Thiamine (vitamin B1) in septic shock: a targeted therapy. *J Thorac Dis.*, v.12, Suppl, p.78-83, 2020.

National Research Council. *Vitamin tolerance of animals*. Washington DC: National Academy Press; 1987. 96 p.

Nelson, C.D.; Reinhardt, T.A.; Lippolis, J.D.; Sacco, R.E.; Nonnecke, B.J. Vitamin D signaling in the bovine immune system: a model for understanding human vitamin D requirements. *Nutrients*, v. 4, p. 181-196, 2012.

Nogueira, S.P.; Brunetto, M.A.; Jeremias, J.T.; Gomes, M.O.S.; Teshima, E.; Carciofi, A.C. Dermatose responsiva à biotina em cão. *Ciênc Rural.*, v. 40, p. 682-685, 2010.

Peixoto, P.V.; Klem, M.A.P.; França, T.N.; Nogueira, V.A. Hipervitaminose D em animais. *Pesq Vet Bras.*, v. 32, p. 573-594, 2012.

Pesillo, S.A.; Freeman, L.M.; Rush, J.E. Assessment of lipid peroxidation and serum vitamin E concentration in dogs with immune-mediated hemolytic anemia. *Am J Vet Res.*, v. 65, p. 1621-1624, 2004.

Roeder, R.A. Beyond deficiency: new views of vitamins in ruminant nutrition and health: an overview. *J Nutr.*, v. 125, p. 1790S-1791S, 1995.

Ross, A.C.; Stephensen, C.B. Vitamin A and retinoids in antiviral responses. *FASEB J.*, v. 10, p. 979-985, 1996.

Sarni, R.O.S.; Souza, F.I.S.; Cocco, R.R.; Mallozi, M.C.; Solé, D. Micronutrientes e sistema imunológico. *Rev Bras Alerg Imunopatol.*, v. 33, p. 8-13, 2010.

Schelling, G.T.; Roeder, R.A.; Garber, M.J.; Pumfrey, W.M. Bioavailability and interaction of vitamin A and vitamin E in ruminants. *J Nutr.*, v. 125, p. 1799S-1803S, 1995.

Schwartz, J.L. The dual roles of nutrients as antioxidants and prooxidants: their effects on tumor cell growth. *J Nutr.*, v. 126 (suppl. 4), p. 1221S-1227S, 1996.

Seimiya, Y.; Okada, K.; Ohshima, K.; Murakami, R.; Hunayama, Y.; Haritani, M.; Hamaoka, T. Leukomyelopathy in ataxic calves. *J Vet Med Sci.*, v. 57, p. 177-181, 1995.

Shearer, M.J. Vitamin K. *Lancet*, v. 345, p. 229-234, 1995.

Shojadoost, B.; Yitbarek, A.; Alizadeh, M.; Kulkarni, R.R.; Astill, J.; Boodhoo, N.; Sharif, S. Centennial Review: Effects of vitamins A, D, E, and C on the chicken immune system. *Poult Sci.*, v. 100, p. 1-17, 2021.

Skoumalova, A.; Rofina, J.; Schwippelova, Z.; Gruys, E.; Wilhelm, J. The role of free radicals in canine counterpart of senile dementia of the Alzheimer type. *Exp Gerontol.*, v. 38, p. 711-719, 2003.

Sobestiansky, J.; Barcellos, D. *Doenças dos suínos*. Goiânia: Cânone Editorial; 2007. 770 p.

Socha, D.S.; De Souza, S.I.; Flagg, A.; Sekeres, M.; Rogers, H.J. Severe megaloblastic anemia: Vitamin deficiency and other causes. *Cleve Clin J Med.*, v. 87, p. 153-164, 2000.

Tomlinson, D.J.; Mülling, C.H.; Fakler, T.M. Invited review - formation of keratins in the bovine claw: roles of hormones, minerals, and vitamins in functional claw integrity. *J Dairy Sci.*, v. 87, p. 797-809, 2004.

Ueland, P.M.; McCann, A.; Midttun, Ø.; Ulvik, A. Inflammation, vitamin B6 and related pathways. *Mol Aspects Med.*, v. 53, p. 10-27, 2017.

Uhl, E.W. The pathology of vitamin D deficiency in domesticated animals: an evolutionary and comparative overview. *Int J Paleopathol.*, v. 23, p.100-109, 2018.

Vinson, J.A.; Howard III, T.B. Inhibition of protein glycation and advanced glycation end products by ascorbic acid and other vitamins and nutrients. *J Nutr Biochem.*, v. 7, p. 659-663, 1996.

Yang, F.L.; Li, X.S. Role of antioxidant vitamins and trace elements in mastitis in dairy cows. *J Adv Vet Anim Res.*, v. 2, p. 1-9, 2015.

Wiedermann, U.; Tarkowski, A.; Bremell, T.; Hanson, L.A.; Kahu, H.; Dahlgren, U.I. Vitamin A deficiency predisposes to *Staphylococcus aureus* infection. *Infect Immunit.*, v. 64, p. 209-214, 1996.

Wondrak, G.T.; Jacobson, E.L. Vitamin B6: beyond coenzyme functions. *Subcell Biochem.*, v. 56, p. 291-300, 2012.

Wooden, G.R. Vitamin and trace mineral supplements: evaluating adequacy or excesses. Equine Pract., v. 12, p. 15-22, 1990.

59 Nutracêuticos

Marcio Antonio Brunetto • Fabio Alves Teixeira • Brana Sanctos Alô Bonder • Caio Nogueira Duarte

- Introdução, 877
- Classes de nutracêuticos, 877
- Bibliografia, 886

INTRODUÇÃO

A ideia de que "deixe o alimento ser sua medicina e a medicina ser seu alimento" foi proposta por Hipócrates (460 a 377 a.C.), embora o termo **nutracêutico** tenha sido inicialmente mencionado apenas no final do século XX para descrever essa relação entre nutrição e farmacologia.

O termo nutracêutico origina da combinação dos termos nutriente/nutricional e farmacêutico. O nutracêutico não se refere a um medicamento em si, mas a palavra foi originalmente criada para tratar daquelas substâncias que podem ser administradas por via oral, da mesma forma que os alimentos, para promover boa saúde e que não são medicamentos.

O termo nutracêutico se refere, mais especificamente, ao nutriente ou composto bioativo, não medicamentoso, que é produzido ou extraído para ser concentrado em uma matriz não alimentar, em quantidades superiores àquelas usualmente ingeridas nos alimentos, e que tem a característica, quando administrado por via oral, de prevenir ou auxiliar no tratamento de alguma condição clínica, com o objetivo de melhorar a saúde e o bem-estar animal.

Já os **alimentos funcionais** são aqueles que melhoram ou afetam a função corporal, além do seu valor nutricional normal. A Agência Nacional de Vigilância Sanitária (ANVISA) define "alimentos funcionais e novos alimentos" como:

> "Alimentos semelhantes em aparência ao alimento convencional, consumido como parte da dieta usual, capaz de produzir efeitos metabólicos ou fisiológicos demonstráveis, úteis na manutenção de uma boa saúde física e mental, podendo auxiliar na redução do risco de doenças crônicas não transmissíveis, além de suas funções nutricionais básicas".

Os avanços na área da nutrologia veterinária fazem que os termos nutracêuticos e alimentos funcionais sejam cada vez mais discutidos e incorporados na rotina clínica, a ponto de instituições terem sido criadas com intuito de zelar pela qualidade, segurança e efetividade em longo prazo dos nutracêuticos veterinários. Assim, em 1996, foi criado o North American Veterinary Nutraceutical Council, seguido pelos canadenses que criaram o Nutraceuticals Alliance e os americanos criaram, ainda, o National Animal Supplement Council.

No presente capítulo foi dada ênfase aos nutracêuticos empregados em diversas situações da prática clínica veterinária com efeitos bastante promissores. Contudo, a decisão do médico-veterinário em prescrever a suplementação deve sempre basear-se nas evidências científicas, em estudos muito bem controlados, em relação aos efeitos benéficos e seguros desse composto. Deve-se atentar a isso, visto que há relatos ainda baseados apenas na percepção dos proprietários em relação à melhora do seu animal, sem comprovação da efetividade do nutracêutico. Assim, é importante conhecer as evidências dos possíveis benefícios do acréscimo dessas substâncias na dieta dos animais, para quando necessário, prescrevê-los corretamente e de modo consciente.

CLASSES DE NUTRACÊUTICOS

São apresentados, a seguir, os nutracêuticos de maior interesse em Medicina Veterinária.

Ácidos graxos poli-insaturados ômega 3

Os ácidos graxos são ácidos carboxílicos, cuja composição varia de dois átomos de carbono (ácido acético) a 24 átomos de carbono (ácido lignocérico). São classificados, de acordo com a saturação das ligações entre os carbonos, em saturados (todas as ligações entre carbonos são ligações simples), monoinsaturados (uma dupla ligação) e poli-insaturados (mais de uma dupla ligação). A localização da primeira dupla ligação, a partir do final da molécula (grupo metil ou ômega - ω) define a série, ou família, à qual pertence. De importância em Medicina Veterinária, tem-se os ácidos graxos poli-insaturados (AGP) ômega 6 e ômega 3.

Os AGPs ômega 6 e ômega 3 são considerados ácidos graxos essenciais, pois são necessários na dieta e não podem ser sintetizados por mamíferos. A ingestão de um não exclui a necessidade do outro, porque ômega 6 não pode ser convertido em ômega 3 e vice-versa (isto é, o ácido γ-linolênico não pode ser convertido em ácido linoleico). As dietas típicas para gatos, cães e seres humanos são compostas principalmente de AGPs ômega 6. No entanto, a modificação dietética ou a suplementação com AGPs ômega 3 pode aumentar significativamente as concentrações de ômega 3 no sangue e nos tecidos. Como os ômegas 3 e os ômegas 6 competem entre si pelas enzimas necessárias para seu metabolismo, quanto mais ômega 3 na dieta, maior quantidade será utilizada e incorporada nas membranas celulares.

Os principais AGPs da família ômega 3 são os ácidos α-linolênico (ALA), eicosapentaenoico (EPA) e docosa-hexaenoico (DHA), sendo o EPA e o DHA os principais AGPs ômega 3 que apresentam efeitos terapêuticos em cães, em gatos e em seres humanos. O ALA é precursor do EPA e DHA. As enzimas Δ-6-desaturase, elongase e Δ-5-desaturase são responsáveis pela conversão do ALA em EPA e a elongase e Δ-4-desaturase pela conversão do EPA em DHA. Os cães e os seres humanos podem converter o ALA em DHA, mas a taxa de conversão é baixa (<10%). Nos gatos, devido à pequena quantidade da enzima hepática Δ-6-desaturase, não ocorre a conversão de ácidos graxos das famílias ômega 3 e 6 em grau significativo; dessa forma, o ácido linoleico e araquidônico são considerados ácidos graxos essenciais para os gatos em comparação com a maioria das espécies animais que apenas apresentam necessidade dietética de ácido linoleico. Portanto, a ingestão de EPA e DHA é necessária tanto para cães quanto para gatos, para se atingir concentrações adequadas de AGPs ômega 3.

O mecanismo de ação exato dos AGPs não é totalmente conhecido. Esses possuem diversas funções nas células, sendo as principais a atuação como fonte de energia, como componentes estruturais da membrana celular e como precursores dos eicosanoides. Na membrana celular participam como parte integral de sua estrutura lipoproteica. Os AGPs são incorporados à estrutura dos fosfolípides e, assim, possuem papel essencial para que a membrana celular mantenha fluidez e permeabilidade adequadas. Têm papel na secreção e regulação dos hormônios hipotalâmicos e da pituitária, e são compostos-chave nos processos inflamatórios e imunes.

Um dos principais efeitos benéficos dos AGPs ômega 3 é o fato de que os eicosanoides derivados de seu metabolismo são menos inflamatórios. Os eicosanoides derivados do ácido araquidônico são das séries 2 e 4 (por exemplo, prostaglandina E2, leucotrieno B4), enquanto os eicosanoides derivados do EPA são das séries 3 e 5 (por exemplo, prostaglandina E3, leucotrieno B5). Além da produção de eicosanoides menos inflamatórios, os AGP ômega 3 também reduzem a produção dos mediadores inflamatórios que podem estar elevados em doenças crônicas, por exemplo, na insuficiência cardíaca, como o fator de necrose tumoral-α (TNF-α), a interleucina-1β (IL-1β), a interleucina-6 (IL-6), o fator de transcrição kB (NF-kB), e as espécies reativas do oxigênio. Nesse contexto, verificou-se que cães com diagnóstico de linfoma multicêntrico apresentaram redução nas concentrações circulantes de fator de necrose tumoral-α (TNF-α) após a suplementação de EPA e DHA.

A maioria dos benefícios da suplementação dos AGPs ômega 3 ocorre somente após alcançar o pico de concentração no plasma e nos tecidos. As concentrações plasmáticas aumentam significativamente após uma semana do início da suplementação, mas são necessárias de 4 a 6 semanas para atingir o pico da sua concentração no plasma. A dose ideal de ácidos graxos ômega 3 ainda não é conhecida para o ser humano ou para cães e gatos e varia de acordo com a doença em questão.

A suplementação de EPA e DHA em cães e gatos é realizada por meio da administração de óleo de peixe, normalmente disponível sob a forma de cápsulas ou líquido. Existem no comércio várias marcas de óleo de peixe com diferentes concentrações de EPA e DHA. Uma formulação comumente encontrada é a de cápsulas de 1 g de óleo de peixe que contêm aproximadamente 180 mg de EPA e 120 mg de DHA, mas é importante observar que, além dessa, há diversas outras concentrações de EPA+DHA nos produtos comerciais à base de óleo de peixe, além de outras fontes como derivados de algas.

Embora seja comum a administração do óleo de fígado de bacalhau para o fornecimento dos ácidos graxos ômega 3, este apresenta menor concentração de EPA e DHA. Deve-se considerar, ainda, que o óleo de fígado de bacalhau é rico em vitaminas A e D (1 g contém 1.000 UI de vitamina A e 100 UI de vitamina D); dessa forma, o uso do óleo de fígado de bacalhau para atender as doses recomendadas de EPA e DHA pode causar hipervitaminose A e D.

Outro produto empregado para o fornecimento de ômega 3 é o óleo de linhaça, no entanto, seus ácidos graxos estão na forma de ALA. Como mencionado anteriormente, a conversão do ALA em EPA e DHA é ineficiente em cães e em seres humanos, e é praticamente inexistente em gatos. Portanto, o uso do óleo de linhaça só é válido se o objetivo for a suplementação de ALA e não de EPA e DHA.

A seguir, são apresentados os efeitos dos AGPs em alguns sistemas orgânicos e em algumas enfermidades, bem como seus efeitos adversos.

Efeitos dos AGPs ômega 3 no sistema cardiovascular

A insuficiência cardíaca é conhecida atualmente por ser uma doença inflamatória associada à produção elevada de eicosanoides e outros mediadores inflamatórios. Os cães com insuficiência cardíaca apresentam deficiência plasmática relativa de EPA e DHA em comparação com animais saudáveis. Um estudo em cães com insuficiência cardíaca secundária à cardiomiopatia dilatada demonstrou que após oito semanas de suplementação com óleo de peixe (25 mg/kg de EPA e 18 mg/kg de DHA), esses animais apresentaram normalização da deficiência plasmática de AGP ômega 3, redução significante nas concentrações plasmáticas de IL-1 e prostaglandina E2, bem como redução da perda de massa muscular, em comparação com o grupo placebo. A suplementação de óleo de peixe por via oral em cães promoveu aumento nas concentrações plasmáticas de EPA, DHA e de outros AGPs da família ômega 3 e diminuição do ácido araquidônico, AGPs da família ômega 6 e da relação ômega 6:ômega 3.

Em um estudo realizado com cães da raça Boxer acometidos por cardiomiopatia arritmogênica do ventrículo direito (CAVD), suplementados com óleo de peixe, óleo de linhaça ou óleo de girassol (grupo controle) mostrou que apenas animais do grupo que recebeu óleo de peixe apresentaram redução significativa do número de complexos ventriculares prematuros. Um dos critérios de avaliação do efeito de agentes antiarrítmicos é a sua capacidade de reduzir em mais de 85% a frequência de uma arritmia. Os cães que receberam óleo de linhaça e seis dos oito cães do grupo controle apresentaram redução no número de complexos ventriculares prematuros (VPCs); entretanto, apenas um cão dos dois grupos apresentou mais de 85% de redução no número de VPCs após as seis semanas de suplementação. Esse estudo permitiu verificar que a administração de óleo de peixe, na dose diária de 780 mg/dia de EPA e 497 mg/dia de DHA, diminuiu as arritmias ventriculares em cães da raça Boxer com CAVD, enquanto a suplementação de ALA (óleo de linhaça) não resultou em mudança significativa no número de VPCs.

A maioria dos estudos em seres humanos tem avaliado o efeito dos ômegas 3 nas arritmias ventriculares, mas publicações recentes também têm demonstrado benefícios do emprego dos AGP ômega 3 na redução das fibrilações atriais. Dois estudos epidemiológicos apontaram que a alta ingestão de peixe ou altas concentrações circulantes de ácidos graxos ômega 3 foram associadas a menor frequência de fibrilação atrial. Ainda, um estudo randomizado, em seres humanos, com grupo controle, suplementado com AGP ômega 3 após cirurgia de revascularização do miocárdio em 160 indivíduos, demonstrou redução significativa de fibrilação atrial pós-operatória. Apesar dos resultados positivos, os efeitos dos ômegas 3 nas arritmias parecem ser discretos; portanto, esses ácidos graxos devem ser vistos apenas como coadjuvantes ao tratamento para cães com arritmias significativas.

Os ácidos graxos ômega 3 reduzem a agregação plaquetária como resultado da produção do tromboxano A3 e B5. Esse efeito poderia ser particularmente útil em gatos com doença cardíaca com risco de formação de trombos; entretanto, não existe nenhum estudo clínico que demonstre esse efeito em cães e gatos. A maioria dos trabalhos experimentais realizados com cães e gatos saudáveis não mostrou efeito do EPA e DHA na redução da agregação plaquetária. Apenas um estudo experimental realizado com gatos revelou resultados pouco expressivos, como menor pico de agregação plaquetária e maior tempo de sangramento, naqueles animais do grupo que recebeu dieta suplementada com ácidos graxos ômega 3. Dessa forma, são necessários mais estudos clínicos para a avaliação do efeito antiplaquetário do EPA e DHA em gatos com cardiomiopatia e predisposição à formação de trombos.

Os AGPs ômega 3 podem ter benefícios em estágios iniciais das doenças cardíacas (por exemplo, cardiomiopatia dilatada, doença valvar crônica, cardiomiopatia hipertrófica), devido aos seus inúmeros efeitos positivos no sistema cardiovascular, mas há necessidade de mais estudos para melhor avaliar seu uso nessas doenças. A dose recomendada atualmente para cães e gatos com doença cardíaca é de 40 mg/kg de EPA e 25 mg/kg de DHA por dia. No entanto, deve-se considerar que as dietas comerciais geralmente não atingem a concentração recomendada de EPA e DHA. Para atender a essa dose, o alimento precisaria conter entre 80 e 150 mg/100 kcal de EPA + DHA, dependendo do tamanho do animal e da quantidade de alimento ingerido. Se a dieta comercial não atende aos teores recomendados de EPA e DHA, recomenda-se a suplementação de óleo de peixe.

Efeito dos AGPs ômega 3 na doença renal crônica

Estudos realizados em animais com doença renal crônica demonstraram efeito renoprotetor dos AGPs ômega 3. A suplementação de EPA e DHA promoveu diminuição da pressão glomerular, redução da excreção renal dos eicosanoides da série 2, diminuição das lesões glomerulares, auxiliou no controle da proteinúria, retardou a progressão da doença e aumentou a sobrevida de cães com doença renal crônica. Cães que foram parcialmente nefrectomizados e suplementados com óleo de peixe apresentaram lesões glomerulares menos graves e menor prevalência de glomeruloesclerose do que aqueles animais do grupo controle. A dose recomendada para atingir os efeitos benéficos dos AGPs ômega 3 em pacientes com doença glomerular é mais elevada do que cães e gatos com doença cardíaca. Assim, para esses animais apresentando doença glomerular recomenda-se a dose de 250 a 500 mg de EPA + DHA/kg/dia.

Efeito dos AGPs ômega 3 nas doenças articulares

Existem evidências consistentes de que o uso de AGPs ômega 3 auxilia no controle da dor e na melhora da claudicação em cães com osteoartrite. Uma revisão sistemática recente avaliou a eficácia do uso de nutracêuticos na osteoartrite de cães e gatos. Nesse estudo, foram analisados 16 artigos relacionados, concluindo-se que a suplementação de AGPs ômega 3 promove menor dor e claudicação em cães com osteoartrite; porém, esse resultado não pode ser aplicado também a felinos, devido ao fato de haver apenas um estudo clínico com essa espécie, sendo, portanto, necessário mais estudos para melhor avaliar os possíveis efeitos benéficos dos AGPs nas doenças articulares dos gatos.

A dose recomendada para cães com osteoartrite é de 230 mg de EPA + DHA/kg de peso metabólico [(peso corporal)^{0,75} para cães e (peso corporal)^{0,67} para gatos].

Efeito dos AGPs ômega 3 nas dermatopatias

Os AGPs ômega 3 são amplamente utilizados no tratamento das alergopatias, como a dermatite alérgica a picada de pulga, hipersensibilidade alimentar e atopia. Verifica-se clinicamente que esses compostos atuam no controle do prurido e da alopecia e auxiliam na melhora da qualidade do pelame. A dose proposta varia de 40 a 85 mg de EPA/kg e 25 a 55 mg de DHA/kg por dia.

Outros usos clínicos dos AGPs ômega 3

O EPA e DHA são empregados no tratamento da hiperlipidemia em cães, tanto para controle da hipertrigliceridemia como da hipercolesterolemia. Em trabalhos recentes que envolveram os autores, foi possível observar controle da hiperlipidemia dos Schnauzers e da hipercolesterolemia de cães diabéticos, com a suplementação de óleo de peixe associado ou não às dietas com baixa quantidade de gordura. A dose recomendada é semelhante àquela utilizada para cães cardiopatas, porém há na literatura recomendações de doses mais altas, chegando a 200 mg de EPA + DHA/kg de peso corporal quando a dose inicial não surte efeito satisfatório.

A suplementação de EPA e DHA por meio do óleo de peixe também pode ser indicada em cães com neoplasias para modular a produção de citocinas inflamatórias e auxiliar no tratamento da caquexia. Cães com linfoma suplementados com óleo de peixe apresentaram aumento na sobrevida.

Existem especulações de que o uso de EPA e DHA pode ser benéfico no controle da inflamação da doença intestinal inflamatória, entretanto, não há nenhum estudo clínico que comprove esse fato; portanto, o uso do óleo de peixe nessa doença é empírico e a dose recomendada é a mesma utilizada para cães com atopia.

Especificamente quanto ao uso do DHA, estudos mostram que sua suplementação dietética, sob a forma de óleo de peixe ou derivados de algas, pode melhorar a cognição de cães idosos e filhotes. A dose ainda é incerta, mas inclusões em torno 0,01 até 0,5% de EPA + DHA na matéria seca dos alimentos testados ou aproximadamente 25 mg de DHA/kg de peso corporal, apresentaram melhoria nas variáveis relacionadas à cognição de animais idosos e filhotes.

Efeitos adversos dos AGPs ômega 3

Em Medicina Veterinária, há poucas informações sobre efeitos adversos graves comprovadamente causados pela suplementação com ômega-3, mas há achados na literatura de diarreia, diminuição da agregação plaquetária, aumento da peroxidação lipídica e formação de radicais livres, bem como intoxicação por metais pesados. Tais efeitos são pontuais, dependem da procedência do suplemento e das doses utilizadas, sendo que efeitos na coagulação são observados apenas com o uso de doses muito elevadas.

Em revisão sobre uso terapêutico do óleo de peixe e potenciais efeitos adversos, os pesquisadores citam intervalo de doses que chegam ao máximo de 220 mg da soma de EPA + DHA por quilograma de peso corporal, enquanto a publicação do *National Research Council* (NRC), sobre necessidade nutricionais para cães e gatos, indica limite superior seguro das combinação de EPA + DHA como 2.800 mg/1.000 kcal de dieta, equivalente a 370 mg por quilograma de peso metabólico (peso corporal^{0,75}) de cães, sem informações para gatos.

Probióticos e prebióticos

No *Capítulo 54* são apresentados em detalhes as características e modo de ação dos prebióticos e probióticos, bem como seus usos nas diferentes espécies animais. Deve ser salientado que as pesquisas sobre o uso de probióticos e prebióticos são mais numerosas em animais de produção do que em cães e gatos. Neste capítulo são abordados os usos desses agentes em cães e gatos.

Em particular, em uma meta-análise realizada sobre os efeitos dos prebióticos em cães verificou-se que os prebióticos não interferem na ingestão de nutrientes, bem como na digestibilidade aparente, com exceção da proteína bruta, que apresentou tendência a redução quadrática na digestibilidade; já com relação aos produtos da fermentação intestinal (ácidos acético, propiônico e butírico) verificou-se aumento quadrático, comportamento similar a *Bifidobacterium* spp., e aumento linear a *Lactobacillus* spp. Foi relatado ainda que a inclusão de 1,40% de prebióticos parece ser efetiva em modular a concentração fecal de *Bifidobacterium* spp., *Lactobacillus* spp. e produtos da fermentação intestinal. É importante salientar que nesse estudo utilizou-se de trabalhos com diferentes fontes prebióticas [fruto-oligossacarídios (FOS), inulina, isomalto-oligossacarídios (IMO), parede celular de levedura (PCL), xilo-oligossacarídios (XOS), mananoligossacarídeos (MOS) e arabinogalactana], e é sabido que as inclusões mínimas para efetividade difere entre as fontes; além disso, são necessárias mais pesquisas com os aditivos para que avaliações por meio de meta-análise sejam realizadas com as fontes em separado.

Em relação ao tempo de uso, não há padronização quanto à duração do fornecimento dos prebióticos nos estudos, porém, recentemente, o grupo de pesquisa dos autores mostrou que o fornecimento de prebióticos por 60 dias traz ainda mais resultados da modulação do microambiente intestinal, do que por apenas 30 dias.

Quanto aos probióticos para cães e gatos, há importantes evidências do benefício do uso desses produtos, porém há pouca informação quanto aos tipos de cepas e quantidade que devem ser administradas em cada situação clínica. Estudo recente dos autores deste capítulo mostrou que, dos produtos atuais disponíveis no Brasil, a maioria não contém a quantidade global de unidades formadoras de colônia que resultou em melhoria dos quadros de gastroenterites nas pesquisas científicas, o que sugere que o uso dos probióticos deve ser feito com cautela e adequada seleção dos produtos disponíveis.

Terapia antimicrobiana e probióticos

Em muitos países da Europa, os probióticos são considerados como medicamentos, e são prescritos em associação com os antimicrobianos com objetivo de reduzir a diarreia associada à terapia antimicrobiana. Os efeitos dessa associação têm sido bastante estudados em seres humanos. Alguns estudos vêm mostrando que a utilização de probiótico como terapia adjuvante parece reduzir a diarreia nos pacientes. Outras pesquisas, por sua vez, citam que, dependendo do antimicrobiano utilizado, as cepas probióticas podem ou não apresentar efeito.

Em Medicina Veterinária há carência de estudos que avaliem os efeitos do uso associado de antimicrobianos e probióticos em cães e gatos, uma vez que a nutrição e a modulação da microbiota intestinal apresentam papel de grande importância em indivíduos saudáveis e enfermos. Da mesma forma que ocorre em seres humanos, os autores vêm enfatizando que mais pesquisas são necessárias, com foco principalmente nas doses a serem administradas em pacientes de diferentes idades e enfermidades, bem como com definição dos antimicrobianos e das cepas probióticas.

Obesidade, microbiota intestinal e aditivos para modulação da microbiota intestinal

Pesquisas recentes têm demonstrado relação direta entre a obesidade, resistência insulínica e a microbiota intestinal. Observou-se, por exemplo, que indivíduos obesos apresentam microbiota fecal diferenciada em comparação a indivíduos saudáveis; entretanto, sua relação com a obesidade não está completamente elucidada. Grande parte dos trabalhos que avaliam a relação existente entre microbiota fecal e obesidade foram feitos em ratos. Em cães, um trabalho apontou que tanto gênero *Roseburia* spp. como o filo *Actinobacterias* estavam elevados nos animais obesos em comparação aos animais em escore de condição corporal ideal.

Tanto os gêneros bacterianos presentes em probióticos como o hospedeiro são determinantes para o desenvolvimento ou não da obesidade, sendo possível que probióticos e/ou suplementação com prebiótico atuem a favor da obesidade como também como fator antiobesidade. Dentre os gêneros bacterianos, sugere-se que *Firmicutes*, *Enterobacteriaceae*, *Staphylococcus aureus*, *Faecalibacterium prausnitzii*, *Lactobacillus reuteri*, *Lactobacillus acidophilus*, *Lactobacillus fermentum* e *Lactobacillus ingluviei* estão associados à obesidade, enquanto *Bacteroidetes*, *Bacteroides*, *Lactobacillus plantarum*, *Lactobacillus animalis*, *Lactobacillus gasseri*, *Bifidobacterium animalis*, *Akkermansia muciniphila* e *Methanobrevibacter* podem estar presentes em maior proporção em indivíduos magros.

Foi observado também que, dentro do gênero de *Lactobacillus*, as espécies *L. ingluviei*, *L. acidophilus* e *L. fermentum* apresentam potencial para estimular o ganho de peso em animais, estando as duas últimas associadas ao aumento da eficiência energética; em contrapartida as espécies *L. gasseri* e *L. plantarum* estiveram associadas a um efeito antiobesidade, com perda de peso.

Os probióticos e prebióticos estão associados à ampla gama de possibilidades preventivas e terapêuticas, entretanto, a prescrição de qualquer probiótico não assegura que serão alcançados os efeitos favoráveis em todos os aspectos relacionados à melhora da saúde. Portanto, é necessário que a ampla definição atual de probióticos deva ser mais detalhada, no sentido de que se proceda à escolha do probiótico mais adequado para cada situação clínica, como prevenção ou tratamento, sendo esse o caminho pelo qual as linhas de pesquisa com microbiota intestinal de cães e gatos deva seguir nos próximos anos.

Como exemplo de nutracêutico indicado a animais obesos, em estudo recente, foi observado que o uso do prebiótico β-glucano 1,3/1,6, na inclusão de 0,1% da matéria seca do alimento (dose aproximada de 10 mg/kg de peso corporal) para cães obesos, resultou em melhoria das concentrações sanguíneas de glicose, triglicérides, colesterol e marcadores inflamatórios.

Arginina

A arginina é um aminoácido básico, considerado como essencial na dieta de cães e gatos em todas as faixas etárias. Uma das principais funções da arginina no organismo está relacionada à participação no ciclo da ureia e consequente detoxificação do acúmulo de amônia gerada pelo metabolismo proteico. O uso da arginina como nutracêutico é justificado pelo seu papel como estimulador da resposta imune, atuando na redução do catabolismo muscular e na terapia oncológica. Em relação à resposta imune e catabolismo, alguns estudos em seres humanos demonstraram que indivíduos hospitalizados que necessitaram de importante suporte imunológico, como pacientes que sofreram queimaduras, apresentaram melhoras em parâmetros imunológicos quando sua dieta foi suplementada com arginina. Em Medicina Veterinária, em um estudo que avaliou a suplementação com arginina na dieta de cães com foco na imunidade, revelou-se que a arginina, associada à suplementação de ácidos graxos poli-insaturados ômega 3, em cães com linfoma, resultou em melhora das manifestações clínicas, qualidade de vida e tempo de sobrevida. Entretanto, devido à ausência de mais estudos, a padronização de uma dose além do que é recomendado para suprir a necessidade nutricional em si não está estabelecida.

Glicosamina e condroitina

A glicosamina é um aminomonossacarídio componente de quase todos os tecidos, incluindo a cartilagem. É a principal molécula precursora dos glicosaminoglicanos, que são os formadores da matriz dos tecidos conectivos. A glicosamina pode estar disponível na forma de sais de sulfato, hidrocloreto, N-acetil e cloridrato. Há três fontes disponíveis no comércio: casca de caranguejo, casca de camarão e a glicosamina sintética (sulfatada).

A condroitina é um glicosaminoglicano composto por subunidades repetidas de ácido glicurônico e sulfato de N-acetilgalactosamina. A condroitina pode ser derivada da cartilagem bovina, suína, aves, algas e mexilhões.

Foi avaliada a absorção de glicosamina e condroitina administrada por via oral em seres humanos, cães, ratos, cavalos e gatos. Em cães, após a administração oral de dose única de glicosamina radiomarcada, houve rápida e quase completa absorção através do trato gastrintestinal. Quanto à condroitina, foi observado em estudo de farmacocinética que mais de 70% do sulfato de condroitina radiomarcada são absorvidos por cães e por ratos, quando administrado por via oral. Para equinos, a avaliação tanto da absorção como da biodisponibilidade da condroitina e glicosamina mostrou que ambas são absorvidas e se tornam biodisponíveis. Em gatos, foi observado aumento da concentração plasmática de glicosaminoglicanos em animais que receberam suplementação com N-acetil-glicosamina, o que sugere absorção pelo trato gastrintestinal também nessa espécie.

É importante ressaltar que há diferentes formas de glicosamina e condroitina. Essa variação se dá tanto pela fonte como pelo peso molecular das substâncias e parece que as de menor peso molecular apresentam maior taxa de absorção.

Muitas preparações de uso veterinário utilizam a condroitina e glicosamina como a principal indicação de efeitos condroprotetores. Acredita-se que a condroitina possa estimular a síntese de cartilagem, atuar na inibição de interleucinas e das metaloproteases e evitar a formação de trombos, placas e fibrinas nos vasos sanguíneos sinoviais, ou seja, prevenir danos na cartilagem.

Quanto à glicosamina, acredita-se que, apesar dos condrócitos conseguirem sintetizar essa substância a partir da glicose e da glutamina, ela é um fator limitante na síntese dos glicosaminoglicanos, proteoglicanos e hialuronato da cartilagem articular; portanto, o aporte exógeno de glicosamina, via dieta, é interessante em situações em que há maior necessidade dessa substância, como na osteoartrite. A glicosamina ainda agiria no condrócito ao estimular a síntese de proteoglicanos e inibir a síntese de metaloproteases, além de reduzir a formação de radicais superóxido pelos macrófagos e inibir enzimas lisossomais. Esses efeitos promovidos pela glicosamina causariam diminuição dos sinais clínicos da inflamação e da velocidade de progressão do processo inflamatório e degenerativo articular.

Em relação ao emprego de condroitina e glicosamina em cães com osteoartrite naturalmente adquirida, os achados da literatura ainda são inconclusivos; há estudo que indica efeito benéfico da condroitina e glicosamina após 70 dias de suplementação e outro que não detectou melhora com o uso por 60 dias. Nesses estudos, a dose recomendada de hidrocloreto de glicosamina é de 25 a 50 mg/kg e a de sulfato de condroitina é 15 a 40 mg/kg.

Há diversos suplementos de glicosamina e condroitina no mercado de produtos veterinários. Essas preparações diferem quanto a composição, fonte e pureza da glicosamina e condroitina. Esses produtos veterinários ainda contêm quantidades variáveis de manganês, ácidos graxos ômega 3, antioxidantes, minerais e outros compostos, que, em sua maioria, não possuem estudos isolados ou combinados constatando os efeitos condroprotetores.

Para gatos, há diversos suplementos orais de condroitina e glicosamina com indicação condroprotetora para essa espécie, apesar da ausência de estudos científicos que atestem sua eficácia nessa espécie. Um possível benefício da suplementação de glicosamina na alimentação de felinos seria a sua incorporação junto à parede da vesícula urinária, diminuindo o processo inflamatório e a hematúria observada em animais com cistite intersticial. No entanto, também há carência de estudos que embasem esse efeito.

Glutamina

Esse é o aminoácido mais abundante no plasma de mamíferos e, apesar do organismo ser capaz de sintetizá-lo, é considerado um aminoácido condicionalmente essencial, pois em situações de estresse catabólico a taxa de consumo de glutamina excede a sua produção. Nesses casos, a depleção desse aminoácido pode contribuir para o pior prognóstico do paciente.

A glutamina exerce quatro funções gerais:

- *Transporte de nitrogênio:* um terço de todo o nitrogênio derivado do metabolismo de proteínas é transportado na forma de glutamina e a maior parte do nitrogênio fornecido pelo músculo esquelético no período pós-prandial é exportado sob a mesma forma. Na mitocôndria, a amônia é entregue pela glutamina através da hidrólise da glutamina a glutamato pela enzima glutaminase. Esse transporte de nitrogênio é importante para a excreção de resíduos nitrogenados e para a manutenção do equilíbrio ácido-básico.
- *Controle redox:* evidências sugerem que a glutamina possui papel central na regulação da síntese de glutationa. A glutationa é um tripeptídio composto por glutamato, cisteína e glicina. A glutamina fornece um dos constituintes da glutationa, o que contribui indiretamente para a síntese desta. A glutationa representa parte significativa da proteção aos danos celulares oxidativos e, a disponibilidade da glutamina pode resultar em efeitos importantes no controle redox celular
- *Metabólito Intermediário:* a glutamina serve como fonte de carbono e nitrogênio para síntese de metabólitos intermediários e macromoléculas como alanina, aspartato, fosfoserina e serina. Além disso, a glutamina é parte integral para síntese de ácidos nucleicos e para produção dos nucleotídeos purina e pirimidina
- *Fonte de energia:* quando oxidada, a glutamina gera adenosina trifosfato (ATP) para respiração celular. A quantidade de energia produzida por esse processo varia de acordo com a extensão da oxidação e a taxa de utilização. Esses são influenciados pelas proporções relativas e absolutas de glutamina e da disponibilidade de glicose, bem como pelo tipo e estado proliferativo celular.

Metabolismo da glutamina

O metabolismo da glutamina ocorre de maneira heterogênea no fígado. O consumo de glutamina via glutaminase se concentra nos hepatócitos periportais e a síntese via glutamina-sintetase nos hepatócitos perivenosos. Essa distribuição permite adequado mecanismo de detoxificação do sangue, enquanto contribui para o fornecimento de glutamina. Após a formação de glutamato na mitocôndria, nova hidrólise à α-cetoglutarato pela enzima glutamato-desidrogenase pode ser via alternativa para formação de amônia. No fígado, a amônia combina com dióxido de carbono para formação de fosfato-carbamoil, que entra no ciclo da ureia. O grupo amino, tanto do glutamato como da glutamina, pode entrar diretamente no ciclo da ureia pela reação que envolve oxaloacetato, para produção de aspartato.

Papel da glutamina na função gastrintestinal

A glutamina tem recebido especial atenção na nutrição do intestino, pois está relacionada à manutenção e à integridade desse órgão. Como as células epiteliais intestinais apresentam rápida taxa de *turnover* e necessitam de constante aporte de energia e nucleotídeos, a glutamina pode atender em parte essas necessidades. O intestino é considerado o principal consumidor de glutamina, uma vez que oxida seu esqueleto carbônico como fonte de energia e elimina nitrogênio, em grande parte, como amônia e alanina. Acredita-se que o consumo ávido de glutamina pelo intestino delgado é devido à alta atividade da enzima glutaminase, localizada no interior da membrana mitocondrial dos enterócitos. O intestino possui papel central na troca de nitrogênio entre órgãos, tanto no estado fisiológico adequado, como catabólico. O fígado e o intestino trabalham em cooperação, pois o intestino serve como estação de processamento de nitrogênio para o fígado, fornecendo alanina, que é o principal precursor gliconeogênico. Cães enterectomizados apresentaram elevadas concentrações de glutamina arterial, sugerindo acelerada utilização desse aminoácido no intestino, o que é característica do estado catabólico, achado que corrobora os outros estudos que demonstraram que o intestino é o principal local de utilização de glutamina.

Em distúrbios gastrintestinais, considera-se o manejo nutricional um ponto-chave para o sucesso da terapia e recuperação do paciente. Devido aos fatores citados, principalmente o fato de a glutamina ser apontada como fonte de energia para os enterócitos, pode-se aumentar a ingestão desse aminoácido nessas situações. Entretanto, estudo em ratos que avaliou o metabolismo de glutamina demonstrou que na sua ausência, o intestino delgado não apresentou sinais consistentes de função prejudicada ou inviabilidade do tecido. Houve maior consumo de glicose e, esses achados, não sustentam a ideia de que a glutamina seja uma fonte essencial de energia oxidativa para o intestino. Acredita-se que o metabolismo e a extração de glutamina sejam adaptáveis de acordo com a necessidade do intestino para fornecer compostos, substratos e aminoácidos.

Além dessa ação, sugere-se que a glutamina atue também no sistema imunológico como estimulante da função de linfócitos B e T e aumento na síntese de imunoglobulinas.

A dose proposta de glutamina é de 0,5 g/kg, diariamente, mas sem evidências científicas claras que tragam embasamento ao seu uso.

Suplementação de glutamina em pacientes em estado crítico

Em pacientes em estado crítico, nos quais a alimentação enteral ou parenteral é indicada, a adição de glutamina pode ser benéfica, pois, em resposta à injúria, há acelerada proteólise do músculo esquelético e aumento do influxo intracelular de aminoácidos. Estudos em pacientes humanos sugerem que as concentrações de glutamina no sangue e no músculo esquelético diminuem quando esses apresentam estado catabólico ou injúrias. Ensaios clínicos, também em seres humanos, indicam que o manejo nutricional com esse aminoácido reduz as taxas de complicações relacionadas à infecção em pacientes no pós-cirúrgico, como também diminui a taxa de mortalidade e complicações em pacientes em estado grave.

Não existe consenso sobre qual via de administração, enteral ou parenteral, é mais efetiva. Efeitos favoráveis foram encontrados em ambos os métodos de administração, porém a maioria dos estudos foi realizada em seres humanos e em animais de laboratório. Como a via de alimentação enteral é o modo de fornecer alimento mais próximo ao fisiológico, mais seguro e de menor custo, a alimentação enteral, quando não há contraindicações, é preferencial à parenteral em cães e gatos que não consomem alimentos de forma voluntária. Pelo menos 80% das pesquisas com animais de laboratório demonstraram efeitos positivos de alimentos enriquecidos com glutamina. Tais benefícios incluem aumento do metabolismo proteico, regeneração hepática, reparo pancreático e intestinal, absorção de nutrientes, manutenção da função da barreira gastrintestinal, função imune sistêmica e intestinal e sobrevida dos animais. Os mecanismos para a obtenção desses efeitos não foram totalmente elucidados, contudo algumas possibilidades são estudadas. A primeira delas é a conversão entre órgãos de glutamina derivada da citrulina para a síntese de arginina no rim. A segunda possibilidade é a atenuação pela glutamina da resposta inflamatória derivada do intestino. Outras pesquisas em animais respaldam a importância dada à glutamina fornecida via enteral em períodos de estresse fisiológico. Assim, estudos em ratos submetidos à radiação e que tiveram suplementação com glutamina via oral expressaram maior número de vilosidades jejunais e número de mitoses por cripta intestinal. Apesar dessas evidências, a dose de glutamina para os diferentes estágios da doença ainda não foi determinada, bem como a forma de suplementação da glutamina, se esta deve ser na sua forma livre ou ligada a uma proteína.

Em pacientes humanos em estado crítico, evidenciou-se que a suplementação com glutamina em soluções parenterais apresenta tendência a reduzir infecções, sem indícios de que possa causar malefícios aos indivíduos.

Em cães desnutridos, a administração de solução parenteral acrescida com 2% de glutamina 48 h antes e 72 h depois de cirurgia intestinal melhorou a morfologia do íleo, promoveu o aumento de CD4:CD8 e a atuação de imunoglobulinas e células mononucleares.

A administração de glutamina intravenosa deve ser limitada a curto período de tempo, isto é, uma semana ou menos. A inclusão de 2% de L-glutamina para administração por via intravenosa foi demonstrada como segura em seres humanos e animais. Todavia, a inclusão de glutamina na solução parenteral pode ser difícil devido a restrições de solubilidade e custo.

Vale destacar que estudos mostram que a suplementação de glutamina, para alguns pacientes humanos, como os com doença renal crônica grave, pode piorar o prognóstico dos indivíduos, provavelmente devido ao acúmulo de mais compostos nitrogenados, uma vez que o catabolismo desse aminoácido gera duas moléculas de amônia e não só uma, como ocorre com outros aminoácidos.

Levocarnitina

A carnitina é uma substância derivada de aminoácidos e que exibe propriedades similares àquelas das vitaminas, contudo, não se encaixa estritamente na definição de vitamina, pois, apesar de suas funções fisiológicas, ao contrário das vitaminas, a essencialidade na dieta é questionável. Assim, a L-carnitina é categorizada como uma *vitamin-like* condicionalmente essencial na dieta, de acordo com o *status* metabólico do paciente. Somente o isômero L-carnitina existe naturalmente no organismo e a forma D-carnitina inibe competitivamente as ações da L-carnitina. Como os mamíferos são incapazes de converter o isômero D para o L, neste capítulo será comentado apenas sobre a levocarnitina (L-carnitina).

A síntese endógena de levocarnitina é bastante complexa por exigir uma série de reações enzimáticas, substratos e cofatores como lisina, metionina, piridoxina, ácido ascórbico, ferro e niacina. Apesar de ser encontrada na composição tecidual de todas as espécies animais e algumas plantas, sua essencialidade na dieta está comprovada apenas em algumas espécies de insetos.

Os músculos cardíaco e esquelético possuem aproximadamente 95 a 98% da levocarnitina; porém, sua síntese não ocorre na musculatura. Assim, o suprimento dessa substância é dependente do transporte do que é sintetizado no fígado (principal órgão sintetizador de levocarnitina), bem como daquilo que é ingerido.

No metabolismo cardíaco, sabe-se que a principal fonte de energia da célula muscular cardíaca são os ácidos graxos de cadeia longa e, justamente, nessas células, é que se encontram as maiores concentrações de levocarnitina. Apesar de apresentar um gradiente de concentração em torno de 100 vezes maior que o plasmático, a musculatura cardíaca é incapaz de sintetizar a levocarnitina, e seu conteúdo torna-se totalmente dependente do transporte plasmático.

A levocarnitina possui como principal função favorecer o transporte de ácidos graxos de cadeia longa através da membrana para o interior da matriz mitocondrial, onde essa molécula de gordura sofrerá β-oxidação para produção de energia para o organismo. Além desse efeito, a levocarnitina também promove remoção de grupamentos acil da mitocôndria, ação que melhora a relação entre coenzima A (CoA) livre/acetil-CoA, aumenta a metabolização da gordura e diminui possíveis efeitos tóxicos decorrentes do acúmulo dessa substância.

Uma das primeiras indicações da suplementação de levocarnitina foi para pacientes obesos ou aqueles em que se pretende prevenir a obesidade, como em animais castrados. Estudos em gatos demonstraram que a administração por via oral de 250 mg/gato/dia aumentou a concentração plasmática de levocarnitina e resultou em taxas mais aceleradas de perda de peso do que o grupo que não foi suplementado. Em uma outra pesquisa comparou-se a perda de peso de gatos obesos e observou-se que aqueles que receberam suplementação de levocarnitina também apresentaram maior taxa de emagrecimento do que o grupo controle, porém, sem efeitos no conteúdo de massa magra. Já para cães, alguns estudos apontaram efeitos na manutenção da massa magra, com maior perda de peso nos animais que receberam suplementação de levocarnitina em comparação àqueles não suplementados. As quantidades recomendadas de levocarnitina em alimentos indicados para gatos em programa de perda de peso é de 500 ppm e nos alimentos hipocalóricos para cães recomendam-se 300 ppm.

O uso de levocarnitina é indicado na prevenção e tratamento da lipidose hepática felina, uma vez que pode promover aumento da taxa de perda de peso, estimular a metabolização de gordura e otimizar a eficácia mitocondrial, pela redução de compostos tóxicos. Além disso, já foi observado que maiores concentrações de levocarnitina na dieta de gatos obesos com lipidose hepática podem reduzir a formação de ácido β-hidroxibutirato (relacionada à piora do quadro clínico), com melhor utilização periférica desse ácido na formação de energia e melhor prognóstico nos gatos doentes. A dose recomendada de levocarnitina para gatos com lipidose hepática varia de 7 a 14 mg/kg de peso corporal ou de 250 a 500 mg/gato.

A deficiência de carnitina pode ser primária, devido a alterações em sua síntese, absorção ou excreção, ou secundária. Em seres humanos, a deficiência secundária parece ser a mais frequente e está relacionada principalmente ao consumo de dietas vegetarianas, alimentação não suplementada ou longo período submetido ao suporte nutricional parenteral. A deficiência de levocarnitina já foi associada ao desenvolvimento de cardiomiopatia dilatada em cães, hamsters e seres humanos, mas não está totalmente elucidado se a doença é causa ou consequência da deficiência de levocarnitina.

Alguns estudos em animais com cardiomiopatia dilatada mostraram que esses indivíduos apresentam baixa concentração plasmática de levocarnitina e que, quando suplementados, apresentam resposta satisfatória. Outros estudos demonstraram que, em aproximadamente 20% dos casos, a deficiência não ocorre no plasma, mas sim na musculatura cardíaca que apresentou menor concentração de levocarnitina. Essa baixa concentração na musculatura está possivelmente associada a algum defeito no transporte e concentração dessa substância no tecido cardíaco.

As primeiras evidências de benefícios da suplementação na cardiomiopatia dilatada ocorreram em cães da raça Boxer e Cocker. As doses recomendadas variam de 50 a 250 mg/kg de peso corporal, por via oral, três vezes ao dia, sendo as menores doses para animais com menor concentração plasmática de levocarnitina e as doses mais altas para aqueles em que se suspeita de deficiência de levocarnitina na musculatura cardíaca. Apesar de não relatado na literatura, alguns cães que receberam doses mais elevadas de suplementação apresentaram diarreia; nesses casos recomenda-se a diminuição da dose. No alimento, a quantidade recomendada de inclusão da levocarnitina é de 0,2% da matéria seca, mas esta deve ser considerada a necessidade energética do animal e o teor calórico do alimento.

Há também evidências de que a suplementação de levocarnitina em animais com disfunção cognitiva seja benéfica, pois, com o avançar da idade, há diminuição da função das mitocôndrias das células nervosas. Apesar dos estudos utilizarem a levocarnitina associada a outros compostos (por exemplo, antioxidantes), a dose de levocarnitina que resultou em melhora da função cognitiva associada ao ácido α-lipoico foi de 27,5 mg de acetil-levocarnitina/kg; no alimento, a inclusão de levocarnitina recomendada varia de 250 a 750 ppm.

Polifenóis

Os polifenóis são substâncias naturais – fitoquímicos – encontradas em plantas (frutas, vegetais, ervas, temperos e cereais). Em geral, os fitoquímicos estão associados à redução do risco ou na prevenção de algumas doenças crônicas como câncer e doenças cardiovasculares em seres humanos. Possuem propriedades antioxidantes, com a inativação dos radicais livres e a inibição da peroxidação lipídica. Os polifenóis também inibem a lipoxigenase e cicloxigenase, com efeitos na função das células inflamatórias e imunes.

São polifenóis: flavonoides, taninos, lignanas, catequinas, quercitina, proantocianidina, resveratrol, dentre outros.

Os flavanoides afetam a permeabilidade capilar, processos celulares secretórios, receptores de membranas celulares e carreadores. Já foi demonstrado também que possuem propriedades antimutagênicas, antivirais, antibacteriana e antifúngica. Alguns polifenóis atuam ainda em interações sinérgicas com outros nutrientes, o que otimiza seus efeitos.

O principal mecanismo de ação de componentes dietéticos fitoquímicos é a redução do estresse oxidativo e das vias de sinalização celular ativadas por estresse, nos quais a modulação das vias MAPK e PI3K relacionadas à sobrevivência celular são eleitas como alvo desses componentes. A seguir, são comentadas algumas situações em que o uso dos polifenóis se mostraram úteis para manutenção da saúde ou no tratamento de algumas enfermidades.

Catequinas

O chá verde, importante fonte de catequinas, possui quatro compostos fenólicos principais: galato de epigalocatequina (principal componente ativo), epigalocatequina, galato de epicatequina e epicatequina. Acredita-se que os polifenóis extraídos do chá verde possuam ação antioxidante e bactericida. Em suínos, a suplementação da dieta com 0,2% de polifenóis de chá verde mostrou impacto positivo na saúde intestinal, com aumento nas contagens de *Lactobacilus*, redução de *bacteroides* e tendência à diminuição de *Clostridium*. Além disso, o aumento significativo de ácido acético e ácido lático contribuiu para tal fato, já que colaborou para a melhora da composição da microbiota intestinal e de seus metabólitos ativos.

Em cães, uma das principais preocupações é a possibilidade de toxicidade desses compostos, embora vários benefícios já terem sidos comprovados cientificamente em seres humanos. Nesse sentido, efeitos adversos em cães foram relatados quando esses foram suplementados com concentrados de chá verde altamente purificados (compostos de 85 a 95% de catequinas). Os animais apresentaram alterações de hemograma (diminuição de hematócrito e hemoglobina, leucocitose, trombocitose e monocitose), hipoalbuminemia, hipocalemia, hiponatremia, hipocalcemia, alterações de coagulação, lesões gastrintestinais e até a morte. O mecanismo de toxicidade é desconhecido, entretanto, acredita-se que esse efeito seja decorrente do fato da fração ativa no plasma de galatoepigalocatequina ser alta, devido sua baixa biotransformação, e que os efeitos adversos sejam amenizados quando o extrato é fornecido com a alimentação. Em contrapartida, na dose de 80 mg/kg de peso corporal, o extrato de chá verde fornecido por 12 semanas para cães obesos reverteu distúrbios metabólicos associados à obesidade, como melhora na sensibilidade insulínica e diminuição da concentração sérica de triglicérides. Esse efeito pode ser explicado pelo aumento na expressão de PPARα e PPARγ, fatores de transcrição envolvidos na homeostase lipídica e glicêmica.

Quercetina

Essa substância é um potente antioxidante *in vitro*. A maçã é um dos alimentos nos quais pode-se encontrar a quercetina. Contudo, assim como outras frutas, a presença de princípios ativos na maçã pode variar devido a interferência da maturidade do fruto, local de produção, práticas agrícolas e fatores ambientais. Isso, por consequência, afetará sua atividade antioxidante, principalmente pela concentração de compostos fenólicos e, possivelmente, também pela relação desses compostos com outros constituintes.

O acréscimo da quercetina na alimentação é justificado pela hipótese de prevenir doenças relacionadas à idade que são associadas ao estresse oxidativo.

A biodisponibilidade da quercetina é de apenas 4% em cães; pode variar também em função da fonte utilizada, além da espécie animal estudada. Similar aos outros compostos, a maior parte da quercetina circulante consiste de metabólitos glicuronados e/ou sulfatados. A dose de 10 mg/kg de peso corporal pode ser alcançada pelo fornecimento de alimentos comerciais suplementados com quercetina.

Em seres humanos, a quercetina mostrou ser capaz de inibir a atividade enzimática associada aos diversos tipos de células tumorais, aumentar a atividade antiproliferativa de agentes antitumorais e inibir o crescimento de células tumorogênicas.

Proantocianidina e resveratrol

São polifenóis encontrados na uva, e a maioria dos polifenóis encontrados nessa fruta estão na sua semente. A proantocianidina pode ser encontrada em vegetais, chás, vinhos, sementes oleaginosas e flores; possui inúmeras atividades biológicas como ação antioxidante, propriedades antimicrobianas e anti-inflamatórias, inibição do crescimento tumoral e efeito cardioprotetor. Comprovou-se que a ação antioxidante da proantocianidina é capaz de suprimir de modo significativo a produção de radicais livres intracelulares em cães e, por consequência, reduzir a formação de citocinas inflamatórias que podem induzir catarata. Especificamente, esse composto possui efeito inibitório na ativação da p38 e, consequentemente, impossibilita a fosforilação e a produção de fator de necrose tumoral e de interleucina-1; assim, haveria redução do processo inflamatório que seria responsável pela formação da catarata no cão.

O resveratrol, presente no suco de uva integral, amora, chocolate amargo, castanhas e sementes oleaginosas, possui propriedades antimicóticas, antiproliferativa, antiviral, antioxidante e anti-inflamatória. Em Medicina Veterinária, há poucos estudos relacionados aos possíveis efeitos benéficos desse polifenol nas diferentes espécies animais.

Em um estudo realizado com cães alimentados com extrato de semente de uva associado ao extrato de pele de uva observou-se diminuição da agregação plaquetária. Deve ser salientado, contudo, que a uva, uma das principais fontes de proantocianidina e resveratrol, apresenta toxicidade para cães.

Triglicerídeos de cadeia média

Os ácidos graxos de cadeia média são aqueles com estrutura química com 6 a 12 carbonos. Por serem sujeitos a diferentes vias metabólicas, quando comparados aos triglicerídeos de cadeia longa, os de cadeia média são supostamente benéficos em algumas situações clínicas em que se necessite de maior absorção de gordura ou mais energia.

Uma interessante e possível aplicação dos triglicérides de cadeia média com caráter nutracêutico seria naqueles pacientes com disfunção cognitiva. Estudos em seres humanos mostraram haver redução na taxa metabólica de glicose no cérebro de indivíduos com a doença de Alzheimer. Essa anormalidade pode induzir graves distúrbios que precedem alterações morfobiológicas. Com o declínio na taxa metabólica de glicose, foi observado que a formação cerebral de ATP apresentou redução de 7% no início, 20% com o avanço da doença e de 35 a 50% na demência provocada pelo Alzheimer. Esse declínio pode ser atribuído à menor atividade enzimática do metabolismo glicídico no tecido cerebral, o que pode gerar impactos drásticos na função cerebral, uma vez que a glicose é o principal substrato energético do cérebro. Estudos em cães demonstraram que essas alterações relacionadas ao uso da glicose pelas células nervosas também podem acontecer com o avançar da idade.

Evidências sugerem que os corpos cetônicos representam um efetivo substrato energético alternativo para as células nervosas que apresentam dificuldade para uso da glicose como fonte de energia. Na espécie humana observou-se que doses orais de triglicerídeos de cadeia média aumentaram a concentração sanguínea de corpos cetônicos, como o β-hidroxibutirato, e que esse aumento pode melhorar a função cognitiva em indivíduos idosos com desordens de memória, como doença de Alzheimer.

Um estudo com cães idosos concluiu que a concentração plasmática de β-hidroxibutirato aumentou com a substituição de 5,5% do sebo (fonte de gordura) da dieta por 5,5% de triglicérides de cadeia média (97% de ácido caprílico e 3% de ácido cáprico). No mesmo estudo, foi observada melhora nos testes cognitivos aplicados aos animais avaliados. Apesar de os triglicérides de cadeia média diferirem dos ácidos graxos poli-insaturados da família ômega 3, é possível que a suplementação com esses triglicerídeos possa aumentar a concentração desses ácidos graxos no tecido cerebral, devido à mobilização do tecido adiposo para o cérebro. Nesse sentido, uma pesquisa na qual se forneceu a um grupo de cães idosos 2,0 g/kg de triglicérides de cadeia média (aproximadamente 95% de ácido caprílico e 5% de ácido cáprico) revelou um aumento na concentração de várias frações de ácidos graxos poli-insaturados, inclusive ômega 3, no córtex parietal desses animais. Como é sabido que a disfunção cognitiva do cão idoso está relacionada ao fato de que o tecido cerebral desses animais, além de apresentar alterações no metabolismo da glicose, também exibe depleção de ômega 3, sendo que este possui função estrutural como componente das membranas neuronais e está envolvido na neurogênese e na sinalização celular, pode-se supor que o aumento de ômega 3 permite uma melhora nas funções cognitivas.

Além da questão cognitiva, o fornecimento de triglicérides de cadeia média parece atuar como coadjuvante na minimização de episódios convulsivos em cães com epilepsia, além de minimizar, nesses animais, algumas questões comportamentais.

BIBLIOGRAFIA

Abcouwer, S.F.; Bode, B.P.; Souba, W.W. Glutamine as a metabolic intermediate. In: Fisher, J.E. *Nutrition and Metabolism in the Surgical Patient*. Boston: Little Brown; 1996. p. 353-384.

Ackerman, L. Reviewing the biochemical properties of fatty acids. *Veterinary Medicine*. v. 90, n. 2, p. 1138-48, 1995.

Ad Hoc Committee on Dog And Cat Nutrition, National Research Council. Fats and fatty acids. In: *Nutrient Requirements of Dogs And Cats*. The National Academies Press, Washington, D.C. p. 81-110, 2006.

Alverdy, A.M. Effects of glutamine-supplemented diets on immunoogy of the gut. *Journal of Parenteral and Enteral Nutrition*, v. 14, p. 1095-1135, 1990.

Balu, M.; Sangeetha, P.; Murali, G.; Panneerselvam, C. Modulatory role of grape seed extract on aged-related oxidative DNA damage in central nervous system of rats. *Brain Reserach Bulletin*, v. 68, p. 469-473, 2006.

Barden, C.A., Chanler, H.L., LU, P.; Bomser, J.A., Colitz, C.M.H. Effect of grape polyphenols on oxidative stress in canine lens epithelials cells. *American Journal of veterinary Research*, v. 69, n. 1, p. 94-100, 2008.

Bauer, J.E. Evaluation of nutraceuticals, dietary supplements, and functional food ingredients for companion animals. *Journal of the American Veterinary Medical Association*, v. 218, n. 11, p. 1755-1760, 2001.

Bauer, J.E. Responses of dogs to dietary omega-3 fatty acids. *Journal of the American Veterinary Medical Association*, v. 231, n. 11, p. 1657-1661, 2007.

Bauer, J.E. Therapeutic use of fish oils in companion animals. *Journal of the American Veterinary Medical Association*, v. 239, n. 11, p. 1441-1451, 2011.

Bernal, J. et al. Advanced analysis of nutraceuticals. *Journal of Pharmaceutical and Biomedical Analysis*, v. 55, n. 4, p. 758-74, 2011.

Blanchard, G. et al. Dietary L-carnitine supplementation in obese cats alters carnitine metabolism and decreases ketosis during fasting and induced hepatic lipidosis. *The Journal of Nutrition*, v. 132, n. 2, p. 204-210, 2002.

Boothe, D.M. Balancing fact and fiction of novel ingredients: Definitions, regulations and evaluation. *Veterinary Clinics of North America: Small Animal Practice*, v. 34, n. 1, p. 7-38, 2004.

Bremer, J. Carnitine-metabolism and functions. *Physiological reviews*, v. 63, n. 4, p. 1420-1480, 1983.

Brenna, J.T. Efficiency of conversion of alphalinolenic acid to long chain n-3 fatty acids in man. *Current Opinion in Clinical Nutrition & Metabolic Care*, v. 5, p. 127-132, 2002.

Bright, J.M.; Sullivan, P.S.; Melton, S.L.; Schneider, J.F.; Mcdonald, T.P. The effects of n-3 fatty acid supplementation on bleeding time, plasma fatty acid composition, and in vitro platelet aggregation in cats. *Journal of Veterinary Internal Medicine*, v. 8, p. 247-252, 1994.

Brown, S.; Elliott, J.; Francey, T.; Polzin, D.; Vaden, S. Consensus recommendations for standard therapy of glomerular disease in dogs. *Journal of Veterinary Internal Medicine*, v. 27, p. S27-S43, 2013.

Brown, S.A.; Brown, C.A.; Crowell, W.A.; Barsanti, J.A.; Allen, T.; Cowell, C.; Finco, D.R. Beneficial effects of chronic administration of dietary c0-3 polyunsaturated fatty acids in dogs with renal insufficiency. *J Lab Clin Med.*, v. 131, n. 5, 1998.

Brunetto, M.A; Gomes, M.O.S; Jeremias, T.J; Oliveira, L.D; Carciofi, A.C. Imunonutrição: o papel da dieta no restabelecimento das defesas naturais. *Acta Scientiae Veterinariae*, v. 35, n. 2, p. s230-s232, 2007.

Calo, L.; Bianconi, L.; Colivicchi, F.; Lamberti, F.; Loricchio, M. L.; De Ruvo, E. et al. N-3 Fatty acids for the prevention of atrial fibrillation after coronary artery bypass surgery: a randomized, controlled trial. *Journal of American College of Cardiology*, v. 45, p. 1723-1728, 2005.

Caney, S. Como abordar a artrite felina. *Veterinary Focus*, v. 17, n. 3, p. 11-17, 2007.

Carciofi, A.C.; Bazolli, R.S.; Prada, F. Ácidos graxos poli-insaturados ω6 e Symbol3 na alimentação de cães e gatos. *Rev Educ Contin CRMV-SP*, v. 5, n. 3, p. 268-277, 2002.

Caughey, G.E.; Mantzioris, E.; Gibson, R.A.; Cleland, L.G.; James, M.J. The effect on human tumor necrosis factor alpha and interleukin 1 beta production of diets enriched in n-3 fatty acids from vegetable oil or fish oil. *American Journal of Clinical Nutrition*, v. 63, p. 116-122, 1996.

Chandra, R.K. Nutrition and immunoregulation. Significance for host resistence to tumors and infectious diseases in humans and rodents. *Journal of Nutrition*, v. 122, p. 754-757, 1992.

Clandinin, M.T.; Claerhout, D.L.; Lien, E.L. Docosahexaenoic acid increases thyroid-stimulating hormone concentration in male and adrenal corticotrophic hormone concentration in female weanling rats. *Journal of Nutrition*. v. 128, n. 8, p. 1257-61, 1998.

Center S.A. et al. The Clinical and metabolic effects of rapid weight loss in obese pet cats and the influence of supplemental oral l-carnitine. *Journal of Veterinary Internal Medicine*, v. 14, n. 6, p. 598-608, 2000.

Christie, L.A. et al. Cognitive dysfunction in dogs. In: Hand, M.S.; Thatcher, C.D.; Remillard, R.L.; Roudebush, P.; Novotny, B. J. (Ed.). *Small Animal Clinical Nutrition*. 5. ed. Topeka, Kansas: Mark Morris Institute; 2010. p. 715-730.

Conte, A. et al. Biochemical and pharmacokinetic aspects of oral treatment with chondroitin sulfate. *Arzneimittel-Forschung*, v. 45, n. 8, p. 918-925, 1995.

Costa, N.D.; Labuc, R.H. Case report: efficacy of oral carnitine therapy for dilated cardiomyopathy in boxer dogs. *The Journal of Nutrition*, v. 124, n. 1, 2 p. 2687S-2692S, 1994.

Davenport D.J.; Remillard, R.L. Acute gastroenterites and enterites. In: Hand, M.S.; Thatcher, C.D.; Remillard, R.L., Roudebush, P.; Novotny, B. J *Small Animal Clinical Nutrition*. Kansas: Mark Morris Institute; 2010. p. 1053-1061.

De Albuquerque, P.; *et al*. Supplementation of omega-3 and dietary factors can influence the cholesterolemia and triglyceridemia in hyperlipidemic Schnauzer dogs: A preliminary report. *PLoS ONE*, v. 16, n. October, 2021.

Deal, C.L.; Moskowitz, R.W. Nutraceuticals as therapeutic agents in osteoarthritis. *Rheumatic Disease Clinics of North America*, v. 25, n. 2, p. 379-395, 1999.

Deferrari, G.; Garibotto, G.; Roubaudo, C.; Saffioti, S.; Russo, R.; Sala, M.R. *et al*. Renal ammoniagenesis and interorgan flow of glutamine in chronic metabolic acidosis. *Contribution to Nephrology*, v. 110, p. 144, 1994.

Dobenecker, B.; Beetz, Y.; Kienzle, E. A placebo-controlled double-blind study on the effect of nutraceuticals (chondroitin sulfate and mussel extract) in dogs with joint diseases as perceived by their owners. *The Journal of Nutrition*, v. 132, n. 6, Suppl 2, p. 1690S-1S, 2002.

Du, J.; White, N.; Eddington, N.D. The bioavailability and pharmacokinetics of glucosamine hydrochloride and chondroitin sulfate after oral and intravenous single dose administration in the horse. *Biopharmaceutics & Drug Disposition*, v. 25, n. 3, p. 109-16, 2004.

Dzanis, D.A. Nutraceuticals and dietary supplements. In: Fascetti, A.J.; Delaney, S.J. (Eds.). *Applied Veterinary Clinical Nutrition*. Iowa: Wiley-Blackwell; 2012. p. 57-67.

Elias P.M. *et al*. Ichthyoses: current problems in dermatology. *Ichthyoses; clinical, biochemical and diagnostic assessment*. v. 39. Basel: Karger; 2010. p. 142.

Elliott, D.; Servet, E.; Biourge, V. Manejo nutricional da osteoartrite canina. *Veterinary Focus*, v. 17, n. 3, p. 43-48, 2002.

Endres, S.; Ghorbani, R.; Kelley, V.E.; Georgilis, K.; Lonnemann, G.; Van Der Meer, J.W. *et al*. The effect of dietary supplementation with n-3 polyunsaturated fatty acids on the synthesis of interleukin-1 and tumor necrosis factor by mononuclear cells. *New England Journal of Medicine*, v. 320, p. 265-271, 1989.

Ferreira, C.S.; *et al*. Metabolic variables of obese dogs with insulin resistance supplemented with yeast beta-glucan. *BMC Veterinary Research*, v. 18, n. 14, 2022.

Freeman, L.M. Beneficial effects of omega-3 fatty acids in cardiovascular disease. *Journal of Small Animal Practice*, v. 51, p. 462-470, 2010.

Freeman, L.M.; Rush, J.E.; Kehayias, J.J.; Ross Jr.; J.N.; Meydani, S.N.; Brown, D.J. *et al*. Nutritional alterations and the effect of fish oil supplementation in dogs with heart failure. *Journal of Veterinary Internal Medicine*, v. 12, p. 440-448, 1998.

Girling, S. Skin diseases and treatment of caged birds. In: Peterson, S. *Skin diseases of exotic pets*. Oxford: Blackwell Science; 2006. p. 22-47.

Goodman, G. Skin diseases and treatment of chelonia. In: Paterson S. *Skin diseases of exotic pets*. Oxford: Blackwell Science; 2006. p. 118-37.

Gross, K.L. *et al*. Macronutrients. In: Hand, M.S. *et al*. (Eds.). *Small animal clinical nutrition*. 5. ed. Topeka, Kansas: Mark Morris Institute; 2010. p. 49-105.

Gunn-Moore, D.A.; Shenoy, C.M. Oral glucosamine and the management of feline idiopathic cystitis. *Journal of Feline Medicine and Surgery*, v. 6, n. 4, p. 219-25, 2004.

Hall, J.A.; Picton, R.A.; Skinner, M.M.; Jewell, D.E.; Wander, R.C. The (n-3) fatty acid dose, independent of the (n-6) to (n-3) fatty acid ratio, affects the plasma fatty acid profile of normal dogs. *Journal of Nutrition*, v. 136, p. 2338-2344, 2006.

Hansen, R.A.; Ogilvie, G.K.; Davenport, D.J.; Gross, K.L.; Walton, J.A.; Richardson, K.L. *et al*. Duration of effects of dietary fish oil supplementation on serum eicosapentaenoic acid and docosahexaenoic acid concentrations in dogs. *American Journal of Veterinary Research*, v. 59, p. 864-868, 1998.

Hara, H., Orita, N.; Hatano, S.; Ichikawa, H.; Hara, Y.; Matsumoto, N. *et al*. Effect of tea polyphenols on fecal flora metabolic products of pigs. *Journal of Veterinary Medical Science*, v. 57, n. 1, p. 45-49, 1995.

Harkewicz, K.A. Dermatology of reptiles: a clinical approach to diagnosis and treatment. In: Schmidt RE, editor. *The veterinary clinics of North America: exotic animal practice*. Philadelphia: WB Saunders; 2001. p. 441-61.

Haussinger, D. Regulation of hepatic ammonia metabolism: the intercellular glutamine cycle. *Advances Enzyme Regulation*, v. 25, p. 159, 1986

Hazewinkel, H. Nutritional management of orthopedic diseases. In: Fascetti, A.J.; Delaney, S.J. (Eds.). *Applied veterinary clinical nutrition*. Iowa: Wiley-Blackwell; 2012. p. 125-155.

Hensel, P. Nutrition and skin diseases in veterinary medicine. *Clinics in Dermatology*. v. 28, p. 686-693, 2010.

Heyland, D.; *et al*. A Randomized Trial of Glutamine and Antioxidants in Critically Ill Patients. *New England Journal of Medicine*, v. 368, n. 16, p. 1489–1497, 2013.

Hickman, M.A. Interventional nutrition for gastrointestinal disease. *Clinical Techniques in Small Animal Practice*, v. 13, n. 4, p. 211-216, 1998.

Hoyer, S. Oxidative energy metabolism in Alzheimer brain. *Molecular and Chemical Neuropathology*, v. 16, n. 3, p. 207-224, jun. 1992.

Ibrahim, W.H. *et al*. Effects of carnitine and taurine on fatty acid metabolism and lipid accumulation in the liver of cats during weight gain and weight loss. *American Journal of Veterinary Research*, v. 64, n. 10, p. 1265-77, 2003.

Kang, J.X.; Weylandt, K.H. Modulation of inflammatory cytokines by omega-3 fatty acids. *Subcellular Biochemistry*, v. 49, 133-143, 2008.

Kapetavonic, I.M.; Crowell, J.A.; Krishnaraj, R., Zarharov, A., Lindeblad, M., Lyubimov, A. Exposure and toxicity of green tea polyphenols in fasted and non fasted dogs. T*oxicology*, v. 260, p. 28-36, 2009.

Keene, B.W. *et al*. Myocardial L-carnitine deficiency in a family of dogs with dilated cardiomyopathy (abstract). *Journal of the American Veterinary Medical Association*, v. 198, n. 4, p. 647-50, 1991.

King, R.E.; Kent, K.D.; Bomser, J.A. Reveratrol reduces oxidatio and proliferation of human retinal pigment epitelial cells via extracelular signal-regulated kinase inhibition. *Chemico-Biological Interactions*, v. 151, p. 143-149, 2005.

Klimberg, V.S.; Salloum, R.M.; Kasper, M.; Plumlley, D.A.; Dolson, D.J.; Hautamaki, R.D. *et al*. Oral glutamine accelerates healing of the small intestine and improves outcome after whole abdominal radiation. *Archives of Surgery*, v. 125, p. 1040-1045, 1990.

Kovacecic, Z.; Mcgivan, J.D. Mitochondrial meabolism of glutamine and glutamate and its physiology significance. *Physiological Reviews*, v. 63, p. 547, 1983.

Landis, S.H; Murray, T; Olden, S; Wingo, P.A. Cancer statistics. *A Cancer Journal For Clinicians*, v. 48, n. 1, p. 6-29, 1998.

Laughton M.J.; Evans, P.E.; Moroney, M.A.; Hoult, J.R.S.; Halliwell, B. Inhibition of mammalian 5-lipoxygease and cyclo-oxygenase by flavonoids and phenolic dietary additives. *Biochemistry Pharmacology*, v. 42, p. 1673-1681, 1991.

Law, T.H.; *et al*. A randomised trial of a medium-chain TAG diet as treatment for dogs with idiopathic epilepsy. *British Journal of Nutrition*, v. 114, n. 09, p. 1438–1447, 4 nov. 2015.

Le Blanc, C.J.; Horohov, D.W.; Bauer, J.E.; Hosgood, G.; Mauldin, G.E. Effects of dietary supplementation with fish oil on *in vivo* production of inflammatory mediators in clinically normal dogs. *American Journal of Veterinary Research*, v. 69, p. 486-493, 2008.

Lenox, C.E.; Bauer, J.E. Potential adverse effects of omega-3 fatty acids in dogs and cats. *Journal of Veterinary Internal Medicine*, v. 27, n. 2, p. 217-226, 2013.

Lighthart-Melis, G.C.; van de Poll, M.C.G.; Dejong, C.H.C.; Boelens, P.G.; Deutz, N.E. *et al*. The route of administration (enteral or parenteral) affects the conversion of isotopically labeled L-[2-15N] glutamine into citrulline and arginine in humans. *Journal of Parenteral and Enteral Nutrition*, v. 31, p. 343-350, 2007.

London, B.; Albert, C.M.; Anderson, M.E.; Giles, W.R.; VAN Wagoner, D.R.; Balk, E. Omega-3 fatty acids and cardiac arrhythmias: prior studies and recommendations for future research: a report from the National Heart, Lung, and Blood Institute and Office of Dietary Supplements Omega-3 Fatty Acids and their Role in Cardiac Arrhythmogenesis Workshop. *Circulation*, 116, e320-e335, 2007.

London, E.D. *et al*. Regional cerebral metabolic rate for glucose in beagle dogs of different ages. *Neurobiology of Aging*, v. 4, n. 2, p. 121-126, jun. 1983.

Lopes Júnior, O.V.; Inácio, A.M. Uso de glucosamina e condroitina no tratamento da osteoartrose: uma revisão da literatura. *Revista Brasileira de Ortopedia*, v. 48, n. 4, p. 300-306, 2013.

McCarthy, G. *et al*. Randomised double-blind, positive-controlled trial to assess the efficacy of glucosamine/chondroitin sulfate for the treatment of dogs with osteoarthritis. *Veterinary Journal*, v. 174, n. 1, p. 54-61, 2007.

Meurs, K.M.; Fox, P.R.; Miller, M.W.; Kapadia, S.; Mann, D.L. Plasma concentrations of tumor necrosis factor-alpha in cats with congestive heart failure. *American Journal of Veterinary Research*, v. 63, p. 640-642, 2002.

Meyer, H.P. *et al*. Hepatobiliary disease. In: Hand, M.S. *et al*. (Eds.). *Small animal clinical nutritional*. 5. ed. Topeka, Kansas: Mark Morris Institute; 2010. p. 1155-1192.

Milgram, N.W. *et al*. Acetyl-L-carnitine and alpha-lipoic acid supplementation of aged beagle dogs improves learning in two landmark discrimination tests. *FASEB Journal: Official Publication of the Federation of American Societies for Experimental Biology*, v. 21, n. 13, p. 3756-62, 2007.

Moreau, M. *et al*. Clinical evaluation of a nutraceutical, carprofen and meloxicam for the treatment of dogs with osteoarthritis. *Veterinary Record*, v. 152, n. 11, p. 323-329, 2003.

Mozaffarian, D.; Psaty, B.M.; Rimm, E.B.; Lemaitre, R.N.; Burke, G.L.; Lyles, M.F. et al. Fish intake and risk of incident atrial fibrillation. *Circulation*, v. 110, p. 368-373, 2004.

Namiki, M.; Osawa, T. Antioxidants/antimutagens in food. *Basic Life Science*, v. 39, p. 131-142, 1986.

National Research Council, NRC. Nutrient requirements of dogs and cats. Washington: *National Academy Press*; 2006. 398 p.

National Toxicology Program. Toxicology and carcinogenesis studies of uercetin (CAS no. 117-39-5) in F344 rats (feed studies). National Toxicology Program. *Technical Report Series*, v. 409, p. 1-171, 1992.

Novak, F.; Heyland, D.K.; Avenell, I.A.; Drover, J.W.; Su, X. Glutamine supplementation in serious illness: A systemic review of the evidence. *Critical Care Medicine*, v. 30, p. 2022-2029, 2002.

Ogilvie, G.K. et al. Effect of fish oil, arginine, and doxorubicin chemotherapy on remission and survival time for dogs with lymphoma: a double-blind, randomized placebo-controlled study. *Cancer*, v. 88, n. 8, p. 1916-28, 2000.

Outerbridge, C.A. Nutritional managment of skin disease. In: Fascetti, A.J.; Delaney, S.J. *Applied Veterinary Clinical Nutrition*. 1. ed. Wiley Blackwell; 2012. p. 157-174.

Packer, R.M.A.; et al. Effects of a ketogenic diet on ADHD-like behavior in dogs with idiopathic epilepsy. *Epilepsy & Behavior*, v. 55, p. 62–68, 2016.

Pan, Y. et al. Dietary supplementation with medium-chain TAG has long-lasting cognition-enhancing effects in aged dogs. *The British Journal of Nutrition*, v. 103, n. 12, p. 1746-1754, 2010.

Panchaphanpong, J.; Asawakarn, T.; Pusoonthornthum, R. Effects of oral administration of N-acetyl-d-glucosamine on plasma and urine concentrations of glycosaminoglycans in cats with idiopathic cystitis. *American Journal of Veterinary Research*, v. 72, n. 6, p. 843-50, 2011.

Penney, D.; Henderson, S.M.; Brown, P.J. Raisin poisoning in a dog. *Veterinary Record*, v. 152, p. 308, 2003.

Perini, M.P.; et al. Duration of prebiotic intake is a key-factor for diet-induced modulation of immunity and fecal fermentation products in dogs. *Microorganisms*, v. 8, n. 12, p. 1–13, 2020.

Plauth, M.; Raible, A.; Baron, Vieillard-Baron, D.; Bauder-Grob, D.; Hartmann, F. Is glutamine essential for the maintenance of intestinal function? A study in the isolated perfused rat small intestine. *International Journal of Colorectal Disease*, v. 14, p. 86-94, 1999.

Pond, W.G.; Church, D.C.; Pond, K.R. Basic animal nutrition and feeding. 4ed. New York: John Wiley & Sons; 1995.

Priuer, C.; Rigaud, J.; Cheynier, V.; Moutonet, M. Oligomeric and polymeric procyanidins from grape seeds. *Phytochemistry*, v. 36, p. 781-784, 1994.

Rebouche, C.J.; Engel, A.G. Kinetic compartmental analysis of carnitine metabolism in the dog. *Archives of Biochemistry and Biophysics*, v. 220, n. 1, p. 60-70, 1983.

Reger, M.A. et al. Effects of beta-hydroxybutyrate on cognition in memory-impaired adults. *Neurobiology of Aging*, v. 25, n. 3, p. 311-4, 2004.

Roudebush, P.; Keene, B.W. Cardiovascular disease. In: Hand, M.S.; Thatcher, C.D.; Remillard, R.L.; Roudebush, P.; Novotny, B.J. (Ed.). *Small animal clinical nutrition*. 5. ed. Topeka, Kansas: Mark Morris Institute; 2010. p. 734-763.

Roudebush, P.; Schoenherr, W.D. Skin and hair disorders. In: Hand, M.S.; Thatcher, C.D.; Remillard, R.L.; Roudebush, P. *Small animal clinical nutrition*. 5. ed. Topeka: Mark Morris Institute; 2010, p. 637-670.

Rosychuk, R.A.W. Lhama dermatology. *Veterinary Clinics of North America – Food Animal Practice*, v. 10, p. 232-3, 1994.

Sakabe, M.; Shiroshita-Takeshita, A.; Maguy, A.; Dumesnil, C.; Nigam, A.; Leung, T.K. et al. Omega-3 polyunsaturated fatty acids prevent atrial fibrillation associated with heart failure but not atrial tachycardia remodeling. *Circulation*, v. 116, p. 2101-2109, 2007.

Saker, K.E.; Eddy, A.L.; Thatcher, C.D.; Kalnitsky, J. Manipulation of dietary (n-6) and (n-3) fatty acids alters platelet function in cats. *Journal of Nutrition*. 128: 2845S-2647S, 1998.

Saker, R.; Remillard, R.L. Critical care nutrition and enteral-assisted feeding. In: Hand, M.S. et al. (Eds.). *Small animal clinical nutrition*. 5. ed. Topeka, Kansas: Mark Morris Institute; 2010. p. 439-476.

Sanderson, S.L. Taurine and carnitine in canine cardiomyopathy. *The Veterinary Clinics of North America – Small animal practice*, v. 36, n. 6, p. 1325-43, vii-viii, 2006.

Scorza, F.A.; Cavalheiro, E.A.; Arida, R.M. et al. Positive impact of omega-3 fatty acid supplementation in a dog with drug-resistant epilepsy: a case study. *Epilepsy Behav*, v. 15, p. 527-528, 2009.

Scott D.W.; Miller W.H.; Griffin, C.E. Muller and Kirk's small animal dermatology. In: *Small animal dermatology* 6. ed. Philadelphia: WB Saunders; 2001. p. 913-920.

Scott, D.N.; Miller, W.H.; Griffin, C.E. Nutritional skin diseases. In: *Small animal dermatology*. 6. ed. Philadelphia: W. B. Saunders; 2001. p. 1112-1124.

Seawright, A.A.; English, P.B.; Gartner R.J.W. Hypervitaminosis A of the cat. *Advances in Veterinary Scienc & Comparative Medicine*, v. 14, p. 1-27, 1970.

Serisier, S.; Leray, V.; Poudroux, W.; Magot, T.; Ouguerram, K.; Nguyen, P. Effects of green tea on insulin sensitivity, lipid profile and expression of PPARα e PPAR and theis target genes in obese dogs. *British Journal of Nutrition*, v. 99, p. 1208-1216, 2008.

Setnikar, I.; Giacchetti, C.; Zanolo, G. Pharmacokinetics of glucosamine in the dog and in man (abstract). *Arzneimittel-Forschung*, v. 36, n. 4, p. 729-35, 1986.

Shanmuganayagam, D., Beahm, M.R., Osman, H.E., Krueger, C.G., Reed, J.D., Folts, J.D. Grape seed and grape skin extraxts eliit greater antiplaquetelet effect when used in combination than when used individually in dogs and humans. *The Journal of Nutrition*, v. 132, p. 3592-3598, 2002.

Smith, C.E.; Freeman, L.M.; Rush, J.E.; Cunningham, S.M.; Biourge, V. Omega-3 fatty acids in Boxer dogs with arrhythmogenic right ventricular cardiomyopathy. *Journal of Veterinary Internal Medicine*, v. 21, p. 265-273, 2007.

Souba, W.W. Interorgan ammonia metabolism in health and disease: a surgeon's view. *Journal of Parenteral and Enteral*, v. 11, p. 569, 1987.

Taha, A.Y.; Henderson, S.T.; Burnham, W.M. Dietary enrichment with medium chain triglycerides (ac-1203) elevates polyunsaturated fatty acids in the parietal cortex of aged dogs: Implications for treating age-related cognitive decline. *Neurochemical Research*, v. 34, n. 9, p. 1619-1625, 2009.

Teixeira, F.A. Respostas metabólicas de cães diabéticos alimentados com dietas contendo diferentes concentrações de ômega-3. 2020. University of São Paulo, 2020.

Teixeira, F.A.; BRUNETTO, M.A. Nutritional factors related to glucose and lipid modulation in diabetic dogs: literature review. Brazilian *Journal of Veterinary Research and Animal Science*, v. 54, n. 4, p. 330–341, 2017.

Terada, A.; Hara, H.; Nakajyo, S. Ichikawa, H.; Hara, Y..; Fukai, K. et al. Effect of supplementation of tea polyphenols on the caecal flora and caecal metabolites of chicks. *Microbial Ecology in Health and Disease*, v. 6, p. 3-9, 1993.

Toll, P.W. et al. Obesity. In: Hand, M.S. et al. (Eds.). *Small animal clinical nutrition*. 5. ed. Topeka, Kansas: Mark Morris Institute; 2010. p. 501-542.

Towell, T.L.; Richardson, D.C. Nutritional management of osteoarthritis. In: Hand, M. S. et al. (Eds.). *Small animal clinical nutrition*. 5. ed. Topeka, Kansas: Mark Morris Institute; 2010. p. 695-713.

Vandeweerd, J.M. et al. Systematic review of efficacy of nutraceuticals to alleviate clinical signs of osteoarthritis. *Journal of Veterinary Internal Medicine*, v. 26, n. 3, p. 448-456, 2012.

Virtanen, J.K.; Mursu, J.; Voutilainen, S.; Tuomainen, T.P. Serum long-chain n-3 polyunsaturated fatty acids and risk of hospital diagnosis of atrial fibrillation in men. *Circulation*, v. 120, p. 2315-2321, 2009.

Von Haehling, S.; Lainscak, M.; Springer, J.; Anker, S.D. Cardiac cachexia: a systematic overview. *Pharmacology & Therapeutics*, v. 121, p. 227-252, 2009.

Watson, T.D.G. Diet and skin disease in dogs and cats. *The Journal of Nutrition*, v. 128, p. 2783S-2789S, 1998.

Welbourne, T.C.; Joshi, S. Hepatic enzymes of glutamine and uregenesis in metabolic acidosis. *Proceedings of the Society for Experimental Biology and Medicine*, v. 182, p. 399, 1986.

Whitmer, J.T. L-carnitine treatment improves cardiac performance and restores high- energy phosphate pools in cardiomyopathic Syrian hamster. *Circulation Research*, v. 61, n. 3, p. 396-408, 1987.

Windmueller, H.G.; Spaeth, A.E.; Vascular perfusion of rat small intestine: Metabolic studes with isolated and situ preparation. *Federation Proceedings*, v. 36, p. 177, 1977.

Wischmeyer, P.E. Glutamine: role in gut protection in critical illness. *Current Opinion in Clinical Nutrition and Metabolic Care*, v. 9, p. 607-612, 2006.

60 Macroelementos e Microelementos

Enrico Lippi Ortolani

- Histórico, *889*
- Classificação, *889*
- Mecanismo de homeostase no metabolismo dos macroelementos e microelementos, *891*
- Macroelementos, *891*
- Microelementos, *896*
- Bibliografia, *901*

HISTÓRICO

A importância da necessidade de vários macro- e microelementos para o homem e os animais tem, de alguma forma, sido descrita por historiadores muito tempo antes de Cristo; grande parte dessas descrições referem-se principalmente às consequências da deficiência ou do excesso dos elementos. De fato, em um tratado sobre o manejo de fazendas romanas, *De Agri Cultura*, escrito por Marcus Porcius Cato (234 a 149 a.C.), descrevia-se: "Estoque a palha de cevada e trigo... mantenha sobre cobertura e as asperja com sal e ofereça em lugar do feno" (Morris, 1980); portanto, enfatiza-se a importância de suplementar os animais com cloreto de sódio.

Durante a grande viagem de Marco Polo à China, no século XIII, quase toda sua empreitada foi interrompida, pois, ao atravessar uma determinada região daquele país, seus cavalos tiveram graves problemas de casco, impossibilitando-os de cavalgarem. Porém, somente no século XX, soube-se que naquela região, os teores de selênio nos capins eram bastante elevados e que os problemas nos cascos dos cavalos, descritos no diário de Marco Polo, foram provocados pela intoxicação por selênio.

A maioria dos macro- e microelementos e sua função biológica começaram a ser estudados nas primeiras décadas do século XX. Contudo, muito ainda há de se avançar no estudo dos elementos, pois alguns deles, sempre descritos como elementos tóxicos (p. ex., cromo, arsênio etc.), têm sido demonstrados como essenciais, em doses extremamente reduzidas, ou em situações especiais em que os animais são submetidos ao estresse.

CLASSIFICAÇÃO

Mais de uma centena de elementos químicos já foram isolados ou classificados quanto às suas propriedades físico-químicas. Alguns deles são gases ou se apresentam em quantidades ínfimas ou são pouco encontrados na biosfera, onde a vida acontece. De modo geral, os elementos encontrados no organismo do animal podem ser divididos em três grandes grupos, quanto à **relação biológica**: elementos tóxicos; sem função definida; e essenciais.

Os **elementos tóxicos** são aqueles que, quando presentes em altas concentrações no organismo, causam efeitos nocivos, como, por exemplo, chumbo, mercúrio, césio etc. Os **elementos sem função definida** são os normalmente encontrados no organismo em concentrações mensuráveis, mas que não foram relacionados com quaisquer funções orgânicas; são exemplos o boro (que é essencial para as plantas), o silício, o lítio etc. Os **elementos essenciais** são aqueles que são imprescindíveis ou importantes para o pleno desenvolvimento da vida, da produção ou da homeostase, e na sua falta podem gerar problemas de saúde; entre os mais conhecidos citam-se o cálcio, o fósforo, o cobre, o zinco etc.

Os elementos essenciais podem ser classificados quanto à **concentração** deles no organismo em: elementos primários, macro- e microelementos. Os **elementos primários** estão presentes em grandes quantidades no organismo, sendo os responsáveis pela constituição das células e fluidos corpóreos. Esses elementos apresentam-se em quantidades superiores a 2%, sendo responsáveis por 96,1% do peso corpóreo dos mamíferos; são oxigênio, carbono, hidrogênio e nitrogênio.

Os **macroelementos** estão presentes em quantidades inferiores a 2% e superiores a 0,049% do peso corpóreo; são expressos em porcentagem ou g/kg de peso vivo; são cálcio, fósforo, potássio, cloro, sódio, enxofre e magnésio. A soma desses elementos representa cerca de 3,75% do peso corpóreo.

Os **microelementos**, ou também chamados **elementos-traço** ou **oligoelementos**, estão presentes em quantidades pequenas no organismo e são expressos em mg/kg ou ppm (partes por milhão) ou em µg/kg (partes por bilhão) de peso vivo. Esses elementos são ferro, flúor, zinco, cobre, manganês, iodo, cobalto, molibdênio, selênio, cromo, arsênio, níquel, alumínio e vanádio. A soma desses elementos representa menos de 0,15% do peso vivo dos mamíferos.

No Quadro 60.1 encontra-se expressa a concentração dos principais elementos essenciais presentes no organismo.

QUADRO 60.1
Composição média dos elementos presentes na matéria fresca de mamíferos.

Elementos	%	g/kg	mg/kg	µg/kg
Primários				
Oxigênio (O)	66			
Carbono (C)	17,5			
Hidrogênio (H)	10,2			
Nitrogênio (N)	2,4			
Macroelementos				
Cálcio (Ca)	1,6	16		
Fósforo (P)	0,9	9		
Potássio (K)	0,4	4		
Cloro (Cl)	0,3	3		
Sódio (Na)	0,3	3		
Enxofre (S)	0,2	2		
Magnésio (Mg)	0,05	0,5		
Microelementos				
Ferro (Fe)			50	
Flúor (F)			50	
Zinco (Zn)			20	
Cobre (Cu)			4	
Alumínio (Al)			3,5	
Manganês (Mn)				500
Iodo (I)				300
Arsênio (As)				200
Cobalto (Co)				100
Cromo (Cr)				90
Molibdênio (Mo)				70
Selênio (Se)				60

Outra classificação dos elementos essenciais é quanto à **função** exercida no organismo animal: função estrutural, função físico-química e função catalisadora de reações bioquímicas. A **função estrutural** caracteriza-se pela participação, principalmente de macroelementos, na constituição da estrutura dos órgãos, como por exemplo o papel de cálcio, fósforo, e em menor grau magnésio, na matriz mineral óssea.

A **função físico-química** caracteriza-se pela ação do elemento *per se* na execução de uma tarefa biológica. Cita-se como exemplo a ação do potássio e, em menor grau, do sódio, do cloro e de outros na condução do impulso nervoso ou na condução do impulso cardíaco; do cálcio na contração muscular, ou na transmissão dos impulsos nervosos na placa neuromuscular; do papel do cloro, do enxofre, do sódio e do potássio na manutenção do equilíbrio ácido-básico nos vários compartimentos do organismo etc.

A **função catalisadora de reações bioquímicas** está principalmente relacionada aos microelementos incorporados ou associados a **enzimas, coenzimas** ou **cofatores, metaloproteínas** e **hormônios**; esses elementos têm papel fundamental como reguladores da velocidade (catalisadores) ou de desencadeamento de reações bioquímicas orgânicas.

Quando uma enzima contém necessariamente um micro- ou macroelemento no sítio ativo de ação, ela passa a ser chamada de **metaloenzima**. Na molécula da metaloenzima glutationa peroxidase existem, obrigatoriamente, quatro moléculas de selênio, que se colocam, estrategicamente, nos sítios ativos da molécula, tendo papel de destaque na catálise, acelerando centenas de vezes a destruição dos peróxidos, em especial do H_2O_2 pela glutationa. Ainda, como exemplo, cita-se a participação do cobre em metaloenzimas. Até o momento já foram catalogadas 26 metaloenzimas contendo esse elemento, entre as mais importantes tem-se: a citocromo C oxidase, a superóxido dismutase e a lisil oxidase.

As coenzimas, ou cofatores, são substâncias que controlam indiretamente a atividade de uma enzima ou de uma reação química. O cobalto, por exemplo, participa ativamente do núcleo da molécula da vitamina B_{12} (5-desoxiadenosil cobalamina), representando 4% do peso dessa molécula. Uma das funções da vitamina B_{12} é regular a ação da enzima metilmalonil-CoA mutase, que transforma metilmalonil-CoA em succinil-CoA, na rota metabólica do proprionato ao ciclo de Krebs, para produção de energia.

As metaloproteínas são moléculas proteicas, que contêm geralmente microelementos ligados à sua composição estrutural e função bioquímica, podendo ter atividades metabólicas independentes do sistema enzimático. A mais conhecida de todas é a hemoglobina, que contém no centro do seu núcleo pirrólico uma molécula de ferro, vital para carrear oxigênio a toda economia animal. Outro exemplo de metaloproteínas são as metalotioneínas, ligadas ao controle de absorção e excreção de vários microelementos no organismo, em especial o cobre e o zinco; a metalotioneína contém vários átomos de zinco na sua molécula.

Finalmente, o exemplo solitário da presença de microelementos em **hormônios** é o do iodo na molécula das várias formas de tiroxina, produzida pela glândula tireoide.

MECANISMO DE HOMEOSTASE NO METABOLISMO DOS MACROELEMENTOS E MICROELEMENTOS

Os macro- e microelementos são provenientes da dieta, da água ingerida e de prováveis contaminantes presentes na dieta, como por exemplo, a ingestão de solo por animais mantidos em pastejo. Frequentemente, as diferentes espécies animais, criadas em condições intensivas ou extensivas, podem apresentar deficiências ou excessos dos vários elementos no organismo. Contudo, antes que isso aconteça, uma série de mecanismos de homeostase, do metabolismo daquele elemento, entra em ação para compensar o desequilíbrio. Por exemplo, animais que recebem dieta deficiente em zinco podem apresentar absorção intestinal (disponibilidade) praticamente total (100%) do elemento na dieta. Por outro lado, animais que recebem, pela dieta, cerca de seis vezes mais que a quantidade adequada de zinco, apresentam diminuição na disponibilidade (37%) do elemento. Podem-se citar, ainda, como mecanismos homeostáticos, o aumento ou a diminuição da excreção endógena urinária, maior ou menor reciclagem interna de elementos (p. ex., fósforo salivar em ruminantes), entre outros. Quando as limitações biológicas de homeostase são ultrapassadas pelo excesso ou pela deficiência de aporte ou de disponibilidade de um determinado elemento, começam a manifestar-se os desequilíbrios, pela queda da produção, de crescimento, de desempenho, aparecimento de vários sinais clínicos, podendo levar os animais à morte.

Os macro- e microelementos estão distribuídos em três compartimentos dentro do organismo: **estoque**, local ou órgão onde existe a armazenagem natural do elemento na economia animal; concentração do elemento no sangue circulante, formando o que se chama de **compartimento homeostático** ou **de distribuição**, onde o animal tem uma tendência a manter os teores do elemento dentro de determinados valores adequados; e **compartimento funcional**, ou seja, o sítio de ação de determinado elemento, representado, por exemplo, pela concentração de uma enzima, ou cofator.

Toda vez que o balanço de um determinado elemento dentro do organismo estiver negativo, no caso de a excreção ser maior que a absorção ou quando o aporte ou a disponibilidade do elemento na dieta não forem suficientes para atender à demanda exigida, inicia-se um estado carencial.

Por outro lado, as intoxicações por elementos essenciais, em animais domésticos, são de menor frequência e, em muitos casos, estão ligadas a erros no manejo dietético, contaminação do ambiente ou iatrogenia, no tratamento de estados carenciais.

MACROELEMENTOS

O cálcio e o fósforo são dois macroelementos bastante relacionados e devem ser estudados em conjunto devido às suas grandes afinidades. Ainda se considera fundamental no metabolismo do cálcio e do fósforo a vitamina D que intimamente regula o metabolismo desses dois elementos, em especial, o do cálcio.

Cálcio

Distribuição. A grande maioria do cálcio orgânico (99%) está localizado nos ossos e dentes, sendo o primeiro deles o órgão-reserva do elemento. O restante do cálcio está disperso pelos tecidos e fluidos, mas, apesar de estar em pequenas quantidades, tem um papel muito importante em várias funções. Parte do cálcio presente no plasma está em forma livre ionizável (cerca de 47%) e o restante se encontra ligado às proteínas, em especial à albumina.

Funções. A mais conhecida delas é a participação ativa na estrutura dos ossos e dentes, sendo o elemento presente em maior quantidade na molécula da hidroxiapatita, representando cerca de 20% ou mais do peso vivo de um osso. Além dessa função estrutural, o cálcio está diretamente ligado à contração muscular, por meio do controle da liberação de trifosfato de adenosina (ATP) no sistema actina-miosina. O cálcio também regula a contração muscular cardíaca e da musculatura lisa. O cálcio ainda controla, indiretamente, pelo aumento ou pela diminuição dos níveis de potássio, a passagem de estímulos nervosos pelo neurônio e a passagem do impulso nervoso pela placa neuromuscular, por meio da liberação de acetilcolina. Esse elemento está relacionado com coagulação sanguínea, produção láctea e da casca do ovo.

Metabolismo. Esse é complexo, mas grandes avanços foram feitos para sua compreensão nessas últimas décadas. Grande parte do cálcio é absorvida no intestino delgado pelos enterócitos. A maior ou menor absorção do cálcio nesse sítio está ligada à produção de 1,25 $(OH)_2$ vitamina D, que estimula a síntese de RNA mensageiro, produzindo uma proteína específica carreadora de cálcio. Fêmeas em lactação, em postura e animais em crescimento têm maior síntese de 1,25 $(OH)_2$ vitamina D que outros animais. Os detalhes do metabolismo desse elemento estão descritos no *Capítulo 31*.

Alterações do metabolismo. Em **ruminantes**, a deficiência de cálcio é rara, pois os capins são ricos em cálcio, durante todas as estações do ano. Assume importância a hipocalcemia da parturiente, em especial em vacas leiteiras, devido à crise temporária na manutenção dos níveis de calcemia no período de periparto. Acomete vacas e cabras leiteiras parturientes, principalmente a partir da terceira lactação, e ovelhas albergando três ou quatro fetos, no final do período gestacional. É caracterizado pela diminuição brusca e temporária do cálcio ionizável sanguíneo, o que provoca um quadro inicial de hiperestesia seguido de quadro de depressão nervosa e que, se não for tratado, pode levar, na maioria das vezes, o animal à morte.

A enfermidade é cosmopolita e a incidência é muito alta nos países nórdicos (11%). No Brasil, Ortolani (1995) mostrou que 4,25% das vacas parturientes podem apresentar a afecção.

Vários são os **fatores predisponentes** para o aparecimento da enfermidade. Entre eles citam-se a **idade**; quanto maior a idade das parturientes, maior o risco de apresentar hipocalcemia. A **raça** também é considerada como fator predisponente; vacas Jersey são mais predispostas à hipocalcemia, pois produzem maiores quantidades de colostro que outras raças leiteiras e, ainda, apresentam menor capacidade de reabsorção óssea. **Superalimentação** no período pré-parto também provoca redução do apetite após o parto, diminuindo a disponibilidade de cálcio à fêmea. **Antibióticos aminoglicosídeos** (estreptomicina, gentamicina, neomicina etc.) se ligam temporariamente (quatro a seis horas) ao cálcio livre para a distribuição aos tecidos e não são recomendados para uso sistêmico no último dia pré-parto e nos próximos 2 dias após esse evento. A ingestão exclusiva de **capins do gênero *Setaria*** (principalmente adubados com fertilizantes ricos em potássio) são contraindicados para vacas secas, pois os capins podem acumular oxalato, que, se não desdobrado pelos microrganismos ruminais, podem se combinar com o cálcio dietético, diminuindo a sua disponibilidade.

Vários são os **fatores determinantes** que podem desencadear um quadro de hipocalcemia em parturientes. Assim, desde a década de 1950 admite-se que a ingestão de altos **teores de cálcio dietético** no período pré-parto desencadeie hipocalcemia, bem como a **ordenha completa e frequente do colostro**, pois este contém mais que o dobro de cálcio que o leite comum. Quanto mais radical for a ordenha, principalmente nas primeiras horas após o parto, mais cálcio solúvel será mobilizado para a formação do colostro.

A **patogenia** do processo está intimamente relacionada com os níveis de cálcio ionizável e a atuação desse elemento no sistema neuromuscular. Normalmente, o cálcio participa direta ou indiretamente na passagem dos estímulos nervosos pelos neurônios, pela placa neuromuscular e na contração muscular. A condução dos impulsos nervosos pelos neurônios se dá principalmente pela migração de potássio pelo ambiente extra e intraneural. Concentrações altas de cálcio provocam uma queda nos níveis de potássio, diminuindo a velocidade de condução e a excitabilidade nervosa. Níveis baixos de cálcio têm efeito oposto, com aumento da excitabilidade, só que ela é temporária devido ao limiar relativamente baixo do processo. Quando esse limiar é alcançado, inicia-se um breve período de parada de passagem de estímulos.

A transmissão do impulso nervoso do neurônio para a fibra muscular se faz por meio da liberação de acetilcolina pela fenda neuromuscular. Nesse caso, quanto maior for a concentração de cálcio ionizável, maiores serão a liberação de acetilcolina e a transmissão neuromuscular.

Finalmente, com a chegada do impulso nervoso na musculatura, existe a liberação de cálcio, que desencadeará o processo de contração muscular do sistema actina-miosina. Níveis muito elevados de cálcio provocarão espasmo muscular. Teores relativamente baixos promoverão uma contração temporária da musculatura (tetania). Concentrações muito baixas de cálcio produzirão um quadro inicial de paresia muscular, seguida de paralisia.

O magnésio tem um papel oposto ao cálcio em todos esses mecanismos de transmissão de estímulos nervosos citados antes.

O quadro clínico na hipocalcemia é resultante da soma dos efeitos, descritos anteriormente, condicionados primariamente pelos níveis de cálcio e magnésio ionizáveis no sangue. Assim, vacas com hipocalcemia e normomagnesemia ou ligeira hipermagnesemia, situação comumente encontrada em nossas condições, têm um quadro clínico inicial de hiperestesia, marcado por tetania muscular e excitabilidade nervosa, com duração de 40 min até 8 h. De acordo com a diminuição dos níveis de cálcio ionizável, o quadro clínico modifica-se completamente, ocorrendo paralisia muscular, depressão nervosa caracterizada pelo aspecto de sonolência e pela atitude de "autoauscultação". Se a hipocalcemia se intensificar, o quadro se agrava com a perda de consciência, intensa depressão nervosa e paralisia muscular. Em condições de hipomagnesemia e hipocalcemia concomitantes, o quadro é de contrações musculares acentuadas e persistentes, convulsões tetânicas e trismos.

No caso de hipocalcemia e normomagnesemia, ocorre taquicardia com hipofonese; e na hipomagnesemia, provoca taquicardia com hiperfonese.

O tratamento usual da hipocalcemia é a injeção de soluções contendo sais de cálcio. Dentre os sais utilizados destacam-se o borogliconato, o gliconato e o cloreto de cálcio. O mais solúvel deles é o cloreto, o que torna mais perigoso o risco de uma intoxicação pelo cálcio, além de o cloreto ser mais irritante para os tecidos. A única função do boro é aumentar a estabilidade da molécula. Soluções que contêm gliconato de cálcio apresentam cerca de 8,3% da molécula de cálcio ionizável. Melhores respostas na terapia de vacas com hipocalcemia são obtidas com doses de 6 a 9 g de cálcio injetável. Os sinais indicativos de melhora clínica durante o tratamento são: tremores musculares finos, eructação, aumento de intensidade de batimentos cardíacos, pulso se torna evidente, retorno de defecação e tentativa de o animal se manter em estação. Uma outra forma de tratamento da hipocalcemia é a administração, pela via oral, de soluções contendo cálcio; empregam-se o propionato e o cloreto de cálcio, na dose de 75 g de cálcio elementar, sendo o primeiro sal o mais eficiente.

A **intoxicação iatrogênica pelo cálcio** é evidenciada por bradicardia (diminuição dos batimentos abaixo de 50 por minuto) e arritmia. O quadro de intoxicação pode ser revertido com o uso de 8 a 10 mg de sulfato de atropina (por via intravenosa), em uma única dose.

Em **cães**, raças de cães de grande porte, como o Rottweiler, São-bernardo, Fila, Pastor-alemão, entre outras, apresentam nos primeiros meses de vida um ritmo de crescimento muito rápido, multiplicando o peso vivo de nascimento em até cerca de 30 vezes após 9 meses de vida. Isso requer que haja um correspondente crescimento de arcabouço ósseo para sustentar tamanha massa muscular. Quando esses cães são alimentados com dietas caseiras, à base de cereais, farináceos e carne, existe um grande desequilíbrio no oferecimento de cálcio e fósforo, com grande predomínio do segundo elemento. De fato, sabe-se que a relação cálcio:fósforo dos principais alimentos presentes em dietas caseiras são: arroz e feijão, 1:3; macarrão e batata, 1:8; carne bovina, 1:25; carne de frango, coração de boi e pulmão, 1:20; fígado, 1:360; leite, 1,3:1; queijo, 0,8:1.

Cães que recebem dietas muito ricas em fósforo têm hiperfosfatemia, que, embora não estimule diretamente a secreção de paratormônio, diminui tenuemente as concentrações de cálcio sanguíneo, e esse estímulo provoca a secreção de paratormônio. Esse hormônio aumenta tanto a reabsorção tubular renal de cálcio como óssea, visando manter a homeostase da calcemia. Contudo, com a prolongada ingestão de dietas pobres em cálcio e ricas em fósforo, mantém-se o hiperparatireoidismo compensatório, fazendo com que a prolongada reabsorção óssea promova adelgaçamento da região cortical óssea, diminuindo a resistência desse arcabouço. O primeiro sinal clínico manifestado é a claudicação, que pode variar de uma insegurança no andar até a total imobilidade. Com a fragilidade da estrutura dos ossos longos dos membros, principalmente dos anteriores, a força de tensão provocada pelos tendões e ligamentos sobre o osso faz com que o eixo ósseo se deforme, provocando um abaulamento ("perna de vaqueiro") e o aparecimento de "achinelamento" dos carpos. Fraturas ósseas e dor ao andar também são sinais evidentes. Imagens de radiografia mostram grande adelgaçamento nos ossos lombares, longos e crânio. A região epifisária óssea se encontra espessada e com pequena densidade.

O tratamento da osteodistrofia consiste na modificação imediata da dieta, corrigindo a relação cálcio:fósforo para 2:1 por meio de suplementos contendo fosfato tricálcico ou carbonato de cálcio. Tratamento com vitamina D pode ser empregado, temporariamente, apenas nos casos mais graves a fim de estimular a disponibilidade dietética de cálcio. Com o advento de rações comerciais balanceadas, tem ocorrido diminuição marcante na incidência de casos de hiperparatireoidismo nutricional secundário em cães.

Fósforo

Distribuição. Cerca de 80% do total do fósforo no organismo se encontra presente nos ossos e dentes. Os outros 20% se distribuem principalmente no interior das células sanguíneas, hepáticas e de outros órgãos, sendo baixos os níveis de fósforo nos fluidos extracelular e no plasma.

Funções. Várias são as funções do fósforo, com destaque para transferência, conservação e captura de energia no sistema biológico, armazenada em forma de ATP e gerada por meio do processo bioquímico denominado fosforilação oxidativa na cadeia respiratória de oxidação, dentro da mitocôndria. Outra função importante do fósforo é sua participação na estrutura óssea, representando cerca de 10% do peso original de um osso. Esse elemento participa, ainda, da estrutura bioquímica de grande número de moléculas, como por exemplo, os fosfolipídios responsáveis pela metabolização das gorduras, e as enzimas como, por exemplo, da celulose dos microrganismos ruminais, responsável pelo desdobramento da celulose dietética.

Metabolismo. O fósforo da dieta é absorvido principalmente nas primeiras porções do intestino delgado dos ruminantes e na maioria dos monogástricos, com exceção dos equídeos que o absorvem nos segmentos posteriores do cólon. Desde que a fonte de fósforo esteja disponível, quanto maior a ingestão de fósforo dietético, maior será a absorção desse elemento pelos intestinos, diferentemente do cálcio, que apresenta mecanismos intrínsecos para regular sua absorção. Altos níveis de cálcio, magnésio, alumínio e ferro na dieta podem formar complexos insolúveis com o fósforo diminuindo sua absorção. Em ovinos, foi demonstrado o aumento da relação Ca:P superior a 3 (3,6) promovendo diminuição na disponibilidade de fósforo (na ordem de 18%).

Grande parte do fósforo presente nos grãos e nas forragens (60% a 80%) encontra-se ligado aos fitatos, que praticamente não são destruídos pela ausência da enzima fitase, presente em certas bactérias ruminais.

O fósforo é absorvido por via ativa, e quando os níveis de fósforo no sangue estão diminuídos, existe aumento de produção de vitamina 1,25 $(OH)_2$ D, a qual aumenta a eficiência de absorção intestinal de fósforo, independentemente dos níveis de cálcio plasmático. O fósforo absorvido é distribuído a toda economia animal e, por ação da calcitonina, é incorporado (acreção) aos ossos, órgão reserva. Na sua deficiência, ocorre o sistema inverso pela ação do paratormônio, promovendo a reabsorção óssea. Nos ruminantes, a homeostase do fósforo é regulada pela saliva, que pode secretar, diariamente, cerca de 70 a 80% do fósforo endógeno (30 a 40 g em um bovino adulto), em especial para reciclar esse elemento para o perfeito funcionamento das bactérias ruminais. O paratormônio também tem um papel significativo na secreção de fósforo salivar, aumentando seus níveis nesse fluido. A excreção de fósforo nos monogástricos ocorre primariamente por via urinária. Diferentemente dos monogástricos, os ruminantes apenas excretam quantidades significativas de fósforo pela urina quando os níveis de fósforo no sangue são muito elevados.

Necessidades. Variam de acordo com a espécie, a idade e a produção animal. De modo geral, pode-se afirmar que os monogástricos têm necessidades maiores de fósforo que os ruminantes. Os cães em crescimento e lactantes necessitam de uma dieta com 0,9% da matéria seca de fósforo; frangos em crescimento e galinhas em postura, respectivamente, 0,7% e 0,6%; suínos em crescimento e em lactação, ao redor de 0,5%; potros e éguas em lactação, respectivamente, 0,3% e 0,4%; bovinos em crescimento, fêmeas em prenhez, lactação e machos em terminação, respectivamente, 0,3, 0,22, 0,31 e 0,15%; para ovinos em crescimento, gestação e lactação, respectivamente, 0,28, 0,22 e 0,32%.

Carência. É um dos desbalanços nutricionais mais importantes que ocorrem em ruminantes criados no Brasil, uma vez que os solos e as pastagens apresentam níveis médios de fósforo inferiores aos adequados, fazendo com que os animais necessitem de suplementação por meio do oferecimento de sais minerais ricos em fósforo.

Os sinais clínicos da carência de fósforo são os mais variados possíveis, iniciando com diminuição no apetite, queda no ganho de peso e na produção láctea, diminuição na fertilidade de fêmeas caracterizada por prolongadas acíclias, osteopenia e menor resistência óssea predispondo ao aparecimento de fraturas, principalmente nos ossos de costelas e nas vértebras, e alteração no comportamento com aparecimento de aberrações no apetite, como osteofagia e necrofagia. Tal alteração pode predispor os ruminantes ao botulismo, pela ingestão de toxina presente em ossos ou tecidos moles de carcaças dos animais mortos.

Tratamento. É feito com a correção dietética por meio da suplementação com sais minerais ricos em fósforo. A fonte e a forma química de fósforo nos sais minerais são de fundamental importância na disponibilidade do elemento para os ruminantes. A fonte de fósforo representa cerca de 80%, ou mais, do custo total de um sal mineral. Muitos sais minerais comercializados no Brasil apresentam problemas de formulação que se refletem na qualidade desses sais, por apresentarem baixos níveis de fósforo na fórmula ou a presença de fonte de fósforo com pequena disponibilidade, como é o caso do fosfato de rocha, muito usado devido ao baixo custo. Outro inconveniente do fosfato de rocha é o seu alto teor de flúor, que pode variar de 2,52 a 1,34% da matéria seca, respectivamente, fosfato de rocha de Catalão e de Tapira. Embora o flúor seja um elemento essencial aos animais, a ingestão de altas doses de fosfato de rocha, por período prolongado, pode provocar o aparecimento de fluorose, quadro que se caracteriza pelo desgaste anormal dos dentes, claudicação, fraturas, exostoses, principalmente em animais jovens e em ruminantes.

No Quadro 60.2 encontram-se dados sobre as várias fontes de fósforo mais utilizadas nos sais minerais comercializados para ruminantes, no Brasil.

Os monogástricos, em especial as aves e suínos, obrigatoriamente necessitam de suplementação com fontes de fosfato inorgânico, para obterem alto desempenho produtivo.

Intoxicação. É rara a intoxicação pelo fósforo, contudo seu excesso na dieta pode provocar desequilíbrios na relação cálcio e fósforo, originando distúrbios, já citados anteriormente. Em pequenos ruminantes, em especial machos jovens castrados, o excesso de fósforo dietético pode provocar **urolitíase**, por aumento de excreção urinária de fósforo, que em pH urinário alcalino forma complexos com o cálcio, magnésio precipitando-se e dando origem ao cálculo, que pode, aos poucos, se acumular e obstruir a uretra, no apêndice vermiforme, no "S" peniano ou em todo o trato urinário. O tratamento pode não surtir resultados, e a prevenção é imperiosa. A prevenção se baseia na diminuição dos níveis de fósforo na dieta (não superior a 3 g de fósforo/cabeça/dia) ou no oferecimento de sais na dieta que diminuam o pH urinário, evitando assim a precipitação dos sais de fósforo, como o cloreto de amônio (1,5% da matéria seca da dieta). Outra forma bastante eficiente de se prevenir a urolitíase é o oferecimento de 1,5% de cloreto de cálcio, que também promove a acidificação da dieta, além de diminuir a disponibilidade de fósforo.

Sódio

Distribuição. Cerca de 90% sódio encontram-se no espaço extracelular, destacando-se plasma, fluidos intersticiais e medula óssea. O restante se localiza no interior das células. A medula óssea é um órgão-estoque de sódio, mas mesmo durante a carência sua retirada desse local é diminuta.

QUADRO 60.2
Disponibilidade e concentração de várias fontes de fósforo para ruminantes.

Fonte de fosfato	Fórmula	% de P	Disponibilidade* (%)
Tricálcico	$Ca_3(PO_4)_2$	20	100
Ácido fosfórico	H_3PO_4	23,7	125
Monoamônio	$NH_4(H_2PO_4)$	24	130
Farinha de ossos (calcinada)	$Ca_{10}(HPO_4)_6 H_2O$	11	90
Bicálcico	$Ca(HPO_4)2 H_2O$	18	110
Monocálcico	$Ca(H_2PO_4)$	24,5	115
Rocha (média)	$Ca_3(PO_4)_2Ca_x$	13,3	30

*Em relação ao fosfato tricálcico.

Funções. A principal função é a manutenção dos fluidos no interior dos vasos, tanto que é chamado de "esqueleto osmótico", controlando a pressão osmótica e o metabolismo da água no corpo. O cloreto também atua em conjunto com o sódio nessa função. O sódio regula a bomba sódio-potássio ATPase, ajudando na absorção de nutrientes como glicose e aminoácidos. Tem um papel importante no equilíbrio acidobásico, pois é o principal cátion do organismo. Também atua na transmissão de impulsos nervosos.

Metabolismo. É absorvido tanto no intestino delgado como no grosso, em grande parte de forma passiva. É principalmente excretado na urina, no suor e nas fezes, sendo reciclado ao rúmen pela saliva nos animais ruminantes. Sua regulação no organismo é controlada principalmente pela excreção renal, por meio do sistema renina-angiotensina-aldosterona, que atua reabsorvendo o sódio nos túbulos renais, ocorrendo o contrário com o hormônio antidiurético.

Necessidades. Os equinos têm o maior requerimento de sódio, seguidos de vacas leiteiras, aves, suínos, outros ruminantes e carnívoros domésticos. Os requerimentos variam de 0,3 a 0,05% de Na/kg de matéria seca.

Carência. As pastagens brasileiras, em especial as distantes do mar, são muito pobres em sódio, o que torna comum os quadros de carência, caso não haja suplementação. Animais carentes podem manifestar aberrações no apetite, como ingestão de terra, madeira, urina e lã; passam a lamber o pelame um ao outro; reduzem o ganho de peso e a produtividade; ocasionalmente pode ser causa de canibalismo.

Tratamento. A suplementação com cloreto de sódio por meio da ração ou de sal mineral reverte rapidamente o quadro. Nos primeiros dias de tratamento a ingestão de sal pode ser até 10 vezes superior ao normal.

Intoxicação. Embora outras espécies sejam acometidas, os suínos, em especial os mais jovens, são os mais predispostos à intoxicação por sal, que pode ser superaguda ou acumulativa, sendo esta última a mais frequente. Na superaguda, os animais recebem subitamente massiva dose de sódio, em seguida é oferecida água a vontade. Na acumulativa o rebanho é previamente alimentado por longos períodos com dieta rica em sódio; após uma abrupta restrição temporária de água, esta é oferecida de maneira ilimitada. De 12 a 24 h após a ingestão de água, o quadro clínico se manifesta caracterizado por apatia, desidratação, andar cambaleante devida a cegueira, tremores musculares, convulsão e morte. Em geral, é encontrado edema cerebral e pulmonar.

Enxofre

Distribuição. O enxofre (S) está distribuído no organismo inserido individualmente nos aminoácidos sulfurados (metionina, cistina, cisteína, homocisteína e taurina) ou pela presença desses em boa parte das proteínas em toda economia animal. Gatos armazenam alguma quantidade de taurina no organismo.

Funções. Os aminoácidos sulfurados são essenciais na estrutura de boa parte das proteínas constitucionais. O enxofre está presente em grupos sulfidrilas (SH) e pontes de dissulfeto, que ajudam a manter a configuração espacial das proteínas e na ligação de algumas enzimas aos substratos.

A cisteína faz parte da metalotioneína, que tem papel importante contra a intoxicação por cobre e da glutationa, que protege os tecidos e os eritrócitos contra oxidantes. Aminoácidos ou compostos sulfurados fazem parte dos tecidos conectivos (condroitina), da queratina (cascos, chifres, pelos, penas e lã), da heparina, dos hormônios ocitocina e insulina; e das vitaminas tiamina e biotina. A taurina é parte integrante de tecidos da retina e do cone e da musculatura cardíaca. O enxofre também é importante para os microrganismos ruminais ajudando-os na digestão das fibras e como fonte para síntese de aminoácidos sulfurados.

Metabolismo. O oferecimento de enxofre dietético é suficiente para que os microrganismos ruminais possam sintetizar e incorporar aminoácidos sulfurados, em especial a metionina. O sulfato (SO_4^{-2}) é reduzido a sulfeto (S^{-2}) e este é incorporado nesses aminoácidos. A passagem de boa parte dessa, microbiota ruminal pelo abomaso e intestinos gera sua morte e proteólise, promovendo a absorção dos aminoácidos nos intestinos. Por outro lado, a maioria ou totalidade desses aminoácidos devem ser oferecidos na dieta dos monogástricos, pois a síntese microbiana no ceco é diminuta. A metionina é convertida, nos tecidos, em outros aminoácidos sulfurados, tais como a homocisteína, cistatione e cisteína, e deste último deriva a taurina nos mamíferos. Porém, os gatos são os únicos mamíferos que não conseguem transformar a cisteína em taurina, devendo receber esse aminoácido ou na dieta ou por suplementação específica.

No catabolismo proteico o sulfato é excretado na urina, e pequena parte dele é secretado na saliva de ruminantes, servindo de fonte de enxofre para os microrganismos ruminais.

Necessidades. O enxofre tem uma relação direta com os teores de proteína bruta nos capins, contudo os teores desses são menores nos capins tropicais, em especial no período seco, necessitando de suplementação com enxofre, visto que 75% deles (média de 0,12% kg de matéria seca) têm concentrações abaixo do mínimo adequado em nosso meio. Os requerimentos de enxofre variam de 0,20% kg de matéria seca para bovinos de corte e até 0,30% para vacas de leite. Mesmo assim, nas vacas de alta produção há o aumento da secreção láctea e da proteína no leite após suplementação com metionina protegida ou sua análoga (ácido butanoico protegido) na quantidade de 2,4% da matéria seca. Pelo fato da lã conter altos teores de enxofre (4%) o requerimento para ovinos (0,25% kg de matéria seca) é maior que para bovinos de corte.

Em aves e suínos a metionina é suplementada na dieta com a cistina. A necessidade desses aminoácidos diminui ligeiramente durante o crescimento de frangos de corte e de suínos. Nos frangos, variam de 0,92 a 0,67% da dieta; em galinhas de postura 0,74%. Leitões em crescimento devem receber de 0,89 a 0,80%; e as marrãs 0,58%. Em cães, recomenda-se a suplementação de metionina na ordem de 0,1% da dieta. Em cavalos a suplementação com metionina é recomendada quando os teores de proteína nos capins são inferiores a 10%, oferecendo 7 a 8 g/animal/dia. Especificamente, em gatos recomenda-se a suplementação com 500 mg/kg de matéria seca de taurina, caso não estejam sendo alimentados com carne e peixes crus, ricos nesse aminoácido.

Carência. A carência de enxofre em ruminantes se assemelha com a de proteína dietética e ocorre de forma insidiosa. Gradativamente, vai diminuindo o consumo de matéria seca, levando a perda de peso e da condição corporal. Os pelos vão se tornando opacos, alongados e sem brilho, não ocorrendo troca de pelame enquanto perdurar a carência. O mesmo quadro, descrito acima, é relatado em equídeos. Em casos crônicos, devido a menor digestibilidade da fibra no rúmen e retenção de conteúdo ruminal, o abdômen passa a ter aspecto de barril. Vacas leiteiras têm uma contínua diminuição na sua produção de leite e na concentração de proteína láctea. Os teores de sulfato sérico diminuem abaixo de 0,40 mM/L e da albumina sérica na ordem de 20% em bovinos carentes em enxofre. A carência em aves e suínos em crescimento leva ao rápido surgimento de perda de peso, severo retardo de crescimento, arrepiamento e má-formação de penas. A predisposição às enfermidades infecciosas aumenta de forma significativa. Há declínio acentuado na postura de galinhas. Gatos com carência prolongada de taurina podem gradativamente sofrer degeneração nas células fotorreceptoras da retina, levando-os à cegueira irreversível, se não devidamente tratados a tempo. Além disso, pode ocorrer enfraquecimento da musculatura cardíaca, gerando uma cardiomiopatia dilatada.

Tratamento. A correção da carência em bovinos é por meio de suplementação mineral, contendo 1,2 a 2% de fontes de enxofre, dependendo da categoria animal. Embora a flor de enxofre (S_8) possa suprir os requerimentos, a disponibilidade do sulfato inorgânico (SO_4^{-2}) é 30% superior a flor de enxofre. O enxofre por ser suprido também pelo uso de proteína vegetal, tais como o farelo de soja e de algodão, e em menor grau pela alfafa ou outras leguminosas, como o amendoim forrageiro, feijão guandu etc. Essas suplementações promovem a regressão dos sintomas gradativamente. A dose inicial do tratamento da deficiência de taurina em gatos é de 5 g de taurina dietética por 21 dias consecutivos, voltando às doses de requerimento normais a partir daí.

Intoxicação por enxofre. Tem sido relatada após ingestão prolongada de rações com altos teores de enxofre (> 0,4% da matéria seca) e/ou de águas ricas em sulfato (> 1g/L). O sulfato é normalmente reduzido no rúmen para sulfeto (S^{-2}), e esse em excesso se combina com hidrogênio para formar sulfeto de hidrogênio ou gás sulfídrico (H_2S), o qual é absorvido pela parede ruminal. Condições que acidifiquem o rúmen (< pH 5,8) aumentam muito a produção de H_2S. Normalmente, o fígado oxida essa substância para sulfato, que não é tóxico. Porém, parte do gás ruminal erutado (cerca de 60%) vai aos pulmões, onde o H_2S é aí absorvido, sem passar pela circulação hepática, caindo na corrente e atravessando a barreira hematocefálica. Na região cortical do cérebro o excesso de H_2S inibe a respiração celular, causando necrose na substância cinzenta cerebral, e gerando um quadro de polioencefalomalácia, também chamado de necrose cérebro-cortical. Essas lesões aumentam tremendamente a demanda por vitamina B_1 (tiamina pirofosfato), requerida para evitar lesões cerebrais corticais. Os ruminantes intoxicados apresentam cambaleios, ataxia, pressão de cabeça em obstáculos, cegueira, sialorreia tremores musculares, ranger de dentes, decúbito e morte em animais jovens em até 48 h e em adultos em até cinco dias. A terapia é mais eficaz quando feita em quadro iniciais e nos animais adultos, sendo recomendado 10 mg de tiamina/kg P.C. (I.M.) a cada 12 horas.

MICROELEMENTOS

Cobre

O cobre (como cobalto, ferro, manganês e zinco) é um elemento metálico de transição, de caráter básico, que apresenta como característica química a facilidade de se oxidar, em especial quando se apresenta na forma iônica (Cu^+). Esse microelemento está presente no sítio ativo de algumas enzimas, que catalisam reações orgânicas oxidativas.

Distribuição. O órgão-estoque do cobre é o fígado, com 50% armazenado no citosol, 20% nos lisossomos, 20% no núcleo e o restante em demais organelas. Parte do cobre distribuído pelos tecidos e sangue está incorporado no interior de metaloenzimas, metaloproteínas ou em outras proteínas carreadoras.

Disponibilidade. O cobre proveniente dos alimentos apresenta pequena disponibilidade, aproximadamente 4%, e está intimamente ligado à forma química, na qual se encontra esse microelemento e sua solubilidade. Assim, em ordem decrescente de disponibilidade tem-se: carbonato ($CuCO_3$), nitrato {$Cu(NO_3)_2$}, sulfato ($CuSO_4$), cloreto ($CuCl_2$), óxido (CuO) e cobre metálico. Os cereais e os grãos são geralmente ricos em cobre e apresentam disponibilidade ao redor de 9%. Nos capins, a disponibilidade do cobre é baixa, aproximadamente 2%, pois grande parte desse microelemento se apresenta como cobre metálico. Por outro lado, no capim fenado, a disponibilidade do cobre se eleva para 7%, pois ele se liga a proteínas durante o processo de fenação.

Os maiores interferentes na disponibilidade do cobre, para ruminantes, são o molibdênio, o enxofre e, em menor grau, o ferro, presentes na dieta. Quanto mais altos forem os níveis de molibdênio e enxofre, menor será a disponibilidade de cobre. Quando a relação cobre:molibdênio for inferior a 3, há grande queda no ganho de peso dos animais. Isso ocorre porque o molibdênio e o enxofre (em forma de sulfeto), em condições anaeróbias e em um pH próximo do neutro, formam na fase sólida do rúmen os chamados tiomolibdatos, que se ligam ao cobre, diminuindo sua disponibilidade (Figura 60.1). Quanto mais saturada for a molécula de tiomolibdato com enxofre, maior a capacidade de quelação do cobre.

Quanto maiores o pH ruminal, a fibra bruta da dieta, a concentração de sulfetos, o número de protozoários e de matéria orgânica não digestível no conteúdo ruminal, maior será a estabilidade dos tiomolibdatos, em especial das formas tri- e tetratiomolibdato. Grande parte das moléculas de tetratiomolibdato e, em menor quantidade de tritiomolibdatos, passa incólume pelo abomaso e intestinos, sendo eliminados nas fezes.

O sulfeto *per se* pode diminuir a disponibilidade de cobre, pelo mecanismo conhecido como "arapuca", no qual o sulfeto adentra o abomaso combinado com o ferro e, em meio ácido, se combina com o cobre solúvel.

O ferro também pode diminuir a disponibilidade do cobre por competição do mesmo sítio ativo de absorção intestinal, contudo esse antagonismo tem menor proporção e importância que os demais. A ingestão de 10% da matéria seca, de solo rico em ferro, junto com as pastagens pelos ruminantes, pode diminuir a disponibilidade do cobre em até 1/3 dos valores esperados.

Metabolismo. O cobre solúvel disponível é absorvido principalmente no intestino delgado. Para tal, o cobre solúvel se liga ainda no lúmen intestinal a determinados L-aminoácidos, secretados pelos enterócitos, que funcionam como carreadores do cobre para o interior do enterócito. A absorção neste nível é controlada por uma metaloproteína chamada metalotioneína. Quanto maior a concentração desta, menor a absorção de cobre. Em seguida, o cobre se liga principalmente à albumina, sendo carreado para o fígado, onde é preliminarmente estocado. Dependendo das necessidades, o cobre é incorporado a uma outra metaloproteína denominada ceruloplasmina, sendo distribuído para toda a economia animal. Falhas de origem genética na incorporação do cobre à ceruloplasmina predispõem a raça de cão Bedlington Terrier à intoxicação pelo cobre, devido ao acúmulo deste elemento no fígado. A principal via de excreção de cobre é a biliar. Para tal, o cobre tem que se ligar à metalotioneína, produzida nos hepatócitos. Quanto menor a capacidade de ligação da metalotioneína com o cobre, menor a capacidade de excreção de cobre hepático, predispondo os animais à intoxicação. Isto ocorre nos ovinos, em que apenas cerca de 5% do cobre hepático estão ligados a esta proteína, enquanto no homem, no suíno, nos ratos e nos fetos de quase todas as espécies, 85% do cobre estão ligados à metalotioneína.

Necessidades. O requerimento mínimo de cobre para as diferentes espécies de animais domésticos é bastante variável. Cães, gatos, suínos e aves são supridos com cobre em níveis tão pequenos quanto 4 ppm. Contudo, suínos e aves em crescimento rápido apresentam maior ganho de peso quando as suplementações de cobre atingem até 220 ppm, por motivos não plenamente conhecidos. Seres humanos e equinos têm necessidades de cobre superiores, ao redor de 20 ppm, porém um componente usual da dieta deles (os grãos) é rico em cobre. Para os ruminantes, os requerimentos variam de acordo com os teores de molibdênio nas rações. Dietas com mais de 3 ppm de molibdênio requerem níveis de cobre tão altos como 24 ppm; quando o molibdênio é baixo (menor que 1,5 ppm), os requerimentos mínimos diminuem para 4 a 6 ppm de cobre.

Funções. São várias e estão ligadas ao papel do cobre em metaloenzimas. Entre as funções mais relevantes citam-se: ceramide galactosil transferase dos fetos e neonatos (está ligada à síntese de mielina); e lisil oxidase (responsável pela formação de colágeno estrutural para servir de base

$$MoO_4^{2-} \Rightarrow MoO_3S^{2-} \Rightarrow MoO_2S_2^{2-} \Rightarrow MoOS_3^{2-} \Rightarrow \mathbf{MoS_4^{2-}}$$

molibdato — monotiomolibdato — ditiomolibdato — tritiomolibdato — tetratiomolibdato

FIGURA 60.1 Sequência química de formação de tiomolibdatos no interior da fase sólida do rúmen.

para a mineralização óssea). O cobre está associado também a produção, qualidade e pigmentação de pelos (o velo). Tanto a queratinização dos pelos (que tornam o pelo resistente à tensão, sedoso e reto) como a coloração dos pelos de cor preta estão ligadas às funções de várias metaloenzimas e Cu-polifeniloxidases. O cobre está ligado, ainda, à imunocompetência; cordeiros que apresentam baixos níveis de cobre plasmático são duas vezes mais suscetíveis à ocorrência de infecções. Esse fato está associado à menor capacidade de fagocitose dos leucócitos, causado pela ação de radicais superóxidos desativados pela menor atividade da metaloenzima superóxido-dismutase. O cobre também está ligado à eritropoese, por intermédio da ceruloplasmina. Essa metaloproteína aumenta a absorção, o transporte e a utilização de ferro pelo organismo. A síntese de hemoglobina pode ser afetada quando a atividade da citocromo-oxidase estiver diminuída na medula óssea, pois há necessidade de energia para captação e redução de íons ferro para síntese do heme. Em geral, a anemia é um dos últimos sinais clínicos na deficiência de cobre.

Tratamento da carência. A forma mais adequada de se prevenir e tratar animais carentes de cobre é pela suplementação por via oral. Os suplementos minerais para ruminantes devem conter 0,1% da fórmula em cobre, em forma de sulfato ou carbonato. Em regiões onde os capins são ricos em molibdênio, sugere-se aumentar essa suplementação para 0,2%.

Intoxicação. É bastante comum a intoxicação pelo cobre em ovinos; isso ocorre devido à menor capacidade da metalotioneína de se combinar com o cobre armazenado no fígado. A intoxicação geralmente está ligada ao alto consumo de cobre na dieta, em especial pela ingestão de rações concentradas, sais minerais ricos em cobre, "cama de frango", ração para suínos etc.

O cobre presente em altos níveis na dieta se acumula, no decorrer de meses ou anos, no fígado. Quando o limiar de saturação é alcançado, aproximadamente 1.000 mg/kg de matéria original, existe uma súbita liberação de cobre livre. Além de provocar intenso dano hepático, o cobre penetra nas hemácias causando hemólise e liberação de hemoglobina, que produz insuficiência renal, levando frequentemente os animais à morte.

Foi preconizado o tratamento com o uso de L-penicilamina, a qual aumenta cerca de 10 a 20 vezes a excreção de cobre pela via renal; porém, como esse tratamento é dispendioso, seu uso rotineiro tem sido limitado. Sugere-se também o uso de tetratiomolibdato injetável (na dose de 3,4 mg/kg) com resultados favoráveis. Estudos recentes revelaram que o tetratiomolibdato tem grande capacidade de se ligar ao cobre livre tanto no espaço extra- como intracelular, aumentando a sua excreção em dezenas de vezes, pela bile. Como tratamento subsidiário, recomenda-se a administração de 1 g de sulfato de sódio e 200 mg de molibdato de amônio, para reduzir a disponibilidade do cobre ainda presente no tubo digestivo.

Cobalto

O cobalto é parte integrante do centro ativo da molécula de vitamina B_{12} (4%), a qual se apresenta estocada no fígado; sem esse microelemento a cianocobalamina não consegue ser sintetizada.

Disponibilidade. Pouco se conhece sobre fontes de cobalto e sua disponibilidade. Mas sabe-se que o sulfato e o carbonato de cobalto são as melhores formas químicas e as mais utilizadas na suplementação de ruminantes.

Metabolismo. A síntese da vitamina B_{12} é realizada no interior do rúmen, pelos microrganismos. No rúmen, apenas cerca de 40% do cobalto são utilizados para a síntese de cobalamina (vitamina B_{12}), sendo o restante utilizado para síntese de outras moléculas análogas. Os coelhos e equinos conseguem sintetizar quantidades suficientes de vitamina B_{12} no ceco, por meio de bactérias fermentadoras. Suínos, aves, cães e gatos podem produzir a vitamina no cólon, mas a sua absorção nesse sítio não é alta, sendo eliminada boa parte nas fezes. Porém, a coprofagia poderia suplementar essas espécies com B_{12}, incluindo os frangos criados em galpões, que também exercem a coprofagia. Porém, galinhas de postura mantidas em gaiolas são mais predispostas aos quadros carenciais.

A absorção de cianocobalamina é extremamente reduzida nos ruminantes (3 a 4%), enquanto a absorção nos monogástricos é superior a 80%. Isso torna os ruminantes mais predispostos aos quadros carenciais. Nos monogástricos a cianocobalamina é excretada pela bile, sendo parcialmente reabsorvida a seguir; processos mórbidos intestinais aumentam as necessidades de vitamina B_{12}.

Necessidades. Os ruminantes necessitam receber dietas que contenham no mínimo 0,1 ppm de cobalto. Já os monogástricos devem receber a vitamina pré-formada na dieta. Os requerimentos de vitamina B_{12} para suínos e aves é de 0,01 a 0,02 ppm, que representa apenas 0,0005 a 0,001 ppm de cobalto. Carne e produtos lácteos são ricos em vitamina B_{12}.

Funções e deficiências. Estão intimamente relacionadas àquelas da vitamina B_{12}; para detalhes, ver *Capítulo 59*.

Tratamento das carências. Nos casos agudos, pode-se optar por tratamento de animais diretamente com vitamina B_{12}, na dose de 2 a 6 mg/50 kg, e com metionina 1,5 a 2,5 mg/animal, 2 vezes/semana.

Para ruminantes, sem dúvida, é vantajosa e mais barata a administração de cobalto pelo sal mineral na dose mínima de 20 ppm (0,002%). Essa forma de fornecimento, além de suprir, indiretamente, vitamina B_{12} para os ruminantes, suplementa também a microflora ruminal.

Selênio

O elemento foi descoberto por Berzelius, em 1818; como se assemelhava ao telúrio, que significa terra em latim, foi dado o nome de selênio, que quer dizer lua. Esse microelemento foi relacionado à função biológica só em 1934, por Franke, quando constatou que um tipo de manqueira em equinos era causado por intoxicação pelo selênio. Em 1957, Scharz descreveu pela primeira vez a necrose hepática em ratos com deficiência de selênio. Logo em seguida, foi descrito, em ovinos, quadro de miopatia provocado por uma grave deficiência em selênio.

O selênio é um elemento não metal, de caráter ligeiramente ácido, que se caracteriza por uma versátil capacidade de oxirredução, pois pode apresentar-se com valência -2 até $+6$. Essa característica é fundamental para a sua atuação no centro ativo da enzima glutationa-peroxidase, responsável pela destruição de peróxidos (radicais livres).

Distribuição. Grande parte do selênio absorvida é estocada no fígado e nos rins. O selênio também se encontra no interior de outros tecidos e nas células sanguíneas, principalmente combinado com a metionina e como parte integrante da enzima glutationa-peroxidase.

Disponibilidade. Está relacionada com a sua forma química: quanto mais reduzida, menor será a sua disponibilidade para os animais. Os ruminantes absorvem o selênio (ao redor de 54%) menos eficientemente que os monogástricos (77%), porque o rúmen é um ambiente químico que favorece a redução, convertendo parte do selênio ingerido em formas reduzidas. O selenito (Na_2SeO_3) e o selenato (Na_2SeO_4) de sódio são as formas químicas mais empregadas na suplementação de animais. Atualmente, têm sido utilizados, com sucesso, quelatos de selênio com metionina e cisteína. A disponibilidade desses quelatos é superior àquela de selenito e selenato de sódio, e o único inconveniente refere-se à possibilidade de intoxicação, principalmente em monogástricos.

A disponibilidade do selênio nas forragens, para animais, depende também do pH do solo: quanto mais ácido for ele, menor a quantidade de formas oxidadas de selênio e menor será a sua disponibilidade para os animais. O mesmo ocorre com o pH ruminal: quanto mais ácido (refletindo a maior ingestão de concentrados), mais diminuta será a disponibilidade do selênio dietético.

Metabolismo. O selênio é absorvido principalmente pelo duodeno e jejuno. No enterócito, liga-se a uma proteína carreadora e é transportado aos órgãos-estoque. Em seguida, é distribuído para os tecidos, conjugado a proteínas ou aminoácidos. Nos tecidos, em especial na medula óssea, o selênio é utilizado para a produção de enzimas, como a glutationa-peroxidase. No fígado, o selênio é incorporado à enzima iodotironina 5-deiodinase. O período de reposição (*turnover*) da enzima glutationa-peroxidase na maioria das células é em torno de 105 dias. Parte do selênio, presente na enzima desativada, pode ser reciclada dentro do organismo. As principais vias de eliminação desse microelemento são por intermédio do leite e da urina.

Necessidades. Inicialmente pensou-se que os requerimentos dietéticos de selênio, para todas as espécies domésticas, se situavam em torno de 0,1 ppm. Posteriormente, experimentos conduzidos com suínos e bovinos leiteiros verificaram que níveis de suplementação superiores a 0,1 ppm (*i. e.*, de 0,3 ppm) foram mais eficientes, respectivamente, no crescimento de leitões e na prevenção de mastite, fazendo com que, para essas espécies, recomende-se como nível adequado 0,3 ppm.

Funções e deficiência. O selênio participa da enzima glutationa-peroxidase, em que quatro átomos se dispõem nos quatro sítios ativos da molécula. Nesse sítio os peróxidos (H_2O_2) gerados nos processos oxidativos, no interior das células, são transformados em um processo conhecido como mecanismo "pingue-pongue" em água e compostos alcoólicos. Caso os peróxidos sejam produzidos em abundância, esses podem oxidar as membranas celulares, causando danos às células e aos tecidos, em especial aos músculos e eritrócitos. Enquanto o selênio protege o interior das células, a vitamina E atua, na mesma função, no meio extracelular.

Os animais em crescimento que recebem dietas pobres em selênio (menos de 0,04 ppm) podem apresentar quadro de miosite aguda (degeneração de Zencker) causado pela grande produção de radicais livres. Neutrófilos de bovinos deficientes em selênio apresentam alterações funcionais, produzidas por danos provocados por radicais livres, como menor capacidade de fagocitose de microrganismos e diminuição do poder bactericida. Como os neutrófilos são células de primeira defesa da glândula mamária e do sistema genital, vacas que apresentam deficiência de selênio estão predispostas a apresentar mastites catarrais e infeções genitais. Outra consequência da deficiência de selênio em vacas é o aumento na frequência de retenção de secundinas e de cistos ovários. A origem dessas relações não está bem definida, mas acredita-se que também esteja ligada a uma provável ação dos radicais livres.

O selênio também faz parte da enzima iodotironina 5-iododeiodinase, responsável pela conversão hepática de tetraiodotiroxina (T4) para tri-iodotiroxina (T3), sendo que essa última é a forma mais ativa do hormônio tireoidiano.

Tratamento das carências. Recomenda-se o tratamento mediante injeção intramuscular de 0,1 mg de selênio/kg, na forma de selenito ou selenato de sódio. Contudo, o tratamento na deficiência de selênio nem sempre é efetivo, principalmente no caso das miopatias e de retenção de secundinas, indicando-se nesses casos a prevenção por oferecimento de complexos minerais, contendo 20 ppm de selênio ou 15 ppm de quelato de selênio, em forma de selênio-metionina.

Intoxicação. É mais comum nos monogástricos do que nos ruminantes. Dentre os monogástricos, os equinos e suínos são os mais afetados. Dietas com 8 ppm, oferecidas por 5 semanas, provocam aparecimento de incoordenação locomotora, seguida de paraplegia em suínos. Tal quadro é provocado por lesões simétricas de vacuolização e necrose em neurônios motores da medula espinal. Em equinos, o quadro se inicia com alopecia generalizada e lesões na banda coronária dos cascos, levando à manqueira, com crescimento e posterior perda do estojo córneo. O tratamento curativo não apresenta bons resultados e a imediata retirada do alimento é fundamental para a melhora do quadro.

Ferro

O ferro é um elemento metálico de transição, de caráter básico, apresentando-se normalmente em duas formas oxidativas: estados ferroso (Fe^{+2}) e férrico (Fe^{+3}), podendo se interconverter dentro do organismo. As capacidades de se oxidar e reduzir e de carregar elétrons são aumentadas quando o ferro se liga a grupos proteicos. Essas propriedades químicas fazem com que o ferro presente na hemoglobina possa ligar-se e transportar oxigênio dos pulmões para os tecidos.

Distribuição. Cerca de 60% do ferro do organismo encontram-se presentes na molécula de hemoglobina. O fígado e o baço são os órgãos-estoque desse microelemento. Nesses locais o ferro pode ser estocado na forma de ferritina e hemossiderina. Cerca de 3 a 7% do ferro do organismo localizam-se nos músculos ligado à molécula de mioglobina.

Disponibilidade. A disponibilidade do ferro dietético varia com a quantidade de ferro ingerido, a sua forma química, e o estado de repleção orgânica do microelemento. Como há necessidade de se ligar a proteínas ou peptídios para ser absorvido pela mucosa, existem limites de absorção de ferro pelas vilosidades intestinais. O ferro na sua forma elementar é pouquíssimo disponível para os animais. Formas férricas são bem menos disponíveis que as ferrosas, e para que haja absorção da primeira é necessário que estas últimas sejam reduzidas à forma ferrosa no lúmen intestinal. O ácido ascórbico e a cisteína facilitam tal redução, no lúmen intestinal, tendo efeito sinérgico na absorção de ferro. O microelemento ligado ao grupamento heme (hemoglobina, mioglobina e várias enzimas), contido em grande quantidade de alimentos cárneos, é altamente disponível aos animais, não necessitando de carreadores proteicos para sua absorção. O ferro quelatado a certos aminoácidos e peptídios também apresenta alta disponibilidade. Dietas ricas em fósfatos, fitatos e tanatos diminuem a disponibilidade do ferro. A absorção do ferro é quantitativamente controlada pelas necessidades orgânicas. Estados de depleção orgânica de ferro, como, por exemplo, na anemia ferropriva ou anemias crônicas por perda de sangue, são forte estímulo para a absorção de ferro, podendo aumentar a disponibilidade em até seis vezes.

Metabolismo. O ferro é absorvido no duodeno e nos segmentos do jejuno anterior. O ferro que adentrou a vilosidade intestinal liga-se a uma proteína, a apoferritina, produzida pelo enterócito, e o complexo recebe o nome de ferritina. Para ser carreado do enterócito para a economia animal, o ferro se liga a uma outra proteína, a transferrina, que o distribui à medula óssea, para formação da hemoglobina, aos orgãos-estoque e aos músculos para formação de mioglobina. Várias são as enzimas que contém ferro em suas moléculas. As catalases, peroxidases e citocromos contêm ferro ligado a grupos heme, ao passo que em outras enzimas o ferro está ligado ao enxofre e às metaloflavoproteínas (xantina-oxidase, succinato-desidrogenase etc.).

Grande parte do ferro contido nas hemácias que são destruídas é reaproveitada pelo organismo. A excreção do ferro se faz principalmente pela via biliar, pelos rins e pelos intestinos.

Necessidades. Animais jovens com rápido crescimento necessitam de maiores quantidades de ferro que os adultos. Assim, leitões requerem 150 ppm; porcos adultos, 50 ppm; bezerros, 100 ppm; bovinos adultos, 50 ppm; potros, 50 ppm; cavalos, 40 ppm; cordeiros, 80 ppm; ovinos adultos, 40 ppm; cães e gatos, cerca de 80 ppm.

Funções e deficiência. O principal papel do ferro é participar da composição da molécula de hemoglobina, a qual carreia o oxigênio para os tecidos. A carência de ferro faz com que as hemácias neoformadas e liberadas para a corrente sanguínea apresentem menor concentração de hemoglobina no seu interior (hipocromia), gradativa diminuição no tamanho das hemácias (microcitemia) e menor formação de eritrócitos (anemia). Tais anormalidades são avaliadas por meio de exame hematológico (número de hemácias, volume globular e concentração de hemoglobina) e dos índices hematimétricos obtidos a partir dos valores hematológicos (volume corpuscular médio, hemoglobina corpuscular média e concentração de hemoglobina corpuscular média).

Os leitões são os animais mais predispostos a apresentarem anemia ferropriva devido às seguintes características: baixa armazenagem de ferro durante a gestação, ingestão de leite contendo baixíssimos níveis de ferro (o leite da porca supre apenas 5 a 10% das necessidades) e rápido crescimento nas primeiras 3 a 4 semanas de vida, que implica intensa eritropoese. A anemia ferropriva é exacerbada em leitões que são criados em maternidades completamente concretadas, sem acesso ao solo, o qual poderia oferecer suplementação de ferro, se ingerido.

Cordeiros, filhotes de cães de raças de grande porte e bezerros alimentados exclusivamente com leite também estão predispostos a apresentarem anemia ferropriva. Animais adultos são resistentes à anemia ferropriva, contudo estados crônicos e prolongados de anemia causada por hemorragia interna (hemoncose, animais doadores de sangue, outras causas de hemorragias crônicas) ou processos inflamatórios crônicos podem levar a um quadro de carência de ferro; o primeiro estado está ligado a uma depleção no estoque de ferro e, o segundo, por sequestro de ferro em determinadas células inflamatórias, como nos macrófagos e no sistema reticuloendotelial.

Tratamento da anemia ferropriva. Em leitões, a anemia ferropriva pode ser prevenida ou tratada com o uso de sais de ferro administrados por via oral ou parenteral. A forma menos dispendiosa de suplementação é o oferecimento de solo rico em ferro. Dois inconvenientes surgem nessa forma de tratamento: raças mais modernas de suínos muitas vezes requerem maiores quantidades de ferro do que o solo pode oferecer; e surtos de toxoplasmose foram descritos no Japão em leitões que ingeriram solo contaminado com fezes de gatos contendo oocistos de *Toxoplasma gondii*.

Outra forma de suplementação por via oral é o pincelamento das tetas da porca com pastas oleosas ricas em ferro. O inconveniente desse método é que não se pode estimar a quantidade de ferro ingerido individualmente pelos leitões. A suplementação de quelatos de ferro para porcas no puerpério com o objetivo de aumentar a passagem de ferro via placentária e colostral não impede o aparecimento de anemia nos leitões.

Dentre as várias alternativas de tratamento e prevenção de anemia ferropriva em leitões, tem-se priorizado o tratamento por via parenteral devido a eficácia, facilidade e segurança. Basicamente, utilizam-se compostos contendo ferro, na sua forma reduzida, ligado a ácidos orgânicos (sulfato, fosfato etc.) a carboidratos (gliconato, dextrana etc.) e a quelatos de origem peptídica.

Intoxicação. Apenas em casos isolados tem sido descrita a intoxicação pelo ferro em leitões e bovinos. Quando uma dose elevada de ferro é administrada por via oral (dose única de mais de 700 ppm para leitões e de 2.000 ppm para bovinos), observa-se corrosão da mucosa gastrintestinal, provocando diarreia sanguinolenta ou melena, taquicardia, dispneia, letargia e estado de choque. No fígado, detecta-se grave necrose centrolobular.

Em leitões, observou-se que animais suplementados com doses de ferro superiores a 200 ppm apresentam forte predisposição à diarreia por *Escherichia coli*, aumentando os índices de mortalidade.

Os animais são mais resistentes à intoxicação pelo ferro injetado por via parenteral, pois o excesso desse elemento é rapidamente ligado às células do sistema reticuloendotelial.

O tratamento da intoxicação pelo ferro se dá pela diminuição de sua absorção pelo aparelho gastrintestinal. Para tal, pode-se aumentar o pH intestinal com o uso de soluções ricas em bicarbonato (6% pela via oral). A deferroxamina (Desferal®) é um eficiente quelante do ferro e pode ser utilizada, por via intramuscular, na dose de 20 mg/kg a cada 4 h.

Menos de 1% dos animais recém-nascidos que são tratados com ferro-dextrana, por via parenteral, pode desenvolver quadro de choque anafilático logo em seguida ao tratamento.

Zinco

Distribuição. O zinco se distribui em vários tecidos do organismo, como fígado, pâncreas, rins, adrenais, testículos, pele etc. Porém os dois primeiros órgãos parecem ser os principais estoques.

Funções. O zinco sempre está ligado a várias metaloenzimas, com diversas funções como multiplicação, transcrição e regeneração do DNA, processo de maturação de tecidos epiteliais, cicatrização de feridas, modulação de resposta imune, regulação do apetite, entre outras. Tem papel fundamental na atuação da anidrase carbônica e na fosfatase alcalina.

Metabolismo. O zinco é absorvido principalmente no intestino delgado de acordo com as necessidades, sendo regulado por meio de uma metaloproteína denominada metalotioneína, que diminui a sua absorção em dietas com altos teores. É distribuído para todo o organismo por meio de transportadores específicos. É excretado predominantemente pelo suco pancreático e pelas demais secreções intestinais.

Necessidades. Variam de acordo com espécie, idade, categoria animal, presença de estado inflamatório, estresse e principalmente teor de cálcio na dieta. Na maioria das espécies o requerimento é ao redor de 40 ppm na dieta. Mas, em animais com quadros inflamatórios, submetidos a estresse e que recebem dietas ricas em cálcio as necessidades de zinco podem até dobrar.

Carência. Animais com carência de zinco podem ter menor ganho de peso e crescimento, pela diminuição do apetite e pela menor retenção de nitrogênio no organismo. Maior tempo de cicatrização de feridas cutâneas e da sola do casco; alterações na epitelização cutânea, expressas por hiperqueratose paraquetótica; predisposição à fotossensibilização; redução da libido e da fertilidade de machos, fragilização óssea e predisposição às doenças devido a menor resposta imune.

Tratamento. Recomenda-se a suplementação dietética com zinco, sendo que as formas orgânicas são mais disponíveis que as inorgânicas, preferindo entre estas o sulfato em detrimento ao óxido. Altas doses de zinco por via oral (2 g/dia/ovino; 4 g/dia/bovino jovem) podem acelerar a recuperação das lesões de fotossensibilização ou pododermatite.

Intoxicação. Já foi descrita intoxicação iatrogênica por zinco em ruminantes com fotossensibilização e em suínos. O quadro é caracterizado por perda de peso, diminuição do apetite e aberrações do apetite.

Cromo

O cromo é um elemento de transição encontrado nos estados oxidados (0; 2^+; 3^+ e 6^+), sendo a sua forma trivalente (Cr^{3+}) a mais estável. O estado hexavalente ($^{6+}$) apresenta a maior taxa de absorção e é problemático, sendo responsável pela maioria dos casos de intoxicação. Até o ano de 1959 o cromo só era estudado como elemento tóxico, mas a partir daí passou-se a considerá-lo essencial, sendo relacionado a melhor utilização e tolerância de glicose no organismo. Posteriormente, foi confirmado seu papel como elemento essencial para mitigar o estresse animal.

Distribuição. Após a sua absorção, parte considerável do cromo parece se localizar no fígado, nos rins, no baço e no epidídimo, porém faltam maiores estudos para confirmar qual seria o órgão-estoque do elemento.

Disponibilidade. A absorção parece ser inversamente proporcional a sua quantidade na dieta. Na natureza são encontrados tanto o cromo orgânico como o inorgânico. As formas orgânicas incluem cromo-L-metionina, complexo cromoácido nicotínico, picolinato de cromo e cromolevedura. A forma inorgânica mais comum na natureza é o cloreto de cromo. A forma orgânica pode apresentar absorção em um percentual de 10 a 15% do ingerido, e na inorgânica é menos disponível, em torno de 1%. Como o cromo é carreado pela transferrina, o mesmo carreador do ferro para as células, verificou-se que dietas muito ricas em ferro podem provocar diminuição na concentração orgânica de cromo, principalmente se este for provido por picolinato de cromo.

Metabolismo. O cromo é absorvido principalmente no intestino delgado, em especial no jejuno. Após sua absorção o cromo é transferido para o sangue, ligado à transferrina e possivelmente à albumina. No fígado, quatro moléculas de cromo se ligam a quatro moléculas de aminoácidos (glicina, cisteína, glutamato e aspartato), formando um composto denominado cromodulina, conhecido como fator de tolerância à glicose, o qual é distribuído para o citosol e núcleo de células sensíveis à insulina. Em situações de estresse a cromodulina ligada nessas células se desprende das mesmas, sendo grandemente eliminada na urina de seres humanos e de ratos. Essa maior excreção urinária foi pela primeira vez comprovada em bezerros estressados, por Souza (2014), que constatou eliminação até 8 vezes superior em relação aos bovinos normais. Quadros infecciosos e de hiperglicemia provocam também aumento de excreção urinária de cromo.

Necessidades. Segundo tabelas internacionais de requerimentos nutricionais, os bovinos necessitam de 0,6 a 1,2 mg de cromo por dia, dependendo da idade e da categoria animal, mas podem aumentar em muitas vezes esses requerimentos em casos de estresse intenso. Levantamentos realizados em capins nacionais indicaram que as concentrações de cromo variaram de 0,05 a 0,12 ppm, oferecendo quantidades suficientes para bovinos normais, porém inferiores aos requerimentos em casos de estresse.

Funções e deficiência. O fator de tolerância de glicose, denominado cromodulina, é requerido toda vez que existe uma grande liberação de insulina, após a maior formação de glicose no sangue. A cromodulina se liga aos receptores celulares da insulina para ajudá-los a manter sua conformação química, a fim de melhor se ligarem à insulina e facilitar a entrada da glicose nas células. Como a insulina tem papel anabólico, verificou-se também que a suplementação dietética de cromo e sua deficiência também provocaram a maior incorporação de aminoácidos na musculatura esquelética e cardíaca, provocando aumento de ganho de peso nessas situações.

A suplementação com cromo diminui a secreção de cortisol em animais submetidos ao estresse, por mecanismos não completamente elucidados. Testes de mensuração de estresse foram feitos em bezerros durante a desmama, os quais receberam ou não cromolevedura durante 60 dias pré-desmama. Essa suplementação reduziu de forma muito significativa o número de animais estressados no decorrer da desmama (Souza, 2014). A menor secreção de cortisol ajuda explicar o aumento de ganho de peso, pois o cortisol provoca a oxidação de aminoácidos, transformando-os em glicose, fato esse observado nos bezerros desmamados suplementados com cromo. O mesmo resultado foi constatado em bezerros submetidos ao transporte prolongado e em estresse térmico. Estudo em bovinos leiteiros identificou uma resposta positiva na produção láctea, na ordem de até 13%, em novilhas que iniciaram a lactação, mas não em vacas multíparas. Esse bom resultado foi atribuído ao menor estresse social junto às novilhas que tiveram que conviver com vacas multíparas, diminuindo a timidez que interferia no consumo de matéria seca pelas primeiras.

A carência de cromo é muito rara em animais que não são submetidos ao estresse. O quadro clínico nessa situação é principalmente caracterizado pelo mau desempenho zootécnico.

Tratamento das carências. Recomenda-se a suplementação dietética para bovinos jovens com 2 mg de cromo por animal por dia e, para novilhas, 5 mg/kg de matéria seca, sempre empregando fontes de cromo orgânico quelatado.

Intoxicação. Geralmente, ocorre após a contaminação dos alimentos com cromo hexavalente, muito utilizado em curtumes, em doses acima de 1 g/kg de matéria seca, sendo rara a intoxicação pelo cromo trivalente. O excesso de cromo pode provocar lesões respiratórias, renais e possíveis reações sistêmicas. Nos pulmões ocorrem hiperemia, erosão e predisposição a quadros inflamatórios, acompanhado de espasmo bronquial. Nos rins pode surgir necrose tubular, levando a grave estado de insuficiência renal. É descrito também o desenvolvimento de reações de choque anafilático.

BIBLIOGRAFIA

Barretto Junior, R.A.; Minervino, A.H.H.; Mori, C.S.; Sucupira, M.C.A.; Ortolan, E.L. Levantamento da concentração de enxofre em capins e de sulfato inorgânico sérico em bovinos criados em fazendas no estado de São Paulo. *Acta Sciantiarum Ani Sci.*, v. 30, p.327-332, 2008.

Brito, L.A.B.; Matos, M.P.C.; Sobestiansky, J.; Sucupira, M.C.A.; Ortolani, E.L. Accumulative sodium poisoning in Brazilian swine fed whey. *Vet Hum Tox.*, v. 43, n. 2, p. 88-90, 2001.

Horst, R.D. Regulation of calcium and phosphorus homeostasis in the dairy cow. *J Dairy Sci.*, v. 69, p. 604-616, 1986.

Morris, J.G. Assessment of sodium requirements of grazing beef cattle: a review. *J Ani Sci.*, v. 50, p. 145-152, 1980.

Ortolani, E.L. A deficiência de selênio nos animais domésticos do Brasil. Revisão de literatura. *Hora Vet.*, v. 9, n. 52, p. 14-18, 1989.

Ortolani, E.L. Aspectos clínicos, epidemiológicos e terapêuticos da hipocalcemia de vacas leiteiras. *Arq Bras Méd Vet Zoot.*, v. 47, p. 799-808, 1995.

Ortolani, E.L. Sulphur deficiency in dairy calves reared in pasture of *Brachiaria decumbens* . *Ciência Rural*, v.31, p.257-261, 2001.

Ortolani, E.L.; Knox, D.; Jackson, F.; Coop, R.; Suttle, N.F. Abomasal parasitism lowers Cu status and influences the Cu X Mo X S antagonism in lambs. In *Proceedings of TEMA 8 – Trace elements in man and animals.* Gersdorf: Verlag Media Touristik; 1993. p. 331-332.

Santana, A.E. *Estudo do quadro hemático de leitões alimentados com diferentes fontes de ferro.* Tese de Mestrado apresentado na Esc. Vet. da UFMG, Belo Horizonte; 1982. 41 p.

Souza, I.K.F. *Influência da suplementação de cromo orgânico no desempenho de bezerros de corte submetidos à desmama.* Tese de Mestrado apresentado na Fac. Med. Vet. Zoot da USP; 2014. 62 p.

Stowe, H.D.; Herdt, T.H. Clinical assessment of selinium status of livestock, *J Ani Sci.*, v. 70, p. 3928-3933, 1992.

Suttle, N.F. Problems in the diagnosis and antecipation of trace element deficiencies in grazing livestock. *Vet. Rec.*, v. 119, p. 148-152, 1986.

Suttle, N.F. The interaction between copper, molybdenum, and sulphur in ruminant nutrition. *Annu Rev Nutr.*, v. 11, p. 121-140, 1991.

61

Fluidoterapia

Fernando José Benesi (in memoriam) • *Márcia Mery Kogika* • *Fabio Celidonio Pogliani*

- Princípios de fluidoterapia, *903*
- Fluidoterapia em cães e gatos, *916*
- Fluidoterapia em animais ruminantes, *923*
- Bibliografia, *928*

PRINCÍPIOS DE FLUIDOTERAPIA

Introdução

A função tecidual e o desenvolvimento das formas de vida animal mais evoluídas dependem da manutenção e do controle da composição dos líquidos corporais que banham todas as células teciduais. Toda forma de vida está intimamente associada à água. A maioria dos íons e das moléculas que constituem a matéria viva tem relações químicas e físicas com a água, e o número de compostos químicos que podem ser colocados em solução aquosa é excepcionalmente grande. Devido à extrema importância da água e dos eletrólitos para os processos biológicos, muitos sistemas orgânicos estão envolvidos na sua regulação e no seu equilíbrio. O sistema gastrintestinal, os rins, a pele e várias glândulas endócrinas funcionam na manutenção da água corporal e da concentração de eletrólitos em delicado equilíbrio, apesar das grandes variações na ingestão e na perda desses elementos. Por essa característica de balanceamento e sua complexa regulação, muitas das doenças que afetam os animais domésticos envolvendo os órgãos ou sistemas participantes desse processo resultam em alterações dos equilíbrios dos fluidos corporais, dos eletrólitos e ácido-básicos. A alteração do balanço da água corporal, em que mais fluido é perdido do que é absorvido pelo corpo, ocasiona redução do volume do sangue circulante e desidratação dos tecidos. As alterações do balanço eletrolítico ocorrem comumente como resultado de perdas de eletrólitos, desvios de certos eletrólitos entre os compartimentos de fluidos corporais e alterações relativas em suas concentrações devido à perda de água. Os desequilíbrios ácido-básicos, sejam acidoses ou alcaloses, ocorrem em consequência da adição de ácido ou da depleção da reserva alcalina orgânica, ou por perda de ácido com um aumento relativo de bases, particularmente bicarbonato.

Sob várias condições, todos os desequilíbrios citados de fluidos e eletrólitos poderão ocorrer simultaneamente, em graus variados, na dependência da causa inicial. Exemplificam essa situação os distúrbios do sistema gastrintestinal, como a anorexia, o vômito e a diarreia, que com frequência resultam em significativas alterações dos equilíbrios hídrico, eletrólito e ácido-básico. A menos que sejam corrigidos de modo e em tempo apropriados, essas alterações na homeostase dos fluidos corporais poderão retardar ou impedir a recuperação dos pacientes afetados, mesmo que outros tratamentos específicos tenham sido realizados.

A terapia para restaurar e manter os equilíbrios dos fluidos corporais, dos eletrólitos e ácido-básico depende de conhecimentos e conceitos básicos que serão relacionados a seguir.

Água corporal, distribuição e equilíbrio

Água corporal total e compartimentos líquidos

O conteúdo de água corporal total apresenta considerável variação entre as diferentes espécies animais, idades, sexos, estados nutricionais e outras condições. De maneira geral, o animal adulto não herbívoro magro tem um conteúdo de água corporal total aproximado de 70% do seu peso corpóreo. O conteúdo de água é maior no recém-nascido, declinando rapidamente no início da vida extrauterina e, a seguir, apresenta-se com gradativa redução. O tecido gorduroso tem baixo teor de água, menos que 10%, e assim sendo, o conteúdo de água em um animal gordo é menor do que aquele de um magro. Entre espécimes caninos e felinos, a água constitui 55 a 80% do peso corporal, com valores maiores em neonatos e menores nos adultos obesos. Em bovinos, à concepção, tem-se 92% do peso em água; ao nascimento, 78%; em adultos magros e muito gordos, a água representa, respectivamente, 70% e 40% do peso corpóreo.

A água corporal é distribuída por dois principais compartimentos. A água contida no interior das células é denominada **líquido intracelular** (LIC) e corresponde a cerca de 50% do peso corporal. O fluido situado fora das células é designado como **líquido extracelular** (LEC), equivalente a cerca de 20% do peso corpóreo, com distribuição pelos espaços intersticial (15%) e plasmático (5%). O líquido intersticial banha as membranas celulares, e o plasma circula nos vasos sanguíneos separado do fluido intersticial pelo endotélio vascular.

As moléculas de água podem passar rapidamente através da maioria das membranas celulares e, havendo um gradiente de pressão osmótica ou hidrostática entre quaisquer compartimentos, dá-se um desvio de água. Não havendo diferença considerável de pressão hidrostática, o resultado do movimento de água será o de igualar as concentrações osmóticas dos líquidos.

Equilíbrio hídrico

A quantidade total de água no corpo mantém-se relativamente constante a cada dia. A água é obtida pela ingestão ou como produto do metabolismo celular. A água é perdida pela urina, pela pele, com os gases expirados na respiração, e pelas fezes; os animais em lactação também perdem água pelo leite que produzem. Apenas a ingestão e a excreção urinária de água são controladas, no sentido de regulagem do volume corporal de água.

O sistema neuronal que controla a sede e o comportamento associado ao ato de beber localiza-se na região hipotalâmica do cérebro. À medida que se desenvolve o déficit de água, as concentrações osmótica e de sódio aumentam no LEC, estimulando o hipotálamo e a sede; além disso, a queda de volume líquido e pressão sanguínea estimulam também a sede, via sistema renina-angiotensina, e a liberação de hormônio antidiurético (HAD), que diminui o volume urinário, retendo água como consequência.

Equilíbrio eletrolítico

A composição iônica característica dos líquidos corporais dos mamíferos tem diversidade e obedece à necessidade de haver neutralidade elétrica, de modo que o número de miliequivalentes (mEq) resultantes dos cátions seja exatamente igual àquele dos ânions em cada fluido. No LEC, o principal cátion é o sódio, e os principais ânions são o cloreto e o bicarbonato. No LIC, os principais cátions são o potássio e o magnésio, e os principais ânions os fosfatos orgânicos e as proteínas, e em menor proporção, o sulfato e o bicarbonato. O componente plasmático do LEC apresenta como ânions considerável quantidade de proteínas.

A pequena diversidade de composição do LEC presente no interstício e no plasma é essencial para a manutenção do volume plasmático normal, por meio das variações das pressões oncótica e hidrostática no nível das porções proximal e distal dos capilares. A composição visivelmente distinta do LIC, quando comparada à do LEC, é mantida pela permeabilidade seletiva da membrana celular e a atividade da bomba de sódio (Na^+)-potássio (K^+), ligada à membrana e dependente de energia, que permite a entrada de K^+ e a saída de Na^+ do meio intracelular, contra um gradiente eletroquímico. Por outro lado, a impermeabilidade da membrana aos fosfatos e às proteínas provoca grande pressão oncótica intracelular, que é suplantada pelo deslocamento iônico ativo, evitando a entrada de LEC para o interior das células.

A composição iônica característica dos líquidos corporais dos mamíferos em termos de equivalentes químicos é de aproximadamente 300 mEq/ℓ de H_2O no LEC e de 400 mEq/ℓ de H_2O no LIC. Se a composição for expressa em termos de concentração osmótica, observa-se padrão similar.

Função renal na regulação da água e da concentração de sódio

As correções renais das alterações do volume do LEC dependem da retenção ou excreção de Sódio (Na^+), ao passo que as correções da osmolaridade desse líquido são dependentes da excreção ou retenção de água.

Cerca de 80 a 90% da água filtrada pelos rins são reabsorvidos passivamente nos túbulos contornados proximais (TCP). Os íons sódio e outras substâncias acompanham a água de volta à circulação. Há reabsorção ativa de Na^+ e outros íons no TCP, e a água acompanha esse processo; ocorre ainda na porção espessa da alça de Henle intensa reabsorção ativa de Na^+. No néfron distal, a concentração da urina é função do mecanismo de contracorrente e da ação do HAD, sendo esta importante na conservação de água no animal. A concentração de HAD no sangue determina o nível de excreção de água pelo rim, de forma que a sua diminuição ou aumento determinam, respectivamente, menor ou maior permeabilidade à água no néfron distal e, assim, a variação na produção de urina mais ou menos diluída e em volume maior ou menor. Os níveis de HAD liberados pela hipófise posterior são controlados pelos osmorreceptores do hipotálamo que são sensíveis à osmolaridade dos fluidos circundantes, havendo maior ou menor liberação de HAD com o aumento de osmolaridade e vice-versa.

O volume do LEC está mais sob controle da sua concentração de Na^+, de modo que o rim excretará ou reterá Na^+ na dependência do seu volume. A taxa de excreção ou retenção de Na^+ pelo rim é determinada pela concentração de aldosterona (ALD). Os receptores de volume e pressão no sistema cardiovascular e possivelmente as alterações na concentração de Na^+ no LEC influenciam a liberação de ALD, através do sistema renina-angiotensina. Assim, as quedas da pressão ou do volume determinarão o aumento da taxa de secreção de ALD e vice-versa. Aumento ou diminuição da concentração da ALD provocam aumento ou queda similar na reabsorção de Na⁺ a partir do filtrado e, dessa forma, contribuem para a regulação de Na⁺ e da água corporal.

O volume e a concentração osmótica do LEC são regulados em conjunto pelos sistemas mediados pelo HAD e pela ALD. Esses dois sistemas operam juntos, porém em muitas situações pode haver conflito entre eles. Nas formas de desidratação branda ou moderada predominam a defesa ou a correção da concentração osmótica do LEC, sendo o Na⁺ eliminado em quantidades maiores. Todavia, se as perdas do LEC forem grandes o bastante para afetar seriamente o volume de sangue circulante, a manutenção do volume será privilegiada, havendo retenção de água, apesar da baixa concentração osmótica plasmática.

O controle das taxas K^+, o principal cátion do LIC, conta também com a participação especial dos rins. Quase todo o K^+ do LIC é facilmente intercambiável com o LEC. A concentração do K^+ no LEC é bem regulada, e o íon presente na urina resulta da secreção pelos túbulos contornados distais e ductos coletores. Há também uma relação entre a excreção de sódio e a de potássio, parecendo que a taxa de K^+ plasmático é importante na liberação de ALD, havendo com o seu aumento no plasma maior liberação de ALD e, desse fato, resultarão maiores reabsorção de Na⁺ da urina e excreção de K^+ pela urina, com resultante queda do potássio plasmático.

Os cátions do LEC estão em equilíbrio elétrico, em sua maior parte com os ânions cloreto (Cl^-) e bicarbonato (HCO_3^-), havendo um efeito osmótico desses íons que equivale ao promovido pelos íons Na⁺. A regulação da concentração dos cloretos tende a ser secundária àquelas dos íons Na⁺ e HCO_3^-. Se o rim excretar excesso de Na⁺, em geral o Cl^- acompanha-o, sendo eliminado pela urina. Se o HCO_3^- estiver aumentado no plasma, ocorrerá a excreção de quantidade equivalente de Cl^- para ser mantida a eletroneutralidade do LEC.

Equilíbrio ácido-básico

Por equilíbrio ácido-básico entende-se a concentração de íons hidrogênio (H^+) relativamente constante no LEC, resultante do balanço entre o total dos ácidos e bases presentes nos fluidos corporais e gerados pelo metabolismo orgânico. A concentração dos íons H^+ no LEC é uma das variáveis corporais com mais rigorosa regulação. O pH apresentado no sangue dos animais domésticos varia em uma faixa estreita, considerando-se como fisiológica aquela situada entre 7,35 e 7,45, com um valor médio de 7,4. Nos mamíferos consideram-se, em geral, como seus limites vitais de variação, valores entre 7 e 7,8.

A manutenção da constância do pH é essencial para o metabolismo celular, porém desvios da normalidade podem ocorrer quando se adicionam ácidos ou bases aos líquidos corporais ou removem-se os mesmos daqueles fluidos. A queda do pH sanguíneo abaixo do seu limite mínimo normal é conhecida como **acidemia**, e a sua elevação a um valor superior ao limite máximo fisiológico é denominada **alcalemia**. O processo pelo qual o excesso de ácido é acrescentado ou a base é removida do LEC é chamado de **acidose**. De modo oposto, o processo pelo qual o excesso de base é adicionado ou o ácido é perdido do LEC é denominado **alcalose**. A acidose e a alcalose podem ainda ser classificadas, conforme a origem, em **metabólicas**, quando resultantes da adição ou da remoção anormal de íons H^+ ou bicarbonato (HCO_3^-), e em **respiratórias**, quando geradas pelo acréscimo ou pela perda em excesso de dióxido de carbono (CO_2).

Sob condições normais, há no sistema orgânico uma adição contínua de ácidos e bases aos fluidos corporais, devido à ingestão ou como resultado da produção destas substâncias pelo metabolismo celular. Em condições patológicas, como diarreias, vômito, doenças renais ou respiratórias, podem estas provocar perdas ou ganhos anormais de ácidos ou bases. Fisiologicamente, no interior do corpo, o metabolismo da maioria dos compostos constituídos por átomos de carbono, hidrogênio, oxigênio e nitrogênio resulta na formação de água, CO_2 e ureia. O CO_2 reage com a água, sob ação da anidrase carbônica, para formar o ácido carbônico, o qual quantitativamente é o ácido mais importante que se forma no organismo. A eliminação desse ácido se faz pelos pulmões, por meio da expiração, sob a forma de CO_2. Os aminoácidos que contêm enxofre produzem, no desdobramento metabólico, o ácido sulfúrico, o qual sofre tamponamento, sendo transformado em um ácido fraco, e então eliminado pela via renal. Outros ácidos, que não o carbônico, sofrem eliminação por processo semelhante.

Os compostos básicos são formados também como resultado do metabolismo de muitos alimentos de origem vegetal. Um exemplo é o do citrato de sódio, que sofre oxidação, gerando CO_2 e água; são, porém, para isso necessários íons H^+ que são obtidos da reação de CO_2 e água, que gera ácido carbônico e dissocia-se em H^+ e HCO_3^-. Resulta disso a produção de bicarbonato. Existem outros ânions orgânicos com semelhante comportamento metabólico, razão pela qual nos herbívoros a urina é alcalina, pois o excesso de bases é eliminado pela via renal. Em animais carnívoros e onívoros que ingerem alimentos ricos em proteínas ou aqueles privados de alimentos, há produção excessiva de ácidos e, em consequência, a urina é ácida.

O combate às alterações potenciais, gerado pelo metabolismo normal, e às oriundas de situações patológicas, com vistas à manutenção do equilíbrio ácido-básico, se faz por meio de três mecanismos básicos: tamponamento químico; respiratório (ajuste de concentração de ácido carbônico no sangue, pela variação do nível de ventilação pulmonar) e renal (variação do nível de excreção de H^+ e HCO_3^-). A ação dos tampões e do mecanismo respiratório de correção do equilíbrio ácido-básico ocorre em minutos, evitando grandes alterações na concentração de H^+. Esses são os mecanismos acionados na compensação de desequilíbrios ácido-básicos de origem metabólica. O tamponamento químico e a ação do mecanismo renal pela variação da excreção de H^+ e HCO_3^- atuam na compensação de desequilíbrios de origem respiratória. Todavia, a longo prazo, a via renal atuará também na compensação dos problemas de origem metabólica.

Tamponamento químico

Um sistema-tampão consiste na mistura de um ácido fraco com a sua base conjugada. A ação de um sistema-tampão, quando do acréscimo de ácido ou base a um fluido, consiste em atenuar o desvio do pH que normalmente ocorreria em sua ausência. Ao acrescentar-se um ácido forte a uma solução, os íons H⁺ adicionados ligam-se à base conjugada, formando mais ácido fraco. No sistema-tampão constituído pelo ácido carbônico e o bicarbonato, a adição de ácido sulfúrico resulta na seguinte reação:

$$2H^+ + SO_4^- + 2HCO_3^- \Rightarrow 2H_2CO_3 + SO_4^{--}$$

Em que o efeito tamponante se dá pela substituição de um ácido forte por um ácido fraco do sistema-tampão. A relação entre o pH e a mistura de ácido fraco com sua base conjugada é dada pela equação de Henderson-Hasselbalch (ver *Capítulo 7*).

Ao adicionar-se um ácido a um sistema-tampão, há resistência a um desvio do pH, porém a **proporção base:ácido** diminui, pois da ação tamponante resulta o consumo de base e a formação de ácido fraco, e o pH sofre pequena diminuição. O acréscimo de mais ácido intensifica a diminuição da **proporção base:ácido** e, em consequência, há maior redução do pH, sendo, pois, a função protetora dos sistemas-tampão limitada e, a menos que se restaurem as concentrações e uma proporção favorável entre a base e o ácido, a adição contínua de ácido determina a depleção dos tampões, resultando em acidemia. A adição de uma base forte aos líquidos corporais resulta, pela ação do tampão, em uma reação da base com o ácido fraco e na consequente formação de mais base tampão. A restauração da base e do ácido, componentes do sistema-tampão, depende da ação renal, por meio da secreção de íons H⁺ e da excreção de base com retenção de H⁺, respectivamente.

Os principais sistemas-tampão no LEC são o do bicarbonato, da hemoglobina, das proteínas plasmáticas e dos fosfatos; destes, os mais importantes são o do bicarbonato e o da hemoglobina. No acréscimo de um ácido forte ao sangue *in vitro*, observa-se uma ação tamponante com participação de 53% do bicarbonato, de 35% da hemoglobina, de 7% das proteínas do plasma e de 5% dos fosfatos. A capacidade tampão total do sangue é adequada para impedir um desvio do pH além ou aquém dos limites vitais (7 a 7,8), todavia, no sistema orgânico parte da ação tamponante é rapidamente assumida pelos tampões do líquido intersticial e das células teciduais.

O sistema-tampão **bicarbonato** é o principal presente no LEC, não só pela sua eficiência, mas também pela ampla distribuição, pela pronta disponibilidade, pelas grandes quantidades de HCO_3^- existentes nesse fluido, bem como pelo controle renal e pulmonar que esse sistema pode dispor para manter níveis adequados, respectivamente, de HCO_3^- e de CO_2, formando ácido carbônico. A proporção entre o HCO_3^- (base conjugada) e o H_2CO_3 (ácido fraco) presente no LEC é de 20 para 1.

A **hemoglobina** (Hb) é o segundo tampão sanguíneo mais importante. Quando o pH do sangue é normal, parte das moléculas de Hb das hemácias está sob a forma de íons proteinato, Hb⁻ (base). Com seus ácidos fracos, H-Hb, esses dois íons formam o par tampão. As **proteínas do plasma**, em parte, também estão presentes na forma de íons proteinato no pH corporal, formando o par tampão-proteína (base) e proteína-H (ácido fraco). Os componentes dos tampões **fosfato** no pH do sangue são HPO_4^- (base) e $H_2PO_4^-$ (ácido fraco), porém têm pouca participação no tamponamento do LEC.

No LIC, os tampões considerados mais importantes são os dos **fosfatos** e das **proteínas**.

Embora os diferentes sistemas-tampão tenham sido considerados isoladamente, todos eles no LEC atuam de forma uníssona, participando da ação tamponante em conjunto. Como o pH é o mesmo para todos os tampões em uma solução e como em um estado de equilíbrio todos os tampões estão presentes de forma balanceada entre si, a mensuração de um sistema-tampão indica o estado de todos os outros. A relação entre os diferentes tampões pode ser ilustrada da seguinte maneira:

$$pH = pk_a + \log [HCO_3^-]/[H_2CO_3] =$$
$$= pk_b + \log [Hb^-]/[Hb\text{-}H] =$$
$$= pk_c + \log [HPO_4^{--}]/[H_2PO_4^-] \text{ etc.}$$

A consequência desse fato é que, pela sua disponibilidade no LEC e relativa facilidade de mensuração, o sistema bicarbonato é aquele utilizado rotineiramente para a avaliação clínica da capacidade tamponante do sistema orgânico animal e, em associação com outras determinações hemogasométricas, para a análise do próprio equilíbrio ácido-básico.

Mecanismo de compensação respiratória

Esse mecanismo de compensação do equilíbrio ácido-básico é considerado de particular importância nos desequilíbrios de origem metabólica. A sua ação se faz através da variação dos níveis de ventilação pulmonar e, em consequência, da pressão parcial de CO_2 (pCO_2) nos alvéolos pulmonares, a qual, em geral, determina a quantidade de CO_2 dissolvido no sangue, e dessa forma o ajuste da pCO_2 sanguínea. O mecanismo respiratório depende da sensibilidade específica dos sistemas de controle da respiração (quimiorreceptores periféricos e medulares, centro respiratório) às variações da pCO_2 e da concentração hidrogeniônica ou do pH. Assim, ao acrescentar-se ácido aos líquidos corporais, a primeira ação que ocorre no sistema orgânico é o tamponamento químico, cujo resultado é a formação de mais ácido carbônico e a depleção de bicarbonato. A proporção $[HCO_3^-]/[H_2CO_3]$ sofre redução e em consequência o pH também diminui. Na sequência, a respiração é estimulada por aumento de CO_2 e queda do pH, provocando inicialmente a rápida expiração do CO_2 e a seguir, como o pH ainda está baixo, mais CO_2 é expirado lentamente, de modo que após algumas horas a pCO_2 arterial diminua a um nível inferior ao normal. O resultado do mecanismo respiratório de compensação é o retorno da proporção $[HCO_3^-]/[H_2CO_3]$ a um valor próximo do normal e do pH para quase 7,4, embora as concentrações dos componentes do sistema-tampão não sejam normais. Ao adicionar-se uma base ao sangue haverá uma resposta respiratória oposta, com redução da ventilação pulmonar que resultará na retenção de CO_2 no LEC. O aumento da pCO_2 no sangue, o qual significa mais ácido carbônico no sistema, deve equilibrar o aumento da concentração de HCO_3^- resultante da adição da base ao sangue.

Esses ajustes respiratórios da pCO_2, vistos nos desequilíbrios ácido-básicos de origem metabólica, começam a mostrar efeitos em minutos, todavia, podem ser necessárias horas antes que alcancem um nível máximo. Devem, ainda, ser considerados como compensatórios, pois a completa correção da alteração ácido-básica é efetivada pela via renal, pela variação dos níveis de excreção de íons hidrogênio ou bicarbonato.

Mecanismo renal de compensação

Os rins são fundamentais na manutenção da homeostase do sistema orgânico, regulando as taxas de eliminação de água e o nível de excreção de diferentes íons pela urina, para manter a constância da pressão osmótica, do volume de sangue circulante e da eletroneutralidade, ou seja, o equilíbrio hidroeletrolítico. Em associação com essas funções, tem participação essencial na manutenção do equilíbrio áido-básico por meio do controle da acidez urinária pela variada excreção de íons hidrogênio e bicarbonato. Para o entendimento desta última função é necessário, inicialmente, considerar-se o mecanismo básico da secreção dos íons H^+, bem como de alguns princípios que regem as trocas iônicas que ocorrem em função dele e da manutenção da neutralidade elétrica nos fluidos orgânicos.

Na secreção dos íons H^+, estes são gerados nas células tubulares renais por meio de um processo metabólico que produz um íon hidroxila (OH^-) para cada íon H^+ secretado. O aumento do pH no interior dessas células estimula a ação da anidrase carbônica para haver uma rápida e suficiente produção de ácido carbônico a partir da reação entre o CO_2 e H_2O. O H_2CO_3 sofre dissociação originando íons H^+ e HCO_3^-. Assim, o íon H^+ reage com o íon OH^- disponível, neutralizando-o pela formação de água. O bicarbonato é então reabsorvido passivamente para o sangue. Em concomitância, para manter a neutralidade elétrica, um íon sódio é trocado pelo íon hidrogênio que foi secretado para o líquido tubular, pareando-se eletricamente com o íon bicarbonato que adentrou o sangue. O resultado final desse mecanismo é a eliminação dos íons H^+, com acidificação da urina, além da recuperação dos íons bicarbonato e sódio para os fluidos corporais.

A taxa de secreção dos íons H^+ pelas células tubulares em grande parte é determinada pelo pH intracelular, que se altera com as modificações do pH sanguíneo ou da pCO_2. Um pH intracelular elevado diminui a secreção de H^+ para o lúmen tubular, e um pH baixo aumenta-a. A concentração de íons K^+ intracelular também atua na secreção de ácido, de forma que sua concentração elevada determina o aumento do pH e a redução da liberação de íons H^+ na urina, enquanto uma baixa concentração de K^+ resulta em maior secreção de ácido pela urina. A explicação possível é que, à medida que íons K^+ penetram nas células, deslocam os íons H^+ que deixam as células, e o pH intracelular sobe ou vice-versa.

A secreção de íons H^+ na urina resulta na acidez da mesma, porém a quantidade de ácido que pode ser eliminada sob forma de íons H^+ livres é limitada. A urina pode ser acidificada até um pH em torno de 4,5. Isso significa que a maioria dos íons H^+ excretados deve sofrer tamponamento, ou seja, deve estar ligado a bases, dentre as quais as mais importantes são o **fosfato** (HPO_4^{--}) e a **amônia** (NH_3^+). O **fosfato** está presente, em pH 7,4, no filtrado glomerular, principalmente sob a forma de íons bivalentes. À medida que o líquido tubular é acidificado, os íons H^+ secretados reagem com o HPO_4^- e forma-se $H_2PO_4^-$. A maioria dos íons Na^+ que está em equilíbrio elétrico com o HPO_4^- no filtrado glomerular retorna ao sangue ao serem substituídos pelos íons H^+. A **base amônia** é formada pelas células tubulares renais a partir da glutamina e outros aminoácidos do sangue. O movimento da amônia em direção ao lúmen tubular se faz por difusão passiva e segundo gradiente de concentração. Há ligação da amônia com os íons H^+, se a urina for ácida, com formação de amônio (NH_4), o qual tem menor capacidade de passagem por membranas, permanecendo, pois, no líquido tubular e, desse modo, grandes quantidades de íons H^+ são eliminados pela urina sob a forma de amônio.

A principal base do plasma, o bicarbonato, está presente no filtrado glomerular e a quantidade filtrada diariamente nos túbulos renais equivale a muitas vezes o total presente no corpo, sendo na maior parte reabsorvido. O mecanismo de reabsorção do bicarbonato está ligado ao da secreção de H^+ para o líquido tubular. Quando há íons HCO_3^- no líquido tubular, os íons H^+ liberados reagem com eles ($H^+ + HCO_3^- \Rightarrow H_2CO_3 \Rightarrow CO_2 + H_2O$) formando água e dióxido de carbono. O CO_2 gerado é prontamente absorvido para o sangue. Todavia, para a formação de íons hidrogênio, há também a geração de íons HCO_3^- que vão ao plasma. Portanto, para cada íon HCO_3^-, removido do líquido tubular pela reação com um íon H^+, um íon HCO_3^- é acrescentado ao sangue. A taxa de reabsorção de bicarbonato nos túbulos renais é um efeito da pCO_2 sanguínea sobre os rins, sendo função direta e linear da pCO_2. Quanto mais elevada a pCO_2, maior será a reabsorção e vice-versa, razão pela qual a via renal é o mecanismo compensatório dos desequilíbrios de origem respiratória. Para manter a neutralidade elétrica o íon HCO_3^- mantém relação recíproca na sua excreção com aquela de íons cloreto (Cl^-). Assim, a diminuição da excreção de bicarbonato implica maior eliminação de Cl^- e vice-versa.

É importante ressaltar que nos desequilíbrios de origem metabólica a compensação se faz inicialmente pelos mecanismos respiratórios, porém, a longo prazo, a via renal é aquela que efetiva a correção definitiva do equilíbrio ácido-básico, mediante as variações das taxas de excreção de íons H^+ e HCO_3^- pela urina.

Desidratação

Conceito

Literalmente o termo **desidratação** significa esgotamento de água, porém é utilizado clinicamente para definir alterações do equilíbrio hídrico corporal, em que a perda de água é maior do que a absorção, com redução do volume de sangue circulante e depleção de fluidos tissulares, associando-se, em muitas situações, simultâneos desequilíbrios eletrolíticos e ácido-básicos, na dependência da etiopatogenia do processo patológico.

Basicamente existem duas causas principais de desidratação, ou seja, as falhas da ingestão de água ou as perdas excessivas de fluidos corporais. Dentre as falhas da ingestão incluem-se a privação de água (não suprimento e a incapacidade de chegar à fonte de água por debilidade física), a ausência de sede (comum nos estados de endotoxemia) e a impossibilidade de beber a água (na obstrução esofágica, na fratura mandibular e secundariamente às alterações do sistema nervoso central [SNC]). A causa mais comum da desidratação é a excessiva perda de líquidos corporais. A diarreia tem destacada importância como causadora dessas perdas, embora o vômito, as doenças renais, cardíacas e hepáticas sejam responsabilizados com frequência também. Em casos esporádicos, podem ser importantes as perdas fluídicas resultantes de grandes lesões da pele, sudorese e salivação excessivas, pancreatite, obstruções agudas gástricas ou intestinais e peritonite difusa. Pode ainda ocorrer intensa desidratação, por sequestro de fluidos, em ruminantes acometidos por acidose láctica ruminal por ingestão excessiva de carboidratos altamente fermentáveis e dilatação e deslocamento com torção de abomaso. Quadros patológicos específicos, como os de diabetes melito ou insípido, podem também provocar grande depleção de fluidos.

A desidratação pode, ainda, ser classificada em diferentes tipos, quando além das perdas de fluidos, se consideram as variações dos teores do íon Na^+ no LEC, onde é o cátion mais abundante e o principal responsável pela manutenção da pressão osmótica. Pode-se caracterizar assim, três tipos de desidratação: hipertônica, isotônica e hipotônica. A **hipertônica** ocorre nos casos de simples privação de água, ou seja, quando há desidratação simples sem perda de íons Na^+ e com discretas manifestações clínicas da perda de fluidos. A **isotônica** é observada nas perdas de fluidos isotônicos em casos de sudorese excessiva, nefrose, enterite simples, e caracteriza-se por perdas de água e de sódio, porém com concentrações desse íon similares à do LEC. São observados sinais de desidratação leve e hiponatremia. Na forma **hipotônica**, constatada por exemplo em colidiarreia de bezerros e salmonelose em equinos, associa-se intensa perda de fluidos com elevada concentração de íons Na^+. Nesse tipo de desidratação as manifestações e a hiponatremia são intensas.

Etiopatogenia

Dois fatores estão envolvidos na patogenia da desidratação: a diminuição dos teores de fluido tecidual com consequente interferência no seu metabolismo e na redução do conteúdo de água (anidremia) e/ou do líquido no sangue circulante.

A resposta inicial ao balanço negativo de água é o desvio de fluidos dos tecidos e a manutenção do volume do sangue normal. O líquido é drenado primariamente do espaço intersticial que compõe o LEC. Órgãos vitais (sistema nervoso, coração) e o esqueleto pouco contribuem; as principais perdas são provenientes do tecido conectivo, músculos e pele. O desvio de fluidos dos espaços intersticial e a seguir do intracelular resulta em diminuição da elasticidade da pele, secura de pele e mucosas e redução e retração do globo ocular (enoftalmia) em consequência à diminuição dos depósitos de gordura retrorbital.

Não havendo equilíbrio, ocorre redução no conteúdo de fluido do sangue, causando diminuição do volume de sangue circulante (oligoemia) e hemoconcentração, com aumento da viscosidade sanguínea, o que dificulta o fluxo de sangue com posterior exacerbação da insuficiência circulatória periférica. Há ainda mecanismos compensatórios que reduzem as perdas de fluidos contínuos pelas fezes, pela urina e pela sudorese. Quando a causa da desidratação é a privação de água, os sinais dessa são mínimos, pois os rins fazem compensação efetiva pela diminuição da produção e pelo aumento da concentração de urina; adicionalmente, a água é preservada pela redução de eliminação fecal e aumento da sua absorção, resultando em desidratação do conteúdo ruminal e daquele do intestino grosso, com eliminação de fezes secas e escassas. Em animais com diarreia de pouca intensidade, os rins compensam de forma eficaz a perda de água pelas fezes, e o volume de plasma pode ser mantido se houver adequada ingestão de fluidos.

O desvio preferencial circulatório que se estabelece quando da oligoemia determina menor perfusão sanguínea renal, com diminuição da excreção de urina, que se torna progressivamente mais concentrada e a falha da função renal pode acentuar a acidose preexistente e o desequilíbrio eletrolítico, sendo, pois, fundamental a restauração da função renal nos processos de desidratação. São significativos, ainda, alguns efeitos que a desidratação exerce no metabolismo tecidual. Há aumento no catabolismo de gorduras, em seguida daquele de carboidratos e, por último, de proteínas, para produzir água metabólica e energia. O metabolismo endógeno aumentado sob condições relativamente anaerobióticas resulta em formação de metabólitos ácidos, entre os quais o ácido láctico, e no desenvolvimento de acidose. A diminuição da formação de urina (oligúria), devido à restrição de fluxo de sangue renal, exacerba essa acidose, pela diminuição da excreção de íons hidrogênio, além de causar moderada elevação dos teores sanguíneos de **nitrogênio não proteico**.

A diminuição do volume de sangue circulante também contribui para a depressão mental nos animais desidratados, como resultado dos variados graus de acidose e toxemia, dependendo da causa da desidratação. A fraqueza muscular, a hipotermia e a anorexia também estão presentes. A desidratação pode causar morte, especialmente na obstrução intestinal aguda, vômito e diarreia, porém ela é considerada causa contribuidora da morte quando combinada com outros estados sistêmicos, como acidose, desequilíbrios eletrolíticos, toxemia e septicemia.

Sintomas clínicos

Os sintomas variam de natureza e gravidade conforme o tipo e o modo pelos quais ocorrem as perdas de líquidos, ou seja, na dependência da etiologia da desidratação, da evolução do processo patológico que a determinou e até da espécie acometida. Segundo o tipo de desidratação, pode-se dizer que nas hipertônicas e isotônicas as manifestações clínicas em geral são discretas, sendo, todavia, intensas no tipo hipotônico. Em relação ao modo como os líquidos são perdidos, é necessário considerar se a evolução do quadro foi aguda ou crônica e pode ocorrer por falta de aporte de água ou por perdas para o meio exterior ou por sequestro de fluidos no interior de vísceras ou cavidades naturais, além da simultânea depleção ou retenção de eletrólitos (Na^+, Cl^-, K^+, HCO_3^- e H^+). Essas variáveis podem influenciar a intensidade dos sintomas, por meio de um diferente nível de comprometimento dos compartimentos de líquidos no sistema orgânico. Em geral, ao início do quadro de desidratação as perdas são mais evidentes no LEC, em primeira instância no espaço plasmático, após no intersticial, para finalmente ser afetado o LIC. Em geral, os sintomas são mais evidentes se a perda de água e eletrólitos ocorrer em um curto período de tempo. As perdas superagudas e agudas podem não ser óbvias clinicamente em um primeiro exame, pois o maior prejuízo ocorre no compartimento intravascular/plasmático e somente pequenos desvios de líquidos ocorrem do espaço intersticial.

Quanto aos sintomas clínicos, é importante ressaltar-se que são utilizados para estabelecer ou indicar o grau de desidratação em relação à perda de peso corporal (p.c.) em porcentagem (%), todavia, as perdas de até 5% do p.c. não apresentam sintomas clínicos específicos, sendo o grau máximo de perda de 12% em ruminantes domésticos e de 15% em cães e gatos, e acima deles, haverá incompatibilidade com a vida.

Os sintomas mais importantes na desidratação são o ressecamento e o enrugamento da pele, tendo, em particular, na região facial uma aparência retraída. O globo ocular apresenta-se afundado na cavidade orbitária (enoftalmia). A elasticidade e o turgor da pele diminuem, podendo-se avaliar esse fato por meio do pregueamento do tegumento nas regiões da tábua do pescoço, sobre a escápula e da pálpebra superior, verificando-se o tempo necessário para o retorno da pele à posição inicial. Em condições normais o retorno é imediato ou se faz em até 2 s; o tempo de persistência do pregueamento aumenta conforme a maior intensidade da desidratação, alcançando o extremo de até 45 s. As mucosas podem demonstrar ressecamento e estar pegajosas. O tempo de preenchimento capilar (TPC), que normalmente é de 1 a 3 s, prolonga-se à medida que se intensifica a desidratação.

Em associação a essas manifestações, devem ser consideradas as alterações do estado geral dos animais desidratados que podem variar de leves a intensas. Caracterizam-se estas por **perda de peso ou do estado cárneo**, em geral proporcional à intensidade da desidratação e, se relacionada a quadros crônicos, combina-se com alterações da pele/pelame, e diminuição evidente de massa muscular; **atitudes anormais** – dependendo da espécie animal, a alternância de estação com decúbito esternal, manutenção em decúbito esternal ou lateral podem indicar progressiva gravidade da desidratação; **apatia, depressão**, com diminuição ou ausência de respostas reflexas estão relacionadas com a intensidade da desidratação e a presença de acidose; a **perda de apetite, de sede** e a **incapacidade de sugação-deglutição** são indicativas de acidose e presença de endotoxemia; **alterações das funções vitais** como hipotermia e taquicardia com pulso filiforme podem estar presentes nos estados pré-choque ou no choque hipovolêmico, e as modificações da frequência respiratória e características da respiração podem acompanhar aquelas da função cardiocirculatória, todavia, em muitas situações são compensatórias dos desequilíbrios ácido-básicos de origem metabólica.

A avaliação do grau de desidratação relacionado à porcentagem de perda de peso corporal segundo o exame físico é apresentada nos Quadros 61.1 e 61.2.

Deve-se ainda ressaltar que certas manifestações sintomáticas podem ser relacionadas aos desequilíbrios eletrolíticos e ácido-básicos. Muitas das alterações eletrolíticas ocorrem pela perda desses eletrólitos nas doenças do trato alimentar. A sudorese, a exsudação por queimaduras extensas, a salivação excessiva e o vômito são também

QUADRO 61.1
Avaliação da intensidade de desidratação em cães e gatos, segundo exame físico, relacionada com a porcentagem de perda do peso corporal.

Desidratação (%)	Desidratação (decimal)	Observações do exame físico
< 5	–	Sem alterações na elasticidade da pele; histórico ou observação de perdas ou não ingestão de líquidos
5 a 6	0,05 a 0,06	Perda discreta da elasticidade da pele/cutânea. Obs.: para a espécie canina, quando a elasticidade da pele é semelhante à observada no felino hígido
7 a 9	0,07 a 0,09	Perda da elasticidade da pele (observa-se discreto aumento do tempo de retorno da pele a sua posição normal); discreto prolongamento do tempo de preenchimento capilar (TPC); possível discreta enoftalmia; possível discreto ressecamento de mucosas
10 a 12	0,10 a 0,12	Elasticidade da pele comprometida; a pele permanece na posição "pregueada" por um período longo; evidente prolongamento do TPC; enoftalmia; mucosas ressecadas; possíveis sintomas de choque (taquicardia, pulso rápido e filiforme, extremidades frias)
13 a 15	0,13 a 0,15	Sintomas definidos de choque; trata-se de caso de urgência – morte iminente

QUADRO 61.2
Avaliação da intensidade da desidratação em animais ruminantes, segundo o exame físico, relacionada com a porcentagem de perda do peso corporal.

Desidratação (%)	Observações ao exame físico
< 5	Ausência de sintomas clínicos de desidratação; história ou observação de perdas ou não ingestão de fluidos
6 a 7	Diminuição da elasticidade da pele (pregueamento persiste por 5 a 8 s); enoftalmia discreta ou ausente; discreta apatia; apetite mantido; capacidade de manter-se em estação preservada
8 a 9	Intensificação da diminuição da elasticidade da pele (pregueamento persiste por 9 a 12 s); enoftalmia notável; mucosas pegajosas/ressecadas ou sem brilho; apatia moderada; incapacidade de sugação/deglutição; alterna estação com decúbito esternal, ou se mantém em decúbito
≥ 10	Intensa diminuição da elasticidade da pele (pregueamento persiste por mais de 12 s até não se desfazer); enoftalmia muito evidente; mucosas secas; apatia intensa; anorexia; reflexos bem diminuídos ou ausentes, extremidades frias
12	Sintomas de choque – apatia extrema, ausência de reflexos, taquicardia, pulso filiforme, hipotermia/extremidades frias; decúbito lateral

acompanhados por depleção de eletrólitos, porém são menos importantes em animais de produção, com exceção quando ocorrem por sudorese intensa em cavalos. Os eletrólitos mais importantes a considerar-se são o sódio, o potássio, o cloreto e o bicarbonato.

O sódio é o íon mais abundante no LEC e o principal responsável pela manutenção da pressão osmótica nesse fluido. A causa mais comum de hiponatremia é a perda aumentada de sódio pelo trato intestinal nas enterites. Ela é particularmente marcada em cavalos com diarreia aguda, e também ocorre em bezerros neonatos. Nos casos crônicos a hiponatremia pode ser mais intensa. Em cães e gatos essa diminuição pode eventualmente ser evidenciada em diarreias, no diabetes melito e em casos de vômito. Nessa situação pode haver aumento da excreção renal de água como tentativa de manutenção da pressão osmótica normal, agravando a desidratação, além de promover fraqueza muscular, depressão mental, hipotermia e hipotensão, devido à insuficiência circulatória periférica, todavia esses sintomas não são exclusivos da hiponatremia.

A **hipernatremia** pode ser também observada em pequenos animais, tendo em geral como causas a excessiva ingestão do sódio, a inadequada tomada de água ou a intensa perda de água acompanhada por sua insuficiente ingestão (vômitos, diarreia, poliúria – **diabetes insípido**, pielonefrite etc.). São considerados sintomas de hipernatremia a depressão, a sede, as fasciculações musculares, as convulsões e o coma.

A **hipocloremia** ocorre como resultado de um aumento na perda líquida do íon cloreto no trato intestinal, na dilatação gástrica aguda, na dilatação com torção do abomaso e na obstrução intestinal anterior aguda. Nessas situações, a grande quantidade de íons H^+ e Cl^- secretados no estômago ou no abomaso e trocados por bicarbonato de sódio circulante, normalmente no intestino delgado, são absorvidos junto com K^+. Há nessas condições sequestro desses íons e em consequência há alcalose hipoclorêmica e hipotassêmica. Não há manifestações clínicas características.

Alterações do equilíbrio de K^+, resultando em hipopotassemia ou hiperpotassemia são relativamente comuns em animais de pequeno porte. As causas de **hipopotassemia** são o vômito, as diarreias e, com menor frequência, as enfermidades com poliúria. Nos animais de produção resulta de diminuída ingestão na dieta, excreção renal aumentada, estase abomasal, obstrução intestinal e enterite. As doenças do abomaso apresentam sequestro de fluidos com íons H^+, Cl^- e K^+, resultando em hipopotassemia, hipocloremia e alcalose metabólica. A fraqueza muscular é um sintoma que ocorre por alteração do potencial de repouso de membrana; decúbito, depressão, tremores musculares, arritmia cardíaca e coma.

A **hiperpotassemia** pode ter como causa o aumento da ingestão na dieta e principalmente por diminuição da excreção renal (obstrução do sistema urinário, lesões graves no túbulo contornado distal, hipoadrenocorticismo etc.). A acidose metabólica pode agravar o quadro de hiperpotassemia, pela entrada de H^+ para o meio intracelular e saída de K^+ para o extracelular como mecanismo celular de compensação. Em animais de produção a hiperpotassemia não é tão comum quanto a hipopotassemia e ocorre após acidose metabólica grave. Potencialmente é mais perigosa que a hipopotassemia devido à ação cardiotóxica, tendo marcado efeito sobre a função cardíaca, determinando bradicardia e arritmia, além de poder ocorrer a parada cardíaca súbita. No eletrocardiograma podem ser constatados inversão e desaparecimento da onda P, aumento da amplitude da onda T (pontiaguda) e aumento do intervalo QRS.

Considerando-se as alterações do equilíbrio ácido-básico que podem ocorrer em associação com desequilíbrios hidreletrolíticos e que são passíveis de tratamento por meio de fluidoterapia, deve-se ressaltar aquelas de origem metabólica. Essas, quando presentes, influenciam as manifestações clínicas observadas, sendo importante a consideração da causa primária das acidoses e alcaloses metabólicas. As acidoses metabólicas têm como causas gerais a excessiva perda de base (bicarbonato), o acúmulo de ácidos, ou a combinação de ambos os processos. Em pequenos animais as causas mais comuns são a diarreia intensa, a insuficiência renal, a cetoacidose diabética, a acidose tubular renal, a acidose láctica (parada cardíaca, choque, hipoxemia), a administração de drogas ácidas, medicamentos (cloreto de amônio etc.) ou substâncias tóxicas (etilenoglicol, metaldeído, metanol etc.). Nos animais de produção são causas comuns específicas a diarreia aguda em neonatos, a enterite aguda de cavalos e bovinos adultos, a ingestão excessiva de carboidratos (acidose láctica ruminal) ou de grãos (cavalos), a cetoacidose (toxemia gravídica dos pequenos ruminantes, cetose dos bovinos), a doença renal e a asfixia neonatal de bezerros. A obstrução intestinal aguda em cavalos é comumente acompanhada por acidose com a evolução do quadro, ao contrário de outras espécies em que a alcalose ocorre inicialmente. As manifestações clínicas da acidose metabólica são a depressão mental e variados graus de fraqueza muscular. Bezerros e cabritos neonatos apresentam-se deprimidos, fracos e incapazes de mamar. Animais com grave acidose apresentam-se em decúbito lateral e coma terminal. Nas formas compensadas de acidose metabólica, observa-se respiração com frequência e profundidade aumentadas. Nos casos não compensados, quando há depressão de centro respiratório (choque hipovolêmico ou colibacilose enterotoxigênica) ocorrem bradipneia e respiração superficial, taquicardia, pulso fraco e coma terminal. Em presença de movimento compensatório de potássio para o espaço extracelular, a hiperpotassemia pode determinar bradicardia e arritmia.

As alcaloses metabólicas podem ser causadas pela absorção aumentada de bases ou perda excessiva de ácidos. Em pequenos animais as causas mais comuns desse desequilíbrio são os vômitos persistentes, hiperadrenocorticismo, utilização de diuréticos que depletam os cloretos e administração excessiva de substâncias alcalinas (bicarbonato). Em animais ruminantes a dilatação e o deslocamento à direita com torção do abomaso são causas das mais comuns. Pode ainda ocorrer nas indigestões vagais posteriores e na síndrome de refluxo, em que também há sequestro de ácido clorídrico e de potássio no rúmen. Em equídeos com obstrução proximal do intestino pode-se observar inicialmente um quadro de alcalose metabólica.

As manifestações clínicas de alcalose não são específicas, havendo em geral predomínio dos sintomas resultantes do processo nosopatológico primário e causador da alcalose. Nas formas graves de alcalose metabólica podem ocorrer tremores musculares e tetania, com sinais de excitabilidade do SNC evidenciados por convulsões tônicas e clônicas. As manifestações respiratórias compensatórias caracterizam-se por bradipneia e respiração superficial; todavia, na fase terminal da alcalose taquipneia e dispneia podem estar presentes.

Avaliação da desidratação e sua etiopatogenia por exames complementares

A avaliação laboratorial de animais acometidos por desidratação e desequilíbrios eletrolíticos e ácido-básico é importante pois permite a confirmação do diagnóstico estabelecido por meio do exame físico, elucidar a presença e o grau com que os desequilíbrios estão ocorrendo e o monitoramento do efeito da fluidoterapia preconizada. O exame do hemograma pode ser útil, particularmente as determinações do hematócrito e do leucograma.

O hematócrito (volume globular) pode identificar a hemoconcentração por meio do aumento do seu valor, e consequentemente o grau de desidratação. É de grande utilidade no monitoramento da eficiência da fluidoterapia, todavia seus resultados podem ser falseados pela presença de anemia. A determinação das proteínas totais (no soro ou plasma) pode também ser utilizada com a mesma finalidade, sendo seus resultados imprecisos quando da ocorrência de doenças que provocam hipoproteinemia. O leucograma é útil na identificação de toxinfecções, evolução e prognóstico de cada caso, além de permitir a evidência de sinais endotóxicos.

A urinálise (análise da urina) deve incluir a avaliação de densidade, pH, glicose, corpos cetônicos, proteínas e exame do sedimento urinário. Durante a desidratação, se os rins funcionam normalmente, a densidade aumenta e o volume de urina diminui, por reabsorção de água. Se a densidade não se altera ou diminui em presença de desidratação, provavelmente observa-se má função renal, e outros testes para sua avaliação devem ser realizados. O monitoramento da densidade urinária durante a fluidoterapia, demonstrando queda, indica que a hidratação está ocorrendo. Em condições de hiperglicemia, em ausência de tratamento com solução de glicose, a presença desta na urina pode indicar acidose diabética. A acetonúria é achada frequente durante a desidratação e/ou privação de carboidratos ou jejum prolongado; pode também ser constatada na toxemia gravídica dos pequenos ruminantes e na cetoacidose diabética em cães. O pH da urina pode com segurança indicar, na dependência do valor normal para a espécie, se alcalino ou ácido, respectivamente, a presença de acidose ou alcalose, desde que não haja doença renal ou do sistema urinário. A presença de proteinúria e de sedimento com componentes anormais poderá indicar a presença de doença renal.

Alguns exames bioquímicos são considerados valiosos na avaliação dos desequilíbrios hídricos, eletrolíticos e ácido-básico, e suas consequências. As provas de função renal, dosagens de ureia ou nitrogênio ureico sanguíneo e creatinina séricas são úteis na identificação da diminuição do volume de sangue circulante, por meio de aumentos anormais que caracterizam a azotemia pré-renal consequente à diminuição da taxa de filtração glomerular. Permitem também o monitoramento da eficácia da fluidoterapia na melhoria da perfusão renal e ainda podem demonstrar a existência de doença renal.

Os testes de função hepática (AST, ALT, FA, GGT, proteinograma) são úteis no diagnóstico das hepatopatias agudas ou crônicas. A avaliação da glicemia pode ser utilizada para a identificação da presença de diabetes melito, bem como da necessidade de utilização de glicose como fonte de energia na fluidoterapia nas enfermidades causadoras de estados hipoglicêmicos.

A determinação dos íons séricos, particularmente de sódio, potássio e cloreto, permite a identificação dos desequilíbrios eletrolíticos, a necessidade de correções de seus teores por meio da fluidoterapia e a efetividade do tratamento usado.

A hemogasometria é essencial na avaliação do equilíbrio ácido-básico e no monitoramento da terapia estabelecida. As alterações do pH em geral permitem a identificação de acidemia e da alcalemia, ou seja, a possível presença da acidose ou alcalose. A determinação da pressão parcial de dióxido de carbono (pCO_2) é considerada uma medida da participação primária do componente respiratório na promoção do desequilíbrio e da compensação ou não de alterações de origem metabólica, pela via respiratória. Por sua vez, as avaliações de bicarbonato (HCO_3^-), total de CO_2 (TCO_2) e excesso ou déficit de base (BE) são consideradas medidas da reserva alcalina indicadoras da participação primária do componente metabólico na determinação do desequilíbrio e da compensação ou não de distúrbios de origem respiratória, pela via renal. Dessa forma, na **acidose metabólica** são observadas quedas do pH, do HCO_3^-, do TCO_2 e do BE (déficit de base) abaixo dos valores mínimos normais para a espécie examinada; se houver compensação respiratória, a pCO_2 deverá estar diminuída pela hiperventilação. Na **alcalose metabólica** ocorrem aumentos do pH, do HCO_3^-, do TCO_2 e do BE (excesso de base) acima dos valores máximos normais para a espécie analisada; havendo compensação respiratória, a pCO_2 estará aumentada. Quando a **acidose for respiratória**, ocorrem diminuição do pH e aumento da pCO_2; se houver compensação renal do desequilíbrio, os valores do HCO_3^-, do TCO_2 e do BE demonstram aumentos acima do nível máximo normal para a espécie analisada. Na **alcalose respiratória**, o pH está aumentado e a pCO_2 diminuída; a compensação renal é evidenciada pelas diminuições do HCO_3^-, do TCO_2 e do BE. O diagnóstico da presença de desequilíbrios ácido-básicos mistos, ou seja, quando ocorrem dois distúrbios primários em concomitância, pode ser dificultado particularmente quando os efeitos de cada um dos desequilíbrios se neutralizam. Exemplifica essa situação a coexistência de acidose metabólica e alcalose respiratória. Nesses casos a hemogasometria é essencial e pode revelar um pH com pequeno desvio ou dentro do intervalo normal. As variações dos valores níveis de HCO_3^- e pCO_2 podem elucidar a situação e deve-se avaliar bem se a compensação é apropriada. Além da consideração dos resultados do exame físico, da história do paciente, é necessária a determinação do *anion gap*, definido como a diferença entre a soma das taxas de cátions (Na^+ e K^+) e a soma daquelas de ânions (Cl^- e HCO_3^-), expressas as concentrações em mEq/ℓ. O *anion gap* estará aumentado a um valor superior à diminuição de HCO_3^-, nos casos de acidose metabólica por acúmulo de ácidos orgânicos ou inorgânicos (insuficiências renais com azotemia, cetoacidose diabética; acidose láctica).

Diretrizes para a instituição da fluidoterapia

A finalidade da fluidoterapia é a correção da desidratação e/ou do desequilíbrio eletrolítico. Pode também ser indicada para corrigir um quadro de acidose ou alcalose, para tratar um animal em estado de choque, para alimentação parenteral ou mesmo para estímulo de uma função orgânica, como a renal. Os princípios mais importantes a que deve obedecer são de que: "deve corrigir ou minimizar a desidratação e as perdas de eletrólitos sempre que possível" e "deve tratar perdas potenciais de fluidos e de eletrólitos, tão rápido quanto possível, para minimizar o grau de desidratação e alterações do equilíbrio ácido-básico". Assim, seus principais objetivos são: "corrigir anormalidades já existentes, monitorar e prover terapia de manutenção até que o animal se recupere". Existem, pois, pelo menos três anormalidades a corrigir: o volume de fluido perdido, os desequilíbrios específicos eletrolíticos e ácido-básicos.

As principais dificuldades iniciais no estabelecimento da fluidoterapia são a determinação da natureza e o grau das anormalidades, e a escolha do fluido ou solução de eletrólitos que deve ser utilizada. Para resolver essas duas questões há necessidade de uma cuidadosa avaliação clínica do paciente, precedendo o início do tratamento, na qual devem ser incluídos a história, os exames físicos e complementares e o diagnóstico da enfermidade, que é importante na previsão dos prováveis desequilíbrios com base na etiopatogenia do processo patológico. As informações úteis sobre a natureza da doença e a história clínica são: ingestão dos alimentos e água, tipo de alimentos, perdas gastrintestinais por vômito e diarreia, volume de urina, salivação ou sudorese excessivas, exercícios recentes, exposição ao calor, traumatismos, hemorragia, febre, gestação e partos gemelares, uso de diuréticos ou outros medicamentos. O conhecimento de duração da doença, frequência e intensidade do vômito e/ou diarreia, consistência das fezes e frequência de micção deve ser acurado. A sequência dos sintomas e a evolução do quadro clínico podem indicar a tendência da gravidade. Animais com diarreia profusa e aquosa por 18 a 24 h podem estar com intensa acidose. Obstrução intestinal aguda em bovinos não é tão grave quanto em equinos. Acidose por ingestão excessiva de grãos ricos em carboidratos em bovinos pode ser fatal em 24 a 48 h, enquanto no cavalo pode ser fatal, vindo a óbito mais rapidamente.

O cuidadoso exame físico permite determinar a presença de desidratação e uma avaliação razoavelmente precisa da sua intensidade. Durante o tratamento, a reavaliação clínica regular é importante para a determinação da sua eficácia. A importância do exame físico é muito maior quando em condições de campo, particularmente na prática da clínica de animais ruminantes e equídeos, nas quais não se conta geralmente com retaguarda para avaliações laboratoriais complementares. São comuns, por exemplo, na acidose metabólica variados graus de depressão mental, fraqueza e ataxia. A desidratação participa na determinação de depressão e fraqueza. Em animais neonatos com acidose metabólica associada com diarreia, é comum a incapacidade de mamar. A história imediata da doença, a duração da mesma e o provável diagnóstico podem também auxiliar na determinação da possível natureza e grau de desequilíbrios eletrolíticos e ácido-básicos. Animais afetados com diarreia aguda devido a uma enterite infecciosa estarão em provável estado de acidose metabólica e hiponatremia. Na obstrução intestinal aguda em cavalos, há variados graus de desidratação e acidose metabólica. Na obstrução do trato intestinal anterior, ou na dilatação e deslocamento com torção do abomaso em ruminantes, há variados graus de desidratação e alcalose metabólica com hipocloremia e hipopotassemia. Os achados clínicos podem auxiliar no estabelecimento do prognóstico e consequente evolução do processo. A temperatura normal não é bom guia prognóstico, porém quando abaixo do normal sugere uma situação pior. Um aumento gradualmente progressivo da frequência cardíaca indica que o paciente está piorando. O pregueamento de pele fria e que persiste por mais de 30 s sugere intensa desidratação. A cianose das mucosas bucais e o tempo de preenchimento capilar (TPC) maior do que 4 s sugerem um prognóstico de reservado a mau, assim como a presença de taquipneia com apneia intermitente. A inabilidade do animal desidratado para se manter em estação é geralmente mau sinal. A depressão intensa e a apatia são em geral observadas em condições agudas, e o estado de coma é geralmente terminal.

A avaliação laboratorial complementar é muito útil para o estabelecimento da natureza, confirmar a presença e a extensão dos desequilíbrios hídricos, eletrolíticos e ácido-básicos, além de permitir o monitoramento do progresso do tratamento. As análises mais frequentemente realizadas são:

- **Hematócrito e dosagem da proteína total** (plasma ou soro): seus aumentos podem indicar desidratação e sua intensidade, além de ter utilidade em monitorar a fluidoterapia e na interpretação clínica segundo os valores do hematócrito e da concentração de proteína plasmática (Quadro 61.3)

QUADRO 61.3

Interpretação clínica simultânea dos valores do hematócrito e da concentração de proteína plasmática.

Hematócrito	Proteína plasmática	Interpretação
Aumentado	Aumentada	Desidratação
Aumentado	Normal ou diminuída	Contração esplênica, policitemia, desidratação com hipoproteinemia preexistente
Normal	Aumentada	Animal hidratado com hiperproteinemia, anemia com desidratação
Diminuído	Aumentada	Anemia com desidratação, anemia com hiperproteinemia preexistente
Normal	Normal	Hidratado, desidratação com anemia preexistente e hipoproteinemia, hemorragia aguda, desidratação com desvio para compartimento secundário
Diminuído	Diminuída	Perda de sangue, anemia e hipoproteinemia, hiper-hidratação
Diminuído	Normal	Anemia sem perda de sangue e sem desidratação

- **Leucograma**: a leucopenia por neutropenia com desvio à esquerda degenerativo indica prognóstico desfavorável, enquanto o desvio regenerativo é indicativo de evolução favorável
- **Exame de urina**: as variações da densidade urinária podem ser úteis na detecção de função renal adequada frente à desidratação, bem como a análise de urina pode auxiliar na verificação da presença de desequilíbrios ácido-básicos, de cetoacidose diabética e de doença renal, respectivamente, por meio das alterações do pH, presença de cetonúria e de glicosúria e proteinúria com sedimento anormal
- **Taxas de ureia ou nitrogênio ureico sanguíneo e de creatinina**: complementam a avaliação da função renal;
- **Glicemia**: permite a identificação dos casos de diabetes melito ou de hipoglicemia associada à desidratação
- **Taxas de íons séricos**: em geral indicam a gravidade das suas perdas e qual a necessidade de reposição
- **Hemogasometria**: permite determinar a gravidade e a natureza do desequilíbrio ácido-básico.

Volume de fluido a utilizar

O cálculo da quantidade de fluido a ser utilizado para o tratamento deve prever a reposição das perdas atuais, ou seja, ser suficiente para reidratar o animal; propiciar quantidade de líquidos para atender às necessidades de manutenção e das perdas contínuas. Se o animal em tratamento continua a perder água, essa quantidade adicional deve ser calculada e somada aos volumes usados para reidratar e para manutenção e reposição das perdas contínuas. O volume de reposição de fluido para a correção da desidratação é calculado com base na avaliação clínica do grau de desidratação que considera a perda em relação ao peso corporal em porcentagem, segundo as fórmulas seguintes:

Grau de desidratação (%) × peso corporal (kg) × 10 = quantidade em mililitros (mℓ)

Grau de desidratação (valor decimal) × peso corporal (kg) = quantidade em litros (ℓ)

Grau de desidratação (%) × peso corporal × 100 = quantidade em litros (ℓ)

O volume necessário para a manutenção e o atendimento das perdas contínuas apresenta variações conforme a espécie, a idade e o porte do animal. Em cães e gatos considera-se genericamente que esse volume deve estar entre 40 e 60 mℓ/kg/dia, recomendando-se para cães de grande porte o volume mínimo e para cães de menor porte, volume acima do mínimo até o máximo. Em relação aos gatos, deve-se estar atento à capacidade do volume vascular (40 a 55 mℓ/kg), que compreende quase a metade do volume vascular do cão (90 mℓ/kg), ou seja, apesar de o volume calculado para manutenção ser semelhante ao de um cão de porte normal, a velocidade e a via de administração devem ser consideradas, como também a avaliação individual de cada caso, respeitando o volume de perda e a ingestão de água. É de suma importância estar atento ao volume, à velocidade e à frequência de administração nos felinos, pois nessa espécie há possibilidade de manifestação mais frequente de edema subcutâneo, efusão pleural e até de edema pulmonar devido a hipervolemia.

No caso de animais ruminantes e equídeos o volume é calculado com base no intervalo entre 50 e 100 mℓ/kg/dia. Nos animais adultos deve ser considerado o volume mínimo de 50 mℓ/kg/dia e para animais jovens o volume máximo de 100 mℓ/kg/dia, considerando que para neonatos o volume pode ser maior e de cerca de 130 mℓ/kg/dia.

Necessidades de eletrólitos e bicarbonato

A estimativa dos déficits de eletrólitos pode ser calculada com base na diferença entre valores normais e aqueles mensurados no animal afetado. Assim o **déficit total do eletrólito** em miliequivalentes (mEq) é o **produto do déficit do eletrólito** em mEq/litro (mEq/ℓ) (valor esperado − valor medido) e o tamanho do espaço do fluido extracelular como a porcentagem do peso corporal (kg). Assim, tem-se:

Déficit total do eletrólito (mEq) = déficit do eletrólito (mEq/ℓ) × 0,3 × peso corporal

Fórmula semelhante pode ser utilizada para estimar o déficit de bicarbonato nos animais afetados por acidose metabólica. Nesse caso, podem-se usar os valores de bicarbonato (HCO_3^-) ou do excesso ou déficit de bases determinados pela hemogasometria. Assim, tem-se:

Déficit de bicarbonato (mEq ou mmol/ℓ) = (HCO_3^- normal − HCO_3^- medido) × 0,3 × peso corporal

Obs.: o índice **0,3** pode ser substituído pelo valor **0,5**, principalmente para os animais das espécies canina e felina.

Ou

Déficit de bicarbonato (mEq ou mmol/ℓ) = déficit de base × 0,3 × peso corporal

Fluidos ou soluções a utilizar

Com base no histórico clínico, nas manifestações clínicas e avaliações laboratoriais, pode-se determinar qual a necessidade de fluido e/ou de eletrólitos no tratamento em questão. Nessa condição ideal, os déficits podem ser mais precisamente evidenciados, e fluidos ou soluções contendo os elementos deficitários podem ser indicados. Como nem sempre se dispõe dessa condição ideal de avaliação dos déficits, deve-se optar por soluções eletrolíticas balanceadas. De forma geral, na escolha do fluido devem-se levar em consideração suas finalidades básicas (alcalinização ou acidificação do LEC; eletrólitos, diluição do LEC; manutenção; fornecimento de nutrientes, aditivos concentrados), como a seguir:

- **Repor ou corrigir o volume do LEC**: a solução deve restaurá-lo sem sua alteração qualitativa; são soluções que contêm Na^+, Cl^-, K^+ e HCO_3^- ou precursores, em concentrações similares às do LEC (plasma)
- **Alcalinização do LEC**: são soluções indicadas para a correção da acidose metabólica; são aquelas que contêm bicarbonato de sódio ou seus precursores (lactato, acetato)
- **Acidificação do LEC**: em princípio, esses fluidos têm a finalidade de corrigir a alcalose metabólica, todavia na atualidade não se recomendam soluções contendo agentes acidificantes específicos (soluções de HCl ou de NH_4Cl)

- **Diluição do LEC:** deve proporcionar água sem provocar choque osmótico nas hemácias (soluções isotônicas)
- **Manutenção:** são fluidos que devem substituir a água de bebida, nutrientes e eletrólitos contidos nos alimentos
- **Aditivos concentrados:** geralmente são soluções que contêm um único sal e são adicionadas a outras soluções para repor determinadas substâncias deficitárias.

A fluidoterapia conservadora é eficiente quando não estão ocorrendo alterações eletrolíticas específicas ou quando não existem meios para determinar-se qual o desequilíbrio eletrolítico presente. Consideram-se soluções balanceadas aquelas que não induzirão anormalidades no paciente e que são isotônicas, ou seja, as usadas para repor ou corrigir o volume do LEC. Todavia, não constituem meio eficiente para a correção de acidose, alcalose, hiponatremia e hipopotassemia graves. As principais soluções utilizadas na fluidoterapia dos animais domésticos, suas respectivas composições, finalidades e indicações de cada uma delas estão contidas no Quadro 61.4. No Quadro 61.5 mostra-se a composição normal do plasma nas diferentes espécies de animais domésticos.

Vias de administração

A escolha da via de aplicação de fluidos dependerá de: (1) tipo de afecção a ser tratada e da sua gravidade; (2) estado clínico e das funções orgânicas do paciente; (3) grau de desidratação e tipo de desequilíbrio eletrolítico; (4) duração/evolução da enfermidade; e (5) tempo e equipamento disponíveis.

A **via oral** talvez seja a mais fácil, econômica e fisiológica das vias de administração de fluidos e eletrólitos. É a mais segura via de aplicação porque a solução pode

QUADRO 61.4
Composição, finalidade e indicações das principais soluções utilizadas em fluidoterapia.

Finalidade	Na^+ (mEq/ℓ)	Cl^- (mEq/ℓ)	K^+ (mEq/ℓ)	Ca^{++}/Mg^{++} (mEq/ℓ)	HCO_3^- (mEq/ℓ)	Glicose (g/ℓ)	Osmolalidade (mOsm/ℓ)/pH	Indicação
Para reposição ou correção de volume do líquido extracelular								
0,9% NaCl (solução fisiológica)	154	154	—	—/—	—	—	308 / 5	Expansão do volume; sangue circulante – alcalose
Ringer	147,5	156	4	4,5/—	—	—	310 / 5,5	Expansão do volume; alcalose
Lactato de Ringer de sódio	130	111	4	3/—	27 lactato	—	274 / 6,5	Acidose
Solução McSherry	138	100	12	3/5	50 acetato	—	308	Acidose/expansão do volume
5% glicose em 0,9% NaCl	154	154	—	—/—	—	50	558 / 4	Expansão do volume
Soluções alcalinizantes								
1,3% $NaHCO_3$ (isotônica)	156	—	—	—/—	156	—	312	Acidose
5% $NaHCO_3$ (hipertônica)	600	—	—	—/—	600	—	1.200	Acidose grave
Soluções acidificantes (0,9% NaCl; Ringer)								
0,9% NaCl+2,5 g KCl/ℓ	154	188	34	—/—	—	—	376	Alcalose; hipocloremia e hipopotassemia

QUADRO 61.5
Composição do plasma de acordo com a espécie animal.

Plasma normal	Na^+ (mEq/ℓ)	Cl^- (mEq/ℓ)	K^+ (mEq/ℓ)	Ca^{++} (mg/dℓ)/Mg^{++} (mg/dℓ) (ionizado)	HCO_3^- (mEq/ℓ)
Equinos	141 (131 a 147)	101 (95 a 107)	4,2 (3,2 a 5,2)	4,5/2	24
Bovinos adultos	145 (135 a 155)	100 (90 a 110)	4,4 (4 a 5)	5,4/2,3	24 a 30
Bezerros	130 (115 a 145)	95 (75 a 115)	4,2 (3,5 a 5)	5,4/2,3	22 a 28
Caninos	143 (137 a 149)	106 (99 a 110)	4,4 (3,9 a 5,2)	4,9/1,9	20 a 29
Felinos	151 (147 a 156)	120 (117 a 123)	4,3 (4 a 4,5)	1/4/2,2	18

ser fornecida sem atenção rigorosa quanto a tonicidade, volume e assepsia. É indicada na desidratação discreta, na administração de fluidos para manutenção e suplementação nutricional. É contraindicada na desidratação intensa, quando há vômito ou íleo paralítico, e para animais com incapacidade de sugação/deglutição (bezerros com acidose moderada a intensa) em que a sondagem nasogástrica torna o procedimento pouco prático.

A **via retal**, relativamente pouco usada, poderia ser considerada especialmente em animais muito jovens.

A **via intraóssea** é referida em pequenos animais, particularmente filhotes, porém não é muito utilizada pelas dificuldades que apresenta, além dos riscos de contaminação.

As **vias parenterais** são as mais usadas e talvez as mais práticas para a aplicação de fluidos e eletrólitos: **intravenosa** ou **endoflébica**, **subcutânea** ou **intraperitoneal**.

A **via intravenosa** é a mais versátil, sendo a via de eleição para a terapia de perdas agudas de líquidos, nas alterações do equilíbrio hidroeletrolítico de moderadas a graves, prostração intensa com incapacidade de sugação/deglutição, nos estados de choque e na administração de fluidos não isotônicos. Todos os fenômenos tóxicos de soluções administradas por essa via, fundamentalmente, se relacionam mais à velocidade de aplicação do que à composição e ao volume ministrado. Alguns dos problemas vistos com o uso dessa via referem-se a manutenção e assepsia de cateteres para fluidoterapia de longo tempo, coagulação e hematomas, maior risco de tromboembolismo e infecção. Grandes volumes de fluidos administrados rapidamente podem determinar sobrecarga do sistema cardiocirculatório, provocando efusão pleural, edema pulmonar e até a morte. É a via preferida, ainda, para a administração de sangue, plasma sanguíneo e expansores do volume plasmático.

A **via subcutânea** é utilizada particularmente em pequenos animais, podendo ser usada em ruminantes de pequeno porte ou bezerros jovens, todavia, não é indicada em grandes animais adultos por causa dos enormes volumes de fluidos que devem ser administrados. Nos pequenos animais é usada com certa frequência, porém as soluções devem ser isotônicas e são absorvidas mais lentamente que pela via intravenosa. É recomendada para manutenção de fluidoterapia em doenças crônicas, desidratação discreta e em animais jovens ou muito pequenos. É uma via contraindicada em perdas agudas de fluidos, desidratação grave, hipotermia, hipotensão e quando existe edema de subcutâneo. A glicose em qualquer concentração ou soluções que não contenham eletrólitos em teores isotônicos são contraindicadas pela via subcutânea.

A **via intraperitoreal** é de mais rápida absorção do que a via subcutânea para a infusão de fluidos, sendo, todavia, potencialmente mais perigosa que esta, pois apresenta riscos de peritonite, se não houver rigorosa assepsia, como também de perfuração de órgãos abdominais. É uma boa via para a absorção de água e eletrólitos, sendo o plasma e a grande porcentagem de eritrócitos do sangue total absorvidos pelo peritônio. Tem recomendação em neonatos das espécies ovina e suína, podendo ser usada para administração de grandes volumes de fluidos em grandes animais, porém a principal indicação dessa via seja, talvez, para a lavagem peritoneal.

Velocidade ou taxa de administração

A velocidade de administração de fluidos depende do tamanho do animal, da intensidade da desidratação ou da enfermidade, da forma aguda ou crônica com que as perdas de líquidos se estabeleceram, a condição cardiovascular, da composição do fluido que está sendo usada e da resposta apresentada pelo paciente à fluidoterapia. As perdas agudas e volumosas de fluidos demandam uma rápida reposição de líquidos, e as crônicas, uma administração gradativa do fluido para facilitar restauração dos equilíbrios intra- e extracelular, evitando-se efeitos colaterais. Inicialmente, os fluidos devem ser administrados rapidamente e após mais lentamente, até a correção da alteração. Ao utilizar-se a via intravenosa, uma regra geral consiste em administrar fluidos na velocidade maior até que se restabeleça o fluxo urinário e, posteriormente, a taxa deve ser reduzida em um terço e mantida até a reposição completa, mas sempre monitorada. Caso o fluxo urinário não se faça presente, a cada hora deverá reduzir-se a velocidade à metade. A administração de fluidos isotônicos e com composição eletrolítica semelhante à do plasma pode ser realizada seguramente nas grandes perdas agudas, em uma taxa de: até 90 mℓ/kg/hora aos cães; 40 a 55 mℓ/hora aos gatos; 30 a 40 mℓ/kg/hora a bezerros, podendo chegar até 80 mℓ/kg/hora; 20 a 25 mℓ/kg/hora a bovinos e a equinos adultos, com limite máximo de 40 mℓ/kg/hora. Todavia, é necessário, com essas maiores taxas, monitorar as funções renal e cardiovascular, observando-se os sinais de sobrecarga fluídica (inquietação, tremores, taquicardia, descarga nasal serosa, taquipneia, estertores úmidos, tosse e ganho de peso corpóreo).

Soluções hipertônicas de bicarbonato de sódio com concentração maior que 1,3% devem ser ministradas com velocidade reduzida a um terço; soluções em que se adicionou potássio devem ser ministradas cautelosamente em taxa semelhante, não devendo conter mais do que 10 a 20 mEq de K^+/ℓ e de forma a não exceder a taxa de 0,5 mEq/kg/hora. Essas soluções contendo potássio devem ser utilizadas após a correção da acidose e da desidratação.

Avaliação da fluidoterapia

O único método eficiente para a avaliação do êxito da terapia é a utilização do exame clínico. Nesse julgamento deve-se considerar a gravidade inicial da desidratação e das alterações dos equilíbrios eletrolítico e ácido-básico. A boa resposta clínica à fluidoterapia é indicada pela recuperação das funções vitais, melhoria na coloração das mucosas, regularização da arritmia e bradicardia presentes na hiperpotassemia, pela micção com retorno da função renal dentro de 30 a 60 min, melhora da depressão e mais tardia recuperação do turgor de pele e pelo desaparecimento da enoftalmia. As respostas desfavoráveis incluem: dispneia, tosse, estertores úmidos em caso de edema pulmonar; ausência de micção devido a insuficiência renal ou paralisia de bexiga urinária; taquicardia e persistência da depressão.

Se houver retaguarda laboratorial disponível: a determinação seriada do hematócrito e as proteínas totais séricas servem para avaliar a reidratação; a diminuição da azotemia (principalmente da ureia sérica) indica retorno da perfusão renal; a hemogasometria – pH, bicarbonato/

BE e pCO$_2$ – possibilita avaliar a recuperação do equilíbrio ácido-básico. O retorno ao valor normal dos diversos parâmetros avaliados é indicativo do sucesso da fluidoterapia.

FLUIDOTERAPIA EM CÃES E GATOS

A seguir, são apresentadas algumas das afecções clínicas mais frequentemente observadas nas espécies canina e felina e que requerem a indicação de fluidoterapia.

Afecções gastrintestinais

Vômitos

Os episódios eméticos estão relacionados com os processos primários localizados no estômago e no duodeno, e, também, com algumas alterações metabólicas em que há o comprometimento central (ativação do centro do vômito decorrente de várias substâncias), como na insuficiência renal, na doença hepática, na pancreatite e na cetoacidose pelo diabetes melito. O surgimento de déficit de eletrólitos, ácidos e água está na dependência da frequência, do volume e da composição do material eliminado durante os episódios eméticos. Geralmente, as principais alterações observadas estão associadas aos quadros de desidratação, alcalose metabólica, hipocloremia e hipopotassemia.

A **hipopotassemia ou hipocalemia** que se desenvolve durante os episódios eméticos pode estar relacionada a: (1) perda de potássio presente no material emético (suco gástrico; (2) perda de potássio através da urina decorrente da ativação do sistema renina-angiotensina-aldosterona, em resposta ao quadro de desidratação (a aldosterona favorece a reabsorção de sódio e a eliminação de potássio no segmento do túbulo contornado distal) e; (3) presença de alcalose metabólica (bicarbonatúria favorece a reabsorção renal de sódio e a eliminação de potássio no nível do túbulo contornado distal).

Com relação à **hipocloremia**, essa pode ocorrer como consequência da perda de cloro presente no material emético, pois este íon encontra-se em altas concentrações no suco gástrico de origem do ácido clorídrico (HCl, ácido forte – dissociado em H$^+$ e Cl$^-$), conforme descrito no Quadro 61.6.

QUADRO 61.6
Composição aproximada das secreções gastrintestinais do cão.

	Sódio (mEq/ℓ)	Potássio (mEq/ℓ)	Cloro (mEq/ℓ)	Bicarbonato (mEq/ℓ)	pH
Saliva	40 a 60	13 a 32	40 a 50	23	7,2 a 7,8
Suco gástrico	40 a 80	10 a 20	100 a 140	0	1,4 a 7
Bile (vesícula)	220 a 340	6 a 10	1 a 10	0 a 17	5,6 a 7,4
Suco pancreático	149 a 162	4 a 5	71 a 106	135 a 148	7,1 a 8,2
Duodeno	138 a 156	5 a 9	103 a 139	5 a 20	6,5 a 7,6
Jejuno	126 a 152	4 a 10	141 a 155	5 a 27	6,3 a 7,3
Íleo	146 a 156	5 a 7	68 a 88	70 a 114	7,6 a 8
Cólon	136 a 151	6 a 9	60 a 88	86 a 93	7,9 a 8

Fonte: DiBartola, 1992.

No atinente à variação da concentração sérica do íon sódio, alterações mais evidentes podem estar presentes nos quadros frequentes de vômito. Quanto ao desenvolvimento de **hiponatremia**, observa-se que essa pode estar relacionada à perda de sódio presente no suco gástrico, bem como ao aumento da ingestão de água e à ação do hormônio antidiurético (ADH), em resposta ao quadro de desidratação.

Quanto ao desequilíbrio ácido-básico, a **alcalose metabólica** é a principal alteração relatada nos casos de episódios frequentes ou incoercíveis de vômito e de obstrução de piloro, e ocorre devido à perda de grande quantidade de ácido clorídrico (HCl) presente no suco gástrico. Entretanto, alguns animais podem não apresentar alterações na hemogasometria, pois a perda de suco gástrico (HCl) pode ser compensada pela perda de bicarbonato (HCO$_3^-$) presente no suco pancreático, não comprometendo o pH sanguíneo. Eventualmente, a acidose metabólica também pode ser observada nos casos de vômitos em que ocorre a perda predominante de suco pancreático ou, ainda, associada à desidratação (azotemia pré-renal), à acidose láctica por diminuição de perfusão tecidual e à diarreia.

Os episódios eméticos frequentemente estão associados à perda, também, de grande quantidade de íon cloro (HCl ou KCl), fato esse que pode contribuir para o desenvolvimento de alcalose metabólica hipoclorêmica ou para a perpetuação da alcalose. Durante o processo de reabsorção de sódio nos túbulos renais, na tentativa de manter a volemia no organismo, geralmente ocorre a reabsorção concomitante de Cl$^-$; entretanto, como existe o déficit de cloreto, ocorre a saída de íons K$^+$ ou H$^+$ da célula e, em seguida, a reabsorção de bicarbonato (HCO$_3^-$). Nessas condições, é possível a detecção de urina de pH ácido associada a alcalose metabólica, chamada de acidúria paradoxal.

O Quadro 61.6 apresenta a composição das secreções gastrintestinais do cão.

Indicações de fluidos nos casos de vômito

A seguir, são apresentadas as principais soluções utilizadas na fluidoterapia de cães e gatos. O tipo ideal de composição de fluido a ser administrado deve ser determinado após a mensuração sérica de eletrólitos (potássio, sódio e cloro) e a avaliação da hemogasometria. Na impossibilidade de avaliação laboratorial, a escolha do fluido deve ser baseada na patogenia do processo emético, conforme descrito anteriormente. Entretanto, as determinações eletrolíticas e a avaliação das variáveis da hemogasometria irão assegurar a indicação mais adequada e, assim, o sucesso da terapia.

Solução de Ringer. Indicada para reposição de sódio e cloro e pequena quantidade de potássio.

Solução fisiológica (NaCl 0,9%). Recomendada somente para a reposição de sódio e cloro, havendo a necessidade de suplementação de potássio em casos de episódios frequentes de vômitos. Sugere-se que a suplementação de potássio não deve exceder 0,5 mEq KCl/kg/h. A dose segura de suplementação de potássio deve basear-se no déficit do eletrólito, conforme apresentado no Quadro 61.5. É importante ressaltar que não se recomenda administrar soluções que contenham concentrações maiores que 20 mEq/ℓ. Caso não haja possibilidade de avaliar laboratorialmente os eletrólitos no leito, o monitoramento pelo traçado eletrocardiográfico, durante a fluidoterapia, pode trazer informações a respeito do desenvolvimento de hiperpotassemia, mas ressalta-se que não se trata de procedimento que possa substituir a mensuração sérica do cátion.

É importante lembrar que o volume de água deve ser sempre considerado nos cálculos para a reposição de eletrólitos ou de base.

Diarreia

A diarreia pode manifestar-se em consequência de 4 mecanismos: osmótico, secretório e por alterações na permeabilidade e na motilidade intestinal. Geralmente, a diarreia desenvolve-se pela combinação de vários mecanismos que acarretam perdas hídrica, eletrolítica e de substâncias tampão (bicarbonato). A magnitude do déficit dos elementos retrocitados depende do mecanismo responsável pela manifestação da diarreia, bem como do volume fecal, da frequência e da duração do processo.

As alterações hidreletrolítica e ácido-básica estão na dependência, na maioria das vezes, dos mecanismos que ocasionaram a diarreia. A diarreia osmótica (por insuficiência pancreática exócrina ou por má absorção) pode propiciar a perda de maior quantidade de água e também de outros elementos, exceto o sódio. Assim, observa-se tendência ao desenvolvimento de hipernatremia nos casos de diarreia do tipo osmótico, quando se compara com outros casos de diarreia de etiologia diversa. A diarreia causada por alteração da permeabilidade intestinal (linfangiectasia, histoplasmose e linfossarcoma intestinal) pode vir acompanhada de hipoproteinemia e, geralmente, esse fato requer atenção especial no momento da indicação da fluidoterapia.

A **hipopotassemia (ou hipocalemia)** é achado relativamente frequente nos casos de diarreia profusa, e independe do tipo de mecanismo que a ocasionou. A perda de potássio também pode ser agravada pelo processo de desidratação que se associa ao hiperaldosteronismo (ativação do sistema renina-angiotensina-aldosterona pela hipovolemia/hipotensão). Em alguns casos, os animais podem apresentar **hiperpotassemia** e, geralmente, a acidose metabólica parece ser a causa desencadeante.

Em relação ao íon sódio, os valores da concentração sérica podem ser variados; geralmente não se observam alterações significativas. Eventualmente, a **hipernatremia** pode estar presente nos casos de diarreia osmótica, e a **hiponatremia** pode ocorrer em consequência da ativação do mecanismo da sede (ingestão de grande quantidade de água) devido à desidratação. No que tange ao ânion cloreto, observa-se com mais frequência a presença de **hipocloremia**, sendo essa associada a hiponatremia, principalmente nos casos de diarreia acompanhada de vômitos.

A perda de bicarbonato durante os quadros diarreicos pode acarretar o desenvolvimento de acidose metabólica, sem alteração do *anion gap*, sendo essa condição normalmente observada em casos graves de diarreia.

Indicações de fluidos nos casos de diarreia

A escolha do tipo de composição de fluido, das vias e da velocidade de administração está na dependência da gravidade do quadro clínico e do processo etiológico.

Em animais desidratados, recomenda-se que a correção do déficit hídrico seja iniciada o mais rapidamente, utilizando-se a via intravenosa e/ou subcutânea de acordo com a avaliação clínica geral. A via oral pode ser recomendada nos casos em que o animal apresenta um bom estado geral, sem sintomas de vômitos e com episódios diarreicos esparsos, bem como em alguns casos de fluidoterapia de manutenção.

Solução de lactato de Ringer de sódio. Essa solução apresenta na composição (sódio, cloro, potássio e substância alcalinizante) a maioria dos elementos em déficit que os pacientes com diarreia podem apresentar. Em casos mais graves, como nos processos diarreicos agudos de etiologia viral (parvovirose, no cão; panleucopenia, no gato), além da suplementação dos elementos anteriormente citados, recomenda-se, também, a administração de glicose (em concentração de 5%) e o uso de antibióticos e corticosteroides, principalmente nos casos de choque séptico. Ainda, em casos mais graves, recomenda-se a suplementação intravenosa de bicarbonato e de potássio (Quadro 61.7).

Solução fisiológica (NaCl 0,9%) e solução de Ringer. Essas soluções podem eventualmente ser utilizadas, mas é essencial a adição de outros elementos (tais como potássio, glicose, bicarbonato...) de acordo com o déficit do paciente. Deve-se evitar a adição de bicarbonato na solução de Ringer devido à presença de cálcio, que pode ocasionar a formação de precipitado.

As informações relativas à composição dos fluidos, vias e velocidade de administração, bem como o cálculo do volume de reposição hídrica e de manutenção, já foram apresentadas anteriormente e também são apresentadas nos Quadros 61.7 e 61.8. Nos casos de episódios diarreicos agudos acompanhados de perda de grande volume fecal, sem aparente alteração da elasticidade da pele, recomenda-se a administração de fluido pela via intravenosa.

Recomendações gerais. Durante a fluidoterapia contínua, os animais devem ser monitorados diariamente, se possível avaliando-se hematócrito, proteínas totais séricas e peso corpóreo.

QUADRO 61.7

Quantidade (mEq de KCl) a ser suplementada no fluido, para administração intravenosa, de acordo com a concentração sérica (cães e gatos).

Potássio sérico observado (mEq/ℓ)	mEq KCl a ser adicionado em 250 mℓ de fluido	Máxima velocidade de infusão de fluido (mℓ/kg/hora)
< 2	20	6
2,1 a 2,5	15	8
2,6 a 3	10	12
3,1 a 3,5	7	16

Valor de referência de potássio sérico: 3,9 a 5,2 mEq/ℓ (cães); 4 a 4,5 mEq/ℓ (gatos). Fonte: Chew e DiBartola, 1986. Observação: a solução de cloreto de potássio a 19,1% (KCl 19,1%) corresponde a 1 mℓ da referida solução e equivale a 2,56 mEq/ℓ de potássio.

QUADRO 61.8
Volume (ml) de manutenção de fluido para cães e gatos durante o período de 24 horas.

Animais	Volume e velocidade
Cães de grande porte	10 a 20 ml/kg/dia
Cães de médio porte	10 a 20 ml/kg/dia
Cães de pequeno porte	13 a 20 ml/kg/dia
Gatos	13 a 20 ml/kg/dia

Observação: os volumes mencionados não se aplicam aos animais com insuficiência cardíaca congestiva, insuficiência renal em fase oligúrica, pois cada caso merece atenção diferenciada.

Indicações de fluidos nos casos de diarreia e vômito

Os animais que apresentam concomitantemente vômito e diarreia podem apresentar alterações mistas em relação ao equilíbrio ácido-básico e, geralmente, observa-se, também, a presença de hipopotassemia e hipocloremia. Para a correção adequada do déficit dos elementos, a avaliação laboratorial é fundamental.

Obstrução intestinal

Os principais processos associados à obstrução intestinal estão relacionados com presença de corpos estranhos, intussuscepção, vólvulo, neoplasia, lesão inflamatória transmural, aderências e constrições e alterações funcionais, como o íleo paralítico, observado em casos de parvovirose, peritonite, hipopotassemia e devido à ação de anticolinérgicos.

Nos processos prolongados de obstrução intestinal, localizada principalmente na região proximal, observa-se o aumento da secreção intestinal, e esse acúmulo de líquido favorece ainda mais a manifestação de vômitos. Assim, os principais desequilíbrios eletrolíticos observados estão relacionados com hipopotassemia e hipocloremia. Quanto às alterações do equilíbrio ácido-básico, tanto a alcalose quanto a acidose metabólica podem estar presentes.

Geralmente, os quadros de obstrução intestinal evoluem para lesão da parede do sistema gastrintestinal, que pode predispor a endotoxemia, peritonite e, consequentemente, ao choque séptico e, por sua vez, evolução para acidose metabólica.

Indicações de fluidos nos casos de obstrução intestinal

No início do processo de obstrução intestinal, a solução de **lactato de Ringer de sódio** pode ser recomendada. É importante ressaltar que a análise laboratorial dos eletrólitos e do equilíbrio ácido-básico é fundamental para a correção adequada dos déficits, considerando-se que os processos de obstrução intestinal são acompanhados de distúrbios mistos, principalmente do equilíbrio ácido-básico.

Recomenda-se, também, a utilização das **soluções de Ringer** ou de **NaCl 0,9%**, principalmente nos casos de alcalose metabólica, geralmente acompanhada de suplementação com cloreto de potássio (Quadro 61.7).

Afecções pancreáticas

Pancreatite aguda

A pancreatite aguda é um quadro mórbido relatado com mais frequência na espécie canina, sendo o agente etiológico geralmente indeterminado. Alguns relatos associam a pancreatite aguda com obesidade, dieta, hiperlipidemia e uso de fármacos como os corticosteroides. Independentemente da etiologia do processo, observam-se aumento da permeabilidade celular e lisossomal, lesão da célula acinar pancreática e, por fim, a autodigestão pancreática.

Os quadros de pancreatite aguda caracterizam-se pela presença de hipovolemia, associada a hipopotassemia e acidose metabólica. A hipovolemia, que ocorre como consequência da perda de líquido (vômitos, diarreia, sequestro de líquido intestinal e peritoneal) e da vasodilatação que se instala por ação das substâncias vasoativas e da endotoxina, pode, por sua vez, ser a causa de perpetuação da lesão pancreática por diminuição da perfusão tecidual.

As alterações eletrolíticas observadas na pancreatite aguda são pouco frequentes; os distúrbios mais graves estão geralmente relacionados com hipopotassemia, hiponatremia e hipocloremia, principalmente nos casos associados a episódios de vômitos incoercíveis.

Com relação ao equilíbrio ácido-básico, a acidose metabólica é o distúrbio mais frequentemente observado associado ao choque séptico, mas, eventualmente, a alcalose metabólica pode estar presente nos casos de perda de grande quantidade de suco gástrico.

Indicações de fluidos na pancreatite aguda

O fluido de escolha é a **solução de lactato de Ringer de sódio**, que fornece a reposição de sódio, cloro, potássio e de substância alcalinizante. Em algumas situações é necessária a administração de potássio, de acordo com o déficit (Quadro 61.7), e a suplementação de bicarbonato de sódio somente é indicada quando o pH sanguíneo for inferior a 7,1 a 7,2. Deve-se evitar a correção rápida da acidose metabólica, pois esse processo diminui a disponibilidade de cálcio ionizado, favorecendo-se a manifestação clínica de hipocalcemia.

Em casos de confirmação laboratorial de alcalose metabólica, as soluções de **Ringer** ou de **NaCl 0,9%** podem ser administradas, acrescidas de cloreto de potássio, pois frequentemente os animais encontram-se com baixas concentrações de potássio sérico.

Algumas vezes, os animais podem apresentar hipoproteinemia e eles devem ser submetidos à transfusão de sangue ou plasma.

A administração parenteral de fluidos é de fundamental importância nos casos de pancreatite aguda, sendo preferencial a via intravenosa. Os animais que se apresentam em choque hipovolêmico devem receber o fluido em velocidade de 60 a 90 ml/kg/hora, durante a primeira hora; recomenda-se o monitoramento criterioso, pois existe a predisposição ao desenvolvimento de edema pulmonar.

Diabetes melito com cetoacidose

A cetoacidose diabética (CAD) caracteriza-se por ser uma emergência médica em que urge a necessidade de instituição rápida de terapia adequada. Esse processo ocorre quando da existência de deficiência absoluta ou relativa de insulina, associada a um excesso de hormônios hiperglicemiantes (catecolaminas, glucagon, cortisol e hormônios do crescimento).

Na deficiência de insulina, instala-se a lipólise, processo em que os triglicerídeos são cindidos em ácidos graxos livres e glicerol. O glicerol participa do processo de neoglicogênese e os ácidos graxos livres são oxidados, culminando na produção de cetoácidos. Assim, os animais em CAD apresentam acidose metabólica, cetonemia, além de desidratação, hiperglicemia e perda de eletrólitos.

O tratamento da CAD está focalizado em administração de insulina, hidratação, correção da acidose e do déficit de eletrólitos (potássio e fósforo), sendo que os procedimentos necessitam de terapia intensiva, ou seja, monitoramento frequente e assistido.

Indicações de fluidos na cetoacidose diabética

A fluidoterapia deve ser iniciada imediatamente no paciente em CAD, pois geralmente apresenta-se em grau avançado de desidratação (hipovolemia) e com diminuição de débito cardíaco. Assim, a expansão de volume intravascular é extremamente importante para se assegurar a perfusão tecidual, particularmente a melhora da perfusão renal que auxilia na eliminação dos cetoácidos, bem como a diminuição dos valores da glicemia e da osmolalidade, e abolir o estímulo contínuo da secreção de hormônios hiperglicemiantes. A escolha da composição ideal de fluido focaliza-se, principalmente, no fato de que os cães e gatos em cetoacidose diabética encontram-se em déficit total (corpóreo) de sódio e potássio; entretanto, a osmolalidade plasmática, na maioria das vezes, não se encontra alterada devido à presença de hiperglicemia. Assim, não se justifica a administração de fluido hipotônico. Portanto, preconiza-se a utilização da **solução fisiológica (0,9% NaCl)**, que auxilia não só na reposição do íon sódio, como também na correção da hipotensão e oligúria, por essa solução permanecer em volume e período maior no meio intravascular.

Recomenda-se, ainda, durante a fluidoterapia, a suplementação de **potássio** de acordo com o déficit observado (Quadro 61.6) ou, se não possível, administrar a dose segura e empírica (30 a 40 mEq/ℓ), com a finalidade de se evitar o desenvolvimento de hipopotassemia durante a terapia com a insulina.

A correção da acidose metabólica com bicarbonato de sódio consiste em ponto controverso nos pacientes com CAD. A acidemia *per se* causa depressão cardiopulmonar, agrava a hipotensão e a resistência à insulina, mas ainda não se justifica a utilização do bicarbonato de sódio. A correção rápida da acidose, por exemplo, com a administração de bicarbonato, pode ocasionar a acidose paradoxal no sistema nervoso central (sintomas neurológicos evidentes), diminuição da oxigenação tecidual e efeito rebote da alcalose, pois os corpos cetônicos são biotransformados em bicarbonato na presença de insulina. O β-hidroxibutirato e o acetoacetato são ânions metabolicamente utilizáveis, ou seja, 1 mEq de bicarbonato é gerado de cada 1 mEq de cetoácido metabolizável.

Recomenda-se a correção da acidose metabólica quando a concentração de bicarbonato plasmático for inferior a 11 mEq/ℓ e esta deve estar associada ao quadro clínico de apatia, depressão; cabe ressaltar que a correção da acidose deve ser muito lenta e monitorada e o bicarbonato nunca deve ser administrado como infusão rápida, recomendando-se a administração de somente parte do bicarbonato calculado no período de 6 h de infusão contínua, com acompanhamento clínico e laboratorial (hemogasometria e eletrólitos) e, após, nova avaliação do equilíbrio ácido-básico e recálculo do déficit.

É importante ressaltar que a acidose metabólica pode ser corrigida, na maioria das vezes, somente com a administração de insulina e fluidoterapia.

Afecções hepáticas

O parênquima hepático é acometido por várias doenças que culminam em graves alterações do equilíbrio hídrico, eletrolítico e ácido-básico. As principais alterações observadas em relação ao distúrbio eletrolítico relacionam-se ao déficit de potássio e à retenção de sódio. A hipopotassemia desenvolve-se devido às perdas gastrintestinais, à diminuição de ingestão e à perda renal em consequência do hiperaldosteronismo (ativação do sistema renina-angiotensina-aldosterona), devido à diminuição do metabolismo hepático.

No que se refere ao íon sódio, apesar de o balanço geral indicar a retenção de sódio no organismo devido à estimulação do sistema nervoso simpático, à ativação do sistema renina-angiotensina-aldosterona e à ação do hormônio ADH, observa-se, normalmente, normonatremia ou hiponatremia. A normonatremia é passível de ser detectada, pois os animais acometidos pela hepatopatia não apresentam alteração na relação sódio:água, pois ambos os elementos encontram-se retidos no organismo. A hiponatremia, por sua vez, parece ocorrer em consequência da expansão de volume intravascular, em consequência do comprometimento renal de excreção de água e da ingestão contínua de água.

Já no que se relaciona ao desequilíbrio ácido-básico, a alcalose respiratória parece ser a alteração mais frequentemente relatada; entretanto, a alcalose e a acidose metabólicas, bem como os distúrbios mistos, podem acompanhar as afecções hepáticas.

Em seres humanos, descreve-se que o desenvolvimento da alcalose respiratória parece estar relacionada com hiperamonemia, fatores hormonais estimulando o centro respiratório, acidose intracelular do sistema nervoso central, hiponatremia, sepse etc. e a alcalose metabólica ao uso contínuo de diuréticos (furosemida), à hipopotassemia, ao hiperaldosteronismo e aos casos de episódios eméticos frequentes. A manifestação de acidose metabólica nos casos de hepatopatia acompanha, na maioria das vezes, a acidose láctica. Por ser atribuída ao fígado a função de remoção de ácido láctico, nos processos hepáticos em que ocorre a produção do referido ácido, a exemplo dos casos acompanhados de hipovolemia, sepse e alcalemia, existe a propensão ao acúmulo dessa substância.

Em cães e gatos, descreve-se também que outros fatores podem contribuir para o desenvolvimento de acidose metabólica nos casos de hepatopatia, como a presença de diarreia, desidratação e choque.

Indicações de fluidos nos casos de hepatopatia

Na **insuficiência hepática aguda**, recomenda-se a utilização da **solução de Ringer**, acrescida de 20 a 30 mEq KCl/ℓ, por via intravenosa. Já para os casos de **insuficiência hepática crônica**, devido à probabilidade de retenção de sódio, preconiza-se a **solução de 0,45% de NaCl**, ou ainda, a **solução de glicose 5%**. O monitoramento da concentração sérica de potássio deve ser frequente, principalmente nos casos crônicos, sendo a suplementação ideal baseada no cálculo do déficit (Quadro 61.7).

Geralmente, as soluções alcalinizantes (soluções de lactato de Ringer de sódio e de bicarbonato de sódio) não são recomendadas para os casos graves, principalmente quando da manifestação de encefalopatia hepática. Quando da necessidade de correção da acidose metabólica, indicam-se soluções que contenham bicarbonato, evitando-se o lactato, pois o fígado teria, ainda, que biotransformar o lactato em bicarbonato.

Recomenda-se, ainda, acrescentar glicose nas soluções (concentração final de 2,5 a 5%), tanto para os processos agudos como para os crônicos.

Afecções renais

Basicamente, a lesão do parênquima renal pode ocasionar a perda da capacidade do rim em reabsorver água (manutenção da água no organismo), como também em excretar os metabólitos tóxicos (diminuição da taxa de filtração glomerular), sendo que essas alterações são evidentes, para o caso do cão, quando aproximadamente cerca de 2/3 e 3/4 do parênquima renal apresenta-se comprometido (insuficiência renal), respectivamente. Para a espécie felina, a poliúria ou a perda da capacidade renal de concentração urinária ocorre após a diminuição da taxa de filtração glomerular, ou seja, quando da perda de 3/4 e 2/3 do parênquima renal, respectivamente.

A insuficiência renal aguda (IRA) caracteriza-se por apresentar perda repentina da função renal e, portanto, de evolução clínica aguda. Geralmente os animais apresentam vômitos, diarreia, prostração, alterações neurológicas, oligúria etc. decorrente do acúmulo de toxinas urêmicas que acompanham a deterioração rápida da função renal. Muitos dos casos de IRA evoluem para oligúria pois há lesão concomitante da maioria dos néfrons; entretanto, a fase não oligúrica, ou ainda poliúrica, pode estar presente. A indicação de fluidoterapia inicial é idêntica para qualquer caso de doença renal aguda, independente do agente etiológico. Caso seja possível, por se tratar de processo agudo, recomenda-se a elucidação da provável causa, para que se possa instituir outras medidas terapêuticas e assegurar ou evitar o desenvolvimento de mais lesões nos rins.

Alterações dos equilíbrios ácido-básico e eletrolítico são também frequentes na IRA. Existe a tendência ao desenvolvimento de acidose metabólica, pois os rins perdem a capacidade de excretar os radicais ácidos (oriundos das toxinas urêmicas que deveriam ser excretadas pela taxa de filtração glomerular), como também de reabsorver o bicarbonato. Ainda, o comprometimento da taxa de filtração glomerular e do fluxo sanguíneo renal acarretam o acúmulo de potássio sérico (hipercalcemia), favorecendo o aparecimento de distúrbios da condução elétrica da musculatura cardíaca. Já em relação à insuficiência renal crônica, atualmente denominada doença renal crônica (DRC), classificada em estágios, observa-se que de acordo com a fisiopatologia da DRC, a perda gradativa dos néfrons não ocasiona o aparecimento de sintomas clínicos evidentes, pois os mecanismos adaptativos são ativados gradativamente. Por se tratar de doença de evolução crônica, as manifestações clínicas observadas são discretas, sendo essas mais evidentes nos estágios mais avançados, tais como poliúria, acompanhada de polidipsia compensatória, perda gradativa de peso, e quadros mais graves tais como vômito, diarreia, desidratação, halitose e anemia.

Entre os cães, a perda da capacidade renal em conservar a água no organismo ocorre anteriormente ao comprometimento da excreção de metabólitos tóxicos; em relação à espécie felina, geralmente os animais que apresentam poliúria também já exibem diminuição da taxa de filtração glomerular (azotemia).

Nos casos de desidratação, a diminuição de volume no meio intravascular propicia a ativação do sistema renina-angiotensina-aldosterona que, por sua vez, determina a perda urinária de potássio, favorecendo o aparecimento de hipopotassemia. Para a espécie felina é provável também a existência de déficit de potássio no meio intracelular, justificando-se a necessidade de suplementação desse íon, mesmo nos casos de normocalemia ou normopotassemia. A suplementação de potássio deve ser sempre monitorada.

Assim, a fluidoterapia na insuficiência renal apresenta como objetivo a correção dos déficits hídrico, eletrolítico e ácido-básico, bem como a terapia de manutenção, que visa, além da reposição dos elementos, também auxiliar na manutenção hídrica e, assim, assegurar o fluxo da taxa de filtração glomerular.

Indicações de fluidos nos casos de afecções renais
Insuficiência renal aguda

A acidose metabólica é o distúrbio observado com frequência nos casos graves de insuficiência renal aguda. Preconiza-se, portanto, a utilização de fluidos que contenham substâncias alcalinizantes. Pode-se inicialmente administrar a **solução de lactato de Ringer de sódio**, mas, na dependência da intensidade da acidose, será necessária a administração de bicarbonato (adicionar o bicarbonato **somente** em soluções isentas de cálcio – não utilizar as soluções de Ringer e de lactato de Ringer).

Os animais desidratados devem receber inicialmente volume de fluido calculado de acordo com o déficit hídrico (volume de reposição), com base nas variáveis anteriormente citadas, dentro do período de administração recomendado, e sempre submetido ao monitoramento contínuo, principalmente do sistema cardiovascular e fluxo urinário. Uma vez alcançada a hidratação, deve-se recalcular a dose de fluido, considerando-se as necessidades de manutenção e de perdas, que deve estar baseada de acordo com a existência ou não de poliúria ou oligúria, ou de perdas de líquido por episódios eméticos ou diarreia (Quadros 61.8 e 61.9). Ainda, é imprescindível monitorar não só pelo exame físico (peso corpóreo, elasticidade da pele, estado mental, frequência e qualidade do pulso, frequência e padrão respiratório, auscultação pulmonar, coloração de mucosas e perfil preenchimento capilar), mas também laboratorialmente (hematócrito, proteínas totais, eletrólitos, ureia e creatinina séricas, lactato sanguíneo e hemogasometria) e avaliar o

QUADRO 61.9
Volume (mℓ) de manutenção de fluido para cães e gatos durante o período de 24 horas em quadros clínicos associados a perda de líquido/secreções.

Animais	Volume e velocidade
Cães de grande porte	30 a 40 mℓ/kg/dia
Cães de médio porte	40 a 50 mℓ/kg/dia
Cães de pequeno porte	50 a 60 mℓ/kg/dia
Gatos	50 a 60 mℓ/kg/dia

Observação: os volumes mencionados não se aplicam aos animais com insuficiência cardíaca congestiva, insuficiência renal em fase oligúrica, pois cada caso merece atenção diferenciada.

balanço dos volumes da quantidade de fluido administrada e do volume urinário produzido para que se tenha informações mais fidedignas para o cálculo de volume de infusão.

É importante ressaltar que a oligúria no paciente com insuficiência renal deve ser estabelecida somente após a hidratação do animal e, assim, uma vez confirmado o baixo fluxo de volume urinário (oligúria < 1 mℓ/kg/hora), outras medidas terapêuticas devem ser tomadas para se assegurar a diurese, como a utilização de solução de glicose 25% (diuréticos osmóticos) e/ou de diurético potente de alça (furosemida), sempre sob avaliação e monitoramento contínuo.

Outros tipos de fluidos também podem ser utilizados no tratamento da insuficiência renal aguda, como a **solução fisiológica** e a **solução glicofisiológica**, acrescida de bicarbonato, quando necessário, sempre baseada na avaliação laboratorial.

A hiperpotassemia é achado relativamente frequente nos casos de IRA, principalmente quando da presença de oligúria e de acidose metabólica. Após a correção da acidose, observa-se a diminuição da concentração sérica de potássio, devido ao deslocamento do cátion para o meio intracelular. Eventualmente, em casos mais brandos, a simples correção da hiperpotassemia pode ocorrer após a fluidoterapia. A quantidade de potássio presente nas soluções de Ringer e de lactato de Ringer de sódio não é suficiente para desencadear a hiperpotassemia.

Doença renal crônica descompensada ou em crise urêmica

A poliúria é a manifestação clínica evidente na doença renal crônica (DRC) principalmente em cães, e quando a polidipsia compensatória que se instala não é suficiente para manutenção do volume hídrico corpóreo, os animais apresentam-se desidratados. Nessa condição, é de fundamental importância a reposição rápida do déficit, pois a desidratação prolongada compromete o fluxo sanguíneo renal e a taxa de filtração glomerular, sendo essa um fator adicional de lesão renal de etiologia isquêmica.

A quantidade de fluido para reposição de volume, bem como a quantidade necessária para a manutenção do paciente, devem ser calculadas de acordo com as informações apresentadas anteriormente (Quadros 61.1, 61.2, 61.8 e 61.9). Nos casos de DRC, quando da necessidade de os animais serem submetidos a fluidoterapia por tempo prolongado, recomenda-se dar preferência para a via subcutânea. A via intravenosa deve ser preconizada, principalmente, quando da necessidade de reposição rápida de fluido, por exemplo, na descompensação da DRC, na crise urêmica, e de acordo com a avaliação clinicolaboratorial.

Atualmente, em contraste com os procedimentos do passado, a administração de fluido na DRC deve ser muito criteriosa, e não deve ter como objetivo apenas a diminuição dos valores séricos de ureia e creatinina, pois não há como aumentar a taxa de filtração glomerular pela fluidoterapia, uma vez que o número de néfrons é reduzido na DRC. A fluidoterapia na DRC tem como intuito evitar a desidratação, ou seja, evitar o desenvolvimento de azotemia pré-renal e, dessa forma, não comprometer a hemodinâmica renal que poderá causar lesão adicional nos rins já com número reduzido de unidades funcionais (néfrons), no caso, de etiologia isquêmica. Assim, para aqueles animais que por algum motivo tenham ou possam ter a ingestão de água comprometida, ou cujo volume da poliúria seja grande, ou ainda, que haja perda importante de líquido por processos gastrentéricos, a administração subcutânea de fluido de manutenção poderá ser indicada. A frequência de administração estará de acordo com cada caso e com as características individuais, pois não há como padronizar a terapia para todos os estágios da DRC. A fluidoterapia na manutenção da DRC também tem como intuito repor déficits de eletrólitos ou base, mas a correção sempre deve ser norteada com o monitoramento de exames laboratoriais. Ainda, a administração frequente de fluido na DRC poderá causar hipernatremia, hiperpotassemia e hiper-hidratação que irá causar iatrogenicamente a hipertensão arterial sistêmica, além de ocasionar hipertensão e esclerose glomerular, portanto, contribuindo a perda de mais néfrons.

As soluções indicadas para a fluidoterapia dos pacientes com DRC são: **lactato de Ringer de sódio**, **Ringer**, **fisiológica** (0,9%NaCl), **glicofisiológica** e **glicose a 5%**. A escolha da composição da solução estará na dependência do quadro clínico que o animal apresenta. Para os animais em acidose metabólica preconiza-se a solução de lactato de Ringer de sódio, ou ainda, solução fisiológica ou glicofisiológica acrescida de bicarbonato; esta sempre por via intravenosa e com velocidade de administração controlada, conforme cálculo baseado no déficit de bicarbonato ou na dose empírica de 0,5 a 1 mEq/kg. Nos casos de administração de fluido por tempo prolongado, recomenda-se a diluição da solução de lactato de Ringer de sódio com a solução de glicose a 5% (proporção de 1:2), com o intuito de se evitar hipernatremia.

A administração intravenosa de potássio só é recomendada em casos graves, sempre após avaliação da concentração sérica do íon (Quadro 61.7). Para os cães e principalmente para os gatos, geralmente recomenda-se para a suplementação oral o glicinato de potássio (30 a 100 mg/gato/dia) ou citrato de potássio, sendo esse de efeito mais alcalinizante e que requer monitoramento laboratorial.

É importante ressaltar que o tratamento da IRA e da DRC requer, também, outras medidas terapêuticas, voltadas para os inúmeros distúrbios orgânicos que as doenças acarretam.

Choque

Face à complexidade do tema, a fluidoterapia no estado de choque será abordada de forma sucinta neste capítulo. A definição clássica de choque consiste em:

> "Estado clínico resultante de inadequado suprimento de oxigênio tecidual e inabilidade do tecido em utilizar adequadamente o oxigênio, ou seja, insuficiência na microcirculação."

O choque instala-se em decorrência de inúmeras etiologias e geralmente são classificados em: hipovolêmico, hemorrágico, endotóxico, cardiogênico e neurogênico, ou de acordo com a presença ou a ausência de comprometimento dos mecanismos de controle circulatório. Assim, independentemente do agente causal, o choque se caracteriza pela inadequada perfusão tecidual que acarreta hipoxia celular e acidose metabólica. A solução de escolha seria o lactato de Ringer de sódio e a correção da acidemia deve ser instituída quando o pH sanguíneo arterial for inferior a 7,1 a 7,2 com adição de bicarbonato de sódio. O lactato pode ser ineficaz nos casos de comprometimento hepático, que geralmente acompanha o quadro de choque, devido à dificuldade na conversão do lactato em bicarbonato.

Principalmente nos quadros de choque endotóxico, recomenda-se a suplementação de glicose e potássio, pois observa-se, com certa frequência, a presença de hipoglicemia e hipopotassemia. Já em relação aos choques hipovolêmico e hemorrágico, nota-se a tendência dos animais em apresentar normoglicemia/hiperglicemia, principalmente por estimulação simpática e, além da recomendação da solução cristaloide citada, principalmente no choque hemorrágico, recomenda-se a utilização de soluções hipertônicas à base de cloreto de sódio (NaCl 7,5%), com o intuito de assegurar a hemodinâmica.

Cabe lembrar sobre a utilização de coloides, indicados primariamente na reposição de volume intravascular. Coloides naturais podem ser encontrados no sangue total, produtos do plasma e concentrados de albumina e os coloides sintéticos seriam dextrana 70 e hidroxietilamido. Deve-se estar atento à frequência e ao volume de administração dos coloides, pois podem causar a diluição dos fatores de coagulação no plasma e predispor a distúrbios na coagulação.

Fluidoterapia nos animais com doença cardíaca

A afecção cardíaca/insuficiência cardíaca geralmente não requer a administração de fluidos. Entretanto, alguns pacientes desenvolvem processos mórbidos que necessitam da suplementação de fluido e eletrólitos, como desidratação, gastrenterite, insuficiência renal, hipopotassemia, intoxicação por digitálicos, hipotensão induzida por drogas, diurese intensa pelo uso de diuréticos, inadequada ingestão de água etc. Resumidamente, em decorrência da patogenia da insuficiência cárdica em fases avançadas, esse processo culmina na retenção de água e sódio por ativação do sistema nervoso simpático, ativação do sistema renina-angiotensina-aldosterona, aumento da liberação de ADH e ativação do mecanismo da sede. Assim, deve-se indicar, de preferência, soluções cristaloides isentas de sódio (p. ex., a **solução de glicose a 5% ou solução de 0,45% NaCl em 2,5% de glicose**), mas o uso de outras composições de fluido contendo sódio é passível de ser indicado desde que haja monitoramento laboratorial de eletrólitos e do equilíbrio ácido-básico. Durante a fluidoterapia prolongada, recomenda-se a avaliação periódica da concentração sérica de sódio, evitando-se os valores séricos inferiores a 130 mEq/ℓ. A velocidade de infusão venosa deve ser constantemente monitorada, dando-se preferência à administração subcutânea sempre que possível, mas de soluções isentas de glicose. Na dependência do quadro mórbido associado, alguns animais desenvolvem hipopotassemia, ou ainda acidose metabólica, que devem ser corrigidas adequadamente.

Recomendações gerais. Durante a fluidoterapia contínua, os animais devem ser monitorados diariamente, e nos pacientes em estado crítico, a avaliação ao longo do dia, se possível avaliando-se o hematócrito, as proteínas séricas e o peso corpóreo (o paciente desidratado que permanece com o mesmo peso continua com desidratação; já o ganho de peso em curto período denota retenção de líquido). Ainda, deve-se estar atento a hiper-hidratação, infecção bacteriana pelo uso inadequado do cateter ou agulha e administração de volume inadequado no subcutâneo. Também observar com mais atenção os felinos, que manifestam com mais facilidade e frequência a hiper-hidratação quando comparados aos cães, pelo surgimento de taquipneia, efusão pleural, ascite e edema subcutâneo.

Considerações gerais na fluidoterapia de cães e gatos

A seguir, são resumidos os principais aspectos relativos à fluidoterapia de cães e gatos.

Fórmulas para o cálculo de volume de fluido, para os animais das espécies canina e felina, para correção da desidratação

- Fórmula 1:

    Grau de desidratação (%) × peso (kg) × 10 = quantidade em **mililitros**

- Fórmula 2:

    Grau de desidratação (decimal) × peso (kg) = quantidade em **litros**

Obs.: o volume de reposição de fluido calculado deve ser administrado durante o período de 6 a 8 h, seguido do volume de manutenção.

Vias de administração de fluidos

A escolha da via de administração está na dependência da afecção, da gravidade e da duração/evolução do quadro. Seguem algumas indicações:

- **Indicações para a via intravenosa:**
    - Perda **aguda** de fluido
    - Desidratação de moderada a grave (7 a 15%)
    - Prostração intensa
    - Durante os períodos pré e transanestésico
    - Choque
    - Locais de acesso para a via intravenosa: jugular, safena, cefálica e femoral

- **Indicações para a via subcutânea:**
  Manutenção de fluidoterapia em doenças crônicas
  - Soluções que contenham concentração de K+ até 30 a 35 mEq/ℓ (para concentrações maiores, utilizar a via intravenosa)
  - Volume total de fluido recomendado até **10 mℓ/kg**, e verificar a elasticidade da pele de cada raça/espécie
  - Pouca probabilidade de ocasionar hipervolemia
  - **Não** é recomendado nos casos de perda **aguda** de líquidos, desidratação grave, hipotermia, hipotensão etc.
  - **Somente** administrar fluido **isotônico**
  - Glicose 5% deve ser evitada
- **Indicações para a via intraóssea:**
  - Animais jovens, principalmente filhotes
  - Quando da existência de dificuldade de acesso venoso
  - Locais de acesso: tuberosidade da tíbia, fêmur (trocanter), asa do ílio, grande tubérculo do úmero
  - Necessidade, em alguns casos, de anestesia local (periósteo) – lidocaína
  - Possíveis efeitos indesejáveis – osteomielite, provável dor durante a administração do fluido.

Velocidade de infusão de fluidos

Em casos de perda aguda de fluido em grande quantidade:

- Proceder à correção do déficit hídrico o mais rápido possível
- Velocidade de administração para cães de **90 mℓ/kg/hora** e para os gatos de **40 a 55 mℓ/kg/hora**, principalmente nos casos de choque hipovolêmico iminente
- Monitoramento constante dos sistemas cardiovascular e renal
- Quando da infusão de volumes maiores, proceder ao monitoramento pela pressão venosa central.

Em casos de perda crônica de fluido:

- Velocidade de infusão lenta
- Reposição gradativa do fluido para facilitar os equilíbrios intra- e extracelular, evitando-se os efeitos colaterais (edema, perda de líquido e eletrólitos pela diurese).

Obs.: é importante ressaltar que o cálculo do volume de fluido é estimado e as vias de administração e velocidade de infusão foram apresentadas de forma genérica. Cada caso, portanto, de forma individual, deve ser analisado e ressalta-se a necessidade de monitoramento contínuo (clínico e laboratorial).

Cálculo para administração de bicarbonato

Dose indicada de bicarbonato em casos **sem** a avaliação da hemogasometria, somente baseada em justificativa clínica:

Dose (de segurança): **0,5 a 1 mEq** por quilograma (kg) de peso vivo

Dose indicada de bicarbonato após avaliação da hemogasometria, considerar:

- Déficit de bicarbonato do paciente em mEq/ℓ ou mmol/ℓ. Obs.: valores da concentração de bicarbonato normal ou esperado no sangue venoso é de **20 a 29 mEq/ℓ**
- Peso do paciente em **kg** (quilograma)
- Excesso de base (*base excess,* BE) do paciente (mEq/ℓ).

O cálculo/a fórmula para obtenção da quantidade de bicarbonato (suplementação) necessária se expressa por:

Quantidade de HCO_3^- necessária (mEq) = 0,5 × (peso corpóreo) × (HCO_3^- esperado – HCO_3^- do paciente)

Ou

Quantidade de HCO_3^- necessária (mEq) = 0,3 × (peso corpóreo) × (*base excess* do paciente)

A solução de bicarbonato de sódio a 8,4% corresponde a **1 mℓ da solução equivale a 1 mEq de bicarbonato**. Obs.: a solução de bicarbonato de sódio deve ser administrada diluída em solução de **glicose 5% em água destilada** ou em solução **fisiológica – NaCl 0,9%**. **Não utilizar** as soluções de Ringer e de lactato de Ringer de sódio, pois contêm cálcio na composição e formam precipitado com o bicarbonato. Recomenda-se, ainda:

- Monitorar frequentemente o paciente
- Administrar inicialmente 1/2 ou 2/3 da dose calculada; se possível, acompanhar com a hemogasometria
- Em caso de necessidade de infusão *in bolus*, a velocidade de infusão venosa deve ser a mais lenta possível.

Obs.: o bicarbonato de sódio não deve ser adicionado a soluções que contenham cálcio (glicinato de cálcio, soluções de lactato de Ringer de sódio e Ringer), epinefrina, insulina regular, meperdina, isoproterenol, metoclopramida, penicilina G potássica, pentobarbital, tionembutal, complexo vitamínico B e C.

FLUIDOTERAPIA EM ANIMAIS RUMINANTES

A fluidoterapia em animais de produção é ao mesmo tempo desafiadora e gratificante. É uma modalidade terapêutica básica que conduz a resultados clínicos que nenhuma técnica cirúrgica sofisticada ou medicamento milagroso com elevado custo pode superar. Os seus princípios são relativamente simples, todavia, a utilização da fluidoterapia em bovinos é com frequência mais difícil que em pequenos animais e equinos devido a restrições financeiras, dificuldades na contenção dos pacientes, volume de solução a ser utilizado, e relutância que alguns clínicos demonstram em utilizá-la. A existência de diferenças entre neonatos e ruminantes adultos em termos fisiológicos, bem como de anormalidades frequentemente encontradas e soluções requeridas para corrigi-las, permitem discussões separadas sobre a aplicação da fluidoterapia nesses espécimes. Convém ressaltar, ainda, que muitas das pesquisas e da experiência clínica obtidas com uso dessa terapia têm sido derivadas da espécie bovina, porém os mesmos princípios podem ser aplicados a outras espécies de animais ruminantes.

Como destacado anteriormente, as alterações na quantidade de água ou de eletrólitos, ou de ambos, refletem-se na função celular e definitivamente na homeostase do sistema orgânico. O corpo de um bezerro sadio com 50 kg tem aproximadamente 35 ℓ de água, o que equivale a aproximadamente 70% do peso corporal. Desses 35 ℓ, cerca de

24 ℓ representam o LIC e 11 ℓ o LEC. Por outro lado, em um bovino adulto (500 kg), o conteúdo em água é de cerca de 66% do peso corporal, o que representa 330 ℓ, dos quais 220 ℓ estão no LIC e 110 ℓ no LEC. Em bovinos, como em outros animais, as perdas de fluidos ou não ingestão deles resultam em desidratação. Os indicadores clínicos da desidratação incluem: diminuição ou perda do turgor da pele, que em geral é proporcional à intensidade da desidratação, porém, em adultos, é um sintoma menos seguro que nos bezerros jovens; enoftalmia; ressecamento de mucosas da cavidade bucal; depressão ou apatia; em bezerros jovens, incapacidade de levantar e permanecer em estação bem como de sugar e deglutir.

A intensidade da desidratação pode ser determinada com base nos sintomas citados, sendo estimada a partir destes a porcentagem de perda do peso corporal decorrente da desidratação, conforme mostra o Quadro 61.2. Assim, uma estimativa do volume de fluido em litros requerido para restaurar a hidratação normal pode ser calculada pelo produto entre:

Volume (ℓ) = % de desidratação × peso corporal (kg) × 100

O grau de desidratação, nos casos de perdas agudas, poderia ser quantificado pelo monitoramento do peso corporal, todavia, essa possibilidade é rara, pois geralmente não se dispõe do peso antes da desidratação para essa avaliação. Determinações seriadas do hematócrito (volume globular) e da taxa de proteína total (PT) permitem aquilatar o estado relativo de desidratação, sendo mais precisos no auxílio do monitoramento da reidratação e na prevenção da super-hidratação. No entanto, o hematócrito é melhor indicador de alterações no volume de sangue circulante que a taxa de PT em espécimes bovinos.

Além da estimativa do volume de fluido para reidratar o animal, é essencial a determinação de qual tipo de solução é necessária para o manejo bem-sucedido do paciente. Para tal finalidade deve-se conhecer o estado ácido-básico e eletrolítico do mesmo, ou seja, valores hemogasométricos e do equilíbrio ácido-básico (pH; pCO_2; HCO_3^-; CO_2 total [TCO_2] ou BE) e taxas dos principais íons (Na^+, K^+ e Cl^-).

A acidose metabólica resulta da perda de base pelo sistema digestório de bezerros e de ruminantes adultos com diarreia aguda intensa; esse desequilíbrio também pode ocorrer por aumento da utilização do bicarbonato em doenças com acidose láctica (metrite-mastite séptica ou lactoacidose ruminal). A alcalose metabólica ocorre em ruminantes seguindo a insuficiente reabsorção de ácido clorídrico gástrico no trato intestinal anterior em doenças como dilatação e torção do abomaso ou estenose funcional pilórica. A alcalose também está associada à hipopotassemia e tem sido relacionada com a insuficiência renal aguda em bovinos adultos.

O cálculo das necessidades de bicarbonato em casos de acidose metabólica é baseado nas medidas do HCO_3^- ou BE ou TCO_2 e no espaço de distribuição do bicarbonato conforme o peso corporal, aplicando-se as fórmulas descritas na parte geral do capítulo sobre princípios da fluidoterapia. Porém, devido ao fato de não se dispor frequentemente de retaguarda laboratorial para essas determinações, pode-se fazer uma estimativa do grau de acidose e do déficit de base. O princípio da estimativa é embasado no fato de que, quanto mais intensa a desidratação em bovinos com acidose metabólica (i.e., diarreia, indigestão por carboidratos e mastite-metrite séptica), maior o déficit de bicarbonato. Considerando-se que o valor normal de bicarbonato é de cerca de 25 mEq/ℓ, o déficit de base pode ser estimado segundo o grau de desidratação em bovinos como se segue: 7%, 9% e 12% de desidratação teriam valores de HCO_3^- estimados (mEq/ℓ), respectivamente, em 20, 15 e 10 mEq/ℓ, os quais, em relação ao valor normal, indicariam déficits de HCO_3^- de 5, 10 e 15 mEq/ℓ. Esquema similar, com uso da determinação do BE (excesso/déficit de base), apresenta resultados de estimativa considerando desidratações de 6%, 8% e igual ou superior a 10%, com −BE (déficits de base) respectivamente de −5, −10 e −15 mEq/ℓ.

No caso de bezerros, deve-se ter cuidado no uso desses critérios estimativos, pois são relatados casos de acidose metabólica moderada a grave sem diarreia ou desidratação. Outro fato a ser considerado é que, nos casos de diarreia grave em bezerros, há influência da idade sobre o déficit básico, sendo esse estimado entre 10 e 15 mEq/ℓ e de 15 a 20 mEq/ℓ, em animais, respectivamente, com idades menor e maior do que 1 semana de vida. Esses valores estimados podem ser aplicados às fórmulas mencionadas, ou então partindo-se do princípio de que as perdas de fluidos e eletrólitos ocorrem do LEC, que é o espaço fluídico passível de tratamento. Portanto, no segundo caso, se um bezerro com diarreia tem um déficit de HCO_3^- estimado em 10 mEq/ℓ, isso significa que, para um neonato com 50 kg, que tem volume de LEC de 11 ℓ, são necessários 10 mEq/ℓ × 11 ℓ, ou seja, 110 mEq de bicarbonato para correção da acidose metabólica presente.

As análises laboratoriais dos eletrólitos do soro ou plasma têm muitas vezes valor limitado na avaliação das necessidades de reposição em bezerros diarreicos e se mal interpretados poderiam induzir uma terapia inapropriada. O plasma representa uma pequena parcela do total de água corporal e a concentração dos eletrólitos na amostra de sangue deve ser interpretada à luz de tal fato. Assim, se o Na^+ e o Cl^- estão dentro de limites normais ou se as taxas desses íons não podem ser determinadas, a estimativa da deficiência pode basear-se no grau de desidratação (%) e no fato de que o déficit total de Na^+ e Cl^- é equivalente aproximadamente ao percentual da desidratação. É importante considerar-se a etiopatogenia do processo e quais são os íons deficientes em consequência dela.

O sódio é o principal cátion do LEC, sendo seu aumento possível na ingestão excessiva, embora a causa disso seja em geral a restrição de água, que resulta em hipernatremia relativa. A sua diminuição pode ocorrer em diarreia crônica do bovino adulto, insuficiência renal aguda ou na deficiência de sal em vacas lactantes. As perdas ocorrem também nas diarreias agudas de bezerros.

A concentração de cloretos tende a ser inversamente relacionada à de bicarbonato. A hipocloremia é com frequência observada nas alcaloses metabólicas que ocorrem em bovinos com problemas de escoamento para o intestino, ou seja, com sequestro do conteúdo abomasal.

No caso do potássio, as dificuldades de interpretação de sua análise laboratorial são maiores. A maior parte do potássio corporal está no LIC. Muitos bezerros com diarreia grave, além de desidratados e com acidose, apresentam hiperpotassemia, que é atribuída ao estado acidótico e à reduzida depuração renal, ainda que exista um déficit no potássio total corporal. Entretanto, a elevação da taxa de K+ no plasma contribui com a disfunção cardíaca e morte subsequente. A hipopotassemia tem sido relacionada com a fraqueza muscular e ocorre no ruminante adulto com anorexia, com diarreia persistente, ou com alcalose metabólica associada ao sequestro de conteúdo do abomaso.

A determinação da glicose no sangue pode ser realizada, sendo, todavia, um balanço energético negativo nem sempre facilmente quantificado, pois pode resultar de ingestão inadequada, má absorção-digestão, demanda metabólica aumentada devido à febre ou baixa temperatura ambiental. A hipoglicemia em bezerros é evidenciada por fraqueza, letargia, coma, convulsões e opistótono. Se o leite é suprimido por mais de 48 h, especialmente no clima frio, pode ocorrer sério déficit energético.

A via de administração da fluidoterapia é em geral determinada pela intensidade e gravidade da desidratação, além de se considerar o quanto exigirá de manuseio e contenção do paciente para sua aplicação. Em animais com desidratação moderada a intensa a via intravenosa deve ser inicialmente considerada, pois dessa opção dependerá o sucesso ou falha do tratamento.

Em geral, desidratação de 8% é considerada a partir da qual a fluidoterapia oral será insuficiente ou impraticável para corrigir os desequilíbrios hidroeletrolíticos. Bezerros com desidratação a partir dessa proporção ou maiores, se estiverem em acidose, apresentam depressão com diminuição ou ausência dos reflexos de sugação e deglutição, dificultando a ministração de fluidos pela via oral, sendo necessário reposição para reidratar pela via intravenosa. Em animais adultos deve-se considerar a possibilidade de administração de fluidos pela via intrarruminal por meio de sondas nasoesofágicas. Devido à grande capacidade de volume do rúmen, grandes quantidades de fluidos (25 a 40 ℓ) podem ser oferecidos oralmente mais de 1 vez/dia em bovinos adultos para auxiliar a reposição dos líquidos. Essa via, no entanto, deve ser evitada em bovinos adultos desidratados nos quais haja estase do conteúdo ruminal ou alteração do transporte ou da passagem de conteúdo digestivo pelo rúmen, omaso ou abomaso.

Devem-se considerar ainda os requerimentos de fluidos consequentes às perdas contínuas e para a manutenção; todavia é importante saber quanto do déficit de fluido estimado deve ser reposto imediatamente. Do ponto de vista prático e para poupar-se o tempo, em geral recomenda-se que aproximadamente metade do déficit estimado seja reposto em um tratamento inicial, e que o paciente seja reavaliado em 6 a 8 h ou na manhã seguinte. Nova estimativa das necessidades de fluidos e eletrólitos deve então ser feita. A maior dificuldade do clínico na instituição da fluidoterapia a campo está justamente na necessidade das seguidas reavaliações e administração de mais fluidos para a completa correção dos déficits existentes.

Tratamento de bezerros

A mais frequente indicação da fluidoterapia para bezerros é a diarreia neonatal. Independentemente do agente etiológico, as alterações metabólicas resultantes da diarreia em bezerros são similares. Em geral incluem: desidratação, acidose metabólica, anormalidades eletrolíticas (hiperpotassemia) e balanço energético negativo e/ou hipoglicemia.

A **desidratação** resulta da perda fecal de fluidos, que pode alcançar até 12% ou mais do peso corporal em 24 h. Essas perdas ocorrem por diminuição da absorção intestinal em casos de enterites virais (atrofia das vilosidades), salmonelose; ou por secreção aumentada, como nas infecções por *E. coli* enterotoxigênica. A **acidose** é um achado consistente em bezerros com diarreia, sendo um fator que contribui com a morte. A acidose metabólica resulta das perdas de bicarbonato nas fezes, produção aumentada de ácido láctico por glicólise anaeróbica nos tecidos com má perfusão de sangue, redução da excreção renal de íons hidrogênio e produção aumentada de ácidos orgânicos no cólon em diarreia por má absorção. Além de água e bicarbonato, são perdidos nas fezes o sódio, o cloreto e o potássio, o que resulta em déficit desses íons em todo o organismo. Apesar da diminuição do potássio total no organismo como um todo, desenvolve-se **hiperpotassemia**, que reflete uma tentativa de compensar a acidose, por mecanismo celular, caracterizado por entrada de H+ para o LIC e saída de K+ para o LEC.

Um outro importante fato que ocorre em bezerros com diarreia é o balanço energético negativo devido às diminuições da ingestão láctea, da digestão ou absorção de nutrientes, ou substituição do leite por soluções orais de reidratação com baixa energia. Assim, a **hipoglicemia** pode ocorrer e, também, contribuir para a morte dos neonatos afetados. Portanto, é recomendável a adição de glicose aos fluidos administrados pela via intravenosa, não somente para prevenir a hipoglicemia, mas também para ajudar a superar o fluxo de água e de eletrólitos para o lúmen intestinal. A glicose melhora a absorção de sódio do intestino quando dada oralmente e favorece o movimento de potássio para dentro das células quando ministrada por via intravenosa.

Inicialmente, a prioridade no tratamento do bezerro desidratado deve ser a restauração do volume do LEC. Na estimativa do volume de fluido necessitado pelo paciente, não se deve considerar apenas o déficit devido à desidratação, mas também os requerimentos para a manutenção e compensação das perdas contínuas. Um bezerro neonato necessita, para a manutenção diária, 50 a 100 mℓ/kg, enquanto as perdas contínuas podem variar de quantidades mínimas até um máximo de 4 ℓ em 24 h.

O segundo ponto a considerar é a correção da acidose. Tem sido sugerido que somente a restauração do volume do LEC pode permitir aos rins a eliminação de ácidos em quantidade suficiente para restaurar o equilíbrio ácido-básico, todavia esse fato não tem sido observado na prática em bezerros com acidose moderada a intensa. Assim, neste último caso a acidose deve ser corrigida pela administração de bicarbonato de sódio ou dos chamados precursores de bicarbonato, que são sais de ácidos orgânicos fracos, como lactato, acetato, gluconato e citrato. Em bezerros já se comprovou a maior eficiência alcalinizante do bicarbonato, quando comparada ao lactato e ao acetato.

O uso de bicarbonato de sódio é mais econômico e a sua disponibilidade como agente alcalinizante é imediata; não deve ser usado em soluções contendo cálcio e a sua utilização deve ser cuidadosamente monitorada. Os agentes alcalinizantes alternativos oferecem vantagens e desvantagens. O lactato é provavelmente o mais utilizado em Medicina Veterinária, apesar de suas limitações. Para a sua biotransformação é necessário a integridade da função e perfusão hepática, além do fato de que o lactato endógeno (ácido láctico) pode reduzir a sua biotransformação e está acumulado durante a hipovolemia e o choque. Também deve ser ressaltado que só lactato é eficientemente metabolizado. O acetato tem a vantagem de ser transformado em tecidos periféricos; o citrato e o gluconato podem ser usados preferencialmente em soluções orais.

A taxa de administração intravenosa de agentes alcalinizantes, especialmente o bicarbonato de sódio, é controversa, pois a rápida administração dele em soluções hipertônicas pode causar efeitos colaterais sérios (hipernatremia e rápida alcalinização). Para evitarem-se esses efeitos indesejáveis recomenda-se o uso de solução isotônica de bicarbonato de sódio (1,3%) ou então, as hipertônicas diluídas em soluções fisiológica ou de glicose a 5%. A estimativa da quantidade total de bicarbonato de sódio a ser utilizada pode ser feita com o uso da avaliação hemogasométrica ou segundo o exame clínico, por meio da aplicação de fórmulas ou cálculos anteriormente abordados.

Por medida de segurança, para evitar-se a alcalinização excessiva, transformando a acidose em alcalose, recomenda-se a administração inicial de 1/3 a 1/2 da quantidade total calculada de bicarbonato, seguida, se possível, por reavaliação hemogasométrica ou clínica, para monitorar o efeito do tratamento, recalculando-se a quantidade ainda necessária, e dar seguimento à terapia.

A adição de glicose nas soluções reidratantes tem, no caso de soluções orais, a finalidade de melhorar a absorção de sódio no intestino delgado; uma vez absorvida ou injetada intravenosa, promover a liberação de insulina, o que melhora o movimento de potássio do LEC para o LIC, e ser fonte de energia. A importância da reposição de sódio e cloreto não deve ser negligenciada. Administração de potássio deveria seguir aquela de bicarbonato e glicose, o que melhoraria seu deslocamento do LEC para o LIC (na dose de 20 mEq/ℓ, que é considerada segura).

Se o grau de desidratação for inferior a 8%, em geral a reposição de fluido pode ser feita pela via oral. A fluidoterapia oral tem vantagens em comparação à intravenosa. O custo do tratamento e os cuidados do acompanhamento são menores e a segurança é maior. Vários estudos revelam que eletrólitos e glicose são absorvidos e aproveitados por bezerros com diarreia de origem diversa.

Poucos são os produtos comerciais para uso oral disponíveis no mercado para bezerros e a descrição de preparações caseiras e seu uso com sucesso para reidratar bezerros tem sido feita. Existem controvérsias sobre o uso de reidratação oral com suspensão do fornecimento de leite ao início do tratamento. Algumas pesquisas sugerem que essa prática não seja benéfica ao bezerro. Todavia, há concordância em que se o leite for retirado, deve ser reintroduzido na alimentação gradualmente após 24 h. Na atualidade, se tem recomendado o uso de leite diluído em igual volume com água, para manter-se aporte de substrato de energia ao neonato.

As características das soluções reidratantes orais (SRO) são variadas. Quase todas as formulações incluem: sódio, cloreto, potássio e glicose. Muitas contêm glicose, glicina, ou ambas, pois ajudam a absorção de sódio e da água. Algumas apresentam na composição agentes alcalinizantes como o acetato, gluconato e citrato, ou o próprio bicarbonato. Estão também presentes em algumas o cálcio, o magnésio e o fósforo.

As principais diferenças entre as formulações são relacionadas com: glicose, agentes alcalinizantes e osmolalidade total. As soluções reidratantes orais com alta energia atendem as necessidades de manutenção e reduzem a perda de peso, quando comparadas às de baixa energia. Soluções orais com bicarbonato determinam alcalinização do conteúdo do abomaso, o que parece favorecer a proliferação bacteriana e a passagem de patógenos ao intestino, além de interferir com a digestibilidade do leite.

Como soluções caseiras podem ser recomendadas as com concentrações equimolares de NaCl e glicose isotônica (4,5 g e 25 g, respectivamente) e de NaCl e glicose hipertônica (9,0 g e 50 g, respectivamente). Ainda, nas diarreias com discreta desidratação, além das SRO podem ser utilizadas substâncias protetoras de mucosa (caolim, pectina) e adsorventes (carvão vegetal) misturadas às soluções ou junto com o leite. O volume total estimado de fluido necessário deve ser parcelado e fornecido nas primeiras 24 h, com intervalos de 2 a 4 h entre parcelas.

O tratamento pela via intravenosa é necessário em situações em que a desidratação é mais intensa ($\geq$ 8%) e o bezerro não é capaz de mamar adequadamente; recomendando-se que o volume estimado para reidratação seja ministrado por essa via. Em geral, após a reidratação do animal por via intravenosa (em período de 4 a 6 h), ele demonstra capacidade de mamar, e o volume estimado para manutenção/reposição de perdas contínuas pode ser fornecido pela via oral nas 18 a 20 h seguintes, com uso de soluções reidratantes orais em biberões (baldes com teteiras de borracha conectadas) ou em mamadeiras. A velocidade de administração pela via intravenosa é de 30 a 40 mℓ/kg/hora em bezerros, podendo chegar até 80 mℓ/kg/hora. Recomendam-se soluções com osmolalidade entre 300 e 450 mOsm/ℓ, contendo sódio e cloreto em concentrações próximas às do plasma (soluções fisiológicas ou de Ringer), às quais pode-se adicionar 10 a 20 mEq/ℓ de potássio (1 g de KCl = 14 mEq) e 10 a 50 g/ℓ de glicose. Como a acidose está presente deve-se usar solução isotônica de bicarbonato de sódio (1,3%) ou contendo precursores como o lactato/acetato (25 a 50 mmol/ℓ) em volume suficiente para corrigir o déficit básico estimado (lactato de Ringer e solução McSherry). Lembrar que o bicarbonato não deve ser misturado à solução contendo o cálcio.

As dificuldades para uso intravenoso de soluções cristaloides e coloidais relacionadas respectivamente à necessidade de grandes volumes e tempo gasto na aplicação, e ao custo elevado, têm motivado estudos com uso de soluções hipertônicas, que têm como principal ação um efeito ressuscitador do paciente em choque hipovolêmico e desidratação intensa em bezerros. As recomendações se fazem em situações naturais e experimentais, para a utilização da solução salina hipertônica – SSH (solução entre 7,2 e 7,5% de cloreto de sódio com cerca de 2.400 mOsm/ℓ) em doses de 4 a 5 mℓ/kg p.c. ministradas em um período de 3 a 10 min. Esse tratamento deve ser complementado com o uso de solução eletrolítica isotônica ministrada por via oral, em dose de 60 mℓ/kg p.c. aplicada imediatamente após a SSH, e a cada 8 h por mais duas vezes.

Tratamento de bovinos adultos

O tamanho de bovinos maduros, a grande quantidade de fluido requerido para reidratá-los e o custo inerente ao grande volume de fluido têm evitado que muitos médicos-veterinários usufruam a grande vantagem da fluidoterapia intravenosa para reidratação. Embora muitos dos princípios da fluidoterapia de ruminantes maduros sejam similares àqueles recomendados a bezerros e a animais de outras espécies, existem particularidades a considerar. Quando da avaliação do estado de hidratação, deve-se lembrar que o peso corporal e o preenchimento do rúmen podem ser evidências contraditórias, pois bovinos com acidose láctica ruminal podem não perder peso e parecer hígidos, porém boa parte da aparência deve-se à água acumulada no rúmen, que representa fluido transcelular do LEC, que está praticamente indisponível para o animal. Também, o pregueamento de pele e a enoftalmia devem ser avaliados em relação à condição corporal, pois animais emaciados podem ter olhos fundos e pele com persistência de pregueamento, independente do seu estado de hidratação.

O volume de fluidos requerido para a completa reidratação de uma vaca ou touro de grande porte é substancial e pode dissuadir os clínicos de usar esse tipo de terapia. Deve ser lembrado, no entanto, que 10 a 20 ℓ de fluido administrados mesmo que rapidamente podem salvar a vida do animal, mesmo que o volume represente menos do que a metade do déficit total de líquidos. Com o uso de certa quantidade de fluido por via intravenosa, o volume intravascular pode ser restaurado, sendo o problema primário tratado por meios cirúrgicos ou médicos, podendo, por meio de soluções orais, repor-se o restante do déficit. Para reduzir o custo da administração intravenosa de fluidos, o clínico deve considerar sempre a formulação de suas próprias soluções.

Ao contrário dos neonatos, os ruminantes adultos não requerem em geral fluidos alcalinizantes quando estão desidratados. Umas poucas condições, como o choque, a acidose láctica ruminal, a diarreia intensa e o diabetes melito são associados com acidose. Insuficiência renal, fígado gordo-cetose e toxemia da prenhez também estão algumas vezes associadas com acidose. Por outro lado, a dilatação com deslocamento e torção do abomaso, intussuscepção, dilatação com torção do ceco, são causas de moderada a intensa alcalose metabólica. Muitos bovinos com metrite, mastite, pneumonia e outras condições sépticas estão em alcalose ou com o equilíbrio ácido-básico normal. Portanto, as soluções não alcalinizantes representam o fluido de escolha para a maioria dos ruminantes maduros desidratados.

Nos casos **de dilatação com deslocamento e torção do abomaso** ocorre desidratação aguda, depressão, anorexia e brusca redução da produção de leite. As fezes são raras e o rúmen com frequência está distendido por fluidos. Até o momento da cirurgia, a ajuda primária é dada ao se expandir o volume plasmático, restaurar o equilíbrio ácido-básico e repor os déficits eletrolíticos. Devido ao bloqueio do esvaziamento do abomaso, a via oral é obviamente inapropriada. Acompanha geralmente a alcalose metabólica uma hipocloremia devido ao sequestro de cloretos no abomaso e rúmen. A alcalose e a anorexia determinam hipopotassemia em muitos bovinos afetados.

A solução a utilizar nesses casos deve repor o volume e os eletrólitos deficitários, não sendo combatida diretamente a alcalose metabólica. Para a correção da alcalose e da hipocloremia, o fluido de escolha é a solução salina isotônica (NaCl 0,9%), à qual recomenda-se a adição de cloreto de potássio e glicose. As indicações de quantidades dessas substâncias são variadas, apresentando-se algumas possibilidades: solução fisiológica em volume de cerca de 20 ℓ, adicionando-se, a cada litro, 2 a 3 g de KCl e 15 g de glicose, ou então, a utilização de 160 g de NaCl, 20 g de KCl e 10 g de $CaCl_2$, dissolvidos em água destilada em quantidade suficiente para 20 ℓ. Nesta última preparação, se houver presença de cetose, pode-se acrescentar 1 ℓ de solução de glicose a 50%. A aplicação dos fluidos deve ser feita pela via intravenosa, recomendando-se a utilização de cateter, calibre 10 a 14, na veia jugular, ou de calibre 16 a 18, na veia da orelha, para administração lenta. A velocidade de administração nesse caso é determinada pelo potássio presente nas soluções, o qual não deve ser aplicado em quantidade que exceda 0,5 mEq/kg/hora. Em bovinos com mais de 400 kg de peso corporal, a concentração não deve exceder os 200 mEq de potássio/hora, a fim de prevenir a cardiotoxicidade determinada por esse íon.

Após a cirurgia, são indicados fluidos similares aos indicados anteriormente para complementar a correção da desidratação e a reposição das necessidades de manutenção/perdas contínuas. Esses poderiam ser administrados por via oral/ruminal (por sonda nasoesofágica), obedecendo-se aos volumes estimados segundo as recomendações iniciais anteriormente descritas.

Uma outra condição possível de se tratar em bovinos adultos é a denominada **acidose láctica ruminal**. É uma enfermidade que pode afetar as várias espécies de animais ruminantes domésticos, tendo maior prevalência em criações semiextensivas e em confinamentos. A sua causa primária é a ingestão excessiva de alimentos ricos em carboidratos altamente digeríveis (amido, sacarose, lactose e glicose), da qual resultam modificações da microflora normal do rúmen e produção excessiva de ácido láctico nesse órgão, o qual, além de acidificar o seu conteúdo, pode determinar acidose metabólica sistêmica. Um outro efeito da lactoacidose ruminal é o osmótico, que determina a entrada de fluidos no rúmen, resultando na distensão do órgão e desidratação de grau variado, que pode causar a morte por choque hipovolêmico.

Nessa doença metabólica, a terapia tem como objetivos básicos as correções da desidratação e da acidose metabólica. Para corrigir a acidose metabólica são recomendadas soluções alcalinizantes de bicarbonato de sódio (1,3%) ou de seus precursores, em particular a solução de Ringer com lactato. A estimativa da quantidade de bicarbonato de sódio necessária para o tratamento pode ser feita pela determinação hemogasométrica do déficit de base, por meio das taxas de HCO_3^- e do BE, ou então, pela estimativa clínica do déficit básico, com a aplicação das fórmulas anteriormente citadas.

Adicionalmente, ainda por causa da difícil análise e determinação do BE, sobretudo em nível de campo, e em função da elevada correlação (r=0,80) entre o BE e o pH da urina em bovinos, é possível estimar esse parâmetro por meio da fórmula:

$$BE\ (mmol/\ell) = 4{,}44 \times pH\ urinário - 32{,}7$$

O pH da urina pode ser mensurado empregando-se um potenciômetro portátil ou por meio de fitas indicadoras de pH. Com o valor estimado do BE conhecido, e como indicado anteriormente neste capítulo, determina-se em seguida o déficit de bicarbonato:

$$\text{Déficit de bicarbonato (mmol)} = BE \times 0{,}3 \times \text{peso corporal}$$

(Obs.: não considerar o valor negativo do BE na fórmula acima.)

Para se conhecer o valor em gramas (g) do déficit de bicarbonato determinado anteriormente em mmol, faz-se a seguinte transformação:

$$\text{Déficit de bicarbonato (g)} = \text{Déficit de bicarbonato (mmol)} \times 84/1.000$$

Com base nesse cálculo, determina-se o volume de solução isotônica (1,3%) de bicarbonato de sódio ($NaHCO_3$), considerada a ideal para corrigir a acidose, a qual contém, aproximadamente, em 1 litro (ℓ) de solução, 155 mmol ou 13 g de $NaHCO_3$. Existem diferentes soluções comerciais com diferentes concentrações disponíveis, tais como 3%, 5%, 7,5%, 8,4% e 10%, sendo a concentração de 8,4% em ampolas de 10 mℓ a apresentação mais comum. Para então se obter soluções isotônicas a partir de uma solução mais concentrada, deve-se acrescentar solução fisiológica de NaCl 0,9%. Esse acréscimo de fluido para diluir a solução concentrada, necessário para se criar a solução isotônica de bicarbonato de sódio, pode ser calculado de acordo com as informações apresentadas no Quadro 61.10.

Além do desequilíbrio metabólico e hidroeletrolítico encontrado na acidose láctica ruminal, quadros de acidose metabólica semelhantes, porém com diferentes etiologias, ocorrem em outras enfermidades dos ruminantes domésticos. Destarte, é possível empregar a fórmula para determinação do BE em função do pH urinário e, dessa forma, também determinar a quantidade de bicarbonato de sódio necessária para correção da acidose metabólica que pode ocorrer nos quadros complicados da **toxemia da prenhez** em pequenos ruminantes, da **cetoacidose da lactação** em bovinos, da **asfixia neonatal** e na **diarreia neonatal** grave em ruminantes, por exemplo.

Essa solução isotônica deve ser aplicada por via intravenosa, com velocidade constante e lenta de 30 a 40 mℓ/kg/hora para o primeiro 1/3 do volume total da solução e com velocidade de 10 a 20 mℓ/kg/hora para os 2/3 do volume de solução isotônica restantes, para evitarem-se efeitos indesejáveis decorrentes dessa terapia. Além disso, após administrar 1/3 a 1/2 da dose total calculada de $NaHCO_3$, deve-se reavaliar o animal para recalcular a dose ainda necessária, ou não, para correção da acidose, e, assim, reduzir os riscos de uma alcalose metabólica iatrogênica.

A utilização da solução de Ringer com lactato tem recomendação prática do uso de um volume de 6 ℓ para cada 100 kg de peso corporal, independente do grau de acidose, aplicada pela via intravenosa em velocidade semelhante à indicada para a solução de bicarbonato; todavia, com essa solução a correção da acidose é mais lenta. Adicionalmente, para auxiliar a hidratação, utiliza-se solução fisiológica, que pode ser ministrada por via oral/intrarruminal (por meio de sonda nasoesofágica) com volumes de 7 ℓ por dia, no primeiro e no segundo dia de tratamento. Além dessas medidas, deve-se realizar a retirada do fluido ruminal alterado, por sonda ruminal, em volume máximo possível, substituindo-o através de transfusão de fluido ruminal de animais sadios. Nos casos de acidose láctica ruminal grave, com pH do fluido do rúmen igual ou inferior a 4, apesar de bons resultados com uso das medidas mencionadas, pode em alguns casos ser necessária a ruminotomia para a retirada de todo conteúdo ruminal alterado, associada à transfusão de fluido ruminal de animais sadios com a colocação de feno como substrato para desenvolver flora normal, preencher o espaço ruminal e normalizar mais precocemente a função desse órgão.

Em todas as situações apresentadas é necessário o monitoramento da fluidoterapia para avaliação dos seus resultados, por meio do exame físico, com a verificação da atenuação e desaparecimento dos sintomas clínicos da desidratação e de outros desequilíbrios diagnosticados, e de exames laboratoriais, com a constatação do retorno dos parâmetros analisados ao intervalo fisiológico de variação.

QUADRO 61.10

Soluções de bicarbonato de sódio disponíveis e volumes necessários para obtenção de solução isotônica no tratamento da acidose metabólica em ruminantes.

Concentração das soluções de $NaHCO_3$ disponíveis			Volume (mℓ) de solução de $NaHCO_3$ necessário para 1 litro de solução isotônica de $NaHCO_3$	Volume (mℓ) de Solução Fisiológica NaCl 0,9% necessário para 1 litro de solução isotônica de $NaHCO_3$
Sol (%)	g/ℓ	mmol/ℓ		
1,3 (isotônica)	13,0	155	1.000	0
3,0	30,0	357	433	567
8,4	84,0	1.000	155	845
10	100,0	1.190	130	870

BIBLIOGRAFIA

Autran De Morais, H. DiBartola, S.P. Advances in fluid, electrolytes, and acid-base disorders. *Veterinary clinics of North America. Small animal practice.* Philadelphia: W.B. Saunders; 2003. vol. 38, number 3, 2003.

Becht, J.L. Fluid therapy in cattle. In: Anderson, N.V. *Veterinary gastroenterology.* 2. ed. Philadelphia: Lea & Fabiger; 1992. p. 129-133.

Belli, C.B.; Michima, L.E.S.; Latorre, S.M.; Fernandes, W.R. Solução concentrada de albumina equina na fluidoterapia em equinos com desidratação leve a moderada. *Arq Bras Méd Vet Zootec.*, v. 60, n. 1, p. 30-35, 2008.

Benesi, F.J. Diarreia infecciosa neonatal dos bezerros. In: *Simpósio Pfizer sobre doenças infecciosas e vacinas para bovinos.*, I., Guarulhos, SP. Anais, São Paulo: Laboratórios Pfizer; 1996. p. 15-24.

Chew, D.J.; DiBartola, S. *Manual of small animal nephrology and urology.* New York: Churchill Livingstone; 1986.

Constable, P.; Hinchcliff, K.W.; Done, S.H.; Grünberg, W. Disturbances of free water, electrolytes, acid-base balance, and oncotic pressure. In: *Veterinary Medicine: A Textbook of the diseases of cattle, horses, sheep, pigs, and goats.* 11th Ed., Elsevier, 2017. p. 113-152.

Davenport, H.W. *ABC da química acidobásica do sangue*. São Paulo: Atheneu; 1973. 127p.

DiBartola, S.P. *Fluid therapy in small animal practice*. Philadelphia: W.B. Saunders Company; 1992.

Feitosa, F.L.F.; Benesi, F.J.; Lourenço, M.L.G. Semiologia de animais recém-nascidos. In: Feitosa, F.L.F. *Semiologia veterinária. A arte do diagnóstico*. 3. ed. São Paulo: Roca; 2014. p. 69-120.

Gross, D.R. Drogas que agem no equilíbrio hidroeletrolítico. In: Jones, L.M.; Booth, N.H.; Mcdonald, L.E. *Farmacologia e terapêutica em veterinária*. 4. ed. Rio de Janeiro: Guanabara Koogan; 1983. p. 389-405.

Houpt, R. Água, eletrólitos e equilíbrio acidobásico. In: Swenson, M.J. Dukes. *Fisiologia dos animais domésticos*. Rio de Janeiro: Guanabara Koogan; 1988. p. 429-44.

Hunnt, E. Calf diarrhea *The veterinary clinics of North America – food animal practice*, Philadelphia, v. 1., n. 3, p. 445-659, 1995.

Jensen T.; Johnson A.; Knowles P.; Meyer R.; Rucinsky R.; Shafford H. 2013 AAHA/AAFP fluid therapy guidelines for dogs and cats. *J Am Anim Hosp Assoc.*, v. 49, n. 3, p. 149-59, 2013.

Kirby, R.; Rudloff, E. Crystalloid and colloid fluid therapy. In: *Textbook of veterinary internal medicine*. 6. ed. St Louis: Elsevier Saunders; 2005. p. 412-425.

Leal, M.L.R.; Benesi, F.J. *Comunicação pessoal*. 2005.

Leal, M.L.R.; Fialho, S.S.; Cirylo, F.C.; Bertagnon, H.G.; Ortolani, E.L.; Benesi, F.J. Intravenous hypertonic saline solution (7,5%) and oral electrolytes for the treatment of calves with non-infectious diarrhea and metabolic acidosis. *Journal of Veterinary Internal Medicine*, v. 26, p. 1042-1050, 2012.

Lima, A.S.; Nascimento, P.M.; Sucupira, M.C.A. Fluidoterapia. In: Spinosa, H.S.; Palermo-Neto, J.; Górniak, S.L. *Medicamentos em animais de produção*. Rio de Janeiro, Guanabara Koogan; 2014. p. 239-245.

Maruta, C.A.; Leal, M.L.R.; Netto, D.M.; Mori, C.S.; Antonelli, A.C.; Ortolani, E.L. The measurements of urine pH to predict the amount of buffer used in the treatment of acute rumen lactic acidosis in cattle. *Ciência Rural*, v. 38, n. 3, p. 717-722, 2008.

Nelson, R.W. Diabetes mellitus. In: *Textbook of veterinary internal medicine*. 6. ed. St Louis: Elsevier Saunders; 2005. p. 1563-1591.

Ortolani, E.L.; Sousa, R.S.S., Minami, N.S., Oliveira, F.L.C.; Dias, M.R.B., Sucupira, M.C.A., Barreto Júnior, R.A.; Minervino, A.H.H. Acidoses ruminais em bovinos: uma revisão. *Revista Brasileira de Buiatria*, v. 2, n. 2, p. 39-64, 2021.

Roussel, Jr., A.J. Fluid therapy, transfusion e shock therapy. In: Howard, J.L. *Current veterinary therapy*. 3. ed. *Food animal practice*. Philadelphia: W.B. Saunders; 1993. p. 1-8.

Roussel Jr., A.J.; Hjerpe, C.A. Fluid and electrolyte therapy/bovine herd vaccination programs. *The veterinary clinics of North America – food animal practice*, Philadelphia, v. 6, n. 1, 1990. 261 p.

Schaer, M. Fluid and electrolyte disorders. *The veterinary clinics of North America – small animal practice*, v. 19, n. 2, 1989.

Senior, D.F. Fluid therapy, electrolytes, and acid-base control. In: Ettinger & Feldman. *Textbook of veterinary internal medicine*. Philadelphia: W.B. Saunders; 1995. p. 294-312.

Sucupira, M.C.A.; Araujo, C.A.S.C.; Souto, R.J.C.; Afonso, J.A.B. Toxemia da prenhez em pequenos ruminantes. *Revista Brasileira de Buiatria*, v. 2, n. 3, p. 65-83, 2021.

62 Nutrição Parenteral

Marcio Antonio Brunetto • Fabio Alves Teixeira

- Introdução, 931
- Terminologia, 931
- Indicações, 932
- Características das soluções empregadas na nutrição parenteral, 933
- Período de infusão, 937
- Como formular a solução, 937
- Preparo da solução, 939
- Bibliografia, 939

INTRODUÇÃO

A nutrição parenteral tem sido uma ferramenta importante na recuperação de pacientes em estado crítico. Frequentemente, animais debilitados estão incapacitados de se alimentar. Estudos demonstraram que seres humanos desnutridos apresentam taxas inferiores de recuperação no pós-cirúrgico, queda da função imune, maior tempo de hospitalização e aumento nos riscos de infecção e/ou mortalidade quando comparados com pacientes que apresentaram ingestão energética satisfatória ou receberam suporte nutricional enteral ou parenteral.

Em Medicina Veterinária, informações semelhantes são escassas. Ressalta-se que o primeiro estudo realizado nos EUA concluiu que o balanço energético positivo (consumo suficiente de calorias para suprir a necessidade mínima) foi alcançado em apenas 27% dos dias de internação totais. Pesquisa semelhante realizada no Brasil observou frequência de 64,1% de dias em balanço energético positivo para cães e gatos hospitalizados. Acrescenta-se, ainda, que foi observada correspondência entre balanço energético negativo e maior taxa de óbito. Assim, evidencia-se que o fornecimento adequado de calorias resulta em prognóstico mais favorável.

Segundo o Ministério da Saúde, a nutrição parenteral (NP) é definida como:

> "Solução ou emulsão, composta basicamente por carboidratos, aminoácidos, lipídios, vitaminas e minerais, estéril e apirogênica, acondicionada em recipiente de vidro ou plástico, destinada à administração intravenosa em pacientes desnutridos ou não, em regime hospitalar, ambulatorial ou domiciliar, com o propósito de promover a síntese ou manutenção dos tecidos, órgãos ou sistemas."

Apesar de ser excelente ferramenta nutricional, deve-se considerar que NP é um recurso terapêutico caro, necessitando de adequado monitoramento, que demanda tempo e cuidado por parte do corpo clínico; além disso, apresenta indicações clínicas limitadas, com risco de complicações.

TERMINOLOGIA

O termo **parenteral** indica a administração de substâncias de alguma maneira alheia ao sistema gastrintestinal. Especificamente, as soluções para NP podem ser administradas por infusão intravenosa, intraóssea ou intraperitoneal.

A NP pode ser classificada segundo as vias de administração ou pelo grau de provisão de nutrientes. A NP venosa pode ser administrada em veias centrais – **nutrição parenteral central** (NPC) – ou em veias periféricas – **nutrição parenteral periférica** (NPPe).

De acordo com a quantidade de nutrientes administrados, a NP pode ser caracterizada como **total** ou **parcial**, ou seja, a formulação pode ter sido elaborada para atender à necessidade energética e nutricional do paciente em sua totalidade ou não. Assim, a **nutrição parenteral total** (NPT) é aquela que atende a totalidade de calorias, proteínas e micronutrientes necessários ao animal, e a **nutrição parenteral parcial** (NPPa) fornece apenas parte dessa necessidade. Em Medicina Veterinária comumente as soluções para NP não suprem totalmente a necessidade do paciente para todos os minerais e as vitaminas lipossolúveis, sendo, portanto, classificadas como NPPa. Para alguns autores, a classificação NPT não deveria existir em Medicina Veterinária, uma vez que dificilmente haverá a necessidade e a possibilidade de se fornecer a totalidade de todos os nutrientes, pois, diferente do que ocorre na Medicina Humana, em que há relatos de pacientes dependentes da NPT por anos, na Medicina Veterinária o período em que o animal é mantido em infusão de NP é comparativamente curto, com médias de duração em cães e gatos de 3 a 3,9 dias (0,3 a 8,1 dias).

Há cinco soluções/emulsões básicas empregadas na NP: glicose, aminoácidos, lipídios, eletrólitos e compostos vitamínico-minerais. Atualmente, as soluções tanto para NPT como NPPa são obtidas por combinação dos macronutrientes (glicose, aminoácidos e lipídios) em uma única solução, com o acréscimo dos outros nutrientes. A essa solução combinada de macronutrientes alguns autores denominam de "solução 3 em 1", a qual, para cães e gatos, é provavelmente a solução ideal a ser utilizada para NP tanto como NPC quanto NPPe, e pode ser ajustada para cada caso e de acordo com as necessidades do animal.

INDICAÇÕES

A NP tem como objetivo fornecer nutrientes e energia para suprir a totalidade ou parte das necessidades dos pacientes, a ponto de prevenir e tratar deficiências nutricionais, preservar a massa corporal magra, dar condições para que a maioria dos órgãos mantenha sua capacidade funcional, complementar a ingestão enteral principalmente em momentos iminentes de aumento das necessidades nutricionais do paciente.

Os candidatos ao recebimento da NP são aqueles que apresentam sistema gastrintestinal não funcional a ponto de se contraindicar o uso da via enteral. São pacientes com indicações específicas para o uso da NP: obstrução gastrintestinal, hipomotilidade gastrintestinal, situações específicas de período pós-operatório de determinados procedimentos cirúrgicos do sistema gastrintestinal em que não se consiga suprir a totalidade das necessidades por via oral, vômitos incoercíveis, anestesiados, em coma, inconscientes ou déficits neurológicos com reflexo de deglutição diminuído, má assimilação grave, ou insuficiente para suprir a totalidade da necessidade do paciente. Essa via pode ser empregada, também, como forma de suplementação da via enteral. Animais com quilotórax também são candidatos à administração de NP, já que os lipídios infundidos não se relacionam com o sistema linfático ou ducto torácico. Atualmente, a NP tem recebido grande atenção pela Medicina Veterinária, principalmente para aqueles pacientes que necessitam de cuidados intensivos.

Antes de se proceder à nutrição parenteral, é importante que o paciente esteja hidratado e com seu equilíbrio ácido-básico estabelecido. Pacientes com alterações hidreletrolíticas e ácido-básicas devem primeiro ser estabilizados, sob pena de desenvolverem distúrbios metabólicos graves durante o procedimento.

Além disso, é importante deixar claro que, dentro do suporte nutricional intensivo, a nutrição enteral, seja espontaneamente ou por meio de sondas alimentares, deve ser sempre a primeira opção, já que estudos comprovaram sua superioridade em manter saúde intestinal, ganho de peso e recuperação dos pacientes.

Complicações no emprego da nutrição parenteral

Apesar dos reconhecidos benefícios da NP, muitas complicações podem ocorrer com a administração intravenosa de soluções hiperosmolares, principalmente de forma excessiva, podendo resultar em várias síndromes que colocam em risco a vida do paciente.

Novos relatos e estudos sobre a aplicação prática de NP na clínica de pequenos animais vêm sendo apresentadas, analisando, dentre outros aspectos, as complicações decorrentes dessa técnica, as quais podem ser classificadas como mecânicas, metabólicas e sépticas.

As alterações mecânicas incluem tromboflebites, oclusão do cateter, desconexão ou mastigação do equipo, infiltração perivascular ou outro problema técnico associado à infusão. A flebite é a complicação mecânica primária, que usualmente ocorre dentro de 72 h após o início da infusão em 26 a 48% dos pacientes humanos. A tromboflebite venosa periférica (TVP) é uma complicação potencial na NPPe que pode resultar em inflamação da região de inserção do cateter, trombose venosa, extravasamento de solução e falha na infusão. O fator desencadeante da TVP pode ser uma lesão no endotélio, causada pela inserção e/ou o movimento do cateter dentro da veia, o que leva a vasoconstrição, maior irritação endotelial e diminuição da diluição venosa da solução infundida. A liberação local de mediadores inflamatórios e vasoativos aumenta a resposta inflamatória, causando agregação plaquetária, o que pode acarretar trombose. O local de colocação do cateter também pode promover o aparecimento de TVP; assim, quando a extremidade do cateter é posicionada próxima à articulação, movimentos da extremidade do cateter permitem aumentar a lesão endotelial. Outro fator desencadeante de TVP é a osmolalidade; nesse sentido, sabe-se que soluções infundidas que apresentem mais de 600 mOsm/ℓ são mais propensas a causar TVP do que aquelas com menor osmolalidade; entretanto, a taxa de osmolalidade (osmolalidade × taxa de infusão) pode ser fator mais importante. O uso de lipídios como fonte de energia permite diminuir a osmolalidade, mantendo a quantidade de calorias fornecida, e a solução lipídica parece ter algum efeito protetor sobre a parede endotelial.

Em relação às complicações metabólicas, entre as mais comuns está a hiperglicemia. Em Medicina Veterinária um levantamento mostra a hiperglicemia inicial em 24% dos cães em terapia com NPC, e 32% deles desenvolveram hiperglicemia nas primeiras 24 h após o início da infusão. Em cães e gatos sob NPPa, a hiperglicemia correspondeu a 44% das complicações metabólicas e 26% de todas as complicações.

Outras alterações metabólicas citadas por diversos autores são hipertrigliceridemia; hipoglicemia; distúrbios eletrolíticos provocados ou piorados pela infusão de NP (hiper/hipopotassemia, hiper/hiponatremia, hiper/hipocloremia, hiper/hipofosfatemia, hiper/hipomagnesemia); hiperbilirrubinemia; hiperamonemia; síndrome da realimentação (incomum em animais de companhia, mas de difícil diagnóstico e manejo); aumento de ureia sérica e acidose metabólica. O risco para efeitos metabólicos adversos depende da composição da solução e duração da aplicação. Ao comparar cães e gatos, os felinos parecem ser mais suscetíveis a complicações metabólicas.

Há ainda a possibilidade de ocorrência de sepse durante a infusão de solução de NP. Infecções associadas ao cateter, causadas por migração bacteriana da superfície cutânea, são mais comuns e podem resultar em bacteriemia ou sepse, febres cíclicas e leucocitose, além da possibilidade de a infecção estar associada à contaminação da solução de NP infundida. Uma maneira de se concluir se a causa da sepse foi relacionada com a NP é por meio da realização de cultivo microbiológico da extremidade distal do cateter utilizado.

Especificamente em pacientes com sepse, há poucas informações sobre o uso da NP, mas o "Guia internacional para manejo da sepse e choque séptico", da Medicina Humana, recomenda que não seja administrada nutrição parenteral precoce sozinha ou nutrição parenteral em combinação com alimentação enteral (mas, sim, iniciar a nutrição enteral precoce) em pacientes críticos com sepse ou choque séptico que podem ser alimentados enteralmente, no mínimo na primeira semana de internação. Os dados da Medicina Humana mostram que, no início do quadro, há maior risco a esse grupo de pacientes quando a NP é administrada na primeira semana de hospitalização.

Estratégias para se reduzirem os riscos de ocorrência de complicações são: colocação asséptica do cateter; manejo asséptico do cateter e sistema de infusão; uso do colar elisabetano nos animais que tentem retirar/morder o sistema; troca de bandagens do cateter com frequência; inspeção minuciosa do local de entrada do cateter procurando detectar sinais de eritema, tumefação, dor, exsudação e mau posicionamento do cateter; lavagem regular do cateter com soluções anticoagulantes; uso de cateteres de menor diâmetro; uso de estimativa conservadora da necessidade energética do animal; acompanhamento e, se necessário, ajustar a velocidade de infusão, preferencialmente sempre por meio de bomba de infusão; monitoramento do paciente quanto às concentrações sanguíneas de eletrólitos e de glicose, e alterações em exame físico. No Quadro 62.1 é apresentado um protocolo de monitoramento de pacientes submetidos à terapia com NP.

QUADRO 62.1

Protocolo de monitoramento de paciente em nutrição parenteral.

Parâmetros	Frequência
Temperatura, pulso, frequência respiratória e cardíaca	A cada 6 a 12 h
Hidratação	A cada 6 a 12 h
Coloração das mucosas, tempo de preenchimento capilar	A cada 6 a 12 h
Peso corporal	A cada 24 h
Consumo de alimento (quanto permitido)	A cada 24 h
Hematócrito, contagem de plaquetas e lipemia	A cada 24 h
Glicemia	A cada 6 a 12 h
Ureia sérica	A cada 12 h (inicial)
Eletrólitos e fósforo séricos	A cada 24 h (inicial)
Hemograma completo	1 a 2 vezes/semana

Adaptado de Stein e Bartges, 2005.

Uso da nutrição parenteral central

A NPC é aquela em que a solução de nutrientes é administrada em veia central, de maior calibre. Devido à alta osmolalidade das soluções para NPT, estas são geralmente administradas através de veias centrais para prevenir principalmente a trombose em veia periférica. As desvantagens do uso da NPT por veia central incluem o custo; necessidade, dificuldade de inserção e manutenção de um cateter venoso central; e aumento do risco de infecção, trombo venoso central e distúrbios metabólicos.

Complicações no emprego da nutrição parenteral central

Em relação às complicações associadas com a inserção de cateter venoso em veia central, em Medicina Humana problemas como hematoma ou pneumotórax ocorreram em 3 a 12% dos pacientes. Por outro lado, em Medicina Veterinária, há estudos mostrando taxas entre 25 a 46% de complicações mecânicas, particularmente em falha de cateter.

Quanto às complicações metabólicas no uso da NPC, frequências relatadas na literatura variam de 6 a 78%. Em um estudo com cães, a hiperglicemia transiente foi a anormalidade mais comum, sendo ainda relatadas alterações ácido-básicas e eletrolíticas, hipertrigliceridemia, aumento da concentração de ureia, hipoglicemia, hiperbilirrubinemia, aumento da atividade da fosfatase alcalina e intolerância à glicose. A respeito das complicações sépticas, maiores taxas de ocorrência são relatadas em animais que receberam a NPC (12,4 a 42%) quando comparada com a NPPe (1,25%). Essas complicações e o alto custo limitam bastante o uso da NPC na rotina clínica veterinária.

Nutrição parenteral periférica

A NPPe se relaciona à provisão de suporte nutricional parenteral através de veia periférica. Soluções usadas em NPPe são de menor osmolalidade do que as para NPC; assim, as soluções podem ser administradas em veia safena ou cefálica. Constam como as vantagens potenciais do uso da NPPe: facilidade da colocação do cateter, menor frequência de complicações metabólicas e menor necessidade de monitoramento intensivo quando comparada à NPC.

A desvantagem primária da NPPe é a limitação em prover calorias, já que a densidade energética da solução diminui conforme há queda na sua osmolalidade para prevenir a ocorrência de tromboflebites em veia periférica. Em seres humanos, a incidência de tromboflebites tem diminuído com o uso de cateteres de menor calibre e menos trombogênicos. Outro ponto que tem contribuído é a inclusão de emulsão lipídica na formulação, a qual parece ser venoprotetora, que, além dessa vantagem potencial, também facilita a administração de toda a necessidade energética do paciente, por ser mais concentrada em energia.

▼ CARACTERÍSTICAS DAS SOLUÇÕES EMPREGADAS NA NUTRIÇÃO PARENTERAL

O suporte nutricional intensivo parenteral é importante ferramenta para conseguir fornecer nutrientes aos pacientes, mas apresenta indicação limitada àqueles que têm seu sistema gastrintestinal impossibilitado de receber alimentação. Essa prática colabora na recuperação dos pacientes e pode ser instituída com segurança em animais hospitalizados desde que bem monitorados e com todos os cuidados preventivos tomados. A seguir são apresentadas considerações a respeito das características desejáveis da NP, bem como das substâncias que a compõem.

Osmolalidade das soluções

As recomendações para a máxima osmolalidade de soluções para NPPe variam de 550 a 840 mOsm/ℓ, enquanto para NPC podem ser maiores que 1.400 mOsm/ℓ. Em seres humanos as soluções para nutrição parenteral variam de 600 a 1.250 mOsm/ℓ e são administradas perifericamente por períodos curtos (três dias).

Em um estudo sobre nutrição parenteral periférica, os autores utilizaram a osmolalidade de 840 mOsm/ℓ, administrada tanto 24h como 12 h por dia, resultando em tromboflebite apenas nos animais que receberam a solução por maior tempo diário. Portanto, sugere-se que o tempo de administração está também diretamente relacionado ao aparecimento de tromboflebite.

Aminoácidos

O provimento com fontes proteicas para o metabolismo do animal auxilia a preservação da musculatura do paciente e fornece aminoácidos essenciais para a resposta imunológica, síntese de proteínas de fase aguda e reparação tecidual. A ingestão insuficiente e prolongada de proteínas tem sido associada a redução de albumina sérica, alterações da resposta imune e cicatrização, aumentado o risco de deiscência, fadiga muscular, alterações respiratórias e promoção do catabolismo em pacientes enfermos, com consumo da musculatura esquelética para gliconeogênese. Vale lembrar que os músculos respiratórios (diafragma e intercostais) e parênquima de órgãos importantes também podem ser catabolizados para produção de energia. Pacientes humanos sem doenças pulmonares apresentaram 34% de redução da força muscular respiratória, 41% de diminuição da ventilação voluntária máxima e capacidade vital 63% menor quando comparados com indivíduos alimentados. Não há dados semelhantes disponíveis para animais, entretanto, é lógico concluir que esses pacientes também sofrem com menor função respiratória como resultado de uma inadequada ingestão calórica e proteica. Assim, todo paciente deve receber uma fonte de aminoácidos que inclua tanto os essenciais como não essenciais.

A necessidade de aminoácidos essenciais em NP é suprida por soluções de aminoácidos. A maior parte dessas soluções de aminoácidos para NP apresenta todos os aminoácidos essenciais para cães e gatos. A maior preocupação pode estar quanto à taurina para gatos, mas deve-se atentar ainda mais para a arginina, devendo ser sempre conferida a presença desse aminoácido e a quantidade antes de sua utilização, por ele ser considerado nutriente com manifestações clínicas agudas e graves de deficiência. De qualquer forma, o que se busca para cães e gatos é a presença dos aminoácidos essenciais arginina, histidina, lisina, isoleucina, leucina, metionina, fenilalanina, treonina, triptofano e valina (taurina para gatos). As soluções de aminoácidos estão disponíveis em concentrações que variam de 3,5 a 10% e com osmolalildades que variam de 750 a 1.200 mOsm/ℓ, todas classificadas como hiperosmolares.

Alguns estudos demonstraram que soluções de aminoácidos resultam em balanço nitrogenado mais positivo (ou menos negativo) do que o uso isolado de solução de glicose. Em contrapartida, deve-se considerar que ingestão excessiva de proteína requer energia extra para eliminar do organismo o excesso de nitrogênio que pode ou não ser adequadamente metabolizado pelo fígado ou rim.

As proteínas podem ser deletérias quando infundidas por via intravenosa sob altas taxas. O vômito pode ocorrer como consequência da infusão de hidrolisados proteicos, atribuído à presença do ácido glutâmico. Vários aminoácidos acidíferos, como glutamato, aspartato ou ácido cisteico, presentes em soluções parenterais, têm sido apontados como causadores de neurotoxicidade. Outros efeitos incluem acidose metabólica, hipercalciúria, hiperamonemia e disfunção hepática, azotemia e colestase.

Apesar de os aminoácidos administrados por via parenteral serem totalmente biodisponíveis, a recomendação ainda é baseada nas recomendações por via oral. A quantidade proteica mínima para NP de um cão saudável seria de 3,0 gramas de aminoácidos/100 kcal de necessidade energética. Entretanto, a necessidade proteica de animais doentes é diferente dos saudáveis devido ao estado hipercatabólico causado pela elevação de corticosteroides endógenos, catecolaminas e citocinas inflamatórias. Assim sendo, tal recomendação mínima aumenta para 4 a 5 gramas/100 kcal para cães e 5 a 6 gramas/100 kcal para gatos. Esses valores devem ser reduzidos em animais doentes renais crônicos em estágio avançado ou com encefalopatia hepática e aumentados para aqueles com necessidades elevadas ou perdas importantes, como nos casos de enteropatia com perda de proteína ou peritonite.

Glicose

As soluções de glicose variam entre 5 a 75% em concentração. As soluções a 50% fornecem aproximadamente 1,7 kcal/mℓ e são empregadas na NP como fonte de energia. A glicose intravenosa pode seguir diferentes vias metabólicas, sendo aquela de oxidação para atender as necessidades energéticas do organismo a mais desejável. Embora não existam dados precisos em cães e gatos, estudos em seres humanos mostram que a quantidade máxima de glicose que pode ser oxidada é de 5 mg/kg/min, com indícios de que taxas maiores que 6 a 7 mg/kg/min ultrapassem a via da glicólise e possam estimular a lipogênese, com consequente esteatose, colestase, fluxo sanguíneo renal e muscular anormal; redução da condução nervosa; estimulação da glicólise anaeróbica e produção de ácido lático, o que aumenta a possibilidade de distúrbios metabólicos e glicosúria, com consequente diurese osmótica associada a depleção de potássio, fósforo e sódio. A hiperglicemia também pode resultar em alterações drásticas na função imune, particularmente nos monócitos ativados.

A síndrome de hiperglicemia hiperosmótica ocasionada após a administração de soluções de glicose já foi descrita em Medicina Humana e Medicina Veterinária. Quando grave, essa síndrome pode induzir o coma com fatalidade em mais de 45% dos casos. A hiperglicemia cria um gradiente osmótico entre os compartimentos extracelular e intracelular do cérebro, resultando em desidratação celular. A completa fisiopatologia dessa síndrome ainda não é bem entendida.

A otimização da quantidade de glicose metabolizada por via oxidativa, associada ao efetivo controle da concentração sanguínea desse açúcar, é fundamental para se alcançarem os resultados clínicos esperados. Teores recomendados de carboidrato em soluções para NP variam de 20 a 50% da energia metabolizável. Para evitar complicações relacionadas com a hiperglicemia, o recomendado é que a taxa de infusão não ultrapasse 4 mg/kg de peso corporal/minuto.

Lipídios

A infusão intravenosa de gordura somente pode ocorrer com fontes especiais de lipídio e sob quantidades e velocidade controlada. Emulsões lipídicas disponíveis para uso parenteral são compostas, em geral, por triglicerídeos contendo ácidos graxos poli-insaturados de cadeia longa ou mistura destes com ácidos graxos saturados de cadeia média. Seus principais ingredientes incluem óleos de soja e de açafrão, glicerina, ácidos graxos essenciais e gema de ovo como emulsificante fosfolipídico. Há no mercado emulsões comerciais em concentrações de 10 a 20% de lipídios. Elas são de menor osmolaridade, o que as torna úteis para administração periférica.

A infusão de lipídios é utilizada em nutrição parenteral como fonte energética e de ácidos graxos essenciais e apresenta uma série de benefícios: mais calorias (2 kcal/mℓ em solução a 20%), menor osmolalidade quando comparada à glicose, prevenção da deficiência de ácidos graxos essenciais (na Medicina Humana a deficiência de ácidos graxos essenciais foi detectada em paciente após 10 dias sob suporte NP sem gordura), prevenção e reversão da infiltração gordurosa no fígado, minimização do estresse metabólico e respiratório e permite que ocorra a infusão periférica de nutrientes com diminuição da osmolalidade, quando comparada à solução de glicose. Em estudo com seres humanos, o uso de infusão de alta osmolalidade em veia periférica não aumentou a incidência de tromboflebite quando alta concentração de lipídios foi utilizada, o que permitiu a infusão da totalidade da necessidade nutricional do paciente.

A gordura é considerada a fonte energética preferencial para pacientes humanos doentes, em jejum ou lesionados e em animais sem ingestão alimentar por mais de três dias, o que faz com que soluções com altos teores de gorduras sejam as mais apropriadas. Mesmo quando são administrados em altas concentrações, os lipídios são bem tolerados por cães, enquanto a glicose induz à hiperglicemia, que pode resultar em alterações clínicas.

Esses lipídios, após infusão intravenosa, seguem via metabólica semelhante à dos quilomícrons resultantes da digestão e absorção da gordura ingerida por via oral. A etapa limitante é catabolizada pela lipoproteína lipase do endotélio vascular. Quando a taxa de administração excede a capacidade de *clearance*, a gordura acumula-se no sangue e resulta em hipertrigliceridemia com a chamada síndrome do excesso de gordura. Nessas síndromes podem ser observados os seguintes sinais: febre, irritabilidade, letargia, vômito, náusea, taquicardia, taquipneia, dor abdominal e aumento da atividade das enzimas hepáticas. Também já foram descritas falhas renais, respiratórias e cardíacas, convulsão, hemorragia espontânea, anemia, distúrbios de coagulação e sangramento gastrintestinal.

Os ácidos graxos infundidos podem ainda ser incorporados às membranas celulares de células do sistema imunológico e, assim, podem alterar sua fluidez e funções. O perfil de ácidos graxos das emulsões lipídicas altera as funções de células imunoefetoras, provavelmente pela incorporação de ácidos graxos poli-insaturados na membrana celular, com modificação de suas características funcionais, estruturais e participação na síntese de eicosanoides. Atualmente, existe a tendência de se evitar o uso de emulsão lipídica parenteral com alta concentração de ácidos graxos poli-insaturados do tipo ômega-6, como as baseadas em óleo de soja, em pacientes imunocomprometidos ou em risco de imunossupressão. Tal procedimento se deve aos resultados obtidos experimentalmente em ratos e em estudos clínicos no homem, mostrando que os ácidos graxos poli-insaturados ômega-6 em maiores concentrações podem inibir certas funções de linfócitos, neutrófilos e macrófagos, prejudicar funções do sistema reticuloendotelial e diminuir a remoção plasmática de lipídios.

Ácidos graxos poli-insaturados ômega-6 podem ainda aumentar a intensidade da resposta inflamatória em determinadas condições clínicas, conforme verificado em pacientes com sepse em que, durante a oferta de emulsão lipídica com altos teores desses compostos, apresentam aumento da secreção de citocinas pró-inflamatórias (fator de necrose tumoral alfa [TNF-α], interleucina [IL]-1β, IL-6 e IL-8). Essas alterações parecem não prejudicar a evolução de pacientes estáveis, mas poderiam agravar a condição de pacientes com comprometimento da resposta imunológica. Nesse sentido, atualmente existe a preocupação em se ter disponível emulsão lipídica com efeito imunológico neutro ou com menor impacto nas respostas imune e inflamatória, o que se consegue com emulsões suplementadas com ácidos graxos poli-insaturados ômega-3.

A recomendação dos teores de lipídios para NP varia de 30 a 80% das calorias fornecidas, ou valores ainda maiores, de 60 a 90% das calorias não proteicas, relatados sem produção de efeitos adversos em animais. Prover de 80 a 100% das necessidades energéticas em repouso do cão ou gato sob a forma de emulsão lipídica a 20% tem apresentado sucesso clínico em atingir as necessidades calóricas do paciente sem consequências metabólicas negativas. Sugere-se que a taxa de infusão de lipídios para cães e gatos seja inferior a 2 g/kg/dia. Em situações de hipertrigliceridemia torna-se necessário redução nas doses desses compostos, ou mesmo evitar seu uso. Cães acometidos por pancreatite sem cursar com hipertrigliceridemia não necessitam de qualquer redução na quantidade de lipídios. Além do uso de emulsões lipídicas como nutrientes, há estudos que avaliam a infusão dessas emulsões lipídicas como terapia no manejo de uma série de toxicoses.

Vitaminas

As vitaminas hidrossolúveis são rapidamente perdidas durante a anorexia e o estado catabólico, tanto devido à sua alta taxa de *turnover*, bem como porque o organismo não estoca esses nutrientes. As vitaminas do complexo B são essenciais para diversas reações do metabolismo de glicose, gordura e proteína, sendo necessárias para que o metabolismo energético e das células vermelhas possa ocorrer eficientemente. A deficiência de vitaminas do complexo B, em especial de tiamina e riboflavina, é um dos fatores responsáveis pela ocorrência da síndrome da realimentação, um distúrbio metabólico potencialmente fatal que se desenvolve no paciente anorético quando realimentado. Além disso, deficiências de riboflavina, piridoxina e cianocobalamina estão fortemente associadas com imunossupressão, com importante comprometimento da capacidade de replicação de células imunes e síntese de anticorpos. Uma revisão completa dos efeitos das vitaminas hidrossolúveis foge ao objetivo deste capítulo, contudo não se deve desconsiderar sua importância para os pacientes em NP. Por serem de suplementação fácil e barata, todos os pacientes em anorexia deveriam receber vitaminas do complexo B adicionadas às soluções infundidas – NP ou fluidoterapia – ou mesmo por via oral antes do início da realimentação. A recomendação é de 1 mℓ da solução de vitaminas do complexo para cada 100 kcal de energia metabolizável necessitadas pelo animal. Como várias vitaminas do complexo B são destruídas pela luz, é recomendável proteger o recipiente que contém a solução de NP com papel-alumínio ou outro material que impeça a incidência de luz.

Em relação às vitaminas A, D e E, pacientes hospitalizados raramente necessitam dessa suplementação devido à sua lenta taxa de *turnover* e ao fato de que a maioria dos animais apresenta estoques hepáticos e lipídicos suficientes para manter suas necessidades metabólicas por semanas a meses. A administração dessas vitaminas deveria ser considerada naqueles casos com má nutrição prolongada, que apresentam perda de peso grave com pouco ou nenhum estoque de gordura.

Já para a vitamina K, algumas condições clínicas podem resultar em deficiência. Recomenda-se, de maneira geral, a administração dessa vitamina, pela via subcutânea, na dose de 0,5 mg/kg uma vez por semana.

Eletrólitos

No *Capítulo 61* são expostos, em detalhes, os princípios e o emprego da fluidoterapia para as diversas situações de desequilíbrio eletrolítico; no presente capítulo são apresentadas as indicações de uso de eletrólitos somente relacionadas à NP.

As soluções para NP podem ser formuladas com ou sem a inclusão de eletrólitos, sendo sódio, cloro, magnésio, potássio e fósforo os mais comumente considerados. Além das vitaminas do complexo B, outros fatores envolvidos na síndrome da realimentação são fósforo, magnésio e potássio. Esses podem ter sua concentração plasmática diminuída por captação celular após a infusão de calorias. A glicose estimula a secreção de insulina que incita a mobilização para o meio intracelular desses íons, por exemplo, o fósforo, que tem seu uso aumentado na fosforilação intermediária da glicose.

Dentre as alterações eletrolíticas causadas ou pioradas pela infusão da nutrição parenteral, a hipopotassemia é frequentemente encontrada. A hipopotassemia raramente causa sintomas em cães e gatos, mas concentrações abaixo de 3 mMol/ℓ têm sido colocadas como causa de fraqueza muscular, poliúria e polidipsia. O Quadro 62.2 apresenta a recomendação para a infusão de potássio, considerando a suplementação em mEq de potássio de acordo com a potassemia do paciente, em função da necessidade hídrica do animal. O potássio pode ser suplementado sob a forma de cloreto e/ou fosfato de potássio, e pode ser inicialmente omitido aos pacientes com hipercalemia e ajustes efetuados de acordo com a resposta do paciente.

Associada à hipopotassemia, pode também ocorrer a hipofosfatemia desencadeada pela administração muito rápida de calorias na forma de glicose, ocorrendo mais rapidamente em cães que não ingeriram alimentação adequadamente. Como não há recomendação específica publicada para conteúdo de fósforo em NP de cães, o fósforo é considerado como proveniente dos fosfolipídios da emulsão lipídica e do fosfato de potássio utilizado. Para alguns autores, o tratamento parenteral profilático da hipofosfatemia pode ser conseguido mediante a adição de um quarto até a metade do teor de potássio suplementar, na forma de fosfato de potássio, e o restante como cloreto de potássio. Para os pacientes com hiperfosfatemia, o fosfato de potássio pode ser substituto pelo cloreto de potássio.

Em relação ao cloro e sódio, uma solução de manutenção contém em torno de 40 a 60 mEq/ℓ de sódio e por volta de 70 mEq/ℓ de cloro. Essa é a quantidade que deve ser infundida no paciente que esteja com a correção hidreletrolítica adequada. Podem ser utilizadas como fonte de sódio as soluções de cloreto de sódio, desde 0,9 até 20%, de acordo com os cálculos de osmolalidade e a necessidade hídrica do paciente.

Quanto ao magnésio, como os alimentos comerciais apresentam esse mineral em altas quantidades, o risco de déficit de magnésio está relacionado aos animais hospitalizados, principalmente os que estão há vários dias em anorexia e/ou com excessiva perda renal ou gastrintestinal. Apesar de a administração de magnésio em cães e gatos não ter sido estudada suficientemente a ponto de se determinar a dose apropriada, sabe-se que a administração de sais de magnésio é bastante segura. A dose recomendada de magnésio a ser administrado por via intravenosa e de maneira lenta é de 0,3 a 0,5 mEq/kg/dia, sendo o sulfato ou o cloreto de magnésio as fontes utilizadas.

QUADRO 62.2
Correção da potassemia em cães e gatos.

Potassemia (mEq de K$^+$/ℓ)	Reposição (mEq de K$^+$/ℓ)	Velocidade máxima de infusão (mℓ/kg/h)*
3,51 a 5	20	25
3,01 a 3,5	28	18
2,51 a 3	40	12
2 a 2,5	60	8
Menor que 2	80	6
Desconhecida	20	25

*Máximo 0,5 mEq de K$^+$/kg/hora.

Considerando que os pacientes veterinários recebem NP por curto período e a baixa probabilidade de ocorrer deficiência nutricional, não há necessidade da inclusão de minerais-traço. Essa inclusão é considerada para pacientes malnutridos que estejam em NP por mais de 5 a 14 dias. Desses elementos, os mais comumente suplementados são zinco, cobre, manganês e cromo.

Energia

Atualmente, a maioria dos autores aconselha iniciar o fornecimento de energia com base na necessidade energética em repouso (NER) do paciente e ajustá-la de acordo com sua evolução clínica. Quantidade acima da necessidade energética em repouso (NER) são raramente necessários e, além disso, manter taxas conservadoras ajuda a diminuir a incidência de complicações metabólicas associadas à superalimentação, que é uma complicação comum em NP e pode contribuir para a ocorrência de colestase, lipidose hepática (gatos) e falhas respiratórias.

Foi proposto que o valor obtido para a NER deveria ser multiplicado por um fator de doença, de forma a se obter o gasto energético associado à doença específica. No entanto, com o emprego de calorimetria indireta, para determinar as necessidades metabólicas de pacientes veterinários em estado crítico, foi demonstrado que a utilização desses fatores é inadequada para grande número de condições, podendo resultar também em superalimentação. Assim, pelo fato de o excesso calórico estar associado à maior incidência de complicações na NP, a recomendação é que seja utilizada a NER, sem a utilização de fatores de doença, como estimativa do fornecimento de calorias aos pacientes que receberão nutrição parenteral.

Existem várias fórmulas para determinação da NER. A considerada mais adequada é **NER = 70 × PC^{0,75}**, em que PC corresponde ao peso corporal em kg e PC^{0,75} ao peso metabólico do paciente. Para animais com peso compreendido entre 3 e 25 kg, alternativamente pode-se aplicar a fórmula NER = 30 × peso corporal + 70.

Distribuição de energia não proteica

Após a determinação da necessidade energética do paciente, o próximo passo será a distribuição entre as possíveis fontes utilizadas na nutrição parenteral: glicose e lipídio.

Trabalhos científicos divergem em relação à avaliação do balanço nitrogenado quando o paciente recebe como fonte de energia unicamente solução de glicose. Para alguns autores, a administração de solução isotônica de glicose é benéfica para poupar proteína, enquanto a maioria acredita que essa solução isolada exerça efeito mínimo nessa atividade. Os efeitos negativos da administração isolada de glicose podem estar relacionados ao aumento na secreção de insulina que, por sua vez, diminui a utilização da gordura como fonte energética, aumentando o uso do aminoácido para obtenção de energia, o que resulta em balanço nitrogenado negativo. Além disso, muitos pacientes em estado crítico apresentam resistência insulínica periférica, e o uso isolado da glicose como fonte energética pode resultar em hiperglicemia, glicosúria, poliúria, desidratação e acidose. Ademais, a glicose não é efetiva em limitar a lipólise e a mobilização de massa muscular em cães e gatos. Assim, o uso isolado de glicose como fonte de calorias não proteicas, apesar de barato, não é recomendável. Portanto, a mescla de glicose com lipídios no fornecimento de calorias não proteicas é preferível por diminuir esses efeitos colaterais. A solução torna-se mais eficiente na manutenção do balanço nitrogenado, além de a solução de lipídios ser de osmolalidade mais próxima à do plasma, permitindo baixar a osmolalidade final da mistura.

A distribuição ideal de calorias de origem não proteica no início da privação de alimento (animal hiporético há poucos dias) foi sugerida como sendo de 50 a 70% das calorias provenientes de carboidratos e 30 a 50% das calorias provenientes de lipídios para cães. Para gatos, recomenda-se que de 20 a 40% das calorias sejam provenientes de carboidratos e de 60 a 80% de lipídios. Após anorexia prolongada, a distribuição ideal torna-se a mesma para ambas as espécies, ou seja, não mais que 40% das calorias oriundas de carboidratos e ao menos 60% provindas de lipídios. Essa medida pode ser necessária em função da adaptação ao uso de combustíveis derivados de gorduras durante a anorexia.

▼ PERÍODO DE INFUSÃO

Os distúrbios metabólicos são muito mais suscetíveis de ocorrerem em função da rápida velocidade de infusão do que em função da qualidade do fluido administrado. Assim, por questão de segurança, períodos longos de infusão, de 24 h por dia, com velocidades de infusão mais baixas são recomendados. Entretanto, alguns estudos mostram que períodos mais curtos como 10 a 12 h por dia são tolerados por cães e podem gerar menor frequência de complicações mecânicas como tromboflebites. Esse procedimento pode resultar em maior preservação do acesso venoso e aumentar a praticabilidade da NP nas rotinas clínicas, dispensando a equipe médica ao longo da noite para acompanhamento da infusão. É importante ainda ressaltar que, para animais dependentes da insulina que estejam apenas com a NP como suporte nutricional, períodos de infusão contínuos devem ser considerados a fim de se evitar hipoglicemia.

Em geral, a velocidade de infusão recomendada é de 4 a 6 mℓ/kg de peso corporal/hora de infusão. A aplicação de taxas de infusão mais rápidas para períodos curtos pode ser conseguida com o uso de formulações de NP com altas concentrações de lipídios que possam ser mais toleradas do que as que apresentam mais glicose. Altas taxas de infusão aumentam o risco de reações metabólicas adversas, especialmente pela glicose, enquanto o lipídio parece ser menos problemático em cães.

Para NPC existe a recomendação de se iniciarem os primeiros 30 a 60 minutos de infusão com velocidade mais lenta, assim como nos 30 a 60 últimos minutos, com o intuito de evitar a síndrome da realimentação e outros distúrbios metabólicos.

▼ COMO FORMULAR A SOLUÇÃO

Há duas formas de se fornecer as soluções para NP. A primeira, e mais utilizada, é o uso de uma única solução contendo glicose, lipídio, proteína, eletrólitos e vitaminas, todos diluídos na necessidade hídrica do paciente. Uma segunda alternativa é composta por duas soluções: uma à base de glicose, lipídio e aminoácidos e a outra formada pelos eletrólitos, ambas diluídas na necessidade hídrica do paciente, dividida de maneira que a osmolalidade da solução se mantenha adequada.

Ter uma única solução facilita, já que passa a ser necessário apenas um acesso venoso no paciente, assim como o monitoramento torna-se mais simples. Entretanto, se houver alguma complicação, por exemplo, hiperpotassemia, toda a solução deverá ser descartada para que seja possível a correção. Assim, os dois métodos apresentam suas vantagens e desvantagens e devem ser avaliados em cada situação, mas em geral a maneira mais empregada é a de solução única com todos os nutrientes.

É importante ressaltar que não é obrigatório que as soluções estejam diluídas na necessidade hídrica do paciente, mas essa estratégia faz com que a osmolalidade final da solução seja diluída, ou seja, menor, o que torna a solução final mais tolerada em vasos periféricos. O Quadro 62.3 apresenta as etapas que devem ser consideradas para a formulação da NP.

QUADRO 62.3
Passo a passo na formulação da solução para nutrição parenteral (NP).

Passos	Explicação	Exemplo – cão de 10 kg
A. Cálculo da NER	NER = $PC^{0,75} \times 70$	393,6 kcal/dia
B. Determinação do tipo de nutrição parenteral (NP) a ser utilizada	NPC × NPPa NPT × NPPe	NPPe
C. Determinação da quantidade de energia a ser fornecida	Quando é necessária a NPPa, não é a totalidade de nutriente que é infundida	Fornecimento de 50% da NER
D. Distribuição energética	Glicose × lipídio	40% como lipídio e 60% como glicose

Exemplo

Quantidade de glicose a 50% (1,7 kcal/mℓ):

393,6 × 50% × 60% = 118,1 kcal

118,1 ÷ 1,7 = 69,4 mℓ

Quantidade de emulsão lipídica a 20% (2 kcal/mℓ):

393,6 × 50% × 40% = 78,7 kcal

78,7 ÷ 2,0 = 39,4 mℓ

E. Determinação da necessidade proteica	De acordo com espécie e condição clínica	4 g/100 kcal
F. Determinação da quantidade de proteína a ser fornecida	Quando é necessária a NPPa, não é a totalidade de nutriente que é infundida	Fornecimento de 50%

Exemplo

Quantidade de solução de aminoácidos a 10% (0,4 kcal/mℓ):

393,6 × 4/100 × 50% = 7,87 g de aminoácidos por dia

7,87 ÷ 10% = 78,7 mℓ

G. Cálculo da necessidade hídrica do paciente (NH)	Diversas fórmulas. A mais utilizada NH = NER	393,6/dia
H. Determinação dos eletrólitos a serem considerados	Formulação de uma solução eletrolítica de manutenção de acordo com a NH e condição clínica do paciente	60 mEq de Na^+/ℓ de NH 20 mEq de K^+/ℓ de NH 0,3 mEq/kg de PC Acréscimo de fósforo

Exemplo

Quantidade de NaCl 20% (3,4 mEq de Na^+/mℓ):

393,6 mℓ × 60 ÷ 1.000 = 23,61 mEq de Na^+

23,61 ÷ 3,4 = 6,95 mℓ de NaCl a 20%

Quantidade de KCl 19,1% (2,56 mEq de K^+/mℓ) e KPO_4 (2,0 mEq de K^+/mℓ) (50% como KPO_4 e 50% como KCl):

393,6 mℓ × 20 ÷ 1.000 = 7,87 mEq de K^+

7,87 × 50% ÷ 2,56 = 1,53 mℓ de KCl a 19,1%

7,87 × 50% ÷ 2 = 1,97 mℓ de KPO_4 a 2 mEq/mℓ

Quantidade de $MgSO_4$ 50% (4,0 mEq de Mg^{2+}/mℓ):

10 × 0,3 ÷ 4 = 0,75 mℓ de $MgSO_4$

I. Acréscimo de vitaminas do complexo B	1 mℓ/100 kcal	393,6 × 1 ÷ 100 = 3,93 mℓ
J. Acréscimo de água de injeção	Diluição da osmolalidade e complementação da NH	Água = NH – todos os volumes

Água = NH – todos os volumes

Água = 393,6 – 59,5 – 39,4 – 78,8 – 6,95 – 1,53 – 1,97 – 0,75 – 3,94

Água = 200,76

K. Conferência: por fim deve-se conferir a osmolalidade da solução para se evitarem valores altos, principalmente em soluções para NPPe e, se necessário, corrigir a formulação.

NER: necessidade energética em repouso; NPC: nutrição parenteral central; NPPa: nutrição parenteral parcial; NPPe: nutrição parenteral periférica; PC: peso corpóreo (em kg).

PREPARO DA SOLUÇÃO

A solução final para NP pode ser preparada na própria clínica veterinária. Nessa situação, a mistura deve ser feita da forma mais asséptica possível, pois a solução apresenta-se como um meio de cultura para microrganismos. Recomenda-se seu preparo em capela de fluxo laminar, higienizada e desinfetada, com o cuidado de se usarem paramentos estéreis: luvas, gorro, máscara, avental e panos estéreis para forrar a região da capela durante todo o procedimento. A Portaria nº 272, de 8 de abril de 1998, traz informações importantes sobre as Boas Práticas de Preparação da Nutrição Parenteral.

A ordem de inclusão de cada solução de nutrientes na mistura final é importante, uma vez que pode haver interações químicas entre os cátions, ânions e a emulsão lipídica e desestabilizar a solução final. Assim, a ordem de inclusão sugerida é: água para injeção, solução de glicose a 50%, solução de aminoácidos a 10%, sulfato de magnésio, cloreto de sódio, cloreto de potássio, fosfato de potássio, emulsão lipídica, solução de vitaminas. É interessante colocar a solução de polivitaminas por último, pois além de ser fotossensível, a mudança de coloração da solução, do branco leitoso (característico da emulsão lipídica) para o amarelo (da solução vitaminas), permite a observação de glóbulos de gorduras que possam ter se desestabilizado durante a manipulação da mistura final.

Uma segunda opção mais interessante é adquirir a solução pronta, embalada em bolsas para 24 h, em hospitais ou laboratórios especializados que manipulam a solução final de acordo com a fórmula solicitada pelo médico-veterinário. Nessa escolha, o volume de cada solução calculado deve ser prescrito com precisão. As vantagens incluem maior facilidade, menor custo potencial, maior garantia de assepsia e precisão da formulação.

BIBLIOGRAFIA

Allen JG, Head LR, Stemmer E. Similar growth rates of litter mate puppies maintained on oral protein with those on the same quantity of protein as daily intravenous plasma for 99 days as only protein source. *Ann Surg*. 1956;144(3):349-355. doi:10.1097/00000658-195609000-00005.

Bateman S. Distúrbios relacionados ao magnésio: déficit e excesso. In: DiBartola SP, ed. *Anormalidades de fluidos, eletrólitos e equilíbrio ácido-básico na clínica de pequenos animais*. 3rd ed. Roca; 2007:198-216.

BRASIL. Ministério da Saúde. Secretaria de Vigilância Sanitária. Portaria nº 272, de 8 de abril de 1998. Aprova o Regulamento Técnico para fixar os requisitos mínimos exigidos para a Terapia de Nutrição Parenteral. Diário Oficial [da] República Federativa do Brasil, Poder Executivo, Brasília, 23 abr. 1998. Disponível em: https://bvsms.saude.gov.br/bvs/saudelegis/svs1/1998/prt0272_08_04_1998.html. Acesso em: 20 dez. 2021.

Brunetto MA, Gomes MOS, Andre MR, et al. Effects of nutritional support on hospital outcome in dogs and cats. *J Vet Emerg Crit care*. 2010;20(2):224-31. doi:10.1111/j.1476-4431.2009.00507.x.

Brunetto MA, Oliveira M De, Gomes S, Oliveira LD De, Carciofi AC. Nutrição parenteral: princípios básicos de administração Parenteral nutrition: basic beginnings of administration. *Acta Sci Vet*. 2007;35(Supl 2):236-238.

Burkholder WJ. Metabolic rates and nutrient requirements of sick dogs and cats. *J Am Vet Med Assoc*. 1995;206(5):614-8. Available at: http://www.ncbi.nlm.nih.gov/pubmed/7503846. Accessed June 30, 2015.

Calder PC, Yaqoob P, Thies F, Wallace FA, Miles EA. Fatty acids and lymphocyte functions. *Br J Nutr*. 2007;87(S1):S31. doi:10.1079/BJN2001455.

Campos FG, Waitzberg DL, Habr-Gama A, et al. Impact of parenteral n-3 fatty acids on experimental acute colitis. *Br J Nutr*. 2007;87(S1):S83. doi:10.1079/BJN2001460.

Carciofi AC, Fraga VO, Brunetto MA. Ingestão calórica e alta hospitalar em cães e gatos. *Rev Educ Contin CRMV/SP*. 2003;6(1):16-27.

Carpentier YA, Simoens C, Siderova V, et al. Recent developments in lipid emulsions: relevance to intensive care. *Nutrition*. 1997;13(9 Suppl):73S-78S. Available at: http://www.ncbi.nlm.nih.gov/pubmed/9290113. Accessed June 19, 2015.

Carter JM, Freedman AB. Total intravenous feeding in the dog. *J Am Vet Med Assoc*. 1977;171(1):71-6. Available at: http://www.ncbi.nlm.nih.gov/pubmed/407201. Accessed June 16, 2015.

Chan DL, Freeman LM, Labato M a, Rush JE. Retrospective evaluation of partial parenteral nutrition in dogs and cats. *J Vet Intern Med*. 2002;16(4):440-445.

Chan DL, Freeman LM. Nutrition in Critical Illness. *Vet Clin North Am – Small Anim Pract*. 2006;36:1225-1241. doi:10.1016/j.cvsm.2006.08.009.

Chan DL. Nutritional requirements of the critically ill patient. *Clin Tech Small Anim Pract*. 2004;19(1):1-5. doi:10.1053/S1096-2867(03)00079-3.

Chandler ML, Guilford WG, Payne-James J. Use of peripheral parenteral nutritional support in dogs and cats. *J Am Vet Med Assoc*. 2000;216(5):669-673. doi:10.2460/javma.2000.216.669.

Chandler ML, Payne-James JJ. Prospective evaluation of a peripherally administered three-in-one parenteral nutrition product in dogs. *J Small Anim Pract*. 2006;47(9):518-523. doi:10.1111/j.1748-5827.2006.00173.x.

Clore ERS, Freeman LM, Bedenice D, Tony Buffington CA, Anderson DE. Retrospective evaluation of parenteral nutrition in alpacas: 22 cases (2002-2008). *J Vet Intern Med*. 2011;25(3):598-604. doi:10.1111/j.1939-1676.2011.0708.x.

Courten W, Sloane H. Experiments and Observations of the Effects of Several Sorts of Poisons upon Animals, etc. Made at Montpellier in the Years 1678 and 1679, by the Late William Courten Esq; Communicated by Dr. Hans Sloane, R. S. Secr. Translated from the Latin MS. *Philos Trans R Soc London*. 1710;27(325-336):485-500. doi:10.1098/rstl.1710.0054.

Crabb SE, Freeman LM, Chan DL, Labato MA. Retrospective evaluation of total parenteral nutrition in cats: 40 Cases (1991-2003). *J Vet Emerg Crit Care*. 2006;16(SUPPL. 1):3-5. doi:10.1111/j.1476-4431.2006.00130.x.

Cukier C, Waitzberg DL, Logullo AF, et al. Lipid and lipid-free total parenteral nutrition: differential effects on macrophage phagocytosis in rats. *Nutrition*. 1999;15(11-12):885-9. Available at: http://www.ncbi.nlm.nih.gov/pubmed/10575666. Accessed June 19, 2015.

Delaney SJ, Fascetti AJ, Elliot DA. Nutricion canina en cuidados intensivos. In: Pibot P, Blorge V, Elliot DA, eds. *Enciclopedia de la nutrición clínica canina*.; 2006:455-476.

DiBartola SP, Morais HA. Distúrbios relacionados ao potássio: hipo e hipercalemia. In: DiBartola SP, ed. *Anormalidades de fluidos, eletrólitos e equilíbrio ácido-básico na clínica de pequenos animais*. 3rd ed. Roca; 2007:87-116.

DiBartola SP, Willard MD. Distúrbios relacionados ao fósforo: hipo e hiperfosfatemia. In: DiBartola SP, ed. *Anormalidades de fluidos, eletrólitos e equilíbrio ácido-básico na clínica de pequenos animais*. 3rd ed. Roca; 2007:184-197.

DiBartola SP. Introdução a fluidoterapia. In: DilBartola SP, ed. *Anormalidades de fluidos, eletrólitos e equilíbrio ácido-básico na clínica de pequenos animais2*. 3rd ed. Roca; 2007:217-238.

Donoghue S, Kronfeld D. Feeding hospitalized dogs and cats. In: Wills J, Simpson KW, eds. *The Waltham book of clinical nutrition of dog and cat*. New York: Pergamon; 1994:25-37.

Dudrick SJ, Wilmore DW, Vars HM, Rhoads JE. Long-term total parenteral nutrition with growth, development, and positive nitrogen balance. *Surgery*. 1968;64(1):134-142.

Freeman J, Goldmann DA, Smith NE, Sidebottom DG, Epstein MF, Platt R. Association of intravenous lipid emulsion and coagulase-negative staphylococcal bacteremia in neonatal intensive care units. *N Engl J Med*. 1990;323(5):301-8. doi:10.1056/NEJM199008023230504.

Freeman LM, Chan DL. Total parenteral nutrition. In: DiBartola SP, ed. *Fluid, electrolyte, and acid-base disorders in small animal practice*. 3rd ed. Saunders Elsevier; 2006:584-601.

Gwaltney-Brant S, Meadows I. Use of Intravenous Lipid Emulsions for Treating Certain Poisoning Cases in Small Animals. *Vet Clin North Am – Small Anim Pract*. 2012;42(2):251-262. doi:10.1016/j.cvsm.2011.12.001.

Hayashi N, Tashiro T, Yamamori H, et al. Effects of intravenous omega-3 and omega-6 fat emulsion on cytokine production and delayed type hypersensitivity in burned rats receiving total parenteral nutrition. *JPEN J Parenter Enteral Nutr*. 1998;22(6):363-7. Available at: http://www.ncbi.nlm.nih.gov/pubmed/9829609. Accessed June 19, 2015.

Hill RC. Critical Care Nutrition. In: Wills J, Simpson KW, eds. *The Waltham book of clinical nutrition of dog and cat*. Oxford: Pergamon; 1994:39-61.

Izzo RS, Larcker S, Remis W, Mennear J, Woods E, Leissing N. The effects on beagles of long-term administration of 20% Travamulsion fat emulsion. *JPEN*

J Parenter Enteral Nutr. 1984;8(2):160-8. Available at: http://www.ncbi.nlm.nih.gov/pubmed/6538912. Accessed June 18, 2015.

Jensen GL, Mascioli EA, Seidner DL, et al. Parenteral infusion of long- and medium-chain triglycerides and reticuloendothelial system function in man. JPEN J Parenter Enteral Nutr. 1990;14(5):467-71. Available at: http://www.ncbi.nlm.nih.gov/pubmed/2122019. Accessed June 19, 2015.

Johansen N, Kondrup J, Plum LM, et al. Effect of nutritional support on clinical outcome in patients at nutritional risk. Clin Nutr. 2004;23(4):539-50. doi:10.1016/j.clnu.2003.10.008.

Kinney JM. História da nutrição parenteral, com considerações em biologia clínica. In: Rombeau JL, Rolandelli RH, eds. Nutrição clínica: nutrição parenteral. 3rd ed. São Paulo: Roca; 2005:1-18.

Lotierzo PH, Waitzberg DL. Efeito das emulsões lipídicas sobre o sistema imunológico. Rev Bras Nutr Clínica. 1998;13:258-269.

Martín-Peña G, Culebras JM, De L-P, Barro-Ordovás JP, Catalá-Pizarro R, Ruíz-Galiana J. Effects of 2 lipid emulsions (LCT versus MCT/LCT) on the fatty acid composition of plasma phospholipid: a double-blind randomized trial. JPEN J Parenter Enteral Nutr. 2002;26(1):30-41. Available at: http://www.ncbi.nlm.nih.gov/pubmed/11833749. Accessed June 19, 2015.

Mayer K, Gokorsch S, Fegbeutel C, et al. Parenteral nutrition with fish oil modulates cytokine response in patients with sepsis. Am J Respir Crit Care Med. 2003;167(10):1321-8. doi:10.1164/rccm.200207-674OC.

Moens NM, Remedios AM. Hyperosmolar hyperglycaemic syndrome in a dog resulting from parenteral nutrition overload. J Small Anim Pract. 1997;38(9):417-420.

Morris, J.; Rogers, Q. Ammonia intoxication in the near-adult cat as a result of a dietary deficiency of arginine. Science, v. 199, n. 4327, 1978.

Nordenström J, Jarstrand C, Wiernik A. Decreased chemotactic and random migration of leukocytes during Intralipid infusion. Am J Clin Nutr. 1979;32(12):2416-22. Available at: http://www.ncbi.nlm.nih.gov/pubmed/116537. Accessed June 19, 2015.

O'Toole E, Miller CW, Wilson BA, Mathews KA, Davis C, Sears W. Comparison of the standard predictive equation for calculation of resting energy expenditure with indirect calorimetry in hospitalized and healthy dogs. J Am Vet Med Assoc. 2004;225(1):58-64. Available at: http://www.ncbi.nlm.nih.gov/pubmed/15239474. Accessed June 30, 2015.

Perea SC. Parenteral nutrition. In: Applied Veterinary Clinical Nutrition. 1st ed. Wiley-Blackwell; 2012:353-373.

Queau Y, Larsen JA, Kass PH, Glucksman GS, Fascetti AJ. Factors associated with adverse outcomes during parenteral nutrition administration in dogs and cats. J Vet Intern Med. 2011;25(3):446-452. doi:10.1111/j.1939-1676.2011.0714.x.

Remillard RL, Saker K. Parenteral assisted feeding. In: Hand, M.S., Thatcher CD, Remillard RL, Roudebush P, Novotny BJ ed. Small Animal Clinical Nutritional. 5th ed. Kansas: Mark Morris Institute; 2010:477-498.

Remillard RL. Nutritional support in critical care patients. Vet Clin North Am Small Anim Pract. 2002;32(5):1145-64, viii. Available at: http://www.ncbi.nlm.nih.gov/pubmed/12380170. Accessed September 11, 2014.

Remillard RL. Parenteral Nutrition Support in Rabbits and Ferrets. J Exot Pet Med. 2006;15(4):248-254. doi:10.1053/j.jepm.2006.09.003.

Rhodes, A. et al. Surviving Sepsis Campaign: International Guidelines for Management of Sepsis and Septic Shock: 2016. Intensive Care Medicine, v. 43, n. 3, p. 304–377, 18 mar. 2017.

Rosmarin DK, Wardlaw GM, Mirtallo J. Hyperglycemia associated with high, continuous infusion rates of total parenteral nutrition dextrose. Nutr Clin Pract. 1996;11(4):151-6. Available at: http://www.ncbi.nlm.nih.gov/pubmed/9070016. Accessed June 19, 2015.

Saker R., Remillard RL. Critical care nutrition and enteral-assisted feeding. In: Hand MS, Thatcher CD, Remillard RL, Roudebush P, Novotny B., eds. Small Animal Clinical Nutritional.; 2010:439-476.

Secretaria de Vigilancia Sanitária. Portaria 272/MS/SNVS. 1998:definições 3.4.

Sedman PC, Ramsden CW, Brennan TG, Guillou PJ. Pharmacological concentrations of lipid emulsions inhibit interleukin-2-dependent lymphocyte responses in vitro. JPEN J Parenter Enteral Nutr. 1990;14(1):12-7. Available at: http://www.ncbi.nlm.nih.gov/pubmed/2325241. Accessed June 19, 2015.

Sobrado J, Moldawer LL, Pomposelli JJ, et al. Lipid emulsions and reticuloendothelial system function in healthy and burned guinea pigs. Am J Clin Nutr. 1985;42(5):855-63. Available at: http://www.ncbi.nlm.nih.gov/pubmed/3933324. Accessed June 19, 2015.

Stein III HB, Bartges JW. Nutrição enteral e parenteral. In: Tams TR, ed. Gastroenterologia de pequenos animais. 2. ed. São Paulo: Roca; 2005: 411-450.

Vinnars E, Wilmore D. History of parenteral nutrition. J Parenter Enter Nutr. 2003;27(3):225-231.

Waitzberg DL, Bellinati-Pires R, Salgado MM, et al. Effect of total parenteral nutrition with different lipid emulsions of human monocyte and neutrophil functions. Nutrition. 1997;13(2):128-32. Available at: http://www.ncbi.nlm.nih.gov/pubmed/9106790. Accessed June 19, 2015.

Waitzberg DL, Lotierzo PH, Logullo AF, Torrinhas RSM, Pereira CCA, Meier R. Parenteral lipid emulsions and phagocytic systems. Br J Nutr. 2007;87(S1):S49. doi:10.1079/BJN2001456.

Waitzberg DL, Nogueira MA. Indicação, formulação e monitoração em nutrição parenteral central e periférica. In: Waitzberg DL, ed. Nutrição oral, enteral e parenteral na prática clínica. 4th ed. São Paulo: Atheneu; 2009:921-932.

Waitzberg DL, Yamaguchi N, Bellinatti Pires R, et al. Efeito de emulsoes lipidicas sobre mecanismos de defesa organica na agressao infecciosa. Rev Hosp Clin Fac Med Univ São Paulo. 1992;47(5):215-22. Availableat: http://bases.bireme.br/cgi-bin/wxislind.exe/iah/online/?IsisScript=iah/iah.xis&src=google&base=LILACS&lang=p&nextAction=lnk&exprSearch=125179&indexSearch=ID. Accessed June 19, 2015.

Wakshlag J, Schoeffler GL, Russell DS, Peters-Mo RS, Toulza O. Extravasation injury associated with parenteral nutrition in a cat with presumptive gastrinomas. J Vet Emerg Crit Care. 2011;21(4):375-381. doi:10.1111/j.1476-4431.2011.00655.x.

Walton RS, Wingfield WE, Ogilvie GK, Fettman MJ, Matteson VL. Energy expenditure in 104 postoperative and traumatically injured dogs with indirect calorimetry. J Vet Emerg Crit Care. 1996;6(2):71-79. doi:10.1111/j.1476-4431.1996.tb00035.x.

Whipple GH. Hemoglobin and plasma proteins: their production, utilization and interrelation. Am J Med Sci. 1942;203(4):477-489. doi:10.1097/00000441-194204000-00003.

Zentek J, Stephan I, Kramer S, et al. Response of dogs to short-term infusions of Carbohydrate- or lipid-based parenteral nutrition. J Vet Med Ser A Physiol Pathol Clin Med. 2003;50(6):313-321. doi:10.1046/j.1439-0442.2003.00541.x.

63 Interações Medicamentosas

Cristina de Oliveira Massoco Salles Gomes

- Introdução, *941*
- Classificação, *942*
- Bibliografia, *946*

INTRODUÇÃO

Define-se interação medicamentosa como a interferência recíproca de um medicamento no outro ou de um nutriente ou de algum agente químico do ambiente na ação do medicamento.

Existem interações desejáveis ou benéficas e aquelas que podem causar reações adversas graves e/ou diminuição da eficácia do medicamento. Em geral, as interações desejáveis são quando um medicamento prolonga o efeito do outro, produzindo um efeito benéfico, ou quando esse medicamento é usado como um antídoto nos casos de intoxicação por outras substâncias químicas. Neste capítulo será dada ênfase nas interações indesejáveis de medicamentos, que são aquelas nas quais os riscos de reações adversas, bem como a diminuição da eficácia, podem ocorrer na prática médico-veterinária.

A interação medicamentosa se reveste de maior importância em Medicina Veterinária quando ainda se consideram as diferenças anatomofisiológicas entre as diversas espécies animais, e conhecer a segurança e a eficácia do uso de medicamentos é imprescindível para a prática clínica, em especial, no tratamento de animais seriamente doentes ou idosos. Além disso, o crescente número de estabelecimentos veterinários especializados em medicina intensiva, os quais frequentemente empregam como estratégia terapêutica o uso concomitante de vários medicamentos, faz com que haja a necessidade de o profissional médico-veterinário estar apto ao uso dessa prática.

Diferentemente do observado na Medicina Humana, que pode contar com ampla literatura sobre o assunto, em Medicina Veterinária, o estudo das interações medicamentosas é pouco relatado, talvez pelo grande desafio que é o de detectar as interações medicamentosas em espécies animais diversas, em especial, nos animais doentes. Além da variedade das espécies animais (monogástricos, poligástricos, herbívoros, carnívoros, onívoros), devem-se considerar também raça, idade, condição geral e fatores predisponentes, os quais podem determinar a variação biológica dos indivíduos na resposta à interação medicamentosa; portanto, são diversas as variáveis que devem ser analisadas quando se estuda este assunto em Medicina Veterinária. Acrescente-se, ainda, que a maioria das informações sobre as interações medicamentosas é proveniente de estudos de interação medicamento-medicamento em modelos *in vitro* e/ou nos estudos *in vivo*, utilizando animais sadios; assim sendo, muitas vezes não é possível prever os efeitos de interações medicamentosas em animais enfermos e/ou idosos.

O médico-veterinário deve estar ciente de que, quando não for possível obter informações na literatura sobre o efeito de uma interação medicamentosa, em determinada espécie animal, é importante que o paciente seja monitorado e, portanto, os efeitos da interação poderão ser mais bem controlados pelo ajuste da posologia e/ou pela suspensão do tratamento.

Alguns estudos mostram que cães e gatos, em particular aqueles com distúrbios neurológicos, são os pacientes em que mais são observadas as interações medicamentosas, seguidos de animais cardiopatas. Além disso, pacientes, no geral idosos e/ou com doenças cardiovasculares e renais, são os de maior risco para o aparecimento dos efeitos adversos provenientes da interação medicamentosa.

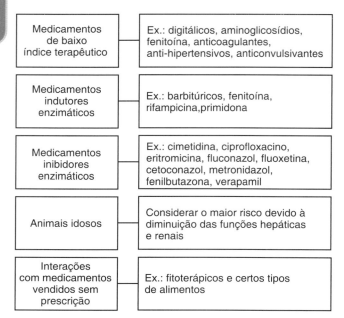

▼ **FIGURA 63.1** Informações fundamentais para a tomada de decisão na associação de medicamentos.

A Figura 63.1 ilustra as informações fundamentais para a tomada de decisão na associação de medicamentos mais em geral empregados em Medicina Veterinária e que podem resultar em interações medicamentosas prejudiciais à saúde do animal.

CLASSIFICAÇÃO

As interações medicamentosas podem ser classificadas segundo seu mecanismo em:

- Físico-químicas (ou incompatibilidade farmacêutica)
- Farmacodinâmicas
- Farmacocinéticas.

Neste capítulo, as interações medicamentosas são apresentadas em Quadros, os quais estão organizados por mecanismos, procurando-se apontar as principais interações medicamentosas, que podem desencadear respostas indesejadas ou iatrogênicas, e que a literatura especializada classifica como clinicamente relevantes e que estejam bem fundamentadas.

Interações físico-químicas (ou incompatibilidade farmacêutica)

A interação físico-química (ou incompatibilidade farmacêutica) se dá quando um medicamento é física ou quimicamente incompatível com outro e a interação pode ocorrer antes de sua absorção e até mesmo antes da administração ao paciente, reduzindo a biodisponibilidade do medicamento. A interação pode ocorrer entre o excipiente (veículo) do medicamento e o componente utilizado nos dispositivos para infusão de uma solução (p. ex., o material plástico utilizado em equipos para aplicação de medicamentos), e a incompatibilidade química entre o medicamento e a solução diluente, ocorrendo precipitação ou turvação dessas substâncias misturadas no mesmo equipo ou no recipiente do diluente.

Os Quadros 63.1 a 63.3 apresentam as principais incompatibilidades químicas verificadas em Medicina Veterinária.

Interações farmacodinâmicas

As interações farmacodinâmicas são aquelas em que os efeitos finais são resultantes das ações farmacodinâmicas próprias de cada medicamento administrado e podem

QUADRO 63.1

Incompatibilidade farmacêutica entre antimicrobianos e soluções diluentes.

Princípio ativo	Solução diluente
Anfotericina B	Solução fisiológica 0,9%
Canamicina	Glicose com pH entre 3,5 e 6,5
Cefalotina sódica	Solução de lactato de Ringer, cloreto e gliconato de cálcio
Ciprofloxacino	Soluções com oligoelementos (magnésio, alumínio, cálcio, ferro e zinco)
Clortetraciclina	Solução de lactato de Ringer, cloreto de cálcio e bicarbonato de cálcio
Eritromicina	Complexo B com vitamina C
Oxitetraciclina	Solução de lactato de Ringer e bicarbonato de sódio
Penicilina G potássica*	Complexo B com vitamina C
Penicilinas semissintéticas*	Glicose com pH acima de 8,0
Tetraciclina (cloridrato)	Solução de lactato de Ringer e bicarbonato de sódio

*Os betalactâmicos podem ser inativados pelo pH ácido de soros glicosados.

QUADRO 63.2

Incompatibilidade farmacêutica entre medicamentos de infusão contínua e outros.

Medicamento de infusão contínua	Incompatibilidade
Dobutamina, dopamina	Bicarbonato de sódio
Dobutamina	Diazepam, furosemida
Heparina	Aminoglicosídio, diazepam
Sulfato de morfina	Fenitoína, furosemida
Verapamil	Anfotericina B, ampicilina, metronidazol

QUADRO 63.3

Incompatibilidade devido às características intrínsecas dos medicamentos.

Medicamento	Incompatibilidade/observado
Meperidina (pH = 3,5) com tiopental (pH = 10,8)	Diferença de pH/precipitação
Diazepam e itraconazol	São adsorvidos em material plástico diminuindo a concentração do medicamento/redução da atividade terapêutica

ocorrer em nível de receptores e estruturas intimamente associadas a eles, ou ainda quando os medicamentos agem em sistemas diferentes, mas o efeito de um deles é alterado pelo efeito do outro. As interações farmacodinâmicas são quase sempre previsíveis se houver um profundo conhecimento da farmacologia dos medicamentos envolvidos.

As interações farmacodinâmicas podem ser aditivas ou sinérgicas, quando há aumento do efeito farmacológico; e antagonistas, quando há diminuição do efeito de um ou ambos medicamentos.

O Quadro 63.4 mostra as principais interações farmacodinâmicas aditivas ou sinérgicas, o Quadro 63.5 mostra as interações medicamentosas antagonistas e o Quadro 63.6, as interações medicamentosas por distúrbios do equilíbrio hidreletrolítico.

Interações farmacocinéticas

As interações farmacocinéticas ocorrem quando um medicamento altera a disponibilidade de outro, ou afeta o processo de absorção, distribuição, biotransformação e/ou excreção de outro medicamento.

O Quadro 63.7 mostra as interações medicamentosas pela alteração nos sistemas de transporte do neurotransmissor.

O Quadro 63.8 apresenta as interações de medicamentos durante a absorção, e o Quadro 63.9 mostra a interação de medicamentos por deslocamento da sua ligação com proteínas plasmáticas.

Os Quadros 63.10 e 63.11 exemplificam as interações medicamentosas envolvendo os sistemas enzimáticos.

Os Quadros 63.12 e 63.13 mostram interações medicamentosas envolvendo o sistema de excreção renal.

QUADRO 63.4
Interações medicamentosas que promovem efeitos aditivos ou sinérgicos.

Medicamento	Interage com	Efeito da interação
Anti-hipertensivos	Medicamentos que promovem vasodilatação; por exemplo: fenotiazínicos	Hipotensão
Anticolinérgicos (atropina)	Antidepressivos tricíclicos ou fenotiazínicos	Ílio adinâmico
Aspirina® (ácido acetilsalicílico)	Diclofenaco sódico	↑ tempo de sangramento
Amicacina/gentamicina	AINEs: diclofenaco/ibuprofeno	Nefrotoxicidade
Amiodarona	Diltiazem/verapamil	Bradicardia, parada sinusal e diminuição do débito cardíaco
	Propranolol/metoprolol	Hipotensão arterial, bradicardia e parada cardíaca
	Lidocaína	Convulsão
	Amitriptilina ou domperidona ou levofloxacino ou claritromicina	Arritmias ventriculares
	Ondansetrona	Hipopotassemia, hipomagnesemia e risco de arritmias
	Digoxina	Náuseas, êmese e arritmia (toxicidade pela digoxina)
Ampicilina	Doxiciclina	↓ Eficácia da ampicilina
Anfotericina B	Ciclosporina	↑ Efeito nefrotóxico da ciclosporina
Atenolol	Ampicilina	↓ Efeito anti-hipertensivo do betabloqueador
Atracúrio (relaxantes musculares não despolarizantes)	Aminoglicosídios	Potencialização dos efeitos do relaxante muscular
Cefalosporinas	Varfarina	Risco hemorrágico
	Amicacina/gentamicina	↑ atividade antimicrobiana; potencial nefrotóxico da cefalosporina pode ser aumentado pela gentamicina
Ciprofloxacino	Corticosteroides	↑ Risco de ruptura de tendão e tendinite
Enalapril/captopril	Trimetoprima	↑ Hiperpotassemia
	AINEs	Risco de disfunção renal e ↓ anti-hipertensivo
Fentanila	Carvedilol	Risco de hipotensão grave
	Diazepam/midazolam	Depressão respiratória; hipotensão, hipoventilação e sedação profunda ou coma
Heparina	Captopril/enalapril	Hiperpotassemia
	Nitroglicerina	↓ Efeito anticoagulante da heparina
	Vitamina E	↑ Risco de hemorragias
Lidocaína	Tramadol	↑ risco de convulsões
Meperidina	Cetoprofeno	Ação analgésica
Metoclopramida	Tramadol/midazolam/morfina	↑ Efeitos sedativos
Suplementos de K⁺	Diuréticos poupadores de K⁺ (espironolactona)	Hiperpotassemia pronunciada

AINEs: anti-inflamatórios não esteroides; ↑: aumento; ↓: redução.

QUADRO 63.5
Interações medicamentosas antagonistas.

Medicamento afetado	Medicamento interativo	Efeito da interação
Anticoagulantes	Vitamina K	↓ atividade terapêutica (bloqueio dos efeitos anticoagulantes)
Butorfanol	Hidromorfona	↓ eficácia de ambos opioides
Barbitúricos	Naloxona	Bloqueio da depressão do sistema nervoso central
Benzodiazepínicos (BZDs)	Flumazenil	Reversão dos efeitos dos BZDs
Medicamento hipoglicêmico (insulina, sulfonilureia)	Glicocorticoides	Bloqueio dos efeitos hipoglicêmicos
Medicamentos tranquilizantes e anestésicos	Cafeína	Bloqueio da hipnose
Heparina	Sulfato de protamina	Inativa heparina
Medetomidina	Atipamazol	Reversão dos efeitos sedativos

↑: aumento; ↓: redução.

QUADRO 63.6
Interações medicamentosas por distúrbios do equilíbrio hidreletrolítico.

Medicamento	Medicamento interativo	Efeito da interação
Enalapril/captopril	Espironolactona	↑ Diurese e ↑ efeito seguido de hiperpotassemia grave
	Furosemida	↑ Diurese seguida de hiponatremia grave
Digoxina	Espironolactona	Toxicidade digitálica
Suplementos de K$^+$	Diuréticos poupadores de K$^+$	Hiperpotassemia pronunciada

↑: aumento; ↓: redução.

QUADRO 63.7
Interações medicamentosas pela alteração nos sistemas de transporte.

Medicamento	Medicamento interativo	Efeito da interação
Norepinefrina (NOR)	Antidepressivos tricíclicos	↑ Pressão venosa devido à inibição da captação de NOR pelos neurônios adrenérgicos
Clonidina	Antidepressivos tricíclicos	Bloqueio dos efeitos anti-hipertensivos

↑: aumento.

QUADRO 63.8
Interações de medicamentos durante a absorção.

Medicamento	Medicamento Interativo	Efeito da interação
Antimicrobianos quinolonas	Antiácidos à base de hidróxido de alumínio ou de magnésio (p. ex., sucralfato), leite, bloqueadores dos receptores H$_2$ (ranitidina), sulfato ferroso, medicamentos que decrescem o peristaltismo ou retardam o tempo de esvaziamento gástrico	↓ Absorção devido à formação de complexos de baixa absorção
Eritromicina, azitromicina	Antiácidos (em geral)	↓ Absorção no intestino
Anti-inflamatórios (cetoprofeno, diclofenaco sódico, indometacina, ibuprofeno, naproxeno, piroxicam)	Antiácidos (em geral)	↓ Absorção do anti-inflamatório com diminuição de sua eficácia farmacológica
Captopril	Antiácidos (em geral)	↓ Absorção do cetoconazol com diminuição de sua eficácia farmacológica
Cetoconazol (antifúngicos imidazólicos)	Bloqueadores de receptores histaminérgicos H$_2$ (p. ex., cimetidina)	↓ Absorção do cetoconazol devido à dissolução reduzida
Digoxina	Antiácidos (em geral)	↓ Absorção da digoxina
	Colestiramina	↓ Absorção da digoxina devido à formação de complexo com a colestiramina
	Aminoglicosídios	↓ Absorção da digoxina
Penicilina	Neomicina, metoclopramida e antiácidos	Má absorção no sistema gastrintestinal
Tetraciclinas	Antiácidos à base de hidróxido de alumínio de magnésio, Ca^{++} (leite), zinco e ferro	↓ Absorção por formação de quelatos pouco solúveis

↓: redução.

QUADRO 63.9

Interação de medicamentos por deslocamento da sua ligação com proteínas plasmáticas.

Medicamento deslocador	Medicamento deslocado	Efeito da interação
Fenilbutazona	Varfarina	↑ Concentração plasmática de varfarina
Lidocaína	Succinilcolina	Apneia prolongada
Sulfonamida	Metotrexato	Hipertireoidismo

↑: aumento.

QUADRO 63.10

Interações medicamentosas por indução enzimática.

Medicamento indutor	Medicamento afetado	Efeito da interação
Barbitúricos, rifampicina, carbamazepina	Anticoagulantes (orais)	↓ Efeito anticoagulante
Barbitúricos, rifampicina, carbamazepina, fenitoína	Anticoncepcionais (orais)	↓ atividade terapêutica e sangramento de escape
Barbitúricos, rifampicina, carbamazepina, fenitoína	Corticosteroides	↓ Efeitos dos corticosteroides
Barbitúricos, rifampicina	Teofilina	↓ Efeitos da teofilina
Barbitúricos	Propranolol	↑ Biodisponibilidade e meia-vida
Rifampicina	Fenitoína	Risco aumentado de convulsões

↑: aumento; ↓: redução.

QUADRO 63.11

Interações medicamentosas por inibição do sistema enzimático.

Medicamento inibidor	Medicamento afetado	Efeito da interação
Cetoconazol > itraconazol > fluconazol	Ciclosporina	↑ Níveis plasmáticos de ciclosporina em quase 40%
	Midazolam	Prolongamento da meia-vida do midazolam
Cimetidina, omeprazol	Verapamil, teofilina	Prolongamento da meia-vida de ambos medicamentos
Cloranfenicol	Fenitoína	↓ Efeitos dos corticosteroides
	Barbitúricos, propofol	Efeito prolongado do barbitúrico e propofol
Fluorquinolonas (marbofloxacino, enrofloxacino)	Teofilina	↓ Concentração plasmática de teofilina

(continua)

QUADRO 63.11

Interações medicamentosas por inibição do sistema enzimático (*continuação*).

Medicamento inibidor	Medicamento afetado	Efeito da interação
Enrofloxacino	Flunixino meglumina (AINE)	Prolongamento da meia-vida de ambos medicamentos
Eritromicina (antimicrobianos macrolídios)	Corticosteroides	Possível toxicidade devido ao aumento dos efeitos dos corticosteroides
	Varfarina	↑ Efeito anticoagulante
	Alfentanila	↑ Níveis plasmáticos de alfentanila
Metronizadol, fenilbutazona	Anticoagulantes (orais)	↓ Efeito anticoagulante
Butóxido de piperonila	Albendazol	↑ Concentração plasmática de albendazol*
Eritromicina (antimicrobianos macrolídios)	Anti-histamínico não sedativo (astemizol)	↑ Concentração plasmática do astemizol com arritmia ventricular

AINE: anti-inflamatório não esteroide. *Em geral, é muito comum em Medicina Veterinária a prática da associação de dois ou mais antiparasitários tendo como objetivo aumentar a eficácia dos medicamentos com o objetivo de reduzir a resistência dos parasitas. ↑: aumento; ↓: redução.

QUADRO 63.12

Interações medicamentosas por alteração no sistema de excreção/transporte renal.

Medicamento afetado	Medicamento interativo	Efeito da interação
Cefalosporina	Probenecida	Toxicidade aumentada do antimicrobiano
Indometacina, ácido nalidíxico, penicilina	Probenecida	Níveis aumentados do medicamento afetado
Metotrexato	Salicilatos e outros anti-inflamatórios não esteroides	↑ níveis de metotrexato com risco de toxicidade

↑: aumento; ↓: redução.

QUADRO 63.13

Diminuição da ação de medicamentos segundo alterações no pH urinário.

Diminuição do pH urinário	Aumento do pH urinário
Efedrina, canamicina, cloranfenicol, estreptomicina, gentamicina, eritromicina, metadona	Canamicina, cloranfenicol, estreptomicina, salicilatos, gentamicina, barbitúricos, fenilbutazona

BIBLIOGRAFIA

Beckel, H.S.; Lorini, I.; Lazzari, M.N. Efeito do sinergista butóxido de piperonila na resistência de Oryzaephilus surinamensis (L.) (Coleoptera: Silvanidae) a deltametrina e fenitrotiom. *Revista Brasileira de Entomologia,* v. 50, n. 1, p. 110-114, 2006.

Benjamin, D.M. Reducing medication errors and increasing patient safety: case studies in clinical pharmacology. *J Clin Pharmacol.,* v. 43, p. 768-783, 2003.

Goodman, E.G. *As bases farmacológicas da terapêutica.* 9. ed. Rio de Janeiro: McGraw-Hill; 1996. 1195 p.

Griffin, J.P.; D'arcy, P.F. A *manual of adverse drug interactions.* 5. ed. Elsevier; 1997. p. 664.

Kumbhakar, N.K.; Sanyal, P.K.; Rawte, D.; Kumar, D.; Kerketta, A.E.; Pal, S. Efficacy of pharmacokinetic interactions between piperonyl butoxide and albendazole against gastrointestinal nematodiasis in goats. *J Helminthol.,* v. 13, p. 1-6, 2015.

Lazarou J.; Pomeranz B. H.; Corey P. N. Incidence of adverse drug reactions in hospitalized patients. A meta-analysis of prospective studies. *Jama,* v. 279, n. 15, p. 1200-1205, 1998.

Merlo, J. *et al.* Prescriptions with potential drug interaction dispensed at Swedish pharmacies in January 1999: cross sectional study. British *Medical Journal,* v. 323, p. 427-428, 2001.

Secoli, S.R. Interações medicamentosas: fundamentos para a prática da enfermagem. *Ver Esc Enf USP,* v. 35, n. 1, p. 28-34, 2001.

Silva P. *Farmacologia.* 7. ed. Rio de Janeiro: Guanabara Koogan; 2006.

Stockley, I.H. *Interacciones farmacológicas.* Fuente bibliografica sobre interacciones, sus mecanismos, importancia clìnica y orientación terapéutica. Barcelona: Pharma Editores; 2004. 831 p.

64 Eutanásia

Helenice de Souza Spinosa • Flavio Roberto Nunes Spinosa

- Introdução, *947*
- Características do agente ideal para eutanásia, *950*
- Agentes que podem ser usados para a eutanásia, *950*
- Agentes que não devem ser usados para a eutanásia, *952*
- Bibliografia, *952*

INTRODUÇÃO

O termo **eutanásia** tem como elementos de composição *eû* (do grego bem, bom) + *thánatos* (do grego morte); refere-se à morte sem sofrimento, à prática pela qual se põe fim ao sofrimento de um animal com moléstia incurável. A Resolução Normativa nº 37, de 15 de fevereiro de 2018, do Conselho Nacional de Controle de Experimentação Animal (CONCEA) define eutanásia como:

> "modo humanitário de matar o animal, sem dor e com mínimo estresse. É a prática de causar a morte de um animal de maneira controlada e assistida. A eutanásia se justifica, para o bem do próprio indivíduo, em casos de dor ou sofrimento, que não podem ser mitigados de imediato, com analgésicos, sedativos ou outros métodos ou quando o estado de saúde ou bem-estar do animal impossibilite o tratamento ou socorro (de acordo com o § 1º do art. 14 da Lei nº 11.794, de 2008) ou para fins didáticos ou científicos".

O Conselho Federal de Medicina Veterinária (CFMV), por sua vez, publicou o "Guia Brasileiro de Boas Práticas em Eutanásia em Animais", em 2013, que firma em seu prefácio que "a eutanásia nos animais é um procedimento clínico necessário e que compete privativamente ao Médico Veterinário a sua implementação". Ainda, no item Considerações Gerais desse Guia, eutanásia é conceituada como "a indução da cessação da vida animal, por meio de método tecnicamente aceitável e cientificamente comprovado, observando os princípios éticos".

Na prática veterinária, de modo geral, a eutanásia é realizada para interromper o sofrimento de um animal em decorrência de processos muito dolorosos ou incuráveis. Há também situações em que o clínico-veterinário é solicitado a praticar a eutanásia por outras razões que envolvem o interesse do proprietário do animal, que alega, na maioria das vezes, motivos de ordem econômica, conveniência pessoal, comportamento indesejável do animal ou, ainda, abandono do animal. Exemplificando, o proprietário, por motivos econômicos, não quer ou não pode manter o animal e, em vez de procurar um novo dono, decide pela eutanásia; o mesmo ocorre quando o proprietário alega não ter condições de manter a prole de cães e gatos recém-nascida. Também, por comodidade do proprietário, não satisfeito com o desempenho do animal, que está sendo adestrado ou em competições e exposições, não quer mais mantê-lo e opta pela eutanásia. Animais com desvios de comportamento, que apresentam vícios ou são muito agressivos, são motivos de queixas dos proprietários que querem se livrar do animal, recorrendo à eutanásia. Ainda, animais encontrados na rua são levados ao médico-veterinário porque a pessoa fica comovida com a situação de abandono, preferindo submetê-los à eutanásia para dar fim ao seu sofrimento. Cabe ao médico-veterinário dissuadir o proprietário/cuidador do animal quando não há indicação da eutanásia e recomendar o encaminhamento para a doação responsável quando não queira mantê-lo sob seus cuidados. Deve aqui ser salientado que a Resolução nº 1.000 do CFMV, de 11 de maio de 2012, faz menção às situações em que a eutanásia é indicada, bem como aos princípios básicos norteadores dos métodos de eutanásia.

Sacrifício é outro termo usado por alguns e se refere principalmente à morte de animais empregados em experimentos científicos. Questiona-se a utilização desse termo, uma vez que pode ter a conotação de oferenda do animal a uma divindade para lhe tributar homenagens, reconhecer seu poder ou aplacar sua cólera, como aquela feita por alguns povos da Antiguidade ou atualmente em alguns ritos religiosos; portanto, situação bastante distinta daquela que ocorre nos laboratórios de pesquisa.

O **abate** é outra situação em que o médico-veterinário lida com a morte, porém é praticado em animais de açougue e de pescado, visando à obtenção de produtos de origem animal para alimentação. Os regulamentos técnicos pertinentes definem como animais de açougue os mamíferos (bovídeos, equídeos, suínos, ovinos, caprinos e lagomorfos) e aves domésticas, bem como os animais silvestres criados em cativeiros, abatidos em estabelecimentos sob inspeção veterinária; pescado são considerados também os anfíbios e os répteis abatidos em estabelecimentos sob inspeção veterinária oficial.

Abate, tecnicamente, é o processo intencional que provoca a morte de um animal, no âmbito de estabelecimentos regularizados pelos serviços oficiais de inspeção, cujos produtos são destinados ao consumo humano ou para outros fins comerciais. O abate sob preceitos religiosos é "o procedimento de abate específico, realizado sob orientação de autoridade religiosa, para atendimento de exigência à comunidade que o requeira". A Portaria nº 365, de 16 de julho de 2021, que aprovou o "Regulamento Técnico de Manejo Pré-abate e Abate Humanitário" e os métodos de insensibilização autorizados pelo Ministério da Agricultura, Pecuária e Abastecimento (MAPA), ressalta no seu Artigo 42: "Somente é permitido o abate de animais com emprego de métodos humanitários, utilizando-se de prévia insensibilização, seguida de imediata sangria, à exceção de animais abatidos sob preceitos religiosos".

Em âmbito estadual, por exemplo, o Governo do Estado de São Paulo promulgou a Lei nº 11.977, de 25 de agosto de 2005, que criou o "Código de Proteção aos Animais", disciplinando, entre outros procedimentos, a insensibilização e a eutanásia dos animais, prevendo inclusive sanções administrativas e penais.

Deve ser mencionada também a grande preocupação com o bem-estar dos animais de produção para que eles não sofram durante o período de pré-abate e abate, incluindo nesse último a insensibilização do animal. Nesse contexto, as diretrizes brasileiras de bem-estar animal acompanham aquelas recomendadas pela Organização Mundial de Saúde Animal (OIE), tendo sido publicado pelo MAPA a Normativa nº 56, de 6 de novembro de 2008, a qual "estabelece os procedimentos gerais de Recomendações de Boas Práticas de Bem-estar para Animais de Produção e de Interesse Econômico (REBEM)", sendo considerado animal de produção todo aquele cuja finalidade da criação seja a obtenção de carne, leite, ovos, lã, pele, couro e mel ou qualquer outro produto com finalidade comercial. Assim, o MAPA tem apoiado a iniciativa da Sociedade Mundial de Proteção Animal (World Society for the Protection of Animals, WSPA) para a elaboração de manuais para o abate humanitário de animais de produção, que tragam informações práticas, com embasamento científico e linguagem acessível, aplicáveis à realidade brasileira. Nesse sentido, o MAPA acompanha a tendência mundial, ao promulgar a Portaria nº 365/2021 que aprovou o "Regulamento Técnico de Manejo Pré-abate e Abate Humanitário", anteriormente mencionada.

O abate também é empregado para erradicar e/ou controlar as zoonoses e epizootias de comunicação compulsória, sendo esse procedimento adotado sob supervisão da autoridade sanitária competente.

O CFMV, por meio da Resolução nº 1.000 de 11 de maio de 2012, bem como pela publicação do "Guia Brasileiro de Boas Práticas em Eutanásia em Animais", se ocupou de estabelecer as normas reguladoras de procedimentos relativos à eutanásia em animais. O Quadro 64.1, reproduz a lista das diferentes espécies animais e os métodos de eutanásia recomendados e aqueles aceitos sob restrição, contida em ambas normativas.

QUADRO 64.1

Métodos de eutanásia aceitáveis e aceitos sob restrição, conforme Resolução nº 1.000, de 11 de maio de 2012, do Conselho Federal de Medicina Veterinária, que "Dispõe sobre os procedimentos e métodos de eutanásia em animais e dá outras providências", bem como o Guia Brasileiro de Boas Práticas para Eutanásia em Animais.

Animais	Aceitáveis	Aceitos sob restrição
Cães	Barbitúricos ou outros anestésicos gerais injetáveis;* anestésicos inalatórios seguidos de outro procedimento para assegurar a morte; anestesia geral prévia seguida de cloreto de potássio ou seguida de bloqueador neuromuscular e cloreto de potássio*	N_2/argônio; eletrocussão com anestesia geral prévia; T61®; CO_2; aplicação intratecal de anestésico local com anestesia geral prévia*
Gatos	Barbitúricos ou outros anestésicos gerais injetáveis;* anestésicos inalatórios seguidos de outro procedimento para assegurar a morte; anestesia geral prévia seguida de cloreto de potássio ou seguida de bloqueador neuromuscular e cloreto de potássio*	N_2/argônio; eletrocussão com anestesia geral prévia; T61®; CO_2; aplicação intratecal de anestésico local com anestesia geral prévia*
Equinos	Barbitúricos ou outros anestésicos gerais injetáveis associados ou não a guaifenesina;* anestesia geral prévia seguida de cloreto de potássio ou seguida de bloqueador neuromuscular e cloreto de potássio*	Hidrato de cloral;* arma de fogo; eletrocussão com anestesia geral prévia;* pistola de ar comprimido seguido de exsanguinação; aplicação intratecal de anestésico local com anestesia geral prévia*

(continua)

QUADRO 64.1

Métodos de eutanásia aceitáveis e aceitos sob restrição, conforme Resolução nº 1.000, de 11 de maio de 2012, do Conselho Federal de Medicina Veterinária, que "Dispõe sobre os procedimentos e métodos de eutanásia em animais e dá outras providências", bem como o Guia Brasileiro de Boas Práticas para Eutanásia em Animais (*continuação*).

Animais	Aceitáveis	Aceitos sob restrição
Ruminantes	Barbitúricos ou outros anestésicos gerais injetáveis associados ou não a guaifenesina;* anestesia geral prévia seguida de cloreto de potássio ou seguida de bloqueador neuromuscular e cloreto de potássio;* pistola de ar comprimido seguido de exsanguinação	Hidrato de cloral;* arma de fogo; eletrocussão com anestesia geral prévia;* aplicação intratecal de anestésico local com anestesia geral prévia*
Suínos	Barbitúricos ou outros anestésicos gerais injetáveis;* CO_2; anestesia geral prévia seguida de cloreto de potássio ou seguida de bloqueador neuromuscular e cloreto de potássio;* superdosagem de anestésico inalatório seguida de outro procedimento que assegure a morte	Hidrato de cloral;* arma de fogo; eletrocussão com anestesia geral prévia;* insensibilização elétrica seguida de exsanguinação; pistola de ar comprimido seguida de exsanguinação
Animais de laboratório		
Roedores e outros pequenos mamíferos	Barbitúricos ou outros anestésicos gerais injetáveis; anestésicos inalatórios seguidos de outro procedimento para assegurar a morte; cloreto de potássio com anestesia geral prévia*	N_2/argônio; deslocamento cervical (animais < 200 g); decapitação por guilhotina (animais < 200 g); T61®; CO_2
Coelhos	Barbitúricos ou outros anestésicos gerais injetáveis;* anestésicos inalatórios seguidos de outro procedimento para assegurar a morte; cloreto de potássio com anestesia geral prévia*	N_2/argônio; deslocamento cervical (animais < 1 kg); pistola de ar comprimido; T61®; CO_2
Primatas não humanos	Barbitúricos ou outros anestésicos gerais injetáveis;* anestésicos inalatórios seguidos de outro procedimento para assegurar a morte	T61®; CO_2
Aves	Barbitúricos ou outros anestésicos gerais injetáveis; anestésicos inalatórios seguidos de outro procedimento para assegurar a morte	N_2/argônio; deslocamento cervical; decapitação; CO_2
Peixes	Barbitúricos ou outros anestésicos gerais injetáveis; anestésicos inalatórios seguidos de outro procedimento para assegurar a morte; CO_2; tricaína metano sulfonato (TMS, MS-222); cloridrato de benzocaína, 2-fenoxietanol	Decapitação; secção da medula espinal
Animais silvestres		
Mamíferos terrestres	Barbitúricos ou outros anestésicos gerais injetáveis;* anestésicos inalatórios seguidos de outro procedimento para assegurar a morte (em algumas espécies)*	N_2/argônio; arma de fogo; pistola de ar comprimido; etorfina; carfentanila
Mamíferos aquáticos	Barbitúricos ou outros anestésicos gerais injetáveis;* cloridrato de T61®; exsanguinação com anestesia geral prévia*	Arma de fogo (animais < 4 metros); arpão (animais > 4 metros); etorfina; carfentanila
Anfíbios	Barbitúricos ou outros anestésicos gerais injetáveis; anestésicos inalatórios seguidos de outros procedimentos para assegurar a morte; metano sulfonato de tricaína (TMS, MS-222), cloridrato de benzocaína	Decapitação; CO_2; secção da medula espinal após anestesia geral
Répteis	Barbitúricos ou outros anestésicos gerais injetáveis;* anestésicos inalatórios seguidos de outro procedimento para assegurar a morte (em algumas espécies)	Pistola de ar comprimido; arma de fogo; decapitação; secção da medula espinal após anestesia geral; CO_2
Ovos embrionados	Acima de 15 dias maceração, decapitação ou CO_2 seguido de imediato congelamento por imersão em N_2 líquido ou congelador próprio	—

*Em todos os casos, para todas as espécies, os barbitúricos ou outros anestésicos gerais injetáveis devem: 1) ser precedidos de medicação pré-anestésica; 2) ser administrados por via intravenosa e, apenas na impossibilidade dela, por via intraperitoneal, em dose suficiente para produzir a ausência do reflexo corneal. Após a ausência do reflexo corneal, pode-se complementar com o cloreto de potássio associado ou não ao bloqueador neuromuscular, ambos por via intravenosa.

Deve ser salientado que o médico-veterinário, seguramente, não gosta de praticar a eutanásia, porém, diferentemente do que ocorre na espécie humana, esse procedimento pode ser indicado pelo profissional. O médico-veterinário, ao indicar a eutanásia, com base em seus princípios éticos e atendendo à legislação vigente, deve assegurar-se de que o proprietário esteja convencido que esta é a melhor conduta a ser tomada, informando-o sobre a eficiência e a segurança do agente que será empregado. O médico-veterinário deve esclarecer ao proprietário ou ao responsável legal pelo animal sobre o ato da eutanásia e obter a autorização da eutanásia por escrito, por meio de termo de consentimento livre e esclarecido para a realização de eutanásia, conforme proposto na Resolução do CFMV nº 1.321, de 24 de abril de 2020, que instituiu normas sobre os documentos no âmbito da clínica médico-veterinária.

CARACTERÍSTICAS DO AGENTE IDEAL PARA EUTANÁSIA

Não se tem, ainda, o agente ideal para eutanásia, embora se procure associar diferentes agentes a fim de aumentar a eficiência e a qualidade da eutanásia com efeitos indesejáveis mínimos. São características desejáveis de um agente para eutanásia:

- Promover indução suave (não causar alterações comportamentais que ocasionem dor, ansiedade/medo, vocalização, espasmos musculares ou sinais de estimulação do sistema nervoso autônomo. Isso dá tranquilidade e confere aceitabilidade aos observadores desse procedimento)
- Executar indução rápida (a inconsciência e a morte devem ocorrer instantaneamente ou dentro de pouquíssimos minutos)
- Ser seguro e de fácil emprego para o profissional que manipula o agente (ser prático)
- Não causar problemas de contaminação sanitária e do meio ambiente
- Não deixar resíduos ou lesões teciduais que possam prejudicar a necropsia
- Ser economicamente viável (custo acessível).

AGENTES QUE PODEM SER USADOS PARA A EUTANÁSIA

Barbitúricos

Os barbitúricos são classificados como depressores gerais do sistema nervoso central (SNC), produzindo depressão central gradativa, que se inicia no córtex até alcançar o centro cardiorrespiratório bulbar. São os agentes empregados para eutanásia que mais se aproximam daquele considerado ideal.

O pentobarbital sódico, por via intravenosa, foi o barbitúrico mais utilizado para essa finalidade; produz perda rápida e suave da consciência e relaxamento muscular. Pode também ser administrado por via intraperitoneal e intracardíaca; esta última necessita de destreza e contenção firme para que o animal não se debata. O uso de tranquilizantes pode auxiliar essa contenção. No Brasil, há frequentemente descontinuidade na produção de pentobarbital pela indústria farmacêutica.

A associação de secobarbital (barbitúrico de ação curta) com dibucaína (anestésico local que produz toxicidade no SNC e no músculo cardíaco) e do tiopental (barbitúrico de ação ultracurta) com a xilazina (relaxante muscular de ação central e analgésico) são usados, por via intravenosa, para a eutanásia de cães e gatos. Essas associações promovem rápida inconsciência, levando à anestesia profunda; apneia ocorre devido à depressão do centro respiratório e à parada cardíaca potencializada pela dibucaína ou pela xilazina.

A associação pentobarbital sódico + hidrato de cloral + sulfato de magnésio (respectivamente, 6,6 g, 30 g e 15 g dissolvidos em 1 ℓ de água) foi bastante utilizada por via intravenosa, para produção de anestesia em bovinos e equinos e, nos dias de hoje, tornou-se obsoleta. O início de ação do hidrato de cloral é lento, causando dificuldade na contenção, respiração ofegante, espasmos musculares e vocalização; esses efeitos são atenuados pela presença do barbitúrico nessa associação. O sulfato de magnésio impede a ocorrência de espasmos musculares e cessa a atividade cardíaca. A maior desvantagem dessa associação para a eutanásia é a necessidade de empregarem-se grandes volumes, por via intravenosa.

T-61®

O T-61® (Hoechst Roussel Vet) foi lançado na Alemanha, em 1962, para eutanásia de várias espécies animais: cães, gatos, ruminantes e equídeos. Esse produto de uso veterinário, indicado para uso intravenoso, é uma associação da embutramida (um analgésico opioide potente e sedativo, com estreita janela terapêutica, estruturalmente relacionado à metadona), do agente curarizante mebezônio e do anestésico local tetracaína (reduz a dor no local da injeção). A eutanásia ocorre devido a grave depressão do SNC, hipoxia e colapso circulatório.

Propofol

O propofol é um agente hipnótico intravenoso potente, amplamente utilizado para indução e manutenção da anestesia e para sedação em unidade de terapia intensiva; apresenta rápido início de ação com efeito hipnótico dose-dependente. É um dos agentes anestésicos gerais intravenosos recomendáveis para a eutanásia de diferentes espécies animais. Entretanto, o propofol possui, ainda, custo elevado, para ser empregado rotineiramente na eutanásia de animais.

Metano sulfonato de tricaína, benzocaína e 2-fenoxietanol

São agentes anestésicos empregados em peixes e anfíbios. O metano sulfonato de tricaína (TMS, MS-222 – Finquel®, nome comercial, porém não disponível no Brasil) é o agente anestésico (isômero da benzocaína) mais difundido para uso em peixes, inclusive é liberado nos EUA para uso em peixes destinados para o consumo humano; é uma substância bastante solúvel em água, porém, devido à sua característica ácida, baixa consideravelmente o pH da água. A exposição contínua a essa substância pode causar dano na retina do manipulador.

A benzocaína é o anestésico mais empregado no Brasil para peixes pela facilidade de obtenção, baixo custo e segurança para o manipulador. Em água, forma uma solução neutra e é letal para os peixes em dose 3 vezes superior àquela anestésica.

O 2-fenoxietanol é um óleo aromático com efeito anestésico, além de ser usado também como fungicida e bactericida em peixes; não foram descritos efeitos tóxicos no manipulador.

Cloreto de potássio com anestesia geral prévia

Isoladamente o cloreto de potássio faz parte da lista dos agentes inaceitáveis para eutanásia; contudo, em soluções saturadas para administração intravenosa ou intracardíaca, pode ser empregado em animais previamente anestesiados para produzir parada cardíaca e morte. O íon potássio é cardiotóxico, de tal forma que a administração rápida intravenosa ou intracardíaca de uma solução de 1 a 2 mmol/kg de peso corpóreo provoca parada cardíaca.

Anestésicos inalatórios

Têm-se o halotano, o enflurano, o isoflurano, sevoflurano, entre outros. Em relação à velocidade de indução, sabe-se que o sevofluorano é o mais rápido, seguido pelo isoflurano e halotano. São empregados para a eutanásia de animais de pequeno porte, como filhotes de cães e gatos, e pequenas aves e roedores, devido à dificuldade do uso da via intravenosa nessas espécies. Os anestésicos inalatórios são administrados em câmara fechada, na qual é colocado o animal; a morte é rápida quando a concentração anestésica é alta nesse ambiente. Em grandes animais o uso de anestésicos inalatórios torna-se dispendioso, pelo grande volume necessário, e difícil, pois necessita de equipamento para sua administração. Recomenda-se o uso de medicação tranquilizante para evitar a excitação (estágio II da anestesia) e o debate do animal durante a indução anestésica.

Deve ser salientado que podem ocorrer alguns riscos quando os anestésicos inalatórios são usados. Todos os agentes são, em maior ou menor grau, hepatotóxicos para a espécie humana. O halotano, o enflurano e o isoflurano têm custo elevado.

Dióxido de carbono

O dióxido de carbono (CO_2) corresponde a 0,032% da composição do ar atmosférico; quando puro, é mais pesado que o ar e quase inodoro. É um gás anestésico e tem sido recomendado para insensiblização de suínos e aves antes do abate.

O CO_2 em concentração superior a 85% é usado para suínos, com o objetivo de provocar anóxia. Para aves pode ser usado a 40%, e, quando as aves tiverem perdido a consciência, segue-se uma segunda exposição a 85%. Deve ser salientado que CO_2, em altas concentrações, causam irritação das vias aéreas.

A Resolução Normativa nº 37/2018 do CONCEA aceita o uso de CO_2 como método de eutanásia, porém com restrição em roedores e pequenos mamíferos (camundongos, ratos, hamster, gerbil, cobaios); para essas espécies animais são recomendáveis os barbitúricos, anestésicos gerais (por exemplo, propofol) e inalatórios (por exemplo, isoflurano), bem como a sobredosagem da associação de anestésicos dissociativos (por exemplo, cetamina) e agonistas de alfa-2 adrenorreceptores (por exemplo, xilazina).

O óbito de animais imaturos com o CO_2 é mais demorado; os neonatos são muito resistentes ao efeito do CO_2 e de outros agentes que causam hipoxia, por isso, não é recomendado o seu uso.

Nitrogênio e argônio

O nitrogênio (N_2) corresponde a 78,1% e o argônio (Ar) a 0,93% do ar atmosférico. Apresentam as características de serem gases inertes, incolores, inodoros, não inflamáveis e não explosivos. Tanto o nitrogênio como o argônio deslocam o oxigênio, levando à hipoxemia.

O nitrogênio foi utilizado para eutanásia de pequenos animais (cães e gatos); estes eram colocados em câmaras, nas quais o nitrogênio era injetado (entre 45 e 50 s), induzindo a hipoxia. Durante a inconsciência, o animal não sente dor ou desconforto, porém pode apresentar respiração irregular, vocalização, tremores musculares e convulsões, que são bastante desagradáveis para quem observa; esse foi um dos motivos que levou ao desuso desse agente para a eutanásia. Os animais jovens e recém-nascidos são mais resistentes a eutanásia com o nitrogênio, necessitando mais tempo de exposição ao gás.

O CONCEA aceita com restrição o uso de nitrogênio e argônio apenas para causar a morte de frangos. Esses gases podem ser usados como método de insensibilização no abate de suínos e aves.

Insensibilização elétrica: eletrocussão

A morte por eletrocussão ocorre principalmente por fibrilação cardíaca e pode ser empregada para a insensibilização antes do abate de suínos, ovinos e aves. Nesse caso, os eletrodos devem ser posicionados de maneira a permitir que a corrente elétrica atravesse o cérebro (sentido transcranial), e não no sentido craniocaudal. Em suínos e ovinos, os eletrodos são posicionados nas fossas temporais sobre a pele previamente umedecida, favorecendo a condução da descarga elétrica, e, assim, produzindo a eletronarcose. Recomenda-se o emprego de corrente elétrica de baixa amperagem (em média, 110 volts e 1,5 ampère para suínos e 30 volts e 1,5 ampère para aves), por alguns segundos e, a seguir, a sangria.

A eletrocussão é aceita sob restrição (Quadro 64.1) devido às seguintes desvantagens: é perigosa para o aplicador; é demorada (por exemplo), o cão leva cerca de 12 s para perder a consciência e ter início a fibrilação cardíaca, seguida de hipoxia cerebral); é difícil de ser executada em animais agressivos; não confere aceitabilidade ao observador (súbito colapso e espasmo tônico-clônico da musculatura esquelética); e não é confiável se não for acompanhada de sangria, uma vez que há possibilidade de a respiração retornar.

Insensibilização por pistola pneumática

A pistola pneumática é um equipamento que tem um êmbolo cativo acionado por ar comprimido que veio substituir a marreta, como método de insensibilização prévia para animais de grande porte antes do abate.

A pistola pneumática de penetração (êmbolo de 11 mm de diâmetro e pressão de trabalho de 8 a 12 kg/cm^2) deve ser posicionada na cabeça do animal de tal forma que provoque uma pancada súbita e penetrante no crânio, produzindo uma grave lesão perfurocontundente com laceração encefálica, promovendo a inconsciência rápida do animal. Pode ser considerado um método eficiente de insensibilização para o abate, pois mantém a atividade cardiorrespiratória, e o animal pode, então, ser sangrado sem dor. É necessário que o operador esteja habilitado no uso da pistola, para sua segurança e evitar o sofrimento desnecessário do animal.

A pistola pneumática com injeção de ar comprimido também promove laceração do encéfalo, porém, com base em trabalhos científicos, os autores demonstraram maior disseminação de segmentos do tecido nervoso central pelo organismo animal, tendo sido encontrado principalmente no ventrículo direito, em cerca de 33% dos animais abatidos; quando se faz uso da pistola pneumática sem a injeção de ar, observam-se esses fragmentos em apenas 12% dos animais abatidos. Esse achado, à luz dos conhecimentos atuais, gera insegurança alimentar, por exemplo, frente a encefalopatia espongiforme bovina.

Armas de fogo

São excepcionalmente utilizadas para eutanásia, como, por exemplo, no abate sanitário para erradicar ou controlar epizootias e zoonoses. Nessas situações, esse método de eutanásia é determinado pela autoridade sanitária competente e executado por atirador habilitado e convocado para esse fim.

A impossibilidade de se aproximar de um animal feroz que ofereça risco para outros animais ou para homem é outro exemplo de situação em que a arma de fogo é utilizada para a eutanásia.

Deve-se aproximar o máximo possível do animal e assegurar-se de que o projétil atinja o cérebro, com precisão, para que ocorra a eutanásia instantânea, evitando que o animal seja apenas ferido. Evidentemente, esse procedimento não é agradável de ser observado, porém seu caráter humanitário é evidente.

Concussão cerebral, luxação cervical, decapitação e irradiação de micro-ondas

São métodos empregados para eutanásia em pequenos animais de laboratório. A concussão cerebral e a luxação cervical são seguidas de toracotomia ou sangria. A decapitação e a irradiação de micro-ondas (realizada em aparelho especialmente construído para essa finalidade, que focaliza as micro-ondas para a cabeça do animal) são procedimentos adotados em certas pesquisas neuroquímicas para evitar alterações nas avaliações obtidas.

AGENTES QUE NÃO DEVEM SER USADOS PARA A EUTANÁSIA

Há agentes físicos e substâncias químicas que são reconhecidamente letais ou tóxicas para os animais, porém não devem ser usados para eutanásia devido ao sofrimento que podem causar. Esses agentes são:

- **Agentes curarizantes** (d-tubocurarina, galamina, decametônio, succinilcolina): causam a morte por paralisia funcional dos músculos respiratórios, levando à anoxia anoxêmica. Nunca devem ser usados isoladamente e sim associados com depressores gerais do SNC, como citado antes
- **Estricnina**: é um estimulante medular que leva a convulsões. Não altera a consciência, e a morte ocorre por anoxia anoxêmica, decorrente da incapacidade funcional da musculatura respiratória que se encontra em rigidez tônica
- **Monóxido de carbono (CO)**: esse gás causa hipoxia tecidual em consequência do deslocamento do oxigênio da hemoglobina, formando a carboxihemoglobina. O CO tem afinidade pela hemoglobina 200 vezes superior àquela para o oxigênio. Foi usado para eutanásia de cães e gatos e, atualmente, é considerado inaceitável para todas espécies animais.
- **Nicotina**: causa bloqueio despolarizante de todos os receptores colinérgicos nicotínicos centrais e periféricos, em particular, os da musculatura respiratória. Ocorre anoxia anoxêmica antes da perda de consciência do animal
- **Drogas de ação no coração**: tanto os estimulantes (digitálico, cálcio) como os depressores (íons potássio e magnésio) do miocárdio causam morte por parada cardíaca, porém não deprimem a consciência e não são analgésicos
- **Gás ou solução de cianeto**: causa morte por anoxia histotóxica. O cianeto liga-se ao radical férrico da citocromo oxidase das mitocôndrias, danificando a cadeia de transporte de elétrons e, portanto, a capacidade das células de usar o oxigênio. O animal desenvolve rapidamente coma, choque, crises convulsivas e parada cardiorrespiratória. Aparentemente os efeitos do cianeto não são dolorosos, porém esse agente é extremamente tóxico, oferecendo risco ao operador
- **Embolia gasosa e anestésicos voláteis por via intravenosa**: a morte é precedida geralmente de excitação acentuada, dor e vocalização
- **Sangria** (exsanguinação): é admitida quando precedida da insensibilização do animal e visa ao bom processamento tecnológico da carne. Vale ressaltar que os regulamentos técnicos preveem a sangria sem insensibilização praticada de acordo com preceitos religiosos (jugulação cruenta)
- **Câmara de vácuo** (descompressão): foi utilizada para eutanásia de cães, gatos e outras espécies de pequeno porte. Os animais eram colocados dentro da câmara e o ar era rapidamente extraído por meio de uma bomba, formando um vácuo parcial. Os animais eram mantidos nesse ambiente por um período entre 10 (animal sadio) e 20 (animal jovem, idoso ou doente) minutos. Os animais apresentam inconsciência em decorrência da hipoxia; observam-se respiração irregular, contrações musculares reflexas e convulsões. Esses efeitos, aliados à manutenção e à operação inadequada do equipamento (podendo causar dor, ruptura de vasos sanguíneos e liberação de gases a partir do sangue), fizeram com que esse método de eutanásia fosse visto com restrição.

BIBLIOGRAFIA

American Veterinary Medical Association (AVMA). Guidelines for the Euthanasia of Animals: 2020 Edition. Disponível em: https://www.avma.org/sites/default/files/2020-01/2020-Euthanasia-Final-1-17-20.pdf. Acesso em: 14 maio 2021.

Brasil. Conselho Federal de Medicina Veterinária (CFMV). Resolução nº 1.000, de 11 de maio de 2012, que *"Dispõe sobre os procedimentos e métodos de eutanásia em animais e dá outras providências"*.

Brasil. Conselho Federal de Medicina Veterinária (CFMV). Guia Brasileiro de Boas Práticas para Eutanásia em Animais. Disponível em: https://www.cfmv.gov.br/guia-brasileiro-de-boas-praticas-para-a-eutanasia-em-animais/comunicacao/publicacoes/2020/08/03/#1. Acesso em: 24 dez. 2021..

Brasil. Conselho Federal de Medicina Veterinária (CFMV). Resolução nº 1.321, de 24 de abril de 2020, que "Institui normas sobre os documentos no âmbito da clínica médico-veterinária e dá outras providências". Disponível em: https://www.in.gov.br/web/dou/-/resolucao-n-1.321-de-24-de-abril-de-2020-253999246. Acesso em: 14 dez. 2021.

Brasil. Ministério da Agricultura. *Regulamento da Inspeção Industrial e Sanitária de Produtos de Origem Animal*. Decreto nº 30.691, de 29 de março de 1952. Diário Oficial da União, 7 jul. 1952.

Brasil. Ministério da Agricultura e do Abastecimento. Instrução Normativa nº 3, de 24 de janeiro de 2000. *Regulamento Técnico de Métodos de Insensibilização para o Abate Humanitário de Animais de Açougue*. Diário Oficial da União, Brasília, 24 jan. 2000, nº 16, Seção I, p. 14.

Brasil. Ministério da Agricultura e do Abastecimento. Normativa nº 56, de 6 de novembro de 2008, que estabelece "os procedimentos gerais de Recomendações de Boas Práticas de Bem-Estar para Animais de Produção e de Interesse Econômico – REBEM, abrangendo os sistemas de produção e o transporte".

Brasil. Ministério da Agricultura, Pecuária e Abastecimento (MAPA). Portaria nº 365, de 16 de julho de 2021. Aprova o Regulamento Técnico de Manejo Pré-abate e Abate Humanitário e os métodos de insensibilização autorizados pelo Ministério da Agricultura, Pecuária e Abastecimento. Disponível em: https://www.in.gov.br/en/web/dou/-/portaria-n-365-de-16-de-julho-de-2021-334038845. Acesso em: 14 dez. 2021.

Brasil. Ministério da Ciência, Tecnologia e Inovação. Resolução Normativa nº 37, de 15 de fevereiro de 2018. Baixa a Diretriz da Prática de Eutanásia do Conselho Nacional de Controle de Experimentação Animal – Concea. Anexo. Disponível em: https://www.gov.br/mcti/pt-br/composicao/conselhos/concea/arquivos/arquivo/legislacao/anexo-da-resolucao-normativa-no-37-de-15-de-fevereiro-de-2018.pdf/view. Acesso em: 14 dez. 2021.

Chorilli, M; Michelin, D.C.; Salgado, H.R.N. Animais de laboratório: o camundongo. *Revista de Ciências Básicas e Aplicada*, v. 28, n. 1, p. 11-23, 2007.

Conroy, C.J.; Papenfuss, T.; Parker, J.; Hahn, N.E. Use of tricaine methanesulfonate (MS222) for euthanasia of reptiles. *J Am Assoc Lab Anim Sci.*, v. 48, n. 1, p. 28-32, 2009.

Edney, A.T.B. Euthanasia management: when the time comes and afterwards. In: *World Veterinary Congress*, 1, (Congress of The World Veterinary Association, 25; Congress of The World Small Animal Veterinary Association, 20), Yokohama, p. 559-562, 1995.

Giorgi, M.; Bertini, S. Tanax® (T-61): an overview. *Pharmacological Research,* v. 41, n. 4, p. 379-383, 2000.

Hatch, R.C. Agentes usados para eutanásia. In: Booth, N.H.; Mcdonald, L.E. *Farmacologia e Terapêutica em Veterinária*. 6. ed. Rio de Janeiro: Guanabara Koogan; 1992. p. 928-932.

Roça, R.O. Abate humanitário de bovinos. *Revista de Educação Continuada do CRMV SP*, São Paulo, v. 4, n. 2, p. 73-85, 2001.

Roça, R.O.; Padovani, C.R; Filipi, M.C.; Schwach, E.; Uemi, A.; Shinkai, R.T.; Biondi, G.F. Efeitos dos métodos de abate de bovinos na eficiência da sangria. *Ciência e Tecnologia de Alimento*, v. 21, n. 2, p. 244-248, 2001.

Roubach, R.; Gomes, L.C. O uso de anestésicos no manejo de peixes. *Panorama da aquicultura*, v. 11, n. 66, p. 37-40, 2001.

São Paulo (Estado). Lei nº 11.977, de 25 de agosto 2005. Código de Proteção aos Animais e dá outras providências. *Diário Oficial do Estado de São Paulo*, Poder Executivo, São Paulo, SP, v. 115, n.162, 26 ago. 2005. Seção. I.

Stead, A.C. Euthanasia in dog and cat. *Journal of Small Animal Practice,* v. 23, p. 37-43, 1982.

65 Doping

Maria Santina Moral

- Introdução, *955*
- Controle antidopagem, *955*
- Medicação e *doping*, *956*
- Classificação das substâncias químicas envolvidas no *doping*, *959*
- Sistema de coleta e técnicas de detecção de substâncias, *961*
- Regulamentos adotados em provas equestres no Brasil, *964*
- Bibliografia, *970*

INTRODUÇÃO

A palavra *doping* exprime o uso ilícito de substâncias químicas, associadas ou não com técnicas, com o intuito de modificar o resultado em atividade esportiva. Esse termo surgiu pela primeira vez no dicionário inglês, em 1899, referindo-se a uma mistura de ópio e narcóticos usada para cavalos. Segundo o *Oxford English Dictionary*, acredita-se que esse termo seja originário de *doop*, da língua holandesa, que significa imersão associada à cerimônia do "batismo cristão". O fervor religioso dessa cerimônia levou ao uso "cínico" e "desdenhoso" da palavra *doop* para descrever o estado de euforia induzido por certas substâncias químicas.

A literatura relata que os atletas dos jogos olímpicos realizados na Grécia, bem antes da Era Cristã, já faziam uso de todos os meios disponíveis, com a finalidade de aumentar seus desempenhos. Em Medicina Veterinária, há relatos de que na Roma Antiga, a mistura de água e mel (hidromel) era administrada aos cavalos para melhorar o desempenho desses animais nas corridas de biga. No século XVII relata-se a utilização de sementes de anis, mel e outros ingredientes com intuito de melhorar o desempenho atlético dos animais. Mais tarde, cita-se também o uso de café, chá, champanhe e uísque antes das corridas equestres. Na América do Norte, em 1890, treinadores utilizaram pela primeira vez alguns alcaloides de origem vegetal em cavalos, com a mesma finalidade de aumentar a resposta atlética desses animais nas corridas.

A referência pioneira relacionada com a tentativa de coibir o *doping* surgiu em 1666, na Inglaterra, com um regulamento que proibiu o uso de substâncias nas corridas. O primeiro caso positivo de controle antidopagem ocorreu em 1903, quando Bukowski, um químico russo, injetou saliva de cavalo em sapos e observou que eles apresentaram uma resposta de estímulo. Posteriormente, empregou-se no controle antidopagem a prova de Straub, na qual extratos de fluidos biológicos dos cavalos eram injetados em animais de laboratório, em particular, os camundongos, e esses apresentavam respostas características, indicando o *doping*.

Com o passar do tempo o controle antidopagem evoluiu bastante e ainda representa um estimulante desafio aos químicos analistas, pois o trabalho envolve constante pesquisa e atualização de técnicas e equipamentos analíticos.

CONTROLE ANTIDOPAGEM

O controle antidopagem nos esportes equestres tem três finalidades principais:

- Colaborar com a manutenção da saúde e do bem-estar do animal e das pessoas participantes
- Preservar a ética e a confiabilidade dos esportes, garantindo a clareza e a igualdade de condições entre os competidores
- Garantir o aprimoramento da raça.

No Brasil, quando se fala em atividade esportiva controlada em animais, refere-se, em particular, à atividade com cavalos. Nesse sentido, o termo *doping* foi utilizado nos meios turfísticos a partir da década de 1940.

As associações de criadores de equinos no Brasil são regulamentadas pelo Ministério da Agricultura, Pecuária e Abastecimento (MAPA), nas atividades esportivas e de criação. A Confederação Brasileira de Hipismo

(CBH), que é filiada à Federação Equestre Internacional (FEI), regulamenta os esportes equestres, como o salto, o adestramento, o enduro, as rédeas, entre outros. Outras modalidades equestres, como, por exemplo, a baliza, o tambor e o laço, são regulamentadas por Associações de Criadores das Raças e devem seguir as normas instituídas pelo MAPA. As corridas de cavalos são regulamentadas pelo Código Nacional de Corrida (CNC) e também devem seguir as exigências do MAPA.

Por motivos óbvios, as penalidades decorrentes de resultados positivos de *doping* recaem sobre seu responsável oficial, que em cada modalidade varia; por exemplo, na corrida o responsável é o treinador, já no salto e no adestramento é o cavaleiro.

Além do uso de medicações para tentar alterar a capacidade de competir do animal, o fato de modificar ou mascarar defeitos com a finalidade de venda ou seguro também caracteriza a prática denominada de *doping*. Portanto, considera-se *doping* o uso de substâncias químicas que possam alterar de muitas formas o desempenho físico dos cavalos atletas. Assim, o chamado **doping positivo** refere-se ao uso de substâncias químicas que elevam o desempenho do animal, com efeito altamente estimulante, administradas poucas horas antes da corrida. O **doping negativo** diminui o potencial de desempenho do animal, pois deprime seu sistema nervoso central (SNC). No caso das corridas de cavalos, a finalidade de prejudicar o desempenho do animal geralmente visa manipular financeiramente o jogo (ver adiante, neste capítulo, mais detalhes sobre essas substâncias). Por outro lado, no salto e no adestramento, o *doping* negativo pode melhorar a resposta atlética de animal excessivamente nervoso.

Também é considerado *doping* o uso não intencional ou acidental de substâncias químicas, que pode ocorrer por desconhecimento da natureza dessas substâncias presentes na formulação de um medicamento administrado ao animal ou por ingestão de alimentos contaminados, como, por exemplo, a presença de teobromina em rações industrializadas que utilizam torta de cacau como conteúdo de fibras em sua formulação; cafeína encontrada em bagaço de maçã que compõe a produção de ração; ractopamina encontrada em produtos farmacêuticos relacionados a desordens gástricas. Nessas situações, após comprovação, os itens são considerados Achados Atípicos.

MEDICAÇÃO E *DOPING*

Dentre os medicamentos mais associados ao *doping* encontram-se principalmente aqueles que interferem nas funções dos sistemas respiratório, cardiovascular e musculoesquelético, seguidos dos estimulantes e depressores do SNC, os anti-inflamatórios e os analgésicos. Há, ainda, a utilização de medicação tópica que está associada ao *doping*, como, por exemplo, a capsaicina e a di-hidrocapsaicina, que são dois capsaicinoides encontrados em várias pimentas; por meio dessa substância, objetiva-se como efeito principal a analgesia e a dessensibilização da pele, das articulações e dos músculos. Porém, esses princípios ativos, quando aplicados sob fricção na pele ou quando esse local sofre um trauma, mesmo sendo pequeno, provocam grande efeito doloroso. Por causa disso, na Olimpíada de Pequim, realizada em 2008, cujas provas de hipismo foram realizadas em Hong Kong, suspeitou-se de que a capsaicina estivesse sendo empregada em vários cavalos de salto; assim, uma mistura contendo capsaicina estaria sendo aplicada nas canelas (osso metacarpiano principal e/ou osso metatarsiano principal) desses animais, visando exacerbar a dor quando do toque do membro nos obstáculos. Dessa maneira, o medo da dor faria o animal aumentar seu desempenho, evitando o toque nos obstáculos. Nesses jogos foram detectados aqueles animais nos quais se utilizou tal substância, e os atletas foram desclassificados.

A utilização de meios físicos empregados como *doping* também já foi descrita. É o caso do emprego do aparelho de "ondas de choque" (*shock wave therapy*), que promove grande efeito analgésico local. Esse recurso é permitido somente 5 dias antes da primeira inspeção veterinária, que é considerado o momento formal que pontua o início do evento da CBH, o qual segue as normas da FEI; nessa inspeção, médicos-veterinários oficiais fazem a identificação do animal, por meio do seu passaporte ou de documento reconhecido, e a avaliação clínica do cavalo.

Deve ser salientado, por outro lado, que o cavalo atleta pode receber tratamento medicamentoso que contenha "substâncias proibidas" para as competições. Mas para isso, o médico-veterinário deve conhecer o **período de depuração** (também chamado de período de depleção ou, em inglês, *clearance*) do medicamento. Esse período é o intervalo de tempo entre a suspensão da medicação até o momento da competição, para que resíduos da "substância proibida" ou seus metabólitos não sejam encontrados no material biológico coletado do cavalo atleta.

O tempo de eliminação praticamente total de uma determinada substância química é estimado entre 4 e 5 meias-vidas (t½); esse tempo também é chamado de *t washout* (para detalhes, ver *Capítulo 7*). Essa informação pode auxiliar o médico-veterinário quanto ao período que deverá ser suspenso o tratamento, visando evitar a detecção da substância no exame *antidoping*. Por essa razão, é muito importante que o médico-veterinário conheça as características farmacocinéticas do medicamento para estabelecer uma conduta terapêutica adequada e sem riscos nas proximidades das competições, evitando, assim, a positividade no exame *antidoping*.

Dois outros conceitos têm importância no controle antidopagem: **período de detecção** e **tempo de espera** (*withdrawal time*). O período de detecção é o tempo transcorrido desde a interrupção do uso do medicamento até a obtenção do primeiro resultado negativo na amostra biológica. O tempo de espera é o tempo necessário, após a administração do medicamento, para que sua concentração alcance níveis compatíveis com o limite de detecção fixado no método analítico empregado. Alguns fatores devem ser considerados ao estimar o tempo de espera:

- Dose administrada
- Sensibilidade do teste analítico
- pH e volume da urina coletada
- Vias de administração.

O Quadro 65.1. mostra alguns conceitos básicos ligados à farmacocinética. O Quadro 65.2 mostra o período de detecção de medicamentos contidos na lista da FEI e o Quadro 65.3 mostra o período de detecção de vários medicamentos comumente empregados em cavalos e que podem estar associados ao *doping*.

QUADRO 65.1
Alguns conceitos básicos ligados à farmacocinética.

Depuração (*clearance*)	É o volume de plasma do qual foi removida a substância química por unidade de tempo. A depuração pode ser feita por via urinária, via biliar, pelos pulmões, intestinos, fígado ou outros órgãos. A **depuração total** corresponde aos conjuntos das depurações parciais. A **depuração renal** representa o volume de plasma depurado de uma substância pelos rins por unidade de tempo
Meia-vida (t½)	É o tempo necessário para que a concentração plasmática de determinada substância se reduza à metade
Tempo de eliminação (*t washout*)	O tempo de eliminação praticamente total de determinada substância química é estimado entre 4 e 5 meias-vidas
Volume aparente de distribuição (Vd)	É o volume de líquido necessário para conter a quantidade total de um medicamento no organismo na mesma concentração presente no plasma
Período de detecção	É o tempo transcorrido desde a interrupção do uso do medicamento até a obtenção do primeiro resultado negativo na amostra biológica
Tempo de espera (*withdrawal time*)	É o tempo necessário, após a administração do medicamento, para que sua concentração atinja níveis compatíveis com o limite de detecção fixado no método analítico empregado

QUADRO 65.2
Período de detecção de medicamentos contidos na lista da Federação Equestre Internacional (FEI).

Princípio ativo	Medicamento	Posologia	Número de cavalos	Período de detecção em horas (dias)
Albuterol		0,5 mg, 8 doses, QID, inalação	6	96 (4 dias)
Betametasona	Celeston® Soluspan	30 mg dose total em 2 aplicações, IA	8	168 (7 dias)
Burtofanol	Turbogesic®	100 µg/kg, IV	6	72 (3 dias)
Cetirizine	Allacan	0,38 mg/kg BID, em 9 aplicações, VO	2	
Cetoprofeno*	Ketofen® (Merial Animal Health)	2,2 mg/kg, 5 dias, 1 vez/dia, IV	6	96 (4 dias)
Clembuterol*	Ventipulmin® (Boehringer)	0,8 mg/kg, 8 dias, 4 vezes/dia, VO	6	168 (7 dias)
Dembrexina	Sputolysin® (Boehringer)	0,3 mg/kg, 9 doses em intervalo de 12 h, VO	6	120 (5 dias)
Detomidina	Domosedan	0,02 mg/kg, IV	10	48 (2 dias)
Dexametasona	Aquoso Solução	10 mg de fosfato dissódico, IV	6	48 (2 dias)
Dipirona*	Vetalgin® (Intervet)	30 mg/kg, IV	10	72 (3 dias)
Firocoxibe	Equioxx®	0,1 mg SID, 5 – 14 doses, VO	20	336 (14 dias)
N-butil escopolamina	Buscopan® Simples	0,3 mg/kg, IV	6	24 (1 dia)
Fenilbutazona	Equipalazone® (Arnolds)	4,4 mg/kg, 5 dias, 2 vezes/dia, VO	2	168 (7 dias)
	Phenylarthrite® (Vetoquinol)	8,8 mg/kg, IV	6	168 (7 dias)
	Equipalazone® (Intervet)	8,8 mg/kg, 2 vezes no 1º dia + 4,4 mg/kg, 2 vezes/dia durante 10 dias, VO	6	168 (7 dias)
Flunexina*	Finadyne® (Schering-Plough)	1 mg/kg, IV	4	144 (6 dias)
Lidocaína		60 a 300 mg, SC	6	48 (2 dias)
Meloxicam	Maxicam® gel (ouro-fino)	0,6 mg/kg, 14 dias, VO	8	72 (3 dias)
Metilprednisolona acetato	Depomedrol	200 mg em 3 articulações, IA 100 mg em 2 articulações, IA	5	672 (28 dias) 336 (14 dias)
Mepivacaína	Intra-Epicaine® (Arnolds)	0,07 a 0,09 mg/kg (2 ml/40 mg), SC	6	48 (2 dias)
		0,28 a 0,35 mg/kg (8 ml a 160 mg), SC (pescoço)	6	48 (2 dias)
Triancinolona	Kenacord® retard 40 (40 mg/ml)	12 mg, IA	6	168 (7 dias)

IA: via intra-articular; IV: via intravenosa; SC: via subcutânea; VO: via oral. *Estudos demonstraram que a recaptação de medicamentos (por exemplo, dipirona, flunexina, clembuterol) por meio de fezes do cavalo ou cama contaminada pode resultar em tempos de detecção prolongados. Por isso é essencial que as baias nas quais os cavalos de competição se alojam não tenham contato com outros animais em tratamento. Para o cetoprofeno, a administração de tratamento tópico resultou em tempos de detecção prolongados, a administração de cetoprofeno como tratamento tópico, portanto, não é recomendada. A suxibuzona é um pró-fármaco da fenilbutazona. Os tempos de detecção devem seguir as mesmas indicações como fenilbutazona.

QUADRO 65.3

Período de detecção de alguns medicamentos comumente utilizados em cavalos.

Medicação	Dose	Via	Período de detecção
Acepromazina	10 a 30 mg	IM, IV	36 a 72 h
	10 a 50 mg	VO	24 a 96 h
Paracetamol	10 mg	VO	96 h
Ácido aminocaproico	2,5 a 5 g	IV	48 h
Ácido etacrínico	50 mg	IV	36 h
Ácido meclofenâmico	1 g	VO	48 a 72 h
Ácido mefenâmico	2 g	VO	48 h
Ácido tiaprofênico	2,4 g	VO	120 h
Ácido tiossalicílico	1 g	IM, IV	30 h
Atropina	15 mg	IV	24 h
Azaperone	40 mg	IM	36 h
Betametasona	25 a 35	IM	1 a 7 dias
Boldenona	250 mg	IM	28 dias
Bromexina	0,3 mg/kg	VO	7 dias
Bupivacaína	80 mg	IM	24 h
Butorfanol	20 a 50 mg	IV	72 h
Carisoprodol	350 mg	VO	72 h
Carprofeno	0,7 mg/kg	IV	20 dias
Cetamina	700 mg	IV	48 a 120 h
Cetoprofeno	1 a 1,2 g	IV	48 a 120 h
Cetotifeno	20 mg	VO	36 h
Cimetidina	4 g	VO	48 h
Clorprocaína	80 mg	Infiltração	24 h
Clorfeniramina	75 mg	IM	72 h
Clorpromazina	100 mg	IM	96 h
Cimetidina	4 g	VO	48 h
	400 mg	VO	24 h
Clanobutina	4,5 g	IV	72 h
Clembuterol	0,3 a 0,4 mg	IM, IV	72 a 120 h
	0,8 mg	VO	3 a 4 dias
Clomipramina	500 mg	VO	120 h
Cobre	200 mg	VO	120 h
Cromoglicato	80 mg	Nebulização	24 h
Dantroleno	1 g	VO	36 h
Dembrexina	150 mg	VO	72 h
Detomidina	5 a 20 mg	IV	36 a 72 h
	5 mg	IM	48 h
Dexametasona	10 a 25 mg	IM, IV, VO	24 h
	80 a 220 mg	Nebulização	24 h
	20 a 25 mg	de depósito	> 14 dias
Dextrometorfano	300 mg	VO	96 h
Diazepam	10 mg	IM	120 h
Diclofenaco	400 mg	VO	36 h
Diflunisal	5 g	VO	96 h
Dimetilsulfóxido (DMSO)	19 a 50 g	VO, IV, Tópico	36 a 72 h
Difenidramina	250 a 500 mg	IM, VO	48 h
Dipirona	7,5 g	IM	36 a 120 h
	7,5 a 10 g	IV	48 a 120 h

Medicação	Dose	Via	Período de detecção
Difilina	5 g	VO	> 30 dias
Doxapram	2,5 g	IV	48 h
Efedrina	200 a 300 mg	IM, VO	36 a 48 h
Eltenac	0,5 mg/kg	IV	7 h
Ergonovina	2 a 4 mg	IV	36 a 60 h
Escopolamina	0,3 mg/kg	IV	24 h
Estanozolol	250 mg	IM	72 h
Etacrínico, ácido	50 mg	IV	36 h
	200 a 400 mg	VO	48 h
Etodolaco	2 g	VO	96 h
Famotidina	200 mg	VO	72 h
Fenotiazina	4,75 g	VO	96 h
Fentanila	0,04 mg/kg	IM	48 h
Floctafenina	2 g	VO	96 h
Flunixino	500 mg	IM, IV, VO	48 a 72 h
Flunisolida	2 mg	Inalatório	6 h
Fluorprednisolona	15 a 24 mg	IM	48 h
Flubiprofeno	2 g	VO	60 h
Fluticasona	2 mg	Inalatório	14 h
Furosemida	150 a 400 mg	IM, IV	24 h
	24 mg/kg	IM, IV	60 a 72 h
	2 g	VO	36 h
Glicopirrolato	2 mg	IM, IV	36 a 48 h
Glicosaminoglicano	250 mg	IA	24 h
Guaifenesina	2 mg	IV, VO	24 h
Heptaminol	100 mg	IM	72 h
Heparina	10 UI/kg	IV	48 h
	40 UI/kg	IV	96 h
Hialuronato sódico	20 mg	IA	24 h
Hidroclorotiazida	100 a 225 mg	IV, VO	60 h
Hidrocortisona	5 a 75 mg	IA, IM, tópico	96 h
Hioscina	40 mg	IV	24 h
Ibuprofeno	12 g	VO	48 h
Imidocarb	1,2 g	IM	28 h
Indapamida	40 mg	VO	48 h
Indometacina	1 g	VO	48 h
Ipratrópio	180 a 300 ng	Inalatório	24 h
Isoflupredona	15 a 24 mg	IM	48 h
Isoxsuprina	300 mg	VO	36 h
Lidocaína	150 a 400 mg	IM, SC, tópica, infiltração	36 a 72 h / 24 h
Lisina, acetilsalicilato	10 g	IV	48 h
Meclofenâmico, ácido	1 g	VO	48 h
Meloxicano	90 mg	VO	48 h
Mepivacaína	300 a 400 mg	IM, SC, IA	48 h
	395 mg/kg	SC	108 h
Meprobamato	200 a 400 mg	VO	72 h
Metandriol	375 mg	IM	38 a 42 dias

(continua)

QUADRO 65.3
Período de detecção de alguns medicamentos comumente utilizados em cavalos (*continuação*).

Medicação	Dose	Via	Período de detecção	Medicação	Dose	Via	Período de detecção
Metadona	0,05 mg/kg	IV	48 h	Prometacina	2 mg/kg	IV	24 h
Metocarbamol	5 g	IV, VO	24 h		2 mg/kg	VO	48 h
	5 a 25 mg/kg	IV	72 h	Ranitidina	3 g	VO	48 h
Metilprednisolona	100 a 640 mg	IM, IA	96 h	Raptopamina	300 mg	VO	24 h
	200 a 400 mg	Depósito	> 44 dias	Reserpina	0,5 a 2 mg	VO	6 dias
Morfina	0,5 mg/kg	IV	48 h	Rofecoxibe	0,5 mg/kg	VO	72 h
N-acetilcisteína	5 a 10 mg/kg	VO	24 h	Romifidina	10 a 50 mg	IV	36 h
Nabutenona	5 g	VO	96 h		100 mg/kg	IV	72 h
Nandrolona	250 a 470 mg	IM	> 60 dias	Salicílico, ácido	11,7 g	VO	24 h
Naproxeno	2 a 4,5 g	VO	96 h		8,38 g	Tópico	6 h
Nedocromila	16 mg	Máscara	24 h	Salbutamol	0,8 mg	Máscara	24 h
Neostigmina	0,02 mg/kg	SC	24 h	Salmeterol	0,25 mg	Máscara	24 h
Niquetamina	3 g	IV	96 h	Sulindac	1 g	VO	96 h
	10 mg/kg	IM	96 h	Tenoxicam	200 mg	VO	48 h
Omeprazol	2 g	VO	24 h	Teobromina	3 g	VO	96 h
Orfenadrina	30 mg	IV	72 h	Teofilina	1,5 g	IV	96 h
	100 mg	VO	72 h		6 g	VO	7 dias
Orgoteína	5 mg	IM	24 h	Terbutalina	1 a 40 mg	SC, VO	72 h
Oxaprosin	4,8 g	VO	120 h	Testosterona	125 a 600 mg	IM de depósito	21 dias
Oxifenbutasona	4 g	VO	48 h	Tetracaína (anestésico local)	5 a 20 mg	Tópico	96 h
Oxazepam	100 mg	VO	5 dias	Tiaprofênico ácido	2,4 g	VO	5 dias
Penicilina G procaína	2 a 6 milhões UI	IM, VO, tópica	60 h a 17 dias	Tilemetina	3 a 6 g	IM	72 h
Pentazocina	0,68 mg	IM	72 h	Tiosalicilato de sódio	1 g	IV	30 h
Pentoxifilina	2 a 4 g	VO	48 h			IM	48 h
Petidina	2 mg	IM	72 h	Triancinolona	24 a 30 mg	IM IA de depósito	24 a 96 h
Pirilamina	500 a 750 mg	IM, VO	36 h		24 mg		9 a 15 dias
Piroxicam	100 mg	VO	72 h	Triclormetiazina	100 a 200 mg	VO	24 a 36 h
Prednisona	75 a 100 mg	IV	24 h	Trifelenamina	400 mg	IM	24 h
	0,5 a 1,0 g	VO	24 h	Trimepracina	375 mg	VO	48 h
Prilocaína	400 mg	IM, SC	48 h	Valeriana	3 g	VO	36 h
Procaína	80 a 1.600 mg	Infiltração	48 h	Vedaprofeno	1 g	VO	48 h
Promazina	250 a 900 mg	IM, VO	96 h	Xilazina	500 mg a 1 g	IM, IV	24 a 72 h
				Zomepirac	0,5 a 1 g	VO	96 h

CLASSIFICAÇÃO DAS SUBSTÂNCIAS QUÍMICAS ENVOLVIDAS NO *DOPING*

As substâncias químicas envolvidas no *doping* podem ser classificadas em substâncias que elevam, diminuem ou restituem o potencial de desempenho do animal e como substâncias químicas de uso não intencional ou acidental.

Inicialmente, considerando a interferência no desempenho do animal, temos a classificação a seguir.

Substâncias químicas que elevam o potencial de desempenho

Nesse grupo encontram-se as substâncias químicas de rápido efeito estimulante e aquelas que são administradas na forma de tratamento.

Substâncias químicas de rápido efeito estimulante

Geralmente são administradas cerca de duas horas antes da corrida. Esses estimulantes do SNC são classificados em:

- Estimulantes de ação predominante no córtex, como as xantinas (cafeína), a anfetamina, a metanfetamina, o metilfenidato e a cocaína. Essas substâncias diminuem a sensação de fadiga, aumentam a atividade motora e levam à excitação
- Estimulantes bulbares, como algumas xantinas (teofilina), a niquetamina e o doxapram, que são analépticos respiratórios. Essas substâncias não são seletivas: aumentam a ventilação pulmonar e também exercem efeitos estimulantes em outras áreas do SNC
- Estimulantes medulares, como estricnina, que é uma substância de uso proscrito no Brasil.

Nesse grupo de substâncias que aumentam o desempenho, para os equinos devem ser considerados também os hipnoanalgésicos (opioides), como a morfina, a codeína, o butorfanol e a fentanila. Esses medicamentos, quando empregados em doses cerca de 10 vezes inferiores à dose terapêutica, provocam aumento da atividade motora nessa espécie animal.

Substâncias químicas administradas terapeuticamente

Têm o objetivo de fortalecer o animal, como os esteroides anabolizantes, empregados, em algumas situações, para auxiliar na recuperação dos animais acometidos de enfermidades debilitantes.

Substâncias químicas que diminuem o potencial de desempenho do animal

Deprimem o SNC, produzindo o denominado *doping* negativo. Estão contidos nesse grupo os:

- Relaxantes musculares de ação central, como a guaifenesina, a xilazina e a detomidina
- Tranquilizantes maiores, como a acepromazina
- Tranquilizantes menores, como os benzodiazepínicos.

Essas substâncias químicas, em doses terapêuticas, diminuem a capacidade atlética do animal e têm a finalidade de prejudicar seu desempenho, geralmente, visando à manipulação do jogo, no caso da corrida. Por outro lado, em doses menores, esses medicamentos podem auxiliar o desempenho do animal extremamente excitado, possibilitando-lhe competir com maior eficiência no salto e até no adestramento.

Substâncias que restituem o potencial de desempenho de um animal temporariamente afetado por acidente ou doença

Nesse grupo incluem-se:

- Medicamentos anti-inflamatórios esteroidais, como a dexametasona, e os não esteroidais, como a fenilbutazona e a flunixino meglumina
- Analgésicos, como a dipirona
- Furosemida, um diurético de alça.

Os anti-inflamatórios e os analgésicos atuam diminuindo as dores articulares, musculares e ósseas, e a furosemida minimiza os episódios de epistaxe durante as provas.

Há ainda anestésicos locais, como a lidocaína e a procaína, e agentes neurolíticos, como o álcool etílico e o fenol, que bloqueiam ou destroem as estruturas nervosas responsáveis pela condução do estímulo doloroso.

As substâncias químicas de uso não intencional ou acidental associadas ao *doping* são aquelas, por exemplo, presentes na ração do animal ou na medicação, cuja presença se desconhece. É o caso da presença de teobromina em rações industrializadas que contêm torta de cacau como conteúdo de fibras em suas formulações. Outro exemplo seriam as contaminações causadas por substâncias químicas em baias, cochos, serragem da cama do animal, água etc. Isso acontece como o uso de isoxsuprina – medicamento que produz vasodilatação periférica por efeito direto na musculatura vascular lisa, primariamente apenas no músculo esquelético, com pouco efeito no fluxo sanguíneo cutâneo – quando misturada na ração, na forma de pó. Essa substância torna-se alta fonte de contaminação da baia e de utensílios, detectando-se sua presença por até 10 semanas após a interrupção de tratamento.

Há substâncias que podem mascarar a análise, dificultando a identificação de substâncias ilícitas presentes na amostra biológica. São exemplos a furosemida e outros diuréticos, a dipirona, as formulações medicamentosas contendo polietilenoglicol ou tiamina (vitamina B1), tanto de uso tópico como injetável, as sulfas, a trimetoprima etc. Os diuréticos podem "diluir" substâncias ilícitas presentes na urina, dificultando sua detecção no exame *antidoping*. O polietilenoglicol, por exemplo, está presente em diversas formulações medicamentosas disponíveis no comércio, inclusive em vários medicamentos proibidos ou controlados. Essa substância promove o aparecimento de uma mancha na placa de cromatografia em camada delgada (CCD), o que pode mascarar a presença de outras substâncias na amostra biológica.

Existem ainda outros procedimentos ilícitos, que atuariam por mecanismos mistos, como a autotransfusão de sangue (que promove o aumento artificial de captação, transporte e aporte de oxigênio para os tecidos) e o uso de bicarbonato de sódio. Neste último caso, o bicarbonato de sódio, quando empregado em grandes doses, aumenta a capacidade de tamponamento do sangue e dos fluídos extracelulares do tecido muscular, acelerando a remoção dos íons hidrogênio dos músculos, com consequente retardo da sensação de fadiga. O bicarbonato de sódio é fornecido para o animal por meio de sonda nasogástrica (vulgarmente chamado de *milkshake*), visando melhorar o desempenho do animal, especialmente em corridas de longa distância.

À medida que as técnicas de análise dos laboratórios se tornam mais refinadas, substâncias que não eram detectadas no passado passam a ser encontradas em concentrações ínfimas no organismo dos animais. Com isso, cuidados adicionais com o manejo e alimentação de animais de competição se tornaram necessários para evitar a detecção de substâncias inesperadas no exame *antidoping*. Para auxiliar na distinção entre a administração indevida e a ingestão natural, foi definido internacionalmente um limite máximo permitido em urina e sangue dos animais para algumas substâncias. É o caso, por exemplo, dos seguintes medicamentos anti-inflamatórios: ibuprofeno, flunixino meglumina, fenilbutazona, meloxicam e naproxeno. Isso se deveu a um estudo de contaminação ambiental que avaliou a presença de anti-inflamatórios na serragem da cama das baias de animais tratados com flunixino meglumina, fenilbutazona e naproxeno. Observou-se que a urina depositada na serragem da baia do cavalo tratado era capaz de tornar positivo o exame de um cavalo que não recebeu o medicamento, mas que utilizou a mesma cama da baia. Por isso, recomenda-se que animais de competição que estejam em tratamento com anti-inflamatórios não esteroidais ou outros medicamentos devem ter a cama trocada diariamente.

Outras medidas preventivas também podem ser adotadas para evitar a contaminação ambiental; por exemplo, o isolamento do animal em tratamento, o oferecimento de alimentação por último e com balde exclusivo, e o cuidado na administração do medicamento para não espalhá-lo em outras baias (por intermédio de calçados, cobertas, baldes, mãos).

SISTEMA DE COLETA E TÉCNICAS DE DETECÇÃO DE SUBSTÂNCIAS

Os diferentes regulamentos indicam a coleta de urina e/ou sangue, algumas vezes *swabs* de secreções ou *swab* de um local específico dos cavalos competidores e, também, o pelo desses animais para serem submetidos ao exame *antidoping*. Esse exame é obrigatório para os vencedores; os demais competidores são escolhidos por meio de seleção feita em conjunto com juízes, comissão/delegação veterinária e o responsável pela coleta do material. O exame *antidoping* pode ser também feito em um animal-alvo, caso exista uma indicação específica. De acordo com a FEI, qualquer animal pode ser indicado ao exame *antidoping* em qualquer evento dessa Federação.

A equipe do setor de coleta, composta por médicos-veterinários e auxiliares reconhecidos oficialmente para essa tarefa, realiza a coleta das amostras antes e/ou depois da competição. Cabe ao médico-veterinário garantir que a amostra coletada pertença ao animal indicado, o que é feito por meio da comparação do animal com sua resenha gráfica; em alguns casos, os animais já apresentam *microchip*, pelo qual são identificados por meio de leitora específica.

Em eventos oficiais organizados pela FEI, para cada cavalo atleta há um *kit* exclusivo de amostragem, contendo etiquetas para identificação do material, luvas, frascos com tampões de segurança para coleta de urina, agulhas e tubos para coleta do sangue. Esse material fica acondicionado em uma caixa lacrada com um código de segurança específico. Preconiza-se que o médico-veterinário oficial colete primeiro a amostra de urina e depois a amostra de sangue. Em alguns casos, não é possível coletar volume de urina adequado e, nessa situação, há a opção de ser utilizada apenas a amostra de sangue.

A amostra coletada é dividida em duas partes: uma é destinada para análise de prova (amostra A) e a outra para a contraprova (amostra B); ambas são devidamente identificadas. O responsável pela coleta deve preencher uma documentação oficial com os selos e os rótulos que identifiquem cada amostra, as quais são embaladas e lacradas. O processo de análise química leva de 7 a 21 dias para ser concluído. No caso de se constatar a presença de substância proibida, é feita a análise da contraprova, na presença dos responsáveis pelo animal, podendo ser acompanhados de um perito por eles indicado. O animal será considerado dopado somente se a análise da contraprova confirmar o resultado da prova. A Figura 65.1 ilustra o *kit* de coleta utilizado nos eventos organizados pela FEI ou da CBH. A Figura 65.2 ilustra o material empregado para coleta de amostra para submissão ao exame *antidoping*, realizado nas corridas.

Deve ser salientado que o aspecto legal, a segurança e a integridade da amostra são de responsabilidade exclusiva do médico-veterinário e é nesta etapa que se inicia a cadeia de custódia das amostras que serão analisadas. Se ocorrerem falhas nesse procedimento, as amostras não poderão ser analisadas.

Os cuidados envolvidos desde a coleta, a identificação do cavalo e das amostras e o preenchimento de documentação dentro das normas vigentes são fundamentais para garantir a lisura do procedimento. Esses cuidados, por sua vez, têm continuidade com o armazenamento e a conservação da amostra até o destino ao laboratório para a execução das análises.

O laboratório que recebe a amostra deve estar capacitado para realização das análises químicas, contando com equipamentos adequados e pessoal treinado para execução dos ensaios. Em alguns países, recomenda-se que o laboratório siga as normas da ISO/IEC 17025 (no Brasil, a ABNT NBR ISSO/IER 17025, "Requisitos gerais para a competência de laboratórios de ensaio e calibração") para a realização dos ensaios. A Figura 65.3 ilustra alguns equipamentos de uso comum em laboratórios que fazem o controle antidopagem em cavalos.

As análises de controle antidopagem têm como objetivo, em uma primeira etapa denominada triagem, a detecção de anormalidade na amostra biológica, seguida pela identificação química dela. Na triagem, emprega-se metodologia analítica abrangente, sensível, rápida e de custo acessível. Para a confirmação da identidade da substância, sempre que possível, utilizam-se técnicas que forneçam informações estruturais da molécula.

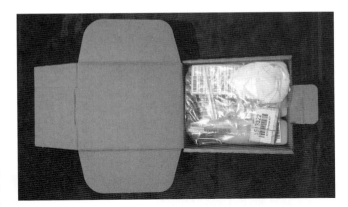

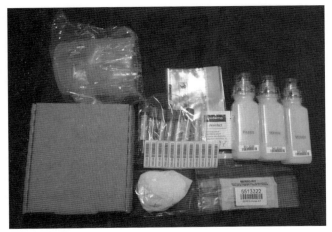

FIGURA 65.1 Ilustrações dos *kits* de coleta de urina e sangue empregados em eventos da Federação Equestre Internacional (FEI) ou da Confederação Brasileira de Hipismo (CBH).

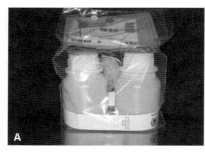
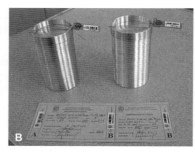
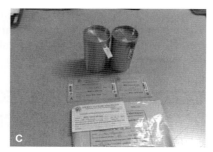

FIGURA 65.2 Ilustrações do *kit* de coleta, do acondicionamento da amostra biológica em duplicata e da documentação para o exame *antidoping* realizado no Jockey Clube de São Paulo. **A.** *Kit* de coleta. **B.** Amostras lacradas com protocolo e comprovante de coleta preenchidos. **C.** Amostras já lacradas com toda documentação exigida preenchida.

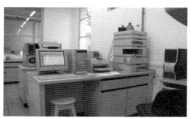
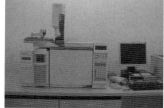
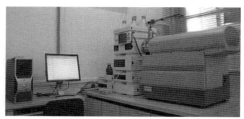

Cromatógrafo a líquido de alto desempenho com detector de ultravioleta (HPLC-UV)

Cromatófago a gás com espectometria de massas (CG-MS)

Cromatófago a líquido com espectrometria de massas-massas (HPLC-MS/MS)

FIGURA 65.3 Ilustração de alguns equipamentos empregados para a análise das amostras biológicas submetidas ao exame *antidoping*.

As técnicas mais utilizadas internacionalmente com o propósito de triagem pelos laboratórios de controle de dopagem de cavalos são os testes imunológicos, em particular, o ELISA (*enzyme-linked immunosorbent assay*) e as técnicas de cromatografia a gás (CG) com detector espectrométrico de massas (CG-MS) e cromatografia a líquido de alta eficiência (CLAE ou HPLC – *high performance liquid chromatography*). Atualmente, também se utiliza a técnica de cromatografia a líquido com detector espectrométrico de massa (CL-MS).

O teste de ELISA no processo de triagem tem as vantagens de ser altamente sensível, necessitar de pequeno volume de material biológico, dispensar processos prévios de tratamento da amostra, permitir automação e ser de baixo custo. Quanto à cromatografia, é um método físico-químico de separação, que com a introdução do detector de massas, permitiu que houvesse um grande avanço na etapa de identificação em análises químicas.

O Quadro 65.4 resume a sensibilidade de vários métodos analíticos, e o Quadro 65.5 apresenta alguns conceitos gerais relacionados com os exames *antidoping*.

A Figura 65.4 apresenta o fluxograma empregado pela FEI para o controle de dopagem.

QUADRO 65.4

Sensibilidade dos métodos analíticos.

Método		Limite mínimo de detecção
Cromatografia a líquido de alta eficiência (CLAE ou HPLC)		
Detecção por ultravioleta visível		10 a 100 ng/mℓ
Detecção por fluorescência		< 1 a 10 ng/mℓ
Detecção eletroquímica		0,05 a 10 ng/mℓ
Cromatografia a gás (CG)		
Detecção por ionização de chama		500 a 5.000 ng/mℓ
Detecção por captura de elétrons		0,01 a 1 ng/mℓ
CG com detector espectrométrico de massas (CG-MS)		
Detecção por impacto de elétrons	Monitoramento iônico total	100 a 500 ng/mℓ
	Monitoramento de íons selecionados	1 a 100 ng/mℓ
Detecção por ionização química	Método íon positivo	10 a 100 ng/mℓ
	Método íon negativo	1 a 10 ng/mℓ
HPLC com espectrometria de massas sequencial (HPLC-MS/MS)		< 1 ng/mℓ
ELISA		0,1 a 100 ng/mℓ

QUADRO 65.5

Alguns conceitos básicos relacionados com os exames *antidoping*.

Testes de triagem	Usados para detectar a presença de determinadas substâncias ou classe de substâncias na amostra biológica. Estes métodos são usados para selecionar as amostras potencialmente positivas e têm como características principais a abrangência, a sensibilidade, a praticidade e o custo relativamente baixo
Testes de confirmação	Fornecem a identificação inequívoca da substância, prevenindo os resultados falso-positivos. Têm como características principais a especificidade e a seletividade
Método analítico qualitativo	É o procedimento que visa detectar a presença/ausência da substância de interesse na amostra biológica
Método analítico quantitativo	É o procedimento que visa determinar a concentração da substância de interesse na amostra biológica
Especificidade e seletividade	É a capacidade que o método tem de medir exatamente um composto em presença de outros componentes tais como impurezas, produtos de degradação e componentes da matriz
Linearidade	É a capacidade de uma metodologia analítica de demonstrar que os resultados obtidos são diretamente proporcionais à concentração do analito na amostra, dentro de um intervalo especificado
Precisão	A precisão é a avaliação da proximidade dos resultados obtidos em uma série de medidas de uma amostragem múltipla de uma mesma amostra. Esta é considerada em três níveis: repetibilidade (precisão intracorrida analítica); precisão intermediária (precisão intercorridas analíticas); e reprodutibilidade (precisão interlaboratorial)
Limite de detecção	Limite de detecção é a menor quantidade do analito presente em uma amostra que pode ser detectado, porém não necessariamente quantificado, sob as condições experimentais estabelecidas
Limite de quantificação	É a menor quantidade do analito em uma amostra que pode ser determinada com precisão e exatidão aceitáveis sob as condições experimentais estabelecidas. O limite de quantificação é um parâmetro determinado, principalmente, para ensaios quantitativos de impurezas, produtos de degradação em fármacos e produtos de degradação em formas farmacêuticas e é expresso como concentração do analito (p. ex., porcentagem p/p ou p/V, partes por milhão) na amostra
Exatidão	A exatidão de um método analítico é a proximidade dos resultados obtidos pelo método em estudo em relação ao valor verdadeiro

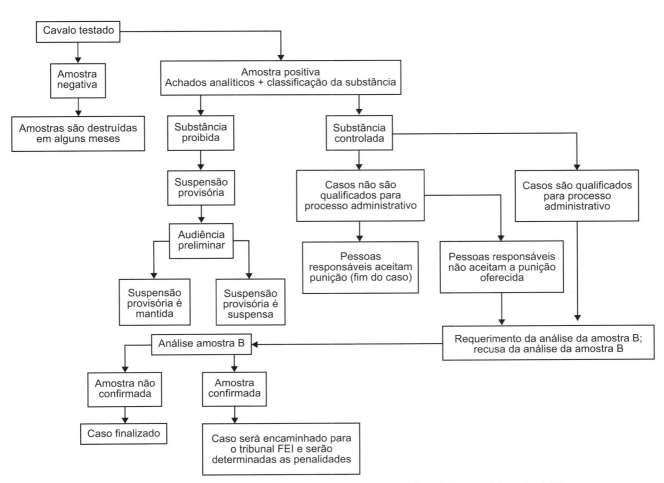

FIGURA 65.4 Representação esquemática do controle *antidoping* da Federação Equestre Internacional (FEI).

REGULAMENTOS ADOTADOS EM PROVAS EQUESTRES NO BRASIL

A grande maioria das provas equestres (excetuando-se as corridas) é regida pela FEI. Essa entidade é responsável pela elaboração de uma lista atualizada periodicamente, que contém as substâncias banidas e de uso controlado. A última lista (editada em 1º/01/2022) contém 998 substâncias proibidas (*banned substances*) e 246 substâncias de uso controlado (*controlled medication*); essa lista pode ser consultada na *homepage* da FEI (www.fei.org/fei/cleansport). A presença indevida de qualquer substância no organismo do animal no momento da competição caracteriza *doping*. Para efeito das corridas, essas substâncias são classificadas em duas classes de medicação:

- **Medicação classe A**: agentes que podem influenciar a *performance* aliviando a dor, sedando, estimulando ou produzindo/modificando outros efeitos fisiológicos ou comportamentais; inclui:
  - Anestésicos locais
  - Estimulantes cardíacos simpatomiméticos
  - Estimulantes centrais e respiratórios
  - Clembuterol e outros broncodilatadores e produtos usados no tratamento de doença das vias respiratórias recorrente (RAD)
  - Anti-inflamatório não esteroidal e/ou seus metabólitos
  - Corticosteroide
  - Sedativos ou tranquilizantes indicados para uso em equinos, incluindo anti-histamínicos, tiamina, valeriana e outros produtos à base de plantas não mencionadas como substâncias proibidas
  - Relaxantes musculares, incluindo metocarbamol e propantelina
  - Anticoagulantes, incluindo heparina ou varfarina e outras substâncias de estrutura química ou efeito biológico similar
- **Medicação classe B**: substâncias que têm limitado potencial de reforço da *performance* ou às quais os cavalos podem ter sido acidentalmente expostos, incluindo determinados contaminantes da dieta. São:
  - Isoxsuprina
  - Dimetilsulfóxido (DMSO) quando acima do limite
  - Mucolíticos e antitussígenos (bromexina e outras substâncias com estrutura química ou efeitos biológicos similares)
  - Terpinas e contaminantes inorgânicos (outros além dos detectados em pele ou *swabs*)
  - Evacuantes (sulfato de magnésio e outras substâncias com estrutura química ou efeito biológico semelhantes).

Também é proibida a dessensibilização ou a hipersensibilização de qualquer membro locomotor ou parte deles temporária ou permanentemente por quaisquer meios. O grau de sensibilidade da pele será avaliado pelos fundamentos clínicos e algumas vezes com a utilização da termografia (método que avalia quantitativamente a temperatura corpórea), e será julgado pela Comissão Veterinária ou por médicos-veterinários especificamente designados para esse fim. Como exemplo, cita-se a utilização de capsaicina nas canelas (osso metacarpiano principal e/ou metatarsiano principal), como ocorrido na Olimpíada de 2008 em Hong Kong.

Existe uma curta lista de medicações que não são consideradas substâncias proibidas, desde que seja obtida uma autorização prévia. Essa lista inclui antimicrobianos (exceto a penicilina procaína); medicamentos antiparasitários (exceto o levamisol); e três agentes em geral usados para prevenir ou tratar úlceras gástricas: o omeprazol, a ranitidina e a cimetidina. São permitidos também fluidos de reidratação (atualmente é autorizado volume mínimo cinco litros) e oxigênio. No mesmo sentido, o altrenogest (Regumate® – marca registrada da Intervet), que é um medicamento comumente empregado em éguas com distúrbios comportamentais; ele pode ser empregado em éguas com prévia comprovação de problemas comportamentais devido ao ciclo estral, seguindo a dosagem e a duração do tratamento recomendadas pelo fabricante. Em eventos oficiais, regulados pela FEI, é indispensável o médico-veterinário responsável pelo animal comunicar à comissão de médicos-veterinários oficiais, por meio de formulário específico (Figura 65.5), o uso do altrenogest e também o uso da ciclosporina (implante e oftálmico).

A CBH acompanha as recomendações da FEI, que permite a administração de ranitidina, cimetidina e omeprazol, sem a necessidade de autorização prévia. Tratamentos alternativos são autorizados com restrições, como, por exemplo, o *shockwave,* que pode ser utilizado em um período de 5 dias que antecedem a primeira inspeção veterinária. A crioterapia é permitida durante a competição, desde que seja feito o resfriamento com gelo (acima de 0°C) e água dos membros locomotores ou outros locais com inflamação.

O médico-veterinário deve estar atento também ao uso de medicações ou vitaminas disponíveis no país que sejam à base de ervas, tônicos, pastas orais e outros produtos do gênero, cujos ingredientes e análise quantitativa sejam desconhecidos em detalhe, pois podem conter uma ou mais substâncias proibidas.

A CBH disponibiliza, ainda, em seu regulamento, alertas para a presença de substâncias, tais como a cafeína e a teobromina, que podem estar presentes no alimento. Assim, deve-se atentar à importância do controle da alimentação e do manejo desses animais, bem como a ocorrência regular de isoxsuprina nos exames *antidoping*.

Entretanto, qualquer intercorrência clínica durante o evento de que o animal esteja participando deve ser comunicada à organização do evento, por meio do preenchimento de formulário de autorização, indicando qual ou quais o(s) medicamento(s) foi(ram) utilizado(s), a dose, a via de administração, o tempo e a data de quando foi realizado o procedimento clínico (Figura 65.6).

Substâncias permitidas e seus limites

Os cavalos podem competir com a presença de algumas substâncias em seu organismo, desde que abaixo dos limites estabelecidos. O limite se aplica apenas às seguintes substâncias:

- Substâncias endógenas do cavalo
- Substâncias naturalmente encontradas nas plantas tradicionais utilizadas nos pastos ou coletadas como alimento equino
- Substâncias encontradas na alimentação do cavalo provenientes da contaminação durante cultivo, processamento ou tratamento, estocagem ou transporte.

FORMULÁRIO 2
AUTORIZAÇÃO PARA USO DE ALTRENOGEST (REGUMATE®) PARA ÉGUAS EM COMPETIÇÕES CBH

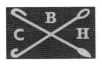

Indicar a modalidade:

☐ Salto ☐ Adestramento ☐ CCE ☐ Volteio ☐ Enduro ☐ Rédea ☐ Atrelagem

Nome do Evento:_____

Local:_____ Data: ___/___/___

Preenchido pelo Veterinário Responsável

Nome do Cavalo:_____ Passaporte Nº_____

Nome do Competidor:_____ Inscrição Nº_____

Motivos para administração de Altrenogest:_____
_____
_____

Veterinário Responsável / Veterinário de Tratamento

Certifico que o Altrenogest foi aplicado de acordo com as normas especificadas abaixo:

Nome:_____Assinatura:_____ Data: ___/___/___

Delegado Veterinário / Comissão Veterinária

Nome:_____Assinatura:_____ Data: ___/___/___

Condições a serem seguidas para autorização do uso de Altrenogest em éguas para competições CBH:
1. Altrenogest é permitido SOMENTE em éguas;
2. Somente deve ser utilizado de acordo com as instruções de bula, no que se refere a dosagem e tempo a que se propõe a supressão do cio;
3. O Formulário 2 deve ser totalmente preenchido, assinado e aprovado pela Comissão Veterinária/ Delegado Veterinário antes do início da competição.

Os problemas e as contraindicações do uso do Altrenogest devem ser compreendidos antes da sua aplicação.
Os animais medicados com Altrenogest poderão ser submetidos a exames antidopagem.

FIGURA 65.5 Formulário veterinário de autorização para uso de altrenogest da Confederação Brasileira de Hipismo (CBH) – Formulário 2.

FORMULÁRIO 1
AUTORIZAÇÃO DE TRATAMENTO DE EMERGÊNCIA

Indicar a modalidade:

☐ Salto ☐ Adestramento ☐ CCE ☐ Volteio ☐ Enduro ☐ Rédea ☐ Atrelagem

Nome do Evento:_____

Local:_____ Data: ___/___/___

Preenchido pelo Veterinário de Tratamento

Nome do Cavalo:_____ Passaporte N°_____

Responsável:_____ Inscrição N°_____

Sintomas ou condições que requerem as medicações solicitadas:
_____
_____
_____

Nome comercial	Princípio ativo	Dose	Via de administração	Data	Hora

Nome do Veterinário de Tratamento:_____ Assinatura:_____

Preenchido pela Comissão Veterinária

Após exame do cavalo supracitado, autorizo o tratamento e considero que o mesmo está

☐ APTO   ☐ NÃO APTO   (a competir ou a continuar competindo neste evento).

Nome do Veterinário: _____ Assinatura: _____

O cavalo está em: ☐ Competição   ☐ Desistência   ☐ Pós-competição

Preenchido pelo Presidente do Júri de Campo

De acordo com o Art. 146.3 do Regulamento Geral e sob recomendação da Comissão/Delegado Veterinário, o cavalo que recebeu o tratamento de emergência conforme indicado acima

☐ PODE participar ou continuar participando   ☐ DEVE ser retirado/afastado

Nome do Presidente do Júri de Campo:_____

Assinatura:_____ Data e hora:_____

FIGURA 65.6 Formulário veterinário de autorização e tratamento de emergência da Confederação Brasileira de Hipismo (CBH) – Formulário 1.

A CBH segue as recomendações da FEI quanto aos limites permitidos. Nos Quadros 67.6 e 67.7 são apresentadas as listas de substâncias proibidas por FEI e CBH. Nos Quadros 68.8 e 68.9 podem ser encontrados os limites das substâncias permitidas por FEI e CBH, bem como a lista oriunda de Acordo Internacional sobre Criação e Corrida.

A FEI permite a administração de até três "substâncias de apoio especificados" e de "medicação não listada como proibida pelo regulamento da CBH". Para tal, faz-se necessária a autorização prévia da delegação durante o evento. É necessário que o médico-veterinário responsável pelo animal declare as substâncias administradas, os dias e os horários, as doses, a via de administração e o motivo pelo qual escolheu tal medicação. Nas Figuras 65.7 e 65.8 são apresentados os modelos de formulários para o preenchimento pelo médico-veterinário.

QUADRO 65.6

Lista de substâncias proibidas (dopagem) e métodos proibidos para equinos em competição pela Federação Equestre Internacional (FEI).

Agentes, *cocktails* ou misturas de substâncias que possam afetar o desempenho de um cavalo; agentes de camuflagem; substâncias que normalmente são prescritas para uso em seres humanos ou outras espécies, utilizada para hipersensibilizar e/ou dessensibilizar os membros ou partes do corpo, incluindo mas não limitadas a:
- Duas ou mais medicações anti-inflamatórias (esteroidais e/ou não esteroidais) ou outras combinações de substâncias anti-inflamatórias, com semelhantes ou diferentes ações farmacológicas
- Antipsicóticos, substâncias antiepilépticas e anti-hipertensivas, incluindo reserpina, gabapentina, flufenazina e guanabenzo
- Antidepressivos inibidores seletivos de recaptação de serotonina (ISRS), inibidores da monoamina oxidase (IMAO) e antidepressivos tricíclicos (TCAs)
- Tranquilizantes, sedativos (incluindo anti-histamínicos sedativos) comumente usados em seres humanos e/ou não equinos, incluindo benzodiazepínicos, barbitúricos e azaperone
- Narcóticos e analgésicos opioides; endorfinas
- Anfetaminas e outros estimulantes do sistema nervoso central (SNC), incluindo cocaína e medicamentos psicotrópicos relacionados
- Betabloqueadores, incluindo propranolol, atenolol e timolol
- Diuréticos e outros agentes de mascaramento
- Esteroides anabolizantes (incluindo testosterona em éguas e castrados) e promotores de crescimento
- Peptídios e outras substâncias modificadas geneticamente, tais como eritropoetina recombinante, fator de crescimento, insulina e hormônio do crescimento
- Produtos hormonais (naturais ou sintetizados), incluindo hormônio adrenocorticotrófico (ACTH) e cortisol (acima do limiar)
- Substâncias concebidas e comercializadas principalmente para uso humano ou uso em outras espécies e para as quais alternativas e produtos geralmente aceitos estão disponíveis para uso em cavalos
- Hipersensibilizante ou dessensibilizante (agentes orgânicos ou inorgânicos ou outras substâncias que possam ter sido aplicadas a partes do corpo para influenciar o desempenho)
- Transportadores de oxigênio e outras substâncias com estrutura química similar ou efeito biológico similar.

QUADRO 65.7

Lista de substâncias proibidas pela Confederação Brasileira de Hipismo (CBH).

Os cavalos participantes de uma competição devem estar saudáveis e competir com base exclusivamente dos seus méritos próprios. O uso de substâncias proibidas pode modificar o desempenho de um cavalo ou mascarar um problema de saúde subjacente e, consequentemente, falsificar o resultado de uma prova. A lista de substâncias proibidas foi estabelecida a fim de incluir todas as categorias de ação farmacológica. São proibidas as seguintes substâncias:

- Substâncias capazes, em qualquer ocasião, de agir em um ou mais dos seguintes sistemas corpóreos dos mamíferos:
  - Sistema nervoso
  - Sistema cardiovascular
  - Sistema respiratório
  - Sistema digestório, com exceção de certas substâncias especificadas para tratamento oral de úlcera gástrica
  - Sistema urinário
  - Sistema reprodutivo
  - Sistema musculoesquelético
  - Pele (p. ex., agentes hipersensibilizadores)
  - Sistema sanguíneo
  - Sistema imunológico, à exceção das substâncias presentes nas vacinas agregadas na luta contra os agentes infecciosos
  - Sistema endocrinológico
- Substâncias antipiréticas, analgésicos e anti-inflamatórios
- Substâncias citotóxicas
- Secreções endócrinas e seus correlatos sintéticos
- Agentes mascarantes.

Entende-se por "evidência" a presença de uma substância proibida ou de seu metabólito ou de um isômero dessa substância ou de um isômero deste metabólito. Ainda, considera-se evidência um indicador científico provando que houve administração ou exposição a uma substância proibida, sendo equivalente a uma evidência do achado da substância.

QUADRO 65.8

Limites de substâncias segundo a Federação Equestre Internacional (FEI) e a Confederação Brasileira de Hipismo (CBH).

Substância química	Limite
Ácido salicílico	6.250 mg/mℓ de urina ou 5,4 mg/mℓ de plasma
Boldenona	0,015 mg/mℓ de urina (exceto cavalos castrados)
Dimetil sulfóxido (DMSO)	15 mg/mℓ de urina ou 1 mg/mℓ de plasma
Dióxido de carbono	36 mmol disponíveis por litro de plasma
Estranediol em cavalos machos não castrados	0,045 mg livre e glicuroconjugados de 5alfa-estrano-3beta,17alfa-diol por mℓ de urina
Hidrocortisona	1 mg/mℓ de urina
Metoxitiramina	4 mg livres e conjugados por mℓ de urina
Testosterona	0,02 mg livre e conjugado por mℓ de urina de animal castrado ou 0,055 mg livre e conjugado por mℓ de urina se potras e éguas (exceto potro)

QUADRO 65.9

Limites de substâncias segundo Acordo Internacional sobre Criação e Corrida.

Substância química	Limite
Ácido salicílico	750 mg/ml de urina ou 6,5 mg/ml de plasma
Arsênico	0,3 mg/ml de urina
Boldenona	0,015 mg livre e conjugada por ml de urina de cavalos-machos (não castrados)
Dióxido de carbono	36 mmol disponíveis por litro no plasma
Dimetil sulfóxido (DMSO)	15 mg/ml de urina ou 1 mg/ml de plasma
Estranediol em cavalos-machos não castrados	0,045 mg livre e glicuroconjugado de 5alfa-estrano-3beta,17alfa-diol por ml de urina
Hidrocortisona	1 mg/ml de urina
Metoxitiramina	4 mg livres e conjugados por ml de urina
Testosterona	0,02 mg livre e conjugado por ml de urina de animal castrados ou 0,055 mg livre e conjugado por ml de urina de potras e éguas (exceto potro)
Teobromina	2 mg/ml de urina

Penalidades

A detecção de substância proibida acarretará punições, não importando o momento em que foi administrada a medicação. Como já assinalado, o emprego de algumas substâncias é permitido, no entanto há de se observar o limite máximo. Por outro lado, existem algumas substâncias que são consideradas proibidas, independentemente da quantidade detectada, que têm penalidades diferenciadas.

Em relação às corridas de cavalo, estas são regidas pelo Código Nacional de Corridas (CNC), sendo as substâncias proibidas separadas em quatro grupos (Quadro 65.10). Após a inscrição, o animal não poderá receber qualquer tipo de medicamento contido nessa lista. No caso de haver alterações no estado de saúde do cavalo, o treinador deverá contatar o órgão de assistência veterinária para acompanhar e fiscalizar o tratamento instituído, e, se necessário, realizar a retirada do animal.

Em uma situação na qual são detectadas substâncias pertencentes ao grupo I, além de desclassificação imediata do animal, o Comitê Judicial pode impor uma suspensão por um período superior a mais de 1 ano. Caso seja detectada a presença de algumas substâncias pertencentes ao grupo II, pode ser dada apenas uma advertência ou a desclassificação imediata do animal. Em uma situação na qual se caracterize uma recidiva, em um período de 2 anos, a

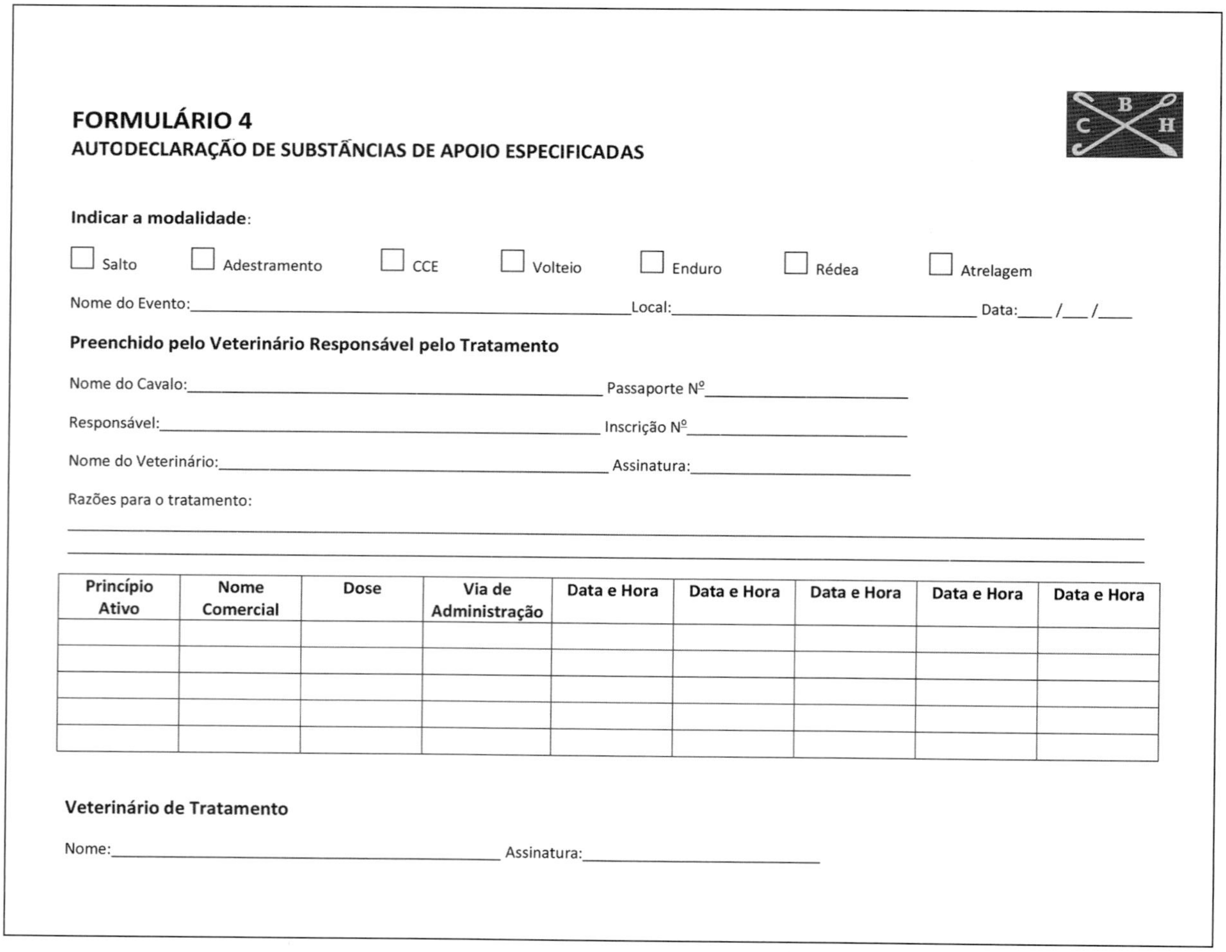

FIGURA 65.7 Formulário veterinário da Confederação Brasileira de Hipismo (CBH) para substâncias de apoio especificadas – Formulário 4.

FORMULÁRIO 3
AUTORIZAÇÃO PARA USO DE MEDICAÇÃO NÃO LISTADA COMO PROIBIDA PELO REGULAMENTO DA CBH

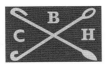

Indicar a modalidade:

☐ Salto ☐ Adestramento ☐ CCE ☐ Volteio ☐ Enduro ☐ Rédea ☐ Atrelagem

Nome do Evento:_____

Local:_____ Data: ___/___/___

Preenchido pelo Veterinário Responsável pelo animal

Nome do Cavalo:_____ Passaporte Nº_____

Inscrição Nº_____

Nome comercial	Princípio Ativo	Dose	Via de administração	Data	Hora

Nome do Veterinário Responsável: _____ Assinatura:_____

Status **do animal:**

☐ Pós-viagem ☐ Competição ☐ Pós-competição ☐ Retirado/ Eliminado

Motivo:

☐ Desidratação pós-viagem ☐ Desidratação pós-competição

☐ Outra (especificar)_____

Veterinário de Tratamento

Nome:_____ Assinatura:_____

Data e hora:_____

Autorização da Comissão Veterinária

Nome:_____ Assinatura:_____

Data e hora:_____

FIGURA 65.8 Formulário veterinário de autorização para uso de medicação não listada como proibida pelo regulamento da Confederação Brasileira de Hipismo (CBH) – Formulário 3.

> **QUADRO 65.10**
>
> **Seção VI do Código Nacional de Corrida (CNC).**
>
> "Artigo 163 – É proibido ministrar medicamentos e empregar substâncias ou qualquer agente físico capaz de alterar, efetiva ou potencialmente o desempenho do cavalo por ocasião da corrida.
>
> §1º – São consideradas substâncias proibidas todas aquelas incluídas na relação elaborada pelos órgãos de repressão à dopagem de cada Entidade, com base nas recomendações de autoridades internacionais de controle antidopagem. A lista será afixada em local determinado pela Comissão de corridas, e qualquer alteração que venha a ocorrer na mesma, deverá ser imediatamente tornada pública.
>
> §2º – Os treinadores não poderão alegar em sua defesa, sob pretexto algum, desconhecimento da relação citada no parágrafo anterior.
>
> §3º – A presença de substância proibida, verificada através de análise química da amostra de material biológico colhido após a prova, implica infração deste artigo, independentemente da data de aplicação da substância em questão.
>
> §4º – Para efeito de penalidades, as substâncias proibidas constantes da relação citada no §1º deste artigo dividem-se em 4 (quatro) grupos, a saber:
> – Grupo I – substâncias que agem no sistema nervoso, cardiovascular, respiratório, reprodutor e endócrino, secreções endócrinas e substâncias sintéticas relacionadas
> – Grupo II – substâncias que agem no sistema renal, sanguíneo, músculo esquelético, analgésicos, antipiréticos e anti-inflamatórios
> – Grupo III – substâncias que agem nos sistemas digestivo, imunológico (com exceção de vacinas autorizadas), anti-infecciosos (com exceção daqueles com ação exclusivamente antiparasitária), substâncias citotóxicas
> – Grupo IV – veículos de medicamentos, destituídos de qualquer atividade farmacológica."

penalidade dada pelo Comitê Judicial será a mesma que para substâncias do grupo I. Se houver a reincidência de utilização de substâncias do grupo I, em um período de até 5 anos, é feita uma audiência com o Comitê Judicial, que poderá penalizar a pessoa responsável pelo animal em mais de 4 anos de suspensão.

Deve ser salientado, no entanto, que aqueles animais que apresentem "hemorragia pulmonar induzida pelo exercício" (EIPH, *exercise induced pulmonary hemorrhage*), por deliberação do CNC, a administração do diurético furosemida é permitida, embora atualmente haja um grande questionamento internacional sobre a continuidade da utilização desse diurético nas corridas. No entanto, no Brasil, a utilização da furosemida nos cavalos de corrida deve seguir um protocolo predeterminado. Assim, a furosemida somente poderá ser administrada em cavalos com EIPH quando comprovada por endoscopia executada pelos médicos-veterinários oficiais. Está bem definido que a aplicação desse diurético deva ser realizada pelo médico-veterinário oficial, sendo a dose preestabelecida de 0,5 mg/kg, em um período de tempo de 5 h até, no mínimo, 4 h antes da corrida, pois em um período inferior a esse, há o risco de mascarar o *doping* de outras substâncias.

É fundamental que o médico-veterinário que milita na clínica de equinos tenha conhecimento sempre atualizado, buscando informações sobre novas substâncias proibidas. Ainda, deverá ter conhecimento sobre os tempos de eliminação dos medicamentos que estão sendo utilizados no seu paciente.

Infelizmente, é muito difícil para os laboratórios fabricantes de medicamentos afirmarem o tempo exato de eliminação da substância envolvida na medicação; portanto, é aconselhável que o profissional opte por interromper o tratamento em um período de tempo o mais precoce possível, antes da participação do animal em qualquer evento esportivo. Por exemplo, a utilização de doses altas do medicamento, de maneira geral, leva a maior tempo de eliminação. A via de administração também é importante; assim, quando se emprega a via intravenosa, tem-se geralmente a eliminação do medicamento mais rápida do que quando se administra esse mesmo medicamento por via oral ou outras formas parenterais (intramuscular ou subcutânea). Deve-se considerar, ainda, que existem alguns medicamentos, tais como o clembuterol e a isoxsuprina, que se acumulam no organismo, quando da administração continuada.

Deve ser salientado também que existem medicamentos que podem persistir no organismo por muito tempo, como, por exemplo, a nandrolona, que pode persistir por 60 dias ou mais após a medicação ter sido interrompida. Além disso, existem grandes variações individuais no grau de *clearance* de vários medicamentos, dentro de uma mesma raça.

Há de se considerar, ainda, que a sensibilidade do método analítico utilizado pelo laboratório de controle antidopagem pode variar, permitindo a detecção da substância que até então não era possível.

Finalizando, existem muitos fatores envolvidos no trabalho do profissional junto ao cavalo atleta que abrangem não só a orientação técnica, mas outros que merecem sua atenção, como, por exemplo, atos que não o prejudiquem. Portanto, o profissional deve conhecer muito bem as regras esportivas para não ceder aos interesses do proprietário ou à pressão do treinador, a fim de não cometer erros involuntários, que se converteriam em sanções disciplinares decorrentes do controle antidopagem, às quais estão sujeitos os cavalos de competições.

BIBLIOGRAFIA

AORC. Association of Official Racing Chemistis. *The best controlled athletes in the world*. Portland, AORC; 1993. 4 p.

ARCI. *Association of Racing Commissioners International*. Disponível em http://www.arci.com/model-rules---standards.html. Acesso em 23 de novembro de 2015.

Bailey, S.R; Menzies-Gow, N.J; Marr, C.M.; Elliott, J. The effects of vasoactive amines found in the equine hindgut on digital blood flow in the normal horse. *Equine Vet J.*, v. 36, p. 267-272, 2004.

Barker, S.A. Drug contamination of the equine racetrack environment: a preliminary examination. *Journal of Veterinary Pharmacology Therapeutics*, v. 31, p. 466-471.

Boeni, S.C. *Especiallista Latu Sensu em Diagnostico e Cirurgia de Equinos*, da Faculdade de Jaguariuna em convênio com JCSP; 2007.

Brasil. Ministério da Agricultura, do Abastecimento e da Reforma Agrária. Secretaria de Desenvolvimento Rural. Departamento de Fiscalização e Fomento da Produção Animal. *Código nacional de corridas: doping*. Brasília, DFFPA; 1996. 75 p.

CBH. *Confederação Brasileira de Hipismo*. Disponível em http://www.agricultura.gov.br/arq_editor/file/codigo-nacional-de-corridas.pdf. Acesso em 23 de novembro de 2015.

Collins, C.H.; Braga, G.; Bonato, P.S. Fundamentos de Cromatografia. Campinas, UNICAMP; 2006. 456 p.

Degani, A.L.G.; Cass, Q, B.; Vieira, P.C. Cromatografia: um breve ensaio. *Química Nova na Escola*, n. 7 (maio), 1998.

Dunnett, M.; Lees, P. Equine hair analysis: Current status and future prospects. *Equine Veterinary Journal*, v. 36, n. 2, p. 102-103, 2004.

FEI. Federação Equestre International. *Veterinary Regulations*. 10. ed. Suíça, 2010. 72 p.

FEI. General Assembly: Task Force on Anti Doping and Medication Policy. Disponível em <http://www.fei.org/news/fei-general-assembly-task-force-anti-doping-and-medication-policy > Acesso em 23 de novembro de 2015.

FEI. Fédération Equestre Internationale. Disponível em http://www.feicleansport.org. Acesso em 23 de novembro de 2015.

FEI. Fédération Equestre Internationale. Disponível em <http://www.fei.org/fei/cleansport>. Acesso em 17 de junho de 2015.

FEI. Fédération Equestre Internationale. Disponível em http://www.fei.org/fei/cleansport/ad-h/prohibited-list. Acesso em 23 de novembro de 2015.

Kollias-Baker, C. Residues and considerations for use of pharmaceutics in the performance horse. *The Veterinary Clinics of North America. Equine Practice*, v. 17, n. 3, p. 433-444, 2001.

Machnik, M.; Hegger, I.; Kietzmann, M.; Thevis, M.; Guddat,S.; Schanzer, W. Pharmacokinetics of altrenogest in horses. *Journal of Veterinary Pharmacology and Therapeutics*, v. 30, n. 1, p. 86-90, 2007.

Moraes, E.C.F. A dopagem nos esportes. *Medicina Desportiva*, v. 1, n. 6, p. 5-17, 1995.

Norgren, A; Invast-Larsson, C.; Kallings, P.; Fredrikson, E.; Bondesson, U. Contamination and urinary of flunixin after repeated administration in the horse *Proceedings of the 14th International Conference of Racing Analysts and Veterinarians*, p. 377-380, 2000.

Sams, R. *Guidelines for drug detection times*. v. 1. Lexington: The American Assoction of Equine Practitioners; 1999. 36 p.

Sams, R. *Guidelines for drug detection dimes*. Lexington: The American Association of Equine Practitioners; 2001. v. 3, 25 p.

Spinosa, H.S.; Gorniak, S.L.; Bernardi, M.M. *Farmacologia aplicada à medicina veterinária*. 4. ed. Rio de Janeiro: Guanabara Koogan; 2006. 897 p.

Spinosa, H.; Gorniak, S.L.; Palermo-Neto, J. *Toxicologia aplicada à medicina veterinária*. 1. ed. Barueri: Manole; 2008.

Tobin, T. *Drugs and the performance horse*. Sprigfields: Charles C.Tomas; 1981. 463 p.

Tobin, T. A clinician's guide to factors affecting withdrawal times for equine. *The Veterinary Journal*, v. 198, p. 313-321, 2013.

Wong, J.K.Y. Doping control analyses in horseracing: a clinician's guide. *The Veterinary Journal*, v. 200, p. 8-16, 2014.

66

Exposição aos Medicamentos Durante o Período do Desenvolvimento

Maria Martha Bernardi • Helenice de Souza Spinosa

- Histórico, 973
- Conceitos e noções sobre o desenvolvimento animal, 974
- Efeitos da exposição a medicamentos no período do desenvolvimento, 977
- Bibliografia, 981

HISTÓRICO

Ao longo da história dos diversos povos, animais ou crianças que apresentavam malformações recebiam diferentes interpretações, desde a divinização desses indivíduos até sua rejeição. Assim, figuras mitológicas, como o Minotauro (monstro metade homem, metade touro) e os Ciclopes (gigantes com um único olho no meio da testa), lembram indivíduos com malformação (ou má-formação). Do mesmo modo, nos murais dos templos das tribos indígenas mexicanas, veem-se figuras de animais similares a aves, porém apresentando também características de outros animais ou, mesmo, de humanos.

Foi, porém, na primeira metade do século XX, que se reconheceu o fato de que agentes exógenos poderiam causar morte fetal ou anomalias estruturais. Essas observações foram feitas por Gregg, em 1941, que associou morte, cegueira e surdez em crianças recém-nascidas com a prevalência, durante a gestação, de uma doença materna, a rubéola. Mas somente quando a tragédia da talidomida atingiu a humanidade deu-se a necessária atenção aos efeitos da exposição de seres vivos às diversas substâncias químicas durante o período do desenvolvimento do concepto.

A talidomida, um sedativo-hipnótico, foi sintetizada em 1954; a partir de 1956 houve um incremento gradativo do seu emprego no mundo todo para o tratamento de náuseas e vômito durante a gestação. Durante esse período, na Alemanha e em outros países, começaram a surgir inúmeros casos de uma teratogênese bastante rara, denominada focomelia, caracterizada pela redução de membros associada a outras anomalias, como retardo mental, doença congênita cardíaca, anomalias renais, intestinais e oculares. Logo a seguir, reconheceu-se que o mundo estava frente a uma epidemia, e só mais tarde, em 1961, é que se associaram as malformações observadas ao uso terapêutico da talidomida durante a gestação. Até aquela época, os testes de toxicidade exigidos para a liberação de um medicamento compreendiam apenas estudos em uma única geração e em apenas uma espécie animal, em geral, um roedor. Até então, a maioria dos medicamentos era testada em ratos ou camundongos. Foi esse fato que colaborou para a tragédia da talidomida, pois embora os testes de toxicidade do desenvolvimento tenham sido executados com esse medicamento, o animal-teste empregado foi o rato, que não é sensível aos efeitos teratogênicos da talidomida, ao passo que os camundongos o são. A partir desses acontecimentos, as agências regulatórias responsáveis pela liberação de medicamentos passaram a exigir testes perinatais bem mais complexos, com estudos multigeracionais e empregando, pelo menos, três espécies animais, sendo ao menos uma não roedora. Medicamentos para uso em Medicina Veterinária podem ser testados na própria espécie animal-alvo, pois os fatores éticos que envolvem os testes de substâncias em animais são menos restritivos que aqueles que envolvem a espécie humana.

Um outro fato de relevância é que, para os testes de medicamentos, devem-se empregar vários níveis de doses, abrangendo concentrações de 3 a 5 vezes maiores do que a dose terapêutica. Além disso, há necessidade também da realização de estudos longitudinais, abrangendo não só alterações estruturais, mas também modificações funcionais, que incluem estudo do comportamento animal e análises bioquímicas desde os primeiros dias de vida, na maturação sexual e na idade adulta.

Os estudos dos efeitos nocivos de medicamentos no período do desenvolvimento são também assunto da toxicologia da reprodução, pois os limites da toxicologia e da farmacologia se sobrepõem; as baterias de teste empregadas são comuns para ambas as áreas e tanto farmacólogos como toxicólogos discutem constantemente novos testes úteis para avaliação quer de medicamentos, quer de outros agentes empregados durante o período do desenvolvimento. Acrescente-se, ainda, que essa área de interesse comum abrange também estudos sobre o efeito de medicamentos e/ou outros agentes na reprodução, visando à avaliação de problemas de fertilidade, que incluem a exposição materna e paterna, bem como de sua prole.

CONCEITOS E NOÇÕES SOBRE O DESENVOLVIMENTO ANIMAL

De acordo com Wilson (1979), **teratologia** é a ciência que estuda as causas, os mecanismos e as manifestações de desvios do desenvolvimento de natureza estrutural ou funcional; sucintamente, é o estudo das malformações congênitas. A teratologia também pode ser entendida como o efeito adverso do ambiente nos organismos em desenvolvimento, ou seja, em células germinativas, fetos e indivíduos imaturos no período pós-natal.

O termo **teratogênese** designa as malformações induzidas por agentes patológicos, químicos e ambientais durante o período de desenvolvimento dos órgãos de um animal, podendo ser de natureza estrutural e/ou funcional, portanto, podem manifestar-se por um defeito físico ou bioquímico. Fato importante é que um agente teratogênico não causa uma determinada anomalia, mas aumenta a frequência com que ela ocorre.

Os termos **malformação** ou **má-formação** são definidos como alterações estruturais permanentes que podem afetar a sobrevivência, o desenvolvimento ou a função de um organismo; referem-se à formação anormal ou defeituosa de tecidos e anomalias bioquímicas. Por outro lado, **variações** são divergências estruturais na formação de um ser que não afetam sua sobrevivência ou saúde. Tanto a malformação como a variação podem ser causadas pela ação direta de um agente químico (substância química) ou físico (radiações) no produto da concepção ou, secundariamente, pela ação no organismo materno. Nesse sentido, deve-se considerar que existe uma unidade maternofetal cuja interação é bilateral, havendo diferenças importantes na fisiologia tanto dos filhotes quanto das mães, com relação não só aos animais adultos, como também às fêmeas não prenhes.

O **período perinatal** se refere ao período que tem início na concepção e termina no desmame. Os termos **pré-natal** e **pós-natal** referem-se aos períodos que vão, respectivamente, da concepção ao parto e deste até o desmame (Figura 66.1). O **período neonatal** é usado como sinônimo de período pós-natal.

Os termos **embriotoxicidade** e **fetotoxicidade** estão associados aos efeitos tóxicos observados em períodos determinados do desenvolvimento: sobre o embrião ou sobre o feto (ver adiante). Uma denominação mais ampla que abrange todas as nuances de estudos nessa área é a **toxicologia do desenvolvimento**, que é definida como o estudo dos efeitos nocivos causados por agentes tóxicos em um concepto em desenvolvimento. Se os estudos forem ampliados englobando os efeitos na reprodução pode-se então designar essa área de estudos como **toxicologia da reprodução e do desenvolvimento**.

O desenvolvimento dos animais pode ser prejudicado por agentes **patológicos, químicos e ambientais**. Assim, dentre os fatores **patológicos**, podem-se citar: (1) os hereditários,

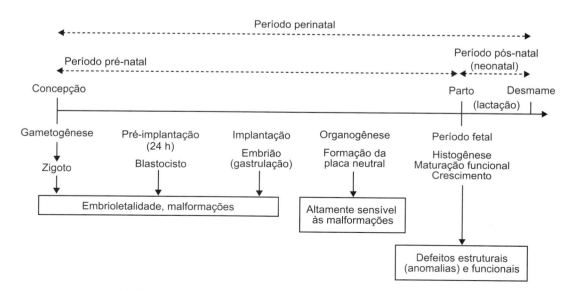

FIGURA 66.1 Períodos do desenvolvimento embriológico e fetal de mamíferos.

causados por herança de genes e combinações cromossômicas que resultam em defeitos ligados ou não ao sexo, determinando maior incidência de uma determinada malformação nos descendentes; (2) doença materna ou fetal, como, por exemplo, toxoplasmose, hipertermia, citomegalovírus etc., que produzem teratogênese e mesmo morte fetal. A respeito dos fatores **químicos,** são importantes em Medicina Veterinária os medicamentos, os poluentes e os praguicidas. Por outro lado, os fatores **ambientais** compreendem variáveis nutricionais, fatores físicos e o estresse.

Neste capítulo, são enfocados, principalmente, os aspectos relativos à exposição a medicamentos no período do desenvolvimento; porém, na avaliação das causas de uma determinada malformação, devem-se considerar todos esses fatores e sua interação. De fato, à guisa de exemplo, observou-se que ratas prenhes que receberam salicilatos e foram submetidas no 10º dia da gestação ao estresse por contenção tiveram filhotes com malformações em doses que não levam a esse efeito.

Desenvolvimento embriológico e fetal

Os estágios do desenvolvimento consistem em um desenrolar contínuo de mudanças e variações complexas e é marcado por fases durante as quais se desenvolvem processos similares nas diferentes espécies de vertebrados, incluindo o homem. No período pré-natal têm-se as seguintes fases:

- **Fertilização (gametogênese):** união do óvulo com o espermatozoide formando o zigoto
- **Período de pré-implantação:** período curto (24 h) em que ocorre a formação do blastocisto
- **Período de implantação:** fixação do blastocisto no útero e formação do embrião
- **Período de organogênese:** ocorre a diferenciação celular em tecidos, órgãos e sistemas de órgãos
- **Período fetal:** corresponde a histogênese, maturação funcional e crescimento fetal.

No período pós-natal ocorrem o desenvolvimento físico e a maturação dos sistemas sensorial, motor e reflexológico.

O **período de pré-implantação** é um período relativamente curto, de cerca de 24 h, no qual o zigoto sofre clivagem (formação de blastômeros) ao caminhar no corno uterino, dando origem à mórula e, posteriormente, ao blastocisto. As interferências produzidas por agentes tóxicos nesse período levam preferencialmente à embrioletalidade.

O **período de implantação** é aquele de implantação do blastocisto no útero, que deve estar preparado para recebê-lo. Nesse período, qualquer interferência produzida por um medicamento leva à embrioletalidade, o que não exime a possibilidade de ocorrência de teratogênese.

O **período de organogênese** é marcado por uma série de processos definidos sequencialmente, que abrangem desde a proliferação, a diferenciação e a migração celular até a organogênese propriamente dita, que consiste na formação de órgãos rudimentares. Os medicamentos, quando administrados às mães nesse período, podem levar à teratogênese, se a lesão for compatível com a vida do animal, ou à morte do feto, caso não o seja. Cada um dos sistemas em formação apresenta um **período crítico** particular, no qual ele é mais suscetível ao agente. Assim, no rato, por exemplo, o ácido acetilsalicílico só é capaz de produzir fenda palatina se o concepto for exposto a esse medicamento entre o 10º e o 16º dia de vida pré-natal, período este em que se forma o palato, quando o sistema está mais suscetível ao teratógeno. Por outro lado, é importante lembrar que, quanto maior for o período crítico de um determinado sistema, tanto mais suscetível este será aos efeitos de um determinado agente. Por esse motivo, nos testes de teratogênese, são sempre estudadas as possíveis anomalias ósseas dos animais, pois o período de organogênese do esqueleto é bastante longo. Além disso, na organogênese as anomalias observadas são ditas maiores, enquanto no período que se segue, ou seja, o do desenvolvimento fetal, são ditas menores, pois os órgãos já estão formados, havendo apenas o crescimento tecidual.

Por fim, após a organogênese, tem-se o período de **desenvolvimento fetal**, quando todos os tecidos estão formados e os animais crescem, sendo que alguns sistemas aí sofrem maturação.

Na Figura 66.1 estão ilustradas as etapas do desenvolvimento embriológico e fetal dos mamíferos.

O período de implantação, assim como o período de organogênese e de desenvolvimento fetal, ocorre em tempos diferentes nas diversas espécies animais. O Quadro 66.1 mostra esses períodos em algumas espécies.

Nos períodos de desenvolvimento fetal e pós-natal observam-se caracteristicamente histogênese, maturação funcional e ganho de peso corporal. Por regra, a exposição a medicamentos nesse período pode produzir redução no peso corporal, distúrbios funcionais e carcinogênese. O feto é bem mais resistente aos efeitos letais que o embrião, porém apresenta grande suscetibilidade a agentes carcinogênicos devido a alta replicação celular, ontogenia de enzimas de biotransformação e baixa imunocompetência. Como mostra o Quadro 66.1, a possibilidade de embrioletalidade nos períodos iniciais da gestação de várias espécies animais é semelhante, pois as mesmas estão muito próximas. Por exemplo, em rato, camundongo, homem e macaco, o período de implantação compreende aproximadamente a primeira semana da prenhez. Por outro lado, o período de organogênese, que abrange aproximadamente o primeiro terço da gestação de muitas espécies animais, é aquele em que muitas malformações podem acontecer,

QUADRO 66.1
Períodos de desenvolvimento de várias espécies animais.

Espécie	Período do desenvolvimento (dias)		
	Implantação	Organogênese	Desenvolvimento fetal
Camundongo	4 a 5	6 a 15	16 a 21
Rato	5 a 6	6 a 15	16 a 21
Coelho	7 a 8	6 a 18	19 a 33
Ovelha	16 a 17	14 a 36	37 a 150
Bovinos	22	15 a 45	45 a 290
Equinos	37	12 a 60	60 a 336
Macaco	9 a 11	20 a 45	46 a 164
Homem	5 a 8	21 a 56	57 a 267

em períodos curtos de exposição. Assim, um determinado teratógeno pode levar a diferentes graus de anormalidades, dependendo da fase em que o animal for exposto e da lesão produzida. Por exemplo, se a exposição for em uma fase inicial da formação de um determinado órgão, muitas células poderão morrer, as restantes sofrerão hiperplasia e substituirão as que morreram. Nesse caso, tem-se apenas um retardo no ganho de peso do animal ou daquele órgão, com fetos viáveis. Por outro lado, se a exposição se der no auge do período crítico, em que o órgão ou sistema está no seu momento de maior suscetibilidade, muitas células irão morrer, e como o tempo para reposição não é suficiente, haverá a presença de malformação, que poderá ou não ser compatível com a vida do animal. Por fim, exposição a altas doses do teratógeno, levando a uma grande perda celular, pode produzir a morte fetal. Logo, além do período de exposição, é importante levar em consideração o grau de lesão produzido pelo agente teratogênico.

Interação maternofetal

A placenta tem basicamente as seguintes funções: transporte de alimentos, metabolização de substâncias endógenas e biotransfomação de substâncias exógenas, atividade endócrina, manutenção da gestação, isolamento do embrião/feto do organismo materno para evitar rejeição e, finalmente, proteção dele. No entanto, a ideia de que a placenta representa uma barreira protetora do embrião/feto contra substâncias tóxicas exógenas não é de todo válida, pois ela tem as propriedades de uma barreira lipídica normal e, portanto, substâncias apolares atravessam facilmente e as polares, não. Além disso, na placenta existem sistemas de transporte ativo e difusão facilitada similares àqueles encontrados em outras barreiras celulares, possibilitando que os medicamentos que atuem por esses mecanismos também penetrem no compartimento fetal. A passagem de medicamentos do sangue materno para o embrião/feto durante a gestação vai depender principalmente do tipo de placentação, das propriedades físico-químicas do agente e da biotransformação promovida pela placenta. Desse modo, em placentas do tipo epiteliocorial, encontrada em equinos, ruminantes e suínos, pouca ou nenhuma transferência de medicamentos ocorre do compartimento materno para o fetal, pois não existe relação íntima entre a mãe e o filhote. Por outro lado, nas placentas do tipo endoteliocorial, característica de carnívoros, ou hemocorial, encontrada em primatas e roedores, o sangue materno entra em íntimo contato com o fetal, sendo, portanto, mais frequente a passagem de medicamentos da mãe para o feto por essa via. A maioria desses agentes atravessa a placenta por difusão passiva; os processos de difusão facilitada e transporte ativo são reservados para o transporte de substâncias endógenas. Portanto, substâncias apolares e lipossolúveis chegam facilmente ao compartimento fetal, mas as polares têm maior dificuldade de entrar. A função metabólica da placenta é consideravelmente menor do que a hepática, não tendo grande importância na destoxificação de medicamentos que aí chegam. A geração de metabólitos ativos nesse local é desprezível, e a função metabólica mais importante da placenta parece ser a de transformar precursores de esteroides em estrógenos.

Os medicamentos que atravessam a placenta alcançam o feto. As substâncias endógenas ou exógenas que atravessarem a placenta vão penetrar na circulação letal através da via umbilical e passar pelo fígado do feto antes de alcançarem o coração e a circulação sistêmica. O líquido amniótico é o mais importante reservatório de substâncias exógenas do feto, sendo também a maior via de excreção de substâncias por ele deglutidas, as quais são filtradas pelo rim fetal, retornando ao compartimento materno através da artéria umbilical. Nesse processo, alguns medicamentos podem ser biotransformados em metabólitos polares no fígado fetal e aí se acumularem; por outro lado, mesmo agentes lipossolúveis, que não sofrem biotransformação no compartimento fetal, entram em contato com ele, podendo causar as mais diversas anomalias. Os sistemas de biotransformação fetal desenvolvem-se em períodos bastante precoces da vida intrauterina, variando de acordo com a espécie animal. No rato, o primeiro sistema a ser formado é o sistema P-450, bem antes do surgimento do retículo endoplasmático liso. Por outro lado, reações de conjugação, sulfatação e formação de glutationa são pobremente encontradas em fetos de várias espécies animais. Portanto, existe pouca probabilidade de que um determinado medicamento seja destoxificado no próprio feto, devido à ausência de enzimas de biotransformação, o que pode causar acúmulo desse medicamento se adentrar o compartimento fetal.

A fêmea prenhe

Perturbações maternas contribuem sobremaneira para os efeitos nocivos de medicamentos no período perinatal. É preciso considerar que o sistema materno apresenta diversas características farmacocinéticas alteradas na gestação e que o tipo de placenta, diferente nas várias espécies, determina o grau de exposição do concepto às substâncias.

Na gestação, a repleção gástrica e o transporte no intestino delgado são mais lentos, o que propicia melhor absorção pela via gástrica. Observa-se, também, que a absorção é maior pela via respiratória, devido ao incremento na ventilação/minuto, e pela via cutânea, por aumento na área de absorção e do fluxo sanguíneo. A distribuição é aumentada, pois o animal apresenta um incremento na água total do organismo paralelo a uma redução nas proteínas plasmáticas, carreadoras de medicamentos. O aumento de depósitos de gorduras durante a gestação representa um reservatório para esses agentes, os quais podem ser liberados no final da gestação, atingindo tanto a mãe quanto o feto. A gestação altera muitos aspectos da biotransformação de medicamentos, tanto da fase 1 quanto da fase 2, reduzindo, em geral, esses processos, embora os dados sobre o assunto ainda sejam controversos ou mesmo pouco compreendidos. A prenhez afeta de modo mais intenso a excreção renal, que é a via mais importante para eliminação de grande parte dos medicamentos do organismo. Assim, o fluxo plasmático renal e a filtração glomerular apresentam-se aumentados desde o início até o final da gestação, o que facilita o processo de eliminação dos medicamentos. Em suma, as alterações fisiológicas do sistema materno na prenhez propiciam aumento na absorção e distribuição de medicamentos, redução na sua biotransformação e incremento na excreção.

EFEITOS DA EXPOSIÇÃO A MEDICAMENTOS NO PERÍODO DO DESENVOLVIMENTO

As mudanças que ocorrem em um organismo em desenvolvimento podem ser de natureza **funcional** (ou bioquímica) ou **estrutural** (ou morfológica) e as lesões produzidas, **reversíveis** ou **irreversíveis**.

As reversíveis são aquelas que não causam ao animal nenhuma consequência tardia, tanto estrutural quanto funcional, manifestando-se, em geral, por redução no peso corporal ao nascimento; essas lesões são denominadas **embriotóxicas**.

As irreversíveis podem ser ou não compatíveis com a vida. As lesões irreversíveis, não compatíveis com a vida, produzem **embrioletalidade**, podendo resultar em abortos espontâneos, natimortos ou reabsorção; por outro lado, aquelas compatíveis com a vida são chamadas também de **teratogênicas** ou **tóxicas**, na dependência do período de exposição do animal. Assim, se o medicamento for administrado durante a organogênese, produzindo alterações funcionais ou estruturais no feto, a lesão é denominada teratogênica, e se a exposição ocorrer no período do desenvolvimento, quando o organismo já se encontra formado, chama-se lesão tóxica. Portanto, para um medicamento ser denominado teratogênico (do grego, *teratos* = monstro), ele deve ser capaz de aumentar a frequência de uma anormalidade funcional ou estrutural na prole de determinada espécie animal, quando administrado aos pais antes da concepção ou à mãe durante um período crítico da gestação. Já as alterações toxicológicas podem produzir degenerações, causando retardo no crescimento ou atraso no desenvolvimento de órgãos específicos e afetando qualquer sistema, produzindo alterações anatômicas, patológicas ou bioquímicas em organismos formados, mesmo que ainda não completamente. Essas alterações ocorrem mais comumente em períodos mais tardios do desenvolvimento animal em relação àquele que produz teratogênese.

Os agentes teratogênicos sempre produzem suas ações por interferirem nos mecanismos celulares, em doses que causam nenhuma ou mínima toxicidade materna. Pretende-se estudar os efeitos na prole e não aqueles ligados à toxicidade materna. Dessa maneira, um medicamento pode agir por mutação, alterações cromossômicas, em ácidos nucleicos (DNA e RNA), nas características da própria membrana celular, em fontes de energia, perda no balanço osmolar e inibição de enzimas. No Quadro 66.2 são mostrados os mecanismos pelos quais alguns medicamentos causam efeitos deletérios no período do desenvolvimento animal.

Uma outra característica dos agentes teratogênicos é a sensibilidade diferencial do concepto ao agente teratogênico, ou seja, o grau de lesão depende do seu genótipo e da maneira com que este interage ao meio ambiente, o que explica que apenas alguns animais apresentam teratogênese em uma determinada população. Além disso, é importante lembrar que existe correlação dose-resposta no efeito teratogênico e que, na dependência do período de exposição, a intensidade da lesão pode variar. Assim, os agentes teratogênicos requerem um período crítico de exposição, ou seja, um período em que o organismo se

QUADRO 66.2

Mecanismos pelos quais alguns medicamentos produzem efeitos deletérios quando administrados durante o período do desenvolvimento.

Medicamento	Mecanismo
Glicocorticoides	Bloqueio do crescimento de células do palato
Ácido acetilsalicílico	Perda do balanço osmolar
Cloranfenicol	Inibição da síntese de enzimas mitocondriais
Griseofulvina	Inibição da síntese de ácidos nucleicos
Actinomicina, rifampicina	Inibição da síntese de RNA
Ciclofosfamida	Redução das RNA e DNA-polimerases
Agentes antimetabólitos	Como são análogos de componentes vitais do organismo, prejudicam o crescimento celular

apresenta especialmente suscetível aos efeitos deletérios do medicamento. Finalmente, o perfil toxicocinético do medicamento pode determinar a extensão da lesão observada.

Medicamentos administrados no período do desenvolvimento e malformações

Alguns medicamentos, quando administrados durante a prenhez e mesmo no período neonatal, podem induzir efeitos nocivos na prole. Por outro lado, o emprego terapêutico de medicamentos em fêmeas prenhes ou para o tratamento de enfermidades fetais não é de uso corrente em Medicina Veterinária. Por isso, o principal enfoque sobre o assunto deve ser feito visando à administração de medicamentos em fêmeas prenhes, e, se for necessário seu emprego, a relação risco/benefício deve ser considerada.

A seguir, são feitos alguns comentários com relação aos medicamentos de uso veterinário que podem provocar malformações fetais.

Os **hormônios esteroides**, naturais ou sintéticos, têm grande importância em Medicina Veterinária, pois podem ser empregados como anabolizantes, causando inúmeros efeitos sobre o desenvolvimento animal. Combinações de hormônios sexuais, estrógeno e progesterona, aumentam a frequência de abortos e redução de membros; a administração de estrógeno, andrógenos e certos progestógenos (empregados para manter a gestação) leva à virilização do feto fêmea e, por vezes, até à total reversão dos órgãos sexuais. A maior influência dos hormônios sexuais na embriogênese é na área da diferenciação sexual. A exposição a estrógenos pode feminizar fetos machos. O dietilestilbestrol também se mostrou capaz de produzir masculinização quando administrado no período de organogênese, por estimular a adrenal fetal, aumentando a produção de andrógenos ou causando metabolismo anormal de estrógenos maternos. A testosterona também leva à masculinização do feto fêmea. Tanto os medicamentos que induzem feminização quanto virilização de fetos são, potencialmente, capazes de levar a redução de fertilidade ou mesmo infertilidade quando o animal se torna adulto. Por outro lado, já foram observadas alterações comportamentais tardias em animais expostos a hormônios sexuais, principalmente com relação a comportamentos sexualmente dimórficos.

Os **hormônios da tireoide** estão envolvidos na maturação nos estágios iniciais da formação de certos sistemas orgânicos, como, por exemplo, o sistema nervoso central e o esquelético. Assim, tanto a falta quanto o excesso de iodo durante a gestação são deletérios para a formação do feto.

A **prolactina** participa da maturação do pulmão e a administração pré-natal de doses altas produziu alterações no desenvolvimento de camundongos. Quando foram analisados os efeitos pré-natais da hiperprolactemia materna foi observada alteração na maturação sexual da prole masculina de ratos; nenhum efeito deletério foi detectado tanto no desenvolvimento desses animais como na esfera reprodutiva.

Os **glicocorticoides**, em doses fisiológicas, são importantes reguladores do metabolismo de carboidratos, proteínas e gorduras do tecido de animais adultos; no tecido fetal incrementam a diferenciação do tecido embrionário, a maturação do intestino delgado, dos pulmões e a síntese de enzimas específicas no fígado e no pâncreas, enquanto doses farmacológicas, administradas no período embriogênico, produzem fenda palatina e, mais raramente, malformações em membros. O mecanismo proposto para os efeitos teratogênicos dos glicocorticoides seria sua ligação com receptores específicos na região craniofacial, o que inibiria o crescimento das células do mesênquima do maxilar, produzindo redução concomitante da matriz extracelular. Além disso, os glicocorticoides, quando administrados durante a prenhez, reduzem o peso fetal, embora esse dado seja controverso. Por outro lado, já se verificou que essas substâncias produzem alterações psicomotoras em animais e no homem. Em certas linhagens de camundongos, os glicocorticoides produzem 100% de fenda palatina; em macacos observaram-se malformações congênitas craniofaciais, exoftalmia, edema e fenda palatina. Em coelhos, a dexametasona produz fenda palatina, defeitos no crânio e membros.

A síndrome do estresse pré-natal (EPN) não só é capaz de levar ao aumento na frequência de teratogênese em animais e no homem, como também produzir alterações funcionais de relevância em Medicina Veterinária. De fato, no estresse existe aumento de corticosterona e de hormônio adrenocorticotrófico (ACTH), que podem ser responsáveis pelos prejuízos sexuais observados nos descendentes sujeitos à EPN, visto que os glicocorticoides interferem na produção dos hormônios hipofisários, por exemplo, diminuindo a secreção de hormônio luteinizante. Por outro lado, o ACTH aumenta a produção de progesterona e sabe-se que esse hormônio possui efeitos antiandrogênicos; em cobaia, por exemplo, aumenta o catabolismo de andrógenos pelo fígado, resultando em inibição do comportamento andrógeno-dependente deste animal. Sabe-se que o ACTH é incapaz de atravessar a barreira hematencefálica. No entanto, a corticosterona materna liberada pela ativação do sistema hipotálamo-hipófise-adrenal, em resposta ao estresse, alcança prontamente a corrente sanguínea fetal. Quando a mãe é submetida a um estresse muito grande no período de diferenciação sexual do cérebro, formam-se andrógenos 10 vezes menos potentes que a testosterona que, após ser aromatizada a 17-β-estradiol, é responsável pela diferenciação sexual do cérebro; ao mesmo tempo, o próprio estresse inibe a liberação de testosterona. O resultado final é que animais submetidos à EPN, no período de diferenciação sexual do sistema nervoso central, não são perfeitamente masculinizados, tendo prejuízo na sua fertilidade, o que, em Medicina Veterinária, pode representar perdas consideráveis na produção animal.

Os estudos acerca das anormalidades relacionadas com o emprego de **anticonvulsivantes** são numerosos em seres humanos, pois seu uso é amplo quando comparado àquele em Medicina Veterinária. Muitos desses estudos apresentam resultados comuns mostrando que: (1) mulheres epilépticas têm o dobro de propensão de terem filhos com malformações maiores do que mulheres não epilépticas; e (2) a frequência de malformações apresentadas pela prole de mulheres tratadas com terapia anticonvulsivante é o dobro daquela de mulheres não tratadas. Além disso, relatou-se incidência significativamente maior de efeitos adversos em mulheres tratadas com anticonvulsivantes, tais como: morte neonatal, perinatal ou infantil, prematuridade, hipoxia, deficiência de crescimento, distúrbios de coagulação durante o período neonatal, síndrome de retirada do medicamento, convulsões e malformações maiores e menores. Esses efeitos são também relatados em estudos com animais. Os anticonvulsivantes que produzem maior índice de teratogênese são a fenitoína, a trimetadiona, os derivados da oxazolidina e o ácido valproico.

Os **antimicrobianos** aminoglicosídios, como estreptomicina, canamicina e gentamicina, estão associados a aumento na frequência de anomalias do VIII par de nervos cranianos (ramos vestibular e coclear), levando à perda de equilíbrio e de audição, além de maior ocorrência de hemorragias fetais e neonatais. O cloranfenicol e o tianfenicol inibem a síntese mitocondrial de proteínas. Assim, devido à inibição dose-dependente da respiração mitocondrial, redução do conteúdo de ATP e da atividade da citocromo-oxidase no tecido embrionário, ocorrem retardo do crescimento e morte fetal. Outros antimicrobianos, como a rifampicina e a actinomicina, por inibirem a síntese de RNA, causam malformações no sistema nervoso central. A novobiocina, a eritromicina e sulfas produzem icterícia neonatal. A tetraciclina, por ligar-se ao cálcio, deposita-se no tecido ósseo promovendo malformações ósseas e coloração dos dentes desde amarela a acastanhado. Por outro lado, a cloroquina produz retinopatia. A griseofulvina, o miconazol e o cetoconazol causam embriotoxicidade, malformações no crânio, olho, coração, palato, espinha e vértebras.

Vários **antiparasitários** testados em animais de laboratório, principalmente em ratos, mostram-se teratogênicos, porém muito poucos foram avaliados quanto à sua teratogenicidade em animais domésticos, nos quais são empregados terapeuticamente. Assim, o parbendazol, administrado no período de organogênese, promove malformações de extremidades em ovelhas, porém não é prejudicial para os embriões de vacas e porcas; em ratos induz malformações craniofaciais e esqueléticas.

O mebendazol, o hicantone e o cambendazol produzem teratogênese generalizada e embrioletalidade. O tiabendazol aumenta a frequência de ocorrência de fenda palatina e alterações ósseas. De 24 benzimidazóis testados no rato, verificou-se que a totalidade deles produziu teratogênese, sendo observado que os mais potentes da série foram o N-benzimadazolil-2-carbamato e o N-benzimidazolil-5-carbamato. Um estudo farmacocinético comparativo do metabolismo de febantel em ratos e na ovelha mostrou que cerca de dez metabólitos desse medicamento são idênticos nas duas espécies animais; porém, apenas dois deles e o próprio febantel são responsáveis pelo efeito teratogênico nos ratos. O albendazol, administrado oralmente na dose de 25 mg/kg a bovinos nos dias 21, 31, 41, 51 e 61 da prenhez não induziu toxicose nos embriões ou fetos e todos filhotes nasceram saudáveis. O dipropionato de imidocarb, quando administrado no período de organogênese a éguas prenhes, reduziu o crescimento da vesícula embrionária e produziu aborto em alguns animais, porém os animais que foram a termo nasceram saudáveis e com peso normal. O triclorfom promove anormalidade esqueléticas e anormalidade do sistema nervoso central, bem como hipoplasia celular.

A transferência *in utero* de ivermectina em bovinos, que receberam o antiparasitário antes da prenhez, é limitada para bezerros, porém no período lactacional ocorre acúmulo do medicamento nesses últimos. A selamectina, uma avermectina de amplo espectro endectocida, quando administrada mensalmente, por via tópica, é segura para gatos jovens, incluindo animais infectados por vermes e aqueles em período de reprodução. Em cães, nas doses recomendadas, também existem relatos de que seja segura na gestação.

Em cadelas prenhes, uma única dose de doramectina, endectocida do grupo das avermectinas, previne infestações na prole, a qual nasce e desenvolve-se normalmente; nas mães não foram observados toxicidade generalizada ou efeitos tóxicos locais.

Em bovinos, a eprinomectina *pour on* melhorou o desempenho reprodutivo dos animais.

Os **anticoagulantes**, como o varfarina e a heparina, causam problemas reprodutivos e teratogênese. Um terço dos fetos expostos a essas substâncias é abortado, nasce morto ou com anormalidades estruturais.

A privação de nutrientes maternos, como, por exemplo, a vitamina A e o ácido fólico, pode levar a malformações, retardo no crescimento e embrioletalidade. Nesse sentido, agentes que reduzem a disponibilidade de nutrientes essenciais para o embrião, como o ácido etilenodiaminotetracético (EDTA), que é um captador de metais e também anticoagulante, e a aminopterina (ácido fólico), produzem efeitos similares àqueles observados com restrição da dieta materna, antes relatados.

O grupo de compostos denominados **retinoides**, que abrangem tanto o retinol quanto seus derivados naturais, especialmente a vitamina A (retinol + betacaroteno), são agentes teratogênicos, pelo menos em parte, e atribuem-se seus efeitos à conversão dos retinoides em ácido transretinoico e metabólitos. Os riscos associados ao emprego dessas substâncias variam muito na dependência da espécie estudada, devido às diferenças metabólicas entre as espécies. Doses terapêuticas de isotretinoides, derivados do retinol, são teratogênicas para seres humanos, ao passo que em camundongos produzem poucos efeitos, pois roedores apresentam pequeno transporte transplacentário da substância associado à baixa isomerização a ácido transretinoico. A hipervitaminose A pode produzir exencefalia, micro-oftalmia, exoftalmia, outras anomalias craniofaciais e malformações de membros. Outros relatos associam, em seres humanos, o emprego de isotretinoides com a ocorrência de aborto espontâneo, 4 a 5% de mortalidade perinatal, morte prematura e cerca de 25% de malformações.

Os **antineoplásicos**, pelos seus mecanismos de ação, promovem teratogênese. Entre eles, os antimetabólitos como o metotrexato são capazes de produzir defeitos crâniofaciais, deformidade nos membros, redução no peso e crescimento fetal. A ciclofosfamida é um precursor de uma mostarda nitrogenada alquilante antineoplásica (e agente imunossupressor) que deve ser ativado no fígado para formar a aldofosfamida ativa. Usada no tratamento de linfoma e leucemia, a ciclofosfamida aumenta a mortalidade perinatal e promove retardo no crescimento, malformações cefálicas, do sistema nervoso central, palato e membros.

A **vitamina D** causa dano no desenvolvimento da musculatura esquelética, principalmente em ossos longos e extremidades, pois ocorre deposição excessiva de cálcio.

Alguns **metais**, como cádmio, chumbo e mercúrio, além do arsênio (semimetal), são capazes de levar a malformações, tanto estruturais como funcionais. Em animais de laboratório, a exposição pós-natal ao chumbo promoveu desmasculinização, efeito esse revertido pela administração de GnRH logo após o nascimento.

Os **salicilatos** são conhecidos agentes teratogênicos desde a década de 1950. As anormalidades observadas são malformações esqueléticas, espinha bífida, anomalias cardíacas e de coagulação. Observa-se ainda maior incidência de abortos ou reabsorções fetais.

Existem evidências de que alguns **anti-histamínicos** levam a teratogênese e morte fetal. Assim, a pirimetamina produz não só morte fetal, como também 43% de anormalidades quando administrada a ratos no 9º dia de gestação; se administrada em períodos mais tardios da gestação, leva a altos níveis de teratogênese, que são dose-dependentes. A meclizina e a clorciclizina produzem fenda palatina, braquignatia e microstomia; detectou-se também redução no número de ossos. Esses dois anti-histamínicos não interferem na concepção, porém sua administração no período de organogênese leva a 30% de reabsorções e 40% de malformações. Sugere-se que o seu metabólito, a norciclizina, seja responsável por esses efeitos.

Outros anti-histamínicos, como a prometazina, a difenidramina e o astemizol, não causam anormalidades físicas, porém estes dois últimos, quando administrados a ratas durante toda a gestação, reduzem o comportamento sexual dos filhotes machos, por interferir na neurotransmissão central.

No Quadro 66.3 estão resumidos os efeitos de alguns medicamentos que produzem malformações e outros efeitos na reprodução de animais, quando empregados nos diferentes períodos do desenvolvimento animal.

Eliminação de agentes pelo leite

O leite é uma mistura complexa de proteínas, carboidratos, gorduras e líquidos com composição similar à do soro, que varia entre as espécies animais, durante os vários períodos da amamentação e, mesmo, segundo o tipo de alimentação da lactante.

QUADRO 66.3
Medicamentos que produzem teratogênese, anomalias fetais ou efeitos tóxicos no desenvolvimento de animais.

Medicamento	Alterações
Hormônios	
Andrógenos	Virilização de fêmeas, defeitos genitais
Estrógenos	Feminiza fetos machos
Progesterona	Defeitos genitais, masculinização de fêmeas, hipertrofia de clitóris
Dietilestilbestrol	Virilizante, embrioletalidade, criptorquidia
Glicocorticoides	Fenda palatina
Anticonvulsivantes	
Fenitoína	Fenda palatina, defeitos cardiovasculares, hipoplasia de dedos, baixo peso ao nascer, alto índice de mortalidade
Trimetadiona	Microcefalia, anormalidades craniofaciais e cardíacas, hipoplasia digital
Ácido valproico	Defeitos do tubo neural, espinha bífida, lesões espinais e hidrocefalia
Antimicrobianos	
Aminoglicosídios	Dano no VIII nervo, levando a ototoxicidade, surdez e alterações de equilíbrio
Cloranfenicol	Morte fetal
Cloroquina	Retinopatia
Griseofulvina, miconazol e cetoconazol	Embriofetotoxicidade, malformações de crânio, olho, face, coração, palato, espinha e vértebras
Tetraciclinas	Descoloração dos dentes, incorporação no tecido ósseo
Sulfas	Icterícia neonatal
Antiparasitários	
Parbendazol, hicantone e cambendazol	Teratogênese generalizada e embrioletalidade
Tiabendazol	Fenda palatina, fusão de vértebras e malformação de membros
Triclorfom	Anormalidades esqueléticas, lesões no sistema nervoso central, hipoplasia celular
Imidocarbe	Reduz o crescimento da vesícula embrionária e produz abortos em éguas
Anticoagulantes	
Varfarina e heparina	Efeitos pré-natais: malformação do SNC, defeitos nos olhos e cardíacos; abortos, natimortos Efeitos pós-natais: baixo peso ao nascer, tamanho menor, retardo no desenvolvimento
Vitaminas e metais	
Vitamina A	Exoftalmia, microftalmia, anomalias craniofaciais e de membros
Vitamina D	Anomalias ósseas, principalmente em ossos longos e extremidades
Arsênio (semimetal)	Malformação geniturinária, anormalidades ósseas
Cádmio	Fenda palatina, malformação mandibular
Chumbo	Hemorragias cerebrais, hidrocefalias e outras anomalias do SNC
Manganês	Alterações esqueléticas e ataxia em galinhas, camundongos, ratos e cobaias
Mercúrio	Malformação de SNC, olhos e corpo
Zinco	Deficiência do metal: largo espectro de defeitos que incluem hidrocefalia
Analgésicos antipiréticos	
Salicilatos	Abortos ou reabsorções, malformações esqueléticas, espinha bífida, anomalias cardíacas, predisposição a hemorragias
Anti-histamínicos	
Clorciclizina e ciclizina	Fenda palatina, microstomia, cataratas, braquignatia, abortos
Antineoplásicos	
Antimetabólitos: metotrexato	Defeitos craniofaciais, deformidade nos membros, redução no peso e no crescimento fetal
Agentes alquilantes: ciclofosfamida	Mortalidade, retardo no crescimento, malformações cefálicas, do SNC, do palato e dos membros

SNC: sistema nervoso central.

A eliminação de medicamentos ou de seus metabólitos no leite é assunto de importância em Medicina Veterinária e em saúde pública. Por outro lado, a excreção desses produtos no leite pode ser benéfica para os animais, pois essa é uma via de eliminação; entretanto, pode causar inúmeros e graves problemas para a prole. Acrescente-se ainda que o neonato tem baixa capacidade de biotransformar esses agentes pela imaturidade dos seus sistemas enzimáticos. A taxa de eliminação de medicamentos por essa via depende da: (1) concentração do agente no sangue; (2) capacidade do medicamento de difundir-se através das membranas celulares, lembrando que o pH do leite é menor do que o do plasma, o que facilita a excreção de substâncias básicas; (3) afinidade pelos constituintes do leite; e (4) quantidade a ser eliminada e eficiência das vias de destoxificação e excreção. Nesse sentido, o leite, por ser uma emulsão de lipídios em solução aquosa de proteínas, pode excretar tanto medicamentos hidrossolúveis como lipossolúveis. Potencialmente, todos os medicamentos lipossolúveis podem ser excretados no leite. Portanto, há sempre necessidade de se respeitarem os períodos de carência quando se emprega um determinado agente terapêutico que possa, eventualmente, ser eliminado pelo leite.

BIBLIOGRAFIA

Adams, J. Principles of neurobehavioral teratology. *Rep Toxicol.*, v. 7, p. 171-173, 1991.

Adams, J. Structure-activity and dose-response relationships in the neural and behavioral teratogenesis of retinoids. *Neutoxicol Teratol.*, v. 15, p. 193-202, 1993.

Adams, J. Prenatal exposure to teratogenic agents and neurodevelopmental outcome. *Res Inf Assesm.*, v. 25, p. 63-72, 1989.

Almeida, R.G.; Massoco, C.O.; Spinosa, H.S.; Bernardi, M.M. Perinatal astemizole exposure in the rat throughout gestation: long-term behavioral and anatomical effects associated with reproduction. *Comp Biochem Physiol.*, v. 114, p. 123-127, 1996.

Baumann, G. Growth hormone, somatomedin, and prolactin in pregnacy: Their secretion and effects in mother, fetus and newborn. *Pedriatic Adolesc Endocrinol.*, v. 5, p. 17-35, 1979.

Berge, G.N.; Nafstad, I. Distribution and placental transfer of trichlorfon in guinea piggs. *Arch Toxicol.*, v. 59, p. 26-29, 1986.

Berge, G.N.; Fonnum, F.; Sognem, S. Neurotoxicological examination of the piglet brain after prenatal and postnatal exposure to trichlorfon. *Acta Vet Scand.*, v. 28, p. 313-320, 1987.

Birbaum, L.S. Pharmacokinetic basis of age-related changes in sensitivity to toxicants. *Annu Rev Pharmacol.*, v. 31, p. 101-128, 1991.

Chiavegatto, S.; Oliveira, C.A.; Bernardi, M.M. Prenatal exposure to diphenhydramine: effects on physical development, open field, and gonadal hormone levels in adults. *Neurotoxicol Teratol.*, v. 19, p. 511-516, 1997.

Delatour, P.; Dauson, M.; Garnier, F.; Benoit, E. Metabolism-embryotoxicity relationship of febantel in the rat and the sheep. *Ann Rech Vet.*, v. 13, p. 163-1970, 1982.

Delatour, P.; Richard, Y. Propriétés embryotoxiques et antimitotiques em série benzimidazole. *Thérapie*, v. 31, p. 505-515, 1976.

Duncan, W.A.M.; Lemon, P.G. The effects of methyl-5(6)-butyl-2-benzimidazole carbamate (parbendazole) on reproduction in sheep and other animals. IX. Effect of administration to the pregnant rabbit. *Cornell Vet.*, v. 64, p. 104-108, 1974.

Chamberlain,P. L; Fowler, B. A. Sexton, M.J. Peggins, J.O; von Bredow, J. Preliminary studies of offspring exposure to phenylbutazone and ivermectin during the perinatal period in a Holstein cow–calf model. *Toxicology and Applied Pharmacology*, v. 187, p. 198-208, 2003.

Chiavegatto, S.; Bernardi, M.M. Effects of prenatal diphenhydramine exposure on dopaminergic function in adult rats. *Pharmacol Biochem Behav.*, v. 40, p. 191-193, 1991.

Chiavegatto, S.; Bernardi, M.M.; Spinosa, H. Effetcs of prenatal diphenhydramine administration on sexual behavior of rats. *Bras J Med Biol Res.*, v. 22, p. 729-732, 1989.

Chiodo, F.; Verucchi, G.; Mori, F.; Attard, L; Ricchi, E. Infective diseases during pregnancy and their teratogenic effects. *Ann Inst Super Sanitá*, v. 29, p. 57-67, 1993.

Epe C, Pankow WR, Hackbarth H, Schnieder T, Stoye M. A study on the prevention of prenatal and galactogenic Toxocara canis infections in pups by treatment of infected bitches with ivermectin or doramectin. *Appl Parasitol.*, v. 36 p. 115-23, 1995.

Farrar, H.C.; Blumer, J.L. Fetal effects of maternal drug exposure. *Annu Rev Pharmacol Toxicol.*, v. 31, p. 525-547, 1991.

Faustman, E.M.; Gohlke, J.M.; Ponce, R.A.; Lewandowski, T.A.; Seely, M.R.; Whittaker, S.G.; Griffith, W.C. Experimental approaches to evaluate mechanisms of developmental toxicity. In: Developmental and reproductive toxicology, Hood, RD, Taylor Francis, CRC Press; 2006. p. 15-60.

Gal, P.; Sharpless, M.K. Fetal drug exposure – behavioral teratogeneses. *Drug Intell Clin Pharm.*, v. 18, p. 186-201.

Gerenutti, M.; De Souza-Spinosa, H.; Bernardi, M.M. Algumas considerações sobre a toxicologia do desenvolvimento. *Comun Cient Fac Med Vet Zootec Univ.*, v. 15, p. 27-29, 1991.

Górniak, S.L.; Gotardo, A.T. Toxicologia do desenvolvimento. In: Spinosa, H.S.; Górniak, S.L.; Palermo-Neto, J. *Toxicologia aplicada à Medicina Veterinária*. 2. ed. Barueri: Manole, 2020. p. 459-476.

Gotardo, A.T. Toxicologia da reprodução. In: Spinosa, H.S.; Górniak, S.L.; Palermo-Neto, J. *Toxicologia aplicada à Medicina Veterinária*. 2. ed. Barueri: Manole, 2020. p. 449-458.

Jainudeen, M.R.; Hafez, E.S.E. Gestation, prenatal physiology, and parturition. In: Hafez, E.S.E. *Reproduction in farm animals*. Malvern: Lea & Fibiger; 1993. p. 213-235.

Harbinson, R. Teratogens. In: Casarett e Doull's: *The basic science of poisons*, New York: MacMillan; 1975. p. 158-175.

Hood, R.D. Principles of developmental toxicology revisited. In: *Developmental and reproductive toxicology*. Taylor & Francis Group, CRC; 2006. p. 3-14.

Hurley, L.S. *Developmental nutrition*. New Jersey: Prentice-Hall, Englewood Cliffs; 1980.

Krautmann, M.J.; Novotny, M.J.; De Keulenaer, K, Godin, C.S.; Evans, E.I.; McCall J.W.; Wang, C.; Rowan, T.G.; Jernigan, A.D. Safety of selamectin in cats. *Veterinary Parasitology*, v. 91, p. 393-403, 2000.

Lousana, G.; Lima, T.S. Estudos de segurança nas espécies-alvo. In: Spinosa, H.S.; Górniak, S.L.; Palermo-Neto, J. *Toxicologia aplicada à Medicina Veterinária*. 2. ed. Barueri: Manole, 2020. p. 75-81.

Mahony, D.P. Perinatal toxicology: problems and hazards. *Acta Toxicol.*, supl.5, p. 64-66, 1981.

Manson, J.M. Teratogens. In: Casarett e Doull's: *The basic science of poisons*. New York: MacMillan; 1986. p. 195-222.

Manson, J.M. Test methods for assessing female reproductive and developmental toxicology. In: Hayes, AW. *Principles and methods of toxicology*. New York: Raven Press; 1989. p. 311-360.

Mantovani, A.; Ricciardi, C.; Macri, C.; Stazi, A.V. Prenatal risks deriving from environmetal chemicals. *Ann Inst Super Sanitá.*, v. 29, p. 47-55, 1993.

Mastroiacoco, P.; Botto, L.; Serafini, M.; Zampino, G. Antiepileptic drug therapy and congenital defects. *Ann Inst Super Sanitá.*, v. 29, p. 77-87, 1993.

McElhatton, P.R. Effects of drugs in pregnancy. *Therapeutics*, v. 11, p. 337-340, 1984.

Mirkes, P.E. Cyclophosphamide teratogenesis: a review. *Teratog Carcinog Mutagen.*, v. 5, p. 75-88, 1985.

Novotny, M.J.; Krautmann, M.J.; Ehrhart, J.C.; Godin, C.S.; Evans, E.I.; McCall, J.W. et al. Safety of selamectin in dogs. *Veterinary Parasitology*, v. 91, p. 377-391, 2000.

Poul, J.M. Effects of perinatal ivermectin exposure on behavioral development of rats. *Neurotoxicol Teratol.*, v. 10, p. 267-72, 1988.

Saillenfait, A.; Vanner, B. Methodological proposal in behavioural teratogenicity testing: assesment of propoxiphene, chlorpromazine, and vitamin A as positive control. *Teratology*, v. 37, p. 185-199, 1988.

Sanches, J.; Nodvet, A.; Dohoo, I; DesCoteaux, L. The effect of eprinomectin treatement at calving on reproduction parametrs in adult dary cows in Canada. *Preventive Veterinary Medicine*, v. 56, p. 165-171, 2002.

Sant'Ana, M.G.; Spinosa, H.S.; Florio, J.C; Bernardi, M.M.; Oliveira, C.A; Sarkis, J.E.S.; Kakazu, M.H. Role of early GnRH administration in sexual behavior disorders of rat pups perinatally exposed to lead. *Neurotoxicol Teratol.*, v. 23, p. 1-11, 2001.

Schneider, T.; Heidemann, R.; Epe, C.; Stoye, M. Investigations into the efficacy of doramectin on reactivated somatic larvae of Ancylostoma caninum Ercolani 1859 (Ancylostomatidae) in pregnant bitches. *Zentralbl Veterinarmed B.*, v. 41, p. 603-7, 1994.

Silva, F.M. Hiperprolactinemia materna no período perinatal: efeitos sobre comportamentos ligados à esfera sexual da prole de ratas. Dissertação de mestrado. Instituto de Ciências Biomédicas da Universidade de São Paulo, 2000.

Theodorides, V. J.; Carakostas, M.C.; Colaiaene, J.J.; Freeman, J.F.; Page, S.W. Safety of albendazole in developing bovine fetuses. *Am J Vet Res.*, v. 54, p. 2171-2174, 1993.

Tilson, H.A. Developmental neurotoxicology risk assesment. In: Cahng, L.W.; Slikker Jr., W. *Approaches and methods in neurotoxicology*, p. 805-814, 1995.

Wilson, J.G. The evolution of teratological tests. *Teratology*, v. 20, p. 205-2011, 1979.

Zaccarelli-Magalhães, J.; Abreu, G.R.; Bernardi, M.M.; Spinosa, H.S.; Ricci, E.L. Neurotoxicidade do nascimento à puberdade em roedores: revisão dos principais agentes tóxicos e suas implicações. *Cadernos de Pós-Graduação em Distúrbios do Desenvolvimento*, v. 20, n. 2, p. 9-63, 2020.

67 Homeopatia

Nilson Roberti Benites

- Introdução e conceito, 983
- Princípios gerais, 984
- Matéria médica homeopática, 986
- Repertório, 987
- Tomada do caso, 987
- Seleção do medicamento, 988
- Administração do medicamento, 988
- Considerações finais, 990
- Bibliografia, 990

INTRODUÇÃO E CONCEITO

A ideia de Homeopatia foi referida pela primeira vez por Hipócrates (460-370 a.C.) que utilizou a "Lei dos Semelhantes" em um de seus aforismos:

> "O que produz a estrangúria, cura a estrangúria; o que causa o vômito, cura o vômito; o que dá febre a um homem são, cura um homem que tem febre."

No século XVI, durante o Renascimento, Paracelsus referiu, no item IV do Prólogo Terceiro (sobre os modos e as maneiras de curar), *Medicina dos espíritos*:

> "Seus médicos cuidam e curam as enfermidades mediante filtros e infusões que coagulam o espírito de determinadas ervas e raízes, cuja própria substância foi anteriormente responsável pela doença... Os enfermos que padecem dessas doenças podem se curar graças ao espírito dessas ervas, conforme está escrito nos livros desta seita e da qual fizeram parte grande quantidade de médicos famosos como Hipócrates e todos de sua escola."

A Homeopatia teve seu grande marco com Samuel Hahnemann (1755-1843), que sistematizou todos os conhecimentos relativos a esta ciência em um corpo médico lógico e unitário, complementado por uma terapêutica prática e coerente.

Segundo Hahnemann, a Homeopatia (deriva do grego *homoios*, semelhante; e *pathos*, sofrimento) é uma medicina no sentido global, abrangendo conceitos próprios de **saúde**, **doença** e **terapêutica**. Pode ser definida como:

> "A ciência e a arte médica que têm por fim dar ao indivíduo condições físicas e mentais para livremente vir a alcançar os seus mais altos desígnios, através de leis e princípios determinados e segundo uma técnica e uma arte próprias."

Em 1790, na tradução da *Matéria médica*, de Cullen, Hahnemann introduziu uma nota pessoal (como era seu costume quando fazia traduções) ao medicamento denominado cinchona ou quina (*Cortex piravianis*). A nota referia que a intoxicação pela cinchona causava uma sintomatologia semelhante àquela observada na febre palustre, sendo este medicamento indicado por Cullen para tratamento da mesma. Considera-se que a Homeopatia tenha surgido por esta ocasião, pois foi a partir de então que Hahnemann realizou os primeiros experimentos de intoxicação medicamentosa com quina em si mesmo para observar a sintomatologia por ela provocada em seu organismo.

Inicialmente, Hahnemann praticou esta medicina sozinho e, posteriormente, ensinou-a a colegas interessados, escreveu sobre o assunto em revistas e jornais médicos e publicou livros a respeito. Viveu a Homeopatia integralmente, dia a dia, por mais de 40 anos. Durante este período reescreveu-a algumas vezes, mantendo o mesmo princípio fundamental, mas alterando-a ou complementando-a pela observação constante em sua prática médica.

Hahnemann faleceu em 1843 em Paris, e, atualmente, pode-se encontrar suas obras publicadas em diversos livros: *Exposição da doutrina homeopática* ou *Organon da arte de curar,* a qual constitui sua obra básica que congrega toda a filosofia homeopática; *Doenças crônicas, sua natureza peculiar e sua cura homeopática* está dividida em duas partes, sendo que a primeira contém toda a filosofia homeopática relativa às doenças crônicas e a segunda parte reúne a descrição das intoxicações experimentais provocadas pelos medicamentos que podem curar esses tipos de doenças; *Matéria médica pura*, atualmente dividida em dois volumes, que descrevem as intoxicações medicamentosas dos remédios que não constam da matéria médica contida no livro *Doenças crônicas;* tem-se ainda o livro *Escritos menores*, que contém uma coletânea de artigos publicados que discorrem sobre a filosofia homeopática, bem como apresentam observações de casos descritos pelo autor.

▼ PRINCÍPIOS GERAIS

A Homeopatia se sustenta em duas leis básicas (Figura 67.1), como exposto a seguir.

1ª Lei / Lei dos semelhantes

Similia similibus curentur (os semelhantes que se curem pelos semelhantes). Trata-se de uma lei natural observada durante a evolução das moléstias quando, concomitante a elas, se instala um outro processo mórbido semelhante, que interrompe ou cura o processo inicial (ver Figura 67.1).

No parágrafo número 46 do *Organon*, Hahnemann fez as seguintes observações:

> "Muitos exemplos poderiam ser tirados de moléstias que foram por obra da natureza curadas homeopaticamente por outras moléstias que apresentaram sintomas semelhantes..."
>
> O intumescimento dos testículos, mesmo de caráter muito agudo, é frequentemente sintoma de varíola, e, por causa disso, pode se curar, como observou **Klein**, em virtude de sua semelhança, grande inchação com endurecimento do testículo esquerdo resultante de um esmagamento. E outro observador testemunhou a cura por este meio de inchação semelhante de testículo...
>
> O **sarampo** guarda grande semelhança na natureza de sua febre e tosse, com a coqueluche, e por essa razão foi que **Bosquillon** notou, em uma epidemia em que ambas as afecções dominavam, que muitas crianças que já haviam superado o sarampo ficavam livres da coqueluche. Todas elas teriam sido protegidas e imunizadas contra a coqueluche naquela epidemia e nas subsequentes por ação do sarampo, se a coqueluche não fosse uma doença que só em parte se assemelha ao sarampo, isto é, se também tivesse uma erupção cutânea semelhante a esta última. Assim sendo, contudo, o sarampo pôde preservar muitos da coqueluche, e isso só na epidemia então presente...
>
> ...Uma erupção miliar com ardência excessiva, na face, pescoço e braços, que durava havia 6 anos, agravando-se com mudanças de tempo, ao ocorrer o sarampo, assumiu a forma de inchação da superfície da pele; após haver o sarampo completado o seu curso, o exantema foi curado, não mais retornando."

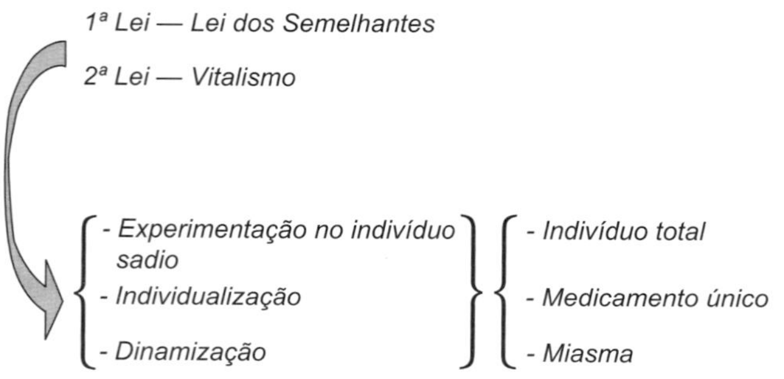

2ª Lei / Vitalismo

Condição que rege e harmoniza o ser vivo, fenômeno imaterial que inexiste na substância morta e que caracteriza a vida. Condição que mantém e harmoniza os fenômenos da vida e é de fácil observação, pois diferencia, em sua essência, as coisas vivas das não vivas (ver Figura 67.1).

Nos parágrafos 9, 10 e 11 do *Organon*, Hahnemann comentou:

> "No estado de saúde, a força vital de natureza espiritual (autocracia), que dinamicamente anima o corpo material (organismo), reina com poder ilimitado e mantém todas as suas partes em admirável atividade harmônica, nas suas sensações e funções, de maneira que o espírito dotado de razão, que reside em nós, pode livremente dispor desse instrumento vivo e são para atender aos mais altos fins de nossa existência.
>
> O organismo material, destituído da força vital, não é capaz de nenhuma sensação; é somente o ser imaterial, animador do organismo material no estado são e no estado mórbido (o princípio vital, a força vital), que lhe dá toda sensação e estimula suas funções vitais.
>
> Quando o homem adoece, essa força vital de natureza espiritual de atividade própria, presente em toda parte no seu organismo (princípio vital), é a única que inicialmente sofre a influência dinâmica hostil à vida, de um agente morbígeno, é somente o princípio vital, perturbado para uma tal anormalidade, que pode fornecer ao organismo as sensações desagradáveis e impedi-lo, dessarte, a atividades irregulares a que chamamos doença; pois essa força invisível por si mesma e apenas reconhecível por seus efeitos no organismo torna conhecida sua perturbação mórbida apenas pela manifestação de doença nas sensações e funções (a parte do organismo acessível aos sentimentos do observador e médico), isto é, por sintomas mórbidos, e não pode torná-lo conhecido de outra maneira."

Dessa forma, quando a **força vital** que anima um organismo está equilibrada, o mesmo apresenta as suas funções fisiológicas também equilibradas. Entretanto, quando algum estímulo desequilibra essa força, será o organismo material quem apresentará as disfunções e, consequentemente, manifestará os sinais clínicos oriundos deste desequilíbrio.

A partir da **Lei dos Semelhantes** e do **Vitalismo**, surgiram três princípios essenciais à prática da Homeopatia: **experimentação no indivíduo sadio**, **individualização** e **dinamização** (ver Figura 67.1).

Experimentação no indivíduo sadio

Constitui-se na viga mestra da ciência homeopática. A experimentação no indivíduo sadio determina quais as respostas dos diferentes organismos ao estímulo de um mesmo medicamento. Algumas experimentações foram feitas em animais, porém, devido às características distintas no que tange à fisiologia dos diferentes animais (herbívoros, carnívoros etc.) e também devido à impossibilidade de se obterem sinais clínicos subjetivos (p. ex., os tipos distintos de dor),

---

1ª Lei — Lei dos Semelhantes

2ª Lei — Vitalismo

- Experimentação no indivíduo sadio
- Individualização
- Dinamização

- Indivíduo total
- Medicamento único
- Miasma

▼ **FIGURA 67.1** Princípios gerais da Homeopatia.

Hahnemann trabalhou com seres humanos. Não há descrições na literatura de intoxicações dos medicamentos em animais e, portanto, os veterinários que trabalham com Homeopatia devem obrigatoriamente adaptar as matérias médicas existentes (ver Figura 67.1).

Individualização

Uma vez conhecidos os efeitos do medicamento, é necessário conhecer o indivíduo, para que se possa estudar qual remédio deve ser administrado em qual paciente em um determinado momento. O conhecimento do indivíduo se faz pela sua caracterização como um todo único, através de sinais identificadores de sua condição diferenciada dos demais seres semelhantes. Cada indivíduo possui características próprias de sua condição biológica e mental, segundo as condições de um determinado momento de sua vida (ver Figura 67.1).

Dinamização

É o chamado princípio do infinitesimal ou das pequenas doses. Para tratar a força vital, dinâmica, imaterial, faz-se uso do poder medicamentoso também imaterial, dinâmico dos medicamentos. Esse poder imaterial curativo dos medicamentos já antes havia sido intuído por Paracelsus e está de acordo com a física newtoniana, a filosofia de Leibnitz e a física quântica. O processo de dinamização do medicamento homeopático implica outros dois processos, a **diluição** e a **sucussão**. As **diluições** homeopáticas são obtidas por meio de três escalas diferentes. As escalas hahnemanianas são a centesimal (C ou CH) e a cinquenta milesimal (LM). A escala decimal (D, X ou DH) foi introduzida na Homeopatia por Hering. As **sucussões** correspondem às agitações do medicamento após cada diluição. A **potência** do medicamento é o resultado final de cada etapa do processo de dinamização (ver Figura 67.1).

Hahnemann manteve na Homeopatia o princípio médico e filosófico da visão global do indivíduo, princípio hipocrático perdido na história da Medicina Ocidental e fundamental na cultura oriental, o princípio **único**. A partir deste pensamento derivam os princípios do **indivíduo total** e do **medicamento único**.

Indivíduo total

Um ser indivisível, uma interação e não uma soma de partes. Uma patologia é o reflexo de um todo e nele contida e nunca produto da alteração de uma parte isolada desse organismo (ver Figura 67.1).

Medicamento único

Necessário ao tratamento do indivíduo em determinado momento. Também é uma consequência da técnica de experimentação dos medicamentos, pois experimentou-se uma substância química de cada vez. Cada um dos medicamentos constitui-se em um todo correspondendo ao todo indivisível do organismo para determinado momento (ver Figura 67.1).

Em suas duas últimas décadas de vida, Hahnemann fez um estudo completo das doenças em geral e deste estudo nasceu o último princípio básico da Homeopatia, que foi denominado *miasma* (ver Figura 67.1).

Miasma

Concepção da doença quanto a causa, contágio e terapêutica e que abrange tanto a doença crônica quanto a aguda. As doenças são causadas por "contágios semivitais, miasmas". Uma vez desencadeados seus efeitos, estes miasmas "difundem-se na totalidade do organismo vivo como uma proliferação parasitária" – "sendo o contágio instantâneo", e manifestam-se após um período de incubação (Figura 67.2).

Hahnemann classifica as doenças em agudas e crônicas. Segundo ele, as **doenças agudas** ou matam o indivíduo ou curam-se espontaneamente. Nas doenças crônicas, por sua vez, "o contágio parasitário semivital" persiste, mais ou menos latente, "difundindo as suas ramificações parasíticas em todo o organismo, sem ser afetada pelas condições as mais dietéticas e higiênicas e pela constituição mais robusta", prejudicando as atividades da vida e as reações, arruinando a saúde, ou mudando a forma após os tratamentos realizados, apenas para reaparecer, sempre em formas novas e mais ameaçadoras, até o fim da vida. Consequentemente, o que determina que a doença seja aguda ou crônica, do ponto de vista homeopático, é a sua evolução.

Hahnemann descreveu três "contágios parasitários crônicos": as doenças venéreas, *Sycosis* e *Syphilis*, e a "doença mais terrível, inveterada, velha de séculos", que ele designou por *Psora* (ver Figura 67.2).

A *Sycosis* é a "doença da verruga do figo", que se manifesta normalmente primeiro nos órgãos genitais e, geralmente, mas nem sempre, vem acompanhada de uma espécie de gonorreia pela uretra, por vários dias ou várias semanas. Em casos mais raros, aparece na forma de verrugas secas ou assemelhados, frequentemente macias, esponjosas, sangrando facilmente e com formato de crista de galo ou de couve-flor. Em Medicina Veterinária, dois tipos de doenças com manifestações semelhantes são observados: a papilomatose e o tumor venéreo transmissível (TVT). Na presença deste miasma, o tratamento recomendado por Hahnemann é a utilização de uma única dose por via oral de *Thuja* dinamizada, devendo-se aguardar a ação da mesma por 15, 20, 30, 40 dias e alternar com *Nitric acidum* dinamizado e administrado de maneira semelhante à *Thuja*. Não há

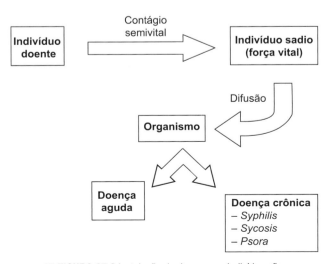

FIGURA 67.2 Instalação da doença em indivíduo são.

necessidade de se realizar nenhuma aplicação externa, exceto nos casos mais inveterados e difíceis.

O segundo miasma crônico, a *Syphilis,* é o miasma da doença propriamente venérea, a doença do cancro (*Syphilis*). Até o presente momento não se observou doença semelhante na Medicina Veterinária. Hahnemann recomendou a utilização de *Mercurius solubilis* dinamizado, por via oral, no tratamento desta doença.

No parágrafo 80 do *Organon*, Hahnemann discorreu:

> "Incalculavelmente maior e mais importante que os miasmas crônicos que acabamos de mencionar, há o miasma crônico da *psora*, que (conquanto aqueles dois revelem sua discrasia interna específica, um pelo cancro venéreo, o outro pelas excrescências em forma de couve-flor) também se revela, após o término da infecção interna de todo o organismo, por uma erupção cutânea peculiar, consistindo, às vezes, apenas de pequenas vesículas acompanhadas de prurido forte e voluptuoso (e de odor característico), o miasma interno crônico monstruoso – a *psora*, a única **causa fundamental** real, produtora de todas as demais numerosas outras, direi mesmo incontáveis, formas de moléstias, que com os nomes de debilidade nervosa, histeria, hipocondria, mania, melancolia, demência, furor, epilepsia e convulsões de toda a sorte, amolecimento dos ossos (raquitismo), escrofulose, escoliose e sifose, cárie, câncer, *fungus haematodes*, neoplasmas, gota, hemorroidas, icterícia, cianose, hidropisia, amenorreia, hemorragia gástrica, nasal, pulmonar, vesicular e uterina; asma e úlcera pulmonar, impotência e esterilidade, enxaqueca, surdez, catarata, amaurose, cálculos nos rins, paralisia, defeitos dos sentidos e dores de milhares de espécies etc., figuram nas obras sistemáticas de patologia como doenças peculiares e independentes."

Quanto ao tratamento da *Psora*, Hahnemann afirma:

> "Passei doze anos investigando a fonte deste número incrivelmente alto de afecções crônicas, verificando e colidindo certas provas desta grande verdade que permaneceu desconhecida de todos os observadores, quer os antigos, quer os contemporâneos, e descobrindo, ao mesmo tempo, os principais remédios (antipsóricos) que combatem este monstro de mil cabeças, esta doença, em todas as suas formas e estágios."

Pode-se entender que diante de um miasma denominado *psora* o remédio homeopático indicado é um antipsórico. A segunda parte do *Doenças crônicas* de Hahnemann contém a Matéria Médica Pura de 47 remédios denominados antipsóricos (Quadro 67.1). O repertório de Bönninghausen, publicado em 1833 e no qual a introdução é escrita pelo próprio Hahnemann, apresenta seis novos remédios (ver Quadro 67.1), totalizando 53 antipsóricos catalogados até o presente momento.

Várias outras teorias miasmáticas foram desenvolvidas após a morte de Hahnemann. Dentre elas podem-se citar as teorias de Kent, Allen, Ghatak, Paschero, Ortega e Elizalde. As maneiras de compreensão da evolução e dinâmica da doença propostas por estes autores diferem daquela ensinada por Hahnemann e, pela complexidade de cada uma delas, seria impossível descrevê-las nesta obra. Esta diversidade de teorias fez surgir diferentes linhas dentro da Homeopatia, mas nenhuma delas é mais prática e objetiva do que aquela que segue a obra hahnemaneana.

QUADRO 67.1

Relação de medicamentos antipsóricos cujas matérias médicas puras estão descritas na segunda parte do livro *Doenças crônicas*, de Hahnemann, e a relação de medicamentos antipsóricos que Bönninghausen acrescentou.

Medicamentos antipsóricos de Hahnemann		
Agaricus	Conium maculatum	Natrum carbonicum
Alumina	Cuprum	Natrum muriaticum
Ammonium carbonicum	Digitalis purpurea	Nitric acidum
Ammonium muriaticum	Dulcamata	Nitrum
Anacardium orientale	Euphorbium	Petroleum
Antimonium crudum	Graphites	Phosphoricum acidum
Arsenicum album	Guajacum	Phosphorus
Aurum	Hepar sulphuris	Platina
Baryta carbonica	Iodium	Sarsaparilla
Borax veneta	Kali carbonicum	Sepia succus
Calcarea carbonica	Lycopodium	Silicea terra
Carbo animalis	Magnesia carbonica	Stannum
Carbo vegetalis	Magnesia muriatica	Sulphur
Casticum	Manganum	Sulphuricum acidum
Clematis erecta	Mezereum	Zincum
Colocynthis	Muriaticum acidum	
Medicamentos antipsóricos acrescentados por Bönninghausen		
Belladonna	Bovista	Senega
Boracicum acidum	Rhododendron	Strontium

MATÉRIA MÉDICA HOMEOPÁTICA

A prática da Homeopatia requer a necessidade de comparação dos sintomas apresentados pelo doente com aqueles observados nas experimentações medicamentosas, o que possibilita a escolha correta do remédio a ser utilizado em cada caso.

Hahnemann, auxiliado por aproximadamente 50 colaboradores (em sua maioria médicos), passou a experimentar ou a "provar" remédios e registrou meticulosamente as suas investigações, na linguagem simples dos provadores e de acordo com um plano definido. Os resultados dessas experimentações iniciais encontram-se registrados na *Matéria médica pura*, distribuída em dois volumes nos idiomas alemão, inglês e português. Os medicamentos aparecem em ordem alfabética e estão relacionados os sintomas por eles provocados quando das experimentações, sendo estas informações precedidas por trechos que tratam da história e preparação de cada medicamento. As últimas experimentações foram publicadas na segunda parte do livro *Doenças crônicas*.

As experimentações de medicamentos também foram coordenadas por outros três médicos: Constantine Hering, que publicou os *Sintomas guias*, uma coleção de 10 volumes, Timothy Allen que publicou a *Enciclopédia de matéria médica pura* constituída de 12 volumes. Benoît Mure editou um *Tratado de patogenesia de medicamentos originários do Brasil*, que foi publicado inicialmente em francês, e atualmente pode-se encontrar uma edição traduzida para o português.

Hering, Allen, Bönninghausen, Jahr e Clarke publicaram algumas *Matérias médicas* que catalogam os principais sintomas produzidos pelos medicamentos considerando-se cada orgão ou parte do corpo. Essas matérias médicas não são completas como as matérias médicas puras, porém podem ser utilizadas na prática homeopática diária.

Outros autores como Allen, Boger, Nash, Boericke, Kent, Lathoud, Vannier, Vijnovsky, Tyler, publicaram matérias médicas que descrevem somente as principais características de cada medicamento. Estes tipos de matérias médicas não devem ser utilizados para verificação da presença de um determinado sintoma, mas sim para se obter, de forma resumida, o perfil de ação de cada medicamento.

Deve-se ressaltar que todas as obras citadas são literaturas médicas humanas, que devem ser adaptadas aos animais, pois conforme mencionado anteriormente, não existe matéria médica experimental realizada em animais.

REPERTÓRIO

Devido à grande quantidade de medicamentos homeopáticos testados e à grande quantidade de sintomas descritos nas matérias médicas puras, é praticamente impossível para o médico-veterinário registrar em sua memória os sinais clínicos associados a cada medicamento de que pode fazer uso. Por esta razão, a partir de 1833 foram editados os primeiros dicionários da matéria médica, chamados de **repertórios de matéria médica homeopática**.

O **repertório homeopático** pode ser considerado como o inverso da matéria médica. Nesta estão relacionados os sintomas provocados por cada medicamento e no repertório, para cada sintoma, estão relacionados todos os medicamentos capazes de causá-los quando das experimentações. Os repertórios são organizados por meio de consulta a uma ou várias matérias médicas, sendo, dessa forma, mais ou menos completos.

O primeiro repertório publicado foi o *Sistemático, alfabético repertório de remédios homeopáticos*, de Bönninghausen. Entre os repertórios mais conhecidos estão o *Repertório de Boger, Repertório de Lippe, Repertório de Knerr* (para os sintomas guias de Hering), sendo o *Repertório de Kent* o mais completo e fácil de se consultar.

Atualmente, muitos repertórios têm sido publicados, utilizando-se como base o *Repertório de Kent*. Em língua portuguesa tem-se o *Repertório de Ribeiro Filho* e o de *Farias Dias*, e em castelhano o *Repertório de Eizayaga*, mas em idioma inglês existem outros como o *Repertório de Schroyens* e o *Repertório de Zandvoort*. Entretanto, todos estes são ampliações do *Repertório de Kent* que, entretanto, não corrigiram os equívocos que foram colocados por este autor, bem como adicionaram outros que antes não havia. Consequentemente, deve-se sempre consultar as Matérias médicas puras para verificar se o sintoma observado no repertório está realmente presente na intoxicação experimental contida na Matéria médica.

TOMADA DO CASO

A tomada do caso corresponde à abrangência **total** do paciente, o que em outros termos representa o seu conhecimento **individualizado** através de seus **sintomas modificados**, bem como a descoberta do **medicamento mais indicado** e, finalmente, a prescrição das **condutas médicas**. Talvez a maior dificuldade no exercício da Homeopatia seja a tomada do caso. Quando este está bem retratado, o trabalho está praticamente finalizado (Figura 67.3).

Dados individuais

Tem como objetivo a identificação do paciente e visa informar as eventuais circunstâncias correlacionadas à *sua atual condição vital*.

Deve-se destacar: nome, idade, espécie, raça, sexo, biotipo e origem.

Anamnese

Confissão. Nesta fase, o proprietário ou o tratador relata a evolução da moléstia que envolve o paciente. O médico-veterinário ouve e observa o que há de alterado no paciente. Escreve o que lhe é relatado mantendo-se calado,

1. Observação clínica
   - Dados individuais
   - Anamnese
   - Exame físico
   - Exames complementares

2. Análise do caso
   - Sumário ou resumo do caso
   - Hipóteses diagnósticas
   - Prognóstico

3. Escolha e hierarquização dos sintomas
   - Estrutura geral — escolha dos sintomas que caracterizam o quadro
   - Seleção dos medicamentos conforme os sintomas que caracterizam o quadro
   - Comparação dos medicamentos selecionados com o quadro clínico

4. Conduta
   - Geral
   - Medicamentosa

FIGURA 67.3 Sequência de condutas em uma consulta homeopática.

deixando que lhe indiquem o que tem a dizer, evitando interrompê-los.

Interrogatório inicial. Visa dissipar qualquer dúvida, referente aos sinais clínicos relatados, especialmente em relação a modalização e tempo de instalação e duração dos mesmos.

Antecedentes mórbidos familiares. Conhecimento das potencialidades do terreno do paciente. Permite prever os caminhos patológicos que poderá vir a percorrer.

Antecedentes mórbidos pessoais. Torna possível construir a história patológica do paciente de modo a possibilitar o entendimento de sua evolução pessoal.

Hábitos e condições de vida. Conhecer as condições de instalação e padrão alimentar.

Interrogatório geral. Refere-se à busca do conhecimento sobre as condições atuais de funcionamento de todo o organismo do paciente, em especial, sobre aqueles sinais que não foram relatados no interrogatório inicial. Deve-se dar ênfase a modalizações, tempo de instalação e duração dos sinais.

Exame físico

A **observação** é realizada a cada instante da tomada do caso. Para complementar o exame físico deve-se proceder a **palpação, percussão, auscultação** e **mensuração**, bem como avaliação de todos os sinais vitais (ver Figura 67.3).

Todos os dados coletados tanto no interrogatório quanto no exame físico devem ser acompanhados da **duração** e **modalização** dos mesmos; isto é, quando se iniciaram e por quanto tempo persistiram ou se persistem ainda, e também como agravam ou melhoram (pelas posições do corpo, horários, periodicidade, condições de tempo, alimentação, lateralidade e localizações anatômicas).

Exames complementares

Têm como objetivo auxiliar na formação de **hipóteses diagnósticas clínicas** e de **prognósticos**.

As hipóteses diagnósticas podem ser duas: clínica ou homeopática.

As **hipóteses diagnósticas clínicas** permitem um melhor conhecimento do paciente e, portanto, da história natural da moléstia, do prognóstico e das terapêuticas não medicamentosas complementares necessárias ao correto tratamento desse paciente. Por outro lado, a **hipótese diagnóstica homeopática** é fundamental para a eleição dessa terapêutica medicamentosa.

▼ SELEÇÃO DO MEDICAMENTO

No preâmbulo de sua *Matéria médica pura*, Hahnemann afirmou:

> "Muitas pessoas de meu conhecimento,...têm repetidas vezes me solicitado para publicar orientações ainda mais exatas de como esta doutrina pode ser realmente utilizada na prática, e como procedermos... O médico, a fim de realizar uma cura, deve opor a cada agregado de sintomas mórbidos em um caso, um grupo de sintomas medicinais semelhantes, tão completo quanto possa ser reunido em qualquer única droga conhecida..."

Dessa forma, conclui-se que é necessário obter um "agregado de sintomas mórbidos" para a escolha do melhor medicamento. Para tanto, segundo Hahnemann, deve-se proceder a uma hierarquização dos sintomas com o objetivo de selecionar os sinais que mais caracterizam a doença.

Atualmente, a eleição do medicamento se faz por meio da escolha da **síndrome mínima de valor máximo**, da **repertorização** e da **comparação do quadro com as Matérias médicas** (ver Figura 67.3).

A seleção dos sintomas apresenta o objetivo de configurar o menor número de sintomas que expressa a atual modificação dinâmica global do indivíduo (**síndrome mínima de valor máximo**). Nesta seleção, dentre os sintomas **mais característicos, singulares, incomuns** e **peculiares**, devem ser escolhidos os mais recentes, ou seja, aqueles que traduzam com maior precisão a alteração dinâmica atual (ver Figura 67.3).

A **repertorização** consiste na técnica de utilização do repertório homeopático com o objetivo de fazer uma triagem de medicamentos possíveis para uso em um caso clínico. Para tanto deve-se proceder da seguinte forma:

- Procurar não fazer uso de rubricas que apresentem apenas um ou dois medicamentos
- A síndrome mínima de valor máximo deve ser constituída de acordo com:
  - Diagnóstico homeopático
  - Sintomas de aparecimento mais recentes
  - Sintomas mais característicos, estranhos e peculiares
  - Sintomas gerais ou locais modalizados
  - Sintomas mentais somente quando absolutamente claros, espontâneos ou facilmente observáveis.

Após a repertorização deve-se suspeitar de poucos medicamentos. Nesta fase deve-se consultar a Matéria médica dos medicamentos triados para escolha daquele que mais se assemelhe ao quadro clínico do paciente (ver Figura 67.3).

▼ ADMINISTRAÇÃO DO MEDICAMENTO

Os medicamentos homeopáticos podem ser aviados como tinturas, pós, glóbulos ou pequenas pílulas, todos de sacarose ou lactose. A medicação deve ser mantida protegida da luz forte, do calor e dos odores, especialmente cânfora.

Segundo Hahnemann, são vias de administração dos medicamentos a língua, a boca e o estômago; o nariz e os órgãos respiratórios recebem a ação de medicamentos em forma fluida, por meio da olfação. A pele também pode ser utilizada para administração de medicamento, principalmente se for utilizada a fricção.

Constituem regras para a prescrição da medicação homeopática:

- Receitar apenas um medicamento de cada vez para um mesmo paciente em um dado momento
- Aguardar que se complete a ação do medicamento, para prescrever novamente
- Proceder à prescrição com base na **síndrome mínima de valor máximo** e de acordo com o diagnóstico homeopático
- Não interferir nas agravações homeopáticas, a não ser que sejam impeditivas ao paciente e desproporcionadas à gravidade de seu caso

- Iniciar o tratamento com potências médias (18 a 30 centesimais). Como regra geral, potências baixas (6 a 12 centesimais) para os casos mais orgânicos, ou lesionais; potências médias para os casos não muito graves e funcionais, e potências altas (200, 1.000, 10.000 centesimais) para os casos predominantemente mentais
- Não repetir doses na mesma potência. Para repeti-las utiliza-se o método *plus*, que consiste na diluição dos glóbulos ou gotas de medicamento homeopático dinamizado e, cada vez que se administra a nova solução, esta deve sofrer uma nova sucussão, agitando-se a mesma de 6 a 8 vezes
- Nos casos agudos, fazer uso, como regra geral, das potências baixas, regulando a frequência das doses conforme o prognóstico natural da patologia
- No tratamento das fases agudas das doenças mentais, dar preferência ao uso das potências da escala cinquenta milesimal em doses repetidas ou no método *plus*, ou ainda utilizar as altas potências centesimais em doses repetidas no método *plus*
- Cuidar dos possíveis obstáculos à cura, como as condições de higiene geral, a origem e a conservação do medicamento, o horário e a dieta durante a medicação
- Tanto nos casos agudos como nos casos crônicos, prescrever estimulantes e desbloqueadores da energia vital, como indicado por Hahnemann: *Sulphur, Hepar sulphuris, Mercurius*.

Exemplos de casos tratados utilizando-se a Homeopatia

Primeiro caso

Um animal da espécie canina, sem raça definida (SRD), apresentava um quadro de hérnia umbilical desde que fora adotado pelo proprietário sem apresentar, entretanto, qualquer limitação devida à mesma. Ao retornar de um passeio, o animal procurava manter-se afastado de todos os membros da família e mostrava-se muito agressivo, irritável, inquieto, sem apetite; pressionava o abdome contra o chão; ao caminhar aparentava sentir dor, pois procurava encurvar-se. No local da hérnia podia-se observar um aumento de volume com dor e aumento de temperatura.

REPERTORIZAÇÃO

Capítulo: abdome.
Rubrica: hérnia.
Sub-rubrica: umbilical.
Medicamentos: *Calcarea carbonica, Lachesis, Nux moschata, Nux vomica, Opium*.
Matéria médica pura da *Nux vomica* (serão citados somente alguns dos resultados das experimentações deste medicamento): ansiedade extraordinária, inclinado a briga por irritação; irritável e deseja ficar só; briguento, chegando a violência; inquietude com pupilas muito dilatadas; o abdome é doloroso ao toque; dor abdominal nos anéis abdominais como se uma hérnia estivesse encarcerada; hérnia encarcerada, precedida por inflamação; hérnia umbilical estrangulada; sensação de fraqueza nos anéis abdominais como se uma hérnia fosse ocorrer; supersensível a estímulos sensoriais – não pode suportar odores fortes e luzes brilhantes; não pode tolerar barulho ou alguém falando – música e canto o afetam; icterícia provocada por cólera violenta; vertigens como se estivesse alcoolizado; fotofobia, na manhã – com obscurecimento da visão; acumula saliva na garganta; aversão a comida e bebida; náuseas após comer; vômito de muco com odor azedo; sem apetite com completa perda de energia; tensão ao redor do estômago; distensão flatulenta do abdome após comer – melhora com repouso e dormindo; região do estômago sensível, nada pode apertar; dor na região do fígado; fasciculação e tremor nos músculos abdominais sob a pele; alterna constipação intestinal e diarreia; catarro gastrintestinal; eliminação de sangue vivo nas fezes, com a sensação de constrição e contração no reto durante a evacuação; sente como se a evacuação fosse incompleta, mesmo com fezes moles; diarreia de cor escura, principalmente de manhã e imediatamente após comer; prolapso do reto devido à constipação intestinal; desejo de urinar frequente; urina é eliminada com dificuldade; tosse violenta de manhã com expectoração de sangue; tosse seca da meia-noite até a manhã; um toque leve da mão imediatamente desenvolve um espasmo.

TRATAMENTO

O animal foi tratado com *Nux vomica* 6 CH *plus*, administrado a cada 10 min durante a primeira hora e depois a cada hora, durante o primeiro dia de tratamento. A mesma medicação e a potência do medicamento foram mantidas por intervalos cada vez maiores (2 em 2 h, 4 em 4 h etc.) à medida que o quadro melhorava. Durante 3 dias consecutivos de tratamento observou-se melhora significativa do quadro clínico até a regressão do mesmo ao estágio inicial.

Segundo caso

Fêmea da espécie bovina, raça Holandesa preta e branca, com 10 anos. Após a ocorrência de um prolapso uterino, foi inseminada artificialmente por sete vezes em estros consecutivos. Depois da última inseminação foi diagnosticada gestação, porém o animal repetiu o cio após 3 meses. Outras três inseminações artificiais foram realizadas sem sucesso. O animal foi submetido à superovulação na tentativa de se realizar uma transferência de embriões. A coleta dos mesmos foi realizada no dia programado, não sendo encontrada nenhuma estrutura (embriões e/ou ovócitos), e à palpação retal observou-se grande quantidade de folículos não rompidos e ausência de corpos lúteos. Após a coleta o animal foi novamente inseminado e apresentou prenhez positiva. Abortou com aproximadamente 6 meses de gestação. Após o aborto observou-se útero contraído, espesso, aumentado de volume, com secreção purulenta e odor fétido, caído na cavidade abdominal.

REPERTORIZAÇÃO

Capítulo: genital feminino.
Rubricas (sub-rubrica): inflamação (útero), leucorreia (ofensiva), aborto, deslocamento do útero, prolapso uterino.
Medicamentos: *Calcarea carbonica, Nux vomica, Sepia, Sulphur*.
Materia médica pura *da Sepia* (serão citados somente alguns dos resultados das experimentações deste medicamento): prolapso de vagina e/ou útero; tendência a abortos; retenção de placenta após aborto; secreção ofensiva e corrosiva; pressão do útero causando pressão na respiração; pressão para baixo como se algo fosse sair, fora associado a dor abdominal.

TRATAMENTO

O animal foi tratado com *Sepia* 6 CH *plus* e 30 dias após com *Sepia* 30 CH dose única. Foi iniciado um novo programa de superovulação, sendo que deste, foram coletadas três estruturas que foram transferidas para vacas receptoras, as quais apresentaram prenhez. A vaca foi novamente inseminada e apresentou prenhez. O parto ocorreu sem problemas. O animal encerrou a lactação com 365 dias e produção de 10.024 kg em controle oficial. Foi inseminada novamente, com prenhez positiva e outro parto normal.

CONSIDERAÇÕES FINAIS

Os principais aspectos da Homeopatia ensinada por Hahnemann podem ser assim resumidos:

- Estímulo vital contra a doença pela reação vital (curativa) a um medicamento capaz de produzir no indivíduo sadio uma doença (artificial) "semelhante"
- Experimento das substâncias medicamentosas para determinar seus efeitos no organismo
- Experimento de medicamentos somente em indivíduos sadios, para evitar o aparecimento de sintomatologia não produzida pelo medicamento
- Registro cuidadoso das doenças artificiais produzidas por instalações deficientes, alimentação inadequada e hábitos indesejáveis
- Tomada do caso, não somente com o propósito de diagnóstico, como também para a obtenção de sintomas próprios do paciente e suas reações anormais
- Seleção do remédio por cuidadosa comparação entre o complexo sintomático característico do paciente e o do medicamento, até que se descubra aquele que provoca os sintomas mais semelhantes aos da doença em questão
- Administração de um medicamento de cada vez, pois não existe experimentação de associações de medicamentos e, portanto, não se conhecem, dessas associações, se há efeitos aditivos, antagônicos etc.

A Homeopatia permite fazer desaparecer a enfermidade atual com o consequente surgimento da enfermidade não curada que a antecedeu, de modo que será a partir dos sintomas selecionados por ocasião dessa segunda enfermidade que se configurará a nova **síndrome mínima de valor máximo**, e assim sucessivamente.

BIBLIOGRAFIA

Leitura recomendada

Filosofia homeopática

Hahnemann, S. *Doenças crônicas, sua natureza peculiar e sua cura homeopática.* São Paulo: Grupo de Estudos Homeopáticos de São Paulo "Benoit Mure"; Reimpressão 1999.
Hahnemann, S. *Exposição da doutrina homeopática ou Organon da arte de curar.* São Paulo: Grupo de Estudos Homeopáticos de São Paulo "Benoit Mure"; Reimpressão 1995.
Nogueira, G.W.G; Rimoli, M.F.; Turci, M.B.; Guilherme, S.D.; Mollo, S.; Barnabé, V.D. *Doutrina médica homeopática.* São Paulo: Grupo de Estudos Homeopáticos de São Paulo "Benoit Mure"; 1986.
Tyler, M.L. *Curso de Homeopatia.* São Paulo: Editorial Homeopática Brasileira; 1965.

Matérias médicas

Allen, T.F. *Handbook of materia medica and homeopathics therapeutics.* New Delhi: B. Jain Publishers; Reimpressão 1995.
Allen, T.F. *The encyclopedia of pure materia medica.* New Delhi: B. Jain Publishers; Reimpressão 1995.
Boericke, W. *Homeopathic materia medica and repertory.* New Delhi: B. Jain Publishes; Reimpressão 1995.
Clarke, J.H. *Dictionary of practical materia medica.* New Delhi: B.J. Publishers; Reimpressão 1994.
Hahnemann, S. *Doenças crônicas (matéria médica).* Curitiba: Arins; Reimpressão 2000.
Hahnemann, S. *Materia medica pura.* Curitiba: Arins; Reimpressão 2000.
Hering, C. *Condensed materia medica.* New Delhi: B.J. Publishers; Reimpressão 1994.
Hering, C. *The guiding symptoms of our materia medica.* New Delhi: B.J. Publishers; Reimpressão 1994.
Kent, J.T. *Lectures on materia medica.* New Delhi: B.J. Publishers; Reimpressão 1994.
Vannier, L; Poirier, J. *Tratado de materia medica homeopática.* São Paulo: Organização Andrei; 1987.
Vijnovsky, B. *Tratado de materia medica homeopatica.* Buenos Aires, 1980.

Repertórios

Bönninghausen. *A systematic alphabetic repertory of homeophatics remedies* New Delhi: B.J. Publishers; Reimpressão 1994.
Dias, A.F. *Repertório homeopático essencial.* Edição do Milênio. Rio de Janeiro, 2004.
Kent, J.T. *Repertory of homeophatic materia medica.* New Delhi: B.J. Publishers; Reimpressão 1994.
Ribeiro Filho, A. *Repertorio de Homeopatia.* São Paulo: Oreganon; 2005.

Referências consultadas

Allen, T.F. *The encyclopedia of pure materia medica.* New Delhi: B. Jain Publishers; Reimpressão 1995.
Benites, N.R. A Homeopatia através dos séculos. *Clínica Veterinária*, n. 20, p. 36, 1999.
Benites, N.R. Estudo da força vital estimulada por medicação homeopática através do emprego da matéria médica. *Clínica Veterinária*, n. 29, p. 36-40, 2000.
Benites, N.R. Fundamentos de Homeopatia em animais de produção. In: Spinosa, H.S.; Palermo-Neto, J.; Górniak, S.L. *Medicamentos em animais de produção.* Rio de Janeiro: Roca; 2014. p. 482-498.
Benites, N.R. Matéria médica e a escolha do medicamento homeopático. *Clínica Veterinária*, n. 21, p. 42-3, 1999.
Benites, N.R.; Roberti Neto, A. Caso clínico de fêmea bovina *repeat breeder* e resultado de transferência de embriões e inseminações antes e após tratamento homeopático. In: Jornada Brasileira De Médicos-Veterinários Homeopatas, 1, Curitiba, Paraná, 1993. Resumos.
Hahnemann, S. *Doenças crônicas (Matéria médica).* Curitiba: Arins; Reimpressão 2000.
Hahnemann, S. *Doenças crônicas, sua natureza peculiar e sua cura homeopática.* São Paulo: Grupo de Estudos Homeopáticos de São Paulo "Benoit Mure"; Reimpressão 1999.
Hahnemann, S. *Exposição da doutrina homeopática ou Organon da arte de curar.* São Paulo: Grupo de Estudos Homeopáticos de São Paulo "Benoit Mure"; Reimpressão 1995.
Hahnemann, S. *Matéria médica pura.* Curitiba: Arins; Reimpressão 2000.
Hering, C. *The guiding symptoms of our materia medica.* New Delhi: B.J. Publishers; Reimpressão 1994.
Nogueira, G.W.G.; Rimoli, M.F.; Turci, M.B.; Guilherme, S.D.; Mollo, S.; Barnabé, V.D. *Doutrina médica homeopática.* São Paulo: Grupo de Estudos Homeopáticos de São Paulo "Benoit Mure"; 1986.
Tyler, M.L. *Curso de Homeopatia.* São Paulo: Editorial Homeopática Brasileira; 1965.

Índice Alfabético

A

Abamectina, 630, 650, 651, 652, 689, 696
Abate, 948
Abbot Efedrina, 401
Absorção, 117
- de ácido fólico, 872
- de biotina, 871
- de fármacos, 93
- - administrados por via oral nas diferentes espécies animais, 99
- de niacina, 870
- de vitamina
- - A, 863
- - B_2, 870
- - B_6, 871
- - B_{12}, 872
- - C, 873
- - D, 865
- - K, 867
- do cálcio e do fósforo, 444
Ação
- muscarina, 136
- nicotina, 136
Ácaros, 687
Acarsan-líquido®, 534
Acarsan-sabonete medicinal®, 534
Accolate®, 402
Acemanana, 829
Acepran®, 244
Acepromazina, 244
Aceproven®, 244
Aceprovet®, 244
Acetaminofeno, 319
Acetato
- de isoflupredona, 339
- de metilprednisolona, 339
- de prednisolona, 852
- de trembolona, 727
- ou fosfato de sódio de betamesona, 339
Acetil-β-metilcolina, 142
Acetilcisteína, 397, 843
Acetilcolina, 142, 191
Acetilcolinesterase, 145
Acetiltransferases, 515
Acetonido de triancinolona, 339
Acetonitrilo benzênico, 667
Acicloguanosina, 599
Aciclomed®, 599
Aciclovir, 599, 848
Acidemia, 905
Acidern®, 534, 597
Acidificação do LEC, 913
Ácido(s)
- 3-nitro-4-hidroxifenilarsônico, 666
- acéticos, 318, 320
- acetilsalicílico, 317, 319, 356
- aminonicotínico, 318, 322
- araquidônico, 313
- ascórbico, 873
- etacrínico, 450
- etilenodiaminotetracético, 450
- fólico, 350, 871
- gama-aminobutírico, 190
- graxos poli-insaturados ômega 3, 878
- - efeito na doença renal crônica, 879
- - efeito nas dermatopatias, 879
- - efeito nas doenças articulares, 879
- - efeitos adversos, 880
- - efeitos no sistema cardiovascular, 878
- - outros usos clínicos, 880
- inorgânicos, 535
- mefenâmico, 322
- nalidíxico, 776
- nicotínico, 870
- orgânicos, 534, 790
- oxolínico, 776
- pantotênico, 870
- para-aminobenzoico, 614
- peracético, 529
- propiônicos, 318, 321
- salicílico, 320
- tolfenâmico, 319, 322
- undecilênico, 597
- valproico, 234
Acidose, 925
- láctica ruminal, 927
- metabólica, 911
- respiratória, 911
Aciveral®, 599
Acivirax®, 599
Aclidíneo, 150
Actinomicina D, 811
Acumulação
- e estoque dos fármacos nos diversos compartimentos orgânicos, 106
- ou armazenamento de cálcio e fosfato, 446
Adeno-hipófise, 432
Adesivo, 11
Aditivo(s)
- fitogênicos, 781
- melhoradores da eficiência alimentar, 765
- para modulação da microbiota intestinal, 881
- zootécnicos, 766
- - melhorador do desempenho, 502, 763
Adjuvante(s), 10
- farmacotécnicos, 59, 60
Administração
- de eritropoetina, 347
- de fármacos por via oral, 100
- do medicamento, 988
- intracameral, 839
- oral, 840
- parenteral, 100, 840
Adrenalina, 158
Adrenérgico, 124
Adrenorreceptores, 131
- mecanismo de ação e seletividade por subtipos de, 737
Adrenyl®, 399
Adsorventes, 486, 494
Advocin 180®, 616
Aerodivent®, 400
Aeroflux®, 396
Aeroflux Edulito®, 399
Aerogold®, 399
Aerohippus Mask®, 400
Aerojet®, 399
Aerolin®, 399
Aerotide®, 399
Aerotrat®, 399
Afecções
- do sistema respiratório, 401
- gastrintestinais, 916
- hepáticas, 919
- pancreáticas, 918
- renais, 920
- - indicações de fluidos nos casos de, 920
Afoxolaner, 689, 695
Agasten®, 401
AGCCS (acético, propiônico, butírico e fórmico), 791
AGCMS (caproico, caprílico e cáprico), 791
Agemoxi®, 616
Agente(s)
- ácidos, 534
- adrenérgicos, 850
- alcalinos, 535
- alternativos, 708, 780
- antiagregantes plaquetários, 356
- antiarrítmicos, 375
- anticoagulantes, 355, 356
- anticolinérgicos, 492
- anticolinesterásicos, 145
- antifúngicos, 587
- antimicrobianos, 499
- antinematódeos, 643
- antineoplásicos, 799, 801
- - classificação, mecanismo de ação e posologia dos, 806
- antiparasitários, 623
- antiprotozoários, 661
- antissépticos, 519, 524
- antivirais, 587, 849
- bloqueadores neuromusculares, 176
- colinérgicos, 850
- curarizantes, 175, 952
- de ação tecidual, 299
- desinfetantes, 519
- empregados no controle de ectoparasitos, 687
- etiológico, 505
- fibrinolíticos, 357
- hematopoéticos ou hematínicos, 346
- hemostáticos, 355

- hiperosmóticos, 851
- hormonais, 446
- imunomoduladores, 799, 823
- - de interesse terapêutico, 828
- não hormonais, 450
- não narcóticos, 398
- narcóticos, 398
- neuroprotetores, 851
- oxidantes, 528
- patológicos, químicos e ambientais, 974
- que aumentam a produção animal, 705
- que interferem no metabolismo de cálcio e fósforo, 443
- que não devem ser usados para a eutanásia, 952
- que podem ser usados para a eutanásia, 950
- químicos, 589
- reguladores da concentração sanguínea de cálcio e de fosfato, 446
- trombolíticos, 357
Agonista(s), 86
- adrenérgicos, 157, 158
- α1-adrenérgicos, 161, 401
- α2-adrenérgicos, 162
- beta-adrenérgicos, 162, 399, 478
- - α e β, 161
- - α1-adrenérgicos, 159
- - α2-adrenérgicos, 159, 280
- colinérgicos, 141
- - de ação direta, 488
- - muscarínicos
- - - efeitos colaterais e contraindicações, 145
- - - efeitos farmacológicos, 144
- - - usos terapêuticos, 144
- de receptores
- - beta-adrenérgicos
- - - e produção animal, 735
- - - efeitos
- - - - em ganho de peso, eficiência alimentar e composição corporal, 743
- - - - no metabolismo glicídico, 742
- - - - no metabolismo lipídico, 742
- - - - no metabolismo proteico, 740
- - - - no sistema endócrino, 739
- - - - sistêmicos, 739
- - - farmacocinética, 737
- - - mecanismo de ação, 737
- - - outros efeitos, 744
- - β2-adrenérgicos, 160
- - farmacocinética, 248
- e agentes liberadores da histamina, 303
- e antagonistas
- - adrenérgicos, 157
- de α2-adrenorreceptores, 241, 248
- de β2 adrenorreceptores, 708
- - de receptores da serotonina, 308
- mistos de ação direta, 158
- parciais, 281
- totais, 281
Agonistas-antagonistas, 281
Agromastite®, 615
Agrosil 5 Mega®, 616
Agrosil 6 milhões®, 616
Agrosil PPU®, 616
Agrothal®, 616
Agrovet 5.000.000®, 616
Agrovet Plus®, 616

Água
- corporal
- - distribuição e equilíbrio, 903
- - total e compartimentos líquidos, 903
- oxigenada, 528
- - 10 V, 492
Aivlosin®, 576
Albendazol, 630, 647, 649
Albumina plasmática, 106
Albuterol, 160
Alça de Henle, 382
Alcalemia, 905
Alcalinização do LEC, 913
Álcalis, 535
Alcaloides
- da beladona, 151
- da vinca, 810
- do ergot, 169, 171
- do esporão do centeio, 477
- do ópio, 254
- em extratos vegetais, 632
- naturais e análogos sintéticos, 142
Alcalose
- metabólica, 905, 911, 916
- respiratória, 905, 911
Alcanona, 318
Álcool(óis), 524
- etílico, 524
- isopropílico, 524
Alcosept-Gel® e associações, 524
Aldeído(s), 530
- fórmico, 530
Aldosterona, 329
Alfa-metildopa, 159, 162, 164
Alfast®, 260
α-tocoferol, 496
Alfentanila, 260
Alimentos funcionais, 877
Almil®, 594
Alprenolol, 170
Alquilantes, 807
Alquilfenóis, 211, 212, 213, 216
Alta potência, 82
Alteração(ões)
- das funções vitais, 909
- de esquema terapêutico sem estudo prévio farmacocinético, 108
- do alvo do antimicrobiano, 516
Alvent®, 400
Alvo para a ação dos medicamentos, 82
Amantadina, 598
Ambenônio, 146
Amicacina, 845
Amicarbilida, 684
Aminas, 189, 191
- simpatomiméticas, 158, 366
- vasoativas, 312
Aminoácidos, 189, 190, 934
- excitatórios, 190
- inibitórios, 190
Aminocris®, 399
Aminofil®, 399
Aminofilina, 399
Aminofilon®, 399
Aminofinil®, 399
Aminogel®, 399
Aminoglicosídios, 569, 614, 845
- características farmacocinéticas, 572
- espectro de ação, 570
- mecanismo de ação, 569
- posologia, 573
- toxicidade e efeitos adversos, 572

Aminoima®, 399
Aminolex®, 399
Aminoliv®, 399
Aminosantisa®, 399
Aminotil®, 399
Aminotrat®, 399
Amiodarona, 373, 375
Amisped®, 402
Amitraz, 688, 691
Amitriptilina, 273
Amoclox S®, 615
Amônia, 907
Amostragem, 31
Amoxicilina, 776, 844
Ampicilina, 776, 844
Amplictil®, 244
Amprólio, 671
- associado ao etopabato, 675
Amq-20 e 50®, 533
Anabolizantes, 708, 717
- absorção, biotransformação e eliminação, 719
- androgênicos, 720
- boas práticas de Medicina Veterinária e, 728
- Comunidade Econômica Europeia e Mercosul, 731
- estrogênicos, 721
- fatores que modificam os efeitos dos, 722
- mecanismo de ação, 719
- métodos de aplicação dos, 728
- naturais
- - estudos relacionados com a tumorigenicidade dos, 727
- - tumorigenicidade dos, 727
- origem e classificação, 718
- períodos de carência ou de suspensão, 728
- perspectivas futuras, 732
- política e conflitos no uso de, 730
- progestógenos, 721
- síntese proteica e, 719
- toxicidade dos, 723
Analépticos, 395, 402
Analgesia, 198, 256
Analgésicos
- fortes, 253
- narcóticos, 253
Análise
- da solicitação de registro, 37
- de risco, 709
- - somatotropina, 755
- estatística, 31
- termogravimétrica, 61
Análogos
- da pirimidina, 848
- da purina, 848
- de prostaglandina, 850, 851
- do hormônio juvenil, 688, 689
- sintéticos dos antimuscarínicos, 150
Anamastit S®, 615
Anamnese, 987
Anaplasmose, 684
Andriodermol®, 597
Anemia(s)
- arregenerativa, 352
- etiologia e classificação das, 351
- ferropriva, 349
- macrocítica hipercrômica, 351
- megaloblástica, 350, 351

- microcítica hipocrômica, 351
- na doença renal crônica, 349
- normocítica normocrômica, 351
- perniciosa, 350
- regenerativa, 352
Anestalcon®, 855
Anestesia
- cirúrgica, 198
- - história da, 197
- de animais selvagens, 279
- em aves, 290
- em répteis, 292
- equilibrada, 281
- espinal, 224
- geral estágios clínicos da, 198
- geral por éter, 199
- intra-articular, 225
- intravenosa, 225
- perineural, 224
- por infiltração, 224
- superficial ou tópica, 224
Anestésico(s)
- dissociativos, 279, 280
- gerais por inalação, 199
- inalatórios, 197, 951
- - classificação, 199
- - efeitos gerais dos, 203
- - farmacocinética, 200, 211
- - fígado e outros órgãos, 205
- - mecanismo de ação, 203, 213
- - posologia, 217
- - sistema
- - - cardiovascular, 204
- - - nervoso central, 203
- - - neuromuscular, 205
- - - respiratório, 204
- - usos
- - - clínicos e especialidades farmacêuticas, 205
- - - terapêuticos e efeitos colaterais e/ou tóxicos, 214
- intravenosos, 209
- - classificação dos, 210
- locais, 221
- - associação com outras substâncias, 225
- - efeitos colaterais e/ou tóxicos, 225
- - estrutura química, 221
- - farmacocinética, 223
- - mecanismo de ação, 224
- - propriedades físico-químicas, 222
- - relação estrutura-atividade, 223
- - usados em Medicina Veterinária, 226
- - usos, 224
Anfenicóis, 582, 583
Anfetamina, 160, 165, 167
Anfotericina B, 595, 847
Animais incluídos no estudo, 29
Anlodipino, 368
Anorexia parcial ou completa, 485
Anrinona, 367
Ansiedade betabloqueadores, 172
Ansiolíticos, 244, 265, 270
Ansitec®, 248
Antagonismo, 86, 90
- disposicional, 91
- farmacocinético, 91
- farmacológico, 90, 195
- - competitivo, 90
- - - irreversível, 90

- - - parcial reversível, 90
- - - pleno reversível, 90
- - não competitivo, 91
- fisiológico, 91, 195
- funcional, 91
- não farmacológico, 91
- químico, 91
Antagonistas, 283
- adrenérgicos, 157, 167
- alfa-adrenérgicos, 167-172
- α1-adrenérgicos, 168
- - e derivado xantínico, 275
- α2-adrenérgicos, 168
- beta-adrenérgicos, 168-173
- colinérgicos, 141
- da histamina, 303
- da ocitocina, 480
- de bloqueadores não despolarizantes, 180
- de receptor(es)
- - da serotonina, 493
- - de cisteinil-leucotrienos, 402
- - de Lox, 325
- - de neurocinina-1, 493
- - de PGE_2 do tipo EP_4, 318
- - de prostaglandinas, 325
- - H1, 303
- - H2, 305, 488, 490
- - H3 e H4, 306
- de tiamina, 671
- dos narcóticos, 254
- muscarínicos
- - do tipo M1, 490
- - efeitos farmacológicos, 151
- narcóticos, 261
- opioides, 489
- puros, 281
Antecedentes mórbidos
- familiares, 988
- pessoais, 988
Antiácidos, 489
Antiarrítmicos, 371
- classe I, 372
- classe II, 374
- classe III, 375
- classe IV, 375
- subclasse Ia, 374
- subclasse Ib, 374
- subclasse Ic, 374
Antibióticos
- aminoglicosídeos, 892
- antifúngicos, 589
- antitumorais, 811
- poliéteres, 668
Anticestódios, 635, 640
Anticoagulantes, 979
- com ação in vitro, 356
- orais diretos (DOACs), 356
- sistêmicos, 356
Anticoccidianos, 661, 665
- desenvolvimento de, 664
- em outras espécies de animais domésticos, 675
- medicamentos preventivos, 665
- toxicidade, 674
Anticolinérgicos, 284, 399, 400
Anticolinesterásicos
- antiparasitários, 149
- doença de Alzheimer, 149
- efeitos farmacológicos dos, 148

- glândulas exócrinas, 148
- glaucoma, 149
- intoxicação por tratamento da, 154
- junção neuromuscular, 148
- mecanismo de ação dos, 148
- neostigmina, 488
- neurônios periféricos, 148
- olhos, 148
- sistema
- - cardiovascular, 148
- - gastrintestinal, 148
- - nervoso central, 148
- - respiratório, 148
- tratamento da intoxicação, 149
- usos terapêuticos, 148
Anticonvulsivantes, 229, 231, 237, 978
Anticorpos, 795
- monoclonais, 815
Antidepressivos, 265, 270
- tricíclicos, 272
Antidiarreicos, 493
Antidotismo, 91
Antieméticos, 492
Antiespumantes, 487
Antifermentativos, 487
Antifiséticos, 487
Antiflatulentos, 487
Antifúngicos, 587
- imidazólicos, 591
Antiglaucomatosos, 849
Anti-helmínticos, 625, 626
- absorção e distribuição, 627
- associação de, 630
- associações de medicamentos, 641
- classificação dos, 626
- controle alternativo, 631
- eficácia, 627
- fatores relacionados
- - ao medicamento, 628
- - com o hospedeiro, 629
- formulação e administração, 627
- modo de ação dos, 629
- propriedades dos, 626
Anti-histamínicos, 400, 979
- H1, 486, 493
Anti-inflamatórios, 297, 395, 402, 851
- e outros agentes na mastite clínica, 608
- esteroidais, 329, 851
- não esteroidais, 311, 314, 479, 853
- - características gerais, 315
- - utilizados em Medicina Veterinária, 317
- que não atuam pela inibição da ação de eicosanoides, 326
Antimetabólitos, 808
Antimicrobianos, 17, 20, 501, 506, 708, 763, 843, 978
- antibacterianos, 843
- antifúngicos, 594, 595, 847
- antivirais, 848
- arsenicais e, 682
- associação de, 508
- atividades
- - bacteriostática e bactericida dos, 502
- - concentração dependente e tempo-dependente dos, 503
- aumento de descarte de leite em virtude de resíduos de, 755
- bactericidas que interferem na síntese proteica, 569
- bacteriostáticos, 845
- - que interferem na síntese proteica, 575

- características
- - farmacocinéticas do, 507
- - farmacodinâmicas do, 507
- causas do insucesso da terapia antimicrobiana, 507
- classificação dos, 504
- como aditivos zootécnicos, 766
- critérios importantes na escolha do, 611
- fatores determinantes na prescrição de, 504
- macrolídeos poliênicos, 847
- na mastite, 603
- não poliênico, 596
- no tratamento da mastite
- - clínica, 609
- - subclínica
- - - durante a lactação, 607
- - - no momento da secagem, 608
- período de carência e, 509
- poliênicos, 594
- resistência bacteriana aos, 511
- riscos ligados ao uso do, 507
- utilizados no tratamento das mastites, 610

Antimicrotúbulos, 810
Antimuscarínicos
- análogos sintéticos dos, 150
- de ocorrência natural, 150
- doença de Parkinson, 153
- efeitos
- - colaterais, 154
- - farmacológicos, 151
- mecanismo de ação, 151
- músculo liso, 152
- olhos, 152, 153
- sistema
- - cardiovascular, 152, 153
- - gastrintestinal, 152
- - respiratório, 152, 154
- tratamento da intoxicação por anticolinesterásicos, 154
- trato geniturinário, 153
- usos terapêuticos, 152

Antinematódeos, 643, 655
Antineoplásicos, 979
Antiparasitários, 978
- anticolinesterásicos, 149
Antiprotozoários, 661
Antisedan®, 249, 283
Antissepsia, 520
Antissépticos, 501, 519, 521, 522, 525
- características e usos terapêuticos dos, 522
Antitrematódeos, 635, 640
Antitussígenos, 395, 397
- não narcóticos, 398
- narcóticos, 398
Antivirais, 587, 597
Antizimóticos, 487
Antraciclinas, 811
Antraz (carbúnculo), 525
Anzemet®, 493
Aparelho de "ondas de choque", 956
Apatia, 909
Apixabana, 356
Aplicação tipo *pour-on* ou *spot-on*, 102
Apoetinas, 347
Apomorfina, 492
Apraclonidina, 850
Apramicina, 776
Apraz®, 244

Área sob a curva de concentração, 102
Arecolina, 142, 143, 145
Ares®, 400
Arginina, 881
Arginina-vasopressina, 438
Argirol-10%®, 534
Armas de fogo, 952
Armazenamento de norepinefrina e epinefrina, 130
Arritmias, 166
- cardíacas classificação das, 372
Arsenicais, 655, 666
Ascaridil®, 601
Asfixia neonatal, 928
Asma, simpatomiméticos e, 166
Asmafen®, 399
Asmaliv®, 400
Asmatoss®, 396
Asmodrin®, 399
Aspartato, 191
Aspecto(s)
- clínico, 7
- imunológicos
- - das neoplasias, 826
- - dos transplantes, 827
- legal, 7
- profissional, 7
Aspersão, 524
Aspirina, 356
Assepsia, 520
Assinatura ou firma profissional, 9
Associação
- de anestésico dissociativo
- - com agonista a2-adrenérgico, 282
- - - e benzodiazepínico, 282
- - com benzodiazepínico, 281
- de antimicrobianos, 508
- de benzodiazepínico, agonista alfa2-adrenérgico e opioide, 282
Ataraxia, 241
ATCS (cítrico, fumárico e málico), 791
Atenolol, 168, 170, 373, 375
Aterol, 160
Atinac®, 401
Atipamezol, 168, 170, 171, 249, 283
Atitudes anormais, 909
Atos normativos complementares, 24
Atosibana, 480
Atracúrio, 179
Atropina, 150, 375, 855
Atrovent®, 400
Aumento de descarte de leite em virtude de resíduos de antimicrobianos, 755
Auscultação, 988
Ausências, 230
Autacoides, 297
Autoimunidade, 825
Automaticidade, 372
Automutilação, 267
Autoridade regulatória, 50
Autorregulação heterométrica, 359
Avaliação(ões)
- da desidratação, 911
- da fluidoterapia, 915
- da resposta ao tratamento, 805
- de causalidade, 54
- de tumorigenicidade, 726
Avamis®, 402
Avermectinas, 630, 631, 650, 651, 689, 696
Aves, 289
Avicena, 3

Aviral®, 599
Axônio, 188
Azaperona, 244
Azatioprina, 818
Azitromicina, 776, 845
Azóis, 847

B

Babesiose, 683
Bacitracina, 614, 776
Baclofeno, 251
Bacteriófagos, 794
Bactrim®, 543
Baixo risco, 55
Balsoderma®, 534
Bambermicina, 768
Bambuterol, 160
Barbitúricos, 210, 211, 213, 214, 950
Barreira(s)
- capilares, 98
- dinâmicas, 837
- epiteliais de pele, córnea e bexiga, 98
- estáticas, 837
- hematoencefálica, 98, 189
- hematotesticular, 98
- placentária, 98
- tissulares corporais, 98
Barusiban, 480
Base(s), 10
- amônia, 907
- anatomofisiológicas do arco reflexo, 249
- medicamentosa, 10
Bastão, 11
Batmotropismo, 372
Baytril 10%®, 616
BCG (bacilo de Calmette-Guérin), 818
Beclotamol®, 399
Belacodid®, 398
Benadryl®, 401, 493
Benalet TSC®, 398
Beneflux®, 396
Benestare®, 494
Benoxinato, 855
Benzatropina, 150
Benzilpenicilina
- benzatina, 776
- potássica, 776
- procaína, 776
Benzimidazóis, 630, 640, 647, 649, 685
Benzocaína, 950
Benzocreol®, 531, 532
Benzocreol-unguento®, 534
Benzodiazepínicos, 232, 244, 251 270, 280, 486
Benzofenilureas, 689, 695
Benzophenol®, 531
Béquicos, 395, 398
Bequidex®, 396
Berk®, 597
Besifloxacino, 845
Beta-adrenérgicos, 399
Betabloqueadores, 170
Betaína, 496
Betalactamases de espectro estendido, 514
Betalactâmicos, 613, 844
Betanecol, 142 144, 145, 488
Betaxolol, 850
Bicarbonato de sódio, 225, 489
Bifosfonatos, 450
Biguanidas, 470, 532

Bimatoprosta, 851
Biocid®, 526
Biocida, 521
Bioclor®, 527
Biodisponibilidade, 8, 117
- da digoxina, 363
- de fármacos, 102
Bioequivalência, 8, 102
Biofilme(s), 522
- bacteriano, 507
Biofor®, 526, 533
Biologia do crescimento neoplásico, 803
Biomast®, 615
Biomast VS®, 615
Biossíntese
- de acetilcolina, 134
- de catecolaminas, 129
Biotecnologia reprodutiva, 407
Biotina, 871
Biotransformação de fármacos, 108
- nos peixes, 117
Biovir®, 599
Bisolphar®, 396
Bisoltussin®, 398
Bisolvon®, 396
Bisoprolol, 168, 170
Bispect®, 396
Bissuran®, 396
Bitolterol, 160
Bleomicina, 811
Blo-trol®, 487
Bloqueadores
- beta-adrenérgicos, 248
- da secreção de ácido clorídrico ou de seus efeitos, 490
- de receptores dopaminérgicos, 493
- despolarizantes, 176
- dos canais de cálcio, 479
- não despolarizantes, 177
- neuromusculares, 175, 176, 179
- - não despolarizantes, 178
Boas práticas
- clínicas veterinárias, 28
- laboratoriais, 29
Bolo, 11
Bombas de efluxo, 515
Bontoss®, 396
Boosting®, 436
Borgal®, 543, 616
Borocurativin-solução®, 535
Bovigam®, 616
Bovigam VS®, 615
Bovinos
- adultos, fluidoterapia intravenosa, 927
- e bubalinos coccidiose e, 676
- resistência anti-helmíntica, 656
Brasil no cenário mundial da produção de carnes, 705
Braunoderm®, 526
Braunosan®, 533
Bretílio, 375
Bricanyl®, 399
Bricanyl Composto®, 396
Bridion, 180
Brimonidina, 850
Brincos, 76
Brinzolamida, 850
Brivaracetam, 237
Briviact®, 237
Bromax®, 396

Bromesol®, 396
Bromespect®, 396
Brometo
- de demecário, 850
- de potássio, 234
Bromexina, 396
Bromogex®, 493
Bromoprida, 493
Bromovent®, 400
Bromuc®, 397
Broncocilin®, 396
Broncodilatadores, 395, 398
Broncofenil®, 396
Bronconal®, 399
Broncospasmo simpatomiméticos, 166
Broncotoss®, 396
Broncovent®, 400
Bronfenaco, 854
Bronquitoss®, 396
Bronsecur®, 402
Bronxina®, 396
Brucelose, 525
Bulário eletrônico, 9
Bulbo ocular, 837
Bumetanida, 450
Buprenorfina, 258
Buspar®, 248
Buspirona, 247, 248, 270
Butirilcolinesterase, 145
Butorfanol, 258, 398

C

Cabeçalho, 9
Cães e gatos
- coccidiose e, 679
- resistência anti-helmíntica, 657
Cafeína, 399
Cal, 535
- clorada, 528
- hidratada, 535
- virgem, 535
- viva, 535
Calbiótico®, 616
Cálcio, 443, 891
- e do fósforo no reparo ósseo, 450
Calcitonina, 449
Cálculo
- da meia-vida, 117
- para administração de bicarbonato, 923
Calmantes, 244
Calorimetria exploratória diferencial (DSC), 61
Calt®, 450
Câmara de vácuo, 952
Cambendazol, 647, 978
Canabidiol, 238
Canabinoides, 327
Câncer, 802
- novas perspectivas para o tratamento contra, 814
- prevenção e quimioprevenção contra o, 819
Cancerologia, 802
Cancidas®, 597
Canela, 783
Caninsulin®, 466
Capacidade osteoindutiva, 451
Capilares
- com bloqueio completo, 99
- com máculas, 98
- fenestrados, 99

Capins do gênero *Setaria*, 892
Cápsula, 11, 74
- de Bowman, 381
Carbacol, 142 144, 145, 488
Carbamatos, 148, 688, 689
Carbamazepina, 233
Carbanilida, 668
Carbarila, 688
Carbetocina, 476
Carbonato
- de cálcio, 489
- de magnésio, 489
Carboplatina, 813
Carcinoma, 726
Cardioglicosídeos, 362
Cardix®, 248
Carfentanil, 16, 260
Carga parasitária, 627
Carisbamato, 238
Carminativos, 487
Carmustina, 807
Carnitina, 883
Carnívoros, 287
Carprofeno, 319, 321, 854
Carreadores, 97
Carteolol, 169, 170
Carvão, 487
Carvedilol, 169, 170, 373, 375
Cascata de coagulação sanguínea, 354
Caspofungina, 597
Catárticos, 494
- emolientes ou lubrificantes, 494
- estimulantes ou irritantes, 495
- formadores de massa e/ou coloides hidrófilos, 494
- osmóticos ou salinos, 494
Catecolaminérgicos, 158
Catecol-o-metiltransferase, 130, 131
Catequinas, 884, 885
Caulim, 486
Causalidade, 50
Cedilanide®, 362
Cefaclor, 844
Cefadroxila, 844
Cefalexina, 844
Cefalosporinas, 613, 844
- de primeira geração, 844
Cefalotina, 844
Cefavet®, 615
Cefazolina, 844
Cefodizima sódica, 844
Cefotaxima, 844
Cefotetana, 844
Cefoxitina, 844
Cefquinoma, 614
Cefquinona, 776
Cefradina, 844
Cefradoxila, 776
Ceftazidima, 844
Ceftibuteno, 844
Ceftiofur, 614, 776, 844
Ceftizoxima, 844
Ceftocidin Mastite Aguda®, 615
Ceftocidin Secado®, 615
Ceftriaxona, 844
Cefuroxima, 844
Células
- de Sertoli, 98
- gliais, 188
Cenobamato, 238

Cepacaína solução®, 533
Cepacol-solução®, 533
Cepravin®, 615
Ceratoconjuntivite seca canina
   idiopática, 842
Ceremil®, 594
Cerenia®, 493
Cestódios, 626
Cetamina, 211, 216, 217, 281
Cetamina®, 218
Cetamina ketalar®, 218
Cetilplex®, 397
Cetoacidose
- da lactação, 928
- diabética, indicações de fluidos na, 919
Cetoconazol, 589, 590, 847
Cetoprofeno, 319, 321, 854
Cetorolaco de trometamina, 854
Cetrilan®, 533
Cetrizin®, 401
Cetrotide®, 424
Cevimelina, 145
Chá verde, 885
Chemitril 10%®, 617
Chemivex®, 533
Chlorohex®, 532
Chlorohex-solução alcoólica®, 532
Choque(s), 922
- glicocorticoides, 339
- simpatomiméticos, 166
Chorulon®, 411
Chrono-gest®, 416
Cialotrina, 688, 693
Cianocobalamina, 872
Ciclo
- biológico da eiméria, 662
- êntero-hepático, 114
- estral, 407
- - folicular ou fase luteínica, 408
Ciclodepsipeptídeos, 653
Ciclofosfamida, 807
Ciclooctadepsipeptídeo, 630
Ciclo-oxigenase, 311, 335
Ciclopentanoperidrofenantreno, 330
Ciclopentolato, 150
Cicloplégicos, 855
Ciclosporina, 818, 842
- A, 818
Cicloviral®, 599
Ciflutrina, 688, 693
Cinetose, 153
Ciosin®, 413, 437
Cipermetrina, 688, 693
Ciprofloxacino, 776, 845
Ciprolac®, 615
Ciprolac vaca seca®, 615
Cirurgia, 801
Cis®, 181
Cisaprida, 308, 488
Cisatracúrio, 179
Cisplatina, 813
Cisteil®, 397
Citanest®, 226
Citarabina, 809
Citocaína®, 226
Citocinas, 312
Citocromo P-450, 109
Clamoxyl®, 617
Claritin®, 401
Clarus®, 396
Clavacillin®, 617

Cleanbac®, 548
Clearance, 117, 119
Clembuterol, 160, 161, 162, 165, 167, 745
Clenil Compositum A®, 399
Clomicalm®, 273
Clomipramina, 273
Clonazepam, 233
Clonidina, 159, 161, 162, 164, 167
Clonotril®, 245
Clopan®, 245
Clopidol, 668
Clorambucila, 807
Cloraminas, 527
Cloranfenicol, 582, 845
- toxicidade e efeitos adversos, 584
Clorazepato, 233
Cloreto
- de benzalcônio, 533
- de D-tubocurarina, 178
- de potássio com anestesia geral
   prévia, 951
- de succinilcolina, 177
Clorexidina, 532
Clorfenvinfós, 688, 692
Cloridrato
- de 4-(M-clorofenilcarbamoiloxi)-2-
   butiniltrimetilamonio, 142
- de bupivacaína, 227
- de ciclopentolato, 855
- de levobupivacaína, 227
- de lidocaína, 226
- de prilocaína, 227
- de procaína, 226
- de propranolol, 248
- de ropivacaína, 227
- de tetracaína, 226
- de tiletamina, 211
Cloro e derivados, 527
Clorofeno, 531
Clorofenol-desinfetante em pó®, 527, 531
Clorohidroxiquinolina, 768
Clorpromazina, 244
Clorpromazina®, 244
Clorsulon, 640
Clortalidona, 450
Clortetraciclina, 684, 776
Closantel, 630, 637, 638, 645
Clotrimazol, 591, 847
Cloxacina, 776
Coagulação sanguínea, 346, 354
- mecanismo geral, 353
Coagulograma, 357
Cobactan®, 617
Cobactan VL®, 615
Cobalto, 890, 897
Cobre, 534, 896
Coccidicidas, 663
Coccidiose, 525, 663
- alternativas para o controle da, 680
- anticoccidianos em outras espécies de
   animais domésticos e, 675
- em aves comerciais, 663
Coccidiostáticos, 663
Codaten®, 398
Codeína, 257
Codex®, 398
Código Nacional de Corrida (CNC), 970
Codofen®, 398
Codrinan®, 400
Coeficiente
- de partição borracha:gás, 201
- de partição óleo:gás, 201

- de partição óleo/água (o/a), 61
- de partição sangue:gás, 201
Coelhos, coccidiose e, 678
Coenzimas, 890
Cofatores, 890
- hematopoéticos, 351
Colagogos, 496
Colares, 76
Colecalciferol, 865
Colentim®, 488
Coleréticos, 495
Coleta de amostras de animais para o
   estudo de depleção de resíduos, 43
Colicinéticos, 496
Colina, 135, 496, 873
Colinérgico, 124
Colinesterase
- plasmática, 145
- verdadeira ou eritrocitária, 145
Colinorreceptores, 136
Colírio(s), 840
- anestésicos, 855
- de ácido bórico-líquido®, 535
- de argirol-1% ou 2%®, 534
- de diquafosol tetrassódico a 3%, 843
Colistina, 776
Colix®, 528
Colubiazol-solução®, 535
Colutório, 12
Combivent®, 399
Compartimento
- funcional, 891
- homeostático ou de distribuição, 891
Compaz®, 245
Compêndio de produtos veterinários, 9
Comportamento
- agressivo, 268
- compulsivo e estereotipias, 267
- das reações de primeira ordem, 117
- do tipo depressivo, 268
Composição
- da prescrição, 9
- do leite, 754
Composto(s)
- calcimiméticos, 450
- de prata, 534
- fenólicos, 531, 532
- halogenados, 526
- imidazólicos, 211-213, 215
- ligantes de fosfato, 450
- quaternários de amônia, 533
Comprimidos, 11, 75, 76
- de liberação prolongada ou
   estendida, 76
- de liberação repetida, 76
- de liberação retardada, 76
Comunidade econômica
   europeia, 731
Conbivent®, 400
Conceitos fundamentais sobre
   medicamentos, 59
Concentração, 889
- bactericida mínima, 502
- inibitória mínima, 502
Concussão cerebral, 952
Condição(ões)
- alérgicas, 338
- corpórea, 754
- do paciente, 507
Condroitina, 881

Condução, 128
- dos estudos clínicos e laboratoriais, 27
Condutibilidade, 372
Confissão, 987
Conjugação, 514
Conjuntiva, 838
Considerações pré-anestésicas
- em aves, 289
- em répteis, 291
Constantes de ionização de diferentes fármacos, 94
Constipantes, 493
Contenção
- animal e anestesia, 166
- química, 279
- - de mamíferos selvagens em vida livre, 288
Contralac®, 431, 437
Contratibilidade, 372
Controle
- antidopagem, 955
- de coccidiose em ruminantes, 678
- de qualidade de matérias-primas e do produto acabado, 35
- redox, 882
Convulsão(ões), 229
- clônicas, 231
- do lobo parietal ou automutilação, 230
- do sistema límbico ou hipotalâmica, 230
- focais com generalização secundária, 230
- generalizadas
- - brandas, 229
- - graves, 230
- mioclônicas, 230
- parcial(is), 230
- - do lobo frontal ou focal motora, 230
- - do lobo temporal ou psicomotora, 230
- psíquica ou de lobo temporal ou occipital, 230
- tônicas, 231
Copegus®, 600
Coração, simpatomiméticos, 162
Corantes, 535, 856
- azul brilhante, 856
- azul de bromofenol, 856
- azul de tripano, 856
- rosa bengala, 856
Corpo celular, 188
Correção das deficiências de ferro e vitaminas, 352
Corretivos, 10
Corticosteroides, 493
Corticosterona, 329
Cortisol, 329
Cortrosyn®, 434, 435
Cotransmissão, 138
Cotransmissores, 193
Coumafós, 688, 692
Coxibes, 318, 323
Cravo-da-índia, 783
Creatinina sérica, 113
Crefol®, 532
Creme(s), 12, 69
Cremederme®, 596
Creolina-Pearson®, 531, 532
Cresol, 532
Crestar®, 412
Criptosporidiose, 525, 685

Crises
- convulsivas classificação das, 229
- tônico-clônicas, 230
Cromo, 900
Cromocato®, 401
Cromoglicato dissódico, 401
Cromolyn®, 401
Cromomicose, 587
Croniben®, 413
Cronipres®, 412
Cronotropismo, 372
Curaclox vaca seca®, 615
Curares, 175
Curvas
- de depleção dos anabolizantes, 728
- dose-respostas quantais, 88
CYP27A, 109
CYP27B, 109

D

D-fenotrina, 688, 693
D-tubocurarina, 177
Dactinomicina, 811
Dados individuais, 987
Dalmadorm®, 245
Danofloxacino, 776
Dantrolen®, 182
Dantroleno, 182
Débito cardíaco, 359
Decametrina, 693
Decapitação, 952
Decreto nº 5.053, 24
Deferoxamina, 353
Deficiência(s)
- de ácido fólico, 351, 872
- de carnitina, 884
- de colina, 873
- de ferro, 349
- de vitamina
- - A, 863
- - B_1, 869
- - B_2, 870
- - B_{12}, 350
- - D, 454, 866
- - E e selênio, 867
- - K, 868
Déficit total do eletrólito, 913
Delírio, 198
Deltametrina, 688, 693
Dembrexina, 397
Dendritos, 188
Densidades, 62
Depressão, 909
- respiratória, 256
Depressores
- da motilidade intestinal, 494
- gerais (não seletivos), 193
Depuração, 117, 957
- extrarrenal, 113
- hepática, 113
- plasmática, 119
- renal, 113
- total, 113
Deracoxibe, 324
Derfiran®, 535
Derivado(s)
- benzilisoquinolínicos, 254
- butirofenônicos, 244
- da fenciclidina, 211, 213, 216
- da morfina, 257

- das carbanilidas, 683
- das diamidinas, 683
- de aminoacetonitrila, 630, 654
- do ácido
- - carboxílico, 317
- - enoico, 318
- - enólico, 322
- do ergot, 167, 172, 477
- fenantrênicos, 254
- fenotiazínicos, 244
Dermatisan®, 596
Dermatofitose canina, 525
Dermic-sabonete®, 534
Dermicutis®, 597
Dermycose®, 534
Derquantel, 630, 655
Des-Vet®, 244
Descompressão, 952
Descongestionantes, 395, 400
- nasais, 166
Desenvolvimento
- animal, 974
- embriológico, 975
- fetal, 975
Desflurano, 202, 207, 207
Desidratação, 907, 925
- avaliação da, 911
- hipertônica, 908
- hipotônica, 908
- isotônica, 908
Desinfecção, 520
Desinfetantes, 82, 501, 519, 521, 523-525
- características e usos terapêuticos dos, 522
Desinvet®, 533
Dessensibilização, 88, 89
- aos medicamentos, 89
Destress injetável®, 244
Detemir, 466
Detergentes, 533
Detomidina, 159, 162, 164, 248
- medetomidina, 280
Dexametasona, 853
Dexdomitor®, 281
Dexmedetomidina, 159, 162, 248, 280
3,4-di-hidroxifeniletilamina, 159
Di-hidroergotamina, 169
Di-hidroestreptomicina, 776
Diabetes
- insípido, 910
- melito
- - com cetoacidose, 918
- - insulina e, 464
- - tipo 1 em crianças, 760
Diabinese®, 439
Diacilglicerol, 85
Diamox®, 385
Diarreia, 493, 917
- e vômito, indicações de fluidos nos casos de, 918
- indicações de fluidos nos casos de, 917
- neonatal, 925, 928
Diasec®, 494
Diazen®, 683
Diazepam, 232, 251
Diazil®, 617
Diazinona, 688, 692
Dib®, 412
Dibenamina, 167
Dibendril®, 398

Diclazurila, 667
Diclofenaco, 319, 320, 854
Diclopen
- 5 milhões®, 617
- 10 milhões®, 617
Diclorvos ou DDVP, 688, 692
Diclotril®, 617
Diempax®, 245
Diestro, 408
Dieta, 7
Difenidramina, 493
Difenidril®, 401
Diflubenzuron, 689, 695
Difosfonatos, 450
Difração de raios X, 61
Difusão
- facilitada, 97
- simples ou passiva, 96
Digestivos, 495
Digitálicos, 362
- estrutura química, 362
- farmacocinética, 362
- fatores a serem considerados na indicação de uso, 364
- mecanismo de ação, 363
Digoxina, 375
Dilatação com deslocamento e torção do abomaso, 927
Diltiazem, 374, 375
Diluição, 985
- do LEC, 914
Dimenidrinato, 493
Dimerazol, 776
Dimetilsulfóxido (DMSO), 319, 326
Dimetridazol, 776
Diminuição da ação de medicamentos segundo alterações no pH urinário, 945
Dinâmica do processo inflamatório, 314
Dinamização, 984, 985
Dinitrato de isossorbida, 367
Dinoitefuran, 688, 691, 692
Dioscórides, 3
Dióxido de carbono, 225, 397, 951
Dipirona, 319, 325
Diprivan®, 218
Diprox®, 490
Disbacteriose, 773
Disbioses, 773
Disfunção miocárdica sistólica, 364
Disifin®, 527
Disofenol, 630, 635, 644
Dissolução intrínseca, 61
Distribuição
- de cálcio, 445
- de energia não proteica, 937
- de fármacos, 103
Distúrbio(s)
- da coagulação sanguínea, 355
- da eritropoese, 351
- da hemostasia, 354
- da homeostasia do cálcio e do fósforo, 451
- metabólicos, 937
- relacionados com
- - hormônios reguladores de cálcio e fósforo séricos, 457
- - com níveis séricos anormais de cálcio e de fósforo, 453
Diuréticos, 381, 382, 450
- de alça, 386, 450

- mecanismo de ação, 383
- osmóticos, 383
- poupadores de potássio, 389
- tiazídicos, 389, 450
Divisões do sistema nervoso, 188
Dobutamina, 159, 161, 164, 167, 366
Documentação relacionada aos estudos, 29
Doença(s), 983
- agudas, 985
- autoimunes, 338
- brônquicas e pulmonares, 338
- da verruga do figo, 985
- de Alzheimer, 149
- de Marek, 525
- de Newcastle, 525
- de Parkinson, 153
- imunomediadas, 338
- ocasionadas pelos helmintos, 625
- renal crônica descompensada ou em crise urêmica, 921
- vesicular suína, 525
Dolasetrona, 493
Domperidona, 488, 493
Donepezila, 147
Dopalen®, 218
Dopamina, 159, 161, 164, 166, 192, 366
Doping, 955
- classificação das substâncias químicas envolvidas no, 959
- medicação e, 956
- negativo, 956
- penalidades, 968
- positivo, 956
Dopram-V®, 402
Dor, 314
- e analgesia em animais selvagens, 293
Doramectina, 630, 650, 689, 696
Dormire®, 245, 281
Dormium®, 245, 281
Dormonid®, 245, 281
Dorzolamida, 850
Dosagem, 5
Dose, 5
- de referência aguda, 712
- do produto, 32
Dostinex®, 437
Doxacúrio, 179
Doxapram, 402
Doxiciclina, 776
Doxorrubicina, 811
Drágea, 11
Dramin®, 401, 493
Drapolene®, 533
Droga(s), 4
- antagonistas colinérgicas ou antimuscarínicas, 149
- colinérgicas de ação
- - direta, 141
- - indireta, 145
- de ação no coração, 952
Dromotropismo, 372
Droperidol, 244
Drylina®, 400
Ductos coletores, 382
Duovent N®, 400
Duração da ação após uma única dose, 106
Duragesic®, 260

E
Ecegon®, 411
Econazol, 591
Econazol, 847
Ecotiopato, 149
Ectoparasiticidas, 687, 688
- de contato, 689
- sistêmicos, 694
Edemas cerebrospinais, 339
Edoxabana, 356
Edrofônio, 147
Edulcorantes, 10
Efedrin®, 401
Efedrina, 160, 165
Efeito(s)
- anormais aos medicamentos, 88
- ansiolítico, 247
- anticonvulsivante, 247
- benéficos, 4
- da exposição a medicamentos no período do desenvolvimento, 977
- de primeira passagem, 109
- - e atuação da microbiota, 100
- incomum, 89
- matriz, 35
- miorrelaxante, 247
- sedativo/hipnótico, 247
Eficácia, 521
- máxima, 87
Eficiência, 521
Eicosanoides, 312, 313
Eixo
- cérebro-intestino, 124
- hipotálamo-hipófise, 421
Elementos
- essenciais, 889
- figurados, 345
- primários, 889
- sem função definida, 889
- tóxicos, 889
Elementos-traço, 890
Eletrocardiograma, 372
Eletrocussão, 951
Eletrofisiopatologia cardíaca, 371
Eletrólitos, 936
Eletroquimioterapia, 801
Eliminação
- de agentes pelo leite, 979
- de cálcio e de fósforo, 445
Eliquis®, 356
Elixir, 12
Embolia gasosa, 952
Embrioletalidade, 977
Embriotoxicidade, 974
Emend®, 493
Êmese, 491
Eméticos, 491
- irritantes, 491
- podem ser irritantes ou de ação central, 491
Emodepsida, 654, 630
Emplasto, 12
Empresa titular do registro de produto de uso veterinário, 50, 52
Emulsão(ões), 12, 65
- medicamentosas, 67
Encefalinas, 255
Encefalopatia espongiforme bovina, 707
- e *scrapie*, 525
Encrise®, 438

Endocanabinoides, 189, 193
Energia, 937
Enflurano, 202, 207
Enilconazol, 591
Enro Flec®, 615
Enrofloxacino, 776
Enrofloxacino Fabiani®, 617
Ensaios de degradação forçada, 62
Enterex®, 486
Enterosec®, 494
Entyce®, 429
Enxofre, 894
Enzima(s), 82, 890
- AAC, 515
- anidrase carbônica, 850
- ANT, 515
- APH, 515
- digestivas, 495
- feniletanolamina-N-metiltransferase (PNMT), 130
- lisossomais, 312
Epilepsia, 229
- criptogênica, 229
- idiopática, 229
- sintomática, 229
Epinefrina, 158, 161, 163, 166, 225
Episol®, 245
Epitélio da córnea, 838
Eprinomectina, 630, 650, 652, 689, 696
Epsiprantel, 638
Equações utilizadas nos estudos farmacocinéticos, 117
Equídeos selvagens, tapirídeos e cervídeos, 285
Equilíbrio
- ácido-básico, 905
- eletrolítico, 904
- hídrico, 904
Equinocandinas, 847
Equinos
- coccidiose e, 679
- resistência anti-helmíntica, 657
Equipamentos de proteção individual, 524
Equiprazol®, 490
Ergometrina, 169
Ergonovina, 478
Ergotamina, 169
Ergotrate®, 478
Eritromicina, 489, 576, 577, 776
Eritropoese, 345, 346, 351
Eritropoetina, 346, 347
Erobac®, 532
Escopolamina, 150
Eserina, 146
Eslicarbazepina, 238
Esmeron®, 181
Esmolol, 168, 170, 373, 375
Esôfago, 99
Especialidade farmacêutica, 8
Especificidade
- biológica, 82
- e seletividade, 963
- química, 82
Espectinomicina, 776
Espectro de atividade, 612
Espectrofotometria ultravioleta-visível (UV-VIS), 61
Espectrometria de infravermelho com transformada de Fourier, 61
Espinosinas, 697

Espiramicina, 776
Espiroindóis, 630, 655
Espironolactona, 390
Esporotricose, 587
Estabelecimentos com atividade relacionada aos produtos de uso veterinário, 26
Estabilidade
- de medicamentos, 63
- frente à cal sodada, 202
Estabilizadores emocionais, 244
Ésteres da colina, 142
Esterilização, 520
- física, 521
- química, 521
Esteroide(s)
- anabolizantes, 486
- endógenos, 708
- gonadais, 411
- relação estrutura-atividade e classificação, 330
- sexuais, 329
- sintéticos, 708
Esterol 27-hidroxilase, 109
Estilbenes, 718, 719
Estimulantes
- bulbares, 194
- corticais, 194
- do apetite, 485
- gerais (não seletivos), 194
- medulares, 194
- respiratórios, 395, 402
Estiripentol, 238
Estômago, 99
Estoque, 891
17b-estradiol, 724
Estreptograminas, 581
Estreptomax®, 617
Estreptomicina, 776
Estricnina, 952
Estro, 408
Estrógenos, 449
Estudo(s)
- de depleção de resíduos, 31
- de determinação do período de carência, 35
- de eficácia, 32
- de estabilidade, 33
- - acelerada, 33
- - de acompanhamento, 33
- - de longa duração, 33
- - de período de utilização, 33
- - para determinação do prazo de validade do produto, 35
- de pré-formulação, 60
- de segurança na espécie-alvo, 30, 42
- farmacocinéticos, 117
- relacionados com a tumorigenicidade
- - dos estilbenes, 727
- - dos xenobióticos, 727
Etanol, 481
Etobapato, 776
Etomidato, 211, 215, 218
Etopabato, 671
Etorfina, 16, 258
Eubiose, 773
Eufilin®, 399
Eupépticos, 495
Eutanásia, 947
- agentes que não devem ser usados para a, 952

- agentes que podem ser usados para a, 950
- características do agente ideal para, 950
- métodos aceitáveis e aceitos sob restrição, 948
Evento adverso, 50
- grave, 50
Exame(s)
- antidoping, 963
- complementares, 988
- de urina, 913
- físico, 988
Exatidão/recuperação, 35, 963
Excipiente, 10, 63
Excitabilidade, 372
Excitação, 256
Excreção
- biliar, 113
- de fármacos, 112
- pelo leite, 114
- pelo ovo, 114
- renal, 112
Expectalina®, 399
Expectil®, 401
Expectorantes, 395
- inalantes, 397
- mucolíticos, 396
- reflexos, 396
Experimentação no indivíduo sadio, 984
Exposição aos medicamentos durante o período do desenvolvimento, 973
Extrato de semente de grapefruit, 535

F

Fadolmidina, 160, 161, 162, 164
Fagocitose, 97
Falsa colinesterase, 145
Famadermina®, 534, 535
Família
- ABC (*atp-binding cassette*), 516
- MATE (*multidrug and toxic compound extrusion*), 516
- MFS (*major facilitator superfamily*), 516
- RND (*resistance-nodulation-division*), 515
- SMR (*small multidrug resistance*), 516
Fanciclovir, 849
Fármaco, 4, 59, 60
- RH2, 109
Farmacocinética, 4, 79, 93, 957
- em peixes, 116
Farmacodinâmica, 4, 79
Farmacognosia, 5
Farmacologia
- aplicada à Medicina Veterinária, 5
- clínica, 5
- conceitos e áreas da, 4
- do eixo hipotálamo-hipófise, 421
- ocular, 837
- - formas farmacêuticas, 840
- - grupos farmacológicos, 841
- veterinária, 3
Farmacopeia, 8
Farmacotécnica, 5
Farmacoterapêutica, 5
Farmacovigilância veterinária, 49, 50
- objetivos da, 51
Farmanguinhos-aciclovir®, 599
Farmanguinhos-zidovudina®, 599
Farmaron-pomada®, 533
Fator de ativação plaquetária (PAF), 312

Fator(es)
- ambientais, 975
- de desestabilização de medicamentos, 64
- inibidor da secreção de prolactina, 431
- liberador de prolactina, 431
- que modificam os efeitos dos fármacos no organismo, 115
- químicos, 975
Febantel, 630, 647, 649
Febre, 314
- aftosa, 525
Feixe(s)
- de His, 372
- intermodais, 372
Felbamato, 235
Fembendazol, 630, 647
Fêmea prenhe, 976
Fenamatos, 318, 322
Fenamidina, 684
Fenilbutazona, 319, 322
Fenilefrina, 159, 161, 164, 167
Fenilpirazóis, 688, 691
Fenitoína, 232
Fenobarbital, 231
Fenol, 531
Fenômeno(s)
- de tolerância, 89
- sistêmicos, 803
Fenoterol, 160, 165
Fenoxibenzamina, 167, 169, 170, 172
Fenoxietanol 2-fenoxietanol, 950
Fentanila, 260
Fenthion, 688
Fention, 692
Fentolamina, 167, 169, 170, 172
Ferritina, 348
Ferro, 348, 896, 898
Ferroportina, 348
Fertagyl®, 410
Fertcor®, 411
Fertilcare®, 412
Fertilização (gametogênese), 975
Fetotoxicidade, 974
Fibra(s)
- cardíaca, 361
- de Purkinje, 372
Fibrinólise, 346, 354
Fígado e outros órgãos anestésicos inalatórios, 205
Filinasma®, 400
Filtração, 96
- glomerular, 113, 382
Fipronil, 688, 691
Firmagon®, 424
Firocoxibe, 324, 854
Fisiologia
- da lactação, 753
- dos esteroides adrenais, 330
- renal, 381
- reprodutiva de fêmeas, 407
Fisoderm®, 533
Fisohex®, 532, 533
Fisostigmina, 146, 149
Fitoquímicos, 783
Flagyl®, 548
Flavofosfolipol, 768
Flavomicina, 768
Flavonoides, 884
Flavorizantes, 10
Flixonase aquoso®, 402

Florfenicol, 582, 776
Florinefe®, 435
Fluazuron, 689, 695
Flucistein®, 397
Flucitosina, 593
Fluconazol, 592, 593, 847
Fluibron®, 396
Fluicis®, 397
Fluidos, 913
Fluidoterapia, 903
- avaliação da, 915
- de cães e gatos, 922
- diretrizes para a instituição da, 912
- em animais ruminantes, 923
- em cães e gatos, 916
- nos animais com doença cardíaca, 922
- para bezerros, 925
Fluimucil-solução nasal®, 397, 533
Fluimucil®, 397
Flumast®, 615
Flumazen®, 247
Flumequina, 776
Flumetasona, 339
Flumetrina, 688, 693
Flunarizina, 234
Flunixina, 854
Flunixino meglumina, 319, 322
Fluoresceína, 856
5-fluorouracila, 809
Fluoroquinolonas, 845
Fluoxetina, 274
Fluralaner, 689, 695
Flurbiprofeno, 854
Flutican®, 402
Fluvoxamina, 274
Fobias, 266
Folacina, 871
Folato, 871
Folligon®, 416
Folltropin®, 411, 416
Fontes de cálcio e fósforo para os animais, 444
Food and Drug Administration (FDA), 30
Força vital, 984
Forcyl®, 617
Forma(s)
- das partículas, 62
- farmacêutica(s), 11, 59, 60
- - de uso veterinário, 65
- - líquidas, 12, 60, 65
- - - especiais, 68
- - semissólidas, 12, 65, 69
- - sólidas, 11, 60, 65, 71, 76
Formaldeído, 530
Formalina, 530
Formamidinas, 688, 691
Formol, 530
Formoterol, 160, 165
Formulação(ões), 10
- da solução para nutrição parenteral, 937, 938
- farmacêutica aplicada à Medicina Veterinária, 59
- *pour-on* e *spot-on*, 69
- terapêuticas de uso intramamário, 610
Formulário nacional, 9
- da farmacopeia brasileira, 9
Fórmulas farmacêuticas, 10
Fortbiótico Plus Superforte®, 617
Fortlozin®, 617
Foscarnet, 600

Foscavir®, 600
Fosfatidilinositol 4,5-bifosfato, 85
Fosfato, 443, 906, 907
- de oseltamivir, 600
Fosfolipase α-2, 335
Fosfomicina, 776
Fósforo, 893
Fosfotransferases, 515
Fração de crescimento, 804
Francotar®, 218
Franol®, 400, 401
Frenotosse®, 396
Frequência da dose, 107
Frontal®, 245
Fumigação, 524
Função
- catalisadora de reações bioquímicas, 890
- estrutural, 890
- físico-química, 890
- renal na regulação da água e da concentração de sódio, 904
Furacin®, 548
Furacin-pomada®, 535
Furacin-solução®, 535
Furadantin®, 535
Furaltadona, 776
Furanew®, 548
Furosemida, 387, 450

G

Gabapentina, 234
Galamina, 150, 178
Galantamina, 147
Galeno, 3
Gamitromicina, 576
Ganciclovir, 848
Gantacúrio, 179
Gás ou solução de cianeto, 952
Gaspiren®, 490
Gastrenterite infecciosa, 525
Gatifloxacino, 845
Gel(éis), 12, 71
- oftálmicos, 840
Gencitabina, 809
Genômica, 632
Gentamicina, 776, 845
Gentamox®, 617
Gentatec mastite®, 615
Gentatec vaca seca®, 615
Gentomicin mastite®, 615
Gerenciamento da resistência microbiana, 779
Germex-20®, 533
Germicid®, 526
Germicidas, 521
Germon-20®, 533
Germpol, 524, 531
Gestão de sinais, 50, 54
Giardíase, 684
Giardicid 500®, 548
Glândulas, 144
- exócrinas, anticolinesterásicos, 148
Glargina, 466
Glaucoma, 849
- anticolinesterásicos, 149
- betabloqueadores, 172
Glia, 188
Glicemia, 913
Glicerol, 851
Glicina, 190

Glicocorticoides, 329, 449, 811, 819, 978
- biotransformação dos, 333
- efeitos
- - anti-inflamatórios e imunossupressores, 334
- - colaterais, 340
- - metabólicos gerais, 333
- - nos sistemas orgânicos, 334
- excreção, 333
- implicações hemostásticas dos, 336
- indicações terapêuticas e posologia, 337
- mecanismo de ação, 332
- precauções e contraindicações, 340
- preparações farmacológicas, 336
- propriedades fisiológicas e farmacológicas, 333
- sistema
- - cardiovascular, 343
- - hematopoético, 345
- vias de administração, 336
Glicopirrolato, 150
Glicopirrônio, 150
Glicosamina, 881, 882
Glicosaminoglicanos, 326
- sulfatados, 319
Glicose, 934
Glicosídeos
- cardíacos, 362
- digitálicos, 375
Glicotosse®, 396
Glinidas, 470
Gliócitos, 188
Glitazonas, 470
Glóbulo(s), 11
- brancos, 345
- vermelhos, 345
Glomérulo, 381
Glulisina, 466
Glutamato, 190
Glutamina, 882
- papel na função gastrintestinal, 882
- suplementação em pacientes em estado crítico, 883
Glutaraldeído, 531
Glyteol®, 396
GNRH e análogos sintéticos, 410
Gonadiol®, 411
Gonadorelin®, 425
Gonadotrofina(s), 432
- coriônica, 411
- - equina, 437
- - humana, 437
- da menopausa humana, 437
- hipofisária, 410
- não hipofisárias, 437
Gonaxal®, 410
"Grande mal", 230
Granisetrona, 493
Granulado (grânulo), 11
Grânulos, 73
Grapiprant, 319
Griseofulvina, 596
Grupo dos substitutos fenólicos e salicilanilidas, 644
Guaifenesina, 250, 396
Guanidina, 668
Gusanol®, 524
Gyno-zalain®, 597

H

Hábitos e condições de vida, 988
Haemonchus contortus, 626
Haloalquilaminas, 169
Halofuginona, 668, 675
Halogenados, 647
Halógenos, 526
Halotano, 202, 206, 207
Halquimol, 776
Halquinol, 768
Heclivir®, 599
Helmintos, 625, 626
Hemácias, 352
Hematócrito, 911
- e dosagem da proteína total, 912
Hematopoese, 345
Hemodinâmica, 359
Hemogasometria, 913
Hemoglobina, 906
Hemograma, 346
Hemossiderina, 349
Hemostasia, 346, 353
- fase
- - da coagulação sanguínea, 354
- - da fibrinólise, 354
- - plaquetária, 354
- - vascular, 353
- mecanismo geral da, 353
Hemostáticos
- sistêmicos, 355
- tópicos, 355
Hemoterapia, 352
Hepatopatia, indicações de fluidos nos casos de, 919
Hepatoprotetores, 496
Hepcidina, 348
Herpesine®, 599
Hexivet®, 532, 533
Hexomedine-colutório®, 532
Hialuronidase, 225
Hibitane®, 532
Hicantone, 978
Hidralazina, 367
Hidrobrometo de atropina, 150
Hidroclorotiazida, 450
Hidrocodona, 398
Hidrocortisona, 853
Hidromorfona, 258
Hidróxido
- de alumínio, 489
- de cálcio, 535
- de magnésio, 489
- de sódio, 535
Hidroxilação da tirosina, 129
Higivex®, 524
Higivex-50®, 531, 533
Himbacina, 150
Hiosciamina, 150
Hioscina, 150
Hiper-reativo, 88
Hiperadrenocorticismo iatrogênico, 340
Hipercalcemia, 455
Hipercalciúria idiopática, 458
Hiperfosfatemia, 454, 457
Hipernatremia, 910, 917
Hiperparatireoidismo, 457
Hiperpotassemia, 910, 917, 925
Hipersensibilidade, 89, 301
Hipertensão simpatomiméticos, 166

Hipervitaminose
- A, 863
- B_1, 869
- B_2, 870
- B_3, 870
- B_5, 870
- B_6, 871
- B_9, 872
- B_{12}, 872
- C, 873
- D, 866
- E, 867
- K, 868
Hipnazolam®, 281
Hipnoanalgésicos, 253
Hipnose, 198
Hipocalcemia, 453
Hipocalemia, 916, 917
Hipocloremia, 910, 916, 917
Hipocromasia, 349
Hipofosfatemia, 453, 456
Hipoglicemia, 925
Hipoglicemiantes
- não insulínicos, 468
- orais, 461
Hipomagnesemia, 455
Hiponatremia, 916, 917
Hipoparatireoidismo, 457
Hipopotassemia, 910, 916, 917
Hiporreativo, 88
Hipotálamo, 421
Hipotensão, 166
Hipóteses diagnósticas
- clínicas, 988
- homeopática, 988
Hipovitaminose, 861
- A, 863
- B_1, 869
- B_2, 870
- B_3, 870
- B_5, 870
- B_6, 871
- B_7, 871
- B_9, 872
- B_{12}, 872
- C, 873
- D, 866
- E, 867
- K, 868
Hipoxia tecidual, 347
Histamina, 191, 299
- degradação da, 300
- efeitos fisiológicos, farmacológicos e fisiopatológicos da, 301
- musculatura lisa extravascular, 302
- nas secreções, 302
- receptores da, 300
- síntese, armazenamento e liberação da, 300
- sistema
- - cardiovascular, 302
- - nervoso central, 303
Histomonas meleagridis, 682
Histomoníase, 682
História
- da anestesia cirúrgica, 197
- do registro dos anabolizantes no Brasil, 730
Homatropina, 150
Homeopatia, 983

Hormônio(s), 811, 890
- adrenocorticotrófico, 330, 434
- antidiurético, 438
- da adeno-hipófise, 432
- da neuro-hipófise, 438
- da tireoide, 978
- do crescimento, 435
- esteroides, 977
- hipotalâmicos, 422
- inibidor da liberação de GH, 429
- liberador
- - de corticotrofina, 430
- - de corticotropina, 330
- - de gonadotrofinas, 422
- - de tireotrofina, 426
- - do hormônio do crescimento, 428
- tireotrófico, 433
Hosphedrin®, 401
Hyfilina®, 399
Hypnomidate®, 218

I

Ibatrim®, 617
Ibuprofeno, 321
Idazoxam, 168
Idazoxan, 170
Identificação do agente e perfil de suscetibilidade aos antimicrobianos, 612
Idiossincrasias, 89
Idoxuridina, 599, 848
Íleo paralítico e atonia de bexiga, 149
Imatinibe, 814
Imepitoína, 236
Imersão, 524
Imidacloprida, 688, 692
Imidazóis, 589, 847
Imidazolinas, 169
Imidazotiazóis, 630, 645
Imidocarb®, 683
Imidocarbe, 683, 684
Imizol®, 683
Immobilon®, 258
Imosec®, 494
Implante(s), 11, 76
- oculares, 841
Imunidade
- adquirida ou adaptativa, 824
- inata ou inespecífica, 824
Imunização passiva, 795
Imunoestimulantes, 817, 829
- e vacinas antitumorais, 817
Imunofarmacologia, 5
Imunômica, 632
Imunomoduladores, 601, 842
- como agentes antineoplásicos, 817
Imunossupressores, 817-819
Imunoterapia, 801
- oral, 795
Inativação ou modificação do antimicrobiano, 514
Incapacidade de sugação-deglutição, 909
Inclinação, 87
Incompatibilidade farmacêutica, 942
Incretinas, 471
Indacaterol, 160
Inderal®, 248
Indicação, 9
Indicações de fluidos
- na cetoacidose diabética, 919
- na pancreatite aguda, 918
- nos casos de afecções renais, 920
- nos casos de diarreia, 917
- nos casos de diarreia e vômito, 918
- nos casos de hepatopatia, 919
- nos casos de obstrução intestinal, 918
- nos casos de vômito, 916
Índice
- mitótico, 804
- terapêutico, 88, 107, 805
Individualização, 984, 985
Indivíduo total, 985
Indocianina verde, 856
Indocid®, 479
Indometacina, 320, 854
Indoxacarbe, 688
Induson®, 245
Indutores de interferona, 818
Infecções
- pelos coccídios, 663
- por *Mycobacterium bovis* e *Brucella abortus*, 523
Inflamação, 301, 765
Influência do pH na polaridade de fármacos, 93
Influenza aviária, 525
Informações mínimas necessárias, 40
Infrarregulação, 89
Infuse®, 451
Ingestão
- de matéria seca, 754
- diária aceitável, 710
Inibição do reflexo da tosse, 256
Inibidor(es)
- da ACHE, 180
- da alfaglicosidase, 471
- da anidrase carbônica, 385, 850
- da bomba gástrica de HCL, 490
- da calcineurina, 842
- da ciclo-oxigenase com fraca ação anti-inflamatória, 318, 324
- da degranulação de mastócitos, 306
- da enzima
- - 5-LOX, 325
- - conversora da aldosterona (ECA), 369
- da lipo-oxigenase, 402
- da monoamina oxidase, 272
- da síntese de prostaglandinas, 479
- de recaptura de serotonina e antagonistas a1-adrenérgicos, 275
- de tirosinoquinase, 814
- direto do fator X ativado, 356
- dos SGLTS, 471
- irreversíveis das colinesterases, 147
- reversíveis das colinesterases, 146
- seletivos da recaptação da serotonina, 274, 308
Inibina®, 479
Injeções
- intravítreas, 839
- retrobulbares, 839
- sub-retinianas, 839
- subconjuntivais, 839
- supracoroideanas, 839
Inodilatadores, 366
Inositol 1,4,5-trifosfato, 85
Inotrópicos positivos, 359
Inotropismo, 359, 372
Inoval®, 244
Inscrição, 9
Inseminação artificial em tempo fixo (IATF), 407
Insensibilização
- elétrica, 951
- por pistola pneumática, 951
Insetos, 687
Instrução, 9
Instrução Normativa
- nº 15, de 9 de maio de 2005, 25
- nº 23, de 22 de dezembro de 2, 24
- nº 26, de 10 de julho de 200, 25
- nº 26, de 16 de setembro de 2005, 25
- nº 54, de 17 de dezembro de 2018, 25
Insuficiência
- adrenal
- - glicocorticoides, 338
- - iatrogênica, 340
- cardíaca, 359, 878
- - classificação e tratamento da, 360
- - congestiva simpatomiméticos, 166
- hepática
- - aguda, 919
- - crônica, 920
- renal aguda, 920
Insulina, 461
- ações biológicas e mecanismo de ação da, 463
- Aspart, 465
- biossíntese da, 462
- cristalina, 464
- detemir, 466
- diabetes melito e, 464
- distribuição e excreção da, 463
- estrutura da, 461
- extração de, 464
- fisiologia da, 461
- glargina, 466
- lispro, 465
- monocomponentes, 464
- preparações das, 464
- secreção de, 463
Insulinoterapia
- complicações da, 468
- em cães e gatos diabéticos, 466
Insumo farmacêutico, 4
Intal®, 401
Interação(ões)
- de sistema autônomo e sistema imunológico, 138
- farmacocinéticas, 943
- farmacodinâmicas, 942
- físico-químicas, 942
- maternofetal, 976
- medicamentosa(s), 89, 941
- - antagonistas, 944
- - classificação, 942
- - pela alteração nos sistemas de transporte, 944
- - durante a absorção, 944
- - por alteração no sistema de excreção/transporte renal, 945
- - por deslocamento da sua ligação com proteínas plasmáticas, 945
- - por distúrbios do equilíbrio hidreletrolítico, 944
- - por indução enzimática, 945
- - por inibição do sistema enzimático, 945
- - que promovem efeitos aditivos ou sinérgicos, 943
Interferona, 601, 818, 849
Interleucinas, 818

Interrogatório
- geral, 988
- inicial, 988
Interrupção das ações
- da acetilcolina, 135
- das catecolaminas, 130
Intestino delgado, 100
Intoxicação
- digitálica, 365
- iatrogênica pelo cálcio, 892
- pelo fósforo, 894
- por atropina, 149
- por enxofre, 895
- por narasina, 674
Intrasec VS®, 615
Iodecal®, 526
Iodepol®, 396
Iodeto
- de potássio, 396, 596
- de sódio, 596
Iodetoss®, 396
Iodo,
- ativo, 526
- e derivados, 526
Iodo-glicerinado®, 526
Iodoflux®, 396
Iodofor, 526
Iodóforos, 526
Iodolan®, 526, 533
Iodolen®, 534
Iodophor®, 526
Iodopovidona, 526
Ioimbina, 168, 170, 171, 249, 283
Ionização frente ao pH, 61
Ionóforos, 668, 674, 708, 766, 770, 772
Iopotoss®, 396
Ipeca, 396
Ipecacuanha, 396
Iprabon®, 400
Ipraflux®, 400
Ipramina, 274
Ipraneo®, 400
Iprat®, 400
Ipratrópio, 150, 400
Irradiação
- de micro-ondas, 952
- sanguínea, 345
Isoetarina, 160
Isoflurano, 202, 207
Isoniazida, 776
Isopirina, 323
Isoprenalina, 159
Isoproterenol, 159 161, 164, 167
Isoxazolinas, 689, 695
Itraconazol, 591, 592
Itraconazol, 847
IVB aminofilina®, 399
Ivermectina, 630, 650, 689, 696, 829

J

Janela terapêutica, 107
Josamicina, 776
Jumexil®, 430
Junção neuromuscular, 121
- anticolinesterásicos e, 148

K

Kanainjecto 250®, 617
Kanamicina, 776
Kaopeck®, 486
Ketamin®, 218

Ketek®, 576
Kiatrium®, 245
Kill-103 e 104®, 533
Killbac®, 532
Kilol-L®, 535
Kilol-pó®, 535
Kinetomax®, 617
Klaimex®, 533
Kotrar®, 402
Kytryl®, 493

L

L-asparaginase, 813
L-Dopa, 129
L-noradrenalina, 158
Labetalol, 168, 170
Lacosamida, 237
Lacrimoestimulantes, 842
Lacrimomiméticos, 841
Lactato de Ringer de sódio, 918
Lactonas macrocíclicas, 651, 653, 696
Lactotropin®, 436
Lafep-zidovudina®, 599
Lágrimas artificiais, 841, 842
Lamisil®, 594
Lamisilate®, 594
Lamotrigina, 237
Lanexat®, 247, 283
Lanitop®, 362
Lantus Solostar®, 466
Lanzol®, 490
Lapefe®, 399
Laringotraqueíte infecciosa, 525
Lasa®, 396
Lasalocida, 669, 674, 768
Lasocide®, 526
Latanoprosta, 851
Látex de carica papaya, 632
Laxantes, 494
Lecirelina, 410
Lecitina, 496
Legislação
- brasileira, 13
- nacional sobre o registro, 24
- sobre resíduos de medicamentos veterinários, 709
Lei
- de Frank-Starling, 359
- dos semelhantes, 984
Lentes de contato, 841
Leptospirose, 525
Lesões
- embriotóxicas, 977
- produzidas, reversíveis ou irreversíveis, 977
- teratogênicas ou tóxicas, 977
Leucemia linfoide
- aguda, 819
- crônica, 819
Leucograma, 913
Leucomicina, 776
Levalorfano, 262
Levamisol, 601, 646, 819, 829
Levamisole, 630
Levarterenol, 158
Levemir Flex Pen®, 466
Levetiracetam, 235
Levocarnitina, 883, 884
Levofloxacino, 845
Levomepromazina, 244
Lexotan®, 247

Liberação
- de acetilcolina, 135
- de catecolaminas, 130
Libiplus®, 249
Lidocaína, 373, 374
Lifal-zidovudina®, 599
Lifitegrast, 843
Ligação de fármacos às proteínas plasmáticas, 105
Lignanas, 884
Limbitrol®, 247
Limite
- de detecção, 35, 963
- de quantificação, 35, 963
- máximo de resíduo, 50, 509, 712
Limpeza, 521
Lincocinamidas, 579
Lincosamidas, 579, 776
- toxicidade e efeitos adversos, 579
Linearidade, 35, 963
Linfócitos
- B, 817
- T, 817
Linfomas, 819
Lioresal®, 251
Liotironina®, 434
Lipídios, 935
Lipidômica, 632
Lipomodulina-1, 336
Lipo-oxigenase, 311
Líquido(s), 12
- de Dakin®, 528
- extracelular, 904
- intracelular, 904
Lisinas, 794, 849
Lista
- A1 (lista das substâncias entorpecentes), 17
- A2 (lista das substâncias entorpecentes permitidas em concentrações especiais), 17
- B (lista das substâncias psicotrópicas e precursoras), 17
- C1 (lista das outras substâncias sujeitas a controle especial), 17
- C2 (lista das substâncias retinoicas), 17
- C5 (lista das substâncias anabolizantes, β-adrenérgicas e que interferem no metabolismo animal), 17
- de substâncias proibidas pela Confederação Brasileira de Hipismo (CBH), 967
Lixiana®, 356
Local de condução dos estudos clínicos, 28
Lomefloxacino, 845
Lomustina, 808
Longactil®, 244
Loprazol®, 490
Lorasol®, 526
Lorax®, 245
Losec®, 490
Lotilaner, 689, 695
Lubrificantes, 841
Lufenuron, 695, 689
Luftal®, 487
Lutalyse®, 413
Lutropin®, 411
Lutropina®, 417
Luxação cervical, 952
Lysol®, 532

M

M50/50®, 258
Má-formação, 974
Macrócitos, 350
Macroelementos, 889-891
Macrófagos, 817
Macróglia, 189
Macrolídios, 575, 614, 845
- características farmacocinéticas, 577
- espectro de ação, 577
- mecanismo de ação, 576
- poliênicos, 847
- posologia, 578
- toxicidade e efeitos adversos, 578
Maduramicina, 669
Malformação, 974
Mamíferos, 285
Mamyzin vaca seca®, 615
Manitol, 851
Mantidan®, 598
Marax®, 400, 401
Marcaína®, 226
Margem de segurança, 88, 107
Masitinibe, 814
Mastbest L®, 615
Mastbest S®, 615
Mastclin®, 615
Mastical®, 615
Masticel®, 615
Masticine I®, 615
Mastifin®, 615
Mastifin vaca seca®, 615
Mastijet forte®, 615
Mastijet VS®, 615
Mastilac®, 615
Mastimax L® 500, 615
Mastiplan LC®, 615
Mastite(s), 603
- caracterização das, 604
- clínica, 608
- diagnóstico das, 605
- e saúde única, 606
- em novilhas, 608
- subclínica, 607
- tratamento, 607
- - contextualização histórica do uso de antimicrobianos no, 607
- - de classes de antimicrobianos utilizadas no, 613
Mastite clínica VL®, 616
Mastizone®, 616
Mastizone plus lactação®, 616
Mastizone V®, 616
Mastocitoma, 819
Matéria médica homeopática, 986
Mavacoxibe, 324
Maxibiotic®, 617
MCN-A-343, 142, 144
Mebendazol, 978
Mebendazol, 630, 647, 649
Mecanismo
- de ação, 81
- - das drogas colinérgicas, 142
- de compensação respiratória, 906
- de homeostase no metabolismo dos macroelementos e microelementos, 891
- de resistência bacteriana, 514
- envolvidos
- - na formação de urina, 381
- - no fenômeno de tolerância ou dessensibilização aos medicamentos, 89
- moleculares de resistência aos agentes anticestódeos e antitrematódeos, 641
- renal de compensação, 907
Meclin®, 493
Meclizina, 493
Medesin, 170
Medetomidina, 159, 161, 164, 167, 248, 280
Mediadores químicos da inflamação, 312
Medicação
- classe, 964
- classe B, 964
- e *doping*, 956
Medicação pré-anestésica, 153
- e sedação em aves, 289
- e sedação em répteis, 292
Medicamento(s), 4, 59
- administrados no período do desenvolvimento e malformações, 977
- antiarrítmicos, 371, 372
- - classe I, 372
- - classe II, 374
- - classe III, 375
- - classe IV, 375
- - subclasse Ia, 374
- - subclasse Ib, 374
- - subclasse Ic, 374
- antifúngicos, 589
- - mais recentes, 597
- antitussígenos, 398
- com ação
- - luteolítica, 412
- - no sistema respiratório, 395
- de referência de uso veterinário, 8
- empregados
- - na reprodução animal, 407
- - nos transtornos de comportamento, 269
- estruturalmente
- - específicos, 82
- - inespecíficos, 81
- genérico, 8
- - de uso veterinário, 8, 25
- ionóforo-ionóforo, 673
- que atuam
- - inibindo a síntese do ácido nucleico, 598
- - inibindo neuraminidases, 600
- - na fase de interação vírus-membrana celular do hospedeiro, 598
- - na motilidade uterina, 473
- - no sistema cardiovascular, 359
- que interferem nas funções gastrintestinais, 485
- que modificam seletivamente a função do sistema nervoso central, 194
- similar, 8
- - de uso veterinário, 8
- sintético-ionóforo, 673
- sintético-sintético, 673
- único, 985
- utilizados no tratamento de afecções do sistema respiratório, 401
- utilizados para controle do ciclo estral, 410
Medos, 266
Megaloblastos, 350
Meglumina, 854
Meia-vida, 957
- de eliminação, 106, 119
Melarsomina sódica, 655
Meloxicam, 319, 323, 854
Membranas celulares, 96
Menotropina®, 437
Mensuração, 988
Mepacrina, 685
Meperidina, 261
Mercosul, 731
Mercuriais orgânicos, 534
Merthiolate-colorido®, 534
Merthiolate-incolor®, 534
Mesedina, 168, 170
Metabolismo
- cardíaco, 884
- da glutamina, 882
- e homeostase do cálcio e do fósforo, 444
Metabólito(s)
- da vitamina D, 447
- intermediário, 882
Metacolina, 142, 144, 145
Metadona, 259
Metaestro, 408
Metaflumizona, 688
Metais, 979
- pesados, 533
Metaloenzima, 890
Metaloproteínas, 890
Metaloproteinases neutras, 312
Metano sulfonato de tricaína, 950
Metantelina, 150
Metaproterenol, 160, 162, 165, 167
Metástases, 803
Methergin®, 478
Meticlorpindol, 668
Metilcarbamatos, 647
Metilergonovina, 478
Metilmorfina, 398
Metilxantinas, 399
Metionina, 496
Metocarbamol, 251
Metoclopramida, 487, 493
Método analítico
- qualitativo, 963
- quantitativo, 963
Metoprene, 688
Metoprolol, 168, 170, 373, 375
Metotrexato, 808
Metoxamina, 159 161, 164, 167
Metoxiflurano, 207
Metronidazol, 684
Mexiletina, 373, 374
Miasma, 985
Miastenia *gravis*, 149
Micetomas, 587
Micocid®, 534
Miconazol, 590, 847
Micoses
- sistêmicas, 587
- subcutâneas, 587
- superficiais, 587
Micospray®, 597
Micotiazol®, 534
Micoz®, 534, 597
Microbiota intestinal, 881
Microcitose, 349
Microelementos, 889, 890, 896
Micróglia, 189

Microrganismos associados às infecções nosocomiais e comunitárias, 517
Midazolam, 281
Midríase, 257
Midriáticos, 855
Mieloma múltiplo, 819
Milbemicina(s), 630, 650, 651, 689, 697
- oxima, 697
Milcosil®, 594
Milrinona, 367
Mimpara®, 450
Mineralocorticoides, 329
Mínima de valor máximo, 988
Ministério da Agricultura Pecuária e Abastecimento (MAPA), 7, 37, 53
Miorrelaxantes de ação central, 250
Miose, 257
Mirtazapina, 486
Mirtz®, 486
Missort®, 450
Mistura enantiomérica da bupivacaína, 227
Mitodrina, 161
Mitoxantrona, 811
Mivacúrio, 179
Modelo do mosaico fluido, 96
Modificação
- das respostas biológicas, 817
- enzimática do alvo, 517
Modulação da microbiota intestinal, 881
Moduladores, 138
Moléculas transportadoras, 82
Monalti®, 402
Monensina, 670, 674
- sódica, 769, 772
Monepantel, 630, 654
Monoamina oxidase (MAO), 130, 131, 272
Monossulfiram-25%®, 535
Monóxido de carbono, 952
Montelair®, 402
Montelucaste, 402
Monty®, 402
Morantel, 646
Morfina, 255, 257
Morfinossímiles, 253
Motilidade uterina, 473
Motilium®, 493
Moxidectina, 630, 650, 653, 689 697
Moxifloxacino, 845
Mucocetil®, 397
Mucolator®, 397
Mucolíticos, 843
Mucosa gastrintestinal, 98
Multiler®, 402
Múltipla ovulação, 407
Muscarina, 142, 143
Músculo(s)
- cardíaco e esquelético, 884
- liso, 144
- - antimuscarínicos, 152
- - simpatomiméticos, 163
- - uterino, 473
- - vascular simpatomiméticos, 163
Mutação do alvo, 516
Muvinor®, 494

N

N-acetilcisteína, 397
NAC®, 397
Nadir leucocitário, 806
Nadolol, 168, 170

Nalorfina, 262
Naloxona, 261
Naltrexona, 262
Não catecolaminérgicos, 159
Naproxeno, 319, 321
Narasina, 670, 768, 776
Narcan®, 261
Naropin®, 226
Nasoflux®, 533
Nasomil®, 401
Natamicina, 847
Náuseas e vômitos, 256
Navoban®, 493
Nebivolol, 168, 170
Necessidades de eletrólitos e bicarbonato, 913
Nematelmintos, 626
Nematódeos, 626
Neo-Decapeptyl®, 425
Neocaína®, 226
Neocotinoide, 688
Neomastic®, 616
Neomicina, 776, 845
Neonicotinoide, 691, 697
Neoplasia(s), 802
- aspectos imunológicos das, 826
- benignas, 803
- malignas, 803
Neostigmina, 146, 488
Neozine®, 244
Nepafenaco, 854
Neuróglia, 188
Neuroleptoanalgesia, 262
Neuromediadores, 138
Neuromoduladores, 138
Neurônios, 188
- periféricos anticolinesterásicos, 148
Neuropeptídios, 312
Neurotransmissão, 187, 189
Neurotransmissor, 138, 189
Newmast®, 616
Niacina, 870
Nicarbazina, 668, 674
Nicergolina, 275, 276
Niclosamida, 630, 637, 638
Nicotina, 952
Nicotinamida, 870
Nicotínicos
- da JNM, 137
- ganglionares, 137
- neuronais, 137
Nilperidol®, 244
Nimbium®, 181
Nistatina, 596
Nistatina, 847
Nitazoxanida, 685
Nitempiram, 697
Nitrofuranos, 535
Nitrofurazona-0,2%®, 535
Nitrogênio
- e argônio, 951
- não proteico, 908
Nitroglicerina, 367
Nitroprussiato de sódio, 367
Nitroscanato, 630, 635, 636, 645
Nitroxinila, 630, 635, 645
Nó
- atrioventricular, 372
- de Aschoff-Tawara, 372
- de Keith e Flack, 371
- sinusal ou sinoatrial, 371

Noctal®, 247
Norcuron®, 181
Norepinefrina, 158, 161, 163, 166, 191
Norfloxacino, 776, 845
Norgestomet, 412
Normas
- da Anvisa, 13
- do MAPA, 16
Noroclox vaca seca®, 616
Norodine24®, 543
Nosint®, 181
Notificação
- de aquisição por médico-veterinário, 18, 19
- de eventos adversos, 52
- de receita
- - A, 13
- - B, 14
- - B2, 14
- - de produto veterinário, 18
Notuss®, 401
Novabupi®, 226
Novaluron, 689, 695
Novobiocina, 776
Novocol®, 226
Novormon®, 411, 416
Novos anticoagulantes orais, 356
Noxafil®, 593
Nucleotidiltransferases, 515
Nutracêuticos, 4, 877
- classes de, 877
Nutrição
- papel na imunidade, 827
- parenteral, 931
- - características das soluções empregadas na, 933
- - central, 931, 933
- - - complicações no emprego da 933
- - complicações no emprego da, 932
- - formulação da solução para, 937, 938
- - indicações, 932
- - parcial, 931
- - periférica, 931, 933
- - total, 931

O

Obanol-516®, 531
Obesidade, 881
Observação, 988
Obstrução intestinal, 918
Ocitócicos, 473
Ocitocina, 473
Oclusores de pontos lacrimais, 841
Ofloxacino, 845
Ogastro®, 490
Oleorresinas, 781, 783
Óleos essenciais, 632, 781, 783
Olhos, 144, 837
- anticolinesterásicos, 148
- antimuscarínicos, 152, 153
Oligoelementos, 890
Ômega 3, 327
Oncógenos
- epigênicos, 726
- genotóxicos, 726
Ondansetrona, 308, 493
Onicit®, 493
Opiáceos, 494
Opioides, 281, 494
- classificação dos, 253
- efeitos endócrinos, 257

- mecanismo de ação, 255
- usados em Medicina Veterinária, 255
- vias de administração, 255
Orbenin Extra Dry Cow®, 616
Orbifloxacina, 776
Orégano, 783
Orexigênicos, 485
Orexígenos, 485
Orgalutran®, 424
Organização do sistema nervoso autônomo, 123
Organofosforados, 148, 630, 643, 688, 692
- farmacocinética, 643
Ortofenilfenol, 531
Osmolalidade das soluções, 934
Osteodistrofia
- fibrosa, 458
- intestinal, 458
- renal, 458
Osteomalacia, 459
Osteopenia, 459
Osteopetrose, 459
Osteoporose, 459
Ovinos e caprinos
- coccidiose e, 677
- resistência anti-helmíntica, 656
Óvulo, 11, 76
Oxadiazinas, 688, 693
Oxantel, 646
Oxbendazol, 630
Oxcarbazepina, 233
Oxfendazol, 630, 647, 649
Oxibendazol, 647
Oxibutinina, 151
Oxicans, 318, 323
Óxido
- de cálcio, 535
- de magnésio, 489
- nítrico, 312
- nitroso, 203, 207
Oximetazolina, 159
Oximetileno, 530
Oximorfona, 261
Oxitec®, 617
Oxitetraciclina, 684, 776
Oxitetraciclina LA®, 617
Oxitrat LA®, 617
Oxitrópio, 150
Oxotremorina, 142-144
Oxprenolol, 170

P

Paclitaxel, 810
Paco®, 398
Palonosetrona, 493
Palpação, 988
Pancreatite aguda, 918
Pancuron®, 181
Pancurônio, 179
Panresistência, 517
Panzinol®, 487
Paracelso, 4
Paracetamol, 319, 324
- + fosfato de codeína-genéricos, 398
Paraformaldeído, 530
Paralisia respiratória, 198
Parasitos externos, 687
Parassimpatomimético, 128
Paraticet®, 450
Paratormônio, 445, 448
Paratosse®, 401

Parênquima
- hepático, 919
- renal, 920
Parenteral, 931
Parlodel®, 437
Parnate®, 272
Paroxetina, 274, 275
Partícula vírica, 597
Passagem de fármacos por membranas biológicas, 96
Pasta(s), 70
- para ordenha®, 533
Pastilha, 11
Patches, 76
Pectina, 486
Pedilúvio, 523
Pellets, 73
Pembutolol, 169, 170
Pencil Pronto®, 617
Pencivet Plus®, 617
Penicilinas, 613
- de amplo espectro de ação, 844
- naturais, 844
Penikel LA®, 617
Pentabiótico Veterinário®, 617
Pentabiótico Veterinário Reforçado®, 617
Pentazocina, 261
Peptídio-C, 462
Peptídios, 189
- antimicrobianos, 792
- opioides, 192
- - endógenos, 255
Perampanel, 238
Percorten-V, 435
Percussão, 988
Perda
- de apetite, de sede, 909
- de peso ou do estado cárneo, 909
Pergovet® 500, 437
Peridal®, 493
Período
- de carência (retirada), 50, 509, 713
- de depuração, 956
- de detecção, 956, 957
- de implantação, 975
- de infusão, 937
- de organogênese, 975
- de pré-implantação, 975
- fetal, 975
- neonatal, 974
- perinatal, 974
Permetrina, 688, 693
Peróxido de hidrogênio, 528
Peroximonossulfato, 529
Perus, coccidiose e, 675
Peste suína
- africana, 525
- clássica, 525
Petidina, 261
Petprazol®, 490
PG 600®, 411
Pico de concentração máxima, 102
Piemont®, 402
Pilocarpina, 142-144, 843
Pimaricina, 847
Pimobendana, 366
Pindolol, 169, 170, 248
Pinocitose, 97
Pipecurônio, 179
Piperazina, 630, 655
Pirantel, 630, 641, 646

Pirazinoisoquinolona, 630, 638
- nomes genéricos e químicos, 638
Pirazolonas, 318, 322
Pirbuterol, 160
Pirenzepina, 150
Piretrinas, 688, 693
Piretroides, 688, 693
Piridona, 668
Piridostigmina, 146
Piridoxamina, 871
Piridoxina, 493, 871
Pirimidinas, 630, 646, 847
Piriproxifem, 688
Pirlimicina, 776
Piroxicam, 319, 323
Placebo, 4
Placenta
- endoteliocorial, 98
- epiteliocorial, 98
- hemocorial, 98
Plaquetas, 345, 352
Plasma sanguíneo, 345
Platelmintos, 626
Platô, 107
Plenaxis®, 424
Pleuromutilinas, 580
Pluset®, 416
Pneumocystis jirovecii, 587
Pneumucil®, 397
Pó, 11
Polaramine®, 401
Polêmica relacionada ao uso de aditivos antimicrobianos, 774
Polifenóis, 884
Polipeptídios, 614
Polomixinas, 614
Pomada(s), 12, 70
- nitrofurazona®, 535
- oftálmicas, 840
Porceptal®, 410
Portaria
- nº 48, de 16 de maio de 1997, 25
- nº 72, de 2 de junho de 2017, 25
- nº 74, de 19 de junho de 1996, 25
Pós medicamentosos, 72
Pós-carga, 359
Pós-natal, 974
Posaconazol, 593
Posologia, 5
Potência, 87
- do medicamento, 985
Potencial de ação das fibras de resposta rápida, 361
Potiga®, 237
Pour on, 12, 68
Povi-derm®, 526
Povidine-tintura®, 526
Povidine-tópico®, 526
Povidon®, 526
Pradaxa®, 356
Praziquantel, 630, 638, 639
- efeitos tóxicos, 639
- espectro anti-helmíntico, 638
- farmacocinética, 639
- modo de ação, 638
- posologia, formulação e administração, 639
Prazol®, 490
Prazosina, 168, 169, 171, 368
Pré-carga, 359
Pré-natal, 974

Pré-proinsulina, 462
Prebióticos, 708, 788, 880
Precedex®, 281
Precisão, 35, 963
Prednisolona, 812, 852
Prednisona, 812
Pregabalina, 236
Pregnenolona, 330
Premissas estatísticas, 29
Preparação(ões)
- farmacêuticas contendo vitamina D, 450
- magistral, 8
- oficinal, 7
Prescrição, 7
- de antimicrobianos de uso veterinário, 20
- e legislação brasileira dos medicamentos, 7
Preservação, 521
Pressão arterial, 162
Primatas, 285
Primer PR®, 416
Primer®, 412
Primidona, 232
Princípio(s)
- ativos, 10
- das boas práticas de laboratório, 29
- do indivíduo total e do medicamento único, 985
- único, 985
Pró-benzimidazóis, 630, 647
Pró-cinéticos, 487
Proantocianidina, 884, 885
Probióticos, 708, 786, 829, 880
- efeito antitoxina, 788
- efeito imunomodulador, 788
- efeito na modulação da microbiota e na digestibilidade dos alimentos, 786
Procainamida, 373, 374
Processo inflamatório
- agudo, 311
- crônico, 311
Processos passivos, 96
Proderm-sabonete®, 532
Prodermemulsão®, 532
Produção
- animal
- - agentes empregados para aumentar a, 708
- - agentes que aumentam a, 703, 708
- - agonistas de receptores beta-adrenérgicos e, 735
- - Brasil no cenário mundial da, 705
- - crises europeias e seus reflexos na, 707
- leiteira, 753
Produto(s)
- de uso veterinário, 4, 8, 50
- - classificações de, 25
- - com ação anti-inflamatória, 33
- - com ação antimicrobiana, 32
- - com ação antiparasitária, 33
- - de natureza biológica ou farmacêutica, 25
- - que necessitam de cuidados especiais, 25
- do déficit do eletrólito, 913
- farmacêutico tecnicamente obtido ou elaborado, 59
- isentos de registro, 25

- que contenham substâncias sujeitas a controle especial, 25
- teste, 30
Proestro, 407
Profertil®, 410
Profilaxia, 501
Progabide, 236
Progespon®, 416
Progesterona, 412, 724
Progesterone-releasing intravaginal device (PRID®), 412
Progestógenos, 412
Programa(s)
- de controle da coccidiose aviária, 673
- de superovulação, 417
- nacional de controle de resíduos e contaminantes, 55
Proinsulina, 462
Prolactina, 436, 753, 978
Prolise®, 413
Promastic®, 616
Propafenona, 373, 374
Propantelina, 150
Propentofilina, 275, 276
Propil®, 434
Propionibacterium acnes, 818
Propofol, 211, 218, 950
Proporção base:ácido, 906
Propoxur, 688
Propramed®, 248
Propranolol, 168, 248, 373, 375
Propriedades
- de fluxo, 62
- desejáveis de um antimicrobiano de uso
- - intramamário, 611
- - sistêmico, 611
- do músculo cardíaco, 372
Prorelinn®, 410
Prostaciclina, 313
Prostaglandinas, 313, 412, 476, 490
Proteção do alvo, 516
Proteína(s), 906
- do plasma, 906
- G, 83, 84, 133
- morfogenéticas ósseas, 451
Proteômica, 632
Protetores de mucosa e adsorventes, 486, 494
Protocolo(s)
- de estudo clínico, 40
- utilizados em biotecnologias da reprodução, 414
Protozoários, 661
Protozooses, 682
Prurizin®, 401
Pseudocolinesteras, 145
Psico-harmonizantes, 244
Psicossedativos, 244
Pulmonil®, 399
Pulmovet reforçado®, 617
Pulverização, 524
Puran T4®, 434
Purgantes, 494
Purinacreol®, 531, 532

Q

Quadriderm®, 596
Quadrihexal®, 596
Qualiderm®1, 596
Qualimilk®, 529
Quallyxine®, 616

Quatermon®, 533
Quelicin®, 181
Quercetina, 885
Quercitina, 884
Quimioterapia, 801
- adjuvante, 806
- antineoplásica, 805
- metronômica, 815
- neoadjuvante ou primária, 806
Quinacrina, 685
Quinazolina, 668
Quinidina, 373, 374
Quinolonas, 615, 845
Quinotril®, 617

R

Ração
- acrescida de medicamento, 116
- medicada, 116
Ractopamina, 746
Radicais livres superóxidos, 312
Radioterapia, 801
Rafoxanida, 637, 638
Raiva, 525
Raquitismo nutricional, 459
Reabsorção passiva da urina para o sangue ao longo de todo o túbulo renal, 113
Reabsorção-excreção renal de fosfato, 446
Reação(ões)
- adversa(s), 51
- - inesperada, 51
- alérgicas, 825
- - simpatomiméticos, 166
- de fase
- - I, 109
- - II ou sintéticas, 110
- de hipersensibilidade, 825
- - do tipo I, 825
- - do tipo II, 825
- - do tipo III, 825
- - do tipo IV, 825
- de ordem zero, 117
- de primeira ordem, 117
Rebamipida, 843
Rebetol®, 600
Receita, 7
- de controle especial, 15
Receptores, 82, 143
- adrenérgicos, 131
- - e relação estrutura-atividade, 736
- alfa-adrenérgicos, 133
- α1, 133
- α2, 133
- beta-adrenérgicos, 132
- β, 132
- celulares, 83
- colinérgicos, 131, 136, 141
- da histamina, 300
- da serotonina, 306
- irritantes, 397
- ligados à proteína G, 83
- ligados à tirosinoquinase, 85
- M1, 143
- M2, 143
- M3, 143
- M4, 143
- M5, 143
- muscarínicos, 137, 141
- não ligados à proteína G, 85

- nicotínicos, 136, 137, 141
- NMDA, 851
- opioides, 254
- que regulam a transcrição de DNA, 85

Reconcile®, 274

Redução da permeabilidade da membrana externa, 515

Referências internacionalmente reconhecidas, 30

Reflexo
- da goteira esofágica, 629
- da tosse, 256, 397

Regime, 7

Registro
- de produtos de uso veterinário, 23
- - em outros países, 38
- e fiscalização de produtos de uso veterinário, 56

Regulação
- de canais iônicos, 85
- hormonal do ciclo estral e crescimento folicular, 408
- intrínseca, 361
- para baixo, 89

Regulamentos adotados em provas equestres no Brasil, 964

Relação
- benefício-risco, 51
- biológica, 889
- dose-resposta, 81, 86

Relato de evento adverso, 51

Relatório
- final do estudo clínico, 41
- periódico de farmacovigilância veterinária, 51
- técnico para registro de antimicrobianos, 46

Relaxamento muscular, 198

Relaxantes musculares
- de ação
- - central, 241, 249
- - periférica, 175, 180
- efeitos colaterais e contraindicações, 180
- interação medicamentosa, 180
- usos, 181

Remédio, 4

Remeron®, 486

Remifentanila, 260

Remodelação óssea, 451

Reparo ósseo, 450

Repertório, 987
- homeopático, 987

Repertorização, 988

Reposição de hemocomponentes, 352

Reprodução, 754

Répteis, 291

Resíduos, 775
- de anti-helmínticos em produtos cárneos e lácteos e impacto ambiental, 631
- de antimicrobianos no leite, 618
- de BST e de IGF-I
- - em tecidos de animais tratados, 756
- - no leite de animais tratados, 757
- de medicamentos veterinários em produtos de origem animal, 709
- no local de aplicação, 713

Resistência
- a lactonas macrocíclicas, 658
- a múltiplos medicamentos, 816
- adaptativa, 514
- adquirida, 513
- anti-helmíntica envolvendo
- - cestódeos e trematódeos, 641
- - nematódeos, 656
- antimicrobiana, 512
- ao levamisol, 657
- ao monepantel, 658
- ao morantel e ao pirantel, 657
- aos agentes
- - anticestódeos, 641
- - antinematódeos, 657
- - antitrematódeos, 641
- aos antimicrobianos, 55
- aos benzimidazóis, 658
- aos medicamentos anticoccidianos, 675
- bacteriana
- - adquirida aos aminoglicosídios, 571
- - ao cloranfenicol, 583
- - aos antimicrobianos, 511, 777
- - aos macrolídios, 577
- - às lincosamidas, 579
- - às tetraciclinas, 582
- - das lincosamidas, 580
- - tipos de, 513
- de parasitos aos anti-helmínticos, 627
- de *Rhipicephalus microplus* aos acaricidas no Brasil, 698
- dos patógenos oculares aos antimicrobianos, 846
- estendida, 517
- intrínseca, 513
- microbiana, 521
- múltipla aos antimicrobianos, 517

Resolutor®, 617

Respimat®, 400

Responsabilidade(s)
- do médico-veterinário, 28
- relativas à farmacovigilância veterinária, 52

Responsáveis técnicos pelos produtos de uso veterinário, 26

Resposta
- dos órgãos-alvo à estimulação simpática e parassimpática, 137
- dos órgãos efetores aos impulsos autonômicos, 126
- imune
- - adquirida ou adaptativa, 824
- - inata, 824

Resveratrol, 884, 885

Retinoides, 979

Retrovir-AZT®, 599

Reverin plus®, 617

Reversão do bloqueio neuromuscular, 149

Revex®, 262

Revimax®, 276

Revirax®, 599

Ribav®, 600

Ribavirina, 600

Ribavirina®, 600

Ribaviron C®, 600

Riboflavina, 869

Ric-BE®, 411

Rilexine 200®, 616

Rimantadina, 598

Rinofluimucil®, 397

Rinoflux®, 533

Rinosoro®, 533

Risco
- identificado, 55
- importante, 55
- potencial, 55

Ritodrina, 160, 162, 165, 167

Rivaroxabana, 356

Rivastigmina, 147

Rivotril®, 245

Robenacoxibe, 319, 324

Robenidina, 668

Robustez, 35

Rocuron®, 181

Rocurônio, 179

Rodolúvio, 524

Roedores e lagomorfos, 287

Rohypnol®, 247

Romifidina, 159, 164, 248

Rompun®, 492

Rotação de medicamentos, 674

Roteiro para registro de produtos farmacêuticos de uso veterinário, 44

Roxarsona, 666

Rufinamida, 237

Ruminantes
- coccidiose e, 676
- e deficiência de cálcio, 891

Ruminol®, 487

S

Saboex-plus®, 532

Sabonete, 11
- líquido, 12

Sais
- de bismuto, 490
- de fosfato, 450

Salbutamol, 160, 162, 165, 167

Salicilanilidas, 630, 637
- efeitos tóxicos, 638
- espectro anti-helmíntico, 637
- farmacocinética, 638
- modo de ação, 637
- posologia, formulação e administração, 638

Salicilato(s), 317, 318, 979
- de sódio, 320

Salinomicina, 671, 674
- sódica, 769

Salmeterol, 165

Salmonella spp. aviária, 525

Sandostatin®, 429

Saneante, 521

Sangria (exsanguinação), 952

Sangue, 345

Sanitizante, 521

Sanivex®,, 533

Saponinas, 632

Sarnisan®, 534

Sarolaner, 689, 695

Saúde, 983
- do úbere, 755
- intestinal, 764
- única aplicado ao tema da resistência microbiana, 777

Secreção(ões), 152
- ativa nos túbulos proximais, 113

Secretagogos, 843

Sedacalm®, 245

Sedação, 256

Segmentos do néfron, 383

Sela teto®, 616

Selamectina, 630, 650, 651, 653, 689, 696

Seleção
- do medicamento, 988
- dos animais, 30, 31
Selegilina, 272
Selênio, 496, 897
Seletividade, 35
Semicarbazonas, 688, 694
Senduramicina, 671, 674
Sensibilidade dos métodos analíticos, 962
Sensodip 50®, 532
Septipen Plus®, 617
Sermion®, 276
Serotonina, 192, 299, 306, 308
- efeitos fisiológicos e farmacológicos da, 307
Sertaconazol, 597
Sertamizol®, 597
Sertralina, 274, 275
Serviço de farmacovigilância veterinária, 51
Sevoflurano, 202, 207
Significado toxicológico dos níveis de resíduos de agentes de partição, 745
Sildenafila, 368
Silencium®, 398
Silidron®, 487
Silimarina, 496
Silmast®, 616
Silodosina, 168, 169, 171
Simbadol®, 258
Simbióticos, 789
Simpatolíticos, 157, 167
Simpatomiméticos, 157, 158
- de ação
- - direta, 158, 161
- - indireta, 158, 160, 162
- efeitos
- - farmacológicos, 162
- - metabólicos, 163
- - vasculares dos agonistas alfa-adrenérgicos, 166
- usos oftalmológicos, 166
Sinal, 51
Sincro ECG®, 411
Sincrocio®, 413
Sincrodiol®, 411
Sincroforte®, 410
Sincrogest®, 412
Sincronização do estro
- com luteolíticos, 414
- com progestógenos, 415
Síndrome(s)
- da disfunção cognitiva, 275
- - em animais idosos, 268
- de ansiedade de separação, 266
- de hiperglicemia hiperosmótica, 934
- de neurite óptica reversível, 573
- do estresse pré-natal, 978
- geral de adaptação ao estresse, 267
- mínima de valor máximo, 988
- nefrótica, 458
- paraneoplásicas, 803
Sinergismo, 89
- de potencialização, 32
- por adição ou apenas adição, 89
- por potenciação ou apenas potenciação, 89
Sinergistinas, 581
Singênico, 827
Singulair®, 402
Sintases, 110

Síntese e degradação da serotonina, 306
Sintobióticos, 708
Sistema(s)
- adenilato-ciclase/CAMp, 84
- adesivos, 76
- cardiovascular, 144
- - anestésicos inalatórios, 204
- - anticolinesterásicos, 148
- - antimuscarínicos, 152, 153
- - glicocorticoides, 343
- - histamina, 302
- complemento, 312
- craniossacral, 125
- das cininas, 312
- de coagulação, 312
- de coleta, 961
- digestório, 485
- endócrino, 405
- fosfolipase
- - alfa2/ácido araquidônico/eicosanoides, 85
- - e fosfato de inositol, 85
- gastrintestinal, 483
- - anticolinesterásicos, 148
- - antimuscarínicos, 152
- guanilato-ciclase/CGMP, 84
- hematopoético glicocorticoides, 345
- imune, 823
- métrico na prescrição, 9
- mucociliar, 395
- nervoso
- - autônomo, 121, 123, 361
- - central, 144, 185
- - - anestésicos inalatórios, 203
- - - anticolinesterásicos, 148
- - - classificação das substâncias que atuam no, 187, 193
- - - glicocorticoides, 339
- - - histamina, 303
- - - medicamentos que modificam seletivamente a função do, 194
- - entérico, 124
- - parassimpático, 125
- - simpático, 125
- neuromuscular, anestésicos inalatórios, 205
- *quorum sensing*, 765
- renal, 379
- respiratório, 154
- - anestésicos inalatórios, 204
- - anticolinesterásicos, 148
- - antimuscarínicos, 152
- - diuréticos, 393
- - semissólidos, 60
- - simpático ou adrenérgico e parassimpático ou colinérgico, 124
- TNM, 805
- toracolombar, 125
Sistema-tampão bicarbonato, 906
Soapex-sabonete líquido®, 532
Soda cáustica, 535
Sódio, 894
Solicitação
- da partida-piloto, 27
- de registro de produtos de uso veterinário de natureza farmacêutica, 27
Solubilidade por saturação, 61
Solução(ões), 12, 65
- de 0,45% de NaCl, 920
- de Dakin®, 528

- de glicose 5%, 920
- de hipoclorito de sódio, 528
- de iodo, 526
- de lactato de Ringer de sódio, 917, 918, 920
- de NaCl 0,9%, 918
- de Ringer, 916-918
- de timerosal®, 534
- fisiológica, 916, 917, 921
- glicofisiológica, 921
- medicamentosas, 65
- oftálmicas, 840
Somalium®, 247
Somatostatina, 429, 435
Somatotropina
- análise de risco, 755
- bovina, 708, 751
- - possíveis efeitos das na expressão de retrovírus, 759
- e desenvolvimento de resistência bacteriana, 755
- efeitos
- - na saúde animal, 754
- - no metabolismo da glândula mamária, 752
- - no metabolismo de carboidratos, 752
- em proteínas priônicas, possíveis efeitos das, 759
- estrutura química, 751
- mecanismo de ação, 752
- segurança para o consumidor, 755
- uso na produção animal, 753
Sorine-infantil® e associações, 533
Soro sanguíneo, 345
Sotalol, 374, 375
Spectramast DC®, 616
Spectramast LC®, 616
Spinosad, 697
Spiriva Respimat®, 400
Spot-on, 12, 68
Sputolysin®, 397
Stafac 500®, 581
Sterilan®, 532
Sterilife®, 529
Stilamin®, 430
Stomorgyl®, 548
Streptomyces
- *albus*, 671
- *aureofaciens*, 670
- *avermilitis*, 696, 650
- *cinnamonensis*, 670
Submissão de solicitação de registro, 36
Subscrição, 9
Substância(s)
- ecbólicas, 473
- essenciais para a hematopoese, 346
- ocitócicas, 473
- P, 193
- permitidas e seus limites, 964
- que restituem o potencial de desempenho de um animal temporariamente afetado por acidente ou doença, 960
- químicas
- - administradas terapeuticamente, 960
- - de rápido efeito estimulante, 959
- - que diminuem o potencial de desempenho do animal, 960
- - que elevam o potencial de desempenho, 959
- uterotônicas, 473

Substituição ou desvio do alvo original, 516
Substitutos
- da lágrima, 841
- fenólicos, 630, 635
- - efeitos tóxicos, 637
- - espectro anti-helmíntico, 635
- - farmacocinética, 636
- - modo de ação, 636
- - posologia, formulação e administração, 637
Succinil Colin®, 181
Succinilcolina, 177
Sucrafilm®, 490
Sucralfato, 490
Sucussão, 985
Sufenta®, 260
Sufentanila, 260
Sugamadex, 180
Suicalm®, 244
Suínos
- coccidiose e, 676
- resistência anti-helmíntica, 657
Sulco reticular, 629
Sulfacloropiridazina, 776
Sulfadiazina, 776
Sulfadimetoxina, 776
Sulfadimidina, 776
Sulfadoxina, 543, 776
Sulfaguanidina, 776
Sulfaisoxazol, 776
Sulfamax®, 543
Sulfamerazina, 776
Sulfametazina, 776
Sulfametoxazol, 776
Sulfametoxipiridazina, 776
Sulfaprim®, 543
Sulfaquinoxalina, 776
Sulfas, 535, 614, 671
- e suas associações, 845
Sulfatiazol, 776
Sulfato
- de magnésio, 376, 480
- de salbutamol, 399
- de sódio, 450
Sulfatrim®, 617
Sulfeto, 896
Sulfiram, 535
Sulfonanilida, 318
Sulfonilureias, 469
Sultrim®, 543
Sultrinjex®, 543
Superalimentação, 892
Superóxido dismutase, 326
Superscrição, 9
Supersensibilidade, 89
Supositório, 11
Supronal L®, 543
Surfactantes, 533
- aniônicos, 533
- catiônicos, 533
Suspensão(ões), 12, 65
- de insulina isófana, 465
- medicamentosas, 66
- oftálmicas, 840
Synacthen®, 434
Synercid®, 581
Syntocinon®, 476
Synulox LC®, 616

T
T-61®, 950
Tablete, 12
Tacrina, 147
Tacrolimo, 842
Talidomida, 973
Talofina®, 400
Tamanho de partícula e uniformidade, 61
Tamiflu®, 600
Tampões fosfato, 906
Tamponamento químico, 905
Taninos, 632, 784, 884
Tansolusina, 168, 169
Taquiarritmias supraventriculares, 364
Taquifilaxia, 88
Taxa(s)
- de administração de fluidos, 915
- de íons séricos, 913
- de ureia ou nitrogênio ureico sanguíneo e de creatinina, 913
Teat Seal®, 616
Tec-Relin®, 410
Técnicas de detecção de substâncias, 961
Telazol®, 218, 247, 281
Telenzepina, 150
Telitromicina, 576
Tempo
- de duplicação, 804
- de eliminação, 957
- de espera, 956, 957
- do pico de concentração máxima, 102
- necessário para
- - a eliminação plasmática do fármaco (t washout), 106
- - alcançar o equilíbrio dinâmico (steady state), 107
Teo-bras®, 400
Teobromina, 399
Teobronc®, 400
Teofilab®, 400
Teofilina, 399, 400
Teolong®, 400
Teoria
- bioquímicas, 203
- coloidal, 203
- da adsorção, 203
- da expansão das membranas, 203
- da lipossolubilidade, 203
- da permeabilidade celular, 203
- dos hidratos, 203
- modernas, 203
Teosin®, 400
Tepoxalina, 854
Terapêutica, 983
Terapia(s)
- anticonvulsivante, 231
- - fracasso na, 238
- antimicrobiana e probióticos, 880
- antineoplásica, 340
- biológica, 817
- fotodinâmica, 801
- moleculares ou dirigidas a alvos específicos, 801
Teratogênese, 974
Teratologia, 974
Terbinafina, 594
Terbutalina, 160, 162, 165, 167, 376
Terbutil, 399
Terbutoss®, 399
Tergenvet®, 533

Termorregulação, 257
Terradermina-creme®, 534
Terramicina/LA®, 617
Teste(s)
- da difusão em ágar, 502
- de confirmação, 963
- de função hepática, 911
- de triagem, 963
Testosterona, 724
Tetmosol®, 535
Tetra-hidropirimidinas, 646
Tetrabion®, 617
Tetraciclinas, 581, 614, 684, 776, 845
- toxicidade e efeitos adversos, 582
Tetradur LA® 300, 617
Tetramisol, 646
Tetramisole, 630
The American Committee For Veterinary Medicines (CAMEVET), 30
Thionembutal®, 218
Thyrogen®, 433
Tiabendazol, 647, 847
Tiagabine, 237
Tiamina, 868
Tiamulina, 580, 776
- toxicidade e efeitos adversos, 580
Tianfenicol, 582, 776
Tiazólicos, 647
Tiazolidinedionas, 470
Tienam®, 561
Tiletamina, 216, 218, 281
Tiletamina-zolazepam, 218
Tilmicosina, 776
Tilosina, 577, 776
Tilvalosina, 576, 776
Timol, 531
Timolol, 168, 170, 850
Timpanol®, 487
Tinidazol, 685
Tintura(s), 526
- de papaver somniferum, 494
Tiopental, 218
Tiopental®, 218
Tiorfan®, 494
Tiosol®, 535
Tiotrópio, 150
Tireoidectomia, 455
Tireotrofina, 433
Tirosinoquinases, 814
Tobramicina, 845
Toceranibe, 814
Tocolíticos, 166, 473, 478
Tolazolina, 167-170, 172, 249
Tolbutamida, 468
Tolerância, 88
Tolnaftato, 596
Tolterodina, 151
Toltrazurila, 673
Tomada do caso, 987
Tomilho, 783
Tonoklen®, 249
Topiramato, 235
Torasemida, 388
Torbugesic®, 398
Tosse®, 398
Toxemia da prenhez, 928
Toxicidade
- da vitamina B_{12}, 350
- do ferro, 349
- ligada à esfera sexual, 725

Toxicologia, 5
- da reprodução e do desenvolvimento, 974
- do desenvolvimento, 974
Toxoplasma gondii, 683
Toxoplasmose, 683
Tracrium®, 181
Tracur®, 181
Tramadol, 261
Tranilcipromina, 272
Tranquilizante(s), 241
- maiores, 241
- menores, 244
Tranquinal®, 244
Transdução, 514
Transferases, 110
Transferência
- de embriões, 416
- - em tempo fixo (TETF), 407
- *in utero* de ivermectina em bovinos, 979
Transferrina, 348
Transformação, 513
Transfusão de sangue, 352
Transmissão, 128
- autonômica adrenérgica, 129
- autonômica colinérgica, 134
- dos impulsos no sistema nervoso autônomo, 128
- neuromuscular, 175, 176
Transmissor primário, 138
Transplante(s)
- alogênicos, 827
- autólogo, 827
- aspectos imunológicos dos, 827
Transportadores da serotonina, 306
Transporte
- ativo, 97
- de nitrogênio, 882
- mediado por carreador, 97
Transtornos
- comportamentais mais comuns em animais, 266
- do comportamento animal, 265
- ligados à ansiedade, 266
Tranxilene®, 245
Tratamento
- antianêmico, 352
- quimioterápico fases do, 805
Trato geniturinário antimuscarínicos, 153
Tratocile®, 480
Traumas articulares, 339
Tremátodeos, 626
Trembolona, 724
Tri-hexafenidila, 150
Triazinona simétrica, 673
Triazóis, 591, 847
Tribenil®, 543
Tribrissen®, 543
Trichostrongylus colubriformis, 627
Triclabendazol, 640, 647
Triclorfom, 630, 692
Triclorfon, 688
Triclosana, 531
Tricomoníase, 684
Tridermol®, 597
Tridoxin40®, 543
Trifluridina, 848
Triglicerídeos de cadeia média, 885
Trimedal, 398
Trimetoprima com a sulfadiazina, 543

Trissulfin®, 543
Trissulmax®, 543
Trobalt®, 237
Tromboxanos, 313
Tropicamida, 150
Tropisetrona, 493
Tuberculose, 525
Túbulo(s)
- coletores, 382
- contorcidos proximais, 382
- distal, 382
- proximais, 382
Tumor(es), 802
- venéreo transmissível, 819
Tumorigenicidade, 726
- dos estilbenes, 727
- dos xenobióticos, 727
Tyladen®, 617
Tylan 200 líquido®, 617
Tylex®, 398

U
Ubrecilin®, 616
Ubrolexin®, 616
Ulconar®, 490
Ultiva®, 260
Umeclidínio, 150
Unguento-Pearson®, 534
Uni-clonazepax®, 245
Uniair®, 402
Unifedrine®, 401
Unoprostona, 851
Urano, 207
Urinálise, 911
Urofolitropina®, 437
Urolitíase, 894
Uso(s)
- de animais em pesquisas clínicas, 27
- do precursor da serotonina em Medicina Veterinária, 308
- externo, 9
- extrabula (*off-label*), 51
- interno, 9
- local, 9
- metafilático, 502
- parenteral, 9
- racional de antimicrobianos antibacterianos, 846
- terapêutico, 501
- tópico, 9
Usuário, 51, 53

V
Vacas
- em lactação, 611
- no período de secagem, 611
Vacinas, 794
- para o controle da coccidiose aviária, 679
Valerol®, 411
Validação de métodos analíticos, 34
Valium®, 245
Valores de referência toxicológica, 710
Variação(ões), 974
- biológica, 88
Varíola
- aviária, 525
- ovina e caprina, 525
Vaseclox mastite aguda®, 616

Vaseclox VS®, 616
Vasodilatadores, 359, 367
Vatinoxan, 168
Vecuron®, 181
Vecurônio, 179
Vedaprofeno, 319, 322
Vegetativo, 123
Veículo, 10
Velenaxol®, 593
Velocidade
- de biotransformação do medicamento, 91
- de esvaziamento gástrico, 99
- de infusão de fluidos, 915, 923
Ventipulmin®, 399
Veraflox®, 547
Verapamil, 375
Verônio®, 181
Vetanarcol®, 218
Vetaset®, 218
Vetasol®, 533
Vetimast plus VL®, 616
Vetimast plus VS®, 616
Vfend®, 593
Via(s)
- de administração
- - da vitamina
- - - A, 863
- - - D, 865
- - - K, 867
- - de fármacos, 99
- - de fluidos, 914, 922
- - de medicamentos, 838
- digestivas, 99
- epidural, 101
- inalatória, 102
- intra-articular, 101
- intracardíaca, 101
- intradermal, 101
- intraestromal, 839
- intramamária, 102
- intramuscular, 9, 101
- intraocular, 839
- intraóssea, 915
- intraperitoneal, 101, 915
- intratecal, 101
- intravenosa, 9, 101, 915
- mesocortical, 192
- mesolímbica, 192
- nigroest, 192
- oral, 9, 914
- parenterais, 101, 915
- periocular, 839
- retal, 100, 915
- ruminal, 100
- sistêmica, 840
- subcutânea, 9, 101, 915
- tópica(s), 101
- - ocular, 838
- transescleral, 839
- transmucosas, 101
- tuberoinfundibular, 192
Viatine®, 402
Vicodil®, 398
Vidarabina, 598, 848
Vigabatrina, 237
Vilanterol, 160
Vimblastina, 810
Vimpat®, 237

Vincristina, 810
Vira-A®, 598
Virbazene®, 683
Virginamicina, 769
Virginiamicina, 581
Vírion, 597
Virkon®, 529
Virodine®, 533
Vírus, 597
Virustat®, 599
Viskaldix®, 248
Visken®, 248
Vitalismo, 984
Vitamina, 861, 935
- A, 862
- B_1, 868
- B_2, 869
- B_3, 870
- B_5, 870
- B_6, 493, 871
- B7, 871
- B_9, 871
- B_{12}, 349, 496, 872
- C, 873
- D, 447, 864, 979
- - e seus metabólitos, 446
- D_3, 865
- - 24-hidroxilase, 109
- do complexo B, 486
- E, 496, 866
- hidrossolúveis, 861, 868
- K, 355, 867
- lipossolúveis, 861, 862
Viviram-V®, 402
Volume
- aparente de distribuição de fármacos, 104, 957
- de fluido a utilizar, 913
Vômito, 491, 916
- indicações de fluidos nos casos de, 916
Vonau®, 493
Vori®, 593
Voriconazol, 593

W

Wildnil®, 260
World Association for The Advancement of Veterinary Parasitology (WAAVP), 30

X

Xampu(s), 12
Xarelto®, 356
Xarope, 12
- 44E®, 398
- creosotado®, 396
- Vick®, 396
- Vick Mel®, 396
Xenobióticos, 718
Xilazina, 159, 162, 164, 167, 248, 248, 280, 492
Xylestin®, 226
Xylocaina®, 226
Xyloproct®, 226

Y

Yomax®, 249, 283

Z

Zactran®, 576
Zafir®, 402
Zafirlucaste, 402
Zalain®, 597
Zelmac®, 308
Zeranol, 724, 728
Zidix®, 599
Zidovir®, 599
Zidoviral®, 599
Zidovudina, 599
Zileuton, 402
Zilpaterol, 747
Zinco, 486, 534, 900
Zofran®, 493
Zolazepam, 281
Zoletil®, 247, 281
Zoletil 50®, 218
Zona sublingual, 99
Zonisamida, 235
Zovirax®, 599
Zoylex®, 599
Zylcas®, 402
Zyrtec®, 401